U0233427

目打
TM

Maingot 腹部手术学

Maingot's Abdominal Operations

Maingot 腹部手术学

Maingot's Abdominal Operations

（第 12 版）

原　著　Michael J. Zinner
　　　　Stanley W. Ashley

主　译　王西墨
　　　　金中奎

北京大学医学出版社
Peking University Medical Press

Maingot FUBU SHOUSHUXUE（DI 12 BAN）

图书在版编目（CIP）数据

Maingot 腹部手术学：第 12 版 /（美）迈克尔·金纳（Micheal Zinner），
（美）斯坦利·阿什利（Stanley Ashley）原著；王西墨，金中奎主译 . —北京：
北京大学医学出版社，2017. 1
　书名原文：Maingot's Abdominal Operations
　ISBN 978-7-5659-1485-0

　Ⅰ . ①M… 　Ⅱ . ①迈… ②斯… ③王… ④金… 　Ⅲ . ①腹腔疾病 -
外科手术 　Ⅳ . ① R656

中国版本图书馆 CIP 数据核字（2016）第 255893 号

Michael J. Zinner，Stanley W. Ashley
Maingot's Abdominal Operations
978-0-07-163388-8

Maingot腹部手术学（第12版）

主　　译：王西墨　金中奎
出版发行：北京大学医学出版社
地　　址：（100191）北京市海淀区学院路38号　北京大学医学部院内
电　　话：发行部 010-82802230；图书邮购 010-82802495
网　　址：http：//www.pumpress.com.cn
E-m a i l：booksale@bjmu.edu.cn
印　　刷：北京圣彩虹制版印刷技术有限公司
经　　销：新华书店
责任编辑：陈　奋　靳　奕　　责任校对：金彤文　　责任印制：李　啸
开　　本：889mm×1194mm　1/16　印张：75　字数：2428千字
版　　次：2017年1月第1版　2017年1月第1次印刷
书　　号：ISBN 978-7-5659-1485-0
定　　价：798.00元
版权所有，违者必究
（凡属质量问题请与本社发行部联系退换）

主　　　译　王西墨　金中奎

译校者名单　（按姓名汉语拼音排序）

蔡　旺（天津市南开医院）

陈建军（首都医科大学附属北京朝阳医院）

陈　明（天津市南开医院）

陈　震（天津市南开医院）

崔云峰（天津市南开医院）

龚　瑾（暨南大学附属第一医院）

金中奎（首都医科大学附属北京朝阳医院）

李国逊（天津市人民医院）

李　琳（天津市南开医院）

邵　伟（天津市南开医院）

王　浩（天津医科大学总医院）

王西墨（天津市南开医院）

王荫龙（天津市人民医院）

谢　炎（天津市南开医院）

徐　靖（天津市人民医院）

许　晨（天津市人民医院）

杨　东（天津市人民医院）

于向阳（天津市南开医院）

张　辰（天津市南开医院）

张大鹏（天津市南开医院）

张　晖（天津市南开医院）

张明庆（天津市人民医院）

张　楠（天津市南开医院）

张西波（天津市南开医院）

张雅敏（天津市第一中心医院）

参译者名单　（按姓名汉语拼音排序）

邱重阳（天津市南开医院）

孙广革（天津市南开医院）

吴易峰（天津市南开医院）

张　婧（天津市南开医院）

张　振（天津市南开医院）

郑　新（天津市南开医院）

秘　　　书　李佳昕

统　　　筹　王云亭

策　　　划　黄大海

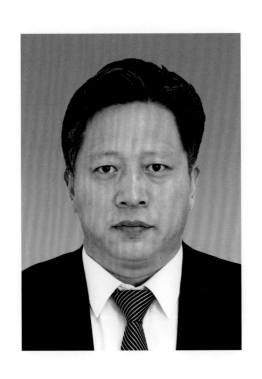

王西墨，医学博士，主任医师、外科教授，享受政府特殊津贴，南开大学医学院、天津医科大学博士生导师，消化外科专家，现任天津市中西医结合医院-南开医院院长。中国中西医结合学会普通外科专业委员会主任委员、中华医学会外科学分会委员、中华医学会外科学分会结直肠外科学组委员、天津医学会外科学分会副主任委员、天津医学会外科学分会结直肠肛门外科学组组长。曾在加拿大西安大略大学多器官移植中心从事博士后研究，美国哈佛大学医学院、美国明尼苏达大学、美国匹兹堡大学访问学者，天津市"131人才"第一层次人选、天津市劳动模范、全国优秀援藏干部。

博士毕业于华中科技大学同济医学院器官移植研究所。从事普通外科工作近30年，致力于腹部外科疑难危重症、腹部疾病微创治疗、腹部肿瘤防治的基础与临床研究。

任天津市中西医结合急腹症临床医学研究中心主任。曾参与国家"863"基金资助项目，研究成果在 *Natural Medicine* 及 *Transplantation* 等专业杂志发表。主译《美国结直肠外科医师学会结直肠外科学》《直肠、肛管与会阴重建手术学》，主编《现代肿瘤临床治疗丛书——胰腺癌》。

作为天津市2012年20项"民心工程"之一——大肠癌筛查项目的技术指导，为早期发现并遏制大肠癌发展提供了传统医学与循证医学证据，在国内、外产生巨大反响，并引起普遍关注。

从事医院管理工作10余年，曾担任天津市人民医院普通外科主任等职务，2007年任天津市人民医院副院长，2012年起担任天津市大肠肛门病研究所所长，2013年起担任天津市南开医院院长。

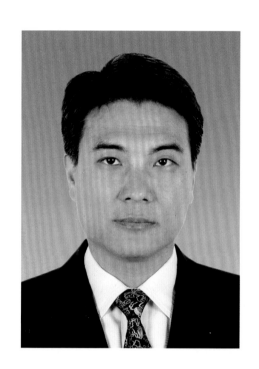

金中奎，医学博士，首都医科大学附属北京朝阳医院肝胆胰脾外科主任医师。毕业于华中科技大学同济医学院，世界著名肝移植中心与消化疾病中心美国匹兹堡大学医学中心访问学者。北京中西医结合学会普外科专业委员会青年委员，中国行为法学会医疗行为研究中心会员。

从事外科（腹部外科）工作 24 年，长期致力于肝、胰腺、胆管疾病的临床与基础研究；近年来研究重点集中于肝、胆、胰腺肿瘤性疾病的微创治疗，终末期肝病肝移植的临床与基础研究。

主编外科学术专著 10 部，参编外科学术专著 6 部，发表本专业学术论文 40 余篇，获首都医科大学校长基金 1 项，参加国家自然科学基金及北京市自然基金 1 项；获省级科技奖 2 项，厅级科技奖 2 项；多次获得北京市局级与首都医科大学附属北京朝阳医院院级先进个人荣誉称号。

译者在医学生时期即听医学前辈讲述 *Maingot's Abdominal Operations*（《Maingot 腹部手术学》）是一本指导腹部外科疾病治疗与手术的经典之作，总是于图书馆中寻找、借阅此书以汲取其丰富的营养。后来机缘巧合与中华国际医学交流基金会海外优秀医学专著引进项目编辑部、北京大学医学出版社合作，使得我们有机会于第一时间接触最新版本的《Maingot 腹部手术学》并有幸成为该书的主译。在译校过程中，我们深深体会到此书已较先前版本有巨大提升，其中涉及的腹部外科学学科背景大幅度增加，手术难度与技巧进一步提升，并结合了最新科研进展，使腹部疾病的治疗更为规范化、微创化。我们非常期待通过本书的翻译出版，将这本与时俱进的经典巨作的优雅、精深展现给中国读者。

诚如本书原著前言所述，目前腹部外科进一步细分，腹部疾病越来越多地被划分为胃肠、肝胆、胰腺、结直肠、内分泌、急腹症以及血管等多个部分。虽然每个系统疾病的特点各有不同，但外科处理的基本原则仍然是共同点多于区别。目前，本书仍按各脏器的不同病种展开描述。

本书作者认为，微创外科不应作为一门单独的次级学科，微创技术只是应用于按解剖结构或病种划分的各次级专科中的工具与手段。这一点我们深为认同，腹腔镜、胸腔镜、机器人外科与内镜外科等微创外科技术仅是可供选择的外科治疗手段之一，与传统开放手术的目的是相同的。在疾病阐述中，本书作者保留了不同专家的意见，尤其是一些有争议的观点与方法，并增加了不同意见专家的"观点"注释。译者对这一思路极为赞赏。这种阐述方式可以让读者了解关于某个疾病治疗的多种观点，并结合自己的经验加以总结、判断，进而应用于临床实践。

医学发展的最终目的是推动人类最终战胜疾病。本书的另一精彩之处便在于每个疾病章节之后均附有未来展望部分。该部分结合医学科学的发展对疾病的未来诊断、治疗提出可能的思路与方向，对我们科研方向的制订大有裨益。

出于对经典的敬畏，译者邀请了相关领域经验丰富的资深专家对本书进行译校。他们在百忙之中对原文精研透读，以力求在完整表达原版观点的同时保持中文版的通畅顺达。

在本书付梓之际，我们对所有参与本书编译出版的专家、工作人员致以崇高的敬意，有了你们的辛勤工作，我们才能有机会将本书呈现给广大读者。

王西墨　金中奎
2016 年 12 月

《Maingot 腹部手术学》总能填补一个独特领域的空白。对于包括编者在内的多数外科医师而言，本书针对腹部外科疾病，尤其在手术策略与手术技巧方面进行了综合探讨。本书在我们进行常规手术或准备一台非常规手术之前可作为参考，以帮助我们复习相关知识。本版的预期读者与先前版本一样，既包括实习生，亦包括正在执业的外科医生。我们继续将该书推向海外读者，尽可能地使该书不论是对马来西亚人，还是对蒙大拿人而言都具有同等价值。这是我们第 3 次有机会一起编写这本经典教材（第 12 版），对我们大家而言，这既是荣誉，又是特权。

自从 1940 年 Rodney Maingot 的第 1 版面世以来，腹部外科有了明显的变化，不仅仅是我们的学科背景有了大幅度进展，手术本身亦变得更为复杂。目前，腹部外科进一步细分，对综合性教材提出了挑战。腹部疾病越来越多地被划分为胃肠、肝胆、胰腺、结直肠、内分泌、急腹症以及血管疾病等部分，但是，我们认为对于这些不同的解剖区域而言，外科护理的基本原则仍然是共同点多于区别。任何一种脏器上的经验均能帮助我们巩固对其他脏器的了解。极少有人质疑腹部外科医生是否应精通于处理计划性手术中遇到的突发情况，对我们中的大多数人而言，《Maingot 腹部手术学》一如既往地帮助我们满足这方面的需要。在本书中，我们依然保留按各脏器的不同病种进行论述的格式。越来越多的观念认为，微创外科不应作为一个单独的次级学科，而只是应用于按解剖结构或病种划分的各次级专科的工具与手段，为与此观念保持一致，在这一版本中，我们将微创外科与各相应章节合并，而非作为一个单独的部分论述。

本版本进行了较多修订，大部分内容甚至可以说是全新的教材。在本书中，我们不仅重点介绍手术技巧，同时亦介绍关于腹部疾病诊断与治疗的新观念。虽然这是新的版本，但与先前版本一样，依然与先前版本进行简要的对比。我们继续保持介绍多位专家的意见和观点，为强化这一特色，在一些有争议的观点

和方法方面，我们对该领域我们认为可能有不同意见的专家的"观点"进行了注释。为兼顾国际读者，我们加入一些先前版本中删除的部分，这部分内容包括胃肠道出血、腹部创伤以及血管急症。我们努力想要保持该书的国际性，编写时既邀请经验丰富的高年资专家，亦包括胃肠外科领域新的领导者。我们继续保持了该书的时代性，让该书涵盖所有消化外科疾病目前最新的诊断程序以及手术技巧。

本版中引用大量插图，一些素描图用来反映作者施行一些外科操作时的选择，一部分图是全新的，使得该书更具现代感，同时整体来看亦更统一；另外，本版本首次采用全彩色图文印刷。

在第 6 版前言中，Rodney Maingot 提出，由于所有文献都是个人的，在各自所在章节，我们对编者给予一定的自由度，但在风格与形式上有一定限制，这样更能唤起读者的兴趣；同样，在本版本中，我们试图为读者保持这种形式与风格上的一致性，但同时对编者在各自的章节给予了一定自由发挥的余地。

我们由衷地感谢出版商 McGraw-Hill，尤其是Robert Pancotti，感谢他们长期以来对本项目的发展坚定不移的支持。他们的指导对于在单一综合卷中完成此项目而言是非常宝贵的，他们对细节的建议与关注帮助我们克服出版这样一本庞大教材过程中所出现的无数问题。

最后，编写本书中历经考验的助理编辑 Linda Smith亦是如此之重要，如没有她，我们可能无法完成此项工作。Partina Tucher 和 Colleen Larkin 亦促进此项目的完成，在这个项目的每一个阶段——从键入原稿、编辑直至审校，均给我们提供了帮助，在这本书的长期准备过程中给予了我们鼓励，我们欠他们一个大人情。

对所有参与编写和出版本书的人们，我们表示衷心的感谢。

Michael J. Zinner，MD，美国外科医师学会会员
Stanley W. Ashley，MD，美国外科医师学会会员

杨 东 译

Cameron M. Akbari, MD, MBA, FACS
Senior Attending Physician, Vascular Surgery
Director, Vascular Diagnostic Laboratory
MedStar Washington Hospital Center
Washington, DC

Stanley W. Ashley, MD, FACS
Chief Medical Officer
Senior Vice President for Medical Affairs
Brigham and Women's Hospital
Frank Sawyer Professor of Surgery
Harvard Medical School
Boston, Massachusetts

Edward D. Auyang, MD, MS
Assistant Professor of Surgery
Department of Surgery
University of New Mexico School of Medicine
Albuquerque, New Mexico

Marshall S. Baker, MD, MBA
Assistant Clinical Professor of Surgery
University of Chicago, Pritzker School of Medicine
NorthShore University Health System
Evanston, Illinois

Anita Balakrishnan, BMedSci (Hons), BMBS, MRCS
Research Fellow, Brigham and Women's Hospital and Harvard
Medical School
Specialist Registrar in General Surgery
East of England Deanery
United Kingdom

Barbara Lee Bass, MD
Bookout Distinguished Endowed Chair
Chair, The Methodist Hospital Department of Surgery
Houston, Texas
Professor of Surgery
Weill Cornell Medical College
New York, New York

Lokesh Bathla, MD
Fellow, Section of Transplant Surgery
Department of Surgery
University of Nebraska Medical Center
Omaha, Nebraska

Robert W. Beart, Jr., MD, FACS, FASCRS
Professor Emeritus
Colorectal Institute
Glendale Memorial Hospital
Glendale, California

Kevin E. Behrns, MD
Edward R. Woodward Professor
Chairman of Surgery
University of Florida
Gainesville, Florida

Ronald Bleday, MD
Chief, Section of Colon and Rectal Surgery
Brigham and Women's Hospital Boston
Associate Professor of Surgery, Harvard Medical School
Brigham and Women's Hospital
Boston, Massachusetts

Joshua I. S. Bleier, MD, FACS, FASCRS
Assistant Professor of Surgery
Division of Colon and Rectal Surgery
University of Pennsylvania Health System
Hospital of the University of Pennsylvania
Philadelphia, Pennsylvania

L. D. Britt, MD, MPH, FACS, FCCM, FRCS Eng (Hon), FRCS Ed (Hon), FWACS (Hon), FRCSI (Hon), FCS (SA) (Hon)
Brickhouse Professor and Chairman
Department of Surgery
Eastern Virginia Medical School
Norfolk, Virginia

David C. Brooks, MD
Associate Professor of Surgery
Harvard Medical School
Brigham and Women's Hospital
Division of General/GI Surgery
Boston, Massachusetts

John L. Cameron, MD, FACS
Alfred Blalock Distinguished Service Professor
Department of Surgery
The Johns Hopkins Medical Institutions
Baltimore, Maryland

Shamus R. Carr, MD
Assistant Professor of Surgery
University of Utah and Huntsman
Cancer Institute
Salt Lake City, Utah

Clifford S. Cho, MD
Assistant Professor
Section of Surgical Oncology
University of Wisconsin School of
Medicine and Public Health
Madison, Wisconsin

Michael A. Choti, MD, MBA, FACS
Jacob C. Handelsman Professor of Surgery
Vice Chair, Department of Surgery
Johns Hopkins University
Baltimore, Maryland

Kathleen K. Christians, MD
Medical College of Wisconsin
Department of General Surgery
Milwaukee, Wisconsin

Thomas E. Clancy, MD
Associate Surgeon
Brigham and Women's Hospital
Assistant Professor of Surgery
Harvard Medical School,
Boston, Massachusetts

**Kevin C. P. Conlon, MA, MCh,
MBA, FRCSI, FACS, FRCS, FTCD**
Professor of Surgery
The University of Dublin
Trinity College
Dublin, Ireland

Zara Cooper, MD, MSc, FACS
Assistant Professor of Surgery
Brigham and Women's Hospital
Boston, Massachusetts

Steven A. Curley, MD, FACS
Professor of Surgical Oncology
Charles Barker Endowed Chair in Surgical Oncology
Chief, Gastrointestinal Tumor Surgery
The University of Texas M.D. Anderson Cancer Center
Houston, Texas

Ronald P. DeMatteo, MD
Vice Chair, Department of Surgery
Chief, Division of Surgical Oncology
Leslie H. Blumgart Chair in Surgery
Memorial Sloan-Kettering Cancer Center
New York, New York

Thomas R. DeMeester, MD
Emeritus Professor and Chairman
Department of Surgery
University of Southern California
Los Angeles, California

Daniel T. Dempsey, MD
Professor of Surgery
Chief of Gastrointestinal Surgery
Assistant Director of Perioperative Services
Hospital of the University of Pennsylvania
Philadelphia, Pennsylvania

Antonio di Carlo, MD, CM, FRCSC, FACS
Associate Professor of Surgery
University of Vermont
Director of Hepatobiliary Surgery
Fletcher Allen Health Care
Burlington, Vermont

Timothy R. Donahue, MD
Assistant Professor of Surgery, and Molecular and Medical
Pharmacology
David Geffen School of Medicine
University of California at Los Angeles
Los Angeles, California

Mark S. Duxbury, MA, DM, FRCS Ed (Gen Surg)
Clinician Scientist & Honorary Consultant
Hepatobiliary and Pancreatic Surgeon
Clinical Surgery
University of Edinburgh
Royal Infirmary
Edinburgh, United Kingdom

Alex Escalona, MD
Assistant Professor
Department of Digestive Surgery
Faculty of Medicine
Pontificia Universidad Católica de Chile
Santiago, Chile

David Etzioni, MD, MPH
Associate Professor
Mayo Clinic
Phoenix, Arizona

Douglas B. Evans, MD
Donald C. Ausman Family Foundation
Professor of Surgery
Chairman, Department of Surgery
Medical College of Wisconsin
Milwaukee, Wisconsin

B. Mark Evers, MD
Director, Markey Cancer Center
Professor and Vice-Chair for Research, University of Kentucky
Department of Surgery
Physician-in-Chief, Oncology Service Line
University of Kentucky
Lexington, Kentucky

Alessandro Fichera, MD
Professor of Surgery
University of Washington
Seattle, Washington

Craig P. Fischer, MD
Chief, Surgical Oncology
Associate Professor of Surgery
Weill Medical College of Cornell University
New York, New York
Department of Surgery
The Methodist Hospital
Houston, Texas

Josef E. Fischer, MD, FACS
William V. McDermott Professor of Surgery
Harvard Medical School
Boston, Massachusetts

Robert J. Fitzgibbons, Jr., MD, FACS
Harry E. Stuckenhoff Professor of Surgery
Chief of the Division of General Surgery and
Associate Chairman
Department of Surgery
Creighton University School of Medicine
Omaha, Nebraska

James W. Fleshman, Jr., MD
Professor of Surgery
Chief of Colon and Rectal Surgery
Washington University in St Louis
Chief of Surgery, Barnes Jewish West County Hospital
St. Louis, Missouri

Yuman Fong, MD
Murray F. Brennan Chair in Surgery
Memorial Sloan-Kettering Cancer Center
Professor of Surgery
Weill-Cornell Medical College
New York, New York

Shawn Forbes, MD, MSc, FRCSC
Resident in Colorectal Surgery
University of Toronto
Toronto, Ontario, Canada

**Frank A. Frizelle, MBChB,
MMedSc, FRACS, FACS, FNZMA**
Professor/Head of University Department of Surgery
University of Otago; Christchurch
Christchurch, New Zealand

Robert D. Fry, MD
Emilie & Roland deHellebranth Professor of Surgery
Chairman, Department of Surgery, Pennsylvania Hospital
Chief, Division of Colon and Rectal Surgery
University of Pennsylvania Health System
Philadelphia, Pennsylvania

Tom K. Gallagher, MCh, MRCS
Specialist Registrar in Hepatobiliary Surgery
Department of Surgery, Adelaide & Meath Hospital
incorporating the National Children's Hospital, Tallaght
Dublin, Ireland

Julio Garcia Aguilar, MD, PhD
Chief, Colorectal Service
Department of Surgery
Memorial Sloan-Kettering Cancer Center
New York, New York

Atul Gawande, MD, MPH
Surgeon, Brigham and Women's Hospital
Professor, Harvard Medical School and Harvard
School of Public Health
Boston, Massachusetts

Joel Goldberg, MD, FACS
Colon and Rectal Surgery
Brigham and Women's Hospital
Dana Farber Cancer Institute
Gastrointestinal Cancer Center
Harvard Medical School
Boston, Massachusetts

Jacob A. Greenberg, MD, EdM
Assistant Professor of Surgery
Department of Surgery
University of Wisconsin
Madison, Wisconsin

José G. Guillem, MD, MPH
Department of Surgery
Memorial Sloan-Kettering Cancer Center
New York, New York

Peter T. Hallowell, MD
Assistant Professor
Director of Bariatric Surgery
University of Virginia
Charlottesville, Virginia

Douglas W. Hanto, MD, PhD
Lewis Thomas Professor of Surgery
Harvard Medical School
Chief, Division of Transplantation
Beth Israel Deaconess Medical Center
Boston, Massachusetts

J. Michael Henderson, MD
Chief Quality Officer, Professor of Surgery
Cleveland Clinic
Cleveland, Ohio

Toshitaka Hoppo, MD, PhD
Research Assistant Professor
Department of Cardiothoracic Surgery
University of Pittsburgh
Pittsburgh, Pennsylvania

John G. Hunter, MD, FACS
Mackenzie Professor and Chairman of Surgery
Oregon Health & Sciences University
Portland, Oregon

Roger D. Hurst, MD
Professor of Surgery
University of Chicago
Pritzker School of Medicine
Chicago, Illinois

Patrick J. Javid, MD
Assistant Professor of Surgery
University of Washington, Seattle Children's Hospital
Seattle, Washington

Blair A. Jobe, MD, FACS
Professor of Surgery
Division of Thoracic and Foregut Surgery
Department of Cardiothoracic Surgery
University of Pittsburgh
Shadyside Medical Center
Pittsburgh, Pennsylvania

Saboor Khan, PhD, FRCS Eng (Gen), FACS
HPB Scholar
Mayo Clinic
Rochester, Minnesota
Consultant, Hepatobiliary and
Pancreatic Surgeon
University Hospital Coventry and Warwickshire
Coventry, Warwickshire, United Kingdom

Andreas M. Kaiser, MD, FACS, FASCRS
Associate Professor
Department of Colorectal Surgery
Keck School of Medicine
University of Southern California
Los Angeles, California

Edward Kelly, MD, FACS
Department of Surgery
Director, Acute Care Surgery
Brigham and Women's Hospital
Assistant Professor of Surgery
Harvard Medical School
Boston, Massachusetts

Saurabh Khandelwal, MD
Assistant Professor
Department of Surgery
Director, UWMC Bariatrics Center
University of Washington
Seattle, Washington

Ira J. Kodner, MD
Solon and Bettie Gershman Professor of
Colon and Rectal Surgery
Washington University School of Medicine
St. Louis, Missouri

John T. Langell, MD, PhD, MPH
Assistant Professor of Surgery
University of Utah Health Sciences Center
Salt Lake City, Utah

Simon Law, MS(HK), MBBChir, MA(Cantab), FRCS(Edin), FCSHK, FHKAM, FACS
Cheung Kung-Hai Professor in
Gastrointestinal Surgery
Chief, Division of Esophageal and Upper
Gastrointestinal Surgery
Department of Surgery
The University of Hong Kong
Hong Kong

Ryan M. Levy, MD
Assistant Professor of Thoracic Surgery
Department of Cardiothoracic Surgery
University of Pittsburgh Medical Center
Pittsburgh, Pennsylvania

Keith D. Lillemoe, MD
Surgeon-in-Chief
Chief, Department of Surgery
Massachusetts General Hospital
W. Gerald Austen Professor of Surgery
Harvard Medical School
Boston, Massachusetts

Anne Y. Lin, MD
Assistant Professor of Surgery
Department of Surgery, Section of Colon and Rectal Surgery
University of California Los Angeles
Los Angeles, California

Donna Loehner, RN, BSN, CWOCN
Lahey Clinic Medical Center
Burlington, Massachusetts

Benjamin P. T. Loveday, MBChB, PhD
Honorary Lecturer; Senior Registrar
Department of Surgery
University of Auckland, New Zealand
Waikato Hospital
Hamilton, New Zealand

James D. Luketich, MD
Professor of Surgery, Chief
Heart, Lung, & Esophageal Surgery Institute
University of Pittsburgh Medical Center
Pittsburgh, Pennsylvania

Najjia N. Mahmoud, MD
Associate Professor of Surgery
Hospital of the University of Pennsylvania
Philadelphia, Pennsylvania

Warren R. Maley, MD
Associate Professor
Department of Surgery
Jefferson Pancreas, Biliary and Related Cancer Center
Thomas Jefferson University
Philadelphia, Pennsylvania

Jeffrey M. Marks, MD,
FACS, FASGE
Professor of Surgery
Director of Surgical Endoscopy
Program Director, Case Surgery
University Hospitals
Case Medical Center
Cleveland, Ohio

Jeffrey B. Matthews, MD
Surgeon-in-Chief and Chairman,
Department of Surgery
Dallas B.Phemister Professor of Surgery
Medicine & Biological Sciences
The University of Chicago
Chicago, Illinois

Robert A. Maxwell, MD, FACS
Professor of Surgery
University of Tennessee, Chattanooga
Chattanooga, Tennessee

David W. McFadden, MD, MBA
Professor and Chair
Department of Surgery
University of Connecticut
Farmington, Connecticut

Robin S. McLeod, MD, FRCSC, FACS
Angelo and Alfredo
De Gasperis Families Chair in
Colorectal Cancer and IBD Research
Professor of Surgery and Health Policy,
Management and Evaluation
Vice Chair, Quality and Performance
Department of Surgery
University of Toronto
Toronto, Ontario, Canada

Fabrizio Michelassi, MD
Lewis Atterbury Stimson Professor
Chairman, Department of Surgery
Weill Cornell Medical College
Surgeon-in-Chief
New York Presbyterian Hospital at Weill
Cornell Medical Center
New York, New York

Francis D. Moore, Jr., MD
Professor of Surgery
Harvard Medical School
Vice Chair, Surgery
Chief, General and Gastrointestinal Surgery
Brigham and Women's Hospital
Boston, Massachusetts

Jon B. Morris, MD
Professor and Vice Chair of Education
Department of Surgery
Hospital of the University of Pennsylvania
Philadelphia, Pennsylvania

Sean J. Mulvihill, MD
Associate Vice President for Clinical Affairs
Chief Executive Officer
University of Utah Medical Group
University of Utah
Salt Lake City, Utah

Matthew A. Nehs, MD
Chief Resident, General Surgery
Brigham and Women's Hospital
Clinical Fellow in Surgery
Harvard Medical School
Boston, Massachusetts

Heidi Nelson, MD
Professor
Department of Surgery
Mayo Clinic
Rochester, Minnesota

Thang C. Nguyen, MBBS, FRACS
Consultant Colorectal Surgeon
Southern and Eastern Health
Victoria, Australia

Brant K. Oelschlager, MD
Byers Endowed Professor of Esophageal Research
Chief, Gastrointestinal/General Surgery and
Center for Videoendoscopic Surgery
Department of Surgery
University of Washington
Seattle, Washington

Theodore N. Pappas, MD
Professor of Surgery
Duke University
Durham, North Carolina

Purvi Y. Parikh, MD
Assistant Professor of Surgery
Albany Medical Center
Albany, New York

Rajesh Pendlimari, MBBS
Research Fellow
Colon and Rectal Surgery
Mayo Clinic
Rochester, Minnesota

William H. Peranteau, MD
Fellow
Department of Surgery
Children's Hospital of Philadelphia
Philadelphia, Pennsylvania

Henry A. Pitt, MD
Professor and Vice Chairman
Department of Surgery
Indiana University School of Medicine
Indianapolis, Indiana

Jeffrey L. Ponsky, MD, FACS
Oliver H. Payne Professor and Chairman
Department of Surgery
Case Western Reserve University
Surgeon-in-Chief
University Hospitals Case Medical Center
Cleveland, Ohio

David W. Rattner, MD
Chief, Division of General and Gastrointestinal Surgery
Massachusetts General Hospital
Warshaw Family Professor of Surgery, Harvard Medical School
Boston, Massachusetts

Chandrajit P. Raut, MD, MSc, FACS
Associate Surgeon, Division of Surgical Oncology
Brigham and Women's Hospital
Center for Sarcoma and Bone Oncology
Dana-Farber Cancer Institute
Assistant Professor of Surgery
Harvard Medical School
Boston, Massachusetts

Thomas E. Read, MD, FACS, FASCRS
Staff Surgeon, Department of Colon and Rectal Surgery
Program Director, Residency in Colon and Rectal Surgery
Lahey Clinic Medical Center
Burlington, Massachusetts
Professor of Surgery
Tufts University School of Medicine
Boston, Massachusetts

Howard A. Reber, MD
Professor of Surgery
David Geffen School of Medicine
University of California at Los Angeles
Los Angeles, California

Taylor S. Riall, MD, PhD
Associate Professor
John Sealy Distinguished Chair in Clinical Research
University of Texas Medical Branch
Galveston, Texas

John J. Ricotta, MD, FACS
Harold H. Hawfield Chair of Surgery
Department of Surgery
MedStar Washington Hospital Center
Washington, DC

Patricia L. Roberts MD
Chair, Division of Surgery
Chair, Department of Colon and Rectal Surgery
Lahey Clinic Medical Center
Burlington, Massachusetts
Professor of Surgery
Tufts University School of Medicine
Boston, Massachusetts

Flavio G. Rocha, MD
Staff Surgeon, HPB Service
Virginia Mason Medical Center
Seattle, Washington

Robert E. Roses, MD
Assistant Professor of Surgery
Hospital of the University of Pennsylvania
University of Pennsylvania School of Medicine
Philadelphia, Pennsylvania

Ori D. Rotstein, MD
Surgeon-in-Chief
Department of Surgery and Division of General Surgery
St. Michael's Hospital
Toronto, Ontario, Canada

Daniel T. Ruan, MD
Associate Surgeon
Brigham and Women's Hospital
Boston, Massachusetts

Jeannine A. Ruby, MD
Department of Surgery
Memorial Sloan-Kettering Cancer Center
New York, New York

George A. Sarosi, MD
Associate Professor and the Robert H. Hux Professor
General Surgery/GI, Oncologic and Endocrine Surgery
University of Florida
Gainesville, Florida

Michael G. Sarr, MD
J. C. Masson Professor of Surgery
Mayo Clinic and Mayo Foundation
Rochester, Minnesota

Mitsuru Sasako, MD, PhD
Professor, Chairman
Upper Gastrointestinal Surgery
Hyogo College of Medicine
Nishnomiya, Japan

Philip R. Schauer, MD
Professor of Surgery, Lerner College of Medicine
Director, Advanced Laparoscopic and Bariatric Surgery
Bariatric and Metabolic Institute
Cleveland Clinic
Cleveland, Ohio

Bruce Schirmer, MD
Stephen H. Watts Professor of Surgery
University of Virginia Health System
Charlottesville, Virginia

David J. Schoetz, Jr., MD
Chairman Emeritus, Department of Colon and Rectal Surgery
Professor of Surgery, Tufts University School of Medicine
Lahey Clinic
Burlington, Massachusetts

Richard D. Schulick, MD, MBA, FACS
The Aragón/Gonzalez-Gíustí Chair
Professor and Chair
Department of Surgery
University of Colorado Anschutz Medical Campus
Aurora, Colorado

Seymour I. Schwartz, MD, FACS
Distinguished Alumni Professor of Surgery
University of Rochester School of
Medicine and Dentistry
Rochester, New York

Guido M. Sclabas, MD, MS
Consultant
Department of Surgery
Mayo Clinic Health System Austin
Austin, Minnesota

Anthony J. Senagore, MD, MS, MBA
Professor, Clinical Scholar
Charles W. and Carolyn Costello Chair in
Colorectal Diseases
Program Director, LAC and USC General
Surgery Residency
Division Chief, Division of Colorectal Surgery
Vice-Chair, Department of Surgery
Keck School of Medicine
University of Southern California
Los Angeles, California

Jory S. Simpson, MD, FRCSC
St. Michael's Hospital
University of Toronto
Toronto, Ontario

Douglas S. Smink, MD, MPH
Assistant Professor of Surgery
Brigham and Women's Hospital
Harvard Medical School
Boston, Massachusetts

Nathaniel J. Soper, MD
Loyal and Edith Davis Professor and Chair
Department of Surgery
Northwestern University
Feinberg School of Medicine
Chicago, Illinois

Ian S. Soriano, MD, FACS, FSPSA, FPALES (Hon.)
Laparoscopic and Bariatric Surgery
Department of Surgery
Einstein Medical Center
Einstein Healthcare Network
Philadelphia, Pennsylvania
Visiting Professor of Surgery
Department of Surgery
Philippine General Hospital and
University of the Philippines College of Medicine
Manila, Philippines

David I. Soybel, MD
Nahrwold Professor of Surgery
Chief, Division of General Surgery Specialties
Penn State Hershey Medical Center
Hershey, Pennsylvania

**Steven M. Strasberg, MD,
FRCS(C), FACS, FRCS(Ed)**
Pruett Professor of Surgery
Section of Hepato-Pancreato-Biliary Surgery,
Department of Surgery
Washington University in St. Louis
St. Louis, Missouri

David J. Sugarbaker, MD
The Richard E. Wilson Professor of Surgical Oncology
Harvard Medical School
Chief, Division of Thoracic Surgery
Brigham and Women's Hospital
Boston, Massachusetts

Richard S. Swanson, MD
Director, Program in Hepatobiliary and Pancreatic Cancer
Division of Surgical Oncology
Brigham and Women's Hospital
Dana Farber Cancer Institute
Associate Professor of Surgery
Harvard Medical School
Boston, Massachusetts

Lee L. Swanstrom, MD
Clinical Professor
Department of Surgery
Oregon Health and Sciences University
GI/MIS Division
The Oregon Clinic
Portland, Oregon

Ali Tavakkoli, MD, FRCS, FACS
Assistant Professor of Surgery
Harvard Medical School
Minimally Invasive and Gastrointestinal Surgery
Brigham and Women's Hospital
Boston, Massachusetts

Patrick S. Tawadros, MD, PhD, FRCS(C)
Assistant Professor
Division of Colon and Rectal Surgery
Department of Surgery
University of Minnesota
Minneapolis, Minnesota

Ashley Haralson Vernon, MD
Associate Surgeon
Brigham and Women's Hospital
Harvard Medical School
Boston, Massachusetts

Andrew L. Warshaw, MD
Senior Consultant
International and Regional Clinical Relations
Massachusetts General Hospital and
Partners Healthcare
W. Gerald Austen Distinguished Professor of Surgery
Harvard Medical School
Surgeon-in-Chief Emeritus
Massachusetts General Hospital
Boston, Massachusetts

Jon O. Wee, MD
Co-Director of Minimally Invasive Thoracic Surgery
Division of Thoracic Surgery
Brigham and Women's Hospital
Instructor in Surgery
Harvard Medical School
Boston, Massachusetts

Mark Lane Welton, MD, MHCM
Professor
Department of Surgery
Stanford University School of Medicine
Stanford, California

Edward E. Whang, MD
Associate Professor of Surgery
Brigham and Women's Hospital
Harvard Medical School
Boston, Massachusetts

John A. Windsor, BSc, MBChB, MD, FRACS, FACS
Professor of Surgery
University of Auckland
Auckland, New Zealand

Christopher L. Wolfgang, MD, PhD, FACS
Chief, Hepatobiliary and Pancreatic Surgery
Johns Hopkins Hospital
Associate Professor of Surgery, Pathology and Oncology
Johns Hopkins University
Baltimore, Maryland

Charles J. Yeo, MD
Samuel D. Gross Professor and Chairman
Department of Surgery
Jefferson Medical College
Philadelphia, Pennsylvania

Jin S. Yoo, MD, FACS
Assistant Professor of Surgery
Duke University Health System
Durham, North Carolina

Michael J. Zinner, MD, FACS
Professor, Harvard Medical School
Clinical Director
Dana-Farber/Brigham and Women's Cancer Center
Surgeon-in-Chief
Brigham and Women's Hospital
Boston, Massachusetts

目 录

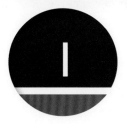

介　绍

外科发展史概要

Seymour I. Schwartz

（谢　炎　译）

Surgery 一词来自法文"chirurgien"，它最早源于拉丁文，之后演变为希腊文字"cheir"，意为"手"和"功"，也意味着工作。外科学历史悠久，一部名为 *The Edwin Smith Surgical Papyrus* 的文献被认为是已知最古老的外科学著作，其可追溯至公元前 17 世纪，事实上它只是公元前 3000—2500 年古埃及人手稿的复印件。文献中记录了各种伤口的处理方法以及针对乳腺癌的烧灼疗法，但无腹腔内操作的记载。

尽管《Maingot 腹部手术学》源自英国，但腹部择期手术却始于 1809 年 12 月 25 日肯塔基当时只有 1000 人口的一个小镇丹维尔，Ephraim McDowell 医生于当日手术摘除了一个重达 22.5 磅的卵巢肿瘤（1 磅 =0.45kg）。在整个 19 世纪，来自英国和美国的外科医生们为推动《Maingot 腹部手术学》著作乃至整个腹部外科的发展起到了极其重要的作用。1804 年，Astley Cooper 爵士完成了关于疝的著作。1833 年，一位美国的军医 William Beaumont 发表了名为 *Experiments and Observations on the Gastric Juice and the Physiology of Digestion* 的论文，他的试验需要建立永久性的胃瘘，这是第一次针对人体的对照性临床研究，它明确了胃内的消化过程。1846 年 4 月 16 日，乙醚麻醉在麻省总医院诞生，宣告了几乎所有外科手术均能施行的时代的到来。1867 年，印第安纳波利斯的 John Stough Bobbs 报道了首例择期胆囊手术，通过胆囊造瘘的方式既去除了结石，又封闭了胆囊，该患者相对无症状地生活了 40 余年。1886 年，波士顿的病理学家 Reginald H. Fitz 发表了具有里程碑意义的论文，完成了对阑尾炎的描述并倡导早期手术。19 世纪末，德国的外科学也蓬勃发展起来，这主要归功于 Theodor Billroth 和其培养的外科医生的努力；Billroth 于 1881 年完成了首例幽门癌的切除手术，并做了大量

肠切除和肠缝合术，被誉为"腹部外科之父"。

21 世纪的第一个 10 年即将过去，现版的《Maingot 腹部手术学》主要集中反映的是 20 世纪的外科学发展，我们将这段时期分为两个阶段：一部分为 1940 年发行第 1 版《Maingot 腹部手术学》之前的阶段，另一部分聚焦于其后 60 年的外科发展阶段。

讨论有关胃肠外科的发展史，必然包括从食管到直肠的全部内容。最著名的食管手术莫过于 1913 年纽约市医生 Franz Torek 完成的食管切除术，他切除了患者全部胸段食管，并使用外置管将胃和颈段食管相连。虽然 Winkelstein 在 1935 年就首先定义了胃食管反流病的临床表现，并指出胃液的侵蚀作用为可能的病因，但他忽略了胃食管括约肌功能的重要性。因此，直到第 1 版《Maingot 腹部手术学》发行之前，他都未能设计出正确的手术方法。

1951 年，Allison 首次提出以修补食管裂孔疝为主的治疗反流性食管炎的手术方法，后该术式得到推广。但由于这种术式的复发率较高，使人们转而开始采用 1966 年由 Nissen 提出的胃底折叠术，随后又由 Belsey、Hill 和 Toupet 对其进行了改良。1989 年，由于微创外科的问世，大多数胃底折叠术已由腹腔镜来完成。

20 世纪的前 40 年，人们对消化性溃疡的手术治疗充满兴趣，在医师培养过程中，胃切除术曾经是最常用的标准化手术，该手术源于 Billroth 和其同事发现的胃癌治疗术。20 世纪的前几十年，在胃溃疡切除术广泛开展的同时，也出现了不少术后胃排空障碍的病例，促使 William Mayo 于 1911 年在术中增加了补充的胃空肠吻合的步骤。迄今为止，消化性溃疡患者的外科手术治疗指征依然为梗阻、出血、穿孔和难治性病变。幽门成形术和胃空肠吻合术是治疗梗阻应用

最多的术式，尽管 1925 年 Lewisohn 就曾报道胃空肠吻合术术后吻合口溃疡的发生率高达 34%，但 1940 年以前，梅奥诊所的外科医师仍一直倡导在十二指肠溃疡手术中应用此方法。1937 年，R.R. Graham 介绍了他治疗穿孔的修补术式，此后胃部分切除术渐渐变成了治疗消化性溃疡并发症的主要方法。

应用迷走神经切断术来治疗消化性溃疡始于 1943 年 1 月，当时 Dragstedt 为一位活动性十二指肠溃疡患者实施了膈下迷走神经干切断术，该术式早期是经胸完成的。随后 Dragstedt 注意到，有部分患者发生了术后胃潴留，于是他在行迷走神经干切除术的同时，附加了胃肠吻合术或幽门成形术以增加胃的排空。Farmer 和 Smithwick 则推荐一种双管齐下的术式来治疗溃疡性体质患者，即迷走神经干切断术加半胃切除术。1960 年，Griffith 提出选择性胃迷走神经切断术的概念，因保留了 Laterjet 神经，从而免去了胃引流的操作 [1]。

近 20 年来，因为组胺受体拮抗剂和质子泵抑制剂两类抑酸药物的应用，迷走神经切断术和部分胃切除术已大为减少。它们也在很大程度上避免了对溃疡体质患者进行的部分胃切除术和对 Zollinger-Ellison 综合征相关性难治性溃疡进行的全胃切除术。1983 年 Warren 和 Marshall 发现幽门螺旋杆菌与消化性溃疡之间的关联，可能是导致消化性溃疡外科治疗显著减少的最重要原因，这也让消化性溃疡的彻底根除成为一种可能。胃肠外科从 19 世纪单纯的解剖学认识，到 20 世纪对生理学和病理生理学的理解，再到 21 世纪药理学的发现，反映了人们对外科疾病从初始、进步到发展的整个认识过程 [2]。

自 1940 年以来，由于针对肥胖病的胃减容手术的开展，胃的手术量激增。该术式最初是由 Kremen、Linner 和 Nelson 在 1954 年提出，它通过空肠、回肠转流，来治疗极度肥胖。1969 年，Payne 和 DeWind 对其进行了推广和普及，但由于存在大量危险后果，实质上现已废弃。1966 年，Mason 介绍了一种胃旁路手术，在过去 40 年里它成为了治疗肥胖症的首选术式，并随着微创外科的出现而得到了进一步的普及。

肠吻合技术的原则主要是依据 Halsted 在 19 世纪后期的研究确立的，即黏膜下层是保障钉线强度的最重要的一层。20 世纪早期，大多数小肠手术主要是对梗阻的治疗。1932 年，Crohn、Ginzburg 和 Oppenheimer 提出了一个新发现的病理性疾病——局限性结肠炎，即克罗恩病或节段性肠炎。

近 20 年来，小肠外科最主要的发展是吻合器的应用，它的最早形式是由 John. B. Murphy 于 1892 年提出的墨菲钮。而布达佩斯的 Humer Hültl 是最早使用订书钉式机械吻合器的外科医生，1908 年，他就报道过在远端胃切除术中使用这种器械。1924 年，von Petz 对其进行了改进，并在许多医疗中心推广使用。位于莫斯科的实验手术器械科学研究所经过大量努力，使这种钉合技术又前进了一大步。该所设计出装有钉座的吻合器，可用于血管吻合、小肠侧侧吻合和端端吻合。1958 年，Ravitch 和 Steichen 最先将其引入美国，并进行了改进 [3]。这种钉合技术的引入和普及，促进了外科手术技术的革命，也使微创外科得以发展。

在结直肠外科领域，尽管 Czerny 在 1883 年就提出了腹会阴联合直肠癌切除术，即 Miles 手术，但直到 1907 年才被报道推广。在过去的 20 年里，由于钉合技术的应用，使更多直肠癌手术得以保留肛门。制作回肠储袋是治疗溃疡性结肠炎和家族性息肉病的重大进步。1947 年，Ravitch 和 Sabiston 完成了全结肠切除术、近端直肠切除术、黏膜远端直肠切除术以及回肠肛管吻合术，但手术结果均不太理想，术后易出现排便过频的症状。直到 1978 年采用无瓣回肠袋与肛管吻合的方法，难题才得以解决，使其成为了标准术式 [4]。

过去的 20 年里，胃肠道肿瘤的病理学定义发生了变化，学者对胃肠道所有部位发生的胃肠间质瘤（gastrointestinal stromal tumors，GIST）也有了更深的认识。

1888 年，Langenbuch 成功完成了首例择期肝肿瘤切除术；Keen 在 1899 年发表了首篇关于肝肿瘤切除术的综述，其中包括了 20 个病例。早在 1911 年，Wendell 就曾报道过首例肝癌的近全右半肝切除术；但现代肝切除术却被认为始于 1952 年，当年 Lortat-Jacob 和 Robert 详细叙述了右半肝切除时所使用的一种控制出血的技术，即先在十二指肠韧带结扎肝右叶的血管和胆道，然后在肝外结扎肝右静脉，最后才横断肝实质。1967 年，Couinaud 使用腐蚀铸型发现肝是由 8 个肝段组成的，此后便出现了肝段切除的概念。近年来，由于超声刀和结扎束血管闭合系统等新技术的应用，使得越来越多的大块肝切除术避免了输血 [5]。

1945 年，Whipple 和其同事开展并报道了门体静脉端侧吻合术和脾肾静脉端端吻合术，开启了外科治疗门静脉高压的新时代。Marion 于 1953 年、Clatworthy 和其同事于 1955 年分别报道了横断下腔静脉近端与肠系膜上静脉侧方的分流手术；1967 年 Gleidman 使用涤纶开展了首例肠系膜静脉与下腔静脉的搭桥手术；同年，Warren 和其同事介绍了一种保证了肝的血供的选择性（远端）脾肾分流术。分流手术目前临床上应用甚少，一般仅用于食管，胃底静脉曲张破裂出血，且肝功能正常的患者；而对于发生不能控制的大出血，且肝功能不全患者，常采用经颈静脉肝内门体分流术（transjugular intrahepatic portosystemic shunt，TIPS）来作为原位肝移植前的过渡治疗。1959 年，Kasai 和 Suzuki 开始通过胆肠吻合术来治疗胆道闭锁。近期，原位肝移植术已被用于治疗不可逆性肝细胞功能不全。

从 Bobbs 施行胆囊切开术到 1882 年 Carl Langenbuch 成功施行首例胆囊切除术，其间经过了 15 年之久；到 1919 年 William J. Mayo 已收集并报道了 2147 例胆囊切除术。Graham 和 Cole 于 1923 年提出了胆道造影术，这使得胆道外科病例骤增。在过去的 20 世纪里，治疗胆总管损伤和狭窄的手术经历了多次改进。1891 年，Sprengel 首次将胆总管从侧方吻合到十二指肠，用于治疗胆总管梗阻；之后，各种塑料制品和改良的肠瓣被用于连通胆总管和十二指肠，但成功者甚少。自 1941 年开始，钴铬钼合金管被用作胆道插管，但最终均被胆泥所阻塞。梅奥诊所和雷希诊所的医务人员对这方面手术颇有经验，尤其是胆总管十二指肠吻合术；然而，当今的外科医生多采用近端胆管与空肠 Roux-en-Y 段黏膜对黏膜的吻合方式。

第 1 版《Maingot 腹部手术学》及其随后的版本中均包含了有关胰腺炎和胰腺肿瘤手术的内容。Puestow 于 1958 年介绍了现今普遍采用的胰空肠侧方吻合术；1965 年，Fry 和 Child 报道了他们所做的 95% 的胰腺远端切除手术；1985 年，Beger 提出了保留十二指肠的胰头切除术，它适用于那些病理改变集中在胰头部的病例。在胰腺神经内分泌肿瘤方面，1929 年 Roscoe Graham 成功实施了首例胰岛素瘤切除术；1955 年 Zollinger 和 Ellison 报道了能产生"溃疡性体液因子"的非 β 胰岛细胞瘤，从病理生理学角度通常认为需要通过切除全胃来控制胃的高分泌，但是质子泵抑制剂的出现彻底改变了这种观点[6-7]。

虽然 Kausch 在 1912 年就成功地分两个阶段完成了胰腺部分切除术，但是胰腺肿瘤切除手术却以 Allen O. Whipple 的名字来命名。1935 年 Whipple 开始进行二期壶腹肿瘤切除术，包括一期胆囊空肠吻合术和二期十二指肠切除术。1945 年他又提出了一期胰十二指肠切除术，以作为治疗的另一种选择。

脾切除术通常用于治疗创伤和血液性疾病。早在 1816 年，英国海军外科医生 E. O'Brien 于停泊在旧金山的船上将 1 例突出于体外的脾结扎脾蒂后切除，这是首例成功的创伤后脾切除术。1892 年，Reigner 成功完成了首例创伤后开腹脾切除术。1867 年，Péan 成功切除了 1 例脾巨大囊肿。1911 年，Micheli 报道了首例针对溶血性贫血进行的脾切除术。5 年后，在 Kaznelson 医生的指导下，一位名为 Schloffer 的捷克医学生为特发性血小板减少性紫癜患者实施了首例脾切除。近年来，脾外科专家们越来越倾向于保脾治疗，尤其是对于那些脾钝性损伤的儿童患者。在 Phillips 和 Carroll、Cuschieri 小组以及 Thibault 协作组的大力倡导下，目前选择性脾切除术已基本由腹腔镜来完成[8]。

现代腹部血管外科可追溯至 1951 年，当年 Dubost 和其同事完成了腹部血管瘤的切除术，并对血管的连续性进行了重建。Voorhees、Jaretzki 和 Blakemore 于 1969 年最先使用 Vinyon 材质的管道来对血管进行替代修复。同年，Wylie 和其同事使用了一种自体组织血管重建技术来治疗肾血管性高血压。

20 世纪的后 50 年，腹部外科在器官移植和微创外科领域取得了重大进展。1954 年 12 月 23 日，Murray、Merrill 和 Harrison 完成了首例同卵双胞胎间的肾移植手术；8 年后，Murray 为一位免疫功能受抑制的患者实施了首例尸体肾移植术。肝是第 2 个被移植的器官。1963 年 Starzl 为一例胆道闭锁患者实施了首例肝移植手术；该患者死亡后的一年里，Starzl 又进行了另外 4 例肝移植手术，Moore 也完成了 1 例。直到 1968 年 Starzl 才获得第 1 次成功。近年来，该领域已发展到活体供者肝移植。

1966 年 Kelly 和 Lillehei 成功完成了首例胰腺移植。1973 年，Gliedman 小组提出使用输尿管作为胰腺外分泌的引流通道。1982 年，来自威斯康辛大学的团队开发了一种将胰液直接引流到膀胱的技术；目前全胰腺移植多采用小肠引流。最近，又有一些关于胰岛细胞移植的案例报道。

小肠是最后一个被成功移植的腹腔脏器。1987 年，Starzl 和其同事完成了 1 例包括小肠在内的多器官移植。次年，他们又成功完成肝、小肠联合移植；Grant 则报道了 1 例成功的活体小肠移植。1989 年，来自匹斯堡的团队成功实施了首例尸体小肠移植。

　　毫无疑问，腹部外科中最引人注目的发展是腹腔镜手术的引入与开展。Kelling 最先使用内镜来检查腹腔；1901 年，他将尼采膀胱镜放入犬的腹腔进行观察，并称之为"Koelioskopie"。Jacobaeus 最先在人体上进行了一系列的腹腔镜手术，他于 1911 年就曾报道用胸腹腔镜检查腹腔和胸腔。1937 年，Ruddock 在《腹腔镜》杂志发表了 1 篇文章，详细描述了他完成的 500 个病例，其中包括 39 例活体组织检查。

　　多年以来，腹腔镜手术一直由妇科医生来开展。首例腹腔镜胆囊切除术是由妇科医生 Mouret 在 1987 年通过 4 个套管针完成的，但人们却将其归功于 Dubois，原因是他在 1988 年描述了该手术过程，并引起广泛关注。过去的 25 年里，在腹部外科领域，腹腔镜手术的数量发生了爆发式的增长。基本的腹腔镜手术包括胆囊切除术、阑尾切除术以及疝修补术；更复杂的手术则包括胃底折叠术、Heller 肌层切开术、胃切除术、减肥手术、食管切除术、肠道手术、胆道探查术、肝部分切除术、胰腺部分切除术、结肠切除术、脾切除术、肾上腺切除术和肾切除术，以及一些标准的妇科手术[9]。

　　近期的主要进展则是机器人的应用，最近又出现了计算机辅助远程控制机械装置。虽然应用机器人行胆囊切除术的适应证尚未明确，但机器人行肾上腺切除术却是有一定优势的[10]。腹腔镜手术发展的同时，应用血管内技术修复腹主动脉瘤的案例也越来越多。血管内腹主动脉修复技术是由 Parodi 团队和 Volodos 团队于 1991 年分别提出的。目前已开发出了超过 12 种的血管内移植物，纽约州在 2002 年采用血管内技术修复腹主动脉瘤的手术例数超过了开腹术式[11]。

　　整个 20 世纪及 21 世纪早期，外科学的发展主要归功于外科医生的巨大贡献，而非技术上的进步。早在 150 年前，英国伦敦的 James Blundell 就发现了维持血容量的重要性。1883 年，Halsted 报道了首例成功的自体输血。1908 年，George W. Crile 出版了一本关于输血的书，该书详细记载了他在实验中和临床上所积累的经验。1915 年，纽约医生 Richard Lewisohn

介绍了使用枸橼酸钠保存血液的方法。1965 年，麻省总医院的 Charles Huggins 医生最先报道使用冻存血。

　　1907 年，John H. Gibbons 最先使用术中输液；1923 年，Wilder Penfield 和 David Teplitsky 则使用了术后输液。1 年后，Rudolph Matas 确定了一种静脉补液方式，即将 4000 ~ 5000 ml 的 5% 葡萄糖溶液经静脉缓慢输入，持续 24 h 以上。人们在很长的一段时间内忽视了盐溶液的重要性，直到 Francis D. Moore、Henry T. Randall 和 G. Tom Shires，提出钠盐和钾盐的重要性。1959 年，Moore 发表的《外科患者的代谢治疗》一书，重点阐述了身体的组成成分、稳态以及创伤后或术后患者的内分泌状态。1968 年，Dudrick 团队解决了营养支持的问题，他们提出经上腔静脉留置管输入高热量溶液来满足机体的营养需求的想法。

　　《Maingot 腹部手术学》从第 1 版发行至今已有 70 年之久。期间，各个学科领域都呈现出了几何级的发展。最近，新式的、精炼的手术方式层出不穷，其数量远远超过了从前。随着外科学瞬息万变的发展，《Maingot 腹部手术学》一书也必将更加精彩、丰富。

参考文献

1. Nyhus LM, Wastell C (eds). *Surgery of the Stomach and Duodenum.* Boston, MA: Little Brown and Co; 1986.
2. Modlin IM. *The Evolution of Therapy in Gastroenterology.* Montreal, Canada: Axcan Pharma; 2002.
3. Steichen FM, Ravitch MM. *Stapling in Surgery.* Chicago, IL: Year Book Medical; 1971.
4. Goligher J. *Surgery of the Anus Rectum and Colon.* 5th ed. London, England: Baillière Tindall; 1984.
5. McDermott WV. *Surgery of the Liver.* Cambridge, England: Blackwell Scientific; 1988.
6. Schwartz SI, et al. *Principles of Surgery.* 7th ed. New York, NY: McGraw-Hill; 1989.
7. Schwartz SI. *Gifted Hands.* Amherst, New York: Prometheus Books; 2009.
8. Hiatt JR, Phillips EH, Morgenstern L. *Surgical Diseases of the Spleen.* New York, NY: Springer; 1997.
9. Laparoscopy for the general surgeon. *Surg Clin North Am.* 1992;72: 997–1186.
10. Jacob BP, Gagner M. Robotics and general surgery. *Surg Clin North Am.* 2003;83:1405–1419.
11. Krupinski WC, Rutherford RB. Update on open repair of abdominal aortic aneurysms: the challenges for endovascular repair. *J Am Coll Surg.* 2004;199:946–960.

手术前和手术后的处理

Zara Cooper • Edward Kelly

（邵　伟译）

现代医疗监护的进展使得外科医生能够治疗一些十分具有挑战性的复杂外科疾病，此外，即使较为脆弱的患者也可通过外科治疗获得满意的疗效。为了获得较好的治疗效果，掌握围术期处理的科学基础知识十分重要；外科医生可从以器官系统为基础的途径，致力于术前、术后的处理，并把这些处理确定为外科治疗方案的组成部分。

疼痛和谵妄的处理

疼痛和谵妄是腹部手术后最常见的神经、精神性并发症，若得不到控制会进一步妨碍患者行走、咳嗽等重要生理功能的恢复，可能导致引流管和其他支持装置意外移位或其他支持设备危及生命的影响。疼痛和谵妄通常并存，并可相互促进。尽管有报道显示患者对医生疼痛处理的满意度整体上比较高，但围术期镇痛经常不够充分 [1]，如困倦和不能接受的疼痛发生率高。因此，每例患者的外科治疗计划必须包括术后镇痛和谵妄的控制，以及对疼痛控制效果有规律的监测。

和所有外科程序一样，疼痛的处理始于术前评估。在现代社会，大部分外科患者对术后镇痛非常关注。若患者先前患有疼痛综合征，如坐骨神经痛、椎间盘疾病，或阿片类药物使用史，可能对阿片类止痛药已具有高度耐受性。每例患者的病史应包括慢性疼痛综合征、药物成瘾（活跃的或在恢复期）以及对阿片类、非甾类药物及硬膜外镇痛不良反应的内容。镇痛策略包括咨询镇痛麻醉学专家，但手术医生有责任识别病情复杂的患者并对其制订有效的镇痛计划。

阿片类药物镇痛

术后阿片类药物镇痛已应用数千年，Hippocrates

提倡使用阿片镇痛；术后镇痛大有裨益，可提高机体的活动能力、增强呼吸功能、使患者尽早恢复正常生活。使用阿片类药物镇痛最有效的策略是患者自控镇痛（patient-controlled analgesia，PCA），即指导患者使用已设定好程序的静脉注射泵，定量输入阿片类药物（通常是吗啡或哌替啶）。随机试验显示，与间断给药相比 PCA 具有良好的镇痛效果和较高的患者满意度 [2]，但 PCA 未能改善心、肺并发症的发生率 [3]，也未能缩短住院时间 [4]，而且有证据表明 PCA 可以引起术后肠麻痹 [5]。此外，PCA 可能并不适用于下列患者：有药物滥用史者、对阿片类药物具有高耐受性者或对阿片类药物有非典型的反应者。

硬膜外镇痛

由于 PCA 的局限性，临床镇痛医生已经把硬膜外镇痛视为一种有效的术后镇痛策略。术后硬膜外镇痛是在胸椎或腰椎硬膜外腔置入导管，使局部麻醉剂或阿片类药物能够直接作用于神经根。置管操作通常比较安全，运动神经阻滞和麻木等并发症的发生率介于 0.5% ~ 7% 之间 [6]，而硬膜外脓肿的发生率为 0.5‰ [7]。硬膜外镇痛潜在优势是避免了阿片类药物的全身性作用，从而减轻了呼吸抑制，同时改善了肺部并发症及围术期肠麻痹。关于腹部术后镇痛，有几项大型试验 [8-10]，一项 meta 分析 [6] 以及一个系统回顾 [11] 对 PCA 和硬膜外镇痛进行了比较。研究显示，术后硬膜外镇痛比 PCA 镇痛效果更充分。对一系列腹部手术后镇痛进行随机前瞻性观察发现，硬膜外镇痛患者的肺部并发症 [12-13] 及术后肠麻痹 [14-15] 的发生率较低。硬膜外镇痛要求有经验的麻醉医生置管，并监测和调节神经轴索药物的使用剂量。尽管美国麻醉医师协会（American Society of Anesthesiologists，

ASA）还没有颁布有关硬膜外镇痛的正式指南，但一些临床医生倾向在置管或拔管之前纠正凝血功能障碍。

非甾类抗炎药物镇痛

口服非甾类抗炎药（nonsteroidal anti-inflammatory drugs，NSAIDs）长期以来用于门诊患者的术后镇痛。随着胃肠外准备的改进，这类药物现已应用于住院患者。这类药物无呼吸系统副作用、无成瘾性、不引起精神状态改变和肠麻痹，对外科患者镇痛效果良好。然而，考虑到大剂量使用非甾类抗炎药可引起血小板功能障碍及糜烂性胃炎，因此此类药物在腹部手术后还未得到推广。有前瞻性研究显示，在腹腔镜胆囊切除术[16]、剖腹子宫切除术[17]以及腹股沟疝修补术后[18-19]，应用非甾类抗炎药镇痛，效果良好，并且无明显出血、胃炎症状。研究也显示，在阑尾切除术后，联合应用NSAIDs可提高镇痛效果，并能减少吗啡的用量[20]。

疼痛感觉具有明显的主观性和个体性。因此，外科医生必须制订个体化的镇痛方案，以满足每一名患者的需要。上述镇痛方法可以应用于任何联合方案中。外科医生应毫不犹豫地应用一切资源，使术后疼痛得到充分的缓解。

术后谵妄

谵妄是指急性认知功能障碍，表现为反复的定向困难、感觉错乱和注意力下降，是术后十分常见的并发症。据报道，谵妄发病率是11%～25%，其中老龄患者的发病率最高[21-22]。腹部术后的患者，其中有些患者原本较为虚弱，暴露于诸多可以诱发或加剧谵妄的因素中（表2-1）。这些因素可以相互促进：术后疼痛会导致活动能力下降，引起呼吸障碍、肺不张和低氧血症。通过增加麻醉药剂量来镇痛，可导致呼吸抑制和呼吸性酸中毒。低氧血症和谵妄可以引起焦虑不安，如果仓促应用苯二氮䓬类药物治疗，会使呼吸功能障碍和谵妄进一步恶化；低年资医生很容易忽视这一恶性循环，如未能被及时制止，可导致严重的并发症甚至死亡。术前识别高危患者，并仔细观察每例患者精神状态是预防术后谵妄最有效的方法。一旦发生了恶性循环，治疗就会变得非常困难。

患者发生围术期谵妄的相关高危因素包括年龄大于70岁、已存在认知障碍或曾有过谵妄发作、长期酗酒或麻醉药滥用及营养不良等[21,23]。与手术操作有关的容易引起谵妄的高危因素包括手术时间超过2 h、

表2-1　围术期谵妄的原因
疼痛
麻醉性镇痛药
缺乏睡眠
低氧血症
高血糖
酸中毒
戒断（酒精、麻醉剂、苯二氮䓬类药物）
贫血
脱水
电解质紊乱（钠、钾、镁、钙、磷）
发热
低血压
感染（肺炎、切口感染、泌尿道感染）
药物（止吐药、抗组胺药、镇静剂、麻醉剂）
术后心肌梗死（myocardial infarction，MI）

长时间的约束、留置导尿管、添加了3种以上的新药和再次手术[22]。

一旦确定为术后谵妄的高危患者，即应周密地制订围术期护理计划，以减少可控的危险因素。腹部手术后采用硬膜外镇痛比采用PCA，发生谵妄的可能性低[24]。总的来说，对于高危患者，镇静剂或安眠药的使用需十分谨慎。在药物选择上，需用镇静剂的患者，对精神抑制剂（如氟哌啶醇）及非典型精神抑制剂（如奥氮平），比对苯二氮䓬类药物具有更好的耐受性[25]。每次查房均应评估患者的精神状态，包括定向力和注意力，同时还应注意防止出现贫血、电解质失衡、脱水和其他危险因素。

术后谵妄确诊后，非常重要的一点是要认识到一些引起谵妄的原因很可能危及生命，必须即刻采取措施。外科医生首先要通过询问病史和床旁体格检查来评估病情。了解病史应重点关注突发性事件，例如跌倒（可能导致创伤性脑损伤）、近期的手术史、使用阿片类药物和镇静剂、药物治疗的改变（如停止甲状腺替代治疗或抗抑郁药），还要考虑是否为酒精戒断。生命体征和液体平衡情况可提示有无脓毒症、低血容量、贫血或者脱水。体格检查要简要，但感觉和运动神经系统方面的检查要全面，从而鉴别谵妄和脑卒中。要注意检查常见的感染部位如手术切口，肺部和静脉内导管。尿潴留可能为药物治疗或感染引起；深静脉血栓形成在临床上可表现为肢体水肿；术后心肌

梗死（myocardial infarction，MI）常表现为严重的心源性休克。

依据病史和查体选用实验室检查项目。电解质、血糖和全血细胞计数是最有用的检查。脉搏血氧定量法和动脉血气可以发现高碳酸血症和低氧血症。胸部 X 线片可以发现肺不张、肺炎、急性肺水肿或气胸。发热或白细胞增多时可考虑做血培养，但须等待培养结果。心电图（electrocardiogram，ECG）和心肌肌钙蛋白测定有助于诊断术后心肌梗死。

如果怀疑引起谵妄的原因可能危及生命，就需要采取复苏措施。对于生命体征不稳定的患者，应该考虑气道管理、吸氧、扩充液体容量。待生命体征平稳、焦虑得到控制后，才能离开监护室去做进一步的检查，如头部电子计算机断层扫描（computed tomography，CT）。术后谵妄治疗取决于根本原因的治疗。即使病因得到了治疗，谵妄仍可能继续存在，尤其是老年和重症患者，因为他们的定向能力和睡眠周期恢复缓慢；对于这些患者，重要的是在白天为其提供定向性交流和精神刺激、在夜间促进其睡眠，最简单且最有效的方法是白天与家人和朋友接触、使用助听器、参与日常生活活动、规律饮食；晚间应保持房间黑暗和安静、避免不必要的打扰，睡眠可以得到改善。如果夜间需要镇静，在药物选择上，比起苯二氮䓬类药物患者更容易耐受非典型精神抑制剂或低剂量的羟色胺重吸收抑制剂（如曲唑酮）。若焦虑症状持续存在，可通过逐渐增加精神抑制剂剂量（或在酒精戒断时应用苯二氮䓬类药物）来控制患者行为，但必须考虑引起谵妄的潜在原因。

心脏评估

风险评估

据估计，每年均有 100 万患者发生围术期心肌梗死，每年的医疗费用高达 200 亿美元[26]。胸科手术、上腹部手术、神经科手术和大型整形外科手术时心脏病风险增加。糖尿病、曾患心肌梗死、不稳定心绞痛、失代偿性充血性心力衰竭（congestive heart failure，CHF）是围术期最易引发心脏病和导致死亡的原因。在进行大手术前，对此类患者需要进行进一步评估[27]（表 2-2）。具有中等危险的因素包括轻度心绞痛、基础肌酐 ≥ 2 mg/dl 的慢性肾功能不全[28]。需要指出的是，在美国心脏病学会和美国心脏协会（American College of Cardiology，ACC/American

 表 2-2　围术期心脏并发症风险增加的临床预测性因素

严重

近期发生过心肌梗死（30 天内）

不稳定或严重心绞痛

失代偿性 CHF

明显的心律失常（重度房室传导阻滞、有临床症状的室性心律失常伴隐匿性心脏疾病、心率不能控制的室上性心律失常）

严重心瓣膜病

中等

轻度心绞痛

病史或心电图提示既往 MI

代偿性 CHF 或先前曾发作 CHF

糖尿病

肾功能不全

较轻

高龄

心电图异常

非窦性节律（如心房颤动）

心脏功能能力不良

脑卒中病史

未能控制的高血压（如舒张压 > 100 mmHg）

Heart Assocration，AHA）指南所依据的研究中，女性患者的人数和比例稍显不足[29]；一项涉及妇科患者的回顾性研究发现，高血压和既往心肌梗死是导致术后心脏并发症的严重危险因素。这与 ACC/AHA 指南截然不同，指南分别把高血压和既往心肌梗死归入较轻和中等危险因素[30]。由于血管外科患者普遍存在隐匿性冠心病，所以这一人群具有最高的危险性。[27,31] 其他高危手术因素包括急症手术、手术时间长和大量补充液体。这些因素在围术期心脏病发病率和死亡率的风险比重超过了 5%。腹腔内手术、颈动脉内膜切除术、胸部手术、头颈部手术、矫形外科手术具有中度危险性，它们在围术期心脏事件的风险占比中达 1% ～ 5%[28]。

若要将发病率和死亡率降至最低，至关重要的一点是通过围术期评估来识别那些发生心脏并发症的高危者。初始的检查应包括病史采集、体检和心电图检查，以确定是否存在心脏病变；40 岁以上的男性和 55 岁以上的女性必须进行胸片和心电图筛查。根据 ACC/AHA 指南的要求，术前心脏检查的指征应与

表 2-3　增加围术期心脏并发症危险性的因素	
危险性因素	比值比（95% 可信区间）
功能状态差	1.8（0.9 ~ 3.5）
缺血性心脏病	2.4（1.3 ~ 4.2）
心力衰竭	1.9（1.1 ~ 3.5）
糖尿病	3.0（1.3 ~ 7.1）
肾功能不全	3.0（1.4 ~ 6.8）
高危险性手术	2.8（1.6 ~ 4.9）

非手术情况下的指征相似[32]。术前参与评估的人员应包括外科医生、麻醉师、初级保健医师，可能的话还应有心脏科医生。以下若干情况建议心脏科会诊：发生围术期心脏并发症的危险性为严重的患者；患者具有中等危险性且功能状态很差，需要接受中等风险的手术；患者要接受高风险的手术但功能状态很差，或具有中等危险性（表 2-3）。整体功能能力是衡量心脏健康与否的最好的指标。活动不受限制的患者通常可以承受大型手术[33]。活动能力受限意味着心、肺功能很差，承受不了手术。功能状态差是指不能胜任某些活动，如开车、烹饪、或 5 km/h 步行。

术中风险因素包括手术部位、不恰当的使用升压药、意外出现的低血压。腹腔镜手术中，腹内压力超过 20 mmHg 时，下肢静脉回流减少，从而导致心输出量下降[34]，Trendelenburg 体位时，腹腔脏器对膈肌的压力升高，进而降低了肺活量。术中高血压不能单独作为心脏发病的危险因素，但其常常表现为血压的大幅度波动，相对术中低血压而言，与心脏病发病更加密切相关。术前焦虑可以导致高血压，即使血压正常的患者也会如此；有高血压病史的患者，即便血压已通过药物得到控制，术前仍然会容易发生高血压；血压控制不佳的患者，发生术中心肌缺血、心律失常和血压紊乱的风险更大，特别是在麻醉诱导和气管插管时；喉镜检查时，25% 的患者可发生高血压；慢性高血压患者可能要依赖较高水平的血压，以保证脑灌注，所以术前降血压未必有利；接受降压药物治疗的患者，术前应继续服药，直至手术开始；服用 β 受体阻断药的患者突然停药有风险，可能发生反跳性缺血。体检时的主要发现包括视网膜血管病变和符合左心室（LV）肥大的第四心音奔马律。胸片显示心脏增大，提示左室肥大。

当患者发生心脏事件的危险性为严重或中等风险时，无创的心脏检查常用来明确风险因素，同时用来发现充血性心力衰竭或呼吸困难的患者。这对于中等危险性的患者十分有用。除非有证据表明心存在活动性缺血，否则不必进行特殊的实验室检查。基础心电图有助于辨别新的心电图变化，排除活动性心肌缺血，同时可用于与术后心电图进行对比。没有心肌梗死病史的冠心病患者中，25% ~ 50% 的基础心电图是正常的。12 导联心电图的适应证包括胸痛、糖尿病、曾行血管重建术、曾因心脏原因住院治疗、所有 45 岁以上的男性和具有 2 个或 2 个以上危险因素的所有年龄达 55 岁的女性。具有严重或中等风险的患者应进行心电图的筛查。所有有心力衰竭症状或瓣膜疾病的患者均应行超声心动图检查，若超声心动图证实射血分数低下，则围术期的心脏风险较高。三尖瓣反流提示肺动脉高压，常伴有睡眠呼吸暂停。胸部 X 线检查可以筛查出心室损害时的心脏肥大和肺淤血。

运动试验可以证实在心肌耗氧量增加的情况下，心脏发生缺血和心律失常的倾向。大量研究表明运动试验的结果可以预测非心脏手术的围术期死亡率。当心脏存在严重的多支病变时，可以看到运动试验中 ST 段的变化，包括水平下降大于 2 mm、低负荷发生的变化、及 5 min 后仍持续存在的多血管改变。其他表现包括心率减慢时节律障碍、心率无法升高到预计值的 70%，以及运动时收缩压持续降低。

遗憾的是，许多患者因骨关节炎、下腰痛和肺部疾病而无法在标准运动试验中达到足够的负荷；这种情况下，可以进行药理学试验，即应用多巴酚丁胺超声心动图检查。多巴酚丁胺是一种 β 受体激动剂，可以增加心肌需氧量，从而揭示冠心病患者的氧输送障碍。超声心动图可实时观察缺血导致的室壁运动异常。对于肥胖的患者来说，由于体型的原因，经食道的超声心动图可能比经胸壁的超声心动图更好，现已证实超声检查对于这类患者的预测价值较低[35]。应用腺苷或双嘧达莫等血管扩张剂进行核灌注成像，可识别冠状动脉疾病和需求性缺血。给予血管扩张剂后，非均匀性灌注表明血管对应激的反应不充分，室壁运动异常提示缺血。射血分数低于 50% 时，患者围术期死亡风险增加。如果患者拟行血管重建，仅行血管造影即可。

冠状动脉疾病

绝大多数围术期的心肌梗死是由动脉粥样硬化斑块破裂造成的，但斑块在术前检查时可能并不引起缺血[36]，因此识别出具有危险性的患者显然具有挑战性。对于没有心脏危险因素的患者来说，负荷试验的阳性预测值很低，但有超高的假阳性率[37]。

术前优选方案包括药物治疗，经皮冠状动脉介入治疗（percutaneous coronary interventions，PCI），或冠状动脉旁路移植术（coronary artery bypass grafting，CABG）[38]。ACC/AHA 指南（图 2-1）推荐当出现下

列情况时，应在非心脏手术前先实施冠状动脉血管重建术：

1．两项手术的累加风险并没有超过单独实施外科手术的风险。

2．血管重建术降低的非心脏手术的风险要大于血管重建术本身的风险。

3．不应因为血管重建术而过度延迟非心脏手术，

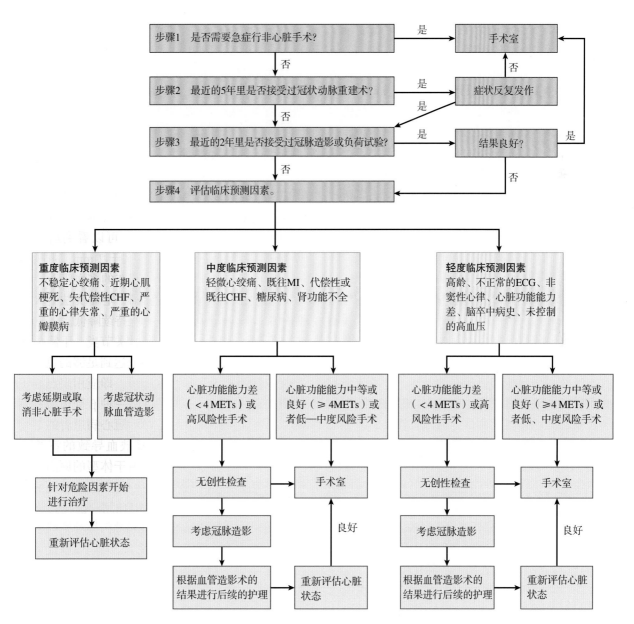

图 2-1 美国心脏病学会和美国心脏协会（ACC/AHA）推荐的术前心脏风险评估流程
（Adapted with permission from Eagle KA，Brundage BH，Chaitman BR，et al. Guidelines for perioperative cardiovascular evaluation for noncardiac surgery. Report of the American College of Cardiology/American Heart Association Task Force on Practice Guidelines [Committee on Perioperative Cardiovascular Evaluation for Noncardiac Surgery]. *J Am Coll Cardiol*.1996；27：921.)
MI，心肌梗死；CHF，充血性心力衰竭；ECG，心电图；METs，代谢当量

尤其是在病情紧急的情况下。

需要行急诊 CABG 的患者一定会面临极大风险。退伍军人管理局医院的一项最新研究建议，心脏症状稳定的患者不要进行血管重建术[39]。对于稳定型冠心病患者来说，术前 PCI 并不能降低未来发生 MI 或死亡的风险，并且 PCI 是仅针对狭窄病变的靶向治疗，而不是针对那些最有可能破裂的病变部位。一项回顾性研究发现经皮冠状动脉腔内成形术后，心脏病发病率或围术期 MI 没有减少，而且球囊血管成形术后 90 天内实施外科手术会增加血栓形成的风险[40]。然而，与没有接受任何干预的患者比较，在 PCI 90 天后进行外科手术的患者确实能从中获益。另一项回顾性研究发现，如果患者在放置支架的 2 周内接受手术，则围术期 MI、大出血或死亡的发生率很高[41]。尽管来自冠状动脉外科研究院的回顾性研究提示，CABG 后的冠心病患者与未接受 CABG 的患者相比，死亡率较低（0.09% vs. 2.4%），但是这一优势并没有考虑与 CABG 相关的发病情况。令人遗憾的是，在同一组患者中，与 CABG 相关的发病率高达 2.3%，令这种优势不复存在[42]。CABG 相对于药物治疗的优越性要在手术后两年才能表现出来[43]，因此术前死亡可能降低了短期整体生存率。血管重建术和旁路移植术应当局限在可以从中获益的患者，而不应仅仅考虑非心脏手术的需要。术前 PCI 的缺点之一在于需要抗凝，以预防早期支架阻塞。总体风险评估必须考虑预防支架阻塞的血小板抑制剂的使用，尤其是中枢神经系统的手术。

儿茶酚胺水平激增可引起心动过速，进而改变冠状动脉粥样硬化斑块的张力强度，诱发斑块破裂[44-45]。儿茶酚胺水平激增还可使血压升高、血管收缩，导致斑块破裂后血小板聚集和血栓形成，并且增加动脉管腔完全闭塞的可能性[46]。围术期应用 β- 肾上腺素能阻断药可以减轻这些反应。现已证实，对于可逆性缺血性血管外科患者来说，β- 肾上腺素能阻断药可以使 MI 的发病率及其所致的死亡率下降 30% 以上[44]。风险最高的患者即使在围术期使用了足量的 β- 肾上腺素能阻断药，心脏事件的发病率仍高达 10%[37]。

1998 年，一项里程碑式的研究[47]证实，在围术期给予非进行心脏手术的冠心病患者阿替洛尔治疗，使患者的死亡率下降 55%。随后进行的 DECREASE 试验[48]显示与安慰剂组比较，围术期 MI 的发生和死亡下降了 90%。之后，作为一项常规治疗，β- 肾上腺素能阻断药在围术期被广泛应用。然而，近期的研究却证实虽然围术期 β- 肾上腺素能阻断药可以使罹

患心肌缺血的患者获益，但实际上可能危害低风险患者[49]。一味地控制心率导致了需进行干预的低血压和心动过缓，此外中风的死亡率却没有显著的降低[50-53]。另外，对文献的批判性分析表明，这些研究在药物治疗方案、药物治疗的持续时间和给药时间或心率控制的目标方面是不一致的[54]，所以结果难以解读。因此，围术期预防性应用 β- 肾上腺素能阻断药应当仅限于心肌缺血的患者，并且对于发生术后心脏事件的低、中风险患者作用有限。

充血性心力衰竭和心律失常

充血性心力衰竭（congestive heart failure，CHF）与冠心病、瓣膜病、心室功能不全以及所有类型的心肌病有关，这些都是独立的风险因素，术前应当确定。即使是代偿性心力衰竭也可能因为麻醉和腹部手术所引起的体液转移而恶化，需要密切关注。纽约心脏学会心功能分级的级别和术前肺淤血程度较高者，围术期死亡风险也随之增加。择期手术前，应当针对 CHF 进行治疗以降低充盈压并且改善心输出量。为此可以使用 β- 肾上腺素能阻断药、血管紧张素转化酶抑制剂以及利尿剂。患者应当在手术前 1 周内保持稳定[55]。

通过病史、体格检查或 ECG 发现心律失常和传导异常，应进一步检查是否存在代谢紊乱、药物中毒或冠心病。在有临床症状或血流动力学改变的情况下，应先纠正潜在病因，再对心律失常进行药物治疗。抗心律失常药物治疗和心脏起搏器的适应证与非手术背景下的适应证相同。非持续性室性心动过速和室性早搏与围术期风险增加无关，无需进一步干预[56-57]。

瓣膜病

患者如果有 CHF 症状、晕厥以及风湿性心脏病（rheumatic heart disease，RHD）病史，应当考虑心瓣膜病。主动脉瓣狭窄（aortic stenosis，AS）是左室流出道的器质性梗阻，限制了心脏的储备能力和应激反应。病史中可以发现呼吸困难、心绞痛以及晕厥的症状；体检可以发现柔和的第二心音、末期峰值杂音、或右侧放射至颈动脉的递增递减型杂音。AS 通常由进行性钙化或先天性二尖瓣引起。当瓣膜面积小于 0.7 cm^2 或跨瓣膜压差大于 50 mmHg 时，就会造成临界性狭窄，心输出量不能根据需求而增加。如果不予纠正的话，主动脉狭窄所造成的围术期死亡风险为 13%。有症状的主动脉狭窄患者在择期手术前，应行

瓣膜置换术[58]。当存在主动脉瓣疾病时，即使冠状动脉阻塞并不严重，仍可发生心肌缺血。围术期处理应包括优化心率，使其保持在 60 ~ 90 bpm，以及尽可能避免房颤。因为流出受阻，每搏输出量可能是固定的，而心动过缓会降低心输出量。同时，还应避免低血压。

主动脉反流（aortic regurgitation，AR）是指血液在心室舒张期逆流回左心室，从而减少了射向远端的每搏输出量。心动过缓时，因心脏舒张期时间延长，所以更易反流。慢性主动脉反流导致左心室严重扩张（牛心症）和心肌肥厚，病程后期左心室功能下降。主动脉瓣反流主要是由风湿病和先天性二尖瓣引起。治疗包括控制心室率和减少后负荷。如果不进行瓣膜置换，患者一旦出现症状，其生存期在 5 年左右。在制订其他外科手术计划时，需要考虑这一问题。

三尖瓣反流常继发于严重左心衰的肺动脉高压，其他原因有心内膜炎、类癌综合征及原发性肺动脉高压。血容量不足、缺氧、酸中毒会增加右室后负荷，围术期应当避免这些不利因素。

二尖瓣狭窄是一种流入道阻塞的疾病，可阻碍左心室充分充盈。跨瓣压差取决于心房强力收缩、心率及舒张期充盈时间，心动过速会减少充盈时间并导致肺淤血。二尖瓣狭窄也会伴发肺淤血和肺动脉高压，因为瓣膜病变会阻止血液向前流动，导致左心房扩张及随后的房性心律失常。病史和查体应注意 CHF 的征象，如端坐呼吸、足部水肿、呼吸困难、活动耐力下降，听诊时应注意杂音和第三心音奔马律。神经功能缺损提示瓣膜疾病引起的栓塞性后遗症。围术期控制心率对于维持足够的心输出量是十分重要的。心电图可反映出心律失常和药物治疗的效果，但对于瓣膜病来说，并不具有特异性。实验室检查可确定继发的肝功能损害和肺损害。左心室肥大是一种适应性反应，随之而来的是肺动脉高压和舒张功能障碍。

二尖瓣人工瓣膜是发生血栓栓塞最危险的因素，而且这种危险性随着瓣膜面积的增大和流动性的降低而增加。对于曾经接受瓣膜置换的患者来说，机械瓣膜所带来的风险比组织瓣膜更大。利尿剂和减轻后负荷的药物会促进血流向前流动，并且可以使心肺淤血的程度降到最低。二尖瓣脱垂（mitral valve prolapse，MVP）患者应使用抗生素。

二尖瓣反流可损害左心室功能，导致肺动脉高压，收缩期由于血液回流至心房、每搏输出量减少，左心室代偿性地扩张以适应不断增加的心脏收缩末期容量，导致向心性肥大和心肌收缩力下降，最终的结果是射血分数降低和 CHF 降低。体循环血管阻力和增强心房对射血分数的作用都可以改善血液前向流动，同时减少反流。超声心动图可以明确瓣膜损伤程度，药物治疗着重于应用血管扩张剂和利尿药降低后负荷。二尖瓣脱垂在女性中的发病率高达 15%，体检时可闻及收缩中期喀喇音和收缩末期杂音，杂音提示脱垂。二尖瓣脱垂和结缔组织疾病有关，通常发生于健康、无临床症状的患者。超声心动图常用来确诊和评估脱垂程度。长时间的二尖瓣脱垂会引起二尖瓣反流，栓子形成，增加心内膜炎的风险。脱垂程度可因前负荷的降低而加重，在围术期应尽量避免。二尖瓣脱垂的患者在交感神经刺激时有诱发室性心律失常的风险，也会增加发生心内膜炎的风险，上述两种情况可分别通过镇痛和预防性使用抗生素来处理。

对于存在隐匿性心脏结构缺损的个体来说，一旦接受有创操作，发生心内膜炎的概率就会大大升高。涉及黏膜表面和感染组织的手术可引起一过性菌血症，时间窗往往很短暂。某些操作引发心内膜炎的风险很高，应采取预防措施（表 2-4）。血源性细菌可在病变瓣膜、心内膜、内皮上寄居较长时间，感染和炎症可能随之发生。尽管缺乏关于心内膜炎预防的随机试验，但美国心脏协会仍推荐，如果患者发生心内膜炎的危险程度为高度和中度时[59]，应进行预防。高危患者可能存在人工心脏瓣膜、发绀型先天性心脏病，及可有心内膜炎病史（即使没有结构性异常）[60]；中度危险性相关情况包括先天性间隔缺损、动脉导管未

表 2-4　AHA 预防心内膜炎推荐意见

推荐应用抗生素的情况：

呼吸系统：扁桃体切除术 / 腺样体切除术、支气管硬镜检查、涉及呼吸道黏膜的操作

胃肠道：食管静脉曲张硬化治疗、食管扩张术、ERCP、胆道手术、涉及肠黏膜的操作

泌尿生殖道：前列腺手术、细胞检查、尿道扩张术

不推荐应用抗生素的情况：

呼吸系统：气管插管、纤维支气管镜检查、鼓室造孔插管术

胃肠道：经食管超声心动图、不取活检的内镜检查

非感染组织：导尿管、子宫扩张和刮宫术、治疗性流产、宫内节育器的处置

其他：心导管插入术、起搏器放置、包皮环割术、消毒准备后的皮肤切开或活检

闭、主动脉缩窄和二叶型主动脉瓣。肥厚性心肌病和获得性心瓣膜病也归于此类。二尖瓣脱垂是一种普遍的状况，心动过速或血容量不足时，正常瓣膜也可脱垂，多见于正常成长中的年轻人。与正常人群相比，多普勒检查发现的无漏或无反流的脱垂，其发生感染的危险性无明显提高，没有必要预防性使用抗生素[61-62]。然而，脱垂瓣膜引起的喷射增加了细菌黏附在瓣膜上的危险性，继而会发生心内膜炎。如果体检或者多普勒检查发现有漏的瓣膜，则有必要预防性使用抗生素[62]。严重反流的情况多见于老年人和男性，而另一些研究显示老年男性更容易发生心内膜炎[63-65]。有学者主张，对45岁以上的二尖瓣脱垂的男性患者，即使听诊未闻及反流性杂音，也应采取预防性措施[65]。继发于黏液瘤瓣膜退化的脱垂的患者，也有必要预防性使用抗生素[66-67]。不能确诊二尖瓣反流的病例，也需要预防用药[68]。

对于存在危险因素的患者，须及时应用抗生素，并在术中和术后达到足够的血清浓度。对于大多数手术来说，术前1 h单剂量静脉用药就可达到此目标；一般情况下，手术后抗生素应用持续时间不要超过6～8 h，以尽量减少细菌耐药的机会。口腔、上呼吸道、食管手术时，α-溶血性链球菌是导致心内膜炎最主要的病原菌，应针对性地应用抗生素，如口服阿莫西林、注射氨苄西林；对青霉素过敏者，应用克林霉素，这些都是合适的药物治疗。由于红霉素有明显的胃肠道副作用及吸收不稳定，已不再是青霉素过敏患者推荐药物[69]。使用抗生素时，对于泌尿、生殖系和非食管的胃肠手术患者，应选择针对肠球菌的抗生素[69]。尽管也会引起革兰氏阴性菌菌血症，但很少引发心内膜炎。注射用氨苄西林及庆大霉素是高危患者的推荐药物。中度危险患者可应用阿莫西林或氨苄西林。对青霉素过敏患者，可用万古霉素替代治疗。

围术期抗血栓治疗

在美国需要长期抗凝治疗的患者中，每年需要接受手术治疗的据估计约有25万。对停止抗凝的患者，应权衡手术出血风险与血栓栓塞风险，谨慎判断。增加血栓栓塞风险的因素有：需要长期抗凝的原发病、手术持续的时间、预期的停止抗凝的时间、围术期制动的时间。如果患者的抗凝治疗不足量，那么随着时间的延长，血栓栓塞的风险就会随之增加。

长期抗凝的主要适应证包括机械瓣膜引起的动脉栓塞、房颤和静脉血栓栓塞（venous thromboembolism，VTE）。动脉栓塞可造成脑卒中，因此与静脉栓塞相比，瓣膜和心房的血凝块、全身动脉系统的栓子更容易引发疾病和死亡。参照美国胸科医师协会关于围术期抗血栓治疗的实践指南[70]，围术期栓塞高危患者有以下情况：安装了机械性二尖瓣瓣膜、主动脉瓣膜为球型或位置倾斜、风湿性心脏病、近3个月发生过脑卒中或短暂性脑缺血发作（transient ischemic attacks，TIA）。高危患者中，非抗凝人群发生血栓栓塞的风险每年都高于10%。

非抗凝、发生血栓栓塞风险性中度的患者每年的比例为4%～10%，有以下几种情况：房颤、双叶瓣、有脑卒中或TIA病史。充血性心衰-高血压-年龄-糖尿病-脑卒中评分（congestive heart failure-hypertension-age-diabetes-stroke，CHADS$_2$）可以更加准确地评估房颤患者发生栓塞的风险。CHADS$_2$评分方案为：高血压、糖尿病、充血性心衰、年龄大于75岁各计1分；脑卒中或TIA病史计2分。累计评分5～6分的患者为高危，3～4分为中度危险，0～2分且无脑卒中及TIA病史者为低危。

VTE需要长期抗凝。术前3个月内发生VTE且有严重血栓形成倾向的患者，在围术期极易再发血栓栓塞，应给予治疗量的低分子肝素（low-molecular weight heparin，LMWH）或静脉普通肝素（intravenous unfractionated heparin，IV UFH）进行过渡抗凝。中等风险的患者包括：术前3～12个月内发生过血栓栓塞，且血栓形成倾向并不严重的患者。对于此类患者，给予治疗剂量的抗凝还是亚治疗剂量的抗凝，取决于手术出血的风险。低危患者只是在很久以前发生过血栓栓塞，并不需要过渡抗凝。如果手术要求国际标准化率（International Normalized Ratio，INR）正常，通常建议手术前5天停用华法令；如果INR值下降缓慢，术前几天还可以应用维生素K以使INR尽快恢复正常。

术前24 h应停用低分子肝素，术前4 h应停用静脉普通肝素。由于口服抗凝剂要在服用48 h后方能起效，所以可以在术后12～24 h开始给药。何时重新开始静脉或皮下注射抗凝剂取决于患者个体的情况。

服用氯吡格雷或阿司匹林的低危患者应该在术前5～10天停药。放置冠状动脉支架的患者需长期服用氯吡格雷及阿司匹林，以降低支架内血栓栓塞的风险，停药会大大增加血栓形成及梗死的风险，术前6周内放置裸金属支架或术前12个月内放置药物洗脱支架的患者，在围术期应继续氯比格雷和阿司匹林的治疗。

肺评估

术后肺部并发症较为常见，可使住院时间延长 1～2 周[71]，并发症包括肺不张、肺炎、慢性肺疾病恶化和需要机械通气的呼吸衰竭。吸烟、潜在的慢性阻塞性肺疾病 (chronic obstructive pulmonary disease, COPD) 和较差的运动耐受是术后肺部并发症的最危险因素。术前应询问患者有无吸烟史、运动耐受能力下降、呼吸困难和慢性咳嗽病史；检查应注意有无噘唇呼吸、杵状指及影响肺功能的胸壁解剖异常，无明确吸烟史或肺疾病者没有必要进行肺功能检测。肺活量测定筛查的预测价值不明确，尚无确定的临界值可用来指导外科决策。若 1 秒用力呼气容积小于预计值的 50%，提示劳力型呼吸困难，需做进一步检查。术前胸部 X 线检查异常与术后肺部并发症有关[71]，但是，不建议对没有肺部疾病的患者进行放射学筛查。应仔细阅读术前胸片，注意与 COPD 有关的过度充气征象。尽管还未证明代偿性高碳酸血症可以作为肺切除术后通气功能不足的独立预测因子，但是术前动脉血气分析，可对慢性 CO_2 潴留患者的围术期处理提供有用的基线信息。上腹部切口和横行切口相关的术后肺部并发症发生率，比纵行正中和下腹部切口的发生率高[72]。手术时间超过 3 h，危险性随之增加[73]。全身麻醉发生术后肺部并发症的危险性比脊髓麻醉、硬膜外麻醉或局部麻醉的高[74]。

术后阶段，尤其是胸部和上腹部手术后，可发生生理变化。肺活量可下降 50%～60%，并伴随呼吸频率增加，以维持潮气量。正常情况下，功能残气量通常超过肺泡终末容量，因而肺泡可在整个呼吸周期保持开放。麻醉药和镇静药的延迟效应可降低术后功能残气量，导致肺泡塌陷。这种变化可持续数周甚至数月。腹胀影响横膈移动；横膈及其他呼吸肌附近的伤口疼痛，可导致呼吸障碍、肺清洁不足。镇静剂能够抑制叹气和咳嗽反射，该反射通常情况下可防止睡觉、休息时肺泡塌陷，应认真调整镇痛剂用量，避免影响深呼吸而损害呼吸能力。

吸入的非湿化氧气和卤化麻醉药具有细胞毒性，并干扰肺泡表面活性物质的产生和黏膜纤毛的清除功能。呼吸反射受抑制、膈功能不全和功能残气量下降可促使肺泡塌陷和分泌物的聚集，误吸的危险性也相应增加；过多的分泌物导致肺泡进一步塌陷，并为细菌感染和肺炎创造了成熟的环境。对气管插管患者，应预防性服用酸药并引流胃液，使发生误吸的风险降到最低。

多因素分析发现，运动耐受力差是术后发生肺损害的最佳预测指标。ASA 危险性分类是测量一般状况的标准，具有很高的心脏、肺部并发症的预测能力[75-76]。虽然高龄与慢性肺疾病及其潜在损害的发生率升高有关，但并不是肺部并发症的一个独立危险因素。

值得注意的是所有吸烟患者术前应当立即戒烟，即使不合并肺部疾病，吸烟也会增加围术期发生并发症的危险，吸烟的相对危险度为 1.4～4.3，有研究显示，心脏手术患者术前停止吸烟 8 周以上，其肺部发生并发症的危险性降低[77]。即使戒烟 48 h 也能改善黏膜纤毛的清除能力，降低碳氧血红蛋白至不吸烟者的水平，并降低尼古丁对心血管的作用。应用尼古丁戒烟贴或许有助于某些患者术后戒除尼古丁，但不建议用于伤口愈合不良的患者。

在各种研究中，COPD 的相对危险度是 2.7～4.7。术前应明确是否存在支气管痉挛和气道阻塞症状，病情急剧恶化的患者的择期手术应当推迟。术前治疗包括支气管舒张剂、抗生素、类固醇和物理治疗，以增强体力。合并急性肺部感染者，应尽可能推迟手术。哮喘患者的峰流率的目标为个人最好水平或预测值的 80%，经治疗后最好能达到这一目标。使用皮质类固醇冲击，其不会增加术后感染或其他并发症的风险[78-79]。

营养不良患者不能满足呼吸能耗增加的需要，增加了呼吸衰竭发生的风险；肥胖者的耗氧量和二氧化碳的产生较高，增加了他们的呼吸工作量，膨大而僵硬的胸壁使生理活动受到限制。完整的病史应询问有无睡眠困难和打鼾，肥胖患者口咽部软组织增多，睡眠时上呼吸道容易阻塞，55% 的病态肥胖者可能有与睡眠相关的呼吸疾病，如阻塞性睡眠呼吸暂停和肥胖 - 低通气综合征[80]，症状包括打鼾和白昼困倦，应通过规范的睡眠研究来明确诊断。睡眠紊乱性呼吸伴有低氧血症、高碳酸血症、血压变化、夜间心绞痛，其心脏病发病率和死亡率，脑卒中和猝死发病率均升高[81]。动脉血氧分压 < 55 mmHg 或动脉血二氧化碳分压 > 47 mmHg 的动脉血气检查结果，可确定诊断。患有肥胖 - 低通气综合征者，肺动脉高压和右心衰竭发生率增高，这类患者术前应做超声心动图检查。对病情严重者，术中应行肺动脉导管进行检测。

对于清醒患者，术后护理应包括咳痰和深呼吸锻炼，对于卧床不活动的患者，早期活动应包括每 2 h 翻一次身。早期下床活动可防止肺不张和分泌物的聚集，并增强通气功能。直立体位可重新分配血流并使分流降到最低。术前药物治疗应及时恢复。诱发性呼吸量测定和促进排痰是加强肺膨胀的措施，可使肺部并发症的相对危险性降低 50%[82]。患者应当接受相关技巧的术前教育。联合应用吸入型异丙托溴铵和 β 受体激动剂，可以防止术后喘息和支气管痉挛，可应用于危重患者。间断正压通气和经鼻双水平气道正压通气可用于肺部并发症的二级预防。在预防胸部和腹部手术肺部并发症方面，硬膜外镇痛优于静脉镇痛。

胃肠道评估

1932 年，Cushing 报道了一例颅外伤胃出血的病例，之后，应激性溃疡被公认为手术与创伤的并发症。随着后来对胃生理学和休克的研究，人们已经认识到胃黏膜糜烂是由胃黏膜保护功能丧失和氢离子逆向扩散造成的，氢离子逆向扩散使得胃酸腐蚀胃黏膜。一旦胃黏膜受损伤，防护功能进一步减弱，导致胃黏膜损伤进入恶性循环。胃黏膜的保护功能依赖于胃丰富的血流维持高度的氧饱和状态。糜烂性溃疡形成中最关键的因素目前认为是黏膜缺血，一旦黏膜丰富的血流供应不足，胃黏膜的保护机制就会受损，胃酸就会导致糜烂、出血和穿孔。

在 19 世纪 70 年代后期，危重患者胃出血发病率是 15%。认识到器官灌注的重要性后，糜烂性应激性胃炎的发病率下降。复苏和监测技术的完善、营养支持、有效的药物预防发挥了重要作用。预防性药物治疗的目标是降低胃液的酸度。已证实抗酸剂能提供有效的胃黏膜保护作用，防止糜烂性溃疡，但也引起发生吸入性肺炎的危险。壁细胞组胺 H_2 受体拮抗剂能够抑制胃酸的分泌，可有效地预防糜烂性溃疡。由于效果良好，H_2 受体阻断药已成为腹部术后预防应激性溃疡的主要药物[83]。

在非危重患者、行择期手术的情况下，术后应激性溃疡发生率较低，常规使用预防应激性溃疡的药物已受到质疑。另外，常规使用 H_2 受体拮抗剂使胃液杀灭细菌能力丧失，有可能导致肺炎发生的风险增加。

术后肠麻痹

肠麻痹是一种常见的肠道运动障碍的状态，经常影响术后进食。肠麻痹最常发生在腹部术后的患者，即使肠道本身未有变动。有实验证明，只要行开腹手术，即便无肠道操作，亦可导致胃肠动力受损，其中小肠受到的影响最小，在整个围术期均可保持有序的蠕动收缩。胃通常在术后 24 h 恢复正常排空功能，而结肠功能恢复最慢，通常在术后 48 ~ 72 h 恢复活动能力。

导致术后肠麻痹的确切机制并不清楚。但是生理学研究表明，抑制性神经反射和肠壁内局部介质起了重要作用。在肠壁内神经丛中存在抑制性神经反射，并且这些神经反射通过反射弧在肠壁和脊髓间来回传导，神经通路可能与无肠道操作的开腹术后的肠麻痹相关。此外，炎性介质如氧化亚氮存在于操作后的肠道中和存在腹膜炎时，在肠麻痹的形成中起了重要的作用。

肠麻痹的临床症状表现为腹胀、恶心以及肠鸣音消失和肛门停止排气，这些表现均有助于诊断。腹部 X 线典型表现为小肠袢和结肠的扩张，肠梗阻也可以有类似的临床表现，CT 和其他对比成像技术可有助于排除肠梗阻。

肠麻痹也可发生在非腹部手术后，例如药物治疗（通常是麻醉药）、电解质异常（尤其是低钾血症）和其他很多原因均会引起肠麻痹。

偶尔，术后肠麻痹会持续很长时间，造成这种情况的原因很多，如腹腔感染、血肿、麻醉药和其他药物的作用、电解质异常、疼痛等。此外，某些肠道手术可以引起肠道动力较长时间的丧失，像小肠旁路手术。

腹腔镜手术防止肠麻痹的作用存在争议。理论上，腹腔镜手术接触肠管较少，切口更小，对局部介质和神经反射刺激较少。通过动物实验比较结肠的开放手术和腹腔镜手术，显示经腹腔镜手术后，肠动力和正常运动恢复较早，但是人体研究还未有定论。一些研究证明，经腹腔镜施行的结肠切除术，患者术后可以更早地恢复。但是有人批评这些研究存在选择偏倚，且不能以选择盲法的方式进行。

长期以来，人们一直认为早期活动对于术后肠麻痹的预防是有效的。虽然术后早期站立和行走在保护肺功能和预防肺炎方面被证明有诸多益处，但无证据表明活动对于术后肠麻痹有作用。

在简单的腹部手术术后第 1 个 24 h，需要放置鼻胃管引流胃液。患者结肠运动功能恢复后才允许经口进食，结肠功能恢复的最佳证据是排气。对于身体状况较好的择期手术患者，肠道手术后可尝试尽早进食和不引流胃液，这具有很高的成功率，且无明显肠麻痹的临床表现。在这些患者中，采取有效的预防措施是高度有益的。措施包括维持正常的血清电解质水平、使用硬膜外镇痛、避免感染和出血等并发症。自20 世纪 90 年代中期，腹部手术后常规使用鼻胃管引流胃液的做法开始遭到质疑。

对腹部手术后的肠麻痹最有效的处理策略是腹部手术后硬膜外镇痛。随机试验表明，在胸椎水平使用非麻醉性（局部麻醉为基础）硬膜外镇痛，可缩短择期腹部手术术后肠麻痹时间；腰椎水平的硬膜外镇痛不能减少肠麻痹的发生，表明与胸髓有关的抑制性神经反射弧在术后肠麻痹中起主要作用。

尽管麻醉性镇痛对术后止痛有效，但是已证明它会延长术后肠麻痹的持续时间，特别是使用持续性输注或患者自控镇痛（PCA）。患者认为使用持续性输注或患者自控镇痛，比间断静脉镇痛能更好地控制术后疼痛。已有许多研究通过比较各类型的阿片类镇痛药，试图寻找到一种不延长肠麻痹时间的药物。目前还没有发现更好的药物。目前所有可用的阿片类药物都会引起肠麻痹。阿片类受体拮抗剂如纳洛酮已被用于实验，以观察能否降低长期使用麻醉药物导致肠麻痹的发病率，并且有证据表明在这种情况下拮抗剂是有效的；然而，术后应用拮抗剂在临床上未见明显作用，这也表明术后肠麻痹还有其他的发病机制。

术后早期肠梗阻

术后早期肠梗阻是指机械性肠梗阻，主要涉及小肠，发生在腹部手术后的 30 d 内。其临床表现使其常被误认为肠麻痹，并且它们的表现可以重叠。术后早期肠梗阻的临床表现类似于其他原因导致的肠梗阻：腹部痉挛性疼痛、呕吐、腹胀及顽固性便秘，在已发表的文章中，由于术后早期肠梗阻与术后肠麻痹难以鉴别，术后早期肠梗阻的发病率各不相同，已报道的腹部手术后其发生率是 0.7% ~ 9.5%。

大型回顾性研究显示，约 90% 的早期术后肠梗阻是由炎症粘连引起的，是由手术操作过程中对肠浆膜和腹膜的损伤造成的。损伤刺激炎症介质释放，导致浆膜和腹膜表面之间纤维蛋白粘连的形成；随着炎症介质清除和损害修复，粘连最终成为纤维性的、结实的带状结构。术后早期粘连以炎性纤维状态存在，通常不会导致完全性、机械性肠梗阻。

腹内疝是术后早期肠梗阻的另一个最常见的原因，若不进行再次开腹手术难以诊断。其常发生于肠系膜或网膜存在空隙或缺陷时，或腹部手术时残存盲性间隙或囊腔。结肠切除术并广泛肠系膜淋巴结清除术是典型的病例，如果术中肠系膜缺口没有被完全地缝合，小肠袢可穿过缺损，且不能滑回原位。在结肠造口时，术中可能会不经意地形成无效腔；当结肠残端经前腹壁提出时，结肠与侧腹壁之间就会形成空隙，可能会套住较游离的小肠袢。在开腹或腹腔镜手术中，筋膜缝合不全，形成嵌顿性腹壁疝，可以导致术后早期肠梗阻。值得庆幸的是，内疝在术后早期罕见；然而，对于行肠吻合或结肠造口术的病例，应高度警惕。与粘连性肠梗阻不同，内疝导致完全性肠梗阻和肠绞窄的可能性较高，多需要手术干预。

肠套叠是成人术后早期肠梗阻的少见病因之一，但在儿童中发生率较高。肠套叠的出现是由于肠蠕动将近端一段肠管（称为起始点）带入到远端肠管里，如卷起长筒袜一般。从某种意义上说，起始点通常是不正常的，典型的情况是肠管腔内有肿块，如肿瘤或阑尾切除术后形成的阑尾残株。其他少见引起术后早期肠梗阻的原因有初次剖腹探查手术时遗漏的肠梗阻、肿瘤腹膜转移、梗阻性血肿和缺血性狭窄等。

术后早期肠梗阻的治疗，首先应鉴别粘连性肠梗阻（大部分）和内疝、其他原因的肠梗阻，以及术后肠麻痹。临床医生通常依靠放射影像学鉴别肠梗阻和肠麻痹。腹部平片多年来一直被沿用，如果腹部平片显示肠管扩张和立位气液平面，则支持肠梗阻的诊断。X 线平片在术后也可误导诊断，肠梗阻和肠麻痹的重叠表现易造成混淆；使用水溶性试剂行上消化道造影检查，有较高的准确性；口服对比剂时，腹部CT 检查在鉴别术后早期肠梗阻和肠麻痹时，有 100% 的灵敏度和特异度。

一旦诊断确立，需根据患者的具体需要调整治疗措施。通常需要应用鼻胃管行胃肠减压。肠麻痹治疗如前所述。因为大多数粘连性肠梗阻可自然缓解，所以需要观察和支持治疗一段时间。大多数外科文献建议观察时间可延长至 14 d，如果术后早期肠梗阻超过14 d，仅有不超过 10% 的患者可自行缓解，此时有必要进行剖腹探查术。术后早期肠梗阻的不常见原因，如腹内疝需要尽早手术治疗；当有顽固性便秘或腹部CT 提示腹内疝或完全性肠梗阻时，需怀疑内疝的存在。

肾评估

在常规术前筛查时，临床上无肾病史者，严重电解质紊乱的发生率比较低[84]。然而，对于那些患有肾疾病或心脏疾病者，正服用洋地黄制剂或利尿剂的患者、或者正在丢失体液（如腹泻、呕吐、瘘和出血）的患者来说，严重电解质紊乱的风险显著增加，应在术前进行电解质检查并加以纠正。

对于肾疾病，术前尿液分析是一项有用的筛查。蛋白尿提示肾本身疾病或充血性心力衰竭，尿糖和酮体分别提示糖尿病和饥饿性酮症，对于近期未曾进行泌尿生殖系器械检查的患者，镜下血尿提示泌尿系结石、血管性疾病或感染。女性尿液中可有少量白细胞，但是若存在大量白细胞则提示感染。在收集方法差的尿液标本中，可能存在大量上皮细胞。

肾功能不全或终末期肾疾病患者常有其他并发症，这可增加围术期的整体风险。高血压和糖尿病与以下情况的风险率增加有关：冠心病、术后心肌梗死、伤口愈合不良、伤口感染、血小板功能障碍、出血。术前病史应记录患者肾功能损害的病因、能反映术前容量状态的体重、最后一次透析的时间和常规脱水量。评估应包括心脏风险分析，体格检查应注意容量超负荷情况，如颈静脉扩张和肺啰音。临床上存在明显的肾功能不全的患者，术前需全面检查电解质（钙、磷、镁、钠、钾），同时检查血尿素氮和肌酐水平。进行性肾衰竭会影响代谢和食欲，这类患者需要进行积极的围术期营养支持，尽可能降低感染和愈合不良的风险。

依赖透析的患者手术前 24 h 需透析，术中监测血容量很有益处。透析后即刻即平衡发生前留取血标本，与透析前的值相比较，可确定透析效果[85]。

手术后，慢性肾功能不全或终末期肾疾病的患者需要补充术中丢失的体液，但应注意避免补液过量。补充的液体不应含钾，并应尽早透析，以纠正液体过量和电解质紊乱。对于肌酐清除率异常的患者，应根据情况调整用药。例如，应避免使用哌替啶，因其代谢产物会加剧肾功能损害，同时可导致癫痫发作。

术后液体治疗的选择应依据患者的并发症、手术类型，以及影响液体平衡的情况等判断。没有证据表明术后补充胶体优于晶体，而且胶体液价格较高[86]。脓毒症和肠梗阻需要不断地补充液体而非仅仅维持。与等量的低渗溶液相比，林格液可以提供 6 倍的循环容量。对于肾功能正常的患者，一些临床体征如尿量、心率、血压等可作为补液的指标。当应激反应缓解时，液体潴留消退，外周体液进入循环，此时患者不再需要补液。外周水肿减轻和尿量的增加可以证明体液的转移。在液体滞留期间，给予利尿剂可能导致血管内容量不足和相应的低血容量症状。

术后管理包括密切监测尿量、电解质、每日体重，避免使用肾毒性药物，及时调整经肾排泄药物的使用。高钾血症、高磷血症和代谢性酸中毒应该得到相应的处理。肾替代治疗的适应证包括严重的血管内超负荷、有症状的高钾血症、代谢性酸中毒、复杂的尿毒症（心包炎和脑病）（表 2-5）。

术后肾衰竭会增加围术期死亡率。术后肾衰竭的危险因素包括术中低血压、高龄、充血性心力衰竭、主动脉十字钳闭、肾毒性药物或对比剂的使用以及术前肾功能不全的进一步加重。将近 10% 的术中行主动脉阻断的患者，术后可能会发生急性肾衰竭。低血容量的患者术后肾衰竭的发生率较高，因此术前应该避免脱水。对比剂肾病是医院获得性肾衰竭的一种常见疾病，主要表现为应用对比剂后的 48 h 内血清肌酐上升 25%。

缺血和对肾小管的直接毒性会导致肾病。糖尿病和慢性肾功能不全是对比剂肾病最主要的危险因素。近期的试验[87]表明患者在应用对比剂后输注碳酸氢钠后，对比剂肾病的发病率降低，应用对比剂的前一天口服 N- 乙酰半胱氨酸也可以降低对比剂肾病的发病率[88]。

血液中尿素氮和肌酐水平进行性上升和术后少尿（< 500 ml/d）预示着术后肾衰竭的发生。肾功能不全的治疗措施取决于肾功能不全的原因。急性肾衰竭分成 3 类：肾前性、肾性、肾后性。术后常见的是肾前性氮质血症。其原因是低血压和血管内容量不足导致的肾灌注减少。造成肾性少尿性肾衰竭的肾性原因包括急性肾小管坏死（由主动脉十字钳闭、休克或肾缺血引起）和由肾毒性药物引起的急性间质性肾炎，后者比较少见。肾后性原因包括肾收集系统的梗阻（双侧输尿管损伤、Foley 导尿管阻塞或尿道梗阻）。检查应包括尿液分析、血清生化检查，以及钠排泄分数的测定。有创血压监测和超声心动图可以用来评估容量状态，超声检查可显示梗阻情况。

成人少尿的初期处理包括放置膀胱内导尿管，及用等渗液体进行尝试性的补液（500 ml 生理盐水或林格乳酸盐溶液）。如果已放置导尿管，那么应该仔细地检查，以确保其引流通畅。对于尿液分析，应特别关注尿比重、细胞管型和感染的证据。测定血细胞比容可以排除外出血的原因；检测血压可以排除外低血压原因；检测钠排泄分数有助于确定肾衰竭的原因（表 2-6）；监测血清肌酐可以观察急性肾衰竭的进展。对已进行充分复苏或患有充血性心衰的患者，需评价

表 2-5　围手术期抗血栓药物治疗指南

	标准抗凝	抗血小板治疗	手术是否停用华法令或抗血小板药物?	是否需要桥接抗凝?	术后合适开始抗凝或抗血小板治疗?
心房颤动低风险	华法令达 INR2.0	否	是，5 天	不需要	可以进食时
心房颤动中 / 高风险	华法令达 INR2.0	否	是，5 天	需要	可以进食时
机械性二尖瓣	华法令达 INR2.5 ~ 3.0	否	是，5 天	需要	低出血风险：24 h 高出血风险：48 ~ 72 h
机械性主动脉瓣	华法令达 INR2.0	否	是，5 天	需要	低出血风险：24 h 高出血风险：48 ~ 72 h
冠脉支架	否	氯吡格雷 阿司匹林	是，5 ~ 10 天	不需要	低出血风险：24 h 高出血风险：48 ~ 72 h
裸金属冠脉支架 6 周内	否	阿司匹林和氯吡格雷	否	不需要	低出血风险：24 h 高出血风险：48 ~ 72 h
药物洗脱冠脉支架 12 个月内	否	阿司匹林和氯吡格雷	否	不需要	低出血风险：24 h 高出血风险：48 ~ 72 h
有静脉血栓形成病史	华法令达 INR2.0，至少 3 个月	否	是，5 ~ 7 天	低风险：不需要 中 / 高风险：需要	72 h

低风险：静脉血栓形成超过 12 个月；$CHADS_2$ 评分 0 ~ 2，以前无中风或 TIA
中等风险：最近 3 ~ 12 个月有静脉血栓形成、中等易栓症、复发性 VTE、癌；$CHADS_2$ 评分 3 ~ 4
高风险：最近 3 个月有静脉血栓形成，先前有术后 VTE，严重易栓症；$CHADS_2$ 评分 5 ~ 6，RHD 或中风或 TIA3 个月内
Data from Douketis, JD, Berger, PB, Dunn, AS, et al. Th e perioperative management of antithrombotic therapy：American College of Chest Physicians Evidence-Based Clinical Practice Guidelines （8th Edition）. *Chest*. 2008；133；299S-339S.

表 2-6　围术期少尿患者

	肾前性	肾性	肾后性
原因	出血	药物	梗阻
	血容量减少	对比剂	
	心衰	脓毒血症	
	脱水	肌红蛋白尿	
UOsm	> 500 mmol/L	与血浆相同	可变化
U_{Na}	< 20 mmol/L	> 50 mmol/L	> 50 mmol/L
Fe_{Na}	< 1%	> 3%	不确定

注：Fe_{Na}，钠排泄分数；U_{Na}，尿钠浓度；UOsm，尿渗透压。

以排除心源性休克。尿潴留者可用 Foley 管导尿，输尿管梗阻的患者可行经皮穿刺肾造瘘术。

循环血容量的减少对心排量、组织灌注和氧输送均不利，监测包括体重、尿量、生命体征和精神状态。体重指标不能单独使用，因为在血管内容量不足的情况下，总容量仍可能超负荷。大部分术后肾衰竭的病例均与血流动力学不稳定有关[47]，已经证实围术期血流动力学的优化可以降低急性肾损伤的发生率和死亡率[89]。当临床评价不可靠时，可采用有创检查来监测心脏充盈压。

体液潴留可见于肾病，肝病和心脏病患者，可增加死亡率[90]。危重患者可出现全身水肿，单靠观察很难确定容量状态，需要行有创监测。

电解质紊乱在围术期很常见。血清钠可反映血管

内容量状况。低钠血症意味着血管内游离水过量，它是由于术后过量的抗利尿激素导致，在血容量正常、减少或过多时均可出现。慎重地使用等张液体可以避免低钠血症。而高钠血症则是由于血管内游离水过少引起的。不能饮水或者有大量不显性失水的患者，出现高钠血症的风险最大，需通过补充游离水来治疗。

利尿剂的使用、营养不良和胃肠道的丢失可以导致术后低血钾。代谢性碱中毒时，钾离子转移至细胞内。血清钾水平低于 3 mEq/L 的患者需要行心电图监测；非无尿患者低血钾时，需要补钾；肾功能不全患者补钾则比较复杂。高钾血症比较常见于肾病患者中，同样也可见于肌肉坏死、溶血和酸中毒时。血钾高于 6.5 mEq/L 时可出现心律失常，高于 8 mmol/L 时可导致死亡。这些患者应行心电监护，直到血钾水平正常。高钾血症时，心电图显示为 QRS 波间隔增宽、T 波高尖和 P 波消失。应给予碳酸氢钠对抗酸中毒，同时静脉输注含钙和胰岛素的葡萄糖溶液，促进钾离子转移至细胞内。口服或经直肠应用阳离子交换树脂，可以从消化道带走钾离子，但对消化道术后的患者或已有潜在消化道疾病的患者需格外注意。如果上述方法失败，可进行透析。

血糖控制

高血糖是术后感染和围术期死亡的危险因素，强化胰岛素治疗（intensive insulin therpy，IIT）改善了重症监护病房（ICU）患者、心脏术后患者、脑外伤患者和急性心肌梗死患者的治疗结果。然而，近来越来越多的研究表明，内科患者并不能像外科患者一样从中获益，而且还有严重的低血糖风险[91]，因此早期对于 IIT 的热衷已逐渐减弱。最近的一项 meta 分析纳入了 29 个涉及成人 ICU 患者接受 IIT 的随机试验，结果显示：接受 IIT 的患者和接受常规胰岛素治疗的患者（目标血糖 < 200 mg/dl）在死亡率方面没有差异[92]。

虽然目前公认应将控制血糖作为治疗目标，尤其是外科患者，但对于所要达到的预期值仍存在争议。高血糖会使感染增多，使死亡率上升[93]。IIT 可以诱发低血糖，同样会增加死亡。一项最近关于 ICU 患者的国际随机对照试验证明：相对于 180 mg/dl 的目标值，81 ～ 108 mg/dl 的控制目标使 ICU 患者的绝对死亡风险增加了 2.6%[94]。其他的研究也提示影响发病率和死亡率的因素很可能是血糖水平的波动，而不

是血糖水平本身[95]。要确定术后患者血糖控制的最佳方案，还需要进行更多的研究。

目前，对于非心脏手术的患者而言，建议应将血糖水平控制在 180 mg/dl 以下。

血液学评估

完整的术前评价应当包括血液疾病的评价，血液病可以增加术后出血和血栓栓塞的风险。医生应当询问患者出血性疾病的家族史和个人史，特别是手术后的情况。牙科操作后出血过多和女性月经过多提醒医生注意患者是否存在血液病。术后出血的危险因素包括凝血功能紊乱、创伤、出血和凝血因子缺乏[96]。凝血因子缺乏可见于肝病、吸收不良、营养不良或是长期应用抗生素，但即使是高危患者，也只有 1.7% 的术后出血风险以及 0.21% 的出血相关的死亡风险[96-97]。

常规检查应当包括全血细胞计数、凝血酶原时间（prothrombin time，PT）、部分凝血活酶时间（activated partial thromboplastin time，APTT）和国际标准化比值（INR），但是无症状也无相关病史者则不需要例行上述检查。全血计数可以提示白细胞增多症、贫血、血小板减少症或血小板增多症。怀疑有贫血时，基线红细胞压积对术后处理有参考意义。血小板计数可提供有意义的参照，但是不能提供血小板功能的信息。对择期手术患者，出血时间可以提供更多的信息，然而，出血时间测定易受操作者影响，并且差异很大，使其作为筛查高危患者的准确性下降[98-99]。出血时间异常与术后出血增加无相关性[100]，也不能确定患者是否服用了非甾类抗炎药或阿司匹林[98]。前面提到的检查均不能用于诊断先天性出血异常的疾病，APTT 延长可以见于凝血因子 XI 缺乏，对有该因子缺乏危险性的患者需行此检查。低危者即使是 APTT 异常也很少有出血并发症[99]，另外，假阳性率增高也会导致不必要的检查。APTT 对于术后出血不是一个可靠的预测指标[101]，对无症状或高危因素者不必筛查 ATPP[102-103]。

血小板计数达到或超过 20×10^9/L 即能满足正常凝血的需要。阿司匹林会对血小板聚集产生不可逆的影响，有心血管病和脑血管病风险的患者常需服用该药。阿司匹林的临床作用时间可以持续 10 d，需要患者在择期手术前一周停药。去氨加压素可以部分逆转阿司匹林和尿毒症导致的血小板功能障碍，其他非甾类抗炎药也能够对血小板功能产生可逆性作用，在手

术前也应当停用；糖蛋白 IIb - IIIa 抑制剂可以抑制血小板与纤维素的结合及血小板的聚集，通常在冠脉成形术后应用 2 ～ 4 周。在此期间，应尽量避免行择期手术，因为停药可增加血栓的风险。冠脉成形术后未接受 4 周抗血小板治疗的患者，可能面临支架血栓形成的风险[104]。

红细胞输注的适应证仍然有争议，并且在实践中往往是经验主导的。输注 1 U 的红细胞或全血可以增加大约 0.03 的血细胞压积和 1 g/dl 的血红蛋白。较多的实验证明，过多的输血对疗效无益，并可增加感染的风险。美国麻醉医师协会指南[105] 建议是否输血应当依据氧合指标而不是血红蛋白水平。一般情况下，当血红蛋白水平大于 100 g/dl 时，很少输血，而当其小于 60 g/dl 则需要，尤其是在急性贫血的时候，正常人可以耐受 40% 的血容量丢失，不需要输血细胞，血液制品不应该仅仅用来扩充血容量或促进伤口愈合。输注红细胞或全血的决定，应当根据患者发生供氧障碍有关的并发症的危险性，包括血流动力学指标、心肺疾病史、失血快慢程度和已存在的贫血来决定。

血小板功能异常或血小板计数低时可以通过输注血小板进行治疗。通常剂量为 1 U 血小板 /10kg，成人一般可以增加（5 ～ 10）×10⁹/L 血小板。在没有出血风险的患者中，除非血小板低于 20×10⁹/L，不建议预防性输注血小板。当患者出血风险增加、血小板功能存在障碍和存在微循环出血时，输注血小板的标准可放宽。去氨加压素可以增强尿毒症患者的血小板功能，并可通过促进内皮细胞释放因子（Von Willebrand's factor，VWF）提高血小板功能。是否输注血小板取决于预期出血量、控制出血的能力，以及是否已有血小板功能异常或破坏。

输注新鲜冰冻血浆可在术前用来对抗华法令，也可用于治疗活动性出血。无论是先天性或者获得性凝血功能紊乱，都可以通过输注新鲜冰冻血浆和超过血容量的大量输血来治疗。如果 PT 或 APTT 超过正常值的 1.5 倍，可能出现微血管出血，可以用输注新鲜冰冻血浆来治疗。对抗华法令的剂量可以用 5 ～ 8 ml/kg，若需获得 30% 凝血因子的浓度，可以用 10 ～ 15 ml/kg。新鲜冰冻血浆不能单独用来扩容，冷凝蛋白含有 VIII 因子、VWF 因子、XIII 因子、纤维蛋白原和纤维连接蛋白，可以用来预防性地治疗这些缺乏凝血因子的患者和尿毒症的患者。

内皮损伤和静脉淤滞是静脉血栓栓塞的高危因素。有遗传性血栓形成倾向的患者或有静脉血栓栓塞、癌症及近期手术（4 周内）病史的患者发生静脉血栓栓塞的风险增大[106]。预防措施包括下肢外周充气压迫、术后早期活动和抗凝治疗。应用压迫装置的禁忌证包括患有严重外周血管疾病、静脉淤滞及组织有坏死的危险。放置下腔静脉滤网的适应证是患者不能采用抗凝治疗或抗凝治疗失败。有静脉血栓栓塞病史的患者放置下腔静脉滤网可以短期受益，但远期深静脉血栓形成的风险增加[107]。从长远的角度来看，系统抗凝是较好的选择。低分子肝素和普通肝素在预防深静脉血栓患者肺栓塞方面，效果相同[107]。应用华法令治疗的常见适应证有近期发生的静脉血栓栓塞、心房颤动和心脏机械瓣膜。

在临床上，普通肝素的作用一般用 APTT 来检测，治疗目标是正常值的 2 ～ 2.5 倍。低分子肝素是选择性 Xa 因子的强抑制剂，对 APTT 无相同效果；低分子肝素的抗凝效果可通过 Xa 因子的活性来检测。鱼精蛋白可逆转肝素的作用，但可引起过敏反应，并诱发高凝状态，因此应慎用。新鲜冰冻血浆不能逆转肝素的作用，但能增加肝素的活性，因为其含有抗凝血酶 III。凝血酶抑制剂可以延长 APTT。鱼精蛋白不能用来逆转凝血酶抑制剂，而需要用大剂量的新鲜冰冻血浆。

应用肝素可以预防和治疗静脉血栓栓塞，年龄超过 40 岁或血栓栓塞风险增加的外科患者，需要根据他们的体重，每 8 ～ 12 h 皮下注射 5000 U 肝素。有血栓栓塞病史、癌症、病态肥胖或行整形外科手术的高危患者，需要皮下注射正常高限量的普通肝素或低分子肝素。一旦发生急性静脉血栓栓塞，应尽快静脉给予肝素，治疗的目标是使 APTT 延长 1.5 ～ 2 倍之后。在 24 h 之内给予口服抗凝药，持续 3 ～ 6 个月[106]。

肝素诱导的血小板减少症（heparin-induced thrombocytopenia，HIT）是肝素治疗潜在的致命并发症。HIT 是由 IgG 介导的肝素单元与血小板因子 4（platelet factor 4，PF4）之间的过敏反应引起。以前接受过肝素治疗的患者风险最大，例如整形外科和心脏外科患者。接受普通肝素治疗的患者 HIT 的发生率为 0.5% ～ 5.0%。应用普通肝素和低分子肝素都可发生 HIT，其中应用普通肝素时，HIT 发生率最高。

血小板计数通常比基线下降 40% ～ 50%，血栓形成可以发生在静脉或动脉，导致深静脉血栓形成、肢端缺血、中风肠系膜缺血。临床上可以看到指端缺血和皮肤坏死。HIT 是一种临床综合征，如果在肝素治疗后的 4 ～ 14 d 内，与基线相比，血小板计数下降

< 405，且排除了其他引起血小板减少症的原因，即可确诊。酶联免疫吸附法测定抗血小板抗体也可作为支持诊断的证据。

HIT 可以危及生命，一旦怀疑 HIT，应立即停用肝素，并立即应用其他种类的抗凝剂，如凝血酶抑制剂比伐卢定。治疗开始后，血小板计数应回到基线水平。如果存在血栓，患者应使用香豆素抗凝 6 个月，且应在血小板计数恢复正常后方可使用。

华法令可抑制维生素 K 依赖性凝血因子（Ⅱ、Ⅶ、Ⅸ、Ⅹ 和蛋白 C、蛋白 S）的合成。饮食不良、长时间应用抗生素和脂肪吸收不良，可导致维生素 K 缺乏和凝血功能异常。肝病可以导致多方面凝血功能异常，包括凝血因子缺乏、维生素 K 缺乏、纤维蛋白溶解和纤维蛋白降解产物增加。所有已知或疑有肝病者都应该检查凝血功能。凝血因子缺乏的患者，可以皮下或静脉注射维生素 K。应用华法令治疗时，因为血浆中蛋白 C 的浓度下降要比其他凝血因子浓度下降早 24 h，所以早期可出现短暂血栓形成状态。

因为肝素不能通过胎盘，所以妊娠期静脉血栓栓塞可应用肝素治疗。肝素的副作用包括出血、血小板减少和骨质疏松。HIT 是一种免疫性的异常，通常见于曾接受过肝素治疗的患者，可以导致血栓形成。治疗包括停用肝素，使用其他抗凝药物如来匹卢定、达那肝素或阿加曲班，这类药物需应用至血小板恢复正常。

长期抗凝治疗的患者，择期手术前 INR 要控制在 1.5 或更低的水平。当停用华法令以后，大概经过 4 d 的时间，使 INR 从 2.0 ~ 3.0 的范围降至 1.5；当再次应用的时候，需要大概 3 d 的时间才能使 INR 重新达到 2.0。如术前终止抗凝治疗，大部分患者可能由于 2 ~ 4 d 未抗凝治疗，而面临静脉血栓形成的风险，这种风险与手术相关的血栓栓塞的风险增加相叠加 [108-109]。据估计，在复发性疾病中，外科手术使静脉血栓栓塞的风险增加 100 倍 [110]。如果不应用抗凝治疗，在首次静脉血栓后 3 个月内，肺栓塞再次发生的可能性达 50%。若应用华法令治疗，1 个月后风险降至 10%，3 个月后降至 5%。在出现静脉血栓后 1 个月内，不建议中断抗凝治疗，可能的话，外科手术应该推迟到 3 个月后抗凝治疗结束时 [110]。长期抗凝治疗可以使心房颤动患者的血栓栓塞风险降低 66%，机械性心脏瓣膜置换者的血栓栓塞风险降低 75% [110]。

有栓塞病史的患者，复发的风险较高。6% 的静脉血栓栓塞和 20% 的动脉血栓栓塞是致命的 [110]，还

有很大一部分可导致残疾。另一方面，术后出血造成死亡的风险小于 1% [111]，所以，术后进行抗凝治疗是必需的，具有一定的保护作用。应用华法令抗凝治疗深静脉血栓的第 2 和第 3 个月，术前不再需要肝素化，因为再次形成血栓的风险相对较低。此类患者术后静脉血栓栓塞的风险会增加，术后应当接受抗凝治疗。患者有深静脉血栓复发的风险，并在首次发病的 2 周内，或者不能耐受抗凝治疗的，应考虑放置下腔静脉滤网 [107]。

在动脉栓塞后的第 1 个月内，应当推迟择期手术，因为复发的风险在这一时期很高。如有必要，围术期应使用肝素，而停用口服抗凝药。术前长时间抗凝治疗以预防动脉血栓栓塞的患者，围术期不需要再应用肝素，此期间出血的风险超过动脉栓塞的风险。

肝素应持续静脉滴注，并调整剂量使 APTT 延长至正常的 1.5 ~ 2 倍。肝素在术前 6 h 可以停用，如果术后无出血的征象，术后 12 h 可再次应用。此时肝素可以按照术前的剂量持续静脉滴注，而不需要大剂量使用 [110-111]。

感染性并发症

腹部大手术后，医患最不愿看到的是发生感染的并发症，并且感染有时难以控制。尽管采用了现代的预防措施，感染还是有较高的发生率。在择期手术中，已报告的切口感染发生率差异很大，感染发生率为在腹股沟疝修补术后 2% [112]，而结肠切除术后高达 26% [113]，急诊手术后更高 [114]。手术部位感染（surgical site infections，SSIs）增加了总的死亡率和发病率，并且增加住院时间和总费用。因此，在做出所有腹部手术的决定时，均应重视感染并发症的预防和治疗。

手术部位感染的预防从术前评价及确定 SSI 高危患者开始，与手术部位感染危险性相关的患者自身因素有年龄、糖尿病、吸烟、应用激素、营养不良、肥胖、远端活动性感染、长期住院和鼻部金黄色葡萄球菌的定植 [115-118]。

对待每例患者，都应该遵守标准的基本外科原则。疾病控制与预防中心（centers for disease control and prevention，CDC）于 1999 年 [119] 将这些原则编入正式指南，包括推荐使用乙醇或者碘伏进行皮肤准备，使用手术单及手术衣进行保护，仔细刷手和合理选择预防性抗生素。术前理发及抗生素洗浴未能降低

表 2-7　疾病控制与预防中心分类减少手术部位感染的推荐意见

以下建议依据最严谨的临床证据：

术前发现并处理远处感染

术前不要常规理发，如果必需的话，则使用电动理发器

围术期控制血糖

术前 30 天禁烟

手术前晚进行消毒淋浴

皮肤消毒准备

手术团队认真刷手

合理使用预防性抗生素

手术防护（手术衣、手套、帽子、口罩）

不缝合污染的皮肤切口

 表 2-8　外科伤口分类

Ⅰ 类：清洁伤口

无污染的非感染伤口

Ⅱ 类：清洁 / 污染伤口

手术进入呼吸道、胃肠道、泌尿生殖道，但严格操控下无明显腔道分泌物溢出的非感染伤口

Ⅲ 类：污染伤口

术中无菌技术出现大的问题，腔道分泌物大量溢出，或切口触及发炎但尚未化脓感染的部位；新鲜的创伤性伤口

Ⅳ 类：脏脏 / 感染伤口

伤口中含有坏死或失活感染的组织

手术部位感染发病率，而术前剃毛和刮皮能增加手术部位感染发病率。CDC 的推荐意见详见于表 2-7（表 2-3 有更多的建议）。

预防性使用抗生素可能适用于有高感染风险或者污染伤口手术的患者，但抗生素不能滥用。抗生素的过度使用可导致多重耐药菌的产生，并导致院内感染发生率增加。关于预防性抗生素的应用，在患者的选择上，需对上述患者自身危险性及手术相关危险性进行综合分析。手术部位污染程度一直以来被认为是手术部位感染的独立危险因素[120]。自 1983 年以来，外科医师一直使用伤口分类系统（表 2-8）。

接受 Ⅰ 类（清洁）伤口手术的患者感染率非常低，并且通常不会受益于预防性抗生素的使用，除非在手术开始时就考虑到有可能会发生感染，如对一个先前有多次腹部手术史的患者实施计划外的肠切除术。此外，对于植入假体的 Ⅰ 类手术，许多外科医师更愿意使用抗生素预防感染，例如疝修补术和血管旁路手术。在这种背景下，SSI 的风险很低，但假体感染造成的发病率和死亡率很高，预防性使用抗菌药物可降低这种风险。到目前为止，在防止假体感染方面，大型前瞻性试验尚未证实抗生素预防的优越性[121-122]，但更为小型的试验表明当假体感染率没有变化时，手术部位的感染发生率有所下降[123-124]。因此，对于假体植入手术来说，并无严格的指南规定全身性使用抗生素，外科医生必须衡量抗生素使用给患者个体带来的风险。

接受 Ⅱ 类（清洁 / 污染）伤口手术的患者的确可从全身预防性使用抗生素中获益。有关这类伤口，研究最多的是择期结肠切除术。目前大多数指南推荐全身使用广谱抗生素，静脉途径可使用第二代头孢菌素联合甲硝唑；口服则可使用新霉素联合甲硝唑或者红霉素（二者均为不吸收的抗生素）[125]。已发表的证据支持在术前给予抗生素治疗，以便在切开同时，体内抗生素即能达到最大的治疗浓度，在手术时间较长的情况下，可重复给药以维持治疗浓度。无证实性研究，显示于手术结束时和皮肤缝合时，增加剂抗生素可以获益，预防性抗生素的使用延长有助于耐药细菌出现[126-127]。

Ⅲ 类（污染）伤口有很多种情况。有些是因为意外地进入污染区域，有些是因为创伤所致，还有计划的感染组织的清创术。最后一种情况是抗生素治疗而非预防的明确指征。与选择性结肠切除术类似，对结肠的穿通伤患者，有强有力的证据支持在进行剖腹手术时，给予单剂量预防性抗生素[128-129]。即使预防性使用抗生素，伤口感染的发生率仍然很高，在这种情况下，冒险进行皮肤缝合是否适当，应做出个体化的判断。

Ⅳ 类（脏的）伤口通常是对已经感染或者坏死组织的清创，需要使用针对相关病原的抗生素。在这种情况下，通常不建议缝合皮肤伤口。

伤口分类系统未考虑患者的危险因素及部位特殊性的危险因素。许多生理评分系统，包括急性生理学评分以及年龄和慢性健康评价指数，已经用于预测围术期感染危险性，并取得一定的成就。为了对危险性进行更准确的分类，疾病控制与预防中心已对全国医院感染监控项目制订了危险性指标，包含患者危险因素，如营养不良和慢性疾病，还包含手术因素，如手术时间和部位[130]。有关手术知情同意的讨论，应该包含围术期感染危险性的科学分析。

营养状况评估

应对正确评估患者营养状况并进行适当的处理加以重视。对于手术患者来说，营养不良增加了主要并发症的风险[131-132]，包含切口感染、败血症、肺炎、切口延期愈合和吻合口并发症。术前认真的临床评估，可确定那些营养危险性较高的患者。评估包括完整的病史采集和体格检查，注意其既往体重及近期体重下降情况、饮食及排便习惯、腹围、肌肉体积改变情况，注意其是否存在能导致营养不良的疾病如COPD、糖尿病、炎性肠病和精神异常状态（例如暴食症和神经性厌食症）。通过病史和体检鉴别出存在营养危险性的患者，危险性可通过计算营养危险性指数（nutrtional risk index，NRI）加以分度，通过简单的方法可计算出NRI [15.19× 血浆白蛋白（g/dl）+41.7× 当前体重 / 既往体重]。前瞻性研究显示 NRI 与腹部大手术后的死亡率及并发症发生率增加相关[133-134]，NRI ＜ 83 者，其死亡率和并发症发生率会显著增加，特别是伤口裂开和感染。重度营养不良者可从术前营养支持中获益[135-136]。

营养不良可分为蛋白质缺乏（恶性营养不良）、热量缺乏（消瘦）及蛋白质和热量混合性缺乏。为完成营养评价及指导营养支持，有必要将患者的特定营养状态进行分类（表2-9）。营养不良状态十分常见，远远超过人们所知，有 30% ～ 55% 的住院患者符合这些诊断中的一项[137]。

腹部手术后患者常存在一段时间的营养摄入不足。对于并不复杂的病例来说，通常是因为术后动力性肠梗阻和高分解，一般不超过 7 d。传统的外科处理包括供给含有葡萄糖的静脉液体。这种治疗的目的不是提供足够的热量以完善营养支持，而是简单地提供足够的糖类以防止瘦体重的丢失。某些器官，包括心脏和大脑，只能利用糖类作为其基础能量来源，而不能以脂肪和糖原的形式储存能量。如果摄入不能满

● 表 2-9 营养状态评估

蛋白质缺乏标准

白蛋白＜ 2.2 g/dl

淋巴细胞总数 ≤ 800/mm³

体重无降低

外周水肿

蛋白质摄入不足（3 d 小于目标摄入量的 50% 或 7 d 小于目标摄入量的 75%）

以上 5 项标准中满足 4 项可诊断为蛋白质缺乏

热量缺乏标准

体重下降：1 个月体重减轻 5% 或 3 个月减轻 7.5% 或 6 个月减轻 10%

低体重：低于理想体重（IBW）的 94%

临床可测量的肌肉消耗

血浆蛋白质无降低

热量摄入不足（3 d 少于目标摄入量的 50% 或 7 d 少于目标摄入量的 75%）

以上 5 项中满足 3 项可诊断为热量缺乏

蛋白质、热量混合性营养不良标准

	轻度	中度	重度
体重下降	5% ～ 9%	10% ～ 15%	10% ～ 15% 超过 6 个月
低体重	94% ～ 85%	84% ～ 70%	＜ 70% 理想体重
白蛋白	2.8 ～ 3.4 g/dl	2.1 ～ 2.7 g/dl	＜ 2.1 g/dl
总淋巴细胞计数	1499 ～ 1200/mm³	1199 ～ 800/mm³	＜ 800/mm³
转铁蛋白	150 ～ 199 mg/dl	100 ～ 149 mg/dl	＜ 100 mg/dl
			肌肉消耗摄入不足（至少 3 天）

足需求，身体便分解肝糖原释放入血循环，最终到达大脑和心脏。一旦肝糖原被耗尽（禁食状态下大约 1 d），肌肉组织便通过糖异生作用转化为葡萄糖，以提供糖类。对健康人来说，每天提供 100 g 外源性葡萄糖便足以防止肌肉的分解。

已经发生营养不良或者不能在短期内恢复肠道功能的患者，需要给予营养支持。在手术前准备中，全面评价患者的营养状态是必要的，并有助于确定肠道功能失调的原因。在手术后，肠道功能失调有很多原因（表 2-10），营养支持应个体化，以满足不同患者的需求。有一些患者适合肠内营养支持，另一些可能适合肠外营养支持。因为肠内营养的并发症和死亡率较低，所以，如果条件允许，肠内营养为首选[138]。

肠内营养支持适用于小肠有功能的患者。例如，食管或胃切除术后，具有术后谵妄或吞咽困难的患者及胃轻瘫者。如果这些功能失调在短期内能够治愈，鼻胃管则可有效地提供所有营养支持。需要长期肠内营养支持的患者，最好通过手术或经皮穿刺进行胃造口或空肠造口，放置营养管。术前充分的营养评估和全面的外科判断，可预知患者术后是否需要长期肠内营养支持，手术计划中则应包括长期营养的途径。肠内营养可能不适合于某些患者，例如术后早期肠梗阻、瘘和肠道功能不全（短肠综合征）的患者。对这些患者，应尽早进行胃肠外营养支持，不要无益地尝试肠内营养。

确诊轻度或中度的蛋白质热量混合型营养不良，必须符合 5 个标准中的 2 个；确诊重度的蛋白质热量混合型营养不良，必须符合 7 个标准中的 3 个。

无论用什么方法提供营养，都应对每例患者的营养需要进行测算，并为其提供足够的营养。首先计算其热量需要。有一些公式和计算图，依据身高、体重、年龄、性别、应激因素和激活因子，估算基础能量消耗[139]。所有这些方法都是估算，对有的患者，结果可

能过量或不足，特别是对肥胖者。临床上应用最广的计算基础能量消耗的方法，是根据校正体重（adjusted body weight，ABW）来计算。使用这个方法，校正体重为理想体重（ideal body weight，IBW）加上实际体重（body weight，BW）与理想体重之差的一半：

$$ABW = IBW + 0.5 \times (BW{-}IBW)$$

根据 ABW 计算维持体重的基本热量需求是 25 kcal/（kg·d）。对于某些极端代谢需求，例如烧伤和颅脑损伤的患者，此数值可适当上调[126]。另外，还可根据 ABW 来测算蛋白质需求。处于非应激状态的正常人，每天需要的最低蛋白质的量为 0.8 g/kg。对术后有伤口的患者，此数值可调整为 1.0 ～ 1.5 g/（kg·d），危重患者可调整为 2.0 g/（kg·d）。需求最高的见于重度烧伤和骨髓移植患者。

不管哪种营养途径，都必须提供必要的营养成分。包括水溶性和脂溶性维生素、微量元素如锌和硒、必需脂肪酸如亚油酸和亚麻酸、8 种必需氨基酸。这些微量元素在所有胃肠内营养中含量充足，而在胃肠外营养中，这只是标准配方的一部分。

开始营养支持时，需要密切观察患者对营养支持的反应，尤其对胃肠外营养和先前存在某些代谢问题（例如糖尿病）的患者，更应如此。在营养支持的前几天，应该规律监测血糖。有证据表明，术后患者，尤其是危重者，高血糖与死亡和感染的危险性增加相关[140-141]。另外，电解质异常（尤其钾、镁、磷）常常见于营养支持的早期，应该及时纠正。

基于初始时的评价，观察能反映营养情况的标记物同样重要，以确保热量和蛋白质供应充足，避免患者因为营养支持不足而消耗其瘦体重。常用的血清标记物有前白蛋白、视黄醇结合蛋白和转铁蛋白，它们为短半衰期（2 ～ 7 d）血清蛋白，能反映身体合成蛋白质的能力[139]。遗憾的是，这些蛋白质的血清浓度同样受到急性疾病状态、肾衰竭和肝功能衰竭的影响，对术后患者来说，其临床意义难以确定。氮平衡也可用来监测营养支持，反映合成蛋白质的能力。氮平衡可通过氮摄入减去氮排出来计算。蛋白质量（g）/6.25 = 氮的质量（g）。氮的排泄分为两部分：尿液尿素氮和不显性丢失氮。尿液尿素氮（urinary urea nitrogen，UUN）可通过收集 24 h 尿来计算。不显性丢失通常认为是 4 g/d，除非有其他的丢失途径，例如含蛋白质的腹水的腹腔引流、肠 - 皮肤瘘或肾病综合征。因此，对大多数病例而言，氮平衡可简化为下面公式：

● **表 2-10 术后营养摄入不足的原因**

肠麻痹

肠梗阻

结肠炎（缺血性、感染性）

瘘

吞咽困难

胃动力缺乏

肠道功能不全（短肠综合征）

氮平衡 = 摄入蛋白质 /6.25–24 h UUN–4g（不显性丢失）

如果患者摄入的氮超过其排泄的氮，则其处于正氮平衡，并且在合成新的蛋白质。相反，如果排泄的氮超过其摄入的氮，患者就处于负氮平衡，并且在丢失瘦体重，其营养不良的程度也越来越重。此时，应该重新计算患者的营养需要，并寻找营养缺失的原因，例如未控制的糖尿病、败血症和器官衰竭。

未控制的糖尿病本身可视为围术期营养的并发症，因为它可导致营养缺乏，干扰肠内、肠外营养的转运，而且与感染发病率增高有关[140-141]。

参考文献

1. Bauer M, Böhrer H, Aichele G, et al. Measuring patient satisfaction with anaesthesia: perioperative questionnaire versus standardised face-to-face interview. *Acta Anaesthesiol Scand.* 2001;45:65–72.
2. Ballantyne JC, Carr DB, Chalmers TC, et al. Postoperative patient-controlled analgesia: meta-analyses of initial randomized control trials. *J Clin Anesth.* 1993;5:182–193.
3. Nitschke LF, Schlösser CT, Berg RL, et al. Does patient-controlled analgesia achieve better control of pain and fewer adverse effects than intramuscular analgesia? A prospective randomized trial. *Arch Surg.* 1996;131:417–423.
4. Kenady DE, Wilson JF, Schwartz RW, et al. A randomized comparison of patient-controlled versus standard analgesic requirements in patients undergoing cholecystectomy. *Surg Gynecol Obstet.* 1992;174:216–220.
5. de Leon-Casasola OA, Karabella D, Lema MJ. Bowel function recovery after radical hysterectomies: thoracic epidural bupivacaine-morphine versus intravenous patient-controlled analgesia with morphine: a pilot study. *J Clin Anesth.* 1996;8:87–92.
6. Block BM, Liu SS, Rowlingson AJ, et al. Efficacy of postoperative epidural analgesia: a meta-analysis. *JAMA.* 2003;290:2455–2463.
7. Wang LP, Hauerberg J, Schmidt JF. Incidence of spinal epidural abscess after epidural analgesia: a national 1-year survey. *Anesthesiology.* 1999;91:1928–1936.
8. Boylan JF, Katz J, Kavanagh BP, et al. Epidural bupivacaine-morphine analgesia versus patient-controlled analgesia following abdominal aortic surgery: analgesic, respiratory, and myocardial effects. *Anesthesiology.* 1998;89:585–593.
9. Bois S, Couture P, Boudreault D, et al. Epidural analgesia and intravenous patient-controlled analgesia result in similar rates of postoperative myocardial ischemia after aortic surgery. *Anesth Analg.* 1997;85:1233–1239.
10. Wu CL, Naqibuddin M, Fleisher LA. Measurement of patient satisfaction as an outcome of regional anesthesia and analgesia: a systematic review. *Reg Anesth Pain Med.* 2001;26:196–208.
11. Werawatganon T, Charuluxanun S. Patient controlled intravenous opioid analgesia versus continuous epidural analgesia for pain after intra-abdominal surgery. *Cochrane Database Syst Rev.* 2005;(1):CD004088.
12. Hendolin H, Lahtinen J, Lansimies E, et al. The effect of thoracic epidural analgesia on respiratory function after cholecystectomy. *Acta Anaesthesiol Scand.* 1987;31:645–651.
13. Cuschieri RJ, Morran CG, Howie JC, McArdle CS. Postoperative pain and pulmonary complications: comparison of three analgesic regimens. *Br J Surg.* 1985;72:495–498.
14. Scheinin B, Asantila R, Orko R. The effect of bupivacaine and morphine on pain and bowel function after colonic surgery. *Acta Anaesthesiol Scand.* 1987;31:161–164.
15. Bredtmann RD, Herden HN, Teichmann W, et al. Epidural analgesia in colonic surgery: results of a randomized prospective study. *Br J Surg.* 1990;77:638–642.
16. Horattas MC, Evans S, Sloan-Stakleff KD, et al. Does pre-operative rofecoxib (Vioxx) decrease postoperative pain with laparoscopic cholecystectomy? *Am J Surg.* 2004;188:271–276.
17. Bikhazi GB, Snabes MC, Bajwa ZH, et al. A clinical trial demonstrates the analgesic activity of intravenous parecoxib sodium compared with ketorolac or morphine after gynecologic surgery with laparotomy. *Am J Obstet Gynecol.* 2004;191:1183–1191.
18. Lau H, Wong C, Goh LC, et al. Prospective randomized trial of pre-emptive analgesics following ambulatory inguinal hernia repair: intravenous ketorolac versus diclofenac suppository. *ANZ J Surg.* 2002;72:704–707.
19. Mixter CG 3rd, Meeker LD, Gavin TJ. Preemptive pain control in patients having laparoscopic hernia repair: a comparison of ketorolac and ibuprofen. *Arch Surg.* 1998;133:432–437.
20. Morton NS, O'Brien K. Analgesic efficacy of paracetamol and diclofenac in children receiving PCA morphine. *Br J Anaesth.* 1999;82:715–717.
21. Litaker D, Locala J, Franco K, et al. Preoperative risk factors for postoperative delirium. *Gen Hosp Psychiatry.* 2001;23:84–89.
22. Moller JT, Cluitmans P, Rasmussen LS, et al. Long-term postoperative cognitive dysfunction in the elderly ISPOCD1 study. ISPOCD investigators. International Study of Post-Operative Cognitive Dysfunction. *Lancet.* 1998;351:857–861.
23. Inouye SK, Charpentier PA. Precipitating factors for delirium in hospitalized elderly persons. Predictive model and interrelationship with baseline vulnerability. *JAMA.* 1996;275:852–857.
24. Mann C, Pouzeratte Y, Boccara G, et al. Comparison of intravenous or epidural patient-controlled analgesia in the elderly after major abdominal surgery. *Anesthesiology.* 2000;92:433–441.
25. Skrobik YK, Bergeron N, Dumont M, Gottfried SB. Olanzapine vs haloperidol: treating delirium in a critical care setting. *Intensive Care Med.* 2004;30:444–449.
26. Mangano DT, Goldman L. Preoperative assessment of patients with known or suspected coronary disease. *N Engl J Med.* 1995;333:1750–1756.
27. Eagle KA, Brundage BH, Chaitman BR, et al. Guidelines for perioperative cardiovascular evaluation for noncardiac surgery: Report of the ACC/AHA Task Force on Practice Guidelines. *J Am Coll Cardiol.* 1996;27:910–948.
28. Park KW. Preoperative cardiology consultation. *Anesthesiology.* 2003;98:754–762.
29. Liu LL, Wiener-Kronish JP. Preoperative cardiac evaluation of women for noncardiac surgery. *Cardiol Clin.* 1998;16:59–66.
30. Shackleford DP, Hoffman MK, Kramer PR Jr, et al. Evaluation of preoperative cardiac risk index value in patients undergoing vaginal surgery. *Am J Obstet Gynecol.* 1995;173:80–84.
31. Mangano DT, Hollenberg M, Fegert G, et al. Perioperative myocardial ischemia in patients undergoing non-cardiac surgery—I: Incidence and severity during the 4 day perioperative period. The study of perioperative ischemia (SPI) research group. *J Am Coll Cardiol.* 1991;4:843–850.
32. ACC/AHA task force report: Special report: guidelines for perioperative cardiovascular evaluation for non-cardiac surgery. *Circulation.* 1996;93:1278–1317.
33. Mukherjee D, Eagle KA. Perioperative cardiac assessment for noncardiac surgery, eight steps to the best possible outcome. *Circulation.* 2003;107:2771–2774.
34. Chui PT, Gin T, Oh TE. Anaesthesia for laparoscopic surgery. *Anaesth Intensive Care.* 1993;21:163–171.
35. Madu EC. Transesophageal dobutamine stress echocardiography in the evaluation of myocardial ischemia in morbidly obese subjects. *Chest.* 2000;117:657–661.
36. Dawood MM, Gupta DK, Southern J, et al. Pathology of fatal perioperative myocardial infarction: implications regarding pathophysiology and prevention. *Int J Cardiol.* 1996;57:37–44.
37. Boersma E, Poldermans D, Bax JJ, et al. Predictors of cardiac events after major vascular surgery: role of clinical characteristics, dobutamine echocardiography, and beta-blocker therapy. *JAMA.* 2001;285:1865–1873.
38. Gersh BJ, Braunwald E, Bonow RO. Chronic coronary artery disease. In: Braunwald E, Zipes DP, Libby P, eds. *Heart Disease.* Philadelphia, PA: WB Saunders; 2001:1272–1363.
39. McFalls EO, Ward HB, Moritz TE, et al. Coronary artery revascularization before elective major vascular surgery. *N Engl J Med.* 2004;352:2795–2804.
40. Posner KL, Van Norman GA, Chan V. Adverse cardiac outcomes after noncardiac surgery in patients with prior percutaneous transluminal coronary angioplasty. *Anesth Analg.* 1999;89:553–560.
41. Kaluza GL, Joseph J, Lee JR, et al. Catastrophic outcomes of noncardiac surgery soon after coronary stenting. *J Am Coll Cardiol.* 2000;35:1288–1294.

42. Foster ED, Davis KB, Carpenter JA, et al. Risk of noncardiac operation in patients with defined coronary disease: the Coronary Artery Surgery Study (CASS) registry experience. *Ann Thorac Surg.* 1986;14:42–50.

43. Yusuf S, Zucker D, Peduzzi P, et al. Effect of coronary artery bypass graft surgery on survival: overview of 10-year results from randomised trials by the Coronary Artery Bypass Graft Surgery Trialists Collaboration. *Lancet.* 1994;344:563–570.

44. Selzman CH, Miller SA, Zimmerman MA, Harkin AH. The case for beta-adrenergic blockade as prophylaxis against perioperative cardiovascular morbidity and mortality. *Arch Surg.* 2001;136:286–290.

45. Lee RT, Grodinsky AJ, Frank EH, et al. Structure dependent dynamic mechanical behavior of fibrous caps from human atherosclerotic plaques. *Circulation.* 1991;83:1764–1770.

46. Rabbani R, Topol EJ. Strategies to achieve coronary arterial plaque stabilization. *Cardiovasc Res.* 1999;4:402–417.

47. Mangano DT, Layug EL, Wallace A, et al; Multicenter Study of Perioperative Ischemia Research Group. Effect of atenolol on mortality and cardiovascular morbidity after noncardiac surgery. *N Engl J Med.* 1996;335:1713–1720.

48. Poldermans D, Boersma E, Bax JJ, et al; Dutch Echocardiographic Cardiac Risk Evaluation Applying Stress Echocardiography Study Group. The effect of bisoprolol on perioperative mortality and myocardial infarction in high-risk patients undergoing vascular surgery. *N Engl J Med.* 1999;341:1789–1794.

49. Lindenauer PK, Pekow P, Wang K, et al. Perioperative beta-blocker therapy and mortality after major noncardiac surgery. *N Engl J Med.* 2005;353:349–361.

50. Brady AR, Gibbs JS, Greenhalgh RM, et al. Perioperative beta-blockade (POBBLE) for patients undergoing infrarenal vascular surgery: results of a randomized double-blind controlled trial. *J Vasc Surg.* 2005;41:602–609.

51. Yang H, Raymer K, Butler R, et al. The effects of perioperative beta-blockade: results of the Metoprolol after Vascular Surgery (MaVS) study, a randomized controlled trial. *Am Heart J.* 2006;152:983–990.

52. Juul AB, Wetterslev J, Gluud C, at al. Effect of perioperative beta blockade in patients with diabetes undergoing major non-cardiac surgery: randomised placebo controlled, blinded multicentre trial. *BMJ.* 2006;332:1482.

53. Devereaux PJ, Yang H, Yusuf S, et al. Effects of extended-release metoprolol succinate in patients undergoing non-cardiac surgery (POISE trial): a randomised controlled trial. *Lancet.* 2008;371:1839–1847.

54. Devereaux PJ, Beattie WS, Choi PT, et al. How strong is the evidence for the use of perioperative beta blockers in non-cardiac surgery? Systematic review and meta-analysis of randomised controlled trials. *BMJ.* 2005;331:313–321.

55. Detsky AS, Abrams HB, McLaughlin JR, et al. Predicting cardiac complications in patients undergoing non-cardiac surgery. *J Gen Intern Med.* 1986;1:211–219.

56. O'Kelly B, Browner WS, Massie B, et al. Ventricular arrhythmias in patients undergoing noncardiac surgery: The Study of Perioperative Ischemia Research group. *JAMA.* 1992;268:217–221.

57. Mahla E, Rotman B, Rehak P, et al. Perioperative ventricular dysrhythmias in patients with structural heart disease undergoing noncardiac surgery. *Anesth Analg.* 1998;86:16–21.

58. Eagle KA, Berger PB, Calkins H, et al. ACC/AHA guideline update for perioperative cardiac evaluation for noncardiac surgery—executive summary: a report of the American College of Cardiology/American Heart Association Task Force on Practice guidelines (Committee to Update the 1996 Guidelines on Perioperative Cardiac Evaluation for Noncardiac Surgery). *J Am Coll Cardiol.* 2002;39:542–553.

59. Dajani AS, Taubert KA, Wilson W, et al. Prevention of bacterial endocarditis: recommendations by the American Heart Association. *JAMA.* 1997;227:1794–1801.

60. Steckelberg JM, Wilson WR. Risk factors for infective endocarditis. *Infect Dis Clin North Am.* 1993;7:9–19.

61. Boudoulais H, Wooley CF. Mitral valve prolapse. In: Emmanouilides GC, Riemenschneider TA, Allen HD, Gutgesell HP, eds. *Moss and Adams Heart Disease in Infants, Children and Adolescents including the Fetus and Young Adult.* 5th ed. Baltimore, MD: Williams & Wilkins; 1995:1063–1086.

62. Carabello BA. Mitral valve disease. *Curr Probl Cardiol.* 1993;7:423–478.

63. Devereux RB, Hawkins I, Kramer-Fox R, et al. Complications of mitral valve prolapse. Disproportionate occurrence in men and older patients. *Am J Med.* 1986;81:751–758.

64. MacMahon SW, Roberts JK, Kramer-Fox R, et al. Mitral valve prolapse and infective endocarditis. *Am Heart J.* 1987;113:1291–1298.

65. Devereux RB, Kramer-Fox R, Kligfield P. Mitral valve prolapse: causes, manifestations, and management. *Ann Intern Med.* 1989;111:305–317.

66. Marks AR, Choong CY, Sanfillipo AJ, et al. Identification of high-risk and low-risk subgroups of patients with mitral-valve prolapse. *N Engl J Med.* 1989;320:1031–1036.

67. Nishimura RA, McGoon MD, Shub C, et al. Echocardiographically documented mitral-valve prolapse. Long-term follow up of 237 patients. *N Engl J Med.* 1985;313:1305–1309.

68. Cheitlin MD, Alpert JS, Armstong WF, et al. ACC/AHA guidelines for the clinical application of echocardiography: a report of the American College of Cardiology/ American Heart Association Task Force Guidelines (Committee on Clinical Application of Echocardiography). *Circulation.* 1997;95:1686–1744.

69. Durak DT. Prevention of infective endocarditis. *N Engl J Med.* 1995; 332:38–44.

70. Douketis, JD, Berger, PB, Dunn, AS, et al. The perioperative management of antithrombotic therapy: American College of Chest Physicians Evidence-based Clinical Practice Guidelines (8th Edition). *Chest.* 2008;133:299S–339S.

71. Lawrence VA, Dhanda R, Hilsenbeck SG, Page CP. Risk of pulmonary complications after elective abdominal surgery. *Chest.* 1996;110: 744–750.

72. Becquemin JP, Piquet J, Becquemin MH, et al. Pulmonary function after transverse or midline incision in patients with obstructive pulmonary disease. *Intensive Care Med.* 1985;11:247–251.

73. Celli BR, Rodriguez KS, Snider GL. A controlled trial of intermittent positive pressure breathing, incentive spirometry, and deep breathing exercises in preventing pulmonary complications after abdominal surgery. *Am Rev Respir Dis.* 1984;130:12–15.

74. Tarhan S, Moffitt EA, Sessler AD, et al. Risk of anesthesia and surgery in patients with chronic bronchitis and chronic obstructive pulmonary disease. *Surgery.* 1973;74:720–726.

75. Gerson MC, Hurst JM, Hertzberg VS, et al. Prediction of cardiac and pulmonary complications related to elective abdominal and noncardiac thoracic surgery in geriatric patients. *Am J Med.* 1990;88:101–107.

76. Williams-Russo P, Charlson ME, Mackenzie CR, et al. Predicting postoperative pulmonary complications. Is it a real problem? *Arch Intern Med.* 1992;152:1209–1213.

77. Warner MA, Offord KP, Warner MA, et al. Role of pre-operative cessation of smoking and other factors in postoperative pulmonary complications: a blinded prospective study of coronary artery bypass patients. *Mayo Clin Proc.* 1989;64:609–616.

78. Pien LC, Grammer LC, Patterson R. Minimal complications in a surgical population with severe asthma receiving prophylactic corticosteroids. *J Allergy Clin Immunol.* 1988;82:696–700.

79. Kabalin CS, Yarnld PR, Grammer LC. Low complication rate of corticosteroid-treated asthmatics undergoing surgical procedures. *Arch Intern Med.* 1995;155:1379–1384.

80. Flancbaum L, Choban PS. Surgical implications of obesity. *Annu Rev Med.* 1998;49:215–234.

81. Shepherd JW. Hypertension, cardiac arrhythmias, myocardial infarction and stroke in relation to obstructive sleep apnea. *Clin Chest Med.* 1992;13:459–479.

82. Brooks-Brunn JA. Postoperative atelectasis and pneumonia. *Heart Lung.* 1995;24:94–115.

83. Zinner MJ, Zuidema GD, Smith PA, et al. The prevention of upper gastrointestinal tract bleeding in patients in an intensive care unit. *Surg Gynecol Obstet.* 1981;153:215–220.

84. Kaplan EB, Sheiner LB, Boeckmann AJ, et al. The usefulness of preoperative laboratory screening. *JAMA.* 1985;253:3576–3581.

85. Ifudu O. Care of patients undergoing hemodialysis. *N Engl J Med.* 1998;339:1054–1062.

86. Cochrane Injuries Group Albumin Reviewers. Human albumin administration in critically ill patients: systematic review of randomized controlled trials. *BMJ.* 1998;317:235.

87. Merten GJ, Burgess WP, Gray LV, et al. Prevention of contrast-induced nephropathy with sodium bicarbonate. A randomized controlled trial. *JAMA.* 2004;291:2328–2334.

88. Tepel M, van der Giet M, Schwarzfeld C, et al. Prevention of radiographic contrast-agent-induced reductions in renal function by acetylcysteine. *N Engl J Med.* 2000;343:180–184.

89. Brienza N, Giglio MT, Marucci M, et al. Does perioperative hemodynamic optimization protect renal function in surgical patients? A

meta-analytic study. *Crit Care Med.* 2009;37:2079–2090.

90. Lobo DN, Bostock KA, Neal KR, et al. Effect of salt and water balance on recovery of gastrointestinal function after elective colonic resection: a randomised controlled trial. *Lancet.* 2002;359:1812–1818.

91. van den Berghe G, Wouters P, Weekers F, et al. Intensive insulin therapy in the critically ill patients. *N Engl J Med.* 2001;345:1359–1367.

92. Marik PE, Preiser J. Toward understanding tight glycemic control in the ICU: a systematic review and metaanalysis. *Chest.* 2010;137:544–551.

93. Krinsley JS. Association between hyperglycemia and increased hospital mortality in a heterogeneous population of critically ill patients. *Mayo Clin Proc.* 2003;78:1471–1478.

94. NICE-SUGAR Study Investigators. Intensive versus conventional glucose control in critically ill patients. *N Engl J Med.* 2009;360:1283–1297.

95. Egi M, Bellomo R, Stachowski E, et al. Variability of blood glucose concentration and short-term mortality in critically ill patients. *Anesthesiol.* 2006;105:244–252.

96. Suchman AL, Mushlin AI. How well does the activated partial thromboplastin time predict postoperative hemorrhage? *JAMA.* 1986; 256:750–753.

97. Houry S, Georgeac C, Hay JM, et al; The French Associations for Surgical Research. A prospective multi-center evaluation of preoperative hemostatic screening tests. *Am J Surg.* 1995;170:19–23.

98. Burns ER, Lawrence C. Bleeding time. A guide to its diagnostic and clinical utility. *Arch Pathol Lab Med.* 1989;113:1219–1224.

99. Peterson P, Hayes TE, Arkin CF, et al. The preoperative bleeding time lacks clinical benefit: College of American Pathologists and American Society of Clinical Pathologists' position article. *Arch Surg.* 1998;133:134–139.

100. Gewirtz AS, Miller ML, Keys TF. The clinical usefulness of the preoperative bleeding time. *Arch Pathol Lab Med.* 1996;120:353–356.

101. Robbins JA, Rose SD. Partial thromboplastin time as screening test. *Ann Intern Med.* 1979;90:796–797.

102. Eisenberg JM, Goldfarb S. Clinical usefulness of measuring prothrombin time as a routine admission test. *Clin Chem.* 1976;22:1644–1647.

103. Robbins JA, Mushlin AI. Preoperative evaluation of the healthy patient. *Med Clin North Am.* 1979;63:1145–1156.

104. Kaluza GL, Joseph J, Lee JR, et al. Catastrophic outcomes of noncardiac surgery soon after coronary stenting. *J Am Coll Cardiol.* 2000;35: 1288–1294.

105. American Society of Anesthesiologists Task Force on Blood Component Therapy. Practice guidelines for blood component therapy: a report by the American Society of Anesthesiologists Task Force on Blood Component Therapy. *Anesthesiology.* 1996;84:732–747.

106. Ginsburg SJ. Management of venous thromboembolism. *N Engl J Med.* 1996;335:1816–1828.

107. Decousus H, Leizorovicz A, Parent F, et al. Prevention du Risque d'Embolie Pulmonaire par Interruption Cave Study Group. A clinical trial of vena caval filters in the prevention of pulmonary embolism in patients with proximal deep-vein thrombosis. *N Engl J Med.* 1998;338:409–415.

108. Flanc C, Kakkar VV, Clarke MB. The detection of venous thrombosis of the legs using 125 I-labelled fibrinogen. *Br J Surg.* 1968;55:742–747.

109. Carter CJ. The pathophysiology of venous thrombosis. *Prog Cardiovasc Dis.* 1994;36:439–446.

110. Kearon C, Hirsch J. Management of anticoagulation before and after elective surgery. *N Engl J Med.* 1997;336:1506–1512.

111. Hirsch J, Rasche R, Warkentin TE, et al. Heparin: mechanism of action, pharmacokinetics, dosing considerations, monitoring, efficacy, and safety. *Chest.* 1995;108(Suppl):258S–275S.

112. Sanchez-Manuel FJ, Seco-Gil JL. Antibiotic prophylaxis for hernia repair. *Cochrane Database Syst Rev.* 2004;(4):CD003769.

113. Smith RL, Bohl JK, McElearney ST, et al. Wound infection after elective colorectal resection. *Ann Surg.* 2004;239:599–605.

114. O'Neill PA, Kirton OC, Dresner LS, et al. Analysis of 162 colon injuries in patients with penetrating abdominal trauma: concomitant stomach injury results in a higher rate of infection. *J Trauma.* 2004;56:304–312.

115. Christou NV, Nohr CW, Meakins JL. Assessing operative site infection in surgical patients. *Arch Surg.* 1987;122:165–169.

116. Perl TM, Cullen JJ, Wenzel RP, et al. Mupirocin and the Risk of *Staphylococcus aureus* Study Team. Intranasal mupirocin to prevent postoperative *Staphylococcus aureus* infections. *N Engl J Med.* 2002;346:1871–1877.

117. Gil-Egea MJ, Pi-Sunyer MT, Verdaguer A, et al. Surgical wound infections: a prospective study of 4,486 clean wounds. *Infect Control.* 1987;8:277–280.

118. Forse RA, Karam B, MacLean LD, Christou NV. Antibiotic prophylaxis for surgery in morbidly obese patients. *Surgery.* 1989;106:750–756.

119. Mangram AJ, Horan TC, Pearson ML, Silver LC, Jarvis WR. Guidelines for prevention of surgical site infection. *Infect Control Hosp Epidemiol.* 1999;20:247–278.

120. Polk HC Jr, Simpson CJ, Simmons BP, Alexander JW. Guidelines for prevention of surgical wound infection. *Arch Surg.* 1983;118:1213–1217.

121. Perez AR, Roxas MF, Hilvano SS. A randomized, double-blind, placebo-controlled trial to determine effectiveness of antibiotic prophylaxis for tension-free mesh herniorrhaphy. *J Am Coll Surg.* 2005;200:393–397.

122. Darouiche RO. Antimicrobial approaches for preventing infections associated with surgical implants. *Clin Infect Dis.* 2003;36:1284–1289.

123. Yerdel MA, Akin EB, Dolalan S, et al. Effect of single-dose prophylactic ampicillin and sulbactam on wound infection after tension-free inguinal hernia repair with polypropylene mesh: the randomized, double-blind, prospective trial. *Ann Surg.* 2001;233:26–33.

124. Bratzler DW, Houck PM. Antimicrobial prophylaxis for surgery: an advisory statement from the National Surgical Infection Prevention Project. *Clin Infect Dis.* 2004;38:1706–1715.

125. Hecker MT, Aron DC, Patel NP, et al. Unnecessary use of antimicrobials in hospitalized patients: current patterns of misuse with an emphasis on antianaerobic spectrum of activity. *Arch Intern Med.* 2003;163:972–978.

126. Eggiman P, Pittet D. Infection control in the ICU. *Chest.* 2001;120: 2059–2093.

127. Fullen WD, Hunt J, Altemeier WA. Prophylactic antibiotics in penetrating wounds of the abdomen. *J Trauma.* 1972;12:282–289.

128. Thadepalli H, Gorbach SL, Broido PW, et al. Abdominal trauma, anaerobes, and antibiotics. *Surg Gynecol Obstet.* 1973;137:270–276.

129. Dellinger EP. Antibiotic prophylaxis in trauma: penetrating abdominal injuries and open fractures. *Rev Infect Dis.* 1991;13:S847–S857.

130. Gaynes RP, Culver DH, Horan TC, et al. Surgical site infection (SSI) rates in the United States, 1992–1998: the National Nosocomial Infections Surveillance System basic SSI risk index. *Clin Infect Dis.* 2001;33(Suppl 2):S69–S77.

131. Sungurtekin H, Sungurtekin U, Balci C, et al. The influence of nutritional status on complications after major intraabdominal surgery. *J Am Coll Nutr.* 2004;23:227–232.

132. Rey-Ferro M, Castano R, Orozco O, et al. Nutritional and immunologic evaluation of patients with gastric cancer before and after surgery. *Nutrition.* 1997;13:878–881.

133. Bozzetti F, Gavazzi C, Miceli R, et al. Perioperative total parenteral nutrition in malnourished, gastrointestinal cancer patients: a randomized, clinical trial. *JPEN J Parenter Enteral Nutr.* 2000;24:7–14.

134. The Veterans Affairs Total Parenteral Nutrition Cooperative Study Group. Perioperative total parenteral nutrition in surgical patients. *N Engl J Med.* 1991;325:525–532.

135. Reilly JJ Jr, Hull SF, Albert N, et al. Economic impact of malnutrition: a model system for hospitalized patients. *JPEN J Parenter Enteral Nutr.* 1988;12:371–376.

136. Moore FA, Moore EE, Jones TN, et al. TEN versus TPN following major abdominal trauma—reduced septic morbidity. *J Trauma.* 1989;29: 916–922.

137. Kudsk KA, Croce MA, Fabian TC, et al. Enteral versus parenteral feeding. Effects on septic morbidity after blunt and penetrating abdominal trauma. *Ann Surg.* 1992;215:503–511.

138. Demling RH, Seigne P. Metabolic management of patients with severe burns. *World J Surg.* 2000;24:673–680.

139. Haider M, Haider SQ. Assessment of protein-calorie malnutrition. *Clin Chem.* 1984;30:1286–1299.

140. Pomposelli JJ, Baxter JK 3rd, Babineau TJ, et al. Early postoperative glucose control predicts nosocomial infection rate in diabetic patients. *JPEN J Parenter Enteral Nutr.* 1998;22:77–81.

141. Furnary AP, Zerr KJ, Grunkemeier GL, Starr A. Continuous intravenous insulin infusion reduces the incidence of deep sternal wound infection in diabetic patients after cardiac surgical procedures. *Ann Thorac Surg.* 1999;67:352–360.

内镜和内镜下治疗

Jeffrey M. Marks • *Jeffrey L. Ponsky*

（陈建军 译）

在过去几十年，由于软式内镜的出现，许多胃肠道疾病的治疗从外科医师手中转移到内镜医师，而内镜也从一种诊断技术逐步发展成一种先进的治疗方法。随着腔内治疗肿瘤、胃食管反流、肥胖等疾病的不断发展，内镜手术得以实现；随着对经自然孔道内镜手术（natural orifice translumenal endoscopic surgery，NOTES）的研究和内镜设备的发展，开展无腹部伤痕的腹腔内手术变得更加可能。此章节将会介绍上消化道和下消化道软式内镜的适应证及其技术，同时还会介绍近期内镜显像和内镜介入治疗的进展。

软式内镜

成像

最早的软式内镜发明于1957年，通过多束化学处理的玻璃纤维来传导光和图像，光纤束直径约 2～3 mm，由 20 000～40 000 根独立的细玻璃光纤组成，每根直径约 10 μm[1]。图像在每束光纤中经过了一系列的反射，而每束光纤都被低光密度的玻璃包绕，从而减少光的丢失。由于这种构造，纤维内镜的图像为独特的网状图像，这导致其分辨率要低于硬性透镜系统。此外若光纤破损，与其相关位置的图像无法传输，在显示的图像中就会出现很多黑点。

当使用纤维内镜时，内镜医师通过内镜一端的目镜观察图像，或将摄像机装在目镜上，将图像传输至显示器上。纤维内镜到可视内镜的进步，使医生能开展更多相关的治疗，并有助于培训内镜医师和助手，还可获得静态或动态的图像记录来改进临床治疗。

目前，大多数内镜均为可视内镜，但有许多地方仍在使用纤维内镜。在可视内镜系统中，其图像是通过安装在内镜头端的芯片——电荷耦合器件（charge coupled device，CCD）产生，而不是通过光纤束传导的。而 CCD 芯片中有数千个像素（感光点），能提高图像分辨率[2]。

成像的进展

最近内镜成像技术有很大的进展，而这些技术大多数是为了发现早期的异型增生而发明的，这些增生在普通的内镜显像中可能会漏掉。这些新技术的临床使用多局限在一些专业的中心，但它们在未来必然会得到广泛的应用，来发现早期的异型增生。

染色内镜

染色内镜的目的是为了发现轻微的黏膜异常，常用的染剂包括卢戈氏液、美蓝、靛胭脂、刚果红。2%～3% 的碘化钾（卢戈液）与角质的鳞状上皮中的糖原相作用，正常的鳞状上皮会染成深棕色，但由于缺乏糖原，炎症、异型增生及癌不会被染色。卢戈液染色在诊断 Barrett 食管和食管鳞癌时是有效的[3]。

放大内镜

在放大内镜中，内镜的头端会安装一个放大透镜。与透镜接触的黏膜会被放大，同时不会影响内镜的可操作性。放大的倍数从 1.5 倍～115 倍，可通过操作臂上的旋钮来调控。放大内镜经常与染色内镜联合使用，染色内镜可大范围地观察黏膜，对可疑的病变使用放大模式进行集中观察。有病例研究指出这种联合应用能提高 Barrett 食管、慢性胃炎、幽门螺旋杆菌感染、胃异型增生和早期胃癌的检出率[4-6]。

共聚焦荧光显微内镜

标准的内镜是使用白光进行较大范围的显像，但其分辨率相对较低，而共聚焦内镜对黏膜和黏膜下层的观察能达到亚细胞层面的分辨率，这种技术可以看做是光学活检。共聚焦放大过程能减少聚焦层面以上或以下的散焦的光线，使其放大率达到 1000 倍。此系统被设计用来检测组织的荧光性。因此，通常使用外源性的荧光团（一种可以使其他分子荧光的分子）。可以通过改变聚焦平面来观察不同深度的组织，这些图像汇集在一起，从而得到组织的光学切片，这被称为光学活检[4]。

窄带显像

现在大多数内镜可以通过按一个按钮转化为窄带显像模式（narrow band imaging，NBI）。在 NBI 模式中，使用过滤光来提高黏膜表面的显像，尤其是表浅的毛细血管网。此技术通常与放大内镜相结合。由于腺瘤和肿瘤的毛细血管网很丰富，它们会在 NBI 模式中被增强，因此会在正常蓝绿色的黏膜背景中显示为深棕色[5]。NBI 技术能让内镜医师对结肠微小病变进行快速评估，而不用等待组织病理结果[7]。胃黏膜的异常也可用 NBI 来进行鉴别，而不需要使用放大内镜[8]。NBI 还可以区别鳞状上皮和非鳞状上皮，从而协助诊断 Barrett 食管（图 3-1 和图 3-2）。

自荧光

初步研究指出自荧光内镜能提高 Barrett 食管及慢性溃疡性结肠炎中异型增生的检出率。自荧光依靠一些原理：组织结构改变，如黏膜增厚，会抑制黏膜下的自荧光；新生血管会改变周围组织光的发射和散射特性；生化微环境，如高氧化还原活性，会改变自荧光；不同组织类型会有各自独特的荧光分布[4,9]。

光学相干断层扫描

内镜下的光学相干断层扫描（optical coherence tomography，OCT）是一种类似于内镜超声的新兴技术，OCT 需要使用经内镜中穿出的探针，但它不用直接接触组织。此技术通过反射的近红外光来呈现实时的胃肠道二维横断面图像，能反映不同组织层面（黏膜、黏膜下、固有肌层）的真实解剖图像。OCT 的图像分辨率要比内镜超声高 10 倍（图 3-3）。已有利用 OCT 评估 Barrett 食管的初步试验[10]。内镜下的光学相干断层扫描目前还不普及。

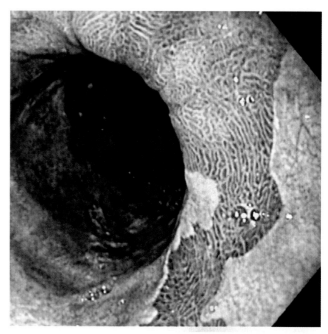

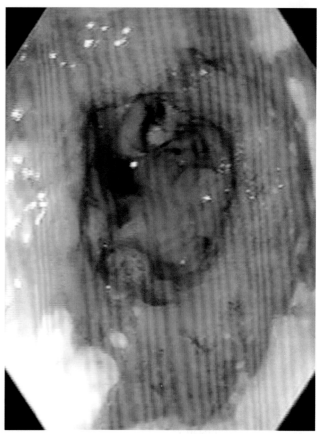

图 3-1 和图 3-2　在标准白光与 NBI 技术下，Barrett 食管患者远端食管的图像。（顶端）在 NBI 模式中很容易观察到鳞状黏膜和柱状黏膜的区别（底端）

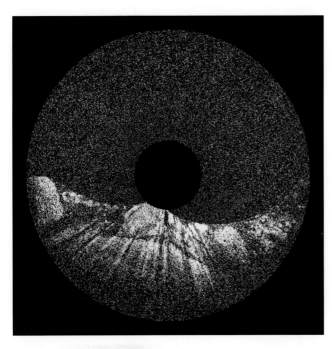

图 3-3 食管的 OCT 图像

光散射光谱

光散射光谱可通过数学分析反射光的强度和波长，来评估表面上皮细胞核的大小和程度。此技术依赖于白光的吸收和散射。光散射光谱对诊断 Barrett 食管和结肠早期异型增生的效果有限。与光学活检等其他新兴的成像技术不同。此技术依赖于数字计算的图像，可以联合应用光散射光谱和光学活检来发现早期的异型增生[4]。

图像文档

许多胃肠道疾病需要监测和评估，疾病是处于进展期还是恢复期对于选择合适的治疗十分重要。可视内镜可以产生数字信号，并可被多种媒介记录下来，包括胶片、硬拷贝打印、光盘或保密数据文件等。重要发现及其位置应用图像记录下来，可与先前或随访结果进行对比，这是十分重要的。这也可帮助治疗团队的其他成员了解病情，并制订更合适的治疗方案。报告中附加的解剖图也有助于理解，同时患者的阴性发现也应被记录下来。

内镜结构

软式内镜有很多种直径和长度，其内部管道的数量和大小、附属的显像功能、为减少视野环境和提升视野的内在和外在的力学特性，均不尽相同，内镜结构的基本理解，对于进行安全和有效的内镜操作十分重要。

用来控制内镜头端的旋钮在头盔的右侧，内侧较大的旋钮用来控制内镜头端向上或向下弯曲，而外侧较小的旋钮则用来控制头端向左右弯曲。每个旋钮均有锁，能在需要时固定内镜的弯曲方向。内镜在向上弯曲时能较向下获得更大的弯曲度，而向左右弯曲无差异，除了控制弯曲旋钮，还可以扭转内镜镜杆使视野旋转、调整内镜医师的姿势，或者在进镜或退镜时旋转操作柄。

在操作柄处有两个按钮可以分别用来清洗镜头和吹气、吸引。吸引管道同时也是活检通道，所以在活检通道中插入内镜工具时会限制内镜吸引液体。在操作柄的前方有一个小按钮可用来冻结图像，并通过操作柄后方的图像抓取按钮来保存图像。内镜均用左手来控制，左手拇指控制内侧较大的旋钮调整内镜头部向上或向下弯曲，左手的示指和中指控制进气、进水和吸引。而较小的左右旋钮通常用右手控制。

现代内镜中有一个缺点，尤其是结肠镜，由于镜杆是软质的，所以容易形成袢，成袢后会阻碍内镜的灵活性和安全性，因为插入内镜的力量会作用于结肠壁或系膜，而不是推动内镜前进进入盲肠。有两种技术改进旨在预防成袢：可变化的镜杆硬度和可以定型的镜杆。

可调硬度内镜

传统内镜的插入管的强度是固定的，插入管的强度决定了插入时其弯曲的程度和将袢还原时的弹性程度。可调硬度内镜可通过可调节的线圈来改变管的强度（图 3-4）。对比可调硬度内镜与传统内镜的研究结果并不明确，部分研究提出使用可调硬度内镜可更快插管至盲肠，但另一些相似的研究却未得出明显的差异[11-12]。

定型设备

内镜的定型设备（ShapeLock，USGI Medical，San Clemente，CA）的组成包括：可重复使用的多个钛制链节组成的骨架、一次性使用的内部塑料内衬、防止损伤的泡沫头端、一次性的光滑的外部表皮。通过紧握设备的基底部，可以将其由软质模式转变为硬质模式。定型设备的长度约 40 ～ 60 cm，内径约 20 mm。一个较小的临床研究报道，使用定型设备没有发生相关的并发症，但设备使用的最佳适应证还不明确[13]。

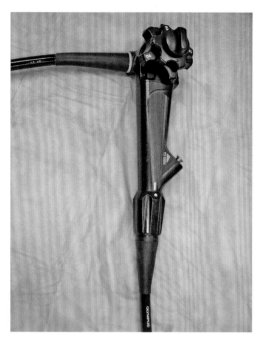

图 3-4　控制内镜硬度的部分位于结肠镜头端的基底部

新的内镜技术

标准的内镜结构已经几十年没有明显改变，但也出现了一些新的内镜技术，用来简化结肠镜检查或提高黏膜的可视效果。除了双球囊小肠镜，这些技术还主要局限在小的临床实验，但其在未来的应用潜力巨大。

自推进式结肠镜

为了简化结肠镜检查过程，自推进式结肠镜被发明了。Aer-O-Scope（GI View，Ltd，Ramat Gan，Israel）是一种不受操作者限制，自主推进和导航的结肠镜。此设备是由一次性直肠插管器，供应管道和嵌入镜头的扫描球囊组成，此设备没有治疗用的操作管道，因此只能用于筛查。已有一个小的初步研究发现，Aer-O-Scope 没有发生与设备相关的并发症[4]。

另一种自进式结肠镜 ColonoSight（Stryker Corp，Kalamazoo，MI）使用了一种空气辅助的推进装置，为一次性的。空气充气的机制产生向前的推力，而操作者通过控制柄控制内镜的方向。这个系统使用发光二极管，而不是视频或纤维光学，并有一次性的操作管道。关于 ColonoSight 的初步研究指出，插管至盲肠的成功率为 88%，平均用时 12 min，且并无相关并发症的发生[4]。

内镜技术培训

要得到美国外科委员会的授权，需要外科住院医师完成越来越多的软式内镜操作（50 例结肠镜，35 例食管、胃、十二指肠镜 [ECDs]）。为了给住院医师提供这些经验并提高整体的内镜培训水平，需要一个衔接的课程[14]。这种课程应包括第一年住院医师定期的模拟训练，低年资住院医师完成正式的内镜旋转，高年级住院医师或总住院医师完成术中内镜和高级内镜操作[15]。

为了改善内镜训练，发展出了内镜技能教学的电脑模拟器。目前，电脑模拟器可用来培训软式乙状结肠镜、胃镜、内镜逆行胰胆管造影（endoscopic retrograde cholangio-pancreatography，ERCP）、EUS、结肠镜[16]。

患者的评估、镇静和检测

患者的评估

虽然上消化道和下消化道内镜均可在无镇静的状态下完成，但大多数患者仍接受用药物进行清醒镇静。操作前的风险评估、操作中的心肺功能监测、操作后的恢复对于安全有效的内镜操作十分重要。操作前对患者进行 ASA 风险分级、Malampati 评分已成为大多数内镜机构的标准指南[17]。高龄、既往合并有心肺功能异常的患者和接受大量内镜干预的患者发生并发症的风险较高。对于合并有口咽、气管疾病的患者，以及病态肥胖、睡眠呼吸暂停综合征或神经肌肉退行性病变的患者应在内镜操作过程中密切观察[18]。

监测

患者的监测应在操作前、中、后由一个专门的内镜助手来进行。常规监测的指标包括患者的意识水平、疼痛等级、生命体征和呼吸状态[19]。并需要采用鼻导管吸氧，以减少内镜过程中缺氧的发生。在内镜操作过程中还需要监测患者的血氧饱和度和心电图。脉搏血氧饱和水平能排除低氧血症和肺换气不足，但可能无法检测到高碳酸血症。此时应在开始内镜治疗时监测患者的呼气末 CO_2 水平。此外用于吸引口咽分泌物的吸引器应时刻准备好，并放置在内镜助手的操作范围内。

镇静

在内镜操作过程中，通常联合使用麻醉剂（镇痛）及苯二氮䓬类药物（镇静和遗忘）来进行患者的镇静[20]。虽然丙泊酚起效快且半衰期短，但其主要还是在手术室且有麻醉医生在场的情况下应用[21]。目前已经有对这两类药物有效的逆转剂（拮抗剂），当患者出现过度镇静的表现时，应立刻给予治疗。药物滴注可使药物浓度平缓增高，使镇静更加安全，尤其是对于慢循环分布的老年患者。

心肺相关问题是内镜过程中最常见的并发症，包括误吸、过度镇静、低血压、肺换气不足、心律不齐、心动过缓（迷走神经性）、气道阻塞等。后几种并发症很多与经静脉的温和（前称"清醒"）镇静有关，这指的是患者意识降低但仍保留着保护性反射。

上消化道内镜

适应证

上消化道内镜（esophagogastroduodenoscopy，EGD）的适应证为用于诊断或用于治疗。诊断性 EGD 可用于评估或监测具有"报警症状"（表 3-1）的患者，还可用于那些影像学检查异常或不确定的患者。随访溃疡患者和监测 Barrett 食管的患者也是其适应证。上消化道的内镜治疗包括治疗出血、切除癌前病变或恶性肿瘤、治疗上消化道梗阻、吻合口漏或肠瘘、放置肠内营养通路或减压。

禁忌证

EGD 的禁忌证与患者的并发症、潜在的消化道疾病、无法耐受的清醒麻醉有关。近期发生心肌梗

表 3-1　EGD 的适应证（报警症状）

1. 经验性治疗无效的腹部症状
2. 体重减轻
3. 早饱
4. 吞咽疼痛
5. 吞咽困难
6. 顽固的恶心和呕吐
7. 呕血 / 黑粪症
8. 异物嵌入
9. 缺铁或原因不明的慢性贫血

死、肺炎、近期行上消化道手术均为 EGD 的禁忌证。应对每个患者的风险和获益进行充分的评估，从而做出合适的选择。大多数近期完成的外科手术吻合口，在术后进行内镜评估时是安全的，但要谨记吻合口的组织强度在术后 5 ～ 7 天是最弱的。

血小板减少引起的凝血障碍、肝功能衰竭、肾衰竭、使用抗凝或抗血小板药物均是诊断性 EGD 的相对禁忌证，是治疗性内镜的绝对禁忌证。不能配合或因高心肺风险无法安全行镇静也是 EGD 的禁忌证，这些高风险患者可能出现药物引起的呼吸抑制或不能维持气道正常。预先对患者进行 ASA 分级和 Malampatti 评分能明确高风险患者。对怀疑穿孔或腐蚀性消化道损伤的患者也不应进行 EGD 检查，除非为了采取姑息性治疗，例如关闭穿孔、放置支架等。

患者准备

上消化道内镜不需要太多准备，操作前 6 ～ 8 h 停止进食固体食物，2 ～ 4 h 停止进食液体。可移动的义齿和口腔移植物应在操作前摘除，防止操作过程中脱落或误吸。对出血患者进行洗胃的效果目前仍存在争议，如果洗胃的量较大，仍需注意预防误吸的发生，必要时可采取气管插管。如果要进行内镜治疗操作，应保证患者近期的凝血功能和血小板数量维持在正常范围内。当进行无镇静状态下的操作时，应对咽部进行局部喷雾麻醉，以抑制呕吐反射。

除了进行食管硬化治疗、扩张以及经皮内镜胃造瘘术（percutaneous endoscopic gastrostomy，PEG）置管，EGD 操作很少预防性使用抗生素。心内科专家推荐在某些患者中预防性使用抗生素，如放置人工瓣膜后、既往心内膜炎、体 - 肺动脉分流术后、放置人工血管后的患者。

基本内镜技术——EGD

进行常规诊断性内镜时首选直视镜，而当观察十二指肠内侧壁的壶腹部时，常选用侧视镜。最近开始使用的直径 5 mm 的经鼻内镜，能使无镇静状态下的操作更加安全。

在进行适当的评估和签署知情同意后，患者多采取左侧卧位。在给予镇定前，应将患者生命体征维持在基准水平，并确定设备工作正常，可能用到的内镜工具准备就绪。缓慢给予镇静药物后，应按每个患者的需要量继续静脉滴注。内镜头端的几厘米处应予以润滑，但应避免污染镜头，这会导致图像模糊，即便

予以冲洗也很难看清。

　　最好于直视下插管至食管，然后推动内镜越过舌，经过腭垂和会厌软骨，到达杓状软骨后方。环咽括约肌会影响内镜头端的前进，可让患者吞咽，轻柔地插入内镜便可进入颈段食管。不推荐在经过患者咽部时盲插，这可能使患者和内镜医师陷于危险之中。

　　一旦进入颈段食管，可在直视下进镜，并在进镜和退镜时仔细观察黏膜。到达鳞柱交界处（Z 线，白色食管鳞状黏膜与红色胃柱状上皮交界线）的距离应记录在诊断报告中。膈肌脚（食管裂孔）的位置也应记录下来，其于镜下似食管或胃腔中的压迹，嘱患者吸气时此压迹会更明显，之后可在直视下进入胃腔。与结肠镜不同，EGD 不需要明显扭转内镜，由于食管在纵隔中比较固定，EGD 只需要移动操作柄（"与内镜共舞"）和旋转操作柄上的旋钮即可完成。

　　在洗净胃内容物后，可以通过弯曲镜头、扭动镜杆、插入和后退观察四个胃壁，在胃镜中，内镜会自然沿着胃大弯朝向胃窦，这被称为"长位"。内镜会直接接近幽门，并有一个端视视角。轻柔地推压和给气有助于通过幽门。当看到没有皱襞的颗粒状苍白黏膜时，即进入了十二指肠球部，通过向上、向右弯曲内镜头端，便可进入十二指肠第二段，并看到其黏膜皱襞。退镜时，内镜会沿着胃小弯，这被称为"短位"，在退镜时应再次仔细观察所有的部位。诊断性EGD 的最后操作是观察贲门、胃底、胃小弯上的切迹，当使用直视镜时，应完全翻转镜头来观察这些部位（图 3-5 和图 3-6）。

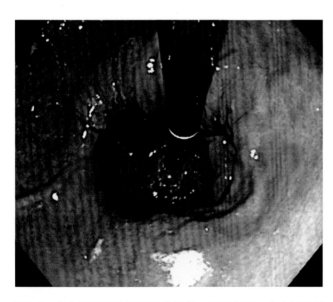

图 3-5　完全翻转镜头观察胃的图像，可观察到一个大的 Ⅲ 型食管旁疝

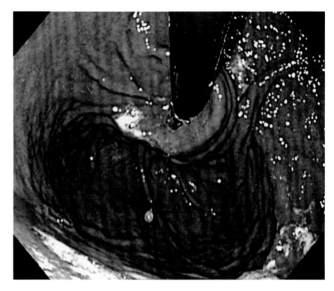

图 3-6　在另一个翻转图像中，可观察到完整的胃底折叠术后改变

内镜下组织活检技术

　　内镜医师通常经内镜活检通道、使用齿状钳进行取样活检，通常多次取样。对于溃疡病变，最少于病变的 4 个象限的边缘分别取样。常规活检取样组织十分表浅，但如果想取到更深的组织，可使用大活检钳或是在同一部位多次取样，可取到更深的组织。

　　对某些疾病进行监测时，如溃疡性结肠炎和Barrett 食管，应采用标准化的取样技术。对于溃疡性结肠炎的患者，推荐在全结肠每隔 10 cm 进行取样活检。而西雅图协会推荐在 Barrett 食管中至少每隔 1 cm对 4 个象限分别使用大活检钳取样活检。取样的目的是为了发现需要进一步治疗的异型增生组织。

　　对于病变组织还可使用细胞刷检，经过内镜活检通道使用带套筒的活检刷，用力摩擦取样部位。取出后，伸出活检刷的头端并在固定液中进行搅动，之后剪掉活检刷头，置于固定液中进行细胞学分析。此技术的特异度和灵敏度直接取决于是否能接触到病变黏膜，它不能替代直接钳夹活检。

内镜介入治疗

出血的治疗

　　内镜在评估和治疗上消化道（upper GI，UGI）出血中起非常重要的作用，UGI 出血可以是表现为呕血的严重出血，也可表现为大便潜血或缺铁性贫血的轻度出血。应根据每个患者的具体情况决定进行

EGD 的时机，内镜既是一种诊断方法，也是治疗手段。对于所有患者，保证血流动力学稳定和纠正凝血紊乱的原因都是优先考虑的。

内镜下的止血治疗可分为热能凝血和非热能凝血。每种方法都有其相关的风险，在操作前应充分了解风险并选择合理的治疗方案。这些方法也可联合使用进行止血，如热凝和注射止血、钳夹和注射止血；当与单一止血技术进行对比时，联合止血技术在成功完成止血上的优势不明显。但事实上，有很多研究证实联合止血的效果要优于单一技术止血，内镜止血的成功率相当高，应在可行的情况下，优先选择内镜方法，再考虑手术或放射介入治疗[22]。

热能止血技术

热能止血通过使组织凝结、胶原收缩、血管收缩来控制出血。热能量是通过直接接触或非接触设备来进行传递。热能止血的成功率为 80% ~ 95%，再出血率为 10% ~ 20%。这些技术容易操作且安全，穿孔率为 0.5%，穿孔取决于其位置，与胃等厚壁的器官相比，盲肠更容易发生穿孔。

接触式热能设备　接触式技术包括经活检通道使用探针，压迫出血点后同时给予热能量进行止血。能量穿透越深，止血效果越确切。压迫出血点不仅能改善视野，同时还能减少"热沉"效应引起的活动性出血，因此能提高止血的效果。多极（双极）电凝（图 3-7）和热凝针是最常用的设备。有时也会通过活检钳和圈套器进行单极电凝止血，尽管它们损伤组织的风险较高。其产生的热量可高达数千度，足够导致全层组织的损伤，所以要谨慎操作。

使用电凝和热凝针时均可通过脚踏控制进行脉冲式冲洗，可以改善视野和清除血凝块。影响止血效果的重要因素包括探针的尺寸、使用的力量、功率设定以及热能作用的时间[23-24]。直径在 2 mm 以下的血管都可以通过这些技术控制出血，但止血的范围受到探针大小的限制。

非接触式热能设备　氩等离子凝固术（argon plasma coagulation，APC）是一种通过电离的氩气发挥热能作用的技术。此技术的缺点是没有压迫止血效果，但其探头不易于凝结和发生粘连。氩气还能将作用点的液体清除。但由于输送气体导致压力升高，所以操作者在使用 APC 过程中应经常吸气，防止管腔过度扩张。在大多数中心中，APC 比激光使用更广泛，而有限的研究则认为，其与接触性设备效果相似[24]。

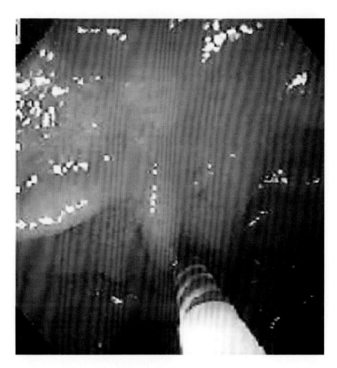

图 3-7　内镜下双极电凝设备

APC 尤其适用于大范围黏膜的治疗，如胃窦血管扩张症（gastric antral vascular ectasia，GAVE）（图 3-8），或用于深部热能损伤导致的穿孔风险较高的患者，如盲肠血管畸形。

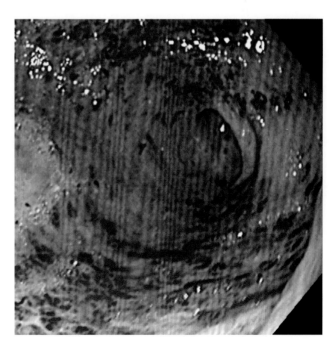

图 3-8　内镜下胃窦血管扩张症（GAVE）的图像，氩离子凝固术是治疗此病的最佳方法

非热能止血技术

硬化注射治疗　注射治疗是经过内镜活检通道、使用导管系统来完成的。其中内置 5 mm 细针，并可按需要伸出或缩回。在黏膜下注射硬化剂。热凝止血之前，在出血点周围 3 ～ 4 处位置注射硬化剂可能会更有效，热凝产生的焦痂有时会粘在热凝针上，而无意中掉落。若在注射前先进行压迫止血，会使热凝后的出血减少。每种药剂所需要的剂量不同，有可能会被全身吸收。稀释至 1：10 000 的肾上腺素溶液是最常用的药剂，总用量不能超过 100 ml。其他有效的药剂包括无水乙醇、溶于生理盐水的凝血酶、十四烃基硫酸钠、聚多卡醇[22-23]。对于食管静脉曲张，注射的位置应高于胃食管连接部，硬化剂可直接注入曲张静脉或沿着其侧面注射，在血管内和血管旁注射。通过内镜下的套扎器对曲张静脉进行套扎止血也是一种治疗方式，其再出血风险稍高，但由于并发症发生率低，目前已基本替代掉了硬化注射治疗。无活动性出血或有出血的先兆时，不应行预防性根除曲张静脉，因为此操作的并发症风险很高。对于严重静脉曲张出血或内镜治疗后反复出血的患者，可考虑其他治疗方案，如经颈静脉肝内门 - 体分流术（transjugular intrahepatic portosystemic shunt，TIPS）或外科手术行门 - 体静脉分流（见 47 章）。

内镜下结扎技术

内镜下皮圈套扎　内镜下皮圈套扎技术容易起效，并为治疗曲张出血和非曲张出血提供了另一种选择，并常与内镜下黏膜切除（endoscopic mucosal resection，EMR）常规联合使用。此技术是将组织吸入安装在内镜顶端的装置中，之后旋转控制按钮，激活一个紧紧收缩的小橡胶圈。最初单圈套设备被用于治疗食管静脉曲张，而目前出现了很多种多圈套设备。这种新方法为硬化注射治疗提供了一种替代疗法，虽然其再出血的风险较高，但能明显减少相关并发症的发生，如狭窄形成等。内镜下套扎可用来治疗内痔、食管及胃的食管静脉曲张，或联合 EMR 治疗黏膜异型增生。

内镜下缝线结扎技术　预先打好结的线圈也可经活检通道使用，可以在内镜切除有蒂结构之前或之后进行结扎。这些一次性使用设备类似于腔镜中的圈套器，但其是尼龙制，并且不是一个滑结，而是通过一个塑料的卷装置，在打结后固定线圈。若使用双通道

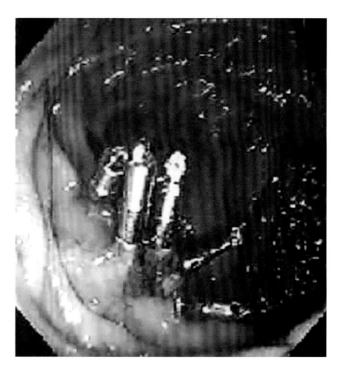

图 3-9　内镜下放置多个钛夹进行止血

内镜，可以进行双手操作，将目标组织穿过开放的线圈后再拉紧。与钛夹类似，这些缝线及结扎组织会在 1 ～ 2 周内脱落。

内镜下钛夹止血　内镜下放置钛夹是一种控制出血的有效手段，并可在整个胃肠道中进行多部位的放置[26-28]。在出血部位通常不只放一个钛夹（图 3-9）。而其夹住的组织是十分表浅的，通常只是黏膜层。钛夹是通过活检通道进行放置的，有不同的型号和适应证。可旋转钛夹可在最终放置前打开和关闭，钛夹还分为两臂或三臂的，还出现了单用途和多用途的放置系统。这些钛夹能有效的止血，并在 1 ～ 2 周时脱落，但也有报道称，在放置后数月，钛夹仍未脱落，伴有或不伴有黏膜过度增生。

内镜下黏膜切除

目前癌前病变和浅表癌的治疗可通过内镜下切除来完成。EMR 已用来治疗腺瘤、异型增生、早期癌，包括侧向转移的肿瘤[29]。未侵及黏膜下和未有淋巴结转移的肿瘤，都可使用 EMR 治疗。虽然这些疾病在西方相对少见，但在亚洲，此技术已常规用于治疗胃和食管病变；在西方国家，常规用于结肠病变。在进行 EMR 之前，推荐使用 CT 或 EUS 评估淋巴结情况。目前在上消化道和下消化道的 EMR 中，有了许

多技术上的变化，如黏膜下切除、"吸引切除"技术、"吸引套扎"技术、剥脱活检。

盐水抬升 EMR

最常用的 EMR 技术是黏膜下注射液体，随后行息肉电切术。首先应清楚地辨认病变的边界，然后使用电灼标记，再使用注射针进行黏膜下的注射。最常使用的液体为含或不含肾上腺素的生理盐水，也有报道使用透明质酸、甘油、葡萄糖的例子。通过黏膜下注射在切除线和固有肌层间形成一个间隙，然后将病变切除（图 3-10、图 3-11、图 3-12）。由于液体的吸收和弥散，多需要反复地注射。在病变的另一侧进行注射可获得更好的视野。也可在切除前进行病变内的注射。当黏膜下注射而病变未抬高时，应考虑病变是否为侵袭性的病灶，放弃内镜下切除，转而进行多次活检和 EUS 检查。

"吸引切除" EMR

吸引切除技术使用一个专门设计的附于内镜头端的操作帽，可先进行黏膜下注射，然后将病变组织吸入操作帽中。而后由固定于操作帽中的圈套器将其套住，再将病变进行电切除。与其他热能技术一样，此技术亦存在穿孔的风险；此外，吸入的组织深度不易控制，所以应仔细操作，防止疏忽引起的穿孔，尤其在盲肠等薄壁器官。

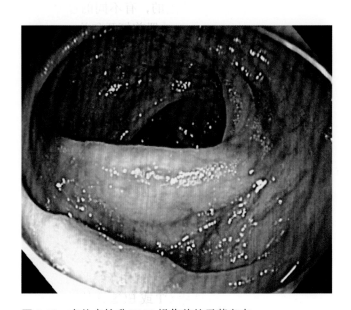

图 3-10　在盐水抬升 EMR 操作前的无蒂息肉

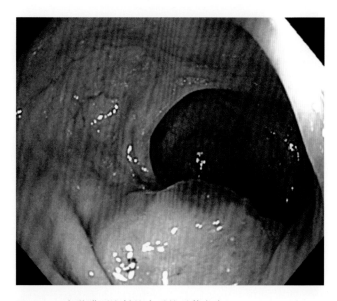

图 3-11　在黏膜下注射盐水后的无蒂息肉

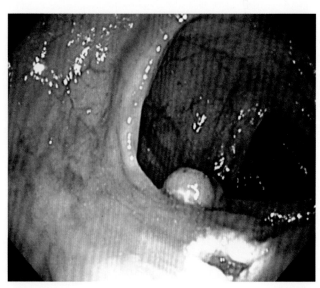

图 3-12　对无蒂的结肠息肉进行盐水抬升 EMR，可在远处看见切除后的息肉，并可看见切除后的部位

"吸引套扎" 技术

吸引套扎技术能将一个无蒂或结节样病变转变为一个类似有蒂的息肉，这就可以通过标准的息肉电切术切除。内镜头端会安装一个胶圈套扎设备，当组织被吸入操作帽后，会在病变的基底部放置胶圈，进行套扎，在此操作之前，可用盐水进行黏膜下注射，将黏膜病变与黏膜下组织分离，并用圈套器进行安全的切除。

EMR 最常见的并发症是出血和穿孔。术中出血可通过内镜下放置钛夹或注射肾上腺素稀释液来进行控制。使用电凝止血时须谨慎，因黏膜下和浆膜组织很薄，容易出现全层损伤。迟发出血常需要再次在内镜下行钛夹或注射止血治疗，也可选择介入血管造影和栓塞。穿孔也可通过内镜治疗，使用钛夹和临时的肠道支架封盖穿孔部位。

内镜下黏膜分离术

内镜下黏膜分离术（endoscopic submucosal dissection，ESD）是一种最近报道的切除范围更大的 EMR 技术。通过联合使用电针烧灼和内镜下的钝性剥离，可切除大片的组织。其中的关键是通过双通道内镜进行双手操作。此技术可切下圆片样的组织，但其操作过程是冗长并充满挑战的。ESD 为肿瘤的治疗提供了另一种方法，同时与 EMR 切除的小块标本不同，ESD 取得的标本能准确地辨别病变的边缘和深度，可进行更准确的病理评估。ESD 的并发症率要比其他 EMR 技术要高，如穿孔和狭窄，其发生率约为 20%。

内镜下黏膜消融术

对黏膜病变（如 Barrett 食管）进行消融的腔内治疗已展现出较多优点，以往主要使用光动力疗法，但置入增敏剂所引起的相关并发症的发生率较高。内镜下射频消融（radiofrequency ablation，RFA）是一种新近被应用于治疗 Barrett 食管中肠化生的技术，其由双极射频能量设备组成，可直接对食管上皮进行消融。此技术使用球囊辅助系统和平面电机设备来发挥作用，这种球囊辅助模型在治疗 Barrett 食管患者中被证明是安全的[29]。HALO90 系统（BÂRRX Medical，Sunnyvale，CA）是一种内镜下 RFA 设备，由安装在内镜头端的消融电极组成。

探头前端的平面电极（13 mm × 20 mm）可传导特定的能量。电极直径约 4 mm，导线沿着内镜连接于外部的主机，而主机可转换不同的能量密度（J/cm²）和功率密度（W/cm²）。内镜下 RFA 可传导预定的可控的能量，可减少透壁损伤或是腔外的损伤。

已有很多研究证实这种新技术的可行性和安全性[31-33]。但仍需要进一步的研究明确其长期疗效，以及当存在黏膜下的腺体化生或癌时，是否需要行内镜下 RFA。

内镜下胃肠道造瘘

内镜下胃肠道造瘘已成为目前最常见的内镜操作之一。以前，这需要外科手术完成。目前内镜下可完成胃造瘘和空肠造瘘［直接经皮空肠造瘘（PEJ）或 PEG 联合延长的空肠造瘘管（PEG-J）］。这些治疗的适应证包括供给营养、减压、组织结构的固定、给药。其绝对禁忌症很少，包括食道梗阻、有限的预期寿命，当患者的预期寿命不超过 4 周时，不应接受这些治疗。相对禁忌症则应因人而异，包括严重营养不良、腹水、腹部手术史、胃切除术后、腹膜透析、凝血障碍、胃恶性肿瘤。

经皮内镜下胃造瘘

PEG 是对于有吞咽困难、需长期营养支持的患者，以及需长期胃减压的患者首选的治疗方法。PEG 优于手术进行胃造口，因为其比较安全，价格便宜且损伤较小。目前有几种不同的 PEG 技术，包括"拖出"（pull）法、"推入"（push）法、"插入"（introducer）法。"拖出"法和"推入"法需要造瘘管通过口咽，这与插入法相比，会增加感染及口咽部肿瘤种植播散的风险，而插入法的造瘘管在胃镜引导下，直接经皮插入。但这个理论仍未经前瞻性的随机试验验证。

在 PEG 操作前，应预防性地静脉下给予单次剂量的头孢类抗生素。患者应采取仰卧位或半斜坡位，抬起头部，轻柔地约束手臂，之后对腹部进行消毒和铺无菌巾。将胃镜插入胃中，充气使胃扩张，推荐对食管、胃、十二指肠进行简单但完全的胃镜检查，除外其他可能合并的疾病。之后助手用单个手指按压腹部，当胃前壁受压时应予以标记。理想的情况下，这个点应在肋缘下 2 ~ 3 cm，最高的压点可能在腹壁的两侧或剑突下。腹壁皮肤上的透光点也能作为一个安全部位的标志。最后，必须采取"安全腔道"技术来确保胃壁与前腹壁之间没有空腔脏器。在皮肤麻醉后，应在预穿刺点使用装有盐水或局麻药的注射器在保持负压的情况下穿透腹壁，一旦有气体抽出时，应在胃镜下观察针头是否在胃腔中，若不在，应更换穿刺点的位置。

内镜医师经内镜活检通道置入圈套器，并将其放于胃腔内的预穿刺点，之后在皮肤上做一小的横切口（7 ~ 9 mm），助手插入 14 G 的静脉套管针至胃腔，圈套器套紧套管针后，拔出内芯。

拖出法 PEG 在拖出法中，经过套管针置入长的环形导丝，之后将圈套器松开，并抓紧环形导丝，再将胃镜和圈套器一起取出，同时将导丝从患者嘴中

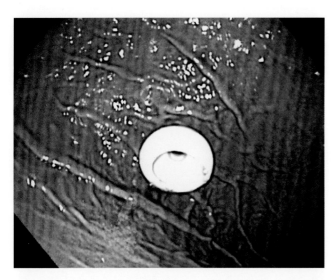

图 3-13　在 PEG 放置后推荐进行第 2 次进镜观察，确定内侧减震环的位置，并除外操作后的出血

取出，将造瘘管充分润滑后，导丝与其锥形的尖端固定，之后助手牵拉导丝，直至造瘘管穿出腹壁。再次插入胃镜，观察造瘘管的内侧（图 3-13），胃壁与腹壁是否过紧、造瘘管的位置是合适。再次进镜时还可通过圈套器拉紧 PEG 的减震环。当要经嘴和腹壁取出 PEG 时，可再次进镜，并在进入食管后打开圈套器，同时放松外部减震环，使其无张力，再经内镜将圈套器取出。

推入法 PEG　在推入法中经套管针置入一根指引导丝，并从患者嘴中取出。胃造瘘管，又称 Sachs-Vine 管，有很长的锥形前端，能沿着导丝推出腹壁，并推荐与拖出法一样再次进镜观察。

插入法 PEG　在插入法中，在内镜的引导下，通过留置针，在胃腔中置入一根导丝，带有 peel-away 鞘的穿刺器沿着导丝插入，再沿着鞘管置入 Foley 式导管或其他类似造瘘管，水囊膨胀后移除鞘管，这样造瘘管就固定于腹壁上。在穿刺器穿刺前放置 T-tags 能保护胃壁和腹壁。

腔镜辅助 PEG　对于病态肥胖患者、术后、胸腔胃的患者，常规的内镜技术无法进行完全安全的造瘘，腔镜和内镜联合能安全地完成 PEG，在腔镜的观察下使用腰麻针穿透腹壁进入胃腔，之后按前文的方法完成 PEG。

放射介入辅助 PEG　当患者由于恶性肿瘤、多次手术史、过度肥胖致使无法安全地经内镜造瘘，并且腔镜有困难时，可在超声或 CT 引导下经皮、经胃放置猪尾巴导管，利用会合技术，在胃镜下经猪尾巴导管置入导丝，以此完成 PEG。

PEG 联合延长空肠造瘘管　对严重胃食管反流或胃瘫而无法耐受胃饲的患者，可以利用已有的 PEG 进行空肠造瘘术来进行经幽门喂养。但是目前无前瞻性随机试验显示经胃与经幽门喂养，在吸入性肺炎的发生率上有区别。大多数吸入性肺炎发生是由于于无法保护自己气道的患者吸入口咽的分泌物。

PEG-J 置入是通过 PEG 管腔放入空肠营养管（24 Fr 的 PEG 管可容纳 12.5 Fr 的空肠营养管，标准的 20 Fr 管可容纳 8.5 Fr 空肠营养管），在胃镜的直视下将空肠营养管置入十二指肠内完成的。空肠营养管的头端有一线圈，可通过钛夹固定，一旦进入远端十二指肠，便用钛夹将空肠营养管固定于小肠黏膜。钛夹通常于 1 ~ 2 周后脱落，可防止在退镜的同时将空肠营养管带出。

直接经皮内镜下空肠造瘘

对于胃饲引起胃食管反流从而导致误吸的患者，直接 PEJ 要比 PEG-J 更有益。与单纯经幽门喂养相比，Treitz 韧带以下的喂养发生误吸的概率更低[34]。直接 PEJ 的操作风险有所升高，如出血、脏器损伤、肠漏等[35-38]。进行直接 PEJ 操作时需要在内镜和透视下同时引导。通过使用儿童用结肠镜进镜至近端空肠，内镜的头端可在透视下观察，使用止血钳在腹壁上按压，来辨别一段靠近腹壁的肠袢，使用安全腔道技术来建立通路，并使用 16 Fr 或 20 Fr 的造瘘管，利用拖出法进行 PEJ。之后再次进镜观察造瘘管内管的位置。

异物取出术　吞咽异物的患者主要分为两类：儿童（1 ~ 5 岁）意外吞下物体；成年人，由于反应迟钝、醉酒、伴有精神疾病或罪犯[39-40]，吞下物体伴有食管良性或恶性狭窄，以及食管运动功能障碍的患者，有可能出现食物嵌塞。此外，无牙或义齿不合适的患者，有可能因为不能充分咀嚼肉块导致食物嵌塞。当患者呼吸受影响或无法处理自己的分泌物时，需要即刻行内镜评估并取出异物。

当行内镜下异物取出术时，保护患者的气道是至关重要的，当患者无法控制自己呼吸道分泌物时，需要采取气管插管。当异物脱落的碎片可能会影响到气道时，如取出尖锐的物体或有很多碎片的物体，可使用内镜外套管。此外，在取物前利用类似的物体进行练习，能有助于选取最合适的工具。

硬币是儿童最常吞下的异物，如果发现存留在食管中，应尽快予以取出，因为有压迫食管导致坏死并形成瘘的风险。定位后，可通过圈套器、取物网或鼠齿钳等取出。不推荐使用 Foley 导管，因为在取出的过程中不能很好地控制硬币，硬币有可能会掉入气管。

在成年人中，肉类嵌塞是最常见的异物嵌塞，当存留时间超过 12 h，有引起压迫坏死的风险，应予以取出[41]。在梗阻部平缓的进镜多能帮助食物团通过，还可通过网篮、取物网或圈套器一点一点取出，操作过程中应防止异物掉入气管。食物团通过后，应进行EGD 检查，明确有无食管的损伤[41]。

使用内镜外套管或保护罩能极大地帮助我们取出尖锐的异物，如牙签、鱼刺鸡骨、针、剃须刀片等。取出尖锐异物的原则是保证尖锐端位于尾端。如果有必要，可以将尖锐异物小心推入胃腔中，旋转后再将其取出。

吞下纽扣电池应及时取出，防止腐蚀性损伤。电池通常较容易地通过部分胃肠道而不引起损伤，但应在内镜下检查所有的黏膜，排除有无相关的损伤。

当发现毒品包时，不应通过内镜取出，因为有导致包装破裂的风险。应首先考虑保守观察。当包装破裂或导致肠梗阻时，可进行手术治疗。

在取出异物后，内镜医师必须排除任何相关的潜在的疾病，如狭窄、肿瘤或动力障碍（图 3-14）。此外，内镜医师还应注意是否有延迟性内脏损伤的可能，继发于压迫坏死引起的部分或全层损伤。紧急CT 检查评估这些并发症。基于患者的病史及持续的症状，可进行重复内镜检查，动力学检查或选择性的

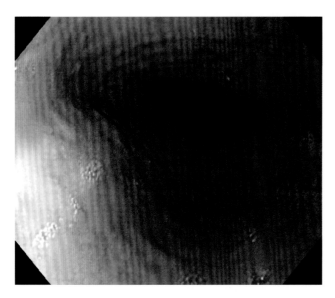

图 3-14　既往吞咽困难和食物嵌塞患者中典型的嗜酸性粒细胞性食管炎，活检中观察到嗜酸性粒细胞增高得以确诊

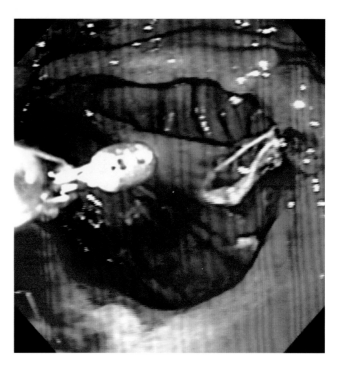

图 3-15　先前胃空肠吻合的部位可看到缝线

增强检查。

在术后的患者中，可能会发现某些非梗阻性的异物，如腔内缝线的移位可能会导致疼痛或吞咽困难（图 3-15）。当内镜下剪断缝线并取出后，可缓解患者的疼痛及吞咽困难症状。

内镜下扩张术　对于任何内镜可到达的肠内狭窄，均可以使用内镜下扩张术。内镜下扩张术的组成包括发现狭窄、导丝通过、通过内镜通道送入扩张球囊。由于缺血、炎症、放射损伤、肿瘤、手术引起狭窄都可通过内镜下扩张进行治疗。一般认为使用透视进行辅助能减少内镜下扩张引起的穿孔的发生率，但仍未被前瞻性随机试验证明。患者选取的镇静方式与每个患者的临床状态有关，对于食管狭窄紧密的患者，最好采取选择性的气道保护。

虽然目前有很多种扩张器，但最常用的有两种：一种是导丝引导型，能提供轴向与纵向的扩张力；另一种是球囊型，只能提供纵向扩张力。采取连续逐渐扩张是安全的，在一次操作中可以常规使用 3 种连续型号的球囊或扩张器进行扩张。在狭窄部位注射激素溶液（kenalog）能降低扩张后的炎症反应、瘢痕形成和再狭窄的严重程度。扩张的频率取决于狭窄的严重程度和患者的症状。

球囊扩张可用于治疗短的狭窄、狭窄的吻合口和贲门失弛缓症。扩张器可通过预先置入的导丝放置，

并通过内镜治疗通道进行操作。透视引导下球囊扩张能协助内镜医师完成多个操作步骤。首先，透视能确定球囊在胃肠腔中的位置。其次，如果使用对比剂作为球囊的扩张液，能充分观察到球囊的充盈程度。这被称为"消除腰部"，在狭窄部位充分地扩张球囊，将类似于沙漏的形状转变为完全椭圆形的形状。

内镜下扩张术对于狭窄范围长且复杂的狭窄，效果不是很好，可能需要反复地治疗，扩张后应对黏膜进行病理活检，排除其他未知病因。继发于内镜下扩张术的并发症包括出血、穿孔、黏膜撕裂和再狭窄。

放置肠道支架　在过去几年中，内镜下支架技术为处理复杂的临床病例提供了方法，取得了令人瞩目的发展。支架放置系统和支架本身都经历了明显的改进，能用于多种良恶性病变的治疗。狭窄、漏、瘘管、肿瘤梗阻都可以使用肠道支架治疗[43-50]。

支架放置系统　基于需要放置支架的位置和支架本身的特点，可选择经内镜（through-the-scope，TTS）或导丝引导下放置支架。TTS 通常为 10 Fr 系统，通过内镜的通道置入，这通常需要治疗性内镜。只有无覆膜自膨胀金属支架（self-expanding metal stents，SEMS）为 TTS，而其余的支架均在透视观察下通过导丝引导放置。支架放置系统按照支架最初张开的位置，可进一步分为近端展开和远端展开。对在近端食管放置支架的患者，应首选近端展开支架。而其他大多数支架均采用远端展开方式。非 TTS 支架通常仅用于食管或胃食管连接部。在胃切除术后的患者中，这些系统也能经过胃空肠吻合口。TTS 系统可置于任何治疗性内镜能到达的胃肠道部位[43]。

支架的特点　覆膜支架最早单纯用于为食管或近端吻合口漏或瘘管创造临时性的桥梁。对于无覆膜支架，组织会向支架内生长，而覆膜支架能防止这种情况的发生。因此在 2 ~ 3 个月后，一旦瘘管治愈可将支架取出。减肥手术例数不断增加，继发于 Roux-en-Y 转流术的吻合口并发症可常规用内镜下放置支架治疗。

可取出的支架按基础构造不同可细分为塑料支架和混合支架。如上文提到的，全覆硅脂的自膨胀支架最远可置于近端胃，但需要使用很大的放置系统。与之类似，覆膜的 SEMS（混合支架）可在透视引导下放置于内镜外，也可到达近端胃。这些支架最大的问题就是移位的风险较高[45]。如果在胃空肠吻合口放置，则可能会压迫小肠，需要外科手术取出。出血、穿孔和梗阻是相对少见的并发症。

使用 TTS 放置系统未覆膜的支架放置后无法取出，可以贯穿胃肠道放置支架，用来临时性缓解良恶性狭窄[43,44,46-48]。与覆膜支架相比，未覆膜支架会不断发生组织内生长并导致阻塞，但其发生移位的概率要低。对于不可切除病变，使用肠道支架缓解梗阻能为患者提供另一种治疗方案。此外，对于结肠梗阻性病变患者，可先内镜下放置支架进行减压，再进行半选择性切除和原位吻合，而不用做转流性造口[49-50]。

GERD 的腔内治疗

在过去十年里，出现了很多关于胃食管反流病（gastroesophageal reflux disease，GERD）的治疗方法，很多种方法取得了临床上的成功。这些技术基于缝合、组织支持或是能量传递。但由于很多原因，如改善效果不明显，严重的并发症，医疗机构财政困难等，大多数治疗在美国还没有有效开展。以下我们将介绍这些技术的几个例子。

EndoCinch 腔内折叠术

EndoCinch 腔内折叠术由巴德内镜缝合系统（EndoCinch，CR Bard，Inc，Murray Hill，NY）在胃腔内进行黏膜与黏膜的折叠，使用安装在内镜头端的操作设备，将组织吸入缝合腔后缝合 2 针，在体外进行打结后送至胃黏膜处。这种治疗的短期效果比较理想，但远期疗效不佳，其证明黏膜与黏膜折叠缺乏持久性，此产品还没有上市来治疗 GRED。大多数专家认为在 EndoCinch 有效地用于胃折叠术之前仍需要技术改进[51-52]。

Stretta 射频能量传输

Stretta 射频能量传输（CURON Medical，Sunnyvale CA）是唯一一种将射频能量传导至下食管括约肌（lower esophageal sphincter，LES）的肌肉中的设备。此治疗需要多次使用不同水平的能量。在内镜确定 LES 的位置后，便进行盲操作。治疗的目的是使 LES 产生胶原沉积，从而增加其体积，减少其顺应性。通常不能立刻起效。尽管这个设备取得了一定的成功，但其公司仍在 2007 年宣布破产[53-57]。

内镜折叠器

NDO 内镜折叠装置（NDO Surgical，Inc，Mansfield，MA）是将胃远端与胃食管连接部的浆膜对浆膜的纵形折叠，该装置可重复应用，包括尖端缝合机械装置、通过可视内镜腔的沟槽、包裹聚四氟乙烯的一次性的细聚乙烯缝线，根据不同折叠组织可选的、绕过手柄的专利牵拉装置。不幸的是该公司与 Curon 一样遭遇严重的财政困难于 2008 年宣布破产 [58-61]。

Enteryx 系统

应用 Enteryx 系统（Boston Scientific Corp，Natick，MA）将具有生物相容性、非生物降解的聚合物（乙烯 - 乙烯基 - 乙醇）注射到贲门部，来增大 LES。溶液中包含液体聚合物和不透射线的材料，可以显示注射的深度。环形注射聚合物，随后聚合物会凝固使得胃食管连接部变紧。最近多篇使用 Enteryx 系统的研究发表了。在 2005 年，Deviere 和同事第一次报道了 Enteryx 系统的对照试验 [67]。在 64 例患者中，有 83% 的患者减少了 50% 的质子泵抑制剂（proton pump inhibitor，PPIs）的服用，68% 的患者不再服用 PPIs。而在假手术组中，有 53% 的患者 PPIs 服用量减半，有 40% 不再服用 PPIs。其对于患者的胃液 pH 值没有改善。由动脉内注射导致的严重并发症和随后的致命的瘘管形成，其公司停产了此设备 [62-68]。

Gatekeeper 反流修复系统

Gatekeeper 反流修复系统（Medtronic，INC，Minneapolis，MN）改变了胃食管连接部的解剖，限制了反流的孔径。在鳞状、柱状上皮交界处注射盐水使黏膜抬升，在黏膜下植入具有组织相容性的假体。假体在水合作用下会增大，从而抑制胃食管反流。由于出现了两种严重并发症，此设备退出了市场 [69-70]。

EsophyX 经口折叠设备

EsophyX 经口折叠设备（Endogastric Solutions，Redwood CITY，CA）是一种新兴的使用经口放置扣件来完成腔内胃底折叠的技术，此技术模拟了 Nissen 胃底折叠术。在一项比利时的可行性研究中，随访 2 年的结果证实此技术的长期安全性，且能减少患者胃灼痛、食管炎、食管裂孔疝的发生率，降低每天 PPIs 的服用量，在 2 年中，没有报道不良事件。并有 64% 的患者的 GRED-HRQL 评分提高了 50% 或以上。EsophyX 技术使 93% 的患者不再发生胃灼痛，71% 的患者停止了 PPIs 治疗。仍需要进一步的临床研究来比较此技术与药物治疗和手术治疗的效果 [53]。

内镜逆行胰胆管造影

历史

外科医生 William McKune 与胃肠病医生 Paul Shorb 首次完成了 ERCP，其于 1968 年报道了 4 例使用内镜在 Vater 壶腹中放置导管的病例，这是第一次将胰管系统显影并用于诊断。几年后，在 20 世纪 70 年代中期，德国和日本医师报道经内镜下括约肌切开术的经验，首次将 ERCP 用于治疗。之后开发的内镜附件如碎石器、塑料和可膨胀金属支架、管内造影工具等的应用，将 ERCP 完全从一种诊断方法转变为一种治疗用于治疗手段。

适应证

在表 3-2 中列出了很多 ERCP 的适应证。ERCP 由于存在很多严重的并发症，目前主要用于治疗。如需得到患者胰管情况的图像，可行磁共振胰胆管成像 (magnetic resonance cholangiopancreatography，MRCP) 检查 [72]。对于有症状胆石症欲行胆囊切除的患者，术前合并持续性黄疸或胆管炎症状也是 ERCP 的适应证。由于进行减肥手术（Rous-en-Y 吻合）治疗的患者逐渐增多，这类患者进镜到壶腹更具有挑战性。在进行 ERCP 时，通常需要在放射介入的协助下通过残胃。

患者准备

ERCP 的患者准备、镇静检测与其他上消化道内镜检查类似，患者通常采用俯卧位，在某些情况下需

⬤ 表 3-2　ERCP 的适应证

1. 可疑的胆总管结石
2. 良、恶性狭窄的诊断与治疗
3. 胆道影像学检查异常时进一步检查
4. 顽固性黄疸
5. 评估和治疗 Oddi 括约肌功能障碍（sphincter of Oddi dysfunction，SOD）
6. 评估和治疗胰管或胆管的损伤或漏
7. 发现和治疗壶腹部腺瘤
8. 治疗慢性胰腺炎的并发症，包括胰管结石和狭窄
9. 治疗胰腺积液 / 囊肿或胰腺坏死
10. 对胰腺癌或其他胰腺恶性肿瘤进行细胞学检查

要全身麻醉，如患者需要保护气道、无法耐受清醒麻醉、有多种并发症，及预期操作时间长或操作复发。ERCP 也能在仰卧位下进行，比如在腔镜胆囊切除术的同时进行 ERCP 操作。

ERCP 技术

ERCP 需要使用侧视镜来完成，需要同时掌握内镜及透视技术才可完成此项操作。如上文提到，ERCP 主要是一种治疗技术。内镜进入食管时需要盲插，通过上食管括约肌后快速进入近端胃，并将残余分泌物洗净。与直视镜不同，侧视镜通过幽门时无法直接观察到幽门。在观察到幽门后，将侧视镜向上弯曲同时进镜可以比较容易的进入十二指肠球部。

在通过上十二指肠角部时，可将内镜右转并向上弯曲尖端可进镜至十二指肠第二段，之后再退镜，使内镜达到理想的"短镜"位置。

在"短镜"位置时，内镜医师可在十二指肠内侧壁上直接观察到十二指肠乳头。经过轻微的移动和进一步的退镜，可以将乳头放在视野中。间断给予一定剂量的胰高血糖素可以减慢十二指肠的蠕动收缩，但可增加患者操作后发生恶心和呕吐的概率。透视也可用来确定合适的内镜位置及十二指肠大乳头的位置。在观察到乳头后，可使用导管进行插管，而导管有很多种可用的类型。由于 ERCP 多以治疗为目的，大多数内镜医师都使用拉线括约肌切开器进行插管。由于很多原因，使用导丝引导下插管已经成为普遍的做法。首先，这种方法能使对比剂的需要量最小，从而减少胰腺炎和胆管炎的发生率；其次，能更有效地选择插管至期望的管道中；最后，还能在改变导管时维持插管的通路。

选择插管至胆管还是胰管取决于导管的角度和内镜头端的位置。胰管在乳头的 1 点钟方向以一个相对垂直的角度进入，而胆管则是在位于乳头"唇"下方的 11 点钟方向。

ERCP 是一种内镜和放射学结合的技术，其中合理的放射学技术对获得理想图像十分重要。某些人为的气泡、对比剂的分层、溢出至十二指肠的对比剂应识别并尽量避免。

ERCP 介入治疗

括约肌切开术

目前有两种类型的括约肌切开术，针形刀括约肌

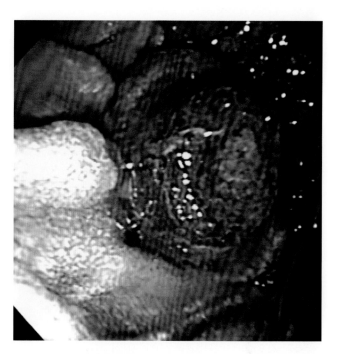

图 3-16　一个堵住胆总管并突出壶腹的结石。最佳方法是使用针形刀括约肌切开术使结石掉出

切开术（预切开）或拉线括约肌切开术。当无法完成选择性深部插管时，可使用针形刀括约肌切开术。对于先前置入支架或导丝的患者，或是结石堵住胆总管（common bile duct，CBD）开口并突出壶腹（图 3-16）的患者可采用针形刀括约肌切开术。此方法在技术上更具挑战性，并且出血、胰腺炎和穿孔的发生率较高。相反的，拉线括约肌切开术需要选择性深部插管。

当确定完成了合适的选择性胆管插管，可回撤括约肌切开器，使约一半的导线露在乳头外面（图 3-17 和图 3-18），在需要时可进行胆管或胰管括约肌的切开。括约肌切开的适应证包括治疗 Oddi 括约肌功能障碍（sphincter of Oddi dysfunction，SOD）、为取石或放置支架扩大通路、治疗反复发作的胰腺炎。为完成括约肌切开，将拉线拉紧后，导丝变成弓形，顶在乳头顶壁上，之后使用电凝进行切开，切开时应给予导线一个平缓向上的力，同时轻柔地向上抬起切开器，缓慢地进行切开。

胆总管结石的治疗

残留或反复发作的胆总管结石是内镜下括约肌切开术最常见的适应证，ERCP 可成功治疗 95% 的病例。内镜专家可以使用球囊导管或取石网将 90% 以上患

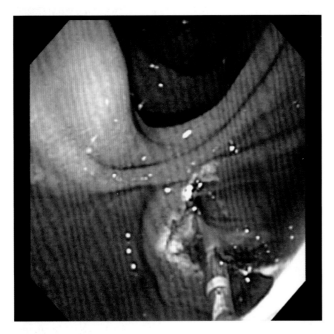

图 3-17　在深部选择性胆管插管后，使用拉线括约肌切开器进行括约肌切开术

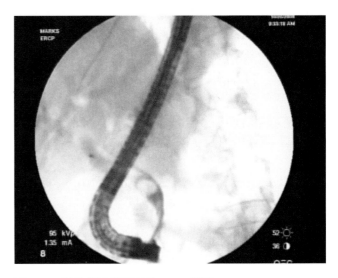

图 3-19　胆总管远端结石的 ERCP 图像

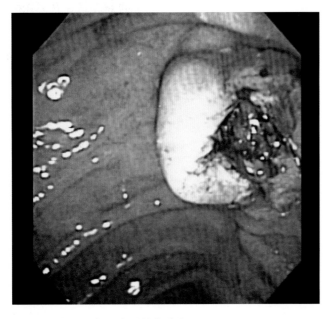

图 3-18　括约肌切开术后的大乳头

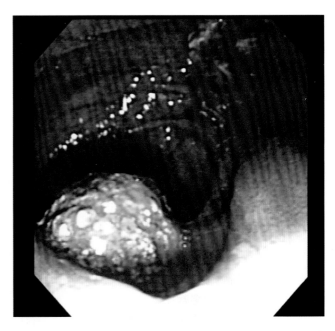

图 3-20　在括约肌切开术（图中右上方）和球囊取石后，可在十二指肠中看到取出的胆总管结石

者的胆总管结石清除，总的胆管彻底清除率约 85%（图 3-19 和图 3-20）。结石的大小是常见的限制因素，大于 2 cm 的结石通常要在碎石后再取出。另一种原因是 ERCP 操作不成功，包括患者不耐受、没有达到并找到壶腹、或选择性插管失败。

对于有症状的胆石症拟行胆道手术的患者，术前不应常规行 ERCP 和括约肌切开术 [73]。遗憾的是，

明确是否存在胆总管结石有一定难度，超声发现胆总管扩张、肝功能试验升高或某些临床因素，如胰腺炎等，并不是总能预测胆总管结石。只有影像学发现胆总管结石才能确定胆总管结石的存在。如上文提到的，ERCP 应尽量不作为单独的诊断方法使用 [74]。

SOD 的治疗

SOD 可表现为多种症状，包括疼痛、胆绞痛、肝功能试验异常、胆管扩张伴胆汁排出迟缓、括约肌

压力升高等。基于并发症状的数目，可以预测内镜下括约肌切开术的效果。这种疾病与胆囊运动障碍关系密切，许多因胆囊运动障碍，切除胆囊的患者最终怀疑也合并有 SOD。虽然出现了很多非侵袭性的检查（例如超声和闪烁扫描法），但仍缺少足够的灵敏度和特异度。内镜测压技术的发展能让我们直接测量 Oddi 括约肌中胆管部分和胰管部分的运动性和腔内压力[75-76]。

　　SOD 患者中普遍存在括约肌基础压力升高。测压法提示异常的标准是基础压力大于 40 mmHg、括约肌压力峰值大于 240 mmHg、逆行收缩大于 50%、给予胆囊收缩素后括约肌没有放松、收缩波大于 8 个 /min。Oddi 括约肌测压有一定难度，并且术后胰腺炎的发生率较高。此外，对可疑 SOD 患者进行任何 ERCP 操作都会导致术后胰腺炎的发生率升高[75]。

急性胆管炎的治疗

　　对于急性化脓性胆管炎的患者，内镜下胆道引流已被证明是一种有效的治疗方法。对于危重患者应进行内镜下支架置入或鼻胆管引流，伴或不伴括约肌切开。引流通畅即可，不必完全清除胆道结石；需在患者稳定后再进行取石，可在 4 ~ 6 周后，取出胆道支架的同时进行。

急性胆源性胰腺炎的治疗

　　胆源性胰腺炎的患者通常可采取保守治疗，但对于胰腺炎不断加重或由于胆总管结石继发胆道梗阻的患者，可考虑行 ERCP 治疗[77]。对于这些患者，早期的 ERCP 和括约肌切开术能明显减少死亡率和并发症发生率[77-78]。大多数胆源性胰腺炎的患者多由于胆总管的自发排石，应于近期行胆囊切除术来预防复发；对于不能行手术治疗的患者，ERCP 和括约肌切开术能有效地减少胰腺炎的风险，但对于由胆囊结石引起的胆囊并发症无效。

内支架置入术

　　目前可用的支架有很多种，在组成材料、形状、尺寸、长度、放置系统和固定方式上均有不同。支架置入术的适应证包括胆管炎、良恶性胆管或胰管狭窄、胆管或胰管漏、残留或无法取出的胆总管结石，预防性放置胰管支架可进行预防胰腺炎的发生[79-82]。对于胆瘘的患者，放置支架的目的是平衡胆道和十二指肠的压力，有助于愈合（图 3-21 ~ 图 3-23）。

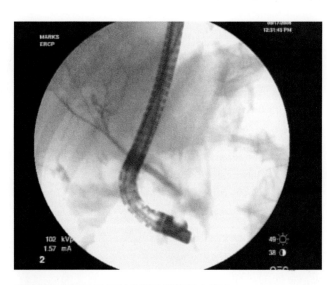

图 3-21　ERCP 显示对比剂从胆管漏中溢出

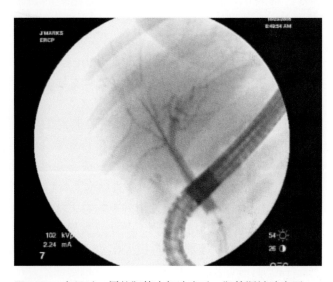

图 3-22　在经过 6 周的胆管支架治疗后，胆管漏被治愈了

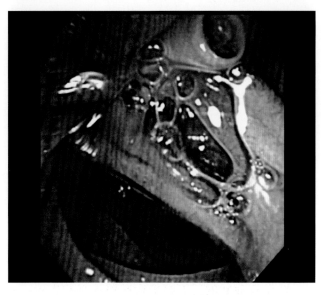

图 3-23　使用经乳头的胆管支架来治疗胆管漏

首先，应进行诊断性的胆管显影或胰管显影，明确病变的范围从而决定内支架的长度，之后置入导丝。若需要，可进行括约肌切开术，有助于下一步操作，虽然这并不是必需的。理想状态下，内镜医师应将支架的上端越过狭窄段，将下端恰好露出乳头外，而乳头上置入金属支架通常位于更近端的恶性狭窄处。经乳头放置塑料支架可便于移除支架，对于胆管漏的患者还能平衡胆管和十二指肠压力。

所有的胆管和胰管支架都使用 TTS 置入系统进行放置。根据支架型号和支架的实际直径，支架置入系统也有很多不同的直径。胆管或胰管的直支架的直径有 3、4、5、7、10 和 15 Fr 几种。对于自膨式金属支架，会使用一种特殊的置入系统将压缩的支架（10 Fr）置入。释放后，SEMS 会缩短并膨胀至完整的直径（8 ～ 10 mm）[80-81]。

胆道支架是临时性的，3 ～ 6 个月需进行更换[79]。支架阻塞通常会引起梗阻性黄疸和胆管炎。放置多枚支架可延长胆道通畅的时间，因为即使支架发生梗阻，胆汁也可经支架周围或支架之间流出[80-81]。与覆膜金属支架相比，未覆膜金属支架更不容易发生移位，但胆道通畅的时间较短，因为未覆膜支架会发生组织或肿瘤的腔内生长。新型的完全覆膜支架可以延期拔除，因此可用来治疗慢性的良性狭窄。

对于由恶性肿瘤引起的梗阻性黄疸且无法手术治疗的患者，最好使用 SEMS 而不是塑料支架，在患者有限的生存期内减少反复的内镜操作[80]。如果患者由于恶性肿瘤，同时发生胆道梗阻和十二指肠梗阻，应先放置胆道 SEMS，再放置十二指肠支架，因为放置十二指肠支架后会使乳头插管很困难[44]。缓解高风险的高龄患者的不可切除的恶性胆道梗阻，已成为胆道支架置入术最重要的适应证（图 3-24）。

除了治疗胆道疾病，ERCP 也可用来治疗良恶性胰腺疾病。使用胰管支架可以对胆道系统进行成功的减压、绕过导管漏或狭窄、治疗胰瘘等。对于胰腺分裂的患者，可经小乳头放置支架或进行括约肌切开术。胰管支架要比胆管支架小，并有侧孔用来引流。胰管支架也可用于 ERCP 术后胰腺炎高风险的患者，包括合并有 SOD、特发性 / 自身免疫性胰腺炎、或进行广泛复杂的胆管或胰管操作的患者（图 3-25 和图 3-26）[75]。由于存在胰管炎症改变的风险，胰管支架应在 2 ～ 3 周内取出，而胆道支架可在出现梗阻的症状后再取出。很多情况下，胰管支架会自行脱出。

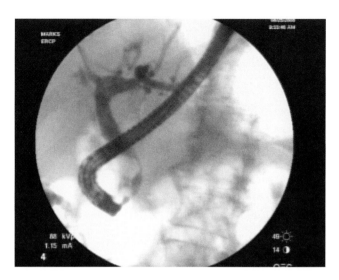

图 3-24　继发于胰头恶性肿瘤的胆总管末端狭窄

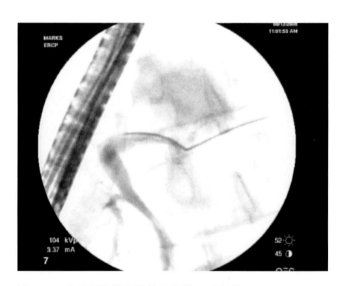

图 3-25　在放置胰管支架前的胰管 X 线图像

胰管结石

使用 ERCP 取出胰管结石的技术难度较大，并且其术后并发症的风险较高，如胰腺炎。很多临床医师被报道可成功使用机械碎石、接触性碎石和（或）体外声波碎石来治疗胰管结石。胰管结石通常要比胆固醇样胆管结石硬，这些患者最终可能还需要手术治疗。

内镜下假性囊肿引流术 / 坏死组织清除术

治疗胰腺假性囊肿和坏死组织是目前内镜治疗的最新进展之一。基于假性囊肿的位置和性质，可以经乳头或脏器进行引流。许多假性囊肿与主胰管直接相

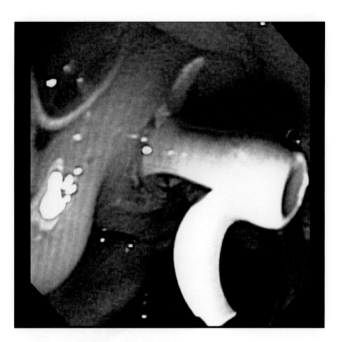

图 3-26　临时性的胰管塑料支架

通，被称为"交通性"假性囊肿。如果导丝可通过胰管进入囊腔内，可用胰管支架进行引流。这种方法能使囊肿缩小，但由于囊肿仍与胰管相通，所以其复发率很高。引流后，可在胰管漏的位置放置胰管支架。

胰腺假性囊肿若直接毗邻某个内镜可到达的管腔，则可采用经脏器通路（如胃、十二指肠）。在进行引流前，应确定囊肿成熟，且无肿瘤和急性感染症状 [84-87]。EUS 对此项操作十分重要，有以下几种原因：可除外夹在中间的器官与血管；明确囊肿中是否有大量坏死组织而不是单纯的液体 [85,87]。扩张管道后放置导丝，再进行 EUS 引导下吸引，最后放置猪尾巴导管。在确定假性囊肿消除后 6～12 周，再移除支架。

对于胰腺坏死而不是简单的假性囊肿的患者，也可使用内镜治疗 [88-92]。与经脏器囊肿引流类似，使用 EUS 确定存在坏死组织聚集，再扩张管道，之后使用内镜直接进入毗邻的腔内。联合使用灌洗 / 吸引和钳夹 / 网篮技术来清除坏死组织。最后放置支架来持续引流坏死组织。

ERCP 的并发症

ERCP 术后胰腺炎

ERCP 导致胰腺炎与操作因素和患者因素有关。虽然导致术后胰腺炎的准确因素仍未明确，但有很多因素与其有关，如复杂的操作，包括测压法、多次胰管插管和胰管注射对比剂、热能量的过度使用、放置覆膜的 SEMS 等。多项前瞻性对比研究发现，预防性地使用抗生素、激素、生长抑素、黄嘌呤氧化酶抑制剂、免疫学药物如 IL-1，都未能成功减少胰腺炎的发生 [74,93]。患者相关的因素包括 SOD、特发性胰腺炎、急性或慢性胰腺炎病史 [93]。在高风险的患者进行短高风险操作期的预防性胰管支架被证明是有效的 [75]。

与胰腺炎类似，ERCP 术后菌血症或脓毒症也与操作因素和潜在的患者因素有关 [93]。对因梗阻性黄疸或胆管炎行 ERCP 的患者，如果未能充分引流，则发生脓毒症的风险很高。尽管使用无菌的对比剂，但在插管的过程中仍会将十二指肠内容物和细菌带进胆道系统中。如果在梗阻部位以上注射对比剂，而又未能充分引流，均会发生胆管炎。预防此种情况发生的方法是在胆道造影前，试探性使用导丝，试探能否通过狭窄。对于存在复杂狭窄的患者，此种方法很有难度，但可在不能通过的狭窄部位避免污染。胆道扩张术后发生菌血症的风险也很高，推荐预防性使用抗生素。最后，注射对比剂过多或压力过高也会导致胆汁逆行入血，发生细菌移位。

内镜下括约肌切开术后出血的发生率约为 1%，可发生于术中至术后 2 周。一旦发生出血，应立即再次行内镜治疗。注射硬化剂、球囊压迫、内镜下放置钛夹是最常见和有效的治疗方法 [94]。如果止血失败，可采用介入下血管栓塞或手术治疗。

穿孔是最不常见的并发症，可能继发于 ERCP 操作（放置导丝、插管、括约肌切开）或进镜过程。内镜引起的穿孔可发生于颈段食管，这是由于侧视镜进镜时是盲插，穿孔也可能发生在十二指肠，多位于十二指肠乳头对侧壁。近端食管穿孔的治疗可使用抗生素、禁食，必要时进行引流。由内镜引起的十二指肠侧壁穿孔的范围通常较大，可能需要更积极的治疗，如手术引流，在某些严重情况下可采取十二指肠改道。

继发于 ERCP 操作的穿孔可发生在十二指肠壶腹部或胆道。由导丝或导管引起的胆漏比较罕见，但会导致胆汁性腹膜炎。没有临床症状的小穿孔或漏，通常可经乳头放置支架治疗，必要时行影像引导下的腹腔引流。CT 扫描对于这些患者的治疗十分重要 [95]。十二指肠的微小穿孔可导致腹膜后、腹腔内、纵隔或皮下出现气体，但只要患者临床症状稳定，则可通过常规抗感染、禁食水、密切观察进行保守治疗。但如果发现患者存在腹膜后或腹腔内积液，则很可能需要更积极的治疗，如通过手术或影像引导下放置引流。

这种情况应避免进行紧急的手术切除（胰、十二指肠切除术）。

小肠内镜

直到最近，小肠仍很难进行诊断性或治疗性内镜操作。胶囊内镜的出现使得内镜医师可以获得小肠腔内的情况，从而发现出血部位、炎症改变和肿瘤。与灌肠法等造影检查不同，胶囊内镜可模仿软式内镜的视野，根据时间记录和导航系统，能大致明确病变的位置。但其无法进行取样活检和治疗性操作。随着深部小肠镜的发展，这个缺陷逐渐被解决。

先前评估小肠的内镜方法包括探测小肠镜和推进式小肠镜。这些方法都有一定难度且耗时，还经常会失败，并且能提供的治疗方案有限。术中经口或经肛的小肠镜，可在术中协助进镜，但仍有很大难度[96]。当确定病变位置后，应进行外科手术治疗。术中行小肠内镜检查时可切开中部小肠进镜，这样可观察近端小肠和远端小肠。术中内镜检查的一个副作用是导致大量肠管扩张。使用 CO_2 充气能比使用空气充气减少肠管扩张程度，并缩短吸收时间；内镜医师希望所有内镜介入操作，尤其是时间长的操作都使用 CO_2 充气。

在过去十年，发明了很多新的用来评估和治疗小肠疾病的内镜设备。双球囊内镜（double balloon endsocopy，DBE）和单球囊内镜（single balloon endsocopy，SBE）让内镜医师充分的评估小肠，进行取样活检，治疗某些疾病，如出血、梗阻、隐匿性肿瘤等。此外，在外科切除和重建术后（例如 Roux-en-Y 转流术，长输入袢），球囊内镜也可进入想要的肠段中[102]。

通过利用柔软的球囊固定镜身，再连续地充气和吸气，可使内镜不断前进。这可让内镜医师将肠段套叠在镜身上。可在进镜时或退镜时观察小肠的黏膜，同时可也用于标准结肠镜检查失败的患者[104]。深部小肠镜可使用独特的外套管来连接镜身[101,103]。由于这些技术比较耗时（1～4 h），通常在全麻下进行，通过透视也可引导内镜医师通过小肠。

下消化道内镜

1975 年 Shinya 和 Wolff 首次报道了结肠镜下息肉切除术，这是最早进行的下消化道内镜治疗[106]。这个开创性的报道将结肠镜从一个单纯的诊断方法转变为治疗的手段。从那时起，治疗性结肠镜已经扩展至切除大的肿瘤病变，放置支架治疗肠漏、狭窄、肠瘘和梗阻，治疗出血。设备和技术的发展会进一步扩展治疗性结肠镜的适应证，甚至可能可以通过结肠进入腹腔。

适应证

结肠镜筛查已成为超过 50 岁的平均风险患者的标准评估方法。以前的筛查方法，如便潜血试验、乙状结肠镜、肛门指诊已经不再被认为是有效的筛查方法[111]。由于结肠 CT 成像发现结肠肿瘤的能力得到了提高，也获得了一定医师的支持，但是小病变对其仍是一种挑战。结肠镜的适应证列在表 3-3 中。

禁忌证

结肠镜的禁忌证类似于 EGD，与患者相关的并发症、潜在的胃肠道疾病或能否耐受清醒麻醉有关。如同 EGD，近期发生的心梗、肺炎和前肠手术是结肠镜的相对禁忌证。每位患者都应独立的评估风险与获益，来决定是否适合行结肠镜检查。在术后的任何时期，肠镜检查对于近期的手术吻合口都是安全的，但要记住在术后 5～7 天，组织强度是最弱的。

表 3-3　结肠镜的适应证

诊断性

1. 评估和确定影像学的发现
2. 确定可疑的息肉
3. 不明原因的消化道出血或缺铁性贫血
4. 结肠癌的筛查和监测
5. 结肠息肉或癌治疗后的随访
6. 炎症性肠病的监测
7. 不明原因的严重腹泻
8. 术前或术中对于病变的定位

治疗性

1. 控制出血
2. 息肉切除
3. 取出异物
4. 减少乙状结肠扭转
5. 假性梗阻的减压（Ogilvie's）
6. 对良、恶性狭窄进行扩张或放置支架

Adapted, with permission, from the Society of American Gastrointestinal and Endoscopic Surgeons guidelines, www.colonoscopy. info, 2002; and the American Society of Colon and Rectal Surgeons parameters, 2004.

继发于血小板减少的凝血障碍、肝功能衰竭、肾衰竭、外源性使用抗凝或血小板抑制药物对于诊断性结肠镜都是相对禁忌证，但对治疗性结肠镜是绝对禁忌证。不配合和由于患者高心肺风险而无法安全镇静也是结肠镜的禁忌证。虽然没有经口放置的内镜，但这些高风险患者可能发生由药物或不能维持气道而引起的呼吸抑制。预先进行 ASA 分级和 Malampatti 评分有助于预测这些患者，对于怀疑穿孔、缺血性结肠炎、急性憩室炎或中毒性巨结肠的患者不应行结肠镜检查，除非能提供即刻的治疗，如内镜下关闭、放置支架或是手术治疗。

患者的准备

大多数下消化道的内镜检查可在清醒镇静下于门诊完成，结肠镜也可在非镇静状态下安全完成，可选择依从性较好且非焦虑的患者，有既往腹部手术史和女性患者在镇静状态下，完成结肠镜的可能性更大。

检查前一天，患者应清淡饮食、午餐应为清流食。最常用的肠道准备是使用含有聚乙二醇作为渗透剂的硫酸钠电解质溶液；也有报道使用其他方法，如服用柠檬酸镁或多次灌肠。此外还有多种准备方法，采取不同的准备时间和分次剂量。由于可能会引起少见的心脏并发症，硫酸钠盐口服溶液目前已不再使用。

结肠镜检查不常规预防性使用抗生素。进行抗凝治疗的患者可行诊断性结肠镜，但如果要行息肉切除或其他治疗性操作要停用这些药物。阿司匹林与其他药物不同，可能不会增加息肉切除术后出血的风险。

基本内镜技术——结肠镜

当进行结肠镜操作时，有许多通用的技术原则与上消化道内镜相似，但仍有一些特别注意事项来确保操作安全。由于结肠迂曲且相对游离，某些操作，如扭转镜身、减少成袢、改变患者体位、按压患者腹部等，对完成结肠镜操作很重要。另一个与上消化道内镜的不同点是内镜插入深度与结肠实际的解剖位置并不完全相符。因此，理解特殊的结肠标志对确定正确的解剖位置十分重要。此外，检查中应识别手术时的解剖异常（图 3-27）。

在结肠镜开始前应常规进行直肠指诊，可润滑肛管、放松肛门括约肌、评估前列腺和下部直肠壶腹、评估患者的镇静水平。内镜可直接插入或使用右手示指将内镜沿着会阴体插入。一旦到达肛缘，可将内镜

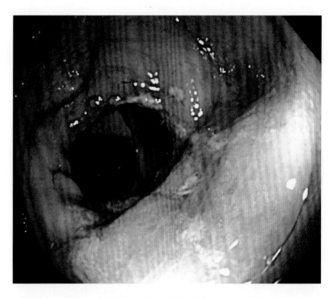

图 3-27　在直乙交界水平看见端端吻合后的吻合口

直接插入肛管。

一旦进入直肠壶腹，开始充气来观察管腔。于进镜时虽可检查黏膜，但主要的检查还是在内镜到达盲肠后开始退镜的过程中。结肠镜进镜时要轻柔，一旦视野内没有管腔，而出现"红视"，应轻柔退镜，同时弯曲镜头联合扭转镜身再次寻找管腔。对于有既往腹部手术史、病态肥胖、多发憩室的患者，进镜至乙状结肠存在一定难度（图 3-28）。按压腹部或将患者体位变为仰卧位有助于完成此操作。在某些少见的情况下，可使用"滑靠"技术来通过某些紧密的成角。此技术在没有完全管腔视野的情况下，通过观察黏膜并谨慎地滑动进镜。无论结肠镜在肠道的什么部位，

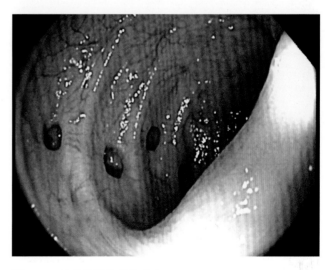

图 3-28　乙状结肠的多发憩室

当患者的不适症状逐渐加重、出现"红视视野"，或是进镜时严重受阻，均提示内镜医师应该退镜。

通过乙状结肠时可能需要建立一个肠袢，可能增加患者的不适且需要额外的镇静药物，一旦进入降结肠，应通过轻柔地退镜和扭转镜身来减袢，同时增加镜身的硬度，能使进镜变成"一对一"的模式到达结肠脾曲，即内镜头端前进的方向与插入内镜的方向一致。降结肠通常很直，可通过腔外的蓝斑和遇到的急转弯来识别脾曲，之后就会进入远端横结肠。吸气和退镜有助于保证内镜处于结肠脾曲近端。

通过增加镜身硬度并进镜可继续以"一对一"的模式通过横结肠，横结肠为三角形的管腔，很容易识别。当内镜到达结肠肝曲时，可观察到肝的蓝斑。此时，进镜过程中通常会发生内镜的相反运动。进入升结肠通常需要内镜医师在结肠肝曲进行退镜，同时极度弯曲内镜并吸气。升结肠腔内可能会有黄色的污点，即使经过充分的肠道准备也会有肠液持续的通过。嘱患者深呼气并将患者改为仰卧位，有助于内镜进入升结肠。最终，通过识别回盲瓣、阑尾开口、盲肠带、腹壁透光和右下腹触诊来确定进镜至盲肠（图3-29、30）。唯一一种100%确定进镜至盲肠的方法就是进镜至回肠。可将镜头转向回盲瓣，一边充气同时轻度退镜、拨开回盲瓣的上瓣，即可缓慢地进镜至末端回肠。

内镜医师的目标是安全可靠地到达盲肠，确定位置后缓慢仔细地退镜，检查全部的黏膜表面。对有过多粪便的部位应冲洗干净，对于弯曲部分和大的皱襞

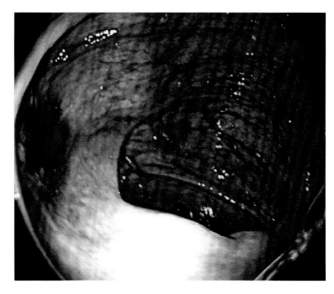

图 3-30 回盲瓣典型的脂肪瘤样表现，可以与其他结肠皱襞区别

周围应特别留意，发现隐藏的病变。以往多用翻转内镜评估直肠壶腹，目前此方法也逐渐用于其他情况，如盲肠和弯曲部位，或观察皱襞的后方。如同上消化道内镜，改变体位有助于观察粪便过多的位置。在直肠中翻转内镜可在肠镜开始或结束时完成（图3-31）。将结肠镜推至肛管，再小心进镜几厘米，完全向上弯曲内镜，同时轻柔地进镜可使内镜向后看，观察远端直肠和齿状线。

并发症

结肠镜特定的并发症包括出血和穿孔，前者在诊

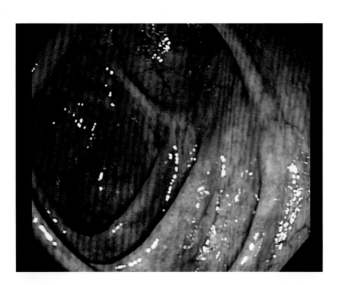

图 3-29 图中可以看到盲肠，通过回盲瓣、阑尾开口和盲肠带来确定

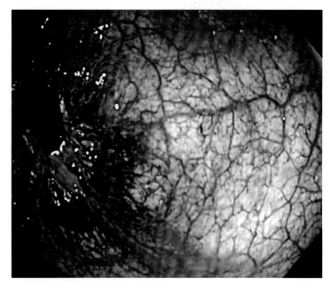

图 3-31 在直肠壶腹中翻转镜头来观察齿状线，并排除其他无法直视观察的肛门直肠疾病

断性结肠镜罕见，发生率为 0 ~ 0.07%；此类出血多发生在腹腔内，由于用力过度导致结肠系膜或是脾的损伤。出血多常见于息肉切除术后（1% ~ 3%）[112]。此类出血可为即刻发生或迟发，甚至可于术后 2 周发生。对于血流动力学不稳定、需要输血或是持续反复出血的患者，推荐再次行结肠镜进行止血。

　　穿孔是结肠镜最常见的并发症，发生率小于 1%[111]。穿孔通常是由于机械力或充气压力引起的，多发生在直肠、乙状结肠交界处或是乙状结肠、降结肠交界处，损伤多位于结肠的对系膜。当远端有不可通过的梗阻，而结肠过度充气时，可能会发生盲肠穿孔。当患者回盲瓣功能正常时，气体无法进入小肠，这样气体就会困在回盲瓣与梗阻部位之间。

　　治疗性结肠镜也会导致穿孔，可能发生于治疗部位或是上文提到的位置。报道的发生率较低（< 1%），切除无蒂息肉时发生的风险最高。息肉切除后，患者偶尔会出现继发于腹膜刺激的局部疼痛，伴有发热、心动过速、白细胞升高，通常无弥漫性腹膜炎或明显穿孔征象（如没有游离气体）。此症状被称为息肉切除术后综合征，可能是由于透壁电凝损伤引起的微小穿孔所致。此类患者可通过抗生素治疗、止痛治疗、密切观察等保守治疗治愈。通常在 48 ~ 72 h 内症状缓解，很少需要手术治疗。

　　对于怀疑穿孔的患者，推荐进行 CT 检查评估有无脓肿形成及腹腔积液，腹腔积液是较相关的症状，对于不能耐受手术的患者应密切观察。应依据每个患者的具体情况来决定治疗方案，不能仅依据放射学检查。腹腔内或腹膜后出现气体，但没有腹膜炎或血流动力学不稳定的患者并不需手术探查。

息肉切除术

　　目前，最常见的结肠镜治疗是息肉切除术。定期切除腺瘤性息肉能明显地减少结肠癌的发生[107]。对于小的无蒂病变，可通过热或冷的息肉活检切除。对于息肉热切除，可将无齿活检钳连上 10 ~ 20 W 的电能设备。夹住息肉并将其从黏膜表面抬起后，快速使用单极电凝，直到息肉基底部变白。然后将活检钳迅速退出，将息肉从活检通道中取出。息肉切除术可对息肉进行活检，并烧灼残余的组织，从而消除了转变为癌的风险。由于存在焦痂脱落引起的迟发型出血以及穿孔的风险，许多内镜医师目前更接受息肉冷切除技术。大量病例研究显示两者出血的风险没有差别，但未烧灼的标本更易于进行病理检查。

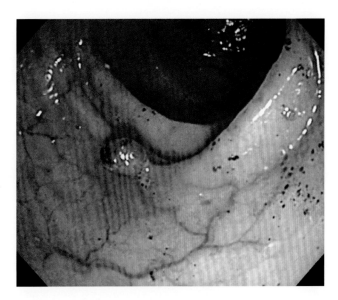

图 3-32　可通过钳夹进行切除的有蒂息肉

　　有蒂息肉适合使用圈套器进行切除（图 3-32），应在头蒂交界处下几毫米处，用圈套器套住息肉的基底部，可切除一部分蒂进行病理评估，可以明确侵犯层面或是否切除到肌肉层。当圈套器关闭时，使用电凝切断息肉的基底部。对于基底的有蒂息肉，可使用内镜下套扎切除部位的近端从而减少出血，线圈通常在几周内脱落并自行排出。

　　治疗无蒂息肉经常比有蒂息肉更难。小的无蒂息肉可单独使用圈套器套住，使用（热切除）或不使用（冷切除）电凝切除，但对于较大的病变可能需要逐步切除；逐步切除能切除较大的病变，并烧灼残余的组织，但此技术让病例分析变得很有挑战性[113]。

　　切除无蒂息肉比切除有蒂息肉，发生结肠穿孔的风险要高。内镜下黏膜切除术能在保证完整切除病灶的同时将穿孔的风险降至最低。此技术在黏膜下层注射盐水，在黏膜层与肌层之间制造一个缓冲带，减少穿孔的风险[113-116]。若通过注射盐水不能使病变轻易地抬高，则病变可能为侵袭性肿瘤，应进行活检并标记，而不要行内镜下切除。在切除大的无蒂的病变时，应使用 APC 消融切除的部位，减少腺瘤的复发。

取出息肉

　　小的息肉可通过吸引通道取出，而较大的息肉则通过取物网经活检通道取出，或是持续使用吸引将息肉吸在内镜头端，再将其与内镜一起取出。使用硬化剂注射针，将碳粒子进行注射标记，可以进行更准确的监测，一旦息肉最终为恶性，还能引导手术切除。

应在病变的环周多次注射，可为手术治疗或以后的监测提供可靠的位置。

息肉监测

在过去 15 年，有很多关于腺瘤 - 癌序列特性的研究，使得关于息肉监测的推荐指南不断改进。肠道准备良好的患者可每 10 年复查结肠镜，而肠道准备稍差的患者间隔可在 5 ~ 7 年[107,109-111]。增生性息肉进展成肿瘤的风险仍不明确，但有人提出左半结肠的增生性息肉要比乙状结肠的更具侵袭性。与胃底腺息肉类似，这些病变可以进行取样活检，但不需要完整切除。管状腺瘤、绒毛管状腺瘤、绒毛状腺瘤需要分别在 5 年、3 年、1 年进行复查监测[107]。

下消化道出血

下消化道出血的来源包括上消化道出血、炎症、缺血、肿瘤、憩室、血管畸形和肛门直肠疾病。详细的病史对于治疗下消化道出血十分重要，如潜在的凝血障碍、近期手术史或内镜治疗（息肉切除）、相关的并发症。这些因素对于患者的治疗十分重要，并可指导是采取手术治疗或是非手术治疗。

对于下消化道出血的患者，结肠镜前肠道准备的效果取决于出血的速度。由于血液是一种十分有效的泻药，当大量出血时可不用进行肠道准备[117-119]。此外对于出血较少的患者，可在肠镜前 3 ~ 4 h 进行快速准备。内镜医师应比较患者是需要更紧急的内镜治疗还是需要更清洁的肠道黏膜表面。此外，目前已有可固定于结肠镜上的新的灌洗设备，能对其进行更充分的灌洗和清洁。

在下消化道出血后 6 ~ 24 h 内进行结肠镜治疗可以减少再出血率及急诊手术率。有很多不同的止血方法，包括热能和非热能止血，已在上文中进行描述。但我们必须谨记，与胃相比，结肠壁比较薄，尤其是右半结肠，使用热能设备止血时要注意穿透深度，防止出现全层穿孔。

憩室病是引起下消化道出血最常见的原因。约 75% 的憩室出血是自限性的，但当患者出现出血、大量便血、血流动力学不稳定时，结肠镜可助于明确诊断，找到出血位置，进行止血。对于多发憩室或结肠血染的患者，准确定位出血位置可能比较困难。出血的憩室血管多位于憩室唇部，但也可能会位于憩室顶部。目前也有使用钛夹或套扎止血，治疗憩室出血的报道[120-121]。

血管扩张或发育异常通常位于右半结肠，并且是多发的，这是下消化道出血的另一种常见的原因。氩气刀对于这种情况的疗效很好，但应注意由于氩气集聚导致肠道过度扩张，氩气刀可能会导致穿孔的发生[122]。另一种内镜热探针也可用于止血，上文中已有描述。

结肠镜减压

由机械或非机械性梗阻导致的不能缓解的结肠扩张不仅会引起患者的不适，还会导致肠道缺血、穿孔甚至患者死亡。继发于假性梗阻而引起结肠扩张（Ogilvie 综合征）的患者，可用结肠镜进行诊断和治疗。潜在的病因包括缺血、感染性结肠炎，必须排除的未知的梗阻性病变。

对于腹部查体情况尚可、临床稳定、盲肠直径小于 12 cm 的患者，可以首先进行保守治疗。患者应禁食水、维持电解质平衡稳定，并可考虑放置鼻胃管和肛管。

结肠镜下减压可在无常规肠道准备的情况下完成，这样会限制对肠道黏膜充分的评估。在内镜进镜的同时少量地充气，在肠道没有过度扩张的前提尽可能到达结肠的近端。在退镜的时候，吸气和用液体进行肠道减压。虽然盲肠是最理想的终点，但是不彻底的结肠镜也可进行成功的减压。评估可观察的结肠是否存在缺血或机械性梗阻，是否需要放置支架或扩张，是十分重要的。应当明白的是，假性梗阻的患者需要常规反复的结肠镜减压，并需要密切观察多日。

肠内支架

结肠镜放置支架可缓解良性或恶性结肠梗阻，可作为姑息性治疗或为手术治疗提供窗口期[123-127]。永久性 SEMT 通常用于大肠梗阻，经内镜支架是在内镜和透视引导下放置。在内镜下定位后，使用导丝穿过恶性狭窄的管腔（图 3-33 和 3-34）。在肠腔内经 ERCP 导管注射对比剂，来明确狭窄的范围。如果可能，在狭窄的近端和远端都进行黏膜下注射进行标记。再通过导丝将支架放置于合适的部位（图 3-35）。自膨胀式金属支架能有效地减少急性大肠梗阻患者行紧急手术的概率[123,124,126]。对于无法行手术的患者，金属支架可作为一种姑息性治疗手段[125]。支架通常是安全的，即使有报道称高达 10% 的患者会发生穿孔。支架也可能发生移位，而组织支架内的生长会减少此种情况发生，但其会导致支架梗阻。

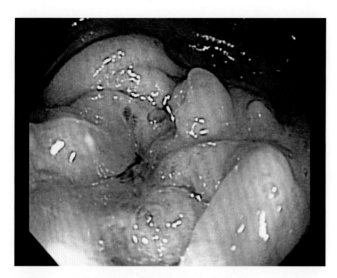

图 3-33　在放置支架前发生梗阻的乙状结肠癌

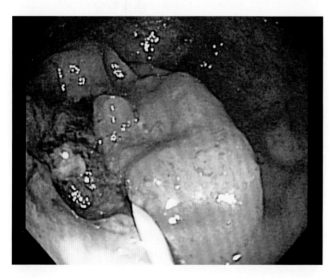

图 3-34　将导丝穿过梗阻部位

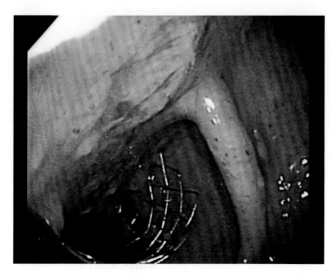

图 3-35　放置支架解除梗阻后，可以观察到大量的液体粪便

内镜超声

内镜超声已经成为内镜诊断和治疗过程中重要的技术（表 3-4）。目前，对胃肠道的肿瘤进行分期、明确中空脏器毗邻的结构可通过内镜超声准确完成，同时可在行内镜超声的同时进行取样活检，明确诊断[128-130]。内镜超声的结果可以指导新辅助治疗的使用，为患者提供更合适的治疗。对于胃肠道疾病或胃

⊖ 表 3-4　内镜超声的适应证

胰腺
1．对囊性或实性病灶进行细针抽吸和细胞学检查
2．引流积液
3．淋巴结取样活检（决定是否需要切除）
4．评估门脉系统
5．胰管内超声
6．壶腹部肿物

肝
1．寻找结石（联合或替代 ERCP）
2．管内超声
3．肝门淋巴结取样活检
4．肝肿物活检

纵隔
1．主 - 肺动脉窗淋巴结的活检（替代纵隔镜）
2．气管和隆突部的组织取样活检
3．肺癌的分期

食管
1．食管癌的分期
2．裂孔疝修复和抗反流手术后的随访

胃
1．胃癌的分期
2．评估黏膜下肿物

腹膜后
1．淋巴结细胞学检查
2．腹腔神经阻滞
3．腹膜后取样活检
4．肾或肾上腺的活检

结直肠
1．肛门直肠癌的分期
2．肛门直肠淋巴结的评估
3．肛门括约肌的评估
4．肛周脓肿的发现和治疗

肠道外疾病，在 EUS 的辅助下能更容易地进行内镜下切除，引流和姑息治疗[131]。

内镜下超声的图像类似于十二指肠镜的侧视镜。在给予合适的镇静，内镜到达合适的位置后，内镜头端会充起无气泡的水囊。 通过吸气将临近的黏膜表面紧贴于探头上，防止空气的干扰，可使用微型超声探头和多普勒检查。当发现病变时，可使用 19 或 20 gauge 的针头进行细针吸引活检。并推荐进行即刻的细胞学评估。

展望

内镜未来的发展基于腔内治疗工具和其应用的发展。随着腹腔镜技术的发展，手术变得更加微创，而内镜逐渐有了更多侵入性和治疗性的作用。腔内和经腔操作正不断发展，逐渐替代手术治疗。经自然孔道内镜手术（NOTES）最近引起了大家的兴趣，此技术能联合外科医师和内镜医师通过自然的孔道进入腹腔，包括胃、结肠、膀胱和阴道。使用已有的技术，研究者在猪模型中试验了很多腹腔内操作，也有在腔镜辅助下进行人体操作的病例的报道[132-133]。此种技术合理的应用应需阐明。NOTES 在理论上比腔镜手术有更多优势，如不需要无菌的环境，与其他内镜操作类似，可以在清醒镇静状态下完成[134-135]。

NOTES 存在明显的局限性，这是基于缺少充足和合适的内镜设备。内镜附件十分脆弱，无法在腹腔内对组织进行操作；同时内镜过度柔软，一旦进入腹腔无法固定位置。很显然，目前仍需要稳定的平台，以及用于切除、止血和操作组织的内镜工具。已经出现经口和经阴道多通道平台，可以在内部进行操作和固定。最近出现了一些供内镜医师使用的新设备，如剪刀、缝合设备、双极钳和抓取设备等。

这些工具，会更多的影响腔内内镜手术[136]。在不久的将来，可能会见到全层切除，腔内吻合术，关闭穿孔等操作，而外科医师必须与这些新技术的发展保持同步。

参考文献

1. Sivak MV. Gastrointestinal endoscopy: past and future. *Gut.* 2006;55(8):1061–1064.
2. Ponsky JL. Endoluminal surgery: past, present and future. *Surg Endosc.* 2006;20(Suppl 2):S500–S502.
3. Chiu HM, Chang CY, Chen CC, et al. A prospective comparative study of narrowband imaging, chromoendoscopy, and conventional colonoscopy in the diagnosis of colorectal neoplasia. *Gut.* 2007;56(3):373–379.
4. Pearl JP, Marks JM. New technology in endoscopy. In: Soper NJ, ed. *Mastery of Endoscopic and Laparoscopic Surgery.* 2nd ed. Lippincott Willians & Wilkins: Philadelphia, PA; 2009:17–23.
5. Tischendorf JJ, Schirin-Sokhan R, Streetz K, et al. Value of magnifying endoscopy in classifying colorectal polyps based on vascular pattern. *Endoscopy.* 2009 Nov 6. [Epub ahead of print].
6. Kawahara Y, Takenaka R, Okada H, et al. Novel chromoendoscopic method using an acetic acid-indigocarmine mixture for diagnostic accuracy in delineating the margin of early gastric cancers. *Dig Endosc.* 2009 Jan;21(1):14–19.
7. Ignjatovic A, East JE, Suzuki N, et al. Optical diagnosis of small colorectal polyps at routine colonoscopy (Detect InSpect ChAracterise Resect and Discard; DISCARD trial): a prospective cohort study. *Lancet Oncol.* 2009 Nov 10. [Epub ahead of print].
8. Mannath J, Ragunath K. Dig Narrow band imaging and high resolution endoscopy with magnification could be useful in identifying gastric atrophy. *Dis Sci.* 2009 Oct 3. [Epub ahead of print].
9. Kato M, Kaise M, Yonezawa J, et al. Trimodal imaging endoscopy may improve diagnostic accuracy of early gastric neoplasia: a feasibility study. *Gastrointest Endosc.* 2009 Nov;70(5):899–906.
10. Isenberg G, Sivak MV Jr, Chak A, et al. Accuracy of endoscopic optical coherence tomography in the detection of dysplasia in Barrett's esophagus: a prospective, doubleblinded, study. *Gastrointest Endosc.* 2005;62(6):825–831.
11. Othman MO, Bradley AG, Choudhary A, et al. Variable stiffness colonoscope versus regular adult colonoscope: meta-analysis of randomized controlled trials. *Endoscopy.* 2009 Jan;41(1):17–24
12. Lee DW, Li AC, Ko CW, et al. Use of a variable-stiffness colonoscope decreases the dose of patient-controlled sedation during colonoscopy: a randomized comparison of 3 colonoscopes. *Gastrointest Endosc.* 2007 Mar;65(3):424–429.
13. Hawari R, Pasricha PJ. Going for the loop: a unique overtube for the difficult colonoscopy. *J Clin Gastroenterol.* 2007 Feb;41(2):138–140.
14. Bittner JG, Marks JM, Dunkin BJ, et al. Resident training in flexible gastrointestinal endoscopy: a review of current issues and options. *J Surg Edu.* 2007;10:399–403.
15. Pearl J, Marks J. The future of teaching surgical endoscopy. *Surg Innov.* 2006;13(4):280–282.
16. Dunkin BJ. Flexible endoscopy simulators. *Semin Laparosc Surg.* 2003;10:29–35.
17. Qadeer MA, Rocio Lopez A, Dumot JA, et al. Risk factors for hypoxemia during ambulatory gastrointestinal endoscopy in ASA I-II patients. *Dig Dis Sci.* 2009 May;54(5):1035–1040.
18. Khiani VS, Salah W, Maimone S, et al. Sedation during endoscopy for patients at risk of obstructive sleep apnea. *Gastrointest Endosc.* 2009 Aug 4. [Epub ahead of print].
19. Waring JP, Baron TH, Hirota WK, et al; the American Society for Gastrointestinal Endoscopy, Standards of Practice Committee. Guidelines for conscious sedation and monitoring during gastrointestinal endoscopy. *Gastrointest Endosc.* 2003;58:317–322.
20. Faigel DO, Baron TH, Goldstein JL et al; the Standards of Practice Committee, American Society for Gastrointestinal Endoscopy. Guidelines for the use of deep sedation and anesthesia for GI endoscopy. *Gastrointest Endosc.* 2002;56:613–617.
21. VanNatta ME, Rex DK. Propofol alone titrated to deep sedation versus propofol in combination with opioids and/or benzodiazepines and titrated to moderate sedation for colonoscopy. *Am J Gastroenterol.* 2006 Oct;101(10):2209–2217.
22. Adler DG, Leighton JA, Davila RE et al; the American Society for Gastrointestinal Endoscopy. ASGE guideline: the role of endoscopy in acute non-variceal upper-GI hemorrhage. *Gastrointest Endosc.* 2004;60:497–504.
23. Cappell MS, Friedel D. Acute nonvariceal upper gastrointestinal bleeding: endoscopic diagnosis and therapy. *Med Clin North Am.* 2008 May;92(3):511–550.
24. Tang SJ, Lee SY, Hynan LS, et al. Endoscopic hemostasis in nonvariceal upper gastrointestinal bleeding: comparison of physician practice in the east and the west. *Dig Dis Sci.* 2009 Nov;54(11):2418–2426.
25. Zepeda-Gómez S, Marcon NE. Endoscopic band ligation for nonvariceal bleeding: a review.*Can J Gastroenterol.* 2008 Sep;22(9):748–752.
26. Guo SB, Gong AX, Leng J, et al. Application of endoscopic hemoclips for nonvariceal bleeding in the upper gastrointestinal tract. *World J Gastroenterol.* 2009 Sep 14;15(34):4322–4326.
27. Kapetanos D, Beltsis A, Chatzimavroudis G, et al. The use of endoclips

in the treatment of nonvariceal gastrointestinal bleeding. *Surg Laparosc Endosc Percutan Tech.* 2009 Feb;19(1):2–10.

28. Yuan Y, Wang C, Hunt RH. Endoscopic clipping for acute nonvariceal upper-GI bleeding: a meta-analysis and critical appraisal of randomized controlled trials. *Gastrointest Endosc.* 2008 Aug;68(2):339–351.

29. Chennat J, Konda VJ, Ross AS, et al. Complete Barrett's eradication endoscopic mucosal resection: an effective treatment modality for high-grade dysplasia and intramucosal carcinoma—an American single-center experience. *Am J Gastroenterol.* 2009 Nov;104(11):2684–2692.

30. Avilés A, Reymunde A, Santiago N. Balloon-based electrode for the ablation of non-dysplastic Barrett's esophagus: ablation of intestinal metaplasia (AIM II Trial). *Bol Asoc Med P R.* 2006 Oct–Dec;98(4):270–275.

31. Ganz RA, Overholt BF, Sharma VK, et al. Circumferential ablation of Barrett's esophagus that contains high-grade dysplasia: a U.S. Multicenter Registry. *Gastrointest Endosc.* 2008 Jul;68(1):35–40.

32. Fleischer DE, Overholt BF, Sharma VK, et al. Endoscopic ablation of Barrett's esophagus: a multicenter study with 2.5-year follow-up. *Gastrointest Endosc.* 2008 Nov;68(5):867–876.

33. Sharma VK, Kim HJ, Das A, et al. A prospective pilot trial of ablation of Barrett's esophagus with low-grade dysplasia using stepwise circumferential and focal ablation (HALO system). *Endoscopy.* 2008 May;40(5):380–387.

34. Panagiotakis PH, DiSario JA, Hilden K, et al. DPEJ tube placement prevents aspiration pneumonia in high-risk patients. *Nutr Clin Pract.* 2008 Apr–May;23(2):172–175.

35. Freeman C, Delegge MH. Small bowel endoscopic enteral access. *Curr Opin Gastroenterol.* 2009 Mar;25(2):155–159.

36. Virnig DJ, Frech EJ, Delegge MH, et al. Direct percutaneous endoscopic jejunostomy: a case series in pediatric patients. *Gastrointest Endosc.* 2008 May;67(6):984–987.

37. Del Piano M, Ballarè M, Carmagnola S, et al. DPEJ placement in cases of PEG insertion failure. *Dig Liver Dis.* 2008 Feb;40(2):140–143.

38. DeLegge MH. Small bowel endoscopic enteral access. *Gastrointest Endosc Clin N Am.* 2007 Oct;17(4):663–686.

39. American Society for Gastrointestinal Endoscopy. Guideline for the management of ingested foreign bodies. *Gastrointest Endosc.* 1995; 42:622–625.

40. Palta R, Sahota A, Bemarki A, et al. Foreign-body ingestion: characteristics and outcomes in a lower socioeconomic population with predominantly intentional ingestion *Gastrointest Endosc.* 2009 Mar;69(3 Pt 1): 426–433.

41. Prasad GA, Reddy JG, Boyd-Enders FT, et al. Predictors of recurrent esophageal food impaction: a case-control study. *J Clin Gastroenterol.* 2008 Aug;42(7):771–775.

42. American Society for Gastrointestinal Endoscopy Guideline. Esophageal dilation. *Gastrointest Endosc.* 1998;48:702–704.

43. Keränen I, Udd M, Lepistö A, et al. Outcome for self-expandable metal stents in malignant gastroduodenal obstruction: single-center experience with 104 patients. *Surg Endosc.* 2009 Sep 3. [Epub ahead of print].

44. Moon JH, Choi HJ, Ko BM, et al. Combined endoscopic stent-in-stent placement for malignant biliary and duodenal obstruction by using a new duodenal metal stent (with videos). *Gastrointest Endosc.* 2009 Oct; 70(4):772–777.

45. Babor R, Talbot M, Tyndal A. Treatment of upper gastrointestinal leaks with a removable, covered, self-expanding metallic stent. *Surg Laparosc Endosc Percutan Tech.* 2009 Feb;19(1):e1–e4.

46. van Hooft JE, Uitdehaag MJ, Bruno MJ, et al. Efficacy and safety of the new WallFlex enteral stent in palliative treatment of malignant gastric outlet obstruction (DUOFLEX study): a prospective multicenter study. *Gastrointest Endosc.* 2009 May;69(6):1059–1066.

47. Phillips MS, Gosain S, Bonatti H, et al. Enteral stents for malignancy: a report of 46 consecutive cases over 10 years, with critical review of complications. *J Gastrointest Surg.* 2008 Nov;12(11):2045–2050.

48. Huang Q, Dai DK, Qian XJ, et al. Treatment of gastric outlet and duodenal obstructions with uncovered expandable metal stents. *World J Gastroenterol.* 2007 Oct 28;13(40):5376–5379.

49. Gupta K, Freeman ML. Enteral and colonic self-expanding metallic stents. *Rev Gastroenterol Disord.* 2008 Spring;8(2):83–97.

50. Small AJ, Young-Fadok TM, Baron TH. Expandable metal stent placement for benign colorectal obstruction: outcomes for 23 cases. *Surg Endosc.* 2008 Feb;22(2):454–462.

51. Schiefke I, Zabel-Langhennig A, Neumann S, et al. Long term failure of endoscopic gastroplication (EndoCinch). *Gut.* 2005 Jun;54(6):752–758.

52. Abou-Rebyeh H, Hoepffner N, Rosch T, et al. Long-term failure of endoscopic suturing in the treatment of gastroesophageal reflux: a prospective follow-up study. *Endoscopy.* 2005 Mar;37(3):213–216.

53. Pearl J, Marks J. Endolumenal therapies for gastroesophageal reflux disease: are they dead? *Surg Endosc.* 2007;21(1):1–4.

54. Lutfi RE, Torquati A, Richards WO. Endoscopic treatment modalities for gastroesophageal reflux disease. *Surg Endosc.* 2004;18:1299–1315.

55. Lutfi RE, Torquati A, Kaiser J, et al. Three year's experience with the Stretta procedure: did it really make a difference? *Surg Endosc.* 2005 Feb;19(2):289–295.

56. Wolfsen HC, Richards WO. The Stretta procedure for the treatment of GERD: a registry of 558 patients. *J Laparoendosc Adv Surg Tech A.* 2002 Dec;12(6):395–402.

57. Triadafilopoulos G, DiBaise JK, Nostrant TT, et al. The Stretta procedure for the treatment of GERD: 6 and 12 month follow-up of the U.S. open label trial. *Gastrointest Endosc.* 2002 Feb;55(2):149–156.

58. Chuttani R, Sud R, Sachdev G, et al. A novel endoscopic full-thickness plicator for the treatment of GERD: a pilot study. *Gastrointest Endosc.* 2003 Nov;58(5):770–776.

59. Haber G, Sakai P, Moura E, Maluf-Filho F, Pleskow D, Lembo A. The Plicator procedure for the treatment of GERD: 12-month multicenter results. *Gastrointest Endosc.* 2005;61:5.

60. Lin E, Smith CD, Sedghi S. Objective improvements following full thickness gastric cardia plication for complicated GERD. *SAGES.* 2005.

61. Pleskow D, Rothstein R, Lo S, et al. Endoscopic full-thickness plaction for the treatment of GERD: 12-month follow-up for the North American open-label trial. *Gastrointest Endosc.* 2005;61:6,643–649.

62. Deviere J, Costamagna G, Neuhaus H, et al. Nonresorbable copolymer implantation for gastroesophageal reflux disease: a randomized sham-controlled multicenter trial. *Gastroenterology.* 2005 Mar;128(3):532–540.

63. Schumacher B, Neuhaus H, Ortner M, et al. Reduced medication dependency and improved symptoms and quality of life 12 months after enteryx implantation for gastroesophageal reflux. *J Clin Gastroenterol.* 2005 Mar;39(3):212–219.

64. Cohen LB, Johnson DA, Ganz RA, et al. Enteryx implantation for GERD: expanded multicenter trial results and interim postapproval follow-up to 24 months. *Gastrointest Endosc.* 2005 May;61(6): 650–658.

65. Noh KW, Loeb DS, Stockland A, et al. Pneumomediastinum following Enteryx injection for the treatment of gastroesophageal reflux disease. *Am J Gastroenterol.* 2005 Mar;100(3):723–726.

66. Tintillier M, Chaput A, Kirch L, et al. Esophageal abscess complicating endoscopic treatment of refractory gastroesophageal reflux disease by Enteryx injection: a first case report. *Am J Gastroenterol.* 2004 Sep; 99(9):1856–1858.

67. Wong RF, Davis TV, Peterson KA. Complications involving the mediastinum after injection of Enteryx for GERD. *Gastrointest Endosc.* 2005 May;61(6):753–756.

68. FDA preliminary public health notification: recall of Boston Scientific Enteryx procedure kits and Enteryx injector single packs for treatment of gastroesophageal reflux disease (GERD). http://www.fda.gov/cdrh/safety/101405-enteryx.html. Accessed November 15, 2009.

69. Cicala M, Gabbrielli A, Emerenziani S, et al. Effect of endoscopic augmentation of the lower oesophageal sphincter (Gatekeeper reflux repair system) on intraoesophageal dynamic characteristics of acid reflux. *Gut.* 2005 Feb;54(2):183–186.

70. Fockens P, Bruno MJ, Gabbrielli A, et al. Endoscopic augmentation of the lower esophageal sphincter for the treatment of gastroesophageal reflux disease: multicenter study of the Gatekeeper Reflux Repair System. *Endoscopy.* 2004 Aug;36(8):682–689.

71. Adler DG, Baron TH, Davila RE et al; the Standards of Practice Committee of the American Society for Gastrointestinal Endoscopy. ASGE guideline: the role of ERCP in diseases of the biliary tract and the pancreas. *Gastrointest Endosc.* 2005;62:1–8.

72. Scaffidi MG, Luigiano C, Consolo P, et al. Magnetic resonance cholangio-pancreatography versus endoscopic retrograde cholangiopancreatography in the diagnosis of common bile duct stones: a prospective comparative study. *Minerva Med.* 2009 Oct;100(5):341–348.

73. Parra-Membrives P, Díaz-Gómez D, Vilegas-Portero R, et al. Appropriate management of common bile duct stones: a RAND Corporation/UCLA Appropriateness Method statistical analysis. *Surg Endosc.* 2009 Nov 14. [Epub ahead of print].

74. Folkers MT, Disario JA, Adler DG. Long-term complications of endoscopic biliary sphincterotomy for choledocholithiasis: a North-American perspec-

tive. *Am J Gastroenterol.* 2009 Nov;104(11):2868–2869.

75. Madácsy L, Kurucsai G, Fejes R, et al. Prophylactic pancreas stenting followed by needle-knife fistulotomy in patients with sphincter of Oddi dysfunction and difficult cannulation: new method to prevent post-ER-CP pancreatitis. *Dig Endosc.* 2009 Jan;21(1):8–13.

76. Sherman S. What is the role of ERCP in the setting of abdominal pain of pancreatic or biliary origin (suspected sphincter of Oddi dysfunction)? *Gastrointest Endosc.* 2002 Dec;56(6 Suppl):S258–S266.

77. Horakova M, Vadovicova I, Katuscak I, et al. Consideration of endoscopic retrograde cholangiopancreatography in cases of acute biliary pancreatitis. *Bratisl Lek Listy.* 2009;110(9):553–558.

78. Uy MC, Daez ML, Sy PP, et al. Early ERCP in acute gallstone pancreatitis without cholangitis: a meta-analysis. *JOP.* 2009 May 18;10(3):299–305.

79. Nguyen-Tang T, Frossard JL, Dumonceau JM. Endoscopic management of benign biliary strictures. *Rev Med Suisse.* 2009 Sep 2;5(215):1714–1716, 1718–1719.

80. Perdue DG, Freeman ML, DiSario JA, et al. Plastic versus self-expanding metallic stents for malignant hilar biliary obstruction: a prospective multicenter observational cohort study. *J Clin Gastroenterol.* 2008 Oct;42(9):1040–1046.

81. Wasan SM, Ross WA, Staerkel GA, et al. Use of expandable metallic biliary stents in resectable pancreatic cancer. *Am J Gastroenterol.* 2005 Sep;100(9):2056–2061.

82. Piñol V, Castells A, Bordas JM, et al. Percutaneous self-expanding metal stents versus endoscopic polyethylene endoprostheses for treating malignant biliary obstruction: randomized clinical trial. *Radiology.* 2002 Oct;225(1):27–34.

83. Baillie J. Endoscopic therapy in acute recurrent pancreatitis. *World J Gastroenterol.* 2008 Feb 21;14(7):1034–1037.

84. Lerch MM, Stier A, Wahnschaffe U, et al. Pancreatic pseudocysts: observation, endoscopic drainage, or resection? *Dtsch Arztebl Int.* 2009 Sep;106(38):614–621.

85. Park DH, Lee SS, Moon SH, et al. Endoscopic ultrasound-guided versus conventional transmural drainage for pancreatic pseudocysts: a prospective randomized trial. *Endoscopy.* 2009 Oct;41(10):842–848.

86. Bhasin DK, Rana SS, Nanda M, et al. Endoscopic management of pancreatic pseudocysts at atypical locations. *Surg Endosc.* 2009 Nov 14. [Epub ahead of print].

87. Yasuda I, Iwata K, Mukai T, et al. Eus-guided pancreatic pseudocyst drainage. *Dig Endosc.* 2009 Jul;21(Suppl 1):S82–S86.

88. Ang TL, Teo EK, Fock KM. Endoscopic drainage and endoscopic necrosectomy in the management of symptomatic pancreatic collections. *J Dig Dis.* 2009 Aug;10(3):213–224.

89. Babu BI, Siriwardena AK. Current status of minimally invasive necrosectomy for post-inflammatory pancreatic necrosis. *HPB.* 2009;11(2):96–102.

90. Talreja JP, Kahaleh M. Endotherapy for pancreatic necrosis and abscess: endoscopic drainage and necrosectomy. *J Hepatobiliary Pancreat Surg.* 2009;16(5):605–612.

91. Friedland S, Kaltenbach T, Sugimoto M, et al. Endoscopic necrosectomy of organized pancreatic necrosis: a currently practiced NOTES procedure. *J Hepatobiliary Pancreat Surg.* 2009;16(3):266–269.

92. Seifert H, Biermer M, Schmitt W, et al. Transluminal endoscopic necrosectomy after acute pancreatitis: a multicentre study with long-term follow-up (the GEPARD Study). *Gut.* 2009 Sep;58(9):1260–1266.

93. Cotton PB, Garrow DA, Gallagher J, et al. Risk factors for complications after ERCP: a multivariate analysis of 11,497 procedures over 12 years. *Gastrointest Endosc.* 2009 Jul;70(1):80–88.

94. Tsou YK, Lin CH, Liu NJ, et al. Treating delayed endoscopic sphincterotomy-induced bleeding: epinephrine injection with or without thermotherapy. *World J Gastroenterol.* 2009 Oct 14;15(38):4823–4828.

95. Morgan KA, Fontenot BB, Ruddy JM, et al. Endoscopic retrograde cholangiopancreatography gut perforations: when to wait! When to operate! *Am Surg.* 2009 Jun;75(6):477–483; discussion 483–484.

96. Moreels TG. History of endoscopic devices for the exploration of the small bowel. *Acta Gastroenterol Belg.* 2009 Jul–Sep;72(3):335–337.

97. Monkemuller K, Weigt J, Treiber G, et al. Diagnostic and therapeutic impact of double balloon enteroscopy. *Endoscopy.* 2006;38(1):67–72.

98. Lahat A, Nadler M, Simon C, et al. Double balloon enteroscopy: a 2 year experience. *Isr Med Assoc J.* 2009 Aug;11(8):456–459.

99. Moreels TG, Hubens GJ, Ysebaert DK, et al. Diagnostic and therapeutic double-balloon enteroscopy after small bowel Roux-en-Y reconstructive surgery. *Digestion.* 2009;80(3):141–147.

100. Rondonotti E, Villa F, Saladino V, et al. Enteroscopy in the diagnosis and management of celiac disease. *Gastrointest Endosc Clin N Am.* 2009 Jul;19(3):445–4460.

101. Akerman PA, Cantero D. Spiral enteroscopy and push enteroscopy. *Gastrointest Endosc Clin N Am.* 2009 Jul;19(3):357–369.

102. Pohl J, May A, Aschmoneit I, et al. Double-balloon endoscopy for retrograde cholangiography in patients with choledochojejunostomy and Roux-en-Y reconstruction. *Z Gastroenterol.* 2009 Feb;47(2):215–219.

103. Lennon AM, Chandrasekhara V, Shin EJ, et al. Spiral-enteroscopy-assisted enteral stent placement for palliation of malignant small-bowel obstruction (with video). *Gastrointest Endosc.* 2010;71(2):422–425. Epub 2009 Nov 6.

104. Moreels TG, Macken EJ, Roth B, et al. Cecal intubation rate with the double-balloon endoscope after incomplete conventional colonoscopy: a study in 45 patients. *J Gastroenterol Hepatol.* 2009 Aug 3. [Epub ahead of print].

105. Chowdhury M, Endo M, Chiba T, et al. Characterization of follicular lymphoma in the small intestine using double-balloon endoscopy. *Gastroenterol Res Pract.* 2009;2009:835258. Epub 2009 Nov 5.

106. Wolff WI, Shinya H. Definitive treatment of "malignant" polyps of the colon. *Ann Surg.* 1975;182(4):516–525.

107. Winawer SJ, Zauber AG, Ho MN, et al. Prevention of colorectal cancer by colonoscopic polypectomy. The National Polyp Study Workgroup. *N Engl J Med.* 1993;329(27):1977–1981.

108. Winawer S, Fletcher R, Rex D, et al. Colorectal cancer screening and surveillance: Clinical guidelines and rationale—Update based on new evidence. *Gastroenterology.* 2003;124:544–560.

109. Davila RE, Rajan E, Adler D, et al. American Society for Gastrointestinal Endoscopy guideline: the role of endoscopy in the diagnosis, staging, and management of colorectal cancer. *Gastrointest Endosc.* 2005;61:1–7.

110. Anthony T, Simmang C, Hyman N, et al. Practice parameters for the surveillance and follow-up of patients with colon and rectal cancer. *Dis Colon Rectum.* 2004;47:807–817.

111. Winawer SJ, Stewart ET, Zauber AG, et al. A comparison of colonoscopy and double-contrast barium enema for surveillance after polypectomy. National Polyp Study Work Group. *N Engl J Med.* 2000;342:1766–1772.

112. Dominitz JA, Eisen GM, Baron TH, et al. Complications of colonoscopy. *Gastrointest Endosc.* 2003;57:441–445.

113. Conio M, Repici A, Demarquay JF, et al. EMR of large sessile colorectal polyps. *Gastrointest Endosc.* 2004;60(2):234–241.

114. Conio M, Ponchon T, Blanchi S, et al. Endoscopic mucosal resection. *Am J Gastroenterol.* 2006;101(3):653–663.

115. Uraoka T, Fujii T, Saito Y, et al. Effectiveness of glycerol as a submucosal injection for EMR. *Gastrointest Endosc.* 2005;61(6):736-40.

116. Fujishiro M, Yahagi N, Kashimura K, et al. Comparison of various submucosal injection solutions for maintaining mucosal elevation during endoscopic mucosal resection. *Endoscopy.* 2004;36(7):579–583.

117. Green BT, Rockey DC, Portwood G, et al. Urgent colonoscopy for evaluation and management of acute lower gastrointestinal hemorrhage: a randomized controlled trial. *Am J Gastroenterol.* 2005;100(11):2395–2402.

118. Jensen DM, Machicado GA, Jutabha R, et al. Urgent colonoscopy for the diagnosis and treatment of severe diverticular hemorrhage. *N Engl J Med.* 2000;342(2):78–82.

119. Green BT, Rockey DC. Lower gastrointestinal bleeding—management. *Gastroenterol Clin North Am.* 2005;34(4):665–678.

120. Simpson PW, Nguyen MH, Lim JK, et al. Use of endoclips in the treatment of massive colonic diverticular bleeding. *Gastrointest Endosc.* 2004;59(3):433–437.

121. Farrell JJ, Graeme-Cook F, Kelsey PB. Treatment of bleeding colonic diverticula by endoscopic band ligation: an in-vivo and ex-vivo pilot study. *Endoscopy.* 2003;35(10):823–829.

122. Ben Soussan E, Mathieu N, Roque I, et al. Bowel explosion with colonic perforation during argon plasma coagulation for hemorrhagic radiation-induced proctitis. *Gastrointest Endosc.* 2003;57(3):412–413.

123. Ely CA, Arregui ME. The use of enteral stents in colonic and gastric outlet obstruction. *Surg Endosc.* 2003;17(1):89–94.

124. Meisner S, Hensler M, Knop FK, et al. Self-expanding metal stents for colonic obstruction: experiences from 104 procedures in a single center. *Dis Colon Rectum.* 2004;47(4):444–450.

125. Xinopoulos D, Dimitroulopoulos D, Theodosopoulos T, et al. Stenting or stoma creation for patients with inoperable malignant colonic ob-

structions? Results of a study and cost-effectiveness analysis. *Surg Endosc.* 2004;18(3):421–426.

126. Baik SH, Kim NK, Cho HW, et al. Clinical outcomes of metallic stent insertion for obstructive colorectal cancer. *Hepatogastroenterol.* 2006;53(68):183–187.

127. Ng KC, Law WL, Lee YM, et al. Self-expanding metallic stent as a bridge to surgery versus emergency resection for obstructing left-sided colorectal cancer: a case-matched study. *J Gastrointest Surg.* 2006;10(6):798–803.

128. Preston SR, Clark GW, Martin IG, et al. Effect of endoscopic ultrasonography on the management of 100 consecutive patients with oesophageal and junction carcinoma. *Br J Surg.* 2003;90:1220–1224.

129. Hunt GC, Faigel DO. Assessment of EUS for diagnosing, staging, and determining respectability of pancreatic cancer: a review. *Gastrointest Endosc.* 2002;55:232–237.

130. Siemsen M, Svendsen LB, Knigge U et al. A prospective randomized comparison of curved array and radial echoendoscopy in patients with esophageal cancer. *Gastrointest Endosc.* 2003;58:671–676.

131. Gress F, Schmitt C, Sherman S, et al. A prospective randomized compari-son of endoscopic ultrasound- and computed tomography-guided celiac plexus block for managing chronic pancreatitis pain. *Am J Gastroenterol.* 1999;94:900–905.

132. McGee MF; Marks JM; Onders RP; et al. Complete endoscopic closure of gastrotomy following natural orifice tranlumenal endoscopic surgery (NOTES) using the NDO plicator. *Surg. Endosc.* 2008; 22(1):214–220.

133. Pearl JP, Marks JM, Ponsky JL. Hybrid surgery: combined laproscopy and natural orifice surgery. *Gastrointestinal Endoscopy Clinics of North Am.* 2008;18(2):325–332.

134. Onders R; McGee MF; Marks J, et al. Diaphragm pacing with natural orifice transluminal endoscopic surgery (notes): potential for difficult to wean intensive care unit (ICU). *Surg Endosc.* 2007;21(3):475–479.

135. Marks J; Ponsky J; Pearl J; et al. PEG "rescue": a practical NOTES technique. *Surg Endosc.* 2007;21(5):816–819.

136. Elmunzer BJ, Trunzo JA, Marks JM, et al. Endoscopic full thickness resection of gastric tumors using a novel grasp-and-snare technique: feasibility in ex vivo and in vivo porcine models. *Endoscopy.* 2008;10:1055.

腹腔镜手术的基本原理

Ashley H. Vernon • John G. Hunter

（王西墨 译）

过去十年，微创技术在临床应用上有了巨大的发展。技术方面的进步使其成为可能，加之患者对更小疼痛的手术以及更快的术后恢复的需求，对发展起到了推波助澜的作用。

几乎所有的普通外科手术都可以应用微创技术，其最大的优势是手术的切口创伤小于其他术式。胸部、上腹部以及骨盆，尤其是那些不要求组织切除的手术，是非常适合微创技术的；相对的，其他手术应用微创技术的优势可能并不明显，特别是需要切除大块标本的手术。要成为一个精通腹腔镜的专家，必须熟悉新的技术和仪器，知道何时使用它们，何时将其变换为开放式手术。

患者注意事项

患者选择

正如所有的传统手术一样，为患者选择正确的术式是第一步。几乎所有的腹腔镜手术都需要使用全身麻醉，因此，患者对麻醉的耐受力是绝对要求。对于运动耐量受损或呼吸急促病史的患者，需要术前咨询心脏病、肺病专家，协助评估患者对麻醉的耐受能力。严重二氧化碳（CO_2）潴留的患者的术中情况较难控制，这是由于 CO_2 气腹的应用加剧了 CO_2 潴留；通过增加每分通气量，并将 CO_2 气腹压力由 15mmHg 减至 8 ~ 10 mmHg，可以控制代谢性酸中毒。个别情况下这些措施对控制高碳酸血症无效，此时可采用一氧化二氮（N_2O）来充气腹膜。虽然 N_2O 不能像 CO_2 那样具备抑制燃烧的特点，但是 N_2O 支持燃烧的能力远不如空气，且已被证明可安全用于腹腔镜手术。此外，单盲、随机试验已经证明，与 CO_2 气腹相比，N_2O 气腹减轻了术后疼痛[1]。

当决定患者是否适用腹腔镜手术时，充分评估可能延长腹腔镜手术时间的因素（包括患者自身情况和手术过程）非常重要，因为这些因素将抵消腹腔镜手术的优势。如果腹腔镜手术较开放手术时间更长或者更危险，那么进行腹腔镜手术就是不明智的。一次或多次腹部开放手术史会造成腹腔镜的进入困难，此种情况将在本章的后面进行详细讨论。既往手术在手术区形成的粘连及瘢痕会使腹腔镜手术非常困难，可能需要使用许多特殊的分离和凝血工具。腹腔镜经腹端的穿刺器过大，会导致外科医生疲劳并降低手术灵巧性，因此重度肥胖患者的腹腔镜手术具有特殊的挑战性。此外，气腹壁到腹部器官的长距离也使腹腔镜手术"遥不可及"，可用特殊的长穿刺器和仪器来克服这一困难。

无法获得足够的操作空间也会使腹腔镜手术难以实现，这种情况最常由患者肠梗阻所导致的肠管扩张所致。通常情况下，腹腔镜下解除导致远端肠梗阻的粘连，在技术上是不可行的[2]。一些阑尾炎患者的小肠明显扩张，致使腹腔镜不能进入右髂窝，腹腔镜手术也不可行。

患者体位

通常依靠腹腔内容物的重力回缩实现手术视野的暴露，有时需要患者的体位变化。如同开腹手术一样，腹腔镜术后必须积极预防神经并发症及神经病变。手术开始时患者须正确摆放体位，确定所有承重点都铺有软垫。会阴神经损伤由对膝盖的侧向压力引起，并可能在手术台的一侧成"飞行模式"，同时有牵引器牵拉患者时发生。股骨神经和坐骨神经的病变类似，均由压迫引起。牵引器、铺垫臂及固定患者可防止这些神经病变的发生。

如果在大多数腹腔镜手术中患者手臂可以蜷曲，使外科医生可以自由地上下移动手术台，来排列仪器和目标组织，这是最理想的。对骨盆手术来说，最重要的是外科医生要站在靠近对侧胸腔的位置。然而，在上腹部腹腔镜手术中，蜷曲的手臂也可使仪器仪表及监视器位于更优化的位置。当手臂与肩膀之间伸展大于 90° 时，如果需要在臂夹板上延伸手臂，必须非常小心，避免损伤臂丛神经。通常手术开始时手臂位置是安全的，但可能会因患者在手术台下滑而改变。出于这个原因，除反 Trendelenburg 位时，此时可在患者足部放置足板，如同直立一样，既可以防止患者在手术台上滑动，又不会引起患者的任何不适。固定患者脚踝，确保其在手术过程中不发生"扭转"。上腹部手术及需要应用急倾斜 Tredelenberg 位时，可在分腿式手术台应用脚踏板。

患者准备

在腹腔镜术后、深静脉血栓形成发病率增加，可能是由下肢静脉系统的血液停滞所致。气腹的压迫导致腹内压升高，压迫髂静脉使静脉回流受损；另外，患者处于急倾斜的 Tredelenberg 位，导致静脉系统的进一步膨胀。所有腹腔镜手术中采取 Tredelenberg 位的患者，即使是短时手术，如腹腔镜胆囊切除术，在手术开始前应相继使用压缩设备，尽管这并不能彻底增加股骨血流 [3]。深静脉血栓发病风险较高的患者应接受皮下抗凝剂治疗，如低分子量肝素或肝素 [4]。包括接受长时间手术的患者、肥胖患者、有深静脉血栓史或肺栓塞病史的患者、及术后延迟下地的患者。有些作者推荐，接受长时间腹腔镜手术并有深静脉血栓史的患者应置腔静脉过滤器 [5]。

腹腔镜手术术后恶心和呕吐的发病率较高。最近的一种观点主张血管收缩素受体拮抗剂如昂丹司琼（Zofran，GlaxoSmithKline）似乎最为有效，并且应在常规预防中予以使用 [6]。另一项前瞻性较强的双盲随机对照试验表明，所有应用低剂量类固醇的患者，术后恶心及呕吐的发生减少 [7]；且接受类固醇分组的患者感染率并没有增加。其他预防措施包括：确保摄入充足的水分 [8-9] 及在手术结束前应用胃管进行胃肠减压。静脉非甾类抗炎药（nonsteroidal anti-inflammatory drugs，NSAID）诸如酮咯酸，能极好地缓解疼痛，并减少术后麻醉剂的使用，可能对防止恶心和呕吐有所帮助。

穿刺器放置

位置选择

穿刺器的位置恰当与否对促进腹腔镜手术的完成有重要意义。穿刺器的位置取决于手术的类型；主穿刺器的选择也应考虑到这一点。无须总在肚脐处放置主穿刺器，其位置可由相机的最适位置或有腹部手术穿刺史患者的最安全位置来决定。气腹建立后，第一腹腔镜穿刺器可以放置在腹部的任何位置。附加或辅助穿刺器不应放置得太靠近。穿刺器位置的最佳模式应为在手术区域周围形成等边三角形或钻石阵列。这种"通向成功的钻石"充分考虑到各个器械以及腹腔镜对于手术目标的最佳工作距离（图 4-1）。在腹腔镜手术中，仪器标准长度为 30 cm。为了实现外科医生的手与手术视野之间 1：1 的平移和运动，仪器的支点应距靶目标 15 cm。两个穿刺器分开相似的距离（同外科医生的左手和右手），确保两个仪器不

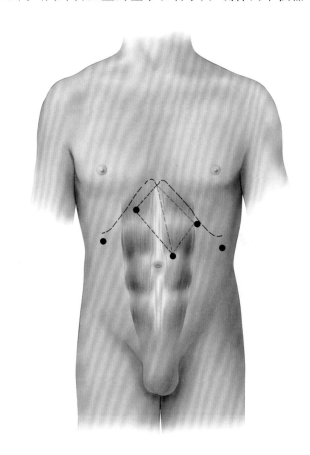

图 4-1 腹腔镜穿刺器—"通向成功的钻石"最佳位置（Redrawn from Hunter JG，Trus TL，Branum GD，Waring JP. Laparoscopic Heller myotomy and fundoplication for achalasia. *Ann Surg*. 1997；225：655-665.）

参与"剑斗"，并使两仪器到目标间的角度达到最佳（60°～90°）。副穿刺器位置的选定以及腹壁的透视都应避开腹壁大血管[10-11]。观察腹腔镜套管针进入腹部，小心避免伤及腹腔内容物。手术的过程中，检查主穿刺器下方的区域避免意外受伤。

穿刺器的特性

在市售可选用的穿刺器有诸多种，各具不同的特性。带刀片的套管针在进入腹腔过程中切开腹壁筋膜。相比之下因为无刀片的套管针不能切开腹壁，在腹壁造成的缺口小，将来疝的形成可能性小。最常用的带刀片套管针具有保护鞘，当刀片进入腹壁筋膜后保护鞘回缩，进入腹部内后立即啮合。当第一次向市场推出时，保护鞘被称为安全罩，但因提供的保护较少，已经失去了这个称号。无刀片套管针有多种型号。一种在步进系统中应用的无刀片套管针（Covidien，Mansfield，MA），是一种改良的气腹针，能锁定在可扩张的鞘内；一旦进入腹部内，气腹针被移除，钝穿刺器从鞘内通过，并引导其呈放射性扩张[12]。Ethicon无刀片套管针的塑料边缘较粗糙，被扭曲并压迫以通过层层腹壁。相比大多数仪器公司制造无鞘的带刀片套管针，而更经济且可重复使用，以上所有技术并未证实比普通套管针更加安全。（图4-2）

当选择使用穿刺器时需要考虑到穿刺器的重要特性。置入无刀片套管针的优点是腹壁缺损较小、手术时可避免气体从腹腔溢出，并且由于筋膜是非切开

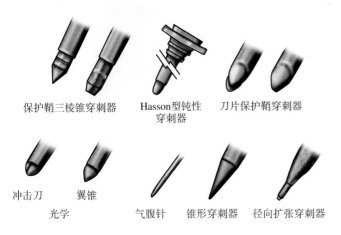

图4-2　引导腹腔镜穿刺器进入腹壁的各种套管。分带刀片和无刀片类型。带刀片套管分有鞘和无鞘型。应用于步进系统的有放射性扩张鞘的气腹针是无刀片套管的特例（Reprinted with permission from Chandler JG, Corson SL, Way LW. Three spectra of laparoscopic entry access injuries. *J Am Coll Surg*. 2001；192：478-490；discussion 490-471.）

图中标注：保护鞘三棱锥穿刺器　Hasson型钝性穿刺器　刀片保护鞘穿刺器　冲击刀　翼锥　光学　气腹针　锥形穿刺器　径向扩张穿刺器

的，则发生戳孔疝的风险较低，多数10 mm的筋膜切口不必缝合；此外，在操作时这类穿刺器不易从腹壁滑脱。其他的原因是选择穿刺器大小时需顾及外部组件、器械与标本的顺滑进出，并且不需要使用外部减压阀。

首个穿刺器位置与放置

没有一种单纯的穿刺技术是最安全和最理想的[13-14]。腹部的穿刺技术包括直接穿刺和开放性进入技术[15]，直接穿刺技术是指在未建立气腹时插入套管，或用气腹针建立气腹后直接插入第一个套管针；后者最常应用于美国。每种技术都有特定模式的并发症，进行选择时必须将其并发症考虑在内。

气腹针穿刺最早记录于1938年[16]，此项技术是指用巾钳或硬钳提起腹壁后，用气腹针直接进入。气腹针穿刺的最佳部位是脐的中央瘢痕，既可以经脐做垂直切口切开皮肤，将切口隐藏于根部，或于脐上或脐下做一个曲线切口。无论何种方式，插入的气腹针应当指向中央瘢痕，这个位置的各层腹壁互相融合，但这并不意味必须在脐插入第一个穿刺器。此技术的优势是能在腹部的任何地方放置初始穿刺器，操作相对较快，皮肤和筋膜的开口较小，并且可防止手术过程中 CO_2 泄漏。

为了确保气腹针穿刺的安全，首先必须检查探针和针头的通畅，特别是当首次穿刺不成功需要再次穿刺时。气腹针分为可重复使用和一次性使用两种，并有长短两种尺寸。为保护肠管，应用可重复使用的气腹针时，必须检查推动探针的弹簧结构。

最安全的技术要求固定腹腔壁（我们倾向在非肥胖患者使用穿透性巾钳），控制好针穿刺时的力度和深度十分重要，通过医生将手腕放置在患者腹部上或用非优势手支撑，辅助掌控穿刺针，必要时可升高手术台来实现更好的控制气腹针。必须注意的是，气腹针插入的最常见的严重并发症为大血管的损伤，针轨迹的穿行方向不应朝向主动脉或髂血管（图4-3）。

气腹针放置后，应在气腹针顶端连接装满盐水的注射器进行抽吸测试。抽出空气、血液或胆汁表示穿刺位置不正确，须及时密切观察是否存在意外损伤；如果没有抽吸物，盐水的注入应十分容易并能在腹腔内流动。盐水能否经气腹针无压力进入腹膜腔，为穿刺是否成功的定性指标。除去注射器的活塞，生理盐水水平面下降的轻快程度可视为穿刺通畅的定量评估。如果盐水流动缓慢或完全不流动，气腹针的位置

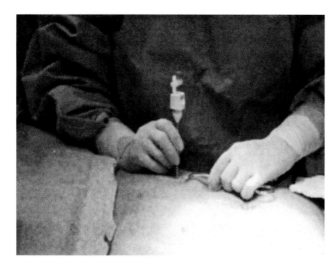

图中 4-3　固定在患者腹部左上象限的优势手手腕正确使用气腹技术。用非优势手稳定腹壁

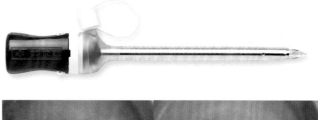

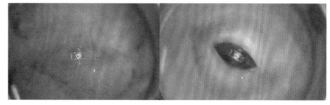

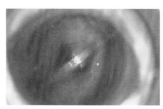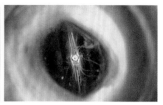

图 4-4　光学套管 （Copyright Covidien Alrights reserved Used with permission of Coridien.）

可能是错误的，即气腹针顶着腹内脏器或者在腹膜前间隙。另外，气腹针的尖端可能被脂肪堵塞，或者气腹针系统可能有"空气栓"。为了验证这一点，再次轻轻注入少量液体除去柱塞，使盐水流入腹部，再次检验穿刺是否成功。

　　继而将充气管连接到气腹针上。假定气腹针的位置正确，预期的初始充气压力应小于 5 ～ 6 mmHg。异常高的充气压力表明穿刺不正确[17]。由于充气机最大压力通常设置为 15 mmHg，充气值比较大时，表示患者麻醉不充分，腹部肌肉正在收缩。如充气压力记录为 15 mmHg，也存在几种解释：最坏的原因是腹内脏器位置不正常，更有可能的情况是气腹针尖端在网膜或在腹膜前间隙，或充气线路可被活塞或扭曲的管道堵塞。

　　未建立气腹时不常应用套管针直接穿刺，考虑到必须以较大的力量推动带刀片的套管针以穿透腹壁，许多外科医生认为这种方式很危险，对此项技术不熟悉的外科医生担心用力过度时会伤到肠和血管；然而，许多外科医生使用此技术并没有增加并发症的发生率，确保了其安全性[18-22]。仍有一些医生认为，具有"小切口"的开放式穿刺技术才是最安全的[15,23-25]。

　　开放式亦称 Hasson 技术最早记录于 1974 年[15]，经脐做一个 1 ～ 2 cm 的皮肤切口，分离软组织以识别腹壁。用刀切开筋膜和肌肉，识别腹膜后用 Kocher 或者 Allis 钳夹持。用 0-0 可吸收线穿过筋膜固定 Hasson 穿刺器。稍后可用这些缝线闭合腹壁。将充气管连到套管针的侧孔，并且将腹部迅速充气到 15 mmHg。

　　新型套管针，称为光学套管针，能在套管针穿过各层腹壁的同时实现套管针尖端的可视化，（图 4-4）。套管针含一个直视观察 0°范围的镜头，可配带刀片或无刀片的尖端。安全引用光学套管针，是一项需要判断力和经验的技术，最好通过已充气且无手术史的患者学习。但是可视并不意味着安全，穿刺的成功取决于操作者观察各层组织的能力[26]，因为没有一种穿刺技术适用于所有情况，掌握多种穿刺技术对外科医生十分有帮助[27]。

穿刺难点

　　无论应用哪种技术，个别患者的穿刺可能是手术过程中最具挑战性的部分。肥胖患者尤其如此。首先，由于宽松的脂膜使肚脐处于底部位置，因此对中央瘢痕位置的判断往往不准确；此外，皮肤和腹壁筋膜之间的距离增加，气腹针可能无法穿透腹壁。如果选择开放式穿刺技术，则可能难以通过一个小切口暴露腹壁；肥胖患者退化的筋膜致使针或手指被腹壁弹回，使筋膜的识别比较困难。用穿透性巾钳提拉皮肤并不有利于暴露，事实上，扭曲的解剖结构使筋膜的识别更加困难，由 Vakili 和 Knight 所叙述的改良技术可能对此有所帮助[28]。其为一种结合开放式和气腹技术的方法，即在肥胖患者身上做一个小的皮肤切口，用 Kocher 钳提起腹壁筋膜，再用气腹针穿过腹壁。

对于曾有正中切口手术史的患者，穿刺亦较困难。因为这些患者中可能存在肠管与腹壁背侧面的粘连，应用 Hasson 技术通过中线并不安全。分离筋膜或用手指清除粘连时，可能发生损伤。除脐部外，由于腹壁层数较多，应用开放式穿刺术比较困难。对于这些患者，推荐将气腹针定位在第二安全的位置，即腹部左上象限靠近肋缘的位置。由于患者位于反 Trendelenburg 位，脾和肝更容易受伤，必须确保手术台水平。须确保左上腹插入气腹针之前，应用胃管进行胃减压。一旦充气，进入腹壁的穿刺器必须远离之前的手术区域。建议应用 5 mm 大小的穿刺器穿刺进入腹腔，引入 5 mm 30° 腹腔镜，亦有医生建议在这种情况下使用光学套管针。

关闭筋膜

胃肠道腹腔镜手术切口疝的发生率为 0.65% ～ 2.80%[29]，可导致肠梗阻、嵌顿和（或）Richter 疝，应注意护理。注意所有使用 10 mm 或更大刀片的套管针造成的创口都应关闭，当使用某些新型无刀片套管针时，造成的筋膜缺口较小，无须缝合缺口[30-31]。大多数成年人不需闭合 5 mm 大小的筋膜缺口，虽然这些位置有出现戳孔疝病例的报道[9,32,33]；为避免戳孔疝的形成，所以要选择最小的穿刺器。当过度操作或必须多次更换穿刺器时，需要修复的筋膜缺损比预期大；此外，建议在可行情况下于腹直肌侧面放置穿刺器[34]。手术结束，从腹部移除穿刺器时，应该确保网膜或腹部内容物不被牵出腹壁。

关闭筋膜能防止戳孔疝形成[35]。由于腹腔穿刺器切口较小，难以用弯针缝合，为闭合戳孔已开发出多种穿刺口吻合器[36]。吻合器功能类似钩针，缝线在筋膜切开的一端穿过腹壁，通过可视腹腔镜腹内释放缝合线端、拔出针，针被切换到切口的另一侧（并未缝合），固定缝线自由端，经腹壁拉出，随即打结关闭穿刺口，同时应用腹腔镜观察（图 4-5）。

套管针损伤

套管针损伤腹内结构的整体风险估计在 0.5‰～ 3‰[14]，几乎所有损伤均发生在初次插入套管针时。依据 Chandler 与其同事的数据[13]，最常受伤器官是小肠（25.4%），其次是髂动脉（18.5%）、结肠（12.2%）、髂静脉（8.9%）、肠系膜血管（7.3%）和主动脉（6.4%），其他各器官受伤的概率小于 5%。

套管针损伤的死亡率为 13%，其中 44% 为大血管损伤、26% 为诊断延误的肠管损伤、20% 为小肠损伤。大血管损伤能立即被发现，并且需要快速转换为开腹手术；必要时应用压迫止血控制出血，麻醉医生尽可能维持并纠正体液，为快速失血做好准备。当流入量和流出量得到控制后，外科医生得以修复损伤。不幸的是，术中许多肠管损伤并未被发现，有近一半的损伤在术后超过 24 h 才被发现，显然可能导致严重的后遗症，因此手术结束时要仔细的分离和检查以预防损伤。

设备

镜头

腹腔镜和胸腔镜有各种形状和大小的镜头，以提供不同角度的视野。标准腹腔镜包括一个长度为 24 cm 的金属轴，轴内含一组棒状石英透镜，携带图像通过镜管接到目镜。镜头还包含平行光纤，将光线从光源传输到腹部，通过附于镜头侧面的电缆。镜头不仅能提供 0° 的直视视野，还可形成 25°～ 30° 或 45°～ 50° 的视野。与只提供 76° 视野的 0° 镜头相比，30° 的镜头能提供总计 152° 的视野（图 4-6）。

最常用的镜头的直径为 10 mm，能提供最佳的光线和视觉灵敏度；其次常用的是 5 mm 的腹腔镜镜头，可以放置于任一工作穿刺器，用以转变视野。较小直径的腹腔镜镜头，小至 1.1 mm，大多用于儿童，因其不能携带足够的光线进入较大的腹腔，通常不应用于成年患者。摄像机连接到腹腔镜的目镜，以录制手术过程。

摄像机

与腹腔镜目镜连接的高分辨率摄像机可获取图像投影在监视器上。视频图像通过电缆传送到视频单元，被处理为模拟数字信号形式。模拟信号是一种电信号，其电压的强度或频率呈波动性或转变性，连续变化。数字形式是与由 1 和 0 表示并通过计算机解读信息的数据信号，这些都是图像被传输到视频显示器的方法。相机和电缆能用戊二醛进行灭菌。

打开照相机的孔径可以通过光圈直接控制光量，通过吸收像素增加信号强度，控制低光线条件下的图像亮度。但此操作可导致图像分辨率的部分损失；这增大了光，但导致了分辨率较差的颗粒状图片也可因噪声 - 信号比的放大而损失色彩精确度。

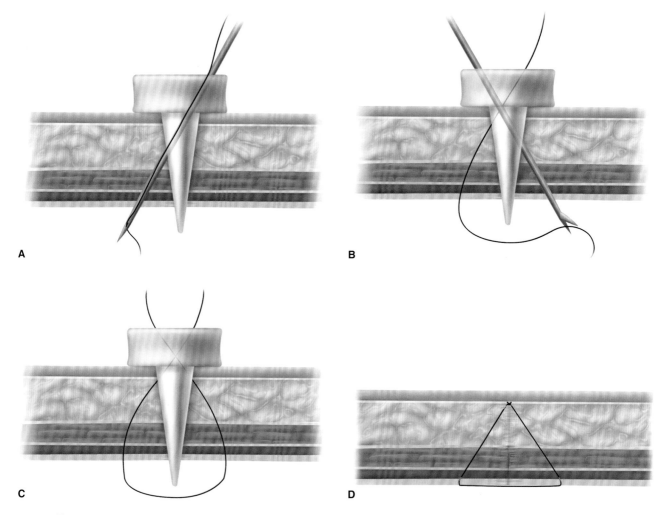

图 4-5　使用入口装置，缝线在筋膜切开的一侧穿过腹壁，在腹腔镜可视下向腹腔释放缝合线末端，应用装置从切口的另一侧拉出缝合线，打结

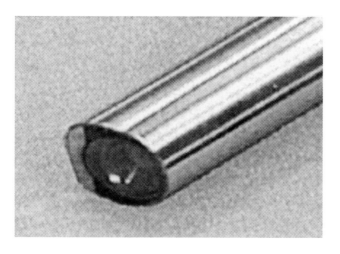

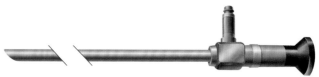

图 4-6　30°镜头（顶部）与只提供 76°视野的 0°镜头（底部）相比，提供了总计 152°的视野（Copyright©2012. photo used with permission of Storz.）

光源

高强度的光线由水银灯泡、卤素蒸汽或氙创造。基于实施的手术类型，在 150 ～ 300 W 之间，选择不同瓦数的灯泡。由于光能被血液吸收，任何手术过程中若发生出血，可能需要更多的光源。我们在所有先进的腹腔镜手术中应用更强的光源。因肥胖患者的腹腔较大，光线能否充足是许多减肥手术的一项挑战。光线是通过光导纤维电缆传输到腹腔镜的光纤束，目前的光线系统能在整个手术区域制造均匀的亮度。

气腹机

气腹机从高压气瓶向患者以高速率输送精确控制的低压力气体。一些气腹机有内部过滤器，防止患者腹部的气体和从老化的气瓶内释放的滤过的颗粒物污染气腹机。其他气腹机则需要使用带有过滤器的一次性充气管。部分气腹机可加热或加湿气体，但其临床优势还没有得到证实。

视频监控器

高分辨率视频显示器用于显示图像。最佳的显示器尺寸范围在 19 ～ 21 英寸（1 英寸 =2.54 厘米）。如果位置靠近手术视野，可应用较小的显示器。较大的显示器能提供显示设置外的小优势。阴极射线显示器（模拟信号）正迅速被平板（数字信号）显示器取代，后者具有优异的色彩和空间分辨率，这些监视器的最佳位置是悬挂于天花板灯光支架上。

器械

在腹腔镜手术中使用器械的头端与开放手术器械相似，不同之处在于头端连接到可以通过腹腔镜穿刺器的长杆上。标准长度的器械轴长 30 cm，减肥手术使用的更长的器械（长达 45 cm）已被开发。手柄有许多种类，必须根据舒适性和人体工学以及需要锁定或非锁定机械来进行选择。大多数手持器械的轴径为 5 mm，然而，一些专业解剖钳宽度只有 10 mm。儿科腹腔镜仪器直径通常为 2 ～ 3 mm（图 4-7）。肠钳具有各种不同类型的齿（图 4-8）。无创伤钳的齿体积小、光滑，类似于 Debakey 镊子，具有不撕裂组织的优点，可用于几乎所有的器官。我们使用的 Hunter 钳（Jarit），与 Debakey 相似，可用来夹持肠管，也

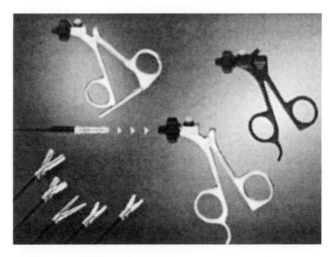

图 4-7 仪器手柄和头端（Used with permission from Storz.）

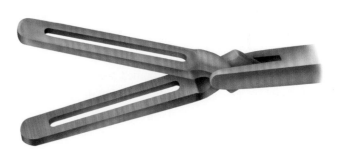

图 4-8 非创伤性肠钳

可以用于持针。特殊的好处是，尖端钝且不易引起组织损伤。另一种常用的肠钳是 Glassman（Storz）钳，无创，并且比标准尺寸的 Hunter 钳稍长、有孔，不能用来持针。对于某些组织，上述器械可能不能"抓"好，具有更大齿或不同尖端的器械成为首选，如 Allis 和 Babcock 钳。保留这些具有大齿的器械，仅用于要切除的器官如胆囊，或用于更厚的组织如胃。原则是要轻柔，因为小的损伤也可能需要腹腔镜用相当长的时间修复。

最常用的分离钳是 Maryland 分离钳（图 4-9），用于解剖小腺管结构，如胆囊管，并可用于分离血管。Maryland 分离钳的另一种用途是可以连接到单极电刀，并用于抓住和烧灼出血血管（不能应用肠钳完成）。Maryland 分离钳不能应用于夹持脆弱组织，因其会在一个很小的区域施加过大的压力，这与错误地使用 Kelly 钳抓取组织相似。非常精细的直角分离钳因没有嵴，比 Maryland 分离钳创伤小，可用于肾、肾上腺和脾血管。

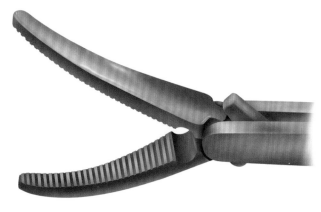

图 4-9　Maryland 分离钳

止血

止血可通过应用施加电流的普通器材来实现，电流由单极电外科发电机发出，并用脚踏板控制。分离组织最有用的仪器是附着到手持的 Bovie 剥离装置上的一次性电钩（Valley Labs/Conmed and others）。如果血管被横断出血，血管过大难以用单极电刀控制、缝合（Endo-loop，Ethicon Endosurgery）可能有所帮助。腔镜血管夹对于可辨认的小血管十分方便，但是不能用于未识别的血管；且血管夹只有 7 mm 长，对于相对较大的血管作用不大。当不能明确识别血管且出血部位清晰时，超声刀和一些双极型器械，如 LigaSure 装置（Covidien，Mansfield，MA）能起到作用，这些仪器具有便于分离，同时有可为较大血管止血的优势。

单极电外科

虽然止血用的电外科发电机同样应用于开放手术，有些危害却为微创手术所特有。外科电源最常用的方法是单极的，通过产热实现预期的手术止血。电机发出 50 000 Hz 的交流电流（家用电流为 60 Hz）并通过电极传导，电极为开放手术或腹腔镜手术中的 Bovie 刀尖，由单极线连接到发电机。电流以足够高的电流密度传至目标组织并产生大量的热量，依靠加热、凝固、电灼或汽化组织实现止血。该电路由广泛散布的电子穿过组织（密度不足以造成任何不利影响）经由返回电极（接地板）回到发电机完成电流回路。

在开放手术中，单极电流有时从电极（bovie 刀尖）通过另一器械如镊子，向患者传导，这就是所谓

的直接耦合。腹腔镜手术中，电极（活化的仪器）在腹腔内接触或靠近其他器械，即腹腔镜或其他工作器械，这是不严谨的。因直接耦合可能造成手术视野以外的损伤，微创手术应该予以避免。在"空中"启动发电机是不可取的，因为电流可由绝缘的腹腔镜仪器裂缝传出外科医生的手术视野，可能导致电流转移到一个小区域，发热导致组织损伤；所有的腹腔镜器械应在使用前检查绝缘保护是否有裂纹。

超声刀

在引进超声刀之前，大血管必须逐一打结。此类操作在腹腔镜下的操作较为繁琐，特别是胃底折叠术手术中分离胃短血管。超声刀的发展具有革命性意义，让外科医生能迅速分离大血管同时进行解剖。超声波能量或声波用于消融、烧灼并切断组织，主机产生 55.5 kHz（55 500 Hz）的电信号，通过电缆传到安装在传感器上的压电晶体堆，晶体堆将电信号转换成同一频率的机械振动。超声波振动被放大的同时穿过钛探针，即手术刀的活性刀片，利用剪切力分离并加热周围组织，从而凝固和密封血管并避免烧伤。邻近组织损伤降低，但活性刀片可能会变得非常热，可能发生组织烧伤。

双极电外科

双极电凝通过在两个直接结合的电极之间传导高频低电压电流，以凝固组织。由于必须用特殊的手法分离组织，腹腔镜普通外科医生并不经常使用双极电凝。LigaSure 是一种新型的双极仪器，可用于凝固大血管（最大直径 7 mm）以及封闭组织，并具备能随之切除钳口之间组织的刀片。当钳口内的组织被安全凝固时，仪器会发出声音。其优点是分离较大血管时比较安全。遗憾的是，它用做解剖仪器使用时相对缓慢，并且其头端宽而直，分离组织并不好用[37]，但双极电凝不会产生大量的热，对周围组织损伤较小。

缝合

腔内缝合可能超出了腹腔镜手术的基础领域。然而，这项技能对许多腹腔镜手术的成功至关重要。腹腔镜手术的基本技能包括准确的缝合位置、用持针器打结以及标准的手术缝合。这种基础技能可以很容易地通过训练箱掌握。现已开发出多种缝合助手，如

EndoStitch（USSC），并且可以用作体内缝合的替代品。然而，这些设备十分昂贵，而且缝合的范围以及针头的尺寸和类型都是有限的。许多外科医生认为体外打结可被接受，由于在体外打结并应用结推杆将其向下滑动比体内打结更加容易。在多数情况下，这是不正确的，因为固定体外的结会"锯割"组织，当缝合线穿过组织或在组织周围，通常会导致组织撕裂。对于间断缝合来说，滑动方结是最简单最安全的结（图 4-10）。

气腹的生理效应

尽管研究了人类和动物模型多年，气腹的多种影响仅有部分已知。包括腹部压力引起的影响，以及气腹的气体（通常为 CO_2）所引起的影响。

气腹造成的腹内压力通过压迫腹腔内静脉，减少静脉回流。特别是对于血容量少的患者，静脉回流的减

少可能会导致心排血量下降，为了代偿心排血量，心率加快并增加了心肌需氧量。高风险的心肺疾病患者往往不能代偿，可能无法耐受腹腔镜手术[38]。血容量充足的健康患者，增加的腹内压力实际上可看作是气泵，增加了右心房充盈压[39]。

与 CO_2 建立气腹诱发的儿茶酚胺释放机制不同，心率随全身血管阻力上升，可能导致高血压和内脏血流减少。气腹诱导心率、平均动脉压上升的情况并不罕见，这对年轻健康患者影响较小[40]；然而，在老年人、抵抗力低下的患者中，心脏的应激可导致低血压，终末器官灌注不足以及 ST 段改变。

为了最大限度地减少气腹的心血管作用，术前患者的充分水化十分重要。缓慢地向腹腔充气，腹膜牵拉引起的迷走神经反应可能会减少，并且避免了迷走神经介导的心动过缓。此外，如充气或维持气腹期间，发现有心血管效应，充气压力应在降到通常水平 15～12 mmHg 以下，或当麻醉师应对心血管变化时，

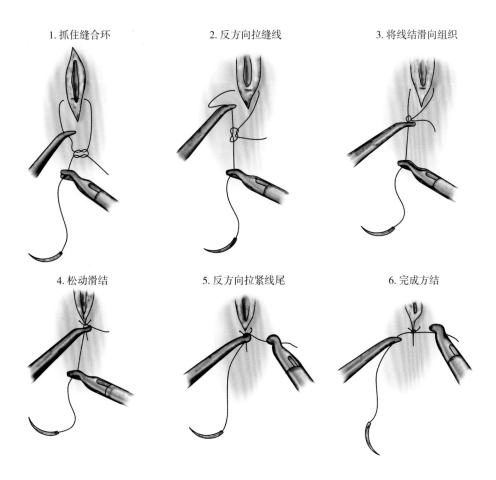

1. 抓住缝合环 2. 反方向拉缝线 3. 将线结滑向组织

4. 松动滑结 5. 反方向拉紧线尾 6. 完成方结

图 4-10 缝合（Reprinted with permission from Hunter JG，Terry. Minimally invasive surgery：fundamentals. In：Cameron JL，ed. *Current Surgical Therapies. St. Louis*：Mosby.）

撤离气腹。去除患者的反 Tredelenberg 位，可有助于增加静脉回流。有时，心血管效应可在气腹撤除后持续数小时。

腹内压力增高可限制膈肌移动，从而减少了膈肌偏移的发生，表现在功能残气量和肺顺应性的降低，以及吸气压力的增加。总体而言，患者的生理无效腔或分流并无显著变化，亦无心血管代偿。Bardoczky 及其同事研究了 7 例利用 CO_2 气腹的健康患者的腹腔镜手术[41]，气腹建立后，气道峰值和高原气道压力分别增加了 50% 和 81%；腹内压升高期间，支气管顺应性下降了 47%，气腹撤除后 2 ~ 6 小时，气道峰值和高原气道压力分别保持升高 36% 和 27%，支气管顺应性保持在充气前值的 86%。

腹腔镜手术中尿量往往减少，通常由气腹引起的心血管效应以及直接对肾静脉的压迫导致的肾血流量减少造成[42]。除了直接的影响，升高的腹内压导致脑垂体释放抗利尿激素（ADH），引起尿量减少，可能在气腹解除后持续 30 ~ 60 min。积极的体液扩容能增加气腹期间的尿量[43]，如无尿，需考虑体位变化会影响 Foley 导管收集尿液。

二氧化碳的相关影响

高碳酸血症

气腹过程中发生的高碳酸血症和酸中毒，可能是由于腹膜腔吸收 CO_2 引起的。人工通气的患者，必须增加呼吸频率和肺活量以代偿这类变化。在极端情况下，增加潮气量有引起气压性损伤的风险，增加的呼吸频率减少了气体混合的时间，增加了无效通气。在气腹完成充气后的 15 ~ 30 min，$PaCO_2$ 达到了第一个稳定状态。稳态之后，升高的 $PaCO_2$ 表示现有的机体缓冲（对 > 90% 存在于骨）已经耗尽，其值突然增加可能与穿刺器滑动以及腹膜外或皮下 CO_2 扩散有关，穿刺器重置后这种情况也随之解决。

难以控制的高碳酸血症和酸中毒可能发生于经历长时间手术以及肺功能不全的患者，特别是老年患者身上。我们对这种情况的应对方法是腹部抽气 10 ~ 15 min。如果重新充气导致高碳酸血症复发，则更换充气气体（见上文），或转换为开放手术。气腹撤除后酸中毒能维持数小时，气腹的其他并发症包括 CO_2 栓塞和二氧化碳气胸，发生率并不高，但有可能危及生命。

二氧化碳栓子

临床上严重的 CO_2 栓塞发病率很低，最新的报告表明，即使使用更加灵敏的测试，在腹腔镜手术中心脏的右半部分也通常会有微小气泡的出现。临床上严重的 CO_2 栓塞可以通过在手术操作过程中无法解释的低血压和缺氧被注意，胸部听诊可检测到特征性的 millwheel 杂音，这是由右心室收缩，碰撞血气交界面而产生的。通常情况下，麻醉师会注意到呼气末 CO_2 指数的下降，与完全性右心室流出道梗阻一致。治疗的根本是立即解除气腹，以及将患者摆放成 Durant 体位，这使得 CO_2 气泡"浮动"到右心室顶部，减少造成右心室流出道阻塞的可能性。在此期间给予患者 100% 的氧气，并且进行高压 O_2 通气是非常重要的。此外，可应用中央静脉导管抽吸气体。

二氧化碳气胸 / 气胸

二氧化碳气胸是由 CO_2 通过膈肌缺损或食管解剖学裂孔沿筋膜逸入胸腔导致的；也可能通过胸腹导管开口形成，最常见于右侧。胃底区胸膜撕裂可导致气胸，此外常见的气胸病因还见于肺大疱破裂等。CO_2 气体对胸部的影响通常表现为氧饱和度的降低（肺萎陷所致分流减少的结果）、气道压力的增加、肺顺应性降低，以及 CO_2 和呼气末 CO_2 含量的升高。治疗方法是腹部抽气，停止 CO_2 的使用，通过调节呼吸机纠正低氧血症，并应用呼气末正压（positive endexpiratory pressure，PEEP），如情况允许，尽量降低腹内压。由于通常可以通过麻醉管理解决气胸，建议不进行胸腔穿刺术。一般在手术结束时，用红色的橡胶导管穿过膈（通过胸膜缺损），直接抽取二氧化碳形成的气胸，可从套管口取出。导管的外端被放置在水下，如果肺膨胀，导管将停止冒气泡，可从水中取出导管。在恢复室给患者通气的 O_2 流量为 2 L/min，如没有缺氧的表现，则不需要获取患者的胸片。患者应保持补充 O_2，以促进胸膜腔吸收 CO_2。

总结

微创手术是建立于牢固的现代外科技术之上，但掌握基础才能确保腹腔镜操作的安全性。腹腔镜使用的基本技能，包括依据新的注意事项评估患者，安全使用进入腹腔的仪器和器材，以及掌握复杂的手术技巧和新型生理参数在术中的评估方法。技术创新使我们以更新、更好的方式去治疗我们的患者，因此未来腹腔镜手术会开展得越来越多。

参考文献

1. Tsereteli Z, Terry ML, Bowers SP, et al. Prospective, randomized clinical trial comparing nitrous oxide and carbon dioxide pneumoperitoneum for laparoscopic surgery. *J Am Coll Surg.* 2002;195:173–179; discussion 179–180.
2. Chopra R, McVay C, Phillips E, Khalili TM. Laparoscopic lysis of adhesions. *Am Surg.* 2003;69:966–968.
3. Marshall NJ, Bessell JR, Maddern GJ. Study of venous blood flow changes during laparoscopic surgery using a thermodilution technique. *ANZ J Surg.* 2000;70:639–643.
4. Okuda Y, Kitajima T, Egawa H, et al. A combination of heparin and an intermittent pneumatic compression device may be more effective to prevent deep-vein thrombosis in the lower extremities after laparoscopic cholecystectomy. *Surg Endosc.* 2002;16:781–784.
5. Prystowsky JB, Morasch MD, Eskandari MK, et al. Prospective analysis of the incidence of deep venous thrombosis in bariatric surgery patients. *Surgery.* 2005;138:759–763; discussion 763–755.
6. Goldfaden A, Birkmeyer JD. Evidence-based practice in laparoscopic surgery: perioperative care. *Surg Innov.* 2005;12:51–61.
7. Bisgaard T, Klarskov B, Kehlet H, Rosenberg J. Preoperative dexamethasone improves surgical outcome after laparoscopic cholecystectomy: a randomized, double-blind, placebo-controlled trial. *Ann Surg.* 2003;238:651–660.
8. Magner JJ, McCaul C, Carton E, et al. Effect of intraoperative intravenous crystalloid infusion on postoperative nausea and vomiting after gynaecological laparoscopy: comparison of 30 and 10 mL kg^{-1}. *Br J Anaesth.* 2004;93:381–385.
9. Maharaj CH, Kallam SR, Malik A, et al. Preoperative intravenous fluid therapy decreases postoperative nausea and pain in high risk patients. *Anesth Analg.* 2005;100:675–682.
10. Epstein J, Arora A, Ellis H. Surface anatomy of the inferior epigastric artery in relation to laparoscopic injury. *Clin Anat.* 2004;17:400–408.
11. Hurd WW, Amesse LS, Gruber JS, et al. Visualization of the epigastric vessels and bladder before laparoscopic trocar placement. *Fertil Steril.* 2003;80:209–212.
12. Yim SF, Yuen PM. Randomized, double-masked comparison of radially expanding access device and conventional cutting tip trocar in laparoscopy. *Obstet Gynecol.* 2001;97:435–438.
13. Dabirashrafi H, Mohammad K, Tabrizi NM, et al. The use of Veress needle and 10-mm trocar (VN) versus direct trocar insertion (DTI) in the beginning of laparoscopy. *J Am Assoc Gynecol Laparosc.* 1994;1:S9.
14. Chandler JG, Corson SL, Way LW. Three spectra of laparoscopic entry access injuries. *J Am Coll Surg.* 2001;192:478–490; discussion 490–471.
15. Hasson H. Open laparoscopy: a report of 150 cases. *J Reprod Med.* 1974;12:234–238.
16. Veress J. Neues Instrument Zur Ausfuhrung von brustoder Bachpunktionen und Pneumonthoraybehund-lung. *Deutsch Med Wochescr.* 1938;64:1480–1481.
17. Vilos GA, Vilos AG. Safe laparoscopic entry guided by Veress needle CO_2 insufflation pressure. *J Am Assoc Gynecol Laparosc.* 2003;10:415–420.
18. Dingfelder JR. Direct laparoscope trocar insertion without prior pneumoperitoneum. *J Reprod Med.* 1978;21:45–47.
19. Clayman RV. The safety and efficacy of direct trocar insertion with elevation of the rectus sheath instead of the skin for pneumoperitoneum. *J Urol.* 2005;174:1847–1848.
20. Gunenc MZ, Yesildaglar N, Bingol B, et al. The safety and efficacy of direct trocar insertion with elevation of the rectus sheath instead of the skin for pneumoperitoneum. *Surg Laparosc Endosc Percutan Tech.* 2005;15:80–81.
21. Agresta F, De Simone P, Ciardo LF, Bedin N. Direct trocar insertion vs Veress needle in nonobese patients undergoing laparoscopic procedures: a randomized, prospective single-center study. *Surg Endosc.* 2004;18:1778–1781.
22. Jacobson MT, Osias J, Bizhang R, et al. The direct trocar technique: an alternative approach to abdominal entry for laparoscopy. *JSLS.* 2002;6:169–174.
23. Rumstadt B, Sturm J, Jentschura D, et al. Trocar incision and closure: daily problems in laparoscopic procedures—a new technical aspect. *Surg Laparosc Endosc.* 1997;7:345–348.
24. Champault G, Cazacu F, Taffinder N. Serious trocar accidents in laparoscopic surgery: a French survey of 103,852 operations. *Surg Laparosc Endosc.* 1996;6:367–370.
25. Saville LE, Woods MS. Laparoscopy and major retroperitoneal vascular injuries (MRVI). *Surg Endosc.* 1995;9:1096–1100.
26. Sharp HT, Dodson MK, Draper ML, et al. Complications associated with optical-access laparoscopic trocars. *Obstet Gynecol.* 2002; 99:553–555.
27. Corson SL, Chandler JG, Way LW. Survey of laparoscopic entry injuries provoking litigation. *J Am Assoc Gynecol Laparosc.* 2001;8:341–347.
28. Vakili C, Knight R. A technique for needle insufflation in obese patients. *Surg Laparosc Endosc.* 1993;3:489–491.
29. Tonouchi H, Ohmori Y, Kobayashi M, Kusunoki M. Trocar site hernia. *Arch Surg.* 2004;139:1248–1256.
30. Liu CD, McFadden DW. Laparoscopic port sites do not require fascial closure when nonbladed trocars are used. *Am Surg.* 2000;66:853–854.
31. Bhoyrul S, Payne J, Steffes B, et al. A randomized, prospective study of radially expanding trocars in laparoscopic surgery. *J Gastrointest Surg.* 2000;4:392–397.
32. Kwok A, Lam A, Ford R. Incisional hernia in a 5-mm laparoscopic port-site incision. *Aust NZ J Obstet Gynaecol.* 2000;40:104–105.
33. Reardon PR, Preciado A, Scarborough T, et al. Hernia at 5-mm laparoscopic port site presenting as early postoperative small bowel obstruction. *J Laparoendosc Adv Surg Tech A.* 1999;9:523–525.
34. Montz FJ, Holschneider CH, Munro M. Incisional hernia following laparoscopy: a survey of the American Association of Gynecologic Laparoscopists. *J Am Assoc Gynecol Laparosc.* 1994;1:S23–S24.
35. Lowry PS, Moon TD, D'Alessandro A, Nakada SY. Symptomatic port-site hernia associated with a non-bladed trocar after laparoscopic live-donor nephrectomy. *J Endourol.* 2003;17:493–494.
36. Di Lorenzo N, Coscarella G, Lirosi F, Gaspari A. Port-site closure: a new problem, an old device. *JSLS.* 2002;6:181–183.
37. Carbonell AM, Joels CS, Kercher KW, et al. A comparison of laparoscopic bipolar vessel sealing devices in the hemostasis of small-, medium-, and large-sized arteries. *J Laparoendosc Adv Surg Tech A.* 2003;13:377–380.
38. Gebhardt H, Bautz A, Ross M, et al. Pathophysiological and clinical aspects of the CO_2 pneumoperitoneum (CO_2-PP). *Surg Endosc.* 1997;11:864–867.
39. Kashtan J, Green JF, Parsons EQ, Holcroft JW. Hemodynamic effect of increased abdominal pressure. *J Surg Res.* 1981;30:249–255.
40. Larsen JF, Svendsen FM, Pedersen V. Randomized clinical trial of the effect of pneumoperitoneum on cardiac function and haemodynamics during laparoscopic cholecystectomy. *Br J Surg.* 2004;91:848–854.
41. Bardoczky GI, Engelman E, Levarlet M, Simon P. Ventilatory effects of pneumoperitoneum monitored with continuous spirometry. *Anaesthesia.* 1993;48:309–311.
42. Ninomiya K, Kitano S, Yoshida T, et al. Comparison of pneumoperitoneum and abdominal wall lifting as to hemodynamics and surgical stress response during laparoscopic cholecystectomy. *Surg Endosc.* 998;12:124–128.
43. Demyttenaere SV, Feldman LS, Bergman S, et al. Does aggressive hydration reverse the effects of pneumoperitoneum on renal perfusion? *Surg Endosc.* 2006;20:274–280.

癌症的腹腔镜分期和途径

Kevin C. Conlon • Tom K. Gal lagher

（王西墨 译）

导言

在过去的十年里，腹腔镜在胃肠道恶性肿瘤分期中的作用不断演变。非侵入性诊断方法的改进促使医生采用更具有选择性的方法，尽管如此，在患者上消化道恶性肿瘤的分期和治疗管理中，微创外科技术在分期及姑息性旁路方面仍发挥着重要的作用。

腹腔镜分期的基本原理

由于胃肠道肿瘤的多学科管理在过去十年里有了发展进步，疾病的精确的分期诊断成为治疗计划中必不可少的部分。分期诊断能准确地界定疾病程度、确定适当的治疗方式、促进辅助治疗的应用，以安全和经济的方式避免不必要的介入治疗。

放射学的最新进展提供了许多无创工具，如多层电子计算机断层扫描（computed tomographic，CT），磁共振成像（magnetic resonance imaging，MRI）与正电子发射计算机断层显像（CT with position-emission tomographic，CT/PET）联合 CT，已经对疾病的检查产生了相当大的影响。遗憾的是，由于微小转移瘤只能在开放手术探查中被发现，上述方式可能会低估疾病的严重程度。腹腔镜手术被建议用于识别小体积的肿瘤已逾百年。近日，大量数据展示腹腔镜检查和腹腔镜超声（laparoscopic ultrasound，LUS）在胃肠道恶性肿瘤的分期上的应用，对整体治疗影响显著[1-7]。腹腔镜分期（laparoscopic staging，LS）的目的是：效仿开腹探查的同时尽量减少发病率，促进恢复，并在需要时能更快的添加辅助治疗。支持者认为，LS应被视为其他分期方式的补充而不是替代，如 CT 扫描、MRI 或 PET 扫描。简单来说，腹腔镜的优点是允许外科医生可视原发肿瘤、确定受累血管、区域淋巴结转移、检测微小腹膜 / 肝转移，以及获取组织进行组织学诊断。

腹腔镜分期的手术技术

腹腔镜分期可在已计划的开放手术前进行或单独进行。考虑到手术时间安排和可行性，我们已转为采取后一种方法为主。一般来说，该手术过程作为非卧床 / 门诊手术，具有优异的患者满意度。

腹腔镜分期通常在患者仰卧位、全身麻醉下进行。患者身下铺保暖毯，用软垫在压力点处适当固定于手术台。

以下为手术所必需的设备：
1. 30° 倾斜的腹腔镜，直径 5 mm 或 10 mm
2. 5 mm 腹腔镜器械，包括 Maryland 分离钳、钝头解剖钳、杯 / 活检钳、无创抓钳、肝拉钩以及剪刀
3. 5 或 10 mm 的抽吸 / 灌洗设备
4. LUS 探头（可选）

一般情况下，我们优选多切口技术。通过直接切开位于脐下的一个钝穿刺口穿刺，进入腹膜腔。使用钳子夹住筋膜层，可避免使用拉钩，达到伤口最小化。另一种可行的方法是将初始切口定位于腹部的左上或右上腹，特别是用于有前正中线切口的患者。许多外科医生倾向于确定手术切口之前，使用气腹针实现气腹，在这种情况下，应小心行事，避免内脏或血管损伤。使用光学套管针进行腹腔镜穿刺，此技术结合了 Hasson 和 Veress 技术的优点，是一种安全和可行的首要穿刺方法，可以降低上述风险，正日益成为被大众接受的技术[8]。

气腹借 CO_2 气体实现。以低流率开始充气，直到确认进入腹膜。最适的腹腔压力为 10 ~ 12 mmHg。然而，心肺代偿的患者应选择较低的最大压力。首选是 5 ~ 10 mm 的 30°倾斜的腹腔镜，并进行腹膜腔的系统检查。其他套管针则在直视下穿刺。位置取决于原发肿瘤（即结肠、胃、胰腺等）以及最初检查结果（即明显的转移性疾病是否存在）。在一般情况下，切口被置于预计的开放手术的切口线上（图 5-1）。

穿刺器的位置确定后，以开腹探查相近的方式进行腹膜腔的详细检查。评估原发肿瘤。任何相邻的器官均可识别。随之从肝开始进行初步的系统的腹内脏器的检查。为了便于肝检查，患者处于 20°的反 Trendelenberg 位置并呈 10°向左外侧倾斜。检查肝左外段的膈面和脏面，之后检查右叶的膈面和脏面。虽然无触感，肝表面的间接触诊可以使用两种仪器（图 5-2）来实现。钝头吸引装置对压缩肝组织特别有用，以检测微小转移病灶。通过右上腹切口放置摄像机实现了膈肌表面和脏面可视化的改良。任何可疑的地方都可以由此点取组织活检。为达到诊断目的，首选

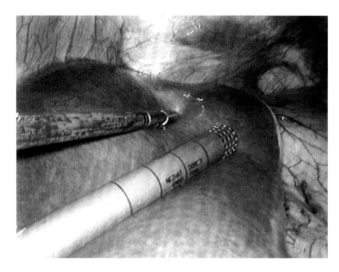

图 5-2　肝检查

杯 \ 钳活检作为活检器械可获得足够的活检组织，可使用配有 2 mm 组织杯的 5 mm 活检钳作为标准配置。可采取多个样本以提高诊断率，组织杯用于包裹肝包膜和钳取的病变组织，必要时可进一步挖取病变和肝实质。用电灼或氩气热透能顺利地进行彻底止血。如果使用电灼，避免直接耦合或电容耦合十分重要，因其可能导致内脏损伤。当仪器靠得太近时，可能会发生直接耦合，即电流直接从一个仪器流动到另一个，特别是在视线以外。当两个导体之间夹有绝缘体时，会发生电容耦合。高频 AC 电流在活动的导体产生磁场，随之在第二导体诱导电流。金属和塑料共同构成的仪器和端口可导致电容耦合，且至少在理论上可引起严重烧伤。通过限制电灼功率至 30 W 可降低并发症发生率，也可通过使用塑料替代金属端口而实现。

接着检查肝门区、肝十二指肠韧带和 Winslow 孔。任何不正常的淋巴结肿大都应识别。可疑的淋巴结可切除或使用杯钳活检。开放手术中必须小心，不能在手术过程中破坏淋巴结以及传播肿瘤细胞。在一般情况下，不应侵及十二指肠。然而，对于胰腺或胆总管肿瘤患者，需要密切注意的是，在十二指肠和胆总管的外侧面之间是否存在肿瘤浸润，因其可能有显著的血管受累。

患者随后重新摆放为 10°的 Trendelenberg 位，不向外侧倾斜，以方便检查横结肠系膜和后腹膜。将网膜推向左上腹，提升并检查横结肠系膜和 Treitz 韧带。在对结肠系膜的仔细检查中特别要注意结肠中静脉，它通常是可见的。需注意结肠中静脉周围异常的淋巴结肿大或浸润（图 5-3），并活检。上消化道原发

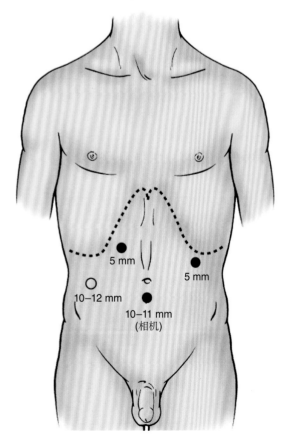

图 5-1　穿刺器的位置

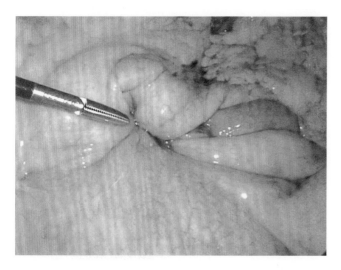

图 5-3　结肠系膜浸润

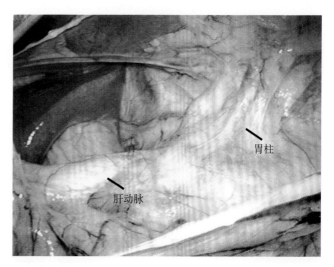

图 5-5　暴露小网膜。实线箭头指向肝动脉。虚线箭头指向"胃柱"

肿瘤患者，应检查小网膜。为便于检查，患者随后回到仰卧位置，提高肝的左叶，并且切开胃肝网膜（图5-4），可显露肝尾叶、下腔静脉以及腹腔干。如果存在异常的肝左动脉，应识别并保留。通常情况下，胃和胰腺之间的粘连需要剥离以进入小网膜。通过提举胃，"胃柱"清晰可辨（图 5-5），此"支柱"内含胃左动脉和静脉。这种结构向下指向腹腔干，可活检任何可疑的淋巴组织。沿着肝十二指肠韧带也可识别肝动脉，同时能观察到胰腺的前面、肝动脉和胃左动脉。任何门静脉区、肝区或腹腔干区的可疑淋巴结可取活检。

　　进行腹腔灌洗细胞学检查可能提高 LS 的诊断率。在一般情况下，腹腔镜手术开始即采样，以避免

随着肿瘤操作或解剖造成潜在的污染。向腹膜腔内注入200 ～ 400 ml 的生理盐水。抽吸前轻轻搅动腹部。胰腺癌病例中，样本取自右上和左上腹腔。胃癌患者的附加样本取自骨盆。进行腹腔镜操作前，事先告知病理学家 / 细胞学家手术时间以及临床问题，往往会取得更好的临床收益。

　　如条件允许，可以在此阶段行 LUS。腹腔镜的性质是二维形态，对发现实质器官深层或表面下的病变往往不理想。LUS 可以部分地克服这方面的不足。临床上应用的传感器采用弯曲或直线阵列技术，在6 ～ 10 MHz 范围内具有高频性能，可获得高分辨率的图像，并能检测到 0.2 cm 大小的病变。此外，如有血流多普勒，可准确识别血管并便于评估肿瘤血管的界面。LUS 探头通常在右上腹，通过一个 10 ～ 12 mm的切口插入。

　　LUS 是检查肝的不可多得的工具。首先，传感器被放置在左外侧叶（图 5-6），进行 Ⅰ、Ⅱ 和 Ⅲ 段的评估，探头与肝表面的直接接触最大限度地提高声耦合。探头由肝的圆顶部分开始检查右叶。在后方可观察到腔静脉，同时探头向前缓慢移动以识别肝静脉和门静脉。在肝内，可以凭借其周围纤维鞘鉴定。剩余的肝段（Ⅳ、Ⅴ、Ⅵ、Ⅶ、和Ⅷ）通过在肝的其余部分旋转探头检查。可疑病变可以通过细针穿刺（fine-needle aspiration，FNA）或 LUS 引导下经皮穿刺进行活检。探头置于 Ⅴ 段上可评估胆囊，探头横向放置于肝十二指肠韧带处，能识别肝总管、胆总管、门静脉和肝动脉（图 5-7）。顺着门静脉可以找到门静脉与脾

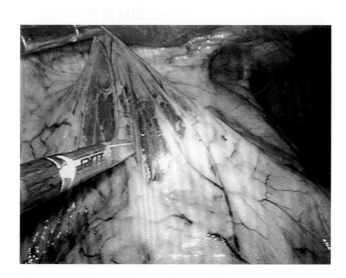

图 5-4　胃结肠大网膜切口以进入小网膜

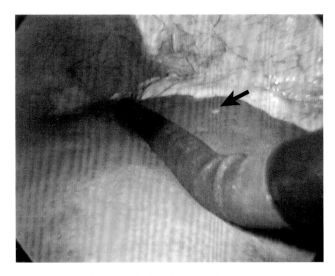

图 5-6　LUS 检查肝。注意浅表转移（实线箭头）

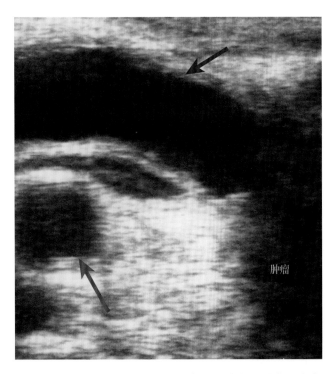

肿瘤

图 5-7　LUS 检查胰后区结构。红色箭头指向肠系膜上动脉，蓝色箭头指向胰头病变继发的胰管堵塞

静脉、肠系膜上静脉的汇合处。能观察到肠系膜上动脉，如果存在胰腺肿瘤，须判断二者的关系。检查胰腺，识别病变。

食管癌

食管癌是世界第 8 大常见的癌症，占癌症死亡的第 6 位 [9]。2008 年美国食管癌新确诊病例为 16 470 例，

总体年发病率为 5.4/10 万 [10]。每年估计超过 14 000 名患者将死于这种疾病。遗憾的是，食管癌预后较差；虽然有新型化疗以及生物制剂这两种新辅助或辅助治疗，存活率仅为 5% ~ 10%。手术切除依然为局部病变患者的首选治疗，此外，在过去几年中，非手术姑息治疗出现了显著进展。因此，食管癌的准确分期是重中之重 [7,11-14]。

常用的诊断方法如表 5-1 所示。2008 年的 meta 分析结果表明，在食管癌患者转移癌的检测中，超声内镜（endosc-opic ultra-scnogra-phy，EUS）、CT 和氟代脱氧葡萄糖（fluorine-18-flurodeox-yglucose，FDG）-PET 各自发挥其独特的作用。对于区域淋巴结转移的检测，EUS 是最敏感的，而 CT 和 FDG-PET 更加特异。远处转移的评估，FDG-PET 比 CT 具有更高的灵敏度 [15]。这些已在本书的其他章节详细讨论过。胃镜检查仍是诊断的"金标准"。胃镜可得到活检并对局部病变程度进行评估。不适合外科手术切除的患者，可选择姑息治疗，如内窥镜扩张、激光消融或放置管腔支架。

首选胸腹部多层 CT 扫描影像学分期方式，可发现原发肿瘤并检测转移病灶。然而，虽然数据表明，当前一代的高分辨率多层螺旋 CT 扫描有显著价值，但是确定疾病的 T 分期以及对淋巴和腹膜传播预测的准确率只保持在 65% ~ 80% [16]。

超声内镜能形成详细的图像，如食管壁、局部淋巴结以及相连的结构，使之成为肿瘤淋巴结转移（TNM）分期的理想工具 [11,12,17]。检查淋巴结的形状、位置以及边界，以评估转移的可能性 [18,19]。在局部病变分期方面 EUS 似乎优于 CT 扫描 [13,20]，梅奥诊所的 Harewood 和 Wiersema 比较了 EUS-FNA 与 CT-FNA 的成本，以及没有远处转移的分期食管癌患者的手术路径，认为 EUS-FNA 主要是通过检测腹腔受累的淋巴结，

表 5-1　食管肿瘤分期的诊断方法

病史和临床检查

超声

超声内镜

MDR- 计算机断层

磁共振成像

计算机断层成像 / 正电子发射断层扫描（CT/ PET）

腹腔镜

腹腔镜超声

避免不必要的手术治疗，是成本最低的治疗计划[21]。

据 de Graaf 等人的报道，结合 CT 和 EUS 比单独使用 CT 能更好地预测是否可切除肿瘤（81% vs. 65%，$P < 0.05$）[22]。在 EUS-FNA 对食管癌患者管理影响的研究中，Morris 等人发现，应用 EUS-FNA 改变了 28 位（67%）患者的治疗方式，可直接促进患者制订合适的治疗策略，其中包括姑息和新辅助疗法[23]。一项包括超过 2500 例患者的研究中，通过 meta 分析和系统回顾，Puli 等人[24] 得出结论，认为晚期（T4）较早期（T1）食管癌应用 EUS 更具优势，FNA 显著提高 EUS 对 N 分期评估的灵敏度和特异度 [从 84.7%（95%CI 为 82.9 ～ 86.4）提高到 96.7%（95%CI 为 92.4 ～ 98.9）]。然而，虽然大多数胸外科医师已经接受 EUS-FNA 为食管癌局部分期最准确的方式，但由于在一些医疗中心缺乏高质量的 EUS 设施，这种意见并不能充分反映使用模式[25]。

多项研究已经探讨了 FDG-PET 对原发肿瘤的检测。68% ～ 100% 的食管癌可见 FDG 摄取增加[26-28]；未检测到的肿瘤大多为 T1 和 T2 期，尤其是 T1a 期的肿瘤局限于黏膜下层，FDG-PET 难以检测[29-30]。Kato 等人[31] 发现了原发肿瘤的 FDG 摄取强度与肿瘤浸润深度之间的显著关系，表示为 SUV。然而，Flamen 等人[32] 并未发现 SUV 与 pT- 分期之间的相关性。

为了确定 FDG-PET 能否划分哪些食管癌患者应在放化疗后接受食管切除术，可否取得良好的治疗效果，Monjazeb 等人回顾了 163 例 Ⅰ 到 ⅣA 期的食管癌患者，他们在放、化疗后以治愈为目的，接受或未接受切除术治疗，发现 FDG-PET 显像完全的患者，未接受切除术获得了良好的治疗效果。患者并不能从额外的切除术中获益[33]，此观点应在 FDG-PET 指导的食管癌治疗的前瞻性试验中予以验证。

FDG-PET 扫描已建议用于转移性病灶的检查、新辅助治疗后的重新分期以及复发的评估中。Flamen 及其同事的研究表明，与联合应用 CT 扫描以及 EUS 相比，FDG-PET 扫描对 Ⅳ 期病变有明显较高检出率，提高了 15% 的患者的分期；降低了 7% 的患者的分期[32]。其他研究也报道了相似的结果[34-36]。

关于 FDG-PET / CT 在放射治疗中是否有划分肿瘤的作用，只有 3 个研究报道支持 FDG-PET 下肿瘤程度和病理学证据有明显的相关性，关于 FDG-PET/CT 在食管癌患者的肿瘤划分和放疗计划的作用，作者进行了系统评价，得出结论认为：将 FDG-PET / CT 设置为放射疗法的标准程序似乎没有强烈证据，需要进一步临床验证[37]。

尽管诊断设备日益优进，仍有 15% ～ 20% 的患者是在手术探查中发现放射性腹膜隐匿转移、淋巴结或肝转移。腹腔镜已成为检测这类疾病的推荐手段，可免去类似患者的潜在无效治疗方案。

LS 在食管癌中的应用价值是准确的腹部淋巴结分期以及对隐匿性远处转移的检查。腹腔镜分期还能对肿瘤的浆膜受累、局部浸润或腹膜、肝和网膜的病变进行更详细的评估。Kaushik 等人发现，将 LS 与超声内镜对于食管癌的作用进行比较，EUS 的总体分期精确度为 LS 的 72%[38]，分期的差异大多反映在 LS 对远处转移的检测（17%）。LS 的效益至少一定程度上由肿瘤的位置、组织细胞类型和非侵入性的阶段来决定。数个观察性研究报告显示，LS 在胃和食管的癌症中没有用处，在包括 416 例患者连续应用腹腔镜分期[39] 的最近的、规模最大的研究中，作者报告腹腔镜切除术具有 88% 的灵敏度，避免了 20.2% 的患者进行不必要的剖腹手术。分期腹腔镜手术对腺癌患者、远端食管和胃食管癌患者最为有效，治疗决策变化的百分比分别为 21.9%，17.1% 和 17.2%。在这项研究中，食管上 2/3 病变的患者均未通过腹腔镜分期而改变治疗决策，此结果符合文献中的一般趋势，即食管越远端的肿瘤腹内转移的风险和可能性就越大[40-41]，这可能与淋巴的解剖相关。

在一项精心设计的研究中，Samee 等人指出，在食管癌分期中增加 LUS 的应用，将远处转移的检出率提高了 8%，但未对假阴性率有影响[42]。在其 320 例回顾性病例中，LUS 在检测转移性淋巴结方面超越了根治性切除和肝转移的限制，已被证实为最有效的检查；主要优势体现在淋巴结病变的评估上，特别是在腹腔轴线上、肝十二指肠韧带和腹主动脉旁区，这些位置的病变占腹腔镜阳性结果的 40% 以上。

组合使用内镜腹腔镜超声检查（EUS-LUS）可精确评估患者食管癌的可切除性。Mortenson 等报道，在 256 个食管癌患者通过 EUS-LUS 组合预测的不同 TNM 分期和可切除组别之间，发现生存率有显著的统计学差异（$P < 0.01$）[43]。EUS 和 LUS 能准确预测有不可切除的病变或转移的患者预后较差。

LS 的效益至少在一定程度上由病变的位置、组织细胞类型以及非侵犯期来决定。在一项对 369 例食管远端癌或胃窦癌患者的早期综述中，Dagnini 和同事证实，腹腔镜手术中 33% 的食管远端癌及胃窦癌患者有隐匿性病灶[44]。然而，LS 对食管上 1/3 的鳞状细胞癌患者影响最小，改变了 3.5% 的病例的处理方式。Stein 与其同事报道了类似的结果，影像学分期后应用腹腔镜发现，25% 的食管远端腺癌或胃窦癌的局部晚期（T3 / T4）患者有腹膜或肝转移[45]。因此，对于食管鳞状细胞癌患者，我们认为如果没有可疑的腹内成像结果，不要求实施 LS。

胃癌

胃癌的总发病率正在下降；然而，食管胃连接部（esophagogastric junction，OGJ）和胃贲门的肿瘤的发生率相对增加。70 岁为该病的发病高峰，且该疾病在男性发病率大概为女性的 2 倍[46]。

在西方国家的胃癌的患病率呈下降趋势，但其仍然是一个重要的公共健康问题，是世界范围内癌症死亡的首要原因之一。胃癌预后仍然较差，当前总体的 5 年存活率为 20%[47]，诊断 2 年内的患者死亡率为 50% ~ 90%，甚至包括那些已经接受"根治性"切除术的患者[48-50]。预后不良在一定程度上可能与后期表象、分期不充分以及对于后续进行手术治疗的患者选择上不理想有关。以往经验是，如患者身体条件适宜，在诊断后均实施开腹探查，进行切除或姑息治疗。20 世纪 90 年代中期，一组包含 916 例患者的数据中，Pye 和同事[51] 指出 23% 的手术仅为探查性质。然而，随着处理疾病的多学科方法的最新发展，改进的分期方法以及微创姑息计算技术的创建，手术干预

的必要性已被质疑[52-54]。

准确的分期对选择患者至关重要，需要使用精细而复杂的诊断设备。上消化道内镜检查和活检仍是主要的诊断工具，多层对比增强 CT 扫描、EUS、MRI 和 CT / PET 越来越多地应用于术前分期，对于特定的胃癌患者，腹腔镜和 LUS 在分期评估中起到了越来越重要的作用（图 5-8）。

虽然有文献建议，可利用现有的影像学检查进行微小转移病灶的诊断，LS 可在 20% ~ 30% 的病例中检测到微小转移病变，隐匿性淋巴结病变的鉴别仍然是个问题，在这方面，EUS 比 CT 显得更具优势。Wakelin 和他的同事报道称：对于胃近端或贲门区肿瘤的淋巴分期，EUS 的整体准确率为 72%[55]。如内镜确定肿瘤有转移，EUS 的精准度将提高约 10%。报道中的腹腔镜检查和 LUS 的准确率从 60% ~ 90% 不等。用 LUS 能直接对可疑淋巴结进行活检，增加了此项技术的应用。关于远端胃癌，Finch 与其同事证实 T 分期中应用 LUS 的准确率为 82%[56]；在远端肿瘤的 T 分期应用中，LUS 的准确率与 EUS（83%）或 CT 扫描（66%）相比，毫不逊色[57]。此外，有作者指出应用 LUS 评估淋巴结状态的准确率 89%。与此相反，Wakelin 指出有 38% 的淋巴结的分期被低估了。据此，与其他超声数据相同，LUS 的结果取决于术者，并且反映了医生是否积极对可疑淋巴结进行活检。

使用 LS 并不能发现 I 期胃癌存在的证据，一些大型机构已开展研究，依据 LS 在分期诊断中的作用得出结论。在相当多的食管癌患者中，腹腔镜能检

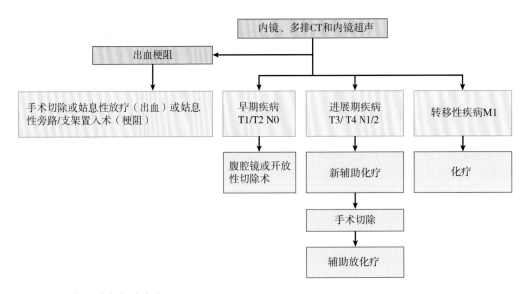

图 5-8 胃癌的诊断与治疗流程

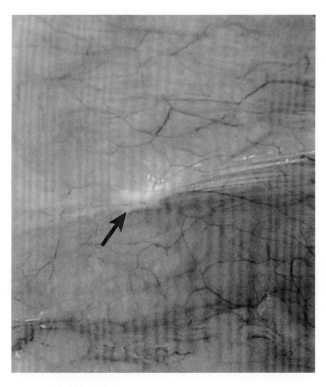

图 5-9　胃癌腹膜转移

测放射隐匿性转移病灶（图 5-9）。Muntean 等人的报道指出，腹腔镜对近处转移的分期的灵敏度为 89%、特异度为 100%、诊断准确率为 95.5%；淋巴结转移的灵敏度为 54.5%、特异度为 100%、诊断准确性为 64.3%，可切除率的阳性预测值为 96%、阴性预测值为 50%[58]。Sotiropoulos 等人报道称：腹腔镜分期导致 51% 的患者分期上升，以腹膜种植的形式最为常见[59]。因此，在这些第一次接受手术的患者中，有 14 名患者的治疗计划被改变，避免了剖腹手术。Ⅳ期肿瘤的临床分期的灵敏度尤其低（5.3%），且此项研究中大部分ⅢB 期肿瘤（42.9%）灵敏度也较低。

有观点指出，应用更多先进的放射成像，腹腔镜分期的价值可能会在某种程度上被减弱；然而，文献并未证明这一点。Kim 等人通过使用 16 或 64 排探测器扫描仪检测晚期胃癌患者的腹膜转移，回顾性统计了前瞻性计算机断层（CT）扫描所得结果的诊断性能[60]，在 498 例 T2 期及以上病变中，CT 图像与手术及病理结果相比较，灵敏度与特异度分别为 28.3% 和 98.9%，扫描报告中，确定与可疑的腹膜转移率分别为 50.9% 和 96.2%。作者得出结论：即使应用现代 CT 技术，PM 检测的灵敏度也是有限的。同样，当应用 3D 多排 CT 评估术前局部分期时，Chen 等人指出：与平面图像进行比较，在肿瘤分期中应用三维重建具

有明显优越的整体精确度，但并不适用于淋巴结分期[61]。凸显了癌症分期对多模式分期手段的需求，其中包括 EUS，LS 和 LUS。

正如前文提及，在 LS 手术过程中，应常规采集腹腔灌洗液进行细胞学检查。术前进行的腹腔镜分期手术中，腹腔灌洗如获得细胞学阳性结果，预示着早期复发及死亡的风险极高。Mehzir 与其同事最近系统回顾了术前接受过腹腔冲洗的 1241 例胃癌患者的病例，其中 291 位（23%）患者细胞学结果呈阳性，291 例阳性患者中总共有 48 例在化疗后重新接受腹腔镜分期检查。与细胞学结果持续阳性的患者相比（$n = 21$），细胞学结果转阴的患者（$n = 27$）生存率显著改善（2.5 年 vs. 1.4 年，$P = 0.0003$）。同样在此数据库中，使用该小组早先公布的数量较少的患者统计数据，通过多变量分析确定的术前 T 分期、术前 N 分期、肿瘤位置以及细胞学结果，为预后提供了重要预测因素，细胞学阳性结果是胃癌死亡率最重要的术前预测因素（RR = 2.7，$P < 0.001$）[63]。即使是在开腹手术中，La Torre 等人报道的一组含 64 位患者的队列得到了相似的结果[64]，腹腔灌洗细胞学结果为阳性的患者，86% 的肿瘤分期为 pT3 / pT4，并且肿瘤 N 分期 100% 为阳性（$P < 0.001$）。细胞学检查呈阳性的患者中位生存期比阴性患者显著降低（分别为 19 和 38 个月，$P = 0.0001$）。对该组患者的多因素分析，也证明了细胞学检查结果是预后的一项重要预测因素（$P = 0.018$）。为了解在晚期胃癌应用腹腔镜分期的价值，Shimitzu 等人依据腹膜转移的存在和（或）腹腔灌洗细胞学结果将 34 例患者分组[65]，两者皆为阳性的患者未接受任何手术性干预治疗，与其他患者相比，出现明显恶化，以此验证关于 LS 的争论。

考虑到腹腔疾病及其导致的更严重的后果，现在正评估新的方法是否可增加腹腔灌洗细胞学检查的灵敏度。Wong 等人最近阐述了一种非常有趣的新方法：在胃癌中应用癌症特异性新城疫病毒（Newcastle disease virus，NDV）检查腹腔内游离的癌症细胞[66]。NDV 的绿色荧光蛋白能特异性感染和检测到腹腔中的胃癌细胞，与传统细胞学检测相比更为灵敏。晚期癌症中 NDV 的应用尤其让人惊叹。在腹腔镜发现的 M1 期患者中，只有 50% 的患者细胞学检查结果为阳性。然而，所有患者的 NDV-GFP 均为阳性。细胞学检查阳性率 T3 期患者为 9%，N1 期为 8%，N2 期为 50%。而 95% 的 T3 期患者 NDV-GFP 为阳性，N1 或 N2 期 100% 的 NDV-GFP 为阳性。这种新型方法可加

强腹腔内癌细胞扩散的检测，并能提供重要的预后信息。该研究小组同时研究了逆转录酶聚合链反应对检测腹腔微小转移的作用，结果较好[67]，这充分反映了如今对胃癌分期的研究领域越来越广。

本章集中讨论了 LS 在确定胃癌是否可以切除时的重要作用。然而，早期胃癌应用微创技术的实现，提高了 LS 在治疗这种疾病中发挥更大作用的可能性。有学者认为结合前哨淋巴结状况，胃癌是实施微创手术（minimally invasive surger，MIS）最合适的目标之一。腹腔镜分期结合前哨淋巴结标定，可能成为前哨淋巴结阴性的早期胃癌的根治性腹腔镜局部切除术的重要辅助程序[68]，但其真正用途得到大众接受之前还需要完成更多的工作。

肝和胆囊癌

到目前为止，对于肝的原发性及转移性病变，手术切除仍是最有效的治疗方法。在某种程度上，由于治疗理念、手术经验的不同，目前还未明确可切除病变的准确定义，但大多数外科医生认为肝外疾病、广泛的两叶病变或肝硬化是干扰可能治愈性切除治疗的主要因素。

与其他胃肠道恶性肿瘤相同，多层 CT 扫描，MRI 和 CT/PET 扫描等影像学方法可用于术前分期；但是即使应用上述检查，仍有众多患者的病变需要在切除术中发现[48-50,69-71]。基于上述考虑，腹腔镜可以用来提高根治性切除率、减少不必要的剖腹探查，并可减少与开腹探查相关的发病率和生活质量问题。

在 10% ～ 60% 的病例中腹腔镜分期可以发现放射学等辅助检查不能识别的病变[72,73]。与其他解剖位置相比，肝的变异在一定程度上与术前影像的完整性和质量相关。来自纪念斯隆 - 凯特林癌症中心（Memorial Sloan-Kettering Cancer Center，MSKCC）的 Jarnagin 与其同事评估了在该机构接受手术治疗的 186 例原发性或转移性肝恶性肿瘤患者的病例[70]，104 位患者应用腹腔镜，其中 85% 成功；总体而言，其中 26 位患者（25%）在 LS 过程中发现有不可切除的病变，有 17 位患者免于剖腹手术，9 名患者接受了后续的姑息性剖腹手术。腹腔镜术中发现的广泛的肝病变、腹膜疾病以及广泛的肝硬化，避免了施行肝切除术。腹腔镜探查的困难在于肿瘤血管侵犯的范围或所涉及的胆管病变程度的判断，此外，腹腔镜术中所见对 10% 病例之后的切除手术方式存在影响。作者

还将接受 LS 的患者与 82 例类似的非随机队列进行比较，他们为在同一时间段内未接受 LS，直接进行手术治疗的患者，在开放性剖腹手术小组中，有 28 位（34%）患者在术中发现了不可切除的病变；其中 9 位患者接受了姑息治疗，其余 19 例仅进行了探查手术，作者认为如应用腹腔镜可以避免探查手术。两组比较，LS 提高了手术切除率（83% vs. 63%），缩短了住院时间（8.6 vs. 11.9 天），并且降低了住院费用。同一机构随后研究并分析了 401 例病例[74]，前期手术并不妨碍分期的进行，其中 291（73%）例进行了完整的腹腔镜检查，尽管其假阴性率为 22%，LS 将总体的切除率从 62% 提高至 78%。

为了确定哪些患者可能受益于 LS，该小组依据原发肿瘤与肝转移相关的 5 种因素，制定了一种临床风险评分（clinical risk score，CRS）方案（表 5-2）[75-76]。CRS 方案中每条标准为 1 分。因此，CRS 得分大于 2 的患者，有 42% 在腹腔镜手术中发现不可切除的病变，与之相比，CRS 分数在 0 ～ 1 之间的患者比例为 0。因此，应仅将目的性腹腔镜手术应用于高危患者，尽可能地避免对低危患者实施不必要的 LS，然而，在对高危险群组实施腹腔镜手术时，应避免不必要的剖腹手术分期，并从整体上提高腹腔镜手术的收益。最近一些群体已经验证了这种评分方案。Mann 和他的同事指出，高 CRS 评分与发现不可治愈病变的可能性呈正相关。在 CRS 评分分别为 0 ～ 1、2 ～ 3 或 4 ～ 5 时，治疗途径的改变率分别为 0、14% 和 53%[77]。Shah 与其同事报道：患者 CRS ≤ 2 应用腹腔镜和 LUS 只使 7% 的患者免于开放手术，而 CRS > 2 时，这样的患者比例为 24%[78]。此数据表明，LS 的集中应用是有保障的。

有学者认为，成像技术的改进，特别是术前 CT/PET 的大量应用以及更加积极的手术方法降低了结、直肠癌肝转移应用 LS 的价值。然而，此假设缺乏数据支持，且主要依赖于开放式探查的发现结果，而这些病变已经不能进行切除术，应当进行腹腔镜操作，

⬤ **表 5-2** 测定结直肠癌肝转移的可切除性临床风险评分

淋巴结阳性的肿瘤

初期结肠手术到检测远处转移病变之间无病间隔 < 12 个月

肝肿瘤个数 > 1（依据术前分期）

手术 1 个月内 CEA > 200 ng/ mL

最大肝肿瘤体积 > 5 cm

来发现这些病变。

结肠切除手术史并不妨碍精确的 LS。Rahusen 与其同事在 50 例大肠癌转移患者身上完成了腹腔镜手术，94% 的腹腔镜检查顺利完成，其中 38% 发现不可切除的肿瘤[79]，其他学者也有相似结果的报道[80-81]，约有 20% 患者由于曾接受开放手术，存在腹腔粘连而影响准确分期[80-81]。

Thaler 与其同事建议，手术时附加应用术中超声（intraoperative ultrasonography，IUS）能提高 LS 的效果（图 5-10）。在一项对 136 例患者的回顾统计中，LS / IUS 改变了 48% 患者的治疗计划，其中 25% 为手术无法治愈的病变，原因为 PMs、淋巴结转移或弥漫性肝病[82]。其他研究者也注意到了 LUS 对 LS 的补充作用[73,79,83,84]，Foroutani 和其同事报告了 310 例患者应用 LUS 和活检的经验，发现了 1080 个原发性和转移性肝病[85]，术中应用线性侧视传感器、空芯穿刺活检，使用 18 号弹簧活检枪采取标本，所有患者均获得了组织学证实，且无出血性并发症或内脏损伤。最近的一份报告表明，27% 的上消化道癌症患者通过综合使用腹腔镜和 LUS 引导下活检，改变了疾病治疗计划（包括原发性和继发性肿瘤）。LUS 引导

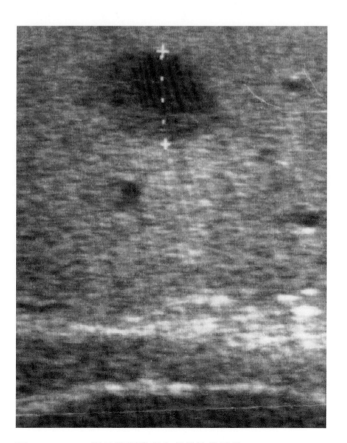

图 5-10　LUS 展示的胆囊癌患者的单发转移

下的活检弥补了腹腔镜活检的不足，解释了 44% 的临床影响，表明 LUS 应是完整的分期程序中的重要组成部分[86]。Hartley 和他同事报道称，在确定切除术时，LUS 相当于 MRI，特别是对原发性肝癌[87]；然而，他们和其他人也都已注意到，LUS 在判断血管和胆管的累及程度时存在困难[83]。

原发性肝癌的治疗经验大致相似[88-89]。Lo 与其同事对 91 例原发性肝细胞癌（hepatocellular carcinoma，HCC）患者进行了腹腔镜分期与 LUS，确定无法切除的病变为 16%，其中 2/3 未进行任何进一步手术治疗，并在早期开始非手术治疗[71]。由于在 HCC 中腹腔镜切除和射频消融使用的增加，其扩大了 LS 的作用范围，使它不仅能识别不可切除的病变，也有助于最佳治疗方案的选择。Lai 与其同事描述了一组包含 122 例潜在的可切除原发性肝癌患者的数据，所有患者均接受过 LS，为后期开放性剖腹探查制订计划。119 例患者接受过腹腔镜分期，其中 44 人发现不可切除的肿瘤。25% 的患者经腹腔镜治疗（22 例根治性切除，8 例姑息消融 / 切除）后，住院时间与开放性手术相比平均显著减少[90]。在一份有趣的出版物中，Casaccia 等人指出，腹腔镜超声检查在肝硬化晚期患者中精确分期原发性肝癌的同时，也能安全地进行腹腔镜射频消融术。[91]

MSKCC 的 D'Angelica 及同事对 LS 在非结直肠及非神经内分泌肿瘤评价中的作用进行了研究[92]。经过术前分期，腹腔镜检查发现 30 例病例具有可切除病变；80% 的患者完成了分期过程，并将 9 个不可切除病变纠正为最终的 6 个。

针对确定 LS 对于胆囊癌的效用的研究工作较少。Agrawal 与其同事报告了一组含 91 例明显可切除病变且接受过腹腔镜分期的患者的队列研究，局部晚期或侵袭性肿瘤的腹腔镜检查结果避免了 35 例患者的剖腹探查[93]。Goere 和法国的同事也报道了类似的结果，指出 LS 在 36% 的有切除可能性的胆管癌或胆囊癌患者中发现了不可切除的病变。腹腔镜可发现腹膜和肝转移，但并不能判断血管、淋巴管的侵袭，使多数学者认为腹腔镜在肝外胆管癌和胆囊癌和特定的肝门胆管癌中价值更高[94]。

胰腺癌

胰腺腺癌仍然是一个致命的疾病[95]，近年对胰腺腺癌的认识有所提高，诊断方法也有所改进，仍有

较多的患者诊断时已是疾病晚期。其实际 5 年生存率只有 3% ~ 5%，目前手术切除仍是治愈的唯一机会。然而，手术切除仅适用于少数患者。对于大多数患者来说，是否需要手术干预存在争议。和食管和胃的癌症一样，为准确分期或缓解病情，所有的患者都需要手术这一概念已不再正确。对疾病自然史了解的提高，再加上非手术姑息技术的改进，为了有效缓解病情，不推荐采取开放式手术。LS 的支持者认为：动态对比增强 CT 扫描和（或）MRI 与腹腔镜联合使用对胰腺癌分期仍然是最有效的手段，防止不从手术获益患者进行不必要的开腹手术，同时确定受益患者的手术切除。避免不必要的开放手术能减少围术期的发病率和死亡率、减少住院时间、减少适当的治疗需要的时间、改善生活质量，并降低整体治疗费用。

胰腺癌的腹腔镜分期并不是一个新的概念。事实上，在美国发表的第一例应用微创方法癌症分期的病例就是一位患有胰腺癌的患者。Bernheim 在 1911 年，将一位推测有胰腺癌的 W.S. Halstead 的患者在剖腹手术前腹腔镜进行分期[96]，Bernheim 将叫做 organoscopy 的操作称为"可能揭示一般转移或肝次级结节的操作，从而避免进一步的手术，并能保证病人相当长恢复期"。在苏格兰的 Alfred Cuschieri 和美国的 Andrew Warshaw 开创性地应用腹腔镜前，腹腔镜的使用较为分散而并不普遍[97-100]，这两位医生都在腹腔镜革命之前应用腹腔镜技术，并且开始定义腹腔镜在分期评估中的重要作用。

积极应用腹腔镜，可避免不必要的开腹手术，它高度依靠术前影像学研究的质量，必须使用国家最先进的 CT 扫描的研究[101]。目前，标准规程应该包括胰腺的对比增强薄层动态 CT 扫描。MSKCC 关于胰周恶性肿瘤 LS 的初步报告指出：可切除率由单独应用标准 CT 扫描评估的 50% 增至应用腹腔镜分期的 92%[73,102]，与之前的报道相比，影像学技术的改进和患者更好的选择，降低了腹腔镜分期的优势，但腹腔镜分期仍可提高约 15% ~ 20% 的接受检测的可切除病变的患者的分期[73,97,102-107]。

一项 MSKCC 的早期研究对 577 位接受过对比增强 CT 的认为有潜在的可切除病变的患者进行了腹腔镜分期检查[108] 检查，腹腔镜下确定不可切除的病变需得到下述病理证明：

1．转移肿瘤［肝、浆膜，和（或）腹膜］（图 5-11）
2．肿瘤的胰外浸润（即侵犯结肠系膜）
3．腹腔或高位门静脉淋巴结受累

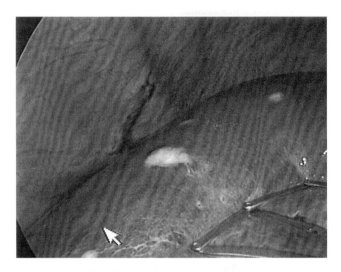

图 5-11　胰腺癌肝转移

4．侵入或包绕腹腔或肝动脉
5．肿瘤侵犯肠系膜上动脉

门静脉或肠系膜上静脉的浸润被认为是切除术的相对禁忌证，取决于其被浸润的程度和范围。

在 MSKCC 系列中，366 例患者经 LS 后认定为可切除病变，并随后进行了开腹探查，92% 的病变（338 例）被切除，胰腺癌较早侵袭的部位是肝和腹腔。手术的切除率用来与引进 LS 前数十年间相比较，十年间 MSKCC 对 1135 例患者进行了探索，只有 35% 的肿瘤被切除。最近，同一研究小组检查了 1995 到 2005 年间接受 LS 并且影像学评估为可切除病变的 1045 位患者，据报道，胰腺癌患者的 LS 获益率已经下降到 14%。腹腔镜下的不可切除病变的最主要的原因为转移性肝癌。只有 7 例患者被确诊为局部病变，凸显了 CT 成像的进步。腹腔镜下认为可切除的患者，99% 随后接受了切除术[109]。Doran 等报道了相似的结果：239 例疑似壶腹周围癌患者接受双期螺旋 CT 扫描后，行腹腔镜下分期[110]，CT 评估为"可切除病变"为 190 例，其中腹腔镜检查后变更为不能切除的有 28 例。总体而言，由于腹腔镜检查发现的情况，15% 的患者免于进一步的手术治疗，作者得出结论：当加入 CT 扫描时，LS 提供了十分有价值的信息，显著改善了对患者进行手术治疗或非手术治疗的选择。许多作者也报告了相似的结果（表 5-3）。

糖类抗原 19-9

现已有应用肿瘤标志物如糖类抗原 19-9（CA1 9-9），进一步选择患者进行腹腔镜分期的观点。Halloran 与其

作者	年份	患者数量	获益率（%）
John	1995	40	14（35%）
Fernandez-del Castello	1995	114	27（24%）
Conlon	1996	198	28（26%）
Holzman	1997	28	14（50%）
Jiminez	2000	125	30（24%）
White	2001	45	8（18%）
Vollmer	2002	72	16（22%）
Doran	2004	45	8（18%）
Karachristos	2005	63	63（19%）
Ahmed	2006	37	9（24%）
Ferrone	2006	297	68（23%）

表 5-3　腹腔镜下检测腹内转移

Maithel 与其同事证明统计学最优标准为 130 U /ml；其分析了 144 例患者，有 38 位（26%）被确定为不可切除的肿瘤，术前 CA1 9-9 ≥ 130 U / ml，与之对应的是 118 例中有 13 例（11%），其值 < 130 U / ml[112]。我们认为，这一附加信息可帮助医师更好地选择患者，图 5-12 详细说明了临床推荐流程，通过分析人口基础的管理数据库，支持了此流程的应用。Mayo 与其同事回顾俄勒冈州的经验并指出：多数患者没有接受 LS[113]，然而，在未接受 LS 的具有转移性疾病的患者子集中，有 27.6% 的患者被识别并排除了切除术，免于接受不必要的剖腹手术。

腹腔镜超声

应用 LUS 可进一步提高 LS 诊断价值，已有数个研究小组在尝试使用 LUS 提高 LS 的收益[114-115]。John 与其同事发现：在 40 位被认为可切除病变的患者中，腹腔镜确定其中 14 位患者具有不可切除的转移性病变[103]；但腹腔镜预测肿瘤可切除率的灵敏度只有 50%，辅助应用 LUS 可将准确率提升到 89%。其他一些研究也证实，在标准腹腔镜基础上联合应用 LUS，可将总体治疗效果提高约 14% ~ 25%[73,116-119]。Callery 与其同事分析常规实施腹腔镜与 LUS 的效果，

同事以 CA1 9-9 值为 150 kU / L 为标准提高了肿瘤的可切除水平，并减少非治疗性的剖腹手术[111]。使用受试者工作特征（receiver operating characteristics，ROC）曲线进行术前 CA1 9-9 值和肿瘤的可切除性研究，

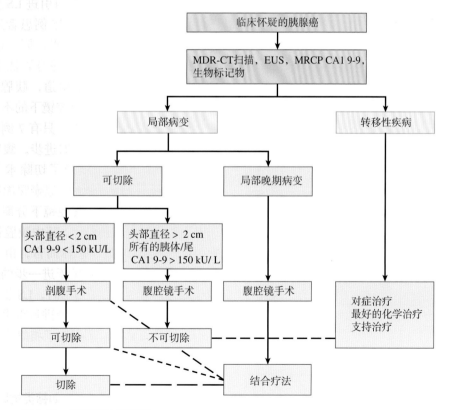

图 5-12　胰腺癌处理流程

通过确定额外的 22% 的不可切除病例，证明辅助应用 LUS 能改善分期[73]。Minnard 和同事报道了与单独使用腹腔镜相比，在评价原发肿瘤和存在血管受累肿瘤时 LUS 的优势[117]。LUS 的发现结果改变了 14% 的患者的治疗方式，而这些患者标准腹腔镜检查的结果是模棱两可的。一项由 Schachter 和同事进行的更深层的研究证明：36% 的患者的手术干预治疗被改变，同时，31% 的不必要的剖腹探查被避免了[120]。Catheline 和同事报告称：LUS 改变了 41% 的治疗方案，避免了 46% 的剖腹探查[121]。这个研究小组报道 LUS 对于正面评价淋巴结病变的灵敏度为 90%，肝、腹膜病变的灵敏度为 100%。Vollmer 与其同事同样报告了使用 LUS 能提高切除率（应用 LS 的 84% vs. 未应用 LS 的 58%）[122]。Merchant 与其同事得出结论：在 LS 中增加 LUS 的使用，增强了腹腔镜识别可切除病变的能力，显著接近开放手术的精确程度，同时并不增加发病率及死亡率[123]。随着临床经验的发展，LUS 主要用途仍然是对肝或血管受累程度的评估（图 5-13）。门静脉 / 肠系膜上静脉受累的患者中，判断（i）手术切除率和（或）需切除（ii）的静脉长度，需要获得静脉清晰的边缘。Thomson 与其同事通过应用检测

血管受累的常用 CT 分级方法，能检查肿瘤与主要血管之间的关系，将受累程度分级为 A 至 F，支持了上述方法[124]。A 到 D 级的肿瘤普遍能被切除，而 E 和 F 级的肿瘤几乎是不可切除的[125]。作者认为，应用这些标准，能指导在 LS 的基础上选择性使用 LU。由 Hariharan 与其同事进行的 meta 分析，检验了腹腔镜以及 LUS 的作用[126]，其中包含了 29 项研究，3305 例患者接受了 LS。真正的获益率为 25%（95%CI 为 24 ~ 27）。作者认为这结果能让潜在的可切除的胰腺癌患者显著获益，避免了非治疗性的开腹手术。

腹腔灌洗细胞学

腹腔镜检查时获取腹腔灌洗液进行细胞学检查，已经被建议为提高腹腔镜分期灵敏度的重要手段[127]。有报道称，腹腔镜结合腹腔细胞学检查提高了约 10% 患者的分期[123,128]。腹膜复发是根治性胰十二指肠切除术潜在的主要失败原因，Leach 与其同事对一系列疑似或活检证实的可切除胰头癌患者进行了连续研究[129]，腹腔灌洗液在腹腔镜分期过程中和（或）随后的开腹手术中取得，7% 的患者细胞学结果呈阳性（positive peritoneal cytology，PPC），所有这些患者在平均 4.8 个月后都有明显的转移性疾病。Merchant 与其同事研究了 228 例接受过 LS 且放射学确定为可切除的胰腺癌患者[123]，在腹腔镜操作开始时，在上腹部 2 个象限均取腹腔灌洗液，腹腔细胞学检查阴性的患者总体生存期明显较高。作者证实在确定不可切除病变方面 PPC 具有 94.1% 的阳性预测率、98.1% 的特异度和 25.6% 的灵敏度。Dalal 与其同事应用定量的实时聚合酶链反应（real-time-polymerase chain reaction，RT-PCR）的方法在一组 35 例接受分期腹腔镜手术的患者的队列中，检测肿瘤细胞[130]，8 例确定为细胞学阳性结果，与分期相关；然而，25 例患者的 RT-PCR 结果为阳性，预示着 RT-PCR 可成为检测亚临床疾病更加敏感的一种手段，并能改善对手术治疗或临床试验的选择。这项引人入胜的研究还需要进一步证实。

除上述以外，医学界对于 LS 的价值还没有达成共识。批评者认为：因其没有考虑需要开放手术来缓解不可切除肿瘤的病情的患者，且设定腹腔镜具有确定可切除性病变的作用，高估了腹腔镜的作用[101]。

MD Anderson 癌症中心的 Pisters 与其同事报道称仅使用高质量 CT 检查报告患者肿瘤的可切除率为

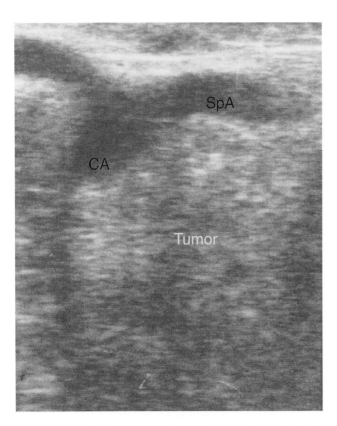

图 5-13 LUS 检查证实肿瘤浸润腹腔干（CA）和脾动脉（SpA）

80%[101]，基于这些数据，作者提出假设假阴性结果为 0，高质量 CT 确定的潜在可切除肿瘤的患者应用常规腹腔镜分期的最大阳性获益率为 20%。该小组对 CT 显示的局部病变患者和高风险隐匿性 M1 期患者，在计划好的实施开腹肿瘤切除术的时间，选择性地使用了腹腔镜手术，而并未对所有胰腺癌患者进行常规腹腔镜分期[131-132]，其他作者一直倡导这种方法[133]。阿姆斯特丹的 Gouma 与其同事评估了 LS 对壶腹周围肿瘤患者的作用，并与应用螺旋 CT 扫描的标准影像学分期结果进行比较[134]。腹腔镜分期在 297 位患者中，活检证实的不可切除病变的比例只有 13%。检出率为 35%。根据这些研究结果，作者提出应选择性地实施 LS。依据他们的临床经验推荐旁路手术作为局部晚期患者的姑息治疗治疗，LS 只有在转移性疾病存在时才有额外的疗效。

局部晚期病变

最近的报道都聚焦于 LS 对于局部晚期不可切除病变的患者的作用，这类患者应接受辅助放化疗。Shoup 与其同事连续地回顾分析 100 位接受 LS 的局部晚期患者，现有的影像学检查未能发现其中 37% 的转移性病变；12 例腹膜转移病变，18 例肝转移，以及 7 例具有两种转移病变被识别出[135]。Liu 和 Traverso 报道了类似的结果，描述了 74 例患者的经验，这些患者在接受 LS 之前都进行了高质量胰腺 CT 检查[136]。在 34% 的患者中发现了隐匿性肿瘤，作者指出位于胰腺体部和胰尾的肿瘤，相对于位于胰头的病变，更可能有不可切除的转移瘤（53% vs. 28%）。进行了一项前瞻性队列研究的 Morak 和同事报道称，在 CT 确定为局部晚期肿瘤的 68 位患者中，其中 24 位（35%）在进行腹腔镜检查时发现转移瘤[137]。这些研究强调指出：尽管成像方式有所改进，但应在考虑为局部晚期的患者开始实施综合治疗方案前，进行 LS。

前面提到的研究集中于胰腺浸润性导管腺癌。关于其他细胞类型的癌症，包括神经内分泌瘤、导管内乳头状黏液性瘤和囊腺癌，数据较少。MSKCC 的 Hochwald 与其同事回顾了非功能性胰岛细胞瘤的腹腔镜应用经验，在腹腔镜下发现隐匿转移灶的发病率很高[138]。腹腔镜后结合 CT 扫描预测转移灶的可切除性的灵敏度明显比单独使用 CT 更高（93% vs. 50%；$P = 0.03$），这是由于 CT 发现微小转移瘤的假阴性率相当高，肝转移瘤最为常见。对于肿瘤的可切除性，CT 扫描后应用腹腔镜的预测值也明显比单独

使用 CT 扫描高出很多（95% vs. 74%）。Brooks 与其同事在 144 例壶腹部、十二指肠部和远端胆管癌症患者中检验了 LS 的作用[139]。远端胆管肿瘤患者也能通过 LS 在确定可切除性并避免不必要的手术的方面受益。相比之下，已知的十二指肠或壶腹部癌症患者通过 LS 获益甚微。

分期腹腔镜手术的并发症

对于有经验的术者来说，腹腔镜分期十分安全、效果良好。文献中数个报道指出 LS 并发症发生率较低，在这些文献中，只有一篇报道指出直接由 LS 操作引起的一系列并发症[140]。在 2003 年发表系列报告中，Rodgers 等人报道了 2.8% 的 LS 并发症发生率（3/106 例），其中一例在 LS 术中未能发现，最终直接导致了患者的死亡。一般来说，主要的并发症，如出血、内脏穿孔、腹腔内感染等在 1% ~ 2% 的病例中出现。

随着腹腔镜在恶性疾病中的使用增多，医学界对于在气腹情况下潜在肿瘤细胞转移的风险也有了顾虑。Dobronte 与其同事在 1978 年的首个病例报道中，描述了一例接受腹腔镜手术后两周出现恶性腹水的患者，他在 "套管针位置" 出现肿瘤种植[141]。随后相继出现一些类似的报道，均涉及在腹腔镜过程中发生了肿瘤的转移。阿姆斯特丹的 Nieveen van Dijkum 与其同事证实套管针位置的癌症的整体发生率为 2%，所有发生的患者均有晚期腹膜转移瘤[142]。

过去的 20 年的临床经验似乎支持这一假设：从肿瘤学的观点来看 LS 是安全的。来自 MD Anderson 癌症中心的 Pearlstone 与其同事介绍了其 533 例非妇科腹腔内癌症患者的腹腔镜经验，其中 339 人接受了上消化道恶性肿瘤腹腔镜手术[143]，报道套管针位置发生肿瘤者为 4 例（0.88%），其中 3 人在初次腹腔手术时已为晚期。MSKCC 也有类似的结果报道，其评价了具有 1650 例患者的前瞻性数据库，其中 1548 位上消化道恶性肿瘤患者接受了诊断性腹腔镜手术，共插入 4299 根套管针[144]，发生套管针肿瘤的最常见的原发病为胰腺癌（51.2%）；平均随访 18 个月，套管针部位出现癌者为 13 例（0.8%），1040 例患者接受开放手术，有 9 例（0.9%）发生切口部位肿瘤。与由 Hughes 和同事分析的 1600 例结肠癌开放式手术的切口部位肿瘤发生率为 0.8% 的结果相似[145]。在 MSKCC 的研究中发生套管针肿瘤的平均时间为 8.2

个月。记录的 8 位患者在进行腹腔镜手术时已有转移瘤，剩下的 5 例在诊断套管针位置的肿瘤种植时发现有局部或转移肿瘤，因此，套管针肿瘤的发生与其说是一个孤立事件，不如说是晚期癌症的标志。作者认为 LS 从肿瘤学的角度来看是安全的。一项包括 235 例接受腹腔镜分期的胰腺癌病例的回顾性分析进一步支持这个结论，这项研究证实了 3% 的套管针肿瘤的发生率，以及单独接受剖腹探查患者的 3.9% 切口肿瘤发生率[146]。

一些假说已被提出来解释套管针位置的肿瘤细胞种植。肿瘤播种已在动物实验中证实与应用二氧化碳气腹相关，然而，指出开腹探查中的肿瘤更容易生长的报告似乎反驳了这种理论[147-149]。其他机制也已被提出，如组织操作、直接伤口污染、低劣的手术技术或免疫应答（如改变宿主的免疫反应）[150]。然而到目前为止，在大多数研究中，套管针种植比较罕见，同开放手术切口复发差别很小，更可能反映的是疾病的本质生物学行为，而与手术的类型无关。

腹腔镜下胆道及胃引流术

由于大多数胰腺癌患者在发现肿瘤时已不可切除，为缓解减少症状，最大限度地提高生活质量成为这些病人护理的主要目标。缓解病情最常需要解决的三个问题：胆道梗阻、幽门梗阻（gastric outlet obstruction，GOO）、缓解疼痛。

目前胆囊空肠吻合术和胆管空肠吻合术均可在腹腔镜下完成，后者技术上难度相对较大，需要较高的腹腔镜技巧，同时也需要暴露足够长的胆总管，进行小肠和胆总管间体内吻合，十分困难。胆囊空肠吻合术是较常见的腹腔镜手术（图 5-14）。患者的选择至关重要，如胆囊管进入胆总管的位置较低或肿瘤侵犯导管的范围在 1 cm 内等为手术可能失败的预测因素。吻合可通过吻合器或人工缝合技术进行。对于接受过胆囊切除术的胆囊病变、胆囊管梗阻、胆囊管插入位置较低或肿瘤浸润胆囊管或胆囊时不能实施胆囊空肠吻合术的患者，可施行腹腔镜胆管空肠吻合术，或转换为开放手术进行标准的外科旁路手术。

Rhodes 与其同事于 1995 年展示了第一位为接受腹腔镜姑息手术的晚期胰腺癌患者；16 例患者中，7 例行腹腔镜胆囊空肠吻合术、5 例行腹腔镜下胃肠吻合术、3 例接受了两种手术，其中 1 例腹腔镜姑息手术失败；平均手术时间为 75 min、住院时间为 4 天、

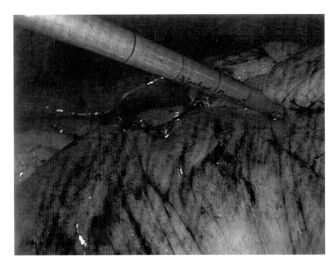

图 5-14　腹腔镜下胆囊空肠吻合术

并发症发生率为 13%，10 例患者的平均生存时间为 201 天，剩余患者在报告发表时仍存活[151]。1999 年 Rothlin 与其同事发表 28 例胰腺癌患者病例的对照研究，患者被分为两组。一组为腹腔镜姑息手术，而另一组接受常规姑息手术[152]。腹腔镜组的 14 位患者，7 例行腹腔镜下胃肠吻合术、3 例行胃肠吻合术和肝管空肠吻合术、4 例只进行了分期腹腔镜检查。

腹腔镜组的术后并发症发生率为 7%，相比之下开腹手术组为 43%。目前腹腔镜组无死亡病例，而开腹手术组死亡率为 29%；腹腔镜组术后平均住院时间为 9 天，开腹手术组为 21 天；且腹腔镜组需要的术后镇痛明显较少。Choi 发表了一组包括 78 例采取胃空肠吻合术的患者的研究，其中包括 45 例开腹手术和 33 例腹腔镜，手术目的在于缓解由晚期胃、十二指肠、壶腹和胰腺癌造成的胃流出道梗阻[153]，腹腔镜组免疫功能抑制较少、并发症发生生率低，并在早期恢复肠道功能。Navarra 与其同事进行了随机试验证实，接受腹腔镜胃空肠吻合术的患者，术中出血明显减少，口服药物恢复较接受开腹姑息性胃空肠吻合术的患者更快[154]。

经脐单切口腹腔镜胃空肠吻合术技术已于最近报道[155]。尽管其在技术上是可行的，但相对于传统的腹腔镜方法，其优势仍有待确定。

胰腺癌有症状 GOO 症状的真实发病率尚不明确。从历史上看，有人认为超过 25% 的患者在疾病过程中会发展为 GOO，因此，建议在开腹探查时行预防性胃旁路术。然而，为确定分期而需开腹探查的操作有所减少，大多数患者是否需要预防性分流术一直受到质疑。

GOO 是晚期胰腺癌的晚期并发症，影响着 10% ～ 20% 的生存超过 15 个月的患者[156-158]。然而，只有不足 3% 的 GOO 患者需要手术分流[156,159,160]；最重要的是，60% 的晚期胰腺癌患者的胃排空推迟，却并没有肿瘤浸润胃或十二指肠的证据，可能可以通过腹腔神经丛的肿瘤浸润，引起了胃潴留、恶心、呕吐等来解释[161]。

　　Espat 与其同事对包含 155 例 LS 的前瞻性非随机数据进行了研究[156]，腹腔镜手术后，其中 40 例存在局部晚期病变。其余有转移性病变；在随访中，只有 3% 的患者由于胆道引流或 GOO，需要后续开放手术。证据的后续更新证实了这一结论，90% 以上的患者死于疾病本身。患者需要手术治疗缓解 GOO 的概率较低，与非手术对照组在内镜胆道引流 vs. 手术的随机试验中看到的数据是一致的。

　　腹腔镜胃肠吻合术是一种相对直接的操作。Nagy 和他的同事报道了一系列腹腔镜胃空肠吻合术[162] 的结果，该系列的 10 例患者中，有 9 例胰腺恶性肿瘤形成了 GOO。腹腔镜方法的成功率为 90%，并无与手术技术相关的术后并发症发生率和死亡率。

胆道以及胃引流的手术技术

　　患者仰卧于手术台，呈 10° 的反 Tredelenberg 位并向左侧倾斜 10°，套管针的放置类似于标准的腹腔镜分期手术，为方便置入线性吻合器，需右上象限 10 mm 套管针更换为 12 ～ 15 mm。探查后，识别 Trietz 韧带，将距 Trietz 韧带约 30 cm 的远端空肠祥于结肠前方提至胆囊（图 5-15），应用体内缝合技术，空肠由两针 3-0 合成可吸收性外科缝线（Polysorb，US Surgical，Norwalk，CT）缝合到胆囊上。上述充盈的胆囊可以使用气腹针连接到吸引装置，由于在气腹过程中发生的腹内压力升高通常会有较少的胆汁外溢，使用剪刀或解剖器械如超声刀在胆囊及空肠上做小的肠造口术（10 mm），（图 5-16），电凝可止血；外溢的胆汁可以通过左上象限的吸引装置处理。30 mm 的腔镜线性吻合器使用 3.5 mm 的吻合钉，通过右上象限端口进入，"爪"以标准方式置入胆囊和空肠。通常情况下，穿刺器的位置使此步骤操作比较困难，网状吻合器有利于此项操作。吻合器头部互相靠近，发射缝合钉（图 5-17）。移去吻合器后，检查吻合口，确认止血，用生理盐水灌洗胆囊。

　　肠造口术可以通过使用完全体内或腹腔镜辅助方法封闭。使用体内技术，残留切口应用连续浆肌层 3-0 合成可吸收性外科缝线缝合封闭切口，并使用体内打结技术打结（图 5-18）。

　　一种替代方法是使用完全手工缝合，应用 3-0 合

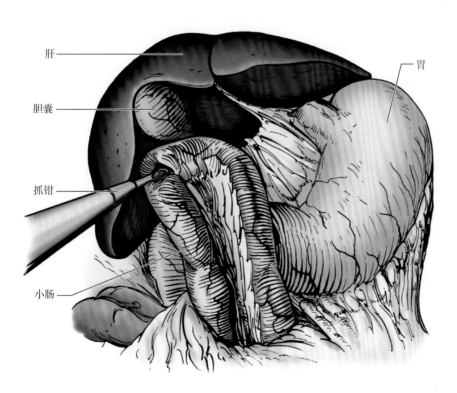

图 5-15　腹腔镜胆囊空肠吻合术

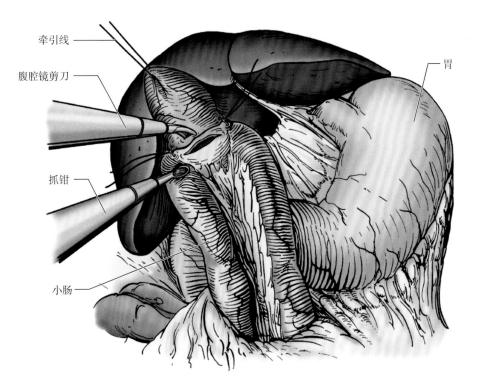

牵引线

腹腔镜剪刀

抓钳

小肠

胃

图 5-16 将小肠提至胆囊，做肠造口术

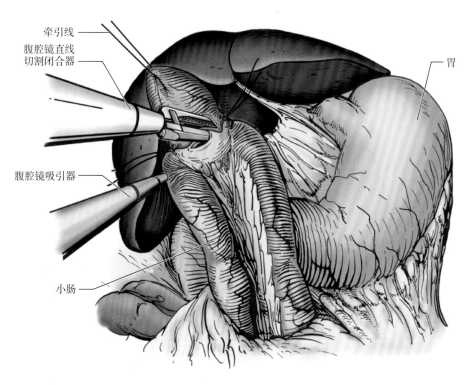

牵引线

腹腔镜直线
切割闭合器

腹腔镜吸引器

小肠

胃

图 5-17 吻合器吻合

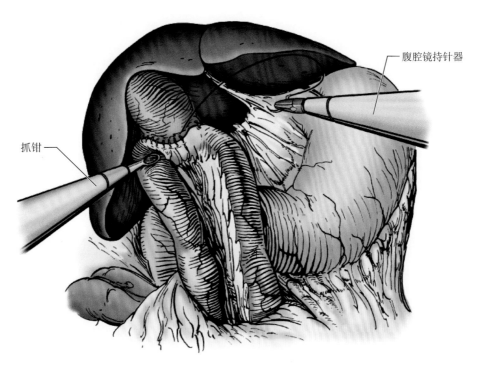

图 5-18 封闭肠切口

成可吸收性外科缝线缝合。应用连续缝合时，助手应
该保持缝线张力，缝合每一针都需用无创伤抓钳，可
用体内或体外打结技术。

　　腹腔镜辅助方法适用于较瘦的患者。两个牵引
缝线位于吻合口两侧；剪线时留较长的线头，移除
12 mm 套管针，扩大该切口至 20 mm。利用牵引缝
线牵拉，胆肠吻合可以提出切口外完成，以标准方式
封闭肠切口。完成后，将肠管返回腹腔，闭合切口，
腹部重新充气，检查吻合。此技术可制造一个无肠
管狭窄、2.5 cm 的胆囊空肠吻合术吻合口，不需放
置腹腔引流管。

　　胃空肠吻合术手术方法与上述类似，吻合时将近
端的空肠袢提至胃，将左上象限 5 mm 腹腔镜套管转
换成 12 mm 的套管针。用两针 3-0 合成可吸收线外科
缝线使空肠与胃接近，分别于胃和空肠做肠切开术；
在出现明显胃潴留的病例中，胃壁可变得肥厚，使得
胃造瘘术比较困难。放置吻合器时需确认一边是置于
胃内的，操作 30 mm 的线性吻合器进入两个切口，吻
合器通过左上象限 12 mm 穿刺器进入腹腔，固定位置
击发吻合钉。移除吻合器装置钉仓，重新置入吻合口，
再次击发吻合钉，形成一个约 5 cm 的吻合口。应用
胆囊空肠吻合术时，使用相同的方法闭合切口的前壁
（图 5-19）。所有吻合口的缺口用单根 3-0 线缝合。

　　理想的胆道或胃梗阻姑息手术，应能有效地缓解

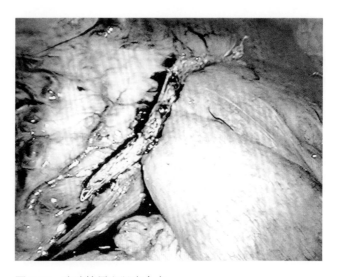

图 5-19 腹腔镜胃空肠吻合术

黄疸或 GOO，使并发症发生率最小、住院较短、症
状复发率较低，并能保证生活质量。腹腔镜手术有实
现上述目标的潜力，但目前的数据并不支持在不需要
另外手术的患者中实施预防性引流手术。

总结

　　腹腔镜手术不再是应用范围较窄的工具，现已
在外科肿瘤学临床实践中普遍应用。虽然无创成像

技术有所改进，但在特定上消化道癌症患者中使用 LS 仍有价值。在未来，NOTES 技术和管理信息系统技术的结合应用，在改善这些患者的分期上有无限的潜能。

参考文献

1. Samee A, Moorthy K, Jaipersad T, et al. Evaluation of the role of laparoscopic ultrasonography in the staging of oesophagogastric cancers. *Surg Endosc.* 2009;23(9):2061–2065.
2. Muntean V, Mihailov A, Iancu C, et al. Staging laparoscopy in gastric cancer. Accuracy and impact on therapy. *J Gastrointestin Liver Dis.* 2009;18(2):189–195.
3. De Graff GW, Ayantunde AA, Parsons SL, Duffy JP, Welch NT. The role of staging laparoscopy in oesophagogastric cancers. *Eur J Surg Oncol.* 2007;33(8):988–992.
4. Hemming AW, Nagy AG, Scudmore CH, et al. Laparoscopic staging of intra-abdominal malignancy. *Surg Endosc.* 1995;9:325–328.
5. Van Delden OM, De Wit LT, Bemelman WA, et al. Laparoscopic ultrasonography for abdominal tumor staging: technical aspects and imaging findings. *Abdom Imaging.* 1997;22:125–131.
6. Buyske J. Role of videoscopic-assisted techniques in staging malignant diseases. *Surg Clin North Am.* 2000;80:495–503.
7. Pratt Bl, Greene FL. Role of laparoscopy in the staging of malignant disease. *Surg Clin North Am.* 2000;80:1111–1126.
8. Schoonderwoerd L, Swank DJ. The role of optical access trocars in laparoscopic surgery. *Surg Technol Int.* 2005;14:61–67.
9. Kamangar F, Dores GM, Anderson WF. Patterns of cancer incidence, mortality, and prevalence across five continents: defining priorities to reduce cancer disparities in different geographic regions of the world. *J Clin Oncol.* 2006;24(14):2137–2150.
10. Jemal A, Siegel R, Ward E, et al. Cancer statistics. *CA Cancer J Clin.* 2008;58(2):71–96.
11. Aibe T, Fuji T, Okita K, et al. A fundamental study of normal layer structure of the gastrointestinal wall visualised by endoscopic ultrasonography. *Scand J Gastroenterol.* 1986;21:6–15.
12. Tio TL, Tytgat GNJ. Endoscopic ultrasonography of normal and pathologic upper gastrointestinal wall structure: comparison of studies in vivo and in vitro with histology. *Scand J Gastroenterol.* 1986;21:27–33.
13. Dittler HJ, Siewert JR. Role of endoscopic ultrasonography in esophageal carcinoma. *Endoscopy.* 1993;25:156–161.
14. Lea JW 4th, Prager RL, Bender HW Jr. The questionable role of computed tomography in preoperative staging of esophageal cancer. *Ann Thorac Surg.* 1984;38:479–481.
15. van Vliet EPM, Heijenbrok-Kal MH, Hunink MGM, Kuipers EJ, Siersema PD. Staging investigations for oesophageal cancer: a meta-analysis. *BJC.* 2008;98:547–557.
16. van Vliet EPM, Hermans JJ, De Wever W, et al. Radiologist experience and CT examination quality determine metastasis detection in patients with esophageal or gastric cardia cancer. *European Radiology.* 2008;18(11):2475–2484.
17. Kimmey MB, Martin RW, Haggit RC, et al. Histologic correlates of gastrointestinal ultrasound images. *Gastroenterology.* 1989;96:433–441.
18. Aibe T, Ito T, Yoshida T. Endoscopic ultrasonography of lymph nodes surrounding the upper GI tract. *Scand J Gastroenterol.* 1986;21:164–169.
19. Tio TL, Cohen P, Coene PP, et al. Endosonography and computed tomography of esophageal carcinoma: pre-operative classification compared to the new TNM system. *Gastroenterology.* 1989;96:1478–1486.
20. Rosch T, Lorenz R, Zenker K, et al. Local staging and assessment of resectability in carcinoma of esophagus, stomach, and duodenum by endoscopic ultrasonography. *Gastrointest Endosc.* 1992;38:460–467.
21. Harewood GC, Wiersema MJ. A cost analysis of endoscopic ultrasound in the evaluation of esophageal cancer. *Am J Gastroenterol.* 2002;97:452–458.
22. de Graaf GW, Ayantunde AA, Parsons SL, Duffy JP, Welch NT. The role of staging laparoscopy in oesophagogastric cancers. *Euro J Surg Oncol.* 2007;33(8):988–992.
23. Morris JM, Suzuki H, McKernan M, Stephen M, Stuart RC, Stanley AJ. Impact of EUS-FNA in the management of patients with oesophageal cancer. *Scottish Med J.* 2009;54(2):30–33.
24. Puli SR, Reddy JBK, Bechtold ML, Antillon D, Ibdah JA, Antillon MR. Staging accuracy of esophageal cancer by endoscopic ultrasound: a meta-analysis and systematic review. *World J Gastroenterol.* 2008;14(10):1479–1490.
25. Maple JT, Peifer KJ, Edmundowicz SA, et al. The impact of endoscopic ultrasonography with fine needle aspiration (EUS-FNA) on esophageal cancer staging: a survey of thoracic surgeons and gastroenterologists. *Dis Esoph.* 2008;21(6):480–487.
26. Pfau PR, Perlman SB, Stanko P. The role and clinical value of EUS in a multimodality esophageal carcinoma staging program with CT and positron emission tomography. *Gastrointest Endosc.* 2007;65:377–384.
27. Salahudeen HM, Balan A, Naik K. Impact of the introduction of integrated PET-CT into the preoperative staging pathway of patients with potentially operable oesophageal carcinoma. *Clin Radiol.* 2008;63:765–773.
28. Kato H, Kimura H, Nakajima M. The additional value of integrated PET/CT over PET in initial lymph node staging of esophageal cancer. *Oncol Rep.* 2008;20:857–862.
29. Block MI, Patterson GA, Sundaresan RS. Improvement in staging of esophageal cancer with the addition of positron emission tomography. *Ann Thorac Surg.* 1997;64:770–776.
30. Kato H, Miyazaki T, Nakajima M. The incremental effect of positron emission tomography on diagnostic accuracy in the initial staging of esophageal carcinoma. *Cancer.* 2005;103:148–156.
31. Kato H, Kuwano H, Nakajima M. Comparison between positron emission tomography and computed tomography in the use of the assessment of esophageal carcinoma. *Cancer.* 2002;94:921–928.
32. Flamen P, Lerut A, Van Cutsem E. Utility of positron emission tomography for the staging of patients with potentially operable esophageal carcinoma. *J Clin Oncol.* 2000;18:3202–3210.
33. Monjazeb AM, Riedlinger G, Aklilu M, et al. Outcomes of patients with esophageal cancer staged with [1F]fluorodeoxyglucose positron emission tomography (FDG- PET): can postchemoradiotherapy FDG- PET predict the utility of resection? *J clin Oncol.* 2010;28(31):4714–4721.
34. Flanagan FL, Dehdashti F, Siegal BA, et al. Staging of esophageal cancer with ^{18}F-fluordexyglucose positron emission tomography. *AJR.* 1997;168:417–424.
35. Block MI, Patterson GA, Sundaresan RS, et al. Improvement in staging of esophageal cancer with addition of positron emission tomography. *Ann Thorac Surg.* 1997;64:770–776.
36. Weber WA, Ott K, Becker K, et al. Prediction of response to preoperative chemotherapy in adenocarcinoma of the esophagogastric junction by metabolic imaging. *J Clin Oncol.* 2001;19:3058–3065.
37. Christina TM, Jannet CB, Jan P, et al. A systematic review on the role of FDG-PET/CT in tumour delineation and radiotherapy planning in patients with esophageal cancer. *Radiotherapy and Oncology.* 2010;97(2):165–171.
38. Neeraj K, Asif K, Debra B, James L, Kevin M. Endoscopic ultrasound compared with laparoscopy for staging esophageal cancer. *Ann Thoracic Surg.* 2007;83(6):2000–2002.
39. De Graaf GW, Ayantunde AA, Parsons SL, Duffy JP, Welch NT. The role of staging laparoscopy in oesophagogastric cancers. *Euro J Surg Oncol (EJSO).* 2007;33(8):988–992.
40. Watt I, Stewart I, Anderson D, Bell G, Anderson JR. Laparoscopy, ultrasound and computed tomography in cancer of the oesophagus and gastric cardia: a prospective comparison for detecting intra-abdominal metastases. *Br J Surg.* 1989;76:1036–1039.
41. O'Brien MG, Fitzgerald FF, Lee G, Crowley M, Shanahan F, O'Sullivan GC. A prospective comparison of laparoscopy and imaging in the staging of oesophageal cancer before surgery. *Am J Gastroenterol.* 1995;90:2191–2194.
42. Samee A, Moorthy K, Jaipersad T, et al. Evaluation of the role of laparoscopic ultrasonography in the staging of oesophagogastric cancers. *Surg Endosc Other Interven Tech.* 2009;23(9):2061–2065.
43. Mortensen MB, Fristrup C, Ainsworth A, Nielsen HO, Pless T, Hovendal C. Combined pretherapeutic endoscopic and laparoscopic ultrasonography may predict survival of patients with upper gastrointestinal tract cancer. *Surg Endoscopy.* 2011;43:596–603.
44. Dagnini G, Caldironi MW, Marian G, et al. Laparoscopy in abdominal staging of esophageal carcinoma: report of 369 cases. *Gastrointest Endosc.* 1986;32:400–402.

45. Stein HJ, Kraemer SJ, Freussner H, et al. Clinical value of diagnostic laparoscopy with laparoscopic ultrasound in patients with cancer of the esophagous or cardia. *J Gastrointest Surg.* 1997;1:167–173.

46. Ferlay J, Autier P, Boniol M, et al. Estimates of the cancer incidence and mortality in Europe in 2006. *Ann Oncol.* 2007;18:581–592.

47. Crew KD, Neugut AI. Epidemiology of gastric cancer. *World J Gastroenterol.* 2006;12(3):354–362.

48. Hartgrink HH, Jansen EP, van Grieken NC, van de Velde CJ. Gastric cancer. *Lancet.* 2009;374(9688):477–490.

49. Karpeh MS Jr, Brennan MF. Gastric carcinoma. *Ann Surg Oncol.* 1998;5:650–656.

50. Brennan MF, Karpeh MS Jr. Surgery for gastric cancer: the American view. *Ann Surg Oncol.* 1996;23:352–359.

51. Pye JK, Crumplin MK, Charles J, et al. Hospital clinicians in Wales: one-year survey of carcinoma of the oesophagus and stomach in Wales. *Br J Surg.* 2001;88:278–285.

52. Lordick F, Siewert JR. Recent advances in multimodal treatment for gastric cancer: a review. *Gastric Ca.* 2005;8(2):78–85.

53. Davies AR, Deans DAC, Penman I, et al. The multidisciplinary team meeting improves staging accuracy and treatment selection for gastroesophageal cancer. *Diseases of the Esophagus.* 2006;19(6):496–503.

54. Burke EC, Karpeh MS Jr, Conlon KC, et al. Laparoscopy in the management of gastric adenocarcinoma. *Ann Surg.* 1997;225:262–267.

55. Wakelin SJ, Deans C, Crofts PL, et al. A comparison of computerised tomography, laparoscopic ultrasound and endoscopic ultrasound in the preoperative staging of oesphago-gastric carcinoma. *Eur J Radiol.* 2002;41:161–167.

56. Finch M, John T, Garden OJ, et al. Laparoscopic ultra-sonography for staging gastroesophageal cancer. *Surgery.* 1997;121:10–17.

57. Stell DA, Carter Cr, Stewart I, Anderson JR. Prospective comparison of laparoscopy, ultrasonography and computed tomography in the staging of gastric cancer. *Br J Surg.* 1996;83:1260–1262.

58. Muntean V, Mihailov A, Iancu C, et al. Staging laparoscopy in gastric cancer: accuracy and impact on therapy. *J Gastrointest Liver Dis.* 2009;18(2):189–195.

59. Sotiropoulos GC, Kaiser GM, Lang H, et al. Staging laparoscopy in gastric cancer. *Eur J Medical Res.* 2005;10(2):88–91.

60. Kim SJ, Kim HH, Kim YH, et al. Peritoneal metastasis: detection with 16- or 64-detector row CT in patients undergoing surgery for gastric cancer. *Radiology.* 2009;253(2):407–415.

61. Chen CY, Hsu JS, Wu DC, et al. Gastric cancer: preoperative local staging with 3D multi-detector row CT: correlation with surgical and histopathologic results. *Radiology.* 2007;242(2):472–482.

62. Mezhir JJ, Shah MA, Jacks LM, Brennan MF, Coit DG, Strong VE. Positive peritoneal cytology in patients with gastric cancer: natural history and outcome of 291 patients. *Ann Surg Oncol.* 2010 Jun 29. [Epub ahead of print].

63. Bentrem D, Wilton A, Mazumdar M, Brennan M, Coit D. The value of peritoneal cytology as a preoperative predictor in patients with gastric carcinoma undergoing a curative resection. *Ann Surg Oncol.* 2005;12(5):1–7.

64. La Torre M, Ferri M, Giovagnoli MR, et al. Peritoneal wash cytology in gastric carcinoma: prognostic significance and therapeutic consequences. *Eur J Surg Oncol.* 2010;36(10):982–986.

65. Hiroki S, Hiroshi I, Katsuya O, et al. Usefulness of staging laparoscopy for advanced gastric cancer. *Surg Today.* 2010;40(2):119–124.

66. Wong J, Schulman A, Kelly K, Zamarin D, Palese P, Fong Y. Detection of free peritoneal cancer cells in gastric cancer using cancer-specific Newcastle disease virus. *J Gastrointest Surg.* 2010;14(1):7–14.

67. Dalal KM, Woo Y, Kelly K, et al. Detection of micrometastases in peritoneal washings of gastric cancer patients by the reverse transcriptase polymerase chain reaction. *Gastric Ca.* 2008;11(4):206–213.

68. Kitagawa Y, Fujii H, Mukai M, et al. Current status and future prospects of sentinel node navigational surgery for gastrointestinal cancers. *Ann Surg Oncol.* 2004;11:242S–244S.

69. Fortner JG, Silva JS, Cox EB, et al. Multivariate analysis of a personal series of 247 patients with liver metastases from colorectal cancer: treatment by intrahepatic chemotherapy. *Ann Surg.* 1984;199:317–324.

70. Jarnagin WR, Bodniewicz J, Dougherty E, et al. A prospective analysis of staging laparoscopy in patients with primary and secondary hepatobiliary malignancies. *J Gastrointest Surg.* 2000;4:24–43.

71. Lo CM, Lai E, Liu CL, et al. Laparoscopy and laparoscopic ultrasonography avoid exploratory laparotomy in patients with hepatocellular carcinoma. *Ann Surg.* 1998;227:527–532.

72. John TG, Greig JD, Crosbie JL, et al. Superior staging of liver tumors with laparoscopy and laparoscopic ultrasound. *Ann Surg.* 1994;220:711–719.

73. Callery MP, Strasberg SM, Doherty GM, et al. Staging laparoscopy with laparoscopic ultrasonography: optimizing resectability in hepatobiliary and pancreatic malignancy. *J Am Coll Surg.* 1997;185:33–39.

74. D'Angelica M, Fong Y, Weber S, et al. The role of laparoscopy in hepatobiliary malignancy: prospective analysis of 401 cases. *Ann Surg Oncol.* 2003;10:183–189.

75. Jarnagin WR, Conlon K, Bodniewicz J, et al. A clinical scoring system predicts the yield of diagnostic laparoscopy in patients with potentially resectable hepatic colorectal metastases. *Cancer.* 2001;91:1121–1128.

76. Grobmyer SR, Fong Y, D'Angelica M, et al. Diagnostic laparoscopy prior to planned hepatic resection for colorectal metastases. *Arch Surg.* 2004;139:1326–1330.

77. Mann CD, Neal CP, Metcalfe MS, Pattenden CJ, Dennison AR, Berry DP. *Br J Surg.* 2007;94:855–859.

78. Shah AJ, Phull J, Finch-Jones MD. Clinical risk score can be used to select patients for staging laparoscopy and laparoscopic ultrasound for colorectal metastases. *World J Surg.* 2010;34:2141–2145.

79. Rahusen FD, Cuesta MA, Borgstein PJ, et al. Selection of patients for resection of colorectal metastases to the liver using diagnostic laparoscopy and laparoscopic ultrasonography. *Ann Surg.* 1999;230:31–37.

80. de Castro SM, Tilleman EH, Busch OR, et al. Diagnostic laparoscopy for primary and secondary liver malignancies: impact of improved imaging and changed criteria for resection. *Ann Surg Oncol.* 2004;11:522–529.

81. Koea J, Rodgers M, Thompson P, et al. Laparoscopy in the management of colorectal cancer metastatic to the liver. *ANZ J Surg.* 2004;74:1056–1059.

82. Thaler K, Kanneganti S, Khajanchee Y, et al. The evolving role of staging laparoscopy in the treatment of colorectal hepatic metastases. *Arch Surg.* 2005;140:727–734.

83. Foroutani A, Garland AM, Berber E. Laparoscopic ultrasound versus triphasic computed tomography for detecting liver tumors. *Arch Surg.* 2000;135:953–958.

84. Metcalfe MS, Close JS, Iswariah H, et al. The value of laparoscopic staging for patients with colorectal metastases. *Arch Surg.* 2003;138:770–772.

85. Berber E, Garland AM, Engle KL, et al. Laproscopic ultrasonography and biopsy of hepatic tumors in 310 patients. *Am J Surg.* 2004;187:213–218.

86. Mortensen MB, Fristrup C, Ainsworth A, et al. Laparoscopic ultrasound-guided biopsy in upper gastrointestinal tract cancer patients. *Surg Endosc.* 2009;23:2738–2742.

87. Hartley JE, Kumar H, Drew PJ, et al. Laparoscopic ultrasound for the detection of hepatic metastases during laparoscopic colorectal cancer surgery. *Dis Colon Rectum.* 2000;43:320–324.

88. Lightdale CJ. Laparoscopy and biopsy in malignant liver disease. *Cancer.* 1982;50:2672–2675.

89. Jeffers L, Spieglman G, Reddy R, et al. Laparoscopically directed fine needle aspiration for the diagnosis of hepatocellular carcinoma: a safe and accurate technique. *Gastrointest Endosc.* 1988;34:235–237.

90. Lai EC, Tang CN, Ha JP, Tsui DK, Li MK. The evolving influence of laparoscopy and laparoscopic ultrasonography on patients with hepatocellular carcinoma. *Am J Surg.* 2008;196:736–740.

91. Casaccia M, Andorno E, Nardi I, et al. Laparoscopic staging and radiofrequency of hepatocellular carcinoma in liver cirrhosis: a "bridge" treatment to liver transplantation. *Hepatogastroenterology.* 2009;56:793–797.

92. D'Angelica MD, Jarnagin WR, Dematteo RP, et al. Staging laparoscopy for potentially resectable non-colorectal nonendocrine liver metastases. *Ann Surg Oncol.* 2003;9:204–209.

93. Agrawal S, Sonawane RN, Behari A, et al. *Dig Surgery.* 2005;22:440–445.

94. Goere D, Wagholikar GD, Pessaux P, et al. Utility of staging laparoscopy in subsets of biliary cancers. *Surg Endosc.* 2006;20:721–725.

95. Jemal A, Tiwari RC, Murray T, et al. Cancer statistics. *CA Cancer J Clin.* 2004;54:8–29.

96. Bernheim BM. Organoscopy. *Ann Surg.* 1911;53:764–767.

97. Warshaw AL, Gu ZY, Wittenberg J, et al. Preoperative staging and assessment of resectability of pancreatic cancer. *Arch Surg.* 1990;125:230–233.

98. Warshaw AL, Tepper JE, Shipley WU. Laparoscopy in the staging and planning therapy for pancreatic cancer. *Am J Surg.* 1986;151:76–80.

99. Cuschieri A, Hall AW, Clark J. Value of laparoscopy in the diagnosis and management of pancreatic carcinoma. *Gut.* 1978;19:672–677.

100. Cuschieri A. Laparoscopy for pancreatic cancer: does it benefit the patient?

Eur J Surg Oncol. 1988;14:41–44.

101. Pisters PW, Lee JE, Vauthey JN, et al. Laparoscopy in the staging of pancreatic cancer. *Br J Surg.* 2001;88:325–337.

102. Conlon KC, Dougherty E, Klimstra DS, et al. The value of minimal access surgery in the staging of patients with potentially resectable peripancreatic malignancy. *Ann Surg.* 1996;223:134–140.

103. John TG, Greig JD, Carter DC, et al. Carcinoma of the pancreatic head and periampullary region: tumor staging with laparoscopy and laparoscopic ultrasonography. *Ann Surg.* 1995;221:156–164.

104. Bemelman WA, de Wit LT, van Delden OM, et al. Diagnostic laparoscopy combined with laparoscopic ultrasonography in staging of cancer of the pancreatic head region. *Br J Surg.* 1995;82:820–824.

105. Fernandez-del Castillo C, Rattner DW, Warshaw AL. Further experience with laparoscopy and peritoneal cytology in the staging of pancreatic cancer. *Br J Surg.* 1995;82:1127–1129.

106. Reddy KR, Levi J, Livingstone A, et al. Experience with staging laparoscopy in pancreatic malignancy. *Gastrointest Endosc.* 1999;49:498–503.

107. Yoshida T, Matsumoto T, Morii Y, et al. Staging with helical computed tomography and laparoscopy in pancreatic head cancer. *Hepatogastroenterology.* 2002;49:1428–1431.

108. Conlon KC, Brennan MF. Laparoscopy for staging abdominal malignancies. *Adv Surg.* 2000;34:331–350.

109. White R, Winston C, Gonen M, et al. Current utility of staging laparoscopy for pancreatic and peripancreatic neoplasms. *J Am Coll Surg.* 2008;206:445–450.

110. Doran HE, Bosonnet L, Connor S, et al. Laparoscopy and laparoscopic ultrasound in the evaluation of pancreatic and periampullary tumors. *Dig Surg.* 2004;21:305–313.

111. Halloran C, Ghaneh P, Connor S, Sutton R, Neoptolemos J, Raraty MGT. Carbohydrate antigen 19-9 accurately selects patients for laparoscopic assessment to determine respectability of pancreatic malignancy. *Br J Surg.* 2008;95:453–459.

112. Maithel SK, Maloney S, Winston C, et al. Preoperative Ca 19-9 and the yield of staging laparoscopy in patients with radiographically resectable pancreatic adenocarcinoma. *Ann Surg Oncol.* 2008;15:3512–3520.

113. Mayo SC, Austin DF, Sheppard Bc, Mori M, Shipley DK, Billingsley KG. Evolving preoperative evaluation of patients with pancreatic cancer: does laparoscopy have a role in the current era? *J Am Coll Surg.* 2009;208:87–95.

114. Cuesta MA, Meijer S, Borgstein PJ, et al. Laparoscopic ultrasonography for hepatobiliary and pancreatic malignancy. *Br J Surg.* 1993;80:1571–1574.

115. Ascher SM, Evans SR, Zeman RK. Laparoscopic cholecystectomy: intraoperative ultrasound of the extrahepatic biliary tree and the natural history of postoperative transabdominal ultrasound findings. *Semin Ultrasound CT MR.* 1993;14:331–337.

116. John TG, Wright A, Allan PL, et al. Laparoscopy with laparoscopic ultrasonography in the TNM staging of pancreatic carcinoma. *World J Surg.* 1999;23:870–881.

117. Minnard EA, Conlon KC, Hoos A, et al. Laparoscopic ultrasound enhances standard laparoscopy in the staging of pancreatic cancer. *Ann Surg.* 1998;228:182–187.

118. Pietrabissa A, Caramella D, Di Candio G, et al. Laparoscopy and laparoscopic ultrasonography for staging pancreatic cancer: critical appraisal. *World J Surg.* 1999;23:998–1002.

119. Murugiah M, Paterson-Brown S, Windsor JA, et al. Early experience of laparoscopic ultrasonography in the management of pancreatic carcinoma. *Surg Endosc.* 1993;7:177–181.

120. Schachter PP, Avni Y, Shimonov M, Gvirtz G, Rosen A, Czerniak A. The impact of laparoscopy and laparoscopic ultrasonography on the management of pancreatic cancer. *Arch Surg.* 2000;135:1303–1307.

121. Catheline J, Turner R, Rizk N. The use of diagnostic laparoscopy supported by laparoscopic ultrasonography in the assessment of pancreatic cancer. *Surg Endoscpy.* 1999;13:239–245.

122. Vollmer CM, Drebin JA, Middleton WD, et al. Utility of staging laparoscopy in subsets of peripancreatic and biliary malignancies. *Ann Surg.* 2002;235:1–7.

123. Merchant NB, Conlon KC, Saigo P, et al. Positive peritoneal cytology predicts unresectability of pancreatic adenocarcinoma. *J Am Coll Surg.* 1999;188:421–426.

124. Loyer EM, David CL, Dubrow RA, Evans DB, Charnsangavej C. Vascular involvement in pancreatic adenocarcinoma: reassessment by thinsection CT. *Abdom Imaging.* 1996;21:202–206.

125. Thomson BNJ, Parks RW, Redhead DN, et al. Refining the role of laparoscopy and laparoscopic ultrasound in the staging of presumed pancreatic head and ampullary tumours. *Br J Cancer.* 2006;94:213–217.

126. Hariharan D, Constantinides VA, Froeling FEM, Tekkis PP, Kocher HM. *EJSO.* 2010;36:941–948.

127. Jimenez RE, Warshaw AL, Fernandez-del Castillo C. Laparoscopy and peritoneal cytology in the staging of pancreatic cancer. *J Hepatobil Pancreat Surg.* 2000;7:15–20.

128. Fernandez-del Castillo CL, Warshaw AL. Pancreatic cancer: laparoscopic staging and peritoneal cytology. *Surg Oncol Clin North Am.* 1998;7:135–142.

129. Leach SD, Rose JA, Lowy AM, et al. Significance of peritoneal cytology in patients with potentially resectable adenocarcinoma of the pancreatic head. *Surgery.* 1995;118:472–478.

130. Dalal KM, Woo Y, Galanis C, et al. Detection of micrometastases in peritoneal washings of pancreatic cancer patients by the reverse transcriptase polymerase chain reaction. *J Gastrointest Surg.* 2007;11:1598–1601.

131. Abdalla EK, Barnett CC, Pisters PW, et al. Subaquatic laparoscopy for staging of intraabdominal malignancy. *J Am Coll Surg.* 2003;196:155–158.

132. Spitz FR, Abbruzzese JL, Lee JE, et al. Preoperative and postoperative chemoradiation strategies in patients treated with pancreaticoduodenectomy for adenocarcinoma of the pancreas. *J Clin Oncol.* 1997;15:928–937.

133. Obertop H, Gouma DJ. Essentials in biliopancreatic staging: a decision analysis. *Ann Oncol.* 1999;10:150–152.

134. Nieveen van Dijkum EJ, Romijn MG, Terwee CB, et al. Laparoscopic staging and subsequent palliation in patients with peripancreatic carcinoma. *Ann Surg.* 2003;237:66–73.

135. Shoup M, Winston C, Brennan MF, et al. Is there a role for staging laparoscopy in patients with locally advanced unresectable pancreatic adenocarcinoma? *J Gastrointest Surg.* 2004;8:1068–1071.

136. Liu RC, Traverso W. Diagnostic laparoscopy improves staging of pancreatic cancer deemed locally unresectable by computed tomography. *Surg Endosc.* 2005;19:638–642.

137. Morak MJM, Hermans JJ, Smeenk Hg, et al. Staging for locally advanced pancreatic cancer. *EJSO.* 2009;35:963–968.

138. Hochwald SN, Weiser MR, Colleoni R, et al. Laparoscopy predicts metastatic disease and spares laparotomy in selected patients with pancreatic non-functioning islet cell tumors. *Ann Surg Oncol.* 2001;8:249–253.

139. Brooks AD, Mallis MJ, Brennan MF, et al. The value of laparoscopy in the management of ampullary, duodenal, and distal bile duct tumors. *J Gastrointest Surg.* 2002;6:139–145.

140. Rodgers MS, Windsor JA, Koea JB, McCall JL. Laparoscopic staging of upper gastrointestinal malignancy. *ANZ J Surg.* 2003;73(10):806–810.

141. Dobronte Z, Wittmann T, Karacsony G. Rapid development of malignant metastases in the abdominal wall after laparoscopy. *Endoscopy.* 1978;10:127–130.

142. Nieveen van Dijkum EJ, de Wit LT, van Delden OM, et al. Staging laparoscopy and laparoscopic ultrasonography in more than 400 patients with upper gastrointestinal carcinoma. *J Am Coll Surg.* 1999;189:459–465.

143. Pearlstone DB, Mansfield PF, Curley SA, et al. Laparoscopy in 533 patients with abdominal malignancy. *Surgery.* 1999;125:67–72.

144. Shoup M, Brennan MF, Karpeh MS, et al. Port site metastasis after diagnostic laparoscopy for upper gastrointestinal tract malignancies: an uncommon entity. *Ann Surg Oncol.* 2002;9:632–636.

145. Hughes ES, McDermott FT, Polglase AL, et al. Tumor recurrence in the abdominal wall scar tissue after large-bowel cancer surgery. *Dis Colon Rectum.* 1983;26:571–572.

146. Velanovich V. The effects of staging laparoscopy on trocar site and peritoneal recurrence of pancreatic cancer. *Surg Endosc.* 2004;18:310–313.

147. Bouvy ND, Marquet RL, Jeekel H, et al. Impact of gas(less) laparoscopy and laparotomy on peritoneal tumor growth and abdominal wall metastases. *Ann Surg.* 1996;224:694–700; discussion 700–701.

148. Jones DB, Guo LW, Reinhard MK, et al. Impact of pneumoperitoneum on trocar site implantation of colon cancer in hamster model. *Dis Colon Rectum.* 1995;38:1182–1188.

149. Yamaguchi K, Hirabayashi Y, Shiromizu A, et al. Enhancement of port site metastasis by hyaluronic acid under CO_2 pneumoperitoneum in a murine model. *Surg Endosc.* 2001;15:504–507.

150. Curet MJ. Port site metastases. *Am J Surg.* 2004;187:705–712.

151. Rhodes M, Nathanson L, Fielding G. Laparoscopic biliary and gastric bypass: a useful adjunct in the treatment of carcinoma of the pancreas. *Gut.* 1995;36:778–780.

152. Rothlin MA, Schob O, Weber M. Laparoscopic gastroand hepaticojejunostomy for palliation of pancreatic cancer: a case-controlled study.

Surg Endosc. 1999;13:1065–1069.

153. Choi YB. Laparoscopic gastrojejunostomy for palliation of gastric outlet obstruction in unresectable gastric cancer. *Surg Endosc.* 2002;16:1620–1626.

154. Navarra G, Musolino C, Venneri A, deMarco ML, Bartolotta M. Palliative antecolic isoperistaltic gastrojejunostomy: a randomized controlled trial comparing open and laparoscopic approaches. *Surg Endosc.* 2006;20:1831–1834.

155. Bucher P, Pugin F, Morel P. Transumbilical single-incision laparoscopic intracorporal anastomosis for gastrojejunostomy: a case report. *Surg Endosc.* 2009;1667–1670.

156. Espat NJ, Brennan MF, Conlon KC. Patients with laparoscopically staged unresectable pancreatic adenocarcinoma do not require subsequent surgical biliary or gastric bypass. *J Am Coll Surg.* 1999;188:649–657.

157. Sohn TA, Lillemoe KD, Cameron JL, et al. Surgical palliation of unresectable periampullary adenocarcinoma in the 1990s. *J Am Coll Surg.* 1999;188:658–669.

158. Molinari M, Helton WS, Espat NJ. Palliative strategies for locally advanced unresectable and metastatic pancreatic cancer. *Surg Clin North Am.* 2002;81:651–666.

159. Casaccia M, Diviacco P, Molinello P, et al. Laparoscopic palliation of unresectable pancreatic cancers: preliminary results. *Eur J Surg.* 1999;165:556–559.

160. Yim HB, Jacobson BC, Saltzman JR, et al. Clinical outcome of the use of enteral stents for palliation of patients with malignant upper GI obstruction. *Gastrointest Endosc.* 2001;53:329–332.

161. DiMango EP, Reber HA, Tempero MA. AGA technical review on the epidemiology, diagnosis, and treatment of pancreatic ductal adenocarcinoma. *Gastroenterology.* 1999;117:1464–1484.

162. Nagy A, Brosseuk D, Hemming A, et al. Laparoscopic gastroenterostomy for duodenal obstruction. *Am J Surg.* 1995;165:539–542.

腹　壁

腹部切口的切开、关闭和处理

6

Robert E.Roses • Jon B.Morris

（陈 震译）

切口

不应低估切口选择、施行和关闭对腹部手术疗效的影响。外科切口并发症主要包括与切口高度相关的外科手术部位感染（surgical site infection，SSI）、切口裂开和疝的形成，另外，切口暴露的质量影响手术的易行性和安全性，但结果难以量化。

切口是提供到达腹部病理位置的通道，如需比预期切口暴露更多的话，切口应易于延伸。实际上，切口是否足够大是由手术能否安全实施决定的，一切切口的选择应该服从于此，甚至当切口暴露不够，应该毫不犹豫地二次创建切口。虽然如此，切口仍应有一个选择标准，那就是伤口可以安全关闭，尽可能小的影响腹壁的功能和美观，此标准也适用于开放、腹腔镜切口。前正中切口依然是最流行的也可能是最灵活的，在不同的情况下，其他各种不同切口拥有着各自的优势。

切口的选择

腹部切口可以是纵向垂直的，横向的或者斜形的。无血管的白线的存在使前正中线切口具备较高的灵活性。事实上，考虑到最佳的腹腔暴露（例如，腹部外伤的暴露），前正中切口是最佳选择，其向上可以延伸到剑突水平，向下延伸至耻骨联合。另外，纵向的切口还可以位于旁正中的位置，此类切口之前比现在更为流行，目前仍然有其支持者。横向和斜行的切口可以位于任一象限，其选择取决于腹部疾病的位置。常见的例子如胆道手术中 Kocher 肋缘下切口、Pfannenstiel 脐下横切口、阑尾切除术中的 Rockey-Davis 切口，双肋缘下切口均可以较好的暴露上腹部。另外，当上腹部器官（例如胃、食管连接处）需要很好的暴露时，可选择胸腹联合切口。

纵向对比横向切口的优点仍处于活跃的争论中，横向切口的拥护者辩称，比起垂直切口，横切口关腹更安全，并通过组织学原理和手术处理原则支持这一假说。前腹壁的筋膜纤维是横向或斜向的，因此，横向切口平行于筋膜纤维，缝合线方向近似垂直于这些纤维。与此相反的是，纵向切口破坏了筋膜纤维，缝合线位于纤维之间[1]。在后者的情况下，这种缝合线拉合组织引起的解剖屏障的缺失，可以造成切口开裂或疝形成。尽管如此，几乎没有证据支持横切口有其他明显的好处。大量的回顾性临床研究和 meta 分析表明，在长期和短期的预后方面，横切口均优于纵向切口（例如，术后疼痛、肺部并发症、切口疝和切口裂开的频率）[1]，然而前瞻性数据并没有那么确定。一个随机控制试验对内脏切除术中的纵、横向切口进行比较，结果上述二者没有显著差异[2]。在更近期的前瞻性随机试验中，二者的 30 天死亡率、肺部并发症、住院时间的中位数、容忍固体食物的平均时间以及 1 年观察时间内的切口疝形成，均没有显著差异。横向切口可以引起更多的伤口感染[3]。

同样，相对于旁正中切口，正中切口的相对优势也存在争议。与正中切口相比，旁正中切口的理论优势是由于位于筋膜间的腹直肌的存在，从而减少了伤口裂开和切口疝的风险。实际上，当这些切口重新打开时，腹直肌的内侧边缘经常被发现附着于切口的后鞘，而并不能有效地巩固切口。同时，在前瞻性随机试验中探讨了旁正中切口的潜在的优势，未能证明旁正中切口与正中切口或横切口相比，在伤口失败率上存在任何优势[4]。"侧旁正中切口"指的是距离传统旁正中切口旁边几个厘米的位置的纵向切口[5]。一个随机的前瞻性研究表明，切口疝的发生率的降低有统计学意义，分别是腹直肌旁切口为 0，中间旁正中切口为 14.9%[6] 和正中切口为 6.9%[7]。旁正中切口的缺点是创建切口需要更长的时间，且增加了其到正中线的距离。

对于曾有首次腹部手术史的患者中，重新通过腹部瘢痕进腹时，必须权衡再手术分离带来的挑战。关闭新切口应避免太过于接近陈旧切口，以尽量减少干预的皮肤和筋膜桥缺血坏死的风险。

手术部位的准备

在切开之前，手术野应敷料覆盖和抗菌，以减少细菌计数和降低未来切口感染的可能性。术前备皮增加了外科手术部位感染（SSI）率的发生，因此应避免。如果手术野中的头发干扰伤口的准确闭合或妨碍了消毒，应优先选择钳子而不是剃刀[8]。各种各样的抗菌剂被普遍用于皮肤准备，其中包括碘伏、乙醇和氯己定。碘伏的效力取决于从载体分子释放的活性碘。因此，为了发挥其最大疗效，碘伏应该在切开前几分钟内使用。在大量研究中[6,9,10]，与碘伏相比，氯己定的使用大大减少了皮肤细菌计数以及外科手术部位感染，已将其作为新兴首选皮肤消毒剂。

切口：技术上的注意事项

纵向切口

正中切口　正中切口可快速进入并充分暴露腹腔的每个区域。这种切口通常有着较少的血液流失，并且不需要切断肌肉纤维或神经。上腹正中切口（即脐以上）用于暴露食管裂孔、腹部的食管和迷走神经、胃、十二指肠、胆囊、胰腺和脾（图 6-1），下腹正中切口（即脐以下）用于暴露较低的腹部和盆腔器官。当需要广泛暴露的时候，比如在外伤探查中，正中切口可以扩展到剑突和耻骨联合。

创建一个正中切口时，主刀医生和助手反向牵拉切口两侧的皮肤，然后用手术刀切开皮肤。将纱布放入皮肤边缘，填塞压迫止血，横向牵拉切口两侧的皮下脂肪。然后用电刀或手术刀将切口打开直到腹白线，上腹部的筋膜纤维交叉作为中线的一个重要标志。接着，腹白线、腹膜外脂肪和腹膜按顺序被分离。如果需要同时暴露上下腹部，切口应以弧形围绕脐周。切开腹膜最好使用组织剪或手术刀，以免电凝损伤下面的腹腔内器官，另外，提起皱褶的腹膜确保进腹安全，触知腹膜以确定无肠管被拉起，锐性切开

提起的腹膜。在上腹正中的左侧或右侧进腹可以避开镰状韧带。

为了避免膀胱受伤，在切口的上半部分进入腹膜。在中线打开一个小切口后，然后扩大，以容纳两个手指用来保护下面的内脏，进而沿着切口将腹膜进一步切开（图 6-2）。

旁正中切口　旁正中切口是位于腹壁正中偏左或偏右的纵向切口。如正中切口，旁正中切口可以在上腹或下腹创建，避免切断神经和腹直肌。更好的是，沿着肋缘向着剑突方向切开上腹部会获得额外的通道

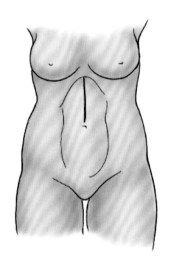

图 6-1　上腹正中切口：表面标记

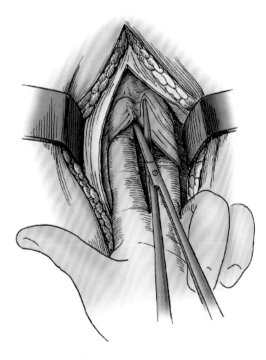

图 6-2　中线纵向切口：切开腹白线和腹膜

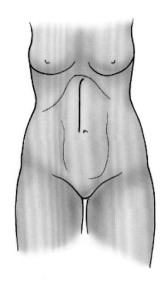

图 6-3 上腹旁正中切口：表面标记。上腹部的斜向剑突方向的切口可获得额外暴露

（图 6-3）。穿过整条切口暴露和切开腹直肌前鞘，从腹直肌内侧缘切开前鞘的内侧缘，并将它分离开（图6-4）。在上腹部的上述过程要特别注意，连接腹直肌与前筋膜的肌腱涉及很多血管。当遇到这些血管，为了避免大的出血，应切断或者结扎血管。一旦切开腹直肌，它会横向收缩。接着后鞘（弓状线以上）和腹膜被切开，进入腹腔。在较下方的腹部旁正中切口的创建过程中，遇到上腹部的血管，在分离前一定要结扎（图 6-5）。

纵向肌肉切开切口 除了腹直肌是被切开，而不是被横向牵拉，纵向经腹直肌切口跟传统的旁正中切口极其相似。此类伤口开闭迅速，由于腹直肌很难从腹直肌鞘上剥离，所以在再次打开旁正中切口时，此类切口是很有价值的。应避免切口太长，因为长切口会导致更多的出血和神经的损伤，使相关腹壁部位薄弱。

横切口和斜切口

横向和斜向切口一般遵循 Langer's line 的张力，并且较纵行切口能更加美观的关腹，更为关键的是，腹直肌有来自肋间神经的节段性神经支配，神经横向进入腹直肌鞘。横向或稍偏斜切口通过腹直肌通常不伤及这些神经，假如前后鞘关闭，腹直肌因此被横断开，不会危及腹壁的完整。虽然正确设置横切口可以暴露特定的器官，当病灶同时位于上、下腹部，此类切口可能会受限。

肋缘下 Kocher 切口 右肋缘下切口通常用于暴露胆囊和胆道的手术中。左肋缘下切口相对较少，主

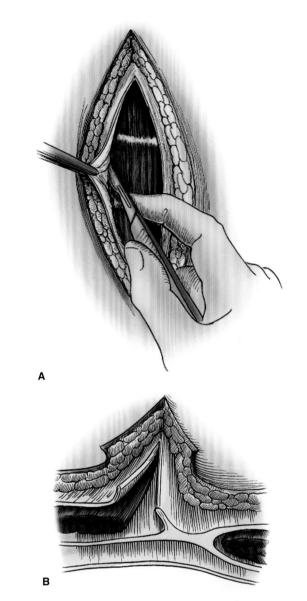

A

B

图 6-4 A．旁正中切口：从前直肌鞘分离腹直肌；B．旁正中切口横切面

要用于脾切除术。双肋缘下切口可极好的暴露上腹部，可用于肝切除术、肝移植术、全胃切除术，以及双侧肾上腺的前入路手术。

标准的肋缘下切口始于中线，剑突下两指宽，横向和向下扩展至与肋缘相平行（图 6-6）。切口不应太大，必须保留足够的筋膜以安全关腹。在皮肤皮理沿着腹直肌鞘建立切口，使用电刀或结扎以控制腹壁上动脉的分支，腹直肌被切开；将腹膜于皮肤切口水平切开。如有必要增加暴露，切口可以在腹直肌侧面扩展。

McBurney 和 Rockey-Davis 切口 1894 年最初由 Charles McBurney 描述[11]，右髂窝切口称为 McBurney 切口，很好地适用于阑尾切除术，此切口是斜切口；

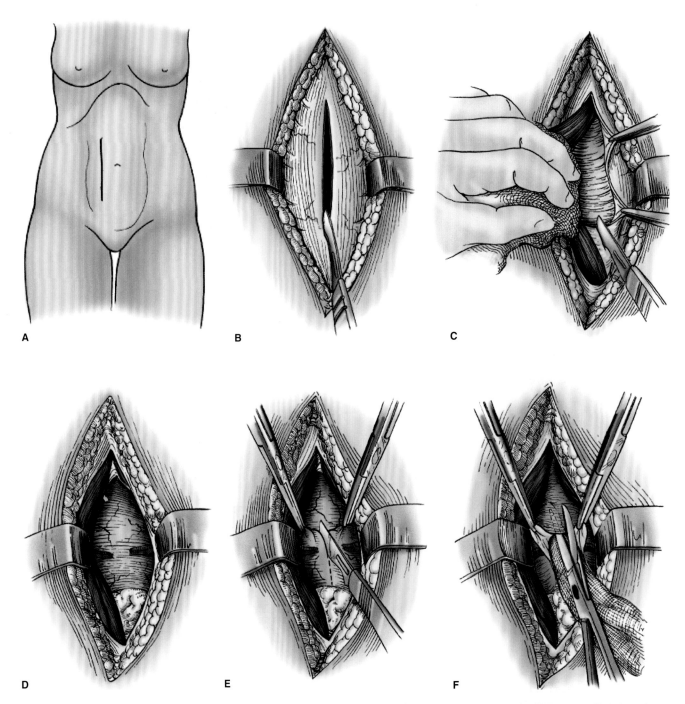

图 6-5　较低的旁正中切口。A. 表面标记；B. 前鞘的切开；C. 拉回腹直肌；D. 穿过切口下部的腹壁下血管分支的位置；E. 切开腹膜；F. 腹膜被沿着切口完全切开

McBurney 切口在很大程度上被 Rockey-Davis 切口取代，因为后者是横向切口，更加美观（图 6-7）。

　　阑尾的可疑位置和腹壁的厚度影响了切口的位置和其长度。麻醉后患者的腹部有一团块，会更明确地提示阑尾位置，从而定位切口。如果定位不明确，切口的中心可选择麦氏点，即脐与右髂前上棘的中外 1/3 处。如果患者较肥胖，或切口需要扩展，切口应

该更加倾斜以允许切口的延展。

　　切开皮肤和皮下组织后，腹斜肌腱膜暴露出来，在平行于纤维束的方向，分离、暴露其下方的腹内斜肌。在与腹直肌鞘外缘相邻处，于腹内斜肌上打开小切口，切口方向同样与它的肌纤维的方向一致。一旦腹横肌暴露出来，切断腹横肌，以暴露腹横筋膜和腹膜。锐性分离腹横筋膜和腹膜，暴露阑尾和盲肠（图

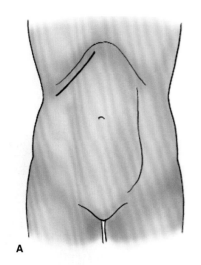

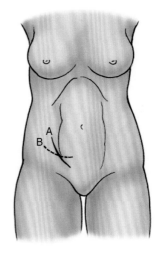

图 6-7　右髂窝阑尾切除切口体表标志。A．经典的 McBurney 切口是倾斜的；B．Rockey-Davis 切口是在皮褶里的横切口

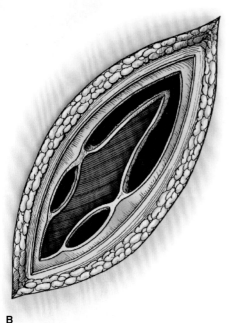

图 6-6　Kocher 切口。A．表面标志；B．腹直肌和外侧腹肌内侧部分分割

6-8）。如果需要延展切口，可以通过分离腹直肌鞘扩大切口，向内侧牵拉腹直肌，延伸腹膜切口。如果手术需要横向扩展，可通过分离斜肌完成。

下腹横切口　下腹横切口（Pfannenstiel 切口）通常用于妇科手术以及耻骨后空间的通路的手术（例如腹膜前耻骨后前列腺切除术）。皮肤切口位于耻骨联合上方棘间皮褶中。暴露并横向分离腹直肌前鞘，分离的前鞘的上、下叶分别向上分离至肚脐，向下至耻骨联合。腹直肌可横向伸缩，腹膜在中线上纵向暴露。切口下方，膀胱受到保护，避免受伤（图 6-9）。此切口的优点是它位于皮带水平的皮肤皱褶里，关腹

是美观的，然而，暴露可能会有限。

胸腹联合切口

胸腹联合切口可更好地显露上腹部器官。左侧胸腹联合切口用于建立左膈胃食管连接部、贲门和胃、远端胰腺和脾、左肾和肾上腺以及主动脉；右侧胸腹联合切口用于暴露右膈、食管、肝、肝门、下腔静脉、右肾、右肾上腺以及近端胰腺，此切口用于无法通过腹部切口安全实施的手术，从理论上增加了肺康复的困难及膈神经损伤风险。

病人处于手术台"螺旋状"的位置上，便于同时进入腹腔和胸腔。腹部倾斜约 45°，胸部是完全侧卧位的位置（图 6-10A）；用沙袋固定位置，切口的腹部部分包括正中或上部旁正中切口，便于腹部探查。胸部切口沿着肩胛骨下点下方的第八肋间隙斜行扩展（图 6-10B）。或者，也可以是倾斜的上腹部手术切口直接扩展到其胸部部分。

通过切口进入腹腔，切口部分扩展到胸壁、背阔肌、前锯肌，接着腹外斜肌和腱膜被分离。分离第八肋间肌以进入胸腔，然后用手术刀穿过肋缘，扩展切口。通常切除一小段肋软骨有利于关闭胸壁。插入自保持肋骨拉钩，轻轻撑开肋间，向着食管或主动脉裂的方向放射性地切开横膈。如果需要较少的暴露的话，也可以选择弧形切开。此切口保留了膈神经功能，可用于肺功能不全的患者[12]。

在手术完成后，穿过胸壁或上腹部的单独的切口，放置胸管于胸膜腔内。膈肌用不可吸收线双层修补，

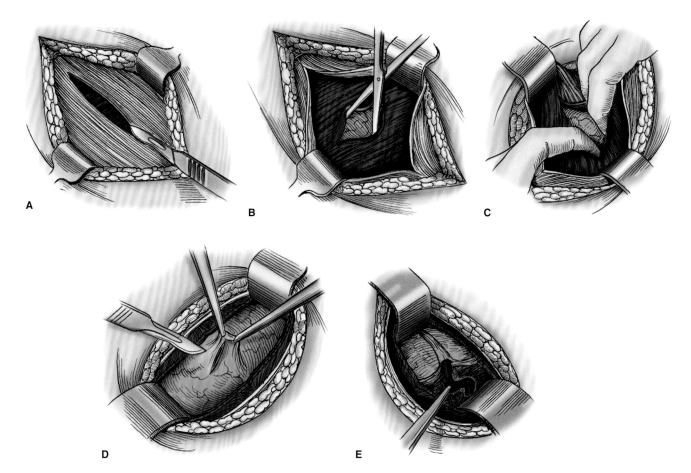

图 6-8 麦氏切口。A. 切开腹外斜肌腱膜；B. 切开腹内斜肌和腹横肌；C. 用两只手的示指扩大切口；D. 切开腹膜；E. 暴露阑尾

缝线以固定切开的肋骨，然后逐层关闭胸肌和腹壁。

腹膜后和腹膜外切口

相比经腹腔进腹，腹膜后和腹膜外路径有若干优势。限制了对腹内脏器的操作与牵拉，减少了术后肠梗阻。当发生出血时，腹膜后腔比腹腔更容易采用填塞方法止血。腹膜后腔和腹膜外入路可以用于肾、输尿管、肾上腺、膀胱、脾动脉和静脉，上腔静脉、腰交感神经链、腹主动脉、髂血管和腹股沟疝的手术。

腰部的腹膜后入路 腰部的腹膜后入路经常用于主动脉手术、肾切除术、腰椎交感神经切除术和输尿管切除术。病人的位置是术侧升高 30 ～ 45°，膝关节和臀部弯曲。切口从腹直肌外侧缘平脐水平向第十二肋延伸，大约 12 ～ 14 cm（图 6-11）。如果需要的话，可以切除一部分第十二肋骨。暴露腹内、外斜肌，腹横肌，然后沿着它们各自的肌纤维方向分离。进入腹膜后腔，首先清除腹膜和腹膜后脂肪组织。肾下极、输尿管以及交感神经链很容易被识别出来。右

侧暴露腔静脉，左侧暴露主动脉。如果无意中进入腹腔，应立即用连续的可吸收线关闭腹膜。手术完毕后腹膜后脂肪和脏器复位，逐层缝合腹壁。

肾上腺后入路 后入路中，整个分离是在腹膜后隙进行的。将患者置于俯卧折叠位，弧形切口起于第十肋处中线外侧约 3 横指，横向髂棘，止于中线外侧约 4 横指（图 6-12）。分离皮下组织，暴露腰背筋膜的后层。分离该筋膜及起源于筋膜的背阔肌纤维。暴露竖脊肌，向中线牵拉以暴露第十二肋和腰背筋膜中层。电刀分离竖脊肌在第十二肋的附着，钳夹或结扎穿过筋膜的血管、神经，然后切除第十二肋。沿腰方肌外侧缘切开腰背筋膜，显露肾筋膜。在切除后的第十二肋骨床下方可直视到肋间神经血管束。

钳夹、分离、结扎肋间血管，向下牵拉肋间神经。横膈后部的纤维被识别出来，分离其附着于第十二肋骨膜的部分。膨胀的肺下缘出现在视野中。若胸膜被无意损害，通过关闭插入胸膜腔的大口径橡胶导管处理继发的气胸，该导管从伤口导出。关闭导管周围的

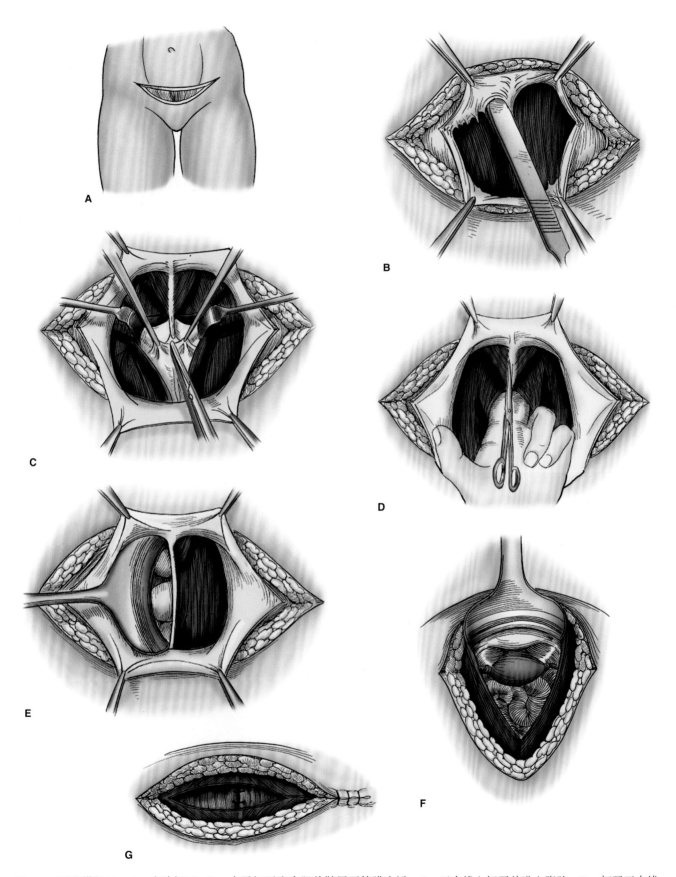

图 6-9　下腹横切口。A．皮肤切口；B．水平切开腹直肌前鞘展开筋膜皮瓣；C．正中线上切开并进入腹腔；D．打开正中线；
E．一侧放置拉钩；F．放置向上拉钩；G．关闭中线和下侧腹直肌

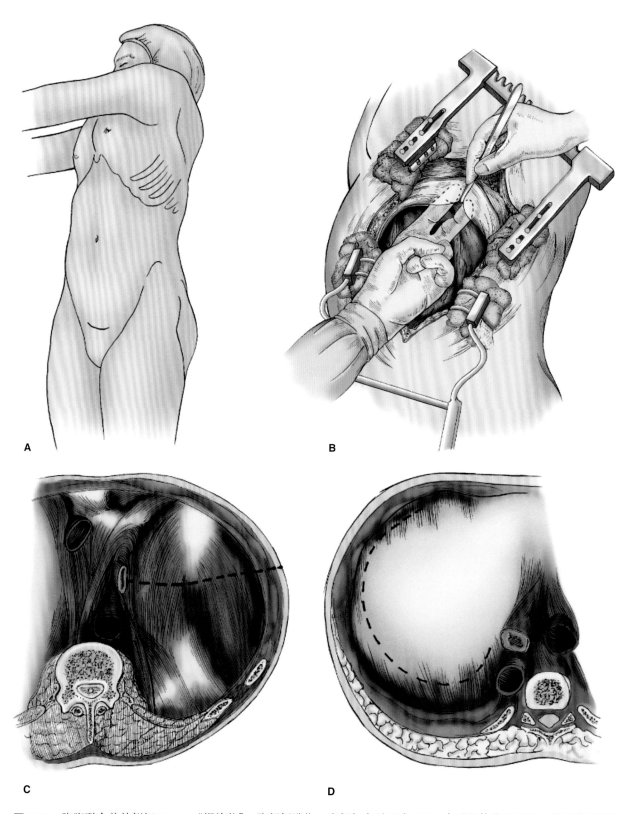

图 6-10 胸腹联合前外侧切口。A．"螺旋位"，胸部侧卧位，腹部与水平面成 45°。合适的体位对于防止臂丛神经损伤和减少外周神经压力是至关重要的。B．首先行腹部切口，通常是通过第八肋间隙入胸的正中纵向切口。然后打开胸膜腔；C．横膈通常以放射状被切开，方向是朝向食管或主动脉裂孔；D．横膈也可以以距离胸壁 2 ~ 3 cm 的半椭圆形切口被切开，此切口可保护膈神经功能，对于肺功能不全的患者尤为重要。（Reproduced，with permission，from Penn I，Baker RJ. Abdominal wall incisions and repair. In：Baker RJ，Fischer JE，eds. *Mastery of Surgery*. 4th ed. Philadelphia，PA：Lippincott Williams & Wilkins；2001：197.）

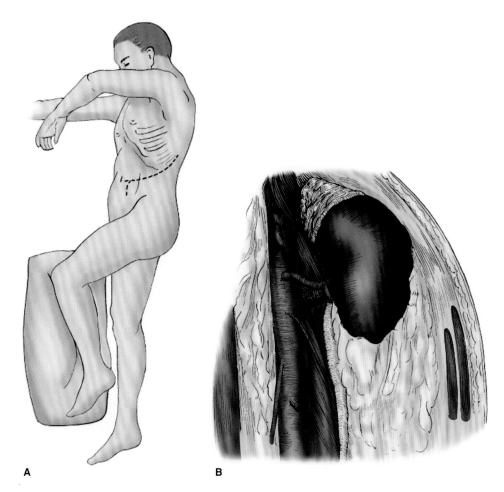

图 6-11 A. 腹膜后腔的左腰部入路；B. 腹膜直接从腹膜后的组织及腹膜前脂肪和软组织分离。暴露腹腔干，肠系膜上下动脉及左肾动脉（Reproduced, with permission, from Penn I, Baker RJ. Abdominal wall incisions and repair. In: Baker RJ, Fischer JE, eds. *Mastery of Surgery*. 4th ed. Philadelphia, PA: Lippincott Williams & Wilkins；2001：194.）

筋膜纤维后，肺高度肿胀，排空胸腔的空气，快速拔除导管。

髂窝的腹膜后入路 髂窝的腹膜后入路对膀胱、远端输尿管和髂内髂、外髂总血管提供了路径，外科医师经常将此切口用于髂血管或肾移植手术中。此入路还被用于腰大肌或盲肠后脓肿引流术、切除腹膜后肿瘤时。皮肤切口倾斜，从髂嵴前上延展 2 cm 至耻骨联合外侧（图 6-13）。若必要，切口可以向上延伸至肋缘。腹外、腹内斜肌，腹直肌依次沿切口方向切开。进入腹膜后腔，腹膜后脂肪和腹膜清楚显现。如果无意中进入腹膜腔，应立即关闭。最后，还纳回腹膜后脂肪和血管，逐层关腹。

腹腔镜切口

与开腹切口相比，腹腔镜路径必须在不影响腹壁功能和美观的前提下达到最佳暴露。腹腔镜切口可以置于腹壁的任何位置。适当时，腹腔镜切口应该做好中途转为开腹的准备。另外，腹腔镜路径可以联合小切口，它可以容纳一只手，器械可以通过小切口进入腹腔，而没有气腹的损失。这种手辅助腹腔镜方法通常比纯腹腔镜手术有更短的手术时间，并且与那些需要大切口移除手术标本的手术相比（如腹腔镜细胞学检查），有着独特的优势，且过程更复杂[13]。所有腹腔镜手术的第一步是建立气腹。这可以通过使用开放或关闭的技术完成。常常在肚脐上下、腹壁最薄部位及腹腔内所有象限可视的中央部确定通道。特殊情况下，可能选择其他位置（例如有前正中陈旧切口的患者建立左上象限孔道）。

初始入路

开放途径包括建立一个小的切口，一般 1.5 cm，通过它用直钳抓住腹筋膜并向切口提拉，通常使用 S

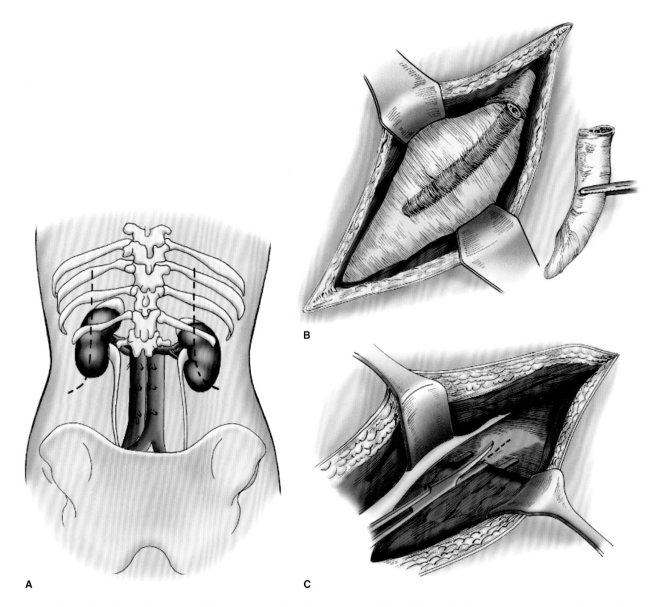

图 6-12 肾和肾上腺的后入路。A. 经过第十到第十二肋骨的 J 形切口，延伸至第十二肋下 6～10 cm；B. 切除第十二肋利于暴露；C. 去除附着于第十二肋的膈肌，注意不要进入胸膜腔。如果胸膜腔被打开，在胸腔放置吸引管，并缝合破口；手术结束后嘱麻醉师给予气道正压使肺膨胀，拔除吸引管 (Reproduced, with permission, from Penn I, Baker RJ. Abdominal wall incisions and repair. In: Baker RJ, Fischer JE, eds. *Mastery of Surgery*. 4th ed. Philadelphia, PA: Lippincott Williams & Wilkins; 2001: 195.)

形拉钩帮助加强筋膜暴露，接着在直视下分开筋膜和腹膜。手指触诊确认进腹，然后于每个筋膜边缘缝留置缝线，钝头填塞器和套管经开放的腹壁插入的同时牵起留置缝线。将留置缝线缠绕于套管针上的支架上，以固定套管。把注气管连接到套管针，撤掉填塞器。以 12～15 mmHg 压力向腹腔注入 CO_2。

闭合腹腔镜技术包括气腹针通过腹壁进入腹腔，先在皮肤上切一小口，插入气腹针，一般尖针与腹壁成 45°，有时肥胖患者角度为 90°。当气腹针依次通过筋膜、腹膜，可感受到一种阻力，由于针的钝头向前推进，可听见咔嗒声。用 10 ml 注射器抽取 5 ml 生理盐水接到气腹针尾部，可有吐气声。如果是肠内容物、血液、或尿液，不会产生吐气声。生理盐水通过气腹针缓慢滴入，当气腹针置入腹腔，生理盐水将无阻力通过，注射器处于分离状态，液柱的弯月面会下降（所谓的下降试验）。弯月面的自由下降有时需要人为抬高腹壁。针管的阻力较大或者弯月面下降失败说明气腹针位于腹膜外或顶住下层的大网膜，需

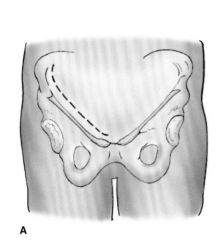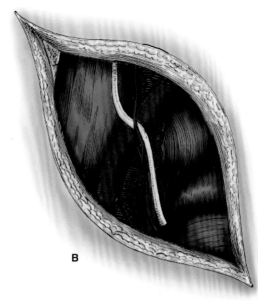

图 6-13　显露髂血管，输尿管，膀胱的右下腹膜外入路。A．较瘦患者或如脓肿可以引流，皮肤切口较描述小；B．通过钝性分离将腹膜推向中间，可显露腰肌，生殖动静脉及其前方的输尿管

要换位。然后将注气管连接气腹针。初始压力低于 10 mmHg 说明置入正确，而高压通常表示其位于腹膜外。一旦定位进入腹腔，以 12 ～ 15 mmHg 压力充入 CO_2。然后拔出气腹针，通过皮肤上的合适的切口插入尖锐的套管针和套管。

目前已经开发出较多工具用于不需开腹的手术方式。包括扩张鞘，它可以引导尖针，可以提供较大的端口来打开筋膜开口（或者放射状扩展套管针），还有一些设备可以在直视下扩张筋膜开口（或光学通路套管针）。这些设备可以防止浅筋膜关闭时，移除端口导致的筋膜缺口较小。

开放途径有着理论上的优势，可以减少腹腔脏器本身及血管结构的损伤。缺点包括偶尔的手术时间长和皮肤切口更大，特别是肥胖患者。而相应的"不需开腹的手术方式"通常更快，并且更美观。"不需开腹的手术方式"的禁忌证包括怀疑或已知的广泛的腹腔粘连和妊娠。然而，对于曾接受过较小的手术的患者，可在远离原手术切口的位置建立"不需开腹的手术方式"的通路。在一些研究中对比开放途径和闭合途径腹腔镜的安全性，一份大样本回顾性研究中表明，闭合途径的腹腔镜有着更高的内脏和血管损伤率、术后的内脏和血管的损伤率分别为 0.083% 和 0.075%，开放途径腹腔镜术后二者分别为 0.048% 和 0%（$P=0.002$）。二者的死亡率没有显著差异[14]。值得注意的是，这种小的差异在许多其他的 meta 分析中并不明显[15-16]。

其余穿刺器的定位

辅助套管的定位方法需要较体的外科和手术标准。然而一些基本的原则还是需要遵守，包括：（1）所有套管针的插入都需要腹腔镜直视完成；（2）套管针间需要彼此远离以防止交叉（通常 10 cm 或以上）；（3）套管针位置离手术位置要有一定距离，既增加套管的移动范围又利于减少术者的不适感（大约 15 cm）。另外，皮肤切口通常较小，不允许皮肤阻碍套管针穿过腹壁筋膜。当套管针穿过腹膜时，皮肤过度的阻力破坏了术者对套管针的控制，导致腹内脏器或血管组织的损伤。

腹部切口的关闭

如上所述，切口并发症是外科手术的主要并发症。在开腹手术中切口感染是最常见的早期并发症，切口疝是最常见的晚期并发症。切口并发症的发病率与多种因素有关，包括糖尿病、营养不良、肥胖、应用皮质类固醇等，外科技术也影响切口并发症的发生率。然而，目前并无关于最佳关腹方法的共识。一份关于分层和单层关腹、使用不同材料缝线，间断和连续缝合关腹的文献正在进展中。

筋膜的关闭

腹壁的关闭可以是逐层也可以全层。逐层技术是指修复前、后鞘与修补腱膜鞘是分别施行，全层关闭是指全层使用一层缝合关闭，其中包括或者不包括腹膜层。许多临床试验已经对逐层和全层关腹进行对照试验，一些研究表明，逐层关腹的切口裂开和切口疝的发生率增加[17-18]，但也有其他研究表明，这些并发症间并无显著差异[19]。全层关闭筋膜层花费时间短，通常这种方法更受欢迎。

使用可吸收缝线与非可吸收缝线关闭筋膜层的相关优势已经争论较长时间，非可吸收缝线的反对者提出其使窦道形成率增高及术后疼痛增加，这些并发症的发病率估计分别为 8% 及 17%。相比之下，术后由于可吸收缝线本身张力的缺失，导致切口裂开及切口疝发生率增加，虽然使用可吸收肠线时，这些并发症频繁发生[19]，但无文献证明切口并发症与合成可吸收缝线之间存在关联性。这些缝线包括聚乙醇酸（Dexon）、薇乔（Vicryl）、聚二恶烷酮（PDS）、聚葡糖酸酯（Maxon）等[20-25]。特别是一些研究对照了永久缝线（Prolene、Ethicon 和 Nylon）和缓慢吸收缝线（PPS 和 Maxon），并未发现其与非可吸收缝线相比具有任何优势。使用缓慢吸收缝线或许比快吸收缝线具有一些优势；一项研究表明，使用缓慢吸收缝线（PDS 和 Maxon）与快吸收缝线（肠线、Dexon 和 Vicryl）相比，切口疝的发生率下降（$P = 0.009$）[25-26]。非可吸收缝线确实与缝线窦道形成的高发生率有相关性，其相关性可能与多丝永久缝线引起细菌繁殖和感染有关[21,24]。表 6-1 显示的是不同材料缝线的吸收性。

连续缝合比间断缝合可使切口更持久已被证实，前者缝线使张力均匀分布，同时减少了组织绞窄和切口破裂的风险。连续缝合的明显缺点是依赖一根缝线。然而，大多数对比间断和连续缝合的研究表明，二者在切口裂开、切口疝、切口感染、切口疼痛和缝线窦道形成等之间的发病率相似[25,27-30]。一项近期的随机对照试验比较可吸收缝线的间断和连续缝合，观察到二者在切口疝、切口裂开或者切口感染方面无显著差异[31]。

总之，在剖腹手术中有证据支持非可吸收缝线或缓慢吸收缝线的使用可降低切口疝的形成风险，后者由于降低缝线窦道形成风险和术后疼痛更受欢迎。一种关腹方法之所以受欢迎，与切口疝风险低、更容易、更快捷有关，更重要的是可以在关腹中避免不当的张力，以防止避免筋膜绞窄。

表 6-1 不同材料缝线的吸收率

缝线材料	完全吸收时间（天）
快吸收	
肠线	15
络制肠线	90
聚乙醇酸（Dexon）	20
羟基乳酸聚合物 910（Vicryl）	60 ~ 90
慢吸收	
聚二恶烷酮（PDS）	180
聚葡糖酸酯（Maxon）	180
不吸收	
尼龙（Nurulon）	—
聚丙烯（Prolene）	—
聚乙烯（Ethibond）	—
聚酰胺（Ethilon）	—

Dexon（Davis and Geck，Wayne，NJ，USA），Vicryl（Ethicon，Somerville，NJ，USA），PDS（Ethicon），Maxon（Davis and Geck），Nurulon（Ethicon），Prolene（Ethicon），Ethibond（Ethicon），Ethilon（Ethicon）. Modified from van't Riet, et al. [32]

腹部单层缝合技术

当关闭腹部正中切口时，经常使用 0 号、缓慢吸收、环状缝线或 1 号、缓慢吸收、单股、非环状缝线。一针固定在上部，一针固定在切口下部。当关闭筋膜时，使用有韧性的拉钩保护下方脏器，采用连续、全层缝合时白线筋膜联合前、后腹直肌腱膜（图 6-14）。针穿过筋膜时，距离切口边缘最少 1 cm，针距 1 cm。关闭的过程中，一位助手以稳定的张力提住缝线。反复放松及应用缝线的张力，以避免对筋膜造成损伤。同样的，关腹时不必过度牵拉缝线，因为这样可能导致筋膜坏死。一项关于术后有内脏膨出和切口疝形成的手术，其缝线长度与切口长度之比较低的研究结果证实了这点[33]。两根缝线应从头相对缝，在切口中间系在一起。

皮肤关闭

有许多的皮肤缝合方式可以用于清洁（Ⅰ类）或清洁 - 污染（Ⅱ类）的切口，包括：间断缝合、皮内

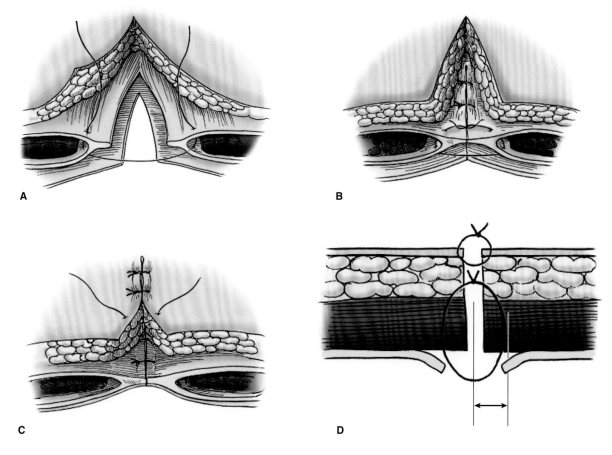

图 6-14　腹部正中切口的全层关闭

缝合、缝皮针及皮肤黏合胶。3 个随机试验研究证实：皮内缝合及缝皮针缝合具有相同的切口感染率[34-36]。其中的 2 项研究证实皮内缝合较缝皮针缝合，切口疼痛更轻微[34-36]。同时证实皮内缝合早期美容效果更显著，但在术后 6 个月两者无明显差异[35-36]。

皮肤黏合胶在皮肤缝合中的使用逐渐增加。其优点包括：简单、使用方便及伤口护理简便，不需要额外的敷料。多项临床试验中比较了皮肤黏合胶和传统的皮肤缝合方法，尽管在切口美容效果及术后疼痛方面数据有冲突[38-39]，但伤口愈合时间有可比性[37-38]。如果手术切口为污染切口（Ⅲ 或 Ⅳ 类），切口应保持开放，宜通过二期缝合或延迟缝合关闭[40]。

减张缝线

大部分腹部手术的术后筋膜裂开的发生率为 1% ~ 3%，导致了 15% ~ 20% 的死亡率。一些与患者相关的因素增加了筋膜裂开的风险，如高龄、男性、肥胖、贫血以及使用类固醇；而当地的医疗水平和缝合技术对筋膜裂开发生率的影响更大[41]。应当避免在主要切口处留置引流管或应用造瘘术对筋膜完整性的影响；肠梗阻、肠阻塞、肺不张或者疝修补术引起的切口脓毒症及腹内压增高，都会影响筋膜闭合的完整性。在一期手术中是否预防性放置减张缝合线仍存在争议，减张缝线的目的是为了减少缝合线周围的张力，以此来预防高危患者切口破裂和内脏外漏的高风险。

目前仅有一项随机试验研究关腹时是否应使用减张缝线。Hubbard 与其同事的一项随机对照试验未能证明预防性使用减张缝线较腹壁标准缝合术更有效[42]；但是，减张缝线的潜在缺点却是众所周知的，包括潜在的内脏损伤、术后疼痛增加、美容效果差、腹腔积液通过切口处漏出等[43]，所以部分外科医生建议在特定情况下可选用减张缝线用于一期关腹。Makela 与其同事在回顾性分析了腹部正中切口裂开的病例，发现术前多种状况与筋膜裂开显著相关，包括低白蛋白血症、贫血、营养不良、慢性肺疾病及急症手术，建议对于存在 3 个或者更多的术前危险因素的患者行腹内减张缝线[44]。

减张缝线应在前筋膜关闭前通过切口。它绕过腹膜避免了对内脏潜在的损伤及嵌顿，用单股缝合线于切口边缘约 2 cm 处间断穿过皮肤和筋膜，针距约数厘米，使用长的缝合针缝合。传统筋膜缝合后，缝合线穿过支撑橡胶管或塑料支撑装置，并在皮肤上打结。

网片及生物植入物放置

对于有风险的腹部切口关闭，放置网垫是一种替代保留缝线的方法[45-46]，此外，需要切除一大部分腹壁组织、肠横断、将假体置入潜在污染区等手术应放置可吸收网片。网片可以导致瘘管形成，这需要复杂的腹壁重建来修复，而且可吸收与不可吸收网片所致的瘘管形成、网片感染的高发生率已被证实[46]，在复杂的腹壁关闭中，特别是在污染的环境下，生物植入物，如人类和猪的无细胞真皮移植可以替代网片；它们像可吸收网片一样，垫于腹膜下，而不是放在中间，可以产生持久的效果，学者已经在急性临床设置中研究了这类产品[47]，但几乎无准确数据指导该技术的选择性应用。对个别无法进行一期缝合的患者，可利用松解切口或腹直肌、联合补片或生物植入物组件分离等技术进行腹壁重建，该方法更多用于腹壁疝的延迟修复[48]。

腹腔镜切口的关闭

腹腔镜切口的关闭面临较大挑战。较小的皮肤切口有视野的限制，筋膜的近接疗法更有挑战性；尽管小的筋膜缺损可以敞开，任何 10 mm 或更大的正中或弓状线下的筋膜缺损应该被关闭，以降低戳孔疝形成的风险[49]。应用径向扩张套管针可避免很多病例正式关闭，但较大的正中缺损仍需要近接疗法[50-52]。

然而有时仍要面临一些挑战，特别是肥胖患者需要安全的筋膜近接疗法，通常需在直视下，行数针间断缝合；或者利用器械帮助关闭，通常需联合腹腔镜可视设备和气腹保持器。内镜闭合设备（Tyco Healthcare，Mansfield，Massachusetts）有一个尖头，其作用相当于抓钳。用该设备抓住缝线一端，在腹腔镜直视下，穿过筋膜至与套管针毗邻处，缝线的末端留置在腹腔。抓钳再次以反方向穿过筋膜，缝线的自由端从腹腔被抓住并且被提拉出筋膜。然后打结缝线以关闭缺损。卡特-托马森系统（Inlet Medical，Eden Prairie，Minnesota）还包括针持，该针持代替套管针穿过筋膜，确保了通过合适角度持针获得足量筋膜，并且利于闭合[53]。

腹腔临时关闭

人们通常误解临时关腹技术是最近出现的革新，而实际上该方法已经应用了很长时间。1908 年 Pringle 报道了治疗肝损伤的临时填塞试验[54]，1913 年 Halsted 建议在损伤的肝与填塞物之间放置一个无附着的衬垫[55]，该方法由于存在较高的迟发出血和脓毒血症发病率，在二战后期不被大家接受。后来，1973 年 Lucas 和 Ledgerwood 又开始进行腹腔临时关闭的报道，越来越多的研究者支持腹腔临时关闭的有效性和可行性，尤其是在处理严重外伤时[56-58]。1993 年，Rotondo 和 Schwab 首先介绍了"损伤控制"理论，提出关于大型腹部外伤处理的三期方法：一期包括在临时关腹之后的快速控制出血和感染；二期重点是体温恢复、纠正凝血异常、维持最佳通气；三期包括去除填塞物、确定性手术和关腹。Rotondo 和 Schwab 最早对比了用损伤控制理论治疗大血管损伤和 2 个及以上的内脏损伤患者（10/13，7%）及一期手术为确定关腹手术的患者（1/9，11%）的生存优势（$P < 0.02$）[59]。此方法随着经验的积累，在运用临床上得到推广。从损伤控制方法中受益的患者包括腹部高压风险高（如低体温、凝血障碍、酸中毒、需要大量输血）以及需要二次剖腹探查的患者（如肠缺血）。

这种需求迫使暂时性关腹技术的演化，如从简单、廉价（如无菌巾关闭，连续尼龙缝线关闭）到更加复杂的负压辅助关腹（vacuum-assisted closure，VAC）系统。目前无任何一种方法具有更显著的优势，多重技术可能会在某个特定病情下具有优势。Bogota bag 技术是利用大静脉输液包，固定于皮肤或筋膜上；更为简单的方法是使用不透水的塑料膜作为替代，这种方法速度快、廉价、减少液体丢失、容易去除，但与其他方法相比，应用不太持久，袋边缘的裂口可能导致内脏膨出。其他可吸收网片如薇乔可吸收网片 [聚糖乳酸复合物 910（polyglactin 910，Vicryl；Ethicon，Somerville，NJ）] 和羟乙基乙酸（Dexon；Davis & Geck，Danbury，CT）可用来缝合于皮肤或筋膜。使用可吸收网片允许一定的灵活性，随后确定性关腹时无需去除网片；或者以网片作为肉芽组织生长的温床，如果筋膜近接疗法不可行或需要延迟愈合，可于肉芽上植皮。一种临时腹腔关闭的变异方法是利用 Wittman 网片，其由 2 片粘连的生物聚合物材料制成。网片的边缘缝合到腹壁筋膜的四周，随着水肿减退，两片网片相互接近，使筋膜边缘逐渐接近，减掉多余材料。

　　一个被命名为"腹腔开放技术"的临时关腹替代技术正被广泛应用[60]，这种技术通常是将一种不粘膜（如将纱垫黏附于纱垫的塑料膜）置于腹内容物之上、筋膜之下。将 Jackson-Pratt 引流管置于这层膜上来保持引流，维持置于整个切口和皮肤上的黏合敷料的完整性（图 6-15）。这种敷料容易使用、廉价、有利于多次探查手术。腹部区域缺损可使用跨过切口的系带来处理，通常情况下将血管阻断带用缝皮钉沿切口边缘固定，当腹内高压缓解时将其扎紧。使用商业化的负压辅助关腹系统，可以帮助维持腹腔开放；腹部负压关腹系统包括包在非黏性材料里的膜——置于腹腔内容物之上、筋膜之下，切成切口大小的聚氯酯海绵

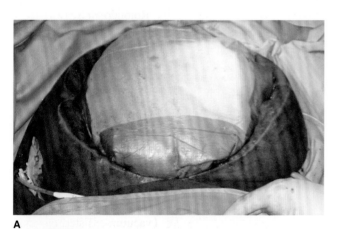

A

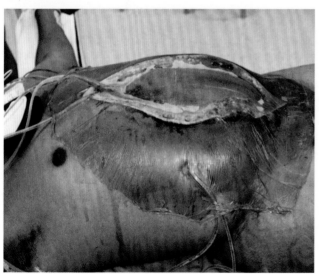

B

图 6-15　开放腹部敷料。上：黏合塑料包裹的纱布卷置于腹腔内容物与筋膜间。下：Jackson Pratt 引流管及密封敷料覆盖在膜上（Images used with permission from Benjamin Braslow, MD.）

置于该膜之上，然后于海绵上覆盖黏合敷料，敷料上开一小孔，吸引管和一个附着的器具穿过该孔，与吸引器连接。当预期行多次探查术时，该系统非常有用，另外，负压对敷料的作用也减少了腹部区域的缺损。从海绵上将引流液通过真空管引流至真空盒中，尽管腹部负压辅助关腹系统的使用有利于延迟确定性手术，但由于另外的敷料改变会增加下层腹腔脏器的损伤和瘘管形成的风险[61]。对于那些估计 1 周后无法行确定性关腹的患者，改用 Vicryl 网片关腹可能是更好的选择。

术后伤口的管理

敷料

　　手术完成时，通常在移除伤口上的无菌膜之前覆盖无菌敷料。理论上讲，敷料可以防止细菌在伤口愈合最初的 24 ~ 48 h 之内定植于伤口，为上皮及血凝块的形成提供了条件。在覆盖无菌敷料之前，应该先用无菌生理盐水将过量的消毒液冲洗干净。一般来说，不应该用过多胶带固定敷料，以免刺激皮肤。在大多数情况下，敷料在使用后 48 h 内即可移除。20世纪 60 年代的一项研究记录支持这种做法，该研究表明，在术后第二天暴露清洁、闭合的伤口，并不会增加感染的概率[62]。在很多情况下，缝合清洁伤口后不覆盖敷料也是很有必要的。在一项关于患者接受腹股沟疝修补术或大隐静脉高位结扎术的随机研究中，不论是直接暴露伤口，还是用干燥纱布敷料或封闭薄膜敷料覆盖伤口，伤口的感染概率并没有显著差异[63]。

　　在处理外科手术伤口时，各种类型的敷料在一些特定环境下可能存在优势，纱布以及固定纱布的少量使用的胶带就可以基本组成一个简易的干燥敷料。湿 - 干敷料通常用于覆盖开放性或污染性的伤口。伤口的机械清创源于移除了与失活组织相粘连的干燥填充物，酶制剂 [如木瓜蛋白酶 / 尿素（聚合酶）] 能与湿 - 干敷料联合，温和地清除纤维素性渗出物。此外，广谱抗菌药物（如磺胺嘧啶银盐）的应用可抑制细菌定植、并促进伤口愈合。

　　最近，负压封闭吸引敷料在开放性伤口的管理中深受欢迎。负压封闭吸引敷料由三部分组成：(1) 负压吸引海绵，直接用于伤口创面；(2) 一个封闭敷料，密封海绵并与周围皮肤隔离；(3) 一个抽吸泵，通过海绵提供一定的负压。负压吸引敷料已经广泛用于各种临床模式中，而且似乎可以促进肉芽组织形成

和伤口收缩，与传统湿 - 干敷料相比，负压吸引的主要优势是可以减少换药。正如上面所讨论的，负压吸引已成为治疗在一期手术中不能完全闭合的腹部伤口的医疗设备中一个突出的部分。

手术部位感染

手术部位感染是外科患者中最常见的院内感染。据估计，一个手术切口感染可导致住院患者住院天数增加 7.3 天，并使住院费用增加 3000 美元以上[40]。手术部位的细菌菌落数为伤口感染的主要原因，每克菌落计数达到 10^5 或更多时，组织与感染风险显著增加；如果有异物，菌落计数较低也可能导致感染。伤口感染发生的其他危险因素包括高龄、肥胖、糖尿病、吸烟、营养不良、免疫应答改变、术前住院治疗、身体远处部位感染、手术时较长以及使用外科引流[40]。

手术部位感染分为两类：切口感染和器官 / 间隙感染（表 6-2）。切口 SSIs 局限于手术切口，又可分为波及皮肤和皮下组织的表浅感染和波及筋膜和肌层的深部 SSIs。器官 / 间隙 SSIs 是切口之外任何操作波及的解剖部位。

伤口可以按污染程度分类（表 6-3）。在某种程度上，术后患者手术切口感染的风险反映了伤口的级别；然而，各种分类中感染概率差别很大[64-65]。因此，为了更好地预测伤口感染风险，推出其他风险评估系统，这种评分系统中有医院获得性感染控制效果研究（Study of the Efficacy of Nosocomial Infection Control，SENIC）的风险指标和院内感染监测系统的（National Nosocomial Infection Surveillance，NNIS）风险指标[64]。预测与腹部手术部位感染相关的风险时，SENIC 系统中有时长超过 2 h 的手术、分类为污染伤口、以及有 3 个以上出院诊断等因子，NNIS 系统预测的风险有美国麻醉医师协会（ASA）有术前评估分数大于 2、污染或感染伤口、手术时间延长等因子[65]。

手术部位感染最常见的是金黄色葡萄球菌和凝固酶阴性葡萄球菌。腹部手术后，肠道微生物（大肠杆菌和肠杆菌属物种）感染也普遍存在。表 6-4 是疾病控制和预防中心（CDC）总结推荐的预防手术部位感染的建议[40]，推荐对清洁、易受污染伤口与有风险的清洁手术病例，术前预防性应用抗生素；大多数上消化道手术选择头孢唑啉或一代头孢菌素，结、直肠手术需在上述方案中加入甲硝唑。推荐在结、直肠手术前进行机械性肠道准备和口服抗生素肠道准备，但最近的 meta 分析认为这一做法没有任何益处[66-67]。可在术前 30 ~ 60min 内静脉滴注抗生素，使组织中达到最大药物浓度，肥胖患者应适当调整抗生素用量；在时间较长的手术中，应该每 2 个半衰期重复使用抗生素以保持有效血清浓度。

手术切口感染的治疗包括拆线使下层的分泌物排出，维持蜂窝织炎组织中抗生素浓度。抗生素的治疗效果取决于：（1）准确覆盖侵入的生物体；（2）维持

表 6-2　手术部位感染的定义

切口 SSIs		器官 / 间隙 SSIs
切口表浅感染	切口深部	
发生在术后 30 天内的感染，和波及皮肤和皮下组织的感染； 和至少出现下列之一：	发生在术后 30 天内；或移植术后 1 年的植入部位的感染； 和感染波及深部软组织； 和至少出现下列之一：	术后 30 天内发生或移植术后 1 年的植入部位的感染； 和除切口外波及术中操作的任何部位的解剖结构 和至少出现下列之一：
1．溢脓	1．溢脓	1．通过穿刺向器官间隙引流脓液
2．从无菌培养液体或组织中分离出来的有机体	2．伤口深处自发裂开或出现以下症状时医生敞开的深部切口：发烧（> 38℃）、切口部位培养非阴性的局部疼痛或压痛	2．从无菌培养液体或组织中分离出来的有机体
3．至少有以下一个感染迹象：疼痛或压痛、局部肿胀、发红或发热和被医生敞开的切口培养非阳性的伤口	3．再次手术期间，直接检查发现深部感染或影像学提示深部感染	3．再次手术期间，直接检查发现深部感染或影像学提示深部感染
4．被主刀或主治医师诊断为手术部位感染	4．被主刀或主治医师诊断为手术部位感染	4．被主刀或主治医师诊断为手术部位感染

表 6-3　手术伤口的分类

伤口类型	定义	SSIs 风险
一类伤口：清洁伤口	无感染手术伤口，且未进入呼吸道、消化道、生殖道、无细菌的泌尿道。它们是一期缝合，必要时采取闭式引流	1% ~ 5%
二类伤口：清洁易受污染伤口	在控制情形下进入呼吸道、消化道、生殖道或泌尿道的无特殊污染的伤口；特别在口咽、胆道、阑尾、阴道部位的伤口无感染证据或手术未造成较大裂伤	2% ~ 9%
三类伤口：污染伤口	新鲜开放的意外伤、在无菌手术下切口（如：开放的心脏按压）有急性炎症反应但未化脓、胃肠内容物大量溢出的伤口	3% ~ 13%
四类伤口：感染伤口	残留坏死组织的创伤、现存临床感染或穿孔脏器的伤口	3% ~ 13%

表 6-4　CDC 预防手术部位感染的推荐意见

术前因素

患者准备：

1. 鉴别和治疗所有手术部位远处的感染，并推迟择期手术直至感染治愈。
2. 除非毛发妨碍手术，否则不予剔除。
3. 如果需要备皮，术前用剪刀剔除。
4. 确保糖尿病患者血糖控制良好，避免高血糖症。
5. 建议停止吸烟（如果可能的话至少手术前 30 天）。
6. 不必排斥血液制品，因为输血不会影响手术部位感染的概率。
7. 要求患者在手术前一晚用消毒液淋浴或洗澡。
8. 消毒备皮之前先清除手术部位污物。
9. 使用适当的消毒液进行备皮。
10. 术前用离心消毒液消毒进行备皮。
11. 使患者术前住院时间尽可能短。

手术团队手及手臂消毒：

1. 剪短指甲，不戴人工指甲。
2. 术前手臂消毒至肘部，至少持续 2 ~ 5 min。
3. 术前手臂消毒后，保持双手向上，远离身体（肘部弯曲），以便水从手指流向肘部。用无菌毛巾擦干双手，穿上无菌手术衣和戴无菌手套。
4. 清洁每个指缝。
5. 手及手臂不能佩戴首饰。

感染或移植手术人员的管理：

1. 教育和鼓励有传染性疾病症状、体征的手术人员向他们的主管和职业保健部门报告。
2. 制定明确的政策来规定当有关人员出现潜在可传播的感染条件时，患者的看护责任。这些政策应该规定：
（1）相关人员在使用卫生服务和报告疾病方面的责任。
（2）工作限制。（3）在患有需要限制工作的疾病痊愈后恢复工作的时限。政策还应该确定一部分职工，他们有权将工作人员撤职。

3. 获得适当的知识并且拒绝接受有皮肤损伤的手术人员，直到感染被排除，或在这些人员得到彻底的治疗后，感染已经解决时可以接受。
4. 不能常规排除被金黄色葡萄球菌或乙型溶血性链球菌定植的手术人员，除非他们从流行病学上已经与生物的传播有关。

抗生素预防性治疗：

1. 只有当明确指出并确认其针对引起手术部位感染的最常见的病原体的功效，再结合指南建议，才能预防性使用抗生素。
2. 静脉输注初始剂量的预防性抗菌药物，以使切开时，药物在血清和组织中的杀菌浓度同步。在整个手术中以及切口关闭后的几个小时，维持药物在血清和组织中的治疗水平。
3. 在结、直肠择期手术前，除以上评估，还需要灌肠及使用导泻剂来进行肠道准备。在手术前一天，分次给予不可吸收的口服抗菌药物。
4. 对于高风险的剖宫产手术，应在脐带夹紧后立即给予预防性抗生素。
5. 不可常规预防性使用万古霉素。

术中

通风设备：

1. 手术室保持相对于走廊和相邻区域的正压通风。
2. 至少保持每小时换气 15 次，其中至少 3 次应该是新鲜空气。
3. 按照美国建筑师学会的建议，用适当的过滤器过滤全部空气，变为再循环和清新的空气。
4. 引入天花板附近的空气并排出邻近地板的空气。
5. 在手术室内不要使用紫外线。
6. 除设备、人员、或患者需要通过时，保持手术室大门关闭。
7. 在手术室内进行整形外科植入手术时，需要提供超净空气。
8. 限制进入手术室的人员数量。

表 6-4　CDC 预防手术部位感染的推荐意见（续）

环境表面的清洁和消毒：
1. 当术中出现明显的污物或表面、设备上有血液或其他体液污染，需要在下一台手术前使用环境保护署（Environmental Protection Agency，EPA）批准使用的医院消毒剂清洁污染区。
2. 在污染手术后不进行特殊清洁（除了 EPA 批准使用的医院消毒剂的常规情节），也不关闭手术室门。
3. 不要将黏性垫子放在单独的手术室或个人手术室的入口来控制感染。
4. 在白天或晚上的最后一台手术后，用 EPA 批准使用的消毒剂湿式真空清理操作台。

微生物取样：
1. 不进行手术室环境常规取样。

手术器械的灭菌：
1. 根据出版的指南消毒所有手术器械。
2. 只对立即使用的与患者护理相关的物品进行快速灭菌。不要为了方便或节约时间而进行快速灭菌。

外科手术衣与手术单
1. 当进入即将开始或正在进行手术的手术室或消毒的仪器暴露时，戴完全覆盖口鼻的口罩；手术过程中全程戴口罩
2. 戴遮住头与脸的无边帽或兜状帽
3. 不要为了防止手术部位感染穿鞋套
4. 如刷手护士是手术小组一员，戴无菌手套。在穿上无菌手术衣后戴手套。
5. 当无菌单湿时，用手术衣与手术单提供有效的隔离
6. 当刷手衣明显褴空、污染和（或）被血液或其他可能的感染物浸透时应更换

无菌技术与外科技术：
1. 当放置血管内设备、硬膜外、脊髓麻醉或静脉用药时遵循无菌原则。
2. 使用前迅速装配无菌设备和溶液。
3. 轻轻处理组织，有效止血，减少组织坏死及异物，消除手术部位的无效腔。
4. 如果外科医生认为手术部位污染严重，则延迟皮肤愈合或保留切口开放。
5. 如果需要引流，则使用闭式吸入引流并将其置于手术切口远处的单独切口处。尽快拔除引流。

术后伤口的护理
1. 术后 24 ~ 48 h 之内首先用无菌敷料保护闭合的伤口。
2. 换药前后以及接触手术部位前后均需洗手。
3. 切口换药时要遵守无菌技术。
4. 向病人及家属交代切口的适当护理方法，手术部位感染的症状，以及出现这些症状时需要报告。

监测：
1. 使用疾病预防控制中心对手术部位感染的定义来定义术后住院病人以及门诊患者的手术部位感染。
2. 患者住院期间，使用直接前瞻性观察，间接潜在检测，或两者的结合。
3. 出院后对某些手术后手术部位感染的检测，使用可以提供可用资源和需求的数据的方法。
4. 对门诊病例使用可以提供可用资源和需求的数据的方法。
5. 根据一个手术的完成情况将手术伤口分类。应该由手术人员完成这一分类。
6. 接受手术的患者被选为监测对象，记录可能与手术部位感染有关的变化。
7. 定期计算在不同的与手术部位感染风险增加有关的分级变量下的手术部位感染比例。
8. 向外科团队成员报告具体操作导致的特定手术部位感染比率。比率计算的最佳频率和格式将取决于分层病例负荷量的大小和局部的目标、持续的质量改进方案。

足够的组织药物浓度。头孢唑啉或同等的第一或第二代头孢菌素适用于简单的手术切口感染。伤口化脓时进行伤口培养，并将其结果用于指导抗生素选择。脓肿引流后，保持伤口开放，进行二期愈合。

深部感染也需要引流。这需要在 CT 或超声引导下定位，经皮引流。不能经皮引流的深部感染则需要手术引流。待培养结果回报后，停用广谱抗生素，改用敏感抗生素治疗入侵生物体。

坏死性伤口的感染

软组织坏死感染具有多种临床表现[68]，但治疗时仍须遵循一些基本原则。最重要的是有效清创后的早期诊断、早期应用抗生素治疗，患者通常在术后早期（即在 48 h 内）出现切口疼痛，随后迅速出现败血症的症状和体征，但也有切口最初愈合良好，更多的是有明显的浆液性渗出。可能出现大泡或泡、捻发音、皮肤麻木和抗生素耐药的蜂窝织炎[69]，当蜂窝织炎边界外出现压痛时表明感染波及至皮肤深层，应该高度怀疑出现了早期坏死征象。可是值得注意的是，只有不到 40% 的患者表现出典型的症状和体征，对术后患者出现早期败血症征象时应保持高度警惕[70-71]。

对于缺乏特征性临床表现时，诊断会产生疑问。

白细胞计数升高（≤ 15 400/mm[3]）和低钠血症（血清钠水平低于 135 mmol/L）是坏死性软组织感染的敏感标志，但这些均为非特异性的[72]；X 线平片、CT 等影像学检查可发现软组织气体的存在，但这一发现只存在于少数的病例中[69,73]；MRI 诊断坏死性软组织感染的报告灵敏度为 89% ～ 100%，其特异度为 46% ～ 86%[74-75]。在大多数病历中，术后伤口早期皮下空气的存在影响了影像学检查的可靠性，值得注意的是影像学检查可能会延误早期治疗。

对于疑似病例，建议立即手术探查和清创，这也是最重要的单独治疗。最常见的细菌是产气荚膜梭菌或 A 组 β- 溶血性链球菌，坏死性感染通常是由多种微生物所致，留取的组织标本进行革兰氏染色和培养，初始治疗应该选用广谱抗生素（如青霉素、克林霉素以及氨基糖苷类）。初步清创后，应该反复检查伤口。有任何坏死性过程的证据都应当进行进一步清创。尽管所有坏死性感染的初始处理本质上是相同的，但是有一些特殊的临床感染，由于可能需要独特的治疗，需要特别注意。

气性坏疽　腹部手术后的气性坏疽感染是由于梭状芽胞杆菌污染造成的，通常来自于消化道或胆道系统。患者通常伴有严重的伤口疼痛、发热和心动过速，伤口经常出现水肿和红斑，之后变暗、坏死。

伤口捻发音以及恶臭味水性分泌物，即所谓的"洗碗水样分泌物"是其特征。对于疑似病例，建议早期进行外科手术，对所有感染及失活组织清创。虽然无临床对照试验，但有证据表明，高压氧在治疗梭菌的感染方面有相当大的价值，一些报道显示可将死亡率由 66% 降至 23%[76]。高压氧的潜在好处包括提高白细胞功能和增加组织含氧量；可以杀灭产气荚膜菌并抑制其他厌氧细菌[77]。

坏死性筋膜炎　根据涉及的生物体分为两类：Ⅰ型坏死性筋膜炎是由多种微生物引起；Ⅱ型坏死性筋膜炎是由 A 组链球菌引起的[68,78]。多种细菌所致的坏死性感染一般呈慢性进展，影响皮肤全层，但不涉及深筋膜、伴或者不伴化脓。通常来说，伤口周围的非特异性周围蜂窝织炎逐渐扩大、延伸提示这种感染；之后，蜂窝织炎的中央区域会变成紫色，继而出现坏疽的典型特征，当感染侵及会阴时被称为 Fournier's 坏疽。致病微生物通常是厌氧菌的混合物，革兰氏阴性杆菌、肠球菌应早期应用广谱抗生素，然后根据细菌培养的结果调整抗生素。

A 群链球菌引起的坏死性感染进展的更为迅速，

可以波及皮下脂肪、浅筋膜和深筋膜；在进展早期，上层覆盖的皮肤通常是完整的，但随后由于深层血液供应中断而出现坏死，可通过缺乏捻发音和肌肉受累而与气性坏疽鉴别。对疑似病例，建议早期手术探查，A 群链球菌对青霉素高度敏感；联合应用克林霉素似乎也有临床意义[78]，治疗必须包括早期外科探查、波及组织清创。

血清肿及血肿

表浅的血清肿形成是极其常见的但很少具有显著的临床结论。大多数血清肿可以观察到，较大的血清肿可引起症状（如不适）或是通过化妆也不能掩盖，可穿刺抽吸或在门诊进行多次抽吸。难治的大血清肿可以用经皮引流诊来治愈，可以引流至引流量降低（通常每天低于 30 ml），或者在极少情况下予以切除（如囊切除术）。

在围术期大量服用阿司匹林、氯吡格雷和肝素可能导致腹部手术后伤口血肿发生率的增加，其发生率为 4% ～ 8%[79-80]。小的伤口血肿通常不予处理，如果血肿较大，可能会导致被覆上皮受损或易于感染，可用大口径针吸引或打开伤口排出。如果被覆上皮紧张或不断溢出血液，血肿通常在手术室里处理更好，更好控制其活动性出血。

缝线脓肿

缝线脓肿或缝合处窦道于术后 10 天左右形成最为常见，但也可能发生手术后更早或数周后。缝线脓肿可以是表浅或深部脓肿，脓肿发生在表面时，通常表现为沿切口出现的棕色或淡紫色的界限清晰的水疱，通过切开被覆上皮，排出内容物可以解决相关疼痛。如果可能的话，可拆除多余缝线。缝线脓肿较少需要使用抗生素治疗。深层缝线脓肿通常表现为出现硬块，如上所述，与使用缓慢吸收性缝线如聚二恶烷酮缝线相比，使用不可吸收缝线如聚丙烯，可增加深层缝脓肿的发病率[32,81]。当使用不吸收缝线时，需要去除残余缝合材料。

伤口裂开及内脏膨出

腹部伤口的分离（即裂开）伴或不伴有腹内容物膨出（即内脏膨出）具有相当高的发病率和死亡率。据报道，在历史上伤口裂开率高达 10%，当代伤口裂开的发病率约在 1% ～ 3%[82-83]，据估计与伤口裂开相关的死亡率为 16%[84]。术后伤口裂开的平均时间是

8 ～ 10 天 [32,84]，通常来说，如有粉红色血性物突然从切口溢出预示着切口裂开。有时，较大的皮下血肿或气肿的急性进展可使伤口扩张，表明通过腹横筋膜形成了肠疝。

如上所述，文献上对于关腹似乎支持用缓慢可吸收或不可吸收缝线的连续全层缝合关腹。尽管有这样的技术，仍然需注意伤口裂开的各种患者相关的风险因素，包括高龄（> 65 岁）、低白蛋白血症、伤口感染、腹水、肥胖、使用类固醇、慢性阻塞性肺疾病、肺炎、有剩余神经缺损的脑血管意外、贫血（即血细胞比容< 30）、持续久的肠梗阻、咳嗽、急诊手术和手术时间超过 2.5 h 等因素 [44,83,85]。尽管一些外科医生提倡在切口裂开风险较高的手术中预防性放置减张缝线，但无数据支持这种做法。

从根本上说，治疗伤口裂开的方法是再次缝合伤口：此处理在术后早期发生伤口裂开时是很正确的做法。如果有内脏膨出，应在推进手术室前将伤口及膨出的内脏用温生理盐水冲洗，并用无菌敷料覆盖。术中将脱垂的肠管放回筋膜边缘水平以下，取出残余缝合材料，清除坏死伤口边缘，然后用不可吸收的单线，如聚丙烯缝线，再次缝合筋膜。尽管一些外科医生提倡在伤口裂开后间断缝合筋膜，但两个回顾性分析未能证明其相较连续缝合可以减少腹疝的发生率 [32,84]。在这种情况下放置减张缝线的优势同样是未经证实的，尽管频繁强调减少内脏突出的复发，回顾性分析却不能证明其任何优势。减张缝线增加了病人的不适 [43]，而放置可吸收补片作为衬底有助于关腹。

如果伤口裂开很小、患者病情危重、或没有内脏突出，非手术治疗是适合的。在这种情况下，用湿润的的无菌敷料填塞伤口，用腹带进一步的固定，定期更换敷料直至伤口肉芽组织形成。在某些情况下，这一阶段可以延迟再次关闭，或者在这种情况下使用醋酸乙烯酯敷料 [86]。

切口疝

切口疝的形成是腹部外科手术最常见的长期并发症，在第 7 章会进一步讨论。

致谢

感 谢 Bryan M. Burt，Ali Tavakkolizadeh，以 及 Stephen J. Ferzoco 对本文上一版做出的贡献，上一版是这次改进版的基础。还要感谢 Benjamin Braslow 以及 Bilal Shafi 提供了有价值的建议。

参考文献

1. Grantcharov TP, Rosenberg J. Vertical compared with transverse incisions in abdominal surgery. *Eur J Surg.* 2001;167:260–267.
2. Greenall MJ, Evans M, Pollock AV. Midline or transverse laparotomy? A random controlled clinical trial. Part II: Influence on postoperative pulmonary complications. *Br J Surg.* 1980;67:191–194.
3. Seiler CM, Deckert A, Diener MK, et al. Midline versus transverse incision in major abdominal surgery: a randomized, double-blind equivalence trial (POVATI: ISRCTN60734227). *Ann Surg.* 2009;249:913–920.
4. Ellis H, Coleridge-Smith PD, Joyce AD. Abdominal incisions—vertical or transverse? *Postgrad Med J.* 1984;60:407–410.
5. Guillou PJ, Hall TJ, Donaldson DR, Broughton AC, Brennan TG. Vertical abdominal incisions—a choice? *Br J Surg.* 1980;67:395–399.
6. Paocharoen V, Mingmalairak C, Apisarnthanarak A. Comparison of surgical wound infection after preoperative skin preparation with 4% chlorhexidine [correction of chlohexidine] and povidone iodine: a prospective randomized trial. *J Med Assoc Thai.* 2009;92:898–-902.
7. Cox PJ, Ausobsky JR, Ellis H, Pollock AV. Towards no incisional hernias: lateral paramedian versus midline incisions. *J R Soc Med.* 1986;79:711–712.
8. Olson M, O'Connor M, Schwartz ML. Surgical wound infections. A 5-year prospective study of 20,193 wounds at the Minneapolis VA Medical Center. *Ann Surg.* 1984;199:253–259.
9. Ishizuka M, Nagata H, Takagi K, Kubota K. Comparison of 0.05% chlorhexidine and 10% povidone-iodine as cutaneous disinfectant for prevention of central venous catheter-related bloodstream infection: a comparative study. *Eur Surg Res.* 2009;43:286–290.
10. Saltzman MD, Nuber GW, Gryzlo SM, Marecek GS, Koh JL. Efficacy of surgical preparation solutions in shoulder surgery. *J Bone Joint Surg Am.* 2009;91:1949–1953.
11. McBurney C, IV. The incision made in the abdominal wall in cases of appendicitis, with a description of a new method of operating. *Ann Surg.* 1894;20:38–43.
12. Lumsden AB, Colborn GL, Sreeram S, Skandalakis LJ. The surgical anatomy and technique of the thoracoabdominal incision. *Surg Clin North Am.* 1993;73:633–644.
13. Cima RR, Pattana-arun J, Larson DW, Dozois EJ, Wolff BG, Pemberton JH. Experience with 969 minimal access colectomies: the role of hand-assisted laparoscopy in expanding minimally invasive surgery for complex colectomies. *J Am Coll Surg.* 2008;206:946–950; discussion 50–52.
14. Bonjer HJ, Hazebroek EJ, Kazemier G, Giuffrida MC, Meijer WS, Lange JF. Open versus closed establishment of pneumoperitoneum in laparoscopic surgery. *Br J Surg.* 1997;84:599–602.
15. Merlin TL, Hiller JE, Maddern GJ, Jamieson GG, Brown AR, Kolbe A. Systematic review of the safety and effectiveness of methods used to establish pneumoperitoneum in laparoscopic surgery. *Br J Surg.* 2003;90:668–679.
16. Ahmad G, Duffy JM, Phillips K, Watson A. Laparoscopic entry techniques. *Cochrane Database Syst Rev.* 2008:CD006583.
17. Goligher JC, Irvin TT, Johnston D, De Dombal FT, Hill GL, Horrocks JC. A controlled clinical trial of three methods of closure of laparotomy wounds. *Br J Surg.* 1975;62:823–829.
18. Bucknall TE, Ellis H. Abdominal wound closure: a comparison of monofilament nylon and polyglycolic acid. *Surgery.* 1981;89:672–677.
19. Leaper DJ, Pollock AV, Evans M. Abdominal wound closure: a trial of nylon, polyglycolic acid and steel sutures. *Br J Surg.* 1977;64:603–606.
20. Carlson MA, Condon RE. Polyglyconate (Maxon) versus nylon suture in midline abdominal incision closure: a prospective randomized trial. *Am Surg.* 1995;61:980–983.
21. Irvin TT, Koffman CG, Duthie HL. Layer closure of laparotomy wounds with absorbable and non-absorbable suture materials. *Br J Surg.* 1976;63:793–796.
22. Corman ML, Veidenheimer MC, Coller JA. Controlled clinical trial of three suture materials for abdominal wall closure after bowl operations. *Am J Surg.* 1981;141:510–513.
23. Cameron AE, Parker CJ, Field ES, Gray RC, Wyatt AP. A randomised comparison of polydioxanone (PDS) and polypropylene (Prolene) for abdominal wound closure. *Ann R Coll Surg Engl.* 1987;69:113–115.
24. Bucknall TE. Abdominal wound closure: choice of suture. *J R Soc Med.* 1981;74:580–585.
25. Wissing J, van Vroonhoven TJ, Schattenkerk ME, Veen HF, Ponsen RJ, Jeekel J. Fascia closure after midline laparotomy: results of a randomized trial. *Br J Surg.* 1987;74:738–741.

26. Gilbert JM, Ellis H, Foweraker S. Peritoneal closure after lateral paramedian incision. *Br J Surg.* 1987;74:113–115.

27. Trimbos JB, Smit IB, Holm JP, Hermans J. A randomized clinical trial comparing two methods of fascia closure following midline laparotomy. *Arch Surg.* 1992;127:1232–1234.

28. Richards PC, Balch CM, Aldrete JS. Abdominal wound closure. A randomized prospective study of 571 patients comparing continuous vs. interrupted suture techniques. *Ann Surg.* 1983;197:238–243.

29. Larsen PN, Nielsen K, Schultz A, Mejdahl S, Larsen T, Moesgaard F. Closure of the abdominal fascia after clean and clean-contaminated laparotomy. *Acta Chir Scand.* 1989;155:461–464.

30. Fagniez PL, Hay JM, Lacaine F, Thomsen C. Abdominal midline incision closure. A multicentric randomized prospective trial of 3,135 patients, comparing continuous vs interrupted polyglycolic acid sutures. *Arch Surg.* 1985;120:1351–1353.

31. Seiler CM, Bruckner T, Diener MK, et al. Interrupted or continuous slowly absorbable sutures for closure of primary elective midline abdominal incisions: a multicenter randomized trial (INSECT: ISRCTN24023541). *Ann Surg.* 2009;249:576–582.

32. van't Riet M, Steyerberg EW, Nellensteyn J, Bonjer HJ, Jeekel J. Meta-analysis of techniques for closure of midline abdominal incisions. *Br J Surg.* 2002;89:1350–1356.

33. Jenkins TP. The burst abdominal wound: a mechanical approach. *Br J Surg.* 1976;63:873–876.

34. Ranaboldo CJ, Rowe-Jones DC. Closure of laparotomy wounds: skin staples versus sutures. *Br J Surg.* 1992;79:1172–1173.

35. Frishman GN, Schwartz T, Hogan JW. Closure of Pfannenstiel skin incisions. Staples vs. subcuticular suture. *J Reprod Med.* 1997;42:627–730.

36. Zwart HJ, de Ruiter P. Subcuticular, continuous and mechanical skin closure: cosmetic results of a prospective randomized trial. *Neth J Surg.* 1989;41:57–60.

37. Singer AJ, Quinn JV, Clark RE, Hollander JE. Closure of lacerations and incisions with octylcyanoacrylate: a multicenter randomized controlled trial. *Surgery.* 2002;131:270–276.

38. Blondeel PN, Murphy JW, Debrosse D, et al. Closure of long surgical incisions with a new formulation of 2-octylcyanoacrylate tissue adhesive versus commercially available methods. *Am J Surg.* 2004;188:307–313.

39. Harold KL, Goldstein SL, Nelms CD, et al. Optimal closure method of five-millimeter trocar sites. *Am J Surg.* 2004;187:24–27.

40. Mangram AJ, Horan TC, Pearson ML, Silver LC, Jarvis WR. Guideline for Prevention of Surgical Site Infection, 1999. Centers for Disease Control and Prevention (CDC) Hospital Infection Control Practices Advisory Committee. *Am J Infect Control.* 1999;27:97–132; quiz 3–4; discussion 96.

41. Poole GV, Jr. Mechanical factors in abdominal wound closure: the prevention of fascial dehiscence. *Surgery.* 1985;97:631–640.

42. Hubbard TB, Jr., Rever WB, Jr. Retention sutures in the closure of abdominal incisions. *Am J Surg.* 1972;124:378–380.

43. Rink AD, Goldschmidt D, Dietrich J, Nagelschmidt M, Vestweber KH. Negative side-effects of retention sutures for abdominal wound closure. A prospective randomised study. *Eur J Surg.* 2000;166:932–937.

44. Makela JT, Kiviniemi H, Juvonen T, Laitinen S. Factors influencing wound dehiscence after midline laparotomy. *Am J Surg.* 1995;170:387–390.

45. McNeeley SG, Jr., Hendrix SL, Bennett SM, et al. Synthetic graft placement in the treatment of fascial dehiscence with necrosis and infection. *Am J Obstet Gynecol.* 1998;179:1430–1434; discussion 4–5.

46. van't RM, Vrijland WW, Lange JF, Hop WC, Jeekel J, Bonjer HJ. Mesh repair of incisional hernia: comparison of laparoscopic and open repair. *Eur J Surg.* 2002;168:684–689.

47. Shaikh FM, Giri SK, Durrani S, Waldron D, Grace PA. Experience with porcine acellular dermal collagen implant in one-stage tension-free reconstruction of acute and chronic abdominal wall defects. *World J Surg.* 2007;31:1966–1972; discussion 73–75.

48. Kolker AR, Brown DJ, Redstone JS, Scarpinato VM, Wallack MK. Multilayer reconstruction of abdominal wall defects with acellular dermal allograft (AlloDerm) and component separation. *Ann Plast Surg.* 2005;55:36–41; discussion 42.

49. Tonouchi H, Ohmori Y, Kobayashi M, Kusunoki M. Trocar site hernia. *Arch Surg.* 2004;139:1248–1256.

50. Johnson WH, Fecher AM, McMahon RL, Grant JP, Pryor AD. VersaStep trocar hernia rate in unclosed fascial defects in bariatric patients. *Surg Endosc.* 2006;20:1584–1586.

51. Kouba EJ, Hubbard JS, Wallen E, Pruthi RS. Incisional hernia in a 12-mm nonbladed trocar site following laparoscopic nephrectomy. *ScientificWorld Journal.* 2006;6:2399–2402.

52. Bhoyrul S, Payne J, Steffes B, Swanstrom L, Way LW. A randomized prospective study of radially expanding trocars in laparoscopic surgery. *J Gastrointest Surg.* 2000;4:392–397.

53. Elashry OM, Nakada SY, Wolf JS, Jr., Figenshau RS, McDougall EM, Clayman RV. Comparative clinical study of port-closure techniques following laparoscopic surgery. *J Am Coll Surg.* 1996;183:335–344.

54. Pringle JH, V. Notes on the arrest of hepatic hemorrhage due to trauma. *Ann Surg.* 1908;48:541–549.

55. Halstead WS. Ligature and suture material: the employment of fine silk in preference to catgut and the advantages of transfixing tissue and vessels in controlling hemorrhage—also an account of the introduction of gloves, gutta percha tissue and silver foil. *JAMA.* 1913:1119–1126.

56. Lucas CE, Ledgerwood AM. Prospective evaluation of hemostatic techniques for liver injuries. *J Trauma.* 1976;16:442–451.

57. Calne RY, McMaster P, Pentlow BD. The treatment of major liver trauma by primary packing with transfer of the patient for definitive treatment. *Br J Surg.* 1979;66:338–339.

58. Svoboda JA, Peter ET, Dang CV, Parks SN, Ellyson JH. Severe liver trauma in the face of coagulopathy. A case for temporary packing and early reexploration. *Am J Surg.* 1982;144:717–721.

59. Rotondo MF, Schwab CW, McGonigal MD, et al. 'Damage control': an approach for improved survival in exsanguinating penetrating abdominal injury. *J Trauma.* 1993;35:375–382; discussion 82–83.

60. Gracias VH, Braslow B, Johnson J, et al. Abdominal compartment syndrome in the open abdomen. *Arch Surg.* 2002;137:1298–1300.

61. Bee TK, Croce MA, Magnotti LJ, et al. Temporary abdominal closure techniques: a prospective randomized trial comparing polyglactin 910 mesh and vacuum-assisted closure. *J Trauma.* 2008;65:337–342; discussion 42–44.

62. Hermann RE, Flowers RS, Wasylenki EW. Early exposure in the management of the postoperative wound. *Surg Gynecol Obstet.* 1965;120:503–506.

63. Law NW, Ellis H. Exposure of the wound–a safe economy in the NHS. *Postgrad Med J.* 1987;63:27–28.

64. Haley RW, Morgan WM, Culver DH, et al. Update from the SENIC project. Hospital infection control: recent progress and opportunities under prospective payment. *Am J Infect Control.* 1985;13:97–108.

65. Culver DH, Horan TC, Gaynes RP, et al. Surgical wound infection rates by wound class, operative procedure, and patient risk index. National Nosocomial Infections Surveillance System. *Am J Med.* 1991;91:152S–157S.

66. Guenaga KK, Matos D, Wille-Jorgensen P. Mechanical bowel preparation for elective colorectal surgery. *Cochrane Database Syst Rev.* 2009:CD001544.

67. Bucher P, Mermillod B, Gervaz P, Morel P. Mechanical bowel preparation for elective colorectal surgery: a meta-analysis. *Arch Surg.* 2004;139:1359–1364; discussion 65.

68. Urschel JD. Necrotizing soft tissue infections. *Postgrad Med J.* 1999; 75:645–649.

69. McHenry CRC, C.N. Soft tissue infection. In: Malangoni MHS, N.J., ed. *Problems in General Surgery.* Philadelphia, PA: Lippincott Williams & Wilkins; 2002:7.

70. Anaya DA, Dellinger EP. Necrotizing soft-tissue infection: diagnosis and management. *Clin Infect Dis.* 2007;44:705–710.

71. McHenry CR, Piotrowski JJ, Petrinic D, Malangoni MA. Determinants of mortality for necrotizing soft-tissue infections. *Ann Surg.* 1995;221:558–563; discussion 63–65.

72. Wall DB, Klein SR, Black S, de Virgilio C. A simple model to help distinguish necrotizing fasciitis from nonnecrotizing soft tissue infection. *J Am Coll Surg.* 2000;191:227–231.

73. Struk DW, Munk PL, Lee MJ, Ho SG, Worsley DF. Imaging of soft tissue infections. *Radiol Clin North Am.* 2001;39:277–303.

74. Brothers TE, Tagge DU, Stutley JE, Conway WF, Del Schutte H, Jr., Byrne TK. Magnetic resonance imaging differentiates between necrotizing and non-necrotizing fasciitis of the lower extremity. *J Am Coll Surg.* 1998;187:416–421.

75. Hopkins KL, Li KC, Bergman G. Gadolinium-DTPA-enhanced magnetic resonance imaging of musculoskeletal infectious processes. *Skeletal Radiol.* 1995;24:325–330.

76. Riseman JA, Zamboni WA, Curtis A, Graham DR, Konrad HR, Ross DS. Hyperbaric oxygen therapy for necrotizing fasciitis reduces mortality and the need for debridements. *Surgery.* 1990;108:847–850.

77. Clark LA, Moon RE. Hyperbaric oxygen in the treatment of life-threatening soft-tissue infections. *Respir Care Clin N Am*. 1999;5:203–219.

78. Bisno AL, Stevens DL. Streptococcal infections of skin and soft tissues. *N Engl J Med*. 1996;334:240–245.

79. Nurmohamed MT, Verhaeghe R, Haas S, et al. A comparative trial of a low molecular weight heparin (enoxaparin) versus standard heparin for the prophylaxis of postoperative deep vein thrombosis in general surgery. *Am J Surg*. 1995;169:567–571.

80. Kakkar VV, Boeckl O, Boneu B, et al. Efficacy and safety of a low-molecular-weight heparin and standard unfractionated heparin for prophylaxis of postoperative venous thromboembolism: European multicenter trial. *World J Surg*. 1997;21:2–8; discussion 9.

81. Hodgson NC, Malthaner RA, Ostbye T. The search for an ideal method of abdominal fascial closure: a meta-analysis. *Ann Surg*. 2000;231:436–442.

82. Bucknell TE, Cox PJ, Ellis H. Burst abdomen and incisional hernia: a prospective study of 1129 major laparotomies. *Br Med J*. 1982;89:1350.

83. Webster C, Neumayer L, Smout R, et al. Prognostic models of abdominal wound dehiscence after laparotomy. *J Surg Res*. 2003;109:130–137.

84. Gislason H, Viste A. Closure of burst abdomen after major gastrointestinal operations–comparison of different surgical techniques and later development of incisional hernia. *Eur J Surg*. 1999;165:958–961.

85. Pavlidis TE, Galatianos IN, Papaziogas BT, et al. Complete dehiscence of the abdominal wound and incriminating factors. *Eur J Surg*. 2001;167:351–354; discussion 5.

86. Schimp VL, Worley C, Brunello S, et al. Vacuum-assisted closure in the treatment of gynecologic oncology wound failures. *Gynecol Oncol*. 2004;92:586–591.

7

疝

Patrick J. Javid • Jacob A. Greenberg • David C. Brooks

（王荫龙 译）

　　疝被定义为体壁的一个薄弱区域或肌纤维组织的彻底损坏，来自体腔的内容物能通过此缺损。虽然定义比较清晰，但术语还是经常受到误解。应当明确的是，疝是指真实存在的解剖结构的薄弱或缺损，疝内容物是指通过缺损部位的组织和结构。

　　疝是人类认识的最古老的疾病之一，腹股沟疝修补术是当今最常见的外科手术[1]。尽管发病率高，疝修补技术也在不断改进。

腹股沟疝

历史

　　"疝（hernia）"一词来源于拉丁语，意思是"断裂"。最早的腹壁疝报告可以追溯到公元前 1500 年，当时，腹壁疝用疝带或绷带敷料处理。首次手术治疗腹股沟疝的证据可以追溯到公元 1 世纪，最早的疝修补术通过阴囊切口广泛暴露，并需要切除同侧睾丸。几个世纪以后，大约公元 700 年前后，疝修补手术的原则进展为强调一并结扎，整体切除疝囊、精索和外环远端的睾丸。最早关于腹股沟疝的基于缺口的解剖学的分类方法（例如腹股沟疝 vs. 股疝）记载见于 14 世纪，在 1559 年，首次出现了直疝和斜疝分型的解剖描述。

　　Bassini 以其创新的解剖技术和低复发率，彻底改变了腹股沟疝的手术方法，其第一例腹股沟疝修补术完成于 1884 年，并在 1889 年发表了他的最初治疗结果[2]，他对超过 250 例腹股沟疝患者进行了术后长达 5 年的随访，随访率达到 100%。仅 5 例复发。这一复发率在当时是前所未有的，标志着疝修补术演变的一个转折点。Bassini 手术强调在内环高位结扎疝囊的同时，要加强缝合腹股沟管后部。该手术分深层和浅层关闭腹股沟管：深层的修补是将内侧的腹横筋膜间断缝合至外侧的腹股沟韧带，这一步需要腹横筋膜上的切口。浅层缝合是指腹外斜肌腱膜的缝合。

　　除了 Bassini 的贡献之外，Lotheissen 在 1898 年第一次介绍了真正的 Cooper 韧带修补术，即把耻骨梳韧带缝至腹股沟韧带，用于腹股沟疝和股疝的修补。McVay 进一步普及了该术式，他使用了一个减张切口来减少张力。

　　在 Bassini 以后的一个世纪中，腹股沟疝修补术的演变以降低远期复发率为首要目标。为此，我们对手术的改进致力于找到一种修补方式，能用于修补缺损的组织的张力。20 世纪初，诞生了织补修补术，以合成线自体组织的方法桥接两侧筋膜，来减少切口的张力。1918 年 Handley 首先介绍了应用丝线的假体织补技术，几年后又引入了尼龙线。然而人们发现重量型假体材料增加了伤口感染的风险，而丝线随着时间的推移失去了先前的强度。自体组织和合成网片也被尝试用来减少切口张力和降低复发率。最早的网片诞生于 20 世纪初期，将由银丝制成的银质网片沿腹股沟管放置。但随着时间的推移，银网因金属疲劳而导致疝复发。报告称银质网片侵蚀到相邻的腹股沟结构，甚至腹膜腔，这引起了大众对此技术的担忧。现代的合成网片来自于一种单丝聚合物（聚乙烯），它于 1958 年被 Usher 首次应用。随着 Lichtenstein 提出了将塑料网片放置在腹股沟管底部的无缝合的修补方法后，这种技术开始流行起来。

　　为了寻找一种减少复发的技术手段，另一个重点放在了精细解剖上。最流行的技术是 1958 年面世的 Shouldice 技术，其实际上是 Bassini 的改良术式。该技术涉及对整个腹股沟管底部的细致解剖和腹股沟管的四层关闭。腹横筋膜本身有两层，但 Bassini 却使用间断、单层缝合。虽然该术式在技术上对初学者来说具有挑战性，但其具有良好的远期结果和低复发率。

今天，腹腔镜技术已被确认在腹股沟疝的治疗方面安全有效，成为常用术式。腹腔镜疝修补术于 20 世纪 90 年代初被开发，如今腹腔镜技术遍布于在普通外科的各个专业。

流行病学

腹股沟区是腹壁疝最常见的部位，75% 的腹壁疝出现在腹股沟区。发生于腹股沟区的疝中，95% 是腹股沟疝（inguinal hernia），其余为股疝。男性腹股沟疝的发病率是女性的 9 倍，虽然女性股疝发病率高于男性，但腹股沟疝仍然是女性最常见的疝[3]。在人的一生中，男性患腹股沟区疝的概率大约 15%，而女性则低于 5%。疝的诊断与年龄有明确的相关性。在过了婴儿初始峰值以后，腹股沟疝随着年龄的增长变得越来越普遍。同样，疝的并发症（嵌顿、绞窄和肠梗阻）更常见于高龄患者。目前在美国，每年约进行 700 000 例腹股沟疝修补术[4]。

解剖分类

已经有一套完善的分类系统可以协助腹股沟疝的诊断和管理。所有的疝可大致分为先天性和获得性，普遍认为，绝大多数的腹股沟疝在本质上是先天性的。获得性腹股沟区的疝与手术切口和手术所涉及的腹壁组织有关。由于现代外科手术很少应用腹股沟切口，所以获得性腹股沟疝或股疝很少见。

腹股沟疝根据解剖位置进一步分为直疝和斜疝两种类型，二者是基于疝缺损在腹壁下血管的相对位置定义的。腹壁下血管是腹壁上血管向下的延续，后者来源于内乳动脉，最终向下汇入股总动静脉和静脉。该血管构成了 Hesselbach 三角的横轴，腹直肌外缘为海氏三角的内缘，腹股沟韧带为其下缘。发生于腹壁下血管外侧的腹股沟疝被称为斜疝，位于腹壁下血管内侧的则称为直疝。直疝位于 Hesselbach 三角内，股疝则位于腹股沟韧带内侧下方。

斜疝源自内环处，此处恰好是男性精索和女性子宫圆韧带进入腹部的位置。斜疝可见于任何年龄的患者，其病因被认为是先天性的。普遍观点认为斜疝是由于胎儿时期的鞘状突闭锁不全或未闭锁。鞘状突是一层腹膜，当睾丸或卵巢穿过腹股沟管进入男性阴囊或女性子宫阔韧带时，它覆盖在睾丸或卵巢的表面。当睾丸下降进入腹股沟管以后，内环关闭，同时鞘状突闭锁。如果内环没有正常关闭，就会成为斜疝发生的基础。在这种情况下，残留的腹膜在内环处形成了一个囊袋，腹腔内容物通过这个囊袋就可以疝出，形成临床上可见的腹股沟疝。从解剖上讲，内环位于外环和残留腹股沟管的外侧，这就可以解释为什么斜疝位于腹壁下血管的外侧。值得注意的是，由于在整个胎儿发育期，右侧睾丸下降的时间较晚，斜疝更多见于右侧。

与斜疝不同，直疝位于腹壁下动静脉的内侧，直疝三角内。直疝大多是获得性的，很少见于年轻患者中。发生直疝的原因被认为是腹股沟管后壁纤维肌肉结构薄弱，导致此区域内的腹壁无法支撑腹腔内容物。直疝与搬举重物和用力过猛之间的确切关系尚不明确。一些研究表明，在长期从事重体力劳动的人群中，直疝的发病率并未增加[5]。

虽然股疝在所有的腹股沟疝中只占不到 10%，但是股疝的症状通常较为紧急。事实上，据估计，大约有 40% 的股疝都会因为疝内容物发生嵌顿或绞窄而需要急诊[3]。从这方面来讲，股疝可以伴随肠梗阻的症状。股疝形成的潜在空间位于股管内，在股血管和股神经的内侧，临近较大的股淋巴管。腹股沟韧带构成这一空间的头侧边界。然而，这一空间位于腹股沟韧带的下方，疝内容物可能位于腹股沟韧带的前方，因此增加了诊断股疝的难度。

女性股疝多于男性，但是女性最常见的腹外疝仍是腹股沟疝。股疝好发于女性的原因可能是由于生育，导致腹股沟区肌肉或盆底组织的薄弱。研究表明，既往曾行过腹股沟疝修补手术可能是发生股疝的危险因素[3]。

腹股沟区的解剖

为了理解疝修补手术的基本原则，必须先清楚腹股沟管的边界。腹股沟管的前边界是腹外斜肌腱膜；后边界是腹横筋膜连同腹横肌腱膜；下边界是腹股沟韧带和陷窝韧带；上边界是腹内斜肌的弓状纤维。

腹股沟内环（深环）是腹横筋膜上的正常缺损，男性精索和女性子宫圆韧带通过内环从腹膜外穿过腹壁。外环（浅环）位于内环的下、内侧，是腹外斜肌腱膜的开口。男性精索的走行从腹膜穿过内环，进入尾侧的外环，最后进入阴囊。

进行疝修补手术时，切开皮肤和皮下组织后会出现 Scarpa 筋膜。在 Scarpa 筋膜深层是腹外斜肌腱膜，切开展开腱膜后会出现精索结构。腹股沟韧带从髂前上棘到耻骨结节走行，是腹外斜肌腱膜在下方的延伸。腹外斜肌腱膜向内侧延伸为腹直肌前鞘。髂腹下神经和髂腹股沟神经支配腹股沟区皮肤、阴茎、股部内上方的感觉，神经位于腹股沟区腹外斜肌腱膜深层。腹内斜肌腱膜在腹股沟管的头侧比较明显，其纤维形成腹股沟管的上边界。提睾肌包裹精索结构，来源自腹内斜肌纤维。腹横肌及腹横筋膜是腹股沟管的下壁。在腹股沟管下壁的深层是腹膜前间隙，在腹膜前间隙内有腹壁下动静脉、生殖股神经、股外侧皮神经和输精管，输精管穿越腹膜前间隙在腹股沟管内环汇入精索结构。

病因

斜疝是所有性别和年龄段最常见的腹股沟疝，其发病原因被认为是先天性的。在妊娠第 28 周的时候，睾丸沿着腹股沟管通过内环下降进入阴囊，此过程中睾丸周围的腹膜形成了一个囊袋，这个囊袋就是鞘状突。发生斜疝的主要原因被认为是因为鞘状突，它本身就是疝囊。疝的缺损部位就是内环本身，在妊娠终末阶段疝囊就已经形成，而不会自行闭合。一旦腹腔内容物进入了疝囊，斜疝就形成了。

并不是每一个鞘状突未闭的人，在其一生中都会形成腹股沟疝，还有其他因素促使腹股沟疝形成。普遍认为反复的腹腔内压力增高导致了疝的形成；因此，腹股沟疝通常与妊娠、慢性阻塞性肺疾病、腹水、腹膜透析等相关，经常收缩腹壁肌肉的劳动者以及便秘的人容易患腹股沟疝，腹股沟疝的形成也同年龄有关的胶原形成缺陷和结构缺陷有关，所以，老年人更容易发生腹股沟疝。

一些先天性的代谢缺陷也可以导致疝的形成。Ehlers-Danlos 综合征、Marfan's 综合征、Hunter's 综合征都会导致胶原形成缺陷。有证据表明吸烟同结缔组织破坏有关，因此长期吸烟者更容易发生腹股沟疝。

临床表现

腹股沟疝的表现多种多样，从无症状的疝到合并腹膜炎的绞窄疝。很多疝都是通过常规的体格检查发现，或是因为患者一些不相关的主诉，通过检查发现。这些腹股沟区的疝通常都是完全可复性的，其本质上都是慢性的。对于这些疝仍然推荐手术修复，因为这些疝最终都会变成有症状的疝；无症状的疝也有发生嵌顿和绞窄的固有风险。

腹股沟疝最常见的症状就是腹股沟区的不适或压迫感，这些症状在腹部紧绷肌肉组织、提举重物或排便的时候加重。这些增加腹腔内压力的动作使得疝内容物突出至疝缺损处，加重不适的感觉。疝缺损周围的紧绷的筋膜环压迫腹腔内结构的内脏神经，会导致疼痛。对于可复性疝，当患者停止紧绷腹部肌肉时，压力降低，不舒服的感觉会缓解。疼痛的症状通常在晚间加重，体力劳动者的疼痛症状较久坐人群更明显。

剧烈或局部的疼痛较少见，如果有这些症状应当怀疑腹股沟疝发生了绞窄或嵌顿。当疝内容物卡压在疝缺损处时，疝内容物不能还纳回腹腔，称为嵌顿疝。疝缺损环对于疝内容物的压迫，阻断了疝内容物的静脉回流，导致组织充血、水肿、组织缺血。最终，疝内容物的动脉血流被妨碍，导致组织缺失和坏死，此为绞窄疝。

虽然所有类型的腹股沟疝均可导致嵌顿和较窄，但股疝更容易发生。当疝环卡压内脏腔，则嵌顿疝和绞窄疝可表现为肠梗阻症状。因此，对于所有肠梗阻的患者都应该进行全面腹股沟区体格检查，以排除腹股沟疝和股疝。如果在疝囊内没有肠管，嵌顿疝可以表现为硬而压痛的包块。

嵌顿疝和绞窄疝的体格检查不同。嵌顿疝由于疝环压迫造成静脉充血，表现为轻度压痛；绞窄疝由于肠管缺血造成的炎症反应表现为压痛、皮肤发热和由炎症所致的皮肤红斑，由于早期的菌血症，患者会表现为发热、低血压、白细胞增多。嵌顿疝一般需要在发病后 6 ~ 12 h 内进行急诊手术。如果手术因某些原因延迟，必须对患者进行连续的查体，在疝部位的任何变化均预示着组织缺失的开始。绞窄疝在诊断明确后必须马上急诊手术。

有时候区分疝囊内是脂肪还是肠管非常困难，须清楚地了解到仅网膜脂肪嵌顿在体格检查的时候，也可以表现为剧痛和压痛。

妊娠和腹股沟疝

在妊娠期间腹股沟疝可能会出现症状。这是由于不断生长的胎儿和扩大的子宫使得腹腔内压力增高。在妊娠后期，由于子宫会随着运动而变化位置，这使得腹股沟区的不适症状也随着体位而变化。虽然在妊娠期间出现腹股沟疝的各种并发症的风险仍然存在，但是从理论上来讲，增大的子宫阻断了腹腔内容物进入腹壁缺损的可能性，从而预防了疝内容物发生嵌顿。

总的来说，不推荐在妊娠期间择期修补腹股沟疝，即使是腹股沟疝的症状越来越明显。如果出现嵌顿疝或绞窄疝，需要急症修补。

体格检查

像所有的疝一样，腹股沟疝应该让患者立位检查。这样可以使疝内容物填充疝囊，使得体格检查更容易诊断疝。而另一些疝可能在仰卧位更加容易诊断。值得注意的是单纯依靠体格检查是不可能准确地预测腹股沟疝的解剖分型（如斜疝还是直疝）。

对于男性患者，检查者应该使用示指或中指在外环附近插入阴囊进行检查，手指的内侧指向耻骨结节。这样检查者的手指沿着精索，指尖就位于外环，然后使患者咳嗽或进行 Valsalva 动作。检查者戴手套的手指会感受到腹股沟疝的冲击，像丝绸一样的感觉，这就是所谓的"丝绸手套"征。

女性患者无长索状的精索，在体格检查时手指感受不到。相反，两个手指可以沿腹股沟管放置，令患者咳嗽或拉紧腹肌，如果有腹股沟疝，检查者会感受到疝囊冲击戴手套的手指的感觉。对于女性患者，检查者要特别注意有感觉的位置，股疝疝囊靠近腹股沟韧带的内下方。

虽然针对婴儿腹股沟区的体格检查并没有什么不同，但是对于儿童，通过压迫腹股沟区引出疝是充满挑战性的。对于正在拼命啼哭的婴儿来说，诊断腹股沟区的疝非常容易，因为啼哭可以屈曲腹壁肌肉，增加腹腔内压力。

股疝的检查包括在大腿上方的腹股沟韧带下方触诊股管。最易触及的体表标志是股动脉，股动脉位于股管的外侧，股动脉内侧是股静脉，股管位于股静脉的内侧。这个区域通过两个手指的触诊非常容易定位，然后令患者咳嗽或紧张腹壁肌肉，对比区域进行仔细检查。总的来说，有针对性的体格检查包括对男性和女性的腹股沟疝和股疝进行探查。

治疗

无论疝的位置和种类如何，只有手术修补可以治疗腹股沟疝。择期行疝修补手术可以减轻症状并预防并发症的出现，如嵌顿和绞窄。虽然针对腹股沟疝的自然病程的数据有限，但是这些数据表明这些并发症比较少见，但是如果并发症出现，就伴随有较高的发病率和病死率。同时，择期行腹股沟疝修补手术的风险，尤其是对于合并有复杂病史的患者来说，是非常低的。手术治疗的效果通常很好，较少出现术后并发症，患者恢复基础健康水平的速度相对较快。

推迟手术治疗的主要风险就是发生嵌顿和（或）绞窄，目前无法鉴别哪些腹股沟疝更易出现嵌顿和绞窄，在疝出现后不久发生嵌顿的风险最大。这可能是由于在疝出现的早期阶段，缺损通常较小、缺损环能够与疝囊紧密贴合，疝内容物可能在进入疝囊后被迅速地困住。经过一段时间后，由于腹腔内压力的变化以及进入疝环内的组织压迫，使得疝环扩大，在 6 个月以后，发生疝嵌顿的可能性从每年 5% 下降到 1% ～ 2%。总的来说，体格检查时可以触及的缺损越大，发生嵌顿疝的危险越低。很明显，除了可能切除部分嵌顿组织的风险以外，择期腹股沟疝修补手术仍优于急症修补手术。

麻醉

腹股沟疝修补手术可采取的麻醉方式包括全麻、区域麻醉（如脊髓麻醉或硬膜外麻醉）、局部麻醉 [6]。腹腔镜手术通常需要全麻，因为需要完全的肌肉松弛，以便于在腹腔内或腹膜前间隙内充气。

开放手术通常在区域麻醉或局部麻醉下进行。对于可复性腹股沟疝推荐使用局部麻醉联合可控性的静脉镇静，即麻醉监护下进行。其优势在于麻醉诱导和唤醒非常容易，麻醉后恢复期较短，以及麻醉强度可以根据患者在手术中的舒适程度，很容易地通过滴定增强或减弱。这种方法唯一的缺点就是，对于较大的腹股沟区的疝，患者在手术中会感觉到疼痛。

在腹股沟区的疝修补手术中，局麻可以通过直接浸润手术切口部位的组织或对髂腹股沟神经和髂腹下神经进行局部神经阻滞来进行。后一种方法具有更好的局部疼痛控制，但是完成的难度较大。相对于弥漫性的组织浸润，局部神经阻滞断较少造成软组织水肿。

脊髓麻醉或连续硬膜外麻醉的麻醉范围比局部麻醉更大，使得手术医生能够在手术野中更加自由的进行操作。而这些麻醉方式有其自身的风险，例如尿潴留、麻醉效果延长、低血压、脊髓性头痛，也可延长手术后住院恢复时间。

一项在 10 个医院进行的涉及 616 名成年患者的研究，比较局部麻醉、区域麻醉和全麻，结果显示在手术后的早期阶段局部麻醉更具有优势 [7]。与接受区域麻醉或全麻的患者相比，局麻手术的患者具有更轻的术后疼痛以及恶心、更短的在院时间、更少的非计划性夜间留院时间（分别为 3% vs. 14% 和 22%）。

手术技术

疝修补的成功取决于无张力地关闭疝的缺损，达到最低的术后复发率。以前的手术方式只是单纯发现疝缺损，将其简单的缝合关闭，术后复发率高达15%。现代的手术方式通过在疝缺损放置网片或用腹腔镜在疝缺损后方放置网片，显著地改善了术后复发率，经典的 Shouldice 手术是个例外，此术式不使用网片而通过仔细地解剖分离和关闭，使得术后复发率很低。无张力关闭疝的手术的另一个优势就是患者在手术后早期阶段的术后疼痛程度较低。

图 7-1 展示的是现代开放式腹股沟疝修补手术的基本步骤。所有开放式前入路疝修补手术开始都可在腹股沟韧带上方 1 ~ 2 指宽处做一个横向、略微弧形的皮肤切口，长约 6 ~ 8 cm。切开皮下组织和 Scarpa 筋膜。暴露腹外斜肌腱膜以及腱膜内下方的外环。注意避免损伤髂腹下神经和髂腹股沟神经，用手术剪沿腱膜长轴经过外环剪开腹外斜肌腱膜，识别并保护腹

外斜肌筋膜下方的神经；清除两面的腹外斜肌腱膜后方的软组织，分离精索，从精索组织钝性和锐性分离包裹精索的提睾肌纤维，隔离精索，此时就可以准确的识别疝的解剖结构。斜疝疝囊经腹股沟管的底部缺损疝出，在精索的前内方。直疝疝囊表现为精索后方的腹股沟管后壁薄弱。在同一个腹股沟管内同时出现直疝和斜疝称为复合疝。

现代疝修补手术的具体细节稍后详细讨论。

Shouldice 手术

Shouldice 手术为开放修补腹股沟疝常用的手术，也是最常见的单纯组织修补手术。从本质上来说，Shouldice 手术是 Bassini 手术的现代演化，将 Bassini 手术演进为多层修补手术，这两种手术方式修补腹股沟疝的基本原则都是收紧内环，将腹横筋膜拉向腹股沟韧带[8]。

图 7-2 展示了 Shouldice 手术的基本步骤。在适

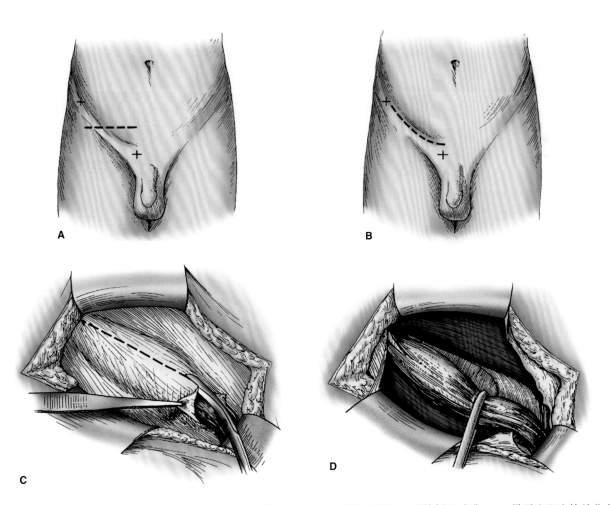

图 7-1　成人疝的切口和分离。A．横行切口；B．弧形皮肤切口；C．沿纤维方向切开腹外斜肌腱膜；D．暴露腹股沟管并分离精索

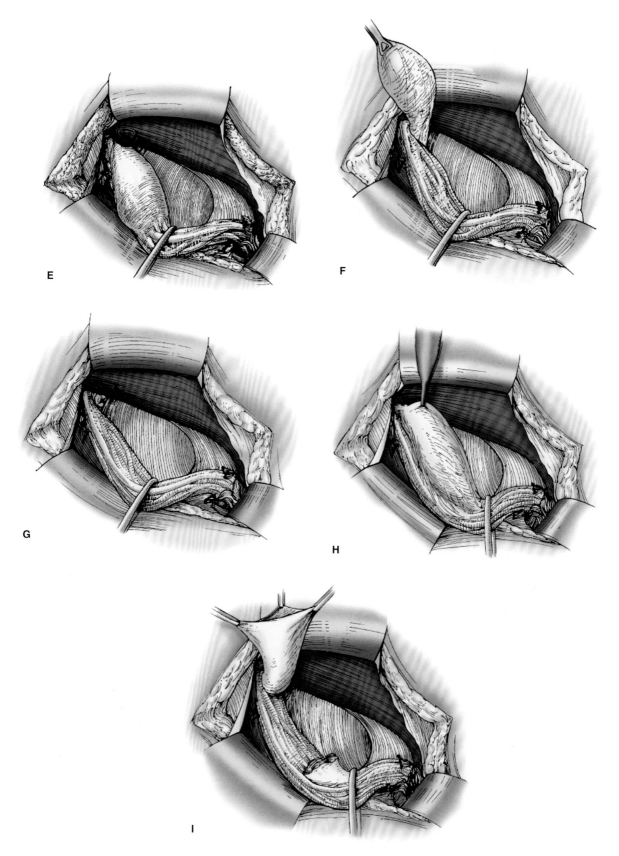

图 7-1（续） E. 精索裸化，识别腹股沟管内环和后壁（腹横筋膜）；F. 将中等大小的疝囊从精索游离；G. 将疝囊内翻；H. 将长而完整的疝囊游离至靠近内环；I. 将疝囊横断

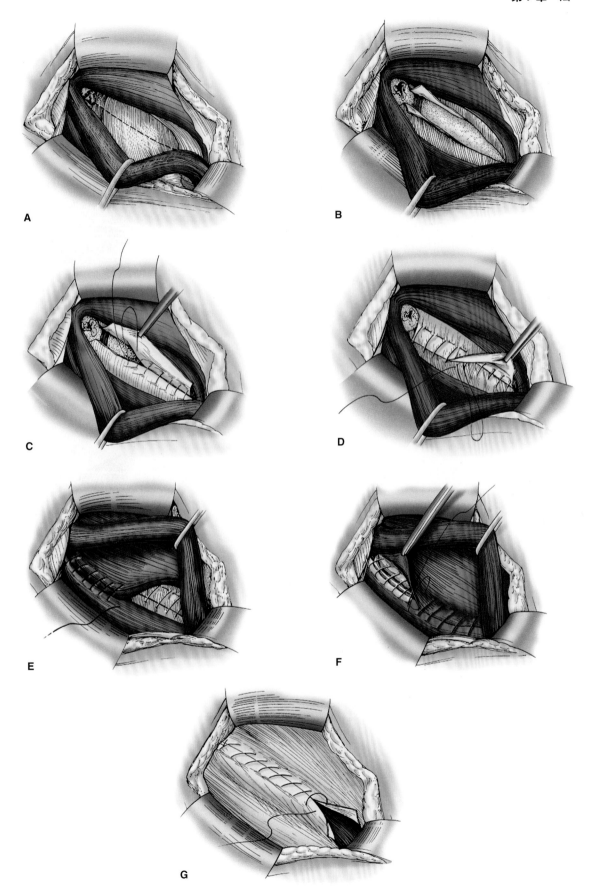

图 7-2 Shouldice 手术 A. 切开腹横筋膜；B. 腹横筋膜的上下两叶被切开，腹膜前的软组织分离，暴露腹膜前脂肪和腹壁下血管；C. Shouldice 手术第一层；D. 第二层；E. 第三层；F. 第四层；G. 修补精索前方的腹外斜肌腱膜

当暴露并隔离精索以后，将剪刀从内环的内侧向内下方延伸至耻骨结节，从腹横筋膜的后方穿过。将腹横筋膜同腹膜外脂肪分离，此步骤需要注意保护位于腹膜前间隙内的腹壁下血管，这样就沿着整个腹股沟管，从内环到耻骨结节打开了腹横筋膜，并将腹横筋膜表面的腹膜前间隙内的组织分离清理。作为修补的第一层，在腹横筋膜上瓣的后方，腹横筋膜下瓣的游离缘被连续、叠瓦式缝合至上面的腹横筋膜表面以及腹直肌后鞘后表面的外侧部分。连续缝合的位置内侧起始于耻骨结节，延续至并超过内环，因此在精索进入腹股沟管的入口处收紧了腹横筋膜。第一层缝线暂不打结，从外向内继续连续缝合，将腹横筋膜上瓣缝合至下瓣的基底部及腹股沟韧带上；第二层缝线的终点为耻骨结节，缝线与第一层缝线起始处的线尾打结。第三层缝线起始于收紧的内环，将内侧的联合腱（腹内斜肌腱膜和腹横肌腱膜）和外侧的腹股沟韧带缝合至一起。第三层终止于耻骨结节，最后作为第四层缝合返回至内环，第四层包括内侧的腹直肌前鞘和外侧的腹外斜肌腱膜的后面。使精索松弛地置于新形成的腹股沟管后壁前方，最后连续缝合腹外斜肌腱膜。Shouldice 最初的手术是使用不锈钢钢丝连续缝合所有四层，而今天的手术医生通常使用不可吸收的合成缝线。

Shouldice 医院报道，对选定的患者进行 Shouldice 手术，术后复发率低于 1%[9-10]，而其他任何一种单纯组织修补都无法达到这一效果，大多数患者都能够在局部麻醉下耐受该手术。Shouldice 手术的支持者认为，由于该手术方式的多层、重叠、连续缝合的方式，使这种缝合关闭方式所产生的张力被平均分布在了整个腹股沟管后壁。术中的解剖、分离是复杂的，需要良好的手术技巧以及熟悉局部解剖。其他一些医生使用 Shouldice 手术并没有获得如此低的术后复发率。因此，Shouldice 手术的低复发率可能同手术医生的技术水平和对患者的选择有关。有一项研究表明，对 183 名患者在局部麻醉下进行 Shouldice 手术，初学者和有经验的医生的术后复发率分别为 9.4% 和 2.5%[11]。

Cochrane 协作网最近进行的一项 meta 分析比较了 Shouldice 手术和其他一些开放手术治疗腹股沟疝的情况[12]。该研究汇总了 16 个不同的随机研究和半随机研究，比较了 2566 例 Shouldice 手术，1121 例网片修补手术和 1608 例其他非网片修补手术。Shouldice 手术的复发率明显高于网片修补手术（OR 3.8），但

是明显低于其他非网片修补手术（OR 0.62）。在并发症、住院时间、术后慢性疼痛的发生率方面，各组之间没有显著性差异[12]。因此，Shouldice 手术同网片修补手术相比，复发率较高，但是在无法使用网片的时候是可以选择的手术方式。

Cooper 韧带修补术式

Cooper 韧带修补术式是唯一可以同时修补腹股沟疝和股疝的手术方式。该术式是以 Chester McVay 的名字命名的，其提出了松弛切口以降低修补产生的压力这一概念，在 1940 年代，该术式被普遍接受。该术式也是不使用网片的单纯组织修补。

Cooper 韧带修补术式开始步骤与 Shouldice 手术相似。暴露并游离精索，打开腹横筋膜并清除筋膜后方的组织。此时，识别 Cooper 韧带，清理 Cooper 韧带上的纤维和脂肪组织的附着。将腹横筋膜上缘间断缝合至 Cooper 韧带，内侧起始于耻骨结节，外侧直至股鞘。此时接近股管，小心地将 Cooper 韧带缝合至股鞘。继续间断缝合腹横筋膜和外侧的髂耻束，直至精索进入腹股沟管的位置。这样就形成了一个新的、紧缩的腹股沟内环。

Cooper 韧带修补手术方式，需要使用松弛切口，因为纯组织修补在关闭所有三层腹股沟疝缺损的时候会产生较大的张力。于分离腹横筋膜后，在腹横筋膜缝合至 Cooper 韧带之前，在腹直肌前鞘的外侧缘做一个 2～4 cm 长的垂直切口，从耻骨结节开始向上延伸。松弛切口本身无需关闭，因为腹直肌本身就能够防止形成疝；但是也有一些医生认为应将网片放置在松弛切口前方，因为，这个部位也可能形成疝。

Cooper 韧带修补术式治疗股疝是一种高效术式，对于有经验的医生来说，患者远期效果良好。该手术的缺点包括手术时间较长、需要进行大范围的分离、存在潜在的发生血管损伤和血管栓塞等并发症、术后恢复时间较长。

应用假体材料的修复方法

聚丙烯网是目前在腹股沟疝修补术中最常用的假体修补材料，最常见的两种无张力疝修补术式是 Lichtenstein[13] 手术和由 Gilbert[14] 发明并经 Rutkow 和 Robbins[15] 推广的网塞平片修补术。

无张力疝修补术所用材料类型值得做一简单讨论。腹股沟区的疝修补术最常用的是被冠以不同商品名的聚丙烯编织网。聚丙烯作为首选，是因为可引起

网片后表面与腹股沟管下壁的纤维反应，从而形成瘢痕，加强了疝缺损部位的修补。而相同程度的纤维反应在其他种类的假体网片，如膨体聚四氟乙烯（PTFE）中没有发生。PTFE 常用于腹壁疝和切口疝的修补，因为其最大程度地避免了网片与肠管浆膜表面间的纤维反应。

有关比较开放的假体材料手术和单纯组织修补手术的前瞻性、随机对照研究的数据资料比较有限。一项试图做 meta 分析的研究报告推断，网片修补减少了疝复发率，该作者认为正式的 meta 分析因缺乏有效的研究数据而受到限制[16]。对来自丹麦的 26 000 例腹股沟疝修补手术回顾发现，网片修补后疝的复发率低于传统手术[17]。当今在美国实施的大部分腹股沟疝修补术均使用了网片。

Lichtenstein 技术

Lichtenstein 手术是首个真正无张力使用假体的疝修补术，并在远期结果中呈现较低的疝复发率。该手术操作始于切开腹外斜肌腱膜，隔离精索结构，斜疝疝囊应从精索结构游离直到内环的平面。然后裁剪并放置大张网片于腹股沟管底部，弯曲端置于耻骨结节顶部。网片在精索下方延展至头尾部与精索相吻合，剪开网片使精索从网片两个尾叶间通过。从而创建一个新的、更紧和更向内侧的内环。网片两个尾端贴近精索以不可吸收线缝合。然后以连续或间断方式将网片缝在耻骨结节、内侧的联合腱和外侧的腹股沟韧带上。

Rutkow 和 Robbins 报告了 Lichtenstein 技术有趣和有效的改进。如图 7-3 所示，"网塞平片法"代表一种无张力疝修补术，甚至可以不进行缝合。此项技术是将网片放置得与 Lichtenstein 类似，它从耻骨联合的内侧沿着腹股沟延伸至外侧的精索远端，另外使用一只伞形或锥形的网塞充填内环。这样，不仅仅缩紧了内环而且还在精索周围关闭了内环。这种改良术式被很多普通外科医生采用。网塞和平片可以连续或间断缝合至腹股沟管周围组织，也可以放置在适当位置，而不需要缝合固定。这样，人体的自然疤痕的形成将随着时间的推移固定假体。大型或长期的斜疝可能扩大内环缺损范围，需 1 ~ 2 针缝合固定网塞，以避免网塞向前滑至腹股沟管或向后滑入腹膜前间隙。

腹膜前间隙修补术

腹膜前间隙位于腹横筋膜和腹膜之间，无论是通过内环（斜疝），还是通过腹股沟管底部的腹横筋膜（直疝），实际的腹股沟区的疝缺损都位于该间隙之前。很多作者，包括 Rives、Nyhus、Stoppa 和 Kugel 推荐使用腹膜前间隙或后入路途径修补腹股沟疝。他们认为这种手术方式，相比于传统前入路方式更加有效，因为在腹膜前进行修补是在疝内容物和疝缺损之间进行修补。相反，前入路的手术方式不能不使疝内容物同缺损发生接触，而是在有缺损的解剖结构之前修补疝缺损。这种手术方式也被推荐用于困难的复发疝治疗，因为既往前入路手术后，从后入路进行手术可以避开瘢痕组织，入路通路也一直保持开放。Nyhus 最初提出的手术方式主要是通过缝合来修补疝，后来进行了一些改进，将网片固定在了腹股沟管后壁的后方。本章稍后将要讨论到的标准的腹腔镜修补腹股沟疝的手术方式就是基于腹膜前疝修补方式。

图 7-4 和 7-5 展示了 Rives 提出的腹膜前修补手术[18]。在腹膜前间隙修补手术中，手术切口通常位于腹股沟韧带头侧 2 ~ 3 cm，为横行切口。切口比前入路手术方式更加靠近内侧，这样在切开腹直肌前鞘后，能够更好的暴露腹直肌的外侧边缘。一旦暴露了肌肉，将腹直肌向内侧牵拉，这样就可以小心地打开后鞘，进入腹膜前间隙。在腹膜前间隙内可以看见腹壁下血管和精索。通常不需要对精索进行额外的操作或分离，因为一般精索上的附着物（脂肪瘤和提睾肌纤维）都位于腹股沟管的前几层中。这样，后入路手术方式就避免了暴露腹股沟管的感觉神经。

一旦进入并显露腹膜前间隙，就可根据疝的解剖进行相应的修补。对于直疝，将疝囊内翻入腹腔，但是不需将其切除。在翻转的疝囊上，使用间断缝合对拢疝囊周围的腹横筋膜；这样腹横筋膜上缘就被固定到了含有髂耻束的腹横筋膜下缘。对于斜疝，将疝囊从精索表面游离，在疝囊颈部高位结扎疝囊；有趣的是，后入路手术方式中"高位结扎"的意思是"后位结扎"，因为医生要紧贴腹膜前脂肪横断疝囊，而腹膜前脂肪就位于手术野的下边缘。一旦疝囊被结扎，内环处的缺损就通过后入路的间断缝合，将腹横筋膜的圆形内环口缝合至髂耻束，因此内环被加强了。

应用假体网片对这种手术方式的改进则相对简单。将网片放置在腹横筋膜下方，直接位于腹膜前的脂肪上方。放置的网片如果完全放置在腹股沟区域，也就覆盖了所有潜在的发生直疝和斜疝的腹膜区域。

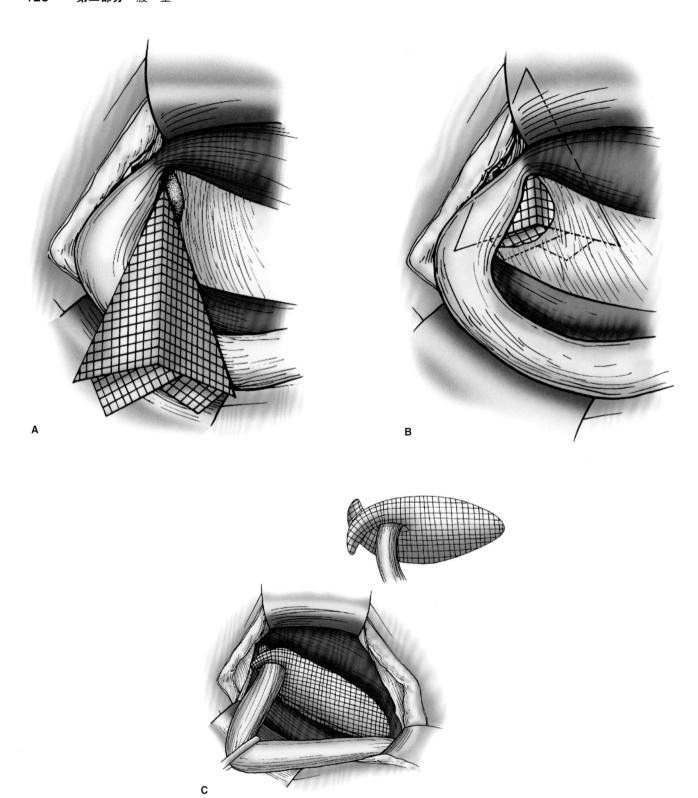

图 7-3 免缝合"网塞平片疝修补术"。 A.聚丙烯"伞状网塞"被置入内环；B."伞状网塞"在腹横筋膜后展开；C.聚丙烯平片平铺于腹股沟管后壁（腹横筋膜）。注意网片的两个尾端环绕精索

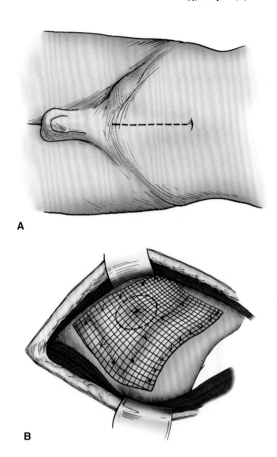

图 7-5　A．较低的正中切口用于腹膜前腹股沟疝修补术。B．另一个角度观察腹膜前间隙网片的放置

腹腔镜修补手术

　　腹腔镜腹股沟疝修补手术最早是由 Ger 在 1979 年提出的，但腹腔镜疝修补手术被广泛接受是最近 15 年的事。后来腹腔镜疝修补手术已经进化为一种流行而有效地手术方式。今天，在美国大约有 1/5 ～ 1/4 的腹股沟疝修补手术是通过腹腔镜进行的，美国每年进行超过 80 000 ～ 100 000 例腹腔镜疝修补手术。腹腔镜手术和开放手术最重要的不同就是解剖方面的不同：腹腔镜技术在缺损后方使用网片修补疝缺损（在腹膜前间隙或腹腔内），而开放手术是在缺损前修补疝。

　　有 3 种不同的腹腔镜腹股沟区的疝修补手术方式。经腹腔腹膜前修补（transabdominal preperitoneal，TAP）包括标准的腹腔镜检查，沿着前腹壁放置大张网片，在疝缺损后方修补疝，TAP 是第一种腹腔镜疝修补术。穿刺器穿过脐部，放置于两侧腹直肌外侧缘，于腹腔内可较容易地识别疝缺损。在检查过双侧腹股沟区域后，如果有必要就进行腹腔镜粘连松解术，识别脐正中韧带（脐尿管遗留）、脐内侧韧带

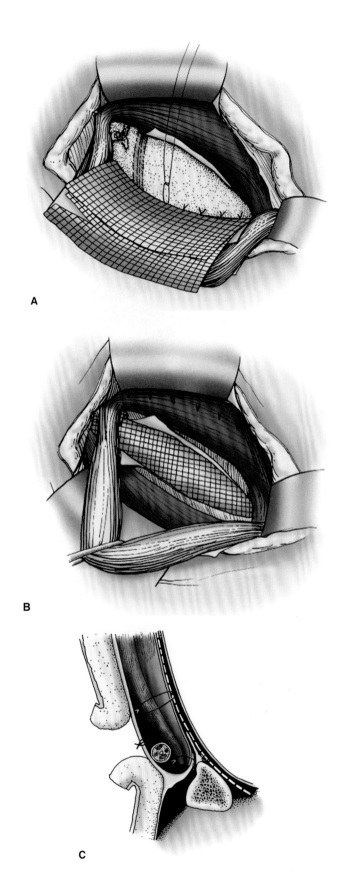

图 7-4　Rives 网片修补术。A．网片下缘的固定；B．网片上缘的固定。C．比较腹膜前网片的放置和 Bassini 手术对腹股沟管后壁的修补

（脐动脉的遗留）、脐外侧皱襞（腹膜覆盖腹壁下血管形成的皱襞）。在疝缺损上方切开腹膜的体壁层，将腹膜向下方反转，暴露疝缺损、腹壁下血管、Cooper韧带、耻骨结节、髂耻束。然后，将精索结构从腹膜附着物中分离。对于直疝，轻柔地牵拉腹膜，使前方变薄的腹横筋膜同它前面的等厚的腹横筋膜相分离，腹膜囊就被牵拉回了腹腔。对于斜疝，腹膜囊从精索表面缩回后，被牵拉回腹腔内。对于比较大的慢性疝，可以在内环远端分离疝囊，这样修补术只需游离近端疝囊。大张的聚丙烯网片置于腹膜与腹横筋膜之间，覆盖腹股沟管下壁、内环、股管。网片内侧吻合或钉至耻骨结节，下方固定至Cooper韧带，外侧固定至髂前上棘。然后关闭网片表面的腹膜瓣。

虽然TAP手术被证实是有效的，但网片偶尔可能会与肠管发生直接接触，在术后可能会发生潜在的腹腔内粘连[19]。近年来，随着腹膜外腹腔镜疝修补手术的出现，针对TAP手术的热情有所降低。

完全腹膜外腹腔镜腹股沟疝修补手术（total extraperitoneal，TEP）是近年来最为流行的手术方式，此术式完全在腹膜前间隙内进行，而不涉及腹腔内。该手术中术者在后方的腹膜和前方的腹壁组织中分离出一个界面，然后向腹膜前间隙内充气。在脐下做切口，切开疝同侧的腹直肌鞘的前鞘，将腹直肌向外侧牵拉，钝性分离腹膜前间隙，使其可以容纳球囊穿刺器进行充气。一旦腹膜前间隙被充满气体，在中线位置的脐部与耻骨联合之间放置另外放置两个穿刺器。对于有经验的医生来说，这种方式能够很好地观察腹股沟区的解剖结构，解剖分离的方式同TAP手术类似。TEP手术通过腹腔镜穿刺器，将大张的网片放置在腹膜前间隙内，从后入路在疝缺损的后面修补[20]。

腹腔内置网片技术（intraperitoneal onlay mesh technique，IPOM）是简化版的TAP手术，此手术的腹腔镜暴露类似TAP，可直接观察腹腔内，不需要广泛地分离腹膜瓣、腹膜前间隙，而是将大张网片简单地钉合或缝合至腹膜后，以修补疝缺损。理论上讲，一旦结缔组织生长、植入网片内部以后，瘢痕化的腹膜就不能再发生移动，也不再经由腹壁缺损而疝出，腹腔内压力使得腹腔内容物保持在网片的后方。这种手术方式的缺点是网片直接同腹腔内容物发生接触，有可能发生粘连以及网片侵蚀肠管内容物的情况。IPOM手术另一个潜在的劣势就是，对于特别大的腹股沟疝，网片有可能连同腹膜一起疝出，因此网片变得没有任何保护作用。因此，在现阶段，该术式只是一种试验性的术式。

探究各种不同的腹腔镜腹股沟疝修补手术的短期和远期效果的前瞻性随机研究并不多。Cochrane协作组在2005年进行的一项系统评价表明，在很多非随机试验中，TAP手术发生戳孔疝以及脏器损伤的可能性最大。这篇综述得出的结论是，没有足够的前瞻性随机实验数据研究TEP手术和TAP手术的相对有效性[21]。

越来越多的数据在比较腹腔镜手术和开放手术，虽然这些研究的结果还不能够得出确定的答案。在众多的meta分析文献中，只有2篇是真正比较腹腔镜手术和开放式无张力修补手术的。2003年进行的一项涉及29个随机试验的meta分析结果表明，相对于开放手术，腹腔镜疝修补手术使患者更早地离院、更快地恢复正常活动和工作以及有更少的术后并发症[22]。而这些数据也表明腹腔镜手术后复发率有增加的趋势。另一项meta分析涉及了41个已经公开发表的随机试验，结果表明腹腔镜手术和开放手术在术后复发率方面没有差别[23]。腹腔镜手术使患者更早地恢复功能，具有更轻的术后疼痛，但是发生脏器和血管并发症的可能性较大。近来一项多中心、随机试验在14家退伍军人医院调查了超过2000名患者，分析疝修补术后的远期效果，结果发现对于原发疝，腹腔镜疝修补术后的术后复发率较高；而对于复发疝，腹腔镜手术与开放手术的术后复发率相同[24]。所有这些研究中都表明腹腔镜手术的时间较长。适当的腹腔镜技术对于减少术后复发率起重要作用。一项随机多中心研究比较了665例TEP手术和705例Lichtenstein手术，经过了5年的随访，作者最初发现TEP手术的复发率（3.5%）显著高于Lichtenstein手术（1.2%）（P=0.008）[25]。然而，在TEP研究组中去除了一名医生，因为在TEP组中，有33%的复发病例都是由其实施，将该名医生去除以后，TEP组的复发率下降至2.4%，这一结果同Lichtenstein组相比就没有显著性差异。最后，最近的一项研究表明，腹腔镜疝修补手术具有显著的学习曲线[26]。很明显，比较两种手术方式的最终结论应该来源于更多熟悉这些手术的医生的临床数据。

腹腔镜疝修补手术的另外一个值得讨论的问题就是Retzius间隙的解剖干扰。这一区域最早由Retzius在19世纪提出，是位于膀胱前外侧的间隙。耻骨上前列腺切除手术就是通过这一间隙进行解剖分离的，在进行过腹腔镜腹股沟疝修补手术以后，前列腺切除手术手术会变得更加困难。

腹股沟疝的手术并发症

虽然腹股沟区的疝修补手术具有良好的短期和远期效果，但是该手术的并发症依然存在，我们必须认识这些并发症。

复发

术后早期疝复发是比较少见的。但是术后复发确实存在，尤其是继发于深部感染、修补时存在张力或组织缺血的疝。很明显，这些疝术后复发的原因都是由于手术医生的技术引起，可能是由于不适当的腹股沟区组织的操作、放置网片以及缝合不当造成。患者在手术后的早期阶段的剧烈活动也容易导致术后早期疝复发。如术后过早的活动，此时缝线或网片还未牢固地粘连组织，可促进瘢痕组织形成；或在术后的早期阶段，患者也可能在分离层面形成血清肿，或者远端疝囊中可能有积液，这些良性的术后并发症须与术后早期复发相鉴别。

张力即使不是术后复发的主要原因，也是重要因素。尽管使用缝线或网片修补，但在张力过度的情况下，进行组织修补仍容易导致组织撕裂；另外，缝线边缘的张力会导致缝合点缺血，而缝线对于缝合点的牵拉也会进一步弱化疝修补的效果。在连续缝合中，如果张力过高，缝线可能切断组织或组织撕裂。这促使 Lichtenstein 以及 Rutkow 等疝专家提出，在现代无张力甚至是无缝合手术中，术后疝复发的基本原因是过高的组织张力的观点。

疝缺损的大小同复发的可能性相关。较大的疝可增加术后复发的概率。其可能是由于周围筋膜组织的性质造成的，其对于修补的强度以及可靠性起重要作用。较大的疝可拉伸并减弱周围的筋膜组织，当使用缝线或网片进行修补的时候，这些组织会相应地变得更加薄弱。这些薄弱的组织也可能在手术时会变得相对缺血，这一问题目前还未被详细研究过。

嵌顿疝和绞窄疝的急症手术会增加术后疝复发的可能性。其原因可能是由于绞窄疝本身固有的炎症反应、组织缺血、筋膜水肿，使得疝修补手术在一个高张力或不健康的组织中进行。

在手术过程中遗漏了疝也可能是疝复发的潜在原因，但是这对于疝的专科医生来说可能不是主要问题。目前大多数的修补都强调，分别通过加强内环和腹股沟管下壁来修补斜疝和直疝。

最后，疝复发同吸烟有关。吸烟和疝复发的关系最早报道于 1981 年，随后的研究也证实了蛋白溶解酶可降解结缔组织成分，而导致疝复发 [27]。

感染

伤口感染或网片感染是少见的术后并发症，却是术后疝复发的另一个病因。在专门从事疝修补手术的专科医疗机构，疝修补术后的伤口感染发生率小于 1%。当发生感染时，皮肤菌群是最常见的致病菌，首选选择应为针对革兰氏阳性菌的抗生素。使用网片修补的患者发生术后伤口感染的可能性较高。有时难以区分是网片本身感染还是在网片前的皮肤或软组织感染。然而，即使在网片存在的情况下，大多数腹股沟疝术后伤口感染都可以通过将伤口敞开、通畅引流、及积极使用抗生素来治疗，很少需要将网片去除 [28]。如果必须将网片去除，应该一期关闭伤口或重新使用合成组织替代物进行疝修补手术，同时应该使用腹膜前手术方式。

血清肿和血肿是常见的术后并发症。血清肿常形成于手术广泛剥离后遗留的无效腔中，或液体注入远端残留的疝囊时。在开放手术中，疝囊通常被结扎或切除，但是在腹腔镜手术中，疝囊被遗留在原位，血清样的液体存留在远端疝囊中，被称为"假疝"，需要与更加严重的术后早期复发相鉴别。明确的积液较少需要引流或抽吸，大多数会重吸收或通过伤口引流。

在腹股沟疝修补手术中，必须尽可能避免血肿形成。对于抗凝的患者，推荐患者至少在手术前 1 周暂时停用阿司匹林和氯吡格雷。血肿形成可能并不严重，仅仅导致淤斑和伤口引流；淤斑会单独地向下扩散进入阴囊；血肿在手术后的几天至几周会被吸收，针对疼痛控制的支持性治疗包括抬举阴囊以及局部热敷，以改善局部症状；较大的血肿应予以关注，因其可能成为疝术后的深部感染的病灶，可造成网片的继发性感染。因此，为了达到有效的伤口愈合，在手术最后阶段的止血，在达到治愈伤口的目标非常重要。

神经痛

术后腹股沟疼痛、神经痛，在腹股沟疝修补术后较常见，疼痛程度各异 [29]。神经痛一般位于局部神经的分布范围，包括髂腹股沟神经、髂腹下神经、生殖股神经的生殖支，以及股外侧皮神经。在开放手术中，髂腹股沟神经、髂腹下神经以及生殖股神经最容易受到损伤，而腹腔镜手术最容易损伤股外侧皮神经。神经损伤的原因通常都是缝线或网片压迫神经所致。

神经痛可以通过在手术分离过程中避免触碰神经来预防。髂腹股沟神经和髂腹下神经在提拉腹外斜肌腱膜瓣的时候最易发生损伤，而生殖股神经在游离精索和除去提睾肌纤维的时候易发生损伤。一般来说，一旦术中发现神经的分支，应用细带将神经围住并牵拉远离手术野，以避免损伤；手术时也可能有意地切除神经，切除神经的后果是神经支配区域的感觉丧失，即大腿的内上方和半侧阴囊。相比于瘢痕或网片造成的神经卡压导致的慢性持续性疼痛来说，感觉丧失能够被患者耐受。在腹腔镜手术中，避免在髂耻束以下钉合就能避免发生神经损伤。

神经痛通常开始采用保守治疗，可以在受累及的腹股沟区域注射局麻药物。将局麻药物沿已知的神经走行进行注射，这既可用于诊断也可用于治疗。对于一些病例，慢性疼痛采用局麻药物，暂时性地控制疼痛，可以减少或最终消除发展为慢性腹股沟疼痛的可能性。如果保守治疗不成功，可能需要再次进行腹股沟探查手术，结扎或切断受累的神经分支。这当然不是首选的治疗方法，因为再次探查会使得腹股沟区形成大量的瘢痕组织，也可能使得以前未受损伤的神经发生损伤。有时候患者表现的术后神经痛与任何已知的腹股沟神经的分布走行并不一致。对于这些患者应该避免再次探查腹股沟区域，因为再次手术可能无法缓解疼痛，并可能造成其他组织结构的损伤。

在腹腔镜手术中将网片钉在前腹壁可能会造成神经损伤，应该避免在已知的神经分布区域进行钉合，一些医生在进行腹腔镜疝修补手术的时候不使用任何吻合器，以避免神经损伤。

膀胱损伤

在分离直疝疝囊的时候可能无意间损伤膀胱，但是在修补斜疝的时候较少发生膀胱损伤。在直疝中，部分膀胱壁可能与疝囊粘连形成滑疝。因为有损伤膀胱的风险，应该将直疝疝囊翻转入腹腔内，这样可避免疝囊过度分离。如果发生了膀胱损伤，应该将疝囊打开，使用双层可吸收线修补膀胱损伤。一般来说，保留尿管至少 7～14 天。

睾丸损伤

腹股沟疝修补术后可以见到睾丸肿胀和睾丸萎缩。阴囊或睾丸水肿可以继发于精索内下侧的腹股沟管的水肿或血肿。另外，睾丸压痛和睾丸萎缩可以继发于游离精索时损伤了睾丸的血供。对于大多数的成年患者它不是急症，睾丸萎缩不会产生感染的并发症，因此睾丸切除手术不是必须。体格检查有压痛的睾丸需要行超声影像检查，以排除睾丸扭转或睾丸脓肿。睾丸坏死是腹股沟区疝修补手术少见的并发症，通常需要行睾丸切除术，以避免形成感染。

儿童患者疝手术时，由于向头侧牵拉精索，可能使睾丸离开阴囊进入腹股沟管；对于这些患者，应该进行手术前阴囊部消毒，在疝修补手术最后时，确认睾丸的位置，如果睾丸还在腹股沟管内，需要用长的无创性的锥子或链状器械将睾丸下降至阴囊内。

输精管损伤

男性患者在疝修补手术中损伤输精管是少见的并发症。输精管横断是损伤最严重的情况，需要请泌尿科医生会诊，对于儿童和年轻患者，需要术中输精管吻合术，而对于老年患者，可以将横断的输精管两段进行结扎。轻微的输精管损伤可以通过轻柔和无创的牵拉治疗，要避免钳夹输精管。输精管梗阻或横断最严重的后果就是在血清中形成了抗精子的抗体，导致不育。

绞窄性腹股沟疝

腹股沟疝发生绞窄是疝本身的并发症而不是手术的并发症。绞窄疝的病生理过程伴随着较高的死亡率和致残率，尤其是对于有其他伴发病的老年患者。绞窄的风险在可复性疝出现后的第 1 个月至第 1 年中最高。Gallegos 与其同伴估计腹股沟疝在出现 3 个月的时候，发生绞窄的可能性为 2.8%，在第 2 年时发生绞窄的可能性为 4.5%[30]。随着时间的进展，疝内容物不断削弱疝缺损边缘，疝囊颈部被不断加宽，颈部对疝囊的压迫变得松弛，减少了发生嵌顿和绞窄的可能性。

绞窄疝的死亡率与绞窄时间和患者年龄相关。绞窄的时间越长，组织缺血、水肿的程度也越严重，发生完全坏死的可能性也就越大。因此绞窄疝需要急症手术干预。如果嵌顿疝经过体格检查和实验室检查，未发现有绞窄的明显征象，则可以尝试进行复位，但需要给患者一些镇静药物以缓解不适。在嵌顿疝被还纳 1～2 天后可以考虑进行修补手术，可以避免再次嵌顿导致绞窄。

嵌顿疝的手术一般在全麻下进行，因为有可能需要切除肠管。对于特殊的病例，也可以使用硬膜外麻醉或脊髓麻醉，但不可使用局麻。根据患者的诊断和临床评估选择切口位置。对于那些疝囊里没有缺血肠管的患者，选择腹股沟切口，既能够将疝内容物还纳，也可同时修补疝缺损。如果探查腹股沟管时，发现无活力的肠管，可以在腹横筋膜深部的腹膜前间隙内进行肠管切除和吻合，或者另做一个中线切口。如果开始的体格检查就提示有缺血肠管，需要切除，在中线做剖腹手术切口，于腹腔探查完成、关腹以后在腹股沟管内使用组织修补腹股沟疝。另一个可以选择的方法是在腹膜前进行疝修补，术中可评估肠管活力，也可修补疝缺损；如果需要进行广泛的肠管切除和吻合，也可以很快地进入腹腔。考虑到绞窄疝会增加细菌移位和伤口感染的风险，应该避免使用人造网片。

股疝

股疝占所有疝的 5% ～ 10%，在常见的腹壁疝中排名第二位。女性股疝多于男性，比例为 4∶1。

解剖和病因

图 7-6 显示了股疝的解剖。股疝疝出的缺损位于股管的内侧，股疝缺损的前边界是腹股沟韧带，外侧边界是股静脉，后边界是耻骨支和 Cooper 韧带，内侧边界是腹股沟韧带的腔隙韧带部分。这一空间的边界都是韧带、骨性结构，纤维股鞘及其血管，使得这一区域非常紧凑，疝内容物填充疝囊时，无足够的空间扩展，因此股疝易发生嵌顿和绞窄。Gallegos 与其同事报道，股疝绞窄的累积可能性在诊断后的前 3 个月为 22%，在 2 年时为 45%[30]。因此为了避免嵌顿和绞窄的并发症，必须修补已发生的股疝。

与腹股沟疝不同，股疝大多不是先天性的。婴儿及儿童的股疝发病率非常低，仅为 0.5%。另外，在股管内没有胚胎发育过程中预先形成的腹膜囊。股疝缺损的形成多见于中老年女性，这表明组织张力及其弹性的自然丧失是股疝发生的主要原因。

临床表现

股疝常常表现为腹股沟褶皱内下方的一个小包块。在最初发现的时候常常就很难还纳[31]。随着腹部内容物进入，疝囊不断增大，股疝常常向尾部延伸，但是也可以向上、向前延伸超过腹股沟韧带。由于股管周围的解剖边界，股疝表现为急性绞窄的病例并不

少见。股疝的鉴别诊断包括股部淋巴结肿大、腹股沟脂肪瘤或良性软组织肿瘤，肿瘤很少有恶性的。

治疗

从很多方面来讲，可复性的股疝修补同腹股沟疝修补不同。虽然标准的腹股沟疝切口也足够可以暴露股疝缺损，但是股疝切口一般位于腹股沟韧带下方，为横向切口，最简单的入路是在腹股沟韧带前方。在这里通常可以发现疝囊，分离疝囊，将疝囊还纳腹腔。可以使用前面介绍的 Cooper 韧带修补手术方法治疗股疝，在内侧将 Cooper 韧带固定在腹横筋膜，髂耻束外侧向上固定至内环；或者简单地将前方的腹股沟韧带向内后方与耻骨梳韧带缝合在一起，关闭缺损。第三种方法是首先做一个荷包缝合，荷包的前方是腹股沟韧带，内侧是腔隙韧带，后方是耻骨梳韧带，最后是外侧的股静脉内侧筋膜，然后返回腹股沟韧带。所有这些技术均可成功地关闭股疝缺损。

缝合修补股疝的一个特殊的并发症是变异闭孔动

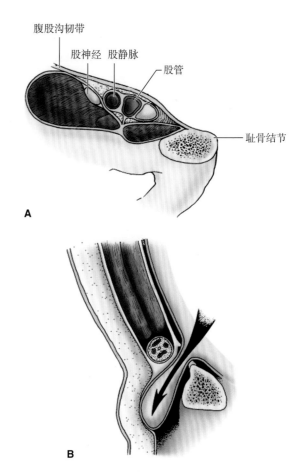

图 7-6　股疝的解剖，A. 腹股沟韧带后方的结构；B. 股疝疝囊进入股管并突出于腹股沟韧带下方

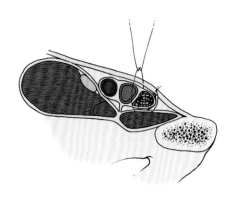

图 7-7 Lichtenstein 聚丙烯网塞修补股疝

脉的出血。闭孔动脉起源于腹壁下动脉，而不是髂内动脉，闭孔动脉横穿临近耻骨支的股疝缺损的内侧的空隙。股疝修补手术内侧缝合可能会损伤异常的闭孔动脉。一个简单而又安全的修补股疝缺损的方法是从头至尾使用网塞封闭缺损，并促进瘢痕组织形成。这种技术如图 7-7 所示，Lichtenstein 研究报道其效果良好，复发率很低[32]。

如果股疝的疝囊巨大，且填充有大量的腹腔内容物，应该考虑行腹膜前修补手术。打开腹横筋膜，进入腹膜前间隙。这种术式在修补绞窄疝的时候非常有用，因为有更多的空间可以检查肠管，以便判断肠管的活力。如需要行肠管切除手术，可以在将疝内容物完全还纳至腹腔之前，在腹膜前间隙内进行。

脐疝

脐疝是白线上的一个开口。脐疝的发生是由于在儿童时期脐部瘢痕不完全闭合或未闭合，在成年患者是由于局部的牵拉。由于在脐部缺乏软组织，一旦腹腔内容物进入前腹壁的脐部开口，疝就比较明显。

历史

可被追溯的脐疝历史是在公元 1 世纪的古埃及，Celus 进行的第一例手术。梅奥诊所在 1901 年首先报道了使用不可吸收缝线、脐部横切口、经典的重叠筋膜法治疗一系列脐疝患者[33]。

发病率

脐疝在出生时的发病率波动范围很大。在高加索婴儿中，脐疝的发病率为 10% ～ 30%，这比非洲裔美国儿童的发病率高几倍。各种族的早产儿的脐疝发病率均高，并且脐疝具有家族遗传倾向。

大多数儿童的先天性脐疝随着婴儿逐渐发育为儿童而逐渐闭合。到了学龄，只有 10% 的儿童在体格检查时发现脐疝尚未闭合。在 2 岁以前，很少有儿童做择期的脐疝修补手术，这个年龄段发生脐疝嵌顿的可能性也很小。目前，有关小儿外科的文献建议，将脐疝修补的时间推迟到至少 2 ～ 3 岁，因为对于儿童来说，大多数脐疝有自行闭合的可能性。

成人的脐疝发病率大部分没有统计，但是大多数病例都是获得性的而不是先天性的。脐疝更好发于女性，女性与男性之比为 3∶1。脐疝也好发于一些腹压增高的情况，例如妊娠、肥胖、腹水、肠梗阻导致持续的腹胀或腹膜透析。成人发生脐疝的原因是多方面的，主要由于腹腔压力增高与脐部的薄弱。

胚胎学和解剖

在妊娠的第 3 周脐部周围的筋膜边缘逐渐形成，脐带在妊娠的第 5 周初见形态。在第 6 周，肠管通过脐部迁移至体腔外，因为肠管的生长速度已经超过了腹腔的大小。在妊娠第 10 周，随着中肠旋转，肠管通过脐部缺损返回腹腔内，在这之后，胚体壁的 4 个皱襞开始向内融合。这反过来就形成了紧密的脐部缺损，只允许脐血管通过。在出生时，人工结扎脐带，脐动脉和静脉逐渐形成血栓，脐孔关闭。脐孔关闭过程中的任何缺陷都会导致网膜和肠管的疝出。

临床表现

脐疝的诊断并不困难，它表现为脐前或脐旁出现的软包块。大多数的病例中包块很容易还纳，实际的筋膜缺损很容易通过触诊明确。患者可能有不明确的腹痛史，伴有包块的疝出和还纳。需要与脐疝鉴别的疾病较少，包括重度肝硬化导致的腹壁静脉曲张、脐部肉芽肿、恶性肿瘤种植在脐部软组织（Sister Joseph's 淋巴结）。在临床中一般通过体格检查就可以明确脐疝的诊断。

虽然大多数婴儿的脐疝可以自行关闭，但是成人脐疝的症状变异很大。成人脐疝通常是有症状的，如果不予干预，通常不会自行关闭。随着疝内容物的增加，上面覆盖的脐部的皮肤变得越来越薄，最终因压力而坏死形成溃疡。脐疝伴有网膜嵌顿，在体格检查时有明显的压痛，但是肠管并没有损伤的风险。脐疝也可以偶尔在成人体检时发现。这种脐疝通常很小，疝内容物非常容易还纳。小的、无症状的、可复性的成人脐疝可以观察，无需立即手术干预。

需要特别关注的是继发于慢性、大量腹水的脐疝患者。治疗这种脐疝，术后发生残疾或死亡的病例较多。液体移动导致血流动力学不稳定、感染、电解质失衡和失血。这种患者由于腹腔内压力持续增高，术后容易出现疝复发。因此对于这类患者，只有症状逐渐加重或脐疝发生嵌顿的时候才考虑手术。

治疗

对于比较小的儿童脐疝的情况，在脐部下方的明显的皮肤皱褶处做一个短弧形切口。使用电刀钝性分离尖瓣，向头侧游离皮瓣。分离从皮下组织一直延伸到筋膜。用止血钳环绕疝囊颈部，将疝囊与其周围脐部附着分离以后，可以将疝囊还纳或完全内翻入腹腔，或切开疝囊暴露疝内容物。使用电刀切除多余部分的疝囊。通过间断水平褥式缝合，横向关闭筋膜缺损，使用单纯缝合将脐部皮肤固定在筋膜层。脐疝修补手术通常为全麻下日间手术。

对于成年患者，大多数脐疝可使用局麻联合静脉镇静进行手术。手术方式也是通过脐部下方的弧形切口，或者垂直的弧形切口（图 7-8）。游离皮瓣使其与疝囊分离。分离疝囊周围与筋膜的附着，以便将疝囊完全还纳，还能提供足够的筋膜宽度进行缝合、关闭。将疝内容物还纳至腹腔，切除多余疝囊。使用不可吸收缝线，间断缝合，关闭缺损（例如 0 号聚丙烯缝线或尼龙线）。通过这种技术对拢两侧筋膜边缘。梅奥诊所提出的传统的"衬衣盖裤子"的技术并不常使用，因为在疝修补手术中，重叠法关闭筋膜会减弱总体的伤口强度。

对于较大的缺损，将其关闭可能会造成一定程度的张力，使用锥状的聚丙烯网片填充脐疝缺损从而替代组织修补。将网片和周围的脐部筋膜环形缝合一周，以预防网片的移动。一些比较新的网片含有聚丙烯网片或聚酯网片联合一个生物可吸收层，这样网片就可以与肠管相接触而不会发生粘连。在网片必须和肠管发生接触的时候，这些网片在治疗脐疝和其他腹壁疝的手术中非常有用。

上腹壁疝

上腹壁疝是位于腹壁肌肉在组织与筋膜中线的连接处形成的疝，上起剑突，下至脐部。腹壁中线称为

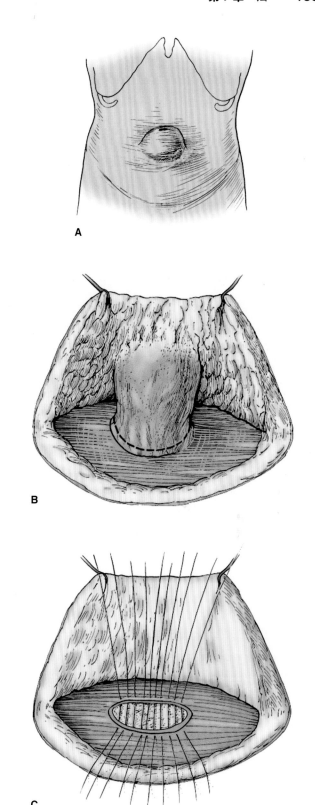

图 7-8 小脐疝的修补方法，A. 弧形"微笑"切口将一侧皮瓣游离提起 T；B. 切开疝囊；C. 褥式缝合可以减少较大疝的张力

白线，腹直肌位于白线外侧。白线区域没有肌肉层保护，腹腔内容物可能通过中线筋膜的缺损疝出。脐旁疝是位于脐部边缘的上腹壁疝。

历史

上腹壁疝最早是由 Villeneuve 在 1285 年提出的，但是"上腹壁疝"这一词汇是由 Leville 在 1812 年提出，1802 年由 Maunior 报道了第一例上腹壁疝的成功修补。

发病率

整个人群发生上腹壁疝的可能性是 3% ~ 5%。上腹壁疝常见于中年人，很少有先天性的上腹壁疝。男女比例为 3∶1。20% 的上腹壁疝是多发的，但一般只有一个主要的缺损。

解剖和病因

上腹壁疝的病因并不明确，因为儿童很少发生上腹壁疝，所以可能不是先天性的。上腹壁疝的原因可能是多种因素的结果，例如中线缺乏交叉性的纤维，导致先天性的白线薄弱、腹腔内压力增高、周围肌肉的薄弱、慢性腹壁张力过高。

中线缺损通常是椭圆形的，长轴为纵向。缺损的宽度通常从几毫米至数厘米，非常大的缺损也比较少见。大多数病例的疝内容物只有腹膜外脂肪，而没有腹膜囊。由于没有腹膜经缺损疝出，腹腔镜检查通常不能发现上腹壁疝。包含腹膜的上腹壁疝内一般只有大网膜，很少有小肠。

临床表现

上腹壁疝一般没有症状，大多是在查体时偶然发现。有症状的患者一般主诉为脐上方腹部隐痛，站立或咳嗽时加重，平卧后缓解。严重的疼痛多继发于腹膜前脂肪或大网膜的嵌顿或绞窄。肠管绞窄在上腹壁疝中很少发现。

上腹壁疝的体格检查是在脐上方的中线处触及一个小的、软的可复性包块。在做 Valsalva 动作或站立的时候包块突出。对于肥胖的患者触诊比较困难。一般诊断上腹壁疝很少需要影像学检查，如果需要建议进行 CT 检查。

治疗

就像图 7-9 中描述的，手术治疗上腹壁疝一般可以在日间手术室局部麻醉下进行。对于有并发症的患者、疝非常大的患者以及儿童推荐使用全身麻醉。做横切口或小的白线纵切口暴露疝内容物，清除白线以及周围筋膜上的皮下脂肪。尽量寻找经缺损疝出的腹膜囊。如果有小疝囊，可以将小疝囊反转入腹腔，或者将大疝囊打开，还纳疝内容物，切除多余疝囊。使用少量的聚丙烯或尼龙线间断缝合，横向关闭缺损，简单缝合周围筋膜。

这种修补方法通常就足以减少术后复发率。通常来说，单独的上腹壁疝并不需要进行白线重建。大多数患者在其他的部位不会再出现上腹壁疝，上腹壁疝修补是一种简单的流动手术，可以很容易地重复进行。

闭孔疝

闭孔疝是最少见的疝之一，大多数医生在其整个职业生涯中并未见过此种疾病。腹腔内容物通过盆腔的闭孔疝出形成闭孔疝。

发病率

闭孔疝真实的发病率尚不清楚。文献报道的最大病例数是在 30 年时间里诊断了 43 例闭孔疝患者[34]。有学者认为仅有不足 1% 的机械性肠梗阻是由于闭孔疝绞窄造成的。闭孔疝在女性多见，女性、男性的比例为 6∶1；发病率在性别方面如此大的差异可能是由于女性盆腔的解剖不同造成的，包括较宽的盆腔、闭膜管，以及妊娠导致的盆腔直径增加等因素。得到确诊的大多数闭孔疝都是在 70 ~ 80 多岁被诊断，闭孔疝的发病与年龄有关。双侧闭孔疝占闭孔疝患者的 6%。

解剖

闭孔是由坐骨和耻骨支形成（图 7-10）。闭孔膜覆盖了闭孔空间的大部分，只遗留了一小部分供闭孔血管和神经通过。这些血管离开腹腔，穿过闭孔管，进入股部的内侧面。闭孔管周围的边界，像封闭的疝槽一样，上界是耻骨上支的闭孔沟，下界是闭孔膜的上边缘。闭孔管长大约 3 cm，在闭孔管内，闭孔血管和神经位于疝囊的后外方。疝囊通常保持闭孔管的形状，又长又窄，进入股部以后疝囊呈球样扩张；疝囊位于耻骨肌深面，体格检查很难发现。闭孔疝的腹腔内疝内容物多为小肠，少见的病例可为阑尾、Meckel 憩室、大网膜、膀胱、卵巢等。

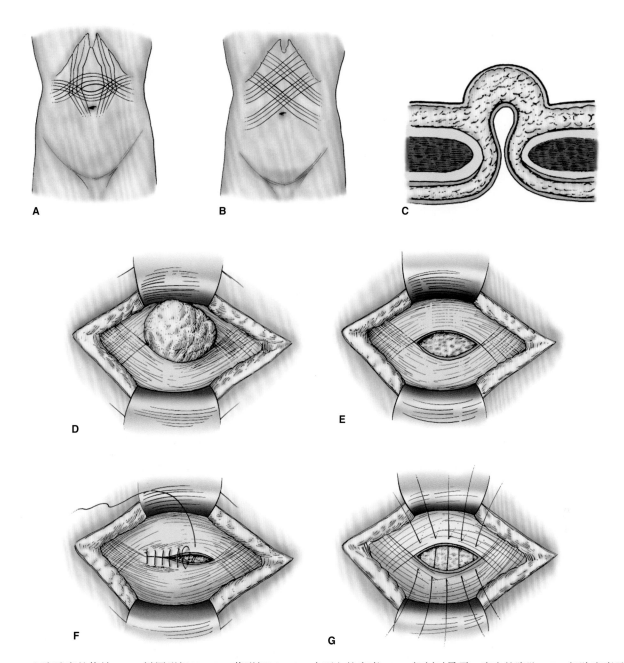

图 7-9　上腹壁疝的修补。A. 椭圆形切口；B. 菱形切口；C. 小而空的疝囊；D. 解剖时暴露、疝出的脂肪；E. 切除疝囊及脂肪；F. 连续缝合方法；G. 间断缝合方法

临床表现

　　闭孔疝的诊断有时非常困难，有 4 点主要的发现有助于诊断，但这 4 点较少同时存在。最常见的临床表现就是肠梗阻，大约 80% 的患者表现为肠梗阻，通常是继发于疝绞窄的急性梗阻[35]。第 2 个常见的临床表现是帕 - 罗二氏征（Howship-Rombegsign），见于大约一半的患者，表现为沿着股部内侧面的疼痛，向膝部和髋关节部放射，此体征系闭孔神经在闭孔管

和疝囊之间受压迫所致，导致大腿内收肌反射减弱或消失，继发导致运动功能失调。第 3 个发现就是，大约 30% 的患者有反复发作的肠梗阻病史，肠梗阻无需干预便能够迅速地好转，可能为疝囊在闭孔管内的周期性嵌顿所致。第 4 个发现是在闭孔肌的起始点大腿有的内侧面可触及包块；然而只有 20% 的闭孔疝患者有可触及的包块，在大腿屈曲、外展、外旋时包块较易触及。

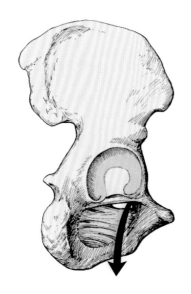

图 7-10　闭孔疝通过闭孔管的方向

在少见的病例中可以在大腿上部看见淤斑，可能是由于绞窄的疝内容物发生渗出所致。闭孔疝的包块也可能在进行阴道外侧检查时发现。

治疗

治疗闭孔疝的唯一方式就是手术。由于有发生肠管嵌顿和绞窄的高风险，所有的闭孔疝一经诊断应该尽快手术。由于闭孔疝的位置特殊以及闭孔疝发生绞窄后非常难以诊断，所以无法保守治疗。术前诊断闭孔疝非常少见，在闭孔疝发展为肠梗阻之前将其诊断更不常见。典型的闭孔疝伴有肠缺血的急性小肠梗阻表现、实验室以及影像学检查证据，因此闭孔疝修补手术常常是经由正中切口进行的急诊手术。

闭孔疝修补术有 3 种手术入路：下腹部正中经腹腔途径、下腹部正中腹膜外途径、经股前侧暴露。

下腹部正中经腹腔途径是最常用的治疗闭孔疝手术方法，由于大多数的病例是由于不明原因的肠梗阻而进行的开腹探查术。在探查以后，扩张的小肠肠管进入盆腔，沿着闭孔血管和神经进入闭孔管；应小心轻柔地将嵌顿肠管还纳腹腔。还纳肠管可以从外面在大腿的内侧面按压疝囊以帮助其进入腹腔。除非术前诊断为闭孔疝，在没有大腿内侧按压的帮助下很难复位，开腹探查术一般不会消毒大腿。闭孔管的盆腔边有一个坚硬的开口，无法用手指扩张，使得还纳疝囊比较困难。如果单纯的牵拉无法将肠管还纳，可以将闭孔膜从前向后切开，以协助暴露，应注意避免损伤嵌顿的肠管和闭孔血管。如果这些操作都不成功，可

以在腹股沟内侧做一个反向切口，以协助从闭孔管的两侧进行还纳。一旦疝内容物已经还纳，应评估肠管的活力以及是否需要切除肠管。使用聚丙烯或尼龙缝线在闭孔血管周围连续缝合管壁疝囊开口，缝合的位置是在闭孔管内周的筋膜；对于没有肠管污染的情况，可以将网片覆盖在闭孔表面。一些疝外科医生将网片缝合在 Cooper 韧带上，以防止网片移位。

如果在手术前就已确诊闭孔疝，可以考虑腹膜外正中切口的手术方式，这种术式可以充分地暴露闭孔的开口。做从脐部到耻骨的正中切口，从腹膜前的平面深入腹直肌，将膀胱从腹膜剥离；打开这一空间后，暴露耻骨上支和闭孔内肌，疝囊是腹膜向下延伸至闭孔管内形成的。从基底部切开疝囊，将疝内容物还纳，横断疝囊颈部；将残留在闭孔管内的远端疝囊用长钳牵拉出来。闭孔管的内部开口使用连续缝合关闭，缝合的位置应该包括耻骨上支的骨膜和闭孔内肌的筋膜，但一定要避免损伤沿着疝缺损走行的闭孔血管和神经。除了通过缝合修补关闭闭孔缺损以外，也可在腹膜前间隙放置网片。

股部途径开始是在大腿的内上方沿着收长肌做一个垂直切口（图 7-11）。向内侧牵拉肌肉以暴露耻骨肌，横断耻骨肌以暴露疝囊。将疝囊小心切开，检查疝内容物，如果疝内容物有活力，将疝内容物还纳腹腔内，切除疝囊。使用连续缝合关闭疝囊开口。如果疝囊内的肠管没有活力，通过股部的切口很难切除足够的小肠，因此一般使用中线切口进行剖腹手术。

腹腔镜经腹腔和腹膜外方式也可用于闭孔疝修补，放置网片关闭闭孔开口[36]。

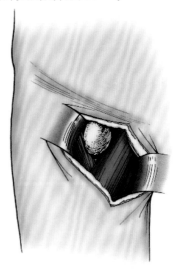

图 7-11　闭孔疝修补的股部途径

结果

　　闭孔疝修补手术后的死亡率高于其他类型的疝，因为闭孔疝的患者通常都是合并有内科疾病的老年患者，且合并急性肠梗阻。近来有数据表明，闭孔疝修补手术后，患者的死亡率小于 5%，而在进行疝修补术时切除小肠肠管的比例为 25%[34]。这些报告都强调 CT 检查对于诊断闭孔疝的准确性。发表的文献表明，闭孔疝修补术后，疝的复发率非常低，但针对闭孔疝人群的术后长期随访非常困难。

会阴疝

　　会阴部的疝非常少见，会阴疝是腹腔内容物通过薄弱的盆底而疝出。会阴疝也被称为盆底疝、坐骨直肠窝疝、阳部疝耻骨下疝、Douglas 窝疝。会阴疝需要与较常见的直肠或膀胱膨出相鉴别，后二者与盆底松弛有关，多是由于分娩造成的，而不是真正的疝。

　　原发的会阴疝非常罕见。1821 年 Scarpa 报道了第一例会阴疝。继发性的会阴疝或手术后会阴疝更加常见，多见于后腹会阴联合切除术后的患者，由于盆腔肌肉在远端直肠切除时，分离过多所致。

病因

　　原发性会阴疝多见于老年患者，通常在 50 ~ 70 岁之间发生。女性人数比男性至少多 5 倍，可能与女性的盆底较宽、妊娠和分娩后的远期影响有关。原发性会阴疝的促发因素包括较深的或拉长的 Douglas 窝、肥胖、慢性腹水、盆腔感染史及产伤。

　　手术后会阴疝多见于腹会阴联合切除术以及盆腔脏器切除术的患者，可能是由于肛提肌的肌肉组织切除后，周围筋膜对盆底的不完全修补所致，骶尾骨切除被认为是一个额外的加重疝形成的因素。像原发性会阴疝一样，继发性会阴疝也是女性多于男性。继发性会阴疝较原发性更为多见，但总体上仍较为罕见。

解剖

　　盆底是由肛提肌和髂尾肌的肌肉及其筋膜构成的。骨盆出口的边界为：前界是耻骨联合和耻骨下韧带；外侧是耻骨支和坐骨结节，后方是尾骨和骶结节韧带。骨盆出口被腹会阴浅横肌分为前、后两部分，前间隙被称为尿生殖三角，后间隙被称为坐骨直肠窝。根据疝缺损的位置以及疝囊突出的位置，会阴疝分为前、后会阴，如图 7-12。

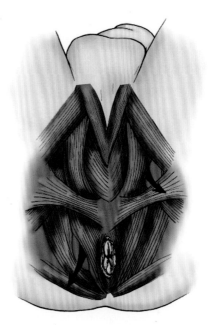

图 7-12　会阴疝的解剖，展示前会阴缺损和后会阴缺损

　　前会阴疝几乎都见于女性。疝囊进入阔韧带的前方和膀胱的外侧，出现在腹会阴肌前方。疝囊可以在坐耻骨和阴道之间穿行，在大阴唇的后方表现为肿胀。后会阴疝男性、女性均有，但仍是女性多见。对于男性会阴疝，疝囊位于膀胱和直肠之间，在会阴膨出。对于女性会阴疝，疝囊位于直肠和子宫之间，向后走行进入阔韧带。在此间隙，疝囊可以向前突出，表现为阴道后方的肿块，也可以向后突出至直肠。疝囊可以穿过肛提肌，也可以位于肛提肌和骶骨尾骨肌之间。当肛提肌未牢固地附着于闭孔内筋膜时，盆腔外侧的疝可经过 Schwalbe 裂隙疝出。这种类型的会阴疝向前可以出现在大阴唇，向后可以出现在坐骨直肠窝。

临床表现

　　会阴疝的患者通常主诉为一个柔软的突起，在卧位时突起可以还纳，有报道，前部会阴疝会发生轻微的尿潴留或不适。柔软的包块可以位于阴道后方或阴唇，会影响分娩或性交。在后部会阴疝中，患者主诉为包块位于臀大肌之间，在站立时出现后，使得坐下困难。患者较少有便秘或排便不净感。

　　总的来说，会阴疝的症状比较轻微，会阴疝发生绞窄的可能性较小，因为盆底部的缺损较大，缺损周围都是软组织和萎缩的肌肉组织。直肠脱垂可与后部会阴疝相混淆，有时这两种疾病并存，即使是后方的会阴疝，其疝出的包块也位于脱垂的直肠前。

治疗

　　会阴疝的手术入路有 3 种选择，包括经腹腔、经会阴和腹会阴联合。为完全地修补会阴疝，推荐使用经腹腔方法，此术式是在下腹部正中做切口，将肠管从盆腔牵拉回腹腔，患者保持 Trendelenburg 体位。发现盆底肌肉线上的缺损后，一般来说，将肠管还纳回腹腔比较容易；将疝囊外翻，切除多余的疝囊组织。盆底小的缺损可使用聚丙烯缝线或尼龙缝线，间断缝合关闭，但要考虑到盆底一般都是一些萎缩的组织，简单修补可能不能提供足够的强度，推荐使用大张的不可吸收补网片，网片通常用单股不吸收缝线，间断缝合在盆底组织上。

　　经会阴入路的会阴疝修补手术更加直接，避免了开腹探查，但是却可能无法充分暴露疝的实际缺损范围。这种手术直接在疝出的团块位置做横行或纵行切口。找到疝囊，游离疝囊与周围盆腔肌肉和筋膜之间的粘连；切开疝囊，将疝内容物还纳至腹腔。由于手术的暴露范围一般不太充分，可使用不吸收缝线间断缝合，关闭缺损，而不使用网片。此术式适合所有非健康患者的小的疝缺损的治疗，但是术后复发率较高。

　　对于特殊的病例，如在经腹腔修补手术中，无法将疝内容物还纳，可以考虑联合使用这两种方法。从腹腔内可以获得疝缺损最佳的暴露范围，并有助于放置网片以加强修补。

　　手术后会阴疝的修补还可以通过经腹腔或经会阴途径。经腹腔途径适用于手术形成的粘连导致的疝内容物还纳腹腔困难的情况。另外，鉴于既往手术的解剖分离已使盆底变得薄弱，为了获得足够牢固的、无张力的缺损关闭，需使用网片进行修补。

半月线疝

　　半月线疝发生在半月线位置，半月线是沿腹直肌的外侧缘从肋弓至耻骨联合的竖线。Adriaan van der Spieghel（1578-1625）是帕多瓦 Fabricius 的学生，也是一名解剖学和外科学教授，最早准确描述了半月线。其描述半月线筋膜是外侧的腹横肌和内侧的腹直肌后鞘之间的腱膜结构，这层筋膜构成了半月线，腹腔内容物经过该筋膜疝出形成半月线疝。

　　医学文献中大约有 1000 例半月线疝患者，腹部 CT 扫描和腹腔镜检查前腹壁，可非常容易发现半月线疝，使得大多数的半月线疝可被准确诊断。

解剖

　　在临床上，一般将半月线认为是腹直肌鞘的外侧缘。Spieghel 最初认为半月线是腹横肌的肌纤维向腹直肌后鞘的移行线。半月线上至第九肋软骨，下至耻骨结节。半月线筋膜的宽度，沿着半月线变化，越接近脐越宽。半月线筋膜最宽的部分是半月线与 Douglas 弓状线（半环线；图 7-13）相互交叉的部位，脐部和弓状线之间的区域里，超过 90% 的半月线疝都发生于此处[37]。半月线筋膜在此区域最宽，同时也最为薄弱。在弓状线以下，所有的腹横肌腱膜都向前至腹直肌，形成腹直肌前鞘，弓状线以下没有腹直肌后鞘。在弓状线和半月线交叉区域，肌肉和筋膜纤维的重新排列，使其功能薄弱，这是这个区域好发半月线疝的原因。在半月线最上方很少出现半月线疝，即使出现也不是真的半月线疝，因为在这个区域几乎没有半月线筋膜。

　　随着疝的发展，腹膜前脂肪和腹膜从半月线筋膜的缺损处疝出（图 7-14）。半月线疝通常会遇到腹外斜肌腱膜的阻挡，腹外斜肌腱膜是完整的，此外弓状线处也无腱膜纤维的重排。基于这个原因，几乎所有的半月线疝都是位于腹壁肌肉间的，只有很少的半月线疝位于腹外斜肌腱膜前的皮下组织层面，使得诊断比较困难。由于完整的腹直肌和腹直肌鞘的阻挡作用，半月线疝也不会在内侧疝出。因此，较大的半月

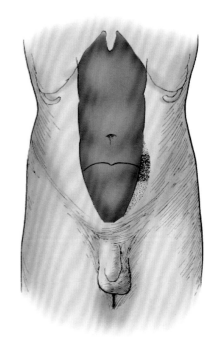

图 7-13　半月线疝的解剖和发生的常见部位

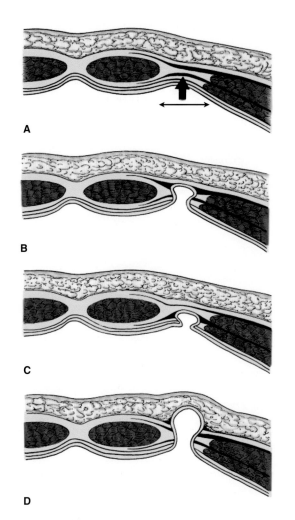

图 7-14 半月线疝。A. 突破半月线筋膜；B. 最常见的类型是疝囊突破腹内斜肌腱膜和腹横肌，而扩散于腹外斜肌腱膜之后的间质层；C. 不太常见的类型是疝囊位于腹横肌和腹内斜肌之间的间质层；D. 最不常见的是位于皮下

线疝通常都是位于缺损本身的外下侧，位于腹外斜肌后方。

临床表现

患者通常表现为中下腹部在腹直肌外侧的肿胀。患者主诉为肿胀点有剧痛或压痛。在仰卧位，疝内容物可自行还纳。有 20% 的半月线疝会发生嵌顿，一旦半月线疝的诊断明确，应行手术修补。虽然半月线疝位于腹外斜肌肌肉组织下方，但是查体一般可以触及包块。

如果诊断不明确，可行影像学检查。超声检查在诊断流程中是最可靠和最简单的。Testa 与其同事发现，腹壁超声检查诊断半月线疝的准确率为 86%[38]。如果疝内容物被完全还纳，查体无可触及的包块，超声检查的结果会提示半月线筋膜缺损形成的声影。超声检查也可以发现不可复性的半月线疝；腹部 CT 检查也可以明确诊断半月线疝。上文已经提到过，半月线疝的解剖使其在进行前腹壁腹腔镜探查时，比较容易确诊。

治疗

由于半月线疝有发生嵌顿的可能性，一旦诊断明确，就应该考虑手术修补半月线疝。由于手术需要打开腹外斜肌，通常在全麻下进行。在包块或筋膜缺损表面做横切口，位于皮下的疝囊会立即显露，而位于腹壁肌肉间的疝囊需要进一步分离才能显现。切开腹外斜肌腱膜，分离腹外斜肌，在肌肉后方找到疝囊。隔离疝囊颈部，将疝囊同周围的组织游离。打开疝囊，将腹腔内容物还纳，如果疝囊过大，切除多余疝囊或将疝囊直接转入至腹腔。缝合腹内斜肌和腹横肌腱膜的内侧缘和外侧缘，关闭筋膜缺损。从根本上说，此术式将外侧的腹内斜肌和腹横肌筋膜同内侧的腹直肌鞘缝合在了一起。虽然也有文献报道使用网塞修补半月线疝，但是一般不需要使用网片。此术式的术后复发非常少见，手术也容易耐受。

腰疝

腰部区域的范围是上界是第十二肋，下界是髂嵴，后侧边界是背部的竖脊肌，前边界是第十二肋骨的前段和髂嵴前端之间的连线。腰部区域包括两个解剖三角，很少发生腰疝。两个三角中，腰下三角也叫作 Petit 三角，更容易发生腰疝。腰下三角的前边界是腹外斜肌的后缘，后边界是背阔肌的前部延伸，下边界是髂嵴（图 7-15）；腰下三角形成的管腔的前壁是腰筋膜。背阔肌的下缘与腹外斜肌重叠处不存在腰下三角。腰上三角也叫作 Grynfeltt 三角（图 7-15），位置更深，周围被第十二肋和下后锯肌、腹内斜肌的后缘、腰方肌和竖脊肌包绕。腰上三角的底部是腹横筋膜，整个三角空间在后方有背阔肌覆盖。

先天性的腰疝非常少见，但是文献中也有个案报道。腰疝多见于大于 50 岁的患者，2/3 的病例为男性，左侧腰疝更常见，双侧腰疝也有报道。获得性的腰疝同腰背部创伤、脊髓灰质炎、背部手术，以及使用髂嵴作为骨移植供区的手术有关。

腰疝发生绞窄非常少见，因为疝缺损 3 个边缘中的至少 2 个是柔软的肌肉成分。腰疝随着时间而逐渐增大，表现为较大的包块悬垂至髂嵴。腰疝症状表现

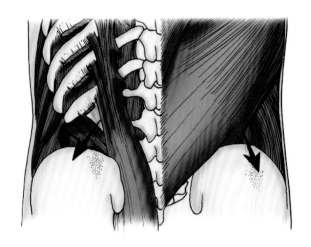

图 7-15　腰上三角和腰下三角及腰疝的解剖

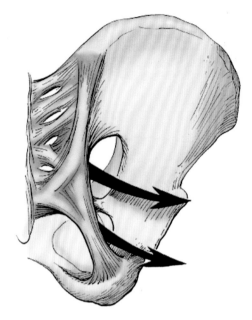

图 7-16　上、下坐骨孔和坐骨疝的方向

为腰部或下背部模糊的钝痛也可为局灶性的疼痛，疼痛与疝缺损部位的活动有关。体格检查可见在下后腹部一个柔软的肿块，通常较易还纳；在用力或做标准的 Valsalva 动作时疝会增大。怀疑腰疝的患者应该进行超声以及 CT 检查以明确诊断。

　　腰疝手术治疗通常在全麻下进行，患者采取改良的横向卧位，使用肾托加宽第十二肋和髂嵴之间的腰部空间。在疝的表面做斜切口，识别疝囊。解剖需要将背阔肌分离，以到达更深的腰上三角。一旦发现疝囊，就将疝囊打开，将疝内容物还纳腹腔；将疝囊内翻或切除。治疗腰疝的复杂手术包括利用肌瓣与移植物。如果腰疝缺损较小，并且周围的组织健康，可以使用尼龙线或聚丙烯缝线间断或连续缝合缺损。如果缺损较大并且周围组织比较薄弱，应该使用大张的不吸收假体网片放置在腹膜与腹壁肌肉层之间。为防止网片移动，可使用不吸收缝线将网片间断缝合至周围组织。

　　最近有使用微创手术修补腰疝的报道，主要步骤包括腹腔镜打开结肠的侧腹膜，将其反折显露疝缺损 [39]，或者使用腹膜后腹腔镜进入腹膜后间隙，并充气扩张 [40]。目前开展的病例数虽然较少，但是微创手术方式治疗腰疝的结果令人满意。

坐骨疝

　　坐骨疝是指腹腔内容物经过坐骨大小切迹，连同腹膜一起疝出（图 7-16）。梨状肌横跨坐骨大切迹，疝囊可以在肌肉的上方或下方疝出。根据坐骨疝从骨盆疝出的解剖位置，有 3 种典型的坐骨疝。梨状肌上疝是最常见的坐骨疝，占所有坐骨疝的 60%。梨状肌下疝占所有病例的 30%，坐骨棘下疝占 10%（通过坐骨小孔疝出）。

　　疝囊向外侧、下方走行，最后向后方进入臀大肌深面。虽然也有文献报道少量儿童发生坐骨疝，大多数患者都是成年患者。患者主诉疼痛位于臀部的深层，在坐骨神经的分布区域向大腿放射。也有患者表现为在臀部的包块或在臀部下方疼痛或压痛。少数情况下，会发生输尿管梗阻，因为患侧的输尿管可包含于疝内容物中。体格检查经常会发现臀大肌深面的可复性包块，但是由于坐骨疝的位置一般很深，以及臀部肌肉较厚，一般实际的疝缺损很难触及。坐骨疝可发生嵌顿、表现为肠梗阻。

　　坐骨疝的治疗是手术修补。治疗坐骨疝有经腹腔途径和经臀部方法，如果发生肠梗阻以及坐骨疝嵌顿，推荐使用经腹腔途径。很少需要两种方法联合将疝内容物完全还纳腹腔。即使是在坐骨疝嵌顿的情况下，肠管也可以通过轻柔地牵拉从疝囊还纳入腹腔。如果必须使用经腹腔途径，可以用手扩张缺损或将梨状肌部分切开。必须完整地看清整个结构，避免损伤这一区域的众多神经和血管。在切除疝囊以后，使用不吸收缝线，间断缝合缺损，对于比较大的疝缺损，使用网塞或平片修补疝缺损。

　　对于术前已经确诊的可复性的坐骨疝，如无其他并发症，可以使用后入路手术方式或经臀部手术方式。使用此术式的患者被置于俯卧位，通过在臀部做切口到达臀大肌，切口从大转子的后缘开始，从臀大肌起点分离，暴露疝缺损，可以清楚地观察梨状肌、臀血管和神经、坐骨神经。游离并打开疝囊，将疝内容物还纳以后，使用不可吸收缝线，缝合关闭缺损或使用假体网片修补缺损。

术后腹壁疝（切口疝）

术后腹壁疝也称为切口疝，是开腹手术后筋膜组织愈合和关闭不良的结果。任何一种腹壁切口均可能发生切口疝，正中切口和横切口的切口疝最常见[41]。文献中也报道了旁正中切口、肋缘下切口、麦氏切口、下腹横切口和腰部切口发生的切口疝。腹腔镜穿刺器位置也可发生腹壁筋膜的缺损。

由于筋膜组织的裂开，肠管和网膜连同腹膜囊经筋膜裂口疝出。疝囊会逐渐增大，巨大腹壁疝中可以容纳大量的小肠和大肠。腹壁疝发展到最后的阶段是腹腔内容物无法位于腹腔内，导致腹腔容积丧失。

发病率和病因

以往开腹手术后的切口疝发病率高达20%，目前切口疝的发生率为2%～11%[42-44]。据估计，在美国每年进行大约100 000例腹壁切口疝修补手术。小切口发生切口疝的可能性较小，所以腹腔镜戳孔疝相对于巨大的腹壁中线切口，发生疝的可能性明显小。切口疝的形成曾被认为多发生于开腹手术后的12个月内，但是长期的随访数据表明，至少有1/3的切口疝发生在手术后的5～10年。

很多危险因素会导致切口疝的形成。一些因素在第一次手术时可被医生控制，而很多因素与患者有关或术后并发症有关。与患者相关的危险因素包括高龄、营养不良、腹水、服用皮质类固醇激素、糖尿病、吸烟、肥胖[41,45-47]，急诊手术会增加发生切口疝的概率，伤口感染是形成切口疝的最重要的危险因素之一[41,48]。基于此，如果在筋膜水平有任何潜在的感染，外科医生多提倡早期敞开伤口引流。术后败血症也是发生切口疝的高危因素。

关闭伤口的技术同切口疝的形成有关。在有张力的情况下关闭伤口容易造成筋膜闭合的障碍，因此推荐使用连续缝合关闭切口，可使张力沿着切口全长分散。为了达到此目的，建议缝合切口的边距为1 cm，针距为1 cm。切口的种类也会影响切口疝的形成。有限的数据表明，横切口相对于中线垂直切口来说，发生切口疝的可能性更低[46-49]。

临床表现

切口疝患者一般主诉为腹壁原切口瘢痕深部出现肿块，该肿块可以导致不同程度的不适症状，也可影响局部美观。咳嗽或用力时，疝内容物经过腹壁缺损疝出。对于比较大的腹壁切口疝，表面的皮肤由于缺血或压迫性坏死形成溃疡。切口疝发生绞窄导致肠梗阻的并不少见，不完全性肠梗阻可伴有反复出现的程度较轻的腹部绞痛、恶心。

切口疝通过查体比较容易诊断，触诊可明确筋膜缺损的边缘。应该沿着切口的长轴仔细检查腹壁，因为切口疝经常是多发的。对于肥胖患者如果怀疑切口疝而不能通过体格检查明确诊断时，可行腹部CT检查，可发现疝囊内的腹腔内容物。对于腹内容物仅偶尔疝出的极端病例，腹腔镜检查可以明确疝的缺损。

治疗

腹壁切口疝的治疗主要是手术修补，目前主要有3种手术方式。这些技术包括组织缝合修补、开放式假体网片修补以及腹腔镜切口疝修补手术。手术治疗切口疝的最主要并发症是疝复发，有可靠的数据表明网片修补手术与组织缝合修补术联合，可以将术后复发率降低到不足25%[50,51]，多数学者认为，且有进行中的研究证明，腹腔镜切口疝修补手术的术后复发率最低。

总的来说，组织缝合修补可以治疗疝缺损小于4 cm的且周围是健康的、有活力的组织的切口疝。对于较大的切口疝以及伴随有多发缺损的小切口疝，应该使用网片修补手术。即使是使用了网片修补手术，术后仍然存在并发症的可能。一项多中心的研究将200名切口疝患者随机分为组织缝合组和网片组，患者均为首发切口疝或第一次复发的垂直正中切口的切口疝[52]。对于首发切口疝，缝合组的3年累计复发率为43%，网片组为24%；对于复发切口疝组，第二次复发的可能性分别为58%和20%。

一期缝合修补

为了获得腹壁肌肉组织的完全松弛，手术最好在全麻下进行。从原手术切口切开，分离皮下组织。分离至腹直肌前鞘的时候应该小心，因为疝囊及其内容物可能在前鞘附近。找到疝囊，并用电刀清理疝囊周围的筋膜附着物。分离疝周围的腹膜与前腹壁之间的全部粘连，将疝囊完全还纳腹腔。清理筋膜层前后方的软组织至距离筋膜边缘至少3～4cm，显露正中切口的健康的筋膜边缘，用于缝合关闭。

使用不吸收缝线，间断缝合缺损两侧的清洁筋膜，针间距较大。按顺序缝合，在所有层缝合完毕后一起打结。检查筋膜，确保无额外的缺损以及没有组织的牵引，确保缝合组织无过高张力，用缝皮针缝合筋膜表面的皮肤，形成连续的皮质内层。如果疝内容物在前筋膜上的软组织中形成了巨大的口袋，可使用闭式引流抽吸早期渗出液。

如果在关闭的腹壁上存在张力，应该使用结构分离技术，来游离筋膜向中线移动（图7-17）。结构分离技术首先游离筋膜表面的皮肤和软组织。切开腹直肌外侧的腹外斜肌腱膜，从腹内斜肌无血管的层面上分离腹外斜肌。可使腹壁向中线移动。如果还需游离，纵行切开腹直肌后鞘，可使腹直肌和腹直肌前鞘向中线滑动[53]。此技术可在不需要外部的材料移植的情况下，关闭复杂的腹壁切口或感染的腹壁切口。

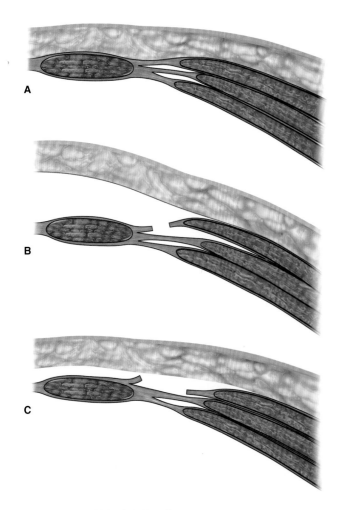

图7-17　通过结构分离技术使腹壁结构向中线移动

在过去的10～15年中，结构分离技术用于修补腹壁疝，由于概念上的纯粹和完全的成功大受欢迎。Ko[54]的研究报道了200例行结构分离技术的患者，经过长于10年的随访，总的复发率为21%。可用聚丙烯网片覆盖筋膜缺损，在进行分离的过程中，分离双侧的腹外斜肌，游离筋膜，可使腹直肌向内侧移动，使腹直肌更加靠近中线，以完成中线位置的肌肉关闭，然后再使用生物网片或人工合成网片进行加强。在结构分离技术中虽然经常使用网片，但是网片并不是手术的一部分。使用的网片类型包括聚丙烯、聚酯、及其他的一些生物和非生物材料。组织缝合修补不使用网片而使用结构分离技术的术后复发率为22.5%，而使用生物网片的术后复发率为33.3%。使用轻量聚丙烯网片的术后复发率为0。部分研究着眼于人口统计学方面（$P < 0.005$），发现体重指数同复发的风险有关，在BMI > 25的患者中，更容易出现术后疝复发。

开放式网片修补手术

目前常规治疗腹壁切口疝的方法是使用大张的不吸收网片，覆盖切口疝缺损，并缝至腹壁。相对于开放式非网片手术，此术式的围术期并发症发生率低。

使用网片修补切口疝的方法较多（图7-18）。将网片修剪成疝缺损的形状，网片周围缝合至健康的筋膜组织，将网片缝合至腹膜深面的筋膜层或位于腹膜和腹壁之间；或者将网片同时缝合在腹膜内和腹膜外层面的筋膜上。

手术在全麻下进行。切开原手术瘢痕，分离皮下软组织直至腹直肌前鞘。识别缺损，清除筋膜周围的软组织，暴露3～4cm宽的健康筋膜。将疝内容物还纳至腹腔，为防止复发，从筋膜表面游离疝囊。因为第一次手术后可能形成大量的粘连，此时的手术操作充满挑战，这种情况下，可能不能完全在腹膜外层面进行分离，为切除疝囊和还纳疝内容物，需要在腹腔内进行分离。网片可放置在筋膜前或筋膜后腹腔内，应确保肠管不与网片发生直接接触。将网片的四周多点间断缝合固定，以确保张力平均分布在网片的周围。使用不可吸收缝线将网片固定在筋膜层。

目前用于修补腹壁切口疝的网片有多种，总的来说，可分为合成材料和生物材料。合成的网片通常包含有聚丙烯或膨体聚四氟乙烯（expanded polyfuorotetrae thylene，ePTFE），防止肠管粘连屏障整合。虽然聚丙烯和ePTFE都用于治疗腹壁疝，但具有不同的性质，聚丙烯网片孔径大、组织可以植入，最后

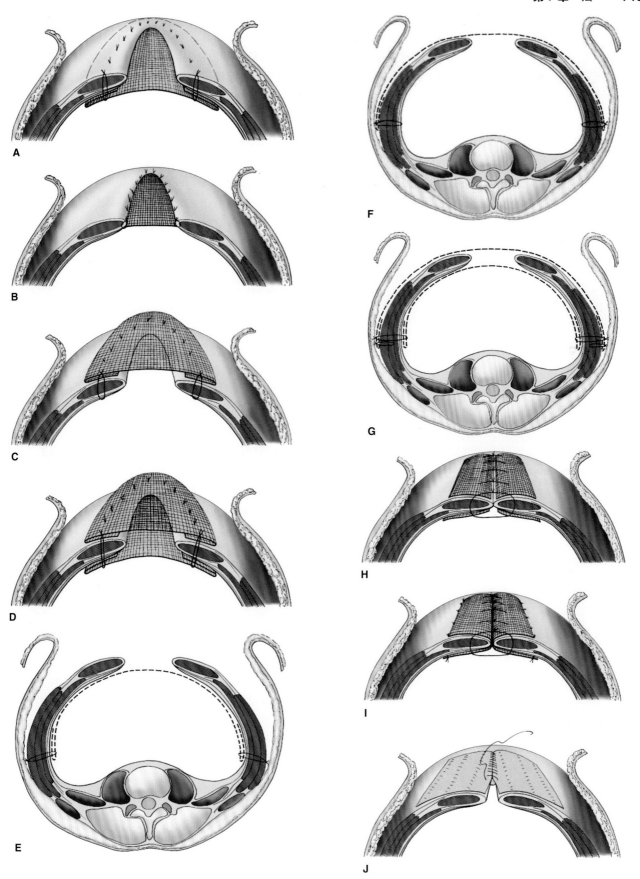

图 7-18 人工合成的网片修补腹壁切口疝的不同方法。A．内置网片；B．网片嵌入；C．外置网片；D．外置联合内置法；E．大网片内置法；F．大网片外置法；G．大网片外置联合内置法；H．网片上置联合内置加强法；I．缺损边缘网片环绕加强法；J．两张网片先分别与腹壁缝合，然后边缘再对合缝合

发生整合；与之相反的是 ePTFE 孔径小，不会促进组织的生长植入，较少发生粘连，为防止术后复发和断裂，需要进行充分的固定。生物材料的网片都是基于人、猪、小牛的脱细胞表皮基质。这类网片应用的远期效果还在研究中，但生物网片相对于合成网片来说，可以更好地耐受感染，适合感染或污染的手术[55]。

生物网片来源于两种基础材料，第一种是人的组织，第二种是动物的组织。生物网片的应用主要局限于污染或感染的环境中，因为在污染的环境中使用合成网片会增加感染的概率。人们已经认识到使用原发组织缝合、关闭切口疝具有较高的复发率，即使在感染的手术视野中将合成网片取出，也会不可避免地出现疝复发。鉴于存在这些问题，目前已开始使用生物网片强化修补技术，减少感染的概率，并为无菌伤口提供过渡。如果使用生物网片后仍出现疝复发，可以使用合成网片再次手术。根据组织来源的不同，生物网片具有不同的性质特点。网片可以来源于人或猪的真皮，也可以来自于黏膜下层，基于真皮的植入物在制作的过程中，保留了基质内的胶原和弹性蛋白。虽然这种材料有很好的耐受感染的能力，但是明显的缺点就是随着弹性蛋白的降解，网片的强度在减弱，可导致疝的膨出和复发。目前改善生物网片耐久性的方法是使用戊二醛和六亚甲基二异氰酸酯进行交联，可以使得人或猪的生物网片更好地抵抗酶的降解，不但可提高网片的耐久性，也提高这些移植物对微生物攻击的易感性，但交联限制了宿主整合生物网片的能力，将其变为了本身组织。

腹腔镜修补

腹壁疝修补手术的进展已从开放式网片手术发展到腹腔镜网片修补手术。在腹腔镜手术中，缺损从后方进行修补，不用在浅筋膜层内的瘢痕中分离。腹腔镜手术在修补的过程中，也可以发现前腹壁的其他疝缺损。

腹腔镜手术的挑战之一是穿刺器如何进入曾经手术过的腹腔。总的来说，可以在左上腹插入气腹针，沿腋前线放入穿刺器，避免损伤更靠外侧的脾。一旦建立气腹，将手术器械插入腹腔。另外一个挑战就是广泛的腹腔镜松解术，为了充分的显露疝缺损，此步骤是必需的。松解粘连目的是显露腹壁疝缺损边缘 3 ~ 4 cm 的回形区域，便于网片与切口疝缺损周围的正常组织重叠。

粘连松解后，明确筋膜缺损的边缘，将疝囊牵拉回来，切除多余的疝囊。将缺损的轮廓在前腹壁上画出。使用腹腔镜从腹腔内确定缺损边缘在皮肤上的位置。将网片修剪成可以覆盖每侧疝缺损边缘 3 ~ 4 cm 的形状。使用不可吸收缝线在网片的周围进行缝合、打结，但不剪断线结。将网片卷起，保证网片的前面在卷的内侧，通过 10 mm 或 12 mm 穿刺器，将网片放入腹腔内。

在腹腔内将网片展开并定位。可穿透筋膜的穿刺器通过疝标记的缺损边缘的皮肤处做的小切口放入腹腔。腹壁穿刺针，将网片周围的缝线牵引，在皮肤水平的修补周围的 4 ~ 6 个点打结，线结包埋在皮下。这使得网片固定在缺损边缘的筋膜层。在所有缝线都已经打结、剪断后，使用钉和缝皮针进一步将网片固定在前腹壁。缝线或钉枪对于修补强度的影响存在争议。

并发症

复发是开放非网片修补手术的主要并发症，在部分手术中，此术式的术后复发率为 30% ~ 50%。复发的风险同修补的张力有关，对于直径超过 4 cm 的切口疝应使用网片进行修补。

使用网片的开放切口疝修补手术也存在疝复发的风险，但是远低于非网片修补手术。一些研究表明网片修补手术的术后复发率为 10%。复发通常继发于未识别的额外的切口疝，以及不恰当的固定假体，使其从修补筋膜处移位；血肿或血清肿在切口疝修补术后可能出现，所以如果修补术后遗留较大的无效腔需要放置闭式引流。由于放置引流管接近合成的网片，可能会增加继发性感染，放置引流时需谨慎。术后可能出现伤口感染和网片感染，这是重大的并发症，通常需要取出网片，并使用同种组织的移植物，开放网片修补手术的伤口感染率大约为 5%。

腹腔镜切口疝修补手术的并发症同其他腹腔镜手术，包括形成戳孔疝、放置套管针形成的血管损伤、腹腔镜粘连松解术导致的肠管损伤。虽然腹腔镜手术发生网片感染的可能性低于开放手术，但是仍有可能发生，与开放手术术中需要广泛的组织分离、放置网片有关。一些非随机的研究结果表明，腹腔镜手术的疝复发率较低，为 0 ~ 11%[56]。在网片上方的遗留疝囊中也可能形成血清肿，但是可自行吸收。

有较多前瞻性的研究结果提供了不同技术的相关数据，但比较开放手术和腹腔镜手术治疗切口疝的数据很少。非随机性的回顾性研究结果表明腹腔镜手术具有较少的术后并发症、较低的伤口感染和网片感染发生率，远期随访的复发率较低，住院时间较短[57]。

近来的一项 meta 分析从 5 个不同的随机对照研究中得出结论 [58]，发现开放组与腹腔镜组的疝的复发率没有差异，但是开放手术组的住院时间较长、术后并发症的发生率高于腹腔镜组。未来仍需要进行更多的研究，明确哪种术式最佳。目前可以明确的是，开放手术和腹腔镜手术在治疗切口疝方面都是安全和有效的。

参考文献

1. Rutkow IM, Robbins AW. Demographic, classificatory, and socioeconomic aspects of hernia repair in the United States. *Surg Clin North Am.* 1993;73:413.
2. Bassini E. *Nouvo Metodo per la Cura Radicale dell' Ernia Inguinale.* Padua, Italy: Prosperini; 1889.
3. McIntosh A, Hutchinson A, Roberts A, et al. Evidence-based management of groin hernia in primary care—a systematic review. *Fam Pract.* 2000;17:442.
4. Schumpelick V, Treutner KH, Arlt G. Inguinal hernia repair in adults. *Lancet.* 1994;344:375.
5. Kang SK, Burnett CA, Freund E, et al. Hernia: is it a work-related condition? *Am J Ind Med.* 1999;36:638.
6. Young DV. Comparison of local, spinal, and general anesthesia for inguinal herniorrhaphy. *Am J Surg.* 1987;153:560.
7. Nordin P, Zetterstrom H, Gunnarsson U, et al. Local, regional, or general anaesthesia in groin hernia repair: multicentre randomised trial. *Lancet.* 2003;362:853.
8. Shouldice EE. The treatment of hernia. *Ontario Med Rev.* 1953;20:670.
9. Simons MP, Kleijnen J, van Geldere D, et al. Role of the Shouldice technique in inguinal hernia repair: a systematic review of controlled trials and a meta-analysis. *Br J Surg.* 1996;83:734.
10. Shouldice EB. The Shouldice repair for groin hernias. *Surg Clin North Am.* 2003;83:1163.
11. Klingsworth AN, Britton BJ, Morris PJ. Recurrent inguinal hernia after local anesthetic repair. *Br J Surg.* 1982;68:273.
12. Amato B, Moja L, Panico S, et. al. Shouldice technique versus other open techniques for inguinal hernia repair. *Cochrane Database of Syst Rev.* 2009;(4):CD001543.
13. Lichtenstein IL, Shulman AG, Amid PK. The cause, prevention, and treatment of recurrent groin hernia. *Surg Clin North Am.* 1993;73:529.
14. Gilbert AI. An anatomic and functional classification for the diagnosis and treatment of inguinal hernia. *Am J Surg.* 1989;157:331.
15. Rutkow IM, Robbins AW. "Tension-free" inguinal herniorrhaphy: a preliminary report on the mesh plug technique. *Surgery.* 1993;114:3.
16. Scott NW, Webb K, Go PM, et al. Open mesh versus non-mesh repair of inguinal hernia. *Cochrane Database Syst Rev.* 2001;(4):CD002197.
17. Bay-Nielsen M, Kehlet H, Strand L, et al. Quality assessment of 26,304 herniorrhaphies in Denmark: a prospective nationwide study. *Lancet.* 2001;358:1124.
18. Rives J. Major incisional hernias. In: Chevrel JP, ed. *Surgery of the Abdominal Wall.* New York, NY: Springer-Verlag; 1987:116.
19. Vader VL, Vogt DM, Zucker KA, et al. Adhesion formation in laparoscopic inguinal hernia repair. *Surg Endosc.* 1997;11:825.
20. Ferzli G, Sayad P, Huie F, et al. Endoscopic extraperito-neal herniorrhaphy: a 5-year experience. *Surg Endosc.* 1998;12:1311.
21. Wake B, McCormack K, Fraser C, et al. Transabdominal pre-peritoneal (TAPP) versus totally extraperitoneal (TEP) laparoscopic techniques for inguinal hernia repair. *Cochrane Database Syst Rev.* 2005;(1):CD004703.
22. Memon MA, Cooper NJ, Memon B, et al. Meta-analysis of randomized clinical trials comparing open and laparoscopic inguinal hernia repair. *Br J Surg.* 2003;90:1479.
23. Collaboration EH. Laparoscopic compared with open methods of groin hernia repair: systematic review of randomized controlled trials. *Br J Surg.* 2000;87:860.
24. Neumayer L, Giobbie-Hurder A, Jonasson O, et al. Open mesh versus laparoscopic mesh repair of inguinal hernia. *N Engl J Med.* 2004;350:1819.
25. Eklund AS, Montgomery AK, Rasmussen IC, et al. Low recurrence rate after laparoscopic (TEP) and open (Lichtenstein) inguinal hernia repair. *Ann Surg.* 2009;249:33.
26. Neumayer LA, Gawande AA, Wang J, et al. Proficiency of surgeons in inguinal hernia repair: effect of experience and age. *Ann Surg.* 2005;242:344.
27. Read RC. A review: the role of protease-antiprotease imbalance in the pathogenesis of herniation and abdominal aortic aneurysm in certain smokers. *Postgrad Gen Surg.* 1992;4:161.
28. Gilbert AI, Felton LL. Infection in inguinal hernia repair considering biomaterials and antibiotics. *Surg Gynecol Obstet.* 1993;177:126.
29. Tverskoy M, Cozacov C, Ayache M, et al. Postoperative pain after inguinal herniorraphy with different types of anesthesia. *Anesth Analg.* 1990;70:29.
30. Gallegos NC, Dawson J, Jarvis M, Hobsley M. Risk of strangulation in groin hernias. *Br J Surg.* 1991;78:1171.
31. Corder AP. The diagnosis of femoral hernia. *Postgrad Med J.* 1992;68:26.
32. Lichtenstein IL, Shore JM. Simplified repair of femoral and recurrent inguinal hernia by a "plug" technique. *Am J Surg.* 1974;128:439.
33. Mayo WJ. An operation for the radical cure of umbilical hernia. *Ann Surg.* 1901;31:276.
34. Kammori M, Mafune K, Kirashima T, et al. Forty-three cases of obturator hernia. *Am J Surg.* 2004;187:549.
35. Skandalakis JE. Obturator hernia. In: Skandalakis JE, Gray SW, Mansberger AR, et al, eds. *Hernia Surgical Anatomy and Technique.* New York, NY: McGraw-Hill; 1989:174.
36. Tucker JG, Wilson RA, Ramshaw BJ, et al. Laparoscopic herniorrhaphy: technical concerns in prevention of complications and early recurrence. *Am Surg.* 1995;61:36.
37. Montes IS, Deysine M. Spigelian and other uncommon hernia repairs. *Surg Clin North Am.* 2003;83:1235.
38. Testa T, Fallo E, Celoria G, et al. Spigelian hernia: its echotomographic diagnosis and surgical treatment. *G Chir.* 1992;13:29.
39. Sakarya A, Ayded H, Erhan MY, et al. Laparoscopic repair of acquired lumbar hernia. *Surg Endosc.* 2003;17:1494.
40. Habib E. Retroperitoneoscopic tension-free repair of lumbar hernia. *Hernia.* 2003;7:150.
41. Bucknall TE, Cox PJ, Ellis H. Burst abdomen and incisional hernia: a prospective study of 1129 major laparotomies. *Br Med J.* 1982;284:931.
42. Santora TA, Rosalyn JJ. Incisional hernia. *Surg Clin North Am.* 1993;73:557.
43. Mudge M, Hughes LE. Incisional hernia: a 10 year prospective study of incidence and attitudes. *Br J Surg.* 1985;72:70.
44. Regnard JF, Hay JM, Rea S. Ventral incisional hernias: incidence, date of recurrence, localization, and risk factors. *Ital J Surg Sci.* 1988;3:259.
45. Read RC, Yoder G. Recent trends in the management of incisional herniation. *Arch Surg.* 1989;124:485.
46. Greenall MJ, Evans M, Pollack AV. Midline or transverse laparotomy? A random controlled clinical trial. Part I: influence on healing. *Br J Surg.* 1980;67:188.
47. Makela JT, Kiviniemi H, Juvonen T, et al. Factors influencing wound dehiscence after midline laparotomy. *Am J Surg.* 1995;170:387.
48. Gys T, Hubens A. A prospective comparative clinical study between monofilament absorbable and non-absorbable sutures for abdominal wall closure. *Acta Chir Belg.* 1989;89:265.
49. Carlson MA, Ludwig KA, Condon RE. Ventral hernia and other complications of 1,000 midline incisions. *South Med J.* 1995;88:450.
50. Millikan KW, Baptisa M, Amin B, et al. Intraperitoneal underlay ventral hernia repair utilizing bilayer ePTFE and polypropylene mesh. *Am Surg.* 2003;69:258.
51. McLanahan D, King LT, Weems C, et al. Retrorectus prosthetic mesh repair of midline abdominal hernia. *Am J Surg.* 1997;173:445.
52. Luijendijk RW, Hop WC, van den Tol MP, et al. A comparison of suture repair with mesh repair for incisional hernia. *N Engl J Med.* 2000;343:292.
53. Ramirez OM, Ruas E, Dellon AL. "Components separation" method for closure of abdominal-wall defects: an anatomic and clinical study. *Plast Reconstr Surg.* 1990;86:519.
54. Ko JH, Wang EC, Salvay DM, Paul BC, Dumanian GA. *Arch Surg.* 2009;144:1047–1055.
55. Bachman S, Ramshaw, B. Prosthetic material in ventral hernia repair: how do I choose? *Surg Clin N Am.* 2008;88:101.
56. Thoman DS, Phillips ES. Current status of laparoscopic ventral hernia repair. *Surg Endosc.* 2002;16:939.
57. Cobb WS, Kercher KW, Heniford BT. Laparoscopic repair of incisional hernias. *Surg Clin North Am.* 2005;85:91.
58. Muhammad SS, Bokhari SA, Mallick AS, et al. Laparoscopic versus open repair of incisional/ventral hernia: a meta-analysis. *Am Jour Surg.* 2009;197:64.

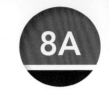

腹腔镜切口疝修补术展望

Alex Escalona • David W. Rattner

（王荫龙 译）

概述

切口疝是剖腹手术中极为常见的并发症，修补这类缺损占了外科医生工作的相当大的一部分。Leblanc和 Booth 于 1993 年最先发表了腹腔镜切口疝修补术的报告[1]。随着时间的推移，这种方法已经受到了寻求"微创"治疗方案的腹壁疝患者的欢迎，同时也得到了那些认为腹腔镜方法优于传统手术的外科医生的认可。

虽然腹腔镜切口疝修补术积累了 20 年的经验，但令人惊讶的是，至今仍缺乏良好的数据清楚地证明这种技术优于标准的开放手术。在这一章中，我们回顾已发表的有关腹腔镜腹壁疝修补术（laparoscopic ventral hernia repair，LVH）的临床经验、腹腔镜修补所需的技术因素、费用及远期效果。因为大部分腹壁疝缺损较小且容易修补，我们将主要关注切口疝，并用 LVH 涵盖这两种类型的缺损的修补。

腹腔镜腹壁疝修补术（LVH）的基本原理

腹腔镜腹壁疝修补术的先驱们最初只认为 LVH 较传统手术侵袭性、疼痛较小，但随着技术的进步，LVH 逐渐显现出来其他优势。传统切口疝修补术，即便使用网片，也有相当高的复发率。有些复发与患者因素相关，例如肥胖、使用类固醇、烟草滥用、腹压增高如慢性咳嗽，然而，最常见的复发原因是不能发现所有的筋膜缺损：许多切口疝是多发的，其中有些不能在查体中被发现。如果外科医生不能同时修补所有缺损，复发（偶尔被描述为在先前修补处附近的新发疝）几乎肯定出现。LVH 可提供观察筋膜缺损的优越视野，减少医生无法确定修复范围的可能性，这一点在筋膜退化时特别有用。一个额外的优点是先前接受腹部肿瘤手术的患者，腹腔镜检查可以观察到疾病复发的迹象。最后，对于腹壁瘢痕严重的患者，处理腹壁缺损时可以避免繁琐的腹壁解剖。同样，如果患者之前有过伤口感染，这种腹腔入路为网片放置提供了清洁区域，减少了再感染的风险。

推荐 LVH 治疗时，需考虑其缺点。由于 LVH 对于皮下组织的操作局限，常常会留下较大的无效腔而导致血清肿的形成；即使血清肿得以预防，大型缺损修复后，多余的皮肤和脂肪会导致很不美观；一些接受 LVH 的患者可能合并重度粘连，需要面临繁琐甚至危险的粘连松解术；术中若不慎损伤肠管，如果不能及时发现并修补，将是严重的并发症，更可能是 LVH 中网片感染的主要原因；最后，由于腹壁某些位置难以固定网片，所以比位于中心位置的缺损更容易修补失败（表 8A-1）。

表 8A-1　腹腔镜腹壁疝修补术的优点和缺点

优点

准确地识别所有筋膜缺损

可以识别未知的腹腔内病变

通过一个"清洁区域"处理筋膜

缺点

不可能修改腹壁轮廓

对于肠切除术可能性较大的病例很难实施肠粘连松解术

位于腹腔边缘的缺损很难得到良好的固定

技术

众所周知，人工合成网片的使用与单纯组织修补相比，降低了开放切口疝修补术的远期复发率[2-3]。虽然腹腔镜下组织缝合疝修补术已有报道，但在技术上，比网片修补更加困难，而且违反了无张力修补的原则[4]。因此腹腔镜疝修补几乎都需要合成网片。

在 LVH，网片直接与内脏接触。在开放的网片置入腹腔的疝修补术中，可能带来慢性炎症、瘘、感染和网片移位的风险[5]。为了减少这些风险，双面合成网片已被开发应用，同样也应该用在 LVH 中。这些网片在暴露于内脏层面涂以防止粘连材料，动物研究已经证明其良好的短期结果。然而，很少有评估不同网片的远期结果的人群临床研究[6-7]。

无论是开放式疝修补或 LVH 都需要正确识别疝缺损，准确放置并固定网片。LVH 取代了开放手术的大切口和广泛剥离粘连的皮下组织、腹膜的分离以及疝内容物的还纳。矛盾的是，由于内脏和腹膜损伤的范围，LVH 可能比开放手术更具侵袭性。这一悖论可以部分解释 LVH 在减轻术后疼痛方面的好处（如果有的话）是有限的[8-9]。事实上，在大多数的随机对照试验（randomized controlled trials，RCT）和 meta 分析中，对术后疼痛和（或）生活质量的评估，开放疝修补术和 LVH 之间并无显性差异[10-11]。在对不同的腹腔镜网片固定技术评价中，在术后疼痛或生活质量方面也无显著差异[12]。

当在 LVH 中需要广泛的腹腔内解剖以评估和（或）识别缺损以及放置网片时，几乎可以肯定的是，其与开腹手术相比有更高的肠损伤率[8,10,13,14]。在 LeBlanc 的 2007 年的综述中，腹壁疝和切口疝二次行肠切除术的总体发生率是 1.78%（3925 例患者中的 72 例）。二次行肠切除术的患者的死亡率将提高至 0.05% ~ 2.8%[15]。

就像学习任何新的方法一样，腹腔镜方法的掌握，也需要克服学习曲线。缺乏经验的外科医生的一个常见的错误是在修补缺损时，网片与正常组织未能有足够的重叠覆盖。粘连松解术可以在 15 mmHg 的气腹压力下进行。应该在腹腔几乎没有充气的情况下估算所需网片的尺寸，如果在气腹压力下测量，一旦气腹被释放，网片就会松弛下来，患者可能会感觉好像自己的腹壁缺损没有固定牢固。就像 Brooks 等在他们章节中指出的：筋膜的缝线固定是良好的网片固定的重要组成部分，网片越大就越需要越多的缝合。

在缝合点之间用固定器钉合，以防内脏疝入。术后，患者应该使用腹带，特别是在大的缺损修补后，用于消灭无效腔，防止血清肿的形成。

术后结果

与许多的腹腔镜手术相比，LVH 并非总能减少术后疼痛。正如先前所讨论的，在术后早期疼痛和生活质量方面，腹腔镜和开腹腹壁疝修补术是类似的，但在其他方面，LVH 具有优势。

大部分的 RCTs、meta 分析和比较研究显示，LVH 术后早期并发症发生率显著低于开放手术[9,11,13,16,17]。Itani 与其同事发表的文章详细分析了术后并发症，显示这种降低主要是由于与伤口有关的并发症较少。术后并发症发生率分别为腹腔镜组 31.5%、开腹手术组 47.9%；切口感染率为腹腔镜组 2.8%、开腹手术组 21.9%[13]，由于手术部位感染可能需要去除网片，这一结果显得非常重要。在 Forbes 等发表的 meta 分析中，LVH 因感染而再次手术取出网片的概率有 0.7%，开腹手术则有 3.5%[17]。

有意义的是，尽管术后疼痛发生率相似，但大部分（并非所有的）随机对照试验显示 LVH 住院时间更短[17]；也有研究表示，如 Itani 等未发现在住院天数的明显减少（腹腔镜组和开腹手术组为 4.0 天 vs. 3.9 天）。但是，腹腔镜组比开腹手术组患者恢复工作的时间明显缩短（23 天 vs. 28 天）。

总之，由于伤口相关并发症发生率较低，LVH 总的术后并发症发生率低于开腹手术。但早期疼痛发生率和生活质量水平类似。LVH 的住院时间和恢复工作时间要短于开放手术。

远期随访

疝修补手术最重要的结果还是复发率。在开放疝修补术中应用网片是一大进步，极大地降低了疝复发率[2-3]。Burger 等报告，10 年累计的组织缝合和网片修补复发率分别为 63% 和 32%。基于现有的数据，腹腔镜和开腹手术的疝复发率至少是类似的[9,10,13,18]。遗憾的是，大多数比较 LVH 和传统修补术的临床试验旨在评估术后并发症，而不是远期复发率。因此，极少有随访超过 3 年的结果发表。2009 年出版的一项针对 8 个随机对照研究的 meta 分析发现，这两种技术之间的近期复发率无显著差异（腹腔镜和开放手术为 3.4% vs. 3.6%）[17]。类似的研究结果也见于 Itani 与其同事最近的研究报告[13]，在其 RCTs 中，腹腔镜手术组和开放的技术组随访 2 年的复发率分别为 12.5% 和 8.2%（*P*=0.44）。在开放手术中，有经验的医生操作疝的复发率更低[19]，同样的逻辑关系也应存在于 LVH。

成本效益

腹腔镜疝修补技术的应用涉及手术室常规的费用包括腔镜器械的使用、昂贵的合成网片以及住院的费用。在开放疝修补术中，使用网片修网代替组织缝合，在术后并发症、复发率以及远期效果方面已被证明是符合成本效益的[20]。但几乎未有 LVH 的相关数据，这个问题需要在今后的试验纳入，没有这些相关信息就无法比较 LVH 和开放疝修补术成本效益。

结论

LVH 是治疗腹壁疝的一种行之有效的方法，但很难在总体上说 LVH 优于传统的网片修补术。然而，了解该方法的独特功能后，训练有素的外科医生可以在最有可能受益的时候利用此术式；同样，在 LVH 不具备优势时，应选择传统的网片修补法，现代外科医生应该熟练掌握这两种治疗腹壁疝的技术。

参考文献

1. LeBlanc KA, Booth WV. Laparoscopic repair of incisional abdominal hernias using expanded polytetrafluoroethylene: preliminary findings. *Surg Laparosc Endosc.* 1993 Feb;3(1):39–41.
2. Luijendijk RW, Hop WC, van den Tol MP, et al. A comparison of suture repair with mesh repair for incisional hernia. *N Engl J Med.* 2000 Aug 10;343(6):392–398.
3. Burger JW, Luijendijk RW, Hop WC, Halm JA, Verdaasdonk EG, Jeekel J. Long-term follow-up of a randomized controlled trial of suture versus mesh repair of incisional hernia. *Ann Surg.* 2004 Oct;240(4):578–583; discussion 583–575.
4. Ballester P, Ammori BJ. Laparoscopic suture repair of selected incisional hernias: a simple technique. *J Laparoendosc Adv Surg Tech A.* 2007 Jun;17(3):326–328.
5. Horzic M, Vergles D, Cupurdija K, Kopljar M, Zidak M, Lackovic Z. Spontaneous mesh evacuation per rectum after incisional ventral hernia repair. *Hernia.* 2011;15:351–352.
6. LeBlanc KA. Incisional hernia repair: laparoscopic techniques. *World J Surg.* 2005 Aug;29(8):1073–1079.
7. Champault G, Polliand C, Dufour F, Ziol M, Behr L. A "self adhering" prosthesis for hernia repair: experimental study. *Hernia.* 2009 Feb; 13(1):49–52.
8. Barbaros U, Asoglu O, Seven R, et al. The comparison of laparoscopic and open ventral hernia repairs: a prospective randomized study. *Hernia.* 2007 Feb;11(1):51–56.
9. Misra MC, Bansal VK, Kulkarni MP, Pawar DK. Comparison of laparoscopic and open repair of incisional and primary ventral hernia: results of a prospective randomized study. *Surg Endosc.* 2006 Dec;20(12):1839–1845.
10. Asencio F, Aguilo J, Peiro S, et al. Open randomized clinical trial of laparoscopic versus open incisional hernia repair. *Surg Endosc.* 2009 Jul;23(7):1441–1448.
11. Sajid MS, Bokhari SA, Mallick AS, Cheek E, Baig MK. Laparoscopic versus open repair of incisional/ventral hernia: a meta-analysis. *Am J Surg.* 2009 Jan;197(1):64–72.
12. Wassenaar E, Schoenmaeckers E, Raymakers J, van der Palen J, Rakic S. Mesh-fixation method and pain and quality of life after laparoscopic ventral or incisional hernia repair: a randomized trial of three fixation techniques. *Surg Endosc.* 2010 Jun;24(6):1296–1302.
13. Itani KM, Hur K, Kim LT, et al. Comparison of laparoscopic and open repair with mesh for the treatment of ventral incisional hernia: a randomized trial. *Arch Surg.* 2010 Apr;145(4):322–328; discussion 328.
14. Perrone JM, Soper NJ, Eagon JC, et al. Perioperative outcomes and complications of laparoscopic ventral hernia repair. *Surgery.* 2005 Oct;138(4):708–715; discussion 705–706.
15. LeBlanc KA, Elieson MJ, Corder JM, 3rd. Enterotomy and mortality rates of laparoscopic incisional and ventral hernia repair: a review of the literature. *JSLS.* 2007 Oct–Dec;11(4):408–414.
16. Olmi S, Scaini A, Cesana GC, Erba L, Croce E. Laparoscopic versus open incisional hernia repair: an open randomized controlled study. *Surg Endosc.* 2007 Apr;21(4):555–559.
17. Forbes SS, Eskicioglu C, McLeod RS, Okrainec A. Meta-analysis of randomized controlled trials comparing open and laparoscopic ventral and incisional hernia repair with mesh. *Br J Surg.* 2009 Aug;96(8): 851–858.
18. Bingener J, Buck L, Richards M, Michalek J, Schwesinger W, Sirinek K. Long-term outcomes in laparoscopic vs open ventral hernia repair. *Arch Surg.* 2007 Jun;142(6):562–567.
19. Langer C, Schaper A, Liersch T, et al. Prognosis factors in incisional hernia surgery: 25 years of experience. *Hernia.* 2005 Mar;9(1):16–21.
20. Finan KR, Kilgore ML, Hawn MT. Open suture versus mesh repair of primary incisional hernias: a cost-utility analysis. *Hernia.* 2009 Apr;13(2):173–182.

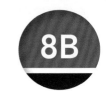

腹腔镜腹股沟疝修补术展望

Lokesh Bathla · Robert J. Fitzgibbons, Jr

（王荫龙 译）

经腹腔腹膜外疝修补术（transabdominal preperitoneal，TAPP）和全腹膜外疝修补术（totally extraperitoneal，TEP）是两个最常见类型的腹腔镜腹股沟疝修补术。然而在腹腔镜疝修补术中，只有腹腔内网片植入术（intraperitoneal onlay mesh，IPOM），才是真正的微创疝修补术式（因为避免了对腹膜前间隙的过分解剖），但其却很少被采用。在过去的十年中，外科医生已经变得越来越精通这些技术，腹腔镜疝修补术的数量越来越多。长期随访数据表明，腹腔镜疝修补术的成功率与传统疝修补术类似，并可使患者更早地恢复工作，而且可能降低总体成本。

腹腔镜腹股沟疝修补要求外科医生从与传统前入路修补相反的角度，熟悉耻骨肌孔的解剖。因此，详细了解腹股沟区深层和前腹壁后部的解剖，对操作腹腔镜腹股沟疝修补术是非常重要的。耻骨肌孔区域5根主要神经都位于内环深部的外侧，从外向内依次为：股外侧皮神经、股前皮神经、股神经、生殖股神经的股支和生殖股神经的生殖支。这些位于"疼痛三角"的神经分支在其走行上会存在很多变异。所谓"疼痛三角"的内缘为性腺血管、前缘和下缘为髂耻束、外缘为髂嵴。

另一方面，重要的血管结构位于内环的内下方。在一些个体，存在一根或多根异常的来自腹壁下血管的分支，跨过 Cooper 韧带与正常的闭孔动脉相连，形成血管环，被称为"死亡冠"。如果解剖这一区域不加注意的话，出血是相当显著且难以控制的。精索内血管、输精管从不同的方向接近内环，构成"危险三角"的顶点。称为"危险三角"的原因，是因为髂外血管、旋髂深静脉、生殖股神经的生殖支和股神经都位于这一区域[1]。

开放无张力疝修补术仍然是治疗腹股沟疝的金标准，通常在局部麻醉和镇静下施术。与此相比，腹腔镜手术则需要全身麻醉、较高的住院费用，并需要很长的学习曲线。更重要的是，腹腔镜手术具有潜在的发生致命并发症的风险，如重要血管和肠管损伤。

某些类型的疝更适合腹腔镜修补法，如双侧疝，可以通过同一入口完成手术，使腹腔镜手术有更好的风险/收益比；之前的未分离的腹膜前间隙的复发疝和女性疝（因为前假体修复手术中女性股疝复发率较高）[2]。许多腹腔镜外科医生认为滑动疝，尤其是可复性的，更适合腹腔镜手术。耻骨后间隙手术史、腹腔内粘连、阴囊疝、腹股沟-阴囊疝嵌顿以及腹水均为腹腔镜的相对禁忌证。

Brooks 和他的同事们在上一章已经很好地描述了基本的手术技术。我们想在此强调几点：对于 TAPP，很重要的一点是分离整个耻骨联合至对侧耻骨结节，这样才能足够覆盖耻骨肌孔，以防止极为常见的耻骨结节处的疝复发。此外，充分游离下腹部的腹膜瓣也是非常重要的，因为网片在有限的空间内可能卷曲，引起疝的复发。对于大的阴囊疝，其疝囊不需要全部去除，可以在方便点位沿精索结构，将近端结扎，远端敞开。这样可以避免可能引起睾丸并发症的阴囊积液和远端精索血管损伤。可以剪开网片环绕精索，但应该特别注意精索周围网片的修补。网片的固定方法一直广受争议，有些学者甚至质疑其必要性。几种网片的固定方法，包括可吸收钉和生物组织黏合剂已经在最近的研究中被评估[3-4]。此外，有学者提出：如果耻骨肌孔能足够地被重叠覆盖，则无需固定。然而，我们仍主张固定网片，但应避免钉在髂耻束下方和精索内血管外侧，以免引起术后腹肌沟疼痛，这可能使人衰弱。

TEP 和 TAPP 修补术之间的选择很大程度上取决

于外科医生所受的培训、经验和个人偏好。文献显示医生通常更偏向于选择 TEP，因为可以避免腹腔内并发症如内脏损伤、血管损伤、粘连形成和套管针孔疝。此外，省去了关闭腹膜的操作，因为分离完全在腹膜外进行。然而，这些优势并没有得到普遍接受。事实上，世界上采用得最多的腹腔镜疝修补方法还是 TAPP[5]。

大量的随机对照试验和 meta 分析显示，接受腹腔镜疝修补术的患者在术后早期疼痛较轻，需要较少的术后镇痛和麻醉，能获得更好的美容效果，可以更早恢复正常活动。大多数比较研究表明，腹腔镜手术与无张力疝修补术的并发症发生率相当。这里需要注意的是，这些报告的结果大多数来自专业中心，不能真正反映普通社区的状况。一项来自经常被引用的退伍军人管理局（Veterans Administration，VA）的合作试验比较了腹腔镜腹股沟疝修补术（大部分是 TEP）与标准 Lichtenstein 手术[6]。腹腔镜组的疝复发率（862 名患者的 87 名，10.1%）高于开放组（834 名患者的 41 名，4.9%），此结果有统计学的显著差异。参与这项试验的外科医生训练有素，但对疝修补术并无专业兴趣。因此，选择腹腔镜或开放手术必须基于外科医生的专业知识。在进行腹腔镜腹股沟疝修补术之前，患者和医生都应该权衡这种方法的风险和益处。尽管过去的一些研究试图定义腹腔镜疝修补术的学习曲线，但仍很难确定达到熟练该技术所需要操作的病例数。

虽然腹腔镜腹股沟疝修补术后并发症的发生率很难确定，但幸运的是，严重的并发症非常罕见。这些并发症可能涉及的因素包括腹腔镜本身、患者、疝或网片类型。超过 3/4 的大血管损伤发生在气腹针或套管针插入期间。需要手术修复的大血管损伤的发生率相对较低，约为 0.8%[7]。尽管其发病率低，但与之相关的死亡率却高达 17%[8]。对于此类损伤，应立即考虑转为标准开腹修补术，因为腹腔镜可能无法真实反映损伤的程度。偶尔，在建立腹腔镜通道阶段，发生肠道或膀胱损伤。这种损伤应及时修补，既可以通过腹腔镜也可以剖腹手术，这取决于医生的经验和技术。随着腹腔镜技术的不断改进和外科医生经验的提高，腹腔镜疝修补术的复发率已几乎等同于传统的疝修补术。疝修补术后的慢性疼痛是一个重要的不良后果，在文献中得到了广泛的讨论。遗憾的是，我们对导致各种疼痛综合征的术前、术中和术后因素知之

甚少；这些疼痛综合征可能是躯体或内脏性质的（取决于根本原因），并且可能是难以治疗的。所有这些疼痛综合征的初始治疗是保守治疗如安慰、抗炎药物治疗、冷冻治疗和局部神经阻滞。在保守治疗措施未能缓解患者的症状，且其他潜在原因未被排除的情况下，可能需要腹股沟探查手术。在探查腹股沟时，外科医生必须做好移除网片的准备，这个步骤可能因粘连致密而变得非常困难。神经切断术、神经松解术和神经瘤切除术应作为最后的手段。患者可发展为不孕不育或射精障碍综合征。这可能是由于潜在的输精管损伤或由网片诱发的炎症，导致输精管周围广泛的瘢痕形成所致。这些情况虽然罕见但很难治疗，治疗通常无法达到满意的结果。

腹腔镜疝修补术的治疗成本明显高于传统疝修补术。然而，当对后续的直接和间接成本进行评估时，并没有显著的成本差异。直接的手术成本似乎因早期恢复工作带来的更高的生产效率而得到补偿。

总之，对于训练有素的外科医师来说，腹腔镜腹股沟疝修补术是一个很好的替代传统修补手术的方法。虽然它也适用于不复杂的单侧腹股沟疝，但必须仔细地考虑风险/收益比，因为需要全身麻醉和会发生罕见的灾难性的腹腔镜并发症，这些可以通过传统手术得以避免。已经达成的广泛的共识是：从风险/效益比的角度看，腹腔镜修补术更有利于双侧或复发性腹股沟疝患者，在这一领域，传统方法受到挑战。

参考文献

1. Spaw AT, Ennis BW, Spaw LP. Laparoscopic hernia repair: the anatomic basis. *J Laparoendosc Surg.* 1991;1(5):269–277.
2. Koch A, Edwards A, Haapaniemi S, Nordin P, Kald A. Prospective evaluation of 6895 groin hernia repairs in women. *Br J Surg.* 2005;92(12):1553–1558.
3. Olmi S, Scaini A, Erba L, Guaglio M, Croce E. Quantification of pain in laparoscopic transabdominal preperitneal (TEP) inguinal hernioplasty identifies marked differences between prosthesis fixation systems. *Surgery.* 2007;142(1):40–46.
4. Lovisetto F, Zonta S, Rota E, et al. Use of human fibrin glue (Tissucol) versus staples for mesh fixation in laparoscopic transabdominal preperitoneal hernioplasty: a prospective randomized study. *Surg Endosc.* 2007 Apr;21(4):646–652. Epub 2006 Nov 14.
5. Wauschkuhn CA, Schwarz J, Boekeler U, Bittner R. Laparoscopic inguinal hernia repair: gold standard in bilateral hernia repair? Results of more than 2800 patients in comparison to literature. *Surg Endosc.* 2010;24(12):3026–3030.
6. Neumayer L, Giobbie-Hurder A, Jonasson O, et al. Open mesh versus laparoscopic mesh repair of inguinal hernia. *N Engl J Med.* 2004;350(18):1819–1827.
7. Schafer M, Lauper M, Krahenbuhl L. A nation's experience of bleeding complications during laparoscopy. *Am J Surg.* 2000;180:73.
8. Olsen DO. Laparoscopic cholecystectomy. *Am J Surg.* 1991;161:339.

9

肠造口

Ira J. Kodner • Thomas E. Read • Donna L. Loehner
（李国逊 译）

肠造口是指通过手术或不慎造成的肠道或泌尿道在腹壁上的开口。结肠造口是指结肠在腹壁皮肤的开口，回肠造口是指开口于腹壁皮肤的外置开放回肠，在少数情况下，近端小肠也可能被外置，形成空肠造口。泌尿道的皮肤造口可将尿液导入置于皮肤表面的通道，这一通道可包含部分肠段，在某些情况下也可将输尿管移植，甚至将膀胱直接开口于腹壁皮肤。

由于在美国施行造口术的疾病数据不要求强制上报，所以有关造口的类型、数量、并发症情况和对患者生活不良影响的资料有限。目前，拥有 40 000 个各种类型的造口会员的志愿者团体的美国造口联合会（United Ostomy Association of America，UOAA），即以前的联合造口协会（United Ostomy Association，UOA），已经开始收集美国和加拿大的各个类型的肠造口患者的数据。一项包含有 15 000 个病例的回顾性调查显示，造口倒数中排第一位的是回肠造口，往往是在 20 ~ 40 岁之间溃疡性结肠炎患者中发病多，其次是相同年龄段的克罗恩病患者群体中；第二常见的是结肠造口，多是 60 ~ 80 岁的结直肠癌患者中。依据初始外科手术的原始病因来分析并发症时，发现许多患者只知道它们会产生并发症，但并不了解并发症发生的确切机制。术后肠梗阻可以发生于所有类型的疾病，比如造口回缩、脓肿形成等。结肠癌术后患者更易发生造口旁疝，克罗恩病造口的主要并发症是脓肿、瘘和狭窄形成。与常规造口术相比，对新设计的手术术式的评价标准取决于其应用是否能减少传统造口患者生活存在的障碍。UOA 调查显示，与造口前相比，造口患者在相同时间可恢复 90% 的日常活动时间、73% 的职业活动时间、92% 的社交活动时间以及 70% 的性活动时间，调查还显示，直肠癌手术患者丧失性功能的主要原因是盆底自主神经受损，而不是因为造口。

造口设备的改进与便利性的提高、改善了造口患者生活质量。本章节中讲述了可为造口的后续维护提供便利性的一些特殊外科技术，同时，术前、术后的针对性的护理技术也可为造口患者带来便利。大力发展伤口与造口认证护士（Certified Wound Ostomy Continence Nurse，CWOCN）对护理造口患者至为关键。

肠造口的总发生率在下降，而且还会继续下降。新的外科技术出现，尤其是各种吻合器的广泛应用，同时对一些有条件的直肠癌患者的局部治疗不断增多等，使肿瘤患者较少施行腹会阴联合切除术。溃疡性结肠炎和家族性息肉病患者施行保留括约肌手术越来越普遍，这类患者施行永久性回肠造口的比例不断下降；随着永久性造口手术例数不断下降，临时性的袢式回肠造口术不断增多。

每种造口都有其特殊的并发症，所有类型的造口均存在的一些共性问题，特殊并发症将在相关造口分类下详述。造口常见的并发症是造口周围皮肤损害，通常是由于造口位置不佳或造口构建不良所致；不合适的慢性造口导致皮肤急性炎症和浸渍，可使造口周围的皮肤黏膜边缘出现假性上皮瘤性增生，造成患者造口外装置安放不佳。造口毗邻部位出现瘘，通常提示克罗恩病的复发。较难处理的并发症是造口位置欠佳，尤其是肥胖患者，常导致造口袋封闭不良。皮肤皱褶内的造口或造口炎症可导致严重的造口周围皮肤问题。同时患有门脉高压的患者还有一个特殊的问题，造口的构建可导致门体分流，使造口周围的皮肤可能出现静脉曲张。

另一个需要警惕的常见问题是某些药物，尤其是延时释放的肠溶性药物，可因肠道变短而不能被有效地吸收。对于无结肠或近端结肠造口的患者，导泻药物可能造成损害。部分造口患者较难以维持合适的液体和电解质平衡，对于这些患者，应小心应用利尿剂。对于造口患者，若要进行一些需要进行肠道准备的检查，通常的准备流程需要做必要的调整。

通过术前恰当的规划和咨询可避免许多潜在的造口并发症，即使手术中行肠造口的可能性较小，也应进行造口位置的规划和标记。施行肠造口的外科医生必须非常熟悉造口护理，对造口可能出现的并发症了然于心。不应夸大同伤口与造口认证护士（CWOCN）合作的作用，患者术前就应与 CWOCN 交流，同时外科医生也于术前与 CWOCN 沟通，共同选择造口的位置。

结肠造口术

结肠造口术最常见的适应证是直肠癌。由于结肠造口术是在无括约肌的控制的情况下开放大肠，鉴于会阴部难以安好造口袋，造口位置选择于腹壁优于会阴部。对部分肛门括约肌功能差的老年患者行远端结、直肠吻合，实际上相当于是"会阴结肠造口术"，在这种情况下，外科医生应为患者施行一个良好的结肠造口术，而不是为恢复肠道连续性而将肠道吻合在合并失禁的肛门上。结肠造口术还应用于远端大肠有梗阻性损害或远端大肠有穿孔或潜在穿孔风险的患者上。

根据解剖位置分类

传统上结肠造口的分类是根据造口在结肠上的解剖部位来分的，最常见的类型叫做"乙状结肠远端造口"。但是，如果直肠癌手术中肠系膜下动脉下端被横断，乙状结肠的血供将不再可靠，将不适宜造口。此时，降结肠远端造口优于乙状结肠远端造口，其他类型的造口包括横结肠造口和盲肠造口。结肠造口时应考虑结肠的生理作用，右半结肠可吸收水分，并有不规则的蠕动收缩，近端结肠造口时，通常排稀便；左半结肠传输和储存肠内容物，每天还有少许团块蠕动运动，其内容物更干，在多数情况下它的造口的排出量可以通过灌肠来进行调节。由于近端结肠造口兼有结肠和回肠造口的排出液态的、高流量的、恶臭的排出物的缺点，应尽可能避免近端结肠造口。如果可以尽可能选择左半结肠，横结肠的远端也是一个较好的选择。

结肠造口位置的决策

结肠造口位置须于术前仔细选择。造口位置需避开脂肪的深褶皱、疤痕或腹壁骨突，需评估患者站位、坐位和仰卧位的不同体位的造口位置。将造口袋贴在拟造口的腹壁上，造口袋内缘在中线处，确保造口袋粘贴部不会覆盖任何皮皱、疤痕和骨突，然后将拟造口的位置进行标记；造口位置要避开腹股沟褶和系腰带处。如拟行乙状结肠或降结肠造口，最理想的位置是腹壁的左下象限；如患者有肥胖症，左上象限可能较左下象限为好，便于患者看得到造口袋下部收集的排泄物，且排泄物不会被困在脂膜下面。如拟行横结肠远端造口，通常选择左上象限。对于回肠造口位置的选择需要考虑得更为详细。

根据功能的分类

拟行结肠造口时恢复结肠功能比解剖更重要，主要有两个适应证：（1）大肠减压；（2）粪便转流。

减压性结肠造口

对于远端梗阻引起的近端结肠扩张但还未缺血坏死的患者、合并蜂窝织炎或严重乙状结肠憩室炎的患者以及部分中毒性巨结肠患者常常需要行减压性结肠造口。其他治疗方案也可选择全结肠切除和回肠造口或回肠直肠吻合术、节段性结肠切除并远端结肠造口术、节段性结肠切除一期吻合术、节段性结肠切除和术中结肠灌洗。一期吻合并临时性回肠分流祥式造口术。临时性减压造口术是有效和安全的，可使合并严重中毒症状的良性疾病患者或远端梗阻的恶性肿瘤患者能够安全过渡，直到进行确定性手术。其缺点是不能为患者施行确定性处理，患者多需要进行后续的手术治疗。同时，由于不要求临时性结肠造口术保证完全的粪便转流，若远端存在穿孔，有可能出现致死性败血症的风险。

减压性造口的类型　减压性结肠造口有 3 种类型：（1）盲肠或横结肠"出气孔"减压性结肠造口；（2）盲肠插管造口；（3）祥式结肠造口。

盲肠造口和"出气孔"结肠造口　由于术后管理困难，盲肠造口施行已经的较少，仅在患者病情危重、起病急、结肠扩张严重并且几近穿孔时才考虑行盲肠造口。盲肠造口常用于远端癌性梗阻患者，或者某些老年、有免疫缺陷出现的假性肠梗阻综合征患者。由于手术多在紧急情况下进行，患者腹部常因肠管扩张造成扭曲，所以选择切口位置多在膨大的盲肠上方。如术前行腹部平片检查，可在患者脐部放一个标志物，帮助定位切口位置或可能的横结肠减压造口位置。

盲肠或横结肠出气孔造口术（图 9-1）是在最膨胀的肠道上方行 4 ~ 6 cm 切口进腹，用可吸收缝线将腹膜与肠道浆肌层间断缝合，然后准备对肠道浆肌层进行肠腔减压。保证切口充分切开，便于后续的肠道切开和肠道与皮肤的缝合。由于肠壁较薄，缝线位置出现气体漏出并不罕见。小切口的盲肠造口或祥式结肠造口的缺点是无法评估其他部位的结肠是否因为严重扩张而缺血坏死。

待第一层缝合完成后将肠道与其余腹腔隔离开，用细针穿刺肠道内的气体扩张部分，对肠壁减压；减压完成后用可吸收缝线缝合第二层，此层是将肠道的浆肌层与腹壁筋膜的间断缝合。然后切开结肠，释放出大量的液体和气体。随后同样用可吸收缝线将全层肠壁与全层皮肤缝合，缝合完成后将造口袋粘在造口上。术后造口周围腹壁的严重炎症不少见，并且造口数周后可能发生肠道严重脱出，所以，造口只能短期应用，一旦有可能要尽快完成确定性的切除手术。

盲肠插管造口　（图 9-2）手术切口与结肠出气孔造口相似，可通过开腹手术或腹腔镜手术完成。首先在盲肠壁上预置荷包缝合，然后在盲肠内置入一个倾斜的蘑菇头导管或 Malecot 导管；收紧荷包缝合线，固定导管，通常还要缝合第二个荷包缝合，然后将导管从右下象限的切口引出腹腔，随后将盲肠缝合到腹壁的腹膜上。这种造口的优点是较少发生肠道脱出，缺点是导管常被粪便堵塞、引流不畅，有时沿着导管边缘漏粪便。由于这些缺点存在，盲肠插管造口和结肠出气孔造口术式现在已很少运用。

横结肠祥式造口　（图 9-3）用横结肠或左半结肠进行祥式结肠造口，可认为是减压性造口，但这种造口可将粪便从远端结肠转流，所以也被认为是转流性造口。虽然偶有造口远端肠壁比腹壁低凹太多，而导致部分粪便进入远端肠祥，但并不多见。行祥式造口的原因与"出气孔"造口相似，是为了保护远端的吻合口，而在近端造口行临时性转流；祥式造口的另一个优点是经过适当构建，它可用作一种永久造口。祥式造口不能完全避免出现肠道脱出的情况，腹壁内口缝合关闭不严密，有可能出现造口旁疝，此外，不能应用肠内灌洗技术。

前面描述了紧急情况下造口位置的选择，而对于行低位结、直肠吻合的患者，或者估计吻合口瘘可能有急性炎症反应，而需要临时转流以防止吻合口泄漏导致污染的患者，需要谨慎选择、标记腹壁造口的位置。偶有患者出现严重的憩室炎，在可选择的情况下可经过左侧或右侧的腹直肌，或者经过腹正中线。造口位置的选择取决于在后续肿瘤手术中是关闭或是切除造口（图 9-3A）。如若选择联合正中切口，造口位置为次最佳的，因为在新鲜切口上很难固定造口袋。

施行祥式结肠造口时需要游离足够结肠，游离直至可将其提至腹壁表面（图 9-3B）；如果不能游离足够的结肠或者结肠扩张严重，祥式结肠造口可能存在不安全性，可选择施行前面提到"出气孔"结肠造口，此时只有结肠的一侧壁被利用，可避免肠系膜张力高的缺陷。于拟行造口的结肠处，用软橡胶管环绕或放置气管切开带后可构建祥式结肠，此部位的横结肠在腹膜胚胎融合时通常与覆盖在其上的网膜是分开的；将气管切开带和结肠穿过网膜的无血管区窗口，以便更好地密闭结肠和腹壁切口（图 9-3B 和图 9-3C）。于肠祥的两边分别缝闭筋膜，闭合后的筋膜裂口须容纳指尖（图 9-3D）。

随后缝合关闭肠祥两侧皮肤，通常此时将牵引肠祥的气管切开带更换为硬塑料棒，硬塑料棒两端系有缝线，以便塑料棒被取代时的移位（图 9-3E）。在突出于皮肤表面的肠祥处切开，于其肠轴纵向或横向切开肠壁，较大地暴露结肠边缘（图 9-3F）。用可吸收缝线将全层肠壁与皮肤全层间断缝合（图 9-3G）。良好的造口后壁将向上突起，其转流效果与减压效果均较好。依据造口的张力大小，造口袋黏合部分可覆盖于塑料棒之上，也可黏合于其下方。

如果是永久性结肠造口，最好将结肠用吻合器分开成两段，然后做成"分离式肠祥"造口，即所谓的Prasad-Abcarian 方式。近端的结肠断端做成单腔结肠造口，为方便远端肠道的引流，远端的结肠断端的一角在同一个造口位置开放成一个黏膜瘘（参见图 9-9，"分离式肠祥"回肠造口构建方法）。此造口的大小明显小于祥式结肠造口，并且结肠脱出、回缩的概率明显较小。

在术后期，为保持伤口清洁要始终保持造口袋清空状态或根据需要进行调整；塑料棒通常保留数天后去除，结肠造口袋要根据造口的轮廓和开放皮肤的情况进行调整。由于无法顺利进行灌洗，这种类型的造口通常并不要求灌洗。待渡过术后早期，培训患者要根据需要清空造口袋，并且每隔 3 ~ 4 天更换造口

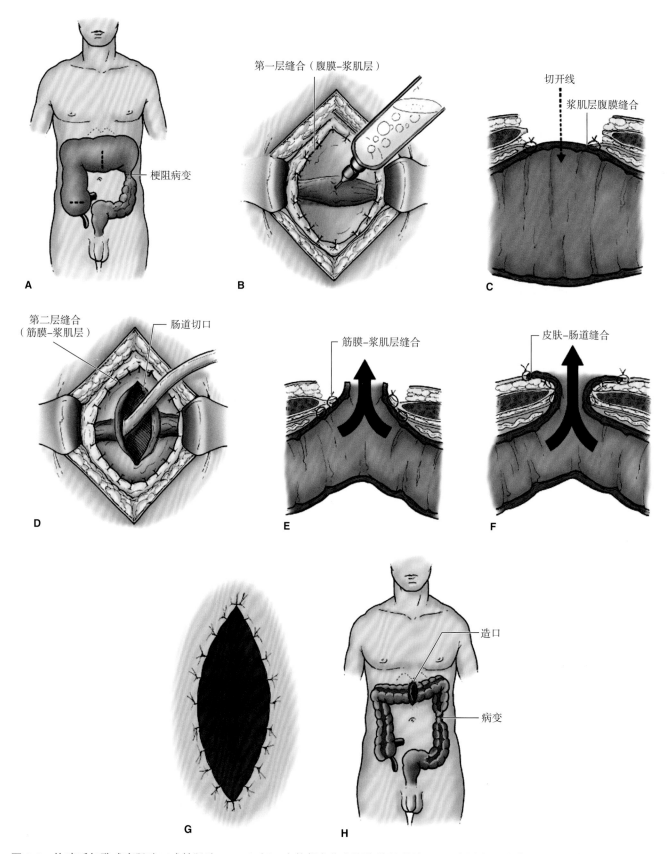

图 9-1 构建呼气孔式盲肠造口或结肠造口。A．切口多数都定位在膨胀的肠道处；B．在隔离开腹膜后，可以将肠道气体放出，对肠道进行减压；C．隔离缝合的位置；D．开放结肠，进行更充分的吸气；E．在结肠肠壁浆肌层与筋膜间第二层隔离缝合的细节（这应该在肠道开放后完成）；F、G．缝合皮肤与结肠壁，完成造口的构建；H．完成后的气孔式造口

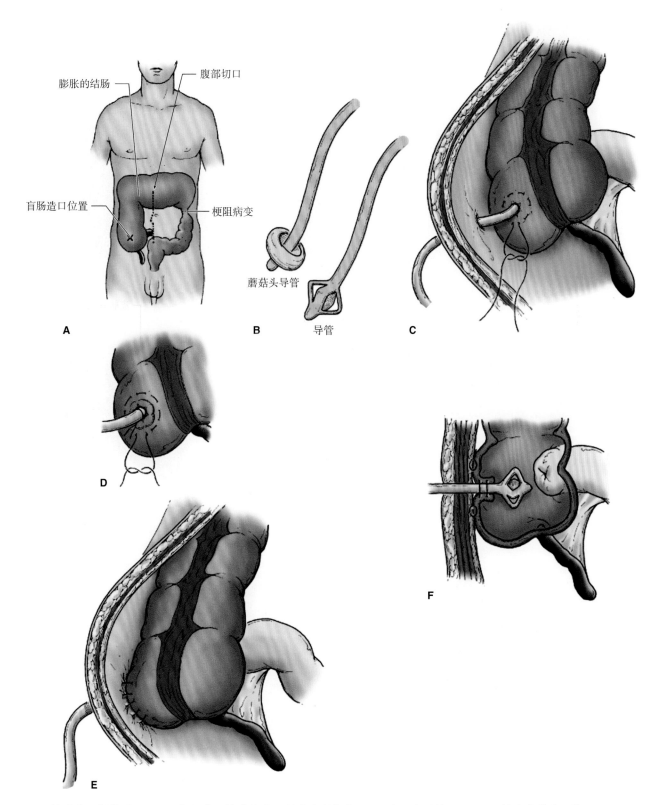

膨胀的结肠

腹部切口

盲肠造口位置

梗阻病变

蘑菇头导管

导管

A

B

C

D

E

F

图 9-2 构建盲肠插管造口。A. 盲肠造口构建在盲肠最膨胀的部位；B. 应用大号的 Malecot 导管或蘑菇头导管；C、D. 通过两层荷包缝合将导管安全地固定在盲肠内；E. 在导管穿出腹壁的位置将盲肠缝合在腹壁上；F. 完成后的盲肠插管造口截面图

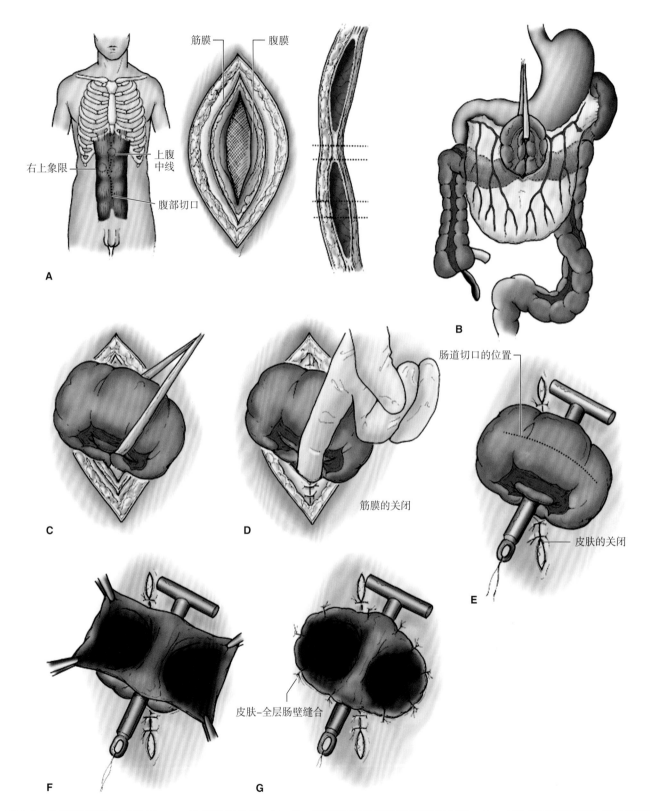

图 9-3　构建横结肠袢式造口。A. 选择造口位置；B、C. 使用牵引带将结肠袢拖出切口；D. 在肠袢周围紧密地闭合筋膜；E、F、G. 在支撑棒上开放结肠袢，然后与腹壁皮肤进行缝合

袋，时间取决于造口处皮肤情况以及造口袋与皮肤黏合的保持情况。

临时性结肠造口的关闭　关闭临时性结肠造口最主要的考量是安全地恢复肠道连续性的时机，在关闭结肠造口之前需仔细评估远端结肠的完整性和肛门括约肌的功能；还需考虑施行造口的原因，可通过对比研究或内镜检查，证实是否已不存在当初施行粪便转流的原因。

在封闭临时性结肠造口前必须检查患者肛门括约肌的功能。可通过测压实验或肌电图实验验证；也可予以患者 500 ml 灌肠剂灌肠，然后要求患者保持住，如果患者能保持住，并能从容地走到卫生间排出灌肠剂，表明患者的肛门括约肌功能完好。如果患者括约肌功能差，且无法修复，此时对于患者而言，维持一个构建良好的结肠造口要好于试图维护一个无功能的括约肌。一旦评估结肠造口可安全封闭，其操作步骤和注意事项与结肠吻合术相同（图 9-4）。关闭结肠造口所致的并发症存在一定意义，有学者基于此考虑希望避免对所有的患者进行转流性结肠造口。与所有医学问题一样，应慎重考虑施行粪便转流对患者带来的潜在风险和收益永远要优先于判断其是否有适应证。

封闭造口首先要沿着造口周围环形切开，需包含一小部分造口边缘的皮肤（图 9-4A）。如果是腹正中线上的造口，为保证足够的活动度，切口上下两端的皮肤也应予以切开。切口要深达腹腔，将造口处的结肠以及其系膜从腹壁上完全游离下来，此时从切口处将结肠可牵出，清楚地辨别出结肠浆膜与周围组织的关系（图 9-4B 和图 9-4C）。切除了浆膜表面的部分网膜和纤维脂肪组织后，可用线性吻合器闭合（图 9-4D 和图 9-4E）或用手缝封闭造口（图 9-4F 和图 9-4G）。如发现造口处的结肠存在问题，可行肠段完全横断，然后行端端吻合。确保无小肠损伤、无明显出血后，将结肠重新放回腹腔并关闭腹腔。通常临时开放皮肤切口，延期缝合。

转流性结肠造口

转流性结肠造口是为肠内容物提供转流的造口，多应用于以下几种情况下：远端肠道被完全切除（经腹会阴联合直肠切除术），确诊或疑诊的远端肠道穿孔或梗阻（如癌性梗阻、憩室炎、吻合口瘘或创伤），远端结肠、直肠或肛管毁损或炎症（如克罗恩病或肛门括约肌重建失败）。

造口类型选择　完全的转流性结肠造口只能通过完全横断结肠来实现，但一个构建良好的祥式横结肠或乙状结肠造口也可提供接近完全的粪便转流。粪便和肠道气体可依压力梯度向压力低的一方移动，由于造口袋内压力与大气压相同，意味着粪便和肠道气体不流入远端肠道，而将流入造口袋。值得注意的是，需告知患者当造口袋充满时，粪便和肠道气体也可沿压力梯度的变化，流入远端肠道；由于上述现象通常发生在患者入睡的后半夜、未及时清空造口袋时，有关这个方面的护理知识须在患者出院前完成。患者潜意识中认为粪便已经完全转流，当第一次发现再次经肛门解大便或排气时可能非常惊慌，以至于会紧急与外科医生联系，而且多于凌晨时打电话。

在某些情况下，"分离式肠祥"结肠造口由于造口可能回缩到腹壁内，不能较好地转流粪便，导致粪便流到远端肠道。合并严重营养不良的患者发生这种情况的概率更高。此外，造口构建中如造口存在张力，也可回缩。

对于病因是远端梗阻而目的为减压、转流的结肠造口，手术中关键的问题是保证造口远端开放而不能关闭，如远端关闭，可能使远端肠道人为造成一个闭祥性梗阻，继而可导致远端的肠段膨胀、穿孔。

如完全切除直肠、肛管，此时需行末端结肠造口；如仅为部分结肠/直肠切除术，远、近端又未进行吻合时，也需要行末端结肠造口，同时封闭远端肠道（如同 Hartmann 切除术），或者将远端肠段断端与皮肤做一个黏膜瘘。远端肠段关闭或黏膜瘘的决策取决于远端肠段是否存在梗阻、远端肠段的长度和完整性。例如，在乙状结肠切除手术和合并有憩室炎须行结肠造瘘手术时，当直肠镜证实直肠正常，此时可理由充分地关闭远端直肠残端；相反，如果病因为中毒性结肠炎行开腹结肠切除术加回肠造口术，此时须将乙状结肠残端提到皮肤层做黏膜瘘，以防残留的直肠破裂。黏膜瘘可为一个独立的造口，也可为仅用肠道断端的一角开放的小口。另一种选择是将黏膜瘘用 Prasad-Abcarian 方式（"分离式肠祥"造口）在近端肠造口腹壁上的一角开口，创建临近的造口，这样结肠壁可直接缝合在皮肤上，患者腹壁也仅有一个造口。由于造口的远、近端相邻便于患者使用造口袋，同时也便于后续的造口还纳；传统的 Divine 双腔结肠造口术式，由于毗邻的两个完全口径的结肠造口，使造口袋的应用非常困难，应被废弃。

单腔结肠造口的构建（图 9-5）　一个末端完全转流的结肠造口通常定位于腹部左下象限，定位需于术

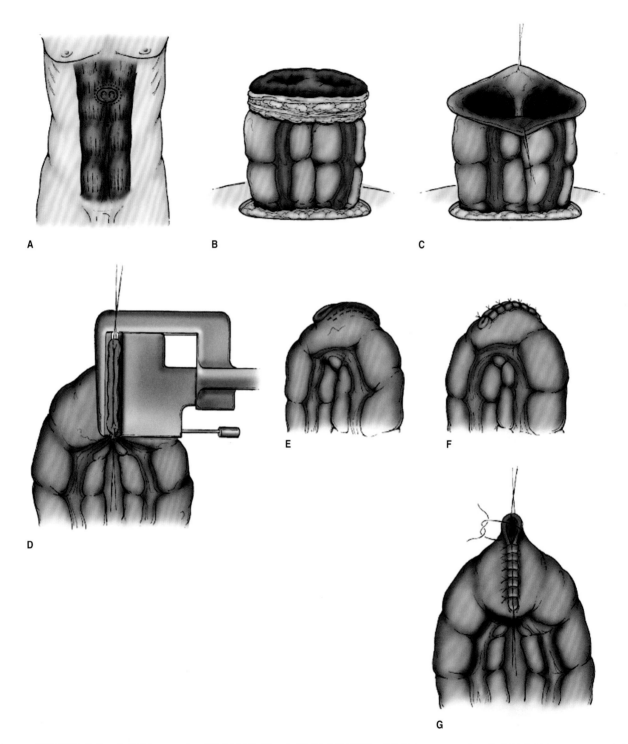

图 9-4　横结肠袢式造口的关闭。A. 造口周围环形切除，如果需要可以再切开中线切口；B、C. 充分游离结肠；D、E. 吻合器关闭结肠造口；F、G. 手缝关闭结肠造口

前完成，通常要画一条经脐的垂直线，然后再画一条平脐下缘的水平线，用造口袋的黏附平片做参照，来定位造口的位置，要求造口经过腹直肌，并且位于脐下脂肪皱褶的最高点（图 9-5A）。

一旦选定位置，需要改变患者体位，验证造口位置是否合适。造口位置选择的常见错误是于患者平卧位确定位置，当患者站位或坐位，发现造口位置被脂肪皱褶、疤痕组织或突起的骨骼结构完全阻挡。造口的位置可上下调整，为方便患者固定与处理造口袋也可选择上腹部。术前于病房中用记号笔标记造口拟定

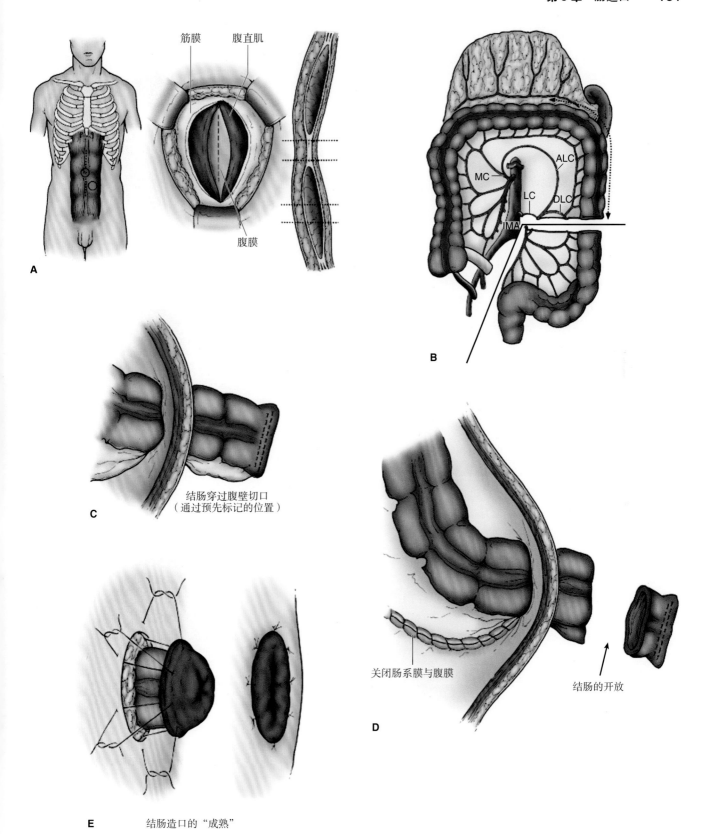

筋膜　腹直肌

腹膜

A

B

ALC

MC

LC　DLC

IMA

结肠穿过腹壁切口
（通过预先标记的位置）

C

关闭肠系膜与腹膜

结肠的开放

D

E　　　结肠造口的"成熟"

图 9-5　构建末端（转流性）结肠造口。A. 选择造口位置以及在结肠造口位置切开腹壁的技巧；B. 结肠游离技术以及保证结肠造口充足的血供；C、D、E. 构建一个"成熟"的末端结肠造口的最后步骤。（LC，左结肠动脉；MC，结肠中动脉；ALC，左结肠动脉升支；DLC，左结肠动脉降支）

位置，手术麻醉诱导后，患者不会感到疼痛，再用细针在皮肤上划出此标记；如果不需要进行造口，也不会给患者留下永久性文身。

末端造口通常于低位直肠癌切除直肠后进行（详见第40章）。需要完全将左半结肠游离于肠系膜，根据结肠的游离度和腹壁的厚度，可能还需要游离结肠脾曲（图9-5B）。如果患者接受过新辅助盆腔放疗和（或）存在肠系膜下动脉起始部横断，由于存在乙状结肠缺血的可能，可切除整个乙状结肠用降结肠做造口。

如果行左下象限结肠造口，于术前标记的腹壁位置，切除直径3 cm的圆形皮肤。为了避免构建出不理想的椭圆形腹壁通道，应在造口术野的真皮层、筋膜层和腹膜层放置牵引夹，牵引夹在开腹时排成一排，以便在后续关闭腹壁时较好地按层次关闭，而且可构建出较理想的圆形造口通道。

将造口处的腹壁脂肪、筋膜、肌肉和腹膜分别纵行切开（图9-5A）。稍微扩张腹壁通道，将远端闭合的结肠从通道拖出腹壁（图9-5C）。拖出的结肠系膜可以连续缝合在侧腹壁上，但并无证据证明，通过这一操作可以减少因为结肠系膜周围的小肠系膜扭转导致的小肠梗阻的并发症。在关闭手术切口并进行适当的保护后，然后开始进行结肠造口（图9-5C、图9-5D、图9-5E）。首先切除残端的吻合钉或闭合缝线，将结肠肠壁全层与皮肤全层用铬制肠线进行缝合。如因炎性肠病或放射性肠炎行结肠造口，接合的肠段要按照回肠造口相似的原则进行处理，以利于良好地封闭造口袋应对可能出现的高流量液体肠内容物。

待造口完成后，于手术室用造口袋覆盖造口。最简单的造口袋是有皮肤屏障的单片式造口袋，其可根据造口的大小剪成合适的形状，结肠造口、回肠造口可使用相同的造口袋。不需要将造口袋消毒，粘贴于相应的皮肤上即可。由于安息香酊或其他类似的黏合剂可诱发接触性皮炎，不能将这类药物用于粘贴造口袋与皮肤。如术后4～5天造口功能不能良好恢复，可用小容量（250 ml）的生理盐水对造口进行灌洗促进造口功能的恢复。造口护士早期介入造口护理，并尽早教会患者或家属对结肠造口进行长期护理。在个别情况下还须教会患者造口灌洗技术，以便患者本人决定术后远期是否由自己进行造口灌洗。

长期的结肠造口管理

构建和功能良好的结肠造口患者可选择行每日或隔日灌洗，在两次灌洗之间，可仅使用最简单的造口袋覆盖造口，或者仅用纱布简单覆盖造口。由于存在发生腹泻的可能，需要告知患者始终应用造口袋。如果患者选择自己灌洗，即使简单的造口袋也能吸附灌洗间残留黏液，有气体除臭通道。

灌洗

结肠造口灌洗的优点包括免除一直穿戴造口袋、提供规律的生活节奏、减少不受控制的气体的排出、减少两次灌洗之间的粪便泄漏，且患者在灌洗过后有舒适的感受，其缺点是过程费时，一些患者灌洗过程中肠道膨胀感到不适。灌洗造成穿孔的风险很小，灌洗过程中水的吸收是有意义的。肠易激综合征通常不能通过灌洗得到满意的控制，灌洗多以失败告终。灌洗的原理基于每天远端结肠都有团块蠕动运动，而这一运动可通过肠道的扩张来诱发。调查显示80%每天灌洗的患者能够每天从结肠造口排泄1～2次，但当患者合并肠易激综合征、造口旁疝、放射性肠炎、炎性肠病、视力较差、手灵活度下降或对处理腹壁上肠道有恐惧症者，灌洗效果通常较差；对于既往有肠易激综合征患者，非常关键的一点是不要在术前对其允诺结肠造口能拥有常规的功能。

通常于早晨进行灌注，实施技术如下：用一个适合封闭造口大小的圆柱导管，一般灌注500～1000 ml水；不必扩张造口，可定期用手指插入造口，为放置的圆头导管导引方向。待缓慢灌输水完成后，可用引流袋引流造口排出物；在结肠造口对刺激反应的排空的同时，患者可做一些早上的活动。在两次灌洗中间，患者通常可以戴一个带有可以使气体通过的药用炭过滤器和一个小棉垫的保护性小袋，吸附结肠黏膜正常分泌的黏液。

缺血、感染导致的肠壁部分缺损或造口与皮肤分离均可导致结肠造口狭窄，严重的狭窄可使灌注无法施行，且可因不全梗阻频繁，导致患者的显著不适。由于狭窄通常在皮肤水平，处理起来相对简单，不应遗留持续性的结肠造口狭窄。

结肠造口并发症

一般并发症

结肠造口患者常遇到的是肠功能紊乱，多发生于继往肠易激综合征和肠放射损伤患者。许多问题都与造口定位不佳有关，如造口袋与皮肤不能很好黏合导致的肠液渗漏和周围皮肤侵蚀等；造口旁疝的发生较常见，肠脱垂也较常见；阵发性腹泻、便秘与原疾病、饮食习惯和感染发作有关。由于造口处无括约肌，肠排气难以自主控制，患者可能会被肠排气和臭味困扰；目前多数造口袋均有防臭设计，仅于更换或清空造口袋时产生一定的味道，但此问题通常可通过调整饮食纠正。在一些特殊情况下，如参加社交活动前，可口服弱止泻剂来预防。由于造口处黏膜暴露于空气环境中，可能会有少许损伤，所以造口周围轻微出血也较常见；长时间的出血则必须评估原发疾病是否复发，同样的原因也可能导致痉挛性疼痛和腹泻，如仅为偶发是可以接受的，但是长时间出现或严重发作需引起重视。

联合造口协会（UOA）登记处数据显示疝的发生是最常见的并发症，梗阻、脓肿和瘘的发生率要少一些，但这些并发症很少需要外科矫治。如发生结肠造口粪石嵌顿，可通过灌洗和轻泻剂进行处理；极少需要用手解除嵌顿。

造口狭窄

曾经认为手术同期开放结肠并将其与皮缘缝合是不安全的，多延期开放造口。由于造口处结肠浆膜暴露于空气中而受到刺激，使浆膜炎相对常见，当暴露的结肠残端开放后，结肠黏膜需要一定时间才与皮缘愈合，此过程叫结肠造口的"成熟"；由于与浆膜炎相关的炎症导致纤维化，通常造成造口狭窄。后来外科医生认识到可于手术同期开放造口并将肠壁与皮肤进行缝合，由于历史原因，此操作仍被称为造口的即刻"成熟化"。

另一个导致造口狭窄的原因是缺血，通常在创建造口时切除了太多的系膜，或者由于游离不充分和张力过低。如果狭窄局限于皮肤层面，可通过简单的局部操作修复，如果狭窄涉及的肠段较长，可以通过经腹入路，重做造口。

造口坏死

结肠造口的缺血或坏死通常是由于肠系膜切除过多、造口肠道的肠系膜张力过高、筋膜开口过小不能完全容纳肠道和系膜通过、或血容量过低导致的低灌注状态等。通往末端造口的是无血管弓环路的单支血供，因此，造口对内脏血流灌注的变化非常敏感。如坏死局限于腹壁筋膜以上的造口肠道，可予以严密观察，并且可根据需要，在后续时间里行造口修复手

术；如坏死深达腹腔，需要及时剖腹探查并重建造口；当坏死的深度评估困难时，可通过造口用软镜轻柔地探查、精确评估坏死的程度，也有医生用玻璃试管和光源进行肠管坏死的评估，但内窥镜更可靠。

造口旁疝

结肠造口常见的并发症是造口旁疝，即使严格按照相应的外科原则施行手术操作，也可能出现造口旁疝。于腹壁上开一个非正常的开口，且开口每天还承受着 Valsalva 动作（堵鼻鼓气法）产生的基础压力，可能使开口处的筋膜开口不断变大；此外，下腹部腹直肌后鞘相对薄弱，并且腹直肌有潜在的空隙，此时即使无较大的筋膜缺损，也可能在腹直肌上产生一个被覆腹膜的囊。外科指导是在腹直肌鞘做造口，以防止出现造口旁疝，目前无确切的数据支持此结论。

由于修复或再造口后造口旁疝的复发率仍较高，对于无症状的造口旁疝需密切观察，告知有造口旁疝的患者一旦出现疝嵌顿的症状或体征时就医。尽管目前未有保证成功的技术，对于有症状的疝仍需要换位置重建或原位修复。局部缝线修复通常难以奏效，利用大的筋膜层网片修补可能是更为坚固的修补方法，但仍存在较高的复发和感染的风险。目前越来越多的外科医生通过腹腔镜，利用腹膜内网片来修补，虽然腹腔镜修补除了潜在地减少伤口并发症和缩短术后恢复时间的优点外，并未显示出比开放网片修补有更多的优势。也有外科医生在造口手术的同时将网片放置于腹壁，以预防疝的发生，由于开展的病例较少，而难以确切评估这一技术的安全性与有效性。

结肠造口脱垂

结肠造口脱垂常见于横结肠袢式造口。其可能的原因是多方面的，其中最为突出的原因可能为横结肠系膜与后腹膜的固定过于松弛，需要容纳两端肠袢及其达到皮肤平面的系膜的筋膜开口太小；如横结肠肠袢造口仅用于减压扩张的结肠，此时腹壁筋膜开口应较大，以便于拖出扩张结肠，一旦结肠压力下降，造口处的结肠易脱垂。横结肠袢式造口脱垂的外科处理较为困难，相对最佳的处理是消除原发病并恢复肠道的连续性；如不能实现恢复肠道连续性，可将脱垂的袢式结肠造口改为带有黏膜瘘的末端造口，或"分离末端肠袢式"结肠造口，同时修复、加固筋膜缺损。

末端结肠造口的肠脱垂可通过局部操作来处理，

首先分离黏膜皮肤结合处，切除多余的结肠，然后再重新构建黏膜与皮肤结合处。并发疝的修复可以按前文所述进行处理。

结肠造口穿孔

造口近端结肠穿孔常出现于用导管灌洗或用对比剂进行 X 线检查操作时，由于粗心和操作不当，在放置导管以及充盈球囊时造成。这种情况一旦发生，意味着需要紧急外科干预，必须剖腹探查，重建结肠造口；如腹腔有明确的粪便或钡剂污染，还需要充分引流。在有气体外溢的轻度感染的情况下，可通过使用抗生素和局部引流保守治疗，可能可以避免外科手术。

回肠造口术

回肠造口术是指小肠在腹壁上的开口，通常是利用末端回肠造口，但有时也用近端的小肠。对于需要切除全部结肠（通常包括直肠）的患者，以及克罗恩病或溃疡性结肠炎的炎性肠病患者，均可能需要行永久性造口。而对于溃疡性结肠炎、家族性息肉病和直肠癌患者，由于需要行复杂的保留括约肌手术，更多采用袢式回肠造口；对于这些手术，需要将肠内容物完全转流，以利于远端肠道吻合和肛直肠的愈合和适应。袢式回肠造口也被用于克罗恩病患者或憩室炎患者，其肠道远端需要多重或复杂吻合的手术中。随着保留括约肌手术普及，施行永久性回肠造口数量逐渐减少。但相似的原则和技术也可应用于临时性袢式回肠造口中，同样，与构建回肠造口相似的原则也可应用于构建尿道导管中。

与结肠造口相比，由于转流的是高流量、液态的内容物、对造口周围的皮肤腐蚀作用也更强，需要更加精细地构建回肠造口。因此，需于术前精确定位造口位置，并需要作出一个龙头样突起，便于造口袋精准、安全地封闭在造口周围。

回肠造口术有多种类型。最常用的是 Brooke 和 Turnbull 推广的终端回肠造口技术。如先前所述，袢式回肠造口的使用可以将粪便转流，进而避免其到达远端的病变部位或外科吻合部位，袢式终端回肠造口遵循的原则与袢式回肠造口相同，由于其为永久性造口，系膜和血供需要特别的保护。瑞典外科医生 Nils Kock 设计了不需要在造口处佩戴外部造口袋，而是一个内在储袋的回肠造口。尿道导管造口是用一段小肠作为导管，将泌尿道连接到体外。

回肠造口定位决策

必须于术前仔细选择回肠造口的位置（图 9-6），应避开腹壁脂肪皱褶、疤痕或骨突，避开腹股沟和腰围皱痕。选择造口位置时需先于患者腹部画一条经脐的垂直线，再画一条平脐下缘的水平线，用造口转盘上的圆盘（大约直径 8 cm）做参照来定位；造口圆盘应安放于右下腹部，毗邻上述两条线，然后用墨水进行标记。嘱患者改为坐位，并改变身体方向与姿势，以确保造口位置适合不同的体位，并且在体位变化时，造口位置不会出现皱褶。最后，再次调整位置，将造口置于脐下脂肪沉积的顶点，以确保方便地被清理造口袋。当患者进入手术室麻醉后，将之前选好的位置在皮肤消毒之前，用细针轻刮再次定位。通过术前仔细定位造口位置可避免多数的回肠造口并发症，甚至造口可能性较小的患者也应于术前预防性定位。在可能的情况下，伤口与造口认证护士（CWOCN）提前接触患者，告诉患者造口相关知识以及如何护理造口；让有相似造口的患者与准备做造口的患者进行访谈、交流是有益的，可让准备做造口的患者了解手术是挽救生命的，并且在造口状态下，同样可以积极、正常地生活。术前应该避免过于详细地与患者讨论造口设备的类型、不同类型的造口的术后问题等。对于一个要面临复杂手术、常常还要面对威胁生命的疾病，对造口刚刚形成概念的患者往往无法承受这些造口相关的详细信息。

一旦准备行回肠造口，一般选择左侧腹部旁正中切口，切开皮肤后、斜向腹正中线的筋膜层（图 9-6A）。斜向切开腹中线筋膜的优点是可提供一个简单、有效的腹腔关闭效果，同时切口也保留右下象限造口旁的皮肤，来粘贴造口袋。

末端回肠造口

在手术过程中，回肠造口的构建开始的比较早。通常在结肠切除术游离结肠时，回肠造口的构建就已开始了，此时需要在游离结肠的同时，充分游离末端回肠系膜（图 9-6D）。此操作是非常重要的，也通常被忽视。小肠系膜与右后腹壁有一层胚胎期融合平面，在此层面，可抬起回肠直到十二指肠下缘，此平面可保证末端回肠充分游离。作为结肠切除术的一个步骤，在确保供应小肠血管的情况下，随后横断回结肠动脉（图 9-6C）。尽可能多地保留预备造口的回肠肠段的系膜组织和远端血管弓非常重要，于手术初期

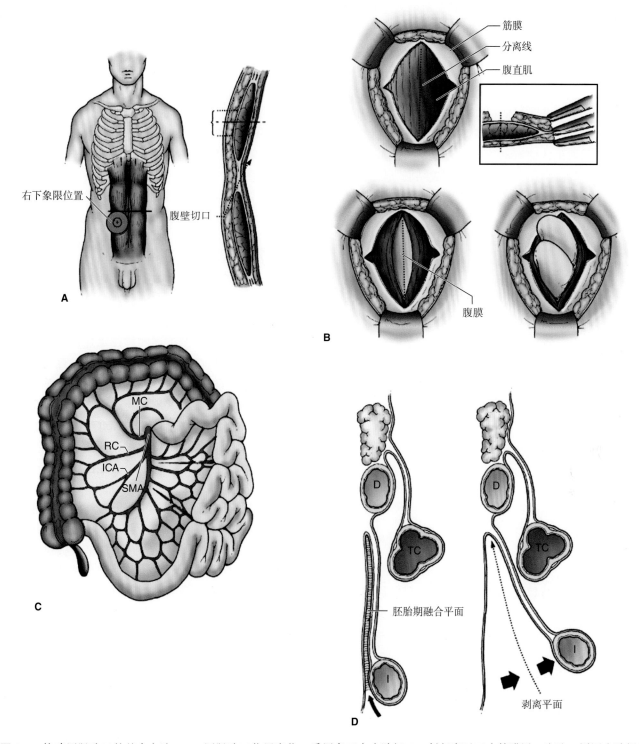

图 9-6 构建回肠造口的基本方法。A．回肠造口位置定位，采用旁正中皮肤切口，斜行穿过正中筋膜层，为造口周围皮肤提供保护；B．造口的腹壁开口的方法；C．末端回肠的血供，血供必须充足以保证回肠造口的活力。（MC，结肠中动脉；RC，右结肠动脉；ICA，回结肠动脉；SMA，肠系膜上动脉）；D．末端回肠游离方案，要保证构建的回肠造口没有张力。（P，胰腺；D，十二指肠；TC，横结肠；I，回肠）

留有更多的血供，当远端回肠血管有问题时，可于关腹前早期了解情况。尽管于回肠上保留的系膜和脂肪可在回肠造口周围膨出，但脂肪会很快萎缩，留下一个血供良好、大小合适的造口。造口用小肠常用的线性吻合器横断，断端可较容易地拖出腹壁而不造成污染；当然，也可用手缝的方式关闭横断的回肠残端。

待肠切除完成后，在预先标记的右下象限腹壁上开孔（图 9-6B）。造口开孔前非常重要的环节是将腹壁筋膜恢复到正常的解剖位置，否则在关闭腹腔后，它会冲击造口。当用下腹横切口完成结肠切除术时，需尤其重视这一问题，此切口常用于手助腹腔镜结肠切除术中；术中可通过造口处腹壁的真皮层、筋膜层和腹膜层预置牵引夹，以确保造口开口是一个规范的圆形。于造口处切除直径 3 cm 的圆形皮肤，继之在腹壁皮下所有层纵向切开约 3 ~ 4 cm 的长切口，随着层次的深入，可用小拉钩逐层拉开进行暴露。如果患者是肥胖症患者，可切除部分脂肪，多数情况下此操作并非必须。同样纵向切开筋膜层，通常还在纵行切口两侧缘再向外侧横向切开少许。肌肉层被分开，应电凝其间所有小血管，最后切开后鞘和腹膜。

造口大小取决于拟拖出肠道直径、系膜大小和腹壁厚度，造口开孔形状亦同样取决于上述因素。如腹壁比较薄，腹壁上的造口开孔可以是圆柱形；如腹壁比较厚，造口开孔的形状可能是圆锥形。筋膜开孔的大小须大于皮肤开孔，以便于适应更多的肠道系膜通过筋膜孔道。临床上常用于衡量造口开孔尺寸的"两指"法则不一定适用于以上的所有情况。

预期拖出腹壁外的造口回肠长度通常是 6 cm 左右（图 9-7B）。如腹壁较厚，完成回肠拖出的操作可能较为困难，在造口处切口使用小的切口保护器 / 拉钩可有助于肠道从造口切口处拖出；另一个可选的方案是将皮肤脂肪层像皮瓣一样与筋膜层游离开，然后肠道断端首先通过肌肉与筋膜层，再穿过脂肪、皮肤层。多数情况下将进行系膜与右侧腹壁的缝合，尽管并无数据证实此操作可以减少肠梗阻、造口脱垂或造口回缩的发生率。

接下来关闭手术切口。保护好切口后，将注意力转移到回肠造口上，切除吻合钉或钉线，须保证切开的残端肠管有充足的血供。如果造口处的血供存有疑问，此时需再切除一部分残端的肠管。

最后的操作是做一个凸起、外翻的造口。完成此操作需要 3-0 的铬制肠线，分别缝合肠壁全层、造口回肠基底部的浆肌层和真皮层三点（图 9-7E）。由于

造口旁的疤痕可影响造口袋的黏附，需避免缝合皮肤全层。前述的三点缝合需要预置 8 针，分别位于不同的象限方向，然后逐步收紧缝线，造口可出现漂亮的外翻。

造口完成后，需即刻将回肠造口袋黏附于造口上；最好于术后用皮肤屏障剪成与造口大小匹配的简单造口袋。术后早期，如发生造口袋渗漏或不匹配的情况，均需及时更换造口袋，并清洁造口周围皮肤。维护造口皮缘的完整与清洁非常重要，所有护理人员需要了解这点的重要性。渗漏的造口袋需要及时更换，而不能留给下一班人员甚至第二天早上等伤口与造口认证护士来换，因为在等待的过程中可能发生皮肤损害。

袢式回肠造口

当造口处两端的肠内容物均需要转流，且远端肠道需要减压时，需选择袢式回肠造口。正如末端回肠造口位置的选择，袢式回肠造口位置亦需术前仔细定位。袢式回肠造口可按下述两种技术之一构建：其一是由克利夫兰诊所 Turnbull 医生推崇的，首先选择欲行袢式回肠造口的肠袢位置，在此处肠袢近端、远端预置两根标记缝线（图 9-8A）。构建造口的过程为于肠袢近端预置缝线松的单结扣，在远端的缝线打两个结扣，此两针定位缝线非常重要。

与末端回肠造口原则一样，腹壁上为袢式回肠造口开孔（图 9-6B），穿过肠袢系膜和肠管放置牵引带，将肠袢拖出腹壁（图 9-8A）。有外科医生建议将袢式回肠造口近端功能口置于偏下方的位置，可以控制袢式回肠造口出口流出的肠内容物较少，且不会破坏造口袋，但通常可造成造口肠袢部分扭转，而可能导致肠梗阻发生率的升高。对于有严重肥胖症同时系膜较短的患者，可将腹壁造口做成圆锥形，腹膜侧的开口要大于皮肤侧的开口，此时需要在腹膜和肠袢间缝合一圈，来保持造口肠袢的位置和方向。待肠袢从腹壁开孔处拖出后，关闭腹腔，确保肠袢方向正确，构建袢式回肠造口时，通常不需将回肠系膜与腹壁加固缝合。保护好手术切口，将注意力转移至造口上。

用市场上流通的硬塑料棒替换牵引带（图 9-8B），通常不需把塑料棒与造口周围皮肤缝一起，但需要于塑料棒的两端缝两根粗线，以便随后的撤出，撤出将塑料棒是从系膜处拽出而非从系膜处推入，以免损伤造口系膜。于拖出的肠袢远端将肠道行一全周 4/5 的切口，回肠大约高出皮肤表面约 1 cm（图 9-8B）。随后肠袢较短的一侧直接缝合成型，将回肠肠壁全层与

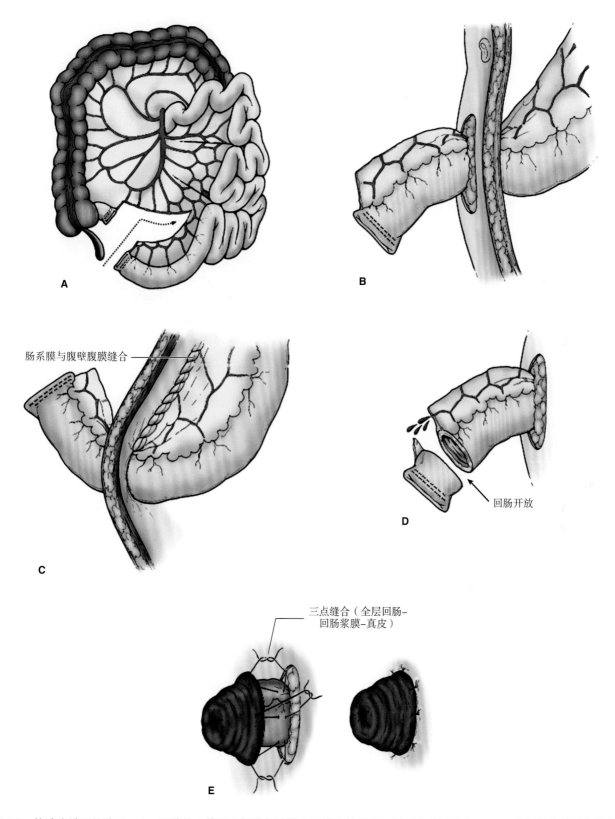

图 9-7　构建末端回肠造口。A. 远端的血管弓和部分肠系膜在肠段上被保留，用于构建回肠造口；B. 关闭的末端回肠被拖出腹壁，腹壁外的回肠长约 6 cm；C. 回肠系膜固定在腹壁上；D. 证实有充足的血供；E. 构建一个龙头样突起的结构，需要将末端回肠外翻然后将全层肠壁、造口基底部的浆肌层和真皮层三点缝合

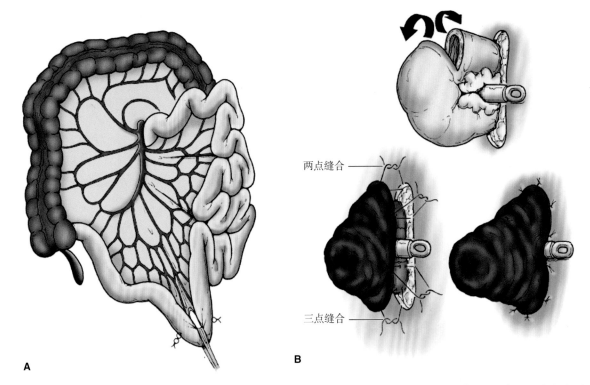

图 9-8 构建一个袢式回肠造口。A. 将一条牵引带置于拟行回肠造口的肠段，用缝线标记远近端；B. 将肠段从腹壁开口拖出，同时保持肠道远、近端定位。用一个塑料棒替代牵引带，然后完成龙头样构型

两点缝合

三点缝合

皮肤真皮层直接缝合。在构建肠袢近端造口时，缝合需要与先前所述末端回肠造口相同，缝针先是穿过回肠肠壁全层，然后是造口基底部回肠的浆肌层，最后是皮肤真皮层。随着缝线逐渐收紧，在硬塑料棒的支撑下，近端回肠造口处肠道会外翻突起于皮肤，呈一个龙头样构造。回肠造口袋既可以置于硬塑料棒下面，也可以置于其上，这取决于肠袢系膜的张力。硬塑料棒须放置一周，造口护理的方法与前面所述的方法一样。

另一种构建完全转流的回肠造口技术是由 Abcarian 和 Prasad 推广的"分离末端肠袢式"方法（图 9-9）。此技术包含有将拟造口处回肠用线性吻合器横断这一步骤。但并不损伤相应的肠道的系膜。腹壁上的开口与先前所述的方法相同，将小肠拖出时，近端的肠袢是切开的，其造口方法与末端回肠造口的方法是一样的。远端离断的小肠只是拖出其断端的一角到造口的基底部，然后将其肠壁全层与旁边的真皮层进行缝合，此时可以用一个小的逆行造口为远端肠道减压。

当患者肥胖和（或）系膜张力高（通常见于直肠结肠、切除重建术），而回肠造口肠袢无法提至皮肤平面，可通过分离末端肠袢式回肠造口获得更长的长度。在拟行回肠造口的位置分离回肠，回肠近端拖出腹腔做一个末端造口，远端关闭留在腹腔或留在腹壁。此操作可能在需要关闭造口时，需要做一个较为正式的剖腹手术，但与行一个平齐皮肤平面的回肠造口相比，是一个更好的选项。

袢式回肠造口的关闭

当通过内镜或造影检查证实储袋完整或远端吻合愈合时，需要考虑关闭袢式回肠造口。在恢复肠道连续性之前，需要行以下的检查：肛门括约肌机能、细致的体格检查和各种测压实验，评估证实肛门括约肌具有足够的功能。

关闭袢式回肠造口时（图 9-10），先游离造口周缘，包括最小距离的一圈皮肤，向深部直达腹腔，需要明确触及腹壁的腹膜的清洁周缘。待此步骤完成后，造口处肠袢通常可较容易从腹壁的圆形切口中提起来。切除造口周围的纤维组织，尽可能多的保护造口处有活力的肠壁（图 9-10B 和图 9-10C），然后闭合造口。闭合造口方法有多种方法：手缝肠壁横切口（图 9-10D 和图 9-10E）、吻合器横行封闭肠壁（图

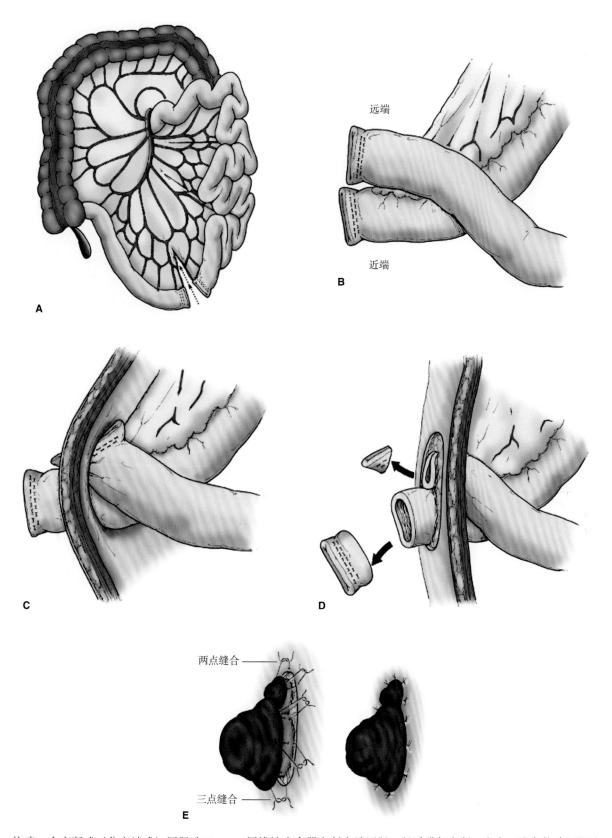

图 9-9　构建一个离断式（分离袢式）回肠造口。A. 用线性吻合器离断末端回肠，肠系膜仅离断一点点，准备构建回肠造口；B、C. 作为功能性部分的回肠近端完全拖出，准备做成龙头样构型，然而远端仅仅拖出断端一角；D 切除近端钉合部分肠壁和远端一角部分肠壁；E. 完成功能性的龙头样构型和非功能性隐蔽部分的开口成型

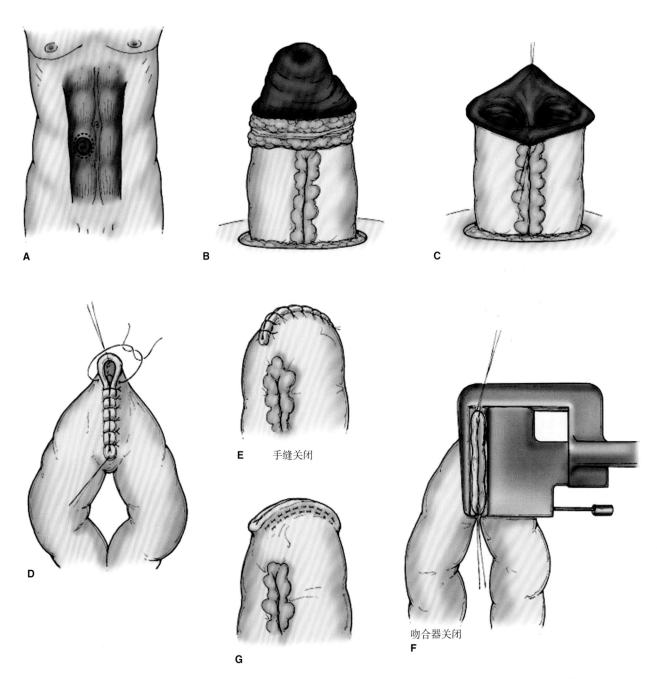

图 9-10　袢式回肠造口的关闭。A. 环形切开直到腹腔；B. 肠袢完全游离；C. 纤维脂肪组织被完全切除，保留所有肠组织；D、E. 完成手缝关闭或吻合器关闭（F、G）

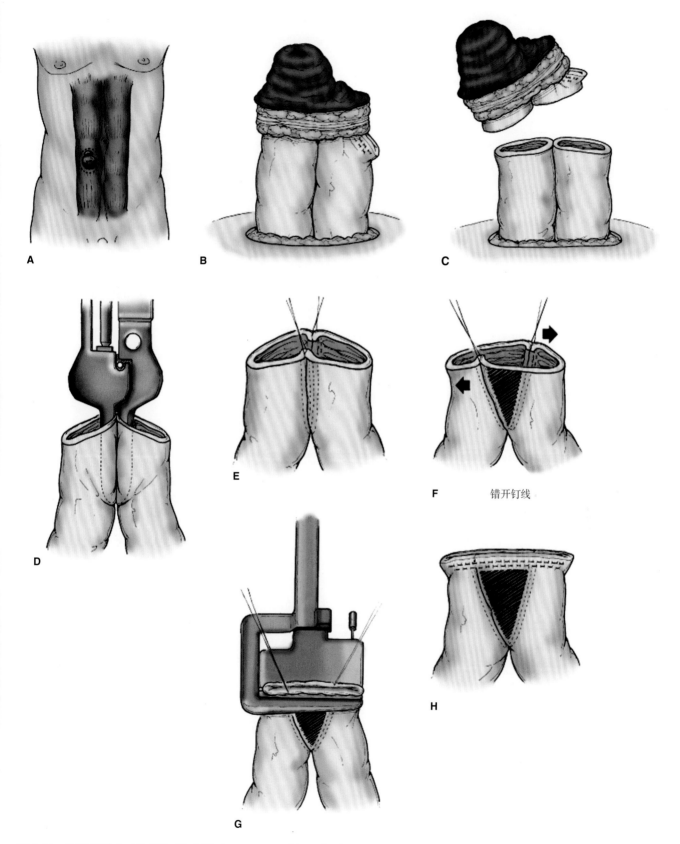

图 9-11 关闭离断式（分离袢式）回肠造口。A. 环形切开直到腹腔；B、C. 切除造口端和残留吻合钉；D. 在肠道对系膜缘用线性吻合器进行切缝；E、F. 错开线性吻合器钉线；G、H. 用线性吻合器完成功能性端端吻合

9-10F 和图 9-10G)、或行肠管端端吻合。

关闭分离式回肠造口（分离肠袢式）的步骤（图 9-11）如下：首先同样游离造口，然后行肠管端端吻合术。移动线性吻合器，横向关闭残端开口。需要将肠道进行轻度扭转，以便用小肠系膜得做钉缝。

肠道连续性恢复后关闭腹壁。由于存在皮肤感染的风险，许多外科医生不愿意同期缝合皮肤，而选择其他的皮肤处理方法，包括在皮下放置引流管、用直线缝合的方式关闭部分皮肤、或用荷包缝合的方式关闭部分皮肤。

袢式末端回肠造口

袢式末端回肠造口只在较少的情况下应用，包括切除末端回肠的系膜不安全而需将其保留，或腹壁开口处拖出末端回肠时系膜张力过高等。这是由于系膜太厚或腹壁脂肪层过厚，或者因为患者施行复杂手术导致的系膜改变，通常情况下妨碍柔软游离组织的处理。袢式末端回肠造口尤其适合于放射损伤或膀胱切除术后，需行尿路导管造口的肥胖患者。此技术的优点是需要于造口下面放置支撑棒 1 周，可有效地避免造口回缩到肥厚腹壁中（图 9-12）。

构建袢式末端回肠造口时需横断回肠，与先前所述相同，但关闭的残端仍需保持关闭（图 9-12A）。残端的钉线需用两端的浆肌层包埋，或者是用于尿路导管，回肠残端只可用可吸收缝线进行关闭，因为有报道称，残端的吻合钉能够导致结石生成（图 9-12B）。常规袢式回肠造口需预置定位缝线，穿过系膜放置一根牵引带，将回肠肠袢方便地拖出腹壁，下方的闭合肠袢置于上方，且在腹腔内（图 9-12C）；然后按照先前所述的常规袢式造口的步骤构建袢式末端造口（图 9-12D、图 9-12E、图 9-12F）。如行永久性造口，末端回肠的系膜需要固定缝合在腹壁上（图 9-12D）。当造口是用于尿路导管时，可在做输尿管吻合前，先将拟用作泌尿导管的一侧肠袢拖出腹壁，这可避免完成输尿管吻合后发现回肠长度不足以拖出腹壁，并且这种方式构建造口时也较容易放置输尿管支架。

袢式末端回肠造口患者存在一个特殊的问题：远侧盲端回肠持续分泌黏液，并且可能持续数月，以致影响造口袋与造口处的黏附。如出现此情况，可能需要切除远侧的盲端回肠，将其恢复成常规的末端回肠造口；由于切除远侧回肠袢手术较为简单，并且不需要打开腹腔，所以代价并不太大。更重要的是，在构建袢式末端回肠造口时，充分保证了造口处的血供和

造口回肠突起的龙头样结构，所以其他的并发症发生的可能性较小。

回肠造口的术后护理

回肠造口袋通常包含一个带有皮肤屏障的圆盘和圆盘上一个可引流的储袋。目前通过商业渠道可获得的回肠造口袋通常是单片造口袋或半抛两片式造口袋。所有造口袋均有一个皮肤屏障塑料凸环，环形标记线可以精确剪切造口大小，带有皮肤屏障的凸环上直接黏合储袋，可方便地对袋内容物进行引流处理；可抛两片式造口袋更容易更换外袋。患者若造口突起良好，定位良好，则患者需要每 4 ~ 5 天更换一次。一个构建良好的造口可让患者有正常的活动，能吃平衡可口的膳食，有正常的娱乐和性活动，造口可以保持不脱垂或回缩、周围皮肤良好、造口设备不漏。回肠造口术后早期，平均每天会有 1500 ml 的液体肠内容物排出，经过一段时间适应后，每天排出的肠内容物可减少至 500 ~ 800 ml，性质也可变得更稠厚。

回肠造口并发症

19 世纪 60 年代，在造口外翻概念出现以前，有较多的回肠造口患者出现严重的并发症，多与导致造口本身不全性梗阻的浆膜炎有关。这通常继发于小肠梗阻后的大量液体积聚在肠腔，这种情况被称为"回肠造口术功能紊乱"，常可导致死亡，这种情况当时被预见会出现在各种造口术后，称为"回肠造口功能障碍"。自从造口开放后同时行外翻缝合后，这一灾难性的问题基本上被消除了。回肠造口因此不再出现过量排出的问题，甚至术后早期也是如此。

回肠造口患者目前遇到的更多的问题是，如何维持造口袋良好封闭。封闭不良通常与造口位置选择不当、造口构建有缺陷有关，在一些病例中，需要重新构建造口，使之成为龙头样突起造型，或更换造口位置，以便能更好地使用造口袋。造口周围皮炎也是回肠造口患者最常遇到的问题，可以通过恰当的造口构建技术、配备合适的储袋来加以避免；如造口周围皮肤损伤严重可能需要进行分层厚皮片移植来处理。在皮肤周围炎或存在其他造口周围皮肤损害的情况下，需要让患者使用一种特殊的回肠造口袋。这种回肠造口袋可维持封闭于回肠黏膜上，而不是造口周围的皮肤上，这种造口袋使用较少，仅用于有造口周围皮肤并发症的患者身上，患者需要穿戴一个起支撑作用的皮带，来保持其位置不发生变化，在此期间患者可用

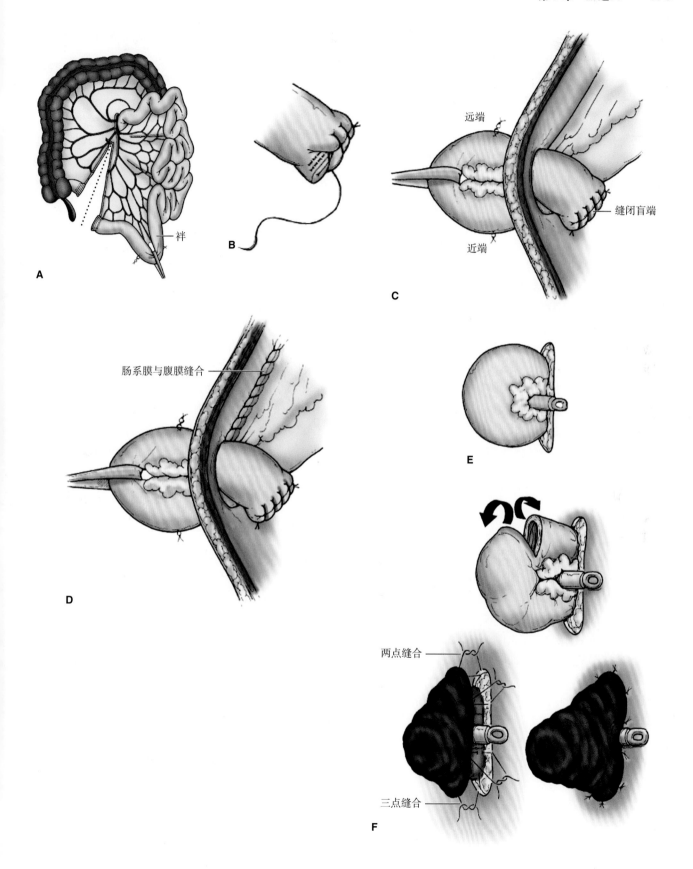

图 9-12　构建一个袢式末端回肠造口。A. 用一条牵引带牵引肠袢，充分游离切开肠系膜，但保留所有系膜组织；B. 包埋回肠残端；C. 将肠道拖出腹壁开口，功能臂（近端）置于下方位置，关闭的远端残端可以保留在腹腔内；D. 回肠系膜固定在腹壁上，这意味着这是永久性造口；E. 用硬塑料棒替换下牵引带；F. 如同前面袢式回肠造口一样，完成造口的构建

含药的垫子来治疗造口周围皮肤并发症。

回肠造口另一个可能的并发症就是脱水。在刚刚做完回肠造口的患者中，肠内容物的排出量常常较多，以至于患者需要静脉输注液体，直到造口排出量减少，患者可以经口摄入足够流体电解液。恶心是脱水的早期症状之一，由于恶心，患者不愿更多地饮水，又可加重患者脱水的问题。此问题很少会导致回肠造口术的患者再入院，应于患者出院前详细告知脱水的症状和体征，通过增加经口摄入水量来进行早期干预。长期回肠造口的患者亦有脱水的风险，通常发生于炎热天气、激烈的体力活动后，应告知患者保持适量的流体电解液的摄入，需要在手边常备处理单纯性腹泻的药物，以便在脱水发生前就能有效控制腹泻。

亦有回肠造口患者遭遇急性造口梗阻，通常与食物咀嚼不良导致的"食块梗阻"有关，常发生于近端肠道通过腹壁的这一平面上。此并发症多发生于刚做完回肠造口的患者身上，残留的组织水肿导致在回肠穿过腹壁时，存在相对狭窄。其典型表现是：患者摄入有较多食物残渣的纤维素食物后出现痉挛性腹痛、造口排出减少、脱水和呕吐，需要立即去医院，并及时静脉补液治疗，然后行造口灌洗尝试冲出可能的梗阻食块。于造口中置入 Foley 或相似的导尿管，用温盐水轻柔地灌洗造口，如回抽灌洗液中有食物颗粒，可继续灌洗直到造口功能恢复、梗阻解除；如回抽液清亮，提示近端梗阻或粘连性肠梗阻，需要用高渗的对比剂行肠道造影来进一步评估。如果问题是食物阻塞，通常可通过缓慢灌注高渗对比剂，验证治疗效果；如果无迹象显示是食物阻塞，需要考虑处理粘连性小肠梗阻。图 9-13 是缓和回肠造口阻塞的流程图。

有些患者会因为饮食不当、感染性疾病、短肠综合征或炎性肠病复发导致回肠造口高流量排出，此时需明确病因并给予相应地个体化治疗，解决病因的同时维持水电解质平衡非常重要。由于短肠综合征患者缺少末端回肠的吸收功能，需要特殊护理，在维持电解质平衡的同时还需要额外补充维生素 B_{12}、钙和脂肪。

对于回肠造口另一个可能出现的特殊问题是造口旁瘘的形成。通常意味着克罗恩病的复发，其处理取决于克罗恩病的严重程度。在评估和治疗的同时，造口袋也需要做相应的调整，以便于瘘可以很好地引流到造口袋中，不要试图去覆盖瘘的开口，通常可通过改变造口袋皮肤屏障的形状，来达到这一目的。

由于在回肠内没有痛觉神经纤维，未被发现的造口袋不合适所造成的造口破裂，并非罕见，尤其是在

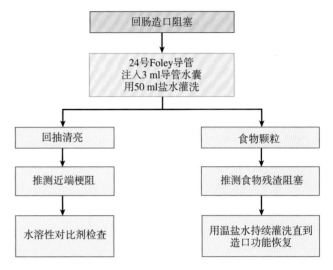

图 9-13　回肠造口阻塞处理流程

造口的背面，患者以及帮助护理回肠造口人员均应经常性地观察回肠造口有无损伤。

UOA 数据登记处回顾分析所有数据显示，回肠造口并发症的发生率较低，且需要相应的外科处理的比例更低。绝大多数常规回肠造口的患者可以有正常的生活，较少有因为造口限制其生活方式的，多数患者每天处理造口的时间少于 1 h。

自制性回肠造口

自制性回肠造口，或者叫做 Kock 储袋，可作为治疗部分溃疡性结肠炎或家族性息肉病患者的常规回肠造口的备用手术方案，该术式构建一个带有节制能力的乳头样阀的小肠储袋。自制性回肠造口可使造口置于一个不显眼的位置，且可避免永久穿戴造口袋。但需要每天复杂的插管处理，帮助储袋排空。由于维持储袋乳头样阀的节制能力和便于插管的储袋位置较为困难，构建自制性回肠造口的并发症发生率较高。此手术需在经常做这种手术的中心完成，并且需要有一个处理相关并发症经验丰富的团队。自制性回肠造口可作为溃疡性结肠炎患者最初造口形式，也可作为已有回肠造口，但造口有功能障碍的患者包括原造口位置不佳，或对造口设备有变态反应导致造口周围皮肤严重损害等的替代造口形式。但对于已行结、直肠切除及回肠储袋肛管吻合的溃疡性结肠炎或家族性息肉病的患者，不应将 Kock 储袋作为最初的造口方式。由于有较高的疾病复发率以及在切除 Kock 储袋性时，有潜在的小肠丢失风险，多数外科医生认同克罗恩病

是回肠造口的禁忌证；对于拥有功能良好的末端回肠造口的患者也不推荐自制性回肠造口。

自制性回肠造口的优点是不需佩戴造口袋，在两次插管之间大便可控，可能患者有比常规回肠造口更好的生活质量；缺点是并非所有患者大便都可控，需要复杂的每天插管，有时插管较困难，还有手术时间长、及并发症发生的风险高等；如手术失败，患者可能损失相当长度的小肠。而且，复杂的手术操作不能舒缓与最初选择做自制性回肠造口的动机的心理因素。

自制性回肠造口的构建

1967 年 Nils Kock 首先描述用自制性回肠造口来储存粪便。其最初描述的是"U"形储袋，理论基础是通过阻断肠道的协调性蠕动来增加容量。以后"J"和"S"形储袋相继出现，亦能达到相似效果。本章介绍"S"形储袋。

自制性回肠造口或者叫 Kock 储袋的构建分为 4 个步骤：(1) 构建储袋；(2) 构建提供可控性的乳头样阀；(3) 将储袋悬挂于腹壁上，并确保乳头样阀不移位；(4) 构建造口。

在构建储袋时，尽可能靠近盲肠横断末端回肠（图 9-14A）。需要 30 ～ 45 cm 的末端回肠构建"S"形储袋，留出远切端的 15 cm（图 9-14B）。其中 5 cm 做出口，其余 10 cm 肠段构建乳头样阀。将小肠摆成"S"形，在肠系膜边缘用 2-0 聚乙醇酸线间断浆肌层缝数针，"S"形的每一臂大约 10 ～ 15 cm 长。将"S"形部分的全部肠道打开，手术时需尤其注意于"S"形的外侧臂应靠近系膜边缘作切口，中间臂须在对系膜缘小肠肠管表面切开。用 2-0 的合成可吸收缝线单层连续缝合"S"形中间臂肠壁与两个"S"形外侧臂肠壁的内壁（图 9-14C）。用前面的两根缝合线一直延续缝合至关闭两个"S"形外侧臂肠壁的外壁。从两个方向连续缝合，外壁形成 Kock 储袋的前壁，可以应用全层缝合技术（既可以是"排球式"缝合也可以是 Connell 缝合）连续缝合，直到两根缝线在中间汇合。在储袋关闭以前，必须先将乳头样阀做好。

将储袋以远 15 cm 末端回肠构建阀和造口。在完成储袋肠壁缝合前，要保持储袋开放的足够大，以便于将末端回肠拖回储袋内做乳头样阀（图 9-14D、图 9-14E）。用 Babcock 钳从储袋内伸入末端回肠，在距储袋 5 cm 处轻柔夹住肠壁全层。向储袋内回撤钳子，肠道自身形成一个乳头样阀。通过在系膜的两边用吻合器各钉上一排钉子，然后在对侧小肠系膜缘钉上第

三排钉子来保证阀的位置固定（图 9-14F）。偶尔也可以围绕乳头样阀，等距离地钉四排钉子（图 9-14G）。也可用去除刀片的线性吻合器来完成此操作，在使用器具关腔前，将处理过的线性吻合器的一个臂从储袋内插入乳头样阀的束内，这样乳头样阀的钉线是浆膜对浆膜的固定，阀将不会展开。然后将储袋的前壁如所前述缝闭（图 9-15A）。保留有 5 cm 的末端回肠，用来穿过腹壁，来构建与皮肤平面平齐的造口。

正如本章前文所述一样，选择腹部右下象限作为造口开口位置，腹壁开口要求在皮带线以下，穿过腹直肌。在将回肠末端从腹壁开口拖出之前，需要在储袋和乳头样阀的肠系膜上开一个窗口，用一根柔软的合成网片系带（1×10 cm）从这个窗口穿过，系膜血管需要在系带的下面，都将环绕于乳头样阀的系膜中（图 9-15B、图 9-15C）。应用系带的目的是保持乳头样的结构以及帮助储袋固定在腹壁。将系带用浆肌层可吸收缝线缝合、固定于基底部（图 9-15D）。由于需要将系带两端与出口的对侧小肠膜缘缝在一起，要保留系带的两端有足够的长度；系带有助于将出口容易地穿过腹壁开口，然后用不可吸收缝线将系带缝合在腹壁开口处的前鞘上。准备将出口拖出腹壁开口前，需要在储袋的肩部靠近出口的两端和中间预置三根未打结的浆肌层缝线（图 9-15E）；将此三根缝线将腹壁开口相应部位的腹膜和前鞘缝合，将储袋固定在前腹壁上。将出口从腹壁开口拖出，将储袋靠向腹壁。然后收紧三针缝线再打结，先是两边的两针，然后是中间的一针（图 9-15F）。将系带的尾端与前鞘进行永久性缝合固定，剪去系带的头端。

如有可能，可将小肠系膜的切缘缝合到前腹壁上（图 9-15F）。将储袋出口连续缝合于镰状韧带上，其最终的位置应于右侧骨盆，储袋的小肠系膜缘（前壁）方向向下。

于皮肤平面切开出口处的末端回肠（图 9-15G）。用可吸收缝线将皮肤表皮下层与肠壁全层进行缝合完成造口构建（图 9-15H）。将一根 Medina 导管通过造口放入储袋，将导管固定在皮肤上，以防导管滑脱或滑入储袋内（图 9-15I）。插管过程中应无明显阻力，且是直线进入而无偏差。储袋保持引流 2 周，于第 3 周间断夹闭导管。最终是拔除导管，维持每 4 h 一次插导管引流，然后逐渐增加间隔时间至 6 ～ 8 h。

随着储袋内的压力升高，乳头样阀的控便能力也提高。如乳头样阀结构丧失及阀脱垂，或者阀从储袋的肠系膜一侧（薄弱点）滑脱，可造成失禁或梗阻；

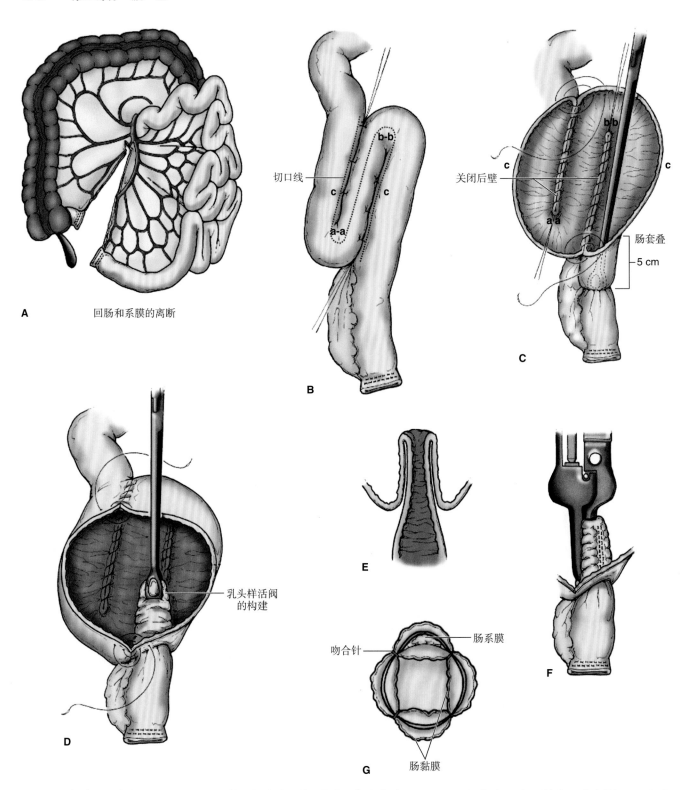

A 回肠和系膜的离断

B

切口线

c   c

b-b

a-a

C

关闭后壁

b-b

c   c

a-a

肠套叠

5 cm

D

乳头样活阀的构建

E

F

G

吻合针   肠系膜

肠黏膜

图 9-14　构建一个自制性回肠造口。A．结肠切除时要尽可能多地保留末端回肠；B．调整构建"S"形储袋、乳头样阀和回肠末端到储袋开口所需的肠道量；C．用 2-0 可吸收合成线连续缝合开始构建储袋；D．从两角开始连续缝合构建储袋前壁，在关闭储袋前壁之前要完成乳头样阀的构建；E．将回肠向储袋内反向套叠，来构建一个 5 cm 长的乳头样阀；F、G．在靠近肠系膜处和肠系膜缘用多排吻合钉钉合，保持肠套叠形状

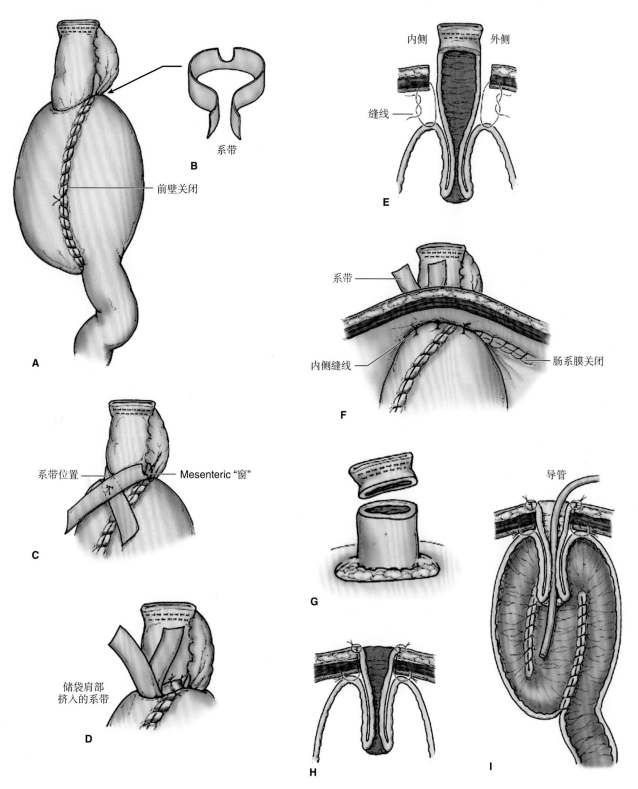

图 9-15　完成自制性回肠储袋。A. 储袋前壁完成；B. 柔软的合成网片系带（1×10 cm）；C. 网片系带穿过储袋和乳头样阀的系膜环绕阀；D. 将网片系带缝在活瓣和储袋肩部；E. 在储袋肩部和腹壁固定缝合；F. 储袋悬吊在腹壁上；G. 在皮肤平面切开回肠末端的出口；H. 通过将肠壁全层与真皮层缝合完成造口；I. 将 Medina 导管置入完成后的储袋内并将导管固定在皮肤上

这两种情况连同"储袋炎"是自制性回肠造口最常见的并发症，因此，有很多储袋构建的改良方式试图预防或校正上述问题。

如果在乳头样阀处形成了瘘或者阀滑脱，可保留储袋并再构建一个新的乳头样阀（图 9-16）。操作步骤为先从腹壁和骨盆上充分游离开储袋，然后切除储袋排出道，包括切除原乳头样阀（图 9-16B）。在储袋近端的末端回肠距储袋 15 cm 处横断（图 9-16C）。将储袋于其肠系膜上旋转 180°（图 9-16D）。按先前介绍的方法构建一个新的乳头样阀，包括在回肠上的出口，在阀上用数排吻合钉固定折叠处（图 9-16E、图 9-16F、图 9-16G）。切除原阀出口，创建新的储袋壁的开口作为储袋的入口。然后将近端回肠的断端用第二次肠切开术与储袋做吻合，新的吻合位置须确保储袋与之前一样方便地位于腹腔右下象限（图 9-16D）。倘若可能，原腹壁造口可以保留并再利用。像前文介绍的一样，用一根网片系带将储袋悬吊在腹壁上，然后重新构建造口（图 9-16H 和 9-16I）。向储袋内置入一根 Medina 导管持续引流 1 周以上，以保护储袋。由于再次手术而储袋不需扩张，患者亦不需要教育，没有延长间断夹闭导管的时间的必要。

尿道导管

尿道导管是利用一段血供良好的小肠来构建，它可连接尿道，以便将尿液像回肠造口一样，引流到腹壁外。尿道导管无储存功能，仅是提供一段开放的管道。常用于侵袭性肿瘤而行膀胱切除术患者，也可用于严重的尿路梗阻、先天性脊柱裂、脊髓脊膜膨出、膀胱外翻以及脊髓外伤导致的严重的神经源性膀胱。随着其他膀胱排空技术的发展，先天性疾病或外伤性疾病，施行尿道导管手术的例数不断下降。膀胱切除、尿道导管构建以及泌尿道与肠道吻合常由泌尿外科医生完成，但构建造口，包括恢复肠道连续性一般需由有肠道手术和丰富造口手术经验外科医生完成。

构建导管和造口的基本原则包括准备一段系膜血供、游离度良好的肠管，满足肠管远端可以用于造口、近端可以用于输尿管植入。确保肠道的顺流方向至关重要，尤其是用乙状结肠做导管时；无论是结肠还是近端小肠，不能应用放射线照射过的肠道来构建导管。如果造口构建不良，则可能造成尿液潴留，进而导致尿液逆流损伤近端导管。

手术操作包括选择一段足够长的小肠，其远端能达腹壁水平做造口，近端应足够长可达腹膜后腔且完成泌尿道肠道无张力吻合（图 9-17）。小肠长度一般为 18 ～ 20 cm，如系膜较短或腹壁较肥厚时需要酌情调整肠道长度。对于后一种情况，推荐比较有优势的用硬塑料棒支撑的袢式末端造口。选好肠段后，从远点处切开肠系膜，保证肠道有足够的活动度以达腹壁。端的系膜可少切开一些，需仔细操作以确保有充足的血供（图 9-17A）。然后在预计的导管位置，在肠道后面恢复肠道连续性（9-17B），缝合或钉合回肠 - 回肠吻合恢复连续性。清理干净导管内的肠内容物，近端封闭，需用可吸收缝线，防止吻合钉导致结石生成。然后像前述回肠造口方法在腹壁开口构建造口（图 9-17C、图 9-17D）。此步骤中要确保管道在做尿路吻合的最终位置时，能将管道远端穿过腹壁，而无张力，然后完成输尿管的吻合并放置输尿管支架（图 9-17E）。与回肠造口相同的方法构建造口，但需要注意的是造口袋必须要包含有一个允许排空的阀，因为尿液的容量大，其重量可能会使造口袋脱落；如要避免此问题，需要患者经常排空造口袋，睡觉时连接一个夜间引流系统。

尿道导管的并发症

尿道导管最常见的并发症就是因为造口位置不良或者构建了一个平齐皮肤的造口而无龙头样突起，导致造口袋漏尿。虽然有泌尿外科医生认为平齐皮肤的造口较少导致损害，但多数外科医生不同意此观点，认为有龙头样突起结构的造口更有利。有时构建造口时，缝线缝在皮肤上，而非真皮层，可导致造口周围放射状瘢痕，进而影响密封造口袋。由于造口流出的是稀薄的液体，所以要求造口袋必须密封得非常精密，才可避免造口周围皮肤的损害。如管道内有尿液潴留时，可产生异味，给患者带来较大的心理负担。异味、黏液产生、肋腹痛、发热等提示有泌尿道感染。向造口内插管收集尿液，而不从造口袋收集尿液，可获得准确的尿样进行培养。局部修复甚至更换部位重建平齐皮肤的尿道导管造口并非罕见，如需重做，需要小心确保导管有足够的长度；如无足够的长度，可能需要增加一段小肠来构建合适高度的造口，而无需重新进行输尿管 - 肠道吻合。

对于不能保持适度的个人卫生并且未酸化尿液的患者，可能会产生结石形成及造口周围结晶形成。通过酸化尿液或者用白醋清洁浸泡储袋可减缓此进程的发展。Collyseal（Torbot Co.）的应用也可保持造口周围的酸性环境，以减少造口周围形成结晶。如造口

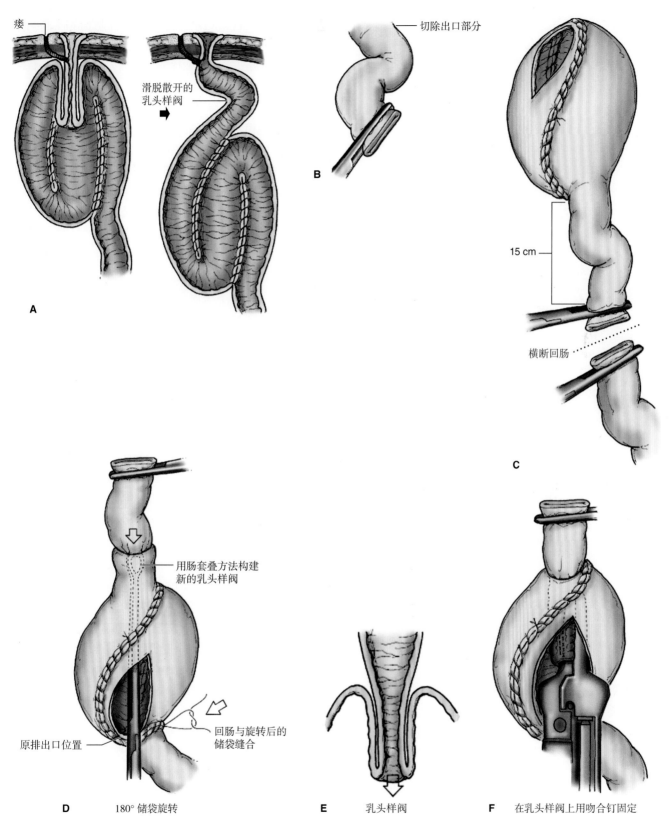

图 9-16　在瘘形成或活瓣结构丧失后自制性回肠造口的挽救方法。A．皮肤和乳头样活瓣间的瘘（左）和乳头样阀滑脱（右）；B．切除失败的乳头样阀和流出道；C．在储袋近端 15 cm 处的末端回肠横断，留出足够长度的肠段再构建阀和造口；D．储袋旋转 180°，将肠道吻合到储袋上；E、F、G．通过切除原阀的开口与先前一样重建新的乳头样阀

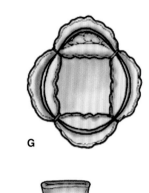

G

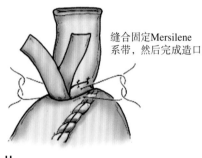

缝合固定Mersilene
系带，然后完成造口

H

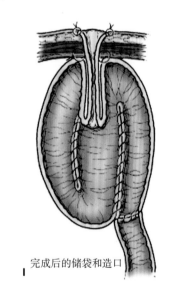

完成后的储袋和造口

图 9-16（续）　H、I. 储袋固定在腹壁上，造口完成

位于放射治疗的照射野，射线可导致造口周围的皮肤损害，需要改变造口位置，将其移到腹壁的非照射区域。甚至将造口移到腹壁的上半象限。最近已有应用前述的 Kock 储袋构建原理，来构建节制性尿流改道。

肠瘘

外科医生不希望看到肠瘘形成，所以一旦发现就应进行处理。需要应用现代的造口护理原则，以维持造口周围皮肤的完好，直至实施肠瘘的确定性治疗，此期间可用一些简单的方法保护造口处的皮肤和腹壁免受损害。现代造口护理技术结合静脉营养支持可缓解和减轻腹壁伤口的不受控制的肠液引流情况。

腹腔镜构建肠造口

在腹腔镜结、直肠外科最早开展的手术是构建了一个转流性肠造口。腹腔镜入路袢式造口不需肠道的切开或吻合，仅需在造口部位切开一个大于 5 mm 的切口；因此，能获得全腹腔镜入路的所有优势。缺乏结、直肠疾病腹腔镜入路处理缺乏经验的外科医生还会发现用腹腔镜构建肠造口是简单的，且是其积累结、直肠腹腔镜入路经验的一条捷径。

最早腹腔镜入路构建肠造口是 20 世纪 90 年代早期，随后这一技术迅速被很多外科医生所接受。一系列文献证实此项操作是安全、有效的。尽管腹腔镜与开放手术构建造口对比，还未有前瞻性随机对照研究证据，但病例对照研究证实，腹腔镜入路可以缩短术后恢复时间和住院时间。由于外科医生可较早发现腹腔镜入路构建造口的优势，可能少有人去做关于腹腔镜 vs. 剖腹手术构建造口的前瞻随机对照研究。

腹腔镜构建回肠造口或结肠造口适应证较多，包括直肠癌梗阻、直肠旁恶性肿瘤外压性直肠梗阻、大便失禁、穿透性直肠损伤、骶骨压力性溃疡、排便梗阻、会阴部克罗恩病、骨盆骨折和腰骶部烧伤等。事实上，任何需要做粪便转流的疾病均可考虑用腹腔镜入路操作。对于承受直肠癌近端梗阻痛苦的患者来说，腹腔镜入路转流性袢式结肠造口是较好的选择。腹腔镜技术可让外科医生评估术前影像学检查难以发现的肝、腹膜转移灶，也可完成粪便的转流而不增加腹腔和盆腔的粘连，而粘连可能会增加新辅助放疗的毒性，进而可让随后的直肠切除变得非常困难。无剖腹手术的切口患者恢复更快，几乎可立即行新辅助放疗。

亦有作者辩称与腹腔镜技术相比，环钻造口是更容易、更快捷和更便宜的方法。对于较瘦同时无腹部手术、外伤史的患者，如不能从腹腔探查手术中获益，环钻技术确实有优势；但对于较胖、有多次剖腹手术史的患者、可能从腹腔探查手术中获益、需要将肠道从后腹膜粘连上分离下来的患者，腹腔镜入路优势较为明显。

为节约在手术室的时间和花费，我们针对需要粪便转流的患者结合环钻、腹腔镜入路构建造口的优点改良了手术入路选择流程。如患者较瘦，并且可能不需要腹腔手术探查，患者倾向于用环钻方式造口，将

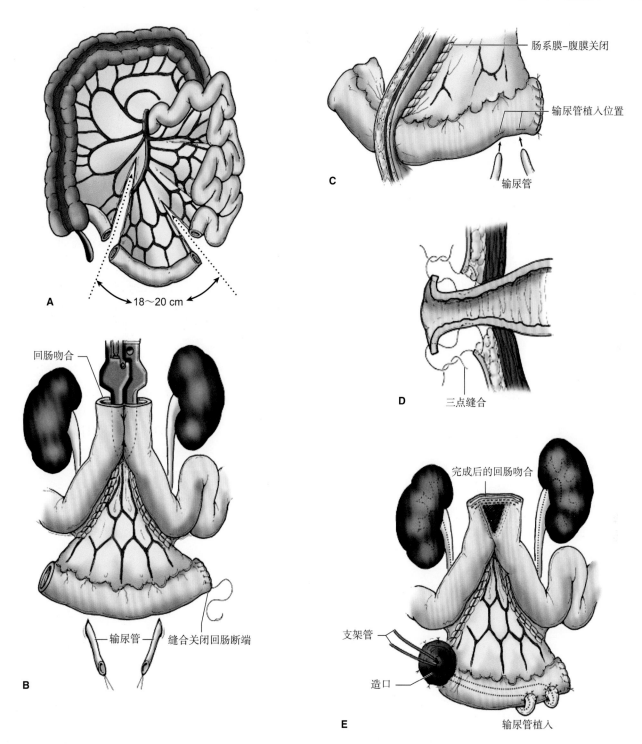

图 9-17　构建输尿管导管。A．切取一段 18～20 cm 长的远端回肠，仔细保护好其血供；B．恢复肠道连续性，预留的肠导管置于吻合肠管之后；C．完成输尿管与导管的吻合；D．造口构建成龙头样造型；E．在完成吻合后的输尿管中置入支架管

腹腔镜入路作为备用方案。患者进手术室后先按腹腔镜入路摆好体位，准备腹腔镜设备但不开封。然后开始做造口，如肠道能按正确的定位拖出到皮肤表面完成造口，则不用开封腹腔镜设备。如环钻造口难以完成，此时可在造口切口处放入 Hasson 套管针，进行腹腔镜操作。

腹腔镜入路造口技术

准备做转流性结肠造口的患者应该采取截石位或分腿体位，便于暴露肛门直肠；如拟行回肠造口则采取侧卧位。在预定的造口位置上开口，在后部的腹直肌鞘上预置荷包缝合线，将 Hasson 套管针置于其中。在对侧腹壁上置入一个 5 mm 套管针，探查腹腔。如准备造口处的肠道足够游离，不需再放置其他套管针；如仍需游离肠道，可于方便解剖处再放置一个 5 mm 套管针。如肠道能达到造口位置的腹膜，表明肠管已足够游离，在撤除气腹后，肠管与皮肤平面的距离会缩小。然后用 5mm 的照相机从两个 5 mm 套管针中的一个放入腹腔，将肠管摆放在正确的方向上，然后用器具抓持肠管通过 Hasson 套管针所在的造口位置处。偶尔也可在穿过造口前用缝线或夹子预先标记肠道的远、近端，尤其是在做回肠造口前。然后撤除气腹，打开套管针上腹直肌后鞘，将肠道从造口开口处的腹壁拖出。

如肠道是离断的并拟行末端造口，此时确认肠道的定位非常关键。左半结肠造口定位可以通过直肠镜充气来确认，或者通过在造口远端臂做一个小孔，注入聚维酮碘或染料，然后用直肠镜确认直肠内有染色来确定，或者用软乙状结肠镜直接抵达造口部位确认。另一个可选方案是如结肠用线性吻合器离断，远端可以放回腹腔，可以在 5 mm 腹腔镜直视下，确认远端一直延续到直肠。

腹腔镜肠造口术后肠功能迅速恢复可使患者为于术后 1 ~ 2 天出院回家。但可能对于患者和造口师产生一个问题，伤口与造口认证护士只能在很少的时间内对患者进行在院的造口护理教育。因此，在术前患者须会见伤口与造口认证护士，不仅是标记造口位置，更为进行造口护理教育。

腹腔镜造口关闭

腹腔镜技术最常用于结肠切除同时构建近端结肠造口的患者。虽然在袢式造口还纳时，偶尔用腹腔镜松解粘连术，由于大多数袢式造口可以通过沿造口周围的切除进行关闭，这种需求较为罕见。应用腹腔镜技术恢复肠道连续性，最常见的适应证是切除造口并行结、直肠吻合，通常是由于憩室病之前行乙状结肠切除（Hartmann 术）。此操作既可能较为简单，也可能较为复杂，取决于腹腔粘连的数量和严重程度，以及盆腔纤维化的程度。

完成腹腔镜 Hartmann 术有多种方法。有外科医生一开始就建立腹腔镜入路，完成粘连松解，游离结、直肠，切除结肠造口并插入圆形吻合器钉砧，再建气腹，完成吻合。更有效价比的方法是先切除结肠造口，

在结肠造口处腹壁开放时，尽可能多地做操作，然后再决定腹腔镜技术是否可行。这其中最重要的粘连松解和游离常能够通过造口切除来解决，尤其是有造口旁疝时，需要扩大筋膜开口更是如此。然后，近端结肠可以插入圆形吻合器钉砧准备进行吻合。须于建立气腹之前明确腹腔镜是否可行，可避免拆封不需要的腹腔镜器械，也可避免毫无结果的腹腔镜游离。如明确腹腔镜技术可行，即可建立气腹；既可关闭筋膜建气腹，也可置入手助设备。筋膜缺损的大小将决定何种方法对患者和医生更有利。然后用腹腔镜完成手术。

对于憩室病患者在利用腹腔镜完成 Hartmann 术之前，外科医生需要考虑是否有必要切除残余乙状结肠，并且游离结肠脾曲让降结肠能容易地到达盆腔，完成结直肠吻合。术前通过内镜和（或）对比剂灌肠来评估近端结肠和直肠残端，将有助于外科医生规划手术流程以及排除备选方案。

全结肠切除或次全结肠切除和回肠造口也可用腹腔镜恢复肠道连续性，切除回肠造口后，在腹腔镜下用圆形吻合器将回肠近端与直肠行端端吻合。

参考文献

Arumugam PJ, Bevan L, MacDonald L, et al. A prospective audit of stomas—analysis of risk factors and complications and their management. *Colorectal Dis.* 2003;5:49–52.

Bricker EM. Bladder substitution after pelvic evisceration. *Surg Clin North Am.* 1950;30:1511.

Burch J. The pre- and postoperative nursing care for patients with a stoma. *Br J Nurs.* 2005;14(6):310–318.

Butcher HR Jr, Sugg WL, McAfee CA, et al. Ileal conduit method of ureteral urinary diversion. *Ann Surg.* 1962;156:682.

Byers JM, Steinberg JB, Postier RG. Repair of parastomal hernias using polypropylene mesh. *Arch Surg.* 1992;127:1246.

Chechile G, Klein EA, Bauer L, Novick AC, Montie JE. Functional equivalence of end and loop ileal conduit stomas. *J Urol.* 1992;147:582.

Cheung MT. Complications of an abdominal stoma: an analysis of 322 stomas. *Aust N Z J Surg.* 1995;65:808–811.

Colwell J, Goldberg MT, Carmel JE. *Fecal and Urinary Diversions: Management Principles.* Mosby Publishing; St. Louis, MO. 2009.

Corman JM, Odenheimer DB. Securing the loop—historic review of the methods used for creating a loop colostomy. *Dis Colon Rectum.* 1991;34:1014.

Crile G Jr, Turnbull RB Jr. Mechanism and prevention of ileostomy dysfunction. *Ann Surg.* 1954;140:459.

Deol ZK, Shayani V. Laparoscopic parastomal hernia repair. *Arch Surg.* 2003;138:203–205.

Dinnick T. The origins and evolution of colostomy. *Br J Surg.* 1934;22:142.

Doughty D. Role of the enterostomal therapy nurse in ostomy patient rehabilitation. *Cancer.* 1992;70(Suppl):1390.

Edwards DP, Leppington-Clarke A, et al. Stoma-related complications are more frequent after transverse colostomy than loop ileostomy: a prospective randomized clinical trial. *Br J Surg.* 2001;88:360–363.

Feinberg SM, McLeod RS, Cohen Z. Complications of loop ileostomy. *Am J Surg.* 1987;153:102.

Fleshman JW, Cohen Z, McLeod RS, Stern H, Blair J. The ileal reservoir and ileoanal anastomosis procedure: factors affecting technical and functional outcome. *Dis Colon Rectum.* 1988;31:10.

Fleshman JW. Loop ileostomy. *Surg Rounds.* 1992;Feb:129.

Fucini C, Wolff BG, Dozois RR. Bleeding from peristomal varices: perspectives on prevention and treatment. *Dis Colon Rectum.* 1991;34:1073.

Gottlieb LM, Handelsman JC. Treatment of outflow tract problems associated with continent ileostomy (Kock pouch): report of six cases. *Dis Colon Rectum.* 1991;34:936.

Grundfest-Broniatowski S, Fazio V. Conservative treatment of bleeding stomal varices. *Arch Surg.* 1983;118:981.

Guenaga KF, Lustosa SA, Saad SS, Saconato H, Matos D. Ileostomy or colostomy for temporary decompression of colorectal anastomosis. *Cochrane Database Syst Rev.* 2007;(1):CD004647.

Hasegawa H, Radley S, Morton DG, Keighley MR. Stapled versus sutured closure of loop ileostomy: a randomized controlled trial. *Ann Surg.* 2000;231:202–204.

Hampton B. *Ostomies and Continent Diversions: Nursing Management.* Mosby Publishing; St. Louis, MO. 1992.

Huser N, Michalski CW, Erkan M. Systematic review and meta-analysis of the role of defunctioning stoma in low rectal cancer surgery. *Ann Surg.* 2008;248(1):52–60.

Janes A, Cengiz Y, Israelsson LA. Preventing parastomal hernia with a prosthetic mesh. *Arch Surg.* 2004;139:1356–1358.

Jayaprakash A, Creed T, Stewart L. Should we monitor vitamin B_{12} levels in patients who have had end-ileostomy for inflammatory bowel disease? *Int J Colorectal Dis.* 2004;19:316–318.

Jeter KF. Perioperative teaching and counseling. *Cancer.* 1992; 70 (Suppl):1346.

Jeter KF. *These Special Children. A Book for Parents of Children with Colostomies, Ileostomies, & Urostomies.* Palo Alto, CA: Bull; 1982.

Kalady MF, Fields RC Klein S, Nielsen KC, Mantyh, CR, Ludwig, KA. Loop ileostomy closure at an ambulatory surgery facility: a safe and cost-effective alternative to routine hospitalization. *Dis Colon Rectum.* 2003;46:486–490.

Kaveggia FF, Thompson JS Taylor RJ. Placement of an ileal loop urinary diversion back in continuity with the intestinal tract. *Surgery.* 1991;110:557.

Khoo RE, Cohen MM. Laparoscopic ileostomy and colostomy. *Ann Surg.* 1995;221:207–208.

Kodner IJ. Colostomy and ileostomy. *Clin Symp.* 1978;30:1.

Kodner IJ. Colostomy. Indications, techniques for construction, and management of complications. *Semin Colon Rectal Surg.* 1991;2:73.

Kodner IJ, Fry RD. Intestinal stomas: their management. In: Veidenheimer MC, ed. *Seminars in Colon & Rectal Surgery.* Philadelphia, PA: WB Saunders; 1991:65.

Kodner IJ. Stoma complications. In: Fazio VW, ed. *Current Therapy in Colon and Rectal Surgery.* Hamilton, Ontario: BC Decker; 1989:420.

Köhler LW, Pemberton JH, Zinsmeister AR, Kelly KA. Quality of life after proctocolectomy: a comparison of Brooke ileostomy, Kock pouch, and ileal pouch-anal anastomosis. *Gastroenterology.* 1991;101:679.

Leblanc KA, Bellanger DE, Whitaker JM, Hausmann MG. Laparoscopic parastomal hernia repair. *Hernia.* 2005;9:140–144.

Leung TT, MacLean AR, Buie WD, Dixon E. Comparison of stapled versus hand-sewn loop ileostomy closure: a meta-analysis. *J Gastrointest Surg.* 2008;12(5):939–944.

Ludwig KA, Milsom JW, Garcia-Ruiz A, Fazio VW. Laparoscopic techniques for fecal diversion. *Dis Colon Rectum.* 1996;39:285–288.

MacKeigan JM, Cataldo PA. *Intestinal Stomas: Principles, Techniques, and Management.* St. Louis, MO: Quality Medical; 2004.

MacLeod JH. Colostomy irrigation—a transatlantic controversy. *Dis Colon Rectum.* 1972;15:357.

Marcello PW, Roberts PL, Schoetz DJ Jr, Coller JA, Murray JJ, Veidenheimer MC. Obstruction after ileal pouchanal anastomosis: a preventable complication? *Dis Colon Rectum.* 1993;36:1105–1111.

McLeod RS, Fazio VW. Quality of life with the continent ileostomy. *World J Surg.* 1984;8:90.

McLeod RS, Lavery IC, Leatherman JR. Patient evaluation of the conventional ileostomy. *Dis Colon Rectum.* 1985;28:152.

Nightingale JMD, Lennard-Jones JE, Walker ER, Farthing MJ. Oral salt supplements to compensate for jejunostomy losses: comparison of sodium chloride capsules, glucose electrolyte solution, and glucose polymer electrolyte solution. *Gut.* 1992;33:759.

Oliveira L, Reissman P, Nogueras J, Wexner SD. Laparoscopic creation of stomas. *Surg Endosc.* 1997;11:19–23.

Ortiz H, Sara MJ, Armendariz P, de Miguel M, Marti J, Chocarro C. Does the frequency of paracolostomy hernias depend on the position of the colostomy in the abdominal wall? *Int J Colorectal Dis.* 1994;9:65–67.

Pachler J, Wille-Jorgensen P. Quality of life after rectal resection for cancer, with or without permanent colostomy. *Cochrane Database Syst Rev.* 2004;3: CD004323

Parks SE, Hastings PR. Complications of colostomy closure. *Am J Surg.* 1985;149:672.

Pata G, D'Hoore A, Fieuws S, Penninckx F. Mortality risk analysis following routine vs selective defunctioning stoma formation after total mesorectal excision for rectal cancer. *Colorectal Dis.* 2009;11(8):797–805.

Pearl RK, Prasad ML, Orsay CP, Abcarian H, Tan AB, Melzl MT. Early local complications from intestinal stomas. *Arch Surg.* 1985;120:1145.

Pearl RK, Prasad ML. End-loop stomas: the new generation of intestinal stomas. *Contemp Surg.* 1985;27:270.

Pemberton JH, Philips SF, Ready RR, Zinsmeister AR, Beahrs OH. Quality of life after Brooke ileostomy and ileal pouch-anal anastomosis: comparison of performance status. *Ann Surg.* 1989;209:620.

Prasad ML, Abcarian H. Pearl RK. End-loop colostomy. *Surg Gynecol Obstet* 1984; 158:380

Prasad ML, Pearl RK, Orsay CP, Abcarian H. Rodless ileostomy. A modified loop ileostomy. *Dis Colon Rectum.* 1984;27:270.

Price AL, Rubio PA. Laparoscopic colorectal surgery: a challenge for ET nurses. *J Wound Ostomy Continence Nurs.* 1994; 21:179–182.

Read TE, Salgado J, Ferraro D, Fortunato R, Caushaj PF. "Peek port": a novel approach to avoid conversion in laparoscopic colectomy. *Surgical Endoscopy.* 2009;23(3):477–481.

Remzi FH, Oncel M, Hull TL, Strong SA, Lavery IC, Fazio VW. Current indications for blow-hole colostomy:ileostomy procedure. A single center experience. *Int J Colorectal Dis.* 2003;18:361–364.

Rieger N, Moore J, Hewett P, Lee S, Stephens J. Parastomal hernia repair. *Colorectal Dis.* 2004;6:203–205.

Rolstad BS, Wilson G, Rothenberger DA. Sexual concerns in the patient with an ileostomy. *Dis Colon Rectum.* 1983;26:170.

Rombeau JL, Wilk PJ, Turnbull RB Jr, Fazio VW. Total fecal diversion by the temporary skin-level loop transverse colostomy. *Dis Colon Rectum.* 1978;21:223.

Rondelli F, Reboldi P, Rulli A, Marrhews JB. Loop ileostomy versus loop colostomy for fecal diversion after colorectal or coloanal anastomosis: a meta-analysis. *Int J Colorectal Dis.* 2009;24(5):479–488.

Rubin MS, Schoetz DJ Jr, Matthews B. Parastomal hernia. Is stoma relocation superior to fascial repair? *Arch Surg.* 1994;129:413–418.

Saha AK, Tapping CR, Foley GT, et al. Morbidity and mortality after closure of loop ileostomy. *Colorectal Dis.* 2009;11(8):866–871.

Sakai Y, Nelson H, Larson D, Maidl L, Young-Fadok T, Ilstrup D. Temporary transverse colostomy vs loop ileostomy in diversion: a case-matched study. *Arch Surg.* 2001;136:338–342.

Salvadalena, G. Incidence of complications of the stoma and peristomal skin among individuals with colostomy, ileostomy, and urostomy: a systematic review. *J Wound Ostomy Continence Nurs.* 2008;35(6):596–607.

Shabbir J, Britton DC. Stoma complications: a literature overview. *Colorectal Dis.* 2010;12:958.

Shemesh EI, Kodner IJ Statistics from the ostomy registry. *Ostomy Quart.* 1987;24:70.

Shirley F, Kodner IJ, Fry RD. Loop ileostomy: techniques and indications. *Dis Colon Rectum.* 1984;27:382.

Soliani P, Carbognani P, Piccolo P, Sabbagh R, Cudazzo E. Colostomy plug devices: a possible new approach to the problem of incontinence. *Dis Colon Rectum.* 1992;35:969.

Stephenson ER Jr, Ilahi O, Koltun WA. Stoma creation through the stoma site: a rapid, safe technique. *Dis Colon Rectum.* 1997;40:112–115.

Svaninger G, Nordgren S, Palselius IR, Fasth S, Hulten L. Sodium and potassium excretion in patients with ileostomies. *Eur J Surg.* 1991;157:601.

Swain BT, Ellis CN Jr. Laparoscopy-assisted loop ileostomy: an acceptable option for temporary fecal diversion after anorectal surgery. *Dis Colon Rectum.* 2002;45:705–707.

Thompson JS, Williams SM. Technique for revision of continent ileostomy. *Dis Colon Rectum.* 1992;35:87.

Turnbull RB Jr, Weakley F, eds. *Atlas of Intestinal Stomas.* St. Louis, MO: CV Mosby; 1967.

Unti JA, Abcarian H, Pearl RK, et al. Rodless end-loop stomas: seven-year experience. *Dis Colon Rectum.* 1991;34:999.

Wexner SD, Taranow DA, Johansen OB, et al. Loop ileostomy is a safe option for fecal diversion. *Dis Colon Rectum.* 1993;36:349.

Wiesner RH, LaRusso NF, Dozois RR, Beaver SJ. Peristomal varices after proctocolectomy in patients with primary sclerosing cholangitis. *Gastroenterology.* 1986;90:316.

Winslet MC, Drolc Z, Allan A, Keighley MR. Assessment of the defunctioning efficiency of the loop ileostomy. *Dis Colon Rectum.* 1991;34:699.

Winslet MC, Poxon V, Youngs DJ, Thompson H, Keighley MR. A pathophysiologic study of diversion proctitis. *Surg Gynecol Obstet.* 1993;177:57.

Young CJ, Eyers AA, Solomon MJ. Defunctioning of the anorectum: historical controlled study of laparoscopic vs. open procedures. *Dis Colon Rectum.* 1998;41: 190–194.

10

腹腔脓肿和肠瘘

Patrick S. Tawadros • Jory Simpson • Josef E. Fischer • Ori D. Rotstein
（李国逊 译）

腹腔脓肿

定义和病因

腹腔脓肿是指腹腔内被炎性粘连、肠袢、肠系膜、大网膜或腹腔内其他脏器隔离，导致的脓液积聚。腹腔脓肿可发生于腹腔中的腹腔脏器内、外或腹膜后[1]。与外科密切相关的是脏器外脓肿，通常见于以下两种情况：①弥漫性腹膜炎吸收后，局部感染持续存在，形成脓肿；②脏器穿孔或吻合口功能丧失后，腹膜阻挡机制将其隔离形成脓肿。超过80% 的腹腔脓肿发生于手术后，大多数发生于胆胰管或结、直肠手术后，通常与吻合口裂开有关[2-3]。偶尔，腹腔脓肿发生于术后的腹腔血肿继发的感染；更少见的，腹腔脓肿与手术无关，而是自发性的炎症反应过程，由小的局部穿孔导致，如阑尾炎、憩室炎或克罗恩病[3-4]。脏器脓肿通常由细菌经血液或淋巴系统播散所致。腹膜后脓肿的成因如下：胃肠道（gastrointestinal，GI）穿孔进入后腹膜、细菌经血液或淋巴系统播散进入腹膜后器官，特别是胰腺炎。

脓肿形成的病理生理学

腹腔发生细菌感染后，启动一系列复杂的事件，在理想情况下，侵入的细菌被彻底杀灭。腹腔有 3 个主要的防御机制：①膈淋巴管的机械屏障；②吞噬细胞吞噬并杀灭黏附的细菌；③隔离并包裹细菌，随后吞噬细胞进行消灭[5]。前两个机制反应迅速，通常在几个小时内发生。通过淋巴系统播散至腹腔的细菌感染引起了机体对菌血症的早期炎症反应，并启动先天性免疫应答。

腹膜对细菌感染的早期反应表现为腹膜充血、渗出富含蛋白的液体流入腹腔和大量吞噬细胞聚集。在感染最早期，腹腔内原有的吞噬细胞发挥主导作用。随后，经过 2 ~ 4 h 的延迟期，大量快速聚集的中性粒细胞在感染早期的 48 ~ 72 h 发挥主导作用[6]。腹腔内原有的吞噬细胞和大量聚集的中性粒细胞足以激活先天性免疫应答，包括激活炎症因子和促凝血因子的响应。人类在严重腹腔感染时，腹水内肿瘤坏死因子（TNF-α）、白细胞介素 1（IL-1）和白细胞介素 6（IL-6）的水平明显比血浆高[7-8]。Haecker 等报道，在阑尾穿孔时，腹水中 TNF-α 和 IL-10 的水平比血浆高 100 ~ 1000 倍。部分临床研究表明，成年腹腔感染患者其细胞因子的表达量与预后相关[9]；因腹腔感染致死的患者，其血浆中 TNF-α 和 IL-6 的水平更高。有意义的是，当全身炎症反应已经减轻时，腹水形成仍持续增多，表明在腹膜炎的消退过程中，机体对局部细胞因子的应答是有局限感染的作用的，因而促进了局部炎症的消退。其他的炎症细胞在腹膜炎的局部反应的启动中同样重要，腹水中的肥大细胞和间皮细胞在促进细胞因子和促凝血因子的产生中，也发挥重要作用；在炎症的局限过程中，纤维蛋白原的沉积亦发挥重要作用，形成物理屏障。纤维蛋白原不仅能聚集大量细菌[10]，并且可引起小肠袢和大网膜相互粘连，进而防止炎症播散。当富含纤维蛋白原的腹水大量渗入腹腔内时，纤维素的沉积开始发挥作用。间皮细胞和腹膜巨噬细胞分泌的组织因子促使纤维蛋白原转变为纤维蛋白[11]；此外，其他产生的炎症介质分子和补体（如 C3a 和 C5a）进一步促进了局部炎症的发展。机体这一系列反应的目的是把细菌感染局限在腹腔内，最终消灭感染。但有较多的局部因素阻碍感染彻底消退，并形成感染持续存在的局部环境，最终导致腹腔脓肿形成；这些因素包括局部的纤维素沉积阻碍了巨噬细胞的迁移，许多因素抑制了巨噬细胞发挥功能如血红蛋白、颗粒物的排出、低 pH 值和缺氧等。微生物方面，多种微生物参与腹腔感染，如常见的脆弱拟杆菌和其特有的荚膜多糖，参与感染的持续存在和腹腔脓肿形成。综合分析，脓肿形成代表腹腔对细菌感染的成功抵抗，其遗留问题是腹腔有一定概率形成残余感染灶，并有潜在的致死性，因而需要积极干预。

临床表现和诊断

临床表现

腹腔脓肿的诊断基于临床表现和影像学发现脓肿的确切存在。腹腔脓肿典型症状和体征包括波浪热、寒战、心动过速、呼吸急促和白细胞增多，伴有局部腹痛、食欲缺乏、术后患者胃肠道功能延迟恢复等。腹腔脓肿在体格检查时表现为一个局限性的质软包块。但是，腹腔脓肿的患者临床表现可能差别很大，症状可从轻微的症状如术后恢复缓慢到严重的全身感染表现。在体格检查时多种因素造成这种差别，包括患者因素如年龄、免疫能力、是否应用抗生素，以及脓肿本身因素如脓肿的位置、大小和局限程度。例如：膈下脓肿可表现为不会触及包块的上腹部疼痛、肩部放射痛，偶尔出现呃逆，但无局部腹部压痛或可触及的包块。相反，结肠旁脓肿表现为局部压痛、可触及的包块。盆腔脓肿常导致膀胱刺激征或直肠刺激征如腹泻或里急后重。腹膜后脓肿，特别是腰大肌旁脓肿，表现为腿部或背部疼痛，伴有肌肉痉挛或髋关节屈曲畸形。在大多数医疗机构都能进行 CT 检查的情况下，对几乎所有术后恢复不正常的患者，均应提示行 CT 检查，尽可能早期发现腹腔脓肿。

影像学

影像学检查可提供腹腔脓肿存在的确切证据。立位或卧位腹平片检查可见气液平面、游离气体或者软组织包块代替肠道位置。但对于术后患者，腹腔游离气体可持续存在 7 天。总之，腹平片检查能提示腹腔脓肿的存在，但在腹腔脓肿的评估上，其他的影像学检查已经基本取代了腹平片检查。

CT 检查已经成为诊断腹腔脓肿的首选方法 [12]。CT 检查有较大的便利性、准确性和不受肠梗阻、伤口敷料、腹部开口和腹部开放的影响等优势，已经几乎取代腹部超声检查而成为主要的诊断工具。应用对比剂的 CT 检查的准确性可进一步提高，静脉造影可

增加发现腹腔脓肿的准确性，胃肠道造影能鉴别充满液体的肠袢与脓肿，并可发现吻合口瘘。在一项回顾性研究中，超声检查和 CT 检查对腹腔脓肿的诊断的研究中表明，在一个 123 名患者的实验中，超声检查的灵敏度是 82%；而在一个 74 名患者的实验中，CT 检查的灵敏度是 97%，超声检查的总准确度是 90%，而 CT 是 96% [13]。CT 检查发现脓肿的诊断标准是发现一个在腹腔实质脏器内或肠管外的低密度区域，脓肿的密度通常介于水和实质脏器之间 [14]。其他的影像学特征是正常的解剖结构被异常包块替代或挤压移位，静脉注射对比剂后，有一个低密度区域不被强化，而周边一圈被对比剂强化，且有气体在液体聚集区。CT 相对于超声检查，一个巨大优势是可发现腹膜后或胰腺周围的脓肿。当然，CT 检查也存在劣势。在缺少边缘强化、腔内气体或可见分隔的情况下，CT 无法区分无菌性病变和液体性感染。偶尔，由于脓肿内含有大量的白细胞和蛋白质，在 CT 下呈现为实性病变区域。对于分隔性或有小腔存在的脓肿超声检查较 CT 检查更易发现，CT 检查有时候无法分辨腹部外科常见病变的膈下和胸腔积液 [15]，在此情况下，超声可作为 CT 检查的补充。

其他影像学检查包括 MRI 有时可更好的显示脓肿的范围，特别是在邻近的软组织内有肌肉和大血管时。与 CT 相比，MRI 无更多的优势，并且对危重外科患者的检查有一定局限性 [16]。超声和磁共振检查同样适用于有腹痛的孕妇进行 [17]，当怀疑阑尾炎或阑尾周围脓肿时，超声检查具有优势；当局部病变在其他检查上显示不清时，MRI 检查具有一定优势。目前放射性核素检查对腹腔脓肿的诊断有一定局限性 [18]。

治疗

腹腔脓肿的成功治疗有以下 3 条基本原则：

1. 充分的复苏和支持治疗
2. 抗生素治疗
3. 感染源控制 / 脓肿引流

复苏和支持治疗

由于腹腔脓肿患者临床表现差别很大，初期的复苏和支持治疗差异也较大。除了关注 ABCs（气道、呼吸、循环）以外，应根据每个患者生理学特点实行个体化干预治疗。对于术后患者，尤其需要关注营养支持治疗；如果可能，优先给予口服营养而不是肠外营养。临床上有些患者可经口摄入食物或补充剂，但

亦有患者由于食欲缺乏而无法摄入足够的营养素，需要置入肠内营养管。大量系统的文献回顾分析表明，危重症患者接受肠内营养较肠外营养，能降低术后感染性并发症及治疗费用 [19]。对于腹腔感染的患者通常存在一个问题，如因肠瘘造成腹腔脓肿者，有学者认为可能阻碍实行肠内营养；实际上，上述观点是无依据的，除非存在腹腔感染造成的明显的肠梗阻。

抗生素治疗

抗生素应用的注意事项应考虑感染后微生物菌群的变化。在过去的数十年，越来越多的共识是随着菌群的演变，腹腔感染的严重性在增加 [20]。表 10-1 列出了包括社区获得性腹膜炎和手术后的腹膜炎的腹膜炎患者的细菌谱。社区获得性腹膜炎的主要病原菌是大肠杆菌（如大肠埃希菌）和厌氧菌（如脆弱类杆菌）。如表所示，尽管均为多种细菌感染，术后腹膜炎患者的耐药菌发生率更高。除了术后腹膜炎以外，其他因素亦提示微生物学的改变，包括高龄、严重的生理紊乱、免疫功能低下、既往使用抗生素和居住在医院和疗养院等卫生保健机构。美国外科感染学会和传染病学会一直关注腹腔感染的抗生素应用指南 [21]。作者根据风险层次把患者分为三类，并根据分类提供经验性应用抗生素的指南。三个分类是：①轻到中度危险度的社区获得性感染；②高危险度或严重的社区获得性感染；③卫生保健机构感染。区分轻中度到高危险度的因素包括严重的生理紊乱 [如高（Acute Physiology and Chronic Health Evaluation Ⅱ），APACHE Ⅱ 评分]、高龄、免疫功能低下。表 10-2 列出根据上述分类的推荐用药。该指南尤其适合于腹腔脓肿入院患者的抗生素治疗的选择，包括阑尾周围脓肿和憩室周围脓肿患者，值得注意的是，尽管肠球菌在腹腔感染时经常反复出现，但是没有证据表明对该细菌应用经验性抗生素有更多好处。如果可能，可改为口服抗生素更为合适。抗生素治疗时间持续 4 ~ 7 天，在此期间患者的临床症状和体征应该有预期的好转。假如在此期间没有好转，应该对患者的腹部或其他部位的持续性感染状态重新评估。

术后腹腔感染患者归属于卫生保健机构感染类别。对这些患者，经验治疗应该选用广谱抗生素，包括抗革兰氏阴性需氧菌和兼性需氧菌，包括：美罗培南、亚胺培南 - 西司他丁、多立培南、哌拉西林 - 他唑巴坦，头孢他啶或头孢吡肟联合甲硝唑。表 10-3 列出关于如何根据各地医疗机构的细菌菌落选择抗生素。应给予经验性的抗肠球菌的治疗。治疗培养确定后的假丝酵母菌选用氟康唑，治疗耐甲氧西林的葡萄球菌聚集选用万古霉素。

控制感染源

感染源的控制过去包括一切对局部感染采取的措施，本章主要讨论脓肿引流。足够的感染控制包括清除坏死组织，外科修复、切除、和（或）外置引起腹腔感染的解剖学缺陷 [22]。

在过去的 20 年，经皮穿刺引流术已发展成为替代外科手术的一种安全、有效的技术。并无大量的随机对照实验证明经皮穿刺引流术与外科手术具有同等或者更好的效果。而且，许多临床医疗中心的观察性研究表明，经皮穿刺引流术与外科手术具有同等的成功率、近似的死亡率（10% ~ 20%）和 25% 的发病率 [23-25]，是替代外科干预的安全、有效的技术。结合此技术免全麻、费用低、可能的并发症少等优势，目前已成为脓肿治疗的默认方法。经皮穿刺引流术必不可少的因素有放置引流管到达脓肿的解剖上安全的通道、局限的单腔脓肿、外科和影像学评估、有外科手术作为穿刺失败的补救。多房脓肿、脓肿与肠瘘相

表 10-1　社区获得性腹膜炎和院内感染性腹膜炎的微生物学

菌株	菌落百分比	
	社区获得性	术后（卫生保健机构感染）
肠球菌	5	21
大肠埃希菌	36	19
肠杆菌属	3	12
拟杆菌	10	7
克雷白杆菌	7	7
金黄色葡萄球菌	1	6
凝固酶阴性葡萄球菌	1	5
假丝酵母菌	7	4
假单胞菌	2	6
链球菌	14	4
溶血性链球菌	3	0
其他	11	9

From Roehrborn A，Th omas L，Potreck O，et al. Th e microbiology of postoperative peritonitis. *Clin Infect Dis* . 2001；33：1513.

表 10-2 社区获得性感染时抗生素治疗推荐指南

用药方式	儿童社区获得性感染	成人社区获得性感染		
		轻中度感染：阑尾穿孔或阑尾周围脓肿、其他的轻中度腹腔感染	重度感染：严重的生理功能紊乱、高龄、免疫功能低下	
单一用药	厄他培南、美罗培南、亚胺培南-西司他丁、替卡西林-克拉维酸钾、哌拉西林-他唑巴坦	头孢西丁、厄他培南、莫西沙星、替加环素、替卡西林-克拉维酸	亚胺培南-西司他丁、美罗培南、多尼培南、哌拉西林-他唑巴坦	
联合用药	头孢曲松、头孢唑肟、头孢吡肟或头孢他啶，各自联合甲硝唑；庆大霉素或妥布霉素，各自联合甲硝唑或克林霉素，联合或不联合氨苄青霉素	头孢唑林、头孢呋辛、头孢曲松、头孢噻肟、环丙沙星、左氧氟沙星，各自联合甲硝唑	头孢吡肟、头孢他啶、环丙沙星或左氧氟沙星，各自联合甲硝唑	

由于大肠杆菌对氟喹诺酮类药物耐药性不断增加，局部菌群的敏感性可能存在，如果抗生素治疗有效，孤立的敏感性应该被修订。
From Solomkin JS, Mazuski JE, Bradley JS, et al. Diagnosis and management of complicated intra-abdominal infection in adults and children: guidelines by the Surgical Infection Society and the Infectious Diseases Society of America. Clin Infect Dis. 2010；50：133，with permission.

表 10-3 医疗卫生机构抗生素治疗指南

各地医疗卫生机构常见的院内感染微生物	分类				
	碳青霉烯	哌拉西林-他唑巴坦	头孢他啶或头孢吡肟联合甲硝唑	氨基糖苷类	万古霉素
耐药性 < 20% 的铜绿假单胞菌、产 ESBL 的肠杆菌、不动杆菌或其他的 MDR-GNB	推荐	推荐	推荐	不推荐	不推荐
产 ESBL 菌的肠杆菌	推荐	推荐	不推荐	推荐	不推荐
对头孢他啶耐药性 > 20% 的铜绿假单胞菌	推荐	推荐	不推荐	推荐	不推荐
MRSA	不推荐	不推荐	不推荐	不推荐	推荐

ESBL，广谱 β- 内酰胺酶；GNB，革兰氏阴性杆菌；MDR，多重耐药；MRSA，耐甲氧西林金黄色葡萄球菌。
Reproduced from Solomkin JS, Mazuski JE, Bradley JS, et al. Diagnosis and management of complicated intra-abdominal infection in adults and children: guidelines by the Surgical Infection Society and the Infectious Diseases Society of America. Clin Infect Dis . 2010；50：133，with permission.

通、穿刺需要穿过实质脏器均不是此技术的禁忌证。实际上，随着技术上的改进，通过一些非常规通道（经直肠、经阴道）和内镜超声等新技术的辅助，对一些特殊位置脓肿穿刺引流亦无障碍[26-27]，甚至在脓肿存在分隔或形成多腔的情况下也可尝试经皮穿刺引流[28]。

经皮穿刺引流术可在超声或 CT 引导下施行。CT 能更精确的分辨器官和肠袢、更精确地帮助制定穿刺路线[15]，一旦确诊腹腔脓肿，将最初的诊断性穿刺抽吸液行革兰氏染色和细菌培养。安全起见，引流管应越细越好，但应保证引流时管道不至于阻塞。常用的引流管型号是 8-12 F 管。置入适当的引流管后，脓腔压力降低并最终塌陷，应每日冲洗引流管一次，确保引流通畅。随着引流量的减少，重复 CT 检查以评估脓肿的残留情况。如果引流量逐渐增加或引流量稳定，应警惕是否有肠瘘形成，导管邻近吻合口周围脓肿或者脓肿临近一些潜在的病变非当初所期望的。与导管相关可能并发症包括：菌血症、脓毒症、血管损伤、刺破肠管、肠瘘或导管刺破胸膜。

引流管连接于一个封闭系统中，引流管负压吸引或持续冲洗无临床意义，可仅行每天用盐水冲洗一次以确保通畅。施行引流后的 48 h 内，患者临床症状应出现发热减退等症状；如果症状好转，大约每 5～7 天重复 CT 检查以确保脓腔在不断缩小。拔除引流管的标准包括：①脓毒症参数正常，包括患者一般情况良好，体温正常，白细胞正常；②引流量极少；③ CT 证实脓腔消失。

如前所述，对外科手术和脓肿穿刺引流的对照实验证实两者效果基本相同。将患者年龄、脓肿位置、病因上匹配，并且患者有相近的 APACHE Ⅱ评分的实验研究表明，经皮穿刺引流和经外科手术引流的两组患者的发病率、死亡率或住院时间等无差别[24]。此外，对于憩室病患者的开始施行脓肿穿刺引流，随后施行确定性外科手术切除的治疗模式，将憩室的治疗转化为一个手术而非两个独立手术。另一回顾性实验观察剖腹探查术后的腹腔脓肿的治疗，也证实经皮穿刺引流和经外科手术引流对治疗术后腹腔脓肿具有相同的治愈率[25]。

大量研究证明经皮穿刺引流和经外科手术引流的治疗效果相同，因而将经皮穿刺引流作为治疗腹腔脓肿的首选方法。表 10-4 列举不同病理特征的脓肿经皮穿刺引流的效果。通常单个、包裹良好、无肠瘘的脓肿，引流效果良好。伴有肠瘘的脓肿者较好地被包裹，其手术治疗成功率下降，对于术后脓肿，随着脓肿的引流，吻合口瘘也可逐渐愈合。而其他情况下，如治疗憩室病或克罗恩病等原发疾病时，穿刺引流后，仍需进行外科手术。有研究表明，大约 75% 的憩室周围脓肿患者，行经皮穿刺引流后，需要进一步接受乙状结肠切除术[28]。真菌性脓肿、血肿感染、胰周坏死或肿瘤坏死感染等，经皮穿刺引流的效果不佳，应考虑尽早行外科手术[29]。CT 检查发现脓肿有囊性包裹、边缘锐利、气液平面和分隔等征象并不预测预后，因而不能以脓肿的 CT 表现来决定是否采用穿刺引流术[30]。对于小的脓肿（直径 < 5 cm）特别是与急性憩室炎、克罗恩病继发脓肿和肠间脓肿发生相关的，医生需要根据临床经验进行综合判断是否需要经皮穿刺引流。这些脓肿对单独抗生素治疗反应良好，有潜在风险的经皮穿刺引流可能是多余的[31]。

经皮穿刺引流术也有其禁忌证，最重要的一条是当腹腔内感染未局限，如术后早期肠瘘所致的弥漫性腹膜炎，此时腹部 CT 检查可发现一个或更多分散的积液区域。临床检查出现弥漫性腹膜刺激征时，积液区域远离吻合处，或出现大量腹腔内游离气体，就应施行外科干预，而此时如试图通过经皮穿刺引流来处理，将会延误外科手术时机，并出现不良后果。

外科手术引流

如前所述，对大部分腹腔脓肿来说，经皮穿刺引流是一个可行治疗手段。而也注意一些事项，尤其是感染呈弥散性而非局限性的情况下，就应考虑外科手术干预的指征；其次，脓肿内容物过于黏稠，可尝试经皮穿刺引流，但尽早采取外科手术干预更为合理；最后，无适当通道行穿刺引流时，也应考虑外科手术干预。当然，最后一种情况越来越少。

开腹手术可探查整个腹腔，并可以引流多个脓肿。膈下脓肿和右肝下脓肿可通过腹部侧面切口来处理，一旦发现脓腔，应尽快处理和吸引，尽量减少脓液外溢和污染腹腔。手术时应充分开放脓腔，脓液标本应行革兰氏染色和细菌培养。在关腹以前，应采用大量温水清洗来清理腹腔。应于不同位置放置多根腹腔引流管，防止脓肿再发。在污染极其严重的情况下，可以保留切口开放，压住切口，以防止伤口污染。

肠瘘

介绍

瘘是在两个具有上皮细胞的器官之间出现不正常的通道。肠瘘有以下几种情况：①病变的肠管伸延到周围的上皮结构器官；②肠外疾病侵犯正常肠管；③正常肠管受到包括不慎误伤肠管的外科损伤或肠切

⬤ **表 10-4　脓肿行经皮穿刺引流术后的预后影响因素**

临床情况	脓肿治疗的成功性	评论
单个、包裹良好的细菌性脓肿，不伴有肠道交通伴有肠道交通的脓肿（如憩室脓肿或克罗恩病脓肿）	是	需要后续的手术治疗来处理病变或遗留的肠瘘
肠间脓肿或其他难以接近的脓肿（如深骨盆）	通常	需要选择合适的通道进行穿刺，如经直肠、阴道、肛门
术后早期弥漫性腹膜炎（如吻合口裂开或胆汁性腹膜炎）	低	不合适，需要手术治疗
肿瘤继发感染、真菌性脓肿、血肿感染、胰腺坏死	低	引流不畅
小脓肿（直径 < 4 cm）	低	穿刺困难，单用抗生素治疗即可

开术；④术后各种情况出现的吻合口破坏。前两种情况自然发生，后两种因手术操作。对外科医生来说，后两种情况一般都有争议，因为有一部分是手术造成的医源性损伤，并且其早期治疗主要是治疗脓毒症而垂危的患者。

本章对肠瘘的病理生理学和治疗做系统性概述，主要是术后肠瘘，特别是与皮肤相通的肠瘘，即肠皮肤瘘。对于肠皮肤瘘患者，死亡率仍然很高，过去 60 年的数据显示死亡率在 3%～22%，主要是由于频繁的脓毒症和营养不良的并发症（如表 10-5）。肠瘘的成功治疗要求多学科协作的医生团队，包括外科医生、感染病专家、重症医学医生、放射科医生、护士、伤口与造口认证护士和营养学专家。因为需要长期和反复的综合治疗过程，治疗这种患者必须要考虑患者和家庭的精神、社会和心理需求。

辨别对这种患者的最佳治疗方案的关键取决于发表文献的质量。大部分的报道是医疗机构的大样本回顾性研究。尽管有缺点，这些研究仍提供了治疗肠瘘的综合治疗方法，为我们治疗肠瘘提供指导。

分类

根据瘘所波及的消化道，传统上的肠瘘分类有 3 种途径：根据病因学分为自发性和医源性肠瘘，根据肠瘘涉及的器官解剖学分类，以及最终根据从瘘引出的量和成分分类。这些分类的差别对瘘的生理学影响和不经手术自愈可能性等提供重要的预后信息。

自发性和术后肠瘘

肠皮肤瘘可分为自发性肠皮肤瘘和术后肠皮肤瘘，约 3/4 的瘘发生于手术后，多数是在恶性肿瘤、炎性肠病（inflamatory bowel disease，IBD）或粘连性肠梗阻等手术后发生[32]。以下几种情况预示着瘘发生：①术后早期发生感染性并发症，经常伴有严重的生理功能恶化，通常由吻合口漏、肠切除关闭失败或手术肠管误伤等，导致未控制的弥漫性腹腔感染所致。②肠皮肤瘘也可由经皮穿刺引流、治疗深部腹腔脓肿治疗后发现，或在打开腹壁浅层伤口感染时，发现一个潜在的与胃肠道相通的通道而延迟诊断；③肠皮肤瘘也可由未发现的肠管损伤于术后较长时间后发现。利用网片行无张力疝修补术术后发生伤口的感染，不论网片侵蚀进入小肠还是试图去除感染的网片，而造成小肠的医源性损伤等都分入此类；对腹部开放性损伤的过度手术也可造成小肠损伤和瘘形成，有报道称在外科手术处理腹部脓毒症时，瘘的发生率高达 25%[42]。

其余 25% 肠皮肤瘘是无外科手术干预的自发性肠外瘘，自发性肠皮肤瘘通常发生于肿瘤或炎性肠病

表 10-5　收集的关于肠瘘修补术后患者预后的报道				
来源	时间	局限性手术例数	复发例数 %	死亡例数 %
Edmunds，1960	1946-1959	67	8 (12)	10 (15)
Soeters，1979	1960-1970	76	13 (17)	11 (14)
Reber，1978	1968-1977	108	22 (20)	22 (20)
Aquirre，1974	1970-1973	38	8 (30)	6 (22)
Soeters，1979	1970-1975	88	19 (22)	18 (20)
Conter，1988	1978-1986	46	5 (11)	4 (9)
Hollington，2004	1992-2002	167	55 (33)	5 (3)[a]
Lynch，2004	1994-2001	203	42 (21)	6 (3)
Draus，2006	1997-2005	77	8 (11)	[b]
Visschers，2008	1990-2005	107	10 (9)	13 (12)
Brenner，2009	1989-2005	135	23 (17)	11 (8)

[a] 这组数据是术后 30 天以内的死亡数据。
[b] 这组数据没有统计手术后死亡的患者数据。

Adapted from Brenner M, Clayter JL, Tillou A, et al. Risk factors for recurrence after repair of enterocutaneous fistula. *Arch Surg*. 2009；144：500-505，with permission.

患者。恶性肿瘤或放射损伤所致的肠皮肤瘘在无外科手术治疗时难以自愈；炎性肠病、肠道憩室等肠道炎性疾病、肠道溃疡继发穿孔或者缺血性肠病可导致瘘发生[43]，上述病因中，炎性肠病最为常见，这种瘘在经过长期的肠外营养治疗后可愈合，也可能在恢复肠内营养时瘘口重新开放[33]。

解剖学分类

瘘可以与皮肤相通（肠皮肤瘘：小肠或结肠瘘）或其他腹内或胸腔内器官（肠内瘘）。如内瘘转流的肠段较短可无症状，如肠内瘘转流的肠段较长，或与膀胱、阴道相通时，可出现典型的症状和临床表现。确认肠外瘘的解剖学位置有助于更进一步了解瘘的病因和治疗。

口腔瘘、咽瘘和食管瘘 头、颈部恶性肿瘤的根治性切除和重建手术可能导致术后瘘的发生，发生率为 5% ～ 25%[44]。酗酒、吸烟、营养不良和术前放化疗均可能引起伤口愈合不良，增加瘘形成的风险。舌根咽部缺损关闭失败是发生瘘最常见的原因，使用带微血管的游离皮瓣是关闭咽喉部缺损的最佳治疗方法。Brown 与其同事采用游离皮瓣和带蒂的胸肌皮瓣关闭咽喉部缺损，能降低术后瘘发生率，报道的术后瘘的发生率分别为 4.5% 和 21%[45]。大多数食管皮肤瘘是食管恶性肿瘤切除后，颈部吻合口破裂或食管外伤所致。造成口咽部瘘或食管皮肤瘘的少见原因包括肺结核、喉部或胸腔手术、创伤、先天性颈部囊肿、前入路脊柱融合术和异物穿孔等[46-48]。

胃瘘 据报道胃瘘最常见的病因是胃造口饲管拔除，尤其是儿童。胃造口饲管的放置时间与胃瘘的发生有相关性，如胃造口饲管放置时间超过 9 个月[49]，约 90% 的儿童发生胃瘘。非恶性肿瘤（如胃溃疡、胃食管反流病和肥胖症）手术胃瘘的发生率为 0.5% ～ 3.9%[50]。近年来快速增加的治疗良性疾病——肥胖的外科手术，导致胃瘘的发生率出现增长，胃转流术后胃瘘的发生率是 2% ～ 5%。据报道约 10% 钉线漏最终发展为慢性胃瘘，约占胃瘘总体发病率中的不到 0.5%[51]。胃癌切除术后，胃瘘仍是一个有极高死亡率的严重并发症。自发性胃瘘少见，但在胃炎、胃缺血、肿瘤和放射性损伤时仍有发生。

十二指肠瘘 大部分十二指肠瘘继发于远段胃或全胃切除术后，或涉及十二指肠或胰腺的手术。结肠、腹主动脉、肾或胆道手术中，无意损伤或有计划切除的十二指肠的部分可能导致十二指肠瘘形成。

十二指肠自发性瘘的主要病因有创伤、恶性肿瘤、克罗恩病和溃疡病[52-53]。从预后来说十二指肠瘘分为两种情况：十二指肠侧瘘和残端瘘。有学者报道与十二指肠残端瘘相比，十二指肠侧漏自行愈合概率要低[32,54]。

小肠瘘 大多数形成胃、肠皮肤瘘的是小肠瘘，大部分（70% ～ 90%）小肠瘘发生于术后[33,34,55]。术后小肠瘘主要由于吻合口破坏（如小肠之间吻合或小肠、结肠吻合），或术中分离、关腹时不慎造成的或被忽略的小肠损伤导致。肿瘤、炎性肠病和粘连松解术是小肠瘘的最常见病因。自发性小肠瘘的常见病因是克罗恩病炎症性肠病、肿瘤、消化性溃病和胰腺炎；最常见为克罗恩病，由于克罗恩病造成的小肠透壁炎症，可导致小肠与腹壁或腹腔其他脏器粘连。肠壁的微小穿孔能形成腹腔脓肿，并侵蚀临近器官和皮肤。大约一半的因克罗恩病形成的肠瘘是内瘘，另一半是外瘘[56-58]。因克罗恩病形成的肠瘘有以下两种类型。第一种类型是在切除病变小肠的术后早期阶段，肠瘘发生在其他正常的肠管，肠瘘形成过程类似于非克罗恩病肠瘘，更像自发性肠瘘。另一种克罗恩病肠瘘发生在病变小肠，自行愈合的可能性极低。

阑尾瘘 阑尾瘘可以发生于阑尾周围脓肿引流或阑尾切除术后，伴有或不伴有克罗恩病[59-60]。在后一种情况，瘘经常发生于末端回肠而非盲肠。炎性肿胀的回肠粘连到腹壁上，随后发生了瘘。

结肠瘘 自发性的结肠瘘可以发生于结肠的炎性病变，如憩室炎、阑尾炎和炎性肠病或者进展期恶性肿瘤；大部分结肠皮肤瘘发生于术后，通常由于结肠切除术后吻合口破坏。术前放射治疗可降低进展期直肠癌术后局部复发和死亡的风险，是可行的治疗[61]；但放疗可能导致自发性肠瘘和术后结肠皮肤瘘的发生。Russel 和 Welch 报道术前放射治疗患者术后有 31% 的可能性出现吻合口破坏，最后导致瘘的形成和脓毒症[62]。

生理学分类

瘘的传统分类可分为高流量瘘（＞ 500 ml/d）、中流量瘘（200 ～ 500 ml/d）和低流量瘘（＜ 200 ml/d），肠瘘造成大量液体、电解质、微量元素和蛋白丢失，如果处理不当，还可对皮肤和皮下组织造成严重刺激。根据发生瘘的器官和解剖结构可以预测引流量和引流物的性质（表 10-6）。临床上直接测定不同瘘的成分与代谢等指标可更准确地指导替代治疗和了解肠瘘患者生理、代谢情况。依据每天引流量对肠外瘘分类，可提供患者死亡率方面的信息，并能预测自发性愈合的情况和患者的预后[32,63-65]。Edmunds 等系列研究发现，高流量瘘的患者的死亡率高达 54%，低流量瘘患者为 16%[32]。最近，Levy 等研究发现，高流量瘘患者的死亡率高达 50%，而低流量瘘患者为 26%[63]。Soeters 和其同事的多变量分析研究发现瘘的流量和自愈性无相关性[33]，但 Campos 等研究发现在未手术干预的情况下，低流量瘘的患者的自愈性是高流量瘘患者的 3 倍[65]。上述关于瘘的自愈性的差异更可能是由于个别瘘的自身特征，而不是流量的影响所致。如果瘘转流全部肠液，如在腹正中部的小肠唇状瘘，它无上述有因果关系的两个因素——存在高流量而不易愈合。相反，如果小肠吻合口瘘伴有一个长的瘘管，且局部无感染，瘘可较快地被周围组织隔离而自发愈合，这种瘘即使起始是高流量瘘，也可由于有利的局部条件而愈合。从本质上说，瘘愈合的判断需要依据局部条件和瘘自身特征，而非瘘的流量；但在一定意义上来说，瘘的流量能够反映瘘的特征，也有一定预测价值。

肠皮肤瘘愈合的相关因素

无外科大手术干预而自行愈合的瘘的预后是较好的。通常专门治疗瘘的中心有大样本的关于治疗瘘的报道，它不仅代表一个有偏倚的样本也反映了不同的参照样本其结论是瘘的精确的自愈率难以估计。报道的瘘自愈率是 10% ~ 75%[36,39,40,66-67]。然而，一些因素被推荐预测瘘的自愈性（表 10-7）；这些因素中有些是可改变的，如营养状态、存在局部感染、异物，

⊖ 表 10-6　根据肠瘘位置预测肠瘘流量和电解质成分

来源	流量	pH	Na	K	HCO$_3^-$	Cl
胃	2000 ~ 2500	< 4	60	10	—	90
		> 4	100	10	—	100
胰腺	1000		140	5	90 ~ 110	30 ~ 45
胆汁	1500		140	5	35	100
小肠	3500		100 ~ 130	15	25 ~ 35	100 ~ 140

所有钠、钾、碳酸氢盐和氯的单位都是 mg/L。
Adapted from Evenson AR，Fischer JE. Current management of enterocutaneous fistula. J Gastrointest Surg . 2006；10：455.

⊖ 表 10-7　肠皮肤瘘自发性愈合的预测因素

远端梗阻
局部感染
异物
伤口开放
瘘管上皮化
肠瘘特征：
　多个开放瘘
　瘘口 > 1 cm
　瘘管短
肠瘘起源的肠管有病变（放射性肠炎、炎性肠病）
严重营养不良
高流量瘘
空肠瘘

Adapted from Evenson AR，Fischer JE. Current management of enterocutaneous fistula. J Gastrointest Surg . 2006；10：455.

但也有多种因素如瘘的位置、开放性伤口、远端梗阻等是不变的。在讨论瘘的预后时，应该给治疗瘘的医师团队、患者及家属普及这些知识。

肠皮肤瘘发生的危险因素和预防

大多数肠皮肤瘘发生于术后，通常与小肠 / 大肠吻合或肠切开关闭后漏有关。许多因素与术后肠瘘有关，可分为患者因素如高龄、免疫功能低下、营养不良、急诊手术和腹腔污染，手术因素包括急诊手术、吻合技术、术前放射治疗、手术时间、失血、吻合口张力、吻合口血供不佳和缝合或钉合技术等。术前机械性肠道准备、吻合技术（器械钉合 vs. 手缝，单层 vs. 多层缝合）和网膜成形术等未被证实会影响吻合口的愈合。2008 年发表的 13 个实验和 4601 名患者的 meta 分析显示，术前的机械性肠道准备和未进行术前肠道准备的患者在选择性回肠切除术后，吻合口瘘的发生率无区别[68]。

一些确切的、可改变的因素的优化可降低术后吻合口漏的发生：在一些择期病例中，可推迟手术直至营养指标达到正常，进而达到伤口愈合和免疫功能最佳状态。而对于急诊手术，要术前达到最佳的营养状态是不可能的；相应地更应关注足够的复苏、循环血容量的恢复和血流动力学稳定，应用适当的抗生素治疗。

一旦术前准备充分，应将注意力转移到手术技术

上，以减少术后瘘的发生。健康的、血供良好且无张力的肠管吻合可获得最佳愈合。直肠和乙状结肠吻合时，术中行注气实验检查吻合口并引导额外加固缝合，可降低"放射学"漏的发生率[69]。术中仔细止血可避免术后血肿形成，进而降低术后脓肿的发生率，同时术中应注意发现肠管和浆膜层的不慎损伤，并行修补。最近一项基于 3 个随机对照实验的 meta 分析显示，结肠吻合口加以网膜成形术，并不能降低术后"放射"漏的发生率、死亡率或再次手术的可能[70]。尽管网膜成形术本身并不能降低吻合口泄漏的可能性，但通过放置网膜皮瓣，把吻合口和腹部切口分开，能降低关腹时误伤小肠的可能，并减少肠皮肤瘘泄漏的可能。最近一个基于 5 个欧洲随机直肠癌临床试验的汇总分析研究显示，转流性造口能降低有症状吻合口瘘的发生率，改善术后生存率，但对肿瘤相关的生存率无影响[71]。总体生存率的不同主要归因于术后早期的死亡

率。转流性近端结肠造口或回肠造口可使以前受肠内容物冲击的钉线有充分的时间愈合。

肠皮肤瘘的治疗

　　系统性治疗的首要目的是使患者获得最佳的预后，表 10-4 列举了过去 60 年肠瘘患者总体死亡率的数据。总的来说，近期研究显示，可能是由于影像学、液体复苏、抗生素的使用和重症监护治疗的进步等使肠皮肤瘘的死亡率降低；但肠皮肤瘘治疗的最终目的是肠瘘闭合、恢复正常的功能。Evenson 和 Fischer 把肠瘘的治疗分为 5 个阶段[72]，可以用来指导肠瘘的治疗。这 5 个阶段分别在表 10-8 中详细讨论并概述。

阶段一：诊断和稳定肠皮肤瘘

　　鉴别和复苏治疗　　如前所述，肠皮肤瘘的临床表

表 10-8　肠瘘的综合治疗

阶段	目的	时间
诊断 / 稳定	用晶体液、胶体液或血液复苏	24 ~ 48 h
	经皮穿刺或开腹手术引流、使用抗生素控制感染	
	维持电解质平稳	
	营养支持	
	控制瘘引流	
	开始局部皮肤护理和保护	
调查	窦道造影明确肠瘘的解剖和特点	7 ~ 10 d
	其他的胃肠道研究	
	CT 检查明确病理特征	
	先前手术记录	
决策	评估瘘自发愈合的可能性	10 d ~ 6 周
	决定非手术治疗的持续时间	不可能自愈闭合或 4 ~ 6 周后闭合
确定性手术	设计手术方案	病情稳定后 3 ~ 6 个月外科干预
	恢复肠道功能	
	切除瘘并端端吻合	
	安全关腹	
	胃造口和空肠造口	
术后	制定术后恢复方案	入 ICU 治疗潜在的并发症
	心理和精神支持	接触促术后恢复的治疗团队

CT，计算机断层扫描；GI，胃肠道；ICU，重症监护病房。

Adapted from Evenson AR，Fischer JE. Current management of enterocutaneous fi stula. J Gastrointest Surg . 2006；10：455.

现取决于肠皮肤瘘的形成的病理生理学过程。一般来说，术后肠皮肤瘘患者在术后前几天一般表现良好；但是，在术后第一周，患者出现肠功能恢复延迟，伴有发热和白细胞增多等，提示有腹腔感染，通常提示需要腹部 CT 检查，以发现吻合口周围腹腔脓肿。立即或数天后行经皮穿刺引流，抽出明显的肠内容物时可确诊吻合口泄漏；偶尔会出现伤口红肿，拆开伤口发现化脓性渗液，并很快溢现肠内容物。两种情况均是腹腔的主动防御反应成功地隔离并局限感染。相反，一些患者因吻合口漏或肠切除术导致弥漫性腹膜炎出现，并引起严重和快速的病情恶化，表现为弥漫性腹部压痛、多脏器功能不全、血流动力学不稳定。通常，患者在病情急剧恶化的前几天可出现器官功能不全的表现，如意识淡漠、心动过速和轻度肾功能损害。随着诊断明确，需从术后常规治疗转变为对一个潜在的危重疾病的治疗。对所有危重患者来说，治疗的重点必须关注基础治疗。存在腹腔脓肿或伤口开放的患者须行监护治疗，当患者出现明显的脓毒症症状时，需转入 ICU 病房。此时，利用晶体液恢复循环血容量是恰当的治疗，可根据生命体征检查决定是否加用升压药。最新的 Cochrane 系统回顾数据显示，对危重患者采用晶体液或胶体液复苏治疗，效果无区别，因而推荐采用晶体液作为更好的复苏治疗液体 [73]。治疗开始即采用针对最可能感染的细菌的广谱抗生素，术后腹膜炎患者出现多种耐药菌感染的可能性不断增大，因而应采用广谱抗生素。由美国外科感染学会和传染病学会出版的治疗指南可指导卫生保健机构在严重感染时应如何选择和使用抗生素 [21]（表 10-2 和表 10-3）。

脓毒症控制 对肠皮肤瘘患者来说，未控制的感染继发的脓毒症合并循环不平衡、营养不良等是导致患者死亡的主要原因。肠内容物渗漏到肠腔外可导致局限性腹腔脓肿或腹膜炎，此时，可行经皮穿刺引流脓肿，联合适当的抗生素以及液体支持治疗等措施，治疗这种腹腔感染。弥漫性腹腔感染治疗难度较大，一般来说，弥漫性感染的特性排除了采用穿刺引流治疗成功的可能性，更需要采用手术治疗。特别在术后的早期阶段，当已有外科手术的指征时，外科医生应谨慎尝试采用经皮穿刺引流治疗腹腔内多发脓肿。

外科手术 外科手术的目的是清除感染源，减少腹腔内细菌感染源，防止感染复发或感染持续。控制感染的外科手术方式取决于胃肠道的病变部位和病理学特征 [43]，术后早期出现弥漫性腹膜炎的患者，需要经原切口再次开腹手术，探查发现脓性渗液和肠内容物。吸净腹腔内液体后，再探查寻找污染的病因。一般来说，吻合口裂开或破裂的小肠需进行外置手术。至于构建一个造瘘口还是多个造瘘口则取决于病情（如末端造口加黏膜瘘）。如果一个造瘘口即可把肠缺损拉出腹壁外，就应减少造瘘的数量。试图通过外科修补肠切开术或漏的肠切开术的想法能明显简化治疗过程，很有吸引力，但是，在弥漫性腹膜炎的情况下，修补治疗成功的可能性极低，不推荐采取这种方法。这次判断失误使再手术充满了潜在的困难。通常伴有出血，更多的肠切除、外置肠管困难等，手术难度极大。此时，如果条件允许，应该考虑选取临近肠管，预防性造口，并且这种病例通常出现无法关腹的情况。

许多解剖学因素都会阻碍吻合口漏的肠管外置，在这种情况下，"去功能和引流"是处理的原则。对于直肠或乙状结肠吻合情况下，极为重要的是，远端既不外置也不关闭，除非吻合口已经出现超过 50% 的破裂，合理的处理是回肠造口的去功能或结肠转流连接处引流。此术式可增加后期消化道重建的可能性且是最佳的选择，特别适合于腹膜反折以下的吻合口漏 [74]。如果吻合口几乎完全破裂，保留吻合口可能会出现吻合口狭窄，并妨碍以后的造口还纳，此时，外科医师不得不做一个末端造口引流。

控制肠瘘的流量和皮肤护理 在控制脓毒症的同时，应设法控制瘘的流量，并提供局部皮肤护理，以阻止瘘对周围皮肤和腹壁结构的持续刺激。伴随着腹腔脓肿穿刺引流而出现的瘘通常容易处理。实际上，对局部感染的引流一般足以使瘘得到闭合。对小的低流量瘘来说，干性敷料已经足够；而对于一些控制不佳的瘘，尤其是在切口开放的情况下，控制瘘的流量比较困难，需要采取更积极的处理。此时，一个经验丰富的造口师通常可提供有价值的观点，并能与专业的护理团队相互配合 [75]。治疗的目的是保护皮肤、准确监测瘘的流量、通过控制瘘的流量降低患者的焦虑。使用可排出的被裁剪成适合伤口大小的伤口储袋是有效的。储袋通常配合黏合胶使用，以保护皮肤，并不断改进以保护造口。已有报道负压闭式引流装置能帮助护理复杂的伤口，促进瘘的愈合。例如，Wainstein 等通过回顾性研究其过去 10 年的病例，认为负压闭式引流效果满意；其研究发现使用负压闭式引流后，瘘的流量可被明显地快速控制，其中 46% 的患者出现自发性愈合；同时，使用负压闭式引流能减少伤口换药的次数，改善所有患者的皮炎[76]。此发现与大多数外科医生使用负压闭式引流的临床经验相同，但也有少数学者报道，使用负压闭式引流可导致新的肠皮肤瘘发生。因而，需要选择合适的患者使用负压闭式引流。流量稳定、外露的肠管被肉芽组织覆盖的患者更适合负压闭式引流[77-78]。

　　减少瘘的流量　尽管瘘的流量与瘘自发性愈合的概率无相关性，但降低瘘的流量可便于伤口护理、缩短愈合时间；而且，瘘的流量降低更易维持患者的水和电解质平衡，并使局部伤口更易护理。在无肠梗阻的情况下，长时间鼻胃管引流并无意义，反而更易增加患者的不适感，损害患者的肺部洁净、出现鼻翼坏死、鼻窦炎或中耳炎，继发食管狭窄等。减少肠道分泌物的治疗方法包括应用抗组胺药或质子泵抑制剂，降低胃酸分泌可减少胃和十二指肠溃疡的发生，还可降低胰腺分泌的刺激，止泻药如洛哌丁胺和可待因也有同样功效。

　　胃肠道激素分泌抑制剂、生长抑素和奥曲肽被认为可促进非手术肠皮肤瘘的愈合。最近的研究发现，此类药物并无促进肠瘘愈合的作用，虽然数据显示其可减少肠瘘流量且减少自发性愈合时间[79]。生长抑素较其长效衍生物奥曲肽更加明显。英利昔单抗，一种 TNF-α 的单克隆抗体，被证实在肠炎和炎性肠病继发肠瘘时有效[80]。在一个随机对照实验中，克罗恩病肠瘘患者（持续时间＞3个月），采用英利昔单抗治疗，与采用安慰剂相比，所有肠瘘的愈合概率明显提高[80]，除了合并肠瘘的炎症性肠病的治疗外，亦有报道英利昔可促进非炎性肠病患者的肠瘘愈合[81]。一些其他能控制肠瘘流量和促进肠瘘愈合的方法也有报道，包括经内镜向瘘管注射纤维蛋白胶[82]，影像学引导下对肠开口进行吸收性明胶海绵栓塞[83]，以及经皮和经内镜联合向瘘管内插入可吸收塞子等[84]。这3种方法均采用生物材料堵塞开口，目的是改变瘘的局部情况以促进愈合。这些低风险的方法也可考虑作为瘘的辅助性治疗。可以推测的是，上述方法有效的条件是瘘管较长无上皮化和瘘的流量低。近来报道的在内镜下于胃、肠漏的瘘管开口植入硅胶覆膜支架，同时行胃转流手术的方法，可促进早期进食并促进肠瘘愈合[51]。但支架置入的潜在并发症，如进入远段肠管的支架移位，造成肠梗阻或侵蚀肠壁已被证实。显然，基于小样本的研究，此方法的应用目前还无统一结论。

　　营养支持　营养支持和时间均是肠皮肤瘘自发愈合的必备条件。另外，即使考虑手术干预，患者在术前准备时各项营养指标达到正常，能使患者术前处于良好的状态。1960年 Edmunds 提出55%～90%的肠皮肤瘘患者有营养不良，是影响患者死亡率的重要影响因素[33]。术后瘘的患者摄入量不足、感染状态的高代谢、大量富含蛋白质的肠内容物经瘘或开放的腹部切口丢失等是营养不良的主要原因。在治疗瘘时，最佳的营养治疗方案目前还未被深入地研究，一直以来都认为肠外营养是肠皮肤瘘患者营养治疗的基础[33,85-87]，这一定程度上也是担心早期的肠内营养使肠瘘流量增加，且肠内营养不足以提供充分的营养支持，而使肠瘘病情恶化。一旦脓毒症得以控制，并有适当的静脉通道，即可开始行肠外营养。近年的研究提倡肠外营养全部或部分转为肠内营养，以预防胃肠道黏膜萎缩并维持胃肠道、肝的免疫学和激素分泌功能。此外，肠外营养价格昂贵，并且需要精细的专业护理以防止导丝插入，以及导管脓毒症和代谢并发症的发病和死亡。因此，肠内营养对于大多数肠瘘患者是恰当的。达到肠内营养的目标需要时间，在管饲前患者通常需要维持肠外营养。可经口或经置于胃或肠腔内的饲管等途径给予肠内营养。肠内营养需要的小肠长度约为4英尺，并且存在肠道远端梗阻为禁忌证。肠瘘流量于肠内营养的初期可能增加，但也不一定都发生，肠瘘的流量与肠瘘的位置和瘘口大小关系更密切，通常于肠瘘流量减少后有自发性愈合病例。当肠外和肠内营养均可施行时，优先选用肠内营养。肠内营养价格相对便宜、安全，并且护理简单（特别是在治疗门诊患者时）。Gramlich 等通过 meta 分析发现[19]，采用肠内营养的 ICU 患者较采用肠外营养的发生感染的可能性更低。

　　对高流量的近端肠瘘患者，目前建议通过"肠液收集与回输技术"进行肠内营养；在"肠液收集与回输技术"中，需要将肠内饲管直接置于于成熟的高流量肠瘘中[88]。Teubner 等[89]报道用"肠液收集与回输技术"治疗的12例待外科重建术的肠瘘患者中有11例可以终止肠外营养，11例中的9例营养状态能维持到外科重建术（19～422天），有2人在至少超过9个月的时间内并未接受手术治疗[89]。值得注意的是，此报道发现接受肠内营养的患者其肠管的粗细、厚度和手术缝合条件等明显改善。其他措施如重组人生长激素（recombinant human growth hormone）在肠瘘患者中的应用亦有报道，重组生长激素不仅能促进肠黏膜上皮细胞增殖，还可提高总蛋白、白蛋白、纤连蛋白和前白蛋白的水平，并可转移和减少氮排泄，但生长激素的临床作用仍未明确[90]。

心理治疗 术后肠皮肤瘘患者均需要一定的心理支持。由于患者承受严重的术后并发症，通常还要面临较久的术后恢复、较多的腹部不适和更多的外科手术干预。总之，对患者和家属来说，所有的这些因素均可引起心理上的痛苦，因而一旦急性情况处理完成，必须进行心理治疗。

第二阶段：调查

一旦患者的感染得到控制，即开始施行营养支持治疗，尽早的影像学检查评估是非常有价值的。采用胃肠道对比剂腹部 CT 检查有助于发现是否存在需要引流的残留局部感染、限制肠瘘的位置，确定流量以及是否有远处梗阻等。经窦道造影可明确瘘管的长度、路径和与肠管的关系，如为自发性瘘，瘘来源的局部病变过程也可被识别。腹部开放伤口中间的瘘的黏膜肉芽较易发现，此时除行腹部 CT 检查以发现远处感染外，其他的影像学检查无必要。由于肠皮肤瘘患者通常被转至大的肠瘘治疗中心治疗，因而需从原治疗医院获得病情的记录，尤其是手术记录。与手术医师交流、沟通可进一步了解不易从手术记录中获得的患者疾病特点。

第三阶段：决策

肠瘘自发愈合可恢复患者肠道的连续性和经口营养。如前所述，不同的报道肠瘘自发愈合的概率变化较大，平均约有 1/3 患者有自愈的可能性。报道的巨大差异可能是由于所选择的患者来自于不同的研究序列，尤其来自于拥有复杂患者群的转诊中心更是如此。表 10-7 中列举了预测瘘可否自发性愈合的因素。上述因素中两种情形可用来阐明这些因素，其一如起源于结肠、吻合口较小的瘘，瘘管长、狭窄、无远处梗阻、吻合口周围脓肿经皮引流通畅，这种瘘几乎都能自愈。其二如在开放的腹部切口中间出现的瘘像黏膜内芽小肠瘘，瘘管短且上皮化，几乎无自愈可能。炎症性肠病相关的瘘，于重新恢复肠内营养后，不需手术治疗通常即可愈合，但这些瘘一旦愈合也应切除，以防止复发。与恶性肿瘤或放射性肠炎相关的肠瘘难以愈合，建议早期积极手术干预。

大多数学者为，一旦开始液体复苏，应开始伤口护理和营养支持治疗，90% ～ 95% 的瘘可于首次术后 4 ～ 8 周内自发愈合[25,85]；如果未愈合，应考虑手术干预。与其他外科手术相同，术前衡量手术的风险

和获益至关重要，对外科手术是主要的治疗方法，但有术后肠瘘复发的风险的患者来说尤其重要。如一般情况良好、可正常饮食、瘘的流量较小、仅需要用干纱布覆盖瘘的患者，手术潜在的风险可能超过最终的获益；而对于难以愈合或保守治疗失败的瘘患者，选择适当的手术时机及其重要，早期手术仅适用于经皮穿刺引流控制感染效果不佳者，且应仅限于腹腔脓肿的引流、转流或外置病变的肠管。

肠皮肤瘘患者需要等待多长时间才可尝试确定性关闭手术，目前对此仍有争议。由于肠瘘患者各项条件未达最佳，早期手术视为禁忌；另外，从技术问题上说，早期腹腔粘连较严重且分离时易出血，因而手术难度较大。在一项回顾性研究中，Keck 等人观察到，于 15 周前相比，当患者接受用于逆行 Hartmann 过程的手术时，因手术困难和致密的粘连导致的肠切开更常见。对术后第 2 周～ 3 个月的窗口期手术的不良后果已有多个报道[38,92]，至少有两位学者建议在最后确定性手术前，需长时间的等待（＞ 36 周）才可逆转这种不良预后[41,93]。目前普遍认为，确定性的手术最好于患者首次手术后肠瘘的 3 ～ 6 个月的窗口期施行，此时患者已从初次手术后恢复稳定。在窗口期手术时多种因素均可影响手术，患者因素包括营养状态、从瘘的护理中解脱、家庭的支持等均可影响最终的决定。有些学者提出查体腹部柔软、瘘下垂等是表明腹膜条件已适合接受手术的有意义的临床信号[37]。偶尔，早期阶段，医生有时面临来自患者和家属的要求再次手术处理肠瘘的意愿的压力，此时应坚决拒绝手术。

第四阶段：确定性手术

手术治疗肠皮肤瘘往往复杂且时间漫长，除对进行瘘治疗外，许多患者还需要复杂的腹壁修补关闭。在进行确定性手术之前，应使患者达到营养指标的理想状态，并且无感染症状。通过对瘘引流的细致治疗，无炎症反应的腹壁伤口可良好愈合。

知情同意 如其他手术一样，肠瘘手术前也应充分告知患者手术的过程和可能的并发症。Connolly 和其同事报道肠道重建术后并发症包括手术部位感染、呼吸道感染，以及伴有手术后心功能紊乱的中心置管脓毒症等院内感染，胃肠道出血、深静脉血栓形成等在内的并发症发生率可高达 82.5%[94]。在与跟患者及家属讨论病情时，应重点谈及手术的特殊困难之处，需指出有可能由于粘连而误伤肠管或出血过多；有报道称复发率可达 33%，主要取决于个体的情况（表

10-5）。应告知患者和家属手术过程可能持续较长时间、术后可能需要入住 ICU 病房等。由于患者曾经历过复杂手术，患者与家属可能对医生产生不信任，并可能出现焦虑情绪；并且由于曾经手术的并发症，再次手术也是一个敏感问题，因而在再次手术之前，需要求医患之间关系融洽，从而减轻患者的焦虑。

患者准备　对手术医生来说，术前充分了解前次手术中的情况至关重要。复习上次手术记录，与上次手术的手术医师交流沟通，以便此次手术时强化医生对患者原病变的理解和再次手术时对相关区域精准解剖的校正。手术医生应于术前应用对比剂的影像学检查或内镜检查等方法深入了解患者解剖结构。如对结肠吻合口破裂行再次手术时，需要医生根据最初的手术方式，来明确解剖结构的变化，如以前的手术是处置伴有周围黏液瘘的末端结肠造口或外置破裂的吻合口时无必要调查。在准备关闭 Hartmann 手术的造口时，术前应常规行内镜检查直肠残端，有助于医生做术前准备，并定位直肠残端的解剖位置。在预防性回肠造口或结肠造口前，应于术前检查下段的吻合口，这可对吻合口狭窄或存在的缺陷进行了解，并有可能改变手术方式。最后，当复杂瘘需要进行手术治疗时，术前的对比剂检查是必不可少的。

基本的术前准备原则均应于瘘再次手术前采用，包括使患者的身体情况达到最佳状态、皮下注射肝素和（或）其他方法抗凝、启动减少术后感染性并发症的措施等，推荐经口直立性肠道准备和经造瘘口灌肠为术前的常规准备。但是，支持它的证据有限。最新的研究发现，择期结肠手术中，术前的机械肠道准备并不能改善预后，甚至还有一些副作用 [69]。我们的经验是术前不需机械肠道准备，除非重建术中需要经肛门操作吻合器。用灌肠剂清除直肠残端凝结的黏液，或许有助于术中的吻合器使用。预防性应用覆盖耐药菌、抗革兰氏阴性肠道细菌和厌氧菌的广谱抗生素是必需的 [21]。

手术干预　将患者置于便于暴露包括术中可能扩大的手术视野、术中胃肠道的重建和（或）利于手术区域引流的最佳体位。大多数情况下，仰卧位是足够的；截石位有时也很有帮助，尤其在涉及左半结肠或直肠的重建术时，经肛门行内镜检查或放置吻合器均较为方便。当再次手术涉及上消化道时，左侧卧位更适合初始的胸腹联合切口或术中延长到胸部的腹部切口。

在开腹之前，必须仔细地规划切口位置和类型。选取以前未手术的区域进腹更为合适，可避免最有可能发生致密粘连的区域；换而言之，于原腹部切口或腹腔感染最严重区域的下方进腹。在再次手术时，不慎损伤肠管较为常见，约有 20% 的患者可发生肠管损伤，并与术后较高的并发症发生率和较长的住院时间相关 [95]。此外，通常这也是一个冗长和沉闷的手术的开始。

再次手术时，采用腹部正中切口进腹，开始的切口应接近头侧或尾侧，常选取无原切口的区域。切口应能提供宽大的手术视野、利于切口延长，并方便关腹，其他切口包括单侧或两侧肋缘下切口、横切口、侧腹部切口或胸腹联合切口等。总之，当腹部特定区域需要施行手术时，上述切口均可考虑，但这些切口通常无法探查整个腹部。当做新的切口时，应避免不要使原先的旁正中切口发生组织缺血。当瘘位于再生上皮的中心区域，无筋膜或肌肉时，医生应如上所述选择切口，即以前手术切口的头侧或尾侧。当此情况不可能时，可以选择不从再生上皮区域而是筋膜层的边缘进入。在这种情况下，皮肤也许与肠管粘连，因而增加发生肠管损伤的风险。尤其是切口处有网片时，网片或许是肠瘘形成的原因。

在进入腹腔时，需游离前腹壁和下面的网膜、肠管间的粘连。首次手术后的 3 ~ 6 个月，粘连通常相对松弛，用剪刀或烧灼术易于分离。轻轻地牵拉肠管对抗腹壁，以利于暴露恰当的组织平面进行分离。对致密粘连来说，许多外科医师喜欢用相似的途径手术刀分离。在分离过程中，有时为避免肠切除，难免将部分腹壁（有无筋膜的腹膜）或网片遗留在肠管上。值得注意的是，有时可因为肠道回缩到腹壁上，而导致小肠被意外切开。因而必须沿着切口的两边，充分清理腹壁筋膜，以确保有安全和足够的腹壁完成关腹。

成功进入腹腔后，医生所面对的肠粘连程度可能有很大的差别。分离粘连的范围取决于所要实行的手术。如果手术的目的是在结肠，为了造口关闭或者恢复结肠的连续性，那么就没有必要耗费太多精力在分离小肠粘连上。如果患者在术前已经正常饮食，这足以证明小肠的粘连没有生理意义。当没有必要松解所有粘连时，只需要松解小肠跟结肠之间的粘连，以便在后面有足够的肠管易于关闭或吻合。当手术的目的是小肠造口关闭或纠正肠皮肤瘘时，应充分游离所有小肠肠壁的粘连，除非是末端回肠造口还纳。小肠造口或肠瘘可导致远端小肠粘连梗阻，并且在手术前不易发现；一旦吻合口下部出现梗阻，那对术后恢复将是灾难性的。

肠粘连松解术的难易程度变化很大。甚至在再次手术距离首次手术已经过较长一段时间，且无血管化粘连情况下，残留的纤维素性粘连的数量和密度依旧较严重，这是一个重要的技术挑战。在开腹时，良好的手术视野、优良的手术器械和极大的耐心，都是再次手术操作所必需的。应由两个经验丰富的外科医生配合工作，开展粘连松解术。在松解粘连的过程中，需时刻警惕可能遇见先前的吻合口。吻合口区域的粘连可能会较致密，尤其是用吻合器械完成时。在行侧侧方式的端端钉合时，吻合处的分叉有时会被误认为致密的粘连。如果未能辨识出，可能导致不慎将肠切除，从而增加手术并发症的发病率。

如果手术时机合适，术中可能可以直接分离远离肠瘘的部位。在肠瘘附近部位，包绕肠袢的粘连明显增加。我们推荐将肠瘘处肠管放在后面处理，先游离其余的大部分小肠，可减少误伤未粘连到肠瘘处的其他小肠。

有较多关于外科技术和复发风险的大样本病例回顾报道[37,38,40,41]。一般来说，切除肠瘘处的病变小肠比单纯缝合修补更为合适。但此结论或许存在偏倚，因为实际操作中，单纯缝合修补更常见于小肠致密粘连的患者，因为无法彻底游离和切除小肠。在此情况下，医生需要考虑行预防性的近端造口。

对一些择期手术患者，钉合和手工缝合术后吻合口裂开的发生概率相同[96]。但是，对造瘘口的关闭来说，手工缝合似乎更适合肠切除术后的吻合。采用单层还是双层缝合、连续缝合还是间断缝合，目前还无系统地研究。通常情况下，长期无功能的小肠表现为萎缩、肠壁僵直和硬化，在此情况下，吻合设备无法吻合病理状态的小肠，而手工缝合能更好的适应小肠粗细、肠壁厚度和顺应性的变化。

用网膜包裹吻合口以前被认为能防止吻合口渗漏，但目前无有效的证据[71]。但是，在吻合口和腹壁之间放置网膜或许能减少术后瘘的复发。有人主张放置减压的胃造瘘管和（或）放置可以鼻饲的空肠营养管，这也许有助于术后的护理。

随着经验的积累，复杂情况下的腹腔镜检查术不断增加，已有通过腹腔镜检查肠皮肤瘘的患者的报道[97-102]。一个最大样本报道了对72名患者行73次腹腔镜检查术，20%的患者是肠皮肤瘘[101]。报道的平均手术时间是199分钟，有4.1%的中转开腹概率[101]。因为肠内瘘的外科手术处理通常比较复杂，因而腹腔镜更适合于操作熟练和有经验的腹腔镜外科医师来操作，并且仅在一些被选择的病例中。

关腹　当瘘已经合理的处理后，下一步就是关腹。关腹的复杂程度主要取决于术前腹部的状态。当肠皮肤瘘沿着以前的引流道或通过一个穿透腹壁的脓肿外瘘时，关腹也许很简单。相反，如果患者以前接受过开腹手术，并且瘘从伤口中间引起，患者也许存在大的腹壁疝，此时无法简单的关腹。除了手术，外科医师必须把腹壁的处理作为手术过程的一部分，并做好各种手术预案。包括术前跟整形外科医师协商，帮助腹壁处理的手术选择的评估以及可能需要的术前准备。表10-9列举各种关腹术式。应于关腹前考虑去除所有残留的感染灶，包括慢性感染的缝合材料和以前放置的网片。尽可能地使吻合口远离腹部切口，如果术中允许，应该在吻合口和腹壁切口之间放置大网膜。最后，通常认为，在胃肠道手术时，如手术区域存在污染，不吸收永久性网片可增加术后感染和再发瘘的风险，应禁止使用[103]。

当瘘口周围腹壁无缺损或缺损较小时，尽管切口有轻度的张力，通常也能够一期关腹。这种情况的部分原因与再次手术时腹壁的柔韧度有关，此时，可于腹外斜肌腱膜上，距离腹直肌外缘2 cm处，做一个减张切口降低关腹的张力。聚二氧大环酮（Polydioxanone）缝线是一种缓慢吸收的可吸收单股缝线，在腹壁疝的复发率方面，聚二氧大环酮缝线与不吸收缝线相同，但使用聚二氧大环酮缝线患者的伤口疼痛、窦道形成的可能性更小[104]。当腹部切口不能直接关闭时，还有其他多种关腹技术[103,105-107]。近

表 10-9　胃肠道瘘再次术后如何关腹

术前无筋膜缺损
- 一期关腹伴有或不伴有筋膜松解

术前筋膜缺损
- 小缺损（< 5 cm）
  - 一期关腹伴有或不伴有筋膜松解
- 大缺损
  - 采用腹壁分离技术一期关腹
    - 如果缺损很大，可以联合应用假体网片
  - 用带蒂皮瓣覆盖缺损
  - 应用网片
  - 不可吸收网片
  - 可吸收网片
    - 非生物网片
    - 生物网片

来，越来越多的研究聚焦于使用腹壁组织结构分离，而不采用假体材料实现关腹技术[105-107]。简单地说，此技术涉及分离两侧的腹外斜肌和腹内斜肌加上分离后面的腹直肌；总体上说，结构分离技术可使上腹部、中腹部和下腹部腹壁扩张分别达 12 cm、22 cm 和 10 cm[105]，已经被报道用在创伤、开腹治疗脓毒症和肠皮肤瘘患者的关腹技术中。

　　Wind 与同事研究此技术在腹壁感染缺损时的应用，包括肠皮肤瘘或肠造口患者的关腹[106]，报道称此技术能实现关闭腹壁的可行性，但亦有明显的并发症发生率，约 22% 患者可出现伤口血清肿、感染和血肿，以及腹壁疝复发等；约 25% 的患者出现肠皮肤瘘复发。还有一小部分患者不能仅靠腹壁分离技术关腹，此时，可应用可吸收网片与腹壁分离技术联合关腹。

　　最后，可考虑采用可吸收修补法处理腹壁缺损。人工合成网片如聚合物乳酸羟基乙酸网片，在关腹时效果良好，但术后长期仍有切口疝形成的可能[94]；另外可供选择的生物网片，如猪胶原蛋白网片和脱细胞真皮基质网片有抗感染和降低术后切口疝形成的优势，网片用来治疗修补肠皮肤瘘的腹壁筋膜缺损时，效果仍未达到一致[94,108]。

　　总之，处理腹壁的再次手术是一个巨大的挑战，治疗的主要目的是防止瘘的复发和减少术后感染，而预防术后腹壁疝的形成是次要目标。治疗团队中专家如有腹壁组织结构分离技术的操作经验，可适当扩大临床治疗患者的选择面。

第五阶段：术后恢复

　　术后阶段可分为两阶段：术后早期阶段、术后晚期恢复和康复阶段。由于术后通常有高达 80% 的患者，有一个甚至更多的并发症发生，所以早期恢复阶段较为复杂[94]；术后早期重要的并发症是术后感染，既可发生于手术的部位，也可于包括肺和中心静脉的远离手术部位，表 10-5 列举感染并发症。术后瘘的再发也值得重视，并且此并发症与住院时间延长、反复入住 ICU 病房和多次干预有关。Brenner 等报道术后肠皮肤瘘再发是术后恢复期死亡率的最强预测因素，主要是因为它可形成致死性的脓毒症和器官功能衰竭[41]，死亡率也与术前的伴发病相关[109]。除死亡外，术后再发肠皮肤瘘是最严重的并发症；在再发肠皮肤瘘而存活的患者中，仅有 50% ~ 60% 的患者能接受再次手术而关闭瘘，其他患者则长期带瘘生存[38,41]。表 10-10 列举了再发肠瘘的预测因子。

表 10-10　肠皮肤瘘选择修补术后复发的预测因素

患者因素

腹腔开放

肠瘘部位（小肠多于大肠）

潜在的炎性肠病

"冰冻腹腔"或腹腔残留感染

手术因素

手术时机（< 4 周，> 36 周）

再次手术时多处肠管误伤

肠管缺损修补缝合，而非切除或吻合

与手工缝合相比，采用钉合

需用网片完成关腹

　　在瘘形成后直到外科手术关闭瘘前的数月的时间里，患者一直在接受住院治疗和门诊治疗。在此阶段结束前，长时间的住院治疗、多次外科和介入治疗、反复去医院复查以及精力过于集中于其医学失能，患者因此不可避免地出现身心疲惫。就像一些客观调查问卷观察到的，这些因素会对患者对生活质量产生长期的影响，尤其在肠瘘的治疗过程中，其生活质量明显会低于对照组，尤其是有伴发病的情况下[110]。物理和职业治疗师可于此一阶段发挥重要作用，其作用贯穿于每一个患者住院阶段，并且物理与职业治疗师的作用尤其在治疗重点转移到引导患者恢复正常与日常活动的恢复期间更为重要。患者早期恢复其间，其康复人员通过采用精神病学治疗方法中的咨询和联络等方式，识别和发现部分患者的抑郁和适应障碍等会阻碍患者在重新恢复积极生活中的障碍。最后，外科医师有责任积极参与到患者的恢复治疗中，在持续较久的恢复和康复过程中，确保外科医师与患者、家属保持良好的沟通。最佳状况是于患者疾病早期开始建立良好的医患关系，一直持续到患者完全康复。

结论

　　自发性或术后肠瘘是一个重要的治疗挑战，本章重点介绍了可能导致患者出现较多并发症甚至死亡的术后肠皮肤瘘。肠皮肤瘘患者的治疗复杂，其复杂性和希望达到最佳预后的治疗目的促使了专门的肠瘘治疗中心的建立。治疗的总体原则包括：(1) 早期确诊和稳定肠皮肤瘘患者，同时联合控制脓毒症、提供营养支持治疗；(2) 评估每一个肠皮肤瘘患者的组织和病因特点，从而提供瘘自发性愈合可能性或是否需要手术干预的资料；（3）与多学科治疗团队一起确定治疗方案，选择治疗肠瘘的最佳方案达到最好效果；（4）有条件时施行确定性手术；（5）身体康复和精神支持的术后护理，共同帮助患者恢复到发病前的生活状态。

参考文献

1. Altemeier WA, Culbertson WR, Shook CD. Intra-abdominal abscesses. *Am J Surg*. 1973;125:70.
2. Lambiase RE, Deyoe L, Cronan JJ, et al. Percutaneous drainage of 335 consecutive abscesses: results of primary drainage with 1-year follow-up. *Radiology*. 1992;184:167.
3. Levison MA, Zeigler D. Correlation of APACHE II score, drainage technique and outcome in postoperative intra-abdominal abscess. *Surg Gynecol Obstet*. 1991 Feb;172:89–94.
4. Field TC, Pickleman J. Intra-abdominal abscess unassociated with prior operation. *Arch Surg*. 1985;120:821.
5. Nathens AB, Ahrenholz DH, Simmons RL, Rotstein OD. Peritonitis and other intra-abdominal infections. In: Howard RJ, Simmons RL, eds. *Surgical Infectious Diseases*. Norwalk, CT: Appleton & Lange; 1995: 959–1010.
6. Hau T, Hoffman R, Simmons RL. Mechanisms of the adjuvant effect of hemoglobin in experimental peritonitis: I. *In vivo* inhibition of peritoneal leukocytosis. *Surgery*. 1978;83:223.
7. Holzheimer RE, Schein M, Wittmann DH. Inflammatory response in peritoneal exudate and plasma of patients undergoing planned relaparotomy for severe secondary peritonitis. *Arch Surg*. 1995;130:1314.
8. Schein M, Wittmann DH, Holzheimer R, et al. Hypothesis: compartmentalization of cytokines in intra-abdominal infection. *Surgery*. 1996;119:694.
9. Haecker FM, Fasler-Kan E, Manasse C, et al: Peritonitis in childhood: clinical relevance of cytokines in the peritoneal exudate. *Eur J Pediatr Surg*. 2006 Apr;16(2):94.
10. Rotstein OD. Role of fibrin deposition in the pathogenesis of intraabdominal infection. *Eur J Clin Microbiol Infect Dis*. 1992;11:1064.
11. Khadaroo RG, Nathens AB, Rotstein OD. Intraabdominal abscesses. In: Gorbach SL, Bartlett JG, Blacklow NR, eds. *Infectious diseases*. 3rd ed. Chapter 82, 731.
12. Fry DE. Noninvasive imaging tests in the diagnosis and treatment of intra-abdominal abscesses in the postoperative patient. *Surg Clin North Am*. 1994 Jun;74(3):693.
13. Knochel JQ, Koehler PR, Lee TG, et al. Diagnosis of abdominal abscesses with computed tomography, ultrasound, and 111In leukocyte scans. *Radiology*. 1980;137:425.
14. Mueller PR, Simeone JF. Intraabdominal abscesses: diagnosis by sonography and computed tomography. *Radiol Clin North Am*. 1983;21:425.
15. Clark RA, Towbin R. Abscess drainage with CT and ultrasound guidance. *Radiol Clin North Am*. 1983;21:445.
16. Wall SD, Fisher MR, Ampara EG, et al. Magnetic resonance imaging in the evaluation of abscesses. *Am J Roentgenol*. 1985;144:1217.
17. Oto A, Ernst RD, Ghulmiyyah LM, et al. MR imaging in the triage of pregnant patients with acute abdominal and pelvic pain. *Abdom Imaging*. 2009 Mar–Apr;34(2):243.
18. Bleeker-Rovers CP, Boerman OC, Rennen HJ, et al. Radiolabeled compounds in diagnosis of infectious and inflammatory disease. *Curr Pharm Des*. 2004;10:2935.
19. Gramlich L, Kichian K, Pinilla J, et al. Does enteral nutrition compared to parenteral nutrition result in better outcomes in critically ill adult patients? A systematic review of the literature. *Nutrition*. 2004;20:843.
20. Roehrborn A, Thomas L, Potreck O, et al. The microbiology of postoperative peritonitis. *Clin Infect Dis*. 2001;33:1513.
21. Solomkin JS, Mazuski JE, Bradley JS, et al. Diagnosis and management of complicated intra-abdominal infection in adults and children: guidelines by the Surgical Infection Society and the Infectious Diseases Society of America. *Clin Infect Dis*. 2010;50:133.
22. Marshall JC, al Naqbi A. Principles of source control in the management of sepsis. *Crit Care Clin*. 2009;25:753.
23. Olak J, Christou NV, Stein LA, et al. Operative vs percutaneous drainage of intra-abdominal abscesses. Comparison of morbidity and mortality. *Arch Surg*. 1986;121:141.
24. Hemming A, Davis NL, Robins RE. Surgical versus percutaneous drainage of intra-abdominal abscesses. *Am J Surg*. 1991;161:593.
25. Bufalari A, Giustozzi G, Moggi L. Postoperative intraabdominal abscesses: percutaneous versus surgical treatment. *Acta Chir Belg*. 1996;96:197.
26. Maher MM, Gervais DA, Kalra MK, et al. The inaccessible or undrainable abscess: how to drain it. *Radiographics*. 2004;24:717.
27. Piraka C, Shah RJ, Fukami N, et al. EUS-guided transesophageal, transgastric, and transcolonic drainage of intra-abdominal fluid collections and abscesses. *Gastrointest Endosc*. 2009;70:786.
28. Stabile BE, Puccio E, vanSonnenberg E, et al. Preoperative percutaneous drainage of diverticular abscess. *Am J Surg*. 1990;159:99.
29. Cinat ME, Wilson SE, Din AM. Determinants for successful percutaneous image-guided drainage of intra-abdominal abscess. *Arch Surg*. 2002;137:845.
30. Jaques P, Mauro M, Safrit H, et al. CT features of intraabdominal abscesses: prediction of successful percutaneous drainage. *AJR Am J Roentgenol*. 1986;146:1041.
31. Benoist S, Panis Y, Pannegeon V, et al. Can failure of percutaneous drainage of postoperative abdominal abscesses be predicted? *Am J Surg*. 2002;184:148.
32. Edmunds LH, Williams GM, Welch CE. External fistulas arising from the gastro-intestinal tract. *Ann Surg*. 1960;152:445.
33. Soeters PB, Ebeid AM, Fischer JE. Review of 404 patients with gastrointestinal fistulas: impact of parenteral nutrition. *Ann Surg*. 1979;190:189.
34. Reber HA, Robert C, Way LW, et al. Management of external gastrointestinal fistulas. *Ann Surg*. 1978;188:460.
35. Aguirre A, Fischer JE, Welch CE. The role of surgery and hyperalimentations in therapy of gastrointestinal-cutaneous fistulae. *Ann Surg*. 1974;180:393.
36. Conter RL, Roof L, Roslyn JJ. Delayed reconstructive surgery for enterocutaneous fistulas. *Am J Surg*. 1988;54:589.
37. Hollington P, Mawdsley J, Lim W, et al. An 11-year experience of enterocutaneous fistula. *Br J Surg*. 2004;91:1646.
38. Lynch AC, Delaney CP, Senagore AJ, et al. Clinical outcome and factors predictive of recurrence after enterocutaneous fistula surgery. *Ann Surg*. 2004;240:825.
39. Draus JM Jr, Huss SA, Harty NJ, et al. Enterocutaneous fistula: are treatments improving? *Surgery*. 2006;140:570.
40. Visschers RGJ, Olde Damink SWM, Van Bekkum M, et al. Treatment strategies in 135 consecutive patients with enterocutaneous fistulas. *World J Surg*. 2008;32:445.
41. Brenner M, Clayter JL, Tillou A, et al. Risk factors for recurrence after repair of enterocutaneous fistula. *Arch Surg*. 2009;144:500.
42. Bosscha K, Hulstaert PF, Visser MR, et al. Open management of the abdomen and planned reoperations in severe bacterial peritonitis. *Eur J Surg*. 2000;166:44.
43. Berry SM, Fischer JE. Classification and pathophysiology of enterocutaneous fistulas. *Surg Clin North Am*. 1996;76:1009.
44. Myssiorek D, Becker GD. Extended single transverse neck incision for composite resections: does it work? *J Surg Oncol*. 1991;48:101.
45. Brown MR, McCulloch TM, Funk GF, et al. Resource utilization and patient morbidity in head and neck reconstruction. *Laryngoscope*. 1997;107:1028.
46. Xavier S, Kochhar R, Nagi B, et al. Tuberculous esophagocutaneous fistula. *J Clin Gastroenterol*. 1996;23:118.
47. Janssen DA, Thimsen DA. The extended submental island lip flap: an alternative for esophageal repair. *Plast Reconstr Surg*. 1998;102:835.
48. Eng J, Sabanathan S, Mearns AJ. Late esophageal fistula after pneumonectomy. *Ann Thorac Surg*. 1994;57:1337.
49. Gordon JM, Langer JC. Gastrocutaneous fistula in children after removal of gastrostomy tube: incidence and predictive factors. *J Pediatr Surg*. 1999;34:1345.
50. Papavramidis ST, Eleftheriadis EE, Papavramidis TS, et al. Endoscopic management of gastrocutaneous fistula after bariatric surgery by using a fibrin sealant. *Gastrointest Endosc*. 2004;59:296.
51. Eubanks S, Edwards CA, Fearing NM, et al. Use of endoscopic stents to treat anastomotic complications after bariatric surgery. *J Am Coll Surg*. 2008;206:935.
52. Shorr RM, Greaney GC, Donovan AJ. Injuries of the duodenum. *Am J Surg*. 1987;154:93.
53. Pokorny WJ, Brandt ML, Harberg FJ. Major duodenal injuries in

children: diagnosis, operative management, and outcome. *J Pediatr Surg.* 1986;21:613.

54. Malangoni MA, Madura JA, Jesseph JE. Management of lateral duodenal fistulas: a study of fourteen cases. *Surgery.* 1981;90:645.
55. Kuvshinoff BW, Brodish RJ, McFadden DW, et al. Serum transferrin as a prognostic indicator of spontaneous closure and mortality in gastrointestinal cutaneous fistulas. *Ann Surg.* 1993;217:615.
56. Hill GL, Bourchier RG, Witney GB. Surgical and metabolic management of patients with external fistulas of the small intestine associated with Crohn's disease. *World J Surg.* 1988;12:191.
57. Harper PH, Fazio VW, Lavery IC, et al. The long term outcome in Crohn's disease. *Dis Colon Rectum.* 1987;30:174.
58. Pettit SH, Irving MH. The operative management of fistulous Crohn's disease. *Surg Gynecol Obstet.* 1988;167:223.
59. Nanni G, Bergamini C, Bertoncini M, et al. Spontaneous appendicocutaneous fistula: case report and literature review. *Dis Colon Rectum.* 1981;24:187.
60. Hyett A. Appendicocutaneous fistula: a hazard of incomplete appendectomy. *Aust N Z J Surg.* 1995;65:144.
61. Colorectal cancer collaborative group. Adjuvant radiotherapy for rectal cancer: a systematic overview of 8507 patients from 22 randomized trials. *Lancet.* 2001;358:1291.
62. Russell JC, Welch JP. Operative management of radiation injuries of the intestinal tract. *Am J Surg.* 1979;137:433.
63. Levy E, Frileux P, Cugnenc PH, et al. High-output external fistulae of the small bowel: management with continuous enteral nutrition. *Br J Surg.* 1989;76:676.
64. Campos ACL, Meguid MM, Coelho JCU. Surgical management of gastrointestinal fistulas. *Surg Clin North Am.* 1996;76:1191.
65. Campos ACL, Andrade DF, Campos GMR, et al. A multivariate model to determine prognostic factors in gastrointestinal fistulas. *J Am Coll Surg.* 1999;188:483.
66. Martinez JL, Luque-de-Leon E, Mier J, Blanco-Benavides R, Robledo F. Systemic management of postoperative enterocutaneous fistulas: factors related to outcomes. *World J Surg.* 2008;32:426.
67. Haffejee AA. Surgical management of high output enterocutaneous fistulae: a 24-year experience. *Curr Opin Clin Nutr Metab Care.* 2004;7(3):309.
68. Guenaga KK, Matos D, Wille-Jorgenson P. Mechanical bowel preparation for elective colorectal surgery. *Cochrane Database Syst Rev.* 2009;21:CD001544.
69. Beard JD, Nicholson ML, Sayers RD, et al. Intraoperative air testing of colorectal anastomoses: a prospective, randomized trial. *Br J Surg.* 1990;77:1095.
70. Hao XY, Yang KH, Guo TK, et al. Omentoplasty in the prevention of anastomotic leakage after colorectal resection: a meta-analysis. *Int J Colorectal Dis.* 2008;23:1159.
71. den Dulk M, Marijnen CAM, Collette L, et al. Multicentre analysis of oncology and survival outcomes following anastomotic leakage after rectal cancer surgery. *Br J Surg.* 2009;96:1066.
72. Evenson AR, Fischer JE. Current management of enterocutaneous fistula. *J Gastrointest Surg.* 2006;10:455.
73. Perel P, Roberts I. Colloids versus crystalloids for fluid resuscitation in critically ill patients. *Cochrane Database Syst Rev.* 2004;(4):CD000567
74. Parc Y, Frileux P, Schmitt G, et al. Management of postoperative peritonitis after anterior resection: experience from a referral intensive care unit. *Dis Colon Rectum.* 2000;43:579.
75. Brindle CT, Blankenship J. Management of complex abdominal wounds with small bowel fistulae: isolation techniques and exudates control to improve outcomes. *J Wound Ostomy Continence Nurs.* 2009;36:396.
76. Wainstein DE, Fernandez E, Gonzalez D, et al. Treatment of high-output enterocutaneous fistulas with a vacuum-compaction device. A ten-year experience. *World J Surg.* 2008;32:430.
77. Erdmann D, Drye C, Heller L, et al. Abdominal wall defect and enterocutaneous fistula treatment with the vacuum-assisted closure (VAC) system. *Plast Reconstr Surg.* 2001;108:2066.
78. Alvarez AA, Maxwell GL, Rodriguez GC. Vacuum-assisted closure for cutaneous gastrointestinal fistula management. *Gynecol Oncol.* 2001;80:413.
79. Sancho JJ, di Costanzo J, Nubiola P, et al. A Randomized double-blind placebo-controlled trial of early octreotide in patients with postoperative enterocutaneous fistula. *Br J Surg.* 1995;82:638.
80. Present DH, Rutgeerts P, Targan S, et al. Infliximab for the treatment of fistulas in patients with Crohn's disease. *N Engl J Med.* 1999;340:1398.
81. Date RS, Panesar KJ, Neilly P. Infliximab as a therapy for non-Crohn's enterocutaneous fistulae. *Int J Colorectal Dis.* 2004;19:603.
82. Ragabo LR, Ventosa N, Castro JL, Marco J, Gerrera N, Gea F. Endoscopic

treatment of postoperative fistulas resistant to conservative management using biological fibrin glue. *Endoscopy.* 2002;34:632.
83. Lisle DA, Hunter JC, Pollard CW, Borrowdale RC. Percutaneous Gelfoam embolization of chronic enterocutaneous fistulas: report of three cases. *Dis Colon Rectum.* 2006;50:251.
84. Toussaint E, Eisendrath P, Kwan V, et al. Endoscopic treatment of postoperative enterocutaneous fistulas after bariatric surgery with the use of a fistula plug: report of five cases. *Endoscopy.* 2009;41:560.
85. Rose D, Yarborough MF, Canizaro PC, et al. One hundred and fourteen fistulas of the gastrointestinal tract treated with total parenteral nutrition. *Surg Gynecol Obstet.* 1986;163:345.
86. MacFadyen BV, Dudrick SJ, Ruberg RL. Management of gastrointestinal fistulas with parenteral hyperalimentation. *Surgery.* 1973;74:100.
87. Berry SM, Fischer JE. Enterocutaneous fistulas. *Curr Probl Surg.* 1994;31:474.
88. Ham M, Horton K, Kauntiz J. Fistuloclysis: case report and literature review. *Nutr Clin Pract.* 2007;22:553.
89. Teubner A, Morrison K, Ravishankar HR, et al. Fistuloclysis can successfully replace parenteral feeding in the nutritional support of patients with enterocutaneous fistula. *Br J Surg.* 2004;91:625.
90. Gu GS, Ren JA, Li N, Li JS. Effects of recombinant human growth hormone on enterocutaneous fistula patients. *World J Gastroenterol.* 2008;14:6858.
91. Keck JO, Collopy BT, Ryan PJ, et al. Reversal of Hartmann's procedure: effect of timing and technique on ease and safety. *Dis Colon Rectum.* 1994;37:243.
92. Fazio VW, Coutsoftides T, Steiger E. Factors influencing the outcome of treatment of small bowel cutaneous fistula. *World J Surg.* 1983;7:481.
93. Fleming FJ, Gillen P. Reversal of Hartmann's procedure following acute diverticulitis: is timing everything? *Int J Colorectal Dis.* 2009;24:1219.
94. Connolly PT, Teubner A, Lees NP, et al. Outcome of reconstructive surgery for intestinal fistula in the open abdomen. *Ann Surg.* 2008;247:440.
95. Van Der Krabben AA, Dijkstra FR, Nieuwenhuijzen M, Reijnen MM, Schaapveld M, Van Goor H. Morbidity and mortality of inadvertent enterotomy during adhesiotomy. *Br J Surg.* 2000;87:467.
96. Hull TL, Kobe I, Fazio VW. Comparison of handsewn with stapled loop ileostomy closures. *Dis Colon Rectum.* 1996;39:1086.
97. Hewett PJ, Stitz R. The treatment of internal fistulae that complicate diverticular disease of the sigmoid colon by laparoscopically assisted colectomy. *Surg Endosc.* 1995;9:411.
98. Joo JS, Agachan F, Wexner SD. Laparoscopic surgery for lower gastrointestinal fistulas. *Surg Endosc.* 1997;11:116.
99. Poulin EC, Schlachta CM, Mamazza J, et al. Should enteric fistulas from Crohn's disease or diverticulitis be treated laparoscopically or by open surgery? A matched cohort study. *Dis Colon Rectum.* 2000;43:621.
100. Watanabe M, Hasegawa H, Yamamoto S, et al. Successful application of laparoscopic surgery to the treatment of Crohn's disease with fistulas. *Dis Colon Rectum.* 2002;45:1057.
101. Regan JP, Salky BA. Laparoscopic treatment of enteric fistulas. *Surg Endosc.* 2004;18:252.
102. Garcia GD, Freeman IGH, Zagorski SM, et al. A laparoscopic approach to the surgical management of enterocutaneous fistula in a wound healing by secondary intention. *Surg Endosc.* 2004;18:554.
103. Fischer JE. The importance of reconstruction of the abdominal wall after gastrointestinal fistula closure. *Am J Surg.* 2009 Jan;197(1):131.
104. van't Riet M, Steyerberg EW, Nellensteyn J, et al. Meta-analysis of techniques for closure of midline abdominal incisions. *Br J Surg.* 2002;89:1350.
105. Lowe JB. Updated algorithm for abdominal wall reconstruction. *Clin Plast Surg.* 2006;33:225.
106. Wind J, van Koperen PJ, Slors JFM, Bemelman WA. Single-stage closure of enterocutaneous fistula and stomas in the presence of large abdominal wall defects using the components separation technique. *Am J Surg.* 2009;197:24.
107. de Vries Reilingh TS, van Goor H, Charbon JA, et al. Repair of giant midline abdominal wall hernias: "components separation technique" versus prosthetic repair. *World J Surg.* 2007;31:756.
108. Lee EI, Chike-Obi CJ, Gonzalez P, et al. Abdominal wall repair using human acellular dermal matrix: a follow-up study. *Am J Surg.* 2009;198:650.
109. Mawdsley JE, Hollington P, Bassett P, et al. An analysis of predictive factors for healing and mortality in patients with enterocutaneous fistulas. *Aliment Pharmacol Ther.* 2008; 28:1111.
110. Visschers RGJ, Olde Damink SWM, Van Bekkum M, et al. Health-related quality of life in patients treated for enterocutaneous fistula. *Br J Surg.* 2008;95:1280.

11

消化道出血

Anita Balakrishnan • Ali Tavakkoli • Stanley W. Ashley

（陈　明译）

概述

　　急性消化道出血（gastrointestinal，GI）是急诊中发病与死亡的一个重要原因。消化道出血的范围包括从食道到结肠的部位的出血，根据出血部位与十二指肠悬韧带的关系，分为上、下消化道出血。上消化道出血的出血部位来源于十二指肠悬韧带近端部位，其病因往往是消化性溃疡和静脉曲张出血，是80%以上的急性出血的病因[1]。大多数的下消化道出血来源于结肠病变，如结肠憩室病和结肠血管发育不良；小肠的出血发病率低于5%[1]。内镜检查阴性但出现持续出血或间断出血时，称为不明原因出血，偶尔患者表现为隐匿性出血，即无显性出血的表现，表现为慢性失血、贫血症状。就所有病例而言，全面检查有助于快速确定出血部位并决定治疗方案。

急性消化道出血的发病率

　　急性上消化道出血的年发病率估计为170/10万，随着年龄增长发病率亦增加。大部分是上消化道出血；下消化道出血的年发病率为20.5/10万[2-3]。消化道出血的发病具有地域性，据报道，发病率从45/10万（荷兰）至172/10万（苏格兰）不等，差异可能与国家间人口和各种病因因素的差异相关[4-10]。

死亡率

　　尽管药物和内镜治疗取得显著进步，但上消化道出血的死亡率仍维持在5%～14%不变[4,5,7-11]，老年人和住院患者的死亡率尤其高[12]。实际上，据英国最近的研究显示，上消化道出血患者死亡率上升的部分原因是由于人口老龄化。

医疗费用

　　急性消化道出血造成医疗资源的大量流失。在2002年门诊就诊常见症状中，直肠出血居第6位，黑粪症居第11位[13]；而结肠憩室病伴出血是2002年住院原因的第11位[13]。由于大出血，约5%憩室病患者需要进行手术治疗[14]。在美国，每年治疗憩室出血医疗费用支出估计超过13亿美元[15]，而上消化道出血对医疗保健系统带来更大的压力，每年估计费用支出25亿美元[16]。静脉曲张破裂出血的治疗费用尤其高，治疗每个复杂的静脉曲张出血患者需要花费23 207美元；治疗每个复杂的非静脉曲张性上消化道出血患者需要花费5632美元；在无并发症的情况下每个住院患者花费3402美元（非静脉曲张性上消化道出血患者）和6612美元（静脉曲张性上消化道出血患者）[17]。

初步评估与复苏

　　对于急性消化道出血患者应采用严格的初始评估和管理方法（图11-1）。恢复血流动力学稳定的复苏具有重要意义，通过仔细地询问病史和体格检查，可以确定出血的病因和出血灶。临床医生应特别关注患者的并发症以及用药史，因为上述因素都将影响患者进一步的处理；其次，诊断检查可以明确出血部位，治疗干预可控制活动性出血以及防止再出血。

初步评估

　　复苏处理应遵循ABCs原则（气道、呼吸、循环）。一旦气道和呼吸问题成功处理后，就应优先进行充分的血流动力学复苏。临床医生尤其需要评估

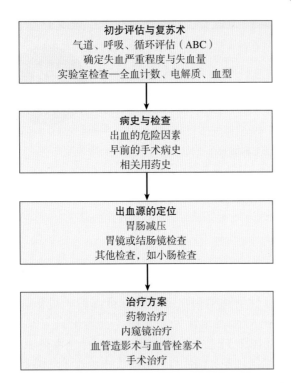

初步评估与复苏术
气道、呼吸、循环评估（ABC）
确定失血严重程度与失血量
实验室检查—全血计数、电解质、血型

病史与检查
出血的危险因素
早前的手术病史
相关用药史

出血源的定位
胃肠减压
胃镜或结肠镜检查
其他检查，如小肠检查

治疗方案
药物治疗
内窥镜治疗
血管造影术与血管栓塞术
手术治疗

图 11-1　消化道出血处理简述。ABC，气道、呼吸与循环；CBC，全血细胞计数；EGD，食管、胃、十二指肠镜（Adapted from Fig.46-1，Sabiston Textbook of Surgery，18th ed，Townsend，Beauchamp，Evers，and Mattox，Elsevier）

失血量和持续出血的程度；初步评估的重点为应对已存在的疾病和持续出血的等级的快速评估，可通过病史和症状检查来确定，症状可能从隐匿性出血至危及生命的呕血、黑粪症等。大多数病例可以从简单的临床参数中得到大量信息，如意识水平、血压、心率等（表 11-1），尿量作为终末器官灌注状态的标志可进一步反映患者的病情。根据患者的血流动力学状态和存在的并发症，可使用有创的监护形式，如中心静脉压测量。观察体位改变时血压心率的变化（患者坐位 5 min 后收缩压下降 > 10 mmHg 或脉搏增加 > 20 次 /min）有助于确定患者是否存在无法轻易发现的出血量小于循环血量的 20% 的情况。心动过速（> 100 次 /min）和脉压差减小都提示循环血量减少了 20% ~ 30%。当循环血量丢失超过 40% 时，将引起患者意识状态异常（迟钝 / 兴奋）、外周末梢部位（四肢）湿冷，以及收缩压下降小于 90 mmHg；然而，并不是所有的患者在出血后均表现为心动过速，有时严重大失血可出现由迷走神经介导的心动过缓。同样，老年人以及使用 β 受体阻断药的患者出现的低血压症状也是不可靠的。

虽然初始的血液检查是必不可少的，包括全血细胞计数、血型，但是在出血的早期阶段，红细胞压积正常可能具有误导性，随着液体复苏开始后血容量的稀释，红细胞压积会降低。

复苏术

临床医生尤其要特别重视复苏的重要性。复苏不充分导致的暴发性多器官功能衰竭是急性消化道出血死亡的最重要原因。复苏的必要程度取决于出血量和持续出血的严重程度。重症护理团队应尽早参与复苏过程，越早进行气管插管和机械通气，呼吸系统并发症的危害就越少。对仍存在活动性出血且血流动力学不稳定的患者，大口径的静脉通路是治疗的关键。在血流动力学不稳定的患者中，液体复苏开始时应输注 2 L 与全血相似的电解质组成的晶体溶液，如乳酸林格液。成功的液体复苏应在简单的临床参数监测下进行，如心率、血压和尿量；尿量是反映终末器官灌注情况的指标，所有血流动力学不稳定的患者均应置尿管，以测量每小时尿量。中心静脉置管可精确地测量出前负荷，从而便于更准确地评估有心、肺、肾伴发病的患者的液体平衡，减少液体过剩情况的发生。充

表 11-1	休克的分级				
分级	失血量（mL）	失血（%）	心率（次 / 分）	血压	神经系统症状
Ⅰ级	< 750	< 15	< 100	正常	正常
Ⅱ级	750 ~ 1500	15 ~ 30	> 100	直立性	焦虑
Ⅲ级	1500 ~ 2000	30 ~ 40	> 120	低血压	意识混乱
Ⅳ级	> 2000				
		> 40	> 140	严重低血压	意识迟钝

足的氧气供给可以最大限度地将氧气输送到组织。血液检查应该包括全血细胞计数，常规生化，以及肝功能检测；此外，了解凝血功能、血型和交叉配血也是必不可少的。

输血

临床医生在决定是否需要输血时，须考虑几个因素。最重要的是出血的情况，包括持续出血的程度以及患者对于液体复苏的反应；其他因素包括患者的年龄（年轻患者更能耐受失血）和心肺伴发病，输血可能导致这些患者出现灌注损伤。红细胞压积（需要 12 ~ 24 h 才能平衡）不是评判急性失血的可靠首要指标，但老年人血细胞压积 < 30% 和年轻人血细胞压积 < 20% 可作为输血的指征。临床医生还需要将再出血的可能性考虑在内。例如，在上消化道出血的患者中食管静脉曲张出血有较大的再次大出血可能，从病理学角度来讲，对此类患者更应该考虑输血治疗。全血可用于大量失血的病例，浓缩的红细胞是输血的最佳形式，但其缺乏凝血因子、血小板和钙。因此需要大量输血的患者（> 10 U 血液）必须输注新鲜冰冻血浆、血小板和钙。

风险分层

风险分层评估的发展在很大程度上有助于对死亡和再出血的预测，并帮助判断消化道出血患者住院、重症监护或进行紧急检查的必要性。可将仅需门诊处理（如短暂性直肠出血患者）的患者与持续性上消化道出血的需要紧急内镜治疗的患者区分开。BLEED 研究表明持续出血（Bleed）、低血压（收缩压 < 100 mmHg，LowBP）、凝血酶原时间升高（> 1.2 倍，Elevated prothrombin time），不稳定的心理状态（Erratic mental status），和不稳定的伴随疾病（unstable comorbid Disease），这些风险因素将显著增加外科干预的概率[18]，并增加消化道出血患者的再出血和死亡的风险。其他的研究发现肝硬化、急性生理和慢性健康状况评分 Ⅱ（Acute Physiologic and Chronic Health Evaluation Ⅱ，APACHE Ⅱ）、低血压和终末器官功能障碍均为外科干预增加的独立预测因子[19]。这些研究强调了伴发病在决定消化道出血预后中的重要性。一项通过分组进行更进一步的研究显示，患者合并肾病的死亡率达 30%，而合并急性肾衰竭的死亡率达 65%，这项研究更加证实了上述观点[20]。目前，大多数评分系统主要用于研究。在临床医学领域中，尚缺乏一个统一公认的评分系统。这些评分系统需要合适的临床判断才能应用。

病史与检查

全面的病史和体格检查不仅可帮助诊断出血的原因，也有助于确定可能影响预后的伴发病。

消化道出血特征

发病时间、出血量和频率是判断失血量的关键因素。当然，出血的特点也非常重要。呕血通常提示上消化道出血（偶尔有来源于鼻咽或口咽出血），多为新鲜红色血液，陈旧性出血可表现为咖啡色渣样。黑粪症的定义为恶臭的黑色柏油样便，往往亦因上消化道出血而发生。大便的外观通常是胃酸降解的结果（胃酸将血红蛋白降解为血红素），亦受肠道酶和细菌的作用。在结肠慢传输的病例中，远端小肠或右半结肠的出血也可表现为黑粪。粪便检查可用于鉴别黑粪症和因服用铁剂导致的黑绿色的大便。直肠出血也称为便血，表现为纸巾上带血，便周带血，或血与粪便混合，这些都是病史采集的要点。便血通常是左侧结肠出血，也可为乙状结肠和直肠出血，但在肠蠕动加快的情况下，上消化道大量出血的血液快速通过肠道可能也表现为便血。偶尔的隐匿性出血，可致患者贫血。在这些病例中，病史采集有助于确定由于缺氧导致的终末器官症状，比如晕厥、心绞痛、心肌梗死等。

病史的其他重要特点

病史中其他有意义的特点也可有助于临床判断，如前期呕吐史（提示 Mallory-Weiss 黏膜撕裂的可能），近期有体重减轻或食欲减退史（提示恶性肿瘤的可能），近期有上腹痛病史（提示存在消化性溃疡的可能），以及饮酒史或肝病史（提示存在食管静脉曲张破裂出血的可能）。根据人口统计数据研究，年龄也有助于缩小可疑出血原因的范围——憩室炎、血管发育不良、肿瘤、以及缺血性结肠炎，均始发于中老年人。相对而言，年轻患者的出血，多是由于消化性溃疡、Meckel's 憩室、痔疮，或食管静脉曲张。既往腹部手术史也可能与之关联——尤其是主动脉手术史增加了主动脉瘘的可能性。用药史与上消化道出血也有特殊关联。非甾类抗炎药（nonsteroidal anti-inflammatory drugs，NSAIDs）是消化性溃疡的常见诱因，同样，水杨酸盐和选择性 5- 羟色胺再摄取抑制剂（selective serotonin reuptake inhibitors，SSRIs）也与上消化道出血密切相关[21-22]。新鲜的冰冻血浆可能需要加用抗凝剂以防止凝血，但其本身并不是消化道出血的一个诱发因素[23]。

体格检查

虽然大多数出血来源于食管，来源于鼻咽部或口咽部的出血偶尔也可表现为消化道出血，因此对这些部位均应行常规检查。口腔黏膜黑斑息肉病（Peutz-Jeghers 病）的色素沉着病灶偶尔也表现为消化道出血——此为消化道出血的罕见原因。腹部常规检查可鉴别腹部肿块、肝脾肿大，上腹部压痛是可疑消化性溃疡的非特异性指示。还应常规行颈部、腹股沟淋巴结检查，若淋巴结肿大则提示可能存在恶性肿瘤。体格检查还应包括静脉曲张出血患者的蜘蛛痣、黄疸患者的合并腹水、脐周静脉曲张以及肝掌等肝病特征性表现，直肠和肛门检查是排除直肠癌或痔疮必不可少的检查。

鉴别出血源

鼻胃管（nasogastric，NG）和胃肠减压有助于确定出血来源。胃肠减压中胃内容物潜血阳性（无论是新鲜血液或咖啡色血液）均证实存在上消化道出血，鼻胃管亦可评估出血速度、去除滞留于胃内的血液，从而确保食管、胃、十二指肠镜（esophagogastro-duodenoscopy，EGD）检查时视野的清晰。

然而，胃肠减压引流潜血阴性并不能排除十二指肠的出血，因为功能良好的幽门可防止胆汁、十二指肠出血反流入胃。胃引流物中无血液的胆汁可确定出血来源于下消化道。最近的一项研究表明，诊断为上消化道出血的患者中有 20% 十二指肠引流物潜血阴性[24]。

上消化道出血处理中内镜的价值

EGD 是上消化道出血诊断和处理的金标准，可识别出血来源、确定病因和止血，并有助于评价风险层级[25]，但对消化道出血患者，内镜介入治疗时机仍存在争议，对血流动力学不稳定的患者，早期内镜介入检查是必要的，但血流动力学稳定的患者内镜干预的理想时机仍不清楚。最近的一项回顾性研究探讨内镜干预不同时间的效用，表明 24 h 内行内镜检查可协

助评估风险和减少住院时间，而早期内镜检查（12 h 内）对此并无额外的帮助；实际上，12 h 内的早期内镜检查与过度内镜治疗密切相关，并且会导致患者再出血，对生存无帮助。总而言之，应于症状出现 24 h 内行内镜检查，对于无法提供 24 h 内镜检查医疗服务的医院，患者应于住院后第 2 天行内镜检查[26]。在急性消化道出血患者行内镜检查前，临床医生需要考虑以下问题：首先，活动性出血时，可见黏膜视野范围减小，EGD 的灵敏度也会随之降低；其次，EGD 并发症发生率（如穿孔和误吸）增高。气道保护、早期插管在处理误吸事件中是必不可少的，同样，血细胞计数低的患者行内镜检查可能增强镇静药物的作用，导致低血压和低氧血症，因此检查过程中不应延迟或暂停再复苏。所有患者均应在持续心电图（ECG）和无创的氧饱和度的监测下接受紧急内镜检查。

内镜下消化道出血处理中的应用

乙状结肠镜检查与结肠镜检查

在下消化道出血时，结肠镜检查比可屈性乙状结肠镜检查更受到医生的推崇。结肠镜检查一般认为适于 50 岁以上有便血或缺铁性贫血患者，在年轻患者中，如乙状结肠镜检查发现确定的良性出血来源，无必要再行结肠镜检查，但是如出现反复、间断性出血，应行结肠镜检查[27]。

确定急性下消化道出血来源的价值

结肠镜检查对急性下消化道出血的诊断率达到 89% ~ 97%[28-29]。推荐使用聚乙二醇肠道准备加服促动力药如甲氧氯普胺，可改善内窥镜视野、提高诊断率[27,30]。对于严重的、活动性消化道出血患者，由于无足够的时间行常规的肠道准备，此步骤可以省略。

胶囊内镜与小肠深段内镜

小肠出血发病率仅占消化道出血的 5%。美国和欧洲的有关统计表明，血管发育不良占小肠出血病例的 30% ~ 40%；其余的原因是小肠溃疡、Dieulafoy 病变，小肠肿瘤占小肠出血病例的 1% ~ 3%。导致内窥镜难以进入小肠的因素有以下几点：小肠长度、小肠在腹腔内的位置、小肠收缩和小肠袢叠压等。胶囊内镜是为更好地观察小肠发明的新技术，对于胃镜、结肠镜检查仍未发现出血原因者，胶囊内镜成为第三种可选择的检查方法[31]。胶囊大约 11×26 mm

大小，包含镜头、发光二极管、氧化银电池和超高频（ultra high frequency，UHF）无线电遥测发射器，通过胶囊传送装置，胶囊内镜可直接到达十二指肠，可用于吞咽困难者、食管胃动力障碍者、小儿患者；胶囊内镜与推进式小肠镜和其他小肠镜相比，具有更高的检出率；与术中内镜相比，胶囊内镜具有相似的检出率，但无手术操作引起的并发症和死亡率[32-33]。值得注意的是，其不适用于近端十二指肠成像，因为其无法提供壶腹周围部位清晰的影像，并且胶囊内镜检查的成败取决于阅片者的经验[34-35]。

最近，更多的新技术被用于小肠成像（"小肠深段内镜"），尤其是双球囊小肠镜、单球囊小肠镜以及螺旋式小肠镜，前两种技术使用球囊来"抓住"肠壁，帮助内窥镜向前通过肠道，螺旋式小肠镜使用一个末端单环螺旋外套管，通过外套管可使小肠打褶可向前推动肠镜。对比小肠深段内镜和胶囊内镜在进入深度与所用时间，对病变部位进行活组织检查，止血，并给予对症治疗如置入支架或扩张狭窄部位等方面，前者优于胶囊内镜[36]，其最大的不足之处是其穿孔率相对较高（0.3% ~ 3.4%），尤其是在炎性肠病、恶性肿瘤、或肠吻合术后的患者中，穿孔率尤其高[35,37-40]。

血管造影

内脏血管造影是一种相对不敏感的检查方法，只能在出血速度达到 0.5 ~ 1 ml/min 的情况下发现出血灶[41-42]；虽然其特异度是 100%、但其灵敏度在急性消化道出血为 47%；再出血为 30%[43]，血管造影在下消化道大出血，无法使用结肠镜检查情况下可以使用，或者应用于内窥镜检查不耐受患者。

红细胞标记（核素显像）

红细胞标记在消化道出血患者使用其他检查手段失败的情况下，可能有用，但其使用范围局限（在胃肠道出血的速度达到 0.1 ml/min 时，此方法才可检测出血灶）。出血灶只能定位于腹部的一个区域，当肠蠕动变化时，肠腔内的血液将远离出血灶，导致其检查结果虽具有敏感性，但缺乏特异性；在注射标记红细胞后的 2 h 内，扫描阳性的标记红细胞不处于运动状态时，其特异性才会提高，正确定位率为 95% ~ 100%。当注射标记的红细胞超过 2 h 后，阳性的扫描点将减少至 57% ~ 67%[44]。因此应用红细胞标记法用来鉴别血管造影遗漏的出血部位，因为它的红细胞在 2 h 之后才能呈阳性，而血管造影不足够

敏感，不能发现出血部位。

治疗方法

药物治疗

药物治疗很难止住活动性出血，但可通过对潜在病因的处理防止再出血，如根治幽门螺旋杆菌感染的三联疗法或使用质子泵抑制剂（proton pump inhibitors，PPI）防止胃溃疡复发和出血。

内镜治疗

内镜检查是主要检查手段与下、上消化道出血病因治疗常用的治疗技术。用于控制出血的治疗手段包括热凝、注射疗法，以及使用机械设备，如金属夹、结扎带等。热凝疗法的探针有单极、双极和热探针，穿孔率高达 2.5%，且于薄壁右半结肠更易发生[45]。氩离子凝固术（argon plasma coagulation，APC）是一种几乎无结肠穿孔风险的非接触的凝固术[46]；激光介导的凝固术（如 Nd：YAG 激光），使用高能量激光来汽化组织，比 APC 能更深地穿透组织，但较 APC 有较高的穿孔率。

在进行内窥镜检查的过程中，注射 1：10000 稀释的肾上腺素注射液是一种有效而经济的方法，可促进血管收缩和局部血管挤压。无论是可重复使用或一次性金属夹，均适用于内镜下止血；橡胶结扎带是下消化道出血常用的止血方法，例如痔或直肠静脉曲张出血。

介入血管造影术

早期的介入血管造影栓塞术由于使用大口径的导管，导致肠梗死率较高；最近使用微导管可防止肠梗死的发生，成功率高达 70% ~ 90%，无明显并发症，再出血率也仅有 15%[47]。栓塞材料包括微弹簧圈、明胶（吸收性明胶海绵）、聚乙烯醇颗粒等。选择性动脉造影栓塞术可防止胃十二指肠溃疡导致的致命性出血，并且早期再出血率低，且无晚期再出血，避免了再手术风险高的患者行紧急手术的风险[48]。

早期发生再出血与凝血功能障碍、血管造影术时间较长、术前大量的输血、两种或以上的伴发病以及使用线圈栓塞作为唯一栓塞物等因素相关[49]。栓塞术在下消化道憩室出血的患者中成功率高达 85%，较右半结肠和盲肠而言左半结肠的栓塞成功率尤其高；非憩室所致的下消化道出血，血管栓塞术成功率极低，

如由于动静脉发育不良导致的出血，栓塞后再出血率大于 40%[50]。

血管造影也可能需要选择性注射血管剂，如抗利尿激素或其长效类似物特利加压素；然而，在停止药物输注后，再出血率达 50%[51]；抗利尿激素和特利加压素的副作用，包括腹部疼痛和心脏并发症，均使这一技术较少投入临床使用。

手术治疗

使用手术控制出血较为罕见，在有明确的出血点，且其他控制出血的方法均失败的情况下，才采取手术治疗。但是，手术仍是某些肿瘤患者治疗的选择，也是反复出血但无明确出血点或突发性出血患者的最终的止血选择。盲目的部分结肠切除术导致术后再出血率（高至 75%）、死亡率（高至 50%）较高；可于术中使用内镜检查帮助确定出血来源，从而使节段结肠切除术更保守、更有指导性（再出血率 6%，死亡率为 4%）[52-53]。

上消化道出血

上消化道出血的病因

上消化道出血的病因可分为静脉曲张性和非静脉曲张性出血（表 11-2），后者更常见。即使在门静脉高压患者中，非静脉曲张性出血也比静脉曲张破裂出血更为常见。然而，由于静脉曲张破裂出血有较高的再出血率和死亡率，在明确出血原因前，均需排除静脉曲张破裂导致出血的可能。

非静脉曲张性出血

消化性溃疡与出血   大量的研究表明，在 1958—1999，由于 Hp 根除性治疗和质子泵抑制剂的应用，世界范围内的消化性溃疡发病率显著地降低，消化性溃疡手术率和死亡率亦随之下降。但是，消化性溃疡所致的出血的发病率在同期并未明显地降低[12]。在美国，消化性溃疡出血的死亡率仍达 5% ~ 10%[11,54]，每年住院花费超过 20 亿美元[55]。

80% ~ 90% 的急性上消化道出血是非静脉曲张性出血，其中，大部分是由于胃十二指肠的消化性溃疡出血[11]，占所有非静脉曲张性上消化道出血发病率的 40%。绝大部分是服用阿司匹林和 NSAIDs 药物所致，且常发生于老年患者（68% 的患者年龄 > 60 岁，27% 的患者年龄 > 80 岁）[56]。在消化性溃疡过程中，

表 11-2   上消化道出血病因

	病因	发病率
非静脉曲张性上消化道出血（80%）	消化道溃疡	40
	Mallory-Weiss 综合征	15 ~ 20
	胃炎 / 十二指肠炎	10 ~ 15
	食管炎	5 ~ 10
	Dieulafoy 病变	1.5
	GAVE	4
	恶性肿瘤	2
	其他	7.5
	主动脉消化道瘘	
	胆道出血	
	胰管出血	
	医源性出血	
门静脉高压性上消化道出血（20%）	胃食管静脉曲张	> 90
	胃静脉曲张	罕见
	门静脉高压胃病	罕见

GAVE，胃窦血管扩张；GI，消化道

10% ~ 15% 的患者会发生出血，通常表现为呕血和（或）黑粪症，需要早期积极液体复苏补充液体的流失。病史、体格检查以及实验室检查之前已经详细阐述，此不再赘述（图 11-2）。十二指肠溃疡和胃溃疡均可导致大量出血，但出血更好发于胃溃疡。当动脉破裂，如胃十二指肠动脉分支或胃左动脉分支破裂时，出血更明显。

许多风险分层评分系统可有助于确定患者是否需要重症监护，以及是否存在再出血风险。最常用的两个工具是 Rockall 评分系统，其次是 Blatchford 评分系统（表 11-3）。Rockall 评分采用临床表现和内镜表现对患者进行风险分层，得分范围从 0 到 11；得分越高，再出血或死亡的风险越大[57]。Blatchford 评分采用血红蛋白、血尿素氮、收缩压、脉搏、黑粪症、晕厥、肝病或心力衰竭等指标，最高得分为 23 分；得分越高，表明再出血或死亡的可能性越大[58]。

根据内镜下溃疡出血的表现，使用 Forrest 评级量表（表 11-4）[59]，可评估再出血风险。其中高风险病变包括活动性出血、渗血、未见出血但可见的血管和血凝块附着。

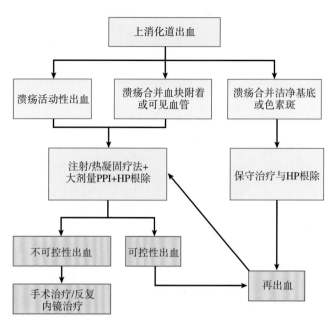

图 11-2　消化性溃疡出血的处理流程

表 11-3　Blatchford 评分与 Rockall 评分的比较

Blatchford 评分的标准	Rockall 评分的标准
收缩压	年龄
血尿素氮	休克
血红蛋白	伴发病
脉搏	内镜诊断
黑粪症	内镜下出血征象
晕厥	
肝病	
心力衰竭	

表 11-4　消化性溃疡的内镜所示 FORREST 分级与再出血风险

分级	内镜发现	再出血风险
Ⅰa	活动性、喷射性出血	高
Ⅰb	活动性、非喷射性渗血	高
Ⅱa	未出血，可见血管	高
Ⅱb	溃疡附着血凝块	中等
Ⅱc	溃疡面平坦合并色素沉着点	低
Ⅲ	溃疡基底洁净，无出血溃疡创面	低

药物治疗

去除出血诱因（比如：药物）　所有可导致消化道溃疡的药物，如水杨酸类、非甾类抗炎药和 SSRIs 类药物均应停用；环氧合酶 -2（Cyclooxygenase-2，COX-2）抑制剂，最初被寄希望于替代非甾类抗炎药物，且有胃黏膜保护作用，最近研究发现它对胃黏膜没有显著的保护作用，反而具有心脏毒性，因此临床中不常使用[60]。

根除幽门螺旋杆菌以及长期抑酸治疗　据研究报道，穿孔性溃疡与 HP 感染关系十分密切，而出血与 HP 感染并无较强的相关性。据报道，仅 60%～70% 出血性溃疡与 HP 感染有关。但是，最近的数据表明，HP 阳性患者的 HP 根除治疗可降低其再出血的风险，并且可减少长期抑酸治疗的需要[61]；因此，HP 根除治疗应推荐用于所有有出血症状的感染 HP 的患者。

胃酸可影响血凝块的形成、促进血小板解聚、并增加纤维蛋白的溶解，鉴于此质子泵抑制剂可显著地降低溃疡再出血的危险、减少紧急手术的需要，并可降低内镜下高风险征象患者治疗的死亡率[62-63]。

内镜治疗　内镜下高风险征象（活动性出血或裸露的无出血的血管）的患者需要止血干预，如注射止血药、热凝疗法或机械治疗如使用止血夹（图 11-3）。以上任何一种疗法加上注射肾上腺素均可进一步降低再出血率，减少手术治疗的需要以及死亡率[64-66]。

内镜治疗消化性溃疡出血失败的预测因子较多，包括既往溃疡出血史、休克和表现、内镜下出现活动

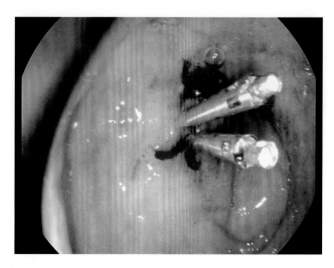

图 11-3　金属夹治疗十二指肠溃疡出血（Used with permission from Dr Nicola Simmonds，Luton and Dunstable Hospital，UK.）

性出血、溃疡直径大于 2 cm、溃疡下方存在直径大于 2 mm 的正在出血的血管、胃小弯侧溃疡或十二指肠球部前壁或后壁溃疡。最近的研究表明二次内镜检查（在最初的内镜治疗 24 h 内）仅能轻微减低再出血率，在应用抑酸药治疗时进行二次内镜检查并无较大的意义，因此，不推荐临床医生使用[25-68-69]。反复的内镜检查仅在反复出血或第一次内镜检查治疗不成功的情况下作为临床医生的选择。

手术治疗　Meta 分析和手术记录的数据显示出血性消化性溃疡外科手术干预率已下降到 6.5% ～ 7.5%。随着消化性溃疡药物和内镜治疗的发展，手术已不再作为一线治疗方法或根治疗法，而是在其他方法均失败的情况下才行手术治疗。

目前无合适的指导临床医生进行手术的手术适应证准则；总的来说，持续失血与内镜治疗失败，输血需求超过 6 U 的情况通常是外科干预的指征（表 11-5）。同样，低血容量休克与再出血或缓慢持续失血（每天需要输血超过 3 U）也认为是手术干预的指征。入院时休克状态、老年患者、严重的伴发病、罕见血型、拒绝输血、可疑恶性肿瘤，这些情况可作为手术治疗的相对指征。

病情稳定伴有再出血的患者，行二次内镜下止血与手术治疗疗效相当，并发症较少，对于这些患者建议行二次内镜下止血[70]。胃和十二指肠溃疡手术的目的在于止血，必要时进行抑酸治疗。

十二指肠溃疡手术操作　纵向十二指肠切开术或十二指肠幽门切除术有助于十二指肠球部出血部位的暴露，这是十二指肠溃疡最易发的位置。直接加压止血可短暂止血，之后需用不吸收缝线（如聚丙烯缝线）对创口进行缝合、结扎。4 个象限都进行缝合、

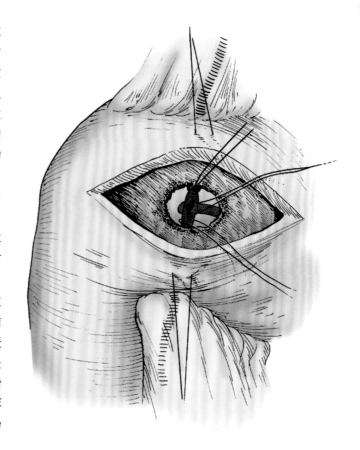

图 11-4　缝合以控制十二指肠溃疡出血。纵向切开幽门，8 字形缝合闭合溃疡的头端与尾端，以阻断胃十二指肠动脉

结扎可有效地阻止十二指肠前壁溃疡出血；十二指肠球部后壁溃疡，尤其是涉及胰十二指肠或胃十二指肠动脉时，为有效地控制出血，需将溃疡的近端和远端的出血动脉进行适当的缝合、结扎，同时在溃疡面下放置一根 U 形针以控制胰支（图 11-4）。

十二指肠溃疡抑酸治疗的使用仍是一个争论话题，从理论上讲，止血和 HP 根除可能已是充分的治疗。目前的数据缺乏实验和说服力，很难提出准确的建议。外科医生需考虑每个患者的情况和术者的手术经验，再衡量是否进行手术治疗。十二指肠溃疡出血的抑酸术式，包括幽门成形术合并迷走神经切断术、胃壁细胞迷走神经切断术或胃窦切除术合并迷走神经切断术，前者是最常用的术式，因为其通过纵向切口进行幽门口止血。外科医生的经验不足会使壁细胞迷走神经切断术在临床治疗中受到局限。胃窦切除术合并迷走神经切断术适合拒绝保守手术治疗的患者，但这是一个复杂的手术，因此不适合休克患者。溃疡手术的具体细节请参照第 26 章。

胃溃疡的手术操作　胃溃疡出血的处理亦重视止

表 11-5	消化道溃疡出血的手术干预可能的指征	
绝对指征	持续性出血内镜治疗无效	
	再出血患者伴休克	
	慢性失血，需要输血 > 3 U/d	
相对指征	入院休克	
	输血总量超过 6 U	
	老年患者	
	严重伴发病	
	罕见血型 / 拒绝输血	
	胃溃疡可疑癌变	

血处理。然而，由于其再出血的风险，以及胃溃疡的恶变率达 10%，胃切开术及缝合结扎术对于胃溃疡出血患者是不够的。单纯的胃溃疡切除术的再出血率达 20%，因此建议在胃窦溃疡和远端胃溃疡的情况下，行远端胃切除术。对于那些可能不适合远端胃切除术的患者，溃疡切除术以及以迷走神经切断术和幽门成形术为主的抑酸处理也是一个选择。胃食管连接部和近端胃部的溃疡出血治疗处理更具挑战性。最佳的切除术包括近端胃或次全胃切除术，而这种术式将导致患者严重出血的发病率和死亡率增加。因此，保守的术式就足够，比如远端胃切除术合并近端胃小舌的切除术，这样可以确保溃疡切除；或者选择溃疡的楔形切除术或迷走神经切断术和幽门成形术的简单缝合。

Mallory-Weiss 综合征　恶心往往伴随幽门紧闭、胃扩张、及胃内容物逆行反流入贲门，当出现呕吐时横膈突然上升，腹内压迅速的增加，贲门通过膈裂孔进入胸腔，强大的压力导致食道或贲门纵向撕裂[71]。超过 75% 的食管裂孔疝患者伴 Mallory-Weiss 综合征，食管裂孔疝的大小决定撕裂处的最大扩张点（Laplace 法），也决定撕裂的位置[72-73]；大的食管裂孔疝与远端撕裂处相关，而小的食管裂孔疝或无食管裂孔疝的患者，撕裂口多发生于食管胃连接部或其下端。大部分的撕裂部位位于胃小弯侧胃食管连接部的 2 cm 内。

Mallory-Weiss 综合征高发人群的年龄为 30 ~ 50 岁，男性多于女性。40% ~ 75% 患者有饮酒史[74]，30% 的患者有阿司匹林用药史[75]。患者通常有多次呕吐或干呕发作史，呕吐物多为新鲜血，有 10% 的患者仅表现为黑粪症。

通常 EGD 可发现贲门口胃小弯侧的单纯撕裂，偶尔也可发现贲门口胃大弯侧的单纯撕裂。在内镜检查过程中，内镜翻转是一个重要手法，有助于观察患者远端胃食管连接部和贲门部位。大多数病灶可以愈合，因此治疗为支持性治疗，止血和抑酸治疗也非常重要。持续性出血患者可能需要内镜下注射止血药或热凝固治疗，或者进行血管栓塞。在这些治疗方法都失败后，手术成为临床医生的选择，可通过高位胃切除术和黏膜撕裂缝合术有效止血。

压力相关性黏膜出血　危重患者弥漫性胃黏膜损伤的风险增高，可导致上消化道出血并增加死亡率，这种现象被称为"压力相关黏膜出血"，偶尔也被称为"压力相关性胃炎"，是黏膜缺血与组织再灌注损伤和宿主保护防御功能损伤共同作用的结果，最终导致身体状态差的患者在 ICU 治疗时间延长。以前应激性黏膜出血较为常见，现在由于预防性用药，危重患者临床大出血的发生率明显降低，小于 3.5%[76]。

应激性黏膜出血的最重要的危险因素是较长时间的机械通气（> 48 h）和凝血功能障碍。其他因素包括休克、严重的脓毒症、神经损伤 / 神经外科手术，面积超过 30% 的烧伤和多器官功能衰竭，合并以上危险因素的患者需要预防性应用抑酸药，如使用 H2 受体阻断剂或质子泵抑制剂、硫糖铝等。

抑酸治疗通常可有效充分控制应激性黏膜出血。对于持续性出血患者，治疗方法包括经胃左动脉选择性输入奥曲肽或抗利尿激素、内镜治疗或血管栓塞，目前已较少进行手术治疗，但在必要时也可以选择手术，术式包括迷走神经切断术和出血的离散区域对合缝合术或胃大部切除术。

食管炎　消化道出血较少源自食管，如果存在也通常由食管炎所致。胃食管反流病（gastroesophageal reflux disease，GERD）是黏膜反复暴露在酸性胃内容物的刺激下，引起黏膜慢性炎症和失血的疾病；偶尔伴有溃疡，表现为贫血、大便隐血试验阳性的隐匿性出血（图 11-5）。胃食管反流是最常见的原因，其他原因包括克罗恩病、某些药物的使用以及放疗，免疫功能低下患者食管炎可能存在感染性因素，最常见的病因包括单纯疱疹病毒、念珠菌感染和巨细胞病毒；人类免疫缺陷病毒（human immunodeficiency virus，HIV）或 EB 病毒（Epstein-barr virus）也可直接导致

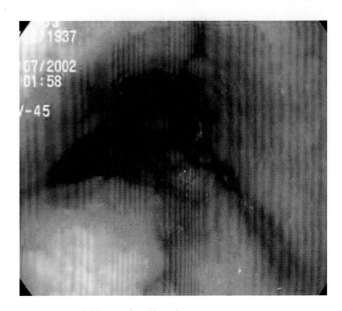

图 11-5　胃食管反流病的镜下表现

食管溃疡，有时分枝杆菌感染，邻近淋巴结致食管继发受累[77]。感染性食管炎罕见但可能导致大出血。

治疗食管炎的方法，特别是 GERD 诱导的食管炎主要依靠抑酸治疗，偶尔需要内镜下治疗以控制出血；对于免疫抑制患者，处理其易感因素往往是止血成功的关键[78]。

Dieulafoy 病变 是一种动脉血管异常病变，以黏膜下末端动脉管径异常增大（"恒径动脉"）为特点，其发病可能是先天性的。由于胃黏膜糜烂腐蚀，存在极大发生潜在的危及生命出血的可能，病变常位于胃贲门处 5 ~ 7 cm 内，但也可出现于小肠、十二指肠、结肠，其导致的出血占上消化道出血的 1.5%，男性更常见。

Dieulafoy 病变内镜下表现为红褐色突起，不伴有溃疡。内镜往往提供给术者良好的病变处视野；机械治疗如剪切或包扎病变血管的治疗方法优于局部注射[79-80]。血管造影栓塞或外科手术可用于内镜失败后的止血处理。手术可能需要内镜下标记出血部位后，再进行病灶部位的楔形切除术[78]。

胃窦血管扩张（GAVE） 胃窦血管扩张（gastric antral vascular ectasia，GAVE），或者称为"西瓜胃"，其命名是因胃窦部的扩张、扭曲的黏膜毛细血管和静脉汇聚到幽门和类似西瓜皮而得来（图 11-6）。GAVE在女性中更常见，并且通常出现隐性失血和缺铁性贫血。APC 是胃窦血管扩张的首选治疗方案；为防止复发，治疗需要反复，建议治疗后的 1 个月内服用 PPI

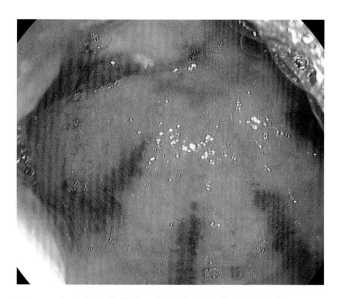

图 11-6 胃窦部血管扩张，即有"西瓜胃"的外观（Used with permission from Dr Nicola Simmonds，Luton and Dunstable Hospital，UK.）

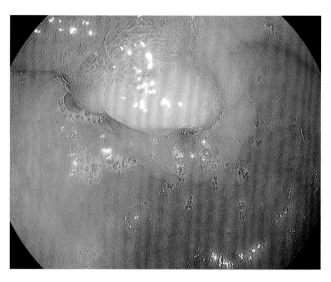

图 11-7 内镜下的胃肠道间质瘤（GIST）（Used with permission from Dr Nicola Simmonds，Luton and Dunstable Hospital，UK）

类制剂[78,81]；APC 难治性患者应考虑行胃窦切除术。

恶性肿瘤 恶性的上消化道病变患者较少有大量显性出血，反而更有可能出现便潜血阳性和缺铁性贫血。内镜检查可发现复发的出血性溃疡；胃镜下常见的是胃肠道间质瘤、典型表现为一种中央凹陷的溃疡样黏膜下肿瘤（在第 24 章进一步讨论）；有时也可见平滑肌瘤和淋巴瘤（图 11-7）。治疗出血率高的恶性病变时手术是必要的，并且可能涉及根治性手术或对不适合的患者行姑息性楔形切除术来控制出血。

主动脉肠道瘘 是一种严重的疾病，经常表现为消化道大出血。原发的瘘管很罕见，最常见的瘘是继发于之前的腹主动脉瘤（AAA）修复术后，其发生率约 1%。其深层的病理生理学机制可能为感染所致，由此引发邻近缝合线处的假动脉瘤的发生，最终导致瘘进入十二指肠（图 11-8）。

主动脉肠瘘的早期诊断较关键也较困难。有主动脉瘤或曾有主动脉瘤修复史的消化道出血患者应高度怀疑此病。同样，患者也可出现数处较小的自限性消化道出血（"前哨出血"）。为应对随后的大出血应于此阶段行紧急内镜治疗，一旦发生大出血通常是致命的，出血常发生在十二指肠的第三段或第四段（图 11-9）。静脉增强 CT 是诊断此类患者有意义的检查，可鉴别出主动脉血栓或移植物周边的气体（尤其可以鉴别出感染的移植物），但较难区别出假性动脉瘤和十二指肠肠腔。

原发的主动脉肠瘘手术修复涉及解剖外旁路移植术和主动脉结扎术。继发的主动脉肠瘘手术包括解剖

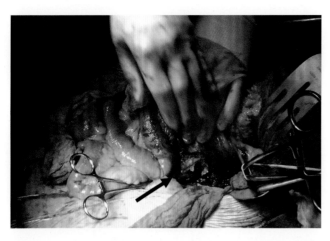

图 11-8　主动脉肠道瘘的术中表现。照片显示在主动脉肠道瘘术后，（黑色箭头）可在十二指肠的第三段后见一个大孔。该照片为患者仰卧位左侧拍摄（Used with permission from Neal Barshes，MD，MPH，Brigham and Women's Hospital，Boston，MA.）

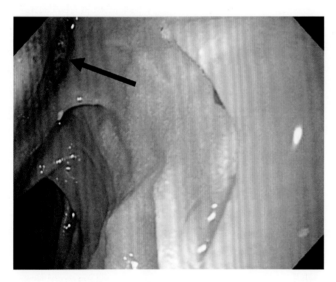

图 11-9　EGD 镜下，十二指肠的第三段，可见一个主动脉肠瘘（黑色箭头）（Used with permission from Neal Barshes，MD，MPH，Brigham and Women's Hospital，Boston，MA.）

外旁路的移植物切除术、原位主动脉重建。由于手术的高复发率与死亡率，仅针对急性严重出血、脓毒症患者和病情危急患者进行手术治疗。

随着血管内支架在原发性腹主动脉瘤修复术中的应用，大量研究证实血管内支架成形术治疗有效。但仍伴有出血与感染，尤其是在术前感染存在的情况下[82]。

胆道出血　胆道出血是消化道出血的罕见原因。其病因包括创伤、肿瘤、胆道手术操作、经皮肝射频消融术、肝移植术后，有典型的出血征象、右上腹疼痛少数患者伴黄疸者，应高度怀疑胆道出血；内镜会发现壶腹部的出血，血管造影和栓塞是诊断和治疗的最佳选择。

胰性血液　胰管出血（胰性血液）是消化道出血的又一罕见原因，由于胰腺囊肿瘘管进入脾、胰周动脉所致。曾有胰腺炎病史的患者出现腹痛、吐血和黑粪症应高度怀疑胰管出血；血管造影是诊断和治疗的最佳选择，偶尔也可行远端胰腺切除术。

医源性出血　消化道内镜检查、外科手术是引起出血的又一原因，经皮胃造瘘术对于某些疾病是一种必要的营养支持治疗手段，但有 3% 消化道出血的概率。进入胃的出血可能源自胃切口部位也有可能源自胃黏膜，两种病因均可在内镜下处理。

内镜下括约肌切开术是 ERCP 中进入胆道的常规手段，内镜下逆行胰胆管造影便于内镜下观察胆总管，但亦有 2% 出血风险。出血可发生于 48 h 后，可通过局部注射肾上腺素来止血，很少需要手术治疗。上消化道手术后出血可能为钉线或缝线处的出血，出血偶尔可以通过内镜治疗，但操作时要尽量少注入气体，以避免吻合口破坏。

静脉曲张破裂出血和门静脉高压症

门脉高压症是上消化道出血的重要病因，通常继发于晚期慢性肝病肝硬化阶段。门脉高压症的病理生理学将于第 47 章讨论。大约 50% 肝硬化患者可进展为继发于门脉高压症的胃食管静脉曲张[84]。30% 的静脉曲张出血患者可发生破裂出血，这是肝硬化的重要并发症之一，食管静脉曲张破裂出血会增加再出血和输血的风险、延长住院时间，并且与非静脉曲张出血相比有较高的复发率和死亡率[17,84]。

胃食管静脉曲张是指门体静脉系统的胃冠状静脉在食管下段和胃底处，与腔静脉系统的食管静脉、奇静脉相吻合。作为门腔侧支循环将门脉压力分散到全身循环。其他侧支循环还包括腹壁静脉曲张、痔静脉扩张。

决定静脉曲张破裂出血的因素包括曲张静脉壁张力（由血管直径决定）和曲张静脉的压力，后者与肝静脉压力梯度相关（hepatic venous pressure gradient，HPVG）。肝门静脉压力梯度小于 12 mmHg 的患者不会发生静脉曲张破裂出血[85]。

不伴食管静脉曲张的孤立性胃静脉曲张（isolated gastric varices，IGV）分为 2 型：I 型（IGV1）位于

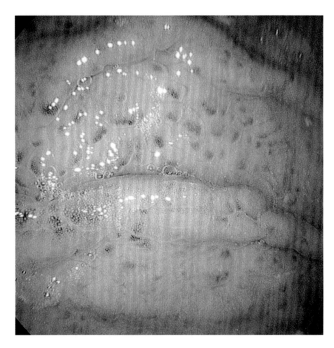

图 11-10 内镜下门脉高压性胃病表现，胃的蛇皮样改变伴樱桃红斑（Usedwithpermissionfrom Dr Nicola Simmonds，Luton and Dunstable Hospital，UK）

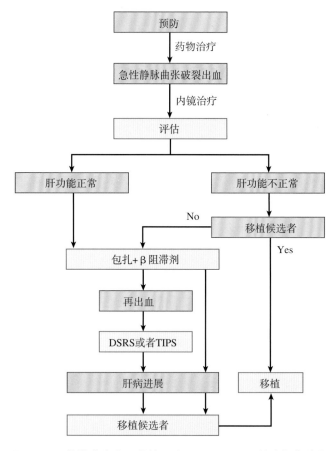

图 11-11 静脉曲张出血的管理流程。DSRS，远端脾肾静脉分流术；TIPS，经颈静脉肝内门体分流术

胃底，Ⅱ型（IGV2）位于胃体、胃窦或幽门周围[84]。胃静脉曲张破裂出血风险因素包括曲张静脉直径和存在樱桃红斑（曲张静脉黏膜表面局限性红色黏膜或斑点）[86]。

除了静脉曲张，门脉高压症亦可导致门脉高压性胃病，表现为黏膜弥漫性扩张和胃炎同黏膜下静脉丛扩张。内镜下胃黏膜呈蛇皮样改变伴樱桃样红斑，极少发生大出血（图 11-10）。

静脉曲张破裂出血的治疗原则与那些非静脉曲张破裂出血原则相同，强调紧急复苏和内镜治疗，原因是与静脉曲张破裂出血相关疾病的高复发率和死亡率（图 11-11）。

EGD 检查仍然是诊断食管静脉曲张破裂出血的金标准。食管静脉曲张破裂出血的诊断需要满足下列条件之一：曲张静脉的急性出血、曲张静脉表面有"白色血栓头"、曲张静脉上覆血凝块，并且未发现其他潜在的出血部位。[87]

处理 静脉曲张破裂出血的治疗包括药物与内镜联合治疗。

药物治疗 在高度怀疑出血的患者中必要时给予生长抑素、奥曲肽衍生物和特利加压素，并且在内镜确诊后应持续应用 3 ~ 5 天[84]；可在严密的监测下输液以及输血制品，以保证血红蛋白维持在 8 g/dl 以上。当前的推荐疗法的讨论焦点是肝硬化和消化道出血患者是否应该应用 7 天的抗生素预防，尤其是喹诺酮类如诺氟沙星和环丙沙星。

内镜治疗 静脉曲张破裂出血应于 EGD 下诊断与治疗，无论是行曲张静脉结扎术或硬化疗法[84]。静脉曲张出血的患者，内镜应尽快完成（允许 12 h 内完成）[88-89]，这对于血流动力学不稳定的患者或肝硬化患者有着尤其重要的意义。早期内镜检查可排除非静脉曲张破裂导致的出血，在 15% 的静脉曲张患者中有这种情况发生[90]。内镜下食管曲张静脉结扎术与硬化疗法相比，可降低穿孔、纵隔炎和狭窄形成等并发症的发生率。食管曲张静脉结扎术是放置橡胶带，以结扎食管的曲张静脉，完全阻断血流进入结扎的静脉，快速阻止出血、黏膜和黏膜下缺血坏死、肉芽组织形成和橡皮圈下腐肉脱落；坏死组织导致曲张静脉被瘢痕组织代替。目前治疗的要求是序贯疗法，尽可能于 24 h 内使用 3 种治疗方法，此方法可控制高达 90% 的患者的出血。

当内镜和药物治疗无效时，机械填塞可暂时控制食管静脉曲张破裂出血。例如三腔二囊管，由一根带有食道和胃球囊的胃管组成。胃和食道的球囊膨胀压缩食管静脉丛阻止出血，但存在缺血性坏死和穿孔的风险。该导管放气时伴有 50% 的再出血率；因此此技术主要用于暂时止血，为进一步确定性干预提供时机。

胃底静脉曲张早期应该使用药物治疗。鉴于弥漫性门静脉高压性胃病的特点，内镜治疗胃底静脉曲张方面并不很成功。难治性出血患者应早期减压治疗，如经颈静脉肝内门体分流术（transjugular intrahepatic portosystemic shunt，TIPS）或手术分流。

IGVs. 与门静脉高压症无关，可以发生在脾静脉血栓形成的过程中，通常与胰腺炎有关。静脉曲张发生于中央门脉压力正常而左侧门静脉高压存在，使血流从脾改道至短血管。脾切除术可能缓解高压，此类患者静脉曲张破裂出血的风险较低，因此不应常规施行脾切除[91]。

预防再出血 预防再出血在这类患者群中极为重要。在 2 个月内未进一步确定性治疗的患者中，再出血率高达 70%[92]。再出血危险性最高的是手术后最初的几天。对于防止再出血，非选择性 β 受体阻断药与单硝酸异山梨醇组合被证明比单独 β- 阻断药更有效[93]。最新一项随机对照试验发现，预防内镜结扎术联合药物治疗并不能减少再出血的危险性，相反，这种处理伴随着更多严重的并发症。

放射性或手术门脉减压 在大约 10% 的静脉曲张出血的案例中，内镜治疗失败，必须行使紧急门脉系统减压。TIPS 是指在荧光镜指导下植入覆膜支架，形成肝静脉和门静脉间人工吻合，血液从肝窦流出并缓解门静脉压力[95]。然而在紧急情况下行 TIPS，患者 30 天死亡率可达 30%，并由于肝实质血流转流导致肝性脑病。由于分流通道的闭塞，约有 20% 的患者可发生再出血。手术治疗是门脉减压的又一治疗方法。选择性远端脾肾分流术（distal splenorenal shunt，DSRS），在降低再出血率方面非常有效，但与内镜、药物治疗相比并未改善生存率。行脾肾分流术的患者有约 5% 的院内死亡率、5% ~ 8% 的再出血率、75% ~ 85% 的三年存活率[97]。最近一项随机临床研究表明，在应用药物和内镜治疗无效的患者中，采用 TIPS 和脾肾分流术，结果表明二者再出血的比例、发生肝性脑病比例和生存质量上均无显著差异，但研究明确地显示 TIPS 术后患者需密切的随访和再治疗，这表明在医疗条件相对差的地方，DSRS 可能是一个

更合适的治疗选择[98]。外科手术减压治疗门静脉高压症将于第 47 章讨论。

下消化道出血

下消化道出血发生在远离 Treitz 韧带的任何部位，最常见的是结肠出血。有时也可发生于小肠。下消化道出血的诊断困难源于大肠、小肠面积大、间断出血、偶尔缺乏可见的黏膜病变、及内镜下病变被血液的前向运动掩盖，大多数下消化道出血具有自限性，仅 10% ~ 20% 患者出现大量、持续不断的下消化道出血。自限性出血患者通常可先行液体复苏，待排除上消化道出血来源后，进一步行结肠镜检查；如果有必要，可再行血管造影或核素闪烁扫描术。年轻疑似痔出血的患者应续行检查，并对痔适当地处理，老年患者应于出血归因于良性病变前，充分检查它是否有恶性病变可能。肛门或直肠出血可通过直肠指检（digital rectal examination，DRE）和直肠镜检查，有时可能需要乙状结肠镜检查来鉴别。上消化道出血可通过胃管抽出游离血液，胆汁而鉴别，并通过 EGD 明确诊断。

下消化道出血的处理

下消化道出血一般没有上消化道出血严峻，但是，应遵循同样的复苏原则：根据患者血流动力学决定（图 11-12）。下消化道出血的来源难以准确识别，40% 的患者发现不止一个出血来源，而高达 25% 的患者出血来源未被确定。图 11-12 概括下消化道出血的处理流程。血流动力学稳定的便血患者，应于第一时间接受结肠镜检查，以确定出血的病因；如果发现出血部位，内镜下治疗控制出血，如果没有确定出血部位，应该进行 EGD；如果未能成功，应行胶囊内镜或小肠深段内镜检查。血流动力学不稳定患者应首先接受 EGD，因为严重的上消化道出血也可表现为便血。

对内镜下未能明确诊断而持续出血并伴有血流动力学不稳定的患者必要时考虑剖腹探查。虽然这是相对非特异性的，但可能有助于定位胃肠道出血的来源，例如，如血存在于回盲瓣，出血来源可能在结肠。应彻底检查胃肠道，排除小肠肿瘤出血或 Meckel's 憩室。节段性肠切除术适用于局部出血的患者，术后进行肠肠吻合。对于存在血流动力学不稳定或严重营养不良的患者，黏膜瘘和末端造口是一个较为合适的选择。因为不可接受的高死亡率和 20% ~ 50% 再出血率[99]，在出血源不确定时，不应

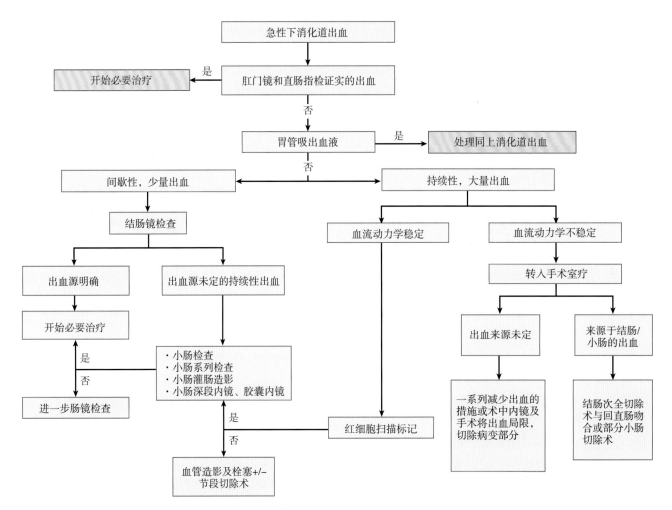

图 11-12 下消化道出血的处理流程。DRE，数字直肠检查；GI，胃肠道；NG，胃管（*Sabiston Textbook of Surgery*, 18th ed. Townsend, Beauchamp, Evers, and Mattox, Elsevier.）

盲目地行节段性结肠切除术。在患者出血定位不清的情况下，更好的选择是"盲目地"结肠次全切除、一期回肠直肠吻合，术后正常肠控制的患者死亡率和再出血率低于 10%，在允许直肠进入的情况下，建议进一步重复直肠镜检查，排除直肠出血。

术中结肠灌洗可鉴别出血源，有利于施行节段性结肠切除术，但最好在病情稳定的患者（即在经过全结肠或次全结肠切除术后，不能保持可接受的肠道功能的患者）中进行，不建议在非此情况下的病情不稳定的患者中尝试。

下消化道出血的原因

明显的下消化道出血

由于出血常见于结肠憩室病和肿瘤，下消化道出血绝大多数来自结肠（表 11-6）。及早识别出血的原因是开始启动适当处理的必要前提，特别是恶性肿瘤。

憩室病   憩室病是一种在西方国家普遍存在的无症状性疾病。发病率随年龄增长而增加，超过 80 岁的人群，憩室发病率高达 60%[100]。在西方国家，95% 憩室发生于乙状结肠、左半结肠；但在亚洲国家，70% 的病例发生于右半结肠[101-102]。结肠憩室通常膨出的假憩室，为在直小血管穿透的地方，穿过肠管肌层外翻黏膜和黏膜下层，原因是腔内高压和肠管节段化。仅 4% ~ 17% 憩室病发生出血，即便如此，憩室出血仍占下消化道出血的 30% ~ 40%。80% 的憩室出血可自行停止，仅少数人需要止血治疗。10% 的患者在 1 年内发生再出血，50% 于 10 年内发生再出血[104]。

对于憩室出血，结肠镜是最有用的诊断和治疗工具（图 11-13），并可利用它对出血的患者进行肾上腺素注射、机械钳夹、热或电凝固等技术止血。最近

表 11-6　下消化道出血的原因

	原因	发病率（%）
结肠出血（95%）	憩室病	30 ~ 40
	血管发育不良	40
	缺血	6 ~ 18
	肛门直肠疾病	6 ~ 16
	瘤样病变	3 ~ 11
	感染性结肠炎	3 ~ 29
	息肉	5 ~ 13
	炎症性肠病	2 ~ 4
	放射性直肠炎	1 ~ 3
	其他	1 ~ 9
	未知	6 ~ 23
小肠出血（5%）	血管发育不良	
	瘤样病变	
	Meckel's 憩室	
	侵蚀 / 溃疡	
	克罗恩病	
	辐射	

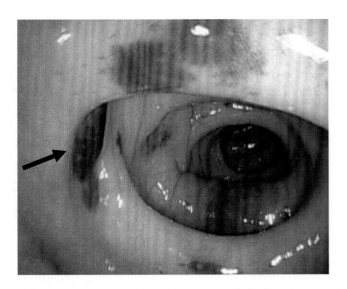

图 11-13　结肠镜下，憩室炎合并出血（见黑色箭头处）（Used with permission from Dr Nicola Simmonds，Luton and Dunstable Hospital，UK.）

的一项 meta 分析显示，栓塞治疗憩室出血成功率达 85%[50]。对于难治性出血，可进行手术；局部性切除术也是一种选择。

肠道血管发育异常　小肠血管发育异常病变是一种退行性血管病变，最终结果发展为黏膜下血管渐进性扩张。此病变出血占下消化道出血的 40%[104]。血管发育异常病变于老年人中较常见，并与主动脉狭窄及肾衰竭有关。大多数患者可出现贫血和自限性出血；50% 的患者可于 5 年内发生再出血，15% 的患者可能发生大出血。

结肠血管发育异常病变，主要是位于盲肠和升结肠，尤其是老年患者。结肠镜检查发现有一个苍白黏膜边缘的红色星状病变，而造影诊断标准包括早期延长填充的引流静脉、小血管团、一个可见的血管丛（图 11-14）。一线治疗方案包括动脉灌注血管加压素、选择性吸收性明胶海绵栓塞、内镜下电凝或注射硬化剂，难治性出血患者的治疗需要肠节段切除，通常是右半结肠切除术。

肿瘤　肿瘤是下消化道出血的罕见原因，仅 2% ~ 9% 患者出现便血，但发达国家大肠癌的发病率相对较高[53]。瘤性出血表现为慢性无痛性出血，通常与铁缺乏性贫血相关[53]。结肠右侧肿瘤尤为常见，左侧肿瘤常会表现为阻塞性症状和偶尔在溃疡处产生的鲜红色的出血（图 11-15）。结肠息肉是造成出血和贫血的常见原因，占下消化道出血的 5% ~ 11% 和缺铁性贫血的 3% ~ 7%；常见于息肉直径超过 1 cm 时（图 11-16）。

下消化道出血的一个常见原因是息肉切除术后出

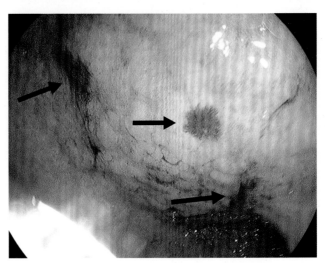

图 11-14　结肠镜下，结肠血管发育不良，毛细血管扩张性病变（见黑色箭头处）（Used with permission from Dr Nicola Simmonds，Luton and Dunstable Hospital，UK.）

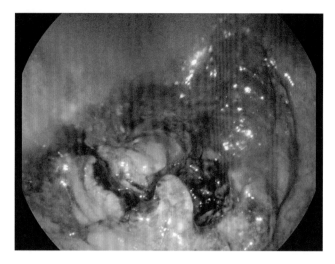

图 11-15　结肠镜下，巨大恶性溃疡（Used with permission from Dr Nicola Simmonds，Luton and Dunstable Hospital，UK.）

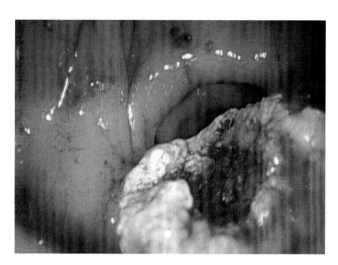

图 11-17　结肠镜下，息肉切除后基底出血（Used with permission from Dr Nicola Simmonds，Luton and Dunstable Hospital，UK.）

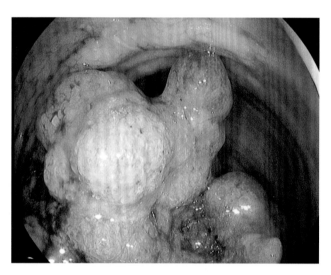

图 11-16　结肠镜下，带蒂息肉出血（Used with permission from Dr Nicola Simmonds，Luton and Dunstable Hospital，UK.）

血，有时长达 14 天（图 11-17）。一些影响息肉出血风险的因素，包括息肉大小、电灼不充足、伴发病、术前准备和术者经验不足[106]，迟发性肠息肉切除术后出血更多地发生于小肠息肉和右侧结肠息肉，于息肉切除术后的 1 周内即行抗凝治疗的患者中更为常见[107]。结肠息肉和肿瘤样变将于第 36 章阐述。

肛门、直肠病变　肛门、直肠病变可引起下消化道出血，包括肛裂、痔疮、结直肠肿瘤。肛裂病变在排便和指检时伴有明显的疼痛，但较少引起大量的失血。肛周检查通常是诊断性的，可行无痛性局部麻醉。通常出血自发停止。保守治疗包括粪便膨松剂、大便软化剂、增加液体摄入、局部应用硝酸甘油或地

尔硫卓等均可减少括约肌痉挛，促进肛裂愈合。

痔占下消化道出血的 2%～9%[105]，通常可在纸巾、肛门和直肠附近和便体周围看到鲜红色的血，通常是无痛的。出血来自无痛性内痔并伴痔脱垂，常需要手法复位。处理包括大便膨松剂和增加纤维和水的补充。常用的治疗方法包括橡皮带结扎、注射硬化剂、红外凝固法、难治病例可痔切除术。引起下消化道出血的其他罕见肛管直肠原因包括孤立性直肠溃疡和肛门直肠静脉曲张。孤立直肠溃疡是由于局部缺血引起的，缺血的原因是直肠内脱垂或耻骨直肠肌过度紧张。出血在孤立性直肠溃疡中较罕见，但在肛门、直肠静脉曲张中较严重，其出现于门静脉高压症患者中并且可在 18% 的患者中引起出血[108]。

需要注意的重要一点是，肛门、直肠原因如肛裂和痔出血虽是较常见导致下消化道出血的疾病，但于近端结肠肿瘤排除之前不应被视为唯一的出血原因，尤其是老年人群。良性肛肠疾病会在第 39 章进一步讨论。

结肠炎　结肠炎出血与多种因素有关。

炎症性肠疾病出血　出血是炎症性肠病的临床特点。据报道大多数的溃疡性结肠炎患者和 1/3 的克罗恩病患者中出现下消化道出血[109]。大多数出血是自限性的，但 35% 的患者可发生再出血[110]。溃疡性结肠炎和克罗恩病均与腹痛和肠运动亢进有关，溃疡性结肠炎主要涉及黏膜层，并从直肠近端开始蔓延；克罗恩病与透壁性肠壁增厚、跳跃性病变、狭窄有关，通常涉及回肠末端（图 11-18）。克罗恩病和溃疡性结

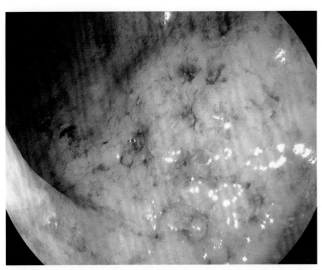

图 11-18 内镜下结肠克罗恩病的表现。黏膜鹅卵石样改变伴水肿和红斑（Used with permission from Dr Nicola Simmonds，Luton and unstable Hospital，UK.）

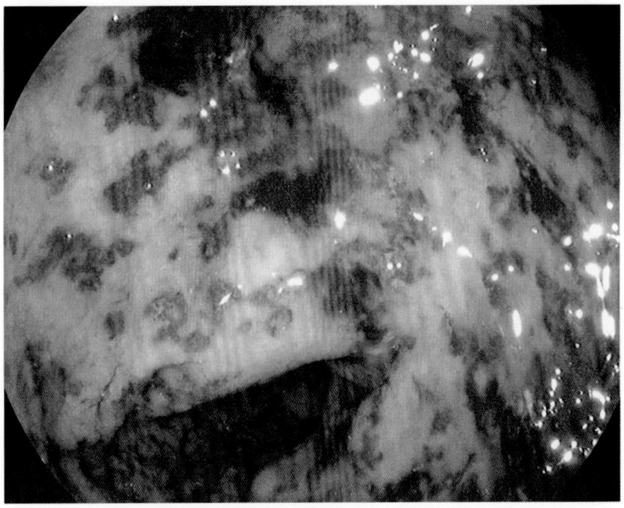

图 11-19 内镜下放射性直肠炎的特殊表现，在黏膜苍白背景下，多发性毛细血管扩张（Used with permission from Dr Nicola Simmonds，Luton and Dunstable Hospital，UK.）

肠炎均可于内镜下诊断，治疗药物如 5- 氨基水杨酸（5-aminosalicylic acid，5-ASA）、免疫调节药物、类固醇和抗生素；如出现罕见的并发症如中毒性巨结肠或难治性危及生命的出血事件，手术治疗溃疡性结肠炎是必要的。由于发作与缓解反复出现、可累及胃肠道的任何区域等特点，克罗恩病中应尽量避免手术。克罗恩病和溃疡性结肠炎将第 33 章和第 34 章讨论。

感染性结肠炎 引起血性腹泻的感染性结肠炎原因包括巨细胞病毒、大肠埃希菌、大肠杆菌、志贺菌、沙门氏菌和弯曲杆菌等。感染性结肠炎患者通常表现为粪便培养阳性的血性腹泻。巨细胞病毒性结肠炎通常发生于免疫功能不全的患者。

因为免疫缺乏，艾滋病毒感染者处于特别的消化道出血风险状态，由于免疫功能缺陷微生物感染风险尤其高。艾滋病毒阳性患者结肠消化道出血原因包括巨细胞病毒性结肠炎、淋巴瘤、结肠组织胞浆菌病、结肠的 Kaposi 肉瘤、细菌性结肠炎等，总平均死亡率达 14%[111]。结肠镜和活检可明确诊断，应可给予适当地治疗。

NSAID 相关性下消化道出血 非甾类抗炎药亦可诱发和加重下消化道出血。非甾类抗炎药本身可导致黏膜损伤和结肠炎症、糜烂、溃疡等。此外，还可加剧已有的结肠炎并使已存在的病灶如息肉或血管畸形出血趋势增加。非甾类抗炎药引起的病变表现为正常的黏膜组织成为扁平、形状不规则的糜烂和溃疡[53]。

放射性直肠炎 盆腔放射治疗是下消化道出血的另一个原因，由于放射而产生的新生血管闭塞性动脉内膜炎导致慢性放射性直肠炎。接受放射治疗的前列腺癌患者出血的发生率为 4% ~ 13%[112]，通常表现为血性腹泻、痉挛性盆腔疼痛、里急后重等，内镜检查可见多发性毛细血管扩张、黏膜苍白，可使用氩离子凝固术治疗（图 11-19）。其他治疗方案包括止泻药和氢化可的松灌肠，对于难治性出血可考虑使用 4% 甲醛溶液消融[113]。

肠系膜缺血 肠系膜缺血或缺血性结肠炎，是由于血压降低或血管收缩，使肠系膜血流量突然减少所致。此病于具有心血管疾病背景的老年患者中尤其常见；其他危险因素包括近期腹部血管手术、高凝状态和血管炎。由于内脏血管收缩缺血，患者对正性肌力药物和血管收缩剂较敏感，易发生肠系膜缺血；结肠脾曲和乙状结肠的血管分界区尤其容易缺血，患者出现腹痛和血性腹泻。CT 肠壁增厚提示缺血性肠病的可能，内镜表现为黏膜出血水肿，与正常黏膜界限分明（图 11-20）。在疾病进展后期，内镜可见溃疡。尽管在大多数患者中，此病有自限性，肠系膜缺血仍有较高的复发率和死亡率[114]。通常采用保守疗法，包括肠道休息、静脉注射抗生素、心血管支持和保持正常的血流动力学状态等，有 15% 的患者可伴有坏疽和穿孔。若患者发生脓毒症、酸中毒和腹膜炎，需要进行紧急剖腹手术，术式为缺血的肠段切除术与末端结肠造瘘[115]。

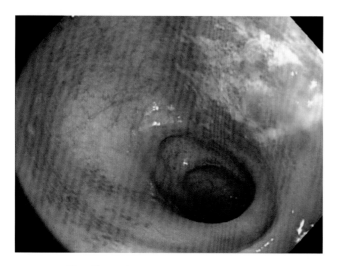

图 11-20　结肠镜下，缺血性结肠炎溃疡和黏膜下出血（Used with permission from DrFrederick Makrauer MD，Brigham and Women's Hospital，Boston，MA.）

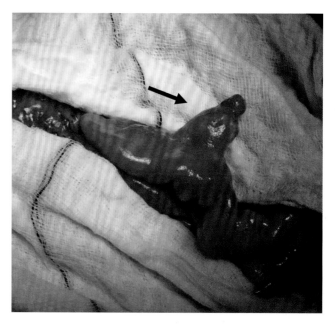

图 11-21　手术中所见 Meckel's 憩室。Meckel's 憩室（黑色箭头）在回肠对系膜边缘的表现

不明原因下消化道出血　持续或间断出血而胃镜和肠镜检查阴性发生于大约 5% 的病例中，被称为不明原因出血，通常由于血管发育不良、Meckel's 憩室、Dieulafoy 病变、小肠肿瘤等引起[116]。在一些情况下，出血是肉眼可见的（显性不明原因出血）或仅存在便隐血实验阳性（隐匿性不明原因出血）。使用胶囊内镜、深肠镜、血管造影或红细胞标注检查是必要的。

血管发育不良　血管发育不良是小肠出血最常见的原因，在老年患者中占到 40%，在年轻患者中占到 10%，空肠是小肠出血最常见的部位。小肠血管发育不良通常表现为不明原因的出血，血管异常的病灶出血的通常表现为隐匿性出血和缺铁性贫血。在结肠血管发育不良的疾病中常使用造影检查以明确诊断，但较少在小肠血管畸形的疾病中使用，小肠深段内镜或胶囊小肠镜是小肠血管畸形疾病检查的最佳选择。最佳的治疗方法是于术中内镜指导下的节段切除术。然而，值得注意的是，大多数患者能自行止血[117]。

Meckel's 憩室和其他小肠憩室　Meckel's 憩室是在胚胎期残留的卵黄管形成的不完全闭塞，卵黄囊与胎儿回肠之间相通，发生于约 2% 的人中。Meckel's 憩室通常发生在距回盲瓣 100 cm 的范围内，长 1 ~ 10 cm（图 11-21）[118]。约 60% 的 Meckel's 憩室含有异位黏膜，通常来源于胃和胰腺。在成人和儿童中，出血是 Meckel's 憩室的常见并发症，发生于 38% 成年人和 31% 儿童患者中，源于产生酸的异位黏膜导致的溃疡出血[119]。放射性核素扫描有助于 Meckel's 憩室的诊断，但是与儿童相比成年人群的准确度较低。使用西咪替丁可减少酸分泌，而不影响放射性核素吸收，减缓高锝酸盐进入内腔的释放并增加扫描的灵敏度[120]。腹腔镜可用于诊断和治疗 Meckel's 憩室。手术治疗包括 Meckel's 憩室切除及相邻受累肠管切除。

非 Meckel's 憩室的小肠憩室发病率较低，尸检发现率在 0.06% ~ 4.6%。在老年人中较为常见，但也可出现于任何年龄组。与结肠憩室等只涉及黏膜和黏膜下层的假憩室不同，Meckel's 憩室是真正的憩室。绝大多数小肠憩室发生于空肠，发生多与小肠直小血管部位一致。上消化道对比 CT 扫描可显示憩室对比剂填充，但缺乏灵敏性；灌肠是一个双对比的造影方法，其操作包括十二指肠、空肠插管，肠腔扩张可使较小的憩室充满对比剂，但缺乏成本效益比；如标准的影像学检查不成功，可适当采用以上方式。空肠憩室所致出血的发病率在 5% ~ 33%[121]。肠镜检查（特别是小肠深段内镜）适用于诊断为憩室并发出血、炎症或阻塞的患者，但剖腹手术仍然是诊断和处理的金标准，尤其是对于病情不稳定的患者。手术治疗包括病变段小肠切除后与一期端端吻合。少数涉及大段肠袢憩室（panjejunoileal 憩室）的患者，可尝试保守治疗，以避免大段小肠切除及由此产生的短肠综合征。选择性肠系膜血管造影和栓塞可控制出血。

肿瘤　虽然小肠肿瘤仅占消化道肿瘤的 5%，但

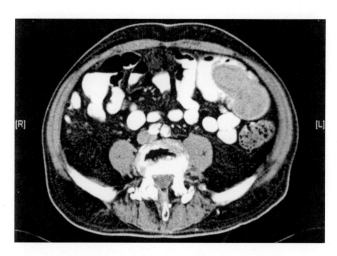

图 11-22 回肠腺癌 CT 图像，可见明显的左中腹肿块

却是小肠出血的第二位常见原因[122]。患者可有黑粪症或大便隐血。平滑肌瘤和平滑肌肉瘤是导致出血的最常见的肿瘤，由于肿瘤坏死和黏膜溃疡，使出血加重。这些均是富含血管的区域的肿瘤，因此血管造影对这些病变的检出率达 86%；小肠其他肿瘤包括腺癌、类癌、淋巴瘤等。小肠镜，小肠对比造影或 CT 可以明确诊断（图 11-22），治疗是手术切除肿瘤。

参考文献

1. Peura DA, Lanza FL, Gostout CJ, et al. The American College of Gastroenterology Bleeding Registry: preliminary findings. *Am J Gastroenterol.* 1997;92:924–928.
2. Gralnek IM, Barkun AN, Bardou M. Management of acute bleeding from a peptic ulcer. *New Engl J Med.* 2008;359:928–937.
3. Longstreth GF. Epidemiology and outcome of patients hospitalized with acute lower gastrointestinal hemorrhage: a population-based study. *Am J Gastroenterol.* 1997;92:419–424.
4. Longstreth GF. Epidemiology of hospitalization for acute upper gastrointestinal hemorrhage: a population-based study. *Am J Gastroenterol.* 1995;90:206–210.
5. Yavorski RT, Wong RK, Maydonovitch C, et al. Analysis of 3,294 cases of upper gastrointestinal bleeding in military medical facilities. *Am J Gastroenterol.* 1995;90:568–573.
6. Blatchford O, Davidson LA, Murray WR, et al. Acute upper gastrointestinal haemorrhage in west of Scotland: case ascertainment study. *BMJ.* 1997;315:510–514.
7. Rockall TA, Logan RF, Devlin HB, et al. Incidence of and mortality from acute upper gastrointestinal haemorrhage in the United Kingdom. Steering Committee and members of the National Audit of Acute Upper Gastrointestinal Haemorrhage. *BMJ.* 1995;311:222–226.
8. Vreeburg EM, Snel P, de Bruijne JW, et al. Acute upper gastrointestinal bleeding in the Amsterdam area: incidence, diagnosis, and clinical outcome. *Am J Gastroenterol.* 1997;92:236–243.
9. Paspatis GA, Matrella E, Kapsoritakis A, et al. An epidemiological study of acute upper gastrointestinal bleeding in Crete, Greece. *Eur J Gastroenterol Hepatol.* 2000;12:1215–1220.
10. van Leerdam ME, Vreeburg EM, Rauws EA, et al. Acute upper GI bleeding: did anything change? Time trend analysis of incidence and outcome of acute upper GI bleeding between 1993/1994 and 2000. *Am J Gastroenterol.* 2003;98:1494–1499.
11. Barkun A, Sabbah S, Enns R, et al. The Canadian Registry on Nonvariceal Upper Gastrointestinal Bleeding and Endoscopy (RUGBE): endoscopic hemostasis and proton pump inhibition are associated with improved outcomes in a real-life setting. *Am J Gastroenterol.* 2004;99:1238–1246.
12. van Leerdam ME. Epidemiology of acute upper gastrointestinal bleeding. *Best Pract Res.* 2008;22:209–224.
13. Shaheen NJ, Hansen RA, Morgan DR, et al. The burden of gastrointestinal and liver diseases, 2006. *Am J Gastroenterol.* 2006;101:2128–2138.
14. McConnell EJ, Tessier DJ, Wolff BG. Population-based incidence of complicated diverticular disease of the sigmoid colon based on gender and age. *Dis Colon Rectum.* 2003;46:1110–1114.
15. Strate LL, Saltzman JR, Ookubo R, et al. Validation of a clinical prediction rule for severe acute lower intestinal bleeding. *Am J Gastroenterol.* 2005;100:1821–1827.
16. Gilbert DA. Epidemiology of upper gastrointestinal bleeding. *Gastrointest Endosc.* 1990;36:S8–S13.
17. Adam V, Barkun, NA. Estimates of costs of hospital stay for variceal and nonvariceal upper gastrointestinal bleeding in the United States. *Value Health.* 2007;11:1–3.
18. Kollef MH, O'Brien JD, Zuckerman GR, et al. BLEED: a classification tool to predict outcomes in patients with acute upper and lower gastrointestinal hemorrhage. *Crit Care Med.* 1997;25:1125–1132.
19. Afessa B. Triage of patients with acute gastrointestinal bleeding for intensive care unit admission based on risk factors for poor outcome. *J Clin Gastroenterol.* 2000;30:281–285.
20. Lieberman D. Gastrointestinal bleeding: initial management. *Gastroenterol Clin North Am.* 1993;22:723–736.
21. Dall M, Schaffalitzky de Muckadell OB, Lassen AT, et al. An association between selective serotonin reuptake inhibitor use and serious upper gastrointestinal bleeding. *Clin Gastroenterol Hepatol.* 2009;7:1314–1321.
22. Tata LJ, Fortun PJ, Hubbard RB, et al. Does concurrent prescription of selective serotonin reuptake inhibitors and non-steroidal anti-inflammatory drugs substantially increase the risk of upper gastrointestinal bleeding? *Aliment Pharmacol Ther.* 2005;22:175–181.
23. Rubin TA, Murdoch M, Nelson DB. Acute GI bleeding in the setting of supratherapeutic international normalized ratio in patients taking warfarin: endoscopic diagnosis, clinical management, and outcomes. *Gastrointest Endosc.* 2003;58:369–373.
24. Rockey DC. Gastrointestinal bleeding. *Gastroenterol Clin North Am.* 2005;34:581–588.
25. Barkun A, Bardou M, Marshall JK. Consensus recommendations for managing patients with nonvariceal upper gastrointestinal bleeding. *Ann Intern Med.* 2003;139:843–857.
26. Tsoi KK, Ma TK, Sung JJ. Endoscopy for upper gastrointestinal bleeding: how urgent is it? *Nat Rev Gastroenterol Hepatol.* 2009;6:463–469.
27. Davila RE, Rajan E, Adler DG, et al. ASGE Guideline: the role of endoscopy in the patient with lower-GI bleeding. *Gastrointest Endosc.* 2005;62:656–660.
28. Chaudhry V, Hyser MJ, Gracias VH, et al. Colonoscopy: the initial test for acute lower gastrointestinal bleeding. *Am Surg.* 1998;64:723–728.
29. Ohyama T, Sakurai Y, Ito M, et al. Analysis of urgent colonoscopy for lower gastrointestinal tract bleeding. *Digestion.* 2000;61:189–192.
30. Elta GH. Urgent colonoscopy for acute lower-GI bleeding. *Gastrointest Endosc.* 2004;59:402–408.
31. Pennazio M. Capsule endoscopy. *Endoscopy.* 2005;37:1073–1078.
32. Triester SL, Leighton JA, Leontiadis GI, et al. A meta-analysis of the yield of capsule endoscopy compared to other diagnostic modalities in patients with non-stricturing small bowel Crohn's disease. *Am J Gastroenterol.* 2006;101:954–964.
33. Hartmann D, Schmidt H, Bolz G, et al. A prospective two-center study comparing wireless capsule endoscopy with intraoperative enteroscopy in patients with obscure GI bleeding. *Gastrointest Endosc.* 2005;61:826–832.
34. Clarke JO, Giday SA, Magno P, et al. How good is capsule endoscopy for detection of periampullary lesions? Results of a tertiary-referral center. *Gastrointest Endosc.* 2008;68:267–272.
35. Mehdizadeh S, Ross A, Gerson L, et al. What is the learning curve associated with double-balloon enteroscopy? Technical details and early experience in 6 U.S. tertiary care centers. *Gastrointest Endosc.* 2006;64:740–750.
36. Gerson LB. Capsule endoscopy and deep enteroscopy: indications for the practicing clinician. *Gastroenterology.* 2009;137:1197–1201.
37. Mensink PB, Haringsma J, Kucharzik T, et al. Complications of double balloon enteroscopy: a multicenter survey. *Endoscopy.* 2007;

39:613–615.

38. May A, Nachbar L, Pohl J, et al. Endoscopic interventions in the small bowel using double balloon enteroscopy: feasibility and limitations. *Am J Gastroenterol.* 2007;102:527–535.

39. Yamamoto H, Kita H, Sunada K, et al. Clinical outcomes of double-balloon endoscopy for the diagnosis and treatment of small-intestinal diseases. *Clin Gastroenterol Hepatol.* 2004;2:1010–1016.

40. Tominaga K, Iida T, Nakamura Y, et al. Small intestinal perforation of endoscopically unrecognized lesions during peroral single-balloon enteroscopy. *Endoscopy.* 2008;40(suppl 2):E213–E214.

41. Zuckerman DA, Bocchini TP, Birnbaum EH. Massive hemorrhage in the lower gastrointestinal tract in adults: diagnostic imaging and intervention. *AJR Am J Roentgenol.* 1993;161:703–711.

42. Nusbaum M, Baum S. Radiographic demonstration of unknown sites of gastrointestinal bleeding. *Surg Forum.* 1963;14:374–375.

43. Fiorito JJ, Brandt LJ, Kozicky O, et al. The diagnostic yield of superior mesenteric angiography: correlation with the pattern of gastrointestinal bleeding. *Am J Gastroenterol.* 1989;84:878–881.

44. Zuckerman GR, Prakash C. Acute lower intestinal bleeding: part I: clinical presentation and diagnosis. *Gastrointest Endosc.* 1998;48:606–617.

45. Foutch PG. Angiodysplasia of the gastrointestinal tract. *Am J Gastroenterol.* 1993;88:807–818.

46. Kwan V, Bourke MJ, Williams SJ, et al. Argon plasma coagulation in the management of symptomatic gastrointestinal vascular lesions: experience in 100 consecutive patients with long-term follow-up. *Am J Gastroenterol.* 2006;101:58–63.

47. Farrell JJ, Friedman LS. Review article: the management of lower gastrointestinal bleeding. *Aliment Pharmacol Ther.* 2005;21:1281–1298.

48. Loffroy R, Guiu B, Cercueil JP, et al. Refractory bleeding from gastroduodenal ulcers: arterial embolization in high-operative-risk patients. *J Clin Gastroenterol.* 2008;42:361–367.

49. Loffroy R, Guiu B, D'Athis P, et al. Arterial embolotherapy for endoscopically unmanageable acute gastroduodenal hemorrhage: predictors of early rebleeding. *Clin Gastroenterol Hepatol.* 2009;7:515–523.

50. Khanna A, Ognibene SJ, Koniaris LG. Embolization as first-line therapy for diverticulosis-related massive lower gastrointestinal bleeding: evidence from a meta-analysis. *J Gastrointest Surg.* 2005;9:343–352.

51. Browder W, Cerise EJ, Litwin MS. Impact of emergency angiography in massive lower gastrointestinal bleeding. *Ann Surg.* 1986;204:530–536.

52. Vernava AM, 3rd, Moore BA, Longo WE, et al. Lower gastrointestinal bleeding. *Dis Colon Rectum.* 1997;40:846–858.

53. Barnert J, Messmann H. Diagnosis and management of lower gastrointestinal bleeding. *Nat Rev Gastroenterol Hepatol.* 2009;6:637–646.

54. Lim CH, Vani D, Shah SG, et al. The outcome of suspected upper gastrointestinal bleeding with 24-hour access to upper gastrointestinal endoscopy: a prospective cohort study. *Endoscopy.* 2006;38:581–585.

55. Viviane A, Alan BN. Estimates of costs of hospital stay for variceal and nonvariceal upper gastrointestinal bleeding in the United States. *Value Health.* 2008;11:1–3.

56. Ohmann C, Imhof M, Ruppert C, et al. Time-trends in the epidemiology of peptic ulcer bleeding. *Scand J Gastroenterol.* 2005;40:914–920.

57. Rockall TA, Logan RF, Devlin HB, et al. Risk assessment after acute upper gastrointestinal haemorrhage. *Gut.* 1996;38:316–321.

58. Blatchford O, Murray WR, Blatchford M. A risk score to predict need for treatment for upper-gastrointestinal haemorrhage. *Lancet.* 2000;356:1318–1321.

59. Forrest JA, Finlayson ND, Shearman DJ. Endoscopy in gastrointestinal bleeding. *Lancet.* 1974;2:394–397.

60. Hippisley-Cox J, Coupland C. Risk of myocardial infarction in patients taking cyclo-oxygenase-2 inhibitors or conventional non-steroidal anti-inflammatory drugs: population-based nested case-control analysis. *BMJ.* 2005;330:1366.

61. Gisbert JP, Khorrami S, Carballo F, et al. *H. pylori* eradication therapy vs. antisecretory non-eradication therapy (with or without long-term maintenance antisecretory therapy) for the prevention of recurrent bleeding from peptic ulcer. *Cochrane Database Syst Rev.* 2003:CD004062.

62. Bardou M, Toubouti Y, Benhaberou-Brun D, et al. Meta-analysis: proton-pump inhibition in high-risk patients with acute peptic ulcer bleeding. *Aliment Pharmacol Ther.* 2005;21:677–686.

63. Dorward S, Sreedharan A, Leontiadis GI, et al. Proton pump inhibitor treatment initiated prior to endoscopic diagnosis in upper gastrointestinal bleeding. *Cochrane Database Syst Rev.* 2006:CD005415.

64. Adler DG, Leighton JA, Davila RE, et al. ASGE guideline: The role of endoscopy in acute non-variceal upper-GI hemorrhage. *Gastrointest*

Endosc. 2004;60:497–504.

65. Cook DJ, Guyatt GH, Salena BJ, et al. Endoscopic therapy for acute nonvariceal upper gastrointestinal hemorrhage: a meta-analysis. *Gastroenterology.* 1992;102:139–148.

66. Calvet X, Vergara M, Brullet E, et al. Addition of a second endoscopic treatment following epinephrine injection improves outcome in high-risk bleeding ulcers. *Gastroenterology.* 2004;126:441–450.

67. Chung IK, Kim EJ, Lee MS, et al. Endoscopic factors predisposing to rebleeding following endoscopic hemostasis in bleeding peptic ulcers. *Endoscopy.* 2001;33:969–975.

68. Adler DG, Adler AL, Nolte T, et al. Complications of urgent and emergency endoscopy in patients with GI bleeding as a function of time. *Am J Gastroenterol.* 2001;96:3452–3424.

69. Spiegel BM, Ofman JJ, Woods K, et al. Minimizing recurrent peptic ulcer hemorrhage after endoscopic hemostasis: the cost-effectiveness of competing strategies. *Am J Gastroenterol.* 2003;98:86–97.

70. Lau JY, Sung JJ, Lam YH, et al. Endoscopic retreatment compared with surgery in patients with recurrent bleeding after initial endoscopic control of bleeding ulcers. *Am J Gastroenterol.* 1999;340:751–756.

71. Mallory G, Weiss, S. Hemorrhages from lacerations of the cardiac orifice of the stomach due to vomiting. *Am J Med Sci.* 1929;178:506–515.

72. Michel L, Serrano A, Malt RA. Mallory-Weiss syndrome. Evolution of diagnostic and therapeutic patterns over two decades. *Ann Surg.* 1980;192:716–721.

73. Watts HD. Lesions brought on by vomiting: the effect of hiatus hernia of the site of injury. *Gastroenterology.* 1976;71:683–688.

74. Sugawa C, Benishek D, Walt AJ. Mallory-Weiss syndrome. A study of 224 patients. *Am J Surg.* 1983;145:30–33.

75. Knauer CM. Mallory-Weiss syndrome. Characterization of 75 Mallory-Weiss lacerations in 528 patients with upper gastrointestinal hemorrhage. *Gastroenterology.* 1976;71:5–8.

76. Cook DJ, Griffith LE, Walter SD, et al. The attributable mortality and length of intensive care unit stay of clinically important gastrointestinal bleeding in critically ill patients. *Crit Care.* 2001;5:368–375.

77. Wilcox CM. Esophageal disease in the acquired immunodeficiency syndrome: etiology, diagnosis, and management. *Am J Gastroenterol.* 1992;92:412–4121.

78. Regula J, Wronska E, Pachlewski J. Vascular lesions of the gastrointestinal tract. *Best Pract Res.* 2008;22:313–328.

79. Chung IK, Kim EJ, Lee MS, et al. Bleeding Dieulafoy's lesions and the choice of endoscopic method: comparing the hemostatic efficacy of mechanical and injection methods. *Gastrointest Endosc.* 2000;52:721–724.

80. Park CH, Joo YE, Kim HS, et al. A prospective, randomized trial of endoscopic band ligation versus endoscopic hemoclip placement for bleeding gastric Dieulafoy's lesions. *Endoscopy.* 2004;36:677–681.

81. Roman S, Saurin JC, Dumortier J, et al. Tolerance and efficacy of argon plasma coagulation for controlling bleeding in patients with typical and atypical manifestations of watermelon stomach. *Endoscopy.* 2003;35:1024–1028.

82. Antoniou GA, Koutsias S, Antoniou SA, et al. Outcome after endovascular stent graft repair of aortoenteric fistula: a systematic review. *J Vasc Surg.* 2009;49:782–789.

83. Risti B, Marincek B, Jost R, et al. Hemosuccus pancreaticus as a source of obscure upper gastrointestinal bleeding: three cases and literature review. *Am J Gastroenterol.* 1995;90:1878–1880.

84. Garcia-Tsao G, Sanyal AJ, Grace ND, et al. Prevention and management of gastroesophageal varices and variceal hemorrhage in cirrhosis. *Am J Gastroenterol.* 2007;102:2086–2102.

85. Casado M, Bosch J, Garcia-Pagan JC, et al. Clinical events after transjugular intrahepatic portosystemic shunt: correlation with hemodynamic findings. *Gastroenterology.* 1998;114:1296–1303.

86. Kim T, Shijo H, Kokawa H, et al. Risk factors for hemorrhage from gastric fundal varices. *Hepatology.* 1997;25:307–312.

87. de Franchis R, Pascal JP, Ancona E, et al. Definitions, methodology and therapeutic strategies in portal hypertension. A Consensus Development Workshop, Baveno, Lake Maggiore, Italy, April 5 and 6, 1990. *J Hepatol.* 1992;15:256–261.

88. de Franchis R. Evolving consensus in portal hypertension. Report of the Baveno IV consensus workshop on methodology of diagnosis and therapy in portal hypertension. *J Hepatol.* 2005;43:167–176.

89. Villanueva C, Colomo A, Aracil C, et al. Current endoscopic therapy of variceal bleeding. *Best Pract Res.* 2008;22:261–278.

90. Garcia-Tsao G, Sanyal AJ, Grace ND, et al. Prevention and management of gastroesophageal varices and variceal hemorrhage in cirrhosis. *Hepatology.*

2007;46:922–938.

91. Heider TR, Azeem S, Galanko JA, et al. The natural history of pancreatitis-induced splenic vein thrombosis. *Ann Surg*. 2004;239:876–880; discussion 80–82.

92. Prediction of the first variceal hemorrhage in patients with cirrhosis of the liver and esophageal varices. A prospective multicenter study. *New Engl J Med*. 1988;319:983–989.

93. Garcia-Pagan JC, Feu F, Bosch J, et al. Propranolol compared with propranolol plus isosorbide-5-mononitrate for portal hypertension in cirrhosis. A randomized controlled study. *Ann Intern Med*. 1991;114:869–873.

94. Garcia-Pagan JC, Villanueva C, Albillos A, et al. Nadolol plus isosorbide mononitrate alone or associated with band ligation in the prevention of recurrent bleeding: a multicentre randomised controlled trial. *Gut*. 2009;58:1144–1150.

95. Owen AR, Stanley AJ, Vijayananthan A, et al. The transjugular intrahepatic portosystemic shunt (TIPS). *Clin Radiol*. 2009;64:664–674.

96. Azoulay D, Castaing D, Majno P, et al. Salvage transjugular intrahepatic portosystemic shunt for uncontrolled variceal bleeding in patients with decompensated cirrhosis. *J Hepatol*. 2001;35:590–597.

97. Spina GP, Henderson JM, Rikkers LF, et al. Distal spleno-renal shunt versus endoscopic sclerotherapy in the prevention of variceal rebleeding. A meta-analysis of 4 randomized clinical trials. *J Hepatol*. 1992;16:338–345.

98. Henderson JM, Boyer TD, Kutner MH, et al. Distal splenorenal shunt versus transjugular intrahepatic portal systematic shunt for variceal bleeding: a randomized trial. *Gastroenterology*. 2006;130:1643–1651.

99. Finne CI. The aggressive management of serious lower gastrointestinal bleeding. *Probl Gen Surg*. 1992;9:597.

100. Parks TG. Natural history of diverticular disease of the colon. A review of 521 cases. *Br Med J*. 1969;4:639–642.

101. Hughes LE. Postmortem survey of diverticular disease of the colon. I. Diverticulosis and diverticulitis. *Gut*. 1969;10:336–344.

102. Nakada I, Ubukata H, Goto Y, et al. Diverticular disease of the colon at a regional general hospital in Japan. *Dis Colon Rectum*. 1995;38:755–759.

103. Ure T, Vernava, AM, Longo, WE. Diverticular bleeding. *Semin Col Rect Surg*. 1994;5:32.

104. Strate LL. Lower GI bleeding: epidemiology and diagnosis. *Gastroenterol Clin North Am*. 2005;34:643–664.

105. Zuckerman GR, Prakash C. Acute lower intestinal bleeding. Part II: etiology, therapy, and outcomes. *Gastrointest Endosc*. 1999;49:228–238.

106. Kim HS, Kim TI, Kim WH, et al. Risk factors for immediate postpolypectomy bleeding of the colon: a multicenter study. *Am J Gastroenterol*.

107. Sawhney MS, Salfiti N, Nelson DB, et al. Risk factors for severe delayed postpolypectomy bleeding. *Endoscopy*. 2008;40:115–119.

108. Ganguly S, Sarin SK, Bhatia V, et al. The prevalence and spectrum of colonic lesions in patients with cirrhotic and noncirrhotic portal hypertension. *Hepatology*. 1995;21:1226–1231.

109. Pardi DS, Loftus EV, Jr, Tremaine WJ, et al. Acute major gastrointestinal hemorrhage in inflammatory bowel disease. *Gastrointest Endosc*. 1999;49:153–157.

110. Robert JR, Sachar DB, Greenstein AJ. Severe gastrointestinal hemorrhage in Crohn's disease. *Ann Surg*. 1991;213:207–211.

111. Bini EJ, Weinshel EH, Falkenstein DB. Risk factors for recurrent bleeding and mortality in human immunodeficiency virus infected patients with acute lower GI hemorrhage. *Gastrointest Endosc*. 1999;49:748–753.

112. Teshima T, Hanks GE, Hanlon AL, et al. Rectal bleeding after conformal 3D treatment of prostate cancer: time to occurrence, response to treatment and duration of morbidity. *Int J Radiat Oncol Biol Phys*. 1997;39:77–83.

113. Saclarides TJ, King DG, Franklin JL, et al. Formalin instillation for refractory radiation-induced hemorrhagic proctitis. Report of 16 patients. *Dis Colon Rectum*. 1996;39:196–199.

114. Strate LL, Ayanian JZ, Kotler G, et al. Risk factors for mortality in lower intestinal bleeding. *Clin Gastroenterol Hepatol*. 2008;6:1004–1010; quiz 955.

115. Walker AM, Bohn RL, Cali C, et al. Risk factors for colon ischemia. *Am J Gastroenterol*. 2004;99:1333–1337.

116. Singh V, Alexander JA. The evaluation and management of obscure and occult gastrointestinal bleeding. *Abdom Imaging*. 2009;34:311–319.

117. Lewis BS, Salomon P, Rivera-MacMurray S, et al. Does hormonal therapy have any benefit for bleeding angiodysplasia? *J Clin Gastroenterol*. 1992;15:99–103.

118. Mackey WC, Dineen P. A fifty year experience with Meckel's diverticulum. *Surg Gynecol Obstet*. 1983;156:56–64.

119. Park JJ, Wolff BG, Tollefson MK, et al. Meckel diverticulum: the Mayo Clinic experience with 1476 patients (1950–2002). *Ann Surg*. 2005;241:529–533.

120. Rossi P, Gourtsoyiannis N, Bezzi M, et al. Meckel's diverticulum: imaging diagnosis. *AJR Am J Roentgenol*. 1996;166:567–573.

121. Makris K, Tsiotos GG, Stafyla V, et al. Small intestinal nonmeckelian diverticulosis. *J Clin Gastroenterol*. 2009;43:201–207.

122. Rossini FP, Risio M, Pennazio M. Small bowel tumors and polyposis syndromes. *Gastroenterol Clin North Am*. 1999;9:93–114.

腹部创伤的治疗

L. D. Britt • Robert A. Maxwell

（于向阳 译）

12

穿透性腹部创伤的治疗

前言

穿透性腹部外伤治疗方法的变化是与诊断方式的进步密不可分的。19 世纪时，期待疗法（观察）是世界通行的选择。在 1880 年，法国外科医生 Paul Reclese 提倡对穿透性腹部外伤仅进行支持治疗；同一时期著名外科军医 William McCornick 爵士提出关于腹部枪伤处置的 McCormick 格言："枪伤者手术后会死亡，而不做手术或许能活下来"。在那个年代里，这种期待疗法具有超高的死亡率，但这一信条却是当时任何穿透性腹部外伤的标准治疗方式。不幸的是，这种治疗方式亦用到 James A.Garfield 总统身上，他当时受到腹部枪伤。总统医疗小组称这种期待疗法是"Garfield 死亡时钟"，预示着 Garfield 总统难逃一死。对这一非手术治疗的外科学信条当时仅有极少数质疑声，南方出色的外科医生 Marion Simms 博士就是其中最直言不讳的一个 [1]，他后来成为了美国医学会主席。由于这些创伤有着可以预见的极高的并发症发生率与死亡率，显然对于腹部穿透伤需要更加积极的干预手段。因此，强制性探查或剖腹术就成为决策中普遍采取的处置选择和最基本治疗标准。

Shafton 和 Nance 里程碑式的文章强调腹部穿透性外伤治疗中的手术指征判断，使腹部穿透性创伤治疗由强制性剖腹探查变为更为有选择性的治疗 [2-3]。增强诊断成像为腹部穿透性创伤的非手术 / 选择性手术治疗成为更加可靠和可接受的治疗选择，提供了极大的帮助。

创伤初始管理

在关注存在明显外伤的具体解剖部位之前，先对患者整体情况进行初始评估是非常必要的。初始评估的概念包含以下内容：（1）快速初级检查；（2）复苏；（3）详细的再次检查（评估）；（4）重新评估。这一评估方法是高级创伤生命评估（Advanced Trauma Life Support，ATLS）程序的核心内容 [4]。一些具体的补充检查项目被整合到初步检查和再次检查中。这些补充项目包括心电监护的应用和其他一些检测项目的使用，例如：动脉血气测定、血氧饱和度测定、通气率测定和血压，尿管和（或）胃管的插入，如果可行还可联合应用必要的 X 线检查和另外一些诊断手段，如针对腹部创伤超声（focused abdominal sonography for trauma，FAST）检查以及脊柱 / 胸 / 盆腔的普通 X 线平片、CT 与诊断性腹腔灌洗（diagnostic peritoneal lavage，DPL）等。诊断项目的选择取决于创伤机制与患者血流动力学状态。

初级检查应着眼于发现和迅速处理即刻危及生命的损伤。只有在初级检查结束（包括初步复苏）和稳定血流动力学之后，才可进行更详细地再次检查。后者包括从头到脚（和从后向前）的体检以及更详细的病史采集。

初级检查

仅在医学急救原则中有对患者的初步检查和详细检查相结合的初始评估的双重方式。如前面着重提到的，设置初级检查的目的是快速发现威胁患者生命的创伤。

因此，已经建立起以下优先顺序的普遍方式：

- 保持气道通畅（注意保护颈椎）
- 呼吸（通气设备）
- 循环（包括控制出血）
- 失能（神经功能状态）

• 暴露 / 环境控制

这种系统与妥善的处置方法（众所周知初始评估 ABCDE 法）极大地帮助外科 / 医疗小组及时地处理有可能导致不良预后的创伤。

A．气道评估及处置（同时做颈椎保护）：如失去安全的气道，人将于 4 min 内死亡。所以对于任何受伤患者患者来说，气道评估与处置是初级检查和初始评估阶段最优先考虑的，而不应一上来就先关注创伤机制或伤口本身。抬高下巴与推挤下颚有时可在稳定患者气道时派上用场。然而在实际创伤处置中，通常需采取经喉气管插管。如上气道堵塞或者一些技术困难无法实施时，则需行外科气道的建立（针穿刺或环甲膜切除术）。无任何其他处置手段能取代恰当的气道控制的优先地位，直至获取足够与持续的氧气输送，此时应给予 100% 纯氧吸入。

B．呼吸（通气评估）：建立充分通畅气道的情况下，通气可能仍不能达到最佳状态。比如，存在张力性气胸（其他如张力性血胸、开放性气胸或大面积连枷胸），除非上述问题得以迅速解决，否则供氧不足，持续恶化可导致不良后果。所以即使已建立稳妥通畅的气道，对呼吸的评估亦极为重要。仅有通畅的气道，但气体交换不利亦同样造成不良后果。呼吸急促、呼吸音消失、叩诊过清音、颈部静脉怒张和（或）气管偏移，提示气体交换不足。用针 / 胸管行胸腔减压，应作为气胸 / 血胸初级干预手段。大面积连枷胸伴相应部位的肺挫伤，需要气管插管和正压通气。

C．循环评估（充分的液体灌注治疗）：决定进行充分循环灌注的初始步骤中，最重要的一点是迅速判断与控制活动性出血，同时根据需要应用晶体液或者血制品恢复患者血容量。意识水平下降、皮肤苍白、毛细血管再充盈变缓或消失、体温下降、心跳过速或尿量减少，均是灌注不足的表现。最佳的循环复苏需建立 2 个大口径的静脉通路并灌注温的晶体液。严重受伤的成人需要较大剂量液体推注（2 L 的乳酸林格液或者生理盐水），儿童需要根据体重补液（20 ml/kg 静脉推注），血与血产品根据需要补给。在开始液体复苏的同时，仍需要强调继续寻找活动性出血部位进行止血。对于出血性休克患者，出血来源可能是开放伤口的大量出血、腹腔或胸腔出血、伴有动、静脉损伤的骨盆骨折等，患者的处置根据出血部位决定（手术室、血管造影室或其他）。如 FAST 检查发现患者腹腔大量出血会造成患者血流动力学不稳，提示需要行急诊剖腹探查术。然而，如遭受钝性外伤的患者血流动力学不稳，快速诊断项目未发现胸腔或腹腔出血，出血可能来自盆腔损伤；如采用骨盆骨折外固定（如使用商品化的外罩和黏合剂）出血仍不停止，需要进行血管造影 / 栓塞。对于开放性伤口大出血可以直接按压止血，偶尔可能遇到能够较容易发现的游离、撕裂的动脉，而进行直接结扎止血的情况。

D．失能评定 / 处理：在初级检查中，仅需进行基本神经检查判断是否存在需要外科干预的神经功能恶化情况。一开始行详细的神经系统检查是不恰当的，综合检查需要在再次检查或评估阶段实施。基本神经系统评定由 Glasgow 昏迷量表（Glasgow coma scale，GCS）评估，此评分系统注重运动或语言反应和睁眼反应。另一种快速神经系统评价方法是瞳孔大小与反射测定，以及患者清醒程度的判断（清醒、对于视觉刺激有反应、仅对疼痛刺激有反应、对所有刺激完全无反应）。需要着重告诫的是，实际上神经系统恶化可以进展非常快。患者受到重大创伤时，可有中间清醒期（如硬膜下出血），由于继发性脑损伤的主要原因是缺氧与低血压，所以脑部充足供氧与灌注，对神经系统损伤患者治疗是至关重要的。

E．暴露 / 环境控制：为对患者进行全面的检查，需将患者衣服脱掉，这就需要把衣服剪掉得到安全快速的暴露；然而，此时应特别注意防止患者低体温的发生，调整室内温度以及患者输注加温液体可给患者提供理想的环境。

再次检查

再次检查应在完成初级检查和开始复苏时，以及患者生命体征稳定的前提下才可开始。从头到脚的详细检查是非常必要的，以便于发现不是较明显或隐蔽的创伤。这对于不可评估（如头部损伤或严重醉酒）的患者尤其重要。体检应包括如下的身体每一个解剖部位的详细评估：

• 头部
• 颌面部
• 颈部（包括颈椎）
• 胸部
• 腹部
• 会阴部（包括直肠和生殖器）
• 背部（包括其余部分的脊柱）
• 四肢（肌肉骨骼系统）

应行全面的神经检查，包括顺便完成初级检查时未来得及进行的 GCS 评分。再次检查与辅助诊断医疗设备（如前所述，当可适用时）的运用可检测到更为隐匿和微小的创伤，如有遗漏，这些损伤可能会造成较高的死亡率。如有可能，再次检查需要包括患者的受伤机制病史，以及患者过敏史、用药史、既往史、最近进食情况以及损伤相关的其他情况等重要信息的采集。

无论如何强调对创伤患者进行频繁的再评估都不为过，它能及时发现患者状态恶化，且有时确实需要重复地进行初始检查与再次检查。

局部解剖及临床解剖学

腹部定义为躯体的一部分，其上边界为左右横隔，前面可上升至乳头水平（第四肋间隙）、后面至肩胛骨下，腹部下边界是盆腔底。为方便临床应用，腹部又被分为 4 部分：(1) 前腹部（前肋缘下至腹股沟韧带上，腋前线之前）；(2) 胸廓内腹部（从乳头或肩胛骨下至肋缘上）；(3) 侧腹部（肩胛骨下至髂嵴，前后腋线之间）；(4) 后腹部（肩胛骨下至髂嵴，腋后线之间）。主要有消化系统与泌尿系统，以及大量血管与神经网络均在腹腔内。腹腔这一充满内脏的区域，经常是腹部穿透伤造成隐匿性创伤的部位，尤其当患者感觉中枢受损时不易被评估。

创伤机制

除患者血流动力学状态，决定如何处置腹部穿透伤的重要变量，还应有受伤机制与创伤部位（参见体格检查部分）。手持武器产生的动能（如刀或其他利器）往往比火器为小。尽管并非显而易见，了解穿透伤的长度、宽度、深度以及是何种凶器造成的外伤至关重要；例如，刺伤往往是狭长、但较表浅而未穿透腹膜的伤口，这类创伤主要是伤口的局部处理，而无须担心腹膜内脏器受损 [5]。虽然一些穿透伤看似并未穿透腹膜腔，但是面对腹部压痛或腹膜炎体征逐渐加剧的患者时，在正式的检查手段或一系列腹部检查尚未实施之前先不要过早下结论。

民用火器的种类千差万别，在兵工厂中，主要包括各种手枪、步枪、霰弹枪与气枪等；火器动能与损伤严重程度相关，取决于质量与速率（KE=1/2 mr[2]），速度越快，创伤就越严重 [6]。由于步枪枪管较手枪长，子弹有更多的时间来加速可达到更高的速率，高速导弹速度可达到 2500 ft/s 或更快。气枪的射出的弹丸（如 BB 弹）速度较慢，造成伤害就小很多；霰弹枪射出的是一组金属弹丸，称为一次射击弹丸离开枪腔后彼此分开速度亦会很快地下降，如距离较远造成的损伤就会越小，但近距离（< 15 ft）内，由于体积凝聚在一起，对组织的创伤与高速子弹较接近。

虽然每个损伤均需要区别对待，但一些基于损伤机制的通用原则可为穿透损伤的治疗提供指导。对于刺伤，约 1/3 的伤口未穿透腹膜，仅一半穿透腹膜的伤口需要手术干预。腹部受伤脏器数目与腹腔内脓毒症的发生率亦远低于火器伤 [7-8]。

体格检查

完整详细地全身体检是处理腹部穿透伤的关键。体检的一些发现是手术的绝对指征（表 12-1）。体检需包括仔细的望诊、触诊与听诊。

望诊除可发现受伤部位、程度、伤口数量外，还可了解子弹弹道或其他器具的其他信息，从而指导治疗。例如，对受到浅表的枪弹擦伤（低速）患者，可进行期待（观察）疗法；但是，如腹部穿透伤造成患者脏器脱出，即需要开腹手术探查。触诊有助于检查者发现腹部压痛或腹膜炎体征，以及腹胀与腹肌紧张；偶尔可触摸到软组织内子弹。除非在严格的无菌条件下（如手术室），否则应避免探查伤口。听诊亦是体检的一个重要部分，可发现肠鸣音减弱或消失，提示腹膜炎的进展；另外，听诊还可发现血管杂音，预示着血管损伤。

检查者需要切身体会到的一个事实是，在一些如脊柱损伤或异常精神状态的情况下，腹部体检未必可靠。

诊断方法

即使存在穿透伤，由于创伤比较隐匿，腹部体检可能一无所获。为获取隐匿性损伤的最佳治疗，需借助完善的诊断设备。对一些腹部刺伤的患者，如手术探察未发现深筋膜与腹膜穿透，提倡进行局部

○ 表 12-1　腹部穿透性创伤的剖腹探查手术绝对指征

A．腹膜炎

B．内脏脱出

C．穿刺物体内存留

D．血流动力学不稳定

E．相应的自然孔道出血

F．明确诊断的气腹

探查，它可以允许患者从创伤室或急诊科离开，这是有益的；如患者因为其他损伤需要去手术室，局部探查需在具有更好的照明与无菌条件的手术室进行。局部伤口的阳性探查结果将提示需行正式的开腹或者腹腔镜手术。然而，即使有局部伤口的探查结果作为指导，非治疗性开腹术发生率亦较高。因为只有 1/3 前腹部刺伤患者需要治疗性开腹术 [9-10]。当患者的腹部伤口可被评估时，系列腹部检查亦可替代局部伤口探查，决定患者是否需要手术治疗。只有在前腹部刺伤时才需要进行局部伤口探查。对于胸腹穿透伤或侧腹 / 背部伤口，局部伤口探查有可能是非常危险的做法。胸 / 腹 / 骨盆平片对于排除子弹或者其他异物的存在，以及探查伤口轨迹（尤其是火器引起的）非常重要，腹平片还可发现腹部是否有游离空气。除非是想明确是否有折断的刀刃残留在体内，否则腹平片对于刺伤的诊断价值微乎其微 [11]。David Root 于 1965 年发现的诊断性腹腔灌洗曾是对血流动力学不稳定钝性创伤患者处理措施的重要进步 [12]。腹部创伤超声检查与快速 CT 扫描的出现使 DPL 已少有人问津。实际上 DPL 从未被广泛采用于腹部穿透伤的诊断。虽然有学者认为 DPL 可用于腹壁切线伤，但此项技术并未受到青睐 [13]。DPL 诊断腹部穿透伤引起的临床重大伤害的可靠性一直受到质疑 [14-16]；据报道，DPL 对腹部刺伤诊断的灵敏度与特异度分别为 59% ～ 96% 与 78% ～ 98%。另外，它对横膈与腹膜后损伤的诊断价值不大 [17]。

影像学检查对创伤的治疗有至关重要的影响，尤其是 CT。CT 在腹部钝伤治疗的每一环节中均体现出重要作用。此外，对于腹部穿透伤的评价亦逐渐成为一项重要的检查手段。CT 除对诊断气腹、游离液体、腹壁 / 腹膜穿透伤高度敏感外，还有助于确定伤道。Hauser 等建议使用三重对比 CT 来评估背部和侧腹穿透伤 [18]。CT 已日渐提倡为评估腹部枪伤的重要手段，减少了不必要的强制性手术治疗 [19]。然而 CT 在对肠穿孔和膈肌损伤的诊断上仍存在局限性。

除非损伤局限在腹部实质脏器，如肝和脾，大量肠内气体使诊断穿透伤较为困难。Kristensen 等是首先利用超声扫描诊断创伤患者的医疗团队 [20]。Kimura 与 Otsuka 主张在急诊室利用超声诊断血腹 [21]。FAST 在诊断穿透伤中的使用没有其在钝伤中使用得广泛。Rozycki 等报道中将超声在外伤患者评价中日益重要的作用称为"主要的辅助手段"[22]。Rozycki 等还报道 FAST 是检查心包腔积液最精确的检查，如怀疑创

伤可能伤及心脏，则此方法可作为心脏损伤或心包填塞的确诊方法。

作为诊断工具，腹腔镜并非一项新的方法，其他专家利用此手术技术已数十年。然而，此技术是 Ivatury 等利用腹腔镜评估腹部穿透伤之后，才正式作为躯干伤诊断候选方式之一 [23]。Fabian 等做了关于诊断性腹腔镜功效的前瞻性分析。由于传统诊断方式不可以完全排除横膈撕裂，诊断性腹腔镜已成胸腹穿透伤，尤其是左胸腹穿透伤的诊断方式（图 12-1）。腹腔镜还可作为腹部切线穿透伤、腹膜受损的诊断手段。

腹部穿透伤，以及血流动力学稳定和不稳定的患者

正如前面强调的，治疗血流动力学稳定的腹部穿透伤患者的主要原则取决于损伤的机制和部位，以及患者血流动力学状况。不论患者的血流动力学参数如何，在患者抵达创伤科时我们都需要严格遵循 ATLS 方案 [25]。图 12-2 至图 12-5 分别为胸腹部穿透性外伤、前腹部穿透性外伤、腹部穿透性外伤、背侧和侧腹穿透性外伤患者的处置流程。

创伤开腹手术

手术室需要足够大，可容纳一组以上的外科医生，以备患者需要同时进行不同的手术；同时，手术室需保持恒温，以防患者发生低体温。而且，手术室

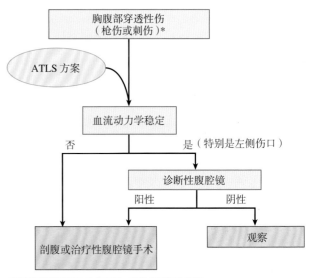

*对高速伤需强制性手术干预，无论左侧还是右侧。

图 12-1　胸腹部穿透性伤的处置流程

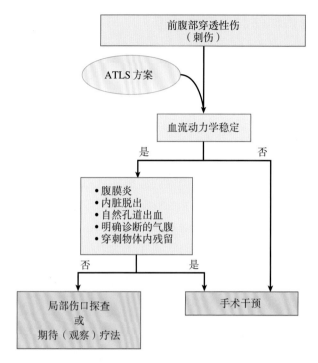

图 12-2　前腹部穿透性伤的处理流程

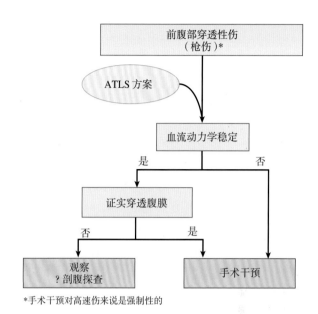

*手术干预对高速伤来说是强制性的

图 12-3　腹部穿透性伤的处置流程

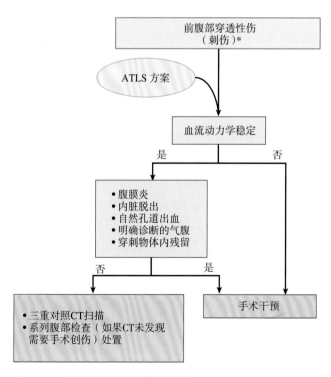

图 12-4　腹部穿透性伤的处置流程

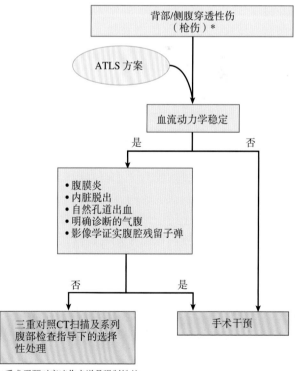

*手术干预对高速伤来说是强制性的

图 12-5　背部 / 侧腹穿透性伤的处置流程

需要有快速输液设备，以备大剂量液体输液之需，还需要保证灌注的液体具有合适的温度。

创伤的剖腹探查有以下 4 个基本原则：①出血控制；②污染控制；③特殊创伤的确诊；④修复与重建。用局部抗菌剂进行腹部消毒准备，范围从胸骨切迹直至两侧的大腿中部，侧面消毒范围需要直至手术台，然后覆盖患者。上述准备方便于需要时迅速开胸以及可能用到血管入路或采集血管时。腹部探查切口需要从剑突下至耻骨联合正中纵行切口，以便使腹腔达到最好的暴露。

进入腹腔后的第一要务是控制活动性出血。止血可通过直接控制血管撕裂部位或控制血管近端；待将大出血控制后，清除积血与血块。用带有放射标记的填塞物对所有出血部位进行填塞，同时可以发现损伤出血点。推荐将镰状韧带切断，并将前腹壁拉起把填塞物填塞到肝上方与下方的填塞方法，这种在肝上的填塞方法起到挤压填塞作用。将小肠提至腹腔外，把填塞物填塞到余下腹部 3 个象限内，但需防止医源性脾损伤。活动性出血于填塞过程中逐渐控制，此时外科医生需与麻醉师交流，告之出血已得到控制，此刻是利用液体与血制品进行复苏的最佳时机。

接下来另一优先处理的是控制或管理污染，先从腹部 4 个象限逐一将填塞物取出来。首先从出血可能性最小象限取出填塞物，最后是出血可能性最大象限。

大出血控制后，需立即处理大体上可见的污染。明显的肠管破损泄漏可先用 Babcock 钳、吻合器或缝合控制，然后对全胃肠道进行检查、包括小肠与大肠系膜缘及对系膜缘，以及整个肠系膜；还需关闭横膈损伤，防止污染波及胸腔。

此后进一步探查腹腔内的其他损伤。根据损伤原因与预计损伤介质轨道，彻底而仔细地探查腹腔，包括进入小网膜囊探查，以便更好地检查胰腺与相关血管；此外，有时还需游离十二指肠 C 祥（Kocher 切口），把左 / 右结肠向正中央翻转，以便于显露腹膜后重要结构。

如有可能，创伤开腹探查术的最后一步是对特殊损伤进行确定性修复。本章后面还将强调，患者状况是手术的指标，决定创伤探查开腹术每一步是否可进行。分期开腹术（"损伤控制"手术）对于一些患者更为合适，比如患者出现酸中毒、低体温、凝血障碍或血流动力学不稳等问题。

特殊创伤的确定性处理

小肠

孤立小肠切开术可用不可吸收缝线一期单层缝合。如破损边缘组织失去活力，缝合之前需将这些组织小心地清除掉，但是如为多发连续小肠破损，或损伤发生于肠系膜缘伴有肠系膜血肿，此时很有可能需行局部肠段切除，并把剩余有活力肠段进行吻合。手术目的是在避免肠腔器质性狭窄的情况下，重建肠道的连续性，同时关闭相关肠系膜缺损。非压榨性肠钳的使用有助于手术修复过程中限制污染。尽管采用手工缝合还是吻合器缝合取决于术者，但创伤性开腹术对时间敏感性干预、快速处理至关重要。

结肠

对受伤的结肠段需要进行仔细地检查，尤其是发射性的对穿性的肠破损最为常见，需要求对结肠进行充分地游离，观察整个肠壁环周是否有损伤。极具争议的是，不考虑有无污染或短暂休克状态，左侧或右侧结肠损伤时均可一期闭合[26]。如结肠损伤较广泛、不可能一期闭合或闭合后肠腔可能严重狭窄的情况下，应行结肠局部切除。根据情况将近端与远端结肠进行吻合，或施行近端结肠造瘘加 Hartmann 术。如远端肠段较长，需行黏膜瘘。如发现腹膜折返下直肠损伤，需行反流性的结肠造口术及骶骨前引流（从会阴部导出）；然而这种引流方式并未被普遍接受。

胃 / 十二指肠

胃部穿透伤时对胃前壁和后壁都需要进行仔细的检查，以排除对穿伤。对于胃穿透伤的修复，需把无活力的创伤边缘组织清创后再行一期缝合。可用不可吸收缝线行单层缝合或者采用可吸收缝线（比如 Vicryl）缝合第 1 层，非吸收缝线（比如丝线）缝合第 2 层的双层缝合。胃损伤修复后造成胃腔狭窄的情况非常少见。胃对穿伤修复同样亦较少造成胃腔狭窄。如十二指肠损伤小于其周径的一半，可行单层或双层缝合修复；对于比较复杂的十二指肠损伤，需实施将胃内容物转流至损伤部位（拟进行损伤部位修补）以远的术式，如行幽门旷置的胃空肠吻合术[27-29]。

胰腺

对于胰腺浅表损伤或切线穿透伤等未损伤主胰管的损伤，可通过外置引流治疗；如为伤及主胰管的胰腺横断伤，尤其是横断伤发生于肠系膜上血管左侧时，需行远端胰腺切除术。对于累及主胰管近端伴复杂十二指肠损伤的（如壶腹部损伤）胰腺穿透伤，很有可能需要施行胰十二指肠切除术。遗憾的是，由于胰腺周围有丰富的血管网，穿透性胰腺损伤通常是致死性损伤。

脾

大多数脾穿透伤需行脾切除，尤其是枪伤。为观察整个脾，需将其韧带切断，将脾向正中线移动。浅表脾损伤可行脾修补术，或局部使用止血材料。脾缝合可用带垫片修补或网膜填塞。但对脾施行复杂修复一般非明智之举，原因是处理创伤的时间十分宝贵。

胆囊和肝

胆囊穿透伤需行胆囊切除术，无修复的必要。

肝损伤在钝性伤与穿透伤中较为常见。大多数情况下损伤较为浅表或很小，不需要手术修补。局部压迫止血和（或）用止血材料、纤维蛋白胶即可治疗大多数肝损伤。氩气刀是处理肝浅表损伤持续性渗血的有效辅助手段，其通过氩气流产生电离能量进行快速凝血。复杂肝穿透伤的手术方法参见表 12-2。

生殖泌尿系统

不足 10% 腹腔穿透伤患者可有泌尿生殖系统损伤，大多发生在肾。IV 级（肾皮质或肾盏损伤，伴血管损伤形成局部出血）或 V 级（肾破碎或肾血管撕脱伤）肾损伤需行肾切除，尤其是对侧肾功能正常的情况下。肾撕裂伤或较表浅损伤可行损伤缝合，于距肾囊附近用带垫片褥式缝合或行假体（网片）包裹。使用可吸收线缝线间断缝合，并且所有的修复均需放置引流。依据损伤情况，有时亦需施行局部肾切

除。在穿透性损伤同时伴有腹膜后血肿情况下，输尿管损伤难以发现。如有可能，对于输尿管损伤需采用双 J 支架，用可吸收线行间断缝合一期修复。如输尿管完全横断，需对无活力边缘进行清创，并对断端修剪，利用支架行一期修复。所有修复部位均需进行充分引流。如不能进行无张力吻合，可手术建立膀胱瓣（Boari），把近端输尿管断端植入膀胱瓣内。如在膀胱瓣和隧道式输尿管间有张力，可能需行腰大肌悬吊技术。

腹膜内膀胱穿透伤需要手术修复。如确诊膀胱三角区未受损，使用可吸收缝线行双层修复（第二层需用 Lembert 缝合覆盖第一层缝合）。选择性行耻骨上引流，但必须保留 Foley 导管。

腹膜后血肿

腹膜后这一多脏器区域有一些重要结构，一旦其边界被穿透，有可能发生损伤。腹膜后由于血管丰富，穿透伤和钝伤导致的实体脏器受损（比如肾）、均有可能引起大出血。腹膜后中央区域（1 区）有腹主动脉、腹腔干、肠系膜上动脉、腔静脉，以及近端肾血管；腹膜后外侧区域（2 区）有近端泌尿生殖器官及其血管；盆腔腹膜后（3 区）有髂动脉、髂静脉，及其静脉属支。除上述血管与肾（及输尿管）外，腹膜后还有十二指肠第二、三、四段，和胰腺、肾上腺、结肠、直肠、盆腔部分。表 12-3 强调了创伤引起的腹膜后血肿主要处理原则。理想状态下，探查任何腹膜后血肿之前，均应对血管近端进行控制（可行的话，远端亦最好控制）。无论是钝伤还是穿透伤引起的 1 区出血，必须进行强制性开腹探查；同样，穿透性伤引起的 3 个区域内的腹膜后血肿亦需行探查手术。对于钝伤引起 2 区腹膜后出血，搏动性或扩大的血肿需要开腹探查。明显的尿液外溢，亦需要进行探查。3 区（盆腔腹膜后）血肿只对穿透性伤引起血肿进行探查，以便确认是否存在特殊的盆腔内结直肠、输尿管或血管损伤。如为钝伤引起的血肿，并不需要探查。因为多数血肿是由于静脉出血所引起，外部加

◯　表 12-2　肝损伤的注意事项

- 肝门阻断（Pringle 操作）
- 肝动脉结扎
- 肝切除术（锐性或阻断远侧静脉的指捏法）
- 切除清创
- 网膜填塞
- 肝内气囊压迫止血
- 心房腔静脉分流（向上腔静脉）
- 腹腔填塞

◯　表 12-3　腹膜后血肿

	1 区	2 区	3 区
穿透性伤	探查	探查	探查
钝伤	非强制性	探查	非强制性

压设备是首选的干预方式。动脉损伤可采用血管造影 /
栓塞处理。

腹腔内填塞与"损伤控制"策略

　　"损伤控制"策略是由 Mattox 和 Feliciano 率先
提出的，在 Rotondo 等推广前称为分期的剖腹术策
略，被冠以"Bogota 袋"方法。Mattox 和 Feliciano
虽然实际上并未开展此项技术，但确实对这项技术进
行推广并使之在美国被广泛接受[30-34]。无论对于迅速
危及生命的创伤手术管理策略（还包括腹腔内填塞后
快速暂时性关闭腹腔）如何命名，其目的都是相同
的——避免潜在的推迟确定性手术直至在的不可逆的
持续性酸中毒、低体温、凝血障碍与血流动力学不
稳定 ICU 病情稳定。"损伤控制"更多用于严重肝损
伤、其他脏器损伤、或血管损伤。使用肝填塞与快速
施行腹腔关闭使分期的剖腹术策略成为可能。

腹部钝性伤处理

前言

　　在过去 20 年间，腹部钝性伤的处理有较大的变
化，从最初手术处理进展为越来越多的非手术治疗。
检查手段也从一开始的体检、腹平片、实验室检查、
DPL 演变为 CT 和超声的广泛应用。脏器损伤治疗一
直是传统的手术治疗，现如今多数实质脏器损伤可
通过非手术或微创手术、放射介入学等手段治疗。在
具有最先进技术的一级创伤中心中治疗的多发创伤患
者，能够发现显著的预后改善和生存率的提高[35]。

诊断和影像学技术

诊断性腹腔灌洗（diagnostic peritoneal lavage, DPL）

　　DPL 是 Root 于 1965 年首先提出，在过去的 40
多年间 DPL 是处理腹部钝性伤的主要方法[36]。在
CT 扫描检查成为常规之前，DPL 是用评估患者腹
部钝性伤与穿透伤的筛查工具，据报道准确率为
92% ~ 98%[37-42]。但其毕竟是有创的诊断方式，目前
DPL 在很大程度上已被 CT 和 FAST 所取代。但是，
DPL 仍是隐匿性肠损伤，以及病情不稳定患者在无法
使用 FAST 或 FAST 结果不确定的情况下的较好的检
查手段。对隐匿性肠损伤诊断中，需要运用传统参数
指导下一步治疗（表 12-4）。对病情不稳定的患者，

表 12-4　DPL 阳性的诊断标准	
任何脏器	肠
10 ml 肉眼血	细菌
RBC > 100 000/mm³	胆汁
WBC > 500/mm³	食物颗粒
淀粉酶 > 75 IU/L	

行诊断性腹部穿刺是必需的，超过 10 ml 肉眼血是开
腹探查的指征。

　　DPL 的缺点是有相对较高的假阳性率，有腹腔
脏器损伤的风险，此外对腹膜后器官如胰腺、十二
指肠等损伤的检测不敏感[43-45]。操作前放入 Foley
导管与鼻胃管可减少医源性损伤的发生。对于骨盆
骨折、可疑腹膜后血肿以及孕妇，可从脐上进行穿
刺。开放法可减少腹腔脏器损伤，但较为耗时，且
创伤相对较大[46-49]。检查灌洗液中的唾液酶与胰腺
酶，结合 CT 扫描、高度警觉对减少腹膜后损伤的漏
诊都是必要的。

创伤超声重点评估法

　　急症创伤患者诊断的最新进展之一是床旁超声检
测心脏和腹腔内损伤。被称为针对腹部创伤超声的创
伤超声重点评估法（focused abdominal sonography for
trauma, FAST）检查技术由于其无创性，可使操作
者在多发伤患者初始复苏与救治的同时进行检查。于
是，运用此技术可于早期评估过程中即可提供大出血
的证据。用超声探头检测 4 个关键的积液窗口：剑突
下区域观测心包、左肋下区域观测脾肾隐窝、右肋下
观测肝肾隐窝、耻骨上区域观测盆底（图 12-6），如
显示有液体存在，即提示可能有心包填塞、腹腔内
出血、空腔器官穿孔、腹腔积血或腹水等。患者原有
腹水可造成假阳性结果，操作者失误和（或）身体体
态可造成假阴性结果，是此项技术的局限性。耻骨弓
上检查时，如膀胱充盈，可增加盆腔积液检测的敏
感性。腹腔内至少有 200 ml 游离液体才可被检测到，
因此腹腔内创伤须伴有至少 200 ml 液体才可得到阳
性发现[50]。据报道此项技术灵敏度为 73% ~ 88%，
特异度为 98% ~ 100%[51]，准确率为 96% ~ 98%。
FAST 是一项相对便宜、快速、便携、无创的检查手
段，如患者病情发生变化，可随时进行动态检查[52-54]。
此外，还可避免孕妇暴露于放射线。病情稳定的患者

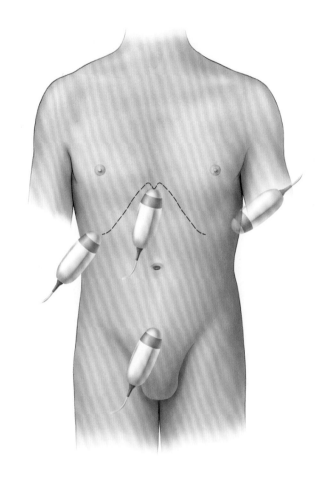

图 12-6　超声窗示意图（1）剑突下；（2）左肋下；（3）右肋下；（4）耻骨上。插入 Foley 导管前膀胱处于膨胀状态，或者注入 150 ~ 200ml 生理盐水有助于提高检查的灵敏性（Redrawn from Rozycki GS，Ochsner MG，Schmidt JA，et al. A prospective study of surgeon-performed ultrasound as the primary adjuvant modality for injured patient assessment. *J Trauma* .1995；39；492-498；discussion 498-500.）

如出现阳性结果，可再利用 CT 或 DPL 进行评估，不稳定患者可直接入手术室行紧急剖腹探查术。对于无腹部阳性症状和体征的患者，如 FAST 结果阴性，不需要其他进一步的腹部检查。

计算机断层扫描

　　CT 技术的进步使得创伤患者的初步处理在过去 20 年间发生革命性的改变。多探头扫描极大地改善了影像清晰度与准确度。据报道，针对有明显的腹部钝伤病史进程的患者，CT 检查阴性预测值高达99.63%，使 CT 扫描成为一种针对腹部钝伤患者的可靠且无创的筛查工具[55]。鉴于当前 CT 的能力，预期性的研究数据已证明，如腹部 CT 扫描未显示任何腹

内脏器损伤的证据，有明显腹部钝性伤进程但腹部情况良好的患者在无其他住院原因的情况下，可直接从急诊室回家。

　　CT 能可靠地证实脾、肝、肾等实质脏器损伤，这是因为损伤时脏器血管网破坏，出现游离液体，被称为"血管渗漏"[56]。为准确地进行创伤分级和制订治疗方案，已开发出评分量表（表 12-5 至表 12-7）[56-57]。

　　对酒醉、气管插管、头部损伤，或其他分散注意力的创伤而致腹部查体不可靠的患者，采用 CT 诊断肠损伤具有挑战性。不同报道中钝性肠损伤发生率差别较大，入住一级创伤中心钝性外伤患者中，肠损伤发生率一般为 1% ~ 5%[58,59]。根据损伤机制与体检发现，如腹壁出现类似于纹身样淤青以及（或）安全带勒痕征，需要高度怀疑腹部脏器损伤。CT 可有一些直接发现，如口服对比剂外溢或气腹，或者更常见的间接发现如肠壁增厚、肠系膜条索影、或无实质脏器损伤的腹腔内游离液体。间接的 CT 发现可能不具有特异性，可继发于复苏引起的肠水肿或是曾有腹水造成的。对于育龄期妇女，有时可能有少量正常或生理性盆腔积液，使诊断变得更复杂。接受正压通气或有比较严重的气压伤的患者，有时可发生纵隔或皮下气肿，它通过腹膜或腹膜后延伸，看上去与游离气体一样；对于这种情况，放射科须紧密结合临床情况仔细读片。进行 DPL 有可能避免非治疗性的开腹手术；很显然，如诊断存在较大疑问，开腹探查对明确创伤诊断来说是不可或缺的措施。

　　有关口服对比剂在急性创伤患者诊断中的作用，最近出现一些异议。在急诊室一般无足够时间允许小肠混浊化，而且患者有发生对比剂误吸的危险，因此有时不得不通过放置鼻胃管注入对比剂。有文章报道，不口服对比剂的 CT 诊断，肠损伤的漏诊概率并未增加[58-60]。多数创伤中心目前已将口服对比剂从常规创伤诊断流程中弃用，这样做可加快与简化患者的治疗。液体复苏引起的水肿可使胰头与十二指肠 C 圈看上去较模糊，有时可误认为胰腺或十二指肠损伤；偶尔遇到此情况，可通过口服对比剂并经鼻胃管注射300 ~ 500 ml 空气，使气腹更为明显一些，复查 CT 明确是否有损伤。

　　CT 对鉴别骨盆骨折相关的动脉出血患者亦有非常重要的作用。CT 检查图像显示动脉渗漏或在骨盆骨折附近有较大的血肿，这些是骨盆动脉造影或骨盆外固定的指征。CT"膀胱造影"亦较有帮助，有助于繁冗的 X 线评估；在创伤室放置 Foley 导管后，将其夹

表 12-5　美国创伤外科学会脾损伤评分，1994 版

分级 [a]		损伤情况	ICD-9[b]	AIS-90[c]
I	血肿	被膜下，血肿小于总表面积的 10%	865.01 865.11	2
	裂伤	被膜撕裂，实质撕裂深度＜1cm	865.02 865.12	2
II	血肿	被膜下，10%～50% 表面积；实质内，直径＜5 cm	865.01 865.11	2
	裂伤	实质裂伤深度 1～3 cm，不累及横纹导管	865.02 865.12	2
III	血肿	被膜下，血肿大于总表面积 50% 或扩展性；被膜下破裂或实质血肿 实质内血肿	865.03	3
	裂伤	＞5 cm 或扩展性 ＞3 cm 实质深度或累及横纹导管	865.13	3
IV	裂伤	累及脾段和脾门的裂伤，引起主要的血供阻断（裂伤大于脾的 25%）		4
V	裂伤	完全性脾碎裂	865.04	5
	血管	脾门血管损伤致脾血运阻断	865.14	5

[a] 多发伤递增一个等级，到 III 级
[b] ICD，国际疾病分类，第 9 版
[c] AIS，简明创伤分度

表 12-6　美国创伤外科学会肝损伤评分，1994 版

分级 [a]		损伤情况	ICD-9[b]	AIS-90[c]
I	血肿	被膜下，＜总表面积的 10%	864.01 864.11	2
	裂伤	被膜裂伤，实质裂伤深度＞1 cm	864.02 864.12	2
II	血肿	被膜下，10%～15% 表面积；实质内，直径＜10 cm	864.01 864.11	2
	裂伤	实质裂伤深度 1～3 cm，长度＜10 cm	864.03 864.13	2
III	血肿	被膜下，血肿大于总表面积 50% 或扩展性；被膜下破裂或实质血肿 实质内血肿＞10 cm 或扩展性 实质深度＞3 cm		3
	裂伤		864.04 864.14	3
IV	裂伤	累及 25%～75% 的肝叶的实质破裂或同一肝叶内的 1～3 个肝段	864.04 864.14	4
V	裂伤	累及大于 75% 肝叶的实质破裂或同一肝叶内多于 3 个肝段的肝		5
	血管	近肝静脉损伤；例如肝后下腔静脉 / 肝静脉中央主干		5
VI	血管	肝撕脱		6

[a] 多发伤递增一个等级，到 III 级
[b] ICD，国际疾病分类，第 9 版
[c] AIS，简明创伤分度

表 12-7 美国创伤外科学会肾损伤评分，1994 版

分级 [a]		损伤情况	ICD-9 [b]	AIS-90 [c]
I	挫伤	镜下或肉眼血尿，泌尿系统检查正常	866.00 866.02	2
	血肿	被膜下，非扩展性型，无肾实质裂伤	866.11	2
II	血肿	非扩展性肾周血肿局限于肾腹膜后腔	866.01	2
	裂伤	肾皮质实质深度 > 1.0 cm，无尿溢出	866.11	2
III	裂伤	肾皮质实质深度 > 1.0 cm，无集合系统破裂或尿溢出	866.02 866.12	3
IV	裂伤	扩展至肾皮质、肾髓质和集合系统的实质裂伤	866.02 866.12	4
	血管	肾动脉或静脉主干损伤，局部的出血		4
V	裂伤	肾完全破碎	866.03	5
	血管	肾门撕脱，肾血供阻断	866.13	5

[a] 多发伤递增一个等级，到 III 级
[b] ICD，国际疾病分类，第 9 版
[c] AIS，简明创伤分度

Adapted Moore EE，Shackford SR，Pachter HL，et al. Organ injury scaling：spleen，liver，and kidney. *J Trauma*. 1989；Dec；29（12）：1664-1666.

闭，诊断医生行 CT 扫描检查可实时读片能进一步决定提供延迟图像或正式的三维膀胱造影图像（前 / 后，侧腹，后方）。

特殊脏器损伤

脾

脾是钝性伤最常见的腹腔脏器、其次是肝与小肠，脾位于左上腹，非常容易因为肋骨骨折、减速和钝性外力撞击而出现损伤。脾外伤患者临床上可能表现为低血压、左上腹痛、腹部压痛或因腹腔淤血导致弥漫性腹膜炎。对于脾血肿，深呼吸时出现的牵扯痛称为 Kehr 征。

非手术治疗 大多数系列研究提示，约 60% ~ 80% 钝性脾外伤患者可于一级或二级创伤中心进行非手术治疗 [61-65]。对没有拥有较好资源和经验创伤救治团队的机构来说，可能难以满足非手术治疗的需求，应考虑将患者转诊 [66]。确定为非手术治疗患者必须生命体征稳定、无腹水体征或其他空腔脏器损伤的可能，并且无脾实质静脉对比剂溢出的证据。

有关非手术治疗失败的风险因素方面仍存在不少争议。较高的脾损伤分级、年龄 > 55 岁、中等到大量腹腔积血、被膜下血肿，以及门脉高压症等均认为可增加治疗失败的风险。有关 ASST 分级非手术治疗发展的早期评估并未证实较高级别创伤具有较高的治疗失败率。更多近期报道认为高分辨率多层螺旋 CT 扫描可更好地对创伤等级进行评估，这些研究数据显示 III ~ IV 级脾外伤患者非手术失败率的风险增加 [61,63]。在文献中，患者年龄仍是争议性的主题；多个报道对年龄超过 55 岁是否是治疗失败的风险因素存在争议 [61,63,67]。中等至大量腹腔积血的检查资料提示存在严重的创伤，应在对个体患者评估时将其视为重要因素。

脾被膜下血肿和有门脉高压病史的患者是需要特别关注的亚群。据作者经验，包膜下血肿患者极易出现擦伤的被膜渗血，进而出现包膜的进一步破坏以至于出现更大创面的出血。这些患者在伤后 6 ~ 8 天有较高的迟发破裂风险，而患者如仅有单发伤，此时应已经离院；此外，针对这种情况，脾栓塞并非是一个较有效的治疗手段，原因是通常需要于脾动脉主干置入弹簧圈，可导致明显的疼痛与脓肿形成。门静脉高压或肝硬化的病史，尽管不是非手术治疗的绝对禁忌证，亦应引起足够地重视。对 Child B 或 C 级肝硬化患者开腹手术后伴随而来的凝血功能障碍的总体风险应进行权衡；确实，这类患者可能需要脾动脉栓塞。这些风险因素中未有能单独提示应该立即进行手术干

预的。非手术治疗可以缩短住院时间、减少输液量；然而，所有外科医生均应保证患者有较低的脾切除术并发症发生率。总体来说，患者状态，包括伴发病、凝血障碍以及其他问题（如外伤性脑损伤，大动脉损伤和可疑伴有空腔脏器损伤）都是决策过程中需要考虑的因素。任何人都不应在经历非手术治疗的过程中死于脾出血。

脾钝性伤处理　最初接受非手术治疗的脾钝性伤患者中，约 20% 需要进一步处理。失败的病例中 2/3 患者有对比剂浓聚[68]。脾实质内局限性对比剂浓聚表明，脾实质中存在假性动脉瘤。血管造影栓塞术可选择性阻塞这种损伤[61,62,65,69,70]。一些中心常规筛查假性动脉瘤，并利用上述挽救性措施治疗，使得非手术治疗的成功率高达 90% 以上。假性动脉瘤有时在 I 级或者 II 级损伤中亦可能存在，而且可能在最初的影像学检查中未能发现[61,64,70]。因此，对所有的脾外伤患者，于损伤后 24 ～ 48 h 需随访行 CT 扫描检查，如未显示有假性血管瘤存在，可继续保守治疗。图 12-7

是脾钝伤损伤处理的程序图。

目前无院外或延迟脾破裂的长期数据。但这种破裂发生的概率较低，报道为 1.4% 左右[71]，在这个报道中，患者平均在出院 8 天左右重新入院进行脾切除。比较轻的损伤（I 或 II 级损伤）愈合较快，大部分于损伤 5 ～ 6 周时已愈合[72]。然而，约 20% 的脾钝性伤损伤后不能完全愈合，一直处于假性囊肿形成的风险中。因此，对 I 与 II 级损伤患者伤后 6 周需重复 CT 扫描检查，对 III 和 IV 级损伤需要伤后 10 ～ 12 周需重复 CT 扫描检查。在此之后，患者方可恢复正常活动。

脾切除　脾大出血需要紧急处理的患者可能发生低体温、凝血障碍和内脏水肿，在这种情况下，最快最安全的办法就是脾切除。创伤后行腹部开腹探查时一般均存在已知或未知的损伤。正中线纵切口可较好地显露术野，而且在脏器水肿或仅行损伤控制时，可方便关闭腹腔。标准的操作程序和本章前述的处理腹部穿透伤类似。

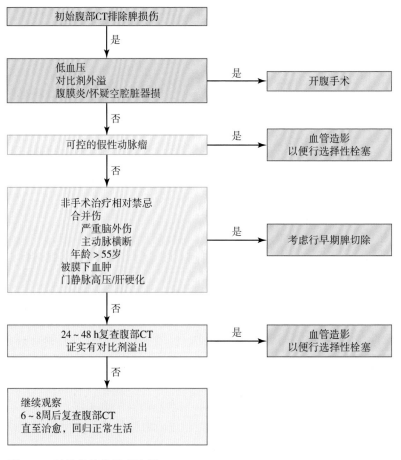

图 12-7　脾钝性外伤处理流程

施行脾切除时，用 Buckwalter 挂钩把腹腔左上区暴露。从内侧进行脾牵引，同时向下压，利用电灼把脾后连接的结构切断。当这些地方分离后，从内侧移动脾，使其最佳暴露。助手站在手术台左侧拖住脾。主刀医生对胃短及脾门血管进行结扎。用大钳子夹住脾门一侧，可避免回流出血和加快手术进行；但需注意不要钳夹胰尾，把脾切除后，仔细检查脾窝部位是否有出血。

脾缝合术 血流动力学稳定的患者，如在开腹时发现脾实质有小至中等程度损伤，可行保脾手术。利用与脾切除术相同的技术将脾损伤处暴露，对损伤进行分析，如实质损伤延至脾门或有来自于脾破裂的动脉性出血，可以决定是否需要进行部分脾切除。如决定切除上段或下段脾，可用电灼把脾实质切下来，用血管钳或结扎处理相关脾门血管。用缝合、结扎控制脾实质动脉出血，用电灼控制实质渗血。如为脾部分切除，则把网膜一部分与残留的脾断面或脾破裂部分缝合。保留约 50% 的脾可完成吞噬与免疫功能；如保留不足 50%，脾切除可能是更好的处理方法。

致死性脾切除术后感染 创伤脾切除术后暴发性感染（overwhelming postsplenectomy infection，OPSI）可能发生时未被诊断或未被常规报道，因此目前仍未较好地了解这种严重的感染。报道的数据中，成人 OPSI 的发生率为 0.9%、死亡率为 0.8%[73]；相对于血液病原因造成的脾切除，OPSI 发生率较低。血液病原因造成脾切除包括原发性血小板减低（idiopathic thrombocytopenic purpura，ITP）、淋巴瘤、地中海贫血等；儿童 OPSI 发生率较高，需要给予预防性抗生素青霉素 V 125 mg 2 次 / 天直至 3 岁，然后 250 mg 2 次 / 天直至 5 岁。对于 2 岁以上患者需要给予 23 价肺炎球菌疫苗和一剂嗜血流感与脑膜炎球菌疫苗，并于第一次疫苗 5 年后再给一次肺炎球菌疫苗加强针。

肝

肝与脾的钝性伤损伤的机制是一样的，是腹腔内第二易受伤的脏器。与脾受伤一样，非手术治疗肝钝伤可减少输血、缩短住院时间以及降低死亡率[75-78]，肝动脉损伤后，采用动脉血管造影栓塞技术治疗较大程度地降低了肝损伤的发病率和死亡率。非手术治疗并发症包括胆汁瘤与肝脓肿，这也可以通过微创治疗。对于损伤治疗，非常重要的决策是出血患者何时需要手术室止血与何时需要动脉栓塞非手术治疗。与脾不同的是，肝对于人的生存是必需的。因此对于处理肝损伤需要扎实的知识与丰富的经验。

非手术治疗

与脾钝性伤处理相似，常规采用 CT 扫描检查在很大程度上改变了肝损伤的处理。最近数据表明 70% ～ 85% 的患者可通过非手术治疗处理肝钝伤[75,76,79,80]。非手术治疗时患者需要有稳定的血流动力学、无腹膜炎或其他肠损伤表现、无对比剂泄露等。肝损伤程度越高，非手术治疗成功的可能性就越低，但损伤程度并非是决定是否手术治疗的唯一标准[78,81]。待控制腹腔外出血后才有可能（如骨或软组织损伤），患者收缩压须稳定在 90 以上、心率低于 100 次 / 分。肝出血造成的非手术治疗失败率为 0.4% ～ 5%，由于漏诊其他腹腔内脏器（如肾、脾、胰腺、肠）出血的非手术治疗失败率约为 0.5 ～ 15%[75,76,79,81,82]，数据总结于表 12-8 中。早期报道中，很难找到由于肝损伤需要即刻手术的具体原因。像脾出血等其他原因需要开腹术的损伤亦包括其中，Christmas 等与 Velmahos 等分别报道约 13% 与 15% 的肝出血患者需要立即手术[78,79]。

血管造影栓塞治疗是钝伤肝损伤的非手术治疗，以及小等级的损伤控制治疗的重要辅助治疗方法[78,79,83-89]。在最初的 CT 扫描中，如静脉对比剂从肝实质外流至腹腔，或对比剂局限于肝实质，但伴有腹腔内大量出血，意味着需要急诊进行动脉造影栓塞或者手术[90]。如出血来自腹膜后腔静脉或肝静脉，并且血流不停，紧急开腹探查即为唯一的选择，动脉造影栓塞对静脉出血无效。如患者血压不稳伴肝实质损伤，可根据动脉造影栓塞准备所需的时间，决定是否行栓塞或开腹手术；如动脉造影栓塞能够很快准备就绪，可在对患者进行动脉出血复苏补液的情况下，即刻将患者送入造影室进行治疗，其结果可能较好[86,91]。成功的动脉栓塞止血后，腹腔间隔室综合征很有可能发生，尤其是患者输入超过 10 U 血制品后，此时需要测量膀胱压力，监测患者是否发生腹腔间隔室综合征[79,82]。

如对比剂外渗局限于肝实质内，患者无腹腔积血症状，这种情况较少令人担心，但最好行动脉脉搏图进一步诊断[90]。CT 扫描检查见对比剂浓聚，动脉造影时约 60% 可发现出血[87]。在无对比剂外渗时行动脉造影，一般亦不会发现病变。需要手术探查肝损伤时如发现肝实质深处出血，可用对比透光开腹术垫子填塞损伤处，然后行动脉造影栓塞治疗[83,84,88]。

肝损伤后的一些并发症，如胆汁瘤、肝坏死、肝

表 12-8 肝外伤非手术治疗的失败率

研究（年份）	患者数	紧急手术（%）	总体的失败率（%）	肝损伤失败率（%）	其他脏器损伤的失败率（%）
Meredith et al[81]（1994）	116	48	3	3	0
Croce [75]（1995）	136	18	11	5	6
Pacther et al[82]（1996）	404	53	1.2	0.7	0.5
Malhotra [76]（2000）	661	15	7	3	4
Velmahos et al[79]（2003）	78	29[a]	15	0	15
Christmas etal[78]（2005）	561	32[b]	1.8	0.4	1.4

其他脏器失败率指其他腹腔内脏损伤引起的治疗失败，如脾、肾、胰腺、肠。
[a]15% 为肝出血
[b]13% 为肝出血

脓肿、与胆囊坏死等[85]，可采用微创手术治疗大部分这些并发症。胆管损伤后可发生胆汁瘤，患者表现为肠梗阻、腹痛、腹胀、脓肿并伴有高胆红素血症，经皮引流可控制胆汁外流与缓解症状[87,88]；持续性胆汁外流需行内镜下逆行胰胆管造影（endoscopic retrograde cholangiopancreatography，ERCP）放置胆管支架。肝管或胆总管损伤有时需行肝切除或肝管、空肠吻合术。广泛腹水的患者可行腹腔镜冲洗，如胆汁持续外流，在 ERCP 后放置肝周引流[78,88]。

单纯肝脓肿不伴大量肝坏死可行经皮引流治疗[88]。无菌性肝坏死一般可自身吸收，但如伴有感染，需行肝清创术。有研究报道[85]，动脉栓塞治疗未接受手术治疗的患者，有 20% 的概率发生感染性坏死；在同一研究中，开腹术后再行动脉栓塞，肝坏死发生率大于 80%。Ⅳ～Ⅴ级肝损伤患者行非选择性右肝动脉栓塞术后，约 20% 可出现胆囊坏死[87]，患者通常于伤后几天表现为白细胞升高、高胆红素血症和腹痛，HIDA 扫描与高度怀疑这种并发症有助于鉴别诊断。

手术治疗

轻度肝损伤（Ⅰ或Ⅱ级）所致的出血通常可自行停止，较少需要手术治疗[75,81,93]。有时，轻度肝损伤的腹部创伤的患者，由于腹部其他损伤需要进行开腹探查，术中不需处理非出血性肝损伤。在凝血障碍或者低体温情况下，轻度肝损伤可有持续性渗血，在充分补液的前提下，局部止血药加 / 不加上肝周填塞，一般可有效地止血。

严重肝损伤（Ⅲ到Ⅴ级）较容易出血，需要手术治疗。即使是最优秀的外科医生，Ⅳ和Ⅴ级肝损伤亦在技术难度上是非常大的挑战；因此，对严重肝损伤有不同的外科处理方法。

快速检查大的肝伤口估计出血程度，然后进行填塞；此时需要告知麻醉师预计出血量，检查血库存血，查看生命体征与复苏状态。在麻醉师在做这些准备工作时，利用填塞和直接加压控制出血。集中的注意力和良好的组织、补充血管内的液体容量等是创伤患者珍贵的治疗措施。

最直接的方法是将移开填塞物，观察出血部位并对其逐一结扎。利用指捏法清创已失去活力肝组织，暴露回缩入肝实质内的出血血管。如出血较多影响术野，下一步需要采用 Pringle 手法控制肝门[93]。站在患者左侧的医生最容易做此操作，医生将左手手指伸入网膜孔，利用拇指感觉进入肝尾部的索状结构，通过肝动脉搏动以确认。用手指钝性分离肝十二指肠韧带，并创建一个小洞，无损伤血管钳钳夹，或用 1/2 英寸 Penrose 引流管于肝门处绕 2 圈并用 Kelly 钳夹住。作者推荐后者，因为后者对接下来的肝操作阻碍作用小，并且对肝门损伤更小。

如 Pringle 手法不能够减少肝出血，此时需要考虑肝静脉出血或肝后的损伤。肝深部伤口或近肝静脉损伤时，充分暴露损伤十分重要。从肝后裸区横膈将镰状韧带分离下来，利用电灼分离左侧和右侧三角韧带至相应的冠状韧带，进一步分离冠状韧带至裸区，此时肝可于术野实现较大程度的游离。仔细分离裸区可显露下腔静脉肝上段。如很难形成裸区平面，可在横膈上做横切口直接暴露心包，在心包内对下腔静脉进行控制[94]。全肝血流阻断通过 Pringle 手法及对血管的控制实现，这些血管控制包括下腔静脉的肾上与肝下段、腹腔内下腔静脉肝上段，或心包内下腔静脉。此操作的最后一步是在下腔静脉回流心脏血停止情况下，在于横膈处阻断腹主动脉，严重休克患者可能不能耐受这种生理上的压力，因此血管阻断时间须小于 20 ~ 30 min。

肝血管分流，又叫做房腔分流，是防止在阻断肝血供情况下心脏回流障碍的措施[95]。此项技术中，早期发现近肝静脉损伤，并采用填塞和直接压力止血，暂时控制肝出血至关重要[96]。最好有 2 组外科医生施行此手术。在利用 Rumel 止血带控制肝下、肾上下腔静脉出血时，同时进行正中胸骨切开术；Rumel 止血带用于心包下腔静脉。在右心耳处行荷包缝合，然后在此处造切口，32 F 胸管通过心房直接进入下腔静脉，用 Rumel 止血带扎紧。在插入胸管之前，需要在离锥形末端口 3 英寸（1 英寸 =2.54 厘米）处造口，此造口可使下半身静脉血通过胸管回流至心脏。从右心耳发出的胸管的近端、末端被荷包缝线固定住，胸管末端可被钳夹或连接至类似于圣诞树一样的转接器上，且使用大管径输液通路，此时肝后段腔静脉的暴露即较为容易。各中心对此技术的应用有所不同；目前，无任何中心的结果较 Schrock 最开始施行时有明显的改善[97-99]。

除上述分流治疗 V 级肝损伤外，还可行 Pachter 与其他学者推崇的"直接暴露"法治疗[100-102]，此技术包括以下 4 个基本原则：(1) 压力与填塞止血、大量输液液体复苏。(2) 肝门阻断；(3) 肝韧带大范围游离，使肝向正中旋转，暴露肝后腔静脉；(4) 大量运用指捏法，即使对正常肝实质亦采用，以此通过血管控制肝损伤[102]。在一项分析研究中有 142 例近肝静脉损伤病例，其中 35 例（24.6%）未采用血管分流，生存率为 49%，行血管分流患者生存率为 19%[102]。上述数据足以说明，除非医院有分流手术充足的经验，一般对少见的 V 级肝损伤患者，还是进行肝直接暴露或肝分离手术进行治疗。

肝 V 级损伤的肝叶切除可暴露受伤部位的肝静脉与肝后下腔静脉，鉴于肝叶切除死亡率较高，目前不推荐[96,103-106]。目前唯一推荐的肝叶切除情况是：在肝受伤肝叶严重受损，受损的部分已经失去活力时。选择性肝动脉结扎亦是控制动脉出血的方法，可用于肝深处出血、伤口深难以发现时[107-110]。在这种情况下，如 Pringle 手术可在很大程度上控制动脉出血，分别分离肝叶中的动脉进行阻断，如此时止血成功，即结扎此动脉。最近一些观点认为可利用射线透光开腹术垫子填塞伤口，把患者送到介入放射科进行血管造影、血管栓塞[83,84,88]。

肝受损需要外科止血的患者有时可发生低体温与凝血障碍、非手术部位出血（尤其肝创面实质），此时，可用开腹术垫子填塞肝和其他非手术部位出血，暂时关闭腹腔[106,111-116]，把患者转送重症监护室进一步复苏与恢复体温。一般于 24 ~ 48 h 可安全地把填塞物取走、清创无活力肝组织。Stone 最先提出利用网膜填塞肝缺损可减低胆汁漏与脓肿的发生[117]。

肠道

对于空腔脏器损伤不存在非手术治疗。用非手术治疗腹部钝伤，最担心的即为漏诊肠损伤及其带来的严重后果。除此之外，大部分肠损伤的处理很直接：非破坏性伤口进行清创与一期修复损伤，破坏性损伤进行切除后行一期修复或者造口。

钝性肠损伤后影像学表现

CT 检查基本上可发现 2 种肠损伤表现：直接与间接表现。直接表现较明了，口服对比剂外溢（如果服用）与腹腔游离气体，发生率分别是 4% 和 28%，其他原因造成以上两种表现十分罕见[118-120]。偶尔可发现大量皮下气肿蔓延通过横膈裂孔。间接发现可能较微妙，而且根据扫描质量表现亦可不同；间接表现包括肠系膜血肿或对比剂浓集、肠壁水肿、不能解释的游离液体、脂肪条索影、肠襻在给予静脉对比剂后仍显影等（表 12-9）。

肠系膜血肿是非特异表现，亦可由其他损伤造成，如骨盆骨折或肾损伤形成的血肿进入肠系膜。肠系膜有血管渗漏，表明有活动性出血，此为即刻手术探查的适应证。肠壁水肿与腹水在腹部钝伤患者较为

表 12-9 肠道钝性伤的 CT 扫描所见

直接证据	间接证据
口服对比剂溢出	肠系膜血肿
游离气体	肠系膜对比剂浓集
	肠壁水肿
	不明原因腹水
	脂肪条索
	不强化的肠襻（血管对比技术）

常见，并不一定是肠损伤所致，可能是由对其他脏器损伤行补液造成的。实质脏器未损伤时，腹腔有游离液体，且患者腹部检查结果不可靠时，可进行 DPL 检查。脂肪条索影可以由肠系膜挫伤造成，并非手术指征。肠袢在给予静脉对比剂后仍然显影，是肠系膜血管间断或仅由于在补液过程中给予对比剂，对比剂显影时间不足所致。对 8112 例 CT 检查结果进行分析，Malhotra 指出约 88.3% 的钝性肠损伤或肠系膜损伤中，可出现至少一种上述表现；如上述表现数目增多，在开腹探查中发现肠损伤的概率亦较大。

手术治疗

利用 AAST 器官损伤分级法有助于描述肠损伤[121]。Ⅰ级损伤即挫伤与部分肠壁裂伤但不伴有穿孔。Ⅱ级损伤是贯穿整个肠壁的损伤，但仅影响不足 1/2 的肠周。Ⅲ级损伤是大于肠周长 1/2 的损伤，但未造成肠横断。Ⅳ级与Ⅴ级损伤分别是肠壁横断伤、局部组织缺失和（或）局部肠系膜血供阻断。破坏性和非破坏性在此为简化术语，非破坏性伤是指可通过清创与缝合修复的伤口，包括Ⅰ～Ⅲ级损伤；破坏性损伤指结肠完整性破坏，或肠系膜血供阻断，需切除整段肠管，包括Ⅳ级与Ⅴ级损伤（表 12-10 和表 12-11）。

破坏性和非破坏性肠损伤由于规定的处理方式不同，对其区分很重要，大肠或小肠非破坏性肠损伤

分级[a]	损伤类型	损伤情况	ICD-9[b]	AIS-90[c]
Ⅰ	血肿	挫伤或无血运障碍的血肿	863.20 ～ 863.31	2
	裂伤	部分肠壁增厚，无穿孔		2
Ⅱ	裂伤	挫伤 < 50% 肠周	863.20 ～ 863.31	3
Ⅲ	裂伤	挫伤 ≥ 50% 肠周，无横断		3
Ⅳ	裂伤	小肠横断	863.20 ～ 863.31	4
Ⅴ	裂伤	小肠横断伴有部分组织缺损	863.20 ～ 863.31	4
	血管	部分肠段血供阻断		4

表 12-10　美国创伤外科学会小肠损伤评分

[a] 多发伤递增一个等级，到Ⅲ级
[b]ICD，国际疾病分类，第 9 版
[c]AIS，简明创伤分度

分级[a]	损伤类型	损伤情况	ICD-9[b]	AIS-90[c]
Ⅰ	血肿	挫伤或无血供阻断的血肿	863.40 863.44	2
	裂伤	肠壁增厚，无穿孔	863.40 863.44	2
Ⅱ	裂伤	挫伤 ≤ 50% 肠周	863.50 863.54	3
Ⅲ	裂伤	挫伤 > 50% 肠周	863.50 863.54	3
Ⅳ	裂伤	结肠横断	863.50 863.54	4
Ⅴ	裂伤	结肠横断伴有部分组织缺损	863.50 863.54	4

表 12-11　美国创伤外科学会结肠损伤评分

ICD-9:4,.51= 升结肠；42,.52= 横结肠；43,.53= 降结肠；.44,.54 = 直肠。
[a] 多发伤递增一个等级，到Ⅲ级
[b]ICD，国际疾病分类，第 9 版
[c]AIS，简明创伤分度

在修复后，基本无需要进一步考虑，在小肠破坏性损伤发生后，需行肠切除与重建（采用损伤控制情况下例外）。

与小肠损伤不同，结肠损伤处理需彻底地详查。第二世界大战经验无论是破坏性的或非破坏性的所有结肠损伤均行结肠造口处理策略，迎来现代创伤外科手术的黎明。这直至 20 世纪 80 年代，仍是结肠处理的信条[123-124]。对 1979 年后文献的全面回顾性分析，发现结肠非破坏性损伤行一期修复，漏的发生率为 1.6%[122]。相对应的是相同类型的患者，如采用一期修复腹腔内脓肿发生率为 4.9%，结肠造口率是 12%，总体并发症发生率一期修复与结肠造口分别为 30% 与 14%；一期修复死亡率为 0.11%、结肠切除术死亡率为 0.14%，结果相近。这些结果清楚地表明对于非破坏性结肠损伤，一期修复处理的优越性。

文献中探讨的破坏性结肠损伤吻合失败的影响因素包括：低血压、休克、从受伤到手术时间、粪便污染相关脏器受损、输血，以及患者本身的伴发病因素。目前尚无明确的数据显示这些危险因素确实增加结肠吻合失败的可能性。大量失血或休克患者最好进行损伤控制手术，延缓施行修复手术。从损伤到手术时间超过 12 h、伴有粪便大量扩散（大于 1 个象限）的污染是手术的相对禁忌证。多于 1 ～ 2 个脏器损伤

亦是手术的顾虑，但其也可能是休克与全身生理紊乱的标志。对患者其他的疾病亦需进行特殊考虑，如艾滋病或肝硬化，转流可能是更好的选择。有上述危险因素的患者，除吻合口失败外，腹内脓肿与其他并发症的发生率亦更高 [122]。

虽然存在结肠损伤的危险因素，但大多数破坏性结肠损伤采用肠切除与一期吻合进行修复。汇总文献中报道的 207 例对破坏性损伤行肠切除一期吻合的病例，由结肠伤口造成泄漏的发生率与死亡率分别为 7.2% 与 1.7%。在最大的单中心报道中，Murray 报道对 112 例肠损伤患者进行肠切除与一期吻合修复，11% 的患者发生泄漏，其中 2 例因为吻合口漏而死亡。

Demetriades 报道在一个多中心试验 297 例破坏性肠损伤患者中，197 例接受肠切除与一期吻合治疗，100 例接受转流治疗，不同外科医生在探查的时候会选择不同的治疗方式。毫无意外的是，接受转流治疗患者比接受再造手术的患者伤势更为严重、病情更为凶险，吻合口漏发生率为 6.6%，其中一例出现 Hartman 储袋残端漏，4 例死亡与吻合失败有关。多因素分析结果表明，转流治疗与一期吻合治疗在死亡率与腹腔并发症方面并无显著性差异。作者得出的结论是：不论危险因素存在与否，对患者均可通过一期修复治疗，这项研究表明在患者的队列中，可对病情相对严重的患者采用肠切除与一期吻合修复方法处理。但是，于术中由手术医生决定最终手术方法的方式是无论如何不可替代的。

在开腹时，在其他主要出血部位控制后，需要仔细地检查肠管的完整性。对于小的损伤亦需要注意，用明显的缝线作为标志；较大的仍在泄漏、污染的损伤用"锁边缝合"（快速连续缝合）或用 Bobcock 钳暂时控制住。找到肠系膜损伤，适当地控制活动性出血。肠系膜根部损伤时需要注意肠系膜上动脉的位置。对于肠系膜血肿，需要结扎受损血管，肠系膜缺损修复时，需要在靠近腹膜侧采用近接修复，以防止损失供血血管。肠系膜损伤后，相对应肠段的活力需要备加注意；Ⅰ级～Ⅲ级肠群集损伤可根据损伤情况行肠切除或逐一修复处理。在钝性伤时，通常可有 1 处或 2 处Ⅱ级/Ⅲ级损伤，可对其进行一期修复，或对失去活力肠段进行切除。

浅表的、小的Ⅰ级损伤可不予处理，较深或长的损伤，可行快速连续缝线或间断 Lembert 缝合。Ⅱ级和Ⅲ级伤口需清创至健康有活力的肠组织，纵向闭合防止肠管狭窄。单侧连续或间断缝合对小肠损伤闭合已足够。如有明显的肠壁水肿、腹膜炎或粪便污染，需行双层缝合，内层连续缝合与外层间断缝合。Ⅰ级和Ⅱ级损伤通常可采用单层缝合，但对于Ⅲ级损伤，推荐用双层缝合，增加保护作用。

在破坏性肠损伤吻合修复中，吻合器吻合还是手工缝合的吻合口漏发生率的区别存在争议。2 项回顾性研究中共有 284 例患者施行吻合器吻合或手工缝合吻合。Brundage 等报道手工缝合吻合后泄漏发生率相对较低 [130-131]，另外 2 项回顾性试验中共有 484 例患者，结果表明两种吻合方法后，漏的发生率无差别 [132-133]。Brundage 文章中有 78 例结肠损伤患者，而另外 2 项研究中，均是小肠损伤患者。吻合器吻合速度快，尤其在需行多处吻合时。一般而言，操作者决定根据文献选择何种缝合技术，对于有肠壁水肿的情况下，手工缝合吻合较为保险。

总结

对于肠穿透伤和钝性伤的处理，除文中提及的方法外，对于创伤还有较多其他的处理方法。但是，对每个患者的标准处理在很大程度上依赖于当时的资源、可用的人员、是否需要转运等；其他如较多设备精良的创伤资源系统与非常出色的医务人员等并不是均匀地分布于全国的各处。虽然创伤救治系统诊治水平参差不齐或并非十分完善，但创伤处理的最终的目标是一样的：无论患者在何处接受治疗，均应提供给患者最好的治疗。

参考文献

1. Loria FL. Historical aspects of penetrating wounds of the abdomen. *Int Abstrc Surg*. 1948;87:521–549.
2. Shafton GW. Indications for operations in abdominal trauma. *Am J Surg*. 1960;99:657–662.
3. Nance FC, Cohn I. Surgical judgment in the management of stab wounds of the abdomen: a retrospective and prospective analysis based on a study of 600 stabbed patients. *Ann Surg*. 1969;170:569–590.
4. American College of Surgeons Committee on Trauma. *Advanced Trauma Life Support®*. 6th ed. Chicago, IL: American College of Surgeons; 1997.
5. Rouse DA. Patterns of stab wounds: a six-year study. *Med Sch Law*. 1994;34:67–71.
6. Dimaio VJM. *Gunshot Wounds: Practical Aspects of Firearms, Ballistics, and Forensic Techniques*. Boca Raton, FL: CRC Press; 1985:163–226, 257–265.
7. Moore EE, Dunn EL, Moore JB, Thompson JS. Penetrating abdominal index. *J Trauma*. 1981;21:439–442.
8. Croce MA, et al. Correlation of abdominal trauma index and injury severity score with abdominal septic complications in penetrating and blunt trauma. *J Trauma*. 1992;32:380–392.
9. Demernada D, Rabinowitz B. Indications for operation in abdominal

stab wounds. *Ann Surg.* 1987;205:129–132.

10. Shore RM, et al. Selective management of abdominal stab wounds. *Arch Surg.* 1988;123:1141–1145.

11. Kester DE, Andrassy RJ, Aust JB. The value and cost effectiveness of abdominal roentgenograms in the evaluation of stab wounds to the abdomen. *Surg Gynenol Obstet.* 1986;162:337.

12. Root HD, et al. Diagnostic peritoneal lavage. *Surgery.* 1965;57:633.

13. Merlotti GJ et al. Use of peritoneal lavage to evaluate abdominal penetration. *J Trauma.* 1985;25:228.

14. Thal ER. Peritoneal lavage: reliability of RBC count in patients with stab wounds to the chest. *Arch Surg.* 1984;119:579.

15. Oreskovich MR, Crrico CJ. Stab wounds of the anterior abdomen: analysis of management plan using local wound exploration and quantitative peritoneal lavage. *Ann Surg.* 1983;198:411.

16. Alyono D, Morrwo CE, Perry JF, Jr. Reappraisal of diagnostic peritoneal lavage criteria for operation in penetrating and blunt trauma. *Surgery.* 1982;92:751.

17. Feliciano DV, et al. Five hundred open taps or lavages in patients with abdominal stab wounds. *Am J Surg.* 1984;148:772.

18. Hauser CJ, et al. Triple contrast computed tomography in the evaluation of penetrating posterior abdominal injuries. *Arch Surg.* 1987;122:1112.

19. Demetriades D, Cahralambides D, Lakhoo M, Pantonowitz D. Gunshot wounds of the abdomen: the role of selective conservative management. *Br J Surg.* 1996;78:220.

20. Kristensen JK, Bueman B, Kuhl E. Ultrasonic scanning in the diagnostic splenic hematoma. *Acta Chir Scand.* 1971;137:653–657.

21. Kimura A, Otsuka T. Emergency center ultrasonography in the evaluation of hemoperitoneum: a prospective study. *J Trauma.* 1991;31:20.

22. Rozychi GS, et al. A prospective study of surgeon-performed ultrasound as the primary adjuvant modality for injured patient assessment. *J Trauma.* 1995;39:492–498.

23. Ivatury RR, Simon RJ, Stahl WM. A critical evaluation of laparoscopy in penetrating abdominal trauma. *J Trauma.* 1993;34:822.

24. Fabian TC, et al. A prospective analysis of diagnostic laparoscopy in trauma. *Ann Surg.* 1993;217:557.

25. George SM, Fabian TC, Voeller GR, Kudsk KA, Mangiante EC, Britt LG. Primary repair of colon wounds. *Ann Surg.* 1989;209:728–734.

26. George SM, Fabian TC, Voeller GR, Kudsk KA, Mangiante EC, Britt LG. Primary repair of colon wounds. *Ann Surg.* 1989;209:728–734.

27. Vaughan G, et al. The use of pyloric exclusion in the management of severe duodenal injuries. *Am J Surg.* 1977;134:785.

28. Cogbill T, et al. Conservative management of duodenal traumas: a multi-center perspective. *J Trauma.* 1990;30: 1461.

29. Asensio J, Feliciano DV, Britt LD, Kerskin MD. Management of complex duodenal injuries. *Curr Probl Surg.* 1993;30:1023–1093.

30. Rotondo MF, et al. "Damage control": an approach for improved survival in exsanguinating penetrating abdominal injury. *J Trauma.* 1993;35:375–381.

31. Shapiro MB, Jenkins DH, Schwab CW, Rotondo MF. Damage control: collective review. *J Trauma.* 2000;49:969–978.

32. Feliciano DV, Mattox KL, Jordan GL. Intraabdominal packing for control of hepatic hemorrhage: a reappraisal. *J Trauma.* 1981;21:285–291.

33. Burch JM, Ortiz VB, Richardson RJ, Martin RR, Mattox KL, Jordan GL. Abbreviated laparotomy and planned reoperation for critically injured patients. *Ann Surg.* 1992;215:476–483.

34. Hirschberg A, Mattox KL. Planned reoperation for severe trauma. *Ann Surg.* 1995;222:3–8.

35. MacKenzie EJ, et al. A national evaluation of the effect of trauma-center care on mortality. *N Engl J Med.* 2006;354(4):366–378.

36. Root HD, et al. Diagnostic Peritoneal Lavage. *Surgery.* 1965;57:633–637.

37. Fischer RP, et al. Diagnostic peritoneal lavage: fourteen years and 2,586 patients later. *Am J Surg.* 1978;136(6):701–704.

38. Smith SB, Andersen CA. Abdominal trauma: the limited role of peritoneal lavage. *Am Surg.* 1982;48(10):514–517.

39. Henneman PL, et al. Diagnostic peritoneal lavage: accuracy in predicting necessary laparotomy following blunt and penetrating trauma. *J Trauma.* 1990;30(11):1345–1355.

40. Krausz MM, et al. Peritoneal lavage in blunt abdominal trauma. *Surg Gynecol Obstet.* 1981;152(3):327–330.

41. Moore JB, et al. Diagnostic peritoneal lavage for abdominal trauma: superiority of the open technique at the infraumbilical ring. *J Trauma.* 1981;21(7):570–572.

42. Jacob ET, Cantor E. Discriminate diagnostic peritoneal lavage in blunt abdominal injuries: accuracy and hazards. *Am Surg.*

1979;45(1):11–14.

43. Bilge A, Sahin M. Diagnostic peritoneal lavage in blunt abdominal trauma. *Eur J Surg.* 1991;157(8):449–451.

44. DeMaria EJ. Management of patients with indeterminate diagnostic peritoneal lavage results following blunt trauma. *J Trauma.* 1991;31(12):1627–1631.

45. van Dongen LM, de Boer HH. Peritoneal lavage in closed abdominal injury. *Injury.* 1985;16(4):227–229.

46. Felice PR, Morgan AS, Becker DR. A prospective randomized study evaluating periumbilical versus infraumbilical peritoneal lavage: a preliminary report. A combined hospital study. *Am Surg.* 1987;53(9):518–520.

47. Cue JI, et al. A prospective, randomized comparison between open and closed peritoneal lavage techniques. *J Trauma.* 1990;30(7):880–883.

48. Wilson WR, Schwarcz TH, Pilcher DB. A prospective randomized trial of the Lazarus-Nelson vs. the standard peritoneal dialysis catheter for peritoneal lavage in blunt abdominal trauma. *J Trauma.* 1987;27(10):1177–1180.

49. Lopez-Viego MA, Mickel TJ, Weigelt JA. Open versus closed diagnostic peritoneal lavage in the evaluation of abdominal trauma. *Am J Surg.* 1990;160(6):594–596; discussion 596–597.

50. Branney SW, et al. Quantitative sensitivity of ultrasound in detecting free intraperitoneal fluid. *J Trauma.* 1995;39(2):375–380.

51. Hoff WS, et al. Practice management guidelines for the evaluation of blunt abdominal trauma: the East practice management guidelines work group. *J Trauma.* 2002;53(3):602–615.

52. Rozycki GS, et al. A prospective study of surgeon-performed ultrasound as the primary adjuvant modality for injured patient assessment. *J Trauma.* 1995;39(3):492–498; discussion 498–500.

53. Boulanger BR, et al. Emergent abdominal sonography as a screening test in a new diagnostic algorithm for blunt trauma. *J Trauma.* 1996;40(6):867–874.

54. Branney SW, et al. Ultrasound based key clinical pathway reduces the use of hospital resources for the evaluation of blunt abdominal trauma. *J Trauma.* 1997;42(6):1086–1090.

55. Livingston DH, et al. Admission or observation is not necessary after a negative abdominal computed tomographic scan in patients with suspected blunt abdominal trauma: results of a prospective, multi-institutional trial. *J Trauma.* 1998;44(2):273–280; discussion 280–282.

56. Moore EE, et al. Organ injury scaling: spleen and liver (1994 revision). *J Trauma.* 1995;38(3):323–324.

57. Moore EE, et al. Organ injury scaling: spleen, liver, and kidney. *J Trauma.* 1989;29(12):1664–1666.

58. Holmes JF, et al. Performance of helical computed tomography without oral contrast for the detection of gastrointestinal injuries. *Ann Emerg Med.* 2004;43(1):120–128.

59. Allen TL, et al. Computed tomographic scanning without oral contrast solution for blunt bowel and mesenteric injuries in abdominal trauma. *J Trauma.* 2004;56(2):314–322.

60. Stafford RE, et al. Oral contrast solution and computed tomography for blunt abdominal trauma: a randomized study. *Arch Surg.* 1999;134(6):622–626; discussion 626–627.

61. Bee TK, et al. Failures of splenic nonoperative management: is the glass half empty or half full? *J Trauma.* 2001;50(2):230–236.

62. Haan JM, et al. Splenic embolization revisited: a multicenter review. *J Trauma.* 2004;56(3):542–547.

63. Peitzman AB, et al. Blunt splenic injury in adults: Multi-institutional Study of the Eastern Association for the Surgery of Trauma. *J Trauma.* 2000;49(2):177–187; discussion 187–189.

64. Weinberg JA, et al. The utility of serial computed tomography imaging of blunt splenic injury: still worth a second look? *J Trauma.* 2007;62(5): p. 1143–1147; discussion 1147–1148.

65. Gaarder C, et al. Nonoperative management of splenic injuries: improved results with angioembolization. *J Trauma.* 2006;61(1):192–198.

66. Myers JG, et al. Blunt splenic injuries: dedicated trauma surgeons can achieve a high rate of nonoperative success in patients of all ages. *J Trauma.* 2000;48(5):801–805; discussion 805–806.

67. Cocanour CS, et al. Age should not be a consideration for nonoperative management of blunt splenic injury. *J Trauma.* 2000. 48(4):606–610; discussion 610–612.

68. Schurr MJ, et al. Management of blunt splenic trauma: computed tomographic contrast blush predicts failure of nonoperative management. *J Trauma.* 1995;39(3):507–512; discussion 512–513.

69. Raikhlin A, et al. Imaging and transcatheter arterial embolization for traumatic splenic injuries: review of the literature. *Can J Surg.* 2008;

51(6):464–472.

70. Davis KA, et al. Improved success in nonoperative management of blunt splenic injuries: embolization of splenic artery pseudoaneurysms. *J Trauma.* 1998;44(6):1008–1013; discussion 1013–1015.

71. Zarzaur BL, et al. The real risk of splenectomy after discharge home following nonoperative management of blunt splenic injury. *J Trauma.* 2009;66(6):1531–1536; discussion 1536–1538.

72. Savage, S.A., et al., The evolution of blunt splenic injury: resolution and progression. *J Trauma.* 2008;64(4): p. 1085–1091; discussion 1091–1092.

73. Holdsworth RJ, Irving AD, Cuschieri A. Postsplenectomy sepsis and its mortality rate: actual versus perceived risks. *Br J Surg.* 1991;78(9): 1031–1038.

74. American Academy of Pediatrics. Committee on Infectious Diseases. Policy statement: recommendations for the prevention of pneumococcal infections, including the use of pneumococcal conjugate vaccine (Prevnar), pneumococcal polysaccharide vaccine, and antibiotic prophylaxis. *Pediatrics.* 2000;106(2 Pt 1):362–366.

75. Croce MA, et al. Nonoperative management of blunt hepatic trauma is the treatment of choice for hemodynamically stable patients. Results of a prospective trial. *Ann Surg.* 1995;221(6):744–753; discussion 753–755.

76. Malhotra AK, et al. Blunt hepatic injury: a paradigm shift from operative to nonoperative management in the 1990s. *Ann Surg.* 2000; 231(6):804–813.

77. Delius RE, Frankel RE, Coran AG. A comparison between operative and nonoperative management of blunt injuries to the liver and spleen in adult and pediatric patients. *Surgery.* 1989;106(4):788–792; discussion 792–793.

78. Christmas AB, et al. Selective management of blunt hepatic injuries including nonoperative management is a safe and effective strategy. *Surgery.* 2005;138(4):606–610; discussion 610–611.

79. Velmahos GC, et al. High success with nonoperative management of blunt hepatic trauma: the liver is a sturdy organ. *Arch Surg.* 2003;138(5): 475–480; discussion 480–481.

80. David Richardson J, et al. Evolution in the management of hepatic trauma: a 25-year perspective. *Ann Surg.* 2000;232(3):324–330.

81. Meredith JW, et al. Nonoperative management of blunt hepatic trauma: the exception or the rule? *J Trauma.* 1994;36(4):529–534; discussion 534–535.

82. Pachter HL, et al. Status of nonoperative management of blunt hepatic injuries in 1995: a multicenter experience with 404 patients. *J Trauma.* 1996;40(1):31–38.

83. Wahl WL, et al. The need for early angiographic embolization in blunt liver injuries. *J Trauma.* 2002;52(6):1097–1101.

84. Johnson JW, et al. Hepatic angiography in patients undergoing damage control laparotomy. *J Trauma.* 2002;52(6):1102–1106.

85. Mohr AM, et al. Angiographic embolization for liver injuries: low mortality, high morbidity. *J Trauma.* 2003;55(6):1077–1081; discussion 1081–1082.

86. Hagiwara A, et al. The usefulness of transcatheter arterial embolization for patients with blunt polytrauma showing transient response to fluid resuscitation. *J Trauma.* 2004;57(2):271–276; discussion 276–277.

87. Misselbeck TS, et al. Hepatic angioembolization in trauma patients: indications and complications. *J Trauma.* 2009;67(4):769–773.

88. Asensio JA, et al. Approach to the management of complex hepatic injuries. *J Trauma.* 2000;48(1):66–69.

89. Buckman RF, Jr, Miraliakbari R, Badellino MM. Juxtahepatic venous injuries: a critical review of reported management strategies. *J Trauma.* 2000;48(5):978–984.

90. Fang JF, et al. Classification and treatment of pooling of contrast material on computed tomographic scan of blunt hepatic trauma. *J Trauma.* 2000;49(6):1083–1088.

91. Ciraulo DL, et al. Selective hepatic arterial embolization of grade IV and V blunt hepatic injuries: an extension of resuscitation in the nonoperative management of traumatic hepatic injuries. *J Trauma.* 1998;45(2): 353–358; discussion 358–359.

92. Maxwell RA, et al. Secondary abdominal compartment syndrome: an underappreciated manifestation of severe hemorrhagic shock. *J Trauma.* 1999;47(6):995–999.

93. Pringle JH. V. Notes on the arrest of hepatic hemorrhage due to trauma. *Ann Surg.* 1908;48(4):541–549.

94. Heaney JP, et al. An improved technic for vascular isolation of the liver: experimental study and case reports. *Ann Surg.* 1966;163(2):237–241.

95. Schrock T, Blaisdell FW, Mathewson C, Jr. Management of blunt trauma to the liver and hepatic veins. *Arch Surg.* 1968;96(5):698–704.

96. Burch JM, Feliciano DV, Mattox KL. The atriocaval shunt. Facts and fiction. *Ann Surg.* 1988;207(5):555–568.

97. Pilcher DB, Harman PK, Moore EE, Jr. Retrohepatic vena cava balloon shunt introduced via the sapheno-femoral junction. *J Trauma.* 1977;17(11):837–841.

98. Poggetti RS, et al. Balloon tamponade for bilobar transfixing hepatic gunshot wounds. *J Trauma.* 1992;33(5):694–697.

99. Baumgartner F, et al. Venovenous bypass for major hepatic and caval trauma. *J Trauma.* 1995;39(4):671–673.

100. Buechter KJ, et al. Retrohepatic vein injuries: experience with 20 cases. *J Trauma.* 1989;29(12):1698–1704.

101. Pachter HL, et al. The management of juxtahepatic venous injuries without an atriocaval shunt: preliminary clinical observations. *Surgery.* 1986;99(5):569–575.

102. Pachter HL, et al. Significant trends in the treatment of hepatic trauma. Experience with 411 injuries. *Ann Surg.* 1992;215(5):492–500; discussion 500–502.

103. Trunkey DD, Shires GT, Mc Clelland R. Management of liver trauma in 811 consecutive patients. *Ann Surg.* 1974;179(5):722–728.

104. Levin A, Gover P, Nance FC. Nance, Surgical restraint in the management of hepatic injury: a review of Charity Hospital Experience. *J Trauma.* 1978;18(6):399–404.

105. Defore WW, Jr, et al. Management of 1,590 consecutive cases of liver trauma. *Arch Surg.* 1976;111(4):493–497.

106. Reed RL, 2nd, et al. Continuing evolution in the approach to severe liver trauma. *Ann Surg.* 1992;216(5):524–538.

107. Mays ET. Editorial: The hepatic artery. *Surg Gynecol Obstet.* 1974; 139(4):595–596.

108. Mays ET, Whleer CS. Demonstration of collateral arterial flow after interruption of hepatic arteries in man. *N Engl J Med.* 1974; 290(18):993–996.

109. Aaron S, Fulton RL, Mays ET. Selective ligation of the hepatic artery for trauma of the liver. *Surg Gynecol Obstet.* 1975;141(2):187–189.

110. Flint LM, et al. Selectivity in the management of hepatic trauma. *Ann Surg.* 1977;185(6):613–618.

111. Feliciano DV, Mattox KL, Jordan GL, Jr. Intra-abdominal packing for control of hepatic hemorrhage: a reappraisal. *J Trauma.* 1981;21(4):285–290.

112. Feliciano DV, et al. Packing for control of hepatic hemorrhage. *J Trauma.* 1986;26(8):738–743.

113. Ivatury RR, et al. Liver packing for uncontrolled hemorrhage: a reappraisal. *J Trauma.* 1986;26(8):744–753.

114. Baracco-Gandolfo V, et al. Prolonged closed liver packing in severe hepatic trauma: experience with 36 patients. *J Trauma.* 1986;26(8):754–756.

115. Carmona RH, Peck DZ, Lim RC, Jr. The role of packing and planned reoperation in severe hepatic trauma. *J Trauma.* 1984;24(9):779–784.

116. Cue JI, et al. Packing and planned reexploration for hepatic and retroperitoneal hemorrhage: critical refinements of a useful technique. *J Trauma.* 1990;30(8):1007–1011; discussion 1011–1013.

117. Stone HH, Lamb JM. Use of pedicled omentum as an autogenous pack for control of hemorrhage in major injuries of the liver. *Surg Gynecol Obstet.* 1975;141(1):92–94.

118. Kane NM, et al. Traumatic pneumoperitoneum. Implications of computed tomography diagnosis. *Invest Radiol.* 1991;26(6):574–578.

119. Malhotra AK, et al. Blunt bowel and mesenteric injuries: the role of screening computed tomography. *J Trauma.* 2000;48(6):991–998; discussion 998–1000.

120. Sherck J, et al. The accuracy of computed tomography in the diagnosis of blunt small-bowel perforation. *Am J Surg.* 1994;168(6):670–675.

121. Moore EE, et al. Organ injury scaling, II: Pancreas, duodenum, small bowel, colon, and rectum. *J Trauma.* 1990;30(11):1427–1429.

122. Maxwell RA, Fabian TC. Current management of colon trauma. *World J Surg.* 2003;27(6):632–639.

123. Ogilvie W. Abdominal wounds in the Western desert. *Surg Gynecol Obstet.* 1944;78:225.

124. General, O.o.t.S. *Circular Letter No. 178.* 1943.

125. Cayten CG, Fabian TC, Garcia VF, Ivatury RR, Morris JA. Patient management guidelines for penetrating colon injury. *J Trauma.* 1998;44 (6):941–956.

126. Chavarria-Aguilar M, et al. Management of destructive bowel injury in the open abdomen. *J Trauma.* 2004;56(3):560–564.

127. Demetriades D, et al. Penetrating colon injuries requiring resection: diversion or primary anastomosis? An AAST prospective multicenter study. *J Trauma.* 2001;50(5):765–775.

128. Stewart RM, et al. Is resection with primary anastomosis following destructive colon wounds always safe? *Am J Surg.* 1994;168(4):

316–319.

129. Murray JA, et al. Colonic resection in trauma: colostomy versus anastomosis. *J Trauma*. 1999;46(2):250–254.

130. Brundage SI, et al. Stapled versus sutured gastrointestinal anastomoses in the trauma patient. *J Trauma*. 1999;47(3):500–507; discussion 507–508.

131. Brundage SI, et al. Stapled versus sutured gastrointestinal anastomoses in the trauma patient: a multicenter trial. *J Trauma*. 2001;51(6): 1054–1061.

132. Witzke JD, et al. Stapled versus hand sewn anastomoses in patients with small bowel injury: a changing perspective. *J Trauma*. 2000;49(4): 660–605; discussion 665–666.

133. Kirkpatrick AW, et al. Intra-abdominal complications after surgical repair of small bowel injuries: an international review. *J Trauma*. 2003;55(3): 399–406.

腹部血管急症

13

John J. Ricotta • Cameron M. Akbari

（崔志刚 译）

前言

在普通外科医师遇到的各种急腹症中，累及血管系统的疾病仅占少数。然而这些疾病如果未及时确诊或正确治疗，通常是致命的。由于手术涉及血管的显露、控制和修复，在大多数腹部外科医师的工作中并不常见，所以为手术取得最理想的效果，需要对这些情况有一个明确的预案，及时发现并进行处理。本章涉及急性腹部血管性疾病的常见诊断，血管控制和修复的原则，并讨论三种最常见类型的血管性急症：肠系膜缺血、腹部动脉瘤破裂和腹部血管外伤。将尽可能地把重点放在适用于各种情况的基本原则上。导致胃肠道出血（如溃疡出血，食管静脉曲张，出血性憩室炎）的急性病理变化不在本章讨论。

通常的诊断

急性血管疾病可分为出血相关性疾病和血栓形成性疾病。这两大类疾病，其临床表现常常各不相同。出血相关性疾病表现为失血的变化，包括休克、血流动力学改变（如血压降低、心动过速等比查体发现更有说服力）；通常无"急腹症"的表现，尤其是无腹膜刺激征，但通常也可出现腹痛，常常比较局限并能触及腹部包块；有弥漫性腹膜炎或脏器穿孔，并出现休克征象时，应考虑到血管急症。相比之下，血管血栓形成可导致肠道缺血和穿孔；血管血栓形成的临床表现通常可与其他非血管性腹部疾病引起的急腹症一样。心血管疾病的伴随特征，如周围血管阻塞、心脏病病史、心房颤动、血管杂音和高龄，均应使医生更加怀疑血管疾病是所见症状的潜在原因。尽管如此，血栓性血管并发症通常于剖腹探查前得不到确诊。

体格检查有助于发现腹腔内或腹膜后出血的患者（失血性休克征象、无腹膜炎），常规实验室检查则价值不大。急性出血的早期阶段可能不引起血红蛋白的变化，实验室检查通常对排除其他急性炎性疾病如胰腺炎、胆道或肠道的急症有益。腹平片可发现血管钙化或提示出血（腰大肌阴影消失），但通常常无诊断意义。如果可能，CT 扫描是对诊断最有价值的术前检查（图 13-1）。静脉注射对比剂的 CT 血管造影（CT angiography，CTA）可发现血管钙化、动脉瘤和假性动脉瘤，出血的位置和出血量，通常也可发现大动脉和静脉系统的血栓。更为精细的 CTA，比如三维（3D）重建，可显著降低诊断性血管造影的必要性，改进对所有急腹症患者的评估过程。除可显

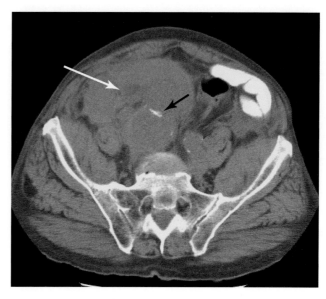

图 13-1　非增强 CT 扫描显示主动脉壁钙化（黑箭头）、腹膜后血肿伴新鲜出血（白箭头），诊断为腹主动脉瘤（abdominal aortic aneurysm，AAA）破裂

示血管结构外，CT 扫描上非血管结构改变亦增加疑似急性血管疾病的可能[1,2]。CT 检查可表现为肠壁增厚、肠道积气，而未显示肠系膜动脉或静脉系统的损害；如发现内脏血管栓塞，特别是脾或肝，提示近心端存在栓子来源，且通常来自于心内膜炎；如发现肾萎缩，提示内脏动脉粥样硬化，当发现肾的非特异性的异常时，也应高度警惕其他内脏疾病。

CT 扫描并不能发现所有的急性血管疾病，尤其在没有静脉注射对比剂时，并且对一些危急病例，剖腹探查手术前可能来不及进行 CT 扫描。这种情况下，只能在剖腹探查时才可做出急性血管疾病的诊断。大多数情况下通过临床表现即可做出明确诊断，比如发现肠系膜或腹膜后血肿、腹腔内游离血液，或者出现肠管梗死而无内疝的证据时。

血管显露和控制

快速进行血管探查并予控制，对于成功处理血管急症是至关重要的。术中血管控制的原则是于血管近端和远端相对正常的部分进行控制，血管近端的控制通常需于确认损伤位置前进行。如果进行血管远端的控制，可能导致过多的分离或邻近组织器官的损伤，于血管近端控制后剖开血管，通过血管腔内置入球囊导管控制血液反流，来完成远端的控制。目前越来越多的选择是从远处位置利用腔内技术，完成近端动脉的控制。可以进行顺行性血管腔内球囊控制，而不用担心动脉搏动引起的球囊移位。通过上肢血管于肾上腹主动脉内放置动脉控制闭塞球囊即为一个很好的例子[3]。当球囊导管从动脉远端位置置入（逆行性控制）时，球囊必须充盈支撑，以防止动脉压力的反复冲击引起的球囊移位[4]；也可通过硬鞘支撑球囊。如果动脉主干血流已通过其他方法控制，球囊导管可用于填塞近端侧支的出血；这种技术最常见的例子是修复主动脉瘤破裂时，在腹腔干以上主动脉进行钳夹阻断，同时用 Foley 导管阻断侧支的血液反流。

当有活动性出血或分离有困难时，通常先通过外部压迫阻断静脉，不进行过多的静脉分离以避免医源性静脉损伤。对静脉周围的分离要小心谨慎，因为存在许多静脉属支且静脉壁较薄弱。静脉损伤时，可以联合应用腔内球囊和腔外压迫，来同时控制血管近端和远端，由于静脉系统压力很低，一般不会出现导管移位问题。

血管腔内技术已应用于血管外科各个方面，对腹部血管急症的处理也不例外。但是大多数情况下，应用这类技术需要手术室内有血管造影设备和丰富的腔内技术经验。通常情况下，最快速的控制血管的方法仍是开腹显露。血管腔内技术作用最大之处是替代了过多或危险的开腹血管分离。血管腔内技术的选择将在各个疾病治疗过程的章节中进行讨论，本章中不进行详细讲述。接下来要讲述的是开放手术控制腹部大血管的方法。

主动脉的显露

腹腔干以上主动脉的显露

于腹腔干以上快速阻断腹主动脉对于处理腹部血管急症中非常重要，此技术的使用也是最多。于肾动脉以上、肾内、有时于肠系膜以上控制主动脉均有可能，但由于内脏缺血时间需要限制在 45 min 之内，所以无证据显示于上述部位阻断优于腹腔干以上控制。腹腔干以上控制腹主动脉可以快速完成，而发生肠管、胰腺、下腔静脉或内脏血管等周围器官损伤的风险较小；最后，腹腔干以上的腹主动脉还是动脉瘤或动脉粥样硬化等血管疾病较少累及的部位，基于此原因，于此水平显露和控制主动脉较内脏血管间阻断，更加简单和安全[5]。经左侧腹膜后路径对腹腔干以上主动脉阻断的方法已有详细描述[6]，但并不适合于本章的内容，因为该方法忽略了腹部脏器的评估，因此，本章仅对经腹显露腹腔干以上腹主动脉的方法进行描述。

可以通过肝胃韧带找到腹腔干以上主动脉，于两侧附着处之间对肝胃韧带进行分离（图 13-2A）。如果需要，可以将肝左叶从横膈上游离；分离肝胃韧带后，直接向下就可找到走行于膈裂孔的食管和主动脉；主动脉位于食管右侧，容易触及，如不易区分，可通过置入鼻胃管或经口胃管加以区分，依据作者的经验，上述方法较少用到。待确认主动脉，完成阻断的关键是完全分离左膈肌脚的纤维，因为其横跨于主动脉前面（图 13-2B）。要完成此步骤，可通过于主动脉和膈肌脚纤维之间探入示指或大直角钳，因为膈肌脚纤维于主动脉前面经过；用剪刀或电刀分离纤维，并轻轻将其从左边推向中线左侧（2 点钟位置）并避免出血。找到膈动脉，可以将其夹闭，或最好是置之不理。在应用血管阻断钳之前完全分离膈肌纤维，将主动脉前面、内侧和外侧清理干净，此步骤的重要性不容忽视；如未做到上述要点，阻断钳可向前滑脱，导致主动脉控制失败，并造成灾难性后果。待膈肌脚分开，主动脉可被术者环绕于右手拇指和食指之间（图 13-2C）。然后将主动脉轻轻地从脊柱牵起，以确认其已完全游离；将阻断钳确切跨过主动脉进行钳夹。不需要对主动脉进一步分离，并避免将大直角钳带滑到主动脉之下，这可将肋间血管损伤可能性降至最低。示指和主动脉阻断钳是此过程中所必要的。

主动脉内脏段的显露

在处理血管急症时，此区域的主动脉较少需要显露。经腹膜控制主动脉内脏段的血流时，需要将左侧腹的脏器向内翻转[7]。沿着 Toldt 线游离左侧结肠（图 13-3A），分开后腹膜及脾与膈肌的附着组织，即可将脾、结肠和胰尾翻向中间，仅留下左肾（图 13-3B），此时即可显露出主动脉前壁和肾动脉、腹腔干及

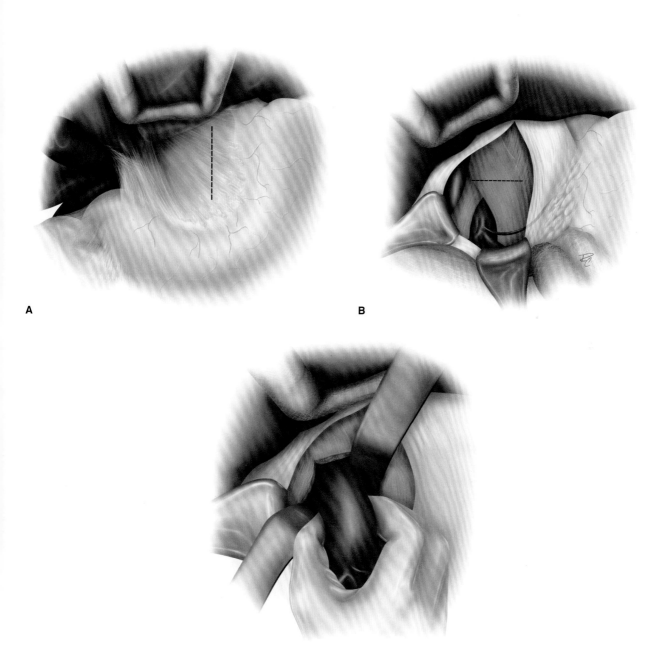

图 13-2　腹腔干以上主动脉的显露。A．分离肝胃韧带；B．左侧膈肌脚切开以显露主动脉，可通过于主动脉和膈肌脚纤维间探入手指或血管钳完成；C．手指钝性分离使主动脉环绕

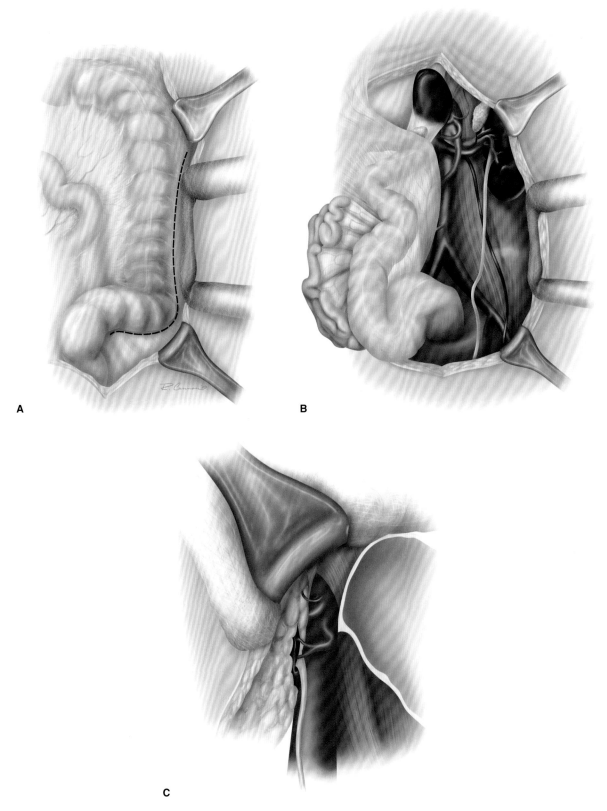

图 13-3　左侧内脏向内翻转。A．沿 Toldt's 线游离左侧结肠，同时游离脾和胰腺；B．从前面将脾、胰腺和结肠向中线翻起，主动脉前面得以显露，同时显露左肾动脉、肠系膜上动脉和腹腔动脉始部。需要切开主动脉裂孔以获得更多的头侧显露；C．如需显露主动脉后面，可将左肾连同其他内脏一起游离于 Gerota 筋膜外

肠系膜上动脉（superior mesenteric arteries，SMA）的起始部；如需显露主动脉的后壁，可将肾和其他脏器一同提起（图 13-3C）。对内脏血管的暴露将在后面更详细描述。

肾下主动脉的显露

大多数外科医生对于此项技术都很熟悉，包括切开 Treitz 韧带，将十二指肠第四段向上游离并推向右侧（图 13-4）。如遇到肠系膜下静脉，则可用血管钳将其分开。有时该操作更利于主动脉的显露，保留完整静脉，从而避免张力过高导致静脉撕裂的危险。左肾静脉可以作为确定分离范围的上界。该静脉几乎从不需要切断，如需进一步游离，则需分开性腺静脉和腰静脉，以向上扩展，如需向下牵拉肾上腺静脉，那么也需分开该静脉。如分开这些侧支后出现肾静脉损伤，应直接修补，或采用移植材料修补。如于该部位分离过程中未发现肾静脉，须考虑到肾静脉异位走行于主动脉后方的可能，仅 1% 的患者出现此变异[8]；此时，在钳夹阻断主动脉过程中有损伤肾静脉的危险。

主动脉前方的淋巴和蜂窝组织可予以灼烧或分开后用钳结扎，对于较大淋巴管最好进行结扎以防止术后乳糜漏。肾上主动脉能用拇指和示指环绕起来，腰动静脉通常也不需要分开。作者更倾向于在肾下主动脉的位置放置止血带，但为使术野清晰可不必如此。如上所述，主动脉周围要精细游离，将其提起离开脊柱，需直视下放置主动脉阻断钳。

髂动脉的显露

进入后腹膜，控制髂总和髂外动脉。从近端控制髂动脉时，将小肠系膜翻向右侧，显露主动脉叉。如行更远端控制，特别是髂外动脉，需沿 Toldt 线游离左或右侧结肠并向中线翻转（图 13-5）。尤其需要注意的是输尿管，其于髂动脉分叉处跨过。于主动脉分叉处阻断髂动脉较为危险，因为髂静脉汇合处就位于右髂动脉后面，是主髂动脉手术时最常见医源性血管损伤位置。用钝性分离方法（海绵棒、Kitner 剥离器或手指分离）将静脉结构轻柔地从动脉分开，任何时候均应避免用钳子分离髂动脉周围组织；待髂动脉与

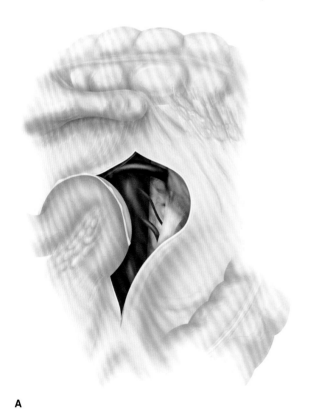

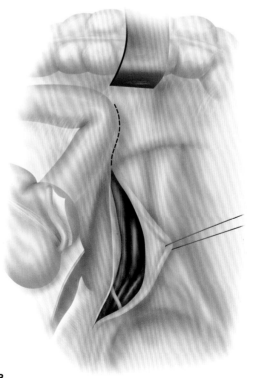

A　　　　　　　　　　　　　　　　　　**B**

图 13-4　A．肾上腹主动脉的显露。切开 Treitz 韧带，游离十二指肠第三、四段。左肾静脉作为向上分离的界限。肠系膜下静脉需要分开。更远的肠系膜上动脉（SMA）也可通过这种方法显露，但不能到达血管起始部（见图 13-3）；B．髂血管的显露。继续向内、向上游离小肠和盲肠，可以显露髂总血管和髂右血管的大部分

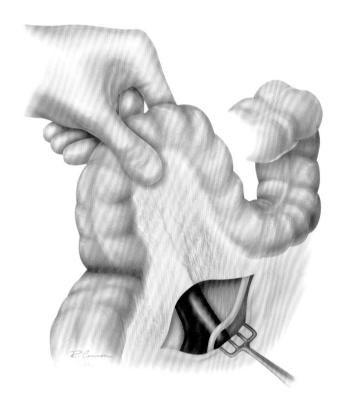

图 13-5　切开乙状结肠或盲肠外侧与侧腹膜附着组织，并向内牵拉肠管，即可显露髂血管远端。注意输尿管从髂血管分叉处穿过

侧，可用显露肝门的标准方法显露并游离此结构。进入小网膜囊并向前下方翻转胰腺，可显露脾动脉；为便于充分暴露，可结扎脾动脉供应胰腺的各个分支，游离脾可以显露远端脾动脉，方便进行脾切除。

肠系膜上动脉的显露

经腹于肠系膜上动脉起始部对其进行阻断，需要将左侧结肠、脾和胰尾等脏器向内翻转[7]。通过小肠系膜根基底部或将小肠系膜向右翻转（如标准主动脉显露中所述）之后从血管后内方接近该血管，即可向远端显露更大范围的 SMA。前一途径是提起升结肠并沿中结肠动脉循迹找到小肠系膜内的 SMA（图13-6），将血管前壁清理干净，注意勿损伤邻近的静脉。后一途径是于小肠系膜根部触及 SMA，从血管外侧壁开始进行分离（图 13-4A）。分离过程需要仔细分开并结扎小静脉、动脉和淋巴管，并且尽可能保留主要动脉和静脉分支。

周围静脉组织分离，即可绕上血管带并予以钳夹。不提倡未分离周围静脉组织便相对盲目地钳夹髂动脉，因为可能损伤静脉导致严重后果。

髂内动脉和髂外动脉远端难以显露，特别是在盆腔深部。下腹动脉的危险之处在于有损伤盆腔静脉的危险，该动脉通常通过逆行性球囊填塞或缝合来控制。髂外动脉最远端可以用血管腔内球囊控制，必要时可用缝合方法，可通过与股总动脉旁路来重建血管连续性。

腹腔干及其分支的显露

如之前所述的肾上腹主动脉的显露类似，可通过肝胃韧带显露腹腔干近端，或者将左侧脏器向内翻转。在可能的情况下作者更愿采用前者。依据腹腔干起源于膈裂孔处主动脉的特点，可找到腹腔干动脉。分离膈肌脚纤维，可更方便地显露腹腔干近端；仔细分离血管前方组织，并将胃和胰腺上缘向尾侧牵拉，可显露腹腔干更远端。血管周围组织均应仔细分离并结扎。

沿胃小弯打开肝胃韧带，可于胰腺上端找到肝总动脉并予游离；肝固有动脉走行于肝门内门静脉前内

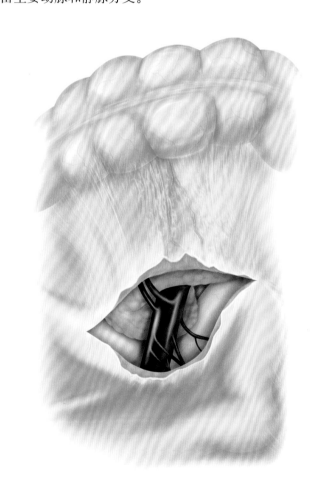

图 13-6　通过结肠系膜显露肠系膜上动脉。向头侧提起结肠并向尾侧牵拉小肠系膜。确认中结肠动脉并循其走形找到 SMA。其他 SMA 显露方法在图 13-4A 有图示

肾动脉的显露

　　经腹控制肾动脉有很多种方法，取决于需要控制的动脉的位置。左肾动脉的显露方法与肾下主动脉的显露相同，该动脉通常位于左肾静脉的上后方；肾静脉需要游离，包括分离汇入的腰静脉、性腺静脉和肾上腺静脉等属支。有时需要沿胰腺下缘切开后腹膜，使得胰腺可以向头侧牵拉。肾动脉可以在其起始部从主动脉向远侧探究其走形。如果需要显露靠近肾门的远端肾动脉，较容易做到的方法是将左侧结肠向中线游离，需要游离结肠脾曲，有时还要游离胰头，尽管这样的操作并不常见。右肾动脉近端可于主动脉和下腔静脉（inferior vena cava，IVC）之间，一小段范围进行显露，初始操作与肾下主动脉的显露类似。由于右肾动脉走形于 IVC 后方，要想充分暴露其近端就需要游离腔静脉并向右牵拉，需要仔细切断一支，常常是二支的腰静脉。即便如此操作，也仅能显露肾动脉的最近端部分。因此，右肾动脉的显露常常通过扩大的 Kocher 切口完成，包括将十二指肠、升结肠及向中间牵拉的结肠肝曲[9]。右肾动脉位于右肾静脉的后下方，需要进一步游离。

静脉结构的显露

　　内脏静脉的显露方法与其相应的动脉显露相同，此处讨论腔静脉和髂静脉的显露方法。一般来说，上述静脉结构与除外伤的腹部血管急症关系并不大而腔静脉与腹部穿透伤关系最大[10]。IVC 和髂静脉分叉部一般通过右侧脏器向内翻转达到显露（图 13-7），包括扩大的 Kocher 切口游离右侧结肠，如果显露更近端的静脉则需要把十二指肠和胰头翻转。当显露静脉结构时，须高度小心静脉的脆弱性，尤其是走行不清、形态较小、位置靠后的腰静脉。鉴于此，同时，由于静脉系统是一个"低压"系统，压迫的方法在控制下腔静脉和髂静脉时可起重大作用，比显露并控制相应位置的动脉时所起的作用要大。避免静脉周围的游离，也不要应用钳子。使用钝性器械如海绵垫通常能够确切止血（图 13-8）。精细的钳子，如 Allis 钳，可以用来加固血管断端，应用部分闭合钳可方便缝合或控制。如有可能，尽量仅显露腰静脉前段并避免静脉周围分离。孤立的后壁损伤时，其显露包括腔静脉的充分游离、翻转，通常需要结扎多个属支。大范围的静脉损伤时需要广泛结扎。

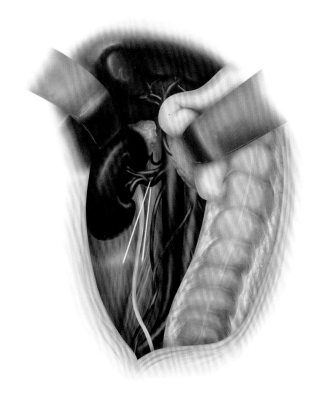

图 13-7　右侧内脏向内翻转。游离右侧结肠、十二指肠和胰头显露腔静脉、右肾动脉和静脉。右肾动脉可以通过向头侧或尾侧牵拉肾静脉显露

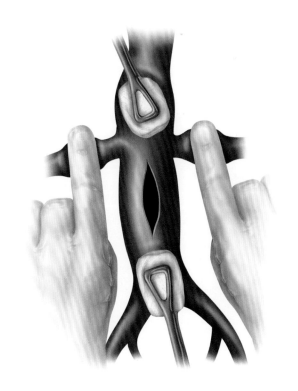

图 13-8　控制腔静脉。通过手法加压或海绵棒的压迫，足以控制大多数腔静脉损伤，要避免周围组织的分离

动脉修复原则

决定需要进行急症动脉修复的因素，包括污染范围、动脉损伤的大小和侧支循环是否充足。以下几点原则可以指导对手术方法的选择：

1. 如有可能，进行一期修复。但大多数情况下不能采用这种方法，侧壁修复或一期端端吻合，甚至动脉再植入术，均与良好的长期预后相关，应避免应用导管。

2. 如存在充足的侧支循环，可结扎血管而不进行修复。大多数脾动脉的动脉瘤、部分肝动脉和肠系膜上动脉的动脉瘤均为这种情况。

3. 如无污染，移植假体血管是腹腔动脉旁路的最好选择。主动脉和大的内脏动脉直径相对较大，其高速血流量可使旁路血管长期维持其有效性。移植血管具有直径合适、随时可得等优势，在无禁忌证时优于大隐静脉。有时需要对中、小直径（＜6 mm）的血管进行重建，则大隐静脉是导管的首选。

4. 如病变污染超过最小允许范围，需用自体材料进行血管重建。移植物假体有感染乃至破裂的风险，其常规应用存在争议。对于中、小直径（＜6 mm）血管，或网片修补可行时，大隐静脉通常是合适选择。对于更大的血管，需要考虑深静脉（股静脉、腘静脉、颈静脉）等自体血管。小的节段性动脉修复（如内脏和肾血管）可应用髂内动脉。污染的主髂动脉修复需用下肢深静脉，更多的情况是动脉结扎，建立解剖外旁路以恢复血流。

血管急症的处理

急性肠系膜血管供血不足

临床表现

急性肠系膜血管供血不足的患者通常表现为与临床查体程度不相符的腹痛。但是，如不能被诊断为急性缺血，则会发展为小肠梗死并出现伴随的腹膜刺激征。实验室检查包括全血细胞计数、电解质、乳酸、肝功能、淀粉酶和脂肪酶，通常发病早期发现检查结果无特异性，包括白细胞计数升高，还可能有血浓缩等，肝功能、淀粉酶和脂肪酶可排除其他急腹症，乳酸升高通常出现在后期，预示预后较差。腹部 X 线

平片无特异性，可有肠梗阻表现、有时还可出现肠壁水肿（"拇指印"）征象。血管内对比 CT 是较有价值的影像检查，可发现动脉突然中断，尤其血管三维图像重建时；另外，延迟期 CT 血管造影对于确认肠系膜静脉血栓时最为可靠。有时需要行血管造影，特别是疑似非阻塞性肠系膜缺血（nonocclusive mesenteric ischemia，NOMI）时。对于这样的病例，血管造影不仅有助于诊断，也可以同时治疗。

肠系膜缺血的原因较多，最常见的是动脉栓塞及随后的动脉血栓形成、低血流状态和肠系膜静脉阻塞[11-15]。低血流性（非封闭性）缺血的死亡率最高，肠系膜静脉血栓形成死亡率最低；急性动脉阻塞引起的缺血，死亡率达 30%～40%。2/3 的肠系膜缺血患者存在诊断延误，肠系膜缺血患者的预后与确诊时间相关[11,15]，因此，有效地治疗依赖于早期确诊和于发生大范围肠梗死前的即刻治疗，这取决于医师对疾病的怀疑程度。快速有效的液体复苏对于所有肠系膜缺血病例都是重要的，同时需要应用广谱抗生素；有急腹症征象的患者一旦液体复苏后应立即送往手术室。此外，由于不同类型的肠系膜缺血病因不同，其针对性治疗也不相同，因而需要分别讨论。

急性肠系膜血管栓塞患者突然发作严重腹痛，而腹部检查相对正常。多数栓子是心源性的，患者可有脉搏不规律、心脏杂音，或者有心肌梗死病史。许多患者可能有心房颤动病史和（或）以前出现过栓塞事件。由于内脏血管的血流特征，大多数栓子容易栓塞到 SMA。虽然有的栓子阻塞该血管的起始部，多数栓子可到达第一空肠支的远侧。导管造影或者 CT 血管造影显示第一空肠支的远端 SMA 血流突然中断，具有诊断意义（图 13-9 和图 13-10）。治疗一般是剖腹探查、栓子切除术。具有典型意义的是由于阻塞发生在第一空肠支的远侧，所以 SMA 栓塞时，最近端的空肠是有活力的，此为鉴别肠系膜栓塞与肠系膜血栓的一种有用但不简单的方法。

采用本章前面提到的方法显露 SMA，该动脉较柔软，栓子位置通常显而易见。虽可行横行动脉切开术并进行一期修复，但多数情况下作者更倾向于纵向动脉切开术并采用网片修补方式。纵向切开血管可在需要时将切口延伸，还可对血管进行探查并做精细缝合。如果有必要，还可进行旁路手术。动脉一旦被切开后，即置入 3 F 和 4 F 的取栓导管，探入血管近端和远端以恢复血流。如果需要，向远端灌注 1 mg/kg 的罂粟碱或 100 μg 的硝酸甘油，以减少血管

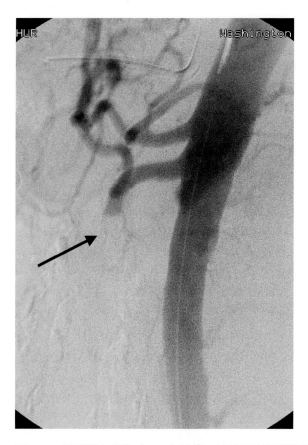
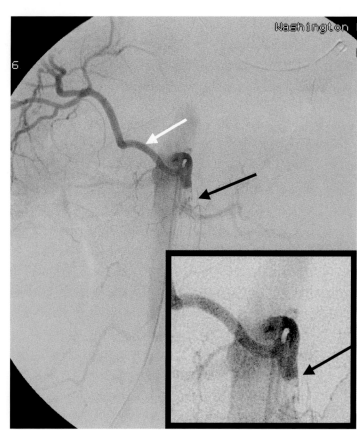

图 13-9　肠系膜上动脉（SMA）造影，栓子显示为远端到分支处的突然中断

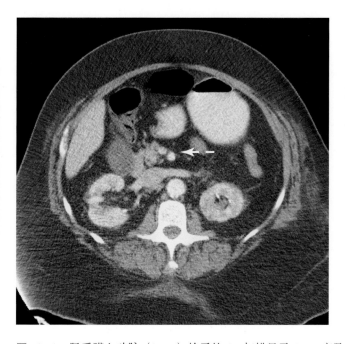
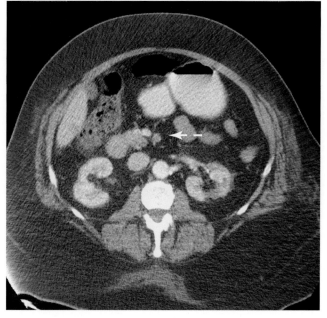

图 13-10　肠系膜上动脉（SMA）栓子的 CT 扫描显示 SMA 充盈（右）和更远处血栓（左）

痉挛。如考虑远端还有残留的血栓，用 50 ml 生理盐水溶解 250 mg 尿激酶或 1 ～ 3 mg 组织纤溶酶原激活物（tissue plasminogen activator，TPA）向远端血管床灌注[16]。如有血管动脉硬化的临床证据，则纵向动脉切开术并行网片缝合修补是强制的。当需要切除肠管时，则需要用近端大隐静脉重建动脉。

少数情况下，置管溶栓可作为栓子切除术的一种替代方法[17]。患者如无腹膜炎征象，血管造影显示栓子位于远端（取栓导管不容易取出），或近端栓子阻塞部分管腔，溶栓时血流能够到达远端等少见情况下，可试用 TPA 直接注入 SMA。由于有导致远端栓塞的风险，机械溶栓并不可取。溶栓过程中须仔细观察患者的病情恶化表现，如发现肠管失活应立即剖腹探查。最好的结果是在溶栓 1 h 内症状缓解[18]。

急性肠系膜血栓形成的临床表现与其他急性栓子阻塞难以鉴别，不过从病史和临床检查可鉴别。通常常见动脉阻塞性疾病（中风、跛行、心肌梗死）病史，偶见心房颤动和曾有栓塞事件，询问病史可有慢性餐后腹痛、体重减轻等慢性肠系膜缺血等特征性变化；体格检查可发现动脉硬化的典型表现，如脉搏消失和血管杂音；血管造影通常显示弥漫性主动脉及内脏动脉硬化，并累及多支血管。血管阻塞通常发生在系膜血管起始处（图 13-11）[14]。

急性肠系膜动脉血栓形成的手术方法与栓塞不同。肠系膜动脉血流不能通过简单的栓子切除术而恢复，需用另外的方法；最常用的方法是在肾下主动脉或单侧髂动脉建立 SMA 的旁路，慢性缺血的病例首选于肾上主动脉行旁路手术，但对于急性缺血患者，肾下器官旁路手术更加快速，对于已经急性发病且血流动力较弱的患者，可避免因肾上主动脉阻断而对急性血流动力学产生影响。因为通常需行肠切除术，自体大隐静脉是首选的旁路血管，并且应该于大腿近端切取。当进行旁路手术时，旁路通路要足够长，使之在腹腔内能形成从右到左的"冗长 C"环，以防止小角度扭转（图 13-12）。旁路手术通常于 SMA 侧面稍偏后位置构建，使内脏放回腹腔时不至于损伤。虽然用短的旁路通路更有吸引力，但易于造成扭结和术后血栓形成。在急性状况下，血管再生通常仅需恢复 SMA。

如果无证据证实肠坏死，血管造影显示血管严重狭窄而非阻塞，则可试行腔内技术[19-20]；如血管完全堵塞，此时血管再通技术更为危险，因为可能引起

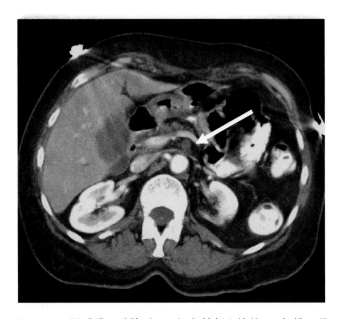

图 13-11　肠系膜上动脉（SMA）起始部血栓的 CT 扫描。通常是由于存在动脉粥样硬化，30% 或更少的 SMA 栓子位于血管起始部

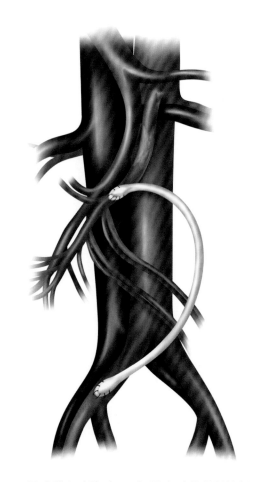

图 13-12　肠系膜上动脉（SMA）阻塞后的逆行性短路。可以起自主动脉或髂动脉。"冗长 C 环"可减少人工血管扭转。SMA 的吻合在其侧后壁

远端肠管栓塞。既然治疗目标仍是 SMA，如患者病情稳定，施行多脏器动脉血管成形术也是合理的。可使内脏动脉与股动脉连接，更多的是采用与肱动脉相连，后者更易于接近血管起始部，当需要置入血管扩张球囊和支架时亦较容易。血管内存在栓子时，血管成形术应注入溶栓剂以防止远端栓塞的可能。待清除血栓后，即于血管造影下置入带扩张球囊的镍钛合金支架，用长度 15 ～ 20 mm、直径 5 ～ 6 mm 的球囊扩张支架可达到紧密贴合，支架应完全跨过狭窄区并将其扩张数毫米，此点非常重要，因为病灶通常起源于主动脉。选择血管腔内技术并不意味着可避免开腹手术，因为可能出现肠道缺血，当出现腹膜炎征象应立即剖腹探查，检查肠管的活力。

有于开腹时对 SMA 近端病灶行逆行性血管再通技术的报道[21]，此技术包括纵向切开 SMA、荧光引导下将导丝逆行进入主动脉，近端病灶处的球囊血管成形术可代替旁路手术，动脉切口采用网片缝合关闭。虽然该报道属于个案，但此技术可避免远端栓塞的可能，且较静脉旁路操作有更加快捷等优势，使这种方法较有吸引力。

非阻塞性肠系膜动脉缺血可发生于血流量减低，但无急性动脉血栓或栓塞时。在此情况下，结肠可能全部或部分受累及；由于结肠动脉血供不如小肠丰富，尤其是老年人，肠系膜下动脉（inferior mesenteric artery，IMA）可能受累或堵塞，降低内脏血流的全身性疾病或突发 IMA 血流中断（如主动脉切除术等），均可促使结肠供应血管的梗死。最多见于乙状结肠和结肠脾曲，由于直肠借助痔动脉（直肠下动脉）双重供血、直肠通常不受影响，小肠一般也不会受影响。在这种情况下需要切除梗死的结肠，同时行结肠外置造口术转流。SMA 和腹腔干通常是正常的，不必像 IMA 进行血管重建。

无潜在内脏病灶的肠系膜动脉缺血同样可累及到 SMA 和腹腔的分支，称为"非阻塞性肠系膜动脉缺血"，与严重的全身疾病、高血压、无血管闭塞性病灶的肠系膜动脉痉挛等有关[22]。存在 NOMI 的通常是重症监护病房的患者，并且有心脏急症，需要输注血管活性药物，有的患者已经应用洋地黄类药物，而这类药物本身就有减少内脏血流的作用。近来有报道终末期肾病患者透析后出现 NOMI[23]，血管造影显示肠系膜血管"狭细"，但无中断的闭塞表现；这类患者的治疗需要在心血管支持下进行，以及及时处理潜在急症，应用广谱抗生素预防感染。动脉内应用罂粟碱可以缓解血管痉挛，通常并无效果，而且可能并发系统性低血压。NOMI 通常提示预后较差，因为它不仅涉及潜在的疾病，还累及到肠系膜动脉。对于怀疑肠梗死的患者应行开腹手术，但通常不会改善该病的预后。

肠系膜静脉血栓形成可导致急性肠缺血，虽然仅占所有病例的 5%。患者的明显特征是年龄多为 30 ～ 50 岁，且绝大多数为女性[24-27]，超过 3/4 的患者检查发现有高凝状态，较少有静脉血栓的病史；常见的遗传因素包括蛋白 C、蛋白 S、抗凝血酶Ⅲ缺乏、活化的蛋白 C 抵抗、LeidenV 因子变异、亚甲基四氢叶酸突变[27] 等，获得性易栓状态包括严重的干燥症、红细胞增多症、癌症、盆腔或腹部炎性疾病，以及激素的使用等。肠系膜静脉堵塞常可通过静脉 CT 血管成像做出诊断，该检查可发现肠系膜上静脉和门静脉系统的血栓（图 13-13）。手术中发现的牛肉红的水肿肠管以及肠系膜静脉内血栓，提示本病。最基本的治疗是抗凝治疗，较少需要采取手术干预；多数患者通过支持治疗能够恢复，但有的需要充分的液体复苏治疗。有个案报道了肠系膜静脉和门静脉血栓切除术并溶栓[28-30]，但并非是适于大多数患者的标准治疗。

判断肠管活性："二次探查"手术的规则

处理小肠缺血患者时的一个主要问题，是判定是否需要行肠切除术及切除的范围。对于情况可疑的

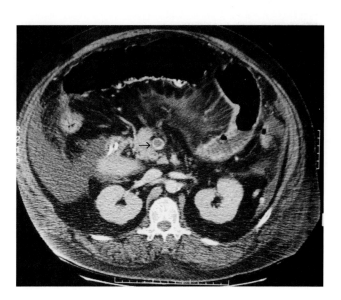

图 13-13 CT 扫描显示肠系膜上静脉的血栓。这种情况下 CT 扫描是最准确的诊断方法

大肠，术前可以行结肠镜检查以评估其活力。脆弱的粉红色黏膜提示肠管有活力，灰色且易于脱落的黏膜则提示需要手术。开腹手术时不易从表面判定大肠的活力，此时倾向于切除可疑的肠管，因为维持大肠的长度对于患者生存并非必需。大肠切除后不做一期吻合，而是行肠转流术待二期手术。

如累及小肠，问题相对复杂[31-33]。此时应竭尽全力保留尽可能多的小肠，血管重建时，肠管明显坏死和穿孔的部分需要切除并立即移走，以防止血管重建时污染。待小肠血供恢复后再评估剩下的肠管，血管重建后通常观察肠管 15 ～ 20 min，敷以温湿纱垫以减少血管痉挛，外观上要注意肠管颜色和蠕动情况，此方法较观察大肠更有价值。多普勒检查小肠系膜缘的血流有助于检测动脉血供。应用荧光剂（静脉注射 1 安瓿）后，用 Wood 灯检查是检测血流灌注最敏感的方法，有活力的肠管显示黄色荧光，无血流充盈的肠管显示紫黑色。如果肠切除范围较小，剩余肠管有明显活力，则可行肠吻合后关闭腹腔；如可疑肠管范围较大、需要广泛切除时，则需要采用另一种方法。此时，将可疑肠管留在腹腔，断端简单缝合关闭后也送回腹腔；接下来做二次手术的准备。于此阶段不行肠造口术，以保存肠管的长度，本次手术不必用荧光剂，于二次手术时使用。腹腔暂时用"Bogota 袋"、聚四氟乙烯网片、或用其他临时处理方法封闭腹腔（减少腹腔间隔室综合征的机会），然后把患者送回 ICU 继续复苏治疗。待患者病情稳定后 18 ～ 24 h 行二次手术，注射荧光剂并切除失活肠管，除非存在危险，否则要恢复肠管连续性。由于有导致腹腔高压的风险，此时腹腔通常不能一次性关闭，可采用"开放腹腔"、延迟关闭的方法。如果于随后的住院期间患者病情恶化，则意味着吻合失败，需要及时进行相应治疗。

随着临床认识不断增强、诊断手段和围术期处理不断进步，但对于经验丰富的医师来说小肠缺血的治疗仍是一个挑战，其死亡率和并发症发生率仍然很高。

腹部血管外伤的处理

血管损伤发生于 10% ～ 15% 的钝性或穿透性外伤中[34-38]。血管外伤的患者 90% 以上合并非血管损伤，最常见的是小肠、结肠和肝[37]。发生血管损伤是高度致命的，是继穿透性腹部外伤之后最常见的死亡原因，动脉和静脉损伤发生概率相同。钝性和穿透性损伤时发生血管损伤形式有所不同，在穿透性损伤最常见的损伤血管是腔静脉，其次是主动脉、髂动脉和静脉、SMA，静脉和多发血管损伤[10]；钝性腹部外伤中肠系膜静脉最常受累。本部分讲述腹部和腹膜后大动静脉损伤后的处理原则，读者可参考前述关于血管暴露的章节了解如何阻断这些血管，此处讨论的重点是特殊损伤的处理。

总体来讲，外伤处理原则包括早期复苏、快速评估和分诊，如果有指征则迅速手术。病情稳定的患者，特别是受到钝性外伤者，可行一个或数个诊断性试验，包括腹腔灌洗、"FAST"超声检查，更多时候采用 CT 扫描[39]。许多穿透性外伤患者则直接送入手术室，而不再行更多的诊断性检查；因此，有很大比例的患者术前并不了解血管损伤的范围，须于手术室才可得到医生评估。

腹腔内出血较易发现并快速控制出血，所用方法包括外压、血管钳或腔内球囊导管阻断。待活动性出血控制，即应排除内脏穿孔，以防止持续存在的腹腔污染，填塞余下的实质脏器（如肝、脾、胰腺）损伤。血管损伤的确切治疗须优先内脏修复的治疗。"损伤控制"的理念用于腹部外伤后，使腹部外伤的治疗效果得以改善[40,41]；血管"损伤控制"的方法包括通过结扎或填塞控制大静脉损伤，不能耐受动脉结扎时采用临时分流恢复动脉连续性[42-43]。分流术最常用于临时恢复肢体血流，较少用于处理内脏损伤。一般来说，内脏血管于首次手术时即被修复或结扎，终末器官可能由于侧支循环的存在而耐受血管结扎，或不能耐受而坏死。当血管开放修复手术较为复杂且死亡率较高时，"损伤控制"的理念和腔内技术结果显示出其独特作用，对于局限性腹膜后出血或肝动脉损伤，它的处理价值尤其明显。上述病例如开始即采用开腹手术，可能延误确定性的治疗，应于患者病情稳定后通过腔内技术进行成像检查。相似的损伤病例还包括肝内动脉损伤的栓塞治疗、局限性腹膜后血肿的治疗，此方法仍于发展中，并且大有前途。

有数种情况外科医生必须决定是否探查局限性血肿。对于局限性血肿的病例，需平衡漏诊大血管损伤与开放探查手术并发症之间的风险。经典的外伤处理训练要求探查所有穿透性损伤造成的局限性血肿；钝性损伤患者需要探查中央血肿（1 区），因为有主动脉和腔静脉损伤的可能；而两侧和盆腔血肿仅在有活动性出血或观察期间血肿增大时探查[36]。如行探查，需要注意的是在探查前于血肿区外控制动脉近端，并尽可能控制其远端。最好于损伤区上下控制静脉，但多数情况下较难做到控制。血管控制的方法，包括各个部位的腔内技术，前面已作描述。准备好血管腔内阻塞导管，于需要时进行附加控制；只有控制所有进出血肿的动脉和静脉后，才开始探查血肿。

血管腔内技术的出现，可能正在改变处理钝性或穿透外伤引起的局限性血肿的经典术式。探查各种类型非扩张血肿的原理在于注意潜在的血管或内脏损伤，手术室内 CT 血管造影和更为复杂的血管腔内成像设备，有助于评估穿透性和钝性外伤造成的非扩张性血肿，这取代了手术探查，并避免了它造成的失血；而且，腔内技术如覆膜支架或金属圈栓塞，可从远处入路治疗血管损伤，并降低出血风险 [44-45]。在实际操作中，上述治疗方法更多用于内脏血管分支、肾或盆腔血管循环的外伤。治疗规范的潜在变化，提示外科医师处理局限性血肿，不论损伤位置，都采取血管"损伤控制"方法，优先考虑将"腔内技术"用于局限血肿的诊断和治疗。该领域正处于变革更新时期，腔内技术所起作用及潜在作用尚未达成共识。记住这些总结，随后将讨论特定血管损伤及处理方法。

肾上主动脉和腔静脉的损伤

肾上主动脉和腔静脉的损伤是致命的，且治疗困难，腹部钝性伤或穿透性外伤后出现腹腔中央血肿时，均应怀疑上述血管损伤。对于病情稳定的患者，静脉内注射对比剂的 CT 扫描有助于发现损伤部位；如果术前无法行 CT 扫描，于准备行修复术前有清晰的显露和治疗方案尤为重要。鉴于腔内技术的优势，患者应于能够随时行术中荧光成像和血管造影的手术室中进行治疗，如果怀疑主动脉或腔静脉损伤而无出血表现患者，应考虑术中经股动脉或静脉血管造影评估血管损伤的位置和范围，并考虑行血管的内控制；随后，于损伤部位近端、远端均行控制，于膈裂孔处开放显露主动脉，或腔内球囊控制 [3-4]（按前面讲述的方法进行）。对于腔静脉损伤，可先用球囊填塞进行阻断，但可减少右心静脉回流。手术控制腔静脉于后讲述。

开放修复肾上主动脉

主动脉内脏支可如前述方法将左侧内脏向内翻转，显露出来，如需显露主动脉后面，则左肾同时随其他脏器提起来；如需显露主动脉前面，则将肾留在原处。如有可能，应尽量直接缝合修复主动脉，直接修复不会使主动脉管腔狭窄超过 50%，或影响可较好地耐受的内脏血管支。大的缺损需用假体材料、自体动脉或同种异体动脉行补片修补、血管成形术；如无明显污染，移植材料可用于修补，同时方便易得、牢固耐用，如粪便污染较重，则尽可能地应用生物材料。如果有可能，同种异体动脉在尺寸和耐久性方面是较好的替代材料；大隐静脉由于强度和耐久性问题，不适用于修复主动脉；业已证明大腿深静脉是污染区主动脉原位重建的可靠的替代材料 [46]。如可行，于棘突旁肌肉用围裙样大网膜加固修复主动脉，并用缝合线隔离内脏血管。此方法应于脏器损伤时应用，尤其是胰腺损伤时，但要在需要时放置引流。如果损伤累及一个或更多内脏血管起始部，则将其结扎；内脏血管的重建方法将在后面讲述。肾上主动脉损伤不能进行阻断，因为腹主动脉阻断可出现肠系膜动脉缺血。

腔内技术修复主动脉

腔内技术这种方兴未艾的方法应于特定病情下使用。对于有局限性损伤而病情稳定的患者，可以放置合适的覆膜支架，同时行一、两根内脏血管解剖学外分支，如胸腹动脉瘤治疗方法 [47]。此方法最适用于单根肠系膜血管受累，因为肠管比肾能耐受更长时间的缺血。改进型支架（"开窗"）可维持内脏血供的连续灌注 [48]，仅适用于主动脉后壁且距离内脏血管开口较远的损伤。肾上主动脉修复需要更精确的开窗，此技术要求远超急诊手术时医生的能力。应选择直径是正常主动脉的 110% ~ 115% 的支架以确保其固定。现成的主动脉袖片支架多种多样，其已有成功用于胸主动脉横断术连同使用的报道。

开放修复肾上下腔静脉

开放修复肾上腔静脉损伤是所有腹部血管手术中最困难的。显露肝下、肾上的下腔静脉需要扩大的 Kocher 切口，并将右侧脏器向中间翻转。对于这样的病例，为了防止出血，不论怎样强调血管内球囊控制的作用都不为过。球囊阻断可与外压联合使用，并应用局部咬合钳止血。精细 Allis 钳有助于接合并控制 IVC 断端，优于其他更大创伤的控制方法。肝下肾上 IVC 的伤口通常在侧面用连续血管缝合的方法修复，IVC 狭窄 50% ~ 60% 是可接受的。如果侧面静脉缝合不可行，此时可用假体材料或生物制品进行补片修补。是否应用抗凝药未有统一意见，但更倾向于个体化治疗。需避免结扎肾上 IVC。肝后腔静脉损伤，尤其是伴随钝性损伤的，通常合并肝静脉撕裂，是高致死性的；显露肝后 IVC，需游离肝，并将肝右叶向前内侧翻转[49-51]。肝后静脉损伤的修复需肝分离（在膈裂孔处控制主动脉，分别在损伤部位上、下控制腔静脉，并阻断肝门），于右心房和肾下 IVC 之间行腔内分流，或绕过肝行静脉 - 静脉转流。上述技术仅用于处理不易控制的出血，即肝周填塞后仍出血不止时。一般情况下，此部位的损伤应先填塞止血，非膨胀性血肿不必打开，待患者情况稳定后确认损伤范围，再制订确切的修复方案。

腔内技术在肾上 IVC 的应用

对于肾上 IVC 的损伤，可试行血管腔内技术。该部位的损伤较为复杂，且开放手术修复结果不理想，腔内技术治疗肾上 IVC 损伤成为一种有吸引力、有潜力新方法。血管腔内技术优势在于从远处进入并控制 IVC，使显露更方便，并且仅造成有限的 IVC 阻塞。IVC 尺寸和可膨胀性使选择合适直径支架较为复杂。腔静脉损伤的患者通常处于休克状态，并且血管常有外在压迫，影响腔静脉直径的测量；无腔静脉专用的支架，而主动脉袖片支架或用于胸主动脉修复的短支架可能较为有用。如不小心将支架覆盖了肾静脉或肝静脉，将引起潜在的并发症。目前还未有血管腔内治疗肝静脉损伤的报道。尽管如此，经远处而非直接入路治疗肾上 IVC 损伤的方法足够吸引人，毋庸置疑地会在将来得到进一步开发应用。

肾下主动脉和髂动脉的修复

肾下主动脉和髂动脉损伤需要开放手术和腔内技术联合治疗。如同主动脉瘤破裂的修复方法，使用腔内球囊实现动脉近端控制作为治疗的一部分；此方法需术中荧光透视，并且熟知血管腔内技术。如前所述，如有可能，可于手术室内在开腹前将球囊放到位，或者在鞘管支撑下经股动脉或者通过左肱动脉完成[3-4]。如果患者情况稳定，则不必将球囊膨胀起来。由于通常并发内脏损伤，开腹手术几乎不能避免。当对大量的小肠溢液"损伤控制"后，将注意力转移至动脉损伤。主动脉和髂动脉的显露前已详述。如仅有少量的肠液外溢，则将动脉冲洗干净，最迅捷的方法是用合适直径的人工血管进行原位修复；将修复部位用网膜包裹以将其与内脏隔开。如存在明显污染，肾下腹主动脉或髂动脉或先行结扎，或置入暂时性分流器，此操作应作为"损伤控制方案"的一部分[42]；当

动脉需要结扎时，可用人工血管行解剖外旁路（如腋股动脉或股动脉）恢复下肢血供。如主动脉分叉还能保留，则仅行单侧股动脉旁路即可，如主动脉分叉无法保留，可行髂总动脉近端一期端端吻合，随后行腋 - 单侧股动脉转流手术；如果此操作亦不可能，则需行腋 - 双侧股动脉旁路术。

单侧髂总动脉损伤可以结扎，利用人工血管对交叉股动脉进行重建。多数孤立的髂外动脉损伤可以用大隐静脉修复，髂内动脉损伤结扎即可。如无明显污染，建议用人工血管置入替代损伤血管。即便有较严重污染，也有学者提倡使用原位人工血管的旁路手术[52]。作者不主张行人工血管旁路手术而更倾向于暂时性分流，除非病情危及生命时。

腔内修复肾下主动脉瘤的腔内技术同样可用于主动脉和髂动脉损伤的修复。但需注意，许多患者多较年轻，且此修复方法的耐久性并不明了；另外，多数患者因为并发损伤而需要开腹手术，这两个因素提示支架治疗主髂动脉系统外伤性病灶有其局限性。腔内修复技术曾用于治疗主动脉或髂动脉外伤性夹层[53]。如前所述，血管腔内球囊填塞是颇有价值的技术，对难以进入的髂内动脉分支，可行腔内金属圈栓塞，成功率极高。

肾下 IVC 和髂静脉

阻断静脉损伤的原则包括球囊填塞、外在压迫等，前面都已述及。肾下 IVC、髂静脉汇合部及右髂静脉可通过将右侧脏器向内翻转而显露出来（图 13-7）。髂静脉汇合部因为主动脉分叉和右髂总动脉而显露不清；如主动脉分叉不能充分游离而不利于暴露，则应游离甚至横断右髂总动脉以达到进一步显露。由于伴随的动脉损伤很常见，通常需进一步地显露。根据损伤的位置，沿降结肠 / 乙状结肠的任何一边均可达到左髂静脉更远端。

与肾上 IVC 相同，静脉侧方缝合是首选方法，自体静脉网片或结扎是替代方法。如果有必要，肾下 IVC 和髂静脉可以结扎，因为它们在几小时内即可形成广泛的侧支循环。这种方法尽管可能引起小腿的液体潴留，但在短期内可耐受，对于病情不稳定患者的血管修复是合适的。IVC 和髂静脉结扎较少引起终末端静脉高压，若发生则需要人工血管旁路手术。对于病情稳定患者，作者建议静脉修复，或者利用静脉网片，或必要时用环状假体导管介入。成功的静脉修补需用直径与受损血管相同或略大的人工血管，且要避

免张力；大隐静脉无足够大直径替代髂静脉，且需要改良才可应用（"平片移植材料"）。作者发现此修复方式对于病情严重的患者手术用时过长，因而更倾向于使用有外在支撑、直径和长度均合适的 PTFE，于原位或采用额外的解剖通路完成。在远端静脉压力增高时，小范围使用人工材料后血流足够维持通畅，而不需要抗凝剂或附加造瘘。从作者经验来看，静脉人工血管出现血栓时，丰富的侧支循环已经建立完毕。静脉损伤的患者放置腔静脉滤器的指征还未明确，但可作为个别情况的一种处理方式。

外伤性动静脉瘘的治疗

大动脉和静脉之间的瘘可发生在任何部位，因为动、静脉于走行过程中关系紧密；重要的是，需要意识到虽然动静脉瘘可以突然出现，但较少成为真正的血管急症。由于动脉血都涌入静脉系统后减压，所以不会发生大出血；大多数患者于受伤后数月至数年才出现动静脉瘘，表现为连续的血管杂音、下肢水肿和高输出性心功能不全[54]。处理方法取决于明确的外伤史，包括手术史（特别是腰椎间盘手术）或腔内操作史。需进行仔细的血管影像检查，由于患者较少处于危重状态，有足够的时间用于确诊并仔细地制订修复方案。通常待患者病情稳定且其他急性问题纠正后，再进行修复手术。

治疗方法是修复动脉和静脉缺损[54-55]。常用方法是一期缝合关闭瘘口，有时需动脉近端和远端分别控制并进行网片缝合。动脉近端和远端采用前述开放和腔内技术分别控制，如有可能，在打开瘘前，行静脉近端和远端的阻断，可通过外部分离、压迫或腔内球囊等方法；中央静脉阻断较重要，可于静脉切开时防止空气栓塞。一般避免瘘近端的广泛分离，有时，将球囊导管从动脉穿过瘘即可达到静脉，然后通过间断或连续缝合关闭血管交通（图 13-14）。急性发作的病例，可将动脉和静脉分开，但如为长期形成的动静脉瘘，则分离血管及瘘口一期缝合或网片修补均较困难，需行血管腔内操作。如果选择上述方法，需于操作结束时，通过术中超声或血管造影术确认血管交通完全中断。对瘘两侧的动脉和静脉进行适当放血较为重要，可防止碎屑栓子或空气进入中心静脉循环。

动静脉交通也可通过血管内用覆膜支架治疗[56]。如缺损位于大动脉且能准确定位，则支架仅放置在缺损动脉侧。但需要注意的是，动脉缺损可能位于髂血管的分支，在此情况下大动脉放入支架不能纠正异常

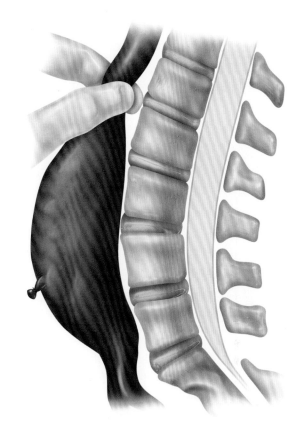

图 13-14　手指分离控制主动脉。可以提起主动脉颈离开脊柱并进行钳夹

情况。分支内瘘的修复的详细描述较复杂，超出本章节范畴。但需要说明的是，对于这些病例使用金属圈栓塞有一定危险性，因为动脉到静脉的高流量可造成中心静脉栓塞，需要采用各种方法降低这种可能。对动静脉交通病灶行腔内治疗，仅由腔内技术经验丰富的医生完成；如进行开放手术，须通过血管造影确认瘘口交通完全分开。

肠系膜动脉和静脉损伤

通过肝胃韧带可显露腹腔干动脉起始部，或如前所述将左侧脏器向内翻转来显露。如施行主动脉与肝、脾动脉分叉处建立较短的旁路，如果有必要，多数病例的腹腔干动脉起始部可安全结扎；此方法多用于患者情况不稳定而操作空间相对局限时的修复。通过胰十二指肠动脉和胃十二指肠动脉形成的侧支可给肠前部提供足够的血流；如有顾虑，可行主动脉到肝总动脉旁路手术，脾动脉可像脾静脉一样结扎。在这些血管近端损伤时，胃短动脉可以提供充足的侧支循环。如脾血管损伤邻近脾门，通常脾切除是最好的方法。由于存在侧支循环，肝总动脉损伤时可以结扎；

但肝固有动脉损伤时，多数需要修复。按优先选择的修复方法顺序如下：一期修复、静脉移植置入、大隐静脉或人工血管行主动脉肠系膜动脉移植手术。2/3或更多肝供血来自门静脉，如果门静脉未受损伤，肝固有动脉结扎也是一种可接受的方法。肝内动脉损伤一般可通过血管造影直接金属圈栓塞，除非有大量出血而需要切除受损部位的肝。

SMA 主干损伤应该修复，因为血管破坏会导致大量的小肠坏死。由于存在腹腔干、肠系膜下动脉来源的侧支循环，SMA 近端动脉瘤结扎后的结果可以接受。但是外伤时，胰十二指肠动脉和结肠中动脉侧支循环的可用性不易确定，因而需要修复。将左侧脏器向内翻转，可较容易地显露腹腔干起始部损伤，然后通过来源于主动脉的血管行旁路手术；更远的病灶可通过小肠系膜基底部显露，通过网片血管成形术、大隐静脉移植置入，或近端结扎、远端与主动脉建立旁路等方法进行修复。对于创伤时 SMA 更远处损伤，更多是将肾下主动脉作为其供血部位，因为在患者病情不稳定或有多发创伤时，最好避免腹腔干以上的暴露和控制。大隐静脉是最佳的血管替代物。SMA 转流手术前已详述，包括所需的合适长度、以防扭曲的正确的方向。SMA 分支损伤通常予以结扎，失去活力的肠管予以切除。试图修复肠系膜远端动、静脉损伤的作法不应提倡。肠系膜血肿如未扩大且无肠管受损时，应先行血管造影以发现受损血管。如试图探查稳定的肠系膜血肿，可导致大量失血及血管受损，造成更多肠管缺血。

脾静脉损伤时可予以结扎，同时切除或保留脾，通常伴有脾动脉的损伤。孤立的脾静脉损伤，少数情况下也可同时结扎脾动脉或行脾切除术。紧急单独结扎脾静脉可导致大量血液淤滞在脾，并引起左侧门静脉高压，可通过结扎脾动脉主干减少入脾血流来缓解。肠系膜上静脉的主干损伤应予以修复，以避免肠系膜静脉阻塞引起的肠缺血。如果静脉损伤不能进行网片修补血管成形术或移植置入，则应于门静脉到肠系膜上静脉间行旁路手术，可能需要大直径（6～8 mm）管腔的强化 PTFE 或深静脉（颈静脉或股静脉）。如果可能且患者情况稳定能耐受手术，门静脉损伤也应通过侧面静脉缝合、网片修补血管成形或移植物置入等方法修复。胰后门静脉可通过横断胰腺达到最佳暴露（图 13-15）。孤立的门静脉损伤而肝动脉完好时，即使预料到可有明显肝功能不全和急性广泛肠壁水肿的后果，也可结扎门静脉以挽救患者生命，

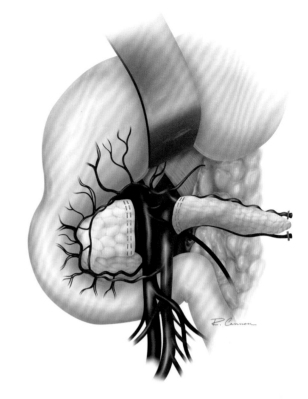

图 13-15　分开胰腺，显露胰后门静脉

此操作可导致明显液体潴留，甚至肠坏死。肝动脉和门静脉损伤如果不立即致命，应该尽可能修复。

肠系膜下静脉损伤一般结扎即可，因为从 Riolan 弓、Drummond 结肠动脉和痔血管有充足的侧支循环。如果有显示血管不能耐受结扎，则应该用大隐静脉复植或行旁路手术。

肾动脉和静脉损伤

对肾动脉损伤的处理取决于患者整体状况、缺血持续时间和对侧肾的有无。需要注意的是，如肾缺血时间超过 60 min，大多数肾的排泄功能即可丧失。虽然有学者建议于损伤后 3～6 h 内进行肾血管修复，但这些病例的肾功能不能长期维持[57-58]。因此，如果术前 CTA 或静脉肾盂造影（intravenous pyelogram, IVP）未发现孤立肾的显影，则建议不再通过血管重建来挽救肾功能。对于多数动脉横断的病例，需要结扎动脉并行肾切除术。如为钝性伤则可予以观察，如肾功能不明确或无对侧肾，那就试图进行血管重建。对于损伤在肾动脉主干的病例，最快捷的方法是用大隐静脉 PTFE 作为第二选择，进行主动脉肾动脉旁路移植。对肾动脉远端或分支远处的损伤，如情况紧

急，最好进行结扎，除非可用简单的静脉网片进行修复，或者是损伤发生于有功能孤立肾。如果不能确定对侧肾的功能，可以夹闭损伤肾侧的输尿管，然后静脉注入靛蓝，尿液中出现染料则证明对侧肾有功能。钝性伤造成的肾动脉血栓形成，可经 CT 扫描上的充盈缺损作出诊断，在患者情况稳定时，可通过腔内支架治疗[59]。不过，对于对侧肾有功能的患者，挽救其受损的肾血管仍为外伤患者整体治疗中的第二优先处理过程。

肾静脉近端损伤可以结扎，通过保留的性腺、肾上腺和髂内静脉形成侧支循环即可维持病侧肾功能，此操作发生于左边肾功能维持较好时。结扎肾静脉后可有短暂性肾功能受损，但一般均可耐受。如无足够的侧支静脉存在，或于损伤过程中侧支循环受到破坏，此时，需要在肾静脉与腔静脉之间用 8 ~ 10 mm PTFE 建立旁路；但是，如患者病情不稳定，结扎静脉并切除肾也是合适的。少数情况下肾门受到损伤，比如孤立肾，可先行肾切除术，体外修复后自体移植回腹腔。但对于情况不稳定且对侧肾有功能的患者，这种广泛的重建手术并不明智。

腹主动脉和内脏动脉瘤破裂的治疗

对于表现为腹痛的患者，在鉴别诊断时应把腹主动脉及其分支的病变考虑进来。由于发病迅猛、病情严重，对于腹部动脉瘤破裂必须快速诊断、及时治疗，这对患者存活及良好预后至关重要。虽然腹部动脉瘤最常见的部位是腹主动脉和髂动脉，内脏血管的动脉瘤也会破裂并表现为急腹症。

主动脉和髂动脉破裂的动脉瘤

虽然动脉瘤曾被称为动脉粥样硬化性动脉瘤，目前认为腹主动脉瘤（abdominal aortic aneurysms，AAAs）的病因是多因素的[60]，包括弹力蛋白降解、蛋白水解增加、炎症、基质蛋白金属酶和其他因素等的互相作用，最终导致主动脉扩张并退变[61-63]。正是由于这个原因，退化性动脉瘤的概念能更好地说明AAAs 的病理生理改变。家族性[64] 和性别[65] 相关因素使该病发病率在男性高 7 倍，在 AAA 患者中，一级亲属患 AAA 的风险增加 11 倍。肾下腹主动脉是动脉瘤退变最常见的位置，肾上主动脉出现动脉瘤性退化较少见。

虽然早期诊断和治疗有较大进步，但 AAAs 仍然是一个主要死亡原因。在美国，AAAs 在总体死亡原因中排第 15 位，在 55 岁以上男性死亡原因中则排第 10 位[66]。随着手术及围术期处理方法的进展，以及腔内技术的开展和改进，大多数死亡病例是由主动脉瘤破裂导致的。即使在专科中心，主动脉瘤破裂的手术死亡率也至少有 40%，而且在近 30 年保持稳定[67]；如果将死于院外的患者考虑进去，病死率可达75%[68]。由于 AAAs 在破裂前通常无症状，许多临床研究将注意力集中在该病的自然病程，特别是着眼于可识别破裂的危险因素。

动脉瘤的绝对直径是发生破裂风险的主要决定因素。随着直径增长，破裂的危险也会非线性增加，因此较大的动脉瘤破裂概率明显增高。例如，直径5 ~ 5.5 cm 的 AAAs 每年破裂的危险不足 5%，但直径 6 ~ 7 cm 的每年破裂的危险达 10% ~ 15%[69]。破裂危险不断增长的"关键点"，可以作为提出建议的基础，即根据直径大小（一般 5.5 cm）选择性修复无症状 AAAs[70]。其他几个因素也可独立预测破裂风险，最具危险性的因素是高血压、慢性阻塞性肺疾病（chronic obstructive pulmonary disease，COPD）和AAA 家族史[71-72]，其他可能的危险因素包括迅速扩张（每年 0.4 cm）[73]、女性[74] 和当前吸烟史[75]。

AAA 破裂的典型表现是腹部或后背疼痛、搏动性包块及低血压，但仅少数患者出现此三联征。过多的血管瘀或腹围可能会影响对搏动性肿块的触诊。同样，平时高血压患者如收缩压在 100 mmHg 时也会被误认为"血压正常"。疼痛通常是主诉，包括腹部或后背疼痛、腹股沟疼痛、睾丸疼痛，或两肋处疼痛。少数情况下，大的 AAA 破裂的患者症状缓和，仅表现为血压降低。对于每一个 50 岁以上有腹痛、腹痛同时低血压或仅有低血压的患者，鉴别诊断必须包括AAA 破裂。如果触及搏动性肿块，AAA 破裂的诊断基本肯定。

更不多见的是，主动脉瘤破裂后通过主动脉腔静脉瘘进入邻近的 IVC；症状和体征包括有杂音、腔静脉扩张和急性心衰。一般来说，患者可出现低血压，通常可复苏。由于该治疗与动脉瘤破裂不同，所以须仔细地检查腹部，争取发现对诊断有帮助的震颤或杂音。

影像学诊断

归根结底，造影与否取决于患者血流动力学的稳定性。对于腹痛、低血压、腹部搏动性包块的患者，需要立即送入手术室而不进行造影。对于病情稳定但诊断有疑问患者，需要在急诊室快速进行腹部超声检查以确定 AAAs；经验丰富的超声医师快速进行检查，AAA 的诊断可迅速地得到确认，但超声检查有赖于操作者经验且可因肠道大量积气和肥胖而受到限制。

在评估 AAA 破裂时，CT 扫描是最准确和最有用的放射成像方法（图 13-16）。最常见的发现是腹膜后血肿、主动脉瘤和腹膜后淤血，其特异度为 100%，并有非常高的灵敏度[76]。CT 扫描可确定或排除 AAA 破裂的诊断，同时也能发现引起患者症状的非血管性因素。CT 还可获得邻近组织（如主动脉后的左肾静脉、马蹄肾或同时存在的髂动脉瘤）的解剖信息，以及动脉瘤本身的情况（如炎性 AAA）。如果考虑行腔内修复时，CT 扫描尤其重要。最新一代多层扫描技术可于 5 min 内完成完整的胸腹成像。虽然静脉内注射对比剂的 CT 扫描对于制订 AAA 修复的方案有帮助，但对于动脉瘤可疑破裂的诊断不是必需的，并且可能造成术后肾功能不全恶化。即使采用腔内技术，非对比薄层（2 mm）CT 扫描也可为修复提供足够的影像学信息。

术前处理

不论通过临床表现或影像学检查，AAA 破裂一旦确诊，必须立即送患者进手术室。经上肢静脉（或中心静脉）大量补液、留置导尿管，血型及交叉配血并准备至少 6 U 浓集红细胞，化学检查及凝血检测均需完成。由于升高血压可能使可控制的渗漏形成明显的破裂，因而建议施行少量液体复苏，以维持允许范围内的低血压的方案。尽管无血压的硬性参数，大多数血管外科医生倾向于能够维持意识清醒的最低收缩压（通常收缩压大约在 80 mmHg）。

开放性手术

开放性手术仍是 AAA 破裂最常用和技术要求较高的方法。因为全身麻醉可造成广泛血管舒张和腹部肌肉组织松弛，二者均能引起突发性低血压；患者必须做好术前准备并用手术单铺盖（从乳头至膝盖），手术团队于手术诱导开始前完成刷手。准备好血液回收设备并在可能时使用。采用正中切口以快速到达腹腔干上的主动脉；麻醉诱导成功后，自剑突至耻骨开腹。检查腹腔和腹膜后腔，如果腹膜后有较小或者中等大小血肿而腹腔内无血液，要按照前面所述阻断腹腔干上的主动脉，但不能钳夹动脉。如果血肿累及近肾腹主动脉，该区域应进行分离，并紧贴肾动脉以下进行钳夹。如果在分离过程中出血增多，则在腹腔干以上进行钳夹。

如腹腔内有出血，则应快速控制腹腔干以上主动脉，通常在膈裂孔处手法压迫，同时麻醉师应快速继续复苏。然后如前所述显露腹腔干上的主动脉并用血管钳阻断。放置横向阻断钳后，要触摸远端腹主动脉以确认搏动消失，随后将注意力集中到动脉瘤上。对于破口较大、出血较多或体温降低的患者，肯定会出现凝血异常，此时不需要应用肝素。对这样的病例，需要在远端行血栓切除术，并于恢复血流前用力冲洗支架。对于其他病例，作者均按 40 ~ 50 U/kg 给予小剂量肝素。

目前越来越倾向于在开腹前用血管腔内球囊控制腹腔干上的主动脉[77]。于麻醉前进行该操作，首先要置入导丝，然后在其引导下将球囊送到腹腔干以上主动脉处，如前所述，通过股动脉逆行进入，或通过肱动脉穿刺顺行进入。操作时要求有术中荧光能力和导管/导丝技术。该操作能以更小创伤、更快速度阻断腰腔干上的主动脉，并且有利于严重休克患者的复苏。

切除动脉瘤时，需要将网膜推向头侧，将小肠推向右侧，将横结肠取出。注意不要损伤 IVC 或肠系膜下血管、性腺血管或左肾静脉。多数情况下，腹膜后血肿可使分离更方便。先确认位于肾下的动脉瘤颈部，然后在该水平上放置钳。如果主动脉破口游离，医生可将手指通过破口伸入瘤体（在腹腔干上的主动脉钳夹后），以定位动脉瘤颈部的近端。双手操作可

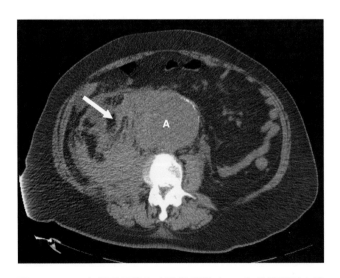

图 13-16　CT 扫描显示腹主动脉瘤破裂（AAA）伴腹膜后血肿

帮助将钳置于动脉瘤之上，而不作过多的分离。一旦动脉瘤颈部的主动脉被控制，可分离髂血管以进行钳夹和控制。由于髂静脉通常与动脉粘连，避免在动脉周围进行的分离，以防止静脉损伤。在多数病例，髂动脉进行稍微分离即可进行钳夹。如果远端存在大的血肿导致分离困难，可用 5 号阻断球囊于打开瘤体后分别置入两侧髂动脉，达到腔内控制。待动脉瘤近、远端游离完毕，则纵向切开瘤体并取出血栓。对于腰动脉出血，直接褥式缝合并结扎，以控制其出血（图 13-17）。如果在瘤体内遇到静脉出血，提示存在主动脉腔静脉瘘。此时，患者应置于轻微 Trendelenburg 位，以减少空气栓塞机会，静脉出血则采用压迫止血。其缺点是需要在瘤体内进行缝合，需要在腔静脉近远端用手指或棉垫适当压迫（图 13-18）。不需要钳夹或游离腔静脉。

由于 AAA 破裂修复后出现结肠缺血的风险较大，因此对于 AAA 破裂病例要考虑到 IMA 重建修复问题[77]。如果有鲜红的回血则提示有足够的 SMA 侧支循环，而不需要重建修复；如果 IMA 未阻塞，而未见回血或回血缓慢，则于主动脉修复后准备 IMA 重建修复。对于这样的病例，需要紧贴动脉瘤壁外侧，用小动脉夹阻断 IMA，主动脉修复后用 Carrel 网片将

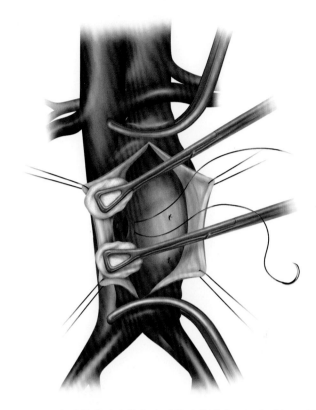

图 13-18 在动脉瘤壁内修复主动脉腔静脉瘘。用海绵垫阻断静脉回血。这可避免危险的腔静脉撕裂

IMA 移接到主动脉人工血管上。如果 IMA 起始部有明显阻塞则不再进行重建。

开放动脉瘤并阻断血流情况下，可将人工血管缝合于适当位置。如有可能，该操作可于肾下主动脉钳夹后在适当位置进行。必须强调的是，近端吻合要仔细缝合到相对健康（非动脉瘤）的主动脉上。在质脆的主动脉壁上进行不牢固的缝合，可导致松开动脉夹时近端缝合线出血。如不能于肾下主动脉阻断时进行安全牢固的吻合，近端吻合应于肾上主动脉钳夹下完成。需要对内脏动脉回血进行堵塞时，将扩张球囊导管通过瘤颈进入主动脉的内脏分支即可。必须精确地对主动脉进行缝合，缝针不能有张力或扭曲；近端的吻合可以用 Teflon 网片进行加强。待完成近端吻合并检查满意后，用肝素盐水（5000 U/1000 ml 生理盐水）注入支架后将其钳夹，然后以同样方式进行远端吻合。如果未给予肝素，用 4 号球囊取栓导管轻柔地通过两侧髂动脉，以取出血栓。对人工血管进行灌注以保证其充分充盈，然后完成吻合（图 13-19）。

于松开远端动脉钳前通知麻醉师。一侧下肢血液可逐渐充盈，血压稳定后，对侧下肢也可充盈。于股

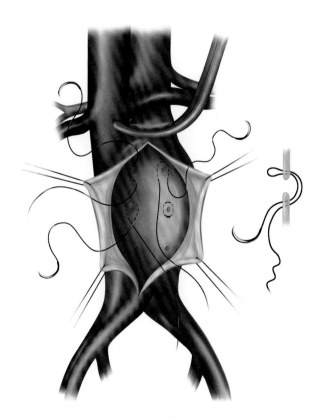

图 13-17 在动脉瘤壁内围绕腰静脉褥式缝合，以环绕该静脉

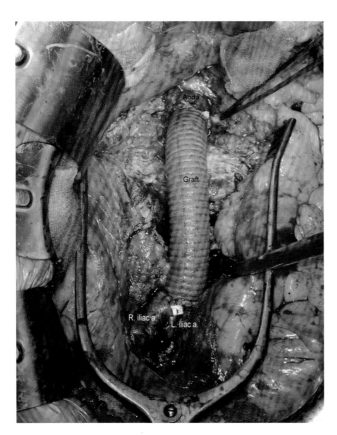

图 13-19 动脉管状人工血管，替代治疗主动脉瘤

动脉水平检测脉搏，并应能触摸到；如果触摸不到，可能存在血栓或栓子，应行血栓栓子切除术。待血压稳定、血管充分充盈一段时间后，对双足进行评估。尽管可能触摸不到搏动，但如果多普勒血流仪可测到正常的毛细血管再充盈，证明足部组织存在活性。

待下肢达到充分灌注后，即应对结肠进行评估。结肠正常应显出粉红色，多普勒显示对侧系膜缘血流良好；若结肠显示出缺血，如还未行 IMA 再植术，应进行再植术治疗。

在关闭切口之前要尽可能达到最佳的止血，这可能需要输注额外的凝血因子，如果使用了肝素，还要应用鱼精蛋白。关闭动脉瘤壁时，要围绕紧贴人工血管进行连续缝合，以消除无效腔并促进止血。尽可能将肠管与人工血管分开，通常是关闭近端的腹膜后腔，有时也可带上一段游离的网膜。

如果关腹没有张力，可以将白线拉近后，连续缝合关闭。但是在许多病例中，大量的血肿妨碍关腹，为防止形成腹腔间隔室综合征，腹腔先不关闭，几天之后再进行延迟关腹。

血管腔内修复

血管腔内修复（endovascular repair，EVAR）破裂的 AAA 理论依据是，数据显示经腔内 AAA 修复的患者出血减少并且疗效改善[78]，来自专科中心的直接数据也显示出破裂 AAA 修复有令人鼓舞的结果[79-80]。EVAR 需要通过 CT 扫描或术中校正的血管造影，对动脉瘤几何结构进行准确评估。通常认为可接受 EVAR 的解剖标准包括（1）主动脉颈部直径在 18 ~ 32 mm；（2）主动脉颈部长度 10 mm 或更长；（3）主动脉近端成角 60°或更小；（4）髂动脉固定直径 8 ~ 22 mm；（5）远端髂动脉固定长度 10 mm 或更长（最好 15 mm）；（6）副血管直径 7.5 mm 或更长。其他要考虑的包括髂动脉扭曲的角度、周围血栓和钙化，还有主动脉长度。

成功应用 EVAR 技术治疗 AAA 破裂需要经验丰富的外科团队、充足的血管腔内成像能力，并且能够提供足够的人工血管、管鞘、导丝和球囊[80]。最重要的是于 AAA 破裂患者出现不可逆的休克前，有能力快速腔内控制主动脉并进行成功修复。多个中心都曾讲述它的技术与手术策略，虽然存在一些不同，但其基本原则与中心技术是一致的。术前准备和麻醉方法与开放手术相同，局麻和全麻均可采用，前者的优点是可避免麻醉诱导时的血压降低，这是球囊阻断的最大优势。大多数病例采用全身麻醉是为了控制患者气道并可减少移动。

可同时通过两侧股动脉进行操作。一支股动脉经皮穿刺放入关闭工具。一旦经 Seldinger 法进入股动脉，双侧都通过软导丝置入 6 F 鞘管，然后在引导导管下将硬导丝送到降主动脉近端水平。对侧股动脉用于放置人工血管主干，将鞘管换成大鞘管并将 45 mm 的主动脉球囊输送到 T12 水平。尽管对于主动脉球囊而言，12 F 鞘管是最小尺寸，但作者更倾向于用大一些的鞘管以便同时放置猪尾形导管。如患者血流动力学稳定，可仅将球囊放到位置上而不充盈。标记猪尾导管通过第 2 根软导丝引导进入，然后行主动脉造影并标记肾动脉的位置。随后通过对侧股动脉，在硬导丝引导下将人工血管主干放在合适位置（图 13-20）。撤回排空的球囊和鞘管，开始像选择性 EVAR 一样布置人工血管。打开人工血管对侧的通道，放入对侧人工血管臂并释放。如果患者情况不稳定，可通过对侧人工血管臂重新放入主动脉，阻断球囊并在肾上主动脉充盈膨开。

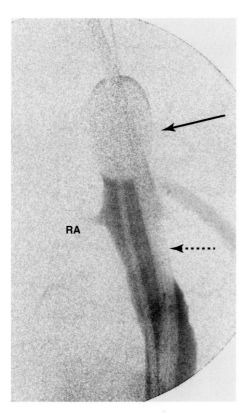

图 13-20 术中血管造影显示肾上阻断球囊的位置（箭头），和准备释放的鞘管内支架（虚箭头）

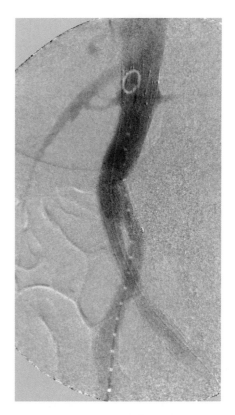

图 13-21 完全腔内移植物治疗腹主动脉瘤破裂（AAA），显示动脉瘤已完全关闭

随后完成同侧人工血管臂的布置，如有需要还可将同侧臂延伸并膨开。腔内人工血管放置稳妥后，所有需要加固的地方均经球囊塑型，最后行主动脉造影检查内瘘的存在（图 13-21）。Ⅰ 型内瘘（附着处或人工血管周围瘘）或 Ⅲ 型内瘘（组件分离）在出操作室前需要进一步修复，而 Ⅱ 型内瘘（分支内瘘）或 Ⅳ 型内瘘（人工血管孔隙）可以保守处理。

接下来先关闭股动脉。如果还未用肝素，于关闭前检测来血和回血是否正常，如结果不满意，可用取栓导管轻柔通过并取出栓子。

以上讲述的是 EVAR 治疗 AAA 破裂的一种方法，还有多种方法，医生应根据腔内治疗前的解剖标准，确定最好的方法，包括换成主髂支架结合股 - 股交通人工血管的单臂支架型血管，或者是 Ⅰ 型内瘘时主动脉近端的延伸。可以预知的是随着医生经验更丰富，将来新一代血管内支架能更好地用于 EVAR 治疗 AAA 破裂。

结果

虽然在不同病例组之间存在差异，但总体数据显示 AAA 破裂开放修补的围术期总死亡率约为 50%[81]。对术前、术后变量与存活可能性的关系的分析，发现不良预后的术前预测因子包括入院时低血压（收缩压 90）、年龄大于 80 岁、术前心搏停止和低红细胞压积[82]。类似的 logistic 回归分析显示术后心肌梗死、呼吸衰竭、凝血异常和肾功能障碍是术后死亡率的强预测因子，存在 2 个或 3 个并发症，或需要透析时，存活的可能性明显下降[83]。

研究显示，40% ～ 60% 的 AAA 破裂患者可能通过腔内技术进行治疗。应用 EVAR 治疗 AAA 破裂的报道中，存活率升高，围术期死亡率低于 20%，与历史对照组（开放手术）相比，肾、心脏和呼吸并发症均降低[79]。整体大数据分析显示血管腔内修复 AAA 破裂例数不断增长，与开放手术相比死亡率明显下降[80,84,85]。EVAR 治疗破裂 AAA 后，较多数量的患者可能会并发间隔室综合征，需要开腹减压，这是在应用该技术时需要考虑的[86]。少数专科中心已经常规使用采用 EVAR 治疗破裂 AAA，虽然其出色的结果并未被普遍了解，但随着该技术的不断传播和其在破裂 AAA 方面的应用，这有望降低该病全球的死亡率。

内脏动脉瘤

内脏动脉瘤少见，在尸检研究中发现仅占 0.01% ~ 0.02%[87]。常规身体影像检查不断增加，使得对无症状内脏动脉瘤的认识和发现随之增长，因此内脏动脉瘤的实际发病率可能更高。内脏动脉瘤的治疗不在本章讨论范围，其主要并发症是破裂和远端动脉栓塞，治疗的原则是选择性治疗。表 13-1 归纳了内脏动脉瘤发生概率、可能破裂的风险和推荐的治疗。约 25% ~ 30% 的内脏动脉瘤在就诊时已破裂[88]，约 1/3 合并血管树其他位置的动脉瘤[89]。

脾动脉动脉瘤

脾动脉动脉瘤是最常见的内脏动脉瘤（60%），也是唯一女性发病率高（3∶1）的内脏动脉瘤，但破裂的危险较小。脾动脉动脉瘤破裂的危险最低，总体不超过 10%，在低风险患者中低于 2%。但是，妊娠患者破裂的危险会升高，孕妇和胎儿死亡率均超过 70%，还有肝移植术后[90]也是高危因素，这也是建议对这些群体的无症状内脏动脉瘤进行修复的原因[91]。动脉中层发育异常（女性更多见）和多次妊娠对血管的潜在影响（激素和血流动力学）被认为是促进因素[92]，其他可能的病因包括门静脉高压、脾大、胰腺炎，假囊肿相关性局部炎症和外伤。脾动脉动脉瘤破裂首先表现为小网膜囊内出血引起的腹痛而无腹胀和休克。当出血持续并通过 Winslow 孔溢入腹腔后（双重破裂），症状可更明显。

在大多数病例，脾动脉瘤破裂需要开腹手术并进行结扎。由于脾侧供血丰富，因而不必恢复脾动脉的连续性，开放或使用腔内方法闭合动脉瘤段血管是合适的选择。手术修复脾动脉近端和中部的动脉瘤需要显露小网膜，控制其近远端动脉并进行简单结扎，不需要重建血管。重要的一点是结扎所有供应血管，此操作需要切开瘤壁从瘤内结扎。脾门动脉瘤需要游离脾，结扎所有分支或于必要时行脾切除术来治疗。如果是外伤，尽早阻断脾动脉近端，对于治疗脾门动脉瘤非常重要。尽管有切除脾动脉瘤的报道[93]，但这对于急性病情时并不适用。腔内技术一般适用于开腹高风险的患者，比如动脉瘤合并胰腺炎、严重门静脉高压或肝移植患者。对于这些病例，如情况稳定，可以经股动脉或臂的动脉入路通过腹腔动脉到达脾动脉。利用引导鞘管和微导管进入脾动脉，将金属圈经过动脉瘤放到其远端，然后再放置于其内部和其近端。腔内技术有 10% ~ 15% 的出血风险，治疗脾门动脉瘤时还会有脾梗死的可能。对于胰腺炎或进展期肝病等开腹手术困难患者，腔内治疗作为第一选择。也有腔内技术放置支架移植物的报道[95]，这对确定人群可能尤其有用，比如需要保留脾血供的患者（如门脉分流），或是胰腺炎相关动脉瘤及严重感染等高风险患者。

肝动脉瘤

与脾动脉瘤不同，肝动脉瘤更多见于男性。有证据表明，外伤后肝动脉瘤的发病率增加。病因包括血管中层退化、动脉粥样硬化、外伤（最多能占 20%）、感染（继发于违禁药物的应用）、动脉炎或原位肝移植的影响[96]。肝动脉瘤破裂风险不低于 14%[96]，也可能更高[97]。大约有一半肝动脉瘤破裂表现为腹腔内出血的症状和体征，而另一半会破裂入胆道，被认为是胆道出血或胃肠道出血。

肝动脉瘤的治疗有多种选择，包括结扎、切除、

⬤ 表 13-1 内脏动脉瘤

位置	发病率（%）	破裂风险	手术适应证	修复类型
脾动脉	60	低	有症状、妊娠或育龄	结扎；脾切除；经导管栓塞
肝动脉	20	高	有症状、无症状但 > 2 cm（或全部）	结扎（肝总动脉）；动脉瘤内缝合术及动脉重建；腔内支架或经导管栓塞
肠系膜上动脉	6	高	所有	结扎（肠管受累则行血管再生）
髂动脉	4	高	所有	结扎、切除并血管再生；动脉瘤缝闭术
胃 / 胃网膜	4	非常高	所有	结扎
胰周动脉	很少	高	所有	经导管栓塞

动脉移植物修复和重建、肝切除和腔内技术[87,96-98]。对破裂的肝动脉瘤的治疗取决于其位置和肝血流情况。如果可行，术前动脉造影有助于制订治疗方案；动脉造影还能显示进入肝的侧支循环及右或左肝动脉的替代动脉等异常解剖，并且可发现多发动脉瘤，尤其是肝内病灶。

肝总动脉瘤破裂可采用简单结扎和切除，钳夹后肝有缺血表现者除外。多数病例胃右动脉和胃十二指肠动脉的侧支循环足以维持肝动脉血流。多数肝固有动脉瘤和其外的肝分支需要动脉重建，除非患者情况不稳定是不能耐受短路手术。大多数情况下，需要在切除动脉瘤后，置入移植物（最好是自体大隐静脉），或腔内动脉瘤成型。由于肝固有动脉位于胆管及门静脉旁边，对远端肝动脉或肝外分支动脉瘤的分离需要谨慎，远端和近端的控制在瘤体内进行更容易。动脉瘤破裂时，需要同时在腹腔干上水平控制主动脉。如果不能使用移植物置入（肝总动脉远端或肝固有动脉近端的动脉瘤），则采用扩大 Kocher 切口，将内脏向内翻转，显露主动脉右侧壁，行主动脉、肝动脉旁路手术。先进行主动脉吻合，将人工血管经十二指肠后方通道抵至肝门，切开动脉瘤后将其吻合到肝动脉。如果患者情况不稳定，即可在任何位置结扎肝动脉直至门静脉功能良好，此手术肝梗死的危险性很小，低于接受复杂操作的体弱患者。

肝内动脉瘤的最佳治疗是导管下栓塞，除非病灶很大。腔内技术治疗肝动脉瘤的方法包括金属圈栓塞和支架移植物置入。栓塞对于小的肝内囊性假动脉瘤最有用，该病多见于外伤后或经皮胆道穿刺后的医源性动脉损伤；大的肝内动脉瘤需要肝切除。肝外动脉瘤也可应用腔内方法，包括栓塞和放置血管内覆膜支架。

肠系膜上动脉动脉瘤

肠系膜上动脉动脉瘤与感染性病因有关，1953年 DeBakey 和 Cooley 就曾报道一例成功切除霉菌动脉瘤的病例[99]，全身感染（常合并心内膜炎）在其发展过程中一直是一个重要因素。SMA 动脉瘤的其他少见病因包括动脉粥样硬化、结缔组织病、动脉炎和外伤。SMA 动脉瘤破裂的危险在 40% ~ 50%。多数 SMA 动脉瘤发生于动脉近端 5 cm 内。它通常有症状，有时可有腹痛和肠绞痛的体征。SMA 动脉瘤破裂的治疗涉及经常性的感染病因和血管重建的困难程度。与 SMA 外伤不同，动脉瘤的切除和重建可

能更加困难，因为病灶更加广泛。虽然前面描述了近端 SMA 重建方法，但更大宗的同期病例组显示，对于大多数患者均可考虑结扎且不行血管再生[100]。在这些病例中，做出血管重建的决定前，试验性阻断肠管血管以判断肠管缺血范围非常重要。试验性阻断 SMA 后，如果腹腔干和肠系膜下动脉的侧支循环分别通过胰十二指肠动脉和中结肠动脉，提供丰富血流以维持肠管的活力，即可进行结扎。如果试验性阻断后出现广泛肠道缺血，则需要人工血管旁路。通常从肾下主动脉植入自体大隐静脉作旁路手术。更远端的 SMA 动脉瘤常需要结扎并切除受累小肠。将左侧内脏向内侧翻转，可显露 SMA 起始部。提起结肠系膜，在中结肠动脉引导下分离小肠系膜，显露更远段的 SMA。

经导管栓塞常用于多发小肠出血的动脉瘤且血流动力学稳定的患者。血管造影确定侧支血流并检测肠道活性，待上述操作完成后再进行剖腹。

腹腔干动脉瘤

血管壁中层退化是腹腔干动脉瘤最常见病因，尤其是解剖异常的患者，比如腹腔干、肠系膜血管共干[101]。有时，动脉瘤在内侧弓状韧带的压迫下向远处扩展，但破裂的发生率还未知。动脉粥样硬化同样与腹腔干动脉瘤相关。腹腔干动脉瘤破裂通常是结扎治疗，此方法一般均能耐受。如为囊状或局灶性动脉瘤，可考虑动脉瘤切除和血管重建[102]。以前患肝病或有门静脉高压的患者，血管重建要充分保证肝营养供应。如有需要，可用腹腔干上主动脉在腹腔干进行旁路手术，建立血管连续性，或者植入人造血管，但此方法较为少见。有的病例，动脉瘤局限于一处动脉壁，可以在保证剩余部分健康的情况下切除那部分瘤壁，然后做动脉瘤成形术。对腹腔干动脉的显露最好是通过腹壁切口，内翻脏器使术野良好，然后分离动脉分叉和内侧弓状韧带。另一种方法是通过小网膜直接到达。

胃、胃网膜、胃十二指肠、胰腺和胰十二指肠动脉瘤

胃和胃网膜动脉瘤占内脏动脉瘤的 4%，多数单发并累及胃动脉。其病因不明，但可能与血管壁中层退化或与炎性过程有关。瘤体发生破裂的概率较高，或破入腹膜，或破入胃肠道，70% 的表现为胃肠道出血。最好的治疗是动脉结扎，包括需要时切除累及的脏器。胃有充足的侧支供应，加之手术的急迫性，使

得血管重建不合适。

胃十二指肠、胰腺和胰十二指肠动脉瘤通常与急性或慢性胰腺炎有关[103]。有时这些动脉瘤在肝移植或胰十二指肠切除术后出现，特别是术后出现胰瘘时。此病大多数有症状，破裂和胃肠道出血经常出现。由于与胰腺炎症相关，胃十二指肠和胰十二指肠动脉瘤最好在导管下栓塞治疗并闭合管腔，尤其是有活动性出血时。

肠系膜分支和肠系膜下动脉的动脉瘤

空肠、回肠和结肠分支动脉瘤通常较小而孤立[103]。经常于血管造影检查胃肠道出血或因腹痛行 CT 扫描时发现动脉瘤。多发肠系膜动脉瘤提示全身性疾病，如结节性多动脉炎、来自细菌性心内膜炎的化脓性栓子、或结缔组织病。破裂最常见于结肠动脉分支动脉瘤。通常破裂进入肠系膜，但也有破裂进入腹腔的。处理是手术结扎，必要时切除累及的肠管。经导管栓塞作用有限，因为任何情况都要开腹，以查明肠管活性。

肠系膜下动脉的动脉瘤极少见，病因及自然史方面资料甚少。动脉瘤通常可以结扎治疗，如果侧支循环不充分，可用自体静脉进行血管再生。

腹部动脉瘤破裂后的并发症

腹主动脉瘤或内脏动脉瘤破裂后，经常出现局部或全身性并发症。高度怀疑时要快速诊断，早期治疗并发症以挽救生命。内脏动脉瘤破裂后死亡率在 10% ~ 60%，而主髂动脉瘤在 40% ~ 75%。术后出血可能因为持续存在的凝血异常（"医疗性出血"）或因为技术缺陷（"手术性出血"）。应紧急纠正低体温和凝血异常（用血液成分治疗），如果出血持续存在，则必须再次开腹探查。大量失血和液体复苏治疗，可能出现腹腔间隔室综合征，应早期诊断。腹腔间隔室综合征可导致气道峰值压力增高、进行性低氧血症、肾功能不全、肠系膜直接压迫导致的内脏缺血、肝毛细血管和静脉受压、心输出量减少，以及颅内压增高[104]。通过临床表现做出疑似诊断，而通过膀胱测压即可确认。膀胱压力超过 20 mmHg 即应开腹减压治疗。一旦水肿消失（通常 7 天之内），即可直接或用网片关闭腹腔。

主动脉或内脏动脉瘤切除后可能出现残留内脏缺血。患者术后可能会持续发热、白细胞增多或肠梗阻，术后肠梗阻时需要评估有无残留内脏缺血、胰腺炎或腹腔内脓肿，上述情况尤其在腹腔脏器切除后容易出现。30% 的 AAA 破裂修复后患者可出现结肠缺血，死亡率大于 50%[105]。它可突然出现，表现为不同症状和体征。发生在 AAA 切除术后 24 h 内的腹泻，不论是否为血性的，均应高度怀疑结肠缺血；对可疑病例应快速进行乙状结肠镜检查，如结肠缺血的诊断确认，全层缺血和黏膜缺血的鉴别较困难，根据患者的临床进程决定非手术治疗（广谱抗生素、液体治疗、肠道休息、复查结肠镜）或开腹切除手术。对于可疑病例，最好采用手术探查和结肠切除术。

主动脉和大的内脏血管破裂常导致休克和多系统器官衰竭。心（心肌梗死、心衰、心律失常）、肺（呼吸衰竭和成人呼吸窘迫综合征）问题尤为明显。AAA 破裂修复后 1/3 患者出现肾功能不全，如需要透析则提示预后差，死亡率超过 75%[106]；也可出现胃肠道及感染性并发症，通常在恢复阶段后期，这些并发症的终点是多系统器官衰竭，是 AAA 破裂 48 h 后最常见的死亡原因。

肢体缺血可出现在破裂 AAA 切除术后的患者，它是由主动脉碎屑导致远端栓塞引起。如手术结束时股动脉或腘动脉搏动消失，应快速进行血管探查，通常采用腹股沟切口。大多数情况下致病血栓可通过取栓导管清除；如果股动脉和腘动脉搏动存在，而多普勒信号减弱或消失，则可能有更远侧的栓塞，此情况有时称为"蓝趾"，可能与动脉粥样硬化的碎屑造成臀部、脊髓，有时是腹部和盆腔脏器的微栓塞有关。治疗通常是支持疗法，因为清除微栓子几乎是不可能的。预后结果是痊愈还是截肢或死亡，取决于微栓塞的严重程度和位置，以及伴随的缺血程度。

参考文献

1. Gore RM, Yaghmai V, Vahid T, et al. Imaging in intestinal ischemic disorders. *Radiol Clin North Am.* 1008;46(5):845–875.
2. Levy AD. Mesenteric ischemia. *Radiol Clin North Am.* 2007;45(3):593–599.
3. Veith FJ, Ohki T, Lispsitz EC, Suggs WD, Cynamon J. Endovascular grafts and other catheter directed techniques in the management of ruptured abdominal aortic aneurysms. *Semin Vasc Surg.* 2003;16:326–331.
4. Malina M, Veith FJ, Ivancev K, et al. Balloon Occlusion of the aorta during endovascular repair of ruptured abdominal aortic aneurysm. *J Endovasc Ther.* 2005;12(5):556–559.
5. Green RM, Ricotta JJ, Ouriel K, DeWeese JA. Results of supraceliac aortic clamping in the difficult elective resection of infrarenal abdominal aortic aneurysm. *J Vasc Surg.* 1989;9:124–134.
6. Ricotta JJ, Williams GM. Endarterectomy of the upper abdominal aorta and visceral arteries through an extraperitoneal approach. *Ann Surg.* 1980;192:633.

7. Murray SP, Kuestner LM, Stoney RJ. Transperitoneal medial visceral rotation. *Ann Vasc Surg*. 1995;9:209–216.

8. Ricotta JJ. Venous anomalies encountered during aortic surgery. In: Ernst CB, Stanley JC, eds. *Current Therapy in Vascular Surgery-2*. Toronto, Canada: BC Decker, Inc.; 1990.

9. Dean RH, Hansen KJ. Renal revascularization: how to make a difficult operation easier. In: Veith FJ, ed. *Current Critical Problems in Vascular Surgery*. St. Louis, MO: Quality Medical Publishing; 1989:306–308.

10. Asensio JA, Chahwan S., Hampeter D, et al. Operative management and outcomes of 302 abdominal vascular injuries. *Am J Surg*. 2000;180:528–534.

11. Oldenberg WA, Lau LL, Rodenberg, TJ, Edmonds HJ, Burger CD. Acute mesenteric ischemia: a clinical review. *Arch Intern Med*. 2004;164:1054–1062.

12. Bjorck M, Acosta S, Lindberg F, Troeng T, Bergqvist D. Revascularization of the superior mesenteric artery after acute thromboembolic occlusion. *Br J Surg*. 2002;89:923–927.

13. Endean ED, Barnes SL, Kwolek CJ, Minton TJ, Schwatz TH, Mentzer RW, Jr. Surgical management of thrombotic acute intestinal ischemia. *Ann Surg*. 2001;233:801–808.

14. Acosta S, Ogren M, Sternby NH, Bergqvist D, Bjork M. Clinical implications of acute thromboembolic occlusion of the superior mesenteric artery: autopsy findings in 213 patients. *Ann Surg*. 2005;24:516–522.

15. Bingol H., Zeybeck N, Cingoz F, Yilmaz AT, Tatar H, Sen D. Surgical therapy for acute mesenteric artery embolism. *Am J Surg*. 2004;188:68–70.

16. Comerota AJ, Rao AK, Throm RC, et al. A prospective, randomized, blinded, and placebo-controlled trial of intraoperative intra-arterial urokinase infusion during lower extremity revascularization. Regional and systemic effects. *Ann Surg*. 1993;218(4):534–541.

17. Schoots IG, Levi MM, Reekers JA, et al. Thrombolytic therapy for acute superior mesenteric artery occlusion. *J Vasc Interv Radiol*. 2005;16:317–329.

18. Landis MS, Rajan DK, Simons ME, et al. Percutaneous management of chronic mesenteric ischemia: outcomes after intervention. *J Vasc Interv Radiol*. 2005;16:1319–1325.

19. Kasirajan K, O'Hara PJ, Gray BH, et al. Chronic mesenteric ischemia: open surgery versus percutaneous angioplasty and stenting. *J Vasc Surg*. 2001;33:63–71.

20. Kougias P, Panagiotis EF, Zhou W, Lin PH. Management of chronic mesenteric ischemia: the role of endovascular therapy. *J Endovasc Ther*. 2007;14(3):395–405.

21. Wyers M, Powell R, Nolan B, Cronenwett J. Retrograde mesenteric stenting during laparotomy for acute occlusive mesenteric ischemia. *J Vasc Surg*. 2007;45:269–275.

22. Klotz S, Vestring T, Rotker J, et al. Diagnosis and treatment of nonocclusive mesenteric ischemia after open heart surgery. *Ann Thorac Surg*. 2001;72:1583–1586.

23. Trompeter M, Brazda T, Remy CT. Non-occlusive mesenteric ischemia: etiology, diagnosis, and interventional therapy. *Eur Radiol*. 2002;12(5):1179–1187.

24. Rhee RY, Gloviczki P, Mendonca CT, et al. Mesenteric venous thrombosis: still a lethal diseases in the 1990's. *J Vasc Surg*. 1994;20:688–697.

25. Kumar S, Sarr MG, Kamath PS. Mesenteric venous thrombosis. *N Engl J Med*. 2001;345:1683–1688.

26. Abu-Daff S, Abu-Daff N, Al-Shahed M. Mesenteric venous thrombosis and factors associated with mortality: a statistical analysis with five-year follow-up. *J Gastrointest Surg*. 2009;13:1245–1250.

27. Amitrano L, Brancaccio V, Guardascione MA, et al. High prevalence of thrombophilic genotypes in patients with acute mesenteric vein thrombosis. *Am J Gastroenterol*. 2001;96:146–149.

28. Bergentz S, Ericsson B, Hedner U, et al. Thrombosis in the superior mesenteric and portal veins: report of a case treated with thrombectomy. *Surgery*. 1974;76:286–290.

29. Lopera JE, Correa G, Brazzini A, et al. Percutaneous transhepatic treatment of symptomatic mesenteric venous thrombosis. *J Vasc Surg*. 2002;36:1058–1061.

30. Henao EA, Bohannon TW, Silva MB. Treatment of portal venous thrombosis with selective superior mesenteric artery infusion of recombinant tissue plasminogen activator. *J Vasc Surg*. 2003;38:1411–1415.

31. Park WM, Gloviczki P, Cherry KJ, et al. Contemporary management of acute mesenteric ischemia: factors associated with survival. *J Vasc Surg*. 2002;35:445–452.

32. Ballard JL, Stone WM, Hallett JW, et al. A critical analysis of adjuvant techniques used to assess bowel viability in acute mesenteric ischemia. *Am Surg*. 1993;59:309–311.

33. Kaminsky O, Yampolski I, Aranovich D, et al. Does a second look operation improve survival in patients with peritonitis due to acute mesenteric ischemia? A five-year retrospective experience. *World J Surg*. 2005;29:645–648.

34. Demetriades D, Velmahos G, Cornwell EE, et al. Selective non operative gunshot wounds of the anterior abdomen. *Arch Surg*. 1997;132:178–183.

35. Feliciano DV, Burch JM, Grahan JM. Abdominal vascular injury. In: Mattox KL, Feliciano DV, Moore EE, eds. *Trauma*. 4th ed. New York, NY: McGraw-Hill; 2000:783–806.

36. Yasuhara H. Kuroda T, Wada N. Blunt thoracic and abdominal vascular trauma and organ injury caused by road traffic accident. *Eur J Vasc Endovasc Surg*. 2000;20:517–522.

37. Demetriades D, Theodorou D, Murray J, et al. Mortality and prognostic factors in penetrating injury of the abdominal aorta. *J Trauma*. 1996;40:761–763.

38. Asensio JA, Forno W, Roidan W, et al. Visceral vascular injuries. *Surg Clin North Am*. 2002;82(1):1–20.

39. Rozycki GS, Knudson MM, Shackford SR, Dicker R. Surgeon performed bedside organ assessment with sonography after trauma (BOAST): a pilot study from the WTA multicenter group. *J Trauma*. 2005;59:1356–1364.

40. Rotondo MF, Schwab CW, McGonigal MD, et al. "Damage control": an approach for improved survival in exsanguinating penetrating abdominal injury. *J Trauma*. 1993;35:375–383.

41. Fox CJ, Gillespie DL, Cox ED, et al. Damage control resuscitation for vascular surgery in a combat support hospital. *J Trauma*. 2008;65:1–9.

42. Rasmussen TE, Clouse WD, Jenkins DH, Peck MA, Eliason JL, Smith DL. The use of temporary vascular shunts as damage control adjuncts in the management of wartime vascular injury. *J Trauma*. 2006;61:8–12.

43. Lee JT, Bongard FS. Iliac Vessel Injuries. *Surg Clin North Am*. 2002;82(1):21–48.

44. Starnes B, Arthurs ZM. Endovascular management of vascular trauma. *Perspect Vasc Surg Endovasc Ther*. 2006;18:114–129.

45. Yeh MW, Horn JK, Schechter WP, Chuter TA, Lane JS. Endovascular Repair of an actively hemorrhaging gunshot injury to the abdominal aorta. *J Vasc Surg*. 2006;42:1007–1009.

46. Valentine RJ, Clagett GP. Aortic graft infections: replacement with autogenous vein. *Cardiovasc Surg*. 2001;9:419–425.

47. Black SA, Wolfe JH, Clark M, Hamady M, Cheshire NJ, Jenkins MP. Complex thoracoabdominal aortic aneurysms: endovascular exclusions with visceral revascularization. *J Vasc Surg*. 2006;43:1081–1089.

48. Greenberg RK, West K, Pfaff K, Foster J, et al. Beyond the aortic bifurcation: branched endovascular grafts for thoracoabdominal and aortoiliac aneurysms. *J Vasc Surg*. 2006;43:879–886.

49. Marino IR, Francesco F, Doria C, Gruttadauria S, Lauro A, Scott VL. A new technique for successful management of complete suprahepatic caval transection. *J Am Coll Surg*. 2008;206:190–194.

50. Nicoluzzi JE, Von Bahten LC, Laux G. Hepatic vascular isolation in treatment of a complex hepatic vein injury. *J Trauma*. 2007;63:684–686.

51. Buckman RF, Pathak AS, Badelino MM, Bradley KM. Injuries of the inferior vena cava. *Surg Clin North Am*. 2001;81:1431–1447.

52. Carrillo EH, Spain DA, Wilson MA, Miller FB, Richardson JD. Alternatives in the management of penetrating injuries to the iliac vessels. *J Trauma*. 1998;44:1024–1029.

53. Picard E, Marty-Ane CH, Vernhet H, et al. Endovascular management of traumatic infrarenal abdominal aortic dissection. *Ann Vasc Surg*. 1998;12:515–521.

54. Huang W, Villavicencio JL, Rich NM. Delayed treatment and late complications of a traumatic arteriovenous fistula. *J Vasc Surg*. 2005;43: 715–717.

55. Spencer TA, Smyth SH, Wuttuch G, Hunter GC. Delayed presentation of traumatic aortocaval fistula: a report of two cases and a review of the associated compensatory and structural changes. *J Vasc Surg*. 2006;43:836–840.

56. Waldrop JL, Dart BW 4th, Barker DE. Endovascular stent graft treatment of a traumatic aortocaval fistula. *Ann Vasc Surg*. 2005;19:562–565.

57. Elliot SP, Olweny EO, McAninch JW. Renal artery injuries: a single center analysis of management strategies and outcomes. *J Urol*. 2007;178:2451–2455.

58. Tillou A, Romero J, Asensio JA, et al. Renal vascular injuries. *Surg Clin North Am*. 2001;81:1417–1430.

59. Villas PA, Cohen G, Putnam SG. Wallstent placement in a renal artery after blunt abdominal trauma. *J Trauma*. 1999;46:1137–1139.

60. Patel MI, Hardman DT, Fisher CM, Appleberg M. Current views on the pathogenesis of abdominal aortic aneurysms. *J Am Coll Surg*. 1995;181:371–382.

61. Dobrin PB, Mrkvicka R. Failure of elastin or collagen as possible critical connective tissue alterations underlying aneurysmal dilatation. *Cardiovasc Surg*. 1994;2:484–488.

62. Shah PK. Inflammation, metalloproteinases, and increased proteolysis: an emerging pathophysiological paradigm in aortic aneurysm. *Circulation*. 1997;96:2115–2117.

63. McMillan WD, Pearce WH. Increased plasma levels of metalloproteinase-9 are associated with abdominal aortic aneurysms. *J Vasc Surg*. 1999;29:122–127.

64. Johansen K, Koepsell T. Familial tendency for abdominal aortic aneurysms. *JAMA*. 1986;256:1934–1936.

65. Vardulaki KA, Walker NM, Day NE, et al. Quantifying the risks of hypertension, age, sex and smoking in patients with abdominal aortic aneurysm. *Br J Surg*. 2000;87:195–200.

66. Bengtsson H, Bergqvist D. Ruptured abdominal aortic aneurysm: a population-based study. *J Vasc Surg*. 1993;18:74–80.

67. Bown MJ, Sutton AJ, Bell PRF, Sayers RD. A meta-analysis of 50 years of ruptured abdominal aortic aneurysm repair. *Br J Surg*. 2002;89:714–730.

68. Kantonen I, Lepäntalo M, Brommels M, et al. Mortality in ruptured abdominal aortic aneurysms. The Finnvasc Study Group. *Eur J Vasc Endovasc Surg*. 1999;17:208–212.

69. Lederle FA, Johnson GR, Wilson SE, et al. Rupture rate of large abdominal aortic aneurysms in patients refusing or unfit for elective repair. *JAMA*. 2002;287:2968–2972.

70. Brewster DC, Cronenwett JL, Hallett JW, Jr, et al. Guidelines for the treatment of abdominal aortic aneurysms. Report of a subcommittee of the Joint Council of the American Association for Vascular Surgery and Society for Vascular Surgery. *J Vasc Surg*. 2003;37:1106–1117.

71. Cronenwett JL, Murphy TF, Zelenock GB, et al. Actuarial analysis of variables associated with rupture of small abdominal aortic aneurysms. *Surgery*. 1985;98:472–483.

72. Darling RC 3rd, Brewster DC, Darling RC, et al. Are familial abdominal aortic aneurysms different? *J Vasc Surg*. 1989;10:39–43.

73. Limet R, Sakalihassan N, Albert A. Determination of the expansion rate and incidence of rupture of abdominal aortic aneurysms. *J Vasc Surg*. 1991;14:540–548.

74. Verloes A, Sakalihasan N, Koulischer L, Limet R. Aneurysms of the abdominal aorta: familial and genetic aspects in three hundred thirteen pedigrees. *J Vasc Surg*. 1995;21:646–655.

75. Brown LC, Powell JT. Risk factors for aneurysm rupture in patients kept under ultrasound surveillance. UK Small Aneurysm Trial Participants. *Ann Surg*. 1999;230:289–296.

76. Weinbaum FI, Dubner S, Turner JW, Pardes JG. The accuracy of computed tomography in the diagnosis of retroperitoneal blood in the presence of abdominal aortic aneurysm. *J Vasc Surg*. 1987;6:11–16.

77. Arthurs ZM, Sohn VY, Starnes BW. Ruptured abdominal aortic aneurysms: Remote aortic occlusion for the general surgeon. *Surg Clin North Am*. 2007; 87:1035–1045.

78. Moore WS, Kashyap VS, Vescera CL, Quiñones-Baldrich WJ. Abdominal aortic aneurysm: a 6-year comparison of endovascular versus transabdominal repair. *Ann Surg*. 1999;230:298–308.

79. Ohki T, Veith FJ. Endovascular therapy for ruptured abdominal aortic aneurysms. *Adv Surg*. 2001;35:131–151.

80. Mehta M, Taggert J, Darling RC III, et al. Establishing a protocol for endovascular treatment of ruptured abdominal aortic aneurysms: outcomes of a prospective analysis. *J Vasc Surg*. 2006;44:1–8.

81. Katz DJ, Stanley JC, Zelenock GB. Operative mortality rates for intact and ruptured abdominal aortic aneurysms in Michigan: an eleven-year statewide experience. *J Vasc Surg*. 1994;19:804–815.

82. Johansen K, Kohler TR, Nicholls SC, et al. Ruptured abdominal aortic aneurysm: the Harborview experience. *J Vasc Surg*. 1991;13: 240–247.

83. Johnston KW. Ruptured abdominal aortic aneurysm: six-year follow-up results of a multicenter prospective study. Canadian Society for Vascular Surgery Aneurysm Study Group. *J Vasc Surg*. 1994;19:888–900.

84. Starnes BW, Quiroga E, Tran NT, et al. Ruptured abdominal aortic aneurysms: the Harborview experience—part 2. *J Vasc Surg*. 2009;59(suppl):S7.

85. McPhee J., Eslami MH, Arous EJ, Messina LM, Schanzer A. Endovascular treatment of ruptured abdominal aortic aneurysms in the United States (2001–2006): A significant survival benefit over open repair is independently associated with increased institutional volume. *J Vasc Surg*. 2009;49:817–826.

86. Mehta M, Darling RC III, Roddy SP, et al. Factors associated with abdominal compartment syndrome complicating endovascular repair of ruptured abdominal aortic aneurysms. *J Vasc Surg*. 2005;42:1047–1051.

87. Berceli SA. Hepatic and splenic artery aneurysms. *Semin Vasc Surg*. 2005; 18:196–201.

88. Carr SC, Pearce WH, Vogelzang RL, et al. Current management of visceral artery aneurysms. *Surgery*. 1996;120:627–634.

89. Carr SC, Mahvi DM, Hoch JR, et al. Visceral artery aneurysm rupture. *J Vasc Surg*. 2001;33:806–811.

90. Lee PC, Rhee RY, Gordon RY, Fung JJ, Webster MW. Management of splenic artery aneurysms: the significance of portal and essential hypertension. *J Am Coll Surg*. 1999;189:483–490.

91. dePerrot M, Buhler L, Deleaval J, et al. Management of true aneurysms of the splenic artery. *Am J Surg*. 1998;175:466–468.

92. Stanley JC, Fry WJ. Pathogenesis and clinical significance of splenic artery aneurysms. *Surgery*. 1974;76:898–909.

93. Arca MJ, Gagner M, Heniford BT, et al. Splenic artery aneurysms: methods of laparoscopic repair. *J Vasc Surg*. 1999;30:184–188.

94. Kasirajan K, Greenberg RK, Clair D, Ouriel K. Endovascular management of visceral artery aneurysm. *J Endovasc Ther*. 2001;8:150–155.

95. Arepally A, Dagli M, Hofmann LV, et al. Treatment of splenic artery aneurysm with a stent graft. *J Vasc Interv Radiol*. 2002;13:631–633.

96. Abbas MH, Fowl RJ, Stone WM, et al. Hepatic artery aneurysm: factors that predict complications. *J Vasc Surg*. 2003;38:41–45.

97. Salo JA, Aarnio PT, Jarvinen AA, et al. Aneurysms of the hepatic arteries. *Am J Surg*. 1989;55:705–709.

98. Messina LM., Shanley CJ. Visceral artery aneurysms. *Surg Clin North Am*. 1997;77:425–442.

99. DeBakey ME, Cooley DA. Successful resection of mycotic aneurysm of the superior mesenteric artery: case report and review of the literature. *Am Surg*. 1953;19:202–212.

100. Stone WM, Abbas M, Chery KJ, et al. Superior mesenteric artery aneurysms: Is presence an indication for intervention? *J Vasc Surg*. 2002;36:234–237.

101. Mammano E, COsci M, Zanon A, et al. Celiomesenteric trunk aneurysm. *Ann Vasc Surg*. 2009;23:257.

102. Graham LM, Stanley JC, Whitehouse WM, Jr, et al. Celiac artery aneurysms: Historic (1745–1949) versus contemporary (1950–1984) differences in etiology and clinical importance. *J Vasc Surg*. 1985;5:757–763.

103. Shanley CJ, Shah NL, Messina LM. Uncommon splanchnic artery aneurysms: pancreaticoduodenal, gastroduodenal, superior mesenteric, inferior mesenteric, and colic. *Ann Vasc Surg*. 1996;10:506–515.

104. Papavassiliou V, Anderton M, Loftus IM, et al. The physiological effects of elevated intra-abdominal pressure following aneurysm repair. *Eur J Vasc Endovasc Surg*. 2003 Sep;26(3):293–298.

105. Levison JA, Halpern VJ, Kline RG, et al. Perioperative predictors of colonic ischemia after ruptured abdominal aortic aneurysm. *J Vasc Surg*. 1999;29:40–45.

106. Harris LM, Faggioli GL, Fiedler R, Curl GR, Ricotta JJ. Ruptured abdominal aortic aneurysms: factors affecting mortality rates. *J Vasc Surg*. 1991;14:812–818.

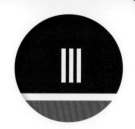

食 管

食管良性疾病

Saurabh Khandelwal • Brant K. Oelschlager

（王西墨 译）

14

食管作为一条肌性管道，其功能是将机体摄入的食物由咽输送到胃。这种功能由神经与肌肉共同协作完成，过程十分复杂。食管可发生各种疾病，包括先天性疾病与后天性疾病。本章将讨论的是外科医生遇到的最常见的几种食管良性疾病，包括食管旁疝（paraesophageal hernias，PEHs）、食管憩室以及食管运动障碍，旨在为这些疾病的评估与处理提供合理、有效的方法。食管恶性肿瘤与胃食管反流性疾病（GERD）将于本书的其他章节讨论。

食管旁疝

食管旁疝（PEHs）为食管裂孔缺损的结果。腹内脏器上移进入纵隔是由于左、右纵隔脚之间裂孔扩大，胸腔负压与腹压之间的压力梯度有助于移位。食管旁裂孔疝可能是先天性解剖原因，亦可由创伤或医源性因素引起。涉及胃食管交界部（GEJ）的手术，包括食管游离、膈肌脚修补术或胃底折叠术，均可导致 PEH 的形成；食管旁疝最常累及胃，其他器官包括结肠、网膜、脾、肝，有时可累及胰腺。

病因学和解剖学分类

食管裂孔疝依据 GEJ 与食管裂孔位置关系，同时根据疝内容物进行分类。Ⅰ型食管裂孔疝最为常见，其特点是 GEJ 于裂孔上方向头侧移位进入纵隔（图14-1）；Ⅰ型食管裂孔疝为滑动型食管裂孔疝，通常可还纳。由于解剖结构改变、食管下括约肌（LES）与裂孔共同形成的机械性功能障碍，Ⅰ型食管裂孔疝患者常常表现为胃食管反流征（gastroesophageal reflux，GER）；腹内段食管缩短与 His 角改变亦促进症状的

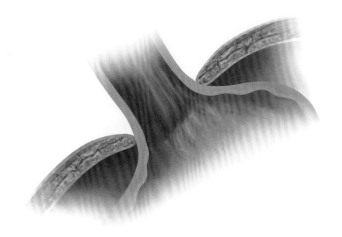

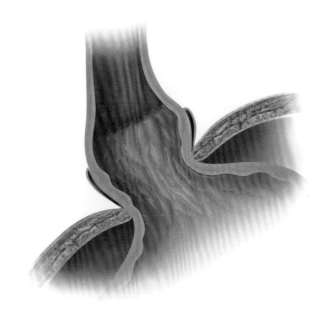

图 14-1　Ⅰ型食管裂孔疝或滑动型食管裂孔疝（Oelschlager B，Eubanks T，Pellegrini C. *Sabiston Textbook of Surgery*，18th ed，Chapter 42.）

发生。若Ⅰ型食管裂孔疝明显扩大，可能无法还纳而固定于裂孔上方。

　　Ⅱ型食管裂孔疝是真正的食管旁疝，为胃底向头侧移位进入纵隔所致。GEJ本身在腹腔内仍处于正常位置（图14-2）。吞咽困难为Ⅱ型食管裂孔疝常见症状，通常是由于胃压迫食管所导致；这种类型的疝亦称为"滑动"疝，通常于后纵隔发现突出的胃，是食管裂孔疝最为少见的类型。

　　Ⅲ型食管裂孔疝亦是真正的食管旁疝，最好作为Ⅰ型和Ⅱ型混合型疝来考虑，GEJ与部分胃由食管裂孔向上突出（图14-3）。此类疝囊可变得相当大，并且胃可完全疝入胸腔；固定胃的附着物如胃脾韧带和膈胃韧带，可能过度拉伸并且变得十分纤细。此型疝可导致部分或完全性流出道梗阻与扭转，可发生2种扭转，其一为器官轴型扭转，即胃沿其纵轴扭曲；其二为内旋轴型扭转，即胃沿其横轴向前翻转。器官轴型扭转较常见。患者通常有反流、吞咽困难、反胃以及呼吸道症状，均由GEJ与胃的移位与力学改变造成。

　　Ⅳ型食管裂孔疝的特点是突出于横膈以上的为其他腹腔脏器或网膜，可与Ⅱ型或Ⅲ型DEH同时存在。通常可累及横结肠与大网膜，其他器官如脾、肝、胰亦可受累。症状可随受累的特定器官而改变。

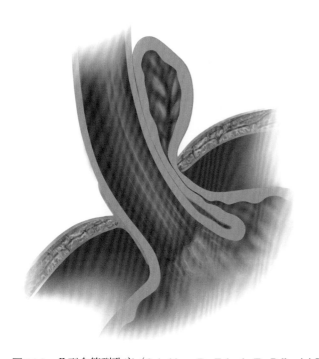

图14-2　Ⅱ型食管裂孔疝（Oelschlager B，Eubanks T，Pellegrini C. Sabiston *Textbook of Surgery*，18th ed，Chapter 42.）

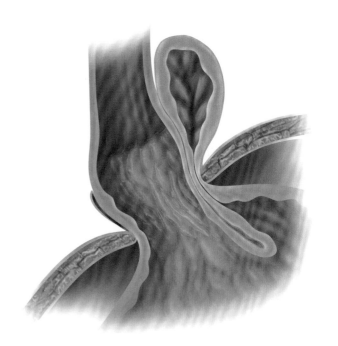

图14-3　Ⅲ型食管裂孔疝（Oelschlager B，Eubanks T，Pellegrini C. Sabiston *Textbook* of Surgery，18th ed，Chapter 42.）

临床表现

　　PEH患者的临床表现可有很大不同，从偶然发现到绞窄的紧急表现；症状往往是非特异性的，包括恶心、吞咽困难、呼吸困难、胃灼热、反胃、腹胀、胸痛、腹痛、早饱以及误吸导致的肺炎，严重疼痛是不祥征兆，通常提示扭转或嵌顿演变为绞窄。症状可能不明显或间歇出现，其原因是疝内容移位或内脏扭转缓解，症状出现缓解。

　　胃黏膜缺血胃肠（GI）出血导致的缺铁性贫血是PEH患者常见的临床表现，患有该病的1/3的患者受此影响[1]。其原因是疝囊颈部发生黏膜刺激与缺血，膈肌脚压迫并摩擦胃底、导致胃线性糜烂称为Cameron溃疡[1-3]。通常于详尽检查其他贫血原因后才诊断为PEH，手术纠正疝后，贫血得以纠正[4]。

　　食管旁疝的自然史尚不清楚，其发现多为偶然；通常于胸部X线检查、CT扫描或其他原因行上消化道内镜时发现，提示其真正发病率仍不清楚。

诊断与评估

　　食管裂孔疝患者的体格检查通常并不明显且不具有特异性。腹部检查通常无价值；胸部听诊可发现患侧呼吸音减低，或于胸部闻及肠鸣音。对患者进行大量非心源性胸痛或腹痛的检查并不少见，最终的上消化道（UGI）评估才得以诊断；上消化道内镜检查与影像学检查是诊断和评估 PEH 的主要方式。

影像学检查

完全或不完全非相关原因的胸部 X 线检查可诊断 PEH；胸部 X 线表现包括：心脏后气 - 液平面，此为进入胸腔的胃（图 14-4），横膈以上鼻胃管卷曲是另一种典型表现。

上消化道吞钡 / 食管造影检查对于诊断十分重要，通常可明确疝的解剖位置以及胃食管连接部的位置，也可提供食管蠕动与反流的相关功能信息，但其并非评价食管功能的最佳方法（图 14-5）。

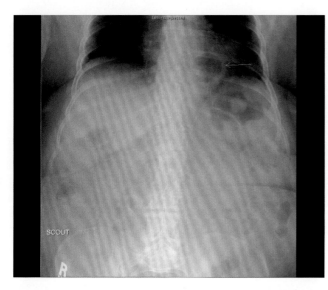

图 14-4 胸部 X 线检查——食管旁疝进入胸腔后，胃出现心脏后气液体平面（箭头）（经许可引自 Saurabh Khandelwal，MD，University of Washington.）

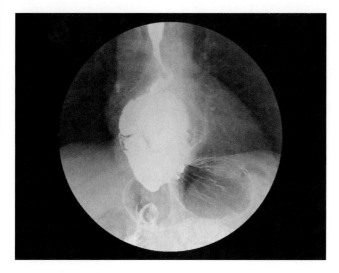

图 14-5 上消化道吞钡造影（GI）。Ⅲ型食管裂孔疝出（经许可引自 Saurabh Khandelwal，MD，University of Washington.）

CT 扫描并不常用于 PEH 的检查。通常是患者由于其他原因进行 CT 检查时有所发现而得以诊断 PEH，CT 可较好地鉴别其他类型膈疝，如 Morgagni 疝，并且可用以评估 Ⅳ 型食管裂孔疝疝内容物。

内镜检查

灵活的食道、胃、十二指肠镜检查（esophago-gastroduodenoscopy，EGD）对 PEH 而言是非常有用的诊断方式，并且是处理 PEH 的必要部分。EGD 允许操作者翻转内镜时评估胃食管连接部与疝大小，由于食管腔或胃受外部压力、移位改变解剖标志导致解剖定位成为挑战；内镜评估的重要功能之一是显示 Barrett 食管与食管恶性肿瘤，这些病变存在将改变治疗方式。

压力与 pH 测定

动态 pH 检测和食管测压可作为 PEH 辅助检查，然而此两项检查技术上较难实施，解剖结构变形导致不可能于 LES 中进行插管。应用食管测压可明确此类患者的食管功能，但较少改变手术计划；仅于食管可完全停止蠕动的情况下，我们才不使用作为修复 PEH 治疗一部分的常规 Nissen 胃底折叠术。在这些情况下，可不行胃底折叠术，或仅实施部分胃底折叠术（DOR 或 Toupet）；由于难以成功进行 pH 测试，以及修补 PEH 的标准 Nissen 胃底折叠术可解决反流，不强制要求监测 24 小时 pH 值。对于选择性实施胃底折叠术患者，24 小时 pH 监测可能更有意义；如未实施胃底折叠术，术前 pH 值监测可能是修复术后 GERD 预后不佳的预测因子，原因是疝拉伸膈食管膜与其本身的抗反流的解剖结构；换句话说，患者修复手术之前无 GERD 症状，如未行胃底折叠术，大部分患者可能将出现 GERD。对于主要症状疑似 GERD 的患者，需行 pH 监测提供手术干预的理由。

治疗指征

PEH 患者手术适应证伴随时间推移而转变。早期手术原则认为诊断 PEH 即是手术矫正的指征，其主要源于 Skinner、Belsey 以及 Hill 于 60 年代末和 70 年代初发表部分回顾性研究，以及其他小规模系列病例报道中，观察或急诊手术相关的并发症发生率与死亡率较高。Skinner 随访 21 例无症状患者，其中 6 例（29%）于观察期间发生出血、穿孔或狭窄等并发症；此外，加上观察到急诊手术汇总死亡率约为 17%、择期修复手术死亡率仅为 1%，因此指南推荐所有 PEH 患者均适合实施修复手术 [5-7]。而目前发现 PEH 并不一定出现症状，多于无意中发现。与以前看法不同的是较少出现急性并发症，而并不需要修复手术。

最近，Stylopoulos 与其同事进行的一项人群调查研究显示，观察到的 PEH 死亡率低于先前报道，并且与急诊手术相关的死亡率为 5.4%，而非 17%；其研究采用一项基于以人群为基础的决策模型，即自1997 年全国住院样本（Nationwide Inpntient Snmple，NIS）中可用的 PEH 数据，用以估计一组 500 万患者队列的观察等待与修复手术的风险。他们估计择期手术患者围术期死亡率为 1.4%、并发症发生率为 1%，得出结论：无症状或症状轻微人群中观察等待是 PEH 的合理的处理方式 [8]。我们认为对于有多种自发病及无症状疝的高龄 PEH 患者，这是一种适当策略；我们发现其数据与我们的临床经验一致，年轻（< 65 岁）与适合的患者，即使无症状，应考虑施行修复手术，原因是 PEH 在数年后可能发展为症状性疝或发生急性肠扭转。显然，有症状或症状已经发展的患者，如医疗条件允许，应进行评估并采取择期修复手术。

治疗性争论

对于食管旁疝外科治疗方面存在较多不同意见，集中于理想的手术入路、应用网片、缩短食管处理以及胃底折叠术的使用，改善手术方式时始终牢记 PEH 修补术中的基本步骤非常重要：无张力还原腹腔内胃、切除疝囊、膈肌脚近接疗法以及胃的固定。

手术入路

腹腔镜、开腹手术、经胸入路 PEH 修复已被阐述，各有优缺点；开胸手术可提供良好的可视术野，且易于进行胃成形术，使食管延长，但经胸行胃底折叠术十分困难、并发症发生率最高、住院时间较长、需单肺通气以及术后胸腔引流等。绝大多数外科医生熟悉的是开腹手术，避免胸部切口及其相关并发症，并可缩短手术时间；然而，纵隔结构的可视以及食管裂孔显露较困难。

腹腔镜克服两种传统开放术式的缺点，可提供食管裂孔与纵隔结构良好的可视化，且更易行胃底折叠术，使高度游离食管进入纵隔成为可能，避免开胸与单肺通气、胸引流管以及开胸术后的术后疼痛等。由于腹腔镜技术的引入，多个研究证实其可行性、安全性、恢复较快以及更短住院时间等优势 [9-10]。我们的

手术方式是腹腔镜手术，即使是对前肠手术有丰富经验医师而言，腹腔镜完成手术亦是十分复杂的手术，应交由经验丰富腹腔镜外科医生施行。目前无随机临床试验比较各种术式。

膈肌脚修复

复发与否是各种疝修补术是否成功的主要的衡量结果，膈肌脚修复是 PEH 修复术的重要组成部分。膈肌脚修复及其寿命，如同其他疝修补方式，取决于无张力缝合；可采用多种方法克服复发倾向并提高食管裂孔愈合的可能性，包括纱布的应用、松弛切口及各类人工网片等。Frantzides 等与 Carlson 等人分别进行 2 项随机试验比较采用或不采用网片的食管裂孔修补 [11-12]。Carlson 研究将患者随机分组，进行单纯缝合膈肌脚成形术或聚四氟乙烯（PTFE）膈肌脚成形术，所有患者均行 Nissen 胃底折叠，结果显示采用网片闭合患者，食管裂孔疝复发减少（单纯膈脚成形术复发率为 18.8%，PTFE 膈肌脚成形术复发率为 0）。Frantzides 进行的一项包括所有类型食管裂孔疝患者（Ⅰ型～Ⅳ型）研究试验，疝缺损大于 8 cm 的患者随机分为单纯缝合膈肌脚成形术组和采用聚四氟乙烯网片膈肌脚成形术组，平均随访 2.5 年，观察到单纯膈脚成形术复发率为 22%、而网片修补术无复发。

初期的创造与结果大多来自小规模系列研究，由于放置人工网片，并发症报道增多，包括网片移位、感染、吞咽困难、侵蚀食道等。由于聚丙烯网片水解与粘连后明显收缩，不推荐于裂孔修复术使用；PTFE 产生粘连较少，但可能侵蚀食管 [13]，侵蚀食管是一种严重并发症，通常需要食管切除术治疗，代价较高。

我们倾向采用生物网片加强一期闭合。生物网片是以胶原蛋白为基础的可吸收生物支架，机体组织可进入其内生长；永久放置于裂孔处仍存在潜在侵蚀、感染与吞咽困难的风险 [14]。为检验生物网片，我们开展一项多中心随机临床试验，将患者随机分组，分别施行一期修复（n = 57）或生物网片加强一期修复[n = 51，小肠黏膜下层（small intestinal submncosa，SIS）]；主要观察标准是观察是否在上消化道复发，基于我们的研究，观察到 6 个月中 95 例患者疝复发率从 24% 降至 9%[15]。虽然我们仅展示 6 个月随访结果，Jacobs 与其同事证实 SIS 网片在膈肌脚成形术中的优异效果、中位随访 28 个月无并发症，以及同样低的复发率 [16]。Desai 与其同事在犬模型中采用

SIS 网片修复食管裂孔缺损，1 年随访后进行组织学分析表明，组织长入良好、SIS 网片膈肌脚成形术无腐蚀或狭窄等[17]。有报道指出采用生物网片出现裂孔狭窄、纤维化等问题，但并未有发生侵蚀的报道。Stadlhuber 与其同事最近发表了一篇文章总结目前关于网片相关并发症的文献[18]，如最常见的手术并发症，我们认为真正的并发症发生率可能被低估了；我们认为生物网片是目前可用人工网片中能提供最佳疗效与安全性的材料，并推荐应用于 PEH 修补术。

常规胃底折叠术

PEH 修复术常规施行部分或全胃底折叠术有如下原因：首先，24 小时 pH 值监测可见术后异常酸性暴露发生率较高[19-20]，加之 PEH 相关的胃食管连接部解剖异常，手术时分离可能进一步破坏此自然屏障，甚至消除裂孔自然的抗反流功能；其次，采用胃底折叠术于膈下固定胃，可能降低其复发率。全胃底折叠术（360°）还未证实与增加吞咽困难患者的肠蠕动受损发生率相关[21-22]，食管完全不蠕动情况下，胃底部分折叠术是一合理选择。

手术技术：腹腔镜食管裂孔疝修补术

体位与穿刺器

患者处于低截石位，用豆袋与凝胶垫填充支撑，深反 Trendelenburg 位施行手术（图 14-6）。

入路与充气依据每个医生偏好。我们于左上象限紧靠肋缘下方，应用气腹针和光学刀片套管针入腹，将穿刺器定位于标准食管手术位置（图 14-7）。

分离

外科医生首先轻柔地缩小胃使其进入腹腔，然后用适当能量源分离胃短血管；胃短血管通常由于胃底移至胸部而变得长而细弱，并牵向左膈肌脚基底部。如前所述采用经左膈肌脚途径[23]，于左膈肌脚上用电刀锐性进入疝囊。维持正确平面并分离整个疝囊，需小心谨慎地避免膈肌脚肌柱损伤，肌柱又细又弱。与疝囊与纵隔结构之间分离至右上，绕膈肌裂孔环形分离。迷走神经前干（通常由于疝囊从食管上移位而易于分离）与食管应清晰地鉴别，食管多是扭曲的，小心地用一发光探条辅助识别食管；识别食管后应立即拉回探条，对向牵引可导致穿孔。

如遇到异位肝左动脉，应尽力保护；随后将疝囊

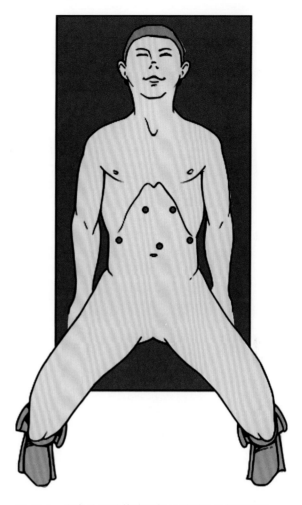

图 14-6　患者处于最佳接近与显露裂孔的低截石位

从右膈肌脚上剥离，注意识别并避免损伤迷走神经后干。胃左动脉和静脉可拉伸进入纵隔，须谨慎识别并避免损伤。一旦疝囊释放并由纵隔下降，于胃食管连接部用 0.5 英寸（1 英寸 =2.54 厘米）Penrose 引流管环绕食管提供牵引；助手通过左侧穿刺器，牵拉引流管，操纵食管以提供术野暴露。

待纵隔分离，食管游离并获得一定长度后，所有疝囊均应缩小，常规分离食管至肺静脉水平，如需要可提高游离水平，目的是将其足够游离至胃食管连接部能无张力轻易平放至腹腔内，一旦疝囊还纳，食管游离后，即于迷走神经左侧整块切除疝囊；我们认为此步骤通过保留多余组织，可帮助完成胃底折叠术。

膈肌脚修复

后膈肌脚重建是完成游离食管后的下一步操作，可采用体内缝合针或腹腔镜缝合装置。我们于正中弓状韧带上方开始向下缝合，缝合膈肌脚肌柱；根

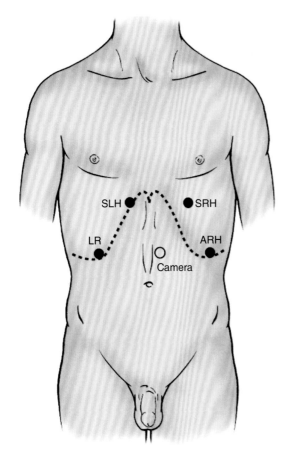

图 14-7　接近裂孔的套管位置。ARH，助手右手；LR，肝拉钩；SLH，术者左手；SRH，术者右手（Used with permission from Saurabh Khandelwal，MD，University of Washington）

据缺损大小，用 0 或 1 号编织、不吸收缝线间断缝合 3 ~ 8 针。此时可用 52 F 探条置入胃内，以评估膈肌脚成形术。钝性器具尖端应可通过探条填充食管和近接疗法的膈肌脚间的空隙；罕见的情况是膈肌后脚最后缝针，可导致食管过度向前成角。如出现此种情况，不缝合膈肌后脚，使用相同方法缝合膈肌前脚。

下一步用生物网片支撑强化膈肌脚修复。传统 U 形网片有 6 层，用缝合固定于左、右膈肌脚顶端，然后应用纤维蛋白胶固定（图 14-8）。

胃底折叠术

通过探条来确保施行大小合适的胃底折叠术。为保证正常几何形状与胃底折叠定位，我们首先标记缝合胃食管连接部下 3 cm，距胃大弯 2 cm 的胃底；从后面的食管后窗将缝线提至患者右侧，在此处抓住缝线；其与前胃底形成镜像，二者于裂孔 10 点位汇合。进行类似"擦鞋"动作，于食管后窗将胃底后部移至左侧，通过辨别结扎的胃短血管，检查胃大弯两侧胃

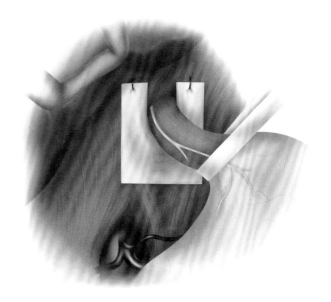

图 14-8　食管裂孔疝（PEH）与 U 形网片示意图（经许可引自 Saurabh Khandelwal，MD，University of Washington.）

底是否等长，这将确保构建时所形成的包绕与胃大弯呈 180°。

相距 1 cm 缝合 4 针，构建 3 cm 包绕，此步骤是于 52 F 探条外侧完成。附加冠状缝合 3 针。前 2 针分别穿过前胃底缝左、右两侧，牢牢固定食管肌层，最后至左或右膈肌脚；最后 1 针缝合位于胃底折叠部位的自然位置，与新封闭的裂孔相对（图 14-9）。

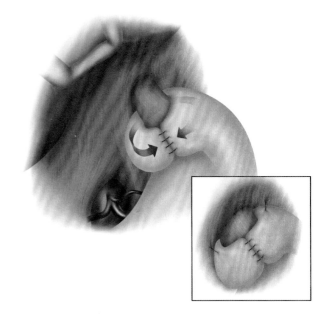

图 14-9　食管旁疝（PEH）修复后构建 Nissen 胃底折叠术（Oelschlager B，Eubanks T，Pellegrini C. *Sabiston Textbook of Surgery*，18th ed，Chapter 42.）

开放手术采用通过正中切口，基本操作步骤相同。

运动障碍

痉挛性运动障碍

原发性食管运动障碍（primary esophageal motility disorders，PEMDs）包含痉挛性疾病与贲门失弛缓症，痉挛性疾病包括胡桃夹食管、弥漫性食管痉挛（diffuse esophagel spasm，DES）与食管下括约肌高压（hypertensive lower esophageal sphincter，HLES），这些罕见疾病可出现多变或非特异性症状，且难以诊断与治疗；症状通常有胸痛、胃食管反流、反胃以及少见的吞咽困难，临床医生须对患者主诉提高警惕、并观察通常什么症状能对治疗有反应以及哪些不能。区分上述提及的原发性运动障碍或继发于 GERD 症状十分重要，GERD 是食管运动功能障碍的重要原因，如有症状需进行评估；其通过药物或手术的成功治疗通常可使多数患者症状减轻，这些患者可能早期诊断为食管运动障碍，但实际上症状中有明显的反流 [24-27]。继发食管动力障碍性疾病的病因包括糖尿病、Chagas 病、胶原血管病以及多发性硬化症等。如存在上述病因，应于做出诊断，开始进行治疗前考虑其严重程度与预后。

患者表现与评估

在认为食管是引起症状的原因之前，应行心肺功能评估，排除心脏或肺部的病因。运动性疾病评估应包括仔细地病史采集，这可能有助于明确诊断并可让检查者发现任何可能引起症状的复杂精神疾病或障碍，如反刍综合征；系统检查应包括内镜与上消化道吞钡检查以评估解剖、排除恶性肿瘤或其他病变；食管测压检查是必不可少的，并且应进行 24 小时 pH 监测评估反流（图 14-10）。

弥漫性食管痉挛

弥漫性食管痉挛（diffuse esophageal spasm，DES）于 1889 年被 Osgood 首次描述 [28]。典型的 DES 患者表现为胸部疼痛与吞咽困难，并可能出现功能性梗阻症状。DES 症状与胃食管反流病难以区分；应进行 pH 值监测与测压评估，如测试中发现异常反流，首选治疗策略为抑制分泌治疗，控制胃食管反流病。DES 测压试验的决定性特征有大于 10%（但小于 100%）的湿咽，其次是同时食管收缩振幅达 30 mmHg 或更高（图

14-11）[29-30]。LES 功能障碍表现为不适当松弛和（或）高压状态，见于一半以上诊断 DES 的患者 [31]；测压时亦可见间歇蠕动以及收缩延长。DES 是一种罕见而真实存在的疾病，据估计仅在 3% ～ 5% 评估为食管运动障碍患者中发现 [32]。以前认为 DES 外科治疗作用较小，最近越来越多的小规模系列研究显示，严格选择的患者行食管肌层切开术后，80% 可较好地缓解吞咽困难，但胸痛较难以治愈 [24,31,33]。应于 DES 诊断与手术治疗前仔细、彻底地检查，并排除胃食管反流病的混杂因素；药物治疗是较为合适的初始治疗。

胡桃夹样食管

胡桃夹食管（hutcracker esophagus，NE）于 1997 年由 Brand 与其同事首次描述，并于数年后由 Castell 命名 [35]。NE 典型症状包括胸痛与吞咽困难；测压的特征包括食管收缩时，压力大于 180 mmHg（图 14-12）。Patti 与其同事对这些患者实施切开术，观察到 80% 的患者吞咽困难得以控制，但 50% 的患者仍有胸痛 [31]。有意义的是，复发疼痛的患者术后发展为吞咽困难，可能是由于切开导致的蠕动减弱。大多数测压符合 NE 且表现为胸痛的患者不需手术治疗，对以吞咽困难为主要症状的患者应慎重考虑手术治疗。部分测压提示 NE 表现外有 LES 高压以及上消化道功能性梗阻患者最适合手术治疗。与 DES 相同，需评估胃食管反流病是否存在，如存在则需治疗；胃食管反流病，与食管收缩高压同时出现时，可成为激发因子，进一步刺激高敏食管。治疗目的是纠正不正常的酸暴露与刺激、显著改善症状；治疗主体的是药物治疗，钙通道阻断药有利于改善症状 [36]，三环类抗抑郁药亦可缓解症状。

食管下括约肌高压症

食管下括约肌高压症（hypertensive lower esphagoal sphincter，HLES）是指食管完整及正常蠕动时，LES 静息压力大于 45 mmHg 的状态（图 14-13），不完全松弛 LES 可能为其另一特点。其最早于 1960 年报道 [37]。HLES 患者不具特异性，可出现胸痛和（或）吞咽困难症状；亦可能有 LES 功能性肠梗阻症状。症状可是孤立的，或与 GERD 症状相关；仔细询问病史并进行详细测压和 pH 监测是明确症状与食管功能的主要问题。治疗应针对已出现的症状，通常降低 LES 压力的一线药物是钙通道阻断药、肉毒毒素与磷酸二酯酶抑制剂；这些药物有明显的副作用，并且疗效随

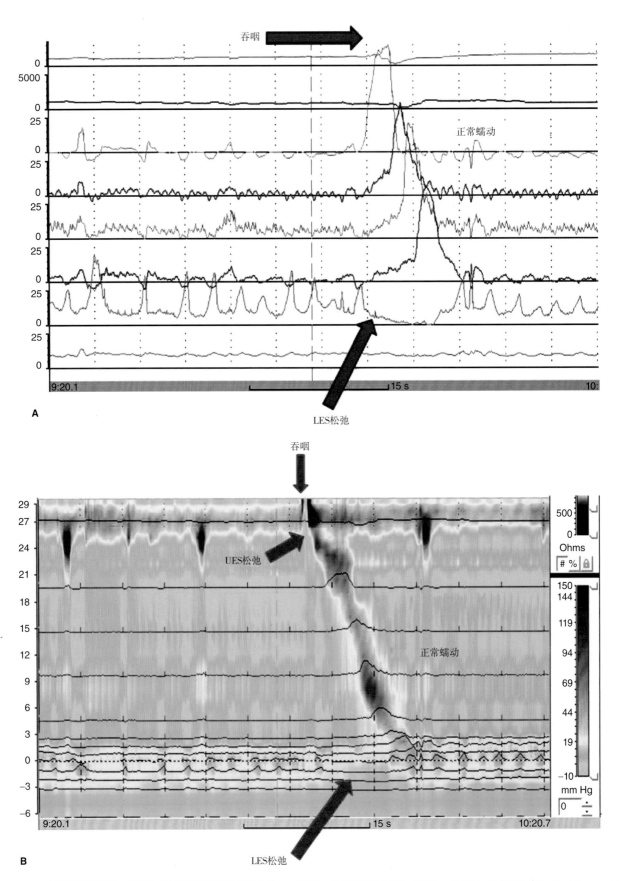

图 14-10　正常吞咽测压 [常规和高分辨率测压（HRM）]。LES，食管下括约肌；UES，食管上括约肌（Used with permission from Roger P. Tatum，MD，Director，University of Washington Esophageal Motility Laboratory.）

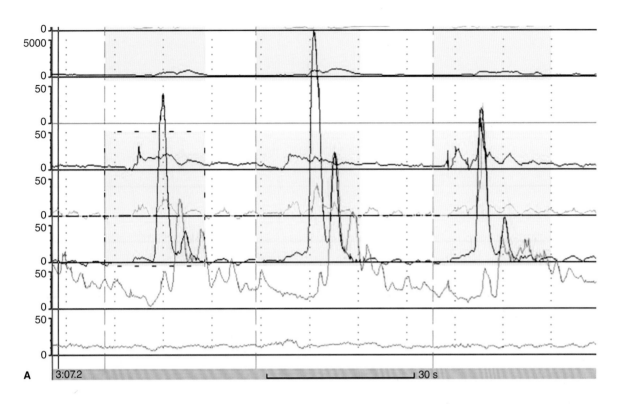

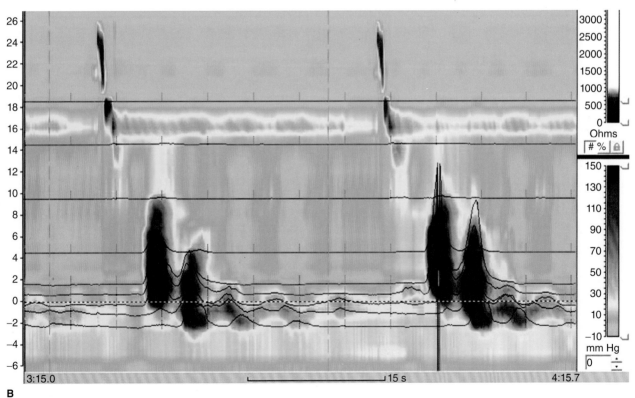

图 **14-11**　弥漫性食管痉挛 [常规和高分辨率测压（HRM）]。（Used with permission from Roger P. Tatum，MD，Director，University of Washington Esophageal Motility Laboratory.）

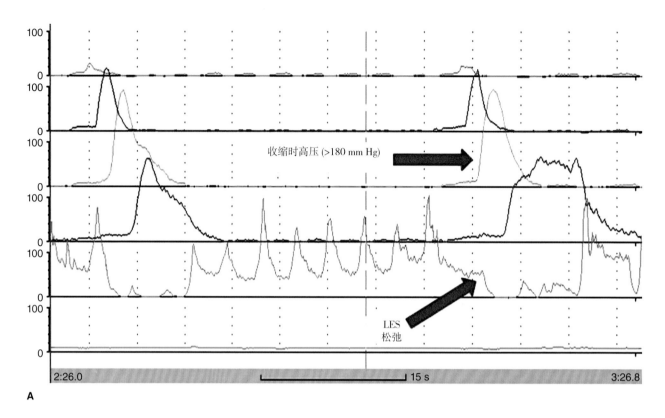

A

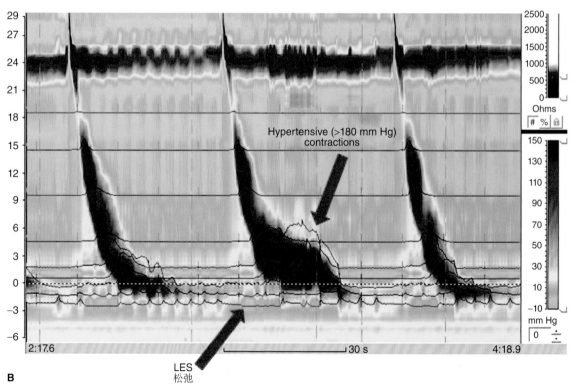

B

图 14-12　胡桃夹食管 [常规和高分辨率测压（HRM）]。LES，食管下括约肌（Used with permission from Roger P. Tatum，MD，Director，University of Washington Esophageal Motility Laboratory.）

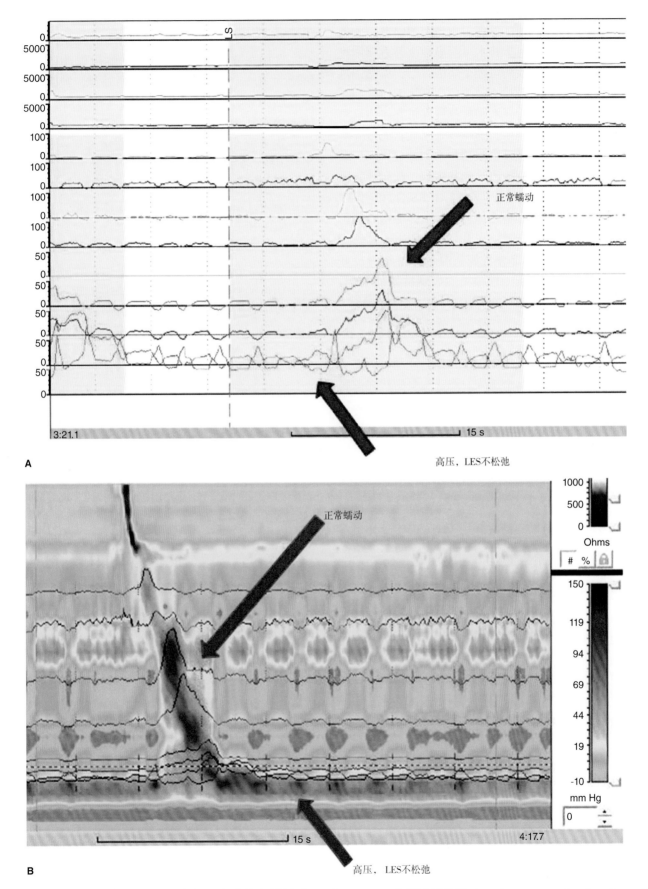

正常蠕动

高压，LES不松弛

A

正常蠕动

高压，LES不松弛

B

图 14-13　高血压食管下括约肌 [常规和高分辨率测压（HRM）]。LES，食管下括约肌（Used with permission from Roger P. Tatum，MD，Director，University of Washington Esophageal Motility Laboratory.）

时间推移而降低。GERD 患者可出现与 HLES 一致的测压结果，Nissen 胃底折叠术可明显地改善吞咽困难与胸痛，表明反流性疾病可能是病因[38-39]。吞咽困难或胸痛作为主要症状及检查结果仅表现为 HLES 而无 GERD 的患者，施行切开术和部分胃底折叠术更有可能缓解症状，表明括约肌功能障碍是其症状的主要病因。多个研究小组报道采用肌切开术和部分胃底折叠术治疗这类患者有良好效果，症状缓解、超过 3 年无复发[31,38,40]。同时药物治疗通常是 HLES 合理、保守的一线治疗方案，被严格筛选并进行了详尽检查的患者（根据测压和 pH 监测结果），施行 Nissen 胃底折叠术或肌切开术结合部分胃底折叠术，可获得良好的治疗结果。HLES 是一种罕见的表现特异的疾病，应在对患者开始治疗前，对其进行深入而细致检查。

总结

痉挛性 PEMDs（NE，HLES，DES）的诊断与治疗对临床医生来说是个挑战。严密观察症状并彻底地检查食管功能对患者的诊断与治疗方案确定至关重要，这类疾病通常与胃食管反流病重叠，GERD 可明显促进并加重其症状；药物与外科治疗已于过去有所尝试，其中多数可达到缓解 GEJ 功能性梗阻并改善食管清除率目标。大多数情况下，应用平滑肌放松剂等侵入性较低治疗方法是首选的保守治疗；对于严格筛选患者而言，手术可解决单独的致病因素，如异常GERD 或单纯 LES 功能障碍。

贲门失弛缓症

先天性贲门失弛缓症是一种影响食管的原发性运动障碍疾病。贲门失弛缓症——典型的全食管蠕动停止，是外科医生最常遇到的运动障碍。此病较为罕见，西方国家人群中发病率为 1 ~ 3/10 万[41]。但是，其为前面提及所有类型的运动障碍中最常见的PEMD。本病组织病理学特点为近乎完全的或全肌间神经丛神经节细胞丧失，这是由这些细胞与肌间神经损伤及纤维化所致；最新的病因学研究提示其为自身免疫性疾病，通过 CD3、CD8 细胞标记物在炎症渗出中的免疫组化分析而证实[42-44]。刺激性事件或诱因可能与潜伏的 1 型单纯疱疹病毒（HSV-1）抗原暴露激活细胞毒性 T 细胞相关[45-46]；此外，即使仍存有胆碱能神经元功能，氧化亚氮（NO）作为 LES 的一种松弛介质，经常合成受损[47-49]，这两种攻击导致食管排空受损、蠕动停止与 LES 不松弛等病理生理现象。

患者表现

贲门失弛缓症可于各个年龄段发生、但通常年龄为 20 ~ 50 岁，无明显性别差异。典型症状包括吞咽困难、未消化食物反流，以及食物"粘"于胸部的不适，症状通常于仰卧后加重，并且前一天的食物未完全消化；冷的液体通常可加剧症状，无法饮用冷水是该病的常见症状。患者可叙述他们使用的各种使食物通过其失弛缓的 LES 尝试，这些措施包括抬高头部、吞咽液体尝试"冲刷"食物，或保持直立延长时间等。仅食管内食物与液体克服 LES 压力后，才产生相对较大的静水压使患者能够吞下。在病情严重恶化之前，上述尝试可能会起作用；随着病情发展，食管逐渐扩张，实际上相当于胃的储存功能，可以发现前一天的食物反流越来越普遍。这些症状导致患者担心在别人面前出现食物反刍，而回避社交活动；此外，频繁反流与误吸可导致肺部并发症。贲门失弛缓症往往有体重下降，且与疾病严重程度相关。但是，老年患者（> 60岁）、短期内出现症状（< 6 个月）、明显体重减轻（> 10 ~ 20 磅）（1 磅 = 0.45 千克）提示应考虑肿瘤病因，又名假性贲门失弛缓症；在这种情况下，患者应于治疗前行胸部、腹部 CT 和（或）内镜超声检查。

评估

应对患者进行全面系统地体格检查。检查包括数个部分，首先应进行上消化道食管造影，评估解剖形态，此为吞咽困难早期常用的检查方法，且是较好的筛查工具；尤其是应注意食管形态（例如是否有 S 状食管？）与 LES 解剖位置。吞钡食管造影典型表现有食管远端至 GEJ 逐渐变细，呈"鸟嘴"样改变，通常可见气液平面（图 14-14 和图 14-15）；同时影像学报告经常可评估食管蠕动的质量，测压检查被保留。

测压可确诊贲门失弛缓症。食管体部蠕动停止与 LES 松弛受损是测压的标志性结果，而蠕动停止是必备的发现；典型波形为低幅、同步波（图 14-16），活力型贲门失弛症可发生高振幅波形，通常可见于疾病早期，并于肌间神经节细胞未完全破坏的患者中出现。

内镜检查是诊断贲门失弛缓症重要步骤，为直接检查黏膜与评估 GEJ 黏膜提供机会；任何异常组织均应行活检以排除假性贲门失弛缓症，此外还行 CT 扫描和（或）超声内镜检查。

我们通常并不常规对这类患者通常进行 24 小时

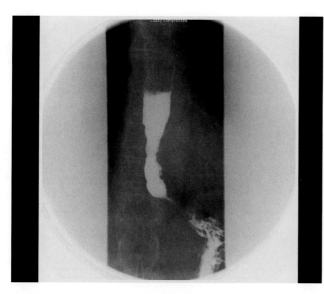

图 14-14　UGI 显示贲门失弛缓症远端逐渐变细以及"鸟嘴"征（经许可引自 Saurabh Khandelwal，MD，University of Washington.）

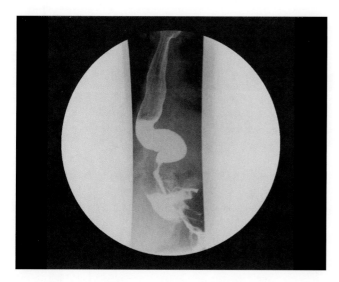

图 14-15　S 状食管见于长期贲门失弛缓症（经许可引自 Saurabh Khandelwal，MD，University of Washington.）

pH 监测，原因是其通常不具有临床意义，假阳性结果可由食管内食物发酵所致。

治疗

　　贲门失弛缓症治疗本质上是姑息性的，包括药物、内镜与手术治疗；必须强调的是患者的治疗并非根治或针对病理生理异常，而是治疗方案的目的是通过松弛或破坏 LES 肌纤维，缓解梗阻症状与食管排空损伤。

　　药物治疗主要集中在松弛平滑肌与降低 LES 压力，多使用硝酸盐与钙通道阻断药；由于其作用有限且吸收不一致，应用范围有限。食管排空受损可影响摄食与吸收，在随机对照试验中，钙通道阻断药虽可降低 LES 压力，但对改善临床症状无显著效果[50-51]。西地那非是磷酸二酯酶抑制剂，已证明可有效地松弛 LES[52]，但由于其耐受性差与副作用，临床应用较为有限。硝酸盐，可舌下含服以克服其吸收差的缺点，缓解症状效果通常较钙通道阻断药好[53]；但是，可导致如低血压、头痛等会导致意外的副作用，同其他药物治疗相同，疗效随时间推移而减退。药物治疗仅应用于临床上不能接受其他治疗的患者。

　　内镜治疗包括球囊扩张与肉毒杆菌毒素注射。肉毒杆菌毒素通过抑制胆碱能神经末梢释放乙酰胆碱，从而降低 LES 压力。最近 Campos 等发表了一篇关于治疗贲门失弛缓症的 meta 分析中，9 项研究中 315 例患者接受肉毒素注射，1 个月后发现 78.7% 的患者初始症状缓解；40.6% 患者 12 个月时间内病情稳步下降、46.6% 患者需重复注射治疗[54]。虽然肉毒杆菌毒素注射治疗可暂时缓解症状，其效果并不持久，通常需手术与重复治疗；此外，与肌切开术相比，肉毒素治疗效果似乎较差。Zaninotto 等进行一项随机试验，比较肉毒毒素注射与腹腔镜下 Heller 肌切开术结合胃底折叠术的疗效，观察时间 1 年内，60% 肉毒杆菌注射组仍无症状，与之对比的是手术组症状消失患者达 87%；2 年中注射肉毒杆菌的患者仅 34% 仍无症状，而 87% 手术组患者无症状[55]。多次注射可导致黏膜下纤维化，可使未来手术治疗更加复杂，增加肌切开术操作难度并增加穿孔风险[56]。内镜下肉毒杆菌毒素注射可为不愿意或无法接受侵入性较大手术的患者提供一种替代治疗，但其在疾病治疗中的作用有限。

　　内镜球囊扩张术可控地撕裂 LES 肌层，是已用于治疗贲门失弛缓症的另一种内镜治疗方法，其可能是主要手术替代方法。先前使用不同类型扩张术，包括固定直径扩张器、汞加压球囊以及注水球囊，控制与长期效果最好的是非顺应性球囊扩张器，如 Rigiflex 球囊扩张器（Boston Scientific，Boston，MA）[57]。Campos 等发表了评估包含 1065 例患者的 15 个研究的 meta 分析，使用新一代气囊扩张器，观察到 1 个月症状缓解率为 84.8%、6 个月为 73.8%、12 个月为 68.2%，36 个月后症状缓解率降至 58.4%，1/4 患者需重复内镜球囊扩张治疗[54]。球囊扩张术长期疗效较肉毒杆菌注射好，但仍有明显复发率，需要重复治疗，

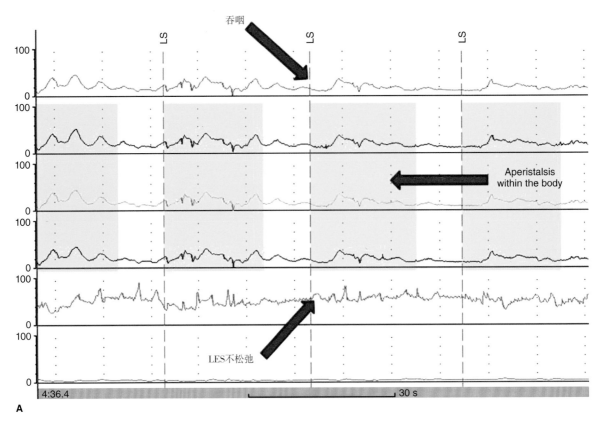

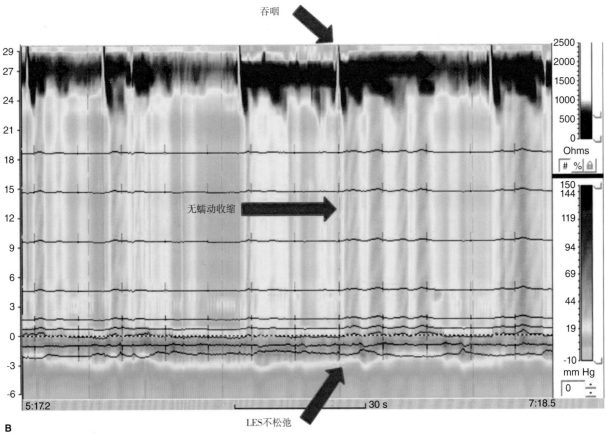

图 14-16　贲门失弛缓症的常规和高分辨率测压显示（HRM）。LES，食管下括约肌（Used with permission from Roger P. Tatum，MD，Director University of Washington Esophageal Motility Laboratory.）

由于球囊扩张有近 2% 穿孔风险，较肉毒杆菌毒素注射风险更大 [54]。球囊扩张的风险随着食管明显扩张、食管裂孔疝及膈上憩室（epiphnenic diverticula，ED）的存在而增加，这些应视为球囊扩张术相对禁忌证。相对肉毒杆菌毒素注射，在上述各种内镜治疗方法中，球囊扩张更为有效，但风险亦更大。

Ernst Heller 于 1913 年首次描述肌切开术手术 [58]，其最初描述包括前、后肌切开术。大多数中心仅行前肌切开术，食管肌层切开术治疗贲门失弛缓症具有较好的远期结果，且可缓解吞咽困难；长期随访研究显示近 75% 的患者症状缓解超过 20 年，短期随访研究表明约 3 年后近 90% 的患者仍无症状 [41,54,59]。先前患者对 Heller 肌切开术畏惧的部分原因是由于它是侵袭性操作，过去需要开腹或开胸手术以及长时间住院，长恢复期等。目前手术方法演变为胸腔镜或腹腔镜下微创手术。Shimi 等于 1991 年首次报道腹腔镜 Heller 肌切开术，Pellegrini 等于 1992 年首次报道胸腔镜途径手术 [60-61]。胸腔镜手术弊端有需单肺通气、术后胸腔引流管以及无法施行抗反流手术等，当演变为腹腔镜肌切开术后上述缺点消失。腹腔镜手术可提供食管裂孔与纵隔结构的良好可视性，不需单肺通气或术后胸腔引流管，且施行抗反流技术操作更为直接；此外，腹腔镜肌切开术与胸腔镜技术相比，可更好地改善症状（89.3% vs. 77.6%），且当结合部分胃底折叠术时反流症状发病率较低（14.9% vs. 28.3%）[54]。

围绕肌切开术的两个主要争论是是否实施抗反流手术（如果包括，应行那种）、肌切开的最佳长度与范围。如不联合胃底折叠术，GER 症状与食管炎是治疗失败的常见原因，标准 Heller 肌切开术结合抗反流手术认为可缓解症状并改善预后。Richards 等进行了一项前瞻性随机试验研究证实了这个问题，比较 Heller 肌切开术与 Heller 肌切开术加 Dor 胃底折叠术（前），显示出胃食管反流的病理改变的定义为术后 6 个月 24 小时 pH 值监测发现，患者出现远端食管酸暴露大于 4.2%，而实施 Dor 胃底折叠术将胃食管反流症状由 47.6% 减至 9.1%[62]。有学者曾主张应用松弛 Nissen 胃底折叠术，取代部分胃底折叠术，以防止胃食管反流；显然在这种情况下，更应关注由于食管清除较差、较弱或无推进力引起的术后吞咽困难。Rebecchi 等最近发表的研究将患者随机分配为 Heller 肌切开术叠加 Dor 胃底折叠术或 Heller 肌切开术加松弛型 Nissen 手术组，随后进行 60 个月随访，发现两组之间 GER 症状无显著统计学差异；然而，松弛型

Nissen 手术组吞咽困难发生率明显较 Dor 胃底折叠术组高（15% vs. 2.8%）。其总结两种抗反流手术均可提供足够的抗 GER 保护，但 Nissen 手术吞咽困难的复发明显较高 [63]。一项随机多中心试验正在比较 DOR 胃底折叠术与 EM 的效果，期望得出的数据将有助于回答何种抗反流手术更为优越；直至有数据明确地证实何种技术较其他技术更具优势前，外科医生的偏爱与经验将指导应用哪种折叠结合切开术。

肌切开术长度和范围是另一争议。大多数医生认可的切开范围应于 GEJ 以上延长 6 ～ 7 cm；于食管前面以较安全的方式适当分离，标准的远端肌切开通常至 GEJ 以下 0.5 ～ 1.5 cm。选择此长度是保证有足够长度缓解食管功能性梗阻，同时保留抗反流屏障 [64]。结果证实，如果这两方面均不能保证足够长度，则较容易出现吞咽困难和（或）胃食管反流病。1998 年基于观测结果，即胸腔镜下行延伸至胃的肌肉再次切开术可改善吞咽困难症状，我们改变了临床实践应用，于 GEJ 以下 3 cm 处行切开术（扩大切开术），完全破坏 LES 纤维。我们比较扩大切开术 / Toupet 术与标准切开术 / DOR 术的效果，观察到扩大切开术后 LES 压力较低（9.5 vs. 15.8 mmHg），吞咽困难发生率更少，复发性重度吞咽困难需要干预的发生率更低（3% vs. 17%）[65]。我们继续随访，并比较一组有 52 例患者的队列，中位随访时间为 46 个月；观察到的胃灼热、食管酸暴露或 LES 压力变化频率无显著性差异；但是，吞咽障碍严重程度降低，EM 与 Toupet 胃底折叠术组症状缓解更有优势，仅 5% 行 EM/Toupet 的患者需再次手术（扩张术），与之相比 18% 的 SM/DOR 患者需干预治疗（10% 行内镜治疗，8% 需再次手术）[66]。我们认为，扩大切开术结合 Toupet 手术为更好的抗反流手术，其卓越疗效可能源于其更多地从生理角度考虑 GEJ 的结构和角度，以及打开并进行肌切开术，防止肌纤维重新靠近以及症状复发的能力。我们的研究比较两种不同的术式（SM 结合 DOR 与 EM 结合 Toupet），无法回答哪种包绕更佳；目前我们建议进行前或后胃底折叠术结合扩大切开术。我们仍继续常规施行扩大肌切开术，且已取得优异成果以及较低吞咽困难发生率；我们较少考虑扩张，也基本上避免了再次手术的需要。原因是这种方法更加完全地闭合 LES，应与抗反流手术配合使用。我们认为实施 Heller 肌切开术时应于 GEJ 3 cm 以下常规进行扩大切开术。

手术技术

腹腔镜 Heller 肌切开术　如本章 PEH 修复术所描述，利用食管标准手术位置，患者体位与穿刺器置入位置；使用一 10mm 30°腹腔镜确保获得对施行肌切开术最优图像，这对肌切开术十分重要。与之不同的是，PEH 修复术与首次 Nissen 胃底折叠术中使用 5 mm 30°腹腔镜。嘱患者术前 2 天进流质饮食，尽量使食管内残留食物最小化，减少手术时误吸的风险。

首先锐性分离膈胃韧带，然后使用超声刀离断胃短血管；左膈肌脚处理方法如前所述，完成左、右与食管前纵隔分离。除需提供足够长的腹段食管以便较好地施行胃底折叠术，不必过多分离食管后附着物。分离的主要目标是于食管前方获得尽可能的长度后行肌切开术。识别并保留迷走神经前（左）支十分重要，神经与 GEJ 脂肪垫需仔细地从食管体部分离并保留，以便连续施行肌切开操作，由胃上方开始延伸至迷走神经、从左至右跨过 GEJ 前部；切除迷走神经前支左侧的前脂肪垫，即可于切开时准确地识别 GEJ。

操作至此，将 50 F 探条置入胃体，透照法有助于识别黏膜下层。首先应用腹腔镜 Babcock 钳，于探条上方打开一部分，轻轻拖动组织跨过探条周围，以提供张力与暴露；于 GEJ 以下 3cm 的胃前面开始行肌切开术。我们倾向使用 L 形钩进行切开，也可使用其他设备。小心地用电刀开始切割，然后用 L 形钩轻轻分开肌纤维，显露下层。需要耐心与仔细地分离才可进入正确平面。胃黏膜下层含有丰富血管丛，可作为识别标志；一旦确定层面，向头侧进行切开术。在切开术中仅使用小功率电刀（图 14-17）。

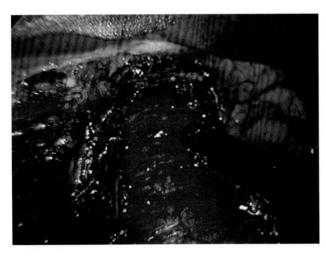

图 14-17　52 F 光源探条下行食管肌切开术（Used with permission from Saurabh Khandelwal，MD，University of Washington.）

正确确定胃壁层面可能较困难，原因是贲门交叉纤维方向多变，且黏膜往往较薄。一旦抵达 GEJ，由于食管组织的外纵肌和内环肌纤维，使肌层变得更加容易识别。首先分离外纵肌纤维，然后内环层；迷走神经前支从左至右横穿食管，在此水平上扩大肌切开术，肌切开术于安全情况下尽可能向内切。通常情况下，可于 GEJ 以上切开 6 ~ 8cm；辅助复位 Babcock 钳需继续于探条上方提供组织暴露和张力。由于肌肉向头侧切开，助手可切换使用无损伤钳用力抓住分开的左侧肌纤维，同时主刀医生左手抓持右侧纤维，以这种方式完成切开术。

黏膜下出血有时被误认为是肌纤维出血，但出血具有自限性；轻柔压迫通常可有效控制出血。使用电刀时务必谨慎，它可能造成未知损伤并导致迟发性穿孔。如分离时发生黏膜穿孔，通常是可见到明显唾液或胃液分泌或探条光线，可于术中内镜检查确认有无损伤，在修补后对其进行术后评估。黏膜损伤应立即用 4-0 可吸收缝线修补，并考虑实施前方支持型胃底折叠术。

仔细的术中内镜检查可对肌切开术完整性以及损伤进行评估。如正确分离所有肌纤维，内镜下可见 GEJ 明显开放，而无未分离肌纤维产生的缺口；此外，黏膜损伤可于内镜与腹腔镜轻轻充气时检查发现。

Toupet 胃底折叠（后方）作为抗反流术是手术的最后部分。行一针将胃底后部缝至 GEJ 下 3 cm，且距已分开的胃短血管 2 cm 处；以此处作为参考点，确保后方胃囊对称。从食管后将胃底移到 GEJ 后方，将参考线抓住拉至切口缘，用 2-0 丝线将胃底缝合至右膈肌脚缓解张力。用 3 针将包绕的边缘缝至切口边缘。用类似方式，把左边部分缝合至切缘与左膈肌脚上（图 14-18 和图 14-19）。完成包裹缝合后，移除套管针及肝拉钩并关闭穿刺器，结束手术。

Dor 胃底前折叠术是可取的抗反流手术，操作技术上较 Toupet 更容易，需要的分离更少，尤其是胃后部（图 14-20）。Toupet 术可更好地支撑分开的肌纤维，这种机制可能引起复发与吞咽困难的发生率较低。基于此，我们更倾向于这种后胃底折叠术。图 14-21 描绘全部与部分胃底折叠术结构与几何位置关系。食管十分曲折或弯曲的患者行胃底折叠术后，观察到吞咽困难术后发生率较高，因此省略抗反流手术步骤。

术后，患者绝对流质饮食且缓慢进食。不使用

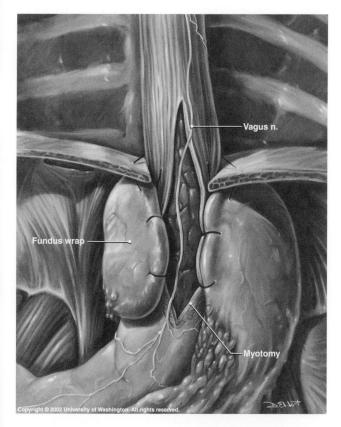

图 14-18 图示已完成 Heller 肌切开术，腹腔镜胃底后折叠术（Woltman TA，Pellegrini CA，Oelschlager BK. Achalasia. *Surg Clin North Am.* 2005；85（3）：483-493）

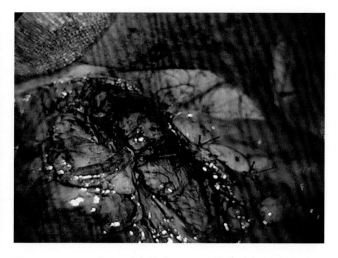

图 14-19 Heller 肌切开术结合 Toupet 胃底后折叠术完成后术中图片（Used with permission from Saurabh Khandelwal，MD，University of Washington.）

鼻胃管。积极控制恶心以预防干呕或呕吐，通常患者术后 1 天出院。常规随访中，评估反流与吞咽困难症状；术后 4 ～ 6 月，让患者重复食管测压并进行 24

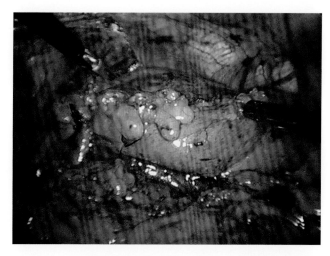

图 14-20 完成的前胃底折叠术（DOR）（Used with permission from Saurabh Khandelwal，MD，University of Washington.）

小时 pH 监测以评价酸暴露。如存酸暴露异常或出现 GER 症状，可开始服用质子泵抑制剂（PPI）改善症状并减少消化性狭窄形成风险。

总结

食管运动障碍患者均有吞咽困难的特征性表现。仔细询问病史，与 pH 监测与测压生理试验相结合，加之适当的影像检查可形成诊断。除贲门失弛缓症外，PEMD 均可通过药物治疗，尤其是在仔细评价与控制 GER 后。贲门失弛缓症的最佳治疗方式为手术治疗，即腹腔镜肌切开术结合部分胃底折叠术。虽然亦有内镜治疗，但其结果与持久性较差，可为不愿或不能接受手术的患者保留这种治疗方式。从患者康复与远期效果来说，微创技术显示出治疗贲门失弛缓症的极大潜力。

食管憩室

食管憩室相对少见，基于其位置分类：近端、咽食管、中段或膈上食管憩室，后者位于 GEJ 上方 10 cm 内。中段食管憩室，通常是牵引性憩室，为真性憩室，较为罕见，通常不需要手术治疗。由外在炎症过程引起"牵拉"，过去常与结核性或肉芽肿性疾病相关。近端和远端憩室更为常见，为假性憩室或推进型憩室，因为其由外翻的黏膜层构成而非食管壁全层。本章将集中描述这些食管憩室及治疗，特别是 Zenker 憩室（zenker's diverticulum，ZD）与膈上憩室（epiphrenic diverticulum，ED）。

Zenker 憩室

1769 年由 Ludlow 最初描述[67]，此近端食管憩室以德国病理学家 Friedrich Albert Von Zenker 命名，100 多年后的 1877 年，将其病因阐述为咽部压力增加而导致[68]。病变解剖位置位于食管上括约肌近端（upper esoph-ageal shpincter，UES）与下咽后方，在环咽肌与咽下缩肌之间咽后壁区域称为 Killian 三角，两肌之间区域是此空间的薄弱点，此区域发生黏膜与

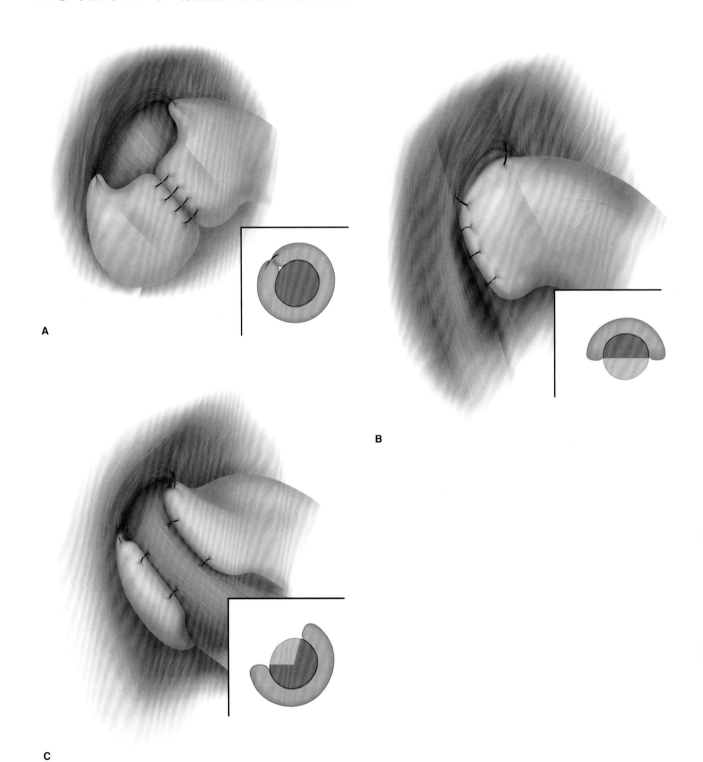

图 14-21 不同的胃底折叠术。A.完全型；B.前方型（DOR）；C.后方型（Toupet）（Oelschlager B，Eubanks T，Pellegrini C.*Sabiston Textbook of Surgery*，18th ed，Chapter 42.）

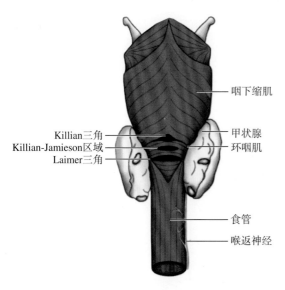

图 14-22　图示咽食管交界处后方区域的薄弱区域

黏膜下层突出或外翻，导致 Zenker 憩室（ZD）形成（图 14-22）。除后壁薄弱外，环咽肌纤维化导致其缺乏弹性且静息张力较高，使咽食管段功能障碍，导致 ZD 形成[69-70]。虽然已进行数十年研究，但对 ZD 形成的病因仍未有完整结论。

ZD 通常发生于 70 ～ 80 岁，从症状出现到具有手术指征的时间通常较长，因其症状往往较模糊且无害，且与较多其他良性症状重叠。由于无症状 ZD 患者数量未知，其发病率难以估计。据估计，英国 ZD 的发病率为 2/10 万[71]。常见症状有吞咽困难、癔球症、口臭，误吸以及未消化食物反流等，体检较少出现异常结果，但少数可触及肿块，大多数情况下位于颈部左侧。

ZD 吞钡检查可测定憩室大小、头尾尺寸与位置，由于内镜盲插导致假腔穿孔可能性较大，致使 ZD 发病，只有吞钡检查完成后才可尝试行内镜检查。内镜主要用于排除其他诊断，包括肿瘤、黏膜异常、同期的食管病变、憩室内转移性恶性肿瘤以及 GERD；测压无 ZD 相关的特征性表现，而可能存在 UES 功能障碍。

治疗

ZD 治疗在过去的一个世纪，从开腹憩室切除术或肌切开术式憩室固定术演变为经口内镜手术治疗，包括吻合器辅助的黏膜肌肉切开术、CO_2 激光、氩离子凝固术（APC）以及传统切开缝合术。目前无随机试验比较这些方法，但大多数方法可实现近 90% 及以上的症状改善，并且并发症发生率与死亡率均较低。

治疗方式往往由患者与医生选择，依照欧洲经验，治疗趋势似转向内镜治疗，原因是其具有较低并发症发生率与死亡率，能避免开放手术并且具有良好效果[69,72]。虽然治疗趋势转变为内镜治疗，仍有部分患者应施行标准开放手术，包括下颚狭窄或口腔较小、憩室不能容纳内镜、憩室不位于食管后方、Killian-Jamieson 憩室[73]的患者，如已有憩室黏膜肿瘤病变以及无法安全实现的经口入路的巨大憩室等，应寻求开放手术切除。

手术技巧

颈部开放憩室切除术　患者需术前 2 天流质饮食，以减少残余食物与误吸风险。患者仰卧位，颈部完全伸直，头转向右侧，露出左颈。由于憩室大多数发生于左后方，因此采用左颈部入路；此外，由于气管天然的轻微向右移位、此位置最容易接近食管。采用颈部斜切口，覆盖于胸锁乳突肌前缘（sternocleidoma-stoid muscle，SCM），向两侧牵拉 SCM 与颈动脉鞘，并将甲状腺牵向内侧。甲状腺中静脉须与肩胛舌骨肌结扎后，方可向内牵拉甲状腺，并暴露气管食管沟与食管。应识别并保留左侧喉返神经；相较右侧，左侧喉返神经可得到较好且更稳定的解剖分离，所以左侧入路在这一方面更加理想。

向远侧及头侧进行分离。真性 ZD 可于 Killian 三角形后中线找到；抓持憩室后分离其颈部。接下来，通过触诊放入 50 F 光源探条，医生于直视下进入远端食管。开始进行切开术，包括环咽肌并向下数厘米，可由内环、外纵肌纤维确定，可采用网状线性吻合器切除憩室（图 14-23）。憩室切除术应于探条下进行，避免食管狭窄。外科医生可决定是否放置引流管。闭合颈阔肌，逐层关闭切口。如患者指标正常，可于术后第二天进流食，并于 48 h 内出院。

开放性憩室切除与肌切开术可较好地缓解 82% ～ 94% 的患者的症状，并且复发率仅为 3.6% ～ 7%[69]，轻度至重度并发症发生率高达 25%，包括钉线漏、瘘管形成、狭窄、喉返神经麻痹、纵隔炎、肺炎以及出血；开放手术相关死亡率为 1.2% ～ 3.4%[69,74-78]。

内镜治疗　ZD 内镜治疗由 Mosher 于 1917 年首次阐述，然而由于其并发症，并未受到重视，直至 1960 年 Dohlman 与 Mattsson 提出恢复内镜治疗[80]，并引进电凝技术概念。Collard 等于 1993 年描述内镜吻合憩室切除术（endoscopic stapled，diverticulectomy，ESD），是当今内镜治疗的主要方法[81]。ZD 腔内治疗是侵袭性最小方法，其各种形式的原则相同：通过分离憩室

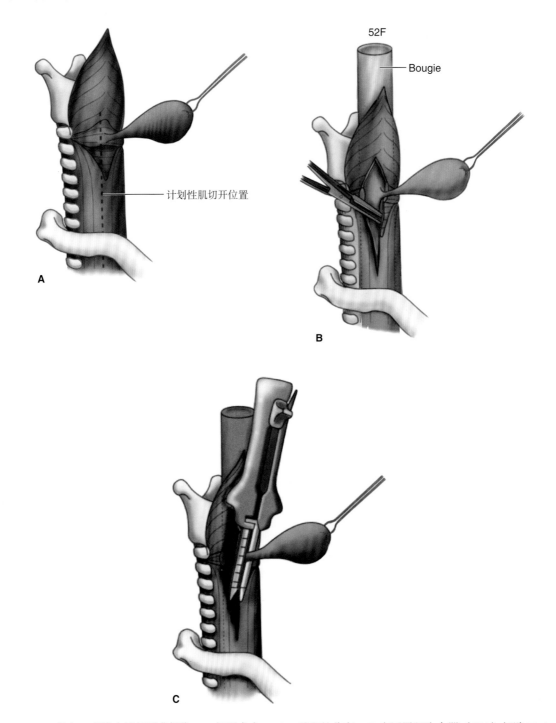

图 14-23 A. Zenker 憩室，虚线表示切开术部位；B. 切开术中 Zenker 憩室的分离；C. 应用胃肠吻合器（GIA）切除 Zenker 憩室

与食管腔之间的膈膜进行黏膜肌切开术。CO_2 激光、电刀、针刀、金属夹、吻合器已引入应用[80-83]。完成膈膜切除后，应用吻合器憩室切除术较其他方法，在闭合伤口方面具有明显优势。认为这种方法可减少出血与穿孔风险。硬镜与软镜均可使用，硬镜通常由 ENT（耳鼻喉外科医生）在手术室进行，同时与吻

合器及憩室镜合用，可同时插入食管与憩室（图 14-24）；软镜技术采用各种电刀、切割、钳夹或激光分开膈膜，灵活的软镜相较硬镜有优势，可应用镇静与镇痛，避免全麻，并可于门诊进行手术，减少住院时间、节约潜在成本。但与硬镜和 ESD 相比，复发率较高（一些系列研究中高达 35%，而硬镜和 ESD 为

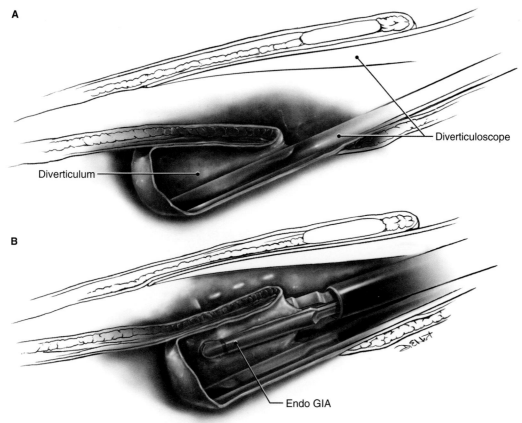

图 14-24　Zenker 憩室切除术使用憩室镜与吻合器施行黏膜肌切开术

15.4%）。目前尚未进行比较不同腔内入路的点对点随机试验。

　　腔内治疗可较好地改善 80% ～ 96% 的患者的症状，23% 的患者出现轻微并发症，如皮下肺气肿或轻度出血，较常见手术治疗出现的严重并发症少，从 0 到 3.8% 不等[69,84]，最令人担心的是食管或咽穿孔，死亡率较低（0 ～ 0.4%），且软镜手术未有死亡报道；然而，ZD 复发率显著高于手术治疗，为 3.3% ～ 35%[69]。在各种方法中，软镜复发率最高，通常可通过重复治疗解决。虽然这是一个缺点，但对老年患者腔内治疗的整体安全性与较低的风险等是较为理想的因素，且 ZD 最常见于老年人。以下患者不具有 ZD 腔内治疗指征，如口腔小、大骨赘以及小憩室（< 3 cm）[73]，以及较小憩室难以应用吻合器与憩室镜。

总结

　　ZD 是一种罕见疾病，发生于咽后部的膨出型憩室，可用手术与内镜治疗（硬镜或软镜）。所有治疗方法均可缓解 90% 的患者症状，内镜治疗住院时间短，可于门诊手术，并可避免全身麻醉；然而，其复发率较高，通常可通过重复内镜治疗。由于 ZD 常常发生于老年患者，其可能较虚弱，这些均是重要的考量因素。开放手术技术和经口内镜手术均是有效的治疗方法，治疗方式的选择应基于解剖学状态，现有专家水平与患者伴发病等考虑。

膈上憩室

　　憩室位于食管远端 1/3，通常于 GEJ 以上 10 cm 内，称为膈上憩室（epiphrenic diverticula, ED）。这是一种罕见的疾病，由于无症状憩室患者的数量尚不可知，其真正的发病率尚不清楚。类似 ZD，均是外凸型假性憩室，但其仅有黏膜和黏膜下层凸出食管肌壁。相关病理生理学基础，通过 Mondiere 在 1833 年首次认知[85]，其认为由于潜在食管动力障碍性疾病，远端 GEJ 功能性梗阻，导致其食管腔内压力升高。随着食管测压试验的出现，很显然，EDs 是一组异质性运动障碍以及 LES 功能障碍的疾病，包括贲门失弛缓症、DES、胡桃夹食管、LES 高压以及非特异性食管运动障碍（nonspecific esophageal motility disorders，NSMD）[86-87]，然而通常并未检测到潜在的动力障碍。因此，这类患者可能出现类似于上述运动障碍症状，最常见的包括吞咽困难、胸痛、胃灼热和反流；近 45% 的患者经常出现间歇性夜间误吸[88-89]，对这类患者检查应包括完整病史采集与体格检查、上消化道吞钡造影、食管测压、pH 监测与内镜检查（图 14-25）。关于手术治疗的适应证存在一些争议，症状较轻的小型憩室或手术存在重大风险者，可接受观察治疗；如存在胃食管反流症状，可进行药物治疗[90]，可依据症状进展而改变治疗方案；有严重症状者，应行手术治疗。

治疗

手术治疗概念主要集中于憩室切除术，并治疗潜在的食管动力障碍，以缓解功能性梗阻，通常施行较长胃食管肌层切开术。过去于左侧开胸手术，以提供远端食管、GEJ 与贲门的最佳显露[91]。76% 的患者症状得以缓解，但死亡率高达 15%，并发症发生率近 40%，观察到的吻合口漏发生率为 6% ~ 18%[92-94]。同贲门失弛缓症和其他食管良性疾病的治疗一致，腔上憩室目前已转向微创手术。电视辅助胸腔镜手术（VATS）与腹腔镜手术均有报道；无论这两种手术方式或是开放手术，并未通过前瞻性随机试验研究进行比较。与开胸手术相比，两种微创技术（胸腔镜、腹腔镜）均降低围术期死亡率（0 ~ 7.7%）、住院时间，

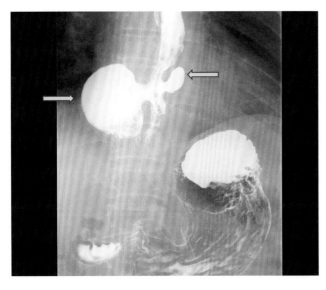

图 14-25 上消化道吞钡造影，箭头显示两处膈上憩室（Used with permission from Saurabh Khandelwal，MD，University of Washington.）

并且降低吻合口漏的发生率（累积概率 14%），并发症发生率仍高达 50%[94,97,98]。采用微创方法可较好地缓解 83% ~ 100% 的患者症状[94]。腹腔镜手术，具有创伤较小的优势，利用这些优势并避免单肺通气与术后胸腔引流管；此外，与 DATS 相比，腹腔镜手术施行胃底折叠术操作更加容易。我们采用腹腔镜手术，利用吻合器行憩室切除、长肌切开术以及 Toupet 后胃底折叠术。

手术技巧

腹腔镜膈上憩室切除术

患者术前 48 h 流质饮食，减少憩室食物残留。全麻下进行手术，手术开始前行胃镜检查，清除所有食物残留、避免其影响最终的缝合。同本章前面所描述食管标准手术位置相同。用 10 mm 30° 腹腔镜以获得最佳图像，利用肝拉钩使裂孔可视。结扎胃短血管，处理左膈脚，用来开始分离并分开膈、食管膜夹层。将 Penrose 引流管置入食管，以辅助收缩。环形向上解剖食管至纵隔；此时憩室通常变得十分明显，大多数憩室位于右侧。钝性与锐性解剖分离憩室与周围结构，注意将憩室颈部暴露清楚。最不明显但最重要的方面是分离憩室与周围食管之间粘连，通常被低估而导致憩室切除不完全。将适当大小的探头置入食管（50 ~ 60 F）并确保不进入憩室口。憩室切除采用可弯曲腹腔镜吻合装置，保持吻合器平行于食管，以探条引导并避免狭窄（图 14-26）。相对于胸腔镜或开胸手术，腹腔镜手术通常可提供更好的可视性与准确的直线吻合。检查吻合线以确保无出血或破裂。切开术在钉线反方向用先前描述的贲门失弛缓症缝合法缝合至贲门以上 3 cm。分离的肌纤维可于体内采用间断 Lembert 缝合予以保护。最后，行 Toupet 后胃底折叠术，如前所述完成操作，在大多数病例中，可提供抗 GER 保护并支撑保护吻合口。内镜检查以评估吻合口漏或狭窄。患者术后 2 天行上消化道吞钡检查，如无漏或狭窄，患者可进流质饮食，出院回家。

总结

膈上憩室是一种发生于食管远端 1/3 的罕见的推进型憩室。治疗指征是有症状性憩室并且能耐受手术的患者。治疗包括手术切除憩室、解决动力障碍来解除远端梗阻、长肌层切开术等；微创手术采用 VATS 或腹腔镜，相较于开胸手术等传统方法有优势，能更

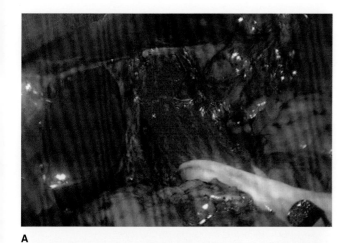

A

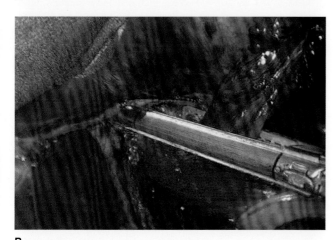

B

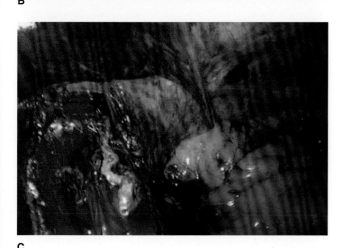

C

图 **14-26**　A、B、C. 膈上憩室切除术（Used with permission from Saurabh Khandelwal，MD，University of Washington.）

好地缓解症状，降低死亡率与并发症发生率。腹腔镜手术提供优异的远端食管可视性，并且使肌切开术与部分胃底折叠术在操作上更加简单。手术技术的选择应基于解剖因素与外科医生的经验。

参考文献

1. Cameron AJ, Higgins JA. Linear gastric erosion. A lesion associated with large diaphragmatic hernia and chronic blood loss anemia. *Gastroenterology.* 1986;91(2):338–342.
2. Windsor CW, Collis JL. Anemia and hiatus hernia. *Proc R Soc Med.* 1968;61(3):213–215.
3. Windsor CW, Collis JL. Anaemia and hiatus hernia: experience in 450 patients. *Thorax.* 1967;22(1):73–78.
4. Hayden JD, Jamieson GG. Effect on iron deficiency anemia of laparoscopic repair of large paraesophageal hernias. *Dis Esophagus.* 2005;18(5):329–331.
5. Skinner DB, Belsey RH. Surgical management of esophageal reflux and hiatus hernia: long-term results with 1,030 patients. *J Thorac Cardiovasc Surg.* 1967;53:33–54.
6. Hill LD. Incarcerated paraesophageal hernia—surgical emergency. *Am J Surg.* 1973;126(2):286–291.
7. Skinner DB, Belsey RH. Surgical management of esophageal reflux and hiatus hernia. Long-term results with 1,030 patients. *J Thorac Cardiovasc Surg.* 1967;53(1):33–54.
8. Stylopoulos N, Gazelle GS, Rattner DW. Paraesophageal hernias: operation or observation? *Ann Surg.* 2002;236(4):492–500; discussion 500–501.
9. Draaisma WA, Gooszen HG, Tournoij E, Broeders IA. Controversies in paraesophageal hernia repair: a review of literature. *Surg Endosc.* 2005;19(10):1300–1308.
10. Davis SS, Jr. Current controversies in paraesophageal hernia repair. *Surg Clin North Am.* 2008;88(5):959–978, vi.
11. Frantzides CT, Madan AK, Carlson MA, Stavropoulos GP. A prospective, randomized trial of laparoscopic polytetrafluoroethylene (PTFE) patch repair vs simple cruroplasty for large hiatal hernia. *Arch Surg.* 2002;137(6):649–652.
12. Carlson MA, Richards CG, Frantzides CT. Laparoscopic prosthetic reinforcement of hiatal herniorrhaphy. *Dig Surg.* 1999;16(5):407–410.
13. Tatum RP, Shalhub S, Oelschlager BK, Pellegrini CA. Complications of PTFE mesh at the diaphragmatic hiatus. *J Gastrointest Surg.* 2008;12(5):953–957.
14. Oelschlager BK, Barreca M, Chang L, Pellegrini CA. The use of small intestine submucosa in the repair of paraesophageal hernias: initial observations of a new technique. *Am J Surg.* 2003;186(1):4–8.
15. Oelschlager BK, Pellegrini CA, Hunter J, et al. Biologic prosthesis reduces recurrence after laparoscopic paraesophageal hernia repair: a multicenter, prospective, randomized trial. *Ann Surg.* 2006;244(4):481–490.
16. Jacobs M, Gomez E, Plasencia G, et al. Use of surgisis mesh in laparoscopic repair of hiatal hernias. *Surg Laparosc Endosc Percutan Tech.* 2007;17(5):365–368.
17. Desai KM, Diaz S, Dorward IG, et al. Histologic results 1 year after bioprosthetic repair of paraesophageal hernia in a canine model. *Surg Endosc.* 2006;20(11):1693–1697.
18. Stadlhuber RJ, Sherif AE, Mittal SK, et al. Mesh complications after prosthetic reinforcement of hiatal closure: a 28-case series. *Surg Endosc.* 2009;23(6):1219–1226.
19. Behrns KE, Schlinkert RT. Laparoscopic management of paraesophageal hernia: early results. *J Laparoendosc Surg.* 1996;6(5):311–317.
20. Trus TL, Bax T, Richardson WS, et al. Complications of laparoscopic paraesophageal hernia repair. *J Gastrointest Surg.* 1997;1(3):p. 221–227; discussion 228.
21. Patti MG, Robinson T, Galvani C, et al. Total fundoplication is superior to partial fundoplication even when esophageal peristalsis is weak. *J Am Coll Surg.* 2004;198(6):863–869; discussion 869–870.
22. Herbella FA, Tedesco P, Nipomnick I, et al. Effect of partial and total laparoscopic fundoplication on esophageal body motility. *Surg Endosc.* 2007;21(2):285–288.
23. Horgan S, Eubanks TR, Jacobsen G, et al. Repair of paraesophageal hernias. *Am J Surg.* 1999;177(5):354–358.
24. Herbella FA, Raz DJ, Nipomnick I, Patti MG. Primary versus secondary esophageal motility disorders: diagnosis and implications for treatment. *J Laparoendosc Adv Surg Tech A.* 2009;19(2):195–198.
25. Barreca M, Oelschlager BK, Pellegrini CA. Outcomes of laparoscopic Nissen fundoplication in patients with the "hypercontractile esophagus.". *Arch Surg.* 2002;137(6):724–728, discussion 729.
26. Katzka DA. Motility abnormalities in gastroesophageal reflux disease. *Gastroenterol Clin North Am.* 1999;28(4):905–915.

27. Diener U, Patti MG, Molena D, et al. Esophageal dysmotility and gastroesophageal reflux disease. *J Gastrointest Surg*. 2001;5(3):260–265.

28. Osgood HA. A peculiar form of esophagismus. *Boston Med Surg J*. 1889; 120:401–403.

29. Spechler SJ, Castell DO. Classification of oesophageal motility abnormalities. *Gut*. 2001;49(1):145–151.

30. Richter JE. Oesophageal motility disorders. *Lancet*. 2001;358(9284): 823–828.

31. Patti MG, Gorodner MV, Galvani C, et al. Spectrum of esophageal motility disorders: implications for diagnosis and treatment. *Arch Surg*. 2005;140(5):442–448; discussion 448–449.

32. Richter JE, Bradley LA, Castell DO. Esophageal chest pain: current controversies in pathogenesis, diagnosis, and therapy. *Ann Intern Med*. 1989;110(1):66–78.

33. Leconte M, Douard R, Gaudric M, et al. Functional results after extended myotomy for diffuse oesophageal spasm. *Br J Surg*. 2007;94(9):1113–1118.

34. Brand DL, Martin D, Pope CE, 2nd. Esophageal manometrics in patients with angina-like chest pain. *Am J Dig Dis*. 1977;22(4):300–304.

35. Castell DO. The spectrum of esophageal motility disorders. *Gastroenterology*. 1979;76(3):639–640.

36. Cattau EL, Jr, Castell DO, Johnson DA, et al. Diltiazem therapy for symptoms associated with nutcracker esophagus. *Am J Gastroenterol*. 1991; 86(3):272–276.

37. Code CF, Schlegel JF, Kelley ML, Jr, et al. Hypertensive gastroesophageal sphincter. *Proc Staff Meet Mayo Clin*. 1960;35:391–399.

38. Tamhankar AP, Almogy G, Arain MA, et al. Surgical management of hypertensive lower esophageal sphincter with dysphagia or chest pain. *J Gastrointest Surg*. 2003;7(8):990–996; discussion 996.

39. Lamb PJ, Myers JC, Thompson SK, Jamieson GG. Laparoscopic fundoplication in patients with a hypertensive lower esophageal sphincter. *J Gastrointest Surg*. 2009;13(1):61–65.

40. Herbella FA, Tineli AC, Wilson JL, Jr, Del Grande JC. Surgical treatment of primary esophageal motility disorders. *J Gastrointest Surg*. 2008;12(3):604–608.

41. Ruffato A, Mattioli S, Lugaresi ML, et al. Long-term results after Heller-Dor operation for oesophageal achalasia. *Eur J Cardiothorac Surg*. 2006;29(6):914–919.

42. Goldblum JR, Rice TW, Richter JE. Histopathologic features in esophagomyotomy specimens from patients with achalasia. *Gastroenterology*. 1996;111(3):648–654.

43. Goldblum JR, Whyte RI, Orringer MB, Appelman HD. Achalasia. A morphologic study of 42 resected specimens. *Am J Surg Pathol*. 1994;18(4):327–337.

44. Clark SB, Rice TW, Tubbs RR, et al. The nature of the myenteric infiltrate in achalasia: an immunohistochemical analysis. *Am J Surg Pathol*. 2000;24(8):1153–1158.

45. Boeckxstaens GE. Novel mechanism for impaired nitrergic relaxation in achalasia. *Gut*. 2006;55(3):304–305.

46. Boeckxstaens GE. Achalasia: virus-induced euthanasia of neurons? *Am J Gastroenterol*. 2008;103(7):1610–1612.

47. Kashyap P, Farrugia G. Enteric autoantibodies and gut motility disorders. *Gastroenterol Clin North Am*. 2008;37(2):397–410, vi–vii.

48. Mearin F, Mourelle M, Guarner F, et al. Patients with achalasia lack nitric oxide synthase in the gastro-oesophageal junction. *Eur J Clin Invest*. 1993; 23(11):724–728.

49. Holloway RH, Dodds WJ, Helm JF, et al. Integrity of cholinergic innervation to the lower esophageal sphincter in achalasia. *Gastroenterology*. 1986;90(4):924–929.

50. Triadafilopoulos G, Aaronson M, Sackel S, Burakoff R. Medical treatment of esophageal achalasia. Double-blind crossover study with oral nifedipine, verapamil, and placebo. *Dig Dis Sci*. 1991;36(3):260–267.

51. Traube M, Dubovik S, Lange RC, McCallum RW. The role of nifedipine therapy in achalasia: results of a randomized, double-blind, placebo-controlled study. *Am J Gastroenterol*. 1989;84(10):1259–1262.

52. Tottrup A, Ny L, Alm P, et al. The role of the L-arginine/nitric oxide pathway for relaxation of the human lower oesophageal sphincter. *Acta Physiol Scand*. 1993;149(4):451–459.

53. Gelfond M, Rozen P, Gilat T. Isosorbide dinitrate and nifedipine treatment of achalasia: a clinical, manometric and radionuclide evaluation. *Gastroenterology*. 1982;83(5):963–969.

54. Campos GM, Vittinghoff E, Rabl C, et al. Endoscopic and surgical treatments for achalasia: a systematic review and meta-analysis. *Ann Surg*. 2009;249(1):45–57.

55. Zaninotto G, Annese V, Costantini M, et al. Randomized controlled trial of botulinum toxin versus laparoscopic Heller myotomy for esophageal achalasia. *Ann Surg*. 2004;239(3):364–370.

56. Horgan S, Hudda K, Eubanks T, et al. Does botulinum toxin injection make esophagomyotomy a more difficult operation? *Surg Endosc*. 1999;13(6): 576–579.

57. Rai RR, Shende A, Joshi A, et al. Rigiflex pneumatic dilation of achalasia without fluoroscopy: a novel office procedure. *Gastrointest Endosc*. 2005; 62(3):427–431.

58. Heller E. Extramukose Cardioplatic beim chronishen Cardiospasmus mit Dilatation des Oesophagus. *Mitt Grenzeg Med Chir*. 1913;27:141.

59. Ortiz A, de Haro LF, Parrilla P, et al. Very long-term objective evaluation of Heller myotomy plus posterior partial fundoplication in patients with achalasia of the cardia. *Ann Surg*. 2008;247(2):258–264.

60. Shimi S, Nathanson LK, Cuschieri A. Laparoscopic cardiomyotomy for achalasia. *J R Coll Surg Edinb*. 1991;36(3):152–154.

61. Pellegrini C, Wetter LA, Patti M, et al. Thoracoscopic esophagomyotomy. Initial experience with a new approach for the treatment of achalasia. *Ann Surg*. 1992;216(3):291–296; discussion 296–299.

62. Richards WO, Torquati A, Holzman MD, et al. Heller myotomy versus Heller myotomy with Dor fundoplication for achalasia: a prospective randomized double-blind clinical trial. *Ann Surg*. 2004;240(3):405–412; discussion 412–415.

63. Rebecchi F, Giaccone C, Farinella E, et al. Randomized controlled trial of laparoscopic Heller myotomy plus Dor fundoplication versus Nissen fundoplication for achalasia: long-term results. *Ann Surg*. 2008;248(6): 1023–1030.

64. Patti MG, Pellegrini CA, Horgan S, et al. Minimally invasive surgery for achalasia: an 8-year experience with 168 patients. *Ann Surg*. 1999;230(4): 587–593; discussion 593–594.

65. Oelschlager BK, Chang L, Pellegrini CA. Improved outcome after extended gastric myotomy for achalasia. *Arch Surg*. 2003;138(5):490–495; discussion 495–497.

66. Wright AS, Williams CW, Pellegrini CA, Oelschlager BK. Long-term outcomes confirm the superior efficacy of extended Heller myotomy with Toupet fundoplication for achalasia. *Surg Endosc*. 2007;21(5):713–718.

67. Ludlow AA. A case of obstructed deglutition from a preternatural dilatation of and bag formed in the pharynx. *Medical Observations and Enquiries bya Society of Physicians in London*. 1769;2nd ed.(3):85–101.

68. Zenker FA, von Ziemssen H. Krankheiten des oesophagus. *Handbuch der Speciellen Pathologie und Therapie*. Vol. 7(suppl). Leipzig, Germany: FCW Vogel; 1877:1–87.

69. Vogelsang A, Schumacher B, Neuhaus H. Therapy of Zenker's diverticulum. *Dtsch Arztebl Int*. 2008;105(7):120–126.

70. Ferreira LE, Simmons DT, Baron TH. Zenker's diverticula: pathophysiology, clinical presentation, and flexible endoscopic management. *Dis Esophagus*. 2008;21(1):1–8.

71. Siddiq MA, Sood S, Strachan D. Pharyngeal pouch (Zenker's diverticulum). *Postgrad Med J*. 2001;77(910):506–511.

72. Wasserzug O, Zikk D, Raziel A, et al. Endoscopically stapled diverticulostomy for Zenker's diverticulum: results of a multidisciplinary team approach. *Surg Endosc*. 2010;24(3):637–641.

73. Visosky AM, Parke RB, Donovan DT. Endoscopic management of Zenker's diverticulum: factors predictive of success or failure. *Ann Otol Rhinol Laryngol*. 2008;117(7):531–537.

74. Laing MR, Murthy P, Ah-See KW, Cockburn JS. Surgery for pharyngeal pouch: audit of management with short- and long-term follow-up. *J R Coll Surg Edinb*. 1995;40(5):315–318.

75. Bonafede JP, Lavertu P, Wood BG, Eliachar I. Surgical outcome in 87 patients with Zenker's diverticulum. *Laryngoscope*. 1997;107(6):720–725.

76. Payne WS. The treatment of pharyngoesophageal diverticulum: the simple and complex. *Hepatogastroenterology*. 1992;39(2):109–114.

77. Barthlen W, Feussner H, Hannig C, et al. Surgical therapy of Zenker's diverticulum: low risk and high efficiency. *Dysphagia*. 1990;5(1):13–19.

78. Aggerholm K, Illum P. Surgical treatment of Zenker's diverticulum. *J Laryngol Otol*. 1990;104(4):312–314.

79. Mosher H. Webs and pouches of the esophagus: their diagnosis and treatment. *Surg Gynecol Obstet*. 1917;25:175–187.

80. Dohlman G, Mattsson O. The endoscopic operation for hypopharyngeal diverticula: a roentgencinematographic study. *AMA Arch Otolaryngol*. 1960;71:744–752.

81. Collard JM, Otte JB, Kestens PJ. Endoscopic stapling technique of esophagodiverticulostomy for Zenker's diverticulum. *Ann Thorac Surg*. 1993; 56(3):573–576.

82. van Overbeek JJ. Meditation on the pathogenesis of hypopharyngeal (Zenker's) diverticulum and a report of endoscopic treatment in 545 patients. *Ann Otol Rhinol Laryngol*. 1994;103(3):178–185.

83. Tang SJ, Jazrawi SF, Chen E, et al. Flexible endoscopic clip-assisted Zenker's diverticulotomy: the first case series (with videos). *Laryngoscope*. 2008;118(7):1199–1205.

84. Evrard S, Le Moine O, Hassid S, Deviere J. Zenker's diverticulum: a new endoscopic treatment with a soft diverticuloscope. *Gastrointest Endosc*. 2003; 58(1):116–120.

85. Mondiere JT. Notes sur quelques maladies de'loesophage. *Arch Gen Med Paris*. 1833;3:28–65.

86. Nehra D, Lord RV, DeMeester TR, et al. Physiologic basis for the treatment of epiphrenic diverticulum. *Ann Surg*. 2002;235(3):346–354.

87. Melman L, Quinlan J, Robertson B, et al. Esophageal manometric characteristics and outcomes for laparoscopic esophageal diverticulectomy, myotomy, and partial fundoplication for epiphrenic diverticula. *Surg Endosc*. 2009;23(6):1337–1341.

88. Tedesco P, Fisichella PM, Way LW, Patti MG. Cause and treatment of epiphrenic diverticula. *Am J Surg*. 2005;190(6):891–894.

89. Benacci JC, Deschamps C, Trastek VF, et al. Epiphrenic diverticulum: results of surgical treatment. *Ann Thorac Surg*. 1993;55(5):1109–1113; discussion 1114.

90. Zaninotto G, Portale G, Costantini M, et al. Long-term outcome of operated and unoperated epiphrenic diverticula. *J Gastrointest Surg*. 2008; 12(9):1485–1490.

91. Belsey R. Functional disease of the esophagus. *J Thorac Cardiovasc Surg*. 1966;52(2):164–188.

92. Varghese TK, Jr, Marshall B, Chang AC, et al. Surgical treatment of epiphrenic diverticula: a 30-year experience. *Ann Thorac Surg*. 2007;84(6):1801–1809; discussion 1801–1809.

93. Streitz JM, Jr, Glick ME, Ellis FH, Jr. Selective use of myotomy for treatment of epiphrenic diverticula. Manometric and clinical analysis. *Arch Surg*. 1992;127(5):585–587; discussion 587–588.

94. Kilic A, Schuchert MJ, Awais O, et al. Surgical management of epiphrenic diverticula in the minimally invasive era. *JSLS*. 2009;13(2):160–164.

95. van der Peet DL, Klinkenberg-Knol EC, Berends FJ, Cuesta MA. Epiphrenic diverticula: minimal invasive approach and repair in five patients. *Dis Esophagus*. 2001;14(1):60–62.

96. Rosati R, Fumagalli U, Bona S, et al. Laparoscopic treatment of epiphrenic diverticula. *J Laparoendosc Adv Surg Tech A*. 2001;11(6):371–375.

97. Fraiji E, Jr., Bloomston M, Carey L, et al. Laparoscopic management of symptomatic achalasia associated with epiphrenic diverticulum. *Surg Endosc*. 2003;17(10):1600–1603.

98. Fernando HC, Luketich JD, Samphire J, et al. Minimally invasive operation for esophageal diverticula. *Ann Thorac Surg*. 2005;80(6):2076–2080.

15

胃食管反流病和食管裂孔（食管旁）疝

Toshitaka Hoppo • Shamus R. Carr • Blair A. Jobe

（谢 炎 译）

胃食管反流病概述

定义

　　胃食管反流病（gastroesophageal reflux disease，GERD）是由于胃内容物反流至食管而引起的慢性功能性紊乱并导致一系列临床症状，可伴或不伴组织损伤[1]。具有典型 GERD 症状但缺乏食管黏膜并发症，则提示为非侵蚀性反流病（nonerosive reflux disease，NERD）。人群中超过 70% 的 GERD 患者为非侵蚀性[2]；虽然目前有多种针对 GERD 的内镜治疗方案，但无一能达到抗反流手术同等疗效，抗反流手术认为是唯一长期有效的治疗手段[3-4]。

症状

　　胃灼热（胸骨后烧灼感）与反流为 GERD 典型症状。流行病学研究提示，西方国家人群中 40% ~ 50% 的人每月会出现胃灼热症状；近期，美国胃肠病协会发起一项盖洛普问卷调查结果强调夜间胃灼热症状及其对生活质量的影响（表 15-1）[5]。胃内容物反流多发生于卧位或腹内压增高时，常引起不典型症状，包括咳嗽、癔球症、声音嘶哑、清咽、哮喘、吸入性肺炎、肺纤维化等。吞咽困难为典型 GERD 症状，可分为（1）口咽部病因，表现为食物难以从口腔咽至食管；（2）食管部病因，为食物在下位胸部的黏附感。吞咽困难可能提示潜在恶性肿瘤，需积极地进行上消化道内镜检查明确。GERD 还可引起胸痛，不过需除外心源性病因。DeMeester 与其同事报道称，有近 50% 的非心源性的严重胸痛患者 24 h 食

表 15-1 美国胃肠病协会关于胃食管反流病夜间症状的盖洛普问卷调查

5000 万美国人每周至少发生 1 次夜间胃灼热症状

80% 胃灼热患者存在夜间症状—65% 表示昼夜均有

63% 表示影响夜间睡眠并干扰次日工作

72% 使用处方药控制

近一半人（45%）表示当前治疗方案不能缓解所有症状

管 pH 监测呈现阳性结果，提示 GERD 为潜在病因[6]。如胸痛餐后加重、夜间平卧时发生、疼痛无放散性、抗酸药物有效、或伴随其他症状（如吞咽困难、反流等），应考虑进行食管原因的检查评估；此外，应注意胃灼热与胸痛症状常难以进行区分，不同患者对各种症状的感觉亦各不相同[7-8]。

胃食管反流病的病理生理学

　　机体的抗反流机制包含 4 个重要的组成部分：（1）食管下括约肌（LES）；（2）膈肌角；（3）食管蠕动；（4）胃（蓄积容器）。

食管下括约肌

　　胃食管连接部（gastroesophageal junction，GEJ）由特殊的肌肉复合排列而成，其中包括可收缩内在的食管下括约肌和外在的膈肌角；食管下括约肌是位于胃食管连接部的高压区域，其在食管和胃之间建立起一道屏障，起抗反流的作用。食管下括约肌在

表 15-2　食管下括约肌压力正常值，N=50

参数	中位值	2.5% 百分位数	97.5% 百分位数
压力（mmHg）	13	5.8	27.7
总长度（cm）	3.6	2.1	5.6
腹内段长度（cm）	2	0.9	4.7

两种情况下发生舒张（1）吞咽动作后即刻出现的一过性舒张，确保食物通过，进入胃内；（2）胃底积气膨胀时，食管下括约肌一过性舒张有利于气体排出（嗳气）。功能正常的食管下括约肌应具备 3 个条件：（1）合适的总长度；（2）合适的腹内段长度；（3）合适的静息压（表 15-2）[9]。食管下括约肌功能缺陷包括：（1）高压区域平均压力 < 6 mmHg；（2）总长度 ≤ 2 cm；（3）位于腹内正压区域内（即腹内段）的平均长度 ≤ 1 cm。GERD 患者永久性食管下括约肌功能缺陷的最常见的病因是腹内段长度不足，多继发于食管裂孔疝[9]。非吞咽动作诱发的食管下括约肌一过性松弛，常归因于餐后的生理学反流及胃排气。频繁、长时间的食管下括约肌松弛被认为是食管下括约肌压力正常的 GERD 患者病因，其亦与 GERD 进展相关。一过性食管下括约肌松弛还可由胃容量功能障碍与胃延迟排空引起[10]。在此情况下，如吞咽大量空气与食物，可引起胃扩张，胃内压力亦随之升高，使得食管下括约肌长度相对缩短（图 15-1）。食管下括约肌长度持续缩短，直至达到临界值，压力骤然下降引起反流。这种"一过性括约肌缩短"常发生于 GERD 早期阶段，也是疾病早期餐后大量反流的主要发病机制。此过程亦与 GERD 患者常见主诉"嗳气"和"胀气"有关。为缓解这一症状，患者常增加吞咽（包括空气和唾液），因摄取唾液（pH=7）可中和食管内酸性液体（pH=1）[11]。胃食管反流病可始于胃部，过量饮食与高脂饮食导致胃排空障碍，引起胃扩张继而发生 GERD；此外，在一定胃内压力下，贲门几何结构与反流倾向性是密切相关的[10]。胃内压力增高提示胃扩张程度增加，胃明显扩张且存在完整 His 角的患者，较食管裂孔疝患者更需要通过"开放"括约肌来释压（图 15-2）[12]。这些数据说明为什么食管裂孔疝常与 GERD 有关，并解释了瓣阀功能缺失机制（即

食管下括约肌胃内部分）；此外，在食管裂孔疝时，膈肌角（即外在 LES）不再对食管下括约肌固有部分起到原有的辅助作用。

食管蠕动

食管蠕动是抗反流机制非常重要的一环，有助于清除生理性反流，并减少食管上皮与胃液的接触时间。即使患者食管下括约肌与胃功能正常，食管蠕动功能不全亦可导致食管异常暴露于胃液之中[13]。食管无效运动更多见于食管下括约肌机械功能缺陷的患者，其远端食管功能因为反复炎症而发生恶化。食管在胃液中暴露时间延长，如此恶性循环，诱发出更多的严重的疾病。Diener 与其同事报道称 40% ~ 50% 的 GERD 患者有食管异常蠕动[13]。与食管蠕动功能正常的 GERD 患者相比，这部分患者食管清除时间延长、胃液与食管黏膜接触时间较长，且常反流至食管较高位置；因此，这部分患者更易出现严重黏膜损伤及咳嗽等食管外症状[14-15]。混合结缔组织病如硬皮病，患者通常有食管抑制和食管下括约肌消失，他们常存在非常严重的食管反流性疾病[16]。

膈肌脚

膈肌脚为胃食管屏障提供外部结构。Mittal 与其同事证明胃食管连接部的腔内压力与膈肌角集成电活动存在直接相关关系[17]；此外，对胃食管连接部压力追踪测试显示，其呼气末为 15±11 mmHg，吸气末为 40±13 mmHg，这种压力波动主要来源于横膈运动[18]。在腹内压突然升高情况下，膈肌这种弹簧作用能够发挥非常重要的抗反流功能[19]。但这种机制可于食管裂孔疝存在时破坏，内在的食管下括约肌可向头端移行至膈环处。

胃

胃功能不全如胃排空异常，可导致胃内压增高、胃扩张、食管下括约肌闭合不全，并进一步导致 GERD 的发生[20]。在巨大食管裂孔疝（因肿瘤、消化性溃疡病或糖尿病胃轻瘫）时，疝入胸腔胃易发生排空障碍及胃流出道梗阻。

GERD 的并发症

胃液损伤食管黏膜及咽部上皮或呼吸道上皮，导致 GERD 并发症的发生，后续的损伤修复及纤维化

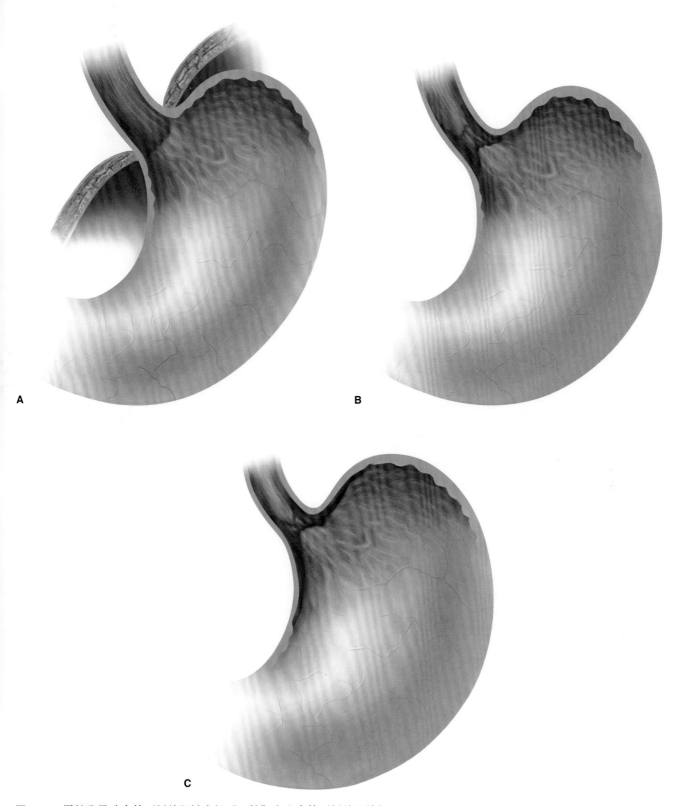

图 15-1　胃扩张导致食管下括约肌被贲门"上抬"发生食管下括约肌缩短

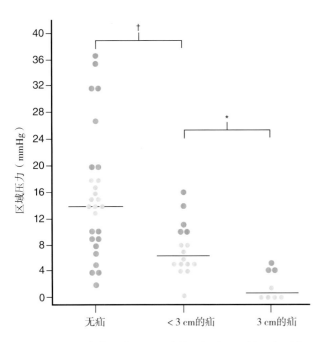

图 15-2　随着食管裂孔增大，食管下括约肌区域压力下降

则造成黏膜改变。这些并发症可归为三类：（1）黏膜并发症，如食管炎或食管狭窄；（2）食管外或呼吸系统并发症，如喉炎、肺炎、哮喘及肺纤维化；（3）化生和肿瘤性并发症，如 Barrett 食管与腺癌。GERD 相关性并发症的发生率及严重程度与 LES 功能不全、食管蠕动功能损伤呈正相关关系（表 15-3）[21]。

黏膜并发症

黏膜并发症（如食管与狭窄）有两方面诱因：

⊖ **表 15-3　胃食管反流病的并发症：150 例经证实的连续的胃食管反流病病例（24 h 食管 pH 监测、内镜检查及蠕动功能检查）**

并发症	病例数	括约肌结构正常（%）	括约肌结构缺陷（%）
无并发症	59	58	42
腐蚀性食管炎	47	23	77[a]
食管狭窄	19	11	89
Barrett 食管	25	0	100
合计	150		

[a] 严重程度与贲门缺陷

Reproduced, with permission from DeMeester TR. Gastroesophageal reflux disease. In: Moody FG, Carey LC, Scott Jone R, et al, eds. *Surgical Treatment of Digestive Disease*. Chicago, IL: Year Book Medical; 1990: 81.

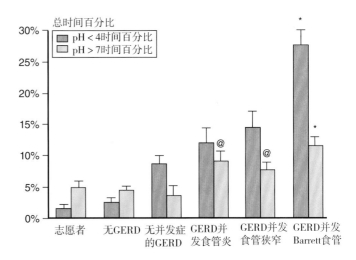

图 15-3　用食管 pH < 4 或 pH > 7 所占时间百分比表示食管酸暴露或碱暴露程度。* 表示 P < 0.01，与无并发症的胃食管反流病患者进行比较。@ 表示 P < 0.05，与无并发症的胃食管反流病患者进行比较（Reproduced from Stein HG, Barlow AP, DeMeester TR, Hinder RA. Complications of gastroesophageal reflux disease: role of the lower esophageal sphincter, esophageal acid and acid/alkaline exposure, and duodenogastric reflux. *Ann Surg*. 1992; 216: 39.）

（1）LES 机械功能缺陷；（2）食管长时间暴露于 pH < 4 或 pH > 7 的胃液中（图 15-3）[21]。反流胃液包括胃酸、胃蛋白酶以及从十二指肠进入胃的胆汁与胰液 [22-23]。胃酸及活化的胃蛋白酶是胃液主要可导致食管炎的发生的成分但有学者发现，当胆盐、胃酸及胃蛋白酶同时存在时，上皮损伤最为严重 [24]。此前多个研究报道显示单纯胃液或十二指肠液对食管黏膜损伤作用有限，但二者混合损伤作用可明显增强。先前研究通过直接测量食管胆红素暴露，以此反映十二指肠 - 胃 - 食管反流情况，结果显示 58% 的 GERD 患者食管在十二指肠液中暴露增加，这种暴露最常发生于食管 pH 为 4 ~ 7 时（图 15-4）[25]。在此 pH 范围内，胆汁酸呈非极化、可溶状态，可通过细胞膜扩散、并造成黏膜损伤；此外，这种类型的暴露还与 Barrett 食管的进展相关 [25]（图 15-5）。胃与十二指肠混合液较单纯胃液具有更强的食管黏膜损伤能力，可解释为什么有约 25% 的反流性食管炎患者即使给予药物治疗，仍易复发和（或）有黏膜损伤进展 [21]。临床上胃灼热症状与食管炎内镜表现相关性不强 [26]，酸性胃液伴随十二指肠液成分反流刺激管腔表面附近神经末梢，即使内镜下无明显侵蚀痕迹，亦可出现严重胃灼热症状。由于胆盐可抑制胃蛋白酶，而胃酸可使胰蛋白酶失活，因此内镜下可仅表

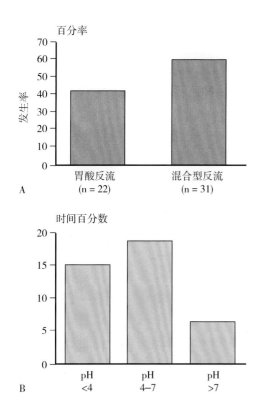

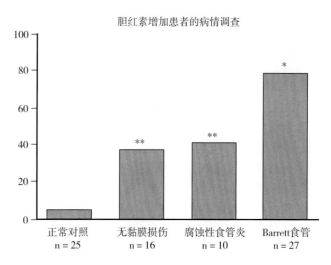

图 15-5　正常健康人群与胃食管反流病伴随黏膜损伤患者异常胆红素暴露的发生情况（*P < 0.03，与其他组比较，**P < 0.3，与健康组比较）（Reproduced from Kauer WK，Peters JH，DeMeester TR，et al. Mixed reflux of gastric juice is more harmful to the esophagus than gastric juice alone：the need for surgical therapy reemphasized. *Ann Surg.* 1995；222：525.）

图 15-4　A. 53 例不同反流类型的胃食管反流病患者发生率；B. 胆红素暴露时食管腔内 pH 情况（Reproduced from Kauer WK，Peters JH，DeMeester TR，et al. Mixed reflux of gastric juice is more harmful to the esophagus than gastric juice alone：the need for surgical therapy reemphasized. Ann Surg. 1995；222：525.）

现轻微或无食管炎征象；相反，碱性胃液反流，因为无氢离子存在，患者通常无症状，但由于食管内皮暴露于经胆汁活化胰蛋白酶中，内镜下可观察到食管炎征象。最近的临床研究显示，碱性反流与黏膜损伤加重密切相关，进一步支持上述观点[25,27]；此外，有研究显示 GERD 患者相对于正常人，其食管黏膜暴露于更高浓度胆汁酸中（可通过延长动态吸入技术[28]或分光光度法测定胆红素明确[29]），反流一般发生于仰卧位与餐后直立位。最常见的暴露形式为胃酸、胰液与胆汁混合式反流，存在于所有有并发症的 Barrett 食管患者、89% 的无并发症的 Barrett 食管患者、79% 食管炎患者以及 50% 非侵蚀性反流病患者中[30-31]。上述报道证实 GERD 患者常存在胆汁酸性十二指肠液反流，由于胆汁酸的存在，质子泵抑制剂（PPI）常无法防止黏膜损伤。

食管狭窄（环形瘢痕）和食管短缩（纵向瘢痕）与严重食管炎或 Barrett 食管相关。瘢痕形成常发生于炎症损伤最严重的部位（如鳞柱状上皮交界区）。一般认为柱状上皮化生是一种保护性机制，其向上延伸至炎症区域，并为此段延长的食管提供保护作用。鳞柱状上皮交界区向头端移行，可致食管高位狭窄形成。食管狭窄形成可作为 GERD 标志，而无论是否存在食管炎或 Barrett 食管；对于酸暴露正常食管狭窄患者，可能是由恶性肿瘤或药物诱发的化学损伤引起的[32]；有必要进行组织活检以除外恶性肿瘤。如食管成像观察到大型食管裂孔疝（超过 5 cm）且直立位无明显缩小趋势，应怀疑食管短缩。

食管外或肺部并发症

越来越多的学者认为，有相当比例的 GERD 患者存在咽喉部或呼吸道症状，如咳嗽、反复发生的肺炎、哮喘、进展性肺纤维化，并常伴随典型 GERD 症状，如胃灼热与反流[33]。现已证实 GERD 还与肺部疾病进展（如哮喘和特发性肺纤维化）密切相关。以往研究证实超过 50% 的哮喘患者存在内镜下食管炎征象或 24 小时动态 pH 监测显示酸暴露增加[34-35]，有 87% 的特发性肺纤维化患者[36]、90.9% 的囊性纤维化患者[37]通过食管 pH 监测确诊为 GERD。

反流引起的呼吸道症状存在两种可能发病机制：（1）吸入胃内容物；（2）迷走神经介导支气管收缩。近期有临床研究证实，特发性肺纤维化与食管裂孔疝密切相关，GERD 与肺部疾病（如哮喘）也存在较大关联[33]；有呼吸道症状的 GERD 患者被证实存在高位食管病理性酸暴露。核医学研究证实，存在呼吸道症状的 GERD 患者有放射性同位素吸入 [38]。通过对气管与食管 pH 同步监测发现，哮喘患者气管与食管均发生酸化 [39]。动物实验显示，气管内滴入盐酸后，气道阻力明显上升 [40]；此外，还发现远端食管酸暴露可继发支气管收缩 [41]，可能是气管与食管胚胎来源相同，受共同迷走神经支配所致。

虽然呼吸道症状与呼吸道损伤十分常见，但难以证明是由潜在 GERD 引起的。由反流诱发呼吸道症状的患者，GERD 常不明显，只有经过深入检查才可得知。对于成年型哮喘，尤其是经过正规支气管扩张治疗依然难以控制的患者，应高度怀疑 GERD。食管客观检查应当寻找 GERD 的依据，并努力探究食管外症状与反流事件之间的相关关系。上消化道内镜检查可明确有无食管炎或 Barrett 食管，食管测压可发现 LES 低压及一定程度食管运动功能障碍。以往我们通过双探头动态 pH 监测对反流相关性呼吸道症状做出诊断（一个探头置于食管末端，另一探头置于气管、咽部或高位食管的近端）。尽管动态食管 pH 监测可明确食管酸化与呼吸道症状之间的关联，但无法阐述反流事件与支气管收缩之间的先后顺序；并且此检查方法灵敏度较低，原因是酸性液体到达食管较高位置时易被混入的唾液中和。多通道腔内阻抗 pH 监测（multrchannel intraluminal impedance pH，MII-pH）是一种较好的检测方法，可评估反流情况及症状相关性，且不受反流成分影响（无论是液体、气体、混合性、碱性、酸性），尤其是非典型症状患者更适宜此种检测。目前有部分研究显示，24 小时 MII-pH 监测对明确非典型症状的 GERD 效果显著，但目前距 MII-pH 临床应用仍需要更多的研究考证。

一旦疑似 GERD 或呼吸道症状与 GERD 相关，治疗可选择试验性高剂量 PPI 治疗（BID 或 TID 剂量）或抗反流手术治疗；经过 3 ~ 6 个月高剂量 PPI 治疗，即可明确呼吸道症状是否部分或全部由 GERD 引起。不过，如使用最大剂量的 PPI 治疗，症状仍持续存在，亦不能排除 GERD 可能。图 15-6 所示的诊断流程图，是基于 24 小时双探头监测及食管测压结果做出的（不包括阻抗 pH 结果）。有研究表明，经过 PPI 抑酸治疗后，尽管仅有不足 15% 的 GERD 相关性哮喘患者肺功能参数可达到理想的提示，但哮喘症状均得到改善，且（或）最大呼气流量可升高至 73%[4,42,43]。多数研究仅进行不足 3 个月短期抑酸治疗，虽然能够改善症状，但不足以恢复正常肺功能。

实际上，抑酸治疗仅减低胃液酸度，而不能减少反流事件的发生，并且对于非酸性腐蚀性胃液持续刺激呼吸消化道而引起的哮喘，治疗上尚存争议。有文献显示，超过 90% 的儿童及 70% 的成人 GERD 和哮喘患者，经外科抗反流手术后呼吸道症状得到改善 [35,44]；同时，约 1/3 的患者肺功能亦得到明显改善。一项针对 GERD 相关性哮喘患者的手术治疗与药物治疗随机对照试验显示，虽然胃底折叠术未能有效地改善肺功能、减少肺部药物用量或降低死亡率，但对改善哮喘症状与缩短临床病程最为有效 [35]；此外，抗反流手术亦可能有助于稳定终末期肺疾病或延缓其进展（如特发性肺纤维化）[45]。

化生性（Barrett 食管）与肿瘤性（腺癌）并发症

Barrett 食管（Barrett's esophagus，BE）定义为：组织活检显示在内镜下的任意长度的柱状排列段食管内均可见肠化生和杯状细胞（图 15-7）。BE 主要分为短段型（< 3 cm）与长段型（≥ 3 cm），两者均被认为是病理性的与癌前病变；人群中 BE 的发病率在 1% ~ 25% 之间 [46-50]，BE 是 GERD 的终末期表现，一般经过化生 - 异型增生 - 癌变并最终发展为食管腺癌，GERD 患者癌变风险为正常人的 30 ~ 50 倍 [51]，已知 BE 患者食管腺癌的年发生率高达 0.5%[52-54]。BE 目前分为四大类：（1）无异型增生；（2）不确定异型增生；（3）轻度异型增生（low-grade dysplasia，LGD）；（4）高度异型增生（high-grade dysplasia，HGD）。近期有研究通过组织活检，确定一种高患病率的肠上皮化生（内镜检查一般无异常），称之为贲门肠化生（cardia intestinal metaplasia，CIM），其重要性与自然病程尚未明确，目前普遍认为是一种不同于 BE 的疾病，尽管二者有相似的发病机制。与 BE 进展相关的因素包括：异常胆汁反流、超过 4 cm 的巨大食管裂孔疝、LES 缺陷与食管运动功能障碍等 [56]。

Barrett 化生的病理生理学

Barrett 食管发病始于远端食管鳞状上皮损伤，患者大量高脂饮食后，易反复发生的胃扩张，使 LES 功能消失，食管末端鳞状上皮暴露于胃酸之中 [10]。低位食管持续性炎性损伤可引起 LES 肌肉组织的永久性缺失，导致 LES 机械功能不全。随着胃、食管屏障功能消失，食管暴露使得鳞状上皮损伤长度进一步增加，内镜下表现为腐蚀性食管炎；原本鳞状排列的

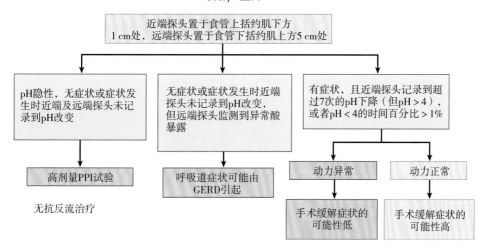

图 15-6　pH 测定与症状间相关关系，提示酸反流直接引起反流症状的可能性

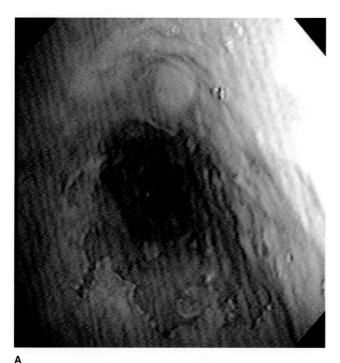

A

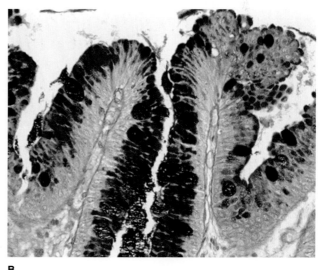

B

图 15-7　Barrett 食管　A. 内镜下表现；B. 显微镜下发现

食管上皮发生柱状上皮化生，出现一层黏膜分泌型柱状细胞，称之为贲门黏膜，其为一种高度特异性的黏膜，可替代损伤的鳞状上皮，此过程认为是一种适应性反应，可更好地耐受胃酸暴露[57]。最终，贲门黏膜根据分化途径的不同，可维持不变、或形成壁细胞、或形成杯状细胞并发展为肠化贲门黏膜[58]。

筛查和监测

　　存在慢性反流症状的老年（超过 50 岁）的高加

索白人罹患此病的可能性最高，目前对于 BE 筛查尚存在争议，由于缺乏循证标准以及标准镇静内镜的侵袭性与费用等原因，BE 在内镜检查前不能预测；况且有越来越多的缺乏反流症状的患者确诊为 BE[60]。内镜监测亦存在争议，由于缺乏随机对照试验支持其价值[60]；有回顾性研究显示，在出现梗阻症状前，经内镜监测早期发现癌症，可明显改善患者生存率[61-62]。明确存在 BE 患者和反流症状经抗分泌药物治疗或抗反流手术得以控制的患者，应对其进行内镜监测。目前广泛接受的西雅图方案（其通过大型镊子对 4 个象限进行取样活检，对可疑区域可沿着每厘米化生上皮，进行追加活检取样），应注意的是活组织监测标本仅为食管上皮一小部分（可能存在抽样误差），但是是唯一可明确是否存在异型增生的方法[63]。对不存在异型增生的 BE 患者，可每 3 年监测一次；对轻度异型增生患者，应 6 个月内进行随访内镜检查，以明确是否存在更严重的疾病，如内镜检查结果未见高度异型增生或腺癌，则改为每年进行一次内镜随访，直至连续两次检查结果均显示无异型增生存在；如为扁平黏膜高度异型增生，则需经过两位有经验胃肠病理学专家进行明确，并于 3 个月内进行随后的内镜检查以降低抽样误差，对于高度异型增生区域内的结节，需要进行手术切除，以除外恶性病变可能。对确诊为高度异型增生的患者建议选择合适的治疗方案，包括密切监测、消融治疗以及食管切除。超过 50% 的高度异型增生患者可于 3 年内发展为侵袭性肿瘤，因此 HGD 被认为是接受治疗干预的指征。对于轻度异型增生或无异型增生患者，如担心进展为恶性病变或存在明显 BE、食管癌家族史者，亦可进行治疗干预。在我们的经验里，无异型增生的 BE 患者，除实施抗反流手术外，还需要对病变食管进行必要的消融治疗。

异型增生型 BE 患者的管理

　　鉴于高度异型增生极易进展为食管癌，多数术前诊断为 HGD 患者食管切除标本证实存在隐匿癌比例可达 38% ～ 73%[64-66]，因此食管切除术被推荐作为 HGD 标准治疗术式；但是，即使在经验丰富的医疗中心，食管切除术也存在相当高死亡率和发病率[67-69]。由于较少发生淋巴结转移（＜ 5%），有学者认为无必要对 HGD 患者行食管切除术[70-72]。美国胃肠病学会最新指南提出，"食管切除术对于 HGD 的治疗已不是必需的"[60]。目前报道的内镜消融治疗方法包括光动力治疗[73]、射频消融治疗[74]、冷冻疗法[75-76]、内镜下切除技术如内镜黏膜切除术[77] 和黏膜下切除术[78]。为避免对侵袭性或转移性较高的患者实施不适合的内镜治疗，准确评估临床分期非常重要（表 15-4）[79]。一项多中心空白对照试验报道，目前射频消融疗法已成为最常见的疗法（图 15-8）[80]。该项临床研究入组 127 例异型增生型 BE 患者，随机分配到射频消融治疗组与空白对照组；轻度异型增生患者射频消融组的异型增生根除率达 90.5%，对照组为

表 15-4　通过内镜治疗食管瘤样病变时需考虑的危险因素（Barrett 食管伴异型增生及 tia 期食管腺癌）

同时发现的癌或进展为侵袭性的癌	
低风险	**高风险**
单一病灶（局限性或灶状）扁平高度异型增生	多病灶高度异型增生高度异型增生伴结节

侵及淋巴结	
低风险	**高风险**
Ⅰ 型、Ⅱ a 型＜ 20 mm；Ⅱ b 型、Ⅱ c 型＜ 10 mm	Ⅰ，Ⅱ 型＞ 30 mm，Ⅲ 型
高分化或中分化腺癌（G1/G2 级）	分化差腺癌（G3 级），鳞癌
病变仅限于黏膜层（m）	侵犯黏膜下层（sm）
无淋巴血管侵犯	存在淋巴血管侵犯

HGD，高度异性增生
Ⅰ 型：息肉型；Ⅱ 型：扁平型，Ⅱ a 型：隆起扁平型，Ⅱ b 型：黏膜水平型，Ⅱ c 型：轻度压低型；Ⅲ 型：溃疡型

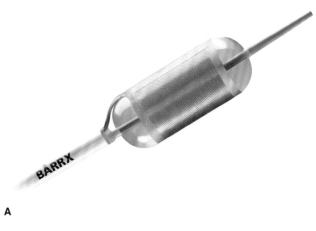

A

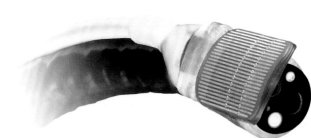

B

图 15-8　射频消融治疗。A.HALO[360] 系统，基于球囊的内镜消融系统；B.HALO[90] 系统，安装镜头的内镜消融系统

22.7%（$P < 0.001$）。对于高度异型增生患者，射频消融组 81% 的患者的异型增生彻底根除、对照组仅 19% 的根除率（$P < 0.001$）；狭窄与出血性并发症的发生率为 6%。该研究证实采用射频消融治疗异型增生型 BE 是安全有效的；从理论上说，抗反流手术可阻止食管黏膜异型增生及癌变 [81]，但目前仍缺乏前瞻性随机对照试验证实此假说，鉴于 BE 是由 GERD 发展而来，一旦 BE 得以治愈，应考虑实施抗反流手术。

GERD 患者术前评估

进行食管客观检查的目的是了解患者症状是否是由胃食管反流引起的，还可明确 GERD 严重程度与食管运动功能，对选择手术治疗方案至关重要。食管客观检查包括食管吞钡造影、上消化道内镜、食管测压、食管 pH 监测以及 MII-pH 监测等，对于有腹胀与恶心症状的患者应行胃排空试验。

食管吞钡造影

食管吞钡造影可评估食管整体解剖情况，包括食管体部与食管括约肌；该检查还可用于明确食管裂孔疝及其大小、食管狭窄严重程度以及部位、食管憩室、食管排空功能与自发性和刺激诱导后胃食管反流的情况。从某种程度上说，还可评估食管运动功能，但这不是主要功能。虽然有学者认为食管吞钡造影出现反流是诊断 GERD 的客观依据，但如无 X 线影像的证据亦不能除外 GERD。

上消化道内镜检查

上消化道内镜可检查食管至十二指肠第二段间的所有黏膜，必要时还可取活组织检查。虽然仅40% ～ 60% 的 GERD 患者内镜下表现为食管炎征象，但当腐蚀现象存在时，上消化道内镜检查对诊断具有较高的特异度。通常可获得意外发现，如 BE、恶性肿瘤、巨大食管裂孔疝、嗜酸性食管炎及 Zenker's 憩室等。应于膈肌脚、GEJ 与鳞柱状上皮交界区等部位进行拍照记录。

食管炎是 GERD 的一种指标。临床上多采用洛杉矶分级标准来描述其严重程度 [82]。A 级表示存在 1 处或多处黏膜缺损，长度小于等于 5 mm；B 级表示存在 1 处或多处黏膜缺损，长度大于 5 mm；C 级表示存在 1 处或多处食管黏膜皱襞上的连续性缺损，范围不超过食管内腔的 75%；D 级表示存在 1

处或多处黏膜皱襞上缺损的融合，至少累及 75% 食管内腔。内镜检查难以可靠地识别非侵蚀性食管炎，需通过显微镜确认，如黏膜出现多型核白细胞（polmorphonuclear leukocytes，PMNs）、淋巴细胞、嗜酸性粒细胞和最近发现的球形细胞浸润 [83-84]，如果发现明显黏膜乳头状突起的扩张与基底区黏膜增生，可进一步证实存在黏膜损伤。但显微镜下的发现并不能证明食管存在酸暴露增加，原因是其他形式的损伤镜下亦可有相同表现 [85]。

Barrett 食管内镜下表现为鳞柱状上皮交界区上移至 GEJ 解剖位置附近，低位食管处呈现出"三文鱼样粉红色"黏膜。需进行多重随机活检，在显微镜下发现柱状上皮肠化生，方可诊断 BE。为标准化 BE 内镜下所见，有学者提出基于食管内环形分布情况（C）和最大长度（M）的 Prague 分级系统（图 15-9）[86]，该系统通过识别鳞柱状上皮交界区、GEJ、环形柱状排列程度、柱状黏膜近端扩张程度（除外岛状分布）明确BE 长度，而岛形分布柱状排列和超短型 BE（< 1cm）未包括该系统中，存在 BE 即诊断为 GERD。对于鳞柱状上皮交界区出现组织团块、溃疡、结节状态以及炎性组织的病变应高度重视，需进行活检以除外恶性肿瘤。BE 区域发现结节应予内镜下切除，行组织学检查并进一步明确分期。

经内镜翻转可直观地发现胃食管瓣阀（LES 的

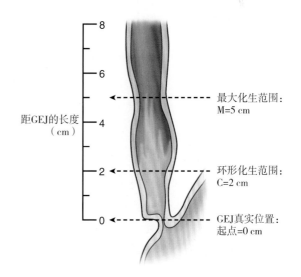

图 15-9 标准化 Barrett 食管的 Prague 分类系统。如图所示，在内镜下将 BE 按 C2M5 进行分类。C，环形化生范围；M，最大化生范围（即 C 加 3 cm 远端"岛"）（Reproduced from Sharma P，Dent J，Armstrong D，et al. The development and validation of an endoscopic grading system for Barrett's esophagus：the Prague C & M criteria. Gastroenterology. 2006；131：1392-1399.）

胃内部分）的畸形。Hill 与其同事根据正常瓣结构演变或退化程度，将胃食管瓣阀分为 I 级～ IV 级（图 15-10）[87]，III 级和 IV 级患者主要表现为与食管酸暴露增加相关的阀外观改变；IV 级患者存在食管裂孔疝，食管裂孔疝内镜下表现为线性排列的胃黏膜皱襞，呈小袋样向上移行到膈肌脚边界 2 cm 以内。食管裂孔疝通与食管胃酸暴露增加相关，如存在食管旁裂孔疝（paraesophageal heria，PEH），应除外胃溃疡（Cameron 溃疡）与疝相关胃炎。食管旁裂孔疝伴随 Cameron 溃疡患者，如同时存在贫血，应进行结肠镜检查以除外结肠癌出血的可能。

胃食管反流的测量

pH 动态监测

Fuchs 与其同事曾报道 24 小时食管 pH 监测具有较高的灵敏度和特异度（达 96%）、阳性预测值与阴性预测值可达 96%、总体准确度为 96%[19]，自此，24 小时食管 pH 监测成为诊断 GERD 的金标准。对于拟行抗反流手术患者，为评估反流事件的症状相关性及疾病严重程度，通常在未药物治疗状态下行术前食道 pH 检查。进行该检查之前，需停止服用抗酸药物 10 ～ 14 天；pH 评分异常同时症状相关性较好的患者，可以预测抗反流手术预后亦较好。

虽然经导管 24 小时动态 pH 监测可非常可靠地量化食管末端酸暴露情况，但其亦存在着较大的方法上的局限性。pH 电极经鼻置入，患者感觉不舒适，同时可导致患者反流激发刺激减少，如饮食与身体运动，从而出现假阴性结果；此外，在吞咽食物时，由于食管收缩导致 pH 传感器向 LES 位移，从而出现假

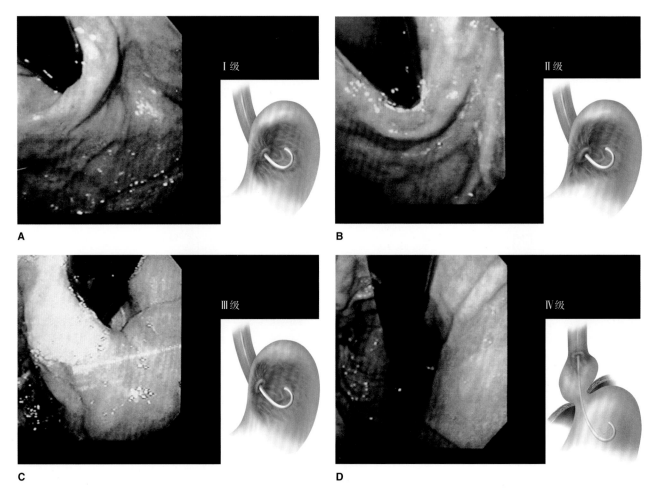

图 15-10　Hill 分类法。A. I 级瓣阀外观，可见组织嵴与向后弯曲内镜杆紧密相接，沿小弯侧延伸 3 ～ 4 cm；B. II 级瓣阀外观，组织嵴情况不如 I 级轮廓分明，随呼吸运动较少开放，且关闭迅速；C. III 级瓣阀外观，组织嵴几乎消失，经常出现内镜周围关闭不全，几乎均存在食管裂孔疝；D. IV 级瓣阀外观，黏膜脊完全消失，胃食管瓣一直处于开放状态，弯曲部位常可见鳞状上皮（Reprodueed from Hill LD，Kozarek RA，Kraemer SJ，et al. The gastroesophageal flap valve. In vitro and in vivo observations. *Gastrointest Endosc*. 1996；44：541.）

阳性结果[6,88]。萎缩性胃炎患者，其胃液中盐酸成分缺乏，食管 pH 监测无法检测出非酸性反流。最近出现一种无线 pH 胶囊，可通过食管置入，并传输 pH 数据到外部接收器，大大增加了患者的耐受性，并可将记录时间的能力延长至 2 ~ 4 天[8,89]。通过无线技术延长 pH 监测可更好地发现反流，并提高试验灵敏度。一些研究证明，将 pH 监测时间从 24 h 提高至 48 h，灵敏度提高 10% ~ 26%[7-8]。现有研究表明，通过无线 pH 胶囊监测，患者第 2 天酸暴露值较第 1 天更高[10]。pH 探头应正确置入，位置是 LES 近端边界以上 5 cm 处（胶囊应置于 LES 或经内镜确认生理性 GEJ 的近端6cm 处），此位置可避免来源于近端的胃酸暴露影响，但同时亦降低其灵敏度。

24 小时 pH 监测结果通过 DeMeester 量表进行表达[12]，其通过测量 6 个变量并进行综合评分。

- 反流事件总数目
- pH < 4 所占的总时间比例
- pH < 4 所占的直立位时间比例
- pH < 4 所占的仰卧位时间比例
- 酸反流最长持续时间
- 酸反流持续时间超过 5 min 的次数

前 4 个因素表示反流频率与严重程度，后 2 个因素评估食管清除酸的能力；这 6 个因素正常值来源于 50 名无症状对照组个体，食管酸暴露均值和 95 百分位数结果如表 15-5 所示[12]。

多通道联合腔内阻抗 -pH 监测

多通道联合腔内阻抗 -pH 监测（MII-pH）可检测

表 15-5　食管暴露于 pH < 4 环境的正常值（N=50）			
指标	均值	标准差	95% 位值
总时间	1.51	1.36	4.45
直立位时间	2.34	2.34	8.42
仰卧位时间	0.63	1.0	3.45
发作次数	19.00	12.76	46.90
发作时间大于 5 min 的次数	0.84	1.18	3.45
最长发作时间	6.74	7.85	19.80

SD，标准差

Reprodueed，with permission from DeMeester TR. Gastroesophageal reflux disease. In：Moody FG，Carey LC，et al，Scott Jone R，eds. Surgical Treatment of Digestive Disease. Chicago，IL：Year Book Medical；1990：81.

食管内食团运动引起的邻近电极间的电流电阻改变，这些电极沿导管以串行方式排列、多个电极沿阻抗导管长轴方向排列，可检测邻近区域反流事件。空气阻抗较高，液体具有较好的导电性与较低阻抗（图 15-11）；据此，可区分顺行（吞咽）与逆行（反流），而不需考虑反流成分（无论液体、气体、或混合性）（图 15-12）。阻抗导管内包含一个 pH 监测器，可同步监测酸性与非酸性成分，依据监测反流类型不同，对阻抗导管进行配置变更（如咽喉部反流）。MII-pH 为经鼻置入的导管系统，记录时间最长为 24 h；MII-pH 具有一定的监测能力、定位能力和反流事件分类功能，如酸性、弱酸性或非酸性，被认为是最有前景的标准反流监测方式，尤其对有持续典型和（或）不典型症状的 GERD 患者特别有价值；此外其不受 PPI 药物影响[27,33]，但至今其仍处于探索阶段[25]。

食管体部与 LES 功能评估

食管测压

食管测压是评估食管下括约肌和食管体部协调性与压力的最为精确的方法。GERD 患者常可通过食管测压发现 LES 缺陷或食管蠕动功能损伤；对于拟行抗反流手术患者，食管测压检查是术前准备的重要组成部分。首先食管测压可排除贲门失弛症，其通常误诊为 GERD；其次，食管测压可描绘食管运动特征，对确定手术方案较有帮助（胃底折叠术或部分胃底折叠术）；此外，食管测压检查还可精确定位 LES，可使 pH 探头准确放置。

食管测压通过注水导管测量，导管有多个侧孔，附着于导管体部外侧传感器上；自导管尖端向下 5 cm 处，通常有 5 个压力传感器连在一起，沿着导管周围呈 72° 夹角依次放射状排列。最近有临床应用高分辨率食管测压（high-resolntion manometry，HRM）装置的报道，使得食管测压更加简便、迅速与精确，基本原理是大量增加压力感应器数目、降低传感器的间隙，在监测压力过程中，消除监测点间的空间间隙与取样时间点的时间间隙，可动态、实时地监测胃食管连接部压力与食管蠕动波的形态，它与呼吸运动保持一致，极大地减少与活动相关的人为影响。HRM 为固态测压，于 1 cm 间隔内环形布置 36 个感应器（外径 4.2 mm）（Sierra Scientific Instrument Inc.，Los Angeles，CA）；导管上的 36 个压力感应器可监测超过 2.5 mm 长度与 12 个放射状分布区域，采集大量数

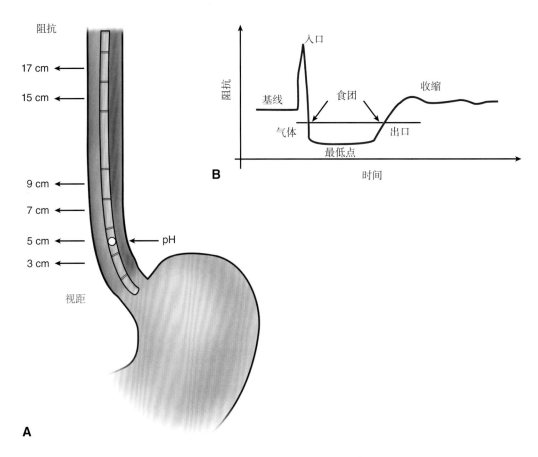

图 15-11 联合多通道腔内阻抗 -pH 监测（MII-pH）。 A. 阻抗导管外形；B. 典型团块外形结构，随食团沿食管向下推送，向远侧推动一段空气（阻抗呈尖状升高）；食团桥接电极后导电性增加、阻抗下降；当食团通过电极对时，静息位阻抗随之恢复

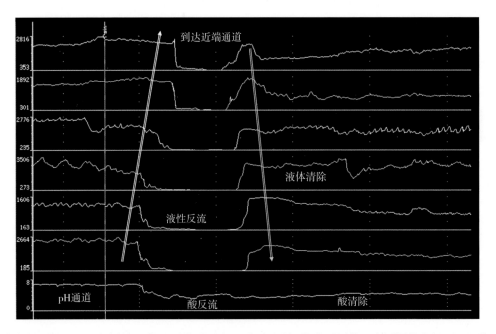

图 15-12 多通道腔内阻抗 pH 监测（MII-pH）显示食团逆向运动（反流）的典型图像。食团桥接电极环，阻抗随之下降；食团穿过食管内近端放置的电极对时，其近端区域被记录下来

据，经过处理后展现为线性图或易于理解的可视化时空追踪图形。经加强空间分辨能力后，可实时监测全食管收缩运动，并将其偶联到阻抗测量中，明确压力读数和食团运动的相关性（图 15-13）。

LES 功能不全定义是通过 50 名健康志愿者与症状性 GERD 患者进行比较后得出的。LES 功能缺陷包含以下 1 种或多种特征：LES 平均压小于 6 mmHg、位于腹内正压区域平均长度 ≤ 1cm（即腹内段长度）、括约肌总长度 ≤ 2 cm。贲门失弛缓症可通过食道测压

明确，表现为压力增高，或食管无蠕动时 LES 持续不松弛（绝对失弛或同步收缩）。食管运动功能不全也可通过食管测压明确，超过 30% 的蠕动失效或蠕动波压力 < 30 mmHg 即可诊断。若食管平滑肌收缩蠕动压力 > 180 mmHg，即可定义为胡桃夹食管；超过 20% 的食管出现同步收缩即可定义为弥漫性食管痉挛。根据食管蠕动完整性与否，抗反流手术可选择"松的"Nissen 胃底折叠术或部分胃底折叠术；我们的经验是对蠕动功能不全或缺失患者通常实施 Dor 部

正常表现
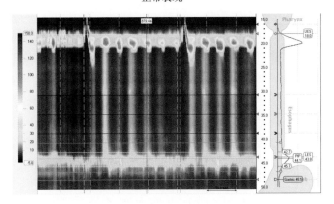

贲门失迟缓症
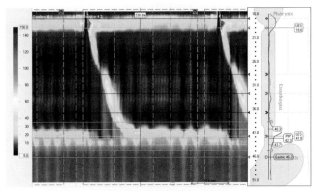

Nissen 术后贲门失迟缓
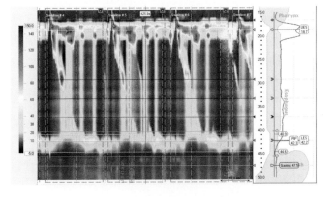

食管裂孔疝 LES 压力过低
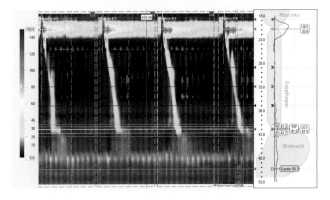

胡桃夹食管
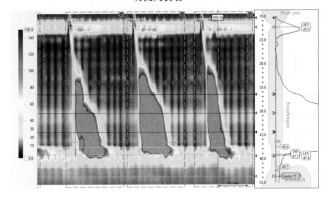

图 15-13　高分辨食管测压。正常蠕动、贲门失迟缓症、食管裂孔疝、LES 压力过低、Nissen 术后 LES 失迟缓及胡桃夹食管的测压图像

分胃底折叠术。

胃排空

胃延迟排空可引起胃胀、消化不良、餐后恶心、腹胀等症状。有研究证实，约40%的GERD患者存在胃排空障碍，但胃排空在GERD的发病机制中的作用尚不明确[90]。胃底折叠术可通过减少胃底部储存容积，改善胃排空功能[91-93]；持续胃排空延迟障碍可导致抗反流手术效果不佳，且胃底折叠本身亦可引起腹胀。对于需进行抗反流手术的患者，若出现可疑症状，如恶心、呕吐、腹胀等，应考虑进行胃排空功能检查。胃排空功能检查通过对食用放射性核素标记食物进行，固体和液体分别标记不同的示踪剂，可同时检测其排空情况。患者摄入示踪标记的食物后，每隔5 ~ 15 min获得1次胃γ计数图像，持续1.5 ~ 2 h。收集完衰变信息后，胃部区域计数表现为食物占成像开始时总计数的百分比。胃半排空时间（$T_{1/2}$）定义为将50%的食物从胃内排空所需的时间，若患者胃半排空时间（$T_{1/2}$）超过90 min即可认为存在胃排空延迟。一般认为，如胃半排空时间超过正常值上限两倍（$T_{1/2} > 180$ min），则应于胃底折叠术同时行幽门成形术[91]；对于$T_{1/2}$在正常值上限和正常值上限两倍之间的患者（90 ~ 180 min）治疗尚存争议[94]。术后胃胀可再次手术、幽门成形、内镜下幽门扩张或内镜下肉毒杆菌毒素注射等治疗。

GERD 外科治疗

抗反流手术历史演变

1956年，Rudolph Nissen首次报道成功的抗反流手术[95]，Nissen于该病例中使用一大型食管内扩张器将食管低位卷起，与胃底一并进行折叠；此后，Nissen与Rossetti建议在低位食管周围仅对胃前壁进行包裹[96]。后来，该术式经历多种形式的改进。为避免术后"胀气综合征"，Jacques Dor于1962年报道采用部分胃底前折叠术[41]，Andre Toupet于1963年报道采用部分胃底后折叠术[43]，两者均用胃底将食管外周包绕270°。Donahue等首次对"松的"Nissen术进行描述，通过大直径食管扩张器对胃底进行折叠[97]；随后，Demeester进一步改良此术式，通过一大扩张器将胃底折叠长度限制在2 cm，并通过分离胃短血管使胃底获得充分游离[98]。Dallemagne于1991年首次报道成功的腹腔镜Nissen胃底折叠术，并获得广泛

认可[42]。随机对照试验显示，腹腔镜手术对主观与客观解决GERD有较好疗效，术后疼痛轻、恢复快且发生并发症率低[99]。

手术患者选择

多数患者为相对良性GERD，通过改变生活方式、饮食及药物治疗即可获得较好的缓解而无需手术；GERD最主要的治疗方法是药物控制，PPI药物治疗高度有效，可缓解80%的患者症状并使食管炎得以治愈[44]。然而，多数患者需要终生治疗，一旦停药，症状可于6个月内复发；约90%的患者表现为食管炎，75%表现为NERD[55]。此外应注意，PPI不能减少由碱反流引起的食管损伤，且对有机械性屏障功能不全的患者无效（如LES缺陷、食管裂孔疝）。LES结构性缺陷是预测药物治疗无效的重要指标，虽然无功能性LES与食管炎是手术治疗的重要指标，但对于通过pH监测或MII-pH试验明确的症状性GERD患者，无论其有无食管炎或LES缺陷，均应考虑进行抗反流手术治疗，尤其是存在PPI反应症状或在PPI治疗后仍有持续症状的患者，更应进行手术干预。PPI治疗反应性较好，通常提示抗反流手术预后佳。

年轻女性的GERD患者亦是手术治疗的重要指征，其通常需要终生服药控制GERD症状。针对GERD患者手术治疗或药物治疗成本效益比尚存争议[51,59,100]。近期有研究显示，长期PPI治疗可导致钙吸收障碍而增加骨折风险[57]，女性患者中尤其常见[82]。如患者有食管狭窄，则为重要的手术指征[101-102]；食管狭窄常通与LES结构性缺陷、食管收缩功能损伤有关。施行抗反流手术前应除外恶性肿瘤与药物相关性狭窄，狭窄部位应充分扩张，以解除吞咽困难；行腹腔镜胃底折叠术前，应通过食管测压检查评估食管蠕动功能。

BE患者通常存在严重LES结构性缺陷与食管蠕动功能不全[56]。BE的存在亦意味着GERD的存在，BE可进展为腺癌，抗反流手术可能有助于控制腺癌的发展，但目前尚无前瞻性研究支持这一推论，原因是从BE发展成为腺癌概率非常低，难以设计一个充分而合理的对比试验；如果组织活检发现高度异型增生或黏膜内肿瘤，应考虑行食管切除术。

存在食管外症状的患者，如咳嗽、吸入性肺炎、进展型肺纤维化，均为抗反流手术的适应证；在进行手术治疗前，明确反流事件与症状之间的相关关系非常重要。咽喉部反流是一种变异型GERD，与食管外

症状的进展相关；由于咽喉部反流的临床表现不典型，且对咽喉部事件的监测能力有限，临床上难以鉴别其间的因果关系，MII-pH 可相对有效地对咽喉部反流进行诊断。

手术治疗原则

抗反流手术的首要目的是安全地重建胃食阀结构功能，同时保留患者正常吞咽、避免胃扩张使它缩短。为达此目的，应考虑到以下几点关于阀功能重建的原则。首先，手术应使远端食管括约肌恢复适当的压力与长度以阻止胃反流；在胃扩张时，应达到增加括约肌功能以及防止瓣开放的效果。正常吞咽过程中，食管远端括约肌与胃底部可发生副交感神经介导松弛[85]。为达到括约肌适当松弛效果，仅考虑进行胃底折叠；近端胃在吞咽动作时松弛功能与蠕动功能较差，因此胃底折叠应选择在远端食管周围进行，而不是胃近端。胃底折叠表面存在深槽，表明修复过紧，应立即停止并重新修复。术中应避免损伤迷走神经，如损伤可导致伴随吞咽动作的括约肌松弛功能缺失，以及胃排空延迟。其次，胃底折叠不应使括约肌松弛阻力超过食管体部蠕动时产生的压力。因此术前食管测压对评估食管运动至关重要。Nissen 胃底折叠术应借助 60 F 探条来构建，且不应超过 3 cm。经纵隔食管周围游离操作，获得 3 cm 无张力腹段食管，从后位关闭膈肌脚，以使食管扩张器轻松通过。如因食管缩短导致无法获得理想长度，应考虑行楔形胃成形术以增加长度。最后，有必要对重建后的阀进行术中内镜评估，可明确胃底折叠的成功与否（图 15-14）。应注意，初次胃底折叠术更易获得良好的预后。

术式选择

腹腔镜手术已被广泛接受，对于多数食管蠕动功能与长度正常的患者，腹腔镜 Nissen 胃底折叠术是最主要的抗反流术式。先前的前瞻性研究与随机对照试验显示，Nissen 胃底折叠术是一种有效的抗反流术式，其副作用较少，可使超过 90% 的患者反流症状得以长期缓解。严重食管蠕动功能紊乱是指超过 50% 的吞咽失败，蠕动压力过低或蠕动抑制，应实施部分胃底折叠以避免过高的流出道阻力。

主要的抗反流修复术

腹腔镜 Nissen 胃底折叠术

美国最常用的抗反流术式是腹腔镜 Nissen 胃底折叠术，其关键点如下：

- 保留双侧迷走神经
- 通过分离胃短与胃后血管，彻底游离胃底部
- 广泛切开纵隔，以获得 3 cm 长度无张力腹段食管
- 建立较大的食管后空间
- 关闭后部的膈肌脚
- 通过 60 F 探条建立一个 2.5 cm 软折叠术

患者取仰卧截石位，术者站在两腿之间操作。手术用 5 枚穿刺器，其中 4 枚 5 mm 和 1 枚 12 mm。30°镜头通过左上象限 5 mm 穿刺器引入，其余穿刺器应置于腔镜视野下方。第 2 枚穿刺器（12 mm）用于术者右手操作，通常置于距剑突尖端 12 cm，左侧肋缘下方 2 cm 处；第 3 枚穿刺器（5 mm）为助手提供主要操作，位于左侧腋前线与肋骨下缘交点处；第 4 枚穿刺器（5mm）置于剑突左侧用以放置 Nathanson 肝拉钩（cook medical，Bloomuglon），暴露食管裂孔和小网膜；第 5 枚穿刺器（5 mm）置于右侧肋骨下缘，镰状韧带右侧位置，用于术者左手器械操作（图 15-15）。

解剖食管裂孔的第一步是先打开小网膜，并向左下和右下肢反向扩展，进一步显露食管裂孔周围食管。有超过 12% 的患者存在起源于胃左动脉的副肝左动脉，其与肝迷走神经分支伴行，应予以保留，必要时也可钳夹。有学者认为分割肝迷走神经分支可影响胆囊功能，目前对于肝迷走神经保留与否尚存争议[86,103]。分离左膈肌脚前方胃膈附着物，进一步操作游离 His 角，并切断最高位置的胃短静脉（图 15-16）。随后于右膈肌脚位置打开膈食管韧带，并向前方行膈肌脚与食管间的分离操作（图 15-17）。操作过程中，需区分并保留前方与后方的迷走神经（图 15-18）。向后方分离食管裂孔直至左右膈角的汇合部，建立食管后窗口（图 15-19）。对于是否切断胃短静脉仍存在争议[104-105]，有报道认为胃底部游离不充分可导致术后吞咽困难[106]。于脾下极水平，沿胃大弯的胃短血管进行解剖分离（图 15-20）；胃短血管离断后，胃后部即可显露，分离膈食管后部与胃后血管，可进一步游离胃底，并显露左膈肌脚基底部（图 15-21）。随后，自右侧完全建立食管后窗口，将 Penrose 引流管插入食管后方，并用几个血管夹在食管前对末端进行固定。纵隔分离过程中，Penrose 引流管可协助牵引食管（图 15-22）。

沿食管周围进行扩大的食管纵隔分离操作，直至腹内段至少有 3 cm 无张力末端食管（图 15-23）；应

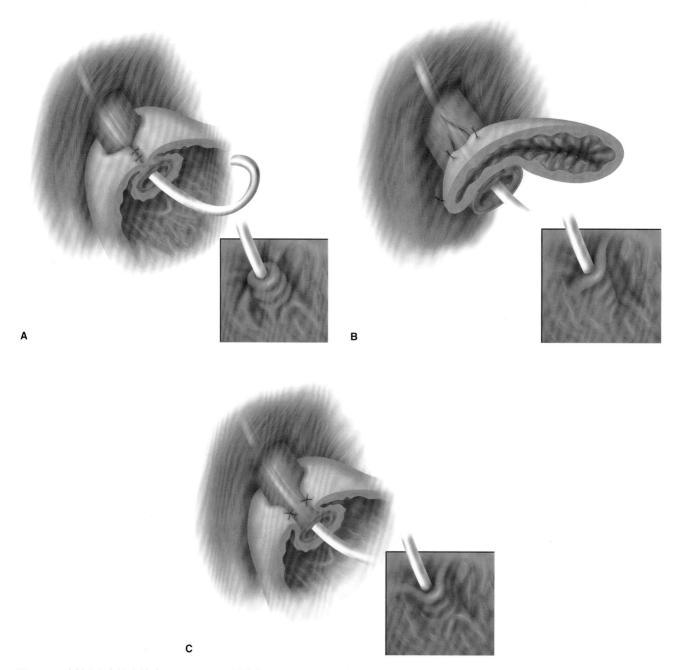

图 15-14 瓣阀重建的内镜表现。A.Nissen 胃底折叠；B.Dor 胃底折叠；C.Toupet 胃底折叠。靠左侧的图显示的是折叠部位的斜剖面，靠右侧显示的是对应瓣内镜下的相应阀表现，内镜下所示的圈状堆积，Nissen 术时瓣呈奶嘴样，Dor 手术时呈"S"形，而 Toupet 术呈"Ω"形

注意保留双侧迷走神经。如进行扩大的纵隔解剖仍不能获得适当长度的腹段食管，则应考虑延长措施，如吻合器 Collis 胃成形术[107]；纵隔解剖过程中应注意避免损伤双侧迷走神经与纵隔胸膜（图 15-24），如胸腔意外开放，可将 14 F 红橡胶导管经腹插入受损胸膜腔，以避免张力性气胸；最后，通过 Valsalva 操作排空胸膜腔并移除导管。完成纵隔解剖后，用 0 号不吸

收缝线间断缝合膈肌脚。食管周围闭合部位不应过紧，应是舒适的，保证使食管探条轻松通过（图 15-25）。

通过食管后窗口可到达胃底部，从食管任意方向抓住胃底大弯侧，通过"擦皮鞋"动作确保胃底处于适当位置、无盘绕或扭转（图 15-26）；同时，在可视腹腔镜下沿胃小弯插入 60 F 食管扩张器，随后于食管末端构建一 2.5 cm 胃底折叠，用 0 号不吸收线

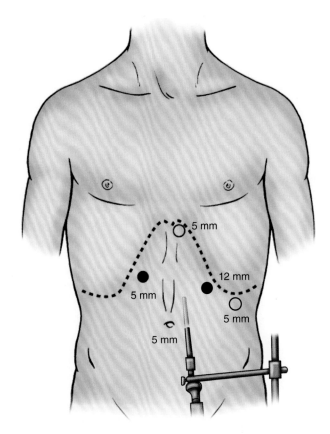

图 15-15　患者体位及放置穿刺器的位置

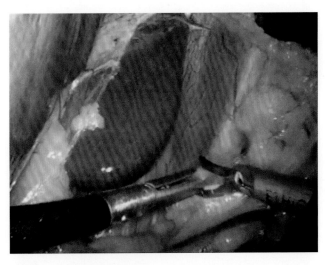

图 15-17　分离膈食管韧带

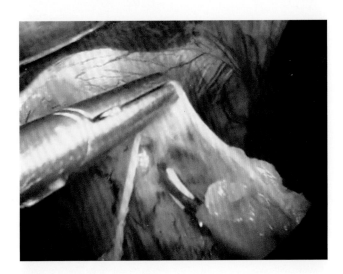

图 15-18　辨别前方迷走神经

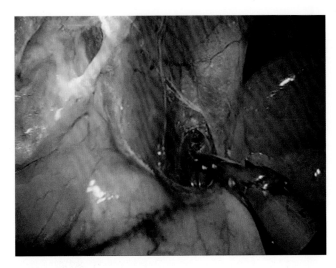

图 15-16　分离胃膈尖端部附着物，从前方分离左膈脚肌柱、His 角及胃短血管最高处

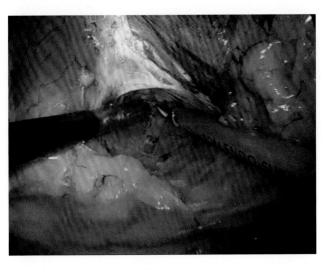

图 15-19　食管后窗口的起始部

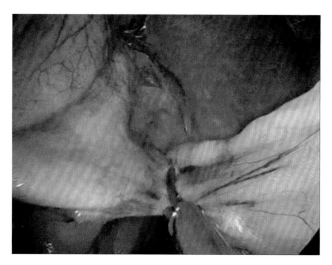

图 15-20　分离胃短血管

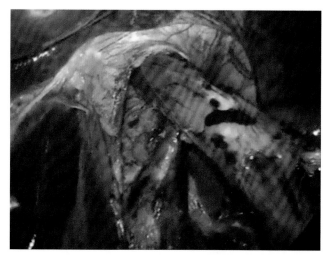

图 15-23　完成扩大的纵隔解剖后，获得合适长度的无张力腹内段食管

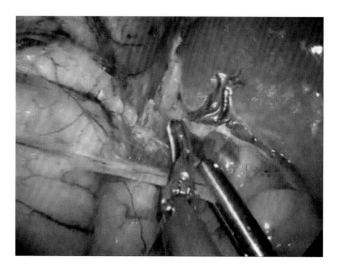

图 15-21　分离胃后血管

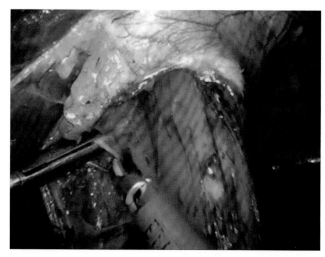

图 15-24　解剖纵隔。注意保护迷走神经干，避免损伤纵隔胸膜

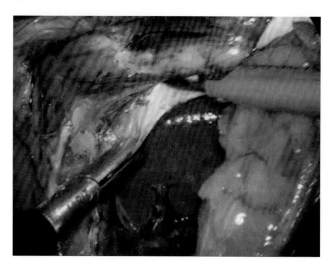

图 15-22　建立宽敞的食管后空间

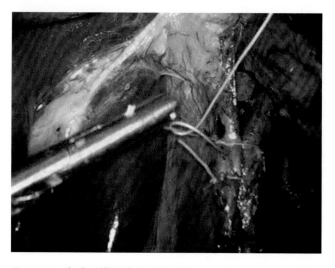

图 15-25　完成对横膈脚的近接疗法

将反折胃底左右臂沿胃大弯缝合在一起。同时，用器械从反折部位向横膈方向穿过，确保反折部位不至于过紧。最后，用 3 号不吸收非棉质缝线对胃底折叠部位进行加固。缝合深度包括全层胃壁和部分食管前壁，应小心操作，避免损伤前方迷走神经（图 15-27）。随后拔除扩张器，行术中上消化道内镜检查，明确阀处于适当位置。

腹腔镜部分胃底折叠术

食管蠕动功能损伤的患者可实施部分胃底折叠术。Dor 抗反流术与 Toupet 抗反流术分别从前方与后方进行部分胃底折叠，大多数操作要点与 Nissen 胃底折叠术相同。完全折叠与部分折叠的区别在于新构建的阀结构不同，完全折叠呈"奶嘴样"，而部分折叠呈"皮瓣样"。

Dor 胃底折叠术

游离完远端食管、胃食管连接部以及食管裂孔后，如前所述插入 60F 探条。Dor 胃底折叠术首先将 GEJ 远端 2 cm 的胃底的胃大弯侧、GEJ 近端 2 cm 食管侧壁以及左膈肌脚基部缝于一起，从而重建 His 角；His 角重建是 Dor 胃底折叠术的一个重要部分。随后，将胃大弯向膈肌脚顶端方向缝合至横膈弓上，用 0 号不吸收缝线，缝 7 针将胃底前方固定于远端食管前壁。该操作越过右膈肌脚，朝向 9 点钟位置；完成后，折叠部位应光滑无折痕，提示张力不高。

Toupet 胃底折叠术

与 Nissen 胃底折叠术相同，关闭食管裂孔并置入食管扩张器后，将胃底部从食管后通过食管后间隙穿过。将胃底右侧用不吸收线缝合 4 针，固定于食管右侧边缘，并于 GEJ 近端对胃小弯部进行缝合。将胃底右后侧缝合至主动脉前筋膜近端右侧，用类似缝合线在食管上加固胃在折叠部的左臂，并将胃底后表面左侧与左膈肌脚的基底部进行缝合。

抗反流手术结果

针对 GERD 行手术治疗，通过重建存在结构性缺陷的胃食管屏障以达到缓解症状的目的；同时还应避免出现吞咽困难、胀气等综合征。术后因包裹组织水肿而引起暂时性吞咽困难十分常见，一般无需介入扩张，可于 3 个月内恢复；但仍有超过 10% 的患者术后出现超过 3 个月的持续性吞咽困难。抗反流手术后，胃肠胀气亦十分常见，主要是因为 GERD 患者为中和反流酸性物质，而随唾液吞下过多空气所致。规律给予西甲硅油治疗，可有效地减少胃肠道胀气缓解症状。同时，预防便秘亦较重要，原因是其可加重腹胀；此外，抗反流术后呕吐无力亦常见，但极少与临床相关。控制围术期的恶心十分重要，可预防干呕对修复破坏的效果。

腹腔镜胃底折叠术长时间随访研究显示，术后 2 ~ 3 年，超过 90% 患者的典型的 GERD 症状（如胃灼热、反流、吞咽困难）得以缓解、术后 5 年及以上缓解率为 80% ~ 90%[98,108-110]。腹腔镜胃底折叠术可使 LES 压力与长度显著地增加并使其功能恢复正常，术后 pH 监测显示超过 90% 患者食管酸暴露转为正常。一项持续 11 年随机随访研究显示，Nissen 胃

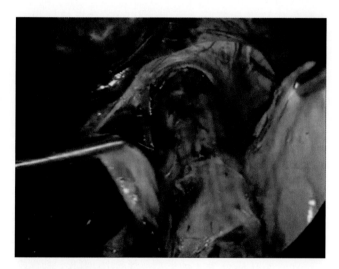

图 15-26　"擦皮鞋"动作

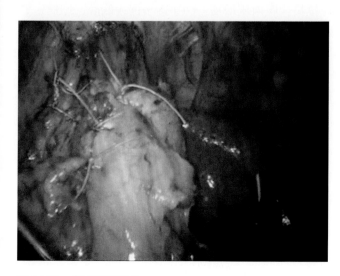

图 15-27　完成胃底折叠

底折叠术的开腹与腹腔镜途径的远期主观症状性预后相似，但开腹途径发生切口疝的概率更高，且通常可通过内镜发现瓣功能缺陷；基于这些数据，作者将腹腔镜术式确定为 GERD 首选术式[111]。抗反流术后可有一些难以预测的非典型症状，如咳嗽、哮喘、喉炎等；同时反流事件与非典型症状间的相关性难以明确，仅 2/3 的患者可获得症状缓解[112-114]，可信的客观性检测手段如 MII-pH 的引入可有望缓解这一问题。

生活质量分析已成为手术预后评估的组成部分，对于 GERD 类食管良性疾病的手术治疗，其显得尤为重要。近期有学者开展全球性的疾病问卷调查，对术前术后生活质量进行量化[115]；多数研究使用简表36（SF-36），可快速执行并确认。GERD 健康相关生活质量量表（GERD-HRQL）是一种常用疾病问卷调查方式，可反映 GERD 症状严重性。Fernando 等针对严重 GERD 患者，比较抗反流手术组与非手术组生活质量，结果显示接受腹腔镜胃底折叠手术组患者较药物治疗组患者，SF36 和 GERD-HRQL 的结果更好，提示药物疗效欠佳的患者可考虑行腹腔镜胃底折叠术[116]。

抗反流修复失败的再手术治疗

随着抗反流手术数量增加，针对抗反流修复失败再次手术越来越常见。有研究显示，开腹胃底折叠术的失败率为 9% ~ 30%[98,117-118]，腹腔镜胃底折叠术失败率为 2% ~ 17%[119-120]；多数患者复发症状不重，可通过非手术治疗控制，估计约 3% ~ 6% 需要再手术治疗[121]。随着微创技术的发展，越来越多的再手术通过腹腔镜实施；然而，再手术成功率一般不及初次抗反流手术。Little 等报道称，84% 的第一次再手术患者可获得满意疗效，而行 3 次及以上手术患者疗效满意度仅 42%[118]。最新的再手术系统性回顾显示，反流症状与吞咽困难的复发是最常见的再手术指征[122]；症状复发病因相当复杂，患者的任何持续症状均应通过客观检测进行评估。明确症状病因至关重要，有助于选择合适的治疗方案。评估内容包括再次行食管客观检测，如上消化道内镜、吞钡造影、食管测压、pH 监测、MII-pH 监测以及胃排空功能检查，基于影像学发现，已有一些复发模式的报道（图 15-28）[123]。疝形成与折叠部位破坏是手术失败最常见的原因[122]；此外，针对食管短缩的不恰当治疗，通常导致修复后疝的形成[124]。

抗反流手术重建可有多种选择，包括再次行Nissen 术或部分胃底折叠术、Roux-en-Y 食管空肠吻合术以及食管切除术。重新实施胃底折叠术，应充分解除先前的修复操作，重建正常的解剖结构，通过胃食管脂肪，辨别"真实的"胃食管连接部，保留双侧迷走神经，识别短食管，修复膈脚，最后重建适当的胃底折叠。再次抗反流手术的预后通常不及初次手术，但在有经验的医疗中心，通过应用微创技术可使超过 80% 的患者获得较好的疗效[125-126]。

食管裂孔疝

历史

1919 年，Soresi 报道首例食管裂孔疝手术[127]。1950 年，Sweet 描述经胸食管裂孔疝修补术，并于 2 年后报道施行该术的 111 例病例[128]。Allison 建立食管裂孔疝与胃食管反流之间的联系，并提议通过外科治疗纠正缺陷，即将胃还纳至腹腔，同时修复膈裂孔[129]。随后，Barrett[130]，Hiebert 与 Belsey 爵士[131]、Hill 团队[132]明确在治疗反流症状时，重建心膈角的重要性。1967 年 Belsey 与 Skinner 报道 1063 例食管裂孔疝[133]，首次区分食管裂孔滑疝和食管旁疝（paraesophageal heruia，PEH）；以后又对食管裂孔疝详细评估并分出多个亚型。在接下来的几十年里，普遍认为 PEH 需行手术修复，以防止发生疝绞窄、胃坏死与患者死亡。

食管裂孔疝分类

食管裂孔疝分为 4 种类型。Ⅰ型为滑疝，占食管裂孔疝的 95%[134-135]。随着食管裂孔增大、膈食管韧带拉长、腹内压增加、GEJ 逐步进入胸腔，肥胖、妊娠或慢性咳嗽患者更易出现滑动性食管裂孔疝的进展。由于 GEJ 从正常解剖位置移行，导致 LES 功能不全，表现为静息压下降，进一步导致 His 角消失及食管瓣扭曲变形[87]。

其他 3 种类型的食管裂孔疝粗略地归入食管旁疝。与Ⅰ型相比，无疝囊，即所有 PEH 周围均被覆一层腹膜层，形成真性疝囊。Ⅱ型 PEH 最为罕见[136]，特征是 GEJ 的正常解剖位置未发生改变，仍位于腹腔内；膈食管韧带存在，但食管裂孔增大，胃底疝入胸腔。如 GEJ 近端发生移行，超过 30% 胃位于横膈之上，则为Ⅲ型 PEH，是最常见 PEH 类型。如其他脏器与胃一同疝入胸腔则为Ⅳ型，结肠、小肠、胰腺、脾、网膜以及肝均可移行至前后位的真性疝囊内，进

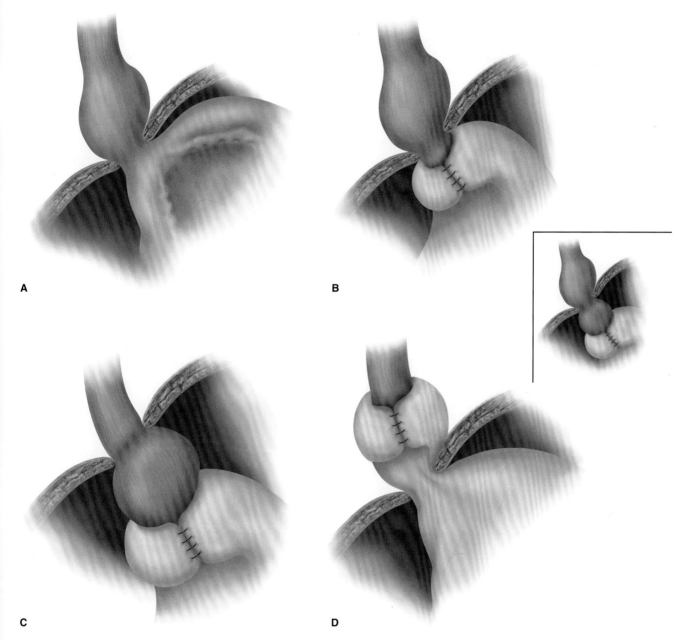

A　　　　　　　　　　　　　　　　　　**B**

C　　　　　　　　　　　　　　　　　　**D**

图 15-28　初次手术修复失败的模式图 A. 完全破坏；B.Nissen 术后滑脱；C. 胃底折叠位置错误；D. 穿过膈肌裂孔而形成疝（Reproduced from Hinder RA. Gastroesophageal reflux disease. In：Bell RH，Jr，Rikkers LF，Mulholland MW，eds. *Digestive Tract Surgery*：*A Text and Atlas*. Philadelphia，PA：Lippincott-Raven Publishers；1996：19.）

而造成胃、结肠或小肠梗阻，并有可能引起疝入胸腔内的器官血运障碍 [137]。通过手术可将 GEJ 还原至合适的腹腔内解剖位置，但针对由横膈以上胃底的位置造成机械性问题，处理争议很大，包括胸痛、胸闷、梗阻、嵌顿或绞窄，呼吸功能不全常与慢性吸入性肺炎有关；此外，40% 的 PEH 患者存在慢性贫血，可能原因是黏膜静脉充血或 Cameron 溃疡所致 [138]。

食管裂孔疝（包括食管旁疝）女性患者较常见。大量的 PEH 治疗报道中，75% 的患者为女性 [139]。约一半 PEH 患者年龄超过 70 岁，可能与肌肉弹性与强度下降有关。横膈上开口部位肌肉强度缺失，使裂孔更易扩大，胃与贲门被推入开口部位，能或不能回到正常解剖位置，又进一步导致裂孔增大。女性由于妊娠，较男性更易受此影响；此外其他可导致腹内压增高病因如肥胖、便秘以及腹水亦与其相关。

食管旁裂孔疝及短食管

短食管的定义为无张力的腹段食管长度不足 2.5 cm。目前确定的有三种类型的食管短缩[140]。第一种由于受纵隔纵向压缩，呈表观上的食管短缩，而实际上食管长度正常；其他两种为真性食管短缩，分为可还原型与不可还原型。可还原型短食管是按透视法缩短的，通过扩大纵隔游离操作，最终可获得 2.5 cm 腹段食管；不可还原型短食管，扩大纵隔游离操作无效，通常需考虑食管增长操作。准确鉴别不可还原型短食管缩短对成功完成无张力 PEH 修复至关重要，可有效地降低术后复发的风险。3% ~ 10% 的行抗反流手术的患者存在短食管[140-141]，PEH 患者短食管的发生率更高，因此 PEH 被认为是发生短食管的高危因素[142-144]，而短食管的诊断一般需于术中作出。

术前评估

详细病史询问与体格检查对于术前评估十分重要。虽然 40% ~ 70% 患者表现为反流症状与吞咽困难，但其他症状亦有时常发生。迄今为止最大规模的系列研究显示，40% ~ 70% 患者可出现反流、呼吸困难、胸痛或腹痛[139]，如患者表现为急性发作严重腹痛伴呕吐，应高度警惕发生胃扭转的可能，尤其是存在明确 PEH 病史的患者。一旦发生，诊断与手术干预的及时与否，对患者意味着行疝缩小与修复、胃次全切除术或患者死亡等不同结局。

食管成像

钡剂食管成像可显示胃疝入裂孔的程度，并可明确胃是否发生器官轴向旋转；其常与间歇性腹痛主诉相关，可能是即将发生胃扭转的前兆，无论是嵌顿性或绞窄性疝均需于紧急情况下作出选择性修复。注入对比剂的检查结果对评价复发性 PEH 非常重要，既可明确复发的原因，还可协助确定手术时可能遇到的复杂情况。

内镜检查

内镜检查可对黏膜进行评估，能发现食管炎、BE、食管狭窄或恶性肿瘤；此外，内镜还可评价裂孔的大小。在嵌顿或绞窄情况下，灵活的内镜对判断黏膜活性有较大价值，还可进行胃减压操作。

食管测压和 pH 监测

多数 PEH 患者存在食管蠕动功能不全，经外科

食管裂孔疝修补后，超过 80% 的患者可获得有效地改善[145]。pH 探针检测非必需，而且其难以获得准确的结果，结果亦不能改变治疗方案。通过食管测压可明确是否存在正常的食管体功能，确定可否实施抗反流手术。

胃排空试验

胃排空检查并非需要，除非对于需行再手术治疗的 PEH 复发患者，对于曾接受手术修复的 PEH 患者，通过胃排空试验明确是否存在迷走神经损伤是十分重要的，可以改变下一步手术方案。

手术方式

PEH 手术治疗为达到自然重建，一般包括两个主要目标：通过将 GEJ 和胃还纳至腹腔，恢复其原有的解剖结构；纠正解剖位置性疾病的病因（如 GERD）。可选择经胸、经腹或腹腔镜途径修复 PEH[146-148]。由于缺乏前瞻性随机对照试验，且未与 PEH 修复的其他术式进行对比试验，目前不能确定修复 PEH 的最佳术式。腹腔镜修复术可显著地降低术后并发症的发生率，多数医疗中心将其列为首选术式。手术修复内容包括：将疝内容物自纵隔彻底还纳，并切除疝囊修补，构建一段无张力食管，修复膈肌脚，实施抗反流手术。

经胸术式

在第七肋间隙沿预先确定的入口，从左侧外后方行胸廓切开。将下肺韧带切开至下肺静脉水平，同时打开覆于食管上的纵隔胸膜；自隆突朝向膈肌，环形游离食管。接着，游离周围组织并分离疝囊，直至看见膈肌脚。在膈肌脚纤维以上水平切开疝囊，以避免损伤覆盖于其表面的腹膜；将食管、胃自膈肌脚上游离下来。一旦探及右侧膈肌脚，表明肝胃韧带已分离至胃左动脉水平。自最高的胃短血管平面开始，对胃进行游离，一旦将胃底恢复至正常解剖位置，于膈肌脚近端同时进行缝合，先不打结。在游离食管前方的脂肪层时，应注意识别迷走神经并予以保护。游离完脂肪层即可辨别 GEJ，明确腹段食管长度是否足够。具体胃底折叠手术操作如前所述（Nissen 胃底折叠术）。将折叠部位置入腹腔，随后收紧膈肌脚缝线。

腹腔镜术式

在膈肌脚 12 点钟位置，轻柔地抓取疝囊，使之缩小（图 15-29）。切开疝囊，进入纵隔后蜂窝组织平

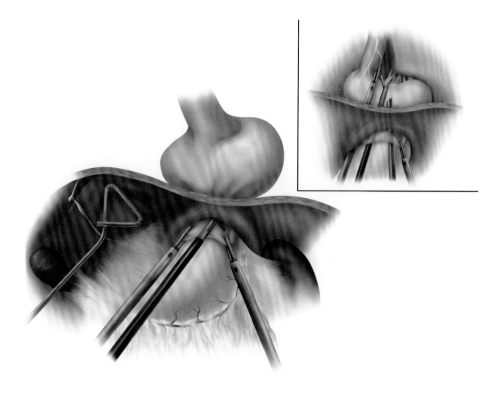

图 15-29　开始分离疝囊。打开疝囊后，进入疝囊外部与后纵隔之间的区域

面。选择适当平面进行解剖操作，尽可能避免出血，使胸膜、食管与迷走神经获得良好的显露，解剖边界侧面为胸膜、前方为心包及后方为主动脉。环形游离有助于将整个疝囊还纳至腹腔内，并将胃还纳至正常解剖位置。分离肝胃韧带后，可从右侧进入疝囊后表面。充分离断胃短血管并将胃食管脂肪层完全游离后即可看见 GEJ（图 15-30）。分辨出迷走神经前后干，并加以保护。评估 GEJ 后，即可明确腹段食管长度是否足够（图 15-31）。如游离食管仍未能获得足够食管长度，则应考虑通过实施吻合器楔形胃成形术延长食管[149]（图 15-32），随后常规施行抗反流手术（图 15-33）。使用 0 号线将膈肌脚再次拉近缝合。可选择使用生物网片对裂孔关闭口进行加固。

经胸术式的预后

密歇根大学回顾性研究报道了其过去 25 年实施经胸 PEH 修复手术[146]，240 例患者接受左侧开胸 PEH 修复，其中 96% 的患者同时实施 Collis-Nissen 胃成形术；中位随访时间为 28 个月，虽然有 12% 的患者经影像学检查明确存在复发，但 86% 的患者 PEH 修复效果令人满意。Maziak 与其同事随访了 94 例经胸 PEH 修复患者[150]，其中多数病例实施 Belsey 胃底折叠术并附加 Collis 胃成形术；中位随访时间为 72 个月，有 2% 患者出现解剖复发，术后复发率为 19%、死亡率为 2%、超过 90% 的患者获得较好的症状缓解。

腹腔镜手术预后

PEH 手术修复过程复杂，微创手术需要高超的腹腔镜技巧。早期小规模回顾性报道称，经过短期随访发现了它能得到好的预后[151]。起初，腹腔镜修复巨大 PEH 广泛施行，随后由于失败率高等，手术开展数量逐渐减少[152-154]。报道称腹腔镜手术后复发率达 40%、死亡率达 5%，均远高于经胸手术或经腹手术。几十年来，随着技术的进步，腹腔镜手术的可行性与安全性取得极大地提高[139,155]；目前腹腔镜手术死亡率非常低（0 ~ 2%），但对于年龄超过 80 岁、需紧急修复的患者，死亡率通常较高[139,156]。腹腔镜的 PEH 修复手术若完全遵守开腹手术原则，则术后结果与开腹手术一致。在匹兹堡大学，我们报道了过去 10 年间接受腹腔镜 PEH 修复手术的 662 例患者，其影像学复发率为 15.7%、再手术率为 3.2%；其中，平均随访时间达 5 年，中位随访时间超过 6 年的患者，结果稳定，复发率和再手术率稳定不变[157]。有趣的

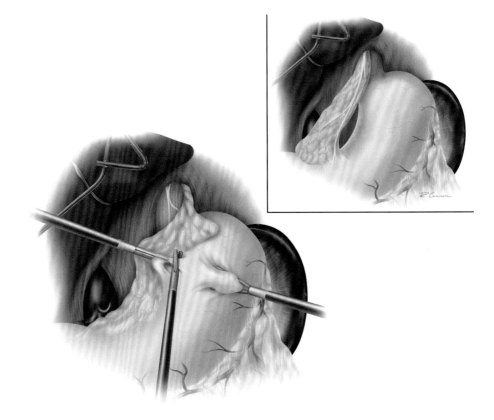

图 15-30 游离胃食管脂肪层，暴露解剖位置上的胃食管连接部

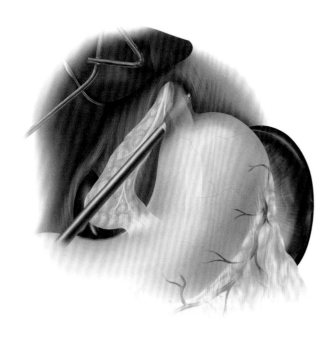

图 15-31 评估食管长度。虚线表示拟行楔形胃成形术（针对无张力腹段食管长度不足 3 cm 的患者）

是，我们发现影像学复发与症状性复发不相关，且 86.7% 的有较好手术结果的患者反流相关性生活质量评分结果良好，腹腔镜手术可显著地减少术后并发症的发生、减少 ICU 入住时间与住院时间、较早恢复经口进食、减少镇痛药物的使用[158-159]。

腹腔镜修复术后，常规采用网片对食管裂孔进行加固，可有效地降低复发率。针对 PEH 腹腔镜修复附加网片修补术的前瞻性随机研究显示，随访 6 个月，附加网片的术后复发率为 9%，不附加网片复发率为 42%[160]。虽然有大量研究报道显示采用网片是安全而有效的[161-163]，但网片加固有可能增加并发症的发生率。Stadlhuber 与其同事最近的报道称，采用网片加固食管裂孔而引起的并发症被大大地低估[164]。

结论：PEH 在年龄超过 70 岁人群极为常见。随着人口老龄化，PEH 外科修复手术将越来越普遍。由于 PEH 可引起胃肠道症状或呼吸系统症状，如呼吸短促等，因此详细询问病史十分重要。超过 90% 的患者经 PEH 修复手术，长期存在的症状可获得明显缓解。虽然经胸或经腹开放式手术并发症的发生率和术后死亡率较低，但技术娴熟的腹腔镜修复手术，其

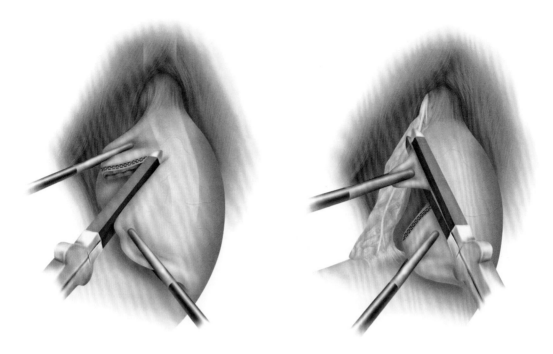

图 15-32　楔形胃成形术。置入 48F 探条，术者左手边的穿刺器需扩大，以容纳预置的吻合器

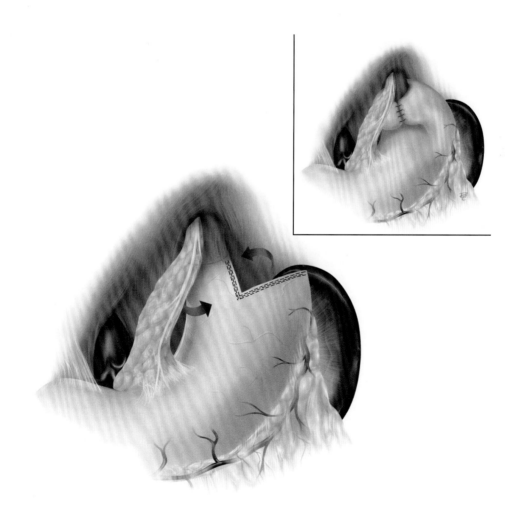

图 15-33　通过胃成形术建立新的食管，完成 Nissen 胃底折叠术

安全性亦较高，预后更好。

参考文献

1. Moraes-Filho J, Cecconello I, Gama-Rodrigues J, et al. Brazilian consensus on gastroesophageal reflux disease: proposals for assessment, classification, and management. *Am J Gastroenterol*. 2002;97(2):241–248.
2. Fass R, Tougas G. Functional heartburn: the stimulus, the pain, and the brain. *Gut*. 2002 Dec;51(6):885–892.
3. Hoppo T, Immanuel A, Schuchert M, et al. Transoral incisionless fundoplication 2.0 procedure using EsophyX for gastroesophageal reflux disease. *J Gastrointest Surg*. 2010;14(12):1895–1901.
4. Watson DI, Immanuel A. Endoscopic and laparoscopic treatment of gastroesophageal reflux. *Expert Rev Gastroenterol Hepatol*. 2010 Apr;4(2):235–243.
5. Shaker R, Castell DO, Schoenfeld PS, Spechler SJ. Nighttime heartburn is an under-appreciated clinical problem that impacts sleep and daytime function: the results of a Gallup survey conducted on behalf of the American Gastroenterological Association. *Am J Gastroenterol*. 2003;98(7):1487–1493.
6. DeMeestre TR, O'Sullivan GC, Bermudez G, Midell AI, Cimochowski GE, O'Drobinak J. Esophageal function in patients with angina-type chest pain and normal coronary angiograms. *Ann Surg*. 1982;196(4):488–498.
7. Hirano I, Richter JE. ACG practice guidelines: esophageal reflux testing. *Am J Gastroenterol*. 2007;102(3):668–685.
8. Pandolfino JE, Richter JE, Ours T, Guardino JM, Chapman J, Kahrilas PJ. Ambulatory esophageal pH monitoring using a wireless system. *Am J Gastroenterol*. 2003;98(4):740–749.
9. Zaninotto G, DeMeester TR, Schwizer W, Johansson KE, Cheng SC. The lower esophageal sphincter in health and disease. *Am J Surg*. 1988;155(1):104–111.
10. Hakanson BS, Berggren P, Granqvist S, Ljungqvist O, Thorell A. Comparison of wireless 48-h (Bravo) versus traditional ambulatory 24-h esophageal pH monitoring. *Scand J Gastroenterol*. 2009;44(3):276–283.
11. Bremner RM, DeMeester TR, Crookes PF, et al. The effect of symptoms and nonspecific motility abnormalities on outcomes of surgical therapy for gastroesophageal reflux disease. *J Thorac Cardiovasc Surg*. 1994;107(5):1244–1249; discussion 1249–1250.
12. Johnson LF, DeMeester TR. Development of the 24-hour intraesophageal pH monitoring composite scoring system. *J Clin Gastroenterol*. 1986;8(suppl 1):52–58.
13. Diener U, Patti MG, Molena D, Fisichella PM, Way LW. Esophageal dysmotility and gastroesophageal reflux disease. *J Gastrointest Surg*. 2001 May–Jun;5(3):260–265.
14. Patti MG, Gasper WJ, Fisichella PM, Nipomnick I, Palazzo F. Gastroesophageal reflux disease and connective tissue disorders: pathophysiology and implications for treatment. *J Gastrointest Surg*. 2008;12(11):1900–1906.
15. Meneghetti AT, Tedesco P, Damani T, Patti MG. Esophageal mucosal damage may promote dysmotility and worsen esophageal acid exposure. *J Gastrointest Surg*. 2005 Dec;9(9):1313–1317.
16. Domsic R, Fasanella K, Bielefeldt K. Gastrointestinal manifestations of systemic sclerosis. *Dig Dis Sci*. 2008;53(5):1163–1174.
17. Mittal RK, Rochester DF, McCallum RW. Electrical and mechanical activity in the human lower esophageal sphincter during diaphragmatic contraction. *J Clin Invest*. 1988;81(4):1182–1189.
18. Richter JE, Wu WC, Johns DN, et al. Esophageal manometry in 95 healthy adult volunteers. Variability of pressures with age and frequency of "abnormal" contractions. *Dig Dis Sci*. 1987;32(6):583–592.
19. Fuchs KH, DeMeester TR, Albertucci M. Specificity and sensitivity of objective diagnosis of gastroesophageal reflux disease. *Surgery*. 1987 Oct;102(4):575–580.
20. Schwizer W, Hinder RA, DeMeester TR. Does delayed gastric emptying contribute to gastroesophageal reflux disease? *Am J Surg*. 1989;157(1):74–81.
21. Stein HJ, Barlow AP, DeMeester TR, Hinder RA. Complications of gastroesophageal reflux disease. Role of the lower esophageal sphincter, esophageal acid and acid/alkaline exposure, and duodenogastric reflux. *Ann Surg*. 1992 Jul;216(1):35–43.
22. Fiorucci S, Santucci L, Chiucchiu S, Morelli A. Gastric acidity and gastroesophageal reflux patterns in patients with esophagitis. *Gastroenterology*. 1992 Sep;103(3):855–861.
23. Fletcher J, Wirz A, Young J, Vallance R, McColl KE. Unbuffered highly acidic gastric juice exists at the gastroesophageal junction after a meal. *Gastroenterology*. 2001 Oct;121(4):775–783.
24. Harmon JW, Johnson LF, Maydonovitch CL. Effects of acid and bile salts on the rabbit esophageal mucosa. *Dig Dis Sci*. 1981;26(1):65–72.
25. Shay S, Tutuian R, Sifrim D, et al. Twenty-four hour ambulatory simultaneous impedance and pH monitoring: a multicenter report of normal values from 60 healthy volunteers. *Am J Gastroenterol*. 2004;99(6): 1037–1043.
26. Venables TL, Newland RD, Patel AC, Hole J, Wilcock C, Turbitt ML. Omeprazole 10 milligrams once daily, omeprazole 20 milligrams once daily, or ranitidine 150 milligrams twice daily, evaluated as initial therapy for the relief of symptoms of gastro-oesophageal reflux disease in general practice. *Scand J Gastroenterol*. 1997;32(10):965–973.
27. Bajbouj M, Becker V, Neuber M, Schmid RM, Meining A. Combined pH-metry/impedance monitoring increases the diagnostic yield in patients with atypical gastroesophageal reflux symptoms. *Digestion*. 2007;76(3–4):223–228.
28. Marshall RE, Anggiansah A, Owen WJ. Bile in the oesophagus: clinical relevance and ambulatory detection. *Br J Surg*. 1997;84(1):21–28.
29. de Caestecker JS. Measuring duodenogastro-oesophageal reflux (DGOR). *Eur Eur J Gastroenterol Hepatol*. 1997;9(12):1141–1143.
30. Vaezi MF, Richter JE. Synergism of acid and duodenogastroesophageal reflux in complicated Barrett's esophagus. *Surgery*. 1995;117(6):699–704.
31. Vaezi MF, Richter JE. Role of acid and duodenogastroesophageal reflux in gastroesophageal reflux disease. *Gastroenterology*. 1996 Nov;111(5): 1192–1199.
32. Bonavina L, DeMeester TR, McChesney L, Schwizer W, Albertucci M, Bailey RT. Drug-induced esophageal strictures. *Ann Surg*. 1987 Aug;206(2):173–183.
33. Mainie I, Tutuian R, Shay S, et al. Acid and non-acid reflux in patients with persistent symptoms despite acid suppressive therapy: a multicentre study using combined ambulatory impedance-pH monitoring. *Gut*. 2006;55(10):1398–1402.
34. Bais JE, Samsom M, Boudesteijn EA, van Rijk PP, Akkermans LM, Gooszen HG. Impact of delayed gastric emptying on the outcome of antireflux surgery. *Ann Surg*. 2001 Aug;234(2):139–146.
35. Sontag SJ, O'Connell S, Khandelwal S, et al. Asthmatics with gastroesophageal reflux: long term results of a randomized trial of medical and surgical antireflux therapies. *Am J Gastroenterol*. 2003;98(5):987–999.
36. Raghu G, Freudenberger TD, Yang S, et al. High prevalence of abnormal acid gastro-oesophageal reflux in idiopathic pulmonary fibrosis. *Eur Respir J*. 2006;27(1):136–142.
37. Button BM, Roberts S, Kotsimbos TC, et al. Gastroesophageal reflux (symptomatic and silent): a potentially significant problem in patients with cystic fibrosis before and after lung transplantation. *J Heart Lung Transplant*. 2005;24(10):1522–1529.
38. Ruth M, Carlsson S, Mansson I, Bengtsson U, Sandberg N. Scintigraphic detection of gastropulmonary aspiration in patients with respiratory disorders. *Clin Physiol*. 1993;13(1):19–33.
39. Lopes FD, Alvarenga GS, Quiles R, et al. Pulmonary responses to tracheal or esophageal acidification in guinea pigs with airway inflammation. *J Appl Physiol*. 2002 Sep;93(3):842–847.
40. Lang IM, Haworth ST, Medda BK, Roerig DL, Forster HV, Shaker R. Airway responses to esophageal acidification. *Am J Physiol Regul Integr Comp Physiol*. 2008;294(1):R211–R219.
41. Dor J, Humbert P, Paoli JM, Miorclerc M, Aubert J. [Treatment of reflux by the so-called modified Heller-Nissen technic]. *Presse Med*. 1967 Nov 25;75(50):2563–2565.
42. Dallemagne B, Weerts JM, Jehaes C, Markiewicz S, Lombard R. Laparoscopic Nissen fundoplication: preliminary report. *Surg Laparosc Endosc*. 1991 Sep;1(3):138–143.
43. Toupet A. [Technic of esophago-gastroplasty with phrenogastropexy used in radical treatment of hiatal hernias as a supplement to Heller's operation in cardiospasms]. *Mem Acad Chir (Paris)*. 1963 Mar 20–27; 89:384–389.
44. Chiba N, De Gara CJ, Wilkinson JM, Hunt RH. Speed of healing and symptom relief in grade II to IV gastroesophageal reflux disease: a meta-analysis. *Gastroenterology*. 1997;112(6):1798–1810.

45. Linden PA, Gilbert RJ, Yeap BY, et al. Laparoscopic fundoplication in patients with end-stage lung disease awaiting transplantation. *J Thorac Cardiovasc Surg.* 2006;131(2):438–446.

46. Gerson LB, Shetler K, Triadafilopoulos G. Prevalence of Barrett's esophagus in asymptomatic individuals. *Gastroenterology.* 2002 Aug;123(2):461–467.

47. Pera M. Trends in incidence and prevalence of specialized intestinal metaplasia, Barrett's esophagus, and adenocarcinoma of the gastroesophageal junction. *World J Surg.* 2003;27(9):999–1008; discussion 1006–1008.

48. Rex DK, Shaw M, Wong R. Prevalence of Barrett's esophagus. *Gastroenterology.* 2006;130(4):1373–1374; author reply 1374–1375.

49. Ronkainen J, Aro P, Storskrubb T, et al. Prevalence of Barrett's esophagus in the general population: an endoscopic study. *Gastroenterology.* 2005 Dec;129(6):1825–1831.

50. Hirota WK, Loughney TM, Lazas DJ, Maydonovitch CL, Rholl V, Wong RK. Specialized intestinal metaplasia, dysplasia, and cancer of the esophagus and esophagogastric junction: prevalence and clinical data. *Gastroenterology.* 1999;116(2):277–285.

51. Epstein D, Bojke L, Sculpher MJ. Laparoscopic fundoplication compared with medical management for gastro-oesophageal reflux disease: cost effectiveness study. *BMJ.* 2009;339:b2576.

52. Conio M, Blanchi S, Lapertosa G, et al. Long–term endoscopic surveillance of patients with Barrett's esophagus. Incidence of dysplasia and adenocarcinoma: a prospective study. *Am J Gastroenterol.* 2003;98(9):1931–1939.

53. Drewitz DJ, Sampliner RE, Garewal HS. The incidence of adenocarcinoma in Barrett's esophagus: a prospective study of 170 patients followed 4.8 years. *Am J Gastroenterol.* 1997;92(2):212–215.

54. Sharma P, Sampliner RE. The rising incidence of esophageal adenocarcinoma. *Adv Intern Med.* 2001;46:137–153.

55. Carlsson R, Dent J, Watts R, et al. Gastro-oesophageal reflux disease in primary care: an international study of different treatment strategies with omeprazole. International GORD Study Group. *Eur J Gastroenterol Hepatol.* 1998;10(2):119–124.

56. Clark GW, Ireland AP, Peters JH, Chandrasoma P, DeMeester TR, Bremner CG. Short-segment Barrett's esophagus: a prevalent complication of gastroesophageal reflux disease with malignant potential. *J Gastrointest Surg.* 1997 Mar–Apr;1(2):113–122.

57. Kwok CS, Yeong JK, Loke YK. Meta-analysis: Risk of fractures with acid-suppressing medication. *Bone.* 2010;48(4):768–776.

58. Kiesslich R, Gossner L, Goetz M, et al. In vivo histology of Barrett's esophagus and associated neoplasia by confocal laser endomicroscopy. *Clin Gastroenterol Hepatol.* 2006;4(8):979–987.

59. Arguedas MR, Heudebert GR, Klapow JC, et al. Re-examination of the cost-effectiveness of surgical versus medical therapy in patients with gastroesophageal reflux disease: the value of long-term data collection. *Am J Gasteroenterol.* 2004;99(6):1023–1028.

60. Wang KK, Sampliner RE. Updated guidelines 2008 for the diagnosis, surveillance and therapy of Barrett's esophagus. *Am J Gastroenterol.* Mar 2008;103(3):788–797.

61. Cooper GS. Endoscopic screening and surveillance for Barrett's esophagus: can claims data determine its effectiveness? *Gastrointest Endosc.* 2003 Jun;57(7):914–916.

62. Corley DA, Levin TR, Habel LA, Weiss NS, Buffler PA. Surveillance and survival in Barrett's adenocarcinomas: a population-based study. *Gastroenterology.* 2002;122(3):633–640.

63. Oberg S, Johansson J, Wenner J, et al. Endoscopic surveillance of columnar-lined esophagus: frequency of intestinal metaplasia detection and impact of antireflux surgery. *Ann Surg.* 2001 Nov;234(5):619–626.

64. Collard JM. High-grade dysplasia in Barrett's esophagus. The case for esophagectomy. *Chest Surg Clin N Am.* 2002 Feb;12(1):77–92.

65. Falk GW, Rice TW, Goldblum JR, Richter JE. Jumbo biopsy forceps protocol still misses unsuspected cancer in Barrett's esophagus with high-grade dysplasia. *Gastrointest Endosc.* 1999;49(2):170–176.

66. Pennathur A, Awais O, Luketich JD. Minimally invasive esophagectomy for Barrett's with high-grade dysplasia and early adenocarcinoma of the esophagus. *J Gastrointest Surg.* 2010;14(6):948–950.

67. Birkmeyer JD, Siewers AE, Finlayson EV, et al. Hospital volume and surgical mortality in the United States. *New Engl J Med.* 2002 Apr 11;346(15):1128–1137.

68. Millikan KW, Silverstein J, Hart V, et al. A 15-year review of esophagectomy for carcinoma of the esophagus and cardia. *Arch Surg.* 1995;130(6):617–624.

69. Orringer MB, Marshall B, Iannettoni MD. Transhiatal esophagectomy: clinical experience and refinements. *Ann Surg.* 1999 Sep;230(3):392–400; discussion 400–393.

70. Oh DS, Hagen JA, Chandrasoma PT, et al. Clinical biology and surgical therapy of intramucosal adenocarcinoma of the esophagus. *J Am Coll Surg.* 2006 Aug;203(2):152–161.

71. Rice TW, Blackstone EH, Adelstein DJ, et al. Role of clinically determined depth of tumor invasion in the treatment of esophageal carcinoma. *J Thorac Cardiovasc Surg.* 2003;125(5):1091–1102.

72. Rice TW, Zuccaro G, Jr, Adelstein DJ, Rybicki LA, Blackstone EH, Goldblum JR. Esophageal carcinoma: depth of tumor invasion is predictive of regional lymph node status. *Ann Thorac Surg.* 1998;65(3):787–792.

73. Keeley SB, Pennathur A, Gooding W, Landreneau RJ, Christie NA, Luketich J. Photodynamic therapy with curative intent for Barrett's esophagus with high grade dysplasia and superficial esophageal cancer. *Ann Surg Oncol.* 2007;14(8):2406–2410.

74. Shaheen NJ, Sharma P, Overholt BF, et al. Radiofrequency ablation in Barrett's esophagus with dysplasia. *New Engl J Med.* 2009 May 28;360(22):2277–2288.

75. Dumot JA, Vargo JJ, 2nd, Falk GW, Frey L, Lopez R, Rice TW. An open-label, prospective trial of cryospray ablation for Barrett's esophagus high-grade dysplasia and early esophageal cancer in high-risk patients. *Gastrointest Endosc.* 2009 Oct;70(4):635–644.

76. Shaheen NJ, Greenwald BD, Peery AF, et al. Safety and efficacy of endoscopic spray cryotherapy for Barrett's esophagus with high-grade dysplasia. *Gastrointest Endosc.* 2010;71(4):680–685.

77. May A, Gossner L, Behrens A, et al. A prospective randomized trial of two different endoscopic resection techniques for early stage cancer of the esophagus. *Gastrointest Endosc.* 2003 Aug;58(2):167–175.

78. Yamamoto H. Technology insight: endoscopic submucosal dissection of gastrointestinal neoplasms. *Nat Clin Pract Gastroenterol Hepatol.* 2007;4(9):511–520.

79. Ell C, May A, Pech O, et al. Curative endoscopic resection of early esophageal adenocarcinomas (Barrett's cancer). *Gastrointest Endosc.* 2007; 65(1):3–10.

80. Shaheen NJ, Sharma P, Overholt BF, et al. Radiofrequency ablation in Barrett's esophagus with dysplasia. *N Engl J Med.* 2009 May 28;360(22):2277–2288.

81. Gurski RR, Peters JH, Hagen JA, et al. Barrett's esophagus can and does regress after antireflux surgery: a study of prevalence and predictive features. *J Am Coll Surg.* 2003;196(5):706–712; discussion 712–703.

82. Gray SL, LaCroix AZ, Larson J, et al. Proton pump inhibitor use, hip fracture, and change in bone mineral density in postmenopausal women: results from the Women's Health Initiative. *Arch Intern Med.* 2010 May 10;170(9):765–771.

83. Barry DW, Vaezi MF. Laryngopharyngeal reflux: More questions than answers. *Cleve Clin J Med.* 2010;77(5):327–334.

84. Narayani RI, Burton MP, Young GS. Utility of esophageal biopsy in the diagnosis of nonerosive reflux disease. *Dis Esophagus.* 2003;16(3):187–192.

85. Lind JF, Duthie HL, Schlegel JF, Code CF. Motility of the gastric fundus. *Am J Physiol.* 1961 Jul;201:197–202.

86. Purdy M, Nykopp TK, Kainulainen S, Paakkonen M. Division of the hepatic branch of the anterior vagus nerve in fundoplication: effects on gallbladder function. *Surg Endosc.* 2009;23(9):2143–2146.

87. Hill LD, Kozarek RA, Kraemer SJ, et al. The gastroesophageal flap valve: in vitro and in vivo observations. *Gastrointest Endosc.* 1996 Nov;44(5):541–547.

88. Fass R, Hell R, Sampliner RE, et al. Effect of ambulatory 24-hour esophageal pH monitoring on reflux-provoking activities. *Dig Dis Sci.* 1999;44(11):2263–2269.

89. Tseng D, Rizvi AZ, Fennerty MB, et al. Forty-eight-hour pH monitoring increases sensitivity in detecting abnormal esophageal acid exposure. *J Gastrointest Surg.* 2005 Nov;9(8):1043–1051; discussion 1051–1042.

90. Bais JE, Samsom M, Boudesteijn EA, van Rijk PP, Akkermans LM, Gooszen HG. Impact of delayed gastric emptying on the outcome of antireflux surgery. *Ann Surg.* 2001 Aug;234(2):139–146.

91. Farrell TM, Richardson WS, Halkar R, et al. Nissen fundoplication improves gastric motility in patients with delayed gastric emptying. *Surg Endosc.* 2001;15(3):271–274.

92. Maddern GJ, Jamieson GG. Fundoplication enhances gastric emptying. *Ann Surg.* 1985;201(3):296–299.

93. Viljakka M, Saali K, Koskinen M, et al. Antireflux surgery enhances gastric emptying. *Arch Surg.* 1999;134(1):18–21.

94. Van Sickle KR, McClusky DA, Swafford VA, Smith CD. Delayed gastric emptying in patients undergoing antireflux surgery: analysis of a treatment algorithm. *J Laparoendosc Adv Surg Tech A*. 2007 Feb;17(1):7–11.

95. Nissen R. [A simple operation for control of reflux esophagitis]. *Schweiz Med Wochenschr*. 1956 May 18;86(suppl 20):590–592.

96. Nissen R, Rossetti M. Fundoplication and gastropexy in the surgical treatment of cardia insufficiency and hiatal hernia. Indications, technique and results. *Ann Chir*. 1962;16:825–836.

97. Donahue PE, Samelson S, Nyhus LM, Bombeck CT. The floppy Nissen fundoplication. Effective long-term control of pathologic reflux. *Arch Surg*. 1985;120(6):663–668.

98. DeMeester TR, Bonavina L, Albertucci M. Nissen fundoplication for gastroesophageal reflux disease. Evaluation of primary repair in 100 consecutive patients. *Ann Surg*. 1986 Jul;204(1):9–20.

99. Peters MJ, Mukhtar A, Yunus RM, et al. Meta-analysis of randomized clinical trials comparing open and laparoscopic anti-reflux surgery. *Am J Gastroenterol*. 2009;104(6):1548–1561; quiz 1547, 1562.

100. Van Den Boom G, Go PM, Hameeteman W, Dallemagne B, Ament AJ. Cost effectiveness of medical versus surgical treatment in patients with severe or refractory gastroesophageal reflux disease in the Netherlands. *Scand J Gastroenterol*. 1996;31(1):1–9.

101. Henderson RD, Henderson RF, Marryatt GV. Surgical management of 100 consecutive esophageal strictures. *J Thorac Cardiovasc Surg*. 1990;99(1):1–7.

102. Zaninotto G, DeMeester TR, Bremner CG, Smyrk TC, Cheng SC. Esophageal function in patients with reflux-induced strictures and its relevance to surgical treatment. *Ann Thorac Surg*. 1989;47(3):362–370.

103. Morton JM, Bowers SP, Lucktong TA, et al. Gallbladder function before and after fundoplication. *J Gastrointest Surg*. 2002 Nov–Dec;6(6):806–810; discussion 810–811.

104. Kosek V, Wykypiel H, Weiss H, et al. Division of the short gastric vessels during laparoscopic Nissen fundoplication: clinical and functional outcome during long-term follow-up in a prospectively randomized trial. *Surg Endosc*. 2009;23(10):2208–2213.

105. Mardani J, Lundell L, Lonroth H, Dalenback J, Engstrom C. Ten-year results of a randomized clinical trial of laparoscopic total fundoplication with or without division of the short gastric vessels. *Br J Surg*. 2009;96(1):61–65.

106. Hunter JG, Swanstrom L, Waring JP. Dysphagia after laparoscopic antireflux surgery. The impact of operative technique. *Ann Surg*. 1996 Jul;224(1):51–57.

107. Terry ML, Vernon A, Hunter JG. Stapled-wedge Collis gastroplasty for the shortened esophagus. *Am J Surg*. 2004 Aug;188(2):195–199.

108. Broeders JA, Rijnhart-de Jong HG, Draaisma WA, Bredenoord AJ, Smout AJ, Gooszen HG. Ten-year outcome of laparoscopic and conventional Nissen fundoplication: randomized clinical trial. *Ann Surg*. 2009 Nov;250(5):698–706.

109. Ruiz-Tovar J, Diez-Tabernilla M, Chames A, Morales V, Martinez-Molina E. Clinical outcome at 10 years after laparoscopic versus open Nissen fundoplication. *J Laparoendosc Adv Surg Tech A*. 2010 Feb;20(1):21–23.

110. Salminen P, Karvonen J, Ovaska J. Long-term outcomes after laparoscopic Nissen fundoplication for reflux laryngitis. *Dig Surg*. 2010;27(6):509–514.

111. Salminen PT, Hiekkanen HI, Rantala AP, Ovaska JT. Comparison of long-term outcome of laparoscopic and conventional Nissen fundoplication: a prospective randomized study with an 11-year follow-up. *Ann Surg*. 2007 Aug;246(2):201–206.

112. So JB, Zeitels SM, Rattner DW. Outcomes of atypical symptoms attributed to gastroesophageal reflux treated by laparoscopic fundoplication. *Surgery*. 1998 Jul;124(1):28–32.

113. Farrell TM, Richardson WS, Trus TL, Smith CD, Hunter JG. Response of atypical symptoms of gastro-oesophageal reflux to antireflux surgery. *Br J Surg*. 2001;88(12):1649–1652.

114. Johnson WE, Hagen JA, DeMeester TR, et al. Outcome of respiratory symptoms after antireflux surgery on patients with gastroesophageal reflux disease. *Arch Surg*. 1996;131(5):489–492.

115. Testa MA, Simonson DC. Assessment of quality-of-life outcomes. *New Engl J Med*. 1996 Mar 28;334(13):835–840.

116. Fernando HC, Schauer PR, Rosenblatt M, et al. Quality of life after antireflux surgery compared with nonoperative management for severe gastroesophageal reflux disease. *J Am Coll Surg*. 2002;194(1):23–27.

117. Hiebert CA, O'Mara CS. The Belsey operation for hiatal hernia: a twenty year experience. *Am J Surg*. 1979;137(4):532–535.

118. Little AG, Ferguson MK, Skinner DB. Reoperation for failed antireflux operations. *J Thorac Cardiovasc Surg*. 1986;91(4):511–517.

119. Hunter JG, Trus TL, Branum GD, Waring JP, Wood WC. A physiologic approach to laparoscopic fundoplication for gastroesophageal reflux disease. *Ann Surg*. 1996;223(6):673–685; discussion 685–677.

120. Peters JH, DeMeester TR. Indications, benefits and outcome of laparoscopic Nissen fundoplication. *Dig Dis*. 1996; May–Jun 14(3):169–179.

121. Collard JM, Verstraete L, Otte JB, Fiasse R, Goncette L, Kestens PJ. Clinical, radiological and functional results of remedial antireflux operations. *Int Surg*. 1993 Oct–Dec;78(4):298–306.

122. Furnee EJ, Draaisma WA, Broeders IA, Gooszen HG. Surgical reintervention after failed antireflux surgery: a systematic review of the literature. *J Gastrointest Surg*. 2009;13(8):1539–1549.

123. Hinder RA. Gastroesophageal reflux disease. In: Bell RH, Jr, Rikkers LF, Mulholland MW, eds. *Digestive Tract Surgery: A Text and Atlas*. Philadelphia, PA: Lippincott-Raven Publishers. 1996:19.

124. Morse C, Pennathur A, Luketich JD. Laparoscopic techniques in reoperation for failed antireflux repairs. In: Patterson GA, Cooper JD, Deslauriers J, et al, eds. *Pearson's textbook of thoracic and esophageal surgery*. Oxford, UK: Churchill Livingstone. 2008:367–375.

125. Pennathur A, Awais O, Luketich JD. Minimally invasive redo antireflux surgery: lessons learned. *Ann Thorac Surg*. 2010;89(6):S2174–S2179.

126. Awais O, Luketich JD, Tam J, et al. Roux-en-Y near esophagojejunostomy for intractable gastroesophageal reflux after antireflux surgery. *Ann Thorac Surg*. 2008;85(6):1954–1959; discussion 1959–1961.

127. Soresi AL. Diaphragmatic hernia: its unsuspected frequency: its diagnosis: technic for radical cure. *Ann Surg*. 1919;69(3):254–270.

128. Sweet RH. Esophageal hiatus hernia of the diaphragm; the anatomical characteristics, technic of repair, and results of treatment in 111 consecutive cases. *Ann Surg*. 1952;135(1):1–13.

129. Allison PR. Reflux esophagitis, sliding hiatal hernia, and the anatomy of repair. *Surg Gynecol Obstet*. 1951;92(4):419–431.

130. Barrett NR. Hiatus hernia: a review of some controversial points. *Br J Surg*. 1954 Nov;42(173):231–243.

131. Hiebert CA, Belsey R. Incompetency of the gastric cardia without radiologic evidence of hiatal hernia. The diagnosis and management of 71 cases. *J Thorac Cardiovasc Surg*. 1961 Sep;42:352–362.

132. Hill LD, Tobias J, Morgan EH. Newer concepts of the pathophysiology of hiatal hernia and esophagitis. *Am J Surg*. 1966;111(1):70–79.

133. Skinner DB, Belsey RH. Surgical management of esophageal reflux and hiatus hernia. Long-term results with 1,030 patients. *J Thorac Cardiovasc Surg*. 1967;53(1):33–54.

134. Hill LD, Tobias JA. Paraesophageal hernia. *Arch Surg*. 1968;96(5):735–744.

135. Ozdemir IA, Burke WA, Ikins PM. Paraesophageal hernia. A life-threatening disease. *Ann Thorac Surg*. 1973 Dec;16(6):547–554.

136. Landreneau RJ, Johnson JA, Marshall JB, Hazelrigg SR, Boley TM, Curtis JJ. Clinical spectrum of paraesophageal herniation. *Dig Dis Sci*. 1992;37(4):537–544.

137. Szwerc MF, Landreneau RJ. Splenic rupture as a consequence of giant paraesophageal hernia. *Ann Thorac Surg*. 2000 Nov;70(5):1727–1728.

138. Cameron AJ, Higgins JA. Linear gastric erosion. A lesion associated with large diaphragmatic hernia and chronic blood loss anemia. *Gastroenterology*. 1986 Aug;91(2):338–342.

139. Luketich JD, Nason KS, Christie NA, et al. Outcomes after a decade of laparoscopic giant paraesophageal hernia repair. *J Thorac Cardiovasc Surg*. 2010;139(2):395–404, 404 e391.

140. Horvath KD, Swanstrom LL, Jobe BA. The short esophagus: pathophysiology, incidence, presentation, and treatment in the era of laparoscopic antireflux surgery. *Ann Surg*. 2000 Nov;232(5):630–640.

141. Madan AK, Frantzides CT, Patsavas KL. The myth of the short esophagus. *Surg Endosc*. 2004;18(1):31–34.

142. Pearson FG, Cooper JD, Patterson GA, Ramirez J, Todd TR. Gastroplasty and fundoplication for complex reflux problems. Long-term results. *Ann Surg*. 1987 Oct;206(4):473–481.

143. Coster DD, Bower WH, Wilson VT, Brebrick RT, Richardson GL. Laparoscopic partial fundoplication vs laparoscopic Nissen-Rosetti fundoplication. Short-term results of 231 cases. *Surg Endosc*. 1997;11(6):625–631.

144. Mittal SK, Awad ZT, Tasset M, et al. The preoperative predictability of the short esophagus in patients with stricture or paraesophageal hernia. *Surg Endosc*. 2000;14(5):464–468.

145. Novitsky YW, Wong J, Kercher KW, Litwin DE, Swanstrom LL, Heniford BT. Severely disordered esophageal peristalsis is not a con-

traindication to laparoscopic Nissen fundoplication. *Surg Endosc.* 2007; 21(6):950–954.

146. Patel HJ, Tan BB, Yee J, Orringer MB, Iannettoni MD. A 25-year experience with open primary transthoracic repair of paraesophageal hiatal hernia. *J Thorac Cardiovasc Surg.* 2004;127(3):843–849.

147. Low DE, Unger T. Open repair of paraesophageal hernia: reassessment of subjective and objective outcomes. *Ann Thorac Surg.* 2005 Jul;80(1):287–294.

148. Luketich JD, Raja S, Fernando HC, et al. Laparoscopic repair of giant paraesophageal hernia: 100 consecutive cases. *Ann Surg.* 2000 Oct; 232(4):608–618.

149. Whitson BA, Hoang CD, Boettcher AK, Dahlberg PS, Andrade RS, Maddaus MA. Wedge gastroplasty and reinforced crural repair: important components of laparoscopic giant or recurrent hiatal hernia repair. *J Thorac Cardiovasc Surg.* 2006 Nov;132(5):1196–1202 e1193.

150. Maziak DE, Todd TR, Pearson FG. Massive hiatus hernia: evaluation and surgical management. *J Thorac Cardiovasc Surg.* 1998;115(1):53–60; discussion 61–52.

151. Pitcher DE, Curet MJ, Martin DT, Vogt DM, Mason J, Zucker KA. Successful laparoscopic repair of paraesophageal hernia. *Arch Surg.* 1995; 130(6):590–596.

152. Dahlberg PS, Deschamps C, Miller DL, Allen MS, Nichols FC, Pairolero PC. Laparoscopic repair of large paraesophageal hiatal hernia. *Ann Thorac Surg.* 2001 Oct;72(4):1125–1129.

153. Hashemi M, Peters JH, DeMeester TR, et al. Laparoscopic repair of large type III hiatal hernia: objective followup reveals high recurrence rate. *J Am Coll Surg.* 2000;190(5):553–560; discussion 560–551.

154. Luostarinen M, Rantalainen M, Helve O, Reinikainen P, Isolauri J. Late results of paraoesophageal hiatus hernia repair with fundoplication. *Br J Surg.* 1998;85(2):272–275.

155. Pierre AF, Luketich JD, Fernando HC, et al. Results of laparoscopic repair of giant paraesophageal hernias: 200 consecutive patients. *Ann Thorac Surg.* 2002 Dec;74(6):1909–1915; discussion 1915–1906.

156. Larusson HJ, Zingg U, Hahnloser D, Delport K, Seifert B, Oertli D. Predictive factors for morbidity and mortality in patients undergoing laparoscopic paraesophageal hernia repair: age, ASA score and operation type influence morbidity. *World J Surg.* 2009;33(5):980–985.

157. Nason KS, Luketich JD, Qureshi I, et al. Laparoscopic repair of giant paraesophageal hernia results in long-term patient satisfaction and a durable repair. *J Gastrointest Surg.* 2008;12(12):2066–2075; discussion 2075–2067.

158. Karmali S, McFadden S, Mitchell P, et al. Primary laparoscopic and open repair of paraesophageal hernias: a comparison of short-term outcomes. *Dis Esophagus.* 2008;21(1):63–68.

159. Schauer PR, Ikramuddin S, McLaughlin RH, et al. Comparison of laparoscopic versus open repair of paraesophageal hernia. *Am J Surg.* 1998 Dec;176(6):659–665.

160. Oelschlager BK, Pellegrini CA, Hunter J, et al. Biologic prosthesis reduces recurrence after laparoscopic paraesophageal hernia repair: a multicenter, prospective, randomized trial. *Ann Surg.* 2006 Oct;244(4):481–490.

161. Granderath FA, Schweiger UM, Kamolz T, Asche KU, Pointner R. Laparoscopic Nissen fundoplication with prosthetic hiatal closure reduces postoperative intrathoracic wrap herniation: preliminary results of a prospective randomized functional and clinical study. *Arch Surg.* 2005;140(1):40–48.

162. Gryska PV, Vernon JK. Tension-free repair of hiatal hernia during laparoscopic fundoplication: a ten-year experience. *Hernia.* 2005 May; 9(2):150–155.

163. Muller-Stich BP, Holzinger F, Kapp T, Klaiber C. Laparoscopic hiatal hernia repair: long-term outcome with the focus on the influence of mesh reinforcement. *Surg Endosc.* 2006;20(3):380–384.

164. Stadlhuber RJ, Sherif AE, Mittal SK, et al. Mesh complications after prosthetic reinforcement of hiatal closure: a 28-case series. *Surg Endosc.* 2009;23(6):1219–1226.

16

良性食管疾病的最新进展

John Hunter • Erin Gilbert

（谢炎 译）

前面两章详细描述各类食管良性疾病，包括食管裂孔疝、运动紊乱与胃食管反流病（GERD）的诊断、评估与处理。本章中，我们将按以上顺序逐一介绍。

巨大食管裂孔疝（食管周围疝）

原发性食管裂孔疝（hiatal hernia，HH）非常多见，亚洲与非洲发病率并不高，导致这种现象的原因无法确定。在北美，胃食管反流病在中年男性较为常见[1]，而巨大食管裂孔疝（通常又称为食管周围疝）在老年女性人群中更为常见[2]；老年女性巨大的食管裂孔疝发病率较高，原因包括怀孕所致的横膈压力过高（尤其是初次怀孕年龄较小者）[3-4]、腹壁缺失、脊柱退行性变导致的脊柱后凸，以及女性寿命较长等，胶原超微结构缺失亦可能是裂孔疝发生的原因，但目前无充足证据证明此假设[5-8]。

食管裂孔疝自然病程可解释部分患者症状变化。早期，较小滑动型裂孔疝（Ⅰ型）使食管下段括约肌从膈肌脚分离，而出现胃食管反流病，同时 His 角消失、食管下括约肌进入胸腔，胸内负压又使与腹内压相关食管下段括约肌静息压下降[9]。数年之后，随着膈裂孔缺损不断扩大，Ⅰ型裂孔疝可能发展为Ⅲ型裂孔疝（亦称混合型食管旁疝），胃底部移位至头侧原胃食管连接部；这种移位通常形成胃食管连接部的瓣阀，此时患者胃食管反流症状有所改善。取代胃食管反流症状的是患者出现早饱、进食后胸痛的症状，约30% 患者有明显的缺铁性贫血，患者因 Cameron 糜烂或溃疡（膈水平胃糜烂或溃疡）而引起显性或隐性胃出血[10-11]。基于自然病程的进展，Ⅱ型食管裂孔疝（此型胃食管连接部仍位于及横膈下）较少发生，仅发生于胃食管连接部与主动脉前筋膜连接过于紧密

时，以至食管裂孔疝仅引起患者膈食管韧带松弛及胃底向头侧移位。极其罕见的裂孔旁疝是紧邻膈裂孔的横膈缺损，使胃底向头侧移位；由于其罕见而不能确定真正发生率，表现为Ⅱ型疝，可能一个食管外科医师职业生涯仅能见 1 ~ 2 例。

尽管疾病进程支持对无症状食管裂孔疝采取"观察等待"处理策略，但对巨大偶然发现的食管裂孔疝，应询问上消化症状；仔细询问后可发现多数患者是有症状的或贫血，出现以上任一种情况，均应施行修复手术。毫无疑问，21 世纪最普遍术式是腹腔镜食管裂孔修复术；相比较而言，开腹手术无任何优势[12]。通过腹腔镜途径行食管延长术并不困难，同样经胸行楔型 Collis 胃成形术亦无困难[13]。虽然缺乏随机试验，但目前来说，开胸手术与腹腔镜手术后，食管裂孔疝的复发率相似。

巨大食管裂孔疝修复术（通常是Ⅲ型，混合型食管旁疝）的"阿喀琉斯之踵"是疝复发。腔镜外科医生因为单纯缝合修复术的疝复发率如此之高（20% ~ 50%）而震惊；常用预防复发的方法是于食管后放置一 U 型生物网片，早期数据显示，经网片修复术后疝的复发率较低，然而后期随访的随机对照试验（randomized controlled trail，RCT）的数据显示，无论单纯缝合还是生物材料修复术，裂孔疝复发率均超过50%[14]。多数外科医师放弃此生物网片，转而寻找更为合适的生物假体。新的试验将告诉我们哪一种生物假体更为适合。另一值得选择方法是食管延长术，20% ~ 40% 的巨大食管裂孔疝的患者选用此术式后，复发率下降。较小食管裂孔疝复发后，引起的临床症状并不严重，一般不需要再手术治疗。

目前我们采用的修复术式基本相同，仅少数例外。使用分腿手术台优于低马镫截石位，这种体位更

加简单，并可降低与马镫处受压点及膝部弯曲相关的下肢神经压迫性损伤与深静脉血栓形成的风险。我们通常采用机械支架维持图像稳定，从而提高手术效率，缓解外科医师疲劳；于手术床右侧靠近右髋部放置气动摄像头支架。

外科医师早期在巨大食管裂孔的腹腔镜手术经验、习惯上有 3 个问题为：一是无法成功地辨识出食管（以致需用照明扩张器）；二是无法明确分辨横膈上与胃小弯脂肪组织；三是胃小弯血管出血，包括胃左动脉。上述所有问题可通过以下操作解决：于膈肌脚处分离组织，将疝囊从膈肌脚环形部分离；同时将腹膜囊从后下纵隔分离。通过这些方法，即使不使用照明探条，亦可较容易地分辨出食管，缩小疝囊而减少脂肪，同时使胃小弯血管处于分离区域尾侧。

然而修补较大缺损似乎令人望而却步，以下有两种方法几乎适用于所有较大的食管裂孔疝：(1) 按照本章节所描述的操作步骤，从后侧开始分离；(2) 将人工气腹压力降至 5 ～ 8 mm Hg。通过上述步骤几乎不需再施行前置缝合，由于横膈前侧变得薄弱，所以缝合时容易撕裂，且横向定位膈肌脚前弓会加大缝合技术的难度。如不能较好地将食管从下纵隔腹主动脉分离，远端食管前方成角移位将是一个问题。

食管运动功能障碍

最常见（纵然罕见）的与外科相关的食管运动功能障碍疾病是贲门失弛缓症，此病于热带以外地区的病因尚未明确，但这种疾病非常"一视同仁"，任何年龄、性别、不同种族发病率基本相同[15-16]。这种发病模式有力地支持目前的一个假设，即病毒感染的免疫学反应引起的肌间层的神经退化[17-18]；虽然疱疹病毒与该病发病最为相关，但其证据并无说服力。

在过去 15 年中，腹腔镜下 Heller 肌层切开与部分胃底折叠术成为贲门失弛缓症的主要治疗方式。最近随机试验显示，球囊扩张术与 Heller 肌层切开术有着相同的疗效，但相较于肌层切开术，气囊扩张术需要严密地监测和重复治疗[19]；所以主要治疗方法没有改变。在此领域存在的主要争议是，在分离食管下括约肌之后，是施行胃底前折叠术（Dor），还是胃底后折叠术（Toupet）。一项最新随机试验显示：胃底前折叠术对减轻术后反流优势不明显[20]；虽然如此，在世界范围内，胃底前折叠术仍是首选术式，原因是相较于胃底后折叠术，它对食管后方分离要求较低，并

且不会使胃食管连接部向前成角位移。对于 Heller 肌层切开术来说，唯一的"困境"是在手术过程中，分离肌层操作部位远高于横膈，从而导致胃的解剖不充分。如果存在食管流出道梗阻（如食管狭窄性反流、成角畸形或肌层切开不完整），而横膈以上行肌层切开术的部位由于缺乏肌肉支撑，可使食管内压力增大，从而形成食管憩室。待肌层切开术完成后，即刻使用术中内镜，可较容易地鉴别肌层切开是否抵达扩张后的食管与近端胃；使用空气吹入法可打开经充分分离的 LES，使安置于食管末端的内镜可观测到胃部如何通过之前的痉挛的高压狭窄部位，一般呈腰部外形。

我们施行的肌层切开术与描述的技术有所变化，术中不使用食管扩张器（于扩张食管中，扩张器很难通过），仅将食管前部以及胃上方 3 cm 处脂肪与神经血管组织分离干净，即可使食管前方壁（12 点方向）的纵行肌肉得以较好地显露。首先我们用超声刀分离食管上的脂肪垫，脂肪垫分离后无需清除，可被一助较好地抓持。通常，需于前迷走神经后建立一通路，保持其在食管前表面；在肌层切开术前，食管与胃进行充分分离，可有效地减少肌层切开术中出血。用 Metzenbaum 腹腔镜剪可较好地抵达胃食管连接部的黏膜下层平面。主刀医师左手将食管肌层横向牵向肝，同时助手侧方与反方向牵引，抓紧先前分离食管脂肪层，并将其向反方向牵拉，通过此操作通常可用较小的锐性分离切断环形肌；一旦抵达黏膜下层，使用钝性闭合抓钳在黏膜下平面上，抓住食管上数厘米部位，可用剪子较松地分开环形肌。于黏膜附近不应使用产热器械（如电外科或超声刀），按照文献描述，黏膜"灼伤"应作为原位穿孔治疗，予以缝合。分离 LES 部胃部肌肉最好的方法是用 2 个 Hunter 或 Maryland 钳将肌肉分散。彻底清除黏膜所有环形肌至关重要，钝性潜行分离的肌肉切开术可使肌肉切缘回缩至食管后方看不到的 His 角上方（经常发生）。然后进行之前介绍的内镜检查，以及通过吹气行"漏气试验"。最后由主刀医师或助手将一个较大（56 ～ 60 F）Maloney 扩张器置入，确保所有环形肌均彻底地分开；接着完成前面章节描述的胃底前折叠术（我们偏好）或胃底后折叠术。

值得庆幸的是，Heller 肌层切开术失败案列较少，但处理手术失败方法尚不明确。一些学者偏向用 3 ～ 3.5 cm 的球囊扩张食管，但其与一期球囊扩张的食管穿孔率相同，从而使大多数外科医师更愿意选择再次肌层切开术。用食管、胃、十二指肠消化道

内镜（esophagogastro duodenoscopy，EGD）排除肿瘤、溃疡与狭窄后，应补充行录像食管 X 线片检查与高分辨率食管运动功能试验，如膈上肌层切开术部位出现憩室，应该予以处理，以减轻食管流出道梗阻。单纯憩室切除术较少采用，因为如初始问题未能解决，其对复发吞咽困难几乎无效。LES 肌层完成切开术后，LES 静息压应小于 10 mmHg；如 LES 静息压大于 12～15 mmHg，我们通常建议再次行 Heller 肌层切开术。当括约肌已完全切断（LES 静息压 < 10 mmHg）时，再次行肌层切开术几乎不可能成功。在此情况下，尤其是有巨型或 S 形食管时，食管切除术可能是下一步处理最好的选择。晚期食管失弛缓症应行微创（minimally invasivesurgery，MIS）食管切除术，而不应行经裂孔食管切除术与食管剥离术，原因是在这种情况下，供应巨食管的纵隔血管较正常血管大，施行剥离术可能引起无法控制的纵隔出血。

对于其他食管运动功能紊乱性疾病的处理方法更加存在争议。普遍的原则是：胡桃夹食管不能采用长肌层切开术治疗（因为此术式不起作用），LES 分离术能有效地减轻弥漫性食管痉挛与吞咽困难，不需对对比食管 X 线片的弯曲部位的顶部行肌层切开术；换句话说，腹腔镜 Heller 肌层切开术与局部胃底折叠术可能是最好术式。当难以将严重食管失弛缓症与弥漫性食管痉挛（diffuse esophageal spam，DES）区分时，采用此方法确实能够减轻症状。关于食管憩室治疗方式前文已详述，鉴于食管远端憩室切除术钉线位置易发生渗漏（早期研究报告高达 30%），我们通过以下 3 个步骤解决渗漏问题：（1）可通过 Heller 肌层切开术降低食管内压，即使不存在可见的 LES 高压亦可行此术；（2）如有可能，于食管钉合位置对食管平滑肌进行缝合，并且尽量远离憩室边缘近侧端，呈与钉线 90°方向行肌层切开；（3）进食固体食物之前，应让患者进食 7 天流食，以便术后钉线愈合。如腹腔镜不能安全地显露食管憩室近侧区域，则需通过胸腔镜对憩室进行完整切除。

胃食管反流病

在前文中对胃食管反流病（GRED）的诊断、评估及管理已做非常完整的描述。因此在本章中，我所关注的只有四个方面的问题：手术适应证，选择恰当的检查评估食管、胃的解剖与病理生理，选择远期有效的腹腔镜抗反流术式可获得较质子泵抑制剂（PPI）治疗更好的疗效。

如前所述，GRED 是一种常见的疾病，其中仅较少一部分患者需行抗反流手术。虽然对于大部分患者来说，长期服用 PPI 可有效地控制症状，但仍有 40% 的患者在服用 PPI 治疗后仍存在顽固性反流症状；这种顽固性反流症状定义为每天轻微反流，或为每周 2～3 次严重反流。对于所有反流病，PPI 可控制大部分胸痛与胃灼热症状；仅 17% 的 GRED 患者于 PPI 治疗后反流症状能够得以完全控制[21]。因此，可根据患者 PPI 治疗效果将具有典型 GRED 症状的患者分为两组：一组是具有胸痛与胃灼热症状的患者，接受 PPI 治疗后，症状得以缓解；另一组是具有反流症状的患者，PPI 治疗效果不佳。理论上来说，以上两种患者一旦经规范化评估后确诊，均应行腹腔镜抗反流手术。

腹腔镜抗反流手术对于部分咽喉部反流（laryngo-pharyngeal reflux，LPR）患者亦可达到相同疗效，原因是食管上段和（或）咽喉部症状可由多种原因引起（如过敏、环境因素、吸烟、鼻涕倒流、感染等），困难的是明确通过消除所有反流而症状得到改善的真正症状性 LPR 患者。迄今为止，已开发多种检测技术明确 LPR，包括双通道 pH 记录与鼻咽部 pH 记录，但以上两种方法的有效性难以证实。最近又出现两种有希望的方法：唾液胃蛋白酶测定[22]和食管 / 鼻咽部阻抗测量，这两种方法对于明确 LPR 似乎更加精确，并且有可能于将来成为确诊该疾病的重要检查方法。

关于 GERD 患者手术评估已于前文进行完整描述。数年以前，我们观察到所有胃灼热症状患者均对 PPI 治疗敏感，腐蚀性食管炎、食管狭窄以及 Barrett 食管患者需行 24 小时 pH 监测；然而目前，我们已放弃这项监测，原因是这些患者中，即使不进行 pH 的检测，GERD 诊断亦非常明确。对于无食管炎的 Barrett 食管、食管狭窄及具有不典型症状的患者继续行 pH 监测，如前所述，pH 监测对于巨大食管裂孔疝修复手术来说并非必须，除非患者仅有胃灼热症状并且 EGD 显示食管无异常。这项需求很少见。

对于 GRED 患者，术式选择仍是诸多争议的重要部分，争议主要集中于局部胃底后折叠术（Toupet）与全胃底折叠术（Nissen）的远期疗效上。数年前，在北美，局部胃底折叠术仅用于食管运动功能障碍或者缺乏患者，较少用来控制反流治疗。一旦患者确诊存在无效食管蠕动，无论选择全部或局部胃底折叠术，患者术后吞咽困难仍较差，这点两者无差异；食管蠕动功能完全缺乏时（如食管失弛缓症或硬皮病），应采用局部胃底管折叠术。一项欧洲随机数据显示[23]，无论何种蠕动模式，局部胃底折叠术对大部分 GEDR 患者反流症状的控制疗效大致相同，还可明显改善嗳气症状。对于腹腔镜胃底折叠手术术式的选择，似乎有一条分割线：大西洋以东倾向于选择局部胃底后折叠，而大西洋以西更倾向于选用全胃底折叠术。

相较于长期 PPI 治疗，对腹腔镜 Nissen 胃底折叠术远期疗效仍存在较大争议。如仅仅将恢复服用 PPI 治疗作为胃底折叠术失败的标准，外科手术失败率达 30%～40%，但是这些患者的生理学评估结果证明仅 30% 患者确实存在反流，使其真正失败率降至 10% 左右（10 年后）[24]。大多数已成功实施过一次胃底折叠术的患者，在活瓣功能失效后，对再次行胃底折叠术有非常强烈的愿望。最常见的手术失败原因是 HH 复发，恶心干呕、紧绷咳嗽、肥胖、外伤以及过度举重等引起的腹内高压，专家施行腹腔镜胃底折叠术再手术率每年约为 1%。

几个随机试验对比胃底折叠术与药物治疗的效果。当研究对象限于服用标准剂量 PPI 即可消除症状的患者时，外科治疗与药物治疗的疗效基本相同[25]。而当研究标准扩大至对 PPI 治疗仅有部分反应的患者时，胃底折叠术通常认为是减轻 GERD 症状最长久、最可靠的方法。

参考文献

1. Menon S, Trudgill N. Risk factors in the aetiology of hiatus hernia: a meta-analysis. *Eur J Gastroenterol Hepatol.* 2011;23:133–138.
2. Luketich JD, Nason KS, Christie NA, et al. Outcomes after a decade of laparoscopic giant paraesophageal hernia repair. *J Thorac Cardiovasc Surg.* 2010 Feb;139:395–404.
3. Polomsky M, Siddall KA, Salvador R, et al. Association of kyphosis and spinal skeletal abnormalities with intrathoracic stomach: a link toward understanding its pathogenesis. *J Am Coll Surg.* 2009;208:562–569.
4. Schuchert MJ, Adusumilli PS, Cook CC, et al. The impact of scoliosis among patients with giant paraesophageal hernia. *J Gastrointest Surg.* 2011;15:23–28.
5. Asling B, Jirholt J, Hammond P, et al. Collagen type III alpha I is a gastro-oesophageal reflux disease susceptibility gene and a male risk factor for hiatus hernia. *Gut.* 2009;58:1063–1069.
6. Curci JA, Melman LM, Thompson RW, Soper NJ, Matthews BD. Elastic fiber depletion in the supporting ligaments of the gastroesophageal junction: a structural basis for the development of hiatal hernia. *J Am Coll Surg.* 2008;207:191–196.
7. Melman L, Chisholm PR, Curci JA, et al. Differential regulation of MMP-2 in the gastrohepatic ligament of the gastroesophageal junction. *Surg Endosc.* 2010;24:1562–1565.
8. El Sherif A, Yano F, Mittal S, Filipi CJ. Collagen metabolism and recurrent hiatal hernia: Cause and effect? *Hernia.* 2006;10:511–520.
9. Gordon C, Kang JY, Neild PJ, Maxwell JD. The role of the hiatus hernia in gastro-oesophageal reflux disease. *Aliment Pharmacol Ther.* 2004;20:719–732.
10. Schieman C, Grondin SC. Paraesophageal hernia: clinical presentation, evaluation, and management controversies. *Thorac Surg Clin.* 2009;19:473–484.
11. Wo JM, Branum GD, Hunter JG, Trus TN, Mauren SJ, Waring JP. Clinical features of type III (mixed) paraesophageal hernia. *Am J Gastroenterol.* 1996;91:914–916.
12. Davis SS, Jr. Current controversies in paraesophageal hernia repair. *Surg Clin North Am.* 2008;88:959–978.
13. Terry ML, Vernon A, Hunter JG. Stapled-wedge collis gastroplasty for the shortened esophagus. *Am J Surg.* 2004;188:195–199.
14. Oelschlager BK, Pellegrini CA, Hunter JJ, et al. Biologic prosthesis to prevent recurrence after laparoscopic paraesophageal hernia repair: long-term follow-up from a multi-center, prospective, randomized trial. *J Am Coll Surg.* Presented at the 2010 American College of Surgeons 96th Annual Clinical Congress, Washington DC, October, 2010.
15. Marlais M, Fishman JR, Fell JM, Haddad MJ, Rawat DJ. UK incidence of achalasia: an 11-year national epidemiological study. *Arch Dis Child.* 2011;96:192–194.
16. Sadowski DC, Ackah F, Jiang B, Svenson LW. Achalasia: incidence, prevalence and survival. A population-based study. *Neurogastroenterol Motil.* 2010;22:e256–e261.
17. Castagliuolo I, Brun P, Costantini M, et al. Esophageal achalasia: is the herpes simplex virus really innocent? *J Gastrointest Surg.* 2004;8:24–30.
18. Lau KW, McCaughey C, Coyle PV, Murray LJ, Johnston BT. Enhanced reactivity of peripheral blood immune cells to HSV-1 in primary achalasia. *Scand J Gastroenterol.* 2010;45:806–813.
19. Boeckxstaens GE, Annese V, des Varannes SB, et al. Pneumatic dilation versus laparoscopic Heller's myotomy for idiopathic achalasia. *N Engl J Med.* 2011;364:1807–1816.
20. Rawlings A, Soper NJ, Oelschlager B, et al. Laparoscopic Dor versus Toupet fundoplication following Heller myotomy for achalasia: results of a multicenter, prospective randomized-controlled trial. *Surg Endosc.* 2012;26(1):18–26.
21. Kahrilas PJ, Howden CW, Hughes N. Response of regurgitation to proton pump inhibitor therapy in clinical trials of gastroesophageal reflux disease. *Am J Gastroenterol.* 2011;106(8):1419–1425.
22. Wang L, Liu X, Liu YL, et al. Correlation of pepsin-measured laryngopharyngeal reflux disease with symptoms and signs. *Otolaryngol Head Neck Surg.* 2010;143:765–771.
23. Mardani J, Lundell L, Engstrom C. Total or posterior partial fundoplication in the treatment of GERD: results of a randomized trial after 2 decades of follow-up. *Ann Surg.* 2011;253:875–878.
24. Morgenthal CB, Shane MD, Stival A, et al. The durability of laparoscopic Nissen fundoplication: 11-year outcomes. *J Gastrointest Surg.* 2007;11:693–700.
25. Galmiche JP, Hatlebakk J, Attwood S, et al. Laparoscopic antireflux surgery vs esomeprazole treatment for chronic GERD: the LOTUS randomized clinical trial. *JAMA.* 2011;305:1969–1977.

食 管 癌

Simon Law

（王西墨 译）

17

历史回顾

对食管癌最早描述之一是于公元 2 世纪，Galen 描述其为食管的肉样组织梗阻性生长，导致吞咽困难、消瘦并最终死亡。中国早期文学中，描述食管癌患者"秋天得病，活不到夏天"。食管癌治疗策略的改善使其已获得较好的结果，然而大部分患者确诊时均为预后差的疾病晚期。1877 年，Czerny 率先成功施行了颈部食管癌切除术，患者术后存活 15 个月。1913 年，Torek 首次成功施行经胸食管切除术[1]，患者为一位 67 岁食管中段鳞状细胞癌女性，经左侧开胸行食管切除术；经胸锁乳突肌前切口与前胸壁皮下通道取出颈段食管，同时于前胸壁行皮肤食管造口术，在食管造口与胃造口间连接一段橡胶管，经此管喂养，患者存活 17 年。

1933 年日本京都外科医生 Ohsawa 成功施行首例胸段食管切除与胃重建手术，报道 18 例患者接受手术[2]。1946 年，Lewis 描述右侧开胸与开腹两部分组成的食管切除术[3]。1947 年 Tanner 亦独立实施这一手术过程[4]。

虽然手术切除是治疗食管癌的主要手段，但近年延伸出了化疗方案、放疗与手术相结合的不同组合治疗方案。东、西方国家食管癌流行病学存在差异，并影响食管癌的治疗。

流行病学

食管癌是全世界第 8 大常见癌症，第 6 位癌症死因[5]。食管癌的发生有显著的地域差异，从某种程度上看，甚至同一区域亦有种族差异。食管癌在一些称为"亚洲食管癌带"的国家尤其常见，从东土耳其、里海东部延伸到伊朗北部、阿富汗北部与前苏联南部现今的土库曼斯坦、乌兹别克斯坦、塔吉克斯坦到中国北部与印度；南非特兰斯凯省与肯尼亚亦是食管癌高发区。食管癌高发病区发病率是其他地区的 50 ～ 100 倍，是中国第 4 位常见癌[6]。中国食管癌年龄标化发病率为 27.4/10 万，而日本为 10/10 万、北欧为 7.9/10 万、西欧为 7.6/10 万、北美为 5.8/10 万、新西兰与澳大利亚为 5.5/10 万[5]；中国中北部河南、河北、山西省，尤其是林县、磁县高发，死亡率为 140/10 万，是最常见的癌症死因[7-8]。食管癌常发于 60 ～ 70 岁，大多数国家以男性群体高发，然而高发区男女比例相同[8]。

过去 30 年食管癌流行病学显著地改变是西方高加索人种的从鳞状细胞癌转变为低位食管与贲门腺癌；在美国的非洲裔中，鳞状细胞癌高发，自 20 世纪 80 年代中期发病率呈下降趋势，而在白种人中，腺癌发生增多，从 1990 年起腺癌发病率超过鳞状细胞癌[9]。欧洲与澳大利亚亦有类似改变，然而在亚洲，食管鳞状细胞癌仍是最多的类型，且大多发生于食管中段[10]。

与鳞状细胞癌和腺癌相比，其他类型如黏液表皮样癌[11]、腺鳞癌、小细胞癌[12]、类基底鳞状细胞癌、肉瘤样癌[13]、淋巴瘤、黑色素瘤[14]与其他不同亚型的基质瘤较为少见[15]。

病因因素

表 17-1 列出与食管癌发生相关的各种因素。在对患者进行前瞻性研究中，吸烟与饮酒是独立影响因素，分为仅吸烟不喝酒与仅喝酒不吸烟两组[16]。

遗传易感因素可能在食管癌的发病机制中起重要作用，病例对照研究发现食管癌有显著的家族聚

表 17-1	与食管癌发病机制相关的病因学因素	
因素	鳞状细胞癌	腺癌
吸烟	+++	+
饮酒	+++	−
热饮	+	−
亚硝基的化合物，例如咸菜摄入	+	−
嚼食槟榔	+	−
马黛茶饮料	+	−
绿色蔬菜、水果、维生素摄入不足	+	−
低社会经济阶层	+	−
真菌毒素或病毒	+	−
纵隔辐射史	+	+
碱性腐蚀性狭窄	+	−
呼吸消化的恶性肿瘤史	+++	−
Plummer-Vinson 综合征	+	−
贲门失弛缓症	+	−
肥胖	−	++
胃食管反流	−	+++
Barrett 食管	−	++++

集性，表明食管癌可能遗传[17]。中国历史人口迁移中的线粒体研究发现，从食管癌高发的北、中部人群迁移至东南部，相应地这些地区食管癌患病率增高，表明遗传因素的重要性[18,19]。有慢性酒精消耗患者个体的基因多态性起重要作用[20]。约 36% 东亚人饮酒时有生理反应，如面红、恶心、心跳加快，面红反应主要与乙醛脱氢酶 2（aldehyde dehydrogenase 2，ALDH2）遗传缺陷有关。乙醇脱氢酶使乙醇转化为乙醛，在 ALDH2 作用下转化为乙酸；ALDH2 有两种主要类型，主要是第 487 位点上是谷氨酸或赖氨酸的差异，只有编码谷氨酸等位基因是纯合子，机体才有正常的催化反应，而编码丝氨酸的等位基因纯合，则 ALDH2 无明显活性，而 *Glu/Lys* 等位基因杂合则可抑制 ALDH2 的活性。无法完全分解的乙醛在体内积聚，导致面红与不舒适等副反应，赖氨酸纯合体个体由于强烈的副作用使其不能耐受较多酒精，而正是因为不能喝较多的酒其患病风险亦降低。赖氨酸或者谷氨酸杂合子个体能耐受饮酒的副作用，所以这类人

惯常饮酒，其体内发生较差的分解代谢并发生乙醛积聚，这类个体对酒精消耗的致癌作用更易感，主要是由于体内乙醛引起的 DNA 损伤与其他致癌效应[21]。一份简单问卷指出有面红反应史，可较为容易地识别出风险个体，建议其不要饮酒或进行内镜筛选检查，可能降低发生食管癌的风险以及帮助他们进行早期诊断[22,23]。

除饮酒与吸烟外，食管鳞状细胞癌发生中饮食与环境因素亦起重要作用，在亚洲国家尤为突出。腌制蔬菜中含有亚硝胺（类）及其前体（硝酸盐、亚硝酸盐和二级胺），是有害物质[24]，某些微量营养素减少，尤其是维生素 A、C、E，烟酸，核黄素，钼、锰、锌、镁、硒的缺失，同时伴蛋白摄入不足，均可促使食管上皮向癌转化[25]。改变饮食习惯，如用冰箱代替传统食物保存方法，多吃富含维生素食物，可能降低某些地区食管癌的发病率，尤其是城市地区，如上海[26]。其他饮食风险因素，喜食热饮、抽大烟、嚼食槟榔和南美国家饮用马黛茶等。

人乳头瘤[27]与特定真菌属于镰刀菌素，链格孢菌、地丝菌、曲霉真菌、枝孢菌、青真菌等特定真菌感染与食管癌发生相关。

合并其他呼吸消化恶性肿瘤的患者发生食管鳞状细胞癌（spuamous cell carcinoma，SCC）的风险较高，推测可能是有相似环境致癌因素与"区域性癌变"。将食管癌作为指示性肿瘤，9.5% 患者有其他多种原发性癌症，这些原发性癌症中，70% 发生于上呼吸道和消化道[28]。据估计有 3% 的患者同时或不同时患食管癌和原发性头颈部癌症[29]。

已知诱发食管癌的疾病较少。贲门失弛缓症患者患食管癌风险估计为 7 ~ 33 倍，但在贲门失弛缓症症状出现后平均 15 ~ 20 年才可能有食管癌的发生[30]。其他疾病有碱性腐蚀性狭窄、Plummer-Vinson综合征、胼胝症和乳糜泻。

在高加索人群中，腺癌发病率急剧上升的原因主要是肥胖、胃食管反流病与 Barrett 食管，但是这些疾病在亚洲人群中并不普遍[34]。在美国，胃食管反流病影响到总人口的 44%，5% ~ 8% 发展为 Barrett食管[35]，估计每年恶性转化率为 0.5%[36]。流行病学数据显示幽门螺旋杆菌有对抗反流有保护作用，在东部居民中，幽门螺旋杆菌感染大流行可能防止反流与 Barrett 食管，这可能是引起癌细胞类型差异的原因[37]；但是，这种关联仍存在争议。

诊断

筛查、监视与早期癌预防

鳞状细胞异型增生与癌症

在无症状时或早期诊断食管癌对改善预后至关重要，虽然目前仅少数患者可能诊断。在食管高发区如中国采用脱落细胞学大规模人口筛查。两种主要的取样器包括中国开发的膨胀球囊取样器[38]与日本开发的胶囊海绵取样器[39]，通常这些方法诊断的早期癌症能获得 5 年生存率接近 90%、25 年生存率达 50% 的优良结果，堪比正常人群[40]。

在中国高发区主要的内镜筛查是用 Lugol 碘液辅助色素内镜检查（图 17-1），可显示出食管内异型增生病变恶性转化的定量风险[41]。长期内镜筛查评估与早期预防、化学预防相结合的研究项目正在进行[42]。

20 世纪 80 年代，在中国林县推行一项总人口化学预防的营养干预试验，试验有 29 548 人参与；在 5 年干预结束时，发现摄入硒、β- 胡萝卜素和维生素 E 组的全病因死亡率与癌症死亡均出现统计学意义上的明显减少。食管 / 贲门癌患者死亡率降低 10%，但无统计学意义[43]。迄今为止，无食管鳞状细胞癌化学预防策略的确切证据。

Barrett 食管和腺癌

对由 Barrett 食管发展而来的癌，早期筛查与监控一直存在争议。胃食管反流的存在是普遍的，约 20% 成人每周至少有一次胃灼热症状，其中 5% 有 Barrett 食管；因此，多数患者需要筛查。然而，即使有重度反流症状患者亚组，腺癌的绝对风险亦较低；此外，40% 或更多的患者食管腺癌并无反流症状，因此，针对食管反流症状的筛查项目不能发现这类患者[32]。多数 Barrett 食管患者死于其他无关原因[44]；同时，Barrett 食管的存在并未改变预期寿命或总体生存率[45-46]。使用内镜筛查的高价格阻碍一般人群的筛查，虽然回顾性研究证明，内镜筛查对 Barrett 食管患者监测有生存获益[47-48]；但是由于病例选择、提前时间与和时长偏差，这些研究可能存在选择偏倚、领先时间偏倚和时间效应偏倚[49]。目前仍无确凿证据证明，筛查或监测可提高 Barrett 食管患者的生存率[50]，不推荐对一般人群筛查 Barrett 食管；对风险较高人群是否选择使用还有待确立[48]。

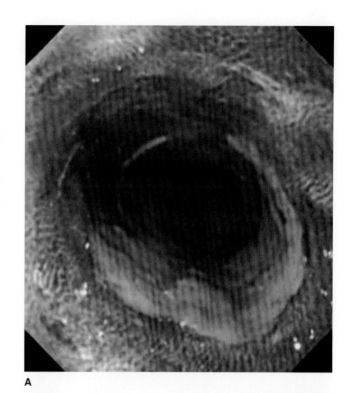

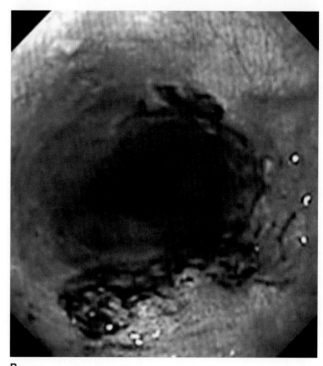

图 17-1　A. 内镜 Lugol 碘液染色，未染色异常区，提示食管早期鳞状细胞癌。B. 同一病变窄带成像

虽缺乏明确证据，但是对确定有 Barrett 食管个体应进入监测程序。建议采用大活检钳于食管 4 象限，取 2 cm 组织活检的方案[48]。异型增生，是迄今

表 17-2 异型增生等级和监视间隔

异型增生	记录	随访
无	• 1 年内 2 次 EGD 及活检	每 3 年 1 次内镜检查
低级	• 6 个月内重复高级 EGD 及活检 • 病理学学家确认	间隔 1 年直至无异型增生 ×2
高级	• 黏膜不规则 • 3 个月内重复 EGD 及活检排除浸润癌 • 病理学学家确认	内镜下切除 根据结果与患者状况，连续 3 个月监视或干预

EGD：食管、胃、十二指肠镜

Reproduced from Wang KK，Sampliner RE. Updated guideline 2008 for the diagnosis，surveillance and therapy for Barrett's esophagus. Am J Gastroenterol. 2008；103：788-797. Macmillan Publishers Ltd.，copyright 2008.

为止癌症进展浸润风险的唯一可靠指标。美国胃肠协会提出的关于内镜检查间隔和治疗建议见表 17-2；对无异型增生患者每 3 年进行一次内镜检查，低度异型增生每年一次，高度异型增生诊断意味着需要介入治疗（手术或内镜手段）或加强监测，每 3 个月一次；如优选后者，需行 4 象限、1 cm 方案诊断早期浸润癌。

内镜检查与系统活检仍是 Barrett 食管、异型增生与早期癌诊断的金标准，其他方法有带或不带荧光原位杂交（fluorescence in situ hybridization，FISH）细胞学、自发荧光成像、窄带成像、光学相干断层扫描和共聚焦激光显微内镜，它们均为旨在提高诊断能力的试验性技术[51]。

化学预防有可能阻止 Barrett 食管发展成浸润性癌。近年来，最受关注的是质子泵抑制剂（PPIs）和非甾类抗炎药（NSAIDs）；目前，无直接支持使用质子泵抑制剂预防癌症的数据，虽然回顾性研究发现长期使用 PPI 表现出异型增生进展减轻[52]。对于 NSAIDs，一项联合多个研究的 meta 分析发现阿司匹林 /NSAIDs 与两种组织类型食管癌之间的保护关联[53]；然而，另一项随机控制试验表明，COX-2 抑制剂塞来昔布对改变 Barrett 食管与异型增生患者的活检中异型增生的比例并不比安慰剂更为有效[54]。英国一项正在进行的 III 期随机试验 [AspECT（阿司匹林埃索美拉唑化学预防试验）试验] 旨在评估阿司匹林干预是否减少 Barrett 食管死亡率或从 Barrett 化生组织向腺癌或高度异型增生转换率[55]。

进展期食管癌

对于有症状的患者，症状取决于疾病严重程度。有吞咽困难的老年患者须先推定有食管癌，直至证明并非如此，尤其是在高风险地区；慢性反流症状发展为吞咽困难患者排除反流狭窄者需考虑肿瘤的可能。进展期患者的最常见症状是吞咽困难（80% ~ 95%），且呈渐进性加重；然而，多数患者延误就医，直至发生严重吞咽困难与体重减轻。反流较为常见，高度梗阻的患者反流可能于夜间仰卧时更为严重；胃液反流可致咳嗽发作、误吸、甚至发生胸部感染，吞咽痛（与吞咽相关的胸骨后疼痛）并不少见。声音嘶哑是喉返神经原发肿瘤或转移淋巴结压迫的结果。

鳞状细胞癌与腺癌患者的人口学分布存在差异[56]。腺癌患者往往有较高社会经济阶层及具有肥胖相关性慢性疾病，例如缺血性心脏疾病（表 17-3）；因此，对这类患者的检查是很必要的。鳞状细胞癌患者是蓝领工人，而一般检查可显示体重减轻与肌肉萎缩。长期吸烟与饮酒导致较高的慢性肺部疾病与肝硬化的发病率，肿瘤位置越靠近近端越易诱发吸入性肺炎或气管食管瘘；所有患者均应检查锁骨上淋巴结。

肿瘤分期

分期系统

准确分期为分期指导治疗提供信息，对临床试验质量控制非常重要。

临床分期系统沿用的美国癌症联合委员会（American Joint Committee on Cancer，AJCC）分期或国际抗癌联盟（International Union Against Cancer，UICC）TNM（肿瘤—淋巴结—转移）系统，它们均于最近进行了修改[57]。TNM，肿瘤分级，肿瘤和淋

表 17-3　食管 SCC 与腺癌病因之外对比：亚洲 vs. 西方

	亚洲	西方
细胞型	鳞状细胞癌	腺癌
部位	中、下段食管	下段食管 / 贲门
伴发病	• 肺病 • 肝硬化	缺血性心脏疾病
可识别的癌前病变	异型增生	Barrett 食管和异型增生
筛选 / 监测	• 球囊细胞学检查 • 内镜 Lugol 碘液染色	内镜监测 Barrett 食管和异型增生
手术方式	优选经胸，2-、3- 区淋巴结清扫 胸腔镜 ± 腹腔镜手术	经胸或经膈，2- 区或缩小淋巴结清扫 胸腔镜 ± 腹腔镜或单纯腹腔镜
预后	更差?	更好?

SCC：鳞状细胞癌

巴结级别定义如表 17-4 ～ 表 17-7 以及图 17-2 与图 17-3。最近修订的 TNM 分期系统较以前版本主要不同是：(1) 区域淋巴结从颈部到纵隔、上腹部，包括腹腔干淋巴结；删除以前使用 M1a 和 M1b 类别；(2) N1 至 N3 变化取决于所累及淋巴结数目；(3) 鳞状细胞癌与腺癌分期不同；(4) 肿瘤部位与分化程度亦考虑在内。此前，一直不明确贲门腺癌是归属于胃癌还是食管癌，新版本中肿瘤的中心位于下胸段食管、胃食管连接部 (GEJ) 或胃 (贲门) 近端 5 cm 内延伸至 GEJ 或食管，与食管腺癌分组相似而非胃癌。癌中心位于胃，距 GEJ 远端超过 5 cm，或距 GEJ 5 cm 以内、未延及 GEJ 或食管采用胃癌分期系统分组。

Siewer 分级依据肿瘤侵及食管或胃的范围，依据肿瘤位于 GEJ 近端或远端 5 cm 分为 I 至 III 型（食管、贲门与贲门下）（图 17-4）；此三种类型的癌在患者人口学、可能病因、病理学特点，以及预后等方面均有不同[58]，这种分类方法对临床较有价值，但未被新分期系统加以考虑。

基于其重要的治疗意义日本食管学会，将 T1a 期 / T1b 期肿瘤进一步类别细分（表 17-8），这在后面章节中讨论。

除体检与简单的胸片外，临床分期的具体方法包括钡对比剂检查、支气管镜、电子计算机断层扫描 (CT) 扫描、经皮颈部淋巴结超声 ± 细针穿刺 (fine-needle aspiration，FNA) 细胞学、内镜超声检查 (EUS) ±FNA、2-^{18}F 氟 -2- 脱氧 -D- 葡萄糖 (fluoro-2-deoxy-d-glocose，FDG) 正电子发射计算机断层扫描 (positron emission tomography，PET) 以及腹腔镜和 (或) 胸腔镜检查。

钡对比剂检查

钡对比剂检查的典型特征有黏膜不规则与隆起、管腔狭窄与食管近端扩张（图 17-5），迂曲、成角、从中轴线偏移、窦道形成、支气管树瘘管形成等均是已穿透外膜涉及周边固定器官的进展肿瘤迹象[59]。随着其他分期方式更有效地利用，钡对比剂检查正变得越来越没有必要。

支气管镜检查

纤维内镜的使用可通过活检或活刷细胞学检查，确认食管癌的组织学。可用软纤维支气管镜评估肿瘤侵犯支气管树情况，尤其中段与上段食管肿瘤；受累症状包括隆突增宽、外压、肿瘤浸润与食管支气管瘘形成等，最后两项是切除术禁忌的标志[60]。支气管镜大体观察可能并不准确，建议活检及刷片细胞学检查[61]。

CT 扫描

CT 扫描食管癌分期主要价值在于发现远处转移，如肝、肺、骨骼与肾，肝转移瘤超过 2 cm 时，其灵敏度为 70% ～ 80%，但其小于 1 cm 时，漏诊率为 50%[62]。食管癌孤立肺转移罕见[63]；因此，CT 检查

表 17-4 食管癌的 TNM 分期定义

T：原发肿瘤

TX		肿瘤不能评估
T0		无原发肿瘤证据
Tis		高度异型增生
T1		肿瘤侵及黏膜固有层、黏膜肌层或黏膜下层
	T1a	肿瘤侵及黏膜固有层或黏膜肌层
	T1b	肿瘤侵及黏膜下层
T2		肿瘤侵入固有肌层
T3		肿瘤侵及外膜
T4		肿瘤侵及邻近组织
	T4a	侵及胸膜、心包或横膈的可切除肿瘤
	T4b	侵及其他相邻组织如主动脉、椎体、气管等的无法切除肿瘤

N：区域淋巴结 [a]

NX	区域淋巴结状态不能评估
N0	无区域淋巴结受累
N1	区域淋巴结转移为 1 ~ 2 个淋巴结
N2	区域淋巴结转移为 3 ~ 6 个淋巴结
N3	区域淋巴结转移 ≥ 7 个淋巴结

M：远处转移

MX	不能评估为远处转移
M0	无远处转移
M1	有远处转移

TNM，肿瘤 - 淋巴结 - 转移。

[a] 区域淋巴结从颈部延伸到腹腔干淋巴结

表 17-5 食管癌的等级定义

组织学分级（G）[a]

GX	不能评估——分期分组如 G1
G1	高度分化
G2	中度分化
G3	低度分化
G4	未分化——分期分组如 G3 鳞状细胞癌

[a] 活检或切除标本的最高组织学分级时使用。如肿瘤为混合组织学类型，应记录为鳞状细胞癌；如分级为不可用，应记录为 GX 和分组为 G1 分期；G4，未分化癌，分期与 G3 鳞状细胞癌类似

表 17-6 鳞状细胞癌的分期分组

分期	T	N	M	G	部位
0	原位（HGD）	0	0	1	任何
ⅠA	1	0	0	1	任何
ⅠB	1	0	0	1	任何
	2 ~ 3	0	0	1	下段
ⅡA	2 ~ 3	0	0	1	上段、中段
	2 ~ 3	0	0	2 ~ 3	下段
ⅡB	2 ~ 3	0	0	2 ~ 3	上段、中段
	1 ~ 2	1	0	任何	任何
ⅢA	1 ~ 2	2	0	任何	任何
	3	1	0	任何	任何
	4a	0	0	任何	任何
ⅢB	3	2	0	任何	任何
ⅢC	4a	1 ~ 2	0	任何	任何
	4b	任何	0	任何	任何
	任何	N3	0	任何	任何
Ⅳ	任何	任何	1	任何	任何

HGD：高度异型增生

表 17-7 腺癌的分期分组

分期	T	N	M	G
0	原位（HGD）	0	0	1
ⅠA	1	0	0	1 ~ 2
ⅠB	1	0	0	3
	2	0	0	1 ~ 2
ⅡA	2	0	0	3
ⅡB	3	0	0	任何
	1 ~ 2	1	0	任何
ⅢA	1 ~ 2	2	0	任何
	3	1	0	任何
	4a	0	0	任何
ⅢB	3	2	0	任何
ⅢC	4a	1 ~ 2	0	任何
	4b	任何	0	任何
	任何	N3	0	任何
Ⅳ	任何	任何	1	任何

HGD，高度异型增生

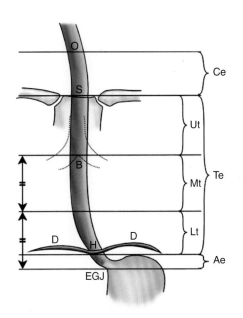

图 17-2 不同层次的食管肿瘤的描述。Ae，腹部食管；B，气管分叉；Ce，颈段食管；D，膈肌；EGJ，食管胃连接部；H，食管裂孔；Lt，下 1/3；Mt，中 1/3；O，食管；S，胸骨切迹；Te，胸段食管；Ut，上 1/3

发现的结节更有可能是原发性肺癌或良性结节，亦应进行排查。

T4 期食管癌诊断时，食管与主动脉、气管和支气管、心包之间的脂肪层消失提示已被肿瘤侵及，但恶病质患者脂肪缺乏使此标准显得并不可靠。当食道和主动脉接触面积超过 90°时，报道称检测癌症浸润的准确度为 80%[64]，但这决非绝对，其准确度较 EUS 差。

用 CT 扫描检查纵隔与腹腔干淋巴结转移的灵敏度并非最高，原因是只有大小可以被用作诊断标准；然而，正常大小的淋巴结可能包含肿瘤转移，而肿大淋巴结可能由反应性与炎性增生所致。使用高分辨率螺旋 CT 扫描研究表明检测区域淋巴结转移的灵敏度是 11% ~ 77%、特异度是 71% ~ 95%[65-66]；目前，CT 扫描通常与 PET 扫描一起进行，在相同位置形成一张更精确的解剖与代谢摄取相关复合图象（图 17-6）。磁共振成像（MRI）的经验显示其局限性类似于 CT[67]。

内镜超声和经皮超声检查

内镜超声检查（EUS）是唯一能够区分各层食管壁的成像方式，通常可看到 5 个交替高回声与低回声层（图 17-7）。EUS 诊断肿瘤与淋巴结分期的准确性平均达 85% 与 75%，而 CT 分别为 58% 与 54%[68]。

EUS 存在的问题是约 1/3 的患者发生不可逆的肿瘤狭窄[69-70]。早期研究表明，预扩张导致高达 25% 的穿孔可能[71-72]；最新研究结果表明，预扩张是安全的，并且完全检查的成功率取决于扩张的大小——扩张 11 ~ 12.8 mm 为 36%、扩张 14 ~ 16 mm 为 87%[73]。一个替代方法是使用小型化超声导管探头，通过一个传统内镜工作通道，从而可以实现与常规 EUS 可比的精度[74]。

提示淋巴结侵犯的回声特征包括回波差（低回声）结构、边界锐利、圆润轮廓 > 10 mm，且其重要性依次递增[75]。一项群体回顾性研究表明，淋巴结转移分期的整体准确率为 77%[68]；EUS 准确性因不同淋巴结位置而所不同，与 EUS 穿透深度（约 3 cm）相关。最好是检测食管旁淋巴结，其灵敏度与淋巴结到食道中轴轴向距离成反比[76]。EUS 引导 FNA 细胞学检查（如腹腔干淋巴结）检查可疑淋巴结能力是 EUS 优于 CT 的另一个因素[77]。

经皮超声对获取颈淋巴结活检特别有用。一项包含 519 例患者大型研究中，30.8% 的患者（160/519）检测到有颈淋巴结转移。接受随后颈淋巴结切除术的患者，其 US 诊断灵敏度、特异度与准确性分别为 74.5%、94.1% 与 87.6%；未接受颈淋巴结切除术的患者，颈淋巴结复发概率较低，不足 5%[78]。

结合术前颈部超声与 EUS 获得的信息可高度提示预后。一项研究中，当转移淋巴结的数目细分到 0、1 ~ 3、4 ~ 7 与 8 枚或更多时，预后所涉及淋巴结数目类似于组织学诊断，能最终确定分层[79]；但是，经皮超声与 EUS 高度依赖于操作者经验，并且细致的操作才能获得上述结果。

FDG-PET 扫描

PET 扫描在食管癌分期中越来越普及（图 17-6）[80-81]。检测原发肿瘤时，PET 灵敏度范围为 78% ~ 95%，大多数假阴性患者为 T1 或小 T2 期肿瘤[65,82]；有时，无论肿瘤体积（FDG 非亲和力）大小，GEJ 与近端胃腺癌显示有限的或缺乏 FDG 积累。一些学者对多达 20% 患者观察到此现象，似与弥漫性生长亚型和分化差的肿瘤有关[83]。

PET 不能提供食管壁界线，因此对 T 分期无价值；对于局部淋巴结转移的诊断，由于原发肿瘤干扰其空间，辨识率不足以区分原发性肿瘤与邻近淋巴结，因此大多数研究证实灵敏度较差[82,84]，尤其大多数位于中、下段食管癌的纵隔淋巴结更是如此。一

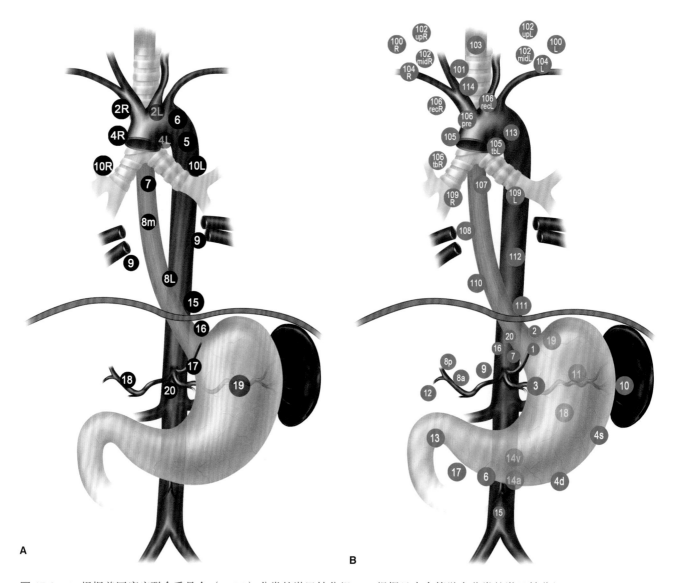

图 17-3　A. 根据美国癌症联合委员会（AJCC）分类的淋巴结分组；B. 根据日本食管学会分类的淋巴结分组

项 PET 检测颈部、上段与腹部淋巴结灵敏度的研究分别为 78%、82% 与 60%，但中、下纵隔分别为 38%、0[65]。PET 对区域淋巴结检测的特异度通常较好，在一些研究中达 95% ~ 100%[82,84]；较低的假阳性发现对术前分期亦有重要作用。

　　一项包含 12 种出版物的关于食管癌 PET 扫描的 meta 分析表明，对于检测局部转移的汇总灵敏度与特异度分别为 51%（95% CI 为 34% ~ 69%）与 84%（95% CI 为 76% ~ 91%）；对于远处转移，相应为 67% 与 97%。排除 2 项（11 项之中）检测远处转移灵敏度较低的研究（可能是其包括更早期肿瘤）后，其汇总灵敏度提高至 72%、特异度至 95%[85]。此研究再次强调 PET 扫描局部淋巴结的准确度仅为中等，US-FNA 灵

敏度更为优异、PET 在发现远处转移方面更有价值。

　　最近发表的一项旨在评估 PET 检测远处转移而排除食管切除的多中心试验表明，PET 扫描对传统分期（包括 CT 扫描）为可手术的患者进行评估：189 例患者仅 9 例（4.8%）有明显的 M1b 期发现，确认为真正阳性后，排除手术；此外，有 3.7% 患者有未经证实的 M1b 肿瘤，但 PET 检测为明显的 M1 期肿瘤至少占其中的 3.7%[86]。因此，PET 扫描真实价值可能受限，需进一步评估其成本效益比。

胸腔镜和腹腔镜检查

　　胸腔镜和腹腔镜有各自的提倡者，胸腔镜分期通常采用右侧入路，从锁骨下血管下至下肺静脉切开纵

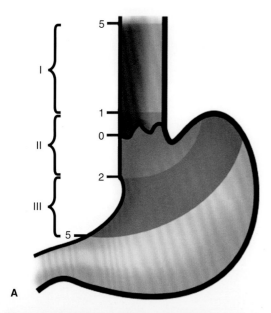

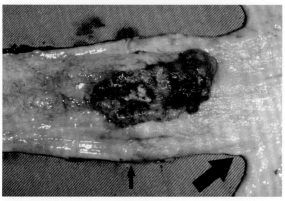

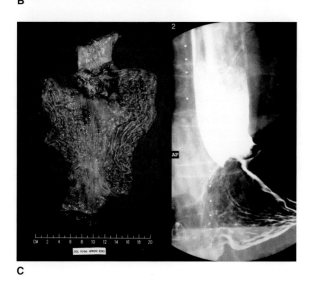

表 17-8	据日本食管学会 T1 肿瘤分类
TX	肿瘤浸润深度不能评估
T0	无原发肿瘤的证据
T1a	肿瘤侵及黏膜
T1a-EP	原位癌（Tis）——对应于原来的 M1
T1a-LPM	肿瘤侵及其固有层黏膜（LPM）——对应于以前的 M2
T1a-MM	肿瘤侵及黏膜肌层（MM）——对应于以前的 M3
T1b	肿瘤侵及黏膜下层
SM1	肿瘤侵及黏膜下层的上 1/3
SM2	肿瘤侵及黏膜下层的中间 1/3
SM3	肿瘤侵及黏膜下层的下 1/3

在内镜切除标本中，从黏膜下层延及固有肌层的整个厚度不能检测，故肿瘤侵及黏膜下层深度为 200 μm 时归类为 SM1，而肿瘤侵及深度大于 200 μm 归类为 SM2

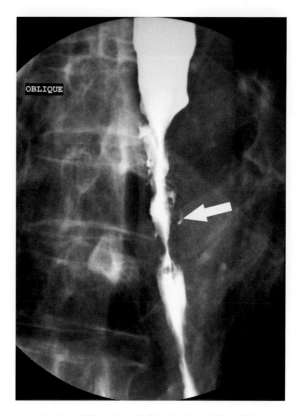

图 17-4　A. 根据 Siewert 的胃食管连接部（GEJ）腺癌的分类。Ⅰ型，食管癌；Ⅱ型，贲门癌；Ⅲ型，贲门下癌；B. 一个由 Barrett 食管发展来的Ⅰ型腺癌：大箭头指向胃食管连接部（GEJ），而小箭头指向鳞部茎突交界处；C. Ⅱ型贲门癌全胃切除标本及其相应的吞钡造影图像，无 Barrett 食管证据

图 17-5　钡对比剂检查显示狭窄性肿瘤，黏膜不规则与对比剂滞留，近端明显扩张，管壁凹陷常预示浸润病变（箭头）

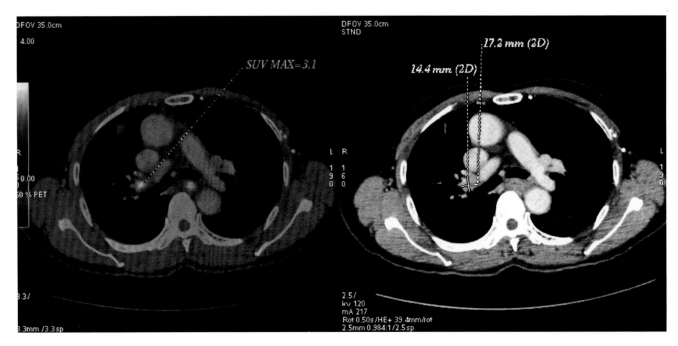

图 17-6 PET 与 CT 组合图像：除淋巴结大小外，如肿瘤转移至淋巴结，标准摄取值通常将有助于判断。一个右肺门结节与其相应 PET 图像，标准摄取值（Standard uptake value，SUV）为 3.1

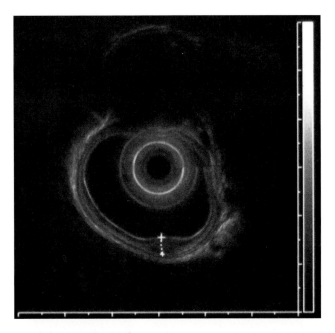

图 17-7 黏膜局限早期肿瘤超声内镜（EUS）图片。可见食管 5 层结构：2 个暗层是黏膜肌层（内层）和固有肌层（外层）。肿瘤未达到高回声的黏膜下层，肿瘤在 6 点位置；此病变可由内镜黏膜下层剥离术（endoscopic submucosal dissection，ESD）技术去除

隔胸膜，于淋巴结取样；腹腔镜分期包括腹腔干淋巴结取样活检与腹腔镜超声检测肝转移。一项 113 例患者的多中心研究（CALGB9380）结果报告，在 73%

的患者中此检查方式是可行的。胸、腹腔镜可检测出的 50% 的 CT 扫描、40% 的 MRI 扫描、30% 的 EUS 漏诊患者的淋巴结与远处转移，虽然无死亡或严重并发症出现，但胸、腹腔镜需要患者全身麻醉、单肺麻醉、210 min 的手术时间与 3 天住院时间[87]。腹腔镜可诊断肿瘤转移（尤其是腹膜扩散）或确定未知的肝硬化，这是手术切除的禁忌证，所以腹腔镜可作为计划食管胃切除术的初始程序，其主要适应证是下段食管癌与贲门腺癌；预计其对位于食管近端的肿瘤的价值极小[88]。鉴于胸、腹腔镜的侵袭性，对一些病例可考虑胸、腹腔镜检查，为这类病例无法获得对其治疗至关重要的转移的确定性的信息。

治疗

分期导向治疗

以前食管癌的治疗方式是单纯手术切除术、放疗或塑料支架缓解症状等，现在越来越多的治疗选择与方案的组合使分期变得重要，早期与进展食管癌的治疗应个体化。

早期鳞状细胞癌治疗

早期肿瘤包括表 17-8 定义的 T1a-EP、LPM、MM 与 T1b-SM1、SM2、SM3 期肿瘤，考虑淋巴结转

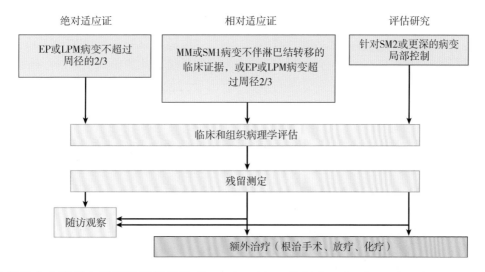

图 17-8　日本食管学会食管癌内镜切除建议指征（Reproduced from Guidelines for diagnosis and treatment of carcinoma of the esophagus part I. Japan Esophageal Society. *Esophagus*. 2008；5：61-73.）

移的风险，这种区分很重要。T1a-EP、T1a-LMP 与 T1a-MM 肿瘤淋巴结转移的发生率分别为 0、3.3%、12.2%；T1b-SM1、SM2 与 SM3 肿瘤的淋巴结转移的发生率分别为 26.5%、35.8%、45.9%[89]；黏膜癌的 5 年生存率为 80% ～ 100%，黏膜下癌为 50% ～ 65%。

T1a-EP 或 LPM 肿瘤淋巴结转移风险较小并且内镜切除足以根治，这类肿瘤适合内镜切除。由于环形切除似与瘢痕狭窄相关，病变的范围不超过周径的 2/3 时可切除。T1a-MM 或 T1b-SM1（距黏膜肌层 200 μm）病变可能有淋巴结转移，若患者无淋巴结转移（相对指征）的临床证据，内镜下黏膜切除术（endoscopic mucosal neseetion，EMR）是可行的。约 30% ～ 50% 的深侵入病变（T1b-SM2 或 SM3）与转移相关，这类病变按进展期食管癌的治疗方式进行。日本食管学会关于内镜切除的建议如图 17-8 所示[90]，除浸润深度与累及程度外，内镜切除的其他不利之处包括低分化肿瘤与切除标本有淋巴血管浸润。

现有多种 EMR 技术，最常用的是内镜下透明帽法（EMR-cap）黏膜切除术（EMR-C）。使用带帽前视内镜，将盐水注入黏膜下层，抬升更深层病变；将病变吸入帽内，然后用已预设圈套器钢丝套住病变，将绞窄黏膜用混合电流电刀切割。一项包含 250 例患者的系列研究中，EMR 用于 T1a-EP 或 LPM 病变时，72% 的患者有绝对适应证；这些患者术后随访期间未发生局部或远处转移，5 年生存率为 95%，所有 5 年内死亡患者死因均为非癌症相关[91]。

目前多数内镜医师首选内镜黏膜下剥离术（ESD）。

手术时首先标记病变边界，与 EMR 类似，需行黏膜下注射；多种类型的注射用液体延迟分散，如甘油、透明质酸、高渗盐水与甘露醇等已被采用。采用通过内镜操作孔的"刀"如钩、针、线或带有陶瓷绝缘尖刀切除病变；因此，此技术不受 EMR-C 帽尺寸限制，可去除较大病变，从而达到整块切除的目的。切除深度亦可更深且可控，通常可显露下层的固有肌层，切缘阳性可能性小，并且整块标本更适合于完整的病理检查；但是，相对于 EMR 来说，学习 ESD 操作技能较困难。EMR 与 ESD 的常见并发症有出血（通常量较小）、穿孔（可通过黏膜下适量注射生理盐水预防，有时可采用钛夹处理）与狭窄（通常是肿瘤较大时发生）。

高度异型增生与早期腺癌治疗

Barrett 高度异型增生，与上皮内癌同义，是化生 - 异型增生 - 肿瘤序列中的最后侵袭前阶段，治疗选项包括密切监测、黏膜消融与食管切除。

密切监测

内镜监测支持者声称，此策略可于早期诊断侵袭性食管癌，如不影响预后也可延缓治疗。食管癌的高发病率与死亡率亦被一些学者认为是妨碍即刻手术切除的原因。监测反对者观察到大多数高度异型增生患者于接下来 3 ～ 5 年间确诊为浸润性腺癌，病变率在 1.5 年约为 25%，3 年 50%，8 年后高达 80%[31]。高度异型增生是目前检测癌浸润前唯一可靠的标志，但对区分有无浸润性病变时，观察者之间并未达到最理想的一致性标准[92]。当有高度异型增生的患者接受食管切除时，标本中浸润性癌高达 42%，甚至包括招募于监测计划中的患者[93]；不过，最新证据显示数字可能被高估，一项关于高度异型增生食管切除术后病理的 meta 分析显示 12.7% 浸润性腺癌（至少黏膜下癌），其中大多数曾于内镜检查发现可见病变，为浸润癌的已知风险[94]。在未见病变患者中，数字低至 6.7%[95]。大多数学者将高度异型增生作为干预的界限，有可见病变患者中，如为凸起结节而非一平坦 Barrett 黏膜患者，推荐内镜切除，以确保无浸润癌[48]。如需进行监视，美国胃肠协会建议每 3 个月行 1 次内镜检查[48]，这种高强度的监测方案对高度异型增生患者确实不是一个较好的选择。

内镜治疗

高度异型增生或 T1a 期（黏膜内）癌淋巴结转移率较低，可采用内镜下黏膜合理治疗，单纯治疗黏膜病变即可治愈。T1a 期肿瘤，淋巴结转移率低，据报道为 0～6%；一旦侵及黏膜下层（T1b 期），淋巴结转移上升 20% 左右[96-97]。EMR 可用于 Barrett 食管的可见病变的局部切除。Ell 与其同事的局部 EMR 的最大系列报道中，100 例患者接受治疗；所有患者黏膜病变直径达 20 mm，切除标本组织学证明无淋巴管浸润，组织学为由 Barrett 化生发展的 G1、G2 级；99% 的患者可局部完整切除、复发率为 11%（6% 局部复发、5% 于其他位置），所有患者重复治疗均成功，计算 5 年生存率为 98%[98]。

Barrett 化生问题是指多灶性异常增生与潜在恶变，因此，除对可疑病变的局部切除，Barrett 黏膜的全消融是需要的。黏膜消融疗法包括各种结合高剂量抑酸治疗的消融化生黏膜的方法，使正常鳞状上皮在 pH 中性环境中取代消融的化生黏膜，方法包括环周 EMR、双极电凝、氩气电凝、光动力疗法（PDT）与射频消融。

如可行环形 EMR，通常需一种以上方法减少狭窄形成概率。41 例高度异型增生或早期腺癌的 Barrett 患者，行环形 EMR 术后，平均 32 个月随访，发现约 76% 的患者彻底清除 Barrett 上皮，12% 的患者有复发或异时性早期癌[99]。因此，复发是 EMR 一个显著问题；如非整块切除而选择部分切除，复发并不意外，可能存在遗漏的 Barrett 上皮细胞，并再次生长。相对于其他的黏膜消融疗法，EMR 优点是标本可用于组织病理学检查。

一项随机试验显示 PDT 可降低 Barrett 食管演变为癌的风险。此项研究中，208 例高度异型增生患者随机分为使用卟菲尔钠加 PPI 的 PDT 与仅用 PPI 的两组，比较发现 PDT 组高度异型增生消除达 77%，而 PPI 组有 39% 的患者于后续活检中发现高度异型增生亦被消除；相对于 PPI 组的 7%、PDT 组 Barrett 上皮消除达 52%；与 PPI 组的 29% 相比，PDT 组进展为腺癌者为 15%，且进展为癌需要较长时间[100]。PDT 治疗存在的问题包括需反复治疗、光敏性与狭窄形成等（上述系列中为 6%）、腺体包埋或假性进展现象；再生鳞状上皮下可残存化生黏膜，其发生率高达 51%，有必要行连续监视[101]。由于 PDT 不能治疗淋巴结病变，标本未进行病理检查，有必要于非侵入性治疗前进行准确诊断。

最近一个更有希望的、治疗非异型增生和异型增生的 Barrett 食管的消融方法，是一个基于球囊环形内镜射频装置（HALO360），60 个紧密排列包裹球囊的双极电极可提供射频。首先将一涂胶球囊引入食管，然后用适当射频频率球囊消融黏膜，消融是由细胞内水分子的摩擦热产生的。此系统优点是容易使用，并且损伤处可控制深度高达 500～1000 μm（至黏膜肌层）、狭窄形成并不常见。亦可安装于胃镜前端多聚焦装置（HALO90），其上表面是一长宽 20 mm ×13 mm 的铰接平台，四周有相同电极阵列，最好用于 HALO360 初始治疗后，消融残余 Barrett 食管黏膜。

Ⅱ度肠上皮化生消融（AIM-II）试验，用 HALO 系统检查、消融长达 6 cm 非异型增生 Barrett 食管，于基准水平行 HALO 360 治疗，如有肠上皮化生残留，于 4 个月时重复治疗一次；如需要，12 个月后行 HALO 90 灶性消融。第 12 个月，69 例患者中 48 例化生获完全缓解（70%），30 个月时，60 例（98%，60/61）完全缓解，并未发现狭窄或包埋腺体[102]。

另一项最新发表的检验异型增生 Barrett 食管 HALO 系统消融的试验，127 例患者以 2∶1 比例随机分为射频消融术组或假手术组，根据异型增生分级与 Barrett 食管长度随机分组。第 12 个月治疗结果主要包括异型增生与肠上皮化生根除率，在意向性治疗分析中，低度异型增生患者中，与对照组 22.7% 相比，消融组彻底根除率为 90.5%；高度异型增生患者中，相应比率分别为 81% 与 19%。总体来说，与对照组 2.3% 相比，消融组中 77.4% 患者有肠上皮化生被彻底根除；消融组患者较少有病情恶化（3.6 % vs. 16.3%），癌形成更少（1.2% vs. 9.3%），消融组患者狭窄发生率为 6%[103]。

食管切除

　　手术切除是保证异型增生的黏膜和屡次未被发现的浸润癌彻底根除的唯一方法，手术切除是标准治疗方式，原因是手术切除高度异型增生组织的标本中，发现浸润癌的概率最高（高达 42%）；虽然最新证据表明，此数字低于 13%[94]。推定的食管癌高并发症发生率与死亡率对手术切除存在阻碍；但是，在专业化中心，食管癌死亡率，尤其在本组病例中是最低的。微创手术方法包括胸腔镜、腹腔镜、或食管剥离，可进一步减少手术创伤。据报道，微创手术的长期生存的生活质量较好[104-105]。

　　抽离迷走神经、食管切除是保留迷走神经完整，旨在保证生活质量的方法，已证明可有更少的迷走神经切除症状[106]。Merendino 手术中提倡限制性食管远端与 GEJ 切除、联合低位纵隔与上腹部区域淋巴结清扫术，将插入一逆蠕动的空肠袢恢复肠道的连续性，此术式结合充分的淋巴结清扫术并且采用空肠袢，防止胃食管反流，改善了生活质量[107]。

　　总之，高度异型增生或早期黏膜内癌患者有进展为浸润癌的明确风险，需要个体化治疗；严密监测、黏膜消融治疗与食管切除的选择需基于专家和患者的选择。

进展期食管癌治疗

食管癌手术切除

　　手术切除仍是局部食管癌的主要治疗手段。在大宗病例专业化医疗中心，食管切除术后可获得低于 2% ~ 3% 的死亡率[56,108-112]；病例数与预后的关系是显而易见的[111,113]，大宗病例中心服务集中化亦提高了结果[114]。

　　一些重要的方面可提升食管切除术后结果：如（1）选择手术切除合适病例；（2）手术技术的选择与施行；（3）加强围术期处理。

　　食管切除术患者的选择　如何严格选择实施食管切除术的患者，可影响手术切除率。选择取决于多种因素，包括（1）个别中心的转诊模式；（2）流行的治疗理念；（3）替代疗法的可用性；（4）外科医师与患者心理可能承受的死亡率。报道的切除率是 21% 至 70% ~ 80%[110,115]，此巨大的差异表明较高切除率

病例中可能存在检出征候偏倚或早期癌高流行率。

　　随着时间推移，在手术效果改善研究报告中，通常更严格地选择患者，可以通过排除高风险患者、或通过非手术方法治疗进展期肿瘤[116]；姑息切除越来越少见，大多数仅为有潜在治愈可能的患者施行手术。

　　通常认为食管切除术后并发症发生率与死亡率预测因素包括高龄[112]、体力状况较差[116]、营养消耗[117]与体重减轻、近端肿瘤[112]、肺功能差[118]、肝硬化[119]与心脏评估异常[116]，腺癌与鳞状细胞癌患者亦有不同的风险，鳞状细胞癌患者更可能存在营养不良、高酒精摄入、吸烟、肺与肝功能损伤等，另一方面，腺癌患者更可能超重，患心血管疾病风险更高[120]。

　　评估患者健康状况通常基于外科医师的经验与直觉，而非一门精密科学。客观分数有助于评估手术风险与选择患者[116,118,121]，在一项基于包含一般状况、心、肝与呼吸功能等，作为术后死亡独立预测因子的评分系统研究中，30% 可切除肿瘤的患者由于其他原因排除手术，采用上述方法选择患者，术后死亡率降低 9.4% 至 1.6%[116]。

　　基于严格数学评分系统选择患者是否较基于外科医生与麻醉师单独评估更好并未确定，其更可能是彼此补充的。

　　手术入路的选择　食管切除术有多种重要考量因素，如手术入路、切除与淋巴结清扫范围、替代食管的类型与构建方式、重建途径、食管吻合技术等；这些变量相互关联，可影响早期并发症的发生率与死亡率、远期生活质量与生存；肿瘤部位与分期，患者风险状况与医生偏好、经验等是决定手术的重要变量，外科医生应是全能的，并精通多种技术以适应不同的临床情况。

　　颈部食管癌　1960 年，Ong 与 Lee 首先描述咽喉食管切除术（pharyngolaryngoesophagectomy，PLE），它是一个一阶段、三时相的手术，涉及颈部切口、腹部切口与开胸术[122]。将侵及咽下与上颈段食管的肿瘤连同全食管一并切除，经后纵隔将胃拉至颈部行咽胃吻合；构建终末气管造口。后来，开胸术被经食管裂孔游离食管所取代；胸腔镜食管游离已成为替代方法，并成为我们的首选[123]。PLE 有较高的并发症发生率与死亡率，在一定程度上 PLE 是无其他姑息方法的最后抢救术式[123]；因此，虽然手术护理有所改进，与胸内肿瘤患者相比，其结果依然糟糕。在作者所在中心，1966 年至 1995 年有 317 患者接受 PLE，死亡率从 31% 下降至 9%[124]。

对于有足够远端切缘的颈段食管的近端肿瘤，可选择游离空肠置入移植物或胸三角或胸大肌肌皮瓣切除后重建。游离空肠移植可避免纵隔切除而具有优势，但需要医生有微血管吻合经验；移植物坏死、瘘管形成与晚期移植物狭窄是其独特问题。与上拉胃术相比，移植物存活率和漏发生率相似；狭窄是游离空肠移植最常见的晚期并发症，而在胃上拉患者中，反流是最常见的症状，约 20% 的患者发生此两种并发症 [125]。功能性研究表明，所有患者均有满意的吞咽功能 [126]；移植的空肠还能耐受术后放疗 [127]，需要牺牲喉部的手术切除并非是令人满意的选择，多数患者首选放化疗，而手术仅为补救手段 [128]。

胸内食管癌　上胸段食管肿瘤，为获得足够近端切缘而需于颈部进行吻合。基于此原因，最好用三相食管切除术或 McKeown 法 [129]。手术时先行右侧开胸术联合淋巴结清扫，以游离胸段食管；随后，经腹部与颈部切口置入替代食管，于颈部进行吻合。打开胸骨是另一种选择，尤其对于接近胸廓入口的肿瘤 [130-131]。

多数胸内肿瘤是位于食管中段与下段的鳞状食管癌与食管下段 Barrett 腺癌。使用最广泛的术式是由 Lewis[3] 和 Tanner[4] 分别描述的，手术从腹部开始，构建好胃导管，随后右侧开胸行肿瘤切除与淋巴结清扫；然后，将胃提到胸腔顶与近端食管吻合。

另一方法是构建一个左胸单切口，通过左侧开胸与横膈切口，游离并切除食管与胃，将胃提至胸部于主动脉弓下或上吻合。近主动脉弓妨碍手术入路，使近端食管游离后的吻合变得困难；因此该方法更适合于在主动脉弓下可获得足够切缘的贲门癌与远端食管癌。

经膈途径，通过扩大的食管裂孔，钝性游离与盲性分离食管；然后，将游离的胃提至颈部与颈段食管吻合，其尤其适用于远端食管肿瘤或食管其他部分早期肿瘤。

腹部食管和胃贲门肿瘤　对于局限于腹部食管或胃贲门的癌症，如 Lewis-Tanner 食管切除术，开腹 - 右侧开胸是一种选择，近端胃亦被切除，以获得足够远端切缘。左侧第七或第八肋间隙胸腹联合切口亦可良好显露下纵隔与上腹部。单一左侧开胸术联合横膈切开是另一种选择，可使上腹部合理地暴露；然而，妨碍清扫肝十二指肠韧带淋巴结。当不希望开胸时，预先广泛分离膈肌脚、扩大裂孔膈肌后部可到达纵隔下，远端食管切除术与吻合可于腹部进行而无需开

胸。机械吻合器使吻合变得更为容易，最新设计的经口置入食管远端的吻合器使较低纵隔吻合变得容易。肿瘤侵及近端胃时，全胃切除后 Roux-en-Y 重建为多数学者的首选。

经胸 vs. 经膈裂孔切除　两者仍然存在争议。经裂孔切除支持者认为，食管癌手术切除主要是姑息治疗，仅极早期肿瘤可偶然治愈。经胸切开较彻底地清扫淋巴结仅改善分期，但未影响预后；经膈裂孔的手术时间更短，术后并发症发生率较少 [132]；而外科医生认为胸食管切除术（transthoracic esophagectomy，TTE）为开放手术，可直视下切除而更安全 [133]，淋巴结清扫更彻底而有更好的分期和生存。

一项包含从 1992 年至 2002 年的 868 例接受经膈裂孔或经胸切开手术患者的人口学监测数据、流行病和最终结果医疗保险联系数据库研究中，225 例接受经膈裂孔切除、643 例接受 TTE，经膈裂孔切除较经胸切除术后死亡率低（6.7% vs. 13.1%）；调整肿瘤分期、患者和供方因素后，生存率相同 [134]。比较两种方法的最大规模的随机对照试验，研究了 106 例接受经膈裂孔食管切除术患者与 114 例中下 1/3 或贲门腺癌接受经胸切除术的患者，相对于后者的 57%，前者肺部并发症发生率为 27%；经胸切开治疗组通气时间、入住 ICU 和住院时间更长，但住院期间死亡率（2% vs. 4%）无显著性差异。经胸治疗组切除的淋巴结明显增多（16 vs. 31），总体 5 年生存率为 34%（经膈）与 36%（经胸）。更为重要的是，其表明有限淋巴结转移（1 ~ 8 枚阳性淋巴结）个体，采用 TTE 具有生存优势（64% vs. 23%）；无淋巴结转移患者或有较多淋巴结转移的患者，两者生存率相同 [135]。

原发肿瘤位置与分期可影响手术方式的选择。从纯粹安全角度，经食管裂孔切除不适于治疗进展期中 1/3 或上 1/3 肿瘤，尤其是肿瘤与气管支气管树密切相关以及新辅助放疗后的肿瘤，肿瘤浸润或纤维化可消除组织平面，使盲切不安全；因此，经膈裂孔更加适用于食管下段肿瘤，肿瘤大部分游离可于直视下进行。从肿瘤学角度看，淋巴结清扫的理念决定手术方式。

微创食管切除术（minimally invasive esopha-gectomy，MIE）　多种微创方式组合如胸腔镜、腹腔镜、纵隔镜、手助腹腔镜、开腹术与开胸术已探索多年 [136]，手术方法越多越意味着缺乏对优势术式的共识。

单中心大样本数据较少，有一个超过 100 例患者的 MIE 经验 [137-140] 及数个关于 MIE 综述的发表 [136,141-144]；

MIE 较开放手术更好或更差尚无定论，并且未进行随机对照试验。术中转换率约 5%、呼吸系统并发症的发生率为 13% ～ 22%，并获得较低的死亡率（3%）[142-143]。Biere 与其同事 [10] 的比较 1061 例患者的 MIE 与开放食管切除术的研究，将 3 个对照组进行 meta 分析：（1）总 MIE vs. 开放 TEE；（2）胸腔镜与开腹手术 vs. 开放 TTE；（3）腹腔镜 vs. 开放食管切除术。1 组和 2 组 MIE 死亡率较低，2 组 MIE 吻合口瘘更少；此外，由于选择性偏倚和使用技术的多样性，未能得出明确结论 [144]。

MIE 术中可能发生严重并发症，如奇静脉 [145] 与肋间血管出血 [146]、主动脉损伤 [147-148]、气管支气管树 [149-151] 与复发性喉返神经损伤 [152]，当然，上述并发症并非 MIE 特有的并发症。胸腔镜术野扩大和优良可视性可能有助于减少并发症。

MIE 能否降低发病率与死亡率仍存在争议。部分原因为研究患者病例数太小而无足够统计意义，亦有其他原因难以确定统计学意义。随着现代镇痛方法的发展如硬膜外镇痛，术后疼痛控制已非最关键问题 [153]，心肺并发症是多因素引起的，并不仅仅取决于切口大小。纵隔切开的创伤不取决于切口大小，与开胸手术相比，小切口优势可被延长的单肺麻醉时间抵消；此复杂手术仍存在学习曲线 [154-155]，胸腔镜手术时间、失血与术后肺部感染发生率均有减少。一组 80 例患者的对比试验发现胸腔镜食管切除术消灭的纵隔淋巴结数目更多 [154]；因此，对大多数系列病例，可能尚未发挥微创技术的全部潜力，克服学习曲线之前需要多少例手术仍未确定。

多数系列中有明显的患者选择，一些研究中大部分受试者为 Barrett 食管早期疾病或高度异型增生 [138,156]，最重要的考验为分期 - 分期比较中长期生存，但分期迁移可能难以消除；大多数系列未报道生存率，而报道的生存率与历史对照无差异。但是，现有数据的确表明 MIE 术中清扫淋巴结数目与开放手术相当 [136]；因而，由于无良好的随机对照试验，MIE 地位仍存在争议。

切除范围：轴向和径向切缘 胃肠道恶性肿瘤中治疗最有争议的方面是适当的切除范围，此争议在食管癌中就是例证 [157]。

R0 切除一直认为是长期生存最重要的预后因素。R0 切除有明确的干净的近端、远端与侧方切缘，且为整块肿瘤（原发病灶和淋巴结）的切除。需要获得干净轴向与侧方切缘较少有争议。食管癌的壁内播散

与形成多个独立肿瘤的倾向性得到公认，上皮内、皮下或壁内扩散发生率高达 46% 与 54%[158-159]，30% 的患者有多发性肿瘤 [159-160]；原发肿瘤壁内浸润越深，传播距离越远 [158]。很显然，随着食管横切面距肿瘤边缘距离的增加，边缘组织学阳性的概率下降，并且吻合口复发概率与近端切缘所达到的长度有关。考虑到切除后标本收缩，距肿瘤 10 cm（收缩的新鲜标本约 5 cm），可使吻合复发的概率不足 5%[161]；术中冰冻切片检验可确保切缘阴性，然而，组织学切缘阴性并不一定排除吻合口复发肿瘤，同时，阴性切缘亦不能排除吻合口复发。甚至有责任心的病理学家亦可能错过跳跃性病变或黏膜播散，因此边缘可能是假阴性。穿透吻合口食管壁的壁外复发亦难与真性吻合口复发相区分。具有组织学切缘阳性的患者可能有更晚分期的肿瘤，并且远处早期复发可能与吻合口复发相关性较低。我们的研究中 7.5% 的食管切除患者有阳性的组织学切缘（有明确组织学诊断，而非冰冻切片），其吻合复发率为 10.3%，而阴性切缘吻合口复发率为 4.9%；但是，此差异无统计学意义 [161]。

侧方切缘镜下浸润（大体切缘干净）会增加局部复发概率，使生存率恶化 [162]，鉴于食管解剖位置与相邻结构的原因，获得食管癌干净侧方切缘并不容易。新辅助治疗可能有助于实现这一目标。一些西方中心主张"整块"切除，连同心包、胸导管、奇静脉、肋间血管和两侧覆盖原发肿瘤胸膜与膈肌脚周围（原发肿瘤邻近区域）一并切除，以强化侧方切除 [108,163]；显然，这种切除并不适用靠近气管的上段食管癌。因此，"整块"切除理念更适用于大多数食管下段腺癌的西方患者。

淋巴结清扫范围：鳞状细胞癌 如前所述，淋巴结清扫多少与术式密切相关。开放经胸或胸腔镜术式是必要的，除非计划仅限于纵隔下的分离。在鳞状细胞癌流行国家，因安全考虑以及淋巴结清扫的意义较少受质疑，经膈裂孔切除较为罕见。

食管癌常规淋巴结清扫术通常涉及"标准二野"淋巴结清扫术，需清扫隆突以下食管周围组织淋巴结与腹腔部的淋巴结；当行上纵隔淋巴结清扫术时，有时亦称为"扩大二野淋巴结清扫术"，"三野"淋巴结清扫涉及双侧颈部的额外的淋巴结清扫（图 17-9 至图 17-14）。对于胸内鳞状细胞癌，日本转移性疾病淋巴结详细定位表明，淋巴结可扩散至颈部、纵隔与上腹部腹腔部的周围；颈淋巴结转移的总体发生率为 30%。与原发肿瘤所处水平相关，颈部淋巴结转移在

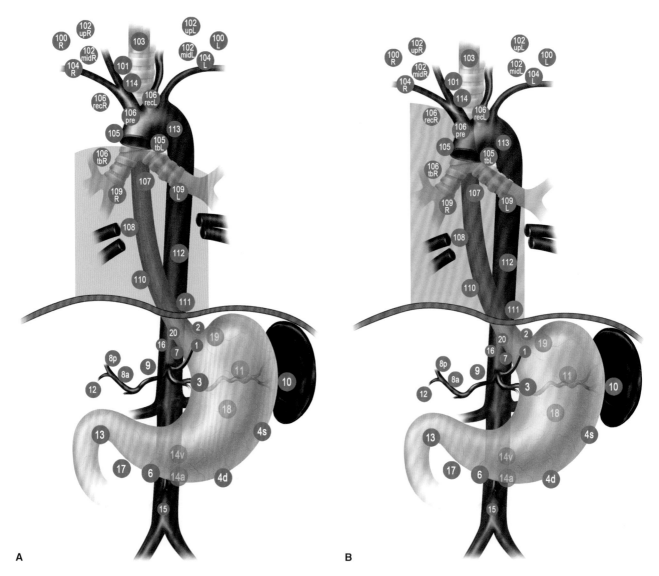

图 17-9   纵隔淋巴结清扫的范围：A. 标准纵隔淋巴结清扫包括去除食管旁、隆突下与气管分叉下方的左右支气管淋巴结；B. 扩大纵隔淋巴结清扫包括标准淋巴结清扫术加右胸膜顶、右喉返神经和右气管旁淋巴结

上、中、下 1/3 的食管癌的发生率分别为 60%、20%、12.5%。当将上纵隔沿喉返神经淋巴结与颈部淋巴结作为同一实体考虑时，这种"颈胸"组淋巴结涉及近段 1/3 的癌达 63.4%、中段 1/3 为 45.2%、下段 1/3 达 42.0%[164]，这些数据为"三野"淋巴结清扫术提供理论依据，其中扩大淋巴结清扫的真正价值不在于增加颈段清扫，而是沿喉返神经神经至颈部的上纵隔切除的完整性。

日本医院施行的三野淋巴结清扫术显示总体死亡率为 4%，虽然获得较低的死亡率，但是大多数结果来自经验丰富与专业化医疗中心；如果"三野"淋巴结清扫无选择的广泛采用，预计可能带来更为不利

的结果；此外，并发症发生率较高，最常见的并发症是感染性并发症，为 26.8%，其次是肺部并发症，为 21.3%[165]，超过 50% 的患者可发生喉返神经损伤，预示着肺部并发症存在和远期生活质量的降低[166]。

可能基于这样的认识，即大范围广泛手术确实有较高并发症发生率，并且并非所有患者均可从中获益，此领域的近期研究聚焦于进一步细化扩大淋巴结清扫术的适应证。一些研究显示仅于上、中 1/3 肿瘤有明显的生存优势[164,167,168]。其他预后不良因素包括：（1）所有三野均有淋巴结转移；（2）下 1/3 肿瘤有颈部淋巴结阳性；（3）侵及 5 枚或更多淋巴结[169]，这些情况提示进展期转移性疾病，三野淋巴结清扫术可

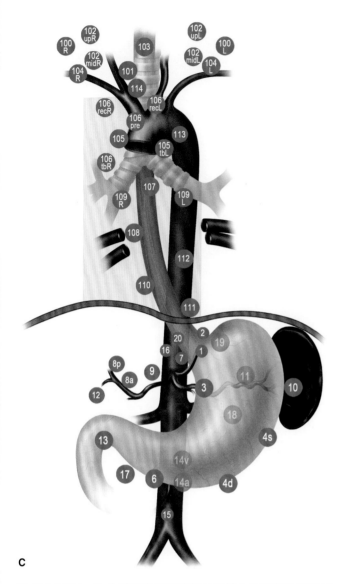

C

图 17-9（续）　C. 全纵隔淋巴结清扫包括扩大纵隔淋巴结清扫术加左喉返神经与气管旁淋巴结清扫

能不合理；其他建议方法有利用术中聚合酶链反应检查喉返神经淋巴结，预测是否需要进行清扫[170]，与前哨淋巴结转移概念类似[171]，选择适合颈淋巴结清扫术的患者采取两期手术方式[172]，亦可选择新辅助、辅助或术中放疗取代三野淋巴结清扫[173]，但其作用仍存在争议。

　　三野清扫术另一诟病是，与传统手术切除相比其预后优势仅为分期迁移的结果。虽然回顾性研究提出三野清扫术的优势[174-175]，但仍缺乏良好的随机对照试验作为坚实的证据。两项小规模随机试验未能显示令人信服的生存优势，而且此 2 项试验中，患者群体似乎存在高度选择性且未较好地匹配，并且未限制辅助治疗[176-177]。

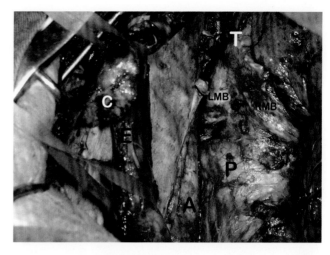

图 17-10　隆突下纵隔淋巴结清扫术。A，主动脉；C，食管隆突淋巴结；E，食管；LMB，左主支气管；P，心包；RMB，右主支气管；T，气管

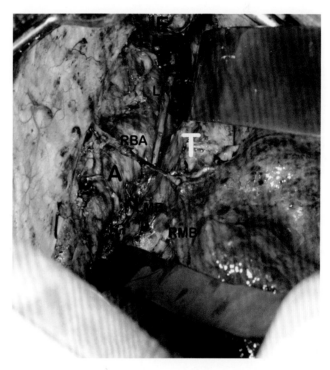

图 17-11　上纵隔淋巴切除。大号金属拉钩于前方牵开气管暴露左侧喉返神经（LRN）。A，主动脉弓；E，食管；LMB，左主支气管；RBA，右支气管动脉，需要保留；RMB，右主支气管；T，气管

Barrett 腺癌和胃贲门癌　食管下段 Barrett 腺癌与胃贲门癌数据显示，其淋巴结转移通常较鳞状细胞癌晚。T1a 期鳞状细胞癌患者淋巴结阳性者约 10%，而 Barrett 癌患者仅为 0 ~ 6%；在 T1b 肿瘤中，比例分别是鳞状细胞 30% ~ 50%、腺癌 20%，此外，淋

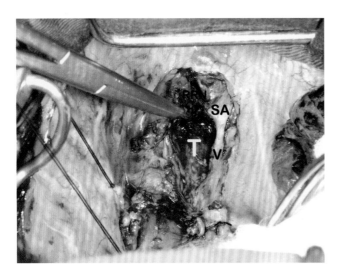

图 17-12 右喉返神经淋巴结清扫。RRN，右喉返神经；SA，锁骨下动脉；T，气管；V，迷走神经

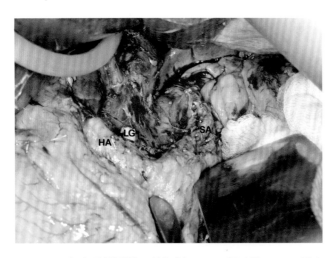

图 17-13 腹腔干周围淋巴结解剖。HA，肝动脉；LG，胃左动脉结扎残端；SA，脾动脉

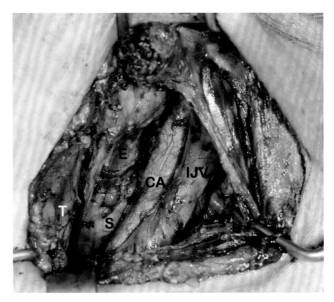

图 17-14 颈淋巴结清扫，顶部标志是环状软骨，尾部标志是锁骨上缘。最重要的淋巴结是沿喉返神经气管旁淋巴结。左颈部淋巴结清扫术。CA，颈动脉；E，食管；IJV，颈内静脉；LRN，左侧喉返神经；S，胃；T，气管。图示为单层连续缝合技术的食管胃吻合

巴扩散模式亦有所不同；早期腺癌中，85% 以上的阳性淋巴结均位于原发肿瘤近处，而鳞状细胞癌则少于 60%[178]。上纵隔不常发现肿大的淋巴结，当发现时可能提示较广泛转移肿瘤[179]；因此，通常采用标准二野方法进行淋巴结清扫。在食管切除术为高死亡率、高风险手术时，经膈裂孔食管切除术应运而生，这种相对创伤较小的方法有助于减少总体死亡率。随着外科技术和围术期处理的改善，在经验丰富的中心，病例选择适当时，此两项手术均可安全地施行，大多数患者经膈裂孔手术降低并发症发生率的优势并不明显。近年来，越来越多的证据显示根治性淋巴结清除术可带来获益。

整块切除术概念已于上节中讨论，可提高侧方清除率，将覆盖原发肿瘤胸膜完整的淋巴结切除[108,163]，食管下段腺癌中尤其提倡施行此术式。在专业医学中心，整块切除的并发症发生率为 40%，死亡率小于 5%，5 年生存率达 37% ~ 52%[163,180,181]。有证据显示切除区域内局部复发可降低至令人震惊的 5%[163,182-184]，淋巴结复发最常出现于上纵隔或主动脉肺动脉窗，此区域在切除范围之外，未能沿喉返神经区域常规清扫。美国与欧洲一些特定中心，可施行更大范围的整块切除，三野淋巴结清扫已通过测试，有意义的是可获得相似的 30% 的阳性颈淋巴结的结果[109,184]；但是，此类型的切除术在西方并不常用。

对于胃贲门肿瘤（Siewert Ⅱ 型和 Ⅲ 型肿瘤），多数外科医生偏爱施行全胃切除与 Roux-en-Y 空肠袢重建术，虽然有学者更愿意保留远端胃进行吻合。围绕着腹腔干的上腹部淋巴结清扫似乎是常规，但完整的下纵隔淋巴结清扫术仍有争议。一些学者认为，需要彻底的下纵隔清扫，开胸术是实施此方法的唯一可能性；其他学者认为它并不必要，纵隔淋巴结转移可能提示晚期肿瘤不管淋巴结清扫何种程度生存均较低。日本肿瘤组在 9502 例患者中试着强调了此问题，Siewert Ⅱ 期或 Ⅲ 期腺癌与肿瘤侵及食管小于 3 cm 的患者随机分配经腹手术（N=82）或左侧胸腹联合手

术（N=85）；后一途径能更彻底地解剖纵隔。该试验于第一个中期分析后提前终止，左侧胸腹联合手术在最后分析中较经腹手术有更好的整体生存率，经腹手术整体生存的预测概率仅为 3.65%。左侧胸腹联合手术并发症发生率更高，因此认为经腹手术似乎足够，而冰冻切片提示近端切缘阳性时，外科医师须做好准备附加开胸手术。

不论肿瘤的组织学类型，越来越多的来自单中心、多中心的研究[185-186]与种群资料[187-188]提供的证据表明淋巴结扩大清扫与生存相关，清扫淋巴结的数目与长期生存显著相关。一项多中心国际性研究表明，除年龄、性别、细胞类型、淋巴结转移、侵及淋巴结数目以及肿瘤浸润深度外，清扫淋巴结数目是一个独立的预后因素[186]。清扫淋巴结的最佳数量为 23 枚，虽然不同研究此数目有所不同；包括美国、欧洲与亚洲的全球食管癌协作组认为，最大生存期须切除的淋巴结数目取决于 pT 分级：pT1，须切除 10 枚淋巴结；pT2 期，20 枚淋巴结；pT3 或 PT4，30 枚或更多淋巴结[189]。因此，外科医师在平衡淋巴结清扫范围与并发症发生率的基础上，应尽可能多地清扫区域淋巴结。

食管切除术后重建

食管切除术后重建决定术后并发症发生率的程度与远期生活质量。最常采用的导管是胃导管，保留胃大弯侧胃右与胃网膜右血管的可调整的顺蠕动胃导管最为可靠；胃大弯侧一段 4 cm 的胃导管有最好的血供[190]、准备简单、有足够长度与强劲的血液供应使其成为替代食管的首选（图 17-15）。胃导管的缺点有胸腔内的胃常有餐后不适与丧失正常胃容受功能相关的早饱加容受性舒张；亦可能出现反酸、胃溃疡和蠕动异常[191]；此外，有报道称食管残端可进展为 Barrett 食管[192]，虽然这一发现的临床相关性目前仍是未知的，但这些均是重要的考虑因素。我们的经验是，严重问题并不常见。食管胃吻合水平影响反流严重程度，低位胸内吻合较高位胸内或颈部吻合，通常有较严重的反流与食管炎；另一方面，理论上保留较长食管可提高吞咽功能。由于胃排空不佳问题，幽门引流术并未得以施行；一项随机试验中，13% 的患者有胃排空问题，这些患者并未接受幽门成形术[193]。一项 meta 分析表明，引流可减轻术后早期胃潴留概率，但不影响远期功能[194]。

其他多种因素促进胸内胃导管排空。较小的胃可

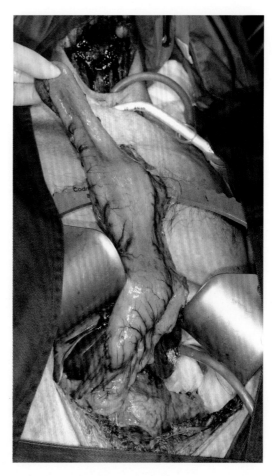

图 17-15　咽喉食管切除后，替代食管为咽食管切开术准备转位至颈部。有明显足够的长度

增强术后排空[195]，胃处于直立位，经后纵隔或胸骨后至颈部较右侧胸腔途径，更有利于胃排空，因为经右侧脊柱旁沟内延续至腹部的胃会于膈裂孔成角，可产生相对梗阻；应避免胃于膈裂孔旋转，用胃替代管道、改变饮食、抑酸与促胃动力药如应用红霉素可能有效[196-197]。

一些情况下不能应用胃替代食管，如曾有胃切除、肿瘤侵及拟切除胃的大部分，此时更好的选择是结肠；间置结肠仍较少采用，并且其有较多的潜在并发症[198]。游离结肠袢更为复杂，其血供可靠性较胃导管差，需要三个吻合口，而结肠缺血时选择其作为替代食管受限。我们的经验是将结肠袢作为替代食管导致失血更多、手术时间更长、吻合漏等相关并发症发生率较高。42 例患者发生结肠缺血为 1 例（2.4%），相对于文献报道的 3% ～ 10% 较优[199]。

结肠导管有良好的远期吞咽功能，是其被认为比被动胃导管蠕动更活跃、有更好的替代功能的原

因[200-201]。手术后结肠导管立即显示蠕动功能[202]，但远期排空可能是重力作用[203]，间置结肠同胃结肠吻合后，远端胃保留在腹腔内，提供额外的储存功能[204]。

下段食管癌及贲门癌远端食管切除术与全胃切除术最常采用的是空肠。Roux-en-Y 结构可防止胆汁反流至食管似乎是最好的选择，采用改良 Merendino 术式将空肠袢置于远端食管、GEJ 切除后的食管与近端胃之间[205]，已证实术后生活质量和功能良好。将一段较长空肠袢提至颈部的准备工作较为繁琐，脉管系统亦不可靠，可能需要微血管与颈部血管吻合的"增压器"技术[206]，游离空肠移植可用于颈部咽食管段切除术后缺损的重建[127]。

重建方法在某种程度上与切除手术方式相关。当选择颈部吻合时，手术者必须决定是经正位、胸骨后或皮下途径放置导管；皮下途径极少采用，原因是影响外观。胸骨后途径与增加心肺并发症发生率与死亡率相关[207-209]；胸骨后比原位长 2 ~ 3 cm[210]，但相关性较少，原因是替代食管有足够长度。有学者认为颈部胸廓入口较紧的空间可能导致替代食管潜在狭窄，建议切除部分胸骨柄、锁骨头与第一肋骨[211]；我们发现这并非必需，在功能上采用胸骨后途径显示胃潴留率较高，但对生活质量无负面影响[208,212]。

进展期肿瘤姑息性切除后肿瘤复发可侵及后纵隔的替代食管，一项对 209 例根治性切除与正位重建的患者的回顾性研究中，73 例（35%）发现肿瘤局部复发、46 例（22%）有继发吞咽困难；作者结论是 27 例（13%）采用胸骨后重建可防止吞咽困难[213]，但导致吞咽困难梗阻部位并非明确。通常管状胃较宽敞，浸润不至于轻易造成吞咽困难；仅于胸廓入口与颈部的有限空间的肿瘤浸润才可导致梗阻。胸骨后途径可消除后纵隔肿瘤侵犯，但无法避免颈部肿瘤浸润，采取胸骨后途径降低肿瘤复发浸润继发的吞咽困难的益处可能被夸大。我们的研究中，28 例仅 4 例（14%）肿瘤浸润后纵隔管状胃，出现的主要症状为 2 例出血、无吞咽困难[214]；因此，我们的策略是姑息性切除时仅采取胸骨后重建，尤其是术后计划放疗，或手术重建阶段先于肿瘤切除术的情况。

围术期护理和术后发病率和死亡率

随着充分的术前检查，诸如心肌梗死等严重心脏事件较为罕见。房性心律失常最为常见，影响约 20% 的患者；就其本身而言，心房颤动是良性的，但是，心房颤动却是更为严重的潜在的肺部并发症，也是感染手术并发症的标记[215]，出现房性心律失常，应及时进行潜在病因的彻底追查。

肺部并发症仍是最常见与严重的术后并发症，约 30% 的患者可受影响，大部分系列报道为 20% 的发生率[216]。作者所在中心的患者肺炎与呼吸衰竭发生率为 15.9%，且占住院患者死亡的 55%；预测因素有高龄、隆突上肿瘤（在一定程度上与喉返神经损伤相关）与手术时间较长等，新辅助治疗并不增加发病率[112]。改善呼吸功能的措施包括术前戒烟、胸部理疗、避免喉返神经损伤、防止液体超负荷的慎重液体管理、使用更细的胸腔引流管[217]、早期下床活动、定期支气管镜检查与早期气管切开防止痰滞留[218]，硬膜外镇痛较为重要，并已显示可改善治疗结果[153]。

食管切除术后最常见外科并发症仍为吻合口漏，高达 30%[219]，虽然经验丰富的医疗中心的吻合口漏发生率可低于 5%；大部分漏与导管和食管残端间有张力、操作粗暴、准备不足所致的导管缺血、技术欠佳等技术性失误有关[118,220]。增强胃固有血流灌注可通过一些方法强化，如先部分游离管状胃后行二期吻合"缺血预处理"，可使胃边缘血流灌注同时得以改善[221]。虽然此方法有意义的理念与潜在作用，广泛报道的吻合口漏发生率（2% ~ 3% 至 30%）表明，即使不采用缺血预处理，还可通过其他方式进行较好改善。理想状态下可识别术前或术中需要缺血预处理的患者，从而精心地选择性实施这种准备。

实际吻合技术可能没有适当的应用重要。胸内吻合器吻合广受欢迎，而颈部吻合时应首选手工缝合；虽无随机试验证据表明吻合器与手工缝合之间的吻合口漏发生率的不同，但圆形吻合器可引起更多狭窄[222]，颈部提倡应用线性吻合器。一组研究应用线性吻合器侧侧吻合可使颈部吻合口漏的发生率从手工缝合技术的 10% ~ 15% 降至 2.7%[223]；经验表明手工缝合技术是同样安全的，如没有更多漏发生，且花费更为便宜。

如前面提及的，技术变量在术后并发症发生中起重要作用。如吻合口漏（主要是技术）与喉返神经损伤和术后肺部并发症较高的发生率相关。笔者所在中心，无技术并发症患者发生肺并发症的有 10%，具有相同肺部并发症发生率的 38% 的患者有技术性并发症，死亡率分别为 3.3%、9.2%[224]。多因素分析表明，手术时间较长与肺部并发症相关，术中出血量多少与术后死亡率相关[112]；总之，细致与迅速的食管切除术操作与随后重建对降低并发症与死亡率极为重要。

提高对并发症的认识与积极治疗对产生良好结果至关重要。随着时间推移，并发症的处理已有所改善，作者所在中心 20 世纪 60 年代至 20 世纪 70 年代吻合口漏发生率为 16%，61% 的死亡患者中有 9.8% 与漏相关[225]；20 世纪 80 年代吻合漏发生率为 3.5%，35% 的死亡患者中有 1.2% 与漏相关[220]；20 世纪 90 年代末吻合口漏的发生率为 3.2%，无吻合口漏相关性死亡[226]。

乳糜胸与膈肌裂孔小肠疝等手术并发症较罕见，但应早期发现，两种并发症均需要再次手术探查治疗。

多学科综合治疗策略

在过去的 20 年中已看到食管癌的其他治疗的激增，其合理性基于较手术或放疗不佳的远期效果；化疗与放疗的立体协同作用亦于多学科治疗中进行探索，将手术切除与这些新组合纳入治疗方案。

新辅助放疗

与单纯手术相比，新辅助放疗试验未能显示出提高手术切除率或生存率[227-232]。欧洲癌症研究和治疗组织（The European Organization for Research and Treatment of Cancer，EORTC）研究表明改善局部病变控制，但无更好的远期结果[229]。一项包含化疗的研究表明术前放疗赋予生存优势，但仅存在于接受放疗的混合患者群[232]；一项 Cochrane meta 分析表明，如术前放疗方案能提高生存率，效果可能不太大，2 年的绝对生存获益为 3%、5 年为 4%，无显著的统计学意义（$P = 0.062$）[233]。

辅助放疗

3 个随机试验研究术后放疗[234-236]，均证明放疗改善局部病变控制。随机选取的 495 例胸内鳞状细胞癌的最大规模研究，给予 220 例患者全纵隔与双侧锁骨上窝 50～60 Gy 术后放疗，方案分析表明 5 年总体生存率无差异，单纯手术组为 31.7%、放疗组为 41.3%；III 期患者，观察到放疗组获益，5 年生存率分别为 13.1% 和 35.1%；淋巴结阳性患者生存率差异处于临界状态；纵隔、颈淋巴结与吻合口复发概率亦降低[236]。其他试验未显示出生存率获益。从上述研究来看，给予亚组患者术后放疗似乎合理，可提高局部病变控制，尤其是接受姑息切除术患者。

新辅助化疗

11 项随机试验研究术前化疗的作用[232,237-246]。两

表 17-9　选择新辅助化疗 ± 辅助化疗与手术切除对比的随机试验

	病例数	组织学（%）	化疗	术后死亡率（%）	肿瘤位置	中位存活期（MO）	生存率（%）
MRC[246],a							
化疗 + 手术	400	SCC（31）	顺铂	10	ESO：90	16.8	2 年（43）
手术	402	Adeno（66）	5-Fu	10	贲门：10	13.3	2 年（34）（sig）
Kelsen et al [245],b							
化疗 + 手术	213	SCC（46）	顺铂	6		14.9	2 年（35）
手术	227	Adeno（56）	5-FU	6	ESO + 贲门（未显示 %）	16.1	2 年（37）
							5 年
Cunningham et al [249],c							
化疗 + 手术	250	Adeno（100）	ECF	5.6	胃：74	26[d]	5 年（36）
手术	253			5.9	GEJ：12 下段 ESO：14	20[d]	5 年（23）（sig）

Adeno，腺癌；ECF，表柔比星和顺铂和氟尿嘧啶；ESO，食管癌；5-FU，5- 氟尿嘧啶；GEJ，胃食管连接部；SCC，鳞状细胞癌。
[a] 仅术前化疗。
[b] 术前三个疗程，术后两个疗程。
[c] 术前三个疗程，术后三个疗程。
[d] 从图表中推测。

项最大规模的试验是美国团体间试验（INT0113）与英国的医学研究理事会（Medical Research Council，MRC）试验（表 17-9）。前者研究将患者随机分为单纯手术、手术前接受 3 周期顺铂与 5- 氟尿嘧啶，对稳定或敏感病例术后追加 2 周期[245]，440 例符合条件的病例 213 例分配至新辅助组。中位生存时间与手术组的 16.1 个月相比，化疗组为 14.9 个月，2 年生存率分别为 35%、37%，无差异。MRC 试验（OE02）包含 802 例患者，与术前 2 周期顺铂和 5- 氟尿嘧啶方案类似[246]；化疗组总体生存率更好，中位生存期为 16.8 个月 vs. 13.3 个月，2 年生存率分别为 43%、34%。最近，已提交长期随访资料，中位随访时间为 6 年，93% 的患者随访 5 年或死亡，化疗组 5 年生存率为 23%、手术组为 17%；鳞状细胞癌和腺癌均有明显的获益[247]。

两项研究的差异可解释结果的不同，包括化疗方案、组织细胞类型（MRC 试验中 66% 为腺癌，INT 试验中 54% 为腺癌）接受切除术患者的病例数、切除时间、手术方式与同时行放疗患者数量等，更大样本量的 MRC 试验亦易于发现化疗的较小改善。

由日本临床肿瘤协会（JCOG 9907）进行的一项研究，将 330 例 II/III 期鳞状细胞癌（不包括 T4 期）随机分组，比较术前应用顺铂与 5- 氟尿嘧啶 2 周期与食管癌术后给予类似方案，总体 5 年生存率术前化疗组为 60%，显著优于术后组的 38%[248]；虽然此试验未具体比较术前化疗与单纯手术切除，但此方案已在日本迅速成为治疗标准。英国 MRC OE02 试验已将术前化疗作为一种广泛应用的方案。另一项正在进行的试验（OE05）将术前给予食管和 GEJ 腺癌患者 4 周期表柔比星与顺铂、卡培他滨的 OE02 术前化疗方案进行比较，计划招募 1300 例患者进行试验。

医学研究理事会胃辅助胃输脉滴注化疗（Medical Research Council Adjuvant Gastric Infusional Chemotherapy，MAGIC）试验，一项包含 503 例胃、GEJ 与下段食管腺癌患者的随机试验，最初计划仅针对胃癌患者，随后将标准扩大，包含低位食管腺癌，与 OE02 终止结果一致，14% 的患者为食管下段癌，12% 为 GEJ 肿瘤。手术前给予患者 3 周期表柔比星、顺铂与输注氟尿嘧啶，之后重复 3 周期。与单纯手术患者进行比较，化疗组无恶化率和总体生存率也有所改善[249]。

最近一项基于 9 个单个患者数据的随机试验的（2102 例）meta 分析显示术前化疗有显著统计意义，5 年总体生存提升了 4%（从 16% 提高至 20%），无瘤生存期和根治性切除率亦有提高[250]。其他 meta 分析亦显示出类似的获益，2 年绝对生存获益 7%；然而，腺癌可能较鳞状细胞癌获益易多[251]。

辅助化疗

也许是领域缺少充分研究，而且术后单纯化疗的试验是有限的。前面章节提及的 JCOG 9907 实际上是 JCOG 9204 的后续研究，将 242 例患者随机分组以对比手术切除与术后增加了 2 周期顺铂与 5- 氟尿嘧啶的疗效[252]；5 年无瘤生存率单纯手术组为 45%、手术加化疗组为 55%，两组显著不同。总体 5 年生存率分别为 52%、61%，无显著性不同；淋巴结转移亚组效果更加显著[252]。然而，另一小规模法国研究使用顺铂与 5- 氟尿嘧啶辅助治疗与化疗相比，并未表现出的优势[253]。

新辅助化疗

一些研究小组在探讨将放、化疗作为新辅助治疗（表 17-10）[232,254-261]，放射剂量介于 20 ~ 45.6 Gy 之间。其中 5 个试验仅包含鳞状细胞癌[232,254,255,257,258]，3 个试验主要是腺癌[259-261]，1 个试验仅含腺癌[256]；仅 2 项试验证明新辅助放、化疗生存优势超过单纯手术治疗[256,260]。Walsh 与其同事报道仅包含腺癌的试验遭到批评，原因是术前分期不足、外科手术过程不清以及大量违反协议，手术组生存率较低（术前治疗组 3 年生存率为 32%，而单纯手术组 3 年生存率为 6%）[256]。CALGB 9781，计划招募 475 例患者，但试验由于 56 例患者未能获益而终止；虽然如此，仍可看到放、化疗组的生存优势；中位生存期为 4.5 年、1.8 年，5 年生存率 39%、16%[260]。但是，此试验的统计分析却饱受批评[262]。

这些研究的结果是相互矛盾的，因此没有定论。一些 meta 分析强调新辅助放、化疗的作用[251,263-267]。最新公布的 meta 分析包括随机试验，10 项研究纳入 1209 例患者，对新辅助放、化疗与单纯手术全因死亡率危险比为 0.81（95% CI 为 0.70 ~ 0.93；P = 0.002），相应地，2 年生存率有 13% 的绝对差异，不同组织肿瘤类型有相似结果：SCC 是 0.84（95% CI 为 0.71 ~ 0.99；P = 0.04），腺癌是 0.75（95% CI 为 0.59 ~ 0.95；P = 0.02）。

虽然不能确定性认为局部食管癌治疗中新辅助放化疗治疗优于单纯手术，但其被广泛采用，尤其是在

表 17-10 新辅助放化疗 vs. 单纯手术治疗的随机试验

	数量	组织学	化疗放疗剂量（Gy）	完全缓解率	死亡率	中位生存期（Mo）	3 年生存率（%）
Nygaard et al [232]							
S	41	SCC	顺铂，博来霉素	NA	13	7.5	9
C+S	47		3500		24	7.5	17
Apinop et al [255]							
S	34	SCC	顺铂，氟尿嘧啶	NA	15	7.4	20
C+S	35		4000		14	9.7	26
Le Prise et al [254]							
S	41	SCC	顺铂，氟尿嘧啶	12.5 a	7	10	14
C+S	45		2000		8.5	10	19
Walsh et al [256]							
S	55	Adeno	顺铂，氟尿嘧啶	25%	8	11	6
C+S	58		4500		4	16	32
Bosset et al [257]							
S	139	SCC	顺铂	26%	4	19	34 c
C+S	143		3700		12.3	19	37
Burmeister et al [261]							
S	128	SCC（39%）	顺铂，氟尿嘧啶	15%	4.6 b	22	32 c
C+S	128	Adeno（61%）	3500	SCC（26%）Adeno（9%）		19	34
Urba et al [259]							
S	50	SCC（25%）	顺铂，氟尿嘧啶	28%	2	17	16
C+S	50	Adeno（75%）	长春新碱 4500		7	17	30
Lee et al [258]							
S	50	SCC	顺铂，氟尿嘧啶	21%（43% a）	NA	27	2 年（51）
C+S	52		4560			28	2 年（49）
Tepper et al [260]							
S	26	SCC（25%）	顺铂，氟尿嘧啶	40%（25 例患者）	4	22	5 年（16）
C+S	30	Adneo（75%）	5040		0	54	5 年（39）

Adeno，腺癌；C，化疗；CR，完全缓解；NA，不可用；RT，放射疗法 S，手术；SCC，鳞状细胞癌。

a 在经历切除术的患者中。

b 治疗相关的死亡率。

c 从图表中推测的。

美国。新辅助放化疗与化疗相比的确使更多病理完全缓解（25% ~ 30% vs. < 10%）。最近一项试验比较进展期食管下段与 GEJ 腺癌的术前放化疗与术前化疗，放化疗组中观察到更多的病理完全缓解（16% vs. 2%），涉及更多的阴性淋巴结（64% vs. 38%）；亦观察到中位生存期（32.8 个月 vs. 21.1 个月）和 3 年生存率（47.4% vs. 27.7%）改善的趋势，虽然并未达到统计学意义[268]。

根治性化放疗

放射治疗肿瘤组织（RTOG 85-01）放、化疗与放疗对比的试验提供了令人信服的放化疗优越性的证据[269]，报告的联合治疗组 5 年生存率为 26% 与随后放疗生存率为 0 形成对比（中位数生存 14 个月 vs. 9 个月）；复发模型的数据显示，综合治疗局部与远处疾病控制较优，局部残留与复发分别为 47% 与 65%；放射剂量超出 50.4 Gy 的强化剂量，无论是外照射[270]或近距离放射治疗[271]，未取得进一步优势，但可能增加并发症。

一项比较放化疗与化疗的包含 13 个循证医学随机试验的 meta 分析证实放化疗的优越性，放、化疗使 1 ~ 2 年死亡率全面显著地减少，绝对死亡率减少 7%，局部残留 / 复发率降低 12%；不足之处是 3 ~ 4 级毒性增加 17%。连续放、化疗并未有益处，或许表明需要最大化疗放射产生增敏作用[272]。

外科手术的作用

RTOG 试验表明，可预期 T1-3 N0-1 M0 肿瘤患者有 14% ~ 26% 的 5 年生存率。已经有证据表明，手术可能并不能增加放化疗作用，应归为辅助治疗。

2 项临床试验试图探讨手术切除是否为放化疗后所必需，1 项法国研究（FFCD 9102）治疗 444 例患者，均为 T3 ~ 4、N0 ~ 1、M0 期鳞状细胞癌与腺癌，接受 2 周期 5- 氟尿嘧啶、顺铂与同步放疗（46 Gy，2 Gy/d 或分程治疗，第 1 周和第 3 周 15 Gy），仅 259 例至少有部分反应的患者随机分为接受即刻手术或 20 Gy、2 Gy/d 或分程治疗 15 Gy 的 3 周期以上化疗；诱导治疗手术组 3 个月内死亡率为 9%，而放、化疗组死亡率为 1%。2 年生存率分别为 34%、40%，无差异，而相应的中位生存期手术与非手术组分别为 17.7 个月与 19.3 个月。但手术组患者较少需要支架置入（13% vs. 27%），或扩张（22% vs. 32%）[273]；远期生存质量无区别，手术组曾于术后早期出现短暂的恶化[274]。

一项德国的招募了 172 例鳞状细胞癌（T3-4 N0-1 M0）患者的多中心临床试验，放化疗（顺铂 / 依托泊苷 +40 Gy）后分别给予 3 周期 5- 氟尿嘧啶 / 甲酰四氢叶酸 / 依托泊苷 / 顺铂，然后手术切除；对照组给予相同化疗，随后给予根治性放、化疗（顺铂 / 依托泊苷 + > 60 Gy）[275]；该试验最近发布远期数据[276]，观察到 5 年与 10 年总体生存率趋势无统计学意义：切除组 27.9%、19.2%，单纯放化疗组 17.0%、12.2%，肿瘤局部控制较非手术组明显差；未接受手术切除的无反应者 3 年生存率为 11%，接受完整肿瘤切除的无反应者为 35%。法国与德国研究得出结论均为放、化疗后手术切除可能是不必要的。

这可能过早地否定手术切除的价值。首先，放、化疗绝非无害，而且手术切除可能并非如所描述一样差；放、化疗时间往往较长，依从性成为难题。RTOG-8501 试验中仅 68% 的患者可完成计划性治疗[269]。INT0123 对照组，3 级和 4 级急性毒性分别影响 43% 与 26% 患者，3 级和 4 级长期毒性分别影响 24% 与 13% 患者[270]；INT 试验报告的治疗相关死亡率为 5% ~ 9%[270,277]。在一项显示为放化疗获益或质疑手术切除价值的研究中，外科组结果通常不理想。在 FFCD 9102 试验中，手术组 3 个月内死亡率为 9%，而相应的非手术组 3 个月内死亡率为 1%[273]；德国再次试验中死亡率分别为 10%、3.5%[276]。早期手术死亡可能使长期生存结果偏移，将来自大宗病例中心的更好的结果整合于临床试验中时，与非手术治疗对比更为有说服力。

再者，放化疗对局部病变的控制并不令人满意，已证实扩大范围的淋巴结清扫手术更能达到较好地局部病变控制；相比之下，非手术的放、化疗有较高的局部病变残留，复发率超过 50%[270]。需要姑息治疗的主要症状—吞咽困难，在手术组可获得更满意的结果，在 FFCD 9102 试验中非手术组需用支架治疗的吞咽困难是手术组的 2 倍[273]。

再者，绝大多数放、化疗治疗的患者残留病变，多数试验中局部病理完全缓解率为 25%；因此，合乎逻辑地假设至少余下 75% 无完全反应的患者的手术切除将提高治愈。德国的试验中，相对未接受手术者，无反应者 3 年生存率为 11%、接受手术切除的无反应者 3 年生存率为 35%[276]。在 FFCD 9102 试验中，192 例患者主要原因是缺乏客观反应，并由于医学禁忌或患者拒绝，未能随机分组；鉴于此，112 例患者施行手术的患者中，80 例行 R0 切除（42%）。接受手术患者与未接受手术患者中位生存期分别是 17.3 个月与 6.1 个月，而且与随机分组患者的中位生存期的差别有可比性。数据表明，挽救性手术可使对初始治疗无反应的患者亚组获益[278]。相反，在完全反应的患者中手术的作用并不明显。然而，无论是内镜、内镜超声、CT 扫描均难以确定真正的完全反应[279-280]。最近 18-FDG-PET 扫描研究显示出希望[82,281]，但是，PET 扫描可更可靠地分辨反应与无反应患者，并不能准确地发现完全病理反应者[282]。

预测反应与反应导向治疗

由于多学科治疗的毒副作用、费时与花费昂贵，放化疗反应可靠的预测因子非常有价值。已经在组织和血清中探索多种标志物，如简单的组织学[283]、增殖细胞核抗原（proliferative cell nuclear antigen，PCNA）、上皮生长因子（epithelial growth factor，EGFR）、Ki-67、细胞周期蛋白 D1、胸苷酸合成酶以及微血管密度等，迄今为止均未证实何种标记物有助于临床决策[284]。

PET 扫描代谢显像有一些希望，多个研究显示通过 PET 成像检测到的反应程度与化疗或放、化疗后病理反应相关（图 17-16）[82,281]。

MUNICON（食管与食管胃腺癌新辅助化疗个性

化代谢反应评价）试验评估食管远端或 II 型贲门癌进行新辅助化疗的局部进展期腺癌患者，早期代谢反应定义为治疗开始后 2 周连续 PET 扫描测得平均葡萄糖标准摄取值（standard uptake value，SUV）减少至少 35%；有反应者于手术切除前额外行 12 周化疗，而无反应者直接手术；119 例患者中 110 例可评估代谢反应，其中 54 例（49%）有反应；代谢反应与无反应者的比较为：显著提高 R0 切除率（96% vs. 74%）、主要病理反应率（定义为 < 10% 残余肿瘤）（96% vs. 0）、更长的中位无事件生存期（29.7 个月 vs. 14.1 个月）、中位总生存期（未达中位数 vs. 25.8 个月）等，更重要的是，无应答者的结果与以前接受 3 个月化疗患者的结果无差异，表明此策略并未危害这类患者，可从次优化疗中挽救他们[285]。

最近，同一研究者报告了 MUNICON-2 试验，MUNICON 定义代谢无反应的患者转向放化疗（化疗和放疗都是以顺铂为基础）；募集的 32 例患者中 13 例（41%）为代谢无反应；报道 3 例（23%）放、化疗后有不完全组织学反应（< 10% 残余肿瘤），但未观察到有完全反应者。与此相反，代谢反应者中观察到 16% 的完全组织学反应率；亦于无反应者观察到 R1/2 切除比例高（31% vs. 16%），1 年无进展生

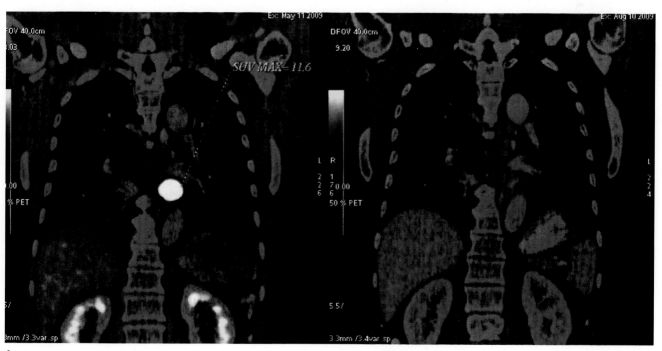

图 17-16 放、化疗治疗 PET/CT 检查前（A）后（B），肿瘤已为完全正常代谢

存率较差（46% vs. 63%）。该研究表明，对以顺铂为基础的化疗无反应者仅仅增加放疗，结果只有略微改善[286]；另一策略可能是于放疗期间转换为另一种非交叉耐药化疗。

似乎基于顺铂与 5- 氟尿嘧啶的放、化疗已达其治疗食管癌的极限。更新型化疗治疗剂正在探索，包括紫杉醇、多西他赛、拓扑异构酶 I 抑制剂伊立替康（topoisomerase I inhibitor irinotecan，CPT-11）、长春瑞滨、吉西他滨、赫赛汀（曲妥单抗）、奥沙利铂与生物调节剂如干扰素或靶向治疗药物贝伐单抗或西妥昔单抗等，仍是一较活跃的研究领域；此外，先进的放射传输技术，如调强放疗可进一步降低放疗毒性[287]。

内镜姑息治疗

对更晚期肿瘤的内镜姑息治疗包括食管癌假体置入、激光治疗、病变内多种物质注射与 PDT，最常采用的技术是假体植入，尤其是自膨式金属支架（self-expanding metallicstents，SEMS）（图 17-17）。较小直径输入装置使得于假体植入前对肿瘤激进扩张变得无必要，这类支架较传统塑料假体更加柔韧；现已开

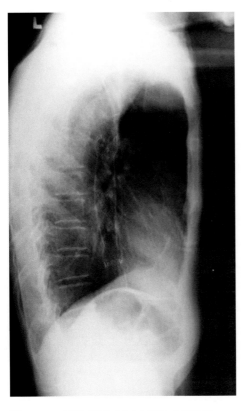

图 17-17　原位自膨式金属支架（SEMS）

发出覆膜支架，可封堵食管支气管瘘、防止肿瘤向支架内生长。据报道有 3 个随机试验比较金属支架与塑料假体，采用金属支架的患者穿孔、肺炎、出血、支架移位发生率显著较低；考虑到其较低并发症发生率，金属支架虽然其初始成本较高，其具有较高的成本效益比[288-290]。金属支架的选择取决于其不同特性，如弹性、拉伸力、置入位置相对缩短程度。与更传统的姑息治疗方法如激光治疗相比，采用 SEMS 的患者住院时间更短，需要更少的干预[291]。

SEMS 存在的主要问题是支架移位、肿瘤向内生长或过度生长、如跨过 GEJ 可引起反酸，安放横跨贲门裸支架减少移位机会，且可制造一单向瓣阀支架以防止回流[292]。亦有研究表明，"肿瘤"内生长是由于肉芽组织或由食管黏膜增生反应所引起[293]，可应用激光、氩气，或于第一枚支架内放置第二枚支架等维持其通畅。最近一项随机试验比较 Ultraflex 支架（Boston Scientific，MA）与 Polyflex 支架（Boston Scientific，MA）、Niti-S 双支架（Taewoong Medical，Seoul，Korea），所用的 Polyflex 支架是包被用聚酯制成的单纤维丝硅胶支架，用硅胶与聚酯材料目的是减少 SEMS 常见问题——非肿瘤组织过度生长；Niti-S 支架是一个全长上有内聚酯层和一外层非覆盖镍钛合金状支架管，有助于自身网状结构嵌入食管壁。三种支架的成功率相似，但由于组织向内生长和增生，Ultraflex 支架复发吞咽困难更为常见，而复发率较小的是 Niti-S 支架，原因是此支架在良性食管狭窄可拆卸；Polyflex 支架具有更高移位发生率并不奇怪，原因是其为治疗良性食管狭窄而设计的，便于移除，具有可拆卸性[294]。

支架置入的另一问题是在接近上食管括约肌处置入支架，患者会产生异物感、疼痛、吞咽痛、气道压迫等令人烦恼的问题，这要求精确地置入；在吻合口复发、食管次全切除后残留食管等情况下更为明显。置入 SEMS 仍然是可能取得较好姑息治疗的方法[295]。

总结及展望

食管癌的处理已取得显著进展，患者生存期明显得到改善[296]。对不同患者的处理关键是选择最恰当的组合方法治疗。外科医师通过更好地整合手术切除与非手术治疗，以指导诊治食管癌；外科医师应着眼于进一步提高与其他似乎更安全方法相比的手术切除效果、以及降低手术死亡率等手术技术。当有很多

患者疾病资料时，可选择的手术术式和范围可能有改变，应跟随患者与肿瘤分期而变化。MIE 将得到更广泛采用，其应在更低并发症发生率的前提下达到同样彻底的手术切除。放、化疗已对食管癌管理策略产生真正的影响 [296]，但也许在过分采纳与推定此疗法获益时，应考虑其缺乏优于手术的明确证据 [297]。远处转移仍是一个较大问题，应寻求更为有效的全身用药以及加强精确预测对治疗反应者的能力是治疗的目标。随着分子生物学技术与成像技术的改进，以及引入更多新型杀灭肿瘤药物，处理策略将进一步得以发展；未来的挑战是我们要以科学公正的方式严格地检测处理，并探讨其他创新的治疗方法。

参考文献

1. Torek F. The first successful case of resection of the thoracic portion of the esophagus for carcinoma. *Surg Gynecol Obstet.* 1913;16:614.
2. Ohsawa T. Esophageal surgery. *J Jpn Surg Soc.* 1933;34:1318–1950.
3. Lewis I. The surgical treatment of carcinoma of the esophagus with special reference to a new operation for growths of the middle third. *Br J Surg.* 1946;34:18.
4. Tanner NC. The present position of carcinoma of the esophagus. *Postgrad Med J.* 1947;23:109.
5. Parkin DM, Bray F, Ferlay J, Pisani P. Global cancer statistics, 2002. *CA Cancer J Clin.* 2005;55(2):74–108.
6. Li L, Lu F, Zhang S. [Analysis of cancer modality and distribution in China from year 1990 through 1992—an epidemiologic study]. *Zhonghua Zhong Liu Za Zhi.* 1996;18(6):403–407.
7. Tran GD, Sun XD, Abnet CC, et al. Prospective study of risk factors for esophageal and gastric cancers in the Linxian general population trial cohort in China. *Int J Cancer.* 2005;113(3):456–463.
8. He YT, Hou J, Qiao CY, et al. An analysis of esophageal cancer incidence in Cixian county from 1974 to 1996. *World J Gastroenterol.* 2003;9(2):209–213.
9. Devesa SS, Blot WJ, Fraumeni-JF J. Changing patterns in the incidence of esophageal and gastric carcinoma in the United States. *Cancer.* 1998;83(10):2049–2053.
10. Law S, Wong J. Changing disease burden and management issues for esophageal cancer in the Asia-Pacific region. *J Gastroenterol Hepatol.* 2002;17(4):374–381.
11. Fegelman E, Law SY, Fok M, et al. Squamous cell carcinoma of the esophagus with mucin-secreting component. Mucoepidermoid carcinoma. *J Thorac Cardiovasc Surg.* 1994;107(1):62–67.
12. Law SY, Fok M, Lam KY, Loke SL, Ma LT, Wong J. Small cell carcinoma of the esophagus. *Cancer.* 1994;73(12):2894–2899.
13. Lam KY, Law S, Luk JM, Wong J. Oesophageal basaloid squamous cell carcinoma: a unique clinicopathological entity with telomerase activity as a prognostic indicator. *J Pathol.* 2001;195(4):435–442.
14. Lam KY, Law S, Wong J. Malignant melanoma of the oesophagus: clinicopathological features, lack of p53 expression and steroid receptors and a review of the literature. *Eur J Surg Oncol.* 1999;25(2):168–172.
15. Lam KY, Law SY, Chu KM, Ma LT. Gastrointestinal autonomic nerve tumor of the esophagus. A clinicopathologic, immunohistochemical, ultrastructural study of a case and review of the literature. *Cancer.* 1996;78(8):1651–1659.
16. Cheng KK, Duffy SW, Day NE, Lam TH. Oesophageal cancer in never-smokers and never-drinkers. *Int J Cancer.* 1995;60(6):820–822.
17. Chang-Claude J, Becher H, Blettner M, Qiu S, Yang G, Wahrendorf J. Familial aggregation of oesophageal cancer in a high incidence area in China. *Int J Epidemiol.* 1997;26(6):1159–1165.
18. Li XY, Su M, Huang HH, Li H, Tian DP, Gao YX. mtDNA evidence: genetic background associated with related populations at high risk for esophageal cancer between Chaoshan and Taihang Mountain areas in China. *Genomics.* 2007;90(4):474–481.
19. Su M, Liu M, Tian DP, et al. Temporal trends of esophageal cancer during 1995–2004 in Nanao Island, an extremely high-risk area in China. *Eur J Epidemiol.* 2007;22(1):43–48.
20. Brooks PJ, Enoch MA, Goldman D, Li TK, Yokoyama A. The alcohol flushing response: an unrecognized risk factor for esophageal cancer from alcohol consumption. *PLoS Med.* 2009;6(3):e50.
21. Baan R, Straif K, Grosse Y, et al. Carcinogenicity of alcoholic beverages. *Lancet Oncol.* 2007;8(4):292–293.
22. Yokoyama T, Yokoyama A, Kato H, et al. Alcohol flushing, alcohol and aldehyde dehydrogenase genotypes, and risk for esophageal squamous cell carcinoma in Japanese men. *Cancer Epidemiol Biomarkers Prev.* 2003;12(11 Pt 1):1227–1233.
23. Yokoyama A, Kumagai Y, Yokoyama T, et al. Health risk appraisal models for mass screening for esophageal and pharyngeal cancer: an endoscopic follow-up study of cancer-free Japanese men. *Cancer Epidemiol Biomarkers Prev.* 2009;18(2):651–655.
24. Cheng KK, Day NE, Duffy SW, Lam TH, Fok M, Wong J. Pickled vegetables in the aetiology of oesophageal cancer in Hong Kong Chinese. *Lancet.* 1992;339(8805):1314–1318.
25. Yang CS. Research on esophageal cancer in China: a review. *Cancer Res.* 1980;40(8 Pt 1):2633–2644.
26. Ke L. Mortality and incidence trends from esophagus cancer in selected geographic areas of China circa 1970–90. *Int J Cancer.* 2002;102(3):271–274.
27. He D, Zhang DK, Lam KY, et al. Prevalence of HPV infection in esophageal squamous cell carcinoma in Chinese patients and its relationship to the p53 gene mutation. *Int J Cancer.* 1997;72(6):959–964.
28. Poon RT, Law SY, Chu KM, Branicki FJ, Wong J. Multiple primary cancers in esophageal squamous cell carcinoma: incidence and implications. *Ann Thorac Surg.* 1998;65(6):1529–1534.
29. Shaha AR, Hoover EL, Mitrani M, Marti JR, Krespi YP. Synchronicity, multicentricity, and metachronicity of head and neck cancer. *Head Neck Surg.* 1988;10(4):225–228.
30. Ribeiro U, Posner MC, Safatle RA, Reynolds JC. Risk factors for squamous cell carcinoma of the oesophagus [see comments]. *Br J Surg.* 1996;83(9):1174–1185.
31. Peters JH, Hagen JA, DeMeester SR. Barrett's esophagus. *J Gastrointest Surg.* 2004;8(1):1–17.
32. Lagergren J, Bergstrom R, Lindgren A, Nyren O. Symptomatic gastroesophageal reflux as a risk factor for esophageal adenocarcinoma. *N Engl J Med.* 1999;340(11):825–831.
33. Lagergren J, Bergstrom R, Nyren O. Association between body mass and adenocarcinoma of the esophagus and gastric cardia. *Ann Intern Med.* 1999;130(11):883–890.
34. Goh KL, Chang CS, Fock KM, Ke M, Park HJ, Lam SK. Gastro-oesophageal reflux disease in Asia. *J Gastroenterol Hepatol.* 2000;15(3):230–238.
35. Romero Y, Cameron AJ, Schaid DJ, et al. Barrett's esophagus: prevalence in symptomatic relatives. *Am J Gastroenterol.* 2002;97(5):1127–1132.
36. Shaheen N, Ransohoff DF. Gastroesophageal reflux, Barrett esophagus, and esophageal cancer: scientific review. *JAMA.* 2002;287(15):1972–1981.
37. Graham DY. The changing epidemiology of GERD: geography and *Helicobacter pylori. Am J Gastroenterol.* 2003;98(7):1462–1470.
38. Shen Q, Wang D, Xiang Y, Liu S, Dawsey S. Esophageal balloon cytology (EBC) in China: a 30-year review. *Acta Cytol.* 1998;43(suppl):566.
39. Nabeya K, Hanaoka T, Onozawa K, Ri S, Nyumura T, Kaku C. Early diagnosis of esophageal cancer. *Hepatogastroenterology.* 1990;37(4):368–370.
40. Wang GQ, Jiao GG, Chang FB, et al. Long-term results of operation for 420 patients with early squamous cell esophageal carcinoma discovered by screening. *Ann Thorac Surg.* 2004;77(5):1740–1744.
41. Wang GQ, Abnet CC, Shen Q, et al. Histological precursors of oesophageal squamous cell carcinoma: results from a 13 year prospective follow up study in a high risk population. *Gut.* 2005;54(2):187–192.
42. Dong Z, Tang P, Li L, Wang G. The strategy for esophageal cancer control in high-risk areas of China. *Jpn J Clin Oncol.* 2002;32(suppl):S10–S12.
43. Blot WJ, Li JY, Taylor PR, Guo W, Dawsey SM, Li B. The Linxian trials: mortality rates by vitamin-mineral intervention group. *Am J Clin Nutr.* 1995;62(6 suppl):1424S–1426S.
44. van der Burgh A, Dees J, Hop WCJ, van Blankenstein M. Oesophgeal cancer is an uncommon cause of death in patients with Barrett's oesophagus. *Gut.* 1996;39:5–8.

45. Shaheen NJ. Does surveillance endoscopy improve life expectancy in those with Barrett's esophagus? *Gastroenterology*. 2001;121(6):1516–1518.

46. Eckardt VF, Kanzler G, Bernhard G. Life expectancy and cancer risk in patients with Barrett's esophagus: a prospective controlled investigation. *Am J Med*. 2001;111(1):33–37.

47. Peters JH, Clark GW, Ireland AP, Chandrasoma P, Smyrk TC, De-Meester TR. Outcome of adenocarcinoma arising in Barrett's esophagus in endoscopically surveyed and nonsurveyed patients. *J Thorac Cardiovasc Surg*. 1994;108(5):813–821; discussion 821–822.

48. Wang KK, Sampliner RE. Updated guidelines 2008 for the diagnosis, surveillance and therapy of Barrett's esophagus. *Am J Gastroenterol*. 2008;103(3):788–797.

49. Shaheen NJ, Provenzale D, Sandler RS. Upper endoscopy as a screening and surveillance tool in esophageal adenocarcinoma: a review of the evidence. *Am J Gastroenterol*. 2002;97(6):1319–1327.

50. Sharma P, McQuaid K, Dent J, et al. A critical review of the diagnosis and management of Barrett's esophagus: the AGA Chicago Workshop. *Gastroenterology*. 2004;127(1):310–330.

51. Bird-Lieberman EL, Fitzgerald RC. Barrett's esophagus. *Gastroenterol Clin North Am*. 2008;37(4):921–942, x.

52. El Serag HB, Aguirre TV, Davis S, Kuebeler M, Bhattacharyya A, Sampliner RE. Proton pump inhibitors are associated with reduced incidence of dysplasia in Barrett's esophagus. *Am J Gastroenterol*. 2004; 99(10):1877–1883.

53. Corley DA, Kerlikowske K, Verma R, Buffler P. Protective association of aspirin/NSAIDs and esophageal cancer: a systematic review and meta-analysis. *Gastroenterology*. 2003;124(1):47–56.

54. Heath EI, Canto MI, Piantadosi S, et al. Secondary chemoprevention of Barrett's esophagus with celecoxib: results of a randomized trial. *J Natl Cancer Inst*. 2007;99(7):545–557.

55. Jankowski J, Barr H. Improving surveillance for Barrett's oesophagus: AspECT and BOSS trials provide an evidence base. *BMJ*. 2006; 332(7556):1512.

56. Siewert JR, Stein HJ, Feith M, Bruecher BL, Bartels H, Fink U. Histologic tumor type is an independent prognostic parameter in esophageal cancer: lessons from more than 1,000 consecutive resections at a single center in the Western world. *Ann Surg*. 2001;234(3):360–367.

57. American Joint Committee on Cancer. Esophagus. *AJCC Cancer Staging Manual*. New York, NY: Springer Verlag; 2009.

58. Siewert JR, Feith M, Werner M, Stein HJ. Adenocarcinoma of the esophagogastric junction: results of surgical therapy based on anatomical/topographic classification in 1,002 consecutive patients. *Ann Surg*. 2000;232(3):353–361.

59. Akiyama H, Kogure T, Itai Y. The esophageal axis and its relationship to the resectability of carcinoma of the esophagus. *Ann Surg*. 1972;176(1):30–36.

60. Cheung HC, Siu KF, Wong J. A comparison of flexible and rigid endoscopy in evaluating esophageal cancer patients for surgery. *World J Surg*. 1988;12(1):117–122.

61. Riedel M, Stein HJ, Mounyam L, Lembeck R, Siewert JR. Extensive sampling improves preoperative bronchoscopic assessment of airway invasion by supracarinal esophageal cancer: a prospective study in 166 patients. *Chest*. 2001;119(6):1652–1660.

62. Rice TW. Clinical staging of esophageal carcinoma. CT, EUS, and PET. *Chest Surg Clin N Am*. 2000;10(3):471–485.

63. Margolis ML, Howlett P, Bubanj R. Pulmonary nodules in patients with esophageal carcinoma. *J Clin Gastroenterol*. 1998;26(4):245–248.

64. Picus D, Balfe DM, Koehler RE, Roper CL, Owen JW. Computed tomography in the staging of esophageal carcinoma. *Radiology*. 1983;146(2):433–438.

65. Kato H, Kuwano H, Nakajima M, et al. Comparison between positron emission tomography and computed tomography in the use of the assessment of esophageal carcinoma. *Cancer*. 2002; 94(4):921–928.

66. Berger AC, Scott WJ. Noninvasive staging of esophageal carcinoma. *J Surg Res*. 2004;117(1):127–133.

67. Lehr L, Rupp N, Siewert JR. Assessment of resectability of esophageal cancer by computed tomography and magnetic resonance imaging. *Surgery*. 1988;103(3):344–350.

68. Rosch T. Endosonographic staging of esophageal cancer: a review of literature results. *Gastrointest Endosc Clin N Am*. 1995;5(3):537–547.

69. Fok M, Cheng SW, Wong J. Endosonography in patient selection for surgical treatment of esophageal carcinoma. *World J Surg*. 1992;16(6):1098–1103.

70. Bumm R. Staging and risk-analysis in esophageal carcinoma. *Dis Esophagus* 1996;9(1 suppl):20–29.

71. Vickers J, Alderson D. Influence of luminal obstruction on oesophageal cancer staging using endoscopic ultrasonography. *Br J Surg*. 1998; 85(7):999–1001.

72. Van Dam J, Rice TW, Catalano MF, Kirby T, Sivak-MV J. High-grade malignant stricture is predictive of esophageal tumor stage. Risks of endosonographic evaluation. *Cancer*. 1993;71(10):2910–2917.

73. Wallace MB, Hawes RH, Sahai AV, Van Velse A, Hoffman BJ. Dilation of malignant esophageal stenosis to allow EUS guided fine-needle aspiration: safety and effect on patient management. *Gastrointest Endosc*. 2000;51(3):309–313.

74. Hunerbein M, Ghadimi BM, Haensch W, Schlag PM. Transendoscopic ultrasound of esophageal and gastric cancer using miniaturized ultrasound catheter probes. *Gastrointest Endosc*. 1998;48(4):371–375.

75. Catalano MF, Sivak-MV J, Rice T, Gragg LA, Van DJ. Endosonographic features predictive of lymph node metastasis. *Gastrointest Endosc*. 1994; 40(4):442–446.

76. Chandawarkar RY, Kakegawa T, Fujita H, Yamana H, Toh Y, Fujitoh H. Endosonography for preoperative staging of specific nodal groups associated with esophageal cancer. *World J Surg*. 1996;20(6):700–702.

77. Parmar KS, Zwischenberger JB, Reeves AL, Waxman I. Clinical impact of endoscopic ultrasound-guided fine needle aspiration of celiac axis lymph nodes (M1a disease) in esophageal cancer. *Ann Thorac Surg*. 2002;73(3):916–920.

78. Natsugoe S, Yoshinaka H, Shimada M, et al. Assessment of cervical lymph node metastasis in esophageal carcinoma using ultrasonography. *Ann Surg*. 1999;229(1):62–66.

79. Natsugoe S, Yoshinaka H, Shimada M, et al. Number of lymph node metastases determined by presurgical ultrasound and endoscopic ultrasound is related to prognosis in patients with esophageal carcinoma. *Ann Surg*. 2001;234(5):613–618.

80. Flanagan FL, Dehdashti F, Siegel BA, et al. Staging of esophageal cancer with 18F-fluorodeoxyglucose positron emission tomography. *AJR Am J Roentgenol*. 1997;168(2):417–424.

81. Luketich JD, Friedman DM, Weigel TL, et al. Evaluation of distant metastases in esophageal cancer: 100 consecutive positron emission tomography scans. *Ann Thorac Surg*. 1999;68(4):1133–1136.

82. Flamen P, Lerut A, Van Cutsem E, et al. Utility of positron emission tomography for the staging of patients with potentially operable esophageal carcinoma. *J Clin Oncol*. 2000;18(18):3202–3210.

83. Flamen P, Lerut T, Haustermans K, Van Cutsem E, Mortelmans L. Position of positron emission tomography and other imaging diagnostic modalities in esophageal cancer. *Q J Nucl Med Mol Imaging*. 2004;48(2):96–108.

84. Rasanen JV, Sihvo EI, Knuuti MJ, et al. Prospective analysis of accuracy of positron emission tomography, computed tomography, and endoscopic ultrasonography in staging of adenocarcinoma of the esophagus and the esophagogastric junction. *Ann Surg Oncol*. 2003;10(8):954–960.

85. van Westreenen HL, Westerterp M, Bossuyt PM, et al. Systematic review of the staging performance of 18F-fluorodeoxyglucose positron emission tomography in esophageal cancer. *J Clin Oncol*. 2004;22(18): 3805–3812.

86. Meyers BF, Downey RJ, Decker PA, et al. The utility of positron emission tomography in staging of potentially operable carcinoma of the thoracic esophagus: results of the American College of Surgeons Oncology Group Z0060 trial. *J Thorac Cardiovasc Surg*. 2007;133(3):738–745.

87. Krasna MJ, Reed CE, Nedzwiecki D, et al. CALGB 9380: a prospective trial of the feasibility of thoracoscopy/laparoscopy in staging esophageal cancer. *Ann Thorac Surg*. 2001;71(4):1073–1079.

88. Stein HJ, Kraemer SJ, Feussner H, Fink U, Siewert JR. Clinical value of diagnostic laparoscopy with laparoscopic ultrasound in patients with cancer of the esophagus or cardia. *J Gastrointest Surg*. 1997;1(2):167–173.

89. Kodama M, Kakegawa T. Treatment of superficial cancer of the esophagus: a summary of responses to a questionnaire on superficial cancer of the esophagus in Japan. *Surgery*. 1998;123(4):432–439.

90. Japan Esophageal Society. Guidelines for diagnosis and treatment of carcinoma of the esophagus part 1. *Esophagus*. 2008;5(2):61–73.

91. Inoue H, Fukami N, Yoshida T, Kudo SE. Endoscopic mucosal resection for esophageal and gastric cancers. *J Gastroenterol Hepatol*. 2002; 17(4):382–388.

92. Ormsby AH, Petras RE, Henricks WH, et al. Observer variation in the diagnosis of superficial oesophageal adenocarcinoma. *Gut*. 2002;51(5):671–676.

93. Korst RJ, Altorki NK. High grade dysplasia: surveillance, mucosal ablation, or resection? *World J Surg.* 2003;27(9):1030–1034.

94. Konda VJ, Ross AS, Ferguson MK, et al. Is the risk of concomitant invasive esophageal cancer in high-grade dysplasia in Barrett's esophagus overestimated? *Clin Gastroenterol Hepatol.* 2008;6(2):159–164.

95. Wang VS, Hornick JL, Sepulveda JA, Mauer R, Poneros JM. Low prevalence of submucosal invasive carcinoma at esophagectomy for high-grade dysplasia or intramucosal adenocarcinoma in Barrett's esophagus: a 20-year experience. *Gastrointest Endosc.* 2009;69(4):777–783.

96. Altorki NK, Lee PC, Liss Y, et al. Multifocal neoplasia and nodal metastases in T1 esophageal carcinoma: implications for endoscopic treatment. *Ann Surg.* 2008;247(3):434–439.

97. Feith M, Stein HJ, Siewert JR. Pattern of lymphatic spread of Barrett's cancer. World J Surg. 2003;27(9):1052–1057.

98. Ell C, May A, Pech O, et al. Curative endoscopic resection of early esophageal adenocarcinomas (Barrett's cancer). *Gastrointest Endosc.* 2007;65(1):3–10.

99. Lopes CV, Hela M, Pesenti C, et al. Circumferential endoscopic resection of Barrett's esophagus with high-grade dysplasia or early adenocarcinoma. *Surg Endosc.* 2007;21(5):820–824.

100. Overholt BF, Wang KK, Burdick JS, et al. Five-year efficacy and safety of photodynamic therapy with Photofrin in Barrett's high-grade dysplasia. *Gastrointest Endosc.* 2007;66(3):460–468.

101. Ban S, Mino M, Nishioka NS, et al. Histopathologic aspects of photodynamic therapy for dysplasia and early adenocarcinoma arising in Barrett's esophagus. *Am J Surg Pathol.* 2004;28(11):1466–1473.

102. Fleischer DE, Overholt BF, Sharma VK, et al. Endoscopic ablation of Barrett's esophagus: a multicenter study with 2.5-year follow-up. *Gastrointest Endosc.* 2008;68(5):867–876.

103. Shaheen NJ, Sharma P, Overholt BF, et al. Radiofrequency ablation in Barrett's esophagus with dysplasia. *N Engl J Med.* 2009;360(22):2277–2288.

104. Perry KA, Enestvedt CK, Pham T, et al. Comparison of laparoscopic inversion esophagectomy and open transhiatal esophagectomy for high-grade dysplasia and stage I esophageal adenocarcinoma. *Arch Surg.* 2009;144(7):679–684.

105. Moraca RJ, Low DE. Outcomes and health-related quality of life after esophagectomy for high-grade dysplasia and intramucosal cancer. *Arch Surg.* 2006;141(6):545–549.

106. Peyre CG, DeMeester SR, Rizzetto C, et al. Vagal-sparing esophagectomy: the ideal operation for intramucosal adenocarcinoma and Barrett with high-grade dysplasia. *Ann Surg.* 2007;246(4):665–671.

107. Stein HJ, Feith M, Mueller J, Werner M, Siewert JR. Limited resection for early adenocarcinoma in Barrett's esophagus. *Ann Surg.* 2000;232(6):733–742.

108. Hagen JA, DeMeester SR, Peters JH, Chandrasoma P, DeMeester TR. Curative resection for esophageal adenocarcinoma: analysis of 100 en bloc esophagectomies. *Ann Surg.* 2001;234(4):520–530.

109. Altorki N, Kent M, Ferrara C, Port J. Three-field lymph node dissection for squamous cell and adenocarcinoma of the esophagus. *Ann Surg.* 2002;236(2):177–183.

110. Ando N, Ozawa S, Kitagawa Y, Shinozawa Y, Kitajima M. Improvement in the results of surgical treatment of advanced squamous esophageal carcinoma during 15 consecutive years. *Ann Surg.* 2000;232(2):225–232.

111. Birkmeyer JD, Stukel TA, Siewers AE, Goodney PP, Wennberg DE, Lucas FL. Surgeon volume and operative mortality in the United States. *N Engl J Med.* 2003;349(22):2117–2127.

112. Law S, Wong KH, Kwok KF, Chu KM, Wong J. Predictive factors for postoperative pulmonary complications and mortality after esophagectomy for cancer. *Ann Surg.* 2004;240(5):791–800.

113. Birkmeyer JD, Sun Y, Wong SL, Stukel TA. Hospital volume and late survival after cancer surgery. *Ann Surg.* 2007;245(5):777–783.

114. Wouters MW, Karim-Kos HE, le Cessie S, et al. Centralization of esophageal cancer surgery: does it improve clinical outcome? *Ann Surg Oncol.* 2009;16(7):1789–1798.

115. Pye JK, Crumplin MK, Charles J, Kerwat R, Foster ME, Biffin A. One-year survey of carcinoma of the oesophagus and stomach in Wales. *Br J Surg.* 2001;88(2):278–285.

116. Bartels H, Stein HJ, Siewert JR. Preoperative risk analysis and postoperative mortality of oesophagectomy for resectable oesophageal cancer. *Br J Surg.* 1998;85(6):840–844.

117. Fekete F, Belghiti J. Nutrition factors and oesophageal resection. In: Jamieson GG, ed. *Surgery of the Oesophagus.* Edinburgh, UK: Churchill Livingstone, 1988:110–124.

118. Law SY, Fok M, Wong J. Risk analysis in resection of squamous cell carcinoma of the esophagus. *World J Surg.* 1994;18(3):339–346.

119. Peracchia A, Bonavina L, Fumagalli U, Bona S, Chella B, eds. Esophageal and cardial cancers concomitant with liver cirrhosis: prevalence and treatment results in 273 consecutive cases. In: *Recent Advances in Diseases of the Esophagus.* Bologna, Italy: Monduzzi Editore; 1996.

120. Bollschweiler E, Schroder W, Holscher AH, Siewert JR. Preoperative risk analysis in patients with adenocarcinoma or squamous cell carcinoma of the oesophagus. *Br J Surg.* 2000;87(8):1106–1110.

121. Lagarde SM, Maris AK, de Castro SM, Busch OR, Obertop H, van Lanschot JJ. Evaluation of O-POSSUM in predicting in-hospital mortality after resection for oesophageal cancer. *Br J Surg.* 2007;94(12):1521–1526.

122. Ong GB, Lee Y. Pharyngogastric anastomosis after oesophagopharyngectomy for carcinoma of the hypopharynx and cervical oesophagus. *Br J Surg.* 1960;48:193–200.

123. Law SY, Fok M, Wei WI, et al. Thoracoscopic esophageal mobilization for pharyngolaryngoesophagectomy. *Ann Thorac Surg.* 2000;70(2):418–422.

124. Wei WI, Lam LK, Yuen PW, Wong J. Current status of pharyngolaryngo-esophagectomy and pharyngogastric anastomosis. *Head Neck.* 1998;20(3):240–244.

125. Schusterman MA, Shestak K, de VE, et al. Reconstruction of the cervical esophagus: free jejunal transfer versus gastric pull-up. *Plast Reconstr Surg.* 1990;85(1):16–21.

126. Reece GP, Schusterman MA, Miller MJ, et al. Morbidity and functional outcome of free jejunal transfer reconstruction for circumferential defects of the pharynx and cervical esophagus. *Plast Reconstr Surg.* 1995;96(6):1307–1316.

127. Wei WI, Lam LK, Yuen PW, Kwong D, Chan KW. Mucosal changes of the free jejunal graft in response to radiotherapy. *Am J Surg.* 1998;175(1):44–46.

128. Burmeister BH, Dickie G, Smithers BM, Hodge R, Morton K. Thirty-four patients with carcinoma of the cervical esophagus treated with chemoradiation therapy. *Arch Otolaryngol Head Neck Surg.* 2000;126(2):205–208.

129. McKeown KC. Total three-stage oesophagectomy for cancer of the oesophagus. *Br J Surg.* 1976;63(4):259–262.

130. Orringer MB. Partial median sternotomy: anterior approach to the upper thoracic esophagus. *J Thorac Cardiovasc Surg.* 1984;87(1):124–129.

131. Moorehead RJ, Paterson I, Wong J. The split-sternum approach to carcinoma of the superior mediastinal esophagus. *Dig Surg.* 1989;6:114–117.

132. Orringer MB, Marshall B, Chang AC, Lee J, Pickens A, Lau CL. Two thousand transhiatal esophagectomies: changing trends, lessons learned. *Ann Surg.* 2007;246(3):363–372.

133. Katariya K, Harvey JC, Pina E, Beattie EJ. Complications of transhiatal esophagectomy. *J Surg Oncol.* 1994;57(3):157–163.

134. Chang AC, Ji H, Birkmeyer NJ, Orringer MB, Birkmeyer JD. Outcomes after transhiatal and transthoracic esophagectomy for cancer. *Ann Thorac Surg.* 2008;85(2):424–429.

135. Omloo JM, Lagarde SM, Hulscher JB, et al. Extended transthoracic resection compared with limited transhiatal resection for adenocarcinoma of the mid/distal esophagus: five-year survival of a randomized clinical trial. *Ann Surg.* 2007;246(6):992–1000.

136. Law S. Minimally invasive techniques for oesophageal cancer surgery. *Best Pract Res Clin Gastroenterol.* 2006;20(5):925–940.

137. Smithers BM, Gotley DC, Martin I, Thomas JM. Comparison of the outcomes between open and minimally invasive esophagectomy. *Ann Surg.* 2007;245(2):232–240.

138. Luketich JD, Alvelo-Rivera M, Buenaventura PO, et al. Minimally invasive esophagectomy: outcomes in 222 patients. *Ann Surg.* 2003;238(4):486–494.

139. Yamamoto S, Kawahara K, Maekawa T, Shiraishi T, Shirakusa T. Minimally invasive esophagectomy for stage I and II esophageal cancer. *Ann Thorac Surg.* 2005;80(6):2070–2075.

140. Palanivelu C, Prakash A, Senthilkumar R, et al. Minimally invasive esophagectomy: thoracoscopic mobilization of the esophagus and mediastinal lymphadenectomy in prone position—experience of 130 patients. *J Am Coll Surg.* 2006;203(1):7–16.

141. Law S, Wong J. Use of minimally invasive oesophagectomy for cancer of the oesophagus. *Lancet Oncol.* 2002;3:215–222.

142. Gemmill EH, McCulloch P. Systematic review of minimally invasive resection for gastro-oesophageal cancer. *Br J Surg.* 2007;94(12):1461–1467.

143. Decker G, Coosemans W, De Leyn P, et al. Minimally invasive esophagectomy for cancer. *Eur J Cardiothorac Surg.* 2009;35(1):13–20.

144. Biere SS, Cuesta MA, van der Peet DL. Minimally invasive versus open esophagectomy for cancer: a systematic review and meta-analysis. *Minerva Chir.* 2009;64(2):121–133.

145. Peracchia A, Rosati R, Fumagalli U, Bona S, Chella B. Thoracoscopic dissection of the esophagus for cancer. *Int Surg.* 1997;82(1):1–4.

146. Collard JM, Lengele B, Otte JB, Kestens PJ. En bloc and standard esophagectomies by thoracoscopy. *Ann Thorac Surg.* 1993;56(3):675–679.

147. McAnena OJ, Rogers J, Williams NS. Right thoracoscopically assisted oesophagectomy for cancer. *Br J Surg.* 1994;81:236–238.

148. Cuschieri A. Thoracoscopic subtotal oesophagectomy. *Endosc Surg Allied Technol.* 1994;2(1):21–25.

149. Bumm R, Feussner H, Bartels H, et al. Radical transhiatal esophagectomy with two-field lymphadenectomy and endodissection for distal esophageal adenocarcinoma. *World J Surg.* 1997;21(8):822–831.

150. Kawahara K, Maekawa T, Okabayashi K, et al. Video-assisted thoracoscopic esophagectomy for esophageal cancer. *Surg Endosc.* 1999;13(3):218–223.

151. Gossot D, Cattan P, Fritsch S, Halimi B, Sarfati E, Celerier M. Can the morbidity of esophagectomy be reduced by the thoracoscopic approach? *Surg Endosc.* 1995;9(10):1113–1115.

152. Dexter SP, Martin IG, McMahon MJ. Radical thoracoscopic esophagectomy for cancer. *Surg Endosc.* 1996;10(2):147–151.

153. Tsui SL, Law S, Fok M, et al. Postoperative analgesia reduces mortality and morbidity after esophagectomy. *Am J Surg.* 1997;173(6):472–478.

154. Osugi H, Takemura M, Higashino M, et al. Learning curve of video-assisted thoracoscopic esophagectomy and extensive lymphadenectomy for squamous cell cancer of the thoracic esophagus and results. *Surg Endosc.* 2003;17(3):515–519.

155. Akaishi T, Kaneda I, Higuchi N, et al. Thoracoscopic en bloc total esophagectomy with radical mediastinal lymphadenectomy. *J Thorac Cardiovasc Surg.* 1996;112(6):1533–1540.

156. Nguyen NT, Roberts P, Follette DM, Rivers R, Wolfe BM. Thoracoscopic and laparoscopic esophagectomy for benign and malignant disease: lessons learned from 46 consecutive procedures. *J Am Coll Surg.* 2003;197(6):902–913.

157. Law S, Wong J. Lymph node dissection in surgical treatment of esophageal neoplasms. *Surg Oncol Clin N Am.* 2007;16(1):115–131.

158. Tsutsui S, Kuwano H, Watanabe M, Kitamura M, Sugimachi K. Resection margin for squamous cell carcinoma of the esophagus. *Ann Surg.* 1995;222(2):193–202.

159. Lam KY, Ma LT, Wong J. Measurement of extent of spread of oesophageal squamous carcinoma by serial sectioning. *J Clin Pathol.* 1996;49:124–129.

160. Pesko P, Rakic S, Milicevic M, Bulajic P, Gerzic Z. Prevalence and clinicopathologic features of multiple squamous cell carcinoma of the esophagus. *Cancer.* 1994;73:2687–2690.

161. Law S, Arcilla C, Chu KM, Wong J. The significance of histologically infiltrated resection margin after esophagectomy for esophageal cancer. *Am J Surg.* 1998;176:286–290.

162. Dexter SP, Sue-Ling H, McMahon MJ, Quirke P, Mapstone N, Martin IG. Circumferential resection margin involvement: an independent predictor of survival following surgery for oesophageal cancer. *Gut.* 2001;48(5):667–670.

163. Altorki N, Skinner D. Should en bloc esophagectomy be the standard of care for esophageal carcinoma? *Ann Surg.* 2001;234(5):581–587.

164. Akiyama H, Tsurumaru M, Udagawa H, Kajiyama Y. Radical lymph node dissection for cancer of the thoracic esophagus. *Ann Surg.* 1994;220(3):364–372.

165. Tachibana M, Kinugasa S, Yoshimura H, Dhar DK, Nagasue N. Extended esophagectomy with 3-field lymph node dissection for esophageal cancer. *Arch Surg.* 2003;138(12):1383–1389.

166. Baba M, Aikou T, Natsugoe S, et al. Quality of life following esophagectomy with three-field lymphadenectomy for carcinoma, focusing on its relationship to vocal cord palsy. *Dis Esophagus.* 1998;11(1):28–34.

167. Fujita H, Kakegawa T, Yamana H, et al. Mortality and morbidity rates, postoperative course, quality of life, and prognosis after extended radical lymphadenectomy for esophageal cancer. Comparison of three-field lymphadenectomy with two-field lymphadenectomy. *Ann Surg.* 1995;222(5):654–662.

168. Baba M, Aikou T, Yoshinaka H, et al. Long term results of subtotal esophagectomy with three-field lymphadenectomy for carcinoma of the thoracic esophagus. *Ann Thorac Surg.* 1994;219(3):310–316.

169. Nishimaki T, Suzuki T, Suzuki S, Kuwabara S, Hatakeyama K. Outcomes of extended radical esophagectomy for thoracic esophageal cancer. *J Am Coll Surg.* 1998;186(3):306–312.

170. Yoshioka S, Fujiwara Y, Sugita Y, et al. Real-time rapid reverse transcriptase-polymerase chain reaction for intraoperative diagnosis of lymph node micrometastasis: clinical application for cervical lymph node dissection in esophageal cancers. *Surgery.* 2002;132(1):34–40.

171. Kitagawa Y, Fujii H, Mukai M, Kubo A, Kitajima M. Sentinel lymph node mapping in esophageal and gastric cancer. *Cancer Treat Res.* 2005;127:123–139.

172. Noguchi T, Wada S, Takeno S, Hashimoto T, Moriyama H, Uchida Y. Two-step three-field lymph node dissection is beneficial for thoracic esophageal carcinoma. *Dis Esophagus.* 2004;17(1):27–31.

173. Hosokawa M, Shirato H, Ohara M, et al. Intraoperative radiation therapy to the upper mediastinum and nerve-sparing three-field lymphadenectomy followed by external beam radiotherapy for patients with thoracic esophageal carcinoma. *Cancer.* 1999;86(1):6–13.

174. Udagawa H, Akiyama H. Surgical treatment of esophageal cancer: Tokyo experience of the three-field technique. *Dis Esophagus.* 2001;14(2):110–114.

175. Isono K, Sato H, Nakayama K. Results of a nationwide study on the three fields of lymph node dissection in esophageal cancer. *Oncology.* 1991;48:411–420.

176. Kato H, Watanabe H, Tachmimori Y, Iizuka T. Evaluation of neck lymph node dissection for thoracic esophageal carcinoma. *Ann Thorac Surg.* 1991;51:931–935.

177. Nishihira T, Hirayama K, Mori S. A prospective randomized trial of extended cervical and superior mediastinal lymphadenectomy for carcinoma of the thoracic esophagus. *Am J Surg.* 1998;175(1):47–51.

178. Stein HJ, Feith M, Bruecher BL, Naehrig J, Sarbia M, Siewert JR. Early esophageal cancer: pattern of lymphatic spread and prognostic factors for long-term survival after surgical resection. *Ann Surg.* 2005;242(4):566–573.

179. Lagarde SM, Cense HA, Hulscher JB, et al. Prospective analysis of patients with adenocarcinoma of the gastric cardia and lymph node metastasis in the proximal field of the chest. *Br J Surg.* 2005;92(11):1404–1408.

180. Johansson J, DeMeester TR, Hagen JA, et al. En bloc vs transhiatal esophagectomy for stage T3 N1 adenocarcinoma of the distal esophagus. *Arch Surg.* 2004;139(6):627–631.

181. Portale G, Hagen JA, Peters JH, et al. Modern 5-year survival of resectable esophageal adenocarcinoma: single institution experience with 263 patients. *J Am Coll Surg.* 2006;202(4):588–596.

182. Clark GW, Peters JH, Ireland AP, et al. Nodal metastasis and sites of recurrence after en bloc esophagectomy for adenocarcinoma. *Ann Thorac Surg.* 1994;58(3):646–653.

183. Hagen JA, Peters JH, DeMeester TR. Superiority of extended en bloc esophagogastrectomy for carcinoma of the lower esophagus and cardia. *J Thorac Cardiovasc Surg.* 1993;106(5):850–858.

184. Lerut T, Coosemans W, De Leyn P, et al. Reflections on three field lymphadenectomy in carcinoma of the esophagus and gastroesophageal junction. *Hepatogastroenterology.* 1999;46(26):717–725.

185. Altorki NK, Zhou XK, Stiles B, et al. Total number of resected lymph nodes predicts survival in esophageal cancer. *Ann Surg.* 2008;248(2):221–226.

186. Peyre CG, Hagen JA, DeMeester SR, et al. The number of lymph nodes removed predicts survival in esophageal cancer: an international study on the impact of extent of surgical resection. *Ann Surg.* 2008;248(4):549–556.

187. Greenstein AJ, Litle VR, Swanson SJ, Divino CM, Packer S, Wisnivesky JP. Effect of the number of lymph nodes sampled on postoperative survival of lymph node-negative esophageal cancer. *Cancer.* 2008;112(6):1239–1246.

188. Schwarz RE, Smith DD. Clinical impact of lymphadenectomy extent in resectable esophageal cancer. *J Gastrointest Surg.* 2007;11(11):1384–1393.

189. Rizk NP, Ishwaran H, Rice TW, et al. Optimum lymphadenectomy for esophageal cancer. *Ann Surg.* 2010;251:46–50.

190. Liebermann-Meffert DMI, Meier R, Siewert JR. Vascular anatomy of the gastric tube used for esophageal reconstruction. *Ann Thorac Surg.* 1992;54:1110–1115.

191. Cerfolio RJ, Allen MS, Deschamps C, Trastek VF, Pairolero PC. Esophageal replacement by colon interposition. *Ann Thorac Surg.* 1995;59(6):1382–1384.

192. O'Riordan JM, Tucker ON, Byrne PJ, et al. Factors influencing the development of Barrett's epithelium in the esophageal remnant postesophagectomy. *Am J Gastroenterol.* 2004;99(2):205–211.

193. Fok M, Cheng SW, Wong J. Pyloroplasty versus no drainage in gastric replacement of the esophagus. *Am J Surg*. 1991;162(5):447–452.

194. Urschel JD, Blewett CJ, Young JE, Miller JD, Bennett WF. Pyloric drainage (pyloroplasty) or no drainage in gastric reconstruction after esophagectomy: a meta-analysis of randomized controlled trials. *Dig Surg*. 2002;19(3):160–164.

195. Bemelman WA, Taat CW, Slors JFM, van Lanschot JJB, Obertop H. Delayed postoperative emptying after esophageal resection is dependent on the size of the gastric substitute. *J Am Coll Surg*. 1995;180:461–464.

196. Nakabayashi T, Mochiki E, Garcia M, et al. Gastropyloric motor activity and the effects of erythromycin given orally after esophagectomy. *Am J Surg*. 2002;183(3):317–323.

197. Gutschow CA, Collard JM, Romagnoli R, Michel JM, Salizzoni M, Holscher AH. Bile exposure of the denervated stomach as an esophageal substitute. *Ann Thorac Surg*. 2001;71(6):1786–1791.

198. Furst H, Huttl TP, Lohe F, Schildberg FW. German experience with colon interposition grafting as an esophageal substitute. *Dis Esophagus*. 2001;14(2):131–134.

199. Davis PA, Law S, Wong J. Colonic interposition after esophagectomy for cancer. *Arch Surg*. 2003;138(3):303–308.

200. Moreno-Osset E, Tomas-Ridocci M, Paris F, et al. Motor activity of esophageal substitute (stomach, jejunal, and colon segments). *Ann Thorac Surg*. 1986;41(5):515–519.

201. Paris F, Tomas-Ridocci M, Galan G, et al. The colon as oesophageal substitute in non-malignant disease. Long-term clinical results and functional studies. *Eur J Cardiothorac Surg*. 1991;5(9):474–478.

202. Myers JC, Mathew G, Watson DI, Jamieson GG. Peristalsis in an interposed colonic segment immediately following total oesophagogastrectomy. *Aust N Z J Surg*. 1998;68(4):278–280.

203. Isolauri J, Koskinen MO, Markkula H. Radionuclide transit in patients with colon interposition. *J Thorac Cardiovasc Surg*. 1987;94(4):521–525.

204. DeMeester TR, Johansson KE, Franze I, et al. Indications, surgical technique, and long-term functional results of colon interposition or bypass. *Ann Surg*. 1988;208(4):460–474.

205. Stein HJ, Feith M, von Rahden BH, Siewert JR, Rahden BA. Approach to early Barrett's cancer. *World J Surg*. 2003;27(9):1040–1046.

206. Ascioti AJ, Hofstetter WL, Miller MJ, et al. Long-segment, supercharged, pedicled jejunal flap for total esophageal reconstruction. *J Thorac Cardiovasc Surg*. 2005;130(5):1391–1398.

207. Bartels H, Thorban S, Siewert JR. Anterior versus posterior reconstruction after transhiatal oesophagectomy: a randomized controlled trial. *Br J Surg*. 1993;80(9):1141–1144.

208. Gawad KA, Hosch SB, Bumann D, et al. How important is the route of reconstruction after esophagectomy: a prospective randomized study. *Am J Gastroenterol*. 1999;94(6):1490–1496.

209. van Lanschot JJ, van Blankenstein M, Oei HY, Tilanus HW. Randomized comparison of prevertebral and retrosternal gastric tube reconstruction after resection of oesophageal carcinoma. *Br J Surg*. 1999;86(1):102–108.

210. Ngan SYK, Wong J. Lengths of different routes for esophageal replacement. *J Thorac Cardiovasc Surg*. 1986;91:790–792.

211. Orringer MB, Marshall B, Iannettoni MD. Transhiatal esophagectomy: clinical experience and refinements. *Ann Surg*. 1999;230(3):392–400.

212. van Lanschot JJ, Hop WC, Voormolen MH, van Deelen RA, Blomjous JG, Tilanus HW. Quality of palliation and possible benefit of extra-anatomic reconstruction in recurrent dysphagia after resection of carcinoma of the esophagus. *J Am Coll Surg*. 1994;179(6):705–713.

213. van Lanschot JJ, Tilanus HW, Voormolen MH, van Deelen RA. Recurrence pattern of oesophageal carcinoma after limited resection does not support wide local excision with extensive lymph node dissection. *Br J Surg*. 1994;81(9):1320–1323.

214. Wong AC, Law S, Wong J. Influence of the route of reconstruction on morbidity, mortality and local recurrence after esophagectomy for cancer. *Dig Surg*. 2003;20(3):209–214.

215. Murthy SC, Law S, Whooley BP, Alexandrou A, Chu KM, Wong J. Atrial fibrillation after esophagectomy is a marker for postoperative morbidity and mortality. *J Thorac Cardiovasc Surg*. 2003;126(4):1162–1167.

216. Bailey SH, Bull DA, Harpole DH, et al. Outcomes after esophagectomy: a ten-year prospective cohort. *Ann Thorac Surg*. 2003;75(1):217–222.

217. Law S, Boey JP, Kwok KF, Wong KH, Chu KM, Wong J. Pleural drainage after transthoracic esophagectomy: experience with a vacuum system. *Dis Esophagus*. 2004;17(1):81–86.

218. Whooley BP, Law S, Murthy SC, Alexandrou A, Wong J. Analysis of reduced death and complication rates after esophageal resection. *Ann Surg*. 2001;233(3):338–344.

219. Hsu HK, Hsu WH, Huang MH. Prospective study of using fibrin glue to prevent leak from esophagogastric anastomosis. *J Surg Assoc ROC*. 1992;25:1248–1252.

220. Whooley BP, Law S, Alexandrou A, Murthy SC, Wong J. Critical appraisal of the significance of intrathoracic anastomotic leakage after esophagectomy for cancer. *Am J Surg*. 2001;181(3):198–203.

221. Holscher AH, Schneider PM, Gutschow C, Schroder W. Laparoscopic ischemic conditioning of the stomach for esophageal replacement. *Ann Surg*. 2007;245(2):241–246.

222. Law S, Fok M, Chu KM, Wong J. Comparison of hand-sewn and stapled esophagogastric anastomosis after esophageal resection for cancer: a prospective randomized controlled trial. *Ann Surg*. 1997;226(2):169–173.

223. Orringer MB, Marshall B, Iannettoni MD. Eliminating the cervical esophagogastric anastomotic leak with a side-to-side stapled anastomosis. *J Thorac Cardiovasc Surg*. 2000;119(2):277–288.

224. Ferri LE, Law S, Wong KH, Kwok KF, Wong J. The influence of technical complications on postoperative outcome and survival after esophagectomy. *Ann Surg Oncol*. 2006;13(4):557–564.

225. Lorentz T, Fok M, Wong J. Anastomotic leakage after resection and bypass for esophageal cancer: lessons learned from the past. *World J Surg*. 1989;13(4):472–477.

226. Law S, Suen DT, Wong KH, Kwok KF, Wong J. A single-layer, continuous, hand-sewn method for esophageal anastomosis: prospective evaluation in 218 patients. *Arch Surg*. 2005;140(1):33–39.

227. Launois B, Delarue D, Campion JP, Kerbaol M. Preoperative radiotherapy for carcinoma of the esophagus. *Surg Gynecol Obstet*. 1981;153:690–692.

228. Fok M, McShane J, Law SY, Wong J. A prospective randomized study on radiotherapy and surgery in the treatment of oesophageal carcinoma. Symposium on oesophageal carcinoma in the Asian-Pacific rim. *Asian J Surg*. 1994;17:223–229.

229. Gignoux M, Roussel A, Paillot B, et al. The value of preoperative radiotherapy in esophageal cancer: results of a study of the E.O.R.T.C. *World J Surg*. 1987;11(4):426–432.

230. Wang M, Gu XZ, Yin WB, Huang GJ, Wang LJ, Zhang DW. Randomized clinical trial on the combination of preoperative irradiation and surgery in the treatment of esophageal carcinoma: report on 206 patients. *Int J Radiat Oncol Biol Phys*. 1989;16(2):325–327.

231. Arnott SJ, Duncan W, Kerr GR, et al. Low dose preoperative radiotherapy for carcinoma of the oesophagus: results of a randomized clinical trial. *Radiother Oncol*. 1992;24(2):108–113.

232. Nygaard K, Hagen S, Hansen HS, et al. Pre-operative radiotherapy prolongs survival in operable esophageal carcinoma: a randomized, multicenter study of pre- operative radiotherapy and chemotherapy. The second Scandinavian trial in esophageal cancer. *World J Surg*. 1992;16(6):1104–1109.

233. Arnott SJ, Duncan W, Gignoux M, et al. Preoperative radiotherapy for esophageal carcinoma (Cochrane Review). The Cochrane Library. Chichester, UK: John Wiley & Sons Ltd; 2004.

234. Ténière P, Hay J-M, Fingerhut A, Fagniez P-L. Postoperative radiation therapy does not increase survival after curative resection for squamous cell carcinoma of the middle and lower esophagus as shown by a multicenter controlled trial. *Surg Gynecol Obstet*. 1991;173:123–130.

235. Fok M, Sham JS, Choy D, Cheng SW, Wong J. Postoperative radiotherapy for carcinoma of the esophagus: a prospective, randomized controlled study. *Surgery*. 1993;113(2):138–147.

236. Xiao ZF, Yang ZY, Liang J, et al. Value of radiotherapy after radical surgery for esophageal carcinoma: a report of 495 patients. *Ann Thorac Surg*. 2003;75(2):331–336.

237. Law S, Fok M, Chow S, Chu KM, Wong J. Preoperative chemotherapy versus surgical therapy alone for squamous cell carcinoma of the esophagus: a prospective randomized trial. *J Thorac Cardiovasc Surg*. 1997;114(2):210–217.

238. Roth JA, Pass HI, Flanagan MM, Graeber GM, Rosenberg JC, Steinberg S. Randomized clinical trial of preoperative and postoperative adjuvant chemotherapy with cisplatin, vindesine, and bleomycin for carcinoma of the esophagus. *J Thorac Cardiovasc Surg*. 1988;96(2):242–248.

239. Schlag PM. Randomized trial of preoperative chemotherapy for squamous cell cancer of the esophagus. *Arch Surg*. 1992;127(12):1446–1450.

240. Kok TC, van Lanschot JJ, Siersema PD, et al. Neoadjuvant chemotherapy compared with surgery in esophageal squamous cell cancer. *Can J Gastroenterol*. 1998;12(suppl B):297.

241. Wang C, Ding T, Chang L. [A randomized clinical study of preoperative chemotherapy for esophageal carcinoma]. *Zhonghua Zhong Liu Za Zhi*. 2001;23(3):254–255.

242. Maipang T, Vasinanukorn P, Petpichetchian C, et al. Induction chemotherapy in the treatment of patients with carcinoma of the esophagus. *J Surg Oncol*. 1994;56(3):191–197.

243. Baba M, Natsugoe S, Shimada M, et al. Prospective evaluation of preoperative chemotherapy in resectable squamous cell carcinoma of the thoracic esophagus. *Dis Esophagus*. 2000;13(2):136–141.

244. Ancona E, Ruol A, Santi S, et al. Only pathologic complete response to neoadjuvant chemotherapy improves significantly the long term survival of patients with resectable esophageal squamous cell carcinoma: final report of a randomized, controlled trial of preoperative chemotherapy versus surgery alone. *Cancer*. 2001;91(11):2165–2174.

245. Kelsen DP, Ginsberg R, Pajak TF, et al. Chemotherapy followed by surgery compared with surgery alone for localized esophageal cancer. *N Engl J Med*. 1998;339(27):1979–1984.

246. Medical Research Council Oesophageal Cancer Working Party. Surgical resection with or without preoperative chemotherapy in oesophageal cancer: a randomised controlled trial. *Lancet*. 2002;359(9319):1727–1733.

247. Allum W, Fogarty P, Stenning S, Langley R; NCRI Upper GI Cancer Clinical Studies Group. Long term results of the MRC OEO2 randomized trial of surgery with or without preoperative chemotherapy in resectable esophageal cancer. Proceedings of the Gastrointestinal Cancers Symposium, Orlando, FL, Abstract 9. 2008.

248. Ando N, Kato H, Shinoda M, et al. A randomized trial of postoperative adjuvant chemotherapy with cisplatin and 5-fluorouracil versus neoadjuvant chemotherapy for localized squamous cell carcinoma of the thoracic esophagus (JCOG 9907). Proceedings of the Gastrointestinal Cancers Symposium, Orlando, FL, Abstract 10. 2008.

249. Cunningham D, Allum WH, Stenning SP, et al. Perioperative chemotherapy versus surgery alone for resectable gastroesophageal cancer. *N Engl J Med*. 2006;355(1):11–20.

250. Thirion P, Michiels S, Le Maître A, Tierney J. Individual patient data-based meta-analysis assessing pre-operative chemotherapy in resectable oesophageal carcinoma. *J Clin Oncol*. 2007;25(June 20 suppl, No. 18S):4512.

251. Gebski V, Burmeister B, Smithers BM, Foo K, Zalcberg J, Simes J. Survival benefits from neoadjuvant chemoradiotherapy or chemotherapy in oesophageal carcinoma: a meta-analysis. *Lancet Oncol*. 2007;8(3):226–234.

252. Ando N, Iizuka T, Ide H, et al. Surgery plus chemotherapy compared with surgery alone for localized squamous cell carcinoma of the thoracic esophagus: a Japan Clinical Oncology Group Study—JCOG9204. *J Clin Oncol*. 2003;21(24):4592–4596.

253. Pouliquen X, Levard H, Hay JM, McGee K, Fingerhut A, Langlois ZO. 5-Fluorouracil and cisplatin therapy after palliative surgical resection of squamous cell carcinoma of the esophagus. A multicenter randomized trial. French Associations for Surgical Research. *Ann Surg*. 1996;223(2):127–133.

254. Le Prise E, Etienne PL, Meunier B, et al. A randomized study of chemotherapy, radiation therapy, and surgery versus surgery for localized squamous cell carcinoma of the esophagus. *Cancer*. 1994;73(7): 1779–1784.

255. Apinop C, Puttisak P, Preecha N. A prospective study of combined therapy in esophageal cancer. *Hepatogastroenterology*. 1994;41(4):391–393.

256. Walsh TN, Noonan N, Hollywood D, Kelly A, Keeling N, Hennessy T. A comparison of multimodal therapy and surgery for esophageal adenocarcinoma. *N Engl J Med*. 1996;335:462–467.

257. Bosset JF, Gignoux M, Triboulet JP, et al. Chemoradiotherapy followed by surgery compared with surgery alone in squamous-cell cancer of the esophagus. *N Engl J Med*. 1997;337(3):161–167.

258. Lee J, Kim S, Jung H, et al. A single institutional phase III trial of preoperative chemotherapy with hyperfractionation radiotherapy plus surgery (CRT-S) versus surgery (S) alone for stage II, III resectable esophageal squamous cell carcinoma (SCC): an interim analysis [abstr 1043]. *Proc Am Soc Clin Oncol*. 2003;22:260.

259. Urba SG, Orringer MB, Turrisi A, Iannettoni M, Forastiere A, Strawderman M. Randomized trial of preoperative chemoradiation versus surgery alone in patients with locoregional esophageal carcinoma. *J Clin Oncol*. 2001;19(2):305–313.

260. Tepper J, Krasna MJ, Niedzwiecki D, et al. Phase III trial of trimodality therapy with cisplatin, fluorouracil, radiotherapy, and surgery compared with surgery alone for esophageal cancer: CALGB 9781. *J Clin Oncol*. 2008;26(7):1086–1092.

261. Burmeister BH, Smithers BM, Gebski V, et al. Surgery alone versus chemoradiotherapy followed by surgery for resectable cancer of the oesophagus: a randomised controlled phase III trial. *Lancet Oncol*. 2005;6(9):659–668.

262. Pereira B, Gourgou-Bourgade S, Azria D, Ychou M. Neoadjuvant chemoradiotherapy in esophageal cancer: is it still the question? *J Clin Oncol*. 2008;26(31):5133–5134.

263. Urschel JD, Vasan H. A meta-analysis of randomized controlled trials that compared neoadjuvant chemoradiation and surgery to surgery alone for resectable esophageal cancer. *Am J Surg*. 2003;185(6):538–543.

264. Kaklamanos IG, Walker GR, Ferry K, Franceschi D, Livingstone AS. Neoadjuvant treatment for resectable cancer of the esophagus and the gastroesophageal junction: a meta-analysis of randomized clinical trials. *Ann Surg Oncol*. 2003;10(7):754–761.

265. Fiorica F, Di Bona D, Schepis F, et al. Preoperative chemoradiotherapy for oesophageal cancer: a systematic review and meta-analysis. *Gut*. 2004;53(7):925–930.

266. Malthaner RA, Wong RK, Rumble RB, Zuraw L. Neoadjuvant or adjuvant therapy for resectable esophageal cancer: a systematic review and meta-analysis. *BMC Med*. 2004;2:35.

267. Greer SE, Goodney PP, Sutton JE, Birkmeyer JD. Neoadjuvant chemoradiotherapy for esophageal carcinoma: a meta-analysis. *Surgery*. 2005;137(2):172–177.

268. Stahl M, Walz MK, Stuschke M, et al. Phase III comparison of preoperative chemotherapy compared with chemoradiotherapy in patients with locally advanced adenocarcinoma of the esophagogastric junction. *J Clin Oncol*. 2009;27(6):851–856.

269. Cooper JS, Guo MD, Herskovic A, et al. Chemoradiotherapy of locally advanced esophageal cancer: long-term follow-up of a prospective randomized trial (RTOG 85-01). Radiation Therapy Oncology Group. *JAMA*. 1999;281(17):1623–1627.

270. Minsky BD, Pajak TF, Ginsberg RJ, et al. INT 0123 (Radiation Therapy Oncology Group 94-05) phase III trial of combined-modality therapy for esophageal cancer: high-dose versus standard-dose radiation therapy. *J Clin Oncol*. 2002;20(5):1167–1174.

271. Gaspar LE, Winter K, Kocha WI, Coia LR, Herskovic A, Graham M. A phase I/II study of external beam radiation, brachytherapy, and concurrent chemotherapy for patients with localized carcinoma of the esophagus (Radiation Therapy Oncology Group Study 9207): final report. *Cancer*. 2000;88(5):988–995.

272. Wong R, Malthaner R. Combined chemotherapy and radiotherapy (without surgery) compared with radiotherapy alone in localized carcinoma of the esophagus (Cochrane Review). The Cochrane Library. Chichester, UK: John Wiley & Sons, Ltd; 2004:CD002092.

273. Bedenne L, Michel P, Bouche O, et al. Chemoradiation followed by surgery compared with chemoradiation alone in squamous cancer of the esophagus: FFCD 9102. *J Clin Oncol*. 2007;25(10):1160–1168.

274. Bonnetain F, Bouche O, Michel P, et al. A comparative longitudinal quality of life study using the Spitzer quality of life index in a randomized multicenter phase III trial (FFCD 9102): chemoradiation followed by surgery compared with chemoradiation alone in locally advanced squamous resectable thoracic esophageal cancer. *Ann Oncol*. 2006;17(5):827–834.

275. Stahl M, Stuschke M, Lehmann N, et al. Chemoradiation with and without surgery in patients with locally advanced squamous cell carcinoma of the esophagus. *J Clin Oncol*. 2005;23(10):2310–2317.

276. Stahl M, Wilke N, Lehmann N, Stuschke M; German Oesophageal Cancer Study Group. Long-term results of a phase III study investigating chemoradiation with and without surgery in locally advanced squamous cell carcinoma (LA-SCC) of the esophagus [abstr 4530]. *J Clin Oncol*. 2008;26(May 20 suppl).

277. Minsky BD, Neuberg D, Kelsen DP, et al. Final report of Intergroup Trial 0122 (ECOG PE-289, RTOG 90-12): phase II trial of neoadjuvant chemotherapy plus concurrent chemotherapy and high-dose radiation for squamous cell carcinoma of the esophagus. *Int J Radiat Oncol Biol Phys*. 1999;43(3):517–523.

278. Jouve J, Michel P, Mariette C, et al. Outcome of the non-randomized patients in the FFCD 9102 trial: chemoradiation followed by surgery compared with chemoradiation alone in squamous cancer of the esophagus [abstr 4555]. *J Clin Oncol*. 2008;26(May 20 suppl).

279. Jones DR, Parker LAJ, Detterbeck FC, Egan TM. Inadequacy of com-

puted tomography in assessing patients with esophageal carcinoma after induction chemoradiotherapy. *Cancer*. 1999;85(5):1026–1032.

280. Zuccaro G, Rice TW, Goldblum J, et al. Endoscopic ultrasound cannot determine suitability for esophagectomy after aggressive chemoradiotherapy for esophageal cancer. *Am J Gastroenterol*. 1999;94(4):906–912.

281. Weber WA, Ott K, Becker K, et al. Prediction of response to preoperative chemotherapy in adenocarcinomas of the esophagogastric junction by metabolic imaging. *J Clin Oncol*. 2001;19(12):3058–3065.

282. Wieder HA, Brucher BL, Zimmermann F, et al. Time course of tumor metabolic activity during chemoradiotherapy of esophageal squamous cell carcinoma and response to treatment. *J Clin Oncol*. 2004;22(5):900–908.

283. Lam KY, Law S, Ma LT, Ong SK, Wong J. Pre-operative chemotherapy for squamous cell carcinoma of the oesophagus: do histological assessment and p53 overexpression predict chemo-responsiveness? *Eur J Cancer*. 1997;33:1221–1225.

284. Walsh TN, Grannell M, Mansoor S. Predictive factors for success of neoadjuvant therapy in upper gastrointestinal cancer. *J Gastroenterol Hepatol*. 2002;17 Suppl:S172–S175.

285. Lordick F, Ott K, Krause BJ, et al. PET to assess early metabolic response and to guide treatment of adenocarcinoma of the oesophagogastric junction: the MUNICON phase II trial. *Lancet Oncol*. 2007;8(9):797–805.

286. Lordick F, Ott K, Krause BJ, et al. Salvage radiochemotherapy in locally advanced gastroesophageal junction tumors that are metabolically resistant to induction chemotherapy: The MUNICON-2 trial. Proceedings of Gastrointestinal Cancers Symposium, Orlando, FL, Abstr 104. 2008.

287. Nutting CM, Bedford JL, Cosgrove VP, Tait DM, Dearnaley DP, Webb S. A comparison of conformal and intensity-modulated techniques for oesophageal radiotherapy. *Radiother Oncol*. 2001;61(2):157–163.

288. Knyrim K, Wagner HJ, Bethge N, Keymling M, Vakil N. A controlled trial of an expansile metal stent for palliation of esophageal obstruction due to inoperable cancer. *N Engl J Med*. 1993;329(18):1302–1307.

289. De Palma G, Di Matteo E, Romano G, Fimmano A, Rondinone G, Catanzano C. Plastic prosthesis versus expandable metal stents for palliation of inoperable esophageal thoracic carcinoma: a controlled prospective study. *Gastrointest Endosc*. 1996;43(5):478–482.

290. Siersema PD, Hop WCJ, Dees J, Tilanus HW, van Blankenstein M. Coated self-expanding metal stents versus latex prostheses for esophagogastric cancer with special reference to prior radiation and chemotherapy: a controlled, prospective study. *Gastrointest Endosc*. 1998;47:113–120.

291. Nicholson DA, Haycox A, Kay CL, Rate A, Attwood S, Bancewicz J. The cost effectiveness of metal oesophageal stenting in malignant disease compared with conventional therapy. *Clin Radiol*. 1999;54(4):212–215.

292. Kocher M, Dlouhy M, Neoral C, et al. Esophageal stent with antireflux valve for tumors involving the cardia: work in progress. *J Vasc Interv Radiol*. 1998;9(6):1007–1010.

293. Mayoral W, Fleischer D, Salcedo J, Roy P, Al Kawas F, Benjamin S. Nonmalignant obstruction is a common problem with metal stents in the treatment of esophageal cancer. *Gastrointest Endosc*. 2000;51(5): 556–559.

294. Verschuur EM, Repici A, Kuipers EJ, Steyerberg EW, Siersema PD. New design esophageal stents for the palliation of dysphagia from esophageal or gastric cardia cancer: a randomized trial. *Am J Gastroenterol*. 2008;103(2):304–312.

295. Law S, Tung PH, Chu KM, Wong J. Self-expanding metallic stents for palliation of recurrent malignant esophageal obstruction after subtotal esophagectomy for cancer. *Gastrointest Endosc*. 1999;50(3):427–436.

296. Law S, Kwong DL, Kwok KF, et al. Improvement in treatment results and long-term survival of patients with esophageal cancer: impact of chemoradiation and change in treatment strategy. *Ann Surg*. 2003;238(3): 339–348.

297. Law S. Chemoradiotherapy—panacea for esophageal cancer? Commentary for chemoradiotherapy of locally advanced esophageal cancer. Long-term follow-up of a prospective randomized trial (RTOG 85-01). *JAMA Southeast Asia* 1999;15(5):9–11.

食管切除和重建手术

Jon O. Wee • David J. Sugarbaker

（陈建军 译）

18

19 世纪 70 年代，Billroth 和 Czerny 首先报道食管切除术，其切除颈段食管但未行重建；后来，采取开腹手术切除胃食管连接部肿瘤，并同时行胃食管吻合，以维持肠道的连续性。由于外科医生担心损伤呼吸系统，对于开胸行食管切除保持谨慎态度。在 1915 年，Torek 报道首例经胸食管切除术 [1]，其经左侧胸腔切除食管但未行重建，而是同时行颈部食管造口术与经腹胃造口术，并使用一根 3 英尺（1 英尺 = 0.305 米）长的外置乳胶管将两个造口连接起来，患

者维持继续进食，并存活 17 年（图 18-1）。Turner 于 1933 年施行首例经膈裂孔食管切除术 [2]，Oshawa 同年首次报道经胸食管切除联合胃食管吻合术 [3]，但直至 1938 年 Adams 和 Phemister 进行相关报道后，西方社会才广泛了解此技术 [4]。

Ivor Lewis 被认为推广了经胸食管切除术。起初，手术分为两期：首先通过开腹手术游离胃，数天后切除胸段食管，并用胃进行重建。Ivor Lewis 术式先采用上腹正中开腹手术游离胃，再经右胸切开，施行食

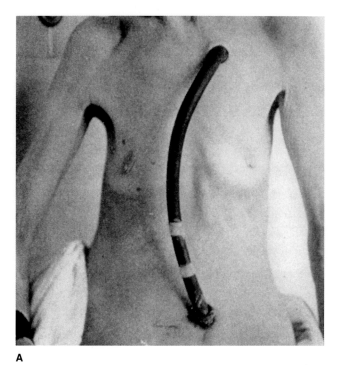 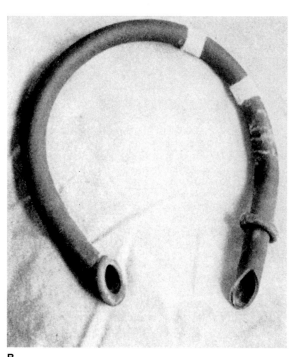

A   **B**

图 18-1　A. Torek 描述的首例食管切除术，使用乳胶管连接食管下段与胃造口，患者术后存活 17 年，于 80 岁时死亡；B. 两端为斜面的可移除乳胶管（Reproduced, with permission：Torek F. The operative treatment of carcinoma of the esophagus. *Ann Surg* 1915；61：385.）

管的切除与重建，此方法与经膈裂孔通路是当前最流行的食管切除术式。1962 年，McKeown 描述一种三切口术式，先采用右侧开胸术游离食管，之后再将患者改为仰卧位，开腹游离胃，之后再于颈部进行吻合[5]。微创外科手术方式日益普及[6-7]，在一些开放手术的同时联合胸腔镜、腹腔镜技术，创造出多元化的杂交手术，这将于本书其他章节讨论。

新辅助治疗

历史上外科手术是治疗局限性食管癌的主要治疗方式，但是，单纯手术治疗的长期效果令人失望。有学者提出将术前放、化疗作为一种改善长期生存的手段。有 8 个随机试验研究术前放、化疗的效果[8]，虽然两个最大研究显示与单纯手术组相比，联合术前放、化疗组在生存率上无差别[9-10]，而两个较小随机研究支持使用术前放、化疗。Urba 与其同事研究共100 例患者，随机采用联合术前放、化疗和单纯手术治疗[11]，两组中位生存期为 18 个月，但 3 年生存率联合术前放、化疗组较高（30% vs. 16%；但无统计学差异）。Walsh 与其同事随机调查 113 例患者，术前放化疗组中，32% 的患者存活至第三年，而单纯手术组中仅 6%[12]。但是此研究由于缺乏充分的预分期，同时手术组生存率明显低于其他研究，遭到其他学者批评；虽然无确切证据支持使用新辅助放化疗，但其仍被广泛应用。

GALGB 9781（癌症和白血病组 B 9781）是一项评估 I ～ III 期食管癌患者的随机对照组试验。患者随机分为单纯手术组及术前同步放、化疗组（50.4 Gy +顺铂、5-FU）。由于效果不佳，于收集 56 例患者后提前结束研究，远低于其 500 例患者目标；尽管如此，中位随访时间为 6 年，手术联合放化疗组 5 年生存率为 39%、单纯手术组为 16%；中位生存期，联合组为4.5 年、而单纯手术组为 1.8 年（P = 0.02）[13]。2003年 Urschel 和 Vasan 对超过 1100 例患者的 9 项随机对照研究进行 meta 分析，对比新辅助放、化疗后行手术与单纯手术治疗患者，此研究支持新辅助放、化疗后再手术优于单纯手术治疗[14]。

目前有确实证据表明对进展期局限性食管癌行新辅助放化疗可使患者获益。2002 年医学研究委员会（Medical Research Council，MRC）的试验证实术前新辅助放、化疗使患者生存率明显获益（43% vs.34%）、生存时间从 13.3 个月提高至 16.8 个月[15]；此

报道之后又于 2006 年进行了 MAGIC（欧洲医学研究委员会胃癌辅助灌注化疗试验），进一步证实术前新辅助放化疗对胃食管连接部腺癌患者有益，提高 2 年生存率（50% vs. 41%）与 5 年生存率（36% vs. 23%）[16]。德国食管癌研究组进行了一项关于新辅助化疗与新辅助放化疗直接对照研究，发现联合 X 射线疗法并未改善患者 R0 切除率[17]；虽然此研究证据力度较弱，但联合放疗组中有死亡率增加的趋势，与此矛盾的是放疗组同时有改善患者生存的趋势，但无显著性差异。但遗憾的是，并无证据证明何种方法更好。由于食管癌发生率较低，同时鳞癌与腺癌疗效上存较大差异，使得进行大规模随机化研究十分困难。

分期

明确 IV 期病变患者十分重要，因为其平均生存时间为 6 ～ 10 个月。先前通常采取姑息性食管切除术来重建吞咽功能与经口营养，随着光动力疗法、膨胀式内镜支架与其他腔内治疗的发展，单纯为重建吞咽功能的食管替代治疗已常用；因此，对 IV 期食管癌患者，应减少因食管切除术导致的围术期死亡率、并发症发生率和术后恢复时间。选择合理的术前新辅助治疗同样需要准确的术前分期，有淋巴结转移、浸润食管或可能侵犯肌层患者，通常需行术前新辅助放化疗，而单纯侵犯黏膜患者通常可直接手术。

目前对食管癌分期的主要方法有 CT 扫描、正电子发射型计算机断层显像（PET）与内镜超声（EUS），CT 扫描主要用于发现肺部、肝或其他脏器的远处转移，如 CT 扫描上发现食管与临近结构之间直接存在脂肪层，有助于排除 IV 期肿瘤，但极度恶病质患者或器官之间无自然脂肪层如气管与食管，此分期方法不适用。对于淋巴结转移的判断，CT 灵敏度与准确性较 EUS 差。

对发现远处转移 PET 扫描优于 CT 扫描，一项包含 91 例患者的研究中，CT 扫描灵敏度为 46%，特异度为 74%、总体准确率为 73%，PET 灵敏度为 69%，特异度为 93%，总体准确率为 84%，PET 漏诊的转移病灶均小于 1 cm[7]。其他研究亦显示出类似结果[18-19]。此外，对因梗阻而无法行病理活检患者，PET 扫描亦可辅助诊断肿瘤原发灶；相反的是，一部分较小肿瘤PET 检查可能为阴性。

EUS 可提供食管壁与临近结构详细图像（图18-2），可对食管壁进行准确分层：肌肉层为低回声

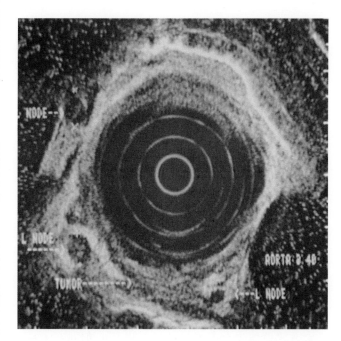

图 18-2　食管腺癌（T3）内镜超声图像，伴有多发可疑淋巴结 转 移 （N1）（Reproduced with permission from Van Dam J, Sivak MV, Catalano MF, et al. High-grade malignant stricture is predictive of esophageal tumor stage：risks of endosonographic evaluation. Cancer. 1993；May 15：71（10）：2910-2917.）

位于两层高回声黏膜层之间，第一层强回声与第二层低回声为黏膜层和黏膜下肌层，第三层强回声为黏膜下层，第四层低回声为固有肌层，而第五层强回声为食管外层。肿瘤侵犯食管壁通常打乱正常分层外观，并可清楚地观察到侵犯程度。EUS 对明确 T 分期的总体准确率可达 80% ~ 90%，但鉴别 T1 与 T2 期通常最为困难。此外，在 EUS 引导下，可对传统抓钳无法触及的深层肿瘤进行活检。应当注意的是，新辅助治疗后的肿瘤患者，由于放、化疗产生的纤维化，EUS 对肿瘤分期是不准确的。

可通过 4 项特征明确淋巴结性质，恶性淋巴结通常为圆形和低回声、边界不连续、直径大于 1 cm，满足以上标准的淋巴结，有超过 90% 概率为恶性。细针穿刺活检（FNA）可进一步提高诊断的准确性，如肿瘤来源于淋巴结，细胞病理学家应于标本中寻找淋巴组织；若细针穿过原发肿瘤可导致假阳性。EUS 对淋巴结分期准确率为 70% ~ 80%，较 CT 扫描高 10% ~ 15%[20]。

随着 EUS 与 PET 发展，人们对于食管癌患者切除前手术分期的热情在减退；通过腹腔镜和胸腔镜进行的手术分期创伤较大，但优于 EUS。Luketich 与其同事对多个 EUS 诊断为 N0 患者进行检查，发现 26 例实际为 N1 患者[21]；但应该注意的是，此研究中 EUS 灵敏度仅为 60%，较其他研究数据明显低。此外，有 15% 的患者影像学检查未发现转移灶，但腹腔镜检查中发现有肝转移。手术分期的平均费用为 20 000 ~ 25 000 美元，而 EUS 为 2000 美元。

对患者进行分期的常用流程包括原发病灶的内镜诊断、有无远处转移的 CT 与 PET 评估，若患者拟行手术并考虑行新辅助治疗，应行 EUS 检查。如存在食管梗阻，EUS 准确性下降，当淋巴结转移率较高时（90%），应考虑行新辅助治疗。

颈段食管病变手术

颈段食管癌的治疗十分具有挑战性，需要多学科协作，包括耳鼻喉科医生、胸外科医生，偶尔还需要整形外科医生。术前通常采取放疗，扩大无瘤切缘并尽可能保留喉。颈部切口位置沿着胸锁乳突肌前缘，如需额外显露切口可越过正中线；如肿瘤固定于脊柱或颈部血管，应放弃手术治疗而行姑息性放疗；如肿瘤侵及喉，可将其完整切除，同时清扫两侧上段食管周围的淋巴结，并不常规行颈部淋巴结清扫，分离应保留颈静脉、胸锁乳突肌与副神经，将气管切断并留出足够的长度来完成气管造口术，气管导管插入末端气管，行下咽部锐性分离。

手术至此，另行一上腹正中切口，从腹腔钝性游离食管，两组手术团队中一组于颈部，另一组准备管状胃，将其牵引至颈部，并于胃食管连接部离断，同时行咽胃吻合，采用不吸收缝线行单层手工间断吻合。于胸骨切迹之上行颈部气管造口术，如气管切除过多，可切除胸骨柄，在较低的中线位置行终末气管造口术。

低于胸廓入口病变手术

低于胸廓入口病变依据位置分为上段食管（低于胸廓入口但高于隆突）、中段食管（隆突与下肺静脉之间）、下段食管（低于下肺静脉），虽然推荐对所有恶性病变采用三切口方法（具体原因稍后讨论），上胸段食管病变通常必须采用此方式才可确保足够近端切缘。如病变位于中段食管，则采用三切口或 Ivor Lewis 术式；较低位食管肿瘤亦可采用任一方式，或联合经膈裂孔通路或左胸廓切开术和远端食管癌切除术。对于任何切除手术，如术中冰冻切缘阳性，应行额外切除并重建。

经裂孔手术与经胸手术

大量回顾性分析比较经膈裂孔手术（主要为 Ivor Lewis 手术）与经胸手术。有 2 项 meta 分析对其进行汇总，Rindani 与其同事纳入 1986-1996 年间有关 Ivor Lewis 手术或经裂孔食管切除术 44 项英文文献[22]，总体上，出血、心脏并发症、肺炎发生率于两组中无显著性差异，而吻合口漏发生率（经膈裂孔 16% vs. Ivor Lewis 10%）、狭窄率（经膈裂孔 28% vs. Ivor Lewis 16%）、喉返神经损伤（经膈裂孔 11% vs. Ivor Lewis 5%）等存在差异；Ivor Lewis 手术的死亡率较经裂孔手术较高（9.5% vs. 6.3%），两种手术长期生存率均为 25%。Hulscher 与其同事亦进行 1 项 meta 分析，纳入 1990 年至 1999 年间发表的关于经胸与经膈裂孔切除食管的 50 项研究[23]，心脏并发症（20% vs. 7%）、吻合口漏（24% vs. 7%）和声带麻痹（10% vs. 4%）经膈裂孔组中更高；经胸组肺部并发症（19% vs. 13%）、住院死亡率（9% vs. 6%）、手术时间（5% vs. 4.2h）较高，总体长期生存率两组类似（经胸组 23% vs. 经裂孔切除 21.7%）。这些综述均为回顾性且非随机性的，因此将其结论用于各自机构与患者治疗时要谨慎。

3 项前瞻性随机试验比较经裂孔和经胸切除。第 1 项为 Goldmine 与其同事发表于 1993 年[24]的研究，67 名小于 70 岁鳞状细胞癌患者随机分为 Ivor Lewis 手术组和经膈裂孔切除组，Ivor Lewis 组手术时间较长（6 h vs. 4 h），而肺炎、吻合口漏、喉返神经损伤、出血的发生率和围术期死亡率和平均住院时间等均无显著性差别；有淋巴结转移患者，经裂孔手术患者生存期均未超过 18 个月，30% 的经胸手术患者生存至 18 个月。

Chu 与其同事研究 39 例下 1/3 段食管癌患者，随机采用 Ivor Lewis 或经膈裂孔切除[25]；研究的局限性是样本量较小，随访时间较短（中位随访为 15 个月）及患者排除不合理。经过新辅助治疗或预期 1 秒用力呼气容积（forced expiratory volumeinl second，FEV_1）低于 70% 的患者予以排除；两组均无围术期死亡患者，60% 的经裂孔手术患者术中发生低血压，而仅 5% 的经胸手术患者发生术中低血压；在出血量、肺炎和喉返神经损伤发生率方面两者无差别；经膈裂孔手术组标本近端切缘较经胸手术组长 3 cm，肿瘤复发率和

生存率无显著性差别。

一项荷兰研究比较经膈裂孔和经胸廓三切口整块切除治疗远端食管或贲门腺癌的疗效，将受试者随机分为经膈裂孔组（106 例）与经胸组（118 例），2 组患者住院期间死亡率为 2% ～ 4%，经胸手术组发生乳糜漏概率较高（10% vs. 2%）；包括肺不张、肺炎等呼吸系统并发症的发生率在经胸组较高（57% vs. 27%），虽然未达到统计学显著性差异，但 39% 的经胸组患者存活至 5 年、经膈裂孔组仅 29%[26]。meta 分析显示在经胸和经膈裂孔手术组中，出血发生率、心肌缺血事件发生率、住院时间等无差异，于颈部吻合可增加喉返神经损伤、吻合口漏与狭窄的风险，但由吻合口漏导致死亡率较经胸手术此并发症导致的死亡率低；经胸手术增加了手术时间与住院死亡率。

此研究进一步进行 5 年随访更新研究，显示两个手术方式总体生存率无显著性差异[27]；但对有 1 ～ 8 个阳性淋巴结的亚组分析，发现经胸手术（TTE）较经裂孔手术（THE）更能改善总体生存率（TTE 39% vs. THE 19%，$P = 0.05$），经胸手术无瘤生存率同样亦有改善（TTE 64% vs. THE 23%，$P = 0.02$）。

虽然随机试验显示两组患者生存时间无显著性差异，但试验样本量较少，同时经胸手术患者生存时间有更长的趋势；而死亡率、失血量或肺炎发生率等方面无差异，还应注意的是与 meta 分析不同，随机试验显示在喉返神经损伤或吻合口漏发生率上亦无差异。此亦证明手术量与经验对预防上述并发症的重要性。Wong 注意到 60% 的经膈裂孔手术患者术中发生低血压，而经胸手术患者中仅 5%[28]。此发现与医生的经膈裂孔手术经验相符。但同时有学者认为经膈裂孔手术对年老体弱患者造成负担更小（由于手术时间更短或避免开胸），所以此手术更多地用于有严重心脏瓣膜疾病或动脉硬化患者，这类患者无法耐受血压波动，经胸食管切除术可能更为安全。

低于胸廓入口病变的手术技巧

三切口食管切除术（McKeown 手术）

三切口食管切除术结合 Ivor Lewis 手术与经裂孔手术的最吸引人之处，是可于直视下游离胸段食管、行完全淋巴结清扫、于颈部吻合，可保证近端最大阴性切缘，使胸腔内漏发生率降至最低。

全身麻醉下先行支气管镜检查除外肿瘤侵犯气管或支气管（最常见于左主支气管），食管、胃、十二

指肠镜检查可定位肿瘤并除外胃、十二指肠病变，采用双腔气管插管再次插管，并将体位改为左侧卧位。手术切口为右后外侧开胸切口、长约 10 cm，可容纳医生的手（图 18-3）；将锯肌分离，切断肋间肌前部与后部，通常可将肋骨充分拉开，而不需切除小部分肋骨。根据肿瘤位置，采用经第五或第六肋间隙入胸；用电凝分开肺下韧带，使肺向前回缩。

于远离肿瘤和任何相关瘢痕位置开始分离食管，且用 Penrose 引流管环绕食管，牵拉 Penrose 引流管后可用电凝分离食管周围淋巴结。剪除或结扎主动脉直接发出的分支，进行止血；当靠近气管处使用电刀止血时，电凝值应调低。通常需分开奇静脉，但并非必须（图 18-4）；于此水平，可发现迷走神经，分离此段迷走神经表面鞘膜，并将迷走神经剥离，防止损

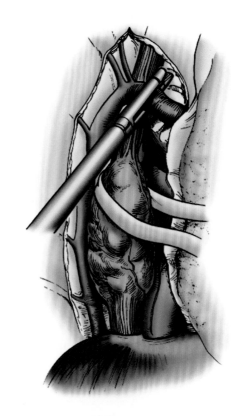

图 18-4　于肿瘤上方环形游离食管，并用 Penrose 引流管环绕。用内镜血管吻合器离断靠近腔静脉连接处的奇静脉

伤喉返神经分支。

在气管和食管之间分离时须谨慎，且使用较低电凝避免损伤气管膜部，食管胸部以上部分大多数可通过钝性分离完成（图 18-5）；当手指轻松到达第一肋时，头盖形分离即已完成。将 Penrose 引流管打结后推入下段颈部并对向椎体，在随后颈部分离时进行复位（图 18-6）。

使用另一个 Penrose 引流管牵拉食管并继续向尾部游离，将心包、主动脉与奇静脉之间所有组织分离当作标本一并取下；勿试图切除胸导管，但有时可能会将其损伤。对于靠近胃食管连接部肿瘤，标本中应包括一圈膈肌。将 Penrose 引流管打结后推入腹腔，以备随后牵出（图 18-7）。此时应仔细止血并防止损伤胸导管，损伤时可见胸导管区域有轻度浑浊或结晶液体积聚；如发现胸导管损伤位置，应使用拭子与5-0 号 Prolene 线仔细缝合。当胸导管进入胸腔后，将其进行大块结扎，之后使用 0 号丝线包围脊柱、主动脉、奇静脉之间所有组织于食管裂孔水平进行缝合。通过刺入独立的切口，在胸廓顶端放置 28 F 胸管。可于引流管开孔以便引流。用 2-0Vicryl 缝线将肋骨

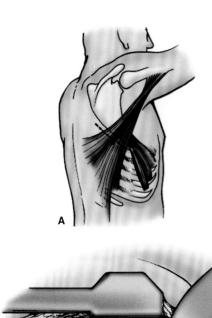

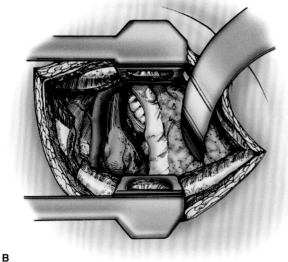

图 18-3　A. 从右侧第五肋间隙进入胸腔，切开第六肋协助暴露，肺回缩至前内侧，于纵隔胸膜后方切开，显露食管肿瘤。插图：患者位于左侧卧位，虚线表示右后外胸廓切开的切口位置；B 尽可能向尾侧分开背阔肌，分离背阔肌并拉开

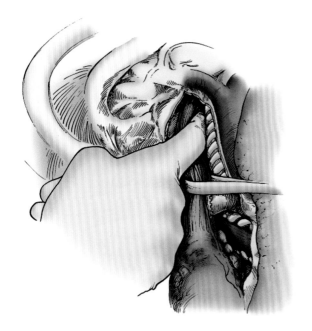

图 18-5 牵拉肿瘤上方 Penrose 引流管，用手指钝性分离胸廓入口以上气管、食管层面

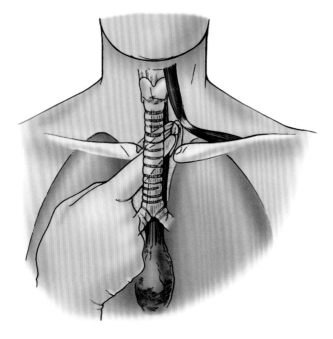

图 18-6 将打结后的 Penrose 引流管经过胸廓上口向左上推，置于左颈部肩胛舌骨肌下方

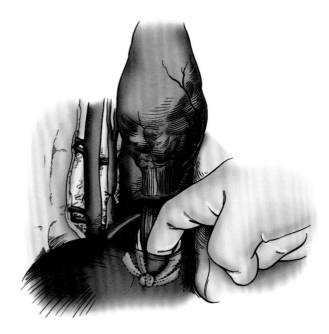

图 18-7 下方 Penrose 引流管打结后向下推至膈下，置于胃食管连接部上方。图中显示胸导管被结扎，食管下部可见环绕一圈的膈裂孔

近接缝合，背阔肌使用 0 号 Vicryl 线连续缝合，皮下使用 2-0Vicryl 线关闭，皮肤使用皮内缝合。

患者改为仰卧位，并用单腔气管插管重新插管。于颈部后方放置布卷使颈部延展，之后头转向右侧。采用脐至剑突腹正中切口开腹，仔细探查肝与浆膜表面有无种植转移，还应探查胃食管连接部与近端胃除外肿瘤向胃扩散。将肝左叶游离后推至右侧，将留于胸腔内 Penrose 引流管向胃食管连接处回拉（图 18-8）。找到胃网膜动脉并探查，应能较容易地触及动脉搏动，可提供正常血供。距胃网膜动脉至少 2 cm 处进入小网膜囊，沿胃大弯向头侧继续游离，离断组织用 2-0 丝线结扎或用超声刀离断。将胃向中间牵拉、网膜向外侧牵拉，不钳抓动脉或牵拉。胃网膜动脉弓终止位置接近胃短动脉起始部，将脾填塞有助于显露胃短血管（图 18-9）；胃短血管可采用结扎、双止血夹或超声刀分开，较大血管应结扎、应注意勿将胃壁同时结扎（这可能会导致胃壁延迟坏死从而引发术后胸内漏）。经过食管裂孔继续游离胃大弯至 Penrose 引流管位置。

采用同样方法游离胃大弯近端，胃网膜动脉从胃沿着胃大弯向幽门走行，应仔细给予游离防止损伤此血管。用电凝将肝胃韧带离断直到胃食管连接部，将胃向上提起，使用电凝分离胃和胰腺之间薄层粘连，于胃后方可看到胃左血管附着（图 18-10），将血管进行裸化，同时清扫淋巴结并同标本取下。采用 30 mm 内镜吻合器将血管钳夹，同时探查胃网膜动脉搏动，防止夹闭腹腔干，之后击发吻合器。使用 Kocher 手法游离十二指肠，将其置于中线位置（图

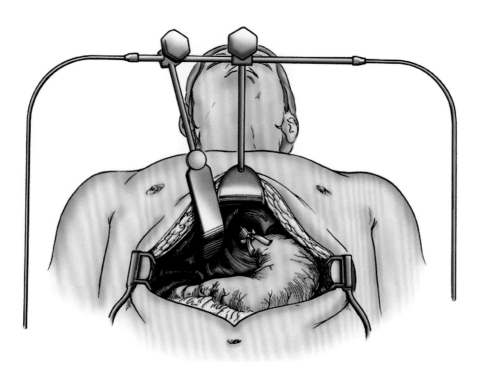

图 18-8　采用上腹正中切口显露，用大号 Balfour 拉钩拉开侧腹壁，上方右侧拉钩将肝向右侧拉开，暴露裂孔与胃食管连接部周围的 Penrose 引流管

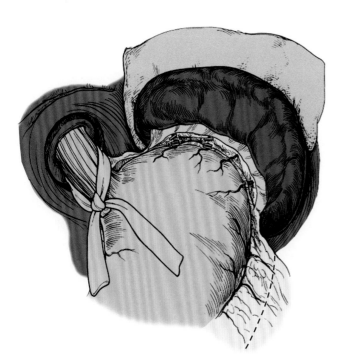

图 18-9　胃游离始于靠近裂孔胃大弯上，在脾后方放置 Mikulicz 垫卷协助暴露。分开脾、胃之间的胃短血管，并找到胃网膜左右动脉移行区，于距胃网膜血管弓至少 2 cm 处开始切断（虚线位置）

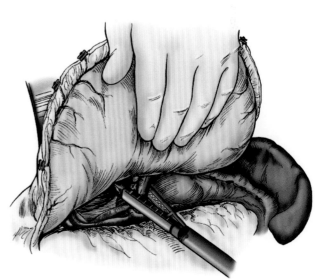

图 18-10　在游离胃大弯之后，将胃朝右向上翻转，显露胃左动脉和冠状静脉，于其起始部靠近腹腔动脉处用，内镜吻合器结扎、分开

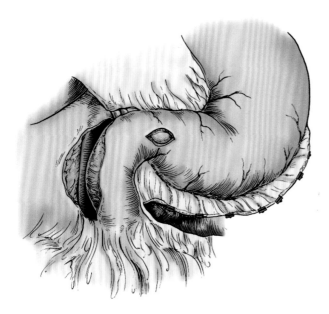

图 18-11 使用 Kocher 方法游离十二指肠，并进行幽门肌切开术

18-11）。可采取幽门肌切开术或幽门成形术来帮助胃排空。如采取幽门成形术，最好用单层间断缝合（3-0 丝线），极少发生漏。

随后沿左侧胸锁乳突肌上缘，于胸骨切迹起始行一长约 6 cm 颈部切口。于颈阔肌深面，继续进行分离至胸锁乳突肌与颈动脉鞘内侧、甲状腺外侧；肩胛

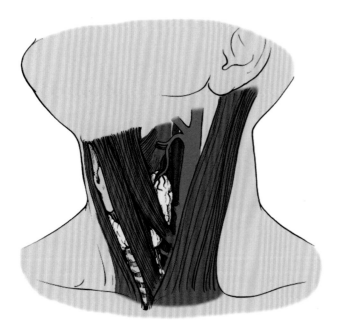

图 18-12 左颈部颈阔肌以下的解剖结构。切口沿着胸锁乳突肌内侧，切断肩胛舌骨肌并结扎甲状腺中静脉，可暴露下方的食管

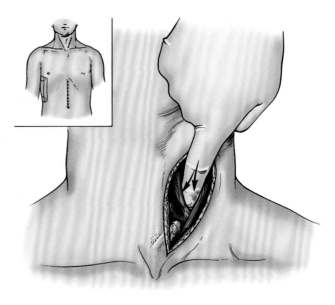

图 18-13 通过左颈部切口并将胸锁乳突肌向侧拉，用手指分离肩胛舌骨肌至 Penrose 引流管层面。插图：患者于仰卧位，颈部和腹部切口的位置

舌骨肌可用电凝分开（图 18-12），之后使用钝性分离到达椎体（图 18-13）。抓取沿椎体放置环绕食管的 Penrose 引流管，通过颈部切口拉出。轻柔游离最近端食管，拔除鼻胃管后，用 GIA 75 mm 吻合器（图 18-14）离断食管。于标本近侧切缘缝合两条丝线，将标本抽出进入腹部（图 18-15）。颈部断端用钳夹闭固定。

切除胃食管连接处与胃小弯至鸦爪静脉水平构建管状胃，采用 75 mm 胃肠吻合器（gastrointestinal anastomosis，GIA）（图 18-16）。狭窄的管状胃有助于排空；若直径小于 5 ~ 6 cm，能影响胃的灌注。可分离沿胃小弯的胃右动脉，可使管状胃延伸（18-17）。移除标本后，对其切缘进行术中冰冻病理，检查胃床有无出血，食管裂孔应可容纳 4 指。静脉注射一安瓿胰高血糖素，使管状胃松弛并延长；将横穿纵隔的丝线系于活瓣末端的充盈 30 ml 的 Foley 导管（图 18-18）。使用内镜相机袋固定于 30 ml 球囊的周围（图 18-19），将管状胃置入袋中，确保其方向适当。用袋子经过 Foley 导管进行吸引，将导管拉至颈部切口（图 18-20）。助手须主动引导管状胃穿过裂孔；最后，幽门应位于裂孔位置。

颈部吻合可用 3-0 丝线全层间断手工缝合（图 18-21），亦可用吻合器行侧侧或功能性端端吻合方式。切除一部分头端食管钉线，于胃管后方行肠切术，分别插入 GIA75 mm 线性吻合器创建吻合口（图

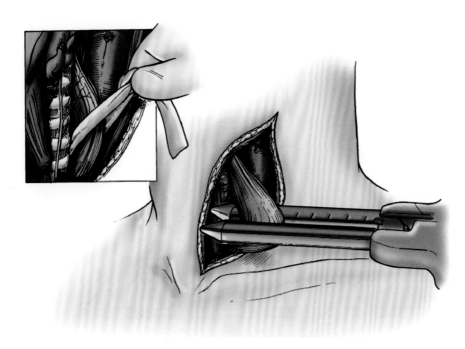

图 18-14 用 GIA 吻合器分开颈部食管，图中显示结扎的甲状腺中静脉和分开的肩胛舌骨肌。插图：使用环绕颈部食管的 Penrose 引流管进行牵拉

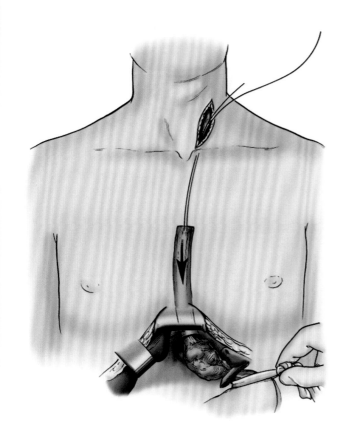

图 18-15 在食管断端缝上一根长的粗丝线，将标本从腹部切口取出

18-22），还可加用 30 mm 内镜吻合器扩大吻合口长度。在引导鼻胃管置于裂孔下后，用 TA30 或 60 吻合器将切口处闭合。亦有学者描述不同的吻合方式，如吻合口后壁用 30 mm 吻合器，而前壁缝合。于吻合口后方放置一软引流管，并分别关闭颈阔肌、皮肤。使用间断缝合是一种明智方法，因为如发生颈部漏，可仅重新打开一部分切口。在关腹前，应于 Treitz 韧带远端约 40 cm 处插入 J 管，使用单丝线连续缝合关闭筋膜，使用吻合器关闭皮肤。

Ivor Lewis 手术

将患者置于仰卧位，先行支气管镜检查除外气管支气管侵犯，并行食管镜检查明确肿瘤位置；于脐与剑突之间行腹部正中切口，手术腹部部分与前述三切口手术相同。经腹部切口扩大裂孔与分离下段食管较经高处的胸切口更为容易，使用 GIA 切除胃食管连接部与胃小弯，标本紧贴食管放置，方便于游离进入胸部，关腹前在腹腔内放置 J 管。

用双腔气管内导管再次插管，将患者置于左侧卧位，并行右后外侧开胸术，通常经第四或第五肋间隙进入胸腔。分开奇血管，并分离胸段食管，切下的组织中除食管外应包含所有淋巴组织。由于切缘一般应距肿瘤 5 cm，理想状态应为 10 cm，吻合口通常位于

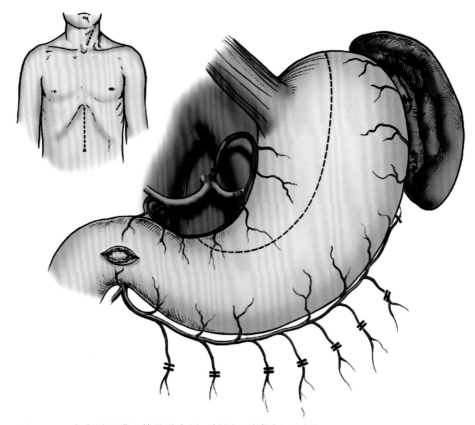

图 18-16 在右胃网膜血管处游离胃，插图：腹部切口图示

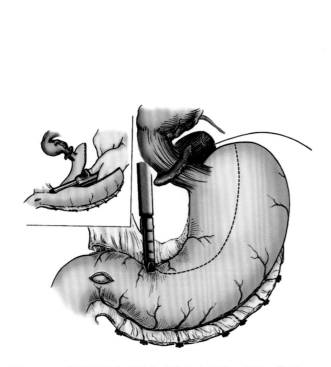

图 18-17 使用内镜分离胃右动脉和小网膜。插图：使用 GIA 沿着胃小弯切断胃，建立胃导管

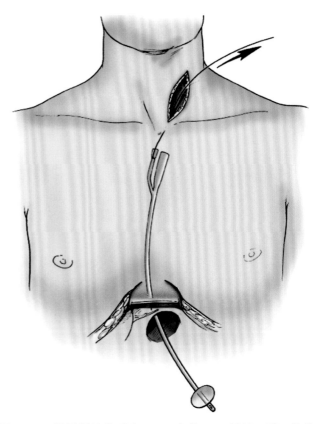

图 18-18 使用粗丝线系在 30 ml 球囊 Foley 导管一端，将其从颈部切口拉出

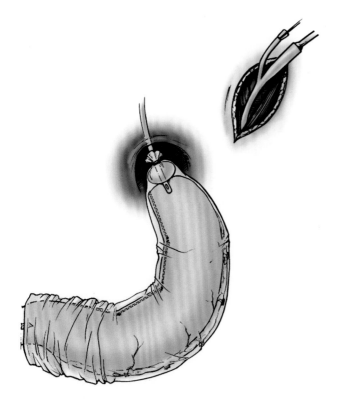

图 18-19　使用内镜相机袋套于 Foley 导管与管状胃上，并确轴在适当的方向上。插图：使用连在 Foley 导管上的 Yankauer 吸引器吸气，将食管周围的袋萎陷

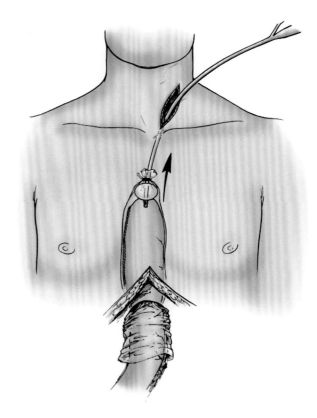

图 18-20　将管状胃通过前纵隔拉至颈部切口，同时注意避免损伤

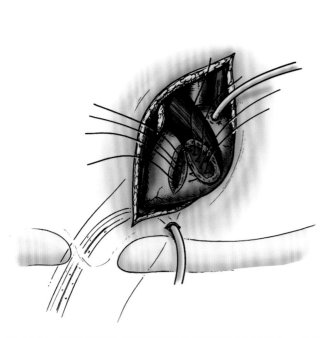

图 18-21　胃食管吻合使用不可吸收缝线间断全层缝合。硅胶引流管置于管状胃底部，沿管状胃下方放置一 Jackson-Pratt 引流，并从锁骨上单独戳孔引出

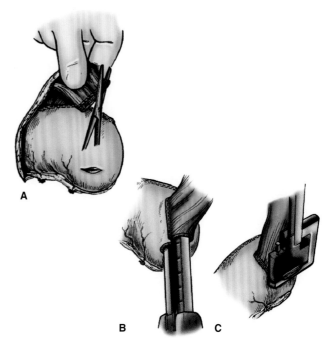

图 18-22　A、B：使用 GIA 吻合器在食管侧壁和胃前壁行功能性端端吻合。C. 使用 TA 线性吻合器闭合两个游离壁的缺损

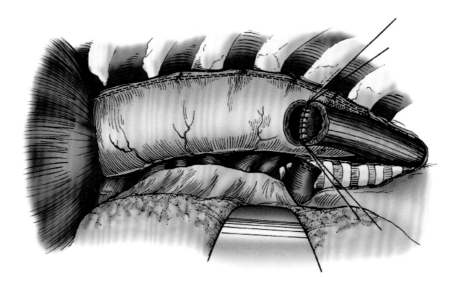

图 18-23　　通过右侧开胸切口显示在右胸顶部进行食管和胃的端侧吻合，图中显示定位线将胃与后胸壁缝合，从而避免扭转

胸上部，或高于奇静脉水平。建议于近端食管离断水平以上仅数厘米处分离，以保留血供；将游离的胃拉入胸腔，采用 EEA 吻合器或手工缝合进行吻合，如使用手工缝合，建议行双层缝合（图 18-23）。在 1942 年，Churchill 与 Sweet 提出一种至今仍常使用的双层吻合技术[29-30]；选择距管状胃钉线至少 2 cm 的位置进行吻合，于胃浆膜上标记直径约 2 cm 的环形区域，浆膜下血管用 4-0 丝线缝扎。吻合口后壁外层用 4-0 丝线行水平褥式缝合，应离浆膜缘约 4 mm，并包括胃和食管全层。使用锐器将食管打开，将食管黏膜与胃壁全层行间断缝合以重建内层，完成后壁吻合后放置鼻胃管，并经过吻合口；亦可使用连续 Connell 缝合。前壁外层吻合用 4-0 丝线水平褥式缝合，吻合口应使用网膜进行包绕或加固。手术缝合时建议尽量不损伤黏膜缘，同时缝合时不应过度压榨组织。有学者建议将胃壁缘固定于纵隔组织或椎旁筋膜，以减轻吻合口张力，但并不清楚是否是是必需的。经胸顶部穿刺口放置 28 F 胸管，使用 2 号 Vicryl 线将肋骨间断缝合关胸，用 0 号 Vicryl 线连续关闭颈阔肌，2-0Vicryl 线关闭皮下层，3-0Vicryl 线行皮内缝合。术后应行支气管镜检查。

经裂孔手术

考量

我们相信三切口手术可更好地显露胸段食管，更安全与更广泛地切除肿瘤和更好地清扫淋巴结。根据先前讨论，经胸根治性手术在生存率上有一定优势，但目前试验中并未显示出有统计学差异。当肿瘤未侵犯胸段食管时（高度异型增生或是喉部肿瘤侵犯近端食管），经膈裂孔手术在肿瘤学疗效上是相同的。

技术

患者置于仰卧位，头向右转 45°，腹部手术部分如前述三切口手术相同。使用上方拉钩对抬升胸骨与肋缘十分有用，用电凝分开膈食管韧带，使用 1 英寸（1 英寸 =2.54 厘米）宽的 Penrose 引流管包绕下段食管，先找到膈静脉并结扎。亦可同时扩大窗口以分离胸段食管，扩张裂孔使其可容纳医师的手。主动脉发出的分支于主动脉侧剪断，并用电凝分开；在分离时使用薄的手持软式拉钩将两侧胸膜回牵，通常于下肺静脉水平直视下离断。

手术达此步，于左颈部沿胸锁乳突肌前缘行一切口，始于胸骨切迹，长约 6 ~ 8cm。分开颈阔肌，将胸锁乳突肌与颈动脉鞘向侧方拉开。通常需要分开肩胛舌骨肌，结扎并分开甲状腺中静脉。可使用拉钩，但不应压迫位于食管气管沟的喉返神经。将食管在脊柱前方进行触诊，也可在气管后方进行触诊。锐性分离游离食管，将食管与气管膜和喉返神经分离。使用 1 英寸宽的 Penrose 将食管包绕。

首先钝性分离食管后部，术者的手从腹部置入，置于食管与脊柱之间，指尖掌面对向食管（图 18-24）。通过 Penrose 引流管协助向前抬起食管，于颈部切口进行相同的操作，当两侧均充分的游离后，双手同时

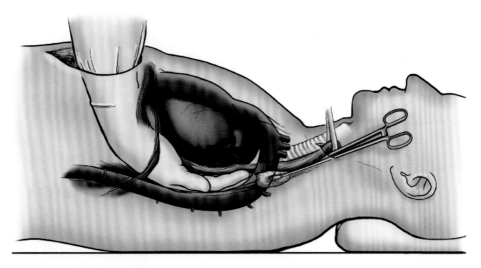

图 18-24 在胸腔钝性分离食管后方的侧视图。由于很难通过颈部切口完全插入一只手，所以使用了海绵棒（Redrawn，with permission，from Orringer MB，Sloan H. Esophagectomy without thoracotomy. J Thorac Cardiovasc Surg. 1978；76：643.）

伸入，试图触及另一手指尖。之间的疏松的蜂窝组织必须利用指尖分离，若医师的手无法从颈部触及，可使用棉球棒。当医生的手位于心脏后方时，外科医生应与麻醉医师保持沟通。由于左心房被压迫，影响了左室充盈，通常可导致低血压。最好有外科医师可直接观察实时动脉系统监测，术者在其手指进行解剖时，应实时观察这些数字。

分离食管前壁方法与之类似。手指掌面直接对向食管（图 18-25）。随着从隆突下分离逐渐达隆突，医生会注意到食管前壁附着物韧性增加，在此区域分离需轻柔。轻柔地侧向移动指尖能将气管与食管分开，最终两侧指尖汇和。一旦完成前壁与后壁游离，即可

开始分离侧方附着物。从颈部切口，于直视下尽可能地钝性分离食管侧面，之后医生的手从食管前方伸入，手指掌面对着食管。当示指与中指超过侧面附着物平面时，手停止进入这些附着物。并将其压在脊柱上，医师将他的手向腹部回拉。使用侧面分离，分离侧方附着物（图 18-26）。在奇静脉和其分支的区域应小心分离。

其余手术部分包括吻合，与三切口手术相同。切除标本后，使用纱布垫填塞纵隔，协助止血是十分明智的（但勿压迫心脏）。在将管状胃拉入颈部之前，应探查止血，同时观察有无进入胸膜腔；一旦进入胸膜腔，应留置胸管。

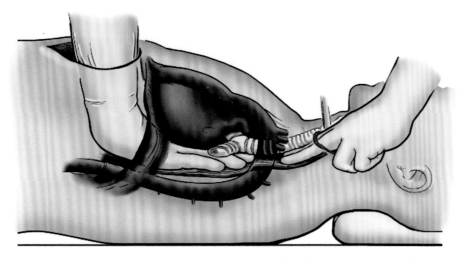

图 18-25 在胸腔食管的前方进行钝性分离，在隆突的水平周围须轻柔与仔细，防止损伤气管和奇静脉

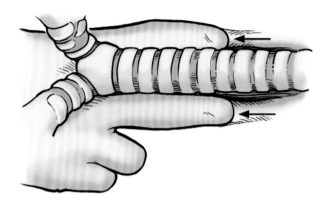

图 18-26　将食管与气管游离后，从头侧向尾侧游离侧方粘连

左胸腹手术

考量

通过左胸腹局限性切除远端食管通常为一种姑息性治疗。因为主动脉弓挡住了大部分食管上皮，仅食管末端可通过左胸较容易地达到。而肿瘤向近端侵犯30 cm 以上时，通过左胸无法触及，在主动脉弓后方分离十分困难；此外，胃食管吻合位于左胸下部时，可导致严重的胃食管反流。此方法最适合用于残胃无法拉至颈部的累及部分近端胃的胃食管连接部肿瘤。

手术有多个切口可供选择，或是同时行左胸与腹部切口。上腹正中切口可跨过肋缘继续延长，是通用性最差的入路，仅用于胃癌术中意外发现近端食管受侵时；第二种入路将患者置于完全右侧卧位，将横膈从胸壁上下降 2 ~ 3 cm，以显露腹部，此方法可充分显露上腹部，但显露幽门与十二指肠较困难。

技术

最通用的胸腹入路将患者置于右侧卧位，臀部向后转 45°；从肩胛骨尖端开始，经左侧第六肋间隙开胸，跨过肋缘朝向腹部正中线。分开背阔肌并分离锯肌，使用肋骨刀切断肋缘，使左肺萎陷。将横膈从远离胸壁 2 ~ 3 cm 处环形切开（图 18-27），这样可避免损伤膈神经放射状的分支，探查腹部，除外转移。用电凝分开肺下韧带，切开食管上覆盖的纵隔胸膜，在胸腔下部，食管被主动脉和心包之间的组织包绕。在下部肺静脉后方分离食管，理想情况下应保留约10 cm 近端切缘；若长度不够，但术中冰冻病理结果为阴性，切缘亦足够。我们应找到准备离断近端食管

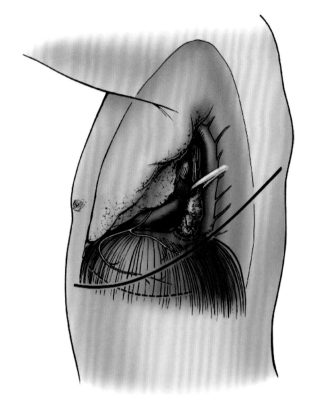

图 18-27　左胸腹方式，虚线显示横膈的环状切口与裂口周缘切口，于肿瘤上方用 Penrose 引流管环绕食管

的位置，在此位置以上尽可能少地游离食管，以保证吻合口血供；如需要的话，还可定位胸导管并结扎。

此切口可充分显露胃短血管，于裂孔处结扎；沿胃大弯游离时注意胃短血管终支和胃网膜血管起始部，应保留胃网膜右动脉。分开肝胃韧带，找到胃左动脉并在样本上清扫所有腹腔淋巴结。将胃向前拉，并用内镜血管吻合器离断胃左动脉。从胃底向下至鸦爪静脉连续用 GIA 制作管状胃。保留 6 cm 远端切缘，行 Kocher 切口与幽门肌切开术或幽门成形术，将管状胃经扩大的食管裂孔拉入胸腔。通常在主动脉弓下方吻合，可采用前述的手法吻合或吻合器吻合。

如果需要，可使用此切口于颈部分离食管，但有一定困难。钝性分离主动脉弓以下的食管，同时准备在视野里的颈部手术，采取左颈部切口像三切口手术，并将管状胃拉至颈部。手术闭合时用 0 号丝线间断水平褥式缝合将横膈近接，之后再使用 8 字形线或不吸收粗线如 1 号 Prolene 肋骨近接缝合。一些医师不喜欢切开肋骨，而是同时分开横膈经腹部操作。

重建的替代方法（结肠和空肠）

结肠间置

胃是替代食管的首选器官，原因是其血供良好、血管对粥样硬化耐受好，并仅需行一次吻合且管状胃牵至颈部无困难。但既往有胃手术史、消化性溃疡瘢痕或是肿瘤侵犯可能使医生无法用管状胃构建。在这些情况下，可能需要用结肠间置。鉴于以下因素，左半结肠要优于右半结肠：它直径更接近于食管，血管变异少、可获得更长的长度，但动脉粥样硬化患者最常影响肠系膜下动脉、左半结肠憩室发生率亦较右半结肠高。

术前准备包括结肠镜检查或钡灌肠，确保结肠解剖结构正常并无结肠病变；40 岁以上或任何有动脉硬化风险因素的患者应行肠系膜血管造影，若有明显血管病变则不能作为替代导管，术前应进行充分肠道准备，并口服抗生素。

左半结肠

在完成胸部手术部分后，将患者置于仰卧位，并行腹正中线开腹手术。仔细探查除外转移性病变后，分开 Toldt 白线以及与脾网膜的附着物，将左半结肠游离下来。结肠游离至近肝曲，仔细探查其血供，包括 Prummond 边缘动脉（图 18-28）。应探查左半结肠动脉和边缘动脉搏动，用软动脉夹夹闭供血动脉——结肠中动脉，观察其灌注 10 min。

在游离代食管之前，游离胃食管连接部，分离贲门和胃小弯，膈食管韧带和肝胃韧带。使用 GIA 吻合器将胃分开，同时行幽门引流手术。在结肠置入的预计路径通过脐部放置一系带，沿代食管估计所需结肠长度。

在确保代食管有充分血供后，将边缘动脉结扎至左结肠动脉两侧分支远端。在结肠中动脉近起始部进行分开。将系膜标记并用钳夹进行分开，用 GIA 分开结肠并用湿纱布填塞。结肠吻合最容易的吻合方式为端端吻合，同时还有功能性侧侧吻合。连续缝合关闭系膜缺损以防止腹内疝。在颈部行食管切除术与先前描述的三切口食管切除术相同。

可通过前纵隔（胸骨后）或者原食管位置切断食管的食管床将结肠拉至颈部。优先选用原食管位置，此方式使用的结肠最短（图 18-29）。在既往存在感染或瘢痕病例中（如在管状胃出现坏死或漏），原食管位置通路可能瘢痕严重无法使用，此时可能需选用胸骨后位置，但需切除胸骨柄以防出现成角和颈部出现

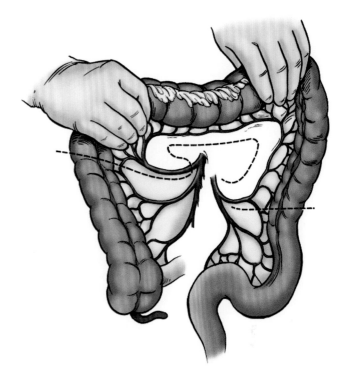

图 18-28 拉起游离好的结肠，检查其动脉供应及静脉回流。选择好基于左结肠动脉供血的顺蠕动的代食管，并依此决定动静脉结扎位置和系膜切线

梗阻。将结肠调整为顺蠕动方向，按先前描述方式通过内镜相机袋将结肠拉至颈部。间断吻合最容易的方法是用 4-0 丝线单层间断缝合，亦可用 EEA 或者功能性端端吻合器吻合。在闭合吻合之前应引导放置鼻胃管，然后在远端胃行胃结肠吻合，最简单方法是使用 EEA 吻合器，切开胃前壁将吻合器手柄置入，并于胃后壁进行吻合，之后使用 TA 吻合器关闭切口。须将鼻胃管通过吻合口置入胃中。应将结肠过长的部分拉入腹部，如存留于胸腔，可导致梗阻，在裂孔处将浆肌层缝合固定至左膈肌脚，缝合 2/3 圈，以防腹部脏器疝入胸腔。

右半结肠

有很多种情况可导致左半结肠不适合作为代食管，包括广泛憩室病、缺血或感染导致的狭窄、肠系膜下动脉动脉粥样硬化闭塞、脾静脉血栓形成或是肠系膜上静脉血栓形成等。在右半结肠可牵至颈部用作代食管的情况下，切开右半结肠腹膜后粘连，进行游离，结肠长度估计方法与先前描述方法相同；将结肠肝曲与横结肠近端一侧大网膜切除，透光观察系膜寻找回结肠动脉、右结肠动脉、中结肠动脉与边缘动

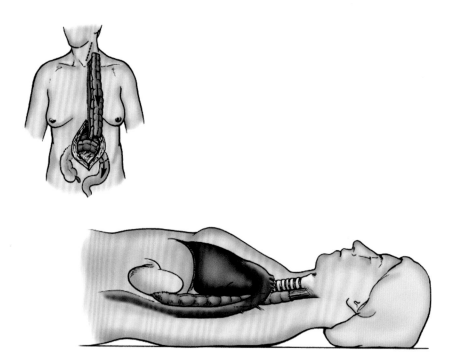

图 18-29　位于后纵隔食管床间置结肠侧视图。图中显示颈部食管结肠吻合与后部的结肠胃吻合。插图：标记颈部切口位置，以及前胸壁上游离左半结肠代食管，代食管是基于左结肠动脉血管弓供血，并取顺蠕动的方向

脉。夹闭回结肠动脉与右结肠动脉并准备将其离断，游离基于中结肠动脉的代食管结肠；如血供充分，可结扎这些血管，并在系膜面标记，剩下的系膜钳夹并结扎，代食管近端和与远端分别用线性切割吻合器分开。有学者在代食管中包括回盲瓣与末端回肠，原因是回肠直径与食管类似。另有学者则不愿使用远端回肠吻合，原因是回盲瓣可能导致吞咽困难。

采用吻合器行结肠结肠吻合。将代食管右半结肠进行顺时针旋转（按医师向腹腔内观察方向），以准备将结肠按顺蠕动方式拉入胸腔。如前所述，最常见路线是食管床；但使用结肠转位时，此方法常不可用，原因是结肠代食管最常用于管状胃代食管失败后的治疗，胃已在食管床上使得经胸骨后成为最常用的方法。将横膈肌从胸骨下钝性分离下来，并用手钝性扩张管腔。同时须分开胸骨柄后方的软骨组织，按前述方法用内镜袋将代食管拉入颈部。如胸廓上口过于狭窄，可将锁骨头、胸骨柄、第一肋前部切除。近端与远端吻合方法与左结肠类似，代食管亦可通过经胸腔或经皮下通路牵至颈部（有严重的畸形）。

空肠间置

间置空肠代食管可用于游离移植、带蒂移植或 Roux-en-Y 替代方法，空肠通常是代食管第 3 种选择

（位于胃和结肠之后），原因是其无法在颈部替换全食管，但可用来替代近端或远端部分食管。当因消化性狭窄需行远端食管切除术时，则优先选用空肠或结肠间置，原因是其均可耐受反流。一般认为使用同向蠕动代食管较单纯将胃上提发生反流的概率低。无蒂空肠移植通常用于对颈段食管局部的重建，进行空肠代食管患者应接受术前抗生素治疗，不需要肠道准备，但如可能需要用到结肠，仍需要术前肠道准备。

ROUX-EN-Y 替代方法

ROUX-en-Y 替代方法最常用于全胃切除术与远端食管切除术（图 18-30）。与胃不同，空肠不一定能够达到颈部食管。在 Treitz 韧带下端 20 ～ 30 cm 处离断空肠。将空肠及其系膜拉起对光透照，确定适当的分开位置、即分开系膜血管的位置。不分开最初几个血管弓以保留空肠血供，可用此技术游离长约 60 cm 的空肠。于肠系膜起始部钳夹这些血管并标记系膜，观察空肠 10 min 有无缺血；然后将血管结扎并切断。在中动脉左侧切开横结肠系膜结肠，大小正好可以穿过空肠及其系膜。在全胃切除术后进行重建，在上腹部食管远端做近端吻合。如需要切除远端食管，切口通常越过肋缘至第六或第七肋间隙；如需要更长的空肠，则应找到血管弓下一个血管，试夹闭后再分

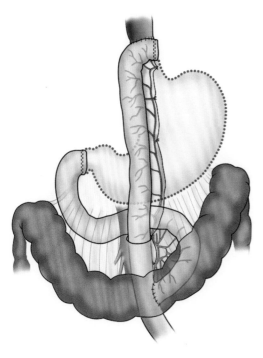

图 18-30　ROUX-EN-Y 空肠代远端食管

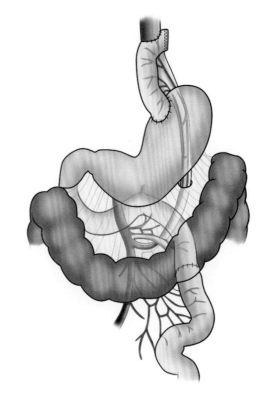

图 18-31　带蒂空肠替代远端食管，空肠可经横结肠系膜上的切口穿过

开。可用吻合器或手工缝合进行吻合，使用 EEA 是最容易的吻合器吻合方法，应使用最大号 EEA 吻合器。末端食管首先用润滑后的金属扩张器扩张，用 2-0 Prolene 线于末端食管行全层荷包缝合。打开空肠钉合端，将吻合柄插入，从空肠侧壁穿出与吻合器砧头连接。但注意勿用吻合器阻断空肠连续性，吻合后需明确两个吻合环为全层吻合。在取出吻合器后，用 TA60 关闭空肠断端，亦可行一层或两层手工缝合闭合。用丝线间断缝合，将空肠固定于裂孔上，可阻止腹腔内容物疝入胸腔，并减少食管空肠吻合口张力。结肠系膜缺损亦同样需要关闭，以防内疝的发生。可用手工吻合方法行远端吻合，或用吻合器行端端功能性侧侧吻合。

带蒂空肠间置

代替狭窄的末端食管最常用的方式是使用带蒂间置空肠（图 18-31）。切口可采用经左侧第七肋间隙，越过肋缘至腹直肌的胸腹联合切口。透照空肠并选择合适的长度，起点位于 Treitz 韧带远端 20 cm，选择一条粗大孤立的血管作为代食管的供应血管。使用 GIA 将空肠的近端和远端分别横断，并沿着供应血管离断系膜（图 18-32A）。使用端端功能性侧侧吻合重新连接空肠（图 18-32B）。将结肠系膜切开并扩大食管裂孔后，将带蒂空肠拉至左侧胸腔（图 18-33）。近

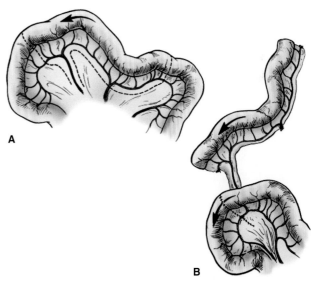

图 18-32　A. 空肠远端为系膜分支和近端边缘动脉血管弓，按同向蠕动方向（箭头方向）排列，准备空肠。虚线是切除系膜并分离血管的位置；B. 切断系膜并保留蒂，重建空肠连续性并关闭系膜缺损

端吻合可用 EEA 吻合器（通常为 28 cm，但更大的直径可能更少发生术后狭窄）。空肠胃吻合可使用 EEA 吻合器轻易完成（切开胃后将吻合器柄插入）。也可采用双层人工吻合。

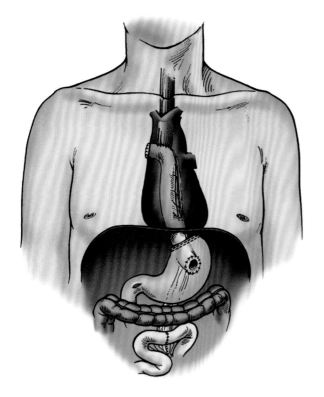

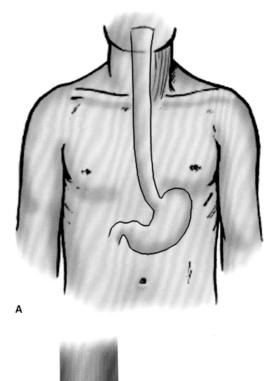

A

图 18-33 间置空肠移植重建低位食管，使用食管空肠端侧吻合，可减少血管蒂的张力，在裂孔下方空肠 8 ～ 12 cm 处进行胃空肠吻合有助于控制反流，避免代食管扭曲

游离空肠转移

如果带蒂空肠长度不够时，需采用游离空肠转移，如在良性疾病中替代一部分颈部食管。目前还不明确，游离空肠转移是否优于完全食管切除术和胃上提术。使用空肠可降低术后反流并避免分离胸段的食管，但可增加缺血与坏疽风险。两个吻合口亦增加吻合口漏风险。与带蒂空肠移植相同，应选取一小段空肠；并选用左颈部切口游离食管、颈动脉及颈静脉。找到空肠段主要供应血管，用手术刀切断，用肝素盐水冲洗动静脉。首先行近端吻合，可使用双层端侧人工吻合，之后用手术显微镜与 9-0 或 10-0 Prolene 缝线将空肠供应血管与动静脉进行吻合，远端吻合方式与近端一致（图 18-34）。通常于代食管上方行网状皮片移植，需进行持续术后监测，所有食管替代手术均应放置空肠营养管。

并发症及如何避免

吻合口漏

颈部吻合的吻合口漏发生率（10% ～ 15%）较胸

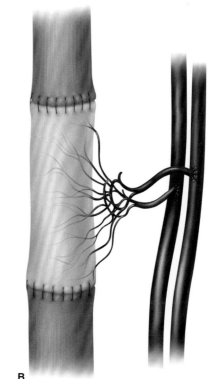

B

图 18-34 使用游离空肠移植替代颈部食管。通常于其表面进行网状皮片移植，于术后观察代食管的状态

部吻合（5% ～ 10%）稍高 [20,30,31]，有以下几个原因：首先需要的距离增加，可能导致吻合口张力增加；用于颈部吻合的胃尖端，血供较差且远离胃网膜动脉；此外，由于胸廓入口狭窄导致静脉充血亦影响血供。一项有关吻合口漏分析发现，白蛋白低于 3 g/dL、切

缘阳性和颈部吻合是食管切除术后发生吻合口漏的危险因素[32]。一项纳入 102 例行 Ivor Lewis 食管切除术的患者的随机对照研究，发现吻合器吻合与人工吻合在发生吻合口漏概率上无显著性差异。在单层单丝线吻合中吻合口漏发生率为 5%、吻合器吻合为 2%[33]，人工吻合发生吻合口漏更与操作者相关，操作例数少的医生可选择使用吻合器。

在 Ivor Lewis 食管切除术后发生吻合口漏是一项可怕的并发症，在过去，其死亡率可达 50%。经常采用此方法的中心不断提高其技术水平，使其吻合口漏死亡率降至 2%。早发现与积极治疗可减少与此并发症相关的高死亡率。不明原因发热、白细胞总数升高、呼吸衰竭、谵妄、低血压或少尿等症状均可能是吻合口漏的开始症状。确诊方法通常是口服泛影葡胺或通过鼻胃管滴注对比剂，一旦发现需要，立即进行干预，使用肌瓣加固直接进行修复并行广泛引流通常是有效的。对于病情不稳定或极度虚弱患者，可行唾液瘘管进行改道，将代食管闭合放回腹腔中；对于无症状、较小的局部的吻合口漏，如周围无气管、主动脉弓等重要结构，可进行观察，并予禁食及肠内营养治疗，不过这种情况较为罕见。

虽然颈部吻合更容易发生吻合口漏，但较少危及生命。偶尔有颈部吻合口漏漏入胸腔，须按照胸腔漏进行处理。颈部吻合口漏死亡率最初估计为 20%，但最新研究显示死亡率其实低得多[34]。颈部吻合口漏通常表现为发热、红疹、颈部切口下方波动感，处理方式是打开颈部切口探查至椎前筋膜（并放置引流），患者可经口进食清流食、并经空肠营养管给予营养至吻合口愈合。食管切除术后吞钡造影可能漏诊 10% 的颈部吻合口漏，让患者口服紫色葡萄汁并观察引流情况，可发现口服钡剂漏诊的吻合口漏。

吻合口狭窄

吻合口漏的危险因素亦同样是吻合口狭窄的危险因素。吻合口漏发生后很容易发生吻合口狭窄。回顾性 meta 分析显示颈部重建手术（28%）较 Ivor Lewis 手术（16%）发生吻合口狭窄的概率高[22]。目前还无关于狭窄的准确定义，主要由是否需要治疗所决定（如扩张治疗）。关于扩张治疗，一些医生可能更加激进一些，这可能有一定误导性。一项关于经裂孔食管切除术的回顾性分析显示使用吻合器吻合、吻合口漏、合并心脏疾病是与狭窄相关的危险因素[35]。另一些研究显示术中失血量多、血供差是狭窄的危险因素。目前公认的因素是吻合口区域狭窄（而不是机械钉合）导致血供受损。为避免缺血，吻合口不应过于靠近管状胃的尖端回应，仔细处理胃网膜动脉，确保组织血供、避免淤血对于避免吻合口漏和狭窄是十分重要的。

机械因素亦可促进狭窄的发生，尤其是用 EEA 吻合器时。在随机评估 EEA 在 Ivor Lewis 吻合术应用，吻合器吻合狭窄发生率为 40%、手工缝合为 9%。使用 25 mmEEA 吻合器时，狭窄发生率为 43%，而当使用 29 mm 吻合器时，狭窄发生率为 12.5%，当使用 33 mm 吻合器时，无狭窄发生[33]。

术后狭窄几乎均可通过探条扩张治疗，通常需要反复扩张。在上述 Ivor Lewis 食管切除术后狭窄研究中，53% 的患者需 1 次扩张、20% 需 2 次，12% 需 3 次、8% 需 4 次，无患者需再次手术。在 Honkoop 与其同事有关经裂孔食管切除术后吻合口狭窄研究中，患者平均需 3 次扩张才可达到正常吞咽。519 例行扩张的患者中有 2 例发生穿孔[35]。

喉返神经损伤

颈部吻合是喉返神经损伤最明确的危险因素。在回顾性分析中，经颈部吻合中喉返神经损伤的发生率（11%）是经胸吻合（5%）的 2 倍[22]。可于喉返神经的任何位置将其损伤，（喉返神经由迷走神经"返折"发出，右侧环绕锁骨下动脉，左侧环绕主动脉弓），沿气管食管沟走行，进入喉部。虽然 Ivor Lewis 可能不会触及喉返神经，但是牵拉或电凝损伤迷走神经可能会造成喉返神经损伤。

显露颈部食管通常选用左颈部切口。右侧喉返神经较左侧距离食管远得多，经左颈部切口避开右喉返神经较经右颈部切口避开左喉返神经更为容易。在颈部分离时直接抵住食管，避免损伤神经十分重要。在 Swanson 等有关三切口食管切除术的综述中，改进技术可将喉返神经损伤率从 14% 降至 7%[36]。在 Brigham 和 Women 医院的技术，将迷走神经于奇静脉水平分离，将食管表面连同神经一起分离下来；用 Penrose 引流管包绕食管，并将其放置于颈部，用于随后颈部手术时将食管拉回，确保在喉返神经内游离食管。

早期发现与积极治疗对减少由喉返神经损伤引起的呼吸系统并发症十分有必要。喉返神经损伤可致声带麻痹，无法进行有效咳嗽，并影响吞咽在内的保护性反射。声音嘶哑可由喉返神经损伤导致，但亦可于气管插管后出现。不能有效咳嗽是另一种喉返神经损伤的标志，但在拔管后不一定马上出现，原因是长时间双腔气管插管、长时间手术和大量液体流失可导致声带水肿，拔管后 24 ～ 48 h 可能不会有有效的咳嗽，直至声带水肿消退。任何呻吟嘶哑与无有效咳嗽患者应行纤维喉镜检查，对受影响声带注射吸收性明胶海绵，可恢复有效咳嗽并清除分泌物。

呼吸并发症

在早期研究中，吻合口漏与感染是食管切除术后导致死亡最常见的原因，而近期研究中最常见死因是呼吸衰竭。食管切除术后肺炎发生率为 2% ～ 57%[21,31,37]，有人认为经胸食管切除术后肺炎发生率较经裂孔手术高，但这种假设还未被文献证实。Rindani 与其同事的一项大型 meta 分析显示，两种手术肺炎的发生率无差别[22]。由 Goldmine 和 Chu 进行的 2 项随机试验亦显示，肺炎发生率在两种手术中无差别[24-25]。一项大规模随机试验对比三切口手术与经膈裂孔完全食管切除术，结果显示肺不张与肺炎的发生率在三切口组中较高（57% vs. 27%）；对报告的经胸手术中呼吸系统并发症发生率过高应怀疑，报道的发生率为 20% ～ 35%[20-21]。

有多种可减少呼吸系统并发症发生率的方法。但均应避免损伤喉返神经，一旦损伤须采取一些积极的治疗措施，包括声带媒体化。有限地分离肌肉进行胸廓切开术等措施，对于减轻开胸术带来的疼痛十分有帮助；采用胸段硬膜外麻醉可减少胸廓切开术患者呼吸系统并发症的发生率，早期下床和积极保持肺部清洁是必要的。

出血

不管采用何种手术方式，食管切除术后出血的发生率约为 5%，meta 分析显示经胸组的术中估计出血量稍高于经膈裂孔组[23]。术前应停用抗血小板药物，皮下注射小剂量肝素或低分子肝素不会增加术后出血的风险。在术中，从主动脉弓发出至食管的动脉分支均应尽可能剪切。如采用钝性分离，紧紧对着食管可避开大的动脉，食管动脉一般距食管 1 ～ 2 cm 处形成细小动脉丛。在经裂孔手术中最容易出血的血管是奇静脉或其分支，此处出血最容易发生在隆突水平上，因此解剖此层面时要尤其注意。另一个常见的出血位置是胸壁，包括肋间血管，可于移除拉钩后仔细探查。

乳糜漏

胸导管经过主动脉裂孔进入胸腔，在横膈水平位于脊柱、奇静脉和主动脉之间。它在 T6 水平，向左侧走行汇入左侧锁骨下静脉。食管切除术后乳糜漏的发生率为 2% ～ 10%，在食管整块切除术后发生率最高。如果在整块分离食管时误伤胸导管，应在裂孔处结扎胸导管，并在经胸廓分离食管的末端的区域进行探查，通常可见清亮液体（在禁食患者中）在此区域流出，并能找到胸导管的破口。此时，应使用 4-0 Prolene 线缝合修复，有时可于食管切除术后预防性结扎胸导管，在裂孔水平将主动脉、奇静脉和脊柱之间的所有组织用粗线结扎（0 或 1 号）。

患者液体量正常但胸腔引流持续较多（＞ 800 ml/d）应怀疑存在胸导管漏，如患者不进食脂肪，淋巴液非乳糜色，会使确诊较难。引流液应行革兰氏染色、甘油三酯水平测定、细胞计数和胆固醇水平测定，如甘油三酯水平大于 1 mmol/L 水平、淋巴细胞计数超过90%，强烈提示存在乳糜漏。如电泳确认为乳糜，亦可确诊。好的床边试验是于床旁给予肠内 200 ～ 300 ml 奶油，2 小时后观察胸腔引流液是否由浆液性变为奶白色。

食管切除术后的乳糜漏必须修复，这些患者正处于大手术术后恢复中，且多处于营养不良状态。由于乳糜漏导致蛋白与淋巴细胞丢失，可能导致患者发生感染并影响预后。一旦明确诊断或强烈怀疑，应于手术室经原切口再次开胸治疗，1 h 前利肠内给予奶油，有助于定位漏口位置；用带拭子的 4-0 或 5-0 Prolene 线缝合胸导管裂口，于关胸前仔细探查有无其他漏，亦可考虑在裂孔处大块结扎胸导管。

CT 或 MRI 引导非侵入性治疗亦可用于修复乳糜漏。可通过 CT 定位乳糜池，并行插管注入线圈或生物胶。在一项发表的包含 42 例患者（包括 9 例食管切除术后）的试验中，有 26 例患者胸导管可顺利栓塞，其中 16 例得以治愈[38]。

代食管排空障碍

多种因素影响食管切除术后代食管的排空，包括迷走神经切断、幽门引流、代食管宽度、代食管冗长和（或）扭转、术后肿胀等。关于幽门成形术对胃代食管排空影响的研究，多项研究给出不同的结论。一项纳入 200 例 Ivor Lewis 手术患者的前瞻性随机研究，将患者均分为幽门成形术组和无幽门成形术组[39]；两组术后平均置胃管引流的时间无显著性差异，13 例未行幽门成形术的患者出现胃延迟排空的症状，有 2 例死于吸入性肺炎。而在幽门成形组中没有并发症的发生。术后 6 个月，幽门成形组的胃排空时间为 6 min，而无幽门成形组为 24 min。这些患者也伴有更多的排空障碍的症状。同一团队进行了一项对比幽门成形术和幽门括约肌切开术的随机试验，发现两种方法是同样安全且等效的。

胃代食管的宽度亦影响到排空，较细的管状胃发生胃排空障碍的概率（3%）较全胃（38%）及远端 2/3 胃代食管（14%）低 [40]。理想的代食管直径约为 5 ～ 6 cm，代食管过长或成角可影响排空。结肠代食管长度过长或成角可发生即刻或迟发型排空障碍。但是过细的代食管可增加吻合口漏的发生率 [41]。

结论

食管切除术是一项技术上具有挑战性的手术。手术经验可严重影响死亡率，医院规模及医生经验十分重要。有关手术量与死亡率的分析显示，对于规模小及医生经验少的医院，死亡率可达 25%；而医院规模大，死亡率可低至 2.5%[42-43]。随着微创技术的推广和不断改进，目前报道的死亡率已降至 1.4%[41]。细致的患者筛选、术前准备和手术方式选择、严谨的手术操作、优良的麻醉与重症监护、积极处理术后并发症等可减少手术并发症与死亡率。

参考文献

1. Torek F. The operative treatment of carcinoma of ihe esophagus. *Ann Surg.* 1915;61:385.
2. Turner G. Excision of the thoracic esophagus for carcinoma of the esophagus with construction of an ex-trathoracic gullet. *Lancet.* 1933;2:1315–1316.
3. Oshawa T. The surgery of the esophagus. *Arch Jpn Chir.* 1933;10:605.
4. Adams W, Phemister D. Carcinoma of the lower thoracic esophagus: report of a successful resection and esophagogastrectomy. *J Thoracic Surg.* 1938;7:621–632.
5. McKeown K. Total three-stage oesphagectomy for cancer of the oesophagus. *Br J Surg.* 1976;63:259.
6. Swanstrom L, Hansen P. Laparoscopic total esophagectomy. *Arch Surg.* 1997;132:943–949.
7. Nguyen N, Schauer P, Luketich J. Combined laparoscopic and thoracoscopic approach to esophagectomy. *J Am Coll Surg.* 1999;188:328–332.
8. Ellis FH, Jr, Watkins E, Jr, Krasna MJ, et al. Staging of carcinoma of the esophagus and cardia: a comparison of different staging criteria. *J Surg Oncol.* 1993;52:231–235.
9. Burmeister B, Smithers B, Fitzgerald L, et al. A randomized phase III trial of preoperative chemoradialion followed by surgery versus surgery alone for localized resectable cancer of the esophagus. *Prog Proc Am Soc Clin Oncol.* 2002;21:130A.
10. Bosset JF, Gignoux M, Triboulet JP, et al. Chemoradio-therapy followed by surgery compared to surgery alone in squamous-cell cancer of the esophagus. *N Engl J Med.* 1997;337:161–167.
11. Urba SG, Orringer MB, Turrisi A, et al. Randomized trial of preoperative chemoradialion versus surgery alone in patients with locoregional esophageal carcinoma. *J Clin Oncol.* 2001;19:305–313.
12. Walsh TN, Noonan N, Hollywood D, et al. A comparison of multimod-

13. Tepper JE, Krasna M, Niedzwiecki D, et al. Superiority of trimodality therapy to surgery alone in esophageal cancer: results of CALGB 9781 [abstr 4012]. ASCO Annual Meeting Proceedings Part I. *J Clin Oncol.* 2006;24(182).
14. Urschel JD, Vasan H. A meta-analysis of randomized controlled trials that compared neoadjuvant chemoradiation and surgery to surgery alone for resectable esophageal cancer. *Am J Surg.* 2003;185(6):538–543.
15. Medical Research Council Oesophageal Cancer Working Group. Surgical resection with or without preoperative chemotherapy in oesophageal cancer: a randomised controlled trial. *Lancet.* 2002;359(9319):1727–1733.
16. Cunningham D, Allum WH, Stenning SP, et al. Perioperative chemotherapy versus surgery alone for resectable gastroesophageal cancer. *N Engl J Med.* 2006;355(1):11–20.
17. Stahl M, Walz MK, Stuschke M, et al. Phase III comparison of preoperative chemotherapy compared with chemoradiotherapy in patients with locally advanced adenocarcinoma of the esophagogastric junction. *J Clin Oncol.* 2009;27(6):851–856.
18. Flanagan FL, Dehdashti F, Siegel BA, et al. Staging of esophageal cancer with 18-fluorodeoxyglucose positron emission tomography. *Am J Roentgenol.* 1997;168:417–424.
19. Block M, Patterson G, Sundaresan R, et al. Improvement in staging of esophageal cancer: 100 consecutive positron emission tomography scans. *Ann Thorac Surg.* 1999;68:1133.
20. Saltzman J. Endoscopic and other staging techniques. *Semin Thorac Cardiovasc Surg.* 2003;15:180–186.
21. Luketich JD, Schauer P, Landreneau R, et al. Minimally invasive surgical staging is superior to endoscopic ultrasound in detecting lymph node metastases in esophageal cancer. *J Thorac Cardiovasc Surg.* 1997;114:817–821; discussion 821–823.
22. Rindani R, Martin C, Cox M. Transhiatal versus Ivor-Lewis oesophageclomy: is there a difference? *Aust N Z J Surg.* 1999;69:187–194.
23. Hulscher J, Tijssen J, Lanschot J. Transthoracic versus transhiatal resection for carcinoma of lhe esophagus: a meta-analysis. *Ann Thorac Surg.* 2001;72:306–313.
24. Goldmine M, Maddern G, Le Prise E, et al. Oesophagectomy by a transhiatal approach or thoracotomy: a prospective randomized trial. *Br J Surg.* 1993;80:367–376.
25. Chu KM, Law SY, Fok M, et al. A prospective randomized comparison of transhiatal and transthoracic resection for lower-third esophageal carcinoma. *Am J Surg.* 1997;174:320–324.
26. Hulscher J, Van Sandick J, Van Lanschot J. Extended transthoracic resection compared with limited transhiatal resection for adenocarcinoma of the esophagus. *N Engl J Med.* 2002;347:1662–1669.
27. Omloo JMT, Lagarde SM, Hulscher JBF, et al. Extended transthoracic resection compared with limited transhiatal resection for adenocarcinoma of the mid/distal esophagus: five-year survival of a randomized clinical trial. *Ann Surg.* 2007;246:992–1001.
28. Wong J. Esophageal resection for cancer: the rationale of current practice. *Am J Surg.* 1987;153:18–24.
29. Churchill E, Sweet R. Transthoracic resection of tumors of the stomach and esophagus. *Ann Surg.* 1942; 115:897.
30. Mathisen DJ, Grillo HC, Wilkins EW, Jr, Moncure AC, Hilgenberg AD. Transthoracic esophagectomy: a safe approach to carcinoma of the esophagus. *Ann Thorac Surg.* 1988;45:137.
31. Orringer M, Marshall B, lannetioni M. Transhiatal esophagectomy: clinical experience and refinements. *Ann Surg.* 1999;230:392–403.
32. Patil P, Patel S, Desai P. Cancer of the esophagus: esophagogastric anastomotic leak—a retrospective study of predisposing factors. *Surg Oncol.* 1992;49:163–167.
33. Law S, Fok M, Chu KM, Wong J. Comparison of hand-sewn and stapled esophagogastric anastomosis after esophageal resection for cancer. A prospective randomized controlled trial. *Ann Surg.* 1997;226:169–173.
34. Urschel J. Esophagogastrostomy anastomotic leaks complicating esophagectomy: a review. *Am J Surg.* 1995;169:634–639.
35. Honkoop P, Siersema PD, Tilanus HW, et al. Benign anastomotic strictures after transhiatal esophagectomy and cervical esophagogastrostomy: risk factors and management. *J Thorac Cardiovasc Surg.* 1996;111:1141–1146.
36. Swanson SJ, Batirel HF, Bueno R, et al. Transthoracic esophagectomy with radical mediastinal and abdominal lymph node dissection and cervical esophagogastrostomy for esophageal carcinoma. *Ann Thorac Surg.* 2001;72:1918–1925.

37. Orringer MB, Marshall B, Chang AC, et al. Two thousand transhiatal esophagectomies: changing trends, lessons learned. *Ann Surg*. 2007;246(3): 363–372; discussion 372–374.

38. Cope C, Kaiser L. Management of unremitting chylothorax by percutaneous embolization and blockage of retroperitoneal lymphatic vessels in 42 patients. *J Vasc Intervent Radiol*. 2002;13:1139–1148.

39. Fok M, Cheng S, Wong J. Pyloroplasty versus no drainage in gastric replacement of the esophagus. *Am. J Surg*. 1991;162:447–452.

40. Bemelman W, Taat C, Slors F. Delayed postoperative emptying after esophageal resection is dependent on the size of the gastric substitute. *J Am Coll*

Surg. 1995;180:461–464.

41. Luketich JD, Alvelo-Rivera M, Buenaventura PO, et al. Minimally invasive esophagectomy: outcomes in 222 patients. *Ann Surg*. 2003;238(4):486–494; discussion 494–495.

42. Birkmeyer JD, Stukel TA, Siewers AE, et al. Surgeon volume and operative mortality in the United States. *N Engl J Med*. 2003;349(22): 2117–2127.

43. Dimick JB, Wainess RM, Upchurch GR, Jr, et al. National trends in outcomes for esophageal resection. *Ann Thorac Surg*. 2005;79(1):212–216; discussion 217–218.

电视辅助胸腔镜下食管手术

19

Ryan M. Levy • James D. Luketich

（王西墨 译）

前言

从 1991 年最早的腹腔镜下胃底折叠术的描述开始，大家对于治疗食管疾病的微创手术便有着持续的兴趣[1]；支持微创手术者认为其可减轻围术期患者疼痛、缩短住院时间，但批评者通常担忧预后、手术时间延长与手术费用增加等。然而，大量报告证明，对于胃食管反流与贲门失弛缓症[2-3]，腹腔镜手术与开腹手术有一样的疗效与安全性，但可缩短术后恢复时间。这些报告与微创手术获益使公众更愿意转诊至有治疗食管疾病微创技术外科医生处就诊，即使是有其他治疗方法可供选择[4-5]。

虽然腹腔镜手术是涉及食管远端与胃食管连接部良性病变处理的标准，但这并不一定是胸段食管微创手术的方法，这种观点尤其适合食管癌。腹腔镜技术的复杂性、明显的手术者的学习曲线、病例较少的中心结果的再现性、肿瘤学预后的等价性等是讨论的前沿问题。尽管经裂孔与 Ivor Lewis 术式不断地进化与提高，但食管手术仍是有显著发病率与死亡率的较复杂操作；更为重要的是，手术患者通常是有伴发病的老年患者，包括呼吸系统、心血管系统疾病。食管切除术后的死亡率从大宗病例医疗中心的 8% 到较少病例医疗中心的 23%[6] 之间波动。

对复杂病例采用微创手术有一些潜在优势。首先，开放的食管切除手术即使于有经验的中心仍有明显的并发症发病率、较长住院时间和恢复手术前状态的延迟时间[7]；食管切除术后较高的并发症发生率连同令人失望的 5 年生存率仅为 25% 一起，已经引起学者对食管癌手术治疗价值的持续关注。这样，对于一些患者，医疗保健提供其可选择其他的方法，如决定性单独性放化疗、姑息性光动力学疗法与支架等。

微创食管切除手术可降低围术期并发症发生率，提供更快的术后恢复，因此，患者与转诊医生更愿意选择微创手术；然而，需要注意的是微创手术不应对手术技巧或肿瘤学与功能性预后有所损害。

从最初多种食管切除手术开展以来，开腹手术结合胸腔镜游离食管已有显著的发展[8-10]。虽然没有微创食管切除手术的随机研究，但最初 222 例患者的经验显示微创食管切除手术（MIE）并发症的发生率和死亡率低于报道的大部分开放式食管切除术[11]；我们的经验是，微创手术能减少术后疼痛与肺部并发症，与公开发表的开放手术的关于并发症发生率、死亡率与肿瘤预后的最好情况相比，毫不逊色。此外，我们与其他学者均证实食管癌患者微创手术分期好于 CT、内镜超声（EUS）的传统分期[12]，并且可使患者较好地选择接受综合治疗。在本章中，回顾了微创治疗食管癌的经验，同时介绍胸段食管的其他疾病的外科手术技巧，如食管良性肿瘤切除术、胸腔镜治疗食管运动障碍，其他复杂的食管手术的腹腔镜方法，如贲门失弛缓症与食管裂孔疝会在第 14 和 15 章讨论。

食管癌

潜在可切除食管癌患者的最佳治疗仍在演化。尽管手术仍是早期肿瘤治疗的标准，但一些研究表明确定性放、化疗亦是一个可接受的选择；此结论是由放射治疗肿瘤学会（RTOG 8501）进行的一项随机、前瞻性试验得出的，在局部进展期食管癌的患者中，不考虑手术治疗，进行确定性放、化疗与放疗的比较[13]；联合治疗组明显获益，项目于研究 121 例后终止，研究惊人地发现放、化疗组 5 年生存率为 27%，与单纯食管癌切除术无显著性差异[14]。

另外欧洲两项大规模前瞻性研究结果支持食管癌采用放、化疗。这些研究中，比较术后放化疗与单独放、化疗[15-16]，两种治疗方式的总体生存率相同，术后放、化疗减少 2 年内手术的局部复发率；然而，与单纯放、化疗相比，治疗相关死亡率降低、住院时间缩短[15-16]。

这些报道引发临床医生对边缘性手术患者进行非手术治疗的想法，如老年人或有多种伴发病患者；实际上，目前美国国家综合癌症网络在其最新食管切除治疗指南上指出确定性放、化疗是一个可接受的选择[17]。因此，食管外科医生继续细化食管治疗技术是义不容辞的，比较传统食管切除术和其他手术方法选择低并发症发生率、高生存率的治疗。

食管癌分期

与肺癌不同，纵隔镜是一个公认的与可靠的分期技术，无创技术是食管癌患者的标准肿瘤分期方法；然而，迄今为止仍无可用的无创技术如 CT、EUS 或 PET，可提供足够准确的排除需侵入性检查的分期。最新的一项循证医学观点总结，食管癌腹腔镜分期证据等级为 2 级，显示其对腹腔与淋巴结转移检测灵敏度分别为 71% 与 78%[18]，相较于 EUS 与 CT 扫描检查毫不逊色。

目前无创性技术有一些明确的局限性，食管癌初始分期检测的手段——CT 是可筛查远处转移例如肺或肝转移的合适的方法；然而，CT 对隐匿性转移灶漏诊率高达 15% ~ 20%[19]。再者，对于食管壁浸润深度或确定局部淋巴结受累，CT 不能清楚地提供更详细的解剖学资料；实际上，CT 扫描淋巴结转移的准确性仅为 45% ~ 60%[20-21]。

最新引入的 PET 扫描是基于恶性细胞与正常细胞对放射性标记葡萄糖的摄取率不同的成像技术；PET 扫描已广泛应用于肺癌与食管癌检查。实际上，在一些医疗中心，PET 扫描已经成为肺癌患者术前评估的常规检查，一些 meta 分析证实在纵隔淋巴结疾病的分期上，PET 优于 CT[22-23]；但是，对于食管癌患者，未证实 PET 扫描有同等作用。我们的经验显示 PET 扫描对食管癌患者局部淋巴结的评估的准确性仅为 50%[24]，特异度较 CT 扫描有所改善，但灵敏度仍较低。我们的经验是 PET 扫描对远处转移判断更有价值。在一项连续的包含 100 例潜在可切除食管癌的患者分期中，通过 PET 与 CT 扫描检查、PET 可发现 16% 的 CT 漏诊的转移性疾病[25]；此项研究中

PET 假阴性率仅为 10%，通常发生于 PET 扫描阈值以下的毫米级转移性疾病。

在专业化的医疗中心，EUS 是另一项实用的分期技术。虽然 EUS 依赖于操作人员的经验，但对 T 分期准确率大于 90%，并且图像分辨率可达 0.2 mm[26]；伴随食管壁浸润程度，判断 T 分期的准确性增加：T1 期肿瘤为 80%、T2 期为 90%、T3/4 期为 95%[27]。然而，EUS 判断淋巴结准确度远低于确定肿瘤浸润深度的能力，据报道为 65% ~ 86%[12,28]。

微创手术的分期技术

目前，匹兹堡大学所有诊断为食管癌的患者均接受包括 CT、PET、EUS 在内的无创检查分期；如上述检查提示有转移与淋巴受累（在 EUS 下），则应行穿刺活检。如证实有远处转移，一般选择保守治疗。对于未经证实的远处转移和胃食管连接部肿瘤，我们一般选择行腹腔镜分期。实施腹腔镜分期手术，患者采取反 Trendelenburg 位，医生站于患者右侧。

腹腔镜微创分期手术步骤

1. 通过开放、切割技术于右上腹钝性置入第 1 个 10 mm 套管针，穿刺器在剑突与脐连线中下 1/3 右侧约 3 cm 处。第 1 个穿刺器位置确定后，直视观察肝与腹膜表面，如发现有明显转移应行活检确认以完成分期；如未发现转移，增加穿刺器进行彻底分期。

2. 对于 MIE，穿刺器位置与之相同。通常采用 5 个穿刺器，包括患者中线右侧 10 mm，钝性切割置入的穿刺器，在脐与剑突中间（外科医生右手使用器械）一个 10 mm 穿刺器于同一水平的中线左侧引入腹腔镜，另 2 枚 5mm 沿右肋缘（牵拉与分离肝），沿左肋缘放 1 枚 5mm 穿刺器使助手将其向对侧牵引（如图 19-1）。仔细地检查肝，如有任何异常，均应活检；肝可行超声检查，根据我们的经验如直视下肝无转移，超声检查阳性率较低[19]。

3. 仔细检查肿瘤的胃浸润范围并评估胃是否适合上拉。

4. 切开肝胃韧带评估淋巴结，进入小网膜囊、沿胃小弯与腹腔动脉根部提取淋巴结。

5. 我们已于术前"调整"食管，亦可于腹腔镜分期时施行，包括对用 Endo GIA（Covidien, Mansfield, MA）；切除胃左动静脉及周围淋巴结，我们亦将

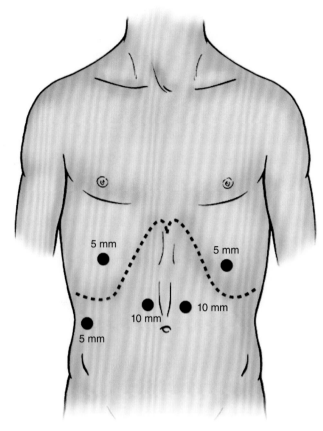

图 19-1　腹腔镜分期与完全微创 Ivor Lewis 食管切除术的腹部穿刺器位置

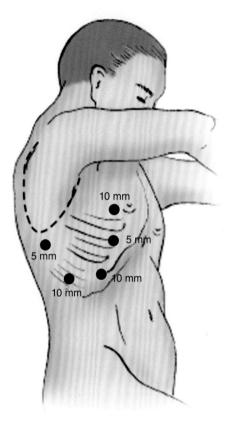

图 19-2　胸腔镜分期与完全微创 Ivor Lewis 食管切除术穿刺器位置

胃短血管从左膈肌脚至胃网膜右动脉弓分开。

6. 根据分期的结果于腹腔镜下置入营养管，然而，我们发现大多数情况下吞咽困难，且对化疗有反应的患者，无需置入营养管。如计划化疗，可于分期时置入灌注泵。

如腹腔镜下患者无远处或淋巴结转移，接下来施行 MIE。我们未发现食管远端腺癌在常规胸腔镜分期中获益。一旦腹腔镜排除严重腹腔内病变，可选用胸腔镜对中段食管癌分期。此做法基于我们对一个包括 53 例患者的系列研究，他们均行胸腔镜与腹腔镜分期；其中 36 例食管胃连接部腺癌的微创手术分期发现淋巴结阳性，31 例由腹腔镜确诊[12]。如有胸腔镜使用的指征，一般经右胸入胸；虽然左入路可能更为合适，但仅疑似肺部病变时采用此入路。

胸腔镜微创分期手术步骤

1. 5 个穿刺器的位置见图 19-2。
2. 首先是分离肺下韧带和切取第 9 组淋巴结。
3. 其次，打开覆盖食管下 1/3 的胸膜；一旦打开此

平面，即可发现食管周围的（第 8 组）和隆突下（第 7 组）淋巴结。持续清扫淋巴结直至发现阳性淋巴结节点或足够能提示良性的淋巴结。

两项大规模前瞻性研究评估了食管癌微创分期的优点。首先，按我们中心观点，与更多常规手术相比，微创分期有明显优势[12]；53 例患者经 CT 扫描的同时，进行胸腔镜、腹腔镜探查，47 例患者亦接受 EUS 检查，CT 扫描与 EUS 发现淋巴结转移的灵敏度分别为 33% 与 36%，即使同时采用 2 种方法，相对于微创分期，其分期不准确率为 32%。研究中仅有 2 种并发症：长时间漏气与术后第一天穿刺器戳孔疝。

第 2 项研究包括 134 例患者，是一个多中心、国家癌症研究所（National Cancer Institute，NCI）资助的旨在确定微创分期可行性的研究[29]。定义成功微创分期是：T4 或 M1 期、获取至少 1 个腹部与 3 个胸部淋巴结或 1 个确定转移的淋巴结，73% 的患者成功实行微创分期，无死亡且并发症发生率较低。无创性检查，如 CT 与 EUS 未检出 20% 的淋巴结阳性患者，但微创分期可检出。不足之处是，由于大多数患者于术前接受诱导化学疗法，此项研究未能确定微创分期

的真正灵敏度。

最终，微创分期的价值由临床试验证实，淋巴结阳性患者接受诱导治疗有生存优势。到目前为止，大多数随机试验均有明显的局限性，仅显示术前放化疗有轻微的作用[30]。然而，单纯手术后较差的生存率使得新辅助治疗需要继续研究；日期是开展研究的一个明显限制，大量患者于接受综合治疗前仍未确定准确的分期，准确分期可确定积极治疗获益的患者人群，包括此亚群设计的研究分析可能得出假阴性结论。

食管癌分子分期

据估计 30% ~ 50% 食管癌术后常规病理检查提示分期为淋巴结阴性患者可能将出现肿瘤复发[31]，这类存在微转移的患者通过常规组织学检查未能发现；为改善这类患者的分期，我们采用微创分期获取淋巴结进行分子生物技术评估，如（reverse transcription polymerase chain reaction，RT-PCR）技术以确定转移的存在[32]。我们评估了 30 例组织分期淋巴结阴性患者[33]，其中 11 例经 RT-PCR 检测有微转移；此外，RT-PCR 检测的癌胚抗原定量表达是一个强大的、独立的疾病复发与死亡预测因子，我们相信此技术可识别早期疾病复发高风险的患者和额外治疗可获益的患者。

微创食管切除术

微创食管切除手术（MIE）伴随我们的其他前肠微创技术如腹腔镜贲门肌层切开术（Heller's myotomy）、巨大食管裂孔旁疝修补术、食管癌分期等技术的发展而有较大进步，目前，微创食管切除术有经膈肌裂孔腹腔镜，胸腹腔镜三孔手术（McKeown）与胸腹腔镜联合食管癌切除术（Ivor Lewis），这些手术均可行淋巴结取样与完整的淋巴结清扫。然而其选择在很大程度上取决于外科医生的偏好，手术途径取决于肿瘤边缘的解剖位置。

MIE 的最初尝试是传统开放手术与微创手术的杂交手术。1993 年 Collard 等首先报道一份包含 12 例剖腹探查术与准备管状胃后胸腔镜下游离食管的文献[9]，12 例中 2 例患者由于出血中转开胸手术。随后多个报告显示此方法的可行性；然而，其与开放食管切除术相比无明确优势[34-36]。

已有经膈裂孔腹腔镜食管切除术的完整描述。最大的病例报告是 1995 年 DePaula 等发表的包含 48 例主要继发于美洲锥虫病（Chagas' disease）晚期贲门失弛缓症需行食管切除术患者的报告[37]，仅 2 例

中转为开腹手术。1997 年美国发表 MIE 早期经验，Swanstrom 和 Hansen 记述了一组 9 例患者的选择，患者为较小的肿瘤、良性狭窄和 Barrett 食管[38]，其中 8 例施行完全经膈裂孔腹腔镜食管切除术，1 例行经右侧电视辅助胸腔镜（video-assisteel thoracoscopic surgery，VATS）手术。

与这些报道相似，我们早期 MIE 尝试亦是经膈裂孔途径。其优点是患者采用单体位且不需单肺通气；然而，我们亦发现此途径的明显缺点，通过膈裂孔的狭窄操作空间无法到达食管中上 1/3，且清扫淋巴结非常困难。基于此，我们于腹腔镜准备管状胃后增加一右侧 VATS 游离胸段食管。迄今为止，我们于匹兹堡大学医学中心开展超过 1000 例 MIE；早期大多经验是选择腹、胸腔镜三孔联合途径。在我们的早期论文中，认为与现有文献中的大宗开放手术相比，MIE 可安全地施行，并有相同的分期特异性生存率[11]。虽然技术要求较高，且与手术者学习曲线相关，但数据显示术中出血、住院时间内肺部并发症发生率与麻醉需求等均有所降低。我们与其他的发表文章持续关注颈食管吻合术的技术并发症发生率，这些并发症有吻合口漏、狭窄、喉返神经损伤和咽食管吞咽功能障碍等[39-41]。对目前的转诊模式和胃食管连接部肿瘤多发的担忧，MIE 已改进为胸腹腔镜联合食管切除术与完全淋巴结清扫术（Ivor Lewis），除非肿瘤位置不佳、有禁忌或曾行胸部手术，我们目前支持完全微创 Ivor Lewis 手术。

以下为 Ivor Lewis 连接部的主要原则：（1）Ivor Lewis 术切缘对所有胃食管的肿瘤均足够；（2）普通外科和胸外科的多数住院医师的手术培训是腹部与胸部，而非颈部；（3）颈部吻合时喉返神经损伤率高达 20% ~ 30%；（4）颈部吻合胃导管长度较胸内食管胃吻合约长 10 cm；（5）通过颈部切口对瘘易处理是颈部吻合的优点，使用胸腹腔镜三孔手术（Mckeown）术后颈瘘可能依然漏到胸腔，尤其在构建的胃导管狭窄时。

我们早期经验仅对 Barrett 食管和早期肿瘤患者施行 MIE；现在我们为进展期疾病患者施行 MIE。CT 或微创分期检查发现有大的腹部淋巴结转移的患者不是即刻 MIE 手术的候选者，应行开放手术、新辅助治疗方案与确定性放化疗。

手术技巧

如前所述，我们首选方法已演化为完全微创性胸腹腔镜联合食管切除术（Ivor Lewis）。患者平卧位、

足抵踏板，胸腔镜操作时，采用双腔气管导管内插管、单肺通气，先行腹腔镜部分手术。

腹腔镜部分

1. MIE 第一步是术中食管、胃、十二指肠镜（ECD）确定肿瘤准确位置，仔细观察肿瘤远端、近端受累范围，尤其是注意贲门的侵犯程度，评估构建管状胃的适合性。尽量减少内镜检查时小肠充气的过度膨胀，过度膨胀增加腹腔镜手术操作的困难。

2. 开始腹腔镜部分手术。术者站于患者右边、助手站左边，置入 5 枚（3 枚 5 mm 和 2 枚 10 mm）穿刺器，与分期过程相似（见图 19-1）。首先，于剑突与脐连线中下 1/3 右侧约 3 cm 处，采用切割技术置入 10 mm 穿刺器。注入 CO_2 建立气腹、压力为 15 mmHg，置入余下穿刺器：操作穿刺器左边 5 cm（30° 穿刺器）、左右锁骨中线肋缘下（抓取组织穿刺器）、右胁腹穿刺器（肝牵引镜头）。如前所述，如有临床指征，则行腹腔镜分期。较低位置的穿刺器孔可能使膈裂孔游离困难，但便于管状胃的游离。需强调食管完全分离的重要性与胸腔镜下食管裂孔疝囊周围的分离。

3. 首先切开肝胃韧带（小网膜），分离膈肌左右脚游离食管侧壁（图 19-3）；分离应小心勿将膈食管膜切开，防止气腹入胸腔。显露胃左动静脉蒂，沿其直行至近端检查腹腔淋巴结。完整清扫包括腹腔的淋巴结、清扫标本的脂肪组织与所有淋巴结；游离胃时，继续沿脾动脉与胰腺上缘清扫淋巴结，此平面头侧朝向左右膈肌脚，沿此平面继续清扫腹主动脉至下胸腔。清扫所有淋巴结后，切除疑似转移性的淋巴结，行冰冻切片检查。

4. 胃的游离（图 19-4）。分离前上方食管并显露前裂孔；分离至左膈肌脚，胃底已开始游离。向下分离右膈肌脚的内侧缘至左右脚交叉纤维，显露食管后窗、完成胃小弯与 GEJ 上部的游离。分离胃短血管开始游离胃大弯，分离大网膜时应小心保护胃网膜右动脉弓（见图 19-4）。我们利用超声刀，如 Autosonix（Covidien, Mansfield, MA）或 LigaSure 设备（Valleylab, Boulder, CO）分离；偶尔，分离较大胃短血管应用夹子。最近我们基于已发表数据[42]与个人通信（Earl Wilkins 医生），选择性利用带蒂大网膜包裹胸内食管胃吻合口。手术至此，已游离胃大弯中上 1/3 的狭长舌状大网膜，我们尝试于大网膜蒂保留 2 支血管以确保其活力（图 19-5）。当看到大网膜时，牵拉胃窦，于大网膜开一窗口，并进入小网膜囊。沿胃大弯分离，直至胃网膜动脉弓；分离过程中，应时刻掌握胃网膜右血管的位置。

5. 将游离的胃向上牵拉，离断胃后壁与胰腺之间粘连；随后确认分离胃左血管，用血管吻合器分开。在分离前将腹腔干淋巴结完全清扫，沿脾动

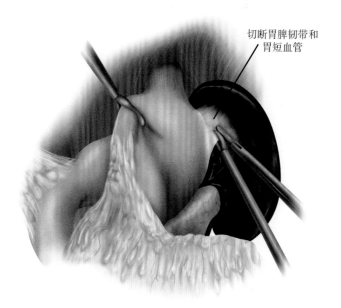

切断胃脾韧带和胃短血管

图 19-4　胃的游离（Reproduced by Tsai WS, Levy RM, Luketich JD. Technique of minimally invasive Ivor Lewis esophagectomy. Op Techn Thorac Cardiovasc Surg. 2009；14：176-192. Copyright 2009, with permission from Elsevier.）

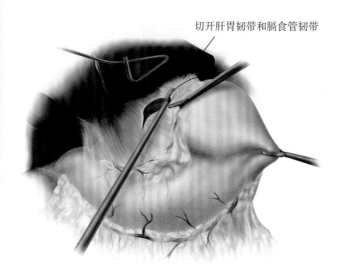

切开肝胃韧带和膈食管韧带

图 19-3　开始分离，游离肝胃韧带、膈肌脚与裂孔

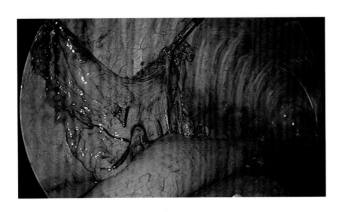

图 19-5　带蒂大网膜瓣的创建

脉与胰腺上缘分离；基于肿瘤学原则，此步骤非常重要。在去除的标本上完全清扫脾蒂与所有腹腔干、胃左淋巴结。

6. 将注意力转向幽门胃窦区域的游离与随后的幽门成形术（图 19-6）。胃窦后壁与十二指肠周围区域经常有严重的粘连亦需要分离，以便于胃下部充分游离；尤其是有胆囊切除术病史的患者，更需要游离胃窦幽门区，如可将幽门轻轻地、无张力地提至右膈肌水平，表明已充分游离。这可能

需要部分或完全 Kocher 切口。用 2-0 内镜缝合针（US Surgical，Norwalk，CT）分别于幽门边缘缝 2 针牵引线，用超声刀纵向切开幽门来施行幽门成形术，以 Heineke-Mikulicz 法用内缝合针横向间断缝合幽门切口，通常需缝合 4 ~ 5 针。完成腹部手术之前，将游离的带蒂舌状大网膜修整成大网膜片，缝合于幽门成形术处。

7. 构建管状胃。将先前置入胃与食管内的所有管道拉直，然后用多重击发吻合器（4.8 mm）从小弯接近幽门的胃窦区域向头侧 His 角闭合、构建大小为 4 ~ 5 cm 的管状胃（图 19-7 和图 19-8）；在此过程中避免过度操作导致管状胃损伤。助手轻轻地提起胃大弯，沿胃短动脉近端直行向脾牵拉为了更好的视野显露，吻合器成线排列、管状胃伸长；同时，另一助手抓住胃窦向下牵拉。此操作通过右下腹 12 mm 穿刺器，完成管状胃的构建。将整个胃拉长，满足了构建一无扭曲、大小一致的管状胃的直线需求。第一把吻合器是血管吻合器，以控制脂肪组织与胃小弯血管出血，吻合器接近但未到较组织厚的胃窦；将右锁骨中线 12 mm 穿刺器转换 15 mm 穿刺器，以便置入

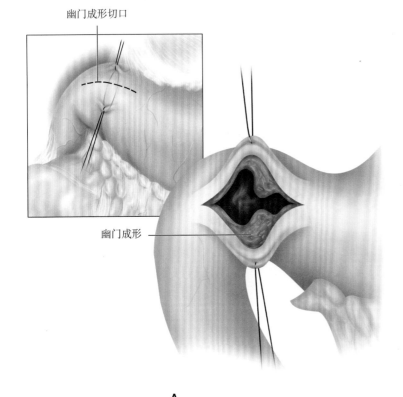

幽门成形切口

幽门成形

A

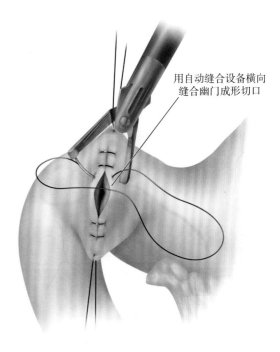

用自动缝合设备横向缝合幽门成形切口

B

图 19-6　腹腔镜幽门成形术

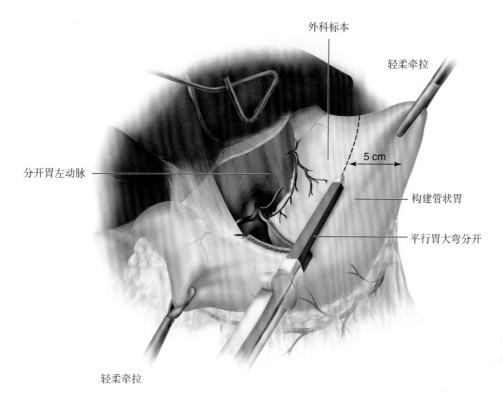

图 19-7 用血管吻合器横过靠近切迹切割胃小弯，开始构建管状胃

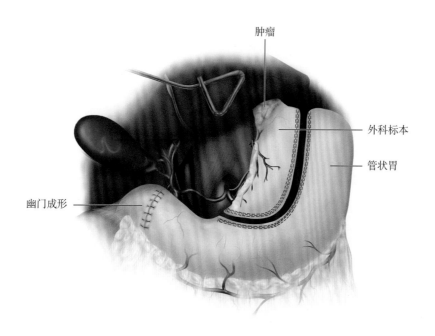

图 19-8 完成管状胃构建

4.8 mm EndoGIA 吻合器。管状胃构建从胃小弯接近切口处用血管吻合器（2.5 mm）切开，注意保护进入胃窦区域胃右血管主干与进入胃窦的第一分支的一两根血管。先用 4.8 mm 吻合器越过胃窦区域切开胃，由于此区域组织较厚、肌肉发达，需要较大的吻合器保证其完全闭合。我们早期经验，发现直径 2 ~ 3 cm 的较窄的管状胃与胃尖坏死和吻合口漏增加有关，以后我们多构建直径 4 ~ 5 cm 宽管状胃。一旦较厚的胃窦切开，将操作穿刺器改回 11 mm 穿刺器，用 3.5 mm 吻合器分开胃底组织。调整胃的位置并保持绷紧，如肿瘤侵及贲门，此区域可留下大面积肿瘤残留。

8. 空肠营养造瘘。直视下采用 Seldinge 技术置入 10 F 空肠导管，如图 19-9 描述。患者取 Trendelenburg 位，横结肠与大网膜向颈侧收缩。先前置入的 12 mm 右下腹穿刺器为操作口，右上腹穿刺器引入腹腔镜；辨别 Treitz 韧带，距其 30 cm 处将近端空肠适当位置用 2-0 内镜缝针缝合于左中腹部前外侧腹壁。直视下置入空肠营养管（Compat Biosystems，Minneapolis，MN），经导管注入 10 ml 空气扩张，用于空肠定位，用 2-0 内镜缝针在导管肠壁入口处与腹壁行荷包缝合，使空肠安全地贴在腹壁上；第 2 针 2-0 Surgidac 内镜缝合位置是在导管入口远端 3 cm 处，以防止围绕固定点可能形成的扭转与肠狭窄（图 19-9）。

9. 用 2-0 内镜缝针把胃导管尖端固定于样本上（图 19-10），于此步骤中注意排列，以便随后从裂孔无扭转地将标本拉入胸腔，带有短胃的管状胃的

最佳解剖位置是保持面对脾方向以及胃小弯闭合线面向胸腔。随着最近我们对带蒂大网膜的应用，用其包裹管状胃近端，便于通过裂孔将管状胃上拉时，无大网膜或脉管系统创伤。

10. 如裂孔较宽，靠近膈肌左右脚增加 1 ~ 2 针 0 Surgidac 缝线（Covidien，Mansfield，MA）以降低胃导管进入胸腔发生延迟疝的可能。如前所述，幽门成形术的部位如前所述用大网膜片包裹。通过带有 0-Vicryl 缝线的 Carter-Thompson 腹壁缝合针闭合套管穿刺部位，去除气腹并相应缝合皮肤切口。

胸腔镜部分

1. 患者左侧卧位。术者站在手术台右边（面对患者背部），助手站在手术台左边。

2. 采用 5 枚胸腔镜穿刺器（图 19-2，图 19-11）。1 枚 10 mm 相机穿刺器位于第七或第八肋间隙腋中线前方。外科医生操作在第八和第九肋间隙，位于腋后线后面；最后，将第八肋后间隙扩大至 5 cm，便于置入端端吻合器（EEA，US Surgical，Norwalk，CT）与取出标本。另于第四肋间隙腋前线置入一 10 mm 穿刺器，置入扇形拉钩牵拉肺以显露食管；肩胛骨尖端下置入一 5 mm 穿刺器，用于术者左手反向牵拉；最后一枚穿刺器由第六肋骨间隙腋前线置入抽吸液体，有助于吻合创建。

3. 胸腔镜部分开始时一个重要步骤是于膈肌中央腱放置牵引线（0-Silk）帮助显露（图 19-12），牵引

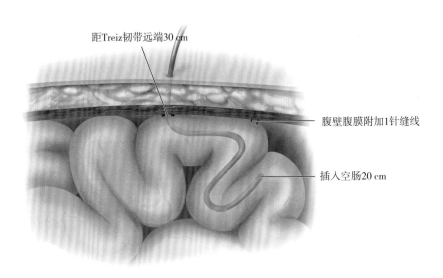

距Treiz韧带远端30 cm

腹壁腹膜附加1针缝线

插入空肠20 cm

图 19-9　空肠营养造口术

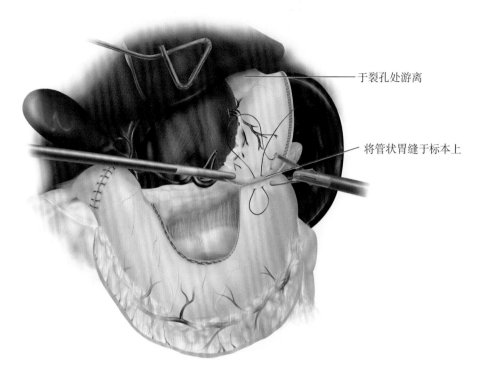

于裂孔处游离

将管状胃缝于标本上

图 19-10　完成微创 Ivor Lewis 食管切除术的腹腔镜部分

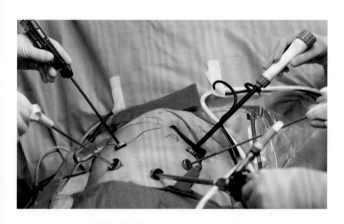

图 19-11　胸腔镜穿刺器位置（右侧 VATS）

线采用腔镜内闭合装置（Covidien，Mansfield，MA）通过前外侧胸壁近肋膈角 2 mm 戳孔引出；牵引缝线下拉横膈，便于清楚显露食管下 1/3。

4. 胸段食管游离（图 19-12）。食管游离从离断下肺静脉水平的肺下韧带开始，将肺牵向前方有助于切开食管上的纵隔胸膜。从此沿纵隔胸膜线向头侧分离，应注意的是分离的内侧边界向靠近心包膜游离，其深部边界为对侧胸膜。食管连同周围组织、第 7 组淋巴结向右主支气管、隆突整块

以圆周为单位游离，注意勿损伤此区域右主支气管后膜。我们使用超声刀进行大体解剖，理由是超声刀锋利的刀片可于此解剖平面进行精细解剖。内镜血管夹用于大血管止血。由于此区域有广泛的淋巴结与附着在隆突下淋巴结的较脆的血管，小心地使用内镜血管夹有助于减少乳糜渗出与出血。侧方游离有助于打开食管后方槽的纵隔胸膜，应表浅地分离此平面，以免损伤主动脉与胸导管。用血管吻合器游离并分开附于食管后壁的奇静脉，在分离奇静脉水平上横断迷走神经，以防止游离食管时喉返神经的牵拉损伤。从裂孔到靠近胸腔入口处环形游离食管，最终向头侧切除食管的程度取决于肿瘤近端和（或）Barrett 食管与管状胃长度与条件。直接在奇静脉上分离食管，避免损伤气管后膜与喉返神经。除非术前 PET、CT 或 EUS 确认有淋巴结转移，我们一般不扩大第 2 组、第 4 组淋巴结清扫。

5. 将远端食管与先前构建的管状胃通过裂孔拉入胸腔（见图 19-13）。保持管状胃正确方向对于避免其旋转与扭曲极为重要，钉线应朝向胸腔镜镜头以避免导管旋转。切断标本与管状胃之间的缝线，标本向前、向上回缩。仔细估计拉入胸腔的

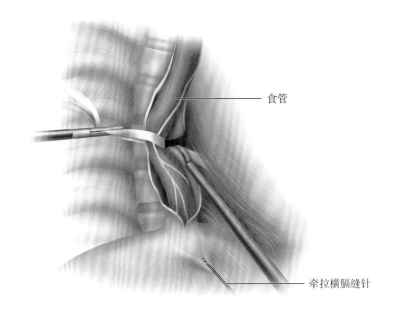

食管

牵拉横膈缝针

图 19-12   胸腔镜下游离食管

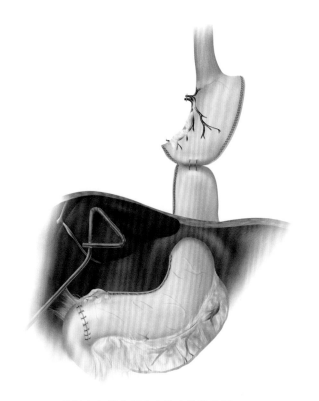

图 19-13   将标本与管状胃小心拉入胸腔位置

管状胃长度，常见的错误是为减小吻合口张力而将过多胃拉入胸。横膈上多余 S 形构造可能导致严重的胃排空障碍。

6. 用内镜刀（Covidien，Mansfield，MA）于奇静脉上将近端食管横断，并且，分离的精确位置与吻合口的最终位置较高，靠近胸廓入口；然而，切断食管太过于靠近近端，可能导致吻合困难，应予避免。如考虑肿瘤切缘，我们再次于此处镜检并精确地确定横断食管的位置。

7. 扩大第八肋间隙穿刺器孔，置入 Alexis 切口保护器（Applied Medical，Rancho Santa Margarita，CA），切断先前将导管固定在标上的缝线之后取出样本；然后，将标本行食管、胃边缘的冰冻切片病理检查。

8. 胸内食管胃吻合术（图 19-14，图 19-15）食管近端置入 28 mm EEA 吻合器，用 2-0 内镜缝针行荷包缝合，打结（体内法）以固定砧头位置。由于砧头易于向近端食管开口处移位，第 1 针缝合有技术上的挑战性；基于此原因，第 2 针荷包缝合可进一步固定砧头并位于黏膜缺损，以确保EEA 吻合后有完整的组织环。用超声刀沿钉线切开管状胃尖端，通过第八肋间隙用 EEA 吻合器在管状胃顶端切口处通过胃进入导管头，此操作对大多数培训者均有技术的挑战性，须注意保持管状胃角度及合 EAA 尖端正对砧头，如同从脚一角上拉袜子的方式。将砧头置入吻合器，于奇静脉水平上行端（近端食管）侧（管状胃）环形吻合，用线性 Endo GIA 吻合胃切口与切除管状胃尖端多余部分，不常规行胃镜检查。

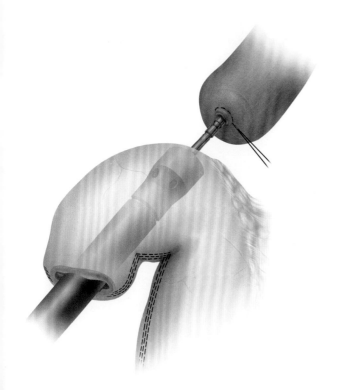

图 19-14　胸腔内食管胃吻合

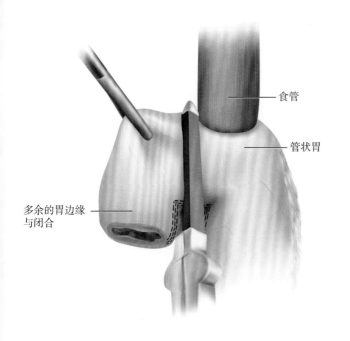

图 19-15　切除多余管状胃尖端

食管

管状胃

多余的胃边缘
与闭合

9. 如前所述，我们开始有选择性地从胃大弯周围游离的舌状大网膜包绕吻合口，于几处用 2-0 Surgidac 内镜缝针缝合以确保其可靠固定（图 19-16）；确认于吻合口周围缠绕舌状大网膜时管

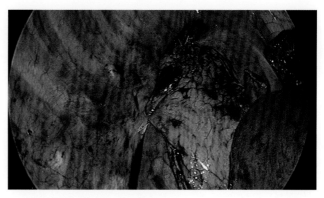

图 19-16　带蒂大网膜包绕吻合口

状胃无扭曲极为重要。

10. 直视下，鼻胃管在裂孔上通过食管胃吻合口，于吻合口后但不接近吻合口处，放置 28 号胸腔引流管，10 号 Jackson Pratt 引流直接置于吻合口后、管状胃后，下至裂孔并穿过膈顶，于肋膈角附近行一小戳孔引出体外。为防止内疝，用 1 或 2 根 2-0 内镜缝线将管状胃固定于膈肌右脚。

MIE 治疗效果和并发症

2003 年，我们发表于 Pittsburg 大学 222 例的接受 McKeown 或"三孔"（胸腹腔镜联合，颈部吻合）的 MIE 系列病例[11]，迄今为止，接近一半的 MIE 病例（> 500 例）是采用此三项技术。实际上，在 10 年前，我们的早期经验是与其他开放手术相比，MIE 减少围术期并发症与死亡率；早期的系列研究我们选择肿瘤较小与未行治疗的患者行 MIE，所有病例中有 35% 接受化疗，16% 接受放疗，另有 25% 病例有开放手术史。

206 例患者按计划完成 MIE（93%），无紧急中转为开放手术病例；而有 16 例行非紧急中转开放手术，11 例建立舒解粘连的小切口，1 例不能采用 VATS 缝合肋间血管。

该系列病例中有 3 例死亡（死亡率为 1.4%），其中 1 例死于术后肺炎与多器官功能衰竭，1 例术后 5 天死于心肌梗死，第 3 例患者死于术后 3 天心包填塞，死亡患者无吻合口漏或管状胃坏死。推断第 3 例患者死于 VATS 手术操作时心包过度牵拉，致术后心包填塞[43]。相比于开放食管切除术，其死亡率较低（表 19-1）。

吻合口漏发生率为 11.7%。我们的经验是吻合口漏并发症通常与管状胃直径有关；在连续 56 例管状

⬤ **表 19-1　与开放食管切除术相比 MIE 并发症发生率与死亡率**

	Pittsburgh n=222（%）	Michigan n=1085（%）	VA n=1777（%）	Sloan-Kettering n=510（%）	Duke n=379（%）
死亡率	1.4	4	9.8	4	5.8
吻合口漏	11.7	13	NR	21	14
肺炎	7.7	2	21.4	21	16
声带麻痹	3.6	7	NR	4	NR
管状胃坏死	3.2	0.83	NR	1	NR
乳糜胸	3.2	1.7	0.02	2.4	NR
心肌梗死	1.8	NR	1.2	NR	NR
胃排空障碍	1.8	NR	NR	NR	NR
气管撕裂	0.9	0.4	NR	NR	NR
肾衰竭	0.9	NR	2.1	NR	NR
脾切除	0	3.1	NR	NR	NR
迟发性膈疝（＞30 天）	1.8	NR	NR	1.2	NR

NR，未报道

Reprinted from Schuchert MJ，Luketich JD，Fernando HC. Complications of minimally invasive esophagectomy. *Semin Thorac Cardiovasc Surg*. 2004；16：133-141. Copyright 2004。

胃直径为 3 cm 的患者中吻合口漏发生率达 26%，其后系列病例中管状胃直径更大的患者吻合口漏发生率仅 6%，因此术者总有一个不变的学习曲线。

喉返神经损伤是一发生率较高的并发症，其发生机制与颈部分离时过度牵拉神经或分离食管上中 1/3 的损伤相关。我们系列中有 3.6% 的患者发生声带麻痹，低于开放手术组的发生率，部分可能是在 VATS 手术时上胸段食管扩大直视术野的缘故。我们认为于奇静脉上提早显露迷走神经与减少淋巴结切除是减少此区域神经损伤重要的技术细节；然而，如前提到的除喉返神经损伤外，大量颈部吻合术后患者有咽食管吞咽功能障碍，考虑到这些问题促使我们最近将术式转变为完全微创 IvorLewis 术式。

MIE 与开放食管切除相同的其他并发症有乳糜胸、胃排空延迟与气道损伤，这些并发症可能与手术技术相关；乳糜胸发生原因通常是胸导管小分支控制不充分或胸导管撕裂，我们系列中早期有 7 例患者发生（占 3%）。基于我们早期的经验，随后于 VATS 中沿食管右侧用血管夹夹闭从胸导管发出的小分支，将其发生率降至不足 1%。据报道食管切除术后胃排空延迟发生率达 10%，可能由于以下因素如迷走神经切断术、与带状导管相比全尺寸管状胃排空较差、不

完全的幽门肌切开或幽门成形术、管状胃扭转、膈肌上多余胃组织导致 S 形袢效应与膈肌脚打开不足。在我们的系列研究中，仅 2% 的患者 MIE 后有胃排空延迟；幽门成形术而非幽门肌切开术与注意之前所列出的细节均对降低并发症率起较大作用。

幸运的是，严重气管损伤在我们研究系列中极其罕见，仅有 2 例发生，其中 1 例发生在术后呼吸窘迫再插管时，另 1 例认为是由于超声刀不小心损伤气管膜所致。其他学者的系列研究中，气管损伤与较大的胸中段肿瘤切除相关，通常是由于游离食管时牵拉或电刀损伤的缘故。对这类较大的肿瘤切除时，尤其是已接受新辅助放疗患者，我们推荐开胸手术切除。

中位随访 19 个月后，MIE 的总体生存率与开放食管切除术相似。预后的评估重要的不仅仅是总生存率，而且还有食管切除术后患者生活质量。我们已经通过对 MIE 手术前后的患者进行验证生活质量仪器测试 [ShortForm-36（SF-36）] 与疾病特异性问卷调查 [the Gastroesophageal Reflux Disease Health-Related Quality of Life（GERD-HR-QOL）index44[44]。（GERD-HR-QOL）。仪器测试出食管切除术后吞咽困难与胃灼热分数较高，4% 的患者有严重、难控制反流；此外，整体生活质量 SF-36 量表测定 MIE 组相较年龄匹配

的对照组无差异。

以我们的经验，微创 McKeown 手术的技术关注点是颈部分离。喉返神经损伤、咽部通过阻碍和喉返神经未损伤情况下吞咽功能障碍经常发生；而且，颈部吻合开放手术系列中吻合口狭窄与吻合口漏发生率呈增加趋势[45]。我们最近使用了完全胸腹腔镜联合 Ivor Lewis 食管切除术后，这些已不再出现；然而，我们优选暂时行一小胸部切口（杂交手术）行胸腔内吻合术。

除个案报道外，最近有一些关于胸腹腔镜联合 Ivor Lewis 食管切除术的系列经验报道[46-47]。Kunisaki 等报道小规模完全胸腹腔镜联合 Ivor Lewis 食管切除术（n=15），发现吻合口漏发生率高（13.3%）、住院时间延长（30 天）[48]。我们最近报道目前最大规模胸腹腔镜联合完全微创 Ivor Lewis 食管切除术（n=50）[49]，这些病例中前 35 例计划用小切口杂交方法，后 15 例采用完全胸腹腔镜联合 Ivor Lewis 食管切除术。全组平均住院时间为 9 天，完全微创治疗组显著缩短（7 天 vs. 9 天），两组入住 ICU 住院天数均为 1 天，吻合口漏率为 6%；所有肺炎的发生率（10%）均发生于小切口杂交手术组，更重要的是无喉返神经损伤。

我们相信完全胸腹腔镜联合 Ivor Lewis 手术最终将重现我们提出 MIE 技术时报道的低并发症发生率与死亡率的成果。省略颈部分离，将喉返神经损伤降至为 0，从理论上讲，可推测胸腔吻合应减少咽部通过与口咽吞咽功能障碍。应当强调的是此术式有一条曲折的操作者学习曲线，血液与肺均可使手术区域最为关键的食管视野模糊。有描述患者俯卧位为一种可替代的方法，便于显露手术野与解决上述技术问题[50]。

食管良性疾病

食管平滑肌瘤切除术

平滑肌瘤是食管最常见良性肿瘤，占所有肿瘤的 2/3[51]，发生于食管中段（33%）与下段（56%）、分布于食管壁平滑肌[51]；因此，由于颈部食管主要由骨骼肌构成，因此平滑肌瘤罕见。绝大多数平滑肌瘤源于食管固有肌层，延伸至食管腔内；然而，有时其源于黏膜肌层，这种情况下由于食管的蠕动，肿瘤呈有蒂生长[52]。

超过 85% 的较小平滑肌瘤的患者无临床症状。当出现症状通常为非特异性的，如胸痛、反流、吞咽困难等，罕见的情况是肿瘤形成溃疡，表现为胃肠道出血。有趣的是，肿瘤大小与症状发生频率或严重程度无明确关联[53,54]。

大家对这类常见肿瘤的自然史仍没有较好的了解，因此对无症状肿瘤切除指南亦不明确；当然，对有症状肿瘤的切除或可疑恶性组织学活检均是适当的。在大多病例中，超过 3 ~ 5 cm 的无症状肿瘤亦是切除的标准；然而，肿瘤大小数年内可维持稳定已能很好地证明其性质[55]，而且与胃平滑肌肿瘤不同，食管平滑肌瘤退变为平滑肌肉瘤的倾向极其罕见，实际上仅有 2 例病例记录[56,57]。较为明确的是，决定手术的建议取决于与手术相关并发症的发生率。

切除技术

切除的途径取决于肿瘤位置。在大多数已发表的系列研究中，包括我们的经验，是胸段食管良性肿瘤（平滑肌瘤）可通过右侧 VATS 或右侧开胸入路，对远端或胃食管连接部肿瘤可采用经膈裂孔腹腔镜手术[58-60]。虽然有经左侧胸腔镜切除肿瘤的病例报道[61]，我们不支持此途径。同样，远端胸食管良性肿瘤可采用经膈裂孔腹腔镜手术去除，我们认为经右胸可有更好的显露。我们倾向采用微创手术切除肿瘤，大于 7 cm 肿瘤保留开胸或剖腹探查术。本章节主要描述右侧 VATS 手术。

1. 患者双腔气管导管插管，单肺通气。
2. 先行食管镜检查确认肿瘤位置，通常原位留置食管镜帮助外科医生确定食管肌层切开部位。一些病例中可留置 54 F 探条便于分离与突出肿瘤位置。
3. 患者取左侧卧位，外科医生站于其背侧。
4. 胸腔镜套管位置与图 19-2 描述的 MIE 相同。
5. 如前所述，于远端肿瘤上横膈缝针显露肿瘤位置，中段食管肿瘤不总需此操作。用超声刀离断肺下韧带，打开覆盖食管纵隔胸膜；在此处，需加以注意保护迷走神经干及其分支。环周游离食管尤其当肿瘤出现在食管左侧，取 Penrose 引流管环绕食管，帮助显露左侧肿瘤（图 19-17）。
6. 沿食管壁肿瘤表面行食管肌切开术（图 19-18）。锐性切开纵行肌层显露平滑肌瘤，注意识别与保留迷走神经干。由于肿瘤坚硬、橡胶样特性通常使其难以夹持，我们通常缝合一针来牵引肿瘤；分离平面是肿瘤、固有肌层与黏膜下层。
7. 用超声刀、电凝钩与内镜剥离器（Covidien, Mansfield, MA）去除肿瘤。
8. 用内镜标本带取出肿瘤。

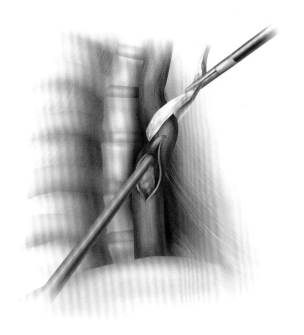

图 19-17　在 Penrose 引流管的辅助下切除食管平滑肌瘤

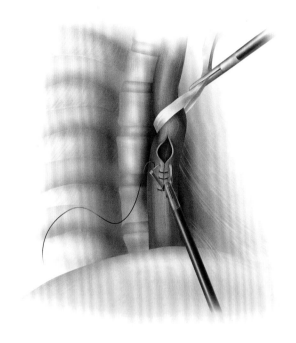

图 19-19　食管肌层切口缝合

例中贴近肌层切开后此症状缓解。

微创胸腔镜平滑肌瘤切除术后效果

　　1990 年至 2005 年间，我们切除了 15 例食管平滑肌瘤[63]；这些病例中有 8 例位于中段食管，6 例位于远端 1/3 食管，所有小于 7 cm 的胸段食管病变的患者采用右侧 VATS 途径，4 例中段食管肿瘤随后因为新发或加重的反流接受抗反流治疗。所有病例无围术期并发症，平均住院日 2、3 天，1 例手术时发生黏膜损伤，探条引导下用 endo-GIA 吻合器修复、无并发症，肿瘤平均直径是 2.7 cm；然而，我们可以通过微创技术安全地切除 8 cm 大小肿瘤。较大的肿瘤具有更大的技术挑战，我们建议使用胸腔镜切除小于 7 cm 的肿瘤。在有限的资料基础上，肿瘤大小与术后反流发生无必然联系；由于有潜在的术后延迟反流，需密切随访患者。

贲门失弛缓症治疗

　　微创技术的引进彻底改变贲门失弛缓症患者的治疗方式。手术治疗的长期获益已有多年的明确记录[64-65]；然而，过去，由于患者行食管肌层切开需开胸，所以通常不推荐手术治疗。微创技术的出现，使手术作为此病的主要治疗方式再次兴起[4]。

　　大多数外科医生有采用腹腔镜治疗贲门失弛缓症的经验并将其作为首选方法（参考第 14 章）。实际

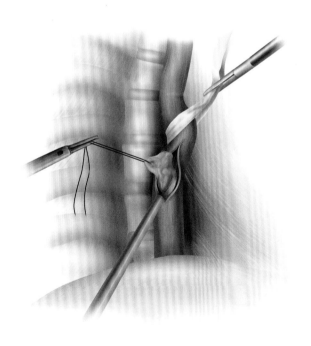

图 19-18　胸腔镜下食管肌层切开术

　9. 取出肿瘤后将食管浸入水中，食管镜通气检查测试食管黏膜的完整性。

　10. 用 2-0 Surgidac 内镜缝针间断缝合肌层切口（图 19-19）。虽然并非所有外科医生认为缝合是必需的[62]，有研究证实，由于肌层切开部位形成假性黏膜憩室而发生术后吞咽困难，在这些病

上，在我们的系列微创食管肌层切开术病例中，92% 的患者接受腹腔镜手术[66-67]；同样，早期使用 VATS 肌层切开术者现支持胸腔镜法[68]。但是，我们有理由认为胸腔镜是一个可接受的选择；胸腔镜手术中，食管远端与胃食管连接部均可直视，无需分离膈食管韧带。因此，胸腔镜推崇者认为保存此韧带有助于防止通常发生于食管肌层切开术后的食管反流，而不需抗反流手术[69]。

然而，胸腔镜食管肌层切开术有其固有缺点。首先，因单肺通气导致麻醉复杂；另外，对于患者来说，胸腔镜更不舒服，尤其是有一个"小开胸切口"[70-71]，术后需胸管引流；更重要的是，胸腔镜可能切开不完全。反对者认为在食管垂直平面操作与经胸腔延展至胃的肌层切开术有难度[72]；此外，腹腔镜附加部分胃底折叠术已成为治疗失弛缓症的标准治疗，而且更易施行，腹腔镜治疗结果可重复。

总体来说，胸腔镜手术已证明可使 76% 的贲门失弛缓症患者症状改善；与腹腔镜手术相比，结果并不占优，文献记录报道的 500 例病例中，94% 的吞咽困难症状缓解[72]。另外，胸腔镜术后食管反流发生率为 35%，而与之相应的是腹腔镜食管肌层切开与胃底折叠术后，其发生率为 9%[73]。

最新报道的胸腔镜食管肌层切开术的"杂交手术"，需采用标准器械切开胸壁小切口[74-75]；另外，置入穿刺器可提供照明和反向牵拉，此方法可能反映胸外科医生的喜好，其可能对腹腔镜手术不熟悉。正如大多数医生喜欢切开术，我们赞成腹腔镜；在我们看来，仅患者有多次腹部手术史等不利条件才是 VATS 切除术的潜在候选者；即使这种情况下，腹腔镜手术仍应优先考虑。

其他适应证

已有多种胸腔镜食管手术的描述，由于疾病少见与病例研究数较少，胸腔镜手术的优点难以确定。除食管肿瘤（良性和恶性）与贲门失弛缓症，食管憩室胸腔镜手术已有报道。与食管平滑肌瘤文献相似，多位作者报道利用经膈裂孔腹腔镜手术治疗膈上食管或接近胃食管连接部憩室。Palanivelu 等报道了目前大的、最新的微创手术经验[76]，在其病例系列中，有 8 例膈上（定义为位于 GE 连接部 10 cm 内）和 4 例胸段（"中段食管"）憩室切除，腹腔镜手术（有或无切开术与胃底折叠）用于行膈上憩室切除，而卧位右侧胸腔镜用于胸段憩室，肌层切开仅用于有潜在运动障

碍的患者；仅 1 例 VATS 切除胸食管憩室的患者出现吻合口漏。一些较小病例（少于 5 例）报道认为其效果"优良"[77-78]。但法国一个包括 11 例患者的更大系列中，3 例出现胃食管瘘、2 例需再次手术[79]，作者总结：较胸段食管憩室的开放手术治疗，微创手术并未带来明显获益效益。我们回顾此疾病的治疗经验[80]，在 UPMC，在行微创手术治疗食管憩室（腹腔镜或胸腔镜）的 20 例患者中，4 例患者出现食管瘘，1 例死亡；总体来说，小规模胸腔中段憩室胸腔镜的治疗结果，表现出较大的潜在并发率发病率，有 20% ~ 30% 的漏发生率；治疗膈上憩室（伴或不伴肌层切开术与胃底折叠术的手术切除取决于潜在的病理）似乎取得较低的并发症发生率。

胸腔镜治疗 Boerhaave 综合征[81-82]与修复食管癌术后吻合口漏[83]亦有个案报道。如医生认为它可安全、迅速地探查这类半急诊病例，微创方法值得考虑。一般情况下，我们采用开放手术治疗这类疾病。

参考文献

1. Dallemagne B, Weerts JM, Jehaes C, Markiewicz S, Lombard R. Laparoscopic Nissen fundoplication: preliminary report. *Surg Laparosc Endosc.* 1991 Sep;1(3):138–143.
2. Ackroyd R, Watson DI, Majeed AW, Troy G, Treacy PJ, Stoddard CJ. Randomized clinical trial of laparoscopic versus open fundoplication for gastro-oesophageal reflux disease. *Br J Surg.* 2004;91(8):975–982.
3. Douard R, Gaudric M, Chaussade S, Couturier D, Houssin D, Dousset B. Functional results after laparoscopic Heller myotomy for achalasia: a comparative study to open surgery. *Surgery.* 2004 Jul; 136(1):16–24.
4. Patti MG, Fisichella PM, Perretta S, et al. Impact of minimally invasive surgery on the treatment of esophageal achalasia: a decade of change. *J Am Coll Surg.* 2003;196(5):698–703; discussion 703–705.
5. Little AG. Gastroesophageal reflux disease: a historical review of surgical therapy. *J Surg Res.* 2004 Mar;117(1):30–33.
6. Birkmeyer JD, Siewers AE, Finlayson EV, et al. Hospital volume and surgical mortality in the United States. *New Engl J Med.* 2002 Apr 11;346(15):1128–1137.
7. Millikan KW, Silverstein J, Hart V, et al. A 15-year review of esophagectomy for carcinoma of the esophagus and cardia. *Arch Surg.* 1995;130(6): 617–624.
8. McAnena OJ, Rogers J, Williams NS. Right thoracoscopically assisted oesophagectomy for cancer. *Br J Surg.* 1994;81(2):236–238.
9. Collard JM, Lengele B, Otte JB, Kestens PJ. En bloc and standard esophagectomies by thoracoscopy. *Ann Thorac Surg.* 1993 Sep;56(3):675–679.
10. Peracchia A, Rosati R, Fumagalli U, Bona S, Chella B. Thoracoscopic esophagectomy: are there benefits? *Semin Surg Oncol.* 1997 Jul–Aug; 13(4): 259–262.
11. Luketich JD, Alvelo-Rivera M, Buenaventura PO, et al. Minimally invasive esophagectomy: outcomes in 222 patients. *Ann Surg.* 2003 Oct;238(4):486–494; discussion 94–95.
12. Luketich JD, Schauer P, Landreneau R, et al. Minimally invasive surgical staging is superior to endoscopic ultrasound in detecting lymph node metastases in esophageal cancer. *J Thorac Cardiovasc Surg.* 1997 Nov;114(5):817–821; discussion 21–23.
13. al-Sarraf M, Martz K, Herskovic A, et al. Progress report of combined chemoradiotherapy versus radiotherapy alone in patients with esophageal cancer: an intergroup study. *J Clin Oncol.* 1997;15(1):277–284.
14. Hulscher JB, van Sandick JW, de Boer AG, et al. Extended transthoracic

resection compared with limited transhiatal resection for adenocarcinoma of the esophagus. *New Engl J Med*. 2002 Nov 21;347(21):1662–1669.

15. Bedenne L, Michel P, Bouche O, et al. Chemoradiation followed by surgery compared with chemoradiation alone in squamous cancer of the esophagus: FFCD 9102. *J Clin Oncol*. 2007 Apr 1;25(10):1160–1168.

16. Stahl M, Stuschke M, Lehmann N, et al. Chemoradiation with and without surgery in patients with locally advanced squamous cell carcinoma of the esophagus. *J Clin Oncol*. 2005 Apr 1;23(10):2310–2307.

17. Ajani J, D'Amico TA, Hayman JA, Meropol NJ, Minsky B. Esophageal cancer. Clinical practice guidelines in oncology. *J Natl Compr Canc Netw*. 2003;1(1):14–27.

18. Chang L, Stefanidis D, Richardson WS, Earle DB, Fanelli RD. The role of staging laparoscopy for intraabdominal cancers: an evidence-based review. *Surg Endosc*. 2009;23(2):231–241.

19. Luketich JD, Meehan M, Nguyen NT, et al. Minimally invasive surgical staging for esophageal cancer. *Surg Endosc*. 2000;14(8):700–702.

20. Flanagan FL, Dehdashti F, Siegel BA, et al. Staging of esophageal cancer with 18F-fluorodeoxyglucose positron emission tomography. *AJR Am J Roentgenol*. 1997;168(2):417–424.

21. Kole AC, Plukker JT, Nieweg OE, Vaalburg W. Positron emission tomography for staging of oesophageal and gastroesophageal malignancy. *Br J Cancer*. 1998 Aug;78(4):521–527.

22. Dwamena BA, Sonnad SS, Angobaldo JO, Wahl RL. Metastases from non-small cell lung cancer: mediastinal staging in the 1990s—meta-analytic comparison of PET and CT. *Radiology*. 1999 Nov;213(2):530–536.

23. Hellwig D, Ukena D, Paulsen F, Bamberg M, Kirsch CM. [Meta-analysis of the efficacy of positron emission tomography with F-18-fluorodeoxyglucose in lung tumors. Basis for discussion of the German Consensus Conference on PET in Oncology 2000]. *Pneumologie (Stuttgart, Germany)*. 2001;55(8):367–377.

24. Luketich JD, Schauer PR, Meltzer CC, et al. Role of positron emission tomography in staging esophageal cancer. *Ann Thorac Surg*. 1997 Sep;64(3):765–769.

25. Luketich JD, Friedman DM, Weigel TL, et al. Evaluation of distant metastases in esophageal cancer: 100 consecutive positron emission tomography scans. *Ann Thorac Surg*. 1999 Oct;68(4):1133–1136; discussion 6–7.

26. Tytgat GN, Tio TL. Esophageal ultrasonography. *Gastroenterol Clin North Am*. 1991 Dec;20(4):659–671.

27. Saunders HS, Wolfman NT, Ott DJ. Esophageal cancer. Radiologic staging. *Radiol Clin North Am*. 1997 Mar;35(2):281–294.

28. Vickers J. Role of endoscopic ultrasound in the preoperative assessment of patients with oesophageal cancer. *Ann R Coll Surg Engl*. 1998 Jul;80(4):233–239.

29. Krasna MJ, Reed CE, Nedzwiecki D, et al. CALGB 9380: a prospective trial of the feasibility of thoracoscopy/laparoscopy in staging esophageal cancer. *Ann Thorac Surg*. 2001;71(4):1073–1079.

30. Walsh TN, Noonan N, Hollywood D, Kelly A, Keeling N, Hennessy TP. A comparison of multimodal therapy and surgery for esophageal adenocarcinoma. *New Engl J Med*. 1996 Aug 15;335(7):462–467.

31. Steup WH, De Leyn P, Deneffe G, Van Raemdonck D, Coosemans W, Lerut T. Tumors of the esophagogastric junction. Long-term survival in relation to the pattern of lymph node metastasis and a critical analysis of the accuracy or inaccuracy of pTNM classification. *J Thorac Cardiovasc Surg*. 1996;111(1):85–94; discussion 94–95.

32. Kassis ES, Nguyen N, Shriver SP, Siegfried JM, Schauer PR, Luketich JD. Detection of occult lymph node metastases in esophageal cancer by minimally invasive staging combined with molecular diagnostic techniques. *JSLS*. 1998 Oct–Dec;2(4):331–336.

33. Godfrey TE, Raja S, Finkelstein SD, Gooding WE, Kelly LA, Luketich JD. Prognostic value of quantitative reverse transcription-polymerase chain reaction in lymph node-negative esophageal cancer patients. *Clin Cancer Res*. 2001;7(12):4041–4048.

34. Akaishi T, Kaneda I, Higuchi N, et al. Thoracoscopic en bloc total esophagectomy with radical mediastinal lymphadenectomy. *J Thorac Cardiovasc Surg*. 1996 Dec;112(6):1533–1540; discussion 40–41.

35. Robertson GS, Lloyd DM, Wicks AC, Veitch PS. No obvious advantages for thoracoscopic two-stage oesophagectomy. *Br J Surg*. 1996;83(5):675–678.

36. Law S, Wong J. Use of minimally invasive oesophagectomy for cancer of the oesophagus. *Lancet Oncol*. 2002;3(4):215–222.

37. DePaula AL, Hashiba K, Ferreira EA, de Paula RA, Grecco E. Laparoscopic transhiatal esophagectomy with esophagogastroplasty. *Surg Laparosc Endosc*. 1995 Feb;5(1):1–5.

38. Swanstrom LL, Hansen P. Laparoscopic total esophagectomy. *Arch Surg*. 1997;132(9):943–947; discussion 7–9.

39. Atkins BZ, Shah AS, Hutcheson KA, et al. Reducing hospital morbidity and mortality following esophagectomy. *Ann Thorac Surg*. 2004 Oct;78(4):1170–1176; discussion 1170–1176.

40. Martin RE, Letsos P, Taves DH, Inculet RI, Johnston H, Preiksaitis HG. Oropharyngeal dysphagia in esophageal cancer before and after transhiatal esophagectomy. *Dysphagia*. 2001 Winter;16(1):23–31.

41. Easterling CS, Bousamra M, 2nd, Lang IM, et al. Pharyngeal dysphagia in postesophagectomy patients: correlation with deglutitive biomechanics. *Ann Thorac Surg*. 2000;69(4):989–992.

42. Bhat MA, Dar MA, Lone GN, Dar AM. Use of pedicled omentum in esophagogastric anastomosis for prevention of anastomotic leak. *Ann Thorac Surg*. 2006 Nov;82(5):1857–1862.

43. Cherian V, Divatia JV, Kulkarni A, Dasgupta D. Cardiomediastinal tamponade and shock following three-stage transthoracic oesophagectomy. *J Postgrad Med*. 2001 Jul–Sep;47(3):185–187.

44. Velanovich V, Vallance SR, Gusz JR, Tapia FV, Harkabus MA. Quality of life scale for gastroesophageal reflux disease. *J Am Coll Surg*. 1996 Sep;183(3):217–224.

45. Rizk NP, Bach PB, Schrag D, et al. The impact of complications on outcomes after resection for esophageal and gastroesophageal junction carcinoma. *J Am Coll Surg*. 2004;198(1):42–50.

46. Watson DI, Davies N, Jamieson GG. Totally endoscopic Ivor Lewis esophagectomy. *Surg Endosc*. 1999;13(3):293–297.

47. Nguyen NT, Follette DM, Lemoine PH, Roberts PF, Goodnight JE, Jr. Minimally invasive Ivor Lewis esophagectomy. *Ann Thorac Surg*. 2001 Aug;72(2):593–596.

48. Kunisaki C, Hatori S, Imada T, et al. Video-assisted thoracoscopic esophagectomy with a voice-controlled robot: the AESOP system. *Surg Laparosc Endosc Percutan Tech*. 2004 Dec;14(6):323–327.

49. Bizekis C, Kent MS, Luketich JD, et al. Initial experience with minimally invasive Ivor Lewis esophagectomy. *Ann Thorac Surg*. 2006 Aug;82(2):402–406; discussion 6–7.

50. Palanivelu C, Prakash A, Senthilkumar R, et al. Minimally invasive esophagectomy: thoracoscopic mobilization of the esophagus and mediastinal lymphadenectomy in prone position—experience of 130 patients. *J Am Coll Surg*. 2006l;203(1):7–16.

51. Seremetis MG, Lyons WS, deGuzman VC, Peabody JW, Jr. Leiomyomata of the esophagus. An analysis of 838 cases. *Cancer*. 1976 Nov;38(5):2166–2177.

52. Lee LS, Singhal S, Brinster CJ, et al. Current management of esophageal leiomyoma. *J Am Coll Surg*. 2004;198(1):136–146.

53. Hatch GF, 3rd, Wertheimer-Hatch L, Hatch KF, et al. Tumors of the esophagus. *World J Surg*. 2000;24(4):401–411.

54. Fountain SW. Leiomyoma of the esophagus. *Thorac Cardiovasc Surg*. 1986 Jun;34(3):194–195.

55. Glanz I, Grunebaum M. The radiological approach to leiomyoma of the oesophagus with a long-term follow-up. *Clin Radiol*. 1977 Mar;28(2):197–200.

56. Biasini A. Su di un caso di fibroleiomyoma dell'esofago ipobronchiale in trasformazione maligna asportazione per via transpleurodiaframmatica ed esofago-gastrostomia guarigione. *Pathologica*. 1949;41:260–267.

57. Calmenson M, Claggett O. Surgical removal of leiomyomas of the esophagus. *Am J Surg*. 1946;72:745–747.

58. Bonavina L, Segalin A, Rosati R, Pavanello M, Peracchia A. Surgical therapy of esophageal leiomyoma. *J Am Coll Surg*. 1995 Sep;181(3):257–262.

59. Roviaro GC, Maciocco M, Varoli F, Rebuffat C, Vergani C, Scarduelli A. Videothoracoscopic treatment of oesophageal leiomyoma. *Thorax*. 1998;53(3):190–192.

60. Samphire J, Nafteux P, Luketich J. Minimally invasive techniques for resection of benign esophageal tumors. *Semin Thorac Cardiovasc Surg*. 2003;15(1):35–43.

61. Li ZG, Chen HZ, Jin H, et al. Surgical treatment of esophageal leiomyoma located near or at the esophagogastric junction via a thoracoscopic approach. *Dis Esophagus*. 2009;22(2):185–189.

62. Hennessy TPJ, Cuschieri A. Tumours of the esophagus. In: Hennessy TPJ, Cuschieri A, eds. *Surgery of the Oesophagus*. 2nd ed. Oxford, UK; Boston, MA: Butterworth Heinemann; 1992:275–327.

63. Kent M, d'Amato T, Nordman C, et al. Minimally invasive resection of benign esophageal tumors. *J Thorac Cardiovasc Surg*. 2007 Jul;134(1):176–181.

64. Ellis FH, Jr. Oesophagomyotomy for achalasia: a 22-year experience. *Br J Surg*. 1993;80(7):882–885.

65. Ferguson MK, Reeder LB, Olak J. Results of myotomy and partial fundoplication after pneumatic dilation for achalasia. *Ann Thorac Surg*. 1996

Aug;62(2):327–330.

66. Luketich JD, Fernando HC, Christie NA, et al. Outcomes after minimally invasive esophagomyotomy. *Ann Thorac Surg.* 2001 Dec;72(6):1909–1912; discussion 12–13.

67. Schuchert MJ, Luketich JD, Landreneau RJ, et al. Minimally-invasive esophagomyotomy in 200 consecutive patients: factors influencing postoperative outcomes. *Ann Thorac Surg.* 2008;85(5):1729–1734.

68. Pellegrini C, Wetter LA, Patti M, et al. Thoracoscopic esophagomyotomy. Initial experience with a new approach for the treatment of achalasia. *Ann Surg.* 1992 Sep;216(3):291–296; discussion 6–9.

69. Codispoti M, Soon SY, Pugh G, Walker WS. Clinical results of thoracoscopic Heller's myotomy in the treatment of achalasia. *Eur J Cardiothorac Surg.* 2003 Oct;24(4):620–624.

70. Lee JM, Wang CH, Huang PM, et al. Enduring effects of thoracoscopic Heller myotomy for treating achalasia. *World J Surg.* 2004;28(1):55–58.

71. Kesler KA, Tarvin SE, Brooks JA, Rieger KM, Lehman GA, Brown JW. Thoracoscopy-assisted Heller myotomy for the treatment of achalasia: results of a minimally invasive technique. *Ann Thorac Surg.* 2004;77(2):385–391; discussion 91–92.

72. Abir F, Modlin I, Kidd M, Bell R. Surgical treatment of achalasia: current status and controversies. *Dig Surg.* 2004;21(3):165–176.

73. Richards WO, Torquati A, Holzman MD, et al. Heller myotomy versus Heller myotomy with Dor fundoplication for achalasia: a prospective randomized double-blind clinical trial. *Ann Surg.* 2004 Sep;240(3):405–412; discussion 12–15.

74. Agrawal D, Meekison L, Walker WS. Long-term clinical results of thoracoscopic Heller's myotomy in the treatment of achalasia. *Eur J Cardiothorac Surg.* 2008 Aug;34(2):423–426; discussion 6.

75. Ma N, Zhong H, Ye C, Shan G, Zhang F, Mei J. Minimally invasive thoracoscope-assisted Heller myotomy for achalasia. *Asian Cardiovasc Thorac Ann.* 2008 Dec;16(6):459–462.

76. Palanivelu C, Rangarajan M, Maheshkumaar GS, Senthilkumar R. Minimally invasive surgery combined with peroperative endoscopy for symptomatic middle and lower esophageal diverticula: a single institute's experience. *Surg Laparosc Endosc Percutan Tech.* 2008 Apr;18(2):133–138.

77. Beckerhinn P, Kriwanek S, Pramhas M, Armbruster C, Roka R. Video-assisted resection of pulsative midesophagus diverticula. *Surg Endosc.* 2001;15(7):720–722.

78. Dado G, Bresadola V, Terrosu G, Bresadola F. Diverticulum of the midthoracic esophagus: pathogenesis and surgical treatment. *Surg Endosc.* 2002;16(5):871.

79. Levard H, Carbonnel F, Perniceni T, et al. [Minimally invasive surgery for diverticula of the thoracic esophagus. Results in 11 patients]. *Gastroenterol Clin Biol.* 2001;25(10):885–890.

80. Fernando HC, Luketich JD, Samphire J, et al. Minimally invasive operation for esophageal diverticula. *Ann Thorac Surg.* 2005 Dec;80(6):2076–2080.

81. Ikeda Y, Niimi M, Sasaki Y, Shatari T, Takami H, Kodaira S. Thoracoscopic repair of a spontaneous perforation of the esophagus with the endoscopic suturing device. *J Thorac Cardiovasc Surg.* 2001;121(1): 178–179.

82. Landen S, El Nakadi I. Minimally invasive approach to Boerhaave's syndrome: a pilot study of three cases. *Surg Endosc.* 2002;16(9):1354–1357.

83. Nguyen NT, Follette DM, Roberts PF, Goodnight JE, Jr. Thoracoscopic management of postoperative esophageal leak. *J Thorac Cardiovasc Surg.* 2001;121(2):391–392.

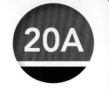

食管恶性疾病展望

Thomas R. DeMeester

（陈建军 译）

此书中，香港 Simon Law 教授团队撰写食管癌诊断与治疗章节，波士顿 David Sugarbaker 团队拟写了有关切除与重建前肠的技术，匹兹堡的 James Luketich 教授团队拟写了有关食管切除的微创手术，而 Michael Zinner 教授写了一封信邀请我撰写我本人的观点，我感到十分荣幸。说实话，我很少撰写如此好且深刻的综述。在阅读时，激发我想将自己经验一起讨论的兴趣，通常这样我可能提出有价值的思考或选择；偶尔还可指出需要注意之处或引起一些争论。

食管腺癌发生率快速增长的原因仍是个疑问，它是实体肿瘤中发病率变化最明显的；这种变化很大程度上源于高加索人种，并被认为与胃食管反流与其并发症——Barrett 食管有关。肥胖患者有可能诱发食管癌发生，亦被认为是一种原因。我仍支持此假说：有效的抑酸治疗对食管癌流行病学改变发挥重要作用。腺癌发生率从 1975 年开始升高，与此同时，有效的抑酸药 H_2 阻断剂亦被广泛地使用；随后，H_2 阻断药逐渐由质子泵抑制剂替代，后者有更强的抑酸能力。虽然缺乏长期大样本、前瞻性、随机、无偏倚试验证实此假说，但是最新的外科与医学文献发表的小样本、非随机、无偏倚试验让医师们信服此假说。一项最新研究显示[1]，接受质子泵抑制剂治疗且反流症状缓解或反流症状轻度持续患者，其食管腺癌的发生率较治疗后仍有严重反流症状患者高。个人认为此现象是由于抑酸治疗减少胃液酸性内容物，从而减轻反流症状，使得胃液 pH 值从 < 2 升至 4 或更高，使胃处于一个弱酸环境；另一方面，pH 升高可增加胆汁酸在中和后的反流胃液中的溶解。在 pH 4 ~ 6 时，胆汁酸很容易进入 Barrett 食管的细胞；在细胞中，胆汁酸是一种 CDX2 激活剂，而 CDX2 是促进肠化生的最强基因刺激因子。其亦同时促进一些与肠化 Barrett

上皮转化为腺癌相关基因的表达。与此相反，药物治疗后仍有严重的反流症状则表明抑酸作用不完全，较酸的胃液可使胆汁酸沉淀出来，使其促癌效果无效，因此肠化生或腺癌发生率降低。

目前通常认为无证据表明对于 Barrett 食管患者，定期监测可改善生存期，我与 Law 教授一样，对其持反对意见；我相信诊断为 Barrett 食管的患者应接受定期监测。我们的经验指出，对 Barrett 食管患者定期监测可早期发现肿瘤；确实，发现 T1N0 早期肿瘤的概率逐渐升高，在最近数年，约 50% 的切除肿瘤为早期，从另一个角度看，Barrett 食管患者中发现的肿瘤，有 86% 为 Ⅰ 期。

最新肿瘤分期系统，对于胃贲门癌侵及胃食管连接部的肿瘤，将其归于食管癌比胃癌更为恰当；此改进仍不准确，原因在于无法统一定位胃食管连接部的位置。2000 年，解剖和外科病理董事协会将胃食管连接部定义为经过管状食管末端，开始汇入胃的一条水平线；按照此定义，贲门癌通常起源于贲门区域的肠化生，并与末端食管腺癌十分相似。我们认为在组织学上定义胃食管连接部更准确，即胃黏膜中泌酸部分的最近缘；正常人群此边缘头侧区域表面为鳞状上皮，而反流患者中则含有多变的化生柱状上皮（贲门的、贲门泌酸腺、肠的）此区域边界不一致。获得 Barrett 食管准确的发生率对了解此位置肿瘤至关重要；如准确率提高，Barrett 食管腺癌发生率可能增加 1 倍或更多，此区域的腺癌的多发使我们欣慰，可使 Barrett 食管患者进行筛查的成本效益更高。

对 Barrett 食管患者的内镜监测已发现，在 Barrett 段有大量的高度异型增生，大多数人认为此为开始干预治疗的标志。内镜下黏膜消融新技术使我们在保留食管前提下，治疗高度异型增生，且并发症发生率与死亡率均低于食管切除术，但这两种治疗方法生存期类似，对此类患者应减少外科切除的概率。但较多患者可于扁平 Barrett 段发现结节或溃疡病变，这类病变须通过内镜下黏膜切除以明确病变性质，如果是癌，还须明确其侵犯深度。如病变局限于固有层，可对 Barrett 部分进行消融治疗；如肿瘤超过黏膜肌层，则发生淋巴结转移的概率明显增加，可能需行食管切除术。虽然相关反对意见仍有缺陷，但对于侵及黏膜下层的病变行内镜下切除仍不安全；为给予正确的治疗，外科医生应熟练掌握内镜检查和内镜黏膜切除，但这种训练机会十分有限，并且需要外科住院医师评审委员会和美国外科委员会的许可。这种新型治疗是一种极度劳动密集型技术，同时伴有导致肿瘤进展风险；因此处理这些患者时应十分谨慎。以我们的经验，对以下这些情况，并不适合保留食管，而应采取保留迷走神经食管切除术：(1) 较长 Barrett 食管中有高度异型增生；(2) 食管较短同时合并有较大裂孔疝；(3) 食管合并严重运动问题；(4) 多发高度异型增生；(5) 多次消融治疗失败。此手术较标准经胸或经裂孔食管切除术围术期死亡率低、且住院时间短，其远期并发症中体重减轻、倾倒综合征与腹泻等明显地减少 [2]。

对于符合标准侵及黏膜下层或更深层局部食管癌患者，外科切除仍是主要治疗手段。我认为，唯一一例外是过于靠近环咽肌的颈部食管癌，可能阻碍我们获得切缘阴性；这类患者更应选择放化疗。如发现肿瘤复发，可行咽喉食管全切除术作为一种补救性治疗，而患者理解手术治疗前流程，并愿意于放化疗后接受每年的监测至关重要。对于合适的颈部下段或胸部上段食管癌患者，可先使用放、化疗进行减瘤治疗，随后再切除食管并用游离空肠置入重建；对于合适的胸部中段或下段食管癌、胃食管连接部癌、贲门癌患者，应采取全食管切除和淋巴结清扫术，此治疗方式的优势最近逐渐显现，受益最明显的是当切除标本中包含超过 30 枚淋巴结、且受侵淋巴结超过 8 枚时；此部位肿瘤的治疗的发展历史已于 10 篇文献中清晰地记录下来 [3-13]。

全食管切除术的关键是确保近端、远端和环周切缘阴性，我同意 Law 教授观点，近端切缘是最为重要的，须确保肿瘤上方以上 10 cm 正常食管。在切除后，新鲜标本长度约收缩 50%，或者正常食管长度缩至 5 cm；如能确保切缘距肿瘤这个距离，吻合口的复发率低于 5%。同样，根治性切除术的标本环周径向切缘应保证大于 1 mm，此为影响预后的一个重要独立变量 [13]；简单地说，根治性切除术后环周径向阴性切缘宽度小于 1 cm 患者，其死于肿瘤的风险可翻倍。正如所料，阴性环周径向切缘对于部分或无淋巴结转移患者最为重要。

整块切除包括完全的淋巴结清扫术，清扫淋巴结数目是影响预后的一项独立因素，为达到最大生存获益，最少应清除 23 ～ 29 个淋巴结，清扫额外的淋巴结有所获益，但其治疗效果可能下降。进行 COX 回顾分析发现淋巴结清扫数目是第 3 位重要的影响患者预后的连续变量，位于转移淋巴结数目与肿瘤浸润深度之后；在这 3 项因素中，仅淋巴结清扫数目受手术医师的影响，整块切除食管与尽可能清扫淋巴结是此手术的两个重要方面。

我并不相信附加行颈部淋巴结三区清扫可足够改善生存期，去抵消其增加的并发症；我们更愿意于首次手术 1 年后，行正电子发射断层显像（PET）与超声检查，如发现有或疑似淋巴结转移，再行改良颈部淋巴结清扫术。但有一种例外情况，首次手术拟行颈部吻合而解剖颈部时，发现不明喉返淋巴结时，应行颈部淋巴结清扫、切除左侧喉返与颈深淋巴结。

在一项独特的研究中，采用回顾性病例对照研究对比整块切除与经裂孔切除手术，研究随机选取淋巴结转移情况、肿瘤大小相同的透壁肿瘤（T3）患者，结果显示，整块切除生存获益仅限于淋巴结转移数 ≤ 8 枚的患者，淋巴结转移数 > 9 枚患者预后则无差别，此项随机试验中有关 5 年预后数据比较两种切除方法显示，仅淋巴结转移数目为 1 ～ 8 枚患者，整块切除可明显获益。此发现与多中心国际研究相呼应，其显示有 3 枚淋巴结转移时，全身性转移可能性为 50%，而淋巴结转移数目大于 8 枚时，则为 100%。基于这些研究，整块切除最可能使淋巴结转移数目小于等于 8 枚患者受益，超过此数目患者合并有全身性转移可能性近 100%，整块切除与经裂孔切除均无法提供长期获益。

食管切除术最可怕的并发症是以重建代食管管道的缺血性损伤，通常可导致吻合口漏、脓毒症暴发、多器官衰竭、死亡，此并发症已知的危险因素为糖尿病、高血压、心律不齐、慢性阻塞性肺疾病与术前新辅助治疗。的确，我相信代食管缺血是成功食管切除与重建手术的"阿喀琉斯之踵"，当面对缺血代食管时，我们将其向上拉并固定于颈部而不吻合，将代食管拉至皮下并将 Prolene 线放置于上，并做标记进行延迟重建。将近端残余食管按食管切除术从颈部拉出，并于腹部行空肠营养造口方便寻找；于食管切除术后 90 天，经原颈部切口于颈部完成食管胃吻合术。在过去的数年间，我们按此方法治疗 35 例患者，重建的所有代食管均血供良好，且延迟吻合并未发生吻合口漏、伤口感染和脓毒症等并发症[14]。

如 Law 教授指出，过去 20 年化疗与放、化疗在治疗食管癌应用的增加，这种增长基础是进展期食管癌患者次优手术的治愈率。的确，对于进展期食管癌，远期治疗失败仍是主要问题，应支持和鼓励寻找更有效的全身性化疗药物，或寻找一种方法为支持和鼓励合适患者选择合适的药物。我同意 Law 教授观点，目前新辅助治疗仍存在较多争论，已发表的 meta 分析显示其获益较小或无效果；尽管如此，在美国新辅助治疗仍广泛地开展。目前的随机试验的局限是无法于随机化前进行准确分期，如进行准确的随机化，那么于随机化前，应按已知主要影响生存的因素，如肿瘤分期，将患者平均分配于各组中，随机化的目的仅用以处理未知的影响生存的因素。我的结论是迄今为止的研究显示，新辅助治疗仅对原发肿瘤的减瘤有效。继发性病变缺少类似的反应提示其对化疗的敏感性不同，可能是由于周围细胞同宿主组织细胞的相互作用或细胞免疫反应不同。我推荐对于未来新辅助治疗的研究，应仅基于治疗前通过微创手段进行仔细分期的患者；同时也建议开展辅助化疗的试验，对其是否给予化疗是基于对手术时切除转移淋巴结或术后实质性脏器转移灶的活检的化疗敏感性研究。毫无疑问的是，我们需要一种新方法，基于目前已知对原发肿瘤的减瘤效果向明确化疗方向转移。这种观念是为了消除手术治疗，这也是因为目前手术治疗无法控制局部病灶，在很大程度上外科医师难以或无法完成肿瘤的整块切除。在完成适当的整块切除术后，局部复发率低于 2%、经裂孔切除复发率 ≥ 25%。我的担心是目前在美国食管手术的失败亦同时在英格兰发生，可能会将手术治疗从食管癌治疗的主要位置降至辅助位置。

Wee 与 gngSugarbaker 两位医生对三孔法与 McKeown 法完成完整食管切除术进行了非常好的描述。我们采取与其描述类似的方法，仅少数病例例外；我们从右胸开始，切断肋间静脉，其从血管弓向下至膈裂孔汇入奇静脉，随后解剖出肋间动脉，并按其走行找到与主动脉弓相连部位。将主动脉弓从右开始裸化，并进入左胸；左侧肋间动脉从肋棘突关节后方经过，并不阻碍分离。将游离的奇静脉于与上腔静脉连接处离断，将两侧奇静脉与胸导管一同送标本，奇静脉与

胸导管远端于膈食管裂孔水平，靠近脊椎深部处，用腹腔镜内镜圈套器进行结扎，近端胸导管随后分开。一般不会发生乳糜漏，原因是胸导管近端有瓣膜。左侧与右侧胸腔用 1/2 英寸（1 英寸 =2.54 厘米）Jackson-Pratt（J-P）引流管置于胸后壁引流，右侧临近脊柱、左侧临近主动脉，引流管于标本移除后，上拉管状胃之前，经膈食管裂孔置入。分别通过左、右上象限戳孔引出，可使得右侧唯一胸管于术后第 1 或第 2 天拔除。我们亦通常裸化肝总动脉与肝右动脉前上壁，门静脉上下壁，脾动脉前上壁；裸化门静脉下壁时用静脉拉钩将静脉向尾侧拉，并沿胰头上缘电凝。管状胃宽度约 3 ~ 4 cm，并采用端端吻合器（EEA，US Surgical，Norwalk，CT）行幽门成形术，经导管胃插入吻合器，钉线靠近胃窦，并与幽门环前壁进行吻合。

Luketich 医生团队可被称为是采用腹腔镜与胸腔镜完成食管切除术的开拓者，他们的工作值得称赞，并显示可减少术中死亡率、术后不适与住院时间，其结果之好并不需怀疑；依其声誉，应不会为完成此项新技术而缩小切除范围，而是创造性地改善其方法，以保证分离范围；微创手术的获益，可由扩大的内部手术分离与操作而抵消，这存在一个节点，当达到此点时，微创方式优势消失，手术治疗可仍继续用开放方式，直至技术进一步发展让我们找到更易用的手术方式。我相信微创食管切除术接近了这个点。

参考文献

1. Nason KS, Wichienkuer PP, Awais O, et al. Gastroesophageal reflux disease symptom severity, proton pump inhibitor use, and esophageal carcinogenesis. *Arch Surg.* 2011;146:851–858.
2. Peyre CG, DeMeester SR, Rizzetto C, et al. Vagal-sparing esophagectomy: the ideal operation for intramucosal adenocarcinoma and Barrett with high-grade dysplasia. *Ann Surg.* 2007;246:665–674.
3. DeMeester T, Zaninotto G, Johansson KE, et al. Selective therapeutic approach to cancer of the lower esophagus and cardia. *J Thorac Cardiovasc Surg.* 1988;95:42–52.
4. Letters to the editor; J Kirklin J, Blackstone E. The DeMeester paper on carcinoma of the esophagus. *J Thorac Cardiovasc Surg.* 1990;100:456–458.
5. Hagen J, Peters JH, DeMeester TR, et al. Superiority of extended en bloc esophagogastrectomy for carcinoma of the lower esophagus and cardia. *J Thorac Cardiovasc Surg.* 1993;106:850–859.
6. Hagen J, DeMeester SR, Peters JH, Chandrasoma P, DeMeester TR. Curative resection for esophageal adenocarcinoma, analysis of 100 en bloc esophagectomies. *Ann Surg.* 2001;234:520–531.
7. Hulscher JBF, van Sandick JW, de Boer AG, et al. Extended transthoracic resection compared with limited transhiatal resection for adenocarcinoma of the esophagus. *N Eng J Med.* 2002;347:1662–1709.
8. Johansson J, DeMeester TR, Hagen JA, et al. En bloc vs. Transhiatal esophagectomy for stage T3 N1 adenocarcinoma of the distal esophagus. *Arch Surg.* 2004;139:627–633.
9. Portale G, Hagen JA, Peters JH, et al. Modern 5-year survival of resectable esophageal adenocarcinoma: single institution experience with 263 patients. *J Am Coll Surg.* 2006;202:588–598.
10. Omloo JMT, Lagarde SM, Hulscher JBF, et al. Extended transthoracic

resection compared with limited transhiatal resection for adenocarcinoma of the mid/distal esophagus: five-year survival of a randomized clinical trial. *Ann Surg.* 2007;246:922–1001.

11. Peyre CG, Hagen JA, DeMeester SR, et al. The number of lymph nodes removed predicts survival in esophageal cancer: an international study on the impact of extent of surgical resection. *Ann Surg.* 2008;248:549–556.

12. Peyre CG, Hagen JA, DeMeester SR, et al. Predicting systemic disease in patients with esophageal cancer after esophagectomy: a multinational study on the significance of the number of involved lymph nodes. *Ann Surg.* 2008;248:979–985.

13. Dexter SP, Sue-Ling H, McMahon MJ, Quirke P, Mapstone N, Martin IG. Circumferential resection margin involvement: an independent predictor of survival following surgery for oesophageal cancer. *Gut.* 2001;48: 667–670.

14. Oezcelik A, Banki F, DeMeester SR, et al. Delayed esophagogastrostomy: a safe strategy for management of patients with ischemic gastric conduit at time of esophagectomy. *J Am Coll Surg.* 2009;208:1030–1034.

食管恶性疾病展望

Lee L. Swanstrom

（陈建军 译）

　　工作于大的食管医学中心的食管外科领域三位领导者较好地描述了食管切除技术与原因，Law 医生指出东西半球食管流行病学（已知因素）与治疗方法、预后方面国际间存在差别且有所扩大。在东半球、中东地区，食管中段与近端鳞癌更为流行，且其可能与癌基因的持续性环境暴露相关；西方国家食管腺癌的快速增加是更为复杂的问题，在我们中心治疗的 92% 的食管癌患者是与 Barrett 食管相关的癌变，遗憾的是这并非与吸烟减少和其他环境因素的影响继而降低鳞癌发病相关。其与目前在北美增加的最为迅速的癌——腺癌快速增加相关。如 Law 医生所指出的那样，腺癌可能与病理性肥胖与胃食管反流（GER）的发病率增加相关；其他附加因素在癌发生或进展时，对症状性 GER 广泛采用质子泵抑制剂治疗有关。Avissar 等表示在生物学水平，常规剂量 PPIs 中产生的高 pH 环境与异型增生进展的基因损伤相关[1]。当然，多数 Barrett 食管患者无或仅有较轻 GER 症状的现实，使筛选食管癌可能性急转直下。Law 医生提出一个很好的反对筛选的观点，首先是"危险"人群基数太大、而癌又较为罕见；但又不全是这样，对高危个体仍然强烈推荐筛选[2]。主张筛选的观点基于筛选较为容易，胃食管反流病（GERD）人群中 Barrett 食管发生率高（8%～17%），每年有 0.5%～1% 的患者进展为异型增生，筛选提倡者认为其与结肠息肉筛选的价值相当。结肠镜检查息肉的发现率为 15%，每年进展为癌的风险是 0.5%～1%，从而表明结肠镜筛选的高度价值。最后，关于 Barrett 食管筛选不相关的观点认为对高度异型增生（HGD）Barrett 食管除了倾向于用显示更好效果的射频消融或冷冻治疗去除外，其余未做任何处理[3-4]，腹腔镜抗反流手术治疗导致 30%～40% 病例进展[5]。虽然如此，我们仍期望看到将来常规 Barrett 食管筛选变得有意义，尤其是当癌症发生率上升和危险因素更好地分层时[6]。

　　3 个章节均论及经裂孔 / 经胸手术的对比，考虑先前的观点，似乎从更激进的淋巴清扫逐渐转为以预后数据支持，以手术并发症发生率显著地增加为代价的整块切除[8]。腹腔镜 / 胸腔镜技术将更深入地引发争议，因为微创手术切除（MIE）的更低的并发症（但可能预示不良肿瘤预后）与绝对治愈性切除（手术后存活者）的矛盾。"更微创"趋向无意外地受到了多个已发表的致力于食管癌最佳手术预后的学者与患者寻求的更为熟悉的专家所抵制。多数机构不得不面对食管切除术的高并发症发生率、长期生活质量差、与放化疗相比无生存优势等的选择困境。引用知名医学期刊评述"最新的试验无法确定大多数患者常规采取手术治疗的任何明显获益。"[9]，我的观点是治疗向内镜迁移是不可避免的，不仅仅是由于其可提供较好图像、更易进入体内、更易操作与较少的并发症，而且更是因为多数外科医生从未见到接受"经典"食管切除术后转诊的食管癌患者。GI 癌微创手术的争论有其内在原因：从"微创原则"到证据为基础的结、直肠癌治疗，在有可能时，推荐所有结、直肠癌接受腹腔镜手术治疗，这是一个转变。2009 年，英国国民医疗服务体系（Natronal Health Serice，NHS）认为有数据支持 MIS 手术的优势，并强制性 HMS 参保者采用 MIS[10]。我本人更愿推荐食管癌治疗用此种路径。

　　如 Sugarbaker 医生与 Luketich 医生所强调，食管切除是所有的重点，术中技巧与术后处理等都是真实的。日益明显的是，医疗机构较医生的经验对获得低死亡率与并发症发生率更为重要[11]。虽然理想状态是由经验丰富的外科医生和在大宗病例导向的中心施行

411

食管切除术，但外科医生永恒的兴趣是讨论手术细节并且食管切除术还存在着争议与不同意见。

目前，多数微创食管切除术正寻求开腹的同等效果，但聚焦于微创本身，可使患者更易接受微创手术而非顾及肿瘤学预后；可能更为理性的是，需强调以下问题：微创手术的潜在优势（术野放大、更精确、较短的住院时间、较少的切口并发症、更快的恢复至术前体力水平、极少的免疫抑制）能与现行技术杂交化吗？我们小组已探寻利用腹腔镜或胸腔镜复制整块食管切除，且仅存在较少的并发症，通常使用经裂孔腹腔镜整块切除食管远端肿瘤或经胸整块切除 [12]。完全复制于"金标准"开腹手术或期望患者获益已由匹兹堡大学更为积极的项目证实了可能性 [13]。遗憾的是仍存在微创手术需要更多时间与非凡的手术技巧的需求（不可能达到？）的持续性忧虑，后者是不可反驳的存在，但并非不能克服，时间因素可由创新思维而克服。

食管分期切除

分两期施行 MIE 有一定吸引力——首先为管状胃提供缺血预处理可使吻合时的缺血性并发症减至最低、并能补偿 MIE 手术时间增加的不足与内镜途径的脑力劳动负荷 [14]。已发表的非随机对照文献证实这种方法的优势，但其提出 MIE 作为先行腹腔镜分期，在 7 天后行确定性切除的理念。我们目前的方案是腹腔镜分期、腹腔干/肝动脉淋巴结清扫、离断胃左动脉与放置空肠内营养管。

手术的胸部部分从经典式式发生了有意义的改变。Cadier 推广俯卧位胸段食管游离，其优势是通过肺的重力牵引可使外科医生减少使用穿刺器和有较好的术中视野 [15]；我们亦采用正压人工气胸行胸部游离，需要用标准的腹腔镜套管针而不用无阀门的胸腔镜穿刺器。穿刺器连接于标准腹腔镜低压气腹机（10 mmHg），可有效地萎陷肺，而不用双腔气管导管内插管，还有附带的纵隔移位优势，提供更大的手术空间。过去 20 年，此技术的应用，我们发现绝大多数患者均能耐受此较经典 VATS 技术，显露与简单是其优势。

最后的讨论是管状胃或"新食管"宽度，较窄与较宽与胃提升仍是争议的话题；我们与 Akiyama 更青睐较窄导管，其代价是黏膜水肿期间腔内压力升高，导致较高的漏的发生率 [16]。我们感受到远期食管清除与较好的吞咽功能比自限性吻合口瘘重要。无回顾性对比数据证实此对比，所以方法选择取决于个人偏好。

结论

食管癌与食管癌手术正在快速地改变——流行病学与"消费者"（如患者与转诊医生）的观念。手术对这种改变的反应滞后，在面对非侵入性早期癌症治疗（主要是内镜）、确定性放化疗或未来的高度靶向性治疗等的改善，使其正日益陷于危险境地。非常有益的是外科手术领域的领导者正在探索经典手术与新型微创手术的预后改善——提供患者喜好的选择，将有助于维持外科医生对食管癌治疗的相关话题。

参考文献

1. Avissar NE, Toia L, Hu Y, et al. Bile acid alone, or in combination with acid, induces CDX2 expression through activation of the epidermal growth factor receptor (EGFR). *J Gastrointest Surg.* 2009;13(2):212–222.
2. Wong T, Tian J, Nagar AB. Barrett's surveillance identifies patients with early esophageal adenocarcinoma. *Am J Med.* 2010;123(5):462–467.
3. Fleischer DE, Odze R, Overholt BF, et al. The case for endoscopic treatment of non-dysplastic and low-grade dysplastic Barrett's esophagus. *Dig Dis Sci.* 2010;55(7):1918–1931.
4. Chen AM, Pasricha PJ. Cryotherapy for Barrett's esophagus: Who, how, and why? *Gastrointest Endosc Clin N Am.* 2011;21(1):111–118.
5. Rossi M, Barreca M, de Bortoli N, et al. Efficacy of Nissen fundoplication versus medical therapy in the regression of low-grade dysplasia in patients with Barrett esophagus: a prospective study. *Ann Surg.* 2006;243(1):58–63.
6. Zhu W, Appelman HD, Greenson JK, et al. A histologically defined subset of high-grade dysplasia in Barrett mucosa is predictive of associated carcinoma. *Am J Clin Pathol.* 2009 Jul;132(1):94–100.
7. Chang AC, Ji H, Birkmeyer NJ, Orringer MB, Birkmeyer JD. Outcomes after transhiatal and transthoracic esophagectomy for cancer. *Ann Thorac Surg.* 2008;85(2):424–429.
8. Rizzetto C, DeMeester SR, Hagen JA, Peyre CG, Lipham JC, DeMeester TR. En bloc esophagectomy reduces local recurrence and improves survival compared with transhiatal resection after neoadjuvant therapy for esophageal adenocarcinoma. *J Thorac Cardiovasc Surg.* 2008;135:1228–1236.
9. Suntharalingam M. Definitive chemoradiation in the management of locally advanced esophageal cancer. *Semin Radiat Oncol.* 2007;17(1):22–28.
10. NICE Technology Appraisal Guidance 105: Laparoscopic Surgery for Colorectal Cancer (review). www.nice.org.uk/TA105. Accessed
11. Brennan MF, Radzyner M, Rubin DM. Outcome—more than just operative mortality. *J Surg Oncol.* 2009 Jun 15;99(8):470–477.
12. Dunst CM, Swanström LL. Minimally invasive esophagectomy. *J Gastrointest Surg.* 2010 Feb;14(suppl 1):S108–S114.
13. Pennathur A, Zhang J, Chen H, Luketich JD. The "best operation" for esophageal cancer? *Ann Thorac Surg.* 2010;89(6):S2163–S2167.
14. Hölscher AH, Schneider PM, Gutschow C, Schröder W. Laparoscopic ischemic conditioning of the stomach for esophageal replacement. *Ann Surg.* 2007;245(2):241–246.
15. Cadière GB, Dapri G, Himpens J, Rajan A. Thoracoscopic esophagectomy in prone position. *Ann Surg Oncol.* 2011;18(3):838; Epub 2010 Oct 23.
16. Pierie JP, de Graaf PW, van Vroonhoven TJ, Obertop H. The vascularization of a gastric tube as a substitute for the esophagus is affected by its diameter. *Dis Esophagus.* 1998 Oct;11(4):231–235.

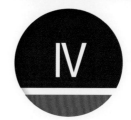

胃与十二指肠

21

胃良性疾病

Ian S.Soriano • Daniel T.Dempsey

（龚　瑾　译）

概述

　　过去 30 多年来胃良性疾病的外科干预有了显著的发展变化。针对溃疡疾病的择期手术已经在很大程度上被废弃，取而代之的是药物治疗，而手术主要用于药物治疗失败后的并发症处理。大多数择期（和一些急诊手术）胃部手术，如有技术支持的话，可以通过腹腔镜完成，通过放射学（主要是通过术中超声）或内镜引导下的更准确的定位可增强此技术，帮助外科医生完成更有针对性的切除而非无必要地扩大切除范围。

幽门螺旋杆菌

　　Marshall 和 Warren 阐明幽门螺旋杆菌与消化性溃疡疾病之间的关系，此发现使他们后来获得诺贝尔医学奖，他们重证此假设，常见的临床疾病是一种传染病[1]。幽门螺旋杆菌是一种革兰氏阴性螺旋鞭毛微生物，目前世界上有超过一半的人口感染。幽门螺旋杆菌感染在不同人群之间的发生率不同，并与社会经济情况密切相关。在许多发展中国家，超过 80% 的中年人感染幽门螺旋杆菌；而在工业化国家，它的感染率较低。流行病学数据显示，美国的感染流行率从19 世纪后半叶开始一直下降，这与公共卫生的改善是相对应的。即使如此，幽门螺旋杆菌 20 世纪仍将在美国流行。

　　人类是幽门螺旋杆菌唯一的宿主。据推断，感染通过经口摄食细菌发生。直接的人间传播经由唾液和粪便发生，也可通过接触被污染的水发生。在发展中国家，多数个体在儿童期被感染。家庭成员的感染风险较高，尤其是卫生保健工作者。幽门螺旋杆菌感染是一种慢性疾病，不经特异性的治疗不会自然消退。

　　幽门螺旋杆菌显然已经适应胃的不利环境，并表现出一些使其尽管在酸性腔内仍得以进入黏液表面、附着于胃上皮细胞、逃避免疫反应和永久定植的特征。幽门螺旋杆菌中高达 15% 的蛋白质是由细胞质脲酶组成，脲酶将胞质的尿素转化为 CO_2 和氨，后者可中和外界盐酸[2]。

宿主对幽门螺旋杆菌的反应

　　伴随幽门螺旋杆菌感染的是持续性胃部炎症，实际上所有个体均是如此。在世界范围内，由于大多数感染者自愈是很少见的，意味着幽门螺旋杆菌感染性胃炎是终生的；幽门螺旋杆菌胃炎占所有胃炎 $80\% \sim 90\%$。

　　幽门螺旋杆菌感染不侵袭胃黏膜，而是宿主对附着上皮细胞的细菌产生的免疫反应；炎症反应最初特征是中性粒细胞聚集，随后依次是 T 与 B 淋巴细胞、浆细胞以及巨噬细胞。感染慢性胃炎的人群的结果以多种细胞因子表达增强为特点。

　　幽门螺旋杆菌感染和溃疡形成有极强的关联。多项研究报告证实幽门螺旋杆菌是十二指肠溃疡发病机制中的一个因子[3-7]。多数证据仅为推论，针对幽门螺旋杆菌有效的疫苗仍未被开发出来。

　　支持幽门螺旋杆菌作为人类十二指肠溃疡发病机制中因素的研究报告包括：

1. 在世界范围内，幽门螺旋杆菌感染之后随之而来的是慢性胃炎，并且这种微生物是慢性活动性胃炎的首要原因。幽门螺旋杆菌的感染反应以胃黏膜的非糜烂性炎症为特征；十二指肠溃疡患者，在组织学上存在胃窦炎，并且幽门螺旋杆菌可从溃疡患者胃黏膜中分离出来。

2. 幽门螺旋杆菌仅能与胃型上皮结合。十二指肠球部胃上皮化生是对损伤的非特异性反应，发生于胃黏膜的感染之后。慢性活动性十二指肠炎发生在幽门螺旋杆菌感染的胃窦炎之前，化生胃黏膜有胃来源的幽门螺旋杆菌定植；胃上皮化生在溃疡周围的十二指肠上皮中极为常见。

3. 使用对胃酸分泌无影响的抗生素治疗幽门螺旋杆菌可使溃疡愈合。

4. 与抑酸疗法相同，使用根除幽门螺旋杆菌的铋化合物的消化性溃疡疗法与溃疡复发率降低有关。

5. 幽门螺旋杆菌根治后的溃疡复发发生于胃黏膜再感染之后。

然而，多数个体仅感染幽门螺旋杆菌并不引起消化性溃疡，提示其他致病因子的存在。半数消化不良患者有细菌感染的组织学证据，发达国家中有 1/5 的健康志愿者体内潜伏幽门螺旋杆菌，健康无症状人群细菌感染率随着年龄而增加；携带细菌者仅部分发生消化性溃疡，肯定有提示其他因子在溃疡形成中起作用。

幽门螺旋杆菌感染可通过侵入性和非侵入性的方法诊断。非侵入性方法包括尿素呼吸试验、血清学方法和粪便标本寻找抗原。尿素呼吸试验的依据是胃黏膜的幽门螺旋杆菌产生尿素酶，^{14}C 标记尿素被摄入后，生成 ^{14}C 标记的 CO_2，并通过呼吸排出，该试验的灵敏度和特异度均大于 90%，阳性表明现正感染。尿素呼吸试验对于感染的初步诊断和根治后的随访较有价值。

粪便抗原测试是另一种非侵入性方法，用以诊断最初的幽门螺旋杆菌感染以及其对治疗的反应。多克隆和单克隆试剂盒已开发出来；而且，不同的试剂盒均可用于门诊或者住院患者的检测，总体结果与尿素呼吸试验获得的结果具有可比性[8]。

由于幽门螺旋杆菌可引起强烈的免疫反应，血清学试验对诊断亦有价值，但准确性较尿素呼吸试验及粪便病原差，可通过其他两种检查方法确诊。幽门螺旋杆菌血清学试验广泛应用于流行病学研究，因为幽门螺旋杆菌血清学指标在细菌根治后不恢复正常，所以此试验的监测疗效并不可靠。

幽门螺旋杆菌感染亦可在患者行上消化道内镜检查时取活组织检查诊断。年龄大于 50 岁的个体，或者有消化道出血、贫血和体重减轻等明显症状者，应行内镜检查。内镜检查时，可以获取胃窦的活组织，将其在含有尿素和 pH 敏感的比色剂的琼脂中进行培养。幽门螺旋杆菌水解尿素引起诊断性的颜色改变，

该试验的灵敏度为 80% ~ 100%，特异度超过 90%；有活动性或再发性出血的、服用抗生素或抗分泌药物的患者，检查可有假阴性结果。也可通过活检进行微生物的可视化组织学检查。幽门螺旋杆菌培养并非常规，常用于复发性感染和二线药物治疗失败后的抗生素敏感试验。

幽门螺旋杆菌的彻底根除是治疗的目标。在大多数情况下，疾病的复发表示有再次感染。在全世界范围内积累了大量与幽门螺旋杆菌根除相关的经验。超过 2000 篇文章报告抗生素试验的结果，且还有大量可利用的摘要文章和 meta 分析；重要的是，应注意到迄今无任何报告的治疗方法能治愈所有患者的幽门螺旋杆菌感染。为了有效治疗，抗生素必须与胃酸分泌抑制剂或铋盐联合使用。

不予治疗的情况下，幽门螺旋杆菌感染的根除是非常罕见的。在过去的十年中，3 个共识会议及众多的不同地区的临床指南已发表，从而进一步定义幽门螺旋杆菌的诊断和治疗进展。在 2007 年，第 3 次马斯特里赫特共识会议聚集了来自世界各地的一个多学科组，发布更新了最初的 1996 年出版的指南（称为欧洲幽门螺旋杆菌研究组）和随后修改并发表于 2000 年的指南，包括北美、欧洲、中国和日本的已发表的指南回顾（表 21-1）[9]。

目前的证据表明，应用质子泵抑制剂、甲硝唑和阿莫西林的根除治疗能够降低甲硝唑耐药幽门螺旋杆菌菌株的流行。克林霉素耐药菌株的流行性在国家之间差异较大，报道最高的是欧洲南部；现在这一地区，克林霉素耐药率接近 15%。随着大环内酯类抗生

表 21-1 治疗幽门螺杆菌感染的首选方案

1. 质子泵抑制剂（标准剂量，2 次/天）克林霉素（500 mg，2 次/天），阿莫西林（1000 mg，2 次/天），或甲硝唑（400 或 500 mg，2 次/天），14 天疗法的有效率比 7 天疗法高 12%（95%CI 为 7% ~ 17%）。7 天疗法可以接受，原因是局部研究表明其有效。

2. 在克林霉素耐药 < 15% ~ 20% 人群中，质子泵抑制剂、克林霉素、阿莫西林或甲硝唑治疗是推荐的首选方案。在甲硝唑耐药性 < 40% 人群里，则选用质子泵抑制剂、克林霉素和甲硝唑。四联疗法是可替代的首选方案。

3. 相同的首选治疗幽门螺旋杆菌方案推荐全球范围内使用，尽管不同的剂量亦可能是适宜的。

Malfertheiner P, Megraud F, Bazzoli F, et al.Current concepts in the management of *Helicobacter pylori* infection: the Maastricht III Consensus Report.Gut.2007；56：772-781.

素使用的增加，此比例预计在未来数年可能上升。治疗失败的患者中，为耐药试验而行胃黏膜幽门螺旋杆菌培养是合理的；而且，最近西班牙一个多中心试验证实一个为期 10 天的方案，左氧氟沙星（500 mg，2次 / 天），阿莫西林（1 g，2 次 / 天）和奥美拉唑（20 mg，2 次 / 天）其中 97% 显效、77% 根除了幽门螺线杆菌，根除依据是 4 ~ 8 周治疗完毕后 ^{13}C 尿素呼气试验阴性 [10]。

非溃疡性消化不良

消化不良是一种极常见的症状，以上腹部疼痛和不适为特征。消化不良是美国与西方国家社区医生和胃肠病学家所遇到的最常见疾病之一。据估计，约有 25% 的人群将于一生中罹患消化不良，此问题占社区医院就诊原因的 5%。

消化不良症状的特点是集中在上腹部。症状有胃灼热，但与胃灼热主诉相关的症候群通常指向胃食管反流病而排除了消化不良的诊断。非溃疡性消化不良是在无解剖或生化异常时对患者症状的解释。此常见疾病与发病率或死亡率的增加无关；但是，一般会长期存在，并且导致生活质量受损。对非溃疡性消化不良的治疗研究产生大量经济负担，最佳治疗措施至今仍存在争议。

由于幽门螺旋杆菌感染是胃炎的病因之一，其与非溃疡性消化不良之间的关系一直存在争议。幽门螺旋杆菌感染与组织学胃炎是相关的，但可能在非溃疡性消化不良患者中呈阴性。大量的研究报道根治幽门螺旋杆菌对非溃疡性消化不良具有疗效 [11-13]，最近一篇 Cochrane 综述显示，在非溃疡性消化不良患者中，是否治疗幽门螺旋杆菌的效果有统计学显著性差异，在作出最终明确结论前但仍需更多的研究 [14]。

对外科医生而言，非溃疡性消化不良的重要性在于上腹痛位置对于鉴别诊断的意义。但治疗并不需外科手术。

消化性溃疡

流行病学

消化性溃疡是美国主要的公共卫生问题，也是大量的医疗保健支出的去处 [15]。总体而言，消化性溃疡的死亡率和住院率近 20 年来已经下降了许多，从 1993 年 200 000 住院量下降至 2006 年的 150 000。出血仍是最常见的入院症状，其次是穿孔和梗阻；术后溃疡出血治疗方式由手术（减少 21%）为主转变为内窥镜（增加 59%）为主。虽然整体死亡率略有下降（从 3.8% 下降至 2.7%），并发症的致死率未发生改变，穿孔的死亡率仍然最高，其次是梗阻和再出血。手术干预的死亡率随时间的增加而下降，但仍高于内镜和栓塞 [16]。

与幽门螺旋杆菌的发现、随后的发展和根除治疗的发展同步，手术治疗消化性溃疡发生了巨大的变化，成为溃疡的选用治疗手段。现阶段手术治疗主要用于复杂疾病的紧急治疗。抗生素成为主要的抗溃疡治疗措施，因为我们认识到，在大多数情况下，消化性溃疡是一种传染病，各种抑制分泌的药物可用于临床。个体病例的治疗，可采用内镜与手术治疗结合的方式。

病理生理学

消化性溃疡的发病是多因素的，但更多可被认为是幽门螺旋杆菌感染的后果。在幽门螺旋杆菌的作用发现之前，溃疡病被认为是胃酸和胃蛋白酶分泌与黏膜防御之间的不平衡，因此将导致消化性损伤与疾病。在大多数患者中，胃酸分泌增加是显而易见的，而且在溃疡的发展中至关重要，患者自身后天黏膜防御缺陷亦可打破上述平衡而致病。胃黏膜的幽门螺旋杆菌是导致大多数患者发生溃疡的原因；而非甾类抗炎药（NSAID）的使用则是溃疡发病第二重要的原因。

其他

大量证据表明吸烟是十二指肠溃疡发展的附加危险因素。相对于非吸烟者，吸烟者幽门螺旋杆菌感染风险增加。吸烟影响溃疡愈合，并增加复发性溃疡的风险；持续吸烟将降低溃疡治疗效果，可增加需要手术治疗的概率与手术治疗的风险。吸烟者在根除幽门螺旋杆菌治疗后，较不吸烟者消化性溃疡的风险似乎并不高 [17-18]。这一观察表明，吸烟可能不是一个独立的导致溃疡危险因素，但可增加细菌感染的不良后果。戒烟是抗溃疡治疗的一个关键目标。

消化性溃疡患者的胃酸分泌的异常已发现超过 50 年。十二指肠溃疡的形成显然依赖于胃酸和胃蛋白酶的分泌，因此有"无酸无溃疡"的说法。幽门螺旋杆菌感染是目前已知的可继发引起胃酸分泌改变导致溃疡发展的先决条件，因此更完整与准确地陈述可能是"无酸无幽门螺旋杆菌，无溃疡"。

胃黏膜功能异常已被认为是导致消化性损伤的因素。在此概念支持下，一些细胞保护剂可用以治疗消化性溃疡。细胞保护剂通过使胃酸浓度低于阈值剂量，可抑制胃酸分泌来防止黏膜损伤[19]。这种药物治疗溃疡的能力表明，除酸分泌异常外，黏膜防御异常亦可导致溃疡。大多数细胞保护剂是通过促进黏膜分泌碳酸氢盐或前列腺素而保护胃黏膜。

非甾类抗炎药（NSAIDs）是导致急性溃疡和溃疡出血的主要危险因素之一。非甾类抗炎药能产生多种病变，包括产生浅表黏膜糜烂及产生溃疡。非甾炎抗炎药所引起的黏膜损伤在胃中比在十二指肠中更为常见，而溃疡并发症的发生率是相同的。幽门螺旋杆菌与非甾类抗炎药的独立使用可增加消化性溃疡与出血的风险，且可产生协同作用。在十二指肠，侵袭性幽门螺旋杆菌相关性溃疡可能是与非甾类抗炎药的直接损伤作用相重叠。

非甾类抗炎药的伤害行为是继发于抑制全身前列腺素的产生。大量实验研究表明非甾类抗炎药可导致胃与十二指肠黏膜损伤。动物实验中使用NSAIDs可以产生与人类类似的溃疡，NSAID相关胃溃疡可以通过联合使用前列腺素类似物来预防。非甾类抗炎药相关性溃疡在停药时可迅速愈合，相应的可在短暂时间内被抗前列腺素作用逆转。

目前常用的非甾体抗炎药均不能避免产生胃十二指肠溃疡的危险[19]。临床上显著的胃和十二指肠溃疡的发生率估计为每年 2% ~ 4%。长期使用非甾类抗炎药产生的消化性溃疡的风险可由幽门螺旋杆菌感染与吸烟而增加。NSAID相关性溃疡并发症的发生率在老年患者中最高，死亡率同步增长。消化性溃疡在幽门螺旋杆菌阴性和不使用非甾类抗炎药的群体中是罕见的[20]。

诊断

十二指肠溃疡的特点是上腹部疼痛。疼痛通常局限于上腹部，无放射，通常呈烧灼样痛、刺痛或噬咬痛。在无并发症的个例中，如穿孔或渗透到胰头，额外的转移性腹痛并不常见。许多患者诉说，疼痛是由禁食加重的；服用抗酸药通常可迅速地缓解疼痛。在无并发症的个例中，体格检查通常正常。

鉴别诊断包括各种上腹部和上消化道疾病。常见的鉴别诊断包括：非溃疡性消化不良、胃炎、胃癌、胆石症及和其他胆道相关疾病、肝肿瘤、胰腺炎和胰

腺肿瘤、消化不良的患者，尤其是患者年龄超过50岁，最重要的鉴别诊断是消化性溃疡和胃癌。

怀疑消化性溃疡患者的检查通常包括内镜检查食管、胃和十二指肠。在大多数情况下，对比剂射线检查非首选的初步诊断方法，内镜已成为其他方法无法比拟的诊断金标准。内镜无放射性、安全，并在老年患者中有更高的耐受性，同时可对食管、胃、十二指肠进行直视检查与活检。在对照试验中，内镜检查较影像学检查灵敏度更高（92% vs. 54%）、特异度更高（100% vs. 91%）[21]。内镜须谨慎使用，原因是可能导致穿孔（约5000例中有1例），且费用昂贵。

内镜下十二指肠溃疡表现为肠壁糜烂的特征性改变。消化性溃疡内镜下表现为分界明显、边缘溃疡外观，溃疡中可观察到暴露的黏膜下层；慢性溃疡基底通常是干净、光滑的，急性溃疡和溃疡出血可观察到血块、焦痂、或贴壁渗出，其周围十二指肠黏膜可能是脆弱的，但罕见明显的炎症反应。消化性溃疡最常见的部位是十二指肠的第一部，第二部较少发病。十二指肠第三或第四部的消化性溃疡有明显异常；此处溃疡通常提示有胃泌素瘤的可能性。在幽门管或幽门前区的消化性溃疡具有与十二指肠溃疡相似的外观。十二指肠溃疡的内镜检查不需要十二指肠活检，但应同时行胃窦黏膜活检，以证明存在幽门螺旋杆菌，并指导后续治疗。

对比剂射线结果显示与正常不同。从影像图片的切面去看，溃疡投影超过十二指肠黏膜水平线，原因是痉挛或者疤痕导致的十二指肠球部扭曲，这是当前或先前患有溃疡的第二指征。

溃疡病手术治疗

消化性溃疡是一种感染性疾病这一认识彻底地改变溃疡治疗中手术治疗的价值[22-23]。因此，手术干预指征在过去20年已经改变，实质上已不再选择手术[24]。手术干预目前仅作为出现并发症的溃疡性疾病的治疗方式而保留，出血、穿孔、梗阻等3种并发症最常见，亦为构成目前消化性溃疡的手术指征；进展的指征也反映在手术治疗的形式和外科训练经验中[25-26]。

当今外科治疗的首要目的是处理并发症如幽门狭窄或穿孔；第二目标是确保急性期患者安全，并避免慢性不良副作用；第三个目标是当时对复杂溃疡的外科治疗水平应能改变溃疡素质，以便溃疡愈合和降低复发概率。为达到上述目的，胃外科医生可

结合内镜、放射或手术方式治疗，根据临床情况作出恰当选择。

手术方式

目前，对于无并发症溃疡无外科治疗指征。在过去 10 余年间，许多曾用于治疗消化性溃疡的术式，使用频率逐渐下降。手术治疗胃出口梗阻约下降 50%，目前大多数外科治疗的指征是发生出血或穿孔等并发症，而施行急诊手术。

迷走神经干切除术加引流术、迷走神经干切除术加胃窦切除术、近端胃迷走神经切除术已成为外科治疗消化性溃疡最广泛的术式，但外科治疗目的是处理急性情况而不是去神经治疗，其潜在的溃疡素质的治疗，可于手术恢复后使用针对幽门螺旋杆菌使用抗生素和长期抑酸治疗。此治疗方法适用于大多数经历过急诊手术的消化性溃疡患者，亦反映出过去 20 年间，胃切除术从 4.4% 显著地下降至 2.1%，迷走神经切断术从 5.7% 下降至 1.7% 这个事实 [16]。

于食管裂孔水平横断两侧迷走神经干，称为迷走神经干切除术，可将泌酸的胃底去神经。此操作亦可使迷走神经支配的其他内脏去神经如肝、胆道系统、胰腺、小肠以及结肠到横结肠中段部分去神经，由于去神经可妨碍正常幽门协调性并减弱胃排空能力，所以迷走神经干切除术通常联合旁路术式如幽门括约肌功能手术。为引流胃液，通常实施幽门成形术或胃空肠吻合术。

现已发展出多种幽门成形术。Heineke-Mikulicz 幽门成形术（图 21-1）是沿长轴切开胃窦括约肌，超过胃窦与十二指肠，横行闭合切口，以减弱括约肌闭合和增大幽门管内腔。

Finney 幽门成形术（图 21-2）是分别置上下牵引线后，扩大幽门切口 5 cm 至十二指肠壁形成一个倒 U 字形切口；牵拉上、下缝线，将靠近的两臂的倒 U 形切口两侧缝合，下缝线缝合构成幽门成形术的后壁，上缝线缝合构成幽门成形术前壁。

Jaboulay 胃十二指肠吻合术（图 21-3）需要更大的切口，先行 Kocher 切口，然后将胃远端与十二指肠近端分别切开，靠近胃与十二指肠切口置牵引缝线、使两切口靠近，然后完成吻合。

迷走神经干切除术可联合切除胃窦，通过去除胃窦来源的胃泌素，进一步减少胃酸的分泌。胃窦切除术的界限由表面的标志确定，胃大致沿胃大弯从胃角切迹上方至幽门到胃食管连接部中点的一条线而分

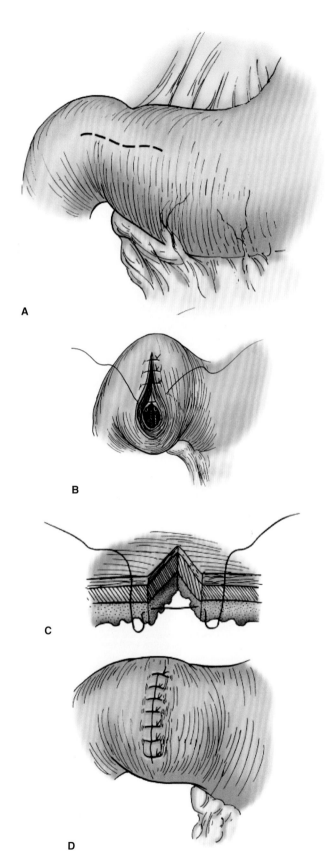

图 21-1　Heineke-Mikulicz 幽门成形术（Redrawn with permission from Zinner MJ.*Atlas of Gastric Surgery*.New York，NY：Churchill Livingstone；1992.Illustrated after Gwynne Gloege.）

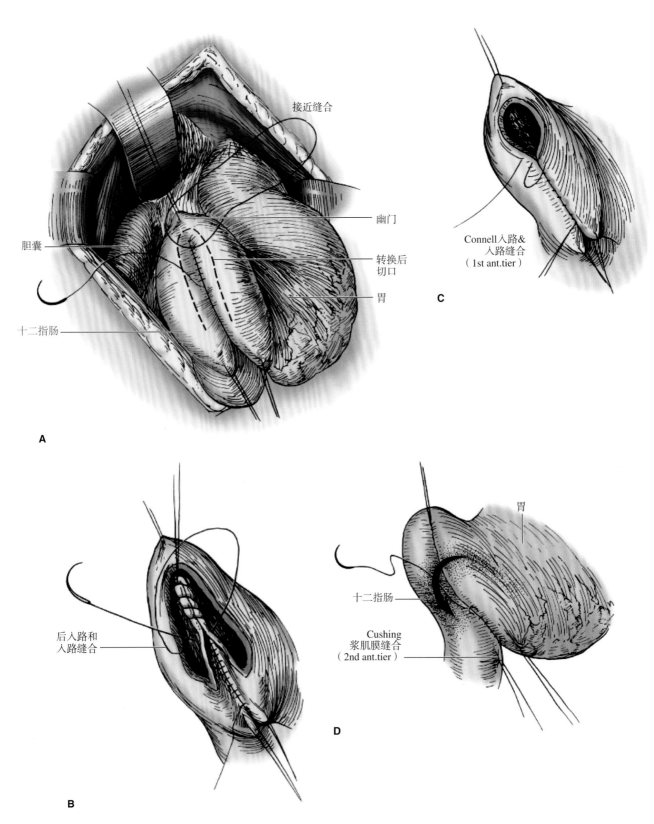

接近缝合

幽门

转换后
切口

胃

胆囊

十二指肠

A

Connell入路&
入路缝合
（1st ant.tier）

C

后入路和
入路缝合

B

胃

十二指肠

Cushing
浆肌膜缝合
（2nd ant.tier）

D

图 21-2　Finney 幽门成形术（From Soybel DI，Zinner MJ.Stomach and duodenum：operative procedures.In：Zinner MJ，Schwartz SI，Ellis H，eds.*Maingots Abdominal Operations*.10th ed.London，UK：Prentice Hall Inc；1997：Chap.13.）

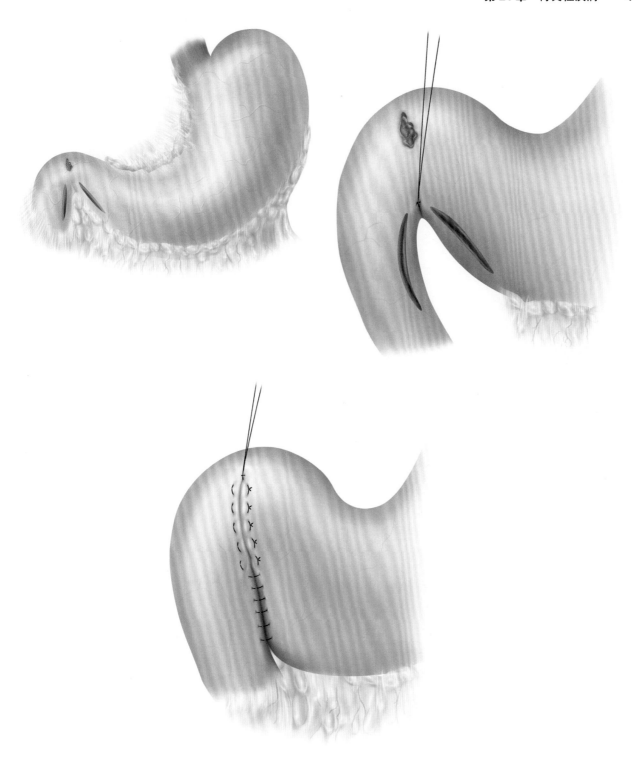

图 21-3　Jaboulay 胃十二指肠吻合术

割。胃与十二指肠吻合的重建称毕 I 手术，胃与空肠吻合、恢复胃肠道连续性称为毕 II 手术。

　　近端胃迷走神经切断术，亦称高选择性迷走神经切断术（highly selective vagotomy，HSV），与迷走神经干切断术区别在于仅切断支配泌酸的胃底黏膜神经

纤维（图 21-4），保留肝、腹腔分支，支配胃窦的神经与幽门迷走神经纤维亦完整保留，此手术亦称为壁细胞迷走神经切断术，以强调预期的功能结果。

　　近端胃迷走神经切断术是一个安全术式，其报道的死亡率低于 0.05%，低于其他任意一报道的用于治

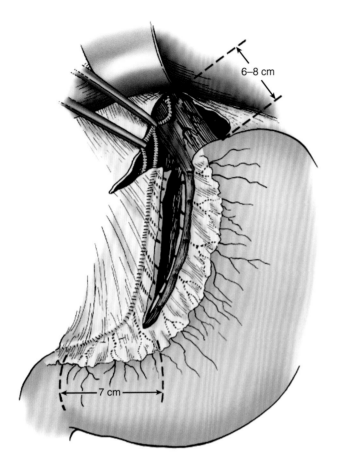

6–8 cm

7 cm

图 21-4　近端胃迷走神经切断术技巧。远端 6 cm 的食管裸化，切断幽门近端 7 cm 神经，使胃窦及幽门去神经化（Reproduced with permission from Holle F, Anderson S.*Vagotomy: Latest Advances*.New York：Springer；1994）

疗消化性溃疡胃部手术。迷走神经干切断术联合幽门成形术的公认死亡率在 0.5% ~ 0.8%，然而迷走神经干切除术联合胃窦切除术的死亡率接近 1.5%；这些统计数据提出一个重要的警告：几乎所有大型系列研究报告均是消化性溃疡病患者择期手术的结果，不能准确地反映急诊手术的期望结果。

术后改变

　　分开迷走神经纤维减少了壁细胞的胆碱能刺激导致的胃酸分泌，亦可降低壁细胞对胃泌素与组胺的反应性；术后近期，基础胃酸分泌量减少约 80%，并维持长期不变；与五肽胃泌素等促分泌剂反应的酸的最大排出量减少约 70%。1 年后五肽胃泌素刺激下，酸的最大排出量增加到术前的 50%，但在其后的检验中均维持此水平。进餐刺激的胃酸分泌，相比正常个体减少 60% ~ 70%。包括胃窦切除术的迷走神经干切

除术进一步减少了胃酸分泌，最大酸排出量相比胃窦切除前减少了 85%。

　　两种迷走神经切断术均可导致术后高胃泌素血症。空腹胃泌素值较术前水平增加约 2 倍，餐后胃泌素反应增大；高胃泌素血症由于腔内酸性降低，胃泌素释放反馈抑制丧失；此外，慢性高胃泌素血症是由黏膜胃泌素细胞增生和抑制反馈减少所引起，当胃窦切除术被施行，循环胃泌素水平降低，基础胃泌素值约减少一半，餐后胃泌素水平降低 2/3。

　　迷走神经切断术影响胃排空，迷走神经干切断术和近端胃迷走神经去神经均消除迷走神经介导的容受性舒张。容受性舒张允许胃内压力不增加的情况下摄食，此过程包括一条迷走神经反射弧；迷走神经切断后，任何食物摄入均使胃内压力升高，且胃十二指肠压力梯度较正常人高，结果使依赖于胃十二指肠压力梯度的液体排空加速。因为近端胃迷走神经切断术中支配胃窦和幽门的神经纤维被保留，远端混合固体食物功能亦得以保留，而固体排空也接近正常。迷走神经干切除术影响远端胃的动力，当其与幽门成形术联合时，固体和液体排空速度常加快。

　　倾倒综合征被定义为症状为腹部不适、虚弱，及血管收缩症状如出汗、头晕等的复杂的餐后综合征。迷走神经干切断术加胃窦切除术后，有 10% ~ 15% 的患者短期内发生倾倒综合征，且有 1% ~ 2% 持续存在。迷走神经干切断术加幽门成形术后，10% 的患者发生倾倒综合征，约 1% 会遗留。倾倒综合征永久性症状在近端胃迷走神经切断术后并不常见。腹泻可能是由于幽门和小肠去神经以及幽门功能减弱引起，其发生率与迷走神经干切除术后倾倒综合征发生率相当。在近端胃迷走神经切断术后，仅有少于 1% 的患者发生持久功能丧失性腹泻。

　　最大的系列调查对手术溃疡复发率的研究对幽门螺旋杆菌的致病作用在此前已报道。随着合理地使用抗幽门螺旋杆菌抗生素后，报道的消化性溃疡复发率降至 0.22%[27]。虽然有报道复发率（幽门螺旋杆菌治疗方法）低至 5%，但更有代表性的数字是 10%，此概率与幽门螺旋杆菌成功根治后的复发率相似。近端胃迷走神经切断术后，溃疡复发率受幽门前和幽门管溃疡影响。近端胃迷走神经切断术用于治疗此部位溃疡的效果明显较十二指肠溃疡差。

溃疡出血

　　出血仍然是消化性溃疡患者发病率的主要来源，

是导致溃疡病相关死亡的主要原因。自 H_2 受体拮抗剂应用以来，出血发生率未再发生变化[23]。对于未采取特殊治疗的十二指肠溃疡患者，其终身出血风险约为 35%；出血常发生于溃疡初次发作或复发期间，既往有溃疡出血史患者再次出血风险更高，有复发性出血与高龄患者死亡的风险最大[25,28]。

出血性消化性溃疡患者死亡风险竟高达 10% ～ 20%，患者有必要外科治疗时，入院时已休克者、有复发性出血者、手术干预时间延误者与合并疾病的患者手术风险增加，外科治疗的延迟将导致反复的血容量不足和继发性多系统器官功能衰竭。

对疑诊为源于十二指肠溃疡出血患者，于复苏后行上消化道内镜是首选诊断性检查手段；内镜可明确 90% 的患者出血的部位与来源，仅溃疡处显示有活动性和最近出血斑时，才可确诊溃疡处是此次出血的来源（表 21-2）。活动性出血是指动脉喷射性出血、渗出性出血或黏附凝血块旁的渗出性出血，近期出血特征包括无渗出的黏附凝血块、溃疡底部黏附腐肉与可见的血管，具有近期出血征象的患者约 30% 将发生再次出血，且大多数再次出血患者需要紧急处理。上述征象并非完全正确，再出血率也并不高，所以不足以作为外科治疗的指征。内镜下上述征象提示需要积极治疗，并必须定期随访。低血容量性休克、住院期间再次出血、溃疡位于后下方等是与再出血风险增加的相关临床特征。H2 受体拮抗剂或质子泵抑制剂使胃酸分泌急剧下降，但不足以预防再次出血；但是，有文献显示持续输注质子泵抑制剂可减少再出血率[26]。

内镜可将十二指肠溃疡出血可视化，使得内镜治疗得以实现。内镜治疗方法包括双极电凝法的热凝或通过热探针直接热疗[29]，将肾上腺素注射溃疡底部亦

表 21-2 消化性溃疡中溃疡斑块和再出血

	患病率（%）	再出血率（%）
活动性动脉出血	12	88
非出血性可见血管	22	50
非出血性扁平凝血块	10	33
渗血	14	10
非出血性扁平斑点	10	7
干净的溃疡基底	32	3

Machicado G.Thermal probes alone or with epinephrine for the endoscopic haemostasis of ulcer haemorrhage.*Baillieres Clin Gastroenterol*.2000；14：442-458

表 21-3 内镜止血的失败率

再出血（%）	紧急外科手术（%）	死亡率（%）
0 ～ 40	0 ～ 32	0 ～ 16

Data from Lundell.Upper gastrointestinal hemorrhage-surgicalaspects. *Dig Dis*.2003；21：16-18

是一种控制溃疡出血的方法。

已经证明，内镜止血可减少再出血率，避免手术[29-30]。内镜止血治疗的有效性证据被发生率约 70% 的自发的、短暂的、无干预下自行停止的出血混淆。（表 21-3）。除内镜下斑块外，血流动力学不稳定、持续性输液需求、便血或呕血、年龄大于 60 岁、有伴发病等是内镜治疗的指征；住院期间再出血、内镜下可见血管、渗出或是与黏附凝血块有关的出血亦是内镜治疗指征，而基底干净与无近期出血斑块的溃疡不需治疗。

内镜治疗失败通常是由于幽门瘢痕、快速活动性出血、轮廓不清凝血块等使内镜不易达确切溃疡处，接受内镜治疗患者应密切观察有无进一步出血；首次内镜止血成功后 72 h 内再出血者，可能需要再次治疗，但不增加死亡的风险[30]。

内镜诊断和治疗效果是时间依赖性的，早期内镜检查可准确地分辨出复发性出血的低危患者，并允许其免除住院治疗；早期内镜治疗因其直接、特异、积极的治疗特点对高危患者亦较为有利。接受早期内镜检查的患者表现出有更少的再出血事件、更低的手术率、更少的资源消耗率与更短住院时间[31]。

以下情况下需要手术干预：

大量出血导致休克或循环不稳定；

长时间的失血需要持续输液；

在治疗期间或内镜治疗之后的复发性出血；

复发性出血需要住院治疗。

需要急诊干预可显著地增加手术风险，死亡率

表 21-4 针对消化性溃疡的再出血率

溃疡缝合或切除（%）	迷走神经干切断加幽门成形术（%）	迷走神经干切断加胃窦切除术（%）
10 ～ 30	0 ～ 30	0 ～ 10

Data from Legrand MJ，JacquetN.Surgical approch in severe bleeding peptic ulcer.*Acta Gastroenterol Belg*.1996；59：240-244.

亦增加约 10 倍。急诊手术治疗包括伴溃疡基底出血、血管缝扎的十二指肠切开术（表 21-4），术后患者应用质子泵抑制剂和抗幽门螺旋杆菌抗生素治疗；此治疗方法基于在内科治疗的患者中，20% 的幽门螺旋杆菌未被根治者有复发消化性溃疡出血的可能性，而接受抗幽门螺旋杆菌抗生素治疗的患者再出血率减少到 3%[31-34]。此推荐是探索性的建议，支持推荐的研究并非设计评估术后出血（表 21-5）。

穿孔

未接受治疗的十二指肠溃疡患者终身发生穿孔的风险约为 10%，但如果最初的溃疡完全愈合，则溃疡穿孔十分罕见。十二指肠溃疡穿孔后随之而来的是突发、剧烈的上腹部疼痛。疼痛是由腹膜和高度腐蚀性的胃分泌物接触引起的，疼痛通常突然出现并持续存在；腹膜受到的刺激非常强烈，以至大多数患者避免运动。

查体可有发热、肠鸣音减弱、腹肌强直与肌紧张，放射线检查中，80% 的患者右上腹显示气腹；如未发现游离气体，可行对穿孔非常敏感的 CT 检查。

偶有报道穿孔并发症的非手术治疗，但大多数消化性溃疡穿孔患者的治疗并不适合；多数情况下，穿孔是外科手术的明确指征。剖腹术或腹腔镜可减轻腹腔污染并使穿孔闭合。

在发现幽门螺旋杆菌之前的年代里，十二指肠穿孔的外科手术治疗是具有指标性意义。有既往症状与十二指肠瘢痕化解剖证据的患者，应寻找既往十二指肠溃疡的征象；但无前驱症状并不意味着是保护性的，无前驱症状患者仍处于器质性复发性溃疡的危险之中。5 ～ 6 年之后，有症状的急性溃疡穿孔患者溃疡复发与慢性溃疡患者相似。在幽门螺旋杆菌致病作用认识之前，十二指肠穿孔单纯网膜闭合并未获得令人满意的远期效果，80% 的患者出现复发性溃疡，10% 出现再次穿孔，已知约 4/5 的穿孔患者存在幽门螺旋杆菌感染，并因此处于复发的风险之中。

溃疡穿孔急诊手术死亡率与术前休克、有伴发病、穿孔超过 48 h 存在极为明确的相关性[35]，早期接受外科干预的病情稳定的患者，手术更具安全性[36]。同时施行网膜补片闭合穿孔的近端胃迷走神经切断术是可选择的术式，已被证实其在预防溃疡复发方面具有安全性与有效性。可使用含穿孔部位的幽门成形术或穿孔部分胃窦切除术联合迷走神经干切断术；然而，随着幽门螺旋杆菌是大多数溃疡复发病因的明确，这种术式的实施已明显地减少。

一些研究者提倡单独网膜补片闭合加术后抗幽门螺旋杆菌治疗[37-41]。对部分特定患者，网膜补片可于腹腔镜下完成[42]，此术式基于以下三种假设：（1）多数穿孔的十二指肠溃疡是由幽门螺旋杆菌引起的；（2）十二指肠的穿孔小，可行安全关闭；（3）通过术后抗生素与抑酸治疗可避免再次手术。最小化的侵入性术式被越来越多地采用。

梗阻

胃出口梗阻可由十二指肠溃疡患者急性或慢性发展而致。令人惊奇的是，此亚群患者幽门螺旋杆菌的感染率并没有出血或穿孔的患者高[43]。由水肿、炎症所引起的急性梗阻，与幽门管及十二指肠第一部溃疡有关；幽门梗阻导致反复呕吐和脱水，因丢失胃分泌物中的盐酸而引发的低氯性碱中毒是胃梗阻的特征性表现，碱中毒所继发的肾代偿可发展为低钾血症。急性胃出口梗阻可通过胃鼻管吸出、补液和静脉注射抑制分泌的药物等方法治疗，而幽门炎症所致的急性梗阻可通过支持治疗于数日内缓解。

反复溃疡发作可致幽门瘢痕与固定狭窄、伴慢性胃出口梗阻，在反复十二指肠溃疡的情况下，患者一生中患慢性幽门狭窄风险接近 10%。

初步检查从消化道内镜开始，以确定梗阻部位，排除恶变所致的内在或外压性梗阻等现代社会中胃出口梗阻的最常见原因；亦可尝试于胃溃疡梗阻区域行内镜下球囊扩张术，85% 的患者可获得成功[44]。多数患者的症状于治疗后，早期得到改善，但仅 40%

表 21-5　幽门螺杆菌根除和溃疡再出血

	治疗组	
病例数	根除率（%）	再出血率（%）
133	83	6
	对照组	
病例数	根治率（%）	再出血率（%）
129	4	28

Data from Sharma VK, SahaiAV, Corder FA, et al.*Helicobacter pylori* eradication is suprior to ulcer healing with or without maintenance therapy to prevent further ulcer hemorrhage.*Aliment pharmacol Tber*.2001；15：1939-1947.

的改善持续至球囊扩张术后 3 个月；症状反复可能是由幽门管残余疤痕所致，大多数情况下需要手术治疗，手术应包括治疗基础溃疡疾病和减轻解剖上的异常。迷走神经干切断术加胃窦切除术、壁细胞迷走神经切除术加胃空肠吻合术等术式均取得了成功。

胃溃疡病

诊断

　　在美国，每年新发现的良性胃溃疡患者约为 90 000，是十二指肠溃疡人数的 1/5；而日本胃溃疡患者更为常见，是十二指肠溃疡的 5～10 倍。胃溃疡在男性多见，发病年龄较十二指肠溃疡晚约 10 年；对于有症状的患者，上消化道内镜是首选的诊断方法。良性与恶性胃溃疡的肉眼外观相同，辨别二者只有活检；良性胃溃疡外观光滑、扁平，常为灰色纤维性渗出液覆盖，边缘多为隆起红斑，溃疡边缘脆弱易破，可于操作中出现出血。所有胃溃疡应从病变部位周围进行多点活检，加上内镜刷检可使诊断准确率达 95%。

　　虽然良性胃溃疡可发生于胃任何部位，但一半以上是近胃切迹的胃小弯侧，不足 10% 的溃疡位于胃大弯；大多数胃溃疡位于胃底与胃窦黏膜组织移行处 2 cm 以内。

　　与十二指肠溃疡相似的是，幽门螺旋杆菌感染在良性胃溃疡发病机制中起关键作用；对十二指肠溃疡有效的抗生素治疗方案亦可用于良性胃溃疡，对抗生素治疗的反应与十二指肠溃疡相同，幽门螺旋杆菌根除后胃溃疡再感染率亦相同。

　　除幽门螺旋杆菌以外，胃动力改变亦被证实于部分良性胃溃疡患者中出现；动力缺陷包括胃排空延迟、幽门括约肌功能异常、高幅胃收缩时间延长、十二指肠胃反流、和胃移行性复合运动改变等，这些改变目前并未被明确证实是病理性的，与胃溃疡的关联亦未确定。而长期使用非甾类抗炎药和良性胃溃疡之间的明确关系目前则被认可。与十二指肠溃疡相同，吸烟与胃溃疡的发展有关，而长期吸烟亦可影响药物治疗。胃和十二指肠溃疡可发生于接受肝动脉化疗的患者，如导管放置不当，则会导致胃和十二指肠黏膜灌注；其中涉及的药物有 5- 氟尿嘧啶、顺铂、阿霉素和丝裂霉素 C。

治疗

　　良性胃溃疡的首选治疗是抗生素治疗幽门螺旋杆

菌感染，所使用的治疗指南与十二指肠溃疡的治疗相似。抗生素的反应率亦相似，为改善结果需停用非甾类抗炎药治疗。对胃溃疡并发症如出血和穿孔，仍保留手术治疗；与十二指肠溃疡不同的是，对药物治疗无效的复发性溃疡是手术治疗的指征，常是出于溃疡不愈合可能恶变的考虑。

　　对于良性胃溃疡，通常术式是远端胃切除术合并胃十二指肠（毕 I 式）或胃空肠（毕 II 式）吻合术。溃疡切除时需带有胃切除的标本（图 21-5）；择期手术患者的死亡率接近 2%～3%，溃疡复发率低于 5%。鉴于每个胃溃疡患者胃酸分泌各有差异，胃迷走神经切断术并不能改善复发率，发生于胃食管连接部附近的良性溃疡（IV 型溃疡）是一个手术难题，溃疡切除可通过远端胃切除术联合胃小弯延伸切除溃疡和通过胃空肠吻合术重建。出血与穿孔的紧急治疗需要切除溃疡，通常选择包含穿孔或出血部位的远端胃切除术，而发生出血与穿孔等并发症时手术死亡率约为 10%～20%。

难治性或不愈合溃疡

　　难治性或不愈合溃疡是罕见的手术适应证。值得注意的是，外科医生对于需要手术评估的难治性胃溃疡的患者均应提高警惕。现代医学可完全阻断胃酸分

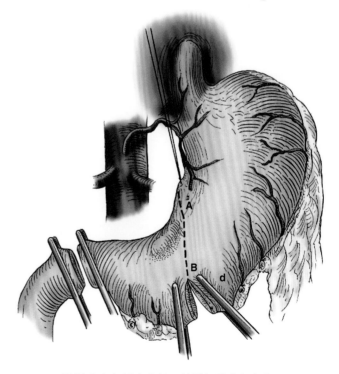

图 21-5　沿胃小弯包括溃疡的远端胃切除术切断位置。d，约为十二指肠的半径

表 21-6　难解或不愈合胃溃疡病的鉴别诊断
癌
胃癌
胰腺癌
十二指肠癌
持续性幽门螺杆菌感染
检查假阴性
经验治疗
依从性差患者
拒绝服用处方药
擅自服用非甾类抗炎药
动力障碍
Zollinger-Ellinger 综合征

Brunicardi FC，Anderson DK，Billiar TR，et al.*Schwartz's Principles of Surgery*.8th ed.New York，NY：McGraw-Hill；2005：969.

泌与根除幽门螺旋杆菌，但问题是，为什么患者还有持续的溃疡体质呢？外科医生在考虑任何手术治疗前需要回顾不愈合溃疡的鉴别诊断（表 21-6）。

当患有难治性或不愈合溃疡患者有多次复发、大溃疡（＞ 2 cm）、并发症（梗阻、穿孔、或出血）、

或怀疑胃癌的情况则需要考虑手术治疗，对于太消瘦或营养不佳的患者手术需谨慎。

非常重要的是外科医生不可基于其他方法无效只能大手术治疗的理论，而掉入需行较大手术、不可不手术的陷阱中。现今的患者与三、四十年前患者不同。现代医学已能治愈轻微溃疡，但对于真正难治性或不愈合溃疡患者，治愈会变得更困难，并且更容易在大手术后遗留慢性问题。如手术是真正必需的，则应越少越好；这是一个从不把胃切除术作为消瘦或虚弱的十二指肠溃疡患者首选手术的经验。相反，这类患者首选的手术是 HSV，对于消瘦或虚弱的溃疡不愈合患者，应考虑楔形切除术合并 HSV。除此之外，远端胃切除术（包括溃疡）亦是推荐的。对于患 I 型胃溃疡的患者不必附加迷走神经切除术。

食管旁胃溃疡（IV 型）在病理生理上与 I 型溃疡相似（比如二者均有胃酸分泌下降），但常难以切除远端胃。用于治疗难治性或不愈合溃疡的各种手术方式有 Csendes 手术、Pauchet 胃切除术、Kelling-Madlener 方法（图 21-6）。

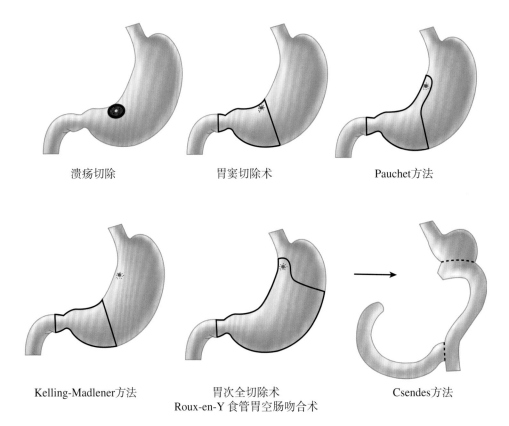

图 21-6　胃溃疡的手术方式（Reproduced with permission from Seymour NE.Operations for peptic ulcer and their complications.In：Feldman M，Scharschmidt BF，Sleisenger MH，eds.*Gastrointestinal and Liver Disease*，6th ed.Philadelphia，WB Saunders；1998）

表 21-7　奥曲肽对倾倒综合征的作用机制
延迟加速的胃排空
延迟小肠传输时间
抑制肠源性激素分泌
抑制胰岛素释放
抑制餐后血管舒张 / 内脏血管收缩
增加肠对水和钠的吸收

Ukleja A.Dumping syndrome：pathophysiology and treatment. *Nutr Clin Pract*. 2005 Oct；20：517-525.

胃切除术后综合征

　　发生于胃溃疡与胃肿瘤手术后的多种综合征已被很好地描述，胃切除术后胃功能永久丧失的症状并不常见，发生率仅为 1% ～ 3%，且无法预测。最常见的两种胃切除术后综合征为倾倒综合征与碱性反流性胃炎。

倾倒综合征

　　倾倒综合征的定义为具有胃肠症状、血管舒缩症状的胃切除术后临床综合征。引起倾倒综合征的病因并不确定，可能与近端小肠切除术后、旁路术或幽门括约肌功能障碍致食物摄入失调有关。早期倾倒综合征出现于进食后 1 h 内，伴随恶心、上腹部不适、发抖、有时可有头晕或晕厥，迟发性倾倒综合征于餐后 1 ～ 3 h 内出现，通常常是由于反应性低血糖所致。

　　（多数经历过迷走神经切除术或胃切除患者术后并未出现倾倒综合征，而对于术后早期出现轻度倾倒综合征的患者，改变饮食与时间推移后，除约 1% ～ 2% 的患者几乎都有改善。对于有持续症状的患者餐皮下注射长效生长抑素类似物与奥曲肽餐前皮下注射可改善倾倒综合征[45]。）生长抑素对于倾倒综合征引起血管舒缩症状的作用列于表 21-7。

碱性反流性胃炎

　　碱性反流性胃炎是以餐后上腹部疼痛，伴有恶心和呕吐胆汁症状为特征胃切除术后综合征。胃镜检查显示胆汁反流入胃，活检可得胃炎的生物学证据。

　　碱性反流性胃炎是一种排除性诊断。不同的胃切除术后上腹部疼痛的诊断包括复发性溃疡、胆结石病、胰腺炎症、输入袢梗阻和食管炎。上消化道内镜检查是排除复发性溃疡的有效方法。胃黏膜出现炎症，易碎及水肿。胃部炎症多为非均匀性及非溃疡性。组织检查可见腺体萎缩、黏膜及黏膜下层水肿，

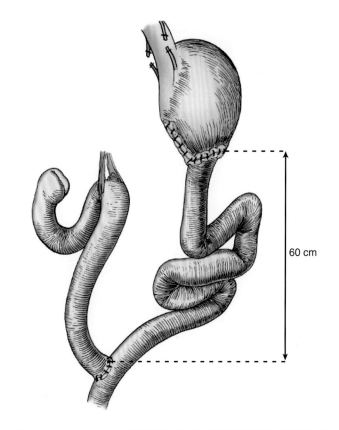

图 21-7　Roux-en-Y 胃空肠吻合术用于治疗碱性反流性胃炎（Redrawn from Schwartz SI，Ellis H.*Maingot's Abdominal Operations*.9th ed.Stanford，CT：Appleton & Lange；1989：716）

以及固有层炎症细胞浸润，可能引起肠上皮化生。

　　胃切除术后碱性反流性胃炎有耐药性。制酸剂、质子泵抑制剂及饮食控制并未被确切地证实有效。最有效的治疗碱性反流性胃炎的方式是将胃内容物从与胃黏膜接触部位转流。此种方式往往需要毕Ⅰ或毕Ⅱ式胃切除术与 Roux-en-Y 胃空肠吻合术且肠臂长度为 50 ～ 60 cm（图 21-7），该长度的 Roux 肠臂可防止肠内容物反流。该程序亦可有效防止胆汁呕吐。然而，高达 30% 的患者被报道出现持续性疼痛，20% 的患者出现延迟性胃排空。

应激性溃疡

　　生理性应激可导致胃炎与胃溃疡。通常于住院的严重疾病患者可能发生，在休克复苏后的大多数患者中，内镜检查可发现应激性胃炎；此类患者的隐性出血较为普遍，临床明显出血定义为需要输血、低血压或 0.5% ～ 5% 的患者中的其他重要指标的改变。

表 21-8　应激性溃疡出血的高危因素
呼吸衰竭
凝血功能障碍
低血压
脓毒症
肝功能衰竭
肾衰竭
类固醇
损伤严重度评分 > 16
脊髓损伤
年龄 > 55 岁

最近包含 28 000 例患者的 4 个外科系列研究，临床上明显应激性溃疡发生率为 0.4%[46]。其他外科系列中的 16 612 例住院患者，明显应激性出血发生率仅 0.1%[47]。在一项需要手术或入重症监护病房（ICU）病例的回顾报道中，临床症状明显且内镜检查确诊的应激性溃疡发生率为 0.17%[48]。

严重创伤，尤其是伴低血压、脓毒症、呼吸衰竭、出血或多发伤者预示着可能发生急性应激性胃炎（表 21-8）。急性应激性胃炎亦普遍出现于体表烧伤面积超过 35% 的烧伤患者中。胃炎形式上与创伤后中枢神经系统损伤或颅内高压的并发症相似，行内镜检查可发现胃泌酸部位近端的多重溃疡，胃窦部少见，并且十二指肠极少发生溃疡。

应激性胃炎的严重并发症是出血。患有凝血功能障碍、需要机械通气的患者出血的概率更高，无此两项高危因素的患者发生出血的概率仅为 0.1%，而两个高危因素均存在的患者发生明显出血的概率达 3.7%。呼吸衰竭定义为需要超过 48 h 的机械通气，凝血功能障碍定义为血小板计数少于 50 000/mm³、国际标准比大于 1.5，或部分凝血酶原时间大于正常值 2 倍。

需入住 ICU 并不增加患者出血风险，接受胃肠外科手术患者在无并发症情况下发生应激相关性出血风险亦不增高。年龄增加、急诊手术、需要再次手术以及出现低血压是胃切除术后胃出血危险因素，脓毒症与呼吸衰竭亦是其高危因素；多重回归分析显示机械通气与凝血功能障碍是胃出血的最大风险因素。

应激性溃疡诊断需要内镜检查。急性黏膜溃疡可于损伤后 12 h 内可发现，病变表现为多个浅表黏膜红肿、易碎、伴有出血的病灶；组织学上，病变由浅表上皮凝固性坏死及白细胞浸润固有层构成，没有纤维性变或瘢痕形成为慢性病变迹象。随着损伤与脓毒症的痊愈，黏膜逐渐恢复及再生。

对美国重症医学会会员的调查显示，雷尼替丁、法莫替丁、硫酸铝和西米替丁是最常用的预防应激性溃疡药物。鼻胃管中出现鲜红血液视为预防治疗失败，增加不同治疗作用的二线药物是更倾向的治疗模式[49]。

并非所有患者均发生出血，重病患者鼻胃管发现血液作为应激性胃炎的征象，使真实出血的发生率被低估。一项采用内镜检查的对照研究中，遭受致命伤害的患者 24 h 内均发生胃损伤。烧伤患者亦出现如此高的胃损伤发生率，然而仅 25% ~ 50% 的烧伤伤口感染患者出现胃肠道出血。钡对比检查对应激性胃炎的诊断无价值，并且可干扰内镜检查。

区别应激性溃疡和其他胃切除术后出血至关重要。最近多个研究证实术后患者普遍存在十二指肠溃疡与胃溃疡，一项外科系列研究，有临床明显出血患者中 26% 存在十二指肠溃疡，13% 有胃溃疡，18% 出现食管炎，7% 出现食管静脉曲张，相似的结果亦出现于其他系列研究中，这些均强调特异性诊断的需求性。

上消化道（胃肠道）出血

急性上消化道（gastrointestinal，GI）出血是常见的医疗事件，年发生率约为 50/10 万，显著相关的死亡率约为 10%。尽管过去 20 年，急诊内镜检查已用于急性上消化道出血诊断与治疗，但内镜干预并未使死亡率实质性下降。急性上消化道出血在高龄患者、有既往伴发病时发生率有所增加。

内镜检查已成为急性上消化道出血首选的诊断方法。对大多数患者而言，此方法所提供的信息可准确地辨认出约 90% 的病例出血部位与来源。上消化道内镜用于诊断急性上消化道出血的有效性已被确认，而最佳时机却一直存在争议。目前大多数研究支持早期内镜对于所有危险组是安全而有效的这一观点。

对于低危组患者，目前证据证明早期内镜检查能提高患者处置的安全性。多数情况下，这类患者可避免住院治疗，且仅有较低的复发出血风险；对于高危组患者，早期内镜检查结果对于输液需求、再出血率及急诊手术与否是有价值的。早期内镜检查可指导治疗，且相对于延迟内镜检查，在无证据表明费用转移至门诊的情况下，明显地缩短住院时间。在这个意义上，早期内镜检查提供迅速的诊断，帮助做出关于分诊与进一步处理的决定；然而，现有证据未证明早期内镜检查可降低总体死亡率，但同时亦无证据表明早期内镜介入可导致患者的损伤。

基于现有信息，胃十二指肠溃疡约占急性上消化道出血病例的 40%，其他诊断的比例逐渐减少，包括急性胃炎、食管静脉曲张出血、食管炎、十二指肠炎、Mallory-Weiss 撕裂和上消化道恶性肿瘤。

上消化道出血的首要治疗是恢复血管容量，血流动力学监测极其重要，血流不稳定的患者应及时入住重症监护室治疗。有意义的是，虽然多个试验检验 H_2 受体拮抗剂治疗消化性溃疡出血患者的有效性，但无论是个案还是 meta 分析检查，均未证明其一贯性的治疗收益。16 项前瞻性试验检查急性溃疡出血情况下质子泵抑制剂应用价值，其中仅 7 项证实其在再出血或需要急诊手术干涉方面有统计学意义的获益，无一项试验显示死亡率下降；超过一半（9/16）的研究未证明其在包括再出血、手术或死亡率在内的任何主要结局方面有减少作用。

除提供诊断性信息外，积极的侵入性内镜检查亦可提供治疗性干预的机会；相对于单纯药物治疗，活动性出血斑、可见血管与非出血性黏膜着凝血块等患者可从内镜溃疡止血术治疗中获益，主要止血方式有双极电灼探针、热探针和肾上腺素注射。

肾上腺素注射引起的溃疡止血机制已由实验证实。肾上腺素引起强烈的血管收缩、血小板聚集和血管硬化，这些联合效应可永久性控制大多数患者的动脉出血。无水乙醇亦应用于注射治疗，并已取得良好的效果。

内镜治疗的潜在并发症有肠穿孔、刺激未出血血管发生活动性出血。穿孔发生率较低，报道约为 0.7%，仅引起少于 1% 的患者的新的出血。

在择期的情况下，亦可重复尝试内镜治疗。在一项前瞻性随机研究中，研究者意图评估急诊手术与重复内镜治疗二者中，何者可对严重溃疡出血患者产生更好的结局。内镜治疗由肾上腺素注射和应用热探针联合构成，最终止血率在手术治疗患者中明显较高（93% vs. 73%），但相对于内镜组，手术治疗组并发症发生率明显较高（分别为 15% 和 36%）。

静脉曲张出血的紧急治疗亦可由内镜引导完成，主要方法包括静脉曲张注射硬化剂和套扎；基于有效性与安全性，静脉曲张出血的治疗，内镜下曲张静脉结扎已被硬化治疗取代 [50]。内镜套扎亦用于食管静脉曲张出血的二级预防，前瞻性随机试验表明，相对于未治疗或用普萘洛尔（心得安）治疗，预防性曲张静脉结扎可降低首次曲张静脉出血风险；此外，相较于未治疗，结扎可降低复发性出血与其相关死亡的风险。然而，在此情况下，相对于普纳洛尔治疗，结扎并不改善死亡率。

在急性消化性溃疡引起上消化道出血的患者中，幽门螺旋杆菌是常见的病因。在出血初步控制后，应根除感染。因为幽门螺旋杆菌的根除消除溃疡复发，所以有理由推定其亦可降低溃疡出血的复发率。随机试验证实复发性出血常发生于有永久性或复发性幽门螺旋杆菌感染患者，无抗生素治疗时，多达 20% 的患者发生复发性出血、出血后接受有效抗生素治疗病例，复发性出血的风险可降低 3%。

息肉

胃上皮息肉是最常见的胃良性肿瘤。有 5 种基本类型，包括：腺瘤型、增生型（再生型）、错构瘤型、炎症型以及异位型（例如：异位胰腺），最常见的胃息肉（约 75%）为增生型或者再生型息肉，通常发生于合并胃炎的情况下，同时也具有真正低度恶性潜能。腺瘤型息肉亦可发生恶变，类似于结肠腺瘤，占胃息肉的 10% ~ 15%；错构型、炎症型及异位型息肉的恶性潜能微不足道。对于有症状、大于 2 cm 或者腺瘤型息肉应予以切除，通常可行内镜圈套息肉切除术；同时对增生型息肉，尤其是巨大者亦应切除。在腺瘤型息肉切除之后，应重复行食管、胃、十二指肠镜检查进行监测。

由于质子泵抑制剂的使用增加，非家族性胃底腺息肉发生率增加 4 倍；尽管如此，它未增加异型增生的风险 [51]。

脂肪瘤

脂肪瘤通常是无症状的良性黏膜下脂肪肿瘤，可偶然于上消化道检查或食管、胃、十二指肠镜检查时发现，内镜或内镜超声下可观察到典型的特征性表现。除非患者有症状，否则无必要手术切除。

胃肠结石

胃肠结石是不易消化的物质的集合物聚集于胃和

小肠形成的，是最常见的胃部异物，同时可能发生于曾接受胃部手术（包括减肥手术）的患者中[52-54]。最常见的胃肠结石由毛发构成（毛石），常发生于年轻女性身上。植物毛粪石是由植物性物质构成，通常与胃轻瘫或胃出口梗阻相关；其他类型的胃肠结石包括：乳酸性结石（浓缩配方奶粉）、混合药物结石、食物团状结石[55]。胃肠结石可导致梗阻、溃疡或者出血，极少数情况下出现肠套叠[56]。推荐用上消化道检查进行诊断，同时可用内镜检查确诊。包括木瓜蛋白酶、纤维素酶、乙酰半胱氨酸在内的酶疗法可用于治疗结石，但大多数患者需内镜或者手术进行破坏和取出结石。

DIEULAFOY 病变

Dieulafoy 病变是近端胃先天性动静脉畸形，通常发生在胃小弯处，从胃左或胃右动脉的分支获得营养支持。中老年男性多见，特点是有罕见的大而弯曲的黏膜下层动脉。Dieulafoy 病在内镜检查广泛应用之前通常仅于术后诊断，如今可通过内镜进行常规诊断与治疗[57]。如果 Dieulafoy 病变灶被侵蚀，表现为上消化道出血，内镜下表现为一条从一处非常类似正常胃黏膜的组织中流出的动脉血流；患者亦可表现为间歇性上消化道出血，同时内镜检查可因无活动性出血而漏诊。现在大多数病变可通过内镜疗法（注射肾上腺素或其他组织硬化剂、电凝、止血夹、橡胶套扎、光凝）或者通过血管栓塞术进行治疗。手术有时是必要的，可缝合或切除病变。

Dieulafoy 病变偶可见于十二指肠、空肠以及大肠[58-60]，亦可通过内镜或手术成功地治疗[61]。

憩室

胃憩室通常是单个的，可为先天性或后天性的。先天性憩室较罕见，通常位于胃食管连接部，并且多在小弯侧或后壁。内镜超声中可看到憩室穿透胃壁的三层结构[62]。后天性的憩室或者假憩室外肌层通常很薄弱，以及其是受到挤压和牵拉产生的，大多数发现于胃窦部。症状一般是由于炎症，并可能产生疼痛或出血，但穿孔是罕见的。有症状的病变应予以切除，可通过腹腔镜手术进行。

异物

摄入异物通常无症状，但取出尖锐或较大的物体时，应避免出血、穿孔或梗阻。通常可在内镜下完成，在异物取出过程中常发生误吸，以及含有药的袋子——"包装"破裂，这两种情况可能是致命性的，体内含有包装以及大锯齿状物体时，建议开腹手术取出。

食管贲门黏膜撕裂综合征

贲门黏膜撕裂是指剧烈呕吐和（或）干呕或其他原因所致的腹内压急骤增高引起位于胃食管连接部纵向黏膜撕裂，常见于酗酒患者。其典型临床表现是上消化道出血，内镜可确诊与控制出血，但 90% 的患者出血可自行停止。当患者出现持续性出血时，可行气囊填塞、血管造影栓塞、选择性注入抗利尿激素或全身应用抗利尿激素与和其他手术治疗方案。

胃扭转

胃扭转发生为胃沿一个轴异常旋转，通常在大的食管裂孔疝中见到。在无食管裂孔疝的情况下亦有少见的异常活动的胃发生胃扭转。典型的胃扭转沿着其长轴（器官轴型扭转），同时胃大弯向上翻起；较少见的发生于沿着横轴，称为中央型胃扭转。胃扭转通常是一慢性疾病，更为惊奇的是无症状，一般建议非手术治疗，特别是中老年人。绞窄与梗死风险在一些无症状患者中，通常被高估。

通常有症状患者推荐行手术治疗，尤其是症状较重的和（或）处于进展期的患者，其通常难以忍受间歇性胃扩张和排空障碍带来的疼痛与压迫感。心悸、呼吸困难、吞咽困难可能是由于胃扩张对周围脏器的压迫效应，症状往往可通过呕吐缓解，有可能的话，应置入鼻胃管。表现为濒死状态是急诊胃切除手术的指征，可能形成胃梗死；择期手术通常可通过腹腔镜完成，包括胃减容、食管裂孔疝的修补以及包括或不包括胃固定术。

胃轻瘫

胃轻瘫的定义为固体食物排空障碍而无机械性梗阻的慢性运动障碍[63]。原发性胃轻瘫多发生于中青年女性，主要临床表现为恶心呕吐、早饱、腹痛、腹胀、厌食与体重减轻，恶心和呕吐通常令患者难以忍受；诊断主要依据临床症状与固体食物胃排空延迟，低脂食物经过 4 h 仍于胃内潴留超过 10% 称为排空延迟。

严重的胃轻瘫可能导致疾病复发、营养不良和死亡率明显增加。保守治疗无效的患者通常建议各种手术治疗，但其效果未得以深入研究。手术包括胃造口术、空肠造口术、胃起搏 / 刺激、胃切除术或手术引流等，但术后胃轻瘫患者中，胃大部分切除术通常仅缓解其症状[64]。

腹腔镜胃手术

目前最常见的腹腔镜胃手术是治疗胃食管反流病与肥胖症的。本章中描述的大多数疾病均可行微创手术，但亦存在技术上的困难（例如，部分或全胃的切除）或者一些争议（例如，腹腔镜手术切除肿瘤）。

前述的腹腔镜手术，容易为患者接受的微创手术是高选择性迷走神经切断术、迷走神经切断术和胃空肠吻合术、胃造口术。腹腔镜胃楔形切除，联合术中内镜或影像学定位，通常可准确地定位良性病变如脂肪瘤或胃憩室，尽管取出标本切口可能超出最初的切口[65-66]，联合内镜和腹腔镜技术目前已在临床上广泛运用[67]。诊断性腹腔镜检查可避免胃癌患者做一些无用的剖腹手术，穿刺器位置与数量取决于靶器官于体表的三角形排列，大多数手术使用 4～5 个穿刺器。腹腔镜手术优势（术后疼痛较轻、恢复快、住院时间减少）的实现在于适当的切除和无张力吻合的手术原则。

参考文献

1. Marshall BJ, Warren JR. Unidentified curved bacilli in the stomach of patients with gastritis and peptic ulceration. *Lancet*. 1984;1:1311–1315.
2. Atherton JC, Blaser MJ. Co-adaptation of *Helicobacter pylori* and humans: ancient history, modern implications. *J Clin Invest*. 2009;119(9):2475–2487.
3. National Institutes of Health. *Helicobacter pylori* in peptic ulcer disease. *NIH Consensus Statement*. 1994;12:1–18.
4. Suerbaum S, Michetti P. *Helicobacter pylori* infection. *N Engl J Med*. 2002;347:1175–1186.
5. Kokoska ER, Kauffman GL, Jr. *Helicobacter pylori* and the gastroduodenal mucosa. *Surgery*. 2001;130:13–16.
6. Blaser MJ. *Helicobacter* are indigenous to the human stomach: duodenal ulceration is due to changes in gastric microecology in the modern era. *Gut*. 1998;43:721–727.
7. Atherton JC. The clinical relevance of strain types of *Helicobacter pylori*. *Gut*. 1997;40:701–703.
8. Gisbert JP, Pajares JP. Stool antigen test for the diagnosis of *H pylori* infection: a systematic review. *Helicobacter*. 2004;9(4):347–368.
9. Malfertheiner P, Megraud F, Bazzoli F, et al. Current concepts in the management of *Helicobacter pylori* infection: the Maastricht III Consensus Report. *Gut*. 2007;56:772–781.
10. Gisbert JP, Bermejo F, Castro-Fernandez M, et al. Second-line rescue therapy with levofloxacin after *H. pylori* treatment failure: a Spanish multicenter study of 300 patients. *Am J Gastroenterol*. 2008;103:71–76.
11. Lassen AT, Pedersen FM, Bytzer P, et al. *Helicobacter pylori* test-and-eradicate versus prompt endoscopy for management of dyspeptic patients: a randomized trial. *Lancet*. 2000;356:455–460.
12. Moayyedi P, Soo S, Deeks J, et al. Eradication of *Helicobacter pylori* for non-ulcer dyspepsia [review]. *Cochrane Database Syst Rev*. 2006;2:CD002096.
13. Laine L, Schoenfeld P, Fennerty MB. Therapy for *Helicobacter pylori* in patients with nonulcer dyspepsia. *Ann Intern Med*. 2001;134:361–369.
14. Moayyedi, P, Soo S, Deeks J, et al. Eradication of *Helicobacter pylori* for non-ulcer dyspepsia [review]. *Cochrane Database Sys Rev*. 2006;2:CD002096.
15. Logan RPH, Hirschl AM. Epidemiology of *Helicobacter pylori* infection. *Curr Opin Gastroenterol*. 1996;12:1–5.
16. Wang, YR, Ritcher JE, Dempsey DT. Trends and outcomes of hospitalizations for peptic ulcer disease in the United States, 1993–2006. *Ann Surg*. 2010;251(1):51–58.
17. Parasher G, Eastwood GL. Smoking and peptic ulcer in the *Helicobacter pylori* era. *Eur J Gastroenterol Hepatol*. 2000;12:843–853.
18. Sontag S, Graham DY, Belsito A, et al. Cimetidine, cigarette smoking, and recurrence of duodenal ulcer. *N Engl J Med*. 1984;311:689.
19. Cryer B. Mucosal defense and repair. *Gastroenterol Clin North Am*. 2001;30:877–894.
20. Peskar BM, Maricic N, Gretzer B, et al. Role of cyclooxygenase-2 in gastric mucosal defense. *Life Sci*. 2001;69: 2993–3003.
21. Huang JQ, Sridhar S, Hunt RH. Role of *Helicobacter pylori* infection and non-steroidal anti-inflammatory drugs in peptic-ulcer disease: a meta-analysis. *Lancet*. 2002;359:14–22.
22. Hopkins RJ, Girardi LS, Turney EA. Relationship between *Helicobacter pylori* eradication and reduced duodenal and gastric ulcer recurrence: a review. *Gastroenterology*. 1996;110:1244–1252.
23. Johnson AG. Proximal gastric vagotomy: does it have a place in the future management of peptic ulcer? *World J Surg*. 2000;24:259–263.
24. Kleeff J, Friess H, Büchler MW. How *Helicobacter pylori* changed the life of surgeons. *Dig Surg*. 2003;20:93–102.
25. Houben MHMG, Van De Beek D, Hensen EF, et al. A systematic review of *Helicobacter pylori* eradication therapy—the impact of antimicrobial resistance on eradication rates. *Aliment Pharmacol Ther*. 1999;13:1047–1055.
26. Espat NJ, Ong ES, Helton WS, et al. 1990–2001 U.S. General Surgery chief resident operative experience: analysis of paradigm shift. *J Gastrointest Surg*. 2004;8:471–477.
27. Bustamante M, Stollman N. The efficacy of proton-pump inhibitors in acute ulcer bleeding. A qualitative review. *J Clin Gastroenterol*. 2000;30:7–13.
28. Gisbert JP, Calvet X, Faust F, et al. Eradication of *Helicobacter pylori* for the prevention of peptic ulcer rebleeding. *Helicobacter*. 2007;12:279–286.
29. Millat B, Fingerhut A, Borie F. Surgical treatment of complicated duodenal ulcers: controlled trials. *World J Surg*. 2000;24:299–306.
30. Machicado GA, Jensen DM. Thermal probes alone or with epinephrine for the endoscopic haemostasis of ulcer haemorrhage. *Baillieres Best Pract Res Clin Gastroenterol*. 2000;14:443–458.
31. Hepworth CC, Swain CP. Mechanical endoscopic methods of haemostasis for bleeding peptic ulcers: a review. *Baillieres Best Pract Res Clin Gastroenterol*. 2000;14:467–476.
32. Spiegel BMR, Vakil NB, Ofman JJ. Endoscopy for acute nonvariceal upper gastrointestinal tract hemorrhage: is sooner better? *Arch Intern Med*. 2001;161:1393–1404.
33. Gisbert JP, Khorrami S, Carballo F, et al. *H. pylori* eradication therapy vs. antisecretory non-eradication therapy (with or without long-term maintenance antisecretory therapy) for the prevention of recurrent bleeding from peptic ulcer [review]. *Cochrane Database Syst Rev*. 2004;2:CD004062.
34. Sharma VK, Sahai AV, Corder FA, et al. *Helicobacter pylori* eradication is superior to ulcer healing with or without maintenance therapy to prevent further ulcer haemorrhage. *Ailment Pharmacol Ther*. 2001;15:1939–1947.
35. Leivonen MK, Haglund CH, Nordling SFA. *Helicobacter pylori* infection after partial gastrectomy for peptic ulcer and its role in relapsing disease. *Eur J Gastroenterol Hepatol*. 1997;9:369–374.
36. Boey J, Wong J, Ong GB. A prospective study of operative risk factors in perforated duodenal ulcers. *Ann Surg*. 1982;195:265.
37. Matsuda M, Nishiyama M, Hanai T, et al. Laparoscopic omental patch repair for perforated peptic ulcer. *Ann Surg*. 1995;221:236–240.
38. Lau W-Y, Leung K-L, Kwong K-H, et al. A randomized study comparing laparoscopic versus open repair of perforated peptic ulcer using suture or sutureless technique. *Ann Surg*. 1996;224:131–138.
39. Dubois F. New surgical strategy for gastroduodenal ulcer: laparoscopic approach. *World J Surg*. 2000;24:270–276.
40. Lagoo S, McMahon RL, Kakihara M, et al. The sixth decision regarding perforated duodenal ulcer. *JSLS*. 2002;6:359–368.

41. Donovan AJ, Berne TV, Donovan JA. Perforated duodenal ulcer: an alternative therapeutic plan. *Arch Surg.* 1998;133:1166–1171.

42. Matsuda M, Nishiyama M, Hanai T, et al. Laparoscopic omental patch repair for perforated peptic ulcer. *Ann Surg.* 1995;221:236–240.

43. Gibson JB, Behrman SW, Fabian TC, et al. Gastric outlet obstruction resulting from peptic ulcer disease requiring surgical intervention is infrequently associated with *Helicobacter pylori* infection. *J Am Coll Surg.* 2000 Jul;191(1):32–37.

44. Hogan RB, Hamilton JK, Polter DE. Preliminary experience with hydrostatic balloon dilation of gastric outlet obstruction. *Gastrointest Endosc.* 1986;32:71.

45. Lamers CBHW, Bijlstra AM, Harris AG. Octreotide, a long-acting somatostatin analog, in the management of postoperative dumping syndrome. *Dig Dis Sci.* 1993;38:359.

46. Hiramoto JS, Terdiman JP, Norton JA. Evidence-based analysis: postoperative gastric bleeding: etiology and prevention. *Surg Oncol.* 2003;12:9–19.

47. Wijdicks EF, Fulgham JR, Batts KP. Gastrointestinal bleeding in stroke. *Stroke* 1994;25:2146–2148.

48. Lam N, Lê PD, Crawford S, et al. National survey of stress ulcer prophylaxis. *Crit Care Med.* 1999;27(1):98–103.

49. Pimental M, Roberts DE, Bernstein CN, et al. Clinically significant gastrointestinal bleeding in critically ill patients in an era of prophylaxis. *Am J Gastroenterol.* 2000;95:2801–2806.

50. Imperiale TF, Chalasani N. A meta-analysis of endoscopic variceal ligation for primary prophylaxis of esophageal variceal bleeding. *Hepatology.* 2001;33:802–807.

51. Jalving M, Koornstra JJ, Wesseling J, et al. Increased risk of fundic gland polyps during long-term proton-pump inhibitor therapy. *Aliment Pharm Ther.* 2006 Nov;24(9):1341–1348.

52. Pinto D, Carrodeguas L, Soto F, et al. Gastric bezoar after laparoscopic Roux-en-Y gastric bypass. *Obes Surg.* 2006;16:365–368.

53. Ionescu AM, Rogers AM, Pauli EM, et al. An unusual suspect: coconut bezoar after laparoscopic Roux-en-Y gastric bypass. *Obes Surg.* 2008;18:756–758.

54. White NB, Gibbs KE, Goodwin A, et al. Gastric bezoar complicating laparoscopic adjustable gastric banding and review of literature. *Obes Surg.* 2003;13:948–950.

55. Erzurumlu K, Malazgirt Z, Bektas A, et al. Gastrointestinal bezoars: a retrospective analysis of 34 cases. *World J Gastroenterol.* 2005;11(12):1813–1917.

56. Dalshaug GB, Wainer S, Hollaar GL. The Rapunzel syndrome (trichobezoar) causing atypical intussusception in a child: a case report. *J Pediatr Surg.* 1999;34(3):479–480.

57. Schmulewitz N, Baillie J. Dieulafoy lesions: a review of 6 years of experience at a tertiary referral center. *Am J Gastroenterol.* 2001;96(6):1688–1694.

58. Matuchansky C, Babin P, Abadi JC, et al. Jejunal bleeding from a solitary large submucosal artery. *Gastroenterology.* 1978;75(1):110–113.

59. Goldenberg SP, DeLuca VA, Marignani P. Endoscopic treatment of Dieulafoy's lesion of the duodenum. *Am J Gastroenterol.* 1990;85(4):452–454.

60. Barbier P, Luder P, Trinek J, et al. Colonic hemorrhage from a solitary minute ulcer. *Gastroenterology.* 1985;88:1065–1068.

61. Meister TE, Varilek GW, Marsano LS, et al. Endoscopic management of rectal Dieulafoy-like lesions: a case series and review of literature. *Gastrointest Endosc.* 1998;48(3):302–305.

62. Simon M, Zuber-Jerger I, Schölmerich J. True gastric diverticulum. *Dig Liver Dis.* 2009;41:370.

63. AGA Clinical Practice Committee. American Gastroenterological Association Technical Review on the Diagnosis and Treatment of Gastroparesis. *Gastroenterology.* 2004;127:1592–1622.

64. Jones MP, Kalyani M. A systematic review of surgical therapy for gastroparesis. *Am J Gastroenterol.* 2003;98(10):2122–2129.

65. Buyske J, McDonald M, Fernandez C, et al. Minimally invasive management of low-grade and benign gastric tumors. *Surg Endosc.* 1997;11:1084–1087.

66. Cugat E, Hoyuela C, Rodriguez-Santiago JM, et al. Laparoscopic ultrasound guidance for laparoscopic resection of benign gastric tumors. *J Laparoendosc Adv Surg Tech A.* 1999;9(1):63–67.

67. Omori T, Nakajima K, Ohashi S, et al. Laparoscopic intragastric surgery under carbon dioxide pneumostomach. *J Laparoendosc Adv Surg Tech A.* 2008;18(1):47–51.

22

胃腺癌和其他胃肿瘤（除外胃肠间质瘤）

John T.Langell • Sean J.Mulvihill

（龚　瑾　译）

胃癌流行病学

　　胃癌是来源于胃的不同组织成分的一组恶性肿瘤，包括腺癌、淋巴瘤、类癌和肉瘤；腺癌占全部胃癌的 90% 以上 [1-2]，虽然 20 世纪后半叶，胃癌发病率显著地下降，但近端胃癌发病率于近年呈上升趋势。胃癌是全球癌症第 2 位死亡原因（图 22-1）[1-4]，与其他癌症一样，胃癌呈明显区域性分布——高危人群发病率是低危人群的 10 倍 [5]；据估计，21 世纪以来，全球每年约有 900 000 ~ 950 000 新增胃癌病例，大部分来自发展中国家与中国 [2-3,5-7]。工业化国家胃癌发病率呈明显地下降，尤其是胃体和胃窦癌；2009 年美国约有 21 130 例新确诊胃癌患者，同年，胃癌死亡 10 620 例 [7]，数据表明胃癌发病率与死亡率均呈持续下降趋势（表 22-1）。实际上，美国于 1990 年至 2005 年间，男性胃癌死亡率下降 40% 以上，女性胃癌死亡率下降 32% 以上 [7]。

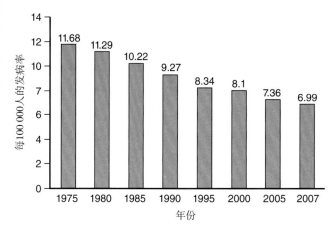

图 22-1 美国浸润性胃癌的发病率（From the SEER Cancer Database，1975-2007.）

表 22-1	2001-2005 美国胃癌患者每 10 万人的发病率和死亡率				
	白人	非洲裔美国人	亚裔美国人太平洋岛居民	美洲印第安人	西班牙裔
发病率	14.7	26.3	29.1	24.5	25
死亡率	7.5	17	16	15.1	13.6

Data from Jemal A，Siegel R，Ward E, et al. Cancer statistics 2009. CA *Cancer J Clin.* 2009；59；225-249.

　　胃癌一旦确诊即预示着预后不良，多数工业化国家报道的胃癌 5 年生存率为 20% ~ 25% [1,6,8]；胃癌分期是影响胃癌生存率的重要因素之一，早期胃癌较晚期患者 5 年生存率存在明显的优势（图 22-2）。1996 年至 2004 年间，虽然美国胃癌患者总体 5 年生存率达 25%，但伴有远处转移胃癌患者 5 年生存率仅 3%，而未发生转移者则高达 61% [7]。日本胃癌总体 5 年生存率为 52%，归功于日本全民推行荧光照相内镜筛查的政策，提高了癌症早期诊断的比例，此数字是胃癌早期诊断有利于提高患者 5 年生存率的最好佐证 [2,6]。而在胃癌发病率相对较低的美国，未普及全民筛查，仅 1/4 胃癌患者在发现时未发生转移 [6]。

相关危险因素

　　环境因素及其对个体基因与表观遗传学的影响所形成的复杂作用有关 [1,2,6,9-10]。除幽门螺旋杆菌感染外，吸烟已证实为胃癌发生的危险因素，高盐饮食为可能危险因素，环境因素是否为胃癌危险因素研究尚少 [1-3]。在世界不同地域，环境因素使胃癌发病率有明显的不同 [6]；虽然地域与种族遗传变异亦影响

433

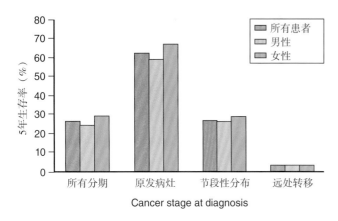

图 22-2　美国胃癌患者 5 年生存率（From the SEER Cancer Database，1999-2006.）

胃癌发病率，但全球人口大迁移与移民癌症易感性的研究表明环境因素的影响较大[11-15]。流行病学研究显示，从癌症高发区迁至低发区的移民，仍保持着与原本居住地相同的胃癌发病率[3]；另一方面，移民后代表现出与迁入地民族相似的发病率[11-15]，表明环境因素很可能影响个体胃癌发生的早期暴露阶段。

除环境因素，遗传易感性亦明显影响胃癌患病风险[9]，不仅包括家族遗传性胃癌综合征，还包括源于同一种族共同基因成分的影响，这也解释同一区域群体成员中胃癌患病率存在显著种族差异的原因[1,7,10]。地理亚种群的种族划分不仅影响胃癌的发病风险，亦影响胃癌发病年龄与对治疗的反应性[10]，这些影响因素中哪些成分是继发于亚种群共同的遗传背景，哪些是由于共同经历的当地文化差异所致尚不清楚。

幽门螺旋杆菌

已证实幽门螺旋杆菌感染与胃窦（远端）癌发生相关，而与贲门（近端）癌无关[16-17]。国际癌症研究机构（International Agency for Research on Cancer，IARC）依据幽门螺旋杆菌感染与胃癌发生之间的明显关系，于 1994 年将幽门螺旋杆菌定义为 I 级人类致癌因子[18]；并且获得许多前瞻性研究的支持，预估幽门螺旋杆菌感染可使患者发展为胃癌相对风险增加 2.1 ~ 20 倍[1-2,19-20]。日本一项前瞻性研究中，患者幽门螺旋杆菌的血清学检测发现血清学反应阳性的患者中，2.9% 发展为胃癌，而阴性患者中未发现胃癌[21]。基于早期数据，Correa 提出胃癌模式，即幽门螺旋杆菌感染引起慢性胃炎、胃萎缩、肠上皮化生与异型增生的炎症级联反应[22]。其他器官的慢性炎症与癌症发生之间的联系亦支持此观点。

吸烟

最有说服力的证据来自一项欧洲癌症与吸烟的前瞻性研究（European Prospective Investigation into Cancer and Nutrition，EPIC），其指出烟草吸入是胃癌发生、发展的危险因素；在胃癌患者中，烟草产品吸入是显著的危险因素，促使胃癌的发展，危险比（hazard ratio，HR）为 1.45，长时间吸烟和大量吸烟者，危险比甚至高达 1.73 ~ 1.87。吸烟对胃癌的影响中，更明显的是贲门癌（HR = 4.10），较胃窦癌（HR = 1.94）更严重。大量的 EPIC 研究数据指出，17.6% 胃癌可能与烟草产品有关[25]。

肥胖

在一些癌症发展的研究中，肥胖被认为是一种显著的危险因素，其中包括食管胃连接部与贲门癌[1,2,24-27]。Lagergren 等完成的瑞典人口基础研究表明，体重超重者患胃癌危险性是体重较轻者的 2.3 倍，肥胖患者的危险性更是体重较轻患者的 4.3 倍；该结论亦得到英国大量病例对照研究的支持，BMI 的增长与贲门癌的发展存在一定关系（OR = 1.46），而肥胖与非贲门癌无关[25]。另外此结论提示胃癌与食物摄入量有关，而与胃食管反流病无关。肥胖在致癌机制中的作用尚不明确，有研究认为与肥胖改变新陈代谢和（或）增加胃食管反流病有关[24-26]。

饮食

大量研究指出，饮食摄入与胃癌发生、预防之间可能存在一定关联，以水果或蔬菜为主的饮食结构可预防胃癌的发生[1-2]。目前有大量回顾性研究证据支持富含水果蔬菜的饮食结构可减少胃癌发生的风险，但遗憾的是尚无前瞻性研究。

另外部分食物研究协会做了大量胃癌患者研究，认为摄取大量食盐与亚硝酸盐是增加胃癌发生的危险因素[28-29]。大量的队列研究与对照研究均支持高盐饮食与胃癌之间的上述关系，但许多证据仍需进一步讨论[28-29]；因此，这些结论尚未一致。挪威一项知名的人口基础研究，包括 73 000 患者，并未发现高盐饮食与胃癌之间的关系[30]。然而，绝大部分研究仍认为高盐摄入与胃癌的发展有着密切的关系。

遗传因素

第一份有关胃癌遗传病例的记载可追溯到 17 世

纪法国皇帝拿破仑家族的记载[31]。现在，我们知道高达 3% 的胃癌是遗传综合征所致[4]。各种可能性的遗传综合征的研究当中，比较成功的包括胃癌遗传扩散（hereditary diffuse gastric cancer，HDGC）、Li-Fraumeni 综合征、遗传性非息肉病结肠癌和 BRCA2[9]。

已知的胃癌研究大多源于 HDGC 这类带有高外显率与发生率的血缘性研究[4,9]，此类患者通常表现早期发病，并且以多病灶扩散表现；HDGC 血缘关系研究证明，30% ~ 40% 的 HDGC 的家族患者是由单个 CDH1 等位基因种系突变所致，此基因编码 E-cadherin 结构糖蛋白[32]，可以理解为一系列的变化导致胃癌，但尚未对此突变的等位基因展开研究。在数个知名研究中表明杂合性的丢失，是正常的 CDH1 等位基因通过促进位点甲基化导致体细胞表观调节失常而遗传。此类患者一生中有 60% ~ 90% 风险罹患弥漫性胃癌，因此他们面临着一个不寻常的治疗方法的挑战[9,33]；有学者主张让携带突变 CDH1 的患者接受早期预防性胃切除手术，而另一些学者主张对此类患者早期、常规行内镜检查，通过切除病理组织活检预防胃癌[33-34]。

临床表现

胃癌症状和体征

胃癌症状与体征是非特异性的，这些症状与体征在正常人群中亦普遍存在，包括：消化不良、疲劳和不适等，此外一些症状和体征通常是提示胃癌的预警症状，包括消瘦、吞咽困难、持续呕吐、胃肠道出血、贫血和明显的腹部包块[35]。

消化不良是患者的首诊时的最常见症状[36]，消化不良也是胃癌患者的主诉，但其更多的是其他消化疾病的主诉，如消化道溃疡、胃食管反流和功能性消化不良等[35]。临床上，长时间消化功能不良症状出现时，预警症状出现值得注意，应注意排除有无恶性肿瘤；实际上，临床预警症状在消化不良患者出现率较高，胃癌患者中反而少见，并非恶性肿瘤特有的症状[35]。尽管如此，前瞻性与回顾性研究均提示 56% ~ 90% 胃癌患者于内镜检查时已有预警症状[37-40]。一项 meta 资料分析了 7 项前瞻性内镜研究，包含超过 13 000 例患者、其中 30% 有预警症状、62% 有胃肠道肿瘤[41]；胃肠道肿瘤患者中超过 30% 患者有单一预警症状。

另一项研究分析发现有预警症状或经验治疗无效，在急诊胃镜检查患者中，3.8% 发现胃肠道恶性肿瘤[42]；此项研究中唯一癌症预警症状是吞咽困难、消瘦，OR 值分别为 3.1、2.6，但轻度吞咽困难并非癌症的预警症状，其 OR 值为 0.1。

虽然预警症状出现难以预见、判断胃肠道肿瘤的发生，但出现多个预警症状时，则提示肿瘤已为晚期[43-44]；所以，预警症状在胃癌患者中有一定价值。Stephens 等一项最新研究支持此观点，预警症状存在与否与患者生存时间相关，患者从诊断胃癌至其死亡其间，有预警症状患者生存时间仅 7 ~ 11 个月，而无预警症状患者生存时间 24 ~ 39 个月[44]。

胃癌患者体格检查通常并无异常，进展期胃癌患者中，如触及左侧锁骨上淋巴结，可视为远处淋巴结转移（Virchow 淋巴结）的信号。胃窦部瘤体较大或者广泛淋巴结转移时，可侵及肝十二指肠韧带压迫胆道梗阻，偶可导致黄疸。腹部触及包块时可能是较大的原发性肿瘤，更多的是大网膜转移结节。出现腹胀、腹水以及脐周可触及转移结节（Sister Mary Joseph 淋巴结）时，提示癌症腹腔扩散、转移。直肠检查可明确 Douglas 窝结节，提示腹膜转移种植与盆腔转移（Blumer 架）。晚期，因贫血可有脸色苍白、体重下降等。

诊断分期

有症状或胃癌家族史的患者接受疾病筛查时，胃癌诊断更多的是基于上消化道内镜检查时发现肿块或溃疡；进展期患者可通过 CT 扫描、转移病灶活检而诊断，先前通常采用钡剂或水溶性对比剂上胃肠道对比检查，目前基本被内镜检查与 CT 检查这两种互补方法所取代。一旦诊断胃癌，患者须接受进一步检查，以确定病变范围与根治性切除的可能性。

术前分期以及手术适应证

准确的术前分期对选择合理的治疗方案至关重要。术前检查包括上消化道内镜检查（可联合内镜超声），评估局部病变与区域病变的严重程度。在术前评估时，同时行内镜超声检查可提高疾病分期的准确性，有研究显示内镜超声对评价肿瘤浸润深度、局部区域淋巴结转移方面略优于 CT 扫描[45,46]。由于内镜超声对大多数病例仅提供有限的附加信息，最新的 2010 美国国家综合癌症网络（National Comprehensive Cancer Network，NCCN）实践指南推荐其为可选择的辅助检查[4]。

所有患者均需行腹部 CT 对比扫描，女性患者还需行盆腔 CT 或超声检查，结合胸部影像学等评估原发肿瘤（T）、区域淋巴结（N）和远处转移（M）的情况，以制订治疗计划。普通 CT 扫描是推荐的术前评估常规项目，但其对肿瘤浸润深度评估以及判断是否存在淋巴结转移的灵敏度相对较低[4]。新检查手段如多排 CT、螺旋 CT 以及正电子发射断层扫描 CT（PET-CT）已证明可提供更好的术前分期数据；然而，这些检查手段仍未作为术前分期的必要项目而常规使用[4]。

影像学分期，还需了解患者完整病史与体格检查、运动耐量评估、相关实验室检查以及生理学评价指标等，上述检查有助于提供患者疾病进展期与合并疾病的证据，这些因素需要在治疗前予以考虑；患者表现出严重伴发病或身体耐受状态受限等时，应预先排除一些治疗的选择。

术前实验室检查应包括全面生化检查，以评价营养状况与肝、肾功能；拟行手术时，营养不良患者可能从术前补充营养获益；有提示肾功能或肝合成功能低下证据的患者可能不能忍受根治性手术，或者表现出进展期疾病征象者需要更详细的分期检查。此外，还应行全血细胞计数 [complete blood（cell）count，CBC] 检查、凝血实验发现或排除血液病；贫血经常发生于胃癌患者中，表现为原发性肿瘤出血或萎缩性胃炎所致的维生素 B_{12} 缺乏。

有心肺疾病体征与症状的患者至少应行心电图（ECG）、胸部 X 线（CXR）检查，根据患者症状与 ECG、CXR 结果以确定更进一步检查。

NCCN 实践指南建议诊断为胃癌的患者，尤其是胃食管连接部病变，需由多学科癌症治疗团队对其疾病分期、检查结果和治疗方案选择进行全面审查。除非患者签署由伦理委员同意的治疗研究协议，这类患者治疗应基于目前 NCCN 实践指南建议[4]。

分期

在美国和西方大部分国家，癌症分期均基于美国癌症联合会（American Joint Committee on Cancer，AJCC）和国际防癌联盟共同提出的 TNM（tumor-node-metastasis）系统[47]。表格 22-2 列出基于 TNM 胃癌分期系统，此系统的分期分层与患者生存率相关，它是基于肿瘤浸润胃壁组织深度的组织学层次、侵及淋巴结外观与数量、是否存在转移等进行分期的。

NCCN 治疗方案的临床指南推荐基于术前 TNM 分期[4]，患者须证实可承受腹部大手术、局限性疾病可达到术中阴性癌症切缘，并且无远处转移等才符合手术切除指征。患有局部疾病，证实不适合外科大手术流程的患者可通过下文所述的内镜下黏膜切除术（endoscopic mucosal resection，EMR）治疗。进展期

表 22-2　AJCC 胃癌 TNM 分级

分期	原发肿瘤	局部淋巴结	远处转移
0 期	Tis	N0	M0
Ⅰ A 期	T1	N0	M0
Ⅰ B 期	T1	N1	M0
	T2a/b	N0	M0
Ⅱ 期	T1	N2	M0
	T2a/b	N1	M0
	T3	N0	M0
Ⅲ A 期	T2a/b	N2	M0
	T3	N1	M0
	T4	N0	M0
Ⅲ B 期	T3	N2	M0
Ⅳ 期	T4	N1~3	M0
	T1-3	N3	M0
	Any T	Any N	M1

原发癌定义	局部淋巴结定义	远处转移定义
Tis：原位癌	**N0**：不涉及淋巴结	**M0**：没有远处转移
T1：侵犯固有层和黏膜下层	**N1**：1~6 个局部淋巴结	**M1**：有远处转移
T2a：侵犯肌层固有层	**N2**：7~15 个局部淋巴结	
T2b：侵犯浆膜下层	**N3**：>15 个局部淋巴结	
T3：穿透浆膜层		
T4：侵犯临近组织		

AJCC，美国癌症联合委员会；TNM，肿瘤 - 淋巴结 - 转移
Data from Greene FL，Page DL，Fleming ID，et al. *AJCC Cancer Staging Manual*. 6th ed. Philadelphia，PA：JB Lippincott；2002：111-118.

患者如适合手术，是姑息性手术的候选者；病变部位无法切除者、局部病灶广泛浸润的不适合根治手术的患者，可采用基于最近治疗指南的非手术治疗方法进行治疗。

对于有适应证的进展性局部病变，接受新辅助治疗后有明显反应的患者，在待评估放疗反应完成后，应重新再行术前分期，确定其是否为根治性切除手术的候选者。

辅助治疗

即使是可切除的胃癌，患者的 5 年生存率仍较低，虽然根治性手术是目前胃癌的主要治疗方式，但对于特定分期的患者，新辅助治疗和（或）辅助治疗的应用显著地提高患者无瘤生存期及总生存率[4,48-50]。目前为止，有大量病例分析、回顾性研究及少数前瞻性随机对照试验（RCT）探讨各种辅助治疗方案对已接受胃癌根治性手术患者的疗效；但这些研究存在研究结果不一致问题，并且治疗方案不尽相同又进一步使问题复杂化。幸运的是，少数精心设计的研究及近期的 meta 分析证实其疗效。

新辅助治疗主要由术前多药物联合化疗或术前放疗加化疗。理论上，术前治疗的优势包括术前评估肿瘤的化疗敏感性，有助于术后治疗，早期治疗潜在的微转移灶，提高对治疗副作用的耐受性，以及使肿瘤降低分期，增加行根治性手术的机会[48-49]。目前证实术前单独放疗或术前放、化疗在降低肿瘤分期、改善肿瘤可切除性、提升 5 年生存率等方面取得显著成效；但是，这些 RCT 数据主要来自胃食管结合部肿瘤患者，对胃体或胃窦癌患者，新辅助治疗不一定获得相同的疗效[48]。

MAGIC 试 验（Medical research council Adjuvant Gastric Infusional Chemotherapy trial）[51] 表明，与仅行手术治的疗患者相比，术前、术后使用表柔比星、顺铂、5- 氟尿嘧啶化疗方案的患者不仅总生存期显著地提高，还降低了疾病进展程度；这项研究确立了无放疗新辅助化疗的优势。目前 NCCN 指南推荐淋巴结阳性、T2 甚至肿瘤更大但无远处转移的患者术前行新辅助化疗或联合放、化疗[4]。

术后联合放、化疗的辅助治疗显著地提高患者总生存率[4]，直至最近，未结合放疗的新辅助化疗存在争议。近来 GASTRIC 研究组 [Global Advanced/Adjuvant Stomach Tumor Research International Collaboration（Gastric）Group）] 发表在《美国医师协会杂志》（Journal of the American Medical Association）的一篇 meta 分析提供一级证据，支持基于氟尿嘧啶新辅助化疗方案的优势[50]；该研究结果指出，新辅助化疗显著改善疾病生存期及总生存期。目前 NCCN 指南推荐无远处转移（基于病理分期及切缘状态）患者行辅助治疗，对于 T2/N0/M0 或分期更早的患者行 R0 切除肿瘤，辅助治疗可作为一个选择性附加方案；对肿瘤 R1 切除或 T2 以上分期或淋巴结阳性的 R0 切除者，仍推荐以氟尿嘧啶为基础的新辅助放化疗（首选）或选择性单独化疗；对 R2 肿瘤切除患者，不论 T 及 N 分期，选择前文所述 R1 肿瘤切除的新辅助治疗方案，或选择不行新辅助治疗，而给予最大限度的支持治疗。除非患者参加经过审批的临床试验，否则，我们推荐贯彻执行最新发布的 NCCN 诊疗指南[4]。

胃癌手术治疗

手术切除原则是保证切缘距肿瘤肉眼可见或可触及边缘至少 5 cm[52]。切下标本应行冰冻病理检查明确切缘状态；理想情况下，切缘应为显微镜下找不到癌细胞，通常称作 R0 切除[53]；如镜下切缘非阴性，在解剖可行的条件下应进一步行切除术。获得 R0 切除是决定行远端胃切除、全胃切除、食管胃切除术的手术指导原则；在切缘阴性情况下，全胃切除及远端胃切除患者的长期生存率是一致的[54]。但是，切除范围更小的手术可降低术后并发症的发生率，改善患者的生存质量[55]。尽管有学者主张对局限于近端的胃肿瘤行近端胃切除术，编写该章节的作者未找到确切证据证实其相对于全胃切除术的优势；近端胃切除术可保留胃窦，但胃并不能显著地扩张，与全胃切除术相比，胃容量也无明显优势。因此我们承认一些医学中心开展的近端胃切除术，作为可选择术式之一是合理的，但在该章节中，我们并不对此项术式展开讨论。

必须承认的一点是，术前分期并非完全准确，因此，有时我们会在手术当中发现患者并不适合行根治术手术。这些情况包括未诊断出的远处转移、扩散、局部区域晚期等，基于此原因，多数学者主张行完整剖腹手术前，先行腹腔镜探查分期[4]。相对无症状的患者如腹腔镜评估中发现原发病为不可根治性切除，可考虑非手术治疗，可避免剖腹手术治疗或根治性切除以及可能出现的手术相关并发症。对有症状的患者，如表现为严重贫血或梗阻症状严重，可行肠旁路术或姑息性胃大部切除术，以减轻症状并从手术中获益。症状严重的患者不需要行术前腹腔镜来评估分期，因为一旦发现肿瘤不可根治性切除，仍需要行姑息性手术治疗。

对于经验丰富的医学中心，肿瘤病灶较局限者可考虑行腹腔镜胃癌根治术。最近发表的大量病例报道及一项随机对照试验均表明接受腹腔镜胃癌根治术的患者可获得与开腹胃癌根治术患者一致的肿瘤学结果[56-58]。从这些研究所得到的数据是局限的，对于腹腔镜胃切除术的适应证尚无明确定义。充分的随机数据并未有力地证明腹腔镜手术带来与剖腹手术同等或优于剖腹手术的生存期；如施行腹腔镜手术，则应遵循与开腹一致的原则，二者的差异主要在于腹腔镜手术的特殊要求。由于腹腔镜手术未充分地研究治疗的标准手段，因此我们将不对本章中开腹手术与腹腔镜手术的细微差别进行详细说明。

淋巴结清扫范围

淋巴结是否转移及转移程度是影响疾病分级主要因素以及为患者预后提供判定依据。然而，现在并不清楚手术中区域淋巴结清扫对患者术后生存究竟有多大意义。胃周围淋巴结根据其与胃的解剖位置关系分为 1 ～ 11 站[59]。如图 22-3 所示，第 1、3、5 站淋巴结沿胃小弯排列。第 2、4、6 站淋巴结沿胃大弯侧排列。第 7 站淋巴结沿胃左动脉排列，第 8 站淋巴结沿肝总动脉排列，第 9 站淋巴结沿腹腔干动脉排列，第

10 和 11 站淋巴结沿脾动脉排列。

胃周 1 ～ 6 站淋巴结属于 N1 区淋巴结[5]，7 ～ 11 站被为 N2 区淋巴结；手术清扫发现其他区域淋巴结均视为远处淋巴结，如果淋巴结呈阳性，手术则无法行根治性切除。传统意义上，如手术可完全清扫 N1 区的淋巴结，称为 D1 切除；当 N1 和 N2 区淋巴结完全清扫为 D2 切除，或 1 ～ 6 站淋巴结未完全清除为 D0 切除[4]。在日本胃癌分期系统中，手术的清扫程度是重要的因素；然而，在西方国家采取的 TNM 分期中，淋巴结清扫并非预后的因素；在 TNM 分期中，清扫淋巴结最重要的原则是去除所有可能转移的淋巴结，并至少清扫出 15 个胃周淋巴结病理标本[47]。

淋巴结清扫范围及其对术后生存影响可能是胃癌手术中最具争议的话题。最近，日本和欧洲一些研究中心发表一项研究，倡导以疗效为目的的手术时，应更广泛地施行 D2 和 D3 淋巴结清扫[60-62]。文献中包含大样本系列案例、回顾性研究、涉及胃癌行全胃或部分胃切除的多种程度的淋巴结清扫的未控制非对照研究；其中仅有两个西方研究中心发表的随机对照试验，充分地研究设计和对结果进行统计分析，比较胃癌患者中 D1 和 D2 淋巴结清扫[63-67]。两项研究评估了类似的主要效果因素，包括 5 年生存率、术后并发症发生率与术后死亡率，研究都表明，广泛 D2 根治术对患者术后 5 年生存率无显著的好处，而患者在接受 D2 淋巴结清扫时有更多的手术后并发症和更高的住院死亡率。另外，一个非随机的单因素研究显示，专业中心完成的 D2 清扫术，患者术后并发症发生率与死亡率低得多，接近 D1 清扫的报道数据；这些学者强调数据来源于先前描述的 RCT，数据来源可能受到缺乏手术经验及手术的规范化的干扰[62,68]。

在 2004 年，循证医学协作网试图通过文献 meta 分析及系统回顾比较来确定胃癌手术 D1 与 D2 淋巴结清扫的优势[68]，通过详细的文献分析，并对用类似衡量方法进行的随机对照试验与非随机试验获得的相似结果进行研究；基于 RCT 实验的 meta 分析得出下面结论，除 T3 阳性患者，其他分期 D2 清扫时并未使患者生存获益；还发现，D2 期清扫手术死亡率和并发胰、脾切除概率显著地增高。另外研究注意到，外科医生缺乏依从性与经验导致两项 RCT 结果混乱。根据发表的非随机对照研究，他们指出，D2 清扫可能为中期胃癌患者带来生存获益；此外，通过对发表的观察性研究分析，发现在有经验的中心接受 D2 清扫的患者可能得到整体的生存获益，而手术死亡率未明显增加。

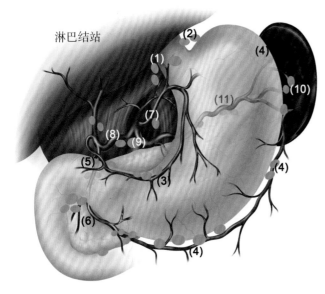

淋巴结站

图 22-3　胃淋巴结分站

总的来说，他们指出，现有比较 D1 和 D2 淋巴结清扫效果的研究是有限的，且具有严重缺陷[68]。

自从 Cochrane 回顾研究发表后，众多非随机对照研究与单因素观察研究继续对 D2 较 D1 期手术何者比较有利而据理力争。大多数研究认为，行 D2 清扫的患者具有较高的 5 年生存率以及有相似或更好的手术相关发病率与死亡率。多数作者认为，这些发现是基于手术技巧与经验提高的前提下，行 D2 清扫时可避免合并胰脾切除的发生，与已发表的 RCTs 标准相符[60-62,69-71]。为证实上述观点，荷兰 RCT 研究小组最近发表了 15 年随访试验的结果，指出患者 15 年整体生存率中，D2 切除（29%）较 D1 切除（21%）呈上升趋势，尽管差别不具有统计学意义（$P = 0.34$）；但是，发现 D2 切除组胃癌相关死亡率与局部复发率显著地降低。这些数据与先前建议相悖，他们目前推荐在有经验的大宗病例中心，使用更安全的保脾技术为患者施行 D2 根治术[71]。尽管文献主张行 D2 淋巴结清扫术有增加趋势，但仍需要进一步的多中心随机对照试验证实更广泛的淋巴结清扫的风险与获益。目前，选择 D1 或 D2 根治术等问题，仍由医生个人及其相关多学科肿瘤治疗团队确定（表 22-3）。

胃癌淋巴结分期将继续是一个争论的话题。最近一项对 700 例胃癌患者的研究，使用日本和 TMN 分期的四种淋巴结分期系统，进行预测患者预后能力的对比研究。此研究发现，最容易使用与最能预测术后情况的系统，均是基于阳性淋巴结转移在切除淋巴结样本总数的比例而得出的，而与取样的总淋巴结术无关[72]。仅从此项与最近其他研究，以及正在进行的胃癌淋巴结最佳分期激烈地争论，可预见在不久将来需要修改当前分期系统。

内镜黏膜下切除术

内镜黏膜下切除术（ESR）是常为胃肠病专家采用的微创技术，主要于日本和世界各地的一些专科中心开展[4,73]。此技术适应证是直径小于 2 cm、无淋巴结转移危险的黏膜病变与无远处转移肿瘤[74]。近来，此技术也用于一些淋巴结转移可能性大但身体一般条件较差的患者，或腹腔镜辅助清扫淋巴结。关于内镜黏膜下切除术疗效的最新案例报道数量不少，但关于 ESR 在高危病灶中的疗效缺乏合适的对照研究与科学分析[75-76]。

胃癌手术技巧

远端胃切除术

腹腔镜探查术在确保腹腔恶性肿瘤可根治性切除或排除远处转移病变和癌症扩散方面，优于传统的开放手术。接受腹腔镜治疗的患者大部分是症状持续时间长、不明原因体重减轻，或 CT 检查难以确定是否存在转移等。NCCN 指南建议使用腹腔镜或许对完成手术临床分期有价值，但目前能够证明其有用性的证据水平尚不能使其成为所有胃癌患者的治疗标准[4]；接下来，行一上腹正中或双侧肋缘下足够长切口，以便更好地固定手术拉钩并充分地暴露术野。手术顺序取决于淋巴结清扫的范围与重建技术的选择。

第一步：通过触诊或是针对微小病变的直视下内镜标记、确定肿瘤位置。为保留足够切缘，第一步的实施对于最终切除范围十分重要。至关重要的是，横断十二指肠之前要确保保留近端食管切缘阴性；再者，如高度怀疑有远处转移，需游离十二指肠与胰头，以便更好地暴露主动脉旁淋巴结，主动脉旁淋巴结转移是远处转移的征象，同时可有助于确定是否可行根治性切除手术。沿着十二指肠的第二部分下侧缘打开后腹膜，然后将十二指肠与胰头旋转，显露下腔静脉和主动脉。于主动脉与下腔静脉间显露主动脉旁淋巴结，切下并送检。如发现病理性肿大的淋巴结，

作者	研究组	病例数	结果衡量标准	结论
Bonenkamp 等[63]	荷兰	711	围术期死亡率	D2 清扫围术期死亡率更高
Bonenkamp 等[64]	荷兰	711	平均 5 年生存率	2 组 5 年生存率无差别
Hartgrink 等[67]	荷兰	711	平均 11 年生存率	2 组 11 年生存率无差别
Songun 等[71]	荷兰	711	平均 15 年生存率	2 组生存率无统计学差别，D1 组局部肿瘤复发率与癌症相关死亡率更高
Cuschieri 等[65]	英国	400	围术期死亡率	D2 清扫死亡率更高
Cuschieri 等[66]	英国	400	平均 5 年生存率	2 组 5 年生存率无差别

表 22-3　胃癌根治术中患者行 D1 与 D2 淋巴结清扫的临床疗效的随机对照研究

应行冰冻病理检查，以排除远处淋巴结转移；待确定无远处淋巴结转移，开始下一部分分离。

用电刀将胃结肠韧带从横结肠上沿着无血管平面剪下（见图 22-4）。横结肠系膜前叶直接分离至胰腺下缘水平。此步骤将结肠系膜前腹膜从前面的血管和下叶中分离，因此使结肠系膜血管裸化（见图 22-5）。将已显露的胃网膜右血管结扎并横断。典型结肠系膜前叶分离延伸至胰腺前被膜交汇处，此部分分离可显露必须横断与结扎的胃网膜左血管。继续将胰腺前被膜向胰腺上方边缘分离，可较好地显露腹腔干、脾动脉、肝总动脉与其相关淋巴结。当行 D2 淋巴结清扫时，需清扫上述血管旁的淋巴组织。理想的状态是，上述淋巴结清扫至十二指肠分开后，此时淋巴结的显露更加完全。

触诊胃十二指肠连接处评估肿瘤浸润范围。如此部位明显无肿瘤，则可将十二指肠距幽门远端 1 ~ 2 cm 处分开（见图 22-6）。如肿瘤可于幽门或近端十二指肠球部触及，则在远离此处 1 ~ 2 cm 处分开十二指肠，以便获得镜下切缘阴性。但是，在此情况下，须注意勿损伤位于十二指肠后的胆总管、小乳头或壶腹部。胃十二指肠动脉是一个有用的标志，其跨过十二指肠球部后面；十二指肠后段的胆总管通常位于其血管右侧 1 cm 处走行。我们通常采用 GIA 吻合器

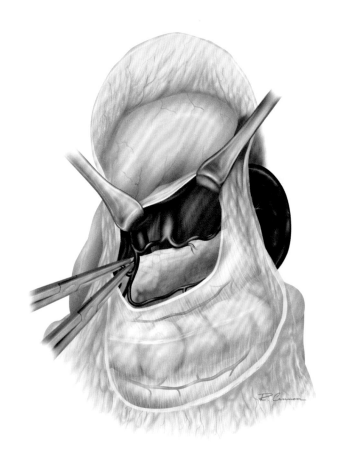

图 22-5 将横结肠系膜前叶从其下血管与后叶上分离

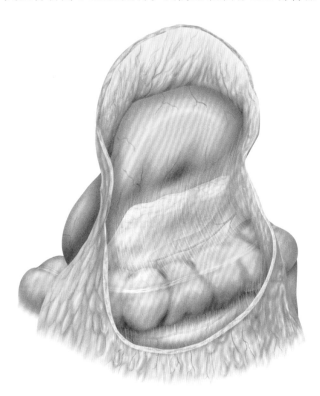

图 22-4 在结肠上沿着无血管平面分离大网膜

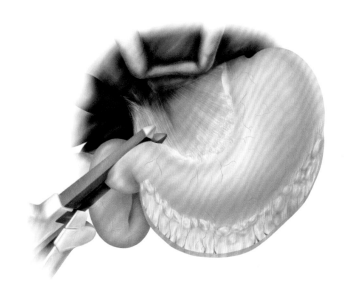

图 22-6 距幽门远端 1 ~ 2 cm 处分开十二指肠

完成十二指肠分离，其他学者更喜欢用肠钳切断十二指肠，用 3-0 号可吸收中位线如 PDS 闭合十二指肠残端。未有数据支持这种方法较另一种方法更有优越性。有外科医生将十二指肠钉合或用缝合线用标准的

Lembert 方法内翻缝合（见图 22-7）。

如施行 D2 淋巴结清扫，分离十二指肠可增加沿胰腺上缘肝动脉、腹动脉与脾动脉周围有淋巴结的组织的显露；这些组织应从胃十二指肠动脉至骨盆与近端脾动脉相临处分离与清除，需注意勿损伤胰腺实质或腹腔丛。

沿着胃小弯分离小网膜，从肝十二指肠韧带下方至右膈肌脚进行分离。在小网膜孔的下界，沿十二指肠第二部下界延伸至与肝十二指肠韧带汇合处，切开后腹膜；然后，将肝左叶牵向右上方，更好地显露膈

裂孔。然后从膈肌脚前方至胃食管连接部沿着肝下缘直至肝门水平切除肝胃韧带至其与肝十二指肠韧带汇合处（见图 22-8）。沿着左肝动脉左侧向下切除，至十二指肠汇合处上方，与先前的后腹膜切除处汇合。于胆囊管水平上方切开肝十二指肠韧带，接着向中间牵引，显露下方肝门结构，肝十二指肠韧带上下切缘于门静脉后方完成。显露肝右动静脉，结扎并切断。从肝门结构完全分离的带有淋巴结缔组织的肝十二指肠韧带从肝门上分离。接着继续从右侧动脉上方，向正中弓状韧带进行后腹膜分离，显露胃左动静脉并于起始部结扎。如行 D2 淋巴结清扫，胃左动脉周围的淋巴结缔组织需于此处切除与清扫。然后沿胰腺上缘，向左下方向行后腹膜分离与后腹膜切缘汇合（见图 22-9）。

胃近端切除的要点在于基于病灶位置的基础上，要求切缘距肿物 5 cm 以上。对远端胃切除手术，近端切除平面从胃食管连接部远端 2 cm 处开始，沿胃小弯，至胃大弯至少有 5 cm 切缘。用外科能量平台于胃大弯处分开残留大网膜，或于钳或缝合结扎胃短血管时行残留大网膜切除。需小心避免损伤位于未切割大网膜处的胃短血管。于近端切口处标记，用钳或外科吻合器间横断胃体（图 22-10）。标记整块标本，为病理医师提供手术切缘信息，然后送至冰冻病理检查，以确保充足的阴性切缘。如解剖上可行，未得到阴性的切缘则需更进一步或更多地切除近端胃，直至合适的切缘为止。

一旦切除完成，须做好重建的决定。我们通常采用毕Ⅱ式重建消化道。关于重建方法的选择与外科技

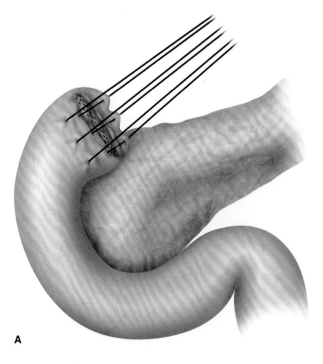

A

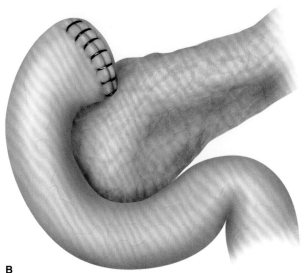

B

图 22-7　A、B．十二指肠吻合线或缝合线采用间断浆肌层内翻缝合

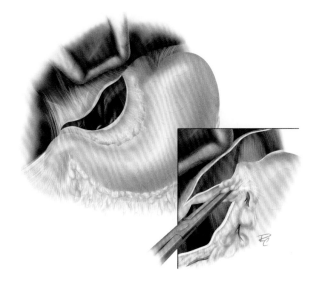

图 22-8　从膈肌脚前方至胃食管连接部沿着从肝门开始至肝十二指肠韧带的肝下缘切开肝胃韧带

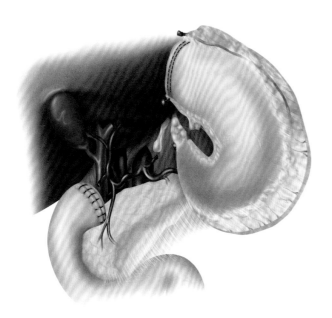

图 22-9　显露胃左动、静脉并结扎，向左下方行沿胰腺上缘的后腹膜分离与后腹膜切缘汇合

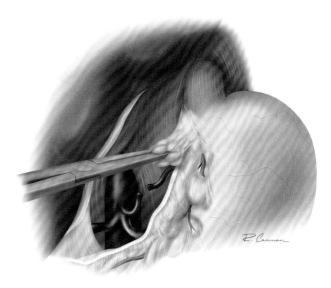

图 22-11　胃食管连接部与膈肌脚处近端分离，将胃周和食管旁淋巴结整块清除

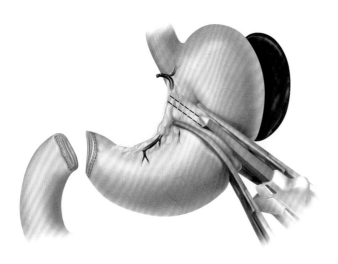

图 22-10　近端胃切除线，用钳或吻合器横断胃

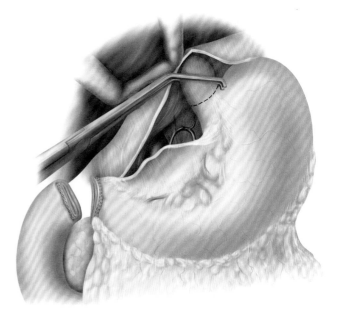

图 22-12　食管横断可用肠吻合器或直角钳完成

术细节，请参阅下述手术重建部分。

全胃切除术

　　近端胃肿瘤手术操作与先前远端胃切除操作相似，不同之处是胃食管连接部与膈肌脚分离，将包括胃周与食管旁的淋巴结整块清除（图 22-11），胃大弯大网膜亦一并分离，需小心分开余下靠近脾的胃短血管。一旦前述切除完成，近端切缘可于食管处辨认出，其位于胃食管连接部近端。食管分离可由肠吻合器完成，或将直角钳肠放置于预定切缘近端，用手术

刀分开食管（图 22-12）。当行远端胃切除时，为保证根治性切除术，近端边缘需行冰冻切片病理检查。如无法到无瘤切缘，外科医生需决定患者是否可以进行胃食管根治术。一旦患者全部切除，冰冻切片病理检查确认手术切缘阴性，可通过 Roux-en-Y 食管空肠吻合术完成肠道重建。重建方法手术方法于后详述。

胃肠道重建技术

胃切除后决定适当恢复肠道连续性时，至关重要的是选择使术后长期营养缺乏最小化的技术[77-78]。最常见的并发症包括明显体重下降与倾倒综合征[77-79]，有学者认为恢复胃、十二指肠完整性最好的方法为全胃切除术或胃次全切除术后间置空肠移植[80-82]。虽然已发表不同类型的间置空肠技术的大量病例报告与案例系列，但目前无令人信服的证据支持其使用，也没有一个标准和最佳技术的共识。由于缺乏足够的科学证据支持间置空肠移植的优势，目前我们不推荐使用它。从已发表的文章中似乎清楚地发现一个重要的重建理念，即选择恢复胃肠道连续性同时减少胆汁反流与吻合口狭窄的技术。

远端胃切除术后的肠道重建

毕Ⅱ式重建

基于技术简单、可观的长期通畅率与良好的预后功能，我们推荐远端胃切除术后采用毕Ⅱ式重建。完成此式式需于 Treiz 韧带辨认空肠起始部，确保构建毕Ⅱ式无张力吻合最短的远端空肠臂，通常是约距 Treiz 韧带 15cm 空肠。较短的空肠臂可减少输入袢综合征发生率，一旦位置确定，用缝线标志，便于其后的辨别。接下来的操作是决定用结肠后或结肠前途径，将空肠臂牵至近端残胃；结肠前或结肠后都有学者推荐，但并未显示出其中一种超越另一种的真正功能性获益。我们更喜欢结肠前途径，原因是此径空肠臂可较易牵至残胃，无结肠后内疝并发症风险。如肠臂长度存在问题，结肠后途径可缩短无张力吻合口距离，在此情况下，我们更愿通过结肠系膜缺口将残胃下拉，以便完全于结肠系膜下吻合，可降低输入袢综合臂梗阻的发生率。

胃空肠吻合术之后的构建用先前缝合标记空肠肢残胃处沿残胃后下切缘置于与其邻近与平行的位置，待确定胃空肠吻合处后，用后行的 Lembert 缝合空肠与胃壁，可用 3-0 Vicryl 或丝线间断吻合口后壁。用电刀在后行的 Lembert 缝合线前的胃壁全层，创造长达 5 cm 的开口，于邻近空肠袢行相同大的小的切口。于后中段用 3-0 或 4-0 PDS 线吻合，两条相邻的 3-0 PDS 线分别反方向缝合，直至两条缝线交汇于吻合前部，然后将两条 3-0 PDS 线打结完成吻合。接着预留的 3-0 Vicryl 或丝线行吻合口前行 Lembert 缝合（图

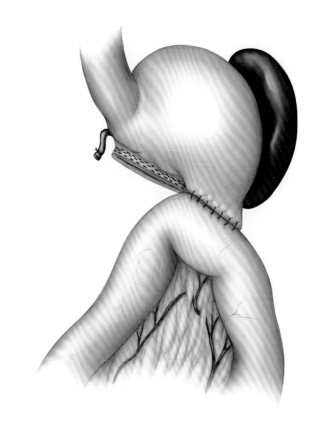

图 22-13 毕Ⅱ式吻合，用可吸收单股缝线连续缝合完成胃空肠吻合

22-13）。如为结肠后路径，须于结肠系膜与胃之间缝合，关闭横结肠系膜缺损，避免肠内疝。

Roux-en-Y 重建

另一可选择的重建方法是 Roux-en-Y 胃空肠吻合术，Roux 技术优点是消除胆汁反流至残胃，缺点是有两个吻合与产生 Roux 潴留综合征。技术操作是辨认 Treiz 韧带空肠起始部，距 Treiz 韧带远端 10 ～ 15 cm 横断空肠，沿空肠系膜边缘向下打开空肠系膜，然后用肠钳或消化道吻合器分开空肠（图 22-14）。分离肠系膜时需避免肠道缺血，空肠系膜长度足够使肠袢牵至残胃。此部分通常包含空肠第一血管弓，采用肠系膜透光法确定血管解剖以保护空肠两臂血供。与毕Ⅱ式重建相同，将横断的空肠臂远端置于胃切线后，Lembert 法缝合空肠与胃壁，用 3-0 Vicryl 或丝线沿吻合口后壁行间断缝合。电切 Lembert 缝线前的胃壁全层形成长约 5 cm 吻合开口；于相邻空肠的系膜缘形成相似的切口。用始于吻合口后中段的 3-0 或 4-0 PDS 线连续缝合，两条 3-0 PDS 线相邻向反方向缝合，直至两线汇合于吻合前部，然后打结

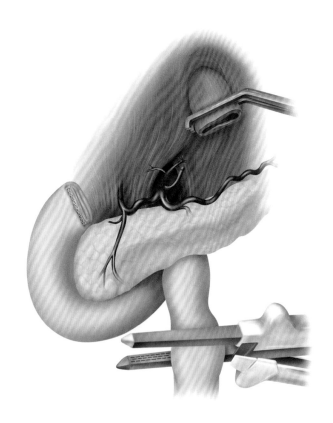

图 22-14 消化道 Roux-en-Y 重建，距 Treiz 韧带远端 10 ~ 15 cm 切断空肠

完成吻合。接着，用 3-0 Vicryl 或丝线行吻合口前壁 Lembert 缝合（图 22-15）。

将注意力转移至空肠空肠吻合。将近端空肠、远端空肠在距远端 45 ~ 50 cm 处吻合，此长度先前证明为 Roux 臂的最佳长度，可减少胆汁反流发生率，减少 Roux 臂长度同时减少可能引起淤滞与营养不良。空肠吻合是两者平行排列，形成对系膜缘 5 cm 吻合，可采用胃肠吻合器或上述胃空肠手缝方法（图 22-16）。需要注意的是使用 3-0 Vicryl 或丝线关闭肠系膜缺损，避免内疝。

全胃切除后肠道吻合术

与胃远端切除术相比，全胃切除术后可出现体重降低与严重倾倒综合征，可能与胃容积不足有关，学术界一直存在关于是否创造空肠储袋伴或不伴胃和十二指肠之间置入空肠模拟胃储存功能的争议。但由于缺乏相关研究的适当对照试验，标准化结果的措施以及设计不合理，因此关于间置空肠合适与否，尚无定论[80,82]。最近一篇 meta 分析综述认为 Roux-en-Y 吻合术联合倒 J 形或 S 形空肠储袋可缓解术后倾倒综合征、体重减轻，从而改善患者生存质量。这篇文章提供了 IA 级的依据，但其研究并未指出间置空肠增加的空肠储袋是否有益于保持胃十二指肠的内容物的通路。

对大多数患者而言，标准 Roux-en-Y 吻合术更有益于保持肠道的连续性，术式操作细节如前述，于胃远端切除术后使用另一种显著不同的吻合方法行断端吻合；不同于近端胃空肠吻合术，此处所指吻合可为端端或端侧食管空肠吻合术，可采用之前所述的方法手工缝合，或采用目前主流的适当大小的吻合器械—EEA 吻合器吻合。

如前所述，手工缝合时用 3-0 可吸收缝线或丝线行一排 Lembert 外周加强缝合，修剪后将吻合端于肠断端后壁加缝一排，以保证空肠不会扭转；然后用两根 3-0 或 4-0 PDS 线行全层缝合，两线应于吻合口后面贴近，分别朝相反方向绕圆周缝合直至其与吻合口前壁汇合，之后打结缝合完成。在吻合口前壁适当位置行一排 Lembert 缝合，方法与缝合相同（图 22-17）。

吻合器技术是于食管断端与 Roux 近臂临近针线处对系膜缘边缘行端侧吻合。先将 EEA 筛选器置于空肠腔内，选择适当大小砧钉座，使之可容下最大肠腔的吻合直径，且不使食管或空肠壁压力过大，通常采用型号为 25 ~ 28 mm 的吻合器。于食管远侧断端正上方用 3-0 缝线行荷包缝合，吻合器砧座置入食管内，收紧荷包并使食管壁与砧座吻合棒固定在一起；Roux 空肠臂吻合端开放，EEA 吻合器穿过肠腔使吻合钉于空肠系膜缘远处数厘米处穿出，EEA 砧座端对准吻合器后关闭，必须确保 Roux 肠臂无扭转，以及无多余组织暴露于吻合器表面砧座之间。一旦吻合完成，移除吻合器和砧座，并检查吻合器，确保吻合器上 2 圈为完整环（图 2-18）。标记食管组织环为"近端食管缘"送病理检查。无论手工吻合还是吻合器吻合，Roux 肠臂近端开口均应关闭。

于食管空肠吻合术完成后，下一步即按照前述远端胃切除术 Roux-en-Y 术式，行空肠空肠吻合术（图 22-19）。

对一些预后较好患者，可考虑采用空肠储袋以减轻术后并发症，如体重减轻、倾倒综合征。虽然无数据比较 S 形或倒 J 形空肠储袋彼此之间的优劣，两者均是合适的选择。吻合方法与标准 Roux-en-Y 除上点之外基本相同，即行食管空肠吻合前，应于 Roux 近臂构建一空肠储袋。空肠储袋的构建是将空肠近端缝成 S 或倒 J 形状，然后于折叠的空肠段用 GIA 吻合器构建一共同通道（图 22-20）。储袋构建完成后，行前述标准的 Roux-en-Y 食管空肠吻合术。

原发性胃淋巴瘤

流行病学

　　胃淋巴瘤是第 2 位常见的胃原发性恶性肿瘤，约占胃癌的 5%[83]。在过去四十年间，美国的淋巴瘤发病率增加近 80%[84]；在显著增加的淋巴瘤中，淋巴结外淋巴瘤尤其明显，其中高达 40% 的病例为原发性胃肠道淋巴瘤[85-87]。胃淋巴瘤占原发性胃肠道淋巴瘤的绝大多数，近 50% ~ 75%[83,88,89]。原发性胃淋巴瘤是典型的淋巴结外非 Hodgkin 淋巴瘤（non-Hodkin's lymphoma，NHL），而 Hodgkin 淋巴瘤很少侵及胃[83,90]。

　　淋巴瘤表现出多样化和异质性，因此很难将其分类。目前，全球大多数医务人员所使用的是世界卫生组织（World Health Organization，WHO）的淋巴瘤分类系统[91]。此分类系统基于淋巴瘤的细胞起源、特定分子、表型和遗传特征，最新修订版术加入患者临床特征如年龄、侵及部位以及相关病因等因素[92]。虽然世界卫生组织分类系统促进淋巴瘤治疗方法与研究方案的标准化，但由于淋巴增生障碍的内在异质性，其仍是一较复杂的诊断程序。修订后 2008 世界卫生组织淋巴瘤分类系统识别了超过 25 个主要源于 B 细胞的淋巴瘤以及 20 个主要源于 T 细胞或 NK 细胞的淋巴瘤类别[92-93]。

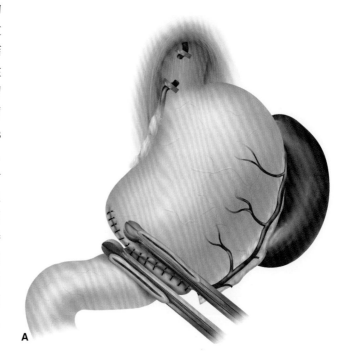

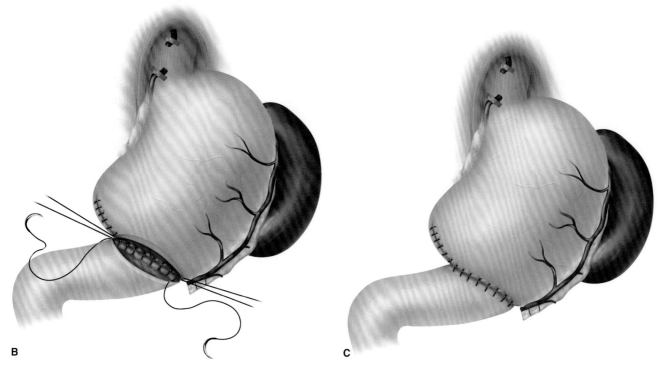

图 22-15　A．远端空肠提到残胃置于胃切缘后下部分，空肠与胃壁采用 Lembert 法缝合；B．两根 3-0 PDS 线相邻反方向缝合，直至两条线汇合于吻合口前壁、打结完成吻合；C．先行 Lembert 法间断缝合、加强，完成上面吻合口

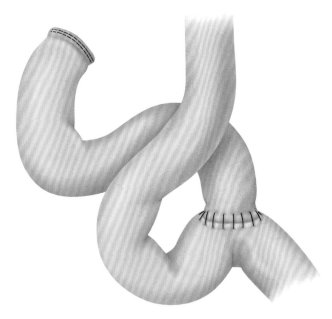

图 22-16 近端空肠与输出袢空肠平行排列，行 5 cm 的对系膜缘吻合

组织学

从组织学来看，高达 98% 的原发性胃淋巴瘤衍生自 B 细胞[93]。其中，近 60% 为弥漫性大 B 细胞淋巴瘤（diffuse large B-cell lymphomas，DLBCL），约 38% 为黏膜相关淋巴组织淋巴瘤（mucosa-associated lymphoid tissue，MALT）边缘区 B 细胞淋巴瘤（表 22-4）[94]。DLBCL 与 MALT 相关 B 细胞淋巴瘤均认为与慢性幽门螺旋杆菌感染有关。MALT 相关 B 细胞淋巴瘤与 HP 有相对较好的关联性，其中多达 90% 的病例是 HP 感染的后果，而 HP 根除治疗后通常可获得持

表 22-4 398 例原发性胃淋巴瘤组织学亚型（REAL 分类）[94]

淋巴瘤组织分布	频率
弥漫性大 B 细胞淋巴瘤	59
无 MALT 成分	14
有 MALT 成分	45
边缘区 MALT 淋巴瘤	38
外周 T 细胞淋巴瘤	1.5
套细胞淋巴瘤	1
滤泡性淋巴瘤	0.5

MALT，黏膜相关淋巴组织；REAL，欧美淋巴瘤修订分类。

久缓解[95-98]。HP 感染与 DLBCL 之间的关联更具争议。约 35%DLBCL 患者为 HP 阳性，其中多数患者内镜检查发现并发 MALT。不考虑上述数据，多达 63% 的 DLBCL 患者对 HP 根除治疗有持久的治疗反应[98]。

弥漫性大 B 细胞淋巴瘤作为具有高侵袭性恶性淋巴瘤，可能源自于 MALT- 相关 B 细胞淋巴瘤[87-88]。弥漫性大 B 细胞淋巴瘤通常高水平表达位于 3 号染色体的癌基因 Bcl-6[83]。有两种公认的 DLBCL，可根据其免疫组织化学分类：与生发中心（GC）B 细胞相似的（CD10+，Bcl-6 和 BCL2+/−）以及与 GC 不同的（CD10−，Bcl-6 和 BCL2−）[83]。生发中心 B 细胞被认为源自于成熟 B 淋巴细胞，而非 GC 类 DLBCL 则被认为源自于 MALT 相关的 B 细胞淋巴瘤。

MALT 相关的 B 细胞淋巴瘤通常是多病灶的。大多数的情况下，认为是由于慢性 HP 感染而发生于胃黏膜淋巴组织上。MALT 相关 B 细胞淋巴瘤表达 CD20 细胞表面抗原，通常产生 IgG 轻链抗体，也可表达 CD43。MALT- 相关 B 细胞淋巴瘤已鉴定出有 3 种基因易位，高达 65% 的病例可表达。典型易位有 t（11；18）（q21；q21），t（1；14）（p22；q32）和 t（14；18）（q32；q21）[83,89]。虽然每个易位均在细胞间调控中产生出不同的直接上游影响，但均激活核转录因子 -κB 细胞活化途径[99]。

症状和体征

原发性胃淋巴瘤患者临床表现与胃腺癌患者相似。其临床症状倾向不明确，最常见的为消化不良、腹痛、恶心、呕吐、厌食和排便习惯改变[83,91,98,100]；亦可能出现消化道出血，此为高达 30% 的患者的最初表现[88]。除体重减轻外的 B 症状（体重下降、发热和夜间盗汗）在原发性胃淋巴瘤患者较为罕见[83]。完整的病史与体检必须包含全部可触及淋巴结床的检查，包括 Waldeyer 环。详细的腹部检查应评估腹部肿块或器官肿大。患者现病史将为诊断提供重要的线索，因为高达 60% 的体格检查无法提供任何诊断依据[83]。

诊断检查与分期

有现病史或临床检查结果涉及胃恶性肿瘤患者，需立即行上消化道内镜检查。全方位上消化道内镜检查以及病灶活检在超过 95% 的病例中可确诊胃淋巴瘤[91]。一旦胃淋巴瘤在病理上得以确诊，需再行疾病分期，以便启动适当的治疗方案和提供患者相关的预后信息。虽然普遍接受的 2008 世界卫生组织淋巴

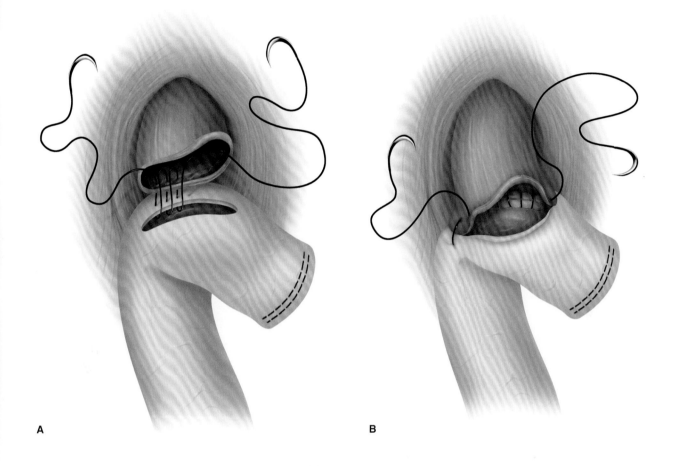

A　　　　　　　　　　　　　　　B

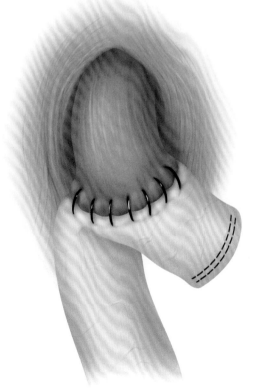

C

图 22-17　A、B、C. 全胃切除后 Roux-en-Y 手工重建

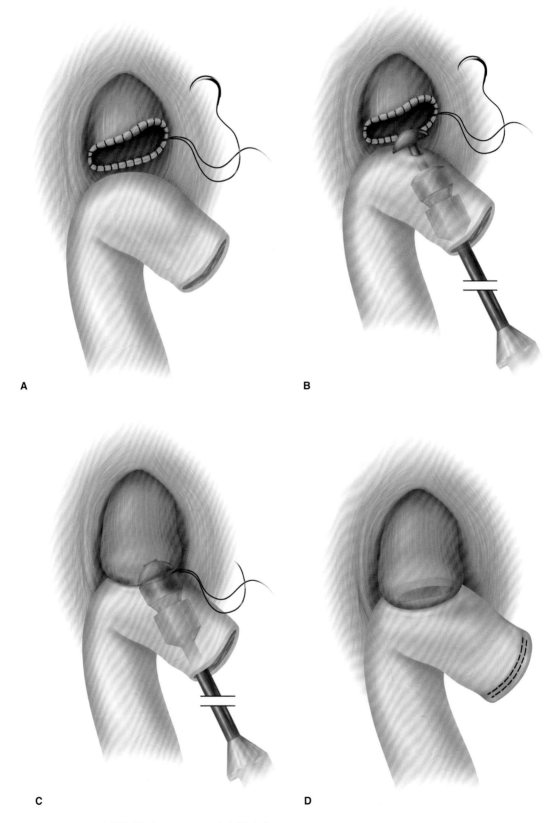

A

B

C

D

图 22-18　A、B、C、D. 全胃切除后 Roux-en-Y 吻合器重建

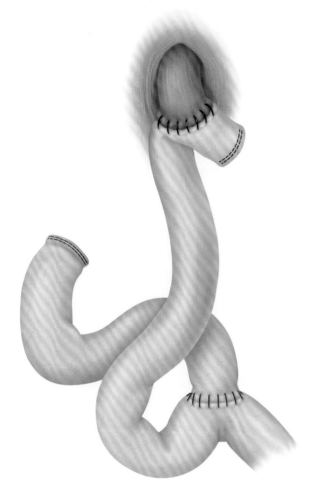

图 22-19　完成全胃切除术后 Roux-en-Y 重建

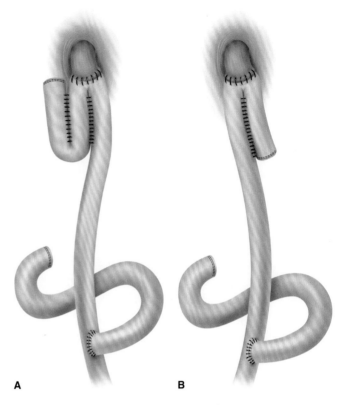

A　　　　　　　　　　**B**

图 22-20　A．构建 S 形空肠储袋；B．构建倒 J 形空肠储袋

瘤分期规范了淋巴瘤的分期检查，但仍存在一些组织学亚型导致的区别。

所有患者均应行 *HP* 血清学检查、血常规、肝功能、包含乳酸脱氢酶（lactate dehydrogenase，LDH）的化学检测和 B2 微球蛋白血清电泳检查，评估 M 蛋白。此外，虽然罕有侵及骨髓，但仍需行骨髓穿刺与活检。螺旋 CT 扫描检查颈部、胸部、腹部和骨盆以评估附加病变[91,99]。当病理证实 DLBCL 后，PET 扫描明显增加分期的准确性，超过单纯 CT 扫描，灵敏度达到 80%，特异度达到 90%[101-103]。在确诊 MALT 相关 B 细胞淋巴瘤后，附加分期需包括第二次大面积内镜检查、绘图，取自于正常与不正常外观的胃和十二指肠黏膜的 20 ~ 30 个活检标本[104-105]。此为重要步骤，原因是 MALT 相关 B 细胞淋巴瘤通常为多灶性，且含有淋巴瘤黏膜，在内镜下或许看起来正常；重复内镜以及广泛活检已证实，在多达 10% 的

患者诊断之前未发现 DLBCL 成分（表 22-5）[91]。额外结肠镜检查以及唾液腺和泪腺磁共振成像（MRI），除用作标准分期外，亦可在多达 25% 的患者中发现多器官侵及。如前述腺癌中提到，内镜超声（EUS）可提高区域 N 和 T 分期的价值[26,106]。

前文提及分期的指南资料可将患者分层、分期以促进标准化治疗计划与获取预后信息。一些为原发性胃肠淋巴瘤开发出的分期系统包括修订后 Ann Arbor

 表 22-5　推荐的原发性胃淋巴瘤分期协议

全部患者

体格检查、EUS 与 EGD、CT（颈部、胸部、腹部和骨盆）、CBC 与免疫表型分析、肝功能检查、化学检测、免疫血清电泳、B2 微球蛋白、骨髓活检、HP 血清检查

组织明确分期

DLBCL—PET 扫描

MALT—第二次内镜大面积活检

CBC：全血细胞计数

DLBCL，弥漫性大 B 细胞淋巴瘤；EGD，食管、胃、十二指肠镜；EUS，内镜超声；MALT，黏膜相关淋巴组织

Data from Boot H.Diagnosis and staging in gastrointestinal lymphoma. *Best Pract Res Clin Gastroenterol*. 2010；24；3-12.

分期系统、Lugano 分类系统与巴黎分期系统 [91]，虽然修订后的 Ann Arbor 分期系统是 3 个系统里历史最久的，仍是美国使用时间最长的分期系统（表 22-6）[107]。

治疗

历史上手术切除曾是胃淋巴瘤的主要治疗方式，但是现在多用于治疗并发症如内脏穿孔、出血以及胃肠道梗阻。最近 RCTs 资料证实对胃淋巴瘤有持久治疗效果的为化疗、放疗或手术 [83,108-109]；此外，化疗引起的治疗相关并发症发病率较低 [99]。随着对淋巴瘤组织分类的了解，原发性胃淋巴瘤的治疗方式演进一直持续至 21 世纪。目前所推荐 MALT 相关 B 细胞淋巴瘤与高度恶性的 DLBCL 的治疗方案具有根本性不同 [83,91,99]。

MALT 相关 B 细胞淋巴瘤的治疗基于 HP 状态与疾病分期。早期 HP 阳性患者应用抗生素根除感染后有较高的完全缓解率 [83,96-97]，早期 HP 阴性 MALT 相关淋巴瘤和 HP 阳性但对抗生素无反应的治疗方案至今仍不清楚 [99]。虽然抗生素治疗一些 HP 阴性患者有反应，通常还是推荐仅行放射治疗、利妥昔单抗、或化疗 [83,99-110]。基于无症状进展期 MALT 相关淋巴瘤的惰性，通常可观察而不予以治疗。在各种治疗方案里，包括化疗、放疗，通常用于缓解包括出血、器官功能障碍或胃肠道梗阻的症状 [83,99]。

弥漫性大 B 细胞淋巴瘤较 MALT 相关 B 细胞淋巴瘤更具侵袭性。DLBCL 标准治疗方案包含利妥昔单抗与蒽环类化疗方案 [83,99]，虽然早期研究指出相对于化疗，行完全或部分胃切除术的早期 DLBCL 患者可获得更好的生存结果以及更低的内脏穿孔、梗阻和出血概率，但目前更多的研究对此提出质疑 [83]。目前手术治疗通常用于治疗任何分期或组织分型的胃淋巴瘤的并发症或化疗并发症 [83,99]。

表 22-6 Ann Arbor 分期系统（Mushoff 修改）

分期	疾病程度
I₁	局限于胃，侵及黏膜下层或黏膜，未侵及淋巴结
I₂	局限于胃，延伸至黏膜下层，未侵及淋巴结
II₁	局限于同侧横膈下任何深度胃壁侵及局部淋巴结
II₂	局限于同侧横膈下任何深度胃壁侵及远处淋巴结
III	侵及两侧横膈或脾的任何深度胃壁以及淋巴结
IV	淋巴瘤播散至胃肠道以外淋巴结外器官

为淋巴结外原发性胃淋巴瘤修改

胃类癌

概述

类癌是起源于神经内分泌细胞的一种较罕见的良性肿瘤 [111]。该肿瘤在 1907 年由 Siegfried Orbendorfer 发现，其在显微镜下观察发现其组织结构与癌相似，但临床进程缓慢，遂命名为"类癌" [112]。类癌几乎可发生于任何位置，而其中约 55% 发生于胃肠道、33% 发生肺支气管 [113]。在所有胃肠道类癌中，胃类癌仅为 11.7%，在过去 50 年间，胃类癌报告发病率增长 3 倍多 [114-115]。虽然亦有可能是近数十年内镜检查的增加引起胃类癌报告例数增长，但仍不可否认，相对于其他胃肿瘤，胃类癌呈明显的上升趋势。总的来说，胃类癌仅占胃肿瘤的一小部分，约占原发性胃肿瘤的 1.8% [116]。

不像起源于胚胎发育时的中肠和后肠的良性肿瘤可分泌血清素，胃类癌不具备此特征。胃类癌主要来源于肠嗜铬细胞样细胞，此细胞主要分布于产生胃酸的胃体与胃底黏膜。肠嗜铬细胞样细胞约占胃内分泌细胞 1/3，可分泌组胺，起调节胃酸的作用 [117-118]。

分类

虽然最新报道出现第 4 类胃类癌病例，但目前仍将胃类癌分为 3 大类。每一种类型胃类癌均有其不同的病理生理特点，不同转移潜能以及相应的治疗手段。

I 型胃类癌恶性程度最低，是最为常见的胃类癌，约占 85% [111,119]。超过 1% 的慢性萎缩性胃炎伴胃酸缺乏症患者最终发展为 I 型胃类癌 [120]。由于 G 细胞持续刺激，慢性萎缩性胃炎患者形成高胃酸状态，逐渐发展为高胃泌素血症。慢性高胃泌素血症刺激，导致嗜铬细胞样细胞上调并增生，使其异型增生，促进胃类癌的发生与发展 [121]。I 型胃类癌呈多中心性，仅局限于胃体和胃底 [111,122]，此类型肿瘤一般无症状、低转移潜能，目前诊断发现的病例中超过 90% 的病变局限于胃壁 [123-124]。

II 型胃类癌罕见，约占胃类癌病例 5% ~ 10% [111]。此类型肿瘤同样亦为由于高胃泌素血症导致嗜铬细胞样细胞刺激所引起；所不同的是，高胃泌素状态是由胃泌素瘤所导致，而非慢性萎缩性胃炎。大部分 II 型胃类癌发生于 Zollinger-Ellison 综合征（ZES）综合征伴 I 型多发性内分泌瘤（MEN1）患者，少数发生于患有 Zollinger-Ellison 综合征（ZES）患者身上。高达

37% 的 Ⅱ 型胃类癌患者中发现有 ZES 伴 Ⅰ 型多发性内分泌瘤，仅于低于 2% 的患者中发现单纯 ZES，可以毫无疑问地认为 Ⅱ 型胃类癌与 ZES 伴高胃泌素血症有着密切关系[125]。与 Ⅰ 型胃类癌相似，Ⅱ 型胃类癌通常为多中心性，瘤体较小（< 2 cm）、无痛，无临床症状。在大多数病例中，Ⅱ 型胃类癌发生于胃体与胃底部，局限于胃黏膜层和黏膜下层。虽然转移潜能低，但仍有约 30% 的患者发生临近淋巴结转移，还有 12% 的患者在诊断时有肿瘤转移性疾病[123,126]。

不同于 Ⅰ 型和 Ⅱ 型，Ⅲ 型胃类癌常发生于无高胃泌素血症或其他明显病理学情况患者身上，因此通常称为"散发型"。Ⅲ 型胃类癌主要发生于胃体与胃底部，但亦可以发生于胃的任何部位。Ⅲ 型胃类癌是第 2 位常见胃类癌，约占 15% ～ 25%[111,119]。Ⅲ 型胃类癌病变常较大（> 2 cm），在光镜下多见有丝分裂、核异形性[119]。诊断发现超过 75% 的患者有肿瘤转移或是局限淋巴结转移，表明 Ⅲ 型胃类癌具有侵袭性[125]。Ⅲ 型胃类癌预后较 Ⅰ 型和 Ⅱ 型胃类癌差，5 年存活率不足 50%[127]。此外，与 Ⅰ 型和 Ⅱ 型胃类癌不同，Ⅲ 型胃类癌可能是功能性肿瘤，可产生组胺[126]；当肿瘤大量分泌组胺时，患者可能出现为非典型类癌综合征，主要表现为皮肤瘙痒、面部潮红与支气管痉挛[126]。

临床表现与诊断检查

胃类癌诊断通常是通过有症状患者行诊断性胃镜检查[128-129]。胃类癌主要临床表现为腹痛、上消化道出血与贫血，其他少见的症状有体重减轻、反流、梗阻、皮肤瘙痒、哮喘和皮肤潮红等（表 22-7）[111,128-129]。胃镜及活检足以诊断胃类癌，如条件允许，可行病变活检与切除；此外，为提高诊断萎缩性胃炎评估的准确性，需从胃窦、胃体、胃底及胃大小弯进行活检[111,130]。在难以进行常规内镜活检时，可行内镜超声（EUS）引导下针吸胃黏膜下层病变活检。

对有胃炎病史，症状表现为腹痛、贫血、皮肤潮红和哮喘患者，需要对此进行完整病史采集与体格检查；此外，详细的个人史与家庭史、MEN1 综合征史需要寻找症状与体征。和胃淋巴瘤一样，体格检查较少提供诊断胃类癌的依据。实验室检查对胃类癌诊断及分型非常重要，所有患者需检查 CBC、嗜铬粒蛋白 A、血清胃泌素、血清钙和甲状旁腺素（parathgroid hormone，PTH）的水平，患者出现贫血症状需行 CBC、血清 B_{12} 和抗内因子水平评估。胃 pH 测定对判断胃类癌分型亦有价值，因为 Ⅰ 型胃类癌 pH 值较高、

Ⅱ 型较低、Ⅲ 型胃类癌 pH 值正常[111]。在贫血患者中，从 CBC、B12 和抗内因子检测数据中可判断是否有提示 Ⅰ 型胃类癌的恶性贫血。血清胃泌素水平有助于鉴别 Ⅰ/Ⅱ 型类癌与 Ⅲ 型类癌，通常 Ⅰ/Ⅱ 型类癌患者有典型高胃泌素水平，而 Ⅲ 型类癌胃泌素水平正常。血清钙与 PTH 水平升高可诊断为甲状旁腺机能亢进，但亦提醒临床医生可能有潜在 MEN1 综合征（表 22-8）。对神经内分泌细胞肿瘤，嗜铬粒蛋白 A 升高是一相对灵敏与特异的标志物；更重要的是，是判断治疗的反应或者病程进展、复发的重要标志物[131]。

对于肿瘤小于 1 cm 的 Ⅰ 型与 Ⅱ 型胃类癌患者，除内镜与活检外，其他检查通常并非必需，原因是肿瘤较少波及黏膜下层。但肿瘤大于 1 cm，患者需行内镜超声评估肿瘤浸润深度与鉴定局部可能受累淋巴结[132]。所有 Ⅲ 型类癌患者与发现侵入肌层固有层、或内镜超声发现侵及局部淋巴结的 Ⅰ 型与 Ⅱ 型类癌患者，均需接受更广泛的检查，以排除进展期的局灶性

表 22-7　126 例胃类癌患者的临床症状

症状	患者比例
腹痛	40
胃肠道（GI）出血	14
贫血没有 GI 出血	17
体重减轻	6
反流	6

表 22-8　各类型胃类癌的特征[108,114,116]

	Ⅰ 型	Ⅱ 型	Ⅲ 型
胃类癌比例	70% ～ 85%	5% ～ 10%	15% ～ 25%
胃内 pH	高	低	正常
血清胃泌素	高	高	正常
相关条件	萎缩性胃炎 恶性贫血	ZES MEN1	无
转移表现	< 5%	10% ～ 30%	50% ～ 100%
典型大小	< 2cm	< 2cm	< 2cm
位置	胃底 / 胃体	胃底 / 胃体	胃底 / 胃体 / 胃窦
预后	好	中	差

MEN1，Ⅰ 型多发性内分泌瘤病；ZES，Zollinger-Ellison 综合征

疾病或转移性疾病[132]。这类患者需行胸部、腹部和盆腔 CT 检查，以及考虑行生长激素抑素受体闪烁法检查，前者特别适用于检测 CT 未能发现的微小弥漫性病变[133-134]。

治疗

胃类癌治疗主要根据分类及恶性程度而选择治疗手段。Ⅰ型与Ⅱ型胃类癌治疗上大同小异，由于Ⅲ型胃类癌具有较高转移潜能，治疗上不应该采取保守方法。

由高胃泌素血症引起的Ⅰ型与Ⅱ型胃类癌在发生发展过程中，患者通常无痛感。对于这两种分型治疗上存在争议，但相关临床研究支持以较少创伤与更为保守的治疗手段为主；如胃病变范围小于 1 cm、少于 6 个、且局限于黏膜及黏膜下层，一般可采用内镜下切除术及进行随访[111,135]。最近欧洲神经内分泌肿瘤协会（European Nenroendocrine Tumor Society, ENETS）提出更具争议的治疗方案：内镜下切除术仅适用于病变范围小于 1 cm 的Ⅰ型胃类癌[123]。这种治疗方案并不能适用于所有Ⅱ型胃类癌。

如病变多于 6 处，需行胃切除术。由 G 细胞诱导的高胃泌素血症所引起Ⅰ型胃类癌，亦可以采用胃窦切除术[111]。而同样的方法并不适用于由胃泌素瘤诱发的高胃泌素血症所引起Ⅱ型胃类癌，而必须采取外科手术切除胃泌素瘤。对于复发性、无法明确其边界的胃类癌，在有连续随访监测的情况下，可选择再进行外科切除术或胃切除术；对于持续内镜监测小于 1 cm 的Ⅰ型胃类癌，欧洲神经内分泌肿瘤协会指南提出，对病变采用外科胃窦切除术还是全胃切除术，取决于病变的范围与程度。

当有远处转移时，传统治疗手段主要是药物治疗，其中包括化疗、放射性核素和（或）生长抑制类药物，这些治疗手段作用较小，对长期生存期无明显影响；另一方面，在外科手术治疗时，适应于局限的转移病变与并发症，如胃肠道梗阻、出血。最近，有一小部分转移性胃类癌患者采取非保守外科切除术，追踪随访，发现平均 5 年存活率约 82%，患者生活质量亦得到提高[136]。这些数据让人欣喜，但在非保守治疗成为推荐标准前，必须进行大量研究。行胃切除术后，患者复发胃类癌伴转移者，若病变较局限可再行手术切除或在患者不宜再行外科手术时进行射频消融、化疗[137]。

Ⅲ型胃类癌更具侵袭性，应采取与胃腺癌相同的治疗[111]。排除肿瘤广泛转移后，根据诊断肿瘤侵犯程度，采取部分或根治性全胃切除术。有部分学者建议行广泛淋巴结清扫，但无数据支持 D1 与 D2 淋巴结清扫有利于Ⅲ型胃类癌的治疗[117]。虽然化疗的作用有限，但目前仍作为外科手术后的辅助治疗，或在患者身体状况较差，有广泛转移时的唯一采取的治疗手段[117]。

参考文献

1. Crew KD, Neugut AI. Epidemiology of gastric cancer. *World J Gastroenterol*. 2006;12(3):354–362.
2. Brenner H, Rothenbacher D, Arndt V. Epidemiology of stomach cancer. In: Verma M, ed. *Methods of Molecular Biology, Cancer Epidemiology*. Vol. 23. Totowa, NJ: Humana Press; 2009:467–477.
3. Fock KM, Moayyedi P, Hunt R, et al. Asian-pacific consensus guidelines on gastric cancer prevention. *J Gastroenterol Hepatol*. 2008;23:351–365.
4. Gastric cancer. In: *NCCN Clinical Practice Guidelines in Oncology*. V. 2. National Comprehensive Cancer Network; 2010.
5. Parkin DM. International variation. *Oncogene*. 2004;23:6329–6340.
6. Parkin D, Bray F, Ferlay J, et al. Global cancer statistics 2002. *CA Cancer J Clin*. 2005;55:74–108.
7. Jemal A, Siegel R, Ward E, et al. Cancer statistics 2009. *CA Cancer J Clin*. 2009;59:225–249.
8. Hundahl SA, Phillips JL, Menck HR. The national cancer data base report on poor survival of U.S. gastric carcinoma patients treated with gastrectomy. *Cancer*. 2000;88(4):921–932.
9. Milne AN, Carneiro F, O'Morain C, et al. Nature meets nurture: molecular genetics of gastric cancer. *Hum Genet*. 2009;126(5):615–628.
10. Al-Refaie WB, Tseng JF, Gay G, et al. The impact of ethnicity on the presentation and prognosis of patients with gastric adenocarcinoma. *Cancer*. 2008;113(3):461–469.
11. Parkin DM, Whelan SL, Ferlay. *Cancer Incidence and Five Continents*. Vol VII. Lyon, France: International Agency for Research on Cancer; 1991:822–823.
12. Nomura A. Stomach cancer. In: Scottenfeld D, Fraumeni JF, eds. *Cancer Epidemiology and Prevention*. 2nd ed. New York, NY: Oxford University Press; 1996:707–724.
13. McMichael AJ, McCall MG, Hartshorne JM, et al. Patterns of gastrointestinal cancer in European immigrants to Australia: the role of dietary change. *Int J Cancer*. 1980;25:431–437.
14. Coggon D, Osmond C, Barker DJ. Stomach cancer and migration with England and Wales. *Br J Cancer*. 1990;61:573–574.
15. Lee J, Demissie J, Lu Se, et al. Cancer incidence among Korean-American immigrants in the United States and native Koreans in South Korea. *Cancer Control*. 2007;14(1):78–85.
16. Helicobacter and cancer collaborative group. Gastric cancer and *Helicobacter pylori*: a combined analysis of 12 case control studies nested within prospective cohorts. *Gut*. 2009;49(3):347–353.
17. Campbell DI, Warren BF, Thomas J, et al. The African enigma: low prevalence of gastric atrophy, high prevalence of chronic inflammation in West African adults and children. *Helicobacter*. 2001;6:263–267.
18. IARC monograph on the evolution of carcinogenic risks to humans. *Vol. 61: Schistosomes, Liver Flukes and* Helicobacter pylori. Lyon, France: International Agency for Research on Cancer; 1994.
19. Barreto-Zuinga R, Maruyama M, Kato Y, et al. Significance of *Helicobacter pylori* infection as a risk factor in gastric cancer: serological and histological studies. *J Gastroenterol*. 1997;32:289–294.
20. Ekastrom AM, Held M, Hansson LE, et al. *Helicobacter pylori* in gastric cancer established by CagA immunoblot as a marker of past infection. *Gastroenterology*. 2001;121:784–791.
21. Uemura N, Okamoto S, Yamamoto S, et al. *Helicobacter pylori* infection and the development of gastric cancer. *N Engl J Med*. 2001;345:784–789.
22. Correa P. *Helicobacter pylori* and gastric cancer: state of the art. *Cancer Epidemiol Biomarkers Prev*. 1996;5:477–481.
23. González CA, Pera G, Agudo A, et al. Smoking and the risk of gastric cancer in the European Prospective Investigation into Gastric and Nutrition (EPIC). *Int J Cancer*. 2003;107:629–634.

24. Calle EE. Obesity and cancer. *BMJ*. 2007;335:1107–1108.
25. Lindblad M, Garcia Rodriguez LA, Lagergren J. Body mass, tobacco and alcohol and risk of esophageal, gastric cardia, and gastric non-cardia adenocarcinoma among men and women in a nested case-control study. *Cancer Causes Control*. 2005;16:285–294.
26. Lagergren J, Bergstrom R, Nyren O. Association between body mass and adenocarcinoma of the esophagus and gastric cardia. *Ann Inter Med*. 1999;130:883–890.
27. Calle EE, Rodriguez C, Walker-Thurmond K, et al. Over-weight, obesity and mortality from cancer in a prospectively studies cohort of U.S. adults. *New Engl J Med*. 2003;348:1625–1638.
28. Tsugane S, Sasazuki S. Diet and the risk of gastric cancer: review of epidemiological evidence. *Gastric Cancer*. 2007;10:75–83.
29. Wang X, Terry PD, Yan H. Review of salt consumption and stomach cancer risk: epidemiological and biological evidence. *World J Gastroenterol*. 2009;15(18):2204–2213.
30. Sjodahl K, Jia C, Vatten L, et al. Salt and gastric adenocarcinoma: a population-based cohort study in Norway. *Cancer Epidemiol Biomarkers Prev*. 2008;17(8):1997–2001.
31. Sokoloff B. Predisposition to cancer in the Bonaparte family. *Am J Surg*. 1938;40:637–638.
32. Slavotinek AM, Stone EM, Mykytyn K, et al. Methylation of the CDH1 promoter as the second genetic hit in hereditary diffuse gastric cancer. *Nat Genet*. 2000;26:16–17.
33. Cisco RM, Norton JA. Hereditary diffuse gastric cancer: surgery, surveillance and unanswered questions. *Future Oncol*. 2008;4(4):553–559.
34. Lynch HT, Silva E, Wirtzfield D, et al. Hereditary diffuse gastric cancer: prophylactic surgical oncology implications. *Surg Clin North Am*. 2008;88(4):759–778.
35. Maconi G, Manes G, Porro GB. Role of symptoms in diagnosis and outcome of gastric cancer. *World J Gastroenterol*. 2008;14(8):1149–1155.
36. Bodger K, Eastwood PG, Manning SI, et al. Dyspepsia workload in urban general practice and implications of the British society of gastroenterology dyspepsia guidelines. *Aliment Pharmacol Ther*. 2000;14:413–420.
37. Fransen GA, Janssen MJ, Muris JW, et al. Meta-analysis: the diagnostic value of alarm symptoms for upper gastrointestinal malignancy. *Aliment Pharmacol Ther*. 2004;20:1045–1052.
38. Breslin NP, Thomson AB, Bailey RJ, et al. Gastric cancer and other endoscopic diagnoses in patients with benign dyspepsia. *Gut*. 2000; 46:93–97.
39. Sundar N, Muraleedharan V, Pandit J, et al. Does endoscopy diagnose early gastrointestinal cancer in patients with uncomplicated dyspepsia? *Postgrad Med J*. 2006;82:52–54.
40. Lieberman D, Fennerty MB, Morris CD, et al. Endoscopic evaluation of patients with dyspepsia: results from the national endoscopic data repository. *Gastroenterology*. 2004;127:1067–1075.
41. Janssen MJR, Fransen GAJ, Voutilainen M, et al. Alarm symptoms for gastric/oesophageal malignancy: a meta-analysis using individual patient data. *Gut*. 2005;54:A42.
42. Kapoor N, Basil A, Sturgess R, et al. Predictive value of alarm features in a rapid access upper gastrointestinal cancer service. *Gut*. 2005;54:40–45.
43. Stephens MR, Lewis WG, White S, et al. Prognostic significance of alarm symptoms in patients with gastric cancer. *Br J Surg*. 2005;92:840–846.
44. Bowrey DJ, Griffin SM, Wayman J, et al. Use of alarm symptoms to select dyspeptics for endoscopy causes patients with curable esophagogastric cancer to be overlooked. *Surg Endosc*. 2006;20:1725–1728.
45. Abdalla EK, Pisters PW. Staging and preoperative evaluation of upper gastrointestinal malignancies. *Semin Oncol*. 2004;31(4):513–529.
46. Kwee RM, Kwee TC. Imaging in local staging of gastric cancer: a systematic review. *J Clin Oncol*. 2007;25(15):2107–2116.
47. Greene FL, Page DL, Fleming ID, et al. *AJCC Cancer Staging Manual*. 6th ed. Philadelphia, PA: JB Lippincott; 2002:111–118.
48. Mezhir M, Tang L, Coit G. Neoadjuvant therapy of locally advanced gastric cancer. *J Surg Oncol*. 2010;101:305–314.
49. Moehler M, Lycos O, Gockel I, et al. Multidisciplinary management of gastric and gastroesophageal cancers. *World J Gastroenterol*. 2008;14:3773–3780.
50. Paoletti X, Obab K, Burzykowski T, et al. Benefit of adjuvant chemotherapy for resectable gastric cancer. A Meta-analysis. *JAMA*. 2010;303: 1729–1737.
51. Cunningham D, Allum WH, Stenning SP, et al. Perioperative chemotherapy versus surgery alone for resectable gastroesophageal cancer. *N Engl J Med*. 2006;355:11–20.
52. Ito H, Clancy TE, Osteen RT, et al. Adenocarcinoma of the gastric car-

dia: what is the optimal surgical approach? *J Am Coll Surg*. 2004;199(6): 880–886.
53. Hermanek P, Wittekind C. Residual tumor classification and prognosis. *Semin Surg Oncol*. 1994;10:12–20.
54. Bozzetti F, Marubini E, Bonfanti G, et al. Subtotal versus total gastrectomy for gastric cancer: five-year survival rates in a multicenter randomized Italian trial. Italian gastrointestinal tumor study group. *Ann Surg*. 1999;230: 170–178.
55. Davies J, Johnston D, Sue-Ling H, et al. Total or subtotal gastrectomy for gastric cancer? A study of quality of life. *World J Surg*. 1998;22(10): 1048–1055.
56. Kojima K, Yamada H, Inokucji M, et al. Current status and evaluation of laparoscopic surgery for gastric cancer. *Dig Endosc*. 2007;20(1):1–5.
57. Kiyama T, Mizutani T, Okuda T, et al. Laparoscopic surgery for gastric cancer: 5 years' experience. *J Nihon Med Sch*. 2006;73(4):214–220.
58. Kiyama T, Jijita I, Kanno H, et al. Laparoscopy-assisted distal gastrectomy for gastric cancer. *J Gastrointest Surg*. 2008;12(10):1807–1811.
59. Kajitani T. Japanese research society for the study of gastric cancer. The general rules for gastric cancer study in surgery and pathology. *Jpn J Surg*. 1981;11:127–145.
60. Zhang H, Liu C, Wu D, et al. Does D3 surgery offer a better survival outcome compared to D1 surgery for gastric cancer? A result based on a hospital population of two decades as taking D2 surgery for reference. *BMC Cancer*. 2010;10:308.
61. Roviello F, Pedrazzani C, Marrelli D, et al. Super-extended (D3) lymphadenectomy in advanced gastric cancer. *Eur J Surg Oncol*. 2010;36:439–446.
62. Deguli A, Sasako M, Ponti A. Survival results of a multicentre phase II study to evaluate D2 gastrectomy for gastric cancer. *Br J Cancer*. 2004;90:1727–1732.
63. Bonenkamp JJ, Songun I, Hermans, J, et al. Randomized comparison of morbidity after D1 and D2 dissection for gastric cancer 996 Dutch patients. *Lancet*. 1995;345:745–748.
64. Bonenkamp JJ, Hermans J, Sasako M, et al. Extended lymph node dissection for gastric cancer. *N Engl J Med*. 1999;340:908–958.
65. Cuschieri A, Fayers P, Fielding J, et al. Postoperative morbidity and mortality after D1 and D2 resections for gastric cancer: preliminary results of the MRC randomized controlled surgical trial. *Lancet*. 1996;347: 995–999.
66. Cuschieri A, Weeden S, Fieldling J, et al. Patient survival after D1 and D2 resections for gastric cancer: long term results of the MRC surgical trial. *Br J Cancer*. 2000;79:1522–1530.
67. Hartgrink, CJH, van de Velde H, Putter JJ, et al. Extended lymph node dissection for gastric cancer: who may benefit? Final results of the randomized Dutch Gastric Cancer Group Trial. *J Clin Oncol*. 2004; 22:2069–2077.
68. McCulloch P, Nita ME, Kazi H, et al. Extended versus limited lymph nodes dissection technique for adenocarcinoma of the stomach [review]. *Cochrane Database Syst Rev*. 2009;1:1–28.
69. Marrelli D, De Stefano A, de Manzoni G, et al. Italian research group for cancer. Prediction of recurrence after radical surgery for gastric cancer: a scoring system obtained from a prospective multicenter study. *Ann Surg*. 2005;241:247–255.
70. Sasako M, Sano T, Yamamoto S, et al. D2 lymphadenectomy alone or with para-aortic nodal dissection for gastric cancer. *New Engl J Med*. 2008;359:453–462.
71. Songun I, Putter H, Meershoek-Klein Kranenbarg E, et al. Surgical treatment of gastric cancer: 15-year follow-up results of the randomized nationwide Dutch D1D2 trial. *Lancet*. 2010;11:439–449.
72. Zhang M, Zhu G, Ma Y, et al. Comparison of four staging systems of lymph node metastasis in gastric cancer. *World J Surg*. 2009;33(11): 2383–2388.
73. Ono H, Kondo H, Gotoda T, et al. Endoscopic mucosal resection for treatment of early gastric cancer. *Gut*. 200;48:225–229.
74. Gotoda K, Yanagisawa A, Sasako M, et al. Incidence of lymph node metastasis from early gastric cancer. The estimation using a large number of cases in two large centers. *Gastric Cancer*. 2000;3:219–225.
75. Abe M, Mori T, Takeuchi H, et al. Laparoscopic lymph node dissection after endoscopic submucosal dissection: a novel and minimally invasive approach to treating early-stage gastric cancer. *Am J Surg*. 2005;190(3):496–503.
76. Abe N, Mori T, Izumisato Y, et al. Successful treatment of an undifferentiated early gastric cancer by combined en bloc endoscopic mucosal resection and laparoscopic regional lymphadenectomy. *Gastrointest Endosc*. 2003;57: 972–975.
77. Liedman B. Symptoms after total gastrectomy on food intake, body com-

position, bone metabolism, and quality of life in gastric cancer patients—is reconstruction with a reservoir worthwhile? *Nutrition.* 1999;15(9):676–682.

78. Gertler R, Rosenberg R, Feith M, et al. Pouch vs. no pouch following total gastrectomy: meta-analysis and systematic review of the literature. *Am J Gastroenterol.* 2009;104(11):2838–2851.

79. de Almeida AC, dos Santos NM, Aldeia FJ. Total gastrectomy for cancer: is reconstruction or a gastric replacement reservoir essential? *World J Surg.* 1994;18(6):883–888.

80. Mochiki E, Kamiyama Y, Aihara R, et al. Postoperative functional evaluation of jejunal interposition with or without a pouch after a total gastrectomy for gastric cancer. *Am J Surg.* 2004;187(6):728–735.

81. Iwata T, Kurita AT, Ikemoto T, et al. Evaluation of reconstruction after proximal gastrectomy: prospective comparative study of jejunal interposition and jejunal pouch interposition. *Hepatogastroenterology.* 2006;53(68):301–303.

82. Tono C, Terashima M, Takagane A, et al. Ideal reconstruction after total gastrectomy by the interposition of a jejunal pouch considered by emptying time. *World J surg.* 2003;27:1113–1118.

83. Ferrucci PF, Zucca E. Primary gastric lymphoma pathogenesis and treatment: what has changed over the past 10 years? *Br J Haematol.* 2006;136: 521–538.

84. Parkin DM, Pisani P, Ferlay J. Global cancer statistics. *CA Cancer J Clin.* 1999;49:31–64.

85. Groves FD, Linet MS, Travis LB, et al. Cancer surveillance series; non-Hodgkin's lymphoma incidence by histologic subtype in the United States from 1978–1995. *J Natl Cancer Inst.* 2000;92:1240–1251.

86. D'Amore F, Brincker H, Gronbaek, et al. Non-Hodgkin's lymphoma of the gastrointestinal tract: a population-based analysis of incidence, geographic distribution, clinicopathologic presentation features, and prognosis. Danish Lymphoma Study Group. *J Clin Oncol.* 1994;12:1673–1684.

87. D'Amore F, Christensen BE, Brincker H, et al. Clinicopathological features and prognostic factors in extranodal non-Hodgkin lymphomas. Danish LYFO Study Group. *Eur J Cancer.* 1991;27:1201–1208.

88. Koch P, del Valle F, Berdel WE, et al. Primary gastrointestinal non-Hodgkin's lymphoma: 1. Anatomic and histologic distribution, clinical features, and survival data of 371 patients registered in the German Multicenter Study GIT HIH 01/92. *J Clin Oncol.* 2001;19:3861–3873.

89. Papaxoinis G, Papageorgiou S, Rontogianni D, et al. Primary gastrointestinal non-Hodgkin's lymphoma: a clinicopathologic study of 128 cases in Greece. A Hellenic Cooperative Oncology Group study (HeCOG). *Leuk Lymphoma.* 2006;47:2140–2146.

90. Venizelos I, Tamiolakis D, Bolioti S, et al. Primary gastric Hodgkin's lymphoma: a case report and review of the literature. *Leuk Lymphoma.* 2005;46:147–150.

91. Boot H. Diagnosis and staging in gastrointestinal lymphoma. *Best Pract Res Clin Gastroenterol.* 2010;24:3–12.

92. Jaffe E. The 2008 WHO classification of lymphomas: implications for clinical practice and translational research. *Hematology Am Soc Hematol Educ Program.* 2009;523–531.

93. Swerdlow SH, Campo E, Harris NL, et al. *WHO Classification of Tumors of Haematopoietic and Lymphoid Tissues.* 4th ed. Lyon, France: IARC Press; 2008.

94. Koch P, Probst A, Berdel WE, et al. Treatment results in localized primary gastric lymphoma: data from patients registered with the German Multicenter Study (GIT NHL 02/96). *J Clin Oncol.* 2005;23:7050–7059.

95. Wotherspoon AC, Ortiz-Hidalgo C, Falzon MR, et al. *Helicobacter pylori*-associated gastritis and primary B-cell gastric lymphoma. *Lancet.* 1991;338:1175–1176.

96. Wundisch T, Thiede C, Morgner A, et al. Long-tern follow-up of gastric MALT lymphoma after *Helicobacter pylori* eradication. *J Clin Oncol.* 2005;23:8018–8024.

97. Wundisch T, Mosch C, Neubauer A, et al. *Helicobacter pylori* eradication in gastric mucosa-associated lymphoid tissue lymphoma: results of a 196-patient series. *Leuk Lymphoma.* 2006;47:2110–2114.

98. Ferreri AJ, Freschi M, Del'Oro S, et al. Prognostic significance of the histopathologic recognition of low- and high-grade components in stage I-II B-cell gastric lymphomas. *Am J Surg Pathol.* 2001;25:95–102.

99. Psyrri A, Papageorgiou S, Economopoulos T. Primary extranodal lymphomas of stomach: clinical presentation, diagnostic pitfalls and management. *Ann Oncol.* 2008;19:1992–1999.

100. Farinha P, Gascoyne RD. Molecular pathogenesis of mucosa-associated lymphoid tissue lymphoma. *J Clin Oncol.* 2005;23:6370–6378.

101. Cogliatti SB, Schmid U, Schumacher U, et al. Primary B-cell gastric lymphoma: a clinicopathological study of 145 patients. *Gastroenterology.* 1991;101:1159–1170.

102. Elstrom R, Guan L, Baker G, et al. Utility of FDG-Pet scanning in lym-

103. Alinari L, Castellucci P, Elstrom R, et al. 18F-FDG PET in mucosa-associated lymphoid tissue (MALT) lymphoma. *Leuk Lymphoma.* 2006;10:2096–2101.

104. Boot h, de Jong D. Diagnosis, treatment decisions and follow-up in primary gastric lymphoma. *Gut.* 2002;51:621–622.

105. Fischbach W. Gastric mucosa-associated lymphoid tissue lymphoma: a challenge for endoscopy. *Gastrointest Endosc.* 2008;68:623–626.

106. Fischbach W, Goebeler-Kolve ME, Greiner A. Diagnostic accuracy of EUS in local staging of primary gastric lymphoma: results of a prospective, multicenter study comparing EUS with histologic stage. *Gastrointest Endosc.* 2002;56:696–700.

107. Musshoff K. Clinical staging classification of non-Hodgkin's lymphoma. *Strahlentherapie.* 1977;153:218–221.

108. Fischbach W, Goebeler-Kolve M, Dragosics B, et al. Long-term results of the German-Austrian prospective multicenter study in patients with localized primary gastric B-cell lymphoma. *Gastroenterology.* 2001;120 (supp. 1):A612.

109. Fischbach W. Long-term follow-up of gastric lymphoma after stomach conserving treatment. *Best Pract Res Clin Gastroenterol.* 2010;24:71–77.

110. Aviles A, Nambo MJ, Neri N, et al. Mucosa-associated lymphoid tissue (MALT) lymphoma of the stomach: results of a controlled clinical trial. *Med Oncol.* 2005;22:57–62.

111. Massironi S, Sciola V, Spampatti MP, et al. Gastric carcinoids: Between underestimation and overtreatment. *World J Gastroenterol.* 2009;15(18):2177–2183.

112. Obendorfer S. Karzinoide tumoren des dunndarms. *Frankf Zschr Pathol.* 1907;1:426–430.

113. Maggard MA, O'connell JB, Ko CY. Updated population-based review of carcinoid tumors. *Ann Surg.* 2004;240:117–122.

114. Landry CS, Brock G, Scoggins CR, et al. A proposed staging system for gastric carcinoid based on an analysis of 1,543 patients. *Ann Surg Oncol.* 2009;16:51–60.

115. Soga J. Gastric carcinoids: a statistical evaluation of 1,094 cases collected from the literature. *Surg Today.* 1997;27:892–901.

116. Modlin IM, lye KD, Kidd M. A 50-year analysis of 562 gastric carcinoids: small tumor or larger problem? *Am J Gastroenterol.* 2004;99:23–32.

117. Mulkeen A, Cha C. Gastric carcinoid. *Curr Op Oncol.* 2005;17:1–6.

118. Burkitt MD, Pritchard DM. Review article: pathogenesis and management of gastric carcinoid tumours. *Aliment Pharmacol Ther.* 2006;24:1305–1320.

119. Delle Fave G, Capurso G, Milione M, et al. Endocrine tumours of the stomach. *Best Pract Res Clin Gastroenterol.* 2005;19(5):659–673.

120. Annibale B, Azzoni C, Corleto VD, et al. Atrophic body gastritis patients with enterochromaffin-like cell dysplasia are at increased risk for the development of type I gastric carcinoid. *Eur J Gastroenterol Hepatol.* 2001;13:1449–1456.

121. Peracchi M, Gebbia C, Basilisco G, et al. Plasma chromogranin A in patients with autoimmune chronic atrophic gastritis, enterochromaffin-like cell lesions and gastric carcinoids. *Eur J Endocrinol.* 2005;152:443–448.

122. Bordi C. Gastric carcinoids. *Ital J Gastroenterol Hepatol.* 1999;31(suppl 2):S94–S97.

123. Rindi G, Bordi C, Rappel S, et al. Gastric carcinoids and neuroendocrine carcinomas: pathogenesis, pathology and behavior. *World J Surg.* 1996;20:168–172.

124. Schindl M, Kaserer K, Niederle B. Treatment of gastric neuroendocrine tumors—the necessity of a type-adapted treatment. *Arch Surg.* 2001;136:49–54.

125. Jensen RT. Management of the Zollinger-Ellison syndrome in patients multiple endocrine neoplasia type 1. *J Intern Med.* 1998;243:477–488.

126. Rindi G, Luinetti O, Cornaggia M, et al. 3 Subtypes pf gastric argyrophil carcinoid and gastric neuroendocrine carcinoma—a clinicopathological study. *Gastroenterology.* 1993;104:994–1006.

127. Modlin IM, Kidd M, Lye KD. Biology and management of gastric carcinoid tumours: a review. *Eur J Surg.* 2002;168:669–683.

128. Onaitis MW, Kirshbom PM, Hayward TZ, et al. Gastrointestinal carcinoids: characterization by the site of origin and hormone production. *Ann Surg.* 2000;232:549–555.

129. Borch K, Ahren B, Ahlman, H, et al. Gastric carcinoids: biologic behavior and prognosis after differentiated treatment in relation to type. *Ann Surg.* 2005;242:64–73.

130. Bordi C, Azzoni C, Ferraro G, et al. Sampling strategies for analysis of enterochromaffin-like cell changes in Zollinger-Ellison syndrome. *Am J Clin Pathol.* 2000;114:419–425.

131. Campana D, Nori F, Piscitelli L, et al. Chromogranin A: is it a useful

marker for neuroendocrine tumors? *J Clin Oncol.* 2007;25:1967–1973.

132. Ruszniewski P, Delle Fave G, Cadiot G, et al. Well-differentiated gastric tumours/carcinomas. *Neuroendocrinology.* 2006;84:158–164.

133. Lamberts SW, Bakker WH, Reubi JC, et al. Somatostatin-receptor imaging in the localization of endocrine tumors. *N Engl J Med.* 1990;323:1246–1249.

134. Reubi JC, Krenning E, Lamberts SW, et al. Somatostatin receptors in malignant tissues. *J Steroid Biochem Mol Biol.* 1990;37:1073–1077.

135. Ichikawa J, tanabe S, Koizumi We, et al. Endoscopic mucosal resection in the management of gastric carcinoid tumors. *Endoscopy.* 2003;35:203–206.

136. Siperstein A, Garland A, Engle K, et al. Local recurrence after laparoscopic radiofrequency ablation of hepatic tumors. *Ann Surg Oncol.* 2000;7:106–113.

137. Steinmuller T, Kianmanesh R, Falconi M, et al. Consensus guidelines for the management of patients with liver metastasis from digestive (neuro) endocrine tumors: foregut, midgut, hindgut and unknown primary. *Neuroendocrinology.* 2008;87:47–62.

23

胃癌展望

Mitsuru Sasako • Hisashi Shinohara

（龚 瑾 译）

胃癌根治性手术

理论背景

对于区域淋巴结的切除直到现在一直存在争议，但是越来越多的迹象让我们得出这样的结论：D2 切除应该成为包括欧洲在内的世界上大部分地区的潜在的可治愈进展期胃癌的标准术式；关于其细节的研究已于第 22 章论述。外科手术的质量在临床的应用非常值得重视，最先开始临床应用的 3 个地区—南非、香港和医学研究理事会（Medical Research Council，MRC）[1-3] 的试验均存在外科手术质量问题，前两个试验地区是单一试验研究，尽管医院内的死亡率不高，但存活率并不尽如人意。MRC 研究中，对于 D2 手术质量未加严格控制，因此医院内死亡率和生存率均不良。荷兰的研究中，质量控制结果较 MRC 好，但 D2 手术后，医院内死亡率在仍近 10%[4]。考虑总体长期生存率，D2 切除手术优于 D1，尽管并无显著性意义。一项为期 15 年的跟踪研究，证明 D2 局部控制与疾病特异性总生存期（overall survival，OS）[5] 等有显著性优势；此结果虽非明确证据但强烈地提示 D2 切除可使西方患者人群获益。甚至在荷兰研究中，大部分参与的外科医生在参加试验前仅具备相当有限的 D2 手术经验，整个试验过程中医院病例也有限；我们认为参与的手术质量和手术后护理均不足，因此所有比较 D1 和 D2 切除的 meta 分析均不足以信赖。台湾学者单因素分析研究比较 D1 与 D2 切除，证实在亚洲人中 D2 切除后，患者有显著的总生存期改善情况[6]。以及后来 Hundahl 等在 INT-0116 和荷兰的研究，报道淋巴结清扫不充分降低了胃癌患者的总生存期[7,8]。

安全手术切缘

根据最新日本胃癌协会（JGCA）[9] 胃癌治疗指南，推荐 T2 或者位置更深且有扩张生长趋势的肿瘤至少应有 3 cm 近端切除边缘，推荐有浸润生长趋势的肿瘤至少有 5 cm 切缘；当不能采用这些规则时，推荐切除边缘的冰冻切片检查（比如当肿瘤侵犯食管）。对于 T1 肿瘤，则需距肿瘤 2 cm 处切除；然而，T1 肿瘤边界通常不清楚，此时需手术前逐级的活组织检查确定。

腹腔镜辅助胃癌胃切除术

在日本，多数外科医生为 I 期肿瘤患者实施腹腔镜辅助胃切除术（LAG），尽管 LAG 仅是指南中推荐 I 期肿瘤的试验性治疗方法。此时，无证据可证实此术式的长期存活率是否跟开腹相等。有两个大型随机对照试验（RCTs）比较 I 期肿瘤患者行 LAG 和开腹胃切除手术，韩国随机对照试验（KLASS study）预期登记 1400 例患者，日本肿瘤临床研究组（JCOG 0912）预期登记 920 例患者。在许多方面，LAG 具有局限性：比如缺少触觉感知、困难或不可能广泛地展开大网膜（这对合适的 D2 切除至关重要）、不完全的重建技术，以及外科技巧上更大的多样性等；胃癌有较高的腹膜复发率，常出现于器官周围脂肪组织中以及淋巴结切除后剩余的血管上，而腹腔镜技术下胃癌复发的风险较结、直肠癌根治手术为高。

手术技巧

对于所有的胃肠癌而言，淋巴结清扫是常见的基本技巧；但是，由于胃癌在脂肪组织中较高的肿瘤种植发生率以及其易发生腹膜转移的趋势，清扫应做到不破坏包含淋巴结与肿瘤种植嵌入的脂肪组织的周围薄膜是极为重要的技巧。施行正确的胃淋巴结清扫术，对其独特的解剖结构的理解是必不可少的。胃有两个系膜：背侧胃系膜与腹侧胃系膜，同时，其远端部分是腹侧与背侧十二指肠系膜；随着肠道的旋转，腹侧胃系膜变成小网膜，背侧胃系膜变成大网膜，从腹侧胃系膜发出的动脉包括肝固有动脉分支胃右动脉、肠管旋转后变得较短的胃左动脉支，虽然胃左动脉起源于背侧胃系膜。胃淋巴结及血管分布如图23-1A 所示[10]。胃窦最后部分（4～6 cm）与十二指肠第一部（十二指肠球部）由十二指肠背侧系膜的下幽门血管与十二指肠腹侧系膜的十二指肠上血管营养。正确解剖胃系膜与十二指肠系膜是治疗胃窦癌的基础，T2 期及以上远端癌转移至幽门下淋巴结发生率近 50%，即使存在转移，超过 40% 的患者的生存期超过 5 年。大网膜的起源悬挂于背侧胰腺与胃之间，并逐渐与结肠系膜融合，再延长至腹侧的胰腺和十二指肠（参照图 23-1B，图 23-2A）。要做完整的网膜切除术，从胰腺前筋膜切入是基础。网膜切除术是安全地进入胃网膜右静脉根部的最好的方法（参照图 23-2A）。

A．约 26% 的转移性淋巴结的最大直径小于或等于 4 mm，看起来可能正常[11]。但是，有时候可有水肿，黏附于包裹脂肪组织的膜与周围淋巴结，或直接侵及腹腔动脉主要分支周围的神经鞘；后者情况下，淋巴结清扫需延伸至主要动脉（肝总动脉或肝固有动脉、脾动脉与腹腔动脉）外膜，而前者情况下，神经亦需得以保护。

施行 D2 切除术而不行脾切除时，需小心地沿脾血管与脾门解剖分离；为安全地解剖、分离此区域，需要有准确的解剖与变异的知识。胃后动脉分叉点变化较大，有时于距脾动脉根部 3～4 cm 处，有时靠近脾门，有 3～4 条胃短动脉，均从进入脾实质的终末脾动脉腹侧发出。胃网膜左动脉通常沿脾门走行，由脾动脉最尾部分支发出，常与下极支共干入脾。图23-2B 示，所有淋巴结均位于 Toldt 筋膜的胰腺后筋膜和 Bursa 网膜后壁之间。先前，曾将多数伴胃左动脉与脾动脉、腹腔动脉周围淋巴结转移的较大胃癌，施行肿瘤连同胰尾、脾的整块切除；预防性切除脾动脉、脾门淋巴结，与保留胰腺的全胃切除术相比，生存获益有限，而有较高的死亡率与并发症发生率现已弃用。目前这种扩大手术仅在 T4b 期肿瘤侵及胰腺时采用。

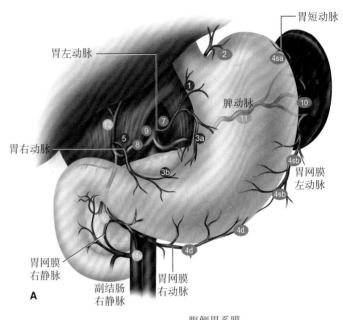

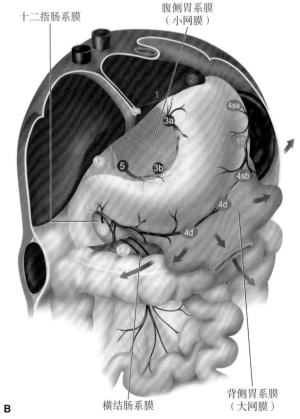

图 23-1 A．圈内数字表示参照日本胃癌分类（英文 3 th 版）的淋巴结分站，蓝色为腹侧胃系膜，绿色为背侧胃系膜，黄色为十二指肠系膜。ARCV，副结肠右静脉；IPA，幽门下动脉；LGA，胃左动脉；LGEA，胃网膜左动脉；RGA，胃右动脉；RGEA，胃网膜右动脉；RGEV，胃网膜右静脉；SDA，十二指肠上动脉；SGA，胃短动脉；SPA，脾动脉。B．网膜、胃系膜和十二指肠系膜的构成。圈内数字是参照日本胃癌分类的淋巴结分站

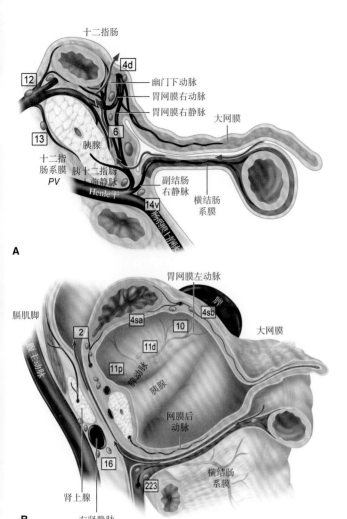

B．远端胃全切后我们首选的重建术是结肠后 Roux-en-Y（RY）吻合术。选择此术式有以下原因：首先，胃空肠吻合术（包括毕Ⅱ式）后吻合口瘘发生率小于胃十二指肠吻合术（毕Ⅰ式）；其次，较少发生胆汁反流的反流性食管炎的风险，而其于胃十二指肠吻合术后屡见不鲜；第三，严重残胃炎较少见，但毕Ⅰ式术后经常发生。另一方面，有学者认为存在所谓的 RY 淤滞，建议不切断 RY，避免 RY 淤滞。由于我们较少有患者产生 RY 综合征，RY 综合征并非因蠕动信号中断所致，而是因为吻合肠袢粘连至结肠系膜上方区域造成扭结或弯曲，从而导致肠蠕动受阻；我们采用结肠后构建胃空肠吻合术，固定胃远端至结肠系膜裂孔，可使整个空肠位于结肠系膜下方，发生扭转或弯曲的概率较小。

参考文献

1. Dent DM, Madden MV, Price SK. Randomized comparison of R1 and R2 gastrectomy for gastric carcinoma. *Br J Surg*. 1988;75:110–112.
2. Robertson CS, Chung SCS, Woods SDS, et al. A prospective randomized trial comparing R1 subtotal gastrectomy with R3 total gastrectomy for antral cancer. *Ann Surg*. 1994;220:176–182.
3. Cuschieri A, Weeden S, Fielding J, et al. Patient survival after D1 and D2 resection for gastric cancer: long-term results of the MRC randomized surgical trial. *Br J Cancer*. 1999;79:1522–1530.
4. Bonenkamp JJ, Hermans J, Sasako M, van de Velde CJH. Extended lymph-node dissection for gastric cancer. *N Engl J Med*. 1999;340:908–914.
5. Songun I, Putter H, Kranenbarg EMK, Sasako M, van de Velde CJH. Surgical treatment of gastric cancer: 15-year follow-up results of the randomised nationwide Dutch D1D2 trial. *Lancet Oncol*. 2010;11:439–449.
6. Wu CW, Hsiung CA, Lo SS, et al. Nodal dissection for patients with gastric cancer: a randomised controlled trial. *Lancet Oncol*. 2006;7:309–315.
7. Hundahl SA, Macdonald JS, Benedetti J, Fitzsimmons T; Southwest Oncology Group and the Gastric Intergroup. Surgical treatment variation in a prospective randomized trial of chemoradiotherapy in gastric cancer: the effect of undertreatment. *Ann Surg Oncol*. 2003;9:278–286.
8. Peeters KCMJ, Hundahl SA, Kranenbarg EK, Hartgrink H, van de Velde CJH. Low Maruyama index surgery for gastric cancer: blinded reanalysis of the Dutch D1-D2 trial. *World J Surg*. 2005;29:1576–1584.
9. Japanese Gastric Cancer Association. Japanese gastric cancer treatment guideline 2010 [ver. 3]. *Gastric Cancer*. 2011;14:113–123.
10. Japanese Gastric Cancer Association. Japanese classification of gastric carcinoma: 3rd English edition. *Gastric Cancer*. 2011;14:101–112.
11. Noda N, Sasako M, Yamaguchi N, Nakanishi Y. Ignoring small lymph nodes can be a major cause of staging error in gastric cancer. *Br J Surg*. 1998;85:831–834.

图 23-2　A．胃网膜右血管起源附近的矢状切面图。大网膜、横结肠、结肠系膜、胰头和十二指肠与周围血管的解剖结构。十二指肠腹侧系膜包括十二指肠上血管，十二指肠背侧系膜包括幽门下血管。十二指肠背侧系膜与胃系膜起源是同一根部，与胰十二指肠前上静脉、副结肠右静脉融合，形成 Henle 主干。ARCV，副结肠右静脉；ASPDV，胰十二指肠前上静脉；GDA，胃十二指肠动脉；IPA，幽门下动脉；Pnac，胰腺；PV，门静脉；RGEA，胃网膜右动脉；RGEV，胃网膜右静脉；SDA，十二指肠上动脉；SMV，肠系膜上静脉。B．脾动脉根部矢状切面和左侧横切面 3D 图。脾门所有沿脾血管、胃后血管的淋巴结分布于胰腺后 Toldt 筋膜前与 Bursa 网膜囊后部之间。长方体内数字表示是参照日本胃癌分类的淋巴结分站。LRV，左肾静脉；PEA，网膜后动脉；PGA，胃后动脉；SPA，脾动脉。

24

胃肠道间质瘤

Chandrajit P. Raut

（徐　靖 译）

前言

胃肠道间质瘤（gastrointestinal stromal tumors，GISTs）是一种罕见的肿瘤。虽然其在所有胃肠（GI）恶性肿瘤中仅占 0.1% ～ 3%[1-4]，但却占胃肠道间质来源肿瘤的 80%[5]。美国每年确诊大约 5000 ～ 6000 例新发病例，其中发病率为 14.5/100 万，患病率为 129/100 万[6]。在过去的 12 年中，对于胃肠道间质瘤的认识与治疗有显著的进步，主要得益于两点：（1）组成性激活信号的识别（原癌基因 *c-kit* 的突变和血小板源性生长因子受体 α [*PDGFRA*] 基因编码的受体酪氨酸激酶），以及 （2）通过特异性靶标和抑制信号实现抑制肿瘤生长的药物的开发（甲磺酸伊马替尼、苹果酸舒尼替尼）。控制 GIST 发展的治疗方法正是转化医学在肿瘤学中应用的证据，证实了特异性抑制肿瘤相关受体酪氨酸激酶活性，可能是癌症治疗的一种有效方法。GIST 多种治疗方法的出现并未减轻而是重新定义了手术治疗的作用。本章将从生物学，治疗方法和间质来源肿瘤的新兴挑战等方面作一介绍。

病理特征

历史背景

"GIST" 这个词语最早于 1983 年由 Mazur 和 Clark 在描述缺乏平滑肌细胞超微结构特征和缺少 Schwann 细胞免疫组化特征的腹内非上皮肿瘤时提出[7]。GISTs 通常表现组织学特征的异质性，包含成束的梭形细胞、苍白嗜酸性的细胞质、核多形性罕见，也可能偶尔表现出上皮样特征，包括圆形或椭圆形细胞，且具有丰富嗜酸性细胞质和核异型（图 24-1）。根据组织学和免疫组化特征，认为间质瘤是来源于肠道自主神经系统、构成肠道起搏点的 Cajal 细胞[8]。尽管如此，直至 20 世纪 90 年代末，间质瘤分类仍无客观标准，经常被误认为是平滑肌瘤、子宫肌瘤、平滑肌肉瘤、神经鞘瘤、胃肠自主神经瘤或其他类似的软组织[9]；因此在 2000 年前发表关于"间质瘤"的报道

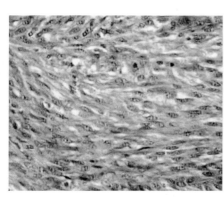
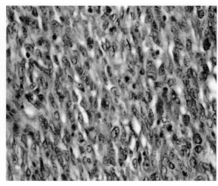
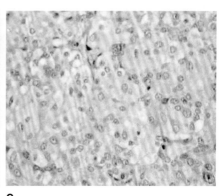

A　　　　　　**B**　　　　　　**C**

图 24-1　胃肠道间质瘤组织学。肿瘤组织石蜡切片在苏木精和伊红（H&E）染色后显示出的三种形态：（A）梭形细胞 （B）混合细胞（C）上皮样细胞

是颇具挑战性的。

酪氨酸激酶受体突变

1998 年 Hirota 与其同事在具有里程碑意义的出版物中报告了两个关键性发现：（1）几乎在所有的胃肠道间质瘤中都可以检测到跨膜酪氨酸激酶受体 *KIT* 的表达，（2）与之相对应的 *c-kit* 原癌基因中存在功能获得性突变[10]。*KIT* 受体通过结合被称为 steel 因子或干细胞因子的细胞因子配体而激活[11]，在造血、配子形成和肠道起搏细胞的组成、发展和维持其生理功能中起重要作用[12-14]*KIT* 癌变已于以下疾病中证实，如肥大细胞瘤、骨髓纤维化、慢性粒细胞性白血病、生殖细胞肿瘤肿瘤和 GIST[12]，即使缺少配体结合，癌变的 *KIT* 仍具有基本的活性，导致细胞生长的失控和恶变[10]。

目前应用合适的病理学组织方法，特异性染色 *KIT* 受体上 CD117 抗原，可用以确诊 GIST（图 24-2）。GIST 特异性表达 CD117，而其他胃肠道平滑肌肿瘤如平滑肌肉瘤不表达，而是表达高水平的肌间浅蛋白和平滑肌肌动蛋白[12-15]，应用 CD117 作为 GIST 的诊断依据，提供研究本病流行病学的不同切入点（见下一节流行病学）。

超 过 85% 的 GIST 存 在 *KIT* 突 变（图 24-3）[12]，通常发生在 11 号外显子（57% ~ 71%）、9 号外显子（10% ~ 18%）、13 号外显子（1% ~ 4%）和 17 号外显子（1% ~ 4%）[16-19]。一些 GISTs 免疫组化 *KIT*（CD117）

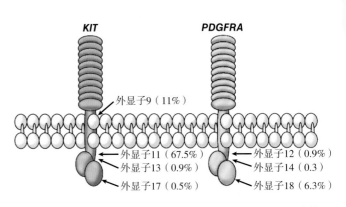

图 24-3　胃肠道间质瘤 *KIT* 和血小板源性生长因子受体 α（*PDGFRA*）基因突变型 GIST。*KIT* 和 *PDGFRA* 突变产生非配体依赖性受体持续性激活，对酪氨酸激酶抑制剂的反应与突变位点有关，反应最佳的突变位点为 *KIT* 外显子 11 突变[35]

（*KIT*- 阳性）可能强烈染色但缺乏 *KIT* 突变[12]，而另一些 *KIT* 不显色（*KIT*- 阴性）但仍可能具有 *KIT* 突变[20]，约 35% 缺乏 *KIT* 突变的肿瘤存在编码酪氨酸激酶受体基因的变异，即 *PDGFRA*[21-23]，*PDGFRA* 突变存在于 12 号外显子（GISTs 1% ~ 2%）、18 号外显子（2% ~ 6%）、和 14 号外显子（< 1%）[21,24]。最后，小部分所谓野生型 GIST，未检测出 *KIT* 或 *PDGFRA* 突变，其发病途径仍有待发掘。最近，提出一个新的假说：一种 15 号外显子的 *BRAF* 突变于小部分野生型肿瘤中被发现[25]；胰岛素样生长因子 -1 受体（IGF-1R）的，表达亦曾于一些野生型 GIST 中被记录到[26]。

流行病学

年龄

诊断为 GIST 的人群的中位年龄为 60 岁（范围 40 ~ 80 岁）[2,6]，男性和女性分布相同，无种族或民族差异。GIST 较少发生于儿童，常作为家族综合征或作为 Carney's 三联征出现（见下文）[27-28]；儿童通常表现为多发病灶 GIST，其拥有野生型 *KIT/PDGFRA* 基因，且淋巴结转移发生率较高[25]。

GIST 遗传学

绝大多数 GIST 为散发，但曾经报道过 17 个携带 *KIT* 突变血缘关系的家族成员和 3 个带 *PDFGRA* 突变的病例[29-37]。家族性 *KIT* 基因突变 GIST 患者通常较散发病例更为年轻，临床可有多种疾病表现，较少发生转移[36]，主要临床表现是皮肤色素沉着和肠道肌间神经丛增生[38]。

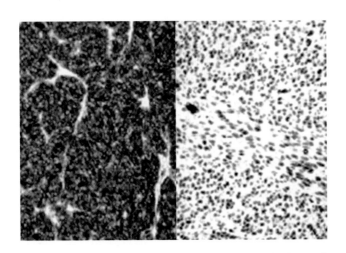

图 24-2　应用免疫组织化学染色检测 *c-kit* 表达。免疫组织化学染色下 95% 的胃肠道间质瘤（GIST）*KIT*（CD117）阳性，并于不同个体间其表达位置不同，可在大部分胞质中染色（左图），亦可在核周或点状染色（右图），同一个体可出现不同染色位置（右图）

约 7% 的 von Recklinghausen 神经纤维瘤患者（neurofibromatosis，NF1）患有 GIST，且多发于小肠 [39-41]，除有 *NF1* 突变外，还分别有 8% 的患者有 *KIT* 突变、6% *PDFGFRA* 突变 [42]；相应地，无神经纤维瘤的散发 GIST 患者未发现 *NF1* 突变 [43]。

胃间质瘤是 Carney 三联征和 Carney-Stratakis 综合征组成部分，目前报道大约有 100 例 Carney 三联征的病例，包括胃间质瘤、肺软骨瘤和副神经节瘤 [28,44]，其中女性约为 85%，且 80% 的患者于 30 岁前确诊。Carney 三联征患者并无 *KIT* 或 *PDGFRA* 突变。与之相似的是家族性 GIST 和副神经节瘤的 Carney- Stratakis 综合征 [30]；最近，报道的一些 Carney-Stratakis 综合征患者中有琥珀酸脱氢酶亚单位的突变 [45]。

发病率

调查人员试图通过对美国国家癌症研究所的数据库进行监测、流行病学分析和最终结果（Surveillance Epidemiology and End Risult，SEER）分析以确定 GIST 发病率。然而，上述数据较难以应用，原因是先前较多的 GIST 被误诊为其他胃肠道间质性肿瘤 [46]。尽管所有的胃肠道间质性肿瘤的发生率（超过 80% 为 GIST）近期成倍地增长（1992 年 0.17/10 万、2002 年 0.31/10 万），其可能是由于识别与筛选方法的增多和（或）其发病率确实有所增加 [46]；美国大约每年有 5000 例新发病例 [47]。

欧洲一项基于人口的研究报道其年发病率为 11 ~ 14.5/100 万 [6,48]。

临床表现

GISTs 通常发生于胃（50% ~ 70%）、小肠（25% ~ 35%）、结肠和直肠（5% ~ 10%）、肠系膜或网膜（7%）和食道（< 5%）[9,49]，偶尔可发生于十二指肠球部、阑尾、胆囊和膀胱 [50-55]。

GIST 一般是出现症状而发现。在一项研究中，69% 的肿瘤有症状，21% 于手术中偶然发现，10% 尸检时发现 [6]。血运丰富，柔软，易碎和易出血是 GIST 的常见的症状，侵及肠道时的出血可能危及生命；另外，肿瘤破裂可能导致潜在的灾难性腹腔出血和（或）腹膜种植转移。肠梗阻可导致穿孔；较小的肿瘤可能无明显症状，仅于影像学、内镜检查或剖腹探查时偶然发现 [15]。约 15% ~ 47% 的 GIST 患者诊断时已发生转移 [2,56]，常见的转移部位有肝、腹膜及大网膜；淋巴结转移较少见 [5]；腹腔外转移（肺、骨、皮下组织和脑）亦较罕见，仅约 5% 的病例发生 [57]。

诊断

影像学

腹盆部增强 CT 是拟诊 GIST 患者的首选影像学检查 [58]，原发间质瘤通常表现为空腔脏器壁内边界清楚的肿块（图 24-4）。MRI 可以帮助鉴定是否为肝转移或是直肠周围原发疾病（图 24-5）。虽然 FDG-PET 可帮助鉴别 CT 上显示不清的肿块，监测肿瘤对治疗的反应并检测耐药株，但对 GIST 的诊断并不具有特异性，因此不建议对拟诊 GIST 患者使用 [59-61]。

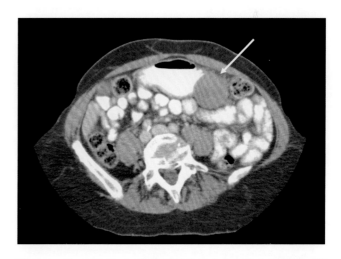

图 24-4　胃 GIST 的 CT 图像显示为胃大弯侧外生型团块（箭头所指处）

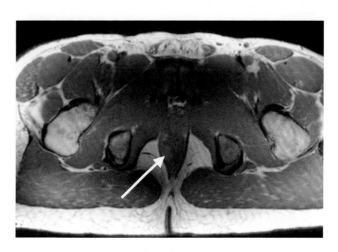

图 24-5　MRI 显示右后外侧壁直肠 GIST（箭头所指处）

内镜，细针穿刺活检

内镜下早期 GIST 可能显示为在上或下消化道、伴或不伴溃疡的黏膜下层肿块，通常与平滑肌来源其他胃肠道肿瘤难以鉴别，如平滑肌瘤（图 24-6）。EUS 对确诊的 GIST 评估无必要，但 EUS 引导下细针穿刺（FNA）可用于确诊。尽管如此，EUS-FNA 并不是诊断的金标准[62]；确诊需考虑细胞学形态学、免疫组织化学、RT-PCR 以及 KIT 基因突变检测[63]。

对于可切除的疑似 GIST，术前活检不是常规必需检查。事实上，术前活组织检查可能增加疑似 GIST 破裂和传播的危险；然而，如需进行鉴别诊断（包括全身性肿瘤，如淋巴瘤）、或者考虑对患者实行新辅助治疗、或有转移性疾病，可适当进行活组织检查。

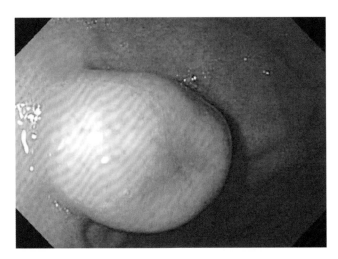

图 24-6 内镜下偶然发现的 GIST，显示为胃小弯侧近端黏膜下无症状团块

影响预后的因素

直径 1 cm 以下肿瘤复发的风险较低，但无任何肿瘤可明确为良性且大多数较大肿瘤有恶性潜能。影响预后的三大因素分别是：肿瘤大小、细胞有丝分裂指数和肿瘤来源，其中细胞有丝分裂指数最为重要（表 24-1）[15,64-65]。同样肿瘤大小和细胞分裂指数的情况下，小肠间质瘤患者的进展风险较胃间质瘤患者更高。

其他一些不利的预后因素包括高细胞增殖指数[66]、非整倍体[66-67]、端粒酶表达[68-69]、KIT 基因 9 号外显子突变[65] 和涉及氨基酸 W557 和（或）K558 的 KIT 基因 11 号外显子缺失[70] 等，KIT 基因中 11 号外显子点突变和插入似乎是一个有利预后影响因素[65]。

理想的切除范围目前仍无法确定。原因是虽然认为肉眼可见的完整切除（R0 或 R1 切除术）较不完整切除术（R2）有更好的预后，但目前无数据证实完整切除（R1 切除）对患者的生存期有利[2]。

原发性 GIST 的治疗
手术
方法

对于原发、可切除的局限性 GIST 患者来说，手

表 24-1 早期胃肠道间质瘤的危险评估

细胞分裂速率	肿瘤大小	患有进展期疾病的患者百分比 / 危险分级，基于来源部位			
		胃	十二指肠	空肠 / 回肠	直肠
≤ 5/50 HPF	≤ 2 cm	0	0	0	0
	> 2 cm，≤ 5 cm	1.9/ 极低	8.3/ 低	4.3/ 低	8.5/ 低
	> 5 cm，≤ 10 cm	3.6/ 低	–*	24/ 中度	–*
	> 10 cm	12/ 中度	34/ 高	52/ 高	57/ 高
> 5/50 HPF	≤ 2 cm	–*	–*	–*	54/ 高
	> 2 cm，≤ 5 cm	16/ 中度	50/ 高	73/ 高	52/ 高
	> 5 cm，≤ 10 cm	55/ 高	–*	85/ 高	–*
	> 10 cm	86/ 高	86/ 高	90/ 高	71/ 高

HPF：高倍镜视野下 ＊数据不足

注：复发风险评估基于应用伊马替尼前的数据

Adapted from Miettinen M，Lasota J. Gastrointestinal stromal tumors：pathology and prognosis at diff erent sites. *Semin Diagn Pathol*. 2006 May；23（2）：70-83.

术仍是唯一可治愈的标准方法。手术目标是 R0 切除。手术过程中肿瘤破裂或破坏包膜都会增加复发的风险。

在开腹手术中，应彻底探查腹腔、盆腔，排除之前未被发现的腹膜转移灶。即使 CT 显示大多数原发 GIST 可能与周围器官有炎性粘连，但一般不会侵犯原发灶之外的器官，手术切除范围与腺癌手术较大的切除范围不同，通常是楔形或节段性切除受累胃或肠段。在 140 例胃间质瘤的系列研究中，68% 行楔形切除、28% 行部分胃切除术、仅 4% 行全胃切除术[71]。偶尔，广泛的切除（如近端胃部 GIST 行全胃切除术、壶腹周围 GIST 行胰十二指肠切除术、低位直肠 GIST 行经腹会阴直肠切除）可能是必要的。并没有数据表明，R1 切除术患者需要二次手术扩大切除范围[47]。大切缘手术的价值未知，尤其是在靶向治疗的时代，将于后续章节讨论；此外，切缘于切除后可能收缩，或病理医生剪掉钉线（技术上使镜下阴性切缘变为阳性切缘），因此，所有有明确切缘病例，均应由外科肿瘤学家、病理学家和肿瘤内科组成多学科小组共同仔细审查，以评估是否需要二次手术，扩大切除范围。GIST 由于较少侵及淋巴结，不需行淋巴结清扫术（成人患者）。

对所有 2 cm 及以上的 GIST 如条件允许均应切除，因一般不认为此类病变为良性[64]；但是，小于 2 cm 的 GIST 性质不能肯定，因此处理方法存在较多争议。出现症状的任何较小 GIST（例如，侵犯黏膜糜烂出血）或在随访中体积增大均应切除。

大多数 1 cm 以下 GIST 可以随访（尤其是胃间质瘤）。两项研究中发现亚厘米级别胃间质瘤比较常见，德国 50 岁以上成年人尸检中和日本接受胃切除术胃癌患者尸检中，GIST 的发现率分别于为 22.5% 和 35%[72-73]，尽管有相当的发生率，这些肿瘤较少有临床症状。除非有进一步的数据，对于微小肿瘤处理方法仍不确定。已有内镜下胃部小的 GISTs 切除的报道，但此方式仍不被推荐[74]。与早期胃癌（黏膜恶性肿瘤）可行内镜黏膜切除术不同，间质瘤累及肌层与固有层，内镜切除有残留阳性切缘的风险；此外，由于病变较深，内镜切除可能造成穿孔。

对于 1 ～ 2 cm 大小的 GIST 处理方法更加混乱。一方面，低细胞分裂指数相关的低复发风险支持保守的非手术治疗；另一方面，活检或 FNA 不能确定准确的细胞分裂指数。因此，不推荐仅依靠肿瘤大小对患者仅行随访处理。应加以考虑切除（如果可能

可采用腹腔镜）治疗，应重新权衡手术与随访的获益与风险。

对于非胃部的小型 GIST，目前几乎无任何研究数据。鉴于小肠和结肠 GIST 恶性程度偏高，发生于这些部位肿瘤，不论大小均应切除。

原发 GIST 腹腔镜或腹腔镜辅助切除术应遵循肿瘤切除原则（图 24-7）。早期的两项研究均证实腹腔镜手术的安全性与可行性。Otani 等人曾报道，35 例胃部 GISTs（2 ～ 5 cm）采用腹腔镜切除术后，中位随访时间为 53 个月，4 cm 以下肿瘤未观察到局部或远处复发[75]。Novitsky 等报道采用腹腔镜手术切除或腹腔镜辅助切除的 50 例胃间质瘤（1.0 ～ 8.5 cm）患者，3 年随访期内 92% 的患者无瘤生存[76]。

结果

尽管肉眼下 GIST 被完整切除，在中位时间为 24

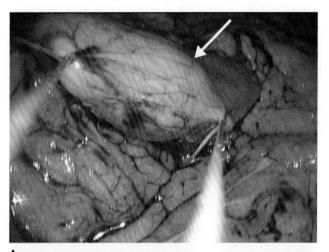

A

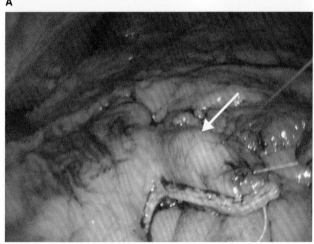

B

图 24-7 腹腔镜下胃大弯侧胃肠道间质瘤（箭头所指处），位于牵拉线和吻合线之间

个月观察期内,多达 50% 患者复发[2,77];R0 或 R1 切除 5 年总生存率(OS)为 34%~63%,而 R2 切除仅为 8%[1,2,78-82]。

原发疾病的新辅助治疗

两种口服耐受良好的靶向酪氨酸激酶抑制剂(TKI)-甲磺酸伊马替尼(STI571,格列卫)和苹果酸舒尼替(SU11248,索坦)的问世对 GIST 治疗有着革命性的意义(将在后面章节讨论)。这些药物最初是为治疗转移性肿瘤患者而研发。伊马替尼选择性的抑制几种酪氨酸激酶包括 KIT、PDGFRA、BCR-ABL[18,83-85],多项临床试验证实,高达 80% 的转移性 GIST 患者应用伊马替尼后病情趋于稳定,甚至完全或部分缓解[86-87]。

正如先前所述,接受 R0/R1 切除术后患者复发率高,生存率低;因此,一项多中心[88]和一项单中心[89]前瞻性试验分别探讨了伊马替尼新辅助治疗联合合手术切除的价值。为节省章节,仅讨论前者。肿瘤放射治疗组(RTOG)0312 Ⅱ期临床试验报告是迄今为止评估格列卫作为新辅助药剂的唯一的一项多中心研究。可切除原发或复发 GIST 患者均在术前 8 ~ 12 周应用伊马替尼 600 mg/d(表 24-2)。非进展期患者术后继续应用伊马替尼辅助治疗 2 年,90% 的原发 GIST 患者、92% 的接受 R0/R1 切除患者药物反应良好,两年无复发生存率(RFS)达 83%。虽然试验证实了伊马替尼作为新辅助疗法安全性,但仍不清楚术前治疗的最佳疗程。一项先进的 GIST 试验数据显示,肿瘤患者对伊马替尼治疗出现影像学反应一般需要 6 ~ 9 个月的时间[86,90-91];因此,术前最佳应用伊马替尼的治疗方案可能需要 6 个月以上,或者是观察到持续性影像学反应(图 24-8)。

原发肿瘤的辅助治疗

目前已有 6 项多中心前瞻性试验研究伊马替尼辅助治疗联合切除手术治疗原发疾病的作用。试验中应用伊马替尼辅助治疗疗程分别为 12 个月(美国外科医师协会 Z9000[92]、ASOSOG Z9001[93]、中国合作组织[94])、24 个月 [欧洲癌症研究与治疗组织(EORTC)62024,韩国的试验[95]]、12 个月 vs. 36 个月 [斯堪的纳维亚肉瘤协作组(SSG)ⅩⅧ] 或 5 年(进行中的 Ⅱ 期多中心试验,CSIT571BUS282)(见表 24-2)[92-94],所得数据在已经出版试验 ACOSOG Z9001 中进行详细的讨论。Ⅲ 期试验中,大于等于 3 cm 的

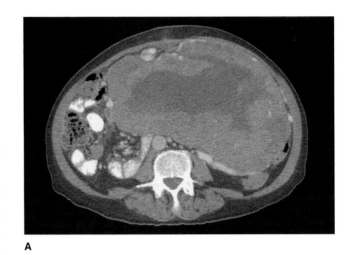

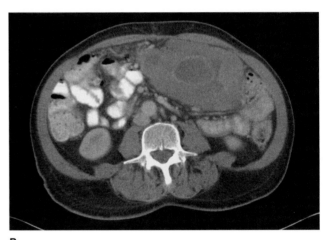

图 24-8　原发胃肠道间质瘤患者经历 9 个月伊马替尼新辅助化疗之前(A)和之后(B),新辅助化疗后肿瘤明显缩小

GIST 的患者手术切除后,随机接受安慰剂或者伊马替尼 1 年;试验于中期分析被终止,结果显示 644 例可评估患者 1 年的 RFS,伊马替尼组显著优于安慰剂组(97% vs. 83%,$P = 0.0000014$)。然而,观察两个治疗组 Kaplan-Meier 曲线的斜率,二者复发率相似;因此,伊马替尼辅助治疗可延缓疾病复发,但未必于短期随访期间治愈患者。此外,两个治疗组总体生存率间无差异。总体生存率是否出现差异仍需要后续随访观察,理想的辅助治疗疗程仍未确定。EORTC 62024 和 SSG ⅩⅧ 试验已经完成入组,但数据尚未公布;来自上述试验与进行中的 CSIT-571BUS282 试验将有助于确定 2、3 或 5 年伊马替尼的相对获益程度。可能最为重要的问题是于原发疾病手术后应用伊马替尼还是疾病复发后将其作为二线治疗药物(伊马替尼剂量递增或更换为舒尼替尼)。然而,随着近期美国食品药品管理局和欧洲药品局对伊马替尼作为辅助

表 24-2 对手术切除胃肠道间质瘤的病人围术期应用伊马替尼进行新辅助 / 辅助化疗的临床多中心实验评估

实验名称	伊马替尼治疗	实验设计	入组标准	剂量	观察终点	发表状态
RTOG S0132	新辅助化疗	Ⅱ期实验	以下二者之一 1．原发灶 ≥ 5 cm 2．复发灶 ≥ 2 cm 可以被切除	600 mg/d × （8 ～ 10）周（手术前）+ 600 mg/d × 24 个月（手术后）	无进展生存期	已发表[88]
ACOSOG Z9000	辅助化疗	Ⅱ期实验	以下任意一条 1．肿瘤 ≥ 13cm 2．破裂 / 出血 3．多发肿瘤（< 5 个） 完全切除	400 mg /d × 12 个月	无进展生存	已报道[92]
ACOSOG Z9001	辅助化疗	Ⅲ期实验	肿瘤 ≥ 3 cm 完全切除	400 mg/d vs. 安慰剂 × 12 个月	无进展生存期	已发表[93]
China Gastrointestinal Cooperative Group	辅助化疗	Ⅱ期实验	以下二者之一 1．肿瘤 ≥ 5 cm 2．细胞分裂速率 > 5/50 HPF	400 mg/d × 12 个月	无进展生存期	已报道[94]
SSG XVIII	辅助化疗	Ⅲ期实验	以下任意一条 1．肿瘤 ≥ 10 cm 2．破裂 3．细胞分裂速率 > 10/50 HPF 4．肿瘤 > 5 cm+ 细胞分裂速率 > 5/50 HPF 5．原发灶 + 肝 / 腹膜转移完整切除	400 mg/d × 12 或 36 个月	无进展生存期	已完成
EORTC 62024	辅助化疗	Ⅲ期实验	以下任意一条 1．肿瘤 > 5 cm 2．细胞分裂速率 > 10 3．肿瘤 < 5 cm+ 细胞分裂速率 6 ～ 10/50 HPF 完整切除	400 mg/d vs. 无治疗 × 24 个月	接受二线治疗	已完成
Korea	辅助化疗	Ⅱ期实验	以下任意一条 1．肿瘤 > 5 cm 细胞分裂速率 > 5/50 HPF 2．肿瘤 > 10 cm 3.细胞分裂速率 > 10/50 HPF 完整切除	400 mg/d × 24 个月	无进展生存期	已报道[95]
CSIT571BUS282	辅助化疗	Ⅱ期实验	以下二者之一 1．肿瘤 ≥ 2 cm 细胞分裂速率 ≥ 5/50 HPF 2．任何非胃部肿瘤 ≥ 5 cm 完整切除	400 mg/d × 5 年	无进展生存期	正在进行中

ACOSOG，美国外科医师学会肿瘤学组；EORTC，欧洲癌症研究与治疗组织；HPF，高倍镜视野下；RFS，无复发生存期；RTOG，肿瘤放射治疗组。

治疗药物的审批，解答这个问题的后续实验似乎不太可能再开展。

晚期疾病的治疗

靶向治疗

GIST 复发患者的以往治疗方法是传统癌症三种治疗方法的组合：手术、放疗和化疗；手术对可切除肿瘤的患者有效，但多达 50% 的个体病情可能复发，传统静脉化疗和放射治疗的疗效并不显著[1,2,91]。

到目前为止，已批准两种 TKI 用于治疗转移性 GIST 的治疗：甲磺酸伊马替尼和苹果酸舒尼替尼。

基于国际临床Ⅰ，Ⅱ和Ⅲ期试验数据[60,86-87,90,96]伊马替尼是治疗晚期（不可切除原发性或转移性）GIST 的一线药物，85% 的晚期 GIST 患者应用伊马替尼后可达到部分缓解（partial responses，PRs）或病情稳定（stable disease，SD）[60]。在美国进行的Ⅲ期临床试验中，应用伊马替尼后中位无进展生存期（pragression-free survival，PFS）和总生存期分别为 18 ～ 20 个月和 51 ～ 55 个月[86]。伊马替尼起始剂量一般是 400 mg，1 次 / 天；在已经应用 400 mg 的患者中的疾病进展者，剂量可增加至 400mg，2 次 / 天，即可观察到疗效[97-100]。但是，剂量超过 400 mg/d 伴随着较大的毒性和副作用。两项大型Ⅲ期研究的 meta 分析中显示，伊马替尼较高起始剂量患者的 PFS 略有优势，但仅限于 KIT 9 号外显子突变的患者[101]。

毫无疑问伊马替尼应持续使用。法国一项随机停用伊马替尼的研究表明，应用伊马替尼 1 年和 3 年的 GIST 患者停用后疾病进展的速度较继续应用者明显更高[102-103]。

如患者不能耐受大剂量的伊马替尼治疗或疾病仍然进展者，应使用二线治疗药物舒尼替尼。舒尼替尼是多靶点 TKI，其靶位点包括 KIT、PDGFR、血管内皮生长因子受体（VEGFR1、VEGFR2、VEGFR3）、ret 原癌基因受体和 Fms 样酪氨酸激酶 3 受体（Flt3）。一项对照组为安慰剂Ⅲ期试验表明舒尼替尼与安慰剂相比疾病进展时间（分别为 27.3 周和 6.4 周），无进展生存期和总生存期显著改善[104]。与初始剂量 50 mg/d，应用 4 周后间断 2 周疗程相比，目前多数肿瘤学家更青睐 37.5 mg/d 的连续给药方案[105]。

当肿瘤对舒尼替尼出现耐药，应考虑应用以下药物。TKI 包括索拉非尼[106]、尼洛替尼[107]、马赛替尼[108] 和瓦他拉尼[109]，一些新的潜在靶位点包括

热休克蛋白 90（HSP-90）[110] 和 IGF-1R[26]。

手术

减瘤手术切除对起源于结肠、阑尾、卵巢、睾丸晚期或转移性实体瘤是比较普遍的治疗方法。随着伊马替尼和舒尼替尼治疗的问世，多数研究者对于进行 TKI 治疗的转移性 GIST 患者奉行积极减瘤治疗策略。三个观察结果支持这种做法。首先，大多数应用伊马替尼的患者数月乃至数年后出现部分缓解或疾病稳定期；二，病理完全缓解较罕见，少于 5% 的患者可获得完全缓解[99-100]；第三，肿瘤对伊马替尼不存在无限期反应[86-87]，继发耐药出现的中位时间是 18 ～ 24 个月。一旦出现耐药疾病进展有可能是局限性（一个肿瘤部位进展，其他肿瘤显示为对 TKI 反应的肿瘤沉积）或全身性进展（一个以上部位进展）[111-112]。

几项单中心回顾性研究记录了，晚期 GIST 患者接受大范围减瘤手术后应用 TKI 治疗的无进展生存期和总生存期（表 24-3）[111-116]。

根据 Brrgham 和 Women 医院 /Dana Farber 癌症研究所（BWH/DFCI）的经验，最好的结果一般是患者手术时仍对 TKI 有反应。TKI 持续反应时切除所有肉眼可见的肿瘤效果最佳。手术后，分别有 78%、25% 和 7% 出现药物反应期、局限进展期和广泛进展期，患者均无任何残留肿瘤（$P < 0.0001$）[112]；相反，巨大体积肿瘤分别有 4%、16% 和 43% 出现药物反应期、局限进展期和广泛进展期，患者依然有残留。

在 BWH/DFCI、Sloan-Kettering 癌症中心、国家肿瘤研究所均发现患者对 TKI 治疗仍有反应时施行减瘤手术，患者无进展生存期和总生存期最高（图 24-9）。对 TKI 治疗持续反应的患者无进展生存率（手术时 PR 或 SD）术后 1 年为 70% ～ 96%、应用伊马替尼 4 年后为 72%，而广泛进展患者 1 年无病生存率仅为 0 ～ 14%[111-112,115]。在对 TKI 药物有反应时接受手的术患者 1 年总生存率接近 100%，而广泛进展患者术后 1 年的总生存率只有 0 ～ 60%。虽然局限进展期患者比药物反应期患者的无进展生存期短，但二者总生存期并无显著不同，因此，手术治疗在此人群中的获益率不明。

在 BWH/DFCI 研究中，约 40% 的患者需实行肝切除，超过 60% 需行系膜切除和（或）网膜切除，超过 60% 需联合脏器切除[112]，肝转移可考虑使用射频消融。并发症发生率为 40% ～ 60%[111]。根据法国学者报道，围术期死亡罕见，通常仅见于急诊手术[114,116]。

表 24-3　应用伊马替尼的晚期胃肠道间质瘤患者进行手术治疗后无进展生存期和总生存期的单中心回顾性研究

作者	患者数量	TKI 疗法	部分缓解 / 疾病稳定（%）	疾病进展（PD）	R0/R1（%）	1 年无进展生存率	1 年总生存率
Raut 等 [112]	69	IM/SU	33	局限性 47 全身性 20	83	PR/SD 80 局限性 PD 33 全身性 PD 0	PR/SD 80 局限性 PD 33 全身性 PD 0
Rutkowski 等 [116]	24	IM	75	25	91		
Bonvalot 等 [114]	22	IM	95	5	68		
Andtbacka 等 [117]	46	IM	45	55	48		
DeMatteo 等 [111]	40	IM/SU	50	局限性 33 全身性 17	80	PR/SD 70 局限性 PD 48 全身性 PD 14	PR/SD 100 局限性 PD 90 全身性 PD 36
Gronchi 等 [115]	38	IM	71	局限性 21 全身性 8	82	PR/SD 96 PD 0	PR/SD 100 PD 60

IM，甲磺酸伊马替尼；OS，总生存期；PD，进展期疾病；PFS，无进展生存期；PR，部分缓解；R0，肉眼完整切除，显微镜下切缘无癌细胞；R1，肉眼完整切除，显微镜下切缘可见癌细胞；SD，疾病稳定期；SU，苹果酸舒尼替尼；TKI，酪氨酸激酶抑制剂

手术的目的是在尽可能安全的情况下将肉眼可见肿瘤完整切除（R0 或 R1）；然而，肿瘤可能过于广泛，无法完全切除时，应优先切除进展期占位病灶。手术后，患者应持续应用伊马替尼以防止疾病复发。

基于上述单中心研究数据，手术获益最大的患者是对 TKI 有反应的患者（PR 或 SD，图 24-9）。此类患者应考虑行个体化手术。广泛进展患者并不能从减瘤手术中获益，其最佳治疗方法为非手术治疗，患者仍有可能需要姑息或紧急手术治疗梗阻或出血（图 24-10）。虽然减瘤手术对于反应期患者是可行的，但仍无证据表明其结果优于或者甚至等于继续 TKI 治疗的非手术患者。这个问题将有望由正在美国、欧洲和中国进行的随机临床试验中得到解答。图 24-11 是针对早期和晚期 GIST 的治疗流程图。

监测

NCCN 共识小组建议：曾行切除手术的原发 GIST 患者应每 3 ~ 6 个月进行病史、体格检查、腹部 / 盆腔静脉注射对比剂 CT 扫描，持续 3 ~ 5 年，

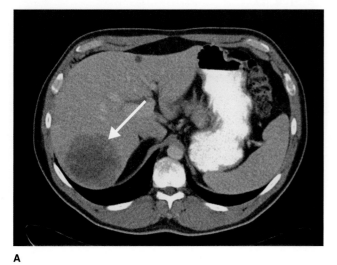
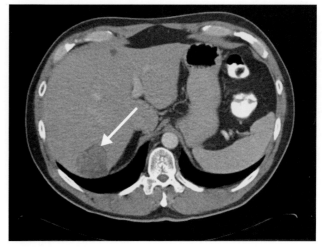

A　　　　　　　　　　　　　　　　　　　**B**

图 24-9　十二指肠胃肠道间质瘤患者伴有肝转移（箭头所指处）应用 8 个月伊马替尼治疗之前（A）和之后（B），出现了部分缓解。此患者接受了原发病灶的完整切除 + 右半肝切除 + 左半肝楔形切除

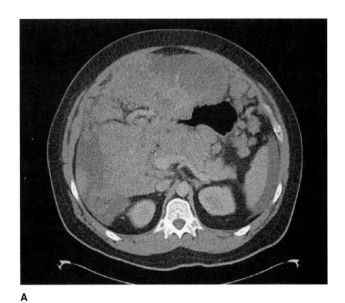

A

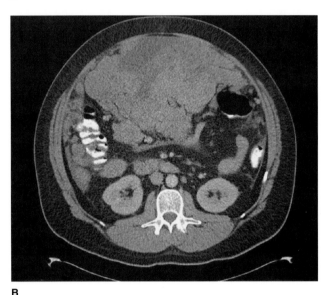

B

图 24-10 患有不可切除的转移性胃肠道间质瘤患者（A 和 B）。伊马替尼没有能够控制其肿瘤的发展。病人为解除胃部近端梗阻接受了减瘤手术，但此项手术并未将肿瘤完整切除

后改为每年 1 次 [47]。

结论

　　手术为主要也是唯一可能治愈 GIST 的手段，然而，复发较为常见。在 TKI 治疗诞生前的时代，复发或病灶转移导致 GIST 患者生存率较低。TKI 的相对低毒性以及在 GIST 治疗中的显著疗效，已明显改变GIST 的治疗。TKI 应用的类型、剂量可通过基因突变快速分析以指导临床。伊马替尼的应用已扩大到原

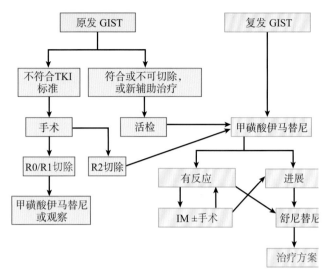

图 24-11 对于早期和晚期胃肠道间质瘤的治疗流程图 IM，甲磺酸伊马替尼；R0，肉眼完整切除，显微镜下切缘阴性；R1，肉眼完整切除，显微镜下切缘阳性；R2，肉眼下未完整切除；SU 苹果酸舒尼替尼；Tx，治疗方法

发 GIST，可安全地作为手术切除后新辅助药剂，并改善无进展生存期。正在进行的研究将解决伊马替尼最佳治疗疗程和治疗剂量问题，并确定其对总生存期的长期影响。对于进展期患者，治疗中可以考虑减瘤术，但需要 III 期临床试验的数据，以确定是手术还是单纯使用伊马替尼对患者无进展生存期或总生存期更为有益。

　　未来的研究将侧重于手术和靶向治疗的整合以及研发治疗耐药性 GIST 的新药物。

参考文献

1. Crosby JA, Catton CN, Davis A, et al. Malignant gastrointestinal stromal tumors of the small intestine: a review of 50 cases from a prospective database. *Ann Surg Oncol.* Jan–Feb 2001;8(1):50–59.
2. DeMatteo RP, Lewis JJ, Leung D, Mudan SS, Woodruff JM, Brennan MF. Two hundred gastrointestinal stromal tumors: recurrence patterns and prognostic factors for survival. *Ann Surg.* 2000;231(1):51–58.
3. Lewis JJ, Brennan MF. Soft tissue sarcomas. *Curr Probl Surg.* 1996; 33(10):817–872.
4. Nishida T, Hirota S. Biological and clinical review of stromal tumors in the gastrointestinal tract. *Histol Histopathol.* 2000 Oct; 15(4):1293–1301.
5. Miettinen M, Lasota J. Gastrointestinal stromal tumors—definition, clinical, histological, immunohistochemical, and molecular genetic features and differential diagnosis. *Virchows Arch.* 2001;438(1):1–12.
6. Nilsson B, Bumming P, Meis-Kindblom JM, et al. Gastrointestinal stromal tumors: the incidence, prevalence, clinical course, and prognostication in the preimatinib mesylate era—a population-based study in western Sweden. *Cancer.* 2005 Feb 15;103(4):821–829.
7. Mazur MT, Clark HB. Gastric stromal tumors. Reappraisal of histogenesis. *Am J Surg Pathol.* 1983 Sep;7(6):507–519.
8. Kindblom LG, Remotti HE, Aldenborg F, Meis-Kindblom JM. Gastrointestinal pacemaker cell tumor (GIPACT): gastrointestinal stromal tumors show phenotypic characteristics of the interstitial cells of Cajal. *Am J Pathol.* 1998;152(5):1259–1269.

9. Miettinen M, Majidi M, Lasota J. Pathology and diagnostic criteria of gastrointestinal stromal tumors (GISTs): a review. *Eur J Cancer.* 2002 Sep;38(suppl 5):S39–S51.

10. Hirota S, Isozaki K, Moriyama Y, et al. Gain–of–function mutations of c–kit in human gastrointestinal stromal tumors. *Science.* 23 1998 Jan 23;279(5350):577–580.

11. Savage DG, Antman KH. Imatinib mesylate—a new oral targeted therapy. *N Engl J Med.* 2002 Feb 28;346(9):683–693.

12. Rubin BP, Singer S, Tsao C, et al. KIT activation is a ubiquitous feature of gastrointestinal stromal tumors. *Cancer Res.* 2001 Nov 15;61(22):8118–8121.

13. Tian Q, Frierson HF, Jr, Krystal GW, Moskaluk CA. Activating c–kit gene mutations in human germ cell tumors. *Am J Pathol.* 1999;154(6):1643–1647.

14. Ward SM, Burns AJ, Torihashi S, Sanders KM. Mutation of the proto–oncogene c–kit blocks development of interstitial cells and electrical rhythmicity in murine intestine. *J Physiol.* 1994 Oct 1;480 (pt 1):91–97.

15. Fletcher CD, Berman JJ, Corless C, et al. Diagnosis of gastrointestinal stromal tumors: a consensus approach. *Hum Pathol.* 2002;33(5):459–465.

16. Heinrich MC, Blanke CD, Druker BJ, Corless CL. Inhibition of KIT tyrosine kinase activity: a novel molecular approach to the treatment of KIT–positive malignancies. *J Clin Oncol.* 2002 Mar 15;20(6):1692–1703.

17. Corless CL, Fletcher JA, Heinrich MC. Biology of gastrointestinal stromal tumors. *J Clin Oncol.* 2004;22(18):3813–3825.

18. Heinrich MC, Corless CL, Demetri GD, et al. Kinase mutations and imatinib response in patients with metastatic gastrointestinal stromal tumor. *J Clin Oncol.* 2003 Dec 1;21(23):4342–4349.

19. De Giorgi U, Verweij J. Imatinib and gastrointestinal stromal tumors: where do we go from here? *Mol Cancer Ther.* 2005;4(3):495–501.

20. Emile JF, Theou N, Tabone S, et al. Clinicopathologic, phenotypic, and genotypic characteristics of gastrointestinal mesenchymal tumors. *Clin Gastroenterol Hepatol.* 2004;2(7):597–605.

21. Heinrich MC, Corless CL, Duensing A, et al. PDGFRA activating mutations in gastrointestinal stromal tumors. *Science.* 2003 Jan 31;299(5607):708–710.

22. Hirota S, Ohashi A, Nishida T, et al. Gain–of–function mutations of platelet–derived growth factor receptor alpha gene in gastrointestinal stromal tumors. *Gastroenterology.* 2003 Sep;125(3):660–667.

23. Medeiros F, Corless CL, Duensing A, et al. KIT–negative gastrointestinal stromal tumors: proof of concept and therapeutic implications. *Am J Surg Pathol.* 2004;28(7):889–894.

24. Corless CL, Schroeder A, Griffith D, et al. PDGFRA mutations in gastrointestinal stromal tumors: frequency, spectrum and in vitro sensitivity to imatinib. *J Clin Oncol.* 2005 Aug 10;23(23):5357–5364.

25. Agaram NP, Laquaglia MP, Ustun B, et al. Molecular characterization of pediatric gastrointestinal stromal tumors. *Clin Cancer Res.* 2008 May 15;14(10):3204–3215.

26. Tarn C, Rink L, Merkel E, et al. Insulin–like growth factor 1 receptor is a potential therapeutic target for gastrointestinal stromal tumors. *Proc Natl Acad Sci U S A.* 2008 Jun 17;105(24):8387–8392.

27. Miettinen M, Lasota J. Gastrointestinal stromal tumors (GISTs): definition, occurrence, pathology, differential diagnosis and molecular genetics. *Pol J Pathol.* 2003;54(1):3–24.

28. Carney JA. Gastric stromal sarcoma, pulmonary chondroma, and extra–adrenal paraganglioma (Carney triad): natural history, adrenocortical component, and possible familial occurrence. *Mayo Clin Proc.* 1999;74(6):543–552.

29. Beghini A, Tibiletti MG, Roversi G, et al. Germline mutation in the juxtamembrane domain of the kit gene in a family with gastrointestinal stromal tumors and urticaria pigmentosa. *Cancer.* 2001 Aug 1;92(3):657–662.

30. Carney JA, Stratakis CA. Familial paraganglioma and gastric stromal sarcoma: a new syndrome distinct from the Carney triad. *Am J Med Genet.* 2002 Mar 1;108(2):132–139.

31. Hirota S, Nishida T, Isozaki K, et al. Familial gastrointestinal stromal tumors associated with dysphagia and novel type germline mutation of KIT gene. *Gastroenterology.* 2002;122(5):1493–1499.

32. Isozaki K, Terris B, Belghiti J, Schiffmann S, Hirota S, Vanderwinden JM. Germline–activating mutation in the kinase domain of KIT gene in familial gastrointestinal stromal tumors. *Am J Pathol.* 2000 Nov;157(5):1581–1585.

33. Li FP, Fletcher JA, Heinrich MC, et al. Familial gastrointestinal stromal tumor syndrome: phenotypic and molecular features in a kindred. *J Clin Oncol.* 2005 Apr 20;23(12):2735–2743.

34. Maeyama H, Hidaka E, Ota H, et al. Familial gastrointestinal stromal tumor with hyperpigmentation: association with a germline mutation of the c–kit gene. *Gastroenterology.* 2001;120(1):210–215.

35. Nishida T, Hirota S, Taniguchi M, et al. Familial gastrointestinal stromal tumours with germline mutation of the KIT gene. *Nat Genet.* 1998 Aug;19(4):323–324.

36. Robson ME, Glogowski E, Sommer G, et al. Pleomorphic characteristics of a germ–line KIT mutation in a large kindred with gastrointestinal stromal tumors, hyperpigmentation, and dysphagia. *Clin Cancer Res.* 2004 Feb 15;10(4):1250–1254.

37. Chompret A, Kannengiesser C, Barrois M, et al. PDGFRA germline mutation in a family with multiple cases of gastrointestinal stromal tumor. *Gastroenterology.* 2004;126(1):318–321.

38. Corless CL, Fletcher JA, Heinrich MC. Biology of gastrointestinal stromal tumors. *J Clin Oncol.* 2004 Sep 15;22(18):3813–3825.

39. Shinomura Y, Kinoshita K, Tsutsui S, Hirota S. Pathophysiology, diagnosis, and treatment of gastrointestinal stromal tumors. *J Gastroenterol.* 2005;40(8):775–780.

40. Miettinen M, Fetsch JF, Sobin LH, Lasota J. Gastrointestinal stromal tumors in patients with neurofibromatosis 1: a clinicopathologic and molecular genetic study of 45 cases. *Am J Surg Pathol.* 2006;30(1):90–96.

41. Zoller ME, Rembeck B, Oden A, Samuelsson M, Angervall L. Malignant and benign tumors in patients with neurofibromatosis type 1 in a defined Swedish population. *Cancer.* 1997 Jun 1;79(11):2125–2131.

42. Takazawa Y, Sakurai S, Sakuma Y, et al. Gastrointestinal stromal tumors of neurofibromatosis type I (von Recklinghausen's disease). *Am J Surg Pathol.* 2005;29(6):755–763.

43. Kinoshita K, Hirota S, Isozaki K, et al. Absence of c–kit gene mutations in gastrointestinal stromal tumours from neurofibromatosis type 1 patients. *J Pathol.* 2004;202(1):80–85.

44. Carney JA, Sheps SG, Go VL, Gordon H. The triad of gastric leiomyosarcoma, functioning extra–adrenal paraganglioma and pulmonary chondroma. *N Engl J Med.* 1977 Jun 30;296(26):1517–1518.

45. McWhinney SR, Pasini B, Stratakis CA. Familial gastrointestinal stromal tumors and germ–line mutations. *N Engl J Med.* 2007 Sep 6;357(10):1054–1056.

46. Perez EA, Livingstone AS, Franceschi D, et al. Current incidence and outcomes of gastrointestinal mesenchymal tumors including gastrointestinal stromal tumors. *J Am Coll Surg.* 2006;202(4):623–629.

47. Demetri GD, Benjamin RS, Blanke CD, et al. NCCN Task Force report: management of patients with gastrointestinal stromal tumor (GIST)—update of the NCCN clinical practice guidelines. *J Natl Compr Canc Netw.* 2007 Jul;5(suppl 2):S1–S29; quiz S30.

48. Tryggvason G, Gislason HG, Magnusson MK, Jonasson JG. Gastrointestinal stromal tumors in Iceland, 1990–2003: the icelandic GIST study, a population–based incidence and pathologic risk stratification study. *Int J Cancer.* 2005 Nov 1;117(2):289–293.

49. Emory TS, Sobin LH, Lukes L, Lee DH, O'Leary TJ. Prognosis of gastrointestinal smooth–muscle (stromal) tumors: dependence on anatomic site. *Am J Surg Pathol.* 1999;23(1):82–87.

50. Miettinen M, Monihan JM, Sarlomo–Rikala M, et al. Gastrointestinal stromal tumors/smooth muscle tumors (GISTs) primary in the omentum and mesentery: clinicopathologic and immunohistochemical study of 26 cases. *Am J Surg Pathol.* 1999;23(9):1109–1118.

51. Miettinen M, Sarlomo–Rikala M, Sobin LH, Lasota J. Esophageal stromal tumors: a clinicopathologic, immunohistochemical, and molecular genetic study of 17 cases and comparison with esophageal leiomyomas and leiomyosarcomas. *Am J Surg Pathol.* 2000;24(2):211–222.

52. Miettinen M, Sobin LH. Gastrointestinal stromal tumors in the appendix: a clinicopathologic and immunohistochemical study of four cases. *Am J Surg Pathol.* 2001;25(11):1433–1437.

53. Lasota J, Carlson JA, Miettinen M. Spindle cell tumor of urinary bladder serosa with phenotypic and genotypic features of gastrointestinal stromal tumor. *Arch Pathol Lab Med.* 2000;124(6):894–897.

54. Peerlinck ID, Irvin TT, Sarsfield PT, Harington JM. GIST (gastro–intestinal stromal tumour) of the gallbladder: a case report. *Acta Chir Belg.* 2004 Feb;104(1):107–109.

55. Takahashi Y, Noguchi T, Takeno S, Uchida Y, Shimoda H, Yokoyama S. Gastrointestinal stromal tumor of the duodenal ampulla: report of a case. *Surg Today.* 2001;31(8):722–726.

56. Roberts PJ, Eisenberg B. Clinical presentation of gastrointestinal stromal tumors and treatment of operable disease. *Eur J Cancer.* 2002;38(suppl 5):S37–S38.

57. Bertulli R, Fumagalli E, Coco P, et al. Unusual metastatic sites in GIST [abstr 10566]. *J Clin Oncol.* 2009;27:15s.

58. Demetri GD, Delaney T. NCCN: sarcoma. *Cancer Control.* Nov–Dec 2001;8(6 suppl 2):94–101.

59. Blay JY, Bonvalot S, Casali P, et al. Consensus meeting for the management of gastrointestinal stromal tumors. Report of the GIST Consensus Conference of 20–21 March 2004, under the auspices of ESMO. *Ann Oncol.* 2005;16(4):566–578.

60. Demetri GD, von Mehren M, Blanke CD, et al. Efficacy and safety of imatinib mesylate in advanced gastrointestinal stromal tumors. *N Engl J Med.* 2002 Aug 15;347(7):472–480.

61. Gayed I, Vu T, Iyer R, et al. The role of 18F–FDG PET in staging and early prediction of response to therapy of recurrent gastrointestinal stromal tumors. *J Nucl Med.* 2004;45(1):17–21.

62. Demetri GD, Morgan JA, Raut CP. Local treatment for gastrointestinal stromal tumors, leiomyomas, and leiomyosarcomas of the gastrointestinal tract. http://www.uptodate.com/contents/local-treatment-for-gastrointestinal-stromal-tumors-leiomyomas-and-leiomyosarcomas-of-the-gastrointestinal-tract?source=search_result&search=GIST&selectedTitle=2%7E56. Accessed May 5, 2012.

63. Rader AE, Avery A, Wait CL, McGreevey LS, Faigel D, Heinrich MC. Fine–needle aspiration biopsy diagnosis of gastrointestinal stromal tumors using morphology, immunocytochemistry, and mutational analysis of c–kit. *Cancer.* 2001;93(4):269–275.

64. Miettinen M, Lasota J. Gastrointestinal stromal tumors: pathology and prognosis at different sites. *Semin Diagn Pathol.* 2006 May;23(2):70–83.

65. Dematteo RP, Gold JS, Saran L, et al. Tumor mitotic rate, size, and location independently predict recurrence after resection of primary gastrointestinal stromal tumor (GIST). *Cancer.* 2008 Feb 1;112(3):608–615.

66. Rudolph P, Gloeckner K, Parwaresch R, Harms D, Schmidt D. Immunophenotype, proliferation, DNA ploidy, and biological behavior of gastrointestinal stromal tumors: a multivariate clinicopathologic study. *Hum Pathol.* 1998;29(8):791–800.

67. Cooper PN, Quirke P, Hardy GJ, Dixon MF. A flow cytometric, clinical, and histological study of stromal neoplasms of the gastrointestinal tract. *Am J Surg Pathol.* 1992;16(2):163–170.

68. Gunther T, Schneider–Stock R, Hackel C, et al. Telomerase activity and expression of hTRT and hTR in gastrointestinal stromal tumors in comparison with extragastrointestinal sarcomas. *Clin Cancer Res.* 2000;6(5):1811–1818.

69. Ng EH, Pollock RE, Munsell MF, Atkinson EN, Romsdahl MM. Prognostic factors influencing survival in gastrointestinal leiomyosarcomas. Implications for surgical management and staging. *Ann Surg.* 1992;215(1):68–77.

70. Martin J, Poveda A, Llombart–Bosch A, et al. Deletions affecting codons 557–558 of the c–KIT gene indicate a poor prognosis in patients with completely resected gastrointestinal stromal tumors: a study by the Spanish Group for Sarcoma Research (GEIS). *J Clin Oncol.* 2005 Sep 1;23(25):6190–6198.

71. Fujimoto Y, Nakanishi Y, Yoshimura K, Shimoda T. Clinicopathologic study of primary malignant gastrointestinal stromal tumor of the stomach, with special reference to prognostic factors: analysis of results in 140 surgically resected patients. *Gastric Cancer.* 2003;6(1):39–48.

72. Agaimy A, Wunsch PH, Hofstaedter F, et al. Minute gastric sclerosing stromal tumors (GIST tumorlets) are common in adults and frequently show c–KIT mutations. *Am J Surg Pathol.* 2007;31(1):113–120.

73. Kawanowa K, Sakuma Y, Sakurai S, et al. High incidence of microscopic gastrointestinal stromal tumors in the stomach. *Hum Pathol.* 2006; 37(12):1527–1535.

74. Davila RE, Faigel DO. GI stromal tumors. *Gastrointest Endosc.* 2003;58(1):80–88.

75. Otani Y, Furukawa T, Yoshida M, et al. Operative indications for relatively small (2–5 cm) gastrointestinal stromal tumor of the stomach based on analysis of 60 operated cases. *Surgery.* 2006;139(4):484–492.

76. Novitsky YW, Kercher KW, Sing RF, Heniford BT. Long–term outcomes of laparoscopic resection of gastric gastrointestinal stromal tumors. *Ann Surg.* 2006;243(6):738–745; discussion 745–737.

77. Ng EH, Pollock RE, Romsdahl MM. Prognostic implications of patterns of failure for gastrointestinal leiomyosarcomas. *Cancer.* 1992 Mar 15;69(6):1334–1341.

78. Besana–Ciani I, Boni L, Dionigi G, Benevento A, Dionigi R. Outcome and long term results of surgical resection for gastrointestinal stromal tumors (GIST). *Scand J Surg.* 2003;92(3):195–199.

79. Carboni F, Carlini M, Scardamaglia F, et al. Gastrointestinal stromal tumors of the stomach. A ten–year surgical experience. *J Exp Clin Cancer Res.* 2003 Sep;22(3):379–384.

80. Langer C, Gunawan B, Schuler P, Huber W, Fuzesi L, Becker H. Prognostic factors influencing surgical management and outcome of gastrointestinal stromal tumours. *Br J Surg.* 2003;90(3):332–339.

81. Pierie JP, Choudry U, Muzikansky A, Yeap BY, Souba WW, Ott MJ. The effect of surgery and grade on outcome of gastrointestinal stromal tumors. *Arch Surg.* 2001;136(4):383–389.

82. Wu PC, Langerman A, Ryan CW, Hart J, Swiger S, Posner MC. Surgical treatment of gastrointestinal stromal tumors in the imatinib (STI–571) era. *Surgery.* Oct 2003;134(4):656–665; discussion 665–656.

83. Druker BJ, Talpaz M, Resta DJ, et al. Efficacy and safety of a specific inhibitor of the BCR–ABL tyrosine kinase in chronic myeloid leukemia. *N Engl J Med.* 2001 Apr 5;344(14):1031–1037.

84. Druker BJ, Tamura S, Buchdunger E, et al. Effects of a selective inhibitor of the Abl tyrosine kinase on the growth of Bcr–Abl positive cells. *Nat Med.* 1996;2(5):561–566.

85. Heinrich MC, Griffith DJ, Druker BJ, Wait CL, Ott KA, Zigler AJ. Inhibition of c–kit receptor tyrosine kinase activity by STI 571, a selective tyrosine kinase inhibitor. *Blood.* 2000 Aug 1;96(3):925–932.

86. Blanke CD, Rankin C, Demetri GD, et al. Phase III randomized, intergroup trial assessing imatinib mesylate at two dose levels in patients with unresectable or metastatic gastrointestinal stromal tumors expressing the kit receptor tyrosine kinase: S0033. *J Clin Oncol.* 2008 Feb 1;26(4):626–632.

87. Verweij J, Casali PG, Zalcberg J, et al. Progression–free survival in gastrointestinal stromal tumours with high–dose imatinib: randomised trial. *Lancet.* 2004 Sep 25–Oct 1;364(9440):1127–1134.

88. Eisenberg BL, Harris J, Blanke CD, et al. Phase II trial of neoadjuvant/adjuvant imatinib mesylate (IM) for advanced primary and metastatic/recurrent operable gastrointestinal stromal tumor (GIST): early results of RTOG 0132/ACRIN 6665. *J Surg Oncol.* 2008 Oct 21;99(1):42–47.

89. McAuliffe JC, Hunt KK, Lazar AJ, et al. A randomized, phase II study of preoperative plus postoperative imatinib in GIST: evidence of rapid radiographic response and temporal induction of tumor cell apoptosis. *Ann Surg Oncol.* 2009;16(4):910–919.

90. Blanke CD, Demetri GD, von Mehren M, et al. Long–term results from a randomized phase II trial of standard– versus higher–dose imatinib mesylate for patients with unresectable or metastatic gastrointestinal stromal tumors expressing KIT. *J Clin Oncol.* 2008 Feb 1;26(4):620–625.

91. Joensuu H, Fletcher C, Dimitrijevic S, Silberman S, Roberts P, Demetri G. Management of malignant gastrointestinal stromal tumours. *Lancet Oncol.* 2002;3(11):655–664.

92. DeMatteo R, Owzar K, Antonescu C, et al. Efficacy of adjuvant imatinib mesylate following complete resection of localized, primary GIST at high risk of recurrence: U.S. intergroup phase II trial ACOSOG Z9000. *ASCO Gastrointestinal Symposium.* January 2008.

93. Dematteo RP, Ballman KV, Antonescu CR, et al. Adjuvant imatinib mesylate after resection of localised, primary gastrointestinal stromal tumour: a randomised, double–blind, placebo–controlled trial. *Lancet.* 2009 Mar 28;373(9669):1097–1104.

94. Zhan WH, Group CGC. Efficacy and safety of adjuvant post–surgical therapy with imatinib in patients with high risk of relapsing GIST [abstr 10045]. *Proc Am Soc Clin Oncol.* 2007;25.

95. Kang Y, Kang B, Ryu M, et al. A phase II study of imatinib mesylate as adjuvant treatment for curatively resected high–risk localized gastrointestinal stromal tumors with c–kit exon 11 mutation [abstr 95]. *ASCO Gastrointestinal Symposium.* 2009.

96. van Oosterom AT, Judson I, Verweij J, et al. Safety and efficacy of imatinib (STI571) in metastatic gastrointestinal stromal tumours: a phase I study. *Lancet.* 2001 Oct 27;358(9291):1421–1423.

97. Raut CP, Hornick JL, Bertagnolli MM. Advanced gastrointestinal stromal tumor: potential benefits of aggressive surgery combined with targeted tyrosine kinase inhibitor therapy. *Am J Hematol/Oncol.* 2006;5(12):707–712.

98. Bumming P, Andersson J, Meis–Kindblom JM, et al. Neoadjuvant, adjuvant and palliative treatment of gastrointestinal stromal tumours (GIST) with imatinib: a centre–based study of 17 patients. *Br J Cancer.* 2003;89:460–464.

99. Scaife CL, Hunt KK, Patel SR, et al. Is there a role for surgery in patients with "unresectable" cKIT+ gastrointestinal stromal tumors treated with imatinib mesylate? *Am J Surg.* 2003 Dec;186(6):665–669.

100. Bauer S, Hartmann JT, de Wit M, et al. Resection of residual disease in patients with metastatic gastrointestinal stromal tumors responding

to treatment with imatinib. *Int J Cancer.* 2005 Nov 1;117(2):316–325.

101. (MetaGIST) GSTM–AG. Comparison of two doses of imatinib for the treatment of unresectable or metastatic gastrointestinal stromal tumors: a meta–analysis of 1,640 patients. *J Clin Oncol.* 2010 Mar 1;28(7):1247–1253.

102. Blay JY, Le Cesne A, Ray–Coquard I, et al. Prospective multicentric randomized phase III study of imatinib in patients with advanced gastrointestinal stromal tumors comparing interruption versus continuation of treatment beyond 1 year: the French Sarcoma Group. *J Clin Oncol.* 2007 Mar 20;25(9):1107–1113.

103. Adenis A, Cassier PA, Bui BN, et al. Does interruption of imatinib (IM) in responding patients after three years of treatment influence outcome of patients with advanced GIST included in the BFR14 trial? *J Clin Oncol.* 2008;26:A10522.

104. Demetri GD, van Oosterom AT, Garrett CR, et al. Efficacy and safety of sunitinib in patients with advanced gastrointestinal stromal tumour after failure of imatinib: a randomised controlled trial. *Lancet.* 2006 Oct 14;368(9544):1329–1338.

105. George S, Blay JY, Casali PG, et al. Clinical evaluation of continuous daily dosing of sunitinib malate in patients with advanced gastrointestinal stromal tumour after imatinib failure. *Eur J Cancer.* 2009 Jul;45(11):1959–1968.

106. Wiebe L, Kasza K, Maki RG, et al. Sorafenib is active in patients with imatinib- and sunitinib-resistant gastrointestinal stromal tumors (GIST): a phase II trial of the University of Chicago Phase II Consortium [abstr 10502]. *J Clin Oncol.* 2008;26:553s.

107. Blay JY, Casali PG, Reichardt P, et al. A phase I study of nilotinib alone and in combination with imatinib in patients with imatinib–resistant gastrointestinal stromal tumors (GIST): study update [abstr 10553]. *J Clin Oncol.* 2008;26.

108. Bui BN, Blay JY, Duffaud F, Hermine O, Le Cesne A. Preliminary efficacy and safety results of masitinib, front line in patients with advanced GIST. A phase II study [abstr 10025]. *J Clin Oncol.* 2007;25.

109. Joensuu H, De Braud F, Coco P, et al. Phase II, open–label study of PTK787/ZK222584 for the treatment of metastatic gastrointestinal stromal tumors resistant to imatinib mesylate. *Ann Oncol.* 2008;19(1):173–177.

110. Bauer S, Yu LK, Demetri GD, Fletcher JA. Heat shock protein 90 inhibition in imatinib–resistant gastrointestinal stromal tumor. *Cancer Res.* 2006 Sep 15;66(18):9153–9161.

111. DeMatteo RP, Maki RG, Singer S, Gonen M, Brennan MF, Antonescu CR. Results of tyrosine kinase inhibitor therapy followed by surgical resection for metastatic gastrointestinal stromal tumor. *Ann Surg.* 2007;245(3):347–352.

112. Raut CP, Posner M, Desai J, et al. Surgical management of advanced gastrointestinal stromal tumors after treatment with targeted systemic therapy using kinase inhibitors. *J Clin Oncol.* 2006 May 20;24(15):2325–2331.

113. Andtbacka RH, Ng CS, Scaife CL, et al. Surgical resection of gastrointestinal stromal tumors after treatment with imatinib. *Ann Surg Oncol.* 2007;14(1):14–24.

114. Bonvalot S, Eldweny H, Pechoux CL, et al. Impact of surgery on advanced gastrointestinal stromal tumors (GIST) in the imatinib era. *Ann Surg Oncol.* 2006;13(12):1596–1603.

115. Gronchi A, Fiore M, Miselli F, et al. Surgery of residual disease following molecular–targeted therapy with imatinib mesylate in advanced/metastatic GIST. *Ann Surg.* 2007;245(3):341–346.

116. Rutkowski P, Nowecki Z, Nyckowski P, et al. Surgical treatment of patients with initially inoperable and/or metastatic gastrointestinal stromal tumors (GIST) during therapy with imatinib mesylate. *J Surg Oncol.* 2006 Mar 15;93(4):304–311.

117. Andtbacka RH, Ng CS, Scaife CL, et al. Surgical resection of gastrointestinal stromal tumors after treatment with imatinib. *Ann Surg Oncol.* 2007;14(1):14–24.

25

胃肠道间质瘤展望

Ronald P. DeMatteo

（徐　靖　译）

前言

在前一章节中，Dr Raut 对胃肠间质瘤（GIST）进行了概述。显然，针对 GIST 的酪氨酸激酶抑制剂的研发是迄今为止治疗实体瘤最显著的成就之一。曾有报道指出转移性 GIST 的中位生存期为 12 个月，但目前已延长至 5 年[1-2]。靶向分子治疗的范例已扩展至肺腺癌与表皮生长因子受体（epidermal growth factor receptor，EGFR）抑制剂，肾细胞癌与血管内皮生长因子受体（vascular endothelial growth factor receptor，VEGFR）抑制剂，以及新近的黑色素瘤与 B-Raf 抑制剂。GIST 是一不同寻常的肿瘤，但从"GIST 故事"的学习中我们可以将靶向治疗的方法联系推广到其他更常见肿瘤的综合治疗中去。

尽管分子治疗在进步，手术仍是唯一可能治愈 GIST 的方法。现无数据支持长期应用分子靶向药物代替手术切除可使患者生存期延长。因此，透彻理解 GIST 外科手术的原则是不可或缺的。

手术中的具体问题

有大量有关 GIST 外科手术问题值得重视。首先，GIST 必须轻柔处理，这是因为 GIST 通常较柔软且易破裂，尤其是新辅助治疗后更易碎；在腹腔镜下切除时，标本应放入标本袋后再从腹腔移出；较大的 GIST 往往有广泛的动脉和静脉侧支，因此，需小心剥离，尽量减少失血的可能；间质瘤倾向于挤压而非侵及周围器官，如 GIST 附着于器官周围结构，有必要将器官的一部分连同肿瘤完整地切除。

原发 GIST 的部位与大小影响手术方式。对于较小或中等大小的肿瘤，可采用腹腔镜切除。一些倾向于低细胞分裂速率的肿瘤可通过手术治愈。由于胃间质瘤通常为外生性，在手术中识别较容易。向胃肠道腔内生长的 GIST 通常需要通过术中内镜以确定切除范围；术中超声有辅助意义，可通过向胃内慢慢注水而便于操作，生长于胃后壁的肿瘤的切除略有挑战性，但通常可充分游离后经腹腔镜切除。在腹腔镜下将肝的左外侧段右移，以充分暴露胃部。大多数胃肿瘤可用外科吻合器切除；通常情况下，切缘距正常组织 1 cm 足够。正如 Dr Raut 所述，术前组织学诊断通常较困难或者非必需；因此，于术前告知患者肿瘤的可能类型十分重要。其他肿瘤如平滑肌瘤、神经鞘瘤甚至异位胰腺等，特点也可能表现为 GIST。

偶尔，胃间质瘤可出现于近胃食管连接部；一般情况下，作者首选开腹手术，尤其是病灶位于胃后部。如有必要可切开胃壁以确定充分移除肿瘤并适当重建。如手术使用吻合器，建议术中使用探条以避免胃入口狭窄。

巨大胃肿瘤于脾门、远端胰腺、结肠脾曲，或十二指肠第四部难以分离，对于这些体积较大的 GIST，高度推荐应用伊马替尼新辅助治疗，从而降低移除肿瘤的手术难度。通常于伊马替尼开始治疗后 2 ~ 4 周应用 CT 扫描，出现肿瘤灌注和密度降低时，提示治疗有反应；最初瘤体大小的变化并非药物反应的可靠指标，原因是对药物反应时瘤体可能不减小，偶尔甚至可能出现暂时性肿胀。基于此，外科医生亲自查看并对比影像学检查十分重要。如肿瘤无进展，继续应用伊马替尼，3 ~ 6 个月后重复扫描。通常，试图手术切除的时机是开始应用酪氨酸激酶抑制剂 6 ~ 9 个月之间。近端胃 GIST 除非瘤体巨大，较少采用全胃切除术，但存在此可能性时，应与患者在术前进行讨论。

小肠是 GIST 另一个最常见的原发部位，其适用相同的手术基本原则。十二指肠间质瘤治疗十分复杂，第二部的 GIST 可能需行胰十二指肠切除术，除非病灶位于侧壁且尺寸足够小，仅于此情况下，才可施行外侧十二指肠切除术；可应用空肠 Roux-en-Y 手术方式进行重建。十二指肠第四部的 GIST 可于切除后通过吻合十二指肠和空肠或封闭十二指肠远端后，行十二指肠第二部与空肠的 Roux-en-Y 吻合（将空肠支缝合在十二指肠第二部分）。应用伊马替尼新辅助治疗十二指肠间质瘤通常有效。

结肠 GIST 较罕见，而来源于直肠 GIST 约占5%。新辅助治疗可减少操作的难度，尤其是可保留肛门括约肌并避免经腹会阴直肠切除术。对于远端肿瘤，可经由肛门入路行局部切除。直肠 GIST 局部切除术后放疗的价值目前仍不确定。

围术期护理

不同于其他细胞毒性化学治疗药物，伊马替尼和舒尼替尼（以及索拉非尼、达沙替尼和尼罗替尼）可于手术前 1 ~ 2 天停用。对于手术治疗患者，可于术后一两周患者耐受正常饮食后，开始服用药物。

辅助治疗

正如 Dr Raut 所说，一些局限性原发 GIST 患者手术切除后应用伊马替尼辅助化疗。一项 Ⅲ 期临床试验的结果显示，经过 1 年治疗后，伊马替尼治疗组与安慰剂组相比，无复发生存期显著延长[3]；但二者总生存期并无明显差异，该试验"来者不拒"，参与者肿瘤直径不小于 3 cm。随后分析表明，低复发风险患者（见表 24-1）可能并未从伊马替尼治疗中获益，原因是肿瘤复发机会本身就较低。

最近，已研发出基于肿瘤大小、部位及细胞分裂速度的列线图，为所有患者提供无复发生存评估（http：//www.mskcc.org/mskcc/html/98103.cfm）[4]。

列线图结果可用于指导特定患者的辅助治疗。随着关于 GIST 特异性突变影响的更多数据的获取，该列线图将进一步细化。目前的核心问题是，对接受伊马替尼辅助治疗的高复发险风患者何时应该停药。目前看来应用 1 年伊马替尼的疗程仍不够。正如 Dr Raut 指出的，现进行的多个试验正试图确定伊马替尼辅助治疗的最佳疗程。

转移性 GIST 手术治疗

治疗转移性 GIST 标准应用为酪氨酸激酶抑制剂治疗。然而，患者体内病灶属于可切除性转移灶时，作者与其他学者推荐手术切除。Dr Rau 引用数项回顾性系列研究证实此方法是安全的，但研究结果由于选择偏倚而混淆；此外，有领先时间偏倚，原因是多数患者于药物治疗开始后的早期接受手术治疗。因此，手术对于治疗结果的真正影响尚未得到证实。有一种假设是，患者对酪氨酸激酶抑制剂形成耐药的时间与对酪氨酸激酶抑制剂有反应残留肿瘤数量之间呈比例关系。一项开放性试验中，应用酪氨酸激酶抑制剂治疗的患者随机分为手术和非手术组，但此研究存在显而易见的问题：对采用手术切除原发 GIST 的患者进行影像学监测，使可手术切除的微小转移病灶更容易被发现。在缺少随机数据的情况下，更为合理的治疗是当病灶对酪氨酸激酶抑制剂有反应，且病灶可以完整手术切除时，充分告知患者并施行手术切除。

参考文献

1. Gold JS, van der Zwan SM, Gonen M, et al. Outcome of metastatic GIST in the era before tyrosine kinase inhibitors. *Ann Surg Oncol*. 2007;14:134–142.
2. Blanke CD, Demetri GD, von Mehren M, et al. Long-term results from a randomized phase II trial of standard- versus higher-dose imatinib mesylate for patients with unresectable or metastatic gastrointestinal stromal tumors expressing KIT. *J Clin Oncol*. 2008;26:620–625.
3. DeMatteo RP, Ballman KV, Antonescu CR, et al. Adjuvant imatinib mesylate after resection of localised, primary gastrointestinal stromal tumour: a randomised, double-blind, placebo-controlled trial. *Lancet*. 2009;373:1097–1104.
4. Gold JS, Gonen M, Gutierrez A, et al. Development and validation of a prognostic nomogram for recurrence-free survival after complete surgical resection of localised primary gastrointestinal stromal tumour: a retrospective analysis. *Lancet Oncol*. 2009;10:1045–1052.

胃和十二指肠：手术过程

26

David I. Soybel • Michael J. Zinner

（于向阳 译）

历史回顾

最早记载的胃手术是胃贯穿伤治疗。19 世纪末，Billroth 的外科实验室的一系列实验研究证实幽门切除的可行性，而此概念是世纪初由 Michaelis 提出的。1881 年，Rydygier 首次成功地施行幽门切除术，接着于 1884 年他又实施首例胃肠造口吻合术；两种手术均是针对良性消化性溃疡病的并发症而设计的。1881 年，Billroth 首次成功实施胃癌的幽门切除术，本例手术中，他将患者十二指肠与胃小弯吻合，于胃大弯侧缝合。患者早期恢复良好，但于 4 个月后死于腹部肿瘤播散。1885 年，Billroth 又实施一例巨大幽门部肿瘤切除术，此次采用前胃空肠吻合重建术。在随后的数年，Billroth、他的学生和其他学者设计了一些胃十二指肠和胃空肠重建的术式[1-3]。随着胃空肠吻合术用于胃切除重建或不可切除的胃恶性肿瘤姑息方式的流行，外科医生先后遭遇到出血、吻合口漏、肠梗阻等早期并发症，以及胃溃疡、胆汁性呕吐、输入臂和输出臂梗阻、倾倒综合征等晚期并发症[4-5]。时至今日，上述并发症仍仅部分了解并得到有效的治疗。

Heineke 最先设计的幽门成形术是用于治疗先天性肥厚性幽门狭窄，但结果却令人失望。1892 年，Jaboulay 实施远端胃大弯与十二指肠侧侧吻合；Faience 将此吻合延长至包含幽门部，随后 Kocher 对其进行了改良，并提高了手术技术的便利性，其中包括十二指肠侧腹膜的游离。首例幽门括约肌切开术于 1912 年 Ramstedt 针对先天性肥厚性幽门狭窄而实施。

20 世纪早期，十二指肠溃疡的发生率急剧升高。从 1920 年至 1940 年这一时期大量的临床和实验室研究使人们认识到实施迷走神经切断术可减少静息状态下以及腔内、体液刺激反应性胃酸度。Latarjet 最先将迷走神经切断术开创性地用于溃疡病并发症患者，于 1922 年报道 24 例病例。Latarjet 认为迷走神经切断术可能导致胃排空延迟，故均加做胃空肠吻合作为引流；然而，胃排空延迟亦可能为消化性溃疡的发病因素，基于此困惑，众多外科医生并未选择迷走神经切断术、胃引流术治疗复发性消化性溃疡。20 世纪 40 年代芝加哥大学 Dragstedt 与其同事使上述理念复活，随后 Farmer、Smithwick 和其他学者引入迷走神经干切断（truncal vagotomy，TV）联合胃半切除术，以移除胃泌素分泌的胃窦黏膜[3]。20 世纪 50 年代，西雅图 Harkins 团队开始评估完整保留腹腔支和肝支的迷走神经切断术（近端选择性迷走神经切断术），伴或不伴支配胃窦部的迷走神经运动支保留（highly selective vagotomy，HSV，高选择性迷走神经切断术或壁细胞迷走神经切断术）。这些改良术式出现的基础是对胃窦部运动对良好消化能力重要性的充分认识，同样亦是基于对迷走神经切断术后特殊并发症的理解，比如倾倒综合征和腹泻。HSV 的普及主要归功于 Johnston、Goligher、Amdrup 以及其他学者的努力，他们在 20 世纪 60 至 70 年代证明获得与不发生倾倒、腹泻等并发症症状的传统 TV 同样低的溃疡复发率的可行性，这些并发症与联合胃引流或胃切除术的 TV 有关[6-7]。值得注意的是，外科医生们所做的已经不仅仅是针对胃酸消化性疾病开发新的和有趣的手术方式，亦为当代溃疡病的病理生理和复发的观念进步以及药物和手术治疗对溃疡病的生理影响的深入理解做出了重要贡献。

迷走神经切断术

即便质子泵抑制剂等抑制胃酸分泌药物的大量

应用已使择期抗胃酸分泌手术实质上绝迹，但仍为治疗即使应用最大化药物治疗仍是难治性溃疡与个别穿孔、出血的溃疡的治疗手段之一。如若想充分了解实施抗分泌手术的技术细节，需熟悉迷走神经解剖与胃微血管系统，以及胃酸分泌的生理、黏膜屏障功能、胃动力等，这些将于下文中展开叙述。

迷走神经控制胃酸分泌的试验

历史上曾通过对各种刺激反应下胃酸分泌的测定评估迷走神经对胃酸分泌的控制作用。胃酸分泌量可通过胃内置管直接监测，通过胃管吸出的胃液用标定的 0.1N NaOH 行滴定酸度测定；胃输出监测分别于基线水平和五肽胃泌素或假饲刺激后进行。迷走神经切断术的效果可通过手术前后的胃酸量监测进行评估[8-9]；亦可应用刚果红等 pH 敏感性染色剂覆盖胃黏膜，其于胃腺分泌胃酸后发生变色，从而进行胃酸分泌的半定量法估算[10-11]。虽然之前的分析方法能够于手术前后提供胃酸分泌量的精确与定量检测，但后来出现的比色法可于术中即能提供相对快速的分泌量评估。随着如质子泵抑制剂等抑酸药物应用的增多和随之而来的择期降酸抗溃疡手术实施数量的减少，上述试验方法如今亦罕有应用。

迷走神经对胃动力和排空的调节

正如 David Johnson 教授在前版本书中所述："…只有完全理解高选择性迷走神经切断术的生理基本原理的人才有充分的动机把它做好。"这一陈述并非针对分泌 HCl 的壁细胞分布，而是针对胃动力功能和排空的神经调节而言。迷走神经通过三种途径支配功能正常的胃的运动。首先，迷走神经调节胃的容受性舒张和胃容受性，即食糜引起近段食管和胃内腔压力升高时胃底的舒张；其次，食糜使近端胃发生膨胀，在迷走神经的调节下使胃窦部肌电活动增加；第三，迷走神经可能通过使胃窦部肌电活动增加，来调节幽门排空的协调性，这种调节随着近端胃运动的变化发生响应，也可能根据十二指肠内容物成分和 pH 值变化发生响应[12]。

我们应该认识到神经干和选择性的迷走神经切断术使迷走神经支配胃窦和幽门通路中断，所有三种形式的迷走神经切断术（神经干、选择性和高选择性）均使胃容受性舒张和胃容受性消失。在无幽门瘢痕和狭窄情况下的迷走神经切断术仅暂时性减弱胃排空，这在过去已被断言。这一理论一直用来证明联合选择

性和相对非选择性迷走神经切断方法的合理性，比如后支主干和前支高选择性（或前壁浆肌层切开术）迷走神经切断术。这样的论证在考虑腹腔镜路接近迷走神经的潜在不良后果，和是否需要以及选择什么样的胃引流方式时显得尤为重要。迷走神经干切断术后胃窦 / 幽门协调性可恢复或者幽门肌切开术后胃排空功能等同于幽门成形术后的假设似乎是成立的[13-15]。此外，这种混合神经切断手术后的诸多并发症的特点已经被阐明，基本上与报道的对称性切断手术并发症并无不同[15-16]。然而，无论是开放或腹腔镜手术，在应用混合切断方式以及神经干切断或选择性迷走神经切断后，免除胃引流时，对这些并发症同样有所警惕是非常明智的。

迷走神经的开放手术方法

患者体位，切口和显露

对于完成一台完全的迷走神经切断术来说，暴露胃上部和食道下端非常重要。术者应站在患者右侧并佩戴头灯。如胃切除需要对十二指肠操作，可选择 chevron 切口以获得良好的显露。然而，对绝大多数患者来说，无论胖瘦，起自剑突的正中切口已足够。对肥胖患者，切口延至脐下将有助于显露。将患者摆为反 Trendelenburg 体位对手术有帮助。放置一根鼻胃管使其前端位于胃大弯的最低位，有助于术者了解食管的位置。同时，自动拉钩亦非常必要，作者利用具有优良部件的上腹部自动拉钩使上腹部保持恒定、充分的暴露，并利用 Mikulicz 垫将小肠和横结肠稳妥地推移至下腹部（图 26-1）。有些外科医生主张常规分开左三角韧带，进行肝左叶游离，而这种游离通常并非必要，原因是肝左叶下垂可能有碍显露。如进行此操作，需用 Richardson 或 Herrington 式拉钩将肝左叶外侧部分向右上方翻起。此时需要小心地于拉钩和肝接触面之间放置海绵或填塞物，且不能过度牵拉肝，否则容易撕裂肝实质造成出血。

迷走神经干切断术

迷走神经干切断术（TV）是与某些内引流术式同时进行的。在择期病例中，其联合胃窦切除术被用作针对难治性十二指肠溃疡、幽门管溃疡（胃溃疡Ⅲ型）或胃溃疡合并十二指肠溃疡（Dragstedt）的手术。在现今拥有高效抗胃酸分泌治疗如奥美拉唑以及抗螺旋杆菌抗生素的时代，TV 联合胃窦切除的主

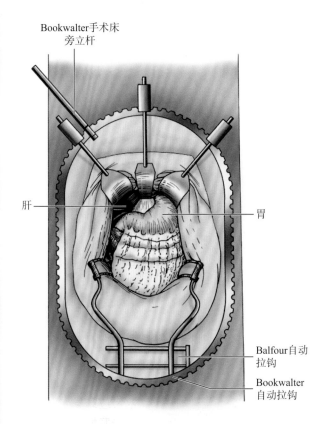

图 26-1　利用 Bookwalter 拉钩进行上腹部暴露

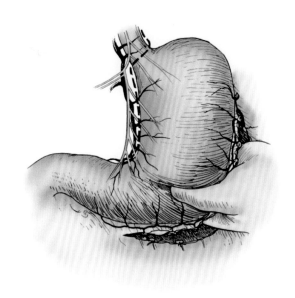

图 26-2　迷走神经前支分布如图所示。虚线为分离线，止于距离幽门大约 6 cm 的胃角切迹处。切开部分胃结肠韧带，以便能够显露 Latarjet 神经后支并像使拉钩那样抓住韧带将胃抓起。胃网膜动脉应小心保留（Redrawn，with permission，from Johnston D.Vagotomy.In：Schwartz SI，Ellis H，eds. *Maingot's Abdominal Operations*. 8th ed. Norwalk，CT：Appleton-Century-Crofts；1985. After R.N. Lane.）

要指征是有疾病症状的病史较长的幽门梗阻或者溃疡并发症如出血、穿孔的病例，有时对于十二指肠严重瘢痕，不能安全地实施胃窦切除术和十二指关闭时，TV 联合胃肠造口吻合术不失为一种恰当的折中方案。已有学者对迷走神经干和 Latarjet 神经的解剖做了系统描述，参见图 26-2 和图 26-3。

助手利用 Mikulicz 垫或者小心地使用 Babcock 钳抓住胃大弯并向下牵拉，以致牵引胃食管连接部和食道下端。第一步是切开胃食管连接部表面腹膜，从小弯侧至大弯侧心切迹的水平方向切开腹膜。术者的拇指和右示指对食管下端行环周钝性分离。在教授此手法时，受训者将右侧膈肌脚和食管甚至后迷走神经干混淆的情况并不少见；当教授此手术时，于结合部多花点时间正确辨清所有结构是非常必要的。将 Penrose 引流管从连接部后穿过，以便更有效地将胃食管连接部向下牵拉。环周分离食管时，术者应保持食管宽度以防不慎进入腔内或切断迷走神经干。在实施此手法过程中，迷走神经后干通常摸起来像绷紧的绳索。

在胃食管连接部以上 2～4 cm 的食管前壁中间部通常可分辨出迷走神经前干（见图 26-4）。然而，

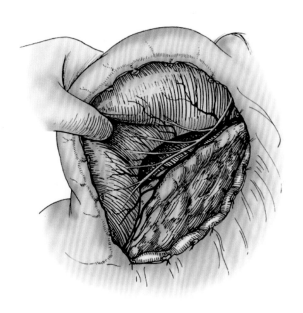

图 26-3　胃后壁和 Latarjet 神经后支如图所示。保留"Y"型终末神经分叉，除胃支配神经远端 5 cm 部分予以保留外，其余所有分支均切断（Redrawn，with permission，from Johnston D.Vagotomy.In：Schwartz SI，Ellis H，eds. *Maingot's Abdominal Operations*. 8th ed. Norwalk，CT：Appleton-Century-Crofts；1985. After R.N. Lane.）

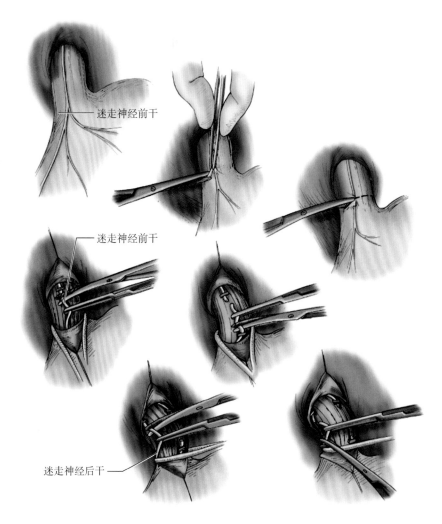

迷走神经前干

迷走神经前干

迷走神经后干

图 26-4　两根迷走神经干的分离（Redrawn，with permission，from Zinner MJ. *Atlas at Gastric Surgery*. New York，NY：Churchill Livingstone；1992. After Gloege.）

在此水平迷走神经分成 2 ～ 3 束亦不少见，这些神经束可以摸到甚至看到，用神经拉钩可将之与食管肌纤维分开。将这些神经干单独提起，并与周围组织分别分离出 2 ～ 4 cm 的游离段。于更上端施用中号夹、下端钳夹；切除 2 cm 长神经，于血管钳下方钳夹，小的出血用精确电凝止血。如未进行这一操作，需将胃食管连接部以上 4 ～ 5 cm 食管进行更广泛的游离。从主干向小弯侧或心切迹发出的更细小的孤立迷走神经纤维可以被辨认并切断或者电凝切断。Grassi"罪恶神经"于此部位亦可辨出，其从后部迷走神经后干发出并附着包绕于心切迹，这些内容将于壁细胞迷走神经切断术部分进行详述。迷走神经后干通常沿着食管右边界可得以确认。如果前干已离断，食管活动度可更大，可使术者能将胃食管连接部或者胃大弯最靠近尾侧部位向下牵拉，进而在胃食管连接部施以恰当

的张力，可使迷走神经后干像"弓弦"一样绷紧，更加容易辨认。将一段 2 ～ 4 cm 神经干与周围组织充分游离后，两端用夹子标记，然后切除。前迷走神经的主要分支和后干应送冰冻切片病理检查。在口述手术记录时应将冰冻切片病理的诊断结果细致描述。

选择性迷走神经切断术

选择性迷走神经切断术（Selective vagotomy，SV）在美国开展得并不普遍，但其却受到欧洲外科医生们的青睐，他们更倾向于不切断迷走神经后支发出的支配小肠和胰腺以及前支发出的支配胆囊和肝的分支。有证据表明保留这些分支可以避免可能导致的胆汁淤积和胆石形成的胆囊运动失调的发生 [18]。然而，保留小肠和胰腺神经分支究竟能否有助于减少倾倒综合征的某些症状还不得而知 [19-22]。SV 涉及前

后 Latarjet 神经的切断，所以不可避免地需要加做引流[22]。施行 SV 最主要的指征是有难治性溃疡症状或梗阻行择期胃窦切除和迷走神经切断的患者。

外科医生们用实施 TV 相同的方法获得迷走神经、胃食管连接部和食管的暴露。在前迷走神经干沿着食管下行走向胃小弯的过程中可对前 Latarjet 神经进行确认。胃左动脉的降支通常紧邻支配肝/胆囊神经分支发出的部位，后者在肝胃韧带内走向肝。在两个夹子之间分离一小段 Latarjet 神经送冰冻病理检查。进行这一操作最快捷的方式是将包含动脉和神经的小网膜十字钳闭（见图 26-5），将这些组织结扎和分开。然后继续沿着胃小弯侧、胃食管连接部和食管向上分离。如先前 TV 操作描述，将这束组织中的血管和神经进行离断和结扎，避开肝/胆囊神经分支和切除贲门的分支神经。这个切开过程打开了通向后 Latarjet 神经离断和结扎的平面。

高选择性迷走神经切断术

普遍接受的高选择性迷走神经切断术（highly selective vagotomy，HSV）适应证有：十二指肠溃疡病的难治性症状的择期治疗、十二指肠溃疡穿孔的急诊手术、行溃疡楔形切除而非连同远端胃一并切除的胃溃疡穿孔的急诊手术；此外，HSV 一直被提倡作为

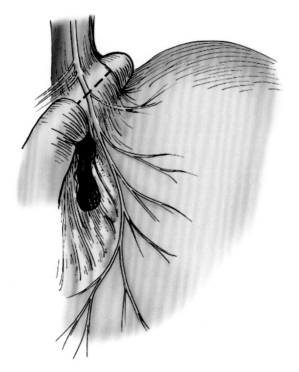

图 26-5　选择性迷走神经切断术。胃左动脉降支被切断，迷走神经前干的胃前分支将被分开

胃和十二指肠溃疡出血的治疗，但是针对此适应证的应用并不广泛。最后，针对幽门口梗阻的 HSV 联合手术或内镜球囊扩张治疗已有报道[19,23-25]，但是长期效果或梗阻症状的复发率的系统评价还未见报道。

此项技术的若干变种也已见诸报道，在此不做赘述。但是，准备或正在进行这一手术的外科医生必须将要做的一些决策——列举。第一个决策是，在有该技术应用准入的国家，是否使用刚果红染色对迷走神经切断术的彻底性进行术中检测。在急性出血或穿孔的情况下做内镜检查也许是较困难的，有时甚至是禁忌的。如拟应用此项检测，手术开始前应在手术室内将内镜设备和试剂提前准备好[26]。手术应概念化地分为 4 个步骤：（1）暴露和胃的游离；（2）小网膜前叶的分离；（3）小网膜后叶的分离；（4）沿食管远端向胃走行的迷走神经纤维的分离。

暴露和胃的游离　获得迷走神经、食管和胃食管连接部良好暴露的方法已于前述。一条大口径（18 F）的鼻胃管可事先由麻醉团队放置。多数作者均强调术中胃的重要作用类似于拉钩。作者建议将远端的胃结肠韧带游离，分离应于胃网膜血管弓外进行，以避免胃大弯血供的丧失。锐性分离胃与胰腺表面腹膜的先天性粘连，其目的是获得胃的充分活动度，以便使其能够在患者的右方向上翻起，从而能够获得经小网膜囊的小网膜后叶和 Latarjet 神经后支的直视显露。靠近胃左动脉降支处可见神经走行。迷走神经分支纤维向胃小弯侧横向穿行。

小网膜前叶的分离　切开小网膜前叶后，下一步需要明确 Latarjet 神经束切断的远侧边界（图 26-6）。重要的解剖学标志就是胃角切迹。"鸦爪"支是支配胃体和胃窦的神经血管束，顾名思义，其名称来源于三个特征性的分支。这些神经包含支配胃窦的运动分支和支配泌酸黏膜的分泌分支。于是，完整保留这一血管神经束使抗胃酸分泌手术不够彻底，但是完全切断有可能导致胃排空功能的紊乱。对于明确远侧切缘有两个推荐的方法。其一，可以直接将幽门近端 6～7 cm 处作为既定的切开起始点，通常此正好位于"鸦爪"三个分支的近侧；其二，辨认清最近侧的分支后再做分离。从公认的远侧切缘近端数厘米处开始做分离是比较有帮助的，原因是随后手术过程中的用力牵拉可能造成胃窦运动神经分支及其伴行血管的牵拉损伤，可将此数厘米留到最后再行处理。

助手将大弯侧向下向左牵拉，于是对沿着小弯侧下行的 Latarjet 神经前支产生张力。肝支在小网膜的

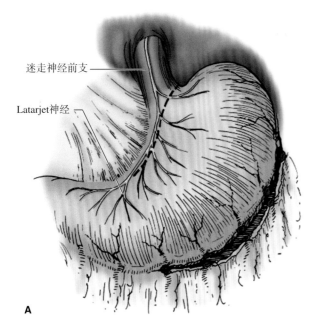

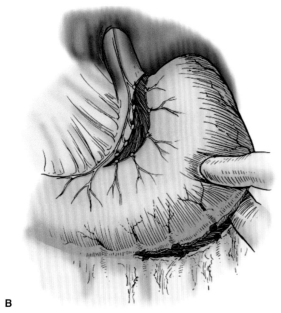

图 26-6 高选择性迷走神经切断术。A. 肝胃韧带前叶的计划分离线；B. 分离完成，起自鸦爪支近侧，向上延续达胃食管连接部左侧（Redrawn, with permission, from Zinner MJ. *Atlas of Gastric Surgery*. New York, NY：Churchill Livingstone；1992. After Gloege.）

上部很容易看到。将小弯侧浆膜进行"区域划分"较有帮助，从胃角切迹到贲门，然后横跨胃食管连接部。用解剖剪或 N15 刀片切开，不建议用电刀。通过此操作拓宽神经和胃壁之间的沟。可能会遇到一些由小网膜横穿进入小弯侧的个别血管。这些结构在保持分离前连续性的情况下用 3.0 丝线进行结扎（作者

于此过程中不使用止血钳进行钳夹）。手术步骤应操作轻柔，避免出血。切开沿着小弯侧一直延续到胃食管连接部。当食管左前表面无覆盖时，分离操作即告一段落。应尤其注意勿延续至食管右侧，以免伤及迷走神经主干。

小网膜后叶的分离 随后分离小网膜后叶。手

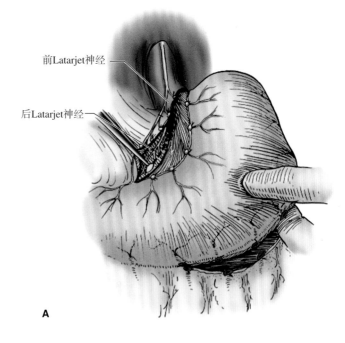

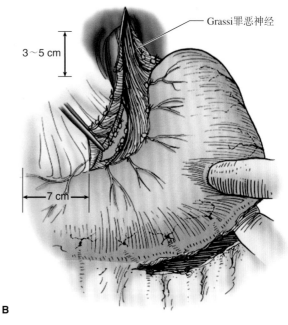

图 26-7 壁细胞迷走神经切断术。A. 图示为肝胃韧带后叶的分离线；B. 从先前前叶分离打开的窗口行后叶分离（Redrawn, with permission, from Zinner MJ. *Atlas of Gastric Surgery*. New York, NY：Churchill Livingstone；1992. After R.N. Lane.）

术至此步骤的显露需谨慎。一种入路为，将胃向上翻转到患者右侧。另一个入路是如图 26-7 所示从前叶进入后叶。用拇指与示指将胃食管连接部逆时针"滚动"，后壁移向右侧，前壁移向左侧。神经分支及其伴随的脉管随之结扎切断。切开不应低于距离幽门6 cm 范围内。为避免损伤胃左血管主干，这一入路以切开小弯侧长度的 2/3 为宜。到达胃左血管后，术者应回到前入路，通过前叶的窗口结扎、切断剩余的后叶组织。

远端食管周围的切开　此步切开的目的是于胃食管连接部以上 5 cm 范围内，清除远端食管所有神经纤维。有学者对这一步骤的重要性做了详细阐述[27]。需要注意的是，在之前小网膜的切开使迷走神经主干向上移动到患者右侧方向，这就使这部分操作中主干损伤的风险下降了。手术技术上要求切开尽量贴近小弯侧和食管，应该避免任何朝向右侧的组织（即朝向迷走神经干）的分离。

这部分的操作从切开食管左侧开始（见图 26-8）。表面的剥离尽量轻柔，可以用手指或"花生米"解剖器隔离包含神经、血管和淋巴组织的外膜。此处的分离有可能会遇到 Grassi "罪恶神经"。先为了保持连续性结扎，再分开组织。同样亦分离距离胃食管连接部 2 ~ 3 cm 的贲门，一些通向大弯侧的细小纤维在此处被分离。通常不需要分开任何胃短血管。

食管前方的迷走神经纤维完全清除干净（图26-8）。轻轻牵拉和提起这些纤维使其游离，便于在结扎间分开或烧灼。作者偏爱于未切断前用细丝线（4-0 或 5-0）结扎，以免伤及食管肌肉。向下牵拉胃食管连接部以再次暴露后方，并使食管远端逆时针旋转。通过前叶打开的窗口进行操作，由此可看到胃左动脉上行支通向贲门和胃食管连接部。同样保持其完整性对其结扎分开。分离一直沿着贲门和胃食管结合部向上，直至可以用一根 Penrose 引流管环绕食管。利用这根引流管向下牵拉胃食管连接部，就能够看到外膜内的更多的神经纤维。细小的神经纤维可以将之从食管肌肉上提起后烧灼，而相对较粗的神经纤维仍用夹或细丝线结扎后再分开。整个手术分离的过程中，Latarjet 神经和主干的位置应不时地进行确认。

手术的最后步骤是完成达"鸦爪"部位的远端分离，检查并止血。先前曾有不少学者建议应将小弯侧再腹膜化。虽然作者并不常规再腹膜化，但此操作的原理是作为 HSV 一部分的血管阻断有可能导致胃壁小片坏死和局部穿孔，据报道 0.2% 的患者发生胃瘘[28-29]。

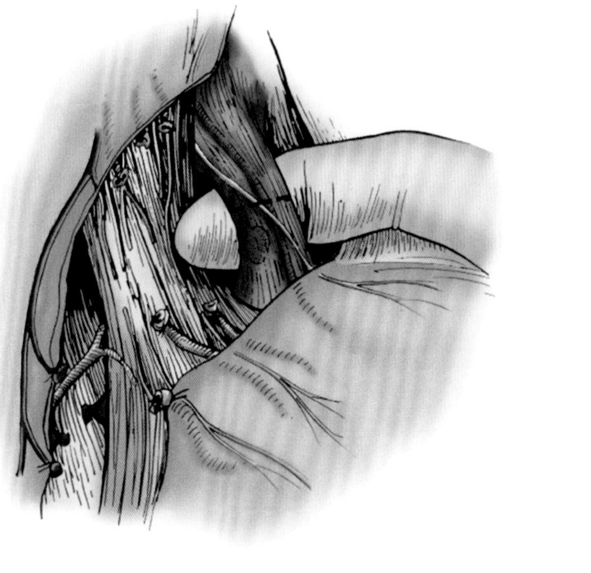

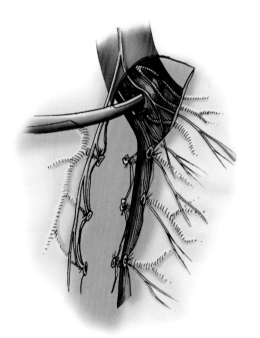

图 26-8　食管左侧浆膜切开已达脂肪结缔组织，被右手示指勾起，其中包括神经纤维、血管和淋巴组织。His 角和邻近的食管及 2 ~ 3 cm 的部分胃底被彻底清理。如此，通向近端 3 cm 的部分胃底神经纤维（Grassi 罪恶神经）被清除（Redrawn, with permission, from Johnston D.Vagotomy. In：Schwartz SI, Ellis H, eds. *Maingot's Abdominal Operations*. Norwalk, CT：Appleton-Century-Crofts；1985. After R.N. Lane.）

图 26-9　沿着食管前面向下走行的迷走神经前干的胃前分支被血管钳轻轻挑起，结扎或夹住后分开或热透疗法损毁（Redrawn, with permission, from Johnston D.Vagotomy.In：Schwartz SI, Ellis H, eds. *Maingot's Abdominal Operations*. 8th ed. Norwalk, CT：Appleton-Century-Crofts；1985. After R.N. Lane.）

同样，过去一直争论的再腹膜化可防止迷走神经与胃壁连接并重建联系[30]。再腹膜化通常可防止瘘的发生，可通过将小弯侧浆膜内翻，并用 3-0 长效吸收缝线连续缝合实现腹膜化；此外，还可用带血管蒂的大网膜覆盖小弯侧。后一种方法有出血并发症的报道，但可使胃壁张力达到最小化。

迷走神经再手术入路

约有 2/3 的先前曾行抗胃酸分泌手术（TV、SV 或 HSV）的十二指肠或幽门管溃疡复发患者有证据表明迷走神经仍持续有神经支配作用（或可能发生神经重建）[9,31,32]。尽管多数复发病例更愿意接受药物治疗，仍有部分病例最终可能需再手术治疗，尤其需要再手术治疗的是长时间溃疡相关症状后发生的出血穿孔等急性并发症。先前手术通常在先前游离的左肝叶形成致密粘连，使胃小弯、胃食管连接部标准入路非常危险。于是，两种针对迷走神经的非选择性手术方法，可用于失败的迷走神经切断术病例，尤其与胃窦切除同时施行时。当施行再手术，特别是非急诊病例情况下应更加慎重，术前获取证明存在胃酸分泌亢进状态的资料至关重要；同时，由于是非选择性迷走神经完全切断，必须附加施行胃窦切除或胃引流手术。

当遇到由于先前手术而使施行标准入路较为困难

时，Barroso 与其同事采用经腹肝上入路对迷走神经进行操作[33]。行高位正中切口，用自动拉钩将肋下缘吊起；放置一根 18 F 鼻胃管。分开三角韧带、左冠状韧带、镰状韧带以及其粘连，使肝左叶可向下牵拉。利用鼻胃管对食管、膈裂孔定位，于膈肌水平在裂孔处分离出食管和迷走神经，切口于前方 3 ～ 5 cm，显露位于下纵隔的食管；在未曾分离的下胸腔食管处的神经干可容易地识别并结扎，最后用不吸收缝合线间断缝合食管裂孔。

亦有学者采用经胸入路手术[34]。胸腔镜技术对特定类型的患者更具吸引力。曾有对入路麻醉的特殊事宜的综述[35]。手术是经左胸第八肋间进入胸腔。在胃中放置鼻胃管的尖端和下肺韧带离断后，将左肺底部向上和侧方牵拉；于覆盖食管纵隔胸膜上行 8 cm 大小的切开，然后游离食管并用 Penrose 引流管环绕并将其提起。识别出迷走神经干后，用血管祥将其收回。膈上迷走神经前支于横膈水平以上有多个分支，但距横膈以上 4 cm 水平的多个分支情况较为少见[30]；相对而言，迷走神经后支于横膈以上亦有多个分支，而于此水平 90% 的患者仅有一支（图 26-10），对于迷走神经后干的迷走神经完全切断来说，横膈上 4 cm 是最佳位置；对横膈以上 6 cm 食管行环周分离，采用类似于 HSV 的操作技术。术后保留胸腔闭式引流管 2 ～ 3 天。

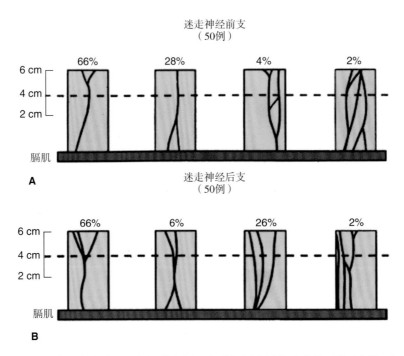

图 26-10　50 具尸体膈肌以上迷走神经前（A）后（B）支解剖，各种解剖变异发生率以百分比标注（Redrawn, with permission, from Jackson RG.Anatomy of the vagus nerve in the region of the lower esophagus and stomach. *Anat Rec*. 1949；103：1.)

引流过程

在行双迷走神经干切断术和选择性迷走神经切断术时，胃引流手术目的是保留幽门，但却形成旁路或幽门失效。胃引流术式有（1）胃空肠吻合术，（2）幽门扩张术，（3）幽门肌切开术，（4）幽门成形术。一般来说，这些术式可用于施行 TV 或 SV 时，但亦可同时施行 HSV 治疗胃酸形成的疤痕引起的梗阻。随后胃切除的章节将讨论胃空肠吻合术的操作技术。

幽门扩张术

对于开放手术，最简单的实施幽门扩张术的技术是于幽门近端行一约 3 ~ 4 cm 长的胃切开，手指伸入幽门进行扩张，随后用 3-0 丝线单层间断缝合或使用吻合器关闭胃开口。第二种方法是使用球囊扩张，推荐腹腔镜手术采用；球囊长 15 mm，通过胃切口、内镜或 X 线引导放置定位，充气至 45 psi（磅/英寸[2]）维持 10 min[25,36,37]。另外还有其他通过导丝定位的扩张器可提供更高的扩张力，以防止幽门痉挛。主张腹腔镜 TV 或 SV 术后续行幽门扩张的学者认为，胃引流手术并非如先前观点主张的，是必需的，或者可能仅于术后早期有其必要性，且并非永久需要[25,36-38]。于是，有学者主张幽门扩张术可于术后重复施行，且于门诊即可完成；然而，大多数学者赞成于 SV 或 TV 后行某类型正规引流过程是必要的。

幽门肌切开术

实施幽门肌切开术的技术与婴幼儿肥厚性幽门狭窄技术相同（图 26-11）。在胃壁前表面幽门环近侧 1 ~ 2 cm 至远侧 1 cm 切开，幽门肌层分离主要用尖嘴止血钳和手术刀完成；避免使用烧灼器，或者仅于切开肌层时使用，勿切开黏膜下层。如手术用于食管胃切除术时，幽门通常柔软无瘢痕；而慢性十二指肠溃疡病患者，幽门通常有瘢痕，较难做到轻柔的操作和肌层的精细分离。尽管如此，精细分离仍很必要，应避免进入黏膜层；学者提倡于腹腔镜 TV 或 SV 手术时腹腔镜下分离[39]。偶尔可将大网膜覆盖于肌层切开部位。

幽门成形术

Heineke-Mikulicz 法是完成幽门成形术的最快捷方式（图 26-12）[40]。幽门区域严重瘢痕化的时难以施行，本术式常为胃和十二指肠溃疡出血的急症手

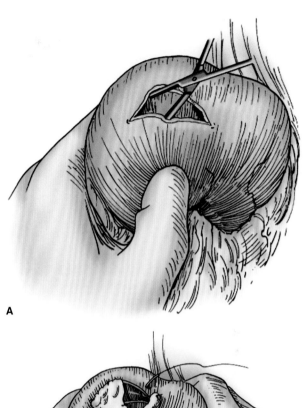

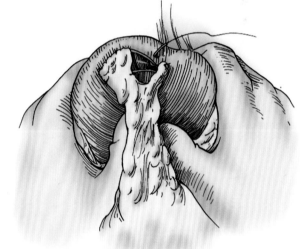

图 26-11 幽门肌切开术。A. 浆肌层分离，避免进入肠腔；B. 用一块大网膜瓣片覆盖切开部位（Redrawn, with permission, from Welch CE. *Surgery of the Stomach and Duodenum*. Chicago, IL: Year Book Medical；1973.）

术；通常于出血控制后行迷走神经切断术，如适应证为十二指肠出血或穿孔或幽门管溃疡，幽门成形术的切口应包含溃疡或接近溃疡。所以其切口是计划性幽门成形术的切口。

Kocher 切口并非必需，但十二指肠的游离有助于减少拟定缝合线的张力，除非十二指肠球部较为游离，作者推荐首先游离十二指肠。十二指肠右边界腹膜从胆总管侧方直至十二指肠二、三部交界处切开，十二指肠游离后，于预定切口上下两端用 3-0 丝

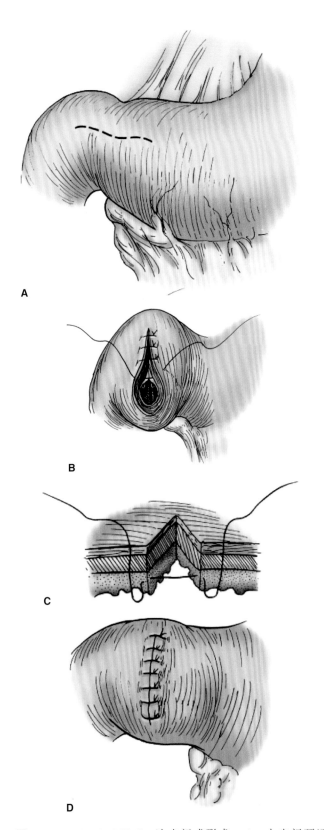

A

B

C

D

图 26-12 Heinecke-Mikulicz 法幽门成形术。A. 由幽门环近端 2 cm 至远端 1 ～ 2 cm 全层切开；B. 垂直缝合切口；C. Gambee 缝合法图例；D. 幽门成形术完成（Redrawn，with permission，from Zinner MJ. *Atlas of Gastric Surgery*. New York，NY：Churchill Livingstone；1992. After Gloege.）

线行两针不打结固定的线，然后用电刀从幽门肌肉远端 2 cm 至近端 3 cm 沿前表面纵向切开。垂直缝合切口，避免内腔狭窄。可应用单层内翻前壁 Gambee 缝合（见图 26-12），用 3-0 或 2-0 丝线从外侧开始缝合，首先（1）同侧穿透全层（浆膜至黏膜）；（2）然后在同侧反向由黏膜层至黏膜下层出针；（3）再向对侧由黏膜下层至黏膜层穿入；（4）最后再由同一侧由黏膜至浆膜全层穿出。如幽门瘢痕化或组织僵硬，先缝合放置，最后再一起打结比边放置边打结更有帮助。固定缝线于完成幽门成形术后撤走。可以用带血管蒂的大网膜瓣（如幽门肌切开术图 26-11 所示）覆盖缝合处，并用 3-0 可吸收缝线（polyglactin 910）缝合肠壁。

Finney 幽门成形术可用于瘢痕累及幽门和十二指肠球部[1]，这时难以施行无张力扩展 Heineke-Mikulicz 幽门成形术。Finney 幽门成形术实际上是胃十二指肠的侧侧吻合术时（图 26-13）。手术开始时经常遭遇幽门和十二指肠球部周围致密粘连，需有条不紊地分离，然后行 Kocher 切口向远端游离，十二指肠的充分游离以及与周围粘连的松解是该术式的关键。

在幽门环上方前壁缝合一针 2-0 为固定牵引线。于胃大弯距离幽门近端 10 cm 处行另一针固定牵引线，在幽门约 10 cm 处做第 3 针缝线。向头侧牵引幽门上方缝线，同时将另两针缝线向尾侧牵引，使胃和十二指肠前方并拢；用 3-0 丝线将并拢的胃和十二指肠行间断 Lembert 浆肌层缝合。用电刀从胃牵引缝线开始沿长轴越过幽门向远侧一直到十二指肠近端再行倒 "U" 形切开。如果溃疡发生于十二指肠球前面，则将之切除。胃与十二指肠间切口后壁内层用 3-0 Vicryl 连续贯穿缝合关闭，亦可用铬肠线或 DDS 缝合；缝合从上缘开始，向尾侧行进，当缝合到下缘时转换成 Connell 内翻技术关闭内层切口前壁，然后前层用间断 3-0 缝线于浆肌层行反向缝合（Lembert 缝合）。有学者使用 3-0 Maxon 或 PDS 缝线行单层连续缝合，作为防止缝合线漏更为保险的措施。

胃切除术

胃切除术常见适应证有消化性溃疡病和胃肿瘤。安全地实施胃切除术需要了解如下内容：（1）迷走神经支配和胃排空的生理；（2）胃表面及血管的解剖；（3）切除后重建的原则，尤其是毕 I（B-I）胃十二指肠吻合术、毕 II（B-II）胃十二指肠吻合术和 Roux-en-Y 结构；（4）外科缝合器技术和人工缝合技

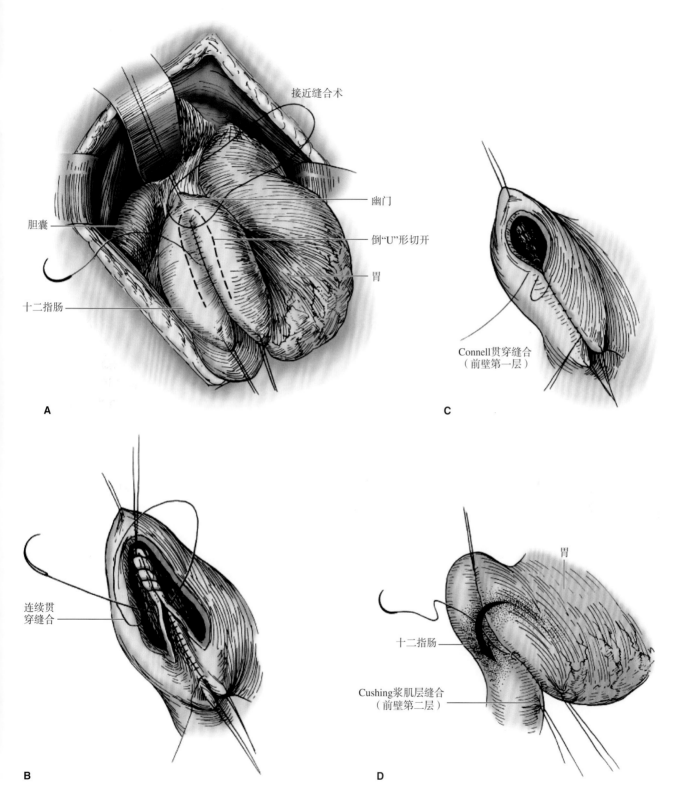

图 26-13 Finney U 形幽门成形术。A．远端胃和近段十二指肠用牵引线并拢，二者相邻面用 Cushing 缝合使之贴近；切至胃和十二指肠腔内的倒 "U" 形切口如图所示；B．缝合胃和十二指肠的后膈膜；C．前壁第一层缝线（connell）部位；D．手术以加强的 Cushing 缝合作为结束（Redrawn，with permission，from Zuidema GD，ed. *Shackelford's Surgery of the Alimentary Tract*. Vol. II，4th ed. Philadelphia，PA：WB Saunders；1996.）

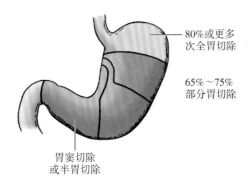

图 26-14 胃窦切除术或半胃切除术胃切除范围：部分胃切除为 60% ~ 75%，次全胃切除为 80% 或更多。注意上述切除中，大部分小弯侧被切除。

术的原则；（5）不同类型胃切除和不同类型消化道重建并发的特殊的早期和晚期术后并发症。切除的范围与胃大体解剖相关的，如图 26-14 所示。本节讨论分为三部分：第一部分是溃疡、息肉或神经内分泌病变或间叶组织来源肿瘤的胃楔形切除与关闭的技术。无论是治愈性或姑息性目的，癌若不适用楔形切除，应行规范的区域性切除；第二部分是远端胃切除技术，着重介绍针对溃疡的胃窦切除或半胃切除术（合并或不合并迷走神经切断术）以及涉及毕 - Ⅰ 或毕 - Ⅱ 重建的重要决策；第三部分是胃癌手术技术，着重介绍近端、远端或全胃切除，以及区域淋巴结清扫的技术。

胃楔形切除

通过由剑突至脐部的上腹正中切口获得暴露。使用 Bookwalter 或其他自固定自动机械拉钩是非常必要的，尤其是病变位于小弯侧或者近端胃时。楔形切除的技术要点取决于病变的位置，当肿瘤位于大弯侧例如类癌或胃肠道间质瘤（GIST），注意其与幽门或食管胃连接部的距离是非常关键；如病变非常靠近（2 cm 以内）上述边界，楔形切除似不大可能，原因是缝合时有可能使内腔狭窄，从而导致部分梗阻影响食糜通过。此时，有必要施行规范切除。如与幽门或胃食管结合部距离无问题，将肿瘤网膜粘连留于病变侧；于远离肿瘤部位，将大网膜附着部分进行钳夹、切断，与标本共同切除。对供应邻近肿瘤胃壁的胃网膜动脉分支行连续状态下 3-0 丝线结扎分开，除非其附着于肿瘤表面。距肿瘤基底部 2 cm 处，用烧灼器于胃壁表面标记一圈；然后用烧灼器切开深达肌层，肌层分开后，黏膜下层将可出现出血，此时需以精细地烧灼稳妥止血。当肿瘤与周围胃壁完全

切离后，纵向双层缝合胃切口。内层为 3-0 铬肠线或 Vicryl 缝线全层连续缝合的止血层，外层为 3-0 丝线间断浆肌层 Lembert 缝合。不需要大网膜瓣覆盖，除非有切口缝合血供上的特殊考虑。如位置适合，此类病变亦适用腹腔镜切除 [41-43]，或内镜腹腔镜联合腔内切除 [44-45]；如内腔无损伤，吻合器或开放式切除均可采用。

当肿瘤位于小弯侧，或为阻止持续胃溃疡出血而行胃切除时，可从病变黏膜侧实施（图 26-15）。病变内侧面边界一经确认，从浆膜面获取病变良好暴露非常重要。有可能需要牺牲 1 ~ 2 个 Latarjet 神经或胃

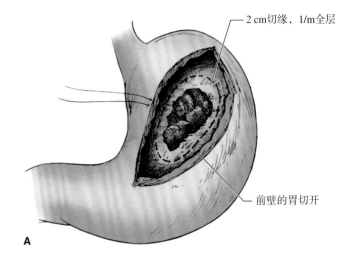

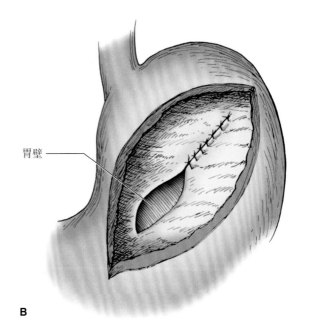

图 26-15 不适宜行内镜息肉切除术的小肿瘤可将息肉连同周围正常胃壁组织一起楔形切除。A. 2 cm 的切缘较为合适；B. 胃切开可以采用 1 ~ 2 层以 2-0 不可吸收缝线间断缝合

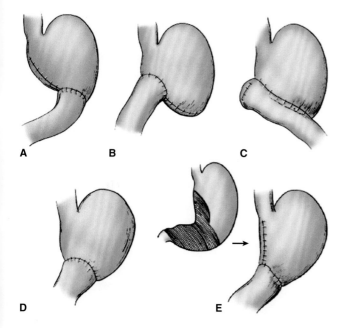

图 26-16　各种毕 -I 术式。A. 毕 I；B. Horsley；C. von Haberer-Finney；D. von Haberer；E. Shoemaker.

左动脉、胃右动脉，而判断只能从胃的外侧进行。如病变切除未造成胃腔狭窄，亦可选择使用吻合器。如病变位于胃小弯，且无法在不牺牲双侧 Latarjet 神经情况下完成切除的话，应选择施行幽门成形术；对于此种病例，作者更倾向于将切除范围扩展至远端胃，并行毕 - Ⅰ 或毕 - Ⅱ 重建（图 26-16）。对于后一种方法的变型手术是针对胃溃疡高位出血或穿孔，称为 Pauchet 手术，是 Shoemaker 手术的改良。此手术涉及胃窦和向上延长包括溃疡的胃体舌状切除（图 26-16E）[46]。

远端胃切除术及重建

迷走神经切断术和胃窦切除术

针对十二指肠或幽门管溃疡的胃窦切除术需切除约 35% 的远端胃，包括全部非胃酸分泌部位。采用上腹正中切口，安装 Bookwalter 或其他自固定自动机械拉钩。在外科医生的指引下，放置一根鼻胃管，将其尖端置于胃体中部。首先实施 TV，方法如前所述；胃小弯切迹是近端切缘的合理分界线，胃网膜右动脉终末部分则作为大弯侧切缘的标示。

远端胃按照下述方式游离：首先，切开胃结肠韧带进入小网膜囊，此部分韧带有时是无血管的，但通常还是应钳夹、切断并以 3-0 丝线结扎。可将胃提起，显露胃后壁。锐性切开胃后壁和胰腺被膜之间的生理粘连。分离线沿大弯侧向远端延续（图 26-17），分开胃网膜动脉至胃大弯的分支。分离一直达胃网膜右动脉主干，胃网膜右动脉需用 Kelly 钳钳夹、切断后，以 2-0 丝线结扎。尽可能于胃壁与动脉之间切断血管，以保留胃网膜动脉主干，它是胃缝合线和吻合口的血供来源。分离至幽门时，用细止血钳钳夹切断，并用细丝线结扎小血管。细致、轻柔地操作，因为此区域可能暗藏胰腺组织，损伤后可引起炎症。如预期行毕 -Ⅰ 重建，则需要分离到幽门下 1 cm；如预期行毕 -Ⅱ 重建，则仅需分离到可以放置横向线性吻合器或者用人工缝合技术缝合十二指肠的程度即可。

助手左手将远端胃向前向下牵拉。用电刀沿着小弯侧，将小网膜相对薄弱组织离断。从胃向幽门方向分离，钳夹、切断实质组织，并用 3-0 丝线结扎。一般来说，分离应将胃左动脉下行支包括在内。分离至胃右动脉时，将其分开并用 2-0 丝线结扎。作者倾向于此时分开胃（如图 26-18），用 90-mm GIA 或胃 TA-90 完成。如用后一种吻合器，于钉线远侧用一把肠钳阻断，然后分开胃壁。随后，此钳可作为远端胃操作时的把手。分离的最后一步是将十二指肠后壁从胰腺表面小心地分离。由于此处的分离有可能伤及十二指肠后方胰腺组织，尽量少用或者完全不用电刀，用细止血钳精细分离，并用 4-0 丝线结扎。如预期行毕 -Ⅰ 吻合，则用电刀紧靠幽门环远侧切断；如预期行毕 -Ⅱ 吻合，则用 TA-30 吻合器在齐平幽门环处横断。吻合器击发后，用手术刀靠近钉线，切断幽门，然后将移除标本置于无菌台。如对钉线血供或张力有所担心，可用 3-0 丝线 Lembert 内翻缝合，或用大网膜瓣覆盖。标本切开后将内侧面翻转，展示胃黏膜。靠近近端切缘应含有胃酸分泌特征性的胃体横向和斜向皱襞，容易与胃窦的纵向皱褶区分。以上是完整的胃窦切除的操作。

毕Ⅰ重建　毕 -Ⅰ 吻合更适合于 Ⅰ 型胃溃疡远端胃切除术后重建。如十二指肠球部或幽门瘢痕较小，亦可安全地在十二指肠或幽小管溃疡实施毕 -Ⅰ 吻合。如计划施行此重建方式，需要在远端胃切除前行 Kocher 切口，使吻合口张力达到最小化。如图 26-19 所示，切除胃钉线后部一部分胃壁，被切除钉线长度与十二指肠残端宽度一致。胃十二指肠吻合行双层吻合（图 26-20），首先用 3-0 丝线行后壁间断 Lembert 浆肌层缝合，内层以 3-0Vicryl 缝线行全层连续锁边缝合，直到前壁边缘部分。然后以 Connell 缝合内翻

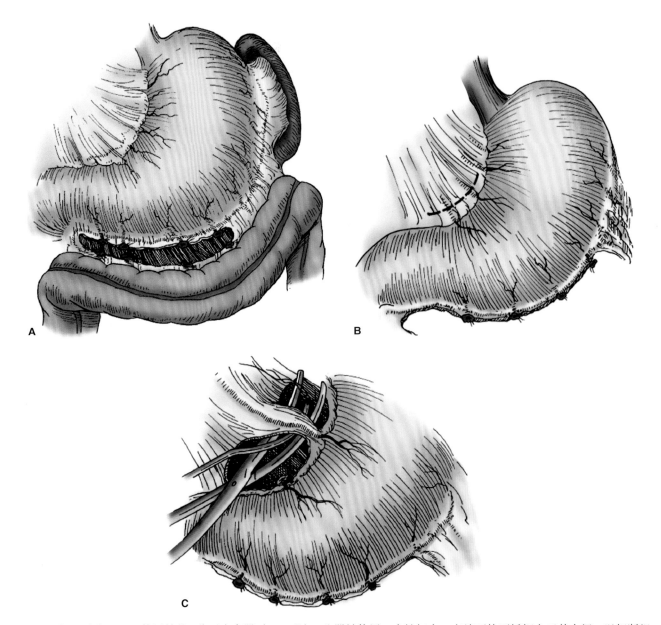

图 26-17　毕Ⅰ手术。A. 使用结扎 - 分开吻合器（LDS Ⅱ），此器械使用一次性钉仓、安放两枚不锈钢夹于其中间，以切断组织，极大缩短手术时间和提高效率；B. 小弯侧的切开范围；C. 类似远端胃迷走神经切断术方式，离断进入小网膜囊的血管

缝合前壁内层，前壁外层以 3-0 丝线行 Lambert 间断缝合。由于缝合 / 钉合线交接点的漏的并发症，缝合后的吻合口与钉线上部接合部被称为"悲伤角"。有学者建议以 3-0 丝线 Lembert 内翻缝合上方的钉线，并用大胃膜舌部覆盖此区域。

　　毕 -Ⅰ 吻合亦可采用机械吻合方式完成。如图 26-21 所示，用手术刀紧贴幽门远侧横断十二指肠，并在切缘环周行荷包缝合。通常用 25 mm 圆形吻合器钉砧置入十二指肠残端并荷包缝合。圆形吻合器从前壁胃切口放入，穿过胃后壁击发（图 26-22）。需

要强调的是吻合口边缘与胃残端钉线近端距离至少为 3 cm，以最大程度保证两侧线最大血供。胃前壁的切口随后以 TA-55 吻合器或者双层缝合关闭。

　　毕 -Ⅱ重建　当存在瘢痕或者张力过大而妨碍远端胃切除后行毕 -Ⅰ 吻合时，提示应行毕 -Ⅱ 胃空肠吻合。在叙述手术技术之前，有必要指出实施重建过程中需要的一些决策。

　　十二指肠残端关闭　第一组决策集中于十二指肠残端关闭所应用的技术上。应注意小心地游离十二指肠残端，以达到安全地无张力闭合。如十二指肠瘢痕

和炎症均较轻，如前述使用 TA-55 或 TA-60 吻合器是安全的，如果存在严重瘢痕应放弃十二指肠切断和胃窦切除，选择更为安全的迷走神经切断术和胃肠吻合术。

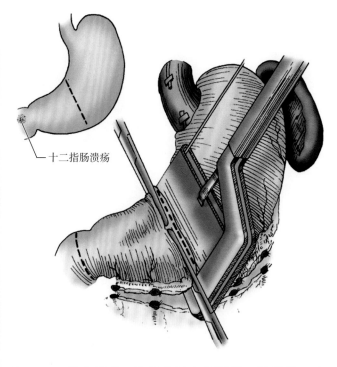

十二指肠溃疡

图 26-18　毕Ⅰ手术。胃切迹以上切断胃，使用胃 90 吻合器操作更简便。如图所示，迷走神经干切断术已经完成（Redrawn，with permission，from Zinner MJ. *Atlas of Gastric Surgery*. New York，NY：Churchill Livingstone；1992. After Gloege.）

如尝试实施胃窦切除，但瘢痕又阻碍幽门、十二指肠球部的游离，外科医生不需去施行 Bancroft 手术，应在手术时于近端切开胃窦，将大部分幽门管远端与胃窦部保留于原位（图 26-23），剥除保留部分的黏膜层[47]，去除可能引起残窦综合征的分泌胃泌素的组织。此经典手术方法中，幽门周围大、小弯的游离勿贴近周围胃壁组织。在距离幽门 7 ～ 8 cm 处，环周切开胃窦的浆肌层，直达黏膜下层；采用锐性分离将肌层从下方的黏膜层上分离。如同回肠储袋 - 肛管吻合手术中直肠黏膜切除术所描述方法，于黏膜下层注射 1∶100 000 肾上腺素溶液可使分离变得较为容易[48]。当游离到幽门管起始部时，用可吸收线于幽门环处浅浅进针，行黏膜下层的荷包缝合（3-0 铬制肠线或 Vicryl 缝线）。应避免贯穿缝合结扎的做法，原因是可能导致黏膜缺血以致穿孔。将遗留的较小黏膜边缘压入幽门，并将荷包缝线轻轻收紧结扎。切除近端浆肌层袖口边缘，仅留少量足够覆盖关闭荷包的缝线即可。如有可能，用大网膜覆盖残端。

另一个需要提前预计的重要情况是曾有穿孔或较深穿透性溃疡的远端十二指肠的关闭。一种情况是，火山口样溃疡于原位保留（图 26-24）；另一种情况是十二指肠前壁与溃疡基底部缝合，需小心避免缝合结扎任何裸露血管。缝合线同样用带血管蒂大网膜瓣保护。

空肠臂位置：结肠前或结肠后　施行毕Ⅱ重建

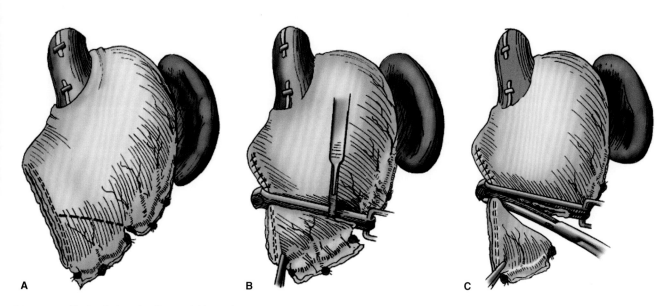

A　　　　　　　B　　　　　　　C

图 26-19　毕Ⅰ手术，钉线以下处理（Redrawn，with permission，from Zinner MJ. *Atlas of Gastric Surgery*. New York，NY：Churchill Livingstone；1992. After Gloege.）

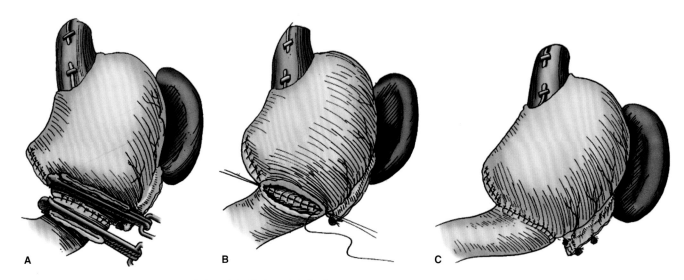

图 26-20 毕 I 手术。胃十二指肠吻合重建的端端双层吻合（Redrawn，with permission，from Zinner MJ. *Atlas of Gastric Surgery.* New York，NY：Churchill Livingstone；1992. After Gloege.）

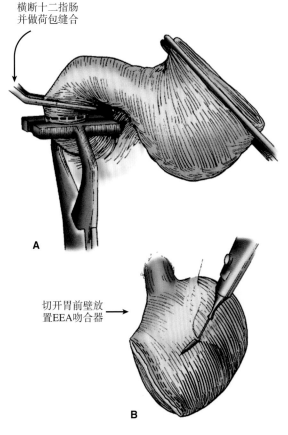

横断十二指肠
并做荷包缝合

切开胃前壁放
置EEA吻合器

图 26-21 A．十二指肠近侧置一把 Dennis 钳，荷包钳置于预计切断部位；B．用烧灼器于胃前壁切开，小心地避开大的血管。切开需至少距离胃残端闭合线 3 cm。胃切开大小以方便放入端端吻合器械为宜（Redrawn，with permission，from SieglerHF.Gastric resection：Billroth I.In：Sabiston DC，Jr，ed. *Atlas of General Surgery.* Philadelphia，PA：WB Saunders；1994. After R.Gordon.）

手术的第二个决策是空肠臂置于横结肠前还是横结肠后。良性病的胃切除术时，无证据表明二者的不同，作者更倾向于结肠后吻合。对于恶性疾病，一般来说学者们认为结肠后吻合更易出现淋巴结肿大或者横结肠系膜的肿瘤浆膜种植所导致梗阻的可能。这种可能无论是否存在，将空肠臂置于结肠前位置需稍微较长的肠系膜。如吻合口无张力，结肠前吻合排空与结肠后吻合同样有效。如选择结肠后吻合，横结肠系膜窗口应足够大，使空肠输入臂和输出臂顺利穿过。吻合完成后需缝合系膜窗口，最好将横结肠系膜向上提至胃侧，而非于空肠侧进行关闭，可将吻合口置于横结肠系膜下方，以避免空肠臂扭曲与梗阻。

输入臂长度 第三个决策是选择用于吻合的空肠段。一般来说，空肠段应尽量靠近 Treitz 韧带且可于无张力状态下提至胃的水平。一般将距 Treiz 韧带 10 ~ 20 cm 处的近端空肠作为输入臂。长度越短，发生输入臂综合征的可能性越小。其他并发症的发生率如碱性反流性胃炎、倾倒综合征或迷走神经切断术后腹泻等，不受输入臂长度的影响。

吻合：吻合口在胃壁的位置及技术 如图 26-25 所示是文献记述的毕 - Ⅱ 重建的不同方式。已于本文中介绍人工缝合、吻合器技术吻合方法，如图 26-26 所示，用电刀切除胃钉线的一部分，包括楔形切除一部分钉线的后方胃；此时钉线上部可用 3-0 丝线行 Lembert 加强缝合，或者于吻合口上部将空肠输入臂与胃壁缝合完成后再行加强缝合。提起近端空肠臂，注意勿扭转，穿过横结肠系膜窗口（图 26-27）。浆肌

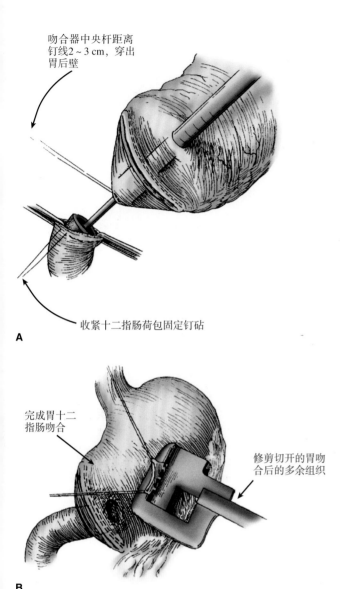

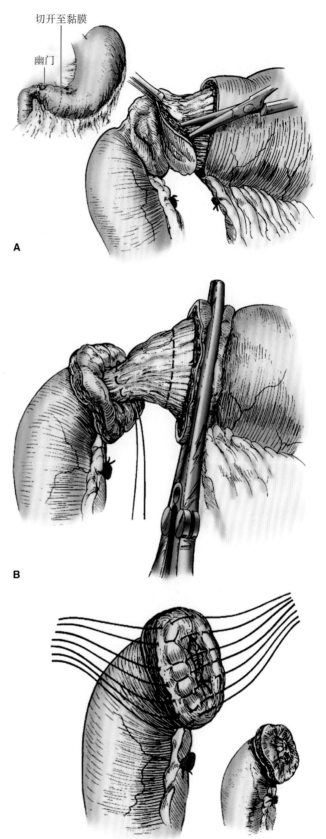

图 26-22　A．两把 Babcock 钳抓起胃切开的边缘，将除去钉砧头的端端吻合器置入胃腔，中央杆轻轻抵住距胃钉线约 4 cm 处的胃后壁，应用烧灼器切开利于中央杆穿出胃后壁。中央杆穿出部位做荷包缝合，以防中央杆穿透部分撕裂。两把 Allis 钳抓住十二指肠开口边缘，轻轻拉拢十二指肠壁覆盖钉砧，将荷包线围绕中央杆紧紧结扎；B．钉仓和钉砧随之接近，确保其间无外来组织嵌入；随后击发，然后直视下检查吻合口以确保无出血。术者撤出钉砧，并检查切掉的十二指肠和胃两个圈形组织圈是否完整。如果组织圈不完整，应追加 Lambert 缝合以确保吻合完整。最后用 Allis 钳抓住前壁胃切开处，用 55-mm 吻合器全层吻合（Redrawn, with permission, from Siegler HF. Gastric resection：Billroth I. In：Sabiston DC, Jr, ed. *Atlas of General Surgery*. Philadelphia, PA：WB Saunders；1994.After R. Gordon.）

图 26-23　Bancroft 手术（Redrawn, with permission, from Kirkham JS. Partial and total gastrectomy.In：Schwartz SI, Ellis H, eds. *Maingot's Abdominal Operations*. Norwalk, CT：Appleton Century-Crofts；1985.）

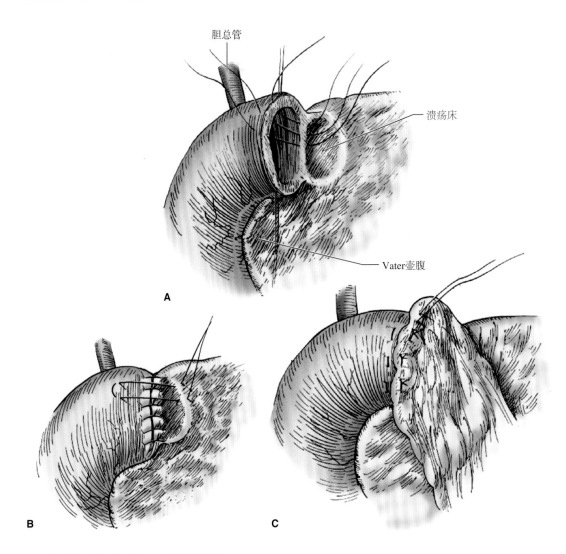

胆总管

溃疡床

Vater壶腹

A

B

C

图 26-24　慢性溃疡瘢痕的十二指肠残端闭合（Redrawn，with permission，from Zinner MJ. *Atlas of Gastric Surgery*. New York，NY：Churchill Livingstone；1992. After Gloege.）

层牵引缝线（2-0 或 3-0 丝线）缝于吻合口两角，胃空肠吻合为双层吻合，位于胃最靠尾侧与空肠臂；外层用 3-0 丝线 Lembert 浆肌层缝合。吻合口后壁内层用两根 3-0 Vicryl 缝线反向、连续缝合；围绕前后壁转角，Connell 缝合前壁。吻合口置于胃后壁、距离胃残端钉线 2 ~ 3 cm、且能利于胃内容物排空的位置。横结肠系膜窗口关闭方法如图 26-29 所示。

　　图 26-30 和图 26-31 是胃肠吻合的吻合器技术。空肠臂仍置于结肠后。胃壁做吻合口后方牵引线，使空肠支与胃后壁并拢。将 55-mm GIA 吻合器两端分别由胃及空肠小切口插入，然后击发。吻合口开口用 TA-55 吻合器关闭。需要注意的是，钉线难以于无张力状态下施行加强缝合，尤其是 TA-55 钉线。胃和小肠的血运非常丰富，Lembert 加强缝合一般来说并非必要。

次全和全胃切除术

　　胃次全（70% ~ 80%）切除的主要适应证是胃窦、幽门癌或原发性胃淋巴瘤。但是，如果溃疡非常接近小弯侧近端，由于过于接近胃食管连接部，有可能无法于未出现胃入口明显狭窄的情况下进行切除。同样，全胃切除指征还有胃体或胃底远侧瘤体较大的癌；此外，比较少见的情况是无法切除的难治性症状的胃泌素瘤。近全（> 90%）胃切除的指征包括少见的 Roux 潴留综合征和对药物治疗效果欠佳的胃轻瘫、胃体癌或淋巴瘤等。本节仅简要介绍次全和近全胃切除术的方法，着重于手术的显露、胃切除技术和重建等方面。胃癌切除原则将与胃癌根治性切除的内容一并讨论。

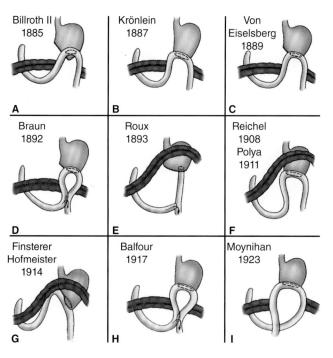

图 26-25　毕Ⅱ手术及其改良术式

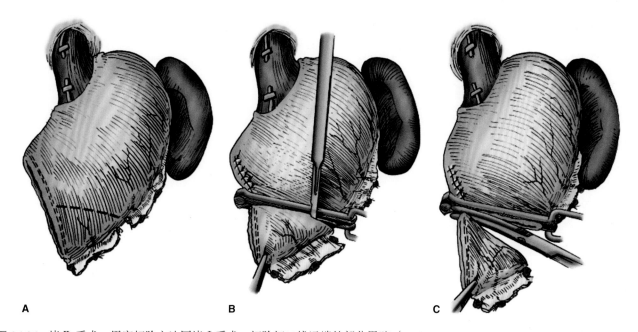

图 26-27　毕Ⅱ手术。提起 Treitz 韧带以下 10～20 cm 的空肠段穿过结肠后系膜的窗口（Redrawn, with permission, from Zinner MJ. *Atlas of Gastric Surgery*. New York，NY：Churchill Livingstone；1992. After Gloege.）

次全和近全胃切除术

原则上讲，胃次全切除术是一个扩大的胃窦或半胃切除术。有数个技术性问题值得强调。首先，正中切口的显露通常不如"人"字形切口充分；其次，在分离中胃左动脉需要结扎、离断，一旦确定胃横断部位，于预横断面以下连续结扎、切断胃网膜左动脉分支和胃短动脉；第三，拟行近全胃切除术时，需留 1～2 cm 宽待吻合的袖口状胃壁。对于本术式来讲，宜保留最上方的 1～2 支胃短血管，以确保吻合口胃侧的充足血供。

最后一个问题是，日本和西方国家一些研究显示，较大范围淋巴结清扫可改善胃癌切除术后的生存

图 26-26　毕Ⅱ手术。胃窦切除方法同毕Ⅰ手术，切除切口线远端的部分胃壁（Redrawn, with permission, from Zinner MJ. *Atlas of Gastric Surgery*. New York，NY：Churchill Livingstone；1992. After Gloege.）

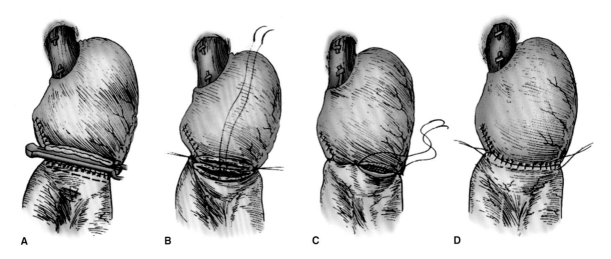

A B C D

图 26-28 毕Ⅱ手术。胃空肠吻合采用双层缝合，具体见文中描述（Redrawn，with permission，from Zinner MJ. *Atlas of Gastric Surgery*. New York，NY：Churchill Livingstone；1992.After Gloege.）

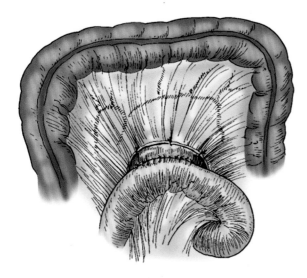

图 26-29 毕Ⅱ手术。结肠后横系膜窗的目的是避免其他脏器的内疝。系膜与胃壁缝合，将吻合口置于吻合处的下方（Redrawn，with permission，from Zinner MJ. *Atlas of Gastric Surgery*. New York，NY：Churchill Livingstone；1992.After Gloege.）

率[49-50]。虽然一些中心结果表明扩大的淋巴结清扫可能增加并发症发生率[51]，但并非所有的中心都存在类似问题[52]。扩大的淋巴结清扫（D2 清扫）包括分离和清除胃周淋巴结、腹腔干和肝十二指肠韧带淋巴结[53-54]。如实施充分的淋巴结清扫，需做到腹腔干及其属支（胃左动脉、肝总动脉和脾动脉）的裸化。然而，D2 手术在高度专业化医学中心、具有专业知识技能的外科医生外作为常规推荐之前，仍需要进一步的研究[52]。最后，虽然通常可行标准的胃空肠吻合重

建，但作者更倾向于行 Roux-en-Y 吻合，原因是可确保吻合口的张力最小化，且理论上可减少因肿瘤持续存在或者复发引起的吻合口梗阻风险。

胃癌的全胃切除术

胃癌的全胃切除术的目的是（1）保证食管与十二指肠两侧阴性切缘；（2）清除包含局部和区域淋巴结的组织，包括胃左、右动脉、胃网膜右动脉和胃短动脉周围；（3）将大网膜与胃整块切除；（4）清除覆盖在胰腺被膜的淋巴组织。此时可实施如前节中描述的扩大淋巴结清扫术（D2 淋巴结清扫）[40-43]。然而，正如一些研究显示的结果，其潜在的生存获益仍需要与所带来的手术并发症增加进行权衡。尽管两种重建方式下面均会介绍，但作者更赞成全胃切除术后食管空肠吻合的 Roux-en-Y 重建而非行空肠储袋重建。

图 26-32 所示为整块切除之后的标本。总的来说，上腹正中切口或"人"字形切口均可提供良好的显露。较少采用胸腹联合切口（图 26-33），但当患者体型提示其食道裂孔较深时，可提供更好的显露。如术前内镜提示肿瘤接近贲门，下胸段食管亦需要切除时，应考虑采用此切口。如采用胸腹联合切口，首先行腹部的切开，以便进行可切除性评估；采用左侧开胸体位，切口从第八肋走向斜行延至脐部，如可行切除，将胸部切口延长超过第八肋到达后角，偶尔第七肋亦可提供较好地显露。胸部用肋骨拉钩牵开，同时腹部用一不带环的自动拉钩即可提供最佳显露。横膈向食道裂孔分开，但是肌肉并不总是需要完全的分

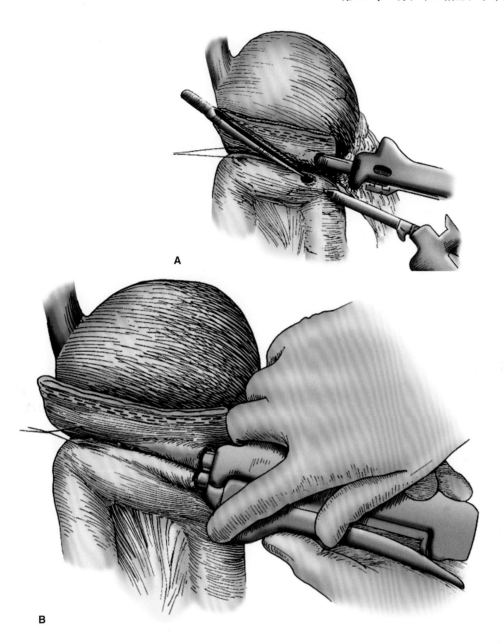

A

B

图 26-30　毕Ⅱ式胃空肠吻合的吻合器技术

开，即有可能保留神经血管束。遇到较大的出血，需要用 2-0 或 0-0 Vicryl 缝线缝扎。

　　腹部入路手术可应用 Bookwalker 拉钩显露。需要注意的是应使用拉钩将肝左叶、膈肌和小肠拉开，裂孔的最佳显露十分重要。分离以将大网膜从横结肠上分开作为开始（图 26-34），用电刀在相对无血管的平面进行分离，偏离此平面可能会损伤结肠或者需要频繁地结扎和分开大网膜血管。随后进入小网膜囊，从而对后腹腔肿瘤范围和淋巴的结转移情况进行评估。接着施行胃的远端部分的切除。确认肝总动脉发出了

胃右动脉的根部，连续用 2-0 丝线结扎并分开。

　　向胃侧清扫脂肪淋巴组织。通常通过触摸确认胃网膜右动脉，尽可能的追溯至其根部；通常有可能追踪其从胃十二指肠动脉的起始处部位，同样保持连续性结扎再分开。使用电刀将小网膜贴近肝切开，向胃小弯侧，从十二指肠到食管清扫。所有细小血管均用 3-0 丝线结扎，一直延续至食管表面的腹膜。随后用 GIA 吻合器或者 TA-55 吻合器分开十二指肠，共击发两次，一次在十二指肠，一次直接在幽门。在幽门环远侧切断十二指肠（图 26-35）。

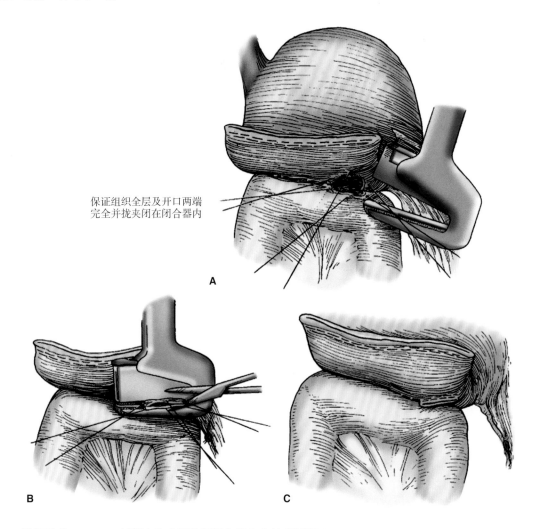

保证组织全层及开口两端
完全并拢夹闭在闭合器内

A

B

C

图 26-31　A. 毕 II 手术。B、C. 用横向吻合器关闭胃空肠吻合的共同开口

随着胃远侧端的分开完成，从小网膜囊后方可获得对胃左动脉的充分暴露。这一入路可获得对腹腔干及其分支最佳视角。助手将胃向上向前牵拉，可见胃后壁与胰腺表面腹膜之间有较多生理性粘连（图 26-36）；如肿瘤侵犯此层面，切除标本的范围应考虑包括胰体尾部。覆盖于胰腺表面的腹膜即为手术的天然平面，将此层腹膜连同标本整块切除可能具有意义。分离平面可从胰腺前面打开，并轻柔地清扫至胃左血管前方与脾门。如可能行治愈性切除，但又需要切除胰腺体尾部时，这通常不应视为切除的禁忌证。接着于腹腔干找到胃左动脉的起始部，连续用 2-0 丝线结扎再分开（图 26-37），动脉残端缝扎。从腹腔干旁，将动脉周围脂肪包括淋巴组织向胃小弯侧清扫。当肿瘤较靠近近端胃体时，包括脾在内的整块切除尚缺乏说服力 [55-56]，一项最新的 meta 分析显示，对于无明显直接侵犯脾的证据者，联合切除并无肿瘤学获益 [57]。

联合脾切除的指征是有明显的脾门淋巴结转移或肿瘤直接侵犯。通过小网膜囊可辨认胰尾部，分离脾动脉、静脉，缝扎并分别分开。此时，胃短血管作为整块切除标本的一部分，无须分离或分开。

随着胃和脾提起，食管后方随之显露。从后方，将腹膜组织钝性分离至胰腺上缘处。这部分腹膜与胃食管连接部的胃一侧的腹膜相延续。如果此层次不包括于切除范围之内，应于此分开腹膜，从后方暴露胃食管连接部。图 26-38 展示的是除了与食管的附着，胃已经完全游离的状态。在游离好的食管用一把无损伤钳钳夹，然后切除标本。为尽可能不使胃内容物溢出，可在胃侧置第二把止血钳，或者用 TA-55 吻合器于切除线之下胃食管连接部之上闭合。

作者更推崇的重建技术为 Rou-en-Y 吻合，以端侧的食道空肠吻合作为 Roux 臂。距 Treitz 韧带以下 10 ～ 15 cm 处，用 GIA 吻合器分开部分空肠（图 26-

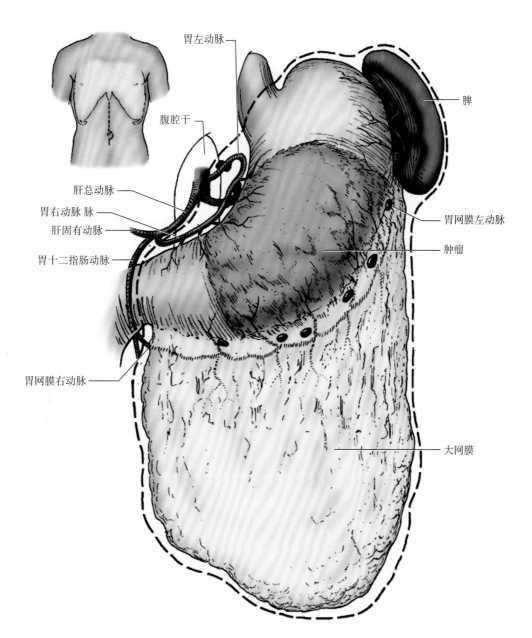

图 26-32　胃癌切除的相关解剖（Redrawn from Zinner MJ. *Atlas of Gastric Surgery*. New York，NY；Churchill Livingstone；1992. After Gloege.）

39）；Roux 臂从结肠前提至食管距 Roux 臂远端钉线 40 ~ 45 cm 处，空肠与十二指肠侧空肠 Y 臂行肠肠吻合（图 26-40）。肠肠吻合可用双层手工缝合或使用吻合器技术完成。如图 26-41 所示，食管空肠吻合为内外两层 3-0 丝线间断缝合。全部重建完成后如图 26-42 所示，此图强调手术针对恶性疾病时采用的结肠前吻合。在肠系膜有可能发生内疝处以 3-0 可吸收线关闭。

　　亦可制作空肠储袋（Hunt-Lawrence 袋），该吻合的设想是将食道与空肠袋的系膜缘行端侧吻合[58-59]。

该技术如图 26-43 至 26-45 所示，可用外科吻合器实现快速重建。储袋是出于提供储存功能而制作的。另外，一些外科医生推崇于储袋的拐角处留有一小部分肠壁不行切断；理论上讲，可更加保证吻合口的血供。圆形吻合器器身可从 Roux 臂开口处插入，完成食道空肠的端侧吻合。线性吻合器亦可采用同样方式插入击发，并留有不切断的一小部分肠壁。重要的一点是，空肠储袋过长可导致食物瘀滞，使食物储袋至小肠的清除不力，故储袋不应超过 15 cm。

胃左动脉

腹腔干

脾

肝总动脉

胃右动脉 脉

肝固有动脉

胃十二指肠动脉

胃网膜左动脉

肿瘤

胃网膜右动脉

大网膜

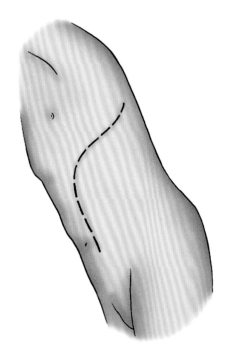

图 26-33 胃癌根治性全胃切除术的胸腹联合切口。切口沿着第七或第八肋间隙

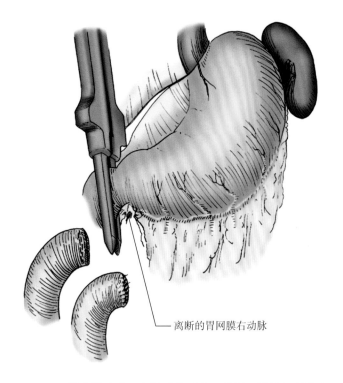

离断的胃网膜右动脉

图 26-35 胃癌根治术。幽门后分开十二指肠，线性切割吻合器或者横向吻合设备均可选用。如可行，十二指肠残端钉线用 3-0 丝线 Lambert 加强缝合（Redrawn，with permission，from Zinner MJ. *Atlas of Gastric Surgery*. New York，NY：Churchill Livingstone；1992. After Gloege.）

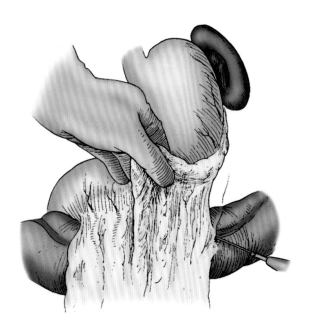

图 26-34 胃癌根治术。用电刀分离大网膜与横结肠的附着（Redrawn，with permission，from Zinner MJ. *Atlas of Gastric Surgery*. New York，NY：Churchill Livingstone；1992. After Gloege.）

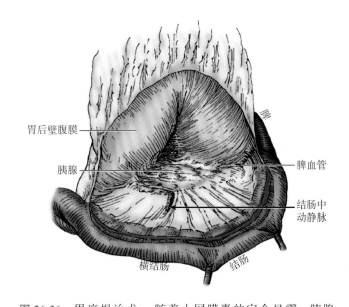

胃后壁腹膜

胰腺

脾

脾血管

结肠中动静脉

横结肠

结肠

图 26-36 胃癌根治术。随着小网膜囊的完全显露，胰腺表面附着的薄层组织随本一起整块切除（Redrawn，with permission，from Zinner MJ. *Atlas of Gastric Surgery*. New York，NY：Churchill Livingstone；1992. After Gloege.）

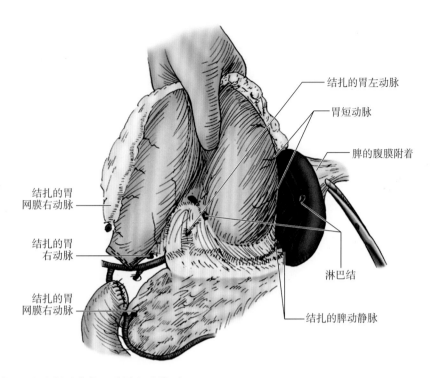

图 26-37　胃癌根治术。通过小网膜囊显露胃左动脉（Redrawn，with permission，from Zinner MJ. *Atlas of Gastric Surgery*. New York，NY：Churchill Livingstone；1992. After Gloege.）

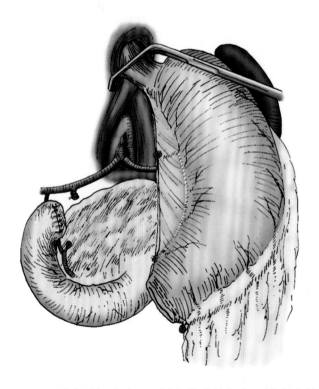

图 26-38　胃癌胃切除术。于胃食管连接部之上横断食管（Redrawn，with permission，from Zinner MJ. *Atlas of Gastric Surgery*. New York，NY：Churchill Livingstone；1992. After Gloege.）

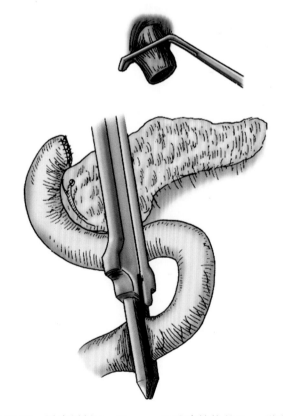

图 26-39　胃癌胃插入。Roux-en-Y 重建结构的 Roux 臂起自 Treitz 韧带之下分开的空肠（Redrawn，with permission，from Zinner MJ. *Atlas of Gastric Surgery*. New York，NY：Churchill Livingstone；1992. After Gloege.）

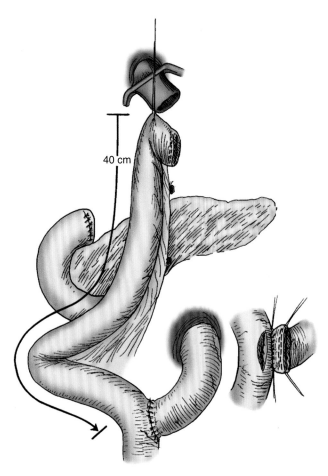

40 cm

图 26-40 Roux-en-Y 吻合的构建。肠肠吻合为双层缝合，Roux 臂长度为 40 cm（Redrawn，with permission，from Zinner MJ. *Atlas of Gastric Surgery*. New York，NY：Churchill Livingstone；1992. After Gloege.）

腹腔镜方法

腹腔镜迷走神经切断术

　　如前所述，腹腔镜的出现使外科医生开始重新考虑消化性溃疡病的传统方法。微创手术的优势很大程度上是围绕着术后不适的最小化和快速康复方面，与长时间的药物治疗相比，微创方法具有潜在的降低手术费用的优势[60]。同时，对于幽门螺旋杆菌、黏膜生长以及溃疡愈合与复发过程中血管生长因子作用的认识也已发生快速的发展。此外，手术入路与缝合技术的局限增加了进入小网膜囊和实施胃引流术式的困难。这些思考使外科医生开始质疑行 TV 的同时常规实施胃引流手术的理论[15,37]。目前已演变出多种解决上述困难的方法，随着腹腔镜应用经验的增加，其可信度已得到认可。其中一种方法是迷走神经干切断术联合幽门扩张术或浆肌层切开术[26,16,21]；另一种方法

是迷走神经后干切断术联合前干的高选择性迷走神经切断术或前方的浆肌层切开术[16]。我们将在本节讨论腹腔镜迷走神经手术方法的要点。

患者体位和套管位置

　　患者采用分腿位，双腿置于马镫支架上（图 26-46）。监视器置于患者头部两侧；通常，术者站在患者两腿间最容易操作，相机操作者站于右侧，第一助手则站于患者左侧。器械护士/技师和器械台位于患者右脚旁。将大号食管导管或胃镜置于胃中，以便更容易地辨认远端食管。频繁地抽吸胃内容物对于维持胃完全空虚坍塌状态以及良好的术野是至关重要的。作者推荐用开放技术接近腹膜管，气腹压维持在 14 mmHg。5 个穿刺器位置如下：（1）12 mm 的腹腔镜穿刺器置于脐上缘或脐上 5 cm 中线左外侧；（2）5 mm 的冲/吸和分离穿刺器位于剑突下中线右侧；（3）一个 10 mm 的用于牵拉和抓钳孔位于脐与剑突中间腹直肌右侧，尽量靠近锁骨中线处；（4）一个 10 mm 的抓钳穿刺器位于脐与剑突间接近左腋前线处；（5）一个 12 mm 的主操作穿刺器位于腹直肌外缘脐上 3cm。对于此项手术，多数外科医生喜欢用 30° 镜头。

腹腔镜迷走神经干切断术

　　可通过剑突下穿刺器的探针或者右上腹穿刺器置入 10 mm 的扇形拉钩将肝左叶拉回（图 26-47）。在裂孔组织从食管和胃小弯上分离后，术野的显露可得以改善（图 26-48 和图 26-49）。在分离过程中，可能遇到冠状肝静脉或副肝动脉，通常无需处理。通常于此部位可见到右侧膈肌脚，可用肝拉钩的一叶将之挡开（图 26-50）。用一把 Babcock 钳或其他无损伤钳向患者左侧牵拉前方胃大弯胃壁（贲门远侧）。用凝固钩或分离钳切开小网膜，它们恰好于迷走神经前干发出肝支起始处上进入小网膜囊。从右侧膈肌脚与食管之间打开平面，并向后方延续。沿着食管壁分离，显露迷走神经后干，用夹子结扎并分开（图 26-51）。切除的神经片段行冰冻病理检查。下一步是确认迷走神经前干。通常此时已进入到膈食管膜，向左侧继续切开，首先用剪刀标记该膜，然后用棉棒将之钝性推开。由于腹腔镜有放大效果和高清晰度显示，迷走神经前主干的显露通常较为容易。神经分支同样是用夹子结扎后分开（图 26-52），并行快速冰冻对切除的神经片段进行证实。一些相对细小的分支从食管壁上提起经确认后烧灼。将前后两面组织完全分离并显露 5 ~ 6 cm 长的食管，从而保证

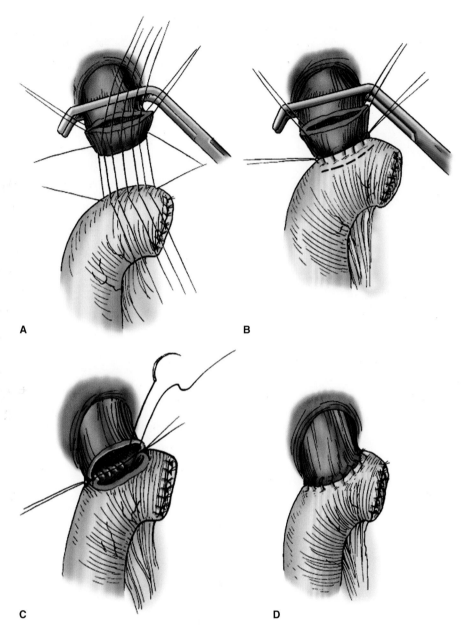

A

B

C

D

图 26-41　全胃切除术后 Roux-en-Y 重建。吻合口为 3-0 丝线双层间断缝合（Redrawn，with permission，from Zinner MJ. *Atlas of Gastric Surgery*. New York，NY：Churchill Livingstone；1992.After Gloege.）

分开所有支配小弯侧及贲门的分支。操作主要的难点是对 His 角的显露，可能遗漏迷走神经的主要分支，包括"罪恶神经"。通过剑突下的穿刺器放入牵引钳，并通过左侧抓钳放入棉棒进行操作，可完全显露胃食管连接部左侧缘并烧灼和夹住所有分支。

近端前迷走神经切断术或浆肌层切开术

肝胃韧带后叶的腹腔镜切开是完全可行的 [61-62]。不过，后支 TV 联合前支选择性切断手术却更受青睐，原因是其避免了通过小网膜囊显露小网膜后叶和

与胃左动脉上行支伴行神经的困难操作。对于 HSV 来说，从"鸦爪"支开始分离，约距幽门 6 cm。用一把 Babcock 钳牵拉胃大弯（图 26-53），通过腹腔镜放大作用，"鸦爪"支近端分支通常（但并不总是）可相对容易地辨认。通过用夹子分开、结扎神经血管束，接近小网膜前叶。主张尽可能少使用电刀，最好是完全不使用。如同开放手术一样，将胃食管连接部表面的浆膜切开。并像之前叙述 TV 操作一样，将远端食管 5 cm 范围内和贲门周围的神经分支予以分离。

像最初由 Taylor 等 [63] 以及之后其他学者 [13,26,64]

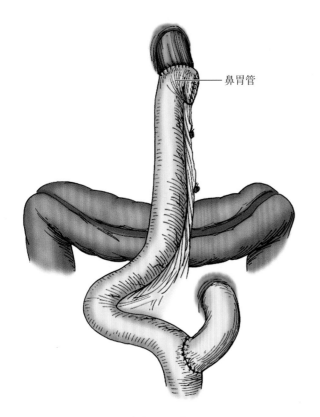

图 26-42 Roux-en-Y 重建完成图（Redrawn，with permission，from Zinner MJ. *Atlas of Gastric Surgery*. New York，NY：Churchill Livingstone；1992.After Gloege.）

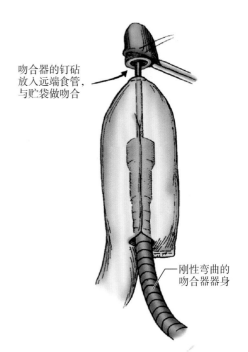

图 26-44 全胃切除术。圆形吻合器由空肠切口插入，中央杆抵住空肠系膜缘，用烧灼器切开并穿出，以防撕裂（Redrawn，with permission，from Siegler HF. Total gastrectomy：stapler. In Sabiston DC，Jr，ed. *Atlas of General Surgery*. Philadelphia，PA：WB Saunders；1994.）

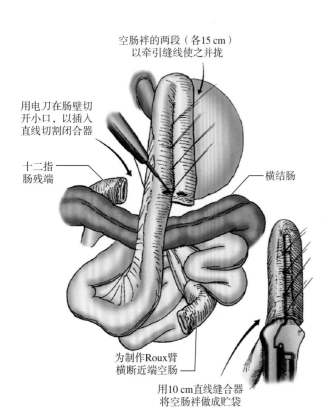

图 26-43 全胃切除加空肠储袋重建

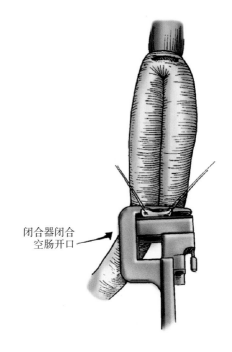

图 26-45 完成空储储袋制作及食管空肠吻合。空肠开口以 55-mm 横向吻合器闭合（Redrawn，with permission，from Siegler HF. Total gastrectomy：stapler. In：Sabiston DC，Jr，ed. *Atlas of General Surgery*. Philadelphia，PA：WB Saunders；1994.）

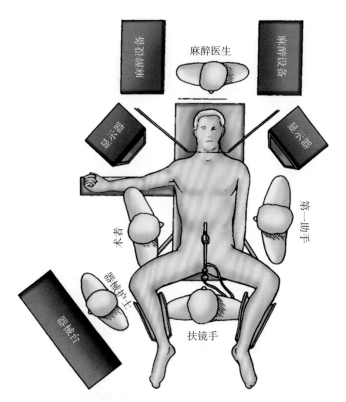

图 26-46 腹腔镜辅助迷走神经切断术的准备计划（Redrawn，with permission，from Bailey RW，Zucker KA，Flowers JL.Vagotomy.In：Ballantyne GH，ed.*Laparoscopic Surgery*.Philadelphia，PA：WB Saunders；1994.）

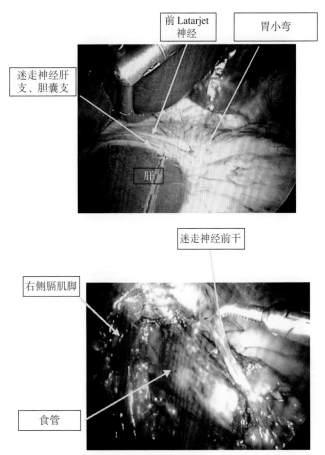

图 26-48 迷走神经前干的腹腔镜术野
A. 分离前；B. 分离后

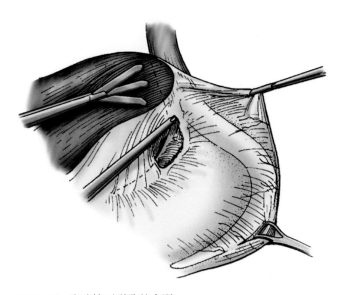

图 26-47 腹腔镜下裂孔的术野

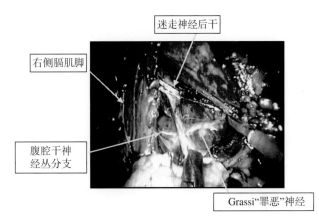

图 26-49 腹腔镜辅助迷走神经切断术。不损伤迷走神经干的情况下从前方分离肝胃韧带

描述，前方浆肌层切开术的目的是通过切开浆膜和肌层切断神经血管束，神经是通过前者支配黏膜的。通过左、右两侧穿刺器，用抓钳将胃前面牵拉展开，用凝固钩或电铲切开胃前面距离胃小弯边缘 1 cm 处的

浆肌层。从胃食管连接部到"鸦爪"支第 1 分支或直接距离幽门 6 cm 处，与胃小弯平行向尾侧行进。凝固钩是最适合用于浆肌层切开的工具，使用其单极电凝模式。凝固钩顺序切开浆膜、外面的斜行肌层、中间的纵向肌层和内侧的环形肌层等胃壁各层。两把

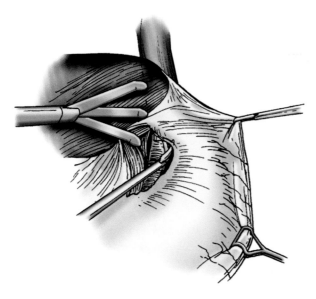

图 26-50　腹腔镜辅助迷走神经切断术。将膈肌脚拉向患者右侧，在胃食管连接部暴露迷走神经前干（Redrawn，with permission，from Katkhouda N，Mouiel J.Laparoscopic treatment of peptic ulcer disease.In：Brooks DC，ed. *Current Techniques in Laparoscopy*. Philadelphia，PA：Current Medicine；1994，with kind permission of Springer Science + Business Media.）

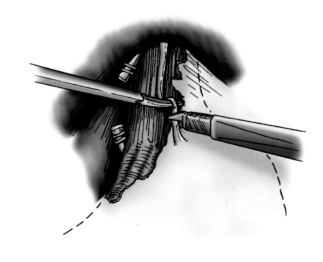

图 26-52　腹腔镜辅助迷走神经切断术。前干用钛夹结扎，并在中间切断（Redrawn，with permission，from Katkhouda N，Mouiel J. Laparoscopic treatment of peptic ulcer disease. In：Brooks DC，ed. *Current Techniques in Laparoscopy*. Philadelphia，PA：Current Medicine；1994，with kind permission of Springer Science + Business Media.）

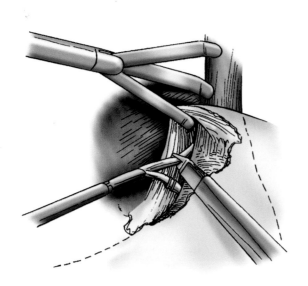

图 26-51　腹腔镜辅助迷走神经切断术。后干用夹子结扎并在中间分开（Redrawn，with permission，from Katkhouda N，Mouiel J. Laparoscopic treatment of peptic ulcer disease.In：Brooks DC，ed. *Current Techniques in Laparoscopy*. Philadelphia，PA：Current Medicine；1994，with kind permission of Springer Science + Business Media.）

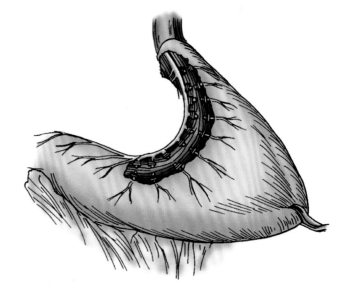

图 26-53　腹腔镜辅助壁细胞迷走神经切断术。肝胃韧带前叶的分离（Redrawn，with permission，from Katkhouda N，Mouiel J. Laparoscopic treatment of peptic ulcer disease.In：Brooks DC，ed. *Current Techniques in Laparoscopy*. Philadelphia，PA：Current Medicine；1994，with kind permission of Springer Science + Business Media.）

抓穿刺器抓住胃两侧边缘并牵拉，暴露深处的环形肌层，尽可能使肌层被撕开的与烧灼切开的一样多。暗颜色黏膜下层和黏膜层从切开的肌层膨出。仔细确认是否有全层的电凝损伤或穿孔。浆肌层完全切开后，两侧切缘之间的沟应有 6 ～ 8 mm 宽。除此方法外，亦可利用腹腔镜外科缝合器进行改良的浆肌层切开术 [26]。

在切开过程中可能遇到较粗的血管，延长烧灼时间即可有效止血，但也增加了全层热损伤和由此导致的穿孔的风险。可用凝固钩将血管游离后挑起，在保持连续性的情况下，用夹子夹闭。最近持针器设计的改良，使得血管于剪刀剪断前缝扎成为可能。手术吻合器械亦可用于血管的切断，此外新型器械如超声刀或双极电凝设备，前者利用超声能量凝固血管。完成浆肌层切开术后，通过鼻胃管向胃腔内注入适量气体，使胃适量扩张以确认黏膜的完整性。有学者利用亚甲基蓝溶液（1 瓶 /200 ml）注入胃腔确认黏膜的完整性。最后，用连续缝合技术关闭切开的浆肌层，可游离一块大网膜瓣作为补丁，缝合在浆肌层切开的表面，缝线要求缝在浆肌层切开的其中一边。

腹腔镜胃切除术

患者采用与腹腔镜抗胃酸分泌手术同样的体位，如图 26-46 所示的分腿仰卧位，双腿置于马镫腿架上。穿刺器位置与五孔法类似：（1）12 mm 的观察穿刺器位于脐上缘或者脐上 5 cm 中线左外侧；（2）5 mm 冲洗 / 吸引和分离穿刺器位于剑突下中线右侧；（3）10 mm 的牵拉和抓钳穿刺器位于脐与剑突中点水平，右侧腹直肌外接近锁骨中线处；（4）10 mm 的牵拉和抓钳穿刺器位于脐与剑突中点水平，接近左侧腋前线；（5）12 mm 的主操作穿刺器位于脐上 3 cm 水平腹直肌外缘。30° 或 45° 镜头在胃切除时是有用的，可从多个角度提高胃的可视化效果。如计划行小弯侧高位切除，如同腹腔镜 TV，从剑突下将探条放入穿刺器或者从右上穿刺器放入 10 mm 扇形拉钩将肝左叶挡开，将有利于操作。

大弯侧良性有症状包块的楔形切除时，可用 Babcock 钳或其他无损伤抓钳抓住胃大弯，然后用腹腔镜缝合器将病变所在胃壁切除。偶尔，对于不是十分明显的胃腔内肿块，可使用术中内镜进行病变定位。由于肝左叶的阻碍，以及肿块过于接近食道和迷走神经，小弯侧楔形切除相对较困难，前者通常需要将之牵开。然而，如对胃食管连接部的操作足够小心谨慎，小弯侧楔

形切除依然可以完成。另外亦可用腔内切除的方法 [44-45]。如迷走神经及其主要分支于胃小弯切除过程中无法保留，则推荐加做腹腔镜或内镜下的胃引流手术（内镜球囊扩张或腹腔镜幽门浆肌层切开术）。

远端胃、次全胃和全胃切除术均适用腹腔镜技术。随着设备的改进和经验的积累，所有术式的应用似乎均在增多，并对特定的患者取得良好的效果 [65-68]。腹腔镜次全胃切除和全胃切除术，穿刺器位置类似于胃楔形切除术和抗胃酸分泌手术的位置（图 26-54）。胃的游离、切除和重建采取与开放手术类似的操作方式。进入腹腔并安置好穿刺器后，如胃小弯侧不能良好地显露或需要行小弯侧的扩大切除，应先游离肝左叶，通过剑突下穿刺器置入扇形拉钩或探条将之向侧方挡开。用 Babcock 钳抓住胃壁，通过切断胃结肠韧带游离远端胃，在无血管平面可用钝性分离法，遇到小血管时可以用超声刀或双极电凝设备处理。沿着大弯侧向远端进行分离，同样可用超声刀或者双极电凝设备离断胃网膜右动脉向胃壁发出的小分支。有学者曾用腹腔镜血管吻合器处理包含血管在内的胃结肠韧带。胃游离的近端部分完成时，在作者所在中心用腹腔镜吻合器分开胃（2.5 mm 吻合

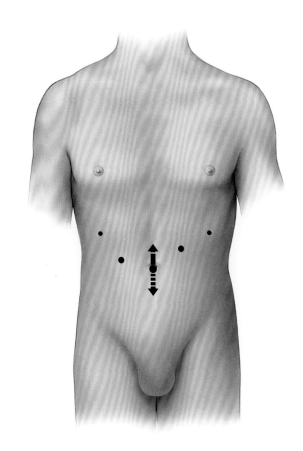

图 26-54　腹腔镜次全或全胃切除术的穿刺器位置

器，US Surgical，Norwalker，CT，或者 Ethicon 腹腔镜吻合器，Somerville，NJ）。随后用腔镜吻合器于幽门或其远侧将胃分开，至此完成远端胃切除。重建方式采用毕 -Ⅱ 胃空肠吻合；用 Babcock 钳抓取 Treitz 韧带远侧 20～30 cm 处空肠，从结肠前或横结肠系膜无血管区窗口的结肠后，将自由活动的空肠袢提至残胃水平。将残胃与空肠并拢，小心勿使空肠系膜扭转，然后用 Endo Stitch（Auto Suture Company，Norwalk，CT）或者腔镜持针器用 3-0 Vicryl 缝线于钉线近、远端部位将两者间断缝合。当胃与空肠臂并拢以后，用 Bovie 电刀于近端残胃和空肠上肠切开。腔镜吻合器插入胃及空肠臂内完成吻合，打开后形成钉线。吻合口近端开口部分用腔镜缝合器关闭，或 Endo Stitch 缝合以及腔镜持针器手工缝合。如图 26-55 所示，在全胃切除术中，用吻合器来完成食管空肠吻合。如行结肠后吻合，横结肠系膜裂孔随后需行关闭。

腹腔镜内镜辅助前哨淋巴结导航

胃癌患者的治疗中，是否应行根治性淋巴结清扫术便是腹腔镜胃切除术的关注点之一。早期胃癌（临床和放射学分期 T1N0），提倡手术应用前哨淋巴结鉴定和所谓的"前哨淋巴结导航"[69-71]，已报道采用单示踪剂和双示踪剂方法[72]。一种类似于最近由 Orsenigo 等报道的互补示踪剂亦即将用于临床[73,74]。手术前一天，利用内镜将放射性示踪剂（[99] Tc-colloid，2 ml）注射至肿瘤周围等距的 4 个点；实际手术操作开始时，利用内镜注射蓝色染料（2% 专利蓝，2 ml 分开注射于上述 4 个点）。放射性示踪剂在淋巴节流域聚集需经过 2～20 h，而蓝色染料对前哨淋巴结的浸染则较快。因此，当蓝色淋巴结包含较对比背景高出至少 10 倍的放射活性时，前哨淋巴结似乎才能可靠地被确认[73]。如果前哨淋巴结被明确地鉴定为阴性时，建议根治性淋巴结清扫程度限制于 D1 范围，但是对照研究的长期的结果仍未完全清楚[75]。

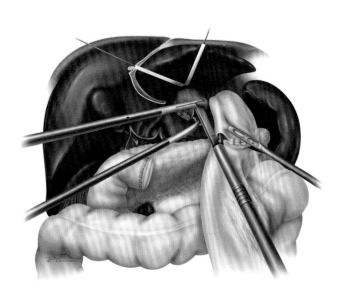

图 26-55 腹腔镜全胃切除术的示意图。用吻合器完成食管空肠吻合

参考文献

1. Finney J. The development of surgery of the stomach with special reference paid to the part played by American surgeons. *Ann Surg*. 1929;90:829–846.
2. Absolon KB. The surgical school of Theodor Billroth. *Surgery*. 1961;50:697–715.
3. Herrington J. Historical aspects of gastric surgery. In: Scott H, Sawyers J, eds. *Surgery of the Stomach, Duodenum, and Small Intestine*. 2nd ed. Boston, MA: Blackwell Scientific; 1992:1–28.
4. Stabile BE, Passaro E, Jr. Duodenal ulcer: a disease in evolution. *Curr Probl Surg*. 1984;21:1–79.
5. Waisbren SJ, Modlin IM, Lester R. Dragstedt and his role in the evolution of therapeutic vagotomy in the United States. *Am J Surg*. 1994;167:344–359.
6. Amdrup E, Johnston D, Goligher JC. 110 highly selective vagotomies without drainage (HSV) for duodenal ulcer. *Gut*. 1970;11:1062.
7. Goligher JC, et al. Proximal gastric vagotomy without drainage for duodenal ulcer: results after 5–8 years. *Br J Surg*. 1978;65:145–151.
8. Thirlby RC. Studies of gastric secretion, In: Scott H, Sawyers J, eds. *Surgery of the Stomach, Duodenum, and Small Intestine*. 2nd ed. Boston, MA: Blackwell Scientific; 1992:124–143.
9. Feldman M, Richardson CT, Fordtran JS. Experience with sham feeding as a test for vagotomy. *Gastroenterology*. 1980;79:792–795.
10. Peetsalu A, Peetsalu M. Interpretation of postvagotomy endoscopic Congo red test results in relation to ulcer recurrence 5 to 12 years after operation. *Am J Surg*. 1998;175:472–476.
11. Donahue PE, et al. Endoscopic Congo red test during proximal gastric vagotomy. *Am J Surg*. 1987;153:249–255.
12. Mayer EA. The physiology of gastric storage and emptying. In: Johnson LR, ed. *Physiology of the Gastrointestinal Tract*. New York, NY: Raven; 1994:929–976.
13. Petrakis I, Vassilakis SJ, Chalkiadakis G. Anterior lesser curve seromyotomy using a stapling device and posterior truncal vagotomy for the treatment of chronic duodenal ulcer: long term results. *J Am Coll Surg*. 1999;188:623–628.
14. Kollmorgen CF, et al. Proximal gastric vagotomy. Comparison between open and laparoscopic methods in the canine model. *Ann Surg*. 1996;224(1):43–50.
15. Oelschlager BK, et al. Vagotomy during hiatal hernia repair: a benign esophageal lengthening procedure. *J Gastrointest Surg*. 2008;12(7):1155–1162.
16. Palanivelu C, et al. Laparoscopic management of acid peptic disease. *Surg Laparosc Endosc Percutan Tech*. 2006;16(5):312–316.
17. Skandalakis LJ, Gray SW, Skandalakis JE. The history and surgical anatomy of the vagus nerve. *Surg Gynecol Obstet*. 1986;162(1):75–85.
18. Pechlivanides G, et al. Gallbladder emptying after antiulcer gastric surgery. *Am J Surg*. 1994;168:335–339.
19. Rossi RL, et al. A five to ten year follow-up study of parietal cell vagotomy. *Surg Gynecol Obstet*. 1986;162:301–306.
20. Saik RP, Greenburg AG, Peskin GW. Pros and cons of parietal cell versus truncal vagotomy. *Am J Surg*. 1984;148:93–98.
21. Morris DL, et al. Posterior truncal vagotomy and stapling of the anterior stomach wall in 30 patients with duodenal ulcer: acid inhibition, gastric emptying, and endoscopic dye spraying. Prospects for endoscopic vagotomy. *Surg Laparosc Endosc*. 1993;3:375–380.
22. Chang TM, et al. Differences in gastric emptying between highly selective vagotomy and posterior truncal vagotomy combined with anterior seromyotomy. *J Gastrointest Surg*. 1999;3(5):533–536.
23. Wang CS, et al. Effects of highly selective vagotomy and additional procedures on gastric emptying in patients with obstructing duodenal ulcer. *World J Surg*. 1994;18:261–267.

24. Artifon EL, et al. An evaluation of gastric scintigraphy pre- and postpyloroduodenal peptic stenosis dilation. *Surg Endosc.* 2006;20(2):243–248.

25. Ozalp N, et al. Solid gastric emptying after highly selective vagotomy and pyloroplasty in patients with obstructing duodenal ulcer. *J Int Med Res.* 2005;33(2):245–251.

26. Schneider TA, 2nd, Andrus CH. The endoscopic Congo red test during proximal gastric vagotomy: an essential procedure. *Surg Endosc.* 1992;6(1):16–17.

27. Hallenbeck GA, et al. Proximal gastric vagotomy: effects of two operative techniques on clinical and gastric secretory results. *Ann Surg.* 1976;184:435–442.

28. Johnston D. Vagotomy. In: Schwartz SI, ed. *Maingot's Abdominal Operations.* 8th ed. Norwalk, CT: Appleton-Crofts; 1985:797–820.

29. Johnston D, Wilkinson A. Highly selective vagotomy without a drainage procedure in the treatment of duodenal ulcer. *Br J Surg.* 1970;57:289–296.

30. Grassi G. Highly selective vagotomy with intraoperative acid secretive test of completeness of vagal section. *Surg Gynecol Obstet.* 1975;140:259–264.

31. Peetsalu M, et al. Changes in the histology and function of gastric mucosa and in *Helicobacter pylori* colonization during a long-term follow-up period after vagotomy in duodenal ulcer patients. *Hepatogastroenterology.* 2005;52(63):785–791.

32. Gutschow C, et al. Denervated stomach as an esophageal substitute recovers intraluminal acidity with time. *Ann Surg.* 2001;233(4):509–514.

33. Barroso FL, Caltabiano A, Ornellas A. Transabdominal suprahepatic approach to repeat vagotomy after proximal gastric vagotomy. *Surg Gynecol Obstet.* 1990;171:167–168.

34. Thirlby RC, Feldman M. Transthoracic vagotomy for postoperative peptic ulcer. Effects on basal, sham feeding- and pentagastrin-stimulated acid secretion, and on clinical outcome. *Ann Surg.* 1985;201:648–655.

35. Chui PT, Gin T, Chung SC. Anaesthesia for a patient undergoing transthoracic endoscopic vagotomy. *Br J Anaesth.* 1992;68(3):318–320.

36. Bemelman WA, Brummelkamp WH, Bartelsman JF. Endoscopic balloon dilation of the pylorus after esophagogastrostomy without a drainage procedure. *Surg Gynecol Obstet.* 1990;170:424–426.

37. McDermott EW, J.J. Murphy JJ. Laparoscopic truncal vagotomy without drainage. *Br J Surg.* 1993;80:236.

38. Pringle R, et al. Randomized trial of truncal vagotomy with either pyloroplasty or pyloric dilatation in the surgical management of chronic duodenal ulcer. *Br J Surg.* 1983;70(8):482–484.

39. Pietrafitta JJ, et al. Laser laparoscopic vagotomy and pyloromyotomy. *Gastrointest Endosc.* 1991;37:338–343.

40. Mikulicz-Radecki J. Small contributions to the surgery of the intestinal tract. *Trans Am Surg Assoc.* 1903;21:124.

41. Ke CW, et al. Extraluminal laparoscopic wedge resection of gastric submucosal tumors: a retrospective review of 84 cases. *Surg Endosc.* 2010;24:1962–1968.

42. Sokolich J, et al. Expanding the indications for laparoscopic gastric resection for gastrointestinal stromal tumors. *JSLS.* 2009;26(2):165–169.

43. Tabrizian P, Nguyen SQ, Divino CM. Laparoscopic management and longterm outcomes of gastrointestinal stromal tumors. *J Am Coll Surg.* 2009;208(1):80–86.

44. Schubert D, et al. Laparoscopic-endoscopic rendezvous resection of upper gastrointestinal tumors. *Dig Dis.* 2005;23(2):106–112.

45. Abe N, et al. Endoscopic full-thickness resection with laparoscopic assistance as hybrid NOTES for gastric submucosal tumor. *Surg Endosc.* 2009;23(8):1908–1926.

46. Donahue PE, Nyhus LM. Surgical excision of gastric ulcers near the gastroesophageal junction. *Surg Gynecol Obstet.* 1982;155:85–88.

47. Bancroft FW. A modification of the Devine operation of pyloric exclusion for duodenal ulcer. *Am J Surg.* 1932;16:223–230.

48. Becker JM, et al. Proximal gastric vagotomy and mucosal antrectomy: a possible operative approach to duodenal ulcer. *Surgery.* 1983;94:58–64.

49. Degiuli M, et al. Morbidity and mortality after D1 and D2 gastrectomy for cancer: interim analysis of the Italian Gastric Cancer Study Group (IGCSG) randomised surgical trial. *Eur J Surg Oncol.* 2004;30:303–308.

50. Degiuli M, et al. Survival results of a multicentre phase II study to evaluate D2 gastrectomy for gastric cancer. *Br J Cancer.* 2004;90:1727–1732.

51. McCulloch P, et al. Extended versus limited lymph nodes dissection technique for adenocarcinoma of the stomach. *Cochrane Database Syst Rev.* 2004(4):CD001964.

52. Degiuli M, Sasako M, Ponti A. Italian Gastric Cancer Study Group. Morbidity and mortality in the Italian Gastric Cancer Study Group randomized clinical trial of D1 versus D2 resection for gastric cancer. *Br J Surg.* 2010;97(5):643–649.

53. Roukos DH, Lorenz M, Encke A. Evidence of survival benefit of extended (D2) lymphadenectomy in western patients with gastric cancer based on a new concept: a prospective long-term follow-up study. *Surgery.* 1998;123:573–578.

54. Collard JM, et al. Skeletonizing en-bloc gastrectomy for adenocarcinoma in Caucasian patients. *Gastric Cancer.* 2003;6:210–216.

55. Brady MS, et al. Effect of splenectomy on morbidity and survival following curative gastrectomy for carcinoma. *Arch Surg.* 1991;126:359–364.

56. Robertson CS, et al. A prospective randomized trial comparing R1 subtotal gastrectomy with R3 total gastrectomy for antral cancer. *Ann Surg.* 1994;220:176–182.

57. Yang K, et al. Effectiveness and safety of splenectomy for gastric carcinoma: a meta-analysis. *World J Gastroenterol.* 2009;15(42):5352–5359.

58. Gioffre' Florio MA, et al. Simple versus double jejunal pouch for reconstruction after total gastrectomy. *Am J Surg.* 2000;180:24–28.

59. Lehnert T, Buhl K. Techniques of reconstruction after total gastrectomy for cancer. *Br J Surg.* 2004;91:528–539.

60. Millat B, Fingerhut A, Borie F. Surgical treatment of complicated duodenal ulcers: controlled trials. *Br J Surg.* 2000;24:299–306.

61. Dallemagne B, et al. Laparoscopic highly selective vagotomy. *Br J Surg.* 1994;81:554–556.

62. Cadiere GB, et al. Laparoscopic highly selective vagotomy. *Hepatogastroenterology.* 1999;46(27):1500–1506.

63. Taylor TV, et al. Anterior lesser curve seromyotomy and posterior truncal vagotomy versus truncal vagotomy and pyloroplasty in the treatment of chronic duodenal ulcer. *Br J Surg.* 1990;77:1007–1009.

64. Katkhouda N, Heimbucher J, Mouiel J. Laparoscopic posterior truncal vagotomy and anterior seromyotomy. *Semin Laparosc Surg.* 1994;1:154–160.

65. Memon MA, et al. Meta-analysis of laparoscopic and open distal gastrectomy for gastric carcinoma. *Surg Endosc.* 2008;22(8):1781–1789.

66. Yakoub D, et al. Laparoscopic assisted distal gastrectomy for early gastric cancer: is it an alternative to the open approach? *Surg Oncol.* 2009;18(4):322–333.

67. Kim HH, et al. Morbidity and mortality of laparoscopic gastrectomy versus open gastrectomy for gastric cancer: an interim report—a phase III multicenter, prospective, randomized trial (KLASS Trial). *Ann Surg.* 2010;251(3):417–420.

68. Hanisch E, et al. Laparoscopic total gastrectomy: further progress in gastric cancer. *Surg Endosc.* 2010;24(9):2355–1357.

69. Kitagawa Y, et al. Laparoscopic detection of sentinel lymph nodes in gastrointestinal cancer: a novel and minimally invasive approach. *Ann Surg Oncol.* 2001;8:86S–89S.

70. Kitagawa Y, et al. Intraoperative lymphatic mapping and sentinel lymph node sampling in esophageal and gastric cancer. *Surg Oncol Clin N Am.* 2002;11:293–304.

71. Ohdaira H, et al. Validity of modified gastrectomy combined with sentinel node navigation surgery for early gastric cancer. *Gastric Cancer.* 2007;10(2):117–122.

72. Kitagawa Y, et al. Recent advances in sentinel node navigation for gastric cancer: a paradigm shift of surgical management. *J Surg Oncol.* 2005;90(3):147–151; discussion 151–152.

73. Orsenigo E, et al. Sentinel node mapping during laparoscopic distal gastrectomy for gastric cancer: technical notes. *Surg Endosc.* 2010;24(9):2324–2326.

74. Orsenigo E, et al. Sentinel node mapping during laparoscopic distal gastrectomy for gastric cancer. *Surg Endosc.* 2008;22(1):118–121.

75. Takeuchi H, Kitagawa Y. Is lymphadenectomy a predictor or savior for patients with gastric cancer? *Ann Surg Oncol.* 2010;17(5):1257–1258.

病态肥胖症和外科治疗

Bruce Schirmer · Peter Hallowell

（张　辰译）

27

前言

在接下来的数十年，肥胖症将是全球健康的最大威胁。在诸如美国这些国家中，肥胖症有可能造成下一代人无法像前一代人一样寿命更长或更加健康[1]；也将有可能逆转几个世纪以来人们越来越健康的趋势，在全球范围内肥胖率正在增加，且不仅仅限于经济发达国家之中。过去 25 年来美国肥胖率的持续上升令人吃惊；目前，美国近 1/3 成年人是肥胖的，即体重指数［BMI，体重（kg）/ 身高的平方（m²）］达到 30 kg/m² 或更高[2]。然而更加令人担忧的是在一些地区青少年肥胖率接近或超过成人肥胖率，由于肥胖青少年成为肥胖成人的概率较大，预示着问题将持续存在，导致其对人口健康的影响更加严重。

过去几十年中，肥胖症在亚洲、非洲一些地区并不是严重的健康问题；然而，低肥胖率国家现在亦开始出现肥胖症患病率的显著上升。引起此变化的主要因素可能是低肥胖率国家人群大量食用从西方国家引入的高热量快餐与其他食物、体力劳动减少与机械化程度增加等，全球的扁平化导致了全球的肥胖化。

肥胖症一直饱受歧视，但并未触犯法律。法律仅阻止对性别、性取向、种族、宗教以及残疾状态的歧视；然而，无一项法律阻止当前普遍存在的对肥胖症歧视，无论职场、旅途、社区以及其他被非肥胖人群忽视的生活场景。最大的伤害是多数大众固执地认为肥胖症源于懒惰与暴食、而非一种疾病，甚至更可悲的是，有医疗服务提供者亦持有同样观点。医疗保险和补助中心（Centers for Medicare and Medicaid Services，CMS）官方核准肥胖症是一种疾病，并将其治疗纳入联邦保险范围之内[3]。遗憾的是，保险业包括指定的服务于联邦保险患者的公司和处理特写情况的联邦管理员始终制造障碍，增加肥胖患者接受最优治疗的困难，尤其是重度肥胖症[4]。然而，如此短视的行为虽可于短期内节省资金，但并不能彻底地解决问题。全球范围内，下一代人将为肥胖人口的需求付出代价。

医疗保险不愿意支付重度肥胖症患者手术费用的切实理由是手术增加了费用支出。肥胖症医疗费用支出占医疗预算的很大比例，且其增加速度较卫生服务总体支出增长快；据估算，2007 年治疗肥胖症的直接医疗支出为 930 亿美元或超过总医疗直接支出费用的 9%[5]，目前此项支出可能更高。另外，统计的数据仅是直接支出或医生给出的诊治肥胖症以及相关情况的费用，而并未包括肥胖症导致的其他费用增加的支出；例如，一名重度肥胖症患者有较大的切口疝，疝的复发率要大于正常人，可能需要远期手术治疗，甚至出现小肠损伤、瘘、梗阻等严重并发症，而以上治疗的开支不会计算在肥胖症花费之内，因为切口疝已作为另一种独立疾病。与此类似，每年巨大人群的食物消费与其他针对肥胖症的非医疗性支出亦未被计算在内。

本章节侧重于肥胖症的手术治疗，而非药物治疗；同样，亦非常关注潜在接受减重手术的肥胖症患者。表 27-1 为肥胖症的分级定义；"重度肥胖症"一词多指"病态肥胖症"，是由美国国立卫生研究院（National Institutes of Health，NIH）共识会议所推荐使用的，同时也是减重手术的绝对指征[6]。在美国出现了要求重新审核手术数据和修改旧 NIH 指南的呼吁，这些指南是在腹腔镜手术出现之前制定的，当时垂直捆绑胃成形术是美国减重手术采用的常规手术[7]。

同样有 BMI 不能再作为准确预测与肥胖症相关的健康缺陷的争议呼声[8]，例如肌肉发达的个体有较

⬤ 表 27-1 肥胖症分级	
BMI26 ~ 29.9	超重
BMI30 ~ 34.9	肥胖（1 级）
BMI35 ~ 39.9	肥胖（2 级）
BMI40 ~ 49.9	重度肥胖
BMI > 50	超级肥胖

BMI，体重指数

高 BMI 而脂肪较少，他们的健康风险与相同 BMI 的脂肪较多的个体并不一样大。这些争议正确并经过检验，促使更新的 NIH 规范或较 BMI 更好、更容易计算肥胖症的方法的建立，本章仍采用目前的 NIH 规范，认定 BMI 是治疗肥胖症手术指征与计算肥胖症的金标准。

肥胖症病理生理学

　　肥胖症是一个知之甚少的疾病。目前很多调查研究正在尝试确定出现了什么异常会导致肥胖症，这些异常出现在细胞水平和决定其临床表现的完整个体差异水平。这些研究有希望提供新视角，用以治疗肥胖症导致的代谢问题，以及治疗引起肥胖的代谢性原因。但是，直到现在，患有肥胖症的患者非常容易罹患一个或多个肥胖相关疾病。表 27-2 列出了这些疾病。就是这些伴发疾病危害了肥胖患者，尤其是重度肥胖患者的寿命和生活质量。据估计，重度肥胖的男性患者的寿命要比与其相似的人群平均少 12 年，女性是 9 年 [9]。肥胖相关疾病在种族和年龄方面会有一些变异性。男性重度肥胖患者的相关疾病和寿命范围见表 27-3，表中给出了基于年龄和性别的美国重度肥胖人口比例。注意老年男性的重度肥胖人口比例并不像老年女性那么高，主要是因为他们都已经死于肥胖相关疾病。Flum 等指出具有医疗保险（若小于 65 岁则是残疾人）、接受治疗肥胖症手术的男性，男性年龄在 18 ~ 65 岁，术后一年内的死亡率是 6.4%。

　　除常见疾病与肥胖相关外，肥胖个体罹患恶性肿瘤的发生率亦在增高，子宫癌、乳腺癌、前列腺癌以及胰腺癌在这类人群患者中发生率均在增高。

　　最后，促使患者寻求手术治疗原因中，生活方式问题较健康问题更显重要；丧失日常活动能力、不称职的家长、缺乏工作能力以及社会歧视均是患者选择

⬤ 表 27-2 与肥胖相关疾病	
一般	死亡率增高
	切口不易愈合
心血管	高血压
	高脂血症
	高胆固醇血症
	动脉粥样硬化
	冠心病
	充血性心力衰竭
	静脉淤滞性疾病
	心肌病
	左心室肥厚
肺	阻塞性睡眠呼吸暂停
	肥胖 - 通气不足综合征
	哮喘
	肺动脉高压
胃肠	非酒精性脂肪肝病
	胃食管反流病
	胆石症
肾	压力性尿失禁
肌肉骨骼	骨关节炎
	痛风
	背痛
神经系统	卒中
	假性脑瘤
	腕管综合征
代谢 / 内分泌系统	2 型糖尿病
	代谢综合征
	不孕症
	多囊卵巢综合征
肿瘤	食管癌、胃癌、肝癌、胰腺癌、肾癌、胆囊癌、结肠癌、直肠癌、子宫癌、宫颈癌、卵巢癌、乳腺癌、前列腺癌
	多发性骨髓瘤，非霍奇金淋巴瘤
其他	抑郁症
	高凝状态
	促炎症反应状态
	间擦疹
	淋巴性水肿

⬤ 表 27-3 美国不同年龄与性别的重度肥胖发生率			
年龄	20 ~ 39	40 ~ 59	60+
男性	3.3%	3.9%	1.7%
女性	6.4%	7.8%	5.6%

Data from Hedley，Ogden CL，Johnson CL，et al. Prevalence of overweight and obesity among US children, adolescents, and adults, 1999-2002. *JAMA*. 2004；291：2847-2850

手术的主要常见原因。

破解多因素导致肥胖的病理生理学谜团促使多个研究方向的兴起。细胞水平新陈代谢变化、遗传倾向和模式以及环境因素，均可能在疾病病因学与机制方面中起作用，本书重点并不在于这个主题，而是一些多年来的临床实践观察；当然饱腹感改变是重度肥胖患者多种异常中最前缘的问题，这类个体虽然其每天都摄入高热量食物，而饱腹感通常并不能被满足。躯体脂肪分布可影响伴发病的发生、如向心型肥胖较梨型体型更易发生代谢综合征，高内脏与网膜脂肪与代谢综合征、糖尿病等相关，目前正在对不同性质脂肪组织进行基因学分析。过去 5 年间的重要研究聚焦于 Roux-en-Y 胃旁路术后，即刻出现 2 型糖尿病缓解的机制，这些机制几乎均涉及外周组织葡萄糖代谢方面的改变，其原因是通过上消化道的食物通路的改变。肠道对葡萄糖代谢影响目前在严密观察中，期望食欲调节机制、饱腹感机制以及脂肪组织代谢等方面均将来可以被较好地理解，到那时，我们也许能更加透彻地理解肥胖这个复杂的疾病过程。

肥胖药物治疗

所有有肥胖问题的个体均需要终生调整饮食习惯、生活方式与锻炼习惯等以战胜肥胖。对于 1 级肥胖个体，上述调整有可能改变体重，但亦有可能带来其他并发症的风险；虽然如此，随着肥胖症数量增加，药物疗法中等量体重减少不可能带来健康方面的极大的差别，并且亦不大可能成功维持。通过节食达到理想减重效果的概率约 3%；简而言之，药物疗法不大可能成功地解决肥胖问题。虽然药物疗法风险小（除较其他更有效疗法耗费更多时间外），一般认为对于病态肥胖症患者，在手术治疗前应先接受药物治疗；但遗憾的是，此观点并未得到数据支持，而是优先尝试微创与低风险方法理念得到支持。实际上，较少有接受手术治疗的肥胖患者在治疗前从未尝试过节食；对于从未尝试节食的肥胖患者，须询问其动机，这类患者通常认为手术是"魔力子弹"，认为仅需要手术而不需要任何饮食习惯或生活方式改变就能消除肥胖。

在记录中节食、锻炼与其他非手术控制体重的药物疗法的作用通常不如手术疗法，其仅在少数病例中有效；但是，我们认为非手术方法可能有更长久的疗效，而未改变饮食与锻炼习惯的手术治疗可期望得到长久的效果，甚至最有效的减重手术对于完全未适应更好的饮食、锻炼习惯的患者亦随时间推移而出现体重反弹。幸运的是，对于大多数患者，减重术后生理与心理的改变足以支持体质与健康的变化。减重术后长时间减重成功的患者典型心态是决不让自己回到严重肥胖状态，这促使其保持比较正常的体重、减少疾病的概率、享受无肥胖的生活方式等，这种心态通常可保证手术的效果持久。当患者改变不够或者回到以前坏的饮食习惯、不锻炼，这些对手术效果的侵蚀必然发生，这类个体会成为 30% 的体重反弹人群中的一员，最终认为手术失败。减重手术成功的根本原则不能被较好地定义，但肯定包括选择有减肥主动性的患者，成功的手术带来显著的生理、心理与医学变化，以及对饮食习惯、锻炼习惯的长期坚持，因此，减重手术仅是肥胖症患者治疗成功的一部分，然而是最关键的部分。对患者随访关注、坚持适当的饮食与锻炼习惯，以及其他术后可实施的支持措施均有助于确保减重术后的长期疗效；从这个意义上说，药物治疗是保证手术减重长期疗效的重要构成。

减重手术患者选择

减重手术一般遵循 1991 年由 NIH 共识会议推出的指南[6]。适合手术的患者须符合 BMI ≥ 40 kg/m²，或 BMI ≥ 35 kg/m²，但有肥胖引发或加重的疾病如糖尿病、高血压或其他并发症；除上述条件外，多数中心还要求患者有能力理解将要接受的手术和一系列为提高疗效的饮食与运动习惯的改变。患者应该有适当的动机，区域不局限，但在多数中心要求的条件有年龄、体重上限、滥用药物、精神病史、依从性差、卧床状态，以及其他严重的伴发疾病情况等。

应将患者可能接受术式的信息或可选择的术式等告知患者，一些术式对患者来说是更适当或有效的；减重手术医师的专业技能是影响多数患者手术选择的另一个因素，各种术式的优缺点将于下面相关章节介绍。

遗憾的是，通常情况下患者接受何种术式取决于其医疗保险的覆盖范围。患者接受手术通常有多个限制因素，医疗保险公司设置的一系列对患者的术前要求不是基于减重手术的医疗考虑；这些要求包括接受 3 ~ 12 个月的医疗监督节食、精神病史评估以及其他检查，而已有的证据表明这些要求对手术结果的优化并无获益，并且可能导致手术治疗介入的潜在延误[4,11]。上述条件的存在常常阻碍手术积极性不高且无法满足要求的患者接受手术，例如一些保险公司要求患者精神病史评估，但却不承担评估的费用。

公众与转诊内科医师对减重手术与减重手术医师的信息均较10年前更加容易获得，当然亦较20年前更加实用有效。减重协会网站、医师网站、医院网站等均可提供减重外科医师信息，搜索引擎的使用通常可为潜在患者在所在地区内，找到减重外科医师[12]。

对某些特定医疗保险患者，获得相应治疗仍较为困难。一些患者医疗保险根本未包括减重手术，而另外一些患者虽然保险内包含减重手术，但前提是患者或其雇主需要支付更多的附加费用；甚至一些患者保险包含减重手术，但是保险限制患者仅能接受公立医院的外科医师的治疗，而这些医师的人数很少。

患者与减重外科医师见面后，手术方式的选择通常取决于患者医疗保险限制、医生可开展术式以及患者的偏好等因素，当然基础疾病与健康状况亦影响术式的选择。各种术式的适应证、有效性、术后效果等均将于下文中讨论。

术前准备

准备接受减重手术患者需要的术前准备主要有两方面：

1. 对计划的减重手术的特异知识以及预期效果、过程与潜在并发症、副作用。
2. 大手术前的常规术前准备，包括最大限度的治疗现有基础疾病。

计划的减重手术的特异知识可使患者做好改变饮食、生活方式、日常活动、运动方式、体形变化等方面的思想准备。无任何减重手术可在患者不改变饮食、运动、生活方式的基础上获得成功。充满希望的是，手术的力量与持久性促使患者在进食方式、降低食欲、增加饱腹感，以及锻炼方式等方面有效地改变，将对患者生活方式带来可观的质变，使患者产生一种心理状态，即能够强有力地维持以上改变，对抗病态肥胖症先天性基因或曾经的行为趋势。患者生理与心理上的变化对减重手术长期疗效的成功至关重要。幸运的是，大多数接受减重手术的患者均能够拥有且维持这种变化，经常可听到减重术后成功减重并减轻肥胖并发症情况的患者诉说"我绝不会回到以前

的状态"。

虽然并非必须，对于潜在减重手术患者与曾接受手术并且成功的患者间的互动，可有效地帮助其树立成功的信心；潜在减重手术患者术前接受的教育越多，对术后预期过程的越相似，患者的术前焦虑越少，术后治疗计划的依从性越好。患者之间的相互交流可由支持组织、网络聊天组织与个人关系等促进，医生及其辅助人员应经常询问术后患者情况，利用支持网络及术后患者之间有所联系。在我们的实践中，关注每一名有手术要求但受到家庭与配偶阻力的患者；虽然这类患者有足够的愿望希望于术后做得更好，但一旦出现并发症，其家庭可能采取非常激烈的不良回应。当然患者的愿望总是优先考虑，但对上述情况还是谨慎为好。

腹腔镜可调节胃束带手术

在手术之前，对其准备过程的细节需要进行说明。对于拟接受胃束带（Allergan, Inc., Irvine, CA）的手术，我们列出以下主要注意事项，以保证最佳手术效果：

1. 患者可以且愿意接受遵医嘱按时调节束带。所谓可以是指患者医疗保险覆盖调节束带的费用，如无保险支持，患者依从性与随访率将下降，最终导致术后结果不理想。
2. 患者可以且愿意接受常规术后锻炼。我们的经验显示腹腔镜可调节胃束带术（laparoslopic adjustable gastric banding，LAGB）后患者减重效果与锻炼程度存在密切关系。
3. 患者预期与理想的体重下降幅度在100磅（1磅 = 0.45千克）以内。我们发现并且有文献支持，体重超过350磅、BMI大于50 ~ 55 kg/m² 患者，效果与预期体重下降较术前BMI更低的患者为差。
4. 患者可坚持一种"减肥者的心态"，这种情况通常记述患者已经至少在其饮食生活中做对了一件事，且坚持超过6个月；然而，实际上这种饮食习惯无任何长期效果，理由是患者将接受LAGB，而LAGB手术本身是不起决定性作用的，而是强有力抑制食欲使得这种需求变得重要。不需要抑制食欲即有成功的饮食习惯的患者似乎更能于LAGB术后保持一种合理的饮食模式，LAGB对于大多数患者仅是抑制食欲，并

未完全消除食欲。

5. 胃束带对于 BMI 不超过 50 kg/m² 以及无严重基础疾病的患者较其他可选择的术式（如严重糖尿病胃旁路术）是一种更好的术式。对于 BMI 超过 50 kg/m² 的患者亦可施行 LAGB，促使其锻炼而胃束带则提供充分的食欲抑制作用，使患者改变饮食习惯。文献报道大部分 LAGB 病例中 BMI > 50 kg/m² 的患者数量有限，且这部分患者术后减重成功率较低。

腹腔镜 Roux-en-Y 胃旁路术

1. 选择此术式患者须准备接受饮食习惯与能力的显著改变。腹腔镜 Roux-en-Y 胃旁路术（Laparoscopic Roux-en-Y gastric bypass，LRYGB）是效果较强的手术，其可于至少数月内消除大多数患者食欲以及显著改变进食能力；这对于将食物作为精神支柱的患者会感觉到强加于他们饮食模式的改变是一个特殊的问题。然而，这类患者通常可由于食欲消除、体重快速下降以及同时缓解的伴发疾病而感到高兴。

2. 计划接受 LRYGB 的患者须了解手术将真正限制其对铁、钙等必要营养素吸收。

3. LRYGB 是目前美国最常施行的减重手术，也是最具有充分理由的手术。此手术具有有迹可循的持续应用记录，最早于 20 世纪 60 年代末期开展，当时术式与现行手术略有不同，当时采用的是开腹手术。手术调整不断改变着这种术式，但其本质并未改变，即减少胃容积至最小容积的限制性手术；此外，近端胃袋的胃空肠吻合消除幽门括约肌向小肠的慢传输调节功能，导致这部分患者出现易变的严重倾倒综合征。当然随着时间推移，倾倒作用会改善，其最初的出现将迫使患者改变行为习惯，包括避免进食高甜度食物等。

4. 胃旁路术解剖学改变的其他好处是 2 型糖尿病患者胰岛素敏感性的改变，这种变化是由于食物不再经过十二指肠的结果；胃旁路术后 90% 的患者胃食管反流病的（GERD）症状得以改善，原因是胃酸量减少或近端小胃袋分泌量减少，故此手术尤其适合于合并胃食管反流病或有 2 型糖尿病的严重肥胖患者。

5. LRYGB 对需要大幅度减轻体重的患者是非常有效的手术，而不适合吸收不良患者。总体来说，

胃转流术由于本质上是吸收不良手术，避免大多数患者患代谢性并发症，即使对超级肥胖患者来说亦是减重足够有效与持久的手术。

6. 胃转流术禁忌证较少。由于该手术限制铁吸收，所以缺铁性贫血患者最好不选择此术式。在人群中有一定比例的胃癌患病率，这部分人不适合接受胃转流术，原因是一旦施行此手术，不易监测胃大部是否发生胃癌。

7. 腹腔镜胃转流术较开腹手术的常见并发症——切口疝发生率更低，切口感染亦较轻。腹腔镜胃转流术较开腹术式有明确的优势，如术后恢复活动更快、疼痛更轻等。

腹腔镜袖状胃切除术

1. 腹腔镜袖状胃切除术（laparoscopic sleeve gastre-ctomy，LSG）是减重外科医师最新增添的新术式，其最常采用的术式仍在不断改进中。手术经验超过 3 年的医疗中心很少；发表的文献中最长随访时间超过 5 年的病例很少。对于所有减重外科医师来说，最佳的术式是采用腹腔镜完成，即 LSG。

2. LSG 是一种限制性手术；一般来说，其技术难度较胃转流术小，并且避免了 2 个吻合口的风险。LSG 较 LAGB 创伤更大，原因是 LSG 需行胃大部切除。到目前为止的数据显示 LSG 的风险状况介于 LAGB（最安全）和有潜在严重并发症的 LRYGB 之间。

3. 目前并非所有保险公司的保险均能覆盖 LSG，联邦保险和一些主要私营保险公司的保险并未覆盖此手术。

4. LSG 最初是作为更少并发症的腹腔镜十二指肠转流术（laparoslcpic duodenal switch，LDS）分期手术的第一阶段而采用，早期 LDS 经验显示其手术死亡率较预期高；随后 LSG 被采用为第一阶段手术，待体重减轻后再施行吸收不良的手术 [13]。LSG 的成功使得多数患者避免第二阶段手术，从而使该术式成为主要的减重手术。

5. 经验丰富的减重外科师仍然在关注此术式与垂直捆绑胃成形术的解剖与功能的相似之处，后者于 20 ~ 30 年前非常盛行，但由于长期减重效果欠佳已被弃用。

6. 适合 LSG 术的患者包括所有体重 ≥ 超重标准，

适合施行限制性手术的患者。由于 LSG 最初作为重度肥胖个体十二指肠转流术（DS）前的手术，所以 LSG 对于体型非常大的患者在技术上可行，从减重外科医生角度来说是一个积极因素。已发表的数据显示 LSG 对 BMI < 50 的患者亦是有效的基本术式[14-15]。

腹腔镜十二指肠转流术

1. 腹腔镜十二指肠转流术（laparoscopic duodenal switch，LDS）在可接受的减重手术中开展最少，但通常可以达到效果，它也是技术最为困难的减重手术，其减重效果持续时间最长，但并发症亦最多，尤其是代谢并发症。

2. LDS 可引起脂肪与蛋白质相对吸收不良，脂溶性维生素、铁、钙等元素吸收同样受到影响，术后会有是否补充维生素及微量元素的指示，这些物质的补充可能非常昂贵。

3. 对接受吸收不良手术的患者需要进行严密、长期随访，原因是术后易出现代谢性营养缺乏或问题。

4. 另一吸收不良性手术——胆胰转流术（biliopancreatic diversion，BPD）开展较 DS 更少，原因是此术式引起的边缘溃疡常见[16]；上述两种手术均使消化道远端至十二指肠重新排列，BPD 需要切除远端胃，DS 需要切除胃大弯。

5. 多数接受 LDS 手术的患者通常初始体重更大，这类患者仅行限制性手术，无法减去足够的体重。术前 BMI 超过 60 的患者如果能长期随访、主观愿意接受手术、并且能够按要求补充营养，当然应考虑此种手术；对于要求施行最有效的手术、大幅度减轻体重的患者，并且能够接受手术风险者可考虑 LDS。

6. 手术技术的困难以及随访相关要求限制该手术仅于此术式专业化水平高、且可提供其他减重手术选择的专业化中心开展。

手术过程与结果

腹腔镜可调节胃束带术

LAGB 作为治疗病态肥胖症的方法最早由美国 Kuzmak 与瑞典 Halberg、Forsell 分别独立提出[17-18]。胃束带是一种可膨胀硅材质球囊，置于胃近端、通过一细管与放置于腹部的皮下容器相连接。应用无芯针穿刺入皮下泵可以调节束带的直径。2001 年美国食品药品监督管理局（Food and Drug Administration，FDA）批准 Allergan 公司 Lap-Band 束带的使用，随后于 2007 年又增加瑞典束带、由 Ethicon 销售的 Realize 束带。胃束带可由腹腔镜或开腹手术方式置入，多数作者赞成由腹腔镜置入。最近 FDA 批准对 BMI 为 30 ~ 35 合并肥胖相关疾病或 BMI > 35 不合并肥胖伴发病的患者治疗中使用 Lap-Band。

手术步骤

任何减重手术术前评估与指证基本相似，并于前面章节予以描述。患者于围术期需要接受适当的抗生素治疗以及预防深静脉血栓形成的措施。将患者舒服地置于手术台，确保患者反 Trendelenburg 体位时不会下滑。

外科医师对穿刺器数量与位置的选择不一样，我们自己的实践经验如下：于左上腹锁骨中线剑突下一手宽度建立气腹。我们更偏好使用气腹针经足够大、可允许 15 mm 套管针置入的切口，我们用气管造口钩将筋膜拉起帮助气腹针插入；另一种替代方法是采用光学可视套管针。一旦建立气腹，首先检查腹腔内是否存在损伤；随后置入其他套管针，我们于剑突下约 15 cm 腹正中线处置入 12 mm 穿刺器以便置入相机。右上腹置入医师左手操作的 5 mm 穿刺器，左上腹置入助手用使用的 5 mm 穿刺器，在上腹部置入 5 mm 穿刺器帮助挡开肝左外侧叶（图 27-1）。

患者体位置于深反 Trendelenburg 位，用烧灼钩或者超声刀由 His 角开始分离；打开覆盖于左膈脚上的腹膜与胃膈韧带，解剖至胃后方的脂肪。于无血

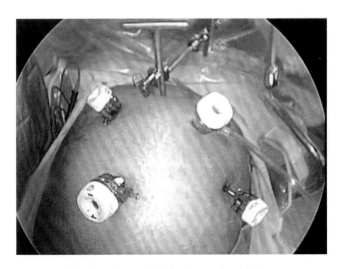

图 27-1　腹腔镜可调节胃束带术（LAGB）的穿刺器位置

管区打开肝胃网膜，即松弛部；随后显露右侧膈肌脚基底部。如发现存在食管裂孔疝，需于此处对其进行修补，用标准方式分离食管后方，并缝合关闭膈肌脚。如未发现食管裂孔疝，充分切开覆盖于右侧膈肌脚上方的腹膜，以便通过抓钳（Lap-Band）或金手指（Realize band）（图 27-2）。值得注意的是这些器械一定要容易地通过左下腹之前分离的空间到达左上腹，任何阻力均提示错误地分离间隙。抓钳伸向头侧近端胃与腹膜后的连接部，保留于小网膜囊外；将束带置于此空间，以避免束带向后方下滑与脱垂。一旦于左上腹看到抓钳，即可经 15 mm 穿刺器将胃束带置入腹腔内；通过胃后方拉拽导管或缝合线将胃束带拉至胃后方（图 27-3）。随后将胃束带扣入搭扣结构内（图 27-4）；于束带上方缝合固定胃底前部与胃储袋部分的胃与胃之间折叠（理想距离为 1 ~ 2 cm）

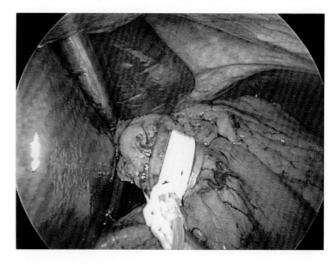

图 27-4 扣好束带

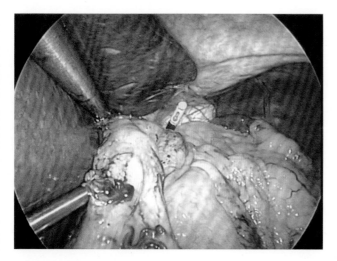

图 27-2 抓钳于胃后通过

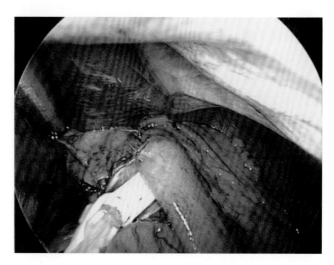

图 27-5 胃底叠瓦式缝合

（图 27-5），通常缝合 2 ~ 3 针即已足够。一定不要覆盖束带的搭扣，因为如覆盖搭扣则有可能导致其侵蚀胃壁。经上腹部 15 mm 穿刺器将导管引出腹腔或由手术医师偏好决定，将其连接于注水泵上；将注水泵固定于腹壁筋膜组织上（图 27-6），尽量把此穿刺器置于腹壁较薄位置，以便将来进入。束带系统经皮肤 用 Huber 针（Piwania Technologies Pvt.Ltd., New Deli, India）穿刺，注水回吸以确认注水量与排除渗漏。手术结束时需将束带内所有的液体抽干，于术后调节时再注入；推荐于术后早期阶段维持束带空虚状态，不至于使患者于早期阶段对胃限制太多。

术后处理

目前 LAGB 术由门诊施术，除非有医疗或保险

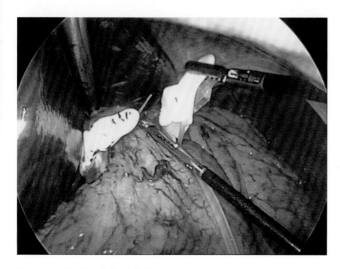

图 27-3 胃后间隙拉过束带

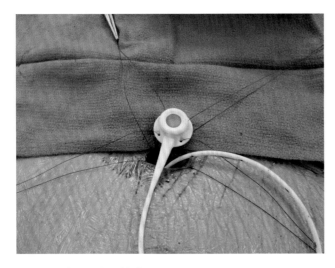

图 27-6　将泵固定于筋膜上

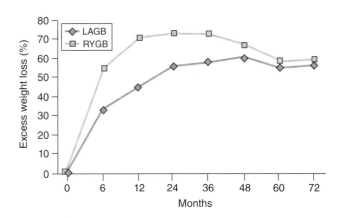

图 27-7　Lap-Band 术与 RYGB 的 %EWL 比较，数据包括所有随访 3 年以上、病例数 50 例以上的所有研究，其中有 8 项 RYGB 研究与 7 项 LAGB 研究（From Dixon JB，O'Brien PE. Laparoscopic adjustable gastric banding：outcomes. In：Schauer PR，Schirmer BD，Brethauer SA，eds. *Minimally Invasive Bariatric Surgery*. New York，NY：Springer；2007：190.）

方面要求住院治疗。术前或出院时，应给予患者和家属饮食、运动、止痛药物等方面的信息，还应包括急症情况下于何时与给何人打电话等。患者出院后应进流质 2 ~ 3 周，我们通常于术后 2 ~ 3 周嘱患者返回医院检查伤口，并询问饮食情况；患者可逐渐进食软质并检查他的药物使用、伴发病等情况。由于 LAGB 通常并不像其他减重手术导致营养缺乏，推荐补足多种维生素；如患者仍未返回工作岗位，通常亦可准备返回工作岗位。

　　LAGB 成功与否取决于带束的调节、坚持改变饮食与锻炼。不同的外科医师调节束带的时间不尽相同，虽然如此，每周减轻体重为 1 ~ 2 磅（1 磅 = 0.45 千克）是广泛认同的目标。体重下降减慢、饱胀感延迟，或者进食量增加等均提示需要进行束带调节，这需要仔细地评价患者体重、饮食史、体育锻炼等情况后作出决定。

　　束带调节是典型门诊小操作，有时可能需要内镜辅助下使用穿刺器或评估束带的松紧度；调节程度有多种不同参考参数，包括饥饿状态下摄入液体量、体重减轻程度、进食面包能力以及束带的类型等[19]，这些更是一种高于科学的艺术。

结果

　　与显著的副作用相比，LAGB 术对减重与缓解肥胖伴发病方面效果通常较好。大量文献一般采用过量体重减轻百分比（EWL%）报道术后 1、2 或多年的平均术后减轻体重程度，一般来说，接受 LAGB 患者可有一较缓慢的体重下降曲线，相较于胃转流术、袖状胃切除术与十二指肠转流术，LAGB 术后患者需更长的时间达到体重下降最大值，图 27-7 列举一组病例体重减轻曲线[20]。多个作者报道的术后 2 年 EWL% 为 45% ~ 55%[21-23]。LAGB 术后可观察到伴发病的缓解，这方面最重要的文献是 Dixon 前瞻性随机试验[24]，LAGB 术后 2 年 2 型糖尿病缓解率达 73%，相反的是对照组缓解率低很多；LAGB 术后其他伴发症亦得以改善，并且通常与体重减轻相关。

　　最佳 LAGB 效果似与多次调解、参加的支持组织与坚持体育锻炼等有关[25]。

并发症

　　LAGB 的术后并发症包括：脱垂或滑动、侵蚀胃壁、穿刺器或导管并发症、束带过度充盈、食管扩张、减重失败。

　　束带脱垂或滑动是最常见的再次手术并发症，其发生机制为过多胃组织从束带下方涌入束带环内（脱垂），或者束带下滑距离超过本来需要的位置，导致束带上方过多胃组织（滑动）；两者结果类似：过多的胃组织较严重时可导致即刻严重食物耐受不良，轻则表现胃灼热、中度食物耐受不良等。LAGB 患者一旦出现胃食管反流（GERD）症状即表明很有可能存在脱垂，应予以排除。

　　脱垂诊断开始是由上述临床症状诊断，X 线平片通常可显示束带位于异常水平位置（图 27-8A），吞钡造影可显示过多的胃组织位于束带上方，可诊断脱垂（图 27-8B），脱垂也可能出现于前方或后方。

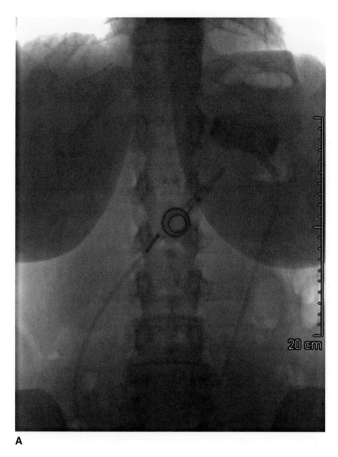

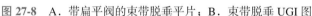

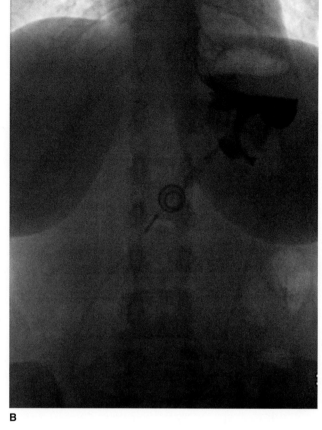

图 27-8　A．带扁平阀的束带脱垂平片；B．束带脱垂 UGI 图

脱垂的起始治疗是抽出束带内的液体，通常可使脱垂自行消失，可以通过行影像学检查确认束带是否复位；如症状仍然存在，且影像学提示脱垂存在，则需要手术解除脱垂，通常可于腹腔镜下完成。通常需松解束带搭扣才能完全解除脱垂，随后重新安置束带、重新折叠缝合胃底以保持其处于正确位置方可结束手术。

束带侵蚀胃壁不是常见问题，大宗病例的发生率为 1% 或更低[26]，其治疗包括去除束带并修复侵蚀部位，给予适当抗生素与支持治疗。

LAGB 术后最严重的并发症是食管扩张，通常发生于胃束带位置过高、限制远端食管而非近端胃时；多数报道其发生率为 1% ～ 2%，可能出现反流、吞咽困难、疼痛与食物耐受不良等症状，最终导致食管扩张。如果食管扩张长期存在，可导致食管运动功能障碍；一旦发现这种情况，须尽快去除束带内的液体、尽量减少限制与梗阻，可能会逆转食管扩张与重建食管功能；束带重新定位有助于防止此类问题复发。

大系列病例中穿刺器与导管并发症发生率为

2% ～ 5%[26]，一般可于局部麻醉下修复或全麻下局部介入治疗；重新定位注水泵后倾斜导致无法进入的情况较少见，在缝合注水泵与筋膜中应多加注意，避免此类问题。

束带过度充盈通常是较容易校正的问题，当调节完成后，患者一般不会立即出现症状；但是第二天可能出现吞咽困难，并持续存在。全部或部分抽出束带内液体可有效地解决此问题。

遗憾的是，减重手术都会遇到的体重下降不理想的问题已然存在；但在一些中心 LAGB 术后患者体重下降不佳的发生率非常高。我们注意到前述的术前适应证筛选原则可降低但无法完全消除个别患者出现体重降低不佳的问题，需要取出束带率低于 5%，LAGB 术后有 15% 的患者体重下降不佳（定义为 < 25% EBW）。欧洲一些有 15 年 LAGB 手术经验的中心报道，由于 LAGB 远期效果不佳，LAGB 术的弃用率正在上升；另一方面，在澳大利亚 LAGB 仍是最主要的减重手术，其报道的术后效果亦是最好的[28]。

LAGB 术后营养方面的并发症较少见，仅与摄入不足有关；LAGB 术并不改变消化过程，因此不会出现营养吸收障碍；患者术后常规补充多种维生素即已足够。

腹腔镜袖状胃切除术

腹腔镜袖状胃切除术（LSG）是最近才被认可的一种减重手术。美国代谢和减重手术学会于 2009 年认可 LSG 作为一种标准适用的减重手术[29]，在美国此手术数量迅速增加，已成为数量第 3 位的减重术式（前 2 位是 LRYGB 与 LAGB）。保险报销仍未完全覆盖，这在某种程度上限制了其普遍推广。预计未来数年随着保险覆盖范围的扩大，这种术式的数量还会增加。中期效果仅见于少数报告，其他多数报告仅限于短期效果。和所有减重手术一样，在今后一段时间里长期疗效将决定该术式能否作为一种标准的减重术式。

如前所述，LSG 患者的选择取决于外科医生的经验和对手术可行性的判断，同时也与患者的偏好和保险报销能力有关。

手术过程

患者取仰卧位，确保反 Trendelenburg 位时双脚与双腿有足够的支撑。手术台须保证承载最大体型患者的安全移动的措施，因此需有液压控制系统。主刀手术医生站在患者右侧、助手在左侧，操镜手站于主刀医生右侧。推荐穿刺器位置如图 27-9。当然，穿刺器位置不尽相同；目前多篇文献报道单孔 LSG，使 3 个器械通过扩大的单个脐部穿刺器进行操作[30]。

LSG 术由分离胃大弯侧血供开始，由距幽门约 5 cm 的胃大弯侧开始游离。在胃网膜血管起始于胃大弯处将其分开，从胃大弯远端向近端游离；可使用超声刀或其他能量装置离断血管，电凝不能避免这些血管的出血（图 27-10）。血管的分离延续至胃短血管，达胃大弯最顶端，从而阻断胃窦以上胃大弯的血行。

沿胃小弯放置探条、扩张器或者相似占位器械（一些医生偏好使用软镜）。探条一般选用 32 ～ 40 F，大小取决于医生偏好与经验；探条越细，术后减重效果越好，当然发生胃腔狭窄可能性也越大。使用线性吻合器分开胃组织，在胃窦使用的吻合器，要高于胃上部；从胃大弯侧血行阻断起始部位开始分离。紧贴着探条或内镜切断胃组织，仅留胃小弯侧一条窄的食物通道（图 27-11），注意近端胃底切除时不要过于靠近胃食管连接部与 His 角。对胃窄段血行阻断后可

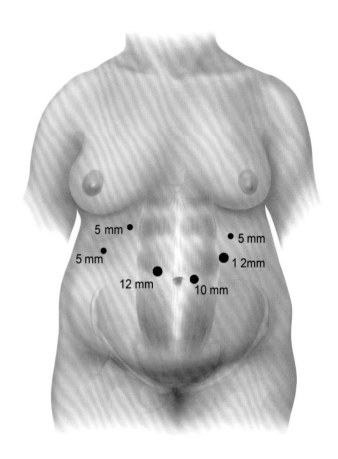

图 27-9 LSG 穿刺器位置

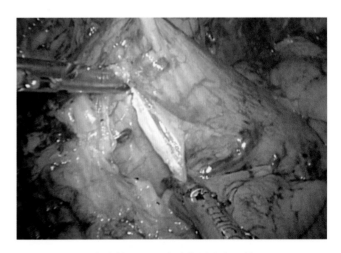

图 27-10 LSG 术中使用电源波游离胃大弯血管

能出现缺血性漏，使愈合较难，出现持久性存在的问题，一些医生感觉用钉线加强材料可减少出血和漏，但亦有医生认为吻合器加强并不能防止出血与漏，且花费较大。无论何种情况下，应特别注意钉割胃组织操作要避免手术后钉线出血与漏的相关并发症，同样

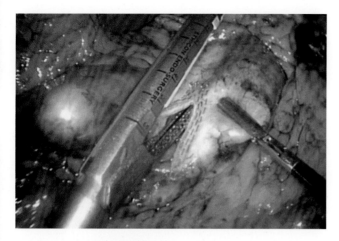

图 27-11 LSG 术中切割胃组织

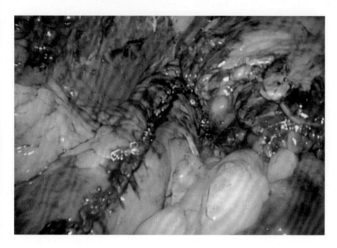

图 27-12 完成的 LSG

应避免胃狭窄。胃组织切断完成后的手术图片见图 27-12。使用腹腔镜取物袋将移除的血行阻断的胃大弯从最大穿刺器取出腹腔，术中测试漏并非一致性要求，但通常由手术医生在手术结束进行检查。

术后护理

LSG 通常是住院的手术操作，虽然住院时间有可能短于 24 h；术后住院时间取决于患者伴发病。镇痛治疗一般通过适当肠外药物给予，一旦可口服用药，通常于 24 h 内给予液体麻醉药，缓解疼痛。多数医生选择于术后第 1 天例行影像学检查，其是否成为标准或选项目前尚存争论，尤其是 LRYGB，其争论史更长。一旦患者可进食足量流质，且无漏、出血、狭窄等表现，患者即可出院。

LSG 术后，患者须进食流质饮食，直至适应长、窄的胃腔；流质饮食的时长不尽相同，一般在 2 ～ 3

周。随后开始进食软质与易嚼固体食物，此时期需数周时间。由于手术的解剖学重排，患者食欲亦受到限制，可使饮食谱缓慢地向固体食物转变。

第 1 年的随访足以发现狭窄的长期并发症，偶尔亦有营养问题发生。鼓励摄入蛋白质，摄入的液体蛋白质包括乳制品，它能提供早期阶段的绝大部分蛋白质；随后，一旦可进食大量固体食物，可摄入标准蛋白质，补足蛋白质的需要。多数患者需长期服用维生素 B_{12}，且于术后数月后即应检测其水平；由于缺乏摄入富含铁的食物，故应补充铁，推荐患者每日摄入多种维生素。LSG 随访尚属其早期阶段，因此术后其他严重营养缺乏尚未观察到。

结果

LSG 作为一种基本的减重术式具有良好的减重效果，文献报道随访 1 年减重可达到 50% ～ 70% EWL[31-32]、伴发疾病亦得以缓解，同时患者对手术满意度亦较高。

LSG 目前正处于其减重术式的"蜜月期"，总体来说在绝大多数文献中，LSG 的近期效果非常好。但是，手术观察期尚短，还不能确定该术式有哪些远期问题；尤其是术后体重增加或反弹还未有报道。一个与其解剖学上相似的手术——垂直捆绑胃成形术，依靠一个短小胃通道与一个束带限制食物流出[33]，上世纪 80 年代此术式非常热门，与 LSG 相似，相较于胃转流术，在技术上更为简单。上世纪 80 年代，垂直捆绑胃成形术是美国最为常见的减重手术；但远期随访结果显示，患者为适应消化道狭窄而改变饮食结构，结果是摄入大量的高热量饮料而体重慢慢地反弹，单中心报道 10 余年后，垂直捆绑胃成形术后患者成功减重率不足 25%[34]。

并发症

在所有大系列病例中 LSG 手术死亡率低于 1%，一般为 0.2% ～ 0.3%。围术期并发症包括出血、狭窄、钉线漏等，发生率为 2% ～ 5%[29,35-36]，狭窄、食物耐受不良与反流等为术后即刻并发症。

由于胃导管较紧，术后出血内镜治疗较为困难；如术后即刻进行的输液保守治疗无效或血流动力学不稳者可考虑手术治疗。

钉线漏一经发现最好选择手术修复；根据腹腔内环境、组织质量、腹膜炎与腹腔污染程度等，于安全位置置入空肠营养管是一种恰当的治疗方式，可提供有效的肠内营养；一般需要引流修复区域。复发漏可采用内镜下支架治疗，一般取决于胃腔宽度与漏的位置。

LSG 术后胃腔狭窄是非常棘手的问题，早期可选择采用内镜球囊或荧光镜扩张治疗；发表的文献中此方面结果较少，经内镜放置临时支架的相关报道亦较少，但其可能是一种潜在的有效方法[37]。

有报道 LSG 存在远期反流与食物耐受不良等问题，但病例数较少，并且这些问题发生的概率与严重程度仍未得以准确的确认。

LSG 术后的营养问题尚未在文献中有所报道，由于大部分胃被切除，所以可以预期到 LSG 术后患者的维生素 B_{12} 水平可能下降，存在潜在的巨幼红细胞性贫血、维生素 B_{12} 相关神经病变等；基于 LSG 的解剖学，其他营养缺乏仅于摄入不足时出现，原因是 LSG 并非吸收不良手术。

腹腔镜 Roux-en-Y 胃旁路术

美国最常采用的减重术式是腹腔镜胃旁路术（LRYGB），然而此术式有多种变化，当然亦有一些 LRYGB 的共同拥有的明确的特征和组成部分。在下文中叙述的手术过程将使用弗吉尼亚大学的方法，虽然此章节的两位共同作者在其各自的技术上存在差别；只要有可能，我们将提及每个步骤的常见变化。

患者体位和手术室准备

患者取仰卧位，双腿伸直紧贴在一起；如分腿，医生并不能获得更多的操作便利，所以使双腿并拢由手术台提供支撑力、减少由于医生站于两腿之间的分腿或某个支撑位手术时容易出现的神经损伤的可能性。我们还发现使用脚踏板、大块海绵垫垫于包绕的双脚、并将垫子固定于手术台等措施均可以使调整到反 Trendelenburg 位变得容易，对胃部分的手术操作是有利的。仰卧位静脉血栓栓塞（venous thromboembolism，VTE）发生率较分腿与支撑位低。

最初采取仰卧位完成小肠部分手术，随后改为深反 Trendelenburg 位完成胃部分手术。为保证上肢血供，一般将两上肢外展、给予一定支撑；对于重度肥胖症患者于腋下与上臂垫软垫支撑非常重要，原因是患者身体较庞大，在仰卧位时上肢得不到足够支撑。

术前给予适量的抗生素。一代头孢菌素通常可覆盖手术相关近端肠道菌群，腹腔镜手术相对于开腹手术已显著地降低切口严重感染的发生率。

针对静脉血栓形成（VTE）的预防尚存争议。肺栓塞是减重术后死亡的最主要的原因，医生们想尽一切可行的办法以减少其发生；但是，这些措施包括术后早期下床活动、术前至少使用下肢或足持续加压装置或肝素治疗等。我们中心在曾经历深静脉血栓频发 1 年后，于手术开始之前进行皮下注射低分子量肝素、给予后续的加压变化等治疗。文献有大量涉及 VTE 问题的论文、但并未达到明确的共识[38]；但是，目前大多数医生在临床实践中均在使用机械与化学方法预防血栓。高风险患者如高凝状态或曾有血栓史等，给予临时下腔静脉（inferior vena cava，IVC）滤网是预防肺栓塞的最终措施。

用标准氯已定或碘基溶液准备皮肤，消毒范围覆盖全腹，上方越过剑突上 2 肋。

手术步骤

建立气腹和放置穿刺器 重度肥胖症患者建立气腹，我们的经验是最好使用气腹针，减重手术几乎不使用 Hasson 套管针——其在深度穿刺建立时，当周围组织牢靠时，建立气腹是困难的。取而代之的是使用标准的气管造口钩提起筋膜组织，反向牵拉腹壁，以便使气腹针穿刺较厚的腹壁进入腹腔；在开始进气阶段，保持气管造口钩一直于提拉状态，直至气腹空间足够大，即使去掉牵拉，气腹针也不会触碰到腹腔内组织与脏器。我们偏好的气腹的建立位置是左上腹、接近肋缘，随后助手可于此位置使用 12 mm 套管穿刺器，此区域腹腔平均来说有最少既往手术所致粘连。如此区域曾有手术史，而右侧没有，我们就会于右侧建立气腹；主刀医生左手于此位置使用穿刺器。对严重肥胖患者，通常气腹压需达 18 mmHg 可保证足够的手术视野，腹壁特别厚的患者可能需要加长套管。

LRYGB 放置穿刺器位置多样，图 27-13 所示的是我们的方法。镜头于气腹状态"穿顶"的脐部上方的穿刺器内置入，主刀医生左、右手与助手右手使用 12 mm 的穿刺器，上述位置的选择是基于术中击发吻合器更加容易、角度更好的考虑，助手左手为 5 mm 套管针。当患者太胖，可能需要额外增加穿刺器。小肠部分手术操作中，如镜头距术野太近，操作较为困难；我们的经验是如遇类似情况，于中线靠下处再增加一个穿刺器。胃的切割吻合操作亦可能较困难，其上方穿刺器置入的腹腔镜可能距术野太远，在此情况下，我们利用助手右手的穿刺器置入腹腔镜，沿肋缘于左上方置入 5 mm 套管针供助手右手使用。

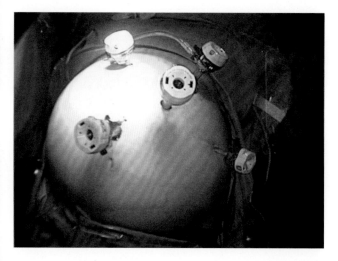

图 27-13 腹腔镜 Roux-en-Y 胃转流术（LRGY）的穿刺器位置

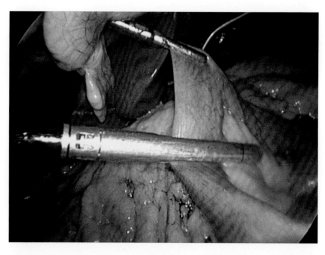

图 27-14 腹腔镜 Roux-en-Y 胃转流术（LRGY）钉合近端空肠

有多种肝牵拉器械可供使用。T-Boone 拉钩是金属材质，其结构为管状稍弯曲结构与短横梁，可于术中将大多数患者的肝左叶牵拉起来。如肝较大需 Nathanson 拉钩，肝拉钩最好置于上腹部、高于肝边缘，可使其直接向下进入腹腔后，牵起肝。

小肠部分：构建 Roux 臂 此部分操作由辨认 Treiz 韧带开始。首先将大网膜与其他腹腔脏器的粘连分开，至少将大网膜中部与左侧部游离；一般右侧与腹壁粘连可以忽略。一旦完成大网膜游离，将其置于横结肠以上，抓住横结肠系膜并向上提起，显露 Treiz 韧带；待确认 Treiz 韧带后，即可于距其 30 ~ 50 cm 处分开空肠。肠臂距 Treiz 韧带越短，铁与钙的吸收就越好；但是，对于体型巨大的患者需旷置距空肠更长距离，使远端空肠与近端胃吻合所需要的 Roux 肠臂足够长。一般来说，即使是体型巨大的患者，距 Treiz 韧带 50 cm，可使 Roux 肠臂近端达胃的近端。

切断空肠一般需使用 1 ~ 2 次 GIA 吻合器，它带有白色钉舱。GIA 由主刀医生右手穿刺器置入，可使它在切断小肠时获得更好的角度（图 27-14）。第二发钉舱一般置入小肠系膜，有助于扩大 Roux 肠臂的游离度；分离肠系膜方向需垂直向下，使两个被分开的肠段系膜基本一致，切割线偏向任何一侧均可能造成肠段缺血，以致远期可能需要切除缺血肠管。用超声刀继续向下分离肠系膜，直至肠系膜根部（图 27-15）；分离空肠系膜较大的血管交通支时，超声刀动作要慢，一旦达肠系膜基底部，即不需继续分离，原因是一旦系膜大血管出血，腹腔镜能量器械止血困难。

此部分的最后操作是评估空肠活力。任何缺血部

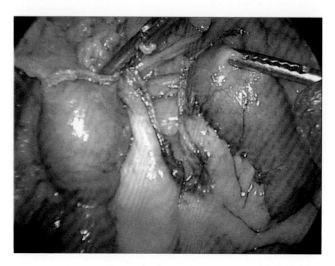

图 27-15 声波刀分离 Roux 肠臂系膜

分均应直接切除或放入标本袋随后移除，这取决于切除部分的大小。如 Roux 肠臂断端是健康的，应立即将 0.25-in Penrose 导管缝于其断端（图 27-16）。如需要切除，等完成切除后立即将导管缝上；缝合导管后用抓钳抓持导管，可防止 Roux 肠臂与胆胰肠臂混淆。

近端空肠朝向邻近的 Treiz 韧带，牵拉其肠系膜并使其指向尾侧；可将胆胰肠臂（更近端空肠）末端朝向镜头、位于术野左侧。随后测量 Roux 肠臂长度，对于有经验医生此操作可目测完成，但是对于新手建议使用工具或标记帮助测量小肠长度。当 Roux 肠臂测量完成后，将其推向屏幕右上方、或患者左上腹。采用这种方法，Roux 肠臂肠系膜可于测量肠臂时按逆时针方向连续转动；我们通常将 BMI 为 40 ~ 50 患者 Roux 肠臂保留约 100 cm 左右，对 BMI

为 50 ～ 55 患者 Roux 肠臂长约为 125 ～ 130 cm，BMI 大于 55 患者 Roux 肠臂长约为 150 cm。一旦完成 Roux 肠臂长度测定，将此定位点与胆胰肠肢缝合一起，将 Roux 臂对系膜缘与胆胰肢末端上 6 cm 处对系膜缘缝合 1 针。

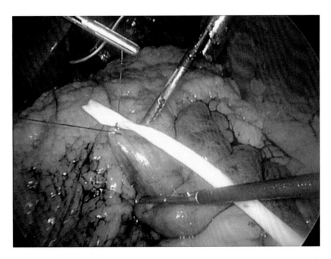

图 27-16　缝合 Penrose 管

肠肠吻合术　现在多采用声波刀距将两肠段缝合处远端以下 1 cm 处对系膜缘侧切开，尽量使两肠段切口靠近。从主刀左手穿刺器置入白色 45 mm GIA，将 GIA 两支分别插入肠切口，当 GIA 两支完全进入肠管后，闭合并击发 GIA（图 27-17）。第二发白色 GIA 由助手右手穿刺器置入腹腔并放入肠切口，一般此角度较容易地将 GIA 指向第一发反方向；将 GIA 完全放入肠管后，其上肢长度通常足以适应远端胆胰肠臂短段，闭合并击发 GIA。我们发现这种"双发"GIA 技术基本消除了远端吻合口偶发性狭窄，而其可能是致命性并发症。缝合关闭肠管切口，缝合方向始于食物开口端，向上朝胆胰臂方向关闭（图 27-18）。最后，将小肠系膜裂孔缝合关闭，使用不吸收缝线连续缝合、缝合方向从肠系膜缺损基底处开始，向上直至胆胰臂断端与 Roux 肠臂侧越过肠肠吻合口数厘米（图 27-19）。

一些外科医生使用单发钉合技术进行肠肠吻合术。此时，非常推荐使用缝合法关闭吻合缺损，原因是如果使用吻合器关闭切口，可能导致狭窄。双发吻合器技术可以使用 GIA 关闭小肠切口，但一些医生

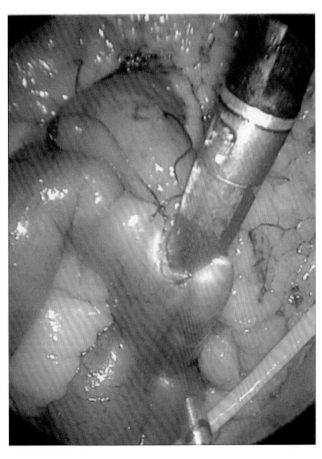

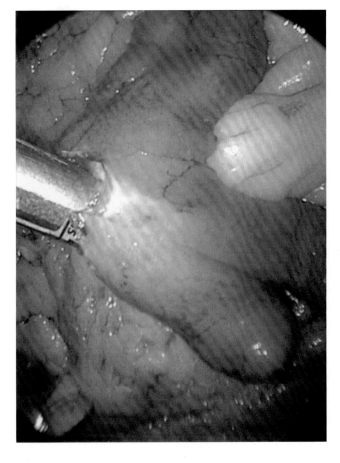

图 27-17　肠肠钉合

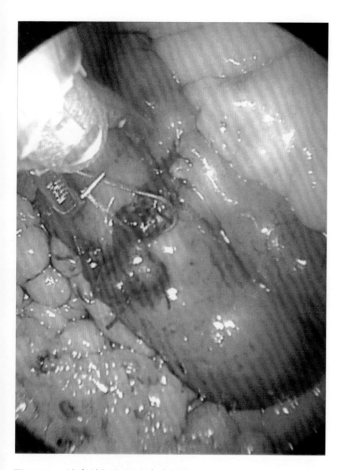

图 27-18　缝合关闭肠肠吻合术缺损

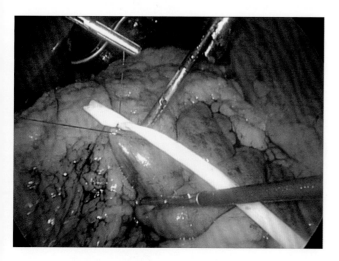

图 27-19　肠肠吻合系膜裂孔缝合闭合完成

倾向采用手缝技术完成吻合。

通过 Roux 肠臂　我们偏好采用结肠后胃后途径上提 Roux 空肠臂。作者倾向这种方法是基于 Roux 空肠臂提至近端胃的距离最短、吻合口承受的张力最小，还可最大限度地降低由于 Roux 空肠臂与胆胰臂

的解剖关系产生的 Petersen 裂孔疝的风险。结肠前途径的支持者认为此途径更快、吻合口张力问题的风险更小；他们还认为横结肠无系膜裂孔，发生内疝的概率下降[39]。

胆胰空肠臂需再次找到 Treiz 韧带，于其左侧即为横结肠系膜，牵起、展开为一个平面。我们发现 Treiz 韧带左上方是一安全区域，此处可使用超声刀开窗；纵行打开一数厘米开口，并用超声刀小心地分离肠系膜。通常情况下不会遇到大血管，但仍需小心以防血管异常分布。一旦开窗至小网膜囊，通常可看到胃，并且可抓取与牵拉至肠系膜开窗处。扩大肠系膜开窗范围，以便允许 Roux 空肠臂通过此处达胃后；此操作可通过 Penrose 引流管置于胃后间隙，随后将 Roux 空肠臂起始部上拉 2 ~ 3 英寸（1 英寸 = 2.54 厘米）（图 27-20）。尤其需要注意的 Roux 空肠臂肠系膜勿扭转，保持小肠上下垂直，便于通过横结肠系膜。

上提 Roux 空肠臂的困难通常需要多年的学习技巧克服，臃肿的肠系膜使操作难度加大；在此情况下，可能需用超声刀打开胃结肠韧带 4 ~ 6 英寸区域，可更加容易地直视横结肠系膜上面。助手抓住 Penrose 引流管末端，向上推入并通过横结肠系膜开窗处；系膜上的隆起一般可认定抓钳与 Penrose 引流管位于系膜表面下方。随后于直视下用抓钳刺破系膜表面、扩大开窗孔，引导 Roux 空肠臂通过。术中需要特别仔细地检查肠系膜。

构建近端胃储袋　近端胃储袋最好由胃小弯上部构成，还包含较少的一部分胃底。为更好地显露，我们在放置好肝拉钩后将患者置于反 Trendelenburg 位。

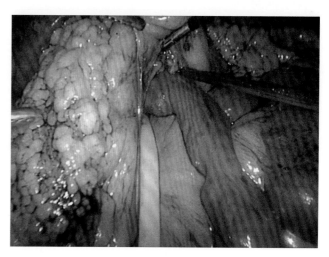

图 27-20　Roux 空肠臂通道

用超声刀在胃小弯侧胃系膜近胃侧打开一小孔；如果患者体型较大，胃储袋最好构建长一些，从角切迹以上 1 ~ 2 cm 处开始，可保证 Roux 空肠臂可到达胃储袋。更为常规的是从角切迹以上数厘米开始构建胃储袋。胃小弯侧开孔后，直接从胃小弯侧使用蓝色钉舱（若胃壁较厚，可使用绿色钉舱）GIA 横向切断胃（图 27-21）。主刀医生须与麻醉医师在击发 GIA 前双人确认鼻胃管、温度监测仪以及其他胃引流管均已取出。

我们发现下一步引导合适的胃储袋容量的方法是麻醉师置入 Ewald 管，这是一种胃灌洗管，用于吸引出胃内凝血块或颗粒物，直径为 32 F，将导管沿胃小弯放入胃内，用于引导构建胃储袋的大小。胃储袋仅较导管稍大一点，沿胃内导管边缘使用数发 GIA，直

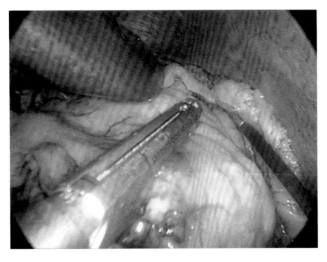

图 27-21 开始构建近端胃小囊的首发闭合

至向上方达 His 角（图 27-22）。可于胃底后方系膜打开一个孔，以便击发最后一发 GIA，将胃完全切断、近端胃储袋与远端胃彻底分离。

胃空肠吻合 胃储袋构建完成后，通常可于远端胃后方看到 Penrose 管；如未看到，则需打开胃结肠韧带、找到导管，将 Roux 空肠臂通过横结肠系膜裂孔，上提至胃储袋远端。一个需要注意的问题是胃后方粘连可增加 Roux 空肠臂上提的困难，阻碍 Roux 空肠臂上提，更为糟糕的是，可能压迫 Roux 空肠臂系膜，导致肠管缺血。发现任何限制 Roux 空肠臂上提的因素后均应通过胃结肠韧带，查看胃后壁表面。

Penrose 引流管定位后，通过其向上轻轻牵拉 Roux 空肠臂至胃下部；将 Roux 空肠近端断端置于近端胃储袋最低位，Roux 空肠臂更远端轻柔摆成与胃储袋相同的长度，当胃储袋与小肠对齐后，采用连续缝合将 Roux 空肠臂边缘与胃储袋闭合线缝在一起，从闭合线顶点开始缝合，打结完成后留一根长线备用（图 27-23）。此时 Ewald 管作为胃切开术的支撑物，用超声刀将其在距胃储袋末端 1 cm 毗邻小肠处切开。然后要求麻醉师回抽 Ewald 管 6 ~ 8 cm，以免被钉合，此步骤需直视下确认。使用蓝色钉舱 GIA，将其两个臂分别插入胃与小肠腔内，这样胃肠对齐方向为自然方向，GIA 最好从主刀医生左手穿刺器置入。将 GIA 臂全部置入胃肠后击发钉合（图 27-24），随后用可吸收缝线连续全层缝合胃肠上切口，在临近切口最低点对齐胃肠连续缝合线结附近，开始缝合，用可吸收缝线加固缝合浆肌层，在全层缝合后将 Ewald 管插入胃肠吻合口，将其撑开以免浆肌层缝合时导致吻合

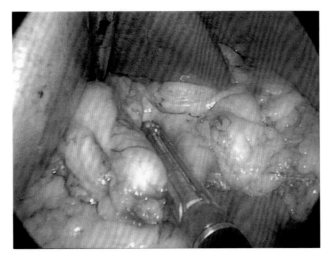

图 27-22 构建近端胃小囊的闭合

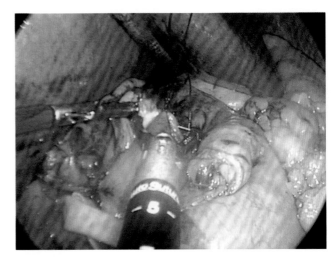

图 27-23 起始缝合拉近邻近胃储袋的 Roux 臂

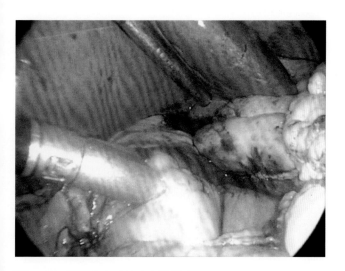

图 27-24　胃肠吻合时的吻合器置入

口狭窄。我们将亚甲蓝加压注入 Ewald 管，检测胃肠吻合口是否有瘘，操作时压近吻合口以下的 Roux 空肠臂，确认其膨胀后无吻合口瘘。

多数外科医生使用圆形吻合器等行胃肠吻合术。首例报道使用圆形吻合器的作者使用该方法多年，现在已改使用线性吻合器。使用线性吻合器，不会限制吻合口大小，在我们的经验中，线性吻合口狭窄率低于 2%（圆形吻合器为 10% ~ 14%），而二者的减重程度基本相同[40]。如缺少技术娴熟的第一助手，此时对于主刀医生来说使用线性切割吻合器更加简单。

关闭系膜裂孔　结肠后 Roux 空肠臂需固定于可靠结构上，以免其向上套入胃后，若如此操作，Roux 空肠臂可呈手风琴状，有可能出现多发不全梗阻或单一完全梗阻。我们用不吸收缝线，将 Roux 空肠臂

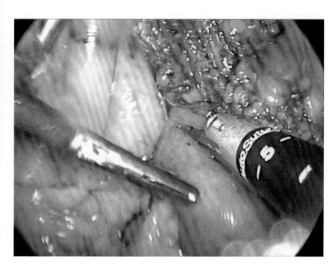

图 27-25　缝合系膜

固定于 Treiz 韧带以胆胰空肠臂远端，以避免上述情况（图 27-25）；于患者左上方与侧方缝合 Roux 空肠臂与结肠系膜裂孔，虽然采用这种技术内疝发生率较低，但并不能完全避免发生，因为有时线结松脱或缝线间间隙扩大，均可能导致内疝。

结束手术　用 0 号可吸收缝线，将 12 mm 穿刺器口于腹膜层 / 筋膜层缝合关闭；随后拔除所有套管，排空气腹。皮肤缝合采用可吸收线皮下缝合，皮肤切口用外用粘着剂（氰基丙烯酸盐黏合剂）覆盖。将 0.25% 的丁哌卡因与肾上腺素注入所有切口，与手术开始切开皮肤时相同。

开腹 Roux-en-Y 胃旁路术

手术操作

开腹胃旁路术（RYGB）是一个经历时间检验的减重术式，是唯一一个一直在施行的手术；但是，不可否认的是采用腹腔镜手术优势更大，原因是腹腔镜损伤并发症更少、切口疝更少以及术后恢复更快等。然而，减重手术医生在有能力必需时进行开腹手术，原因是一些患者需要开腹手术；无法开展腹腔镜手术最常见的原因是腹腔严重粘连（通常出现于修正手术）、过厚的腹壁，限制穿刺器活动度、肝较大而无法用肝拉钩挡开，或术中并发症需中转开腹等。

目前的开腹胃转流术是仿腹腔镜式式，原因是我们的腹腔镜胃转流术经验丰富，已成为常规采用的术式；两种术式的入路方式有一些不同，将于下文详述。

切口和显露　开腹手术切口要足够高，以便显露横膈；通常皮肤切口须延伸至剑突上 1 ~ 2 cm，沿着剑突左侧边缘分离筋膜与肌肉，可使医生向下直视看到横膈；如未看到横膈，表明切口不够高。使用机械自动拉钩有助于获得一稳定、充足的手术野，不适宜使用手动拉钩。切口长度需较好地显露横结肠及其下方数英寸的空间，此区域可用以肠肠吻合术。开腹手术肝拉钩的使用与腹腔镜手术不同，开腹手术无法从下向上看到胃，用肝拉钩将肝左叶拉起，并不足以使胃良好显露；取而代之的是，切断左侧三角韧带，向下牵拉肝，显露足够长的胃食管连接部。仅于进行胃部手术时牵拉肝，以免对肝压迫太长时间。

肠肠吻合术　我们现在于小肠部分操作开始进行开腹胃转流术，并使用腹腔镜进行同样的操作。使用缝线而非 Penrose 引流管标记 Roux 肠臂，在胃储袋构建前不需将其送至上方。

构建胃储袋 构建胃储袋与腹腔镜手术类似，但开腹手术解剖胃结肠韧带更加容易，因此行胃小弯系膜裂孔时可将手指置于胃后。从胃后向上推举系膜有助于打开毗邻胃的系膜，随后使用切割吻合器以与腹腔镜相似方式构建立胃储袋。开腹手术多数使用绿色钉舱，因为需要开腹的患者通常胃壁更厚。

上提 Roux 空肠臂 打开胃结肠韧带可使医生能触及横结肠系膜上表面，从而于组织最薄部位打开系膜。打开系膜的位置与腹腔镜手术基本一致，但用手推举系膜对此操作帮助较大。随后将 Roux 空肠臂轻轻穿过结肠后与胃后，将其置于近端胃储袋处。务必确认肠系膜无扭转。

之后的操作步骤与腹腔镜手术完全一样，最后关闭腹部切口。我们一般使用 1 号环状 PDS 缝线单层缝合、关闭筋膜与腹膜；充分冲洗皮下组织，之后钉合皮肤、覆盖无菌纱布。

引流、锁边缝合、胃造口术 一般来说，作者们争论的是胃肠吻合口术应该关闭或是引流；但是，如术中亚甲蓝检查发现需要修补的漏、或组织吻合质量有疑问、或对此种高技术难度手术视野不理想等情况很有可能出现漏，如上述任一情况出现在构建胃储袋时，均应该对胃钉合线用可吸收线连续锁边缝合加固。如胃肠吻合口存在以上问题，则需要于吻合口附近留置闭合引流管，可将引流管置于吻合口下方、穿过脾后方，从左侧腹部引出腹腔。通常于出院前即可将引流管拔除，或者最晚于术后首次回访时拔除。远端胃造口术可用于手术困难或出现术中并发症的中转手术中，使用标准 Stamm 型胃造口管（28-32F）完成胃造口术，置入并引流远端胃。

术后护理

作者对 LRYGB 的术后处理已有一套标准方案，这可避免术后治疗和医嘱出现疏忽、促进护士按照常规进行护理、促进早期出院而将更多关注放在患者术后需求。此方案的主要方面如下：

在第一个 12 ~ 24 h 内以 250 ml/h 静脉输液等张液体，然后根据尿量再进一步调整。一些肥胖症患者常年使用利尿剂，对其尤其需要注意的是，术后少尿勿给予大剂量液体输注。如无出血或体液丢失证据，我们最多给予患者数升液体，之后静脉注射利尿剂，患者一般可有适量尿液。

早期活动是预防 VTE 的关键步骤。患者最好于术后数小时即开始活动，鼓励患者经常下床活动；患者躺在床上时穿戴足部连续加压装置。对于一般风险患者，皮下注射低分子量肝素预防 VTE 直至出院；对于高危患者，在家持续每日 2 次皮下注射低分子肝素，超过 3 周。

手术当晚仅允许口服冰块。术后第二天行口服水溶性对比剂上消化道造影，如未发现问题，患者即可开始无渣流质饮食，随后可进食匀浆饮食。虽然一些学者认为术后检查是不精确与不经济的[41]，但我们仍用以检查是否存在吻合口远端梗阻与确定胃袋大小。

术后第 1 天使用静脉药物与口服药物止痛。在首个 24 h 内，患者使用自控止痛泵（patient-controlled analgesia，PCA），随后由口服药物代替 PCA。

一般预防性使用静脉抗生素，术前、术后各一剂。

用 Dermabond 简单处理伤口，必要时允许接触水，不需要其他特殊处理。

术后首个 24 小时内给予氧气吸入，随后根据血氧饱和度水平停止使用。依照我们的流程，患有阻塞性睡眠呼吸暂停的患者需将其持续气道正压（coatinuons positioe dirway pressure，CPAP）面罩带到医院，并于住院期间一直使用。高度呼吸系统风险患者需于术前进行动脉血气分析（arterial blood gas，ABG）检查，以确定其"基线"水平，这对术后呼吸机通气支持对患者是十分必要的，虽然此情况并不多见。如出现此类情况，术前 ABG 结果是拔管的标准；否则，手术医生可能经常与重症监护（ICU）医生发生对立，后者总希望脱机拔管之前看到"正常"的血气分析结果。

我们的 LRYGB 患者常规于术后第二天中午出院，多数患者可按照这个时间表出院，但偶有一些患者因为低氧血症、尿潴留、疼痛或其他医疗、社会问题延长住院时间；接受开腹 RYGB 患者同样按照此原则处理，除非其不能于术后 3 天内脱离静脉止痛药或充分下床活动。

随访

LRYGB 术后的患者需于术后 3 周、3 个月、6 个月、1 年进行门诊随访，然后每年 1 次，如有必要可以增加预约随访次数。术后第 3 周随访主要考察术后对新饮食的习惯情况、恢复情况、食谱提升、是否开始锻炼以及药物调整情况（通常由患者初级治疗医生协助完成）。术后第 3 个月随访，需要确认食谱与锻炼计划以及肥胖伴发疾病缓解情况与远期药物调整情况。术后第 6 个月随访，需要评估所有潜在食谱或营养缺乏问题，以及再次强调体育锻炼的必要性；重新调整药物治疗方案，为防止体重下降过快而使用的胆囊结石药物（熊去氧胆酸 400 mg，2 次 / 天）不应继续服用等。术后 1 年随访，需评估肥胖伴随疾病的术后缓解情况，强调继续坚持食谱与锻炼的改变，这些改变是在术后 1 年建立的；如果这些改变被放弃，患者有可能出现体重反弹，因为术后对手术适应可使患者经口进食量大幅增加，且伴随着食欲的恢复（虽然仍限制）。

怎样强调都不过分的是，在减重手术的患者未长期坚持手术带来的饮食、锻炼习惯与生活方式的调整的情况下，无任何一种减重手术可持久地减轻体重、长期缓解伴发疾病，体重恢复或再次发胖是接受减重手术患者需要长期面对的最大的长期问题。

结果

多数系列报道称 LRYGB 减重效果显著，多数患者术后 1 年多余体重减轻百分率（% EBWL）达 60% ~ 75%[42-44]，LRYGB 仅仅于近 10 年才广泛开展，直至 2003 年其数量仅与 RYGB 相当；因此，多数胃转流术长期随访报道多是开腹手术的。开腹胃转流术减重效果与 LRYGB 效果相差无几，虽无 %EBWL 超过 70% 的文献报道，Pories 等[45]与瑞典肥胖研究[46]报道体重减轻可长期维持，瑞典肥胖研究包括 RYGB 与胃成形术。腹腔镜途径减重效果似乎更好一些，主要有两个原因：首先，从腹腔镜时代开始接受 RYGB 的患者体型在下降，在使用腹腔镜手术之前，BMI 为 40 ~ 50 的患者较少有人愿意手术，尤其是当时手术需要一个大切口。胃转流术的数量于可选择腹腔镜手术后大幅上升，美国胃转流术数量的快速上升为其证据。1999—2003 年，每年手术数量由大约 25 000 ~ 120 000 例（图 27-26）；其次，其他因素如网络通讯、全国范围的媒体宣传促使

手术例数的增加，更像是爆发性需求与数量和手术流行度增长的副产品。5 年短期随访显示，接受胃转流术费用较可行手术但未接受的患者而使用药物治疗费用支出更少[47]。

对患者来说胃转流术具有许多优点，其能有效延长寿命[48-50]，能减轻伴发疾病，其结果见表 27-4[51-53]；一些特殊医学问题更应从 RYGB 效果进行更为详细的考虑。

糖尿病

胃转流术对成人发病的 2 型糖尿病的治疗效果极好，患者术后数周内即可感觉到症状的缓解；而同一时间段的体重下降不足以解释此疾病的快速改善，许多施行 RYGB 的外科医生观察到此种临床现象并由 Pories 等的研究做了最好的总结[54]。过去的 10 年间，有关 RYGB 缓解糖尿病机制研究数量非常之多，Rubino 等用肥胖大鼠实验证明将近端小肠食物转流改道可缓解大鼠的肥胖与糖尿病，而去除转流则肥胖与糖尿病再发[55]。而代谢方面，RYGB 改变肠胰岛轴仍有争议[56]，明显的是胰高血糖素样肽（glucagomlike peptide-1，GLP-1）于此过程中起重要作用，但其他 RYGB 术后的胃肠激素亦与代谢的变化有关联；从 2007 年开始的关于此方面的专题会议中，此课题始终是众多科学家研究 RYGB 对糖尿病、代谢综合征、高脂血症和其他代谢问题的焦点。

胆石症

胆石症可与手术或饮食改变等任何原因所致的体重快速下降而形成。最初于一项 20 世纪 80 年代饮食项目中发现有较高的发病率，随后研究发现体重快速下降后，胆泥形成或结石发生率为 30% 左右[57]，这种情况对于拟行 LRYGB、LSG、DS 手术的患者需予

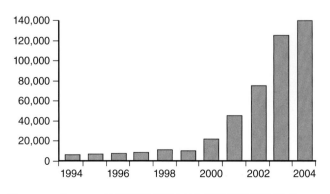

图 27-26　Roux-en-Y 胃转流术于 2000 年前后数量增长表

⭕ 表 27-4　RYGB 术后伴发疾病缓解率	
多余体重减轻（EWL）	62%
死亡率	0.5%
糖尿病缓解率	84%
高脂血症缓解率	97%
高血压缓解率	68%
睡眠暂停综合征缓解率	80%

基于参考文献[51-53].

以考虑；幸运的是，预防性服用胆酸，尤其是熊去氧胆酸，300mg、2次/天，连用6个月，可将胆石症发生率降至4%[58]。

同时施行治疗性胆囊切除术对于有症状胆石症患者是一种合适的选择；但有一些医生术前并不关注胆道系统，或认为胆道的关注并无依据。虽然历史数据并不支持上述观点，但最近一些短时间的随访研究显示施行上述术式后1～2年内，胆道并发症发生率极低[59-60]；然而，长期随访结果似乎更加倾向于长期未治疗胆石症所致的胆道系统并发症的发病率与普通人群的区别无统计学意义[61-63]。

争议更多的是于择期减重手术前发现的无症状胆石症是否需要治疗，一些研究认为同时性胆囊切除术的住院时长或并发症发病率等显示不推荐保其施行[64]，而我们的经验显示施行RYGB同时行预防开腹或腹腔镜胆囊切除术对其他结果几乎无影响，仅延长一些手术时间[65]。

在开腹减重手术时代，施行同时性胆囊切除术是非常常见的处理，包括我们中心。理由是，如果后者在减重手术成功完成后被很好地施行，胆石症的术后发展和后续手术的需要大于施行一个同时性预防手术的危险性。当前随着越来越多减重手术采用腹腔镜完成，利用腹腔镜胆囊切除术完成第2次手术的可能性非常大，因此同时性胆囊切除术切除患者健康胆囊的情况已大幅度减少。

我们目前对此问题的推荐是任何有胆道病变者接受RYGB时均同时行胆囊切除，所有接受吸收不良手术的患者由于胆盐池丧失，在术后体重快速下降（50磅/3月）而需2次/天服用熊去氧胆酸400mg长达6个月的患者均应强烈考虑同时性胆囊切除；由于多数接受LAGB的患者并不像吸收不良手术或RYGB手术患者，体重下降那样迅速，预防性胆囊切除并不必要且无指征。对并非常规服用熊去氧胆酸，但有胆石症的患者在施行LAGB时，由手术医生基于术中是否漏胆汁与患者术前的症状等决定是否同时性胆囊切除术。

胃食管反流病

在向伴发胃食管反流病（GERD）的患者推荐减重手术时，一些特别问题需要考虑，接受RYGB[66]比LAGB[67]或LSG[32]更明显地改善GERD患者的症状。

接受RYGB术的患者较接受胃底折叠术的患者感受到更加明显地GERD缓解[66-68]。实际上，对BMI＞35准备接受胃底折叠术的患者，应向其提供LRGYB而非腹腔镜胃底折叠术；前者可缓解患者反流症状，同时可改善与严重肥胖相关的体质和医学问题[69]。

并发症

10年前的文献报道中，LRYGB相关死亡率已降至1%；最近大数据报道显示手术死亡率为0.13%～0.18%[70-71]。随着医生经验的增加、接受手术人群疾病程度更轻与体型更小、有良好治疗流程中心的处理水平提高、及开腹切口手术的减少等均对死亡率的降低做出贡献；LRYGB现在几乎较除胆囊切除术以外的所有腹腔内手术安全。

LRYGB发病率在过去10年的下降与经验增加亦相关。多数报道中较大的手术发病率低于2%，由国家手术品质改善计划（National Surgical Quality Improvement Program，NSQIP）数据库和大学保健系统协会（Vniversity Health System Consortium，UHC）发布的30天综合总发病率分别为15%和14%[72]。NSQIP对我们中心的结果数据和UHC结果列举于表27-5。

特殊并发症及其治疗

LRYGB与开腹RYGB并发症基本相当，除后者可能有更高的切口并发症与切口疝发生率；LRYGB的术中并发症发生率较低，约2%，包括：出血、脏器损伤、构建吻合口时Roux肠臂扭曲、及术中检测发现吻合口漏等；术后并发症通常指的是术后早期发生的，

表 27-5　UHC 和 UVA 的 NSQIP 减重手术数据（腹腔镜胃转流术，2005-2008）

	UVA	全国
病例数	562	18 423
发病率	9.8%	7.5%
	55/562	1388/18 423
死亡率	0.36%	0.16%
	2/562	30/18 423
再手术率	5%	2.9%
	28/562	534/18 423

UHC, University Health System Consortium；UVA, University of Virginia

包括：腹腔内与吻合口出血[73]、技术失误导致的机械性肠梗阻、重度水肿或管腔内血肿[74]、吻合口漏[75-76]等。其他非减重相关特殊并发症同样有可能发生，包括：静脉血栓形成、心律失常、肺不张、肺炎等。

在这些众多术后早期并发症中，吻合口漏是减重手术医生最为担心的，原因是其存在潜在致命性结果。如患者仅表现为心动过速，此时对吻合口漏做出临床诊断可能较为困难；其他提示漏的体征与症状有发热、腹痛、呼吸急促、濒死感、少尿、低血压等。一般来说，在胃转流术后一周内患者状态变差即表明有漏的可能，除非有证据证明存在其他原因。影像学检查的灵敏度不能达到100%，可能不能诊断出所有的漏；亦有可能的情况是漏发生于远端胃钉线或肠肠吻合口，此两处荧光镜检查时较少甚至无对比剂[77]。如临床体征提示漏的存在，且无影像学证据，医生不应阻止对问题患者的再探查；虽然一些极小已引流的漏可考虑保守治疗[78]，通常手术治疗更为合适[79]。治疗包括一期修补、放置充分引流以防再次漏、建立肠内营养通路（通常于远端无功能胃行胃造口术），严重的顽固病例，考虑采用内镜下放置支架治疗等[80]。

LRYGB 或 RYGB 术后第一周内的呕吐是潜在早期肠梗阻的一个令人担忧的体征，肠吻合口存在机械性或技术性狭窄、水肿、血肿均有可能引起不完全性或完全性肠梗阻；虽然患者可通过呕吐排空 Roux 空肠臂，但胆胰空肠臂与远端胃并不能减压，导致肠腔内压膨胀、钉线破裂，这些均可能导致潜在

的致命后果（图 27-27），因此出现呕吐一定要考虑到存在的可能性，仔细检查，当患者情况不确定时，需再次手术[81]。

RYGB 远期并发症的类型较少，但有一些常见并发症需识别并防止其危及生命；最危险和危及生命的是腹内疝引起的小肠梗阻[82-83]，如未对此并发症及时的鉴别、诊断与治疗，有可能由于肠缺血坏死而丧失一段较长的小肠。对任何接受 RYGB 术出现腹痛与肠梗阻症状的患者，均应考虑其有可能存在腹内疝肠梗阻的可能；如疑似腹内疝肠梗阻，外科医生一定不能仅给予鼻胃管胃肠减压与观察。手术是唯一正确的治疗方法，腹内疝的诊断需要有高度警惕性，其诊断与非减重人群的缺血性肠病相似；表现出的症状通常较体检、放射性检查与实验室检查严重，有时可于 CT 检查发现"漩涡"征（图 27-28）。作者治疗数位进食后间歇性腹痛患者，无确定性的实验室与放射性检查证据；这些病例中部分小肠发生腹内疝，幸运的是并未发生肠绞窄。从末端回肠开始还内疝，原因是这样可确保识别更多的远端小肠、并确保小肠在正确的方向。多数腹内疝均可采用腹腔镜治疗，但小肠膨胀与水肿等限制因素妨碍腹腔镜安全操作。

LRYGB 术后胃肠吻合口狭窄表现为术后 4 ～ 12 周出现的进行性食物耐受不良。此情况可使用上消化道内镜，可同时对狭窄进行诊断和治疗；幸运的是吻合口的开口狭窄较严重，如非完全性狭窄，使用内镜球囊扩张可完全缓解梗阻。如内镜球囊扩张不能充分缓解症状，再加一个内镜球囊或随后在荧光镜下用更大直径的球囊通常足以治疗狭窄[84-85]。

狭窄一般不需要再次手术治疗，除非症状顽固或

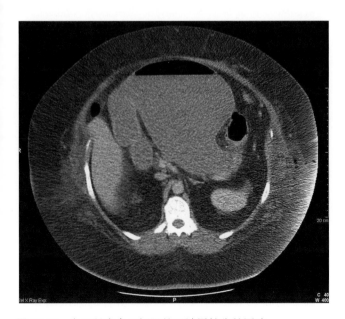

图 27-27 由于肠吻合口梗阻的远端胃扩张的图片

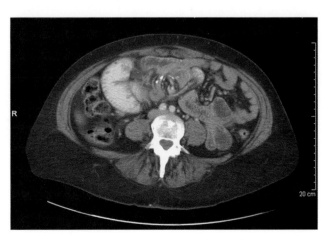

图 27-28 腹腔镜 Roux-en-Y 胃转流术（LRYGB）后肠梗阻 CT 提示"漩涡"征

继发于边缘溃疡导致的瘢痕狭窄；我们的经验是，在行胃肠吻合时，采用线性吻合器较管形吻合器发生狭窄的可能性小[40]。

边缘溃疡是 LRYGB 或 RYGB 术后值得讨论的另一远期并发症，其病因存在争议，似乎是多因素所致[87]；吻合时采用机械钉合或永久性缝合吻合口时，可能导致溃疡的发生率增加[88]。如有幽门螺旋杆菌定殖且并未治疗，可使边缘溃疡的发生率升高[89]，有时缺血亦可导致边缘溃疡，吸烟是顽固性、复发性、难治愈性溃疡的危险因素[90]，一些医生可能会基于此原因拒绝为吸烟患者施行 LRYGB 手术。

持续性上腹部烧灼痛、进食后无相关症状改善或部分病例可能轻微缓解等是边缘溃疡的标志。高度疑似的指征和内镜检查可确诊；边缘溃疡的发生率为 2% ~ 14%[91-92]，发生率的差异与积极诊断及风险因素有关。治疗主要是药物治疗，且对大多数病例有效；难治性边缘溃疡应采用泛影葡胺（泛影酸盐葡甲胺）对比检查以确定是否有对比剂渗入低位胃。如结果阳性，即提示需要手术治疗，原因是胃间瘘难以自行愈合[93]。同样的，如 RYGB 术中未分开胃，胃钉线出现破损，而使上下两段胃交通，此时需要手术分离低位胃和胃袋，从而避免胃酸反流至吻合口与溃疡。

营养问题和并发症

由于 LRYGB 食物与大部分胃、十二指肠及 50 cm 的近端空肠不再接触，主要的吸收不良或营养缺乏问题一般限于这些区域所吸收的营养成分或术后显著摄入不足的营养成分。蛋白质吸收不良一般与抑郁或其他导致摄入量急剧下降的疾病相伴，肝病易发生低蛋白血症；多数营养问题与铁、钙吸收不良相关，原因是转流后食糜团与近端小肠不再接触。相似的是，由于缺少吸收营养所需的内因子，可导致维生素 B_{12} 缺乏；所有接受 RYGB 患者术后均需检测上述三种元素水平。有时，一些患者还可出现叶酸缺乏；另一不常见但是较重要的维生素缺乏是硫胺素缺乏，其可引起渐进性与显著的呕吐，如未治疗可留下永久性神经后遗症如 Korsakoff 综合征[94]。肥胖人群中维生素 D 缺乏比例较高，因此可推测术后患者中发生维生素 D 缺乏的比例亦较高[95]；虽然仍不清楚 RYGB 术后明显的骨质疏松发生率，但应通过补充治疗维生素 D 缺乏[96]。

RYGB 术后患者维生素与营养素的需要总结如下，我们按照下面推荐原则指导患者术后维生素补充治疗。包括以下内容：

1. 每日摄入多种维生素与铁元素（葡萄糖酸亚铁或延胡索酸盐）

2. 对育龄妇女或有明确铁元素缺乏者补充葡萄糖酸亚铁 300 mg，2 次/天

3. 对于多数 RYGB 术后个体，尤其有明确维生素 D 缺乏人群给予枸橼酸钙 400 ~ 600 mg 与维生素 D 300 ~ 400 IU，2 次/天

4. 对于维生素 B_{12} 生化检查水平低的患者，给予维生素 B_{12} 肌肉注射（1000 μg）或舌下含服（1000 μg 联合叶酸、维生素 B_6 和生物素，2 次/天）

临床上最常见的维生素缺乏是缺铁性贫血，一般通过口服足以补足。硫酸亚铁需于酸性介质中才可分解、吸收，所以其并非减重手术患者必需用药；葡萄糖酸亚铁是一种合适替代品。对低维生素 D_3 生化水平，如不是很明显，通常在常规补充维生素 D 与钙离子的同时给予额外的维生素 D。RYGB 术后临床上明显的维生素 B_{12} 缺乏罕见，虽然如此，患者应予以肠外或舌下给药的补充治疗，直至达正常水平。

胆胰分泌转流术和十二指肠转流术

胆胰分泌转流术（biliotancreatic diversion，BPD）于 1976 年由 Scopinaro 首先报道[97]，1988 年 Hess 和 Hess 将 BPD 修正为十二指肠转流术（duodenal switch，DS）[98]，二者均为高难度减重手术，术后并发症亦最多，通常可带来大幅度的体重减轻，尤其是超级肥胖症患者。BPD 与 DS 开展的数量曾在美国总减重手术量中仅占不足 5%[99]，而目前也许不足 1%[70]。这类手术是超级肥胖患者的最佳选择，这类患者可能有已接受过一次限制性手术失败的经历，或将减重术后仍将大量进食视为人生最重要的方面。患者需做好于手术之后足量补充维生素的准备。

手术步骤

BPD 和 DS 均可采用腹腔镜或开腹手术。手术技巧和其他腹腔镜减重手术相似，但穿刺器位置不同，放置穿刺器的位置在医生之间有差异，图 27-29 是腹腔镜 DS 的穿刺器位置图。

在 BPD 时候，于水平位行胃次全切除、仅留下 200 ~ 400 ml 残胃，找到回盲瓣，向上测量 250 cm 小肠并将其分开；将分开的小肠的远端与近端胃储袋吻合，可采用线性或圆形吻合器，通常采用前者。将近端小肠断端与距离回盲瓣 100 cm 处的末端回肠采用线性吻合器行侧侧吻合。手术完成后见图 27-30。以

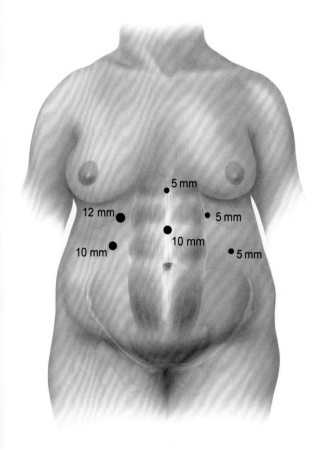

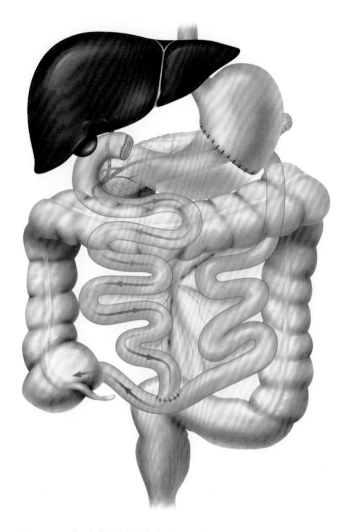

图 27-29　腹腔镜十二指肠转流术的穿刺器位置图

图 27-30　胆胰分泌转流术完成后示意图

前，外科医生将肠肠吻合口选在距回盲瓣近端 50 cm 处，但术后可能发生严重的蛋白质吸收不良；甚至 Scopinaro 与其同事描述道"对南部意大利患者要保留更长的共同管道，原因是其较北部意大利人摄入更少的蛋白质食谱"[100]。"由于术后有患胆石症的高风险，所以应行预防性胆囊切除术。

DS 胃切除术与 BPD 不同 DS 胃切除术可减少倾倒综合征与边缘溃疡发生率。在 DS 手术中，需行垂直的或胃小弯基础上的袖状胃切除术（图 27-31）。采用 32 ～ 40 F 的探条使残胃容量为 100 ～ 200 ml；在距幽门 2 cm 处将十二指肠第一部分开，远端回肠末端与十二指肠残端随后将进行吻合；无论开腹或腹腔镜手术，通常此吻合最好采用人工缝合技术。远端小肠吻合术已于先前进行描述，最常用方法是标准的线性吻合器方法。完成后的 DS 手术见图 27-32，同样需行预防性胆囊切除术。

术后处理

BPD 和 DS 手术在大多数问题上都是相似的，均

需要术后护理与随访。现在，多数美国第三方已经同意支付 DS。BPD 在美国较少开展。因此谈论主要集中在 DS 上，除非患者指定 BPD；需再次强调的是，BPD 具有同样的风险与并发症。

接受 DS 手术的患者面临吻合口漏、胃肠道出血、肺栓塞、肠梗阻与狭窄等并发症，其影像学表现与 LRYGB 术后的基本相同，治疗亦基本一致，这些将于后面并发症章节总结。

BPD 和 DS 均为吸收限制性手术。需告知患者术后可能发生的结果。患者应知道大量进食后可出现腹泻，而腹泻会强有力地改变饮食行为习惯。平均来说，DS 患者较 LRYGB 患者每日摄入更多热量，但令人震惊的是体重仅轻微增加[101]。进餐后多次腹泻可减少过度大量进食。患者还需知道何种食物易致最严重的腹泻，一般为富含脂肪食物。患者需注意与腹泻相伴随的潜在肛周问题，当然饮食方式的改变可改

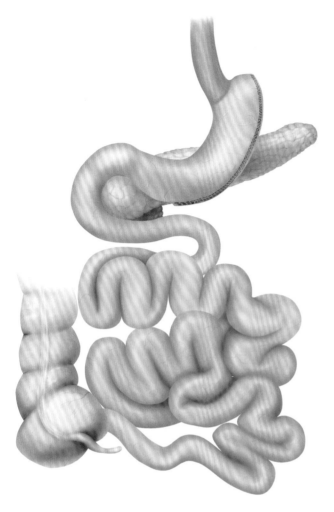

图 27-31　十二指肠转流（DS）的袖状切除部分

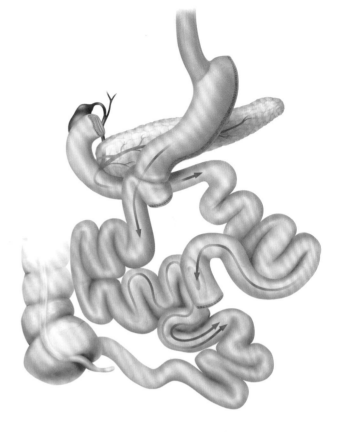

图 27-32　十二指肠转流（DS）完成后示意图

3．口服补充葡萄糖酸亚铁与口服补充维生素 D、钙

4．每月肠外途径补充维生素 B₁₂，或每周舌下含服补充维生素 B_{12}

5．每天口服补充标准量的多种维生素

随访

DS 术后，患者需与手术团队保持密切联系，因为其他医生可能不完全了解吸收障碍等，尤其是远期蛋白质营养不良等相关问题。社区医生可能会误将 DS 术后蛋白质 - 热量营养不良认为是充血性心力衰竭或肝病的表现，这些疾病可发生外周水肿与低蛋白血症。如蛋白质 - 热量营养不良恶化加重，则需住院治疗与给予肠外营养支持治疗；这些情况是修正手术加长共同管道的指征。潜在的维生素、微量元素缺乏或蛋白质营养不良于 DS 术后一直存在，是一种日常状态，因此即使术后多年也推荐患者半年进行一次血液检查。

结果

善这种情况。

营养缺乏几乎出现在所有吸收限制性手术中。教育患者适度摄入与补充营养素是必要的，这些患者存在蛋白 - 热量营养不良、脂溶性维生素和微量元素缺乏，原因是十二指肠与近端空肠不与食糜接触，与 RYGB 术后患者一样面临缺铁、缺钙的风险。由于丧失大部分胃组织，所以应补充维生素 B_{12}。因此 DS 患者术后护理的最主要问题是确保其理解自己的需求，并且一直坚持适量补充维生素与矿物质。这类手术可能花费较高，在与患者的术前谈话中有必要涉及这个问题。酶缺乏同样可能是由于短肠综合征和吸收受限所致，这种情况在肠旁路术后更为常见。以下问题可能出现于 DS 术后。

1．典型的 DS 术后推荐补充计划，如下：

2．肠外途径注射维生素 A、D、K 等脂溶性维生素

DS 是被业界和保险业均认可的常见减重手术中

减重效果最好、最持久的术式[40]，DS 术后 EWL 至少超过 75%。DS 术后减重效果通常是持久的，体重反弹较 LAGB 或 LRYGB 均更少[102]，术后患者满意度通常较高。

DS 术后伴发疾病缓解亦较好，尤其是高脂血症、糖尿病、代谢综合征[40,103]。

并发症

LRYGB 术后早期并发症亦可出现于 DS 术后。除狭窄外，这些并发症的出现与前面提及的 LRYGB 术后的情况基本相同。狭窄可能出现在近端吻合口，亦可能出现于袖状胃切除术的胃管，这种狭窄可能需要球囊扩张，但成功率不如 LRYGB 术后肠吻合术对狭窄的治疗。对于袖状胃管缺血性狭窄或重度狭窄，其治疗方法包括局部修正或胃空肠吻合术，后者将 Roux 空肠臂提至狭窄段以上，实际上转变成 RYGB。腹内疝引起的小肠梗阻在 DS 术后亦可能发生，虽然仅发生于腹内疝的肠肠吻合口处。DS 术后最常见的漏位于十二指肠回肠吻合口，发生率为 2% ~ 4%；其治疗是需要一段时间的肠外营养支持治疗。

DS 术后可能出现脂溶性维生素缺乏。维生素 A 缺乏，临床表现为夜盲症，一项研究中有超过 70% 患者存在此问题；同一个研究中发现术后 4 年维生素 D 缺乏的发生率为 63%。维生素 K 缺乏更为常见，与凝血功能障碍相关。维生素 D 缺乏在术后患者中十分常见，所以术后必须进行补充治疗。骨质疏松可能是由于慢性维生素 D 缺乏所致，DS 术后钙元素的吸收同样较少，但是可导致病情加重；如未补充治疗，缺铁性贫血同样可发生。虽然并无共识，通常来说推荐补充所需的所有元素，并密切血清检测监测，是术后应告知每个患者的基本原则[105]。

DS 术后最担心的营养并发症是蛋白质 - 热量营养不良。其临床表现包括：水肿、体重下降、皮肤与指甲问题、脱发、全身不适等，实验室检查可有低的白蛋白与血清蛋白水平；增加经口摄入高质量蛋白质可能有所帮助，但是，如情况较为严重，通常需要进行肠外营养治疗。当需要持续性肠外营养时，需考虑再次手术延长共同通路的长度或肠肠吻合口以下小肠长度；多数医生最初预留管道为 100 cm，如有必要需修正，修正后共同管道长度并无共识，多数外科医生会将其延长至少 50 cm，以预防蛋白质 - 热量营养不良再发。远期随访显示 DS 再手术率为 3% ~ 5%[106]。

BPD 的边缘溃疡发生率高于 DS，在 Scopinaro 的最初报告中其发生率超过 12%[100]。

修正手术

修正手术是减重外科最具争议的领域。手术医生对施行修正手术适应证的认识与主观意愿存在较大的差别。一些有关修正手术的共识如下：

1. 修正手术通常不会较先前手术减轻更多体重或更多地缓解伴随疾病。
2. 修正手术并发症多于标准手术。
3. 拟行修正手术的患者应较先前手术前接受更多的审查与评估。
4. 需关注避免严重的营养并发症，其可能与过度限制摄入量、限制吸收伴随发生。

通常，修正手术归于两大类：

1. 纠正先前手术的技术性缺陷，或由此产生的并发症
2. 标准手术减重效果欠佳

由于所有限制性手术中，仅 RYGB 有超过 20 年的有迹可循的记录，其他手术经常进行修正手术。吸收不良手术亦有 20 年成功的历史，但患者数量远不如限制性手术多；极少数患者使用 BPD 或 DS，或至少无文献报道其使用。35 年前盛行的空肠回肠转流术，由于其限制吸引所引起的问题[107]，引发较高的修正手术率。此类修正手术治疗多数是在前些年完成的，修正手术完成后但未行新的减重手术的患者，经常可出现体重反弹，重新成为重度肥胖患者[108]。

20 世纪 80 年代盛行的垂直捆绑胃成形术（VBG），由于远期减重效果不持久，结果使多数患者随后接受修正手术。大量文献报道由 VBG 术修正为 RYGB[109-111]。这类患者有因为减重效果不佳，或其他并发症与手术缺陷，行修正手术，如文献报道，VBG 术后狭窄发生率为 17%[112] 是再手术的原因。因此，VBG 再手术的指征是减重效果不佳或并发症，绝大多数改为 RYGB 的患者获得可接受的减重效果与伴发疾病的缓解；但是，修正手术的死亡率高于首次 RYGB[113]。

20 世纪七、八十年代开展大量胃吻合减重手术，遗憾的是，此术式远期减重效果不佳。多数接受此手术的患者随后修正为减重效果更好的术式如 VBG 与 RYGB。本章并非是批评这些手术，而是表示直接施行 RYGB 或 VBG 效果更好，即使施行了修正手术效

果亦不佳。

目前认为修正手术的候选患者包括曾接受任何常用减重手术失败者[114]。越来越多的欧洲中心报道LAGB远期减重效果不理想[115]，且越来越多的患者由于LAGB减重效果不佳，开始要求取出束带，这些均见于最新的关于LAGB文献报道中。对于LAGB术后愿意接受修正手术的患者，修正手术可采用LRYGB或LSG、DS，在成功地转换为其他手术文献报道中，并发症发生率仍高于标准手术[116-117]。

RYGB的修正聚焦于不同标准、类型的手术及其相关问题，因此有多种可供选择的方法。在腹腔镜时代之前，多数外科医生施行开腹RYGB时并不分开胃，仅穿过胃的用钉线吻合构建胃储袋。长期随访研究显示在标准手术中分开胃的风险小于不切断胃的风险，后者由于吻合线损坏可能丧失对胃储袋的限制，从而使体重反弹、边缘溃疡，或者两者兼而有之而需再次手术[118]。

另一个RYGB失败的理论是胃肠吻合口开口过大导致体重反弹，据此给出推荐，可采用手术或内镜缩窄吻合口；对这些LRYGB或RYGB术后出现体重反弹者，使用手术或内镜缩小吻合口可有效地逆转反弹并减轻体重。结果，经数年的时间，已有多篇关于内镜[119-120]或其他手术缩窄RYGB吻合口[121]文献报道；遗憾的是，对上述治疗的长期随访显示其仅可实现短期减重，而不能实现长期持久的减重[122-123]。LRYGB术后吻合口扩大与吻合口狭窄程度减小相关联，然而它仍可减去相当的体重，所以LRYGB术后吻合口大小与总体体重下降关系比较小。这一观察对其他手术同样如此，但还未被记录。但是，（VBG的失败提供一个证明，依赖小出口的限制和维持较小、固定的胃出口的手术吻合口尺寸并非减重最重要的决定性因素。）

减重修正手术包括相当多的相对较小的现存的修正过程，这些手术成功有限；很明显，如能于这些干扰与变化的方案中发现某个非常成功的减重手术，将引起相当的热议或宣传，但是这并未发生；因此，在出现能够支持修正手术可改善现有减重手术效果的数据之前，本文不再探究修正减重手术的细节，请注意目前尚无此类数据。

主编先前的观点应被承认，即手术是否失败或患者是否得到希望的结果是决定是否接受修正手术的重要因素。

特殊情况

妊娠

已有共识的是想要生育孩子的愿望与妇女接受减重手术的愿望不相悖。接受LAGB的妇女可安全地正常妊娠、生产[124]，当希望怀孕时，可抽出胃束带内液体使其松弛，而且妊娠本身即可造成进食、进水困难；同样，LRYGB术后患者妊娠与生产时亦几乎无手术风险产生[125]。通常建议LRYGB术后的患者勿于术后快速减重期妊娠，虽然这对妊娠来说仅有较小的风险，但还是尽量避免于此时期妊娠，原因是这一时期体重下降，会有不可避免的体内激素成分变化。快速减重期妊娠具有挑战性，需要确定妊娠的母亲是否有足够营养供给胎儿。

年龄限制

目前无明确的指南指出减重手术的年龄限制。在低龄方面，有为青少年施行减重手术的文献报道[126-127]，但减重手术的合适的年龄下限存在争议且不明确。当为青少年施行减重手术时，有对潜在生长影响的担忧，此时需要权衡如果青少年进入成年之前不能减重至正常体重，可能存在终生重度肥胖的风险。目前在美国，FDA不许可为18岁以下个体进行LAGB；略有讽刺意味的是，多数为青少年做减重手术的医生均认为LAGB是较好的选择，可有效减重，营养吸收限制较少，且于将来可施行撤除与修正手术。青少年减重手术指征与成人相似，包括相似的步骤和注意事项；很明显，对儿童和青少年治疗组，需要家长的认可，以及术前教育、计划，还必须将减重手术的忠告知给拟接受手术者的家庭。何种手术最适合青少年患者仍存在争议。目前在美国，LRYGB似是青少年重度肥胖患者的选择。

减重手术的年龄上限同样存在争议。有数据显示，对经验丰富的外科医生来说，65岁以上的患者行减重手术可获得与低龄患者同样的手术效果[128-129]；但是，仍应有一些年龄限制，在此年龄之后的自然老化过程与脏器功能障碍均可能使选择施行减重手术变得不明智。年龄更应考虑的是功能性而非年月大小，应由减重外科医生判断患者是否可承受减重手术的合适年龄。终生重度肥胖患者脏器功能较后来发胖患者为差，主编的个人观点是终生重度肥胖患者于60岁以后脏器功能障碍可能加重，65岁以后可能更差，在此年龄段不宜施行减重手术；但是，亦有例外情况，减重手术目标是在可预见的相当长时期内改善脏器功能与生活质量，当寿命预期受年龄影响时，手术潜在的获益亦受年龄限制。

体重限制

　　虽然 NIH 指南对减重手术的体重下限有所规定，但无指南规定可接受手术的体重上限；当然，如患者 BMI > 50，减重术后任何并发症均可使死亡率增高 [130]。几乎无报道关于 BMI > 70 的患者接受减重手术的文献。最近回顾我们中心的经验，惊人地发现 BMI > 60 的患者接受 LRYGB 与 RYGB 术后死亡率低于 2%，而根据 Christou 等的随访研究 [50]，这类患者手术死亡率应较未手术者高。对超级肥胖患者实施手术并为其提供护理和安全完成减重手术较为困难，假设后者本身可予以克服，而前者仍是医院面临的大问题，包括影像学、护理和患者卫生、转运能力，以及医院服装、器械如血压计袖带以及护理患者等方面的能力。按照 ACS 与 ASMBS 对卓越中心模型的要求，医院应提供适用减重患者的特殊器械，即使是这些中心，亦可能提供不了供 BMI > 80 或体重 > 500 磅（1 磅 = 0.45 千克）患者常规使用的器械与服务。目前尚无明确关于减重手术 BMI 或体重上限的指南。

内镜手术

　　理想的减重手术应是无切口的内镜手术。目前尚无能够维持长久减重效果的内镜手术。最近开展了一项内镜减重手术研究，但其未能维持减重效果；短期的有效方法包括胃内占据空间装置如胃内球囊术，但仍存在较多质疑之处，例如手术仅能提供短期效果，如若维持长期效果仍需施行正规的减重手术，仅单纯内镜手术减重多数令人失望 [13]。

　　更多的内镜手术研究可能是内镜缝合技术、组织靠拢技术与外科手术突变的关键步骤等方面，并需要进行更多的尝试。预计在本书下一版本中，内镜减重手术可能出现于本章中。

参考文献

1. Olshansky SJ, Passaro DJ, Hershow RC, et al. A potential decline in life expectancy in the United States in the 21st century. *N Engl J Med*. 2005;352:1138–1145.
2. Mokdad AH, Ford ES, Bowman BA, et al. Prevalence of obesity, diabetes, and obesity-related health risk factors, 2001. *JAMA*. 2003;289:76–79.
3. Hedley AA, Ogden CL, Johnson CL, et al. Prevalence of overweight and obesity among US children, adolescents, and adults, 1999–2002. *JAMA*. 2004;291:2847–2850.
4. Nguyen NT, Hohmann S, Slone J, et al. Improved bariatric surgery outcomes for Medicare beneficiaries after implementation of the medicare national coverage determination. *Arch Surg*. 2010;14:72–78.
5. RAND report Washington Post, April 10, 2007.
6. Gastrointestinal surgery for severe obesity: National Institutes of Health Consensus Development Conference Statement. *Am J Clin Nutr*. 1992; 55(suppl 2):S615–S619.
7. Buchwald H. Consensus Conference Statement. Bariatric surgery for morbid obesity: health implications for patients, health professionals, and third-party payers. *Surg Obes Rel Dis*. 2005;1:371–381.
8. Pories WJ, Dohm LG, Mansfield CJ. Beyond the BMI: the search for better guidelines for bariatric surgery. *Obesity*. 2010;18:865–871.
9. Fontaine KR, Redden DT, Wang C, et al. Years of life lost due to obesity. *JAMA*. 2003;289:187–193.
10. Flum DR, Salem L, Elrod JAB, et al. Early mortality among Medicare beneficiaries undergoing bariatric surgical procedures. *JAMA*. 2005;294:1903–1908.
11. Jamal MK, Demaria EJ, Johnston JM, et al. Insurance-mandated preoperative dietary counseling does not improve outcome and increases
12. http//www.asmbs.org. Accessed July 16, 2012.
13. Milone L, Strong V, Gagner M. Laparoscopic sleeve gastrectomy is superior to endoscopic intragastric balloon as a first stage procedure for super-obese patients (BMI ≥ 50). *Obes Surg*. 2005;15:612–617.
14. Arias E, Martinez PR, Ka Ming LV, et al. Mid-term follow-up after sleeve gastrectomy as a final approach for morbid obesity. *Obes Surg*. 2009;19;544–548.
15. Sanchez-Santos R, Masdevall C, Baltasar A, et al. Short- and mid-term outcomes of sleeve gastrectomy for morbid obesity: the experience of the Spanish National Registry. *Obes Surg*. 2009;19:1203–1210.
16. Marceau and the DS Marceau P, Hould FS, Simard S, et al. Biliopancreatic diversion with duodenal switch. *World J Surg*. 1998;22:947–954.
17. Kuzmak L. Silicone gastric banding: a simple and effective operation for morbid obesity. *Contemp Surg*. 1986;28:13–18.
18. Halberg D, Forsell P. Ballongband vid behandling av massiv Gvervikt. *Svensk Kirwgi*. 1985;43:106.
19. Ren CJ. Laparoscopic adjustable gastric banding: postoperative management. In: Schauer PR, Schirmer BD, Brethauer SA, eds. *Minimally Invasive Bariatric Surgery*. New York, NY: Springer; 2007:197–203.
20. Dixon JB, O'Brien PE. Laparoscopic adjustable gastric banding: outcomes. In: Schauer PR, Schirmer BD, Brethauer SA, eds. *Minimally Invasive Bariatric Surgery*. New York, NY: Springer;2007:190.
21. Dixon AF, Dixon JB, O'Brien PE. Laparoscopic adjustable gastric banding induces prolonged satiety: a randomized blind crossover study. *J Clin Endo Metab*. 2005:90:813–819.
22. Dargent J. Laparoscopic adjustable gastric banding: lessons learned from the first 500 patients in a single institution. *Obes Surg*. 1999;9: 446–452.
23. Favretti F, Segato G, DeLuca M, Busetto L. Laparoscopic adjustable gastric banding: revisional surgery. In: Schauer PR, Schirmer BD, Brethauer SA, eds. *Minimally Invasive Bariatric Surgery*. New York, NY: Springer; 2007:216–217.
24. Dixon JB, Obrien PE, Playfair J, et al. Adjustable gastric banding and conventional therapy for type 2 diabetes: a randomized controlled trial. *JAMA*. 2008;299:316–323.
25. Colles SL, Dixon JB, O'Brien PE. Hunger control and regular physical activity facilitate weight loss after laparoscopic adjustable gastric banding. *Obes Surg*. 2008;18:833–840.
26. O'Brien PE, Dixon JB. Weight loss and early and late complications—the international experience. *Am J Surg*. 2002;184:S42–S45.
27. Boza C, Gamboa C, Awruch D, et al. Laparoscopic Roux-en-Y gastric bypass versus laparoscopic gastric adjustable banding: five years of follow-up. *Surg Obes Rel Dis*. 2010;6:470–475.
28. O'Brien PE, Dixon JB. Lap-Band: outcomes and results. *J Laparoendosc Adv Surg Tech A*. 2003;13:265–270.
29. Updated position statement on sleeve gastrectomy as a bariatric procedure. Clinical Issues Committee of the American Society for Metabolic and Bariatric Surgery. *Surg Obes Rel Dis*. 2010;6:1–5.
30. Taller J, Wisbach G, Bertucci W. Single incision laparoscopic sleeve gastrectomy for morbid obesity: video technique and review of first 10 cases. *Surg Obes Rel Dis*. 2010;6:559–560.
31. Menenakos E, Stamou KM, Albanopoulos K, et al. Laparoscopic sleeve gastrectomy performed with intent to treat morbid obesity: a prospective single-center study of 261 patients with a median follow-up of one year.

32. Himpens J, Dobbelair J, Peeters G. Long-term results of laparoscopic sleeve gastrectomy for obesity. *Ann Surg*. 2010;252:319–324.

33. Mason EE. Vertical banded gastroplasty. *Arch Surg*. 1982;117:701–706.

34. Balsiger BM, Poggio JL, Mai J, et al. Ten and more years after vertical banded gastroplasty as primary operations for morbid obesity. *J Gastrointest Surg*. 2000;4:598–605.

35. Fuks D, Verhaege, P, Brehant O, et al. Results of laparoscopic sleeve gastrectomy: a prospective study in 135 patients with morbid obesity. *Surgery*. 2009;145:106–111.

36. Ou Yang O, Loi K, Liew V, et al. Staged laparoscopic sleeve gastrectomy followed by Roux-en-Y gastric bypass for morbidly obesity patients: a risk reduction strategy. *Obes Surg*. 2008;18:1575–1580.

37. Oshiro T, Kasama K,, Umezawa A, et al. Successful management of staple line leakage at the esophagogastric junction after a sleeve gastrectomy using the HANAROSTENT. *Obes Surg*. 2010;20:530–534.

38. Wu EC, Barba CA. Current practices in the prophylaxis of venous thromboembolism in bariatric surgery. *Obes Surg*. 2000;10:7–13.

39. Champion JK, Williams M. Small bowel obstruction and internal hernias after laparoscopic Roux-en-Y gastric bypass: incidence, treatment, and prevention. *Obes Surg*. 2003;13:596–600.

40. Schirmer BD, Lee SK, Northup CJ, et al. Gastrointestinal anastomosis stenosis is lower using linear rather than circular stapling during Roux-en-Y gastric bypass. Presented Society of American Gastrointestinal Surgeons 2006 Scientific Session, Dallas, TX, April 2006.

41. Singh R, Fisher BL. Sensitivity and specificity of postoperative upper GI series following gastric bypass. *Obes Surg*. 2003;73–75.

42. Schauer PR, Ikramuddin S, Gourash W, et al. Outcomes after laparoscopic Roux-en-Y gastric bypass for morbid obesity. *Ann Surg*. 2000;232:515–529.

43. Nguyen NT, Goldman C, Rosenquist CJ, et al. Laparoscopic versus open gastric bypass: a randomized study of outcomes, quality of life, and costs. *Ann Surg*. 2001;234:279–291.

44. Higa HD, Ho T, Boone KB. Laparoscopic Roux-en-Y gastric bypass: technique and 3-year follow-up. *J Laparoendosc Adv Surg Tech A*. 2001;11:377–382.

45. Pories WJ, Swanson MS, MacDonald KG, et al. Who would have thought it? An operation proves to be the most effective therapy for adult-onset diabetes mellitus. *Ann Surg*. 1995;222:339–352.

46. Sjostrom L, Narbro K, Karason K, et al. Effects of bariatric surgery on mortality in Swedish obese subjects. *New Engl J Med*. 2007;357:753–761.

47. Sampalis JS, Liberman M, Auger S, Christou NV. The impact of weight-reduction surgery on health-care costs in morbidly obese patients. *Obes Surg*. 2004;14:939–947.

48. MacDonald KG, Jr, Long SD, Swanson MS, et al. The gastric bypass operation reduces the progression and mortality of noninsulin-dependent diabetes mellitus. *J Gastrointest Surg*. 1997;1:213–220.

49. Adams T, Gress R, Smith S, et al. Long-term mortality after gastric bypass surgery. *New Engl J Med*. 2007;357:753–761.

50. Christou NV, Sampalis JS, Liberman M, et al. Surgery decreases long-term mortality, morbidity, and health care use in morbidly obese patients. *Ann Surg*. 2004;240:416–423.

51. Buchwald H, Avidor Y, Braunwald E, et al. Bariatric surgery: a systematic review and meta-analysis. *JAMA*. 2004;292:1724–1737.

52. Maggard MA, Shugarman LR, Suttorp M, et al. Meta-analysis: surgical treatment of obesity. *Ann Int Med*. 2005;142:547–559.

53. Sugerman HJ, Sugerman EL, DeMaria EJ, et al. Bariatric surgery for severely obese adolescents. *J Gastrointest Surg*. 2003;232:515–529.

54. Pories WJ, MacDonald KG, Jr, Flickinger EG, et al. Is type II diabetes mellitus (NIDDM) a surgical disease? *Ann Surg*. 1992;215:633–643.

55. Rubino F, Marescaux J. Effect of duodenal-jejunal exclusion in a non-obese animal model of type 2 diabetes: a new perspective for an old disease. *Ann Surg*. 2004;239:1–11.

56. Cummings DE. Endocrine mechanisms mediating remission of diabetes after gastric bypass surgery. *Int J of Obes (Lond)*. 2009;33:S33–S40.

57. Shiffman ML, Sugerman HJ, Kelllum JM, et al. Gallstone formation after rapid weight loss: a prospective study in patients undergoing gastric bypass surgery for treatment of morbid obesity. *Am J Gastroenterol*. 1991;86:1000–1005.

58. Sugerman HJ, Brewer WH, Shiffman ML, et al. A multi-center, placebo-controlled, randomized, double-blind, prospective trial of prophylactic ursodiol for the prevention of gallstone formation following gastric bypass-induced rapid weight loss. *Am J Surg*. 1995;169:90–96.

59. Fuller W, Rasmussen JJ, Ghosh J, Ali MR. Is routine cholecystectomy indicated for asymptomatic cholelithiasis in patients undergoing gastric bypass? *Obes Surg*. 2007;17:747–751.

60. Patel JA, Patel NA, Piper GL, Smith DE, 3rd, et al. Perioperative management of cholelithiasis in patients presenting for laparoscopic Roux-en-Y gastric bypass: have we reached a consensus? *Am Surg*. 2009;75:470–476;

61. Amaral JF, Thompson WR. Gallbladder disease in the morbidly obese. *Am J Surg*. 1985;149:551–557.

62. Schmidt JH, Hocking MP, Rout WR, et al. The case for prophylactic cholecystectomy concomitant with gastric restriction for morbid obesity. *Am Surg*. 1988;54:269–272.

63. Tucker ON, Fajnwaks P, Szomstein S, Rosenthal RJ. Is concomitant cholecystectomy necessary in patients undergoing laparoscopic gastric bypass surgery? *Surg Endosc*. 2008;22:2450–2454.

64. Hamad GG, Ikramuddin S, Gourash WF, et al. Elective cholecystectomy during laparoscopic Roux-en-Y gastric bypass: is it worth the wait? *Obes Surg*. 2003;13:76–81.

65. Kim JJ, Schirmer B. Safety and efficacy of simultaneous cholecystectomy at Roux-en-Y gastric bypass. *Surg Obes Rel Dis*. 2009;5:48–50.

66. Frezza EE, Ikramuddin S, Gourash WF, et al. Symptomatic improvement in gastroesophageal reflux disease (GERD) following laparoscopic Roux-en-Y gastric bypass. *Surg Endosc*. 2002;16:1027–1031.

67. Weiss HG, Nehoda H, Labeck B, et al. Treatment of morbid obesity with laparoscopic adjustable gastric banding affects esophageal motility. *Am J Surg*. 2000;180:479–482.

68. Madalosso CA, Gurski RR, Callegari-Jacques SM, et al. The impact of gastric bypass on gastroesophageal reflux in patients with morbid obesity: a prospective study based on the Montreal Consensus. *Ann Surg*. 2010;25:244–248.

69. Thodiyil PA, Mattar SA, Schauer PR. Gastroesophageal reflux disease in the bariatric surgery patient. In: Schauer PR, Schirmer BD, Brethauer SA, eds. *Minimally Invasive Bariatric Surgery*. New York, NY: Springer; 2007:441–442.

70. DeMaria EJ, Pati V, Warthen M, Winegar DA. Baseline data from American Society for Metabolic and Bariatric Surgery—designated Bariatric Surgery Centers of Excellence using the Bariatric Outcomes Longitudinal Database. *Surg Obes Rel Dis*. 2010;6:347–355.

71. Hutter MJ, Schirmer DB, Jones DB, et al. Coverage for bariatric surgery should be extended to American College of Surgeons—Bariatric Surgery Center Network (ACS-BSCN) level two (lower volume) accredited centers. *Ann Surg*. 2011;254:410–420.

72. http://www.acsnsqip.org: National Surgical Quality Improvement Program database, 2010, American College of Surgeons. Comparison of University of Virginia to 15 other centers. Accessed April 2010.

73. Nguyen NT, Longoria M, Chalifoux S, Wilson SE. Gastrointestinal hemorrhage after laparoscopic gastric bypass. *Obes Surg*. 2004;14:1308–1312.

74. AwAwais O, Raftopoulos I, Luketich JD, Courcoulas A. Acute, complete proximal small bowel obstruction after laparoscopic gastric bypass due to intraluminal blood clot formation. *Surg Obes Rel Dis*. 2005;1:418–423.

75. Lee S, Carmody B, Wolfe L, et al. Effect of location and speed of diagnosis on anastomotic leak outcomes in 3828 gastric bypass patients. *J Gastrointest Surg*. 2007;11:708–713.

76. DeMaria EJ, Sugerman HJ, Kellum JM, et al. Results of 281 consecutive total laparoscopic Roux-en-Y gastric bypasses to treat morbid obesity. *Ann Surg*. 2002;235:640–645.

77. Ganci-Cerrud G, Herrera MF. Role of radiologic contrast studies in the early postoperative period after bariatric surgery. *Obes Surg*. 1999;9:532–534.

78. Thodiyil PA, Yenumula P, Rogula T, et al. Selective non operative management of leaks after gastric bypass: lesson learned from 2675 consecutive patients. *Ann Surg*. 2008;248(5):782–792.

79. Durak E, Inabnet WB, Schrope B, et al. Incidence and management of enteric leaks after gastric bypass for morbid obesity during a 10-year period. *Surg Obes Rel Dis*. 2008;4:389–393.

80. Thaler K. Treatments of leaks and other bariatric complications with endoluminal stents. *J Gastrointest Surg*. 2009;13:1567–1569.

81. Lewis CE, Jensen C, Tejirian T, et al. Early jejunojejunostomy obstruction after laparoscopic gastric bypass: case series and treatment algorithm. *Surg Obes Rel Dis*. 2009;5:203–207.

82. Koppman JS, Li C, Gandsas A. Small bowel obstruction after laparoscopic Roux-en-Y gastric bypass: a review of 9,527 patients *J Am Coll Surg*. 2008;206:571–584.

83. Higa K, Boone K. Laparoscopic Roux-en-Y gastric bypass: complications. In: Schauer PR, Schirmer BD, Brethauer SA, eds. *Minimally Invasive Bariatric Surgery*. New York, NY: Springer; 2007:292–296.

84. Nguyen NT, Stevens CM, Wolfe BM. Incidence and outcome of anastomotic stricture after laparoscopic gastric bypass. *J Gastrointest Surg*. 2003;7:997–1003.

85. Vance PL, de Lange EE, Shaffer HA, Jr, Schirmer B. Gastric outlet obstruction following surgery for morbid obesity: efficacy of fluoroscopically guided balloon dilatation. *Radiology*. 2002;222:70–72.

86. Go MR, Muscarella P, Needleman BJ, et al. Endoscopic management of stomal stenosis after Roux-en-Y gastric bypass. *Surg Endosc*. 2004;18:56–59.

87. Sanyal AJ, Sugerman HJ, Kellum JM, et al. Stomal complications of gastric bypass: incidence and outcome of therapy. *Am J Gastroenterol*.

88. Sacks BC, Mattar SG, Qureshi FG, et al. Incidence of marginal ulcers and the use of absorbable anastomotic sutures in laparoscopic Roux-en-Y gastric bypass. *Surg Obes Rel Dis*. 2006;2:11–16.

89. Erenoglu C, Schirmer BD, Miller A. Flexible endoscopy in the management of patients undergoing Roux-en-Y gastric bypass. *Obes Surg*. 2002;12:634–638.

90. Patel RA, Brolin RE, Gandhi A. Revisional operations for marginal ulcer after Roux-en-Y gastric bypass. *Surg Obes Rel Dis*. 2009;5:317–322.

91. Csendes A, Burgos AM, Altuve J, Bonacic S. Incidence of marginal ulcer 1 month and 1 to 2 years after gastric bypass: a prospective consecutive endoscopic evaluation of 442 patients with morbid obesity. *Obes Surg*. 2009;19:135–138.

92. Pope GD, Goodney PP, Burchard KW, et al. Peptic ulcer/stricture after gastric bypass: A comparison of technique and acid suppression variables. *Obes Surg*. 2002;12:30–33.

93. Nguyen NT, Hinojosa MW, Gray J, Fayad C. Reoperation for marginal ulceration. *Surg Endosc*. 2007;21:1919–1921.

94. Aasheim ET. Wernicke encephalopathy after bariatric surgery: a systematic review. *Ann Surg*. 2008;248:714–720.

95. Cizmecioglu FM, Etiler N, Gormus U, et al. Hypovitaminosis d in obese and overweight school children. *J Clin Res Pediatr Endocrinol*. 2008;1:89–96.

96. Williams SE. Metabolic bone disease in the bariatric surgery patient. *J Obes*. 2011;2011:634614.

97. Scopinaro N, Gianetta E, Pandolfo N, Anfossi A, Berretti B, Bachi V. Bilio-pancreatic bypass. Proposal and preliminary experimental study of a new type of operation for the functional surgical treatment of obesity. *Minerva Chir*. 1976;31(10):560–566.

98. Hess DS, Hess DW. Biliopancreatic diversion with a duodenal switch. *Obes Surg*. 1998;8(1):53–59.

99. Buchwald H, Williams SE. Bariatric surgery worldwide 2003. *Obes Surg*. 2004;14:1157–1164.

100. Scopinaro N, Adami GF, Marinari GM, et al. Biliopancreatic diversion. *World J Surg*. 1998;22:936–946.

101. Laurenius A, Taha O, Maleckas A, et al. Laparoscopic biliopancreatic diversion/duodenal switch or laparoscopic Roux-en-Y gastric bypass for super-obesity-weight loss versus side effects. *Surg Obes Rel Dis*. 2010;6:408–414.

102. Scopinaro N, Gianetta E, Adami GF, et al. Biliopancreatic diversion for obesity at eighteen years. *Surgery*. 1996;119:261–268.

103. Anthone GJ, Lord RV, Demeester TR, et al. The duodenal switch operation for the treatment of morbid obesity. *Ann Surg*. 2003;238:618–628.

104. Slater G, Ren CJ, Siegel N, et al. Serum fat-soluble vitamin deficiency and abnormal calcium metabolism after malabsorptive bariatric surgery. *J Gastrointest Surg*. 2004;8:48–55.

105. Hong D, Patterson EJ. Laparoscopic malabsorptive procedures: Postoperative management and nutritional evaluation. In: Schauer PR, Schirmer BD, Brethauer SA, eds. *Minimally Invasive Bariatric Surgery*. New York, NY: Springer; 2007:339–343.

106. Baltasar A, Bou R, Miro J, et al. Laparoscopic biliopancreatic diversion with duodenal switch: technique and initial experience. *Obes Surg*. 2002;12:245–248.

107. Zollinger RW, Coccia MR, Zollinger RW, II. Critical analysis of jejunoileal bypass. *Am J Surg*. 1983;146:626–630.

108. Vage V, Solhaug JH, Berstad A, et al. Jejunoileal in the treatment of morbid obesity: a 25-year follow-up study of 36 patients. *Obes Surg*. 2002;12:312–318.

109. Sugerman HJ, Kellum, JM, DeMaria EJ, et al. Conversion of failed or complicated vertical banded gastroplasty to gastric bypass in morbid obesity. *Am J Surg*. 1996;171:263–269.

110. Jones KB, Jr. Revisional bariatric surgery—safe and effective. *Obes Surg*. 2001;11:183–189.

111. Calmes JM, Guisti V, Suter M. Reoperative laparoscopic Roux-en-Y gastric bypass: an experience with 49 cases. *Obes Surg*. 2005;15:316–322.

112. Gavert N, Szold A, Abu-Abeid S. Laparoscopic revisional surgery for life-threatening stenosis following vertical banded gastroplasty, together with placement of an adjustable gastric band. *Obes Surg*. 2003;13:399–403.

113. Cariani S, Nottola D, Grani S, et al. Complications after gastroplasty and gastric bypass as a primary operation and as a reoperation. *Obes Surg*. 2001;11:487–490.

114. Buchwald H., Buchwald JN. Evolution of operative procedures for the management of morbid obesity. *Obes Surg*. 2002;12:705–717.

115. Kasza J, Brody F, Vaziri K, et al. Analysis of poor outcomes after laparoscopic adjustable gastric banding. *Surg Endosc*. 2011;25:41–47.

116. Mognol P, Chosidow D, Marmuse JP. Laparoscopic conversion of laparoscopic gastric banding to Roux-en-Y gastric bypass: a review of 70 patients. *Obes Surg*. 2004;14:1349–1353.

117. Slater GH, Fielding GA. Combining laparoscopic adjustable gastric banding and biliopancreatic diversion after failed bariatric surgery. *Obes Surg*. 2004;14:677–682.

118. MacLean LD, Rhode BM, Nohr C, Katz S, McLean AP. Stomal ulcer after gastric bypass. *J Am Coll Surg*. 1997;185:87–88.

119. Thompson CC, Slattery J, Bundga ME, Lautz DB. Peroral endoscopic reduction of dilated gastrojejunal anastomosis after Roux-en-Y gastric bypass: a possible new option for patients with weight regain. *Surg Endosc*. 2006;20:1744–1748.

120. Leitman IM, Virk CS, Avgerinos DV, et al. Early results of trans-oral endoscopic placation and revision of the gastric pouch and stoma following Roux-en-Y gastric bypass surgery. *JSLS*. 2010;14:217–220.

121. Bessler M, Daud A, DiGiorgi MF, et al. Adjustable gastric banding as revisional bariatric procedure after failed gastric bypass—intermediate results. *Surg Obes Rel Dis*. 2010;6:31–35.

122. Mullady DK, Lautz DB, Thompson CC. Treatment of weight regain after gastric bypass surgery when using a new endoscopic platform: initial experience and early outcomes (with video). *Gastrointest Endosc*. 2009;70:440–444.

123. Mikami D, Needleman B, Narula V, et al. Natural orifice surgery: initial U.S. experience utilizing the StomaphyX to reduce gastric pouches after Roux-en-Y gastric bypass. *Surg Endosc*. 2010;24:233–238.

124. Dixon JB, Dixon ME, O'Brien PE. Pregnancy after Lap-Band surgery: management of the band to achieve healthy weight outcomes. *Obes Surg*. 2001;11:59–65.

125. Richards DS, Miller DK, Goodman GN. Pregnancy after gastric bypass for morbid obesity. *Obes Surg*. 1998; 8:461–466.

126. Zitsman JL, Fennoy I, Witt MA, et al. Laparoscopic adjustable gastric banding in adolescents: short-term results. *J Ped Surg*. 2011;46:157–162.

127. Kalra M, Inge T, Garcia V, et al. Obstructive sleep apnea in morbidly obese adolescents: effect of bariatric surgical intervention. *Obes Res*. 2005;13:1175–1179.

128. Gonzalez R, Lin E, Mattar SG, et al. Gastric bypass for morbid obesity in patients 50 years or older: laparoscopic technique safe? *Am Surg*. 2003;69:547–553.

129. Willkomm CM, Fisher TL, Barnes GS, et al. Surgical weight loss > 65 years old: is it worth the risk? *Surg Obes Rel Dis*. 2010;6:491–496.

130. Livingston EH, Huerta S, Arthur D, et al. Male gender is a predictor of morbidity and age a predictor of mortality in patients undergoing gastric bypass surgery. *Ann Surg*. 2002;236:576–582.

病态肥胖症和外科治疗展望

Stacy A.Brethauer • Philip R.Schauer

（蔡　旺译）

28

本章中 Schimer 医生和 Hallowell 医生为我们提供了一个详细和全面地关于病态肥胖症外科治疗的概述。作者们恰如其分地指出未来数年肥胖症巨大的全球性问题，两位经验丰富的肥胖治疗外科医生在本章为我们提出卓越的临床与技术建议，其概括性的细致入微的患者处理方法简直是无懈可击；虽然如此，在减肥手术的多个领域内仍存有较多争议。减重手术领域，新手术、新技术和不断扩大的手术适应证为我们提供了较好研究、创新与讨论的机会。我们在对本章的评论中提及上述方面问题。

糖尿病外科

当肥胖症盛行被认识到是一种公共健康问题时，与其关系密切的 2 型糖尿病亦日益增多。实际上，全球范围内糖尿病患者数量超过过去 30 年的两倍[1]；2010 年，全球范围内估计有 2.85 亿糖尿病患者、预计到 2030 年将增加至 4.39 亿[2]。这一数字几乎达到全球 20～79 岁人群的 8%；另外，必须采用预防性与社会性的方法以减缓这种危机，但是拥有安全的、有效的、持久的治疗对于已罹患者这类疾病患者来说，其重要性尤显突出。

糖尿病的外科治疗或代谢外科现在已被广泛地接受，甚至包括数年前激烈批评此概念的医生。对于手术如何使血糖稳定的理解正出现重要进步，在一定程度上促进手术接受度的提高。体重减轻（内脏脂肪减少）可改善胰岛素敏感性；另外，一些研究认为，诸如胰高血糖素样肽 1（GLP-1）、缩氨酸 YY（PYY）等肠道激素的旁路机制而不仅仅是手术本身的作用，能产生刺激胰岛素分泌的效应[3-4]。胰岛素分泌的改善在手术后很快出现，甚至在体重减轻出现之前即已

出现，此现象可以解释旁路术后为何糖尿病缓解发生之快[5]。关于代谢外科术后糖尿病缓解机制的研究越来越多，可清楚地解释对手术如何引起血糖稳定。

关于糖尿病的有说服力的 40%～80% 的缓解率的临床结果为内外科对糖尿病治疗更多合作奠定了基础，合作始于 2007 年罗马糖尿病手术峰会[6]，之后 2009 年美国糖尿病学会对减重手术治疗糖尿病的作用予以认可[7]。更近些时候，国际糖尿病联盟（International Diabetes Federation，IDF），一个由超过 160 个国家、超过 200 个国家级糖尿病学会组成的伞状组织，发表了一份关于减重手术的立场的结论性声明："减重手术是 2 型糖尿病与重度肥胖的患者（BMI ≥ 35 kg/m^2）的合适治疗。"IDF 声明中表示"手术是 2 型糖尿病的重度肥胖患者的优先选择"，而不是仅仅是一个选择[8]。

这些治疗策略的变化需要更加有力的证据支持，目前有多个正在进行的前瞻性随机试验于未来 2～3 年将会得到更多确定性证据；这些试验多是观察 BMI 为 30～35 的患者，得出的数据有可能为代谢外科的作用提供更加有力的证据，包括非严重肥胖的患者。

袖状胃切除术

作者将袖状胃切除术作为一种相对新型术式讨论，并对此减重手术的未来提出质疑；然而毋庸置疑的是，并无一种减重手术是完美的，所以完善与研究能够给患者带来风险和获益的新术式很重要。袖状胃切除术很显然是一种可选术式，其风险与获益介于腹腔镜可调切胃束带手术与腹腔镜胃旁路术之间[9-10]。腹腔气管袖状胃切除术（Laparoscopic sleeve

541

gastrectomy，LSG）的不可逆性和潜在的并发症被部分患者诟病，但是没有异体植入物和极少的远期并发症使它比其他术式更具竞争力。

袖状胃切除术经常被一些批评家与已弃用的垂直遮断胃成形术（vertical banded gastroplasty，VBG）相提并论，但其实二者是截然不同的。首先，LSG 是一种切除手术，可对饥饿与饱腹感有极强的作用；其次，LSG 并不使用 VBG 采用的束带假体。VBG 如存在固定的、不同调节的、胃中部狭窄环等情况是 VBG 在解剖与疗效方面上的失败；而进食较硬食物困难、重度难治性胃食管反流病、无法适应饮食习惯以及限制缺失（胃胃间瘘）等并发症于袖状胃切除术后几乎不可能发生或极为罕见。与其他减重手术一样，有部分患者可因体重下降不理想而需行修正手术；在近期文献报道中，袖状胃切除术术后需再次手术的概率为 3% ～ 20%[11-12]。与其他术式相比，LSG 最大优势在于其容易转变为旁路手术。对于要求减轻更多体重的患者，将 LSG 修正为胃旁路术或十二指肠转流术是安全、有效的[12-13]。

另外，有大量数据支持袖状胃切除术不仅仅是限制性手术，而是一种代谢过程的认知。胃促生长素于 LSG 术后即抑制，且抑制作用持久[13]；LSG 术后胃快速排空与营养素传输可早期激活远端小肠 L 细胞[14-16]，这种 LSG 术后早期的、大幅的胃肠激素包括 GLP-1、PYY 等的产生将其列入代谢外科手术行列。

LSG 的另一诟病之外是其缺乏远期数据。随着多数医生在过去 5 年间采用 LSG 作为主要的手术方式，安全手术的文献大量增长支持 LSG；近期数据包括多

个对比性研究与 6 项随机对照试验，数据均证明 LSG 等同于或优于其他所认可的术式。虽然大多数早期发表的文献的随访时间未超过 3 年；而最近数年有研究报道 LSG 术后长期随访结果，在这些研究中 LSG 术后 5 ～ 8 年总体平均过量体重减轻（excess weight loss，EWL）率为 53% ～ 69%[112-13,17-19]。其远期效果足以与其他手术相媲美。基于这些数据，美国代谢和减重手术学会最近将袖状胃切除术明确为主要的减重术式，且作为高风险患者的一线术式（www. asmbs. org）。

创新

目前药物治疗和手术之间存在巨大的治疗设备鸿沟。内镜治疗肥胖症是一个较有吸引力新思维，其有可能弥补这种鸿沟。正如作者指出的，已有一些小规模与一些多中心研究尝试采用腔内缝合、吻合设备以实现胃腔限制；早期结果为此新兴领域提供新的起点，在开展腔内手术之前需要克服许多障碍，如所用器械是常规手术使用的，开发获得可再生的持久效果的器械与术式是一困难的挑战。可更换器械与可重复缝合与折叠技术可能是更为合理的临床目标，但是这种模式可能不被第三方支付或监管机构所欢迎。

在此期间，新型的、创伤更小的术式的开发对帮助患者拓展选择是非常重要的；处于探索研究阶段的手术如胃大弯折叠术或胃折叠联合胃束带术（图 28-1）[22] 的早期数据带来一些希望，但判定新术式的校准风险 / 获益与和确定最佳手术适合人群仍是一个

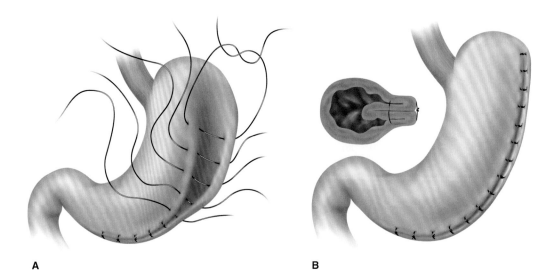

A

B

图 28-1 腹腔镜胃大弯折叠术

挑战，需要更加长期的探索研究。

　　创新在减重手术历史中有极为重要的作用，并且其将延续这种作用。随着新技术与新术式的出现，它们更应在保证患者安全的根本前提下，得以发展和评估研究。

参考文献

1. Danaei G, Finucane MM, Lu Y, et al. National, regional, and global trends in fasting plasma glucose and diabetes prevalence since 1980: systematic analysis of health examination surveys and epidemiological studies with 370 country-years and 2.7 million participants. *Lancet.* 2011;378(9785):31–40.
2. Shaw JE, Sicree RA, Zimmet PZ. Global estimates of the prevalence of diabetes for 2010 and 2030. *Diabetes Res Clin Pract.* 2010;87(1):4–14.
3. Laferrere B, Teixeira J, McGinty J, et al. Effect of weight loss by gastric bypass surgery versus hypocaloric diet on glucose and incretin levels in patients with type 2 diabetes. *J Clin Endocrinol Metab.* 2008;93(7):2479–2485.
4. Kashyap SR, Daud S, Kelly KR, et al. Acute effects of gastric bypass versus gastric restrictive surgery on beta-cell function and insulinotropic hormones in severely obese patients with type 2 diabetes. *Int J Obes (Lond).* 2010;34(3):462–471.
5. Schauer PR, Burguera B, Ikramuddin S, et al. Effect of laparoscopic Roux-en Y gastric bypass on type 2 diabetes mellitus. *Ann Surg.* 2003;238(4):467–484; discussion 84–85.
6. Rubino F, Kaplan LM, Schauer PR, et al. The Diabetes Surgery Summit consensus conference: recommendations for the evaluation and use of gastrointestinal surgery to treat type 2 diabetes mellitus. *Ann Surg.* 2010;251(3):399–405.
7. Standards of medical care in diabetes—2009. *Diabetes Care.* 2009;32 (Suppl 1):S13–S61.
8. Dixon JB, Zimmet P, Alberti KG, et al. Bariatric surgery: an IDF statement for obese Type 2 diabetes. *Diabet Med.* 2011;28(6):628–642.
9. Finks JF, Kole KL, Yenumula PR, et al. Predicting risk for serious complications with bariatric surgery: results from the Michigan Bariatric Surgery Collaborative. *Ann Surg.* 2011;254(4):633–640.
10. Hutter MM, Schirmer BD, Jones DB, et al. First report from the American College of Surgeons Bariatric Surgery Center Network: laparoscopic sleeve gastrectomy has morbidity and effectiveness positioned between the band and the bypass. *Ann Surg.* 2011;254(3):410–420; discussion 420–422.
11. Sanchez-Santos R, Masdevall C, Baltasar A, et al. Short- and mid-term outcomes of sleeve gastrectomy for morbid obesity: the experience of the Spanish National Registry. *Obes Surg.* 2009;19(9):1203–1210.
12. Himpens J, Dobbeleir J, Peeters G. Long-term results of laparoscopic sleeve gastrectomy for obesity. *Ann Surg.* 2010;252(2):319–324.
13. Bohdjalian A, Langer FB, Shakeri-Leidenmuhler S, et al. Sleeve gastrectomy as sole and definitive bariatric procedure: 5-year results for weight loss and ghrelin. *Obes Surg.* 2010;20(5):535–540.
14. Karamanakos SN, Vagenas K, Kalfarentzos F, et al. Weight loss, appetite suppression, and changes in fasting and postprandial ghrelin and peptide-YY levels after Roux-en-Y gastric bypass and sleeve gastrectomy: a prospective, double blind study. *Ann Surg.* 2008;247(3):401–407.
15. Peterli R, Wolnerhanssen B, Peters T, et al. Improvement in glucose metabolism after bariatric surgery: comparison of laparoscopic Roux-en-Y gastric bypass and laparoscopic sleeve gastrectomy: a prospective randomized trial. *Ann Surg.* 2009;250(2):234–241.
16. Melissas J, Koukouraki S, Askoxylakis J, et al. Sleeve gastrectomy: a restrictive procedure? *Obes Surg.* 2007;17(1):57–62.
17. D'Hondt M, Vanneste S, Pottel H, et al. Laparoscopic sleeve gastrectomy as a single-stage procedure for the treatment of morbid obesity and the resulting quality of life, resolution of comorbidities, food tolerance, and 6-year weight loss. *Surg Endosc.* 2011;25(8):2498–2504.
18. Sarela AI, Dexter SP, O'Kane M, et al. Long-term follow-up after laparoscopic sleeve gastrectomy: 8-9-year results. *Surg Obes Relat Dis.* 2011. [Epub ahead of print]
19. Weiner RA, Weiner S, Pomhoff I, et al. Laparoscopic sleeve gastrectomy—influence of sleeve size and resected gastric volume. *Obes Surg.* 2007; 17(10):1297–1305.
20. Brethauer SA, Chand B, Schauer PR, et al. Transoral gastric volume reduction for weight management: technique and feasibility in 18 patients. *Surg Obes Relat Dis.* 2010;6(6):689–694.
21. Deviere J, Ojeda Valdes G, Cuevas Herrera L, et al. Safety, feasibility and weight loss after transoral gastroplasty: first human multicenter study. *Surg Endosc.* 2008;22(3):589–598.
22. Brethauer SA, Harris JL, Kroh M, et al. Laparoscopic gastric plication for treatment of severe obesity. *Surg Obes Relat Dis.* 2011;7(1):15–22.

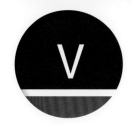

肠与结肠

小肠梗阻

Guido M. Sclabas • George A. Sarosi
• Saboor Khan • Michael G. Sarr • Kevin E. Behrns

（张　楠译）

29

很久以前，医学之父希波克拉底就已认识、阐述并治疗肠梗阻。而最早记载的肠梗阻手术是公元前350年，由Praxagoras完成的，其通过肠造瘘减压转流以缓解肠梗阻。

肠梗阻仍是普外科医生临床上最常见的腹部疾病之一。不同病因所致的肠梗阻均有较高的发病率和死亡率。早期诊断和积极治疗，可避免不可逆的缺血和透壁性坏死的发生，从而降低死亡率和远期并发症发生率。尽管目前影响诊断和治疗的设备有较多进展，但肠梗阻仍在不断发生。本章主要回顾目前肠梗阻的病因、发病机制、诊断和处理，重点是早期诊断和积极治疗，包括手术和非手术治疗。

定义

肠梗阻是指各种原因导致的肠内容物不能正常推进并顺利通过肠道。梗阻部位可以仅仅是小肠（小肠梗阻），大肠（大肠梗阻），或者由于代谢、电解质平衡、神经调节机制等全身疾病导致的二者均受累及（弥漫性肠麻痹）。机械性梗阻通常是因为物理因素导致肠梗阻，比如肠腔内因素、肠壁因素和肠腔外因素。无任何机械性因素、仅是肠动力性不足所致，称为功能性肠梗阻，亦称"假性梗阻"，或（麻痹性）肠梗阻。根据持续时间可以分为急性和慢性肠梗阻，根据梗阻程度可分为完全性和不完全性肠梗阻，根据梗阻类型可分为单纯性、闭袢性和绞窄性肠梗阻。闭袢性和绞窄性肠梗阻常归为复杂性肠梗阻，需要紧急处理。

机械性肠梗阻

机械性肠梗阻是定义为肠腔物理性堵塞导致的肠梗阻。梗阻因素可是肠壁外或肠壁内病变，或继发

于肠腔内容物堵塞肠腔（如肠腔内结石或其他异物）（表29-1）。当肠腔狭窄仍有部分肠内容物可通过者为不全性肠梗阻，肠内容物不能通过梗阻肠段者，肠段彻底闭塞形成完全性肠梗阻。所谓的肠绞窄是肠道出现血运障碍，通常见于完全性肠梗阻，尤其是外因，例如粘连带压迫肠系膜的疝缺损伤。因此，完全性肠梗阻可以分为单纯性肠梗阻、闭袢性肠梗阻和绞窄性肠梗阻。单纯性肠梗阻指的是肠内容物通过受阻但无肠管血运障碍，可进行小肠近端减压治疗。如一段肠袢两端完全堵塞，称为闭袢性肠梗阻（如肠扭转或粘连带压迫），此时随着受累肠管分泌增加以及肠腔内液体积聚、肠腔内压力逐渐升高；闭袢性肠梗阻易发生肠管血运障碍和不可逆性的肠袢缺血坏死，随着受累肠管血运受阻，导致局部或节段性肠管透壁性坏死，最终造成肠绞窄。受累肠管可能是粘连带压迫的肠壁的一部分，亦可能是绞窄性疝或闭袢性肠梗阻所致的一部分肠管；如梗阻解除后肠管活力恢复，则绞窄性肠梗阻逆转（可逆性绞窄性梗阻），相反，如血运障碍导致肠管不可逆性缺血，进而出现肠管透壁性坏死，无论绞窄缓解与否，都将形成不可逆性肠绞窄。所有不可逆性肠绞窄开始时是可逆的，因此紧急的早期诊断至关重要。

功能性肠梗阻

功能性肠梗阻或假梗阻是任何因素导致的肠麻痹或肠蠕动消失引起肠内容物不能正常向远端运行（表29-2）。在许多欧洲和亚洲国家，将"麻痹性肠梗阻"术语通常用于描述此种情况并区别于机械性肠梗阻。在美国，"肠麻痹"通常指功能性肠梗阻，而在其他国家，则是指任何原因导致的小肠梗阻，包括机械性和麻痹性肠梗阻。功能性肠梗阻不存在器质性的梗阻

表 29-1 机械性肠梗阻

肠壁外病变	肠壁内病变
粘连	**先天性**
术后	先天性肠道闭锁
先天性	Meckel's 憩室
炎症后	重叠 / 囊肿
疝	**炎症**
腹外疝（先天性或获得性）	克罗恩病
腹内疝	嗜酸性肉芽肿
切口疝	**感染**
先天性疾病	结核
环形胰腺	放线菌病
肠旋转不良（旋转异常）	复杂憩室炎
脐肠系膜管残留	阑尾炎
肿瘤性疾病	**肿瘤性疾病**
癌症	原发性肿瘤
肠外肿瘤	转移性肿瘤
炎症	**混杂疾病**
腹腔脓肿	肠套叠
淀粉样腹膜炎	子宫内膜异位征
其他	放射性肠病 / 狭窄
肠扭转	黏膜内血肿
Gossypiboma 病	缺血性狭窄
肠系膜上动脉综合征	**肠腔内堵塞**
	胆结石
	肠结石
	植物粪石
	寄生虫感染
	吞入异物（磁石、非法药物携带、尖锐物穿孔肠管等等）

Dafa from Tito WA，Sarr MG. Intestinal obstruction. In：Zuidema GD, ed. *Surgery of the Alimentary Tract. Philadelphia*，PA：WB Saunders；1996；375-416.

表 29-2 功能性肠梗阻，肠麻痹和假性肠梗阻

腹部疾病	腹外疾病
腹腔内疾病	**胸腔疾病**
腹膜炎（化学性、感染性）	心肌梗死
腹腔脓肿	严重充血性心力衰竭
吻合口漏	肺炎
术后（生理性）	胸部创伤
化学性	**代谢性疾病**
胃液	电解质紊乱
胆汁	脓毒血症
血液	铅中毒
自身免疫性疾病	卟啉病
浆膜炎	高血糖症 / 酮症酸中毒
肌炎	甲状腺功能减退
血管炎	甲状旁腺功能减退
神经疾病	尿毒症
肠缺血	**药物**
动脉性或静脉性	阿片制剂
镰状细胞病	抗胆碱能类药物
腹膜后疾病	α- 肾上腺素激动剂
泌尿系结石	抗组胺药
肾盂肾炎	精神类药物
肿瘤转移	儿茶酚胺
胰腺炎	**其他**
腹膜后创伤 / 血肿	急性脊髓损伤
	骨盆骨折
	头部外伤
	化疗
	放疗
	全髋关节置换术
	肾移植
	急性巨结肠（溃疡性结肠炎，艰难梭菌感染）

Used with permission from Helton WS，Fisichella P. Intestinal obstruction. In：Souba et al. eds. *ACS Surgery Principles and Practice*. Hamilton，ONT，Canada：BC Decker；1990；used with permission from PMPH-USA，LTD，Shelton，CT.

点；术后肠麻痹是最常见的功能性肠梗阻，某种程度见于大多数腹部手术后，许多腹腔外疾病和手术亦可引起短暂的肠麻痹。除常见的局部或全身刺激引起的功能性肠梗阻外，还有一类罕见的慢性进展性胃肠道"假性梗阻"，与遗传性或获得性内脏肌病、内脏神经病变或目前尚未清楚的肌肉神经收缩活动失调有关。

腹部手术后肠梗阻是导致患者住院时间延长的最常见原因。其持续时间与手术创伤程度以及类型有关，并认为是机体的"生理"反应。因放射性肠病、慢性肠梗阻或者严重腹膜炎而接受手术患者，术后会产生长时间的"病理生理性"肠麻痹，放射性肠病的肠麻痹可能与放射所致的神经肌肉协调性损伤有关。胃肠道解剖部位不同，其手术和创伤后功能性肠梗阻的恢复速度亦不相同；小肠术后数小时内即可恢复有效运动机能，实际上，在开腹手术中，小肠收缩非常明显，这通过局限性肠压缩可以看出；相反，术后胃蠕动可能需要 24 ～ 48 h 才可恢复正常，导致胃排空延迟，结肠通常需要 3 ～ 5 天才能进行推进运动。在开腹手术中，这两种脏器无自主的收缩活动，对手法压迫亦无收缩反应 [1]。鉴别术后肠麻痹与术后早期机械性肠梗阻、早期麻痹性肠梗阻非常重要，由于二者由不同的病理生理机制引起 [2]；术后麻痹性肠梗阻肠道协调运动能力长时间受到抑制，不同病因需数日至

数周才可恢复，目前无药物可避免的或短暂逆转的"生理性"胃延迟排空或"病理生理性"术后肠梗阻。

术后早期（机械性）肠梗阻

术后早期肠梗阻是指术后 6 周内发生的肠梗阻。此类肠梗阻是一种有其独特病理生理和临床表现的疾病，须与典型机械性肠梗阻与术后肠麻痹鉴别。需要手术治疗的术后早期肠梗阻 90% 以上是由急性粘连引起，其他病因有腹内疝、筋膜疝（尤其是腹腔镜术后）、腹腔脓肿、肠内血肿、吻合口水肿或漏等。临床鉴别诊断较为困难，不易或无法与术后肠梗阻鉴别，恶心、呕吐、腹胀以及顽固性便秘等症状即是术后早期常见的临床表现；术后早期机械性肠梗阻起始症状较为隐匿，常误诊为"生理性"术后肠梗阻；新的切口疼痛或麻醉止痛药物的使用，使腹部查体不可靠，影像学检查意义亦较困难，原因是术后早期机械性肠梗阻与肠麻痹在腹平片上有类似表现；对比检查与 CT 可发现梗阻部位或者发现小肠肠管近端扩张与远端瘪陷，后者是机械肠梗阻的病因，从而有助于鉴别患者是需要保守治疗还是需要手术治疗 [3]。

流行病学

在世界范围内，肠梗阻的病因和发病率随着种族、年龄、饮食习惯、地理位置，乃至季节的不同而不同。例如：在尼日利亚的伊巴丹的斋月，造成小肠梗阻最常见的原因是小肠扭转，这与先天性小肠系膜短小以及日落后大量进食有关；而在美国佛罗里达州的迈阿密市，18 ～ 30 岁的人群里，因为吞入装满毒品的避孕套造成的肠梗阻并不少见。

从 20 世纪以来，肠梗阻的病因和发病率发生戏剧性变化。20 世纪头 30 年内，最常见的病因是腹股沟疝的选择性修补；20 世纪下半叶，开腹手术广泛开展导致术后粘连性肠梗阻的发病率明显增加，疝导致的肠梗阻发病率相对下降。此外，由于多数腹壁疝得到早期诊断与手术治疗，也导致继发于嵌顿疝的肠梗阻明显减少，尤其是在卫生保健体系非常发达的工业化国家更为明显。在不发达国家，肠梗阻的病因和发病率类似于西方社会 20 世纪早期，最常见病因仍是嵌顿疝。随着微创外科广泛开展，术后粘连引起的肠梗阻发病率明显地下降 [4]，但是与开腹手术比较还缺少长期的随访。

妇科、产科和其他盆腔手术是造成术后粘连的重要因素，因此女性肠梗阻的发病率稍高于男性毫不令人吃惊。

约 80% ～ 90% 肠梗阻发生于小肠，其余 10% ～ 20% 发生于结肠。大肠梗阻的 60% ～ 70% 病因为结、直肠癌，其余 30% 的病因主要是憩室炎和肠扭转；相反，多数西方发达国家，小肠梗阻最常见于粘连、腹壁疝或肿瘤。

治疗肠梗阻所需费用以及耗费的医疗资源对任何国家的卫生医疗系统来说都是一个巨大负担。一项研究表明，1994 年美国肠梗阻患者住院时间超过 100 万天，治疗费用超过 13.3 亿美元，实际上，据统计在综合性医院中 1% 住院患者为肠梗阻，3% 急诊手术为肠梗阻手术，4% 开腹手术（约 250 000 例）为肠梗阻手术或粘连松解术 [5]。另一项研究显示，约 12% ～ 17% 全结肠切除患者术后 2 年内可因小肠梗阻需要再次住院，其中约 3% 患者需要手术治疗。

肠梗阻的总体死亡率和发病率非常高。单纯性肠梗阻的死亡率约为 3%，如梗阻肠祥出现血管损伤或穿孔，则死亡率高达 30%；此外，肠梗阻易反复发作，因此增加手术和反复成功的非手术治疗的并发症发生率。治疗方法不同（保守治疗或手术治疗），肠梗阻的复发率亦不同；保守治疗肠梗阻的复发率约为 12%，而粘连性肠梗阻患者手术治疗后复发率约为 8% ～ 32%。另一项研究显示，手术治疗患者复发频率降低、间隔时间更长；但是，与保守治疗相比手术治疗需要较多的住院天数。而且，早期或后期发生肠梗阻的患者，其发病率、治疗类型或原手术类型均无显著性差异。在这项研究中，没有分析变量能够预测治疗是否成功 [6]。

病理生理学

机械性肠梗阻导致肠道正常的生理功能明显紊乱。尽管对于其中的许多改变已经有所了解，但肠梗阻的病理生理学仍未得到完全的认识。肠管扩张、吸收减少、肠腔内分泌增加以及肠动力改变等在肠梗阻中非常常见，但发生机制尚不清楚；肠道的神经和激素调控机制、内源性菌群的类型和数量，以及肠道的自身免疫功能均遭到严重破坏。

先前的经典文献认为血流减少是大多数肠梗阻病理生理改变的基础，是导致病理生理改变的前哨事件。但是，大量的现代实验研究提示，肠梗阻时许多病理生理改变在一定程度上与肠梗阻早期黏膜内炎症反应所致的血流增加有关。实际上，有确凿证据证实炎症反应在肠梗阻病理生理中扮演关键角色。最近一项研究表明，单纯性肠梗阻中，肠黏膜内产生的活性氧是导致单纯机械性肠梗阻改变的重要介质[7]。

扩张、吸收和分泌

肠管扩张是机械性肠梗阻中特异性、基础性和持续存在的生理紊乱，发生机制仍未彻底地阐明。肠梗阻早期小肠扩张的大部分为吞咽下的气体，正如所料，梗阻肠管中的气体，约 75% 为氮气，其余早期梗阻的气体来源于糖酵解、胃酸与胰液中碳酸氢盐和胆分泌物互相反应产生的二氧化碳，以及血液中的氧气和二氧化碳弥散至肠腔内。肠壁扩张和炎症引起活化的中性粒细胞和刺激定居巨噬细胞在肠壁肌层聚集，通过释放反应性蛋白水解酶、细胞因子以及其他局部活化物质抑制或破坏肠管分泌和运动功能。炎症反应引起氧化亚氮局部释放增加，而氧化亚氮具有很强的平滑肌张力和炎症反应的收缩抑制作用，因而导致肠管扩张加剧以及收缩功能进一步受到抑制，氧化亚氮合酶的数量和活力与肠管扩张严重程度密切相关。实验研究数据表明，肠管扩张程度与黏膜内反应性氧代谢产物生成密切相关，不仅影响肠管动力，还可调节脉管系统及肠黏膜的通透性。

随着肠道吸收的减少，在小肠梗阻的最初 12 h 内，水和电解质在肠腔内积聚。到 24 h，肠腔内的水和电解质的积聚速度加快，肠道吸收进一步减少，同时通过刺激增强小肠净分泌量（分泌流），而降低净吸收流。这种改变是由于黏膜损伤，导致肠壁通透性增加，造成血浆、电解质以及细胞外液向肠腔内渗漏所致。相关神经或全身体液因素激素机制可能也上调这种单向分泌，目前尚缺乏相关研究或解释。

肠腔内细菌产生的毒素、胆汁酸、前列腺素、血管活性肠肽和黏膜源性氧自由基积聚，导致梗阻肠管内的液体净分泌增加。在慢性梗阻时，肠腔内细菌增殖，进一步破坏吸收、分泌和黏膜完整性。吸收能力减少和分泌增加导致重要的体液丢失（肠分泌），如果未及时发现与治疗，可导致患者脱水。尽管梗阻远端的肠管仍维持相对正常的功能，但由于肠内容物不能到达未梗阻小肠和结肠表面并被其吸收，亦可导致全身脱水。

肠道蠕动功能

肠梗阻早期，肠管运动功能加强以促使肠内容物通过梗阻部位；肠梗阻后期，肠管运动功能减弱，可能是由于肠壁缺氧和黏膜内炎症加剧所致。尽管具体机制尚不清楚，这种反应与腹部手术后早期的变化相似，亦与肠壁的炎症有关[8,9]。有学者[10]认为肠道运动功能改变是由于正常的副交感神经（迷走神经）以及内脏交感神经支配被破坏所致，其他与此改变的相关因素多为肠壁的局灶性炎症。

肠管内脏神经支配是许多研究的焦点，特别是在肠麻痹发生机制研究中更是如此。在许多肠麻痹动物模型中，施行化学性交感神经切除术可改善肠麻痹；其他物理学研究重点是通过阻滞交感神经和胆碱能激动剂阻断影响肠道神经肌肉协调性的神经抑制药物的阻断机制[11-12]，还有研究试图阻断或抑制开腹术后"生理性"（术后）炎症反应，或者是弥漫性肠麻痹的异常炎症反应。

循环改变

肠壁缺血发生机制有许多种。粘连、纤维索带、肿块，以及疝缺损环压迫肠系膜、系膜轴向扭转、局部肠壁浆膜慢性压迫（例如纤维索带压迫）；或者闭袢性肠梗阻引起的肠管持续扩张，均可导致肠管血运障碍或者肠绞窄。大肠梗阻更容易出现血运障碍，因为大约 40% 的患者回盲瓣功能正常，当存在远端肠管梗阻时，出现功能性"闭袢"，导致近端结肠急性的强烈膨胀，细菌增殖，产生的气体进一步加重肠管扩张。

肠管持续性扩张的同时伴有肠腔内压力升高，引起透壁压力升高，从而导致肠壁内毛细血管血流障碍。对于单纯性肠梗阻（非闭袢性肠梗阻），可发生严重的灌注减少，因为梗阻扩张的肠管可通过近端肠管减压；相反，大肠梗阻或闭袢性小肠梗阻时，因为回盲瓣的作用，扩张结肠不能通过近端小肠减压，肠壁缺血发生可能性较大。肠腔内压力升高最终导致静脉压过高影响血流，这种情况最常见于升结肠，因为升结肠管径最大，根据 Laplcace 定律，其管壁压力也最大。因此，结肠梗阻比小肠梗阻更容易出现外科急症情况。肠壁缺血可以进一步导致肠道吸收功能破坏，表现为肠液净分泌量相对增加，肠黏膜通透性增加，此时黏膜内白细胞移动和活化因子活性氧簇增加，导致细胞膜脂质过氧化，释放细胞因子及其他炎性介质，引起全身毒性反应。肠绞窄时，血液丧失在坏死的肠管内，合并原已存在的液体容量不足，可导致血流动力学紊乱，进一步加重已存在的肠壁血流异常。

微生物及菌群移位

上段小肠的定植菌和暂居菌主要是低浓度的革兰氏阳性、兼性厌氧菌、厌氧菌，通常小于 10^6/ml。越向远端，菌落密度增加越明显，远端回肠细菌数量增加到 10^8/ml，菌种也变成以大肠杆菌和厌氧菌为主。当梗阻存在时，梗阻部位近端肠管内细菌迅速繁殖，主要为粪类细菌。这类细菌增殖速度与梗阻持续时间成正比，在梗阻后 12 ~ 48 h，细菌数量可稳定在 10^9 ~ 10^{10}/ml。梗阻远端肠管仍然保持正常的菌落，但当弥漫性肠麻痹发生时，其内细菌也开始增殖。细菌毒素在肠梗阻时肠黏膜反应中起重要作用。在无菌犬的机械性肠梗阻实验中，可发现肠腔内并未出现液体和电解质积聚，而且肠道净吸收功能保持正常。

在啮齿类动物实验中，如肠梗阻持续存在，肠黏膜屏障功能破坏后可出现细菌移位。肠屏障破坏出现于肠梗阻早期。肠梗阻的细胞反应是多方面的，肠上皮细胞内肠梗阻发生 4 h 后可出现内质网的膨胀。在实验模型中，肠梗阻发生 6 ~ 12 h 即可出现线粒体水肿、局灶性上皮坏死、细胞肿胀以及上皮细胞核退行性变（凋亡）等现象[13]。肠壁血流灌注的减少进一步损害肠黏膜的防御功能。当黏膜完整性破坏后，肠腔内细菌改变位置侵入黏膜下层，通过门静脉和淋巴系统进入体循环。在未发生肠穿孔时，腹水和淋巴管内即可检测出细菌。在啮齿类动物模型中，可以从肝、脾及肠系膜淋巴结中培养出细菌，表明菌群移位发生率很高。伴随着菌群移位，淋巴液中包含大量的细菌蛋白和脂蛋白，更进一步破坏正常的肠道功能。

上述实验提示在啮齿类动物中存在菌群移位，使得人们得出错误的假设，即在人体内亦存在类似的菌群移位。但目前缺乏可重复的有关人体内菌群移位的文献报道，且真正的菌群移位貌似不大可能。一些研究试图在腹腔内淋巴结、脾、肝以及淋巴管中找到细菌，但均未成功；相反，最近一些研究表明，在人类肠系膜淋巴管中，可找到脂多糖和其他一些炎性血管调节介质、而非细菌，炎性介质最终引流进入体循环，引起脓毒症引流的系统损害并且进一步破坏黏膜屏障功能。

在单纯性肠梗阻中，肠腔内菌群改变的重要性在于使感染并发症的风险明显升高，尤其是肠切除或肠切开时肠内容物不小心污染腹腔，感染发生率更高。相反，不可逆绞窄性肠梗阻时，大量的局部和全身的改变如菌血症、免疫活化细胞的激活、细胞因子释放

以及反应性氧中间产物增加，均可引起全身炎性反应综合征，并进一步发展为多器官功能不全。

病因学

粘连

粘连指组织表面之间异常的炎症附着物形成。粘连可以是先天性的，亦可以是后天获得的（炎症后和手术后）。先天性或炎症性粘连是肠梗阻的少见病因，多见于肠旋转不良和脐尿管未闭等等。在西方社会的外科病房，术后粘连是小肠梗阻的最主要原因，约 40% ~ 80% 肠梗阻由其引起；粘连性肠梗阻发生率的差别与转诊方式、社区医疗水平、种族文化以及国家有关。

开腹手术后出现粘连非常普遍，并且在术后 1 h 内即可出现[14]。粘连形成的机制目前尚不完全清楚。有学者认为粘连形成是腹膜损伤引起的表面反应，损伤引起局部炎症反应并导致补体活化以及凝血途径激活，伴有富含纤维蛋白原的液体渗出，纤维蛋白炎症反应于开腹术后 5 ~ 7 天完全形成[15]。最近研究发现在人体腹腔粘连带内存在感觉神经纤维，提示粘连组织甚至可以传导疼痛[16]或其他神经反射。

腹膜修复（间皮化）不同于皮肤，后者的再上皮化过程是由外周向中央完成的；而腹膜手术或创伤缺损部位的再腹膜化是由间皮细胞在缺损处多处种植完成的，腹膜间皮化速度很快，依赖于局部条件，通常于损伤后 2 ~ 5 天内完成[17]。

然而，正常的腹膜修复过程是一个复杂的相互关联的程序化炎症反应。起始反应为多形核细胞与淋巴细胞在损伤部位的浸润。在随后的 24 ~ 36 h 内，循环系统和局部的大量巨噬细胞在趋化因子作用下聚集。到 48 h，腹膜损伤处形成一个纤维网架，被覆巨噬细胞和少量间皮细胞。间皮细胞在 2 ~ 5 天内联合间皮化整个损伤区域。纤维网架内填充着成纤维细胞和其他间充质细胞，这些细胞形成基底膜。8 ~ 10 天后连续基底膜上被覆一层间皮细胞的结构就形成了，下面那些反应基质和炎性细胞开始消失。简单的腹膜缺损就是这样表面修复的。

相反，在特定情况下，粘连形成被认为是一种病理过程，有别于上述正常腹膜修复的生理过程。粘连是在最初形成的纤维蛋白凝胶基质与局部微环境的共同作用下形成的。纤维蛋白凝胶基质含有多种细胞，除了包括起始阶段的白细胞，还包括其他体液活化细

胞，例如血小板、肥大细胞、红细胞以及组织碎屑、无活力组织、异物，还可能包括细菌。生理性间皮化修复与病理性粘连形成之间的反应性炎性纤维改变的结局不仅因人而异，而且取决于多种因素，如炎症、感染、失活组织以及异物等。

如纤维蛋白胶体使得相邻组织表面靠近，其间就会形成粘连带或粘连桥。粘连形成的过程是一个动态过程，早期主要由巨噬细胞参与，在 2 ~ 4 天时，更大的纤维蛋白索带和成纤维细胞开始出现。到了第 5 天，明显的纤维束出现，成纤维细胞开始在基质内形成合胞体。然后这些细胞成为基质中主要细胞，最后纤维蛋白基质与细胞成分被血运丰富的颗粒化组织所取代。后者含有巨噬细胞、成纤维细胞、巨细胞和丰富的血管供应等。最终，粘连表面被一层间皮细胞覆盖，但仅发生于下方的纤维瘢痕形成以后，纤维瘢痕使得不同程度和范围的腹膜表面形成粘连或者形成腹腔内粘连带。

导致粘连性肠梗阻发生的风险的一个重要因素是手术类型。最常引起粘连性肠梗阻的手术为涉及结肠系膜下方区域的手术，尤其是盆腔区域手术，例如结肠、直肠、妇科手术。粘连性肠梗阻可发生于开腹手术后任何时间，从术后第 1 个月到术后 80 年。Menzies 与 Ellis[18] 研究发现，20% 的粘连性肠梗阻发生于开腹后 30 天内，20% 发生于开腹术后 1 ~ 12 个月内，另有 20% 发生于术后 1 ~ 5 年内，其余（< 40%）发生于 5 年后。挪威一项研究显示，大多数复发性肠梗阻出现于第 1 次肠梗阻后 5 年内，但发生风险于第一次肠梗阻发作后 20 年内仍然存在，其 25 年内的发生风险高达 29%[19]，因此粘连性肠梗阻常见的易感因素为先前是否发生过粘连性肠梗阻。大量降低或预防术后粘连的外科方法将在下文予以介绍和讨论。有关药物预防术后粘连的文献较多，但在益处方面充斥着大量的错误。防粘连药物过去满足于说明药物是否有效或可靠，现在发展到讨论间皮化和避免粘连形成。许多防粘连产品将在下文予以讨论。

疝

先天性腹壁疝（脐疝、上腹部疝、腹股沟疝、股疝、半月疝、闭孔疝、坐骨疝、腰疝和会阴疝）、先天性内疝、或术后疝（切口疝、造口旁疝或肠切除后系膜裂孔疝）引起的肠管嵌顿是肠梗阻的第二大常见病因。男性多于女性，主要是因为男性腹股沟疝高发所致；相反，嵌顿性股疝或闭孔疝在女性更为常见。

在未手术修补的腹外疝中，约 5% 的患者需要急诊手术，通常是切口疝、脐疝、腹股沟斜疝或股疝；腹股沟直疝嵌顿较少见，因此，对于无症状的腹股沟直疝患者，现在多数学者认为应保守观察。急性嵌顿疝需急诊手术治疗，原因是 10% ~ 15% 嵌顿疝术中探查时发现肠管坏死（图 29-1 和图 29-2）；慢性嵌顿疝亦可发生肠绞窄，但大多数可择期手术治疗。

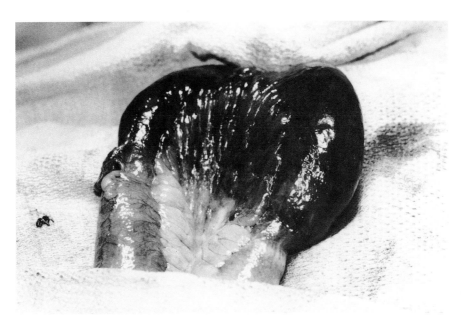

图 29-1 不可逆的腹股沟嵌顿、绞窄性疝伴肠管坏疽

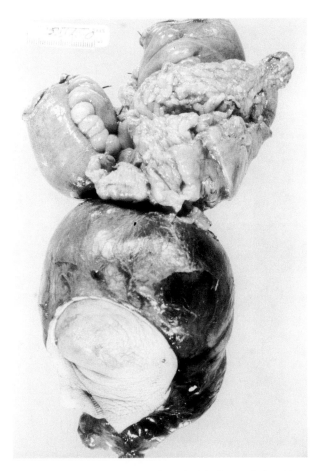

图 29-2　脐疝手术整块切除疝囊、脐周皮肤以及绞窄肠管

腹腔镜胃旁路术后腹内疝

　　微创外科带来了新的肠梗阻的病因。据报道，腹腔镜小肠手术特别是 Roux-en-Y 胃旁路术（Roux-en-Y gastric bypass，RYGB）术后腹内疝发生率为 0.2% ～ 3%，远高于开腹手术[20-21]。腹腔镜术后内疝发病率较高与以下因素有关：腹腔镜手术较开腹手术手术区域组织粘连轻，使小肠活动度更大；减重术后腹腔系膜脂肪减少，相对扩大了系膜裂孔；术中未合适地关闭系膜缺损。腹腔镜 RYGB 术可能形成 2 ～ 3 个肠系膜缺损，取决于结肠前或结肠后吻合[22]（图 29-3）。Petersen 裂孔是疝最好发部位，进食臂无论结肠前还是结肠后位置均可[23]。1900 年 Petersen 描述 2 例胃空肠吻合术后内疝病例而命名。内疝通常难以诊断，其临床表现为非特异性或间歇性症状（脐周围疼痛、恶心、呕吐、厌食、腹胀），可自行复位，CT、上消化道投影和腹平片不能及时诊断[22]。腹腔镜胃旁路术后，尤其是在体重明显下降后，间断出现小肠梗

阻，应考虑内疝的可能。预防内疝最好的措施是术中确切地关闭肠系膜缺损；如临床高度怀疑内疝发生，应手术探查确诊，尤其是诊断性腹腔镜探查术。

戳孔疝

　　据报道戳孔疝发病率为 0.2% ～ 3%，再经过长期观察后总结的发病率可能较报道为高[25]。戳孔疝通常发生于 10 mm、12 mm 或更大穿刺器穿刺处，尤其是有“切割”作用的部位，较少发生于 5 mm 穿刺器的穿刺部位。推荐术中关闭筋膜缺损，以及使用非切割的扩张半径的穿刺器可降低穿刺部位发生疝的风险[25-27]。戳孔疝可引起微创腹腔内操作手术后近期或远期小肠梗阻。既往行微创手术患者穿刺器部位疼痛，且无典型肠梗阻表现时，应考虑穿刺部位形成 Richter 疝的可能；Richter 疝是指对系膜缘肠壁疝入缺损部位，但尚未出现肠梗阻。Richter 疝较为危险，原因是疝修补术时还纳肠管局部可能出现缺血穿孔，引发腹膜炎；由于缺乏肠梗阻表现，延误诊断可能导致肠壁嵌顿坏死。虽然 Richter 疝是罕见的，但随着腹腔镜手术的广泛使用，其可能逐渐成为一个值得外科医生注意的穿刺器部位常见并发症。

恶性肠梗阻

　　腹腔内原发肿瘤是肠梗阻的常见病因。结直肠癌、胃癌、小肠肿瘤以及卵巢肿瘤是引起恶性肠梗阻的最常见原因，其包括原发病变（结肠和小肠肿瘤）和腹腔转移灶（卵巢癌、结肠癌和胃癌）；多数患者肠梗阻的发病率和复发率都很高，而且可能是疾病的最终表现。

　　转移癌亦可引起肠梗阻，最常见有腹膜癌转移癌，而局限性黑色素瘤、乳腺癌、肾癌或肺癌等沿小肠壁血行转移，可导致腹腔内转移并出现肠梗阻（图 29-4）。

肉芽肿性疾病和克罗恩病

　　克罗恩病是一种胃肠道慢性透壁性炎性疾病，可累及从口到肛门的胃肠道的任何部位。克罗恩病占小肠梗阻比例低于 5%，通常继发于炎症反应和肠腔狭窄。其他引起肠梗阻的肉芽肿性疾病，例如结核和放线菌病，在西方国家更加少见，但在发展中国家的 AIDS、HIV 感染流行的地区，诊断肠梗阻时须考虑到腹腔结核的可能。

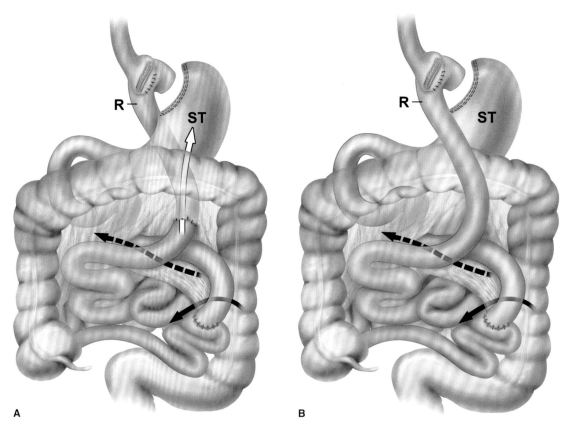

图 29-3   RYGB 术后内疝裂孔。GP，近端胃囊；R，Roux 臂；ST，胃。空肠空肠吻合术后系膜裂孔（实性箭头），横结肠系膜裂孔（空箭头），位于 Roux 臂系膜后方的 Peterson 疝（虚线箭头）

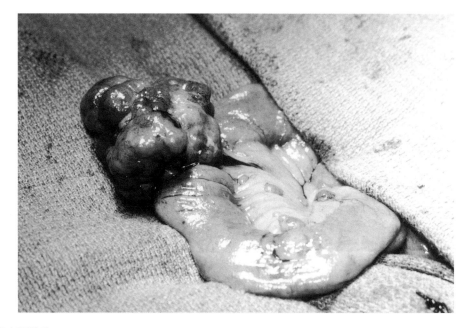

图 29-4   肾细胞癌小肠转移

肠套叠

肠套叠是婴儿（2岁以内）肠梗阻的常见病因，而成年人中仅2%肠梗阻是由肠套叠引起的[28]。成人肠套叠平均发病年龄为60～70岁，且与婴儿肠套叠病因不同，大多数成人肠套叠的病因为炎症性疾病或肿瘤，其中后者约50%为恶性肿瘤。尽管在西半球少见，但在非洲中部，肠套叠是引起肠梗阻最常见的病因，具体原因尚不清楚。

肠扭转

肠扭转是指肠管及其系膜绕其长轴发生旋转。在西方国家，肠扭转是肠梗阻的少见病因（图29-5和图29-6）。肠扭转好发于老年人、长期便秘者、神经损害者及精神病患者。1%～4%的肠梗阻以及10%～15%的结肠梗阻是由结肠扭转造成的。发生扭转的肠管活动度较大，使得系膜可以发生轴位旋转。发生扭转的肠管通常具有长且狭窄的系膜（例如肠旋转不良或者盲肠扭转）和（或）肠壁缺乏固定（游离盲肠综合征），或肠袢以受影响处为支点发生扭转（一种深纤维束，固定节段的另一端）。

其他原因也可以引起肠扭转。在海拔10 000英尺（1英尺＝0.305米）的玻利维亚和秘鲁安第斯山

脉，79%的肠梗阻是由于乙状结肠扭转所致。高海拔可能是其高发的原因，但机制尚不明确。

总的来说，在美国，乙状结肠扭转占所有肠扭转患者的75%，而剩余的25%的肠扭转患者中，盲肠扭转占绝大多数，而后者是孕妇大肠梗阻的最常见病因。"盲肠活动"是一种独特的少见的盲肠扭转，表现为解剖盲肠上（升结肠部分位于回盲瓣入口的尾端）下降，在升结肠前方引起肠梗阻，盲肠扭转通常间断反复发作，诊断困难。

在美国，原发性小肠扭转非常罕见，但在中非、印度和中东非常常见。病因可能与宗教节日期间的饮食变更有关。因为斋月期间人们白天禁食，而晚上进食大量食物。一些研究者认为，这些种族人群的肠系膜较长且柔软，造成小肠活动度很大与此有关。

其他病因

肠梗阻的其他病因还包括以下几种，先天性疾病如Meckel's憩室、重复囊肿、肠旋转不良、环形胰腺以及脐肠系膜管残留，感染性疾病如阑尾炎、Meckel's憩室炎或盲肠憩室炎（后者在亚洲人群中更常见），还有复杂憩室炎，炎性疾病比如淀粉样腹膜炎、腹腔脓肿和肠穿孔，肠腔梗阻如狭窄、胆结石、

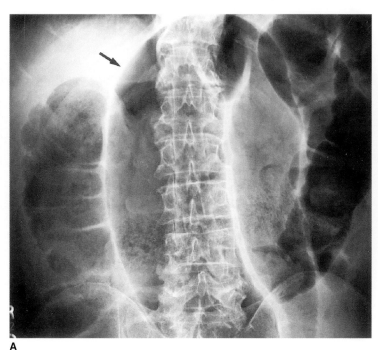

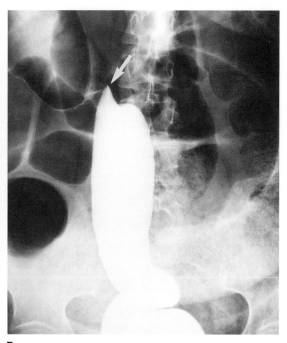

A

B

图 29-5 乙状结肠扭转。A. 平卧位腹平片显示冗长的乙状结肠扩张扭转，指向腹部右上象限；箭头所指为乙状结肠；B. 对比剂灌肠显示扭转的乙状结肠远端对比剂中断并出现"鸟嘴"征

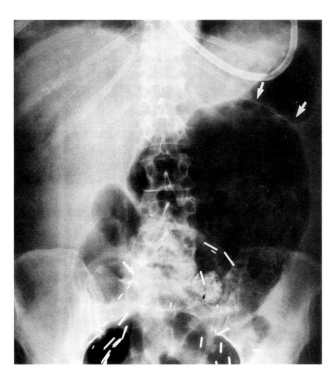

图 29-6   盲肠扭转。扩张扭转的盲肠指向腹部左上象限，箭头所指为盲肠尖

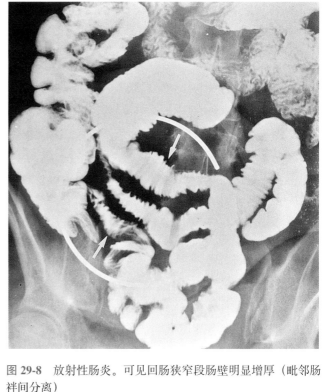

图 29-8   放射性肠炎。可见回肠狭窄段肠壁明显增厚（毗邻肠袢间分离）

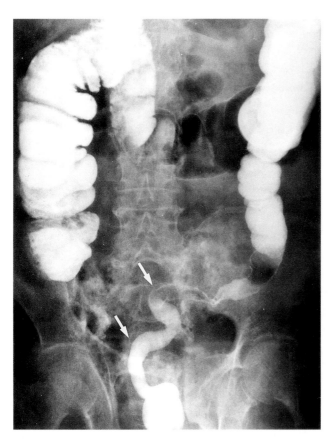

图 29-7   远端结肠／直肠放疗后改变（箭头处）

植物粪石、吞咽异物和寄生虫，创伤后疾病如系膜或肠壁血肿，以及肠壁外疾病如放射性肠炎（图 29-7 和图 29-8）、子宫内膜异位症和肠系膜上动脉压迫综合征。

诊断

肠梗阻的诊断主要依靠典型的临床症状和体征，以及影像学检查如腹部射线或腹部 CT。仔细询问病史结合影像学检查常可明确病因。

病史和体格检查

肠梗阻患者典型临床表现包括间歇性腹部痉挛性疼痛、腹胀、急性便秘、恶心以及呕吐等。腹痛和腹胀通常先于恶心和呕吐数小时出现；梗阻部位越高，恶心、呕吐出现越早越明显，而腹胀较轻。相反，梗阻部位越低，腹胀越明显。在结肠梗阻时呕吐不常见，病情较晚时才出现。症状突然出现提示急性梗阻，有可能是闭袢性肠麻痹。疼痛的部位和特点有助于鉴别机械性肠梗阻以及肠梗阻，机械性肠梗阻疼痛多表现为中腹部剧烈绞痛，而肠麻痹多为弥漫性轻度疼痛，且蠕动波少见，二者均可出现恶心和呕吐。

典型机械性小肠梗阻，疼痛通常为内脏痛、定位模糊，表现为短暂的逐渐加强或减弱的发作性痉挛痛（10 ~ 30 s）；相反，机械性大肠梗阻，疼痛间歇期较长、且持续时间亦较长（1 ~ 2 min 而非数秒）。通常疼痛变为持续性或固定疼痛时，认为可能有肠绞窄，但多数研究显示这些表现对诊断肠绞窄既不特异亦不敏感。

获得完整的病史资料非常重要，患者既往史可能是明确诊断和明确病因的关键，应重点询问既往有无肠梗阻史、近期或远期有无腹部手术史、目前服药情况、有无慢性便秘史、近期粪便有无口径变化、有无肿瘤病史、分期和相关治疗（手术、化疗或放疗）、有无克罗恩病史。

全面体格检查是必需的，包括生命体征评估、有无脱水，这是初始复苏的一部分；腹部望诊、触诊和听诊；寻找有无潜在的腹膜外疝；直肠检查（触诊和潜血检查）。必须注意检查既往手术切口，包括既往腹膜外疝修补术的腹股沟切口（复发疝较常见）；亦要考虑内疝以及无明显腹壁突起的较罕见腹外疝如闭孔疝、股疝和内部的半月线疝之可能。

心动过速、低血压以及少尿是脱水加重的表现，应于检查的同时给予积极地复苏。发热可见于感染或肠绞窄。腹部听诊可判断有无"梗阻"的肠鸣音，以及其频率和性质；机械性肠梗阻肠鸣音频率增加，有特异性高调金属"沙沙"音和"呻吟"声，以及随后的金属"叮铛"音，类似于水落入较大空瓮的声音，表明肠管扩张且有气液平面。相反，功能性肠梗阻时缺乏"沙沙"音和"呻吟"声，仅表明肠管扩张的金属音。有时功能性肠梗阻（肠麻痹）可不闻及肠鸣音。无论机械性还是功能性肠梗阻，通常可闻及振水音（胃扩张或小肠显著扩张伴有气液平面）；检查前1 ~ 2 h 内未进食患者出现振水音是不正常的，应被视为肠梗阻的重要特征，但总得不到重视（除非是患者刚刚呕吐完胃内容物）。

腹部触诊可明确有无腹膜刺激征如压痛、局部压痛和无意识保护机制，通常提示存在血运障碍或者穿孔，上述表现不应被忽略。应注意有无腹部肿块，仔细寻找有无腹股沟疝和股疝，因为易忽略。直肠检查需排除粪便嵌塞，还应注意有无隐血或肉眼血便。

实验室检查

对于诊断肠系膜缺血，目前无灵敏和特异的实验室检查；但实验室检查有助于判断患者一般情况以及指导复苏治疗。全血细胞计数及分类计数、血电解

质、血尿素氮、肌酐与尿液分析有助于评估患者水、电解质紊乱程度以及排除脓毒症的可能。动脉血 pH，血清乳酸聚集以及淀粉酶和乳酸脱氢酶测定在肠梗阻评价方面较有价值（但不灵敏），特别是在排除有无肠绞窄、肠梗阻或潜在肠坏死等方面非常重要。血清乳酸浓度升高提示肠缺血的可能性增大，然而通常于晚期才能发现[29-30]；D- 二聚体被认为是急性肠缺血的早期标志物，但灵敏度差[31-32]；小肠脂肪酸结合蛋白（Intestinal fatty acid-binding protein，I-FABP）是广泛的肠系膜栓塞高度敏感的标志物，但对于绞窄肠管局部小肠缺血不敏感[33-34]；其他如血清磷酸盐浓度、肌酸磷酸激酶亚型（亚型 B）[35-36]、缺血修饰白蛋白血浆水平[37]、肠腔内络氨酸浓度[38]亦可明确有无小肠细胞坏死，但特异度尤其是灵敏度还不准确，尚不能以此作为制订治疗决策的唯一依据。最近，CT 检查的一系列发现，包括肠系膜水肿、腹腔积液、肠壁增厚、肠内容物粪便征缺乏等有助于鉴别潜在的绞窄性肠梗阻[39]。

放射性影像学检查

近数十年来，小肠梗阻治疗出现一些变化，对临床思维和适当的影像检查更加依赖。医生通常需面对如何回答患者尖锐的问题，"这是肠梗阻还是肠缺血？"近年来，大量的临床研究，评估影像学手段在判断是否存在肠缺血以及是否需要手术治疗方面的预后价值；多数研究推荐 CT，作者亦有同样的推荐。

立位腹平片

对小肠梗阻患者，有效的初始检查是平片、包括胸片和立位腹平片。胸片检查可提示腹腔外病变如肺炎，提示可能是肠麻痹而非肠梗阻；此外，游离气体提示脏器穿孔，或小肠梗阻的严重并发症，需要急诊治疗。

小肠梗阻患者立位腹平片的典型表现是扩张肠袢内多发的气液平面，而远端肠管缺少气体（图 29-9）。腹平片有助于发现远端或近端小肠梗阻部位，近端小肠梗阻较少出现气液平面，即使有亦为充满液体的胃内小的气液平面；相反，远端小肠梗阻通常有多发气液平面，伴有其他肠管上的小肠肠袢扩张（图 29-10 和 29-11）。同样，肠道气体图像有助于鉴别是小肠还是大肠梗阻；在腹平片上，小肠位于中央，小肠环状襞和皱襞贯穿整个肠管直径，而大肠位于外周，可见部分贯穿肠管的结肠袋。此外，肠道气体的影像有助

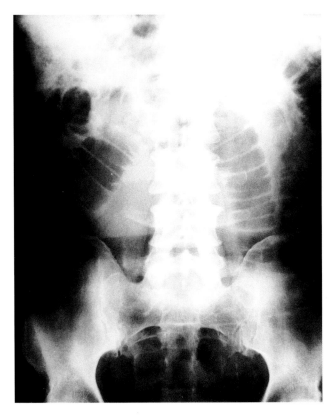

图 29-9 腹平片显示不完全性小肠梗阻。可见小肠扩张肠祥

于判定梗阻持续的时间。所谓的小肠内容物的"粪便化"，表现为肠腔内气液平面减少，出现半固体成分，伴有气泡，提示慢性梗阻，此有助于判定是否需要手术治疗，不仅是因为肠绞窄，而且因为其为一个慢性的不缓解过程。

较少见者，腹平片发现胆结石造成的麻痹性肠梗阻（命名错误，因为其实际为机械性梗阻），无胆道手术史的胆结石患者出现胆道积气。腹平片很难提示肠道血管病变，除非出现明显门静脉积气征和肠管积气。闭祥性肠梗阻亦难通过腹平片确诊，原因是近端和远端梗阻肠管内可能含有较少的气体而充满液体；因此，对于怀疑肠管病变的患者需要进行更进一步的影像学检查。

造影检查

以前对于使用稀钡还是水溶性高渗对比剂进行诊断评估存在争议，但现在这种争议越来越小。放射学文献和各种指南强烈推荐使用对比增强 CT 作为影像诊断的选择[40]。尽管如此，在某些特殊情况下，例如乙状结肠或直肠癌造成的肠梗阻，直肠对比剂射线术可以及时、经济地提供诊断信息（图 29-12）。CT 在

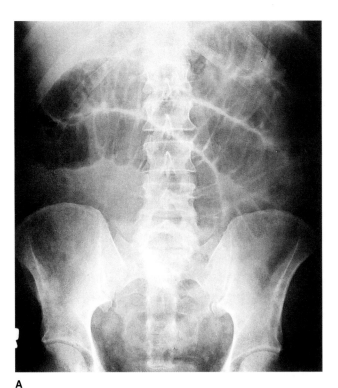

A

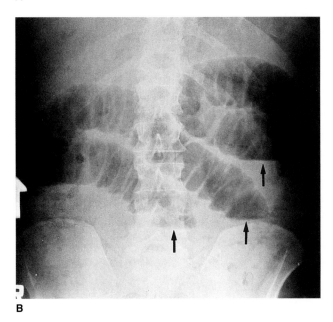

B

图 29-10 完全性小肠梗阻。A．腹平片显示小肠多处肠扩张祥以及结肠内气体；B．右上腹平片可见小肠多发气液平面（箭头处）

显示梗阻的同时可提供肠管外的解剖结构。偶尔，小肠通过诊断可帮助克罗恩病合并肠梗阻患者，鉴别是黏膜炎症还是肠外损伤粘连所致。这些诊断信息可能改变治疗过程。

此外，对肠梗阻患者使用水溶性高渗对比剂有一

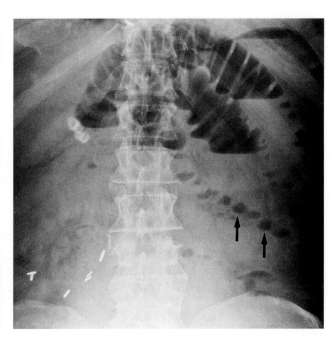

图 29-11 小肠梗阻。可见左下腹小肠肠襻充满液体（箭头处）

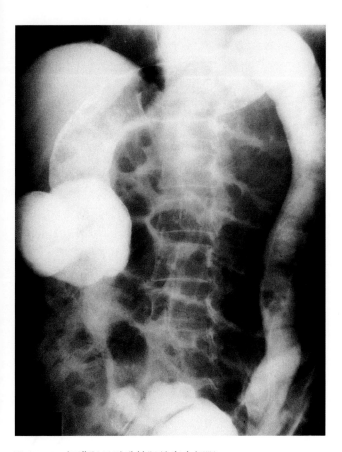

图 29-12 钡灌肠显示升结肠处完全梗阻

定治疗作用。使用对比剂缓解肠梗阻的机制尚不完全清楚。大量的研究显示对比剂的治疗作用。在 1994

年，Assalia 等[41] 研究发现，使用泛影葡胺的肠梗阻患者与不使用者相比，第一次肠运动时间缩短（6.2 h vs. 23.3 h）；手术率低（10% vs. 21%），平均住院时间缩短（2.2 d vs. 4.4 d）。2002 年，Choi 与其同事[42] 的一项前瞻性的随机研究报道，提示治疗性使用泛影葡胺不仅可以明确可疑小肠梗阻患者最终是否需要手术治疗，还可降低 74% 的手术可能性。类似的，Chen 等[43] 使用口服对比剂进行胃排空实验，根据 8 h 内对比剂是否到达结肠来决定最终是否需要手术治疗。最近，Abbas 等[44] 进行的一项 meta 分析显示，泛影葡胺不能影响是否需要手术治疗，但可减少非手术治疗患者的住院时间。但是，Feigin 与其同事[45] 未发现小肠梗阻患者使用水溶性对比剂有任何价值。因此，这个问题仍存在争议。

当使用对比剂时，所有的风险均须仔细考虑。钡剂主要的副作用包括在梗阻的大肠中浓缩（因为梗阻的小肠内充满液体，因此不会发生在小肠内）。另外，当小肠穿孔时，钡剂溢出可导致严重的腹腔内感染 / 钡剂腹膜炎。误吸泛影葡胺可导致严重的肺炎，并且，在远端小肠梗阻时，对比剂可快速稀释，提供的关于远端小肠梗阻信息较少。最后，大多数外科医生认为，在明确诊断完全性肠梗阻以及可疑绞窄性肠梗阻或肠穿孔患者中造影检查是禁忌。

CT

在多数医疗中心，疑似肠梗阻时，CT 已成为主要的影像学检查方法。实际上，在许多研究机构，CT 已取代腹平片成为首选的影像学检查。CT 应用的增加反映临床医生更加注重通过检查获得更多的诊断信息，不仅可以证实肠腔梗阻是否存在，而且可以显示梗阻两端的情况，以及是否存在肠管外的问题，如有无炎症、积液、肿物、腹壁或腹内疝，以及腹腔内游离液体。

许多研究证实 CT 对于肠梗阻诊断的准确率超过 90%[46-48]。此外，一些研究显示 CT 可准确地预测是否需要手术治疗。Jones 等[49] 发现，75% 的患者通过一套包括小肠扩张、转换点判定、腹水、完全性梗阻、部分性梗阻、闭襻性梗阻和腹腔游离气体的评分系统可预判是否需要手术治疗。特别注意的是，O'Daly 与其同事[50] 发现，小肠梗阻合并腹腔积液是手术治疗的主要因素。此外，外科医师对于 CT 诊断肠缺血和肠绞窄更感兴趣；然而，这方面的证据却存在矛盾。在一项系统性的回顾中，Mallo 等[51] 发现

CT 对肠缺血的灵敏度为 83%、特异度为 92%、阳性预测值为 79%、阴性预测值为 93%；相反，Sheedy 等 [52] 发现，CT 对于识别肠梗阻患者可能存在的肠缺血情况灵敏度为 15%、特异度为 94%。Zielinski 等 [39] 最近一项研究发现，CT 可发现游离的腹水、肠管增厚、系膜水肿，再结合呕吐的症状，可预判最终是否需要手术治疗；但是，虽然 CT 对于肠缺血相对敏感，但并无特异性 [39]。面对有关 CT 在判定肠缺血的争论，更应重视获得或跟踪肠缺血的临床参数（例如，腹膜炎、恶化的酸中毒）。更为重要的是，CT 识别肠缺血比排除肠缺血更有用。

虽然对肠梗阻 CT 提供更多的诊断信息，但须谨慎使用此检查，鉴别机械性肠梗阻和肠麻痹。在一项研究中，多达 20% 的 CT 诊断为肠麻痹的患者最终需要手术治疗 [53]。总体来说，目前对于 CT 检查的偏爱与增加手术可能性及减少的死亡率有关，然而，是必然还是巧合，目前尚不清楚 [54]。

超声检查

超声对诊断肠梗阻较少使用。虽然其特异度达到 82%、灵敏度为 95%、总准确性为 81%，但检查与操作者水平密切相关，而且在多数单位，结果不可能被复制。在日本和欧洲的多项研究中，超声检查有助于及早发现绞窄性肠梗阻 [55-56]。然而，由于缺乏有经验的超声医师，超声的可靠性值得怀疑；此外，对于肥胖患者行超声检查较为困难，肠道大量积气亦可导致肠梗阻的图像模糊不清。

磁共振肠造影

磁共振肠造影（magnetic resonance enterography, MRE）并未像 CT 一样广泛应用，原因是更费时，且需大量的专业知识解释。此外，在许多一般单位里，MRE 并未比 CT 诊断更准确。相反，经常使用 MRE 的医学中心，诊断准确性可以超过 90% [57-58]。对于怀疑恶性肠梗阻的患者，MRE 更有助于鉴别肠管狭窄的良恶性 [59]。

胶囊内镜

对于亚急性或慢性肠梗阻的患者，其他的影像学检查无法明确病因时，胶囊内镜（video capsule endoscopy，VCE）是更有价值的诊断工具。对于炎症或恶性肿瘤所致肠腔狭窄者，VCE 尤其有帮助 [60]。总体来说，对于诊断不清的患者，40% 可通过 VCE 得以诊断 [61]。对于非手术而梗阻尚未解决的患者，使用 VCE 的一个主要问题是胶囊停留于狭窄处或粘连所致严重扭曲的肠管内，这种情况较少见，但可能需要开腹手术解决。

缺血检测

辨别肠缺血造成的绞窄性肠梗阻非常关键，因为绞窄性肠梗阻导致的死亡率为 9% ~ 40%，而无绞窄性肠梗阻死亡率低于 5% [62]。遗憾的是，可早期检测和提示手术的临床和影像学指标均不可靠，实际上均不能早期诊断。Jancelewicz 等 [62] 发现，在一项多重逻辑回归分析中，仅 CT 上肠壁强化减低、白细胞增多、腹膜刺激征是判断绞窄性肠梗阻的独立预测因素 [62]，酸中毒、血清淀粉酶活性增加以及乳酸盐浓度升高均提示可能有肠绞窄。尽管上述指标异常可能是肠绞窄的敏感指标，但均缺乏特异性，且无具体阳性或阴性预测值。腹部超声以及脉冲多普勒超声检查有助于鉴别肠绞窄。Ogata 与其同事 [63] 认为实时超声观察到未蠕动的扩张肠袢为绞窄性肠袢的灵敏度达 90%、特异度为 93%，阳性预测值为 73%，超声发现游离腹水亦为判断肠绞窄的敏感指标 [63]，但超声检查的有效性尚需进一步研究。

处理

小肠梗阻

小肠梗阻患者基础治疗的重点是快速液体复苏和胃肠减压，胃肠减压可预防肠液和空气的不断增加，还可减少误吸的风险和缓解呕吐。上述治疗措施适用于全部肠梗阻患者，包括非手术治疗和拟手术的患者；肠梗阻患者第一时间需要完成血清电解质、潜在的输血的归类和筛选，必要时，还要行动脉血气分析检测。

有效的晶体液体复苏是初始治疗中最重要的。小肠梗阻患者通常伴有大量的体液丢失，需要大量的等渗晶体液体补充，如生理盐水（0.9% 氯化钠溶液）或乳酸钠林格液，通常在需要时补充钾。如患者血流动力学稳定且肾功能正常，液体复苏治疗可在尿量监测下进行；如患者血流动力学不稳定，或存在心、肺、肾功能损害，则需监测中心静脉压、肺动脉压以便于了解液体容量。胶体如 5% 白蛋白或羟乙基淀粉，对小肠梗阻患者的液体复苏作用不大。对小肠梗阻的患者，代谢与电解质紊乱的纠正亦至关重要。其体来说，如患者有长时间呕吐，则需监测血钾、血氯，可能合并低钾低氯性碱中毒；虽然补钾在治疗中非常重要，但电解质的补充应建立在肾功能正常且尿量纠正至正常前提下进行。术前准备中，液体复苏、纠正电解质紊乱和恢复足够的尿量 3 点至关重要。手术切皮前 1 h 应给予广谱抗生素，用以预防手术部位感染，但抗生素手术后感染控制的价值和对非手术治疗的患者的价值尚不明确。

大多数外科医生认为，鼻胃管减压对防止患者因气体吞咽使得肠管进一步扩张和限制胃内容物向外流动方面有较重要的价值；此外，鼻胃管减压还可预防患者呕吐或全麻诱导时发生误吸。胃肠减压有助于缓解腹胀症状，对于有呼吸困难者可以改善通气。

历史上看，放置于幽门以远的比鼻胃管更长的导管，可用于缓解小肠的扩张，并可治疗粘连性肠阻，原因为减压后肠管恢复蠕动，缓解机械性梗阻可能性增大（如图 29-13）。有报道称，使用长的鼻肠管

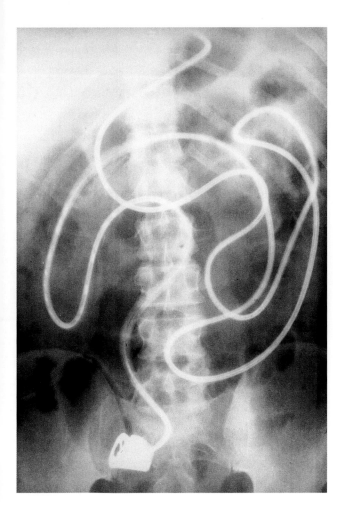

图 29-13　腹平片显示经鼻型肠梗阻导管放置在 Treitz 韧带以远的小肠内

减压患者梗阻缓解率高达 90%。但是大多数前瞻性和回顾性研究未发现鼻肠管比鼻胃插管在胃肠减压方面更具优势 [64-65]，因此无必要额外增加费用在透视下或内镜下置入鼻肠管。目前学者们已不再愿意应用此方法，鼻肠管减压手段作为小肠梗阻的术前治疗已成为历史。

非手术治疗

病情较轻的无腹膜炎、进行性白细胞增多、影像学显示肠壁灌注受损的小肠梗阻可考虑保守治疗。小肠梗阻患者中非手术治疗的有效率约为 62% ~ 85% [43,66-69]。治疗有效性可能与以下因素有关：患者的选择、肠梗阻类型（完全性 vs. 不完全性）、梗阻原因（如粘连、疝或肿瘤）、术者决定改为手术治疗的判断标准。非手术治疗有效的患者住院时间较短 [66-67]，并且无手术引起的并发症以及术后必需的恢复期。目前比较小肠梗阻患者非手术治疗和手术治疗的远期疗效差异的研究较少。Landercasper 与其同事 [70] 在一项此类研究中发现，随访 4 年时间内，非手术治疗患者复发率 53%、手术患者复发率 29%；虽然非手术治疗复发率较高，但作者指出约一半非手术治疗患者未再发作小肠梗阻。

近期，Rocha 等 [71] 的一项研究中，比较影像医生定义的"高位肠梗阻"患者保守治疗与手术治疗，保守治疗组 5 年内复发再住院治疗率较手术组高，分别为 24% 和 9%；应用射线影像检查发现，可对"高位肠梗阻"而非完全性肠梗阻患者扩大保守治疗的适应证标准。

非手术治疗绝对禁忌证包括疑似肠缺血、大肠梗阻、闭袢型肠梗阻、急性嵌顿疝、绞窄疝以及穿孔等。Chen 与其同事 [43] 对 116 例小肠梗阻患者中给予口服水溶性对比剂（泛影葡胺），判断小肠梗阻患者中哪些患者适用于非手术治疗；口服对比剂 8 h 内结肠出现对比剂者，其非手术治疗有效率约为 93%，在其研究中，超过 8 h 结肠出现对比剂者，其非手术治疗缓解梗阻有效率仅为 19%。然而，中转手术治疗判断标准之一就是口服对比剂 8 h 内无对比剂到达结肠；因此，按照试验设计口服对比剂 8 h 后无对比剂到达结肠患者中的 81% 非手术治疗失败率可能由于实验设计人为而偏高。

非手术治疗相对禁忌证为完全性小肠梗阻且扩张小肠远端无气体。Fleshner 与其同事 [67] 的一项前瞻性研究中，所有病情较轻的小肠梗阻患者均接受非手

术治疗；完全性小肠梗阻患者非手术治疗有效率约为 45%，而不完全性小肠梗阻患者非手术治疗有效率约为 66%，均无死亡。然而，作者并未说明手术时完全性与部分肠梗阻术中肠缺血的发生率是多少。Fevang 与其同事[66]进行的另一项研究显示，完全性小肠梗阻患者非手术治疗有效率为 42%；比较完全性和不完全性小肠梗阻非手术治疗效果时，发现完全性肠梗阻患者非治疗失败行手术治疗时肠绞窄发生率（10% vs. 4%）以及肠管切除率（14% vs. 8%）更高；起始采用非手术治疗完全性肠梗阻死亡率为 6%，而不完全性肠梗阻死亡率为 0。其他研究机构亦发现完全性肠梗阻患者非手术治疗肠缺血的发生率较高，而成功率较低[65,72]。这些研究结果以及临床上识别绞窄性肠梗阻的局限性，使得许多外科医生倾向于对所有完全性小肠梗阻患者采用早期手术治疗[69]。引用常说的一句话"（完全性）小肠梗阻应该当天治疗"，如决定对完全性肠梗阻患者进行保守治疗，应认识到有潜在的绞窄性肠梗阻的风险[72]，因此对完全性肠梗阻患者的手术干预的判断标准应尽量放低。

当决定小肠梗阻患者采用非手术治疗时，应注意以下几方面：液体复苏、纠正电解质紊乱、鼻胃管减压。采用非手术治疗的患者需要使用晶体进行积极的液体复苏以及实时补充每天液体丢失，必要时补充电解质和晶体溶液。补液时要考虑到鼻胃管排出、尿液排出以及不显性失水时的水和电解质丢失。应经常检测电解质并及时纠正，若未及时纠正血钾、血镁的浓度，可导致患者肠功能恢复延迟，并可能将肠麻痹误诊为肠梗阻。

充分近端减压对于解除肠梗阻非常重要。通常通过持续放置有效的鼻胃管来实现。如患者腹胀进行性加重或出现呕吐，需要于床旁重新评估导管的位置与功能的有效性。标准鼻胃管插入后，4 个标志中的第 2 个应该在鼻孔处。导管尖端至第 1 个标志的距离为 40 cm，是从鼻孔到食管胃连接部距离；因此，如全部 4 个标志均在鼻孔外，鼻胃管很有可能不在胃里。如全部 4 个标志均未看到，鼻胃管可能是盘在胃里或在十二指肠内。有时可通过腹部 X 线片检查确定鼻胃管的位置，如腹平片发现鼻胃管位置不对，需要重新放置并通过摄像学确定其位置；在评估时，鼻胃管需正确连接吸引器贮槽（如果胃管有贮槽接口），反复冲吸水以确认吸引是否有效。放置鼻胃管时，应尽量减少经口摄入，要仔细记录经口摄入量，以免超过胃的可耐受量；此外，鼻胃管不宜过久吸引，原因是穿过食管

胃连接部后，鼻胃管将减低贲门括约肌功能且有潜在误吸风险。可短时间内通过鼻胃管连接引流袋时，不用夹紧鼻胃管，并判断患者是否可准备拔除鼻胃管。

中转手术治疗时机

一旦发现有绞窄性肠梗阻的症状和体征时，应行手术治疗。肠梗阻症状和体征包括发热、心动过速、白细胞升高、局部压痛、持续性腹痛以及腹膜炎等。上述症状中出现任何 3 个，则有 82% 的可能为绞窄性肠梗阻[72]；同样，上述症状中出现任何 4 个，则绞窄性肠梗阻的可能性为 100%。如患者腹部 X 线出现腹腔游离气体或者闭袢性肠梗阻征象或者严重腹膜炎，需手术探查。如 CT 检查提示肠缺血，如肠壁囊样积气症、肠壁增厚、门静脉积气、大量腹水或者肠壁未增强等，则需要考虑手术治疗[69]。

非手术治疗未缓解的小肠梗阻患者，手术时机的选择争议较大。一些外科医生建议保守治疗 48 h 症状未改善的患者应行手术治疗[65,68]，其他外科医生认为非手术治疗的时间可以更宽泛，因为非手术治疗时，肠梗阻平均缓解时间为 4.6 天[67]。作者认为非手术治疗可以超过 48 h，但应意识到，如手术不可避免，推迟手术可导致总住院时间延长、住院费用增加以及患者围术期并发症发生风险增加。外科医生应该谨记在心，非手术治疗总是有忽略潜在绞窄性肠梗阻的风险[72]。

手术治疗

如决定手术治疗，应积极预防围术期以及术后并发症的发生。术前准备包括评估患者的健康状况，如时间允许，应尽量改善患者的一般状况；还需保证患者液体复苏充足，给予适当的抗生素和纠正电解质紊乱。有心血管伴发病的患者，尤其是入院前一直应用 β 受体阻断药者，术前可以给予 β 受体阻断药[73]。术前放置鼻胃管，可避免麻醉诱导时误吸；尽管已经放置好鼻胃管，快速诱导麻醉仍然需要在气管插管时准备好保护气道。

针对每一位患者应仔细制订手术方案，确保手术最安全有效。手术方式以及手术切口的选择对于术者获得良好的术中暴露和手术视野非常重要。在某些患者中可考虑使用腹腔镜[74]。术后早期出现肠梗阻时，如初次手术时无广泛粘连，应通过原切口入腹。但是，既往无手术史或者初次手术远离腹部的患者，采用正中切口可获得整个腹部的良好暴露。手术切口的选择至关重要，例如采用上腹部斜切口、横切口或者

肋缘下切口的患者一旦存在盆腔粘连，从上腹部分离粘连将非常困难，尤其是高位横切口。

入腹后首先应寻找梗阻部位和梗阻原因。如梗阻部位不明显，应找到梗阻远端瘪陷肠管，沿其向近端找到梗阻部位。急性梗阻时，如果梗阻部位肠管固定或者有缺血改变，应小心处理梗阻部位或其附近的肠管，因为这些部位肠管绞窄梗死的可能性很大，肠管容易破裂并造成富含细菌的肠内容物污染腹腔。在急性梗阻时，梗阻近端扩张肠管肠壁非常薄，穿孔风险很高。梗阻纠正后应彻底探查腹腔的 4 个象限，修补每一处肠管的损伤，切除失活肠管以及避免遗漏其他梗阻的可能，这一点对于小肠两点式多发固定的肠扭转患者非常重要。有时腹腔内粘连带较长，可以影响数个点肠襻。小肠切除术时，如无弥漫性腹膜炎或者肠管断端有活力，可行一期肠吻合恢复肠管连续性。在需要进行肠吻合时，吻合方式的选择，取决于梗阻两端小肠肠管直径和薄厚差异。当梗阻近端小肠肠管扩张严重，行端端吻合困难的时候，可以选择应用侧侧吻合或端侧吻合。此外，在肠壁厚度区别很大或者肠壁存在水肿的情况下，应用吻合器进行吻合的安全性是不确切的，原因是此状况下的肠管应用统一钉高进行吻合器吻合是不切实际的。

小肠显著扩张时关腹可能变得十分困难，术中肠管减压将有助于关腹。术中肠管减压方法包括手法将肠内容物逆行减压至胃内（小心挤压梗阻肠管），术中放置长的鼻肠管减压，以及肠切开减压管减压等[75]；一般不推荐最后一种方法，除非在特定情况下，例如肠管扩张严重可能影响腹腔关闭或者肠管的活力。手法逆行推送肠内容物在 Treitz 韧带周围通过幽门使其进入胃内，以便麻醉师利用鼻胃管抽吸减压[75]；这种方法最安全快捷，有助于关腹的同时又避免了肠切开和肠管过多操作。肠管减压时，应小心轻柔地处理炎症和扩张的肠管，因为研究发现梗阻肠管广泛操作后菌血症的发生率增加[76]；此外，麻醉团队应随时关注并确保鼻胃管减压有效。尽管术中肠减压并未显示出可降低术后并发症发生率，亦未加快患者肠道功能恢复，但确实使关腹变得更容易、更快和更安全。

失活肠管需要仔细鉴别后切除。肠切除应谨慎，特别是既往行肠切除术，剩余小肠较短的患者以及术中发现有大范围肠缺血的患者。鉴别肠管血运情况的辅助检查包括多普勒超声和静脉注射荧光素检查。但检查主观性较大，应谨慎应用，且仅作为临床正确判断的辅助依据。（如患者剩余肠管少于原有肠管 2/3，

特别是肠管可疑缺血时，应考虑切除所有严重坏死或明显无活力的肠管，而保留活力可疑的肠管，在行末端小肠造瘘术或者 12 ~ 24 h 后再次探查，尤其是吻合末端肠管活力存有疑问时。）

短路手术 vs. 切除手术

小肠不可治愈的恶性梗阻，如梗阻不能解除或者不能安全分离出梗阻部位时可考虑行肠旁路手术。旁路手术通过重新恢复肠道连续性和避免闭襻从而有效地缓解梗阻；然而，旁路手术应有选择地施行。例如，恶性肿瘤时因为患者存活期较短，短路手术可能是最安全和最快速的手术。相反，某些慢性炎性疾病患者（例如克罗恩病或肠结核），由于疾病进展可能在"旁路"段出现新的梗阻，所以对这些患者切除术比旁路术效果要更好。

病情相对简单的小肠梗阻患者手术治疗时，可考虑应用腹腔镜微创方法。腹腔镜相对于开腹手术而言引起的粘连较轻[77]，从这方面考虑，腹腔镜手术治疗粘连性小肠梗阻可能更有优势。一些研究表明腹腔镜治疗小肠梗阻安全有效[74,78-80]，患者住院时间较短[74,78,80]，并发症发生率较低以及肠功能恢复时间更快[78,80]；但是，这些研究结果需要谨慎解读。许多研究比较腹腔镜治疗有效与失败患者后发现，不适合腹腔镜治疗的患者通常粘连更广泛，病变更复杂且多需要切除治疗；不论开腹还是腹腔镜手术，这些患者需要更多、更复杂的手术操作，并且住院时间更长，并发症发生率更高，以及肠功能恢复更慢。此外，外科医生手术技术和自信在决定腹腔镜治疗肠梗阻时亦较重要。首先，如外科医生缺乏腹腔镜操作技能，开腹手术也许是更好地选择；同样，如置入腹腔镜时，发现患者是冰冻腹腔、严重腹胀、肠管扩张腹壁紧张或者存在多处致密粘连，中转开腹手术是明智的决定。小肠梗阻患者起始气腹的建立应该在直视操作下完成，不过此观点缺乏文献支持。

复发性小肠梗阻

尽管研究结果存在差异，但不论何种治疗方法，约 4% ~ 34% 小肠梗阻患者可出现梗阻复发[5,66,68-70,81-82]。报道的复发率跨度较大，可能是由于不同研究的随访时间和随访质量以及初次肠梗阻的病因不同所致。复发性小肠梗阻多见于腹腔多处粘连、广泛粘连、既往因小肠梗阻住院治疗，以及既往接受盆腔、结肠和直肠手术的患者[5,70]。

过去，外科医生尝试多种方法预防粘连形成，以避免将来出现机械性肠梗阻。避免肠管与筋膜切口下表面产生粘连的简单方法是把大网膜放在二者之间。从理论上讲，此时发生粘连，主要涉及大网膜而非切口下的肠管。其他复杂方法例如 Noble 肠排列术和 Child-Phillips 肠排列固定术，过去曾有报道。这些旧方法把相邻小肠祥缝合固定，使其呈永久性的有序排列，以避免机械性肠梗阻发生[82]。尽管早期报道效果较好，但是 Noble 与 Child-Phillips 手术有较多并发症，现已较少应用。肠排列术的常见问题包括手术时间延长，肠皮肤瘘和肠-肠内瘘发生率高，腹腔脓肿以及切口感染等；此外，术后小肠梗阻复发率高达 19%，数据使其有效性受到严重质疑。还有一种尝试，应用一根长的肠管进行小肠的内排列术，但此术式的有效性亦值得怀疑。

有些患者，由于急性炎症或粘连致密，术中可能无法行全部或大部分的粘连松解术或肠管血管损伤风险较大；尤其是既往开腹手术后需再次开腹或者两次开腹手术间隔时间很短时，这种情况尤其常见（见下文术后早期肠梗阻），此种情况在前一次手术大范围粘连松解时尤其常见。此时，应避免任何肠管损伤并及时中止分离，以避免进一步肠管损伤及其可能的后遗症。作者 25 年的临床实践中，使用过 5 次这种方法。这种"保守"治疗方法可使急性炎症消退或缓解（常需 3 ~ 6 个月）；如果梗阻在 6 个月内不缓解，可再次开腹手术行粘连松解，此时粘连已经成熟，粘连松解术更容易操作并且更安全。某些情况下行近端肠造口术转流可能是更好的选择，如术中发现梗阻无法解除（如恶性梗阻或者放疗所致的梗阻），或者远端肠管修补不满意时，亦可行导管胃造瘘术以便转流和提高患者舒适度。执意行毫无意义的粘连松解术可增加患者肠管进一步严重损伤或血运障碍而导致需要切除正常肠管时，就会出现肠皮肤瘘和短肠综合征的风险。

粘连预防

过去 100 年间，曾采用多种方法预防术后粘连产生。包括使用牛盲肠、鲨鱼腹膜、海蛇毒、鱼鳔、多种液体、机械屏障以及凝胶等[81]。设想使损伤表面机械分离以预防粘连是非常吸引人的，术后创面恢复以及间皮化过程中使用可吸收"生物膜"隔离损伤表面，以避免纤维桥（粘连）的形成。不通透或半通透的隔离屏障防止粘连形成的最短时间大约是 36 h。一些学者在损伤表面之间放置 Silastic 网片，36 h 后未见粘连

形成。另一部分[17]推测在术后前 5 ~ 7 天内，隔离损伤面，直至间皮化彻底完成，也许是预防粘连形成最有效的方法。但是，隔离物自身不应引起炎症反应，也不应减少纤溶活性或者抑制组织获得氧气。因此，理想的隔离物应该是可以生物吸收材料（最好是通过水解方式降解）、作用仅维持 5 ~ 7 天、使用方便，可以放置于全部创面表面，且不引起自身炎症反应。

目前最有效的预防粘连形成的方法是使用生物可吸收的透明质酸生物膜，可减少使用部位的粘连形成[81,83]。最近的两篇系统回顾证实，应用透明质酸生物膜能够减少应用部位的粘连形成[84-85]。然而，这两篇系统回顾表明透明质酸并不能降低术后肠梗阻发生率和需手术治疗的肠梗阻数量，此外，如应用透明质酸生物膜包绕吻合口，可能增加吻合口瘘的发生率。

透明质酸膜安全隐患无根据出现导致最初的顾虑增加。随着发现透明质酸与铁交联的透明质酸盐相关并发症，使该产品目前已退出市场。一项前瞻性随机对照研究显示，透明质酸隔离物并不增加腹腔脓肿或肺梗死发生的风险[83]；但是，一项对 289 例使用透明质酸膜包绕吻合口的患者进行的亚组分析显示，吻合口漏、瘘形成、腹膜炎、脓肿以及脓毒症的发生率增加。基于这些研究和假设，透明质酸膜的应用能够减少手术后粘连发生率，但是未降低手术后肠梗阻的发生率。应用这些产品需要深思熟虑，因为其价格昂贵且目前临床获益不多。

其他正在研发的隔离物也许将来可应用于粘连预防。这些隔离物包括各种凝胶和液体药剂例如透明质酸和羟甲基纤维素、水凝胶、血纤蛋白黏合剂以及蛋白聚合物等。其他粘连隔离物还包括氧化再生纤维（oxidized regenerated cellulose，ORC）。ORC 目前研究较多，确实可以预防粘连形成，但其使用时需要一个无血的环境，因此实际应用中常难以操作。ORC和透明质酸膜一样并不能降低术后粘连性小肠梗阻的发生率[86]。

术后早期小肠梗阻

术后早期小肠梗阻相对罕见，但却是每一例腹部手术均有可能遭遇的困境。"早期"梗阻不同文献定义亦有不同；其时间定义包括术后 30 天至术后 6 周，本文中术后早期肠梗阻定义为术后 6 周内出现的肠梗阻；6 周以后出现的肠梗阻的处理原则与其他肠梗阻相似。

术后早期肠梗阻与术后肠麻痹的鉴别非常困难，

但所幸其治疗通常是相似的。疑似术后早期机械性小肠梗阻患者应先行鼻胃管减压、液体复苏以及纠正电解质紊乱等治疗。全面体格检查后如无急诊手术指征，则应寻找梗阻原因。CT 检查有助于发现肠梗阻的病因，但对于区分肠麻痹和机械性肠梗阻并不可靠。一些肠外压迫因素可通过经皮穿刺操作解除，例如积液、脓肿和血肿等，可在 CT 导向下完成。CT 检查还可发现需要手术治疗解除的梗阻病因，例如内疝、筋膜裂开以及不能自愈的吻合口漏等。腹腔镜手术后患者，如考虑术后早期肠梗阻，应早期行 CT 检查，可发现戳孔疝，需要立刻手术治疗。

一般来说，术后早期小肠梗阻患者可分为两大类[69]。第一类患者梗阻出现在术后 10 天内，如无缺血和绞窄性肠梗阻的症状、体征，以及排除其他可纠正的病因前提下，此部分患者可采取保守治疗。在此时间段的患者，开腹术后肠道并发症发生风险并非较高，前提是除外内疝以及腹腔镜手术后的戳孔疝。重要的是需除外有无可纠正的肠外压迫可能，以及纠正电解质紊乱，特别是怀疑肠麻痹时。绞窄性肠梗阻尽管罕见，但亦可发生于此类患者，应提高警惕；其病因几乎与粘连无任何关系，而是与手术操作失误有关，例如内疝、初次开腹手术时遗漏缺血性病变、肠管陷入筋膜关闭处或者遗漏腹壁疝等。

第二类患者梗阻出现在术后 10 天到 6 周内[69]。这部分患者亦尽可能采用保守治疗。由于术后出现致密粘连，在此类患者很快进行的再手术时以及再手术后出现的医源性肠管并发症发生风险显著地增高。术后 7 ~ 10 天开始直到 6 ~ 12 周时，腹腔内炎症反应最重。此时正在形成的腹腔粘连血运丰富、质地较脆。如患者初次开腹手术时无粘连或者粘连较少，可考虑再次手术。但是，之前无任何粘连的小部分患者，以及之前开腹手术时因致密粘连行广泛粘连松解术的患者中，急性炎症反应累及腹膜表面，引起相邻肠管、大网膜以及系膜表面粘连。

此时段手术治疗医源性损伤风险很高，易形成瘘管肠。对保守治疗无效的患者应给予肠外营养直到梗阻缓解或者直至距上次开腹手术 6 ~ 12 周后。此时应根据以下情况决定再次手术时机：首先，如患者初次开腹手术时腹腔粘连较轻，第一次手术后 6 周到 3 个月时可考虑再次手术；相反，初次开腹手术时需要行广泛粘连松解的患者，再次手术需等到第 1 次手术后 6 个月。其原因如下：①6 个月后腹腔粘连血运相对较少，其发育也较成熟；②第一次术后 3 个月内手术可能会有冰冻腹腔出现，此时解剖游离梗阻肠管是不安全的；③第 1 次术后 3 个月后，随着粘连发育成熟，梗阻可能会缓解（见前文复发性小肠梗阻章节）。

ROUX-EN -Y 胃旁路术后小肠梗阻

与其他手术方式一样，目前流行腹腔镜胃 Roux-en-Y 旁路手术（RYGB）治疗病态肥胖，其手术后的肠梗阻是令人担忧的。RYGB 手术后肠梗阻发生率，据报道为 0.3% ~ 9%，主要取决于手术技术。腹腔镜手术后肠梗阻发生率较开腹手术低，但是缺乏大型前瞻性研究的证据支持。一项涉及 9500 个腹腔镜 RYGB 手术患者的大型研究中，术后肠梗阻发生率为 3.6%[87]。尽管有争议，多数学者仍认为，施行 RYGB 手术时，胃旁路的 Roux 臂在结肠前位比结肠后位时，肠梗阻发生率低[87-90]。RYGB 手术后肠梗阻有多种原因，最常见的 4 种病因如下（按发生率高至低排列）：内疝、粘连性肠梗阻、空肠空肠吻合口狭窄和切口疝。

腹腔镜 RYGB 后肠梗阻的诊断，比起其他涉及胃肠道手术后的肠梗阻诊断困难，因为胃肠道解剖学改变且在病态肥胖的患者中通常不典型。RYGB 手术后，肠梗阻的症状往往模糊不清，因为最常见的病因是内疝，其症状往往间断发作。在大型研究中腹痛是最常见症状，在 82% 的患者中存在。恶心和呕吐仅有少于 50% 的患者发生，以上 3 种症状共存的患者仅有 28%[89]。RYGB 手术后肠梗阻的影像诊断不敏感，报道的 CT、上消化道造影研究和腹平片的灵敏度为 51%、57% 和 33%。当 RYGB 手术后的患者出现不正常的消化道症状时，应考虑肠梗阻的可能。由于 RYGB 手术后肠梗阻的患者中，内疝发生率高，影像诊断不敏感，一部分可疑肠梗阻患者，应考虑到应用腹腔镜探查。

RYGB 手术后肠梗阻患者中，内疝较常见。从解剖学角度来看，RYGB 手术后的内疝可分 3 种。这 3 种内疝的肠系膜改变是在 Roux 臂形成时出现的（图 29-3）。Peterson 疝发生于结肠前术式中，潜在的可能形成内疝的腔隙出现在 Roux 部分的肠系膜、横结肠系膜、后腹膜以及结肠前位或结肠后位的 Roux 臂。空肠空肠吻合处的肠系膜缺损是另一种内疝的原因，无论在结肠前位还是结肠后位手术均可能发生。RYGB 手术后第 3 种内疝，是 Roux 结肠后臂通过横结肠系膜缺损处而形成的，仅发生于结肠后位手术中。在发现关闭横结肠系膜缺损的重要性前，此原因是最为常见。大多数学者认为 RYGB 手术后肠梗阻最常见于腹腔镜结肠后位手术中，在大型研究中报道的发生率为 3.2% ~ 5.1%；而结肠前位手术中，报道的发生率为 0.3% ~ 1.7%[87,90]。术中用非吸收性材料关闭一切有可能形成内疝的系膜缺损空间，是预防 RYGB 手术后内疝的关键；但是需注意关闭横结肠系膜孔时需小心谨慎，因为此系膜孔过紧也是 RYGB 手术后肠梗阻的原因之一[91]。RYGB 手术后内疝的患者进行手术治疗时，在还纳疝后用非吸收材料仔细关闭内疝的缺损空间，亦是其治疗方式的一种。

放射性肠病

放射性肠病的治疗通常较为困难并且治疗效果欠佳。其临床表现多样，如间断发作的小肠梗阻、慢性持续性小肠不全梗阻或者慢性腹泻 / 吸收不良等。由于广泛致密粘连形成以及放疗后的慢性炎症改变，所以手术治疗的难度非常大。这种缺血性疾病呈慢性进展性发展，患者原来正常的肠管也会反复出现肠病表现（疾病进展）。一些研究报道，放射性肠病肠管切除吻合术后患者死亡率高达 21%[82]。由于肠管血运障碍，其术后吻合口漏和肠瘘形成的发生率亦较高。这种情况在动脉粥样硬化、高脂血症以及 2 型糖尿病患者中尤其常见。鉴于这些原因，放射性肠病患者尽可能行保守治疗。

如患者确需行手术治疗，术者须于下列术式中做出选择：切除受累肠段行旁路手术或者粘连松解术。前文提到切除术死亡率较高并且一期吻合后漏的发生率为 36%[82]。同一研究中短路手术死亡率为 10%，吻合口漏发生率为 6%；但是，有学者建议行积极的肠切除术（切到正常肠管），据报道如未出现复杂病情（脓肿、瘘、坏死或癌肿复发），术后吻合口瘘发生率为 0 ~ 8%，但手术常需要广泛切除无功能肠管，术后存在短肠综合征的可能，主要原因是切除的肠管通常为末段回肠。

大多数外科医生治疗放射性肠病均较谨慎。肿瘤复发合并放射性肠病患者，治疗措施应为姑息性旁路手术，吻合口应选择在肉眼正常肠管处。如梗阻病变局限，可广泛切除病变直至健康未受放射的肠管处，（可能的话）一期行肠吻合术保留足够的吸收区域。由于末端回肠多位于放射野内，切除术后常需行小肠与升结肠吻合。一旦决定行全部病变肠管的切除手术，外科医生需考虑其必要切除的范围和解剖区段。通常受累小肠为远端回肠，切除病变到正常的未放射过的小肠处，常需要行回肠全切除术或次全切除

术，此手术有其自身的营养并发症。如回肠全切除术是唯一可选择术式时，应考虑保留病变较轻但功能正常的回肠；相反，如肠管病变严重无功能，应切除病变（尽管切除手术有许多副作用）。如病变处存在致密粘连或者病变与盆腔粘连，为避免医源性损伤肠管、膀胱、盆腔脏器以及输尿管，最好行旁路手术；但是，如局部存在脓肿或者感染性病变，例如克罗恩病，此时应避免行旁路手术，因为缺血性炎症病变可进一步进展。由于损伤的肠管出现肠瘘的风险较高，所以仅行彻底的粘连松解术而不行切除术存在争议。放疗后数年病情较重的患者，特别是肠管广泛粘连时，不宜行粘连松解术；相反，粘连带局限孤立以及放疗后早期的（< 2 年）患者，可单纯行粘连松解术；具体术式需根据受累肠管以及梗阻部位情况决定。如果肠管壁增厚、僵硬和狭窄，最好的处理方法是切除或旁路术。

恶性肠梗阻

癌肿患者出现肠梗阻通常意味着疾病处于终末期，外科手术多为姑息性治疗，且需有选择地施行。预期寿命较短以及存在恶病质或腹水的患者，由于外科治疗痛苦较大，且在非根治手术后恢复期生活质量差、生命时间短，建议采用非手术姑息疗法。然而，一般情况良好、预计存活期较长患者，为恢复正常经口进食可考虑行短路手术。应告知患者及其家属，手术缓解梗阻并不能影响肿瘤的进展，而仅改善生活质量；此外，肿瘤患者肠梗阻 1/3 是由粘连引起，而非恶性肠梗阻[68]。因此，此类患者应尝试短期的保守治疗如补液和胃肠减压等；尽管许多恶性肠梗阻患者（可能大多数）保守治疗无效。此外，如恶性肠梗阻源于胃肠道恶性肿瘤的局部进展，可通过内镜下支架置入来缓解梗阻（图 29-14）。

如腹腔入路安全，恶性梗阻患者可考虑采用腹腔镜微创治疗，它提供了一个相对安全的腹腔入路。对这些患者，最小创伤的治疗是最适宜的选择，例如旁路手术、导管胃造口术。如腹腔镜治疗可缓解患者梗阻，患者将从手术获益，主要表现为术后疼痛减轻、康复期缩短以及住院时间缩短，而这些是预期寿命有限的患者的姑息治疗中需考虑的重要问题。

术中探查可能遇到多种情况。一些粘连局限的患者仅需行简单的粘连松解即可，其他患者可能存在孤立性转移病灶，引起肠管腔内梗阻或腔外压迫，此时需局部切除或行肠旁路手术。如果多个区域存在粘连或者病变与腹壁粘连或肠腔狭窄，受累肠段行旁路手

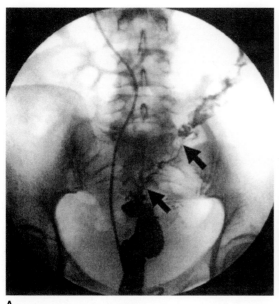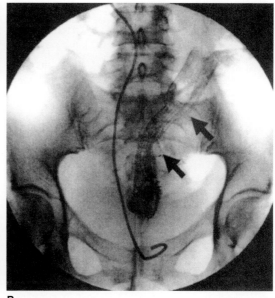

A　　　　　　　　　　　　　　　　B

图 **29-14**　图 A：直肠癌梗阻（箭头所示），图 B：腔内自膨金属支架置入后肠管恢复通畅（Used with permission from Hünerbein M，Krause M，Moesta KT，Rau B，Schlag PM. Palliation of malignant rectal obstruction with self-expanding metal stents. *Surgery*. 2005；137：42-47.）

术可缓解症状，同时其引起的并发症最少。如果梗阻无法缓解，或者近期内梗阻可能再次出现，或者手术有效性存疑时，可考虑行胃置管造口术。再次梗阻时，可行胃造瘘术胃部减压，以及避免放置胃管带来的不适。伴有腹水的患者行姑息性胃置管造口减压术非常困难，此时较好的治疗选择是咽造口术 [92]。此外，如既往肿瘤诊断是明确的，术中应再次行组织活检，以确定其肿瘤生物学特征与既往的组织活检一致。

参考文献

1. Woods JH, Erickson LW, Condon RE, Schulte WJ, Sillin LF. Postoperative ileus: a colonic problem? *Surgery*. 1978 Oct;84(4):527–533.
2. Baig MK, Wexner SD. Postoperative ileus: a review. *Dis Colon Rectum*. 2004;47(4):516–526.
3. Sajja SB, Schein M. Early postoperative small bowel obstruction. *Br J Surg*. 2004;91(6):683–691.
4. Duepree HJ, Senagore AJ, Delaney CP, Fazio VW. Does means of access affect the incidence of small bowel obstruction and ventral hernia after bowel resection? Laparoscopy versus laparotomy. *J Am Coll Surg*. 2003 Aug;197(2):177–181.
5. Miller G, Boman J, Shrier I, Gordon PH. Natural history of patients with adhesive small bowel obstruction. *Br J Surg*. 2000;87(9):1240–1247.
6. Williams SB, Greenspon J, Young HA, Orkin BA. Small bowel obstruction: conservative vs. surgical managcment. *Dis Colon Rectum*. 2005;48(6):1140–1146.
7. Lu RH, Chang TM, Yen MH, Tsai LM. Involvement of superoxide anion in the pathogenesis of simple mechanical intestinal obstruction. *J Surg Res*. 2003 Dec;115(2):184–190.
8. Kalff JC, Schraut WH, Simmons RL, Bauer AJ. Surgical manipulation of

the gut elicits an intestinal muscularis inflammatory response resulting in postsurgical ileus. *Ann Surg*. 1998 Nov;228(5):652–663.
9. Turler A, Schnurr C, Nakao A, et al. Endogenous endotoxin participates in causing a panenteric inflammatory ileus after colonic surgery. *Ann Surg*. 2007;245(5):734–744.
10. Miedema BW, Johnson JO. Methods for decreasing postoperative gut dysmotility. *Lancet Oncol*. 2003;4(6):365–372.
11. Hallerback B, Ander S, Glise H. Effect of combined blockade of beta-adrenoceptors and acetylcholinesterase in the treatment of postoperative ileus after cholecystectomy. *Scand J Gastroenterol*. 1987;22(4):420–424.
12. Orlando E, Finelli F, Colla M, Giotto E, Terragni P, Olivero G. [A double-blind study of neostigmine versus placebo in paralytic ileus as a result of surgical interventions]. *Minerva Chir*. 1994;49(5):451–455.
13. Kabaroudis A, Papaziogas B, Koutelidakis I, Kyparissi-Kanellaki M, Kouzi-Koliakou K, Papaziogas T. Disruption of the small-intestine mucosal barrier after intestinal occlusion: a study with light and electron microscopy. *J Invest Surg*. 2003 Jan–Feb;16(1):23–28.
14. Hellebrekers BW, Trimbos-Kemper GC, Bakkum EA, et al. Short-term effect of surgical trauma on rat peritoneal fibrinolytic activity and its role in adhesion formation. *Thromb Haemost*. 2000 Nov;84(5):876–881.
15. Wilson MS, Ellis H, Menzies D, Moran BJ, Parker MC, Thompson JN. A review of the management of small bowel obstruction. Members of the Surgical and Clinical Adhesions Research Study (SCAR). *Ann R Coll Surg Engl*. 1999 Sep;81(5):320–328.
16. Sulaiman H, Gabella G, Davis MC, et al. Presence and distribution of sensory nerve fibers in human peritoneal adhesions. *Ann Surg*. 2001 Aug;234(2):256–261.
17. diZerega GS, Campeau JD. Peritoneal repair and post-surgical adhesion formation. *Hum Reprod Update*. 2001 Nov–Dec;7(6):547–555.
18. Menzies D, Ellis H. Intestinal obstruction from adhesions—how big is the problem? *Ann R Coll Surg Engl*. 1990;72(1):60–63.
19. Fevang BT, Fevang J, Lie SA, Soreide O, Svanes K, Viste A. Long-term prognosis after operation for adhesive small bowel obstruction. *Ann Surg*. 2004 Aug;240(2):193–201.
20. Carmody B, DeMaria EJ, Jamal M, et al. Internal hernia after laparoscopic Roux-en-Y gastric bypass. *Surg Obes Relat Dis*. 2005 Nov–Dec;1(6): 543–548.
21. Cho M, Pinto D, Carrodeguas L, et al. Frequency and management of internal hernias after laparoscopic antecolic antegastric Roux-en-Y gastric bypass without division of the small bowel mesentery or closurc of mesenteric defects: review of 1400 consecutive cases. *Surg Obes Relat Dis*. 2006 Mar–Apr;2(2):87–91.

22. Steele KE, Prokopowicz GP, Magnuson T, Lidor A, Schweitzer M. Laparoscopic antecolic Roux-en-Y gastric bypass with closure of internal defects leads to fewer internal hernias than the retrocolic approach. *Surg Endosc.* 2008;22(9):2056–2061.

23. Coleman MH, Awad ZT, Pomp A, Gagner M. Laparoscopic closure of the Petersen mesenteric defect. *Obes Surg.* 2006;16(6):770–772.

24. Petersen W. Uber Darmverschlingung nach der Gastroenterostomie. *Arch Klin Chir.* 1900;62:94–114.

25. Boughey JC, Nottingham JM, Walls AC. Richter's hernia in the laparoscopic era: four case reports and review of the literature. *Surg Laparosc Endosc Percutan Tech.* 2003 Feb;13(1):55–58.

26. Bhoyrul S, Payne J, Steffes B, Swanstrom L, Way LW. A randomized prospective study of radially expanding trocars in laparoscopic surgery. *J Gastrointest Surg.* 2000 Jul–Aug;4(4):392–397.

27. Johnson WH, Fecher AM, McMahon RL, Grant JP, Pryor AD. VersaStep trocar hernia rate in unclosed fascial defects in bariatric patients. *Surg Endosc.* 2006;20(10):1584–1586.

28. Begos DG, Sandor A, Modlin IM. The diagnosis and management of adult intussusception. *Am J Surg.* 1997;173(2):88–94.

29. Lange H, Jackel R. Usefulness of plasma lactate concentration in the diagnosis of acute abdominal disease. *Eur J Surg.* 1994;160(6–7):381–384.

30. Lange H, Toivola A. [Warning signals in acute abdominal disorders. Lactate is the best marker of mesenteric ischemia]. *Lakartidningen.* 1997 May 14;94(20):1893–1896.

31. Altinyollar H, Boyabatli M, Berberoglu U. D-dimer as a marker for early diagnosis of acute mesenteric ischemia. *Thromb Res.* 2006;117(4):463–467.

32. Kurt Y, Akin ML, Demirbas S, et al. D-dimer in the early diagnosis of acute mesenteric ischemia secondary to arterial occlusion in rats. *Eur Surg Res.* 2005 Jul–Aug;37(4):216–219.

33. Cronk DR, Houseworth TP, Cuadrado DG, Herbert GS, McNutt PM, Azarow KS. Intestinal fatty acid binding protein (I-FABP) for the detection of strangulated mechanical small bowel obstruction. *Curr Surg.* 2006 Sep–Oct;63(5):322–325.

34. Kanda T, Fujii H, Tani T, et al. Intestinal fatty acid-binding protein is a useful diagnostic marker for mesenteric infarction in humans. *Gastroenterology.* 1996;110(2):339–343.

35. Graeber GM, O'Neill JF, Wolf RE, Wukich DK, Cafferty PJ, Harmon JW. Elevated levels of peripheral serum creatine phosphokinase with strangulated small bowel obstruction. *Arch Surg.* 1983;118(7):837–840.

36. Mukai M, Tamaki T, Noto T, Tajima T, Nakano S, Mitomi T. A new mechanism of serum creatine phosphokinase elevation in strangulated small bowel obstruction: an experimental rat model. *J Int Med Res.* 1995 May–Jun;23(3):184–190.

37. Gunduz A, Turedi S, Mentese A, et al. Ischemia-modified albumin in the diagnosis of acute mesenteric ischemia: a preliminary study. *Am J Emerg Med.* 2008;26(2):202–205.

38. Contrin LM, Lobo SM, Navegantes LC, et al. Tyrosine: a possible marker of severe intestinal injury during ischemia. *J Surg Res.* 2009;155(2):268–272.

39. Zielinski M, Eiken P, Bannon M, et al. Small bowel obstruction—who needs an operation? A multivariate prediction model. *World J Surg.* 2010;34(5):910–919.

40. Ros PR, Huprich JE. ACR Appropriateness criteria on suspected small-bowel obstruction. *J Am Coll Radiol.* 2006;3(11):838–841.

41. Assalia A, Schein M, Kopelman D, Hirshberg A, Hashmonai M. Therapeutic effect of oral Gastrografin in adhesive, partial small-bowel obstruction: a prospective randomized trial. *Surgery.* 1994;115(4):433–437.

42. Choi HK, Chu KW, Law WL. Therapeutic value of Gastrografin in adhesive small bowel obstruction after unsuccessful conservative treatment: a prospective randomized trial. *Ann Surg.* Jul 2002;236(1):1–6.

43. Chen SC, Chang KJ, Lee PH, Wang SM, Chen KM, Lin FY. Oral Urografin in postoperative small bowel obstruction. *World J Surg.* 1999;23(10):1051–1054.

44. Abbas SM, Bissett IP, Parry BR. Meta-analysis of oral water-soluble contrast agent in the management of adhesive small bowel obstruction. *Br J Surg.* 2007;94(4):404–411.

45. Feigin E, Seror D, Szold A, et al. Water-soluble contrast material has no therapeutic effect on postoperative small-bowel obstruction: results of a prospective, randomized clinical trial. *Am J Surg.* 1996;171(2):227–229.

46. Frager D, Medwid SW, Baer JW, Mollinelli B, Friedman M. CT of small-bowel obstruction: value in establishing the diagnosis and determining the degree and cause. *AJR Am J Roentgenol.* 1994;162(1):37–41.

47. Fukuya T, Hawes DR, Lu CC, Chang PJ, Barloon TJ. CT diagnosis of small-bowel obstruction: efficacy in 60 patients. *AJR Am J Roentgenol.*

48. Megibow AJ, Balthazar EJ, Cho KC, Medwid SW, Birnbaum BA, Noz ME. Bowel obstruction: evaluation with CT. *Radiology.* 1991 Aug;180(2):313–318.

49. Jones K, Mangram AJ, Lebron RA, Nadalo L, Dunn E. Can a computed tomography scoring system predict the need for surgery in small-bowel obstruction? *Am J Surg.* 2007 Dec;194(6):780–783; discussion 783–784.

50. O'Daly BJ, Ridgway PF, Keenan N, et al. Detected peritoneal fluid in small bowel obstruction is associated with the need for surgical intervention. *Can J Surg.* 2009 Jun;52(3):201–206.

51. Mallo RD, Salem L, Lalani T, Flum DR. Computed tomography diagnosis of ischemia and complete obstruction in small bowel obstruction: a systematic review. *J Gastrointest Surg.* 2005;9(5):690–694.

52. Sheedy SP, Earnest Ft, Fletcher JG, Fidler JL, Hoskin TL. CT of small-bowel ischemia associated with obstruction in emergency department patients: diagnostic performance evaluation. *Radiology.* 2006 Dec;241(3):729–736.

53. Sebastian VA, Nebab KJ, Goldfarb MA. Intestinal obstruction and ileus: role of computed tomography scan in diagnosis and management. *Am Surg.* 2007;73(12):1210–1214.

54. Otero HJ, Erturk SM, Ochoa RE, Ondategui-Parra S, Rybicki FJ, Ros PR. Intestinal obstruction: trends in imaging utilization and their influence in its rising hospital bill. *Emerg Radiol.* 2008 Sep;15(5):317–323.

55. Cozza S, Ferrari FS, Stefani P, et al. Ileal occlusion with strangulation: importance of ultrasonography findings of the dilated loop with intraluminal fluid-fluid resulting from sedimentation. *Radiol Med.* 1996 Oct;92(4):394–397.

56. Okada T, Yoshida H, Iwai J, et al. Pulsed Doppler sonography for the diagnosis of strangulation in small bowel obstruction. *J Pediatr Surg.* 2001;36(3):430–435.

57. Beall DP, Fortman BJ, Lawler BC, Regan F. Imaging bowel obstruction: a comparison between fast magnetic resonance imaging and helical computed tomography. *Clin Radiol.* 2002;57(8):719–724.

58. Low RN, Chen SC, Barone R. Distinguishing benign from malignant bowel obstruction in patients with malignancy: findings at MR imaging. *Radiology.* 2003 Jul;228(1):157–165.

59. Fidler J. MR imaging of the small bowel. *Radiol Clin North Am.* 2007 Mar;45(2):317–331.

60. Mason M, Swain J, Matthews BD, Harold KL. Use of video capsule endoscopy in the setting of recurrent subacute small-bowel obstruction. *J Laparoendosc Adv Surg Tech A.* 2008 Oct;18(5):713–716.

61. Yang XY, Chen CX, Zhang BL, et al. Diagnostic effect of capsule endoscopy in 31 cases of subacute small bowel obstruction. *World J Gastroenterol.* 2009 May 21;15(19):2401–2405.

62. Jancelewicz T, Vu LT, Shawo AE, Yeh B, Gasper WJ, Harris HW. Predicting strangulated small bowel obstruction: an old problem revisited. *J Gastrointest Surg.* 2009;13(1):93–99.

63. Ogata M, Imai S, Hosotani R, Aoyama H, Hayashi M, Ishikawa T. Abdominal ultrasonography for the diagnosis of strangulation in small bowel obstruction. *Br J Surg.* 1994;81(3):421–424.

64. Gowen GF. Long tube decompression is successful in 90% of patients with adhesive small bowel obstruction. *Am J Surg.* 2003;185(6):512–515.

65. Brolin RE. The role of gastrointestinal tube decompression in the treatment of mechanical intestinal obstruction. *Am Surg.* 1983;49(3):131–137.

66. Fevang BT, Jensen D, Svanes K, Viste A. Early operation or conservative management of patients with small bowel obstruction? *Eur J Surg.* 2002;168(8–9):475–481.

67. Fleshner PR, Siegman MG, Slater GI, Brolin RE, Chandler JC, Aufses AH, Jr. A prospective, randomized trial of short versus long tubes in adhesive small-bowel obstruction. *Am J Surg.* 1995 Oct;170(4):366–370.

68. Pickleman J. Small bowel obstruction. In: Zinner MJ SS, Ellis H ed. *Maingot's Abdominal Operations.* 10th ed. New York, NY: McGraw-Hill; 1997:1159–1172.

69. Baerga-Varela Y. Small bowel obstruction. In: Kelly KA, Sarr MG, Hinder RA, ed. *Mayo Clinic Gastrointestinal Surgery.* Philadelphia, PA: Saunders; 2004:421–437.

70. Landercasper J, Cogbill TH, Merry WH, Stolee RT, Strutt PJ. Long-term outcome after hospitalization for small-bowel obstruction. *Arch Surg.* 1993;128(7):765–770; discussion 770–761.

71. Rocha FG, Theman TA, Matros E, Ledbetter SM, Zinner MJ, Ferzoco SJ. Nonoperative management of patients with a diagnosis of high-grade small bowel obstruction by computed tomography. *Arch Surg.* 2009;144(11):1000–1004.

72. Sarr MG, Bulkley GB, Zuidema GD. Preoperative recognition of intestinal strangulation obstruction. Prospective evaluation of diagnostic capability. *Am J Surg.* 1983;145(1):176–182.

73. Fleisher LA, Eagle KA. Clinical practice. Lowering cardiac risk in noncardiac surgery. *N Engl J Med.* 2001 Dec 6;345(23):1677–1682.

74. Leon EL, Metzger A, Tsiotos GG, Schlinkert RT, Sarr MG. Laparoscopic management of small bowel obstruction: indications and outcome. *J Gastrointest Surg.* 1998 Mar–Apr;2(2):132–140.

75. Mucha P, Jr. Small intestinal obstruction. *Surg Clin North Am.* 1987 Jun;67(3):597–620.

76. Merrett ND, Jorgenson J, Schwartz P, Hunt DR. Bacteremia associated with operative decompression of a small bowel obstruction. *J Am Coll Surg.* 1994 Jul;179(1):33–37.

77. Polymeneas G, Theodosopoulos T, Stamatiadis A, Kourias E. A comparative study of postoperative adhesion formation after laparoscopic vs open cholecystectomy. *Surg Endosc.* 2001;15(1):41–43.

78. Strickland P, Lourie DJ, Suddleson EA, Blitz JB, Stain SC. Is laparoscopy safe and effective for treatment of acute small-bowel obstruction? *Surg Endosc.* 1999;13(7):695–698.

79. Suzuki K, Umehara Y, Kimura T. Elective laparoscopy for small bowel obstruction. *Surg Laparosc Endosc Percutan Tech.* 2003 Aug;13(4):254–256.

80. Wullstein C, Gross E. Laparoscopic compared with conventional treatment of acute adhesive small bowel obstruction. *Br J Surg.* 2003;90(9):1147–1151.

81. Becker JM, Dayton MT, Fazio VW, et al. Prevention of postoperative abdominal adhesions by a sodium hyaluronate-based bioresorbable membrane: a prospective, randomized, double-blind multicenter study. *J Am Coll Surg.* 1996 Oct;183(4):297–306.

82. Tito WA, Sarr MG. Intestinal obstruction. In: Zuidema GD, ed. *Shackelford's Surgery of the Alimentary Tract.* 4th ed. Philadelphia, PA: Saunders; 1996:375–416.

83. Beck DE, Cohen Z, Fleshman JW, Kaufman HS, van Goor H, Wolff BG. A prospective, randomized, multicenter, controlled study of the safety of Seprafilm adhesion barrier in abdominopelvic surgery of the intestine. *Dis Colon Rectum.* 2003;46(10):1310–1319.

84. Kumar S, Wong PF, Leaper DJ. Intra-peritoneal prophylactic agents for preventing adhesions and adhesive intestinal obstruction after non-gynaecological abdominal surgery. *Cochrane Database Syst Rev.* 2009(1):CD005080.

85. Zeng Q, Yu Z, You J, Zhang Q. Efficacy and safety of Seprafilm for preventing postoperative abdominal adhesion: systematic review and meta-analysis. *World J Surg.* 2007;31(11):2125–2131; discussion 2132.

86. Al-Jaroudi D, Tulandi T. Adhesion prevention in gynecologic surgery. *Obstet Gynecol Surv.* 2004;59(5):360–367.

87. Koppman JS, Li C, Gandsas A. Small bowel obstruction after laparoscopic Roux-en-Y gastric bypass: a review of 9,527 patients. *J Am Coll Surg.* 2008;206(3):571–584.

88. Escalona A, Devaud N, Perez G, et al. Antecolic versus retrocolic alimentary limb in laparoscopic Roux-en-Y gastric bypass: a comparative study. *Surg Obes Relat Dis.* 2007 Jul–Aug;3(4):423–427.

89. Husain S, Ahmed AR, Johnson J, Boss T, O'Malley W. Small-bowel obstruction after laparoscopic Roux-en-Y gastric bypass: etiology, diagnosis, and management. *Arch Surg.* 2007;142(10):988–993.

90. Rogula T, Yenumula PR, Schauer PR. A complication of Roux-en-Y gastric bypass: intestinal obstruction. *Surg Endosc.* 2007;21(11):1914–1918.

91. Ahmed AR, Rickards G, Messing S, et al. Roux limb obstruction secondary to constriction at transverse mesocolon rent after laparoscopic Roux-en-Y gastric bypass. *Surg Obes Relat Dis.* 2009 Mar–Apr;5(2):194–198.

92. Kendrick ML, Sarr MG. Prolonged gastrointestinal decompression of the inoperable abdomen: the forgotten tube pharyngostomy. *J Am Coll Surg.* 2000 Aug;191(2):221–223.

小肠肿瘤

Craig Fischer • Barbara Lee Bass

（张　楠译）

　　小肠肿瘤，无论是良性的，还是恶性的，临床上均不常见。肿瘤可来源于几乎所有种类的小肠细胞，如上皮细胞、神经细胞、淋巴细胞和间质细胞等，小肠也同时是其他原发肿瘤转移的好发部位。由于肿瘤的多样性，且性质各不相同，使得在处理上难以有统一原则。在本章节中，将回顾有关小肠良恶性肿瘤的流行病学、临床诊断和处理方法等问题。

流行病学

　　在整个消化系统中，小肠占总消化道长度的约75%，而小肠黏膜的面积更是占到了90%以上，但是小肠恶性肿瘤的发生率却低于3%。大多数小肠肿瘤在临床上处于静默状态。对医院内死亡病例进行尸检，小肠肿瘤的发生率为0.2%～0.3%，是实际上手术切除的小肠肿瘤发生率的15倍[1]；也就是说大多数的小肠肿瘤直到患者去世都未"发病"。

　　由于小肠肿瘤发生率低，大多数文献即使经过多年的积累，病例数仍然相对较少，因此在报道中有很多地方不尽相同，如肿瘤的类型、肿瘤的分布、胃肠道间质瘤的分子学诊断标准以及间质来源的肿瘤分型。在多数报道中，腺癌、GIST、类癌和淋巴瘤是主要的恶性肿瘤类型，并且发生率大致相同[2-3]。小肠肿瘤的患者中，老年人比年轻人更多见，最近的一项研究表明，超过65%的小肠腺癌患者年龄大于等于60岁[3]。小肠良性肿瘤的比例在各个病例组中有差异，为14%～52%，这可能是因为良性病变常无典型症状而不容易被发现。

　　小肠肿瘤的发病在世界范围内无明显差异，也无法满意的对其原因的解释。类癌在亚洲病例组中报道较少，而GIST占有很高的比例[4-5]。无论良、恶性小肠肿瘤，男性患者比女性多见，占总数的2/3。

病因学

　　让人难以理解的是，尽管肠管的长度长，肠黏膜面积大，小肠并非恶性肿瘤的好发部位。结肠具有腺瘤-癌序列，与此不同的是除已知的息肉综合征，小肠无某种明确的分子生物学发展过程。仅壶腹周围的腺瘤被确认为癌前病变，有发展为腺癌的可能性。小肠任何部位发生的腺瘤样息肉似乎均有类似恶变的可能性，但是这种转化发生的分子学机制仍不清楚，在十二指肠以外的其他小肠部位亦无明确的文献报道。

　　根据结肠黏膜上发现的腔内损伤理论，有几种假说涉及与从上皮来源的小肠肿瘤的发生。与含有大量细菌的结肠不同，健康的小肠肠腔大多数情况下不存在细菌，所以在结肠癌发展过程中，细菌代谢引起的生物学变异的因素，对于小肠来说是不存在的。小肠的食物通过率很快，大约30 min～2 h，所以暴露在毒素和代谢产物下时间短。小肠富含碱性的、多黏液的具有保护的能力的肠液，而且与内容物为固体的结肠相比，受毒素损伤的可能性也小很多。具有纤毛上皮的肠细胞含有苯并芘羟化酶，能够去除苯并芘致癌物，保护黏膜免于受损伤。最后，在小肠上皮细胞和黏膜下组织中含有高水平的IgA和分布更广泛的淋巴样组织，可通过免疫监控提供更多的保护机制。

　　胆汁酸和其代谢产物与小肠腺癌发病有关。胆囊切除术后的患者患小肠恶性肿瘤的风险增高。在一项针对小肠恶性肿瘤患者的研究中，12%的患者接受过胆囊切除术，而十二指肠腺癌的患者中有25%接受过胆囊切除术。但胆囊切除术与小肠腺癌在发病上的联系尚未被证实。

高危人群

一些胃肠道的遗传和炎性病变与小肠肿瘤发生的高风险有关。

家族性腺瘤性息肉病

家族腺瘤样息肉病（familial adenomatous polyposis，FAP）的患者在一生中将百分之百地出现十二指肠腺瘤样息肉，而且病变可能发展为腺癌。FAP 患者，其十二指肠腺癌的发病风险是正常人群的 331 倍[3]，对于已经行结肠切除的 FAP 患者，这是首要的癌症死亡原因。这些患者需要规律的进行食道、胃、十二指肠镜的检查并且应在内镜下或手术切除中增大的腺瘤。

克罗恩病

患有空、回肠活动性克罗恩病的患者，发生腺癌的概率将增加 100 倍。有活动性病变的终末段回肠是恶性肿瘤最好发的部位[6]。原有疾病所具有的持续性的腹部不适症状有可能延误评估和诊断，导致发现肿瘤时已为晚期。由克罗恩病发展而来的腺癌患者预后很差[7]。一些患者接受保留肠道的治疗，如肠腔狭窄成形术，但是应建议对陈旧或活动性病变进行穿刺活检，以发现异型增生或原位癌。这样的发现虽然不常见，但决定了应行肠切除术，而非保留肠道的治疗方法。

乳糜泻

乳糜泻与淋巴瘤发病风险增高有关，有 14% 的患者伴有此病[8]。无麸质饮食似乎能降低发病风险，但近期研究并未证实这一点[9]。

与小肠肿瘤相关的各种情况

Peutz-Jeghers 综合征患者在整个消化道都会发生错构瘤。应给予定期监测，因为此类病变有可能恶变发展成为腺癌[10]。Von Recklinghause 病的患者可能出现胃肠道神经纤维瘤，而且可能发生恶变。接受长期免疫抑制治疗的患者尤其容易发生小肠恶性肿瘤，特别是淋巴瘤和肉瘤。处于免疫抑制的移植受体，患非霍奇金淋巴瘤（non-Hodgkin's lymphoma，NHL）的概率将增高 45 ~ 100 倍，这种情况称为移植后淋巴增生异常（posttransplant lymphoproliferative disorder，PTLD）[11]。在接受环孢素治疗的患者中，PTLD 占恶性肿瘤发生的 30%，而未接受环孢素治疗的患者，PTLD 仅仅占恶性肿瘤发生的 12%。PTLD 发展很迅速，经常出现于移植后 12 个月内。免疫抑制强度较大者发展为 PTLD 的风险较大。HIV 感染也与淋巴瘤的发生有关，可见于 30% 的患者。大多数在淋巴系统外，胃肠道受累者占 20% ~ 25%。超过 90% 的患者病变已经达到Ⅳ期，中位生存期仅仅为 6 个月。

临床表现

小肠肿瘤的患者表现为非特异性的胃肠道和全身的不适。但回顾一些病例，往往患者有明显且逐渐加重的症状。最常见的症状包括不确定的腹部不适和绞痛、体重进行性下降、贫血、恶心和呕吐。实际上，这些非特异性的症状也可以见于大多数高龄并伴有药物治疗的患者。这样就会导致较高的错误诊断和延误诊断率。在多数的病例分析中，确诊之前患者症状出现的平均时间从几周到几个月。开始的检查通常会除外更常见的疾病，如胃、十二指肠、结肠和胆道系统病变，但当检查完成而未发现阳性病变时，对小肠的进一步检查自然会延误。

良性肿瘤很少引起腹痛或肠梗阻；更常见的表现是急性胃肠道出血。良性肿瘤可以因为生长到很大体积被发现，也可以仅仅在放射学检查或在开腹手术过程中被偶然发现。

诊断

小肠肿瘤的诊断受到一些因素的干扰。一方面小肠肿瘤不常见且胃肠道症状不特异，另一方面，获得完全影像学资料来观察整个小肠表面的能力是有限的。即使有胶囊内镜的引入，可使全小肠黏膜的腔内可视化的准确的术前诊断实际上是不容易的[12,13]。

病史和体格检查不具特异性。缺乏诸如腹部肿块、粪便隐血阳性、肠道梗阻等症状、体征。实验室检查仅可在少数患者中发现缺铁性贫血。

腹平片适合作为首次诊断检查方法，但除非患者有梗阻表现，否则可提供的帮助有限。

在通过内镜检查排除胃、十二指肠和结肠引起的胃肠道和腹部症状之后，腹部 CT 应作为首选的影像学检查。CT 可揭示巨大的肿块（图 30-1）或通过一些更细致的影像发现提示小肠肿瘤，例如小肠肠壁增厚。小肠肠壁增厚超过 1.5 cm；有散在的肿大的系膜淋巴结，或肿块的直径大于 1.5 cm，都高度提示为恶

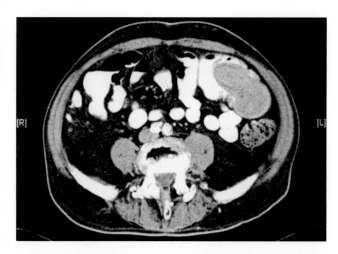

图 30-1　回肠腺癌表现为左侧中腹部明显肿块

性肿瘤。如果有梗阻性病变，CT 可显示出由远端减压肠管向近端扩张肠管的过渡带。

远端小肠的肿瘤可引起空、回肠或回、盲肠套叠。套叠的产生过程，是由于肿瘤作为诱发原因将小肠推向远端小肠或结肠的肠腔内，肿块不会自发性缩小。回盲肠和空、回肠肠套叠的 CT 表现包括肠管同心圆状的环形表现。这个征象几乎是小肠肿瘤特异性的病征表现。对成人患者，可以尝试用放射线下灌肠复位以缓解肠套叠。而更多的情况需要及时开腹探查，连同系膜一起，切除不能复位的套叠肠段，而不用手术切除全部肠段。更为正确的是，轻柔地将小肠推到可触及包块的位置复位，随后切除小肠一期吻合。试图完全复位，通常导致不慎将小肠切除或重叠小肠穿孔的外溢。

如果腹部 CT 未发现明确的小肠肿瘤，可以用肠腔内放射性对比造影，通常使用上消化道造影显示整个小肠的通过性。通过研究可以发现小肠 53% ～ 83% 的异常表现，但只有 30% ～ 44% 的病例可获得肿瘤的直接证据。

小肠造影（一种动力性对比造影技术，通过经鼻十二指肠管注入钡剂或甲基纤维素到小肠，使小肠均匀地扩张）在过去一直用来探查小肠肠腔表面黏膜的情况，但现在这种检查已经更多地被显像胶囊内镜（video capsule endoscopy，VCE）所取代。与此类似，小肠镜检查也随着 VCE 技术的发展而不再普遍使用。

常规的食管、胃、十二指肠镜不能在直视下观察近端空肠的病变，一种"推进式肠镜技术"使用儿科结肠镜，可以达到小肠近端 2 ～ 3 英尺（1 英尺 ＝ 0.305 米）的肠腔进行直接检查 [14]。在过去，还使用

一种 Sonde "牵引式"的小肠镜，可依靠肠道蠕动，被动的牵拉，使带有广角镜头的肠镜进入远端回肠或结肠，而现在已经很少应用。

术中的肠镜检查可对小肠进行更全面的评估。但并不常用于小肠肿瘤的诊断而是用于小肠的隐性出血检查，因为通过手术中仔细的触诊或观察，往往可以发现大多数的病变。

VCE 已经广泛地运用于经其他方法难以明确诊断的小肠肿瘤患者。该装置是一个被患者吞咽后可消化的 11 mm×26 mm 的胶囊，携带有一架迷你摄像机、光源、电池和由患者随身携带的可将图像（总共可拍摄 50 000 幅图像）传送到记忆装置的发射器 [15]。目前，这种装置还不具备活检或精确定位病变的能力，这方面的研究正在进行中。VCE 对于确认小肠肠腔内病变非常有效（图 30-2）。VCE 主要的并发症是胶囊储留，有报道可占病例的 5%，而需要手术取出者则少于 1%。[16]

一些小肠肿瘤代谢活跃、产生激素，生长抑素闪烁显像（奥曲肽扫描）对发现原发小肠类癌或其他神经内分泌肿瘤价值有限。PET 检查由于良、恶性肿瘤扫描有重叠，其提供鉴别诊断的价值有限。尽管诊断技术在持续进展，大多数小肠肿瘤的患者还是在急诊手术时才首次发现病变，而一半以上的恶性肿瘤患者在手术时已经发生转移播散。

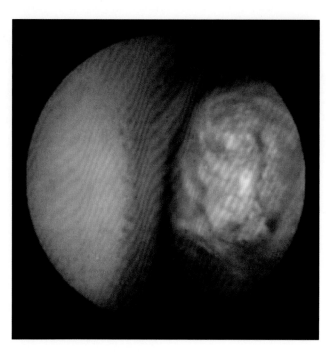

图 30-2　胶囊内镜拍摄的图像

小肠良性肿瘤

良性肿瘤虽然占小肠原发肿瘤的 30% ~ 50%，但却缺乏显著的临床特点。半数良性肿瘤患者没有任何症状，多数并发外科急诊情况，如梗阻、消化道大出血或穿孔时才得以诊断。胃肠道出血是最常见的并发症，其原因可能是良性病变过度生长，影响正常血供而造成自发性坏死。

病变一旦得到诊断，应行小肠节段性切除。局部切除可以在内镜下切除黏膜，或者行肠切开，切除深度达黏膜下层，但这样做通常不足以全面区分良、恶性病变。所以，要确定病变性质，最好行跨黏膜切除。开腹手术和腹腔镜手术都是可行的。

Brunner 腺瘤

Brunner 腺瘤是近端十二指肠罕见的肿瘤[17]。来源于十二指肠黏膜下的 Brunner 腺，该腺体可分泌富碳酸氢根的碱性液和黏液。发病过程是首先出现腺体增生，继而腺体细胞形成腺瘤，其机制目前还不清楚。尽管没有 Brunner 腺瘤可以转化为恶性肿瘤的报道，但仍然建议在内镜下局部切除，以防止急性、慢性出血等并发症。

腺瘤

与结肠相同，小肠腺瘤在组织学上可分为管状、管状绒毛状和绒毛状腺瘤。最常发生于壶腹周围区域，深度可超出黏膜层。有时可偶然发现体积较大的腺瘤，可能有恶变的倾向，所以一旦诊断，应行切除。当腺瘤直径大于 2 cm 时就应该考虑有恶性的可能。大的、壶腹周围的十二指肠腺瘤会出现梗阻性黄疸。此时，超声能够首先得到胆道梗阻的证据，继而应进一步进行上消化道内镜检查，使用经内镜逆行胰胆管造影（endoscopic retrograde cholangiopancreatography，ERCP）以显示壶腹部病变的情况。十二指肠腺瘤在体格检查时没有典型体征，常常在检查胃肠道出血或其他腹部不适的原因时得以发现，检查方法可以用上消化道对比造影，或者是食管、胃、十二指肠镜，二者在多数情况下具有相同的灵敏度。腺瘤通常表现为肠腔内的充盈缺损，有的病变带蒂（图 30-3）。CT 能区分良性腺瘤和癌，癌常常伴有肠壁的增厚。超声内镜已逐渐成为诊断十二指肠腺瘤的最佳方法，尤其可以评估肿瘤侵犯深度，并决定病变适于内镜下切除还是适于手术切除。十二指肠

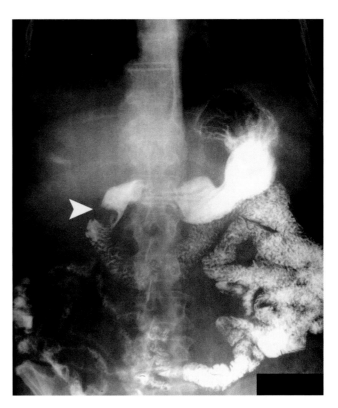

图 30-3　单发的巨大良性肿瘤引起十二指肠充盈缺损

局部切除适合于较小的病灶，当病灶直径大于 3 cm 时，恶性病变的可能性很大，最佳的处理方式可以采用保留局部胰腺的十二指肠切除术，而当病变较大或者壶腹周围肿瘤有适应证者，可以行标准胰十二指肠切除术[18]。30% ~ 40% 的手术切除壶腹腺瘤报告有原位癌或明显的腺癌。梅奥诊所最近的一项回顾性研究显示，如果壶腹周围腺瘤仅行病灶切除，那么局部复发是很常见的，有 40% 的病例在 10 年内复发，其中 25% 为恶性病变。因此，对于局部切除的患者，每年进行内镜监测是很有必要的[19]。

脂肪瘤

胃肠道的脂肪瘤常常在腹部影像学检查时被偶然发现。脂肪瘤很少引起症状；如果是息肉样可压缩的肠腔内病变，则可能诱发肠套叠。脂肪瘤是来源于肠壁的局限性病变，在 CT 影像上显示为脂肪密度影。直径 2 cm 以下小的病灶不需要干预，较大的或逐渐长大的病灶应行切除，以除外恶性脂肪肉瘤。

错构瘤

错构瘤是 Peutz-Jeghers 综合征中很典型的病变，该综合征是常染色体显性遗传病，特点是多发的胃肠

道错构瘤和皮肤与黏膜的色素沉着。错构瘤在这类患者的肠道中广泛分布，少数病例可引起肠套叠、出血或梗阻。肿瘤恶变虽有报道，但非常罕见。由于错构瘤分布很广泛，因此不宜应用预防性切除，手术干预只针对肿瘤引起的并发症[10]。

血管瘤

小肠血管瘤是少见的先天性病变。肿瘤生长缓慢，而生长过程中如果出现症状，如急、慢性出血。血管瘤来源于黏膜下层血管丛，通常为单发病灶，不会发生恶变。对于引起出血的血管瘤应行局部病灶切除或小范围的肠段切除。有报道称，可以根据肿瘤的大小和位置应用内镜下硬化剂疗法或血管造影下栓塞治疗血管瘤。

小肠恶性肿瘤

小肠可以发生多种不同的原发肿瘤，同时也可以是其他肿瘤主要的转移部位。原发恶性肿瘤包括腺癌、GIST、类癌、淋巴瘤和平滑肌肉瘤、其他少见的还有脂肪肉瘤、黏液脂肪肉瘤和淋巴血管肉瘤。转移癌可源自任何恶性肿瘤，最常见来源于黑色素瘤和淋巴瘤。

恶性肿瘤较良性肿瘤更容易引起症状，如腹痛、体重下降、食欲缺乏，以及急性或慢性失血。从总体来看，小肠恶性肿瘤患者发现时常常已处于晚期，并且预后差。

超过 30% 的小肠恶性肿瘤患者，可同时伴有来源于其他器官的第二种原发肿瘤。在胃肠道类癌患者中，发生第二种原发肿瘤的概率为 50%。第二种原发肿瘤可以发生于任何器官，最常见的部位是结、直肠和乳腺[20,21]。

腺癌

流行病学

腺癌占小肠肿瘤的 35% 左右，是小肠最常见的恶性肿瘤[7]。小肠越靠近远端，肿瘤的发生率越低，80% 的肿瘤发生在十二指肠和近端空肠。男性腺癌的发病率略高于女性。腺癌发生的危险因素包括息肉病综合征、克罗恩病和乳糜泻。

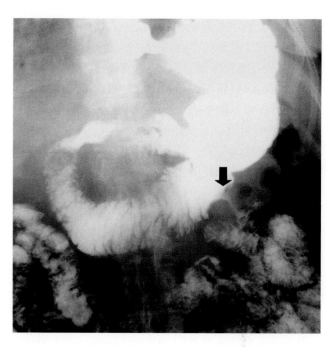

图 30-4　腺癌使近端空肠缩窄，呈 "苹果核" 征，导致近端不全肠梗阻

临床表现

临床表现和肿瘤的大小及位置相关。体积较大的肿瘤可以形成典型的圆环状 "苹果核样" 的压迹，会引起厌食、呕吐和痉挛痛等症状（图 30-4）。十二指肠乳头周围的病变可以导致胆道梗阻，继发黄疸。如果不是晚期的病变，或者病变所在位置未引起梗阻，则患者唯一的不适可能仅仅是模糊持续性腹痛。

诊断

对于晚期的患者，腹平片可表现为胃胀气或近端小肠梗阻。对于黄疸的患者，超声、CT 或 MRCP 可以显示十二指肠的肿物和胆道梗阻部位。上消化道造影与食管、胃、十二指肠镜的诊断率相当，为 85% ~ 90%。内镜检查可以进行诊断性组织学穿刺。CT 可以发现大约 50% 的小肠腺癌，表现为不均质的浸润性肿块。但无论采用何种方法，十二指肠癌的术前诊断率只有 20% ~ 50%。

治疗

手术切除是唯一可能达到治愈的方法。很多患者在第 1 次手术时就已经有腹腔转移，因此 R0 切除（指大体和镜下均无残留癌）率仅为 50% ~ 65%。

胰、十二指肠切除适用于十二指肠近端肿瘤。对于远端 3/4 的十二指肠和小肠来说，应采取节段性切除、淋巴清扫术。对于开腹探查时已有转移的患者，姑息性治疗能够缓解梗阻并控制出血。内镜下植入可膨胀型支架（Wall type）适用于因肿瘤复发或转移引起的近端胃肠道梗阻，是最佳的姑息治疗手段。对晚期、肿瘤不能切除的患者，可以留置胃造口术管或行胃空肠旁路，能够进行减压或肠内营养等姑息性治疗。

分期和预后

美国癌症联合会（American Joint Committee on Cancer，AJCC）的癌症分期系统同样适用于小肠腺癌[22]。肿瘤本身（T）描述侵犯深度，T1 和 T2 肿瘤局限于肠壁内，T3 和 T4 则穿透肠壁。淋巴结（N）代表有或无淋巴结转移，而 M 代表有无远处转移。大多数患者的病变为Ⅲ期（淋巴结受累）或Ⅳ期（有远处转移），其预后很差。

影响预后最显著的因素是淋巴结转移，预后不佳和淋巴结受累是密切相关的。也许是因为病例数量少而影响了统计报道，一些原发肿瘤的特征如分化程度并未对生存期产生影响。如果壶腹部肿瘤的淋巴结为阴性而且肿瘤尚未浸润至胰腺，预后相对较好。近期一项回顾性分析显示，切缘阳性、外部静脉受累、淋巴结阳性和有克罗恩病病史都与预后不良有关[6]。

辅助治疗包括化疗和（或）放疗并没有明显效果，相关的临床试验仍在进行中[20]。

非霍奇金淋巴瘤

胃肠道是除淋巴系统以外最常见的非霍奇金淋巴瘤（NHL）的好发部位，占所有病例的 20% 左右。多数胃肠道淋巴瘤来源于胃（60%），其次是小肠（30%），然后是结肠。大多数的小肠淋巴瘤分布于空肠和回肠，这也正是淋巴组织在肠道的分布情况的反映。原发于胃肠道的 NHL 在诊断上有几个特点：体检时无浅表淋巴结肿大、胸部影像学没有淋巴结肿大表现、外周血细胞计数正常、不累及肝和脾。手术治疗必须切除原发灶及受累的肠系膜淋巴结[23]。

绝大多数原发于小肠的 NHL 为 B 细胞型，只有 10% ~ 25% 为 T 细胞型淋巴瘤。一些低度恶性的淋巴瘤来源于黏膜相关的淋巴组织（mucosal-associated lymphoid tissue，MALT），通常发生于胃，并与幽门螺旋杆菌的感染有密切关系。治疗幽门螺旋杆菌感染可缓解此类肿瘤[24]。T 细胞淋巴瘤在预后上不如 B

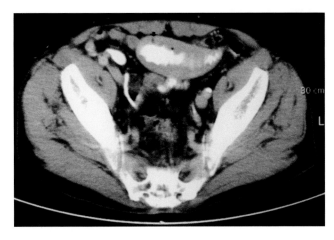

图 30-5　淋巴瘤典型的 CT 表现为肠壁增厚

细胞淋巴瘤。

临床表现

多数患者没有特异性的腹部症状，可以表现为肠道吸收不良、梗阻或可触及的肿块。少数情况下，小肠淋巴瘤可发生穿孔。

诊断

在出现临床症状之前，淋巴瘤就能够生长到很大的体积。多数小肠淋巴瘤可经 CT 明确诊断，表现为肿块、小肠肠壁增厚、邻近器官移位或肠腔梗阻（图 30-5）。10% ~ 25% 的患者为多发性肿瘤。通过内镜或在 CT 引导下可以进行黏膜下病变活检，以取得组织学诊断。

分期和预后

临床分期取决于肿瘤累及的部位，见表 30-1。与小肠其他任何部位肿瘤相似，多数患者病变已达Ⅲ期或Ⅳ期。只有不到 30% 的患者有机会手术切除肿瘤，尽管新型化疗药物有了一定的发展，但预后仍然很差[22]。

治疗

由于没有医疗机构进行过随机对照研究，而且病例数量较少，所以胃肠 NHL 的最佳治疗方案仍然有争议。多数人同意手术切除单发的小肠淋巴瘤，可以控制局部进展并能预防穿孔和出血，是最基本的治疗方法。对于更广泛的小肠淋巴瘤，尽管使用了各种化疗药物，但由于缺乏证据支持，最佳治疗方案难以

表 30-1　淋巴瘤分期

1 期：累及一个淋巴结区域；发生一个淋巴外器官或部位而没有淋巴结受累

2 期：累及一侧横膈两个或以上淋巴结区域；发生于一个淋巴外器官或部位并且累及区域淋巴结，同一侧纵横膈巴结可受累或不受累

3 期：双侧纵隔、横膈淋巴结受累，同时可伴有淋巴外扩散，邻近的淋巴结受累或脾受累，也可以同时受累

4 期：一个或以上的淋巴外器官广泛播散，有或没有淋巴结受累；单个淋巴外器官受累没有邻近区域淋巴结肿大，但伴有远处转移病变；有肝或骨髓转移或肺部淋巴结受累

Data from American Joint Commission on Cancer. *Cancer Staging Handbook*. 6th ed. New York，NY：Springer；2002.

统一 [23,24]。

类癌

类癌来源于 Lieberkuehn 隐窝基底部的肠嗜铬细胞。肠嗜铬细胞具有氨基酸前体摄取和去碳酸化（amine precursor uptake and ecarboxylation，APUD）的能力，因此，来源于此类细胞的肿瘤能够分泌血管活性肽，产生类癌综合征。80% 的类癌来源于胃肠道，10% 来源于支气管或肺，极少数来源于卵巢、睾丸、胰腺和肾。阑尾是胃肠道类癌最常见的原发部位，其次是小肠。30% 的胃肠道类癌发生于空肠或回肠，其临床症状最为显著。

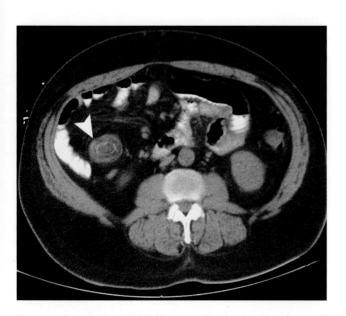

图 30-6　右下腹同心圆样的软组织肿块，提示回结肠套叠。其诱因是回肠类癌

类癌占小肠肿瘤的 5% ～ 35%；中位发病年龄为 60 岁，男性比女性略多见。每年尸检发现的隐匿性类癌的比例是临床发现率的 2000 倍左右，这说明绝大多数类癌可终生没有临床表现 [24-25]。

临床表现和诊断

大多数类癌生长缓慢，而且没有明确的临床表现；但通过回顾总结，有些症状在诊断前 2 ～ 20 年就已经存在。有 40% 的患者表现的症状来自于转移癌继发所产生的类癌综合征。肠系膜血管在罕见的情况下可发生促结缔组织增生的梗阻，导致小肠坏死，须进行急诊手术。

小肠类癌患者最常见的临床症状是腹痛。息肉样的病灶所在的部位常常引起肠套叠，表现为间断腹痛和肠梗阻。腹平片经常提示远端小肠梗阻，肠套叠的 CT 检查是有特色的，表现为回结肠多层面的环状结构。

阑尾类癌是典型的单发病灶。而对于发生于其他消化道部位的类癌患者，有 30% ～ 40% 是多发的 [26]。另外，30% ～ 50% 的小肠类癌与第二种原发恶性肿瘤的发生有关，第二种原发肿瘤通常是结肠癌和乳腺癌。胃肠道类癌在小肠系膜上能够引起显著的结缔组织增生反应。纤维化反应可引起肠系膜血管硬化，导致肠管扭曲、缺血，甚至坏死。不仅在肿瘤周围组织，而且在远离肿瘤的心、肺组织，都可以因为肿瘤分泌的激素产物引起的纤维化而受到影响。至于具体为何种因子所致，目前还不清楚 [27-28]。

分期和预后

即使是很小的阑尾类癌，也可以因为管腔的堵塞引起阑尾炎，这样倒使早期阑尾类癌的诊断比较容易。小肠类癌在表现上更为明显，常常在首诊时就可出现淋巴结播散和肝转移。肿瘤的大小和转移的危险性成正比。如果空、回肠的类癌直径小于 1 cm，淋巴结和肝转移率为 20% ～ 30%。肿瘤直径在 1 ～ 2 cm 者，淋巴结转移发生率为 60% ～ 80%，肝转移发生率为 20%。直径大于 2 cm 的肿瘤，其淋巴结和肝转移的发生率分别为大于 80% 和 40% ～ 50%[25]。肿瘤局部切除只适用于非常小的、直径小于 1 cm 的空、回肠类癌。其他所有病变应进行小肠区段及其系膜的切除 [29]。

类癌综合征

类癌综合征是指由类癌肿瘤产生的肽类物质，在

进人体循环后引起的一组血管收缩性的胃肠道和心脏的综合征。APUD 细胞可产生多种血管活性物质，包括 5- 羟色胺、组胺、血管舒缓素、缓激肽和前列腺素，至于引起综合征特异性的介质现在仍不清楚。如果检测出 s- 羟色胺的主要代谢产物 5- 羟基吲哚乙酸（5-hydroxyindoleacetiv acid，5-HIAA）在 24 h 尿中分泌增高，则可以确定存在类癌综合征。

发作性的皮肤潮红和心动过速是其特的症状。有些患者还时常会出现严重的水样腹泻和相应的腹部绞痛。这种发作可以无诱因，也可以是由于紧张、饮酒、暴饮暴食或性生活而引发。皮肤潮红最为常见，出现于 80% 的患者，表现为 5 ~ 10 min 的燥热感，同时伴有面部和躯干部的红斑。多数患者有腹泻，这与 5- 羟色胺的释放有关，因此，5- 羟色胺的拮抗剂可有效地缓解此症状。腹部绞痛和肠道吸收不良也可以伴随发生。60% ~ 70% 的晚期患者有心脏改变，由于高水平的 5-HIAA，导致三尖瓣和肺动脉瓣纤维化。随着疾病的进展，纤维化的斑块硬化，最终发展为右心衰竭。

类癌综合征也可以由转移到肝或后腹膜的病变引起。肝内的单胺氧化酶将 5- 羟色胺代谢成为非血管舒缩活性的产物，是主要的效应酶之一。当代谢活化的肿瘤出现在不能通过门静脉引流的部位，如支气管或后腹膜时，就会发生类癌综合征。肝转移癌可以导致肝单胺氧化酶代谢 5- 羟色胺的能力下降，也会引发类癌综合征。可引流到门静脉循环的胃肠道类癌会在引发类癌综合征之前就发生转移。

肝转移癌导致的类癌综合征患者可以通过手术、影像引导的介入和内科治疗等方法获得最适合的治疗。由于类癌以及转移性类癌生长相对缓慢，对广泛肝转移进行减瘤术或对可切除转移癌行规则性肝切除都能改善患者症状并延长生存期。腹腔有残余癌和有肝转移的患者 5 年、10 年生存率接近 60%. 因此通常在第 1 次手术时，应尽可能地尝试减少肿瘤，包括转移瘤，当然同时要避免发生严重的组织损伤，如导致短肠综合征的肠系膜上血管损伤[30]。肝动脉栓塞或射频消融更适用于广泛肝转移患者，可以显著地缓解症状并控制肿瘤发展[31]。

内科治疗可使用生长抑素的类似物（奥曲肽）.短肽链和长肽链的生长抑素都可缓解类癌综合征。类癌表达生长抑素受体，生长抑素的类似物可抑制类癌释放的血管活性肽。姑息性的奥曲肽治疗对 90% 的患者有效。一些研究表明，使用生长抑素后，可使肿瘤缩小，但后者的研究未能获得连续性的重复。治疗的效果可以通过监测肿瘤标记物 5-HIAA 的分泌情况来评价。

治疗转移性类癌的化疗药物包括比柔比星、5- 氟尿嘧啶、氮烯唑胺和干扰素 -α，有效率大约是 20%。联合用药方案常选择链脲霉素和氟尿嘧啶。

以往有可以使用靶向治疗的报道。生长抑素类似物和生长抑素受体在类癌中具有高亲和力。二者的结合可以使配体 - 受体复合物发生内化。这种内化可产生一种"智慧炸弹"——理论上放射性标记的生长抑素类似物，可以特异性地将核素运送到类癌细胞中。一项研究表明，[111] 铟标记的喷曲肽与未标记者相比，能够提高肿瘤消除的治疗效果[32]。

胃肠间质瘤

尽管胃肠道间质瘤是小肠最常见的非上皮性肿瘤，但实际仍然是消化道罕见的肿瘤，只占到整个消化道肿瘤的 0.2%。有大约 25% 的 GIST 发生在小肠，而原发在胃、直肠和结肠的 GIST 分别为 50%、15% 和 10%[33]。男性和女性的患病风险相当，50 ~ 70 岁是高发期。GIST 发生于小肠的 Cajal 细胞，它是消化道介于黏膜内神经细胞和平滑肌细胞之间的一种起搏性细胞。GIST 在分子诊断学上有其特征，表现为活化 c-kit 基因的变异，这是一种跨膜的酪酸激酶受体，有调节细胞增殖、凋亡和分化的作用。超过 95% 的 GIST 存在 kit（CD117）变异，这可以作为一种肿瘤标记物，以区分在组织学上其他相似的间质性肿瘤，如平滑肌瘤、平滑肌肉瘤、细胞鞘瘤等[34]。对间质性肿瘤进行回顾性分子生物学分析，在各种类型的间质

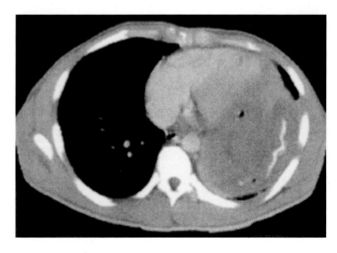

图 30-7 左上腹来源于胃的巨大 GIST 肿瘤侵犯纵隔及脾

性肿瘤中，会有 70% 被重新划归为 GIST[35]。

GIST 没有明显的临床症状，通常表现为腹部隐痛、体重下降和消化道隐血阳性。在所有的小肠肿瘤中。GIST 的显著特点是先于其他外科体征出现的不断增长的巨大包块。从黏膜下层开始，以非侵袭的方式，悄无声息地生长为肠腔外的肿块，其不断膨胀，从而将邻近的器官挤走。当 GIST 有坏死时，可累及肠腔导致消化道出血。

由于 GIST 通常在确诊前就能生长较大。CT 很容易就可以将其检查出来。其特点是巨大占位，经常有中心性坏死、邻近器官被压迫和肿瘤钙化（图 30-7）。

无论肿瘤体积大小，所有 GIST 都应被视为恶性肿瘤[33]。恶性与否取决于两个主要标准：肿瘤的大小和细胞有丝分裂的速度。生物侵袭性强的肿瘤通常体积大并伴有高有丝分裂指数，而良性者体积小，有丝分裂指数也低。这样，肿瘤的潜在恶性程度被分为高度和低度，在预后上有显著性差异。

治疗

以完全性切除为目标的手术治疗是首选治疗方法。在手术中，可扩大原发肿瘤切除范围，粘连的器官要行间断切除以获得足够的肿瘤阴性边缘，能够达到根治性切除。淋巴转移并不多见，因此不必进行广泛的系膜切除。改良的胃壁楔形切除与胃部分切除的效果相当，而无其他副作用。

分子生物学治疗和胃肠间质瘤

酪氨酸激酶 kit 的激活变异和最近发现的血小板源生长因子受体 α（platelet-derived growth factor receptor alpha，PDGFRA）在 GIST 的发病机制中起着核心作用[34]，因此，在研究并发展分子生物的治疗药物上，GIST 是一个原型。KIT 活化后，会使受体底物蛋白发生磷酸化，启动细胞内一系列的磷酸化反应，导致细胞核内发生转录因子的激活，影响细胞的增殖和存活。新发现的一种药物，可以使 kit 失活化，同时治疗安全性很好，这给转移性 GIST 的治疗带来了革命性的改变。甲磺酸依马替尼是一种小分子，可以占据 kit 激酶区的 ATP 结合位点，抑制受体磷酸化和细胞内信号的传递。这种结合控制了细胞的增殖生存的信号传递。

临床应用依马替尼已经成为治疗 GIST 的常规方法。对转移性 GIST 的患者，口服制剂有良好的耐受性和较好的疗效。肿瘤完全性缓解很少见，但周期性的持续治疗，可使 80% 的患者得到部分缓解，控制了肿瘤进展。治疗效果可以用氟脱氧葡萄糖 PET 进行预测；治疗对于肿瘤有反应的患者，依马替尼可降低其高生物活性肿瘤的代谢。而如果肿瘤的某些细胞表现出药物抵抗，随着依马替尼的长时间应用，肿瘤内耐药基因可被识别。新型的酪氨酸激酶受体抑制剂，包括苹果酸舒尼替尼显示出对肿瘤反应，对依马替尼耐药患者有效，能提高无进展生存率和总体生存率。

应用依马替尼的新辅助治疗显示出 70% 的反应率。尽管基于目前可获得的证据 GIST 术前治疗是否明显获益仍不清楚，如增加可切除性或增加长期生存等[38]。ACOSOG29001（美国外科医师学院临床肿瘤组 29001）试验评估依马替尼辅助治疗的效果，发现依马替尼改善肿瘤小于 3 cm 患者的无瘤生存率，这类患者适合终身应用依马替尼。虽然试验并未获得总体生存率优势，但辅助治疗的试验仍在北美与欧洲的继续进行。

小肠转移性肿瘤

小肠转移性肿瘤也是少见的，但总体来说，还是要比小肠原发肿瘤更为常见。

转移扩散可以是直接侵犯、血行转移或者腹腔内种植。原发结肠癌和胰腺癌最常出现直接侵犯。血行转移则常常来自肺、乳腺或黑色素瘤。腹膜种植可来源于腹腔内的恶性肿瘤，如胃、肝、卵巢、阑尾和结肠的肿瘤[39]。

CT 检查可发现转移灶，也能提示引起完全性或不完全性肠腔梗阻的部位。转移病变可表现为肠壁的增厚或肠系膜的肿块。小病灶的 CT 表现可为阴性，运用小肠通过研究可发现不规则的肠腔充盈缺损。肿瘤的广泛播散通常无法通过影像学检查特异性检出，然而 PET-CT 可在某些肿瘤类型时发现小肠转移瘤。

根据临床具体情况可选择最佳的姑息性治疗。只要不是终末期病变，节段性切除或旁路手术仍然适用，并可缓解出血、梗阻或疼痛等症状。虽然有文献报道切除小肠孤立转移癌可以延长患者的生存期，但多数情况下转移病变还是在持续进展的。

对于肿瘤广泛播散的患者，无论原发肿瘤来源于何处，治疗上都是很棘手的。内镜下的肠腔支架对缓解十二指肠梗阻有短期的姑息作用，而对于晚期、终末期的患者，只能使用肠道短路和胃肠减压导管来进行姑息治疗。

参考文献

1. Ciresi DL, Scholten DJ. The continuing clinical dilemma of primary tumors of the small intestine. *Am Surg.* 1995;61:698–703.
2. Landis SH, Murray T, Bolden S, et al. Cancer statistics, 1999. *CA Cancer J Clin.* 1999;49:8–31.
3. Howe JR, Karnell LH, Menck HR, et al. Adenocarcinoma of the small bowel: review of the National Cancer Data Base, 1985–1995. *Cancer.* 1999;86:2693–2706.
4. Matsuo S, Eto T, Tsunoda T, et al. Small bowel tumors: an analysis of tumor-like lesions, benign and malignant neoplasms. *Eur J Surg Oncol.* 1994;20:47–51.
5. Minardi AJ, Jr, Zibari GB, Aultman DF, et al. Small-bowel tumors. *J Am Coll Surg.* 1998;186:664–668.
6. Sigel JE, Petras RE, Lashner BA, et al. Intestinal adeno-carcinoma in Crohn's disease: a report of 30 cases with a focus on coexisting dysplasia. *Am J Surg Pathol.* 1999;23:651–655.
7. Abrahams NA, Halverson A, Fazio VW, et al. Adenocarcinoma of the small bowel: a study of 37 cases with emphasis on histologic prognostic factors. *Dis Colon Rectum.* 2002;45:1496–1502.
8. O'Boyle CJ, Kerin MJ, Feeley K, et al. Primary small intestinal tumors: increased incidence of lymphoma and improved survival. *Ann R Coll Surg Engl.* 1998;80:332–334.
9. Green PH, Fleischauer AT, Bhagat G, et al. Risk of malignancy in patients with celiac disease. *Am J Med.* 2003;115:191–195.
10. Dong K, Li B. Peutz-Jeghers syndrome: case reports and update on diagnosis and treatment. *Chin J Dig Dis.* 2004; 5:160–164.
11. Crump M, Gospodarowicz M, Shepherd FA. Lymphoma of the gastrointestinal tract. *Semin Oncol.* 1999;26:324–337.
12. Maglinte DDT, Reyes BL. Small bowel cancer: radiologic diagnosis. *Radiol Clin North Am.* 1997;35:361–380.
13. Buckley JA, Jones B, Fishman EK. Small bowel cancer; imaging features and staging. *Radiol Clin North Am.* 1997;35:381–402.
14. Waye JD. Small-bowel endoscopy. *Endoscopy.* 2003;35:15–21.
15. Swain P. Wireless capsule endoscopy. *Gut.* 2003;52(suppl IV):iv48–iv50.
16. Cave DR. Wireless video capsule endoscopy. *Clin Perspect Gastroenterol.* 2002;5:203–207.
17. Adeonigbagbe O, Lee C, Karowe M, et al. A Brunner's gland adenoma as a cause of anemia. *J Clin Gastroenterol.* 1999;29:193–196.
18. Beger HG, Treitschke F, Gansange F, et al. Tumor of the ampulla of Vater. *Arch Surg.* 1999;134:526–532.
19. Farnell MB, Sakorafas GH, Sarr MG, et al. Villous tumors of the duodenum: reappraisal of local vs. extended resection. *J Gastrointest Surg.* 2000;4:13–21; discussion 22–23.
20. Cunningham JD, Aleali R, Aleali M, et al. Malignant small bowel neoplasms; histopathologic determinants of recurrence and survival. *Ann Surg.* 1997;225:300–306.
21. Marcilla JAG, Bueno FS, Aquilar J, et al. Primary small bowel malignant tumors. *Eur J Surg Oncol.* 1994;20: 630–634.
22. American Joint Committee on Cancer and TNM Committee of the International Union Against Cancer: Small intestine. In: Greene FL, Page DL, Fleming ID, et al, eds. *Handbook for the Staging of Cancer.* Philadelphia, PA: JB Lippincott; 2002:119–125.
23. Cooper DL, Daria R, Salloum E. Primary gastrointestinal lymphomas. *Gastroenterologist.* 1996;4:54–64.
24. Pandey M, Wadhwa MK, Patel HP, et al. Malignant lymphoma of the gastrointestinal tract. *Eur J Surg Oncol.* 1999;25:164–167.
25. Memon MA, Nelson H. Gastrointestinal carcinoid tumors: current management strategies. *Dis Colon Rectum.* 1997;40:1101–1118.
26. Yantiss R, Odze R, Farraye F, et al. Solitary versus multiple carcinoid tumors of the ileum: a clinical and pathological review of 68 cases. *Am J Surg Pathol.* 2003;27:811–817.
27. Modlin IM, Shapiro MD, Kidd M. Carcinoid tumors and fibrosis: An association with no explanation. *Am J Gastroenterol.* 2004;99:2466–2478.
28. Sheth S, Horton K, Garland M, et al. Mesenteric neoplasms: CT appearance of primary and secondary tumors and differential diagnosis. *Radiographics.* 2003;23:457–473.
29. Rothmund M, Kisker O. Surgical treatment of carcinoid tumors of the small bowel, appendix, colon and rectum. *Digestion.* 1994;55:86–91.
30. Schell S, Camp E, Caridi J, et al. Hepatic artery embolization for control of symptoms, octreotide requirements, and tumor progression in metastatic carcinoid tumors. *J Gastrointest Surg.* 2002;6:664–670.
31. Roche A, Girish B, de Baerre, et al. Trans-catheter arterial chemoembolization as first-line treatment for hepatic metastases from endocrine tumors. *Eur Radiol.* 2003;13:136–140.
32. Anthony L, Woltering EA, Espenan GD, et al. Indium-111-pentetreotide prolongs survival in gastroenteropancreatic malignancies. *Semin Nucl Med.* 2002;32:123.
33. Miettinen M, Lasota J. Gastrointestinal stromal tumors—definition, clinical, histological, immunohistochemical, and molecular genetic features and differential diagnosis. *Virchows Arch.* 2001;438:1–12.
34. Heinrich MC, Corless CL, Duensing A, et al. PDGFRA activating mutations in gastrointestinal stromal tumors. *Science.* 2003;299:708–710.
35. Fletcher CD, Berman JJ, Corless C, et al. Diagnosis of gastrointestinal stromal tumors: a consensus approach. *Hum Pathol.* 2002;33:459–465.
36. Paz-Ares L, García del Muro X, Grande E, et al. Cost-effectiveness analysis of sunitinib in patients with metastatic and/or unresectable gastrointestinal stroma tumours (GIST) after progression or intolerance with imatinib. *Clin Transl Oncol.* 2008;10(12):831–839.
37. von Mehren M. New therapeutic strategies for soft tissue sarcomas. *Curr Treat Options Oncol.* 2003;4:441–451.
38. McAuliffe JC, Hunt KK, Lazar AJ, et al. A randomized, phase II study of preoperative plus postoperative imatinib in GIST: evidence of rapid radiographic response and temporal induction of tumor cell apoptosis. *Ann Surg Oncol.* 2009;16:910–919.
39. Ciplone G, Santarelli G, Quitadamo S, et al. Small bowel metastases from lung cancer. *Chir Ital.* 2004;56:639–648.

阑尾、梅克尔憩室和其他小肠憩室

Willian H. Peranteau • Douglas S Smink

（李　琳　译）

31

历史

对阑尾的第一次描述要追溯到 16 世纪[1-3]。虽然 Leonardo da Vinci 大约在 1500 年，在《解剖手记》中概述了阑尾，但直至 1524 年和 1543 年，da Capri[4] 与 Vesalius[5] 才分别正式描述了阑尾。约在 1554 年，Fernel 第一次描述阑尾炎病例[6]，此病例是一个有腹泻症状的小女孩，用大量的楒梿进行治疗；不久，发展为严重的腹痛，并最终死亡。尸检结果显示，楒梿堵塞阑尾腔，导致阑尾坏死和穿孔。在接下来的几个世纪中，类似阑尾炎病例经常在尸检中发现。

1736 年，Amyand 给一个腹股沟疝伴有肠外瘘的男孩手术时，第一次报道了阑尾切除术[7]。当其探查疝囊时发现阑尾，由于阑尾穿孔导致很小的粪瘘。由于其最早的描述，所以直至现在含有阑尾的腹股沟疝仍用 Amyand 命名[8]。几乎是在 150 年后，1880 年 Lawson Tait 于伦敦第一次成功为坏疽性阑尾炎病人施行经腹阑尾炎切除术[9]。数年之后，哈佛医学院的 Reginald Fitz 于 1886 年首次描述了阑尾发炎的自然病程，并将其命名为阑尾炎[10]。1889 年位于纽约哥伦比亚大学内科及外科医师 Charles McBurney 提出总结一系列外科治疗阑尾炎的病例，因此，现在由其名字命名阑尾的解剖标志——麦氏点，是大多数患者压痛的位置，位于髂前上棘至脐部连线 1.5 英寸或 2 英寸（1 英寸 ≈2.54 cm）的范围[11]。1890 年伦敦医院的 Frederick Treves 爵士提倡先保守治疗急性阑尾炎，待感染控制后再行阑尾切除术[12]；不幸的是，他的年轻女儿发展成穿孔性阑尾炎，最终死亡。

在过去的 125 年中，急性阑尾炎的诊断和治疗有了众多进展。但是直至今天，急性阑尾炎对于外科医生仍具有挑战性。

解剖

在组织胚胎学上，人类发育的第六周，阑尾和盲肠起源于中肠袢尾肢的突起。到第五个月，阑尾延长如蠕虫形态。出生时，阑尾位于盲肠的顶端，但是，由于盲肠外侧壁的不均等延长，成人阑尾通常起于盲肠后侧中壁，尾端接近回盲瓣。阑尾平均长度为 9 cm，外径为 3 ~ 8 mm，管腔内径为 1 ~ 3 mm。沿着结肠带到其盲肠末端汇合处可找到阑尾的根部。而阑尾的尖端位置却有着显著的变化（图 31-1）。虽然阑尾尖端通常位于右下象限或盆腔，但是偶尔也出现于左下象限或者右上象限。

阑尾动脉血供来自回结肠动脉的阑尾支，起源于回肠末端的后面，在接近阑尾根部时进入阑尾系膜中（图 31-2）。淋巴引流流入回结肠动脉旁淋巴结。

急性阑尾炎

流行病学

Addiss 与其同事[13] 估计在美国急性阑尾炎的发病率为每年万分之十一，男性发病率略高、男女比例为 1.4 : 1。在人的一生中，8.6% 男性和 6.7% 女性可能发生急性阑尾炎。年轻是一危险因素，约 70% 急性阑尾炎患者小于 30 岁。男性阑尾炎发病率最高的年龄组是 10 ~ 14 岁（27.6/10 000 人），而女性阑尾炎发病率最高的年龄组是 15 ~ 19 岁（20.5/10 000 人），儿童或老年患者更易发生穿孔性阑尾炎。总体上，急性阑尾炎有 19.2% 病例表现为穿孔。然而，在小于 5 岁和大于 65 岁的患者中，发病率可能更高。虽然急性阑尾炎在 65 岁以上人群的发病率很低，但是在其发病过程中穿孔发生率却大于 50%[13]。

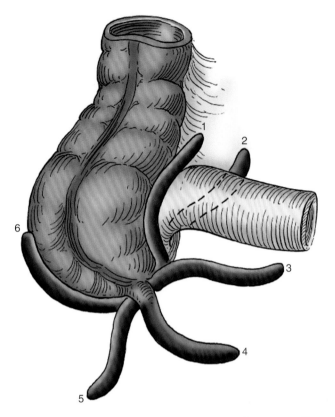

图 31-1　阑尾位置的解剖变异。①回肠前；②回肠后；③骶岬前；④盆腔；⑤盲肠后；⑥结肠旁或盲肠前（Redrawn from Wakeley CP. The positionon the vermiform appendix as ascertained by analysis of 10，000 cases. *J Anat.* 1933；67：277. After Waldron.）

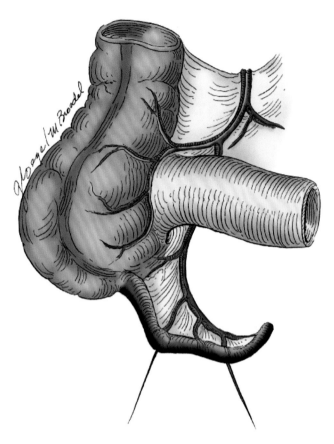

图 31-2　阑尾及其血供

病因学和病理生理学

　　阑尾炎、憩室疾病和直结肠癌是发达国家的常见病。Burkitt[14] 发现西方国家比非洲国家阑尾炎发病率要高；同样，城市地区发病率要比乡村地区高；其归因于西方低膳食纤维、高精制糖和高脂肪的饮食习惯。由此假设，认为低膳食纤维导致肠内容物中粪块减少，延长小肠传输时间，增加腔内压力。Burkitt 得出的结论是，粪便变硬导致阑尾梗阻和腔内压力增加，从而引起细菌易位形成阑尾炎。他在总结非阑尾炎的其他病因切除阑尾的病例中发现，成人的阑尾粪石在加拿大（32%）比在南非（4%）更为普遍，在阑尾炎患者中粪石性因素在加拿大比（52%）在南非（23%）更为常见[15]，并认为这是符合阑尾梗阻导致阑尾炎。然而值得注意的是，在其研究中，多数阑尾炎患者并无粪石的证据。

　　Wangensteen 广泛研究了阑尾的结构和功能，以及阑尾梗阻在阑尾炎中的作用[16-17]。根据解剖学研究，其提出假说，阑尾开口部位的黏膜皱襞和括约肌走行的肌纤维使阑尾易于梗阻并解释阑尾炎发生的以下一系列过程：①由于粪石和阑尾根部黏膜及黏膜下淋巴结组织水肿，导致阑尾闭袢性梗阻；②阑尾黏膜分泌液体，由于管腔梗阻，导致阑尾腔内压力升高；③持续增加的阑尾壁内压力超过了毛细压时，引起了黏膜的缺血；④腔内细菌的过量繁殖和穿过阑尾壁的细菌易位，导致炎症、水肿和最终坏死。如果不切除阑尾，穿孔是必然的。

　　虽然阑尾梗阻认为是阑尾炎发生的基本原因，但有证据显示，可能仅是阑尾炎较多病因之一。首先，有些有粪石的患者阑尾组织学上正常，并且大多数阑尾炎患者无粪石的证据[15,18-19]。Arnbjornsson 和 Bengmark[20] 研究疑似阑尾炎患者剖腹探查术中的阑尾，发现 27 例非穿孔性阑尾炎的患者中，仅 8 例于阑尾切除前的腔内压力升高；还发现在其余非穿孔性阑尾炎以及阑尾正常患者，无阑尾梗阻的证据。综上所述，这些研究提示阑尾梗阻仅是急性阑尾炎的病因之一。

临床表现

　　腹痛是阑尾炎最常见的临床症状，但多数情况下，急性阑尾炎的诊断仍较为困难。有些症状和体征对于临床医生和患者而言是隐匿的，并且也并非于所有病例中都有所表现。由于诊断延误可能使病情进展为穿孔，从而明显增加并发症的发病率和死亡率，因此正确地诊断是非常必要的；对阑尾炎患者错误的诊断，虽然不是灾难性的，但经常造成患者接受不必要的手术。

　　急性阑尾炎典型表现开始于间断性痉挛性腹痛，认为是由于阑尾腔的梗阻所致。疼痛位于脐周或弥漫而难以定位。短暂的典型腹痛后可出现恶心、伴或不伴呕吐。如果恶心呕吐先于腹痛出现，则有可能是由于其他原因造成的腹痛，如胃肠炎。阑尾炎症穿透浆膜引起右下腹腹膜炎症时，典型的腹痛可转移至腹部右下象限。通常发生于症状开始后 12 ~ 24 小时内，疼痛性质由钝痛和绞痛转变为锐痛和持续痛。移动或者 Valsalva 动作常常加重疼痛，故患者渴望持续平卧，一些患者这样描述疼痛的：在来医院的途中，随着轿车或救护车的每一次颠簸，腹痛就会加重。患者可出现 101 °F（38.3℃）以下的低热，更高的体温和寒战则提醒外科医生其他的诊断，包括阑尾穿孔或者其他阑尾之外的病因。问诊时，阑尾炎的患者常常有食欲缺乏，而食欲正常的患者发生阑尾炎的可能性不大。

　　外科医生要时刻牢记，临床中急性阑尾炎的典型临床表现不是所有的患者都会出现。患者可能无或者有部分上述症状。如，可能未注意或未回想起开始时的绞痛。由于妊娠晚期或脏器旋转不良引起阑尾的解剖位置改变，当腹痛变为持续性时，腹痛可能定位于腹部的其他象限；盲肠后位阑尾患者，疼痛直至阑尾穿孔引起弥漫性腹膜炎后，才可明确定位。由于阑尾炎症刺激临近的膀胱或直肠，患者可能频繁出现尿路或肠道的症状。由于阑尾炎非常普遍，所以，对于所有腹痛的患者均要高度怀疑阑尾炎。

穿孔性阑尾炎

　　通常认为，阑尾炎症如未经治疗，将不可避免地发展为坏死，最终出现穿孔；此进程在不同的患者中是变化的。在一项阑尾炎自然病程研究中，作者询问疑似阑尾炎并行阑尾切除术患者出现症状的持续时间[21]，非穿孔性阑尾炎患者就诊前出现症状的平均时间为 22 小时，而穿孔性阑尾炎患者平均时间为 57 小时。然而，20% 穿孔性阑尾炎病例在症状开始的 24 小时内即就诊，其中一例仅于出现症状 11 小时内。虽然，患者症状持续 24 小时以上应考虑为阑尾穿孔，但临床医生仍然要牢记，穿孔可能进展得更快。

　　有些学者提出疑问，在患者就诊后，急性阑尾炎穿孔是否由于诊断延误所造成的。Velanovich 和 Satava 提出，外科医生的误诊率（阑尾切除术中发现阑尾正常的百分比）与穿孔率（剖腹探查术中发现阑尾穿孔的百分比）成反向关系[22]；认为外科医生在确诊阑尾炎后应尽快手术，可减少穿孔的可能性，同时可能出现较高的误诊率。更多的当前研究表明，上述推理存在缺陷，Temple 与其团队发现，穿孔性阑尾炎患者的手术时间比非穿孔性阑尾炎更早（6.5 小时 vs. 9 小时），但穿孔患者院前出现症状的时间明显更长（57 小时 vs. 22 小时）[21]。另外两个研究亦印证此发现，表明就诊前出现症状延误时间延长是穿孔的主要原因[23-24]。在外科治疗后出现穿孔并不常见。

　　当急性阑尾炎进展为阑尾穿孔时，可出现其他症状。正如之前的讨论，患者经常出现两天或以上的腹痛，但症状持续时间可能更短。如穿孔已被腹腔内包括网膜在内的周围组织包裹，疼痛常常定位于右下象限；除非出现弥漫性腹膜炎症，疼痛才是弥漫性的。由于严重的疼痛，患者可能不记得之前的绞痛。穿孔的患者经常有寒战和高热达 102 °F（38.9℃），甚至体温更高；可能有摄入不足和脱水的临床表现。大多数穿孔性阑尾炎患者表现出与阑尾炎症本身或穿孔引起的腹膜内脓肿相关的症状，不过其他的症状较少发生。这些临床表现更容易出现在婴幼儿和极高龄的患者中，由于不能准确表达症状，因此在病情的发展过程中就诊较晚。如，由于盲肠后位阑尾穿孔形成腹膜后脓肿，或感染经由血行通过门静脉系统在肝内形成脓肿；腹腔内脓肿可破溃至皮肤，形成肠外瘘。表现为高热和黄疸的门静脉炎（脓毒性门静脉栓塞）可能与胆管炎相混淆，此为急性阑尾炎可怕的并发症，可导致高死亡率[25]。偶尔，由于阑尾穿孔引起小肠的梗阻，患者出现胆汁性呕吐和顽固性便秘。由于阑尾炎极为常见，因此这些少见的临床表现更应引起外科医生的注意。

诊断

病史和体格检查

一直以来，阑尾炎的诊断程序由详细地问病史和体格检查开始。询问患者是否有阑尾炎的典型症状，但不能因为患者缺乏典型症状而排除阑尾炎；多数急性阑尾炎患者无典型的病史。由于阑尾炎的鉴别诊断非常广泛，故应该询问患者一些鉴别诊断的典型症状。外科医生还应牢记，既往有阑尾切除手术史患者仍然不能完全排除阑尾炎的诊断，如阑尾残株炎（阑尾切除术后阑尾残端仍然存在阑尾炎），虽然少见，但亦有报道[26]。

在检查时，患者看起来病情较轻、体温仅轻度升高与脉搏稍快，患者经常静卧、避免由于活动造成的腹膜刺激。外科医生应系统地检查全腹，从远离患者疼痛部位的左上腹开始；大多数患者右下腹压痛明显，尤其是麦氏点或者附近。压痛通常合并有局部肌紧张和腹膜炎体征，包括反跳痛、抖动或拍打时疼痛；右下腹压痛是急性阑尾炎最为典型的体征[27-28]，甚至在缺少其他症状和体征时，右下腹压痛的存在均应高度怀疑阑尾炎。由于阑尾解剖位置的变化，压痛可能位于右胁部或右上腹、耻骨上区域或左下腹，盲肠后位或盆腔位阑尾患者可能不会有腹部压痛体征，在这些病例中，直肠检查有助于发现右侧盆腔触痛。

体格检查一些体征有助于阑尾炎的诊断。Rovsing征——触诊左下腹时出现右下腹疼痛，表明右下腹的局限性腹膜炎；腰大肌征——屈腿时出现右侧臀部疼痛，由于盲肠后位阑尾炎症波及腰大肌所引起的；闭孔肌征——屈右腿向内旋转大腿出现的疼痛，考虑为盆腔炎症波及临近的闭孔肌。

在穿孔性阑尾炎病例中，患者病情严重，黏膜干燥、潮红，体温明显升高，脉搏明显加快。如发展为脓毒症，血压可能下降；如穿孔被周围组织包裹，形成脓肿或蜂窝织炎，右下腹可触及肿块；如穿孔破溃入腹腔，患者可出现弥漫性反跳痛的弥漫性腹膜炎体征。

实验室检查

实验室检查有助于阑尾炎的诊断，但无任何单项检查可作为确诊的依据。白细胞计数可能是最有价值的实验室检查，通常非穿孔性阑尾炎白细胞计数轻度升高、阑尾出现穿孔后白细胞计数明显升高；然而，临床医生须牢记，急性阑尾炎患者中白细胞计数亦可

能是正常的，尤其是在病程早期。连续的检测白细胞计数可提高诊断的准确性，并随着时间推移持续观察白细胞计数，其诊断价值亦逐渐升高[29]。尿液分析可用以诊断引起腹痛的其他疾病，尤其是尿路感染和输尿管结石；明显血尿伴有腹部绞痛，考虑为泌尿系结石，应再进行相关的检查。另外，阑尾炎患者合并尿路感染并不多见，这些检查虽然不能排除阑尾炎的诊断，但是有利于鉴别诊断和治疗。虽然脓尿提示存在尿路感染，但是，由于阑尾炎症波及邻近输尿管而造成尿液分析中出现白细胞的病例，亦不少见。

一些特定患者群体需进行其他检查。对于自诉有中腹或右上腹疼痛的患者，血清肝酶、淀粉酶检查有助于诊断肝、胆囊和胰腺疾病。对于育龄期女性，检测 β- 人绒毛膜促性腺激素，可提示临床医生对异位妊娠或伴有妊娠疾病的可能性；异位妊娠是右下腹疼痛的另一个病因，需要紧急诊断与治疗。对于疑似有阑尾炎的患者，在进行放射性影像学检查和全身麻醉之前，应该明确是否伴有妊娠。

诊断评分

为试图提高急性阑尾炎的诊断率，外科学者发展出诊断评分系统[18,30]。最著名的评分系统由Alvarado[30] 提出，其对 305 例有腹痛症状疑似阑尾炎患者进行回顾性分析，从而建立起的评分系统；评分系统对症状（转移性疼痛、食欲缺乏和恶心）、体征（右下象限压痛、反跳痛和发热）、实验室检查（白细胞增多和核左移）给出评分，虽然评分系统可帮助引导临床思维，但并未明显提高诊断的准确率[31]。随着现代影像学检查的发展，评分系统在诊断中的作用变得更小。

影像学检查

诊断急性阑尾炎的影像学检查包括平片、超声和CT。在现代影像学技术广泛应用之前，腹平片经常应用于腹痛的患者，右下腹粪石（阑尾粪石）认为是急性阑尾炎的特异性征象；但一些研究对此提出质疑，Teicher 与其同事[18] 回顾 200 例行阑尾切除术患者的腹平片，其中 100 例病理证明是阑尾炎、100 例为正常阑尾，有阑尾炎患者中，X 线片有阑尾粪石者约占 10.5%，而对比非阑尾炎患者仅 3.3% 有阑尾粪石。在 Mayo Clinic[19] 进行的一项对阑尾切除术标本的大规模回顾性研究表明，粪石或阑尾结石占非穿孔性阑尾炎患者 9%、占穿孔性阑尾炎患者 21%。有意

义的是，疑似阑尾炎而病理检查显示阑尾正常的患者中，粪石占 7%；因其他病因而行阑尾切除术的患者中，粪石占 2%。

这些研究表明，粪石不是阑尾炎的特异性病征，因为有些具有粪石的腹痛患者，阑尾是正常的。另外，粪石在阑尾炎患者中并非普遍，不能作为一种可靠的征象。因此，腹平片既无价值亦不经济，不被推荐为急性阑尾炎的诊断依据。对伴有严重腹痛的老年患者，可行腹平片检查，用于内脏穿孔的鉴别诊断。在这些患者中，立位腹部 X 线片可判断有无游离气体表现。

腹部超声检查是急性阑尾炎常用的影像学检查方法。阑尾炎的超声表现包括阑尾壁增厚、壁压缩性消失、周围脂肪组织特征性炎症回声增强以及包裹性盲肠周围积液（图 31-3）。超声的优点包括广泛的有效性，同时避免放射线和静脉注射造影剂的副作用，如肾毒性和过敏反应。另外，超声（腹部和经阴道）对评估育龄期女性妇产科疾患引起的腹痛尤其有帮助；然而，超声检查高度依赖于操作者的经验，并且超声通常不能看到正常的阑尾[32]。最近一项对 14 项前瞻性研究的 Meta 分析表明，超声检查的敏感性为 0.86、特异性为 0.81[33]。

CT 是诊断急性阑尾炎的另一种影像学检查。其优点是具有较高的诊断准确率[33]和可视性，并且可鉴别与阑尾炎相混淆的其他原因引起的腹痛。阑尾炎 CT 表现包括阑尾扩张（＞6 mm）、壁增厚、造影剂或空气不填充，以及提示有炎症的周围脂肪线（图 31-4）[34]。一项基于 12 项前瞻性研究的 Meta 分析中，CT 诊断敏感性为 0.94、特异性为 0.95%[35]；因此，CT 具有较高的阴性诊断价值，尤其有助于诊断不明患者除外阑尾炎。如果肠道造影剂充满阑尾腔，并且周围无炎症表现，阑尾炎的可能性极小。但是，临床医生须牢记，在阑尾炎早期行 CT 检查，可能不会显示典型的影像学表现。在容易混淆的病例中，经过 24 小时观察后，有理由再次进行 CT 检查。

最近一些前瞻性研究比较了 CT 和超声阑尾影像学在诊断中的准确率（表 31-1）[32,35-36]。Balthazar 与

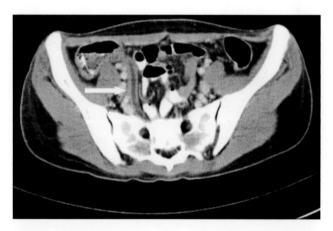

图 31-4 急性阑尾炎的 CT。箭头所指为增粗、充满液体的阑尾，阑尾壁充血，口服造影剂不能充盈；腹内脂肪的稀少限制了脂肪线的识别（Used, with permission, from M. Stephen Ledbetter, MD, MPH, Brigham and Women's Hospital, Boston, MA）

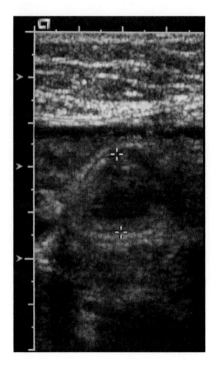

图 31-3 阑尾超声显示扩张，不能收缩的阑尾测量直径为 1.7 cm（＞0.6 cm 是异常的）（Used, with permission, from M. Stephen Ledbetter, MD, MPH, Brigham and Women's Hospital, Boston, MA）

表 31-1 CT 和超声诊断急性阑尾炎的准确性

		灵敏度（%）	特异性（%）	准确性（%）
Balthazar et al[35]	CT	96	89	94
	US	76	91	83
Horton et al[36]	CT	97	100	98
	US	76	90	80
Wise et al[32]	CT	96	92	93
	US	62	71	69
Terasawa et al[33]	CT	94	95	N/A
（Meta 分析）	US	86	81	N/A

CT，计算机断层扫描；N/A，不适用；US，超声检查

其助手[35]连续对 100 例疑似阑尾炎的患者进行 CT 和超声检查，CT 的敏感性明显较高（CT 为 96%，超声为 76%），而特异性相近（CT 为 89%，超声为 91%），CT 的准确率较高（94% vs. 83%）；CT 还可为更多患者提供其他诊断，而且能更好地发现脓肿和蜂窝织炎（图 31-5）。Horton 与其同事[36]对疑似阑尾炎的患者随机分组，行 CT 或者超声检查，其发现印证 Balthazar 的结论，即 CT 和超声均有较高的特异性（CT 为 100%，超声为 90%），而 CT 的敏感性更高（96% vs. 76%）。而另一个前瞻性研究亦得出相似的结果，CT 比超声有更高的敏感性（96% vs. 62%）和特异性（92% vs. 71%）[32]。同时，在无阑尾炎的情况下，CT 能更好地发现腹腔内的其他病变。

在一项经直肠和静脉输注造影剂 CT 检查评估 100 例患者的研究中，Rao 与其同事[37]显示 CT 可降低医院资源的使用与花费，改变 59 名患者的治疗方法、避免 13 例不必要的阑尾切除术，不明原因腹痛患者住院天数共减少 50 天。即使包括 CT 的花费，作者统计平均每位患者节约 447 美元。

综上所述，上述研究提出对疑似阑尾炎患者的推荐检查方法。具有典型病史、体格检查和实验室检查的阑尾炎患者，应行阑尾切除术。对于可疑但不能确诊的阑尾炎患者，需进一步行影像学检查。对于

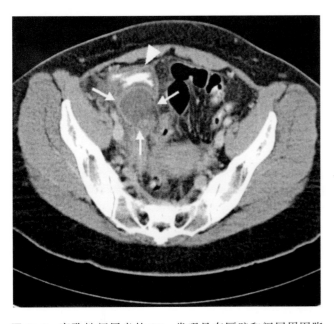

图 31-5 穿孔性阑尾炎的 CT。发现具有厚壁和阑尾周围脂肪线的盲肠后脓肿（箭头），以及邻近增厚的盲肠（头状箭头）（Used，with permission，from M. Stephen Ledbetter，MD，MPH，Brigham and Women's Hospital，Boston，MA）

育龄期女性，应首先行盆腔超声检查，评价是否存在卵巢病变。基于有效的研究与专家的建议，对于部分患者，更应考虑经腹超声或腹盆腔 CT 检查；CT 的优势在于可提高阑尾炎和腹腔内其他疾病诊断的准确率，为更好地显示阑尾，必要时可行直肠造影 CT 检查[32,37]。CT 显示为非穿孔性阑尾炎的患者，应行阑尾切除术。在较多病例中，CT 正常患者无需住院；如果症状仍然存在可入院观察，必要时重复 CT 检查。

鉴别诊断

由于阑尾炎的症状和体征无特异性，其鉴别诊断较广泛，实际上包括所有可能出现腹痛的病因，以及一些非腹部的病因（表 31-2）。然而，在特定患者中，某些疾病更易诊断。例如，对提示有阑尾炎的病史和体格检查的年轻男性，右下腹疼痛更易诊断为急性阑尾炎。梅克尔憩室炎可以导致同样的症状，但相对少见[38]。当恶心、呕吐症状先于腹痛症状出现，或者腹泻是主要的症状时，胃肠炎相对常见，应首先考虑。影响末端回肠的克罗恩病起始发病时的表现与阑尾炎相似，但进一步询问病史，患者通常描述为亚急性起病，包括发热、体重减轻和疼痛。

对于中年和老年患者，应考虑其他炎症因素，包括消化性或十二指肠溃疡（液体流入右侧结肠旁沟）、胆囊炎和胰腺炎。另外，盲肠或乙状结肠憩室炎也容易和急性阑尾炎相混淆。因为盲肠憩室像阑尾炎一样，它是包含有小肠壁所有各层结构的真性憩室，所以盲肠憩室炎和阑尾炎有相似的发病机制和临床表现。由于冗长下垂的乙状结肠可以延伸至腹部右侧，所以乙状结肠憩室炎的患者有时也表现为右下腹疼痛。这些患者通常表现为快速进展的局限性压痛，同时有排便习惯改变的前驱症状。由于盲肠癌穿孔或者肿块堵塞阑尾开口造成阑尾炎，恶性肿瘤也可表现为急性右下腹疼痛[39]。这些患者通常有隐血实验阳性便、贫血和体重下降的病史。

对于育龄期女性，右下腹疼痛的诊断更加困难。除了年轻男性右下腹疼痛病因外，年轻女性还可由于妇产科病因引起疼痛，例如卵巢囊肿或卵泡破裂、卵巢扭转、异位妊娠、急性输卵管炎和输卵管 - 卵巢脓肿。了解近期月经史和盆腔检查，有助于这些病因引起的疼痛与急性阑尾炎引起的疼痛的鉴别诊断。但是，通常在育龄期女性中阑尾炎的诊断很困难；而且，在这一患者人群中也有较高误诊率的报道[40]。

表 31-2 急性阑尾炎的鉴别诊断

胃肠道因素

盲肠憩室炎

乙状结肠憩室炎

梅克尔憩室炎

肠脂垂炎

肠系膜淋巴腺炎

网膜扭转

克罗恩病

盲肠癌

阑尾肿瘤

淋巴瘤

盲肠炎

小肠梗阻

十二指肠溃疡穿孔

肠套叠

急性胆囊炎

肝炎

胰腺炎

感染性因素

感染性末端回肠炎（耶尔森菌属、结核或巨细胞病毒）

胃肠炎

巨细胞病毒结肠炎

泌尿生殖系因素

肾盂肾炎或肾周脓肿

肾结石

肾盂积水

尿路感染

非腹部因素

链球菌性咽炎

下叶肺炎

腹直肌血肿

女性

卵巢囊肿（破裂或未破裂）

黄体囊肿（破裂或未破裂）

卵巢扭转

子宫内膜异位症

盆腔炎性疾病

输卵管 - 卵巢脓肿

妊娠

异位妊娠

圆韧带疼痛

绒毛膜羊膜炎

胎盘早剥

早产

特殊情况阑尾炎

儿童 阑尾炎最常发生于 10 ~ 19 岁的儿童，每年总体的发病率约为 20/10 000 [13]。在 20 岁以下的年

轻人中，0 ~ 4 岁婴儿发病率最低（每年 2/10 000），但 2/3 患儿可发生穿孔 [41]。由于婴儿发病过程中临床表现出现较晚，获得准确的病史亦较困难，所以出现穿孔比较普遍。儿童期的多种疾病类似于阑尾炎，诊断起来相当复杂；如肠系膜淋巴腺炎、由于上呼吸道感染继发肠系膜淋巴结炎症，表现为发热和右下腹疼痛，链球菌性咽炎和细菌性脑膜炎亦可表现为发热、恶心和腹痛。当儿童和青少年怀疑有阑尾炎时，上述诊断与其他诊断，包括卵巢囊肿、卵巢扭转、尿路感染、盆腔感染性疾病和梅克尔憩室并发症均应予以考虑。

对病史与体格检查不能明确诊断的患儿，CT 扫描和超声检查可显著降低阴性阑尾切除率，从 14% ~ 37% 降至 2% ~ 10%[42]。但问题是这些检查是否适宜。与成年人相比，儿童中 CT 和超声对阑尾炎的诊断显示出较高的准确率，且 CT 扫描被认为有较高的特异性与敏感性。早先的一项研究，Garcia Pena 与其同事比较 139 例疑似阑尾炎儿童超声与直肠造影 CT 检查，发现 CT 敏感性更高（CT 为 97%，超声为 44%），特异性更强（CT 为 94%，超声为 93%），准确率更高（CT 为 94%，超声为 76%）[43]。CT 正确地改变 73% 患者的治疗，而超声仅为 19%。在最近多个评价儿科人群应用 CT 和（或）超声的 Meta 分析和回顾性研究中，发现两种影像学方法的特异性相似（92% ~ 95%），但敏感性超声（88% ~ 90%）较 CT（94% ~ 95%）低 [42,44]。超声诊断成功重要决定因素是儿童的体重指数（BMI）；据报道，BMI 低于 25 儿童超声敏感性为 76%、BMI 高于 25 的儿童则为 37%，并且在一项研究中，病人人群平均 BMI 为 17 时，敏感性为 82%[42,45-46]。

在儿童中建议使用 CT 前，必须提前告知。在儿童期，接受过放射线理论上可造成其一生中患某种癌症的风险性有较小的增加 [47]。基于暴露于 CT 扫描的评估研究，显示 1 岁和 15 岁患者一生中患致命性放射性恶性肿瘤的风险分别为 18% 和 11%[42]。因此，当给儿童进行影像学检查时，临床医生应权衡 CT 的风险与获益，并且需有效地减少辐射量 [48]。在疑似有阑尾炎的儿科患者中，首先采用超声检查，尤其是低 BMI 儿童与女童，如超声检查不能明确诊断，再采用 CT 扫描，使放射性影像学检查获益最大化，同时减少潜在的有害的放射性影响。关于评估在儿童中应用磁共振成像（MRI），最近刚刚开始研究。虽然 MRI 在鉴别诊断阑尾中的效果已逐渐确立，但对儿童诊断

阑尾炎应用 MRI 仍需要更多的研究。

老人 虽然阑尾炎在年轻人中较常见，但老年人中其仍是急腹症的重要原因。可能由于炎症反应减弱，老年人出现的症状和体征较轻、症状持续时间较长、与年轻人相比白细胞增多不明显[49]，因此，发生穿孔更为普遍，65 岁以上患者穿孔发生率高达50%[13]。由于老年患者通常伴有心血管、呼吸系统和肾病，穿孔可导致较高的并发症发病率与病死率。在一项研究中发现，大于 80 岁穿孔性阑尾炎患者病死率为 21%[50]。基于上述因素考虑，老年患者出现右下腹疼痛时，须积极检查；原因是老年人群（包括恶性肿瘤、憩室炎和穿孔性消化性溃疡性疾病）可能有多种引起腹痛的病因，当诊断可疑时，推荐及时进行CT 扫描。

妊娠 妊娠期急性阑尾炎患者的诊断相当具有挑战性，原因是阑尾炎和正常妊娠均有恶心、食欲缺乏和腹痛等相同症状；此外，妊娠的子宫使腹腔内脏器发生移位，改变阑尾的位置。每 1 400 例怀孕者有1 例发生阑尾炎，与非妊娠女性相似[51]；可发生于妊娠的任何时期，但在妊娠中期发病率稍高[51-52]。由于从出现症状到手术的时间较长，妊娠晚期阑尾炎穿孔的发生非常普遍[53]。其鉴别诊断不仅包括非妊娠女性可能的情况，还包括妊娠特有的情况如异位妊娠、绒毛膜羊膜炎、早产、胎盘早剥和圆韧带疼痛。

在孕早期和中期，阑尾炎的表现与非妊娠女性相似。在妊娠晚期，由于妊娠子宫引起阑尾的移位，女性不会出现右下腹疼痛。Baer 与其助手对正常妊娠女性行钡灌肠检查，发现在妊娠最后时期，阑尾向上移位至右上腹[54]；其发现提示在妊娠晚期，阑尾炎应表现为右上腹或右胁部疼痛。然而，两项回顾性研究反驳此观点，发现妊娠晚期右下腹疼痛和压痛比右上腹更为普遍[51-52]。无论如何，在每一个研究中，确实有妊娠晚期阑尾炎患者以右下腹疼痛为主[51-52]，提醒医生阑尾炎右下腹和右胁部症状是由于妊娠子宫造成阑尾移位的结果。当前研究发现，对妊娠阑尾炎患者进行临床影像学检查较为困难；Brown 等[55]回顾多个病例对照研究，试图对术后诊断为阑尾炎妊娠期患者中，发现相关的术前症状和体征，然而虽然有右下腹疼痛、右上腹疼痛和发热，但仅恶心、呕吐、腹膜炎患者与阑尾炎的诊断有显著的相关性。

妊娠患者行超声检查是正确的[56]，而且对胎儿无不良影响，是首选的影像学检查[57]。直肠造影 CT对妊娠人群亦有较高的准确率[58]，虽然射线对胎儿有一定的危险，但通常腹盆腔 CT 所接受的射线低于致畸作用阈值 5 rad[59]。当诊断有疑问时，应权衡 CT检查射线的危险与不必要剖腹探查术所引发流产或未诊断出阑尾炎进展为穿孔的危险；如 CT 扫描受射线确实极高，患者应住院密切观察病情变化。另外，当超声检查不能确诊时，MRI 有助于妊娠患者阑尾炎的诊断。对超声检查正常或者不能确诊的妊娠期患者，MRI 是一种可使用的诊断方法，其准确率可与CT 匹敌；MRI 与 CT 相比，敏感性 MRI 为 80%、CT为 85.7%，特异性 MRI 为 99%、CT 为 97.4%。虽然MRI 不会带来放射线的危险，但理论上可带来静态和时间变化的磁场、射频脉冲的热效应和由于空间编码梯度产生的声波噪音的风险。到目前为止，对于发育中的胎儿，MRI 无不良作用的报道[60]。

如果疑似阑尾炎，妊娠患者应直接行阑尾切除术。由于妊娠人群诊断的困难，术中发现正常阑尾并非少见，有报道称，阴性阑尾切除术大约占 1/3[51-52,61]。阴性阑尾切除术并不认为是诊断的错误，因为胎儿风险直接与阑尾炎严重程度有关。在一项研究中，30 例阴性剖腹探查术中仅有 1 例出现流产（3%）[51]，在非穿孔性阑尾炎病例中，胎儿病死率上升 5%，当阑尾穿孔后增至 20% ~ 35%[55,61]，这些数据支持积极的阑尾切除术、早期阴性探查是合理的，可显著地阻断病情发展为穿孔。

腹腔镜阑尾切除术逐渐普及，其在妊娠期被更频繁地应用[62]。妊娠增加腹腔镜操作的复杂性，尤其是阑尾位于盆腔，妊娠子宫使腹腔镜的可视性变得困难；另外，气腹二氧化碳可导致胎儿高碳酸血症、减少胎盘的血流，这些对胎儿的影响还未充分地研究[63]。然而，最近一系列病例研究支持对妊娠患者采用腹腔镜阑尾切除术的安全性。在一项 45 例病例回顾性研究中，Lemieux 等[64]发现，4% 患者出现主要并发症（子宫穿孔、腹腔内脓肿）、4% 患者出现少见的并发症（膀胱炎、肠梗阻）、18% 患者在妊娠 37周前分娩但无胎儿死亡；在妊娠早、中、晚期，并发症、早产分娩或者行阑尾切除术手术时间等方面，不存在差异性。另一项回顾性研究，直接对比 42 例妊娠女性腹腔镜和开腹阑尾切除术，发现术中术后并发症、胎儿死亡率方面两组无差异[65]。这些研究支持妊娠期采用腹腔镜的可行性与安全性，但是，仍然需要大量的研究使之被更广泛地接受。

免疫抑制 免疫抑制状态改变急性感染和伤口愈合的正常反应。阑尾炎可发生于所有类型的患者，些器官移植、接受化疗、血液系统恶性肿瘤和感染 HIV 的患者均应予以考虑。在这些人群中，腹痛鉴别诊断是广泛的，包括肝炎、胰腺炎（由药物或巨细胞病毒感染引起）、无结石胆囊炎、腹腔内机会性感染（巨细胞病毒性结肠炎或分枝杆菌性回肠炎）、继发性恶性肿瘤（淋巴瘤或卡波西肉瘤）、移植物抗宿主病和盲肠炎。这样广泛地进行鉴别诊断通常导致诊断延误、延迟外科评价，更易发生穿孔[66-67]。

HIV 携带者与 AIDS 阑尾炎患者的诊断更具有独特的挑战性。在这些患者中，腹痛并非少见症状，使鉴别外科和非外科腹痛更为困难。无论如何，伴有阑尾炎的免疫抑制患者的症状与普通人群相似[66]，亦表现为右下腹疼痛、恶心和食欲缺乏，发热和白细胞对这类人群的诊断无帮助，因此一些学者支持影像学检查，尤其是 CT[67]。在免疫抑制患者中并无特殊的手术禁忌证，所以，一旦诊断为阑尾炎应立即行阑尾切除术。

治疗

非手术治疗

阑尾切除术是最早进行的开腹手术之一，长期以来阑尾炎就是外科手术治疗的疾病。然而在外科资料中很少有非手术治疗的描述。Treves 是一位急性阑尾炎早期非手术治疗的倡导者，甚至早于抗生素的出现[12]。在抗生素出现之后，Coldrey 报道了 471 例使用抗生素治疗阑尾炎患者的回顾性研究[68]。这种治疗至少在 57 例患者中是失败的，其中 48 例需要行阑尾切除术，9 例需要阑尾脓肿引流。由 Eriksson 及其助手完成的一项早期随机对照试验探讨了相同的问题[69]。他们的结果显示，非手术治疗阑尾炎的复发率很高。作者将 40 例怀疑有阑尾炎的患者随机分为阑尾切除术组与静脉和口服 10 天抗生素治疗组。抗生素治疗组 20 例患者中有 8 例（4%）在 1 年内需要行阑尾切除术，1 例患者在 12 小时内发生穿孔，另外 7 例为复发性阑尾炎（其中 1 例已经穿孔）。由于单独应用抗生素治疗的高失败率，不推荐急性阑尾炎采取非手术治疗。

最近一项大型随机临床对照试验，将急性阑尾炎患者非选择地对比评价抗生素治疗和阑尾切除术治疗效果[70]。在这项研究中，202 例患者分配到抗生素治疗组，167 例患者分配到阑尾切除术组。治疗效果显示，在抗生素治疗组有明显的改善，并且在接下来平均 1 年内没有手术的必要；在阑尾切除术组，确诊为阑尾炎或其他有外科手术适应证的患者行手术治疗；发现抗生素治疗组和阑尾切除术组疗效对比相似（分别为 90.8% 和 89.2%）。抗生素组平均 1 年后复发率为 13.9%。出院后，1/3 复发在 10 天内发生，2/3 在 3 ~ 16 个月内发生。微小并发症的发生率两组是相似的，而主要的并发症（定义为需要再次手术的、脓肿、肠梗阻、切口破裂或疝和严重的麻醉或心血管相关性问题）阑尾切除术组高出 3 倍。然而，当应用他们的发现指导临床实践时，对这项研究的密切评价表明，仍然需要进一步的研究和谨慎的对待。尤其是，他们中仅有 52.5% 的患者分配到抗生素治疗组，完全应用抗生素治疗。而剩余的患者根据患者或者外科医生的自由决定被分配到阑尾切除术组。对那些分配到外科手术组患者的评估发现，他们有较高的白细胞计数和体温升高，提示他们可能是临床中病情较重的。抗生素组治疗效果显示，90.8% 患者仅应用抗生素，并且那些具有潜在病情较重的患者被排除在外，而这些重病患者由抗生素组转移到阑尾切除术组。疗效和评估是基于意向性治疗的（所有的 202 例患者开始分配到抗生素治疗组，后来又有 47.5% 转换到手术组），因此导致抗生素治疗组 48% 是有效的。一些研究表明，抗生素治疗对于选择性的急性阑尾炎患者是有益的一线治疗手段，然而单独应用抗生素治疗是否有效仍需要进一步的研究。无论如何，抗生素治疗在没有外科能力的环境下是有用而且适宜的方法，例如在飞行和航行旅途中[71]。

术前准备

当急性阑尾炎患者决定行阑尾切除术时，应不要延误进入手术室的时间，从而尽量减少发生穿孔的机会。不过，大多数阑尾穿孔发生在外科就诊前，很少发生在外科就诊之后[23-24]。阑尾炎患者由于发热和摄入不足造成脱水，所以应该开始静脉输液，并密切监测脉搏、血压和尿量变化。明显脱水的患者需要下氟雷尿管来保证充足的尿量。由于非穿孔性阑尾炎患者呕吐和发热时间通常在 24 小时之内，所以严重的电解质紊乱并不常见。在全身麻醉诱导之前，应该纠正任何电解质不足。

静脉输注抗生素可明显减少术后感染和腹腔内脓肿的发生率[72]。抗生素应于切开前 30 分钟给药，以达到足够的组织血药浓度。阑尾炎典型的致病菌群是结肠的菌群，包括革兰氏阴性需氧菌（主要是大肠埃希菌）和厌氧菌（拟杆菌属）。无统一标准的抗生素方案。能被接受的方案包括二代头孢菌素或联合使用针对革兰氏阴性菌和厌氧菌的抗生素。对于非穿孔性阑尾炎，术前单一剂量应用头孢西丁足以[73]。对于穿孔的病例，推荐至少应用 5 天延长疗程的抗生素[74]。

开腹对比腹腔镜阑尾切除术

一旦诊断为阑尾炎，外科医生必须决定是进行开腹（OA）还是腹腔镜（LA）阑尾切除术。大量的随机对照试验比较了这两种方法，有时会出现矛盾的结果[75-76]。结合 Meta 分析和系统性回顾可试图解决这些争议（表 31-3）[77-79]。这些 Meta 分析有相似的发现，总结如下：① OA 手术更快捷；② LA 手术患者术后疼痛减轻，麻醉药用量减少；③ LA 手术时间有减少的趋势；④ LA 患者切口感染较少；⑤ OA 患者较少发生腹腔内脓肿；⑥ LA 患者能更早恢复工作；⑦ OA 手术室和住院费用较低；⑧ LA 社会成本较低[77-79]。基于以上有效的数据，很难令人信服地推荐 OA 或 LA 手术。在决定行阑尾切除术时，要充分考虑每一种方法的优、缺点。

在阑尾炎诊断不确定的情况下，建议行腹腔镜阑尾切除术。尤其对于育龄期有妇产科疾病可能的女性非常有用。在这个人群中，疑似阑尾炎的患者中有超过 40% 的阑尾是正常的[80]。因此，腹腔镜既是诊断又是治疗的手段，如果发现妇科病变，可以避免剖腹探查术。可以探查卵巢、输卵管和子宫，发现非阑尾炎病因的腹痛，包括卵巢囊肿或扭转、子宫内膜异位症或盆腔炎性疾病。腹腔镜使这种检查相对容易，并

减少患者的损伤。在一项研究中，当腹腔镜检查发现阑尾正常时，73% 女性发现了妇科病变，并且仅有 17% 的女性行开腹阑尾切除术[81]。虽然随着 CT 扫描更广泛地应用，年轻女性诊断的准确率将有所提高，但仍将会出现诊断上模棱两可而需要腹腔镜探查的辅助检查。

开腹阑尾切除术 如选择开腹阑尾切除术，外科医生必须选择切口的部位和方式。在切皮之前，应给予单剂量抗生素，通常为二代头孢菌素[73]。在全身麻醉诱导之后，应重新检查患者，因此时能行腹部深触诊。如能触及阑尾炎性包块，切口应以此为中心；如未触及阑尾包块，切口应以麦氏点（即髂前上棘与脐部连线的外 1/3）为中心，沿皮肤自然皱褶做弧形切口，现在称为麦氏切口。重要的是切口不要过于靠中间或过于靠外，切口过于靠中就会在腹直肌鞘上方打开，而非计划的腹外斜肌，而切口过于靠外就会在腹腔外侧打开。

手术步骤由 McBurney 于 1894 年首次描述。向下切开整个皮下组织，暴露腹外斜肌腱膜，沿肌纤维方向锐性或电刀分离腹外斜肌腱膜（图 31-6）。通常使用肌肉分离技术将腹外斜肌、腹内斜肌和腹横肌沿肌纤维方向分离。暴露腹膜，用镊子提起，沿切口方向锐性切开，注意不要损伤腹膜下腹腔内容物。在腹膜处应用止血钳，以便在关腹时易于识别。打开腹膜后可能出现混浊的液体。有学者提倡行腹水细菌培养，但研究表明，细菌培养对抗生素方案选择[83]或减少感染并发症无帮助[84]。

如切口位置正确，于切口下即可看见盲肠。用一根手指探查切口，试图确定阑尾的位置。如阑尾被触及且与周围组织游离，即可将其移至切口。更为常见的是，阑尾可触及，但与周围组织粘连；薄膜性粘连可以用钝性分离，但较厚的粘连应于直视下进行分离。可将盲肠部分地提到切口处，以便更好地暴露阑尾。如需要更好地暴露，可分离部分腹直肌将切口向中线延长，或分离腹外斜肌和腹横肌将切口向外延长。如看不到阑尾，可沿着盲肠带找到盲肠末端，阑尾即位于此，阑尾无不起源于此。一旦找到阑尾，将阑尾移出切口。用 Babcock 钳夹持系膜，以方便操作；仔细操作避免阑尾穿孔，从而使脓液或肠内容物溢出至腹腔。

阑尾供血的血管走行于阑尾系膜中，可用夹钳分离，并用 3-0 polyglactin 或丝线结扎。通常应用顺行方式，即从阑尾尖端至根部。必须分离动脉至阑尾根

表 31-3 腹腔镜和开腹阑尾切除术的对比

腹腔镜的优点	开腹的优点
其他疾病的诊断	
减少疼痛和降低麻醉药的需求	缩短手术室时间
缩短住院时间	手术室费用较低
少见切口感染	少见腹腔内脓肿
日常活动恢复更快	较低的住院费用
降低社会成本	

Date from McCall JL, Sharples K, Jadallah F. Systemic review of randomizedcontrolled trials comparing laparoscopic with open appendicectomy: a metaanalysis.J Am CollSurg. 1998；186：545-553；andSauerland S，LeferingR，Neugebaur EA. Laparoscopic versus open surgery for suspected appendicitis. Cochrane Database Syst Rev. 2004；4；CD001546.

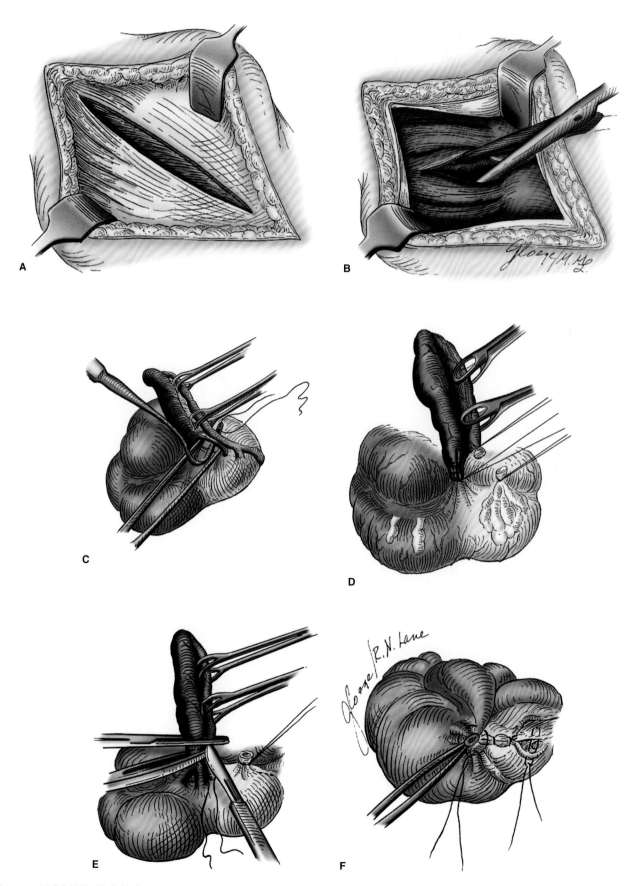

图 31-6　开腹阑尾切除术技术

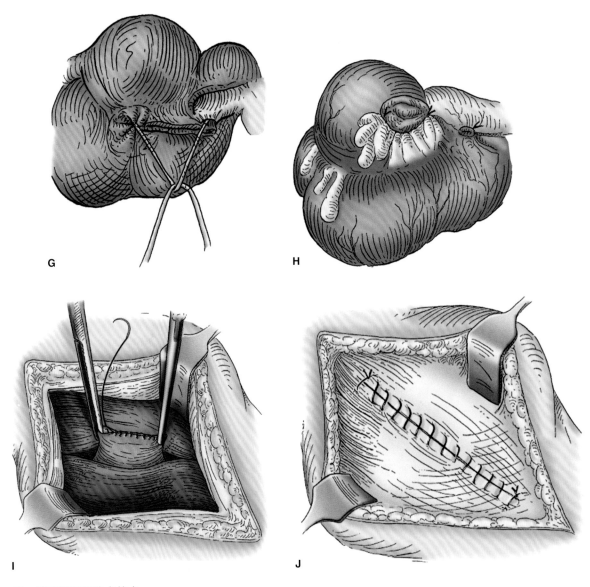

图 31-6 续　开腹阑尾切除术技术

部，保证完整切除阑尾，而不残留过长的阑尾残端。

切除阑尾时，外科医生必须判断是否包埋阑尾残端。通常，阑尾被结扎和切断，其残端用荷包缝合的方法包埋，理论上可避免腹膜的细菌污染和后续的粘连形成[85-86]。最近的一项前瞻性研究表明，阑尾残端包埋无优势[87-88]。在这项研究中，735 例阑尾切除术患者随机分为缝合加包埋和单纯缝合阑尾残端组，两组患者在切口感染和粘连形成等方面无差异；而单纯缝合组手术时间较短、包埋可能有害的作用是可能造成盲肠壁畸形，在未来的放射对比检查中可能被误诊为盲肠包块[88]。而且，Street 与其同事质疑长期以来公认的残端包埋可减少术后粘连的观念[89]。在其研究中，包埋组术后出现粘连需要再次手术的病例明

显增加。

切除阑尾时可选择应用缝合结扎或胃肠道吻合器。对于结扎法，将两把止血钳置于阑尾根部；在挤压阑尾后，把靠近盲肠的止血钳移走，用两根粗可吸收线（如 0 号铬肠线）双重结扎阑尾，然后于第二把钳子近端切除阑尾。阑尾残端暴露的黏膜需要灼烧，理论上可减少术后黏液囊肿的风险，虽然无数据支持。如果选择阑尾残端包埋，应在结扎之后、阑尾切断之前，用 3-0 丝线在距阑尾根部的盲肠行浆肌层荷包缝合。荷包缝合应距阑尾根部大约 1 cm，过于靠近阑尾会使残端包埋困难。阑尾切除后，让助手用镊子将阑尾残端送入，收紧荷包缝合并结扎。亦可在阑尾根部用 TA-30 吻合器切除阑尾来替代。同样残端不需

要包埋，但如果需要时，可用 3-0 丝线行 Lembert 间断缝合。无论应用何种方法切除阑尾，剩余阑尾残端均不应长于 3 mm，尽量减少将来可能发生的阑尾残端炎[26]。

偶尔，阑尾尖端的炎症使顺行切除阑尾变得困难。在这些病例中，可采用逆行切除阑尾的方法。此时应用前面所述方法之一从阑尾根部切断阑尾。然后用夹钳从阑尾根部开始向尖端分离，并切断阑尾系膜（图 31-7）。

在某些病例中，阑尾的炎症扩展到阑尾根部，甚至盲肠。从炎症、感染的组织中分离出阑尾，可能潜在有发生盲肠内容物漏出的风险，而形成新的脓肿或瘘。保证切除边缘大体上没有活动性炎症，可尽量减小这种风险。如盲肠根部有炎症，但在阑尾和回盲瓣之间尚有足够无炎症的盲肠，可用吻合器行阑尾切除和部分盲肠切除术[90]。注意避免回盲瓣处的盲肠狭窄。如果炎症扩张到回盲交接部，须行回盲部切除和一期吻合。

阑尾切除后，完成止血，并用生理盐水冲洗右下腹和盆腔。用 0 号可吸收丝线连续缝合关闭腹膜；腹

膜层无张力，但关闭后可帮助容纳腹腔内容物。随后用 0 号可吸收丝线连续缝合关闭腹内斜肌和腹外斜肌。为减少术后止痛药的用量，可在腹外斜肌筋膜内注射局麻药。通常用可吸收线间断缝合 Scarpa 筋膜，用皮下可吸收线缝合关闭皮肤。术前静脉输注抗生素和皮肤一期缝合，约不足 5% 非穿孔性阑尾炎患者可能出现切口感染[91]。

腹腔镜阑尾切除术　腹腔镜阑尾切除术需要多个戳孔。作者应用 3 孔技术，一孔位于脐部，一孔位于耻骨上。虽然第三个孔可以位于左下或者右下腹，作者更愿意选择左下腹；三孔布置遵循的是腹腔镜三角原则，戳孔的位置可将摄像头和器材直接朝向右下腹，从而获得阑尾的最佳视野。

患者仰卧于手术床上，左臂收起固定（图 31-8）。图像监视器放在患者的右侧，因为一旦人工气腹建立，外科医生和助手都要站在患者左侧。预防性给予单剂量二代头孢抗生素。在切开之前，放置鼻胃管和 Foley 尿管，以排空胃和膀胱。如患者进入手术室之前刚排尿完毕，可不放置 Foley 尿管。在脐上 1～2 cm 处做垂直或横向切口，直达中线筋膜。根据外科医生的偏好，用 Hassan 或 Veress 技术放置一个 12 mm 的套管穿刺针。在腹腔充气后通过脐部孔探查，在耻骨上中线位置放置一个 5 mm 孔，注意避免损伤膀胱，再在左下腹放置一个 5 mm 孔。由于戳孔很小而且位于腹部外周，通常这些孔的位置均可达到相当好的术后美容效果。

从左下腹套管插入一根 5 mm 30° 腹腔镜。将腹腔镜放置于左下腹，以使右下腹的阑尾处于经两根中线套管置入的器械所形成的右下象限三角区域。外科医生可以操作两根分离器械，助手操作腹腔镜。在盲肠根部分辨出阑尾，用钝性和锐性结合分离辅以电灼术松解周围粘连。如遇到盲肠后位阑尾，分离盲肠至腹壁间附着的侧腹膜经常可以改善暴露。注意避免损伤重要的后腹膜结构，尤其是右侧输尿管和髂血管。通过耻骨上孔用 Babcock 钳轻柔地钳夹阑尾或阑尾系膜，并向前牵拉。通过脐孔用分离钳在阑尾根部的阑尾系膜中分出一个窗口。在此操作过程中，应小心避免损伤阑尾动脉。如同开腹手术一样，阑尾根部要充分游离，以达到不留明显残端的切除[26]。作者尽量于阑尾和盲肠汇合处或恰好在盲肠壁处切断阑尾，以避免阑尾残株炎或黏液囊肿的可能性（图 31-8）。

阑尾可用逆行方式切除，首先切断阑尾，然后切断阑尾系膜。通过脐孔放入腹腔镜胃肠吻合器，跨

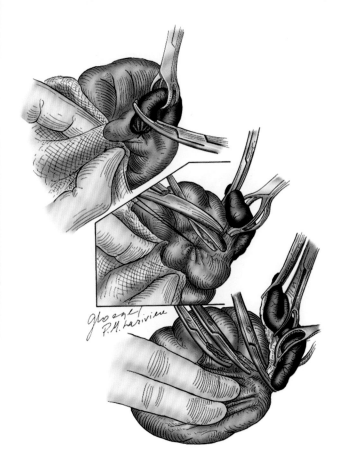

图 31-7　逆行阑尾切除

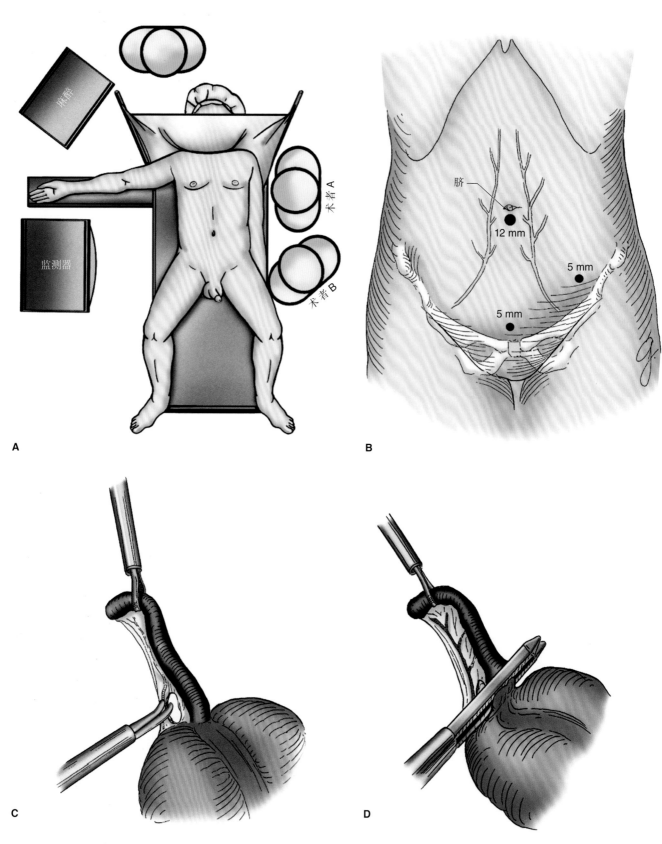

图 31-8　腹腔镜阑尾切除术技术

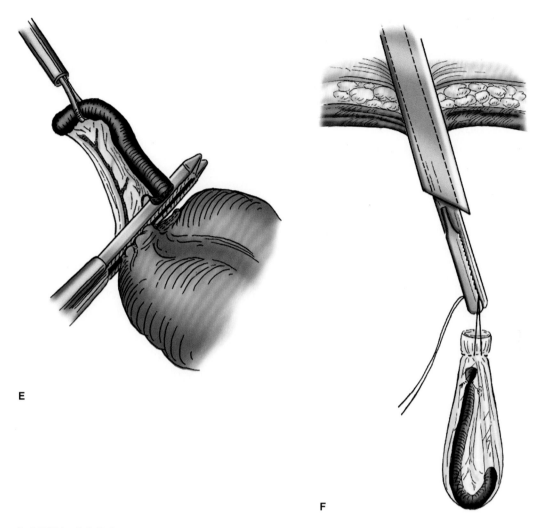

E

F

图 31-8 续　腹腔阑尾切除术技术

过阑尾根部击发。重装钉仓后，再通过脐孔放入吻合器，跨过阑尾系膜击发使之分离。或者，用 Endoloop（Ethicon，Endo-Surgery，Cincinnati，Ohio）缝合阑尾[92]，并用 Endoloop 的电灼装置处理阑尾系膜。如果需要，阑尾可用顺行切除，即在处理阑尾根部之前，先分离阑尾系膜。将阑尾放入取物袋中从脐孔取出，尽量减小切口感染的风险。检查手术区域有无出血，用生理盐水冲洗。用 0 号可吸收线间断缝合筋膜缺损，所有的皮肤切口都用最细的皮下可吸收线缝合。

术后护理

非穿孔性阑尾炎患者通常需要住院 24 ~ 48 小时。腹腔镜和开腹手术的术后护理是相似的。患者可立即开始无渣流质，如能耐受，可增加饮食。术后不必应用抗生素。当患者能进食正常饮食和口服止痛药

时，即可出院。

穿孔性阑尾炎

当阑尾炎进展为穿孔时，需依据穿孔的性质决定处理方案。如穿孔包裹，可能形成实性或半实性的阑尾周围炎性包块，即蜂窝织炎。另一种情况，包裹的穿孔可形成充满脓液的脓肿腔，最终可发生游离穿孔，导致脓液和粪样物质在腹腔内弥散。在发生游离穿孔的病例中，患者通常病情严重，可能出现脓毒血症；必须急诊剖腹探查，行阑尾切除术，并冲洗腹腔放置腹腔引流。如确诊为穿孔性阑尾炎，阑尾切除术可取右下腹切口，采用之前所述技术行开腹阑尾切除术。有时，伴有游离穿孔的急腹症和弥漫性腹膜炎患者，在未明确诊断时，可采用探查切口。此时中线切口是有深谋远虑的，一旦发现穿孔性阑尾炎，按上述方法行阑尾切除术。腹腔引流是不必要的，因

为不能降低穿孔性阑尾炎阑尾切除术后的切口感染率和减少脓肿发生[93-94]。最后决定是否关闭切口。由于一期缝合大体上污染伤口而出现的伤口感染率达30%～50%，多数学者提倡延迟一期或二期缝合切口[91,95]。然而，一项污染的阑尾切除术伤口成本-疗效分析显示，一期缝合是最经济的伤口处理方法[96]。作者采用的关皮技术是间断性永久缝合或间隔2cm钉合，其间行疏松的伤口填塞；填塞物48小时去除，通常可获得良好的美容效果和可接受的伤口感染率。患者经常需要继续使用广谱抗生素5～7天，直至无发热和可耐受正常饮食。

如患者无弥漫性腹膜炎体征，但通过病史和体格检查怀疑有脓肿或蜂窝织炎，CT扫描对明确诊断有很重要的帮助。无积液性脓腔证据的右下腹实性炎性包块提示是蜂窝织炎。这种情况下，由于紧密的粘连和炎症，阑尾切除术非常困难。如炎症波及盲肠壁，行回盲部切除术是非常必要的。可能出现意外的肠切开、术后脓肿或肠外瘘等并发症。因为这些潜在的并发症，多数学者支持先行非手术治疗[97-99]。这种方法仅建议对未出现严重病情的患者使用。非手术治疗包括静脉输注抗生素、补液和禁食水。在此期间患者应该住院密切观察。一旦治疗失败，出现肠梗阻、脓毒血症或持续性疼痛、发热或白细胞增高等证据，应立即行阑尾切除术。如发热、压痛、白细胞增多有所改善，通常在3～5天内可逐渐增加饮食。当临床指标正常时，患者可出院。使用这种方法，80%患者可在早期出现症状时，免于阑尾切除术治疗[97-98]。

如影像学检查提示有脓腔，可经皮或直肠在CT或超声引导下穿刺引流[100-101]。研究表明，穿刺引流治疗阑尾脓肿可减少并发症和缩短住院时间[99,102]；引流后，患者需住院密切观察，禁食并静脉给予抗生素和补液。根据临床情况决定进食和出院进程。

间期性阑尾切除术

阑尾蜂窝织炎或脓肿早期采用非手术治疗方法存在争议。有学者推荐间期性阑尾切除术[102-105]（在炎症控制后大约6周行阑尾切除术），而另有学者认为后续的阑尾切除术是不必要的[98,106-107]。反对患者行间期性阑尾切除术者认为有多种因素，包括未来发生阑尾炎的概率相对较低（8%～10%，且合并阑尾结石），以及间期性阑尾切除术相关并发症发病率约为11%[106]；支持行间期性阑尾切除术者认为，较急诊阑尾切除术的死亡率低，未来发生急性复发性阑

尾炎的发病率较高（36%阑尾炎伴有蜂窝织炎或脓肿）[106]，以及可能已存在阑尾病变，包括炎性肠病和癌症[103,105-106]。鉴于目前可于门诊行腹腔镜阑尾切除术，且发病率低[104,108]，故推荐早期应用非手术治疗方案的患者可考虑行间期性阑尾切除术，但目前并无确切的证据支持此观点。

正常阑尾

由于阑尾炎诊断困难，在阑尾切除术中发现正常阑尾并不少见。有时称为误诊，发生率超过15%，在婴儿、老人和年轻女性中有更高的百分比[40]。由于外科并发症的风险和不必要外科手术的费用，应尽可能避免阴性阑尾切除术[109]。无论如何，在一些情况下，当诊断可疑时，剖腹探查术和腹腔镜探查均可能发现无炎症的阑尾。因此外科医生必须决定是否切除阑尾。由于多种原因，还是建议切除大体正常的阑尾。首先，如疼痛复发，且阑尾已被切除，阑尾炎就不再可能，应将其从鉴别诊断中剔除；如将来患者有右下腹疼痛，且未行阑尾切除，但是右下腹有经典的手术瘢痕，外科医生在评估病人时，应考虑阑尾切除手术史，而错误地排除阑尾炎的诊断。随着腹腔镜阑尾切除术的逐渐普遍，暗示有阑尾切除术套管位置瘢痕的患者更是如此。最后，有充分的证据表明，外科医生粗略地评估阑尾是不准确的。在一项研究中，43例外科医生认为正常的阑尾切除标本中有11例（26%）病理检查提示为急性阑尾炎[110]。因此，在阑尾切除手术时，推荐切除大体正常的阑尾。

当在行阑尾切除术时发现正常的阑尾，找到其他可能造成患者症状的病因则尤为重要。探查末端回肠，找到回肠炎的证据，可能是由于感染的因素（耶尔森菌属或结核杆菌）或克罗恩病。对于未穿孔的克罗恩病，不应行手术切除，而应当在术后给予药物治疗。还应该检查回肠有无炎症或梅克尔憩室穿孔，如果存在则应该切除。对于女性，为寻找病因，卵巢、输卵管和子宫亦应检查。通过右下腹切口探查左侧附件是困难的，应强调腹腔镜在女性患者中的应用。

慢性阑尾炎

慢性阑尾炎虽较少见，但其可以解释部分患者持续性腹痛。这类患者无急性阑尾炎的典型症状，相反可有数周到数年的右下腹疼痛，同时曾有多次医疗检查。当询问病史时，其起始发作时可能有更典型的急性阑尾炎症状，并未接受过任何治疗[111]。诊断可

能较为困难，实验室和放射科检查通常是正常的；病理检查提示慢性炎症可确诊，由于术前诊断常常不确定，所以腹腔镜是有效的腹腔探查工具[112]。

无症状阑尾结石

由于 CT 扫描的广泛应用，发现无症状阑尾结石的病例明显增加。由于之前的讨论，阑尾结石不是阑尾炎的病因，而需要结合临床表现和其他诊断检查才可考虑阑尾炎。Lowe 与其同事[113]研究疑似阑尾炎儿童的 CT 扫描，并且与腹部创伤患儿 CT 扫描进行对比，疑似阑尾炎 44 例患者中的 6 例（14%）有阑尾结石，但证明无阑尾炎；另外，77 例创伤患者 2 例（3%）CT 检查有阑尾结石。但这些患儿在之后生活并未随访观察是否会发展为阑尾炎，但是，有相当数量的无症状阑尾结石在成人腹部影像学检查中被发现，提示多数阑尾结石患者并不会发展为阑尾炎[18-19]。鉴于此，无症状阑尾结石不推荐行阑尾切除术。

阑尾肿瘤

阑尾肿瘤较少见，导致低于 1% 的阑尾切除。高达 50% 的患者由于阑尾炎的症状和体征，急诊行阑尾切除术，并且由于阑尾肿瘤而伴有急性阑尾炎的并不少见[114]。患者表现为可触及的包块、肠套叠、泌尿系症状，或在影像学检查或因其他原因行剖腹探查术时偶尔发现包块。通常情况下，直至剖腹探查术或阑尾切除标本病理学检查才能诊断阑尾肿瘤，但随着影像学技术的广泛应用，术前诊断可能性变得越来越大。由于阑尾和结肠有共同的组织学来源，易患许多相同的肿瘤。最常见的阑尾肿瘤包括囊性肿瘤、类癌、腺癌和转移癌，其他肿瘤亦有报道，但是极其少见，例如淋巴瘤、间质瘤（平滑肌瘤和平滑肌肉瘤）和卡波西（Kaposi）肉瘤[115]。

囊性肿瘤和腹膜假性黏液瘤

阑尾的黏液性肿瘤有时称为黏液囊肿，其包含一个疾病谱，包括单纯性囊肿、黏液性囊腺瘤、黏液性囊腺癌和腹膜假性黏液瘤。黏液囊肿不是一个真正的病理学诊断，而是指充满黏液的膨胀阑尾的大体表现。上述任何情况均可形成黏液囊肿，但最好应做出特异性诊断[116]。单纯囊肿是非新生物性阑尾腔梗阻所致，直径通常小于 2 cm，并且经常在阑尾切除术时偶然发现；相反，黏液性囊腺瘤是良性肿瘤，占黏液

囊肿的大部分，可长到 8 cm，甚至更大（图 31-9）[117]。由于阑尾扩张生长缓慢，通常无症状，而是在体格检查或影像学检查时意外发现肿块（图 31-10）。在腹平片或 CT 上，囊壁的钙化是其特征性表现[116]。

所有 2 cm 或以上的黏液性阑尾包块均需外科手术切除[117]。对于黏液性囊腺瘤，如病变未波及阑尾根部，阑尾切除术范围已足够。偶尔，肿块可于切除前或切除中发生破裂，但破裂通常局限于右下腹，被认为是局部腹膜假性黏液瘤。如肿块为良性，阑尾切

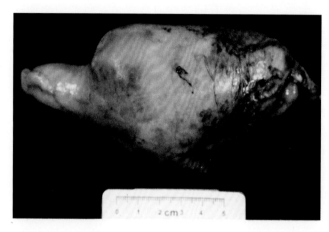

图 31-9 14 cm 的阑尾黏液性囊腺瘤。阑尾尖端位于左侧，根部位于右侧（Used, with permission, from Jacqueline M. Wilson, MD, PhD, Brigham and Women's Hospital, Boston, MA）

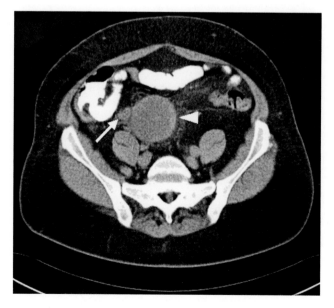

图 31-10 回肠末端水平 CT 横断面图像。显示一个充满液体的包块（头状箭头）与图 31-9 所见的黏液性囊腺瘤一致（Used, with permission, from M.Stephen Ledbetter, MD, Brigham and Women's Hospital, Boston, MA）

除术和清除所有残余的黏液即可达到治愈目的[118]。由于可能是恶性肿物和黏液分泌细胞在腹腔内的溢漏，所以目前不推荐腹腔镜阑尾切除术[119]。鉴于与结肠和直肠癌相关，术后推荐行结肠镜筛查[117]。

黏液性囊腺癌是阑尾囊性新生物的恶性形式。与囊腺瘤对比，患者经常有腹痛、体重下降、腹部包块或急性阑尾炎症状。腹围增加亦是临床表现，提示由于穿孔和黏液分泌细胞的腹膜播散而形成腹膜假性黏液瘤。弥漫性腹膜假性黏液瘤高度怀疑为恶性；在一项研究中，95% 的假性黏液性瘤患者有相关的黏液性囊腺癌[117]。推荐的治疗方法包括，右半结肠切除术以及切除所有大体扩散病变的减瘤和清除所有的黏液。然而，由于直至阑尾标本的病理学评估才有确定诊断，这种情况并不少见。对这类病中，推荐再次手术行右半结肠切除术，行右半结肠切除术后黏液性囊腺癌的 5 年生存率为 75%，而单纯性阑尾切除术则小于 50%[120]。一些大宗病例中心提倡扩大的一次性切除，包括大网膜以及对复发疾病反复的减瘤治疗[121]。

腺癌

原发性阑尾腺癌可分为两大类：黏液型（先前已讨论）和结肠型。结肠型比较少见，很少分泌黏液，更多的是由于阑尾腔梗阻而引起的急性阑尾炎表现[116]。由于与结肠癌相似，阑尾腺癌可分为 Dukes A、B、C、D 期，5 年生存率分别为 100%、67%、50% 和 6%。结肠型预后较差，治疗后 5 年生存率仅为 41%，而黏液型为 71%。最佳的治疗是右半结肠切除术，如阑尾标本病理确诊为腺癌，建议再次手术治疗[120]。

类癌

类癌是最常见的阑尾新生物，占所有阑尾肿瘤 50% 以上[114]。在阑尾恶性肿瘤中，类癌的侵袭性较低，预后比腺癌好、5 年生存率接近 90%[122]。大部分阑尾类癌是在阑尾炎行阑尾切除术时意外发现。然而，由于大多数阑尾炎类癌位于阑尾尖端，类癌肿块造成阑尾炎仅占 25%[115]。肿瘤大小决定恶性潜能，约 75% 的类癌小于 1 cm、5% ~ 10% 大于 2 cm。淋巴结侵及和远处转移是极其少见，除非肿瘤超过 2 cm[123]。组织学上，阑尾类癌分为杯状细胞和典型类癌；杯状细胞型死亡率较高，但相对于腺癌仍较低[122]。

阑尾类癌的治疗取决于原发肿瘤的大小。由于淋巴结侵犯的可能性低，肿瘤小于 1 cm 的类癌仅行单

纯阑尾切除术已足够；肿块大于 2 cm 者，推荐行右半结肠切除术。由于考虑到增加转移的潜在可能性，对于年轻患者、阑尾根部类癌、有淋巴结侵犯证据、淋巴结侵犯、扩散至阑尾系膜、肿瘤切缘阳性或高细胞分裂指数的细胞多型性，有些学者提倡行右半结肠切术[123-125]。

小肠憩室

根据憩室的解剖位置（十二指肠、空肠和远端回肠憩室）或憩室类型（假性或真性憩室），小肠憩室可进行划分。假性憩室不包含小肠壁的所有层次，这类有缺如的憩室主要位于小肠的十二指肠和空肠部分、包含突出的黏膜和黏膜下，通常发生于血管进入小肠系膜边缘的薄弱部位；相反，远端小肠（梅克尔，Meckel）憩室是真性憩室、包含有小肠的所有层次，是一种由于卵黄管退化不全而位于远端回肠的对系膜缘的先天性异常。虽然小肠憩室发生并不少见，但更多的是无症状，因此不被发现；不足 4% 小肠憩室可出现症状，包括炎症、出血、梗阻、穿孔和吸收不良。

十二指肠憩室

十二指肠憩室大约占小肠憩室 45%，并且有报道称放射检查和尸检中发病率为 5% ~ 20%[126-127]；其极少多发（12%）、且主要位于十二指肠第二段内侧壁（88%）[128]，经常发生于临近 Vater 壶腹，称为壶腹周围憩室。十二指肠憩室通常发生于 50 ~ 65 岁患者，临床上通常无症状。不足 5% 十二指肠憩室患者是有症状的，包括恶心、呕吐、右上腹疼痛、发热、寒战和出血。但临床表现多是由于潜在并发症所引起，包括炎症、十二指肠或胆胰管梗阻、胆瘘、憩室内形成结石和穿孔。虽然十二指肠憩室并发症并不常见，但十二指肠憩室穿孔是最为严重且死亡率超过 20% 的并发症；穿孔通常是由于急性炎症导致，亦可由于肠结石、溃疡病、腹内压增高（例如内镜检查时）、腹部创伤、胆囊结石或缺血所致。穿孔经常发生于后壁，并导致腹膜后脓肿和脓毒血症。前壁穿孔亦有发生，并向腹腔内溢出，或与胰腺、结肠、胆囊、主动脉相通，而形成十二指肠结肠瘘或急性胃肠出血进而穿透至主动脉[126,129]。

临床表现的非特异性以及与其他胃肠疾病（例如胰腺炎、胆囊炎、胆管炎和消化性溃疡病）的共性决定复杂的十二指肠憩室的诊断通常需要排除法。放射

学检查包括腹平片和超声对于排除其他病因是有帮助的，但非确定性的。CT 扫描和上消内镜检查是确诊的方法。在一例憩室炎的病例中，CT 可能提示十二指肠壁增厚和周围脂肪炎症。如发生穿孔，可鉴别出漏至腔外的气体和液体（主要在腹膜后）；另外，应用口服造影剂 CT 扫描或上胃肠道造影检查可判断穿孔的漏出程度。然而，CT 扫描不能鉴别十二指肠憩室亦非少见，需要附加检查。侧视内镜和内镜下逆行胆胰管造影对于确诊十二指肠憩室非常有价值，且可对一些相关并发症有潜在的治疗作用。据报道，对出血、十二指肠梗阻以及胆胰管梗阻导致的胰腺炎和胆管炎成功应用内镜治疗，以及十二指肠憩室相关的后腹膜脓肿引流等处理[130-133]。

十二指肠憩室的治疗依赖于患者有无症状或是否临床稳定。考虑到十二指肠憩室位于不安全的位置和切除相关性死亡率，由其他原因影像学或内镜检查发现的无症状十二指肠憩室应随诊观察。症状性十二指肠憩室系统治疗包括内镜治疗、非手术治疗、手术探查、切除或短路，伴有或不伴有穿孔的憩室炎表现者，已有报道可采取非手术治疗包括胃肠减压、抗生素、系列检查，以及脓肿形成可于影像学引导下穿刺引流等处理。对于临床稳定、症状较轻、或 CT 明确有包裹较小瘘的患者，应考虑采用上述方法[126,128,130,134]。如患者血流动力学不稳定、弥漫性腹膜炎或有持续严重的症状时不可选择非手术治疗，而需要外科手术干预，具体操作有赖于憩室的位置与其他术中发现。如周围炎症较轻允许对十二指肠游离，可选择单纯关闭穿孔的憩室，或 Kocher 法游离十二指肠后，用单层或双层缝合十二指肠憩室切除术；修补后，应放置恰当的引流管，并通常用大网膜加强修补。在修补过程中，须避免损伤胰管和远端胆管，故在切除憩室前，需行经由胆囊管（后续进行胆囊切除术）逆行或顺行 Vater 壶腹插管，以利于看清壶腹部。如憩室部位炎症严重，或憩室壁埋藏于胰头或乳头位于憩室深处，均应行转流术；转流术有远端胃切除 Billroth-Ⅱ 消化道重建、Roux-en-Y 胃空肠吻合术，须放置恰当的引流管，以引流受影响区域。另外，极少的十二指肠第Ⅲ或Ⅳ段憩室病例中，亦有报道施行转流术和憩室切除术、十二指肠节段性切除等。如果十二指肠憩室非常接近正常的胆管与胰管，且炎症非常严重，为安全地转流或引流，行胰十二指肠切除术亦是有必要的[126,129-130]。如症状与十二指肠憩室穿孔无关，而是由于胆胰系统梗阻造成的胆管炎或胰腺炎，不应采取十二指肠切除，而应行 Roux-en-Y 胆管空肠吻合和十二指肠空肠吻合的胆汁转流手术治疗[130,135]。

空回肠憩室

空回肠憩室在小肠憩室中最不常见，尸检和灌肠检查发病率在 0.002% ~ 5%。随着年龄增加，发病率亦有所上升，在六七十岁时达到高峰。空回肠憩室被认为是假性憩室，是由于空回肠运动功能障碍导致肠腔内压力升高，黏膜和黏膜下从肠壁（系膜缘成对血管进入肠壁）肌层薄弱处突出所致，可为单发（33%）或多发（66%），位于空肠（55% ~ 80%）、回肠（15% ~ 38%）、或两者（5% ~ 7%）[136]。有意义的是，空回肠憩室患者亦常合并有其他胃肠道憩室，包括结肠（20% ~ 70%）、十二指肠（10% ~ 40%）、食管和胃（2%），高度表明有潜在共同病因[137-139]。

空回肠憩室的诊断常常是一种挑战，因为大部分患者的症状（大于70%），或有不确切的腹部不适。实际上，并无诊断金标准，影像学检查可以明确空回肠憩室的诊断。通过小肠的上胃肠道检查以及传统灌肠和 CT 灌肠检查，均是有价值的。CT、标记红细胞扫描或血管造影可发现空回肠憩室相关并发症，如炎症、穿孔或出血。胶囊内镜和双气囊内镜对诊断小肠功能紊乱是有益的，可在无急症的状态下，鉴别空回肠憩室[137,140-141]。最终，在其他适应证或评估急慢性症状时，空回肠憩室需要剖腹探查或腹腔镜才能鉴别[137]。

无症状而意外发现的空回肠憩室不需要切除。当出现症状时，空回肠憩室患者需要根据急性或慢性症状进行划分。40% ~ 60% 已确诊空回肠憩室患者表现为慢性症状，通常无特异性，包括恶心、呕吐、餐后腹胀、反复腹痛、痉挛、体重下降、乏力和发育不良。由于症状无明确的特性，所以这类患者确诊之前常常漏诊或误诊数月（平均 22 个月）[136,141-142]。慢性症状的病生理原因可能与肠运动功能障碍或由憩室腔内淤积而造成细菌过度繁殖的盲袢综合征所致。当细菌过度繁殖和存在盲袢综合征时，患者可发展为吸收不良、脂肪泻、维生素 B_{12} 缺乏导致的巨幼细胞性贫血。通常，空回肠憩室导致的慢性症状可通过内科方法治疗，包括少渣饮食、解痉药、抑酸药、止痛药和补充维生素 B_{12}；细菌过度繁殖和盲袢综合征需要抗生素治疗。如果内科治疗失败，患者需要切除包括憩室在内这段小肠，随后行一期吻合。

由于憩室的并发症，包括胃肠出血、合并有穿孔或未穿孔的憩室炎、梗阻、瘘管形成、脓毒血症、肝脓肿和气腹，10% ~ 19% 空回肠憩室患者表现为急性（经常是急诊）症状。有急性并发症的空回肠憩室患者的临床表现和处理方法均由并发症所决定。2.3% ~ 6.4% 空回肠憩室患者发生憩室炎，其表现为轻度腹痛或无肿瘤穿孔所致的弥漫性腹膜炎[136]。如穿孔发生在全层坏死过程中，此时相对死亡率大于40%[136,143]。创伤、异物所致的空回肠憩室穿孔亦有发生，如穿孔被肠系膜包裹，可尝试禁食等非手术治疗和应用抗生素，同时经皮穿刺引流或不引流。同样，在确诊空回肠憩室时，无症状的气腹并非外科手术的适应证，可采取保守治疗[136,144-145]。如经过一段时间非手治疗临床症状无改善，可能需要被迫切除受影响的部分小肠，并行一期吻合；同样，高热、白细胞升高、腹膜炎和脓毒性生理改变等临床表现患者需要立即行剖腹探查术，切除受影响的部分小肠[136]。

在空回肠憩室患者有 2% ~ 4.6% 表现为与粘连、套叠、扭转和外在压迫相关的梗阻，导致憩室内充满液体，或极少导致在憩室内形成结石而造成憩室腔或回盲瓣的梗阻。梗阻可继发于早期行保守治疗所形成的粘连；然而，如非手术治疗失败，需行粘连松解术和空回肠憩室部分小肠切除一期吻合。同样，外科手术切除是处理由于套叠、扭转和外在压迫所致的梗阻的治疗方法[137]。伴有空回肠憩室肠结石的患者，开始可试行手法溶解结石而非肠切开是较好的处理方法；如不能成功，需在无水肿段小肠行肠切开，取出结石。如单个或多个憩室出现炎症或瘢痕，则应行病变小肠局部切除一期吻合。然而，一些患者通常在一长段小肠上有多发憩室，因此，在无炎症和瘢痕的证据下，不宜行切除术[136]。3% ~ 8% 并发症表现为出血，空回肠憩室出血较慢且为慢性病程，或是急性甚至大量出血而表现为出血性休克。上消化道和下消化道内镜检查通常是阴性的，需行血管造影和放射性红细胞检查才可明确诊断。虽然，有文献报道血管造影栓塞的治疗方法，但小肠部分切除是必需的常用方法[136,146]。

梅克尔憩室

梅克尔憩室是胃肠道最常见的先天性畸形，人群中发生率大约是 1%[147-149]。梅克尔憩室是真性憩室，包含有小肠的所有三层，在胎儿期脐肠管未闭所致。通常位于距回盲瓣 100 cm 内小肠的对系膜缘。虽然通常内覆回肠黏膜，但在梅克尔憩室内，亦可发现异位胃、十二指肠、结肠黏膜和子宫内膜，甚至胰腺组织、类癌组织、Brunner 腺和肝胆管组织[147]。

和其他小肠憩室相似，大部分梅克尔憩室无症状，仅于其他适应证手术中意外发现。最近研究表明，在手术中超过 84% 梅克尔憩室无症状；但在儿科和成人人群中均有梅克尔憩室的症状表现；随着年龄增加，临床表现频率亦减少，有症状和无症状梅克尔憩室患者以男性为主（男女比例为 3 : 1）[147,149]。

许多潜在的并发症导致梅克尔憩室出现临床症状，包括出血、梗阻、憩室炎、穿孔、套叠、溃疡和伴有梅克尔憩室的少见的恶性肿瘤表现（类癌、肉瘤、间质瘤、癌、腺癌、胰腺组织的导管内乳头状黏液腺瘤）。在成人人群中，最为常见的临床表现为出血（38%）、梗阻（34%）和憩室炎（28%）；在儿科人群中，最为常见的临床表现为梗阻（40%）、出血（31%）和憩室炎（29%）[147,149]。梗阻可能是由于梅克尔憩室充当一个固定点而发生套叠或扭转所致，或者是憩室粘连带所致。梅克尔憩室出血被认为是由于异位胃黏膜分泌酸性物质引起溃疡，继而邻近回肠黏膜出血所致。

有症状的梅克尔憩室的术前诊断极为困难。^{99m} 锝高锝酸盐扫描是临床诊断梅克尔憩室最常用的和最准确的无创方法，使用的示踪剂对异位胃黏膜是特异性的，因此，当重复囊肿包含有胃黏膜可有假阳性；然而，如不含有异位胃黏膜，梅克尔憩室可能误诊。研究发现，在儿科和成人人群中，^{99m} 锝高锝酸盐扫描具有高度敏感性和特异性[149-151]。在梅克尔憩室疑有出血的病例，血管造影和标记红细胞扫描有诊断价值；如高度怀疑，在排除其他病因且已用尽无创诊断工具时，可用腹腔镜探查作为诊断和治疗复杂性梅克尔憩室的方法。

对于有症状的梅克尔憩室，可行外科切除术。切除可选择憩室切除或部分小肠切除一期吻合。行憩室切除术，如从憩室根部切断可不影响回肠腔；如发生憩室炎，切除线应选择无炎症部位。施行横向切断时，可应用外科吻合器；钉合线再用 3-0 丝线行间断 Lembert 缝合。另外，可于肠钳之间切除憩室，并于缺损部位分 2 层缝合关闭，内层用 3-0Vicryl 或铬线连续缝合，外层用 3-0 丝线 Lembert 缝合。

在部分病例中，不推荐单纯憩室切除；这些病例包括憩室炎，或憩室小肠连接处明显有异位组织[147]，如这些病例中，梅克尔憩室伴有缺血、穿孔，或在结合部小肠有溃疡，应行回肠局部切除术一期吻合。由于适应证仍不明确，无症状梅克尔憩室最佳处理方法是剖腹探查术。有学者提出，部分无症状患者易发展而出现症状，因此，意外发现憩室患者符合以下标准时建议行切除术，如：①小于 50 岁；②男性；③憩室直径超过 2 cm；④憩室内有异位或异常的特征[147]。然而，最新的一项研究反驳这个观点，在这项研究中，肠切除术后并发症（包括感染和小肠梗阻）的风险明显高于原位憩室切除（5.3% vs. 1.3%）；而且，研究中的其中 64 例无症状的梅克尔憩室患者未行肠切除，长期随访未发现一例患者出现并发症[148]。另一项研究发现，意外发现的梅克尔憩室行手术切除的死亡率明显高于有症状的梅克尔憩室行手术切除的死亡率（20% vs. 13%）[147]。基于这些研究，目前无确切的证据显示，在剖腹探查中意外发现梅克尔憩室时应手术切除，但对于部分患者是可以考虑施行手术切除的。

参考文献

1. Meade RH. *An Introduction to the History of General Surgery.* Philadelphia, PA: Saunders; 1968.
2. Richardson RG. *The Surgeon's Tale.* New York, NY: Scribner's; 1958.
3. Williams RA, Myers P. *Pathology of the Appendix.* London, England: Chapman & Hall; 1994.
4. Da Capri JB. Commentaria cum Amplissimus Additionibus Super Anatomia Mundini Una cum Texta Ejusudem in Pristinum et Verum Nitorem Redanto. 528 ff. Bolonial Imp. per H. Benedictus, 1521.
5. Vesalius A. *De Humani Corporis Fabrica Liber V.* Basel, Switzerland: Johanes Oporinu; 1543.
6. Thomas CG. *Classic Description of Disease.* Springfield; 1932.
7. Amyand C. Of an inguinal rupture, with a pin in the appendix caeci, incrusted with stone, and some observations on wounds in the guts. *Philos Trans R Soc Lond.* 1736;39:329–342.
8. Tsoulfas G, Howe JR. Amyand's hernia: Appendicitis in an incarcerated hernia. *Surg Rounds.* 2004;27:515–517.
9. Tait L. Surgical treatment of typhlitis. *Birmingham Med Rev.* 1890; 27:26–34.
10. Fitz RH. Perforating inflammation of the vermiform appendix; with special reference to its early diagnosis and treatment. *Am J Med Sci.* 1886;92:321–346.
11. McBurney CM. Experience with early operative interference in cases of disease of the vermiform appendix. *N Y Med J.* 1889;50:676–684.
12. Treves F. A series of cases of relapsing typhlitis treated by operation. *BMJ.* 1893;i:835–837.
13. Addiss DG, Shaffer N, Fowler BS, et al. The epidemiology of appendicitis and appendectomy in the United States. *Am J Epidemiol.* 1990;132: 910–925.
14. Burkitt DP. The aetiology of appendicitis. *Br J Surg.* 1971;58:695–699.
15. Jones BA, Demetriades D, Segal I, et al. The prevalence of appendiceal fecaliths in patients with and without appendicitis. A comparative study from Canada and South Africa. *Ann Surg.* 1985;202:80–82.
16. Wangensteen OH, Buirge RE, Dennis C, et al. Studies in the etiology of acute appendicitis: the significance of the structure and function of the vermiform appendix in the genesis of appendicitis. *Ann Surg.* 1937;106:910–942.
17. Wangensteen OH, Dennis C. Experimental proof of the obstructive origin of appendicitis in man. *Ann Surg.* 1939;110:629–647.
18. Teicher I, Landa B, Cohen M, et al. Scoring system to aid in diagnoses of appendicitis. *Ann Surg.* 1983;198:753–759.
19. Nitecki S, Karmeli R, Sarr MG. Appendiceal calculi and fecaliths as indications for appendectomy. *Surg Gynecol Obstet.* 1990;171:185–188.
20. Arnbjornsson E, Bengmark S. Obstruction of the appendix lumen in relation to pathogenesis of acute appendicitis. *Acta Chir Scand.* 1983;149:789–791.
21. Temple CL, Huchcroft SA, Temple WJ. The natural history of appendicitis in adults. A prospective study. *Ann Surg.* 1995;221:278–281.
22. Velanovich V, Satava R. Balancing the normal appendectomy rate with the perforated appendicitis rate: implications for quality assurance. *Am Surg.* 1992;58:264–269.
23. Hale DA, Jaques DP, Molloy M, et al. Appendectomy. Improving care through quality improvement. *Arch Surg.* 1997;132:153–157.
24. Pittman-Waller VA, Myers JG, Stewart RM, et al. Appendicitis: why so complicated? Analysis of 5755 consecutive appendectomies. *Am Surg.* 2000;66:548–554.
25. Baril N, Wren S, Radin R, et al. The role of anticoagulation in pylephlebitis. *Am J Surg.* 1996;172:449–452.
26. Mangi AA, Berger DL. Stump appendicitis. *Am Surg.* 2000;66:739–741.
27. Wagner JM. Likelihood ratios to determine 'Does this patient have appendicitis?': Comment and clarification. *JAMA.* 1997;278:819–820.
28. Wagner JM, McKinney WP, Carpenter JL. Does this patient have appendicitis? *JAMA.* 1996;276:1589–1594.
29. Thompson MM, Underwood MJ, Dookeran KA, et al. Role of sequential leucocyte counts and C-reactive protein measurements in acute appendicitis. *Br J Surg.* 1992;79:822–824.
30. Alvarado A. A practical score for the early diagnosis of acute appendicitis. *Ann Emerg Med.* 1986;15:557–564.
31. Saidi RF, Ghasemi M. Role of Alvarado score in diagnosis and treatment of suspected acute appendicitis. *Am J Emerg Med.* 2000;18:230–231.
32. Wise SW, Labuski MR, Kasales CJ, et al. Comparative assessment of CT and sonographic techniques for appendiceal imaging. *AJR Am J Roentgenol.* 2001;176:933–941.
33. Terasawa T, Blackmore CC, Bent S, et al. Systematic review: computed tomography and ultrasonography to detect acute appendicitis in adults and adolescents. *Ann Intern Med.* 2004;141:537–546.
34. Rao PM, Rhea JT, Rattner DW, et al. Introduction of appendiceal CT: impact on negative appendectomy and appendiceal perforation rates [see comment]. *Ann Surg.* 1999;229:344–349.
35. Balthazar EJ, Birnbaum BA, Yee J, et al. Acute appendicitis: CT and US correlation in 100 patients. *Radiology.* 1994;190:31–35.
36. Horton MD, Counter SF, Florence MG, et al. A prospective trial of computed tomography and ultrasonography for diagnosing appendicitis in the atypical patient [see comment]. *Am J Surg.* 2000;179:379–381.
37. Rao PM, Rhea JT, Novelline RA, et al. Effect of computed tomography of the appendix on treatment of patients and use of hospital resources. *N Engl J Med.* 1998;338:141–146.
38. Cullen JJ, Kelly KA, Moir CR, et al. Surgical management of Meckel's diverticulum. An epidemiologic, population-based study [see comment]. *Ann Surg.* 1994;220:564–568.
39. Bizer LS. Acute appendicitis is rarely the initial presentation of cecal cancer in the elderly patient. *J Surg Oncol.* 1993;54:45–46.
40. Flum DR, Morris A, Koepsell T, et al. Has misdiagnosis of appendicitis decreased over time? A population-based analysis. *JAMA.* 2001;286:1748–1753.
41. Bratton SL, Haberkern CM, Waldhausen JH. Acute appendicitis risks of complications: age and Medicaid insurance. *Pediatrics.* 2000;106:75–78.
42. Puig S, Staudenherz A, Felder-Puig R, et al. Imaging of appendicitis in children and adolescents: useful or useless? A comparison of imaging techniques and a critical review of the current literature. *Semin Roentgenol.* 2008;43:22–28.
43. Garcia Pena BM, Mandl KD, Kraus SJ, et al. Ultrasonography and limited computed tomography in the diagnosis and management of appendicitis in children. *JAMA.* 1999;282:1041–1046.
44. Doria AS, Moineddin R, Kellenberger CJ, et al. US or CT for diagnosis of appendicitis in children and adults? A meta-analysis. *Radiology.* 2006;241:83–94.
45. Wiersma F, Sramek A, Holscher HC. US features of the normal appendix and surrounding area in children. *Radiology.* 2005;235:1018–1022.
46. Joesphson T, Styrud J, Eriksson S. Ultrasonography in acute appendicitis. Body mass index as selection factor for US examination. *Acta Radiol* 2000;41:486–488.
47. Brenner D, Elliston C, Hall E, et al. Estimated risks of radiation-induced fatal cancer from pediatric CT. *AJR Am J Roentgenol.* 2001;176:289–296.
48. Donnelly LF, Emery KH, Brody AS, et al. Minimizing radiation dose for pediatric body applications of single detector helical CT: strategies at a large Children's Hospital. *AJR Am J Roentgenol.* 2001;176:303–306.
49. Watters JM, Blakslee JM, March RJ, et al. The influence of age on the

severity of peritonitis. *Can J Surg.* 1996;39:142–146.

50. Paajanen H, Kettunen J, Kostiainen S. Emergency appendectomies in patients over 80 years. *Am Surg.* 1994;60:950–953.

51. Tamir IL, Bongard FS, Klein SR. Acute appendicitis in the pregnant patient. *Am J Surg.* 1990;160:571–575.

52. Mourad J, Elliott JP, Erickson L, et al. Appendicitis in pregnancy: new information that contradicts long-held clinical beliefs. *Am J Obstet Gynecol.* 2000;182:1027–1029.

53. To WW, Ngai CS, Ma HK. Pregnancies complicated by acute appendicitis. *Aust N Z J Surg.* 1995;65:799–803.

54. Baer JL, Reis RA, Arens RA. Appendicitis in pregnancy with changes in position and axis of the normal appendix in pregnancy. *JAMA.* 1932;98:1359–1364.

55. Brown JJS, Wilson C, Coleman S, et al. Appendicitis in pregnancy: an ongoing diagnostic dilemma. *Colorectal Dis.* 2009;11:116–122.

56. Lim HK, Bae SH, Seo GS. Diagnosis of acute appendicitis in pregnant women: value of sonography. *AJR Am J Roentgenol.* 1992;159:539–542.

57. Anonymous. ACOG Committee Opinion: guidelines for diagnostic imaging during pregnancy. *Obstet Gynecol.* 2004;104:647–651.

58. Ames Castro M, Shipp TD, Castro EE, et al. The use of helical computed tomography in pregnancy for the diagnosis of acute appendicitis. *Am J Obstet Gynecol.* 2001;184:954–957.

59. Brent RL. The effect of embryonic and fetal exposure to x-ray, microwaves, and ultrasound: counseling the pregnant and nonpregnant patient about these risks. *Semin Oncol.* 1989;16:347–368.

60. Basaran A, Basaran M. Diagnosis of acute appendicitis during pregnancy: a systemic review. *Obstet Gynecol Surv.* 2009;64:481–488.

61. Mahmoodian S. Appendicitis complicating pregnancy. *South Med J.* 1992;85:19–24.

62. Curet MJ, Allen D, Josloff RK, et al. Laparoscopy during pregnancy. *Arch Surg.* 1996;131:546–551.

63. Fatum M, Rojansky N. Laparoscopic surgery during pregnancy. *Obstet Gynecol Surv.* 2001;56:50–59.

64. Lemieux P, Rheaume P, Levesque I, et al. Laparoscopic appendectomy in pregnant patients: a review of 45 cases. *Surg Endosc.* 2009;23:1701–1705.

65. Kirshtein B, Perry ZH, Avinoach E, et al. Safety of laparoscopic appendectomy during pregnancy. *World J Surg.* 2009;33:475–480.

66. Whitney TM, Macho JR, Russell TR, et al. Appendicitis in acquired immunodeficiency syndrome. *Am J Surg.* 1992;164:467–470.

67. Flum DR, Steinberg SD, Sarkis AY, et al. Appendicitis in patients with acquired immunodeficiency syndrome. *J Am Coll Surg.* 1997;184:481–486.

68. Coldrey E. Five years of conservative treatment of acute appendicitis. *J Int Coll Surg.* 1959;32:255–261.

69. Eriksson S, Tisell A, Granstrom L. Ultrasonographic findings after conservative treatment of acute appendicitis and open appendicectomy. *Acta Radiologica.* 1995;36:173–177.

70. Hansson J, Korner U, Khorram-Manesh A, et al. Randomized clinical trial of antibiotic therapy versus appendectomy as primary treatment of acute appendicitis in unselected patients. *Br J Surg.* 2009;96:473–481.

71. Campbell MR, Johnston SL 3rd, Marshburn T, et al. Nonoperative treatment of suspected appendicitis in remote medical care environments: implications for future spaceflight medical care. *J Am Coll Surg.* 2004;198:822–830.

72. Andersen BR, Kallehave FL, Andersen HK. Antibiotics versus placebo for prevention of postoperative infection after appendicectomy. *Cochrane Database Syst Rev.* 2005;3:CD001439.

73. Bauer T, Vennits B, Holm B, et al. Antibiotic prophylaxis in acute nonperforated appendicitis. The Danish Multicenter Study Group III. *Ann Surg.* 1989;209:307–311.

74. Danish Multicenter Study Group. A Danish multicenter study: cefoxitin versus ampicillin + metronidazole in perforated appendicitis. *Br J Surg.* 1984;71:144–146.

75. Frazee RC, Roberts JW, Symmonds RE, et al. A prospective randomized trial comparing open versus laparoscopic appendectomy. *Ann Surg.* 1994;219:725–728.

76. Martin LC, Puente I, Sosa JL, et al. Open versus laparoscopic appendectomy. A prospective randomized comparison. *Ann Surg.* 1995;222:256–261.

77. McCall JL, Sharples K, Jadallah F. Systematic review of randomized controlled trials comparing laparoscopic with open appendicectomy. *Br J Surg.* 1997;84:1045–1050.

78. Golub R, Siddiqui F, Pohl D. Laparoscopic versus open appendectomy: a metaanalysis. *J Am Coll Surg.* 1998;186:545–553.

79. Sauerland S, Lefering R, Neugebauer EA. Laparoscopic versus open surgery for suspected appendicitis. *Cochrane Database Syst Rev.* 2004;4:CD001546.

80. Cox MR, McCall JL, Padbury RT, et al. Laparoscopic surgery in women with a clinical diagnosis of acute appendicitis. *Med J Aust.* 1995;162:130–132.

81. Larsson PG, Henriksson G, Olsson M, et al. Laparoscopy reduces unnecessary appendicectomies and improves diagnosis in fertile women. A randomized study. *Surg Endosc.* 2001;15:200–202.

82. McBurney CM. The incision made in the abdominal wall in cases of appendicitis, with a description of a new method of operating. *Ann Surg.* 1894;20:38–43.

83. Mosdell DM, Morris DM, Fry DE. Peritoneal cultures and antibiotic therapy in pediatric perforated appendicitis. *Am J Surg.* 1994;167:313–316.

84. Bilik R, Burnweit C, Shandling B. Is abdominal cavity culture of any value in appendicitis? *Am J Surg.* 1998;175:267–270.

85. Kingsley DP. Some observations on appendicectomy with particular reference to technique. *Br J Surg.* 1969;56:491–496.

86. Arnbjornsson E. Invagination of the appendiceal stump for the reduction of peritoneal bacterial contamination. *Curr Surg.* 1985;42:184–187.

87. Watters DA, Walker MA, Abernethy BC. The appendix stump: should it be invaginated? *Ann R Coll Surg Eng.* 1984;66:92–93.

88. Engstrom L, Fenyo G. Appendicectomy: assessment of stump invagination versus simple ligation: a prospective, randomized trial. *Br J Surg.* 1985;72:971–972.

89. Street D, Bodai BI, Owens LJ, et al. Simple ligation vs stump inversion in appendectomy. *Arch Surg.* 1988;123:689–690.

90. Poole GV. Management of the difficult appendiceal stump: how I do it. *Am Surg.* 1993;59:624–625.

91. Lemieur TP, Rodriguez JL, Jacobs DM, et al. Wound management in perforated appendicitis. *Am Surg.* 1999;65:439–443.

92. Motson RW, Kelly MD. Simplified technique for laparoscopic appendectomy [see comment]. *ANZ J Surg.* 2002;72:294–295.

93. Greenall MJ, Evans M, Pollock AV. Should you drain a perforated appendix? *Br J Surg.* 1978;65:880–882.

94. Petrowsky H, Demartines N, Rousson V, et al. Evidence-based value of prophylactic drainage in gastrointestinal surgery: a systematic review and meta-analysis. *Ann Surg.* 2004;240:1074–1085.

95. Cohn SM, Giannotti G, Ong AW, et al. Prospective randomized trial of two wound management strategies for dirty abdominal wounds. *Ann Surg.* 2001;233:409–413.

96. Brasel KJ, Borgstrom DC, Weigelt JA. Cost-utility analysis of contaminated appendectomy wounds. *J Am Coll Surg.* 1997;184:23–30.

97. Skoubo-Kristensen E, Hvid I. The appendiceal mass: results of conservative management. *Ann Surg.* 1982;196:584–587.

98. Nitecki S, Assalia A, Schein M. Contemporary management of the appendiceal mass. *Br J Surg.* 1993;80:18–20.

99. Oliak D, Yamini D, Udani VM, et al. Initial nonoperative management for periappendiceal abscess. *Dis Colon Rectum.* 2001;44:936–941.

100. Bagi P, Dueholm S. Nonoperative management of the ultrasonically evaluated appendiceal mass. *Surgery.* 1987;101:602–605.

101. Jeffrey RB Jr, Federle MP, Tolentino CS. Periappendiceal inflammatory masses: CT-directed management and clinical outcome in 70 patients [erratum appears in *Radiology* 1988;168:286]. *Radiology.* 1988;167:13–16.

102. Brown CV, Abrishami M, Muller M, et al. Appendiceal abscess: immediate operation or percutaneous drainage? *Am Surg.* 2003;69:829–832.

103. Mazziotti MV, Marley EF, Winthrop AL, et al. Histopathologic analysis of interval appendectomy specimens: support for the role of interval appendectomy. *J Pediatr Surg.* 1997;32:806–809.

104. Freitas MS, Glick PL. Interval appendectomy for acute appendicitis. *J Pediatr Surg.* 2009;44:1056–1058.

105. Lugo JZ, Avgerinos DV, Lefkowitz AJ, et al. Can interval appendectomy be justified following nonoperative treatment of perforated acute appendicitis? *J Surg Res.* 2009. [Epub]

106. Andersson RE, Petzold MG. Nonsurgical treatment of appendiceal abscess or phlegmon: a systematic review and meta-analysis. *Ann Surg.* 2007;246:741–748.

107. Hoffmann J, Lindhard A, Jensen HE. Appendix mass: conservative management without interval appendectomy. *Am J Surg.* 1984;148:379–382.

108. Nguyen DB, Silen W, Hodin RA. Interval appendectomy in the laparoscopic era. *J Gastrointest Surg.* 1999;3:189–193.

109. Flum DR, Koepsell T. The clinical and economic correlates of misdiagnosed appendicitis: nationwide analysis. *Arch Surg.* 2002;137:799–804.

110. Grunewald B, Keating J. Should the 'normal' appendix be removed at operation for appendicitis? *J R Coll Surg Edinb*. 1993;38:158–160.

111. Mattei P, Sola JE, Yeo CJ. Chronic and recurrent appendicitis are uncommon entities often misdiagnosed. *J Am Coll Surg*. 1994;178:385–389.

112. Klingensmith ME, Soybel DI, Brooks DC. Laparoscopy for chronic abdominal pain. *Surg Endosc*. 1996;10:1085–1087.

113. Lowe LH, Penney MW, Scheker LE, et al. Appendicolith revealed on CT in children with suspected appendicitis: how specific is it in the diagnosis of appendicitis? *AJR Am J Roentgenol*. 2000;175:981–984.

114. Connor SJ, Hanna GB, Frizelle FA. Appendiceal tumors: retrospective clinicopathologic analysis of appendiceal tumors from 7,970 appendectomies. *Dis Colon Rectum*. 1998;41:75–80.

115. Deans GT, Spence RA. Neoplastic lesions of the appendix. *Br J Surg*. 1995;82:299–306.

116. Pickhardt PJ, Levy AD, Rohrmann CA Jr, et al. Primary neoplasms of the appendix: radiologic spectrum of disease with pathologic correlation [erratum appears in *Radiographics* 2003;23:1340]. *Radiographics*. 2003;23:645–662.

117. Stocchi L, Wolff BG, Larson DR, et al. Surgical treatment of appendiceal mucocele. *Arch Surg*. 2003;138:585–589.

118. Higa E, Rosai J, Pizzimbono CA, et al. Mucosal hyperplasia, mucinous cystadenoma, and mucinous cystadenocarcinoma of the appendix. A re-evaluation of appendiceal "mucocele." *Cancer*. 1973;32:1525–1541.

119. Gonzalez Moreno S, Shmookler BM, Sugarbaker PH. Appendiceal mucocele. Contraindication to laparoscopic appendectomy. *Surg Endosc*. 1998;12:1177–1179.

120. Nitecki SS, Wolff BG, Schlinkert R, et al. The natural history of surgically treated primary adenocarcinoma of the appendix. *Ann Surg*. 1994;219:51–57.

121. Smith JW, Kemeny N, Caldwell C, et al. Pseudomyxoma peritonei of appendiceal origin. The Memorial Sloan-Kettering Cancer Center experience. *Cancer*. 1992;70:396–401.

122. McCusker ME, Cote TR, Clegg LX, et al. Primary malignant neoplasms of the appendix: a population-based study from the surveillance, epidemiology and end-results program, 1973–1998. *Cancer*. 2002;94:3307–3312.

123. Roggo A, Wood WC, Ottinger LW. Carcinoid tumors of the appendix. *Ann Surg*. 1993;217:385–390.

124. Gouzi JL, Laigneau P, Delalande JP, et al. Indications for right hemicolectomy in carcinoid tumors of the appendix. The French Associations for Surgical Research. *Surg Gynecol Obstet*. 1993;176:543–547.

125. Goede AC, Caplin ME, Winslet MC. Carcinoid tumour of the appendix. *Br J Surg*. 2003;90:1317–1322.

126. Martinez-Cecilia D, Arjona-Sanchez A, Gomez-Alvarez M, et al. Conservative management of perforated duodenal diverticulum: a case report and review of the literature. *World J Gastroenterol*. 2008; 14:1949–1951.

127. Chui EJ, Shyr YM, Su CH, Wu CW, Lui WY. Diverticular disease of the small bowel. *Hepatogastroenterology*. 2000;47:181–184.

128. Jang LC, Kim SW, Park YH, et al. Symptomatic duodenal diverticulum. *World J Surg*. 1995;19:729–733.

129. Andromanakos N, Filippou D, Skandalakis P, et al. An extended retroperitoneal abscess caused by duodenal diverticulum perforation: report of a case and short review of the literature. *Am Surg*. 2007;73:85–88.

130. Schnueriger B, Vorburger SA, Banz VM, et al. Diagnosis and management of the symptomatic duodenal diverticulum: a case series and short review of the literature. *J Gastrointest Surg*. 2008; 12:1571–1576.

131. Eeckhout G, Vanstiphout J, Van Pottelbergh I, et al. Endoscopic treatment of a perforated duodenal diverticulum. *Endoscopy*. 2000;32:991–993.

132. Lee SH, Park SH, Lee JH, et al. Endoscopic diverticulotomy with an isolated-tip papillotome (Iso-Tome) in a patient with intraluminal duodenal diverticulum. *Gastrointest Endosc*. 2005;62:817–819.

133. Plath F, Brock P, Hasse N, et al. Vegetable stalk as a nidus for gallstone formation in a patient with a juxtapapillary duodenal diverticulum. *Gastrointest Endosc*. 2002;56:944–946.

134. Marhin WW, Amson BJ. Management of perforated duodenal diverticula. *Can J Surg*. 2005;48:79–80.

135. Vassilakis JS, Tzovaras G, Chrysos E, et al. Roux-Y choledochojejunostomy and duodenojejunostomy for the complicated duodenal diverticulum. *Am J Surg*. 1997;174:45–48.

136. Woods K, Williams E, Melvin W, Sharp K. Acquired jejunoileal diverticulosis and its complications: a review of the literature. *Am Surg*. 2008;74:849–854.

137. Kassahun WT, Fangmann J, Harms J, et al. Complicated small-bowel diverticulosis: a case report and review of the literature. *World J Gastroenterol*. 2007;13:2240–2242.

138. Wilcox RD, Shatney CH. Surgical significance of acquired ileal diverticulosis. *Am Surg*. 1990;56:222–225.

139. Chow DC, Babaian M, Taubin HL. Jejunoileal diverticula. *Gastroenterologist*. 1997;5:78–84.

140. Ell C, May A, Nachbar L, Cellier C, et al. Push-and-pull enteroscopy in the small bowel using the double-balloon technique: results of a prospective European multicenter study. *Endoscopy*. 2005;37:613–616.

141. Makris K, Tsiotos GG, Stafyla V, et al. Small intestinal nonmeckelian diverticulosis. *J Clin Gastroenterol*. 2009;43:201–207.

142. Tsiotos GG, Farnell MB, Ilstrup DM. Nonmeckelian jejunal or ileal diverticulosis: an analysis of 112 cases. *Surgery*. 1994;116:726–731.

143. Chendrasekhar A, Timberlake GA. Perforated jejunal diverticula: an analysis of reported cases. *Am Surg*. 1995;61:984–988.

144. Cunningham SC, Gannon CJ, Napolitano LM. Small-bowel diverticulosis. *Am J Surg*. 2005;190:37–38.

145. Dunn V, Nelson JA. Jejunal diverticulosis and chronic pneumoperitoneum. *Gastrointest Radiol*. 1979;15:165–168.

146. El-Haddawi F, Civil ID. Acquired jejuno-ileal diverticular disease: a diagnostic and management challenge. *ANZ J Surg*. 2003;73: 584–589.

147. Park JJ, Wolff BG, Tollefson MK, et al. Meckel diverticulum: the Mayo Clinic experience with 1476 patients (1950–2002). *Ann Surg*. 2005;241:529–533.

148. Zani A, Eaton S, Rees CM, et al. Incidentally detected Meckel diverticulum: to resect or not to resect? *Ann Surg*. 2008;247:276–281.

149. Sagar J, Kumar V, Shah DK. Meckel's diverticulum: a systematic review. *J R Soc Med* 2006;99:501–505.

150. Kong MS, Chen CY, Tzen KY, et al. Technetium-99m pertechnetate scan for ectopic gastric mucosa in children with gastrointestinal bleeding. *J Formos Med Assoc*. 1993;92:717–720.

151. Lin S, Suhocki PV, Ludwig KA, et al. Gastrointestinal bleeding in adult patients with Meckel's diverticulum: the role of technetium 99m pertechnetate scan. *South Med J*. 2002;95:1338–1341.

憩室病和结肠扭转

Thang C. Nguyen • Frank A. Frizelle

（李 琳 译）

32

憩室病和结肠扭转是结肠常见疾病。虽然从病理学上说是良性疾病，但治疗需要较大的工作量，且具有可能出现包括死亡在内的严重并发症的风险。本章主要讨论此两种疾病的当前认识。

憩室病

结肠憩室是最为常见的肠道结构异常，在西方国家中，其治疗费用位于胃肠功能紊乱疾病花费的第5位[1-2]。已有的资料中，西方社会中憩室病通常波及乙状结肠，但也有发现一些饮食富含纤维的国家中，憩室可发生于右半结肠。在过去的数个世纪中，憩室病发病率逐年上升[3]，其原因可能是由于检出的增加和人口老龄化。直至30年前，憩室病的外科手术治疗比例或其导致的死亡率才有所下降[4]；然而，在过去20年间，住院率和外科干预率却在增加，但住院病人和憩室病导致的死亡率并无变化[5]。

结肠憩室随着年龄增长，发病率亦在增加；50岁人群中结肠憩室发病率不足10%、而90岁发病率增加至约50%～60%[6]。大多数憩室病患者不需手术治疗，但如出现并发症即需手术治疗。手术存在挑战性，良好的预后依赖于及时恰当的手术干预。

常用的术语包括：憩室，无症状憩室（憩室形成），憩室炎（单纯性或复杂性），憩室病（伴或不伴炎症）。

历史

1700年Littré最早描述结肠囊状突出的憩室病[7]。Cruveilhier首次清晰而详尽地描述憩室炎和复杂性憩室病的发病机制[8]。1899年Graser提出"憩室周围炎"的概念，并认为憩室是结肠黏膜从直小血管穿过肠壁疝出所致，此为目前已证明最好的结肠憩室病发病机制的描述[9]。相反，直至1904年憩室病的机制才由Beer阐明[10]。其推断粪便在憩室颈部嵌顿导致炎症，并随后出现脓肿和瘘管。

1907年Moynihan报道了一例憩室周围炎，并提出鉴别憩室病和恶性肿瘤较为困难[11]。1917年Telling和Gruner发表关于复杂憩室病的经典论文[12]，此时，憩室病的发病率、病生理学以及并发症才被较好地认识；并发症包括憩室炎、脓肿、瘘、穿孔和梗阻。

大肠影像学的进展对憩室病的诊断和病情程度判断非常重要[13]，1914年，De Quervain与Case首次用X线诊断结肠憩室病[14-15]。

病因学

憩室病是西方人群常见病。大量研究显示，在过去的30年间发病率逐年增加[5,16]。迁移流行病学同样发现，在移民西方国家的人群中发病率亦在增加。目前普遍认为，食物中纤维素含量是非常重要的，结肠区室作用促成与低膳食纤维饮食相关的肠腔内压力升高导致肠壁张力明显增加；随着年龄的增加，出现弹性组织变性以及胶原结构的改变，加剧这种张力的改变[17-18]，这两种机制最终导致肠壁完整性缺失与憩室形成，锻炼和降低肠腔内压力以及高膳食纤维饮食可起预防作用[19]。

结肠的运动造成肠内压升高。结肠运动是复杂、不容易研究的。其最常见的运动方式为张力性分节运动和节律性收缩，张力性分节运动导致固定的狭窄环出现，显示为结肠袋的标记，这样运动的目的是减慢粪便流动，以利于水分吸收和电解质的交换；推进性蠕动收缩较少出现，每天发生约6次，推动粪便向远端移动[20]。

上述结肠运动导致肠腔内压力的变化在结肠憩室病发病过程中起一定作用。许多研究机构对人和动物中用肠腔内测压方法研究结肠运动,多数研究认为结肠有阶段性压力运动升高的现象,但其主要与临床症状有关,而与憩室无关;但这些研究结果亦存在不同,主要是因为方法学的不同,尤其是肠道准备和压力感受器[21]。因此,不能从这些研究中得出明确的结论[22]。

更广义的结肠运动变化在结肠憩室病发病机制中起一定作用。然而,体内和体外研究结果是矛盾的。有些研究显示缺乏慢波运动(有利于非扩散性收缩运动),而有些研究显示非成对的或增加的慢波运动[23-24]。另一些研究显示快波运动的增加,甚至在切除手术后仍然存在[25]。这些肌电变化之间的关联仍是不确定的。

憩室病是一种西方病,存在明显的地域分布特征。此病在以农业为主的非洲和亚洲非常少见,而在美国、欧洲和澳大利亚较为流行[26]。在同一国家中,种族的不同,发病率亦有所变化[27];城市居民憩室病发病率较高,可能与饮食变化有关[28-29]。复杂憩室病的发病率似亦有所增加[30]。

在亚洲,憩室病患者早期主要为右半结肠的症状,且通常是多发的,这种变化的原因不明;然而,有报道说,饮食和弹性蛋白/胶原蛋白可能起重要作用[31]。

形态学特征

结肠憩室是假性憩室,最常见于乙状结肠(95%)。仅乙状结肠憩室约为50%,全结肠憩室仅为5%。结肠壁肌层由纵行和环行肌组成。环行肌的固有肌层形成了贯穿整个大肠的连续肌板。纵行肌形成三条独立的结肠带,其中一条位于邻近系膜缘,其余两条位于对系膜缘。结肠带在直肠相互融合形成完整包绕的肌层。因此结肠壁的大部分缺乏纵行肌,结肠憩室亦恰好在此形成。黏膜肌层在结肠带之间存在纵行肌缺陷,黏膜下和黏膜组织沿着区域动脉(直小血管)穿过肠壁肌层处而疝出(图32-1和图32-2)。

多个研究发现在憩室病中固有肌层的组织结构发生变化。在一项经典的研究中,Whiteway和Morson发现,肌细胞正常、无增生或肥大,但两层肌肉均变厚。他们发现,在结肠带中弹性蛋白含量明显增加,而在环行肌中并无此改变[17]。结肠反复间断的膨胀导致结缔组织合成增加[32];西方国家饮食习惯导致粪

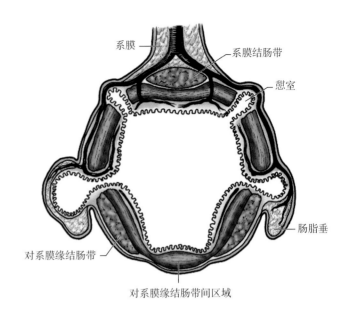

图 32-1 憩室与直小血管之间的关系

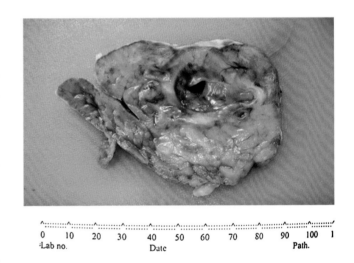

图 32-2 包括憩室的乙状结肠横断面

便形成减少,从而使结肠壁不断扩张,并使弹性蛋白沉积。

在结肠壁中胶原蛋白和弹性蛋白类型的重要性逐渐为人们所认识。弹性蛋白沉积,术语为弹性组织变性,阐述憩室所影响的结肠为什么会挛缩与变厚。结肠带缩短以及纵行肌和环行肌筋膜连接作用,使结肠壁看起来像六角风琴。增厚的环行肌向肠腔内突出,导致肠腔管径缩小;结肠系膜亦出现挛缩,可能是慢性炎症所致。其他研究提示胶原蛋白的类型亦较重要[33]。一项研究显示,在憩室炎患者的肠段中,成熟的 I 型胶原蛋白含量下降,而 III 型胶原蛋白含量增加,胶原蛋白 I:III 比率下降。基质金属蛋白酶 1 表

达在憩室炎患者中明显减少[33]。上述发现支持结肠壁组织结构改变是导致憩室形成的病理发病因素之一的理论（图 32-3A 和 32-3B）[33]。在伴有结缔组织疾病的患者中，例如 Marfan 和 Ehlers-Danlos 综合征，憩室病是最常伴发的。

憩室炎发生后，可出现微小穿孔，继而形成憩室周围炎；并通过肠腔内压力升高和（或）浓缩粪便的腐蚀，导致上述情况的发生，早期损伤未缓解导致憩室炎并发症的发生。

临床表现

憩室炎有较高的发病率，但出现临床表现者相对较少。多数患者开始时均未意识到患有结肠憩室，直至出现急性症状，或行结肠检查时意外发现有结肠憩室炎。通常憩室炎急性发作开始于左下腹疼痛，而后定位于左髂窝。如果发炎的乙状结肠临近膀胱顶或盲肠，症状极似泌尿系感染或阑尾炎。发热、心动过速和白细胞增多，并伴有急性发作；炎性反应始于堵塞的憩室，之后细菌增殖最终导致脓肿形成。少数发病有自限性，一旦发展为脓肿，而后脓肿破裂入腹腔导致化脓性腹膜炎。极少出现憩室自发破裂入腹腔，导致粪便性腹膜炎[34-41]。

体格检查可见左髂窝或耻骨上区腹膜炎，可触及的肿块亦非少见。

鉴别诊断包括阑尾炎、节段性缺血性结肠炎、结直肠癌、炎性肠病、胃肠炎和肠易激病。

在无相关并发症时，急性憩室炎患者可应用抗生素保守治疗。弥漫性肌紧张提示为化脓性或粪便性腹膜炎，需及早手术治疗；一旦完成液体和电解质复苏，应急诊剖腹探查或腹腔镜探查，并行恰当的结肠切除术。

憩室病临床表现更多的是一种无痛的表现，左髂窝隐痛、腹胀以及排便习惯的改变。在检查过程中，通过钡灌肠、CT、结肠造影和结肠镜检查与结肠癌鉴别（图 32-4，32-5A，32-5B）。在多数患者中，可通过对疾病自然病程的教育，以及对饮食调整和供给，即可缓解病情。还有部分患者，虽然经长时间的内科治疗仍持续有症状，在无其他特殊并发症的情况

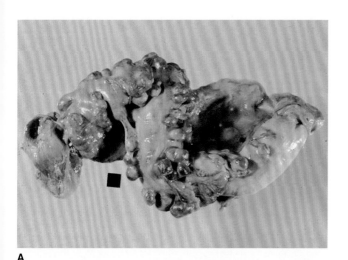

A

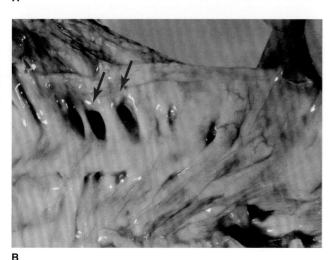

B

图 32-3 A．乙状结肠憩室；B．结肠憩室的黏膜表现

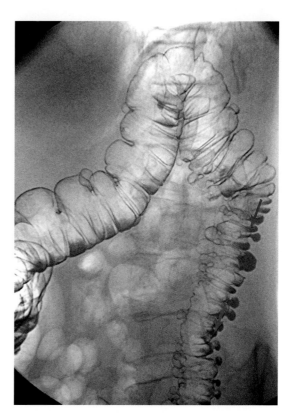

图 32-4 在气钡双重造影下左结肠憩室（箭头）

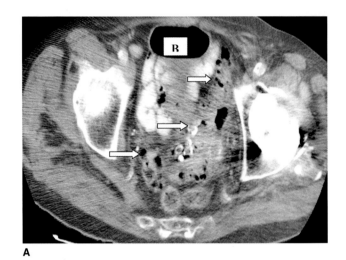

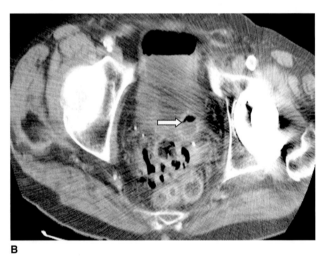

图 32-5 乙状结肠 CT 冠状面图像

下，手术治疗是有益的；然而，判断患者是有症状的憩室还是易激惹的肠道是困难的，这类患者通常术后仍有持续的症状。

并发症

自发性穿孔 粪便性腹膜炎常常有毒血症和弥漫性腹膜炎的表现，这类患者需要立即行剖腹探查术、肠切除和引流手术。在过去 20 年里急诊手术死亡率仍维持在 12%～36%，并且经常受到患者身体状况对手术耐受性的影响。

瘘 发炎的乙状结肠可与腹腔内脏器或腹壁粘连。由于炎症的本身或外科的介入，可自发地产生瘘，既往有腹部手术史和免疫抑制的男性患者中更为常见。憩室瘘可产生内瘘或外瘘，通常是单个窦道，但约 8% 患者有多个窦道。瘘较少受累的部位包括输尿管、其他结肠段和胃。

结肠皮肤瘘 结肠旁憩室脓肿偶尔可自发地穿透腹壁而形成结肠皮肤瘘，更常见的是由于切开引流结肠旁脓肿，或影像学引导下放置引流所致。在接受肠切除的憩室病患者，瘘可为结肠吻合口漏所致。

结肠膀胱瘘 结肠膀胱瘘最为常见，占憩室瘘的 2/3，在男性患者更为常见，原因是女性的子宫位于膀胱和结肠之间。相关可移动的乙状结肠与膀胱顶粘连，两者相通而形成结肠膀胱瘘。患者表现为反复发作的泌尿系脓毒血症、尿急、尿频和气尿，粪尿并不常见。膀胱镜检查有时可鉴别出炎性移行上皮区域，在除外膀胱癌时较有价值。气钡双重灌肠造影或 CT 影像学检查可提供一幅有用的解剖图，对部分病例可确诊有无瘘的存在。在急性情况下慎重使用钡剂，以免造成腹腔污染。

结肠小肠瘘 小肠可与炎性憩室的结肠粘连。当脓肿穿透小肠壁时可形成瘘，此种情况可能无症状。

结肠阴道瘘 结肠阴道瘘是导致患者衰弱的瘘。患者可经阴道排出肠道气体和粪便，并出现反复的阴道感染。如既往行子宫切除术，则常常发生结肠阴道瘘。结肠和阴道钡剂影像学检查和盆腔 MRI 可明确诊断，亦有助于排除结肠恶性肿瘤；然而，阴道检查也是必需的，可排除比较少见的妇科肿瘤的可能。

在大多数情况下，可行一期手术切除瘘管、一期吻合和修补邻近器官[42]。在吻合口和瘘口之间，间置带蒂的大网膜有助于防止瘘的复发。

出血 憩室病导致的严重出血较少见（5%）[43-44]。然而，从其他病因中鉴别出憩室出血对于诊断来说是一种挑战，尤其是憩室病比较常见[45-46]。在老年患者中，血管发育不良是造成直肠出血的最常见的结肠病因；综合考虑，90% 严重下消化道出血是由血管发育不良和憩室所造成的。在憩室出血患者中，导致憩室形成的穿透直小血管由于在肠腔内孤立且仅有一层较薄的黏膜包裹极易被腐蚀，在组织学上，中间薄内膜厚的直小血管常常在憩室顶部出现血管破裂；憩室的出血也常常与炎症无关[47-48]。

憩室出血主要表现为经直肠突然排出大量的鲜血或黑血，同时伴有由于结肠扩张所致的下腹疼痛。大多数憩室出血发生于左侧结肠憩室，而在亚洲民族患者，出血部位常常位于右侧结肠[31]。部分服用非甾体类抗炎药患者，憩室出血较为常见。如无危险，对大量出血的患者行结肠镜检查是无用的；目前认为 CT 血管造影是最好的诊断方法，在出血量超过 0.5 ml/min 时较容易发现出血的位置。肠系膜血管造影栓塞区域血管，可有效地控制出血，并减少相关并发症（图32-6）[49-50]。如血管造影不可行，可采取其他控制或定位出血的方法，包括注射血管加压素或亚甲蓝。一种对结肠出血更为敏感的方法是同位素标记红细胞扫描或 ^{99m} 锝标记的硫胶体（＞ 0.1 ml/min），但对定位出血部位无帮助[51]。如持续出血的患者在其他方法均失败的情况下，剖腹探查术前或在开腹之后行结肠镜检查可能有所帮助，有助于定位和控制出血，或减少结肠切除范围；患者术前行胃镜检查排除上消出血亦非常重要。大多数憩室出血可自发停止（70% ～ 80%），再出血率为 22% ～ 38%[44-45,52]；在出血停止的患者中，CT 影像学或结肠镜检查是有价值的，可排除恶性肿瘤，尤其部分少量出血、伴有可疑症状或个人 / 家族有癌症史患者更为重要。

梗阻　在西方社会，由于憩室病引起的梗阻，大肠梗阻占 10% ～ 20%。憩室病导致的结肠梗阻，可能是由于增厚纤维化的结肠壁水肿导致结肠腔的狭窄，或由于脓肿外在压迫所致（图32-7）所致；梗阻通常是不完全性的。如乙状结肠炎症使小肠袢形成粘连，可能形成小肠梗阻。从患者的病史可明确诊断，通过口服造影剂或经直肠灌注造影剂行对比灌肠或CT 检查可获得明确的影像学诊断。注意询问病史有活动性憩室炎，尤其是有局部穿孔可能的患者，应谨慎使用造影检查。可直视下取病理组织检查以便排除恶性肿瘤，但通常较为困难。

结肠梗阻的治疗措施取决于患者的临床表现和一般情况。隐匿起病者一般表现为疼痛、进行性便秘以及排条带状粪便。然而，大部分患者表现为急性典型的大肠梗阻症状。外科手术包括 Hartmann 切除术、结肠切除一期吻合术或少数转流造口术。对不适合行外科手术的患者，内镜下或透视下放置结肠支架是一种有用的替代方法，临床成功率很高[53]。

脓肿　脓肿形成是急性憩室炎最为常见的并发

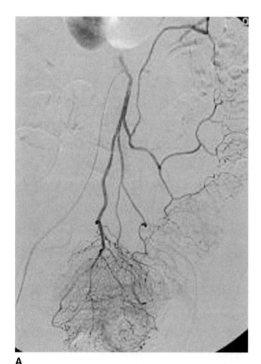

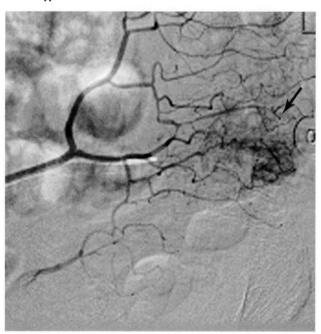

B

图 32-6　系膜血管造影显示"造影染色"——乙状结肠活动性出血

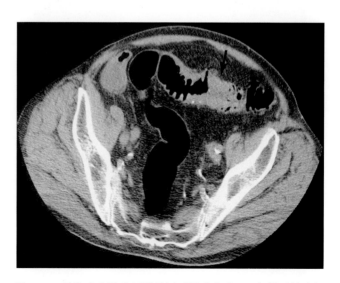

图 32-7　继发炎症肠腔梗阻的活动性憩室炎 CT 扫描（箭头），需与乙状结肠恶性肿瘤鉴别

症，其发生于炎症包块中心或蜂窝织炎形成坏死时。患者表现为腹痛加重、弛张热、白细胞增多和炎性标记物升高；包块通常可于左髂窝和耻骨上区域触及，亦可经阴道或直肠触及。憩室脓肿最常位于乙状结肠系膜，然而亦有不常见部位的报道[54]。多数脓肿可通过 CT 或超声检查发现。大部分较小的（< 5cm）结肠旁脓肿可通过禁食和抗生素内科治疗[55]，较大或不能吸收脓肿可于 CT 或超声引导下，经腹部易接近部位穿刺引流[41,56-58]（图 32-8）。另外，亦可依据定位经由直肠或阴道引流，这些途径引流的成功率超过90%，且随后可观察治疗或一期切除术[58-61]。影响治疗成功的因素包括伴有小肠瘘的脓肿，或多房性脓肿（尤其其内含有固体粪便）；最近，多个研究团队采用腹腔镜灌洗引流的方法取得可喜的结果[62-65]。

巨大结肠憩室 1946 年，Bonvin 与 Bonte 在法文文献中最先描述了巨大结肠憩室[66]。1953 年，Hughes 与 Greene 在美国文献中最先描述了其影像学特征[67]。巨大结肠憩室曾有多个名称，包括孤立性气体囊肿、巨大气体囊肿、巨大气囊、囊积气、结肠气囊和巨大憩室，名称的多样性表明，目前对临近结肠（憩室）的充气囊肿的病变，无清晰的定义或大家一致接受的命名。巨大结肠憩室临床极为罕见，目前仅报道 100 多例；其发病年龄与普通憩室病无区别。最常见症状是腹痛，见于 70% 患者，而 10% 患者无症状；体格检查最常见为腹部包块，可见于 60% 患者；而 4% 患

者查体正常；腹平片可诊断巨大结肠憩室。鉴于巨大结肠憩室并发症发生率较高，在出现症状不久即推荐早期治疗，手术治疗包括憩室切除术或肠段切除术，通常预后较好[68]。

癌 目前无证据表明憩室病与结直肠癌相关，但瑞典最近一项基于憩室病人群的病例对照研究表明，乙状结肠憩室炎长期慢性炎症作用可导致左半结肠癌风险增加[42]。

检查

螺旋 CT 扫描对急性憩室病的诊断的敏感率为90% ～ 95%。虽然 CT 检查是否改变轻微憩室病的处理方法仍存在争议，但其对除外其他病因导致的腹痛和明确腔外病变范围等有无法估量的作用；在条件受限不能行 CT 检查时，水溶性造影剂检查可显示黏膜增厚、水肿、不规则和偶尔出现的造影剂外溢（图32-9），敏感性亦较高[69]。多数自发性穿孔通常出现于脓肿腔内，钡灌肠对了解肠瘘的表现与过程尤为重要；但应避免急诊情况下使用钡剂，钡剂造成腹膜炎的后果可能是灾难性的。

CT 扫描除可明确诊断外，亦对复杂憩室病治疗有指导意义[70-72]。放射引导下的憩室脓肿穿刺引流对内科治疗有很好的辅助作用，如果成功，可避免急症手术（图 32-8）。

对于疑似憩室病患者，超声检查的价值限于憩室脓肿治疗和观察随访；其依赖于操作者的水平，但其可用作放置引流管、引流脓肿效果的评估。

正常情况下，第一阶段的工作首先了解憩室病受

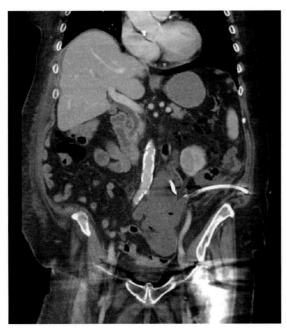

图 32-8 乙状结肠憩室炎并发结肠旁脓肿（经皮原位引流管）

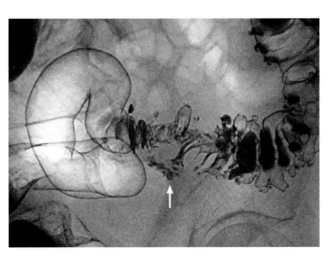

图 32-9 采用气钡双重造影检查，可看到憩室穿孔和造影剂溢出至脓腔内

累结肠范围和排除结直肠恶性肿瘤，可采用结肠镜、CT 结肠造影或钡灌肠等检查完成。谨慎进行全部检查，以免炎症结肠穿孔的出现；而且，由于炎症粘连结肠镜检查变得困难或不可能进行，结肠镜通常可评估病变的范围。

另一些检查对于评估瘘管病亦较为有效，包括 MRI 扫描、膀胱镜检查、瘘管造影、阴道造影和阴道镜。

憩室炎的分级

Hinchey 分级对于憩室炎是非常有用的分级系统[34]。

Ⅰ级	憩室炎合并结肠旁脓肿
Ⅱ级	憩室炎合并远处脓肿（后腹膜或盆腔）
Ⅲ级	憩室炎合并化脓性腹膜炎
Ⅳ级	憩室炎合并粪便性腹膜炎

最近，在 Hinchey 分级的基础上建议改良 Hinchey 分级再细分类。0 级是临床上轻度憩室炎且无影像学表现；Ⅰ级细分为Ⅰa 级、有结肠旁炎症，Ⅰb 级憩室炎合并结肠旁脓肿；Ⅱa 级远处脓肿适合经皮穿刺引流，Ⅱb 级复杂脓肿伴或不伴有瘘；Ⅲ级和Ⅳ级同原来的 Hinchey 分级。

治疗

大部分急性憩室病患者可采用抗生素的保守治疗[73]，在无并发症的前提下，大多数患者采用针对性的抗生素治疗，主要是抗革兰氏阴性杆菌和厌氧菌，尤其是拟杆菌属；通常联合应用甲硝唑和环丙沙星或应用广谱抗生素，例如美罗培南或阿莫西林和克拉维酸（力百汀）[74]。但在治疗原则上，不同临床医生应用方法亦有所变化，且在无特殊情况下，应优先选用上述方案[75]。因憩室病而需手术切除的患者实际较少，故应由高年资医师决定是否手术治疗[76]。越来越多地应用放射介入治疗和腹腔镜手术治疗影响当前憩室病的治疗方式，与之相对应的趋势不是行何种切除术，而是必要时，对急性复杂性憩室炎患者行一期吻合术。

择期手术

既往有多次发作的急性憩室炎或由复杂性憩室病发展为进展性后遗症的患者，应选择手术治疗。即使决定手术，也应小心谨慎，原因是有部分患者其主要症状为慢性疼痛，手术切除后仍有症状存在[77]；在行手术治疗之前，应告知患者有这种可能。

择期手术主要是针对短期内发作两次急性憩室炎患者，但推荐的发作范围是 1 ～ 4[55,78-79]。争论在于手术可防止憩室炎的复发以及相关并发症[81-93]，此观点基于历史的数据，显示复发率大于 67%，且有极高的并发症发病率（大于 60%）、死亡率与憩室炎的复发有关，尤其是后两次发病相关[35,37,55,79,92,94-105]。数据表明，超过 50 岁患者保守治疗效果不佳，可持续再发憩室炎；据报道第 3 次复发的治疗有效率仅为 6%[103]。在另一系列研究中，第一次复发后可能再次复发的概率每年估计为 2%[98]；最常见的是最初发病后的 6 个月内又出现再复发，最新的数据显示，事实是首次炎症治疗的失败而非真正复发。有些研究显示，手术后可有较好的预后，憩室炎复发率减少为 12.5% ～ 6%[91,106-108]。

在这种情况下，仍缺乏手术干预和保守治疗对照的前瞻性数据。最近一项基于大样本的研究显示，早期接受保守治疗的憩室炎患者，极少有再行手术治疗的[73]；另一项研究显示，尤其是脓肿患者，成功地保守治疗复杂憩室病与憩室病的复发或复杂性复发无相关性[98]。当前证据显示，不足 1/4 患者因急性憩室炎行急症手术，其有既往史、并且在第一次发作憩室炎时常出现并发症[109-111]。这一时期更多地表现为良性过程，并对非手术治疗显示良好的疗效[101,112]。两项研究显示，在复发性非自发穿孔的病例中，保守治疗后结肠旁脓肿的并发症更易发生，且不严重[39,113]。尽管接受择期切除术，但有高达 25% 患者仍有症状，可能存在其他病理问题，如肠道易激惹[6,77]；其中 16% 患者发展为复发性憩室炎，并有较少患者需要再次手术治疗[107,114-118]。此外，预防性结肠切除术的死亡率达 4%，并且多达 14% 患者需要行造口术，因此手术治疗是不必要的[39]。

择期手术时风险控制措施包括，控制体重、术前预防性使用抗生素以及慢性肺部疾患者术前改善呼吸状态等。有研究尝试利用病理学与影像学对憩室病患者进行分层治疗[119-120]，在一项研究中，轻度憩室炎患者出现复发的风险为 14%，而严重者复发风险为 39%；鉴于此病的宽谱性，因此，教条性制定治疗措施是不恰当的，何时手术干预需根据临床的正确判断所决定。

手术干预的适应证在包括 50 岁以下患者组和免疫

抑制患者组两个亚组中是不同的。关于年轻患者憩室病的数据主要都是回顾性的。在 40 岁以下的普通人群中，结肠憩室发病率估计为 6% ~ 9%，以男性为主（62% ~ 100%）[87,121-123]；考虑此年龄组患者由于复杂的反复复发而更易出现致命结果，建议采用积极的手术切除治疗[80,87,93,95,112,123-127]，尤其是肥胖的男性[87,128-129]。当前另有研究对此提出挑战，研究显示年轻人群和老年人群中无差异[130]；再复发患者中较少有自发穿孔，当然老年患者人群死亡率亦无明显增加[73,97,99,122,127,131-134]。在老年患者中，复杂病程是否存在高倾向性或由于延迟诊断而出现症状的变化，仍存在争论[118,135-137]。急性憩室炎初次发病后再次发作的年轻患者有 29% ~ 55% 需再次住院治疗，其中大部分患者（多达 88%）后续需行择期或急症手术[76,80,112,123-124,138]；其中部分患者术中可发现其他外科问题，常见的有阑尾炎，但不必手术同时处理[73,133-134]。在这个年龄段的患者中，初次急性发作后即行手术治疗是否存在风险，目前仍不清楚，尤其是不复杂的病例。

目前尚不肯定慢性免疫抑制患者是否更易发生憩室病。目前认为，长期尿毒症患者憩室病有较高的发病率，可能是由于慢性便秘和组织广泛薄弱。多囊肾患者有极高的结肠憩室病发病率[139]。多个研究发现，有免疫抑制急性憩室炎患者与无免疫抑制患者相比病程更为复杂[140-142]；接受肾移植患者其急性复杂性憩室病死亡率极高。在一些医学中心中，准备接受肾移植患者常规行结肠镜检查[143]。

目前无证据显示，戒烟以及停止服用非甾类抗炎药能减少憩室炎的复发率。有一些证据显示，长期服用肠道吸收性差的抗生素能达到同样的效果[144-148]。

合并局限性腹膜炎的急性憩室病

急性憩室炎患者可表现为局限性左髂窝腹膜炎、发热、心动过速以及白细胞增多。压痛可扩展到下腹部甚至右髂窝。弥漫性腹膜炎应高度疑有憩室自发穿孔，患者应静脉输液补充水分；脓毒症患者应放置尿管以便评估每小时尿量是否足够，其他支持治疗包括氧气治疗、足够的阿片类镇痛药以及抗生素治疗。

当患者能耐受时，可早期经口进食，炎症缓解时可换为口服抗生素。大部分患者保守治疗可缓解症状。

先前复杂性憩室炎患者手术率为 19% ~ 55%[79,84,94,98-99,149]。研究显示复杂性憩室炎与并发症高

复发率以及高病死率相关[39,78]，有报道称，病死率接近 40%，尤其是免疫抑制患者[39,109,150-151]；同样，服用氨基水杨酸的患者，病死率高达 28%[35-37,39,83,85,94,109,152-154]。

合并弥漫性腹膜炎的急性憩室炎

当脓肿或憩室破裂入腹腔，广泛的细菌污染可造成弥漫性腹膜炎。手术原则是控制腹腔脓毒血症，并且根据术中具体情况决定具体处理方式。高龄或不适合手术（手术干预存活率不高）者可采取保守治疗。联合使用恰当的抗生素和规律的观察可获得意想不到的成功，尤其是在有气腹的情况下。

在适合外科手术的患者中，积极的复苏和抗生素治疗仍是必要的。即使在腹膜炎症状严重的情况下，多数患者对保守治疗反应良好从而避免手术治疗。在保守治疗过程中，一系列临床观察是非常有益的。如 24 小时内病情无改善，患者应行手术治疗。

对于包括粪便性腹膜炎在内的紧急状态，大部分病变肠管需行切除手术，常规一般分三个阶段治疗。切除病变的结肠有较低的并发症发病率，与非切除手术对比，病死率低于 1/3[109,155]。外科手术的目的很明确：去除感染病灶以及冲洗腹腔。当前，随着腹腔镜外科手术的开展，Hinchey 1 ~ 3 级患者可通过腹腔镜冲洗引流成功的治疗，避免不必要的手术切除，降低并发症的发生率和死亡率，减少造口术和复发[156]。有明显令人困惑和矛盾的证据显示，开腹切除较非切除效果好，腹腔镜切除较开腹切除效果好，切除组织的大小依赖于憩室病变的范围。初次急症手术需切除发炎的肠管。切除范围取决于是否行一期吻合术或行 Hartmann 术，有报道认为，全乙状结肠切除加含有憩室的结肠全部切除直肠吻合术，可减少复发的风险[107,115]，但另一些报道结果相反[118]。

在急性期决定是否行吻合术，主要依赖于以下原则：患者的虚弱程度、污染和感染程度、术前肠道准备以及术者的经验。Hartmann 术切除乙状结肠后需行末端结肠造瘘，出于安全目的，此时不宜行吻合术。Hartmann 切除术并非无并发症，高达 50% 的患者无机会再行造口还纳术，尤其是老年患者[39,79,157-158]。在术后恢复过程中，有明确的并发症发病率（多达 16%）和病死率（多达 4%）[36,152,157-160]，偶尔有直肠残端裂开等并发症[161]。

如条件允许，急诊可行一期吻合术[162-163]。在化脓性或粪便污染的情况下是否行吻合术仍存在争议，且应由有经验的术者完成。左半结肠吻合是否行术前

肠道准备也存在争议，但最近研究开始质疑肠道准备的必要性[164]。在手术最后经常放置骶前引流，但无证据证明其有效性[165]。

憩室病腹腔镜手术

随着腹腔镜手术的广泛接受，其已用于直结肠良、恶性疾病的治疗。对结肠癌患者腹腔镜手术与开腹手术效果相同，且有更好的美容效果、更小的麻药剂量和更短的住院天数[166-168]。在急症情况下，越来越多患者应用腹腔镜探查，并且对 Hinchey1、2 级憩室炎患者可用其放置引流[41,56-58,169]。对于未发现憩室炎而误诊的患者，应用腹腔镜更为有用，可避免不必要的结肠切除或造口。已有一些医学中心采用腹腔镜对 Hinchey 3、4 级复杂憩室炎患者行引流术[170]。当前，大量病例（甚至伴有结肠憩室病的患者）采用腹腔镜修补结肠穿孔获得成功，尤其是病理早期和污染极轻患者[171]。

憩室病腹腔镜结肠切除术有一定困难，但在治疗效果较好的专科中心已越来越多地使用[172-173]。有研究包括复杂病例（包含有脓肿和瘘）[174-177]的结果显示，比较腹腔镜和开腹左半结肠憩室病切除，尽管手术时间较长，但住院时间更短、恢复期效果更佳[178-179]，主要并发症和切除结肠长度大致相同[174-176]。是否中转开腹依赖以下因素，如临床医师手术经验和憩室并发症的复杂性[180]。

然而，发表的偏倚可能提高了腹腔镜的切除率，且真实的并发症发生率、费用以及中转开腹率文献报道中亦不尽相同。在最近 5 年 1100 例腹腔镜手术的报道中，术后并发症发生率为 7.3% ～ 21%、中转开腹率为 4% ～ 14%、手术时间为 141 ～ 300 分钟，肠道运动恢复时间为 2 ～ 2.9 天[174-176,178]。最近一项研究分析比较腹腔镜和开腹手术费用，显示总费用腹腔镜明显较少（3458 美元 vs. 4321 美元，$P < 0.05$）[178]。显然，将对未来产生经济效益。

小结

西方国家憩室病发病率已有所增加并将持续增加。在有限的医疗资源下，憩室病的治疗增加卫生系统的经济负担。无证据证明改变生活方式可减少憩室病的发病率。庆幸的是，结肠憩室通常无症状。

急性憩室炎的治疗通常是应用抗生素保守和禁食治疗，较少有患者需要急诊手术。脓肿可通过经皮穿刺引流而得到有效的治疗。如需要手术治疗，手术的质量比选择开腹或是腹腔镜手术更为重要。在急诊情况下，应切除受累的结肠。择期手术的价值不确定，憩室病病情多种多样，教条地制定治疗防范是不恰当的，决定何时手术干预还需建立在合理的临床判断上。许多前瞻性试验仍需观察不同亚群的复发率、复发的风险因素以及预防性手术的重要性。

结肠扭转

当一段结肠围绕其系膜扭转形成部分或完全性梗阻，即发生了结肠扭转。此病不仅发生于人类，狗和马亦有发生。

流行病学

结肠扭转通常发生在第三世界国家，如非洲和南美洲，至少有 50% 发生左半结肠梗阻；但在发达国家，其仅仅位于第三位，在癌和憩室病之后，占大约 10%[181-182]。

在发达国家，乙状结肠和盲肠扭转是两个最常见的形成结肠扭转的病因，并随年龄增大发病率亦增加，尤其是 60 岁以上老年患者。在乙状结肠扭转中，男性发病率比女性较高，原因是结肠系膜的解剖原因（乙状结肠系膜长比宽明显）[181-183]。盲肠扭转主要发生于年轻患者，通常发生于 40 岁左右，尤其是女性患者。总之，乙状结肠和盲肠扭转的比例约为 4∶1；其他部位（包括降结肠、结肠肝曲和脾曲、横结肠）较少发生。在发展中国家，40 ～ 60 岁男性发病率最高，高达 90%[182]。

病因学

结肠冗长并可沿较长的肠系膜移动是前提条件，可诱发结肠扭转。结肠冗长是由结肠的运动障碍、过多纤维摄入或遗传倾向造成的。动力性肠梗阻和远端梗阻亦是易感因素。在盲肠扭转的病例中，50% 的患者既往有腹部手术史。在西方社会，长期卧床的老年患者易患巨结肠，所以更常见结肠扭转。乙状结肠的移动度明显与长而窄的肠系膜有关。在右半结肠，固定不良通常与部分或完全的肠旋转不良有关；在脾曲，结肠扭转与脾结肠、胃结肠、膈结肠韧带的固定先天缺陷有关[181-182]。

形态特征

在结肠扭转患者中，肠袢沿血管轴扭转，导致闭袢性梗阻，进而出现肠缺血和潜在坏疽。如忽视这些，可出现肠袢穿孔。在盲肠扭转患者中，盲肠、升结肠和末端回肠经常沿肠系膜逆时针扭转。盲肠翼是一种真性盲肠扭转的变异，不同之处在于其无轴向扭转，而是冗长的盲肠向后、横向、向上反折到升结肠后。真性盲肠扭转比盲肠翼多9倍。在盲肠扭转患者中，可出现肠缺血或梗死，但不常见[184]。在回肠乙状结肠部位，回肠缠绕于乙状结肠扭转环中并打成结，两个扭转的肠袢逐渐形成缺血。

临床表现

结肠扭转常常表现为肠梗阻、呕吐、便秘、腹痛和腹胀。大约有一半的患者有上述症状。临床查体通常发现不对称和气鼓的严重腹胀。直肠往往是空虚的。在发生穿孔或坏疽等并发症时常常出现腹膜炎症状。

并发症

扭转的肠袢穿孔（闭袢性梗阻）或肠缺血或梗死均可发生。其次，由于第三间隙损耗或呕吐丢失，可出现肾衰竭或多脏器衰竭。另外，在扭转松解后可出现再灌注损伤。腹腔间隔室综合征是少见的并发症。

检查

卧位腹平片常常在诊断乙状结肠和盲肠扭转较为

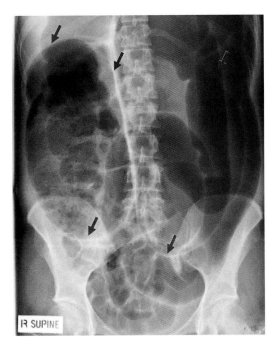

图 32-10 乙状结肠卧位腹平片（箭头所指为在近端扩张的肠管背景下扭转的乙状结肠肠袢的边缘）

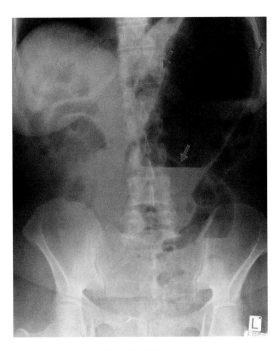

图 32-11 盲肠扭转伴近端小肠梗阻

有效（图 32-10 和图 32-11）。实际上，多达40%的盲肠扭转患者易误诊为乙状结肠扭转。在盲肠扭转的患者中，扩张的结肠表现为一个液平和朝向左上象限扩张的肠管，描述为巨大的咖啡豆形状（落泪或逗号表现）（图 32-11）。扩张的结肠中常常缺乏气体，并且多达一半的患者同时合并小肠的扩张。在乙状结肠扭转的平片中，图像为朝右上象限扩张的肠管，描述为弯曲的袖管（图 32-10）。其他特征还包括：两个气体影和一个液平以及一对标尺样改变，其中液平在不同的水平线上。近端大肠和小肠扩张明显。由于结肠内过量的气体而出现膈下游离气体的临床表现非常少见。泛影葡胺或钡灌肠检查可在扭转肠管处发现“鸟嘴”征，即可明确诊断。然而，CT 扫描有效而多应用于鉴别诊断腹痛的病因，腹平片逐渐被弃用。鸟嘴征、漩涡征、咖啡豆征是 CT 扫描诊断扭转中最常见的影像学特征（图 32-12 至 32-14）[185]。CT 扫描也可用来排除其他诊断，包括伴有扭转的扩张肠管梗阻的其他病因，以及帮助判断扭转有无并发缺血或穿孔[182]。另外，可行软的或硬的乙状结肠或结肠镜检查。尤其是在乙状结肠扭转的患者中，较灌肠检查更能提高治疗的成功率。

治疗

在西方国家结肠扭转的死亡率高达20%，甚至高于伴有结肠坏疽者，主要原因是特殊人群的高并发症[183]。

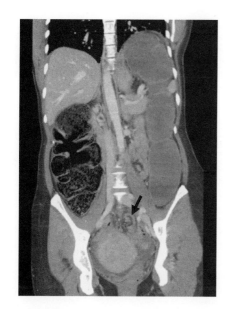

图 32-12　CT 冠状断层扫面。乙状结肠扭转伴"漩涡征"

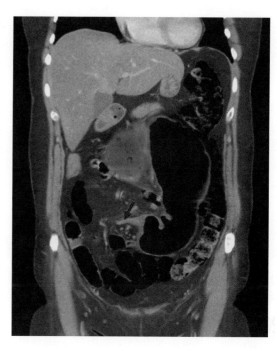

图 32-14　盲肠扭转 CT 断层扫描伴"鸟嘴"改变（箭头）

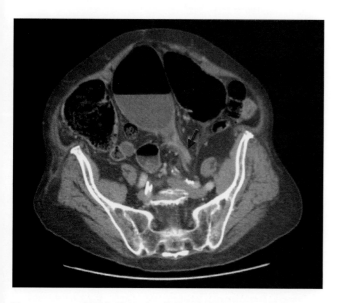

图 32-13　CT 断层扫描显示乙状结肠扭转部位的"鸟嘴"

　　结肠扭转的治疗包括联合复苏、紧急诊断以及尽可能胃肠减压。所谓再灌注综合征是一种缺血或坏疽肠段血流复流，由于有潜在的细菌或内毒素易位和多器官功能衰竭的后果，所以临床医生在治疗过程中必须不断地进行检查[186-187]。

　　结肠扭转尤其是乙状结肠扭转，可用硬乙状结肠镜或结肠镜进行减压治疗。有研究显示，后者对减压更为有效，并且降低并发症的风险[183]。肠镜通常可发现扭转点，随着充分减压后，从肛缘可突然喷出气体、且有水样便经由肛门或乙状结肠镜流出。观察梗阻肠袢黏膜和扭转部位可评估肠缺血水平。如未即刻

手术，应放置肛管以免扭转再次复发，并对梗阻的结肠持续减压。对于复发的乙状结肠扭转患者，可行手术治疗，一旦肠道得以充分减压，需行乙状结肠切除同时吻合亦可不吻合。在未穿孔的患者中，一期吻合术和 Hartmann 术对坏疽病变治疗效果无差别[188]。一期切除吻合术的死亡率为 5.5%，Hartmann 术死亡率为 4.2%，前者仅比后者稍高[189]。切除治疗的复发率几乎为零[190]。

　　在剖腹探查并将扭转结肠复位时，行与不行结肠固定的并发症发病率相似，而未行结肠固定者复发率达 40%[191]。乙状结肠系膜成形术亦有较高的复发率[189]。在急症情况下，与择期手术死亡率 5.9% 相比，急症手术死亡率为 40%[184]。对麻醉风险高的患者，48 小时后拔出肛管有利于梗阻结肠充分排气，并且于出院前，观察 24 小时有无复发。另外，最近一项 19 位患者研究显示，在结肠镜辅助下放置两根结肠造瘘管（经皮内镜下结肠造瘘术），使病变肠袢与前腹壁固定的治疗已取得成功，且有较低的并发症发病率；仅 1 例患者由于复发需置入另一根结肠造瘘管，其他患者由于导管移位和腹膜炎造成死亡[192]。由于乙状结肠位于腹膜外，腹腔镜结肠固定术和腹腔镜结肠切除术最近被广泛地应用[193-195]。已发现，腹腔镜辅助下外侧入路肠切除术有优势[196]。

　　由于结肠镜不能到达梗阻的右半结肠，故盲肠扭转经由结肠镜复位较为困难，而且有较高穿孔的

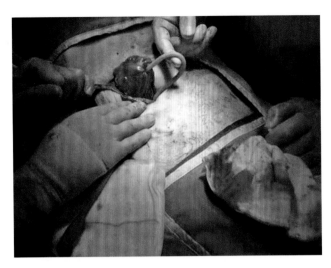

图 32-15 盲肠扭转经右侧斜切口解开扭转并放置盲肠造瘘管（Foley 尿管）

风险[197]，因此通常需要外科手术治疗。如有可行性，可行回结肠切除吻合术或不吻合，这样有极低的复发率，但有较高的并发症发生率，约为 30%，而死亡率高达 20%[197-198]。另外，可行盲肠固定术，但复发率约为 20%。盲肠造瘘管固定（图 32-15）亦有多数学者提倡，据说有较低的复发率（约为 2%）和较低的并发症发生率；但另一些学者研究发现，其并发症发生率约为 52%，死亡率为 22%[197,199]。

结论

结肠扭转在乙状结肠最为常见，且为肠梗阻的第三大常见病因。此病在腹平片和 CT 扫描检查下更易诊断。在决定手术切除之前，乙状结肠扭转一般采取非手术减压治疗，且较少出现复发。盲肠扭转通常需要手术治疗。扭转延迟治疗可导致穿孔，尤其是老年患者，有很高的并发症发生率和死亡率。

参考文献

1. American Gastroenterology Association. The Burden of Gastrointestinal Diseases. Bethesda, MD. *American Gastroenterological Association* 2001.
2. Papagrigoriadis S, Debra S, Koreli A, et al. Impact of diverticular disease on hospital costs and activity. *Colorectal Dis.* 2004;6:81–84.
3. Hughes LE. Postmortem survey of diverticular disease of the colon. Diverticulosis and diverticulitis. *Gut.* 1969;10:336–344.
4. Kyle J, Davidson AI. The changing pattern of hospital admissions for diverticular disease of the colon. *Br J Surg.* 1975;62:537–541.
5. Kang JY, Hoare J, Tinto A, et al. Diverticular disease of the colon on the rise: a study of hospital admissions in England between 1989/1990 and 1999/2000 *Aliment Pharmacol Ther.* 2003;17:1189–1195.
6. Parks T. Natural history of diverticular disease of the colon. *Clin Gastroenterol.* 1975;4:53–69.
7. Littré A. 1700. Cited by: Finney JM. Diverticulitis and its surgical management. *Proc Interstate Post-Grad Med Assembly North Am.* 1928;55:57–65.
8. Cruveilhier J. *Traite d'Anatomie Pathologique Generale.* Vol. 1. Paris, France: Bailliere; 1849.
9. Graser E. Das falsche Darmdivertikel. *Arch Klin Chir.* 1899;59:638–647.
10. Beer E. Some pathological and clinical aspects of acquired (false) diverticula of the intestine. *Am J Med Sci.* 1904;128:135–145.
11. Moynihan B. The mimicry of malignant disease in the large intestine. *Edinb Med J.* 1907;21:228.
12. Telling WH, Gruner OC. Acquired diverticula, diverticulitis, and periverticulitis of the large intestine. *Br J Surg.* 1917;4:468–530.
13. Spriggs EI, Marxer OI. Multiple diverticula of the colon. *Lancet.* 1927;1:1067.
14. Case, JT. The roentgen demonstration of multiple diverticula of the colon. *Am J Roentgenol.* 1914;2:654.
15. De Quervain F. Zur diagnose der erworbenen dickdarmdivertikel und der sigmoiditis diverticularis. *Dtsch Z Chir.* 1914;128:67.
16. Hughes L. Postmortem survey of diverticular disease of the colon. Diverticulosis and diverticulitis. *Gut.* 1969;10:336–344.
17. Whiteway J, Morson BC. Elastosis in diverticular disease of the sigmoid colon. *Gut.* 1985;26:258–266.
18. Wess L, Eastwood MA, Wess TJ, et al. Cross linkage of collagen is increased in colonic diverticulosis. *Gut.* 1995;37:91–94.
19. Aldoori W, Giovannucci EL, Rimm EB, et al. Prospective study of physical activity and the risk of symptomatic diverticular disease in men. *Gut.* 1995;36:276–282.
20. Bassotti G, Germani U, Morelli A. Human colonic motility: physiological aspects. *Int J Colorectal Dis.* 1995;10:173–180.
21. Parks T, Connell AM. Motility studies in diverticular disease of the colon. *Gut.* 1969;10:534–542.
22. Simpson J, Scholefield JH, Spiller RC. Pathogenesis of colonic diverticula. *Br J Surg.* 2002;89:546–554.
23. Huizinga J, Waterfall WE, Stern HS. Abnormal response to cholinergic stimulation in the circular muscle layer of the human colon in diverticular disease. *Scand J Gastroenterol.* 1999;34:683–688.
24. Katschinski M, Lederer P, Ellermann A, et al. Myoelectric and manometric patterns of human rectosigmoid colon in irritable bowel syndrome and diverticulosis. *Scand J Gastroenterol.* 1990;25:761–768.
25. Parks, TG. Rectal and colonic studies after resection of the sigmoid for diverticular disease. *Gut.* 1970;11:121–125.
26. Painter NS, Burkitt DP. Diverticular disease of the colon: a deficiency disease of Western civilisation. *Br Med J.* 1971;2:450–454.
27. Kyle J, Adesola A, Tinckler L, et al. Incidence of diverticulitis. *Scand J Gastroenterol.* 1967;2:77–80.
28. Lee YS. Diverticular disease of the large bowel in Singapore: an autopsy survey. *Dis Colon Rectum.* 1986;29:330–335.
29. Walker AR, Segal I. Epidemiology of noninfective intestinal disease in various ethnic groups in South Africa. *Isr J Med Sci.* 1979;15:309–313.
30. Makela J, Kiviniemi H, Laitinen S. Prevalence of perforated sigmoid diverticulitis is increasing. *Dis Colon Rectum.* 2002;45:955–961.
31. Wong SK, Ho YH, Leong AP, Seow-Choen F. Clinical behavior of complicated right-sided and left-sided diverticulosis. *Dis Colon Rectum.* 1997;40:344–348.
32. Leung DYM, Glagov S, Mathews MB. Cyclic stretching stimulates synthesis of matrix components of arterial smooth muscle cells in vivo. *Science.* 1976;191:475–477.
33. Stumpf M, Cao W, Klinge U, et al. Increased distribution of collagen type III and reduced expression of matrix metalloproteinase 1 in patients with diverticular disease. *Int J Colorectal Dis.* 2001;16:271–275.
34. Hinchey EJ, Schaal PGH, Richards GK. Treatment of perforated diverticular disease of the colon. *Adv Surg.* 1978;12:85–109.
35. Lambert ME, Knox RA, Schofield PF, et al. Management of the septic complications of diverticular disease. *Br J Surg.* 1986;73:576–579.
36. Berry AR, Turner WH. Emergency surgery for complicated diverticular disease: a five year experience. *Dis Colon Rectum.* 1989;32:849–854.
37. Hackford AW, Schoet DJ. Surgical management of complicated diverticulitis: the Lahey Clinic experience, 1967 to 1982. *Dis Colon Rectum.* 1985;28:317–321.
38. Hart AR Kennedy JH, Stebbings WS, et al. How frequently do large bowel diverticula perforate? An incidence and cross-sectional study. *Eur J Gastroenterol Hepatol.* 2000;12:661–666.
39. Chapman J, Davies M, Wolff B, et al. Complicated diverticulitis. is it time to rethink the rules? *Ann Surg.* 2005;242:576–583.
40. Sher ME, Agachan F, Bortul M, et al. Laparoscopic surgery for diverticulitis. *Surg Endosc.* 1997;11:264–267.
41. Ambrosetti P, Chautems R. Long-term outcome of mesocolic and pelvic

diverticular abscesses of the left colon: a prospective study of 73 cases. *Dis Colon Rectum.* 2005;48:787–791.

42. Stefansson T, Ekbom A, Sparen P, et al. Association between sigmoid diverticulitis and left-sided colon cancer; a nested, population-based, case control study. *Scand J Gastroenterol.* 2004;39:743–747.

43. McGuire HH, Jr, Haynes BW, Jr. Massive hemorrhage of diverticulosis of the colon: guidelines for therapy based on bleeding patterns observed in fifty cases. *Ann Surg.* 1972;175:847–855.

44. Zuckerman GR, Prakash C. Acute lower intestinal bleeding: part II—etiology, therapy, and outcomes. *Gastrointest Endosc.* 1999;49:228–238.

45. Peura DA, Lanza FL, Gostout CJ, et al. The American College of Gastroenterology bleeding registry: preliminary findings. *Am J Gastroenterol.* 1997;92:924–928.

46. Longstreth GF. Epidemiology and outcome of patients hospitalized with acute lower gastrointestinal hemorrhage: a population-based study. *Am J Gastroenterol.* 1997;92:419–424.

47. Bokhari M, Vernava AM, Ure T, et al. Diverticular hemorrhage in the elderly: Is it well tolerated? *Dis Colon Rectum.* 1996;39:191–195.

48. Vernava AM III, Moore BA, Longo WE, et al. Lower gastrointestinal bleeding. *Dis Colon Rectum.* 1997;40:846–858.

49. Jensen DM, Machicado GA, Jutabha R, et al. Urgent colonoscopy for the diagnosis and treatment of severe diverticular hemorrhage. *N Engl J Med.* 2000;342:78–82.

50. Gordon RL, Ahl KL, Kerlan RK, et al. Selective arterial embolization for the control of lower gastrointestinal bleeding. *Am J Surg.* 1997;174:24–28.

51. McGuire HHJr. Bleeding colonic diverticula: a reappraisal of natural history and management. *Ann Surg.* 1994;220:653–656.

52. Potter GD, Sellin JH. Lower gastrointestinal bleeding. *Gastroenterol Clin North Am.* 1988;17:341–356.

53. Watson AJM, Shanmugam V, Mackay I, et al. Outcomes after placement of colorectal stents. *Colorectal Dis.* 2005;7:70–73.

54. Ravo B, Khan SA, Ger R, et al. Unusual extraperitoneal presentations of diverticulitis. *Am J Gastroenterol.* 1985;80:346–351.

55. Wong WD, Wexner SD, Lowry A, et al. Practice parameters for the treatment of sigmoid diverticulitis—supporting documentation. *Dis Colon Rectum.* 2000;43:289–297.

56. Saini S, Wittenburg J, Butch RJ, et al. Percutaneous drainage of diverticular abscess: an adjunct to surgical therapy. *Arch Surg.* 1986;121:1475–1478.

57. Neff CC, Van Sonneberg E, Casola G, et al. Diverticular abscesses: percutaneous drainage. *Radiology.* 1987;163:15–18.

58. Kaiser A, Jiang JK, Lake JP, et al. The management of complicated diverticulitis and the role of computed tomography. *Am J Gastroenterol.* 2005;100:910–917.

59. Schechter S, Eisenstat TE, Oliver GC, et al. Computerised tomographic scan-guided drainage of intra-abdominal abscesses: preoperative and postoperative modalities in colon and rectal surgery. *Dis Colon Rectum.* 1994;37:984–988.

60. Stabile BE, Puccio E, Van Sonnenberg E, et al. Preoperative percutaneous drainage of diverticular abscesses. *Dis Colon Rectum.* 1988;31:591–596.

61. The Standard Task Force and the Amercian Society of Colon and Rectal Surgeons. Practice parameters for the treatment of sigmoid diverticulitis. *Dis Colon Rectum.* 2000;43:289–297.

62. Franklin ME, Jr, Jacobs M, Plasencia G, et al. Is laparoscopic surgery applicable to complicated colonic diverticular disease? *Surg Endosc.* 1997;11:1021–1025.

63. Bruce CJ, Coller JA, Murray JJ, et al. Laparoscopic resection for diverticular disease. *Dis Colon Rectum.* 1996;39:S1–S6.

64. Bergamaschi R, Arnold JP. Anastomosis level and specimen length in surgery for uncomplicated diverticulitis of the sigmoid. *Surg Endosc.* 1998;12:1149–1151.

65. Kockerling F, Schneider C, Reymond MA, et al. Laparoscopic resection of sigmoid diverticulitis. Results of a multicenter study. Laparoscopic Colorectal Surgery Study Group. *Surg Endosc.* 1999;13:567–571.

66. Bonvin P, Bonte G. Diverticules geants du sigmoide. *Arch Mal Appar Dig Mal Nutr.* 1946;35:353.

67. Hughes WL, Greene RC. Solitary air cyst of peritoneal cavity. *Arch Surg.* 1953;67:931–936.

68. Choong CK, Frizelle FA. Giant colonic diverticulum: report of four cases and review of the literature. *Dis Colon Rectum.* 1998;41:1178–1186.

69. Smith TR, Cho KC, Morehouse HT, et al. Comparison of computed tomography and contrast enema evaluation of diverticulitis. *Dis Colon Rectum.* 1990;33:1–6.

70. Eggesbo HB, Jacobsen T, Kolmannskog F, et al. Diagnosis of acute left sided colonic diverticulitis by three radiological modalities. *Acta Radiol.* 1998;39:315–321.

71. Brengman ML, Otchy DP. Timing of computed tomography in acute diverticulitis. *Dis Colon Rectum.* 1998;41:1023–1028.

72. Poletti PA, Platon A, Rutschmann O, et al. Acute left colonic diverticulitis: can CT findings be used to predict recurrence. *Am J Roentgenol.* 2004;182:1159–1165.

73. Anaya DA, Flum DR. Risk of emergency colectomy and colostomy in patients with diverticular disease. *Arch Surg.* 2005;140:681–685.

74. Kohler L, Sauerland S, Neugebauer E. Diagnosis and treatment of diverticular disease: results of a consensus development conference. *Surg Endosc.* 1999;13:430–436.

75. Schechter S, Mulvey J, Eisenstat TE. Management of uncomplicated acute diverticulitis: results of a survey. *Dis Colon Rectum.* 1999;42:470–476.

76. Tudor RG, Farmakis N, Keighley MRB. National audit of complicated diverticular disease: analysis of index cases. *Br J Surg.* 1994;81:733–735.

77. Munson KD, Hensien MA, Jacob LN, et al. Diverticulitis. A comprehensive follow-up. *Dis Colon Rectum.* 1996;39:318–322.

78. Farmakis N, Tudor RG, Keighley MRB. The 5 year history of complicated diverticular disease. *Br J Surg.* 1994;81:733–735.

79. Makela J, Vuolio S, Kiviniemi H, et al. Natural history of diverticular disease: when to operate? *Dis Colon Rectum.* 1998;41:1523–1528.

80. Ambrosetti P, Robert JH, Witzig J-A, et al. Acute left colonic diverticulitis in young patients. *J Am Coll Surg.* 1994;179:156–160.

81. Anderson DN, Driver CP, Davidson AI, et al. Diverticular disease in patients under 50 years of age. *J R Coll Surg Edinb.* 1997;42:102–104.

82. Kohler L, Sauerland S, Neugebauer E. Diagnosis and treatment of diverticular disease: results of a consensus development conference. *Surg Endosc.* 1999;13:430–436.

83. Elliott TB, Yego S, Irvin TT. Five-year audit of the acute complications of diverticular disease. *Br J Surg.* 1997;84:535–539.

84. Stollman NH, Raskin JB. Diagnosis and management of diverticular disease of the colon in adults. *Am J Gastroenterol.* 1999;94:3110–3121.

85. Farmakis N, Tudor RG, Keighley MR. The 5-year natural history of complicated diverticular disease. *Br J Surg.* 1997;81:733–735.

86. Wolff BG, Devine R. Surgical management of diverticulitis. *Am Surg.* 2000;66:153–157.

87. Schauer PR, Ghiatas AA, Sirinek KR, et al. Virulent diverticular disease in young obese men. *Am J Surg.* 1992;164:443–446.

88. Richards RJ, Hammit JK. Timing of prophylactic surgery in prevention of diverticulitis recurrence: a cost-effectiveness analysis. *Dig Dis Sci.* 2002;47:1903–1908.

89. Salem L, Veenstra DL, Sullivan SD, Flum DR. The timing of elective colectomy in diverticulitis: a decision analysis. *J Am Coll Surg.* 2004;199:904–912.

90. Ambrosetti P, Grosshol M, Becker C, et al. Computed tomography in acute left colonic diverticulitis. *Br J Surg.* 1997;84:532–534.

91. Moreaux J, Vons C. Elective resection for diverticular disease of the sigmoid colon. *Br J Surg.* 1990;77:1036–1038.

92. Parks TG, Connell AM. The outcome of 455 patients admitted for treatment of diverticular disease of the colon. *Br J Surg.* 1970;57:775–778.

93. Bahadursingh A, Virgo KS, Kaminski DL, et al. Spectrum of disease and outcome of complicated diverticular disease. *Am J Surg.* 2003;186:696–701.

94. Sarin S, Boulos PB. Long-term outcome of patients presenting with acute complications of diverticular disease. *Ann R Coll Surg Engl.* 1994;76:117–120.

95. Eusebio EB, Eisenberg MM. Natural history of diverticular disease of the colon in young patients. *Am J Surg.* 1973;125:308–311.

96. Almy TP, Howell DA. Medical progress: diverticular disease of the colon. *N Engl J Med.* 1980;302:324–331.

97. Biondo S, Pares D, Marti Rague J, et al. Acute colonic diverticulitis in patients under 50 years of age. *Br J Surg.* 2002;89:1137–1141.

98. Broderick-Villa GB, Collins JC, Abbas MA, et al. Hospitalization for acute diverticulitis. Does not mandate routine elective colectomy. *Arch Surg.* 2005;140:576–583.

99. Vignati PV, Welch JP, Cohen JL. Long-term management of diverticulitis in young patients. *Dis Colon Rectum.* 1995;38:627–662.

100. Larson DM, Masters SS, Spiro HM. Medical and surgical therapy in diverticular disease. A comparative study. *Gastroenterology.* 1976;71:734–737.

101. Haglund U, Helberg R. Complicated diverticular disease of the sigmoid colon: an analysis of short and long term outcome in 392 patients. *Ann Chirug et Gynaecologiae.* 1979;68:41–46.

102. Roberts P, Abel M, Rosen L, et al. Practice parameters for sigmoid diverticulitis—supporting documentation. *Dis Colon Rectum.* 1995;38:

126–132.

103. Tyau ES, Prytowsky JB, Joehl RJ, et al. Acute diverticulitis: a complicated problem in the immunocompromised patient. *Arch Surg*. 1991; 26:855–858.

104. Griffen WO, Jr. Management of the acute complications of diverticular disease: acute perforation of colonic diverticula. *Dis Colon Rectum*. 1976;19:293–295.

105. Colcock B. Surgical management of complicated diverticulitis. *N Engl J Med*. 1958;259:570.

106. Bell AM, Wolff BG. Progression and recurrence after resection for diverticulitis. *Semin Col Rectum*. 1990;1:99–102.

107. Benn PL, Wolff BG, Ilstrup DM. Levels of anastomosis and recurrent colonic diverticulitis. *Am J Surg*. 1986;151:269–271.

108. Penfold JCB. Management of uncomplicated diverticular disease by colonic resection in patients at St. Mark's Hospital. *Gastroenterology*. 1976;11:134–137.

109. Nagorney DM, Adson M, Pemberton JH. Sigmoid diverticulitis with perforation and generalized peritonitis. *Dis Colon Rectum*. 1985;28:71–75.

110. Killingback M. Management of perforated diverticulitis. *Surg Clin North Am*. 1983;63:97–115.

111. Almy TP, Howell DA. Diverticular disease of the colon. *N Engl J Med*. 1980;302:324–331.

112. Chautems RC, Ambrosetti P, Ludwig A, Mermillod B, Morel P, Soravia C. Long-term follow-up after first acute episode of sigmoid diverticulitis: is surgery mandatory?: a prospective study of 118 patients. *Dis Colon Rectum*. 2002;45:962–966.

113. Lorimer J. Is prophylactic resection valid as an indication for elective surgery in diverticular disease? *Can J Surg*. 1997;40:445–448.

114. Leigh JE, Judd ES, Waugh JM. Diverticulitis of the colon. Recurrence after apparently adequate segmental resection. *Am J Surg*. 1962;103:51–54.

115. Thaler K, Baig MK, Berho M. Determinants of recurrence after sigmoid resection for uncomplicated diverticulitis. *Dis Colon Rectum*. 2003; 46:385–388.

116. Thorn M, Graf W, Stefansson T, et al. Clinical and functional results after elective colonic resection in 75 consecutive patients with diverticular disease. *Am J Surg*. 2002;183:7–11.

117. Wolff BG, Ready RL, MacCarty RL, et al. Influence of sigmoid resection on progression of diverticular disease of the colon. *Dis Colon Rectum*. 1984;27:645–647.

118. Andeweg C, Bleichrodt R, Goor H, et al. Incidence and risk factors of recurrence after surgery for pathology-proven diverticular disease. *World J Surg*. 2008;32:1501–1506.

119. Killingback M, Barron PE, Dent OF. Elective surgery for diverticular disease: an audit of surgical pathology and treatment. *ANZ J Surg*. 2004;74:530–536.

120. Ambrosetti P, Becker C, Terrier F. Colonic diverticulitis: impact of imaging on surgical management. A prospective study of 542 patients. *Eur Radiol*. 2002;12:114–119.

121. Marinella MA, Mustafa M. Acute diverticulitis in patients 40 years of age and younger. *Am J Emerg Med*. 2000;18:140–142.

122. Acosta JA, Grenbec ML, Doberneck RC, et al. Colonic diverticular disease in patients 40 years old or younger. *Am Surg*. 1992;58:605–607.

123. Freicschlag J, Bennion RS, Thompson JE, Jr. Complications of diverticular disease of the colon in young people. *Dis Colon Rectum*. 1986; 29:639–643.

124. Chodak GW, Rangel DM, Passaro E, Jr. Colonic diverticulitis in patients under age 40: need for earlier diagnosis. *Am J Surg*. 1981;141:699–702.

125. Ambrosetti P, Robert J, Witzig JA, et al. Prognostic factors from computed tomography in acute left colonic diverticulitis. *Br J Surg*. 1992;79:117–119.

126. McConnell EJ, Tessier DJ, Wolff BG. Population-based incidence of complicated diverticular disease of the sigmoid colon based on gender and age. *Dis Colon Rectum*. 2003;46:1110–1114.

127. Simonowitz D, Paloyan D. Diverticular disease of the colon in patients under 40 years of age. *Am J Gastroenterol*. 1977;67:69–72.

128. Dobbins C, Defontgalland D, Duthie G, et al. The relationship of obesity to the complications of diverticular disease. *Colorectal Dis*. 2006;8:37–40.

129. Rosemar AA, Rosengren U. A body mass index and diverticular disease: a 28-year follow-up study in men. *Dis Colon Rectum*. 2008;51:450–455.

130. Nelson RS, Velaso A, Mukesh BN. Management of diverticulitis in younger patients. *Dis Colon Rectum*. 2006;49:1341–1345.

131. West SD, Robinson EK, Kao LS, et al. Diverticulitis in the younger patient. *Am J Surg*. 2003;186:743–746.

132. Guzzo J, Hymen N. Diverticulitis in young patients: is resection after a single attack always warranted? *Dis Colon Rectum*. 2004;47:1187–1191.

133. Spivak H, Weinrauch S, Harvey JC, et al. Acute colonic diverticulitis in the young. *Dis Colon Rectum*. 1997;40:570–574.

134. Schweitzer J, Casilas RA, Collins JC. Acute diverticulitis in the young adult is not "virulent." *Am Surg*. 2002;68:1044–1047.

135. Koutroubakis IE, Antonio P, Tzardi M, et al. The spectrum of segmental colitis associated with diverticulosis. *Int J Colorectal Dis*. 2005;20:28–32.

136. Jani N, Finkelstein S, Blumberg D. Segmental colitis associated with diverticulosis. *Dig Dis Sci*. 2002;47:1175–1181.

137. Peppercorn MA. The overlap of inflammatory bowel disease and diverticular disease. *J Clin Gastroenterol*. 2004;38:S8–S10.

138. Konvolinka C. Acute diverticulitis under age forty. *Am J Surg*. 1994; 167:562–565.

139. Scheff RT, Zuckerman GM, Harter H, et al. Diverticular disease in patients with chronic renal failure due to polycystic kidney disease. *Ann Intern Med*. 1980;92:202–204.

140. Church JM, Fazio VW, Braun WE, et al. Perforation of the colon in renal homograft recipients. A report of cases and a review of the literature. *Ann Surg*. 1986;203:69–76.

141. Myers WC, Harris N, Stein S, et al. Alimentary tract complications after renal transplantation. *Ann Surg*. 1979;190:535–542.

142. Sawyer OI, Garvin PJ, Codd JE, et al. Colorectal complications of renal allograft transplantation. *Arch Surg*. 1978;113:84–86.

143. McCune TR, Nylander WA, Van Buren DH, et al. Colonic screening prior to renal transplantation and its impact on post-transplant colonic complications. *Clin Transplant*. 1992;6:91–96.

144. Campbell KC, Steele RJ. Non-steroidal anti-inflammatory drugs and complicated diverticular disease: a case control study. *Br J Surg*. 1991;78:190–191.

145. Papi C, Ciaco A, Koch M, et al. Efficacy of rifaximin in the treatment of symptomatic diverticular disease of the colon. A multicentre double-blind placebo controlled trial. *Aliment Pharmacol Ther*. 1995;9:33–39.

146. Papagrigoriadis S, Macey L, Bourantas N, et al. Smoking may be associated with complications in diverticular disease. *Br J Surg*. 1999;86: 923–926.

147. Latella G, Pimpo MT, Sottili S, et al. Rifaximin improves symptoms of acquired uncomplicated diverticular disease of the colon. *Int J Colorectal Dis*. 2003;18:55–62.

148. Morris CR, Harvey IM, Stebbings WSL, et al. Anti-inflammatory drugs, analgesics and the risk of perforated colonic diverticular disease. *Br J Surg*. 2003;90:1267–1272.

149. Linhardt GE, Moore RC, Mason GR. Prognostic indices in the treatment of acute diverticulitis. *Am Surg*. 1982;48:217–220.

150. Sterioff S, Orringer MB, Cameron JL. Colon perforations associated with steroid therapy. *Surgery*. 1974;75:56–58.

151. Lederman ED, Conti DJ, Lempert N, Singh TP, Lee EC. Complicated diverticulitis following renal transplantation. *Dis Colon Rectum*. 1998;41:613–618.

152. Wedell J, Banzhaf G, Chaoui R, et al. Surgical management of complicated colonic diverticulitis. *Br J Surg*. 1997;84:380–383.

153. Schwesinger WH, Page CP, Gaskill HV, 3rd, et al. Operative management of diverticular emergencies: strategies and outcomes. *Arch Surg*. 2000;135:558–562.

154. Finlay IG, Carter DC. A comparison of emergency resection and staged management in perforated diverticular disease. *Dis Colon Rectum*. 1987;30:929–933.

155. Krukowski ZH, Matheson NA. Emergency surgery for diverticular disease complicated by generalised and faecal peritonitis. *Br Med J*. 1985;290:1490–1492.

156. Krukowski ZH. Diverticular disease. In: In: Phillips RK, ed. *Colorectal Surgery: A Companion to Specialist Surgical Practice*. London, England: WB Saunders; 2001.

157. Belmonte C, Klav JV, Perez JJ, et al. The Hartmann procedure. First choice or last resort in diverticular disease? *Arch Surg*. 1996;131:612–617.

158. Wigmore SJ, Duthie GS, Young IE, et al. Restoration of intestinal continuity following Hartmann's procedure: the Lothian experience 1987–1992. *Br J Surg*. 1995;82:27–30.

159. Foster ME, Leaper DJ, Williamson RCN. Changing patterns in colostomy closure: the Bristol experience 1975–1982. *Br J Surg*. 1985;72:142–145.

160. Pearce NW, Scott SD, Karran SJ. Timing and method of reversal of Hartmann's procedure. *Br J Surg*. 1992;79:839–841.

161. Khoury DA, Beck DE, Opelka FG, et al. Colostomy closure. *Dis Colon Rectum*. 1996;39:605–609.

162. Biondo S, Perea MT, Rague JM, et al. One-stage procedure in non-elective surgery for diverticular disease complications. *Colorectal Dis.* 2001;3:42–45.

163. Gooszen AW, Tollenaar RAE, Geelkerken RH, et al. Prospective study of primary anastomosis following sigmoid resection for suspected acute complicated diverticular disease. *Br J Surg.* 2001;88:693–697.

164. Slim K, Vicaut E, Panis Y, et al. Meta-analysis of randomised clinical trials of colorectal surgery with or without mechanical bowel preparation. *Br J Surg.* 2004;91:1125–1130.

165. Merad F, Hay J, Fingerhut A, et al. Is prophylactic pelvic drainage useful after elective rectal or anal anastomosis? A multicenter controlled randomized trial. The French Association for Surgical Research. *Surgery.* 1999;125:529–535.

166. Veldkamp R, Kuhry E, Hop WC, et al; COlon cancer Laparoscopic or Open Resection Study Group (COLOR). Laparoscopic surgery versus open surgery for colon cancer: short-term outcomes of a randomised trial. *Lancet Oncol.* 2005;6:477–484.

167. Guillou PJ, Quirke P, Thorpe H, et al; MRC CLASICC trial group. Short-term endpoints of conventional versus laparoscopic-assisted surgery in patients with colorectal cancer (MRC CLASSIC trial): multicentre, randomised controlled trial. *Lancet.* 2005;365:1718–1726.

168. Tjandra JJ, Chan MKY. Systematic review of the short term outcome of laparoscopic resection for colon and rectosigmoid cancer. *Colorectal Dis.* 2006;8:375–388.

169. Taylor CJ, Layani L, Ghusn MA, et al. Perforated diverticulitis managed by laparoscopic lavage. *Aust N Z J Surg.* 2006;7611:962–965.

170. Myers E, Hurley M, O'Sullivan GC, et al. Laparoscopic peritoneal lavage for generalized peritonitis due to perforated diverticulitis. *Br J Surg.* 2008;951:97–101.

171. Hansen AJ, Anderson ML, Schlinkert RT, et al. Laparoscopic repair of colonoscopic perforations: indications and guidelines. *J Gastrointest Surg.* 2007;115:655–659.

172. Scheidbach H, Schneider C, Rose J, et al. Laparoscopic approach to treatment of sigmoid diverticulitis: changes in the spectrum of indications and results of a prospective, multicenter study on 1,545 patients. *Dis Colon Rectum.* 2004;4711:1883–1888.

173. Gonzalez R, Smith CD, Mattar SG, et al. Laparoscopic vs open resection for the treatment of diverticular disease. *Surg Endosc.* 2004;18:276–280.

174. Garrett KA, Champagne BJ, Valerian BT, et al. A single training center's experience with 200 consecutive cases of diverticulitis: can all patients be approached laparoscopically? *Surg Endosc.* 2008;22:2503–2508.

175. Reissfelder C, Buhr HJ, Ritz JP. Can laparoscopically assisted sigmoid resection provide uncomplicated management even in cases of complicated diverticulitis? *Surg Endosc.* 2006;20:1055–1059.

176. Vargas HD, Ramirez RT, Hoffman GC, et al. Defining the role of laparoscopic assisted sigmoid colectomy for diverticulitis. *Dis Colon Rectum.* 2000;43:1726–1731.

177. Regan JP, Salky BA. Laparoscopic treatment of enteric fistulas. *Surg Endosc.* 2004;18(2):252–254.

178. Senagore AJ, Duepree HJ, Delaney CP, et al. Cost structure of laparoscopic and open sigmoid colectomy for diverticular disease. Similarities and differences. *Dis Colon Rectum.* 2002;45:485–490.

179. Schwander O, Farke S, Fischer F, et al. Laparoscopic colectomy for recurrent and complicated diverticulitis: a prospective study of 396 patients. *Langenbecks Arch Surg.* 2004;389:97–103.

180. Le Moine MC, Fabre JM, Vacher C, et al. Factors and consequences of conversion in laparoscopic sigmoidectomy for diverticular disease. *Br J Surg.* 2003;90(2):232–236.

181. Hiltunen KM, Syria H, Matikainen M. Colonic volvulus: diagnosis and results of treatment in 82 patients. *Eur J Surg.* 1992;158:607–611.

182. Ballantye GH. Review of sigmoid volvulus. History and results of treatment. *Dis Colon Rectum.* 1990;33:643–646.

183. Wolfer JA, Beaton LW, Anson BJ. Volvulus of the caecum: anatomical factors in its etiology: report of a case. *Surg Gynaecol Obstet.* 1942;74:882–894.

184. Rabinocvici R, Simansky DA, Kaplan O. Cecal volvulus. *Dis Colon Rectum.* 1990;33:765–769.

185. Moore CJ, Corl FM, Fishman EK. CT of cecal volvulus: unraveling the image. *AJR.* 2001;177:95–98.

186. Patel A, Kaleya R, Sammartano RJ. Pathophysiology of mesenteric ischemia. *Surg Clin North Am.* 1992;72:31–41.

187. Zimmerman BJ, Granger DN. Reperfusion injury. *Surg Clin North Am.* 1992;72:65–83.

188. Wyman A, Zeiderman MR. Maintaining decompression of sigmoid volvulus. *Surg Gynecol Obstet.* 1989;169:265.

189. Peoples JB, McCafferty JC, Scher KS. Operative therapy for sigmoid volvulus: identification of risk factors affecting outcome. *Dis Colon Rectum.* 1990;33:643–646.

190. Safioleas M, Chatziconstnatinou C, Felekouras E, et al. Clinical considerations and therapeutic strategy for sigmoid volvulus in the elderly: a study of 33 cases. *World J Gastroenterol.* 2007;13:921–924

191. Akcan A, Akyildiz H, Artis T, et al. Feasibility of single-stage resection and primary anastomosis in patients with acute noncomplicated sigmoid volvulus. *Am J Surg.* 2007;193:421–426.

192. Werrkin MG, Aufses AH. Management of volvulus of the colon. *Dis Colon Rectum.* 1978;21:40–45.

193. Bhandarkar DS, Morgan WP. Laparoscopic caecopexy for caecal volvulus. *Br J Surg.* 1995;82:323.

194. Liang JT Lai HS, Lee PH. Elective laparoscopically assisted sigmoidectomy for the sigmoid volvulus. *Surg Endosc.* 2006;20:1772–1773.

195. Cartwright-Terry T, Phillips S, Greenslade GL, Dixon AR, et al. Laparoscopy in the management of closed loop sigmoid volvulus. *Colorectal Dis.* 2007;10:370–372.

196. Liang JT, Lai HS, Lee PH. Elective laparoscopically assisted sigmoidectomy for the sigmoid volvulus. *Surg Endosc.* 2006; 20: 1772–1773.

197. Bruusgaard C. Volvulus of the sigmoid colon and its treatment. *Surgery.* 1947;22:466–478.

198. Frizelle FA, Wolff BG. Colonic volvulus. *Adv Surg.* 1996;29:131–139.

199. Benacci J, Wolff BG. Cecostomy: therapeutic indications and results. *Dis Colon Rectum.* 1995;38:530–534.

克罗恩病

Fabrizio Michelassi • Roger D. Hurst • Alessandro Fichera

（王　浩译）

33

克罗恩病是一种胃肠道慢性炎症反应性疾病，可导致肠腔狭窄、炎性渗出、瘘管、脓肿、出血及癌症，通常发生于小肠、结肠、直肠和肛门，较少发生于胃、食管及口腔，常同时累及胃肠道的多个部位。

克罗恩病的病因未知，尚无治愈手段。目前药物和手术对控制疾病有效，但即便最好的治疗，再复发亦经常发生。最佳的药物治疗与及时正确的手术干预对于克罗恩病患者来说是最好的治疗选择。然而，因其复杂的临床表现和潜在的并发症使克罗恩病的治疗仍较困难；而且，其治疗效果难以预测。总的来说，有许多适合于每个患者的最佳治疗方法，对每个患病部位亦有最佳的治疗方法。

背景

在1932年，克罗恩等首次提出局部的肠道病变为一独特的临床病理改变，从此，克罗恩病作为一种明确的病理特征而被认可[1]。回顾历史，关于克罗恩病的病理描述至少可追溯至1612年，当时法布里有一篇关于严重腹痛男孩死亡的病例报道[2]；尸检显示，其具有完全性肠梗阻的盲肠和结肠溃疡。莫尔加尼于1761年的一篇报道提及一名伴有腹泻、发热年轻男性的病例，该患者伴有回肠增生和肠系膜增厚[3-4]。

1932年前，克罗恩病并不太普遍，原因是该病好发于腹部外科手术受限的部位，可能被误认为肿瘤或者肠结核。在1913年，苏格兰的格拉斯格在英国医学杂志上报道13例患者，并且描述出克罗恩病典型的临床和病理特征[5]。虽然并不经常引证，但却是继克罗恩之后最为经典的描述，有学者认为该病应被命名为Dalzier-Crohn病。

在克罗恩报道后的20世纪30年代至50年代间，对该病的认识不断提高，导致越来越多典型病例的报道，对该病的大众意识亦有提高，1956年，世界上最著名的威尔总统被诊断为末端回肠克罗恩病。同一年，威尔总统接受肠旁路手术，将小肠病变的近端与横结肠吻合[6]；接受手术后，其在以后的生活中未出现任何症状[7]。

在对克罗恩病认识的早期，最佳的手术仍有争议。首先，多数学者认为疾病使肠和肠系膜共同累及，更像恶性肿瘤，广泛的切除和根治性的切除肠系膜被认为是获得最大存活率的手术方式；粪便转流对于减轻炎症和改善症状是有效的[8]。在20世纪40年代和50年代经常施行的旁路手术现在较少应用于克罗恩病治疗[9-11]；另外，对克罗恩病临床发展进程更深入的了解使医生选择更加保守的治疗。因此，广泛切除正常组织和根治性肠系膜切除对避免疾病的复发是无效的。

尽管对于末端回肠的克罗恩病有了越来越多的关注，但是，直至1960年Lockhart-Mummery和Morson制定了区分克罗恩病和溃疡性结肠炎的病理标准，其才作为克罗恩病而被广泛认可[12]。

流行病学

在克罗恩病的最初描述即1932年之后，报道的病例急剧增加。据统计美国克罗恩病发病率大约为1/25 000，该病有慢性和病人带病存活时间长的临床特点；因此，发病率可能更高，据报道在80/100 000至150/100 000之间[13-14]。从1930年至1980年，克罗恩病的发病率迅速增长，但新发病率仍比较稳定。

美国、加拿大、欧洲克罗恩病的发病率较高，而亚洲、南美、日本发病率较低，克罗恩病在非洲亦较少，但缺乏该地区具体的发病率数据。克罗恩病的发病高峰是 15 ～ 25 岁，常发生于青年人，但该病亦可发生于其他任何年龄；然而，小于 6 岁的儿童发病极少 [15]。

在美国，克罗恩病在白种人中发病率最高、非洲裔美国人较低、西班牙裔和华裔最低，犹太人是非犹太人的 3 ～ 4 倍；女性多于男性，在一些人群中男性多于女性 [16]。

克罗恩病的家族聚集现象常见。患有该疾病或溃疡性结肠炎患者，其下一代患该病的风险增加 6 ～ 10 倍。虽然家庭聚集现象常见，但是，家庭患病成员的分布并不符合孟德尔遗传定律。

病因学

克罗恩病的病因未知，多个可能的原因仍在研究中 [4]。虽然对克罗恩病的分子生物学研究已达到基因水平，但其最终的病因仍然未知。

克罗恩病是一种免疫反应性疾病，其可导致肠组织炎症反应和组织破坏。这种免疫反应是否为与肠相关免疫系统最初功能失调的结果，抑或是未知病理诱发的一个正常免疫系统的过度免疫反应的结果仍不清楚。大多数人认为，克罗恩病常发生于有遗传倾向的个体，其进展依赖于环境因素，该环境因素可诱发一系列病理改变，使其最终表现为克罗恩病。

至今，在全身或黏膜免疫系统仍未找到明确的最初损害。肠转运机制的研究显示，克罗恩病患者以及无症状一级亲属存在肠渗透的增加 [17-21]，一些学者从而推测克罗恩病是黏膜屏障功能改变后的结果，允许正常存在于肠腔和黏膜下的多数抗原之间进行相互作用。

正如观察到的家族聚集现象和不同人种和种族患病风险不同一样。基因易感性更可能成为克罗恩病的主要病因。克罗恩病在家族聚集中的分布是复杂的，而且与孟德尔遗传定律相违背。基因连锁分析已明确在染色体 16q12 [22-23] 上具有 CARD15/NOD2 的人群易患克罗恩病。CARD15 是与先天免疫有关的基因产物，在回肠的潘氏细胞中优先表达 [24-25]。尽管 CARD15/NOD2 基因与克罗恩病的遗传易感性相关，但是，突变的 CARD15 对于治疗该病并非必须，而且其单纯改变对该疾病的发生也是不充分的。因此，CARD15/NOD2 与克罗恩病之间的基因关系是复杂的，仍未被完全认识。

现在更多的研究关注到感染因素在克罗恩病中的角色。认为感染因素可能扮演重要角色，其可能作为克罗恩病的直接病因或者作为间接原因导致免疫系统缺陷。非干酪性肉芽肿是克罗恩病的特征性病理改变，已从克罗恩病的样本中分离出结核分枝杆菌。但是该发现仍存在问题，因为其至应用敏感的 PCR 也不能从克罗恩病受影响的肠段中分离出分枝杆菌的特异 DNA。其他一些感染因素亦已研究，但显示非克罗恩病的病因。这些感染因素包括麻疹病毒、非幽门的螺杆菌、假单胞细菌及单核细胞增生李斯特菌 [26]；至今，无始终与克罗恩病相关的单独的感染因子。

虽然饮食调整可减轻克罗恩病的症状，但并无明确的食物确定为病因。然而，吸烟与克罗恩病的进展相关，吸烟者比起不吸烟者有更高的患病风险 [27-30]；另外，吸烟可加重克罗恩病，而且可导致术后复发 [31-32]。但是，吸烟时烟雾中何种成分是克罗恩病进展的危险因素仍不清楚。

病理学

克罗恩病的典型病理特征为肠壁的全层炎症，而且，在增厚的黏膜下层有众多淋巴细胞聚集 [33]。淋巴细胞聚集可超过黏膜层扩展到固有肌层。在水肿纤维化的黏膜下层规整的淋巴细胞聚集是该病的典型组织学特点。另一个克罗恩病的镜下病理特点是非干酪性肉芽肿。非干酪性肉芽肿对于克罗恩病的诊断有重要意义，但是，仅于 50% 的切除标本中可以看到，而且，很少能在内镜活检标本中看到。另外，肉芽肿的出现与该病的活动期无关，因为活跃期的病变区域并未比静止期的病变区域具有更多的肉芽肿 [34]。

克罗恩病的早期大体改变是小的黏膜溃疡，又叫口疮性溃疡 [33]。口疮性溃疡表现为红色斑点或者点状黏膜凹陷，典型表现就是直接出现黏膜下的淋巴细胞聚集。随着炎症进展，口疮性溃疡逐渐扩大并变成放射状。扩大的溃疡融合形成线性的黏膜溃疡。小肠的克罗恩病，线性溃疡出现在肠壁的肠系膜侧。继续进展将导致线性溃疡网状化，溃疡围绕在水肿黏膜周围，形成典型的鹅卵石征。黏膜溃疡可穿透黏膜下层甚至肠壁，最终导致窦道、脓腔、瘘管。

炎症的进展可达肠壁全层。克罗恩病的病变部位包括肠系膜、局部淋巴结。早期急性炎症反应可导致肠壁充血和肠腔变宽。随着炎症的慢性化，肠壁可形成纤维瘢痕，从而导致肠壁增厚成皮革样。

临床表现

克罗恩病的临床表现取决于其所累及的肠段以及疾病的主要病理改变。其病理改变包括：狭窄、穿孔和炎症。下面将进一步进行描述。

疾病类型

克罗恩病有三种病理表现包括：狭窄、穿孔、炎症[36]。这三种类型并不代表三种不同形式的疾病，而是用来描述疾病主要临床表现的专业术语[37]。不是一种病理类型只发生在同一个病人或同一肠段上。而是某一种病理类型占主导。通常疾病的主要类型决定其临床表现和治疗的选择。

狭窄

克罗恩慢性炎症导致纤维瘢痕组织的形成，从而使肠管收缩，其被视为纤维硬化性损伤。有狭窄的病人通常形成不全或完全性肠梗阻，因此，临床表现通常是梗阻。由于瘢痕组织的形成，纤维硬化组织不会因为药物治疗而恢复。一旦瘢痕硬化出现临床症状，通常需要外科干预。

穿孔

穿孔性克罗恩病通常表现为窦道、瘘管和脓肿。穿孔的窦道从深部黏膜溃疡发展而来。这些窦道穿透肌层，当穿透到周围组织则形成脓肿或者瘘管。穿孔导致肠内容物溢出到腹腔中并非克罗恩病的常见现象。在新发窦道周围的炎症反应导致其与周围组织的粘连。通常穿孔直接进入腹腔不常见，而以穿孔穿过脓肿或瘘管到周围其他组织常见。典型的穿孔通常伴随着不同程度狭窄的形成，但由穿孔形成的瘘管或脓肿在临床描述中更常见。

炎症

克罗恩病的炎症特征是黏膜溃疡和肠壁增厚。炎性水肿可导致肠分节运动减慢和肠腔狭窄。这种病理特征通常导致小肠梗阻症状和结肠痢疾。克罗恩病的三种特征中，炎症最适合药物治疗。

病变位置

克罗恩病可以发生在从口腔到肛门的任何部位。最常见的部位是末端回肠，1/5 的病人同时累及多个肠段。

胃十二指肠的克罗恩病

上消化道克罗恩病的症状为恶心、呕吐、吞咽困难和吞咽痛[38]。口腔克罗恩病症状为硬腭上的口腔溃疡，尤其在咀嚼和吞咽时会不舒服。食管克罗恩病在儿童及成人均不常见，但在儿童的发病率要高一些[39]。食管克罗恩病可能无症状，也可能导致吞咽困难或吞咽痛。食管的克罗恩病通常与胃肠道的克罗恩病同时存在，单纯的食管克罗恩病较少见。有症状的胃十二指肠克罗恩病比食管的更加普遍，但这两个位置不经常被克罗恩病受累。

小肠克罗恩病

腹痛是小肠克罗恩病的主要症状，通常 90% 病例发生腹痛[35]。腹痛可能由梗阻或脓毒症导致。与梗阻相关的腹痛大多发生在餐后。由于败血症而引起的典型腹痛是固定的而且伴有发热。体重降低与厌食有关，但在一些严重的病例中是由于吸收减少而导致。小肠疾病通常易察觉，且通常位于右下腹，腹痛与由于梗阻而导致的肠壁增厚、由于穿孔而导致的脓肿和蜂窝织炎相关。与皮肤、膀胱、阴道相通的瘘管可以通过病史和体格检查得以诊断。

结肠克罗恩病

结肠克罗恩病典型症状为血性或非血性痢疾。结肠急性克罗恩病表现为与肠活动相关的腹痛和发热。由于疾病进展出现的结肠狭窄可以导致结肠梗阻。像小肠的克罗恩病一样，克罗恩病的结肠炎也可导致脓肿和瘘管形成。克罗恩病可发生中毒性巨结肠，但这种严重症状要比溃疡性结肠炎少见[40]。

肛周克罗恩病

克罗恩病通常侵犯肛隐窝导致肛周瘘管、脓肿和肛门狭窄。肛周克罗恩病亦可出现肛周皮肤增厚、裂口和瘢痕。大约 40% 的患者有克罗恩病的肛周表现[41-42]。虽然肛周表现可以是克罗恩病的首发表现，但其总是与胃肠道的克罗恩病相关。

肠外克罗恩病

克罗恩病除了出现在胃肠道，其在肠外也可有表现（包括眼睛、皮肤、肝胆管以及关节）[43-44]。肠外的临床表现仅出现于少数患者，但症状要比肠道的症状严重。克罗恩病的眼部症状为葡萄膜炎和巩膜外层炎[45]。克罗恩病的皮肤表现为红斑结节。关节表现为强直性脊柱炎、骶髂关节炎以及血清阴性的多发动脉炎。克罗恩病患者可出现硬化性胆管炎。然而，克罗恩病患者最初出现硬化性胆管炎的概率要比溃疡性结肠炎低。

周围多发动脉炎、巩膜外层炎、葡萄膜炎、红斑结节通常与克罗恩病的活动期相关。随着病变肠段的完整手术切除和肠炎的有效药物治疗，肠外表现可逐渐减轻。随着肠道病变的有效治疗，脓皮病亦有所改善。但针对特定病变的现有临床数据显示并不总是一致。强直性脊柱炎和原发性硬化性胆管炎的表现可与肠道病变的程度不一致。切除病变肠管并不能使患者的强直性脊柱炎、原发性硬化性胆管炎改善。

诊断

克罗恩病的早期表现是隐匿的，在确诊之前很多患者可能已有数月甚至数年的症状表现。克罗恩病的诊断需要全面的病史和体格检查，还有肠道的影像学检查和内镜检查。无明确诊断克罗恩病的特异性实验室检查。影像学检查（例如 CT、MRI）能够评估和发现克罗恩病的一些并发症和临床表现[46]，但其在最初的诊断中价值较低[47]。

病史和体格检查

克罗恩病的症状取决于所累及肠段的部位、疾病的病理类型、疾病严重程度以及并发症。正如过去所描述的，常见的主诉在大部分病例的最初表现中出现，如：间断性腹痛、肿胀、腹泻、恶心、呕吐、体重减轻和发热[48]。病人也可能出现与并发症相关的症状，包括腹部肿块、气尿、肛周疼痛和肿胀、皮疹。在一些病例中，最初可能为急性阑尾炎表现。在这些病例中，在腹部右下四分之一象限的疼痛可能仅仅出现数小时或数天。因此，其病史可能是不典型的。

对疑似克罗恩病患者，全面的体格检查应该包括全腹检查。在回肠克罗恩病的患者中，典型表现为右下腹压痛，有时可触及明显肿块；应检查口腔内是否有口腔溃疡，肛周应检查是否有瘘管、脓肿、增生的皮肤赘生物，直肠指诊检查是否有肛门狭窄、瘘管和直肠黏膜溃疡，检查四肢皮肤是否有结节性红斑和脓皮病。

影像学检查

小肠影像检查

通过小肠顺行或灌肠的上消化道造影对比检查是诊断小肠克罗恩病的最好方法[49-52]。小肠克罗恩病的 X 线表现是特征性的[53]（图 33-1），早期影像学检查可见小肠黏膜溃疡和结节而导致的黏膜粗糙表现；随着疾病进展，可见黏膜皱襞增厚以及肠壁的水肿，疾病继续进展可见明显的鹅卵石征。小肠对比造影亦可显示肠系膜增厚、炎性肿块与脓肿的形成，可显现孤立和移位造影充填的肠袢的多发肿块影（图 33-1 和 33-2）；亦可见克罗恩病的并发症如狭窄和瘘管等。值得注意的是，小肠造影并不能显现所有上述病变，如，多数肠内的瘘（如小肠乙状结肠瘘、小肠膀胱瘘管），并不能在小肠对比造影显示出典型的影像[54-55]；因此，影像学未显示的瘘并不能排除病变的存在。另外，小肠对比造影检查不能显示出具有显著狭窄的所有区域[56]。虽然小肠影像学检查可能低估克罗恩病并发症程度，但经验丰富的胃肠道影像专家进行的小肠影像检查仍是诊断此病有效的工具（图 33-3）。除确立诊断外，小肠造影还可评估疾病所累及或未累及小肠的位置与长度、明确病变是连续性还是非连续性。

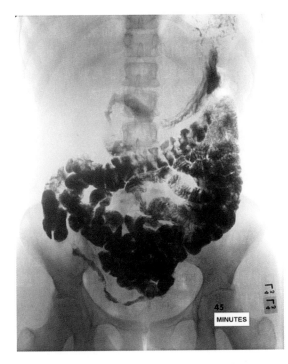

图 33-1　克罗恩病末端回肠的影像表现（Reprinted，with permission，from the University of Chicago General Surgery Archives.）

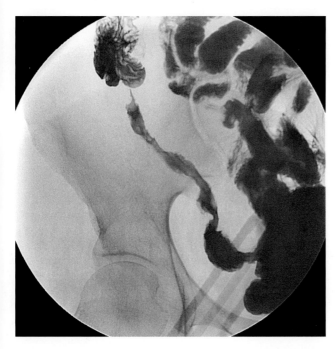

图 33-2　小肠 X 线显示末端回肠高度狭窄和溃疡形成（Reprinted, with permission, from the University of Chicago General Surgery Archives.）

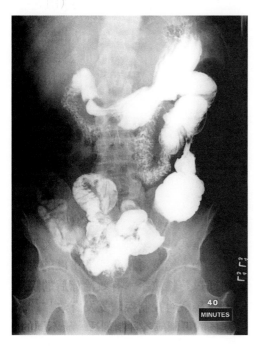

图 33-3　小肠 X 线显示空肠狭窄（Reprinted, with permission, from the University of Chicago General Surgery Archives）

有经验的影像学家能够评估肠腔狭窄、判断其是炎性肿胀造成的还是纤维瘢痕组织造成的，这样的区分，有利于药物治疗与早期手术干预治疗方法的选择，炎

性狭窄药物治疗效果较好、纤维性狭窄最好采用手术治疗。

内镜检查

消化道内镜能观察黏膜并行组织活检，上消化道内镜对诊断食管、胃、十二指肠的黏膜病变有价值，易于识别狭窄以及评价严重程度。结肠镜下，克罗恩病的特征性表现为：口疮样溃疡、纵向溃疡、跳跃征、假息肉与狭窄[53]，对于大部分患者，结肠镜可进入末端回肠并对其进行评估。

胶囊内镜检查

胶囊内镜是诊断和评估克罗恩病的新方法[57-58]。装有小型照相机的胶囊被吞咽后，照相机可全程记录所经过的部位。胶囊内镜能够检测小肠 X 线无法发现的微小的黏膜病变。在选择胶囊内镜时，疑似克罗恩病患者应先行小肠造影排除狭窄原因是胶囊不能通过狭窄并导致肠梗阻。Mayo Clinic 对胶囊内镜诊断克罗恩病方面的价值进行了前瞻性研究[59]，这项研究将胶囊内镜、CT 的虚拟肠镜（CTE）、回结肠内镜、小肠造影进行前瞻盲法试验，发现在敏感性方面，胶囊内镜和其他检查之间差异不大。关于胶囊内镜与 CTE 对照的一篇荟萃分析显示，对异常病变的检出，胶囊内镜较 CTE 高 38%；然而，其仅限于克罗恩病中的比较[60]。在使用胶囊内镜前，应用小肠造影评估无症状部分小肠梗阻是必要的；由于与其他检查相比，胶囊内镜缺乏明显的优势，因此限制其作为克罗恩病的一线检查项目，但可应用于其他潜在诊断不明确的情况。

CT 检查

无症状克罗恩病患者的 CT 结果是不明确的，常规 CT 对于克罗恩病的诊断并不适用。然而，CT 对于诊断有症状的克罗恩病是有价值的[61-62]。CT 尤其可发现增厚和扩张的肠管、炎性肿块、脓肿和腹膜后纤维化与输尿管狭窄所致的肾盂积水。CT 亦是诊断肠膀胱瘘管敏感性检查（在膀胱内可见气体）。近年来，在克罗恩病诊断上，断层影像技术发挥着越来越重要的作用。使用回肠镜和末端回肠活检作为参考评估断层肠影像的特征性表现[63]，CTE 较小肠钡餐造影有更好的敏感性[59]。这些结果显示，使用与回结肠镜相结合的 CTE 是诊断克罗恩病并进行分期的一线检查[59]。应用高空间分辨率和高速的 CT 以及大剂量的中性口服造影剂进行的 CTE 可清晰地显示肠壁、肠腔与系膜影像[64]；此外，CTE 在识别瘘管较钡餐造影有优势。与传统的瘘管造影相比，CTE 无肠管影像的叠影，瘘管受累的肠系膜、腹膜后、腹壁肌层可清楚显示；CTE 亦可检测出窦道和脓肿[64]。然而，近年来鉴于与 CT[65] 有关辐射而诱导的癌症的关注，影响 CT 在检查年轻克罗恩病患者的应用[66]，而更推荐采用磁共振的虚拟肠镜（MRE）。MRE 不仅有 CTE 的优势（例如，显示整个小肠能力、炎症严重程度分级、发现结肠外炎症），而且不会产生辐射。近年的研究中，虽然 MRE 影像质量更优于 CTE，但在诊断克罗恩病方面，MRE 与 CTE 具有相似的敏感性[67]。因此在克罗恩病的诊断中，对回结肠内镜的补充检查如虑及辐射的影响，可用 MRE 取代 CTE。

鉴别诊断

小肠克罗恩病的主要鉴别诊断包括：肠易激综合征、急性阑尾炎、肠缺血、盆腔炎、子宫内膜异位症与妇科恶性肿瘤，其他鉴别诊断有放射性肠炎、耶尔森菌感染、非甾类抗炎药导致的肠损伤、肠结核与小肠肿瘤等。

与克罗恩病最需鉴别的是小肠恶性肿瘤与肠结核，对疑似小肠恶性肿瘤的病人应行手术切除明确诊断；肠结核的排除较为困难，原因是回肠末端炎症、狭窄与克罗恩病相似，病人应评价是否有结核杆菌接触史以及 PPD 试验结果。患者应行胸部影像检查，甚至有患者在诊断克罗恩病时，恰好发现合并结核病，按照美国胸科协会的指南，此类病人应优先应用免疫抑制疗法治疗克罗恩病[68]。

非甾类药物引起的肠损伤可导致肠道溃疡和狭窄[69,70]，临床表现与小肠克罗恩病难以区别，由非甾类药物导致的少见副作用通常需手术切除或活检明确确诊。

对于结肠的克罗恩病的鉴别诊断包括：溃疡性结肠炎、感染性结肠炎、胶原性结肠炎、缺血性结肠炎、憩室性结肠炎、Behcet 疾病、结肠癌、独立直肠溃疡综合征与非甾类药物所导致的结肠病。

最难与克罗恩病进行鉴别的是溃疡性结肠炎，原因是克罗恩病可产生所有溃疡性结肠炎的临床表现，仅出现克罗恩特征时才可诊断克罗恩病。克罗恩病的鉴别要点包括小肠的累及、肛周疾病、跳跃征、透壁炎症、瘘管、脓肿和非干酪性肉芽肿等，通过完整病史、体格检查、恰当影像学检查、内镜检查和体液检查，85%～90% 患者可区分是克罗恩病还是溃疡性结肠炎，但仍有 10%～15% 病例鉴别困难，对于这些病例，对其进行外科治疗时将面临更大的压力。

药物治疗

药物治疗克罗恩病的目标是提供长期持续的症状缓解和避免过多的死亡率。克罗恩病不能通过药物治疗治愈，但可提供疾病的长期控制，避免外科手术；因此，外科医生应对克罗恩病药物治疗的基础有较好地了解，原因是该病有不同的发展进程、有无数不同的临床表现与相关的并发症，故对每个个体选择最佳的药物治疗需要丰富的经验与专业知识。

皮质类固醇

皮质类固醇是控制克罗恩病急性恶化的最有效药物，鉴于其严重副作用，其应用受限。对大多数急性小肠克罗恩病患者，短期口服剂量 0.25～0.5mg/(kg·d) 泼尼松可缓解症状[71]。当病人不能口服药物时，成人每天可注射 40～60 mg 剂量甲泼尼龙[72]；皮质类固醇的常见副作用包括：糖尿病、骨质疏松、白内障、骨股头坏死、肌病、精神错乱、机会性感染和肾上腺抑制，副作用与类固醇激素的剂量和应用时间有关。

5- 氨基水杨酸

氨基水杨酸是一类药物其包括柳氮磺胺吡啶和 5- 氨基水杨酸衍生物。这些药物确切的作用机制尚不清楚，5- 氨基水杨酸可通过多种途径发挥作用[73]、通过抑制 5- 脂氧化酶的活性抑制白三烯的产生，5- 氨基水杨酸亦可抑制白介素 -1 和肿瘤坏死因子的产生，5- 氨基水杨酸是弱的环氧酶抑制剂、不能抑制前列腺素的产生，氨基水杨酸对于轻度和中度的克罗恩病治疗有效。对通过药物或手术有效治疗后的疾病维持期间，5- 氨基水杨酸对控制疾病复发有效[74-77]。

氨基水杨酸可制成各种制剂适用于不同的肠段[78]，例如，美沙拉嗪是一种 pH 依赖性的氨基水杨酸，在末端回肠和结肠释放（此部位 pH 大于 7.0）；颇得斯安，是一种包有乙基纤维素的 5- 氨基水杨酸，可于肠道缓慢释放活性成分；巴柳氮是 5- 氨基水杨酸通过偶氮键结合在一无活性的载体上，这种结合可被结肠细菌酶破坏从而释放 5- 氨基水杨酸作用于结肠黏膜。

氨水杨酸及其衍生物不应与乙酰氨基水杨酸（阿司匹林）以及非甾类抗炎药物相混淆。与 5- 氨基水杨酸不同，经典的非甾类抗炎药物对于环加氧酶 -1 和环加氧酶 -2 具有很强的抑制作用，许多临床医生担心非甾类抗炎药物会导致克罗恩病恶化[79-81]。虽然这些担心已受到质疑[82-84]，但是，有克罗恩病的患者仍应避免使用非类固醇抗炎药物和使用其他替代的药物。

免疫调制剂（硫唑嘌呤，6- 巯嘌呤）

硫唑嘌呤和 6- 巯嘌呤是免疫抑制药物，可抑制细胞毒性 T 细胞和自然杀伤细胞的功能，对于轻、中度克罗恩病有效[72,85]。硫唑嘌呤的治疗剂量是 2 ～ 2.5mg/(kg·d)，6- 巯嘌呤的治疗剂量是 1 ～ 1.5mg/(kg·d)，使克罗恩病患者有 50% ～ 60% 的反应率[72,86]，这两种药物对术后或成功的药物治疗后的维持缓解是有效的[75]。

英夫利昔单抗

英夫利昔单抗是肿瘤坏死因子的嵌合人鼠单克隆抗体。肿瘤坏死因子是促炎症反应的细胞因子，其在克罗恩病的病理生理过程中起重要作用。英夫利昔单抗与有或无包膜的肿瘤坏死因子相黏附，以防止肿瘤坏死因子黏附到细胞表面受体[73]。临床试验显示用单一英夫利昔单抗有 80% 的应答率[87,88]。不同个体应用不同剂量与不同用药间隔是非常重要的，但经典治疗包括静脉给药每周 0、2、6，以 5mg/kg 为一剂量，之后每 8 周一次剂量 5mg/kg。因为英夫利昔单抗是抑制免疫反应的药物，其对于伤口愈合与术后败血症的风险逐渐被关注。与英夫利昔单抗相关的术前风险的现有数据不太一致，早期的研究表明术前英夫利昔单抗使用并未增加克罗恩病腹部手术的术后并发症[89-91]；然而，来自 Cleveland Clinic 的研究显示，应用英夫利昔单抗后进行手术的克罗恩病患者的腹腔内脓肿和感染的发生风险增加[92]，此研究亦显示，肠造口可降低使用英夫利昔单抗发生感染的风险。

其他药物

其他成功治疗克罗恩病的药物包括：甲氨蝶呤、甲硝唑、环孢素、他克莫司、沙利度胺。除甲硝唑外，其他药物需要对其适宜剂量、副作用、治疗有效性有一全面、细致的掌握。甲硝唑可用于慢性肛周感染性病变的维持治疗，亦可用于小肠慢性梗阻时细菌的过度繁殖，其长期副作用包括外周神经感觉异常，一旦出现症状，及时停药可很快消失。

外科治疗

与药物治疗相似，外科治疗克罗恩病的目标是避免过度病态，同时持续缓解症状。克罗恩病不能通过手术方法来治愈，因此，手术如药物治疗一样应被视为缓解性治疗。由于克罗恩病不能治愈，因此疾病的完全性根除非手术目的；外科手术的主要目的是治疗并发症、缓解症状以及避免过多肠组织的损失。

为避免过多肠组织损失，可采用狭窄扩张等非手术治疗；另外最佳的手术治疗是留下病变轻和无症状的肠管、切除严重的可导致症状的肠管，制订最佳的手术方案需考虑如下因素：外科手术指征、疾病自然进程、复发风险以及再次手术。

手术适应证

内科治疗无效

内科治疗无效或对药物治疗不能耐受者是克罗恩病手术治疗的最常见适应证[93]。随着内科治疗药物剂量的逐渐减少，一些病人可能仅对起始的药物治疗有反应，随着药物剂量的减少又很快出现复发。例如，部分患者对类固醇药物反应良好，但随着药物剂量逐渐减少，很快出现复发，导致这类患者成为类固醇类药物依赖者；由于长期应用类固醇药物而不可避免地出现严重并发症，如患者 3 ～ 6 个月内不能摆脱类固醇药物，需考虑行手术治疗。应用最大剂量药物治疗时，如有与药物治疗或疾病恶化相关的并发症，亦是外科手术治疗的指征。

肠梗阻

不完全性或完全性肠梗阻是克罗恩病手术疗法的适应证[94]。慢性不完全性小肠梗阻的临床表现比完全性梗阻更典型，由于克罗恩病引起的慢性不完全性肠梗阻的病人，可能有饭后腹痛、腹胀、腹鸣和体重减轻，为避免上述症状，多数病人选择软食甚至流食限制饮食。如果克罗恩病引起的不完全性肠梗阻主要由于急性炎症和肠壁增厚，初始内科治疗是有效的；然而，如梗阻症状是由于高度纤维性狭窄所致，内科治疗对其无效，此时，应采取手术。

当发生完全性肠梗阻时，最初使用鼻胃管减压和静脉输液的保守治疗有效[34,95]。静脉注射类固醇药物亦是可行的，适用于急性水肿扩张肠管的减压治疗，亦适用于大多数完全性肠梗阻患者。不应让内科医生试图应用药物去治疗完全性肠梗阻，完全性肠梗阻的病人虽然在开始接受内科治疗时疗效显著，但其面临着持续或再发梗阻的高风险，一旦充分减压，此时是施行手术的最佳时机。外科手术可以选择在更安全的情况下进行。

瘘

有 1/3 的克罗恩病患者出现肠内瘘[54]。然而，肠内瘘仅在一小部分病人中作为主要的手术适应证；因此，肠内瘘本身并非手术适应证[96-97]。总的来说，如肠内瘘与泌尿生殖道相通，或瘘导致自身尴尬和不适（如肠皮瘘和肠阴道瘘），或产生的旁路导致肠道吸收障碍时，肠内瘘才是手术治疗的适应证。

位于回肠和膀胱之间的瘘通常引起继发尿道感染，包括肾盂肾炎。虽然并非所有的肠膀胱瘘需要手术治疗，但为避免肾功能随着继发感染进一步损害，或即使采取适当内科治疗症状依然存在时，手术是可行的。

肠皮瘘和肠膀胱瘘通常可引起机体不适与尴尬，可选择试验性内科治疗，但是大多数需要手术治疗[98-99]。

有时，肠肠间内瘘可导致严重症状，可能引起吸收障碍和腹泻，此类瘘需要手术治疗。

脓肿和炎性肿块

腹腔脓肿和炎性肿块较瘘的发生率低，通常是手术治疗的适应证[100]。CT 检查所见较小的脓肿或许用抗生素治疗有效，但几乎所有的腹腔脓肿均需要引流。多数病例可在 CT 或超声引导行经皮引流[101-103]，较大脓肿极少发生，但需手术引流。通常，这类病例中，切除病变肠段可彻底地清除脓肿。

克罗恩病的脓肿通常源于病变肠段。经皮引流脓肿很有可能复发或是引起肠皮瘘，而且即使成功引流之后，仍建议手术切除[103]。炎性肿块提示存在严重病变，并隐藏肉眼看不到的脓肿[100]，因此，对抗生素治疗无效的炎性肿块建议采取手术治疗。

穿孔

穿孔是克罗恩病的罕见并发症，发生率低于1%[104]。穿孔是急症手术的适应证。以下几种情况提示穿孔，如：病人症状突然发生改变、出现腹膜炎体征以及通过 X 线平片或 CT 发现腹腔内游离气体；应

用免疫抑制剂和糖皮质激素可使患者发生穿孔时表现不明显，对这类患者应更加警惕穿孔的发生；然而，大多数病人可有典型的穿孔征象，即反跳痛、肌紧张、肌卫与肠鸣音消失。

出血

出血不是克罗恩病的常见并发症，胃肠道出血是非常少见的。结肠克罗恩病出血的发生率比小肠克罗恩病更高[105]。小肠克罗恩病的出血通常是间断性无痛慢性出血，需要间断输血治疗，但几乎不需要急症手术。出血点的定位可通过血管造影判断；另外，术前可以尝试结肠镜确定下消化道出血的部位；可借助小肠镜或结肠镜术中定位。

当克罗恩病发生严重出血时，通常是由于深部溃疡或裂缝侵蚀单一血管引起。小肠的复发性出血是常见现象，有学者认为，即便采用保守治疗控制小肠克罗恩病的出血，为防止再发，仍需采取局部手术治疗。

克罗恩病患者亦面临消化性溃疡出血的风险。克罗恩病患者使用类固醇药物是无疑的，存在消化道出血的克罗恩病患者应行胃镜检查排除胃或十二指肠溃疡的可能。

癌症或怀疑癌症

克罗恩病增加结肠和小肠腺癌发生的风险[106]。小肠腺癌的诊断较困难，原因是小肠恶性肿瘤的症状与影像学表现与克罗恩病较相似。男性、病史较长的患者小肠腺癌的风险增加[106]。非功能性的肠段似乎亦存在恶变的风险[107]，鉴于此，小肠克罗恩病应避免旁路手术，并且对于非功能性直肠残端应恢复功能或切除。

对于病史较长的患者，在长期无症状之后发生梗阻，应疑诊小肠腺癌的可能。可用结肠镜行随机黏膜活检筛查结肠恶性肿瘤。如发现结构异常，应考虑切除[108-109]。结肠形成狭窄时，应该密切观察并活检；当狭窄不能通过结肠镜或不能充分评估结肠时，狭窄段应予以切除。

生长迟缓

受克罗恩病影响，有 1/4 儿童生长迟缓。虽然类固醇药物可能延缓儿童生长，但克罗恩病患者生长迟缓的主要原因是肠道吸收不良。

术前准备和评估

术前须行全面的胃肠道评估，最佳的手术方案须考虑疾病程度与相关的并发症。

小肠评估可用小肠造影或 CTE 来进行。结肠镜可评估结肠和直肠，钡餐灌肠亦可以评估结肠疾病，尤其是有结肠狭窄不能通过结肠镜的病人。如病人先前有回盲瓣切除病史，造影剂灌肠可评估回肠结肠吻合口和吻合口上段的情况。如怀疑有脓肿、瘘或炎性肿块，可口服或静脉注射造影剂行腹盆部 CT 检查。CTE 结合回结肠镜，可用作克罗恩病的一线检查 [59]。需紧急手术的病人，术前进行完全胃肠道评估是不现实的，对此类病例，须于术中完成评估，并且病人与外科医师均须做好手术出现任何并发症之准备。

与其他重大手术术前准备相同，术前需改善代谢紊乱；纠正水和电解质紊乱；严重贫血病人需输血；凝血因子缺乏者须输注凝血因子；心血管疾病或肺部疾病的病人应改善心肺功能并处于稳定状态，且其术前功能性容量应达到最佳。大多数克罗恩病人术前不需营养治疗，原因是大多数患者均为最不严重的营养不良；然而，极少数患者营养不良严重，这类患者术前通过胃肠道休息数周，静脉应用营养支持和持续的药物治疗可有所改善。

是否必须行物理性肠道准备存在争议 [112-114]。传统肠道准备对吻合的安全和减轻脓毒症的风险的作用是肯定的。近年来，这些优点受到质疑 [112-113]。即便如此，部分接受克罗恩病肠切除的患者可用聚乙二醇或磷酸钠行完全的肠道清洁，如病人无法耐受口服制剂，可使用灌肠剂。术前可预防性应用广谱抗生素 [115]，怀疑有下丘脑 - 垂体 - 肾上腺抑制的患者须给予应激剂量的类固醇药物。如果可行，术前应行腹腔脓肿引流；如预计行腹壁肠造口，术前应标记造口的最佳位置。患者术前行 CT 检查如发现炎症波及输尿管，应于术前输尿管置入支架。

有学者认为，为提高克罗恩病手术治疗的安全性，在择期手术之前，应减少或停用抗炎药物；然而，近年来的研究表明术前使用固醇类或抗代谢药并不影响围术期死亡率，因此，中断药物治疗可能不会获益。但甲氨蝶呤和英夫利昔手术前需停药，甲氨蝶呤需停用至少 2 周，英夫利昔需要停用 2 ~ 3 个月，实验研究表明，甲氨蝶呤可延缓伤口愈合 [116]，对行肠吻合的患者，仍缺乏使用甲氨蝶呤的安全性评估数据。最近来自 Cleveland Clinic 的一项研究表明，使用

英夫利昔后，发生感染和腹腔脓肿的风险增加 [92]，如必须在静脉注射英夫利昔后的 2 个月内施行手术，此时应该考虑推迟重建胃肠道连续性或用肠造口转流粪便以保护新吻合口。

手术术式选择

肠切除术

肠切除吻合术或肠造瘘是克罗恩病最常见的外科手术方式。大多数克罗恩患者切除的肠段有限，通常可以耐受、不会导致短肠综合征；包括随机研究的多个临床数据表明，克罗恩病手术仅需切除肉眼可见的病变，广泛的切除并不能改善术后效果 [117-120]。肉眼不能发现但显微镜下可以看到的活动性病变的切缘，并不导致早期复发或其他并发症；因此，术中对切缘行冰冻检查无必要 [121]。

肠系膜切除范围不影响远期疗效，因此可在最有利部位分离肠系膜；分离增厚的小肠肠系膜是手术操作最难的部分，于增厚的肠系膜中识别和分离单支肠系膜血管并不可行，虽然提出多种方法解决此问题，但常用的方法是在肠系膜预切开的每一边钳夹多把组织钳进行分离（图 33-4）。对于严重病例，可使用血管钳钳夹肠系膜根部，然后应用褥式缝合控制肠系膜边缘出血；LigaSure 血管闭合系统（Valleylab，Boulder，CO）可用于增厚肠系膜的血管止血。即便使用这些装置，肠系膜褥式缝合对彻底止血仍是必需的。虽然处理增厚充血的肠系膜较困难，但手术后出血再手术风险仍较低、术后腹腔积血需再次探查的风

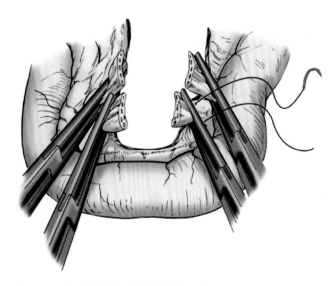

图 33-4 分离增厚的克罗恩系膜的方法

险低于 0.5%[93]。

吻合术

关于克罗恩病肠吻合技术，目前无意见一致的最佳方法[74,122-126]。切除回肠末端的克罗恩病的复发很有可能发生于回结肠吻合处或是回肠吻合上段。有学者提出，大口径的吻合进展为出现临床症状的狭窄需较长时间；有学者认为长的侧侧吻合比端端吻合或端侧吻合更为合适[125]。然而，到目前为止，临床数据并未表明何种肠吻合较其他吻合更具优势[124]。克罗恩病患者的肠吻合可使用吻合器或手工缝合。择期手术时，切除克罗恩病原先的吻合口是安全的，且小肠吻合裂开的概率低于 1%[93]；而当病人有脓毒症、严重瘢痕、营养不良或近期使用甲氨蝶呤和英夫利昔时，采用近端袢式造口保护吻合口或者不行吻合，将切除后的近端肠管进行造口是明智的选择。

肠造口术

永久性肠造口对克罗恩病直肠炎是必需的，有时患有严重的肛周病变亦需行永久性肠造口；暂时肠造口更为常用，可保护远端吻合口，当吻合不满意时可采用。

如拟行回肠造口术或结肠造口术，应于术前选择造口位置[127]。合适的造口位置对满意的造口至关重要，回肠造口的位置应选择于平坦、远离皮肤皱褶或骨性突起的左或右腹直肌上[128]；应于坐位或立位时进行腹部表面评估，原因是两个体位可有皮肤皱褶，而仰卧位皱褶不明显。须注意病人腰线位置，造口需位于腰线以下。一旦确定造口的最佳位置，应对其进行标记，并且手术时可以看到。

与小肠造口相关的并发症较常见，包括切口疝、肠脱垂和肠狭窄等；其中切口疝是最常见的并发症，据推测约 25% 永久性造口患者需手术改善一个或多个并发症[129]。

旁路手术

在 20 世纪 40—50 年代，内科、外科医生意识到广泛的肠切除术并不能减少复发和短肠综合征的发生，此时旁路手术开始兴起。最初构想的是为避开狭窄或梗阻段，但最终导致克罗恩病脓毒症的出现。经验表明，旁路手术增加患者处于长期脓毒症的风险，并且最终可能形成肿瘤。鉴于上述并发症，旁路手术由肠切除术取代，除十二指肠外，所有部位肠段均可行肠切除术，面对于十二指肠病变，简单胃空肠侧侧吻合术可充分减轻梗阻症状。随着狭窄成形术的经验积累，十二指肠病变越来越多地使用狭窄成形术处理。

狭窄成形术

狭窄成形术作为处理小肠狭窄的一种安全、有效的方法而受到欢迎，其可避免切除过长的小肠。当手术可能导致损失较长肠段并造成短肠综合征时，狭窄成形术是最好的选择，包括狭窄段较长和曾行多次手术的病人。对于回结肠或肠肠吻合口短期复发病例，与手术切除相比，狭窄成形术是一种更简单的治疗方法。

通常认为狭窄成形术优势在于可保留更多的吸收功能，主要是理论是与手术切除相比可保留狭窄段之间正常肠管。越来越多的证据显示狭窄成形术减轻疾病的严重程度，并可使疾病处于静止期[130]，其与狭窄扩张成形术同时保留肠吸收功能是否相关仍不清楚。

普遍采用的狭窄成形术是 Heinecke-Mikulicz 狭窄成形术[131-133]。Heinecke-Mikulicz 源于幽门成形术，并以幽门成形术而命名；Heinecke-Mikulicz 成形术是沿狭窄段系膜对侧的肠壁行一纵形切口（图

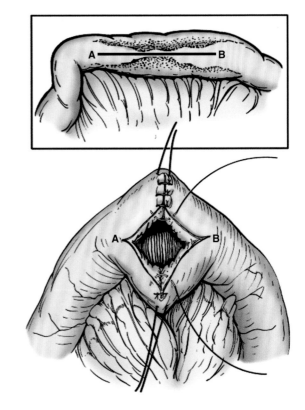

图 33-5　Heineke-Mikulicz 狭窄成形术

33-5)，切口两端应超出狭窄段 1 ～ 2 cm，延伸至正常肠管。一旦施行该手术，手术时应仔细观察狭窄区域；如发现狭窄处有恶变可能，应行冰冻活检。应用电刀可以达到彻底止血；缝合时对 Heinecke-Mikulicz 狭窄成形术的纵向切口行横向缝合，可采用单层或双层缝合。Heinecke-Mikulicz 狭窄成形术适用于 2 ～ 5 cm 短节段的狭窄。

Finney 狭窄成形术适用于长 15cm 的狭窄，其亦源于幽门成形术[131]。手术时，狭窄的肠袢 U 形折叠，采用肌浆层缝合 U 形肠袢两臂（图 33-6）。检查黏膜表面并行活检。自狭窄段中间开始全层缝合，直至切口近远端。为完成此步骤，首先行 Lembert 浆肌层缝合；实际上 Finney 是一个短侧侧功能性吻合。长段 Finney 狭窄成形术可形成一功能性旁路的横向大憩室。理论上憩室可导致细菌滋生和形成盲袢综合征。庆幸的是，此理论上的担心并未在临床实践中出现。

狭窄成形术的目的是保留肠段，否则即应施行切除术。对于有长节段狭窄病变的病例应积极地采取非切除手术方法，通常需行多个狭窄成形术。然而，通常情况下，无论是 Heinecke-Mikulicz 还是 Finney 狭窄成形术，狭窄成形术之间的肠段应至少间隔 5 cm，否则将形成大而坚硬肠段。

长节段狭窄病变和多重狭窄病变患者最好的处理办法是行侧侧顺向蠕动的狭窄成形术，称为 Michelassi 狭窄成形术[135]。在该术式中，先自狭窄节段中点切断肠管，然后将切断的狭窄肠管近端与远端肠管以侧侧方式拉拢（图 33-7）；分离部位肠系膜血管弓以有利于于两肠袢彼此靠拢，远、近端肠袢采用

间断性浆肌层缝合，沿肠袢长轴切开肠管（图 33-8）、肠断端应行平滑的修剪以利于最后肠段的闭合；此外，亦应检查肠黏膜，以便确定是否有新生物与止血。外层缝合采用间断或连续全层缝合加固，内层缝合是先行连续缝合，然后外层用间断的浆肌层缝合（图 33-9）。

顺肠蠕动的狭窄成形术于 1996 年首次引入，该术方式现已被越来越多的采用。顺蠕动侧侧狭窄成形术是治疗大范围病变小肠克罗恩病的有效方法，是这类患者最好的选择，否则患者将面临大面积肠段切除[130,133,136-137]。

与切除术不同的是，在狭窄成形术中病变肠段被保留，并且缝合处位于病变影响的肠段。施行该术式需要考虑小肠缝合处裂开、复发与恶变的风险。随着临床经验的积累，上述担忧已逐渐减少[138]。如果病例选择恰当，狭窄成形术的围术期死亡率和肠切除吻合相同。特别强调的是，肠缝合线裂开并不像其他狭窄成形术中描述的那样常见[139-140]。与狭窄成形术有关最常见的并发症是狭窄成形处肠管出血，已有报道其发生率达 9%。庆幸的是，狭窄成形术术后的胃肠道出血概率较低，并且可经输血控制。持续性出血需要动脉内输注血管升压素，但术后需再次手术止血较少见。与切除吻合术相比，狭窄成形术是目前为止减轻症状的最好方法。虽然并无二者直接对照研究，但是两者在术后复发率的比较中，大量报道表明狭窄成形术效果很好[133,140-141]。

流行病学研究表明，克罗恩病患者小肠腺癌发病率不断增加[108]，尤其是病史较长的病人。目前仍不

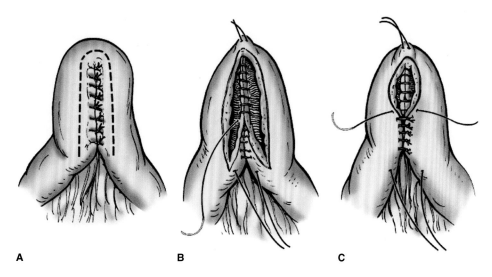

图 33-6　Finney 狭窄成形术

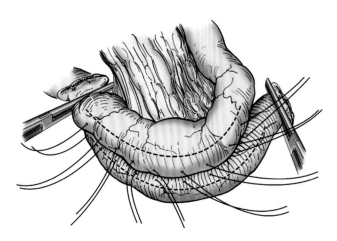

图 33-7 顺蠕动方向侧侧狭窄成形术。受克罗恩病影响的狭窄肠段被切断后将两端进行重合

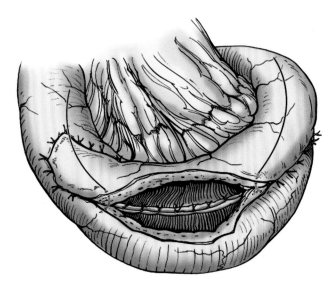

图 33-9 顺肠蠕动的狭窄成形术。应用长的边对边吻合方式将两臂吻合在一起

明，腹腔镜手术对克罗恩病不仅安全可行，而且可缩短住院和病人恢复时间，还能降低总体死亡率 [147-160]。

大多数克罗恩病患者均适合腹腔镜手术。这类患者通常为年轻病人、身体状况较好或对腹壁小瘢痕的手术感兴趣的人，由于这类患者一生中可能要面临多次腹腔手术；另一方面，即使经验丰富施行开放手术的结直肠外科医生，克罗恩病手术依然有较大的挑战性。克罗恩病的独特表现限制外科医生选择采用腹腔镜手术，如严重炎症、肠系膜增厚、肠瘘、炎性肿块或脓肿以及多处小肠病变等。

两个前瞻性对照研究显示，腹腔镜辅助与传统手术相比有几大优势 [147,149]。Bemelman 等比较 48 例开放性回结肠切除术与 30 例腹腔镜切除术，显示两种手术方式的死亡率均较低，但腹腔镜可缩短住院时间，腹壁更加美观 [149]。Alabaz 等比较 48 例开放性回结肠切除术与 26 例腹腔镜切除术，接受腹腔镜手术患者可恢复工作较早，腹壁更美观，改善术后生活质量改善更好 [147]。一项前瞻性随机对照试验比较 60 名择期行开放或腹腔镜手术治疗的病人，患者不伴脓肿形成或复杂瘘管时，结果显示术后呼吸功能恢复较快（通过测量恢复 80% 的力呼吸容积和用力肺活量来评价）、缩短腹壁切口、维持更长的功能状态，差异均有数据统计学意义。由于随访时间限制，二者复发率尚未发现差异。此文献显示，对于有经验的术者，腹腔镜手术并发症少于传统手术；但是，这个结果需要更多的样本和更长时间随访来证明。

克罗恩病腹腔镜手术指征与传统开放手术指征相

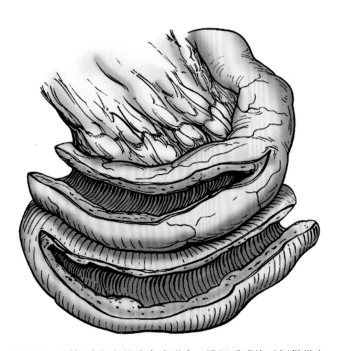

图 33-8 顺蠕动方向的狭窄成形术。沿肠系膜缘对侧做纵向切开

清楚是否由于保留狭窄部位而增加患癌风险。作者撰写此章节时，仅有几例患者腺癌发生于原狭窄成形术的小肠，因此认为狭窄成形术后恶变的风险是较低的 [142-143]。

腹腔镜手术

在过去的 20 年间，腹腔镜明显影响着胃肠道手术，尤其是结直肠手术。腹腔镜已广泛应用于良性疾病（其中包括炎性肠病）的治疗，近年来也越来越多地应用于结肠癌的治疗 [146]。一些单中心小样本报道表同。禁忌证包括：病情危重者、低血压和高碳酸血症不能忍受气腹、广泛腹腔内感染（脓肿、游离穿孔或复杂瘘管）或识别解剖部位困难（既往有关腹腔手术史、肥胖或腹腔粘连者）等，许多外科手术操作均可在腹腔镜手术下进行。

患者仰卧位或改良截石位，采用全麻。当手术涉及直肠和乙状结肠时，可用稀碘溶液进行直肠灌洗。手术时还可置入硬膜外导管，经硬膜外导管注入局部麻醉药和阿片类药物阻断交感神经，从而预防肠扩张、便于胃肠道探查和肠道处理。采用 4 或 5 个套管，腹腔镜镜头脐水平套管置入。

克罗恩病手术，无论是开放或腹腔镜手术均须自 Treitz 韧带开始进行完整的胃肠道检查。病人取头高位和右侧卧位，助手站在病人左侧，将横结肠置于腹腔上四分之一象限，术者站在病人右侧或两腿之间，从 Treitz 韧带检查肠道直至回盲部。为更好地操作，可将患者从上述体位调整至改良截石位和左侧卧位；当病变涉及多个肠段时，可于腹腔内用缝线分别进行标记，当将病变肠段从腹腔移出时，更方便病变的移出。

腹腔镜回结肠切除术是克罗恩病最常进行的手术。腹腔镜回肠切除术可用 4 个套管（图 33-10）。可仅用 5 mm 套管，因为直径 5 mm 30° 腹腔镜可像直径更大腹腔镜一样提供相同的分辨率，血管蒂可于体内用 5 mm 器械进行分离。肠道全部探查后，助手可站在患者右侧或两腿之间，应用肠抓钳经右下 1/4 套管将回结肠蒂提起（图 33-11）。术者站在病人左侧解剖并分离回结肠血管（图 33-12）。一旦完成此操作，自内向外从升结肠至结肠肝曲肠系膜下分离即将完成（图 33-13）。下一步可分离升结肠侧腹膜反折直达结肠肝曲（图 33-14）。分离盆腔侧腹膜可使末端回肠彻底游离，而后通过一小切口可行肠管无张力吻合。为将肠管置于腹腔外，在未切断回结肠血管右支时充分游离结肠肝曲通常是必要的（图 33-15）。在取消气腹之前、通过小切口可进行肠吻合或者需更大切口取出标本，此为必需的充分游离。如出现上述情况，可通过一个凝胶塞置于腹壁切口再次建立气腹并进一步施行腹腔内的操作。

一旦回肠、盲肠、升结肠充分游离，可移除腹腔镜器械。由于仍有气腹，扩大脐部或者右下腹套管切口。腹腔外分离剩余的肠系膜与肠管，行回结肠切除，然后以标准方式进行肠吻合。

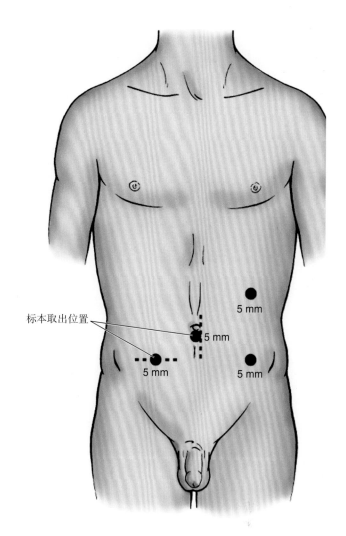

图 33-10　腹腔镜回盲肠切除术套管位置

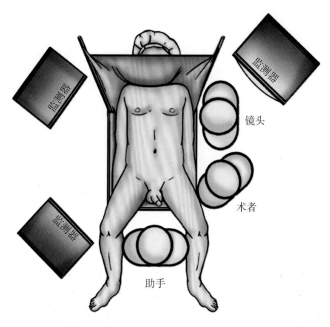

图 33-11　腹腔镜回盲肠切除术术者和助手的最佳位置

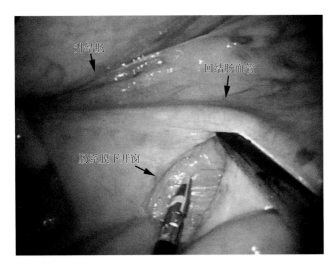

图 33-12   腹腔镜下游离回结肠血管（Reprinted，with permission，from the University of Chicago General Surgery Archives）

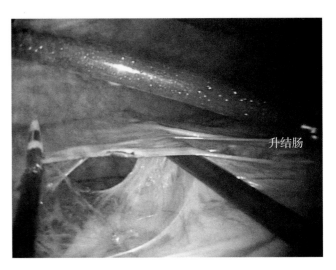

图 33-14   分离升结肠外侧腹膜（Reprinted，with permission，from the University of Chicago General Surgery Archives.）

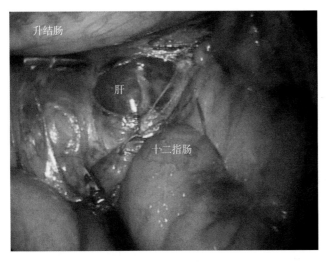

图 33-13   升结肠和结肠肝曲内侧系膜的分离，图中可见暴露的十二指肠。（Reprinted，with permission，from the University of Chicago General Surgery Archives.）

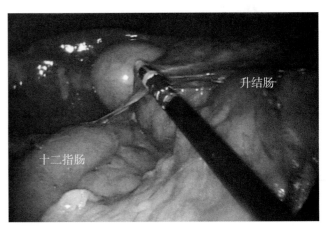

图 33-15   最后游离肝曲（Reprinted，with permission，from the University of Chicago General Surgery Archives.）

复杂克罗恩病的处理

十二指肠的克罗恩病

十二指肠的克罗恩病通常表现为狭窄，可通过狭窄成形术或旁路手术解决（图 33-16）。幸运的是，一般不需要行十二指肠切除术[161,163]。十二指肠的克罗恩病几乎不出现穿孔。克罗恩病形成瘘可影响十二指肠，这通常由远端回肠（尤其是末端回肠或新形成的末端回肠）病变造成，瘘管可侵犯正常的十二指肠[164]。然而，由于十二指肠为腹膜后器官以及其与胰腺的毗邻关系，如果出现十二指肠克罗恩病将会面临一个特别更具挑战性的问题。

十二指肠狭窄性疾病通常是局灶性的，并且，许多患者可通过狭窄成形术解决[165]。为了安全施行狭窄成形术，十二指肠必须应用大的 Kocher 操作进行完全游离。Heinecke-Mikulicz 狭窄成形术能够安全的应用于十二指肠第一段，第二段以及第三段近端。十二指肠最后一段的处理最好应用 Finnry 狭窄成形术，Finney 成形术是将十二指肠第四部分和空肠起始部分的肠袢进行肠肠吻合。

如十二指肠狭窄段较长，或狭窄周围组织硬化，不能采用狭窄成形术，而应该考虑采用旁路手术。十二指肠克罗恩病最常用的旁路术是简单的胃空肠侧侧吻合术[121]，此术式可有效解除克罗恩病所致的

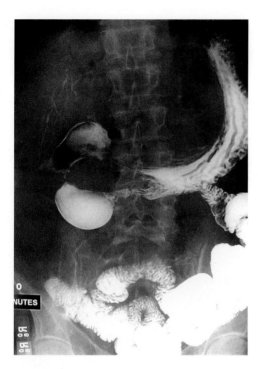

图 33-16　克罗恩病上消化道造影显示十二指肠狭窄。胆道内造影剂是由于壶腹括约肌畸形和功能丧失所致（Reprinted, with permission, from the University of Chicago General Surgery Archives）

十二指肠梗阻，但同时亦增加术后发生溃疡的风险。为减少旁路手术后溃疡的发生，推荐行胃空肠吻合术的同时行迷走神经切断术[121]。虑及迷走神经切断术后相关腹泻，高选择性的迷走神经切断术优于迷走神经干切断术。如狭窄发生于十二指肠第三或第四段，Roux-en-Y 十二指肠空肠吻合术优于胃空肠吻合术[164]；Roux-en-Y 十二指肠空肠吻合术有可绕过狭窄的优点，且可消除酸诱导边缘溃疡与避免行迷走神经切断术。

如前所述，当十二指肠发生瘘时，总是由胃肠道的远端病变引起，并且十二指肠本身处于静止期[164]。大多数十二指肠瘘口径较小并无临床症状，但较大的瘘可使十二指肠内容物分流到小肠远端，出现吸收障碍和腹泻等症状。大多数病例中，十二指肠瘘于术前可经过小肠影像学检查发现。然而，亦有较多病例是在术中发现的[166]。对于炎性包块中有复杂瘘管的病例，术中切除瘘管时应特别注意尽量减少十二指肠缺损面积。大多数十二指肠瘘离胰十二指肠连接处较远，因此，对于这些瘘管可通过切除原发的克罗恩病病灶，同时闭合十二指肠缺损治疗。而对于较大的瘘或者瘘管炎症较严重的病例，手术切除可造成相当大

的十二指肠缺损，可能需要通过 Roux-en-Y 十二指肠空肠吻合术或者用空肠修补。如前所述，克罗恩病几乎不需切除十二指肠，切除十二指肠应是最后的手术选择。

小肠克罗恩病

完全性肠梗阻

由克罗恩病造成的完全性肠梗阻很少需要紧急外科手术处理，由于肠袢的血液供应特点，较少发生缺血性的肠梗阻，并且绝大多数由克罗恩病导致的完全性或高位小肠梗阻保守治疗有效。这类的患者可行胃肠减压、静脉补液以及类固醇治疗[121]，该方法对大多数肠梗阻急性期治疗有效。遗憾的是，对部分完全性肠梗阻或严重不全性肠梗阻重度克罗恩病患者，经上述治疗缓解后可能再次复发。鉴于此原因，可于梗阻症状缓解后行择期手术。完全性梗阻解除后择期手术的优点是此时小肠未扩张且水肿减轻，施行手术更加安全。如梗阻对保守治疗无效，即应考虑手术治疗；此时，外科医生应考虑到有可能是小肠癌引起的梗阻，因为癌造成的梗阻对小肠减压和类固醇治疗无效。

回肠乙状结肠瘘

回肠乙状结肠瘘是克罗恩病末端回肠穿孔后出现的常见并发症。通常，由炎性病变的末端回肠与正常的乙状结肠发生粘连导致。大多数回肠乙状结肠瘘口径较小，不产生症状。无症状回肠乙状结肠瘘不需要手术治疗；另一方面，较大的回肠乙状结肠瘘可导致末端回肠肠内容物分流至远端结肠，导致腹泻（图33-17）。有症状瘘通常对药物治疗无效，应考虑手术治疗。

一半以上的由克罗恩病引起的回肠乙状结肠瘘不优先考虑手术治疗[168]。正因如此，外科手术应首先处理末端回肠病变。回肠乙状结肠瘘可通过瘘管粘连处的分离和回肠病变的切除处理。乙状结肠可切除其病变，然后关闭乙状结肠处的切口。应用这种方式 75% 回肠乙状结肠瘘可得以处理[55,168]，其他病变类型则需切除乙状结肠。如担心闭合瘘口可能不愈合时，可行乙状结肠切除术。克罗恩病造成的乙状结肠瘘的口径较大或者乙状结肠纤维化广泛可考虑乙状结肠切除术。当然，进入乙状结肠的瘘管与肠系膜很近时，关闭瘘管较为困难，通常需要切除乙状结肠行一

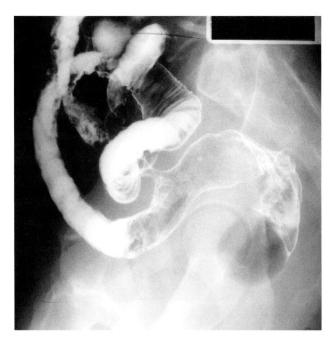

图 33-17　灌肠造影显示较大回肠乙状结肠的瘘（Reprinted, with permission, from the University of Chicago General Surgery Archives.）

期吻合。

回肠膀胱瘘

克罗恩病患者发生回肠膀胱瘘的概率约为 5%[93]。血尿和粪尿是回肠膀胱瘘的特征性表现，但仅 1/3 患者出现这些表现[169]。小肠、膀胱 X 线片与膀胱镜通常不能发现瘘管。CT 检查发现膀胱内有气体是肠膀胱瘘最好的间接证据。如出现回肠膀胱瘘，表明瘘管可能比较复杂，因为多数回肠膀胱瘘伴其他的肠道瘘管。比如，60% 回肠膀胱瘘患者亦有回肠乙状结肠瘘。

回肠膀胱瘘的手术治疗存在争议。多数回肠膀胱瘘患者通过药物治疗可获得较好的控制。药物治疗的治愈率尚不清楚，但治愈率可能较低，大多数患者最终需手术治疗。如经常出现泌尿系感染，尤其是肾盂肾炎，或者可能加重功能的损害，此时可考虑手术治疗。

回肠膀胱瘘的手术治疗需切除病变回肠，同时闭合膀胱缺损。大多数回肠膀胱瘘侵犯膀胱顶部，因此，可切除膀胱病灶并一期闭合膀胱，不会对膀胱三角造成损伤。术后应保留尿管并长期开放尿管，直到确认膀胱无尿液渗漏；最常用方法是于术后第 5 天行膀胱造影，确认膀胱修复后可拔出尿管。

肠阴道瘘和肠皮肤瘘

此类并发症少见，通常发生于子宫切除术后的妇女阴道残端或腹壁瘢痕处。因为可导致患者的身体不适感与尴尬，因此，瘘管通常需要手术治疗。手术治疗需切除小肠病变，阴道残端不需要闭合；应彻底清创腹壁窦道，充分引流窦道可达到二期愈合。

脓肿

克罗恩病的腹腔脓肿通常可有中度发热、腹痛和白细胞增多，一般不出现迅速进展与严重脓毒症。实际上，1/3 以上腹腔脓肿可于术前无局部感染体征，仅于术中发现。当触诊时疑为脓肿或腹部包块，CT 检查可发现大多数慢性脓肿并且可显示其大小、位置以及与重要结构的关系（如尿道、十二指肠和下腔静脉）（图 33-18）。

大多数腹腔脓肿较小，通常出现于病变肠管或其肠系膜上。对于较小的肠袢间或肠系膜内脓肿，可切除病变肠管或肠系膜，从而达到彻底消除脓肿；另外，可行一期吻合，不需行腹腔引流。

对于克罗恩病引起的腹腔较大脓肿，最好的处理方法是在 CT 引导下经皮穿刺引流[102]。经皮穿刺引流可有效地控制感染[101]，脓肿经皮穿刺引流后，由于脓肿与深部病变肠管相通，通常可发生肠外瘘；但瘘可自行闭合，或持续存在，病变肠管可继续成为感染来源。脓肿引流成功后，脓毒症通常可明显好转，继续尝试非手术治疗。关于这类患者最佳治疗方法目前发表的临床资料仍较少，即便如此，对于缺乏克罗恩病症状的患者，在经皮穿刺引流成功后应仔细鉴别

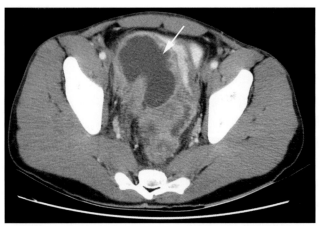

图 33-18　盆腔 CT 检查显示一大的腹腔脓肿（Reprinted, with permission, from the University of Chicago General Surgery Archives.）

哪些患者可继续行非手术治疗[103]；另一方面，如瘘管持续有引流物排出，即应考虑手术切除受累肠管。

穿孔

由于克罗恩病慢性炎症通常导致邻近组织粘连，因此，出现游离性穿孔概率较小。由克罗恩病造成的穿孔大多数发生于回肠，而且与肠管狭窄性病变临近[104,121]。通过以下表现可诊断游离性穿孔：患者症状突然发生改变、腹膜炎、腹部 X 线平片或 CT 检查发现腹腔游离气体。游离性穿孔是急症剖腹探查的绝对指征，手术时切除病变肠管、近端小肠外置行造口处理，根据腹膜污染的程度，远端小肠可作为黏液性瘘外置或作为无功能性肠袋予以闭合。即使有近端的保护性的回肠袢造口，一期吻合亦存在有吻合裂开的高风险，因此，应避免一期吻合。勿尝试闭合穿孔，因为缝线不能将水肿的穿孔边缘缝合在一起；另外由于远端肠管狭窄或不全肠梗阻导致近端肠管压力增高，因此，不可能无张力地满意缝合肠管，否则，增高的压力将导致修补部位裂开。

出血

切除病变肠段可治疗小肠克罗恩病引起的出血。对于病变呈多发跳跃性的克罗恩病患者，可通过小肠血管造影定位出血部位[105]。但是间断性出血或者出血速度慢不足以由血管造影检出时，利用血管造影不能明确出血部位。小肠出血可自行停止，但再出血的风险较高。因此，于第一次出血后应该考虑行择期手术切除病变肠段。

结肠克罗恩病

结肠克罗恩病的最佳治疗方法依赖于病变的部位和病变分布情况（图 33-19）。

盲肠病变

盲肠受累的克罗恩病患者几乎都伴有末端回肠病变。末端回肠病变在回盲肠病变中占主导地位。回盲肠病变的临床表现与末端回肠病变类似。行切除术时，切缘应无肉眼可见病变，可行回肠与近端升结肠吻合。吻合口及吻合口近端回肠的复发常见，但远端结肠及直肠复发的风险较低。盲肠受累并不意味着更广泛的结肠受累。

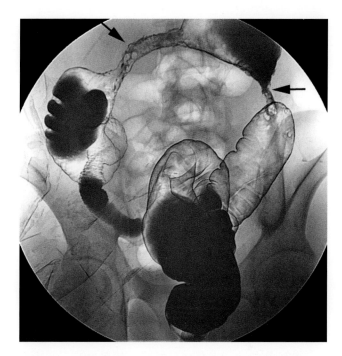

图 33-19 钡剂灌肠显示重度结肠克罗恩病患者结肠有多个严重狭窄（Reprinted，with permission，from the University of Chicago General Surgery Archives.）

右半结肠病变

病变可仅累及右半结肠，但大多数可伴有末端回肠病变。累及右半结肠的回结肠病变通常较累及回盲肠病变少见。手术治疗包括标准右半结肠切除术，切除范围应包含肉眼可见的病变。回肠横结肠吻合是常用的手术方法。在行标准右半结肠切除术时，吻合口可能接近十二指肠。吻合口近端回肠复发时可继发性累及十二指肠。这种情况下可使病人发生十二指肠炎性病变及十二指肠瘘的风险增加。因此，为避免上述情况的发生，可于十二指肠和回结肠吻合口间置入网膜保护十二指肠。

无直肠受累的结肠广泛炎性病变

约20%的克罗恩病患者病变为未累及直肠的广泛结肠炎。对于这些病例，应采用内镜密切随访直肠情况，如直肠确实未受累、肛门功能良好、肛周夫严重感染时，可行全结肠切除回直肠吻合术。该术式可保证患者长期良好的肠道功能，使患者避免回肠造口术。对于老年患者或者曾行广泛小肠切除患者，回直肠吻合术后，可能出现大便频繁和稀便，在一定程度上，部分患者可出现大便失禁；此外，如术后直肠出现病变将导致肠功能的恶化，此时需长期药物治疗，甚至手术干预。接受回直肠吻合的患者，由于无法忍受大便失禁或者直肠出现病变，高达50%的患者最终需要施行直肠切除和永久性回肠造口[170]。

结直肠炎

几乎所有病例均需要施行全结肠直肠切除和永久性回肠造口手术。大多数病例全结肠直肠切除术可一期完成。如患者存在严重肛周病变，手术可能需要分两步完成。第一步切除结肠并于肛提肌水平切除直肠，同时，引流会阴部脓肿和打开瘘管。第一步手术时如未处理肛周病变，会阴部伤口愈合较为困难；一旦肛周的脓肿被引流，会阴伤口将愈合，剩余的肛门直肠可经会阴手术切除。第二步会阴部伤口可一期缝合，会阴部伤口不愈合的风险并不增加。

由于克罗恩病的复发特点，传统上克罗恩病患者不适于回肠储袋肛管吻合或节制性回肠造口术手术。但一些术前未知或者疑似克罗恩病的患者施行了此类手术。多个报告显示，储袋内易发生克罗恩病病变，通常需要将储袋去除；另一方面，未出现储袋病变的患者普遍表现良好且能够体验到储袋的好处。

虽然普遍认为结肠直肠切除、J型储袋回肠肛管吻合术不适用于结肠型的克罗恩病，但仍有部分患者施行回肠肛管吻合术后复发的风险较低[171-172]。这类患者病变局限于结肠和直肠，无小肠与会阴部受累，回肠肛管吻合术后的储袋失败的风险较低，对这类患者可考虑施行此术式。然而，大部分结直肠型克罗恩病患者均有一定程度的小肠受累或会阴部表现。

直肠病变

病变仅局限于直肠的克罗恩病不常见。手术治疗方式为直肠切除永久性结肠造瘘术。是否需要切除正常的近端结肠尚存争议。一些报道认为，与全结肠直肠切除回肠造口术相比，经腹会阴直肠切除乙状结肠造瘘术发生造口并发症与近端肠管复发的风险较高。鉴于这些原因，全结肠直肠切除回肠造口术被推荐用于病变局限于直肠和远端结肠的克罗恩病患者。对无小肠克罗恩病的较年轻患者，这种更广泛切除有更大的价值，由此看来，无小肠累及的大肠克罗恩病患者行全结肠直肠切除术不易导致小肠复发[40]；如患者由于小肠克罗恩病曾接受手术切除，回肠造口术后可能有一造口高排出风险，如保留结肠，由于结肠的吸收能力可能对病人是有利的。保留结肠可能对年老病人也有利；因而，这些病人通过直肠切除术和乙状

结肠造瘘术可能获得更好的治疗。

直肠切除术并不需要切除大范围直肠周围组织，为避免损伤盆腔交感神经和副交感神经，应靠近直肠壁进行分离。如果直肠系膜存在严重炎症，分离通常较为困难。如果患者无明显肛周病变，最好于内外括约肌间平面进行会阴部分离[173]。经括约肌间切除的会阴闭合与广泛的括约肌切除会阴闭合相比，并发症更少、伤口更易愈合。部分患者中，克罗恩病的肛周瘘管可穿过括约肌，为切除这些病变组织，切除时需要更大的范围。对存在明显肛周病变的患者，可按照前述方法分两步手术进行。然而，有时直肠病变较为严重，手术医师在行直肠切除时还需面对肛周感染，这时直肠残端缝合是比较困难的或并不可行，可能需要加大手术切除范围，因此可导致广泛的肛周皮肤和皮下组织缺失；此时一期缝合可能较为困难，如闭合伤口可能需要行组织移植，例如臀肌移植、股薄肌移植或者腹直肌移植。如存在会阴部感染，闭合伤口可能需分次手术。对于大面积会阴伤口可以应用真空辅助装置闭合，其可以较快闭合伤口，促进伤口愈合。

节段性结肠炎

对部分结肠病变的最佳治疗，首先取决于病变部位，其次取决于并存会阴病变的严重程度、肛门控制大便的情况和残留结肠的自然病程。对于右半结肠中部分肠段受累的患者，可行简单的右半结肠切除回肠横结肠吻合手术。对于部分横结肠受累的患者，行扩大的右半结肠切除术通常优于局部的横结肠切除术，复发的风险低于局部横结肠切除术；另外，扩大的右半结肠切除术可避免结肠和结肠的吻合，而结肠与结肠吻合其吻合口裂开和狭窄的风险较高。

对于发生在降结肠或乙状结肠的病变，最佳术式更有争议。对每个病人来说，是否合并会阴病变及其严重程度、肛门控制大便的情况和残留结肠的自然病程，这些因素都影响着手术方式的选择。多个研究表明，行部分结肠切除结肠结肠吻合术或者狭窄成形手术的总体效果均较好[174-175]；然而，这些手术方式可能增加结肠早期复发的风险[40]。虽然部分结肠切除术后复发的风险增加，但对于部分有适应证的患者来说，保留结肠吸收功能所获得的收益要大于复发的风险。

肛周病变

肛周病变表现有脓肿、肛瘘、肛裂、狭窄和皮肤

赘生物[176-177]。克罗恩病肛周病变源于肛周隐窝炎症，导致肛周感染与瘘管形成（图 33-20）。克罗恩病肛周病变常见，1/3 肠道克罗恩病患者可出现肛周病变[42]。通常与胃肠道其他部位的病变有关，这些肠道病变可能处于活动期或者静止期。肛周病变活动性是否与肠道病变的活动性相一致，但这是存在争议的。通过药物或手术控制肠道病变是否可改善肛周病变，亦存在争议。与普通的肛周脓肿与肛瘘不同，克罗恩病肛周病变易复发，而且复杂，有时还会进展。

治疗肛周脓肿需要手术切除和引流（图 33-21），单纯应用抗生素治疗一般不能有效地治疗肛周脓肿。手术引流脓肿时，切口应靠近肛缘。脓腔可用纱布条填塞或用 10 ～ 16F 的蘑菇头导管引流。如在脓肿切开引流时发现瘘管，可于瘘管内放置引流条，从而保证充分的引流。

对于简单的黏膜下或者括约肌间瘘管，最好先行甲硝唑或环丙沙星药物治疗，抗生素在一定程度上可促进克罗恩病瘘管愈合，而且出现并发症的风险亦较低[178-179]。如应用抗生素治疗低位黏膜下或者括约肌间的瘘管无效，即应考虑瘘管切开术。对于低位瘘管，行瘘管切开术后伤口可较好地愈合，并且发生肛门失禁的风险亦较低。

瘘管切开术与切开挂线术不应该用于括约肌上瘘管和经括约肌瘘管。对于复杂瘘管，出现手术并发

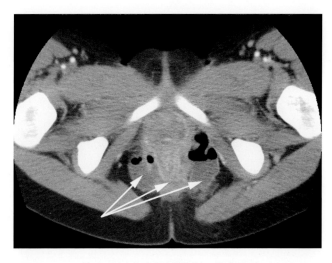

图 33-21　CT 检查显示在直肠周围有一较大脓肿（Reprinted, with permission, from the University of Chicago General Surgery Archives.）

的风险较高，因此，在决定手术前应该积极地进行药物治疗。治疗克罗恩瘘管的药物包括：6- 硫基嘌呤、硫唑嘌呤、环孢素 A 等。在治疗克罗恩病相关的肛瘘药物中，最有效的可能是英夫利昔单抗；60% 复杂肛瘘患者可通过英夫利昔单抗治愈[180-181]。使用英夫利昔单抗可使瘘管不复发，但亦有可能出现复发。此外，如瘘管引流不畅或存在感染，将影响瘘管愈合。肛瘘挂线可使瘘管引流更加通畅，肛瘘挂线与英夫利昔单抗联合应用可提高英夫利昔单抗的整体疗效[182]。通常先行肛瘘挂线，然后再进行英夫利昔单抗的治疗，在英夫利昔单抗应用的第二或第三个周期可去除肛瘘挂线。

在克罗恩病瘘管的治疗中，已有应用纤维蛋白胶治疗的报道，但经验有限。这种治疗方法的成功率较低，但是，由于其出现并发症的风险较低，所以可选择适当病例进行纤维蛋白胶的治疗[183-184]。

应用直肠瓣前置封闭瘘管内口亦可治疗克罗恩病瘘管[185]。手术时，先从齿状线切开，然后将移植的直肠黏膜和肌层切开并下移置于瘘管内口，用可吸收缝线将下移的直肠瓣缝合。克罗恩病直肠瓣前置术，发生肛门失禁的风险较低，但失败率较高。直肠瓣前置术不适合于有直肠病变的克罗恩病患者。对于部分积极药物治疗和外科手术仍无效的严重肛周病变患者，可能需要施行肠造口改流粪便；粪便改流可缓解肛周局部炎症，促进肛周瘘管愈合。对于部分肛周病变顽固或者因括约肌损害出现严重肛门失禁患者可施行直肠切除术。

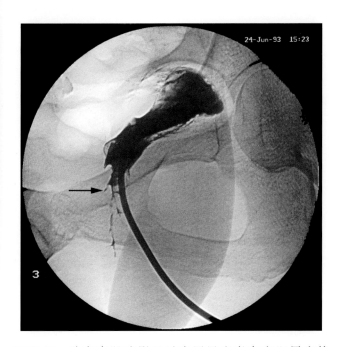

图 33-20　动态直肠造影显示克罗恩患者存在肛周瘘管（Reprinted, with permission, from the University of Chicago General Surgery Archives.）

复发性病变

克罗恩病手术后复发的风险较高。具体发生率取决于评价复发的标准。如，应用组织学评估时显示多数患者于术后数天内即出现复发[186]；应用内镜评估时显示80%患者术后3年内复发[187]。然而，对于组织学或者内镜显示复发的患者并未出现克罗恩病的临床症状。正因如此，组织学或者内镜下显示的复发可作为临床研究的终点，但通常不能用于临床治疗指导[188]。

通过克罗恩病复发症状可判断疾病是否复发。复发症状与病人有较大关系。克罗恩病复发起初症状通常是隐匿的，症状严重程度亦大不相同。为更好地评估克罗恩病的复发症状，可制定一反复使用的评估标准，克罗恩病活动指数（CDAI）就是这样一评估标准[189-190]。CDAI值大于150可认为临床复发。通过症状判断考虑克罗恩病复发后，仍有必要行影像学与内镜检查证实症状与克罗恩病的相关性。

需要再手术的时间是判断复发最明确的时间。通过病案可明确手术时间。虽然再手术最能判断是否复发，然而此标准并不适于准确和重复性判断复发，因为一些治疗中心可能较其他中心更早地对患者实施手术。

目前报道的粗略复发率与累积复发率变化很大。5年时约有60%患者出现症状或临床复发，随着时间的延长复发率增加，在20年时临床复发率可达75%～95%[35,191-192]。报道称手术复发率5年为10%～30%、10年为20%～45%、20年为50%～70%[70,94,191-195]。通过观察发现复发的一些有趣现象，复发最可能发生于之前切除肠段的近端、吻合口或者吻合口近段肠管[94]，这种现象在末端回肠病变患者尤为常见；此外，复发小肠长度与原来切除肠管长度一样[196-197]，先前病变肠段较短者复发时复发肠段亦较短，病变较长者复发肠段亦较长；最初以狭窄为表现者复发时可能继续出现狭窄，最初出现穿孔性者复发时仍可能出现穿孔[197]。

虽然有多种影响复发的因素，但证实为真正危险因素的较少。对于预测克罗恩病复发的因子，目前数据显示存在互相矛盾。对评估潜在风险因素的多个临床研究中，其研究终点和设计方法不一致。然而，亦有较一致的意见，如吸烟对克罗恩病的病程有显著影响[30]；吸烟不仅使克罗恩病恶化，而且还是克罗恩病进展的危险因素[27-28,30]。令人费解的是，吸烟对克罗恩病的影响正好与其类似的疾病即溃疡性结肠炎的影响相反[29]，吸烟可使克罗恩病恶化，但可使溃疡性结肠炎减轻。

吸烟导致克罗恩病恶化的机制尚不清楚。吸烟对内镜下复发、症状性复发、手术性复发均为独立的危险因素[31-32]。吸烟的风险与吸烟量相关，大量吸烟者有更高的复发风险。但此效应是可逆的，如吸烟者于手术前停止吸烟，其复发风险可降至非吸烟者相同的水平。鉴于吸烟对克罗恩病的有害作用以及其他有害作用，所有克罗恩病患者均不建议继续吸烟。

有学者担忧非甾类抗炎药可能导致溃疡性结肠炎和克罗恩病恶化[70,80]。虽然无研究发现非甾类抗炎药对疾病恶化以及复发的影响，但依据现有数据，克罗恩病患者应避免使用非甾类抗炎药。

术后维持治疗

术后维持治疗可降低复发风险。术后控制疾病复发最常用的药物是控释5-ASA（美沙拉嗪肠溶片）和6-MP（6-巯基嘌呤）[75-77]。应用5-ASA（5-氨基水杨酸）维持治疗副作用小，需每天服用16粒。6-MP价廉，维持量为一天一次；此外，6-MP更能降低复发的风险[75]，但6-MP有骨髓抑制作用，服用6-MP的患者须定期行血常规检查。这些药物对自然病程影响并不显著，多数患者在维持治疗中仍可复发。多中心研究显示，与服用安慰剂相比，应用6-MP复发率由77%降至50%[75]。克罗恩病患者可考虑维持治疗，但是维持治疗须个体化。

参考文献

1. Crohn BB, Ginsberg L, Oppenheimer GD. Regional ileitis: a pathological and clinical entity. *JAMA*. 1932;99:1323–1329.
2. Fielding JF. Crohn's disease and Dalziel's syndrome. A history. *J Clin Gastroenterol*. 1988;10:279–285.
3. Morgagni G. *The Seats and Causes of Disease Investigated by Anatomy*. Mount Kisco, NY: Futura Publishing; 1769.
4. Kirsner JB. Etiologic concepts of inflammatory bowel disease; past, present, and future. In: Michelassi F, Milsom JW, eds. *Operative Strategies in Inflammatory Bowel Disease*. New York, NY: Springer-Verlag; 1999:3–20.
5. Dalziel TK. Chronic intestinal enteritis. *Br Med J*. 1913;2:1068–1070.
6. Heaton LD, Ravdin IS, Blades B, Whelan TJ. President Eisenhower's operation for regional enteritis: a footnote to history. *Ann Surg*. 1964;159:661–666
7. Hughes CW, Baugh JH, Mologne LA, et al. A review of the late General Eisenhower's operations: epilog to a footnote to history. *Ann Surg*. 1971;173:793–799.
8. Bergman L, Krause U. Crohn's disease. A long-term study of the clinical course in 186 patients. *Scand J Gastroenterol*. 1977;12:937–944.
9. Koudahl G, Kristensen M, Lenz K. Bypass compared with resection for ileal Crohn's disease. *Scand J Gastroenterol*. 1974;9:203–206.
10. Homan WP, Dineen P. Comparison of the results of resection, bypass, and bypass with exclusion for ileocecal Crohn's disease. *Ann Surg*. 1978;187:530–535.
11. Alexander-Williams J, Fielding JF, Cooke WT. A comparison of results of excision and bypass for ileal Crohn's disease. *Gut*. 1972;13:973–975.

12. Lockhart-Mummery H, Morson B. Crohn's disease (regional enteritis) of the large intestine and its distinction from ulcerative colitis. *Gut.* 1960;1:87–105.

13. Loftus EV, Jr. Clinical epidemiology of inflammatory bowel disease: incidence, prevalence, and environmental influences. *Gastroenterology.* 2004;126:1504–1517.

14. Sandler RS, Glenn ME. Epidemiology of inflammatory bowel disease. In: Kirsner JB, ed. *Inflammatory Bowel Disease.* 5th ed. Philadelphia, PA: WB Saunders; 2000:89–112.

15. Ekbom A. The epidemiology of IBD: a lot of data but little knowledge. How shall we proceed? *Inflamm Bowel Dis.* 2004;10(suppl 1):S32–S34.

16. Leong RW, Lau JY, Sung JJ. The epidemiology and phenotype of Crohn's disease in the Chinese population. *Inflamm Bowel Dis.* 2004;10:646–651.

17. Hollander D, Vadheim CM, Brettholz E, et al. Increased intestinal permeability in patients with Crohn's disease and their relatives. A possible etiologic factor. *Ann Intern Med.* 1986;105:883–885.

18. Wyatt J, Vogelsang H, Hubl W, et al. Intestinal permeability and the prediction of relapse in Crohn's disease. *Lancet.* 1993;341:1437–1439.

19. Wyatt J, Oberhuber G, Pongratz S, et al. Increased gastric and intestinal permeability in patients with Crohn's disease. *Am J Gastroenterol.* 1997;92:1891–1896.

20. Puspok A, Oberhuber G, Wyatt J, et al. Gastroduodenal permeability in Crohn's disease. *Eur J Clin Invest.* 1998;28:67–71.

21. May GR, Sutherland LR, Meddings JB. Is small intestinal permeability really increased in relatives of patients with Crohn's disease? *Gastroenterology.* 1993;104:1627–1632.

22. Cho JH. Advances in the genetics of inflammatory bowel disease. *Curr Gastroenterol Rep.* 2004;6:467–473.

23. Cho JH. Significant role of genetics in IBD: the NOD2 gene. *Rev Gastroenterol Disord.* 2003;3(suppl 1): S18–S22.

24. Gasche C, Grundtner P. Genotypes and phenotypes in Crohn's disease: do they help in clinical management? *Gut.* 2005;54:162–167.

25. Grimm MC, Pavli P. NOD2 mutations and Crohn's disease: are Paneth cells and their antimicrobial peptides the link? *Gut.* 2004;53:1558–1560.

26. Sartor R. Microbial influences in inflammatory bowel diseases: role in pathogenesis and clinical implications. In: Sartor R, Sandborn W, eds. *Kirsner's Inflammatory Bowel Diseases.* New York, NY: Saunders; 2004:120–137.

27. Thomas GA, Rhodes J, Green JT. Inflammatory bowel disease and smoking—a review. *Am J Gastroenterol.* 1998;93:144–149.

28. Cosnes J, Carbonnel F, Beaugerie L, et al. Effects of cigarette smoking on the long-term course of Crohn's disease. *Gastroenterology.* 1996;110:424–431.

29. Rhodes J, Thomas GA. Smoking: good or bad for inflammatory bowel disease? *Gastroenterology.* 1994;106:807–810.

30. Birrenbach T, Bocker U. Inflammatory bowel disease and smoking: a review of epidemiology, pathophysiology, and therapeutic implications. *Inflamm Bowel Dis.* 2004;10:848–859.

31. Kane SV, Flicker M, Katz-Nelson F. Tobacco use is associated with accelerated clinical recurrence of Crohn's disease after surgically induced remission. *J Clin Gastroenterol.* 2005;39:32–35.

32. Cottone M, Rosselli M, Orlando A, et al. Smoking habits and recurrence in Crohn's disease. *Gastroenterology.* 1994;106:643–648.

33. Kleer CG, Appelman HD. Surgical pathology of Crohn's disease. *Surg Clin North Am.* 2001;81:13–30, vii.

34. Block GE, Michelassi F, Tanaka M, et al. Crohn's disease. *Curr Probl Surg.* 1993;30:173–265.

35. Mekhjian HS, Switz DM, Melnyk CS, et al. Clinical features and natural history of Crohn's disease. *Gastroenterology.* 1979;77(4 pt 2):898–906.

36. Gasche C, Scholmerich J, Brynskov J, et al. A simple classification of Crohn's disease: report of the Working Party for the World Congresses of Gastroenterology, Vienna 1998. *Inflamm Bowel Dis.* 2000;6:8–15.

37. Steinhart AH, Girgrah N, McLeod RS. Reliability of a Crohn's disease clinical classification scheme based on disease behavior. *Inflamm Bowel Dis.* 1998;4:228–234.

38. Yamamoto T, Allan RN, Keighley MR. An audit of gastroduodenal Crohn disease: clinicopathologic features and management. *Scand J Gastroenterol.* 1999;34:1019–1024.

39. Decker GA, Loftus EV, Jr, Pasha TM, et al. Crohn's disease of the esophagus: clinical features and outcomes. *Inflamm Bowel Dis.* 2001;7:113–119.

40. Hurst RD, Melis M, Michelassi F. Surgery for Crohn's colitis. In: Bayless TM, Hanauer SB, eds. *Advanced Therapy of Inflammatory Bowel Disease.* Hamilton, Ontario, Canada: BC Decker; 2001:495–500.

41. Rankin GB, Watts HD, Melnyk CS, et al. National Cooperative Crohn's Disease Study: extraintestinal manifestations and perianal complications. *Gastroenterology.* 1979;77(4 pt 2):914–920.

42. Michelassi F, Melis M, Rubin M, et al. Surgical treatment of anorectal complications in Crohn's disease. *Surgery.* 2000;128:597–603.

43. Isaacs K. Extra-intestinal manifestations. In: Bayless TM, Hanauer SB, eds. *Advanced Therapy of Inflammatory Bowel Disease.* Hamilton, Ontario, Canada: BC Decker; 2001:267–270.

44. Loftus EV, Jr. Management of extraintestinal manifestations and other complications of inflammatory bowel disease. *Curr Gastroenterol Rep.* 2004;6:506–513.

45. Mintz R, Feller ER, Bahr RL, et al. Ocular manifestations of inflammatory bowel disease. *Inflamm Bowel Dis.* 2004;10:135–139.

46. Schreyer AG, Seitz J, Feuerbach S, et al. Modern imaging using computed tomography and magnetic resonance imaging for inflammatory bowel disease (IBD) AU1. *Inflamm Bowel Dis.* 2004;10:45–54.

47. Orel SG, Rubesin SE, Jones B, et al. Computed tomography vs. barium studies in the acutely symptomatic patient with Crohn disease. *J Comput Assist Tomogr.* 1987;11: 1009–1016.

48. Munkholm P, Binder V. Clinical features and natural history of Crohn's disease. In: Sartor R, Sandborn WJ, eds. *Kirshner's Inflammatory Bowel Diseases,* 6th ed. New York, NY: Saunders; 2004:289–300.

49. Nolan DJ. The radiological appearances of small intestinal Crohn's disease with the enteroclysis technique. *Acta Gastroenterol Belg.* 1987; 50:513–518.

50. Chernish SM, Maglinte DD, O'Connor K. Evaluation of the small intestine by enteroclysis for Crohn's disease. *Am J Gastroenterol.* 1992;87: 696–701.

51. Bernstein CN, Boult IF, Greenberg HM, et al. A prospective randomized comparison between small bowel enteroclysis and small bowel follow-through in Crohn's disease. *Gastroenterology.* 1997;113:390–398.

52. Cirillo LC, Camera L, Della Noce M, et al. Accuracy of enteroclysis in Crohn's disease of the small bowel: a retrospective study. *Eur Radiol.* 2000;10:1894–1898.

53. Rutgeerts P, Vantrappen G, Geboes K. Endoscopy in inflammatory bowel disease. *Scand J Gastroenterol Suppl.* 1989;170:12–15; discussion 6–9.

54. Michelassi F, Stella M, Balestracci T, et al. Incidence, diagnosis, and treatment of enteric and colorectal fistulae in patients with Crohn's disease. *Ann Surg.* 1993;218:660–666.

55. Schraut WH, Chapman C, Abraham VS. Operative treatment of Crohn's ileocolitis complicated by ileosigmoid and ileovesical fistulae. *Ann Surg.* 1988;207:48–51.

56. Otterson MF, Lundeen SJ, Spinelli KS, et al. Radio-graphic underestimation of small bowel stricturing Crohn's disease: a comparison with surgical findings. *Surgery.* 2004;136:854–860.

57. Kornbluth A, Legnani P, Lewis BS. Video capsule endoscopy in inflammatory bowel disease: past, present, and future. *Inflamm Bowel Dis.* 2004;10:278–285.

58. Voderholzer WA, Beinhoelzl J, Rogalla P, et al. Small bowel involvement in Crohn's disease: a prospective comparison of wireless capsule endoscopy and computed tomography enteroclysis. *Gut.* 2005;54:369–373.

59. Solem CA, Loftus EV, Jr, Fletcher JG, et al. Small-bowel imaging in Crohn's disease: a prospective, blinded, 4-way comparison trial. *Gastrointest Endosc.* 2008;68(2):255–266.

60. Triester SL, Leighton JA, Leontiadis GI, et al. A meta-analysis of the yield of capsule endoscopy compared to other diagnostic modalities in patients with non-stricturing small bowel Crohn's disease. *Am J Gastroenterol.* 2006;101(5):954–964.

61. Fishman EK, Wolf EJ, Jones B, et al. CT evaluation of Crohn's disease: effect on patient management. *AJR Am J Roentgenol.* 1987;148: 537–540.

62. Zalis M, Singh AK. Imaging of inflammatory bowel disease: CT and MR. *Dig Dis.* 2004;22:56–62.

63. Bodily KD, Fletcher JG, Solem CA, et al. Crohn disease: mural attenuation and thickness at contrast-enhanced CT enterography—correlation with endoscopic and histologic findings of inflammation. *Radiology.* 2006;238(2):505–516.

64. Booya F, Akram S, Fletcher JG, et al. CT enterography and fistulizing Crohn's disease: clinical benefit and radiographic findings. *Abdom Imaging.* 2009;34(4):467–475.

65. Brenner DJ, Hall EJ. Computed tomography—an increasing source of radiation exposure. *N Engl J Med.* 2007;357(22):2277–2784.

66. Peloquin JM, Pardi DS, Sandborn WJ, et al. Diagnostic ionizing radiation exposure in a population-based cohort of patients with inflammatory bowel disease. *Am J Gastroenterol.* 2008;103(8):2015–2022.

67. Siddiki HA, Fidler JL, Fletcher JG, et al. Prospective comparison of state-of-the-art MR enterography and CT enterography in small-bowel Crohn's disease. *AJR Am J Roentgenol.* 2009;193(1):113–121.

68. American Thoracic Society. Targeted tuberculin testing and treatment of latent tuberculosis infection. *MMWR Recomm Rep.* 2000;49(RR-6):1–51.

69. Bjarnason I, Zanelli G, Smith T, et al. Nonsteroidal anti-inflammatory drug-induced intestinal inflammation in humans. *Gastroenterology.* 1987;93:480–489.

70. Gibson GR, Whitacre EB, Ricotti CA. Colitis induced by nonsteroidal anti-inflammatory drugs. Report of four cases and review of the literature. *Arch Intern Med.* 1992;152:625–632.

71. Summers RW, Switz DM, Sessions JT, Jr, et al. National Cooperative Crohn's Disease Study: results of drug treatment. *Gastroenterology.* 1979;77(4 pt 2):847–869.

72. Hanauer SB, Stein RB. Medical therapy. In: Michelassi F, Milsom JW, eds. *Operative Strategies in Inflammatory Bowel Disease.* New York, NY: Springer-Verlag;1999:138–149.

73. Mahadevan U, Sandborn WJ. Clinical pharmacology of inflammatory bowel disease. In: Sartor R, Sandborn WJ, eds. *Kirshner's Inflammatory Bowel Diseases.* 6th ed. New York, NY: Saunders; 2004:484–502.

74. Caprilli R, Corrao G, Taddei G, et al. Prognostic factors for postoperative recurrence of Crohn's disease. Gruppo Italiano per lo Studio del Colon e del Retto (GISC). *Dis Colon Rectum.* 1996;39:335–341.

75. Hanauer SB, Korelitz BI, Rutgeerts P, et al. Postoperative maintenance of Crohn's disease remission with 6-mercaptopurine, mesalamine, or placebo: a 2-year trial. *Gastroenterology.* 2004;127:723–729.

76. Lochs H, Mayer M, Fleig WE, et al. Prophylaxis of postoperative relapse in Crohn's disease with mesalamine: European Cooperative Crohn's Disease Study VI. *Gastroenterology.* 2000;118:264–273.

77. McLeod RS, Wolff BG, Steinhart AH, et al. Prophylactic mesalamine treatment decreases postoperative recurrence of Crohn's disease. *Gastroenterology.* 1995;109:404–413.

78. Harrell LE, Hanauer SB. Mesalamine derivatives in the treatment of Crohn's disease. *Gastroenterol Clin North Am.* 2004;33:303–317, ix–x.

79. Bjarnason I, Peters TJ. Intestinal permeability, non-steroidal anti-inflammatory drug enteropathy and inflammatory bowel disease: an overview. *Gut.* 1989;30(Spec No):22–28.

80. Kaufmann HJ, Taubin HL. Nonsteroidal anti-inflammatory drugs activate quiescent inflammatory bowel disease. *Ann Intern Med.* 1987;107:513–516.

81. Felder JB, Korelitz BI, Rajapakse R, et al. Effects of nonsteroidal antiinflammatory drugs on inflammatory bowel disease: a case-control study. *Am J Gastroenterol.* 2000;95:1949–1954.

82. Bonner GF, Walczak M, Kitchen L, et al. Tolerance of nonsteroidal anti-inflammatory drugs in patients with inflammatory bowel disease. *Am J Gastroenterol.* 2000;95:1946–1948.

83. Bonner GF, Fakhri A, Vennamaneni SR. A long-term cohort study of nonsteroidal anti-inflammatory drug use and disease activity in outpatients with inflammatory bowel disease. *Inflamm Bowel Dis.* 2004;10:751–757.

84. Forrest K, Symmons D, Foster P. Systematic review: is ingestion of paracetamol or non-steroidal anti-inflammatory drugs associated with exacerbations of inflammatory bowel disease? *Aliment Pharmacol Ther.* 2004;20:1035–1043.

85. Choi PM, Targan SR. Immunomodulator therapy in inflammatory bowel disease. *Dig Dis Sci.* 1994;39:1885–1892.

86. Pearson DC, May GR, Fick GH, Sutherland LR. Azathioprine and 6-mercaptopurine in Crohn disease. A meta-analysis. *Ann Intern Med.* 1995;123:132–142.

87. Targan SR, Hanauer SB, van Deventer SJ, et al. A short-term study of chimeric monoclonal antibody cA2 to tumor necrosis factor alpha for Crohn's disease. Crohn's Disease cA2 Study Group. *N Engl J Med.* 1997;337:1029–1035.

88. van Dullemen HM, van Deventer SJ, Hommes DW, et al. Treatment of Crohn's disease with anti-tumor necrosis factor chimeric monoclonal antibody (cA2). *Gastroenterology.* 1995;109:129–135.

89. Colombel JF, Loftus EV, Jr, Tremaine WJ, et al. Early postoperative complications are not increased in patients with Crohn's disease treated perioperatively with infliximab or immunosuppressive therapy. *Am J Gastroenterol.* 2004;99(5):878–883.

90. Marchal L, D'Haens G, Van Assche G, et al. The risk of post-operative complications associated with infliximab therapy for Crohn's disease: a controlled cohort study. *Aliment Pharmacol Ther.* 2004;19(7):749–754.

91. Kunitake H, Hodin R, Shellito PC, Sands BE, Korzenik J, Bordeianou L. Perioperative treatment with infliximab in patients with Crohn's disease and ulcerative colitis is not associated with an increased rate of postoperative complications. *J Gastrointest Surg.* 2008;12(10):1730–1736.

92. Appau KA, Fazio VW, Shen B, et al. Use of infliximab within 3 months of ileocolonic resection is associated with adverse postoperative outcomes in Crohn's patients. *J Gastrointest Surg.* 2008;12(10):1738–1744.

93. Hurst RD, Molinari M, Chung TP, et al. Prospective study of the features, indications, and surgical treatment in 513 consecutive patients affected by Crohn's disease. *Surgery.* 1997;122:661–667; discussion 7–8.

94. Michelassi F, Balestracci T, Chappell R, et al. Primary and recurrent Crohn's disease. Experience with 1379 patients. *Ann Surg.* 1991;214:230–238; discussion 8–40.

95. Cheung O, Regueiro MD. Inflammatory bowel disease emergencies. *Gastroenterol Clin North Am.* 2003;32:1269–1288.

96. Broe PJ, Bayless TM, Cameron JL. Crohn's disease: are enteroenteral fistulas an indication for surgery? *Surgery.* 1982;91:249–253.

97. Glass RE, Ritchie JK, Lennard-Jones JE, et al. Internal fistulas in Crohn's disease. *Dis Colon Rectum.* 1985;28:557–561.

98. Hawker PC, Givel JC, Keighley MR, et al. Management of enterocutaneous fistulae in Crohn's disease. *Gut.* 1983;24:284–287.

99. Heyen F, Winslet MC, Andrews H, et al. Vaginal fistulas in Crohn's disease. *Dis Colon Rectum.* 1989;32:379–383.

100. Michelassi F, Finco C, Balestracci T, et al. Incidence, diagnosis and treatment of abdominal abscesses in Crohn's patients. *Research in Surgery.* 1996;8:35–39.

101. Bernini A, Spencer MP, Wong WD, et al. Computed tomography-guided percutaneous abscess drainage in intestinal disease: factors associated with outcome. *Dis Colon Rectum.* 1997;40:1009–1013.

102. Doemeny JM, Burke DR, Meranze SG. Percutaneous drainage of abscesses in patients with Crohn's disease. *Gastrointest Radiol.* 1988;13:237–241.

103. Gervais DA, Hahn PF, O'Neill MJ, et al. Percutaneous abscess drainage in Crohn disease: technical success and short- and long-term outcomes during 14 years. *Radiology.* 2002;222:645–651.

104. Greenstein AJ, Sachar DB, Mann D, et al. Spontaneous free perforation and perforated abscess in 30 patients with Crohn's disease. *Ann Surg.* 1987;205:72–76.

105. Robert JR, Sachar DB, Greenstein AJ. Severe gastrointestinal hemorrhage in Crohn's disease. *Ann Surg* 1991;213:207–211.

106. Ribeiro MB, Greenstein AJ, Heimann TM, et al. Adenocarcinoma of the small intestine in Crohn's disease. *Surg Gynecol Obstet.* 1991;173:343–349.

107. Greenstein AJ, Sachar D, Pucillo A, et al. Cancer in Crohn's disease after diversionary surgery. A report of seven carcinomas occurring in excluded bowel. *Am J Surg.* 1978;135:86–90.

108. Bernstein D, Rogers A. Malignancy in Crohn's disease. *Am J Gastroenterol.* 1996;91:434–440.

109. Korelitz BI, Lauwers GY, Sommers SC. Rectal mucosal dysplasia in Crohn's disease. *Gut.* 1990;31:1382–1386.

110. Kelts DG, Grand RJ, Shen G, et al. Nutritional basis of growth failure in children and adolescents with Crohn's disease. *Gastroenterology.* 1979;76:720–727.

111. Werlin SL. Growth failure in Crohn's disease: an approach to treatment. *JPEN J Parenter Enteral Nutr.* 1981;5:250–253.

112. Bucher P, Mermillod B, Gervaz P, et al. Mechanical bowel preparation for elective colorectal surgery: a meta-analysis. *Arch Surg.* 2004;139:1359–1364; discussion 65.

113. Wille-Jorgensen P, Guenaga KF, Castro AA, et al. Clinical value of preoperative mechanical bowel cleansing in elective colorectal surgery: a systematic review. *Dis Colon Rectum.* 2003;46:1013–1020.

114. Bucher P, Gervaz P, Soravia C, et al. Randomized clinical trial of mechanical bowel preparation versus no preparation before elective left-sided colorectal surgery. *Br J Surg.* 2005;92:409–414.

115. Song F, Glenny AM. Antimicrobial prophylaxis in colorectal surgery: a systematic review of randomized controlled trials. *Br J Surg.* 1998;85:1232–1241.

116. Calnan J, Davies A. The effect of methotrexate (amethopterin) on wound healing: an experimental study. *Br J Cancer.* 1965;19:505–512.

117. Fazio VW, Marchetti F, Church M, et al. Effect of resection margins on the recurrence of Crohn's disease in the small bowel. A randomized controlled trial. *Ann Surg.* 1996;224:563–571; discussion 71–73.

118. Kotanagi H, Kramer K, Fazio VW, et al. Do microscopic abnormalities at resection margins correlate with increased anastomotic recurrence in Crohn's disease? Retrospective analysis of 100 cases. *Dis Colon Rectum.* 1991;34:909–916.

119. Pennington L, Hamilton SR, Bayless TM, et al. Surgical management of Crohn's disease. Influence of disease at margin of resection. *Ann Surg.* 1980;192:311–318.

120. Speranza V, Simi M, Leardi S, Del Papa M. Recurrence of Crohn's disease after resection. Are there any risk factors? *J Clin Gastroenterol.* 1986;8:640–646.

121. Aufses AH, Jr. The surgery of granulomatous inflammatory bowel disease. *Curr Probl Surg.* 1983;20:755–826.

122. Cameron JL, Hamilton SR, Coleman J, et al. Patterns of ileal recurrence in Crohn's disease. A prospective randomized study. *Ann Surg.* 1992;215:546–551; discussion 51–52.

123. Scott NA, Sue-Ling HM, Hughes LE. Anastomotic configuration does not affect recurrence of Crohn's disease after ileocolonic resection. *Int J Colorectal Dis.* 1995;10:67–69.

124. Scarpa M, Angriman I, Barollo M, et al. Role of stapled and hand-sewn anastomoses in recurrence of Crohn's disease. *Hepatogastroenterology.* 2004;51:1053–1057.

125. Munoz-Juarez M, Yamamoto T, Wolff BG, et al. Wide-lumen stapled anastomosis vs. conventional end-to-end anastomosis in the treatment of Crohn's disease. *Dis Colon Rectum.* 2001;44:20–25; discussion 5–6.

126. Tersigni R, Alessandroni L, Barreca M, et al. Does stapled functional end-to-end anastomosis affect recurrence of Crohn's disease after ileocolonic resection? *Hepatogastroenterology.* 2003;50:1422–1425.

127. Bass EM, Del Pino A, Tan A, et al. Does preoperative stoma marking and education by the enterostomal therapist affect outcome? *Dis Colon Rectum.* 1997;40:440–442.

128. Erwin-Toth P, Barrett P. Stoma site marking: a primer. *Ostomy Wound Manage.* 1997;43:18–22, 4–5.

129. Ritchie JK. Ileostomy and excisional surgery for chronic inflammatory disease of the colon: a survey of one hospital region. *Gut.* 1971;12:528–540.

130. Michelassi F, Upadhyay GA. Side-to-side isoperistaltic strictureplasty in the treatment of extensive Crohn's disease. *J Surg Res.* 2004;117:71–78.

131. Milsom JW. Strictureplasty and mechanical dilation in strictured Crohn's disease. In: Michelassi F, Milsom JW, eds. *Operative Strategies in Inflammatory Bowel Disease.* New York, NY: Springer-Verlag; 1999:259–267.

132. Fazio VW, Galandiuk S, Jagelman DG, et al. Strictureplasty in Crohn's disease. *Ann Surg.* 1989;210:621–625.

133. Roy P, Kumar D. Strictureplasty. *Br J Surg.* 2004;91:1428–1437.

134. Sharif H, Alexander-Williams J. The role of stricture-plasty in Crohn's disease. *Int Surg.* 1992;77:15–18.

135. Michelassi F. Side-to-side isoperistaltic strictureplasty for multiple Crohn's strictures. *Dis Colon Rectum.* 1996;39:345–349.

136. Tonelli F, Fedi M, Paroli GM, et al. Indications and results of side-to-side isoperistaltic strictureplasty in Crohn's disease. *Dis Colon Rectum.* 2004;47:494–501.

137. Sampietro GM, Cristaldi M, Maconi G, et al. A prospective, longitudinal study of nonconventional stricture-plasty in Crohn's disease. *J Am Coll Surg.* 2004;199:8–20.

138. Tichansky D, Cagir B, Yoo E, et al. Strictureplasty for Crohn's disease: meta-analysis. *Dis Colon Rectum.* 2000;43:911–919.

139. Fazio VW, Tjandra JJ, Lavery IC, et al. Long-term follow-up of strictureplasty in Crohn's disease. *Dis Colon Rectum.* 1993;36:355–361.

140. Hurst RD, Michelassi F. Strictureplasty for Crohn's disease: techniques and long-term results. *World J Surg.* 1998;22:359–363.

141. Spencer MP, Nelson H, Wolff BG, et al. Strictureplasty for obstructive Crohn's disease: the Mayo experience. *Mayo Clin Proc.* 1994;69:33–36.

142. Jaskowiak NT, Michelassi F. Adenocarcinoma at a strictureplasty site in Crohn's disease: report of a case. *Dis Colon Rectum.* 2001;44:284–287.

143. Marchetti F, Fazio VW, Ozuner G. Adenocarcinoma arising from a strictureplasty site in Crohn's disease. Report of a case. *Dis Colon Rectum.* 1996;39:1315–1321.

144. Mavrantonis C, Wexner SD, Nogueras JJ, et al. Current attitudes in laparoscopic colorectal surgery. *Surg Endosc.* 2002;16:1152–1157.

145. Talac R, Nelson H. Laparoscopic colon and rectal surgery. *Surg Oncol Clin North. Am* 2000;9:1–12, v.

146. Clinical Outcomes of Surgical Therapy Study Group. A comparison of laparoscopically assisted and open colectomy for colon cancer. *N Engl J Med.* 2004;350:2050–2059.

147. Alabaz O, Iroatulam AJ, Nessim A, et al. Comparison of laparoscopically assisted and conventional ileocolic resection for Crohn's disease. *Eur J Surg.* 2000;166:213–217.

148. Bauer JJ, Harris MT, Grumbach NM, et al. Laparoscopic-assisted intestinal resection for Crohn's disease. Which patients are good candidates? *J Clin Gastroenterol.* 1996;23:44–46.

149. Bemelman WA, Slors JF, Dunker MS, et al. Laparoscopic-assisted vs. open ileocolic resection for Crohn's disease. A comparative study. *Surg Endosc.* 2000;14:721–725.

150. Benoist S, Panis Y, Beaufour A, et al. Laparoscopic ileocecal resection in Crohn's disease: a case-matched comparison with open resection. *Surg Endosc.* 2003;17:814–818.

151. Canin-Endres J, Salky B, Gattorno F, et al. Laparoscopically assisted intestinal resection in 88 patients with Crohn's disease. *Surg Endosc.* 1999;13:595–599.

152. Diamond IR, Langer JC. Laparoscopic-assisted versus open ileocolic resection for adolescent Crohn disease. *J Pediatr Gastroenterol Nutr.* 2001;33:543–547.

153. Duepree HJ, Senagore AJ, Delaney CP, et al. Advantages of laparoscopic resection for ileocecal Crohn's disease. *Dis Colon Rectum.* 2002;45:605–610.

154. Kishi D, Nezu R, Ito T, et al. Laparoscopic-assisted surgery for Crohn's disease: reduced surgical stress following ileocolectomy. *Surg Today.* 2000;30:219–222.

155. Milsom JW, Hammerhofer KA, Bohm B, et al. Prospective, randomized trial comparing laparoscopic vs. conventional surgery for refractory ileocolic Crohn's disease. *Dis Colon Rectum.* 2001;44:1–8; discussion 9.

156. Msika S, Iannelli A, Deroide G, et al. Can laparoscopy reduce hospital stay in the treatment of Crohn's disease? *Dis Colon Rectum.* 2001;44:1661–1666.

157. Reissman P, Salky BA, Pfeifer J, et al. Laparoscopic surgery in the management of inflammatory bowel disease. *Am J Surg.* 1996;171:47–50; discussion 51.

158. Tabet J, Hong D, Kim CW, et al. Laparoscopic versus open bowel resection for Crohn's disease. *Can J Gastroenterol.* 2001;15:237–242.

159. Watanabe M, Ohgami M, Teramoto T, et al. Laparoscopic ileocecal resection for Crohn's disease associated with intestinal stenosis and ileorectal fistula. *Surg Today.* 1999;29:446–448.

160. Wu JS, Birnbaum EH, Kodner IJ, et al. Laparoscopic-assisted ileocolic resections in patients with Crohn's disease: are abscesses, phlegmons, or recurrent disease contraindications? *Surgery.* 1997;122:682–688; discussion 8–9.

161. Marshak RH, Maklansky D, Kurzban JD, et al. Crohn's disease of the stomach and duodenum. *Am J Gastroenterol.* 1982;77:340–341.

162. Fitzgibbons TJ, Green G, Silberman H, et al. Management of Crohn's disease involving the duodenum, including duodenal cutaneous fistula. *Arch Surg.* 1980;115:1022–1028.

163. Harold KL, Kelly KA. Duodenal Crohn disease. *Probl Gen Surg.* 1999;16:50–57.

164. Poggioli G, Stocchi L, Laureti S, et al. Duodenal involvement of Crohn's disease: three different clinicopathologic patterns. *Dis Colon Rectum.* 1997;40:179–183.

165. Schoetz D. Gastroduodenal Crohn's disease. In: Michelassi F, Milsom JW, eds. *Operative Strategies in Inflammatory Bowel Disease.* New York, NY: Springer-Verlag; 1999:389–393.

166. Lee KK, Schraut WH. Diagnosis and treatment of duodenoenteric fistulas complicating Crohn's disease. *Arch Surg.* 1989;124:712–715.

167. Pichney LS, Fantry GT, Graham SM. Gastrocolic and duodenocolic fistulas in Crohn's disease. *J Clin Gastroenterol.* 1992;15:205–211.

168. Block GE, Schraut WH. The operative treatment of Crohn's enteritis complicated by ileosigmoid fistula. *Ann Surg.* 1982;196:356–360.

169. Gruner JS, Sehon JK, Johnson LW. Diagnosis and management of enterovesical fistulas in patients with Crohn's disease. *Am Surg.* 2002;68:714–719.

170. Lefton HB, Farmer RG, Fazio V. Ileorectal anastomosis for Crohn's disease of the colon. *Gastroenterology.* 1975;69:612–617.

171. Panis Y, Poupard B, Nemeth J, et al. Ileal pouch/anal anastomosis for Crohn's disease. *Lancet*. 1996;347:854–857.

172. Regimbeau JM, Panis Y, Pocard M, et al. Long-term results of ileal pouch-anal anastomosis for colorectal Crohn's disease. *Dis Colon Rectum*. 2001;44:769–778.

173. Berry AR, de Campos R, Lee EC. Perineal and pelvic morbidity following perimuscular excision of the rectum for inflammatory bowel disease. *Br J Surg*. 1986;73:675–677.

174. Allan A, Andrews H, Hilton CJ, et al. Segmental colonic resection is an appropriate operation for short skip lesions due to Crohn's disease in the colon. *World J Surg*. 1989;13:611–614; discussion 5–6.

175. Sanfey H, Bayless TM, Cameron JL. Crohn's disease of the colon. Is there a role for limited resection? *Am J Surg*. 1984;147:38–42.

176. Sandborn WJ, Fazio VW, Feagan BG, et al. AGA technical review on perianal Crohn's disease. *Gastroenterology*. 2003;125:1508–1530.

177. Homan WP, Tang C, Thorgjarnarson B. Anal lesions complicating Crohn disease. *Arch Surg*. 1976;111:1333–1335.

178. Bernstein LH, Frank MS, Brandt LJ, et al. Healing of perineal Crohn's disease with metronidazole. *Gastroenterology*. 1980;79:599.

179. Turunen U, Farkkila M, Seppala K. Long-term treatment of perianal or fistulous Crohn's disease with ciprofloxacin. *Scand J Gastroenterol Suppl*. 1989;24:144.

180. Present DH, Rutgeerts P, Targan S, et al. Infliximab for the treatment of fistulas in patients with Crohn's disease. *N Engl J Med*. 1999;340:1398–1405.

181. Ardizzone S, Maconi G, Colombo E, et al. Perianal fistulae following infliximab treatment: clinical and endosono-graphic outcome. *Inflamm Bowel Dis*. 2004;10:91–96.

182. Regueiro M, Mardini H. Treatment of perianal fistulizing Crohn's disease with infliximab alone or as an adjunct to exam under anesthesia with seton placement. *Inflamm Bowel Dis*. 2003;9:98–103.

183. Loungnarath R, Dietz DW, Mutch MG, et al. Fibrin glue treatment of complex anal fistulas has low success rate. *Dis Colon Rectum*. 2004;47:432–436.

184. Zmora O, Mizrahi N, Rotholtz N, et al. Fibrin glue sealing in the treatment of perineal fistulas. *Dis Colon Rectum*. 2003;46:584–589.

185. Kodner IJ, Mazor A, Shemesh EI, et al. Endorectal advancement flap repair of rectovaginal and other complicated anorectal fistulas. *Surgery*. 1993;114:682–689.

186. D'Haens GR, Geboes K, Peeters M, et al. Early lesions of recurrent Crohn's disease caused by infusion of intestinal contents in excluded ileum. *Gastroenterology*. 1998;114:262–267.

187. Rutgeerts P, Geboes K, Vantrappen G, et al. Predictability of the postoperative course of Crohn's disease. *Gastroenterology*. 1990;99:956–963.

188. McLeod RS, Wolff BG, Steinhart AH, et al. Risk and significance of endoscopic/radiological evidence of recurrent Crohn's disease. *Gastroenterology*. 1997;113:1823–1827.

189. Best WR, Becktel JM, Singleton JW, et al. Development of a Crohn's disease activity index. National Cooperative Crohn's Disease Study. *Gastroenterology*. 1976;70:439–444.

190. Best WR, Becktel JM, Singleton JW. Rederived values of the eight coefficients of the Crohn's Disease Activity Index (CDAI). *Gastroenterology*. 1979;77(4 pt 2):843–846.

191. Greenstein AJ, Sachar DB, Pasternack BS, et al. Reoperation and recurrence in Crohn's colitis and ileocolitis: crude and cumulative rates. *N Engl J Med*. 1975;293:685–690.

192. Mekhjian HS, Switz DM, Watts HD, et al. National Cooperative Crohn's Disease Study: factors determining recurrence of Crohn's disease after surgery. *Gastroenterology*. 1979;77(4 pt 2):907–913.

193. Borley NR, Mortensen NJ, Jewell DP. Preventing postoperative recurrence of Crohn's disease. *Br J Surg*. 1997;84:1493–1502.

194. Post S, Herfarth C, Bohm E, et al. The impact of disease pattern, surgical management, and individual surgeons on the risk for relaparotomy for recurrent Crohn's disease. *Ann Surg*. 1996;223:253–260.

195. Chardavoyne R, Flint GW, Pollack S, et al. Factors affecting recurrence following resection for Crohn's disease. *Dis Colon Rectum*. 1986;29:495–502.

196. D'Haens G, Baert F, Gasparaitis A, et al. Length and type of recurrent ileitis after ileal resection correlate with presurgical features in Crohn's disease. *Inflamm Bowel Dis*. 1997;3:249–253.

197. D'Haens GR, Gasparaitis AE, Hanauer SB. Duration of recurrent ileitis after ileocolonic resection correlates with pre-surgical extent of Crohn's disease. *Gut*. 1995;36:715–717.

溃疡性结肠炎

Shawn Forbes • David Messenger • Robin S. McLeod

（王　浩译）

34

前言

溃疡性结肠炎（ulcerative colitis，UC）是一种慢性非特异性的肠道炎症性疾病，主要累及结直肠黏膜。早在公元前 360 年，希波克拉底就曾记录过类似于结肠炎的腹泻性疾病，但直至 19 世纪后期，UC 才得以从临床上与其他感染性肠炎区分开来。首例 UC 由 Samuel Wilks 爵士记录于 1859 年，一位 42 岁妇女发热腹泻数月后身亡，尸检发现结肠与末段回肠存在透壁性溃疡性炎症性病变，起初认为是简单的 UC，但实际上或许是克罗恩病（Crohn's disease，CD）。随后 1875 年，Wilks 和 Walter Moxon 报道 1 例发生全结肠溃疡和炎性病变年轻女性患者，最终死于严重血性腹泻，这可能是最早详细记录在案的 UC 病例。

1930 年，Crohn、Ginzburg 和 Oppenheimer 关于局限性肠炎的记录，让人们认识到除 UC，CD 亦属于 IBD 的范畴，因而具有里程碑式意义。虽然两种疾病具有不同的病理特点，但目前认其在病理改变、解剖分布以及临床症状上有明显的重叠；另外，二者发病原因亦有一定程度的交叉。

UC 的病程具有复发恶化与缓解交替出现的特点，临床表现为直肠出血与腹泻。由于 UC 主要发生于青壮年，因此对患者具有长期的不良影响。该病的病因尚不明确，近年对遗传和环境因素的致病作用的研究已有较大进展；虽然如此，目前依然缺乏确切的治疗方法，药物治疗仅能延缓减轻炎症、控制症状复发。因此，手术治疗 UC 具有重要意义，据统计，约 40%UC 患者最终需要进行手术治疗[1]。

全结直肠切除术是手术治疗 UC 的标准术式。近年来，随着一些新术式的出现，患者或可避免永久性回肠造口。无论采用何种术式，大多患者可回归高质量的正常生活。为实现这样的目标，医生须对拟行手术治疗的患者进行严格的评估与筛选，并优化围术期护理工作。在提高手术技术的同时，亦需要及时识别、适当管理术后可能发生的并发症，这要求外科医生熟悉 UC 的流行病学、病理生理学、临床表现、药物治疗、手术技术、术前评估以及术后管理等诸多方面的知识。

流行病学

UC 的流行病学研究难度较大，可能是因为 UC 发病率低且较少引起死亡，其临床表现多种多样，又常常隐匿不易发现。从症状出现到确诊可间隔数十年，并且无统一的诊断标准[2]。虽然有种种局限，但流行病学研究仍为可能的致病因素提供了大量证据。

在美国，约有总人口 2% ~ 6% 的人群患有 IBD，共计约 1 500 000 人。近年来，美国 CD 发病率有显著增高趋势，但 UC 的发病率仅轻度增高；因此，CD 年发病率已接近 UC。

UC 在全球不同地区的发病率具有显著地差异，这也为研究提供重要线索。在发达国家，发生 UC 的风险具有南北差异，发病率与患病率最高的国家多处于北半球，如英国、挪威、瑞典、加拿大、美国[3]，年发病率约为 6 ~ 12/100 000。在纬度更靠南的国家，如澳大利亚、南非以及南欧，年发病率约为 2 ~ 8/100 000。亚洲和南美洲 UC 的发病率更低[3]。表明 UC 发病率在发达国家和城市地区最高，而在发展中地区较低；但 UC 的发病率在发达国家已呈平稳状态，在发展中国家表现出上升趋势；同时，流行病学研究显示，犹太人种 UC 发病率较非犹太人种高 2 ~ 4 倍，年龄调整后的白人男性的 UC 发病率是非白人男性的

2 倍，而非白人女性 UC 发病率高于白人女性 [2]。

UC 可发生在一生中的任何年龄，但总体来说，发病年龄有两个高峰，分别为 15 ～ 40 岁及 60 岁以后。实际上，近 5% 新发病例发生于 60 岁以后；在各个年龄段，男性女性的发病情况是相近的。

病理生理学

学界关于 IBD 发病机制已研究数十年，最近才取得显著的进展。基因、环境以及免疫反应认为是引起 UC 的重要原因 [4]。现在，有证据表明，UC 是基因易感个体对肠道细菌产生异常的免疫反应，造成肠道黏膜持续的炎症状态，免疫反应难以下调，引起免疫细胞的聚集和激活，释放大量促炎因子，使炎症持续存在，造成组织损伤。

CD 和 UC 常常累及一家中的多名家庭成员，这为研究该病的遗传背景提供强有力的证据。CD 与 UC 相比，在家庭成员中的遗传易感性更为明显。另外，CD 和 UC 可在同一家庭中同时出现，提示二者属于同一类疾病，或许具有多个相互重叠的基因位点。

近年来，基因组关联分析表明，UC 患者染色体 1q32 存在普遍的多态性，该区域包含编码 IL10 基因 [5]。这类细胞因子介导宿主对感染的抵抗以及慢性免疫介导性疾病中的炎症反应；另一种相关基因位于主要组织复合物 Ⅱ 区域 HLA-DRA 附近 [6]。然而，虽然发现新的基因易感位点，确定的 IBD 基因标志仅提示 20% 的遗传风险，表明还有许多未发现的基因突变可能参与 UC 的发生。

遗传易感性固然重要，但有研究表明，在同卵双胞胎之间仅 40% ～ 60% 一致性，提示环境因素对于 UC 发病亦有一定作用 [7]。一些影响肠道黏膜屏障的因素可能直接促发 UC。有证据表明，细菌和病毒感染可能导致 IBD，但具体种属尚待研究。类似的致病因素还有非甾类抗炎药（NSAIDs）等。吸烟的作用在 CD 与 UC 中不同，可使 CD 恶化，却对 UC 起保护作用。另外，饮食亦可影响肠道菌群而参与 IBD 发病。

目前认为，对肠道固有细菌的失耐受是 UC 发病的基本环节。肠道黏膜平时暴露在细菌环境中。先天免疫是抵抗入侵病原体的第一道防线和基本形式 [4]。主要由上皮屏障以及固有层中的吞噬细胞完成。然而先天免疫的防御作用有限，因为其并不引起免疫记忆，因此再次感染时不能增强免疫反应。这就需要获

得性免疫发挥作用，获得性免疫主要由 T 和 B 淋巴细胞参与，二者表面表达抗原受体。T 细胞在机体发生感染时可以产生细胞因子，清除感染并引起记忆性细胞的产生，可以在再次感染中起到防御作用。

当肠黏膜发生异常而持续的炎症反应，宿主又无法下调时就可发生 IBD。近年研究表明，先天免疫系统产生的初始反应不足，可引起该现象的产生。T 淋巴细胞反应作为获得免疫的重要组成部分，在致病中起到了重要作用。被激活后，T 细胞可引起持续而失控的炎症反应，引起大量非调节性细胞的募集。T 细胞有多种亚群，可分泌不同细胞因子，其中导致 UC 发生的 T 细胞亚群与引起 CD 的 T 细胞亚群不同。前者可产生 IL-13 和 IFN-γ，造成上皮功能紊乱，抗体产生，免疫复合物形成，引起补体激活以及肥大细胞脱颗粒，从而导致各种病理表现和呈现出不同的疾病特征。

病理

大体表现

UC 从直肠齿状线以上起病，并向近端发展 [8]。UC 的典型病理表现具有弥漫性分布特征。若病变未累及直肠或在结肠呈斑块状分布，则需考虑是否为 CD。通常，UC 起病时局限于直肠，后随着疾病进展而向近端扩展。该病仅累及黏膜和黏膜下层，但暴发型 UC 可发生全层炎症，当病情危重需要紧急手术治疗时，可诊断为未定型结肠炎。在此情况下，浆膜层依然完整。内镜下或大体病理检查可见黏膜发生水肿、充血、颗粒状改变（图 34-1 和 34-2）。在急性 UC 中，肠道组织脆弱，易发生接触性出血。一定时间后，黏膜糜烂并融合形成线性溃疡，残留的黏膜由于息肉样外观而被称为假息肉。病程较长的情况下，结肠丧失黏膜皱襞（萎缩），呈现出烧伤样外观。慢性病程会导致结肠缩短，直肠顺应性丧失，即使在肠道无炎症或仅有轻微炎症活动时依然引起便频。肠狭窄在 UC 中并不常见，一旦发生，需引起重视，排除恶变。据报道，发现于 UC 的狭窄，多达 24% 为恶性狭窄 [9]。

虽然 UC 局限于直肠和结肠，亦有关于"倒灌性回肠炎"的报道。通常认为回肠末端炎性改变与全结肠炎时结肠内容物通过功能不全的回盲瓣逆流入回肠末端有关。在内镜下，倒灌性回肠炎表现为回盲瓣和回肠末端扩张。其组织学改变与贮袋炎类似，且此时

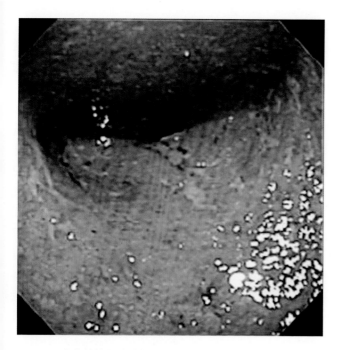

图 34-1　溃疡性结肠炎内镜下改变

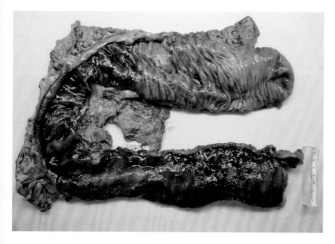

图 34-2　溃疡性结肠炎结肠大体标本

不能排除 CD 的可能性[10]。

镜下改变

隐窝炎或隐窝脓肿是急性 UC 的典型病理特征，表现为隐窝内中性粒细胞浸润，伴有固有层弥漫性慢性炎症，常有浆细胞浸润以及黏膜结构紊乱（隐窝分支、缩短或萎缩）。隐窝脓肿可相互聚集，导致糜烂或线性溃疡（图 34-3）。邻近黏膜处可形成假息肉。而透壁性炎症、纤维性狭窄以及裂隙状溃疡为 CD 病理特征，典型 UC 局限于黏膜层，不会见到此类病理学改变，唯一例外的是暴发型 UC，可出现深在其

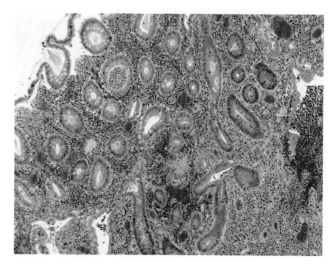

图 34-3　溃疡性结肠炎组织学改变

至裂隙状溃疡，伴有透壁性炎症，有时难以与 CD 区分。但与 CD 不同的是，这种透壁性炎症局限于溃疡发生的部位，而且缺乏散在的透壁性淋巴细胞聚集和肉芽肿。在静止期，隐窝炎和隐窝脓肿可以消失，但轻度慢性炎性浸润以及隐窝变形仍可持续存在。

临床表现

UC 起病时的临床表现具有很大的异质性，轻者可表现为肠道功能轻度紊乱，重者表现为快速进展的暴发性病程，出现中毒甚至即将穿孔。从症状出现到明确诊断的时间与疾病的严重程度有关。多数患者发病初期病变仅局限于直肠乙状结肠，表现为痉挛性腹痛、排便后缓解、直肠出血以及腹泻；随着时间推移，疾病进一步发展，结肠更多处受累，直至发展为全结肠炎。伴随病情恶化，患者大便次数增多，可增至每日 10 余次，伴有里急后重，以及由血便或肛门排血与黏液而引起的持续性失血。约有 10% UC 患者起病急，病情严重，许多患者需要在确诊之前施行急诊手术切除结肠[11]；暴发型 UC 并不多见，其发病率在过去 50 年间显著下降。

该病最常见的发病形式为慢性持续或间断发作。慢性 UC 患者通常需免疫抑制剂治疗，否则难以达到满意疗效。反复发作的患者，发作间期病情可相对静止，这段时间可以很长，维持治疗亦有利于该类患者维持缓解。

根据 Truelove 和 Witt 标准，重度 UC 发作可定义为每日大便 ≥ 6 次，并至少同时伴有以下症状之

一：大量便血，发热 > 37.5°C，心率 ≥ 90 bpm，贫血 Hb < 75% 正常值，ESR ≥ 30 mm/h[12]；轻度 UC 病例无以上特征，中度病例介于二者之间（表 34-1）。病情严重程度可随时间和药物治疗而改变。若病情得不到良好的控制，随着病情迁延，患者可出现贫血、体重下降、小儿生长迟缓以及代谢紊乱等后遗症。

最后，UC 症状并不局限于结肠。肠外表现可作为始发症状，亦可出现于病程的任何阶段[13]。多达 40% 患者伴发有肠外症状，可累及眼睛（葡萄膜炎、虹膜炎）、皮肤（坏疽性脓皮病和结节性红斑）（图 34-4A）、关节（关节炎、骶髂关节炎）或肝胆系统 [原发性硬化性胆管炎（PSC）]（图 34-4B）。肠外症状的严重程度与结肠炎的严重程度一致，关节炎和皮肤症状等肠外表现可随着治疗而得到改善；肝是最常见的肠外发病部位，组织学检查可发现无症状的肝脂肪浸润，有 2% ~ 7% 的 UC 患者发生 PSC，该病不会因控制结肠病变而同步改善，由 PSC 引发进行性肝衰竭患者最终需要肝移植。另外，肝胆系统受累的患者发生胆道系统癌变的风险更高。

诊断

内镜

UC 的诊断需基于临床症状和内镜检查。现已不再使用钡灌肠和气钡双重造影进行诊断，因为该方法在检测早期病变以及评估疾病的严重程度和累及范围上敏感性稍差。

UC 与 CD 的鉴别诊断十分重要，因为二者治疗方法不同，特别是手术治疗。轻度 UC 表现为血管形态异常，肠道发生颗粒样改变，脆弱的黏膜易在接触和擦拭后发生微量出血。中度活动性 UC 的黏膜凹陷更加明显，且可自发性出血。在重度 UC 中，可出现较大的溃疡和大量的出血，常常伴随化脓性渗出（表 34-2）。

慢性 UC 中，广泛破损黏膜中再生黏膜可形成小的假息肉。同时，结肠缩短，顺应性降低，这在直肠病变中尤为明显，导致在无急性炎症的情况下亦发生便频。

结肠镜检查因有造成肠穿孔的风险而通常被视为急性重度 UC 的禁忌。术前，通过可屈纤维乙状结肠镜评估结肠病变情况。有时候，术后病理检查证实病变实则为 CD，而通常情况下，CD 患者不适于行回肠贮袋直肠吻合术（IPAA），因此评估直肠情况以了解患者是否适于回直肠吻合术（IRA）是十分重要的。但术后废用的结肠炎症可能发生一定变化，所以最好是术前进行检查；另外，内镜不仅可用于诊断和评估急性 UC，还常用以监测癌变。在 UC 起病 8 ~ 10 年后应每 1 ~ 2 年进行内镜筛查，并每间隔 10 cm 于肠壁四个象限分别取病理活检，最少取 33 处。同时注意隆起性病损以及狭窄部位亦需要取材。喷洒亚甲基蓝和靛蓝染料可辅助诊断隆起性病损。除普通内镜之外，另一项技术共聚焦激光显微内镜可用以诊断浅表损伤并引导活检。

不典型增生为组织学诊断，仅可通过组织学检查获得（图 34-5）。隆起的不典型增生性病损，通常称为异型增生相关性病变或肿块（dysplasia-associated lesions or masses，DALM），据报道有 25% ~ 50% DALM 包含癌变[14]。DALM 可表现为固定的、不规则的形态，也可表现为腺瘤形态。活检时应对隆起性病损周围组织进行取材，发生在隆起周围或结肠的其

表 34-1　溃疡性结肠炎疾病严重性评估

	轻度	中度	重度
血便 / 日	< 4 次	≥ 4 次	≥ 6 次
脉搏	< 90 次 / 分	≤ 90 次 / 分	> 90 次 / 分
体温	< 37.5℃	≤ 37.8℃	> 37.8℃
血红蛋白	> 11.5 g/dl	≥ 10.5 g/dl	< 10.5 g/dl
ESR	< 20 mm/h	≤ 30 mm/h	> 30 mm/h
CRP	正常	≤ 30 mg/l	> 30 mg/l

CRP，C- 反应蛋白；ESR，红细胞沉降率

Modified from Stange EF, Travis SPL, Vermeire S, et al; for the European Crohn's and Colitis Organisation (ECCO). European evidence-based consensus on the diagnosis and management of ulcerative colitis; denitions and diagnosis. *J Crohns Colitis*. 2008; 2; 1-23.

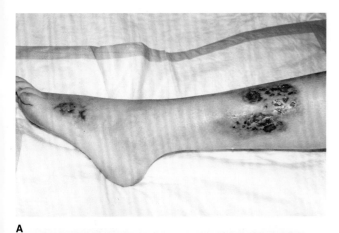

A

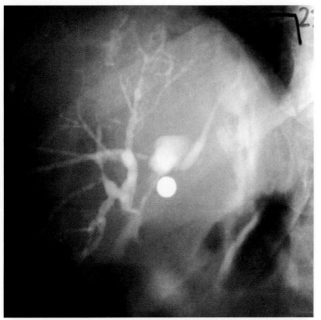

B

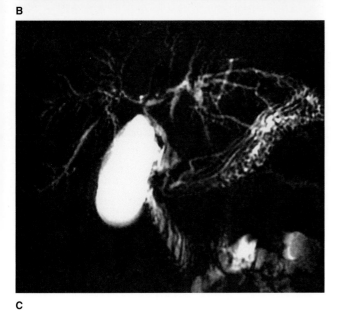

C

图 34-4　溃疡性结肠炎肠外表现。A．发生于下肢的坏疽性脓皮病；B．原发性硬化性胆管炎——典型表现为肝内、肝外胆管狭窄；C．原发性硬化性胆管炎——MRCP 表现

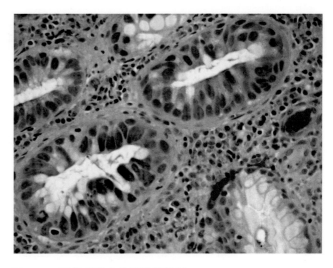

图 34-5　不典型增生的组织学特征

他位置的腺瘤，在无不典型增生的情况下，可行息肉切除术治疗，该术式可用于老年患者以及无其他癌变风险的患者。相反，对固定的或周围出现不典型增生的病变，则需要行结肠切除术[14]。

狭窄也是慢性 UC 的重要表现。虽然确有良性狭窄存在，但仍有必要进行活检，以排除恶性病变[9]。

血清学指标

虽然大多情况下 UC 可以与 CD 相鉴别，但当 UC 局限于结肠时，二者的鉴别诊断有一定难度。在过去的 20 年间，血清学指标在辅助诊断 IBD 中的作用已引起关注。核周型抗中性粒细胞胞质抗体（pANCAs）和抗酿酒本酵母菌抗体（ASCAs）是研究最为广泛的两个血清学指标，主要的临床意义是区分 UC 和 CD。pANCAs 可于约 70% 的 UC 患者血中检测到，但仅出现于约 20% 的 CD 患者血中[15]；相反，ASCAs IgG 和 IgA 可见于 60% ～ 70% 的 CD 患者，但仅于 10% ～ 15% 的 UC 患者的血清中检测到[16]。结合 pANCAs 和 ASCAs 两项指标水平可有效鉴别 UC 和 CD，大多数研究表明该方法特异度达 90% 以上。pANCA+/ASCA- 为 UC 特异，而 pANCA-/ASCA+ 为 CD 特异；然而，该方法敏感度仅为 50% 左右，因此限制其在诊断中的应用。

近年来的研究发现了新的抗聚糖抗体（antichitobioside IgA，antilaminaribioside IgG 和 antimannobioside IgG）以及抗微生物抗体（抗外膜蛋白 C，抗荧光假单胞菌序列 I2 以及抗鞭毛蛋白）。阵列技术的出现促进了血清抗体的研究，早期结果显

表 34-2 溃疡性结肠炎与克罗恩病的鉴别诊断

	克罗恩病	溃疡性结肠炎
病损	阿弗他溃疡，星状溃疡，匐形裂隙状溃疡，鹅卵石样改变	细血管标志丧失，黏膜充血脆弱、颗粒样改变，偶尔可见炎症黏膜形成的假息肉包绕大溃疡
病变分布	斑块状，跳跃状，病变间黏膜正常	连续性，阑尾口也可能受累
直肠病变	通常不受累	通常受累，并由此向上逆行扩展
肛周病变	肛门皮赘，裂沟，复杂性瘘管，脓肿	很少发生，偶尔出现非复杂性裂沟和瘘管
回肠病变	大多受累	全结肠炎时偶尔发生于倒灌性回肠炎
瘘管	常见，包括：肠道皮肤瘘，肛周瘘，直肠阴道瘘，精囊腺肠瘘等	很少发生

示其可能对鉴别 UC 和 CD 中相较于传统 pANCA 和 ASCA 结合的诊断方法更具潜力[17]；但目前这些血清学指标的实际应用仍局限于对疑似 IBD 患者的辅助检查，未来的研究方向旨在阐明其在预测 IBD 病程以及 IBD 患者亲属中的发病情况中的作用。

药物治疗

UC 病情可轻可重，累及范围可从直肠直至全结肠。手术治疗指征为急性重度 UC 发生中毒性巨结肠或穿孔等并发症，以及药物治疗无效的慢性结肠炎。外科医生应充分了解药物治疗方法，从而帮助患者进行合理治疗决策。准确地区分需要手术治疗和药物治疗有效的患者是最重要的任务，药物治疗旨在控制潜在的炎症进程以诱导缓解。在开始治疗之前，认真评估疾病的严重程度，包括详细的病史、体格检查以及内镜和放射学检查，并基于疾病的累及范围和严重程度制订治疗方案。免疫抑制剂可用来治疗慢性活动性结肠炎和长期维持缓解。

轻中度结肠炎

轻中度结肠炎常用 5-ASA 制剂治疗。推荐局部应用 5-ASA 或激素作为远端结肠炎的初始治疗[18]。试验表明，5-ASAs 治疗复发的直肠炎症优于激素，其形成的泡沫较灌肠剂更易耐受[19]。当病变累及结肠脾曲时需要在局部治疗的基础上加口服 5-ASA 制剂[20]。推荐诱导缓解的最短周期为 4 周[21]。当局部治疗时，每日 1g 5-ASA 对诱导缓解较更大剂量有相同的疗效[22]，口服维持剂量为 2 ~ 4 g/d。对于左半结肠炎症更为严重的病例，可考虑口服激素联合局部应用 5-ASA 治疗[23]。

全结肠炎应口服 5-ASA 作为初始治疗，如症状恶化或 5-ASA 无效，需考虑口服激素。多数患者对增加激素治疗有反应，但 1 年后仅 50% 患者仍可有效地缓解。

重度结肠炎

在过去的 50 年间，以静脉糖皮质激素治疗重度结肠炎是学界主流方法。最佳剂量为每日 400 mg 氢化可的松[24] 或 40 ~ 60 mg 甲泼尼龙[25]。输注与静脉注射相比在有效性方面并无明显优势。数据显示 40% 患者可完全有效，但仍有 30% 患者于住院期间需切除结肠。对于激素治疗部分有效的患者，超过半数将于随后的 1 年内需行结肠切除术，而未来 5 年，70% 的患者需手术[26]。

如治疗 3 ~ 5 天内仍无明显效果，同时不具备手术指征，可每日静脉输入环孢素 4 mg/kg[27] 或单次输注英夫利昔单抗 5 mg/kg[28] 进行转换治疗。英国正在进行的一项临床试验，将环孢素和英夫利昔单抗进行比较（CONSTRUCT trial，ISRCTN 22663589）；数据表明转换治疗长期有效，患者可于若干年内避免手术。然而，对于多数患者来说，转换治疗仅能于短期内推迟结肠切除手术的时间。该方法的优势在于，使得患者在身体状况更好状态下施行手术。有病例报道用他克莫司转换治疗，与环孢素有类似效果，但其应用尚不普遍。

为获得最佳疗效，亦应重视治疗重度结肠炎的其他方法。适当静脉输液与补充电解质，对于防止脱水以及电解质紊乱十分必要；患者有贫血且出现相关症状时应输血治疗；肠内肠外营养可避免出现营养不良，其应用在出现肠梗阻时受到限制，但对降低急性结肠炎并发症的发生率更有优势[29]。一项随机对照试验表明，肠外营养治疗虽使肠道得到休息，但并未改变预后[30]。另外，重度结肠炎为易栓状态，入院后应给予皮下肝素治疗。及时发现肠道二重感染亦十分重要，如难辨梭状杆菌和巨细胞病毒感染，疑似有二重感染时，可通过粪便采样或内镜下活检辅助诊断，确诊后应进行相应治疗。目前尚无证据表明对重度结肠炎患者应用抗生素进行经验性治疗是有益处的。最后，避免使用可能促发中毒性巨结肠的药物，如抗胆碱药、止泻药、NSAIDs 和阿片类药物。

维持缓解

缓解的标准包括腹泻停止（每日排便少于 3 次）、无肉眼血便、UC 相关肠道症状或肠外症状消失[31]。一线药物为口服或局部应用 5-ASA，有证据表明联合口服和局部应用 5-ASA 疗效优于单纯口服药物维持缓解[32]。益生菌在维持缓解方面显示出与常规 5-ASA 制剂相似的临床效果。

对于激素依赖或反复发作的患者，硫唑嘌呤（AZA）与其代谢物 6- 巯基嘌呤（6-MP）可有效维持缓解[33]；推荐维持治疗的周期应持续至少 3～5 年，在开始应用 AZA 治疗前，需检测硫代嘌呤甲基转移酶的水平，开始治疗后每个月应监测全血细胞计数和肝肾功能，当发生白细胞减少症、血小板减少症、胰腺炎或转氨酶明显异常时应终止治疗。近年来，英夫利昔单抗越来越多地用来于替代 AZA 治疗，通常情况下，其较为安全且耐受性好，但应注意开始治疗前

需筛查是否存在结核感染。试验表明，英夫利昔单抗对活动期结肠炎疗效迅速，但仅 22% 患者可在不用激素条件下维持缓解状态[34]。在无英夫利昔单抗时，可考虑以甲氨蝶呤进行治疗，该方面临床证据尚局限于一个小样本试验。由于激素的副作用明显，不推荐长期全身应用以维持缓解。

手术治疗

手术指征

UC 手术分为急诊手术与择期手术。急性结肠炎以及中毒性巨结肠往往需要急诊手术，大出血和肠穿孔亦是急诊手术的指征，但二者常常见于急性结肠炎中；总的来说，药物治疗失败是最常见的手术指征；另外，狭窄、不典型增生或癌变以及系统性并发症亦需手术治疗。

急性结肠炎和中毒性巨结肠

急性重度结肠炎发生中毒性巨结肠，需及早手术治疗（图 34-6）。然而，即使无中毒性巨结肠，急性结肠炎的病情严重性也与之相当，需注意发生穿孔的风险与结肠扩张程度并无直接联系；出现中毒性巨结肠时，推荐将积极药物治疗 24h 无效作为紧急手术切除结肠的指征[35]，药物治疗部分有效的重度结肠炎患者手术时机如何界定，目前仍不明确。内外科医生早期合作、反复评估患者状态，对研究治疗策略以及治疗时机上是十分重要的，将有助于患者对有可能实施的手术做好思想准备，尤其是准备进行转换治疗的情

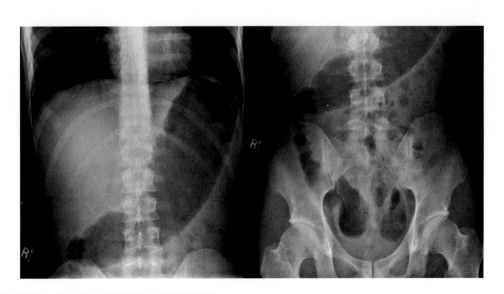

图 34-6　中毒性巨结肠。注意扩张的横结肠上结肠袋消失

况下。一些客观预测指标亦可帮助确定手术时机，如 CRP > 45mg/L、大便次数在治疗第 3 天仍超 8 次/日 [36]，但这些指标的应用应基于临床表现、放射学和内镜检查的结果。

当以非手术方式成功治疗中毒性急性重度结肠炎后，1 年内仍有 50% 的患者需要手术治疗 [37]。虽然这意味着难以避免手术，但尽力控制病情，益处是显而易见的；另外，急性结肠炎或中毒性巨结肠将威胁生命，特别是发生穿孔或发生感染性并发症时，因此，当出现任何发生腹膜炎的体征和穿孔的证据、CT 检查显示结肠极度扩张或患者在药物治疗几天后状态仍无好转，需要立即进行手术治疗。

穿孔

急性穿孔并不常见，其风险与累及肠道范围以及结肠炎症急性发作的严重程度有直接关系。虽然总的来说 UC 发作时穿孔风险不足 4%，但重度 UC 穿孔风险可上升至 10%。穿孔在中毒性巨结肠时更为常见，值得注意的是，巨结肠并非发生穿孔的必要条件。因此，当急性结肠炎患者对药物治疗无反应时应及时考虑手术治疗，以防穿孔的发生，因为一旦发生穿孔，术后并发症的发生率将显著升高。对于结肠穿孔患者，应选择结肠次全切除、回肠造口术。

出血

UC 引起大出血仅见于不到 1% 的患者，但占 UC 急诊手术原因 10%。对于这类患者，应于血流动力学稳定后即刻施行手术。出血较少来自一个出血点，炎症严重的肠道黏膜表面弥漫性出血更为常见。术式常常选择结肠次全切除术而非全结直肠切除术，因为患者身体状况较差、减小手术规模，可降低盆腔解剖带来的潜在损伤，使患者更容易耐受。同时，保留直肠为患者提供重建的机会。虽然一些患者可能从直肠残端继续出血，但较少需要紧急手术切除直肠。再次强调，对于急性重度结肠炎患者及时手术治疗是十分重要的，因为可避免致命性并发症的发生。

难治性溃疡性结肠炎

大多数 UC 患者选择结肠切除术，是因为 UC 进入慢性病程，一般治疗难于控制病情，疾病已经成为身体和社会负担。但手术时机的选择具有一定的主观性，因此需要同患者及家属进行讨论。另外，在帮助患者选择治疗方案时，内科医生的作用同样重要，因

为他/她已经追踪患者较长时间，对病程发展、严重程度以及患者对药物的治疗反应情况十分了解。外科医生仅与患者病程中的某些时间点短暂接触，当患者在病情得到相对控制时就诊，虽然实际上病变频繁发作或出现慢性症状，但外科医生亦可能认为不具有手术指征。

激素仍是治疗 UC 的主流药物，当患者出现激素依赖或在减量后很快复发时，应建议其进行手术治疗。另外，如患者难以耐受药物的副作用，发生糖尿病、白内障、精神障碍等问题，亦为手术治疗的指征。治疗目的并非不惜一切代价保留结肠，不论选择药物治疗还是手术治疗，均应基于最大化地提高患者的健康状况和生活质量；总之，这是最为主观的手术指征，可因患者的倾向性而有所不同，因此充分告知其手术风险和预期结果十分必要。

不典型增生和恶变

结直肠癌是 UC 最严重的远期并发症。据报道，UC 患者 10 年后出现结直肠癌的风险为 2%，20 年为 8%，30 年后为 18% [38]。

对病程较长的患者，应行结肠镜检查并做活检监测，不推荐预防性切除结肠。然而，当病程长的患者出现多发假息肉，而确诊癌变或癌前病变有一定困难时，有时亦对未确定的不典型增生和癌变行结肠切除术。同时，良性假息肉虽无恶变潜能，但认为是预测恶变的指标。建议出现肠道狭窄的患者进行手术治疗，原因是发生狭窄后，内镜无法对其他部位的结肠进行监测，同时狭窄本身亦可能为恶性病变。

近年的研究表明，在内镜下呈现出散在腺瘤样外观的隆起样病损，如其他部位无不典型增生，即可通过息肉切除术治疗，这是一种安全的术式 [39]。然而，当出现平坦的重度不典型增生时，存在癌变风险约为 40%，则应行结肠切除术 [14]。目前对于轻度不典型增生的自然病程仍有较大争议。多项研究表明，在出现轻度不典型增生时进行手术，存在癌变的风险 15% ~ 20%，随后 5 年病变进展的风险仍呈现类似的比例 [40]。同时，因为取样的问题，结肠镜活检多次阴性未必可以排除恶变的可能。因此，多数外科医生建议对发生轻度不典型增生患者切除结肠，并由经验丰富的胃肠病理医生阅片。值得注意的是，筛查的目的是在癌变之前及时识别与治疗，而非检查早期癌变。

由于不典型增生在 UC 中通常是多发的，因此需要切除全部结直肠，节段性切除结直肠对不典型增生

和癌变来说并无作用。

系统性并发症

严重的肠外症状亦是部分患者进行手术的原因。然而多数情况下，当患者出现严重的肠外症状时，肠道炎症亦处于活动状态。这类肠外症状多表现为坏疽性脓皮病和结节性红斑，其他病变如 PSC、葡萄膜炎和虹膜炎则不会因结肠切除而缓解。

生长迟缓

生长迟缓是儿童 UC 患者进行手术的指征。生长不足定义为线性增长停滞超过 6 月或偏离均值一个或一个以上标准差。生长迟缓的原因多种多样，包括摄入不足，分泌性腹泻丢失过多，由于脓毒症或药物 - 营养之间的相互作用而需要量增加。

术前评估及术前准备

术前应尽量优化提高患者的治疗状况并充分评估胃肠道状态，虽然在病情紧急或存在潜在病变时难以实现，但即便是急诊手术，亦应尽可能地采取一定的措施，如纠正液体平衡和电解质紊乱、应用抗生素、预防血栓栓塞以及在造口处做好标记等。预防血栓栓塞十分重要，因为 IBD 患者发生深静脉血栓形成以及肺栓塞的风险增高 [40-42]。随机对照试验中，静脉造影结果表明即使应用普通肝素或低分子肝素患者，术后深静脉血栓形成的风险仍高达 10%；然而只要预防措施得当，出现有症状的血栓栓塞并发症的风险约为 0.5%[43]。

对结直肠切除术患者进行肠道准备的必要性存在一些争议。近期一项包含 5 000 例患者 meta 分析表明，无论是否进行肠道准备，吻合口漏发生率以及手术部位感染发生率并无显著性差异 [44]。

许多术后患者仍大量或长期服用激素。Brown 和 Buie 检索相关文献，认为对于术前服用激素的患者，无证据支持服用超生理剂量的激素对预防血流动力学不稳或肾上腺皮质功能不全是必要的 [45]。其推荐患者围术期继续服用相同剂量的激素，术后激素用量缓慢减量，尤其是对长期应用激素者，以防发生肾上腺皮质功能不全。

另外，应尽量改善患者营养状况。虽然术前全胃肠外营养的支持证据尚不充分，但在一些情况下仍有价值予以尝试。若患者可耐受肠内喂养，应推迟手术时间，待患者营养不良得以纠正后再进行手术。

UC 患者手术治疗时常需回肠造口，造口有临时和永久之分。造口功能如何对疾病的转归以及患者的耐受情况具有深远的影响，术前应于拟行造口处做好标记、造口处应远离瘢痕与褶皱、并选择患者坐下或躺下时可看到的位置，否则，可增加患者更换造口袋的难度。造口位置与切口的选择对于 UC 患者至关重要，患者通常需要多次手术，将来可能需进行造口修复，其体重亦可能增加或减轻；因此，不仅在初次摆放时造口位置要合理，也应预留其他部位以备后续需要、如左下腹部。在切口选择方面，正中切口更为合适。

由于大多接受手术治疗 UC 患者尚轻，严重的心肺并发症并不常见。但一旦发生，应积极采取措施治疗。最后，患者教育亦是手术治疗的重要组成部分，患者需要从身体上和精神上做好充分准备接受手术。

术式选择

历史回顾

据记载，乙状结肠切除术是第一种用于治疗 UC 的术式。直至 20 世纪 40 年代，学界才发现唯一可治愈慢性 UC 的手术方法——全结直肠切除术，或结肠次全切除、回肠造口术。然而，回肠造口术存在一些技术问题，比如造口位置的选择、手术重建和连接技术、收集装置与皮肤的防漏问题等；如处理不当，可增加并发症的发生率，引起患者不满。20 世纪 50 年代早期，英国学者 Brooke 以及美国学者 Crile、Turnbull 提出回肠造口可通过与黏膜皮肤缝合而直接植入皮肤 [46-47]，该方法称为"Brooke 回肠造口术"（图 34-7），需于结直肠切除术后进行，在处理造口问题上的创新性，使之很快成为治疗 UC 手术方法，最终为患者提供治愈 UC 的满意结果。

英国的 Stanley Aylett 在 20 世纪 50 年代早期开始实施结肠切除和 IRA 手术治疗 UC，这可能是最早提出较永久性回肠造口术功能性更强并且自制性更佳的备选方法 [48]。虽然该术式中直肠残端残留病变黏膜可能导致症状持续存在或增加直肠癌变风险，但 20 世纪 70 年代中期其所施行的将近 400 例手术，仍呈现出相对满意的结果以及低癌变率 [49]。手术治疗 UC 另一个巨大进展是 Kock 于 20 世纪 60 年代后期提出的可控性回肠造口术或称 Kock 贮袋 [50]，他认为可以构建一个高容量、低压力贮袋，与腹壁具有良好的贴合度，排空时可通过导管引流解决、具有可控性好的

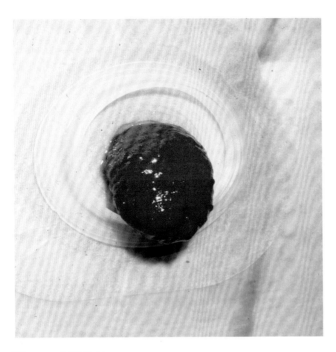

图 34-7 回肠造口

特点。Kock 用从对系膜侧分离开的小肠袢折叠成 U 型并进行侧侧吻合，以此独立结构构建贮存装置；然而，该方法不仅难以保持贮袋的可控性，而且可导致套叠的小肠节段形成一个活瓣，插入到贮袋和出口之间。排便时，患者需通过一根管子插入平于皮肤的造口排空贮袋。进行 Brooke 造口术患者亦希望改用 Kock 贮袋，虽然仍需保留造口，但不必随身佩戴造口收集装置。遗憾的是，该方法技术难度大，虽然进行多次技术改良，术后并发症发生率以及二次手术率仍较高。除此之外，患者仍有造口的需要，因此外科医生希望寻找到其他替代方式。20 世纪 70 年代早期，Parks 和 Nicholls[51] 以及 Utsunomiya[52] 等学者各自在 Kock 回肠贮袋的基础上，将其与肛门括约肌吻合，术后自控性和大便次数尚可，患者可通过正常方式排便；另外，经过多次技术改良后，术后并发症发病率较低、功能良好，提高患者的生活质量和满意程度。因此，IPAA，即恢复性全结直肠切除、回肠贮袋肛管吻合术，目前已成为大多数需要手术的患者选择的术式。

目前，可选术式包括以下几类：结肠次全切除、回肠造口术常用于紧急诊手术；治愈性术式有结肠切除、IRA、全结直肠切除、回肠末段造口术或 Kock 贮袋，以及 IPAA。每一种术式都有其优缺点，术前应将每种手术风险以及术后预期结果充分告知患者，使之能够参与到术式选择决策；然而，不论采用何种术式，大多数患者的生活质量均可在术后明显提高。

结肠次全切除、回肠造口术

结肠次全切除、回肠造口术通常用于治愈性手术的第一个阶段。最常见的指征是急性结肠炎患者需行急诊手术治疗。即使对于重度结肠炎，包括严重出血患者，单纯切除结肠可明显改善临床症状，避免由于盆腔解剖带来的潜在损害。炎症可持续存在于残留的直肠，但通常并不严重，无需治疗或仅需要局部药物治疗。仅在直肠溃疡引起严重出血时才考虑全结直肠切除术。第二个指征是慢性结肠炎患者出现营养不良以及服用大剂量的激素（每日服用泼尼松 ≥ 30mg）。最后，如对于 UC 和 CD 的鉴别诊断不明确，可先切除结肠，通过病理检查明确诊断，再于后期手术中处理直肠病变。

结肠次全切除术在急诊手术中是一个良好的选择，但并非最终的手术治疗方案，并且在无禁忌证的前提下，将来仍需切除直肠以避免恶变的风险。癌变可发生于无症状的进展前的期，即使对直肠进行长期监测亦远远不足。

手术技术方法

通过气管内插管诱导麻醉后，将患者摆放至截石位，插尿管导尿。选择腹部正中切口，可提供良好的腹部术野，且不影响造口放置于任何一侧腹部。进腹后，先行腹腔探查，尤其是要注意末段回肠，以和 CD 鉴别。在处理组织的时候需格外小心，因为重度 UC 或长期应用激素的患者，组织十分脆弱。仔细检查弯曲部位，此处可能存在隔开的穿孔。从右半结肠开始游离组织，对于部分慢性病程而肠道缩短患者，游离弯曲处将更为容易。术中注意保护输尿管、十二指肠与脾。作者更倾向于去掉大网膜，原因是保留大网膜可增加粘连性肠梗阻的风险。有学者建议保留大网膜，认为其可于后续 IPAA 术中辅助局限吻合口漏引起的脓毒症。

紧贴回盲瓣近端分离末段回肠，以保证肠管足够的长度，为后续 IPAA 手术做好准备。作者更倾向于在乙状结肠远端分离结肠，保留肠系膜下动脉和直肠上动脉，方便后续手术中直肠的游离、降低损伤左侧输尿管与交感神经的风险。更重要的是，方便重度结肠炎直肠残端的外置；直肠残端破裂虽不常见，但却是该术式最重要的并发症。根据作者的经验，关闭直肠并置于腹腔内，有 5% ~ 10% 患者可出现直肠残端破裂，这与手术疾病严重程度相关[53-54]。当出现直肠残端破裂时，可引起严重并发症，如盆腔脓肿或弥漫性腹膜炎。处理直肠有 3 种方法：包括外置黏膜瘘管、关闭直肠并外置于皮下组织以及 Hartmann 术式以 30 F Foley 导管直肠残端减压。采用何种方法处理直肠残端需根据病情的严重程度以及直肠乙状结肠组织的脆弱程度而定，当直肠乙状结肠十分脆弱且引流大量黏液与血液时，外置黏膜瘘管是最安全的方法，缺点是需要安装额外装置。关闭直肠并外置于皮下组织方法亦可用于组织脆性较大的情况，但该方法的结果仅有少量报道[53,55-56]。根据作者经验，约有 1/3 采用该方法的患者由于持续引流而导致残端破裂，并有伤口感染的可能[53]，但该方法有效避免腹腔内感染性并发症的发生。对于直肠残端漏风险较低的患者，可将直肠残端闭合。

　　越来越多的证据支持腹腔镜下结肠次全切除术的安全性，即使是对于急性结肠炎的患者。手术开始后，将 12 mm 打孔器插入脐部，随后在腹直肌鞘侧四个象限中每个象限逐一打孔。从结肠与腹膜连接处游离结肠，方法与开放手术相同。倾斜手术台以便牵拉小肠。利用钛夹、血管闭合器或能量装置，在体内紧贴肠壁分离结肠系膜血管；游离横结肠，由于分离结肠中动静脉具有一定难度，且过程较为冗长，可通过脐部戳孔拉出结肠，在体外完成分离横结肠系膜。利用吻合器分离回肠末段和远端乙状结肠后经脐部孔拉出。通过 Pfannenstiel 横切口、直肠切除术操作切口或拟行回肠造口处取出标本，可起到一定程度的美容效果。

　　早期由于对腹腔镜手术安全性的顾虑，尤其是用于急性重度结肠炎时，其应用与普及受到了限制。专业医疗中心数据显示，腹腔镜下结肠次全切除术不但安全性高，且更有利于术后恢复；然而，多个研究因包含与结肠本身无关的手术指征而具有一定局限性。一些报道提出，腹腔镜下手术增加了手术时间，但可缩短住院时间以及肠道功能恢复时间[54,57-59]。一些对照研究发现，腹腔镜下结肠次全切除术可缩短恢复性结直肠切除术的手术时间[60-61]。目前尚无随机对照试验比较腹腔镜手术和开放手术的结果，因此对此类研究报道的益处的观察需要理性，以避免固有的选择性偏差。腹腔镜下结肠次全切除术远期并发症的数据仍较缺乏，如切口疝、小肠梗阻等，反映出接受该术式的多数患者于术后数月内接受后续的直肠切除术

治疗。

结肠切除、回肠直肠吻合术

　　由于 UC 几乎均可累及直肠，因此结肠切除、回肠直肠吻合术手术指征十分局限；当直肠未受累时，由于患者有 CD 而非 UC 的可能，该术式优于 IPAA，但这种情况是十分罕见的。

　　结肠切除、回肠直肠吻合术后患者仍可有直肠炎相关症状，并且不典型增生和癌变的风险仍然存在，因此需要持续监测；但该方法可规避盆腔神经损伤和会阴伤口愈合差的风险。通常情况下，该术式可一期完成。

手术技术方法

　　结肠切除的流程与结肠切除、回肠造口术相似。如于乙状结肠远端进行吻合需保留直肠上动脉，更多时候是于骶岬水平进行吻合，并且分离直肠上血管。作者倾向于手缝吻合，原因是此时直肠处于炎症状态，手缝吻合与吻合器吻合相比，可降低发生吻合口漏的风险。吻合方式可选择端端吻合或端侧吻合。有学者认为需采用转流性回肠袢造口术旷置吻合口，但目前如虑及吻合口过于薄弱，通常选择其他手术方式。

结直肠切除、回肠造口术

　　慢性 UC 仅将结肠和直肠都切除才可治愈，因此，全结直肠切除、Brooke 回肠造口术，是历史上传承下来的手术方法。该术式具有如下优点：一期完成，可根除疾病，患者无需长期药物治疗且不再有癌变风险；缺点是需要永久性回肠造口。手术治疗 UC 患者大多年轻，体力活动较多且单身居多，因此永久性造口为患者带来一些社会影响。但多数研究均表明，虽然患者术前对于永久性造口十分抗拒，多数患者术后均接受回肠造口，并且生活质量得以较大提高[62-64]。仅小部分患者因造口产生严重的心理问题。

　　目前，全结直肠切除术通常用以治疗老年、伴有严重并发症以及不宜进行 IPAA 的患者；后者包括低位直肠癌、伴有肛周病变、曾行肛门直肠手术或小肠切除的患者。

手术技术方法

　　全结直肠切除术可一期完成，亦可分二期完成：结肠次全切除和腹会阴联合直肠切除术。

患者截石位，臀部超过手术台；将臀部分开，以荷包缝合法缝合肛门。将 1L 生理盐水袋放置骶部下方以辅助暴露。会阴备手术并遮盖，进行阴道准备，方便术者插入手指以辅助会阴部分离解剖。注意保护会阴神经，避免挤压小腿的后部，既往报道称长时间截石位可能出现筋膜室综合征。收拢手臂，垫好以保护手和前臂。尿管导尿膀胱减压。鼻胃管的使用并非必要。通过腹正中切口进腹，如前所述的方法分离结肠；在这种术式中，需离断肠系膜下血管。除非术前发现不典型增生或癌变，应尽量低位结扎血管以便将损伤交感神经的可能性降到最低。

在直肠深筋膜与骶前筋膜之间的平面从后方游离直肠，类似于直肠癌手术中全直肠系膜切除术的方法；结扎直肠上血管/肠系膜下血管后进入该平面。注意保护左侧输尿管和交感神经，从前方和两侧标记直肠浆膜层，从后方开始盆底解剖，随后延伸至两侧，最后是前方。腹膜反折以下解剖与直肠癌手术不同，因为为降低损伤副交感神经的风险，直肠系膜骨骼化。在前方，需于 Denonvilliers 筋膜直肠侧分离，避免损伤阴道或精囊、前列腺，分离时可能损伤骶前血管或髂内血管而引起大出血，但与肿瘤根治手术相比，大出血并不常见。当错误地进入后方或侧方解剖位置可引起出血。控制骶前静脉出血较困难，原因是血管收缩至骶骨，不易钳夹和结扎；为控制出血，需穿过骶骨骨膜缝扎或将无菌钉钉入骶骨，偶尔可用医用纱布填塞盆腔，24 ～ 48 h 后将纱布取出。在女性患者损伤阴道或男性患者损伤尿道亦是盆腔与会阴分离过程中可能出现的并发症，但发生频率并不高，且多由于解剖失误造成。阴道损伤可直接修补，而尿道损伤最好请泌尿科医生协助治疗。

当腹部解剖分离至肛提肌水平，开始进行会阴解剖。与直肠癌患者需广泛切除不同，通常只要术前未发现存在低位直肠癌，切除内括约肌即可。该方法可保留外括约肌以及肛提肌，从而将会阴缺损降到最低，减少出血与创伤相关并发症。向内括约肌平面注射稀释的肾上腺素可减少出血，使该平面更好地暴露。从后开始分离，直至会阴操作者与腹部操作者手能够相互接触，腹部操作者于盆腔内在直肠后方用手进行引导，会阴操作者则从尾骨尖前方用 Mayo 弯剪进入盆腔，然后可用手指在侧方勾住肛提肌，并用电灼分离肌肉。一旦完成侧方与后方分离，可将直肠从会阴取出以便前方解剖。在会阴操作者从前方经直肠和阴道或前列腺之间穿过剪刀进入腹腔时，腹部操作

者可进行引导。随后，侧方分离肛提肌，以完成解剖分离。如血流动力学稳定，可从腹部切口进行盆腔灌洗，并由会阴部伤口引出。腹壁另行切口盆腔引流，防止血液或浆液大量聚集后经会阴流出。缝合皮肤，按解剖层次关闭会阴，包括盆底肌肉与皮肤。缝合皮肤通常采用可吸收缝线。

在右下腹部术前标记处行回肠造口。为了便于构建，高位结扎回结肠血管。通常回结肠血管与肠系膜上血管间有一长约 15 cm 的无血管区，这段肠管系膜可缩窄，随后肠管由沿其边缘走行的动脉供血。将造口回肠无张力地从腹壁开孔提出来，关闭腹壁筋膜和皮肤；同时，将肠系膜缝合至后腹壁以防内疝形成，植入回肠造口，高度约为 2 cm，并保持垂直（图 34-7）。

Kock 回肠贮袋

全结直肠切除术后，可构建 Kock 回肠贮袋或称自控性回肠造口以取代传统回肠造口。该手术的优势在于，可使患者能够自主控制排便且无需随身携带收集装置，因而潜在地提高患者的生活质量。其缺点是手术技术难度大，并发症发生率高。多数并发症与瓣膜相关，一旦发生便需要进行二次手术。根据报道，远期废用率为 10% ～ 40%[65-68]。第二个缺点是患者仍无法通过正常方式排便，虽然自控性得以提高，但必须插入导管排空贮袋。基于上述两点原因，随着 IPAA 的出现，Kock 回肠贮袋已较少采用。其主要指征为已行全结直肠切除、回肠造口术，而不适于 IPAA 患者；同时，IPAA 手术失败以及患有肛门疾病的患者亦可行 Kock 贮袋手术。

手术技术方法

Kock 贮袋手术可于切除结直肠后进行，亦可间隔一段时间后，拆除传统回肠造口时进行。

贮袋可由 2 ～ 3 段小肠支制作，早期采用双支贮袋较多，但现在三支贮袋应用更为广泛。通常用将近 55 cm 的末段回肠制作自控性回肠造口：5 ～ 10 cm 作出口、15 cm 作乳头瓣、30 cm 作贮袋，将三段 10 cm 长小肠襻缝合一起构成贮袋后壁，套叠 15 cm 小肠襻构成乳头瓣，将套叠的肠襻用 GIA80 mm 吻合器吻合保持乳头瓣，共击发 3 次，其中两次用于处理肠系膜侧面，随后缝合关闭贮袋前壁。因为乳头瓣存在滑动的问题，需穿过肠系膜并在贮袋底部周边悬吊筋膜或用网状补片稳固乳头瓣[69-71]。这样，可将贮袋固定于腹后壁并为制作乳头瓣的小肠肠系膜提供支撑；其

他的方法包括去除肠系膜脂肪或将乳头瓣与贮袋壁吻合[71]。上述各种方法均有应用实例，但乳头瓣滑动仍是该术式重要的并发症。在所有方法中，插入网状补片的方法最为有效，但增加从补片处发生糜烂形成至贮袋底部瘘管的风险。

贮袋制作完成后，可将贮袋的出口从腹壁下方造口孔处提出，并与前腹壁筋膜缝合起来，将造口植入皮肤。插入导管确保通畅。通常于原位留置 2～3 周，直至贮袋与腹壁完全粘连（图 34-8）。

回肠贮袋肛管吻合术

回肠贮袋肛管吻合（IPAA）是大多数 UC 患者选择的术式。其最大的优点是保留正常排便方式，避免永久性造口。据报道，IPAA 在治疗未定型结肠炎时亦有满意的疗效，但 CD 通常是该术式的禁忌证[72-73]。虽然 Regimbeau 等报道对 41 例实施 IPAA 手术 CD 患者，手术失败率仅为 10%，但大多数报道该手术失败率达 50%[74]。另外，目前仍缺乏能够有效识别哪些患者手术效果良好的预测指标[72]。

由于 IPAA 较为安全，并发症相对较少、禁忌证亦较少，IPAA 可用于老年患者，但功能恢复可随着年龄增长而下降[75]。因此，对超过 60 岁患者需充分介绍各种可选术式，特别是全结直肠切除、回肠造口术。虽然大多数患者在考虑术式时对回肠造口术感到恐惧，但实际上造口术后患者生活质量可有明显的改善，大多数患者可较好地适应。决定是否进行 IPAA 需要根据患者的年龄、并发症以及肛门括约肌的功能综合考虑。肛周疾病通常是 IPAA 的禁忌证，这是考虑到患者有 CD 可能性，且肛周疾病可影响术后愈合；然而，对于择期手术患者，如术前能治愈肛周疾病、且不影响括约肌功能，IPAA 仍不失为可选的手术方法[76]。

对于癌症患者来说，在不影响肿瘤手术的前提下，亦可考虑行 IPAA。亦即 IPAA 是结肠癌患者可选的治疗术式，但并不适用于低位直肠癌以及需要新辅助治疗或术后放疗患者。另外，IPAA 亦不适于直肠重度不典型增生而未确定癌变患者，原因是 IPAA 无法充分切除可能存在的直肠癌变。虽然报道有限，多数术前或术后行放疗的贮袋患者，术后功能恢复较差，常常造成贮袋废用。最后，晚期患者应选择其他并发症较少术式，如结肠次全切除或全结直肠切除术。根据肿瘤的位置，结肠切除术可作为一种可选择

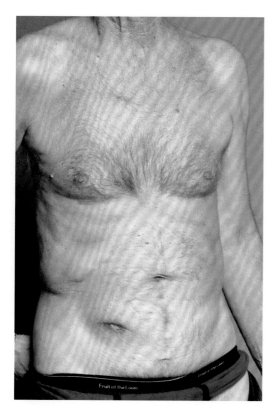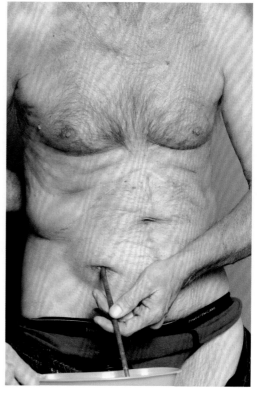

图 34-8　Koch 贮袋的造口与皮肤平齐，排空贮袋时需向贮袋内插入导管

的方法，原因是其术后并发症发生率低，并且当患者生存下来后可于将来考虑 IPAA。

手术技术方法

IPAA 自发明以来进行多次改良，具体手术方法亦不尽相同。首先，是手术分期问题，该术式可分一期、二期或三期进行。一期手术（切除结肠、直肠，重建贮袋，不行转流性回肠造口）并不常用，原因是报道的回肠肛门吻合口漏发生率较高；但亦有报道称该术式手术效果满意 [77-79]。通常，缺乏经验的术者应避免一期手术，该术式亦不适于身体状况欠佳的患者。

二期手术的第一阶段包括结肠切除、IPAA 重建和转流性回肠造口术，一段时间后再关闭回肠造口。亦可选择在第一次手术时行结肠次全切除术，二次手术时再切除直肠，并重建贮袋。回肠造口术可根据情况省略（二期手术）或保留（三期手术）。

作者更倾向于采用二期手术。对需要紧急手术的急性 UC 患者以及营养不良状况差，或每日服用超过 30 mg 泼尼松的患者，常常选择结肠次全切除术。在二期手术时，进行直肠切除、贮袋重建，而不行回肠造口术。仅于出现术中并发症，大量出血、盆腔解剖十分困难，回肠肛管吻合手术（IAA）张力大或 IAA 不完全的情况下实施回肠造口术。择期手术患者亦可行二期手术，不同的是，一期进行结直肠切除、贮袋重建、回肠造口，3 ~ 4 个月后，经泛影葡胺试验证明 IAA 与贮袋完整，关闭回肠造口。

贮袋重建有多种方法，包括 J 形、S 形与 W 形 [80]。J 形贮袋制作简便且可通过线性吻合器操作，应用更为广泛。W 形贮袋贮存容量大，但此效应仅于术后初期明显，长期研究表明，在肠道功能方面，W 形贮袋与其他类型贮袋相比并无显著性差异。S 形贮袋由于仅可手缝构建而耗时较久，但当需要手缝 IAA 时，S 形贮袋更为适合，可以增加到达肛管处的肠管长度，使贮袋穿过肛管更为容易，并且使端端吻合 IAA 成为可能。

IAA 是通过手缝吻合还是吻合器吻合是另一个存在争议的问题 [81-82]。虽然黏膜切除、手缝吻合术是最早记录的方法，但目前吻合器吻合更为常用。从技术上说，该方法更为简便快捷。由于贮袋存在张力，手缝吻合 IAA 往往难度更大，尤其是对于肥胖患者来说。吻合器吻合通常不会出现这个问题，且术后功能恢复较好。但是，由于吻合器吻合可残留数厘米直肠黏膜，因此疾病并未完全根除，残留的直肠残端炎症

持续甚至发生癌变的隐患。实际上，即使切除黏膜，病变亦未完全根除，既往有黏膜切除术后发生癌变的病例 [83]。同时，因持续炎症而需要治疗的情况并不多见 [84]。因此，作者更倾向于吻合器吻合，当患者结肠其他部位发生癌变或不典型增生，在技术允许的情况下，则采用黏膜切除、手缝 IAA 术式。

手术技术方法——开放 IPAA

IPAA 手术可分两步进行：切除和重建。结直肠切除的步骤如全结直肠切除术中所述。采用吻合器吻合 IAA 时，可用 30 mm 直线性切割吻合器于肛提肌水平切断直肠，留 1 ~ 2 cm 直肠黏膜；若采用手缝吻合法，则可在肛提肌水平完全切断直肠。

有学者建议保留回结肠血管，分离血管弓，以增加肠系膜长度，但根据作者的经验，该方法并非必需 [85]；相反，作者更倾向于贴近回结肠血管从肠系膜上血管分叉处分离血管，此操作可为贮袋行 IAA 时增加数厘米长度。紧贴回盲瓣近端用线性吻合器离断末段回肠。

IPAA 重建需于充分游离小肠后进行。对于实施完成结肠次全切除术患者，则从取下回肠造口末端开始。以线性吻合器切除末段回肠 1 ~ 2 cm。根据作者经验，以 3.0 可吸收缝合线 Lembert 锁边缝合吻合线，以防吻合线处漏的发生；松解小肠袢间的粘连，游离小肠系膜至十二指肠水平。如采用吻合器行 IAA，通常不需要考虑长度问题，如行黏膜切除、手缝吻合术时，则需将小肠系膜充分游离至十二指肠。有学者建议于腹膜上标记，但可能因为肠系膜张力，而于取下小肠向下移至盆腔行 IAA 重建时撕破系膜与血管。

制作回肠贮袋（图 34-9）之前，需检查肠管以确定是否可到达肛门处。通常，如肠系膜上动静脉水平小肠系膜能够伸至耻骨联合上方，已足够吻合器吻合 IAA 的需要。为构建 J 形贮袋，折叠末段回肠形成长约 15 cm 两袢。作者倾向于将肠系膜置于右侧稍前方，使贮袋位于骶骨凹陷处，小肠输入支能够于贮袋左侧进入贮袋。在小肠折叠处顶端对系膜侧切开肠管，以双排 80 mm 线性吻合器制作贮袋。用 2.0 聚丙烯缝线荷包缝合切口处，保证肛门内吻合器位置正确，用 28 mm 环形吻合器双吻合制作 IAA。放置好吻合器抵钉座，关闭吻合器，注意勿夹入周围组织，如女性的阴道。确定好贮袋的方向，击发并移除吻合器。检查切除的近远端组织大小与连续性。从肛门向贮袋内插入 30 F 直肠导管检查贮袋的严密性。如不

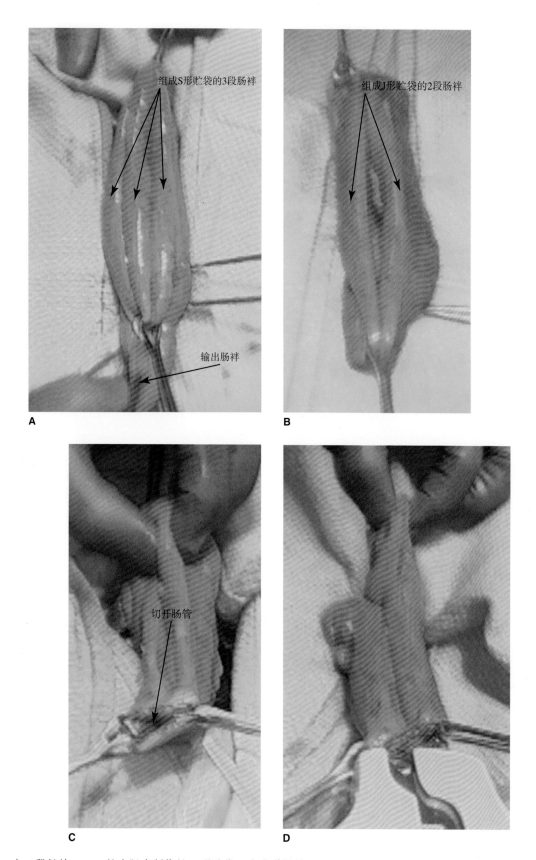

图 34-9 A. 由三段长约 10 cm 的小肠支制作的 S 形贮袋，流出道长约 1～2 cm；B. 由两段长约 15 cm 的末段回肠制作的 J 形贮袋；C. 在 J 形贮袋顶端切开肠管；D. 通过 J 形贮袋顶部插入双排 8 cm 线性吻合器吻合贮袋

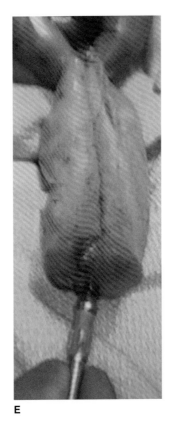

E

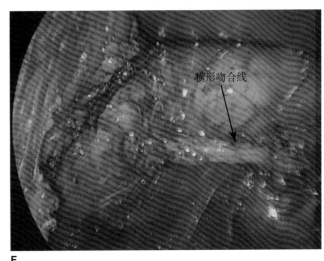

横形吻合线

F

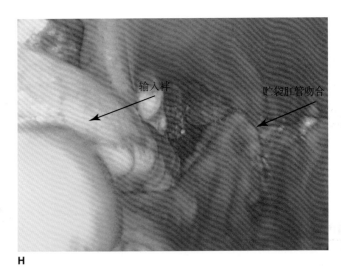

G

输入袢

贮袋肛管吻合

H

图 34-9 续 E. 将 28 mm 环形吻合器的抵钉座插入 J 形贮袋，以荷包缝合法固定好位置；F. 在肛管直肠环顶部以横形吻合器离断直肠，直肠残端留 1 ~ 2 cm；G. 将环形吻合器插入直肠，打开抵钉座，用其中心尖端刺穿吻合好的直肠；H. 完成吻合后检查气密性。注意贮袋左手边通向盆腔的流入支

需要回肠造口，确保插入直肠导管位置正确，随后关闭腹腔；否则，将回肠造口从右下腹部造口孔处取出。通常回肠造口约距贮袋近端 30 cm 处，但需根据多种因素确定其位置，最重要的是患者的体重。

如采用手缝吻合，分开臀部以便于暴露与手术操作。以 Lone Star 拉钩从齿状线处将直肠黏膜拉入肛管。黏膜下注射稀释肾上腺素，以 Metzenbaum 剪或电刀在齿状线顶端剥除黏膜。在此情况下，作者倾向于采用 S 形贮袋，预留 1 ~ 2 cm 出口，并将三段将近 10 cm 的小肠支吻合在一起。从肛门插入 Babcock

钳夹住贮袋，将贮袋出口经肛管拉出肛门。这个步骤具有一定难度，虽时间短，但却是手术关键环节，需两名医生协助，一位从上面引导贮袋，另一位负责会阴操作。一旦贮袋进入盆腔并摆放好位置，可切除 S 形贮袋吻合端或于 J 形贮袋顶端切开肠管，在回肠贮袋与齿状线间用 2.0 可吸收缝线手缝吻合，在前、后和两侧分别缝合，以此作为开始，做环形缝合，直至吻合完成。

手术方法——腹腔镜 IPAA

腹腔镜下 IPAA 手术效果的相关证据多于结肠次全切除术。多项大型病例对照研究表明，腹腔镜下 IPAA 短期优势与腹腔镜下结肠次全切除术相似，可缩短住院时间、减少出血以及利于术后肠道功能恢复[86-87]。目前仅有一项随机对照试验，声称腹腔镜下结直肠切除、回肠贮袋肛管吻合术的手术时间需多花 77 分钟[88]，而住院时间、术后并发症、长期功能恢复方面无显著性差异，但体象与美观评分腹腔镜手术组有明显的提高[89]。腹腔镜手术可降低粘连的发生率[90]，但对于是否可减少恢复性结直肠切除术患者的小肠梗阻发生率，长期随访数据目前仍然不足。另外，腹腔镜手术可降低女性患者不孕症的风险。手术时间显著延长是普遍现象，外科医生希望能够跨越学习瓶颈强化操作技术，从而缩短手术时间。

结肠切除方法如前所述。为结肠供血的血管最好在体内分离。直肠解剖与开放手术类似，需在腹膜反折以上的直肠系膜平面进行，并紧贴其下方的直肠壁，一直到肛提肌水平。在齿状线上 1 ～ 2 cm 处以 30 mm 吻合器从盆底分离直肠。

作者倾向于在标本取出部位做 Pfannenstiel 横切口。必要时，低位直肠分离亦可于此切口完成。同时，该切口便于将直线形吻合器放置于直肠。体外制作贮袋，以双吻合技术进行 IAA。注意贮袋的系膜方向，防止扭转。转流性 IPIAA 的指征与开放手术相同。

腹腔镜下结肠次全切除术和 IPAA 的技术复杂性，显示出手辅助技术在腹腔镜手术中潜在的优势。近年研究表明，手辅助技术可减少恢复性结直肠切除术的手术时间而对短期结局无影响[91-92]。但为使辅助手可达术野进行操作，通常需要更长的切口，是否增加腹部脏器创伤仍值得担忧[93]。同时，由于手辅助技术可能引起更加显著的炎性反应，是否保持直接腹腔镜手术的微创优势仍不清楚。早期文献报道称，此两种技术的术后切口疝与小肠梗阻发生率无明显差异，但缺乏对其远期结果的比较[94]。对于手辅助技术和直接腹腔镜技术如何选择，相信随着未来进一步研究最终可明确。比如，当游离结肠出现困难时，可通过手辅助完成，而对于简单病例来说，则可始终以直接腹腔镜技术完成。

手术相关并发症

小肠梗阻

几乎所有接受腹腔和盆腔手术的患者均可发生腹腔内粘连。当然，腹腔内粘连可能有一定益处，但是腹部手术后引起小肠梗阻的主要原因。全结直肠切除的患者发生小肠梗阻的风险更高，或与该术式需要腹腔、盆腔联合操作并且有时需多次手术有关。

据报道，IPAA 患者术后 2.5 ～ 68 个月发生小肠梗阻的累积风险是 12% ～ 35%[95]，术后 30 天发生小肠梗阻的风险为 8.7%、术后 1 年为 18.1%、5 年为 26.7%、10 年为 31.4%，但是大部分患者无需再次手术治疗，术后 1 年、5 年、10 年再手术率分别为 2.7%、6.7% 和 7.5%；而需手术治疗的患者中，最常见的梗阻部位在盆腔粘连处，约占总数 1/3，其次为回肠造口周围，约占 21%。发生迟发性小肠梗阻的危险因素包括曾行转流性回肠造口术和贮袋重建。

由于该并发症的重要性，研究者先后探索多种治疗策略。Beck 等报道：183 例患者在构建贮袋的同时植入防粘连薄膜[96]，结果显示植入防粘连薄膜后腹壁粘连的比例显著下降（49% vs. 94%），但在吻合口周植入防粘连薄膜后，发生感染性并发症的风险显著增高（13.5% vs. 5.1%，$P < 0.001$）。随后一项纳入 1700 例患者较大的研究显示使用防粘连薄膜并未降低小肠梗阻的发生率，但 5 年随访期内需要手术治疗小肠梗阻患者显著地减少（1.8% vs. 3.4%，$P < 0.05$）[97]。

作者认为使用腹腔镜可减少粘连以及小肠梗阻的风险。Indar 等报道大部分（68%）行腹腔镜下 IPAA 的患者无腹壁粘连、71% 女性患者无附件粘连[98]，但腹腔镜对于小肠梗阻的远期影响仍有待确定。

回肠造口相关并发症

回肠造口相关并发症较常见，其种类多样，可于术后即刻发生，亦可于后期随访时发现（表 34-3），但多数并发症可通过非手术的方式治疗。一名经验丰富的护士在患者教育以及处理刺激、过敏和酵母菌感染等皮肤问题中扮演重要角色；同时，护士可帮助解

表34-3	回肠造口相关并发症
早期并发症	晚期并发症
出血	皮肤刺激
缺血 / 坏死	造口周围溃疡或脓肿
黏膜皮肤分离	回肠造口高排出量
	狭窄
	瘘管
	退缩
	脱垂
	造口周疝

决造口装置相关的问题，造口装置处理得当至关重要，因为患者的生活质量与造口功能直接相关[99]。

造口并发症通常见于回肠祥造口术行转流性 IAA 患者，约 1/3 患者出现回肠造口排出量过高。多数情况下，可通过调整饮食以及止泻药如洛哌丁胺和（或）可待因治疗。如排出量仍居高不下，需于回肠造口关闭前常规静脉补液。Feinberg 等报道约 20% 患者需住院治疗脱水[100]。偶尔亦有回肠造口不得不提前闭合。

闭合回肠祥造口并发症亦较高，其中最主要的是吻合口漏[100-102]；推迟数月闭合可降低游离肠管的难度与并发症的风险。鉴于回肠造口并发症的高风险，有外科医生考虑是否有必要行回肠造口。然而，须权衡回肠祥造口术并发症与贮袋保护不当发生漏之间的利害关系。

永久性回肠造口患者存在造口回缩、脱垂以及造口旁疝等问题。10% ~ 20% 患者需于随访 10 ~ 20 年后行造口修复。造口旁疝是由造口孔扩大引起，肥胖患者更为常见，通常如未出现症状无需治疗。当患者出现造口回缩、造口装置维持困难或复发性小肠梗阻时，则需手术治疗。目前有数种可选治疗方式，但通过收紧筋膜对疝进行局部修补通常难以成功。因此，建议将造口改至其他部位。近年越来越多的修补术是通过开放或腹腔镜下插入网状补片修补缺损。虽然该方法病例较少且随访时间不长，但呈现出可观的效果。但由于引起疝的危险因素通常仍然存在，复发率较高，因此疝是一个棘手的问题。

造口周围溃疡与瘘管多见于 CD，通常是造口前小肠疾病复发的征兆。因此，当诊断 UC 患者发生瘘时，应怀疑之前是否误诊，并对小肠进行检查，了解是否存在 CD 相关病变。另一方面，坏疽性脓皮病多见于 UC（图 34-10），且与疾病的活动性相关。因此，结肠次全切除术后保留直肠患者可发生坏疽性脓皮病，在此情况下，应切除直肠，将回肠造口改其他位置。

会阴并发症

IBD 术后患者有 45% 发生轻度伤口感染，其定义为长度小于 2cm 的伤口裂开、缝合针脚处发生脓肿或窦道形成[103]；8% 出现重度并发症，包括长度超过 2cm 的伤口裂开、会阴脓肿或需要再次住院治疗甚至再次手术的并发症。会阴伤口感染和（或）裂开会导致伤口愈合延迟，甚至在个别情况下不愈合。

10% ~ 20% 患者发生慢性会阴窦道，即会阴伤口术后超过 6 个月仍不愈合。多数病例中，可能无临床症状而无需处理；当出现症状时，治疗慢性会阴窦道十分困难，有时需要麻醉下反复行清创术，多次换药并采用负压封闭引流，对于大而复杂的伤口甚至需要应用皮瓣关闭技术[104-105]。

泌尿生殖系统功能障碍

泌尿生殖系统功能障碍是盆腔手术常见并发症，可能的诱发原因包括身体和精神等多方面因素。盆腔手术常常可能损伤交感和副交感神经，需要于术中注意将损伤风险降到最低；具体措施包括在结肠左血管上方结扎肠系膜下血管，保证于骶岬处在直肠深筋膜平面分离组织，以及在腹膜反折以下关闭直肠系膜。损伤交感神经可造成逆行性射精，而损伤副交感神经

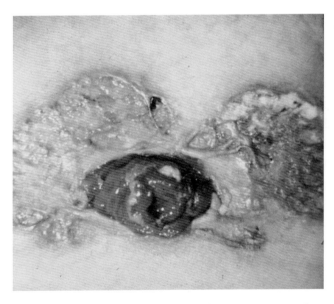

图 34-10 发生于造口周的坏疽性脓皮病

可造成阳痿；这两种情况均可为暂时性或永久性，可为部分性或完全性。当功能障碍持续存在，需向泌尿科医生求诊，进行适当的尿动力学测试。文献报道阳痿和逆行性射精的发生率在 5% 以下；然而，多数研究并未采用有效的方法评估性功能障碍。Davies 等在一项纳入 59 例男性的队列研究中，于 IPAA 手术前后分别用有效方法评估患者性功能[106]，发现男性性功能以及勃起功能评分于术后 12 个月依旧较高 [国际勃起功能评分平均为 51.7（术前）vs. 58.3（术后 12 个月）]；此外，性功能异常的比例从术前的 33.3% 下降至术后 22.7%。

女性患者盆腔术后性功能评估是最近开始开展的。Bambrick 等报道 IPAA 术后，女性患者阴道干燥、性交困难、性快感受到疼痛干扰以及因为担心粪漏而限制性交活动的情况显著增加[107]；另一方面，在性欲、性交频率以及性交满意度方面无显著性差异。这是一项重要发现，但由于这是一个比较敏感的问题，回答率仅为 35%，因此结果有可能存在偏差。最近由 Davies 等进行的一项前瞻性研究中，通过 IIEF 分析的结果表明，约 70% 女性患者术前存在性功能障碍[106]；术后 6 个月，性功能明显改善，仅 26% 患者仍存在性功能障碍。作者认为患者术后身体健康状况好转是性功能障碍改善的主要原因。

不孕症

虽然因手术操作方式的不同可有所差异，但女性患者 UC 术后生育能力下降的结论愈发明确。Oresland 等对 20 例接受全结直肠切除术的女性行子宫输卵管造影，发现 18.3% 患者出现一侧或两侧输卵管闭锁[108]。Olsen 等对 343 例 UC 术后女性进行 10 ~ 40 年随访，并与丹麦 1200 例女性组成的参考人群进行比较[109]，手术显著地降低患者受孕概率（降至 0.20），而在 UC 确诊至进行手术之前这段时间，患者受孕概率与参考人群相比则无明显差异。其亦报道 IPAA 术后的怀孕女性患者中，有 29% 接受体外受精。Johnson 等亦发现相似的结果[110]，在一项由 147 例 IPAA 术后的女性患者组成的队列研究中，平均随访时间 7.2 年，38.1% 表示存在生育问题，而加拿大全国平均值仅为 8%。另外，96% 术前有怀孕愿望的妇女成功受孕，而术后仅 55% 成功。

造成不孕的原因可能来自于盆腔手术造成的粘连。Olsen 等的另一项研究亦支持此观点，发现因家族性腺瘤性息肉病行 IRA 手术女性，术后生育能力

并未下降[111]；另一项针对 UC 女性患者的研究亦显示相似的结果[112]。结肠切除与 IRA 因为无需盆腔解剖，可能对 UC 女性患者生育能力影响较小，而 IPAA 手术时输卵管和卵巢通常埋在贮袋下或与贮袋粘连。

目前，尚无有效方法降低不孕症风险。简单的策略是确保将卵巢置于贮袋上方并固定于此处。放置隔离材料或许有一定效果，但尚未得到证实。腹腔镜技术可减轻腹部粘连，但对盆腔瘢痕以及对生育能力的影响至今仍不明确。

多数接受 IPAA 女性未婚或未育，研究表明，45% 女性于术后尝试受孕，但仅 56% 成功[110]。因此，应于术前将此风险告知女性患者。虽然全结直肠切除、IPAA 术式可增加女性患者不孕的风险，但将手术推迟至其结婚生育后并非一可行的方法。需接受手术患者通常处于疾病活动期，药物治疗无效。对需要手术的疾病活动期的女性患者来说，可考虑行结肠切除、回肠末端造口术，从而推迟 IPAA，如之前研究所述，结肠切除本身并不降低生育能力。虽然部分患者接受此方法，但多数女性并不希望长期带有造口，尤其是正在交友的年轻女性。

妊娠和分娩

妊娠虽然可能造成一些问题，但大多数研究表明，IPAA 术后妊娠是安全的，未增加母婴的发病率和死亡率[113]。另外，妊娠期间贮袋相关并发症或肠梗阻的发生亦未增加。是否提倡阴道分娩仍存在一定争议。原因是 IPAA 术后患者大便半成形，任何造成肛门括约肌损伤的因素可能导致其功能下降，特别是便失禁。因此，许多结直肠外科医生与产科医生建议 IPAA 术后患者行剖宫产。IPAA 术后患者剖宫产率达 38% ~ 78%，高于北美人群平均值 22%[114]。不过，多项回顾性研究中，无数据表明 IPAA 术后阴道分娩时肛门括约肌撕裂的风险增加。部分妇女可能于妊娠过程中出现一过性肛门功能恶化，但阴道分娩的患者与剖宫产分娩的患者相比，二者肛门功能的远期结果并无显著差异。另外，有证据表明，IPAA 术后经阴道分娩患者，其肛门功能与 IPAA 术后未妊娠妇女相比具有相似的远期结果。由于病例数有限，且括约肌损伤的实际发生率不确定，在解读这些数据时有一定困难。对剖宫产术持反对意见学者认为，与阴道分娩相比，剖宫产增加母婴并发症的发生率。

结肠切除、回肠直肠吻合术相关并发症

吻合口漏

吻合口漏是 IRA 术后最重要的并发症，据报道，吻合口漏发生率不足 5%，表明施行该术式的患者均是经过严格评估与挑选的[115-116]。吻合口漏临床表现差异较大，轻则形成小脓肿，可用抗生素和经皮引流治疗，重则形成腹腔内游离漏，引起腹膜炎甚至严重脓毒症。对于经常使用激素患者，诊断吻合口漏较困难，原因是发病初期仅有轻微症状，但随后病情可迅速恶化，因此任何时候均要保持高度警觉。当发生严重的吻合口漏，需要再次手术，采用回肠末端造口术和黏膜瘘管治疗。

直肠残端癌变

结肠切除、IRA 患者仍存在癌变风险，因此，应常规监测直肠情况。当切除的结肠存在不典型增生或癌变时，直肠残端癌变的风险亦增加，鉴于此情况，禁忌结肠切除、IRA。在对 374 例患者长达 23 年的随访中，累计癌变风险于 20 年时为 6%，30 年时为 15%[49]。Grundfest 等发现，累积癌变风险 20 年时为 5%，25 年时为 12.9%[117]。

Kock 回肠造口贮袋相关并发症

乳头瓣滑脱

乳头瓣丧失功能，特别是乳头瓣滑脱，是 Kock 回肠造口贮袋最常见的并发症，也是该术式最大的短板。虽经手术技术改进，仍有 20% ~ 40% 患者出现该并发症[65-67]。此时需要再次手术修复乳头瓣。

滑脱的含义是用以制作乳头瓣的肠管脱套叠。制作贮袋时的肠管套叠是异常生理状态，因此肠管具有自动缓解趋势，造成肠管解除套叠、瓣膜滑脱；在真正脱套叠之前，贮袋常常与腹壁分开。实际上，通过肠系膜悬吊等方法，乳头瓣较少真正脱套叠，更多的是从贮袋的侧面突出来。该并发症可于术后任何时间发生，但最常见于术后一年。主要临床表现有：一是由于肠管成角，向贮袋内插管变得困难或插不进去。个别情况下，由于难以插管，患者需将导管持续留置于贮袋内；二是便失禁，根据挤压变形的程度，失禁可为完全性或部分性。对于与皮肤平齐的造口来说，佩戴造口装置十分困难，因此便失禁常常对患者造成困扰。

发生乳头瓣滑脱的患者可能表现剧烈，原因是无法插入导管排空贮袋；此情况下，可采用可曲性内镜插入贮袋或请放射科医生在透视引导下插入导管。如前所述，最终仍将手术修补瓣膜。多数情况下，可对乳头瓣重新套叠并进行固定修复。但有时必须切除瓣膜，并用贮袋流入支制作一个新的瓣膜。

乳头瓣脱垂

乳头瓣脱垂发生率较低，是指乳头瓣的形态完整，但通过造口脱垂出来。通常发生于筋膜开口过大的情况下，当贮袋内压力增加，尽管筋膜是开放的，但瓣缺乏抵抗挤压变形的阻力。选择恰当的筋膜开口可预防该并发症的发生。然而，随着时间推移，筋膜开口的扩大，仍可发生乳头瓣脱垂。处理方式包括局部缝合或植入补片绷紧筋膜，于皮肤水平操作即可；若修补失败，则需将贮袋重新安置于腹部其他部位。

瘘管

对于任何胃肠手术来说，术后均有形成瘘管的可能，究其原因，可能是术中无意损伤小肠、吻合缝线处发生漏或腹腔内脓肿出现糜烂通至肠管；除此之外，乳头瓣亦可出现瘘管。多数情况下，瘘管从贮袋底部乳头瓣基底处或从瓣自身开始产生。贮袋底部是一个薄弱的部位，这是由多种因素造成的。首先，由于瓣的体积大且制作时处于水肿状态，而贮袋还未扩张，因此吻合处存在张力；第二，贮袋底部和腹壁之间的加固缝合有可能脱落，造成穿孔与瘘管；第三，制作贮袋时，以吻合器维持乳头瓣的步骤可能造成肠壁缺血；最后亦是最为重要的，以人工补片加固瓣膜，该处肠管有出现糜烂的可能[67,71]。实际上，植入补片后，约 25% 患者发生瓣膜瘘，因此一些外科医生不再使用补片加固乳头瓣。虽然补片可减少乳头瓣滑脱的风险，但瘘管与感染性并发症风险有所增加[67]。

瘘管可于术后或早或晚发生，通常情况下以造口周围脓肿或蜂窝织炎起病，接着出现粪便引流物。有时，可于内镜检查中发现，补片位于乳头瓣的基底处并已侵蚀组织。应用补片患者，瘘管常难以愈合，因此需要手术治疗；术中取下贮袋，切除瓣，并以小肠的输入支制作一个新瓣。

贮袋癌变

Cox 等报道目前唯一一例构建 Kock 回肠造口贮

袋 28 年后发生贮袋腺癌病例[118]。Hulten 等的一项包含 40 例患者队列研究中进行病理活检，患者带有 Kock 回肠造口贮袋的平均时间为 30 年；研究中未发现重度不典型增生或癌变，表明术后长时间内，癌变和不典型增生均不常发生[119]。

其他并发症

贮袋扭转是一种罕见的并发症[118]。诊断贮袋扭转通常需要剖腹探查。个别情况下，扭转的贮袋难以保留。

另一个并发症是瓣一过性缺血，可能是由于插入 2～3 排吻合器以维持瓣膜而引起。不过，虽然手术结束时瓣膜与流出道常常充血且偏暗，但此并发症并不常见。全瓣的缺血和脱落更是罕见并发症。

IPAA 相关并发症

漏，瘘管，感染性并发症

IPAA 最重要的并发症是吻合口漏，可发生于 IAA 处或贮袋本身。在临床表现方面，可无临床症状，或出现肛周、盆腔或腹腔内的脓肿或瘘管。后者可由贮袋或 IAA 开始与其他腹腔内结构相连，如阴道、腹壁或肛周皮肤。最常发生于术后数天内，但亦可于数月后甚至闭合回肠造口后发生[120]。

吻合口漏的发生频率高，同时亦是切除贮袋最常见的原因，即便未切除贮袋，肛门功能可能受到影响。作者的一项包含 1554 例患者研究中，206 例患者（13.3%）发生感染性并发症、其中 49 例切除贮袋占所有切除贮袋患者 46.2%；IAA 漏占感染性并发症的 35%，贮袋漏为 19.4%[120]。Gemlo 等报道 24% 切除贮袋患者的原因是肛周脓毒症或贮袋漏[121]。

吻合口漏的发生率为 5%～15%，其风险不同报道有较大差异。这种差异可能由多个因素引起，首先，一些中心分别报道漏、脓肿与瘘管发生率，而一些中心则合并报道；其次，随时间推移，手术技术进步与经验积累，其发生率已显著地下降[120,122-123]。

患者方面，多种因素如疾病活动性以及是否使用大剂量激素，同样影响吻合口漏的发生率；另外，与吻合器吻合相比，手缝吻合可增加漏的发生率。Ziv 等对 692 例患者的分析，发现手缝吻合患者感染性并发症发生率达 10.5%，吻合器吻合 IPAA 患者吻合口漏发生率仅 4.6%[81]。作者的研究中，手缝吻合患者感染性并发症发生率达 13.4%，吻合器吻合 IPAA 患

者发生率为 7.7%[82]。

吻合口漏可有多种表现形式。未行转流性回肠造口患者出现低热、盆腔或耻骨上疼痛和（或）肠梗阻时，需高度警惕发生吻合口漏。对这些患者，应立即进行 CT 扫描或贮袋造影。根据作者经验，未行回肠造口患者，发生弥漫性腹膜炎而需急诊手术的情况并不常见。通常情况下，可通过抗生素和延长贮袋引流治疗。如发生腹腔内或盆腔脓肿，需采用经皮引流术。即使有回肠造口的患者，亦有可能发展为腹腔脓肿而需经皮引流。有时难以发现吻合口漏的部位，但一定要高度警惕其存在。对曾经出现过吻合口漏临床症状或有放射学证据患者，当多次贮袋造影均显示愈合，闭合回肠造口时仍需格外小心；有时吻合口漏可因为贮袋休息而封闭，但未完全愈合，当闭合回肠造口后再次出现症状。对于这类患者，应于闭合造口前于麻醉状态下进行检查，甚至通过剖腹探查检查高度疑似的患者。然而，虽然有这些手段，个别患者还是可能于闭合造口后出现新的吻合口漏与瘘管。

早年一旦发生吻合口漏，通常需切除贮袋，而今多数贮袋可予以保留[124-126]。治疗方法有应用抗生素、贮袋引流（无转流性回肠造口）、延长闭合造口时间、局部修补吻合口以及通过腹会阴联合重建贮袋。对于多数患者，作者倾向于首选腹会阴联合重建贮袋[127]。对于曾采用吻合器吻合的患者，局部修补重建贮袋通常较困难；相反，对手缝吻合患者，修复贮袋相对容易，但吻合口的张力可能较大。同时，无论采取何种方法修复，均会不同程度地损伤肛门括约肌。相比之下，腹会阴联合修复贮袋虽然是一项大手术，但其成功率更大，且术后远期结果更好。据报道，70%～80% 发生吻合口漏患者可保留贮袋。

贮袋 - 阴道瘘

贮袋 - 阴道瘘是回肠贮袋术后较严重并发症，较其他瘘更难治疗。据报道，贮袋 - 阴道瘘发生率为 4%～14%[128-130]，可于闭合回肠造口前很早即发生，但通常是于闭合数月后发生。多数贮袋阴道瘘发生于回肠肛门吻合平面，发病机制可能有以下两种：一是吻合器吻合操作中，误将阴道后壁卷入了吻合器；另一种更常见的原因可能是 IAA 漏继发感染引起瘘的形成。回顾性研究中一些发生贮袋阴道瘘女性最终常常被诊断为 CD；实际上，如术后随访较长时间后发生贮袋 - 阴道瘘或出现其他肛门病变与贮袋异常，应

提高警惕是否为 CD。

　　现已有多种方法用以治疗贮袋阴道瘘，最常用的是局部修复贮袋和腹会阴联合重建贮袋；其他方法包括简易局部修补、经阴道修补以及股薄肌插补法。选择何种修复方法需根据多种因素综合考虑。作者发现对吻合器吻合 IPAA 术后患者进行局部修复十分困难，因此倾向于选择腹会阴联合手术，尤其是瘘管发生于吻合口时。从瘘管上方取下贮袋，于齿状线处吻合。而对于手缝吻合 IPAA 患者，可经肛门或经阴道局部修复。对于怀疑 CD 患者，需根据贮袋情况以及是否存在其他肛周疾病而定。

　　遗憾的是，贮袋阴道瘘的修复失败率高于 IPAA 术后其他瘘管修复的失败率，可能是由于直肠阴道隔瘢痕所致；据报道，修补成功率为 60% ~ 70%。

肛周并发症

　　肛周并发症可于术后早期或术后数年后发生。最常见的并发症是肛门狭窄，文献报道发生率为 11% ~ 38%[131-132]。虽然多数吻合器吻合患者亦可出现紧密的肛门狭窄，但该病多发生于手缝吻合患者于回肠造口肛门闲置时。在闭合回肠造口时进行扩肛通常足以解决肛门狭窄的问题，且复发率并不高。一些纤维性狭窄可能继发于漏或脓毒症，吻合口存在的张力亦可能是肛门狭窄的原因。多数狭窄较为轻微，且因为粪便为半成型状态，因此对排便影响不大；小部分患者需于手术室扩张肛门。Mayo Clinic 的研究中，1884 例患者中仅 1 例因肛门狭窄而需切除贮袋[133]。

　　部分患者可能出现远期肛周并发症，尤其是瘘管与脓肿。对此类患者仍需高度警惕是否为 CD。脓肿可通过引流治疗，但瘘管的处理就较为棘手；原因是切开瘘管有失禁的风险，即使瘘管表浅，亦不提倡切开。若瘘管源于隐窝腺，可能无法行进一步修复；因此，当脓肿发生不频繁时，仅采用抗生素对症治疗不失为较好地选择。当瘘管出现症状时，可挂线治疗；如果瘘管位置低，可采用挂线切割法，较高时可待管道上皮形成后移除挂线。患者可从瘘管排少量液体，但不会出现复发性脓肿，因此为大多患者所接受。根据作者经验，纤维蛋白凝胶亦可尝试使用，但对治疗瘘管的效果欠佳。

　　肛门皮赘是部分患者可能发生的问题，由于多数贮袋患者排便频繁，皮赘可引起严重的疼痛和肛门刺激感；无此类症状皮赘应避免切除，一旦皮赘较大或症状明显时，则需局部切除治疗，但应告知患者存在

术后伤口不愈合的可能性。

直肠残端封套炎

　　多数外科医生行 IPAA 时并不行黏膜切除术，而于齿状线上以吻合器吻合，因此可残留一小段直肠黏膜。仅留 1 ~ 2 cm 黏膜是较为理想的结果，多数患者此处黏膜可发生炎症，但其中大部分不会出现症状或仅有轻微大便带血[84]。5-ASA 或激素栓剂可以治疗封套炎，但患者常常难以耐受。症状严重需手术治疗的情况较少，一旦发生，则需切除黏膜、修复贮袋，或联合黏膜切除术并在齿状线处行手缝吻合重建贮袋。在开始治疗前，需内镜检查贮袋，以确定为直肠残端封套炎而非贮袋炎。

贮袋炎

　　贮袋炎是发生于贮袋黏膜的非特异性炎症，可发生于 IPAA 患者和 Kock 回肠造口贮袋患者（图 34-11）[134]。贮袋炎的临床表现多种多样，包括大便次数增加、直肠出血、腹部绞痛、直肠刺激症状与里急后重、便失禁以及低热，内镜下贮袋炎表现为黏膜水肿、颗粒样改变、接触性出血、血管形态异常、出血以及浅表溃疡，组织学检查可见包括中性粒细胞浸润在内的急性炎症改变，对于诊断十分重要。

　　当患者贮袋功能欠佳时常被归为贮袋炎。实际上，贮袋炎是一个专有诊断，需基于临床症状、内镜检查结果以及组织学改变综合判定。Svaninger 等报道 Kock 回肠造口贮袋患者的贮袋炎 5 年累积发生率为 34%，IPAA 患者为 51%[135]，然而，约 2/3 患者仅发作一次或数次。Sandborn 报道贮袋炎发生率术后 1 年为 15%，5 年为 36%，10 年为 46%[134]。贮袋炎的病因仍不明确，可能与细菌过度生长有关；除此之外，免疫因素亦可能参与贮袋炎的发生，而家族性腺瘤性息肉病患者较少发生贮袋炎。肛门狭窄为该病的另一个风险因素，因其可能影响贮袋排空。同时，伴发 PSC 患者贮袋炎发生风险有所增高[136]。高水平 pANCA 似与慢性贮袋炎有一定关系[137]。在 95 例 IPAA 术后 UC 患者中，贮袋炎在 pANCA+ 和 pANCA- 患者的发生率分别为 42% 和 20%，而在高水平 pANCA 的患者群中，则有 56% 发生贮袋炎。

　　抗生素是治疗贮袋炎的首选方法。1 级证据支持甲硝唑和环丙沙星可有效治疗贮袋炎[138]。通常 2 周的治疗周期可有 75% 反应率。在多数患者中，贮袋

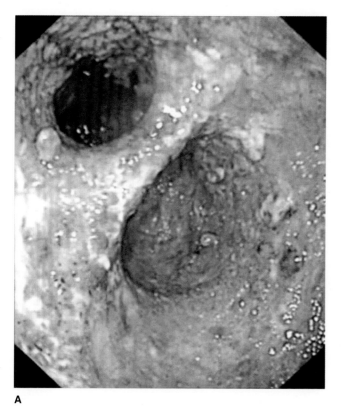

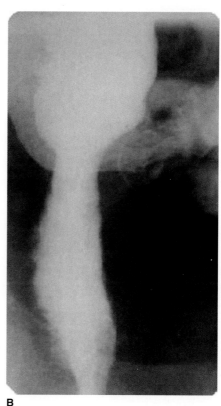

图 34-11　贮袋炎。A. 内镜改变；B. 放射学改变

炎发作病程较短，很少反复发作或发展为慢性贮袋炎，但后者仍可累及 10% ~ 20% 的患者。益生菌疗法可降低贮袋炎的发作风险，且可于贮袋炎发作后维持缓解。其他治疗包括抗炎药物、激素、免疫抑制剂、别嘌醇、铋剂和丁酸盐等自由基清除剂，谷氨酸盐灌肠亦曾尝试治疗贮袋炎，但收效甚微。

癌变和不典型增生

贮袋黏膜不典型增生和癌变　贮袋引起的淤积、回肠环境变化，使贮袋黏膜需要一定适应过程，而有可能造成不典型增生。首例不典型增生病例是由 Lofberg 等报道 [139]，该团队随后报道 149 例患者进行的活检中，其中 5 例发现不典型增生 [140]。这些患者自构建贮袋至进行活检的中位时间为 54 个月（5 ~ 152 个月），4 例患者为轻度不典型增生、一例患者转化为多部位的重度不典型增生。该团队将贮袋的组织学改变分为 A，B，C 三种类型。这些不典型增生的病例见于存在持续且严重的绒毛萎缩的患者（C 类）。

虽然如此，不典型增生仍较为罕见 [141]，仅有少量文献报道。Thompson-Fawcett 等对 116 例具有不典型增生潜在高危因素患者进行检查 [142]，仅发现 1 例 23 年 UC 病史、于 14 年前行手术治疗女性患者发生低度不典型增生，并且仅见于 8 处活检标本中的一处。

既往有关于贮袋癌变的报道，但考虑到过去 30 年 IPAA 的手术数量，且小肠腺癌虽然并不常见，但亦可发生于健康人群，因此无法得出贮袋患者癌变风险增加的结论 [141]。然而，亦有可能是不典型增生的发展需要一段时间，随着时间的推移可能出现更多的病例。因此，目前很难对随访做出相应的指导。慢性贮袋炎和严重绒毛萎缩患者或为癌变高危群体，因此对于此类患者需规律随访，常规行内镜检查和活检。

直肠出口不典型增生和癌变　因为 UC 患者癌变风险有所增加，直肠出口发生癌变的概率亦可能有所提高。目前对于黏膜切除、手缝吻合术与双吻合器吻合技术的选择有争议，尤其是对其他部位发现癌变和不典型增生的患者。在术式发展的初期阶段，通常认为黏膜切除术可去掉所有黏膜细胞，但 O'Connell 等报道，在黏膜切除、手缝吻合术后因为感染性并发症而切除贮袋 29 例患者，约 14% 于肌袖发现残存黏膜[83]，认为可能是切除黏膜时残留的黏膜细胞，亦可能是术后黏膜再生。无论是何种原因，均证明黏膜切除术并未根除癌变的风险。

关于肛门出口癌变共有 9 例文献报道[141]。其中 3 例患者实施黏膜切除术，其余患者采用吻合器吻合。值得注意的是，其中 8 例切除的结肠标本中存在癌变或不典型增生。关于肛门出口不典型增生的数据更加缺乏。Cleveland Clinic 的 O'Riordain 等曾报道自 1987 年至 1992 年间，210 例通过吻合器手术的回肠贮袋肛管吻合术的患者中，7 例出现残余上皮封套处不典型增生[143]，其中 1 例为重度不典型增生、6 例为轻度不典型增生，2 例患者采用黏膜切除术治疗，5 例患者采用等待疗法；7 例患者中，3 例患者在手术切除结肠时，结肠标本中已出现不典型增生或癌变，表明手术时不典型增生即已存在。

因此，虽然 IPAA 术后的患者需要随访，但频率和方法仍未确定，此类患者的癌变风险看起来较低。根据针对未手术 UC 患者的监测随访指南，对于吻合器吻合的患者，于术后 10 年开始，每 2 年进行一次复查，包括内镜与活检；对于实施黏膜切除、手缝吻合术的患者，则无法进行内镜和活检。

一旦发现不典型增生，尚缺乏明确处理方法。活检标本最终需交由经验丰富的病理医生阅片。Cleveland Clinic 的外科医生建议进行黏膜切除、手缝 IAA 的方式修复贮袋[143]；然而，根据黏膜切除、手缝吻合术经验，似乎亦无法完全根除癌变的风险。因此，另一方法是切除贮袋，这亦为作者的建议；但是，这是一项艰难的选择，应与患者讨论备选术式，使患者参与到治疗决策的制订。

预后

UC 患者术后死亡率很低，急性重度 UC 患者结肠次全切除术后死亡率为 0 ~ 3%[56,144]，但伴有结肠穿孔的患者死亡率将显著增高。大量研究表明，IPAA 患者术后死亡率较低，为 0 ~ 2%[145]，可能是因为大部分行 IPAA 的患者为年轻人且无其他并发症。

但另一方面，无论是急诊手术还是择期手术，UC 患者术后并发症发生率较高。据报道急性 UC 患者行结肠次全切除术后并发症发生率达 33% ~ 66%，包括伤口感染、肠梗阻和直肠残端破裂[56,144]。IPAA 术后患者的并发症发生率与之相似。一项系统回顾研究表明，手术相关并发症及构建贮袋后常见并发症的总发生率高达 53%[145]。行腹腔镜下 IPAA 术后并发

发生率亦无明显改变。

结肠切除、回直肠吻合术后的远期预后

Mayo Clinic 报道，接受回直肠吻合术患者中，82% 术后 5 年依然能发挥功能[116]；对 32 例回直肠吻合术后患者进行随访，术后 3.5 年功能正常比例为 88%[146]。Cleveland Clinic 的一项研究表明 54% 回直肠吻合术后患者由于症状持续存在、不典型增生和癌变，术后 20 年内需要切除直肠；该研究还发现，与 IPAA 相比，IRA 术后肛门功能恢复可，排便次数较少，但大便急迫可能更为常见。

Kock 回肠造口贮袋术后的远期预后

大量 Kock 回肠造口贮袋术后患者由于乳头瓣相关并发症需行贮袋修补手术。Kock 报道其早期患者再手术率为 54%，但随后降至 16%[147]。虽然并发症频发，但是大多数患者贮袋可长期保留。Lepisto 和 Jarvinen 报道手术累计成功率在术后 1 年为 96%，10 年为 86%，15 年为 77%，29 年为 71%[65]。这项研究的 96 例患者中，59% 需要进行重建性手术。Nessar 等报道 10 年及 20 年贮袋存活率为 87% ~ 77%[66]。根据作者团队的研究，194 例患者中，10 年和 20 年后分别有 81% 和 67% 患者 Kock 回肠造口贮袋仍有功能[67]。Wasmuth 和 Myrvold 报道贮袋 20 年后贮袋废除率是 11.6%[68]。

IPAA 术后的远期预后

据报道 IPAA 手术失败率为 5% ~ 10%。虽然手术失败可发生于术后早期，但失败率随着时间推移而有所增加。在作者团队接诊的患者中，超过 25 年的术后随访结果显示，手术失败率为 6.8%[120]，其中位时间为 3.5 年。多因素分析表明手术失败危险因素包括 CD 以及发生于贮袋和 IAA 漏。Gemlo 等报道，在明尼苏达大学进行的 253 例 IPAA 手术，失败率为 9.9%[121]；最主要的原因是功能不良（28%），其次是未预期的 CD（5%）和盆腔脓毒症。Lepisto 和 Jarvinen 报道 IPAA 总失败率为 5.3%，贮袋废除的累计概率在术后 1 年为 1%，5 年为 5%，10 年为 7%[65]。

手术经验亦是预测手术成功与否的因素。在作者的研究中，并发症、再手术率和失败率均随时间推移显著地下降；在 1981—1984 年间，总并发症发生率为 37.5%，IAA 漏发生率为 30%，失败率为 30%，而在 1997—2000 年期间各项指标均稳步下降，总并发

症发生率、IAA 漏发生率以及失败率分别为 10.6%、5.2% 和 1.5%[148]。作者使用安大略的人群数据评估 1992—1998 年间行 IPAA 患者的预后情况[149]，截至 1998 年，该术式几经改进并且实施超过 10 年，作者观察到，在此期间内患者的再入院率、再手术率以及手术失败率均有下降；同时，在大宗病例医院内，IPAA 术后患者的预后要优于中、小数量病例医院的患者。

生活质量和功能恢复

UC 对患者生活质量有显著的影响，其疾病活动度是评估预后的最重要指标之一[150-152]。挪威一项基于人群的调查中，使用 IBDQ（IBD 问卷）挪威版本对 328 例 UC 患者进行评估，5 年随访期间疾病复发频率与 IBDQ 分数降低无关[153]，这一结果并不奇怪，因为手术可以根治疾病，大多数手术治疗 UC 患者均可回归高质量生活。实际上，此类研究最初由 Provenzale 等完成，基比较 22 例 IPAA 术后患者及正常人群 SF-36 问卷的结果[61]，发现 IPAA 术后患者的生活质量与正常人接近。同时，该报道称此项队列研究在说明健康相关生活质量方面的平均效用值为 1.0。作者团队应用时间权衡方法，在一项 20 例患者组成的队列研究中发现，平均效用值从术前的 0.58 提高至术后 1 年的 0.98[62]。

本章节前面讨论到，近 50 年来外科医生已开创革命性的新手术方式从而可以使患者避免终生回肠造口。实际上，根据 SF-36、时间权衡方法与 IBDQ 发现，大多数接受传统回肠造口术患者仍拥有高质量生活；同时，研究者发现患者术后生活质量提高与手术术式无关。作者团队总结 3 组患者信息：28 例行传统回肠造口术、28 例行可控性回肠造口术、37 例行盆腔贮袋[62]。根据时间权衡方法发现，反应良好健康状况方面的效用值为 0.87～0.97、平均效用值并无显著性差异。Jimmo 和 Hyman 研究 12 例行全结直肠切除、回肠造口术患者和 55 例行 IPAA 患者，前者 10 例（83.3%）及后者 46 例（83.3%）对手术感到满意，使用 IBDQ 对所有患者进行评估，发现两组间总体得分与分组得分均无显著性差异[63]。Thirlby 等根据 SF-36 修订版的评估结果，提出术后患者生活质量与普通人群的标准水平相同，甚至优于后者[64]。

这一结论看起来与临床经验是相反的，因为大多数病人可以选择的时候均选择接受回肠贮袋。这可能是因为：首先，纳入研究的患者并非随即分配，其选择可能带有倾向性；其次，一些患者接受目前的健康状况，认为所接受的术式优于其他选择；最后，这些患者评价生活质量的最重要因素是身体健康，而几乎所有术后患者的健康状况均有提升。这项研究的意义在于，医生应使患者知晓其可选择的所有治疗方式以便于选择最容易接受的一种。

最近多项研究表明接受开放手术与腹腔镜下 IPAA 手术的患者术后生活质量相似，但腹腔镜下 IPAA 更有利于体象和美观[154]。

IPAA 术后，患者平均排便次数约为 6 次 / 天。Farouk 等对 1300 多例患者进行中位时间 8 年的随访，发现 85% 患者白天可完全控制排便，但夜间仅 52% 患者可完全控制。尽管如此，仅不足 5% 的患者频繁发生便失禁[155]。多项研究表明，功能恢复会随着患者的年龄增长而下降；而且，术后功能恢复与生活质量相关[156]。Kirat 等报道吻合器吻合 IAA 相较于手缝吻合 IAA 能够获得更好的预后[157]。

结论

对于需采取手术治疗的 UC 患者来说，有多种术式可供选择。我们有必要全面了解不同术式的技术要点、并发症和预后，以便与病人商讨手术方式的选择。我们应该全面告知患者手术相关事宜并使其参与术式的决定。虽然大多数患者选择 IPAA，但是术后良好的预后以及生活质量的提高与术式并无密切关系。虽然如此，为了达到这样的目的，必须严格筛选适于手术的患者，外科医生应该精通手术的技术细节以及患者术前、术后管理和并发症的处理等工作。

参考文献

1. Hoie O, Wolters FL, Riis L, et al. Low colectomy rates in ulcerative colitis in an unselected European cohort followed for 10 years. *Gastroenterology.* 2007;132(2):507–515.
2. Binder V. Epidemiology of IBD during the twentieth century: an integrated view. *Best Pract Res Clin Gastroenterol.* 2004;463–479.
3. Andres PG, Friedman LS. Epidemiology and the natural course of inflammatory bowel disease. *Gastroenterol Clin North Am.* 1999;28:225–281.
4. Mayer L. Evolving paradigms in the pathogeneiss of IBD. *J Gastroenterol.* 2010;45:9–16.
5. Silverberg MS, Cho JH, Rioux JD, et al. Ulcerative colitis-risk loci on chromosomes 1p36 and 12q15 found by genome-wide association study. *Nat Genet.* 2009;41:216–220.
6. Franke A, Balschun T, Karlsen TH, et al. Replication of signals from recent studies of Crohn's disease identifies previously unknown disease loci for ulcerative colitis. *Nat Genet.* 2008;40:713–715.
7. Danese S, Sans M, Fiocchi C. Inflammatory bowel disease: the role of environmental factors. *Autoimmun Rev.* 2004;3:394–400.
8. Finkelstein SD, Sasatomi E, Regueiro M. Pathologic features of early inflammatory bowel disease. *Gastroenterol Clin North Am.* 2002 Mar;31(1):133–145.

9. Gumaste V, Sachar DB, Greenstein AJ. Benign and malignant colorectal strictures in ulcerative colitis. *Gut.* 1992;33(7):938–941.

10. Goldstein N, Dulai M. Contemporary morphologic definition of backwash ileitis in ulcerative colitis and features that distinguish it from Crohn disease. *Am J Clin Pathol.* 2006 Sep;126(3):365–367.

11. Langholz E, Munkholm P, Davidsen M, Binder V. Course of ulcerative colitis: analysis of changes in disease activity over years. *Gastroenterology.* 1994;107(1):3–11.

12. Truelove SC, Witts LJ. Cortisone in ulcerative colitis: final report on a therapeutic trial. *Br Med J.* 1955(ii):1041–1048.

13. Loftus EV, Jr. Management of extraintestinal manifestations and other complications of inflammatory bowel disease. *Curr Gastroenterol Rep.* 2004;6:506–513.

14. Odze R. Diagnostic problems and advances in inflammatory bowel disease. *Mod Pathol.* 2003;16:354–358.

15. Jakowski TD, Litwin CM, Hill HR. Analysis of serum antibodies in patients suspected of having inflammatory bowel disease. *Clin Vaccine Immunol.* 2006;13:655–660.

16. Bossuyt X. Serological markers in inflammatory bowel disease. *Clin Chem.* 2006;52:171–181.

17. Ferrante M, Henckaerts L, Joossens M, et al. New serological markers in inflammatory bowel disease are associated with complicated disease behaviour. *Gut.* 2007;56:1394–1403.

18. Marshall JK, Irvine EJ. Rectal corticosteroids versus alternative treatments in ulcerative colitis and pouchitis: a meta-analysis. *Gut.* 1997;40:775–781.

19. Campieri M, Gionchetti P, Belluzzi A, et al. 5-aminosalicylic acid as enemas or suppositories in distal ulcerative colitis? *J Clin Gastroenterol.* 1988;10:406–409.

20. Safdi M, DeMicco M, Sninsky C, et al. A double-blind comparison of oral versus rectal mesalamine versus combination therapy in the treatment of distal ulcerative colitis. *Am J Gastroenterol.* 1997;92:1867–1871.

21. Sutherland L, MacDonald JK. Oral 5-aminosalicylic acid for induction of remission in ulcerative colitis. *Cochrane Database Syst Rev.* 2003:CD000543.

22. Marshall JK, Irvine EJ. Putting rectal 5-aminosalicylic acid in its place: the role in distal ulcerative colitis. *Am J Gastroenterol.* 2000;95: 1628–1636.

23. Regueiro M, Loftus EV Jr, Steinhart AH, Cohen RD. Medical management of left-sided ulcerative colitis and ulcerative proctitis: critical evaluation of therapeutic trials. *Inflamm Bowel Dis.* 2006;12:979–994.

24. Meyers S, Lerer PK, Feuer EJ, Johnson JW, Janowitz HD. Predicting the outcome of corticoid therapy for acute ulcerative colitis. Results of a prospective, randomized, double blind clinical trial. *J Clin Gastroenterol.* 1987;9:50–54.

25. Turner D, Walsh C, Steinhart AH, Griffiths AM. Response to corticosteroids in severe ulcerative colitis: a systematic review of the literature and a meta-regression. *Clin Gastroenterol Hepatol.* 2007;5:103–110.

26. Bojic D, Radojicic Z, Nedeljkovic-Protic M, et al. Long-term outcome after admission for acute severe colitis in Oxford: the 1992–1993 cohort. *Inflamm Bowel Dis.* 2009;15:823–828.

27. D'Haens G, Lemmens L, Geboes K, et al. Intravenous cyclosporine versus intravenous corticosteroids as single therapy for severe attacks of ulcerative colitis. *Gastroenterology.* 2001;120:1323–1329.

28. Jarnerot G, Hertevig E, Friis-Liby I, et al. Infliximab as rescue therapy in severe to moderately severe ulcerative colitis: a randomized placebo-controlled study. *Gastroenterology.* 2005;128:1805–1811.

29. Gonzalez-Huix F, Fernandez-Banares F, Esteve-Comas M, et al. Enteral versus parenteral nutrition as adjunct therapy in ulcerative colitis. *Am J Gastroenterol.* 1993;88:227–232.

30. MacIntyre BP, Powel-Tuck J, Wood SR, et al. Controlled trial of bowel rest in the treatment of severe acute colitis. *Gut.* 1986;27:481–485.

31. Rogler G. Medical management of ulcerative colitis. *Dig Dis.* 2009; 27:542–549.

32. Orchard T, Probert CS, Keshav S. Review article: maintenance therapy in patients with ulcerative colitis. *Aliment Pharmacol Ther.* 2006;24(suppl 1):17–22.

33. Timmer A, McDonald J, Macdonald J. Azathioprine and 6-mercaptopurine for maintenance of remission in ulcerative colitis. *Cochrane Database Syst Rev.* 2007:CD000478.

34. Rutgeerts P, Sandborn WJ, Feagan BG, et al. Infliximab for induction and maintenance therapy for ulcerative colitis. *N Engl J Med.* 2005;353:2462–2476.

35. Brown SR, Haboubi N, Hampton J, George B, Travis SPL. The management of acute severe colitis: ACPGBI position statement. *Colorectal Dis.* 2008;10(suppl 3):8–29.

36. Travis SPL, Farrant JM, Ricketts C, et al. Predicting outcome in severe ulcerative colitis. *Gut.* 1996;38:905–910.

37. Grant CS, Dozois RR. Toxic megacolon: ultimate fate of patients after successful medical management. *Am J Surg.* 1984;147(1):106–110.

38. Munkholm P. Review article: the incidence and prevalence of colorectal cancer in inflammatory bowel disease. *Aliment Pharmacol Ther.* 2003;18(suppl 2):1–5.

39. Ullman T, Odze R; Farraye FA. Diagnosis and management of dysplasia in patients with ulcerative colitis and Crohn's disease of the colon. *Inflamm Bowel Dis.* 2009;15:630–638.

40. Novacek G, Weltermann A, Sobala A, et al. Inflammatory bowel disease is a risk factor for recurrent venous thromboembolism. *Gastroenterology.* 2010;139(3):779–787. [Epub 2010 Jun 12].

41. Nguyen GC, Sam J. Rising prevalence of venous thromboembolism and its impact on mortality among hospitalized inflammatory bowel disease patients. *Am J Gastroenterol.* 2008;103(9):2272–2280.

42. Geerts WH, Bergqvist D, Pineo GF, et al. American College of Chest Physicians. Prevention of venous thromboembolism: American College of Chest Physicians Evidence-Based Clinical Practice Guidelines (8th Edition). *Chest.* 2008;3(6 suppl):381S–453S.

43. McLeod RS, Geerts WH, Sniderman KW, et al. Subcutaneous heparin versus low molecular weight heparin as thromboprophylaxis in patients undergoing colorectal surgery. Results of the Canadian Colorectal DVT Prophylaxis Trial. *Ann Surg.* 2001;233:438–444.

44. Slim K, Vicaut E, Launay-Savary MV, Contant C, Chipponi J. Updated systematic review and meta-analysis of randomized clinical trials on the role of mechanical bowel preparation before colorectal surgery. *Ann Surg.* 2009;249(2):203–209.

45. Brown CJ, Buie WD. Perioperative stress dose steroids: do they make a difference? *J Am Coll Surg.* 2001;193:678–685.

46. Brooke BN. The management of an ileostomy, including its complications. *Lancet.*1952;2:102–104.

47. Crile G, Jr, Turnbull RB, Jr. The mechanism and prevention of ileostomy dysfunction. *Ann Surg* 1954;2:102–104.

48. Aylett SO. Ileorectal anastomosis: review 1952–1968. *Proc R Soc Med.* 1971;64:967–971.

49. Baker WN, Glass RE, Ritchie JK, et al. Cancer of the rectum following colectomy and ileorectal anastomosis for ulcerative colitis. *Br J Surg.* 1978;65:862–868.

50. Kock NG. Intra-abdominal "reservoir" in patients with permanent ileostomy. Preliminary observations on a procedure resulting in fecal "continence" in five ileostomy patients. *Arch Surg.* 1969;99:223–231.

51. Parks AG, Nicholls RJ. Proctocolectomy without ileostomy for ulcerative colitis. *Br Med J.* 1978 Jul 8;2(6130):85–88.

52. Utsunomiya J, Iwama T, Imajo M, et al. Total colectomy, mucosal proctectomy, and ileoanal anastomosis. *Dis Colon Rectum.* 1980 Oct;23(7): 459–466.

53. Carter FM, McLeods RS, Cohen Z. Subtotal colectomy for ulcerative colitis: complications related to rectal remnant. *Dis Colon Rectum.*1991;34:1005–1009.

54. Messenger DE, Victor JC, O'Connor BI, MacRae HM, McLeod RS. Laparoscopic subtotal colectomy is safe in patients with active Crohn's and ulcerative colitis. *Can J Surg.* 2010;53(4):S100.

55. Ng RL, Davies AH, Grace RH, Mortensen NJ. Subcutaneous rectal stump closure after emergency subtotal colectomy. *Br J Surg.* 1992;79:701–703.

56. Randall J, Bach SP, Sarris I, et al. Complications of the retained rectum after emergency subtotal colectomy for severe ulcerative colitis. Comparison of subcutaneous vs. pelvic closure. *Colorectal Dis.* 2008;10:144–150.

57. Marcello PW, Milsom JW, Wong SK, et al. Laparoscopic total colectomy for acute colitis: a case-control study. *Dis Colon Rectum.* 2001;44: 1441–1445.

58. Seshadri PA, Poulin EC, Schlachta CM, Cadeddu MO, Mamazza J. Does a laparoscopic approach to total abdominal colectomy and proctocolectomy offer advantages? *Surg Endosc.* 2001;15:837–842.

59. Pokala N, Delaney CP, Senagore AJ, Brady KM, Fazio VW. Laparoscopic vs. open total colectomy: a case-matched comparative study. *Surg Endosc.* 2005;19:531–535.

60. Ouaïssi M, Lefevre JH, Bretagnol F, et al. Laparoscopic 3-step restorative proctocolectomy: comparative study with open approach in 45 patients. *Surg Laparosc Endosc Percutan Tech.* 2008;18:357–362.

61. Chung TP, Fleshman JW, Birnbaum EH, et al. Laparoscopic vs. open

total abdominal colectomy for severe colitis: impact on recovery and subsequent completion restorative proctocolectomy. *Dis Colon Rectum.* 2009;52:4–10.

62. McLeod RS, Churchill DN, Lock AM, Cohen Z. Quality of life of patients with ulcerative colitis preoperatively and postoperatively. *Gastroenterology.* 1991;101:593–600.

63. Jimmo B, Hyman NH. Is ileal pouch-anal anastomosis really the procedure of choice for patients with ulcerative colitis? *Dis Colon Rectum.* 1998;41:41–45.

64. Thirlby RC, Sobrino MA, Randall JB. The long-term benefit of surgery on health-related quality of life in patients with inflammatory bowel disease. *Arch Surg.* 2001;136:521–527.

65. Lepisto AH, Jarvinen HJ. Durability of Kock ileostomy. *Dis Colon Rectum.* 2003;46:925–928.

66. Nessar G, Fazio VW, Tekkis P, et al. Long-term outcome and quality of life after continent ileostomy. *Dis Colon Rectum.* 2006;49:336–344.

67. Forbes SS, Victor JC, O'Connor BI, et al. Long-term durability of the Kock continent ileostomy is high. *Dis Colon Rectum.* Submitted.

68. Wasmuth HH, Myrvold HE. Durability of ileal pouch-anal anastomosis and continent ileostomy. *Dis Colon Rectum.* 2009;52:1285–1289.

69. Bokey L, Fazio VW. The mesenteric sling technique: new method of constructing an intestinal nipple valve for the continent ileostomy. *Cleve Clin Q.* 1978;45(2):231–236.

70. Fasth S, Hulten L, Svaninger G. The Kock continent ileostomy: influence of a defunctioning ileostomy and nipple valve stapling on early and late morbidity. *Int J Colorectal Dis.* 1987;2(2):82–86.

71. Klingler PJ, Neuhauser B, Peer R, Klingler CH, Bodner E. Nipple complication caused by a mesenteric GORE-TEX sling reinforcement in a Kock ileal reservoir: report of a case. *Dis Colon Rectum.* 2001;44(1):128–130.

72. Brown CJ, Maclean AR, Cohen Z, et al. Crohn's disease and indeterminate colitis and the ileal pouch-anal anastomosis: outcomes and patterns of failure. *Dis Colon Rectum.* 2005;48(8):1542–1549.

73. Joyce MR, Fazio VW. Can ileal pouch anal anastomosis be used in Crohn's disease? *Adv Surg.* 2009;43:111–137.

74. Regimbeau JM, Panis Y, Pocard M, et al. Long-term results of ileal pouch-anal anastomosis for colorectal Crohn's disease. *Dis Colon Rectum.* 2001;44:769–778.

75. Delaney CP, Fazio VW, Remzi FH, et al. Prospective, age-related analysis of surgical results, functional outcome, and quality of life after ileal pouch-anal anastomosis. *Ann Surg.* 2003;238(2):221–228.

76. Richard CS, Cohen Z, Stern HS, McLeod RS. Outcome of the pelvic pouch procedure in patients with prior perianal disease. *Dis Colon Rectum.* 1997;40(6):647–652.

77. Sugerman HJ, Newsome HH, Decosta G, Zfass AM. Stapled ileoanal anastomosis for ulcerative colitis and familial polyposis without a temporary diverting ileostomy. *Ann Surg.* 1991;213:606–619.

78. Davies M, Hawley PR. Ten years experience of one-stage restorative proctocolectomy for ulcerative colitis. *Int J Colorectal Dis.* 2007;22(10):1255–1260.

79. Ikeuchi H, Nakano H, Uchino M, et al. Safety of one-stage restorative proctocolectomy for ulcerative colitis. *Dis Colon Rectum.* 2005;48(8):1550–1555.

80. Lovegrove RE, Heriot AG, Constantinides V, et al. Meta-analysis of short-term and long-term outcomes of J, W and S ileal reservoirs for restorative proctocolectomy. *Colorectal Dis.* 2007;9:310–320.

81. Ziv Y, Fazio VW, Church JM, et al. Stapled ileal pouch anal anastomoses are safer than handsewn anastomoses in patients with ulcerative colitis. *Am J Surg.* 1996;171:320–323.

82. Cohen Z, McLeod RS, Stephen W, et al. Continuing evolution of the pelvic pouch procedure. *Ann Surg.* 2001;216:506–512.

83. O'Connell PR, Pemberton JH, Weiland LH, et al. Does rectal mucosa regenerate after ileoanal anastomosis? *Dis Colon Rectum.* 1987;30(1):1–5.

84. Thompson-Fawcett MW, Mortensen NJ, Warren BF. "Cuffitis" and inflammatory changes in the columnar cuff, anal transitional zone and ileal reservoir after stapled pouch-anal anastomosis. *Dis Col Rectum.* 1999;42:348–355.

85. Burnstein MJ, Schoetz DJ, Jr, Coller JA, Veidenheimer MC. Technique mesenteric lengthening in ileal reservoir-anal anastomosis. *Dis Colon Rectum.* 1987;30:883–886.

86. El-Gazzaz GS, Kiran KP, Remzi FH, et al. Outcomes for case-matched laparoscopically assisted versus open restorative proctocolectomy. *Br J Surg.* 2009;96:522–526.

87. Larson DW, Cima RR, Dozois EJ. Safety, feasibility, and short-term outcomes of laparoscopic ileal pouch-anal anastomosis: a single institution case-matched experience. *Ann Surg.* 2006;243:667–672.

88. Maatense S, Dunker MS, Slors JF. Hand-assisted laparoscopic versus open restorative proctocolectomy with ileal pouch anal anastomosis; a randomized trial. *Ann Surg.* 2004;240:984–992.

89. Polle SW, Dunker MS, Slors JF. Body image, cosmesis, quality of life, and functional outcome of hand-assisted laparoscopic versus open restorative proctocolectomy: long-term results of a randomized trial. *Surg Endosc.* 2007;21:1301–1307.

90. Gutt CN, Oniu, Schemmer P. Fewer adhesions induced by laparoscopic surgery? *Surg Endosc.* 2004;18:898–906.

91. Marcello PW, Fleshman JW, Milsom JW, et al. Hand-assisted laparoscopic vs. laparoscopic colorectal surgery: a multicenter, prospective, randomized trial. *Dis Colon Rectum.* 2008;51:818–828.

92. Tsuruta M, Hasegawa H, Ishii Y, et al. Hand-assisted versus conventional laparoscopic restorative proctocolectomy for ulcerative colitis. *Surg Laparosc Percutan Tech.* 2009;19:52–56.

93. Targarona EM, Gracia E, Garriga J, et al. Prospective randomized trial comparing conventional laparoscopic colectomy with hand-assisted laparoscopic colectomy: applicability, immediate clinical outcome, inflammatory response, and cost. *Surg Endosc.* 2002;16(2):234–239.

94. Sonoda T, Pandey S, Trencheva K, Lee S, Milsom J. Long-term complications of hand-assisted versus laparoscopic colectomy. *J Am Coll Surg.* 2008;208:62–66.

95. MacLean AR, O'Connor BI, Mukraj D, et al. Risk of small bowel obstruction following ileal pouch anal anastomosis. *Ann Surg.* 2002;235:200–206.

96. Beck DE, Cohen Z, Fleshman JW, et al; Adhesion Study Group Steering C. A prospective, randomized, multicenter, controlled study of the safety of Seprafilm adhesion barrier in abdominopelvic surgery of the intestine. *Dis Colon Rectum.* 2003;46(10):1310–1309.

97. Fazio VW, Cohen Z, Fleshman JW, et al. Reduction in adhesive small-bowel obstruction by Seprafilm adhesion barrier after intestinal resection. *Dis Colon Rectum.* 2006;49(1):1–11.

98. Indar AA, Efron JE, Young-Fadok TM. Laparoscopic ileal pouch-anal anastomosis reduces abdominal and pelvic adhesions. *Surg Endosc.* 2009;23(1):174–177.

99. McLeod RS, Lavery IC, Leatherman JR, et al. Factors affecting quality of life with a conventional ileostomy. *World J Surg.* 1986;10:474–480.

100. Feinberg SM, McLeod RS, Cohen Z. Complications of loop ileostomy. *Am J Surg.* 1987;153:102–107.

101. Carlsen E, Bergan AB. Loop ileostomy: technical aspects and complications. *Eur J Surg.* 1999;165:140–143.

102. Hallböök O, Matthiessen P, LeinsköT, Nyström PO, Sjödahl R. Safety of temporary loop ileostomy. *Colorectal Dis.* 2002;4:361–364.

103. Christian CK, Kwaan MR, Betensky RA, Breen EM, Zinner MJ, Bleday R. Risk factors for perineal wound complications following abdominoperineal resection. *Dis Colon Rectum.* 2005;48:43–48.

104. Oomen JW, Spauwen PH, Bleichrodt RP, Van Goor H. Guideline proposal to reconstructive surgery for complex perineal sinus rectal fistula. *Int J Colorectal Dis.* 2007;22:225–230.

105. Schaffzin DM, Douglas JM, Stahl TJ, Smith LE. Vacuum-assisted closure of complex perineal wounds. *Dis Colon Rectum.* 2004;47:1745–1748.

106. Davies RJ, O'Connor BI, Victor C, et al. A prospective evaluation of sexual function and quality of life after ileal pouch-anal anastomosis. *Dis Colon Rectum.* 2008;51:1032–1035.

107. Bambrick M, Fazio VW, Hull TL, Purcel G. Sexual function following restorative proctocolectomy in women. *Dis Colon Rectum.* 996;39:610–614.

108. Oresland T, Palmblad S, Ellstrom M, et al. Gynaecological and sexual function related to anatomical changes in the female pelvis after restorative proctocolectomy. *Int J Colorectal Dis.* 1994 May;9(2):77–81.

109. Olsen K, Juul S, Berndtsson I, Oresland T, Laurberg S. Ulcerative colitis: female fecundity before diagnosis, during disease, and after surgery compared with a population sample. *Gastroenterology.* 2002;122:15–19.

110. Johnson P, Richard C, Ravid A. Female infertility after ileal pouch-anal anastomosis for ulcerative colitis. *Dis Colon Rectum.* 2004;47:1119–1126.

111. Olsen KO, Juul S, Bulow S, et al. Female fecundity before and after operation for familial adenomatous polyposis. *Br J Surg.* 2003;90:227–231.

112. Mortier PE, Gambiez L, Karoui M, et al. Colectomy with ileorectal anastomosis preserves female fertility in ulcerative colitis. *Gastroenterol Clin Biol.* 2006;30:594–597.

113. Ravid A, Richard CS, Spencer LM, et al. Pregnancy, delivery, and pouch function after ileal pouch-anal anastomosis for ulcerative colitis. *Dis Colon Rectum.* 2002;45:1283–1288.

114. Johnson PM, McLeod RS. Female sexuality, fertility, pregnancy, and

delivery after ileal pouch anal anastomosis for ulcerative colitis. *Semin Col Rect Surg.* 2006:17:96–101.

115. da Luz Moreira A, Kiran RP, Lavery I. Clinical outcomes of ileorectal anastomosis for ulcerative colitis. *Br J Surg.* 2010;97(1):65–69.

116. Pastore RLO, Wolff BG, Hodge D. Total abdominal colectomy and ileorectal anastomosis for inflammatory bowel disease. *Dis Colon Rectum.* 1997;40:1455–1464.

117. Grundfest SF, Fazio VW, Weiss RA, et al. The risk of cancer following colectomy and ileorectal anastomosis for extensive mucosal ulcerative colitis. *Ann Surg.* 1981;193:9–14.

118. Cox CL, Butts DR, Roberts MP, Wessels RA, Bailey HR. Development of invasive adenocarcinoma in a long-standing Kock continent ileostomy. *Dis Colon Rectum.* 1997;40:500–503.

119. Hulten L, Willen R, Nilsson O, Safarani N, Haboubi N. Mucosal assessment for dysplasia and cancer in the ileal pouch mucosa in patients operated on for ulcerative colitis: a 30-year follow-up study. *Dis Colon Rectum.* 2002;45(4):448–452.

120. Forbes SS, O'Connor BI, Victor JC, Cohen Z, McLeod RS. Sepsis is a major predictor of failure after ileal pouch-anal anastomosis. *Dis Colon Rectum.* 2009;52(12):1975–1981.

121. Gemlo BT, Wong D, Rothenberger DA, Goldberg SM. Ileal pouch-anal anastomosis: patterns of failure. *Arch Surg.* 1992;127:784–787.

122. Heuschen UO, Hinz U, Allemeyer EH, et al. Risk factors for ileoanal J pouch-related septic complications in ulcerative colitis and familial adenomatous polyposis. *Ann Surg.* 2002;235:207–216.

123. Kiran RP, da Luz Moreira A, Remzi FH, et al. Factors associated with septic complications after restorative proctocolectomy. *Ann Surg.* 2010;251(3):436–440.

124. Raval MJ, Schnitzler M, O'Connor BI, Cohen Z, McLeod RS: Improved outcome due to increased experience and individualized management of leaks after ileal pouch-anal anastomosis. *Ann Surg.* 2007;246:763–770.

125. Fazio VW, Wu JS, Lavery IC. Repeat ileal pouch-anal anastomosis to salvage septic complications of pelvic pouches: clinical outcome and quality of life assessment. *Ann Surg.* 1998;228:588–597.

126. Herbst F, Sielezneff I, Nicholls RJ. Salvage surgery for ileal pouch outlet obstruction. *Br J Surg.* 1996;83:368–371.

127. MacLean AR, O'Connor B, Parkes R, Cohen Z, McLeod RS. Reconstructive surgery for failed ileal pouch-anal anastomosis—a viable surgical option with acceptable results. *Dis Colon Rectum.* 2002;45:880–886.

128. Wexner SD, Rothenberger DA, Jensen L, et al. Ileal pouch vaginal fistulas: Incidence, etiology, and management. *Dis Colon Rectum.* 1989;32:460–465.

129. Lee PY, Fazio VW, Church JM, et al. Vaginal fistula following restorative proctocolectomy. *Dis Colon Rectum.* 1997;40:752–759.

130. Carraro PS, Nicholls RJ, Groom J. Pouch-vaginal fistula occurring 13 years after restorative proctocolectomy. *Br J Surg.* 1992;79:716–717.

131. Rossi HL, Brand MI, Saclarides TJ. Anal complications after restorative proctocolectomy (J-pouch). *Am Surg.* 2002;7:628–630.

132. Prudhomme M, Dozois RR, Godlewski G, Mathison S, Fabbro-Perray P. Anal canal strictures after ileal pouch-anal anastomosis. *Dis Colon Rectum.* 2003;46:20–23.

133. Galandiuk S, Scott NA, Dozois RR, et al. Ileal pouch-anal anastomosis. Reoperation for pouch-related complications. *Ann Surg.* 1990;212:446–452.

134. Sandborn WJ. Pouchitis following ileal pouch-anal anastomosis: definition, pathogenesis, and treatment. *Gastroenterology.* 1994;107:1856–1860.

135. Svaninger G, Nordgren S, Oresland T, Hulten L. Incidence and characteristics of pouchitis in the Kock continent ileostomy and the pelvic pouch. *Scand J Gastroenterol.* 1993;28(8):695–700.

136. Penna C, Dozois R, Tremaine W, et al. Pouchitis after ileal pouch-anal anastomosis for ulcerative colitis occurs with increased frequency in patients with associated primary sclerosing cholangitis. *Gut.* 1996;38:234–239.

137. Fleshner PR, Vasiliauskas EA, Kam LY, et al. High level perinuclear antineutrophil cytoplasmic antibody (pANCA) in ulcerative colitis patients before colectomy predicts the development of chronic pouchitis after ileal pouch-anal anastomosis. *Gut.* 2001;49:671–677.

138. Sandborn WJ, McLeod RS, Jewel DP. Medical Therapy for induction and maintenance of remission in pouchitis: a systematic review. *Inflamm Bowel Dis.* 1999;5:33–39.

139. Lofberg R, Brostrom O, Karlen P, Ost A, Tribukait B. DNA aneuploidy in ulcerative colitis: reproducibility, topographic distribution, and relation to dysplasia. *Gastroenterol.* 1992;102:1149–1154.

140. Veress B, Reinholt FP, Lindquist K, Lofberg R, Liljeqvist L. Long-term histomorphological surveillance of the pelvic ileal pouch: dysplasia develops in a subgroup of patients. *Gastroenterology.* 1995;109:1090–1097.

141. Das P, Johnson MW, Tekkis PP, Nicholls RJ. Risk of dysplasia and adenocarcinoma following restorative proctocolectomy for ulcerative colitis. *Colorectal Dis.* 2007;9:15–27.

142. Thompson-Fawcett MW, Marcus V, Redston M, Cohen Z, McLeod RS. Risk of dysplasia in long-term ileal pouches and pouches with chronic pouchitis. *Gastroenterology.* 2001;121:275–281.

143. O'Riordain MG, Fazio VW, Lavery IC, et al. Incidence and natural history of dysplasia of the anal transition zone after ileal pouch-anal anastomosis: results of a five-year to ten-year follow-up. *Dis Colon Rectum.* 2000;43:1660–1665.

144. Alves A, Panis Y, Bouhnik Y, et al. Subtotal colectomy for severe colitis: a 20-year experience of a tertiary care centre with an aggressive and early surgical policy. *J Am Coll Surg.* 2003;197:379–385.

145. Ahmed Ali U, Keus F, Heikens JT, et al. Open versus laparoscopic (assisted) ileo pouch anal anastomosis for ulcerative colitis and familial adenomatous polyposis. *Cochrane Database Syst Rev.* 2009;(1):CD006267.

146. Borjesson L, Lundstam U, oresland T, Brevinge H, Hulten L. The place for colectomy and ileorectal anastomosis: a valid option for ulcerative colitis? *Tech Coloproctol.* 2006;10(3):237–241.

147. Kock NG, Brevinge H, Philipson BM, Ojerskog B. Continent ileostomy: the present technique and long term results. *Ann Chir Gynaecol.* 1986;75:63–70.

148. McLeod RS, Cohen Z, MacRae HM, O'Connor BI, Barton P. Trends over time in patients with a pelvic pouch. *C J Surg.* 1998;41(suppl):13.

149. Kennedy ED, Rothwell DM, Cohen Z, McLeod RS. Increased experience and surgical technique lead to improved outcome after ileal pouch-anal anastomosis: a population based study. *Dis Colon Rectum.* 2006;49(7):958–965.

150. Han SW, McColl E, Barton JR, et al. Predictors of quality of life in ulcerative colitis: the importance of symptoms and illness representations. *Inflamm Bowel Dis.* 2005;11(1):24–34.

151. Janke KH, Klump B, Gregor M, Meisner C, Haeuser W. Determinants of life satisfaction in inflammatory bowel disease. *Inflamm Bowel Dis.* 2005;11(3):272–286.

152. Bernklev T, Jahnsen J, Lygren I, et al. Health-related quality of life in patients with inflammatory bowel disease measured with the short form-36: psychometric assessments and a comparison with general population norms. *Inflamm Bowel Dis.* 2005;11(10):909–918.

153. Bernklev T, Jahnsen J, Schulz T, et al. Course of disease, drug treatment and health-related quality of life in patients with inflammatory bowel disease 5 years after initial diagnosis. *Eur J Gastroenterol Hepatol.* 2005;17(10):1037–1045.

154. Dunker MS, Bemelman WA, Slors JFM, van Duijvendijk P, Gouma DJ. Functional outcome, quality of life, body image, and cosmesis in patients after laparoscopic-assisted and conventional restorative protocolectomy. *Dis Colon Rectum.* 2001;44(12):1800–1807.

155. Farouk R, Pemberton JH, Wolff BG, et al. Functional outcomes after ileal pouch-anal anastomosis for chronic ulcerative colitis. *Ann Surg.* 2000;231:919–926.

156. Fazio VW, O'Riordan MG, Lavery IC, et al. Long-term functional outcome and quality of life after stapled restorative proctocolectomy. *Ann Surg.* 1999;230:575–586.

157. Kirat HT, Remzi FH, Kiran RP, Fazio VW. Comparison of outcomes after hand-sewn versus stapled ileal pouch-anal anastomosis in 3,109 patients. *Surgery.* 2009;146(4):723–729.

炎症性肠病展望

Anthony J. Senagore

（王 浩 译）

Fichera 等对手术治疗克罗恩病（Crohn's disease，CD）的总结，囊括了手术指征以及手术方案等内容[1]。外科医生如能广泛而深入地了解与 IBD 相关的内容，扩大知识覆盖面，则有助于理解在处理疾病问题上当前仍然存在的争议，从而能够更好地治疗此类棘手的慢性疾病。

克罗恩病是否为一种淋巴闭塞性疾病？

目前学界一致认为 CD 以黏膜免疫反应异常改变起病，这可能缘于患者对肠道细菌或其他环境暴露因素的易感性发生变化[2-3]。有趣的是，现在学界更加认识到 CD 患者淋巴管的组织病理学改变具有一致性，包括黏膜渗出、黏膜下水肿以及乳糜管广泛扩张[4]。参考动物模型中的发现，淋巴管硬化剂可导致 IBD 样变化，我们有理由认为二者具有一定关联。COX 抑制剂可以减轻炎症反应，表明花生四烯酸在炎性病变中起到一定作用。早期淋巴管阻塞，阻碍了炎性细胞向局部淋巴结的迁移以及淋巴样组织新生，后者可在肠系膜形成淋巴细胞聚集。活化的 B 细胞局部募集，同时伴有小肠壁淋巴管持续新生，这可能是导致该病的一个原因。脂肪包裹作为 CD 的特征表现，可由邻近的淋巴组织释放细胞因子和肿瘤坏死因子（TNF）引起，这些反应可导致肠系膜内脂肪细胞肥大，该现象可能与 CD 患者肠系膜增厚的普遍现象有关，因此这为上述理论提供了进一步的依据。尽管异常淋巴引流和黏膜炎症之间的关系仍需进行大量的研究，但目前看来，在病变慢性化以及肠系膜广泛受累前，及早切除引流的肠系膜，或将成为一项有效的治疗手段。

早期积极药物治疗 vs. 手术治疗

大量出现的生物制剂具有更强有力的免疫抑制功能，"降阶梯"疗法的概念由此诞生，指在确诊后立即开始积极的药物治疗；与传统的"升阶梯"治疗相反，后者从激素或 5-ASA 开始治疗，当持续症状出现时才考虑加强药物。Markowitz 等报道在使用激素和 6- 巯基嘌呤（6-MP）作为诱导治疗方案的儿童患者中，疾病缓解率达 90%[5]。使用赛妥珠单抗亦显示出相似的疗效，同时研究发现，该药物对病程短于 1 年患者的疗效优于病程长于 5 年患者的疗效（75 vs. 52%）[6]。一项前瞻性研究发现，对于过去未使用任何免疫调节药物的患者，使用英夫利昔单抗与硫唑嘌呤 /6-MP 治疗组与激素和硫唑嘌呤治疗组相比较，两组的临床缓解率在第 52 周均有所提高（62% vs. 42%），且疾病复发的时间间隔均相应延长（329 天 vs. 174 天）[7]。英夫利昔单抗曾用于初始激素治疗无效的难治性疾病。支持降阶梯疗法的学者认为，控制以产生过量 IFN-γ 为特征的 Th1 型免疫反应，可使患者从中获益。但该效应会随着长期的病程而丧失，即使是降阶梯疗法，也有 25% ～ 40% 的失败率，因此需要多学科合作共同治疗。除此之外，ACCENT-1 试验证实，长期应用英夫利昔单抗与只在发病期应用相比，可显著降低抗肿瘤坏死因子拮抗剂抗体的产生（1% vs. 38%）[7]。表明降阶梯疗法需要长期坚持治疗，亦即意味着药费将十分高昂。因此，重新评价药物治疗失败的原因可以帮助筛选出那些更适于手术治疗的患者，对健康状况因炎症失控、营养状况恶化以及发生穿孔等并发症而受到严重影响之前的患者进行手术治疗，使其能够从中获益。手术方法需根据患者近期使用肿瘤坏死因子拮抗剂的情况进行调整，在一些疑难病例中，需使用转流性造口以保护吻合口。

对早期积极药物治疗持反对意见的一方认为应早期积极手术治疗，该理论主要针对回结肠疾病而言。在患者的生活质量和费用效果比方面，对早期手术治疗和降阶梯药物治疗进行比较的相关数据还很有限。Aratari 等在回顾性研究中发现，早期接受手术的患者的临床缓解时间有所延长[8]。而一项有趣的研究表明，胃肠内科医生希望避免手术的愿望是结直肠外科医生甚至患者的 2 倍[9]。总之，如在局限性 CD 发展为更加棘手和难于控制的炎症性疾病之前及早介入治疗，均可带来相同的益处。目前，荷兰一项前瞻性随机试验通过评估早期手术在治疗末段回肠 CD 中的作用，可为比较术后并发症的发生风险以及患者生活质量的提高提供重要依据。另外，疾病复发的风险和复发时间也是该研究的重要内容。在疾病早期以腹腔镜下切除术治疗局限性末段回肠病变，而以降阶梯疗法积极治疗术后早期复发或多节段病变，是目前正在发展中的策略。

术后预防性药物治疗

Fichera 等提出，手术可有效治疗梗阻、瘘管和穿孔等 CD 相关并发症[1]。同时，手术可以明显提高患者生活质量。然而，目前的数据却显示出 70% ～ 80% 的患者在术后 1 年内可出现黏膜病变，后者与临床复发密切相关。25% ～ 30% 的患者会在 5 年内严重复发，需要再次手术，到第 10 年，需手术治疗的患者增至 70% 左右。现阶段，有多种药物可用来预防疾病复发，益生菌是其中之一。目前已对多种用于预防 CD 复发的益生菌进行评估。然而近期两项 meta 分析显示，无论是针对临床复发还是内镜水平复发，益生菌治疗均未体现出明确的预防效果[10-11]。另外两项试验表明，硝基咪唑类抗生素可减少临床复发[12]。不过，这些数据有一定的局限性，在广泛应用之前还需要进一步证实此类药物的作用。目前，在用于预防术后 CD 复发的抗炎药物中，对美沙拉嗪的评价是最为完善的。一项 meta 分析发现，使用美沙拉嗪后，术后复发风险率为 0.76（0.62，0.94）[13]，虽然程度轻微，但具有重要意义。硫唑嘌呤也已经经历了长期的评估，且显示出超过 5-AZA 的优势，但药物副作用也会增加。目前比较合理的策略是，对于病变局限

且切除彻底的患者，无需采用预防性药物，而术后早期复发或多处切除的患者则需采用药物预防。对于切除的同时还进行狭窄成形术的患者，也需要采取预防措施。

结论

对于 CD 的免疫学原理以及相关蛋白组学特征的不懈研究，将有助于更好地了解这种复杂的慢性疾病是如何发病并对患者造成损害的。学界致力于寻找更好的临床策略，以提高患者的生活质量，同时将慢性疾病和（或）治疗带来的副作用降到最低。在此感谢诸位作者对此所做的总结和探讨。

参考文献

1. Fichera A, Michelassi F. Surgical treatment of Crohn's disease. *J Gastrointest Surg*. 2007;11(6):791–803.
2. Biswas A, Petnicki-Ocwieja T, Kobayashi KS. Nod2: a key regulator linking microbiota to intestinal mucosal immunity. *J Mol Med (Berl)*. 2012;90(1):15–24.
3. Ng SC, Benjamin JL, McCarthy NE, Hedin CR, Koutsoumpas A, Plamondon S, Price CL, Hart AL, Kamm MA, Forbes A, Knight SC, Lindsay JO, Whelan K, Stagg AJ. Relationship between human intestinal dendritic cells, gut microbiota, and disease activity in Crohn's disease. *Inflamm Bowel Dis*. 2011;17(10):2027–2037.
4. von der Weid P, Rainey KJ. Review article: lymphatic system and associated adipose tissue in the development of inflammatory bowel disease. *Alimentary Pharmacological Therapy*. 2010;32(6):697–711.
5. Markowitz J, Grancher K, Kohn N, Lesser M, Daum F. A multicenter trial of 6-mercaptopurine and prednisone in children with newly diagnosed Crohn's disease. *Gastroenterology*. 2000;119(4):895–902.
6. Schreiber S, Colombel JF, Bloomfield R, Nikolaus S, Schölmerich J, Panés J, Sandborn WJ; PRECiSE 2 Study Investigators. Increased response and remission rates in short-duration Crohn's disease with subcutaneous certolizumab pegol: an analysis of PRECiSE 2 randomized maintenance trial data. *Am J Gastroenterol*. 2010;105(7):1574–1582.
7. Hanauer SB, Feagan BG, Lichtenstein GR, Mayer LF, Schreiber S, Colombel JF, Rachmilewitz D, Wolf DC, Olson A, Bao W, Rutgeerts P, and the ACCENT I Study Group* Maintenance infliximab for Crohn's disease: the ACCENT I randomised trial. *Lancet*. 2002;359: 1541–1549.
8. Aratari A, Papi C, Leandro G, Viscido A, Capurso L, Caprilli R. Early versus late surgery for ileo-caecal Crohn's disease. *Aliment Pharmacol Ther*. 2007;26(10):1303–1312.
9. Byrne CM, Solomon MJ, Young JM, Selby W, Harrison JD. Patient preferences between surgical and medical treatment in Crohn's disease. *Dis Colon Rectum*. 2007;50(5):586–597.
10. Doherty GA, Bennett GC, Cheifetz AS, Moss AC. Meta-analysis: targeting the intestinal microbiota in prophylaxis for post-operative Crohn's disease. *Aliment Pharmacol Ther*. 2010;31(8):802–809.
11. Shen J, Ran HZ, Yin MH, Zhou TX, Xiao DS. Meta-analysis: the effect and adverse events of Lactobacilli versus placebo in maintenance therapy for Crohn disease. *Intern Med J*. 2009;39(2):103–109.
12. Rolfe VE, Fortun PJ, Hawkey CJ, Bath-Hextall F. Probiotics for maintenance of remission in Crohn's disease. *Cochrane Database Syst Rev*. 2006;(4):CD004826.
13. Feller M, Huwiler K, Schoepfer A, Shang A, Furrer H, Egger M. Long-term antibiotic treatment for Crohn's disease: systematic review and meta-analysis of placebo-controlled trials. *Clin Infect Dis*. 2010;50(4):473–480.

炎症性肠病展望（溃疡性结肠炎与克罗恩病）

Patricia L. Roberts

（王　浩译）

溃疡性结肠炎（ulcerative colitis，UC）和克罗恩病（Crohn's disease，CD）统称为炎症性肠病（IBD），在美国，有 2% ~ 6% 的人口患有该病。尽管近年来药物治疗方面取得了巨大进展，许多药物可有效地治疗 IBD，但多达 46% UC 患者和 80%CD 患者最终仍需要依靠手术治疗 [1,2]。虽然多数术式无较大的改进，但微创手术的出现为手术治疗 IBD 带来新的方法。腹腔镜下结直肠手术，最初见于 20 世纪 90 年代，现已越来越多地应用于临床，该技术具有诸多优势，如恢复快、并发症少、美观且住院时间短。

药物治疗 IBD 的目标是控制症状，诱导缓解，提高患者生活质量，降低疾病和治疗相关的并发症。尽管手术治疗着眼于 IBD 并发症以及药物治疗无效的难治性 IBD，但手术时机如何选择以及手术在治疗 IBD 中的作用变得更加复杂。总之，既然手术旨在提高生活质量，当需要手术时，应避免不必要的延迟。生物制剂的作用以及手术的最佳时机选择已成为广为关注的内容。另外，网络的出现为患者和医生提供了更多的信息，患者教育更加方便，使之可以更好地了解疾病知识和治疗方法。这些问题需要患者和胃肠内科医生、外科医生、初级保健医生以及肠道造口护士组成的治疗团队密切交流。

IBD 的病因尚不明确，但有越来越多的证据表明遗传易感性在 UC 和 CD 的发生中起到重要作用。尤其是 CD 方面，现已发现 16 染色体短臂上 *NOD2/CARD15* 基因的三个突变可能与之有一定联系 [3-4]，该基因突变可见于 10% ~ 30% 的 CD 患者，或与回肠病变、低龄发病以及纤维性狭窄有关。*NOD2/CARD15* 基因突变的患者患 CD 的风险是普通人群的 10 ~ 40 倍 [5]。在 UC 方面，现仍在探索可用来预测药物难治性 UC 的相关基因 [6]。

在过去 20 余年间，IBD 治疗研究领域最大的进展，是开展了以英夫利昔单抗治疗 CD 以及近些年来治疗 UC 的多个随机对照临床试验。1997 年，英夫利昔单抗被证明可有效治疗炎症性疾病；1999 年，它在穿孔性疾病中的疗效得到认可 [7-8]。2002 年，研究表明英夫利昔单抗用于 CD 治疗可有效维持缓解 [9]。最近，它在 UC 中的有效性也得到了验证 [10]。

英夫利昔单抗的作用在治疗 CD 方面得到最佳的诠释，它适用于中度和重度 CD 患者的诱导缓解。同时，该药对激素依赖性疾病以及瘘管性病变同样有效，还可以减轻关节痛和坏疽性脓皮病等肠外症状。最近，研究表明英夫利昔单抗可用于病程早期，且可以和硫唑嘌呤等其他免疫调节剂联合使用，即所谓的"降阶梯疗法"。有数据显示，降阶梯疗法可增强诱导缓解的效果，并减少激素的使用量 [11]。

学界关于英夫利昔单抗的使用还存在一些顾虑，如对术后并发症、伤口愈合以及感染的影响。目前相关数据还很有限，根据两项回顾性研究，在实施手术的 8 ~ 12 周内使用英夫利昔单抗的 CD 患者，发生术后并发症的风险并没有提高 [12-13]，而另一项回顾性研究却表明使用该药物治疗将增加术后脓毒症、脓肿以及二次住院的风险 [14]。在治疗 UC 方面，一些学者建议对于采用英夫利昔单抗治疗的难治性 UC 患者应分三期进行手术，包括最开始的结肠切除、回肠造口术以及后期回肠肛门贮袋吻合，这也是考虑到英夫利昔单抗有可能增加感染性并发症发生的风险 [15]。

英夫利昔单抗价格昂贵，但因降低了 CD 患者的住院率和手术率，因此从一定程度上抵消了药物的费用。FDA 分别于 1998 年和 2006 年批准英夫利昔单抗用于 CD 和 UC 的治疗。根据 Centocor 报道，自 1998 年来共有 390 000 例患者应用英夫利昔单抗治疗

IBD[16]。两项研究表明，该药物的使用减少了住院天数和手术的数量[17-18]。在一项单中心回顾性研究中，79 例 CD 患者以英夫利昔单抗治疗 1 年后，住院率和胃肠手术率下降了 18%，总手术率下降了 66%[17]。另一项针对 CD 瘘管性病变的研究发现，使用英夫利昔单抗治疗的患者，总手术平均数与安慰剂组相比下降了 50%[18]。不过该数据来源于单中心研究，而来自于美国全国住院患者样本的数据则显示出不同的结果。将后者与人口普查结果结合起来，分析 1998 年至 2005 年间以人群为基础的 IBD 治疗[16]，却发现英夫利昔单抗在治疗 CD 中的应用与 UC 相同，均于 2006 年才获得 FDA 认证。自 1998 至 2005 年间，CD 和 UC 患者住院率分别以每年 5.1% 和 3.4%（$P < 0.001$）的速度增长，而总手术率并没有明显变化[16]。另一项在加拿大 Manitoba 进行的卫生保健服务利用研究表明，使用英夫利昔单抗治疗 CD，在开始治疗后，住院增加 18 ~ 24 个月，而 2 ~ 5 年时将下降至使用硫唑嘌呤和激素治疗组的住院水平[19]。另外，直到 36 个月时，英夫利昔单抗治疗组的手术风险仍高于硫唑嘌呤治疗组以及未使用这两种药物治疗的组别。因此，尽管小样本单中心研究表明英夫利昔单抗治疗可降低住院率和手术率，但基于人群的大样本研究却显示出治疗后住院率有所上升，而手术率也并未降低的现象。

因为药物治疗 CD 和 UC 的方法相似，二者的鉴别诊断就显得不是那么重要。但这对于需要考虑手术的患者来说却是重中之重，因为 CD 复发风险高，如若误诊而行 IPAA，约有 1/3 最后确诊为 CD 的患者的贮袋将会废弃，可见 IPAA 并不适于 CD 患者。

英夫利昔单抗和阿达木单抗等生物制剂在治疗 IPAA 术后 CD 样并发症中的作用不断扩大。这类并发症包括抗生素抵抗性贮袋炎，贮袋和（或）小肠的复杂瘘管以及贮袋流入支的狭窄和炎症。对于该类患者的药物治疗尚无统一结论，但总的目标包括提高生活质量，保留贮袋，避免贮袋废除。一般情况下，采用联合应用抗生素、5-ASA 类制剂、激素、免疫调节剂以及英夫利昔单抗和阿达木单抗等生物制剂的治疗方案。尽管回肠肛管贮袋瘘管有很高的贮袋废除率以及粪便转流的风险，但许多研究表明，免疫调节剂和生物制剂能有效治疗超过 50% 的瘘管性病变[20-23]，而狭窄性病变则对生物制剂没有明显反应[23]。

在 UC 手术方面，自从 20 世纪 70 年代后期 Parks 和 Nicholls 提出 IPAA 手术后，该术式便成为大多数需手术治疗的 UC 患者的首选。多数实施该手术的患者呈现出良好的远期结果。另一项可用于治疗 UC 的术式为结直肠切除、回肠造口术，研究显示，患者术后的生活质量与 IPAA 术后的患者相同，表明生活质量的提高关键在于结肠切除，可见避免造口未必是影响生活质量的核心因素。尽管大多数患者反应良好，但该术式仍存在一些缺陷值得关注。

IPAA 最常见的远期并发症是贮袋炎，是发生于回肠贮袋黏膜的非特异性炎症。其临床表现包括大便次数增加，直肠出血，腹部绞痛，排血液和黏液。尽管多数贮袋炎患者表现为急性发作，也有一小部分会发展为慢性贮袋炎，后者是贮袋废除和生活质量下降的潜在影响因素。贮袋炎的病因尚不明确，该病最常发生于 UC 患者，而在家族性腺瘤性息肉病患者中则并不常见。贮袋炎是 IPAA 手术的短板，对于其病因的探索以及预防措施的研究，将使患者从中受益。

在构建贮袋之后，回肠肛管贮袋会发生组织学改变，最终导致回肠黏膜结肠化。这些改变可能由贮袋炎症反应引起，因此学界对于直肠残端处的贮袋发生不典型增生以及癌变怀有担忧。但根据报道来看，约有不足 20 例术后患者的回肠肛管贮袋以及移行区发生癌变，其中大部分已于术中切除的标本内发现癌变或不典型增生[24]。对发生癌变和不典型增生的顾虑随着患者年龄的增长而增加，目前学界仍在探讨是否需要规律随访筛查。在一项包含 160 例患者的队列研究中，超过 50% 患者的贮袋已超过 10 年之久，多年对贮袋的随访监测超过 1800 例之多。我们只发现一位患者的贮袋出现低级别不典型增生病灶[25]。最新的美国结直肠外科医生协会指南认为，对回肠肛管贮袋患者常规进行随访监测证据不足[26]。常规随访监测应针对高风险的患者群体有的放矢，包括手术标本发现癌变和不典型增生，回肠黏膜 C 型病理改变以及伴有 PSC 的患者[24]。监测时应从贮袋和回肠肛管吻合口远端的直肠残端处（直肠肛管黏膜）取活检。

腹腔镜下 IPAA 越来越多地应用于临床治疗。但该方法在全国普及率仍然较低，美国全国住院患者样本的数据显示，在全美只有不足 10% 的 IPAA 手术是通过腹腔镜完成的。一项回顾性病例对照研究表明，腹腔镜手术耗时较长（中位时间 330 分钟 vs. 230 分钟），但肠道功能恢复所需时间较短（2 天 vs. 4 天），且住院时间也较短（7 天 vs. 8 天）[27]。近期一项包含 10 项研究、329 例患者的 meta 分析结果表明，虽然腹腔镜手术时间较长，但患者出血量低，住院时间短，术后恢复平稳[28]。另一项研究对 100 例腹腔镜下

IPAA 手术治疗 UC 与 189 例开放手术进行比较，发现二者术后体象和生活质量评分均较高[29]。尽管数据有限，但目前看来腹腔镜手术术后更不易发生粘连，且小肠梗阻和不孕症的发生率较低。

在手术治疗 CD 方面，外科医生还有一些额外的顾虑。医生应在术前向患者充分交代，无论药物还是手术都无法根治 CD，该病具有复发的倾向，因此患者一生中可能需要接受多次手术。也就是说，术中无需扩大切除范围，切除至肉眼正常即可。同时，冰冻切片也无意义。术者需要在术中沿着肠管边缘触诊肠系膜脂肪判断小肠病变范围。当存在脂肪包裹时，相对的两根手指无法良好接触，而在正常的肠管处，接触起来则十分容易。笔者倾向于术中打开切除的肠管以评价边缘情况。尽管术前已进行影像学和内镜检查，术者仍要做好术中发现未预期到的结果的思想准备，如未知的脓肿和瘘管。小肠腺癌可见于病程较长而症状突然恶化的患者。最后，分离 CD 肠系膜具有一定难度，最好贴近肠管进行。当发生术中出血，可选择切除肠系膜或于近端缝扎。笔者常以各种血管封闭器械来处理较棘手的 CD 肠系膜。

基于 CD 患者可能存在多次切除肠管的需求，手术切除时应尽可能保留肠管的长度。另一种术式为狭窄成形术，最早用于治疗结核性狭窄，该术式对于多处广泛的小肠狭窄或之前进行过肠管切除术的肠狭窄患者具有治疗效果，而大肠狭窄通常难以该术式治疗。

与 UC 类似，对于某些仔细筛选的病例，也可以采用腹腔镜手术。初次进行肠切除的回结肠病变患者是腹腔镜下肠切除术最为理想的患者群。一项包含 783 例曾进行过回结肠切除术的 CD 患者的 meta 分析中，有 338 例患者采用的是腹腔镜手术[30]。与开放手术相比，腹腔镜组的手术时间较长，但总耗时相同。腹腔镜组的住院时间较短，且术后初次肠蠕动出现更早，同时恢复正常饮食所需时间也更短。一些复杂的 CD 手术也可以通过腹腔镜完成，但曾进行多次手术、多发病变以及具有可触及的包块或蜂窝织炎的患者，通常更适合开放手术治疗。

总之，在过去十年里，IBD 的治疗取得了巨大的进展。药物方面，生物制剂的出现使患者病情有效缓解。手术方面，尽管腹腔镜手术的应用普及还较为缓慢，但越来越多的证据表明，它作为一种微创手术方式，具有恢复快、并发症少、创伤小、粘连轻以及对患者生育能力影响小的优点。

参考文献

1. Hilsden RJ, Verhoef MJ, Best A, Pocobelli G. A national survey on the patterns of treatment of inflammatory bowel disease in Canada. *BMC Gastroenterol*. 2003;3:10.
2. Yu AP, Cabanilla LA, Wu EQ, et al. The cost of Crohn's disease in the US and other Western countries: a systematic review. *Curr Med Res Opin*. 2008;24:319–328.
3. Ogura Y, Bonen DK, Inohara N, et al. A frameshift mutation in NOD2 associated with susceptibility to Crohn's disease. *Nature*. 2001;411(6837):603–606.
4. Hugot JP, Chamaillard M, Zouali H, et al. Association of NOD2 leucine-rich repeat variants with susceptibility to Crohn's disease. *Nature*. 2001;41:559–603.
5. Lessage S, Zouali H, Cezard JP, et al. CARD 15/NOD2 mutational analysis and genotype-phenotype correlation in 612 patients with inflammatory bowel disease. *Am J Hum Genet*. 2002;70:845–857.
6. Haritunians T, Taylor KD, Targan SR, et al. Genetic predictors of medically refractory ulcerative colitis. *Inflamm Bowel Dis*. 2010;16(11):1830–1840.
7. Targan SR, Hanauer SB, van Deventer SJ, et al. a short-term study of chimeric monoclonal antibody cA2 to tumor necrosis factor alpha for Crohn's disease. Crohn's Disease cA2 Study Group. *N Engl J Med*. 1997;337:1029–1035.
8. Present DH, Rutgeerts P, Targan S, et al. Infliximab for the treatment of fistulas in patients with Crohn's disease. *N Engl J Med*. 1999;240:1398–1405.
9. Hanauer SB, Feagan BG, Lichtenstein GR, et al. Maintenance infliximab for Crohn's disease: the ACCENT I randomized trial. *Lancet*. 2002;359:1541–1549.
10. Rutgeerts P, Sandborn WJ, Feagan BG, et al. Infliximab for induction and maintenance therapy for ulcerative colitis. *N Engl J Med*. 2005;353:2462–2475.
11. D'Haens G, Baert F, van Assche G, et al. Early combined immunosuppression or conventional management in patients with newly diagnosed Crohn's disease: an open randomized trial. *Lancet*. 2008;371(9613):660–667.
12. Colombel JF, Loftus EV, Jr, Tremaine WJ, et al. Early postoperative complications are not increased in patients with Crohn's disease treated perioperatively with infliximab or immunosuppressive therapy. *Am J Gastroenterol*. 2004;99(5):878–883.
13. Kunitake H, Hodin R, Shellito PC, Sands BE, Korzenik J, Bordeianou L. Perioperative treatment with infliximab in patients with Crohn's disease and ulcerative colitis is not associated with an increased rate of postoperative complications. *J Gastrointest Surg*. 2008;12(10):1730–1736.
14. Appau KA, Fazio VW, Shen B, et al. Use of infliximab within 3 months of ileocolonic resection is associated with adverse postoperative outcomes in Crohn's patients. *J Gastrointest Surg*. 2008;12(10):1738–1744.
15. Selvasekar CR, Cima RR, Larson DW, et al. Effect of infliximab on short-term complications in patients undergoing operation for chronic ulcerative colitis. *J Am Coll Surg*. 2007;204(5):956–962.
16. Cannom RR, Kaiser AM, Ault GT, et al. Inflammatory bowel disease in the United States from 1998 to 2005: has infliximab affected surgical rates? *Am Surg*. 2009;75:976–980.
17. Rubenstein JH, Chong RY, Cohen RD. Infliximab decreases resource use among patients with Crohn's disease. *J Clin Gastroenterol*. 2002;35:151–156.
18. Lichtenstein GR, Yan S, Bala M, et al. Infliximab maintenance treatment reduces hospitalizations, surgeries and procedures in fistulizing Crohn's disease. *Gastroenterology*. 2005;128:862–869.
19. Nugent Z, Blanchard JF, Bernstein CN. A population-based study of health-care resource use among infliximab users. *Am J Gastroenterol*. 2010;105:2009–2016.
20. Shen B, Remzi FH, Lavery IC, et al. Administration of adalimumab in the treatment of Crohn's disease of the ileal pouch. *Aliment Pharacol Ther*. 2009;29:519–526.
21. Ferrante M, D'Haens G, Dewit O, et al. Efficacy of infliximab in refractory pouchitis and Crohn's disease-related complications of the pouch: a Belgian case series. *Inflamm Bowel Dis*. 2010;16:243–249.
22. Viscido A, Habib FI, Kohn A, et al. Infliximab in refractory pouchitis complicated by fistulae following ileo-anal pouch for ulcerative colitis. *Aliment Pharmacol Ther*. 2003;17:1263:1271.
23. Haveran LA, Sehgal R, Poritz LS, et al. Infliximab and/or azathioprine in

the treatment of Crohn's disease-like complications after IPAA. *Dis Colon Rectum*. 2011;54:15–20.

24. Das P, Johnson MW, Tekkis PP, Nicholls RJ. Risk of dysplasia and adeno-carcinoma following restorative proctocolectomy for ulcerative colitis. *Colorectal Dis*. 2007;9:15–27.

25. Herline AJ, Meisinger LL, Rusin LC, et al. Is routine pouch surveillance for dysplasia indicated for ileoanal pouches. *Dis Colon Rectum*. 2003;46:156–159.

26. Cohen JL, Strong SA, Hyman NH, et al. Practice parameters for the surgical treatment of ulcerative colitis. *Dis Colon Rectum*. 2005;48:1997–2009.

27. Marcello PW, Milsom JW, Wong SK, et al. Laparoscopic restorative proc-tocolectomy: case-matched comparative study with open restorative proc-tocolectomy. *Dis Colon Rectum*. 2000;43:604–608.

28. Tilney HS, Lovegrove RE, Heriot AG, et al. Comparison of short-term outcomes of laparoscopic vs. open approaches to ileal pouch surgery. *Int J Colorect Dis*. 2007;22:531–542.

29. Larson DW, Davies MA, Dozois EJ, et al. Sexual function, body image and quality of life after laparoscopic and open ileal pouch-anal anastomosis. *Dis Colon Rectum*. 2007;51:392–396.

30. Tilney HS, Constantinides VA, Heriot AG, et al. Comparison of laparoscopic and open ileocecal resection for Crohn's disease: a meta analysis. *Surg Endosc*. 2006;20:1036–1044.

36

结肠肿瘤

Andreas M • Kaiser David Etzioni • Robert W. Beart, Jr.

（王西墨 译）

前言

肿瘤是一不依赖生理功能或需要其外部结构的细胞生长或肿块的描述性概念，肿瘤有 2 个生物学生长方式，包括：①突破组织界限与侵犯其他结构（侵袭性）；②通过血液与淋巴管或其他结构，肿瘤细胞远处播散，使得其生长并于远处形成新生肿瘤（转移性）。如肿瘤无上述任一特性则为良性，如肿瘤仅局部侵犯或体积较大时仍无转移倾向称为半恶性，如其一旦生长到足够大并有转移能力时称为恶性。

基于结直肠病变的病理学特征可分为良性、潜在恶性或恶性（表 36-1），结肠中侵袭的半恶性变种并不常见，其只不过是晚期转移无亲和性的形式。绝大多数结直肠肿瘤是上皮来源与起自黏膜表面，并逐渐变成可描述的息肉。良性息肉包括非肿瘤性息肉（如增生性、错构瘤或炎性息肉）、由腺瘤组成的潜在恶性息肉，一旦息肉的不典型增生细胞突破黏膜界限（黏膜固有层与黏膜肌层），开始侵及黏膜下层与黏膜肌层时，具有潜在转移性的真正癌就形成了（腺癌）。非上皮性或间质源性肿瘤相对较罕见，包括脂肪瘤、淋巴瘤、类癌与肉瘤[1-3]。

结肠肿瘤有两个原因而显得较为重要：首先，结肠肿瘤较为常见并有明显地死亡率与较高的累积医疗费用支出；其次，其为可预防性癌前病变阶段经过数年由正常黏膜发展为癌的序贯性事件。本章将主要聚焦于检测、处理与预防这些事件。

流行病学

结直肠癌是胃肠道最常见的恶性病变，在美国结直肠癌是居肺癌、前列腺癌、乳腺癌之后第 4 位同时具有性别特异的年发病率与死亡率的癌[4]；据估计，2009 年新发病例为 146 970 例、其所致的死亡为 49 920 例或与癌相关死亡 10% ~ 15%[4-5]。在西方社会，个体的终生风险近 6%，其意味着 18 个人中有 1 人将患结直肠癌并且其中的多数为息肉，从而使其成为一个重要的健康问题[6]。世界范围内结直肠癌有巨大的地域差异，在不发达地区，其粗略发病率为每 100 000 人中，男 / 女分别为 7.7/6.5 例、而发达地区为 60.8/50.9 例[7]。

近年来，结直肠癌的发生率不断地变化，男性患者更为多见可达 51.4%[4,8]；直肠癌男性多见（57.7%），而结肠癌女性稍多，其结果是死亡率男女相等[4]。女性结直肠癌发病率为 44.8/100 000，而男性为 61.2，除外种族因素，从 40 岁开始的每 10 年，发病率随年龄增长而增加，该病出现症状的平均年龄为 70 ~ 75 岁。

从 1975 年至 2006 年，国家癌症研究所（NCI）登记处的监测、流行病学和最终结果（SEER）显示美国结直肠癌逐渐下降，从 69.7/100 000 降至 50.6/100 000[9]；但下降趋势的数字仅反映的是高加索人群，而非洲裔美国人仍为 59.3 ~ 61.5/100 000，目前非洲裔男性美国人代表着高风险种族亚组[10-11]。

风险因子、预防与筛查

结直肠癌的明确病因仍不清楚，但是，遗传学与环境风险因子与其发生相关[12]。从实践与筛查的角度来说，基于反映不同个体与家族史的患者推定遗传学谱系将群体分为三层风险组极有价值（如一般风险、增加性风险与高风险）[13-14]；高风险与增加性风险包括已知的遗传性综合征或肠病的患者、个体或家族有

⬤ 表 36-1 前言：结肠肿瘤分类

A. 结肠上皮性肿瘤

类型	分类	亚类
良性病变	增生性息肉	—
	非遗传性胃肠腺瘤病综合征	增生性腺瘤病
	错构瘤	幼年息肉
		多发性错构瘤综合征
		巨头 - 多发脂肪瘤和血管瘤综合征
		Cronkite-Canada 综合征
	炎性息肉	—
潜在恶性病变 / 综合征	腺瘤性息肉	散发性结肠癌
		遗传性结肠癌
	遗传性腺瘤性息肉病综合征	家族性腺瘤病（FAP）
		衰减型家族性腺瘤性息肉病（AFAP）
	非遗传性胃肠息肉病综合征	Cronkite-Canada 综合征
	遗传性钳构瘤息肉病综合征	幼年息肉病综合征
		Peutz-Jeghers 综合征
恶性病变	结肠上皮性肿瘤	散发性结肠癌
		家族性结直肠癌
		遗传性非息肉病结肠癌（HNPCC）
		家族性 / 遗传性结肠息肉癌

B. 结肠非上皮性肿瘤

类型	分类
良性病变	脂肪瘤与脂肪瘤息肉病
潜在恶性病变 / 综合征	类癌 / 神经内分泌肿瘤
	胃肠道间质瘤（GIST）
	结肠结节性淋巴样组织增生
恶性病变	淋巴瘤

C. 结肠继发性肿瘤

类型	分类
良性病变	子宫内膜移位症
潜在恶性病变 / 综合征	白血病
	子宫内膜移位症转化癌
恶性病变	恶性黑色素瘤
	其他原发部位癌

息肉或癌病史的患者，所有这些将于本章后面讨论（表 36-2）。

这些病例中的大多数是散发性结肠癌，常常发生于息肉病变内部。地域性与迁移性研究提示西方生活方式增加结肠癌的风险，因此推测营养与环境因素可能起关键作用[15]。大量的流行病学研究已经开始鉴别加重或预防结直肠息肉发展的个体、营养、生活方式、基因与环境等相关因素（表 36-3）[16-21]。

外部风险因子

膳食纤维、肉类与脂肪

西方饮食的特点是缺乏纤维反而相应地增加肉类、全脂与动物脂肪[23-24]，从已知的地域差异来看，

表 36-2　主要风险分类比较

	SCC	FAP	HNPCC	IBD
变种		AFAP，Gardner，Turcot	Lynch Ⅰ / Ⅱ	溃疡性结肠炎 Crohn 病
遗传学		+ 常染色体显性	+ 常染色体显性	?
基因	染色体缺失，K-ras，DCC，p53，APC	APC	MSH2，MLH1，PMS1/2，MSH6	?
发病年龄	> 40 岁 平均 70 ~ 75 岁	10 ~ 20 岁发生息肉，40 岁 100% 为癌	< 50 岁	任何年龄，常常为年轻病人
息肉数目	多变，< 10 个	> 100 个	< 10 个	炎性假息肉
风险	自然人群 5% ~ 6%	100%	> 80%	与发病年龄、疾病持续时间与活动性疾病程度
位置	左侧>右侧结肠	任何位置	右侧>左侧结肠	疾病活动位置
化学预防	NSAID? 微生物? 钙?	NSAID	?	IBD 抑制剂
筛查	> 50 岁（非洲裔美国人 45 岁）	> 10 ~ 15 岁 遗传咨询	> 25 或年轻家族成员癌发前 10 ~ 15 年遗传咨询	发病后 7 年，每年
相关风险	?	纤维瘤病	子宫内膜或其他癌	结肠外疾病

AFAP，衰减型家族性腺瘤性息肉病；FAP，家族性息肉病综合征；HNPCC，遗传型非息肉非腺瘤病综合征；IBD，炎性肠病；NSAID，非甾类抗炎药；SCC，散发性结肠癌

表 36-3　与结肠癌相关的风险因素

风险因子	注释
地域变异	西方国家风险最高，发展中国家最低
年龄	50 岁以后风险快速上升
膳食	全脂肪与动物性脂肪膳食增加
不愿活动	增加肥胖与久坐生活方式
腺瘤	与类型、大小相关的风险
FAP 外显基因携带者	100%
HNPCC 外显基因携带者	80%
错构瘤综合征	增加 Peutz-Jeghers 综合征与幼年性但非孤立性息肉风险
有结肠癌史	癌复发风险增加
溃疡性结肠炎	20 岁后增加 10% ~ 20%
放射	与黏液腺癌与预后不佳相关
输尿管乙状结肠吻合术	增加输尿管乙状结肠吻合口或附近部位风险 100 ~ 500 倍

FAP，家族性息肉病综合征；HNPCC，遗传性非息肉病结肠癌
Data from Wu JS，Fazio VW. Colon cancer. *Dis Colon Rectum*. 2000；43(11)：1473-1486.[22]

工业化国家有极高的结直肠癌发病率[7]，高脂肪与低纤维饮食通常认为是结直肠癌的风险因子[25]。此观点得到流行病学研究的支持，并得出补充高纤维素增加粪便量、稀释毒素与缩短结肠传输时间而减少暴露于粪便致癌物的时间[27-30]。最新的前瞻性试验质疑补充膳食纤维的获益，其充其量为非结论性的且并不降低结直肠癌发生率[31-32]；另一方面，鱼油中含 n-3 脂肪酸的优质脂肪可能有保护作用[33]，即使并未观察到对黏膜的直接保护作用[34]。因此可以得出这样的结论——较其质量与来源，脂肪总量或纤维的作用更小[21,23,35]。蔬菜与水果的保护作用不仅仅是其纤维含量还有含有的抗氧化与抗增生物质，如十字花科的绿花椰菜中的异硫氰酸盐类可增强致癌物代谢酶的表达与诱导新生细胞凋亡[18,38]。

钙、维生素与微量元素

一些前瞻性研究提示增加口服钙剂与硒摄入可以保护结直肠罹患息肉与癌[39-44]，然而其他研究并未证实这一明显的获益[45]。补充钙剂的机制认为可降低结肠癌的两成风险，首先，钙可结合粪便中的胆酸与脂肪酸，使其变成不可吸收复合物而可能更少地攻击结

肠黏膜；其次，钙可直接干预黏膜细胞与降低细胞水平的增殖潜能[26]。

一些维生素被发现有防癌作用，如维生素 A、C、E 有抗氧化活性，但干预性研究的结果仍有点令人失望或存在争议[46-47]。

一项对绝经后妇女的研究发现饮食中血红素铁与近端结肠癌风险上升之间有关联，反之饮食中摄入锌可减少近端与远端结肠癌的风险[48]。

阿司匹林与环氧化酶 2 抑制剂

阿司匹林与其他非甾类抗炎药（NSAIDs）通过阻断环加氧酶（COX）依赖的前列腺素合成途径而干预结直肠肿瘤的进展[49]，其靶标是要素酶 COX-1 与细胞因子诱导酶 COX-2 一样被发现与增加息肉、癌的表达水平[50]。一些试验研究上述物质（如阿司匹林与舒林酸）对散发性息肉与癌[51]以及家族性腺瘤息肉病（FAP）直肠癌的化学预防作用[52-54]，在对照试验中两个组别提供了矛盾结果[55]。低剂量阿司匹林常规药物预防可减少散发性结肠癌的风险[51,56]，FAP 化学预防试验数据提示 COX 抑制剂可延迟腺瘤性息肉的发生与数目增加，但并不清楚其是否可以防止总体癌发生或减少其各自风险[52-54]。一些 COX-2 制剂获益，COX-2 非依赖机制起到了很大的作用[49]。最新一个主要顾虑是应用 COX-2 抑制剂增加严重心血管事件的风险[57-58]。

由于对获益的数据仍存在争议，内科医生须决定如何应用这些药物治疗其病人。通常基于推定的小风险与可能获益的数据支持，多数医生倾向于错误使用可能获益的预防结肠息肉形成药物。低剂量阿司匹林与钙剂对预防息肉与癌可能有帮助。但最新的对其所致心血管副作用与增加死亡率的担忧导致撤回更强效的 COX-2 抑制剂，直至更进一步重新确定其适应证与完成风险组的评估[57-58]。

胆囊切除与胆酸

试验与流行病学研究的证据提示胆酸可能起助癌剂或肿瘤促进剂的作用[59-60]。胆酸可通过多个细胞间机制诱导肠黏膜增生，胆囊切除改变胆酸的肠肝循环而轻微增加近端结肠癌的风险[61-62]。但并不能确定是其他因素还是胆囊切除起极小的作用、这类患者的致石性因素亦未鉴别出。已鉴别出一些辅助因素可增强或中和胆酸的致癌作用，例如膳食脂肪与纤维的含量[62]、钙剂等[63]；钙剂实际上与胆酸结合而减轻其

负性影响；然而，补充钙剂的其他内源性黏膜保护机制可能更与降低结肠腺瘤息肉的复发相关。

吸烟与饮酒

长期吸烟者与不吸烟者相比结直肠癌风险上升，虽然仅为轻微增加[29,48,64-65]；数据显示吸食烟草年数与发生腺瘤性息肉之间存在剂量响应性关系[66-69]。同样，过多饮酒与结肠癌风险增加之间有联系[29,48,64-65]。

其他因素

结肠癌风险增加归因于其他因素的不断增长与累积，如缺乏体力活动、糖尿病、血清胰岛素水平、胰岛素样生长因子 1 浓度升高、胰岛素样生长因子结合蛋白 3（IGFBP-3）浓度低等因素[70]；这些因素之间复杂的相互作用与前面提及的因子使得目前难以得出对临床实践有影响的结论。

内源性风险因子

个人史与家族史

通常腺瘤或慢性炎症性肠病（IBD）本身是随后发生结肠癌的风险因子并无争论，结肠癌患者同时性结直肠癌的发现率为 5% ~ 10%，而有 10% ~ 20% 有结直肠癌病史的患者将会出现异时性大肠癌；有结肠腺瘤性息肉个人史增加结肠随后发展为腺瘤或癌改变的易感性[14,71-75]。

与正常人群相比，结肠癌患者家属将增加 2 ~ 4 倍患结肠癌的风险（表 36-4）[29,76-77]，同样即使比例较小，仍观察到家族成员中个体发生结肠腺瘤性息肉的风险[77]。

表 36-4 结肠癌患者一级亲属的结肠癌终身风险

无风险因子人群风险	1/50
1 个亲属受影响	1/17
1 个一级亲属与 1 个二级亲属受影响	1/12
1 个年龄低于 45 岁亲属受影响	1/10
2 个二级亲属受影响	1/6
显性家谱	1/2

Reproduced, with permission, from Houlston RS, Murday V, Harocopos C, Williams CB, Slack J. Screening and genetic counseling for relatives of patients with colorectal cancer in a family cancer clinic. BMJ. 1990；Aug 18-25；301（6748）：366-368.

炎症性肠病

　　炎症性肠病是结直肠癌较强的风险因子，发生的风险与发病年龄、疾病范围与活动性的持续时间等有关（表 36-5 与图 36-1）[79-80]；相对应的是，活动性疾病史与风险并无关联，但最新的研究对此观点提出了挑战 [81]。溃疡性结肠炎在第 1 个 10 年增加结直肠癌的风险约为 3%，第 2 个 10 年增加为 10% ～ 20%[79,80]，侵及结肠的 Crohn 病结直肠癌疾病相关性风险升高，但通常病变程度较轻 [82-84]。

其他因素

　　结直肠癌少见的风险因子可能有输尿管结肠吻合术 [85] 或曾接受放疗病史 [86,60]，前者有粪便细菌与尿液的混合、微生物降解尿液代谢物为强致癌物 [85,87-88]；当将结肠黏膜代膀胱时未发现细菌时，并未观察到结肠癌风险的增加；放疗诱导的结直肠癌并不太清楚，但其提示与黏液腺癌和预后差存在关联 [86]。

预防与筛查

　　由于仅依据症状早期检测结直肠癌并不可靠，因此对无症状个体的风险调整筛查项目显得尤为重要。基于对腺瘤腺癌序列化的了解的有效筛查，从第一个分子改变到有临床症状的时间是 5 ～ 10 年，反映出

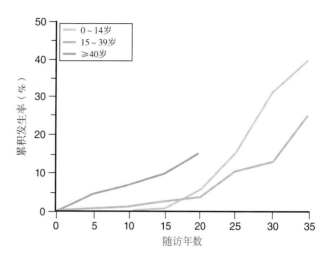

图 36-1　全结肠炎患者结直肠癌累积发生率的年龄影响。年龄低 15 岁诊断为全结肠炎患者为基线，年龄 15 ～ 39 岁为虚线，年龄为 40 岁或更大患者为点状线（Reproduced，with permission，from Ekbom A，Helmick C，Zack M，Adami HO. Ulcerative colitis and colorectal cancer. A population-based study. N Engl J Med.1990；323（18）：1228-1233.）

发展为结直肠癌的个体基因与疾病 - 年龄 - 依赖性风险 [13,89-91]。为获得风险人群，广泛筛查的任何预防项目都应该是敏感、并且具有可操作性与经济效益的，而"筛查"这个术语是仅用于无症状人群，如出现症状则并非筛查而是启动早期诊断检查。常用的筛查方

表 36-5　基于性别、诊断时病变范围与年龄的溃疡性结肠炎患者结直肠癌的相对风险			
变量	观察病例数	随访人年数	SIR（95%CI）[a]
性别			
男性	52	19 312	5.6（4.2 ～ 7.4）
女性	39	16 268	5.9（4.2 ～ 8.0）
病变范围			
直肠炎	9	11 170	1.7（0.8 ～ 3.2）
左侧结肠炎	17	11 169	2.8（1.6 ～ 4.4）
全结肠炎	65	13 241	14.8（11.4 ～ 18.9）
发病年龄			
0 ～ 14	13	4220	118.3（63.0 ～ 202.3）
15 ～ 29	21	14 047	16.5（10.2 ～ 25.2）
30 ～ 39	15	6892	8.2（4.6 ～ 13.6）
40 ～ 49	16	4119	6.1（3.5 ～ 9.8）
50 ～ 59	11	3294	3.4（1.7 ～ 6.1）
≥ 60	15	3008	2.2（1.2 ～ 3.6）

aCI，可信区间；SIR，标准化发生率

Reproduced，with permission，from Ekbom A, Helmick C, Zack M, Adami HO. Ulcerative colitis and colorectal cancer. A population-based study. N Engl J Med. 1990；323（18）：1228-1233[79].

法有粪便潜血试验（FOBTs）、纤维乙状结肠镜或结肠镜与对比灌肠或结肠 CT 检查 [92]。

由主要的专业协会赞同美国癌症协会推荐对无症状一般风险成人于 50 岁时开始结直肠癌筛查 [13,14,89-91]，基于统计学风险增加的因素，对 45 岁以上非洲裔美国人行相对较早地筛查 [111]。先行一基础结肠镜检，如无病理证据每 10 年重复一次；此外，每年应行一次 FOBT、任何阳性结果均应行全结肠评估；如有指征，每 5 年行限制内镜（纤维乙状结肠镜）或钡灌肠检查。如发现癌前病变，则应予以去除，随后 1 ~ 3 年行结肠镜检查监测未曾发现（20%）或复发的息肉 [93-95]。

对于风险上升（如息肉或癌个人史与家族史或非洲裔美国人）或高风险（如癌综合征或 IBD）的个体，应行更早（表 36-2）与频率更高的筛查 [111]。成功的筛查项目可降低 76% ~ 90% 的结直肠癌发生率 [96]。

结肠癌的发病机制

结肠癌的发生是一个复杂、多步骤的过程，大量改变重叠的协同作用使正常细胞向恶性细胞转化。一些基因常规参与到复杂网络调节中来维持细胞生长与转化死亡、DNA 复制与错配修复等之间严密的平衡，促细胞增生的癌基因与抑制细胞过度生长抑癌基因之间精细地调节破坏导致优势生长与恶性细胞扩展。

结肠癌：遗传性疾病

所有细胞即使像人一样复杂的机体均有 DNA，其实际上是与合子一样的 DNA；DNA 突变可发生种系突变或体细胞突变，前者是遗传缺陷可代代遗传。非种系细胞突变更为常见、发生于生长、进化与组织或器官维持（体细胞突变）等阶段，即使是在正常功能的细胞周期仍有自发性基因突变、其中多数并非对其携带细胞有利，癌的起源是单个细胞发生的多个非必需事件。可以推测正常细胞能检测其自身 DNA 的损伤并维持有效的修复机制；但如果细胞损伤严重，将激发其固有的称为凋亡的自杀程序。当细胞不能识别或纠正 DNA 损伤与持续性复制时，细胞内错误基因产物的累积最终导致增生性反应。如复制超过邻近细胞的生长潜能时，突变提供的优势生长将增加"基因不稳定"状态并由此移向恶性细胞 [97]。尽管有此潜能，多数突变是静默的或细胞致死性的，而不是为细胞提供生理优势。激发与一步一步累积的失败将导致仍相对难以理解的致癌作用。

可能发生染色体水平或基因水平的两种类型基因不稳。染色体缺失亦即染色体不稳定（CIN），其结果是当染色体在有丝分裂时不能对称性分离，其中一子细胞获得 2 倍基因而另一子细胞未获得基因；在凝胶电泳上可见一个或多个带丢失，描述为与结肠癌较差预后相关的杂合子丢失（LOH）[2]。第二种 DNA 水平的基因不稳是当重复短多态性复制错误导致一个或多个附加带时产生 [98]，这种现象描述为微卫星不稳（MSI），其独特性表现是遗传性非息肉病结肠癌（HNPCCs）[99]。

在细胞分裂过程中，DNA 复制，其原 DNA 作为拷贝复制模板；DNA 聚合酶作为"校对者"识别错配基因、终止 DNA 合成、去除缺陷序列，然后再合成 DNA；DNA 错配修复系统的失败导致子细胞突变的发生。监视新合成 DNA 与纠正复制错误的酶称为 DNA 错配修复（MMR）系统。

当基因的双拷贝（等位基因）不活化时基因的特殊功能丧失。这样，当抑制基因发生种系突变时，仅剩余的正常等位基因的突变是基因功能丧失所必需。当基因的双拷贝正常时，基因丧失功能需要两个突变事件；双重打击假说可以解释遗传性肿瘤通常较散发性肿瘤于较早年龄段时出现 [6]。

腺瘤癌变模型

在鉴别肿瘤转化与进展不同阶段结直肠癌标本的一些基因改变后，Vogelstein 与其同事于 1988 年创造性地提出结直肠癌肿瘤发生的基因模型，即被称为腺瘤 - 癌顺序 [3]（图 36-2）；此多步骤模型描绘了癌发生是基因事件的积累、无抑制性细胞生长与增生、克隆的发展等。我们观察到散发性结肠癌中包括 APC 基因（腺瘤 - 结肠息肉病）、MMC 基因（结肠癌中突变）、K-ras、DCC（结肠癌中删除）与 p53 等基因突变与染色体 / 基因丢失 [2,100-101]。APC 基因的突变参与控制细胞与细胞间粘连和细胞间信息交流，即使在小腺瘤性息肉与癌中发现占 60% [102]，因此，相信此为癌发生的极早期事件。功能正常时细胞间信号传导与刺激细胞分裂时起作用的 K-ras 基因突变在较大腺瘤与癌中发生，并认为是刺激细胞生长。肿瘤抑制基因 DCC 的删除可能在由良性息肉向恶性状态转化进展中起重要作用 [103]。人类癌中最常发生的基因突变——p53 基因突变在侵袭癌中常见而腺瘤中罕见，提示其突变是侵袭性表型进展中的晚期事件 [104]。癌进展中的大范围基因突变、失活与删除似乎是攫取了

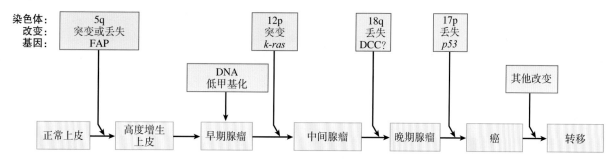

图 36-2　结直肠肿瘤形成的基因模型（腺瘤 - 癌顺序）。FAP，家族性腺瘤息肉病（Reproduced，with permission，from Fearon ER，Vogelstein B. A genetic model for colorectal tumorigenesis. Cell. 1990；61：759-767.）

临床环境观察到人的肿瘤种种行为的密码，值得注意的是虽然观察与报道其他基因事件的数量增加，但似乎在所有结肠癌中无相同的单一事件；应警惕这个描述的序列仅是一种可能的模型并且不反映结肠癌发生的所有方面。

遗传性与非遗传性结肠肿瘤

非遗传性结肠癌

散发性结肠癌

　　散发性结肠癌是无家族史或遗传倾向个体发生的结肠癌，约占所有结直肠癌患者的 60%，通常患者年龄大于 50 岁。与进展为散发性结肠癌相关的风险因子已于本章前面流行病学部分进行讨论（表 36-3）。

家族性结肠癌

　　家族性结肠癌第二常见（25% ～ 30%）[6] 与同时知之甚少的遗传型结肠癌。受影响的家族由于结肠癌发生频繁而应考虑为散发性结肠癌，但遗传模式与已知的遗传综合征并不相同 [78]。与家族性结肠癌相关的反应精细基因改变的多态性是核酸碱基序列的变异，但其并不影响蛋白质结构 [6]。犹太系德国人的家族性结肠癌可能是由 1307（I1307K）密码子 APC 基因突变导致的。这种突变诱发基因远端散发性突变和随后的结构蛋白异常，占所有犹太系德国人的 6%，这些人中 28% 有结肠癌个人和家族史 [105]。

遗传性结肠癌

家族性腺瘤息肉病

　　家族性腺瘤息肉病（FAP）是一种近完全外显的常染色体显性遗传综合征，受累个人后代有 50% 遗传 FAP 风险；但是，高达 20%FAP 患者是无家族史的新突变，此情况归因于染色体 5q21 上腺瘤性息肉病种系（APC）基因的截断突变 [106]。息肉病综合征的变体分为 Gardener 综合征（如骨瘤、硬纤维瘤、甲状腺肿瘤、视网膜色素上皮细胞先天性肥大）与 Turcot 综合征（如脑肿瘤）。

　　FAP 遗传性综合征与其他变体在所有结肠癌中不足 1%。其特征性表现为 10 多岁后或 20 岁以后早期出现的超过百个通常数千个肠息肉，于 40 ～ 45 岁转变为癌；这种疾病衰减变体相对罕见，且其特征为息肉与随后发展为癌数目较少与发生较晚（见下文）。几乎所有 FAP 患者发展为十二指肠腺瘤且 10% 患者较严重，是这类患者第二位的癌风险，3% ～ 10% 患者于壶腹区域发展为腺癌 [107-108]。结肠切除术后起源于胃底与十二指肠的癌是 FAP 患者相关癌症死亡的主要原因 [107,109-110]。近 10% ～ 30% FAP 患者发生非腺瘤性胃底息肉 [110]，但通常并无恶变倾向。10% 的 FAP 患者于腹腔内或腹壁、肢体与躯干发生硬纤维瘤 [111]，硬纤维瘤组织学上由肌成纤维细胞巨大增生组成的纤维性病变。即使其不一定具有恶性特征，但最新文献提示为低级别肉瘤样改变；硬纤维瘤是 FAP 患者引起的小肠与输尿管梗阻的主要腹腔内变体，有 10% 致死性，是第三位常见致死原因 [111-112]。

　　约 25% FAP 患者未鉴别出 APC 突变（APC 阴性）[112-113]，进行更详细的分析，与典型 FAP 相比，其似乎是息肉数量少、诊断时年龄晚与结肠外表现复发低等 [110,114]，这种 FAP 变体称为衰减型家族性腺瘤性息肉病（AFAP）[111-112]。

遗传性非息肉病结肠癌

　　遗传性非息肉病结肠癌（HNPCC）亦称为 Lynch

Ⅰ与 *Lynch* Ⅱ综合征，是占所有结直肠癌的 3% ~ 5% 的常染色体显性遗传病[115]。其特征主要是结直肠癌早期发病，但非唯一的右侧结肠伴同时性与异时性癌；不管其命名，这类癌常常起源于结肠息肉，但无弥漫性息肉病表现。HNPCC 的外显性倾向较高，结直肠癌的终身风险为 80% ~ 85%，子宫内膜癌的风险为 40% ~ 50%[17,116-117]；此外，HNPCC 患者结肠外出现恶性肿瘤的风险增加，如小肠癌、胃癌、胆管癌、泌尿系癌、卵巢癌与脑癌等。Lynch 变体的描述有 2 种，患者主要发生于年轻时（Lynch Ⅰ）的结直肠与结肠和结直肠外均发生癌（Lynch Ⅱ）[115]。

最初观察到 HNPCC 患者结直肠癌标本基因组的微卫星 DNA 的扩充与收缩，建立了 HNPCC 与 DNA 修复错配（MMR）之间的关联[118-120]；与此相对的是，FAP 的 APC 基因适用守门员概念。DNA MMR 基因属于所谓的看守者，当不活化时不直接促肿瘤形成，但更可导致基因不稳而后间接促肿瘤生长[121]。

为了便于临床诊断，HNPCC 和 HNPCC 国际合作组（ICG-HNPCC）于 1990 年提出 Amsterdam 标准[115]。满足 Amsterdam 标准（表 36-6）的 HNPCC 家族的关联研究导致首次发现人类 2 个 MMR 基因——*hMSH2* 和 *hMLH1*，这些基因在所有典型 HNPCC 家族中占 45% ~ 86%[122]。*hMSH2* 突变携带者与 *hMLH1* 突变携带者相比，发生结肠外癌尤其是子宫内膜癌具有更高风险[117,123]。一些其他 MMR 基因亦已鉴别出与 HNPCC 相关，包括 *hPMS1*、*hPMS2* 与 *hMSH6* 等；最新研究报道女性 HNPCC 中最常见的子宫内膜癌是 *hMSH6* 突变携带者，而结直肠癌并不认为是定义 HNPCC 所必需[124]。因此 ICG-HNPCC 修订标准（Amsterdam 标准 Ⅱ）考虑到了作为家族史部分（表 36-6）的结肠外表现（如子宫内膜癌、乳腺癌、小肠癌与上尿路癌）；此外，采用更小程度修订的 Bethesda 标准（表 36-7）更适用于携带 *hMSH2* 或 *hMLH1* 基因突变的患者，但不适合 Amsterdam 标准的患者。检测 MSI 已成为识别疑似 HNPCC 个体有价值的诊断工具，原因是 85% ~ 90% 的 HNPCC 肿瘤有 MSI，而散发性结肠癌仅 15% ~ 20% 有 MSI[99]。

错构瘤息肉病综合征

约 4% 的结肠癌可有罕见综合征。其中遗传性错构瘤息肉病综合征的特征性表现为胃肠道错构瘤与胃肠道恶性肿瘤风险增加；错构瘤是胚胎发育时期的无序分化的结果，形态特征为正常组织成分的混乱表现。

Amsterdam 标准 Ⅰ（1990）	Amsterdam 标准 Ⅱ（1999）
至少有 3 个亲属罹患者结肠癌，其中 1 个为一级亲属、另 2 个可为其他亲属	至少应用 3 个癌亲属有 HNPCC 相关（结直肠癌、子宫内膜癌、小肠癌与输尿管癌），其中 1 个为一级亲属、另 2 个可为其他亲属
至少 2 个直系亲属受影响	至少 2 个直系亲属受影响
至少 1 个结直肠癌于 50 岁前诊断	至少 1 个结直肠癌于 50 岁前诊断
应排除 FAP	应排除 FAP
肿瘤由病理学家证实	肿瘤由病理学家证实
	良性肿瘤的定义为无邻近组织边界侵及、无远处转移。相对应的是，恶性肿瘤加上相邻组织侵及与远处转移
	息肉定义为突出于结肠腔内的肿块，依据其与肠壁相连的情况（如无柄或具柄）、组织学表现（如增生性或腺瘤）与其肿瘤学潜能（如良性或恶性）再细分类

FAP，家族性息肉病综合征；HNPCC，遗传性非息肉病结肠癌
Data from Vasen HFA. Clinical diagnosis and management of hereditary colorectal cancer syndromes. *J Clin Oncol.* 2000；18（21 suppl）：81S-92S[125].

黑斑息肉综合征 （Peutz-Jeghers 综合征）是第二位常见发生于常染色体显性外显性变异时的错构瘤综合征。*LKB1/STK*（19p13）基因改变与约 50% 的 Peutz-Jeghers 综合征病例有关[127]，此综合征与胃肠道错构瘤样息肉和皮肤黑斑相关。Peutz-Jeghers 息肉最常见部位是上消化道，尤其是空肠上段；另一常见特征通常是口周或颊黏膜黑斑，亦可发生于生殖器区域、手足。虽然大多数患者相对无症状，但一些患者可出现继发梗阻或息肉引起套叠的急性梗阻性腹痛、或胃肠道出血。Peutz-Jeghers 综合征风险轻度增加，有 2% ~ 3% 可发生胃肠道与胃肠道外恶性肿瘤。

幼年性息肉病综合征 （Juvenile Polyposis 综合征）是最常见的常染色体显性遗传的错构瘤综合征，平均发病年龄约为 18 岁，15% 与出生遗传缺陷相关[128]。虽然幼年性息肉病综合征的诊断标准存在一定争议，最常采用的诊断标准包括结肠有 3 个及以上息肉、息肉病侵及全消化道或已知有家族史的成员

表 36-7 检测结直肠肿瘤 MSI 修订 Bethesda 指南（2002）

标准	注解
1 个患者诊断结直肠癌年龄＜ 50 岁	
同时或异时性结直肠癌表现其他 HNPCC 相关肿瘤，而不考虑年龄	胃癌、卵巢癌、胰腺癌、输尿管与肾盂癌、胆管癌、脑瘤、皮脂腺腺瘤与角化棘皮瘤与小肠癌
高 MSI 组织学诊断结直肠癌患者年龄＜ 60 岁	肿瘤有淋巴细胞浸润、Crohn 样淋巴反应、黏蛋白/印戒分化或髓样生长模式
诊断为结直肠癌至少 1 个一级亲属有 HNPCC 相关肿瘤诊断低于 50 岁	
诊断为结直肠癌至少 2 个或更多一级或二级亲属有 HNPCC 相关肿瘤诊断，而不考虑年龄	

HNPCC，遗传性非息肉病结肠癌；MSI，微卫生不稳性
Data from Umar A，Boland CR，Terdiman JP，et al. Revised Bethesda Guidelines for hereditary nonpolyposis colorectal cancer（Lynch syndrome）and microsatellite instability. *J Natl Cancer Inst* . 2004；96（4）：261-268[126].

有任何数目的息肉等 [129]。

婴儿期患者可表现为急性或慢性胃肠道出血、肠套叠、直肠脱垂或蛋白丢失性肠病等，成人患者通常表现为急性或慢性胃肠道失血。这些患者多数可发现有息肉，常出现于直肠乙状结肠区域。

已报道约 50% 病例的病因是 *SAMAD-4* 基因（18q21）种系突变 [130]，幼年性息肉病综合征有结直肠癌明显高发的风险，但不应混淆孤立性幼年性息肉，因为后者几乎无恶性潜能。

多发错构瘤综合征 （Cowden 综合征）于 1963 年首先被描述，被称为多发错构瘤 - 肿瘤综合征，是由位于 10q22 的 PTEN 肿瘤抑制基因种系突变所引起的，20 岁前完全外显性常染色体显性遗传 [131-132]。Cowden 综合征是错构瘤中的独特型，原因是息肉更多起源于外胚层而非内胚层；80% 的患者有毛根鞘瘤——一种毛干良性肿瘤的表现。中枢神经系统是第二位侵及的系统，约 40% 受影响的个体罹患巨头畸形。仅有 35% 符合 Cowden 综合征诊断标准的患者有胃肠道息肉，但目前为止的报道并不增加胃肠道恶性肿瘤的风险。绝大多数 Cowden 综合征患者伴有良性甲状腺与乳腺疾病，最多可增加 10% 甲状腺癌与 30% ～ 50% 乳腺癌的终生风险。

巨头、多发脂肪瘤和血管瘤综合征（Bannayan-Riley-Ruvalcaba 综合征） 先前认为是 Ruvalcaba-Myhre-Smith 综合征的子体，这种罕见的常染色体显性遗传条件包括其他两种综合征，都类似 Cowden 病，与染色体 10q23 PTEN 基因改变相关，可能是结肠幼年性息肉病相关的变种 [133-135]。其特征是胃肠道错构瘤样息肉、巨头畸形、智力低下、精神运动发育延迟、脂肪贮积肌病、桥本甲状腺炎与阴茎皮肤色素沉着过度，这类患者结直肠癌或消化道外恶性肿瘤的风险并不增加。

多发性消化道息肉综合征 （Cronkite-Canada 综合征） 其特征是弥漫性息肉病与脱发、指（趾）甲营养不良皮肤色素过度沉着等外胚层异常，此综合征可通过除食管外全胃肠道弥漫性分布的息肉而鉴别 [136]。症状包括腹泻、体重减轻、恶心、呕吐与厌食症，还有感觉异常、癫痫与电解质异常相关的抽搐。癌可发生于胃、结肠与直肠，但 Cronkite-Canada 综合征的息肉是否有恶性潜能仍有争议，有多达 15% 的 Cronkite-Canada 综合征在诊断时已有恶性肿瘤。

病理与分期

息肉

息肉是黏膜隆起的临床描述术语，息肉按一些特点进一步分类，包括：

1. 大小
2. 肠壁相连处特征（如广基或带蒂）
3. 细胞结构（如腺瘤、增生、错构瘤、炎性）与组织学外观（如管状、管状绒毛状、绒毛状）
4. 从良性到恶性进展行为（如良性、不典型、癌）

多数息肉是肿瘤但并非必须是恶性，肿瘤性息肉有随时间推移获得侵犯与扩散能力的潜能，即转移；不典型是用于描述介于正常组织与侵袭恶性之间状态的术语。

息肉大小

多数直接描述息肉的方法是息肉大小。息肉直观上是有大量肿瘤细胞的较大肿块，有高度窝藏癌的可能性；Nusko 等 [137] 分析了腺瘤性息肉大小与侵袭性恶性表现间的关系（表 36-8）。

表 36-8 腺瘤性息肉浸润癌风险

息肉大小（mm）	数目	发生浸润癌的风险（%）
≤ 5	5137	0
6 ～ 15	3581	2.2
16 ～ 25	1069	18.6
16 ～ 35	516	42.8
37 ～ 42	6219	63.9
> 42	677	78.9

Data from Nusko G, Mansmann U, Kirchner T, Hahn EG. Risk related surveillance following colorectal polypectomy. *Gut.* 2002；51（3）：424-428[137].

与肠壁相连息肉

任何大小或结构息肉可能是广基、带蒂或二者均有，这种区别的主要临床意义在于内镜下切除的易用性，带蒂息肉更易于非手术处理去除[138-139]。

值得注意的重要之处是，与结直肠壁相连的息肉并不能准确地预测浸润癌的存在与否。结肠恶性息肉可能是带蒂或广基的，提供给患者的治疗选择有赖于息肉更多的其他特征。

息肉结构

基于息肉组织学结构，可分类为腺瘤性与非腺瘤性息肉，后者由增生性、错构瘤与炎性息肉组成。

腺瘤性息肉（腺瘤） 结肠最常见的息肉类型是腺瘤性息肉。基于由正常外观管状结构的不典型增生上皮范围，腺瘤性息肉分为管状腺瘤、管状绒毛状腺瘤或绒毛状腺瘤[140]。管状腺瘤的定义是病变内有80%或更多的管状表现，少于20%具有管状结构的腺瘤为绒毛状病变，而其余者为管状绒毛状病变；绝大多数息肉是管状（87%），极少数为管状-绒毛状（8%）或绒毛状（5%）[141]。

除了少数例外，腺瘤性息肉的治疗采用内镜下息肉切除术。包括结肠镜息肉切除术的结直肠癌筛查项目显示可降低结直肠癌发生率与结直肠癌的死亡率[142]。但是，预测小腺瘤进展为不典型腺瘤并逐渐发展为癌较为困难；一些生物学与分子学标志用以分析预测恶性潜能，但并未获大范围的应用[143]。纵向数据比较提示息肉不仅可以进展亦可萎缩[144]。尽管变化莫测，但任何腺瘤性息肉均应认为是癌前病变并按癌前病变处理。

所有腺瘤中有5%表现为侵袭性癌，但发生率与腺瘤大小、类型有关联（表36-9）[137,145]。

Haggitt息肉4级分类的定义已演化为描述带蒂或广基腺瘤性息肉内癌侵袭程度的实用工具[147]。此分类是恶性息肉处理的基础（图36-3）。Haggitt 1级、2级与3级的手术标本中淋巴结转移风险低于1%，而4级基底侵犯行为与广基T1病变相同，有12%～25%淋巴结转移风险。相类似的但更不为人所知的是Kuda与其同事于1993年提出的与预后相关的分类，将广基恶性病变黏膜下层侵犯分为3级（Sm1，Sm2，Sm3）（图36-4）[148]。

10%～41%受影响患者不论病变大小，扁平和（或）凹陷腺瘤是具有高级别不典型增生倾向的结肠腺瘤亚型[149]。这种腺瘤首先由日本描述，在这里发生概率似乎很规律。这类扁平或小于2 mm的轻度隆起与通常小于1 cm的病变容易于结肠镜检时忽视，在其达到典型癌大小之前已发生癌变[149-152]。最新利用色素内镜技术优点的筛查研究证实，在随机队列中所有的息肉中高达25%～36%表现为扁平腺瘤，人群中发现率达8%～11%[152-153]。

错构瘤息肉 错构瘤息肉是不同程度细胞成分组成，并认为其是无明显恶性潜能的非肿瘤实体[154,155]。错构瘤息肉表现为一些临床息肉病综合征（幼年性息

表 36-9 腺瘤性息肉和绒毛状线瘤：大小，组织学类型和癌变百分率

组织学类型	大小		
	< 1 cm	1 ～ 2 cm	> 2 cm
管状腺瘤	1%（1382）	10.2%（392）	34.7%（101）
中间型	3.9%（76）	7.4%（149）	45.8%（155）
绒毛状腺瘤	9.5%（21）	10.3%（39）	52.9%（174）

Reproduced, with permission, from Muto T, Bussey HJ, Morson BC. The evolution of cancer of the colon and rectum. *Cancer.* 1975；36（6）：2251-2270[146].

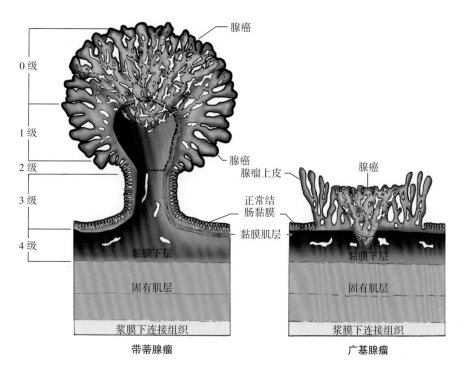

图 36-3　带蒂或广基息肉肿瘤浸润 Haggitt 分类 带蒂息肉：0 级——无浸润癌；1 级——带蒂息肉头部浸润；2 级——带蒂息肉颈部浸润；3 级——带蒂息肉中部浸润；4 级——带蒂基底浸润。广基息肉：所有病变 4 级（Reproduced，with permission，from Haggitt RC，Glotzbach RE，Soffer EE，Wruble LD. Prognostic factors in colorectal carcinomas arising in adenomas：Implications for lesions removed by endoscopic polypectomy. Gastroenterology.1985；89：328-336.）

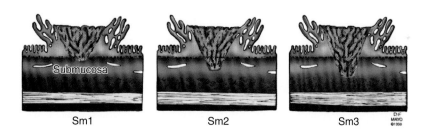

图 36-4　广基恶性息肉黏膜下浸润深度 Sm1——浸润黏膜下上 1/3；Sm2——黏膜下中 1/3 浸润；Sm3——黏膜下 1/3 浸润（Reproduced，with permission，from Nivatvongs S. Surgical management of early colorectal cancer. World J Surg. 2000；24：1052-1055.）

肉病、Cowden 综合征、Bannayan-Riley-Ruvalcaba 综合征）并于本章前面已讨论，这些综合征具有不同的肠与肠外疾病风险，由于错构瘤息肉内有不成熟腺体成分而具有增加发生肠癌的可能性。因为这些疾病极为罕见，所以这种风险的稳定估计是很难计算的。

增生性息肉　增生性息肉较小，表现为隐窝结构的黏膜过度广基外生，通常较小，极少数超过 1 cm；但是，这些较大息肉实际上可能是锯齿状腺瘤而非增生性息肉（见后面章节）[156]。结直肠内增生性息肉通常呈远端分布模式，以直肠、乙状结肠更为常见，据报道活检中患者年龄大于 60 岁高达 75%[157]。单一个

体中发现多个这类息肉并不罕见。

增生性息肉组织学显示为被覆非肿瘤上皮形成良好的腺体与隐窝。由于直径较小，增生性息肉通常无临床症状，但是较大或多发增生性息肉偶尔可有临床症状。

增生性息肉组织学被认为是良性并非癌前病变[156]，这种模式已受到由 Fenoglio-Preiser 于 1990 年开始的研究提出更多质疑[158]。增生性息肉有形成缺陷错配修复基因、确定的微卫星不稳定癌病灶的能力更强化了这种观念[159]；另外的研究阐明是一种表观遗传通路，增生性息肉 DNA 的促进子区域甲基化结果是沿

一系列步骤进展并导致锯齿状腺瘤与逐渐癌变[160]。临床显著的增生性息肉与锯齿状腺瘤是结直肠癌预防领域中重要的主题。

与腺瘤样息肉一样，有出现增生性息肉的易感个体可能增加发生结直肠癌的风险。增生性息肉的内镜与放射学黏膜异常表观与 FAP 相类似，但此综合征并不认为是可遗传的且无肠外表现。世界卫生组织（WHO）定义的其特性标准如下：①至少有 5 个组织学诊断为增生性息肉，其中 2 个大于 20 mm；或②乙状结肠近端发生的任何数目的增生性息肉患者的一级亲属罹患增生性息肉；或③结肠与直肠弥漫分布超过 30 个任何大小的增生性息肉[161]。在系列病例中符合上述标准的患者有或随后发生结直肠癌的风险高，但还没有基于人口的研究[162]。对增生性息肉病患者推荐结肠切除术，目前关于这种处理的恰当性还没有达成一致[163]。但最低限度上，严密地结肠监测是有指征的。

炎性息肉　炎性息肉是发生于或附近损伤上皮的反应性炎性再生过程的结果。基于 IBD 的范围与慢性化，炎性息肉更常见于此病。毗邻溃疡处多表现为炎性假息肉样突起；组织学上与扭曲的隐窝结构一起的肉芽组织与炎性浸润为特征。即使潜在的慢性 IBD 预示着结直肠癌的高风险，炎性息肉并无恶性潜能；IBD 活检应包括更多的扁平化外观区域而非息肉本身。

息肉转化

从定义来说，腺瘤性息肉的肿瘤学本质表现为不典型增生。为了量化不典型增生的临床严重性/重要性，将不典型增生程度分为 3 个级别，分类是基于息肉内上皮细胞的结构与组织学分化。

息肉的常用术语包括低级别不典型增生，中间级别不典型增生与高级别不典型增生［一些学者亦归于原位癌（Tis）］。一旦有明确的镜下结直肠黏膜肌层肿瘤浸润的特征，即为浸润癌（T1 或更高）。重要的分界是基于黏膜肌层表面未发现淋巴管。浸润癌的描述术语有高分化（Ⅰ级）、中分化（Ⅱ级）与低分化（Ⅲ级）腺癌。

结直肠息肉的治疗

内科医生治疗结直肠息肉患者的首要目标是将恶性浸润风险最小化，同时避免诊断与治疗的并发症。结直肠癌预防项目通过内镜去除癌前病变、于无临床症状时发现浸润癌，降低结直肠癌的死亡率得以广泛

认同，结直肠癌预防项目的有效性已被多个随机与非随机研究所证实[142,164-168]。

绝大多数结肠息肉可通过结肠镜去除，非适应证病例有 1 ~ 2 个原因。首先，息肉由于太大、基底紧贴肠壁或与患者、息肉相关的解剖因素而不能切除，这种情况下须仔细评估手术与观察处理的风险，有12% ~ 18% 的息肉可能藏有浸润癌[169-171]；其次，如息肉太多而数不清时，息肉切除术是不合理的。

当发现息肉有浸润癌时的处理主要基于浸润级别与息肉切除的完整性。基于 Haggitt 的观察（图36-3），其建议对于 Haggitt 1 级、2 级、3 级浸润癌息肉切除已足够（2 mm 边缘）、而 Haggitt 4 级浸润癌的治疗与广基病变相同[142,172]。

广基病变的处理存在争议，如广基病变不能用圈套器保证镜下至少 2 mm 完整切缘或如有淋巴管浸润、浸润至 Sm3 级（黏膜下 1/3）（图 36-4），患者应行标准的结肠肿瘤学切除。对于黏膜下浸润深度——Sm1（黏膜下上 1/3）、Sm2（黏膜下 2/3）病变的恰当的去除方法应基于手术与淋巴结转移风险而个体化[172-173]。疑似息肉区域内镜下印度蓝"刺青"便于随后的部位识别。

结肠恶性肿瘤

绝大多数结肠恶性肿瘤是结肠癌（腺癌），即为上皮源性恶性肿瘤。基于内胚层管状组织源性腺癌与其他组织学变种占组织学优势，并占所有结直肠恶性肿瘤的 90% ~ 95%；这部分的大多数类型归于此类型肿瘤，但也简略地讨论非上皮性肿瘤。

腺癌

结直肠癌（腺癌）是胃肠道最常发生的恶性肿瘤，第 4 位诊断的恶性肿瘤，世界范围内第 4 位癌相关死亡的原因[174]。鳞癌与腺鳞癌极其罕见，是直肠肛管连接部的特有癌。表 36-10 列举了 WHO 定义的结直肠癌的组织病理学分类。

多数结直肠癌的大体上有一息肉样或一溃疡浸润外观，亦可二者均有。极其罕见的结直肠癌病例有无节制生长，与皮革胃相似；而其他原发癌（如乳腺小叶癌、胃癌）的转移性病变或非上皮性肿瘤（如淋巴瘤、类癌）等亦应排除。

结肠癌中极其占优势的组织病理为腺癌，有少许黏液腺癌包括印戒细胞癌约占所有结直肠癌的 10%；与非黏液结肠癌相比，黏液癌通常于较晚期表现，而

表 36-10 WHO 结直肠癌组织病理学分类与意义

组织病理类型	病理	预后
腺癌	结直肠癌的 90% ~ 95%	
黏液腺癌	所有结直肠癌的 10%，细胞外形较细胞内型更常见	黏液组织学本身是否是阴性预后因素有争议
印戒细胞癌		
小细胞癌（燕麦细胞）	< 1%，组织学与小细胞肺癌相同	预后极差，几乎所有病例无前淋巴结、肝与脑转移
小细胞腺鳞癌		
鳞状细胞癌		
未分化癌（髓样癌）		

总体预后差[8,175-176]。

结直肠癌一极其罕见的变种是小细胞癌，约占所有病例的不足 1%，其与小细胞肺癌相似，似在一定程度上与神经内分泌来源相关；这类肿瘤有早期广泛扩散转移的高度倾向，预后极其差。

在不同节段，结直肠癌似有向右侧结肠癌分布的连续转变[177-178]，据估计 45% ~ 55% 的结直肠癌是发生于直肠（10% ~ 15%）或乙状结肠（40%），25% ~ 35% 发生于盲肠或升结肠、其余结肠分布基本相等。结直肠癌是从肠壁向腹腔或周围器官结构的肿瘤环周与透壁浸润的局部生长方式。肿瘤通过侵入淋巴管播散至局部淋巴结或通过侵入血管而发生远隔器官的血行转移，最常见的血行转移是经门静脉转移至肝，其他转移部位有肺或极少的转移至肾、骨等处；此外，肿瘤亦通过腹膜种植播散而发生腹膜癌扩散[179]。由于重力作用，腹膜种植可于盆底或结肠旁沟而长成巨大肿瘤（结节状板样肿块，Blumer's shelf）。大体检查可见沿神经周围浸润生长而有预后的阴性影响。约 20% 患者发现时已有远处转移证据（Ⅳ期肿瘤）。

结肠癌分期

结直肠癌的现代分期基于 TNM（肿瘤 - 淋巴结 - 转移）系统分为四个临床分期（Ⅰ ~ Ⅳ），美国癌症联合会（AJCC）最近刚刚将其更新（表 36-11 与 36-12）[8,180-181]。独立指标有肿瘤浸润（T）至或穿透肠壁有或无邻近器官侵及，受侵区域淋巴结数目（N），有无远处转移（M）；另外的修订用以反映确定分期的方法（p 代表病理，c 代表临床，u 代表超声）与 y 表示新辅助治疗后状态。

历史上的分类如 Dukes 与 Astler-Coller 等仍在偶

表 36-11 结肠癌的 TNM 分期（AJCC 癌症分期年鉴，7th 版，2010[181]）

分期	定义
原发肿瘤（T）	
Tx	原发肿瘤无法评价
T0	无原发肿瘤证据
Tis	原位癌：局限于上皮内或侵犯黏膜固有层
T1	肿瘤侵犯黏膜下层
T2	肿瘤侵犯固有肌层
T3	肿瘤穿透固有肌层到达浆膜下层，或侵犯无腹膜覆盖的结肠周围或直肠周围组织
T4a	肿瘤穿透腹膜脏层
T4b	肿瘤直接侵犯或粘连于其他器官或结构
区域淋巴结（N）	
NX	区域淋巴结无法评估
N0	无区域淋巴结转移
N1	1 ~ 3 枚区域淋巴结转移
N1a	1 枚阳性淋巴结
N1b	2 ~ 3 枚阳性淋巴结
N1c	淋巴结外肿瘤种植
N2	4 枚以上区域淋巴结转移
N2a	4 ~ 6 枚阳性淋巴结
N2b	≥ 7 枚阳性淋巴结
远处转移（M）	
MX	远处转移不能评估
M0	无远处转移
M1	有远处转移
M1a	远处转移局限于单个器官或部位如肝、肺、卵巢、非区域淋巴结）
M1b	远处转移分布于一个以上的器官 / 部位
切除范围	
RX	残留肿瘤组织不能评估
R0	无肿瘤残留
R1	镜下肿瘤残留
R2	大体肿瘤残留

TNM，肿瘤 - 淋巴结 - 转移

⊖ **表 36-12   AJCC 分级系统（AJCC 癌症分期年鉴，第 7 版，2010[181]）**

分期	原发肿瘤	局部淋巴结	远处转移
0 期	Tis	N0	M0
Ⅰ 期	T1	N0	M0
	T2	N1	M0
Ⅱ-A 期	T3	N0	M0
Ⅱ-B 期	T4a	N0	M0
Ⅱ-C 期	T4b	N0	M0
Ⅲ-A 期	T1 ～ T2	N1/N1c	M0
	T1	N2a	M0
Ⅲ-B 期	T3 ～ T4a	N1/N1c	M0
	T2 ～ T3	N2a	M0
	T1 ～ T2	N2b	M0
Ⅲ-C 期	T4a	N2a	M0
	T3 ～ T4a	N2b	M0
	T4b	N1-N2	M0
Ⅳ-A 期	任何 T	任何 N	M1a
Ⅳ-B 期	任何 T	任何 N	M1b

AJCC，美国癌症联合会

尔使用，但很多应予以弃用。

基于肿瘤切除范围（完全 vs. 不完全）与预后强烈相关，AJCC 提出附加指南用 R 以反映手术切除后肿瘤残留（表 36-11）[181]。

结肠非上皮性肿瘤

良性非上皮性肿瘤

脂肪瘤与脂肪瘤息肉病   脂肪瘤是发生的黏膜下病变，一般发生于 50 ～ 60 岁，通常大肠较小肠更为常见。组织学上息肉由被覆正常结肠黏膜的黏膜下脂肪组织肿块组成，孤立的脂肪瘤更常发生于邻近于回盲瓣的右侧结肠或升结肠；脂肪瘤息肉病可涉及全小肠与大肠。

通常脂肪瘤无症状，于结肠镜检时偶然发现。其特征性外观为正常黏膜覆盖的光滑肿块，可通过内镜戳肿块、其呈现为质软特征（"枕形气密试验"）。无症状、偶然检测到的病变可不予处理。

偶尔情况下脂肪瘤变大并突出于肠腔，可引起症状如胃肠道出血、腹泻、肠套叠或肠梗阻等[182]。内镜下圈套器去除脂肪瘤是可行的，但由于脂肪组织可

阻止电凝时传导至基底部血管足够的能量而有出血的风险；如发生此并发症，需要手术治疗；对于巨大、症状性脂肪瘤应考虑到此种可能性。另一种方法是内镜下切开被覆黏膜，可使脂肪瘤自发进入肠腔。

潜在恶性非上皮性结肠肿瘤

类癌与神经内分泌肿瘤   基于肿瘤的神经内分泌来源，类癌的现代命名分类为神经内分泌肿瘤。其特征是上皮样细胞成分上皮下巢；类癌瘤可发生于身体所有部位，SEER 数据库中一项 11 427 例患者的最新研究发现，胃肠道受影响占 55%，最常见部位是小肠（44.7%）、直肠（19.6%）、阑尾（16.7%）与结肠（10.6%）[183]，而传统的报道认为阑尾是胃肠道内最常发生的部位。据报道，结肠与直肠的年发病率是 2.0 和 4.2/100 000；转移的风险与类癌大小成正比[183]。与多数肿瘤不同，类癌瘤的侵袭性并不完全基于组织学条件（如侵及固有肌层），但包括临床方面。无恶性行为的其他确定性指数，小于 1 cm 的类癌被认为是良性的；而大于 2 cm 的病变更可能为恶性，二者之间存在未确定的灰色区域或潜在恶性[184]。恶性类癌可通过淋巴结局部扩散或直接转移至肝。

胃肠道类癌患者可能是完全无症状或表现为肠梗阻、出血、类癌综合征或类癌心脏病也就是获得性，通常为右心瓣膜心脏病[185-186]，血管活性物质 [如血清素与 5- 羟吲哚乙酸（5-HIAA）] 是类癌肿瘤释放的，但绝大部分进入全身循环以前通过肝首过效应清除。由于类癌常常并不引起类癌综合征而是直至转移到肝的病变直接释放入全身循环中产物而引起，所以是预后差的征象。后肠类癌瘤（发生于横结肠远端或更远端）由于无神经内分泌活性而不引起类癌综合征。

类癌的诊断可为临床疑似，由于病变位于黏膜下，通常不能内镜下取活检，除手术切除外难以由组织学确定。类癌瘤术前病情检查应包括 24h 5-HIAA 尿液检测与血浆嗜铬粒蛋白质 A，两种指标亦用于术后监测。断层影像与生长抑素受体闪烁显像是评估全身性疾病的工具。多中心性与胃肠道、泌尿生殖系同时性恶性肿瘤相关的高发生率是上、下胃肠道内镜检查正当性的理由[187]。

除非有临床禁忌证，所有大于 2 cm 的类癌均应行肿瘤学切除；小于 1 cm 肿瘤可行局部处理，而 1 ～ 2 cm 大小病变的处理存在争议[184]。

胃肠道间质瘤（GISTs）   GISTs 是胃肠道最常见的间叶肿瘤，来源于肠起搏细胞——Cajal 间质细

胞[188]；60% GISTs 发生于胃，小肠 29%，结肠、直肠与直肠阴道隔 2%，食管为 9%[189]。症状为非特异性，包括疼痛、梗阻、出血与肿块，与其他间叶肿瘤（如平滑肌肉瘤）的区别的重要性是预后。肿瘤大小与光镜测定有丝分裂速度（每高倍视野有丝分裂数）是最为重要的预后指标[188]。GISTs 诊断基于大体特征与免疫组化 c-kit（CD117）表达，此标志物几乎可见于所有 GISTs，并认为其是诊断的一个关键元素，但发现少数其他特征性肿瘤 c-kit 阴性[190]。绝大多数 GISTs 有酪氨酸激酶 KIT 受体突变活化，另外一些肿瘤亚型表现为 KIT 相关激酶基因血小板源生长因子受体 α（PDGFRA）突变[191]。KIT 与 PDGFRA 突变是二选一的，在 GISTs 致癌机制中是相互排斥的[192]。CD117 表达检测有重要的实用性，阳性与抑制 KIT 激酶活化的伊马替尼（格列卫）治疗的肿瘤反应性相关。局部可切除性 GISTs 的基本治疗是无损毁的手术切除，复发与局部进展或转移性肿瘤治疗日益采用伊马替尼的姑息性、辅助或新辅助治疗。

结节性淋巴样组织增生　特征性表现为小肠与大肠数不清的由黏膜下淋巴样滤泡组成的息肉，胃内少见。不同源性免疫缺陷性相关疾病 [如肿瘤、血液增生性异常、免疫球蛋白 A 缺乏与人类免疫缺陷病毒感染（HIV）]，在这些病中出现复发性感染病例（如贾第鞭毛虫病）会促进结节性淋巴组织增生。具有免疫力患者通常无症状，结节性淋巴样组织增生可偶然发现。结节性淋巴样组织增生与随后淋巴瘤（小肠）的发生率上升相关[193]。

恶性非上皮性结肠肿瘤

淋巴瘤　结肠原发性恶性淋巴瘤并不常见，仅占所有结肠恶性肿瘤的 0.2% ～ 0.4% 和所有胃肠道原发淋巴瘤的 10% ～ 115%、胃肠道淋巴瘤占结节外淋巴瘤的 30%[194]。结肠最常见发生的部位是回盲部（70%）、然后是直肠与升结肠，大体外观可是环周或息肉样肿块、溃疡或弥漫性浸润伴肠狭窄与肠壁增厚[195]。86% 的病变为孤立性病灶，但实际上是多发与弥漫性的。肠淋巴瘤可再分为 B- 细胞淋巴瘤（85%）与 T- 细胞淋巴瘤（15%），在 B- 细胞淋巴瘤中套细胞淋巴瘤预后较差、而黏膜相关性淋巴样组织（MALT）淋巴瘤较其他 B- 细胞肿瘤类型有较好地预后[195]。对局限性肿瘤有手术切除指征，多数作者认为内科治疗是主要治疗方式；包括诸如 MALT 淋巴瘤的抗感染或例如通过对 HIV 相关 B- 细胞淋巴瘤的

抗病毒治疗，重建患者免疫功能等新方法[196]。

胃肠道多发性淋巴瘤性息肉病具有明显的临床病理特性，这种罕见的原性胃肠道淋巴瘤类型多发生于高龄患者，约占所有胃肠道淋巴瘤的 9%[197]。息肉广泛发于胃肠道的各个阶段，需用组织病理学与免疫组化技术区分淋巴瘤性息肉病与胃肠道其他类型息肉病。

Kaposi 肉瘤　通常是与疱疹病毒 -8（HHV-8）感染、同时有免疫抑制（如 HIV/AIDS、长期应用类固醇或应用免疫抑制剂等）状态相关的多灶性血管肉瘤，器官移植受者的发生率约为 0.5% ～ 0.6%、但常侵及皮肤。极其罕见的是直肠肛管或肠受侵而表现为特征性淡蓝色 - 紫红色黏膜下结节。治疗旨在改善免疫状态，但化疗和少数放疗适合于免疫状态不能恢复的患者[198]。

平滑肌瘤　结肠平滑肌瘤罕见，最常见的类型是黏膜肌层的广基平滑肌瘤。组织学上由与平滑肌细胞相似的梭形细胞构成的平滑肌肉瘤更不常见，以极具侵袭性与快速致死性生长方式为特征。当有可能时，肿瘤学切除与辅助化疗可作为治疗的选择[199]。

结肠继发性肿瘤

子宫内膜异位症　子宫内膜异位症有 15% ～ 20% 可侵及结肠或直肠，而拟似结肠癌。病变罕有超过 5 cm，侵及浆膜下或肌层，亦可突出于肠腔。当子宫内膜组织延伸至结肠黏膜时，活检可误诊为腺癌。

结肠外癌侵犯　非结肠原发性肿瘤的局部进展可直接侵犯结肠并引起结肠癌症状（出血、梗阻、瘘），这些肿瘤可源于结肠邻近器官（女性生殖器、膀胱、前列腺、肾、胰腺、十二指肠、肝等）。

转移癌　其他原发部位癌可转移至结肠而偶尔似原发结肠癌。转移源最常来自乳腺小叶癌、胃癌、卵巢癌、恶性黑色素瘤、白血病，后者可通过骨髓浸润诊断。

结肠手术解剖学

解剖的基础知识无疑是获得最佳肿瘤学预后与最小化并发症发生率、以成功为导向外科技术的关键。大肠从回肠与盲肠连接处开始并延伸至肛管，约 5 ～ 6 英尺（125 ～ 150 cm）长，可分为带阑尾的盲肠、升结肠、横结肠、降结肠、乙状结肠、直肠；乙状结肠末端与直肠始端的定义仍未统一，直

乙交界的最佳定义从功能性还有外科角度来说是结肠带的汇合处[200]。但是，此解剖参考点内镜不可视性最近引领 NCI 与其他专家委员会基于临床试验的同一性目的而定义直肠为硬乙状结肠镜测量的肛缘上 12～15 cm[201]；此内镜定义是为确定直肠而非乙状结肠合适的术前（新辅助）放化疗所必需的。弃用了高度可变与定义不准确的概念：①腹膜反折或②骶骨胛水平的直乙交界。

结肠动脉、静脉的血液供应与淋巴管总结于图 36-5。结肠动脉血供来自肠系膜上动脉（SMA）与肠系膜下动脉（IMA），二者供应的分界区是结肠脾曲（Drummond 动脉）；直肠有来自髂内动脉的另外分支。由于有明显的解剖变异，结肠的血管蒂由回结肠与右结肠动脉（SMA 的终末支）、左结肠动脉（IMA 的第一支）、与直肠上动脉（IMA 的远端支）组成。外周静脉血液供应伴随动脉，但中央部分分为肠系膜上静脉与肠系膜下静脉，二者于不同水平汇入门静脉系统。淋巴引流始于结肠黏膜下淋巴结，引流穿过肠肌层至结肠上淋巴结，伴随肠壁血管续至结肠旁淋巴结，至大血管腹主动脉起始处的主淋巴结，这些淋巴结组成腹腔、肠系膜上与肠系膜下组淋巴结。

为保证手术安全，应充分了解与结肠邻近的结构的关系，其多数位于腹膜后。结肠是部分腹腔内器官，仅横结肠与乙状结肠完全由腹膜覆盖、有游离的系膜；升结肠与降结肠包括肝曲、脾曲部分位于腹膜外，与重要解剖结构接近。右半结肠的重要的结构

包括右侧输尿管与十二指肠；横结肠切除时，SMA/SMV（与其分支）与胃网膜血管；游离脾曲时脾、胰腺与左肾；左结肠或乙状结肠切除时、左侧输尿管、生殖腺血管与腹下神经多处于危险之中。

结直肠癌的临床表现

症状与鉴别诊断

结直肠癌无任何早期体征，实际上直至肿瘤生长至相当大而仍无症状，除非患者有肿瘤并发症的表现（如肠梗阻、出血、穿孔或形成瘘）；病状多是轻微、不典型与模糊的，通常有无法解释的体重减轻、慢性失血所致的贫血与虚弱、肠胀气或发作性腹部绞痛等。如有表现，这些症状应怀疑肿瘤分期为局部进展期，实际上有 20% 结直肠癌患者在首次出现症状时已为有远处转移的Ⅳ期病变（表 36-13）。由于近端结

表 36-13　单结肠原发癌分期分布

分期	数量	（%）
0，Ⅰ	1845	（37.8）
Ⅱ	1085	（22.2）
Ⅲ	825	（16.9）
Ⅳ	955	（19.6）
未分期	168	（3.4）

Data from Passman MA，Petrelli N，Carlin A，et al. Guidelines 2000 for colon and rectal cancer surgery. *JNCI*.2001；93（8）：583-596[202].

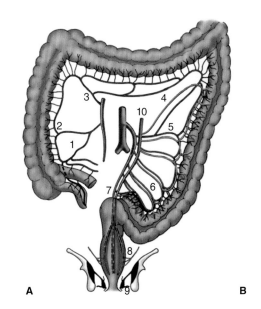
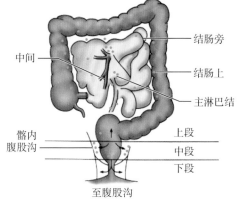

图 36-5　结肠解剖　A．结肠动脉与静脉；B．结肠淋巴引流

肠粪便仍为液性或多半固体性，近端结肠在引起梗阻前可生长为相对较大体积；更远端病变即使是局限的（如左结肠或直肠），更易出现大便习惯改变，包括直肠出血、排出黏液或黏液便、突发便秘、腹泻便秘交替或大便变细等。盆腔或肛管疼痛是一个恶性征兆，其由于肿瘤增大、穿孔或直肠括约肌侵犯所致。

任何大肠梗阻、直肠出血、除经肛以外排气或排便或腹膜征象应都提高结直肠恶性肿瘤的警惕性。直至证实为其他病变，应与其他疾病鉴别。梗阻可能为慢性结肠憩室炎、良性息肉、Crohn 病或结核等引起；直肠出血可由于痔与其他良性直肠肛管疾病、憩室、动静脉畸形、子宫内膜异位症以及直肠炎或结肠炎引起；但是，即使临床评估中发现有这些良性疾病之一，症状在大肠恶性疾病排除前不应主动归因于此。

由于症状对于结直肠癌预防或早期检测并不可靠，风险调整筛查项目对无症状个体实现（本章前面已讨论）降低癌死亡率是极为重要的。

在出现癌的急性并发症时，处理方案不仅应包括减轻症状与最小化并发症的发病率，亦应包括针对肿瘤的足够的肿瘤学治疗措施。

病史与体检

仔细地询问病史与体检仍然是所有出现胃肠道症状患者的基石，包括询问大便习惯改变、最后一次大便与排气时间、体重减轻、个人与家族癌症病史尤其是结直肠癌或其前驱病变；警惕易致结直肠癌的可能潜在病变与遗传不仅对个体处理而且对可能受影响家族成员的充分咨询来说极为重要。

仔细体检可识别可触及的肿块和（或）肿瘤并发症或播散征象。除生命体征与体温外，患者一般状况可显示有恶病变质、脱水、黄疸或淋巴结肿大的证据；如左锁骨上淋巴结肿大可能是首发或广泛转移胃肠道恶性肿瘤的晚期体征（Troisier 征），腹部检查可可触及原发肿瘤、肝大（肝转移？）、腹胀和（或）肠鸣音（部分或完全肠梗阻？）等，腹膜征象如局部肌紧张、反跳痛或叩击痛提示肿瘤穿孔。肛诊或直肠镜是排除直肠侵犯或确定可触及肿瘤远端距肛缘的精确距离、轴性与环周延伸、肿瘤相对于邻近结构（如骶骨、前列腺/阴道、肛门括约肌）的移动性，此外，示指应评估直肠穹窿是否有粪便、血液或黑便。

全面彻底的检查对评估患者全麻下腹部大手术耐受性的一般健康状况所必需，有急性症状的急诊处理尤其更应注意。长期禁食、恶心或呕吐、肠梗阻期间

或穿孔后液体迁移至第三间隙将迅速导致营养不良与脱水状态，脓毒症或急性与复发性失血潜在加重这些症状并导致严惩容量丢失。尿量减少、心率增快、低血压、体温升高、短期内体重减轻、皮肤皱褶、口腔黏膜干燥与酸中毒等均为示警信号。需要在进一步临床诊断检查与监测的同时快速补足液体与容量复苏。血液检查可解释一些示警信号。如脱水可有不正常的高血细胞比容并掩盖明显的失血。

检查

有症状提示结直肠癌的患者应行 3 个目的的一系列适时检查：①评估大肠的原发病变、伴发病变与可能潜在的结肠疾病；②确定肿瘤是否已有转移；③评估患者的可手术性（总体状况与并发症）。

大肠的彻底评估

不论采用何种方法，最主要的是确定有恶性的病理证据并排除大肠其他节段的同时性病变。内镜与放射学技术均可以评估结肠与直肠，每种检查均有其固有的长处与缺陷。

硬直肠镜与纤维乙状结肠镜　这些一线检查工具多用于门诊患者的处理，以准确评估远端结肠与直肠病变；两种方法均可快速、广泛应用、且仅需要较小限度的肠道准备（灌肠）。但是并不能提供结肠其余节段的完整信息，因此其对于手术前补充研究是有价值的。此外，众所周知的是纤维乙状结肠镜提供肿瘤水平测量不准确，确定直肠对结肠的肿瘤部位应行硬直肠镜检查。

结肠镜　结肠镜由于检测肿瘤的高度敏感性且可取活检，已成为确定性的选择；其可提供全结肠黏膜的准确信息（如息肉、同时性癌、结肠炎、黑素沉着病与憩室），并且可用于去除同时性肿瘤性息肉。除确定结肠病变环周与纵向范围外，结肠镜还可着重于功能方面的治疗如通过电凝、激光消融或置入自膨金属支架等处理活动性出血或急迫梗阻，由此可将急诊状态转为择期治疗。

结肠镜检的总体风险率较低，肠穿孔发生率不足 1%，但有一些技术上的局限性；有 25% 较小病变未检出，据估计，由于技术原因不能到达回盲部的发生率为 10%。此外，结肠镜所见的准确位置除非有直接邻近 1～2 个绝对标志（齿状线或末端回肠地毯样绒毛）才足以定位；相对标志（如内镜下结肠形态、肝脾压迹、回盲瓣与阑尾开口）或从肛缘插入长仪器等

有较大变化而不可用。从实用角度，这些障碍可采用印度蓝"刺青"病变区域可于术中或重复检查时识别病变。

灌肠造影   放射学造影剂灌肠是结肠评估的可选方法，造影剂灌肠对于近梗阻结肠病变是结肠镜检有价值的补充；此外，还有结肠病变解剖位置更准确可视的优势（线路图），理想的是待肠道清洁后行气钡双重对比造影技术；但在急性处理时，尤其是疑似结肠穿孔时使用钡剂是禁忌的（有钡剂腹膜炎风险），可用水溶性造影剂材料替代（如泛影葡胺）。

结肠癌典型的造影表现为固定的充盈缺损与轮辐状黏膜纹破坏（"苹果核"），而非黏膜外挤压或慢性憩室炎有完整黏膜的充盈缺损；虽然术前结肠癌组织学确诊更可取，但钡剂灌肠或内镜下明确的特征性大体表现是进行手术的充分证据。即使有严重梗阻性病变造影检查仍有较好地通过性，通常可达回盲部。此外，对憩室或结直肠与盆腔器官之间的疑似瘘有良好地显示。造影检查的一个主要缺点是不能活检与检测较小病变[95]。

新技术   CT 结肠成像（"虚拟结肠镜"）[203-204] 与微胶囊检查在过去的十年间不断发展，已成为两种前述方法的高技术替代方法。值得注意的是，CT 结肠成像仍然需要患者肠道准备及必须注气。对这两种新方法有很大期待，随着时间迁移会继续改善，这些技术的确定性有待更深入地阐明。

早期研究提示，CT 结肠成像有相当高的假阴性率与假阳性结果[204-205]。一项包含 937 例有结直肠癌风险因素患者的最新研究，CT 结肠成像对 6 mm 或更大病变有 85% 的敏感性[92]。到目前为止，此技术受到以筛查为目的的医保制度的批准，将来随着更多的有效研究而有所改变；遗憾的是，附带的肠外表现可能引起大量不必要的测验，增加了健康保障系统巨大支出。目前，CT 结肠成像对于不适合或不成功结肠镜检查患者极为有用。

局部肿瘤范围与转移播散评估

结肠癌术前传统分期并不强求更进一步的影像学检查，原因是绝大多数病例并不改变局部手术入路；但是，术前断层影像学检查（CT 或 MRI）愈来愈成为标准的处理[206-207]。这种转变的理由是双重的：首先，患者有明显的肝病负荷（> 50% 病变替代肝）可能有不耐受全麻风险而应于手术前行化疗或替代手术。在美国，最常用的断层影像技术是 CT 扫描，其对检测大于 1 cm 的肝病变有 90% 的敏感性与 95% 的特异性[208]。其次，外科医生警惕局部疾病进展的征象可能改变手术计划与有必要让其他专家（如肝胆、泌尿、妇产科）参与手术。

为排除肝外尤其是肺部转移，通常正侧位胸部 X 线片即已足够，虽然此检查捕获量相对较低。胸部 CT 扫描对于证实传统影像检查疑似病变是必需的、并且仅最小化增加已接受腹部与盆腔检查患者的负担。

正电子成像术（PET）在评估转移性病变的地位上升。目前并不推荐采用 PET 作为结直肠癌基本处理，此技术显示对转移病灶的更高敏感性[209]；其提高敏感性的程度可由现有分期系统算法转化而来。目前其最大的应用价值是：①患者疑似全身性疾病（如高水平肿瘤标志物）而未证实；②存在以前未知的肿瘤表现（如复发 vs. 瘢痕，孤立 vs. 多发肝转移，肝外转移）的特殊情况对治疗方法有影响（如手术 vs. 非手术）。

实验室与术前检查

术前实验室检查的目的是提供肿瘤的病理生理影响的证据，除外影响患者总体可手术性的全身健康问题，一个全面检查包括全血细胞计数、电解质、肌酐/血尿素氮（BUN）、血糖、肝功能检查 [碱性磷酸酶、天冬氨酸氨基转移酶（AST）、丙氨酸氨基转移酶（ALT）、胆红素、总蛋白、白蛋白）] 与凝血参数 [凝血酶原时间（PT）、部分凝血时间（PTT）、国际标准比（INR）]，动脉血气分析与可急诊或根据患者风险情况（如心肌酶，等）开出的附加检查。

即使是癌胚抗原（CEA）等肿瘤标志物是常规检测，但由于对结肠癌的敏感性与特异性低而价值有限，并且其测定值并不能改变治疗。CEA 在近端胃肠道癌、肠良性炎性疾病、肺癌与乳腺癌以及吸烟等亦可升高；虽然如此，CEA 水平测定在一些情况下证实有价值，如术前升高的 CEA 恢复至正常意味着肿瘤完全切除和术后升高提示肿瘤残留或复发[210]。

术前标准评估包括心肺评估与检测肺部转移的（见前述章节）胸部正侧位 X 线片，对于年龄超过 40 岁或个人史患者应行心电图（ECG）与肺功能检查 [最大肺活量（FVC）、一秒用力呼气量（FEV1）、残气量（RV）与弥散量] 检查；是否对患者行特殊检查，如心脏负荷试验、超声心动图、心肌灌注显像或心脏介入检查等取决于患者病史与评估风险。

治疗

手术治疗原则

基本原则是任何结直肠癌都有手术指征，除非肿瘤广泛扩散或患者总体健康状况有手术禁忌；此外，任何有癌统计学风险、不能保守治疗的病理学癌前病变（如健康个体的大而广基息肉或溃疡性结肠炎的不典型增生）亦是手术指征。

手术治疗的总体目标是达到肿瘤治愈或延长生存或至少是无瘤生存；对于病理学癌前病变伴或不伴原发疾病（如溃疡性结肠炎或 FAP）者为预防癌变，观念上应去除有癌风险的病变。姑息治疗情况下，治疗的目标是延长无症状生存期。

通常肿瘤局部控制的基本治疗目标是预防肿瘤并发症，亦即梗阻、穿孔、瘘形成、出血、疼痛等。即使有肝、肺等远处转移，原发肿瘤的切除亦是优先合理的；理由是孤立或数目有限的肝、肺转移灶可通过肝、肺部分切除或转移病灶切除治疗可有高达 35% 的治愈率，转移病灶的存在并不一定改变原发病灶治愈性切除治疗方案。但是，如有广泛转移或腹膜转移，癌治愈不是一个理性目标，减轻症状与预防即将来临的局部并发症，如恢复肠道连续性是最好的姑息治疗。

特殊的手术与肿瘤学策略治疗计划基于一些因素，应考虑肿瘤局部精确位置、肿瘤分期、结肠同时性病变或原发病变、异时性病变风险、患者年龄与一般状况、局部手术范围与时机等，当确定手术范围后，应讨论手术方法与途径，即是否只适合开腹手术，还是腹腔镜手术可能更合理与有益。

不同于直肠癌，新辅助治疗（如术前放疗）并不适合绝大多数结肠癌患者。患者有可切除性转移病变，术前化疗随后联合结肠与肝切除是有吸引力的分期切除的选择方法，并对评估肿瘤对特殊化疗方案的反应性有帮助。在期望不能切除的病灶中，仅有少数局部进展病变采用化疗。辅助治疗（如术后）将本章后面讨论。

术前准备

当患者是手术候选对象时，需要强调一些术前步骤。

输液　多数结肠手术可在不需输血进行，无血手术明显提高输血阈值减少了输血需求；输血的指征由开始时的血红蛋白、患者年龄、生理状态、缺血事件

病史（冠心病、卒中等）和预期与真实术中失血等所决定；作为常规，推荐筛选患者血型，对这些高危情况储备交叉配血。

虽然血源性感染风险较低，但仍有一些有关输血免疫作用对结直肠癌总体预后影响的争论；由于最初报道输血与复发的可能性相关[211]，多数后续报道得出矛盾结论。荟萃分析研究强烈质疑是否有这些结果的真实原因[212]，其他因素如需要切除的范围、肿瘤部位、外科医生的经验可能与复发更为相关，但输血可能为广泛疾病与手术范围的间接反映；而且，结直肠癌手术切除的患者自体与异体输血随机对照试验并未显示出预后的统计学差异[213]。

肠道清洁　传统上认为肠道清洁是任何择期结肠手术的必需术前准备，其合理性是基于结肠是巨大的数不清的厌氧与需氧菌的细菌库；但是，最近对择期结肠手术对比机械准备与非准备的前瞻性、随机、对照研究与荟萃分析并非显示接受机械准备患者的感染率、吻合口漏或死亡率的明显下降[214-220]。与证据相比，多数结直肠外科医生仍对其患者行肠道清洁，肠道准备无可争辩的优势有：①如果需要，术中可行结肠镜检；②如行一期吻合，无吻合前粪便负荷或无预期的组织质量不佳且需要粪便转流。

市售有多种可用于肠道机械性清洁的泻剂、洗肠剂与灌肠剂，但这些产品通常均是聚乙二醇（如 GoLYTELY）或"辉灵"磷酸钠盐（Fleet Phospho Soda）；后者肾衰竭禁忌使用且在美国需要进行更广泛的审查。无公认一致的最佳方案（如单纯顺行清洁或联合逆行灌肠）前，通常选择是个人偏好。基于不同患者状态与梗阻程度，肠道清洁应于手术前 1 或 2 天开始；导泻可致明显的液体与电解质紊乱，高龄患者更易出现此并发症，应预先给予输液与电解质。

抗生素预防　术前预防性应用抗生素旨在减少结肠与皮肤细菌量，并曾认为是结直肠手术的重要步骤。手术部位感染率的基准点与伤口污染程度相关，预防性应用抗毒素区别于已存在感染治疗性应用抗生素，预防性应用抗生素（患者并未罹患者感染）应用为针对性、足够剂量与短程（如切皮前 1 小时开始与不超过 24 小时）以使抗生素副作用最小化与抗生素抵抗。抗菌谱需同时覆盖需氧菌（葡萄球菌、大肠埃希菌、克雷白杆菌、变形杆菌等）与厌氧菌（如脆弱拟杆菌、梭状芽胞杆菌）。

最常用的预防方案是静脉应用广谱抗生素，有一些可选择的抗生素：①单一抗生素（厄他培南、哌拉

西林 - 他唑巴坦）；②联合应用 2 种抗生素（二代或三代头孢菌素 + 甲硝唑，氟喹诺酮 + 甲硝唑，克林霉素 + 氨基糖苷，克林霉素 + 喹诺酮，克林霉素 + 氨曲南）；③或 3 种联用如阿莫西林 - 克拉维酸 + 甲硝唑 + 氨基糖苷。口服抗生素（如甲硝唑联合不吸收新霉素）与肠道机械准备联合起来可达到类似效果，但可能增加院内二重感染可能，尤其是艰难梭状芽胞杆菌。

根据国家指南的对于有细菌性心内膜炎高危患者（如有机械性瓣膜患者）应特别考虑须预防性应用抗生素。

预防血栓 推荐对所有接受大手术患者预防血栓以减少术后深静脉血栓与肺栓塞的发生率，药物预防与物理预防（如充气加压袜）被证明是有效的[221]，但药物预防的应用最近得到强烈推荐而被认同[222]。小剂量普通肝素与小分子量肝素（LMWHs）均无显著并发症且减少术后血栓事件方面等效[223]；最新随机研究显示 LMWHs 有轻微出血事件发生率略高[224]。基于经济分析，数据支持皮下应用肝素较 LMWHs 更具经济效益比[225]。推荐至少于术前 2 小时应用这些药物并持续至术后患者完全恢复活动为止。间歇性充气加压袜是肝素的替代方法，对预防深静脉血栓形成的成功率相等，且具有不增加出血风险的优势[226]。对接受结直肠切除患者，是否联用化学药物与充气加压袜的优势还在确定中。

需服用华法林抗凝患者（如有机械性瓣膜）应于术前转换静脉应用肝素而停用华法林并用维生素 K 对抗其作用。于切皮前 4 小时停用肝素，于术后 24 小内恢复逐渐增加剂量。

导尿管/支架 全麻诱导后对所有大手术病例应行膀胱导尿术，充分监测围术期与术前尿量。对曾有结直肠或盆腔解剖病例，置入输尿管支架可保证术中识别与保护重要结构。腹腔镜结肠手术并不需要常规应用输尿管支架，但是对有挑战性腹腔镜手术选用发光输尿管支架更有利于识别这些重要结构。

鼻胃管 置入鼻胃管并非接受结肠或直肠切除患者的常规措施，应尽量避免，除非患者有完全或不完全性肠梗阻[227]。

术前标记造口位置 对于手术中需要永久性或临时性造口患者，术前由造口护士协助标记理想的造口位置将有利于患者术后自行处理造口。

超前疼痛处理 有效的镇痛治疗不仅是为了病人舒适的一个重要因素，并可减少术后肺部并发症。术前硬膜外镇痛是有价值的策略，除止痛作用

外还可通过抑制交感神经而促进术后肠功能早期恢复。对于腹部切口需要阻断的相关节段位于胸段水平（T6 ~ T12）。

手术

一般技术原则

结肠癌手术目的是结肠癌段的治愈性切除，包括肠系膜的滋养血管与伴随动脉的淋巴管、任何肿瘤直接侵及的器官的切除。由于淋巴是沿结肠供血动脉走行，结肠供血动脉应于其起始部分离、切断；于血管起始部结扎血管可确保影响患者明显预后的尖淋巴结的阻断[228]，在正确平面仔细地分离是手术成功的支柱。历史上早期血管结扎与布带阻断肠管的 Turnbull 非接触技术预防肿瘤栓子与改善生存率并非显示出其优势[229]。

切除肠管与系膜长度受肿瘤位置与主要动脉分布所决定（表 36-14），但结肠肿瘤的根治性切除应达到至少 5 cm 近端与远端切缘的清除；高风险患者局限肿瘤外的扩大切除未显示出较好的额外生存价值[230]，但是，"边缘区"位置肿瘤应切除包含可能两侧扩散的邻近淋巴组织。如肿瘤附着或侵及肾或小肠等邻近器官，技术上可行时应行整块切除；理由是肿瘤与邻近器官间的附着可能非炎性而是癌的缘故，单纯分离或"剜除"肿瘤并非是可接受的手术技术但它可降低治疗的机会。

当结肠有同时性癌时，应施行理想的仅有一个吻合口的扩大或结肠全切除术；偶尔，有 2 个吻合口伴 2 个独立切除（如右半结肠与前低位切除术）更能保证足够的结肠长度、避免结肠切除术后腹泻。有基础病变的全结直肠癌（如溃疡性结肠为或 FAP）需行全结直肠切除、下拉式回肠肛管吻合或回肠造口术[80]；近乙状结肠的年轻（< 50 岁，有/未证实的 HNPCC 基因群）患者可行全腹结肠切除减少异时性癌风险并便于监测[231]。

对于肿瘤广泛扩散不适合手术或姑息性切除患者可行楔形切除，可减轻患者症状并预防原发肿瘤可能在将来发生的梗阻与出血。

术中手术技巧

体位 对所有左半结肠切除病例，建议将患者置于改良截石位而可达肛管（如闭合器吻合）并可使助手或手术医生站于患者两腿之间牵拉或良好术野下游

表 36-14　结肠标准切除术

肿瘤位置	切除	范围	主要血管	安全切缘（cm）
回盲部	右半结肠切除术	末端回肠与中横结肠，包括肝曲	回结肠动脉、右结肠动脉、结肠中动脉右支	5
升结肠	右半结肠切除术	末端回肠与中横结肠，包括肝曲	回结肠动脉、右结肠动脉、结肠中动脉右支	5
结肠肝曲	扩大右半结肠切除术	末端回肠至降结肠（脾曲远端）	回结肠动脉、右结肠动脉、结肠中动脉	5
横结肠	扩大右半结肠切除术（横结肠切除）	末端回肠至降结肠（脾曲远端）横结肠（包括两曲）	回结肠动脉、右结肠动脉、结肠中动脉 结肠中动脉	5
脾曲	扩大左半结肠切除术	结肠肝曲至直乙交界结肠（乙状结肠、直肠起始段）	结肠中动脉、左结肠动脉、肠系膜下动脉	5
降结肠	左半结肠切除术	脾曲至乙状结肠（直肠起始段）	肠系膜下动脉、结肠中动脉左支	5
乙状结肠	直乙结肠切除术	降结肠至直肠	直肠上动脉、肠系膜下动脉	5

离脾曲；其他结肠切除可采取相同的体位，但仰卧位通常足够并且摆放迅速。腹腔镜手术常常需要手术台倾斜与向深 Trendenlenburg 体位移动，必须对患者行适当地固定与保护。

切口　开放手术，通常经正中切口进入腹腔；我们通常推荐结直肠切除术采用脐下切口以获得盆腔分离时的良好显露。对于更近端的结肠切除术，短但较高的正中切口可能更为方便；此外，横形切口或肋缘下切口可于右半结肠切除术时有良好的显露。

腹腔镜手术时第 1 枚套管可于气腹针或开放 Hasson 技术置入，附加工作套管位置的选择可以此为中心环形布置。

探查　当进入腹腔后（开腹或腹腔镜），全面地探查腹腔，决定肿瘤的可切除性，尤其是应注意肝脏是否有远处转移、腹膜癌扩散或大肠有另外的同时性病变；同样地评估其他器官系统如胆囊与女性生殖器官等。

结肠切除　外科手术标准化分为三个部分：右结肠、左结肠与直乙状结肠；有赖于患者个人需要切除的范围，这三个部分有可能是联合的（表 36-14）。最大化切除的细节性描述即开腹全结肠切除术／直肠结肠切除术，必须施行任何小范围结直肠切除的各个步骤的所有信息均将提及。

腹腔镜切除应达到相同的步骤；但是，取决于外科医生偏好与技术，贯穿整个手术的关键步骤是由从中间向外侧游离结肠并且造成结肠自牵拉所决定的（如在游离腹膜后韧带前从滋养血管根部开始）。

仔细探查腹部后，从右侧开始游离结肠；于此第一阶段采用移动式（如 Richardson 拉钩）而非固定式（如 Balfour 或 Bookwalter 拉钩）腹壁拉钩，可根据需要更加方便单向显露。从腹腔内切除的小肠移向左侧，于回盲部与升结肠反向牵拉将腹壁牵向右侧；于 Toldt 白线行一小切口进入腹腔后，从腹膜后结构抬举升结肠，沿结肠旁沟从末端回肠开始至肝曲打开腹膜。在右侧，输尿管处于低风险并能常规避开；但是，应特别小心避免损伤十二指肠第三部。结肠牢固牵拉与外科医生左手插入腹膜后，沿腹膜返折引导分离将有助于游离。由于肝曲视野限制且于此水平有小血管，通常建议用电凝切开腹膜。

当抵达胃结肠韧带右侧缘时，于后位较容易地完成肝曲游离；将腹壁拉钩快速移至切口上端向头侧方向牵拉，于网膜无血管区进入小网膜囊左侧以远，于胃网膜血管下方夹闭结扎切断大网膜。良性疾病时保留大网膜，其切除部分是随着各处结肠段的肿瘤切除的。从结肠左侧向右侧离断胃结肠韧带，与胃窦、十二指肠与横结肠系膜、肝曲间的连接组织、韧带用示指钝性分离与锐性分离联合的方法逐步离断；于此水平小心避免腹膜后过深分离，此处可能遇到较大血管。一旦肝周围游离完成，右半结肠与横结肠仅有待切断的供血管相连，此操作为标准右半结肠或扩大横结肠切除术的第一步。对于全结肠切除术，通常于离断大血管前继续游离全部结肠。

此时，将腹壁拉钩移向腹部左侧，牵拉显露结肠左侧部分；从乙状结肠水平开始分离，再次切开

Toldt 白线、进入腹膜后间隙。待疏松结缔组织鉴别后，用小海绵擦予以一定压力分离乙状结肠系膜，钝性分离腹膜后组织、显露左侧输尿管；明确辨认输尿管，继续沿此线以较短距离达盆腔、向上沿结肠旁沟达脾曲。将结肠从腹膜后钝性翻转，继续牢固牵拉腹膜切口；轻柔牵拉横结肠与降结肠将有助于脾曲下移直至其完全可视。将手置于腹膜后将有助于脾曲游离，直视下将脾曲与腹膜切开。此时应小心保护脾避免直接或牵拉损伤。最后钳夹与切断固定脾曲的脾结肠韧带，由于左上腹部小血管缩回可造成出血困扰，推荐钳夹与结扎此处组织。

待完成此两步后，结肠除末端回肠与直肠上段相连外已完全从腹膜后游离，提起结肠可识别所有主要的滋养血管；为结扎肠系膜下血管，外科医生站于患者左侧，结肠翻向左侧，将骶骨胛的附着组织与左结肠旁沟切开，用手钝性分离肠系膜下血管后方组织。识别肠系膜下血管并于其下开窗，常规保护进入盆腔的腹下神经；有时，例如有直肠癌的担忧或患者肥胖者，需将这些结构游离并悬吊、随后直视下将其解剖出来。打开滋养血管根部周围的无血管区，在肠系膜下血管左手置于血管根部后方，拇指与对应的示指可清除其上的无血管组织；在钳夹血管前，直视下分离血管周围残存的脂肪组织。在结扎、切断血管前，再次确认远端输尿管位置，如结扎血管蒂之前不能正确辨认输尿管，可能发生输尿管的偶然损伤并需要修复。如未能于术中发现，输尿管损伤可致尿性囊肿；对于困难病例（如反复手术或复发），术前置入输尿管支架是明智的，可更好地辨识输尿管。整个血管蒂可双重结扎或缝扎，可选择单个结扎动脉与静脉，但并未显示其优势；前面提及的原因，推荐尽可能于近端结扎血管，从肿瘤学角度高位结扎 IMA 与低位远端结扎左结肠动脉相比并未显示出任何优势[232-233]。

继续沿结肠系膜周围分离血管，无血管组织可锐性分离、当遇到血管时钳夹。结肠血管的解剖变异相当大，但是，在真正存在于腹膜后、有名血管起始部结扎血管，结肠可于 3 ~ 4 次钳夹后取出。尤其是肠系膜下、结肠中与回结肠血管需要结扎；有时右或左结肠血管需 5 或 6 次钳夹。靠近血管起始部的多根分支血管前处理，可能需要较少地钳夹与快速分离。

待血管结扎后，可用直线型切割闭合器与先前确定水平切断肠管；对于有原发疾病的患者（如溃疡性结肠炎或 FAP），切断点沿全系膜继续向盆腔达盆底切除（见相应章节）。强烈推荐大体评估标本，病理

学证实肿瘤切缘如不够，需要再切除。要求切缘术中冰冻切片，应当完成切除后无任何疑问。

重建 / 转流 切除完成后，肠断端可再吻合或近端拖出造口。成功吻合的必备条件是精细技术、血供良好与组织健康、对应肠断端无张力、患者有白蛋白大于 3.0 mg/dl 的良好营养状态等。有张力和（或）血供差的吻合重建增加可引起感染与脓毒症的吻合口漏的风险。保护性转流造口术并不能防止漏，但可减少致死性吻合口漏的并发症。回肠与结肠的吻合器，功能性端端吻合（如小肠结肠吻合）可能在两段结肠（如结肠结肠吻合）潜在地不满意时更为合理，其理由是结肠结肠吻合可致医源性巨大憩室、干扰成型粪便的推进或妨碍进行结肠镜检监测；可采用手工缝合或用管形吻合器完成端端吻合术，可避免这些问题。多数病例的回结肠吻合可在未做肠道准备条件下完成，而传统的左侧结肠结肠吻合需要术前或术中减少粪便负荷，除非行结肠造口术。如前面所述，此观点在详细观察中。

引流 引流管的放置通常是个人偏好而非科学的客观性要求[234-236]。多数肠吻合，即使是结肠结肠吻合并不需要引流；引流的应用通常推荐于行盆底分离与吻合，避免吻合口周围液体与血液积聚。由于动力不足，能否在将来得到推广，需要有充分证据的研究完成此操作的转变[237-238]。

技术问题

开腹与腹腔镜 结肠良性与恶性疾病治疗中腹腔镜结肠手术已有明确的地位，在多个专业医疗中心腹腔镜甚至已成为首选方法，除非患者有特殊原因不能接受腹腔镜手术。从 20 世纪 90 年代开始，至少对右侧、左侧与乙状结肠癌近乎一致地认可[239]；从姑息性切除到建立病例系列的治愈目的切除转变，全世界范围内多个前瞻性、随机试验达到顶峰[240-245]，NCI 的首个大规模多中心试验[241]，募集 872 例 I ~ III 期结肠癌患者，证实腹腔镜手术有中度生活质量改善，而肿瘤学预后与生存率等其他方面腹腔镜与开腹手术间无差异[241]。随后，欧洲 2 个大规模前瞻性多中心试验 [如有 1248 例病例的结肠癌腹腔镜或开腹切除（COLOR）与包含 794 例病例的结直肠癌传统与腹腔镜辅助手术对比试验（CLASICC）] 证实有相同的结果[247-248]。研究得出的相同结果为腹腔镜手术反对者及赞成者提供唯一证明采用开腹或腹腔镜方法有赖于外科医生的背景与技术并取决于个人的偏好。与套管

部位复发的早期报告相比，随后已明确采用适当的外科技巧、分期相同的病例腹腔镜伤口种植的发生率范围为 0.8%～1.3%，并不高于开腹手术。

腹腔镜手术可置入 3～5 枚套管，由于缺乏开腹手术的精细感觉，手术前通常应行目标病变的"刺青"。结肠的游离如同开腹手术的范围，先从血管蒂开始手术较从腹膜后附着开始更具优势。施行腹腔内切除与吻合的仪器设备均是可供应的，但值得疑惑的是需要切口取出标本这样做是否有优势。对于腹腔镜辅助技术，结肠段一旦需要更大范围游离，可通过保护套腹部切口将肠管外置、于体外切除肠管与吻合；然后将肠管放回腹腔、缝合筋膜，重新充气建立气腹再次检查腹腔。为利于复杂的切除，一些外科医生采用手助腹腔镜手术（HALS）联合精细触觉以达最小化微创手术。

前哨淋巴结标记　虽然淋巴结标记与前哨淋巴结的研究兴趣起源于乳腺癌与黑色素瘤的获益经验，最新数据并不支持此技术对于结肠癌有价值；尤其是0114 组间研究显示约 54% 患者缺乏示警关联[249]。前哨淋巴结标记不仅可以误导而且对于结直肠癌的治疗并无帮助，与乳腺与黑色素瘤手术相比，结肠切除由于淋巴结清扫与任何并发症之间不相关，而不需要淋巴结标记。

急诊手术的特殊情况

约 20% 结肠癌患者表现为需要急诊手术处理的肿瘤相关并发症（如肠梗阻、穿孔或大出血）[250]，与择期手术相比，急诊手术并发症发生率与死亡率明显增高。缺乏肠道机械准备常常与特征性的脱水、第三间隙液体潴留、贫血、电解质失衡的代谢紊乱等患者总体状况差及可能的脓毒症等相关，并起了不良作用，伤口与腹腔感染、吻合口漏等发生率升高 3～6倍[251]。

肿瘤梗阻　16% 结肠癌表现为肠梗阻与主诉痉挛性腹痛、腹胀、呕吐、便秘与偶尔的积粪性腹泻等，影像学检查（腹部 X 线或 CT 扫描）的特征性表现是大肠或小肠梗阻取决于结肠梗阻近端的位置与回盲瓣功能是否正常；注意回盲部直径，如直径达 12 cm 或更大有回盲部穿孔的风险，此情况下需急诊干预阻止回盲部穿孔。更为重要的鉴别诊断是假性肠梗阻（Ogilvie 综合征），其可见于多种医学状况下、可酷似肠梗阻的特征。每个患者均应于水溶性造影剂灌肠后行硬质直肠镜检查，可直视结肠一直到梗阻部位、

但不能达狭窄以上，原因是造影剂的高渗特性可增加肠腔内容积并触发穿孔。

如结肠梗阻水平过于靠近近端，可行例如右半结肠切除术、扩大右半结肠切除术或次全结肠切除术术后一期小肠结肠吻合术。如肿瘤位于左侧结肠，须调整手术方式，原因是梗阻近端粪便负荷在手术前不能清除是结肠结肠吻合术的担忧。梗阻性病变的同时性病变发生率高达 15%，可能术中忽视而于将来必须进一步干预。此时的策略包括：①结肠次全切除术；②切除段结肠手术台上灌洗、术中结肠镜与一期吻合术；③行 II 期甚至 III 期手术替代 I 期择期手术。历史上左侧肿瘤梗阻的治疗采取 III 阶段手术，以预防性袢式结肠造口术开始紧接着进行切除吻合，最后关闭预防性造口。Hartmann 手术为不连续的直肠乙状结肠切除、末端结肠造口术与直肠残端先行封闭，二次手术时拆除结肠造口并再吻合。

近来，有试图采用结肠镜置入自膨式金属支架于负瘤结肠段缓解急性梗阻的趋势，将狭窄结肠成功减压而将急诊状态转变为择期处理状态，可使患者病情稳定并行肠道准备；支架置入结肠穿孔的风险相对较低并是可接受的，原因是支架置入不成功，急诊手术将是必需的。多个非随机、非对照病例系列显示对于急性梗阻结肠支架是安全与成功率较高的[252-255]，采取此方法可避免近端转流。

肿瘤相关穿孔　继发于肿瘤的结肠穿孔有 2 种不同情况，或为透壁性肿瘤穿孔或为尤其是回盲瓣关闭时近端结肠过于扩张，2 种穿孔均可致明显并发症发生率与死亡率的粪便性腹膜炎；此外，肿瘤穿孔可致肿瘤细胞播散并成为 IV 期肿瘤。每个病例均需手术治疗。并且不仅要针对结肠穿孔部位，而且要以正确的肿瘤学方式去除肿瘤[250]。采取与前面章节描述相同的处理策略原则。

结肠大出血　结肠肿瘤大出血是相对罕见的并发症，采用下消化道出血的总体处理流程，但更为常见的是出血较容易辨别。如出血较少或为自限性的，可按标准方案处理；如患者血流动力学不稳并且需要反复输血则有手术治疗的指征。

晚期肿瘤的处理

晚期局部肿瘤　据统计有约 15% 的结肠肿瘤与邻近器官粘连[256]，对于局部晚期结肠肿瘤如果外科医生有准备切除侵及的邻近器官仍可获得治愈。遗憾的是，通常不能区分肿瘤性或炎性粘连，但至少 40%

的粘连是荷瘤的。外科医生因此不得不考虑其为恶性除非有证据证明为非瘤性的，否则外科医生将会采取无瘤切缘的整块切除[257]。

可切除的肿瘤转移　在有临床表现时，20% 结直肠癌患者为IV期肿瘤，远处转移尤其是肝、肺是造成结直肠癌患者死亡的主要原因。但未治疗的无症状肝转移患者有统计学的有数月至高达 2 年的自然生存期。对选择性患者行化疗与转移病灶切除术可改善无瘤与总体生存率，治愈率达 30%[258]。对于潜在可切除性的转移灶，结肠原发肿瘤应按肿瘤学原则切除。

不可切除性播散性肿瘤　对于不可切除的转移性肿瘤患者，外科治疗的目的是提供姑息治疗与预防可预期的并发症；与肿瘤学定义的标准切除相比，在这种情况下，行结肠楔形切除术是可接受的。尤其是肿瘤位于乙状结肠或回盲部与升结肠是适合腹腔镜或腹腔镜辅助切除的，理由是这些肠段游离容易，并可确保安全吻合的足够长度。有转移的肿瘤患者已经晚期而不能安全切除（如浸润至其他器官），通常可构建内旁路或近端转流而达到姑息治疗的目的。

术后处理

结直肠切除术后快速康复的外科处理正变得简单与常规。术后即刻监测生命体征、液体与电解质，以及充分地镇痛与其在手术上并无差异；但是，硬膜外镇痛、早期活动与常规肺活量锻炼、避免插管与引流（如鼻胃管）、当可耐受时不晚于术后第一天或第二天的早期恢复经口摄入先前常规饮食等日益受到重视。每天评估腹部与肠活动是关键，包括仔细听诊、腹部触诊评估肠鸣音与腹部体征。除非浸透，保留敷料于原位直至术后第 2 天或甚至 5 ~ 10 天可应用透明封闭敷料为止。每天检查切口硬结、血肿、红肿、裂开或渗液（如脓液、血肿或血清血液样液）等，伤口大量浆液性液体引流不应误认为是血清肿而应该是筋膜裂开的征象或直至证实为别的情况。结直肠切除术后住院时间取决于患者体质，但是，通常是开腹手术后 5 ~ 7 天、腹腔镜手术 2 ~ 5 天；患者出院前需强调进一步的肿瘤治疗。辅助化疗（罕有放疗）常常于术后 3 ~ 4 周开始，如有感染性并发症或吻合口漏发生时可能延迟。

手术并发症

结直肠切除术 30 天内围术期死亡率在 3.5% ~ 6% 之间[259]，择期手术低于 2% 而急诊手术高达

20%。手术并发症可为一般性并发症或手术本身相关并发症，依据发生时间分为早期（前 30 天内）或晚期（30 天后）并发症。术中并发症是损伤相关解剖结构如输尿管、脾、肠与十二指肠等，与手术技术相关的是由于疾病本身使解剖标志与层次模糊（如腹膜炎或大量粘连），或患者体型（如肥胖）等。早期手术特异性并发症有出血，最常发生于切除术后前几天；以及非特异性感染或吻合口裂开相关感染等，术后早期阶段与心肺系统相关的其他一般性并发症包括肺部（如肺不张、肺炎、深呼吸与肺栓塞）与心血管事件（如心律失常、心肌缺血与功能不全）等。镇痛效果不佳是引发此类并发症一个重要因素，因为这将导致患者呼吸效果差与不能咳嗽咳痰、表浅呼吸与氧饱和欠佳等；3 天内高热可能与肺不张有关而非早期感染。

感染性并发症通常发生于术后 3 天，可发生于腹腔内、切口、泌尿道或肺部，基本检查包括细菌培养与染色、血液与尿液分析与胸部 X 线。

腹部并发症有上与下消化道功能延迟恢复（亦可认为是术后肠梗阻）、筋膜裂开与吻合口断裂等，所有结肠切除术后可发生临床漏的概率为 1% ~ 2%，但亚临床漏更为常见而可在无症状患者于偶然造影检查时发现。漏可能表现为隐匿症状，如发热、心率快、腹胀、肠梗阻、引流管或伤口引流出粪便或局限性弥漫性腹膜炎等，偶尔可表现为全身状况快速恶化、弥漫性腹膜炎，由于腹腔明显与快速地污染可出现感染性休克。由于症状不同，对任何达不到预期恢复的患者均应怀疑漏的存在。血液指标如白细胞计数与 C- 反应蛋白可升高，但不具特异性，并难以与术后正常反应鉴别。腹部手术后，正常游离气体应于 7 ~ 10 天内吸收[260]，如病程后期膈下游离气体持续存在，应提高吻合口漏的怀疑指数。

确定漏存在的影像学检查包括水溶性造影剂灌肠可见造影剂外渗与（或）口服、静脉注射 CT 扫描可见直肠内有造影剂。吻合口漏的治疗除抗生素外，还取决于其假定程度与临床表现，有弥漫性腹膜炎患者于复苏后应再剖腹探查。根据其位置，吻合口可行拆除，末端肠管外置或更为理想的是切除，重新用健康的肠端再吻合，行或不行近端转流；局部修复具有高失败风险，但联合放置引流与近端转流造口术有可能成功。在再探查之前，一些长时间腹膜炎的病例可使肠袢变成僵硬的管而不能游离造口或再行新的吻合。对于这种情况，通常小肠造口插入导管使漏局限可能

是局部控制的最后尝试。如无弥漫性腹膜炎证据，粪瘘可保守治疗；在有良好营养支持与所涉及肠段无远端梗阻或疾病等适宜条件下，瘘可自行闭合。瘘周围皮肤需要特殊护理，造瘘口治疗师对此情况极有帮助。

辅助化疗与放疗

辅助化疗的合理性明确地基于这样事实，手术治疗并不像我们所希望的那样成功。5- 氟尿嘧啶（5-Fu）是首个并且被大量评估治疗结直肠癌的药物，直至 Krook 的研究前，已经完成多个没有价值的证据的研究[261]。随后，29 个随机试验的回顾分析得出结肠癌辅助化疗可有 5% 的生存率改善[262]。当分析以 5-Fu 为基础方案的研究，5 年总体生存率有 2.3% ～ 5.7% 的绝对改善。但是，当治疗高风险的复发时，治疗组生存率改善降低到 30%。Ⅲ期结肠癌患者具有较高的复发率，手术后给予 5-Fu/ 甲酰四氢叶酸（LV）6 个月已证明与 12 个月等效，加用左旋咪唑似乎并未增加疗效[264]。与 5-Fu 联用时，小剂量 LV 与大剂量等效。从 1998—2000 年，一线标准治疗方案是 5-Fu 与联合小剂量 LV（亚叶酸）6 个月疗程、每周一次，或每 4 周连续 5 天；目前，有充分的证据推荐Ⅱ期肿瘤常规应用辅助化疗。Lenz 与其同事提出用分子或基因标志更好的确认可从辅助化疗中获准的患者亚群[265-267]。

一些新型药物如伊立替康（CPT-11）[268-269]与奥沙利铂[270-272]与 5-Fu/LV 联用对转移性病变显示出更为明显的活性。伊立替康 /5-Fu/LV（IFL）[268]与奥沙利铂 /5-Fu/LV（FOLFOX）对比单用 5-Fu/LV 在Ⅲ期结肠癌切除中的应用已经进入随机临床试验[272]，这些研究都证实新型药物与 5-Fu/LV 联用优于单用 5-Fu/LV。基于这些成功，IFL 于 2000 年批准成为一线化疗方案；2005 年 5-Fu/LV 与奥沙利铂（FOLFOX）批准为辅助治疗方案，并逐渐成为多个中心治疗的选择方案。对于先前未治疗的转移性结直肠癌，大规模随机、对照试验对比 FOLFOX 方案与 IFL、伊立替康 / 奥沙利铂（IROX）[273]，研究的所有终点显示出 FOLFOX 方案具有明显优势结果；观察到 FOLFOX 中位进展时间为 8.7 个月，反应率为 45%，中位生存时间为 19.5 个月，FOLFOX 方案有明显低的严重恶心、呕吐、腹泻、发热性中性粒细胞减少与脱水发生率。感觉神经病变与粒细胞减少在包含奥沙利铂的方案中更为常见。

卡培他滨（希罗达），一种设计为肿瘤组织中更为优先产生 5-Fu 的口服制剂是有极大便利令人兴奋的新进展。对比卡培他滨与静注 5-Fu/LV 的Ⅲ期随机研究得出结论：卡培他滨与 5-Fu/LV 相比显示出明显统计学意义上更大反应率（26 vs. 17%；$P < 0.002$），而进展时间与总体生存率相等[274]。此研究显示卡培他滨是Ⅳ 5-Fu 的适合替代，可能将来取代Ⅳ 5-Fu。目前正在进行卡培他滨 / 奥沙利铂（CAPEOX）与卡培他滨 / 伊立替康（CAPEIRI）的Ⅱ期试验[275-279]。

2 个最为引人注意的治疗结直肠癌的目标药物是表皮生长因子受体（EGFR）与血管内皮生长（VEGF）阻断药[280,281]，单用或与化疗药物联用的抑制 EGFR 或结合 VEGF 药物在Ⅱ与Ⅲ期临床试验显示出临床活性。这些更有前途的药物是阻断表皮生长因子结合的西妥昔单抗和与游离 VEGF 结合的贝伐单抗[280,281]；但是西妥昔单抗的获益仅限于携带野生型 K-ras 肿瘤而有突变 K-ras 并未显示出任何反应[282-283]。2 种药物均证明有益，似可成为转移性结直肠癌的最佳一线治疗药物。对已治愈性切除的Ⅱ与Ⅲ期肿瘤引入基本的辅助治疗将成为未来试验的一个课题。我们期待着未来这些或其他新型药物的开发与其在与结直肠癌的战斗中的影响。

结肠癌辅助治疗中通常放疗并不起重要作用，但是对有选择性 T4N0-N1 局部进展性肿瘤的局部放疗是可以考虑的[284-286]。

结果与预后

最近数年诊断为结直肠癌患者有预后与生存率较好的趋势，可能与更安全、成功地手术治疗联合较好

表 36-15　结肠单发或同时性原发癌 5 年生存率

分期	单发 （*n*=4817）	高分期同时性病变 （*n*=160）	*P* 值[a]
	%	%	
0，Ⅰ	83	87	NS[b]
Ⅱ	71	67	NS
Ⅲ	53	50	NS
Ⅳ	9	14	NS

[a] 生存率比较用对数秩和检验

[b] 无显著性

Data from Passman MA, Pommier RF, Vetto JT. Synchronous colon primaries have the same prognosis as solitary colon cancers. *Dis Colon Rectum.* 1996；39（3）：329-334[202].

的非手术与辅助治疗相关。择期结直肠切除的 30 天内，围术期死亡率低于 2%，但于急诊手术时仍相对较高，但总体死亡率为 3.5% ～ 5.5%[259]。SEER 数据显示结直肠癌总体死亡率下降，而从 1950 年至 1952 年间结肠癌总体生存率为 41%，而从 1995—2000 年间生存率稳定上升至 63.8%。AJCC 第 6 版系统定义分期的各自分析（表 36-15），Ⅰ 期 5 年生存率为 93.2%，Ⅱa 期为 84.7%，Ⅱb 期为 72.2%，Ⅲa 期为 83.4%，Ⅲb 期为 64.1%，Ⅲc 期为 44.3%，Ⅳ 期为 8.1%[8]。当与更晚分期为基础患者相比，同时性原发结肠癌患者预后与孤立病灶并无差别（表 36-15）[202]。

参考文献

1. Konishi M, Kikuchi-Yanoshita R, Tanaka K, et al. Molecular nature of colon tumors in hereditary nonpolyposis colon cancer, familial polyposis, and sporadic colon cancer. *Gastroenterology.* 1996;111(2):307–317.
2. Iino H, Fukayama M, Maeda Y, et al. Molecular genetics for clinical management of colorectal carcinoma. 17p, 18q, and 22q loss of heterozygosity and decreased DCC expression are correlated with the metastatic potential. *Cancer.* 1994;73(5):1324–1331.
3. Vogelstein B, Fearon ER, Hamilton SR, et al. Genetic alterations during colorectal-tumor development. *N Engl J Med.* 1988;319(9):525–532.
4. American Cancer Society. Cancer Facts & Figures 2009. http://www.cancerorg/downloads/STT/500809webpdf. Accessed November 10, 2009.
5. Jemal A, Siegel R, Ward E, Hao Y, Xu J, Thun MJ. Cancer statistics, 2009. *CA Cancer J Clin.* 2009;59(4):225–249.
6. Calvert PM, Frucht H. The genetics of colorectal cancer. *Ann Int Med.* 2002;137(7):603–612.
7. Ferlay J, Bray F, Pisani P, Parkin DM. *GLOBOCAN 2002: Cancer Incidence, Mortality and Prevalence.* Lyon, France: IARC Press; 2004.
8. O'Connell JB, Maggard MA, Ko CY. Colon cancer survival rates with the new American Joint Committee on Cancer sixth edition staging. *J Natl Cancer Inst.* 2004;96(19):1420–1425.
9. Horner M, Ries L, Krapcho M, et al. *SEER Cancer Statistics Review, 1975–2006.* Bethesda, MD: National Cancer Institute; 2009.
10. Chen VW, Fenoglio-Preiser CM, Wu XC, et al. Aggressiveness of colon carcinoma in blacks and whites. National Cancer Institute Black/White Cancer Survival Study Group. *Cancer Epidemiol Biomarkers Prev.* 1997;6(12):1087–1093.
11. Agrawal S, Bhupinderjit A, Bhutani MS, et al. Colorectal cancer in African Americans. *Am J Gastroenterol.* 2005;100(3):515–523; discussion 4.
12. Potter JD. Colorectal cancer: molecules and populations. *J Natl Cancer Inst.* 1999;91(11):916–932.
13. Burt RW. Colon cancer screening. *Gastroenterology.* 2000;119(3):837–853.
14. Winawer S, Fletcher R, Rex D, et al. Colorectal cancer screening and surveillance: clinical guidelines and rationale—update based on new evidence. *Gastroenterology.* 2003;124(2):544–560.
15. Wynder EL, Reddy BS, Weisburger JH. Environmental dietary factors in colorectal cancer. Some unresolved issues. *Cancer.* 1992;70(5suppl):1222–1228.
16. Schatzkin A, Kelloff G. Chemo- and dietary prevention of colorectal cancer. *Eur J Cancer.* 1995;31A(7–8):1198–1204.
17. Aarnio M, Mecklin JP, Aaltonen LA, Nystrom-Lahti M, Jarvinen HJ. Life-time risk of different cancers in hereditary non-polyposis colorectal cancer (HNPCC) syndrome. *Int J Cancer.* 1995;64(6):430–433.
18. Schernhammer ES, Feskanich D, Niu C, Dopfel R, Holmes MD, Hankinson SE. Dietary correlates of urinary 6-sulfatoxymelatonin concentrations in the Nurses' Health Study cohorts. *Am J Clin Nutr.* 2009;90(4):975–985.
19. van Duijnhoven FJB, Bueno-De-Mesquita HB, Ferrari P, et al. Fruit, vegetables, and colorectal cancer risk: the European Prospective Investigation Into Cancer and Nutrition. *Am J Clin Nutr.* 2009;89(5):1441–1452.
20. Alexander DD, Cushing CA, Lowe KA, Sceurman B, Roberts MA. Meta-analysis of animal fat or animal protein intake and colorectal cancer. *Am J Clin Nutr.* 2009;89(5):1402–1409.
21. Nomura AMY, Wilkens LR, Murphy SP, et al. Association of vegetable, fruit, and grain intakes with colorectal cancer: the Multiethnic Cohort Study. *Am J Clin Nutr.* 2008;88(3):730–737.
22. Wu JS, Fazio VW. Colon cancer. *Dis Colon Rectum.* 2000;43(11):1473–1486.
23. Ghadirian P, Lacroix A, Maisonneuve P, et al. Nutritional factors and colon carcinoma: a case-control study involving French Canadians in Montreal, Quebec, Canada. *Cancer.* 1997;80(5):858–864.
24. Chao A, Thun MJ, Connell CJ, et al. Meat consumption and risk of colorectal cancer. *JAMA.* 2005;293(2):172–182.
25. Willett WC, Stampfer MJ, Colditz GA, Rosner BA, Speizer FE. Relation of meat, fat, and fiber intake to the risk of colon cancer in a prospective study among women. *N Engl J Med.* 1990;323(24):1664–1672.
26. Alberts DS, Ritenbaugh C, Story JA, et al. Randomized, double-blinded, placebo-controlled study of effect of wheat bran fiber and calcium on fecal bile acids in patients with resected adenomatous colon polyps. *J Natl Cancer Inst.* 1996;88(2):81–92.
27. Kim YI. AGA technical review: impact of dietary fiber on colon cancer occurrence. *Gastroenterology.* 2000;118(6):1235–1257.
28. Konings EJ, Goldbohm RA, Brants HA, Saris WH, van den Brandt PA. Intake of dietary folate vitamers and risk of colorectal carcinoma: results from the Netherlands Cohort Study. *Cancer.* 2002;95(7):1421–1433.
29. Lieberman DA, Prindiville S, Weiss DG, Willett W, Group VACS. Risk factors for advanced colonic neoplasia and hyperplastic polyps in asymptomatic individuals. *JAMA.* 2003;290(22):2959–2967.
30. McKeown-Eyssen GE, Bright-See E, Bruce WR, et al. A randomized trial of a low fat high fibre diet in the recurrence of colorectal polyps. Toronto Polyp Prevention Group [erratum appears in *J Clin Epidemiol.* 1995;48(2):i]. *J Clin Epidemiol.* 1994;47(5):525–536.
31. Anonymous. American Gastroenterological Association medical position statement: impact of dietary fiber on colon cancer occurrence. American College of Gastroenterology. *Gastroenterology.* 2000;118(6):1233–1234.
32. Fuchs CS, Giovannucci EL, Colditz GA, et al. Dietary fiber and the risk of colorectal cancer and adenoma in women. *N Engl J Med.* 1999;340(3):169–176.
33. Modan B. Role of diet in cancer etiology. *Cancer.* 1977;40(4 suppl):1887–1891.
34. Pot GK, Majsak-Newman G, Geelen A, et al. Fish consumption and markers of colorectal cancer risk: a multicenter randomized controlled trial. *Am J Clin Nutr.* 2009;90(2):354–361.
35. Levi F, Pasche C, La Vecchia C, Lucchini F, Franceschi S. Food groups and colorectal cancer risk. *Br J Cancer.* 1999;79(7–8):1283–1287.
36. Modan B, Barell V, Lubin F, Modan M, Greenberg RA, Graham S. Low-fiber intake as an etiologic factor in cancer of the colon. *J Natl Cancer Inst.* 1975;55(1):15–18.
37. Michels KB, Edward G, Joshipura KJ, et al. Prospective study of fruit and vegetable consumption and incidence of colon and rectal cancers [see comment][erratum appears in *J Natl Cancer Inst.* 2001 Jun 6;93(11):879]. *J Natl Cancer Inst.* 2000;92(21):1740–1752.
38. Trock B, Lanza E, Greenwald P. Dietary fiber, vegetables, and colon cancer: critical review and meta-analyses of the epidemiologic evidence. *J Natl Cancer Inst.* 1990;82(8):650–661.
39. Garland C, Shekelle RB, Barrett-Connor E, Criqui MH, Rossof AH, Paul O. Dietary vitamin D and calcium and risk of colorectal cancer: a 19-year prospective study in men. *Lancet.* 1985;1(8424):307–309.
40. Wu K, Willett WC, Fuchs CS, Colditz GA, Giovannucci EL. Calcium intake and risk of colon cancer in women and men. *J Natl Cancer Inst.* 2002;94(6):437–446.
41. Baron JA, Beach M, Mandel JS, et al. Calcium supplements for the prevention of colorectal adenomas. Calcium Polyp Prevention Study Group. *N Engl J Med.* 1999;340(2):101–107.
42. Grau MV, Baron JA, Sandler RS, et al. Vitamin D, calcium supplementation, and colorectal adenomas: results of a randomized trial. *J Natl Cancer Inst.* 2003;95(23):1765–1771.
43. Park Y, Leitzmann MF, Subar AF, Hollenbeck A, Schatzkin A. Dairy food, calcium, and risk of cancer in the NIH-AARP Diet and Health Study. *Arch Int Med.* 2009;169(4):391–401.
44. Connelly-Frost A, Poole C, Satia JA, Kupper LL, Millikan RC, Sandler RS. Selenium, folate, and colon cancer. *Nutr Cancer.* 2009;61(2):165–178.
45. Wactawski-Wende J, Kotchen JM, Anderson GL, et al. Calcium plus vitamin D supplementation and the risk of colorectal cancer [see comment]

[erratum appears in *N Engl J Med.* 2006 Mar 9;354(10):1102]. *N Engl J Med.* 2006;354(7):684–696.

46. Greenberg ER, Baron JA, Tosteson TD, et al. A clinical trial of anti-oxidant vitamins to prevent colorectal adenoma. Polyp Prevention Study Group. *N Engl J Med.* 1994;331(3):141–147.

47. Neuhouser ML, Wassertheil-Smoller S, Thomson C, et al. Multivitamin use and risk of cancer and cardiovascular disease in the Women's Health Initiative cohorts. *Arch Int Med.* 2009;169(3):294–304.

48. Lee DH, Anderson KE, Harnack LJ, Folsom AR, Jacobs DR, Jr. Heme iron, zinc, alcohol consumption, and colon cancer: Iowa Women's Health Study. *J Natl Cancer Inst.* 2004;96(5):403–407.

49. Ferrandez A, Prescott S, Burt RW. COX-2 and colorectal cancer. *Curr Pharmaceut Des.* 2003;9(27):2229–2251.

50. Sheehan KM, Sheahan K, O'Donoghue DP, et al. The relationship between cyclooxygenase-2 expression and colorectal cancer [erratum appears in *JAMA.* 2000 Mar 15;283(11):1427]. *JAMA.* 1999;282(13):1254–1257.

51. Baron JA, Cole BF, Sandler RS, et al. A randomized trial of aspirin to prevent colorectal adenomas. *N Engl J Med.* 2003;348(10):891–899.

52. Steinbach G, Lynch PM, Phillips RK, et al. The effect of celecoxib, a cyclooxygenase-2 inhibitor, in familial adenomatous polyposis. *N Engl J Med.* 2000;342(26):1946–1952.

53. Cruz-Correa M, Hylind LM, Romans KE, Booker SV, Giardiello FM. Long-term treatment with sulindac in familial adenomatous polyposis: a prospective cohort study. *Gastroenterology.* 2002;122(3):641–645.

54. Giardiello FM, Yang VW, Hylind LM, et al. Primary chemoprevention of familial adenomatous polyposis with sulindac. *N Engl J Med.* 2002;346(14):1054–1059.

55. Burn J, Bishop DT, Mecklin J-P, et al. Effect of aspirin or resistant starch on colorectal neoplasia in the Lynch syndrome. *N Engl J Med.* 2008;359(24):2567–2578.

56. Chan AT, Ogino S, Fuchs CS. Aspirin and the risk of colorectal cancer in relation to the expression of COX-2. *N Engl J Med.* 2007;356(21):2131–2142.

57. Solomon SD, McMurray JJ, Pfeffer MA, et al. Cardiovascular risk associated with celecoxib in a clinical trial for colorectal adenoma prevention. *N Engl J Med.* 2005;352(11):1071–1080.

58. Bresalier RS, Sandler RS, Quan H, et al. Cardiovascular events associated with rofecoxib in a colorectal adenoma chemoprevention trial. *N Engl J Med.* 2005;352(11):1092–1102.

59. Rainey JB, Davies PW, Bristol JB, Williamson RC. Adaptation and carcinogenesis in defunctioned rat colon: divergent effects of faeces and bile acids. *Br J Cancer.* 1983;48(4):477–484.

60. Imray CH, Radley S, Davis A, et al. Faecal unconjugated bile acids in patients with colorectal cancer or polyps. *Gut.* 1992;33(9):1239–1245.

61. Lagergren J, Ye W, Ekbom A. Intestinal cancer after cholecystectomy: is bile involved in carcinogenesis? *Gastroenterology.* 2001;121(3):542–547.

62. Linos D, Beard CM, O'Fallon WM, Dockerty MB, Beart RW, Jr, Kurland LT. Cholecystectomy and carcinoma of the colon. *Lancet.* 1981;2(8243):379–381.

63. Reddy BS, Engle A, Simi B, Goldman M. Effect of dietary fiber on colonic bacterial enzymes and bile acids in relation to colon cancer. *Gastroenterology.* 1992;102(5):1475–1482.

64. Giovannucci E, Rimm EB, Ascherio A, Stampfer MJ, Colditz GA, Willett WC. Alcohol, low-methionine—low-folate diets, and risk of colon cancer in men. *J Natl Cancer Inst.* 1995;87(4):265–273.

65. Martinez ME, McPherson RS, Annegers JF, Levin B. Cigarette smoking and alcohol consumption as risk factors for colorectal adenomatous polyps. *J Natl Cancer Inst.* 1995;87(4):274–279.

66. Wallace K, Grau MV, Ahnen D, et al. The association of lifestyle and dietary factors with the risk for serrated polyps of the colorectum. *Cancer Epidemiol Biomarkers Prev.* 2009;18(8):2310–2317.

67. Slattery ML, Curtin K, Anderson K, et al. Associations between cigarette smoking, lifestyle factors, and microsatellite instability in colon tumors. *J Natl Cancer Inst.* 2000;92(22):1831–1836.

68. Baron JA, Sandler RS, Haile RW, Mandel JS, Mott LA, Greenberg ER. Folate intake, alcohol consumption, cigarette smoking, and risk of colorectal adenomas. *J Natl Cancer Inst.* 1998;90(1):57–62.

69. Kikendall JW, Bowen PE, Burgess MB, Magnetti C, Woodward J, Langenberg P. Cigarettes and alcohol as independent risk factors for colonic adenomas. *Gastroenterology.* 1989;97(3):660–664.

70. Giovannucci E, Pollak MN, Platz EA, et al. A prospective study of plasma insulin-like growth factor-1 and binding protein-3 and risk of colorectal neoplasia in women. *Cancer Epidemiol Biomarkers Prev.* 2000;9(4):345–349.

71. Half E, Arber N. Colon cancer: preventive agents and the present status of chemoprevention. *Expert Opin Pharmacother.* 2009;10(2):211–219.

72. Wang C, Xu C, Sun M, Luo D, Liao D-F, Cao D. Acetyl-CoA carboxylase-alpha inhibitor TOFA induces human cancer cell apoptosis. *Biochem Biophys Res Commun.* 2009;385(3):302–306.

73. Wei EK, Colditz GA, Giovannucci EL, Fuchs CS, Rosner BA. Cumulative risk of colon cancer up to age 70 years by risk factor status using data from the Nurses' Health Study. *Am J Epidemiol.* 2009;170(7):863–872.

74. Kwak EL, Chung DC. Hereditary colorectal cancer syndromes: an overview. *Clin Colorectal Cancer.* 2007;6(5):340–344.

75. Rodriguez-Bigas MA, Vasen HF, Pekka-Mecklin J, et al. Rectal cancer risk in hereditary nonpolyposis colorectal cancer after abdominal colectomy. International Collaborative Group on HNPCC. *Ann Surg.* 1997;225(2):202–207.

76. Cannon-Albright LA, Skolnick MH, Bishop DT, Lee RG, Burt RW. Common inheritance of susceptibility to colonic adenomatous polyps and associated colorectal cancers. *N Engl J Med.* 1988;319(9):533–537.

77. Winawer SJ, Zauber AG, Gerdes H, et al. Risk of colorectal cancer in the families of patients with adenomatous polyps. National Polyp Study Workgroup. *N Engl J Med.* 1996;334(2):82–87.

78. Houlston RS, Murday V, Harocopos C, Williams CB, Slack J. Screening and genetic counselling for relatives of patients with colorectal cancer in a family cancer clinic [erratum appears in *BMJ.* 1990 Sep 1;301(6749):446]. *BMJ.* 1990;301(6748):366–368.

79. Ekbom A, Helmick C, Zack M, Adami HO. Ulcerative colitis and colorectal cancer. A population-based study. *N Engl J Med.* 1990;323(18):1228–1233.

80. Kaiser AM, Beart RW, Jr. Surgical management of ulcerative colitis. *Swiss Med Wkly.* 2001;131(23–24):323–337.

81. Rutter M, Saunders B, Wilkinson K, et al. Severity of inflammation is a risk factor for colorectal neoplasia in ulcerative colitis. *Gastroenterology.* 2004;126(2):451–459.

82. Gillen CD, Walmsley RS, Prior P, Andrews HA, Allan RN. Ulcerative colitis and Crohn's disease: a comparison of the colorectal cancer risk in extensive colitis. *Gut.* 1994;35(11):1590–1592.

83. Ekbom A, Helmick C, Zack M, Adami HO. Increased risk of large-bowel cancer in Crohn's disease with colonic involvement. *Lancet.* 1990;336(8711):357–359.

84. Weedon DD, Shorter RG, Ilstrup DM, Huizenga KA, Taylor WF. Crohn's disease and cancer. *N Engl J Med.* 1973;289(21):1099–1103.

85. Azimuddin K, Khubchandani IT, Stasik JJ, Rosen L, Riether RD. Neoplasia after ureterosigmoidostomy. *Dis Colon Rectum.* 1999;42(12):1632–1638.

86. Otchy DP, Nelson H. Radiation injuries of the colon and rectum. *Surg Clin North Am.* 1993;73(5):1017–1035.

87. Husmann DA, Spence HM. Current status of tumor of the bowel following ureterosigmoidostomy: a review. *J Urol.* 1990;144(3):607–610.

88. Kalble T, Tricker AR, Mohring K, Berger MR, Geiss H, Staehler G. The role of nitrate, nitrite and N-nitrosamines in carcinogenesis of colon tumours following ureterosigmoidostomy. *Urol Res.* 1990;18(2):123–129.

89. Rim SH, Seeff L, Ahmed F, King JB, Coughlin SS. Colorectal cancer incidence in the United States, 1999–2004: an updated analysis of data from the National Program of Cancer Registries and the Surveillance, Epidemiology, and End Results Program. *Cancer.* 2009;115(9):1967–1976.

90. Mitka M. Colon cancer screening guidelines stress initial test's importance. *JAMA.* 2003;289(9):1089–1090.

91. Smith RA, Cokkinides V, Brawley OW. Cancer screening in the United States, 2009: a review of current American Cancer Society guidelines and issues in cancer screening. *CA Cancer J Clin.* 2009;59(1):27–41.

92. Regge D, Laudi C, Galatola G, et al. Diagnostic accuracy of computed tomographic colonography for the detection of advanced neoplasia in individuals at increased risk of colorectal cancer. *JAMA.* 2009;301(23):2453–2461.

93. Toma J, Paszat LF, Gunraj N, Rabeneck L. Rates of new or missed colorectal cancer after barium enema and their risk factors: a population-based study. *Am J Gastroenterol.* 2008;103(12):3142–3148.

94. Rockey DC, Paulson E, Niedzwiecki D, et al. Analysis of air contrast barium enema, computed tomographic colonography, and colonoscopy: prospective comparison. *Lancet.* 2005;365(9456):305–311.

95. Winawer SJ, Stewart ET, Zauber AG, et al. A comparison of colonoscopy and double-contrast barium enema for surveillance after polypectomy. National Polyp Study Work Group. *N Engl J Med.* 2000;342(24):1766–1772.

96. Winawer SJ, Zauber AG, Ho MN, et al. Prevention of colorectal cancer by

colonoscopic polypectomy. The National Polyp Study Workgroup. *N Engl J Med.* 1993;329(27):1977–1981.

97. Gatenby RA, Vincent TL. An evolutionary model of carcinogenesis. *Cancer Res.* 2003;63(19):6212–6220.

98. Senba S, Konishi F, Okamoto T, et al. Clinicopathologic and genetic features of nonfamilial colorectal carcinomas with DNA replication errors. *Cancer.* 1998;82(2):279–285.

99. Boland CR, Thibodeau SN, Hamilton SR, et al. A National Cancer Institute Workshop on Microsatellite Instability for cancer detection and familial predisposition: development of international criteria for the determination of microsatellite instability in colorectal cancer. *Cancer Res.* 1998;58(22):5248–5257.

100. Kikuchi-Yanoshita R, Konishi M, Fukunari H, Tanaka K, Miyaki M. Loss of expression of the DCC gene during progression of colorectal carcinomas in familial adenomatous polyposis and non-familial adenomatous polyposis patients. *Cancer Res.* 1992;52(13):3801–3803.

101. Takayama T, Ohi M, Hayashi T, et al. Analysis of K-ras, APC, and beta-catenin in aberrant crypt foci in sporadic adenoma, cancer, and familial adenomatous polyposis. *Gastroenterology.* 2001;121(3):599–611.

102. Powell SM, Zilz N, Beazer-Barclay Y, et al. APC mutations occur early during colorectal tumorigenesis. *Nature.* 1992;359(6392):235–237.

103. Fearon ER, Vogelstein B. A genetic model for colorectal tumorigenesis. *Cell.* 1990;61(5):759–767.

104. Kikuchi-Yanoshita R, Konishi M, Ito S, et al. Genetic changes of both p53 alleles associated with the conversion from colorectal adenoma to early carcinoma in familial adenomatous polyposis and non-familial adenomatous polyposis patients. *Cancer Res.* 1992;52(14):3965–3971.

105. Laken SJ, Petersen GM, Gruber SB, et al. Familial colorectal cancer in Ashkenazim due to a hypermutable tract in APC. *Nature Gen.* 1997;17(1):79–83.

106. Powell SM, Petersen GM, Krush AJ, et al. Molecular diagnosis of familial adenomatous polyposis. *N Engl J Med.* 1993;329(27):1982–1987.

107. Offerhaus GJ, Giardiello FM, Krush AJ, et al. The risk of upper gastrointestinal cancer in familial adenomatous polyposis. *Gastroenterology.* 1992;102(6):1980–1982.

108. Bjork J, Akerbrant H, Iselius L, et al. Periampullary adenomas and adenocarcinomas in familial adenomatous polyposis: cumulative risks and APC gene mutations. *Gastroenterology.* 2001;121(5):1127–1135.

109. Jagelman DG, DeCosse JJ, Bussey HJ. Upper gastrointestinal cancer in familial adenomatous polyposis. *Lancet.* 1988;1(8595):1149–1151.

110. Wallace MH, Phillips RK. Upper gastrointestinal disease in patients with familial adenomatous polyposis. *Br J Surg.* 1998;85(6):742–750.

111. Gurbuz AK, Giardiello FM, Petersen GM, et al. Desmoid tumours in familial adenomatous polyposis. *Gut.* 1994;35(3):377–381.

112. Wang L, Baudhuin LM, Boardman LA, et al. MYH mutations in patients with attenuated and classic polyposis and with young-onset colorectal cancer without polyps. *Gastroenterology.* 2004;127(1):9–16.

113. Lynch HT, Smyrk T, McGinn T, et al. Attenuated familial adenomatous polyposis (AFAP). A phenotypically and genotypically distinctive variant of FAP. *Cancer.* 1995;76(12):2427–2433.

114. Heinimann K, Mullhaupt B, Weber W, et al. Phenotypic differences in familial adenomatous polyposis based on APC gene mutation status. *Gut.* 1998;43(5):675–679.

115. Lynch HT, de la Chapelle A. Hereditary colorectal cancer. *N Engl J Med.* 2003;348(10):919–932.

116. Aarnio M, Mustonen H, Mecklin JP, Jarvinen HJ. Prognosis of colorectal cancer varies in different high-risk conditions. *Ann Med.* 1998;30(1):75–80.

117. Vasen HF, Wijnen JT, Menko FH, et al. Cancer risk in families with hereditary nonpolyposis colorectal cancer diagnosed by mutation analysis [erratum appears in Gastroenterology 1996 Nov;111(5):1402]. *Gastroenterology.* 1996;110(4):1020–1027.

118. Thibodeau SN, Bren G, Schaid D. Microsatellite instability in cancer of the proximal colon. *Science.* 1993;260(5109):816–819.

119. Chung DC, Rustgi AK. DNA mismatch repair and cancer. *Gastroenterology.* 1995;109(5):1685–1699.

120. De Jong AE, Morreau H, Van Puijenbroek M, et al. The role of mismatch repair gene defects in the development of adenomas in patients with HNPCC. *Gastroenterology.* 2004;126(1):42–48.

121. Kinzler KW, Vogelstein B. Cancer-susceptibility genes. Gatekeepers and caretakers [see comment]. *Nature.* 1997;386(6627):761.

122. Lynch HT, de la Chapelle A. Genetic susceptibility to non-polyposis colorectal cancer. *J Med Gen.* 1999;36(11):801–818.

123. Lin KM, Shashidharan M, Thorson AG, et al. Cumulative incidence of colorectal and extracolonic cancers in MLH1 and MSH2 mutation carriers of hereditary nonpolyposis colorectal cancer. *J Gastrointest Surg.* 1998;2(1):67–71.

124. Wijnen J, de Leeuw W, Vasen H, et al. Familial endometrial cancer in female carriers of MSH6 germline mutations. *Nature Gen.* 1999;23(2):142–144.

125. Vasen HF. Clinical diagnosis and management of hereditary colorectal cancer syndromes. *J Clin Oncol.* 2000;18(21 suppl):81S–92S.

126. Umar A, Boland CR, Terdiman JP, et al. Revised Bethesda Guidelines for hereditary nonpolyposis colorectal cancer (Lynch syndrome) and microsatellite instability. *J Natl Cancer Inst.* 2004;96(4):261–268.

127. Hemminki A, Tomlinson I, Markie D, et al. Localization of a susceptibility locus for Peutz-Jeghers syndrome to 19p using comparative genomic hybridization and targeted linkage analysis. *Nature Gen.* 1997;15(1):87–90.

128. Haggitt RC, Reid BJ. Hereditary gastrointestinal polyposis syndromes. *Am J Surg Pathol.* 1986;10(12):871–887.

129. Giardiello FM, Hamilton SR, Kern SE, et al. Colorectal neoplasia in juvenile polyposis or juvenile polyps. *Arch Dis Child.* 1991;66(8):971–975.

130. Howe JR, Roth S, Ringold JC, et al. Mutations in the SMAD4/DPC4 gene in juvenile polyposis. *Science.* 1998;280(5366):1086–1088.

131. Nelen MR, Padberg GW, Peeters EA, et al. Localization of the gene for Cowden disease to chromosome 10q22-23. *Nature Gen.* 1996;13(1):114–116.

132. Chi SG, Kim HJ, Park BJ, et al. Mutational abrogation of the PTEN/MMAC1 gene in gastrointestinal polyps in patients with Cowden disease. *Gastroenterology.* 1998;115(5):1084–1089.

133. Eng C. PTEN: one gene, many syndromes. *Hum Mutat.* 2003;22(3):183–198.

134. Zigman AF, Lavine JE, Jones MC, Boland CR, Carethers JM. Localization of the Bannayan-Riley-Ruvalcaba syndrome gene to chromosome 10q23. *Gastroenterology.* 1997;113(5):1433–1437.

135. Arch EM, Goodman BK, Van Wesep RA, et al. Deletion of PTEN in a patient with Bannayan-Riley-Ruvalcaba syndrome suggests allelism with Cowden disease. *Am J Med Genet.* 1997;71(4):489–493.

136. Johnson GK, Soergel KH, Hensley GT, Dodds WJ, Hogan WJ. Cronkite-Canada syndrome: gastrointestinal pathophysiology and morphology. *Gastroenterology.* 1972;63(1):140–152.

137. Nusko G, Mansmann U, Kirchner T, Hahn EG. Risk related surveillance following colorectal polypectomy. *Gut.* 2002;51(3):424–428.

138. Tolliver KA, Rex DK. Colonoscopic polypectomy. *Gastroenterol Clin North Am.* 2008;37(1):229–51, ix.

139. Waye JD. Advanced polypectomy. *Gastrointest Endosc Clin N Am.* 2005;15(4):733–756.

140. Rubio CA, Jaramillo E, Lindblom A, Fogt F. Classification of colorectal polyps: guidelines for the endoscopist. *Endoscopy.* 2002;34(3):226–236.

141. Winawer SJ, Fletcher RH, Miller L, et al. Colorectal cancer screening: clinical guidelines and rationale. *Gastroenterology.* 1997;112(2):594–642.

142. Mandel JS, Bond JH, Church TR, et al. Reducing mortality from colorectal cancer by screening for fecal occult blood. Minnesota Colon Cancer Control Study. *N Engl J Med.* 1993;328(19):1365–1371.

143. Pilbrow SJ, Hertzog PJ, Linnane AW. The adenoma-carcinoma sequence in the colorectum—early appearance of a hierarchy of small intestinal mucin antigen (SIMA) epitopes and correlation with malignant potential. *Br J Cancer.* 1992;66(4):748–757.

144. Loeve F, Boer R, Zauber AG, et al. National Polyp Study data: evidence for regression of adenomas. *Int J Cancer.* 2004;111(4):633–639.

145. O'Brien MJ, Winawer SJ, Zauber AG, et al. The National Polyp Study. Patient and polyp characteristics associated with high-grade dysplasia in colorectal adenomas. *Gastroenterology.* 1990;98(2):371–379.

146. Muto T, Bussey HJ, Morson BC. The evolution of cancer of the colon and rectum. *Cancer.* 1975;36(6):2251–2270.

147. Haggitt RC, Glotzbach RE, Soffer EE, Wruble LD. Prognostic factors in colorectal carcinomas arising in adenomas: implications for lesions removed by endoscopic polypectomy. *Gastroenterology.* 1985;89(2):328–336.

148. Kudo S, Kashida H, Tamura T. Early colorectal cancer: flat or depressed type. *J Gastroenterol Hepatol.* 2000;15(suppl):D66–D70.

149. Muto T, Kamiya J, Sawada T, et al. Small "flat adenoma" of the large bowel with special reference to its clinicopathologic features. *Dis Colon Rectum.* 1985;28(11):847–851.

150. Adachi M, Muto T, Okinaga K, Morioka Y. Clinicopathologic features of the flat adenoma. *Dis Colon Rectum.* 1991;34(11):981–986.

151. Jaramillo E, Watanabe M, Slezak P, Rubio C. Flat neoplastic lesions of the colon and rectum detected by high-resolution video endoscopy and

chromoscopy. *Gastroint Endosc.* 1995;42(2):114–122.

152. Soetikno RM, Kaltenbach T, Rouse RV, et al. Prevalence of nonpolypoid (flat and depressed) colorectal neoplasms in asymptomatic and symptomatic adults. *JAMA.* 2008;299(9):1027–1035.

153. Rembacken BJ, Fujii T, Cairns A, et al. Flat and depressed colonic neoplasms: a prospective study of 1000 colonoscopies in the UK. *Lancet.* 2000;355(9211):1211–1214.

154. Schreibman IR, Baker M, Amos C, McGarrity TJ. The hamartomatous polyposis syndromes: a clinical and molecular review. *Am J Gastroenterol.* 2005;100(2):476–490.

155. Chan OT, Haghighi P. Hamartomatous polyps of the colon: ganglioneuromatous, stromal, and lipomatous. *Arch Pathol Lab Med.* 2006;130(10):1561–1566.

156. Williams GT, Arthur JF, Bussey HJ, Morson BC. Metaplastic polyps and polyposis of the colorectum. *Histopathology.* 1980;4(2):155–170.

157. Clark JC, Collan Y, Eide TJ, et al. Prevalence of polyps in an autopsy series from areas with varying incidence of large-bowel cancer. *Int J Cancer.* 1985;36(2):179–186.

158. Longacre TA, Fenoglio-Preiser CM. Mixed hyperplastic adenomatous polyps/serrated adenomas. A distinct form of colorectal neoplasia. *Am J Surg Pathol.* 1990;14(6):524–537.

159. Jass JR, Iino H, Ruszkiewicz A, et al. Neoplastic progression occurs through mutator pathways in hyperplastic polyposis of the colorectum. *Gut.* 2000;47(1):43–49.

160. O'Brien MJ, Yang S, Mack C, et al. Comparison of microsatellite instability, CpG island methylation phenotype, BRAF and KRAS status in serrated polyps and traditional adenomas indicates separate pathways to distinct colorectal carcinoma end points. *Am J Surg Pathol.* 2006; 30(12):1491–1501.

161. Jass J, Burt R. Hyperplastic polyposis. In: Hamilton S, Aaltonen L, eds. *WHO International Classification of Tumours Pathology and Genetics of Tumours of the Digestive System.* 3rd ed. Berlin, Germany: Springer-Verlag; 2000:135–136.

162. Hyman NH, Anderson P, Blasyk H. Hyperplastic polyposis and the risk of colorectal cancer. *Dis Colon Rectum.* 2004;47(12):2101–2104.

163. Doran D, Burke JP, Hanly AM, Winter DC. Prophylactic colectomy for hyperplastic polyposis. *Ir J Med Sci.* 2009;26:26.

164. Hardcastle JD, Thomas WM, Chamberlain J, et al. Randomised, controlled trial of faecal occult blood screening for colorectal cancer. Results for first 107,349 subjects. *Lancet.* 1989;1(8648):1160–1164.

165. Kewenter J, Brevinge H, Engaras B, Haglind E, Ahren C. Results of screening, rescreening, and follow-up in a prospective randomized study for detection of colorectal cancer by fecal occult blood testing. Results for 68,308 subjects. *Scand J Gastroenterol.* 1994;29(5):468–473.

166. Kronborg O, Fenger C, Olsen J, Jorgensen OD, Sondergaard O. Randomised study of screening for colorectal cancer with faecal-occult-blood test. *Lancet.* 1996;348(9040):1467–1471.

167. Thiis-Evensen E, Hoff GS, Sauar J, Langmark F, Majak BM, Vatn MH. Population-based surveillance by colonoscopy: effect on the incidence of colorectal cancer. Telemark Polyp Study I. *Scand J Gastroenterol.* 1999;34(4):414–420.

168. Winawer SJ. The achievements, impact, and future of the National Polyp Study. *Gastrointest Endosc.* 2006;64(6):975–978.

169. Alder AC, Hamilton EC, Anthony T, Sarosi GA, Jr. Cancer risk in endoscopically unresectable colon polyps. *Am J Surg.* 2006;192(5):644–648.

170. McDonald JM, Moonka R, Bell RH, Jr. Pathologic risk factors of occult malignancy in endoscopically unresectable colonic adenomas. *Am J Surg.* 1999;177(5):384–387.

171. Ross HM, Li C, Rosenthal J, Kessler J, Fogt F. Laparoscopic colon resection for polyps: a good novice case? *Dis Colon Rectum.* 2006; 49(6):879–882.

172. Nivatvongs S. Surgical management of malignant colorectal polyps. *Surg Clin North Am.* 2002;82(5):959–66.

173. Nascimbeni R, Burgart LJ, Nivatvongs S, Larson DR. Risk of lymph node metastasis in T1 carcinoma of the colon and rectum. *Dis Colon Rectum.* 2002;45(2):200–206.

174. Parkin DM, Bray F, Ferlay J, Pisani P. Global cancer statistics, 2002. *CA Cancer J Clin.* 2005;55(2):74–108.

175. Sasaki O, Atkin WS, Jass JR. Mucinous carcinoma of the rectum. *Histopathology.* 1987;11(3):259–272.

176. Kanemitsu Y, Kato T, Hirai T, et al. Survival after curative resection for mucinous adenocarcinoma of the colorectum. *Dis Colon Rectum.* 2003;46(2):160–167.

177. Obrand DI, Gordon PH. Continued change in the distribution of

178. colorectal carcinoma. *Br J Surg.* 1998;85(2):246–248.

178. Cheng X, Chen VW, Steele B, et al. Subsite-specific incidence rate and stage of disease in colorectal cancer by race, gender, and age group in the United States, 1992–1997. *Cancer.* 2001;92(10):2547–2554.

179. Jayne DG, Fook S, Loi C, Seow-Choen F. Peritoneal carcinomatosis from colorectal cancer. *Br J Surg.* 2002;89(12):1545–1550.

180. Compton CC, Greene FL. The staging of colorectal cancer: 2004 and beyond. *CA Cancer J Clin.* 2004;54(6):295–308.

181. Edge SB, Byrd DR, Compton CC, Fritz AG, Greene FL, Trotti A. *AJCC Cancer Staging Manual.* New York, NY: Springer; 2010.

182. Kaiser AM. Giant colonic lipoma. *Surgery.* 2009;doi:10.1016/j.surg.2008.12.016.

183. Maggard MA, O'Connell JB, Ko CY. Updated population-based review of carcinoid tumors. *Ann Surg.* 2004;240(1):117–122.

184. Kulke MH, Mayer RJ. Carcinoid tumors. *N Engl J Med.* 1999; 340(11):858–868.

185. Pellikka PA, Tajik AJ, Khandheria BK, et al. Carcinoid heart disease. Clinical and echocardiographic spectrum in 74 patients. *Circulation.* 1993;87(4):1188–1196.

186. Fox DJ, Khattar RS. Carcinoid heart disease: presentation, diagnosis, and management. *Heart.* 2004;90(10):1224–1228.

187. Habal N, Sims C, Bilchik AJ. Gastrointestinal carcinoid tumors and second primary malignancies. *J Surg Oncol.* 2000;75(4):310–316.

188. Koh JS, Trent J, Chen L, et al. Gastrointestinal stromal tumors: overview of pathologic features, molecular biology, and therapy with imatinib mesylate. *Histol Histopathol.* 2004;19(2):565–574.

189. Ueyama T, Guo KJ, Hashimoto H, Daimaru Y, Enjoji M. A clinicopathologic and immunohistochemical study of gastrointestinal stromal tumors. *Cancer.* 1992;69(4):947–955.

190. Medeiros F, Corless CL, Duensing A, et al. KIT-negative gastrointestinal stromal tumors: proof of concept and therapeutic implications. *Am J Surg Pathol.* 2004;28(7):889–894.

191. Corless CL, Fletcher JA, Heinrich MC. Biology of gastrointestinal stromal tumors. *J Clin Oncol.* 2004;22(18):3813–3825.

192. Heinrich MC, Corless CL, Duensing A, et al. PDGFRA activating mutations in gastrointestinal stromal tumors. *Science.* 2003;299(5607):708–710.

193. Castellano G, Moreno D, Galvao O, et al. Malignant lymphoma of jejunum with common variable hypogammaglobulinemia and diffuse nodular hyperplasia of the small intestine. A case study and literature review. *J Clin Gastroenterol.* 1992;15(2):128–135.

194. Chim CS, Shek TW, Chung LP, Liang R. Unusual abdominal tumors: case 3. Multiple lymphomatous polyposis in lymphoma of colon. *J Clin Oncol.* 2003;21(5):953–955.

195. Kohno S, Ohshima K, Yoneda S, Kodama T, Shirakusa T, Kikuchi M. Clinicopathological analysis of 143 primary malignant lymphomas in the small and large intestines based on the new WHO classification. *Histopathology.* 2003;43(2):135–143.

196. Raderer M, Pfeffel F, Pohl G, Mannhalter C, Valencak J, Chott A. Regression of colonic low grade B cell lymphoma of the mucosa-associated lymphoid tissue type after eradication of *Helicobacter pylori*. *Gut.* 2000;46(1):133–135.

197. Ruskone-Fourmestraux A, Delmer A, Lavergne A, et al. Multiple lymphomatous polyposis of the gastrointestinal tract: prospective clinicopathologic study of 31 cases. Groupe D'etude des Lymphomes Digestifs. *Gastroenterology.* 1997;112(1):7–16.

198. Kaiser AM. *McGraw-Hill Manual Colorectal Surgery.* New York, NY: McGraw-Hill Companies; 2008.

199. Katz SC, DeMatteo RP. Gastrointestinal stromal tumors and leiomyosarcomas. *J Surg Oncol.* 2008;97(4):350–359.

200. Kaiser AM, Ortega AE. Anorectal anatomy. *Surg Clin North Am.* 2002;82(6):1125–1138.

201. Nelson H, Petrelli N, Carlin A, et al. Guidelines 2000 for colon and rectal cancer surgery. *J Natl Cancer Inst.* 2001;93(8):583–596.

202. Passman MA, Pommier RF, Vetto JT. Synchronous colon primaries have the same prognosis as solitary colon cancers. *Dis Colon Rectum.* 1996;39(3):329–334.

203. Fenlon HM, Nunes DP, Schroy PC, 3rd, Barish MA, Clarke PD, Ferrucci JT. A comparison of virtual and conventional colonoscopy for the detection of colorectal polyps. *N Engl J Med.* 1999;341(20):1496–1503.

204. Pickhardt PJ, Choi JR, Hwang I, et al. Computed tomographic virtual colonoscopy to screen for colorectal neoplasia in asymptomatic adults. *N Engl J Med.* 2003;349(23):2191–2200.

205. Spinzi G, Belloni G, Martegani A, Sangiovanni A, Del Favero C, Minoli

G. Computed tomographic colonography and conventional colonoscopy for colon diseases: a prospective, blinded study. *Am J Gastroenterol.* 2001;96(2):394–400.

206. Kerner BA, Oliver GC, Eisenstat TE, Rubin RJ, Salvati EP. Is preoperative computerized tomography useful in assessing patients with colorectal carcinoma? *Dis Colon Rectum.* 1993;36(11):1050–1053.

207. Mauchley DC, Lynge DC, Langdale LA, Stelzner MG, Mock CN, Billingsley KG. Clinical utility and cost-effectiveness of routine preoperative computed tomography scanning in patients with colon cancer. *Am J Surg.* 2005;189(5):512–517; discussion 7.

208. Ward J, Naik KS, Guthrie JA, Wilson D, Robinson PJ. Hepatic lesion detection: comparison of MR imaging after the administration of superparamagnetic iron oxide with dual-phase CT by using alternative-free response receiver operating characteristic analysis. *Radiology.* 1999;210(2):459–466.

209. Johnson K, Bakhsh A, Young D, Martin TE, Jr, Arnold M. Correlating computed tomography and positron emission tomography scan with operative findings in metastatic colorectal cancer. *Dis Colon Rectum.* 2001;44(3):354–357.

210. Moertel CG, Fleming TR, Macdonald JS, Haller DG, Laurie JA, Tangen C. An evaluation of the carcinoembryonic antigen (CEA) test for monitoring patients with resected colon cancer. *JAMA.* 1993;270(8):943–947.

211. Burrows L, Tartter P. Effect of blood transfusions on colonic malignancy recurrent rate. *Lancet.* 1982;2(8299):18.

212. Vamvakas EC. Perioperative blood transfusion and cancer recurrence: meta-analysis for explanation. *Transfusion.* 1995;35(9):760–768.

213. Busch OR, Hop WC, Marquet RL, Jeekel J. Blood transfusions and local tumor recurrence in colorectal cancer. Evidence of a noncausal relationship. *Ann Surg.* 1994;220(6):791–797.

214. Santos JC, Jr., Batista J, Sirimarco MT, Guimaraes AS, Levy CE. Prospective randomized trial of mechanical bowel preparation in patients undergoing elective colorectal surgery. *Br J Surg.* 1994;81(11):1673–1676.

215. Burke P, Mealy K, Gillen P, Joyce W, Traynor O, Hyland J. Requirement for bowel preparation in colorectal surgery. *Br J Surg.* 1994;81(6):907–910.

216. Miettinen RP, Laitinen ST, Makela JT, Paakkonen ME. Bowel preparation with oral polyethylene glycol electrolyte solution vs. no preparation in elective open colorectal surgery: prospective, randomized study. *Dis Colon Rectum.* 2000;43(5):669–675; discussion 75–77.

217. Zmora O, Mahajna A, Bar-Zakai B, et al. Colon and rectal surgery without mechanical bowel preparation: a randomized prospective trial. *Ann Surg.* 2003;237(3):363–367.

218. Bucher P, Gervaz P, Soravia C, Mermillod B, Erne M, Morel P. Randomized clinical trial of mechanical bowel preparation versus no preparation before elective left-sided colorectal surgery. *Br J Surg.* 2005;92(4):409–414.

219. Guenaga KKFG, Matos D, Wille-Jorgensen P. Mechanical bowel preparation for elective colorectal surgery [update of *Cochrane Database Syst Rev.* 2005;(1):CD001544; PMID: 15674882]. *Cochrane Database Syst Rev.* 2009(1):CD001544.

220. Slim K, Vicaut E, Launay-Savary M-V, Contant C, Chipponi J. Updated systematic review and meta-analysis of randomized clinical trials on the role of mechanical bowel preparation before colorectal surgery. *Ann Surg.* 2009;249(2):203–209.

221. Ramirez JI, Vassiliu P, Gonzalez-Ruiz C, et al. Sequential compression devices as prophylaxis for venous thromboembolism in high-risk colorectal surgery patients: reconsidering American Society of Colorectal Surgeons parameters. *Am Surg.* 2003;69(11):941–945.

222. The Standards Task Force of the American Society of Colon and Rectal Surgeons. Practice parameters for the prevention of venous thromboembolism. *Dis Colon Rectum.* 2000;43(8):1037–1047.

223. Collins R, Scrimgeour A, Yusuf S, Peto R. Reduction in fatal pulmonary embolism and venous thrombosis by perioperative administration of subcutaneous heparin. Overview of results of randomized trials in general, orthopedic, and urologic surgery. *N Engl J Med.* 1988;318(18):1162–1173.

224. McLeod RS, Geerts WH, Sniderman KW, et al. Subcutaneous heparin versus low-molecular-weight heparin as thromboprophylaxis in patients undergoing colorectal surgery: results of the Canadian colorectal DVT prophylaxis trial: a randomized, double-blind trial. *Ann Surg.* 2001;233(3):438–444.

225. Etchells E, McLeod RS, Geerts W, Barton P, Detsky AS. Economic analysis of low-dose heparin vs the low-molecular-weight heparin enoxaparin for prevention of venous thromboembolism after colorectal surgery. *Arch Int Med.* 1999;159(11):1221–1228.

226. Clagett GP, Reisch JS. Prevention of venous thromboembolism in general surgical patients. Results of meta-analysis. *Ann Surg.* 1988;208(2):227–240.

227. Wolff BG, Pemberton JH, van Heerden JA, et al. Elective colon and rectal surgery without nasogastric decompression. A prospective, randomized trial. *Ann Surg.* 1989;209(6):670–673; discussion 3–5.

228. Malassagne B, Valleur P, Serra J, et al. Relationship of apical lymph node involvement to survival in resected colon carcinoma. *Dis Colon Rectum.* 1993;36(7):645–653.

229. Wiggers T, Jeekel J, Arends JW, et al. No-touch isolation technique in colon cancer: a controlled prospective trial. *Br J Surg.* 1988;75(5):409–415.

230. Rouffet F, Hay JM, Vacher B, et al. Curative resection for left colonic carcinoma: hemicolectomy vs. segmental colectomy. A prospective, controlled, multicenter trial. French Association for Surgical Research. *Dis Colon Rectum.* 1994;37(7):651–659.

231. Natarajan N, Watson P, Silva-Lopez E, Lynch HT. Comparison of extended colectomy and limited resection in patients with Lynch syndrome. *Dis Colon Rectum.* 2010;53(1):77–82.

232. Pezim ME, Nicholls RJ. Survival after high or low ligation of the inferior mesenteric artery during curative surgery for rectal cancer. *Ann Surg.* 1984;200(6):729–733.

233. Surtees P, Ritchie JK, Phillips RK. High versus low ligation of the inferior mesenteric artery in rectal cancer. *Br J Surg.* 1990;77(6):618–621.

234. Sagar PM, Couse N, Kerin M, May J, MacFie J. Randomized trial of drainage of colorectal anastomosis. *Br J Surg.* 1993;80(6):769–71.

235. Urbach DR, Kennedy ED, Cohen MM. Colon and rectal anastomoses do not require routine drainage: a systematic review and meta-analysis. *Ann Surg* 1999;229(2):174–180.

236. Fingerhut A, Msika S, Yahchouchi E, Merad F, Hay JM, Millat B. Neither pelvic nor abdominal drainage is needed after anastomosis in elective, uncomplicated, colorectal surgery. *Ann Surg.* 2000;231(4):613–614.

237. Yeh CY, Changchien CR, Wang JY, et al. Pelvic drainage and other risk factors for leakage after elective anterior resection in rectal cancer patients: a prospective study of 978 patients. *Ann Surg.* 2005;241(1):9–13.

238. Galandiuk S. To drain or not to drain. *Ann Surg.* 2005;241(1):14–15.

239. Kaiser AM, Corman ML. History of laparoscopy. *Surg Oncol Clin N Am.* 2001;10(3):483–492.

240. Lacy AM, Garcia-Valdecasas JC, Delgado S, et al. Laparoscopy-assisted colectomy versus open colectomy for treatment of non-metastatic colon cancer: a randomised trial. *Lancet.* 2002;359(9325):2224–2229.

241. Clinical Outcomes of Surgical Therapy Study G. A comparison of laparoscopically assisted and open colectomy for colon cancer. *N Engl J Med.* 2004;350(20):2050–2059.

242. Leung KL, Kwok SP, Lam SC, et al. Laparoscopic resection of rectosigmoid carcinoma: prospective randomised trial. *Lancet.* 2004;363(9416):1187–1192.

243. Kaiser AM, Kang JC, Chan LS, Vukasin P, Beart RW, Jr. Laparoscopic-assisted vs. open colectomy for colon cancer: a prospective randomized trial. *J Laparoendosc Adv Surg Techn A.* 2004;14(6):329–334.

244. Guillou PJ, Quirke P, Thorpe H, et al. Short-term endpoints of conventional versus laparoscopic-assisted surgery in patients with colorectal cancer (MRC CLASICC trial): multicentre, randomised controlled trial. *Lancet.* 2005;365(9472):1718–1726.

245. The COlon cancer Laparoscopic or Open Resection (COLOR) Study Group. Laparoscopic surgery versus open surgery for colon cancer: short-term outcomes of a randomised trial. *Lancet Oncol.* 2005;6(7):477–484.

246. Weeks JC, Nelson H, Gelber S, Sargent D, Schroeder G; Clinical Outcomes of Surgical Therapy Study G. Short-term quality-of-life outcomes following laparoscopic-assisted colectomy vs open colectomy for colon cancer: a randomized trial. *JAMA.* 2002;287(3):321–328.

247. Jayne DG, Guillou PJ, Thorpe H, et al. Randomized trial of laparoscopic-assisted resection of colorectal carcinoma: 3-year results of the UK MRC CLASICC Trial Group. *J Clin Oncol.* 2007;25(21):3061–3068.

248. Colon Cancer Laparoscopic or Open Resection Study G; Buunen M, Veldkamp R, Hop WC, et al. Survival after laparoscopic surgery versus open surgery for colon cancer: long-term outcome of a randomised clinical trial. *Lancet Oncol.* 2009;10(1):44–52.

249. Bertagnolli M, Miedema B, Redston M, et al. Sentinel node staging of resectable colon cancer: results of a multicenter study. *Ann Surg.* 2004;240(4):624–628; discussion 8–30.

250. Kaiser AM, Katkhouda N. Laparoscopic management of the perforated viscus. *Semin Laparosc Surg.* 2002;9(1):46–53.

251. Alves A, Panis Y, Mathieu P, et al. Postoperative mortality and morbidity in French patients undergoing colorectal surgery: results of a prospective multicenter study. *Arch Surg.* 2005;140(3):278–283.

252. Binkert CA, Ledermann H, Jost R, Saurenmann P, Decurtins M, Zollikofer CL. Acute colonic obstruction: clinical aspects and cost-effectiveness of preoperative and palliative treatment with self-expanding metallic stents--a preliminary report. *Radiology*. 1998;206(1):199–204.

253. Dauphine CE, Tan P, Beart RW, Jr, Vukasin P, Cohen H, Corman ML. Placement of self-expanding metal stents for acute malignant large-bowel obstruction: a collective review. *Ann Surg Oncol*. 2002;9(6):574–579.

254. Brehant O, Fuks D, Bartoli E, Yzet T, Verhaeghe P, Regimbeau JM. Elective (planned) colectomy in patients with colorectal obstruction after placement of a self-expanding metallic stent as a bridge to surgery: the results of a prospective study. *Colorectal Dis*. 2009;11(2):178–183.

255. Dastur JK, Forshaw MJ, Modarai B, Solkar MM, Raymond T, Parker MC. Comparison of short-and long-term outcomes following either insertion of self-expanding metallic stents or emergency surgery in malignant large bowel obstruction. *Tech Coloproctol*. 2008;12(1):51–55.

256. Sugarbaker PH, Corlew S. Influence of surgical techniques on survival in patients with colorectal cancer. *Dis Colon Rectum*. 1982;25(6):545–557.

257. Lopez MJ, Monafo WW. Role of extended resection in the initial treatment of locally advanced colorectal carcinoma. *Surgery*. 1993;113(4):365–372.

258. Geoghegan JG, Scheele J. Treatment of colorectal liver metastases. *Br J Surg*. 1999;86(2):158–169.

259. Schrag D, Cramer LD, Bach PB, Cohen AM, Warren JL, Begg CB. Influence of hospital procedure volume on outcomes following surgery for colon cancer. *JAMA*. 2000;284(23):3028–3035.

260. Tang CL, Yeong KY, Nyam DC, et al. Postoperative intra-abdominal free gas after open colorectal resection. *Dis Colon Rectum*. 2000;43(8):1116–1120.

261. Krook JE, Moertel CG, Gunderson LL, et al. Effective surgical adjuvant therapy for high-risk rectal carcinoma. *N Engl J Med*. 1991;324(11):709–715.

262. Dube S, Heyen F, Jenicek M. Adjuvant chemotherapy in colorectal carcinoma: results of a meta-analysis. *Dis Colon Rectum*. 1997;40(1):35–41.

263. O'Connell MJ, Laurie JA, Kahn M, et al. Prospectively randomized trial of postoperative adjuvant chemotherapy in patients with high-risk colon cancer. *J Clin Oncol*. 1998;16(1):295–300.

264. QUASAR Collaborative Group. Comparison of fluorouracil with additional levamisole, higher-dose folinic acid, or both, as adjuvant chemotherapy for colorectal cancer: a randomised trial. *Lancet*. 2000;355(9215):1588–1596.

265. Shirota Y, Stoehlmacher J, Brabender J, et al. ERCC1 and thymidylate synthase mRNA levels predict survival for colorectal cancer patients receiving combination oxaliplatin and fluorouracil chemotherapy. *J Clin Oncol*. 2001;19(23):4298–4304.

266. Stoehlmacher J, Park DJ, Zhang W, et al. A multivariate analysis of genomic polymorphisms: prediction of clinical outcome to 5-FU/oxaliplatin combination chemotherapy in refractory colorectal cancer. *Br J Cancer*. 2004;91(2):344–354.

267. Gordon MA, Gil J, Lu B, Zhang W, Yang D, Yun J, Schneider S, Groshen S, Iqbal S, Press OA, Rhodes K, Lenz HJ. Genomic profiling associated with recurrence in patients with rectal cancer treated with chemoradiation. *Pharmacogenomics*. 2006;7(1):67–88.

268. Saltz LB, Cox JV, Blanke C, et al. Irinotecan plus fluorouracil and leucovorin for metastatic colorectal cancer. Irinotecan Study Group. *N Engl J Med*. 2000;343(13):905–914.

269. Douillard JY, Hoff PM, Skillings JR, et al. Multicenter phase III study of uracil/tegafur and oral leucovorin versus fluorouracil and leucovorin in patients with previously untreated metastatic colorectal cancer. *J Clin Oncol*. 2002;20(17):3605–3616.

270. de Gramont A, Figer A, Seymour M, et al. Leucovorin and fluorouracil with or without oxaliplatin as first-line treatment in advanced colorectal cancer. *J Clin Oncol*. 2000;18(16):2938–2947.

271. Becouarn Y, Gamelin E, Coudert B, et al. Randomized multicenter phase II study comparing a combination of fluorouracil and folinic acid and alternating irinotecan and oxaliplatin with oxaliplatin and irinotecan in fluorouracil-pretreated metastatic colorectal cancer patients. *J Clin Oncol*. 2001;19(22):4195–4201.

272. Grothey A, Sargent D, Goldberg RM, Schmoll HJ. Survival of patients with advanced colorectal cancer improves with the availability of fluorouracil-leucovorin, irinotecan, and oxaliplatin in the course of treatment. *J Clin Oncol*. 2004;22(7):1209–1214.

273. Goldberg RM, Sargent DJ, Morton RF, et al. A randomized controlled trial of fluorouracil plus leucovorin, irinotecan, and oxaliplatin combinations in patients with previously untreated metastatic colorectal cancer. *J Clin Oncol*. 2004;22(1):23–30.

274. Van Cutsem E, Hoff PM, Harper P, et al. Oral capecitabine vs intravenous 5-fluorouracil and leucovorin: integrated efficacy data and novel analyses from two large, randomised, phase III trials. *Br J Cancer*. 2004;90(6):1190–1197.

275. Borner MM, Dietrich D, Stupp R, et al. Phase II study of capecitabine and oxaliplatin in first- and second-line treatment of advanced or metastatic colorectal cancer. *J Clin Oncol*. 2002;20(7):1759–66.

276. Scheithauer W, Kornek GV, Raderer M, et al. Randomized multicenter phase II trial of two different schedules of capecitabine plus oxaliplatin as first-line treatment in advanced colorectal cancer. *J Clin Oncol*. 2003;21(7):1307–1312.

277. Shields AF, Zalupski MM, Marshall JL, Meropol NJ. Treatment of advanced colorectal carcinoma with oxaliplatin and capecitabine: a phase II trial. *Cancer*. 2004;100(3):531–537.

278. Cassidy J, Tabernero J, Twelves C, et al. XELOX (capecitabine plus oxaliplatin): active first-line therapy for patients with metastatic colorectal cancer. *J Clin Oncol*. 2004;22(11):2084–2091.

279. Bajetta E, Di Bartolomeo M, Mariani L, et al. Randomized multicenter Phase II trial of two different schedules of irinotecan combined with capecitabine as first-line treatment in metastatic colorectal carcinoma. *Cancer*. 2004;100(2):279–287.

280. Cunningham D, Humblet Y, Siena S, et al. Cetuximab monotherapy and cetuximab plus irinotecan in irinotecan-refractory metastatic colorectal cancer. *N Engl J Med*. 2004;351(4):337–345.

281. Hurwitz H, Fehrenbacher L, Novotny W, et al. Bevacizumab plus irinotecan, fluorouracil, and leucovorin for metastatic colorectal cancer. *N Engl J Med*. 2004;350(23):2335–2342.

282. Tol J, Koopman M, Cats A, et al. Chemotherapy, bevacizumab, and cetuximab in metastatic colorectal cancer. *N Engl J Med*. 2009;360(6):563–572.

283. Karapetis CS, Khambata-Ford S, Jonker DJ, et al. K-ras mutations and benefit from cetuximab in advanced colorectal cancer. *N Engl J Med*. 2008;359(17):1757–1765.

284. Amos EH, Mendenhall WM, McCarty PJ, et al. Postoperative radiotherapy for locally advanced colon cancer. *Ann Surg Oncol*. 1996;3(5):431–436.

285. Palermo JA, Richards F, Lohman KK, et al. Phase II trial of adjuvant radiation and intraperitoneal 5-fluorouracil for locally advanced colon cancer: results with 10-year follow-up. *Int J Radiat Oncol Biol Phys*. 2000;47(3):725–733.

286. Taylor WE, Donohue JH, Gunderson LL, et al. The Mayo Clinic experience with multimodality treatment of locally advanced or recurrent colon cancer. *Ann Surg Oncol*. 2002;9(2):177–185.

腹腔镜结直肠手术

Rajesh Pendlimari • Heidi Nelson

（王西墨 译）

37

概述

过去的 20 年间，快速发展的微创外科已可替代一些开腹的腹部手术（如胆囊切除术），并获得认可其与其他多数手术（如结肠切除术）效果相当[1]。多数腹腔镜手术技术所带来的患者相关获益已有共识（表 37-1），部分程度上，手助腹腔镜手术（HALS）与练习者早期接触多种腹腔镜技术使得其更便于为更多的腹腔镜外科医生掌握，并使患者得到腹腔镜手术治疗[2]。过去 20 年中，技术进步与经验积累为腹腔镜手术明确了适应证、禁忌证，并提高了手术技巧。本章将介绍腹腔镜结直肠手术的原则，亦对结肠、直肠癌的一些特殊问题简单综述，着重于腹腔镜与 HALS 结肠、直肠部分切除术技巧以及结肠、直肠切除术后联合盆腔储袋构建等当前技术的描述。最后，本章结论部分还对自然孔道标本取出术（NOSE）、自然孔道内镜手术（NOTES）以及机器人手术进行展望。

患者选择

适应证、禁忌证与评估

除部分直肠癌病例外，腹腔镜手术是任何需要手术治疗的结、直肠疾病患者的现实选择；亦即并非所

有患者都是理想的候选者以及并非所有外科医生都能施行所有的腹腔镜手术。所有外科医生均须发现适合腹腔镜手术的病例，早期开展腹腔镜时应选择患者较瘦、无粘连、诸如憩室或回结肠 Crohn 病狭窄等良性疾病的右半结肠切除术；有丰富经验的外科医生可较舒适地开展全结直肠切除术与回肠储袋直肠吻合术。本章将描述所有可行操作的技术细节，还有基于患者考虑的腹腔镜技术变化的可能性；与其他腹腔镜手术一样，一些病例可能不能耐受气腹或腹内病变，或其他技术上考虑是禁忌证等。本章聚焦于结直肠癌相关的肿瘤学问题与关键点，接着讨论结直肠腹腔镜手术适应证、禁忌证与术前、术中特殊评估，患者一般状态等问题。

适应证

结直肠腹腔镜手术的适应证与开腹手术基本相同（表 37-2）。对于炎症性肠病的手术指征，包括药物治疗失败、发育不良、有狭窄表现、脓肿以及瘘等；对于急性结肠炎可行腹腔镜急诊结肠次全切与末端回肠造口等二、三阶段手术的早期部分，整个手术过程包括狭窄成型、小肠切除、阶段性结肠切除或结直肠切除术等。现行美国结肠直肠外科学会（ASCRS）指南推荐憩室炎的治疗是急性憩室炎康复后择期乙状结肠切除术，应基于各个患者的不同而决策，并推荐对筛选的患者采用腹腔镜方法治疗[3]。不适合内镜切除的结肠较大息肉亦可采用腹腔镜方法切除。已证实严格遵循肿瘤学原则的局限性结肠癌的腹腔镜治疗效果与开腹手术相当；腹腔镜经验丰富的外科医生可胜任结肠局限性肿瘤与肝孤立转移病灶的同时切除。

直肠脱垂修复优选腹腔镜手术，腹腔镜可施行直肠切除固定术与补片固定术；腹腔镜直肠固定术有类

⬤ **表 37-1　腹腔镜手术优势**

1. 切口更小
2. 术后疼痛更轻
3. 住院时间较短
4. 出院后恢复更快
5. 更好的美容效果
6. 术后粘连较轻

表 37-2　结直肠疾病腹腔镜手术的适应证
1．溃疡性结肠炎——顽固性、发育不良
2．Crohn 病——顽固性、出血、狭窄、局限脓肿、瘘
3．憩室病——复发、无并发症
4．肠扭转
5．结肠息肉——不依从内镜切除
6．结肠癌——延伸不超过 8 cm 的局部病变
7．直肠脱垂
8．直肠癌（无对照试验）

表 37-3　腹腔镜手术的禁忌证	
绝对禁忌证	• 不能耐受气腹
	• 全麻中度风险
	• 不能控制的凝血病
	• 危及生命的全身性疾病
	• 垂死患者——手术 / 非手术存活可能不超过 24h
相对禁忌证	• 多次腹部手术史
	• 心脏异常
	• 肺换气异常
	• 慢性肝病
	• 病态肥胖
结肠疾病的禁忌证	• 巨大蜂窝织炎或肿块
	• 复杂瘘
	• 肿瘤侵及邻近脏器（T4 期）
	• 肠梗阻
	• 结肠中毒性扩张
	• 穿孔
	• 明显粘连
直肠疾病禁忌证	• 巨大蜂窝织炎或肿块
	• 复杂瘘
	• 直肠癌局部浸润
	• 直肠癌复发
	• 肠梗阻
	• 结肠中毒性扩张
	• 穿孔
	• 明显粘连

似的远期功能性效果与低复发率[4]。先前曾讨论过直肠癌腹腔镜切除术的一些技术性挑战正在变化，北美与欧洲大规模、多中心试验正在评估直肠癌腹腔镜手术的效果。

禁忌证

患者身体不能耐受气腹的状况，如严重的器官衰竭表现是微创手术的禁忌证（表 37-3）。严重慢性阻塞性肺疾病（COPD）、反应性气道病或其他呼吸损伤等通常是患者不能耐受腹腔通气而无法于腹腔内进行操作；晚期心血管疾病由于脆弱的心排出量的限制亦不能耐受气腹；肾衰竭患者存在严重的电解质或液体紊乱、肝功能衰竭腹水，或其他原因的出血性疾病最好控制后采用开腹手术。有时上述问题并未予以考虑，而是手术进行时以及麻醉医生发现困难时才引起重视；相应的对策是保持外科医生与麻醉医生的开放性交流，以及有意中转为开腹手术是一种原则和非意外的决策。

腹腔镜的不那么绝对或相对禁忌证包括存在腹腔粘连、心脏异常、肺换气异常、慢性肝病与肥胖等，这些均是不明显或不是绝对的；如有多处腹部瘢痕、甚至邻近拟行手术的结肠部位的多次手术史，但是可能无令人望而却步的粘连。除非发现有严重粘连，对这类患者采用腹腔镜途径应警惕其高达 10% ~ 15% 的中转开腹率。同样的问题是肥胖，肥胖患者尤其是腹壁脂肪堆积时，腹腔镜可能更为有利于处理，同样，一些肥胖患者如器械不能从套管抵达手术部位时而不能采用腹腔镜技术手术。

绝对与相对禁忌证的最终分类包括需要治疗的特殊凝血病，如炎症性肠病合并巨大蜂窝织炎性肿块，复杂或巨大脓肿，或复杂瘘等大块组织不适合取出，分离困难等；同样，脓毒症或粪便污染不是腹腔镜的理想适应证。大肠与小肠的严重扩张阻碍腹腔内建立良好视野与器械的安全移动；一些癌肿病例目前无证据支持可通过小切口抓持巨大固定或复发的肿瘤，从风险 - 效益比考虑，巨大、固定或复发肿瘤更能从开腹手术中获益，但从未有前瞻性研究。

腹腔镜术前特殊评估

对拟接受微创腹腔镜手术患者的必须有一句话要说——其术前评估与剖腹探查相同，但通常是在决定施行腹腔镜手术前腹腔镜仅是疾病诊断与明确治疗手段的建议工具。由于腹腔镜缺乏手的触觉而相较于开腹手术需要更好的术前评估，首先是要了解肿瘤分期——传统方法是开腹手术时触诊肝、定位腹腔转移性肿瘤的位置，如肝、卵巢、腹膜、大网膜或腹膜后淋巴结等；当前，CT 检查明显改善了术前发现而使术中发现转移极为罕见。外科医生可于手术时发现表浅肝转移或腹膜肿瘤，但相较于 20 世纪 90 年代早期腹腔镜开展时相对并不常见。

以此类推，原发肿瘤位置需要在术前定位，多数可于术前由内镜"刺青"小的良性病变，或 CT 影像学检查较大、恶性新生物；内镜由于通常无一致的腔内标志确定结肠位置而精确性可受误导，早期的教训是误判病变位置而错误切除。对于恶性病变，通常可于 CT 扫描时发现肿块，更能确保准确地定位；增加术前检测，我们建议在靶病变未确信完全去除与标本确诊前不应离开手术室，原因是结肠镜可出现误诊，病变可能出现于一个以上节段的结肠解剖位置，安全的结肠镜检相对简单与可靠。

对于良性病变，定位病变肠袢与范围同样重要，包括复杂与单纯瘘、包裹的肠系膜脓肿与未包裹复杂和穿孔的脓肿等。当然，标本的大小指导其取出的位置，较大的病变需要更大的切口，而较小病变更能从腹腔镜手术获益。CT 小肠成像检查有助于发现 Crohn 病继发病变的位置，我们更愿意建议对 Crohn 病病例在术中全面评估，尤其是有狭窄病变的情况下。

术中评估与中转原因

当手术遇到困难时，需将腹腔镜手术中转为开腹手术，中转开腹的原因有未预期疾病、明显粘连、不能辨认诸如输尿管等重要结构等；更为重要的是，应记住即使是术中有并发症而需要中转开腹而不应认为中转开腹是并发症，更不应认为是失败而是认为更为合理的手术判断。外科医生认为中转开腹的条件放得更宽时手术更为安全，原因是中转的时机不仅是对总花费而且对于并发症是至关重要的。中转开腹的决策最好在手术早期确定，可避免增加并发症的风险与缩短手术时间；早期决定中转开腹将确保并发症发生率与死亡率位于可接受水平。

对于有慢性免疫抑制或其他全身性疾病而组织质脆的患者术中应尤其谨慎抓持肠袢，由于缺乏手的触觉感而难以判断器官的挤压力度，这类患者更可能从手助腹腔镜手术中获益。

最后的注意点是输尿管支架的使用，通常我们对任何开腹手术相关患者并不使用输尿管支架；也就是说，当炎症或肿瘤原因使任何一侧输尿管解剖不清我们于术前或术中放置输尿管的标准降低。如有可能并有选择时，我们通常使用光学输尿管支架，使输尿管的位置与支架具有可视性。

结直肠癌的肿瘤组织学特殊问题

对于癌的腹腔镜结肠切除术的引入出现的独特争议，我们于此处将此问题转化为结肠癌与直肠癌的话

题。1991 年腹腔镜结肠切除术引入不久[1]，一些应用腹腔镜治疗结肠癌的担心出现了，包括有套管部位肿瘤复发的报道与肿瘤取出位置等[5-7]；经常出现的这类报道足以形成全国性共识，推荐对于临床试验之外的结肠癌腹腔镜结肠切除术的保险延期支付[8]。对应上述情况的反应是北美、加拿大与欧洲同期开展了大量随机对照试验，至少已完成 4 个大规模前瞻性、随机试验，并报道短期与远期结果。迄今为止，已完成 3133 例患者的随机分组分为腹腔镜与开腹手术组、并随访癌的后果；这些患者由 4 个国家间试验，包括 Barcelona 试验[9]（219 例）、手术治疗的临床效果（COST）[10] 试验（872 例）、结肠癌腹腔镜或开腹切除（COLOR）试验[11-12]（1248 例）与结直肠癌传统与腹腔镜辅助手术（CLASICC）试验[13-14]（794 例）等，4 个试验的短期结果显示与开腹相比，死亡率与并发症发生率相当，亦一致地显示出住院时间、首次进食、与肠运动恢复时间等的缩短，生活质量亦证实改善，虽然仅为中度。

这些试验中至少有 Barcelona、COST 与 COLOR 等 3 个试验完成了全队列患者的 5 年随访，值得安慰的是这些试验并未显示腹腔镜队列的总体生存率或无瘤生存率等的劣势。对所有 4 个试验检查 3 年中位生存率的荟萃分析证实相同，开腹与腹腔镜组的总体生存率或无瘤生存率无差异[15]。数据鼓励采用腹腔镜结肠切除术治疗结肠癌是无害的，并且有可信的获益。

对于腹腔镜直肠癌的治疗就不是这样了，实际上虽然多个临床试验检验出腹腔镜结肠癌的治愈效果相同，但少有研究检验直肠癌的治疗效果。对于直肠癌的担心不同于结肠癌，最初的担忧是腹腔镜治疗结肠癌时聚焦于气腹对癌细胞潜在的异常播散，认为气腹可产生"烟囱效应"带来肿瘤细胞于切口诸如套管位置或标本取出位置聚集并增加肿瘤种植的风险[17]。理论上至少有肿瘤细胞不正常状态的播散，这对于结肠癌来说并不是问题，同样对于直肠癌亦不要过多担忧。真正应该担心的问题是腹腔镜是否能与开腹手术一样确保切缘阴性[18]。一些学者可能坚持认为对一些病例，腹腔镜器械更有利于光学直视下到达盆腔深部而优于开腹手术，但这些观点并未被各种实践操作所证实。另外的担心是，由于目前器械限制远端的闭合，这些问题由美国外科医师协会（ACOSOG）的前瞻性随机试验所强调[19]。

ACOSOG Z6051 试验是一个多中心、Ⅲ 期随机临床试验，其主要目标是直肠癌腹腔镜辅助切除并不

劣于开腹手术，其基于手术安全、可行的肿瘤学因素复合终点目标。这个非劣效性终点目标试验基于包括环周与远端切缘、完整的全系膜切除的详细、标准化标本病理学评估。主要终点是新型的，减少试验获益目标与其成熟度时机的远期肿瘤学后果是替代终点；继发性终点包括患者相关获益（失血、住院时间、镇痛药物应用）、2 年局部复发与生活质量等。凝血病合适的标准包括 T3N0M0、T1-3N1M0 期的距肛缘 12 cm 或更少的直肠腺癌、最后完成了 4 周的 5-Fu 或卡培他滨为基础的化疗 / 放疗；其他患者的标准包括 18 岁或更大、东部肿瘤协作组（ECOG）体能状态 2 级或更低、BMI 为 34 或更小、无腹腔镜禁忌证证据、无不能耐受手术的全身疾病、未妊娠、无先前盆腔恶性肿瘤的侵犯史以及无精神疾病史等。参与此研究的外科医师均持有分别完成 20 例腹腔镜结肠、腹腔镜直肠手术的合格证书，其手术记录与病理学报告与其未经剪辑的腹腔镜直肠手术录像由两位指定专家审核。这个非劣效性试验募集美国与加拿大 650 例适合的患者，由美国国家癌症研究院（NCI）赞助。更多的内容与联系信息可从以下网址获得：http：//www.cancer.gov/clinicaltrials/ACOSOG-Z6051。

关键点

1. 术前准确地评估疾病严重程度是手术成功的前提。

2. 术前结肠镜"刺青"病变将有助于术中定位肿瘤位置。

3. 致密粘连或疾病侵犯妨碍准确地辨认重要结构与增加并发症的风险并导致外科医生早期中转开腹手术。

4. 牵拉肠袢尤其是服用大剂量糖皮质激素患者增加组织脆性时更应谨慎，优先推荐使用无损伤抓钳或 HALS 技术以避免对结肠的直接抓持。

5. 由于腹膜后炎症或肿瘤导致难以辨认一侧或两侧输尿管时应考虑安放输尿管支架。

6. 对于恶性或不典型增生，有必要施行完整的肿瘤学切除；包括充分游离、血管根部结扎、满意地淋巴结清除与确保阴性切缘等，为达根部结扎需要于体内结扎血管。

技术总体信息

仪器与设备

多数病例常用的基本腹腔镜器械详见前述章节

（表 37-4 与图 37-1）。外科医生熟悉与方便地使用器械较精确分类更为重要，30° 腹腔镜较 0° 腹腔镜更为有用，尤其是在脾曲游离与盆腔操作时可视性更好。套管应予以缝合固定防止移位与漏气，电凝装置应置于器械的上方，以至于其不影响分离时手的移动或手移动时由于重力作用而滑脱。电视监视器械、光源、腹腔镜摄像头与 CO_2 气腹机应置于易于移动位置，为手术医生提供更好工程学服务。抓持小肠的应为无损伤钳以避免浆膜损伤，有齿抓钳最好用于肠边缘、肠系膜或对应腹膜面，当游离小肠时无损伤锷口钳由于接触面大而成为有齿钳的补充。

虽然一些学者更偏好使用气腹针，但我们更愿意采用 Hassan 型套管与开放技术以减小腹内结构的损伤。器械应足够长，可由中间部位套管到达结肠曲、下达盆腔，全直肠与结肠切除术与腹会阴切除术（APR）尤其需要至少长 38 ～ 40 cm 的器械。小心使用切割装置（电凝与超声切割装置）使金属暴露部分引起的并发症最小化；弯分分离剪可操作性好，并可用于电凝而节省时间。

腹腔镜结直肠手术特殊器械

处理结肠系膜时已有一些可选设备，自动施夹钳对分离系膜血管或控制中、小血管出血极为有用；血管结扎闭合系统（Ligasure）（Valleylab，Boulder，CO）应用压力与热能可闭合组织束及直径达 7 mm 的血管。超声刀利用超声能在切割、凝固组织的同时提供精细地解剖。腹腔镜用直线闭合器有切断结肠而不污染与横断血管蒂的双重作用，特殊用途的直线型闭

表 37-4　常用腹腔镜器械设备

1. 电视系统
2. 光源
3. CO_2 气腹机
4. 30° 腹腔镜（5 mm 或 10 mm）
5. 吸引器 / 灌洗器
6. 套管（Hassan 和 10/12 或 5 mm）
7. 带电凝剪刀
8. 有齿抓钳
9. 腹腔内血管结扎装置
10. 盆腔用管形闭合器
11. 直线形闭合器（可选）
12. 自动施夹钳（可选）
13. 血管闭合系统（Ligasure）（可选）
14. 超声刀（可选）

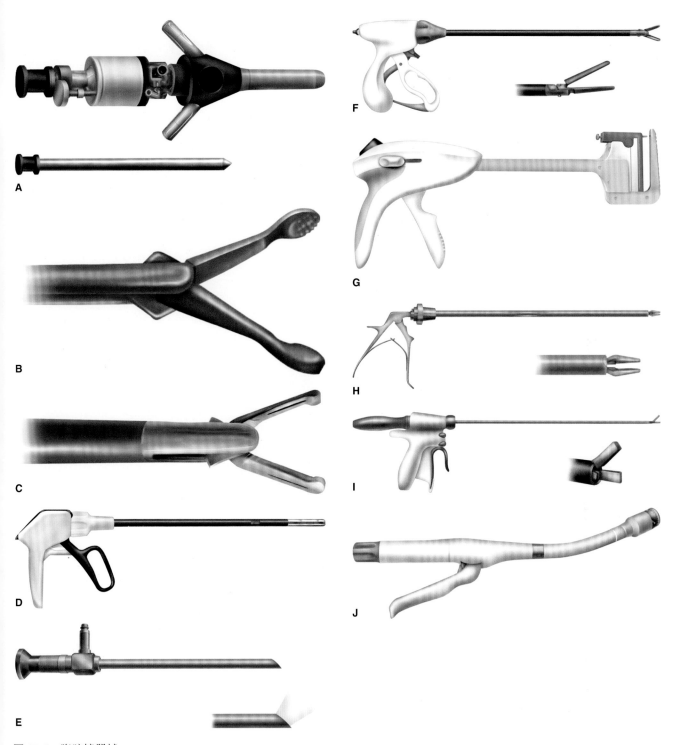

图 37-1　腹腔镜器械

合器械可用以构建 J 储袋及侧侧吻合；圆形吻合器多用于结肠结肠或回结肠吻合。

患者体位与手术室设置

　　小心将患者固定于手术台是保证手术安全的必要条件，原因是为获得良好的术野显露，需要大角度调整手术台；仰卧位、踝束带可保证患者耐受深 Trendelenburg 体位，而肩束带或豆袋可保证患者在手术台像"飞机"左右抖翅膀时不左右移动。同时患者亦可用脚镫固定下肢达到踝束带同样的效果。对于多数病例，理想的上肢固定是手术台侧方的垫与束带，肘部宽垫与腕部中立位将减少长时间手术压迫所致的尺神经与正中神经可能损伤。尿管的膀胱与鼻胃管的胃减压可避免副损伤与增大腹腔容积。外科医生与助手站于患者一侧，对侧依次排列监视器，外科医生的眼、手、套管、器械与监视器应平行排列，以减少与反向操作相关的困难（图37-2）。

套管置入技术

采用切割技术插入第一个套管的 Hassan 套管针与套管，充入二氧化碳使气腹压为 12 ~ 14 mmHg；优先选用提供最佳视野的 30° 腹腔镜，直视引导下置入其他套管。

切口缝合

从套管将气腹由套管完全放出、避免套管口吸引小肠与套管口位置肿瘤细胞聚焦，将套管取出；5 mm 套管口不需要筋膜缝合，除非其于手术时扩大。10 mm 或更大的套管口缝合时应包括腹膜、筋膜，侧方套管口应在正中切口缝合前直视下缝合；弹簧式内缝合装置"内闭合"技术可用以关闭切口。可用"8根针"缝合筋膜，于体外打结；脐周套管口可用荷包缝合关闭。

右半结肠切除术

第 1 步：患者体位与手术室设置

患者于先前描述小心地仰卧位固定于手术台，术者与助手分别站于患者左侧、监视器置于患者右侧平行线方向，器械台置于患者足部、洗手护士站于患者右侧。

第 2 步：套管置入与探查

采用开放切割技术于脐上区域置入一 10 mm ~ 12 mm 套管，当有正中线瘢痕或预期有广泛的严重粘连时优先选用不同位置［典型部位是左上腹（LUQ）］。从此套管引入 30° 腹腔镜，直视下置入 2 枚 5 mm 套

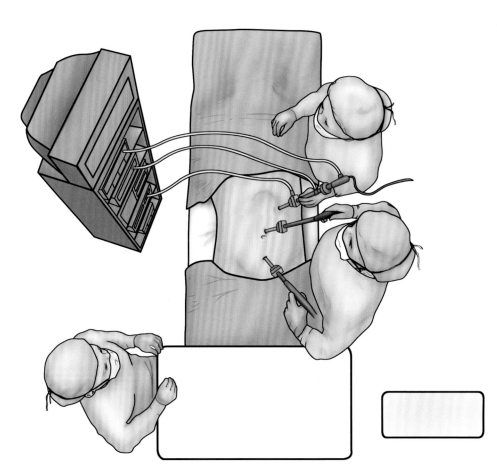

图 37-2   腹腔镜右半结肠切除术仪器与外科团队的位置（Used with permission of Mayo Foundation for Medical Education and Research，all rights reserved.)

管、其中 1 枚部位是 LUQ 腹壁上血管外侧肋缘下 2 cm，另 1 枚于脐上正中线置入（图 37-3）；亦可选用 3 枚 10 ～ 12 mm 套管，有助于器械与摄像头的弹性置入，但对于经验丰富的外科医生可从 5 mm 套管交换置入。

于此阶段遇到的单纯粘连可予以松解，然后检查腹腔确定有手术指征的病变及排除其他病变；如有局部粘连与肿瘤较大时应考虑中转开腹。仔细检查肝是否有转移病灶，如确定有可切除的转移病灶，我们将考虑中转开腹手术。一些外科医生习惯于腹腔镜去除肝转移灶，可选择以后再处理转移灶。锷口钳或 Babcock 抓钳可用于抬举各肝叶以观察其他脏面。随后还应检查腹膜，以排除转移灶。如为 Crohn 病应检查全部小肠是否有术前影像学检查未发现的其他部位病变。

第 3 步：游离盲肠

患者固定于深 Trendelenburg 体位，手术台右侧

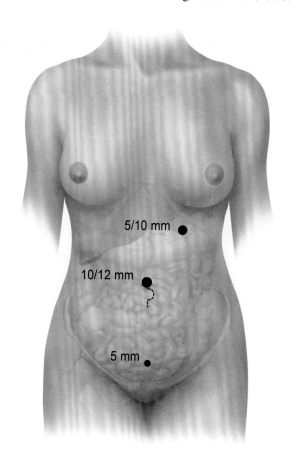

图 37-3　腹腔镜右半结肠切除术设备位置（Used with permission of Mayo Foundation for Medical Education and Research，all rights reserved.）

向上倾斜；于 LUQ 套管引入 30°腹腔镜，检查盆腔并确保小肠袢移向上腹部。如无粘连，沿小肠边缘将其与系膜移向左上腹较为容易。右下腹的粘连（RLQ）由于人群中子宫切除、卵巢切除与阑尾切除普遍性多见，盆腔严重粘连（如不能将末端回肠从盆腔中拉出）是早期中转开腹的指征，手术进行到此后亦不可能全部外置肠袢。

接下来的步骤是识别盆腔边缘的右侧输尿管，其横跨在髂总动脉分叉处（图 37-4）；对于一肥胖患者，可于打开腹膜后识别输尿管。耐心与等待观察输尿管蠕动对避免错将输尿管误认为腰大肌筋膜或生殖系统血管至关重要。然后将回肠推向或由脐上套管轻柔地用 Babcock 钳向内侧与头部推举。末端回肠与盲肠底部腹膜从脐上套管用剪刀打开，然后进入正确的腹膜后平面；用抓钳扶持打开的腹膜边缘而非肠袢，沿 Toldt 白线打开右侧腹膜反折。开始时应小心谨慎地分离腹膜的浅层，当分离至肝曲时，气腹有助于分离组织平面；位于肠系膜与肾筋膜的平面用钝性与电凝分离，小心避免分离后方的肾。

末端回肠内侧腹膜应切开至可完全游离盲肠，予以向上的张力牵拉末端回肠内侧的腹膜褶，沿盆腔边缘上方平行于右侧髂动脉切开腹膜浅层；继续分离达十二指肠水平，然后小心地侧方分离下腔静脉下方、十二指肠上方切开，这两个结构显示已达足够的分离。

第 4 步：肝曲游离

将患者置于反 Trendelenburg 体位，右侧抬高。腹腔镜移至耻骨上套管，外科医生与助手交换位置。肝结肠韧带向头侧抓持结肠并向前腹壁及下方牵拉抬举组织，用电凝剪刀或更优先使用超声刀分离肝结肠韧带。偶尔较大的血管需用鼻胃管夹夹闭，然后继续沿肝结肠韧带分离，识别与横结肠系膜间的平面，直至达镰状韧带水平。右上腹（RUQ）由腹膜后游离肝曲的分离过程应小心勿损伤十二指肠（图 37-5）。至此，整个右结肠游离至正中线、右侧后腹膜已显露，可直视十二指肠、肾筋膜与右输尿管。

第 5 步：血管分离

肠系膜血管的结扎与分离可于腹内或体外方法进行，外科医生与助手分别站回原来位置，于 LUQ 套管引入腹腔镜。采用腹腔内方法处理肥胖患者因回结肠蒂难以外置，对于恶性疾病患者优先采用腹腔内方

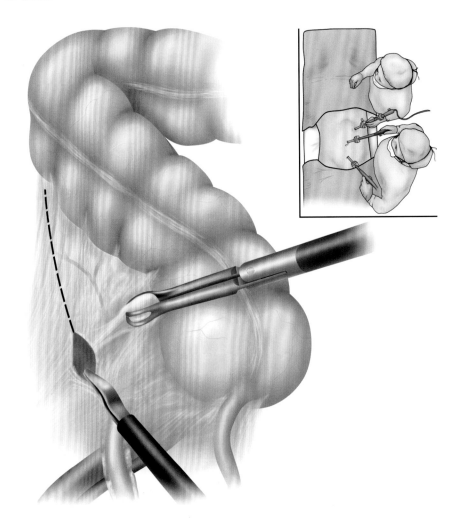

图 37-4 游离盲肠 (Used with permission of Mayo Foundation for Medical Education and Research，all rights reserved.)

法确保于血管近心端结扎（图 37-6）。予以右结肠向上的张力显露回结肠与右结肠血管，一旦肠系膜窗被打开，可用血管夹、腔内圈套器（Ethicon，Cininnati，OH）或直线型血管闭合器结扎血管。直视下或触诊回结肠连接处与肠系膜上血管，保证患者近端淋巴结清扫并且无残余小肠血流受限是至关重要的。

第 6 步：肠外置

一旦腹内结扎完成或当体外结扎结束，将手术台恢复中立位。于耻骨上套管置入 Babcock 钳夹住阑尾或 Treves 韧带或盲肠系膜，从其他套管排空气腹并取出腹腔镜；然后行一长 4 ～ 6 cm 的垂直切口便于结肠外置，典型的切口是绕脐从上向下。保护切口，在留于盲肠的 Babcock 钳帮助下将将肠外置，从末端回肠至横结肠将右结肠外置（图 37-7）。通常并不需要于腹内分离大网膜，可于结肠外置时切除，除非大网

膜明显肥厚；一旦肠外置，采标准方法结扎血管。

第 7 步：吻合

如肠系膜、肠管分离与血管结扎处理适当，可采用标准开腹手术方法于肠外置后进行吻合。游离的程度可允许手工端端吻合或宽大的闭合器侧侧吻合。吻合后将肠管轻柔地置入腹腔，此时可通过开放切口或腹腔镜用灌洗器进行腹腔冲洗。冲洗过程中检查灌洗液是清亮或有血液，如灌洗液有血，需要重新建立气腹再检查腹腔；用 Harrington 型牵开器，用脐周切口开始直视检查套管口，对所有伤口直视下冲洗，然后分筋膜层与皮肤层两层缝合切口。

右半结肠切除术的替代技术

一项先从内侧开始向外侧分离的替代技术已用于右半结肠切除。开始从打开右结肠系膜开始分离，此

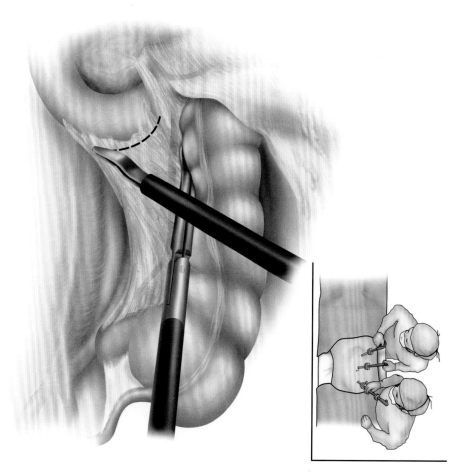

图 37-5　结肠肝曲游离（Used with permission of Mayo Foundation for Medical Education and Research，all rights reserved.）

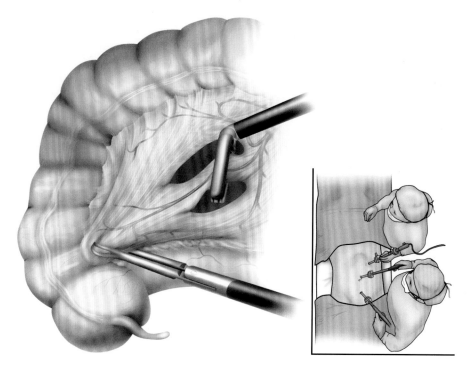

图 37-6　腹腔内分离右结肠血管（Used with permission of Mayo Foundation for Medical Education and Research，all rights reserved.）

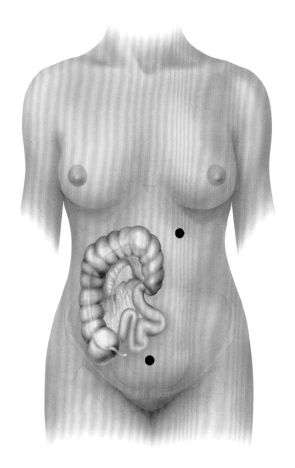

方法可使结肠游离时的操作最小化。首先识别右结肠与回结肠血管并用血管夹或血管闭合器结扎，然后将腹膜切口向上延伸至横结肠，沿横结肠下方或结肠肝曲、降结肠与盲肠内侧分离，待结肠从内侧腹膜上游离后、沿 Toldt 白线从盲肠向肝曲继续分离（图37-8）。右结肠从其他附着处游离，然后可于脐部切口将其牵出体外；于体外切除右结肠并采用先前描述方法行回结肠吻合。虽然我们并不采用此方法，但其极为流行且似乎无较大的不足。

左侧结肠切除术

左半结肠切除术与右半结肠切除术相同，仅为其镜像操作；应注意的主要不同之处是脾周围的操作，被描述为替代方法的手助方式有助于处理脾曲。

第 1 步：患者体位与手术室设置

体位与手术台固定与右半结肠切除术相同，术者与助手分别站于患者右侧、监视器置于患者左侧的平行线方向，器械台置于患者足部、洗手护士站于患者左侧。

第 2 步：套管置入与探查

采用 4 套管技术，分别于脐上、耻骨上、右上腹

图 37-7 右结肠外置（Used with permission of Mayo Foundation for Medical Education and Research，all rights reserved.）

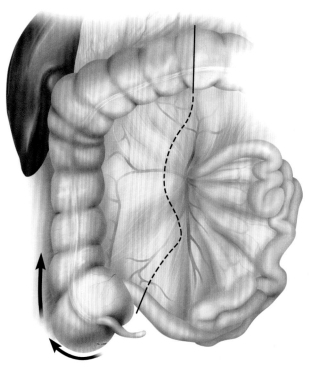
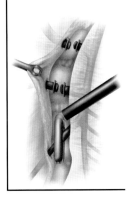

图 37-8 右半结肠切除术的替代方法——由内向外分离（Used with permission of Mayo Foundation for Medical Education and Research，all rights reserved.）

与左下腹（LLQ）区域置入（图 37-9）。入腹后的单纯粘连可予以分离，然后仔细检查确定病理与其他可疑病变；中转开腹与右半结肠切除的条件与指征相同。

第 3 步：左半结肠游离

患者固定于深 Trendelenburg 体位，手术台左侧向上倾斜，用抓钳将小肠祥向右侧腹腔推移。于分离前先识别左侧输尿管，由乙状结肠近端外侧开始分离，于 Toldt 白线向脾曲切开腹膜（图 37-10）；结肠系膜与肾筋膜之间的平面分离时应小心避免肾损伤，向内侧分离直至抵达腹主动脉。

第 4 步：脾曲游离

将患者置于反 Trendelenburg 体位，左侧抬高。术者站于患者两腿之间、助手站于右侧，依次排列腹腔镜镜头、监视器与手术器械；从耻骨上套管重新置入抓钳，切割器械从左侧套管置入。助手从右侧套管钳夹横结肠远端上方大网膜并向头侧腹腔牵拉（图

37-11），在此对抗牵引下术者切开网膜进入小网膜囊；平行于横结肠打开小网膜囊并使横结肠游离，直至左侧使脾曲完成游离至脐水平。

第 5 ~ 7 步：血管分离，肠外置与吻合

系膜血管的结扎与分离可于腹内或体外进行，将结肠从正中切口外置 4 ~ 6 cm，采用右半结肠切除术同样方法吻合。

手助腹腔镜手术

手助腹腔镜左半结肠切除术

第 1 步：患者体位与手术室设置

患者体位与手术台固定同腹腔镜手术相同

第 2 步：套管置入与探查

脐下低位正中切口，手助套管应放置于非优势手位置并起到牵引器作用；切口大小应小于术者手的一半大小，腹壁各层切口长度应相同以避免手助套管漏气（图 37-12）。新一代 Gelport 多功能手助套管可方便用手、腹腔镜与腹腔镜套管并可保持手移出后气密性；外科医生可通过手助套管于脐周区域插入 30° 腹腔镜，腹腔镜直视下于左下区域的 5/10mm 套管置入电凝剪刀（图 37-13）。

第 3 步：左半结肠与脾曲游离

可在手的牵引力作用下，采用先前描述的腹腔镜结肠部分切除同样的方法解剖结肠（图 37-14 到 37-16）；从右下腹 5mm 套管置入抓钳，可获得足够的牵引游离脾曲。

第 4 ~ 6 步：血管分离、肠外置与吻合

血管结扎与分离采用腹腔内技术处理，从手助套管口将结肠外置并切除，采用手工缝合或标准的闭合器技术行肠吻合。

乙状结肠切除术

第 1 步：患者体位

患者采用与左半结肠切除术相同的改良截石位并固定，外科医生与助手站于患者右侧、摄像头、套管与监视器最小化反镜像排列。

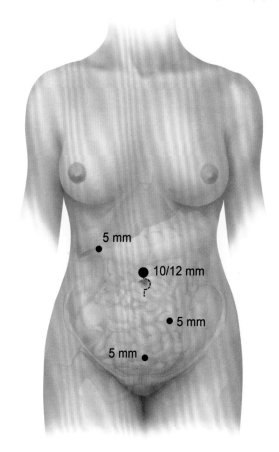

图 37-9　左半结肠切除术腹腔镜套管位置（Used with permission of Mayo Foundation for Medical Education and Research, all rights reserved.）

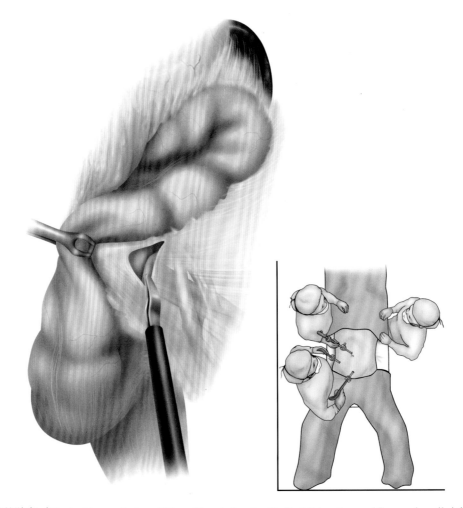

图 37-10　左半结肠的游离（Used with permission of Mayo Foundation for Medical Education and Research，all rights reserved.）

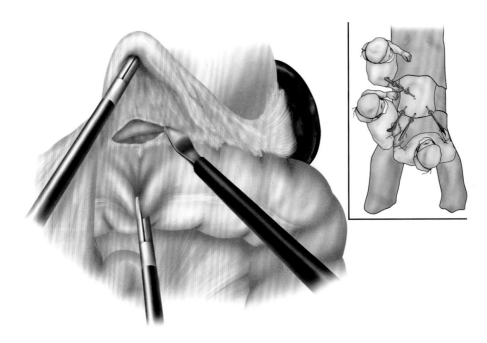

图 37-11　结肠脾曲游离（Used with permission of Mayo Foundation for Medical Education and Research，all rights reserved.）

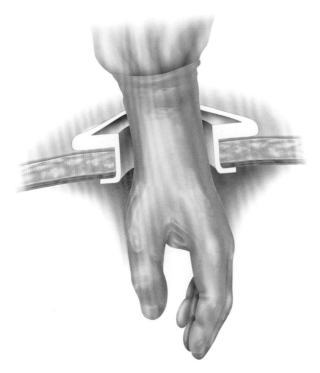

图 37-12 手助套管插入后手的位置（Used with permission of Mayo Foundation for Medical Education and Research，all rights reserved.）

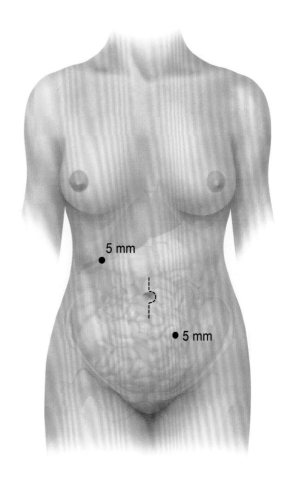

图 37-13 手助套管切口位置与左半结肠切除术腹腔镜套管位置（Used with permission of Mayo Foundation for Medical Education and Research，all rights reserved.）

第 2 步：套管置入与探查

从脐上套管引入腹腔镜，并在直视下置入耻骨上、右侧与左侧下腹套管（图 37-17）。如先前描述那样，探查腹腔明确病变并排除其他可能病变。

第 3 步：游离近端乙状结肠与降结肠

患者置于深 Trendelenburg 位、左侧抬高，从脐上套管置入 30°腹腔镜，将小肠祥推向右侧。于盆腔边缘识别左侧输尿管，如有必要中转开腹手术，则不需识别证实输尿管；为避免结扎肠系膜血管时损伤输尿管，可将其推开。通过切开乙状结肠外侧腹膜后从左侧输尿管外侧开始解剖，继续沿 Toldt 白线如同左半结肠切除术同样的方法解剖至脾曲，将脾曲完全游离。

第 4 步：远端乙状结肠与直肠上段游离

当降结肠游离完成后，开始向尾侧解剖。在乙状结肠向头侧与内侧的牵引下，腹膜切口向远端至中段直肠延伸进入骶前间隙。辨识左侧输尿管与髂血管并于此操作过程中予以保护（图 37-18）。骶前间隙的解剖通过分离纤细粘连、将下腹神经推至骶骨加

以保护。

第 5～6 步：血管结扎与肠外置

乙状结肠向前上、后上抬举以显露肠系膜血管，于血管两侧无血管区切开；用血管闭合器、血管夹或腔内结扎装置于腹主动脉分叉处分离结扎直肠上动脉与乙状结肠动脉（图 37-19）。我们于左髂血管起始部远端结扎，一些外科医生表示更偏好于上述血管的肠系膜下动脉起始部、近左髂支处结扎。在血管蒂结扎后乙状结肠变得更为游离。用直线型切割闭合器切断直肠上段（图 37-20）。

由腹腔镜套管排空气腹，延伸 LLQ 切口将切断的乙状结肠提出，于乙状结肠与降结肠连接处分离乙状结肠近端。

第 7 步：吻合

结肠断端荷包缝合并置入吻合器砧头、缝线环

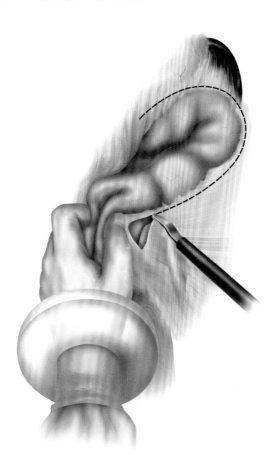

图 37-14 手术游离左半结肠 (Used with permission of Mayo Foundation for Medical Education and Research, all rights reserved.)

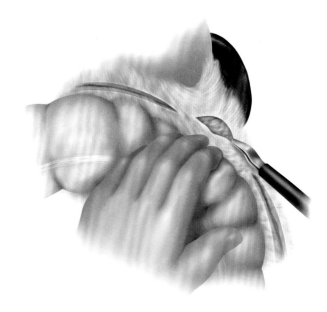

图 37-16 手助游离脾曲 (Used with permission of Mayo Foundation for Medical Education and Research, all rights reserved.)

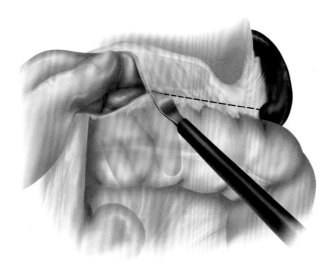

图 37-15 手助游离脾曲——网膜附着 (Used with permission of Mayo Foundation for Medical Education and Research, all rights reserved.)

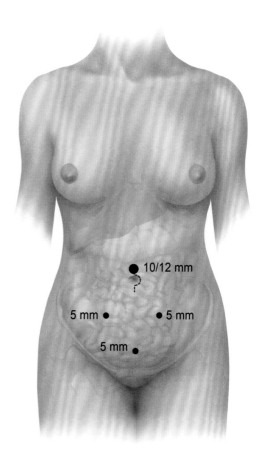

图 37-17 游离直肠上段 (Used with permission of Mayo Foundation for Medical Education and Research, all rights reserved.)

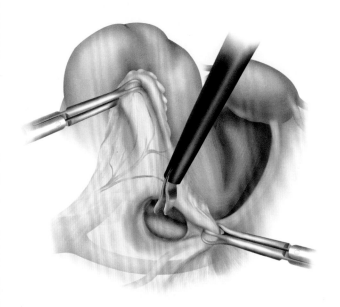

图 37-18　游离直肠上段（Used with permission of Mayo Foundation for Medical Education and Research，all rights reserved.）

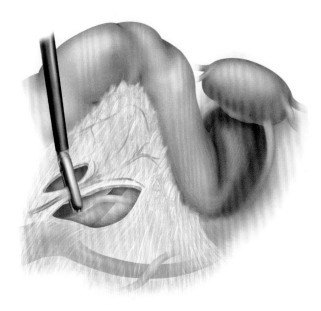

图 37-19　直肠上与乙状结肠血管的体内切断（Used with permission of Mayo Foundation for Medical Education and Research，all rights reserved.）

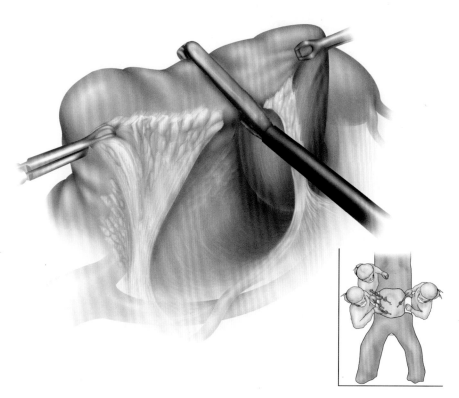

图 37-20　用直线闭合器切断直肠上段（Used with permission of Mayo Foundation for Medical Education and Research，all rights reserved.）

砧头打结，然后将结肠还纳入腹腔；冲洗腹腔并检查是否有出血。腹腔重新充气，经肛门置入吻合器，直视下越过闭合线将砧头与吻合器连接，接近肠管并击

发。用直肠镜重新检查吻合口完整性并止血，直视下由套管放气。

　　一种替代方法是通过低位 5～6 cm 正中切口手

工缝合方法进行吻合，将肠外置，切除肠段后行端端吻合，注意确保系膜正确方向。

手助腹腔镜乙状结肠切除术

患者体位与腹腔镜辅助方法相同，手助套管位于耻骨联合上方 1 cm 处的下腹正中切口处，切口大小应小于外科医生手掌的一半，可有效地维持气腹。凝胶套管内，外科医生左手可引导其他套管置入，30°腹腔镜由脐上套管引入，带电凝剪刀由 RLQ 套管置入。外科医生站于患者左侧，当右手电凝操作时用左手提供乙状结肠的牵引。病变标本从手助套管切口取出，可于体外分离血管。采用先前描述的方法用闭合器吻合，重新建立气腹，冲洗腹腔并检查止血；检查吻合口是否存在漏，于腹、盆腔灌注生理盐水浸没吻合口，用非压榨肠钳钳夹吻合口近端结肠、用纤维乙状结肠镜向直肠内充气，如有气泡则需要修补漏气部位吻合口或需要回肠造口的近端转流。排空气腹后关闭腹腔。

横结肠切除术

第 1 步：患者体位与手术室设置

患者分别按照病变近右侧或左侧结肠采用仰卧位或改良截石位固定于手术台。

第 2 步：套管置入与探查

从脐上套管引入腹腔镜，直视下于右侧与左侧下腹部置入 2 枚套管；外科医生依据游离肝曲或脾曲转换位置。

第 3 步：结肠肝曲游离

按先前描述的右半结肠方法解剖与游离肝曲。

第 4 步：结肠脾曲游离

按先前描述的左半结肠方法解剖与游离脾曲。

第 5 步：横结肠游离

将胃上举，向下牵拉横结肠分离大网膜，将横结肠从每侧附着处游离。

第 6 ~ 8 步：血管离断、肠外置与吻合

于体内分离血管蒂，于脐上延伸切口将游离的横结肠外置；处理横结肠血管蒂周围时应加以小心，因为结肠中血管相当短，静脉分支易撕裂而难以止血。如过分牵拉这些血管可能导致静脉分支破裂而大出血。切断肠管，两断端可用手工缝合吻合或采用标准闭合器吻合。

直肠疾病技术操作

前切除（或有时指高位前切除）是处理近端直肠或远端乙状结肠（距肛缘 > 12 cm）肿瘤（病变）采用的手术方法；相对于前切除，低位前切除更多用于中段或远端直肠肿瘤或病变的治疗、而超低位前切除是保留括约肌的多余直肠肛管与结肠肛管吻合或回肠 J 储袋吻合时采用。APR 涉及腹盆腔结直肠游离与会阴部直肠、肛管切除的两部分操作。这种术式患者留有永久性结肠造口，APR 的手术要求是肿瘤位于肛管上 1 cm 以内（图 37-21）。

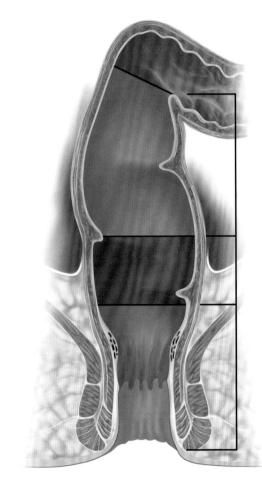

图 37-21　直肠手术不同切除平面——前切除、低位前切除（LAR）、结肠肛管与腹会阴切除（APR）（Used with permission of Mayo Foundation for Medical Education and Research，all rights reserved.）

直肠固定或直肠修复术常常联合乙状结肠切除，其本身亦可用于治疗直肠脱垂。我们常常采用乙状结肠切除、结直肠吻合术；我们也采用直肠侧方固定于骶骨前来增加附加固定。

前切除术

第 1 步：患者体位与手术室设置

患者置于改良截石位或同步位置、固定带固定于手术台，手术室设置同乙状结肠切除术。

第 2 步：套管置入与探查

采用 4 套管技术，套管分别位于脐上、耻骨上与右、左下腹部；检查腹腔确定病变并排除转移。估计直肠下切缘与病变距离对于施行预先确定的手术至关重要。

第 3 步：左结肠与乙状结肠游离

与先前所述乙状结肠切除术相同方法完成左结肠与乙状结肠解剖。

第 4 步：血管结扎

对于癌，血管蒂结扎需要于近端、合并至少直肠上与乙状结肠血管结扎；血管闭合器、LigaSure 或超声刀可用于体内结扎。两侧输尿管应可视并在血管蒂结扎前从损伤通路移出，左侧输尿管走行于盆壁上方腹膜后靠近乙状结肠与痔血管。对于非肿瘤性疾病，血管可于更远端结扎。如有足够显露，可提出体外，于体外结扎血管是一种替代方法。

第 5 步：直肠游离

血管结扎后，可进入骶前间隙开始解剖直肠，应辨识输尿管以避免损伤。骶前神经应小心保护并将其从分离平面推开。继续解剖两侧，走到于后方交汇形成一骶前平面（图 37-18）。直肠前游离形成在男性与精囊与前列腺间的平面、女性直肠与阴道后壁间的平面。向远端与环形完全直肠系膜切除是达到肿瘤学切除的重要因素，对于癌患者于术前墨水"刺青"部位横断直肠、内镜手术时可直视此部位。横断水平常常于患者术前新辅助放化疗开始识别并"刺青"。

第 6 步：直肠切除与外置

用直线型闭合器于标记部分切断直肠（图 37-

20），然后从脐上延伸切口取出标本，标本近端于体外切断，保留的结肠断端荷包缝合包绕砧头。

第 7 步：吻合

采用与乙状结肠切除术与低位前切除采用的圆形吻合器相同的方法吻合，在关腹前检查吻合口的完整性。高于此水平的吻合中转开腹罕见，常常是标本组织质量差时采用。

低位前切除术

第 1 步：患者体位与手术室设置

患者体位可采用联合同步位或改良截石位，固定于手术台，股部更多地于腹壁水平固定，以避免对低位套管腹腔镜仪器的影响。外科医生站于患者右侧，面向左下腹；如需要游离脾曲，外科医生可能不得不移向患者的两腿之间；助手站于右侧，洗手护士站于左侧。摄像头位置开始朝向患者臀部，当游离乙状结肠、降结肠时朝向头侧。

第 2 步：套管置入与探查

30°腹腔镜从脐上位置引入，直视下 3 枚 5 mm 套管分别于耻骨上与右、左下腹部置入（图 37-17），下腹套管于上腹血管外侧置入。

第 3 步：游离左结肠

患者处于深 Trendelenburg 体位、左侧抬高，抓持乙状结肠外侧腹膜并向内侧推移以显露腹膜反折，然后用电凝或剪刀沿 Toldt 白线打开。于乙状结肠窝底部内侧区域辨别输尿管，腹膜后平面显露肾筋膜与左侧输尿管，应小心避免损伤输尿管与左肾。根据需要决定是否游离脾曲，此时向头侧的解剖更进一步延伸，像前述左半结肠切除术部分描述游离脾曲。

第 4 步：血管蒂结扎

向右侧与直肠周围头侧方向评估，直肠上与乙状结肠血管起始部得以显露。系膜两侧可识别出血管，当确认此区域无输尿管时，于腹主动脉分叉处或左结肠血管起始部分离直肠上与乙状结肠血管蒂；由外科医生依据其习惯采用血管闭合器、LigaSure 或超声刀等处理。

第 5 步：直肠游离

肿瘤切除时，应小心避免穿透直肠系膜。手术台左侧抬高，直肠向前与右牵拉，沿直肠左侧继续解剖乙状结肠，近端骶前间隙得以显露，并进入继续分离。此时将手术台右侧轻轻抬高，乙状结肠与近端直肠前侧牵引，打开直肠周围右侧区域、加大腹膜的牵拉以建立骶前间隙。至此，骶前间隙锐性分离至盆底。应小心识别并保护下腹神经，可将其轻轻地推向骶骨。右侧骶前平面已打开与左侧骶前平面交汇，然后向前举直肠、骶前平面可使至少获得 4 cm 远端直肠系膜与肿瘤下方 2 cm 肠管清扫。通常有必要从后侧向侧方部分与前方部分分离获得全部、重复步骤直至完成肿瘤下方的解剖，恶性病例的前方解剖应包括 Denonvilliers 筋膜。我们更愿于前方的腹膜反折上方，并将前方腹膜反折留于标本上。直肠侧方蒂常常需要分离，以便于深暴露盆腔与下位直肠肿瘤时的直肠游离。

一旦解剖至肛提肌，使用内镜证实直肠合适水平与直肠系膜的横断。

第 6 步：直肠切除与外置

用 LigaSure 或超声刀分离直肠系膜，需要用闭合器横断直肠，常常通过耻骨上或手助套管切口引入闭合器；可用腹腔镜用旋转型直线型闭合器于体内横断直肠两端，标本于脐上切口取出。注意，用 TA 闭合器横断远端直肠是可行的，耻骨上切口可引入闭合器，并可于以后取出标本（图 37-22）。

第 7 步：吻合

于结肠近端断端用荷包缝合包绕吻合器砧头，然后将近端结肠还纳腹腔，关闭切口并重建气腹。从肛门插入圆形吻合器，于直视下越过闭合线将砧头与吻合器相连（图 37-23），接近肠管断端、直视下击发吻合器。然后腹腔内用生理盐水冲洗并止血，通过盆腔注入盐水检查是否有吻合口漏。用纤细肠镜注气，近端结肠用弹簧夹夹闭，观察是否有气泡。如有漏的证据，漏的部位应加强缝合或肠管转流。排空气腹，采用先前描述的方法闭合套管切口。

手助腹腔镜低位前切除术

患者的体位与腹腔镜手术相同，切一 6 ~ 8 cm 下腹正中纵形切口以适应手助套管；切口大小应小于外科医生手的一半，以保证有效地维持气腹。外科医生左手置入凝胶套管引导其他套管置入。30° 腹腔镜从脐上套管引入，带电凝剪刀从 RLQ 套管置入。外科医生左手牵引乙状结肠与直肠便于解剖，在 LigaSure 或血管闭合器的帮助于体内结扎处理血管蒂。待围直肠建立一个清晰平面后，用直线型 TA 闭合器于标记部位切断直肠；沿直肠系膜将直肠乙状结

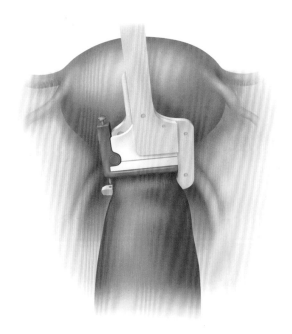

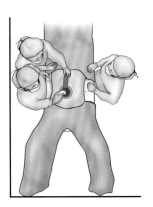

图 37-22　横型闭合器切断下段直肠（Used with permission of Mayo Foundation for Medical Education and Research，all rights reserved.）

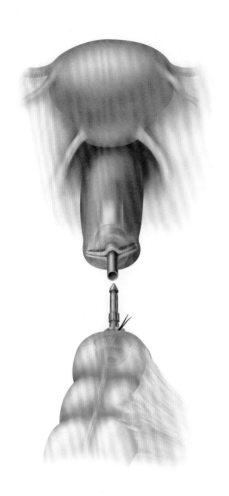

图 37-23 结直肠吻合 (Used with permission of Mayo Foundation for Medical Education and Research，all rights reserved.)

肠从手助套管口取出，采用前述腹腔镜方法用圆形吻合器行结肠肛管吻合。在关腹前检查吻合口部位是否有漏存在。

腹腔镜腹会阴切除术

第 1 步：患者体位与手术室设置

术前标记造口位置是确保合适的造口安置与造口最佳术后处理与功能所必需的。患者置改良截石位并用束带固定。外科医生在开始解剖乙状结肠与左结肠时站于患者右侧，其后主要解剖直肠时站于患者左侧。监视器位置应与外科医生的位置进行安置，采用双监视器时可减少外科医生位置变换时的重新安置。

第 2 步：套管置入与探查

使用 5 枚套管在施行腹会阴 (APR) 切除时更加灵活。从脐下套管引入 30°腹腔镜，其中 1 枚套管

置入造口位置、其余 3 枚套管从右上腹、右下腹及左下腹置入（图 37-24）。采用 10 mm 套管可使外科医生更易从其他套管转换腹腔镜，以做出较好的手术通路。检查腹腔，证实病变。

第 3 步：血管结扎

直肠上与乙状结肠血管根部可通过向头侧方向的右侧与围直肠肠系膜的展开而显露，血管两侧开窗后，确定输尿管不在此区域后，采用前切除术中描述的方法于腹主动脉分叉处或左结肠起始部下方切断直肠上与乙状结肠血管。

第 4 步：游离直肠与乙状结肠（腹腔部分）

按低位前切除术描述方法游离乙状结肠与直肠。肿瘤切除时，小心避免穿透直肠系膜。手术台左侧抬高，直肠向前、右牵拉；沿 Toldt 白线继续解剖乙状结肠左侧续至直肠左侧区域。骶前间隙近端部分已显露，可部分允许进入与继续分离（图 37-18）。此时

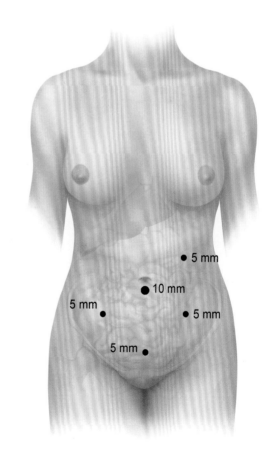

图 37-24 腹会阴切除术腹腔镜套管位置 (Used with permission of Mayo Foundation for Medical Education and Research，all rights reserved.)

将手术台右侧轻微上倾，牵拉乙状结肠与近端直肠前方；围直肠右侧区域打开并进一步牵拉腹膜便于骶前间隙的分离，此时骶前间隙已锐性分离至盆底。小心识别并保护下腹神经，将其轻柔地推向骶骨并识别输尿管。向前举直肠、骶前平面可至少获得 4 cm 远端直肠系膜与清扫肿瘤下方 2 cm 肠管。通常有必要从后侧向侧方部分与前方部分分离获得全部肿瘤，重复步骤直至完成肿瘤下方的解剖，恶性病例的前方解剖应包括 Denonvilliers 筋膜。我们更乐意于前方的腹膜反折上方，并将前方腹膜反折留在标本上。直肠侧方蒂常常需要分离，以便于深暴露盆腔与下位直肠肿瘤时的直肠游离。然后直肠系膜用超声刀于选定水平切断，至此，直肠前方解剖未偏离直肠系膜平面进入前方的精囊、前列腺或阴道。

第 5 步：会阴部切除

会阴部切除与传统 APR 相同，荷包缝合关闭括约肌外侧并包括括约肌在内的标本的钻石样切口。肛提肌水平所有坐骨后方直肠脂肪解剖，接着采用同样的方法解剖前方脂肪。以尾骨尖作为引导，将剪刀插入尾骨尖前方并进入盆腔、扩展；取出剪刀后的盆腔与会阴部留有一共同通道，将手指沿左侧肛提肌插入，然后于左右侧分离。需要时可用电凝或缝线结扎止血。盆底的缺损常常足够大，直肠可由腹盆腔从后方会阴伤口取出。

第 6 步：标本外置与伤口关闭

前方肛提肌的分离是沿外翻的直肠进行的，对于癌症病例应小心避免不经意地造成直肠缺损；最后，完成前方的直接解剖，我们于此处对男性患者避免过多使用电凝，因为尿道与直肠较近，且其对热敏感。如果过多地于低下腹电热分离前方，可能发生迟发性尿漏。最后直肠从会阴伤口拖出。用可吸收缝线逐层缝合会阴伤口，可从腹腔至盆腔放置闭式引流，如果愿意亦可从会阴放置引流管。夹闭引流管，重建气腹；检查降结肠，确保其在结肠造口时不扭曲或沿系膜扭转。

第 7 步：结肠造口术

用抓钳将远端结肠拉出至造口孔，至少有 3 cm 结肠从皮肤拉出，采用 Brooke 法翻转肠壁构建结肠造口，可使造瘘口轻微高于皮肤。

手助腹腔镜腹会阴切除术

腹部手术部分采用手助套管辅助进行，乙状结肠与直肠游离如同先前低位前切除术描述，会阴部切除同传统 APR。

腹腔镜直肠固定术

切除直肠固定术

此手术本质上除附加骶前固定外与前切除术相同。

第 1 步：患者体位与手术室设置

患者置于改良截石位，并由束带小心地固定于手术台，外科医生与助手站于患者右侧，监视器置于患者左侧尾端。

第 2 步：套管置入与探查

30°腹腔镜从脐下 10/12 mm 套管引入，仔细检查肝、小肠与腹膜表面；直视下将 3 枚套管于右下腹、右上腹与左下腹置入。

第 3 步：血管结扎

此时将手术台向左侧、足侧抬高，小肠祥推向腹腔右侧而使术野更清晰。解剖腹膜后结构以辨识乙状结肠、直肠上血管与输尿管，由于此手术的指征为良性疾病，血管可于远端结扎；保护神经与辨识输尿管，如外科医生试图保留血管蒂，可靠近肠管处理系膜。

第 4 步：游离直肠与乙状结肠

乙状结肠的游离在系膜与乙状结肠间平面进行，直肠乙状结肠连接处拉向患者右侧，分离侧方附着，尽可能小地解剖降结肠。

第 5 步：游离直肠

直肠的游离与先前描述的低位前切除相似，并少许改进；为使直肠脱垂复发的概率最小化（尤其是早期出现的直肠脱垂患者），我们多切除沿肛提肌水平的直肠。虽然我们更愿采用侧方直肠蒂切除，但对于外科医生来说应权衡复发风险与盆底功能不全后慎重施行。为避免直肠侧方蒂造成脱垂复发的风险，尽管至少理论上双侧直肠蒂横断后盆底功能不全的风险更多、并且横断了血供（如直肠中血管），但我们常常保留直肠上而横断侧方蒂，而保证直肠的上、下血液供应。

第 6 步：直肠切断与吻合

在近端或远端分离前，仔细测量结肠、直肠断端的匹配度，应是于吻合完成后无张力、残存肠管处于盆腔时无或小有松弛，这样可减少复发的风险。注意，一些医生不愿将结肠切除；我们也不赞成，当结肠并不冗长，与患者发生大便失禁而非便秘时，我们选择的是不切除肠管。一旦确定结肠、直肠切除水平并确保无张力但无松弛吻合时，用直线型闭合器切断直肠；直肠切断部位应仅仅低于骶骨胛水平，标本由下腹正中切口取出。在手助病例中，标本可较易从手助套管口取出。分离近端结肠断端，插入弯圆形吻合器、荷包包埋，肛门套管针从横型闭合线前或后穿出，将吻合器两部位契合并击发。我们通常沿吻合口置一排浆肌层缝合，尤其是盆腔充满盐水检测有漏的证据时。

第 7 步：直肠固定术

待吻合完成后，直肠系膜钉于骶骨胛上或用 1～3 根不吸收缝线。我们将直肠组织侧方边缘的无大血管或神经的直肠系膜加入固定中，亦注意抵消左、右侧方缝合固定时避免"折缝"或进入直肠腔内。还应小心将缝针扎入骶前骨膜与骶神经、髂内血管。

腹腔镜结肠次全切除、回肠直肠吻合术

第 1 步：患者体位与手术室设置

患者的体位可采用改良截石位，束带与垫固定于手术台，以保证患者于手术中移动手术台时稳定。外科医生根据处理结肠部位站于患者右侧或左侧，监视器、摄像头、手术器械与手术野的调整与外科医生保持一致；采用两个监视器更为方便，原因是外科医生至少变换两次位置。如计划行回肠造口术，安放造口的位置应由造口师术前确定并手术开始时标记。

第 2 步：套管置入与探查

于脐上位置置入 1 枚 10/12 mm 套管并引入腹腔镜，直视下于腹部四个象限置入 4 枚套管；1 枚 10 mm 套管由右下腹置入便于引入内镜用闭合器，其他 3 枚

套管为 5 mm，如需调整摄像头位置，可将 5 mm 套管更换为 10 mm 套管。

第 3 步：结肠——左结肠、乙状结肠与右结肠的游离

结肠游离从脾曲开始、左结肠，然后是右结肠、乙状结肠的顺序序贯进行。血管可于体内结扎，与游离结肠时同时切断。对于良性病例，血管可靠近肠管用 LigaSure 或其他血管横断装置切断。

第 4 步：结肠外置与血管结构切除

在抓钳帮助下确定标本外置前结肠与所有附着物游离，排空气腹、将脐上切口向下延长至 4～6 cm，将结肠外置。任何残留的血管结构可采用开腹的标准方法结扎离断。保持回肠系膜方向正确防止扭转与小肠内疝。

第 5 步：回肠直肠吻合

与先前描述技术相同的方法用圆形吻合器行回肠直肠吻合。回肠直肠吻合时应注意寻找小肠与系膜处于盆腔时合适方向，由于回肠常常位于右下腹而不是左下而通常维持最好方向时较为困难。在一些病例中，端端吻合可较为容易，但多数病例回肠与直肠端侧吻合可较好地获得系膜排列，并避免渗漏。如回直肠端侧吻合看起来较好，回肠断端闭合处可采用手工全层、浆肌层或对系膜缘缝合；这种情况下，吻合器砧头置入回肠并用荷包包埋，吻合器手柄从肛门置入、契合、接近并击发。

修复性全结直肠切除、回肠 J 储袋肛管吻合术

腹腔镜回肠储袋 - 肛管吻合术

此手术本质上与结肠次全切除加超低位直肠前切除术相同，主要的不同是构建回肠 J 储袋而非结肠储袋。

第 1 步：患者体位与手术室设置

患者体位可采用改良截石位，束带与垫固定于手术台，避免移动与损伤。外科医生根据解剖不同部位结肠而改变位置，关键的是外科医生的位置保持与腹腔镜、工作器械与监视器相对平行。

第 2 步：套管置入与探查

于脐下 10 mm 套管并引入 30°腹腔镜，检查腹部确定病变。直视下于腹部四个象限置入 4 枚套管（图 37-25），1 枚 10 mm 套管由右下腹置入，其余 3 枚 5 mm 套管。所有套管采用 10 mm 大小将使外科医生更方便地于各个套管引入腹腔镜。

第 3 步：结肠游离

结肠游离按先前描述的不同半结肠切除术的方法进行，从脾曲与左结肠开始，接着是右结肠、横结肠与乙状结肠；我们更偏好在所有自然韧带均未游离情况下先游离脾曲。在游离结肠的同时采用血管闭合装置处理回结肠大血管与采用 LigaSure 或同样装置处理小血管时于体外结扎、分离血管。

第 4 步：直肠游离

外科医生继续从乙状结肠向直肠解剖，如同先前

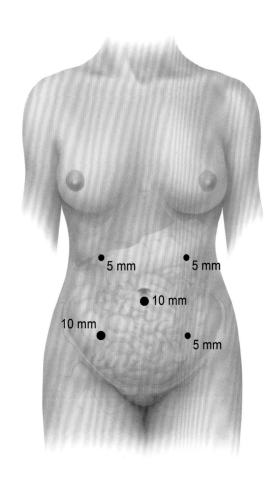

描述的超低位直肠前切除术方法将直肠完全解剖至盆底，采用 Endo GIA（Covidien，Mansfield，MA）于盆底切断直肠；如闭合器不能抵达盆底，可从耻骨上小切口或手助套管口或另选用经肛途径将其引入。经肛途径时直肠肛管可用 Lone Star 牵引器（Lone Star Medcial Products，Stafford，TX）或 Gelpi 牵引器暴露。将稀释肾上腺素溶液注射并抬升黏膜层，以便于黏膜切除并减少出血，从齿状线开始向头侧电凝分离黏膜层上至耻骨肌水平，就是肛管的上端。至此，完成全层分离与直肠远端的黏膜完全分离而保留了内手括约肌，这种术式于全部标本能从肛管移除时采用。

第 5 步：结肠与直肠外置

从套管排空气腹后将脐下切口向下延伸 4 ~ 6 cm，如不需经肛取出标本，可从此切口将结肠外置，采用开腹的标准方法于体外结扎，分离血管蒂；已于体内结扎、切断了血管的则不需外置。于右结肠回肠连接处用闭合器横断回肠。

第 6 步：回肠 J 储袋肛管吻合

回肠远端闭合线行浆肌层内翻缝合，接下来确认回肠血供与血管蒂方向正确无扭转；在接合点需要明确储袋顶点可达肛管最高位置，需在储袋闭合与构建前使回肠延长以获得储袋 - 肛管吻合。小肠系膜需沿其上至胃靠近胰腺根部完全游离，结扎血管弓便于极端病例时构建储袋，为确保肠管血供可用血管夹暂时夹闭血管。一旦确认肠管可达肛管水平，用其 2 个长 15 cm 的肠袢摆成"J"形；浆肌层缝合确保方向正确与闭合线的加强。在接合点，于储袋顶点行肠造口，置入 80 ~ 100 cm 多重钉合直肠型闭合器构建储袋。待闭合完成后（双重，最多三重钉合），检查并确定闭合线交叉处的缺损，在储袋顶点行荷包缝合置入砧头前检查储袋止血情况。

储袋顶端荷包缝合，置入圆形吻合器砧头并且缝合收紧固定。将储袋以正确方向还纳腹腔置入于盆腔内，缝合正中切口并重新建立气腹、完成吻合；圆形吻合器从肛门插入，直视下将砧头越过闭合线或肛管水平荷包缝线，连接腹腔镜于吻合器上并确保储袋系膜方向正确且无扭转，契合、靠近并击发、退出吻合器，移除荷包缝线检查肠管环是否完整。有伤口缝合前检查储袋吻合的完整性（图 37-26）。

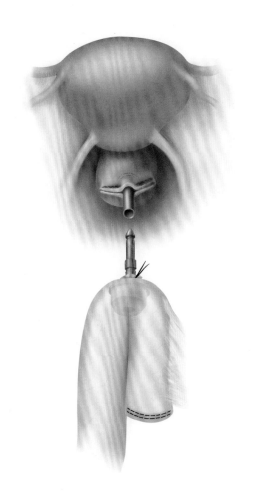

图 37-26 J 储袋肛管吻合（Used with permission of Mayo Foundation for Medical Education and Research，all rights reserved.）。当采用经肛途径横断直肠远端时，储袋拉入肛管开口、缝合两层可吸收缝线，第一层为浆肌层缝合储袋与肛管肌层，是锚定层；然后于随后储袋全层与残留肛管黏膜层间 4 象限缝线间打开储袋，加针缝合此层

第 7 步：祥式回肠造口

于储袋近端 30 ～ 59 cm 处抓持小肠，并从 RLQ 套管拉出体外，行去功能的祥式回肠造口；确保方向正确，从腹腔镜套管置入盆腔引流，缝合皮肤、完成回肠造口术。

手助回肠 J- 储袋 - 肛管吻合术

患者体位处于改良截石位，束带固定于手术台。下正中切口置入手助套管，其余 3 枚套管分别于脐上、右下与左下腹置入。外科医生站于患者左侧或右侧，也可选择站于患者两腿之间尤其是游离结肠曲与横结肠时。1 枚 10 mm 套管较 5 mm 套管更方便外科医生从其他套管引入腹腔镜。结肠游离从脾曲开始，

脾曲游离可由右下腹置入的抓钳辅助；脾曲与左半结肠游离后，外科医生移动位置游离右结肠与横结肠，可于体内或体外分离结扎血管。于盆底采用直线型闭合器或横型闭合横断直肠，将直肠与结肠从切口取出，末端回肠用直线型闭合器离断。采用前述方法构建 J 储袋，并用从肛管置入的圆形吻合器吻合。如计划行去功能性祥式回肠造口术，从 RLQ 套管将近端回肠祥拉出并完成回肠造口。小心避免血管蒂扭转与小肠套叠。从下腹套管将引流管置入盆底，检查吻合口完整性与止血情况后，采用常规两层缝合手助套管切口。

并发症

术中并发症和包括处理与预防见下表（表 37-5 至表 37-7），表 37-8 所示为机器人手术的优势与缺点。

学习曲线与认证

腹腔镜结肠切除术与其他腹腔镜手术的不同之处在于需要多领域与不同定向的工作，正确的训练与第一助手、刷手护士的适当帮助对于施行腹腔镜结肠切除术至关重要。若每次手术时间较长或中转开腹率较高，虽然并非为并发症，但是明显地学习曲线较长[20]。推荐外科医生逐渐从良性复杂疾病如腹腔镜阑

 表 37-5 术中并发症

并发症	
患者体位相关	• 下肢神经病变（腓神经与骨筋膜室综合征）
	• 上肢神经病变（臂丛、正中与尺神经）
	• 腹内压升高
气腹针或套管置入相关	• 气腹针刺穿与出血
	• 肠穿孔
气腹相关	• 腹内压升高
	• 低体温
	• 高碳酸血症与酸血症
	• 穿刺针移位注气
技术相关	• 出血
	• 吻合口漏
	• 感染

表 37-6 术中并发症处理

术中并发症	处理
穿孔	如技术上可行，腹腔镜修复或中转开腹手术
脾损伤	控制脾被膜出血，采用电凝、局部止血药物、中转，和（或）脾切除
输尿管损伤	中转开腹手术与使用支架修复
膀胱损伤	如可行，腹腔镜修复；或中转开腹手术
肠系膜出血	如可行，腹腔镜修复；或中转开腹手术
吻合口漏	修复和（或）转流

表 37-7 术中并发症预防

技术相关并发症	预防
穿孔	使用无损伤器械，牵拉腹膜韧带而非肠管，轻柔操作，避免绝缘腹腔镜器械电凝损伤与使用电凝时可以直视腹腔镜器械
脾损伤	游离脾曲时确保有足够视野，轻柔地牵拉脾附着组织
输尿管损伤	正确识别与避免输尿管区域电凝，如有必要时置入输尿管支架
膀胱损伤	应用导尿管减压
肠系膜出血	于无血管区开窗，对大血管双生夹闭或缝线结扎
吻合口漏	确保肠管正确排列、避免扭转，检查近端、远端血管的完好性，应用缝线或闭合器技术，检查出血
伤口/套管部位感染	适当地抗生素预防与确保止血，套管部位冲洗
套管部位复发	保护套管部位，应用标本袋取出标本，避免烟囱效应

表 37-8 机器人手术的优点与缺点

优势	缺点
1. 3D 视野	1. 初始高维护与费用
2. 器械更好地移动	2. 缺乏触觉感
3. 无支点效应	3. 布设器械时间长
4. 更少的疲劳	4. 需要更高的技术
5. 消除抖动	

尾切除术、胆囊切除术与右结肠切除术开始提高腹腔镜技巧，过渡到承担癌切除术。基于有 20 例腹腔镜结肠切除术 COST 试验的前提，美国结直肠外科医师学会（ASCRS）推荐在承担癌切除术前应有 20 例腹腔镜切除术经验。手助腹腔镜手术（HALS）对于常规与复杂病例更易适应[21]，由 HALS 开始可克服腹腔镜辅助结肠切除术的陡峭学习曲线。

未来展望——机器人与 NOTES

2002 年 Weber 等首次报道成功地遥控机器人辅助腹腔镜行乙状结肠与右结肠切除术[22]，其实际解剖与游离时使用机器人辅助进行以及取得了多种技术上的革新，并在多种手术中得以应用。2004 年，D'Annibale 等报道 53 例机器人结直肠手术，并认为效果与腹腔镜类似[23]。Baik 等前导性随机研究比较机器人辅助与腹腔镜低位前切除术的短期效果得出结论，认为机器人 [da Vinci robots（Intuitive Surgical, Inc, Sunnyvale, CA）] 结直肠手术的安全性与可行性更优[24]。

机器人辅助手术（da Vinci robots）较腹腔镜有更多优势，诸如 3D 视野、提升移动的自由度、无支点效应、减少疲劳与消除抖动、外科医生更好的人体工程学等[23]。但机器人的最大缺点是花费巨大；小缺点包括无触觉感、布设器械时间长等[23]。将来机器人可能更适用于直肠手术，如全系膜切除术、直肠固定术、盆底重建术等[25]。随着机器人领域的快速发展，机器人辅助手术将来将替代腹腔镜辅助手术。

最新的经肛管与经阴道途径结肠与直肠手术标本的自然腔道标本取出（NOSE）技术被认为是经自然腔道内镜手术（NOTES）的前奏[26]。

NOTES 是一获得关注、有意义的概念，其通常经天然开口如口腔（胃）、肛门与阴道等途径抵达内脏。首例 NOTES 是在印度由 Reddy 与 Rao 为烧伤、腹部无法进行切口的患者施行[27]，早期研究主要集中于动物实验[28]，2005 年成立自然腔道外科研究评估协会（NOSCAR），以发现 NOTES 在临床实践中的潜在障碍及为未来研究与发展提出指南[29]。由于无痛（99%）、无外在瘢痕，患者更愿选择 NOTES 而非腹腔镜胆囊切除术[30]。NOTES 的潜在优势有无瘢痕、无痛、少有伤口并发症、早期活动等[28]，还可于手术室外 [如重症监护病房（ICU）] 治疗[31]。

参考文献

1. Jacobs M, Verdeja JC, Goldstein HS. Minimally invasive colon resection (laparoscopic colectomy). *Surg Laparosc Endosc*. 1991;1(3):144–150.
2. Hassan I, et al. Hand-assisted versus laparoscopic-assisted colorectal surgery: practice patterns and clinical outcomes in a minimally-invasive colorectal practice. *Surg Endosc*. 2008;22(3):739–743.
3. Rafferty J, et al. Practice parameters for sigmoid diverticulitis. *Dis Colon Rectum*. 2006;49(7):939–944.
4. Byrne CM, Smith SR, Solomon MJ, Young JM, Eyers AA, Young CJ. Long-term functional outcomes after laparoscopic and open rectopexy for the treatment of rectal prolapse. *Dis Colon Rectum*. 2008;51(11):1597–1604.
5. Berends FJ, Kazemier G, Bonjer HJ, Lange JF. Subcutaneous metastases after laparoscopic colectomy. *Lancet*. 1994;344(8914):58.
6. Fleshman JW, et al. Early results of laparoscopic surgery for colorectal cancer. Retrospective analysis of 372 patients treated by Clinical Outcomes of Surgical Therapy (COST) Study Group. *Dis Colon Rectum*. 1996;39(10 suppl):S53–S58.
7. Reilly WT, Nelson H, Schroeder G, Wieand HS, Bolton J, O'Connell MJ. Wound recurrence following conventional treatment of colorectal cancer. A rare but perhaps underestimated problem. *Dis Colon Rectum*. 1996;39(2):200–207.
8. Johnstone PA, Rohde DC, Swartz SE, Fetter JE, Wexner SD. Port site recurrences after laparoscopic and thoracoscopic procedures in malignancy. *J Clin Oncol*. 1996;14(6):1950–1956.
9. Lacy AM, et al. Laparoscopy-assisted colectomy versus open colectomy for treatment of non-metastatic colon cancer: a randomised trial. *Lancet*. 2002;359(9325):2224–2229.
10. Clinical Outcomes of Surgical Therapy Study Group. A comparison of laparoscopically assisted and open colectomy for colon cancer. *N Engl J Med*. 2004;350(20):2050–2059.
11. Buunen M, et al. Colon Cancer Laparoscopic or Open Resection Study Group. Survival after laparoscopic surgery versus open surgery for colon cancer: long-term outcome of a randomised clinical trial. *Lancet Oncol*. 2009;10(1):44–52.
12. Veldkamp R, et al. COlon cancer Laparoscopic or Open Resection Study Group (COLOR). Laparoscopic surgery versus open surgery for colon cancer: short-term outcomes of a randomised trial. *Lancet Oncol*. 2005;6(7):477–484.
13. Guillou PJ, et al. MRC CLASICC trial group. Short-term endpoints of conventional versus laparoscopic-assisted surgery in patients with colorectal cancer (MRC CLASICC trial): multicentre, randomised controlled trial. *Lancet*. 2005;365(9472):1718–1726.
14. Jayne DG, et al. UK MRC CLASICC Trial Group. Randomized trial of laparoscopic-assisted resection of colorectal carcinoma: 3-year results of the UK MRC CLASICC Trial Group. *J Clin Oncol*. 2007;25(21):3061–3068.
15. Bonjer HJ, et al. Transatlantic Laparoscopically Assisted vs Open Colectomy Trials Study Group. Laparoscopically assisted vs open colectomy for colon cancer: a meta-analysis. *Arch Surg*. 2007;142(3):298–303.
16. Kazemier G, Bonjer HJ, Berends FJ, Lange JF. Port site metastases after laparoscopic colorectal surgery for cure of malignancy. *Br J Surg*. 1995;82(8):1141–2.
17. Wexner SD, Cohen SM. Port site metastases after laparoscopic colorectal surgery for cure of malignancy. *Br J Surg*. 1995;82(3):295–298.
18. Boller AM, Nelson H. Colon and rectal cancer: laparoscopic or open? *Clin Cancer Res*. 2007;13(22 pt 2):6894s–6896s.
19. Soop M, Nelson H. Laparoscopic-assisted proctectomy for rectal cancer: on trial. *Ann Surg Oncol*. 2008;15(9):2357–2359.
20. Schlachta CM, et al. Defining a learning curve for laparoscopic colorectal resections. *Dis Colon Rectum*. 2001;44(2):217–222.
21. Cima RR, Pattana-arun J, Larson DW, Dozois EJ, Wolff BG, Pemberton JH. Experience with 969 minimal access colectomies: the role of hand-assisted laparoscopy in expanding minimally invasive surgery for complex colectomies. *J Am Coll Surg*. 2008;206(5):946–950; discussion 950–952.
22. Weber PA, Merola S, Wasielewski A, Ballantyne GH. Telerobotic-assisted laparoscopic right and sigmoid colectomies for benign disease. *Dis Colon Rectum*. 2002;45(12):1689–1694; discussion 1695–1696.
23. D'Annibale A, et al. Robotic and laparoscopic surgery for treatment of colorectal diseases. *Dis Colon Rectum*. 2004;47(12):2162–2168.
24. Baik SH, et al. Robotic tumor-specific mesorectal excision of rectal cancer: short-term outcome of a pilot randomized trial. *Surg Endosc*. 2008;22(7):1601–1608.
25. Whiteford MH, Swanstrom LL. Emerging technologies including robotics and natural orifice transluminal endoscopic surgery (NOTES) colorectal surgery. *J Surg Oncol*. 2007;96(8):678–683.
26. Palanivelu C, Rangarajan M, Jategaonkar PA, Anand NV. An innovative technique for colorectal specimen retrieval: a new era of "natural orifice specimen extraction" (N.O.S.E). *Dis Colon Rectum*. 2008;51(7):1120–1124.
27. Baron TH. Natural orifice transluminal endoscopic surgery. *Br J Surg*. 2007;94(1):1–2.
28. Al-Akash M, Boyle E, Tanner WA. N.O.T.E.S.: the progression of a novel and emerging technique. *Surg Oncol*. 2009;18(2):95–103. [Epub. 2008 Dec 24]
29. Rattner D, Kalloo A. ASGE/SAGES Working Group on Natural Orifice Translumenal Endoscopic Surgery. October 2005. *Surg Endosc*. 2006;20(2):329–333.
30. Varadarajulu S, Tamhane A, Drelichman ER. Patient perception of natural orifice transluminal endoscopic surgery as a technique for cholecystectomy. *Gastrointest Endosc*. 2008;67(6):854–860.
31. Onders RP, et al. Natural orifice transluminal endoscopic surgery (NOTES) as a diagnostic tool in the intensive care unit. *Surg Endosc*. 2007;21(4):681–683.

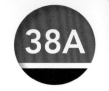

结肠肿瘤展望

José G. Guillem • Jeannine A. Ruby

（王西墨 译）

过去 20 年里，结直肠癌的治疗由于包括遗传学、病理学、影像学、医学肿瘤学与放射肿瘤学与手术学等多方面的发展而有极大的进步。在遗传学方面，已鉴别出在结肠癌发生中起致病作用的一些突变，并带来了靶向治疗与家族综合征基因检测的发展。目前多数遗传型结直肠肿瘤患者可分为腺瘤型息肉［家族性腺瘤息肉病（FAP）、衰减的家族性腺瘤性息肉病（AFAP）、MUTYH- 相关息肉病（MAP）、Lynch 综合征与 X 型家族性结直肠癌（FCC X）］[1] 或错构瘤型［幼年性息肉病综合征（JPS）、息肉黑斑综合征（PJS）］息肉，除 FCC X 外上述综合征的诊断目前均可通过基因检测确立，鉴于此，降风险的预防性手术是一个现实的选择。

最近，对有超过 10 个腺瘤并且仅有较弱或无结直肠癌家族史的患者均应疑诊为遗传性腺瘤息肉病综合征——MAP；由于 MAP 为常染色体隐性遗传与低携带率（～ 2%）等使得其似乎无家族史 [2,3]，虽然垂直传递率较低，但双等位基因携带者同胞有 25% 的双等位基因携带者风险 [3]。

FCC X 是符合 Amsterdam 标准 Ⅱ（至少 3 个亲属有结直肠、子宫内膜、小肠、输尿管或肾盂癌，其中 1 个为一级亲属、另外 2 个可为其他，至少有 2 代受影响，至少 1 个于 50 岁前诊断、排除 FAP 与肿瘤由病理检查确诊）、但缺乏明确的错配修复（*MMR*）基因突变的患者亚群 [4]；FCC X 患者较 Lynch 综合征患者有较低的结肠与结肠外癌发生率 [5]。通常建议对 Lynch 综合征患者每 1 ～ 2 年行一次结肠镜检、每年子宫内膜癌筛查与尿分析，并应行预防性结肠切除术与子宫切除术 [6]。具有明显低度恶性 FCC X 表型的患者仅可能需要不那么全面地检查 [5,7]，在对此疾病有更多了解之前，建议 FCC X 患者每 1 ～ 2 年接受一次结肠镜检筛查。

符合 Amsterdam 标准的患者均应接受 MMR 蛋白表达丢失的免疫组化（IHC）或微卫星学不稳定性（MSI）分子分析的 *MMR* 基因突变检测；由于 IHC 较便宜、媲美 MSI 检测的敏感性、可通过鉴别 MMR 蛋白丢失特异性定位种系的检测而成为首选。年龄低于 50 岁结直肠癌患者可通过常规检测 MMR 蛋白表达丢失的 IHC 而有助于从其他未疑似的病例中发现 Lynch 综合征 [8]。

病理学方面，广基 - 锯齿状腺瘤最近受到了更多的关注，其有锯齿状隐窝上皮折叠的特征，且与高 MSI 散发性结直肠癌相关 [9]；由于锯齿状肿瘤形成途径与经典的腺瘤 - 癌顺序明显不同而引起对这类病变的特别兴趣。

PET-CT 可同时提供代谢与解剖评估、增强恶性与纤维组织的鉴别能力；目前，国家癌症综合网络（NCCN）的临床肿瘤学指南建议 PET-CT 用于潜在可切除性有转移结直肠癌患者或基于癌胚抗原（CEA）持续升高而疑似复发的患者 [10]；但是，并不推荐 PET-CT 用于病情早期的检查、常规监测或监测结肠或直肠癌转移性病变的发展等 [10]。

美国癌症联合委员会（AJCC）已于上个年度内更新了结直肠癌 TNM（肿瘤 - 淋巴结 - 转移）分期系统，其变化有将 T4 病变细分为 T4a（穿透内脏腹膜）与 T4b（其他器官或结构侵犯或组织学粘连）、N1 和 N2 为 N1a（1 枚淋巴结）与 N1b（2 ～ 3 枚淋巴结）和 N2a（4 ～ 6 枚淋巴结）与 N2b（7 枚或更多淋巴结）、M1 分为 M1a（单个转移灶）与 M1b（多发转移灶）等 [11]，更新的目的是期望上述改变对在靶向治疗与监测策略方面对医生有所帮助。

靶向治疗如西妥昔单抗——抑制表皮生长因子受

体的单克隆抗体与贝伐单抗——抑制血管内皮生长因子的单克隆抗体目前均是市售可用的。鉴别从靶向治疗中获益的患者亚群的工作正在开展，如给予有肿瘤 *K-ras* 突变肿瘤患者西妥昔单抗治疗在肿瘤无进展或总体生存率方面均无改善[12-13]。

放疗照射方式亦在不断进步，图像引导放射治疗（IGRT）基于放疗中快速成像而调节治疗，强度调制放射治疗（IMRT）目的是增加靶目标剂量并限制周围正常组织的剂量、发表关于直肠癌 IMRT 治疗研究很少。

随后的德国直肠癌试验（CAO/ARO/AIO-94）显示新辅助放化疗可降低局部复发率，推荐对局部进展期直肠癌患者施行新辅助放化疗后行全系膜切除术与辅助化疗[14]。基于不断进展的新辅助放化疗疗法带来的病理完全缓解率的提高，巴西研究者断定对于接受新辅助放化疗后达到完全临床缓解的局部进展期直肠癌的根治性直肠切除术可能并非必须[15]，这个令人兴奋的治疗方法正在世界范围内的多个中心研究进行研究。

直肠癌标准治疗的另一个变化是建议新辅助化疗后手术，最近一项对包含 29 例接受予亚叶酸 /5-Fu/奥沙利铂（FOLFOX）与贝伐单抗治疗而未接受放疗的非 T4 Ⅱ 与Ⅲ期直肠癌患者的试验，发现 pCR 率为 27%、临床缩小率为 100% 与 R0 切除率达 100%，建议对严格筛选的病例不需要放疗[16]。

为保留括约肌与避免根治性直肠切除术相关的并发症发生率、死亡率，正在研究探索 Ⅰ 期直肠肿瘤的放化疗的价值；美国肿瘤外科医师学会肿瘤学组（ACOSOG）Z6041 试验检验 uT2N0 直肠癌放化疗与局部切除术的有效性[17]，结果初步显示 pCR 率为 44%、肿瘤降期率达 64% 与切缘阴性率达 98%[18]，但远期复发率与生存结果未定。

自从 20 世纪 90 年代引入腹腔镜手术治疗结肠癌备受争议，随后包括外科治疗临床结果（COST）研究组试验、欧洲结肠癌腹腔镜或开放切除试验（COLOR）、医学研究委员会常规与腹腔镜辅助结直肠癌手术（MRC CLASICC）试验等[19-21]大样本、多中心试验均显示结肠癌腹腔镜与开腹手术结果相同；与之对应的是腹腔镜直肠癌手术仍在观察中。评价腹腔镜特别是直肠癌手术的：开放与腹腔镜手术比较新辅助放化疗后治疗直肠中、下段癌（COREAN）试验（累积结束）、COLOR Ⅱ试验（累积中）与 ACOSOG Z6051 试验（累积中）[22-24]等 3 个多中心、随机临床试验正在进行中。

外科医生已转向克服盆腔内传统腹腔镜手术技术挑战的机器人手术，最近一项包含 64 例 Ⅰ ～ Ⅲ 期直肠癌患者接受机器人辅助全系膜切除术治疗的研究系列发现机器人手术可获得足够的肿瘤学切除与平均 20.2 个月随访得到的可接受的 3 年总体（96.2%）与无病生存率（73.7%）[25]。直肠癌机器人手术的远期研究仍在进行中。

毫无疑问，结直肠癌患者的治疗将随着结直肠癌诊断与治疗的多学科持续进展而发展。

参考文献

1. Steinhagen E, Markowitz AJ, Guillem JG. How to manage a patient with multiple adenomatous polyps. *Surg Oncol Clin N Am.* 2010 Oct;19(4): 711–723.
2. Croitoru ME, Cleary SP, Di Nicola N, et al. Association between biallelic and monoallelic germline MYH gene mutations and colorectal cancer risk. *J Natl Cancer Inst.* 2004 Nov 3;96(21):1631–1634.
3. Lubbe SJ, Di Bernardo MC, Chandler IP, Houlston RS. Clinical implications of the colorectal cancer risk associated with MUTYH mutation. *J Clin Oncol.* 2009 Aug 20;27(24):3975–3980.
4. Vasen HF, Watson P, Mecklin JP, Lynch HT. New clinical criteria for hereditary nonpolyposis colorectal cancer (HNPCC, Lynch syndrome) proposed by the International Collaborative group on HNPCC. *Gastroenterology.* 1999;116(6):1453–1456.
5. Lindor NM, Rabe K, Petersen GM, et al. Lower cancer incidence in Amsterdam-I criteria families without mismatch repair deficiency: familial colorectal cancer type X. *JAMA.* 2005 Apr 27;293(16):1979–1985.
6. Lindor NM, Petersen GM, Hadley DW, et al. Recommendations for the care of individuals with an inherited predisposition to Lynch syndrome: a systematic review. *JAMA.* 2006 Sep 27;296(12):1507–1517.
7. Vasen HF, Abdirahman M, Brohet R, et al. One to 2-year surveillance intervals reduce risk of colorectal cancer in families with Lynch syndrome. *Gastroenterology.* 2010 Jun;138(7):2300–2306.
8. Lee-Kong SA, Markowitz AJ, Glogowski E, et al. Prospective immunohistochemical analysis of primary colorectal cancers for loss of mismatch repair protein expression. *Clin Colorectal Cancer.* 2010 Oct 1;9(4):255–259.
9. Leggett B, Whitehall V. Role of the serrated pathway in colorectal cancer pathogenesis. *Gastroenterology.* 2010;138(6):2088–2100.
10. *Cited with permission from The NCCN 1.2011 Colon Cancer/1.2011 Rectal Cancer Clinical Practice Guidelines in Oncology.* National Comprehensive Cancer Network; 2010. Available at: http://www.nccn.org. Accessed July 26, 2010. To view the most recent and complete version of the guideline, go online to www.nccn.org.
11. *AJCC Cancer Staging Manual.* 7th ed. New York, NY: Springer; 2010.
12. Karapetis CS, Khambata-Ford S, Jonker DJ, et al. K-ras mutations and benefit from cetuximab in advanced colorectal cancer. *N Engl J Med.* 2008 Oct 23;359(17):1757–1765.
13. Lievre A, Bachet JB, Boige V, et al. KRAS mutations as an independent prognostic factor in patients with advanced colorectal cancer treated with cetuximab. *J Clin Oncol.* 2008 Jan 20;26(3):374–379.
14. Sauer R, Becker H, Hohenberger W, et al. Preoperative versus postoperative chemoradiotherapy for rectal cancer. *New Engl J Med.* 2004;351(17): 1731–1740.
15. Habr-Gama A, Perez RO, Proscurshim I, et al. Patterns of failure and survival for nonoperative treatment of stage c0 distal rectal cancer following neoadjuvant chemoradiation therapy. *J Gastrointest Surg.* 2006;10(10): 1319–1328; discussion 1328.
16. Schrag D, Weiser M, Goodman K, et al. Neoadjuvant FOLFOX-bev, without radiation, for locally advanced rectal cancer [abstr 3511]. *J Clin Oncol.*2010;28(suppl):15s.
17. Ota DM, Nelson H. Local excision of rectal cancer revisited: ACOSOG protocol Z6041. *Ann Surg Oncol.* 2007;14(2):271.
18. Garcia-Aguilar J, Shi Q, Thomas C, Jr, et al. A phase II trial of neoadjuvant chemoradiation and local excision for T2N0 rectal cancer: preliminary results of the ACOSOG Z6041 trial. *Ann Surg Oncol.* 2012; 19(2):384–391.

19. Fleshman J, Sargent DJ, Green E, et al. Laparoscopic colectomy for cancer is not inferior to open surgery based on 5-year data from the COST Study Group trial. *Ann Surg.* 2007 Oct;246(4):655–662; discussion 662–654.

20. Buunen M, Veldkamp R, Hop WCJ, et al. Survival after laparoscopic surgery versus open surgery for colon cancer: long-term outcome of a randomised clinical trial. *Lancet Oncol.* 2009;10(1):44–52.

21. Jayne DG, Thorpe HC, Copeland J, Quirke P, Brown JM, Guillou PJ. Five-year follow-up of the Medical Research Council CLASICC trial of laparoscopically assisted versus open surgery for colorectal cancer. *Br J Surg.* 2010;97(11):1638–1645.

22. Kang SB, Park JW, Jeong SY, et al. Open versus laparoscopic surgery for mid or low rectal cancer after neoadjuvant chemoradiotherapy (COREAN trial): short-term outcomes of an open-label randomised controlled trial. *Lancet Oncol.* 2010;11(7):637–645.

23. Buunen M, Bonjer HJ, Hop WC, et al. COLOR II. A randomized clinical trial comparing laparoscopic and open surgery for rectal cancer. *Dan Med Bull.* 2009 May;56(2):89–91.

24. Soop M, Nelson H. Laparoscopic-assisted proctectomy for rectal cancer: on trial. *Ann Surg Oncol.* 2008;15(9):2357–2359.

25. Baek JH, McKenzie S, Garcia-Aguilar J, Pigazzi A. Oncologic outcomes of robotic-assisted total mesorectal excision for the treatment of rectal cancer. *Ann Surg.* 2010;251(5):882–886.

结肠肿瘤展望

David J. Schoetz, Jr

（王西墨 译）

结肠肿瘤仍是腹部手术的一个较常见的原因；结肠腺癌是最常见需要手术干预的组织学类型，其他恶性肿瘤与良性病变是明显少数需要手术治疗的结肠肿瘤。

结直肠癌病因仍是令人困惑的。饮食因素包括常量与微量营养素均位于结肠癌病因学理论研究的重要核心位置；曾一度认为有保护作用的高膳食纤维在最近的大规模、前瞻性研究并未证实有预防结肠癌的作用[1]。相反，熟肉降解产物与结直肠癌的发生有明确关联[2]。由于长期严格地控制饮食成分的高度不可行与较严格地素食仍可有结直肠癌的发生，终生饮食控制从实质上改变结直肠癌自然史是不太可能的。

结直肠癌筛查对降低结直肠癌总体死亡率是有价值的，可推测于早期发现可治愈的肿瘤；基于结直肠癌是定向筛查的理想疾病，其理由是癌前阶段较长、切除癌前病变可预防癌的发生。在过去的 10 ～ 15 年间，结直肠癌的发生率缓慢地下降，整体而言，其部分原因是增加了对人群的筛查[3]。

由于全美人群不依从潜血检测项目，实际上还有任何其他需要粪便（如便 DNA 分析）的检测项目，通过全结肠与直肠间断解剖学评估已成为更受欢迎的结直肠癌筛查检查。实际上，全结肠镜检查已成为年龄 50 岁以上一般风险人群最常用的筛查检查；推荐的替代方案是每隔 5 年行纤维乙状结肠镜与气钡灌肠检查，与结肠镜检查相比这些检查由于缺乏镇静的意识，患者与初级保健医生感受到更不接受。

更为人熟知的"虚拟结肠镜"影像学筛查——三维断层图像软件重建检查，是可引起误解的错误命名；接受 CT 结肠镜检查的病人需要肠道机械清洁与摄片前结肠注入空气（或二氧化碳），对于"虚拟肠镜"有阳性发现者需要行光学结肠镜检查。诊断性CT 影像检查是要有阻碍意识镇静、患者拒绝接受结肠镜检查或失败、结肠梗阻影响结肠镜进入近端等并发症亦为 CT 结肠镜的指征。

需要强调的是无任何绝对可靠的筛查方法；此外，有一些个体并无确定性因素显示出有指征需在年龄较轻时监测或有较大可能发展为结直肠癌。

在可确定性的因素中提示需要于 50 岁以后即开始监测最常见与最为可疑的有癌家族史者。有遗传性综合征风险的个体的识别可始于采集患者准确的病史、构建家庭谱系时，在当前"按需内镜检查"计划时代，识别可从遗传筛查与更为积极的内镜监测获益的患者与家族可转向初级医疗治疗师与辅助人员，原因是内镜医生通常并不了解或参与决定患者施行内镜检查。

所有结直肠癌的遗传学最终将阐明，其可能是由可靠的血液检查替代昂贵、资源密集和具有一定风险筛查的结果。目前，*APC* 基因突变与多发错配修复（*MMR*）基因家族性腺瘤性息肉病（FAP）变异是与所有结肠癌中极少数遗传性非息肉病结肠癌（HNPCC）的患者有关；衰减型 FAP，一种 *APC* 基因突变，显示较经典 FAP 息肉较少与发病年龄较晚有特征不同的表型。尤其是最近，隐性 *MYH* 基因衰减型 FAP 表型仅仅是一种已加入为人熟知遗传综合征的不同的基因转移[4]。随着更多遗传关联的阐明，散发性结直肠癌的分子学基础亦将浮出水面。

为制订手术策略，术前需要优先考虑结肠肿瘤的位置；越过病变而排除同时性肿瘤的回盲部结肠镜检查在一些病例并不能完成；对一些适当的病例，可采用使近端空肠显影的方法。水溶性造影剂灌肠可使不能通过结肠镜的病变以上结肠显影，此操作要求与放射医生沟通避免可能引起结肠穿孔风险压力过高与过度充气。上面所提及的 CT 结肠成像通常可用于结肠显影，但由于梗阻的原因不能使结肠清洁而应用受到限制。在术前不能完成结肠完全评估时，建议术中采用二氧化碳而非空气且最小化结肠膨胀的结肠镜检查，但需要手术台上灌洗以便详细地检查结肠黏膜，这种方法在多数梗阻手术中极有可能并不实际；因此，对于术前未行结肠检查的急诊手术患者应尽早于术后行结肠镜检查以排除偶发的同时性肿瘤。

结肠镜专家于术前肿瘤定位最常采用的方法是印度墨水黏膜下注射，现在应用得相当普遍，这主要是由于腹腔镜结肠切除术的出现而外科医生手触觉相对缺乏而促成的。极罕见的情况是内镜医生将结肠镜尖端以至肿瘤位置标志错误，导致误切结肠段；印度墨水标记可避免上述错误。

最近不再强调结肠机械性清洁作为结肠切除术的常规准备 [5]，无证据认为充满粪便肠道的择期结肠切除术增加吻合口漏与感染性并发症的风险，一些医生认为感官不适，更愿意对无成型粪便结肠施行手术。实际上，可经常给予患者如术前 1 天或更多天不进食固体食物、服用轻泻剂和（或）一次性灌肠等改良的肠道清洁措施，尤其对于左侧结肠病变时。

在结肠梗阻严重、术前结肠准备不可行的情况下，此时选择有：①结肠次全切除术回肠与病变远端结肠吻合；②切除病变与手术台上灌洗、一期吻合；③切除与造口分期手术。更新的选择是内镜医生放置自膨金属支架缓解急性梗阻与可行结肠机械性清洁，并于不久的将来可施行择期切除术 [6]。

自从 20 世纪 90 年代腹腔镜结肠切除术的引入以来此技术有一相对爆炸式的发展。美国结肠和直肠外科委员会的数据显示登记于 1994 年的病例由住院医师开始施行腹腔镜结肠手术 [7]，结直肠训练项目登记的住院医师病历的连续记录与分析，施行腹腔镜结直肠切除术占腹部结直肠切除术由 1994 年的 3.6% 增至 2005 年的 24.3% [8]。病理指导手术的相对渗透性分析的结果提示采用腹腔镜治疗结肠癌在某种程度上等待列举于第 37 章的多中心试验的发表。结肠手术方法的根本性变化意味着住院医师培养与外科执业医师同样面临巨大挑战。

腹腔镜手术代表着另外一种成熟的手术技术，此新技巧必须整合于教学与手术技术学习的课程中。幸运的是，借助模拟技术的腹腔镜技术已在设计、验证与应用中。美国胃肠与内镜外科医师协会（SAGES）组织的腹腔镜手术基础（FLS）项目是指导性课程，与采用训练箱、经过培训观察员与评估基本腹腔镜所必需的特殊心理活动与认识技巧为验证终点来组成技术性评估的组合 [9]；所有基本外科医师须于住院医师毕业时成功完成 FLS 项目，由此可推论所有结肠与直肠外科住院医师均是全面训练的基本外科医师，他们亦将持有 FLS 证书。

计算机模拟正以极快的速度发展，并且将参与特殊技术训练装置的发展，执业外科医师未来将结合模拟训练以确定资格并授予证书；外科医师可能是通过医院资格审查委员会，或甚至是初级证书与维护认证第 IV 部分的外科委员会观看手术录像而获得认证。

随着手术入路转换为腹腔镜的日益增加，对基本外科住院医师阶段的开腹手术如不发展将会萎缩。一些手术的数量已存在挑战，促使多数外科毕业生在完成 5 年标准住院医师项目后进入亚专业训练；此外，由于不同外科医师之间的学习曲线存在差异，市场压力与经济刺激将迫使仅能开展一部分手术的外科医师去施行他们尚未准备好的安全、独立操作的手术。

腹腔镜的增长并非完全由随机前瞻性数据显示其较开腹手术的优势所推动，住院时间较短、术后疼痛较轻与恢复工作较快等推定优势需与手术时间较长与花费更多之间权衡；患者与转诊医生的渴求被"微创"手术的真正获益的误导刺激与放大，表 37-3 列出了施行腹腔镜切除术的绝对与相对禁忌证，这些原则必须向寻求腹腔镜手术的患者加以详尽说明。

作为同样的通用原则的手术终点必须通过腹腔镜技术完成，没有什么比癌症手术更明显的了。腹腔镜结肠癌切除术的肿瘤学结果至少须与开放手术相同，并达到足够的肠系膜淋巴结切除术等大受欢迎的高质量替代手术相媲美；由于生存率依赖于清扫淋巴结的数量，生存率随清扫更多的淋巴结而上升 [10]，去除淋巴结的数量是除时间上的总体治愈率、无病生存率之外更好的质量控制方法。

有待更为科学地考察的技术有结直肠外科机器人手术、单孔手术与自然孔道内镜手术（NOTES），这些技术中某一种都将有其未来的位置，目前本质上上述技术均为实验性的；这些昂贵技术不应趋向市场驱动的方向发展，在其施行普及之前应被视为发展与检验新技术，至少证明是与其他方法等价的协同努力。

参考文献

1. Fuchs CS, Giovannucci EL, Colditz GA, et al. Dietary Fiber and the risk of colorectal cancer and adenoma in women. *N Engl J Med.* 1999;340:169–176.
2. Zheng W, Lee SA. Well-done meat intake, heterocyclic amine exposure, and cancer risk. *Nutr Cancer.* 2009;61:437–446.
3. Jemal A, Siegel R, Ward E, et al. Cancer statistics, 2009. *CA Cancer J Clin.* 2009;59:250–263.
4. Tops CMJ, Wijnen JT, Hes FJ. Introduction to molecular and clinical genetics of colorectal cancer syndromes. *Best Pract Res Clin Gastroenterol.* 2009;23:127–146.
5. Slim K, Vicaut E, Launay-Savary MV, et al. Updated systematic review and meta-analysis of randomized clinical trials on the role of mechanical bowel preparation before colorectal surgery. *Ann Surg.* 2009;249:203–209.
6. Tilney HS, Lovegrove RE, Purkayasth P, et al. Comparison of colonic stenting and open surgery for malignant large bowel obstruction. *Surg Endosc.* 2007;21:225–233.
7. Schoetz DJ. Colon and rectal surgery. A true subspecialty. *Dis Colon Rectum.* 1998;41:1–10.
8. Schoetz DJ. Evolving practice patterns in colon and rectal surgery. *J Am Coll Surg.* 2006;203:322–327.
9. Tsuda S, Scott D, Doyle J, Jones DB. Surgical skills training and simulation. *Curr Probl Surg.* 2009;46:266–370.
10. Chang GJ, Rodriguez-Bigas MA, Skibber JM, Moyer VA. Lymph node evaluation and survival after curative resection of colon cancer: systemic review. *J Natl Cancer Inst.* 2007;99:433–441.

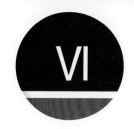

直肠与肛门

肛门直肠的良性疾病（盆底、肛裂、痔和肛瘘）

Anne Y. Lin • James W. Fleshman, Jr.

（许　晨译）

肛门直肠的良性疾病包括痔、肛瘘等相对简单的疾病，亦包括盆底功能异常这种极度复杂的疾病。

解剖

在评估肛门直肠疾病时应首先进行检查，因此，临床医师应了解其解剖。直肠和盆底正常的解剖关系对于理解盆底功能异常与肛门直肠病理改变十分重要。正常情况下，直肠周围与骶骨弧度有直肠系膜附着限制其活动；直乙交界部通常位于骶骨岬，做 Valsalva 动作时可下降 2～3 cm；直肠位于盆腔，周围由耻骨上悬吊肌包绕，从盆底裂孔穿出。直肠悬吊肌是由马蹄形的耻骨直肠肌于其后方包绕形成，肌肉收缩将直肠向前拉，使肛门出口角度更锐利。肛管长度为 3～4 cm，是盆底肌肉漏斗样延伸。随意肌产生压力可阻止直肠内容物排出；内括约肌是直肠增厚的环周括约肌的延续，是不受意识控制的自主肌。

肛门直肠同时接受交感神经与副交感神经支配。交感神经起源于胸腰段，并于肠系膜下动脉处汇合形成肠系膜下丛，之后下降至位于腹主动脉分叉处下方的上腹下丛，这些纯交感神经纤维分叉并下降成为腹下神经。起源于 S2、S3 和 S4 的副交感神经（勃起神经）于直肠前外侧汇入下腹下神经形成下腹下丛。起源于盆腔的混合纤维控制前列腺、直肠、膀胱、阴茎、肛门内括约肌；盆腔自主神经丛沿骨盆侧壁走行，从前方入前列腺与精囊。交感神经使内括约肌运动，而副交感神经抑制内括约肌收缩，术中损伤盆腔自主神经可导致膀胱功能障碍或阳痿。

盆底随意肌是由起源于从骶骨发出的 S2、S3 和 S4 直接神经纤维进行控制的（图 39-1）。外括约肌神经起源于发自骶丛的 S2、S3 和 S4 神经根，并通过 Alcock 管的坐骨棘周围的阴部神经到达外括约肌。子宫与阴道靠近直肠前壁，但未紧贴。在盆腔底部无韧带悬吊直肠和子宫。直肠在盆底通过时存在裂隙样的缺损，让阴道、膀胱亦可通过此缺损脱出。

肛门是消化道的终点，可控制排气、排便。将肛门与周围结构看作直肠肛门的单一结构十分有帮助（图 39-2）。直肠肛门包括肛周皮肤、肛管、肛门括约肌、末端直肠等，三个主要的解剖标志是肛缘、齿状线、肛门直肠环。肛管远端的外界是肛缘，同时也是肛管和会阴皮肤的连接线。肛管上皮（无外皮）缺乏毛囊、皮脂腺、大汗腺，存在于肛周皮肤，有助于区分汗腺炎（肛周皮肤大汗腺炎症）与肛门隐窝腺疾病。

肛管近端界限是黏膜与皮肤的交界，即齿状线。

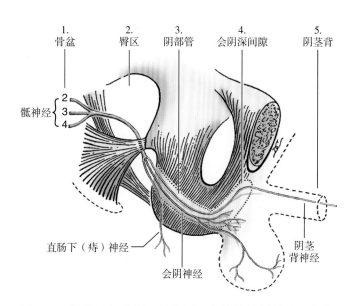

图 39-1　阴部神经的图。标注了 5 个经过的区域及 3 个分支（Reproduced，with permission，from Anderson JE. Grant's Atlas of Anatomy. 8th ed. Baltimore，MD：Williams & Wilkins；1983.）

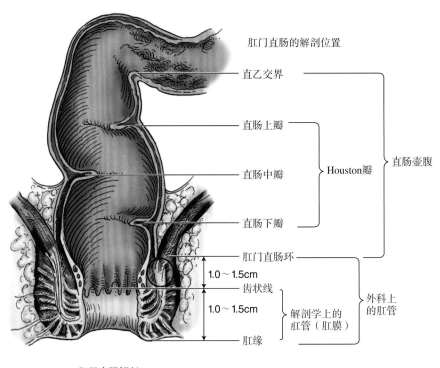

肛门直肠解剖

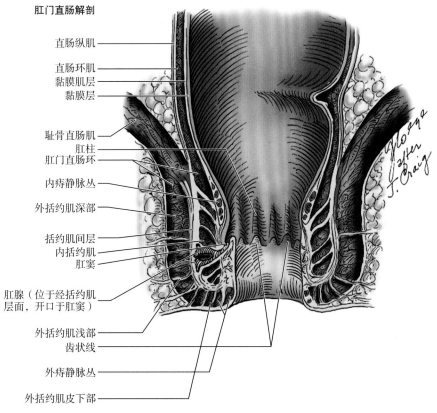

图 39-2　肛门和直肠的解剖（Redrawn，with permission，from Fry RD，Kodner IJ. Anorectal diseases. Clin Symp. 1985；37（6）：2-32. Copyright 1985，Academy of Medical Sciences. Originally illustrated by John Craig，MD）

齿状线是胚胎时内胚层与外胚层交界处，位于肛缘上方 1 ～ 1.5 cm，有 6 ～ 12 mm 的转变区，由直肠的柱状上皮转变为鳞状上皮。肛门括约肌复合体的上界是

肛门直肠环，肛门指诊时可在齿状线上方 1 ～ 1.5 cm 触及。解剖学家认为肛管起自齿状线终于肛缘。但大多数外科医师认为肛管起自肛门直肠环终于肛缘。我

们在此章节始终使用后者的定义。

于齿状线上方，直肠黏膜形成 8 ～ 14 个纵行皱襞，称为肛柱。两个肛柱与齿状线形成了一个小的袋样结构——肛窦，部分肛窦有小的肛腺开口，但并非所有肛窦均有。肛腺有可能穿过内括约肌达到括约肌间层面，但不会进入外括约肌。在齿状线以下，皮肤感觉如冷、热、触觉、痛觉是由直肠下神经传导。齿状线近端，当黏膜被挤压或内痔被结扎时，感觉较迟钝，很可能是由副交感神经传导的。

直肠上动脉是肠系膜下动脉的终末分支，在降至直肠上段两侧分支，随后进一步分支进入直肠壁。直肠中动脉起源于髂内动脉，并供应远端直肠和上端肛管。直肠下动脉是阴部内动脉分支，穿过坐骨直肠窝供应肛门括约肌（图 39-3）。

肛门直肠的静脉回流有两条途径。齿状线以上的静脉通过直肠上静脉和肠系膜下静脉回流至门静脉。在齿状线以下，痔外静脉丛经过直肠中静脉引流至髂内静脉，或是通过直肠下静脉经阴部静脉引流至髂内静脉。

大便失禁

病理生理学

机械性破坏通常由于产伤、外伤或瘘导致外括约肌分离或损伤（表 39-1）。神经性大便失禁原因多是滞产时会阴下降引起阴部神经拉伸，或排便、直肠脱垂导致的神经拉伸，或是一些系统性疾病如多发性硬化、硬皮病或脊髓损伤。特发性大便失禁是除外神经性或机械性大便失禁后，由于一些内科疾病如直肠容量有限的患者出现腹泻、肠道应激综合征，或镇静药物导致的肛门敏感性降低。

正常的排便由多种机制组成。直肠容量与顺应性

亦至关重要。直肠容量通常为 200 ～ 250 ml，存在内容物时易于扩张，但亦受限于肌肉活动。肛门内括约肌提供 80% 肛门括约肌静息压力，阻止气体与黏液排出。直肠扩张通过壁间反射使肛门内括约肌放松，称为取样反射；肛门中富含感觉神经的过渡和无外皮区能感受直肠内容物的性质。取样反射一天中可频繁的发生，协助控便或引发排便；取样反射引起自主外括约肌收缩是控制排便的最终部分。外括约肌、耻骨直肠肌、盆底肌肉的潜意识收缩可完全控制直肠内容物；盆底肌肉持续活动进行控便，即使是在睡眠过程中。这看起来像是一种后天学习的反射，因为婴儿、儿童需要 1 ～ 2 年来实现正常控制。

大便失禁定义为在适当的时间、地点之外，无法控制气体、液体、粪便的排出。大便失禁的频率有很大不同，且失禁可能包括固体粪便、液体粪便，或仅为气体。评估大便失禁应包括评估其严重程度，还应评估疾病的影响。美国结直肠外科学确定大便失禁严重指数和大便失禁生活质量指数使大便失禁的评估标准化 [1-3]。

诊断和评估

应首先采集病史并进行体格检查。病史应包括胃肠道信息或神经源性疾病、孕产史与既往肛门直肠手术史。在体格检查中，发现会阴体薄弱、阴道和肛管之间存在瘢痕、肛门收缩力弱提示存在括约肌问题。当确定存在前括约肌损伤时，应进一步评估是否存在直肠阴道瘘。

肛门测压能记录每个象限肛门括约肌静息压力和收缩压力以及括约肌长度的减少。正常的肛门静息压力直肠为 40 mmHg，正常的收缩压力为 80 mmHg，通常为静息压力的两倍。括约肌长度应长于 3 cm。正常状态下，末端直肠应能感觉到充气 10 ～ 20 ml 空气的球囊，而最大耐受量至少为 100 ml 的空气球囊扩张。

肌电图

阴部神经终末运动潜伏期（PNTML）测量神经动作电位通过阴部神经终末 4 cm 的传导速率，位于 Alcock 管和外括约肌之间（图 39-4）。传导延迟提示神经的快传导纤维受损通常由于牵拉、直接外伤或系统性疾病。正常的终末运动潜伏期为 2.0±0.2 ms，传导速度延迟提示神经损伤。测量 PNTML 的实际临床作用较原设想差，神经的损伤需要达到一定的严重程

表 39-1　便失禁的病因

机械性	神经性	特发性
产科损伤	阴部神经牵拉	不明确的病因
瘘病	拉伤	内科疾病
外伤	长时间劳动	放射性
医源性	外伤	肠易激综合征
系统性疾病		多发性硬化、糖尿病、硬皮病
腹泻		

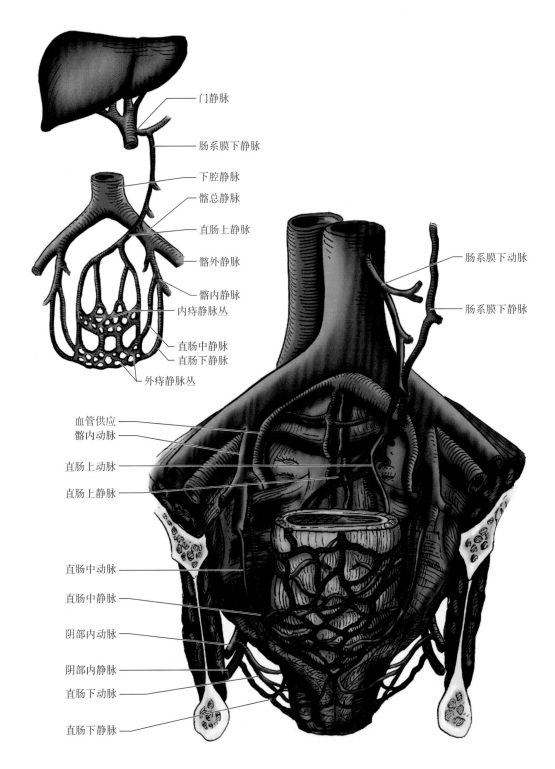

门静脉

肠系膜下静脉

下腔静脉

髂总静脉

直肠上静脉

髂外静脉

髂内静脉

内痔静脉丛

直肠中静脉

直肠下静脉

外痔静脉丛

肠系膜下动脉

肠系膜下静脉

血管供应

髂内动脉

直肠上动脉

直肠上静脉

直肠中动脉

直肠中静脉

阴部内动脉

阴部内静脉

直肠下动脉

直肠下静脉

图 39-3　肛管和直肠的血管供应。肛管的血液回流通过两条途径：齿状线以下外痔静脉丛通过阴部下静脉回流至下腔静脉，齿状线以上内痔静脉丛通过直肠上静脉回流至门静脉（Redrawn, with permission, from Fry RD，Kodner IJ. Anorectal diseases. Clin Symp. 1985；37（6）：2-32. Copyright 1985，Academy of Medical Sciences. Originally illustrated by John Craig，MD.）

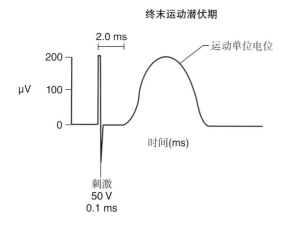

终末运动潜伏期

图 39-4　正常的阴部神经终末运动潜伏期（PNTML）图像（Reproduced, with permission, from Fleshman JW, KodnerIJ, Fry RD. Anal incontinence. In：Zuidema GD, ed. *Shackelford's Surgery of theAlimentary Tract*. 3rd ed，Vol. 1. Philadelphia, PA：WB Saunders；1991；349-361.）

度才可导致传导延迟，因此在评估神经微小损伤时不够准确。单纤维或同心针肌电图（EMG）是最准确的检查，但由于检查时患者疼痛，所以临床上应用较少。

腔内超声

　　检测括约肌损伤最敏感的方法可能是肛门超声，使用 10 MHz 360° 旋转探头，探头上有肛门帽并插入肛管进行检查。肛门超声探头的焦距约 1 ～ 2 cm，在探头从直肠退出时可于三个象限评估肛门括约肌（图 39-5）。超声发现受损部位的瘢痕，或直肠阴道瘘。当单独存在括约肌缺损时可能不会引起便失禁。图 39-6 显示使用上述诊断技术评估和治疗便失禁的原则。

　　配有肛门内线圈的高分辨率磁共振成像（MRI）与腔内超声类似，可发现括约肌缺损。肛内线圈 MRI 可显示腔内超声中无法显示的括约肌萎缩或变薄，可用以预测手术修复是否成功 [4]。使用表面线圈的聚焦盆底 MRI 与动态 MRI 可以评估大便失禁 [5-6]。

治疗

　　大便失禁的治疗取决于症状的严重程度。对于轻度大便失禁可通过改善饮食缓解症状，如增加纤维素摄入或服用止泻剂；对由于有并发症或其他混杂因素而无法治愈的大便失禁患者，可采用高纤维素摄入、每日早晨肛门栓剂或灌肠等治疗的肠内方案。

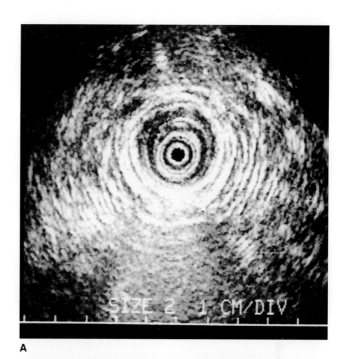

A

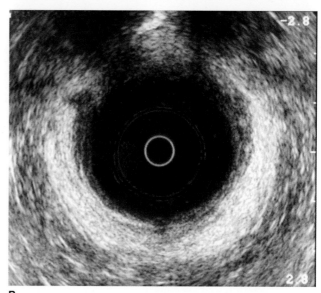

B

图 39-5　A．正常男性的经直肠超声图像，可观察到内外括约肌。使用 Bruel 和 Kjaer 超声探头，有 7.5 或 10 MHz 的传感器，被覆一个肛门帽。最内侧暗层为肛管的黏膜；B．括约肌前部缺损的图像，由于产科损伤导致便失禁的女性患者（Part B reproduced, with permission, from Fleshman JW. Anorectal motor physiology and pathophysiology. *Surg Clin North Am*. 1993；73：1256.）

肌肉感觉的再训练或生物反馈

　　对于饮食改变无明显效果的患者，使用表面肌电图、测压法、球囊感知技术来建立操作性条件反射可能有效 [7]。对于机械性括约肌缺损的患者，修复前

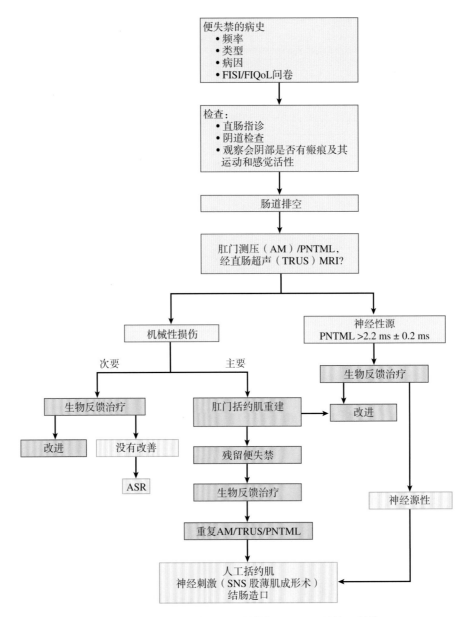

图 39-6 评估和治疗便失禁的原则。PNTML，阴部神经终末运动潜伏期，SNS，骶神经刺激

或修复后症状仍存在或复发，使用生物反馈可能改善症状。报道的症状改善率为 64% ~ 89%[8]。预测哪些患者能从生物反馈治疗中获益十分困难，但一般情况下，阴部神经功能减弱或肛门括约肌完全断裂患者效果较差。受过培训的理疗师或曾有肛门与盆底治疗经验的肛门理疗师对成功完成治疗十分重要。

肛门括约肌重建

大多数存在孤立括约肌缺损患者，均可成功地进行括约肌修复，术前推荐进行充分的肠道准备。分娩损伤的括约肌断端位于会阴前方，可重叠后进行缝合，或于中线上内折重建环形肌肉（图 39-7）。修复后，90% 患者足够控制排出固体或液体粪便；仅约 75% 患者可达到完全控制排便，但长期结果并不满意[9]，在修复后仍可出现漏固体粪便、黏液、气体。改善肛门收缩压与功能性预后关系最密切，至少有一支正常阴部神经对于括约肌重建术后的功能改善十分重要[10]。修复后会阴部保留引流可有效地减少伤口感染、瘘形成、括约肌修复失败等并发症。若腔内超声提示修复后括约肌断裂，再次修复仍可能成功[11,12]。

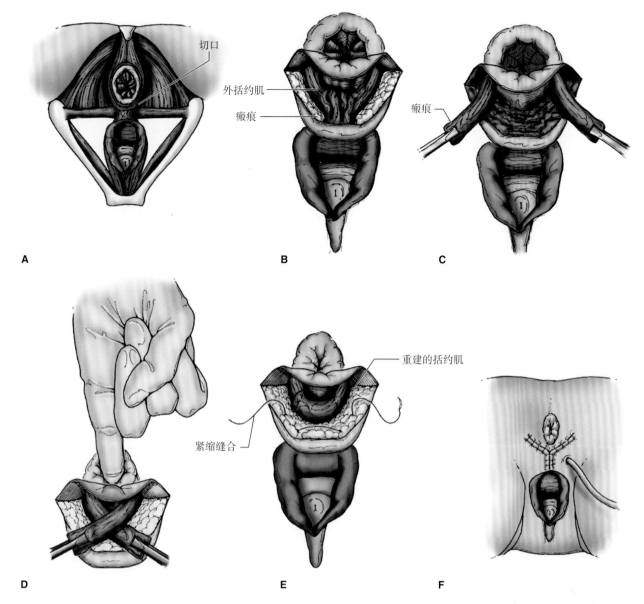

图 39-7 肛门括约肌肌肉重叠修复。A. 前部的切口和经会阴观察肌肉的图像；B. 制作直肠瓣并游离括约肌；C. 充分游离肌瓣；D. 将肌瓣绕过 15 mm 的橡胶扩张器或指尖再进行重叠；E. 肌瓣于适当位置缝合，并修复会阴体；F. 阴道壁后方放置引流并缝合切口（Reproduced，with permission，from Fleshman JW，Fry RD，Kodner IJ. Anal incontinence. In：Zuidema GO，ed. *Shackelford's Surgery of the Alimentary Tract*. 3rd ed，Vol. 1. Philadelphia，PA：WB Saunders；1991：349-361.）

其他治疗与新方法

在 S2 ~ 4 椎间孔植入电极进行骶神经刺激对治疗大便失禁患者有益[13-16]。需要移除设备的并发症并不是很常见，植入部位感染与疼痛亦较罕见。目前美国已批准使用此技术治疗大便失禁。其作用机理目前仍未完全阐明，可能由于肛提肌持续收缩使盆底抬升，放置电极可以在门诊于局麻下完成。

括约肌严重损伤的患者，适合进行电刺激股薄肌成形术或植入神经刺激器使肛周肌肉维持持续性活动，但美国已停止使用此方法[17]，而行植入树脂制作人工括约肌、可充水的环肛袖带等人工肠括约肌。虽然因感染导致取出设备的概率仍较高，但可改善控便能力。此技术已从市场弃用[18-19]。

如果其他所有治疗均失败，且患者有意愿时，可采用造口治疗。术前应关注造口位置的选择，防止造口袋放置困难。生活质量评估显示患者一般感到满意，St. Mark 医院的一项病例调查报道 83% 永久性结肠造口患者的生活质量改善[20]。

直肠脱垂和内套叠

病理生理学

　　直肠脱垂与肠套叠真正的病因目前仍不清楚，其发生机制有三部分影响因素：①直肠与直乙交界活动度增加，远离骶骨；②直乙交界下降入盆腔使其于直肠中形成漏斗样的肠套叠，从而促使直肠脱出；③盆底放松不充分和用力时外括约肌在拉伸（图39-8）。为对抗出口梗阻而持续用力引起会阴下降、直肠脱出与真正直肠脱垂，从肠内套叠（漏斗形成）发展至直肠完全脱垂是一连续过程，其后果包括内括约肌拉伸引起的肛管损伤和（或）会阴下降过程中引起阴部神经损伤。直肠脱垂与严重肠套叠的典型排粪造影图像是由于直乙交界下降导致的漏斗样下降入深骨盆，在其脱出前可于肛管水平形成球瓣样梗阻。

　　末端黏膜脱垂有时与完全直肠脱垂相混淆，典型黏膜脱垂表现是围肛门有放射样的线将黏膜分开（图39-9A）；而完全直肠脱垂中黏膜表现同心环征（图39-9B）。排粪造影有助于区分两种疾病，而其治疗方法是不同的。

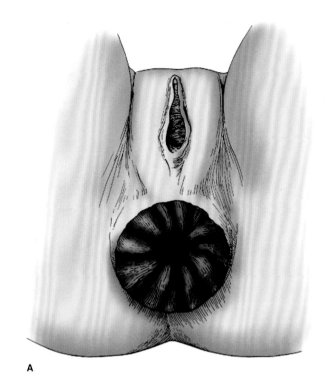

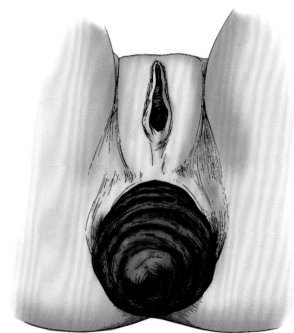

图 39-9　A．黏膜脱垂后的放射样皱襞；B．全层直肠脱垂后的同心环征（Reproduced，with permission，from Fry RD，Kodner IJ. Anorectal diseases. *Clin Symp*. 1985；37（6）：2-32. Copyright 1985，Academy of Medical Sciences. Originally illustrated by John Craig，MD.）

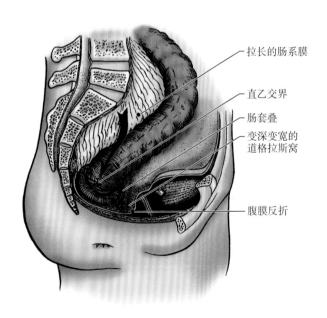

拉长的肠系膜
直乙交界
肠套叠
变深变宽的道格拉斯窝
腹膜反折

图 39-8　直肠内套叠（Reproduced，with permission，from Hoffman MJ，Kodner IJ，Fry RD. Internal intussusception of the rectum：diagnosis and surgical management. *Dis Colon Rectum*. 1984；27：435.）

诊断与评估

　　直肠脱垂的症状与体征包括直肠受压、疼痛、排便不净、出口梗阻和便秘引起的长时间紧张，完全脱垂的直肠黏膜可能排出黏液与出血；检查时通常可发现同心环样直肠黏膜以及扩张的肛管，自主性较差，直肠活动性较大；乙状结肠镜显示用力时组织下降，有时于直肠前壁发现溃疡（肠套叠时诱发点的缺血引起）。排粪造影提示直肠于骶骨固定点十分游离、直肠系膜冗长、漏斗形成（由于直肠准备从盆底上的肛管开口脱出）。对于在诊室内无法观察的患者，排粪造影是最有价值的。使用增稠的钡剂模拟粪便和动态排粪造影可观察排便过程，对似疑黏膜脱垂患者较有价值，可用以排除完全直肠脱垂。三重对比动态排粪造影（直肠、阴道、小肠和必要时对比膀胱）亦有助于显示复杂的盆底异常。此技术已逐渐被替代，或使用动态 MRI 和盆底三维（3D）超声来作为补充。

有学者提出肠套叠的分级系统帮助需要治疗的患者（表 39-2）。存在部分活动性、部分漏斗形成和轻度直肠下降、中度肠套叠通常可保守治疗，对伴有严重出口梗阻 4 级肠套叠，需要手术切除多余直肠或将直肠固定于骶骨上保护直肠[21]。最适宜接受手术治疗的肠内套叠患者包括由于肠内套叠和过度拉紧引起的中度大便失禁，或是由于漏斗顶端孤立溃疡引起出血的患者。

对于体格检查未发现肛管明显扩张的患者，使用肛管测压进行术前评估括约肌功能十分有价值。PNTMLs 提供了阴部神经损伤的客观证据，并能在修复后预测括约肌功能恢复。

治疗

直肠脱垂　有多种治疗直肠脱垂的技术，已报道的超过 100 种，其中 4 种基本类型的治疗包括直肠固定术、低位前切除、经会阴直肠切除、肛周环闭技术[22]。

直肠固定术依靠外部材料或缝合将直肠再次固定

于骶骨上。将直肠游离到盆底，将直肠拉出骨盆符合骶骨的曲线。对术前存在便秘患者，应切除冗长的乙状结肠与直肠。低位前切除技术使用标准的手术切除中上段直肠和冗长的乙状结肠，使用吻合器或手工缝合将左半结肠与中上段直肠吻合（图 39-10）。在盆底水平将直肠环周游离，保留包含直肠中动脉和内脏神经的前外侧韧带。将左半结肠和直肠（现在成为连续）放骶骨曲线内。由于直肠容量减少，大便失禁的可能性增高；同时如离断前外侧韧带，可出现术后排便困难。术前行肛门生理学检测有助于选择进行低位前切除术的患者（如无显示括约肌损伤或功能障碍）。

对于伴有便秘的直肠脱垂患者，如果选择合适，行伴或不伴有乙状结肠切除的直肠缝合固定术治疗的复发率较低。腹腔镜下直肠固定术亦是合理的选择，其并发症发生率较低、住院时间较短[23-24]。D'Hoore 描述一种前置 Prolene 补片技术，此技术只需将直肠前游离至肛管，在直肠阴道隔水平使用补片沿着直肠前壁将直肠悬吊起来紧贴骶骨岬，将多余的部分切除后关闭会阴[25]。

对于存在完全直肠脱垂和其他并发症的老年患者，使用经会阴直肠切除术将括约肌前后部分紧缩已越来越流行，是 Altemeier 会阴切除术的再利用。通过经会阴通路从移行区肛柱顶端开始切除完全脱垂的直肠和冗长的乙状结肠（图 39-11）。左半结肠或近端乙状结肠与齿状线上方 1～2 cm 移行区吻合。Prasad 等描述于前后中线处对肛门外括约肌和盆底肌进行紧缩术，恢复大便失禁患者的肛门功能[26]。对于括约肌功能良好的患者，脱垂复发率约为 10%。虽然此手术一般推荐用于老年患者，但对括约肌功能严重受损或明显脱垂的任何年龄段患者亦适用；而对于单独黏膜脱垂或高位直肠脱垂但肛管完整、括约肌功能正常患者，此种方法在技术上是不可行的。

肛门环闭技术已基本上被经会阴直肠切除术所替代。肛门环闭技术使用合成材料（如尼龙补片），通常仅用于极度虚弱或年老不能耐受经会阴直肠切除术的患者，此技术可于局麻下完成，用于有手术禁忌证和有限生存期的患者。

直肠内套叠

直肠内套叠治疗主要采取高纤维饮食保守治疗。大剂量车前草可使肠道功能正常，阻止漏斗形成和出口梗阻。对于存在盆底出口梗阻患者（耻骨直肠肌不松弛），生物反馈可能使其受益；对于无出口梗阻但

表 39-2　排粪造影分级系统

分级	描述
N	直肠固定于骶骨，括约肌放松，直肠空虚
1	耻骨直肠肌不松弛
2	轻度的内套叠或与骶骨之间有游离
3	中度内套叠
4	严重内套叠
5	脱垂
R	直肠前突

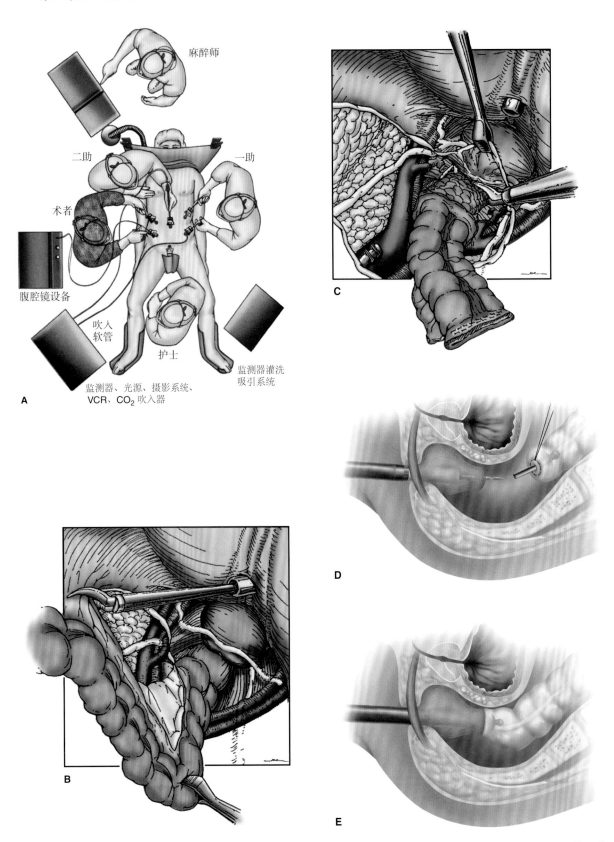

图 39-10 腹腔镜低位前切除并结直肠吻合 - 双吻合器技术。A．腹腔镜手术中医师和患者的位置，患者以改进的截石位固定于手术台上，手术医师位于患者的右侧。Trocar 的放置基于手助设备和医师的习惯；B．外侧入路游离乙状结肠并确定左侧输尿管；C．腹腔镜游离和分离直肠至侧副韧带；D．体内结直肠吻合：降结肠进行荷包缝合并置入吻合头，可通过一个小切口于体外完成；E．使用吻合器完成吻合。

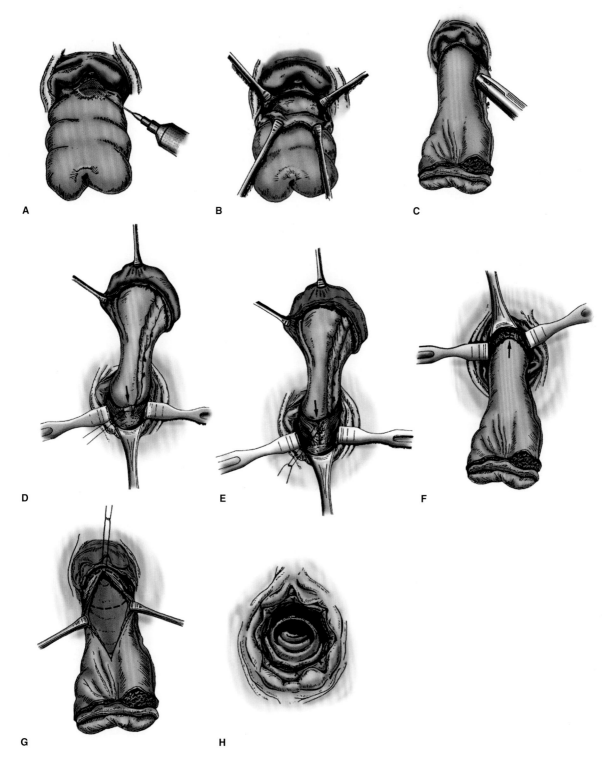

图 39-11　经会阴直肠切除术。A．患者采取俯卧折刀位，轻柔拉开直肠壁，在脱垂的直肠壁的外层注入稀释的肾上腺素；B．在脱垂的肠管临近齿状线的位置采取环形切口切开外层的全层；C．将脱垂的直肠完全展开。紧贴肠壁进行结扎系膜血管；D．向上抬高直肠来暴露骶前间隙，并进行后部的直肠固定术（箭头），在肛提肌上将肠壁浆肌层固定于尾骨筋膜；E．肛提肌大约位于后部（箭头）。此种修复将直肠向前推，重建了肛门直肠角；F．在肛提肌前部与直肠进行一次或两次缝合，来将盆底进行强化；G．将脱垂部分切除并将结肠与结肠进行环周缝合（虚线）；H．完成吻合（经许可引自 Prasad ML，Pearl RK，Abcarian H，Orsay CP，Nelson RL.Perineal proctectomy，posterior rectopexy，and postanal levator repair for the treatment of rectal prolapse. Dis Colon Rectum. 1986；29：547.）

有严重内套叠症状（如出血或大便失禁）患者，可考虑采取手术治疗。根据患者是否合并便秘或大便失禁，分别选择低位前切除或直肠固定术。使用低位前切除术治疗孤立出血直肠溃疡有时需要行超低位切除与结肠肛管吻合，由于直肠前壁极度增厚，即便使用最长吻合钉也可能失败。对于括约肌功能完整，且不完全脱垂患者中切除冗长直肠极度困难，不推荐使用经会阴直肠切除术。内套叠术前监测包括结肠传输试验证明结肠传输正常，排粪造影显示漏斗形成水平，气囊排出试验排除盆底出口梗阻。

使用经肛门吻合器技术[经肛吻合器直肠切除术（STARR）或 Transtar]在欧洲十分流行，此术式对患者的选择十分重要，STARR 对其他疾病如肠内疝，较大直肠前突、耻骨直肠肌不松弛等治疗效果不明显[27]；其并发症包括出血、会阴疼痛、复发、大便失禁等。在一项对比 STARR 与生物反馈试验中，STARR 改善排便梗阻症状效果更好，可用于生物反馈治疗失败的患者[28]。

盆底出口梗阻和孤立的直肠溃疡综合征

病理生理学

出口梗阻患者最常见的主诉是不同形式的便秘与排便费力。排便是一个后天学习过程，盆底出口梗阻可能改变排便的机制，或导致学习排便过程失败。盆底肌肉完全正常，但其功能与控制异常。心理学可能影响这些症状，如经受过性虐待或心理创伤的患者可能发生出口梗阻。在用力排便时，盆底肌与外括约肌收缩以及耻骨直肠肌向前移位，导致肛管梗阻，从而引起相关症状。为对抗封闭的盆底而用力排便可导致慢性直肠漏斗形成与直肠前壁降入肛管。这种慢性损伤与缺血导致直肠前壁溃疡形成，排便刺激通常被忽略。最终结果是盆底出口梗阻的患者，排便作用不协调，直肠开始扩张时自主肌肉却松弛。

盆底出口梗阻病因可能与直肠脱垂与内套叠有关。但无长期研究提供确定性证据。患者可能由于出口梗阻导致巨结肠、慢性拉伸导致神经损伤、或发生严重黏膜脱垂或痔。

孤立直肠溃疡的发生推测与直肠部分前壁缺血有关，约位于肛缘上 10 cm，部分肠管脱垂入直肠，由于存在持续的张力导致缺血。愈合过程中偶尔将黏膜腺体移至新黏膜的下方，从而形成局部深层囊性结肠炎，被包埋的腺体持续分泌黏液，有时会误诊为早期的直肠肿瘤。

诊断和评估

出口梗阻患者可能主诉很多问题，包括便秘、排便费力、需要手指辅助排便、出血、黏膜脱垂和痔；患者有时可出现肛管的慢性疼痛，以及肛管和盆底严重的痉挛症状，先前定义为盆底失弛缓综合征、痉挛性肛部痛或是肛提肌综合征。直肠指诊可发现试图将手指排出时耻骨直肠肌矛盾运动（紧缩而不是放松）；排粪造影通常显示患者试图排出直肠内容物时，耻骨直肠肌持续压迫直肠后壁，排粪造影倾向于过度诊断耻骨直肠肌失迟缓，可能是由于放射检查室较冷且非自然环境，或患者紧张所致。因此当发现耻骨直肠肌失迟缓时，应使用其他技术再次确认。在作者的实践中最合适的方法是在一个私人浴室中，让患者排出 60 ml 充气乳胶软球囊，这种简单的方法已足以确诊[29]。表面 EMG 对于诊断和治疗耻骨直肠肌失迟缓十分有价值，当采用合适的应力技术时，可观察到盆底电活动降低，而当进行相反运动时可出现电活动增高。结肠传输试验发现在经过充分清除时间（＞ 7 天）后，仍有不透射线标志物于直肠集聚。治疗盆底疾病原则如图 39-12 所示。

治疗和管理

治疗出口梗阻的第一步包括高剂量的纤维素和建立正常的肠道规律。使用表面 EMG、球囊排出、感知技术和模拟粪便可对门诊患者进行生物反馈治疗，对于严重的耻骨直肠肌失迟缓的患者亦有效[30]；心理辅导与放松技术对有心理问题的患者可能有帮助。

直肠前突、肠疝和复杂的盆底异常

患有盆底功能疾病的患者的排粪造影中可观察到直肠外翻或向阴道膨出（直肠前突），但在无盆腔或肠道主诉患者亦可有这些表现发现，外科修复并不是总能缓解症状。目前有较多研究通过排粪造影和症状学成功地预测手术预后，但仍无被广泛接受的预测因素。外科医师倾向手术治疗，通过经肛门、经阴道或是经会阴入路支撑、折叠或重建直肠阴道隔。幸运的是，大多数患者经过治疗得以改善[31-32]。直肠前突发生于经手术治疗后的直肠脱垂患者，通常沿着直肠阴道隔进行游离。

排粪造影可发现肠疝或小肠膨出至直肠生殖区域，此情况于子宫切除术后、排便困难或部分无症状

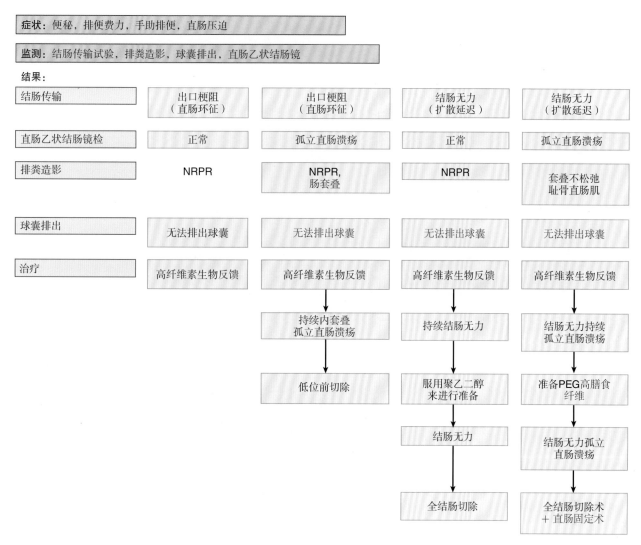

症状：便秘，排便费力，手助排便，直肠压迫

监测：结肠传输试验，排粪造影，球囊排出，直肠乙状结肠镜

结果：

结肠传输	出口梗阻（直肠环征）	出口梗阻（直肠环征）	结肠无力（扩散延迟）	结肠无力（扩散延迟）
直肠乙状结肠镜检	正常	孤立直肠溃疡	正常	孤立直肠溃疡
排粪造影	NRPR	NRPR，肠套叠	NRPR	套叠不松弛耻骨直肠肌
球囊排出	无法排出球囊	无法排出球囊	无法排出球囊	无法排出球囊
治疗	高纤维素生物反馈	高纤维素生物反馈	高纤维素生物反馈	高纤维素生物反馈

持续内套叠孤立直肠溃疡 → 低位前切除

持续结肠无力 → 服用聚乙二醇来进行准备 → 结肠无力 → 全结肠切除

结肠无力持续孤立直肠溃疡 → 准备PEG高膳食纤维 → 结肠无力孤立直肠溃疡 → 全结肠切除术＋直肠固定术

图 39-12　诊断和治疗盆底出口梗阻的原则。NRPR，耻骨直肠肌不松弛

患者中较常见。在开腹手术治疗其他盆底疾病同时可修复肠疝，将多余盆腔腹膜进行紧缩或切除后再次关闭，防止小肠疝入盆底。

盆底障碍可能有膀胱或妇科方面的主诉。复杂的盆底障碍需要多学科团队进行评估与手术治疗，多学科团队可能还包括泌尿外科医师进行膀胱或阴道悬吊，此外还包括直肠固定 / 切除、全盆底悬吊。动态MRI 是一种较有价值的技术，可诊断疑难的盆底病例 [33]。高分辨的阴道内和直肠内三维超声评估盆底障碍的应用越来越多 [34-35]。

痔

目前关于痔发生的理论是其本质上是肛垫。肛垫是黏膜下层聚集的血管（小动脉、小静脉和动静脉交通）、平滑肌和弹性结缔组织，通常位于肛管左侧壁、右外侧壁和右前外侧壁 [36]。在主要肛垫之间有散在较小的肛垫。痔通常是由于肛垫向下移位，静息状态下痔可提供组织关闭肛管；由于固定与支持的结缔组织与痔上方纵向终末肌肉纤维发生破坏，使这些结构向远端移位。

分级

肛门皮赘是位于肛缘散在的皮肤皱襞，可能是外痔血栓形成的最终结果，更罕见的是与炎症性肠病相关。内痔位于齿状线以上，被覆移行上皮或柱状上皮（图 39-13）。Ⅰ 度内痔引起无痛性便血；Ⅱ 度内痔排便时脱出，但可自行还纳；Ⅲ 度内痔排便时脱出并出血，须手助还纳；Ⅳ 度内痔一直位于齿状线以下，不能手助还纳。

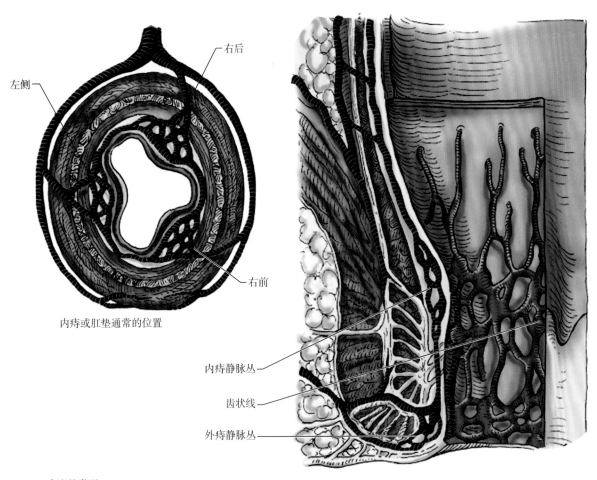

左侧

右后

右前

内痔或肛垫通常的位置

内痔静脉丛

齿状线

外痔静脉丛

痔疮的类型

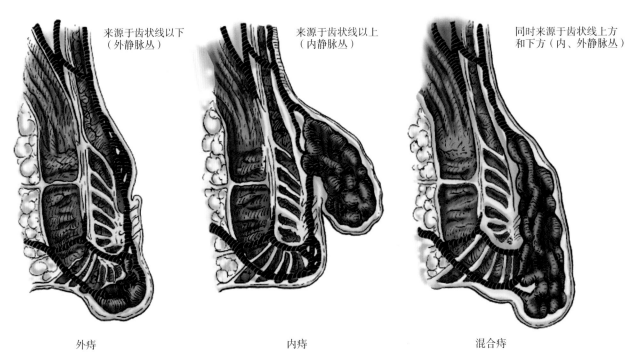

来源于齿状线以下
（外静脉丛）

来源于齿状线以上
（内静脉丛）

同时来源于齿状线上方
和下方（内、外静脉丛）

外痔

内痔

混合痔

图 **39-13** 痔的位置与分类（Redrawn, with permission, from Fry RD, Kodner IJ. Anorectal diseases. *Clin Symp*. 1985；37（6）：2-32. Copyright 1985，Academy of Medical Sciences. Originally illustrated by John Craig，MD.）

外痔由位于齿状线以下的扩张的血管丛组成，被覆鳞状上皮。混合痔则同时包含内痔和外痔的特征。

内痔的评估

虽然内痔是直肠出血最常见的原因，但有必要排除其他出血原因。由于直肠指诊无法发现内痔，所以只能通过肛门镜进行诊断。对于高风险患者应强制行结肠镜检查，排除其他出血原因，如癌或直肠炎（如40 岁以上的患者、有结肠肿瘤史或家族史、排便习惯改变等）。

治疗

对于轻度出血和脱出症状的患者，调节饮食和避免长时间用力排便是合适的初始治疗。每天饮食中纤维素量至少 25 ～ 35 g，通过服用新鲜蔬菜、水果、全麦谷物、亲水性容积性药物可减少或避免症状；如仍持续出血与脱出，则应采取手术治疗。

对于Ⅰ度、Ⅱ度、Ⅲ度内痔，使用橡皮圈套扎脆弱的痔组织可达到满意的效果，操作亦较简单。于肛门镜下进行观察并钳夹，将多余组织拉入双侧套管的圆筒，圆筒上有两个橡皮圈；将胶圈从圆筒上释放，即将痔组织套扎（图 39-14）。

橡皮圈套扎治疗应采取一些预防措施，如套扎应位于齿状线以上至少 1 ～ 2 cm，从而避免极度不适；理想情况下，套扎应位于痔垫顶部。约 25% 患者于治疗后出现持续 2 ～ 3 天轻度肛门直肠钝性不适，轻度止痛药与温水坐浴通常可减轻不适；术后 7 ～ 10 天坏死组织可发生脱落，有 1% 患者发生出血并需要缝扎。约 2% 患者于内痔套扎后引起外痔血栓形成，并导致明显不适。坏死所致的盆腔或会阴脓肿较罕见，大多数与免疫功能受损有关，可出现疼痛加重、发热、排尿障碍，应及时发现；需要在麻醉下进行检查，清除坏死组织，并静脉应用抗生素，入重症监护病房进行监测。伴中性粒细胞功能减弱或白细胞数量减少的患者，应改变治疗方案或至少告知患者密切观察防止此危及生命并发症的发生。

痔套扎是一种门诊操作，不需要特别的准备。出血体质或门静脉高压患者不建议选择此种治疗。通常

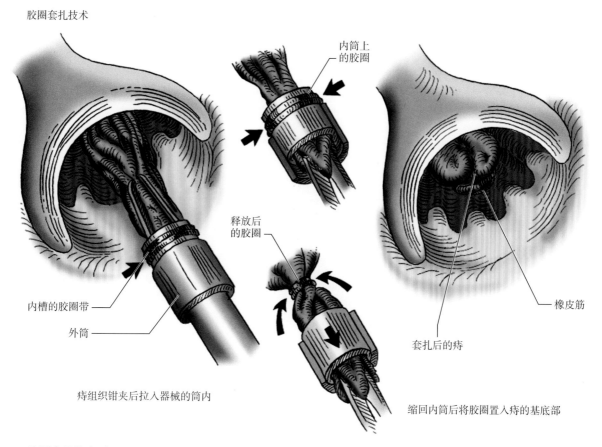

胶圈套扎技术

内筒上的胶圈

内槽的胶圈带

外筒

释放后的胶圈

橡皮筋

套扎后的痔

痔组织钳夹后拉入器械的筒内

缩回内筒后将胶圈置入痔的基底部

图 39-14　胶圈套扎技术（Redrawn, with permission, from Fry RD, Kodner IJ. Anorectal diseases. *Clin Symp*. 1985；37（6）：2-32. Copyright 1985, Academy of Medical Sciences. Originally illustrated by John Craig, MD.）

在首次治疗时套扎一处痔组织，间隔 2～4 周可再次套扎，直到所有出血与脱出症状缓解；如患者可良好耐受首次套扎，再次治疗时可套扎多处。其他微创治疗如红外凝固、电凝、超声引导下血管蒂结扎亦可达到同样疗效。

虽然调节饮食、排便习惯或橡皮圈套扎可缓解大多数内痔症状，有时仍需要进一步手术治疗。痔切除术适应证为不适合套扎治疗较大的混合痔（内外痔结合），原因是可能套扎部分为齿状线或以下疼痛敏感组织。

圆形吻合器痔切除术是一种新技术，适用于环周 III 度或 IV 度痔，术后由于瘢痕不会再发生肛垫脱垂 [37]。此技术先行荷包缝合后使用圆形吻合器在齿状线上 4～5 cm 环形切除肛管黏膜，可在局麻下完成，熟练医师出现并发症的几率较低。可能的并发症包括吻合线不完整所致的出血、吻合线靠近齿状线的疼痛、荷包缝合缝上直肠阴道隔出现直肠阴道瘘、荷包缝合与吻合器错位可发生直肠不完全闭合、荷包缝合不完全出现症状复发等。

有时内痔可能脱出肛门并嵌顿，引起肛门括约肌痉挛、大范围局部水肿和严重疼痛，这种情况下可于水肿组织中注射包含肾上腺素局麻药，同时可用手压迫减轻水肿，使脱出组织变小。使用粪便软化剂并监测可使急性期缓解，痔血管自然形成血栓，而形成血栓内痔可硬化，且不需要手术治疗。如症状持续或复发，有必要采取三象限痔切除术。如急性血栓期出现组织坏死，则需要紧急行痔切除术，应注意保留肛膜。患者术后应住院观察，直至疼痛轻微并能自主排便，同时排除可能的感染。

混合痔

混合痔黏膜部分有时可用橡皮圈套扎治疗。较大有症状的且不自行缩小的混合痔通常需要采用痔切除术治疗。患者采取俯卧屈曲位，使用 0.25% 丁哌卡因于肛周进行局部区域阻滞麻醉，可加或不加肾上腺素。血管蒂顶端首先用 3-0 的铬肠线缝合。采用椭圆形切口将来源于肛周皮肤至肛门直肠环的外痔与内痔切除。使用锐性分离将痔组织与潜在内括约肌分离（图 39-15）。使用铬制肠线从顶端向远端将伤口缝合关闭。应首先切除最大的痔，注意不应切除过多组织，防止出现狭窄。如可能残留一被覆肛膜的残腔，最好行三象限痔切除术而非二象限痔切除术，并将残余内部组织扎紧。

血栓性外痔

外静脉丛位于肛缘并环绕肛管，节段性血栓局限于肛膜与肛周皮肤，不超过齿状线。疾病表现为疼痛的肛周肿块，其表面皮肤可拉伸至 2 cm 或更长；疼痛多于 48 h 内达到顶峰，4 天后变得轻微。如果未予治疗，血栓可数周内吸收。血凝块引起的压力可导致邻近皮肤坏死，血凝块可从坏死处露出。患者可表现为疼痛缓解后的直肠出血，部分露出血凝块可在门诊予以移除缓解症状。

血栓性痔治疗目的是缓解疼痛。如症状轻微，可给予轻镇痛剂、温水坐浴、保持肛门卫生等治疗；如疼痛剧烈，手术切除血栓性外痔的效果可能较好。由于病变涉及较多血管，有必要将整个肿块及其表面皮肤与皮下组织切除；创面不需缝合关闭，术后护理包括服用轻镇痛剂、温水坐浴等。

肛裂

肛裂是肛膜上的裂隙，越过肥大的内括约肌束，到达肛缘（图 39-16）。肛裂位置通常靠近肛管中线。在男性 95% 靠近后中线、5% 靠近前中线，女性 80% 靠近后中线、20% 靠近前中线。肛裂的确切原因目前仍不明确，可能与排便时出现肛膜撕裂有关。肛管压力增加使肛裂部分的组织缺血，阻止其愈合，而每次排便时都会出现肛管痉挛 [38]。伴有堆积状边缘的肛门溃疡是肛裂慢性表现，同时伴有前哨痔，有时伴有肥大的肛乳头。

临床特征和诊断

多数的肛裂比较表浅，不需特殊处理即能较快自愈。但有时肛裂较深，暴露内括约肌肌纤维，但令人惊奇的是继发感染较少见。

位置异常的肛裂可能由既往肛门手术引起，手术瘢痕、狭窄或肛膜缺失。伴有慢性腹泻的肛裂患者可能出现肛门狭窄；克罗恩病经常伴有肛裂，可能是此病的主要表现，肛门克罗恩病引起的肛裂可能位于肛门侧面而非靠近中线。

肛裂患者经常主诉排便时和排便后肛门疼痛，排便时可能伴有鲜红出血，但多数出血较轻微。排便量亦可能较少。

肛裂的检查可通过轻柔分开患者的臀瓣，于肛缘发现肛裂的下缘，有时还可看见前哨痔。用棉签轻柔触

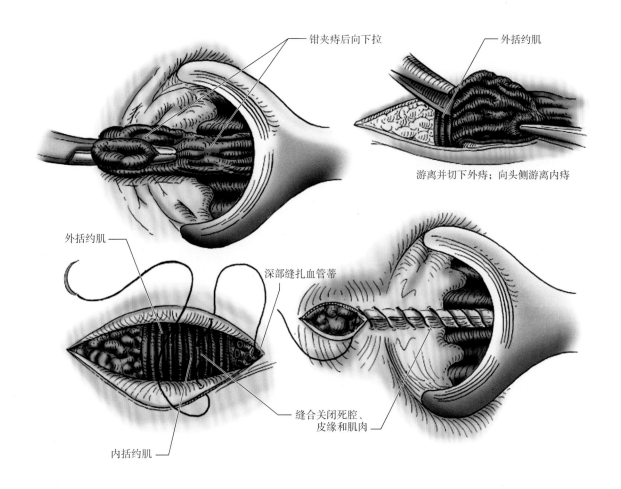

图 39-15　混合痔的切除技术（Redrawn, with permission, from Fry RD, Kodner IJ. Anorectal diseases. *Clin Symp*. 1985；37（6）；2-32. Copyright 1985，Academy of Medical Sciences. Originally illustrated by John Craig，MD.）

碰此区域引起疼痛可协助诊断。臀裂较深或内括约肌痉挛可能掩盖病变，如患者能耐受可使用较小的肛门镜进行检查。

　　肛门测压中肛门括约肌高张性与超慢波增加是典型的肛裂表现。

治疗

　　改善饮食或服用药物使大便变软有益于治疗，温水坐浴能使患者感到舒服。大多数急性肛裂均能通过保守治疗治愈。使用 2% 的硝苯地平软膏涂抹于肛缘外的肛膜上，能放松括约肌并扩张局部血管促进愈合，大多数未愈肛裂可通过此种方法治愈[39]。

　　在肛门溃疡的每个边缘和基底部内括约肌分别注射 20 ～ 25 U（共 75 ～ 1 000 U）肉毒素，是一种可以治愈肛裂的简单方法[40]，此法可于门诊局麻下完成，约一周后症状才出现缓解。内括约肌麻痹可于数

月后缓解，但肛裂可能复发。如果第一次的效果不理想，可再次治疗，但价格较昂贵。

　　对于伴有前哨痔、肛乳头肥大、并有内括约肌暴露的慢性深部肛裂患者，可能需要外科手术治疗。如内括约肌于侧面而非中线处分离，可达到理想效果；此外侧面括约肌切开术不会发生锁孔畸形，仅需将增厚内括约肌束进行分离（例如，部分括约肌切开术），是内括约肌的有限横断，可减少大便失禁的发生。

　　括约肌切开术可在局麻下完成，使用开放或闭合技术（图 39-17）。开放技术包括在越过括约肌间沟的肛膜上采取放射状切口，直视下离断内括约肌达肛裂近端；闭合技术在皮下离断内括约肌，这两种手术术均可在门诊完成，并能快速缓解痛苦。约 98% 肛裂可通过括约肌切开术治愈，但有很少一部分患者可发生大便失禁，所以应仔细选择患者。肛门直肠感觉下降老年患者不适合行内括约肌切开术。女性患者可考

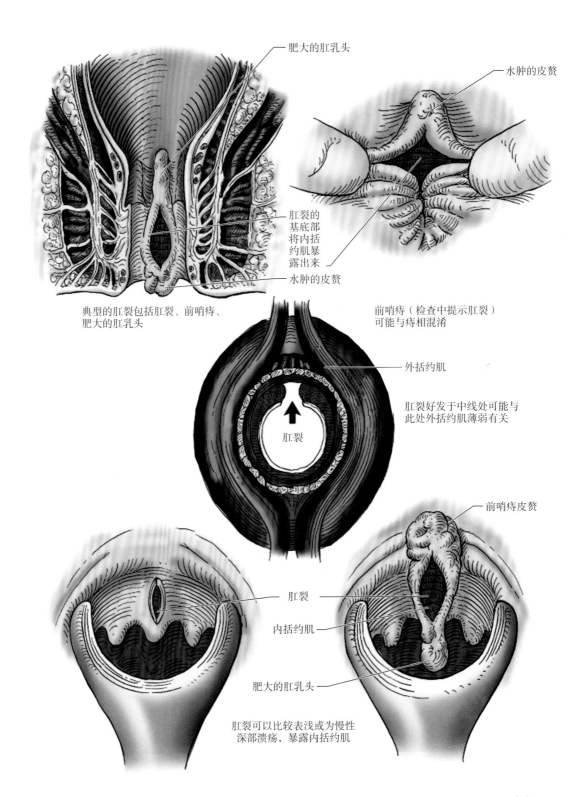

肥大的肛乳头

水肿的皮赘

肛裂的基底部将内括约肌暴露出来

水肿的皮赘

典型的肛裂包括肛裂、前哨痔、肥大的肛乳头

前哨痔（检查中提示肛裂）可能与痔相混淆

外括约肌

肛裂好发于中线处可能与此处外括约肌薄弱有关

肛裂

前哨痔皮赘

肛裂

内括约肌

肥大的肛乳头

肛裂可以比较表浅或为慢性深部溃疡，暴露内括约肌

图 39-16　肛裂（Redrawn，with permission，from Fry RD，Kodner IJ. Anorectal diseases. *Clin Symp*. 1985；37（6）：2-32. Copyright 1985，Academy of Medical Sciences. Originally illustrated by John Craig，MD.）

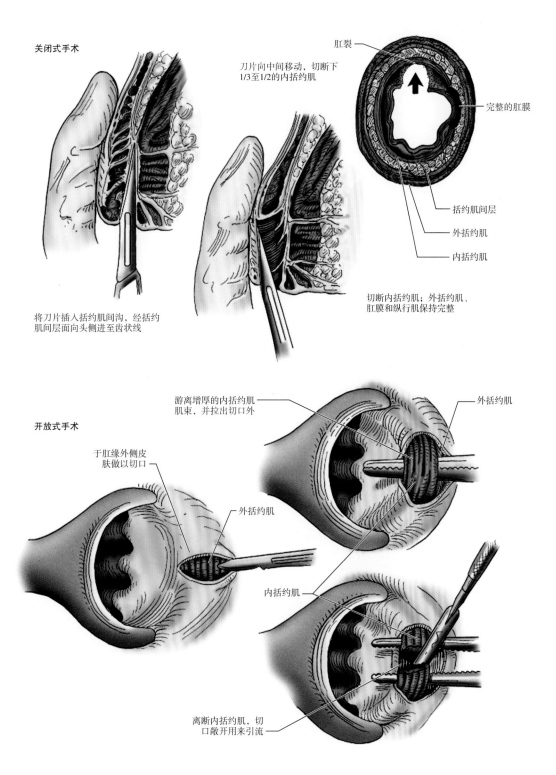

关闭式手术

刀片向中间移动，切断下1/3至1/2的内括约肌

肛裂

完整的肛膜

括约肌间层

外括约肌

内括约肌

将刀片插入括约肌间沟，经括约肌间层面向头侧进至齿状线

切断内括约肌；外括约肌、肛膜和纵行肌保持完整

开放式手术

游离增厚的内括约肌肌束，并拉出切口外

外括约肌

于肛缘外侧皮肤做以切口

外括约肌

内括约肌

离断内括约肌，切口敞开用来引流

图 39-17　内括约肌侧切开术（Redrawn, with permission, from Fry RD, Kodner IJ. Anorectal diseases. *Clin Symp*. 1985；37（6）：2-32. Copyright1985，Academy of Medical Sciences. Originally illustrated by John Craig，MD.）

虑采用菱形皮瓣覆盖溃疡床，从臀瓣内后方或会阴前部取下邮票大小的带有皮下脂肪的皮瓣；之后将溃疡切除，留下与皮瓣大小皮肤缺损，然后将皮瓣覆盖于缺损处（图 39-18 和图 39-19）。

肛门直肠脓肿和肛瘘

诊断与分级

超过 95% 肛门直肠脓肿是由肛窦中肛腺感染（隐窝腺疾病）引起的。感染急性期可引起肛门直肠脓肿，而慢性期可形成肛瘘。肛腺位于肛门内外括约肌之间的间隙，肛腺炎症导致括约肌间层形成局部脓肿。如认识到此疾病源于括约肌间脓肿，则很容易理解其临床表现、自然病程和适当的治疗方法。

随着脓肿的增大，突破括约肌间层而向几个可能方向扩散（图 39-20）。肛门直肠脓肿最常见的是肛周脓肿，表现为肛缘出现软红斑样隆起。括约肌间脓肿穿透耻骨直肠肌水平以下外括约肌时，脓肿延伸至坐骨直肠窝脂肪，从而形成坐骨直肠脓肿；由于肛提肌斜向上走行（坐骨直肠窝上界），脓肿可变得十分巨

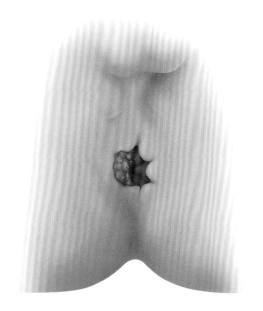
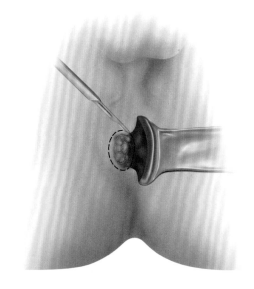
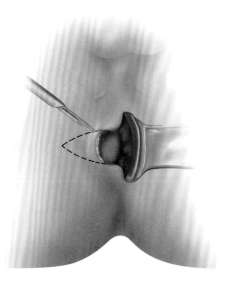

图 39-18　黏膜溃疡的切除和皮瓣的设计（Redrawn, with permission, from Caplin DA, Kodner IJ. Repair of anal stricture and mucosal ectropion by simple flap procedures. *Dis Colon Rectum*. 1986；29：92-94.)

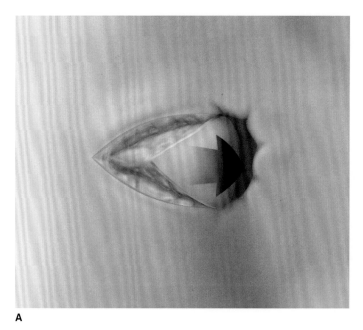
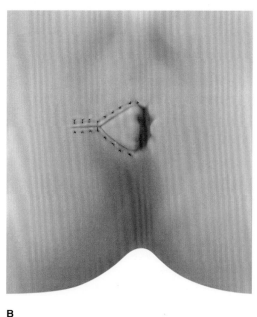

图 39-19　游离皮瓣（Redrawn, with permission, from Caplin DA, Kodner IJ. Repair of anal stricture and mucosal ectropion by simple flap procedures. *Dis Colon Rectum*. 1986；29：92-94.）

大，因此坐骨直肠脓肿在触诊时可于耻骨直肠肌上方触及一隆起，但其实际上是位于肛提肌以下。与肛周脓肿不同，由于坐骨直肠窝潜在空间较大，脓肿较少表现为肉眼可见隆起。脓肿多向上扩散而非穿透臀部皮肤。部分罕见的病例括约肌间脓肿可于内外括约肌之间环形向上扩散，从而形成肛提肌上脓肿。

治疗

　　肛周脓肿应在发展为广泛波动性与蜂窝织炎之前及时引流，同时可不使用抗生素，除非出现广泛的蜂窝织炎，或对于伴有心脏瓣膜病、糖尿病、免疫力低下的患者。若怀疑存在肛周脓肿但无确定证据时，可在局麻下进行检查。

　　充分局部麻醉后，可进行肛门指诊诊断并定位脓肿。括约肌间脓肿治疗应先在脓腔范围上行内括约肌切开，可打开脓腔并进行引流。但若感染发展为肛周或坐骨直肠脓肿，应首先在尽量靠近肛门脓肿上方皮肤行十字切开，进行充分的引流，或切除一小块皮肤充分引流脓腔内容物。切开与引流可使约一半患者脓肿完全吸收，而另一半患者可发生肛瘘、形成一个慢性的感染腔道，内口位于齿状线水平隐窝处，而外口位于先前脓肿引流处。

　　肛瘘治疗取决于瘘管解剖与位置。Goodsall 定律指出在肛门中点划一横线，若肛瘘外口在此线前方

（距离肛缘 2 cm 以内），瘘管常呈直线走向肛管，且内口位于外口的相应位置（图 39-21）；若外口在横线后方或在前方超过肛缘 2 cm，瘘管常呈弯形，且内口多在肛管后正中处。这个定律十分有用，但并非绝对可靠。

　　有时外口位置在横线前方超过肛缘 2 cm，而内口位于后正中线，这种肛瘘亦称为马蹄形肛瘘。马蹄形肛瘘的内口通常位于肛门后正中线，并向前或向侧方延伸至坐骨直肠窝。可在肛门后方行一开口到达肛后间隙处理原发病灶，而延伸的马蹄形瘘管可通过一副口进行引流，从而避免将整个瘘管敞开而形成较长的皮肤切口（图 39-22）。这是治疗马蹄形脓肿/瘘的 Hanley 术。

　　如肛周脓肿发展为肛瘘，且瘘管涉及一小部分括约肌，可行单纯瘘管切开术，离断一小部分括约肌并将瘘管完全敞开。

　　在引流坐骨直肠窝脓肿后出现肛瘘通常为经括约肌瘘，瘘管通常穿过外括约肌下部。瘘管切开术需敞开瘘管，会离断部分内括约肌和外括约肌下部。如瘘管位于后正中线耻骨直肠肌下方，可在瘘管位置离断外括约肌而不导致大便失禁，但耻骨直肠肌不能离断，否则会发生大便失禁。

　　肛门外括约肌在前正中线上不太明显，所以使用括约肌切开术治疗前正中线肛瘘引起便失禁的风险要

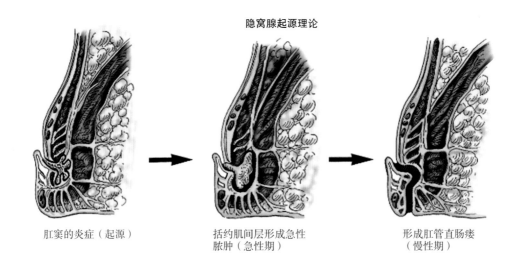

隐窝腺起源理论

肛窦的炎症（起源）　　　括约肌间层形成急性　　　形成肛管直肠瘘
　　　　　　　　　　　　脓肿（急性期）　　　　　（慢性期）

括约肌间脓肿的扩散

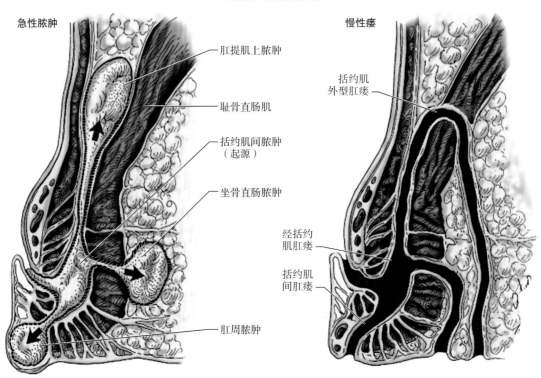

急性炎症向上扩散导致肛提肌上脓肿，侧向扩　　　慢性炎症导致脓肿与表皮相通，引起肛瘘
散导致坐骨直肠脓肿，向下扩散导致肛周脓肿

图 39-20　肛门直肠脓肿和肛管直肠瘘的隐窝腺起源理论（Redrawn，with permission，from Fry RD，Kodner IJ. Anorectal diseases. *Clin Symp*. 1985；37（6）：2-32. Copyright 1985，Academy of Medical Sciences. Originally illustrated by John Craig，MD.）

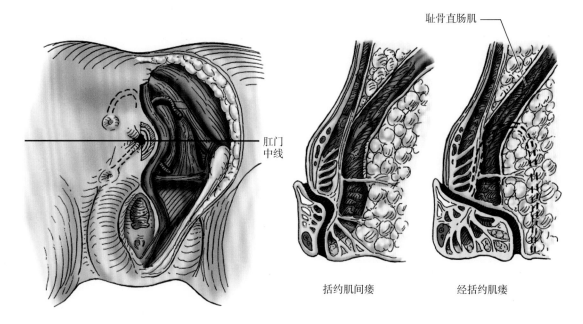

耻骨直肠肌

肛门中线

Goodsall定律
若肛瘘外口在肛门中线前方，瘘管常是短且直的；
若外口位于肛门中线后方瘘管常呈弯形，且内口
多在肛管后正中处

括约肌间瘘　　经括约肌瘘

括约肌间肛瘘和低位（耻骨直肠肌以下）经括约肌肛瘘
的手术治疗是将瘘管敞开。第一种病例使用内括约肌切
开术，后者使用部分外括约肌。切断耻骨直肠肌会引起
便失禁，所以高位的肛瘘不使用括约肌切开术治疗

图 39-21 肛管直肠瘘的手术治疗（Redrawn，with permission，from Fry RD，Kodner IJ. Anorectal diseases. *Clin Symp*. 1985；37（6）：2-32.Copyright 1985，Academy of Medical Sciences. Originally illustrated by John Craig，MD.）

升高，尤其是女性。因此治疗这种肛瘘方法通常是在齿状线水平使用直肠黏膜瓣根治内口。在确保黏膜瓣缝合线愈合前，应保证外口充分引流，否则可再形成脓肿，导致肛瘘复发（图 39-23）。在瘘管中注射纤维蛋白胶和填入胶原塞是一种减少并发症的方法，并取得一定成功[41-42]。经括约肌间结扎瘘管（LIFT）是一种新技术，并发症较少并取得一定的成功[43-44]；分离括约肌间层面至瘘管水平，将瘘管双重结扎并部分切除，50% 患者可治愈。此技术能最大限度地避免损伤括约肌功能，如治疗失败可使用其他治疗方法。

修复产伤引起的直肠阴道瘘可使用与滑动推进皮瓣相同的技术[45-46]。术前评估是否合并存在外括约肌缺陷十分重要，可以在采用推进皮瓣技术的同时修复缺损。

虽然大多数肛门直肠脓肿来源于肛窦，但如病例表现不典型，亦应考虑其他疾病。如存在较多复杂瘘管同时有水肿皮赘或直肠黏膜有炎症，应怀疑是否为克罗恩病。结核病是一种罕见引起肛周脓肿与肛瘘的病因，最近在美国移民中可观察到。化脓性汗腺炎可能与隐窝腺脓肿症状相似，但仔细检查可发现疾病来源于肛周皮肤而非肛窦。如脓腔或瘘管中观察到硫黄

样颗粒，应考虑是否是放射菌病。藏毛窦有时会与肛门后方肛周脓肿相混淆，但仔细检查可发现病变与肛门无关；藏毛脓肿引流后可在脓腔中发现毛发。

性传播肛门疾病

在最近数年，性传播疾病流行与类型发生明显的变化。在同性或异性间进行肛交、口肛或其他肛门接触的性行为，导致大多数性传播肛门疾病的传播。

发现获得性免疫缺陷综合征后，公众开始关心其病原体——人体免疫缺陷病毒（HIV），其他性病的发生率亦开始增加。虽然这些疾病的详细讨论超越本书范围，但经常有人咨询外科医师评估这些疾病的并发症[47]。

人乳头瘤病毒

人乳头瘤病毒（HPV）是引起性病湿疣的病原体，病变多见于同性恋患者，并有多种表现形式，包括①离散型疣：乳头样或尖头样白色病变，通常在齿状线或以下单发或成串样发作；②环周疣：位于齿状线包绕60% ~ 100% 肛管的病变；③扁平白色上皮：

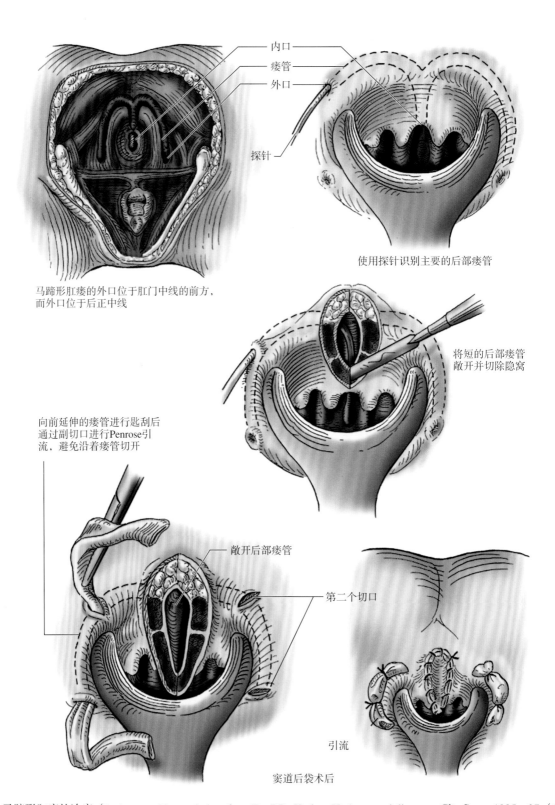

使用探针识别主要的后部瘘管

内口
瘘管
外口
探针

马蹄形肛瘘的外口位于肛门中线的前方，而外口位于后正中线

将短的后部瘘管敞开并切除隐窝

向前延伸的瘘管进行匙刮后通过副切口进行Penrose引流，避免沿着瘘管切开

敞开后部瘘管

第二个切口

引流

窦道后袋术后

图 39-22　马蹄形肛瘘的治疗（Redrawn, with permission, from Fry RD, Kodner IJ. Anorectal diseases. *Clin Symp*. 1985；37（6）：2-32. Copyright 1985，Academy of Medical Sciences. Originally illustrated by John Craig，MD.）

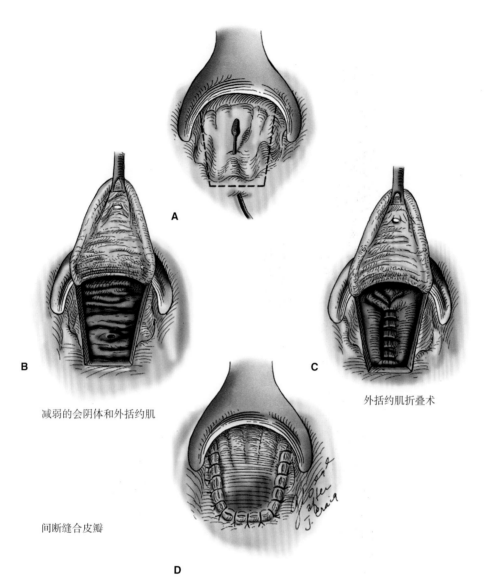

A

B

减弱的会阴体和外括约肌

C

外括约肌折叠术

间断缝合皮瓣

D

图 39-23　使用直肠内推进皮瓣技术来修复复杂的肛管会阴瘘或低位的直肠会阴瘘（Redrawn，with permission，from Kodner IJ，et al. Endorectal advancement flap repair of rectovaginal and other complicated anorectal fistulas. *Surgery*. 1993；114：682-690.）

光滑苍白的不透光的上皮，通常向齿状线头侧延伸，可用阴道镜放大肛管更容易发现这种病变。这种在组织学上确定为不典型增生的内部病变，在无症状男性同性恋中有较高的发生率。70%HIV 阴性及 85% 无免疫抑制、90% 伴有免疫抑制的 HIV 阳性男性中可发现有不典型增生，需对这些病变进行活检，因为仅从大体表现上无法判断。

目前已经公认不典型增生与 HPV 有关。HPV 至少有 60 种不同类型，6 型与 11 型 HPV 与湿疣和低级别不典型增生有关，而 16 型与 18 型 HPV 与宫颈癌与宫颈高级别不典型增生有关，31、33、35 型 HPV 则有中度肿瘤风险。

已经明确 HPV 与同性恋男性中肛管癌的发病机制有关，但由不典型增生发展为癌的进展率仍不明确。其进展率很可能较低，但仍需进一步的研究来证实。

肛门上皮内瘤变（AIN）被认为是肛门肿瘤的癌前病变。低级别肛门鳞状上皮内病变（LSIL）等同于Ⅰ度 AIN，而高级别肛门鳞状上皮内病变（HSIL）等同于Ⅱ度或Ⅲ度 AIN。Ⅲ度 AIN 被定义为穿透全层上皮且伴有核异型性。Ⅲ度 AIN 有时可在其他疾病的手术病理标本中发现，如痔切除术。可采用乙酸作用于肛周区域以发现病变；亦可在齿状线围绕肛门每隔 1 cm 取样活检检查。取决于病变大小与位置，AIN 适当的治疗方式是对病变进行电凝、激光消融或切除。内科治疗包括局部使用 5- 氟尿嘧啶乳膏或咪喹莫特。广泛局部切除可导致肛门狭窄或大便失禁等并发症。虽然对 AIN 进行治疗，但并不知道治疗是否能降低癌症风险。因此，对患者应密切随访，尤其是对免疫功能障碍的患者 [48]。

衣原体感染

在美国，衣原体感染是最常见的性传播疾病，是由于肛交导致直肠炎的患者不断增加。沙眼衣原体有 15 种免疫类型，但在实际中，将其分为可导致性病性淋巴肉芽肿 (LGV) 的淋巴肉芽肿型和非淋巴肉芽肿型。非 LGV 病原体是导致尿道炎、附睾炎和盆腔炎症疾病的常见病因。至少有一半先前诊断为非特异性或非淋病性生殖器感染是由非 LGV 衣原体引起的。衣原体性直肠炎可合并有其他直肠感染，尤其是淋病。许多血清型都与直肠炎有关，而 L1、L2、L3 血清型与性病性淋巴肉芽肿有关。病原体是通过肛交或口肛性交传播。非 LGV 衣原体仅能穿透柱状上皮与移行上皮，而 LGV 衣原体可使性病性淋巴肉芽肿患者出现明显的淋巴结病。

感染可能为无症状或非特异性症状，如肛门疼痛、瘙痒、流脓和出血，更严重的感染症状尤其是严重的直肠炎，通常提示存在一种 LGV 血清型，有可能导致肛瘘与直肠阴道瘘，若不经治疗可发生严重地直肠狭窄。最初症状出现 2 周后，出现腹股沟淋巴结肿大，并融合形成大的肿块。

衣原体是一种专性细胞内生物，直肠黏膜活检是最常用的确诊方法。衣原体感染的诊断曾经十分困难，原因是无令人满意的培养方法。确诊通常需要检测抗体滴度升高，但目前，可通过组织培养或 DNA 探针技术发现衣原体。

衣原体感染应尽快予以治疗。推荐非 LGV 衣原体感染治疗方法是使用多西环素或红霉素 7 ～ 10 天。LGV 衣原体感染应使用四环素或磺胺类药物至少 21 天。

如同其他急性性传播疾病一样，在疾病治愈前应禁止性生活、进行教育、检测，如果合适的话，并推荐治疗性伴侣。

单纯疱疹病毒

肛门直肠疱疹通常由 2 型单纯疱疹病毒 (HSV-2) 引起，但 HSV-1 亦与约 10% 肛门感染有关。感染后患者可带有病毒特异性抗体。感染的最初症状是肛门瘙痒和感觉异常、随后出现强烈的肛门疼痛，同时可能出现小水泡伴有周边红晕、随后水泡破裂，在肛皮肤、肛管甚至直肠黏膜留下小溃疡。患者经常出现发热与不适，溃疡可发生继发感染增加患者疼痛与排便次数。病变可 2 周后痊愈，但不幸的是，通常可出现慢性复发的过程，虽然复发病变的疼痛明显减轻。

对破裂水泡基底部刮屑进行染色，可于核内发现包涵体，但最快速的诊断方法是 HSV 病毒培养。

目前仍无治愈疱疹的方法。原发或初始感染可口服阿昔洛韦、泛昔洛韦或伐昔洛韦 7 ～ 10 天 [49]。在出现复发症状时可口服阿昔洛韦，减少新水泡形成。对每年多于 6 次复发的患者的慢性抑制治疗或自我抗病毒治疗可能有效。两种新型药物膦甲酸钠与阿糖腺苷，可能对伴有肛周疱疹并对阿昔洛韦耐药的 AIDS 患者有效 [50]。

有些患者具有传染性，应禁止性生活直至病变完全治愈，即使治愈后，亦应使用避孕套。

淋病

在男性同性恋中，由淋病奈瑟菌引起的肛门直肠感染十分常见，且通常伴有其他性病。超过一半诊所就诊的同性恋患者存在感染，而其中一半仅发生于直肠。大多数感染均是无症状的 [51]。

患者的症状多变，从无症状到肛门直肠剧烈疼痛或里急后重，伴肛门排出黄色黏液。肛门镜可发现肛门炎和远端直肠炎，确诊是通过直肠排泄物或黏膜培养，而目前多采用 DNA 探针技术。

当怀疑淋病时，即应开始治疗。未治疗直肠淋病可导致化脓性关节炎、心内膜炎、肝周炎与脑膜炎，还可导致性伴侣感染。多种药物（青霉素、四环素、氨苄西林、大观霉素）可治疗淋病，但耐药菌株正在不断增加。治疗完成后应再次培养，因为 1/3 患者抗生素治疗失败，所有性伴侣均应治疗。确诊淋病患者应于治疗完成后 3 个月行梅毒血清学检测。

梅毒

原发性梅毒的典型表现是生殖器硬下疳，但男性同性恋者通常表现为肛管或肛缘硬下疳 [52]。未治疗的梅毒病变可能与肛裂类似，但当位置比较罕见时（如肛门侧面而非正中线）应疑似梅毒病变。典型梅毒硬下疳多为无痛的，但肛门病变可能伴有极度疼痛。其致病病原体为梅毒螺旋体，有时导致严重直肠炎而不伴硬下疳，通常伴有腹股沟淋巴结肿大。

早期梅毒可通过暗视野显微镜观察硬下疳基底部刮屑诊断，镜下观察这些病变中充满螺旋状游动的黄绿荧光生物体。血清学检查对确诊十分有价值。对未治疗的原发性梅毒，梅毒实验室检测约 75% 病例为阳性，潜伏期梅毒约 95% 阳性，第二次发病患者 100% 阳性。荧光梅毒螺旋体吸收试验可在感染后 4～6 周出现阳性，快速血浆反应素试验和暗视野显微镜是检测早期疑似病例的恰当方法。

未治疗的患者中，肛门梅毒二期可在硬下疳痊愈后 6～8 周出现，表现为灰棕色或肉色扁平湿疣、或黏膜皮肤红疹。在此阶段，梅毒三种血清试验均为阳性。皮肤病变有较高的传染性。

可选择苄星青霉素 G 治疗梅毒，其他抗生素包括多西环素、四环素、红霉素等。梅毒患者在完全治愈前应禁止性生活，其 90 天内的性接触者均应进行预防性治疗。

参考文献

1. Rockwood TH, et al. Patient and surgeon ranking of the severity of symptoms associated with fecal incontinence: the fecal incontinence severity index. *Dis Colon Rectum.* 1999;42(12):1525–1532.
2. Rockwood TH, et al. Fecal Incontinence Quality of Life Scale: quality of life instrument for patients with fecal incontinence. *Dis Colon Rectum.* 2000;43(1):9–16; discussion 16–7.
3. Tjandra JJ, et al. Practice parameters for the treatment of fecal incontinence. *Dis Colon Rectum.* 2007;50(10):1497–1507.
4. Rociu E, et al. Fecal incontinence: endoanal US versus endoanal MR imaging. *Radiology.* 1999;212(2):453–458.
5. Terra MP, et al. MRI in evaluating atrophy of the external anal sphincter in patients with fecal incontinence. *AJR Am J Roentgenol.* 2006;187(4):991–999.
6. Rentsch M, et al. Dynamic magnetic resonance imaging defecography: a diagnostic alternative in the assessment of pelvic floor disorders in proctology. *Dis Colon Rectum.* 2001;44(7):999–1007.
7. Solomon MJ, et al. Randomized, controlled trial of biofeedback with anal manometry, transanal ultrasound, or pelvic floor retraining with digital guidance alone in the treatment of mild to moderate fecal incontinence. *Dis Colon Rectum.* 2003;46(6):703–710.
8. Heymen S, et al. Biofeedback treatment of fecal incontinence: a critical review. *Dis Colon Rectum.* 2001;44(5):728–736.
9. Halverson AL, Hull TL. Long-term outcome of overlapping anal sphincter repair. *Dis Colon Rectum.* 2002;45(3):345–348.
10. Ha HT, et al. Manometric squeeze pressure difference parallels functional outcome after overlapping sphincter reconstruction. *Dis Colon Rectum.* 2001;44(5):655–660.
11. Giordano P, et al. Previous sphincter repair does not affect the outcome of repeat repair. *Dis Colon Rectum.* 2002;45(5):635–640.
12. Vaizey CJ, et al. Long-term results of repeat anterior anal sphincter repair. *Dis Colon Rectum.* 2004;47(6):858–863.
13. Matzel KE, Stadelmaier U, Hohenberger W. Innovations in fecal incontinence: sacral nerve stimulation. *Dis Colon Rectum.* 2004;47(10):1720–1728.
14. Govaert B, et al. Factors associated with percutaneous nerve evaluation and permanent sacral nerve modulation outcome in patients with fecal incontinence. *Dis Colon Rectum.* 2009;52(10):1688–1694.
15. Tjandra JJ, et al. Sacral nerve stimulation is more effective than optimal medical therapy for severe fecal incontinence: a randomized, controlled study. *Dis Colon Rectum.* 2008;51(5):494–502.
16. Wexner SD, et al. Sacral nerve stimulation for fecal incontinence: results of a 120-patient prospective multicenter study. *Ann Surg.* 2010;251(3):441–449.
17. Edden Y, Wexner SD. Therapeutic devices for fecal incontinence: dynamic graciloplasty, artificial bowel sphincter and sacral nerve stimulation. *Expert Rev Med Devices.* 2009;6(3):307–312.
18. Wong WD, et al. The safety and efficacy of the artificial bowel sphincter for fecal incontinence: results from a multicenter cohort study. *Dis Colon Rectum.* 2002;45(9):1139–1153.
19. Wexner SD, et al. Factors associated with failure of the artificial bowel sphincter: a study of over 50 cases from Cleveland Clinic Florida. *Dis Colon Rectum.* 2009;52(9):1550–1557.
20. Norton C, Burch J, Kamm MA. Patients' views of a colostomy for fecal incontinence. *Dis Colon Rectum.* 2005;48(5):1062–1069.
21. Kodner IJ, Fry RD, Fleshman JW. Rectal prolapse and other pelvic floor abnormalities. *Surg Ann.* 1992;24(pt 2):157–190.
22. Kim DS, et al. Complete rectal prolapse: evolution of management and results. *Dis Colon Rectum.* 1999;42(4):460–466; discussion 466–469.
23. Byrne CM, et al. Long-term functional outcomes after laparoscopic and open rectopexy for the treatment of rectal prolapse. *Dis Colon Rectum.* 2008;51(11):1597–1604.
24. Tou S, et al. Surgery for complete rectal prolapse in adults. *Cochrane Database Syst Rev.* 2008;(4):CD001758.
25. D'Hoore A, Penninckx F. Laparoscopic ventral recto(colpo)pexy for rectal prolapse: surgical technique and outcome for 109 patients. *Surg Endosc.* 2006;20(12):1919–1923.
26. Prasad ML, Pearl R, Abcarian H, Orsay CP, Nelson RL. Perineal proctectomy, posterior rectopexy, and postanal levator repair for the treatment of rectal prolapse. *Dis Colon Rectum.* 1986;29(9):547–552.
27. Gagliardi G, et al. Results, outcome predictors, and complications after stapled transanal rectal resection for obstructed defecation. *Dis Colon Rectum.* 2008;51(2):186–195; discussion 195.
28. Lehur PA, et al. Outcomes of stapled transanal rectal resection vs. biofeedback for the treatment of outlet obstruction associated with rectal intussusception and rectocele: a multicenter, randomized, controlled trial. *Dis Colon Rectum.* 2008;51(11):1611–1618.
29. Fleshman JW, et al. Balloon expulsion test facilitates diagnosis of pelvic floor outlet obstruction due to nonrelaxing puborectalis muscle. *Dis Colon Rectum.* 1992;35(11):1019–1025.
30. Fleshman JW, et al. Outpatient protocol for biofeedback therapy of pelvic floor outlet obstruction. *Dis Colon Rectum.* 1992;35(1):1–7.
31. Goei R. Anorectal function in patients with defecation disorders and asymptomatic subjects: evaluation with defecography. *Radiology.* 1990;174(1):121–123.
32. Selvaggi F, et al. Evaluation of normal subjects by defecographic technique. *Dis Colon Rectum.* 1990;33(8):698–702.
33. Lienemann A, Fischer T. Functional imaging of the pelvic floor. *Eur J Radiol.* 2003;47(2):117–122.
34. Santoro GA, et al. High-resolution three-dimensional endovaginal ultrasonography in the assessment of pelvic floor anatomy: a preliminary study. *Int Urogynecol J Pelvic Floor Dysfunct.* 2009;20(10):1213–1222.
35. Santoro GA. *Benign Anorectal Diseases: Diagnosis With Endoanal and Endorectal Ultrasound and New Treatment Options.* Trento, Italy: Springer-Verlag Italia; 2006.
36. Haas PA, Fox TA, Jr, Haas GP. The pathogenesis of hemorrhoids. *Dis Colon Rectum.* 1984;27(7):442–450.
37. Sutherland LM, et al. A systematic review of stapled hemorrhoidectomy. *Arch Surg.* 2002;137(12):1395–1406; discussion 1407.
38. Schouten WR, et al. Ischaemic nature of anal fissure. *Br J Surg.* 1996;83(1):63–65.
39. Orsay C, et al. Practice parameters for the management of anal fissures (revised). *Dis Colon Rectum.* 2004;47(12):2003–2007.
40. Jost WH. One hundred cases of anal fissure treated with botulin toxin: early and long-term results. *Dis Colon Rectum.* 1997;40(9):1029–1032.
41. Lindsey I, et al. A randomized, controlled trial of fibrin glue vs. conventional treatment for anal fistula. *Dis Colon Rectum.* 2002;45(12):1608–1615.
42. Loungnarath R, et al. Fibrin glue treatment of complex anal fistulas has low success rate. *Dis Colon Rectum.* 2004;47(4):432–436.
43. Rojanasakul A. LIFT procedure: a simplified technique for fistula-in-ano. *Tech Coloproctol.* 2009;13(3):237–240.
44. Rojanasakul A, et al. Total anal sphincter saving technique for fistula-in-ano; the ligation of intersphincteric fistula tract. *J Med Assoc Thai.* 2007;90(3):581–586.
45. Kodner IJ, et al. Endorectal advancement flap repair of rectovaginal and

other complicated anorectal fistulas. *Surgery*. 1993;114(4):682–689; discussion 689–690.

46. Sonoda T, et al. Outcomes of primary repair of anorectal and rectovaginal fistulas using the endorectal advancement flap. *Dis Colon Rectum*. 2002;45(12):1622–1628.

47. Knapp J. In: M.A. Morse SA, Thompson SE, eds. *Sexually Transmitted Diseases*. ed. Philadelphia, PA: JB Lippincott; 1990.

48. Abbasakoor F, Boulos PB. Anal intraepithelial neoplasia. *Br J Surg*. 2005;92(3):277–290.

49. Corey L, et al. Evaluation of new anti-infective drugs for the treatment of genital infections due to herpes simplex virus. Infectious Diseases Society of America and the Food and Drug Administration. *Clin Infect Dis*. 1992;15(suppl 1):S99–S107.

50. Apoola A, Radcliffe K. Antiviral treatment of genital herpes. *Int J STD AIDS*. 2004;15(7):429–433.

51. Janda WM, et al. Prevalence and site-pathogen studies of *Neisseria meningitidis* and *N gonorrhoeae* in homosexual men. *JAMA*. 1980; 244(18): 2060–2064.

52. Golden MR, Marra CM, Holmes KK. Update on syphilis: resurgence of an old problem. *JAMA*. 2003;290(11):1510–1514.

40

直 肠 癌

Joel Goldberg • Ronald Bleday

（张明庆 译）

发病率

在 21 世纪之初，直肠癌仍是一个严峻的医学和社会问题。现在美国每年诊断结直肠癌大约 149 000 例。其中，直肠腺癌占将近 30%，每年有 41 000 例新发直肠癌；同时，超过 10 000 例死亡病例归因于直肠癌[1]。

历史

现代直肠癌切除术的历史追溯至 1884 年，Czérny 汇报了第一例经腹会阴切除术（APR）。1885 年，Kraske 开创了经骶入路的直肠切除吻合术。1908 年，Miles 通过对存在"上行播散带"的理解改良了 APR 手术[2]，强调施行广泛会阴切除的重要性；此外，他提倡通过高位结扎直肠上动脉以及切除直肠的腹腔系膜和髂淋巴结来切除直肠。虽然肿瘤切除技术有所发展，但 Miles 报道的第一组病例的手术死亡率超过 42%。在接下来的 80 年直至 1980 年代末，随着术中、术前及术后护理的进步，直肠癌手术的死亡率和并发症明显地改善。遗憾的是，此时期肿瘤学技术的进展较少；1980 年代末，William Heald 描述并开始推广直肠癌全直肠系膜切除术（TME）[3]，提倡沿包绕直肠的精细筋膜平面进行锐性解剖，施行直肠系膜及其附属淋巴结的完整切除。此外，Heald 描述了需要完整切除直肠系膜中的"下行播散带"以减少局部复发。最后，对于特定患者施行微小直肠癌的局部切除已应用 100 多年；最近，局部切除与新辅助放化疗、辅助放化疗相结合，以通过最小创伤的方式实现最佳的局部控制。

病因学和危险因素

在西方工业化国家，平均寿命周期中个体发生结直肠癌的风险约为 6%。如患者一级亲属有结直肠癌个人史，风险将增加 2 ~ 4 倍。炎症性肠病（IBD）是另外一个危险因素；初诊溃疡性结肠炎后的最初 10 年内，结直肠癌的发病率范围为 2% ~ 5%；然而，此后病程每年风险增加 1%。与单纯性左侧结肠炎相比，全结肠炎发生结直肠癌的风险更早、更高。所有溃疡性结肠炎患者，25 年内结直肠癌的累积风险为 25%；患者有发展为结直肠癌风险时，应于诊断溃疡性结肠炎之后 10 年起，每年行 1 次结肠镜检查，从盲肠至直肠末端每 10 cm 进行四象限的多重病理检查；如于任一病理检查中发现高级别异型增生，患者需施行全结肠直肠切除术。有学者主张低级别异型增生也应行手术切除，反之有学者更愿意重复行结肠镜检查并多重活检；如短期内第 2 次结肠镜检查发现低级别异型增生，表明有全结直肠切除术的指征。最终对于溃疡性结肠炎患者，预防结肠癌最有效的方法是一旦明确有任何类型的异型增生，即应施行结肠切除。克罗恩结肠炎发展为结直肠癌的发病风险与之相似，但通常不为临床医生所重视，原因是重度克罗恩病患者通常在长期风险变成事实之前已施行直肠结肠切除术。

遗传危险因素亦与结直肠癌的发生有关联。一种常染色体显性遗传综合征家族性腺瘤性息肉病（FAP），其发展为结直肠癌的风险达 100%，主要由位于染色体 5q21 上的 APC 基因缺陷引起。FAP 患者在 20 岁左右出现成百上千个腺瘤，如未经治疗，患者 50 岁时将发展为结直肠癌；基因缺陷的肠外表现有硬纤维瘤、壶腹周围肿块、骨瘤以及髓母细胞瘤等。第二个与结直肠癌发展相关的基因异常与错配修复基因 MSH2 和 MLH1 缺陷相关，错配修复基因影响 DNA 复制错误的修复与自发性碱基对缺失，造成遗传性非息肉病性大肠癌（HNPCC），亦称为 Lynch 综合征。不考虑此名称，这类恶性肿瘤均由腺瘤起源，占结直肠恶性肿瘤比例达 5%。此常染色体显性遗传综合征，癌症通常发生于右侧结肠；除较年轻发病外，与同年龄组的非 HNPCC 结直肠癌相比，其预后较好。理论上，HNPCC 患者年龄到 80 岁时患结直肠癌的风险是 80%；另外，还有患子宫内膜癌（40%）、胃癌（20%）、胆道癌（18%）、尿道癌（10%）和卵巢癌（10%）的风险。家庭成员需于 20 岁左右开始行结肠镜检查筛选以发现息肉或结肠癌，40 岁后需每年 1 次结肠镜检查；如发现息肉或者癌症，推荐经腹全结肠切除、回肠直肠吻合。推荐尿液细胞学检查，排除泌尿生殖道异型增生的细胞（移行细胞癌的风险）。女性需行常规经阴道盆腔超声检查和 CA125 水平监测，已生育并需要结肠切除的受累女性，需要慎重考虑行预防性经腹全子宫和双侧输卵管、卵巢切除术。

膳食脂肪，尤其是红肉脂肪与结肠及直肠癌发生

存在关联的危险因素[4]。摄入脂肪少于膳食 15% 的人群有较低的结直肠癌发生率，而摄入 20% 的人群，无论不饱和动物脂肪，或饱和植物脂肪，患结直肠恶性肿瘤的风险增高。

在过去的数十年中，较多研究提示饮酒和吸烟与结直肠肿瘤的风险增加相关。此外，在同时吸烟、喝酒的患者，增加腺瘤性息肉的风险似乎存在协同作用[5]。

息肉

1926 年，Dukes 首次描述结直肠癌由息肉发展而来或"腺瘤 - 腺癌序列"的学说。大多数直肠癌患者不存在遗传因素；相反，存在初始的基因突变，如 Ras 等癌基因，导致异常的细胞生长。随后，变异导致抑癌基因的失活，如 p53 等，使之发展为癌。

息肉发展、转化为癌的时间进程一般认为为 5～10 年。大多数腺瘤为良性，但组织学类型、息肉大小、异型增生迹象均与癌转化相关。国家息肉研究项目与 St. Mark 医院的数据显示，75%～85% 为管状腺瘤、8%～15% 为管状绒毛状腺瘤、5%～10% 为

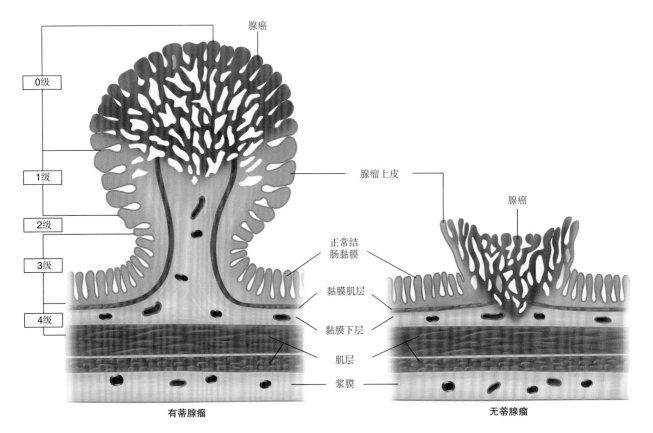

图 40-1 有蒂和无蒂息肉的 Haggitt 分级，均含侵袭性癌

绒毛状腺瘤；管状腺瘤通常有蒂，而绒毛状腺瘤基底较宽（图 40-1）。绒毛状腺瘤的组织结构与癌症发展的风险增高相关，直径小于 1 cm 息肉仅 1% 有恶性肿瘤转化迹象，而直径大于 2 cm 息肉约 50% 包含有癌。

临床上，为了治疗和远期监测，息肉类型的诊断、大小和数量对患者风险分层非常重要。内镜下治疗可减少或者消除患结直肠癌的风险，硬质或软质乙状结肠镜对于直肠筛查均是必需的；如直肠或乙状结肠较小的息肉病理活检显示腺瘤样改变，随后应行全结肠镜检查。结肠镜筛查应作为高危人群的首选检查，尸检报告显示，20% ～ 60% 结直肠癌患者存在腺瘤，3% ～ 9% 患者存在同时性癌；无法行术前肠镜检查的患者，需行虚拟肠镜检查或钡灌肠检查，两种检查均存在禁忌的患者，切除术后 3 个月应行结肠镜评估。

结肠镜筛查检查的增多和远端微小直肠癌的早期诊断使得恶性直肠息肉的治疗越来越常见。手术治疗在一定程度上取决于息肉形态学和切除病变的病理学评估，有蒂恶性息肉的 Haggitt 分类基于息肉头部、蒂癌侵及深度进行分类（图 40-1）[6]。如无不良预后的组织学特征，恶性息肉无蒂部受累、切缘大于 2 mm 的完整切除，结肠镜下切除治疗足够充分；分化较差或淋巴或静脉受累的肿瘤，与受侵淋巴结转移概率增加相关[7]。

解剖学

解剖学标记

直肠癌患者治疗不仅取决于肿瘤分期，还取决于其在盆腔的位置和与肛门括约肌的关系；与结肠癌相比，解剖学标记的认识和鉴别对决定肿瘤的可切除性和保留括约肌至关重要。

直肠，通常长 15 ～ 20 cm，从直肠乙状结肠交界开始延伸，以结肠带融合为完整全周肌肉层为标志直至肛管。直肠距肛门 10 ～ 12 cm 由腹膜内位器官转变为完全腹膜外位器官，乙状结肠系膜根部在硬质直肠镜下大约距肛门缘 19 cm[8]。直肠后方和侧方分别由 Waldeyer 筋膜和侧韧带固定。男性直肠前方固定于 Denonvilliers 筋膜，其为两层腹膜的反折，分开直肠和前方的前列腺和精囊腺；女性腹膜腔下降至 Douglas 窝，其最低点前方毗邻子宫颈，后方毗邻中段直肠[9]。在内镜下观察，直肠存在 3 个 Houston 瓣，中间瓣与前方的腹膜反折相对应（图 40-2A）。

虽然很多外科医生参考病变到肛缘或齿状线的距离描述为直肠癌，但对于远端（可触及的病变）更确切的描述，是体格检查时可触及的肛门直肠环以上的距离；对于不可触及的病变，利用硬质乙状结肠镜定位病变，确定肛缘距离肿物的距离。在肌肉水平，肛管起始于"高压带"的顶端，是肛门直肠环的近端，包含内括约肌、外括约肌和耻骨直肠肌的肌肉结构（图 40-2A 和 40-2B）。高压带在齿状线以远到肛门黏膜和肛周皮肤的交界处开始下降，这一交界通常指肛缘。保留括约肌时为保证足够的远端切缘（≥ 2 cm），肿瘤下缘边界必须位于肛门直肠环顶部以上足够高的位置。如根治性切除累及健全的括约肌功能，或者保护肛门直肠环时不能获得足够的远端切缘，应行经腹会阴直肠切除术加永久性结肠造口术。

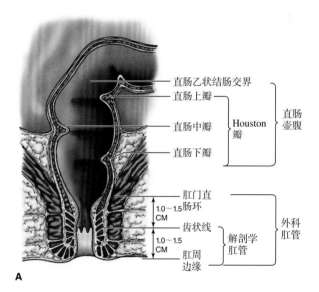

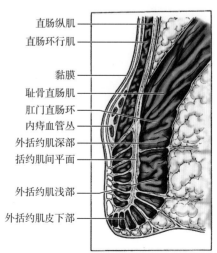

图 40-2 肛门直肠的解剖标志

虽然患者可能认为结肠造口术意味着治愈肿瘤无望，必须强调的是，行结肠造口术的原因考虑解剖位置，而不是因为直肠癌的严重性。

血液供应

　　动脉造影证实：直肠上、中、下动脉之间存在广泛的壁内吻合。直肠上动脉起源于肠系膜下动脉，在直肠系膜下降、供应上段和中段直肠（图 40-3）；直肠下动脉，系阴部内动脉分支，由后外侧进入、供应肛门括约肌和上皮的血液；直肠中动脉，在解剖图谱中经常描述为双侧髂内动脉的大而明显的动脉分支，直径较少超过 1 mm[10]。一项研究发现仅 22% 尸体标本可观察到直肠中动脉[9]。当确实存在直肠中动脉时，其位于靠近直肠侧韧带的位置；这些韧带主要为神经，但以前曾与直肠动脉相混淆。

　　直肠上静脉汇集直肠中、上 1/3 的血液，经肠系膜下静脉汇入门脉系统；直肠中静脉汇集直肠下部和肛管上部血液，汇入髂内静脉；直肠下静脉汇集肛管下部的血液，通过阴部静脉汇入髂内静脉。由于静脉系统相通，低位直肠癌可通过门脉和体循环播散。

淋巴引流

　　切除后局部复发较为常见，且有无远处转移性均可出现。直肠癌可通过痔上血管向头侧延伸的淋巴管局部播散。这条"上行播散带"由 Miles 在其描述 APR 的里程碑式的论文中首次描述。Heald 描述了直肠系膜内的"下行播散带"[3]，此区域包含肿瘤远端黏膜边界以远长达 4 cm 的范围[11-12]。虽然有外科医生和病理学家描述"下行播散带"的肿瘤为肿瘤种植，但有学者认为种植是被替代的淋巴结。上行和下行播散带的理解影响直肠癌根治性切除术的外科医生的切除范围。

　　直肠中上段的淋巴引流入肠系膜下淋巴结（图 40-4）。直肠下端的淋巴可引流入肠系膜下系统或者沿直肠中、下血管进入网状系统，后方沿骶中血管，前方沿向膀胱后或直肠阴道隔的通路，进入髂淋巴结，而最终到达主动脉旁淋巴结。日本的一项研究中，远端直肠肿瘤有 8% 出现癌累及腹下神经丛外侧的闭孔淋巴结，然而，这些淋巴结，如果有，也极少被近端肿瘤累及[13]。齿状线上的肛管淋巴管通常

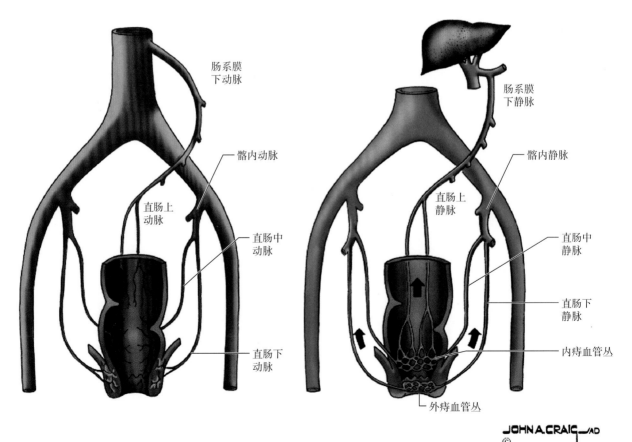

图 40-3 肛门直肠的脉管系统。A. 动脉血供；B. 静脉回流

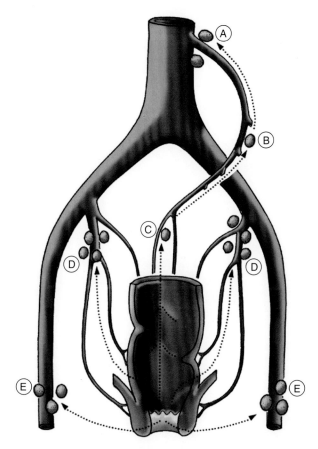

图 40-4　肛门直肠的淋巴引流。A. 肠系膜下动脉起始部淋巴结；B. 乙状结肠分支起始部淋巴结；C. 骶淋巴结；D. 髂内淋巴结；E. 腹股沟淋巴结

通过直肠上淋巴管，引流入肠系膜下淋巴结，而侧方引流到闭孔和髂内淋巴结。齿状线以下，淋巴主要引流入腹股沟淋巴结，但也可能汇入直肠下或直肠上淋巴结。

神经支配

盆腔自主神经主要包括成对的腹下神经（交感神经）、骶神经（副交感神经）和下腹下神经（图 40-5）。交感神经起源于 L1 ～ L3，构成肠系膜下丛，沿上腹下神经丛走行，下行为腹下神经和盆神经丛；副交感神经或者勃起神经，起源于 S2 ～ S4，在直肠前方和侧方加入腹下神经，形成盆神经丛，最终成为前列腺周神经丛；下腹下神经丛起源于交织的交感神经和副交感神经纤维，在骨盆侧壁形成有孔菱形盘状结构。这一神经丛的纤维支配直肠以及膀胱、输尿管、前列腺、精囊、尿道膜部和海绵体。因此，这些自主神经的损伤可能导致阳痿、膀胱功能障碍、正常排便机制的丧失。

筋膜平面

盆壁和底部由骨盆内或壁层筋膜覆盖（图 40-6）。深筋膜，系骨盆内筋膜的延伸，包绕直肠及其系膜脂肪、淋巴结及血管成为一个统一的整体，构成直肠侧韧带、与骨盆侧壁的壁层筋膜相连接。骶前筋膜是覆盖骶骨、尾骨、骶前神经丛、盆腔自主神经和骶骨中动脉的壁层筋膜。在后方，该筋膜增厚，称为 Waldeyer 筋膜，是 S4 水平骶前筋膜向前下筋膜的反折。在前方，Denonvilliers 筋膜在男性分开直肠前壁和前列腺与精囊，被认为是腹膜的包埋伸展[14]。

诊断与评估

术前评估对于肿瘤的最佳治疗和实现保留括约肌至关重要。基于此点，外科医生须将患者治疗和护理的个体化。

病史

直肠癌患者通常于明确内镜诊断后而就诊于外科。患者开始的主诉可能包括直肠出血、排便习惯或者大便粗细改变、直肠痛、直肠胀满感、消瘦、恶心、呕吐、疲乏或食欲减退；然而，亦有较多患者完全无症状。特殊症状可能有助于外科医生制订最佳的治疗方案，如里急后重感、持续排便感通常提示较大或可能固定的 II 期或 III 期肿瘤；排便疼痛提示肛门括

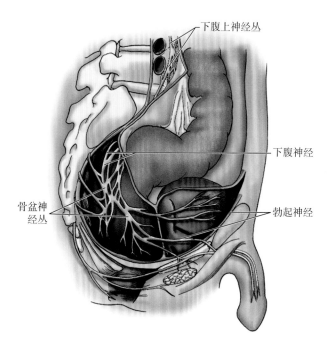

图 40-5　盆腔器官的神经支配

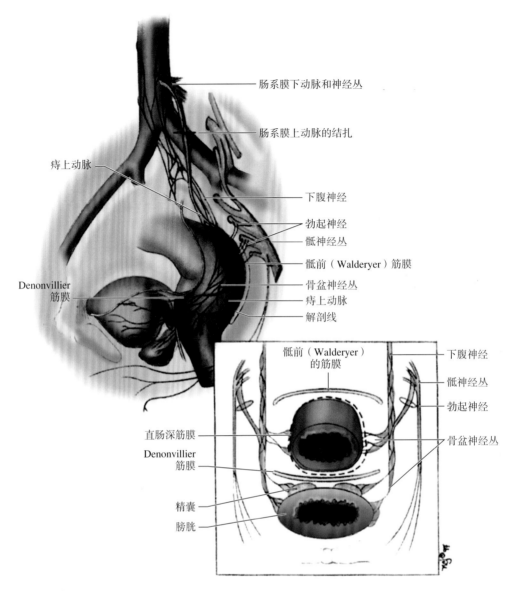

图 40-6 筋膜平面（Used，with permission，from Michelassi F，Milsom JW，eds. *Operative Strategies in Inflammatory Bowel Disease.* New York，NY：Springer-Verlag；1999.）

约肌受累，肿瘤直接生长至肛门括约肌通常不能选择保留括约肌的治疗方案。如考虑低位吻合，关于肛门括约肌功能的信息是非常宝贵；排便失禁患者较适合造口术。术前重点了解性功能，因为必须讨论治疗方案的风险和术后性功能减退的可能性。

术前全面了解内科病史，目的在于明确身体状况，例如心肺、肾、营养状况，而且手术治疗前可能需要额外评估以及适宜的风险分层。有心脏病病史或症状的患者，需要再行负荷试验和心脏学评估。

对于有家族史或导致患者直肠癌倾向的风险因素，如 FAP、HNPCC 和 IBD，此类患者计划手术时

应重点考虑。

体格检查

细致和准确的直肠指检（DRE）对于决定临床分期和新辅助治疗的所有方案都至关重要。可触及病变的直肠指诊要评估肿瘤大小、活动度和固定性、位于前方或后方、与括约肌结构和肛门直肠环顶部的关系以及距肛缘距离等。

硬质直肠镜检查对于评估直肠癌患者亦是必需的，可证实肿物近端或远端距肛缘的水平、周围侵及范围、管腔方向以及与阴道、前列腺及腹膜反折的关

系，所有信息均有助于判定局部切除的可行性；硬质直肠镜检查还可获得足够的组织活检。纤维乙状结肠镜检查并不常规应用，原因是器械柔性可能提供肿瘤和齿状线的错误距离；此外，肿物于纤维结肠镜检查时可能被描述为乙状结肠或者直肠乙状结肠交界的肿瘤，而患者用硬质乙状结肠镜评估时，病变通常发现位置更低，而实际上是有望行新辅助放化疗的直肠恶性肿瘤；因此，硬质乙状结肠镜检查对于左侧远端的病变应是强制性的。

达盲肠全结肠镜检查对于排除 2% ~ 8% 的同时性癌是必要的。推荐结肠镜检查而非虚拟结肠镜检查，原因是不仅可以诊断，亦可切除有指征的息肉。

女性需行全面的盆腔检查，以确定阴道受累或者卵巢播散；男性需评估前列腺或膀胱的受侵情况。

术前分期

在最初的病史、直肠指诊和硬质直肠镜检查之后，额外的术前分期研究有助于决定每一个患者的适宜治疗，根治性切除或局部切除是否是恰当的，以及是否推荐进行术前的放化疗。准确的术前分期与综合治疗和保肛手术一样越来越受重视。

腹腔和盆腔的 CT 检查可明确肿瘤局部侵犯、淋巴结与远处转移以及穿孔或瘘形成等肿瘤相关并发症。然而其确定浸润深度的精确性，较经直肠超声（ERUS）或专门的 MRI 差；因此，不推荐盆腔 CT 检查作为评估患者原发肿瘤的唯一方式。例如，CT 扫描检出远处转移的敏感性（75% ~ 87%）高于检出直肠周围淋巴结转移（45%）或者透壁浸润深度的敏感性（70%）。如 CT 扫描检查发现结节，应认为是恶性，因为直肠周围通常不能看到肿大的良性淋巴结。

静脉注射造影剂的增强 CT 扫描对于评估肝转移性病变非常重要，同样对评估肾的大小和功能亦非常重要，术前评估可发现肿瘤引起的输尿管侵犯，并计划置入输尿管支架。

所有患者均需行胸部 X 线检查或 CT 扫描以排除肺转移。虽然是评估远期预后有价值的信息，但胸部 CT 扫描获得的信息通常不影响治疗局部或区域病变的决定。

实验室检查

通常需要行全血细胞计数和电解质检查。存在肝脏较小的转移灶时，肝酶可能是正常的，转氨酶并非肝转移的可靠指标。

美国临床肿瘤学会（ASCO）发表的指南推荐：直肠癌患者术前血清 CEA 水平有助于分期、手术方案制定和预后评估，虽然 CEA 敏感性和特异性不足以作为结直肠癌的筛查方法，但术前 CEA 水平超过 5 ng/ml 与同期 CEA 水平较低的患者相比，预后较差；此外，术前 CEA 水平升高而术后未恢复正常，提示仍有病变存在且需要进一步评估。另外，CEA 对于鉴别复发性疾病最为有益，敏感性达 70% ~ 80%。

腔内超声

与 CT 扫描相比，经直肠腔内或内镜超声（TRUS）可提供更精确的原发肿瘤特征及直肠周围淋巴结的状况。仅侵及黏膜层和黏膜下层的局限性肿瘤通常可与侵及固有肌层或穿透肠壁达肠周脂肪的肿瘤相鉴别。

ERUS 是一项耐受良好、可由外科医生为术前计划而施行的诊室操作。图 40-7 显示经直肠超声中见到的示意图。

T 分期 多个 TRUS 与 CT 扫描、MRI 肿瘤分期的准确性研究表明：TRUS 判定直肠癌 T 分期更有优势，准确度范围为 80% ~ 95%，而 CT 扫描为 65% ~ 75%、MRI 为 75% ~ 85%、直肠指诊（DRE）为 62%。一项回顾性研究，TRUS 区分肿瘤局限于直肠壁（T1，T2）或侵及肠周脂肪（T3 或更高）的准确度最高（95%），但不能准确区分 T1 和 T2 期癌[15]。图 40-8 显示 uT2 期病变；另外，曾接受过前期放疗患者由于水肿、纤维化 TRUS 准确度下降。

尽管有这些数据，但不同观察者之间存在差异并且 TRUS 操作者存在明显的学习曲线。基于上述原因，TRUS 更易低估而不是高估原发肿瘤的分期；但是，TRUS 低估肿瘤分期低于 CT 扫描（15%；39%）。修订的直肠癌 TNM（肿瘤 - 淋巴结 - 转移）分类提出

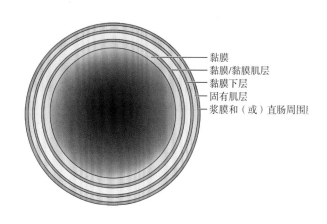

黏膜
黏膜/黏膜肌层
黏膜下层
固有肌层
浆膜和（或）直肠周围

图 40-7 经直肠腔内超声图示超声所见 5 层

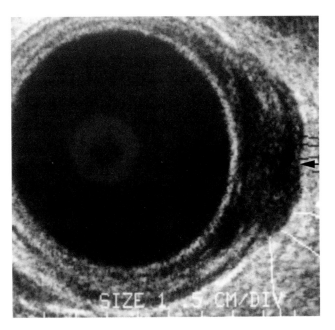

图 40-8 经直肠腔内超声 uT2 期肿瘤图，箭头所示为完整的浆膜

基于 TRUS 的 T 分期（表 40-1）。

N 分期 TRUS 在预测直肠周围淋巴结状态价值不大。多个对照研究中，TRUS 准确度（70% ~ 75%）与 CT（55% ~ 65%）、MRI（60% ~ 65%）相同，TRUS 淋巴结分期准确性要求淋巴结大于 5 mm。TRUS 引导下细针穿刺（FNA）活检对直肠癌淋巴结分期准确度的价值存在争议。

磁共振成像

直肠内线圈磁共振成像（ecMRI）与表面线圈磁共振成像对直肠癌患者治疗前评估中更有价值。MRI与 TRUS 相比有较多优点：可提供更为宽阔的视野、较少依赖于操作或技术、允许对缩窄型肿物的检查（而该肿物或不能经受直肠指诊）[16]，图 40-9 显示一

例 T3 期病变。同 TRUS 一样，ecMRI 或相控阵 MRI能够辨别小体积结节病变和细微透壁浸润，此类专门MRI 技术可通过特征而非大小鉴别受累的直肠周围淋巴结，据报道准确率高达 95%。另一优于 TRUS 之处是对病灶的鉴别不仅局限于直肠系膜内，亦可对直肠系膜筋膜外，比如骨盆壁。作者更愿选择相控阵 MRI进行直肠癌分期，原因是其提供与 ecMRI 相同的分期准确度，而不需用直肠内线圈。

双重对比 MRI 可对正常直肠肠壁、黏膜层、肌层和直肠周围组织间有更为明显的分别，其或许能提供更为精确地直肠癌 T 分期。一篇报道显示，ecMRI联合静脉和直肠内造影剂预测肛门括约肌浸润的准确度和敏感度分别为 100% 和 90%，但应用此技术对 N分期的准确度并无改善。

相控阵表面线圈 MRI 通过直肠系膜筋膜肿瘤累及的可视化，可能有助于预测肿瘤阴性切缘的可能性。如能于其他系列研究中证实其这种作用，术前MRI 对于局部复发风险高的患者切除前治疗的选择较有价值。

正电子发射断层扫描

[18]氟脱氧葡萄糖正电子发射断层扫描（FDG-

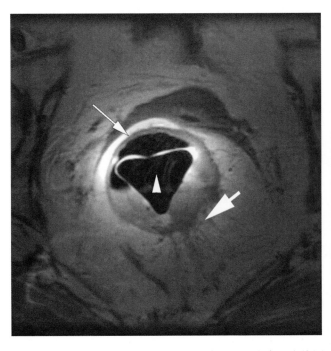

图 40-9 T3 期病变的直肠腔内 MRI。箭头所示为直肠内线圈的位置。大箭头所示为癌侵及系膜脂肪的指状突起。小箭头所指为直肠前壁（Used with permission from Koenraad J. Mortele, MD，Beth Israel Deaconess Medical Center，Boston，MA.）

	表 40-1 直肠肿瘤腔内超声分期
uT1	局限于黏膜和黏膜下层受累
uT2	穿透固有肌层但未通过系膜脂肪
uT3	侵及直肠周围脂肪
uT4	侵及邻近器官
uN0	无肿大淋巴结
uN1	直肠周围淋巴结肿大

PET）对评估原发直肠癌术前放化疗病理学反应性有价值，并且可预示远期疗效[17]。此外，对检出直肠癌手术切除和全量外照射放疗后复发的准确率达87%[18]。尽管 PET 扫描对原发和复发肿瘤以及远处转移病变的阳性检出率达 90%，但对淋巴结转移相对不准确。直肠癌罕有转移至骨或脑，因此对于无症状患者不应常规包含骨和脑的 PET 监测。虽然 PET 扫描方兴未艾，但现行指南中推荐直肠癌的标准检查不常规应用 PET 扫描。

TNM 分期

肿瘤分期的目的是了解病变的解剖学范围。通过临床检查、放射学和病理学进行分期的目的在于制定治疗计划、评估对治疗的反应。不同治疗方法结果的对比以及判定预后。目前，在美国最广为接受的直肠癌分期系统是 TNM 分期系统。

1987 年，美国癌症联合会（AJCC）和国际抗癌联盟（IUC）推出结直肠癌 TNM 分期系统，2010 年该系统修订更新（表 40-2 和 40-3）；TNM 分期系统基于肿瘤浸润深度、淋巴结和远处转移进行肿瘤分期。Ⅰ期病变，肿瘤仅侵及固有肌层；Ⅱ期病变，肿瘤完全超越这一平面到达肠周脂肪（T3）或者相邻器官（T4）。任何淋巴结转移代表Ⅲ期病变，转移播散表示 IV 期病变。原发肿瘤的浸润深度（T 分期）是一重要的预后因素，因为浸润深度增加与淋巴结转移概率增加相关。如，侵及黏膜肌层（T1）的早期肿瘤可能有 10% ～ 13% 的概率转移至直肠周围淋巴结[19-20]。Sitzler 发现在 805 例病理标本中，5.7% T1 期肿瘤、19.6% T2 期肿瘤、65.7% T3 期肿瘤以及 78.8% T4 期肿瘤存在淋巴结转移[21]。

通常直肠癌的位置或大小不能预测其生物学特性，虽然专家之间存在广泛的共识：与相同分期更近端的病变相比，越靠远端的肿瘤预后越差。与高分化或中分化肿瘤相比，低分化癌远期预后更差。其他预示较差预后的因素包括：肿瘤直接侵及邻近脏器（T4期病变）、淋巴结转移、淋巴管、血管或周围神经的受累以及肠梗阻。

治疗原则

手术切除是根治性治疗的基础。根治性切除术后，5 年生存率根据疾病程度而有所不同[22-23]（表

表 40-2　直肠癌的 TNM 分期

分期	定义
原发肿瘤（T）	
Tx	原发肿瘤无法评价
T0	无原发肿瘤证据
Tis	原位癌：局限于上皮内或侵犯黏膜固有层
T1	肿瘤侵犯黏膜下层
T2	肿瘤侵犯固有肌层
T3	肿瘤穿透固有肌层到达浆膜下层，或侵犯无腹膜覆盖的结直肠旁组织
T4a	肿瘤穿透腹膜脏层
T4b	肿瘤直接侵犯或粘连于其他器官或结构区域淋巴
区域淋巴结（N）	
Nx	区域淋巴结无法评价
N0	无区域淋巴结转移
N1	有 1 ～ 3 枚区域淋巴结转移
N1a	有 1 枚区域淋巴结转移
N1b	有 2 ～ 3 枚区域淋巴结转移
N1c	浆膜下、肠系膜、无腹膜覆盖结肠 / 直肠周围组织内有肿瘤种植（tumor deposit），无区域淋巴结转移
N2	有 4 枚以上区域淋巴结转移
N2a	4 ～ 6 枚区域淋巴结转移
N2b	7 枚及更多区域淋巴结转移
远处转移（M）	
M0	无远处转移
M1	有远处转移
M1a	远处转移局限于单个器官或部位（如肝，肺，卵巢，非区域淋巴结）
M1b	远处转移分布于一个以上的器官 / 部位或腹膜转移

40-4）。然而，生存数字可能随着辅助治疗应用的增加而提高。

根据直肠内肿瘤的分期和位置，外科和肿瘤学治疗有较大差异。浅层浸润、微小肿瘤可通过局部切除达到有效治疗。然而，大多数更深层浸润肿瘤的患者，需要施行较大的手术切除，如低位前切除术（LAR）或者腹会阴联合切除术（APR）等。然而，某些患者有局部晚期肿瘤黏附到邻近结构，比如骶骨、骨盆壁、阴道、子宫、宫颈、前列腺或膀胱等，需要更为广泛地手术切除。

明确诊断和完成分期检查后，需要决定是否直接

⬤ **表 40-3　解剖分期和预后分组**

分期	T	N	M	Dukes*	MAC*
0	Tis	N0	M0	–	–
I	T1	N0	M0	A	A
	T2	N0	M0	A	B1
II-A	T3	N0	M0	B	B2
II-B	T4a	N0	M0	B	B2
II-C	T4b	N0	M0	B	B3
III-A	T1 ~ T2	N1/N1c	M0	C	C1
	T1	N2a	M0	C	C1
III-B	T3 ~ T4a	N1/N1c	M0	C	C2
	T2 ~ T3	N2a	M0	C	C1/C2
	T1 ~ T2	N2b	M0	C	C1
III-C	T4a	N2a	M0	C	C2
	T3 ~ T4a	N2b	M0	C	C2
	T4b	N1 ~ N2	M0	C	C3
IV-A	Any T	Any N	M1a	–	–
IV-B	Any T	Any N	M1b	–	–

注：cTNM 为临床分期，pTNM 为病理学分期。前缀 y 用于新辅助治疗后肿瘤分期（如，ypTNM），完全病理反应患者为 ypT0N0cM0 类似于 Group 0 或 I 的分期。前缀 r 用于无瘤期后复发的肿瘤分期（rTNM）
* Dukes B 期包括预后较好（T3N0M0）和预后较差（T4N0M0）两类患者的集合，Dukes C 期也一样（任何 TN1M0 和任何 TN2M0）。MAC 是改良 Astler-Coller 分期

⬤ **表 40-4　生存率**

I 期	80% ~ 90%
II 期	62% ~ 76%
III 期	30% ~ 40%
IV 期	4% ~ 7%

施行切除或术前放化疗。对于 II 期和 III 期的直肠癌患者，作者主张联合术前放化疗；对肿瘤位于直肠远端 2/3 的 II 期和 III 期所有患者推荐术前放化疗，肿瘤位于直肠近端 1/3 的患者，根据肿瘤的大小和体积以及患者内科情况和手术史等应用术前放化疗。

肠道准备

　　肠道内的高细菌负荷要求术前肠道净化，以降低感染性并发症的发生率。据报道，在机械性肠道准备和术前抗生素的常规应用之前，结直肠手术术后感染率为 60%[24]。规范的肠道准备包括术前 1 ~ 3 天流质饮食、轻泻药和（或）灌肠剂、聚乙二醇溶液或盐类泻药行胃肠道的灌洗（GoLYTELY）。对北美结直肠外科医生的两项独立调查中，约 2/3 医生信赖清洁效果的可靠性而优先选择聚乙二醇电解质溶液[25-26]。对于身体状况特殊的患者，有些准备是禁忌的；例如，肌酐升高或者充血性心力衰竭的患者要避免枸橼酸镁准备；反之，胃轻瘫的患者不能服用 GoLYTELY。研究发现，机械性肠道准备对降低围术期感染率，也有几乎较少有额外的益处。然而，作者推荐患者行机械性肠道准备，很大程度上是因为无论是开腹还是腹腔镜手术，可使结肠和直肠的治疗更加容易[27]。

　　口服抗生素用于进一步降低术后感染性并发症的发生率。尽管机械性准备减少了结肠粪便总体积，但并不影响每毫升溢出物的细菌浓度。常用的 Nichols/Condon 准备法：新霉素 1g、红霉素碱 1g，二者均为非吸收性抗生素，术前 1 天的下午 1：00、2：00 和 10：00 口服。有外科医生用甲硝唑 500mg 替代红霉素碱，因为其对比例更大的胃肠道厌氧菌有效。

　　大多数外科医生在围术期全身应用抗生素来代替

口服抗生素准备。同时应覆盖需氧和厌氧胃肠道细菌的典型方案是切开皮肤前经静脉给予头孢唑啉和甲硝唑，4 小时后给予患者第二剂头孢唑啉。围术期给药较为重要，通常术后预防性应用抗生素持续 24 小时。有医生对腹膜反折以下手术给予口服和全身应用抗生素的"双重"预防。近来作者习惯是仅静脉给予全身性抗生素。

对高危心脏病变如有人工心脏瓣膜、心内膜炎既往史或手术建立体肺分流，以及中度风险的心脏病变，如二尖瓣脱垂、心脏瓣膜病或特发性肥厚性主动脉下狭窄等患者，围术期全身应用抗生素的覆盖范围可放宽。术前 30 ~ 60 分钟静脉给予氨苄西林 2g 和庆大霉素 1.5 mg/kg，氨苄西林代替头孢唑啉术后每 6 小时重复给药 1 次，甲硝唑如前给予。如果患者对青霉素类或头孢菌素类过敏，可用万古霉素代替氨苄西林。

直肠癌手术的目标

直肠癌手术治疗的主要目标是肿瘤连同相邻直肠系膜组织和痔上动脉蒂一起切除，彻底根除原发肿瘤。虽然手术同时重建肠道连续性已为常规，但肿瘤的切除不能因为尝试避免永久性结肠造口而妥协。

位于腹膜外的直肠肿瘤，切缘被骨盆骨性界限以及邻近的膀胱和男性前列腺、精囊或女性阴道所限制。虽然局部复发不可避免，但直肠癌术后的局部复发、治愈、死亡率、吻合口漏和结肠造口术的比例，与每个外科医生和医疗中心的手术技术、经验和手术量有关。

切缘

远端切缘

直肠癌的最佳远端切缘仍充满争议。虽然直肠癌播散首先是沿淋巴管上行，但腹膜反折以下的肿瘤可沿着壁内或壁外淋巴管和血管向远端播散。

低位直肠癌应用 APR 习惯上是基于远端 5 cm 正常组织切缘的需要。然而，在回顾性研究中，短至 1 cm 的切缘并不与局部复发的风险增高相关[28-30]。除非是低分化或者广泛转移病变，远端壁内播散通常局限于距肿瘤 2 cm 之内。来自国立乳腺癌、肠癌临床研究协会的随机前瞻性试验数据显示，比较远端切缘小于 2 cm、2 ~ 2.9 cm、大于 3 cm 三组之间，生存率和局部复发无显著性差异[28]。因此，虽然依然推荐

远端切缘 5 cm，但是对于直肠癌切除而言，2 cm 远端切缘是可接受的[31]。

径向切缘

过去的十年中，学者们更加意识到获得足够的环周或者径向切缘的重要性。事实上，对于控制局部复发来说，环周径向切缘（CRM）较近端或远端切缘更为关键。环周切缘的肿瘤累及被认为是局部复发和生存率的独立预测因素。挪威直肠癌小组对 686 例直肠腺癌仅行根治性目的的 TME 低位前切除（未辅助放疗）的患者进行中位数为 29 个月的随访。挪威小组发现总体局部复发率为 7%（CRM 阳性为 22%，CRM 阴性为 5%）。此外，CRM 阳性患者 40% 出现远处转移，而 CRM 阴性患者仅 12% 出现远处转移[32]。在此研究中，CRM 阳性明显地影响生存率。而另一项 90 例直肠癌切除术患者的报道中，径向切缘病理学阳性与阴性患者相比，局部复发的风险比（HR）为 12.2、死亡风险比为 3.2。此外，需要切除的直肠系膜超过原发肿瘤的长度通常认为应在 3 ~ 5 cm 之间，因为直肠系膜内肿瘤种植通常不超过瘤体远侧边缘 4 cm[6,12]，因此，近端直肠癌、远端直肠系膜切除的目标是肿瘤下缘 5 cm。

局部切除

肿瘤学结果

自 20 世纪 70 年代，大量关于局部切除的回顾性研究证实，局部复发率达 7% ~ 33%、生存率为 57% ~ 87%；这些回顾性研究大部分有其局限性，且为小样本、单中心研究，通常包括不同浸润深度肿瘤，如 T3 期肿瘤、阳性切缘或者曾接受行不同种类的局部治疗（电灼或圈套电切术）等；尽管存在上述局限性，较多的研究证实：对于表浅肿瘤、切缘阴性的局部切除可提供与 APR 相同的生存率和局部控制，而无 APR 的并发症。局部复发的主要危险因素包括切缘阳性、透壁浸润以及组织学低分化。回顾性研究指出，在比经腹会阴切除术并发症更少的情况下，选取远端直肠腺癌的局部切除可提供足够的肿瘤学控制。

多个前瞻性研究已发表（表 40-5）。M.D. Anderson 癌症中心的一项研究中，46 例微小远端直肠癌患者行经肛切除、并随后进行术后放疗[33]，T3 期肿瘤患者亦给予化疗；切缘阴性患者，仅 6.5% 局部复发率

表 40-5 局部切除和辅助治疗后的复发率

	病例数	治疗方案	随访时间（mo）	局部复发	生存率
Ota et al[33]	46	T2，T3 LE、术后 XRT、5-FU	36（中位时间）	T3-6.5%（3/46）	93%（3 年总体）
Bleday et al[34]	48	T2，T3 LE、术后 XRT、5-FU	41（平均）	8%（4/48）	96%（疾病特异性）
Steele et al[35]	110	T2 LE、术后 XRT、5-FU	48（平均）	T-5.1%（3/59）	85%（疾病特异性 6 年）
Greenberg et al[36]	110	与 Steele 相同	85	T2-13.7%（7/51）	T1 84% T2 66% （10 年总体）

5-FU，5- 氟尿嘧啶；LE，局部切除；post-op，术后；XRT，放射治疗

（均为 T3 期肿瘤）、3 年总体生存率达 93%，T1 期或 T2 期微小远端直肠腺癌，局部治疗联合放疗能提供与 APR 相似的肿瘤学控制。

在波士顿的新英格兰 Deaconess 医院，远端直肠微小肿瘤（直径小于 4 cm，距齿状线小于 10 cm）而无远处转移证据的患者被纳入一项前瞻性研究[34]。T1 期肿瘤患者行局部切除后观察，T2 期肿瘤患者局部切除给予术后放化疗，T3 期肿瘤均推荐行根治性手术，而对拒绝辅助放化疗的患者随访。所有患者每 3 个月随访 1 次，随访 2 年，而后每 6 个月随访 1 次，随访 5 年。该研究报道的局部复发率为 8%，肿瘤特异性死亡率为 4%，复发相关的危险因素为 T3 期肿瘤或淋巴侵犯。T1 期肿瘤仅手术切除已足够，对于切缘阴性 T2 期肿瘤，手术联合放化疗是适宜的。局部切除后切缘阳性肿瘤或 T3 期肿瘤，根治性切除以前是、而且现在仍是恰当的治疗。淋巴静脉受累的患者应进一步治疗，虽然并未有共识的治疗方案。

Steele 与其同事发表的关于局部切除唯一的、大样本、多中心前瞻性实验 [CALGB 8984（Cancer and Leukemia Group B）] 的最初报告显示[35]，如肿瘤位于距齿状线 10 cm 以内且直径小于 4 cm、累及小于肠腔管周的 40%，符合纳入此试验的条件。基于临床和 CT 检查，确定所有患者术前分期为 N0M0，所有研究病例切缘阴性。T1 期肿瘤未进一步治疗，T2 期肿瘤接受放化疗；经过 6 年随访，总生存率（OS）和无病生存率（DFS）分别为 85% 和 78%，T1 期和 T2 期患者 DFS 分别为 84% 和 71%。仅 7 例患者出现局部病变复发、70% 患者施行行 APR 补救，此治疗方案并不差于根治性切除术。CALGB 8984 的长期随访（中位 7.1 年）显示 T1 期病变的 10 年总体生存率为 84%，而 T2 期病变为 66%；T1 期患者 DFS75%，而 T2 期患者 DFS 为 64%。此外，T1 期肿瘤局部与远处复发率分别为 8% 和 5%，而 T2 期病变分别为 18% 和 12%。CALGB 8984 长期随访显示：T1 期肿瘤局部复发率、总体生存率和无病生存率并无明显改变，而 T2 期患者虽然接受辅助治疗，总体生存率和无病生存率仍有明显地下降。较为明显的是，局部切除适合于选择恰当的患者，并合理应用辅助治疗，尤其是体格适宜的患者[36]。

患者筛选和手术选择

适合局部切除患者的筛选主要根据 ERUS 或 MRI 的术前分期，局部切除的标准列于表 40-6。T3 或 N1 期患者不适合局部切除，鉴于 T1 期肿瘤显微镜下淋巴结转移的概率低，最适合局部切除，T3 或 T4 期肿瘤有较高的淋巴结受累概率，需行根治性切除治疗。而对于 T2 期肿瘤最佳治疗仍存在争议，多数结直肠外科医生依旧认为 LAR 或 APR 根治性切除仍是 T2 期肿瘤的标准治疗方案。局部切除联合术后放化疗可达到相似的生存率，而无相似的无病生存率；T2 肿瘤接受局部切除和辅助放化疗患者中，复发患者为达治愈目的最终接受了补救性 APR 手术。美国外科医师协会肿瘤协作组（ACSOCG）刚完成一项试验的患者入组，观察分期为 T2N0Mx 的远端直肠腺癌

表 40-6 适合局部切除的肿瘤特征

T1N0 或 T2N0 病变
直径小于 4 cm
小于肠周的 40%
距齿状线小于 10 cm
病理学为高或中分化
活检无淋巴结或血管受侵及的证据
广泛远处转移、预后较差的患者需要局部控制
淋巴结受累、低分化 T1 期、T2 期肿瘤等患者的辅助治疗

患者术前放化疗后局部切除的获益。初步结果已经报道，病理学完全应答率为 44%，病理学降期比例达 64%，5% 为 ypT3 肿瘤，径向切缘阳性率为 1% ~ 2%。初步结果显示：具有病理学优异的完全反应和降期，同时几乎所有切缘均为阴性的患者，手术预后良好。这一技术的最终效果依赖于长期的肿瘤学预后，但于本书出版时仍悬而未决 [37]。如长期的肿瘤学预后令人满意，对于 T2N0 期微小肿瘤精确分期并应用新辅助治疗、然后局部切除的方法，将成为此亚类直肠癌患者的治疗规范。

距离齿状线小于 3 cm 但并未侵及括约肌的肿瘤通常可经肛门径路切除，距离齿状线 5 cm 的肿瘤可经骶部径路或者经肛内镜显微外科手术（TEM），距齿状线 7 ~ 10 cm 肿瘤需行 TEM 或低位前切除术。明显的是，体检发现肿瘤固定于直肠系膜或盆底，提示透壁性浸润，不适合局部切除；此类病变患者需行术前放疗，然后行根治性切除。

医学上认为不适合大手术切除的患者是局部切除的良好候选者，大多数微小、活动的肿瘤，包括 T2 期和 T3 期病变，存在较高的局部复发率。此时，提倡行辅助放化疗，强制性密切随访。

局部切除之后，如病理结果不好，应建议患者行放化疗，或达到 TME 的 LAR 或 APR，此情况下的局部切除，被认为是切除活检而非最终治疗。

切除技术

局部切除有 4 种入路：经肛门括约肌径路、经肛门径路、经骶部径路和 TEM。经肛门括约肌径路有导致肛门括约肌的明显障碍与随后中重度的大便失禁的缺点，优先选择经肛门径路、经骶部径路和 TEM 的方法。

经肛门行径路切除

大多数远端直肠微小癌可通过经肛切除局部切除。适用此入路治疗的肿瘤通常位于肛缘以上 6 ~ 8 cm 范围，亦即位于肛门直肠环以上 3 ~ 4 cm。

患者于手术前需行充分的机械性和抗生素肠道准备。术前和围术期的用药与根治性切除术患者相同。大多数患者体位是俯卧折刀位，臀部胶布粘牢分开；仅次于后正中的病变，可采用截石位。手术医生需要佩戴纤维光学头灯。利用 0.5% 的布比卡因（丁哌卡因）联合 1∶100 000 U 肾上腺素行阴部神经阻滞，以放松括约肌和控制术后疼痛。用星形

长拉钩（CooperSurgical，Inc.，Trumbull，CT）暴露齿状线，插入 Pratt bivalve 牵开器（Pilling-Weck Instruments，Ft. Washington，PA）、Fansler 手术用窥器（HaydenMedical，Inc.，Santa Clarita，CA）或 Parks 肛门牵开器（CS Surgical，Inc.，Slidell，LA）扩张肛门、显露病变。充分显露肿瘤后，用 2-0 薇乔缝线于肿瘤近端 2 cm 处放置牵引缝线。用精细 Bovie 尖端距离肿瘤基底大约 1 cm 黏膜层烧灼画出环周切缘线，注意保证较宽的近端切缘；如不能充分观察病变，可从远端开始连续缝合牵引缝线牵拉病变进入视野。沿着 Bovie 标记于四周病变黏膜下注射局麻药以助于止血。然后从近端开始，向四周用烧灼器沿先前标记的黏膜，向下全层切开肠壁直至直肠周围脂肪（图 40-10）。一旦到达脂肪层，切开脂肪组织以切除标本。如为女性患者，需注意不能损伤阴道后壁；如为男性患者，注意避开前列腺。一旦标本游离，仔细为病理医生标记标本方向（如中间、前方、左侧、右侧）。冲洗、止血，切除后的肠壁缺损用 3-0 薇乔缝线行横向间断全层缝合。将一根缝线置于切口的中间，先缝闭一半后再缝闭另一半。插入硬质乙状结肠镜观察缝线并确保直肠腔通畅，然后患者改为仰卧位。用纱布块

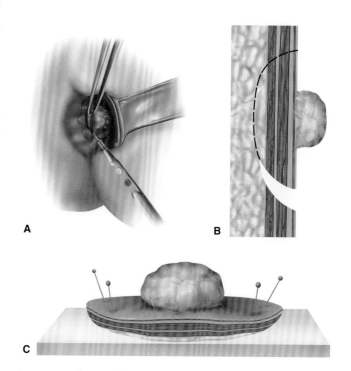

图 40-10　直肠肿瘤经肛门径路切除。A. 用 Bovie 电刀对直肠黏膜环形标记 1 ~ 2 cm 切缘；B. 直肠全层切除至直肠周围脂肪；C. 为病理医师确定标本方向（Reprinted，with permission，from Bleday R. Local excision of rectal cancer. *World J Surg*. 1997；21：706-714.）

覆盖直肠区域，用网状直肠短裤固定；直肠或肛管内一般不放置填塞物。手术可于门诊完成或者短期入院。潜在并发症包括：尿潴留、泌尿道感染、粪便嵌塞、直肠周围和直肠坐骨间隙感染以及迟发性出血。上述并发症发生率较低，死亡率接近于零。

经骶路径路切除术

  Kraske 首先推广经骶部径路切除位于直肠中、远端 1/3 较大或更近端的肿瘤。Bleday 等报道，认为适合选择后方或 Kraske 径路肿瘤远侧缘距齿状线平均距离为 4.8 cm[34]；此入路对位于直肠后壁肿瘤较为有用，亦可用于前方病变。

  与经肛门径路切除的患者一样，采取相似的肠道准备和预防血栓措施。患者取俯卧折刀位，臀部用胶布固定并分开以便更好地显露，注意要在缝合时放松胶布有助于切口两侧组织和皮肤对合。备皮后，用必妥碘（聚维酮碘）溶液冲洗直肠。在骶骨和尾骨上方臀间皱襞上建立切口，向下直到外括约肌后侧边界的上缘。在分离皮肤和皮下组织后，可以看到尾骨及肛尾韧带。为获取最佳暴露，从两侧及下缘烧灼包括肛尾韧带在内的尾骨连接部位以移除尾骨，然后从其下侧继续进行解剖。用切割丝切断骶尾关节；切除尾骨后，电凝控制骶正中动脉延伸支出血。中线处分离肛提肌，显露直肠系膜脂肪外膜。待打开薄膜后，直肠可于腹膜盆腔内彻底游离。对于前方病变，需行直肠后壁切开，直视下看到直肠前壁肿瘤、距其边缘 1 cm 切除肿瘤（图 40-11）。对于后侧宽基底病变，行直肠系膜完全游离后，可通过直肠触诊触及肿瘤远侧边缘，距肿瘤远端约 1 cm 处横断直肠、直肠系膜（图 40-12）；切除肿瘤连同 1 cm 切缘的正常组织。后方入路优势在于直接切除靠近肿瘤的直肠系膜组织及直肠周围淋巴结。切除后，为病理诊断标定标本的方向。用可吸收缝线如 3-0 薇乔或 3-0PDS（Ethicon，Somerville，NJ）行切口的横向关闭，闭合直肠后，向直肠注气并用无菌生理盐水灌满术野行充气试验检测；待所有气体渗漏控制后，重新对合肛提肌，将肛尾韧带重新附着到骶骨上，随后缝合皮下组织及皮肤。

  经骶部径路切除术最为麻烦的并发症之一是直肠向后侧入路延伸的粪瘘，其发生率为 5% ~ 20%[35]；行暂时性粪便转流后，粪瘘通常可愈合。

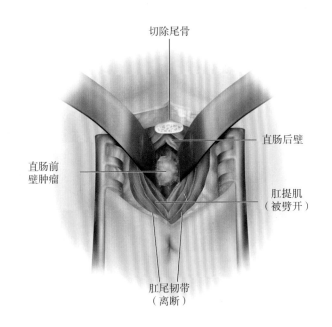

图 40-11 直肠前壁病变 Kraske 径路。切除尾骨，从中间劈开肛提肌，游离直肠。打开直肠后壁显露前方病变（Reprinted，with permission，from Bleday R. Local excision of rectal cancer. *World J Surg*. 1997；21：706-714.）

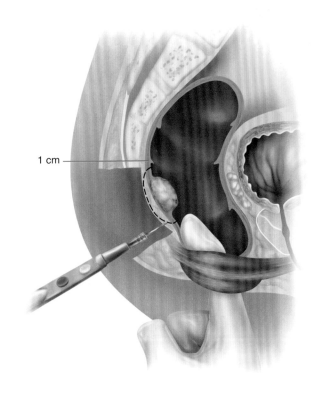

图 40-12 直肠后壁病变 Kraske 径路。显露直肠后，术者触诊肿瘤远侧缘。连同 1 cm 周围正常组织一起切除肿瘤（Reprinted，with permission，from Bleday R. Local excision of rectal cancer. *World J Surg*. 1997；21：706-714.）

经肛内镜显微外科手术

1980 年，德国图宾根的 Gerhard Buess 首次描述经肛内镜显微外科手术（transanal endoscopic microsurgery，TEM），对于传统经肛门径路切除位置过高的位于直肠近端或中段较小的良性或恶性病变尤其有价值。此技术在欧洲获得广泛应用，而在北美直至现在未有充分应用；TEM 逐渐成为早期直肠中段或上段病变的标准治疗方式。目前已开发出专门仪器包括末端为直面或斜面、直径 4 cm、长 12 ~ 20 cm Wolf 的手术用直肠镜（Richard Wolf Company，Frankfurt am Main，Germany），配备有双目显微镜和可于标准腹腔镜塔上观察的视频显示器；还有 CO_2 灌流机和长外科手术器械。手术医生须经技术培训，遵循前述经肛门径路切除术使用 Bovie 电凝器尖端的原则。术前于诊室内利用硬质直肠镜定位必不可少，以便患者取适宜的体位。用小布袋为患者摆放体位，并用带子固定于手术台，允许患者于手术中侧向旋转。肿瘤位于直肠前壁，患者取俯卧折刀位；肿瘤位于直肠后壁，患者取改良截石位；肿瘤位于直肠侧方壁，患者可取使病变位于视野下侧象限的体位。患者摆好恰当体位后，通过刚性支架臂和玻璃面板将手术用直肠镜固定于手术台，面板装备有 2 个手术孔和 1 个吸引孔。用二氧化碳扩张直肠后，维持 15 ~ 26 cm H_2O 柱压力以便于肿瘤可视化，并可完成直肠的切除和闭合。全层切除肿瘤后，直肠缺损可于内镜下用 3-0 PDS 缝线间断 8 字缝合闭合；如不能完成缝合，可将缺损如标准经肛门和径路切除一样开放。应特别警视识别病变与腹膜反折的关系，尤其是病变仅于直肠前壁。如分离进入腹膜腔，此时缺损必须关闭；如进入腹腔，等缺损关闭后，作者习惯让患者留院观察直至排气。对于部分特殊患者，需行暂时性粪便转流。此外，拟行 TEM 的患者需要使了解，由于技术的原因（直肠镜不适应或不能通过、视野不佳、进入腹腔），可能需要进行 LAR 手术，尤其是术前已明确为恶性的患者。

遗憾的是，描述早期直肠腺癌 TEM 切除术肿瘤学预后的文献多为单中心、小样本和短期随访，大多数研究仅与根治性手术（LAR、APR）对比，但未与经肛门径路切除术的直接比较。大多数情况下，TEM 与传统经肛门径路切除术的对比仅是通过历史数据进行；部分原因是靠近括约肌极远端病变，TEM 切除较为困难，而传统经肛门径路切除较为简单；反之，更近端的病变，用传统方式不适宜，TEM 经直肠切除肿瘤较易成功。因此，仅少量距肛缘大于 8 cm、小于 10 cm 的肿瘤可纳入直接对照试验。为回答此问题，需对早期直肠癌进行对比 TEM 和传统经肛门径路切除术联合或不联合辅助放疗的多中心随机对照临床试验。迄今为止，这一试验尚未完成。

低危 T1 期直肠腺癌 TEM 切除术的局部复发率为 0 ~ 11%，T2 期病变不联合辅助治疗局部复发率约为 19% ~ 35%，T2 和 T3 期病变接受辅助或新辅助治疗和 TEM 切除术局部复发率分别降到 14% 和 3%。一项警视是所有研究均为短期随访，最长为 4 年。T1 期病变 TEM 局部切除间接对照具有相似的局部复发率（TAE 7% ~ 18%；TEM 0 ~ 11%），因此，施行传统经肛门径路切除术或 TEM 决定有赖于肿瘤位置和手术医生的个人意见。另一方面，TEM 或经肛门径路切除而未行放化疗的局部复发率并不令人满意，T2 期病变 TEM 切除的局部复发率为 19% ~ 35%、传统经肛门径路切除术局部的复发率为 26% ~ 47%（表 12-2）。无论何种情况，结果均不令人满意，因此，仅医学上适宜的 T2 期病变患者并不适合无联合放疗的 TEM 或经肛切除术。

概括来说，早期直肠癌 TEM 切除术的效果等同于或优于传统经肛门径路切除术。决定手术方案是采用经肛门径路切除或 TEM 时，手术医生应牢记 TEM 可提供较好的视野、近乎完全的切除、适于直肠更高的病变，否则就应行根治性手术。佛蒙特大学 Cataldo 研究小组数据表明，TEM 切除有 94% 概率可达到完全、完整切除病变，而经肛门径路切除仅有 65% 概率完成完全完切除病变（P < 0.001）；直肠癌 TEM 切缘阴性率为 98%，TAE 为 78%（P = 0.03）。此外，其还显示有无统计学意义的明显降低复发率的趋势（TAE 22%：TEM 3%）[38]。

全直肠系膜切除的低位前切除术

肿瘤学结果

局部复发通常意味着切缘手术切除不充分。Heald 等提出的全直肠系膜切除（TME）概念，显示出可同时延长无瘤生存和总生存率[3]。与 LAR 或 APR 结合 TME 需要精确地解剖和进行包括肿瘤远端在内的全直肠系膜整体切除。不同于传统的钝性剥离可能于盆腔残留直肠系膜，TME 在包绕直肠系膜的直肠深筋膜和覆盖骨盆壁结构的壁层筋膜间进行无血管、蜂窝状平面进行直视下的锐性解剖；手术过程强调自主神经保护（ANP）和完全止血，并避免破坏直肠系膜鞘，这可使离体的直肠呈典型的两叶、表面光滑、白色外观的系膜特征。

由于直肠癌扩散似乎受到直肠系膜鞘的限制，其全部切除实际上包含所有肿瘤卫星病灶，从而提高局部控制的可能性。TME 手术的优异结果归因于改善侧方清扫以切除直肠系膜中潜在的肿瘤种植，并降低系膜破坏时肿瘤散落的风险[39]。即使手术切缘并未受累，直肠系膜切除的完整性也影响局部控制。一项研究报告显示，与完整或近完整的直肠系膜切除相比，不完全系膜切除的局部（11.4% vs. 5.5%）和远处复发率（19.2% vs. 12.2%）更高。基于这些优势结果，部分学者开始质疑直肠癌 TME 术后患者常规术后放疗的必要性。然而，来自荷兰的一项新辅助治疗试验，随机对 1861 例可切除直肠癌的患者行单独 TME 手术或短程术前放疗（连续 5 天，每天 5 Gy，"瑞典方式"），然后 TME 手术，证实 2 年局部复发率明显降低（8.2% vs. 2.4%）[40]。

更为重要的是，改善局部控制似乎可有更好的总体生存。一项最早的报道中，Heald 等指出在 9 年随访后局部复发率为 3.6%、生存率为 86%[41]。1994 年，挪威直肠癌小组成立，在国家层面通过行 TME 提高手术标准并评价结果：安排课程以培训医生 TME 技术、优化 TME 手术降低局部复发率（TME 6% vs. 非TME 12%）和提高 2 年内总生存率（TME 73% vs. 非TME 60%）[42]。为此导致挪威与美国在评估直肠癌手术质量上的战略上的不同。

Guillem 等最近证实，T3 或 N1 期肿瘤患者进行术前综合治疗后再接受 TME 手术，可提高总体和无瘤生存率[43]。中位随访时间为 44 个月中，估计 10 年总体生存率达 58%（图 40-13）和 10 年无复发生存率为 62%（图 40-14）。在多变量分析中，病理反应大于 95%、无淋巴血管浸润和（或）神经周围浸润（PNI）、无术后阳性淋巴结，明显与整体和无瘤生存率改善相关。

侧方淋巴结清扫

虽然直肠癌患者的治疗有 TME 和新辅助放化疗的加入，但仍有局部盆腔复发和出现远处转移的风险。侧方淋巴结播散，尤其是远端直肠癌，可能是直肠癌治疗失败的主要原因。远端直肠腺癌预后差于近端病变已较为明确，大多数外科医生归咎于三个因素：①远端肿瘤需要在狭窄骨盆内做

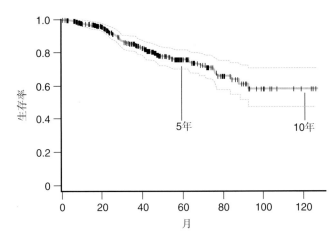

图 40-13　直肠癌患者进行术前综合治疗和全直肠系膜切除术后的 5 年和 10 年总体生存率的 95% 可信区间（Used, with permission, from Guillem JG, Chessin DB, Cohen AM, et al. Longterm oncologic outcome following preoperative combined modality therapy and total mesorectal excision of locally advanced rectal cancer. *Ann Surg*. 2005；241：829-838.）

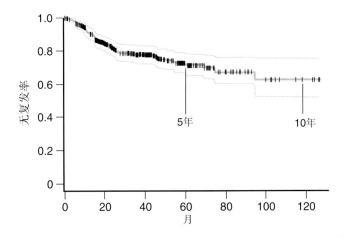

图 40-14　直肠癌患者进行术前综合治疗和全直肠系膜切除术后的 5 年和 10 年无复发生存率的 95% 可信区间（Used, with permission, from Guillem JG, Chessin DB, Cohen AM, et al. Long-term oncologic outcome following preoperative combined modality therapy and total mesorectal excision of locally advanced rectal cancer. *Ann Surg*. 2005；241：829-838.）

较为困难的低位解剖；②肿瘤可能存在生物学差异，低位肿瘤可能有更差的生物学行为；③较远端的肿瘤偏爱更复杂的淋巴管，侧方播散进入体循环以及门脉循环的可能性更大。Takahashi 等对 20 年期间（1975—1995）接受治愈性的三维解剖的 764 例患者进行回顾性分析，这三个空间定义如下：①内部空间是后方由内脏骨盆筋膜包围，前面由 Denonvilliers 筋膜包围，侧方在盆腔神经丛附近三

个空间相互统一；②中间空间是后方有壁侧骨盆筋膜，侧方和前方有髂内动脉及其分支；③外部空间在髂内动脉外侧。Takahashi 发现，764 名患者中有 66 位（8.6%）存在直肠癌的侧方淋巴结播散；更重要的是，16.4% 低位直肠癌下缘距齿状线不足 5 cm。侧方淋巴结播散在传统 TME 切除平面以外，但在适宜的患者可为三维侧方淋巴结清扫切除。如能够实现，在接受侧方淋巴结清扫和治愈性三维解剖的患者亚群中，5 年生存率为 42.4%[44]。

一项日本和荷兰患者的对照研究检查患者局部复发，荷兰患者仅接受 TME 手术对比 TME 联合术前放疗，而日本患者接受 TME 加侧方淋巴结清扫（LAR 或 APR），大多数日本患者未接受新辅助治疗，对局部复发、骨盆侧方复发和骶前复发率进行分析并列举于表 40-7。

总之，TME 联合放疗与不联合放疗的侧方淋巴结清扫均实现良好的局部控制，与单独 TME 手术相比，改善局部控制，结论是放射治疗可消灭超出传统 TME 切除平面侧方间隙中的微小肿瘤扩散[45]。主要需要注意的是，仅接受 TME 手术的患者和接受 TME 加侧方淋巴结清扫的患者相比，术后有更好的性功能和排尿功能[46]。

生活质量

TME 和 ANP 后生活质量有所提高。传统直肠手术与阳痿、逆行射精、尿失禁等的发生率相关，可能是由于钝性剥离导致盆腔自主副交感神经和交感神经的损伤[47]。在常规治疗患者中，25% ～ 75% 可观察到术后阳痿、逆行射精，或两者均有，而行 TME 并细致地解剖保护神经的患者仅 10% ～ 29% 出现[47]。

大多数男性患者可保持勃起能力和正常射精，尤其是 60 岁或更年轻的患者。在一项接受 TME 与 ANP 患者的回顾性研究中，86% 年龄小于 60 岁男性患者和 67% 60 岁或 60 岁以上患者术后可进行性交

并达到高潮[47]；女性患者，有 86% 可维持性行为，98% 有阴道润滑的性唤起，91% 可达到性高潮。随着保留自主神经的盆腔解剖出现，术后性功能障碍率已从超过 50% 降低至 10% ～ 28%[47]。

在保护盆腔自主神经的情况下，单独的排尿功能障碍并不常见。一项直肠癌患者接受 TME 并 ANP 治疗的前瞻性研究中，35 例中仅 2 例存在膀胱排空困难并于术后检查中存在膀胱去神经的证据。

然而，一些研究证实由于 TME 的 LAR 引起的生活质量受损部分原因是由于临时性回肠袢造口术或术前放疗。然而成本效用分析判断，改善生存率比生活质量受损更重要[48]。

全直肠系膜切除技术

手术前，所有患者均需要充分的机械和抗生素肠道准备；术前造口护士要在患者的腹部潜在造口位置标记，麻醉团队置于硬膜外的导管用于术后镇痛。全身麻醉前，下肢应用持续性压力装置预防深静脉血栓形成（DVT），给予 1 剂 5000 单位肝素皮下注射，输注头孢唑啉和甲硝唑。麻醉诱导后，患者体位是将臀部放于手术台边缘、臀下放置凝胶垫以利于接近肛门通路。利用 Allen 或 Yellow Fin 脚蹬将患者置于改良截石位（图 40-15），臀部最低限度的屈曲并固定；双脚在脚蹬内水平放置，想象一条虚拟线来保持脚踝、膝盖和对侧肩膀处于一条直线，注意不要压迫腓神经或骨性突起，手掌应可容易地放到两条小腿后外侧和各自脚蹬之间。如果患者有盆腔手术史或 CT 扫描有肾盂积水，可行双侧输尿管支架置入术。放置 Foley 尿管，并从一条腿上垂下。麻醉团队插入鼻胃管。行直肠指诊，如有肿瘤远端和近端界限的任何疑问，此时需要进行硬质直肠镜检查。术前，可通过注射印度墨水标记病变。外科医生可佩戴头灯以易于看到低位盆腔。大多数外科医生习惯站在患者左侧，可使其在低位盆腔更为有效地用右手操作。于脐和耻骨间行低位正中切口，注意潜在造口位置；为游离脾曲，可能需要向头侧延伸切口。探查腹腔以寻找肝或腹膜表面的转移性病变，触诊直肠评估原发病灶，触诊结肠以除外任何其他同时性病变。

放置腹壁自动牵开器。患者取轻度 Trendelenburg 体位。通过 Toldt 白线，从侧方游离乙状结肠（图 40-16A）。注意左侧输尿管，鉴别方法有：观察跨越髂总动脉分叉处；触诊髂外动脉和按压上面的组织；乙状结肠转弯水平定位；或切开覆盖腰大肌的腹膜、

	表 40-7　局部、骨盆侧壁和骶前复发率的分析

	单纯 TME（%）	TME+RT（%）	TME+ 侧方清扫（%）
局部复发	12.1	5.8	6.9
骨盆侧壁复发	2.7	0.8	2.2
骶前复发	3.2	3.7	0.6

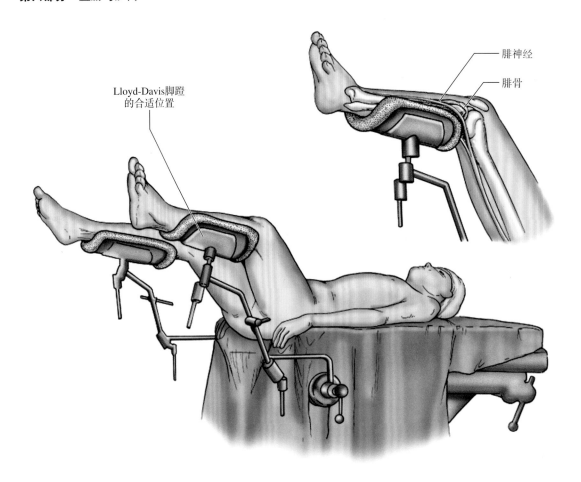

图 40-15 直肠癌手术时的患者体位，便于接近腹部和会阴部

于腹膜内侧寻找输尿管（图 40-16B）。如明确要较长肠管重建，需要游离脾曲。轻柔、稳固达拉结肠，结肠或网膜张力太大可引起脾损伤。沿着两个结构间的无血管平面进行锐性解剖可将横结肠从网膜上游离下来。包裹肠管并牵向上腹腔，在降结肠、乙状结肠的交界处提起乙状结肠，两侧肠系膜从此点向下至骶岬均需切开。辨认右侧输尿管；通常于乙状结肠、降结肠交界处用直线切割闭合器离断结肠（或者于两个肠钳间离断，但这需要手工缝合吻合）。分离乙状结肠血管，用 Kelly 血管钳分离，近端 2 把、远端 1 把。用解剖剪离断血管，双重结扎血管。将结肠推向头侧离开术野，然后于左结肠动脉汇合处离断痔上动脉（图 40-16C）。如需要较长的结肠，可将肠系膜下血管于更近端结扎，但无基于肿瘤学原因于主动脉根部结扎 IMA；为确保止血通常缝扎痔上血管。

　　直肠上动脉离断后，重要的步骤是于骶岬找到恰当的解剖平面。首先沿骨盆边缘找到交感神经，向前收紧直肠。用长 Bovie 电刀显露后方无血管组织的疏松蜂窝状平面（图 40-17B）。显露神经，确保其处于切除平面的后方。切开骶前筋膜直至 Waldeyer 筋膜，于尾骨前方解剖。圣马克腹部牵开器有助于深部盆腔解剖。后方解剖部分完成后，开始进行前方和侧方解剖。于两侧切开腹膜，然后越过前正中线在陷凹最低点会合，陷凹即直肠和前方结构之间的沟槽（女性为子宫和阴道，男性为精囊）（图 40-17A）。利用电刀从盆腔侧壁分离直肠系膜，离断仅于恰当平面解剖时才可发现薄的结缔组织。于侧韧带或"蒂"前外侧向下解剖（图 40-17C）。仅 25% 患者的韧带中有直肠中动脉的明显分支，可于盆腔侧壁水平离断，但应保护位于盆腔侧壁的腹下神经丛，其恰好位于男性精囊或女性主韧带的侧方。神经丛保护有助于避免术后性功能或排尿问题，而切除较少有肿瘤学价值。侧方解剖自始至终应注意沿骨盆侧壁的神经和血管，侧方的过度解剖可导致骨盆侧壁出血。

　　在前方，平面不太明显、直肠系膜脂肪较薄。术者将直肠向后方牵引时，利用带唇的圣马克牵开器

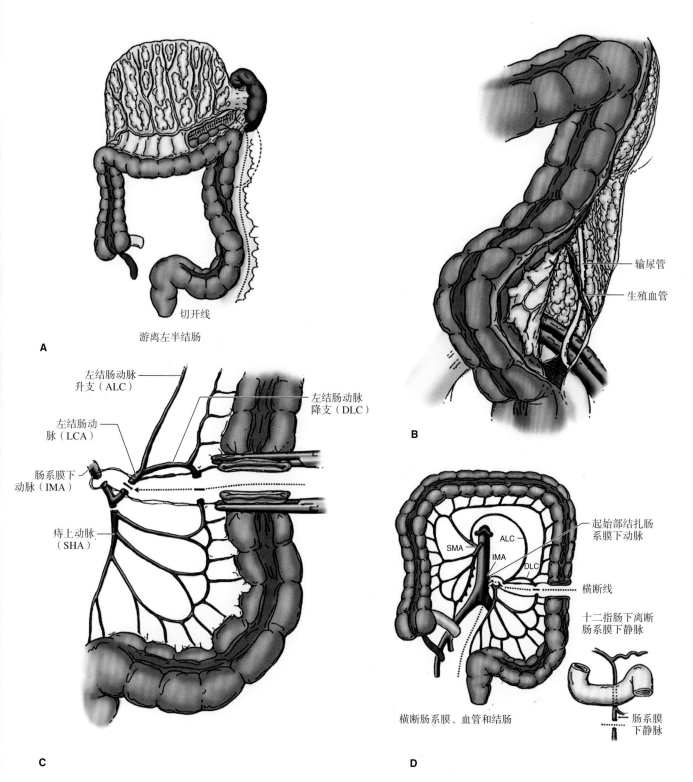

图 40-16 左半结肠的游离。A. 左半结肠的切除线；B. 向中间翻转左半结肠，显露输尿管和生殖血管；C. 在靠近主动脉水平离断痔上动脉，行高位结扎；保护 Riolan 弓，在降乙结肠交界处离断左半结肠及其系膜；D. 肠系膜下静脉近端结扎增加额外的活动度

将阴道壁或精囊向前方提起。男性患者，穿过或于 Denonvilliers 筋膜前方继续解剖（图 40-17D），此筋膜通常是一薄膜的两层。当进行癌切除时，如有可能，应将膜状筋膜的两层从精囊和上部前列腺上移除。

横断的要点

对于中 - 低位直肠癌，TME 需将整个直肠系膜包括其鞘作为整体切除。直肠上段肿瘤（距肛门边缘 > 10 cm），TME 需要向肿瘤水平下方延伸 5 ~ 6 cm，于此水平离断直肠和直肠系膜。许多病理学研究表明，直肠系膜内肿瘤扩散较少延伸超过肿瘤远侧边缘以远 4 cm，通常大多数淋巴结或系膜种植在肿瘤远侧边缘 3 cm 以内 [6,12]。多项研究表明，黏膜切缘 2cm 已足够；2% ~ 4% 少数肿瘤可有黏膜或黏膜下远端播散超过 2 cm。如不能触及肿瘤，尤其是新辅助治疗之后，可用硬质乙状结肠镜确定横断的适当位置。

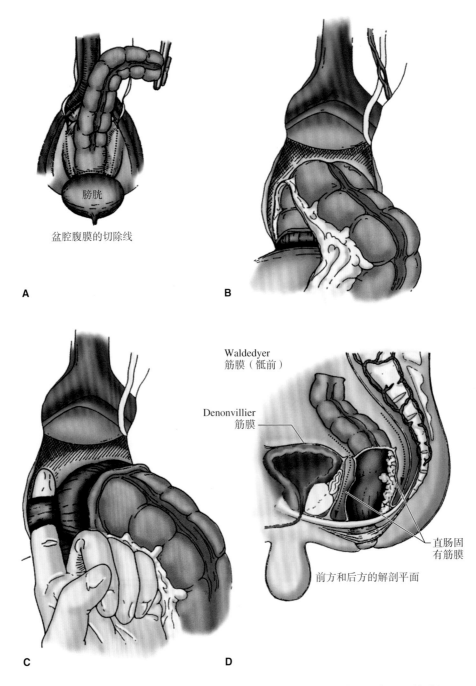

图 40-17　直肠的游离。A．盆腔腹膜切口；B．向前翻转直肠，于 Waldeyer 骶前筋膜和直肠深筋膜间进入后方无血管平面；C．离断侧韧带；D．穿过 Waldeyer 筋膜和 Denonvilliers 筋膜的预定切除线

待直肠游离后，硬质直肠镜检查标定距齿状线 5 cm 肿瘤通常游离状态时可达 8 cm，允许足够的切缘和保留肛门括约肌（图 40-18）。

确定肿瘤远端范围与横断位置后，用电刀从直肠上解剖直肠系膜脂肪。血管用 2-0 薇乔缝线结扎，保持系膜解剖垂直于横断位置至关重要，应避免横断前直肠系膜的"锥形"切除。

肠管清除系膜脂肪后，用 30 mm、45 mm 或 60 mm TA 线型闭合器闭合直肠（图 40-19A）。此为"双吻合器技术"的第一把吻合器；于该点近端夹闭肠管，用长柄 10 号刀片横断肠管，将标本移出术野。

重建：双吻合器技术

打开近端结肠，确定吻合无张力所需长度。如需更长结肠，可进一步游离脾曲，可能需将切口向头侧延伸。肠系膜下静脉近端结扎可增加额外的活动度（见图 40-16D）。切除闭合线近端约 1cm 多余脂肪和小血管，清理近端肠管。用 Bovie 电刀切除钉合线。插入测量仪选择端端吻合（EEA）的吻合器直径（25 mm、29 mm、31 mm）。然后选择圆形吻合器，把钉砧放进敞开的肠管，用 3-0 Prolene 缝线环绕钉砧行全层、1 ~ 2 mm 针距的荷包缝合，将荷包线轻柔和牢固地沿钉砧轴打结，确保肠管完全包裹钉砧轴（图 40-19C）。如有间隙，用另一根 3-0 Prolene 缝线行

全层缝合，同样把线绕钉砧轴打结。安放圆形吻合器后，进一步清除肠管浆膜上距钉砧轴 1 cm 内的脂肪和小血管，以便于肠管与肠管的接触。亦可将钉砧置于结肠对系膜侧，行端侧吻合，此时钉砧的最佳位置是使吻合口远端仅残留较小的结肠盲端（1 ~ 5 cm）。

然后将注意力转向盆腔，冲洗并检查止血，此为检查这一区域的最后时机，原因是一旦完成吻合后将无法显露。

手术组一名成员站于患者的两腿之间。圆形吻合器顶端抹上润滑剂，作者并不将吻合器全部涂抹润滑剂，将顶端完全收回。进行直肠检查，轻扩肛门至 2 ~ 3 指适应吻合器；圆形吻合器沿直肠弯曲轻轻插入——最初直线进入然后吻合器向后方倾斜。与腹部俯瞰的外科医生沟通，助手调整吻合器尖端于缝合线前方或后方 2 ~ 3 mm 位置穿出（女性患者，选择后壁避开阴道壁）（图 40-19B）。然后将吻合器尖端缓慢前进；根据需要继续调整肠管。当吻合器尖端从肠壁穿出后，确保穿出并可看到吻合器底部（图 40-19C）。移除保护穿刺套管，确保近端肠管无扭曲、避开其余肠管、肠系膜和肠脂垂，钉砧慢慢向下至吻合器并与之相连。再次检查结肠，确认未夹入邻近组织。慢慢闭合吻合器，直至结肠两部分完全贴近（图 40-19D）。击发吻合器，微微张开，根据吻合器类型依据使用指南轻轻移除，此为双吻合器技术的第二个吻合线（图 40-19E）。打开吻合器，从近端向远端检查肠管组织，以确保两个组织环，或"甜甜圈"，完好无损（图 40-19F）。如肠管组织不完整、且缺口明显，须行额外缝合。检查所有吻合的完整性，术者将盆腔充满盐水，然后用手轻轻夹闭吻合口近端肠管；助手通过直肠插入硬质乙状结肠镜并充气。如果未发现气泡，可确信吻合口完整；如发现气泡，需于可疑位置行额外缝合，并建立转流性袢式回肠造口。如果吻合完全破坏，必须重新吻合。

转流性袢式回肠造口术

任何低位吻合（距齿状线小于 5 cm）均应考虑附加转流性袢式回肠造口术，原因是低位吻合有高达 17% 的吻合口漏发生率。吻合破裂危险因素有放疗史、围术期应用类固醇、营养不良、老年女性直肠阴道隔变薄或老年患者接受术前综合治疗并计划术后化疗等；此外，如对吻合口完整性的存在疑问，均应建立回肠造口。回肠造口多可于 8 周内封闭，但通常是到患者完成辅助化疗后关闭；施行吻合前应通过泛影

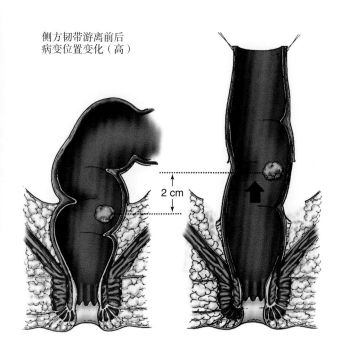

侧方韧带游离前后
病变位置变化（高）

2 cm

图 40-18　直肠游离后肿瘤与齿状线的相对位置，可容许保留括约肌的切除术

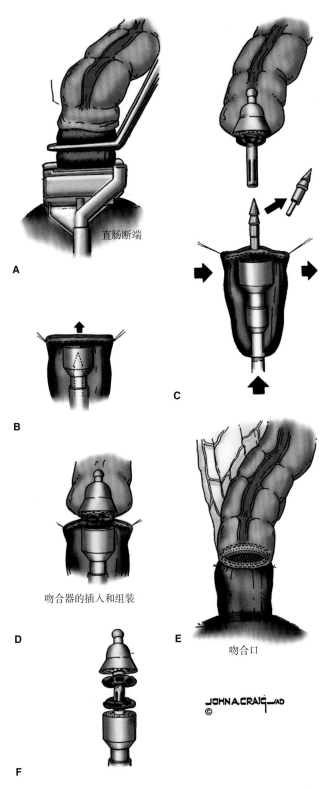

A

B

C

D 吻合器的插入和组装

E 吻合口

F

JOHN A. CRAIG — MD
©

直肠断端

图 40-19　结直肠吻合：双吻合器技术。A. 用线性闭合器离断远端直肠；B. 通过直肠置入吻合装置；C. 沿钉砧轴系紧降结肠荷包线，当圆形吻合器的穿刺器于吻合线下方穿出后，在与钉砧轴相连之前移除套管；D. 重新连接圆形吻合器、靠近、击发；E. 完成吻合；F. 检查近端和远端的吻合环是否为完整的内部组织环（"甜甜圈"）

葡胺灌肠剂检查吻合口的通畅性和完整性。

引流管放置

　　大多数外科医生仍推崇盆腔吻合常规放置引流管。一项对 100 例患者未放置引流管或放置闭式引流管的前瞻性随机试验表明，引流管的放置与否并不影响发病率和死亡率。尽管盆腔外吻合外放置引流管并无证据，但前切除术后盆腔引流可能较为重要。作者建议超低位切除术时放置引流管，尤其是手法缝合吻合或患者接受 APR 时；而对于其他切除术，引流管放置可根据具体情况决定。

切口缝合

　　作者更倾向于选择 0 号 PDS 环线关闭腹腔筋膜，从切口头侧和尾侧端点开始，向中间缝合；深皮层用 3-0 薇乔缝合。用钉合器或 4-0 薇乔皮下缝线缝合皮肤，然后粘贴安息香无菌长条，用 4×8 纱布敷料和透明敷料（Tegaderm，3M，St. Paul，MN）覆盖。

术后处理

　　可于手术结束后或术后第 1 天拔除鼻胃管，嘱患者进清流质饮食，排气后改为低渣饮食，继续给予头孢唑啉和甲硝唑至术后 24 小时。根据患者体重，给予 1 剂 5000 U 肝素皮下注射，1 天 2 次或 3 次；亦可给予适当剂量低分子量肝素。如患者走动不足，则应佩戴连续加压装置，大多数患者在术后第 1 天走动。保留 Foley 尿管 3 ~ 5 天。如应用硬膜外麻醉控制术后疼痛，通常保留至患者可良好地耐受清流质饮食并开始口服止痛药物。

结肠肛管吻合

　　恰好在或略高于肛门直肠环的吻合由于储存功能不足，常常导致大便次数增多、失禁或粪便污染、生活质量降低；术后限制饮食和定时排便通常可改善上述症状，而两种重建技术可解决上述术后问题，并且通常可更快地获得功能改善。

结肠储袋

　　将长约 6 cm 的乙状结肠或降结肠进行折叠，可能需要额外地游离脾曲使结肠折叠顶端向下无张力地达到直肠残端；于折叠的顶端用 Bovie 电刀切开结肠，然后用 75 号 GIA 直线切割器将肠管钉合储袋以形成共同的肠腔；多数情况下需要闭合器二次击发。构建后储袋作新的"直肠"，然后如前所述用双吻合器吻合或手法缝合吻合。超低吻合常规进行转流性袢式回肠造口术。

多项前瞻性随机研究证实：结肠肛管 J 形储袋功能优异，超过直接的结肠肛管吻合，尤其在回肠造口拆除后的前 6 个月内。

结肠成形术

当骨盆太窄不能行 J 形储袋或储袋长度不够时，可行结肠成形术。如同低位前切除部分的描述一样，于乙状结肠末端放置 29 mm 或 33 mm 圆形吻合器的钉砧完成。应将结肠游离到结肠中血管水平，从钉砧近端 2 cm 开始，行 7 ～ 8 cm 结肠的纵向切开，然后横向缝合结肠切口。同低位前切除术中的描述一样完成吻合。建立一个转流性袢状回肠造口。

经腹会阴切除术

传统上，远端直肠癌通过经腹会阴切除术治疗，该术式由 Miles 首次描述，其观察到局部切除术后的高失败率 [2]。手术涉及肿瘤以及周围淋巴结和肛门括约肌的整体切除，并行永久性结肠造口术。

APR 治疗早期直肠癌（Ⅰ期）在生存方面相当成功，但有显著的并发症发生率（61%）和死亡率（0 ～ 6.3%）[49]。泌尿系并发症高达 50%、会阴伤口感染率为 16%，除围术期问题外，与永久性结肠造口术相关的长期并发症，在一项患者调查中 66% 患者抱怨造口装置明显泄漏，67% 经历性功能障碍，仅 40% 患者最终回到术前工作岗位 [50]。与保肛手术相比，还存在自我形象的明显变化。经腹会阴切除术后 5 年生存率，Ⅰ期为 78% ～ 100%，Ⅱ期为 45% ～ 73%，Ⅲ期为 22% ～ 66%[51]。尽管施进的是根治性切除，但仍有 20% 局部复发；复发率的高低取决于肿瘤在直肠内的位置、手术技术的改变以及附加辅助治疗等。

肿瘤累及括约肌结构或者有粪便失禁患者，可行腹会阴切除术去除直肠标本。

手术操作

患者术前可由护士标记永久性结肠造口位置。关于手术处理的部分细节如额外术前护理、定位、切口、直肠游离请参阅全直肠系膜切除的低位前切除术章节。解剖继续向下直到肛提肌的横纹肌；可通过使用电凝器来证实肌肉收缩。一旦达此水平，会阴切除术部分可由术者或另一组开始。两组同时进行可节约时间。

会阴部切除

用 0 号丝线以荷包缝合的方式关闭肛门（图 40-20B）。用记号笔于外括约肌浅层外 2 cm 画一个椭圆，前方从会阴体、后方从尾骨、外侧从坐骨结节扩展。用 10 号刀片切开切口，向下切开真皮到坐骨直肠窝脂肪（图 40-20C）。于肛门 45°位置放置两个 Gelpi 牵开器以利于深层解剖。于外括约肌外侧朝尾骨尖向深处进行解剖，注意解剖平面（图 40-20A，40-20E）。正好在尾骨尖前方触诊肛尾韧带，触诊手指可碰到腹部手术组成员手指（图 40-20D）。用一把大剪刀戳过韧带，充分展开剪刀，在打开后，直向后方。于肛提肌下钩起食指和中指，用电刀横切，游离直肠外侧（图 40-20F，40-20G）。

最后解剖前表面（图 40-20H，40-20I）。直肠通过会阴部切口取出。助手利用 army-navy 牵开器向前牵拉皮肤和皮下组织。注意保护解剖层面前方的阴道或前列腺后壁。术者手握直肠向后向下牵拉，在直肠和前方结构之间烧灼，时常重新评估横切平面。一旦四周被游离，标本被取出术野。

冲洗盆底，并仔细检查止血情况。如果考虑进行放疗，一片舌状网膜或网膜蒂瓣用于覆盖骨盆以阻止小肠降入骨盆；亦有助于网膜愈合，尤其是会阴照射或接受过前列腺或阴道切除术的患者。降结肠需要进一步游离以无张力地拖出皮肤。结肠造口位置与低位前切除术中描述的转流性袢式回肠造口类似。用 Babcock 钳将结肠从结肠造口位置拖出，在腹部切口关闭前不能打开 Babcock 钳。

在盆腔放置 2 根 10 号负压引流管，向前穿过腹壁，用 3-0 尼龙缝线固定于皮肤（图 40-20 J）。如低位前切除术所述关闭腹腔。结肠造口用 3-0 薇乔缝线间断缝合固定。

如果采用两个团队的方式，可以在骨盆冲洗和止血完成后关闭会阴伤口。用两层 2-0 薇乔缝线间断缝合闭合皮下组织。用一层 3-0 薇乔缝线垂直褥式缝合闭合皮肤。因为此区域通常被放射，多层缝合降低伤口裂开延伸至盆腔的风险。

最初采用前方入路完成 APR 手术，然后转动患者进行会阴部分手术。以此方法，结束直肠的腹腔游离，四周到肛提肌，然后建立结肠造口，关闭腹腔，转动患者以完成手术的会阴部分，完成 APR 手术。大多数

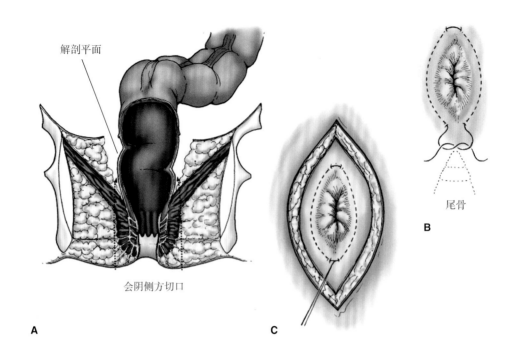

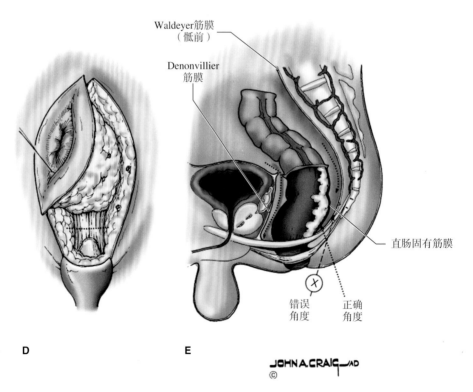

图 40-20 会阴解剖：两组同时入路。A. 垂直盆底平面的预计切除线；B. 缝合肛门；C. 会阴切口；D. 尾骨前方的切除线，通过用剪刀穿过肛尾韧带进入骨盆；E. 盆腔解剖平面和通过盆底进入骨盆的后方平面

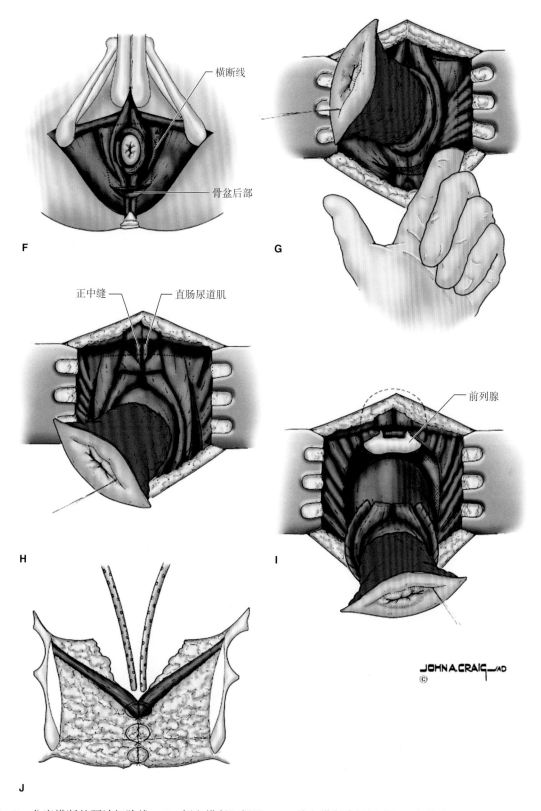

图 40-20 续　F. 盆底横断的预计切除线；G. 侧方横断肛提肌；H. 前方横断直肠尿道肌、耻骨直肠肌、耻骨尾骨肌；I. 前方解剖的完成和通过会阴伤口移除直肠；J. 放置 2 根负压引流管，关闭盆底

单位两组同时工作（如前所述），利用两个器械台分别计数，通常需要额外的手术支持人员协助。最近，注意力重新回到 APR 手术传统的前方或后方入路上。实际上，最近数据支持，使用上述前方或后方入路有更好的肿瘤学结局，即所谓的"柱形技术"。West 等报道在所有病理学切除术中切除的组织越多，从肌层到所有切缘的边缘就越好。这些结果分别转化为环周切缘阳性率的降低（TAE 14.8%：传统 APR 40.6%）和术中穿孔减少（TAE 3.7%：传统 APR 22.8%）[52]。根据作者的经验，他们还发现有较好的短期预后，包括会阴伤口感染较少和改善会阴的愈合等。

术后护理

术后护理与低位前切除术中所描述的相似。患者 5 天内不允许坐，但可斜躺和走动。此后，患者可坐于软枕头上，作者不提倡使用"甜甜圈"，原因是会阴部不被支撑。会阴部每天用稀释过氧化氢清洗。Foley 尿管通常保留 3 ~ 5 天。

并发症

经腹会阴切除术后会阴伤口并发症较常见，多达 25% 的患者可能出现。虽然伤口并发症大多轻微，但有些可能需要手术清创。作者之前发现，与直肠癌 APR 术后未经放疗患者相比，术前放疗和一期缝合并不增加伤口并发症的发生率[53]。

造口并发症包括缺血、回缩、疝、狭窄和脱垂等。良好结肠造口的构建可为 APR 术后患者提供极佳的生活质量；即刻术后阶段的早期教育可使患者适应造口的生活，术后约 3 周水肿消退后，造口收缩至最终大小。末端结肠造口可行灌肠以帮助建立规律排便，并进一步提高患者的生活质量。APR 的手术死亡率低于 2%。

直肠整块切除

后阴道切除术

累及阴道的局部晚期低位直肠癌需行阴道部分切除术。一项研究表明，5 年生存率达 46%、中位生存期为 44 个月，是获得手术切缘阴性和淋巴结阴性的最佳结果[54]。

如患者施行 APR 手术，阴道后壁可作为切除的前方切缘而切除（图 40-21）。待完成后方和侧方分离后，通过会阴取出直肠。为避免尿道去神经支配，会阴部切口前面包括阴道后口，然后围绕阴道后 1/3 至 1/2 延伸。为控制术中出血，可从两侧用 2-0 可吸收缝线穿阴道全层间断缝合，缝合从切口顶端开始，至切除标本后缝线打结。

如患者接受的结肠肛管吻合 LAR 手术，阴道部分切除术可通过经腹径路完成。阴道受累部位带有 1 cm 切缘并与直肠整体切除。开始时于阴道切缘放置

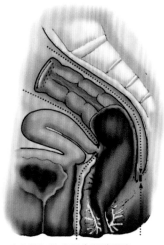

腹会阴切除术联合阴道后壁
切除术时的分离平面

A

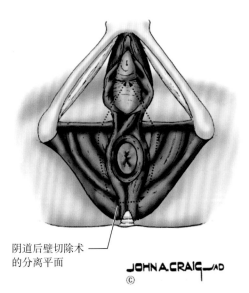

阴道后壁切除术
的分离平面

JOHN A. CRAIG–AD
ⓒ

B

图 40-21　APR 并阴道后壁切除术。A. 切除线，低位直肠前壁癌包括阴道后壁；B. 横断线，包括阴道后壁

Allis 钳，然后用 2-0 薇乔缝线全层 8 字缝合，随后关闭阴道。

在关腹之前，作者建议将网膜瓣放置于阴道断端周围，防止阴道缝线崩开。如结肠肛管吻合恰当，可将网膜放置在阴道和结肠肛管缝合线之间。

前列腺切除术

对于腹腔和盆腔 CT 扫描中似累及前列腺、尿道、膀胱或输尿管膀胱交界部的局部晚期直肠癌，应行盆腔 MRI 检查；并请泌尿外科医生会诊，因为可能须行根治性前列腺切除术和（或）膀胱切除术与回肠代膀胱术。对于直肠癌仅固定于前列腺患者，直肠、前列腺全切除术是全盆腔脏器切除的备选方案，侵及泌尿脏器的原因部分是由于前列腺的血管丰富；此外，先前放疗和有直肠吻合的情况下，更应该关注泌尿生殖器吻合的构建（如膀胱和尿道之间）。如 MRI 检查提示邻近血管神经束消失很明确，应注意自主神经缺失之可能性。

盆腔廓清术

全盆腔廓清术是晚期直肠癌患者的一种术式选择，肿瘤与邻近器官相邻，如前列腺或膀胱（图 40-22），术后长期生存率为 20% ~ 70%，而且无淋巴结转移的年轻患者生存率有所提高 [55]；局部复发率为 3% ~ 8%。反对全盆腔廓清术者认为，与手术相关的并发症发生率较高（20% ~ 40%），并有有 0 ~ 20% 的死亡率。最常见的并发症是感染、小肠梗阻以及尿流改道的问题。

预防性双侧卵巢切除术

直肠癌易转移至卵巢，直肠切除术时预防性卵巢切除可降低女性直肠癌的发病率；此外，有结直肠癌病史女性卵巢癌发病率大约是无病史患者的 5 倍。尽管预防性双侧卵巢切除术并未明显影响生存，预防性双侧卵巢切除术对于绝经后妇女原发性卵巢癌的预防是有益的。我们与绝经后患者讨论这一问题，并于进行直肠切除手术的同时完成此手术。

Ⅳ 期肿瘤的姑息性切除

Ⅳ 期直肠癌原发性结直肠肿瘤的姑息性切除取决于患者当前症状的严重程度，如有出血、局部穿孔和梗阻症状的患者，以下数种手术方式可缓解原发肿瘤

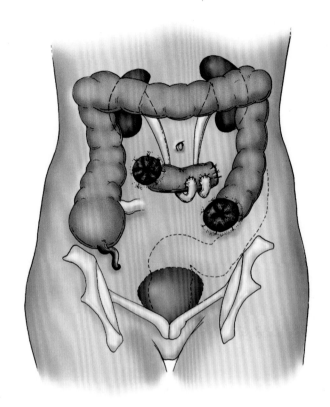

图 40-22 盆腔廓清术（Redrawn, with permission, from Craig JA, Kodner IJ, Fry RD, et al. Colon, rectum and anus. In: Schwartz DI, ed. *Principles of Surgery*. 6th ed. New York, NY: McGraw-Hill; 1993: 1296.）

的症状：

1. 永久性转流随后化疗（± 放疗取决于局部症状）
2. 姑息性切除并永久性结肠造口术，然后进行化疗（Ⅳ 期患者如原发肿瘤可成功切除，无需放疗）
3. 姑息性切除、重建胃肠道连续性，然后化疗（再次，Ⅳ 期患者如原发肿瘤可成功切除，无需放疗）。

对有症状患者，作者习惯给予上述三个选项之一的先期手术切除 / 转流以及额外治疗。手术取决于身体状况和探查时的术中发现，对于仅远处扩散至实体器官的患者，倾向于行原发肿瘤的切除并恢复胃肠道连续性；对有明显的腹腔和盆腔癌转移患者，基于盆、腹腔扩散程度予以切除术并行末端结肠造口术或仅做转流。对于肿瘤负荷较重的患者，如较大的原发肿瘤持续出血或由于骶神经根受累导致疼痛，最好是仅行转流并化疗和给予姑息性放疗。

另一方面，对于无法治愈 Ⅳ 期肿瘤且无症状患者施行切除存在争议；直肠癌切除术通常有明显的并

发症和值得注意的死亡率，但同时亦可提供局部症状的最好缓解。此外，过去 10 年中化疗方案明显延长了结直肠癌患者的预期寿命。FOLFOX[5- 氟尿嘧啶（5-FU）、甲酰四氢叶酸和奥沙利铂] 和 FOLFIRI（叶酸、氟尿嘧啶和伊立替康）化疗方案的出现和广泛使用，将为 Ⅳ 期患者中位生存预期，从约 8 个月延长至近 2 年（见第 36 章），许多患者生存期可能更长。因此，作者认为，对医学上适宜、远处转移负荷较低但传统上无法治愈患者，前期姑息性切除是有依据的。对有明显远处病变的患者，作者更推荐于数个疗程化疗后行全身治疗并重新肿瘤学分期。

在医学上适宜且一般状况良好、转移负荷实质改善的患者，可再次予以姑息性切除。手术操作的选择（见上述）有赖于术中发现，但此处理方法无前瞻性研究，极少的文献仅基于回顾性分析。虽然如此，与未切除患者相比，无症状原发性肿瘤切除患者有实质性的生存优势。Ruo 等研究显示，切除与未切者相比，中位生存时间延长（16 个月 vs. 9 个月）、2 年生存率增加（25% vs. 6%），而且两个数据均有统计学意义 [56]。

腹腔镜手术

1990 年，微创腹腔镜辅助手术首次用于因癌症行结肠切除术患者。数个前瞻性研究证实了腹腔镜 TME 手术的技术上可行性，腹腔镜 TME 手术中保护自主神经亦是可能的，早期结果证实所有患者均可施行包括完整内脏筋膜的直肠系膜完全切除 [57]。由于 Nelson 及其他人研究表明，与腹腔镜结肠癌手术具有相同的预后、生活质量和生存率，并由此重新产生了直肠癌腹腔镜 LAR 手术的兴趣 [58]。目前美国正在进行一项随机前瞻性试验。英国的结直肠癌传统与腹腔镜辅助手术（CLASSIC）试验组发布了 794 例（腹腔镜 526 例：开腹 268 例）直肠癌患者腹腔镜与开腹 LAR 手术的随机对照试验，中位随访时间为 36.8 个月、接受放化疗患者数量相同，总体生存率（开腹 66.7%：腹腔镜 74.6%）、无病生存率（开腹 70.4%：腹腔镜 70.9%）两组相似，无统计学意义。开腹手术总体局部复发率为 7%、腹腔镜组为 7.8%，虽然腹腔镜组有较高的环周切缘（CRM）阳性，但 3 年的随访局部复发率并无差别；CRM 阳性增加了 3 年随访次数和肯定需要更长期随访以明确差异 [59-60]。除 CRM 阳性增加外，CLASSIC 试验也显示接受腹腔镜直肠癌切除术的男性（不是女性）患者总体上性功能

较差 [61]。CRM 阳性和较差的性功能是腹腔镜直肠手术主要的潜在并发症，并且在长期数据显示至少相当的复发和并发症率之前，直肠癌的腹腔镜手术仍应局限于正在进行的试验（尤其是男性患者）。尽管如此，由于同一个 CLASSIC 试验测量患者生活质量的结果，在腹腔镜切除术和开放手术间并无差别。

其他治疗方法

除直肠癌的手术切除外，鉴于患者并存病、疾病程度或偏好等可能不适于手术患者还有其他选择。可给予 50 cGy 剂量的姑息或治疗性目的腔内放疗，为门诊患者施行腔内放疗能更好地耐受，可于镇静和局部会阴阻滞下施行。

也可于全身麻醉下、截石位，采用经肛门径路电凝法切除，电灼肿瘤和其 1 cm 边缘；此方法复发率接近 50% ～ 80%，患者可能需要多次治疗。

另一种替代方法——冷冻疗法，可释放大量恶臭；光动力治疗效果价值有限，使用钕钇铝榴石激光激光气化疗法可缓解，但复发率达 14% 并且花费巨大。

并发症

直肠癌手术治疗有与经腹大型手术相同的较常见的并发症，如感染、出血、切口问题、深静脉血栓形成 / 肺栓塞、心肌梗死、肺炎和肾衰竭等；然而，有数个与直肠癌相关的并发症，直肠癌切除术后男性阳痿发病率达 50%；因此，需要于切除术前与患者讨论此问题并记录术前性功能状态是至关重要的。如男性患者术后出现阳痿，建议接受阴茎假体装置植入之前等待 1 年；建议此延期不仅为确保恶性肿瘤清除，还允许患者有充足时间克服心理障碍，比如由盆腔手术或结肠造口术导致的身体形象变化。女性亦可能存在性功能障碍，尤其是直肠切除术中阴道出现变形。

永久性结肠造口术通常不为患者首先选择。然而，造口的放置须以某种方式解释，如技术上重建不可能时，使患者能理解他或她可能需要留有造口。

高达 20% 患者发生吻合口漏，可通过无张力、血供良好的组织建立吻合来避免。有意思的是，年轻、肌肉发达男性有更高的吻合口漏发生率，可能是于狭窄骨盆中手术技术困难导致的，或强有力的括约肌使吻合口张力大所致；后者因素可于手术结束后

行扩张肛门括约肌来处理。吻合口漏通常发生于术后 4 ~ 7 天之间，症状包括发热、心动过速、心律失常、呼吸急促、肠外瘘或弥漫性腹膜炎；疑似吻合口漏时，患者应禁食并采血行全血细胞计数、电解质、血型和交叉配血。胸部正位 X 线片可发现腹腔积气，腹部 X 线片可证实肠外积气，利用水溶性造影剂腹盆腔 CT 扫描可证实脓肿形成、肠外积气和吻合口漏。应避免使用钡剂，原因是钡泄露可导致毁灭性腹膜炎。无腹膜炎患者，吻合口漏可通过静脉注射抗生素和肠道休息治疗，脓肿可经皮引流，肠外瘘需要全静脉营养治疗和局部伤口护理。如证实较大的漏或患者有腹膜炎时，需行开腹探查并行转流性回肠造口术或结肠造口术。极少拆除吻合口，并且不应于有脓毒症时重建吻合口。

侧方清扫至骨盆侧壁或骶骨可能发生骶前间隙静脉大量出血。不推荐结扎髂血管，而且可能较为危险。如遇到大量出血，手术用金属"图钉"可以压入骶骨以压迫静脉间隙；另外，骨盆可填塞 24 ~ 48 小时，届时患者返回手术室取出填塞物并关腹。

直肠切除术后可能发生排尿功能障碍。多数男性患者有前列腺增生，由于低位直肠切除靠近尿道膜部，Foley 尿管通常保留 5 天。患者可留置尿管出院，尤其是接受过部分前列腺切除术或精囊切除术患者；如含有尿道神经控制的阴道前部横断，女性亦可能出现尿失禁。

直肠癌的梗阻、转移和复发

直肠癌梗阻

对于梗阻的直肠癌，通过开腹或腹腔镜手术行袢式回肠造口术建立转流；通常，肿瘤分期为 T3 或 N1 病变，患者接受新辅助治疗，并考虑随后的手术切除。

转移性直肠癌

肝或肺转移的治疗在本章并未涉及（参见第 36 章）。虽然如此，如患者存在不可治愈的转移性病灶，且预期寿命大于 6 个月，应考虑姑息性直肠切除术；如直肠肿瘤分期为 T3 或 N1，推荐新辅助放化疗，原因是可同时解决原发病灶和转移病灶，并可减缓梗阻、出血和疼痛；其他治疗方法包括直肠支架、肿瘤激光肿瘤毁损以维持足够的肠腔。对此分期患者推荐治疗方法，了解患者的愿望和一般健康状况非常重要。

直肠癌复发

高达 30% 的患者可出现直肠腺癌的局部复发。虽然可在吻合口远端切缘发现肿瘤复发，但复发大多数是由骨盆壁残余癌发展而来。吻合口出现复发的时间进程约为 18 个月，从其性质来看，肿瘤与骨盆壁及周围脏器多已固定；可引起明显的症状，如顽固性盆腔疼痛、出血、绞痛或便秘、尿道功能障碍和慢性盆腔脓毒症等。

当患者出现上述症状或 CEA 水平升高时，应行包括腹盆腔的 CT 扫描、ERUS、盆腔 MRI 和 PET 扫描是有价值的。对盆腔的仔细检查是必需的；可通过乙状结肠镜或 CT 引导下病理学检查明确病理学诊断。如从未接受过外照射，复发后可考虑施行外放射治疗。外科医生应细致地回顾影像学检查，判定受累器官，比如阴道、子宫、前列腺、膀胱、骶骨和小肠，如有可能可整块切除。如肿瘤侵及前列腺和膀胱，应请泌尿科会诊，并于术前放置输尿管支架。直肠、膀胱及周围淋巴组织的切除最终将导致永久性结肠造口术和回肠代膀胱术。

术中放疗

骨盆侧壁复发的患者可考虑施行术中放疗（IORT），需要在有放疗设备的手术室中进行。显微镜下切缘阴性的切除术、无血管受累，独立预示切除术和术中放疗之后局部控制和生存率的改善[62]。术中放疗的并发症主要包括周围神经病变和输尿管狭窄。

姑息治疗

肿瘤难以减轻，更不必说治愈，外科切除结合积极的综合治疗，可避免盆腔疾病并发症，并延长此患者亚群的生存率，使其生存率高达 30%[63]。然而，大多数患者由于有并存病、一般状况差、远处转移、术前影像学发现局部不可切除病变等，不能获得根治性手术；此类患者可给予姑息性干预。Miner 与其同事发现，接受姑息治疗目的的手术患者并发症的改善中，出血达 40%、梗阻达 70%、疼痛达 20%[64]。对这些患者考虑手术的价值的决策比较复杂，须平衡症状的缓解、并存病、患者的愿望和目标等；寻求包括肿瘤内科和放射肿瘤学家的多学科治疗组积极参与是非常有价值的。

放化疗

接受治愈目的的手术、且术后无病变残留证据的直肠癌患者，仍有可能发生局部复发或远处转移；接受 TME 手术且径向及远端切缘无瘤患者，多达 10% 可能出现局部复发。辅助治疗的目标是消除手术时同时存在的微转移病变。

辅助放化疗

1990 年，美国国立卫生研究院的共识声明认为"联合术后化疗和放疗可提高 II 期和 III 期患者的局部控制和生存率，并予以推荐"。关于结直肠癌化疗的资料大部分来自结肠癌的试验，而非直肠癌。NSABP C-04（美国乳腺与肠道外科辅助治疗研究组 C-04）试验研究 II 期和 III 期结肠癌患者，并证实 5-氟尿嘧啶（5-FU）和亚叶酸治疗相比于 5-FU 和左旋咪唑有较好的 5 年生存率（74% vs. 69%）[65]。

多个试验均表明已切除的 II 期或 II 期癌症患者受益于直肠癌的辅助放化疗。GITSG（胃肠道肿瘤研究小组）试验证明，联合放化疗导致总体生存率增高以及局部复发率降低[66]。NCCTG（北方癌症治疗中心）试验证实，放疗加化疗同时减少局部复发（13% vs. 25%）和远处转移（28% vs. 46%），并提高生存率[67]。

放射治疗作为辅助治疗单独使用可改善局部复发和生存率。进行术后放疗的理论依据是可实现更适宜的患者选择，因为是于放疗前进行病理分期。新辅助放疗的弊端有"新"直肠和小肠的辐射以及患者完成放疗治疗倾向更低，尽管 20 世纪 80 年代和 90 年代无试验证实可提高生存率，但有一项研究显示确实可减少局部复发。

新辅助放化疗

新辅助放化疗有许多潜在的优势，包括能够实现放疗时更高剂量的化疗、另一优势是不仅高达 60% ~ 80% 患者达到肿瘤降期、而且 15% ~ 30% 患者实现病理完全缓解，"萎缩"肿瘤的能力有助于手术切除，从而使得接受 APR 手术患者能够实现阴性切缘和施行保肛手术。额外的优势包括照射氧供较多的组织、无吻合口的照射以及无小肠进入骨盆，从而降低放射性肠炎的可能。最后，因为其先于外科切除，患者更有可能完成放疗的疗程。

荷兰结直肠癌小组证实：接受术前放疗（5 天，共 20 Gy）后行 TME 手术的患者 2 年内局部复发率与单纯 TME 手术患者相比明显下降（2.4% : 8%）[39]。瑞典试验是首次也是唯一一个研究证明：接受术前放疗（短程 5Gy，5 天）再手术的 III 期直肠癌患者与仅接受手术治疗的患者（48%）相比存在生存获益（58%）[68]。瑞典试验亦显示出放疗组的局部复发率（11%）与单纯手术组（27%）相比下降；此外，荟萃分析得出结论：术前放疗加手术与单纯手术相比显著降低 5 年总死亡率、癌症相关死亡率和局部复发率[69]。

《新英格兰医学杂志》发表的德国直肠癌试验中，Sauer 等随机分配临床 II 期或 III 期直肠癌患者，同时行长程放疗（5040 cGy，分为每天 180 cGy，每周 5 天）和 5-FU（在第 1 和第 5 周持续静脉注射 120 小时）的基础上，分为术前（421 例患者）或术后（402 例患者）放化疗组[70]；6 周后行 TME 手术，术后 1 个月继续 4 周期 5-FU 治疗，尽管术前放化疗组远端肿瘤占优势，但 4 年总体生存率或无瘤生存率无差别。另一方面，接受术前放化疗患者局部复发率为 6%，而接受术后放化疗的患者局部复发率为 13%；此外，术前放化疗组有更高的保肛率和较低的治疗相关毒性（27% vs. 40%）。局部复发、保肛和治疗毒性的差异均有统计学意义。波兰从 2004 年开始的直肠癌试验，对比术前短程放疗（5 天，5 Gy/d）与常规放疗（1.8 Gy×28 个分割，共计 50.4 Gy），来确定其在保肛方面是否存在差异。手术切除基于肿瘤手术时的状态而非放疗前的状态，使得患者在接受长程放疗肿瘤缩小后再做出是否手术的决定。1999—2002 年间该研究纳入 316 名患者，长疗程组肿瘤平均缩小达 1.9 cm，有统计学上的重大意义；然而，短疗程组保肛率达 61%、长疗程组为 58%，换言之，无论患者接受短程或长程放疗，并不影响保肛[71]。而对于生存率、局部控制或晚期并发症方面并无差异。此外，该波兰试验报告，短程和长程放疗之间并无肛门直肠或性功能方面的差异[72]。法国一个小组联合 EORTC（欧洲癌症研究和治疗组织）小组，研究"术前放疗附加化疗和术后化疗在直肠癌治疗中的应用"，临床分期为 T3 和 T4 期直肠腺癌患者随机分为四组：术前放疗、术前放化疗、术前放疗加术后化疗、术前放化疗加术后化疗；研究纳入 1011 名患者，其主要终点是总生存期，主要的次要终点是局部复发。结果表明，总生存期在接受术前化疗或术后化疗分组间无差异；然而，局部复发率存在差异。在接受术前、术后或术前和术后化疗的患者，局部复发率分别为 8.7%、

表 40-8	直肠癌根治性切除术后患者放化疗的现行推荐
Ⅰ 期	无辅助治疗
Ⅱ 期或 Ⅲ 期	新辅助放化疗
低位 / 中位病变	5-FU 为基础的化疗或其他临床试验加放疗（180 cGy 5 天 / 周 ×30 次治疗）
	休息 4 ~ 8 周
	全直肠系膜切除术
	休息 4 周
	适宜的患者化疗 4 ~ 6 个月
高位病变	术前或术后的放化疗
	全直肠系膜切除术
Ⅳ 期病变	姑息性治疗 / 预防梗阻或出血进行 LAR 或 APR
	辅助化疗
	5-FU+ 亚叶酸 ± 伊立替康或奥沙利铂与个体化 XRT

APR，经腹会阴切除术；5-FU，5- 氟尿嘧啶；LAR，低位前切除术；XRT，放射治疗

9.6% 和 7.6%，而仅接受放疗组局部复发率为 17.1%，具有统计学意义，表明增加术前化疗的方案有益于局部控制。而已接受术前化疗与放疗患者，增加术后化疗有无生存获益尚不明确[73]。

作者目前推荐对所有直肠腺癌患者利用 ERUS 或 MRI 进行术前分期，然后对医学上适宜并有治愈意向的 T3 ~ T4 期或淋巴结阳性直肠癌患者施行放化疗。有较大、靠近括约肌的 T2 期肿瘤患者为提高保肛可能性，亦可考虑新辅助放化疗（表 40-8）。紧随新辅助治疗后施行经腹会阴切除 TME 手术，或端 - 侧或结肠 J 形储袋重建的 TME 手术。术后，无论是术前分期或最终病理报告有淋巴结受累患者鼓励行额外的术后化疗。淋巴结阴性或完全反应患者是否行术后化疗要根据个体情况决定。

监测

根治性切除术后，长期随访应包括对直肠复发以及异时性结直肠肿瘤的常规筛查。60% ~ 84% 复发于前 24 个月内发现、90% 于 48 个月内发现，复发的中位时间是 11 ~ 22 个月。局部复发率为 4% ~ 50%，生存率随分期变化（表 40-4）。发现复发后的中位生存时间为 40 个月。

患者于术后 2 周复查，每 3 个月复查 1 次至 2 年。每次就诊时，患者需接受直肠指诊和乙状结肠镜检查，并获取 CEA 水平。按照美国国立综合癌症网络（NCCN）指南作者建议于切除术后 1 年，进行结肠镜和腹盆腔 CT 检查；亦需行胸部 CT 或 X 线检查，每年行 CT 扫描，直至术后 3 年。结肠镜检查频率由术后 1 年检查所见决定，如无息肉和复发，可延长随访间隔；2 年后患者仍为每 6 月接受 CEA 检测和体格检查的随访，直至术后 5 年。如患者 5 年后无复发，可每年一次随访，每 3 ~ 5 年接受结肠镜检查；当然，对于炎症性肠病、息肉综合征或明显结直肠癌家族史患者等继发癌症形成高风险的患者应进行更密切的观察。

参考文献

1. Jemal A, Murray T, Samuels A, et al. Cancer statistics, 2003. *CA Cancer J Clin*. 2003;53:5.
2. Miles WE. A method of performing abdominoperineal excision for carcinoma of the rectum and the terminal portion of the pelvic colon. *Cancer*. 1908;2:1812.
3. Heald RJ, Moran BJ, Ryall RD, et al. Rectal cancer: the Basingstoke experience of total mesorectal excision, 1978–1997. *Arch Surg*. 1998;133: 894–899.
4. Wei EK, Giovannucci E, Wu K, et al. Comparison of risk factors for colon and rectal cancer. *Int J Cancer*. 2004;108:433–442.
5. Martínez ME, McPherson RS, Annegers JF, Levin B. Cigarette smoking and alcohol consumption as risk factors for colorectal adenomatous polyps. *J Natl Cancer Inst*. 1995;87:274–279.
6. Haggitt RC, Glotzbach RE, Soffer EE, et al. Prognostic factors in colorectal carcinomas arising in adenomas: implications for lesions removed by endoscopic polypectomy. *Gastroenterology*. 1985;89:328–336.
7. Masaki T, Muto T. Predictive value of histology at the invasive margin in the prognosis of early invasive colorectal carcinoma. *J Gastroenterol*. 2000;35:195–200.
8. Memon S, Keating JP, Cooke HS, Dennett ER. A study into external rectal anatomy: improving patient selection for radiotherapy for rectal cancer. *Dis Colon Rectum*. 2009;52(1):87–90.
9. Sato K, Sato T. The vascular and neuronal composition of the lateral ligament of the rectum and the rectosacral fascia. *Surg Radiol Anat*. 1991;13:17–22.
10. Jones OM, Smeulders N, Wiseman O, et al. Lateral ligaments of the rectum: an anatomical study. *Br J Surg*. 1999;86:487–489.

11. Scott N, Jackson P, al-Jaberi T, et al. Total mesorectal excision and local recurrence: a study of tumour spread in the mesorectum distal to rectal cancer. *Br J Surg*. 1995;82:1031–1033.

12. Hida J, Yasutomi M, Maruyama T, et al. Lymph node metastases detected in the mesorectum distal to carcinoma of the rectum by the clearing method: justification of total mesorectal excision. *J Am Coll Surg*. 1997;184:584.

13. Ueno H, Yamauchi C, Hase K, et al. Clinicopathological study of intra-pelvic cancer spread to the iliac area in lower rectal adenocarcinoma by serial sectioning. *Br J Surg*. 1999;86:1532–1537.

14. Enker WE, Kafka NJ, Martz J. Planes of sharp pelvic dissection for primary, locally advanced, or recurrent rectal cancer. *Semin Surg Oncol*. 2000;18:199–206.

15. Garcia-Aguilar J, Pollack J, Lee SK, et al. Accuracy of endorectal ultrasonography in preoperative staging of rectal tumors. *Dis Colon Rectum*. 2002;45:10–15.

16. Orrom WJ, Wong WD, Rothenberger DA, et al. Endorectal ultrasound in the preoperative staging of rectal tumors: a learning experience. *Dis Colon Rectum*. 1990;33:654–659.

17. Guillem JG, Moore HG, Akhurst T, et al. Sequential preoperative fluorodeoxyglucose–positron emission tomography assessment of response to preoperative chemoradiation: a means for determining long-term outcomes of rectal cancer. *J Am Coll Surg*. 2004;199:1–7.

18. Moore HG, Akhurst T, Larson SM, et al. A case-controlled study of 18-fluorodeoxyglucose positron emission tomography in the detection of pelvic recurrence in previously irradiated rectal cancer patients. *J Am Coll Surg*. 2003;197:22–28.

19. Morson BC, Whiteway JE, Jones EA, et al. Histopathology and prognosis of malignant colorectal polyps treated by endoscopic polypectomy. *Gut*. 1984;25:437–444.

20. Nascimbeni R, Burgart LJ, Nivatvongs S, Larson DR. Risk of lymph node metastasis in T1 carcinoma of the colon and rectum. *Dis Colon Rectum*. 2002;45(2):200–206.

21. Sitzler PJ, Seow-Choen F, Ho YH, Leong AP. Lymph node involvement and tumor depth in rectal cancers: an analysis of 805 patients. *Dis Colon Rectum*. 1997;40(12):1472–1476.

22. Jessup JM, Stewart AK, Menck HR. The National Cancer Data Base report on patterns of care for adenocarcinoma of the rectum, 1985–1995. *Cancer*. 1998;83:2408.

23. Willett CG, Lewandrowski K, Donnelly S, et al. Are there patients with stage I rectal carcinoma at risk for failure after abdominoperineal resection? *Cancer*. 1992;69:1651–1655.

24. Clarke JS, Condon RE, Bartlett JG, et al. Preoperative oral antibiotics reduce septic complications of colon operations: results of prospective, randomized, double-blind clinical study. *Ann Surg*. 1977;186:251–259.

25. Solla JA, Rothenberger DA. Preoperative bowel preparation: a survey of colon and rectal surgeons. *Dis Colon Rectum*. 1990;33:154–159.

26. Nichols RL, Smith JW, Garcia RY, et al. Current practices of preoperative bowel preparation among North American colorectal surgeons. *Clin Infect Dis*. 1997;24:609–619.

27. Smink, Vicout E, Launay-Savary MV, Contant C, Chipponi J. Updated systematic review and meta-analysis of randomized clinical trials on the role of mechanical bowel preparation before colorectal surgery. *Ann Surg*. 2009;249(2):203–209.

28. Wolmark N, Fisher B. An analysis of survival and treatment failure following abdominoperineal and sphincter-saving resection in Dukes' B and C rectal carcinoma: a report of the NSABP clinical trials. National Surgical Adjuvant Breast and Bowel Project. *Ann Surg*. 1986;204:480–489.

29. Vernava AM, 3rd, Moran M, Rothenberger DA, et al. A prospective evaluation of distal margins in carcinoma of the rectum. *Surg Gynecol Obstet*. 1992;175:333–336.

30. Moore HG, Riedel E, Minsky BD, et al. Adequacy of 1-cm distal margin after restorative rectal cancer resection with sharp mesorectal excision and preoperative combined-modality therapy. *Ann Surg Oncol*. 2003;10:80–85.

31. Nelson H, Petrelli N, Carlin A, et al. Guidelines 2000 for colon and rectal cancer surgery. *J Natl Cancer Inst*. 2001;93:583–596.

32. Wibe A, et al. BJS 2002;89:327-344.

33. Ota DM, Skibber J, Rich TA. M.D. Anderson Cancer Center experience with local excision and multimodality therapy for rectal cancer. *Surg Oncol Clin N Am*. 1992;1:147–152.

34. Bleday R, Breen E, Jessup JM, et al. Prospective evaluation of local excision for small rectal cancers. *Dis Colon Rectum*. 1997;40:388–392.

35. Steele GD, Herndon JE, Bleday R, et al. Sphincter-sparing treatment of distal rectal adenocarcinoma. *Ann Surg Oncol*. 1999;6:433–441.

36. Greenberg JA, Shibata D, Herndon JE, Steele, Jr. GD, Mayer R, Bleday R. Local excision of distal rectal cancer: an update on CALGB 8984. *Dis Colon Rectum*. 2008;51(8):1185–1191.

37. Garcia-Aguilar J, Shi Q, Thomas CR Jr, et al. A phase II Trial of Neoadjuvant Chemoradiation and Local Excision for T2N0 Rectal Cancer: preliminary results of the ACOSOG Z6041 trial. *ANN Surg Oncol*. 2012;19:384–391.

38. Moore JS, Cataldo PA, Osler T, Hyman NH. Transanal endoscopic microsurgery is more effective than traditional transanal excision for resection of rectal masses. *Dis Colon Rectum*. 2008;51(7):1026–1030; discussion 1030–1031. [Epub 2008 May 15]

39. Guillem JG. Ultra-low anterior resection and coloanal pouch reconstruction for carcinoma of the distal rectum. *World J Surg*. 1997;21:721–727.

40. Kapiteijn E, Marijnen CA, Nagtegaal ID, et al. Preoperative radiotherapy combined with total mesorectal excision for resectable rectal cancer. *N Engl J Med*. 2001;345:638–646.

41. Heald RJ, Husband EM, Ryall RD. The mesorectum in rectal cancer surgery: the clue to pelvic recurrence? *Br J Surg*. 1982;69:613–616.

42. Wibe A, Eriksen MT, Syse A, et al. Total mesorectal excision for rectal cancer: what can be achieved by a national audit? *Colorectal Dis*. 2003;5:471–477.

43. Guillem JG, Chessin DB, Cohen AM, et al. Long-term oncologic outcome following preoperative combined modality therapy and total mesorectal excision of locally advanced rectal cancer. *Ann Surg*. 2005;241:829–838.

44. Takahashi T, Ueno M, Azekura K, Ohta H. Lateral node dissection and total mesorectal excision for rectal cancer. *Dis Colon Rectum*. 2000;43:S59–S68.

45. Kusters M, Beets GL, van de Velde CJ, et al. A comparison between the treatment of low rectal cancer in Japan and the Netherlands, focusing on the patterns of local recurrence. *Ann Surg*. 2009;249(2):229–235.

46. Akasu T, Sugihara K, Moriya Y. Male urinary and sexual functions after mesorectal excision alone or in combination with extended lateral pelvic lymph node dissection for rectal cancer. *Ann Surg Oncol*. 2009;16(10):2779–2786. [Epub 2009 Jul 21]

47. Havenga K, Enker WE, McDermott K, et al. Male and female sexual and urinary function after total mesorectal excision with autonomic nerve preservation for carcinoma of the rectum. *J Am Coll Surg*. 1996;182:495–502.

48. Van Den Brink M, Van Den Hout WB, Stiggelbout AM, et al. Cost-utility analysis of preoperative radiotherapy in patients with rectal cancer undergoing total mesorectal excision: a study of the Dutch Colorectal Cancer Group. *J Clin Oncol*. 2004;22:244–253.

49. Rothenberger DA, Wong WD. Abdominoperineal resection for adenocarcinoma of the low rectum. *World J Surg*. 1992;16:478–485.

50. Williams NS, Johnston D. The quality of life after rectal excision for low rectal cancer. *Br J Surg*. 1983;70:460–462.

51. Enker WE, Havenga K, Polyak T, et al. Abdominoperineal resection via total mesorectal excision and autonomic nerve preservation for low rectal cancer. *World J Surg*. 1997;21:715–720.

52. West NP, Finan PJ, Anderin C, Lindholm J, Holm T, Quirke P. Evidence of the oncologic superiority of cylindrical abdominoperineal excision for low rectal cancer. *J Clin Oncol*. 2008;26(21):3517–3522. [Epub 2008 Jun 9]

53. Christian CK, Kwaan MR, Betensky RA, et al. Risk factors for perineal wound complications following abdominoperineal resection. *Dis Colon Rectum*. 2005;48:43–48.

54. Ruo L, Paty PB, Minsky BD, et al. Results after rectal cancer resection with in-continuity partial vaginectomy and total mesorectal excision. *Ann Surg Oncol*. 2003;10:664–668.

55. Law WL, Chu KW, Choi HK. Total pelvic exenteration for locally advanced rectal cancer. *J Am Coll Surg*. 2000;190:78–83.

56. Ruo L, Gougoutas C, Paty PB, Guillem JG, Cohen AM, Wong WD. Elective bowel resection for incurable stage IV colorectal cancer: prognostic variables for asymptomatic patients. *J Am Coll Surg*. 2003;196:722–728.

57. Weiser MR, Milsom JW. Laparoscopic total mesorectal excision with autonomic nerve preservation. *Semin Surg Oncol*. 2000;19:396–403.

58. Clinical Outcomes of Surgical Therapy Study Group. A comparison of laparoscopically assisted and open colectomy for colon cancer. *N Engl J Med*. 2004;350(20):2050–2059.

59. Jayne DG, Guillou PJ, Thorpe H, et al. Randomised trial of laparoscopic-assisted resection of colorectal carcinoma: 3-year results of the UK MRC CLASICC Trial Group. *J Clin Oncol*. 2007;25:3061–3068.

60. Guillou PJ, Quirke P, Thorpe H, et al; MRC CLASICC trial group. Short-term endpoints of conventional versus laparoscopic-assisted surgery in patients with colorectal cancer (MRC CLASICC trial): multicentre,

randomised controlled trial. *Lancet*. 2005;365(9472):1718–1726.

61. Jayne DG, Brown JM, Thorpe H, Walker J, Quirke P, Guillou PJ. Bladder and sexual function following resection for rectal cancer in a randomized clinical trial of laparoscopic versus open technique. *Br J Surg*. 2005;92:1124–1132.

62. Shoup M, Guillem JG, Alektiar KM, et al. Predictors of survival in recurrent rectal cancer after resection and intraoperative radiotherapy. *Dis Colon Rectum*. 2002;45:585–592.

63. Salo JC, Paty PB, Guillem J, et al. Surgical salvage of recurrent rectal carcinoma after curative resection: a 10-year experience. *Ann Surg Oncol*. 1999;6:171–177.

64. Miner TJ, Jaques DP, Paty PB, et al. Symptom control in patients with locally recurrent rectal cancer. *Ann Surg Oncol*. 2003;10:72–79.

65. Wolmark N, Rockette H, Mamounas E, et al. Clinical trial to assess the relative efficacy of fluorouracil and leucovorin, fluorouracil, and levamisole, and fluorouracil, leucovorin, and levamisole in patients with Dukes' B and C carcinoma of the colon: Results from the National Surgical Adjuvant Breast and Bowel Project C-04. *J Clin Oncol*. 1999;17:3553–3559.

66. Gastrointestinal Tumor Study Group. Prolongation of the disease-free interval in surgically treated rectal carcinoma. *N Engl J Med*. 1985;312:1465–1472.

67. Krook JE, Moertel CG, Gunderson LL, et al. Effective surgical adjuvant therapy for high-risk rectal carcinoma. *N Engl J Med*. 1991;324:709–715.

68. Swedish Rectal Cancer Trial. Improved survival with preoperative radiotherapy in respectable rectal cancer. *N Engl J Med*. 1997;336:980–987.

69. Camma C, Guinta M, Fiorica F, et al. Preoperative radiotherapy for resectable rectal cancer: a meta-analysis. *JAMA*. 2000;284;1008–1015.

70. Sauer R, Becker H, Hohenberger W, et al. Preoperative versus postoperative chemoradiotherapy for rectal cancer. *N Engl J Med*. 2004;351:1731–1740.

71. Bujko K, Nowacki MP, Nasierowska-Guttmejer A, et al. Sphincter preservation following preoperative radiotherapy for rectal cancer: report of a randomised trial comparing short-term radiotherapy vs. conventionally fractionated radiochemotherapy. *Radiother Oncol*. 2004;72:15–24.

72. Pietrzak L, Bujko K, Nowacki MP, et al; Polish Colorectal Study Group. Quality of life, anorectal and sexual functions after preoperative radiotherapy for rectal cancer: report of a randomised trial. *Radiother Oncol*. 2007;84(3):217–225. [Epub 2007 Aug 10]

73. Bosset JF, Collette L, Calais G, et al; EORTC Radiotherapy Group Trial 22921. Chemotherapy with preoperative radiotherapy in rectal cancer. *N Engl J Med*. 2006;355(11):1114–1123.

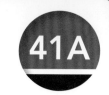

直肠与肛管癌展望

Julio Garcia-Aguilar

（张明庆 译）

直肠癌

前言

多年来，直肠癌的治疗公认为主要是通过开腹手术切除直肠及直肠系膜的全直肠系膜切除术（TME）[1]。施行 TME 的外科医最主要的手术考虑是保留括约肌、恢复肠道的连续性或切除直肠肛管、行永久性结肠造口术。最近几年，随着对直肠癌生物学与局部复发原因的进一步理解[2-3]，以及影像学[4]、手术技术的进步[5-6]、放疗与全身化疗的应用[7]等都扩大了手术选择范围。不同手术方式的选择主要基于肿瘤的分期与位置。在决定恰当的手术入路时，其他因素如患者的年龄、整体健康状况、功能状态、个人意愿和预期等亦需加以考虑。

患者评估

直肠癌患者的治疗决策受同时性肿瘤存在、肿瘤局部浸润、远处转移等影响；因此，每位患者在制定手术计划之前需行完整地评估。

全结肠镜检查对于排除同时性息肉或肿瘤至关重要，但局部分期对于指导初始治疗是必不可少的。直肠指诊（DRE）可提供有用的信息，原因是肿瘤相对于直肠壁的活动度是肿瘤浸润深度的标示；DRE 评估肿瘤与肛提肌、肛门外括约肌的关系，以及不同治疗方案的选择尤为有用。直肠镜检查是评估肿瘤距肛缘距离的最佳方法，肛缘是硬直肠镜唯一能够看到的解剖学距离标志。

除彻底的临床检查之外，每例直肠癌患者均需在影像学检查的辅助下进行充分地局部与区域分期[4]。经直肠超声（ERUS）可提供直肠壁不同层次的详细图像并证实肿瘤所致的层次断裂，因此对于早期直肠癌的分期非常有益。MRI 对于局部晚期直肠癌的分期最为有用，可提供骨盆的广阔视野以及直肠深筋膜的最佳图像。新一代计算机断层扫描（CT）亦可提供直肠、直肠系膜与周围骨盆结构的高分辨率横断层面影像，在无法行高质量 MRI 检查时可用于直肠癌的局部分期。胸部 X 线与腹、盆腔 CT 检查通常亦包含于患者评估中以诊断转移性病变。偶尔，其他检查例如肝三期 CT 或正电子发射断层扫描（PET-CT）检查对于明确肝或肺转移的诊断可能是必需的。

手术入路的选择

在评估完成后，术者须决定患者是否需要 TME 手术，或者以局部治疗的方式治疗，如局部切除术（LE）。为做出正确的选择，外科医生需要考虑肿瘤位置、特性以及患者总体状况。

局部切除术

早期直肠癌，即肿瘤局限于肠壁、浸润未超过固有肌层、未累及直肠系膜淋巴结，患者有可能通过局部切除术（LE）治疗，从而避免切除全部直肠带来的死亡率升高、并发症与功能丧失[8]。低位直肠癌局部切除可通过传统的经肛门切除术（TAE），或者经肛门内镜显微手术（TEM），亦即利用特殊手术用直肠镜、内镜成像以及类似用于腹腔镜的手术器械完成手术[9]。对于相同分期和位置的肿瘤，这两种局部切除手术方式的预后类似[10]。然而，TEM 的优势在于可使得局部切除能够应用于位于直肠中段或上端的肿瘤，否则将超出经肛门切除术的范围。但此优势是相对的，因为局部切除仅可用于早期远端直肠癌的患者，否则行 TME 手术需要结肠肛门吻合或经腹会阴直肠切除术。

进行局部切除的最初决定需要基于临床分期和影像学检查；只有那些肿瘤小且活动局限于肠壁，并且根据最佳的影像学检查没有可疑的直肠系膜淋巴结转移的患者，才可以考虑进行局部切除术[8]。然而，决定接受局部切除为唯一治疗需要根据局部切除标本的病理学检查确定。对于有治愈希望的适宜和健康的患者，LE作为唯一的治疗手段只能应用于远端 T1N0 的直肠癌患者，并且具有有利的组织学特征（高或中分化，没有淋巴管浸润、黏液成分或印戒细胞）和切缘阴性。切缘阳性或者具有不利病理学特征的肿瘤患者需要行 TME 手术。局部切除后证实为 T2 期肿瘤的患者需要接受 TME 手术，因为对于 T2 期肿瘤，局部切除作为唯一治疗的 5 年生存率要低于 TME 手术[11]。两项前瞻性 II 期临床试验表明：假如术前影像学检查系膜未发现淋巴结，并且切缘阴性的 T2 直肠癌，局部切除后接受术后放化疗能减少局部复发风险[12-13]。

临床分期 T2N0 的患者，亦即黏膜下层突破但未侵及肠周脂肪、且经直肠超声（ERUS）检查未发现系膜淋巴结转移的患者需要特别考虑。如局部切除是潜在可切除治愈的，肿瘤具有显著的隐匿淋巴结转移风险，并且如病理组织学检查确认为 T2 期肿瘤，仅行局部切除治疗与其高局部复发率相关。因此，局部切除前行放化疗对远端 uT2uN0 并有意于保留器官手术直肠癌患者是一个可能的选择[8]。ACOSOG Z6041（American College of Surgeons Oncology Group Z6041）试验验证此类直肠癌患者局部切除之前行放化疗的效果，但长期的肿瘤预后尚未公布，因此对于超声分期 T2N0 直肠癌行局部切除前放化疗仍认为是一种试验性治疗[14]。

全直肠系膜切除术

大多数直肠癌患者的肿瘤已侵及固有肌层或转移到直肠系膜淋巴结，需切除直肠及其直肠系膜。手术需在直肠深筋膜与骶前筋膜的蜂窝状间隙进行锐性分离。钝性剥离可增加撕裂直肠系膜从而潜在遗留癌细胞巢或不慎撕裂骶前静脉导致出血的风险。如能够沿着明确界定解剖学层面进行锐性直肠系膜切除，直视并保护腹下神经与盆神经丛分支，其损伤的风险亦可明显地降低。在直肠深筋膜外进行解剖，直肠穿孔以及相关的盆腔感染、肿瘤细胞播散、危及括约肌保护的风险可能性亦较小。进行锐性直肠系膜切除术的重要性有大量病理学统计所支持，因为这把直肠系膜切除的完整性与肿瘤局部复发或远处转移的风险联系起来[3]。

高位直肠肿瘤切除完整直肠系膜的必要性已是争论多年的问题。目前有确凿证据证实，从肿瘤最下缘开始测量，直肠癌极少在系膜中向远端扩散超过 5 cm[15]。因此，对于位于上段直肠的肿瘤，直肠系膜可在距肿瘤下缘约 5 cm 位置安全地横断，而非锥形切断。这一手术通常称作肿瘤特异性直肠系膜切除术。对于位于中低位直肠肿瘤，5 cm 直肠系膜切除需要完整的 TME 手术[16]。

当直肠到达肛提肌裂孔时，直肠系膜向远端逐渐变细，在肛门直肠环的稍上方结束。在该点远端，直肠的固有肌层与肛提肌肌肉相联系。对于大多数中段或远端的直肠癌，直肠在直肠系膜终点以下切断，然后通过双吻合器技术重建肠道的连续性。只要有可能，都要进行结肠 J 形储袋或行端侧吻合，以提供储存容量，并且至少暂时的减少与保肛手术相关的便急和便频。肿瘤位置靠近肛门直肠环的患者，手术医生须决定切缘阴性的肿瘤切除是否与保肛手术相兼得，或需要进行直肠的经腹会阴切除术。多年以来，两种手术选择的决策主要基于获得肠壁阴性远端切缘的可能性。虽然我们希望标准的肿瘤远端正常肠壁切缘为 2 cm，短到 1 cm 的切缘似乎并未增加复发的风险，尤其是接受新辅助放疗的患者[17]。近年来，外科医生已经了解到在大多数极端远端的直肠癌患者，是否需要进行直肠经腹会阴切除术，在于不能获得阴性的环周切缘，而不是阴性的远端切缘。一般情况下，当远端直肠癌穿过固有肌层，并浸润到肛提肌或肛门外括约肌时，直肠经腹会阴切除术是必需的。对于这些患者，为保留括约肌而进行的经括约肌间切除术，将导致阳性环周切缘，并由此出现局部肿瘤复发的风险。直肠指诊时肿瘤固定感是肿瘤侵及肛提肌或肛门外括约肌的良好指标，但是高分辨率 MRI 和 CT 扫描能够提供轴位、矢状位与冠状位图像，能够以较高的精确度证实肿瘤与肛提肌和肛门外括约肌的关系。

历史上，经腹会阴直肠切除术与保肛手术相比，曾与更高的局部复发率相关[18]。这一差异曾部分归咎于经腹会阴手术应用于累及肛提肌或肛门外括约肌的肿瘤，导致与之相关的环周切缘阳性比例过高[19]。当骨盆清扫向远端直至肛提肌裂孔水平或其上部，而肛提肌上半部分并未切除时，残留肿瘤的风险非常高。因此，当对累及肛提肌或肛门外括约肌的直肠癌行经腹会阴切除术时，直肠系膜解剖应于肛提肌的上部水平结束。在会阴解剖时，肛提肌需于坐骨直肠窝顶部即其插入闭孔筋膜白线位置离断。这一手术，被称为柱状经腹会阴切除术，与传统的 APR 相比，已显示出减少局部复发的优势 [20]。一些外科医师喜欢在俯卧折刀位进行 APR 会阴部手术，因为其可提供更好的所有解剖结构的显露，提高工作效率，以及更好地利用助手。

一些未累及肛提肌或肛门外括约肌，但太靠近盆底而无法完成双吻合器技术的低位直肠癌患者，仍然是手法结肠肛门吻合行保肛手术的潜在候选者。在这一操作中，肿瘤远端部分直肠解剖通过肛门完成。这种经肛门入路能够同时看到肿瘤远端与肛管解剖标志，尤其是齿状线与肛缘。在肿瘤水平以下至少 1 cm 肠壁上做一环形切口。切口需要穿透黏膜层、黏膜下层以及固有肌层 / 内括约肌一直到达括约肌间隙。只要括约肌间隙无肿瘤，经肛门切除需在括约肌间隙进行，侧方及后方分离远端直肠与肛提肌，前方分离直肠与尿道和前列腺或阴道。远侧直肠经肛门切除可于经腹直肠系膜解剖之前或之后进行。如直肠系膜解剖已先从盆腔完成，经肛门切除需要一直继续直至直肠完全游离。如经肛门入路是手术的第一步，远端直肠肠腔需要间断缝合闭合，患者需要重新复位以进行腹盆腔的手术。无论何种方式，一旦标本移除，结肠远端需通过可吸收缝线间断缝合与肛管吻合。远端直肠癌进行 TME 和保肛手术的患者，由于吻合口漏的高风险需要进行回肠祥造口术。

微创 TME

在大多数中心，TME 手术通过经腹正中或低位横切口开腹手术完成。然而由于快速康复和提高短期生活质量预后的潜在获益，多数外科医生应用微创技术治疗直肠癌。

直肠癌手术的切口长度，是由游离左半结肠和降低脾曲而非直肠系膜解剖决定的。因此，经腹腔镜或在手助器械帮助下离断肠系膜下动静脉、降低结肠脾曲、游离左半结肠，即使通过低位正中或低位横切口进行开腹直肠系膜解剖，亦有助于缩短切口长度。与开腹直肠系膜解剖相比，腹腔镜或机器人直肠系膜解剖甚至更进一步缩小腹部切口，并加快恢复，而不影响手术质量和预后 [21-22]。

腹腔镜 TME 手术，患者体位为改良截石位，腿部放置在脚蹬上，臀部完全伸展。患者需要充分固定于手术床上，以避免当手术台在陡峭的头高脚低位或侧向旋转时出现滑动。一旦用气腹针于左上象限或利

用 Hasson 穿刺器在脐周建立气腹后，额外的穿刺器分别置于右上、右下和左下象限。检查完腹膜并排除腹膜癌扩散后，手术始于左结肠系膜根部确定肠系膜下动脉根部及其分支。在直肠上血管的下方创造一个间隙，而且左侧输尿管一旦明确，于血管夹之间将血管用闭合器或双极能量设备离断。需小心避免损伤靠近腹主动脉的腹下丛神经。然后，解剖肠系膜下静脉并靠近 Treitz 韧带位置离断。乙状结肠与降结肠系膜通过从胰腺下缘到骨盆入口的钝性解剖从腹膜后结构开始。从骨盆入口到脾曲，沿 Told 线分离结肠侧方附着于壁腹膜的结构。最后，从横结肠左侧分离大网膜后，结肠脾曲彻底游离。一些外科医生对每个拟行保肛 TME 手术的直肠癌患者，常规降低脾曲并游离整个左半结肠，以保证利用降结肠末端进行无张力吻合。如结肠中血管的左侧支以及边缘血管被保留，左半结肠的血供不存在问题。

一旦结肠被完整游离，通过向上牵拉直肠上血管的残端，打开直肠深筋膜于骶骨岬水平的后方蜂窝状间隙，开始行直肠系膜解剖。腹下神经，其朝向骨盆侧壁的路线在这一水平能清楚识别，需要仔细地从直肠深筋膜分离，并向后方和侧方推开。腹膜在直肠两侧打开直至盲端，通过锐性切割直肠深筋膜与骶前筋膜的蜂窝状附着，从骶骨中央凹陷提起直肠。尽管超声刀或双极电凝虽可应用，接下来用电刀离断直肠侧韧带。最后进行前方解剖，分离直肠与泌尿生殖器官。前方解剖可以依据肿瘤位置在不同的层面进行。对于前方肿瘤，解剖需要在 Denonvilliers 筋膜前方进行，以避免切割进肿瘤。对于其他肿瘤，解剖可以在 Denonvilliers 筋膜后方安全进行。

由于二维的显示，长而僵直的手术器械的应用，在解剖中抓持直肠和提供牵拉与对抗牵引的难点，以及手术的非自然体位等，腹腔镜 TME 手术是技术要求较高的手术。因此，在前瞻性随机对照试验中，腹腔镜 TME 手术的中转率一直较高 [21]。达·芬奇机器人通过提供三维视觉、类似人体关节的分节器械、改良运动的比例、提高术者对镜头和器械的控制、改善人体工学等，减少了一些困难。许多回顾性病例研究曾报道机器人 TME 手术是安全的，而且提供了与开腹或腹腔镜 TME 手术相似的预后 [23]。然而，需要改变患者体位以利用重力必须使小肠远离解剖区域，是机器人应用的一个障碍，因为其不只需要一个器械与患者的对接。因此，大多数手术医生进行杂交手术，即通过腹腔镜完成血管控制、左半结肠的游离、脾曲

降低，然后通过机器人进行直肠系膜解剖。机器人技术依旧在发展，通过新的仪器以及改善套管布局，在不需要变换患者体位的情况下，完成整台手术也许是可能的。

新辅助放化疗的应用

直肠癌患者的另一个重要的考虑是应用新辅助放化疗提高局部肿瘤控制。超过数十年累积的信息证明，局部晚期直肠癌患者，应用盆腔放疗联合或不联合化疗可减少局部复发的风险。多年以来，术中发现肿瘤侵及直肠周围脂肪或累及局部淋巴结患者术后给予盆腔放疗[24]。随着影像学技术的进步，肿瘤术前能够准确分期，诊断为局部晚期的直肠癌患者现在术前接受通常联合增敏化疗的盆腔放疗。实际上目前有确凿证据证实：与辅助放化疗相比，应用新辅助放化疗对于局部肿瘤的控制更为有效，并且更安全[25]。

美国现行指南推荐：所有临床Ⅱ期和Ⅲ期直肠癌患者需要进行 5 周的超分割放疗和增敏化疗，6～8周后进行 TME 手术，术后进行辅助化疗[26]。在欧洲，大多数直肠癌患者进行相控阵 MRI 分期，根据肿瘤侵及直肠系膜及其与直肠深筋膜的关系将患者分为三个不同的风险组[27]。早期直肠癌患者仅接受TME 手术治疗；T3 期或淋巴结阳性但并未靠近直肠深筋膜直肠癌患者于 TME 术后 1 周，接受短程放疗（5 cGy/d，连续 5 天）；肿瘤局部晚期并接近或达到直肠深筋膜的患者，在 TME 手术后接受超分割放疗和增敏化疗，或者在放化疗完成 6 周后接受达到 R0切除的扩大手术。

远处转移患者

几乎 1/3 的直肠癌患者在诊断时即已发生远处转移。这些患者的治疗方案多种多样，需要根据局部区域的分期、原发肿瘤症状、转移病变范围与潜在可治愈性以及并发症和患者身体状况等进行个体化决策。这些患者的治疗决定需要众多内科与外科专家的多学科探讨。

在诊断时远处转移可切除或边缘可切除患者，通常需要多学科治疗，包括全身化疗、原发肿瘤新辅助放化疗、以及原发和转移病灶的手术治疗。这些干预的顺序和时间需要根据肿瘤及患者情况进行个体化考虑，同样亦需要考虑肿瘤对于不同治疗的反应。无症状的患者需要进行全身化疗的初始治疗，并于两月后进行再评估肿瘤反应和对原发肿瘤和远处转移计划手

术。根据肿瘤的反应，部分患者可能从额外的化疗周期中获益。原发直肠癌局部进展并靠近环周切缘的患者，局部复发风险较高，通常需要术前的短程放疗（每天 5 Gy，5 天）或放化疗。

适宜的或其他健康患者可以候选施行原发肿瘤和远处转移的同步切除，尤其是直肠切除可经腹腔镜完成者。然而同步切除与高发病率相关，部分患者进行分期切除可能更好。如决定进行分期切除，原发肿瘤需首先治疗因为如最初直肠无法实现根治性切除，或者首次手术时意外发现腹膜病变，均将影响远处转移的治疗计划。

多数伴有可切除转移病灶直肠癌患者在诊断时存在梗阻、直肠出血或直肠疼痛，症状严重的患者可能需要例如肿瘤切除、支架甚至电凝等干预，他们中的多数于数周的放疗后感受到显著的症状改善。一旦放化疗完成，患者可行全身化疗。

在过去，具有不可切除远处转移无症状患者需要进行手术来治疗或预防与原发肿瘤相关的使患者虚弱的并发症，比如梗阻、出血或穿孔。但多个研究证实，这些患者需要手术治疗并发症的比例相对较少。因此，具有不可切除转移病灶且无症状患者需要初始的全身化疗。原发肿瘤的治疗依赖于对于化疗的反应与症状的发展。无论是诊断时还是全身化疗后，不可切除远处转移病灶和症状的患者，可能需要局部的姑息性干预。基于症状的类型与严重程度、肿瘤大小、身体状况、并发症等以及患者预期寿命等，姑息性措施包括切除、造口分流、支架、通过射线或激光肿瘤消融，甚至放化疗。

肛管癌

在 20 世纪的最后 30 年，肛管癌由以手术治疗为主的疾病转变为以化疗与放疗为主的疾病。这些改变提高了患者的生存率与生活质量。然而，出现了主要由于艾滋病传染的肛管癌发病率的戏剧性增长。

在不同水平肛管癌患者的治疗中，外科医生依然扮演着关键角色。手术医生通过诊断和治疗癌前病变、诊断和指导最初的治疗、随访患者评估肿瘤对于多学科治疗的反应以及诊断和治疗复发，在肛管癌的一级预防中发挥重要作用。因此，外科医生需要熟悉肿瘤的所有方面：从病因学和发病机制到晚期疾病的治疗。所有这些方面在第 42 章有较好的概述。

名词肛管癌包括一大批不同的肿瘤；包括不同的病因学、发病机制、治疗和预后，而相同的仅是其解剖学位置。因此精确了解肛管区域的胚胎学、解剖学和病理学至关重要。肛管从肛门直肠环开始延伸，由耻骨直肠肌在直肠壁的起始部位代表，直至肛外缘，对应由肛门括约肌的末端造成的可触及的凹槽。肛外缘外侧是肛缘，其对应的是沿肛门从肛外缘延伸 5 cm 的环形皮缘。肿瘤中心位于肛管的肿瘤考虑为肛管癌，但是在部分病例区分直肠或肛管的腺癌或原发于肛管或肛缘的鳞状细胞癌可能较为困难。然而，这一区分可能相对无关紧要，因为侵及远端直肠与肛管的腺癌需要像远端直肠癌一样进行新辅助放化疗和直肠肛管的经腹会阴切除术，而肛缘的鳞状细胞癌延伸至肛管可能主要进行放化疗治疗。

如本书第 42 章所强调，肛管是一个复杂的胚胎学结构，不同种类的上皮在显著的距离上存在重叠。例如，可于直肠数厘米发现鳞状上皮。因此，发现完全位于远端直肠内的鳞状细胞癌并非罕见。此外，仅位于直肠系膜淋巴结并其次侵及直肠的鳞状细胞癌病例，但并无肛管原发肿瘤的明确证据。这一因素是重要的，因为位于直肠肛门区域的肿瘤需要根据其病理类型进行治疗。换言之，远端直肠的鳞状细胞癌需要按照肛管的鳞状细胞癌治疗。

关于肛管癌患者的治疗，最富争议的问题之一是通过癌前病变的诊断和治疗进行一级预防。如同第 42 章所描述的，许多中心目前对高危患者群进行肛管的巴氏涂片。巴氏涂片阳性的患者通常交予外科医生进行高分辨率肛门镜检查。这些操作只能在少数机构进行，数据有限，但高级别鳞状上皮内病变（H-SIL）的诊断和烧蚀似乎可减少高危患者肛管浸润性鳞状细胞癌的风险。这一措施的真正效果，按照预防的癌症数目和引起的并发症测量，仍需验证。或许新近引进的治疗性和预防性疫苗能预防肛管癌，而不适和潜在并发症少于手术和烧蚀治疗。

不久前引入多模式治疗作为决定性治疗，患者通常在完成放化疗后随访 6 ~ 8 周。肿瘤床需要活检，如标本阳性，建议行直肠经腹会阴切除术。然而，这些不成熟的活检导致较多不必要的永久性结肠造口术。因此现在患者通过直肠指诊与肛门镜进行临床随访，对于持续或复发的可触及、可见或有症状病变进行活检。在大多数机构，随访检查在最初 3 年 3 ~ 4 个月 1 次，接下来的 2 年每 6 个月 1 次。随访中应用超声的益处并未证实有效。

并非每个患有肛管鳞状上皮癌的患者均对多重治疗有反应，20% ~ 30% 肿瘤从未完全消失，或在明显的初始完全反应后复发。多重治疗失败患者手术是最佳选择，但接受手术切除患者仅 30% 可生存 5 年 [28-34]。切缘阴性根治性切除是影响预后的主要因素，亦为此类患者治愈的唯一希望，因此在患者仍为可切除时，尽力提早诊断复发，并充分计划手术达到切缘阴性的肿瘤完整切除。肛管癌患者施行经腹会阴切除术，尤其是肛管鳞状上皮癌多重治疗失败的患者，通常需一更宽的皮肤切缘，以及坐骨直肠窝脂肪和肛提肌的完整切除。因此这类患者会阴伤口裂开和感染的风险升高成为必然。因此较多这类患者受益于利用直肌皮瓣或单侧或双侧臀肌皮瓣进行的会阴再造。部分患者挽救性手术需要包括多组专家的更为复杂的广泛重建扩大手术 [30-34]。

致谢

感谢 Nicola Solomon 博士撰写与编辑书稿。

参考文献

1. Heald RJ, Husband EM, Ryall RD. The mesorectum in rectal cancer surgery—the clue to pelvic recurrence? *Br J Surg.* 1982;69(10):613–616.
2. Quirke P, Durdey P, Dixon MF, Williams NS. Local recurrence of rectal adenocarcinoma due to inadequate surgical resection. Histopathological study of lateral tumour spread and surgical excision. *Lancet.* 1986;2(8514):996–999.
3. Nagtegaal ID, Marijnen CA, Kranenbarg EK, van de Velde CJ, van Krieken JH; Pathology Review Committee; Cooperative Clinical Investigators. Circumferential margin involvement is still an important predictor of local recurrence in rectal carcinoma: not one millimeter but two millimeters is the limit. *Am J Surg Pathol.* 2002;26(3):350–357.
4. Evans J, Patel U, Brown G. Rectal cancer: primary staging and assessment after chemoradiotherapy. *Semin Radiat Oncol.* 2011;21(3):169–177.
5. MacFarlane JK, Ryall RD, Heald RJ. Mesorectal excision for rectal cancer. *Lancet.* 1993;341(8843):457–460.
6. West NP, Finan PJ, Anderin C, et al. Evidence of the oncologic superiority of cylindrical abdominoperineal excision for low rectal cancer. *J Clin Oncol.* 2008;26(21):3517–3522.
7. Minsky BD, Röedel C, Valentini V. Combined modality therapy for rectal cancer. *Cancer J.* 2010;16(3):253–261.
8. Garcia-Aguilar J, Holt A. Optimal management of small rectal cancers: TAE, TEM, or TME? *Surg Oncol Clin N Am.* 2010;19(4):743–760.
9. Cataldo PA. Transanal endoscopic microsurgery. *Surg Clin North Am.* 2006;86(4):915–925.
10. Christoforidis D, Cho HM, Dixon MR, et al. Transanal endoscopic microsurgery versus conventional transanal excision for patients with early rectal cancer. *Ann Surg.* 2009;249(5):776–782.
11. You YN, Baxter NN, Stewart A, Nelson H. Is the increasing rate of local excision for stage I rectal cancer in the United States justified? A nationwide cohort study from the National Cancer Database. *Ann Surg.* 2007;245(5):726–733.
12. Russell AH, Harris J, Rosenberg PJ, et al. Anal sphincter conservation for patients with adenocarcinoma of the distal rectum: long-term results of radiation therapy oncology group protocol 89-02. *Int J Radiat Oncol Biol Phys.* 2000;46(2):313–322.
13. Greenberg JA, Shibata D, Herndon JE, 2nd, et al. Local excision of distal rectal cancer: an update of cancer and leukemia group B 8984. *Dis Colon Rectum.* 2008;51(8):1185–1191;discussion 1191–1194.

14. Garcia-Aguilar J, Shi Q, Thomas, CR, et al. A phase II trial of neoadjuvant chemoradiation and local excision for T2N0 rectal cancer: preliminary results of the ACOSOG Z6041 trial. *Ann Surg Oncol.* 2012;19(2): 384–391. [Epub 2011, Jul 14]

15. Reynolds JV, Joyce WP, Dolan J, Sheahan K, Hyland JM. Pathological evidence in support of total mesorectal excision in the management of rectal cancer. *Br J Surg.* 1996;83:1112–1115.

16. Lopez-Kostner F, Lavery IC, Hool GR, Rybicki LA, Fazio VW. Total mesorectal excision is not necessary for cancers of the upper rectum. *Surgery.* 1998;124(4):612–617; discussion 617–618.

17. Guillem J, Chessin DB, Shia J, et al. Prospective pathologic analysis using whole-mount sections of rectal cancer following preoperative combined modality therapy: implications for sphincter preservation. *Ann Surg.* 2007;245(1):88–93.

18. Nagtegaal ID, van de Velde CJ, Marijnen CA, van Krieken JH, Quirke P; Dutch Colorectal Cancer Group; Pathology Review Committee. Low rectal cancer: a call for a change of approach in abdominoperineal resection. *J Clin Oncol.* 2005;23(36):9257–9264.

19. How P, Shihab O, Tekkis P, et al. A systematic review of cancer related patient outcomes after anterior resection and abdominoperineal excision for rectal cancer in the total mesorectal excision era. *Surg Oncol.* 2011;20(4):e149–e55. [Epub 2011;May 31]

20. Marr R, Birbeck K, Garvican J, et al. The modern abdominoperineal excision: the next challenge after total mesorectal excision. *Ann Surg.* 2005;242:74–82.

21. Jayne DG, Thorpe HC, Copeland J, et al. Five-year follow-up of the Medical Research Council CLASICC trial of laparoscopically assisted versus open surgery for colorectal cancer. *Br J Surg.* 2010;97(11):1638–1645.

22. Kang SB, Park JW, Jeong SY, et al. Open versus laparoscopic surgery for mid or low rectal cancer after neoadjuvant chemoradiotherapy (COREAN trial): short-term outcomes of an open-label randomised controlled trial. *Lancet Oncol.* 2010;11(7):637–645.

23. Baek JH, McKenzie S, Garcia-Aguilar J, Pigazzi A. Oncologic outcomes of robotic-assisted total mesorectal excision for the treatment of rectal cancer. *Ann Surg.* 2010;251(5):882–886.

24. NIH Consensus Conference. Adjuvant therapy for patients with colon and rectal cancer. *JAMA.* 1990;264:1444–1450.

25. Sauer R, Becker H, Hohenberger W, et al. Preoperative versus postoperative chemoradiotherapy for rectal cancer. *N Engl J Med.* 2004; 351(17): 1731–1740.

26. Engstrom PF, Arnoletti JP, Benson AB, 3rd, et al; National Comprehensive Cancer Network. NCCN Clinical Practice Guidelines in Oncology: rectal cancer. *J Natl Compr Canc Netw.* 2009;7(8):838–81.

27. Valentini, V Aristei C, Glimelius B, et al; Scientific Committee. European Multidisciplinary Rectal Cancer Management: 2nd European Rectal Cancer Consensus Conference (EURECA-CC2). *Radiother Oncol.* 2009; 92(2):148–163.

28. Weis SE, Vecino I, Pogoda JM, et al. Prevalence of anal intraepithelial neoplasia defined by anal cytology screening and high-resolution anoscopy in a primary care population of HIV-infected men and women. *Dis Colon Rectum.* 2011;54(4):433–441.

29. Berry JM, Palefsky JM, Jay N, et al. Performance characteristics of anal cytology and human papillomavirus testing in patients with high-resolution anoscopy-guided biopsy of high-grade anal intraepithelial neoplasia. *Dis Colon Rectum.* 2009;52(2):239–247.

30. Butler CE, Gündeslioglu AO, Rodriguez-Bigas MA. Outcomes of immediate vertical rectus abdominis myocutaneous flap reconstruction for irradiated abdominoperineal resection defects. *Am Coll Surg.* 2008; 206(4):694–703.

31. Sunesen KG, Buntzen S, Tei T, et al. Perineal healing and survival after anal cancer salvage surgery: 10-year experience with primary perineal reconstruction using the vertical rectus abdominis myocutaneous (VRAM) flap. *Ann Surg Oncol.* 2009;16(1):68–77.

32. Lefevre JH, Parc Y, Kernéis S, et al. Abdomino-perineal resection for anal cancer: impact of a vertical rectus abdominis myocutaneous flap on survival, recurrence, morbidity, and wound healing. *Ann Surg.* 2009;250(5):707–711.

33. Haapamäki MM, Pihlgren V, Lundberg O, Sandzén B, Rutegård J. Physical performance and quality of life after extended abdominoperineal excision of rectum and reconstruction of the pelvic floor with gluteus maximus flap. *Dis Colon Rectum.* 2011;54(1):101–106.

34. Di Mauro D, D'Hoore A, Penninckx F, et al. V-Y Bilateral gluteus maximus myocutaneous advancement flap in the reconstruction of large perineal defects after resection of pelvic malignancies. *Colorectal Dis.* 2009;11(5):508–512.

直肠癌展望

Mark Welton

（张明庆 译）

前言

Goldberg 博士和 Bleday 博士令人钦佩地总结了关于直肠癌的诊断、评估和治疗的现有文献。总体上，我同意他们所述，并希望对一些重要的问题进行强调。

解剖学标志

在解剖学描述中，作者强调偏爱肛门直肠环作为评估肿瘤位置的解剖学标记。然而在其他章节的部分，提及肛缘与齿状线作为远端标记而非肛门直肠环。这是存在于结直肠外科和普通外科间的混乱，且可混淆与迷惑治疗直肠肿瘤的建议。作者更倾向于齿状线，原因是其为明确的组织学转变，而不被患者体型改变。比如，试想一距肛缘 5 cm 的病变。身体魁梧患者从肛缘到齿状线的距离可能较长（4 cm），导致病变非常靠近齿状线（上方 1 cm）；与此相反，瘦小的患者从肛缘到齿状线的距离可能较短（1 cm），病变可能实际上是位于直肠较高的位置上（齿线上 4 cm）；这一可变性适用于提及的另一个解剖学标记——直肠肛门环。包含肛门括约肌的肌肉漏斗，在年轻强壮患者可能较长，而在其他患者可能较短。这些变化导致如何处理不同高度的病变不明确。文献将受益于一个标准化的标志，以便于作者与医生试图遵循文章的建议，可使在不同研究之间比较结果。

术前评估

我同意作者推荐直肠癌患者术前评估行胸部、腹盆腔 CT 扫描检查，并将有选择性地增加术前 PET 扫描评估 CT 扫描中识别中的异常；推荐 PET 扫描的常规应用，原因是其有更好的成本效益，优于术后 3 个月行 CT 扫描随访，可发现早期的转移病变与治疗，并可能消除手术干预的必要性。

TNM 分期

美国癌症联合委员会（AJCC）2010 年发表的第 7 版 TNM 分期系统，根据 Hindgut Taskforce 建议提出新的肿瘤 Ⅱ 期和 Ⅲ 期的分期[1-2]。根据作者所描述的，肿瘤根据肿瘤浸润的深度（T）、淋巴结的受累（N）、与远处转移（M）评估。0 期为 T0 或 Tis；Ⅰ 期为 T1 或 T2、N0、M0；Ⅱ 期为 T3 或 T4、N0、M0；Ⅲ 期为任何 T 分期、N1 或 N2、M0；Ⅳ 期为任何 T 分期、任何 N 分期、M1。Ⅱ 期和 Ⅲ 期可进一步细分，这些细分基于流行病监测及最终结果（Surveillance, Epidemiology, and End Results——SEER）和美国国家癌症数据库（National Cancer Data Base，NCDB）数据于第 7 版时修改。

传统的 Ⅱ 期分为 ⅡA 和 ⅡB，分别为 T3、N0、M0 和 T4、N0、M0。Ⅲ 期又分为三期：ⅢA（T1 或 T2、N1、M0）、ⅢB（T3 或 T4、N1、M0）和 ⅢC（任何 T、N2、M0）。T4bN0 与较差的预后相关，因此现在被分期为 ⅡC（前版为 ⅡB）。与此相反，以下三种肿瘤似乎拥有较好的预后，因此上调其分期为 ⅢB，T1 或 T2、N2a，T1 或 T2、N2b 和 T3、N2a。最后，T4b、N1a 和 T4b、NIb 为 ⅢC 期（前版为 ⅢB 期）。这一重新分期对于预测与治疗计划非常重要。

围术期处理

　　围术期处理是一个平台，与手术的其他领域相比，虽然推动了循证实践、预后导向医学，但研究数据似并未严格地推动实践。一个典型的例子是肠道准备，作者指出，虽然缺乏证据支持口服肠道机械准备，以及 Cochrane 综述和 Pineda 等荟萃分析证据显示口服肠道机械准备可能是有害的，但对患者行术前肠道机械准备仍是他们的偏好[3-4]，对此他们并非是孤立的；2003 年受访的结直肠外科医生近 99% 在做同样的事情[5]。遗憾的是，这一调查早于更广泛的探讨，而仅仅强化了培训执业医师的必要性。3 年前，作者所在的中心放弃常规口服肠道机械准备，因为无数据支持其常规使用。但当计划术中结肠镜检查定位肿瘤或清洗近端肠道时，作者依旧让患者口服肠道机械准备。在多个系列研究中，口服肠道机械准备与增加吻合口漏、伤口并发症相关，可能原因是脱水、增加术中液体需求（继发于脱水）、降低中心体温（继发于补液）、过度复苏导致的肠道水肿等。无论是开腹或腹腔镜，我们未发现对肠道处理的任何负面影响。其他多个中心基于文献，放弃对所有病例的常规口服肠道机械准备，仅简单进行一次或两次术前灌肠以清除远端肠道粪便，以允许吻合器的通过。其他对所有右侧病变已弃用肠道准备。2009 年，在 SSAT 争论所凸显的问题还远未解决，当时弃用口服肠道机械准备的陈述毫无异议地赢得争论，然而 250 位参会者无一同意在此数据基础上改变其习惯做法。北美的大型多中心试验仍值得期待。

　　伤口感染率受除口服肠道机械准备外其他因素的影响。外科治疗改善项目（SCIP）概括已被医疗保险和医疗补助服务中心（CMS）和疾病控制中心（CDC）作为业绩指标所采纳的建议。这些建议强调适当的抗生素给药时间，在切皮 60 分钟内，术后 24 小时内停用抗生素（虽无数据支持多于 1 次的术前剂量与术中根据需要恰当的再次给药）[6]，适当备皮、维持体温、"早期"拔除导尿管[7-11]。在教学医院停用抗生素被证明是一个挑战。因此，我们建议给予单一剂量厄他培南可提供 24 小时覆盖，避免任何术后"预防"的必要。在结直肠人群中导尿管拔除的时机仍未较好地研究，结直肠盆腔病例是明确从导尿管拔除业绩指标中排除的。

局部切除

　　鉴于 Bleday 博士确定该方式在治疗患者人群方面的主导作用，作者围绕直肠癌局部切除的争议提供预期的精彩论述。You 和其他作者的文章突出显示经肛门切除术的潜在风险和获益[12,16]。距离齿状线 5 cm 以内且具有良好组织学与明确界限 T1 期病变似乎用这种方式治疗是恰当的。如 T2 期病变满足上述标准并且接受术前综合治疗（化疗加放疗）或术后治疗，是否可通过这种方式治疗仍不清楚。局部切除术减少手术并发症和死亡率是明确的，近来当局部切除术与低位前切除术（LAR）相比较时，所设想的与经肛门切除术相关的功能获益和生活质量（QOL）改善受到质疑。

　　很显然，恰当的患者选择和严格术前选择标准至关重要，并且这最终是一项与患者、患者家庭进行漫长的知情讨论后所做出的个人决策。遗憾的是，当前的选择标准仍缺乏能预测谁将局部复发或远处转移的能力，学者们在期待生物学标记物的出现。然而即便有改良的标记物，试图保护胃肠道连续性而对原发直肠肿瘤局部切除治疗，与此相关的问题仍然存在。例如，标记物预测早期转移可能性高的患者，切除直肠原发肿瘤确实影响全身性疾病的发展和总体生存率吗？由于更大创伤手术相关的免疫抑制的可能，局部切除加治疗隐匿病变的早期化疗是否优于大型手术？

　　与任何其他手术方法一样，手术技术（和最有可能的外科医生数量和可能的住院病人数量）起到一定作用。在全直肠系膜切除术（TME）中此点是明显的，假设其对于局部切除术是真实的，无论 TEM 或经肛门切除术都似乎是合理的。这个问题的一个核心困境是：外科医生经常觉得其个人经验不如大规模系列研究发表的结论，而后者技术和选择可能更难以界定。

　　作者对经骶手术做了细致的描述。我至今无机会使用经骶入路，因为感觉经骶结肠皮肤瘘的发病率比潜在获益更重要。选择具有重要并发症或手术风险增高患者可能适合经骶入路。我的惯例是继续进行低位前切除术或经腹会阴切除术（APR）而非经骶入路。

生活质量

　　生活质量（QOL）在直肠癌的治疗方面更加是一个"正在研究"的课题。我们刚刚开始积累数据帮助回答如何更地治疗这些关注远期生活质量问题的患者。生活质量影响我们进行侧方淋巴结清扫，提供盆腔放射治疗、建立结肠 J 储袋，以及进行姑息性手术的决策。北美关于侧方盆腔淋巴结切除术的经验，正如作者强调的，表明与手术相关的并发症大于潜在获益。然而对于直肠癌患者治疗，缺乏一个真正的关于 TME 加侧方盆腔淋巴结切除术与 TME 加盆腔照射的关注局部复发、总体生存率和生活质量的对比。

对于 T3 和 T4 期病变以及任何 T 而伴有淋巴结病变的患者，盆腔放疗治疗直肠癌是标准治疗。然而，放射治疗对残余直肠功能的功能影响的界定明显存在空缺。多数患者在直肠切除术后频繁的肠运动的排便（LAR 综合征）。放射治疗反向影响直肠的储存功能，导致有学者质疑在 TME 手术满意的患者常规应用放疗。

结肠 J 储袋在第一年可较好地影响排便频率。储袋似乎并不与明显的长期获益相关，许多患者排空储袋存在困难，导致一些学者对为短期获益建立储袋是否明智产生质疑。值得警惕的是，作者陈述其选择乙状结肠或降结肠去创建储袋。在西方文化中，外科医生需要确保乙状结肠健康而无限制储袋扩张性的憩室性疾病。

缓解部分明确远处转移患者原发直肠病变是一富有挑战的问题，最好由一个多专科团队进行，通常是一个肿瘤小组。我们对特定患者转移病变的治疗更为积极，因为相信转移病变对总体生存率是最大的挑战。对于原发疾病无症状患者，我们提供化疗来治疗转移病变以寻求肿瘤反应。如有反应的患者，由影像学研究证实，我们将继续进行原发疾病的放化疗治疗。如转移病变在此期间无进展，尤其是如在有经验的腹腔镜肝脏外科医生的协助下能够通过腹腔镜实现目标，我们可能继续进行原发疾病的切除以及转移病变的同步切除。我们也可继续进行原发病变的单独切除或转移病变的分期手术。我们对原发性肿瘤和周围结构的局部侵犯保持警惕，与局部侵犯相关的疼痛是控制不佳的一个重要问题；如原发病变侵及侧壁，则进行姑息性切除。

与作者一样，我们对于局部晚期的原发或复发性疾病一直持积极态度，因为相信对局部晚期病变行后盆腔切除、盆腔脏器切除以及包括骶骨切除术在内的脏器切除术是控制肿瘤与相关症状的最佳方法。

最后，只要有可能，对于晚期转移病变的患者，我们更推荐原发直肠肿瘤的支架治疗来进行粪便转流，可避免造口和手术并发症以及相关的住院治疗和恢复的时间损失。

技术

关于 TME 手术的描述非常精彩，这项技术的重要性不应被低估。标本的病理学评估和直肠系膜切除充分性的评估已证明可预测 5 年生存率[17]。

不常规进行口服肠道机械准备，仅保留预期可能需要术中结肠镜检查来定位病变的病例。仅给予单一剂量厄他培南，由于无数据支持而未于术后预防性应用抗生素。除非禁忌，常规应用 5000 U 肝素皮下注射和连续加压袜。所有的血管均用电外科设备处理，除非出血存在困难。常规不放置引流管，因为无数据支持此做法，并且发现常规应用可使并发症增加[18-19]。

术后护理

术后护理是等待年轻研究者做出重大进展与挑战传统教条的另一领域。一个例子是"早期恢复饮食"。腹腔镜手术经验开始挑战我们的信条：80% ~ 90% 患者于腹腔镜术后 24 小时内能耐受流质饮食[20-21]；这种做法扩展到开腹手术的患者人群。一项荟萃分析发现统计学意义的感染率和住院时间显著下降以及呕吐几率升高[22]。一篇 Cochrane 综述提出早期恢复饮食是安全的，且以减少术后并发症[23]。我们已经实行病人自控饮食 18 年，术后第 1 天提供术后饮食（茶、咖啡、鸡汤、烤面包片、饼干、果汁、英式松饼、百吉饼），紧随其后的是常规饮食选择（糖尿病等）强调鸡、鱼、米饭、面包、面条和土豆，鼓励病人进食听起来不错的食物和副餐（每天 6 次），避免油腻的和那些"总使他们恶心"的食物。

参考文献

1. Edge SB, Byrd DR, Compton CC, Fritz AG, Green FL, Trotti A. *AJCC Staging Manual*. 7th ed. New York, NY: Springer; 2010.
2. Gunderson LL, Jessup JM, Sargent DJ, et al. Revised TN categorization for colon cancer based on national survival outcomes data. *J Clin Oncol.* 2009;28:264–271.
3. Guenaga KK, Matos D, Wille-Jørgensen P. Mechanical bowel preparation for elective colorectal surgery. *Cochrane Database Syst Rev.* 2009;(1):CD001544.

4. Pineda CE, Shelton AA, Hernandez-Boussard T, Morton JM, Welton ML. Mechanical bowel preparation in intestinal surgery: a meta-analysis and review of the literature. *J Gastrointest Surg.* 2008;12(11):2037–2044. [Epub 2008 Jul 12]

5. Zmora O, Wexner SD, Hajjar L, et al. Trends in preparation for colorectal surgery: survey of members of the American Society of Colon and Rectal Surgeons. *Am Surg.* 2003;69:150–154.

6. Dipiro JT, Cheung RP, Bowden TA, Jr, Mansberger JA. Single dose antibiotic prophylaxis of surgical wound infections. *Am J Surg.* 1986;152(5): 552–559.

7. Song F, Glenny A. Antimicrobial prophylaxis in colorectal surgery: a systematic review of randomized controlled trials. *Br J Surg.* 1998;85:1232–1241.

8. Bratzler DW, Houck PM. Antimicrobial prophylaxis for surgery: an advisory statement from the National Surgical Infection Prevention Project. *Clin Infect Dis.* 2004;38:1706–1715.

9. Nelson RL, Glenny AM, Song F. Antimicrobial prophylaxis for colorectal surgery. *Cochrane Database Syst Rev.* 2009;1:CD001181.

10. Bratzler DW, Hunt DR. The surgical infection prevention and surgical care improvement projects: national initiative to improve outcomes for patients having surgery. *Clin Infect Dis.* 2006;43:322–330.

11. Fry DE. Surgical site infections and the surgical care improvement project (SCIP): evolution of national quality measures. *Surg Infect.* 2008;9:579–584.

12. You YN, Baxter NN, Steward A, et al. Is the increasing rate of local excision for stage I rectal cancer in the United States justified? A nationwide cohort study from the National Cancer Database. *Ann Surg.* 2007;245(7):726–733.

13. Ptok H, Marusch F, Meyer F, et al. Oncological outcome of local vs radical resection of low risk pT1 cancer. *Arch Surg.* 2007;142(7):649–656.

14. Garcia-Aguilar J, Mellgre A, Sirivongs P, et al. Local excision of rectal cancer without adjuvant therapy. *Ann Surg.* 2000;231(3):345–351.

15. Paty PH, Nash GM, Baron P, et al. Long-term results of local excision for rectal cancer. *Ann Surg.* 2002;236(4):522–530.

16. Varma MG, Rogers SJ, Schrock TR, Welton ML. Local excision of rectal carcinoma. *Arch Surg.* 1999;134(8):863–867.

17. Nagtegaal ID, van de Velde CJ, van der Worp E, Kapiteijn E, Quirke P, van Krieken JH. Macroscopic evaluation of rectal cancer resection specimen: clinical significance of the pathologist in quality control. *J Clin Oncol.* 2002;20(7):1729–1734.

18. Urbach DR, Kennedy ED, Cohen MM. Colon and rectal anastomoses do not require routine drainage: a systematic review and meta-analysis. *Ann Surg.* 1999;229(2):174–180.

19. Petrowsky H, Demartines N, Rousson V, Clavien PA. Evidence-based value of prophylactic drainage in gastrointestinal surgery: a systematic review and meta-analysis. *Ann Surg.* 2002;240(6):1074–1084.

20. Phillips Eh, Franklin M, Carroll BJ, et al. Laparoscopic colectomy. *Ann Surg.* 1992;216:703–707.

21. Jacobs M, Verdeja GD, Goldstein DS. Minimally invasive colon resection (laparoscopic colectomy). *Surg Laparosc Endosc.* 1991;1:144–150.

22. Lewis Sj, Egger M, Sylvester PA. Early enteric feeding versus nil by mouth after gastrointestinal surgery: systematic review and meta-analysis of controlled trials. *BMJ.* 2001;323:1–5.

23. Andersen HK, Lewis SJ, Thomas S. Early enteral nutrition within 24h of colorectal surgery versus later commencement of feeding for postoperative complications. *Cochrane Database Syst Rev.* 2009;CD004080.

肛管癌

Joshua I. S. Bleier • Najjia N. Mahmoud • Robert D. Fry

（许 晨 译）

肛管癌是一种罕见的疾病，并有多种组织类型。目前，鳞状细胞癌（SCC）是肛管癌中最常见的类型，也是本章讨论的重点；肛管也可发生腺癌、黑色素瘤、基底细胞癌等肿瘤。肛管癌的治疗在过去30年间发生巨大变化，包含放、化疗的综合治疗已将腹会阴联合切除或局部扩大切除取代，成为目前主要的治疗方式。目前五年生存率超过80%，对放化疗不敏感或复发的肛管癌患者才采取根治性手术治疗。在过去的数十年里，对肛管SCC和癌前病变的病因学和流行病学的认识有了深刻的变化，使得医生在其治疗和预防方面发现很多新的措施，可能改变其未来的治疗方法。外科医师在发现和诊断肛管癌中的重要性并未降低，临床中最有可能诊断出此疾病并给予治疗和随访的人就是外科医师。肛管癌的患者可通过多学科干预而获益，为此，肛管癌治疗可当做肿瘤综合治疗的范例。

肛管的解剖和组织学

肛管的范围从肛门直肠环（一处可感知的由肛门内括约肌、深部外括约肌和耻骨直肠肌组成的聚合环状结构）到肛缘（肛管与会阴部长毛发角质化皮肤的交界）。肛管的内面包括柱状细胞、移行上皮和无毛发的鳞状上皮。远端位于或超过肛缘的肿瘤历史上被定义为肛缘肿瘤（图 42-1A）。

肛管的移行区（ATZ）是一个独特的解剖区域，有不同的组织学组成。ATZ 始于齿状线，向近端延伸 1 ~ 2 cm。此区域与宫颈的移行区类似，其中有移行上皮，包含有不同数量鳞状上皮化生的柱状细胞。化生细胞最远可在距齿状线 6 ~ 10 cm 的近端找到。这在一定程度上解释了罕见的在中低位直肠内发现的肛

内 SCC。在 ATZ 或以上的肛管肿瘤是典型的非角质化 SCCs，而在以下发生的肿瘤通常为角质化的 [1]。

由于此区域的大体和组织解剖十分复杂，故肛管肿瘤的分类曾经十分混乱并前后矛盾。按照世界卫生组织（WHO）的分类，肛管病变包括鳞状细胞（泄殖腔源性）的变异，包含角质化、非角质化和基底细胞样肿瘤；其他的肛管肿瘤包括腺癌、类癌淋巴瘤和黑色素瘤 [2]，肛缘肿瘤包括 SCC、巨大的湿疣（疣状癌）和基底细胞癌 [2]。

一个更新的、并被医师广泛理解的临床分类系统正逐步在临床上使用，医师可按照肛管病理来治疗患者 [3]。分类系统将此区域分为三个解剖区：肛内区、肛周区和皮肤（图 42-1B 和 C）。肛内病变包括全部肛管，并于外部无法观察到；轻柔分开此区域可观察到部分病变。肛周病变完全可见，并位于距肛门 5 cm 内的区域。皮肤病变位于距肛门 5 cm 以外的区域。此章以后的部分，将使用以上的定义来说明肿瘤的位置。

齿状线为肛管和肛缘的淋巴引流提供了解剖参考点。在齿状线以上，引流主要通过直肠上淋巴结引流至肠系膜下淋巴结，侧向沿着直肠中和直肠下血管引流至髂内淋巴结。位于齿状线远端的淋巴引流至腹股沟淋巴结和股淋巴结。位于 ATZ 的肿瘤可通过以上两条通路引流。未知原因的腹股沟淋巴结肿大应进行仔细的肛门检查。

肛管鳞状细胞癌

发病率和流行病学

在 20 世纪的最后 20 年里，肛管癌的发生率几乎翻倍；2000 年，美国报道的新发病例大约有 3400 例，而接下来 9 年间，数据更快地增长，2009 年估

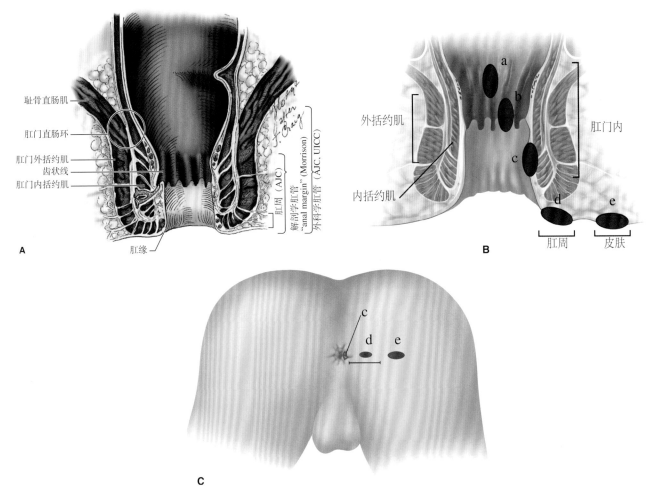

图 42-1　A. 肛管和肛缘的解剖和经典的描述；肛管癌的现代分级系统；B. 冠状面；a ~ c，肛内（肛管）病变；C. 肛周视野；d，肛周（肛缘）病变；e，皮肤病变

计约有 5290 例新发病例，一定程度上反映人免疫缺陷病毒（HIV）感染率的升高 [4-7]。虽然数字仅代表所有大肠癌病例数的 1% ~ 2%，但是其发生率的增高亦显示此疾病在流行病学上明显及严重地改变 [5]。肛管细胞癌与宫颈癌的病毒病原学类似，有较多证据表明，此区域高 HIV 风险的性活动可增强引起肛管 SCC 的病毒的活性，而使其发生率增高。

　　直至十年前，肛管 SCC 的发病率在女性中最高，在 30 岁以后逐渐升高，并在 85 岁以后到达平台期，发生率为 5.0/100 000[8]；发病患者中女性与男性的比约为 2 : 1[9]。但在过去十年间，45 岁以下的男性同性恋成为发病率最高也是增长最快的群体；目前在美国，肛管癌在男性中的发病率高于女性 [9]。

　　作为一个整体，接受肛交男性发生 SCC 的发生率为 35/100 000，与在进行常规宫颈细胞学筛查之前的宫颈癌的发生率相近 [9]。虽然不像宫颈癌被认

为是获得性免疫缺陷综合征（AIDS，艾滋病）定义性疾病，但应讨论肛管 SCC 是否也应得到同样的重视。美国艾滋病癌症登记是一项有关艾滋病相关癌症的调查，涵盖了 11 个州或大都市区，调查从 1995 年至 1998 年，包括了 309 000 例 HIV 感染患者 [10]。与一般人群相比，此类患者患有生殖器鳞癌风险较高，宫颈癌、外阴或阴道癌、阴茎癌的相对危险度分别为 5.4、5.8、3.7，而肛管癌的相对危险度女性为 6.8，男性为 37.9[10]。关于感染患者的亚组分析，30 岁以下患者，与健康的、HIV 阴性、人乳头瘤病毒（HPV）阴性患者相比，肛管癌的相对危险度明显升高，女性为 134、男性为 162.7。关于艾滋病暴露史的分析，显示同性恋接触患者的肛管 SCC 相对风险度升高，其他因素如静脉使用毒品、滥交、输血有时亦有一定的影响 [11]。

病因学、发病机制和危险因素

人乳头瘤病毒

HPV 是一种双链组 DNA 病毒，易感染黏膜上皮组织。目前已发现超过 100 种 HPV 病毒株，但在肛门生殖区域仅分离出约 30 种 [12]。大多数一旦暴露便会被清除，但慢性的感染可导致肛门生殖器疣（尖锐湿疣）或鳞状上皮内病变（SILs）[12]。湿疣通常与 HPV6 和 11 型及其亚型有关，湿疣通常有增生的组织构成，其内包含具有传染性的病毒，但其并无恶性潜能 [12]。

据估计，10%～40%HIV 阳性男性有同性性交（MSM），可引起 HPV 的慢性感染并有恶性潜能，最常见的可分离的致病 HPV 为 HPV16、18、31、33、35 型，与侵袭性癌的关系密切，并在肛管癌和宫颈癌中较常见 [13]。丹麦和瑞典的一项肛管癌病例对照研究调查 388 例患者，其中 88% 肛管癌患者中存在 HPV 的 DNA [14]。

HPV 感染是最常见的性传播病毒性疾病。即使采取性保护措施亦无法阻止其传播。这些致病病毒通过整合进入宿主细胞基因使其细胞循环失控，可导致癌前病变和不受控制的细胞增殖 [15]。

人类免疫缺陷病毒感染

在 HIV 感染患者中，肛管 SCC 及其前期病变——高级别鳞状上皮内病变（HSIL）的发病率升高。在 CD4+ 细胞总数低（< 200）的患者，进展至重度不典型增生的速度加快。病例对照研究的数据指出，在有高风险行为的同性恋男性和异性恋女性中，HIV 血清阳性、HPV 感染与肛管癌和其癌前病变的发生直接相关。92% HIV 阳性和 66% HIV 阴性 MSM 患者中发现有肛管 HPV 感染。早期的流行病学证据指出，在 1973 年至 1999 年间，旧金山湾区男性同性恋患者肛管 SCC 发生率显著增长，其相对危险度从 3.7 增长至 20.6 [17]。类似的研究显示，在 1979 年至 1985 年间，纽约地区 20～49 岁男性肛管 SCC 发生率增长了 10 倍，与此同时，在此人群中 HIV 感染患者快速增长 [18]。

自从高效抗反转录病毒治疗（HAART）出现后，HIV 患者的发病率和死亡率明显降低；因此，应可以假设 HPV 相关疾病和 SCC 的发病率在此人群中有所减少，但结果是相反的。多项研究显示，HIV 阳性患者的肛管癌发病率在 HAART 时期是增高的。Piketty 等研究了法国医院的 HIV 数据库，发现其发生率升高，尤其是在 MSM 人群中 [19]。在另一项最近发表的研究中，基于监测、流行病学与最终结果（SEER）的分析显示，在 1992 至 2003 年间，肛管癌是美国唯一一种在 HIV 阳性患者中发病率增加的恶性肿瘤 [20]。

但是 HPV、HSIL 和肛管癌并非仅与同性恋男性有关。类似的结果亦出现在静脉注射毒品、HIV 阳性且否认肛交的异性恋人群中。在这个人群中 HPV 的感染率高，同时伴有 HSIL 和肛管癌的发生率升高 [21]。HIV 阳性或进展至 AIDS 的异性恋女性亦存在 HSIL 高发病率 [10]。当对比类似 HPV 风险的 HIV 阳性患者与 HIV 阴性患者时，HSIL 与肛管癌的发病率在 HIV 阳性组中明显升高 [10-11,18,22]。

虽然此趋势包括 HIV 阳性的男性和女性患者，但是 HIV 阳性的 MSM 患者中肛管癌的发病率最高，年发病率超过 78/100 000 [23]。

吸烟

吸烟是众所周知的肛管 SCC 的危险因素，并与性行为无关，其风险比普通人群升高 2～5 倍 [18,24]。基于未绝经妇女的吸烟指数每增长 1 包·年的时候，肛管 SCC 的发生率可有 6.7% 的线性增长，推测吸烟可能由某种抗雌激素作用而使肛管雌激素敏感组织出现病变 [25]。有研究发现绝经妇女和男性的吸烟者肛管 SCC 的发生率并未升高，这也支持此假说。

慢性炎症

曾经认为良性肛管直肠疾病，如痔、肛裂、肛瘘，容易发展为 SCC。病因和共同机制推测肛管上皮长期暴露于慢性炎症状态，炎症肠病患者的风险增加，尤其是合并有肛瘘时。1994 年，Frisch 在大量人群中检测患者的组织并最长随访 13 年，并未发现支持肛管直肠良性疾病与肛管癌之间存在因果关系的证据 [26]。另一项大量人群的研究中，Frisch 和 Johansen [27] 研究 9602 例克罗恩病或溃疡性结肠炎的患者，中位随访时间为 10 年，在此期间，仅两位患者发展为肛管 SCC，而此两名患者的病史均超过 15 年。虽然长期的肠易激综合征可能轻度增加肛管 SCC 的风险，但从短期和中期来看，与一般人群无明显差别 [27]。

肛管上皮内肿瘤或鳞状上皮内肿瘤

诊断和治疗

普遍认为肛管上皮内肿瘤（AIN）是肛管 SCC

的癌前病变。原位癌（CIS）、Bowen 病、AIN、肛管异型增生、鳞状上皮内病变（SIL）这些定义在病理上是相同的，只是病理学家的叫法不同。人们不断努力使这些病理定义更统一，病变可分为正常、低级别鳞状上皮内病变（LSILs）、高级别鳞状上皮内变（HSIL）、浸润癌[3]。在美国，肛管上皮内变（AIN）的 Bethesda 标准将其分为两类，HSIL 和 LSIL[13]。在欧洲文献中，HSIL 被认为是 AIN3，而 LSIL 包括 AIN1 和 AIN2[13]。

在 HIV 阳性的男同性恋中的发病率是 75 ~ 80/100 000（普通人群为 0.8/100 000），约为在常规进行宫颈涂片细胞学检查前女性宫颈癌发病率的 2 倍（35/100 000）[10,17]，由于常规涂片检查中检测异型增生从而显著降低了宫颈癌的发病率（目前为 8/100 000），所以目前普遍认为如能于肛管癌高风险人群中采用类似的方法，亦能明显地降低其发生率。

以前，HSIL（Bowen 病）的治疗为局部扩大切除，有学者认为部分 HSIL 患者可发展为浸润癌，结果是试图将患者的病变切除干净。

在 1999 年，对美国结直肠外科医师学会的医师实践方式进行调查，发现 86% ~ 95% 的外科医师使用局部扩大切除术来治疗 HSIL[28]。大多数在痔切除术后的标本中意外发现的 HSIL 被认为是微小无症状的疾病，可单纯进行随访而不需要再次切除（74%）[28]。这个调查连同其他研究突出了 HSIL 的多灶性。在一项包含 34 例大体上明显的 HSIL 患者，经过局部扩大切除后，19 例切缘阳性、其中有 12 例在 1 年内出现复发[29]，15 例患者于初次切除时将病变完全切除、仍有 2 例患者最终发生 HSIL，无患者发展为肛管癌，但有 5 例出现明显的手术并发症，包括肛门狭窄和大便失禁[29]。

使用有序技术如测绘活检、术中冰冻切片和选择性局部扩大切除可得到更好的结果和长期控制，但是仍有复发的出现[30]。

HSIL 实际发病率以及进展为浸润 SCC 过程仍不清楚，但在高风险的患者中，SIL 和肛管 SCC 的发病率快速增长，且在根治性手术后可出现并发症，使得较多患者接受专门的烧灼治疗或进行密切、频繁地观察。

1990 年最早有学者描述将巴氏涂片直接用于肛管癌筛查，从此作为一种诊断和筛查手段开始用于高风险患者[31]；但无证据表明此方法可如同宫颈癌一样，明显地降低肛管癌发病率。虽然如此，自从开展此方法以来的一小段时间里，临床医师对增长的肛管癌发生率缺少重视、仅局限于高风险患者、缺少技术知识、花费、缺少预后数据等共同限制此技术的使用。目前正在进行的预后研究可能会明确肛门巴氏涂片对于高风险患者筛查中的重要作用。

在 20 世纪 90 年代早期，加利福尼亚大学旧金山分校（UCSF）发明高分辨率肛门镜（HRA）。与肛门巴氏细胞学检查一样，HRA 亦可同样用于宫颈上皮内瘤变，同时可进行肛管异型增生的检测和消融。此技术可在门诊使用，亦可在手术室用于更广泛的疾病。

在获得巴氏涂片后，可进行直肠指诊，随后放入蘸有 3% 醋酸的棉签；在插入肛门镜后使用可放大 6 ~ 25 倍阴道镜检查肛管，尤其特别注意 ATZ 周围的区域。醋酸可使这些不明显的病变变得不透明或"醋酸白"。之后使用卢戈碘液使病变更明显，HSILs 不会与卢戈碘液反应，区域为黄色或褐色，而正常的组织或 LSILs 染成深棕色或黑色[31]。此方法联合放大技术可观察到血管改变，如点状表现、镶嵌现象及非典型的血管特征等发育异常的改变[31]。对可疑的病变可使用电凝进行毁损。

Pineda 等发表一项包含 246 名患者的回顾性分析，在 10 年期间使用 HRA 和靶向消融来治疗 HSIL；在此组病例中，81% 患者为广泛或环周病变、79% 患者有 HIV 导致的免疫缺陷、57% 患者出现 HSIL 复发，复发中位时间为 19 个月，但仅 25% 需要手术。对这些高风险组进行仔细的监测，仅有 1.2% 患者进展为浸润癌[32]。此报道是目前最大规模的使用 HRA 和靶向消融治疗的研究，与其他无 HRA 监测的研究（8.5% ~ 13%）相比，其进展为浸润癌的概率明显降低[33,34]。

HRA 提供疾病的客观证据，而单纯的门诊检查则不行。HRA 检查后是否应行消融治疗仍存在争议，无随机对照试验的数据明确对于这些患者何种方法是合适的。HSIL 发展至浸润癌的过程缓慢、随访异质性以及缺少监测技术的专业知识使得开展这些研究不切实际。然而，可以肯定的是对于高风险的患者应特别关注。

人乳头瘤病毒疫苗

HPV 的预防性和治疗性疫苗在治疗宫颈癌上都已完成了三期临床试验，在高风险患者中检测了两种疫苗[13,35]。预防性疫苗是使用典型的结构病毒蛋白来制成的，而治疗性疫苗是使用早期的病毒复制蛋白

E6 和 E7 制成的。2006 年食品和药物管理局（FDA）批准第一种用于预防宫颈癌的疫苗。Gardisil（Merck & Co.，Inc，Whitehouse Station，NJ）是一种对抗 6、11、16 和 18 型 HPV 的重组疫苗，目前已允许用于 9～26 岁的女性，需要在 6 个月内经过 3 次注射。4 个随机试验约 21 000 名患者证实令人激动的约 100% 的预防率，可预防由上述几种血清型 HPV 引起的生殖器湿疣，外阴、阴道和宫颈的癌前病变，但疫苗仅对其针对的 HPV 有效。亦有一些零散地关于 Gardisil 副作用的报道，包括晕厥、头痛和其引起的过敏。但这些副作用是否有意义仍不明确。

最近一项双盲安慰剂对照随机临床试验（RCT）纳入 4000 名男性，显示四价疫苗对阻止持续 HPV 感染可达 86% 的有效性，而对基因型特异的湿疣的有效性可达 90%[35]。虽然可以推测疫苗潜在的有效性，但仍需对高风险患者进行进一步研究证实其对于 SIL 和预防癌症的效果。

Cervarix（GSK）是针对 HPV16 和 18 的二价疫苗，已被批准用于 10 岁以上的女性患者，但是目前未注册用于男性患者[35]。

其他研究联合雾化吸入和肌内注射来使抗病毒抗体滴度最大化。虽然目前通过疫苗预防异型增生和癌症的实用性还不清楚，但不远的将来这些研究可使作用明确。

Stressgen Biotechnologies 公司研制一种治疗肛门 HSIL 疫苗，并已在 HIV 阴性的患者中完成 II 期临床试验[13]，此疫苗是一种叫做 HspE7 的重组融合蛋白；疫苗产生的免疫反应是 CD8 细胞依赖的，CD4 细胞则无参与。患者接受 500μg，76% 患者由 HSIL 转变为 LSIL，这是此研究的主要终点；大约 7 个月后才出现首个完全缓解，虽然如此，在 15 个月时，有 86% 的患者达到缓解。虽然研究样本较小，且此种方法仍需在 HIV 阳性的免疫缺陷患者中得到证实，但 HPV 治疗性疫苗仍有乐观的前景[13]。

肛管鳞状细胞癌的病理、诊断和分期

病理

将近 80% 的肛管肿瘤为 SCCs 或其组织学上的变异型。由于组织学上微观结构不同，且许多肿瘤，尤其是肛管移行区肿瘤多为混合组织学表现，包括鳞状、基底细胞和腺样等，导致此处肿瘤的命名术语上存在很大差异。WHO 将此位置所有的鳞状细胞癌归

为"泄殖腔源性"[2]。末端肛管（肛门）的肿瘤，尤其是肛缘（肛周），通常主要由鳞状细胞组成，伴有少量基底细胞，而无腺细胞特征[36]。更远端肛管通常发生鳞癌，通常包括角质细胞。近端肛管和 ATZ 肿瘤通常包含非角质细胞[36]。注意到这些细胞学上的差异十分重要，虽然在治疗方式上并无差别。无数据显示在肛管癌中鳞状细胞癌和基底细胞癌预后上的差别。肛周（肛缘）肿瘤的治疗与皮肤癌类似，可行局部切除。

在过去 30 年中，肛管癌治疗发生重大变化。目前化疗和放疗可作为单一治疗手段治疗此病。在 1974 年前，其标准治疗方法是若肿瘤位于表面、应采取局部扩大切除，若侵犯括约肌、则行腹会阴联合切除（APR）；但预后较差，APR 术后总生存率是 30%～70%，预后取决于肿瘤分级、分期和大小[8]。扩大切除和 APR 术后局部复发率为 25%～35%，当肿瘤侵透黏膜下层时，局部复发率达 100%[37]。APR 术后患者有 50%～70% 可出现会阴或盆腔复发，不到 10% 的患者死于远处转移性疾病[9]。1974 年，韦恩州立大学的 Norman Nigro 对 APR 术后使用放疗和氟嘧啶治疗减少肛管癌的局部复发[38]，并发现切除标本中通常并无肿瘤的残余，从而导致治疗方式的根本性转变。

诊断和分期

超过 50% 的患者表现为直肠出血。由于经常被患者或内科医师误诊为良性疾病，如痔或肛裂（图 42-2）而延误诊断，还可出现疼痛、里急后重、瘙痒等。最初的体格检查应包括直肠指诊、直肠镜和腹股沟淋巴结检查。肛门肿物须行活检以明确诊断。腹股沟肿物可使用细针穿刺活检诊断和分期。由于目前肛管癌行非手术治疗十分有效，故应避免对可疑肛管 SCC 和腹股沟肿大淋巴结进行切除活检。分期方法包括胸部、腹部、盆腔 CT，经肛门超声评估肿瘤侵犯深度及协助测定肿瘤的大小（图 42-3A 和 B）；此外，正电子发射断层显像（PET/CT）对治疗前肿瘤分期也逐渐变为标准，还可评估原发肿瘤解剖和代谢相关信息，同时对腹股沟和远处淋巴结评估亦十分敏感。治疗后行 PET 检查可以预测患者的长期预后[39]。

肛管癌 IUCC 分期标准于 1997 年进行更新并被 AJCC 采纳[7]（表 42-1）。与其他胃肠道（GI）病变的分期标准相比，此标准给予肿瘤大小而不是浸润深度。肛缘肿瘤的分期和治疗与皮肤癌相同（图 42-4）。

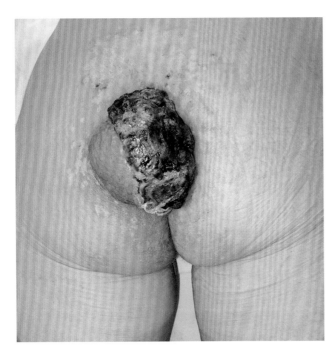

图 42-2　大的菜花样肛管鳞状细胞癌（Used，with permission，from Charles Friel，MD.）

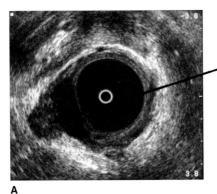

右侧壁的肛管肿瘤侵犯外括约肌

A

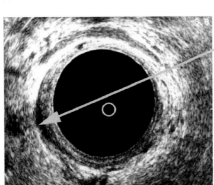

放化疗后的肛管肿瘤

B

图 42-3　A．在放化疗前侵犯肛管括约肌鳞状细胞癌（SCC）的肛门内超声表现；B．接受 4500 Gy 放疗、顺铂、5-氟尿嘧啶治疗 4 个月后的超声表现，患者达到完全临床缓解

⬤ 表 42-1　肛门（肛管）癌 AJCC 分期系统

原发肿瘤（T）

TX：　原发肿瘤无法评估

T0：　无原发肿瘤的证据

Tis：　原位癌

T1：　肿瘤的最长径小于或等于 2 cm

T2：　肿瘤的最长径大于 2 cm 但不大于 5 cm

T3：　肿瘤的最长径大于 5 cm

T4：　任何大小但侵犯周围器官（例如阴道、尿道、膀胱[*]）

区域淋巴结（N）

NX：　区域淋巴结无法评估

N0：　无区域淋巴结转移

N1：　直肠周围淋巴结转移

N2：　单侧髂内和（或）腹股沟淋巴结转移

N3：　直肠周围和腹股沟淋巴结和（或）双侧髂内淋巴结和（或）腹股沟淋巴结

远处转移（M）

MX：　远处转移无法评估

M0：　无远处转移

M1：　有远处转移

分期

0 期

Tis，N0，M0

Ⅰ 期

T1，N0，M0

Ⅱ 期

T2，N0，M0

T3，N0，M0

Ⅲ A 期

T1，N1，M0

T2，N1，M0

T3，N1，M0

T4，N0，M0

Ⅲ B 期

T4，N1，M0

任何 T，N2，M0

任何 T，N3，M0

Ⅳ 期

任何 T，任何 N，M1

[*] 直接侵犯直肠壁、直肠周围皮肤、皮下组织或括约肌不被定义为 T4（经许可引自美国癌症联合会．*AJCC Cancer Staging Manual*. 6th ed. New York，NY：Springer；2002；125-130.）。

在放化疗引入肛管癌治疗之前，多数综述均报道肿瘤的大小、淋巴转移与预后密切相关[40]。M.D. Anderson 肿瘤中心于1984年报道132例患者采用 APR 治疗肛管 SCC，肿瘤大小为 1 ～ 2 cm 患者生存率达78%、大小为 3 ～ 5 cm 生存率为55%，而超过6 cm 患者的生存率仅为40%[40]。其他综述亦认为较大肿瘤预后较差，低于20%；肿瘤大于 5 cm 时，不论肿瘤行切除或放化疗治疗，总生存率基本为零[41-44]。肿瘤放射治疗协作组织（RTOG）98-11 是最大的前瞻性试验数据库，研究显示直径大于 5 cm 肿瘤通常预示需要结肠造口术[45]。

不管何种治疗方式，当出现区域淋巴结转移通常预示预后不良。尽管通过放化疗可能使有淋巴结转移患者生存率明显提高，但对于淋巴结转移的患者的生存仍是不利的[40-41]。在肛管癌常规采用放化疗之前，一项研究报道对行或不行术前放疗患者施行手术治疗，淋巴结阳性患者术后5年生存率为44%，而淋巴结阴性患者术后生存率可达74%[40]。其他研究亦证实

有淋巴结转移患者预后较差[41]。

手术治疗

肛管 SCC 手术治疗基本被放化疗所取代，仅适用于超出放化疗指征之外病例。历史上，APR 治疗失败率通常取决于原发肿瘤大小，通常联合预防性腹股沟淋巴结切除，但由于有并发症和治疗效果差，腹股沟淋巴结切除目前已被抛弃。APR 失败率40% ～ 70%，局部失败率为40%，复发后的中位生存时间仅为 1 年[8]。

虽然显示放化疗可使无瘤生存率提高，但当患者拒绝放化疗或存在禁忌证时，仍需要施行局部切除。明尼苏达大学一项关于局部切除的回顾性分析显示，肿瘤大小和生存率直接相关：大于 2.5 cm 的肿瘤、5年生存率为60%[46]。虽然样本量较小，但作者支持对于小的（＜ 1 cm）、高分化且局限于黏膜下肿瘤行根治性切除[46]。Corman 和 Haggitt 报道类似的经验，所有局限于黏膜下肿瘤均可局部切除和行 APR 而治愈，

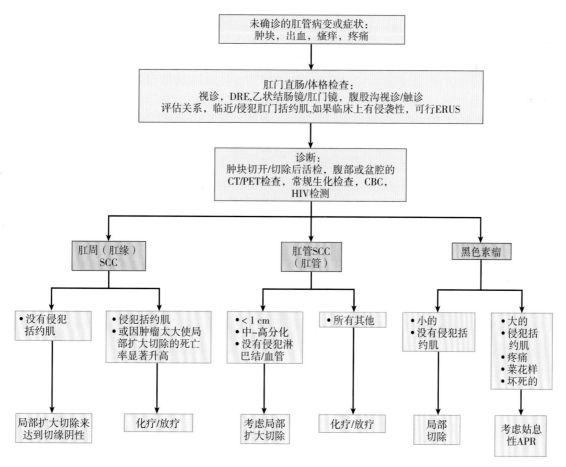

图 42-4 常见肛管肿瘤基本治疗方案

而侵犯较深的肿瘤最终可发生局部复发 [47]。Longo 等报道 I ~ III 期肿瘤患者采取单纯局部切除治疗，失败率达 62%，所有 II、III 期肿瘤患者均出现复发 [48]。在考虑行局部切除时，应考虑肿瘤是否可触及、全层切除、浸润深度和切缘阴性。即使如此，也仅有很少的患者适合此种方法。

放化疗

自从 20 世纪 70 年代后期，随着放化疗方案的出现，肛管癌的治疗发生根本性改变。1974 年，Norman Nigro 推出包括 5- 氟尿嘧啶、丝裂霉素 C 和术前放疗缩小肛管肿瘤的方案 [38]，在当时，氟尿嘧啶被认为可增强放疗效果、丝裂霉素对于鳞癌有抗肿瘤效果。Nigro 方案是新辅助治疗，3 周内行 15 次放疗（共 30 Gy）、5-FU 剂量为 1000 mg/($m^2 \cdot$ d)，于放疗开始时持续输注 4 天，治疗第一天给予丝裂霉素 C（15 mg/m^2）[38]。其最初报道的 3 例患者中，2 例于治疗后接受 APR，另一例拒绝手术并维持无瘤状态；接受手术患者切除标本中未发现肿瘤 [38]。

Nigro 团队令人惊奇的结果报道后，又出现较多相似的研究，采用单独放疗或手术后综合治疗。1983 年，纪念斯隆 - 凯特琳癌症中心（MSKCC）的 Michaelson 等报道采用联合放化疗患者中有 52% 达到病理完全缓解，其余 22% 患者手术后仅显微镜下发现肿瘤 [49]，所有患者均施行 APR 或较大范围局部切除。Nigro 在 1974 年发表后，多个学者研究综合治疗的效果，大多数应用 5 氟尿嘧啶和丝裂霉素 C 作为化疗方案，仅在剂量和输注方式上有所不同，而且几乎均增加放疗的剂量、最大的剂量达 50Gy。由于治疗上存在差异，较难进行 Meta 分析；但是研究之间进行直接对比十分有价值 [38]。

将 Nigro 的研究作为基础研究，其他学者进行前瞻性 II 期研究。这些研究中 Martenson 与其同事报道美国东部肿瘤协作组（ECOG）的研究，50 例患者接受 40Gy 放疗追加 10 ~ 13 Gy 放疗 [50]，在放疗期间给予 5-FU 和丝裂霉素 C 静脉推注，6 ~ 8 周后行肿瘤或肿瘤部位活检。若活检阳性则接受 APR 治疗；其中 46 例患者完成治疗，34 例（74%）达到完全缓解、11 例达到部分缓解 [50]；80% 未出现局部复发，58% 患者无瘤生存 7 年 [50]。

RTOG 和 ECOG 在 1989 年报道包含 79 例接受联合放化疗患者的组间试验。放疗剂量为 40.8Gy，在完成治疗后仅 8 例患者需行 APR 治疗，3 年后，总生存率和局部控制率分别为 73% 和 71% [51]。

MSKCC 进一步的研究支持 ECOG 和组间试验，使用 30Gy 的放疗联合 5-FU/ 丝裂霉素 C 治疗 42 例患者 [52]，其中 18 例治疗后的活检结果阳性，但仅有一半在随访中发生局部复发，5 年无瘤生存率达 82% [52]。

所有这些较小规模的 II 期试验中，联合放化疗与标准手术治疗相比，无瘤生存、无结肠造口生存率和局部疾病控制有较大优势；但其相关毒性作用亦较明显。在 ECOG 研究中，37% 患者发生严重毒性反应，包括严重中性粒细胞减少、肛周皮肤湿性脱落和腹泻 [50]；治疗副作用时，亦应同时考虑肛管癌化疗的必要性，而不将毒性反应作为重要参考。同时进行的试验研究单独放疗作用，通常比联合化疗时放射剂量为高。居里研究所对 183 例患者给予 60 ~ 65 Gy 的放疗，5 年生存率达 59%、局部控制率为 69% [53]。Tenon 医院包含 147 例患者的研究亦得到相同的结果，5 年生存率达 61%、局部控制率为 71% [43]。大剂量放疗的并发症包括肛门溃疡和需手术治疗的肛门狭窄，发生率为 5% ~ 15%。

20 世纪 90 年代后期，3 个 III 期试验报道单独放疗和联合放化疗直接对比的结果（表 42-2）。1996 年，英国癌症研究统筹委员会（UKCCCR）发表联合放化疗和单独放疗的最大规模前瞻性随机试验 [54]，纳入 585 例患者，并将其分为联合治疗和单独放疗两组，于第 6 周进行评估；反应不良行 APR 治疗，反应良好者继续接受加强放疗和再评估，单独放疗患者局部失败率为 59%，联合治疗患者局部失败率为 36%，中位随访时间为 42 个月。联合治疗早期并发症发生率较单独放疗为高（包括 2 例因败血症死亡），但二者后期并发症发生率相同，且局部失败率、需要补救性手术患者数均较单独放疗减半，共有 29/174 例接受联合治疗患者需要进行补救性 APR 手术；而与此相比，72/188 例接受单独放疗患者需要进行补救性 APR 手术。虽然接受单独放疗患者局部失败率更高，但总生存率无显著性差异（放疗 58% vs. 放化疗 65%，第 3 年）[54]。

欧洲癌症研究和治疗组织研究组（EORTC）的研究结果支持 UKCCCR 的试验 [55]。局部进展期（T3 ~ T4）的患者随机分为单独放疗（45Gy 加 15 ~ 20 Gy 追加放疗）和联合 5-FU/ 丝裂霉素 C 联合治疗，联合化疗后局部失败率从 69% 降至 42%、无结肠造口的生存率从 22% 上升至 41%，早期和晚期

表 42-2 肛门（肛管）癌放化疗的 III 期随机临床试验

	研究方案	放疗剂量		化疗	适合病例数	无造口生存率	局部失败率	总生存率
EORTC[50]	单纯放疗	45Gy，如 CR/PR 追加 15 ~ 20Gy		无	103	22%	69%	56%
	放疗 +5-Fu/ Mit-C	45Gy，如 CR/PR 追加 15 ~ 20Gy		5-Fu，Mit-C	103	41%（P = 0.002）	42%（P = 0.02）	56% 无差异
UKCCCR[49]	单纯放疗	45Gy，如 CR/PR 追加 15 ~ 20Gy		无	285	N/A	59%	58%（3 年）
		45Gy，如 CR/PR 追加 15 ~ 20Gy		5-Fu，Mit-C	145	59%	36%（P < 0.0001）	65%（3 年）NSS
RTOG/ECOG[51]	放疗 +5-Fu	45Gy		5-Fu	145	59%	36%	67%
	放疗 +5-Fu/ Mit-C	45Gy		5-Fu，Mit-C	146	71%（P = 0.0019）	18%（P = 0.0001）	76%（P = 0.18）

CR/PR，完全反应或部分缓解反应；5-Fu，5- 氟尿嘧啶；Mit-C，丝裂霉素 -C；NSS，无统计学差异；N/A，无资料（Modified，with permission，from Chawla AK，Willett CG. Squamous cell carcinoma of the anal canal and anal margin. *Hematol Oncol Clin North Am.* 2001；15：321-344.）。

并发症发生率相同；但肛门溃疡例外，联合治疗组中轻度升高。如 UKCCCR 试验，尽管较单独放疗明显地改善局部控制和无结肠造口生存率，但远处转移发生率并无改变，两组患者的 5 年总生存率为 56%[55]。

1996 年，Flam 与其同事进一步探索 III 期 RTOG/ECOG 试验中丝裂霉素 C 作为放疗增敏剂价值[56]，纳入 310 例患者，随机接受放疗 /5-FU 和放疗 /5-FU+丝裂霉素 C 治疗。其认为虽然丝裂霉素 C 可轻度增加毒性副作用，但 4 年无瘤生存率升高（73% vs. 51%；P = 0.0003）、结肠造口率降低（9% vs. 22%）；同时 5-FU/ 丝裂霉素 C/ 放疗组总生存率较好（76%）、但与对照组无显著性差异（67%，P = 0.18），证实了丝裂霉素 C 的作用。

RTOG/ECOG 的试验亦研究附加放化疗对治疗后活检仍有肿瘤残余患者的作用，试验中有 24 例患者适合补救治疗，其中 12 例接受 9 Gy 加强治疗、5-FU、顺铂（100 mg/m²）达到无瘤状态[56]。有学者提出此实验中接受补救性放化疗的患者，若能延长活检前的时间，放疗产生的凋亡可能使患者达到无瘤状态。但并未清楚顺铂是否于其中起作用，仍引起研究者的兴趣。顺铂是一种众所周知的放射增敏剂，用于治疗其他部位，如宫颈、头、颈和食管癌；已有两个大剂量放疗和 5-FU 联合顺铂治疗肛管癌的 II 期临床试验，显示患者完全缓解率达 70% ~ 95%、且副作用较丝裂霉素 C 少[50,57]。

RTOG98-11 是一项直接比较以顺铂为基础和以丝裂霉素为基础的化疗方案效果的 III 期研究显示，原发 SCC 较大时（T2 或更大），对放化疗的反应变差。作者推测氟尿嘧啶和顺铂进行诱导化疗可缩小原发肿瘤，从而使接下来的同步放化疗更为有效；主要的预后指标是 5 年无瘤生存率、次要终点是总生存率、复发时间和结肠造口率。在中位随访时间 2.51 年后，顺铂组较标准组（丝裂霉素）5 年无瘤生存率降低（54% vs. 60%）、5 年总生存率差（70% vs. 75%）和较高的 5 年局部复发率和远处转移率（33% 和 19% vs. 25% 和 15%），而结肠造口率则明显优于丝裂霉素组（10% vs. 19%，P = 0.02）[58]。

基于这些数据，作者认为：以顺铂为基础方案与标准丝裂霉素方案相比，并未改善无瘤生存率[58]。目前在宾夕法尼亚大学，无诱导的以丝裂霉素为基础的方案已成为标准化疗方案。

HIV 阳性人群肛管癌的治疗并无区别，HIV/AIDS 患者最佳治疗方法仍是联合放化疗。研究显示与标准方案的反应与 HIV 阴性人群相同[10,17]。

基于上述，对任何分期浸润性肛管 SCC，主要治疗方案应为 5-FU/ 丝裂霉素为基础并联合外照射放疗。手术治疗仅适用于原位肿瘤（局部扩大切除）、残余肿瘤或复发肿瘤（APR）。

放疗的新方法

上述的一系列随机试验确定了应用 5FU 和丝裂霉素的同步放化疗方案治疗肛管癌的标准方案。此方法可达到有效的疾病控制（5 年总生存率 50% ~ 61%、5 年无结肠造口生存率 76% ~ 78%）[54-56,58]。但此保留括约肌的方案存在明显的毒性副作用，EORTC 试验和 UKCCCR 试验报道 49% ~ 76% 患者出现明显的急性皮肤毒性、33% ~ 45% 患者中出现急性胃肠道毒性作用 [54-55]。

调强放疗技术（IMRT）是一种可制订适形放疗计划并给予适形放疗的新技术。使用高级成像和计算机引导技术，对目标组织进行更精准剂量地放射、并保护周围正常组织。美国多中心的研究组的前瞻性队列研究，53 例肛管 SCC 患者中采用同步 5-FU/ 丝裂霉素 C 和 IMRT 技术 [59]，与经典技术对照组相比，副作用更少。RTOG98-11 试验（表 42-3）的预后亦证明其优势 [58]。皮肤毒性作用降低（3 度 38% vs. 78%，无 4 度毒性作用），需中断治疗患者减少；但有 57% 患者需要中断、并有 4 天或少于 4 天的疗程未完成。GI 毒性作用亦同样有所减少，3 度为 15.1%，而 RTOG 试验 3 度为 34% [58]。

此研究的肿瘤反应率与对照组的类似，完全缓解率（CR）为 92.5%，虽无统计学差异，但显示治疗失败可能与进展期肿瘤有关。而生存率亦与对照组类似，18 个月的无结肠造口生存率为 83.7%，总生存率为 93.4%。

仍需要进一步的随机试验验证采用 IMRT 标准同步放化疗的疗效。但是作者在宾夕法尼亚大学中使用适形放疗技术作为标准治疗。

腹股沟淋巴结转移的治疗

可触及的腹股沟淋巴结（LN）应于治疗开始分期时活检或使用细针穿刺吸引（FNA）评估，多篇综述明确有腹股沟淋巴结转移时预后较差。1970 年，Stearns 和 Quan 总结 MSKCC 肛管癌治疗经验，仅

| 表 42-3 肛门（肛管）癌放化疗近期试验 |

研究	例数	分期	随访（月）	化疗方案	放疗方案	CR	无造口生存率	局部控制	生存率
Klass 1999[46]	122	T1 ~ 4	48	5-Fu，Mit-C	35 ~ 45 Gy	N/A		N/A	57%[a]
Faynsod 2006[62]	30	I ~ IV 期	40	5-Fu，Mit-C	35 ~ 45 Gy	94%	N/A	64%	74%[a]
Mitchell 2001[63]	49	I ~ IIIB 期	9.8 年	5-Fu, Mit-C 或肿瘤 > 3 cm CIS（26 例）	45 ~ 60 Gy 附加 10 ~ 15 Gy	T1 ~ 274% T3 ~ 433%	81%	85%	I[a] 期 62% II 期 68% III A 期 100% III B 期 70%
Kapp 2001[65]	80	T1 ~ 4，N0 ~ 2，M0	31	31 例 5-Fu，Mit-C 肿瘤 > 3 cm（28 例）	50.4 分次 6 Gy 短距离放疗	80%	73%	76%	76%[b]
Peiffert 2001[65]	80	> 4 cm 和（或）LN+	29	5-Fu，CIS	45Gy 附加 10 ~ 15 Gy	67%	73%（3 年）	84%（3 年）	86%[c]
Ajani 2008[58]	341	T2 ~ T4	2.5 年	5-Fu，Mit-C vs 5-Fu，CIS	45 ~ 59 Gy		90% 81%	75%（5 年）67%	75%（5 年）70%

CR，完全缓解；5-Fu，5- 氟尿嘧啶；Mit-C，丝裂霉素 -C；CIS，顺铂；LN，淋巴结；N/A，无资料

[a] 5 年总生存率

[b] 5 年无瘤生存率

[c] 3 年总生存率

Modified，with permission, from Chawla AK，Willett CG. Squamous cell carcinoma of the anal canal and anal margin. *Hematol Oncol Clin North Am.* 2001；15：321-344.

14% 有淋巴结转移患者存活 5 年[60]。与之类似的是，O'Brien 与其同事 1982 年报道 52% 患者同时出现腹股沟淋巴结侵犯者存活均未超过 3 年[61]。Stearns 和 O'Brien 均独立观察到异时淋巴结转移患者治疗性腹股沟淋巴结切除后的预后更好；MSKCC 综述中 75% 患者于腹股沟淋巴结清扫后存活超过 5 年。

Papillon 首先探索腹股沟淋巴结预防性或治疗性放疗[66]，1974 年报道 19 例有腹股沟淋巴结侵犯患者进行腹股沟放疗，其中 11 例 3 年后仍无疾病证据[66]。Cummings 与其助手采取类似方案，87% 患者获得良好的疾病控制或治愈[67]。

通过扩大放射野并包括腹股沟、髂内外淋巴结，当前的治疗方案是使用同步放化疗治疗腹股沟淋巴结转移和原发肿瘤。而对异时性腹股沟淋巴结转移，若未超过极限剂量则行补救性化疗或放疗，亦可行腹股沟淋巴结清扫。

疾病复发和补救治疗

早期发现治疗后局部复发的目的是防止淋巴转移并尽可能地补救治疗。大多数临床医师赞成进行彻底的体格检查，包括每 3 ~ 4 个月直肠指诊和肛门镜检查至少 2 年；额外方法包括肛门内超声（EAUS）。目前宾夕法尼亚大学医院方案是 3 年内每 4 个月行一次 EAUS，之后 2 年每 6 个月一次，可疑组织和淋巴结均于超声引导下活检。

有证据表明肿瘤最晚于放化疗后 6 ~ 9 个月后出现局部衰退。在此期间内不推荐肛管常规活检。Rousseau 与其助手建议完成治疗至少 6 个月后对未愈的肛门溃疡和复发或增大的肛管肿物进行活检，在此时间点后仍发现肿瘤，考虑为残余肿瘤可行补救治疗[68]。

尽管肛门（肛管）癌非手术治疗取得成功，但仍有 10% ~ 30% 患者复发，大多数为局部复发，取决于肿瘤的分期。肿瘤复发或残留的治疗施行 APR 手术，保证切缘阴性。在一项回顾性分析中，Allal 对放化疗后出现复发患者采取补救性治疗，发现采取 APR 手术患者 5 年生存率为 53%，未采取治疗患者仅为 28%[69]。Pocard 与其同事收集圣安托万大学医院 21 例患者的数据，患者均为保留括约肌后肿瘤残余或肿瘤复发并接受补救性 APR 治疗，发现五年生存率升至 30%[70]。导致失败的因素包括淋巴结转移、切缘阳性和远处转移。Longo 等比较放化疗和 APR 补救治疗的效果，发现仅 27% 接受放化疗患者长期存活，而接受 APR 组中有 57% 长期存活[71]（表 42-4）[44,72-73]。与之类似，最新一篇来自多伦多大学的回顾性综述总结一组放化疗失败后接受补救手术 40 例患者，总生存期为 41 个月、5 年总生存率和无瘤生存率分别为 39% 和 30%[74]。

导致肿瘤复发患者死亡的局部并发症包括尿道梗阻、会阴脓肿和坏死、肠梗阻和静脉血栓。补救手术的禁忌证包括患者衰弱、远处转移、侵犯骨盆侧壁和明显的淋巴结肿大。术前评估应包括胸片和腹盆腔 MRI 或 CT 扫描。对于可切除的局部受侵犯组织，如膀胱、宫颈、阴道、骶骨等，适宜采用多学科方法治疗，需要包括泌尿科医师、神经外科医师、整形外科医师和骨科医师的多学科团队。紧贴骨盆侧壁的复发术中应与先前放疗或手术导致的纤维化或瘢痕相鉴别。对于考虑后装放疗或术中近距离放疗患者，术中

表 42-4

综述	病例数	中位随访时间（月）	存活（%）	5 年生存率（%）
Zelnick 1992[44]	9	20	< 10	—
Tanum 1993[72]	9	36	67	—
Lasser 1993	14	36	50	—
Ellenhorn 1994[73]	38	47	—	44
Longo 1994[48]	11	25	18	—
Hill 1996	11	25	18	—
Pocard 1989[70]	11	40	48	33

Data from Cummings BJ, Keane TJ, Hawkins NV, et al. Treatment of perianal carcinoma by radiation (RT) or radiation plus chemotherapy (RTCT). Int J Radiat Oncol Biol Phys. 1986；12：170.

冰冻病理十分有帮助。而术中近距离放疗作为补救治疗的作用和预后目前还未被证实。

骨盆补救手术的并发症可较严重并加重患者的虚弱，包括会阴伤口裂开和坏死。曾接受放疗区域进行组织覆盖可改善切口的愈合，多数医生认为须行切除后可从臀肌、股薄肌、腹直肌取下带蒂的旋转肌瓣重建。

肛管癌局部切除术后患者行补救性放化疗的长期随访研究较少，肛管癌患者施行原发灶切除原因有很多，通常是于无意之中手术切除，包括息肉切除术、痔切除术、切除活检或治愈性局部切除。虽然目前仍不清楚对于早期病变且切除完全患者采取进一步治疗是否合适，但切缘阳性，或伴有血管、淋巴侵犯低分化肿瘤患者可采取进一步治疗。1999 年，一项 MSKCC 的回顾性分析评估 14 例局部切除术后接受术后化疗（30 Gy 或 45 ～ 50 Gy）的患者[75]，5 年局部控制率为 93%，高剂量组与低剂量组无差别。Longo 等 1994 年发表有关局部切除术后放化疗预后的最大规模的单中心回顾性分析，接受中位剂量为 42 Gy 109 例患者，5 年总局部控制率为 79%；按肿瘤分期分组分析发现，Ⅰ 期患者局部控制率为 90%、Ⅱ 期为 54%、Ⅲ 期为 100%（6/6）[48]。目前仍无前瞻性研究比较单独局部切除与放化疗对 T1 组织学预后良好肿瘤治疗的效果。

最近，法国一个多中心团队总结其对极早期肛门（肛管）癌辅助治疗的经验，62 例患者为 Tis 或 T1 期肛管 SCC，其中 26 例采取原发灶切除并行辅助性放疗、43 例单独接受定量放疗，前者局部复发率要高（3/23 vs. 3/43），6 例 APR 术后局部控制失败患者均达到了部控制，但长期生存率无差别[76]。无数据明确显示局部切除肛管 SCC 优于定量放化疗。但是，目前的研究指出，肿瘤未切除完全、组织学分化差、Ⅱ 期或以上肿瘤患者可于切除后行放化疗[68,71,75]。如同首选治疗，化疗（主要给予 5-FU 联合丝裂霉素 C 或顺铂）时可使用低剂量放疗，以获得更好的局部控制。

肛门（肛管）癌晚期患者有 10% ～ 20% 出现转移，这些患者预后极差[9]；对肝、肺转移患者，以顺铂为基础的化疗是唯一一种有一定效果的治疗方法[68]。

肛周（肛缘）癌

肛周区域的鳞状细胞癌最多占肛门（肛管）癌的 1/5，多数情况下，治疗方式与皮肤癌类似，可行

原位外科切除。肿瘤起源于肛周皮肤越过肛缘，并通常为高分化或中分化的角质化 SCCs，且预后通常较好[9]。远处转移发生较晚且罕见，复发多局限于局部。症状包括疼痛、出血、瘙痒和可触及肿物。丹麦的五项原则研究中，Jensen 与其助手指出在确诊前症状存在中位时间为 6 个月，且 29% 患者初诊为误诊[6]。由于肿瘤生长缓慢且罕见，最初发现时可能误诊为痔或其他良性疾病。

有经验的医师观察病变后会考虑此诊断，但治疗前须行活检。如病变较小，切除的活检组织可包含足够的边缘（1 cm）；如果肿瘤较大，小的切除活检标本可对肿瘤进行精确的分级，并进行合理的术前讨论。

15% ～ 25% 的患者可出现腹股沟淋巴结转移，淋巴结转移概率与肿瘤大小直接相关。Papillon 和 Chassard 报道小于 2 cm 的肿瘤，腹股沟淋巴结转移概率为 0、2 ～ 5 cm 为 24%、大于 5 cm 为 67%[77]。Cummings 等发现小于 5 cm 肿瘤淋巴结转移概率为 0%，而 5 cm 或更大的肿瘤中有 25% 发生转移[67]。

手术治疗

外科切除（局部切除，APR、取决于肿瘤的位置）是肛周（肛缘）肿瘤的标准治疗，但其预后数据主要为回顾性的。大多数研究中，总生存率和无瘤生存率包括所有分期的肿瘤，且大宗病例亚组分析也不可行。遗憾的是，有效地评估局部复发率受限于病例数较少，但亦可提示肿瘤较大局部复发率较高[78]。

原发肛周肿瘤外科治疗为扩大的局部切除，切除肿瘤周围 1 cm 边缘。MSKCC 的 Greenall 与其助手报道 51 例肛周（肛缘）鳞状细胞癌病例[42]，局部复发率为 46%，5 年生存率仍达 88%，局部复发后可再次切除。异时性腹股沟淋巴结转移可行腹股沟淋巴结切除。13 例接受 APR 作为初始治疗的患者，局部复发率与局部切除组相同。肿瘤大小是影响局部控制和生存率最重要的因素（图 42-5）。1979 年，克利夫兰医学中心回顾 20 年间手术治疗肛缘肿瘤的经验[79]，8 例患者随访有效；8 年后，疾病特异生存率为 70%，局部复发率为 30%。芝加哥大学的 16 例单独接受手术治疗患者，局部复发率为 19%[80]，11 例接受局部切除患者中 2 例出现复发，3 例 APR 术后患者 1 例复发。梅奥诊所报道 1950—1970 年间治疗的 27 例 Ⅰ 期肛周（肛缘）肿瘤或原位癌患者，5 年生存率为 100%，未获得局部复发率的数据[81]。

单独手术治疗后（局部切除或 APR），所有分期

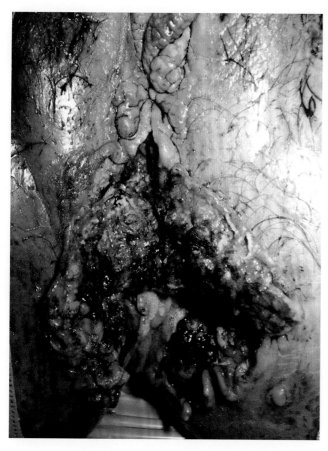

图 42-5　肛缘肿瘤的深部溃疡（Used，with permission，from Charles Friel，MD）

肿瘤总生存率为 60% ～ 90%，局部复发率为 30%，但复发后再次手术生存率还不清楚[9,78]。

放疗

　　肛周（肛缘）肿瘤最佳治疗方案取决于其位置。当肛门括约肌位于手术范围内时，为医师提出重大挑战和导致功能性问题。如果充分切除可能损伤括约肌，则可选择 APR。但多数外科医师和肿瘤科医师支持一种更保守的方法并使用放疗。Cummings 与其助手证实小于 5 cm 肛缘肿瘤行超过 4 周总剂量 50 Gy 放疗，局部控制率为 100%[67]。局部控制率与肿瘤大小成反比，5 ～ 10 cm 肿瘤，局部控制率为 70%，大于 10 cm 的肿瘤，仅 40% 可获得持久性反应。法国学者 Papillon 和 Chassard 也报道类似的结果，通过外照射（40 Gy，钴 60）会阴野，可达到 78% 的总生存率；此外，肿瘤大于 5 cm 的患者总生存率较差，低于 50%[77]。

　　在过去 40 年，有很多放疗对于肛周（肛缘）肿瘤疗效的回顾性综述，报道肿瘤分期特异性的局部复发率、肿瘤特异性生存率和总生存率。总的来说，局部控制率为 52% ～ 87%，5 年总生存率 52% ～ 90%[78]；T1 和 T2 肿瘤局部控制率较高，总生存率和肿瘤特异性生存率为 82% ～ 100%[78]。

　　从这些综述中难以评估保肛率，病例少及回顾性设计限制了直接比较放疗与单纯手术治疗的效果。目前仍无单纯手术治疗与放疗的前瞻性对照研究，联合应用化疗（5-FU 和丝裂霉素 C 或顺铂）理论是合理的，但较少有数据支持此方案。这些药物的原理是通过放化疗治疗肛门（肛管）癌的前瞻性研究中推测出来的。即便如此，有理由相信，对肛周（肛缘）肿瘤进行放疗联合或不联合化疗能保留括约肌并得到较好的局部控制。并且对于放疗后复发的患者进行补救性手术治疗亦是合理可行的，局部控制率约 50%，此方案的长期肿瘤特异生存率仍不清楚。

少见的肛管肿瘤：肛管黑色素瘤

　　肛管和直肠黑色素瘤是一种罕见的恶性肿瘤，占结直肠和肛门肿瘤不足 1%[82]。大多数胃肠道黑色素瘤是转移性肿瘤，病理活检显示高达 30% 胃肠道外原发黑色素瘤可发生胃肠道转移[83]。原发胃肠道黑色素瘤主要位于肛管直肠和食管；女性多发，男女比接近 1 : 2，但有证据显示男性发病年龄较轻（57 年 vs. 71 年）[79]。Cagir 与其同事通过使用监测、流行病学与最终结果（SEER）数据库，调查肛管直肠黑色素瘤流行病学和人口统计学特征，发现肛管直肠黑色素瘤患者在年龄上存在双峰样分布，其中男性占据曲线中较年轻部分。此组的生存率稍好（1 年时 63% vs. 51%，2 年时 41% vs. 27%）[84]。常见症状包括出血、瘙痒、肿块、疼痛、里急后重或肠道习惯改变。如同肛管 SCC，可将肿瘤误诊为痔较常见，通常于痔切除术或肛周肿物局部切除术后确诊。肿瘤可表现为较小的息肉样病变，或较大的溃疡样病变，约 30% 的肿瘤是无黑色素的，以致即刻诊断较困难[82]。病理学上，70% 病变大体或镜下可发现黑色素的证据[82]。通常肛门黑色素瘤发生于皮肤黏膜交界处；偶尔，肿瘤发生于更近端如直肠黏膜内。肿瘤的发生有一定偶然性，认为其可能是来源于直肠内异位的肛管上皮，或是由远端的小病变转移而来[82]。

分期和预后

如同皮肤的黑色素瘤，肛门直肠黑色素瘤按照病变的深度和厚度进行分期。淋巴转移可发生于腹股沟、直肠系膜和髂内淋巴结。当出现首发症状时，40%～60%患者出现直肠系膜淋巴结转移，20%患者出现腹股沟淋巴结转移[85,86]，远处转移可发生于骨、肺、肝。

如不考虑分期，肛管直肠黑色素瘤5年生存率极差，平均为6%；确诊后的中位生存时间为12～18个月[82]。

手术

最近数年，局部切除替代APR作为肛门黑色素瘤的首选治疗。一项在1995年结束的长达64年的回顾性研究总结了MSKCC治疗肛管直肠黑色素瘤的经验，证实局限性且淋巴结阴性的病变生存率较高；对于可切除的病变，作者支持进行根治性切除[86]。一项更新的关于MSKCC最近20年经验的报道显示，任何手术方式均无肿瘤特异生存率和总生存率[87]。其他对于局部复发率和生存率的预后数据亦与之相似，未证明两种方法对患者生存存在区别；因此，当出现大便失禁且可手术时，应优先手术治疗。1990年至2003年的多个回顾性分析指出，局部扩大切除患者5年生存率为0～29%，APR患者5年生存率为0～26%。大多数学者推荐对未侵犯括约肌患者行局部扩大切除并保证切缘阴性[82]。

即使局部切除与根治切除的生存率差别较小，但局部切除术局部复发率更高。来自M.D. Anderson癌症中心的一项研究发现局部切除后复发率明显高于APR（58% vs. 29%），而中位生存时间相同（两组均为19个月）；此研究中局部复发患者同时出现区域或远处转移。荷兰学者Roumen亦报道局部切除术后局部复发率增加，但总生存率并未变化[89]。

腹股沟淋巴结清扫通常用于淋巴结阳性的患者，且为姑息性治疗。预防性淋巴结清扫不能改善生存率，亦无明确适应证。前哨淋巴结定位在此病中的作用还不明确，此技术在皮肤黑色素瘤应用较好，但肛管直肠黑色素瘤中还无研究且未常规使用。

辅助治疗

目前大剂量干扰素α（IFN-α）已用于皮肤黑色素瘤的治疗，可改善无瘤生存率[82]。但无数据证实其对肛管直肠黑色素瘤治疗的效果，目前对肛管直肠黑色素瘤使用辅助性化疗报道仅为轶闻报道。实际上，两篇大规模Meta分析显示应用IFN-α并未得到一致的效果[90-91]。

积极的多药化疗方案显示出潜在的效果，但毒性反应亦较大[92-93]。替莫唑胺的代谢产物为达卡巴嗪，治疗皮肤黑色素瘤有一定效果[94]，而目前正研究治疗肛管黑色素瘤的效果，同时亦有新的方法在研究，如分子靶向治疗[95]，目前仍无数据指导有效的辅助化疗。

对有症状的盆腔病变、局部复发和异时性腹股沟淋巴结转移，行外照射是肛管直肠黑色素瘤的姑息性治疗，但无评估其总体有效率的数据。理论似乎是合理的，但是是从Ⅳ期皮肤黑色素瘤治疗规范上推测而出的。

肛管直肠黑色素瘤外科治疗随着时间推移有较多改变，从根治性切除发展为局部切除。多数研究中APR并无患者生存上的获益，而且尽管施行了外科切除，大多数患者的生存期很短，确诊后中位生存时间少于20个月。辅助化疗对皮肤黑色素瘤有效，但缺少其治疗肛管直肠黑色素瘤的数据。

肛门腺癌

肛门腺癌不常见，占肛门（肛管）癌10%[82]。症状多为非特异性的，与其他肛管和远端直肠肿瘤类似，包括出血、疼痛、排便习惯改变。肛门腺癌偶尔来源于慢性肛瘘。

有关预后的数据较少，与直肠癌或肛管SCC相比，肛门腺癌预后较差，在小规模病例研究中，5年生存率从64%至5%不等[96-97]，肿瘤局部复发和远处转移概率较高[97]。

肛门腺癌治疗与直肠腺癌治疗类似，推荐于新辅助放化疗后行手术切除。如同直肠腺癌，术后应行辅助化疗，以减少远处扩散的风险。

PAGET病

Paget病由Sir James Paget于1874年首先描述，其报道15例乳头发病患者[98]。从Darier和Couillaud于1893年首次报道肛周Paget病以来，发表的文献报道不足200例[98]。

Paget病女性多发（男女比例1:1.5），中位发病年龄为 65 岁 [99]，由于其症状不典型且易与良性皮肤炎相混淆，患者确诊前症状可存在较长一段时期。Paget 病发生于顶浆分泌且有毛发区域，此病的典型症状为皮肤红斑、瘙痒、有明确匍行边界结垢斑块。病变可表现为伴有浆液性渗出溃疡样或有痂的病变，可发生于肛管或肛缘 [82,98]。组织学上，Paget 病定义为分散分布或成小串样排列的大的间变性肿瘤细胞。肛周 Paget 细胞表现为泡沫状或空泡状细胞，HE 染色为淡蓝色，同时对高碘酸 - 希夫、黏液卡红、奥尔辛蓝、细胞角蛋白 7 反应均为阳性 [82]。

　　Paget 病的发病机制仍不明确，由于其与直肠腺癌的出现有关，推测 Paget 病代表着肿瘤向下扩展或是"肿瘤环境"制造一个原发胃肠道肿瘤易于多发的环境。另一种假说是 Paget 病来自于远端肛管和肛缘的顶浆分泌腺肿瘤，有学者提出 Paget 病可能来源于肿瘤多能性表皮基底细胞 [82]。

　　20%～86% 肛周的 Paget 病与潜在内脏恶性肿瘤有关 [82,98-99]，结直肠腺癌是常见同时发生的肿瘤，泌尿生殖系统肿瘤、乳腺癌、胆管癌变有报道。筛查其他的恶性肿瘤是必要的。结肠镜和前列腺检查是基本的预防和诊断方法。同时，多数学者推荐行腹部和盆腔的 CT 检查 [98]。

　　Paget 病治疗是完全切除。肿瘤范围通常通过在肛管和肛缘周边活检而确定，在确定肿瘤范围后，可行局部扩大切除术。此过程通常可导致较大的组织缺损，需行皮肤移植或皮瓣移植。由于切缘阴性对于治愈肿瘤至关重要，因此需确保切缘阴性的技术，手术医师可于重建前对标本边缘行术中冰冻病理检查，其他医师偏向于在切口处覆盖盐水纱布，让患者回病房等待常规病理结果，患者于重建前可能需要等待 2～3 天。如在肛管进行较大的皮瓣重建，有学者推荐在会阴切除的同时进行结肠或回肠造口粪便转流。

　　有报道肛周 Paget 病切除术后复发率高达 61%[100]，通常建议进行再次切除，有时可能存在潜在的直肠和肛管腺癌，但仍可于 APR 术后进行放疗。尽管复发率较高，局限于会阴区且无同时合并其他肿瘤患者的预后较好 [82]。由于与其他的内脏肿瘤有关，所以需要对肛周 Paget 病患者进行连续监测。应仔细地进行体格检查，包括前列腺和盆腔检查，并应定期进行结肠镜检查。对于在皮瓣或移植物边缘的新发病变进行活检可能提示残余病变，需行局部切除及连续监测。

Buschke-Löwenstein 肿瘤

　　Buschke-Löwenstein 肿瘤亦称巨大湿疣，于 1925 年由 Buschke 和 Löwenstein 首次描述为"癌样尖锐湿疣"[101]。此病变较罕见，属于疣状癌，亦包括口腔和皮肤菜花样湿疣。巨大湿疣区别于良性肛门湿疣的主要特点是存在局部侵犯。

　　虽然对其自然史了解甚少，但病因被认为与湿疣相似 [101]。从肿瘤中可分离出人乳头瘤病毒（HPV）。组织学上病变表现为良性，不像肿瘤侵透基底膜，通过扩张而非直接侵犯破坏周围组织（图 42-6）。此肿瘤不发生转移，未经治疗 Buschke-Löwenstein 肿瘤导致死亡的患者，多是由于肿瘤侵犯无法切除的盆腔组织，之后引发双重感染和反复脓肿。这种罕见病变的死亡率约 20%[102]。

　　文献中包括几乎所有病例的报告 [103]，目前仍无统一的治疗指南。主要治疗包括外科切除并保证切缘干净 [102]；当肿瘤深入侵犯盆腔时，可能无法充分手术切除。一些病例报道表明病变内注射干扰素 -α2b 有一定效果 [101]，至少 3 篇病例报道显示深度浸润的巨大湿疣经长期治疗达到完全反应，包括一例拟行半骨盆切除伴截肢的患者。对特定的患者，干扰素 -α2b 治疗可以替代根治切除治疗。但长期预后仍不清楚。

胃肠道间质瘤

　　胃肠道间质瘤（GISTs）是间叶细胞来源的，认为是来源于肠道 Cajal 细胞，免疫组织化学显示大多数为 CD34 和 CD117 阳性细胞（c-kit）。大多数

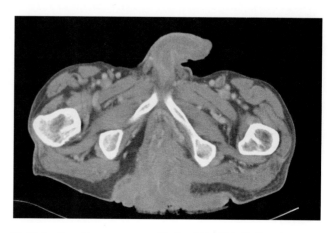

图 42-6　Buschke-Löwenstein 肿瘤。局部侵犯骨盆、直肠、肛门括约肌和臀大肌

GISTs 发生于胃和小肠，仅 5% GISTs 发生于肛管直肠、单纯肛管 GIST 占所有 GIST 的 2% ~ 8%[104]。由于极为罕见，大多数报道将肛管和直肠 GISTs 一同进行分析。

当前对 GIST 预后的评估基于一些临床病理特征，如肿瘤大于 5 cm、核分裂数大于 5 个 / 高倍视野预示肿瘤的恶性倾向，预后较差。其他因素如多形性、肿瘤坏死、侵犯固有肌层预示着更侵袭性的行为，但对生存率的影响不甚明了[104-105]。

由于此种肿瘤极度罕见，很少有数据可指导治疗，但可从直肠 GISTs 推断，对肿瘤应进行外科切除。较小（< 2 cm）肿瘤可局部切除，而较大、局部侵犯肿瘤可能需行 APRR0 切除。局限切除术后的局部复发率较常见，高达 60%[104]，根治性切除达 100% 无复发生存率。根据轶闻报道，局限性切除术后复发的患者行 APR 治疗可达到疾病的长期控制。但是，目前无数据显示手术范围是否影响总生存率。

同时，基于酪氨酸激酶抑制剂的分子靶向治疗，如伊马替尼（Gleevec）和舒尼替尼（Sutent）对于大多数进展期或转移性 GISTs 已成为标准治疗方法，但无数据支持其在肛门 GISTs 上的使用。

Kaposi 肉瘤

Kaposi 肉瘤（KS）是 AIDS 患者最常见的恶性肿瘤，但肛管直肠 KS 发生率于此人群中仍较低，当前的 HAART 治疗使其持续下降[106]。肛管 KS 通常表现为带蒂或圆的紫红色病变，易与脱垂痔相混淆。其治疗主要通过药物治疗，可直接对肿瘤进行化疗，也可进行抗反转录病毒治疗，亦有报道使用外照射治疗肛门皮肤病变[107]。

参考文献

1. Fenger C. The anal transitional zone. *Acta Pathol Microbiol Immunol Scand Suppl.* 1987;289:1–42.
2. World Health Organization. Anal cancer. In: *World Health Organization International Statistical Classification of Diseases and Related Health Problems.* 10th ed; 2003.
3. Welton ML, Varma ML. Anal cancer. In: Wolff BG, Fleshman JW, Beck DE, Pemberton JH, Wexner SD, eds. *The ASCRS Textbook of Colon and Rectal Surgery.* New York, NY: Springer; 2007:482.
4. Greenlee RT, Murray T, Bolden S, Wingo PA. Cancer statistics, 2000. *CA Cancer J Clin.* 2000;50(1):7–33.
5. Jemal A, Thomas A, Murray T, Thun M. Cancer statistics, 2002. *CA Cancer J Clin.* 2002;52(1):23–47.
6. Jensen SL, Hagen K, Harling H, Shokouh-Amiri MH, Nielsen OV. Long-term prognosis after radical treatment for squamous-cell carcinoma of the anal canal and anal margin. *Dis Colon Rectum.* 1988;31(4):273–278.
7. Jemal A, Siegel R, Ward E, Hao Y, Xu J, Thun MJ. Cancer statistics, 2009. *CA Cancer J Clin.* 2009;59:225–249.
8. Chawla AK, Willett CG. Squamous cell carcinoma of the anal canal and anal margin. *Hematol Oncol Clin North Am.* 2001;15(2):321–344, vi.
9. Gervasoni JE, Jr, Wanebo HJ. Cancers of the anal canal and anal margin. *Cancer Invest.* 2003;21(3):452–464.
10. Klencke BJ, Palefsky JM. Anal cancer: an HIV-associated cancer. *Hematol Oncol Clin North Am.* 2003;17(3):859–872.
11. Goedert JJ, Cote TR, Virgo P, et al. Spectrum of AIDS-associated malignant disorders. *Lancet.* 1998;351(9119):1833–1839.
12. Palefsky JM. Anal squamous intraepithelial lesions in human immunodeficiency virus-positive men and women. *Semin Oncol.* 2000;27(4):471–479.
13. Stanley M. Genital human papillomavirus infections—current and prospective therapies. *J Natl Cancer Inst Monogr.* 2003;31:117–124.
14. Frisch M, Glimelius B, van den Brule AJ, et al. Sexually transmitted infection as a cause of anal cancer. *N Engl J Med.* 1997;337(19):1350–1358.
15. Bosch FX, Lorincz A, Munoz N, Meijer CJ, Shah KV. The causal relation between human papillomavirus and cervical cancer. *J Clin Pathol.* 2002;55(4):244–265.
16. Abbasakoor F, Boulos PB. Anal intraepithelial neoplasia. *Br J Surg.* 2005; 92(3):277–290.
17. Berry JM, Palefsky JM, Welton ML. Anal cancer and its precursors in HIV-positive patients: perspectives and management. *Surg Oncol Clin N Am.* 2004;13(2):355–373.
18. Ryan DP, Compton CC, Mayer RJ. Carcinoma of the anal canal. *N Engl J Med.* 2000;342(11):792–800.
19. Piketty C, Selinger-Leneman H, Grabar S, et al. Marked increase in the incidence of invasive anal cancer among HIV-infected patients despite treatment with combination antiretroviral therapy. *AIDS.* 2008; 22(10):1203–1211.
20. Patel P, Hanson DL, Sullivan PS, et al. Incidence of types of cancer among HIV-infected persons compared with the general population in the United States, 1992–2003. *Ann Intern Med.* 2008;148(10):728-736.
21. Frisch M, Biggar RJ, Engels EA, Goedert JJ, AIDS-Cancer Match Registry Study Group. Association of cancer with AIDS-related immunosuppression in adults. *JAMA.* 2001;285(13):1736–1745.
22. Goedert JJ. The epidemiology of acquired immunodeficiency syndrome malignancies. *Semin Oncol.* 2000;27(4):390–401.
23. Palefsky J. Human papillomavirus-related disease in people with HIV. *Curr Opin HIV AIDS.* 2009;4(1):52–56.
24. Stephenson J. Health agencies update: anal cancer screening. *JAMA.* 2000;283(23):3060.
25. Frisch M, Glimelius B, Wohlfahrt J, Adami HO, Melbye M. Tobacco smoking as a risk factor in anal carcinoma: an antiestrogenic mechanism? *J Natl Cancer Inst.* 1999;91(8):708–715.
26. Frisch M, Olsen JH, Bautz A, Melbye M. Benign anal lesions and the risk of anal cancer. *N Engl J Med.* 1994;331(5):300–302.
27. Frisch M, Johansen C. Anal carcinoma in inflammatory bowel disease. *Br J Cancer.* 2000;83(1):89–90.
28. Cleary RK, Schaldenbrand JD, Fowler JJ, Schuler JM, Lampman RM. Treatment options for perianal Bowen's disease: survey of American Society of Colon and Rectal Surgeons Members. *Am Surg.* 2000;66(7):686–688.
29. Brown SR, Skinner P, Tidy J, Smith JH, Sharp F, Hosie KB. Outcome after surgical resection for high-grade anal intraepithelial neoplasia (Bowen's disease). *Br J Surg.* 1999;86(8):1063–1066.
30. Margenthaler JA, Dietz DW, Mutch MG, Birnbaum EH, Kodner IJ, Fleshman JW. Outcomes, risk of other malignancies, and need for formal mapping procedures in patients with perianal Bowen's disease. *Dis Colon Rectum.* 2004;47(10):1655–1660; discussion 1660–1661.
31. Chang GJ, Berry JM, Jay N, Palefsky JM, Welton ML. Surgical treatment of high-grade anal squamous intraepithelial lesions: a prospective study. *Dis Colon Rectum.* 2002;45(4):453–458.
32. Pineda CE, Berry JM, Jay N, Palefsky JM, Welton ML. High-resolution anoscopy targeted surgical destruction of anal high-grade squamous intraepithelial lesions: a ten-year experience. *Dis Colon Rectum.* 2008;51(6):829–835; discussion 835–837.
33. Scholefield JH, Castle MT, Watson NF. Malignant transformation of high-grade anal intraepithelial neoplasia. *Br J Surg.* 2005;92(9):1133–1136.
34. Watson AJ, Smith BB, Whitehead MR, Sykes PH, Frizelle FA. Malignant progression of anal intra-epithelial neoplasia. *ANZ J Surg.* 2006; 76(8):715–717.
35. Duclos P. Human papillomavirus vaccines: WHO position paper. *Biologicals.* 2009;37(5):338–344. Epub 2009 Jun 13.
36. Moore HG, Guillem JG. Anal neoplasms. *Surg Clin North Am.* 2002;

82(6):1233–1251.

37. Singh R, Nime F, Mittelman A. Malignant epithelial tumors of the anal canal. *Cancer.* 1981;48(2):411–415.

38. Nigro ND, Vaitkevicius VK, Considine B, Jr. Combined therapy for cancer of the anal canal: a preliminary report. 1974. *Dis Colon Rectum.* 1993;36(7):709–711.

39. Grigsby PW. FDG-PET/CT: new horizons in anal cancer. *Gastroenterol Clin Biol.* 2009;33(5):456–458.

40. Frost DB, Richards PC, Montague ED, Giacco GG, Martin RG. Epidermoid cancer of the anorectum. *Cancer.* 1984;53(6):1285–1293.

41. Boman BM, Moertel CG, O'Connell MJ, et al. Carcinoma of the anal canal. A clinical and pathologic study of 188 cases. *Cancer.* 1984; 54(1):114–125.

42. Greenall MJ, Quan SH, Stearns MW, Urmacher C, DeCosse JJ. Epidermoid cancer of the anal margin. Pathologic features, treatment, and clinical results. *Am J Surg.* 1985;149(1):95–101.

43. Touboul E, Schlienger M, Buffat L, et al. Conservative versus nonconservative treatment of epidermoid carcinoma of the anal canal for tumors longer than or equal to 5 centimeters. A retrospective comparison. *Cancer.* 1995;75(3):786–793.

44. Zelnick RS, Haas PA, Ajlouni M, Szilagyi E, Fox TA, Jr. Results of abdominoperineal resections for failures after combination chemotherapy and radiation therapy for anal canal cancers. *Dis Colon Rectum.* 1992;35(6):574–577; discussion 577–578.

45. Ajani JA, Winter KA, Gunderson LL, et al. US intergroup anal carcinoma trial: tumor diameter predicts for colostomy. *J Clin Oncol.* 2009; 27(7):1116–1121.

46. Klas JV, Rothenberger DA, Wong WD, Madoff RD. Malignant tumors of the anal canal: the spectrum of disease, treatment, and outcomes. *Cancer.* 1999;85(8):1686–1693.

47. Corman ML, Haggitt RC. Carcinoma of the anal canal. *Surg Gynecol Obstet.* 1977;145(5):674–676.

48. Longo WE, Vernava AM, 3rd, Wade TP, Coplin MA, Virgo KS, Johnson FE. Recurrent squamous cell carcinoma of the anal canal. Predictors of initial treatment failure and results of salvage therapy. *Ann Surg.* 1994;220(1):40–49.

49. Michaelson RA, Magill GB, Quan SH, Leaming RH, Nikrui M, Stearns MW. Preoperative chemotherapy and radiation therapy in the management of anal epidermoid carcinoma. *Cancer.* 1983;51(3):390–395.

50. Martenson JA, Lipsitz SR, Wagner H, Jr, et al. Initial results of a phase II trial of high dose radiation therapy, 5-fluorouracil, and cisplatin for patients with anal cancer (E4292): an Eastern Cooperative Oncology Group study. *Int J Radiat Oncol Biol Phys.* 1996;35(4):745–749.

51. Sischy B, Doggett RL, Krall JM, et al. Definitive irradiation and chemotherapy for radiosensitization in management of anal carcinoma: interim report on Radiation Therapy Oncology Group study no. 8314. *J Natl Cancer Inst.* 1989;81(11):850–856.

52. Miller EJ, Quan SH, Thaler HT. Treatment of squamous cell carcinoma of the anal canal. *Cancer.* 1991;67(8):2038–2041.

53. Salmon RJ, Fenton J, Asselain B, et al. Treatment of epidermoid anal canal cancer. *Am J Surg.* 1984;147(1):43–48.

54. Epidermoid anal cancer: results from the UKCCCR randomised trial of radiotherapy alone versus radiotherapy, 5-fluorouracil, and mitomycin. UKCCCR Anal Cancer Trial Working Party. UK Co-ordinating Committee on Cancer Research. *Lancet.* 1996;348(9034):1049–1054.

55. Bartelink H, Roelofsen F, Eschwege F, et al. Concomitant radiotherapy and chemotherapy is superior to radiotherapy alone in the treatment of locally advanced anal cancer: results of a phase III randomized trial of the European Organization for Research and Treatment of Cancer Radiotherapy and Gastrointestinal Cooperative Groups. *J Clin Oncol.* 1997;15(5):2040–2049.

56. Flam M, John M, Pajak TF, et al. Role of mitomycin in combination with fluorouracil and radiotherapy, and of salvage chemoradiation in the definitive nonsurgical treatment of epidermoid carcinoma of the anal canal: results of a phase III randomized intergroup study. *J Clin Oncol.* 1996;14(9):2527–2539.

57. Doci R, Zucali R, La Monica G, et al. Primary chemoradiation therapy with fluorouracil and cisplatin for cancer of the anus: results in 35 consecutive patients. *J Clin Oncol.* 1996;14(12):3121–3125.

58. Ajani JA, Winter KA, Gunderson LL, et al. Fluorouracil, mitomycin, and radiotherapy vs fluorouracil, cisplatin, and radiotherapy for carcinoma of the anal canal: a randomized controlled trial. *JAMA.* 2008;299(16):1914–1921.

59. Salama JK, Mell LK, Schomas DA, et al. Concurrent chemotherapy and intensity-modulated radiation therapy for anal canal cancer patients: a multicenter experience. *J Clin Oncol.* 2007;25(29):4581–4586.

60. Stearns MW, Jr, Quan SH. Epidermoid carcinoma of the anorectum. *Surg Gynecol Obstet.* 1970;131(5):953–957.

61. O'Brien PH, Jenrette JM, Wallace KM, Metcalf JS. Epidermoid carcinoma of the anus. *Surg Gynecol Obstet.* 1982;155(5):745–751.

62. Faynsod M, Vargas HI, Tolmos J, et al. Patterns of recurrence in anal canal carcinoma. *Arch Surg.* 2000;135(9):1090–1093; discussion 1094–1095.

63. Mitchell SE, Mendenhall WM, Zlotecki RA, Carroll RR. Squamous cell carcinoma of the anal canal. *Int J Radiat Oncol Biol Phys.* 2001;49(4): 1007–1013.

64. Kapp KS, Geyer E, Gebhart FH, et al. Experience with split-course external beam irradiation +/− chemotherapy and integrated Ir-192 high-dose-rate brachytherapy in the treatment of primary carcinomas of the anal canal. *Int J Radiat Oncol Biol Phys.* 2001;49(4):997–1005.

65. Peiffert D, Giovannini M, Ducreux M, et al. High-dose radiation therapy and neoadjuvant plus concomitant chemotherapy with 5-fluorouracil and cisplatin in patients with locally advanced squamous-cell anal canal cancer: final results of a phase II study. *Ann Oncol.* 2001;12(3):397–404.

66. Papillon J. Radiation therapy in the management of epidermoid carcinoma of the anal region. *Dis Colon Rectum.* 1974;17(2):181–187.

67. Cummings BJ, Thomas GM, Keane TJ, Harwood AR, Rider WD. Primary radiation therapy in the treatment of anal canal carcinoma. *Dis Colon Rectum.* 1982;25(8):778–782.

68. Rousseau DL, Jr, Petrelli NJ, Kahlenberg MS. Overview of anal cancer for the surgeon. *Surg Oncol Clin N Am.* 2004;13(2):249–262.

69. Allal AS, Laurencet FM, Reymond MA, Kurtz JM, Marti MC. Effectiveness of surgical salvage therapy for patients with locally uncontrolled anal carcinoma after sphincter-conserving treatment. *Cancer.* 1999;86(3):405–409.

70. Pocard M, Tiret E, Nugent K, Dehni N, Parc R. Results of salvage abdominoperineal resection for anal cancer after radiotherapy. *Dis Colon Rectum.* 1998;41(12):1488–1493.

71. Longo WE, Vernava AM, 3rd, Wade TP, Coplin MA, Virgo KS, Johnson FE. Rare anal canal cancers in the U.S. veteran: patterns of disease and results of treatment. *Am Surg.* 1995;61(6):495–500.

72. Tanum G. Treatment of relapsing anal carcinoma. *Acta Oncol.* 1993; 32(1):33–35.

73. Ellenhorn JD, Enker WE, Quan SH. Salvage abdominoperineal resection following combined chemotherapy and radiotherapy for epidermoid carcinoma of the anus. *Ann Surg Oncol.* 1994;1(2):105–110.

74. Schiller DE, Cummings BJ, Rai S, et al. Outcomes of salvage surgery for squamous cell carcinoma of the anal canal. *Ann Surg Oncol.* 2007; 14(10):2780–2789.

75. Hu K, Minsky BD, Cohen AM, et al. 30 Gy may be an adequate dose in patients with anal cancer treated with excisional biopsy followed by combined-modality therapy. *J Surg Oncol.* 1999;70(2):71–77.

76. Ortholan C, Ramaioli A, Peiffert D, et al. Anal canal carcinoma: early-stage tumors < or =10 mm (T1 or Tis): therapeutic options and original pattern of local failure after radiotherapy. *Int J Radiat Oncol Biol Phys.* 2005;62(2):479–485.

77. Papillon J, Chassard JL. Respective roles of radiotherapy and surgery in the management of epidermoid carcinoma of the anal margin. Series of 57 patients. *Dis Colon Rectum.* 1992;35(5):422–429.

78. Newlin HE, Zlotecki RA, Morris CG, Hochwald SN, Riggs CE, Mendenhall WM. Squamous cell carcinoma of the anal margin. *J Surg Oncol.* 2004;86(2):55–62; discussion 63.

79. Al-Jurf AS, Turnbull RP, Fazio VW. Local treatment of squamous cell carcinoma of the anus. *Surg Gynecol Obstet.* 1979;148(4):576–578.

80. Schraut WH, Wang CH, Dawson PJ, Block GE. Depth of invasion, location, and size of cancer of the anus dictate operative treatment. *Cancer.* 1983;51(7):1291–1296.

81. Beahrs OH, Wilson SM. Carcinoma of the anus. *Ann Surg.* 1976; 184(4):422–428.

82. Billingsley KG, Stern LE, Lowy AM, Kahlenberg MS, Thomas CR, Jr. Uncommon anal neoplasms. *Surg Oncol Clin N Am.* 2004;13(2):375–388.

83. Tessier DJ, McConnell EJ, Young-Fadok T, Wolff BG. Melanoma metastatic to the colon: case series and review of the literature with outcome analysis. *Dis Colon Rectum.* 2003;46(4):441–447.

84. Cagir B, Whiteford MH, Topham A, Rakinic J, Fry RD. Changing epidemiology of anorectal melanoma. *Dis Colon Rectum.* 1999; 42(9):1203–1208.

85. Goldman S, Glimelius B, Pahlman L. Anorectal malignant melanoma in Sweden. Report of 49 patients. *Dis Colon Rectum.* 1990;33(10):874–877.

86. Brady MS, Kavolius JP, Quan SH. Anorectal melanoma. A 64-year experience at Memorial Sloan-Kettering Cancer Center. *Dis Colon Rectum*. 1995;38(2):146–151.

87. Yeh JJ, Shia J, Hwu WJ, et al. The role of abdominoperineal resection as surgical therapy for anorectal melanoma. *Ann Surg*. 2006;244(6):1012–1017.

88. Ross M, Pezzi C, Pezzi T, Meurer D, Hickey R, Balch C. Patterns of failure in anorectal melanoma. A guide to surgical therapy. *Arch Surg*. 1990;125(3):313–316.

89. Roumen RM. Anorectal melanoma in The Netherlands: a report of 63 patients. *Eur J Surg Oncol*. 1996;22(6):598–601.

90. Bullard KM, Tuttle TM, Rothenberger DA, et al. Surgical therapy for anorectal melanoma. *J Am Coll Surg*. 2003;196(2):206–211.

91. Lens MB, Dawes M. Interferon alfa therapy for malignant melanoma: a systematic review of randomized controlled trials. *J Clin Oncol*. 2002;20(7):1818–1825.

92. Kawano N, Tashiro M, Taguchi M, et al. Combined treatment with dacarbazine, nimustine, cisplatin, and tamoxifen plus interferon-beta in a patient with advanced anorectal malignant melanoma. *Nippon Shokakibyo Gakkai Zasshi*. 2008;105(11):1627–1633.

93. Eton O, Legha SS, Bedikian AY, et al. Sequential biochemotherapy versus chemotherapy for metastatic melanoma: results from a phase III randomized trial. *J Clin Oncol*. 2002;20(8):2045–2052.

94. Spiro T, Liu L, Gerson S. New cytotoxic agents for the treatment of metastatic malignant melanoma: temozolomide and related alkylating agents in combination with guanine analogues to abrogate drug resistance. *Forum (Genova)*. 2000;10(3):274–285.

95. Quintas-Cardama A, Lazar AJ, Woodman SE, et al. Complete response of stage IV anal mucosal melanoma expressing KIT Val560Asp to the multikinase inhibitor sorafenib. *Nat Clin Pract Oncol*. 2008;5(12):737–740.

96. Jensen SL, Shokouh-Amiri MH, Hagen K, Harling H, Nielsen OV. Adenocarcinoma of the anal ducts. A series of 21 cases. *Dis Colon Rectum*. 1988;31(4):268–272.

97. Papagikos M, Crane CH, Skibber J, et al. Chemoradiation for adenocarcinoma of the anus. *Int J Radiat Oncol Biol Phys*. 2003;55(3):669–678.

98. Delaunoit T, Neczyporenko F, Duttmann R, Deprez C, da Costa PM, de Koster E. Perianal Paget's disease: case report and review of the literature. *Acta Gastroenterol Belg*. 2004;67(2):228–231.

99. Amin R. Perianal Paget's disease. *Br J Radiol*. 1999;72(858):610–612.

100. Sarmiento JM, Wolff BG, Burgart LJ, Frizelle FA, Ilstrup DM. Paget's disease of the perianal region—an aggressive disease? *Dis Colon Rectum*. 1997;40(10):1187–1194.

101. Geusau A, Heinz-Peer G, Volc-Platzer B, Stingl G, Kirnbauer R. Regression of deeply infiltrating giant condyloma (Buschke-Lowenstein tumor) following long-term intralesional interferon alfa therapy. *Arch Dermatol*. 2000;136(6):707–710.

102. Chu QD, Vezeridis MP, Libbey NP, Wanebo HJ. Giant condyloma acuminatum (Buschke-Lowenstein tumor) of the anorectal and perianal regions. Analysis of 42 cases. *Dis Colon Rectum*. 1994;37(9):950–957.

103. Renzi A, Giordano P, Renzi G, Landolfi V, Del Genio A, Weiss EG. Buschke-Lowenstein tumor successful treatment by surgical excision alone: a case report. *Surg Innov*. 2006;13(1):69–72.

104. Tan GY, Chong CK, Eu KW, Tan PH. Gastrointestinal stromal tumor of the anus. *Tech Coloproctol*. 2003;7(3):169–172.

105. Nigri GR, Dente M, Valabrega S, et al. Gastrointestinal stromal tumor of the anal canal: an unusual presentation. *World J Surg Oncol*. 2007;5:20.

106. Frisch M, Smith E, Grulich A, Johansen C. Cancer in a population-based cohort of men and women in registered homosexual partnerships. *Am J Epidemiol*. 2003;157(11):966–972.

107. Yuhan R, Orsay C, DelPino A, et al. Anorectal disease in HIV-infected patients. *Dis Colon Rectum*. 1998;41(11):1367–1370.

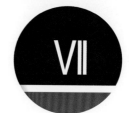

肝

肝脓肿和肝囊性疾病

Kathleen K. Christians • Henry A. Pitt

（张雅敏 译）

引言

　　肝囊性病变的鉴别诊断包括胆汁瘤、肝脓肿、肝寄生虫病、单纯性肝囊肿、多囊肝、胆管囊腺瘤和囊腺癌[1]，病因主要包括感染、创伤和先天性，而由肝瘤变引起的较为罕见。虽然对多数肝囊性病变诊断、治疗和预后等方面取得明显改善，但在如何选择最佳治疗方案上仍存在争议。肝囊性病变分类方法有多种，本文所采用分类如表 43-1 所示。

化脓性肝脓肿

　　希波克拉底于公元前 4000 年首次记录肝脓肿这种疾病。Ochsner 于 1938 年发表的经典论文中描述其常见于患有门静脉炎的年轻男性，一般是由阑尾炎引起的，并最终导致肝脓肿；当时化脓性肝脓肿的病死率高达 77%[2]，选择开放手术引流作为治疗方法持续

多年。1953 年，McFadzean 与其同事在香港倡导采用闭式抽吸和注射抗生素治疗孤立性肝脓肿，但其治疗方法未获得广泛地认同；直至 20 世纪 80 年代，影像技术的发展使得精确定位病灶成为可能，从而出现经皮穿刺引流的治疗方法。近些年来，化脓性肝脓肿的主要病因逐渐由门静脉炎转变为胆管源性，来自美国和亚洲多个报告显示隐源性肝脓肿的发生率增加。幸运的是，先进的成像技术和不断发展治疗方法使得其病死率降至 6% ~ 26%[4-5]。

病因学

　　Kuffer 细胞起肝微生物过滤器的作用。微生物通过血液、胆管或直接蔓延至肝脏，当肝正常清除机制失效或者清除系统不堪重负时可发生肝脓肿。创伤后肝实质坏死、血肿，胆管梗阻，缺血以及恶性肿瘤均可促进微生物侵入。

　　为有效治疗脓肿，必须控制感染源。肝脓肿病原菌有 6 类潜在来源：①胆管，上行性胆管炎症；②门静脉，阑尾炎或憩室炎引起门静脉炎；③邻近疾病直接蔓延；④钝性或穿透性伤引起创伤；⑤败血症经肝动脉途径；⑥隐源性[6-7]（图 43-1）。

　　化脓性肝脓肿中，胆源性肝脓肿占 35% ~ 40%，其中 40% 胆源性细菌性肝脓肿与潜在的恶性肿瘤有关[6]。此类患者中约有一半有胆管炎，且常并发胆管梗阻[8]。在东方国家，肝内胆管结石和胆管狭窄为主，而在西方国家则胆管梗阻由恶性肿瘤引起更为常见[7]。对胆管的操作如胆道造影、经皮肝穿刺、内镜下放置支架以及胆肠吻合术等均可导致患者发生胆管炎和化脓性肝脓肿，而恶性肿瘤导致的营养不良和免疫抑制则可加速此进程。

　　肠道源性途径占化脓性肝脓肿 20%，细菌移位

表 43-1　肝囊性病变的分类

Ⅰ. 感染性肝囊肿

　A. 化脓性肝脓肿

　B. 阿米巴肝脓肿

　C. 肝包虫囊肿

Ⅱ. 先天性肝囊肿

　A. 单纯性肝囊肿

　B. 多囊肝

Ⅲ. 肿瘤性肝囊肿

　A. 囊腺瘤

　B. 囊腺癌

Ⅳ. 创伤性肝囊肿

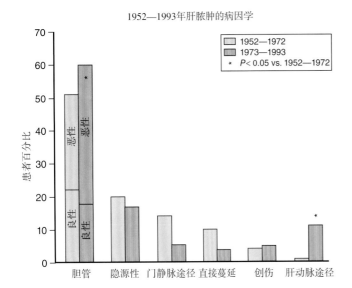

图 43-1 Johns Hopkins 医院 1952—1972 年和 1973—1993 年治疗的化脓性肝脓肿病因学比较（经许可引自 Huang CJ，Pitt HA，Lipsett PA，et al. Pyogenic hepatic abscess: changing trends over 42 years. Ann Surg. 1996；223:600–609）

的短暂菌血症或消化道穿孔导致大量微生物通过门静脉系统扩散至肝。在无抗生素时代，Ochsner 报道的 622 例肝脓肿患者 43% 病原菌是通过门静脉进入肝的，阑尾炎是最常见来源（34%）[2]，而现今阑尾炎仅为病因的 2%；憩室炎、结肠癌穿孔、腹部和盆腔脓肿仍是化脓性肝脓肿常见原因，原发性和继发性肝脏肿瘤亦是肠内细菌植入的温床。

坏疽性胆囊炎、溃疡穿孔、膈下脓肿蔓延亦被认为是肝脓肿病原菌的来源途径。此外，肝外伤造成实质坏死和血肿可为微生物的滋养和增殖创造一个理想的环境，肝肿瘤射频消融可创造类似的环境，微生物可通过术中污染、胆肠吻合、经由损伤的皮肤等移位定植于消融或创伤后坏死区域。

经肝动脉的细菌栓子导致化脓性肝脓肿占 12%。静脉注射吸毒最为多见，肝动脉化疗栓塞和脐动脉插管也是病因之一。经动脉入肝的细菌可来自远隔器官的感染，例如心、肺、肾、骨、耳和牙齿[9]。

基于对病原菌来源的深入研究后发现有 10% ~ 45% 为隐源性肝脓肿[9-10]。隐源性肝脓肿患者常合并有糖尿病、免疫抑制或恶性肿瘤等，脓肿通常是孤立的并且只含有单一菌株的厌氧菌。

发病率

1970 年前，每 100 000 例住院患者中有 5 ~ 13 例患化脓性肝脓肿，目前已增至每 100 000 住院患者中有 15 例患病。Seeto 和 Rocky 报道发病率几乎达到先前报道的两倍（22/100 000）[11]。发病率的上升归因于对肝、胆、胰肿瘤的积极处理以及影像学诊断的进步[7,12]。

诱因

细菌性肝脓肿患者通常发生于伴有糖尿病、肝硬化、胰腺炎、炎性肠病、肾盂肾炎和消化道溃疡等疾病的成人。实质器官癌以及淋巴瘤和白血病患者约 17% ~ 36% 发生肝脓肿[9]。Branum 等报道显示潜在恶性肿瘤和免疫抑制患者肝脓肿的发病率显著升高[13]。Civardi[14] 和 Lambiase 及其同事[15] 曾报道过多例获得性免疫缺陷患者同时患有肝脓肿，这种情况下应采用化疗与激素联合治疗。

除并发症外，年龄亦在化脓性肝脓肿发展过程中起一定作用。自 1938 年以来，化脓性肝脓肿患者的年龄呈增长趋势，现已成为一种中老年疾病，据报道其平均发病年龄为 47 ~ 65 岁。老年患者的主要病因是胆源性或恶性肿瘤，年轻患者多为饮酒，男性，且病因不明。多种病原菌混合感染、多重耐药菌感染、胸腔积液、抗生素滥用等问题亦越来越多地出现老年患者身上。

潜在恶性肿瘤作为厌氧菌感染的危险因素更常见于老年患者。年龄和 APACHE Ⅱ（急性生理和慢性健康评估Ⅱ）分数大于 15 入院的老年患者病死率较高。老年患者的病死率与宿主的身体状况有关，而与脓肿本身特性无关。临床医生应该采用积极的治疗方法应对初始治疗效果不佳或者病重的老年患者[16]。

而儿童化脓性肝脓肿通常发生于抵抗能力异常或免疫系统缺陷的个体。患有补体缺陷、慢性肉芽肿病、白血病和其他恶性肿瘤儿童发生肝脓肿风险较高。肝脓肿亦可见于镰状细胞性贫血、先天性肝纤维化、PCLD 和肝移植术后的患儿（表 43-2）[9]。

病理

肝脓肿来源可预测脓肿数量、位置和大小，一般情况下，门静脉源性、创伤性和隐源性肝脓肿通常是孤立的、体积较大，胆源性和动脉源性肝脓肿数量较多、体积小。Huang 等[7] 报道 63% 肝脓肿患者仅累及肝右叶，14% 仅累及肝左叶，22% 累及两叶，累及两叶、多发的肝脓肿患者通常是胆源性的，90% 胆源性或动脉源性肝脓肿同时累及肝两叶。相对而言，由于肠系膜上静脉血流优先进入肝右叶，腹腔感染后继

表 43-2　细菌性肝脓肿的诱发因素

儿童	成人
慢性肉芽肿病	糖尿病
营养不良	肝硬化
白血病	慢性胰腺炎
恶性肿瘤	消化性溃疡
镰状细胞贫血	炎症性肠病
多囊肝	黄疸
先天性肝纤维化	肾盂肾炎
移植后肝衰竭	恶性肿瘤
坏死性肠炎	白血病和淋巴瘤
使用化疗和激素	使用化疗和激素
获得性免疫缺陷综合	获得性免疫缺陷综合征

表 43-3　细菌性肝脓肿的病原微生物

微生物种类	所占患者百分比（%）
革兰氏阴性需氧菌	50 ～ 70
大肠杆菌	35 ～ 45
克雷白杆菌	18
变形杆菌	10
肠杆菌	15
沙雷菌	罕见
摩根菌	罕见
不动杆菌	罕见
革兰氏阳性需氧菌	55
链球菌	20
粪肠球菌	10
β 链球菌	5
α 链球菌	5
金黄色葡萄球菌	15
厌氧菌	40 ～ 50
拟杆菌	24
脆弱拟杆菌	15
梭杆菌	10
链球菌	10
梭菌	5
放线菌	罕见
真菌	26
无菌	7

发肝脓肿通常累及右叶。真菌性脓肿通常是双侧多发粟粒状脓肿[9]。

细菌学

　　细菌性肝脓肿的确诊有赖于脓液与血培养结果阳性。大多数患者（80% ～ 97%）脓液培养阳性，仅50% ～ 60% 病例血液培养呈阳性[11,14]。细菌培养中大肠杆菌、克雷白杆菌、肠球菌和假单胞菌是最常见的需氧菌，拟杆菌、厌氧链球菌、梭杆菌是最常见的厌氧菌[12]。Huang 等报道称留置胆道支架是克雷白杆菌、链球菌、葡萄球菌和假单胞菌肝脓肿发病率增高的原因，还发现与 1952—1972 年仅 1% 真菌培养检出率相比、1973—1993 年间真菌培养阳性率高达22%，可能与治疗胆管炎时使用广谱抗生素有关[7]。假丝酵母菌脓肿可发生接受细胞毒性化疗患者，结核杆菌则是获得性免疫缺陷综合征患者常见的病原菌[8]（表 43-3）。

　　肝脓肿患者感染的病原菌种类与其来源有关。胆源性脓肿主要由大肠杆菌和克雷白杆菌引起，肠球菌和厌氧菌则是从肠道脓肿转移来的。西方国家隐源性肝脓肿常见病原菌是厌氧菌，但由于厌氧菌培养技术落后或脓肿引流前接受广谱抗生素可能导致培养阴性，如对厌氧菌复活有足够地重视，检出率可达10% ～ 17%，尤其是弱拟杆菌[17]。当细菌培养反复阴性时，须考虑可能是阿米巴或寄生虫感染，而常规染色和培养技术难以鉴别[9]。

　　肺炎克雷白杆菌是中国台湾和韩国化脓性肝脓肿

的头号病原菌，且通常为单一病原体感染。研究发现K1 型菌株占克雷白杆菌的 60%，K1 型克雷白杆菌引起肝脓肿的原因有待进一步研究。这种特殊类型的克雷白杆菌在西方国家却罕见。在中国台湾和韩国，据调查，克雷白杆菌肝脓肿的平均发病年龄为 55 ～ 60岁，男性发病率是女性的两倍，并且通常开始认为是隐源性肝脓肿（64%）。糖尿病是克雷白杆菌肝脓肿的一个已知的危险因素，同时还是并发栓塞性疾病的一个显著危险因素，尤其是眼内炎[17-18]。

诊断

　　化脓性肝脓肿的临床表现通常为亚急性和非特异性的，导致该病的发现、诊断和治疗的延迟。Seeto和 Rocky 调查发现仅不足 10% 化脓性肝脓肿患者出现典型的发热、黄疸和右上腹压痛症状 [11]。

临床表现

大多数细菌性肝脓肿患者（92%）有发热，50% 患者可出现腹痛，但仅有一半是位于右上腹，腹泻的发生率不足 10%；肝脏可缩小（65%）或增大（48%），部分患者（54%）可出现黄疸，其他非特异性主诉包括疲倦、厌食、恶心等。如炎症侵及膈肌则出现胸痛、咳嗽或呼吸困难，如脓肿破裂则可出现腹膜炎和败血症体征 [7-8,11]（表 43-4）。

实验室化验

表 43-4 细菌性肝脓肿的症状，体征和实验室化验结果

	百分比（%）
症状	
发热	83
体重下降	60
疼痛	55
恶心、呕吐	50
乏力	50
畏寒	37
厌食	34
咳嗽或胸膜炎	30
皮肤瘙痒	17
腹泻	12
体征	
右上腹压痛	52
肝大	40
黄疸	31
右上腹包块	25
腹水	25
胸腔积液或摩擦音	20
实验室化验	
碱性磷酸酶升高	87
白细胞计数 > 10 000/mm³	71
白蛋白 < 3 g/dl	55
血细胞比容 < 36%	53
胆红素 > 2 mg/dl	24

WBC，白细胞计数

白细胞增多见于 70% ~ 90% 患者，80% 以上的患者碱性磷酸酶升高，胆红素和转氨酶升高见于 50% ~ 67% 的患者 [7-8,11-12]。

影像学检查

影像学平片如胸片异常的患者约为 50%，可发现右侧膈肌抬高、右侧胸腔积液或右下叶肺不张；腹平片可见肝大，如为门静脉源性肝脓肿则可有产气菌引起肝内气液平或门静脉积气征等（图 43-2）。超声检查可鉴别病变的囊实性、费用较低且便于携带，灵敏性高达 80% ~ 95%，但对重度肥胖的患者效果不佳，且仅限于位于肋缘下或位于回声不均匀的肝病灶。

CT 相对于超声诊断肝脓肿更为灵敏（95% ~ 100%），CT 检查可见脓肿病灶密度较周围肝脏低、注射造影剂后脓肿壁强化。CT 可准确测查 0.5 cm 大小的病灶、且不受肋骨或空气干扰。CT、超声可用于拟行经皮穿刺引流的病灶定位（图 43-3A，B；图 43-4A ~ C）。放射性核素扫描（⁹⁹ᵐ 锝）已被 CT、超声完全取代。另一方面，通过留置胆道支架可行胆道造影，可直观地发现脓肿灶（图 43-5）。

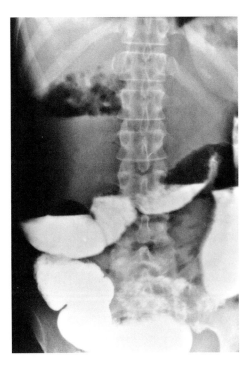

图 43-2 肝右叶一处较大、含气脓肿患者钡餐后立位腹平片（Pitt HA. Liver abscess. In: Zuidema GD，Tureotte JG，eds Shackleford's Surgery of the Alimentary Tract. 3rd ed. Philadelphia，PA: WB Saunders；1991:444.）

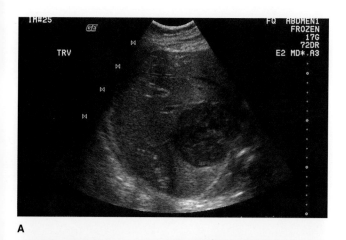

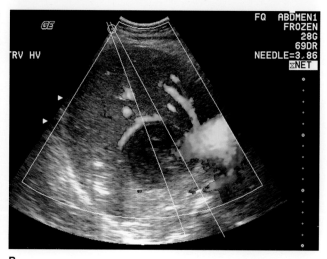

图 43-3　A. 化脓性肝脓肿的超声表现。病变呈现为一个低回声的区域，内部有小的低回声灶。B. 阻断门静脉行经皮穿刺引流的细菌性肝脓肿多普勒超声表现

治疗

化脓性肝脓肿的有效治疗在需要治疗在脓肿的同时治疗原发病，大多数化脓性肝脓肿患者需行脓肿引流。单纯应用抗生素有一定疗效，但患者可能会发生较高的治疗失败率和增加并发症的风险，如脓肿破裂。对于多重细菌感染和克雷白杆菌感染的肝脓肿，经皮肝穿刺引流是有效并且安全的治疗方法[17]。常规处理措施包括注射抗生素、超声或 CT 确诊和脓肿引流；如为多发小脓肿或真菌粟粒性脓肿则需分别静脉注射抗生素和抗真菌药物，而不需引流。

抗生素

超声或 CT 影像检查确诊脓肿，脓肿穿刺、血培养后静脉给予广谱抗生素，直至细菌培养药敏结果后给予敏感抗生素。如疑似阿米巴脓肿则应行血清学检查。

经典抗生素方案包括氨基糖苷类抗生素、克林霉素、联合氨苄西林或万古霉素，氟喹诺酮类可替代氨基糖苷类，甲硝唑可替代克林霉素，尤其疑似阿米巴肝脓肿时。亦可应用替卡西林 - 克拉维酸、亚胺培南 - 西司他丁或哌拉西林 - 他唑巴坦的单一制剂治疗[12]，治疗周期应达 4 ~ 6 周，然而多个研究认为应用抗生素 2 周即可治愈[9]；对于老年化脓性肝脓肿患者，经验性应用抗生素应覆盖厌氧菌，尤其是同时合并恶性肿瘤的患者[16]。

肺炎克雷白杆菌对氨苄西林有内在抗药性，且甲硝唑对抗需氧菌效果较差；含有第一代头孢菌素方案已证实治疗肺炎克雷白杆菌肝脓肿的疗效不佳，联合应用氨基糖苷类和超广谱 β 内酰胺类如哌拉西林或二、三代头孢菌素是治疗克雷白杆菌肝脓肿的首选方案[17]。

脓肿小于 1.5 cm 且无外科并发症时可采取单纯静脉注射抗生素治疗。而对于多发小脓肿通常提示存在胆道疾病的可能性，除应用抗生素外还需引流胆汁控制感染源。真菌粟粒性脓肿不适于经皮或外科引流。

抗真菌药

念珠菌性肝脓肿较为罕见，通常发生于恶性血液病患者中性粒细胞减少时。恶性血液病患者发生念珠菌性肝脓肿是播散性念珠菌病的一种，有较高的死亡率；其亦可因真菌血症通过门静脉或经胆道逆行感染所致。恶性血液病患者深部组织显微镜下或病理检查阳性检出率通常常小于 50%，专家根据尸检研究结果推荐应用大剂量的两性霉素 B（2 ~ 9 g）治疗念珠菌性肝脓肿。多个病例报告认为应用氟康唑可成功治疗肝脾念珠菌病，患者经治疗 3 ~ 8 周后症状有所改善，但 CT 观察到病灶改变至少需要1 个月[19]。

光滑念珠菌对氮唑类和两性霉素 B 的敏感性降低，并且最佳治疗方法存在分歧。克鲁斯念珠菌和光滑念珠菌均对卡泊芬净敏感，是较好的治疗选择。目前氟康唑 [6 mg/（kg·d）] 已成功地治疗光滑念珠菌菌血症，但多数专家更倾向于应用两性霉素 B（> 0.7 mg/kg/d）。基于药代动力学推测，可应用氟康唑 [12 mg/（kg·d）；每天 800 mg，70 kg 重患者]作为替代治疗方案，尤其适用于非特别危重的患者[20]。

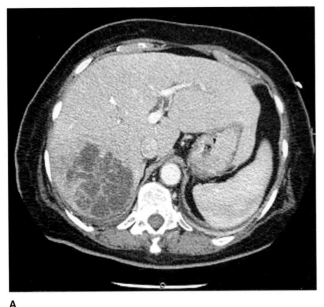

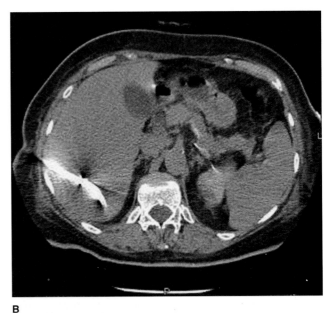

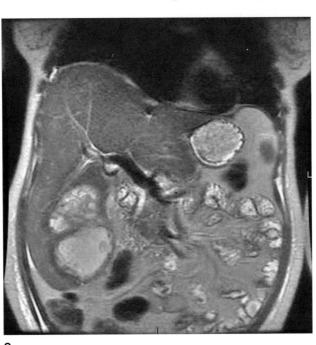

图 43-4　A.腹部 CT 中细菌性肝脓肿表现为较大的、低密度病灶。B.后侧肝脓肿经皮穿刺引流术。C.细菌性肝脓肿的 MRI 表现

穿刺和经皮穿刺置管引流

　　针吸穿刺和经皮穿刺置管引流治疗肝脓肿有相同的死亡率，仅行穿刺的患者复发率更高且更有可能需要手术干预[11]；针吸穿刺创伤小，花费少，且避免与留置导管相关的并发症。Giorgio 等与其同事报道 115 例患者行针吸穿刺治疗成功率达 98.3%，无患者死亡，无操作并发症[21]。1998 年 Rajak 等的一项关于针吸穿刺和置管引流治疗的随机对照试验未发现严重并发症，无病例死亡，相对于导管引流治疗成功率 100%，针吸穿刺治疗成功率仅 60%[22]。原有胆道疾病和梗阻性病变患者复发率最高（15%），而隐源性肝脓肿复发率小于 2%，表明应根据患者自身基础疾病选择合适的治疗方法[11]。

　　不适合经皮穿刺置管引流的患者有：①多发较大的脓肿；②诊断为腹腔来源需行手术治疗者；③病因不明的肝脓肿；④腹水；⑤脓肿需经胸腔引流者[6]。

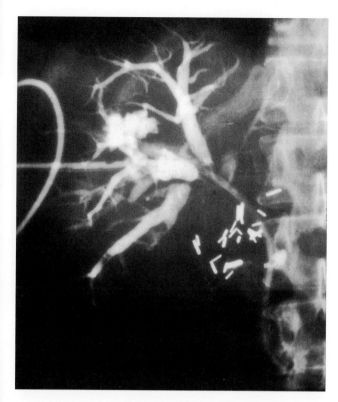

图 43-5　胃癌复发引起的胆道梗阻患者通过胆道支架行胆道造影术，提示脓肿与胆道相通

图 43-6 展示需经皮穿刺置管引流患者的病例。

外科引流

自 1938 年 Ochsner 的报道后，外科引流治疗肝脓肿被广泛接受，并延续应用多年 [2]；脓肿引流为避免污染腹腔经由切除第 12 肋处引出。随着全身抗生素问世，腹腔手术引流逐渐被认为是一种安全的手术方法，经腹手术引流方法的优点有：①可同时治疗腹腔、盆腔病灶；②可显露全肝直观评估和处理脓肿；③可通过行胆管造影及胆管探查。

自 20 世纪 80 年代以来，已逐步开始采用微创技术行针吸穿刺或置管引流治疗化脓性肝脓肿。目前外科引流仅对保守治疗无效、或需手术治疗感染源、多个较大脓肿、伴腹水的患者 [7]。

并发症

多达 40% 的化脓性肝脓肿患者可出现并发症，常见的是脓毒血症；还可并发胸腔积液、脓胸和肺炎，肝脓肿亦可发生致命的腹腔内破裂、但是一般脓肿不易破裂，仅为局限性漏，从而引起肝周脓肿，化脓性肝脓肿还可引起胆道出血和肝静脉血栓形成 [9]。

相对于其他类型化脓性肝脓肿（50%），菌血症最常见于克雷白杆菌肝脓肿（95%）；可导致终末器官播种和远隔脓肿形成，肝外脓肿发生率为 7% ~ 12%、报道的常受累器官是眼，6% ~ 16% 患者可发生眼内炎、且通常发生于肝脓肿引流后；弥散性血管内凝血（DIC）、脓毒性肺栓塞、急性肾衰竭亦认为是克雷白杆菌肝脓肿的并发症 [17]。

预后

20 世纪 50 年代至 90 年代间，化脓性肝脓肿的死亡率是 11% ~ 88% [6]。高死亡率归咎于肝脓肿延迟诊断和漏诊、未发现肝内微小病灶、无效的手术引流、缺乏对感染源的控制以及免疫功能不全或其他主要并发症，由于受患者人群变异的影响，对于肝脓肿患者死亡的危险因素未达成普遍共识（表 43-5）。

相较于其他类型化脓性肝脓肿的死亡率和复发率，克雷白杆菌肝脓肿的预后相对较好。出现下述情况的克雷白杆菌肝脓肿患者预后较差：脓肿灶大于 5 cm、并发脓毒血症、肝内气体形成、APACHE Ⅲ 评分超过 40、未充分引流脓肿、单纯应用抗生素治疗、患有血小板减少症或糖尿病等基础疾病者 [17]，肺炎克雷白杆菌肝脓肿的主要关注点不再是死亡率，而是由不可逆的眼部或神经系统并发症所致的致残率。K1 型克雷白杆菌是一种能独立于化脓性肝脓肿基础疾病的、引起眼部感染或中枢神经系统（CNS）并发症的新型病原菌 [18]，即使早期快速干预仍可并发眼内炎，较差的预后是患者视力恢复较差 [17]。

阿米巴肝脓肿

阿米巴肝脓肿是由阿米巴原虫引起的，最早于

　表 43-5　细菌性肝脓肿预后差的相关因素

年龄 > 70 岁	白细胞计数 > 20 000/mm³
糖尿病	胆红素升高
恶性肿瘤	谷草转氨酶升高
胆源性	白蛋白 < 2 g/dl
多发脓肿	需氧菌脓肿
脓毒血症	严重并发症
多重菌血症	

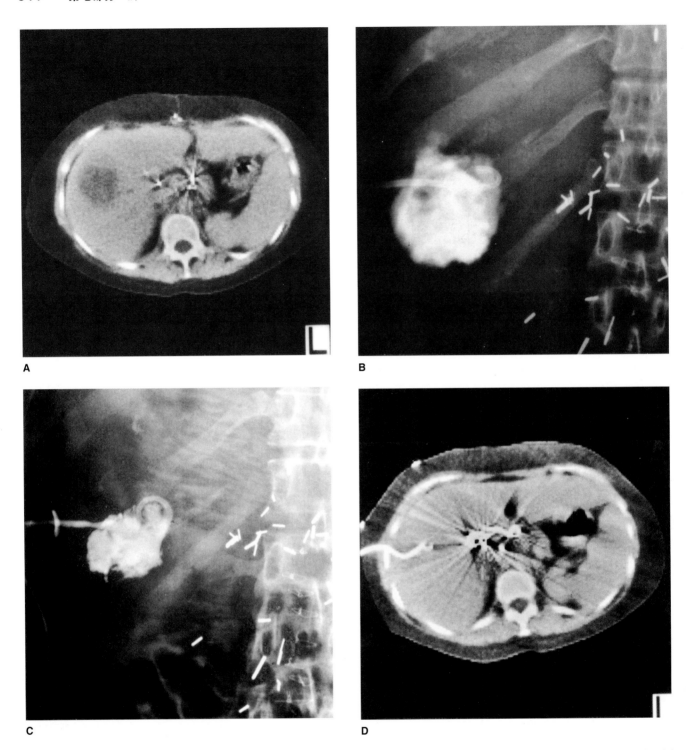

图 43-6　A. 肝右叶化脓性肝脓肿 CT 表现；B. 经皮穿刺置管向脓腔内注入造影剂；C. 治疗 2 周 X 线显示脓腔缩小；D. 治疗 4 周后 CT 显示脓肿消散（Reproduced with permission，from Pitt HA. Liver abscess. In: Zuidema GD，Tureotte JG，eds. Shackl-eford's Surgery of the Alimentary Tract. 3rd ed. Philadelphia，PA: WB Saunders；1991:444.）

公元前 5 世纪由希波克拉底及其他医生描述和记录。1890 年 William Osier 爵士记录一名医生巴拿马经历一场痢疾后于其大便和脓液中包含阿米巴原虫。Johns Hopkins 医院 Councilmant LaFleur 继续探究阿米巴原虫的致病作用，于 1891 年命名为"阿米巴性痢疾"和"阿米巴肝脓肿"这两个名词[23]。阿米巴肝脓肿是最常见的肠道外的侵袭性阿米巴病，据估计每年约有 10 万人死于这种疾病[24]。

病因学

有两种阿米巴可感染人类。Dispar 内阿米巴仅导致无症状的携带状态，而不引起疾病；致病阿米巴均为溶组织阿米巴，其生命周期包括包囊、侵入性滋养体，通过粪便污染食物或水，最终引发感染[25-26]。粪-口传播时有发生，包囊经过胃到达肠道后胰酶消化其外囊壁，滋养体随后释放入肠道内并繁殖。一般情况下不发生进一步的侵袭，患者发展为阿米巴痢疾或称为无症状携带者；在少数情况下，滋养体会侵入肠黏膜，通过肠系膜淋巴管和血管进入肝脏并于肝实质内积聚，最终形成脓腔。液化肝实质与血液和肝的坏死碎片形成阿米巴肝脓肿特有的"果样"外观[12]。

发病率

在世界范围内，估计有 5 亿人是溶组织阿米巴或 Dispar 内阿米巴的携带者，其中 5 000 万人发病、每年有 50 000～100 000 人死于阿米巴病。感染者绝大多数是发展中国家，阿米巴病常见于非洲、印度支那、中美洲和南美洲，墨西哥多达 5% 腹泻是由阿米巴病引起的[25]。美国每年发病率为 4%，其高危患人群包括性活跃男同性恋、移民、到过疫区游客和感染人类免疫缺陷病毒（HIV）的患者[27]。儿童可传染所有家庭成员。阿米巴病呈双峰年龄分布，其中一高峰年龄是 2～3 岁、病死率为 20%；另一高峰是 40 岁以上、患者死亡率高达 70%[25]。发展中国家居民感染阿米巴的风险更高，感染年龄亦早于发达国家；落后的社会经济水平和较差的卫生条件是感染阿米巴的一个显著独立危险因素[27]。男性阿米巴肝脓肿发病率是女性的 10 倍，儿童较为罕见[26]。

病理学

大约 90% 感染溶组织阿米巴者是无症状的携带者，控制其侵袭性的因素尚未完全了解。溶组织阿米巴包囊可在 30℃ 的干燥环境中存活数日，可耐受胃酸，仅在肠道碱性环境中激活成为滋养体，结肠和人类及哺乳动物的粪便中发现滋养体。摄取阿米巴包囊污染的食物和水后成为阿米巴携带者，有时亦可通过人与人的接触传播。孵化周期需要 1～4 周，如未进行治疗，包囊可能于无症状患者的体内潜伏多年。

侵袭性阿米巴病包括源自阿米巴痢疾的转移性脓肿，最常见的是结肠炎；大多数（70%～80%）患者逐渐出现严重腹泻、腹痛、体重减轻、黏液血便等症状。滋养体侵入结肠黏膜并诱导黏膜细胞凋亡，形成边缘破坏的"纽扣眼"样溃疡，可于溃疡边缘发现滋养体。

阿米巴病最常受累的肠外器官是肝，有 1%～7% 儿童和 50% 成人（通常是男性）侵袭性阿米巴病发生于肝[25]；滋养体通过门静脉系统到达肝，引起肝细胞局灶性坏死并形成多个微小脓肿，最终开成单一脓肿；脓腔中包含均匀黏稠的红棕色和黄色液体，黏稠度与果酱类似[28]。

诊断

阿米巴肝脓肿可通过检测脓液中的溶组织阿米巴滋养体和血清阿米巴抗体确诊[28]。鉴别诊断有化脓性肝脓肿、坏死性腺瘤和肝包虫病。

临床表现

约 90% 阿米巴肝脓肿发生于成年年轻男性，可有急性发热和右上腹痛，亦可为亚急性、伴体重减轻，可偶尔发热和腹痛。常见的阿米巴肝脓肿通常并不合并结肠炎，但患者于过去一年间可有痢疾，且多数有酗酒史[29]。80% 阿米巴肝脓肿患者于 2～4 周内出现症状，包括发热、咳嗽和右上腹酸痛、膈肌受累可引起右侧胸痛或肩部放射痛，10%～35% 患者可有恶心、呕吐、腹部绞痛、腹胀、腹泻、便秘等消化道症状以，肝大伴肝区压痛较为常见[26]（表 43-6）。相对于细菌性肝脓肿，阿米巴肝脓肿更易发生于小于 50 岁、曾到过疫区的男性，患者可无黄疸或伴胆道疾病、糖尿病[26]（表 43-7）。

实验室化验

患者可有轻至中度白细胞升高以及贫血。急性病程患者碱性磷酸酶一般正常，谷丙转氨酶水平可升高，与此相反时则表明是慢性病程[26]；黄疸较罕见，由于阿米巴脓肿破坏肝实质通常较化脓性肝脓肿大，患者的凝血酶原时间可延长[9]。如并发结肠炎，大便标本 30% 可检测出滋养体，同时检测 3 份标本时的检出率可达 70%；40%～50% 阿米巴肝脓肿患者的大便标本可检测出滋养体[25]。

影像学检查

约 2/3 阿米巴肝脓肿患者可有胸片异常，常表现为胸腔积液、炎性浸润或膈肌抬高[9]。超声、CT 和磁共振（MRI）均是检测阿米巴肝脓肿的有效方法，

表 43-6　阿米巴肝脓肿的症状，体征和实验室化验结果

	百分比（%）
症状	
疼痛	90
发热	87
恶心、呕吐	85
厌食	50
体重下降	45
乏力	25
腹泻	25
咳嗽或胸膜炎	25
皮肤瘙痒	< 1
体征	
肝大	85
右上腹压痛	84
胸腔积液或摩擦音	40
右上腹包块	12
腹水	10
黄疸	5
实验室化验	
碱性磷酸酶升高	80
白细胞计数 > 10 000/mm^3	70
血细胞比容 < 36%	49
白蛋白 < 3g/dl	44
胆红素 > 2mg/dl	10

表 43-7　阿米巴肝脓肿与化脓性肝脓肿的区别

阿米巴肝脓肿	化脓性肝脓肿
年龄 < 50 岁	年龄 > 50 岁
男女比为 10∶1	男女比为 1∶1
多发于西班牙裔	发病无民族倾向
近期到过疫区	恶性肿瘤
肺功能障碍	高热
腹痛	瘙痒
腹泻	黄疸
腹部压痛	感染性休克
肝大	可触及包块

但均无特异性[26]。

75% ～ 80% 患者仅为肝右叶单一脓肿，10% 脓肿位于左叶，其余可同时累及两叶，6% 仅于尾叶。仅 40% 患者有典型阿米巴肝脓肿声影特征，且治疗后连续扫描无法观察到声影特征的变化。可检测到确切脓肿变化的平均时间是 7 个月，其中 70% 超过 6 个月才可观察到变化。最终，脓肿可完全消失或残留一较小的类似于单纯性肝囊肿的囊性空腔[30]。

血清学

85% 侵袭性结肠炎和 99% 阿米巴肝脓肿患者的血清阿米巴抗体阳性[31]，高阿米巴病发病率国家血清抗体阳性无症状携带者较多，因此血清学检测仅适应特定人群的筛查。Dispar 内阿米巴感染者血清抗体检测通常是阴性的。高碘酸 - 希夫染色（PAS）可显露溃疡边缘或脓肿壁的滋养体[25]。

诊断性穿刺

由于血清检测可于 24 ～ 48 小时内得到结果，因此采用穿刺诊断疑似阿米巴脓肿值得商榷的；通常仅于血清学检查阴性或需要排除化脓性肝脓肿时才考虑诊断性穿刺。阿米巴肝脓肿脓液无味，且革兰氏染色和培养均为阴性；33% ～ 90% 穿刺液可检测出阿米巴、刮取脓壁碎片可提高检出率。侵袭性阿米巴病的常用诊断方法包括检验粪便寄生虫和虫卵以及血清学检测，有时还使用结肠镜取病变活检。多个研究证实，镜检溶组织阿米巴对诊断阿米巴性结肠炎和肝脓肿均存在不足之处。抗原检测或聚合酶链反应（PCR）检测粪便中溶组织阿米巴的效果比检测寄生虫虫卵为好，但需要新鲜或冷冻粪便标本，且 PCR 检测在发展中国家并不切实际。当前，血清检测阿米巴标记物仍是诊断阿米巴结肠炎和肝脓肿的有效检测手段[2]。

治疗

自 20 世纪 60 年代引进甲硝唑以来，阿米巴肝脓肿引流手术已不再施行。必要时如无法确诊或发生并发症时，仍可使用不同途径的引流术。

抗生素

非侵袭性感染可使用巴龙霉素治疗。硝基咪唑类尤其是甲硝唑是治疗侵袭性阿米巴病的主要药物。应用半衰期较长的硝基咪唑类药物（如塞克硝唑、替硝

唑，奥硝唑）的耐受性更好且可缩短治疗周期，但上述药物在美国均未获准使用[26]。甲硝唑在肝、胃、肠和肾均可达到较高的药物浓度，可通过胎盘和血脑屏障，因此怀孕前 3 个月孕妇禁止使用；该药物通过乳汁排出，哺乳期妇女亦应终止使用。甲硝唑治疗 3 天后即有疗效，第 5 天 85% 患者可治愈，第 10 天治愈率可达 95%。5% ~ 15% 阿米巴肝脓肿患者可出现甲硝唑耐药[30]；应用硝基咪唑药物后仍有 40% ~ 60% 患者肠道中存在寄生虫，因此应用硝基咪唑药物后应继续使用巴龙霉素或糠酯酰胺治疗肠腔感染，以降低感染复发风险[26]。综上所述，阿米巴肝脓肿应选用甲硝唑或替硝唑治疗，随后应用巴龙霉素或糠酯酰胺继续治疗残余感染[2]。

穿刺抽吸治疗

Blessmann 与其同事报道一项前瞻性的随机对照研究，对照组单纯应用甲硝唑治疗，实验组除药物治疗外同时行超声引导下穿刺抽吸脓液治疗[32]。每天记录两组患者发热、腹痛、肝区压痛以及红细胞沉降率、白细胞、血红蛋白、C 反应蛋白、脓肿大小等变化情况，抽吸脓液后 3 天内肝区压痛明显改善，但两组间未发现其他显著性差异。其认为细小地改善不足以将穿刺抽吸脓液作为常规治疗手段，主张对位于肝右叶直径小于 10 cm 的单纯脓肿仅使用抗生素治疗，穿刺抽吸治疗只作为一种辅助治疗。

药物治疗 5 ~ 7 天无效或 5 cm 以上脓肿具有较高的破裂风险，或病灶位于肝左叶时可采取脓肿引流治疗[33]。2009 年一项 Cochrane 系统性回顾试图平息穿刺治疗单纯性阿米巴肝脓肿的争议[34]，研究人员发现，穿刺抽吸治疗对单纯性阿米巴肝脓肿患者无益；同时，临床快速康复和影像学资料研究表明穿刺抽吸治疗仅可减轻疼痛，与单纯使用甲硝唑相比无优势[34]。混合感染细菌和阿米巴的肝脓肿患者应于应用硝基咪唑类药物的基础上加用抗细菌抗生素，并且必要时需行脓肿引流[2]。

引流

对诊断为阿米巴肝脓肿或出现并发症时可考虑采取经皮或手术引流。

经皮引流 影像引导下经皮置管引流已取代手术引流成为缩小脓肿的首选方法。经皮穿刺置管引流常用于治疗肺、腹膜和心包并发症，阿米巴脓液黏稠度高，需大直径导管充分引流，可导致患者不适；置管

继发的感染亦是引流的风险之一[9]。

手术引流 阿米巴肝脓肿手术引流在很大程度上已被抗生素治疗所取代。手术引流常见的适应证是保守治疗无效的肝脓肿、发生危急腹腔内出血或阿米巴脓肿侵及邻近脏器时需控制其感染，此时应行剖腹探查；如经皮穿刺治疗无效，二次感染的阿米巴脓肿引起的脓毒血症亦需行手术引流[9]。

并发症

阿米巴肝脓肿的并发症通常是继发于脓肿破裂进入腹腔、胸腔和心包（图 43-7），或经血行播散累及肝外器官如肺、脑、皮肤和泌尿生殖道等[26]。2% ~ 17% 阿米巴肝脓肿患者可发生脓肿破裂，死亡率为 12% ~ 50%[30]。阿米巴病相关腹膜炎多数（78%）是由于脓肿破裂所致，小部分（22%）是由坏死性或穿孔性阿米巴结肠炎引起。肝脓肿通常黏附到膈肌、前腹壁或网膜上，与肠隔离，破裂进入结肠或胃亦时有发生。自行破裂进入腹腔较为少见，通常发生于营养不良或濒死患者[30]。

胸部阿米巴病（积脓、支气管 - 肝瘘和胸膜脓肿）是常见的并发症，其次是心包阿米巴病（急性心包炎与心包压塞）[25]。膈肌受累通常表现为呼吸困难

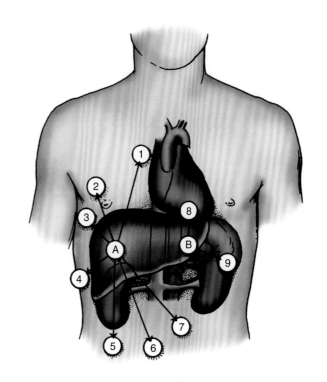

图 43-7 不同部位阿米巴肝脓肿侵及的途径，A 为肝右叶，标签 1 ~ 7，B 为肝左叶，标签 8、9)

和干咳，听诊可有右侧胸腔基底部的破裂音和胸膜摩擦音，平片显示肺不张和肋膈角变钝。如脓肿破裂进入胸腔，脓液可迅速填塞胸腔并引起肺塌陷，胸片显示肺叶变白，此时需行胸腔导管引流。如脓肿破裂进入支气管可导致患者突发咳嗽并咳出大量棕色痰，此时不需行手术干预，原因是脓肿通常已与胸腔和腹腔隔离，此时仅应用支气管扩张剂和抗阿米巴药物以及体位引流已足够。

肝左叶脓肿更易累及心包，表现为无症状积液、心包压塞以及心包破裂。如影像检查发现心包增厚或积液，部分学者认为是行肝左叶穿刺脓肿引流的指征。当出现心包压塞时，应给予患者心包穿刺、肝脓肿引流以及抗阿米巴药物治疗[30]。尸检发现脑阿米巴病发病率高达 8%，患者通常表现为严重脓毒血症，并可发生癫痫[25]。

预后

大多数阿米巴肝脓肿患者经 3 ~ 4 天治疗后体温逐渐恢复正常[29]。如治疗不及，阿米巴肝脓肿可致命。据报道阿米巴肝脓肿患者死亡率为 0 ~ 18%，通常由于延误诊断、混合细菌感染或出现并发症（脓肿破裂）所致。导致死亡的独立性危险因素包括血清胆红素 > 3.5 mg/dl、脑病、低蛋白血症（< 2.0 g/dl）、多个脓腔[35]。脓肿穿刺是继发细菌感染的危险因素，然而近期报道显示继发细菌感染发生率从 10% ~ 20% 降至 0 ~ 4%（表 43-8）。

肝棘球蚴囊肿

棘球蚴病（肝包虫病）是一种由棘球蚴（棘球绦虫）的幼虫引起的人畜共患病。人类是中间宿主，而动物可是中间宿主或终极宿主。包虫病主要由两种类型的棘球蚴引起，分别为细粒棘球绦虫和多房棘球绦虫。前者是人类包虫病最常见的致病病原微生物，一般见于地中海、南美、中东、澳大利亚和新西兰[36]。人类包虫病中有 50% ~ 75% 囊肿发生在肝，25% 分布在肺，并有 5% ~ 10% 沿动脉系统走形分布。包虫感染是世界范围内引起肝囊肿最常见的原因[37]。

病因学

细粒棘球绦虫的生命周期内有两个宿主，最终宿主通常是狗或其他食肉动物。成虫通过钩住肠黏膜而生活在最终宿主的近端小肠内。虫卵释放到宿主肠道中并随粪便排出体外。羊是最常见的中间宿主，这些动物在放牧时通过进食摄入虫卵。虫卵在十二指肠经消化后失去保护壳，释放出的六钩蚴通过肠壁进入门静脉系统并到达肝形成囊肿。最终宿主进食中间宿主的内脏从而完成循环（图 43-8）。

人类可能通过接触最终宿主（通常是狗）或进食污染的水或蔬菜而成为中间宿主。如进入肝，囊肿可于 6 个月内增长到 1 cm，以后每年增长 2 ~ 3 cm。一旦寄生虫穿过肠壁进入门静脉或淋巴系统，肝作为第一道防线而成为最常见的受累器官。

发病率

在美国每年约有 200 人患肝包虫囊肿，移民群体的发病率逐年上升。包虫病可于各年龄段发病，无性别差异，无诱发条件，而关于棘球蚴生命周期和传染方式的公共教育可降低发病率。与犬类动物接触后洗手，日常饮食中减少地面种植蔬菜的食用，停止使用动物内脏喂养狗等均可减低该病的发病率。

病理学

肝包虫囊肿通常无症状地缓慢生长，而发现时已非常巨大；75% 患者为位于肝右叶的单一病灶（80%）[36]，虽然多数病灶单一，但其中一半有子囊或为多房性的。

典型的包虫囊肿一般是液体腔外包被三层囊壁。囊肿外囊是由血管外膜受寄生虫感染后形成的较薄的、边界模糊、反应性外膜层，起机械支撑作用，还是寄生虫与宿主间的代谢通道。随着囊肿的增大，胆管和血管延伸成为囊肿的一部分，此可解释随囊肿增大发生胆管和出血的并发症以及难以切除的原因。随着时间的推移，外囊逐渐钙化[9]。

囊肿本身的外层是外生性囊肿或薄片状膜，通常为蓝白色，胶冻状，约 0.5 cm 厚，是无胞核的表皮几丁质结构，可作为滤过蛋白质分子和细菌的屏障。

表 43-8　阿米巴肝脓肿患者预后差的相关因素

年龄增长

胆红素升高

肺部受累

脓肿破裂

症状出现较晚

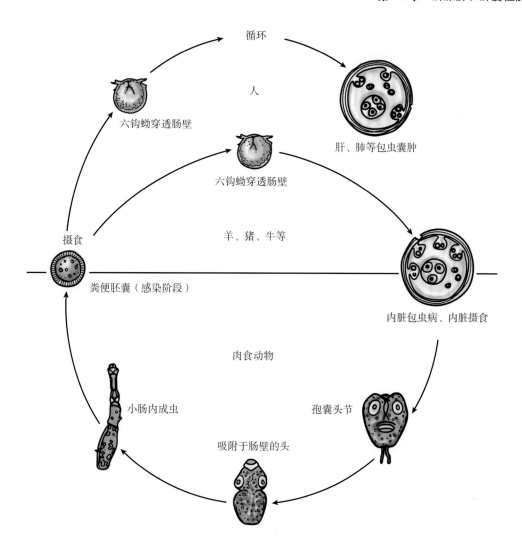

图 43-8　细粒棘球绦虫的生命周期（Melvin DM et al. Common Blood and Tissue Parasites of Man. Life Cycle Charts. Atlanta, Georgia: Center for Disease Control，1979.）

内层或内囊是生发膜，负责产生包虫液、哺育孵化幼虫和生成子囊，约 10 ～ 25 μm 厚并且与薄片状膜紧密连接。内层的吸收功能对于囊肿营养至关重要，同时内层亦有增殖作用可生成外囊和幼虫[38]。生发层形成的小型蜂窝结构可生产幼虫，并且未来虫头亦于此处进行发育。其可长成有四个吸盘和一对钩体的原头蚴。用蒂附着于囊壁上是原头蚴成熟的标志。释放入囊液的生发囊和原头蚴与钙化体一起形成棘球蚴砂。

棘球蚴砂每毫升液体中含有 400 000 只幼虫。原头蚴可向两个方向分化：在最终宿主体内，原头蚴分化为成年绦虫；在包括人类等中间宿主体内，每个释放的原头蚴均能分化成一个新的包虫囊肿。生发层上的生发囊发育成完全自主生长囊肿需要 6 个月时间。

子囊的形成是一种防御反应。人体内包虫囊较大且容易受伤，任何损伤均可导致子囊的形成。子囊一般是母囊的复制品，并且其大小和数量均是可变的。单纯性囊肿内囊液是具有抗原性的、无菌、无色液体，含有盐、酶、蛋白质和一些有毒物质[38]。子囊又被称为内源性囊泡。

外源性囊泡于发生小破裂或薄片状膜存在缺陷时由生发层穿出并生成卫星囊肿，此现象在细粒棘球绦虫感染时罕见而多见于多房棘球绦虫感染。由于人类肝实质不能螯合多房棘球绦虫且外源性囊泡形成是爆发性的，因此可突然出现多个不同方向生长的囊泡，受感染的肝实质表现为多房的外观，中心可有海绵样坏死并填充胶冻状液体，与黏液腺癌类似。通常出现肝功能不全，并且该病往往是致命的[38]。

表 43-9　肝包虫囊肿的症状，体征和实验室化验结果

	百分比（%）
症状	
无症状	75
腹痛	20
消化不良	13
寒战、发热	8
黄疸	6
体征	
右上腹包块	70
右上腹压痛	20
实验室化验	
嗜酸性粒细胞增多	35
胆红素 > 2mg/dl	20
白细胞计数 < 10 000/mm³	10

诊断

单纯性肝包虫囊肿的诊断有赖于临床上高度警惕，大多数单纯性囊肿患者无症状，可能对寄生虫的毒性反应或本身的力学效应而出现症状。

临床表现

肝包虫病的临床特征取决于囊肿位置、大小、疾病阶段、囊肿是否存活以及是否发生感染[38]。右上腹部或上腹疼痛是常见的症状，肝大和可触及的肿块是常见的体征，亦可能出现非特异性的发热、疲劳、恶心、消化不良等[39]（表 43-9）。大约 1/3 患者有嗜酸性粒细胞增多，仅 20% 患者出现黄疸和高胆红素血症。

血清学检测

无任何单一生化检测可明确诊断肝包虫囊

肿。包虫皮内试验和补体结合试验（The Casoni and Weinberg tests）由于敏感性较低已不再使用。90% 的患者可通过特异性抗原和酶联免疫吸附试验（ELISA）检测出现阳性结果；如疾病处于活动期，ELISA 和放射变应原吸附试验（RAST）可检测出特异性 IgE 抗体。患者血清免疫电泳沉淀行 Arc5 抗体检测的阳性检出率为 91%。Sbihi 与其同事报道称从肝包虫囊液中纯化抗原 5 和 B 以及糖蛋白等组分可使敏感性达到 95%，特异性达到 100%[40]。

影像学检查

胸片可见膈肌抬高和囊肿壁同心形钙化，但诊断价值有限。超声和 CT 是包虫病的首选检查方法（图 43-9）。典型表现是较厚的钙化囊壁以及多个子囊[41]，超声可看到肝包虫囊肿内部结构、数量以及囊肿分布情况和是否存在并发症，诊断包虫病的特异性在 90% 左右[39]。Gharbi 与其同事根据超声显像特征提出了该病的分类方法：Ⅰ型是单纯的液性回声；Ⅱ型囊内的液性回声有分割壁（悬浮膜）；Ⅲ型为分隔的多个液性回声（蜂窝样图像）；Ⅳ型具有异常的回声模式；Ⅴ型表现为较厚的囊壁[42]。肝囊性病变的影像特点鉴别见表 43-10。

CT 检查与超声类似，对肝内囊肿的分布和深度的检测更为精确。子囊和外囊亦清晰可见，并且还可估算囊肿体积。CT 检查对于手术治疗是必需的，尤其是拟行腹腔镜手术时[39]。MRI 检查可提供包虫囊结构的细节，但相较于 CT 或超声而言优势有限、且价格更昂贵。内镜逆行性胰胆管造影（ERCP）可显示胆管和囊肿间的关系，并可用于术前引流胆管。部分学者主张常规使用 ERCP 明确胆管走行和明确无临床表现的胆管与囊肿间的交通[41]。

表 43-10　肝包虫囊肿的症状、体征和实验室化验结果

	细菌性	阿米巴	包虫性	先天性	囊腺瘤
数量	单发或多发	一个或几个	通常单发	单发或多发	单发含小腔
囊壁厚度	厚	厚	厚	薄	不一定
囊壁特点	密度均匀或多发小腔	通常密度均匀	密度均匀，子囊，50% 钙化	密度均匀	常见分隔，可不规则
囊内容物	一般混合血液	红棕色，果酱样	清亮或混合胆汁，胶冻状	与水密度相似	绿褐色黏液

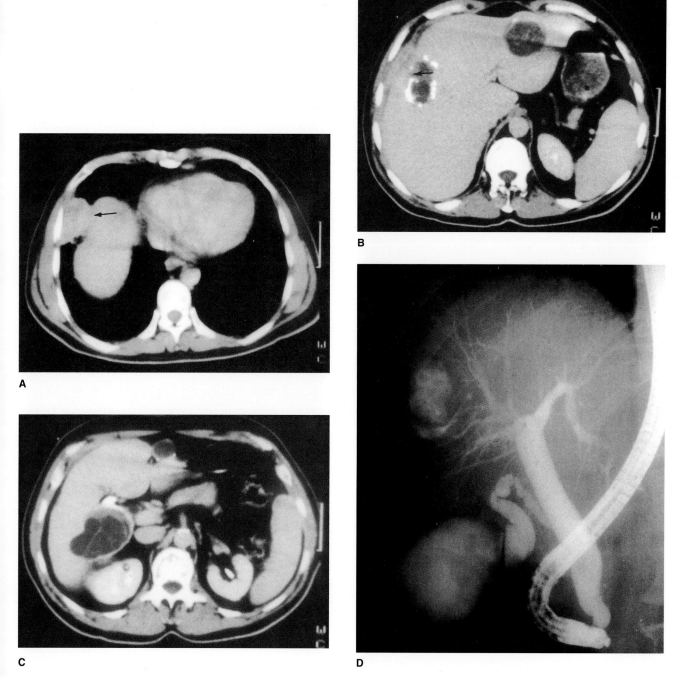

图 43-9　A.肝包虫囊肿破裂进入胸腔（箭头）的 CT 表现；B. CT 显示一个高度钙化的包虫囊肿（箭头），同时还有膈肌穿透和左侧囊肿轻度钙化；C. CT 显示胆囊窝处第三个钙化囊肿，左侧出现第四个表浅囊肿；D.内镜逆行性胆管造影（ERCP）显示囊肿与胆管相通，并且穿过膈肌

治疗

　　大多数肝包虫囊肿患者可无症状，但亦可存在一些潜在并发症，如肺部感染、胆管炎、囊肿破裂以及过敏反应，因此需要治疗。药物、手术和经皮穿刺治疗均可治疗该病[41]。位于肝较深部位的单纯性小囊肿（＜4 cm）可行保守治疗[39]。基本治疗原则包括：①消除囊肿内的寄生虫；②防止宿主体内的幼虫溢出；③治疗并发症[41]。

驱虫治疗

　　包虫病的治疗方法仅限于应用苯并咪唑类药物（甲苯达唑和阿苯达唑），且单一使用该药成功率仅为

30%。阿苯达唑易为肠道吸收，通过肝代谢激活；甲苯达唑不易吸收且无法经肝激活，基于此阿苯达唑成为治疗包虫病的首选药物；多房棘球绦虫感染引起的肺泡型和肝外包虫病的治疗成功率可能较高。术前至少使用 3 个月阿苯达唑可降低发生囊肿破漏、局部囊肿切除或胆管破裂时的复发率，这种情况下治疗要至少持续 1 个月 [41]。

经皮穿刺抽吸和引流

曾经的外科原则指出，经皮穿刺包虫囊肿是一种危险的禁忌行为。经皮穿刺可引起过敏反应、使胆管与囊肿交通、并可能导致囊液溢出等。1983 年，Fornage 对此观点发出挑战 [43]，其报道一例超声引导下意外穿刺包虫囊肿而未导致临床不良后果的病例；随后又有多起成功穿刺囊肿的案例报道 [38,44]。经皮穿刺注射灭头节剂常使用的成分为 15% ~ 20% 盐水、95% 乙醇、或联合 30% 盐水、95% 乙醇和甲苯达唑溶液。PAIR 技术即穿刺囊肿壁（puncture，p）、抽吸囊液（aspiration，a）、注射灭头节剂（injection，i）、再穿刺（re-aspiration，r）的治疗方法；PAIR 包括通过 CT 或超声引导进行囊肿穿刺、抽吸囊内容物、向囊内注射造影剂，注射灭头节剂、随后注入聚维酮碘，将导管夹闭 30 分钟后再次注入聚维酮碘、保留导管以便引流囊液。除聚维酮碘外，还可使用硬化疗法、或注射乙醇或阿苯达唑。最近改良的 PAIR 方法是通过一种特殊设计的同轴导管在抽吸囊内容物同时注射灭头节剂，抽吸 / 注射同时进行可完全冲洗出囊内容物、降低寄生虫存活率、且可维持囊内压从而减少发生胆瘘的风险 [45]。PAIR 联合阿苯达唑治疗可使治愈率达 70%，并能有效降低复发率。1997 年，Filice 和 Brunetti 报道了 163 例、231 个囊肿经皮穿刺治疗研究，患者均未出现并发症且远期预后较好 [46]。

经皮穿刺治疗肝包虫病的适应证包括 Ⅰ 和 Ⅱ 型囊肿、内容物可排空的 Ⅲ 和 Ⅳ 型囊肿、液性回声可疑的囊肿、感染的包虫囊肿、无法手术者、孕妇、有症状的或多房易播散囊肿等，禁忌证包括 Ⅲ 和 Ⅳ 型的亚组（回声均匀的包虫囊肿）、破入胆管系统或腹腔肝囊肿、难以穿刺的囊肿和 3 岁以内儿童等，Ⅴ 型囊肿除随访外不适合其他任何干预。复发率在 0 ~ 4% 之间变化，经皮穿刺引流总体并发症发生率为 15% ~ 40%、严重并发症（过敏性休克）较罕见（0.1% ~ 0.2%），较轻并发症（荨麻疹、瘙痒、低血压、发热、感染、瘘、破裂入胆道系统）的发生率为

10% ~ 30% 不等。PAIR 后引起的胆道并发症可使用内镜处理或注射氰基丙烯酸酯治疗。经皮穿刺引流前行胆道造影或 ERCP 可明确胆管走行与囊肿的关系。总体死亡率为 0.1%[45]。

尽管有上述报道佐证，但经皮穿刺治疗仍非十分理想。其所致的溢出、过敏和复发均可能危及生命，将所有囊内容物、尤其是多囊内容物完全吸出十分困难，灭头节剂的治疗效果亦不明确，且如灭头节剂进入胆道系统可导致肝的严重损害，外生性囊泡又无从发现，故远期预后亦是未知 [38]。

手术

手术仍是治疗单纯性肝包虫病的首选治疗方法，但是在选择何种最佳手术方式以达到清除寄生虫且术后并发症最少的问题上仍存在争论 [45]。手术治疗的目标是：①杀灭寄生虫；②防止囊内容物泄漏；③清除囊肿的所有结构；④治疗残留的囊腔。手术方式从最初的开放手术（外囊摘除术或肝切除术）转变为使用腹腔镜的微创手术（排空或闭塞囊腔）[39]（图 43-10）。肝包虫囊肿手术最重要的是预防复发，手术中富含原头蚴囊液播散或囊内生发膜清除不彻底是术后复发的主要原因（8.5% ~ 25%）[47]。

灭头节剂 在早期，排空囊肿的手术方式易发生腹膜种植。对此问题促使向囊内和周围腹膜注射杀灭头节剂的不断改进，包括甲醛（福尔马林）、高渗盐水、氯己定、西曲溴铵、过氧化氢（双氧水）、聚乙烯吡咯烷酮碘、硝酸银、乙醇等 [39,41,45]，然而，福尔马林进入胆道可引起硬化性胆管炎、高渗盐水须避免注射进入胆道和高钠血症、其他药剂对于胆道的安全性尚不明确。任何试剂均不能于囊液排空前注射，原因是可引起较高的囊内压。世界卫生组织（WHO）认为使用灭头节剂杀灭寄生虫的方法有待商榷，因为无任何一种试剂是既安全又有效的。根据 WHO 报告，使用乙醇（70% ~ 95%）、高渗盐水（15% ~ 20%）和西曲溴铵溶液（0.5%）的风险性相对较低 [47]。近期有研究表明 0.04% 的葡萄糖酸氯己定（Chx-Glu）是无毒的，不会损伤胆道、且在囊液中不会被稀释，葡萄糖酸氯己定通常是有效的，且易于制备、价格低廉，对杀灭原头蚴和生发膜 100% 有效，因此可能在未来成为首选的灭头节剂 [47]。

开放式囊肿排液 最安全的手术方式就是开放式囊肿排液。肝的边缘的囊肿最容易治疗，根据囊肿的分布可选择腹部切口或肋缘下切口。于切开囊肿前，

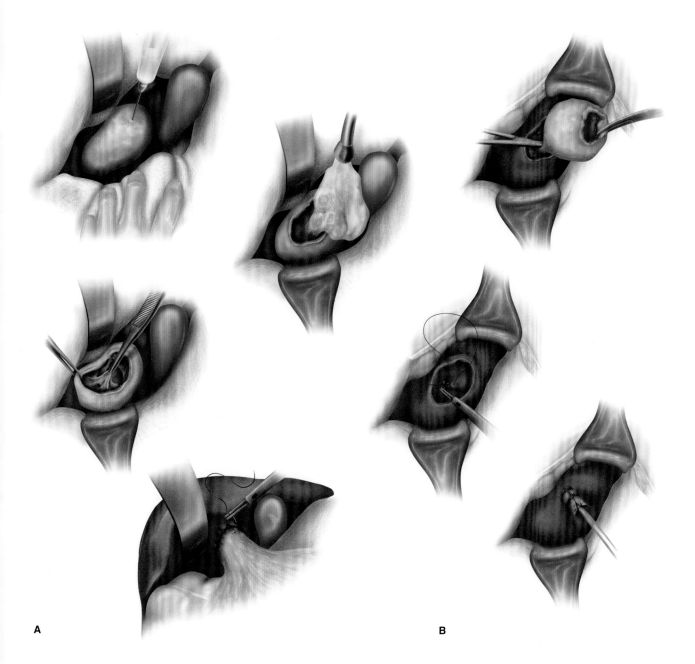

图 43-10　A. 囊肿开放式手术演示：先行囊肿穿刺（左上），然后去除子囊（右上），切除具有活性的囊肿衬里（左下），用网膜包裹（右下）；B. 外囊摘除术演示：去除钙化的外囊（右上），闭合小胆管（左中），使用引流管闭合囊腔（右下）（经许可复制于 Cameron JL，Sandove C. Atlas of Surgery.Philadelphia，PA: BC Decker；1990:215–221.)

周围放置浸泡过高渗（20%）盐水的纱布防止囊液泄漏。囊肿打开后使用高负压设备抽吸囊液。当囊肿完全打开时须认真清除掉所有残余囊液和组织碎片，最后使用灭头节剂冲洗囊腔[41]。使用此方法治疗肝包虫囊肿的复发率为 10% ～ 30%[45]。

腹腔镜下囊肿排液　位于肝边缘的肝包虫囊肿可通过腹腔镜进行排液[48]。位于肝前方的无厚钙化囊壁的病灶最适合此方法治疗。肝Ⅵ段和Ⅶ段的囊肿可采取右侧途径，于囊肿正上方插入套管（11 mm）、将浸泡过灭头节剂（10% 聚维酮碘）经纱垫置于套管周围，用 14 号细针穿刺抽吸囊液。随后内囊萎缩并从囊壁脱离至囊肿的底部，随后将 11 mm 套管换成 18 mm 套管吸出生发膜。腹腔镜镜头直接进入囊肿内观察残存的子囊或有无胆痿。残留空腔用 20% 高渗盐水灌洗，切除囊肿壁。空腔可用大网膜封闭，亦可使用残腔闭式引流[48]。

腹腔镜手术中最困难的是最初的囊肿穿刺和囊液抽吸。肝包虫病腹腔镜手术适应证多年来一直在变化。目前认为以下几种情况不适合腹腔镜治疗：囊肿位于肝实质深部、囊肿位于肝后方、3个以上囊肿、囊壁较厚且钙化。术后并发症发生率为8%～25%，大多数研究中死亡率为0，复发率为0～9%（开放手术的并发症发生率为12%～63%、病死率为0～3%、复发率为0～30%），严重并发症（过敏性休克）于腹腔镜手术后更为常见，可能是清理囊内容物囊液溢出进入腹腔所致；与开放式手术的对照研究腹腔镜手术主要缺点是病例少、缺乏随机性以及选择手术病例可有偏倚[45]。

外囊摘除术 外囊摘除术是不进入囊腔而完整地切除囊壁，此方法是沿外囊平面或沿囊肿壁进行切除。术前了解胆管和血管走行十分重要，如有疑似胆管与囊肿相通，则需行 ERCP 检查并应行术中超声定位。外囊摘除术降低囊液溢出腹腔的风险并能够降低疾病的复发率，缺点是可能发生术中出血以及损伤邻近囊壁的胆管[41]。Gunay 与其同事报道称与保守的治疗方法相比，外囊摘除术的复发率低（0）、胆瘘的发生率低、住院时间短，还可省去对囊腔的处理以和术后针对复发的检查[37]。

肝切除/肝移植 一些学者认为采用标准的肝切除术治疗良性疾病无必要，而其他学者强调标准的肝切除术较为安全，富血供的多发囊肿或位置相对安全（II/III段）的囊肿均可采用肝切除术治疗。而对于患有硬化性胆管炎、胆汁性肝硬化或 Budd-Chiari 综合征时，感染多发棘球绦虫可引起暴发性肝衰竭，在此罕见情况下可能需要行原位肝移植术治疗[41]。

有关单纯和复杂性肝包虫病治疗方案选择的标准见表43-11。最近一项研究发现肝感染的多房棘球绦虫可经淋巴道播散至区域淋巴结，此时建议常规清扫区域淋巴结以降低持续感染的风险[49]。

并发症

1/3 肝包虫囊肿患者可出现并发症。最常见的并发症按发生率从高到低依次是囊肿向内或向外破裂，继发感染，过敏性休克[37]。有活性的肝包虫囊肿是一种不断增长的占位性病变。在一些狭窄部位，如中枢

表 43-11 肝包虫囊肿的治疗方法

单纯性患者	
经皮或腹腔镜下抽吸囊液	开腹手术抽吸或切除囊肿
Gharbi I 或 II 型	Gharbi VI 或 V 型
肝前方囊肿	肝后方囊肿
周围型囊肿	中心型囊肿
1～3 个囊肿	数量超过 3 个
小囊肿	大囊肿
没有或很少钙化	发生严重钙化
复杂性患者	
经皮或腹腔镜下抽吸囊液	开腹手术抽吸或切除囊肿
符合上述条件的感染性囊肿	符合上述条件的感染性囊肿
胆管与囊肿相通	胆管与囊肿相通
肺部支气管与囊肿相通	肺部支气管与囊肿相通
破裂进入腹腔	破裂进入腹腔

神经系统，小囊肿亦可能引起严重的症状；在不太狭窄部位，症状取决于囊肿的位置和大小。症状源于囊肿对邻近脏器和结构的直接压迫。囊肿周围肝细胞萎缩变形以及纤维化时有发生，并且囊肿可能增大到占据整个肝叶。

随着囊肿不断增大，有发生破裂的可能。如仅为内囊破裂，内容物仍局限于外囊里；交通性破裂可使囊液流入胆管或支气管内[38]。80% 肝包虫囊肿患者可因压迫胆管导致坏死而与胆管系统形成交通，交通支难以于术中发现，且可导致术后胆漏/瘘。保守性手术中，胆漏是最主要的囊腔相关并发症，不及时引流可引起脓肿或胆汁性腹膜炎；如充分引流则可能引起胆瘘。12%～33.3%胆瘘患者需术后行胆道引流，保守性手术的概率要高于根治性手术（17%～20%）。保守性手术残留的囊肿可被误诊为囊肿复发从而引起不必要的干预[50]。

肝包虫囊内容物可自发破裂入腹腔、胸腔或心包，1%～4% 患者可能出现破裂进入腹腔的急性症状，并且可导致过敏性休克[38]。

预后

肝包虫病单独使用药物治疗复发率高达70%～80%，因此不推荐。药物治疗一般与引流术联合使用或适用于不宜手术的患者。开放性手术、腹

腔镜和经皮引流的复杂病例复发率为 10% 左右。早期局部复发和囊腔相关并发症是影响肝包虫病手术治疗成功的主要问题，所幸的是这些问题均较罕见，原因是含有生发层和子囊的囊壁被完整地切除。保守性手术较为容易并且安全，但局部复发（10%）和囊腔相关并发症（37%）的发生率较高；残存囊肿可能增加形成子囊的风险，是早期局部复发的一个重要危险因素。早期局部复发的另一个危险因素，尤其是保守性手术，是术前或术中检查时遗漏外囊周围的卫星囊肿或外生性囊泡。同时包虫病通常发生于一些特定区域，患者二次感染的可能性仍然存在，因此出院后进行长期血清学和影像学随访是必要的。囊肿破裂入腹腔或胸腔预示复发率将高达 25%[41]。

施行择期治疗（腹腔镜手术或经皮囊肿穿刺抽吸）的单纯性肝包虫囊肿患者术后并发症发生率为 15% ~ 30%，基本上无死亡病例。而施行开腹排液、外囊摘除术或肝切除术的复杂性肝包虫囊肿患者术后并发症发生率高达 50%，但病死率仍较低、一般不到 5%；感染性休克、破裂入腹腔、合并基础疾病（营养不良等）可增加包虫病的死亡率。

先天性肝囊肿

单纯性肝囊肿

对 1695 例患者行腹腔或盆腔超声检查时发现 2.5% 有单纯性肝囊肿，且 60 岁以上的老年人发病率较高[51]。欧洲一项独立研究对超过 26 000 患者行上腹部超声检查，结果发现约 2.8% 患有单纯性肝囊肿，且大多数（> 92%）患者年龄超过 40 岁，男女患病比例为 1 : 1.5。

孤立的良性囊肿认为是先天性的，是出生前肝内胆管的异常发育所致。囊肿增长缓慢，出现症状较晚。梅奥诊所 1907 年至 1971 年间的一项研究显示，仅 24% 单纯性囊肿患者出现临床症状，且通常于 40 岁或 50 岁时出现。腹痛与腹部肿块是最常出现的症状，超过 50% 的患者存在此两种症状；较少见的症状一般与囊肿相关，包括恶心、呕吐、早饱和黄疸。体检发现肝大或腹部可触及肿块，实验室化验结果一般是正常的，但偶可见高胆红素血症。单纯孤立性囊肿一般是淡蓝色，内容物为清亮、淡黄色液体。诊断时应通过血清学检测排除肝包虫病[54]。

超声是诊断该病最佳的成像方法，其敏感性和特异性都超过 90%；囊肿表现为无回声肿物、边缘薄而光滑、囊壁几乎探测不到，超声还可区分病变的囊实性、评估黄疸患者肝内和肝外胆管的扩张情况。CT检查囊肿区域为无强化、呈液体密度、囊壁薄而均匀（图 43-11），MRI 显示单纯性囊肿的边界清楚、T1 加权像呈低信号而 T2 加权像呈高信号[52]。

大多数的单纯性囊肿是偶然发现的，并且 80% ~ 95% 的患者无症状。鉴于其不表现出症状的特点，经皮穿刺可有助于诊断，但与其相关的 2 年内复发率达 100%。如注入硬化剂，则复发率可降低至 17%[54]。

手术治疗肝囊肿的目的是缓解症状，而非达到影像学检查囊性病灶完全消失。一旦确定囊肿为良性，则手术治疗以排空囊液为主，而不需要切除囊肿[55]。如果囊肿突出肝表面且没有侵犯周围的胆管，可将肝表面囊壁切除，使残留囊腔可向腹腔自由排放囊液。如囊肿与胆管相连，则应高度怀疑可能是胆管囊腺瘤，而非单纯性囊肿。一般情况下，囊肿切除术或去顶术的复发率为 0 ~ 20% 和 0 ~ 20%，死亡率为 0 ~ 20%（表 43-12）[54]。

通过腹腔镜行囊肿去顶减压术的成功率为 90%，其有症状囊肿复发率为 10%。据报道腹腔镜手术的优点是术野暴露良好，术后疼痛较少，具有与开腹手术相近的成功率[54]。Gamblin 等报道 51 例行腹腔镜手术治疗的单纯性囊肿患者，常规保留囊肿后壁并未行处理。腹腔镜手术患者术后疼痛大大减轻、同时可缩短住院天数（1 ~ 11 天，平均 2 天）、缓解症状（疼痛消

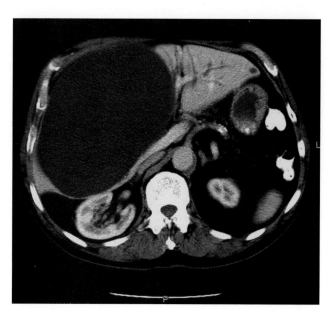

图 43-11　CT 显示巨大的单纯性囊肿压迫肝静脉和下腔静脉，并且邻近左侧门静脉

表 43-12 先天性肝囊肿的治疗方法

Ⅰ. 单纯性囊肿

　A. 穿刺注射硬化剂

　B. 开腹手术

　　1. 部分切除

　　2. 完整切除

　C. 腹腔镜手术

　　1. 部分切除

　　2. 完整切除

Ⅱ. 多囊肝

　A. 穿刺注射硬化剂

　B. 开腹手术

　　1. 去顶术

　　2. 肝部分切除联合去顶术

　　3. 肝移植

失）、复发率亦较低（51 例仅 2 例需再次手术），并且 90 天内死亡率为 0，中位随访时间为 13 个月。越来越多的文献支持腹腔镜手术与开腹手术在预后方面具有等效性，尤其是治疗良性病时。多数学者提议将微创手术切除囊肿作为治疗良性肝囊肿的治疗标准[56]。

多囊肝

多囊肝（PCLD）是一种常染色体显性遗传病，通常与多囊肾一同被发现（40%）[57]。多囊肝是最常见的常染色体显性遗传多囊肾病的肾外表现形式，也可出现于肾外的其他脏器。

多囊肝的囊肿一般是由胆管上皮内衬样生长而来，通常不与胆管树相通。多数患者无症状且不需要治疗。其预后与肾病的严重程度直接相关[58]。多囊肝出现症状通常是由于肝大引起的。症状包括腹部胀满不适，腹部胀痛，肠或胆道梗阻；并发症有出血、感染、囊肿破裂、门静脉高压症和 Budd-Chiari 综合征等；但均较罕见。恶变亦曾有报道，但极少发生。肝功能一般正常，也极少进展至肝衰竭[58]。多囊肝影像学检查方法与单纯性肝囊肿类似。CT 平扫可见多个边缘规则、密度均匀的低密度灶（图 43-12）；增强 CT 图像显示无囊壁、囊内容物无强化等。MRI 检查时囊肿于 T1 加权像呈极低信号，使用造影剂后亦无增强；由于囊内容物是均匀清亮的液体，T2 加权像中囊肿呈高信号[57]。

多囊肝的临床表现多是由于肝的不断增大引起

的，因此需要给予减小肝体积的治疗。经皮穿刺注射硬化剂治疗可用于不适合手术或手术无法处理患者，但远期预后不佳。

如有少数数个较大的囊肿，可于术中超声引导下通过腹腔镜行去顶术，不仅可以处理位置较深的囊肿，还可于去顶后通过囊肿后壁处理更多的囊肿。然而由于多囊肝内存在刚性结构，所以单纯行去顶术无法使肝脏塌陷缩小而缓解症状。此外，如对太多囊肿去顶，排入腹腔囊液可能超过腹膜吸收能力而形成腹水。去顶术对大量较小囊肿的多囊肝患者是不适用的。

联合采用囊肿去顶术和肝切除术对减小肝脏体积方面可达到较佳的治疗效果。肝切除范围应在减轻对肝功能的影响基础上包含尽可能多的囊肿。但此方法的并发症较多，但远期预后可得到改善。如症状严重或肝功能受损，则可行原位肝移植术治疗；如患者同时伴有肾衰竭，则可行肝肾联合移植[58]。

肿瘤性囊肿

肿瘤性囊肿是后天发生的、较单纯性囊肿少见，通常见于 50 岁左右的女性，其病因不明。囊性肿瘤通常较大，可引起腹部不适，体检时可触及腹部肿块。囊性肿瘤表现为多房囊且腔内有乳头状突起。有周围组织浸润则表明为恶性肿瘤，也可以此判断肿瘤的囊实性。10% 的肿瘤性囊肿是恶性的，确诊需行囊壁活检。手术切除不完整可导致 100% 复发[54]。

多数患者实验室化验结果正常，部分患者可

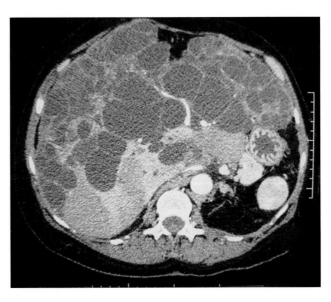

图 43-12 多囊肝的 CT 表现

出现肝酶升高。血清甲胎蛋白（AFP）和癌胚抗原（CEA）水平通常不高，部分患者 CA19-9 可高于正常值 5 倍。一般情况下，血性囊液提示囊腺癌，而胆汁性或黏液性囊液提示囊腺瘤[59]。

囊腺瘤

所有胆道源性的肝内囊肿中囊腺瘤只占 5%[60]。含有间充质基质的肝胆管囊腺瘤只发生在年轻和中年女性身上，并且有可能转化为囊腺癌。与此相反的是无间充质基质的肝胆囊腺瘤男女发病率相近，平均发病年龄在 50 岁左右，一般不会转化为囊腺癌[59]。这类肿瘤内衬柱状上皮，往往有乳头状突起[60]（图 43-13，病理阴性）。如果表现出症状，可能包括腹痛（60% ~ 80%）、黄疸、胆管炎、饱胀不适[1]。

囊腺瘤在超声和 CT 成像时表现出分隔性的多房外观（图 43-13A 至 43-13C）[54]。CT 呈现出界限清楚的囊性病变，内部通常分隔，囊壁极少钙化，若出现息肉样突起或囊壁赘生物则应考虑囊腺癌的可能[1]。MRI 检查特点是典型的包裹液体的肿块影像，T1 加权为低信号而 T2 加权呈高信号影；黏稠液体信号强度取决于所含蛋白质的浓度，T1 加权像中，信号强度可随蛋白质浓度的增加从低信号变为高信号。T2 加权像信号强度可随蛋白浓度的增加从高信号变为低信号。所含血液成分在 MRI 上亦有不同的信号特征。单独依靠影像学检查囊肿是否存在分隔、有无囊壁赘生物、有无乳头状突起是难以区分囊腺瘤和囊腺癌的。磁共振胰胆管水成像（MRCP）有助于评估病变与胆管的关系[61]。ERCP 通常用以明确病灶与胆管树是否相通，尤其在左肝管近端。

血清 CEA 和 CA19-9 水平通常在正常范围，不能将其当做区分良恶性的显著指标[61]。肝内胆管囊腺瘤的诊断可在囊液分析的基础上进行，有赖于充足的采样和相关临床和影像学表现。报道称肝内胆管囊腺瘤患者 CA19-9、CEA 均升高，单纯性肝囊肿患者正常。免疫组化分析表明 CA19-9 和 CEA 存在于上皮细胞中，肠化生作为癌前病变的病理学特点出现大量的杯状细胞，因此专家建议经囊液分析疑似肝内胆管囊腺瘤患者应检测囊肿壁样本以鉴别癌前病变（肠上皮化生＋异型性）和恶性肿瘤，而后者是需行手术切除[62]。然而其他学者认为术前穿刺活检较少能明确诊断，但于恶性肿瘤情况下可造成腹膜种植转移的风险令人望而却步。

无恶变迹象的肿瘤性囊肿可以切除，手术需要切

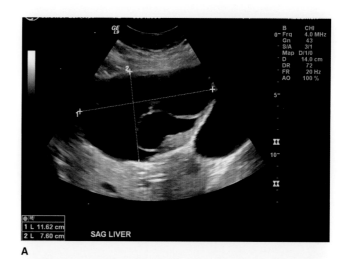

A

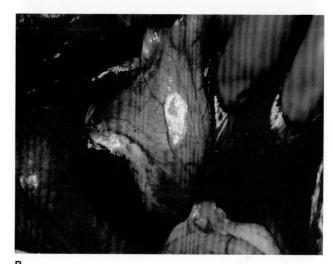

B

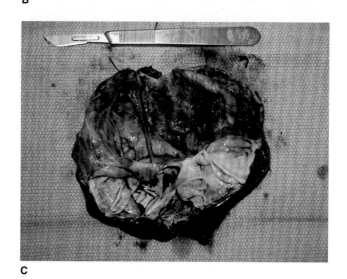

C

图 43-13　A．有分隔的囊性肝肿瘤的超声表现；B．位于 4 段的肝囊腺瘤术中所见；C．摘除后囊腺瘤的解剖照片

除整个囊肿，包括囊肿周围的囊壁和一小圈肝实质[54]；标准肝切除术亦是可选的治疗方法。应避免行穿刺、

表 43-13 肿瘤性肝囊肿的治疗方法

Ⅰ．囊腺瘤
　　A．肿瘤摘除术
　　B．肝切除术
Ⅱ．囊腺癌
　　A．肝切除术
　　B．姑息性去顶术

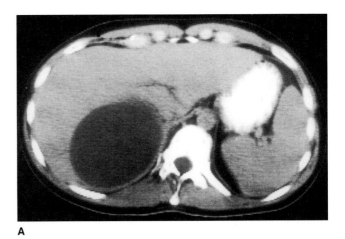

硬化、造口和排液治疗。如果囊肿切除不完全则可导致复发[60]（表 43-13）。

囊腺癌

　　Devaney 与其同事将囊腺癌（图 43-14，病理阳性）分为三类：①来源于包含间充质基质囊腺瘤的囊腺癌，仅女性患病且病程进展缓慢；②不含间充质基质囊腺癌与囊腺瘤无关，发生于男性且病程进展迅速；③不含间充质基质囊腺癌，发生于女性且临床进展不明[63-64]。手术切除是治疗恶性胆管囊腺癌的唯一手段[54]。如果切除完整，囊腺癌的预后较肝癌和胆管癌好[64]。对于一些极少数发生腹膜转移的囊腺癌患者，可采用姑息性的囊肿去顶术治疗。

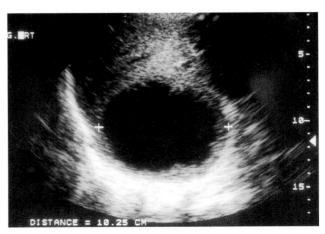

图 43-15 A．钝性外伤 4 个月后的外伤性肝囊肿的 CT 表现；B．该患者的超声检查提示囊壁增厚

外伤性囊肿

　　近年来，肝损伤的治疗方法发生重大改变。重复使用双相 CT 成像评估患者的腹部外伤情况可检测

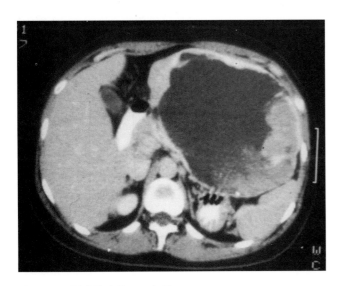

图 43-14 肝囊腺癌的 CT 表现

出微小肝损伤。对于血流动力学不稳定的患者，开腹手术损伤控制——使用网织物包裹肝脏来控制出血和污染为后期治疗争取时间——已经得到普及，而传统的标准肝切除术已经失宠。美国外科学会越来越多地认为Ⅵ和Ⅴ级肝损伤可行保守治疗，其死亡率可降至 7% ~ 12%[65]。但是保守治疗亦产生一系列新的问题，其中之一就是外伤性囊肿。

　　肝外伤性囊肿源于腹部损伤后肝内胆管破裂引起的持续性胆漏。当胆汁不断漏入血肿腔时，可形成包含胆汁和血液的囊肿[54]。囊肿无真正的上皮细胞衬里，因此认为是假性囊肿（图 43-15）。一些外伤性囊肿可自行缓解，另外一些则可逐渐增大并出现压迫症状[58]。症状一般可较晚出现，而腹痛或胀满不适可能发生于外伤后数月或数年[54]。

　　由于肝右动脉邻近胆囊管，施行腹腔镜胆囊切除术时易损伤此动脉。腹腔镜切胆囊时同时损伤到胆管和肝动脉可导致肝脓肿、反复发作的胆管炎而继发胆汁性肝硬化或缺血性坏死以及肝萎缩[66]。胆管和动脉同时损伤患者肝坏死（伴或不伴肝脓肿）发病率高达75%[67]。胆囊切除术后损伤胆管患者需同时评估肝动脉有无损伤，通常需行肝部分切除术治疗继发胆汁性肝硬化。肝动脉受损时需要完整的门静脉循环保证肝实质供氧。因此，胆囊切除术后并发胆管和肝动脉损伤须检查门静脉血流情况。门静脉、肝动脉同时损伤患者一般早期即有相应的临床表现，并且通常需要行标准肝切除术来治疗[68]。

治疗

对于有症状患者需要进行治疗，治疗手段包括穿刺、去顶术和病灶切除术。治疗过程需要注意防止出现胆漏[58]。小型胆汁瘤不需要治疗，而如诊断为较大的胆汁瘤，需行经皮穿刺引流；一旦囊肿破裂可自发形成封闭的瘘管。

参考文献

1. Thomas KT, Welch D, Trueblood A, et al. Effective treatment of biliary cystadenoma. *Ann Surg.* 2005;241(5): 769–775.
2. Ochsner A. Pyogenic abscess of the liver. *Am J Surg.* 1938;40:292.
3. McFadzean AJS, Chang EPS, Wong CC. Solitary pyogenic abscess of the liver treated by closed aspiration and antibiotics: a report of 14 consecutive cases with recovery. *Br J Surg.* 1953;41:141–152.
4. Lok KH, Li KF, Li KK, Szeto ML. Pyogenic liver abscess: clinical profile, microbiological characteristics, and management in a Hong Kong hospital. *J Microbial Immunol Infect.* 2008;41:483–490.
5. Chen SC, Huang CC, Tsai SJ, et al. Severity of disease as main predictor of mortality in patients with pyogenic liver abscess. *Am J Surg.* 2009;198(2):164–172. [Epub 2009 Mar 6]
6. Pitt HA. Surgical management of hepatic abscesses. *World J Surg.* 1990; 14:498–504.
7. Huang CJ, Pitt HA, Lipsett PA, et al. Pyogenic hepatic abscess: changing trends over 42 years. *Ann Surg.* 1996;223:600–609.
8. Pope IM, Poston GJ. Pyogenic liver abscess. In: Blumgart LH, Fong Y, eds. *Surgery of the Liver and Biliary Tract.* 3rd ed. London, England: WB Saunders; 2001:1135–1145.
9. Barnes S, Lillemoe K. Liver abscess and hydatid cyst disease. In: Zinner M, Schwartz S, Ellis H, Ashley S, McFadden D, eds. *Maingot's Abdominal Operations.* 10th ed. Stamford, CT: Appleton & Lange; 1997:1513–1545.
10. Chu KM, Fan ST, Lai ECS, et al. Pyogenic liver abscess: an audit of experience over the past decade. *Arch Surg.* 1996;131:148–152.
11. Seeto RK, Rocky DC. Pyogenic liver abscess: Changes in etiology, management, and outcome. *Medicine.* 1996;75:99–113.
12. Leslie DB, Dunn DL. Hepatic abscess. In: Cameron J, ed. *Current Surgical Therapy.* 8th ed. Philadelphia, PA: Elsevier Mosby; 2004:298–303.
13. Branum GD, Tyson GS, Branum MA, et al. Hepatic abscess: changes in etiology, diagnosis and management. *Ann Surg.* 1990;212:655–662.
14. Civardi G, Filice C, Caremani M, et al. Hepatic abscesses in immunocompromised patients: ultrasonically guided percutaneous drainage. *Gastrointest Radial.* 1992;175:17–23.
15. Lambiase RE, Deyoe L, Cronan JJ, Dorfman GS. Percutaneous drainage of 335 consecutive abscesses: results of primary drainage with 1-year follow-up. *Radiology.* 1992;184:167–179.
16. Chen SC, Lee YT, Yen CH, et al. Pyogenic liver abscess in the elderly: clinical features, outcomes and prognostic features. *Age Ageing.* 2009;

38:271–276.
17. Lederman ER, Crum NF. Pyogenic liver abscess with a focus on *Klebsiella pneumoniae* as a primary pathogen: an emerging disease with unique clinical characteristics. *Am J Gastroenterol.* 2005;100:322–331.
18. Kim JK, Chung DR, Wie SH, et al. Risk factor analysis of invasive liver abscess caused by the K1 serotype *Klebsiella pneumoniae. Eur J Clin Microbiol Infect Dis.* 2009;28:109–111
19. Lai CH, Chen HP, Chen TL. Candidal liver abscesses and cholecystitis in a 37-year-old patient without underlying malignancy. *World J Gastroenterol.* 2005;11(11):1725–1727.
20. Pappas PG, Rex JH, Sobel JD, et al. Guidelines for treatment of candidiasis. *Clin Infect Dis.* 2004;38:161–189.
21. Giorgio A, Tarantino L, Mariniello N, et al. Pyogenic liver abscess: 13 years of experience in percutaneous needle aspiration with U/S guidance. *Radiology.* 1995;195:122–124.
22. Rajak CL, Gupta S, Jain S, et al. Percutaneous treatment of liver abscesses: needle aspiration versus catheter drainage. *Am J Roentgenol.* 1998;170:1035–1039.
23. Martinez Baez M. Historical introduction. In: Martinez-Palomo A, ed. *Amebiasis. Human Parasitic Diseases,* Vol. 2. Amsterdam, Holland: Elsevier; 1986:1–9.
24. Santi-Rocca J, Rigothier MC, Guillen N. Host-microbe interactions and defense mechanisms in the development of amoebic liver abscesses. *Clin Microbiol Rev.* 2009;22(1):65–75.
25. Yost J. Amebiasis. *Pediatr Rev.* 2002;23:293–294.
26. Haque R, Huston CD, Hughes M, et al. Current concepts: amebiasis. *N Engl J Med.* 2003;48:1565–1573.
27. Tanyuksel M, Petri WA. Laboratory diagnosis of amebiasis. *Clin Microbiol Rev.* 2003;16:713–729.
28. Salles JM, Moraes LM, Salles MC. Hepatic amebiasis. *Braz J Infect Dis.* 2003;7:96–110.
29. Petri WA, Jr, Singh U. Diagnosis and management of amebiasis. *Clin Infect Dis.* 1999;29:1117–1125.
30. Thomas PG, Ravindra KV. Amebiasis and biliary infection. In: Blumgart LH, Fong Y, eds. *Surgery of the Liver and Biliary Tract.* 3rd ed. London, England: WB Saunders; 2001:1147–1165.
31. Haque R, Mollah NU, Ali IK, et al. Diagnosis of amebic liver abscess and intestinal infection with the TechLab *Entamoeba histolytica* II antigen detection and antibody tests. *J Clin Microbiol.* 2000;38:3235–3239.
32. Blessmann J, Binh HD, Hung DM, Tannich E, Burchard G. Treatment of amebic liver abscess with metronidazole alone or in combination with ultrasound-guided needle aspiration: a comparative, prospective and randomized study. *Trop Med Int Health.* 2003;8:1030–1034.
33. Weinke T, Grobusch MP, Buthoff W. Amebic liver abscess—rare need for percutaneous treatment modalities. *Eur J Med Res.* 2002;7:25–29.
34. Chavez-Tapia NC, Hernandez-Calleros J, Tellez-Avia FI, et al. Image-guided percutaneous procedure plus metronidazole versus metronidazole alone for uncomplicated amoebic liver abscess. *Cochrane Database Syst Rev.* 2009;21(1):CD004886.
35. Sharma MP, Dasarthy S, Verma N, et al. Prognostic markers in amebic liver abscess: a prospective study. *Am J Gastroenterol.* 1996;91:2584–2588.
36. Pedrosa I, Saiz A, Arrazola J, et al. Hydatid disease: Radiologic and pathologic features and complications. *Radiographics.* 2000;20:795–817.
37. Gunay, K, Taviloglu K, Berber E, et al. Traumatic rupture of hydatid cysts: a 12-year experience from an endemic region. *J Trauma.* 1999;46:164–167.
38. Milicevic MN. Hydatid disease. In: Blumgart LH, Fong Y, eds. *Surgery of the Liver and Biliary Tract.* 3rd ed. London, England: WB Saunders; 2001:1167–1204.
39. Sayek I, Onat D. Diagnosis and treatment of uncomplicated hydatid cyst of the liver. *World J Surg.* 2001;25:21–27.
40. Sbihi Y, Janssen D, Osuna A. Serologic recognition of hydatid cyst antigens using different purification methods. *Diagn Microbiol Infect Dis.* 1996;24:205.
41. Goldblatt M, Pitt H. Hepatic echinococcosis. In: Cameron J, ed. *Current Surgical Therapy.* 8th ed. Philadelphia, PA: Elsevier Mosby; 2004:306–311.
42. Gharbi HA, Hassine W, Brauner MW, et al. Ultrasound examination of hydatic liver. *Radiology.* 1981;139:459.
43. Fornage B. [Fortuitous diagnosis by fine needle puncture under real-time ultrasound control of an atypical hydatic cyst of the liver.] *J Radiol.* 1983;64:643–645.
44. Khuroo MS, Wani NA, Javid G, et al. Percutaneous drainage compared

with surgery for hepatic hydatid cysts. *N Engl J Med.* 1997;337:881–887.

45. Filippou D, Tselepis D, Filippou G, et al. Advances in liver echinococcosis: diagnosis and treatment. *Clin Gastroenterol Hepatol.* 2007;5:152–159.

46. Filice C, Brunetti E. Use of PAIR in human cystic echinococcosis. *Acta Trop.* 1997;64:95–107.

47. Topcu O, Sumer Z, Tuncer E, Aydin C, Koyuncu A. Efficacy of chlorhexidine gluconate during surgery for hydatid cyst. *World J Surg.* 2009;33(6):1274–1280.

48. Ertem M, Karahasanoglu T, Yavuz N, et al. Laparoscopically treated liver hydatid cysts. *Arch Surg.* 2002;137:1170.

49. Buttenschoen K, Kern P, Reuter S, Reuter S. Hepatic infestation of *Echinococcus multilocularis* with extension to regional lymph nodes. *Langenbecks Arch Surg.* 2009;394(4):699–704.

50. Yuksel O, Akyurek N, Sahin T, et al. Efficacy of radical surgery in preventing early local recurrence and cavity-related complications in hydatic liver disease. *J Gastrointest Surg.* 2008;12:483–489.

51. Gaines PA, Sampson MA. The prevalence and characterization of simple hepatic cysts by ultrasound examination. *Br J Radiol.* 1989;62:335–337.

52. Caremani M, Vincenti A, Benci A et al. Echographic epidemiology of non-parasitic hepatic cysts. *J Clin Ultra sound.* 1993;21:115–118.

53. Sanfelippo PM, Beahrs OH, Weiland LH. Cystic disease of the liver. *Ann Surg.* 1974;179:922–925.

54. Cowles RA, Mulholland MW. Solitary hepatic cysts. J Am *Coll Surg.* 2000;191:311–321.

55. Schacter P, Sorin V, Avni Y, et al. The role of laparoscopic ultrasound in the minimally invasive management of symptomatic hepatic cysts. *Surg Endosc.* 2001;15:364–367.

56. Gamblin TC, Holloway SE, Heckman JT, Geller DA. Laparoscopic resection of benign hepatic cysts: a new standard. *J Am Coll Surg.* 2008;207:731–736.

57. Mortele KJ, Ros PR. Cystic focal liver lesions in the adult: differential CT and MR imaging features. *Radiographics.* 2001;21:895–910.

58. Knauer E, Sweeney JF. Cystic disease of the liver. In: Cameron J, ed. *Current Surgical Therapy.* 8th ed. Philadelphia, PA: Elsevier Mosby; 2004:303–306.

59. Maruyama S, Hirayama C, Yamamoto S, et al. Hepatobiliary cystadenoma with mesenchymal stroma in a patient with chronic hepatitis C. *J Gastroenterol.* 2003;38:593–597.

60. Tsiftsis D, Christodoulakis M, DeBree E, et al. Primary intrahepatic biliary cystadenomatous tumors. *J Surg Oncol.* 1997;64:341–346.

61. Lewin M, Mourra N, Honigman I, et al. Assessment of MRI and MRCP in diagnosis of biliary cystadenoma and cystadenocarcinoma. *Eur Radiol.* 2006;16: 407–413.

62. Koffron A, Rao S, Ferrario M, et al. Intrahepatic biliary cystadenoma: role of cyst fluid analysis and surgical management in the laparoscopic era. *Surgery.* 2004;136:926–936.

63. Devaney K, Goodman ZD, Ishak KG. Hepatobiliary cystadenoma and cystadenocarcinoma: a light microscopic and immunohistochemical study of 70 patients. *Am J Surg Pathol.* 1994;18:1078–1091.

64. Akiyoshi T, Yamaguchi K, Chijiiwa K, Tanaka M. Cystadenocarcinoma of the liver without mesenchymal stroma: possible progression from a benign cystic lesion suspected by follow-up imagings. *J Gastroenterol.* 2003;38:588–592.

65. Pachter HL, Spencer FC, Hofstetter SR, et al. Significant trends in the treatment of hepatic trauma: experience in 411 injuries. *Ann Surg.* 1992;215:492–502.

66. Felekouras E, Megas T, Michail O, et al. Emergency liver resection for combined biliary and vascular injury following laparoscopic cholecystectomy: case report and review of the literature. *South Med J.* 2007;100(3):317–320.

67. Gupta N, Solomon H, Fairchild R, et al. Management and outcome of patients with combined bile duct and hepatic artery injuries. *Arch Surg.* 1998;133:176–181.

68. Frilling A, Li J, Weber F, et al. Major bile duct injuries after laparoscopic cholecystectomy: a tertiary center experience. *J Gastrointest Surg.* 2004;8:679–685.

肝原发良、恶性肿瘤

44

Clifford S. Cho • Yuman Fong

（张雅敏 译）

肝脏良性肿瘤

前言

肝脏良性肿瘤包括肝血管瘤、肝细胞腺瘤、局灶性结节性增生（FNH）和其他从肝上皮或间叶组织中起源的不常见病变（表 44-1），肝良性肿瘤在人群中的发病率高达 20%[1]，为常见恶性肿瘤的 2 倍多。随着腹部计算机断层扫描（CT）和磁共振（MRI）使用率的提高，这类疾病诊断率亦越来越高；血管瘤和 FNH 有一完全良性自然病史可不予切除，而肝腺瘤有生长、出血或恶性转化风险时应予以手术治疗。因此，当务之急是正确地识别这些病变，并列出确定诊断后处理这组患者面临的主要挑战。

诊断不确定性较常见，有报道称多达 40% 的患者具有手术指征，且接受切除手术[2-3]。当前临床、实验室与影像学检查，通常不能精确地鉴别肝良恶性病变；而症状、体检结果以及肝功能检查亦无特异性，多数恶性肿瘤患者肿瘤标志物正常，因此不应该依赖肿瘤标志物来鉴别良性肿瘤。肝的超声检查最为常用，但往往无特异性；目前，CT、MRI 是最准确的影像学检查，且通常可以互补，可确诊血管瘤。MRI 已成为可选择诊断检查，最新研究证明其准确度达 85% ～ 95%[4]。CT 与 MRI 对肝腺瘤与 FNH 的鉴别通常较少有帮助[3,5]，但在磁共振造影剂选择性肝细胞分泌最新研究进展表明，使用这种药物可明确地鉴别 FNH，延迟期 FNH 保持相对增强、而腺瘤则不然[6]。表 44-2 列出了较常见的良性病变的 MRI 和 CT 特征。

当无创性检查不能确诊时是肝活检的指征。肝活检术前确切指征仍存在争议；我们实践是肝活检通常用于经过充分临床与影像学评估后仍不确定的病例。可经皮腹腔镜或细针抽吸活检（FNA）或针芯活检进行活检；肝活检诊断准确率可能低至 40%，因此，如病变为恶性活检是否适合患者，须综合考虑医源性出血、肿瘤种植转移等风险[7~8]。纪念斯隆 - 凯特琳癌症中心（MSKCC）最近的一项研究中，68 例肝良性肿瘤患者中 30 例（44%）接受术前穿刺活检，但仅 11 例（37%）给出正确诊断[9]。

良性肿瘤（含疑似恶性肿瘤而诊断不确定）患者行切除手术的适应证包括肿瘤大小引起的严重症状、肝腺瘤以及有出血与破裂或恶性风险的患者。是否决定切除，取决于患者病史、肿瘤放射学检查特征以及外科医生临床判断。鉴于血管瘤的特点，多数患者可安全地观察，无须特殊治疗[2,9]。一项包含 388 例患者的大型研究，随访观察通过影像学评估确诊为无症

表 44-1　肝的良性肿瘤

上皮性肿瘤	肝细胞性	局灶性结节性增生
		肝细胞腺瘤
		结节性增生
		增生
	胆管细胞性	胆管腺瘤
		胆管囊腺瘤
间叶肿瘤	血管源性	血管瘤
		血管内皮瘤
	脂肪性	脂肪瘤
	肌肉性	平滑肌瘤
其他		脓肿
		局灶性脂肪浸润

表 44-2 肝脏良性肿瘤放射学特征

	三期增强 CT			MRI		
	注入造影剂前	动脉期	延迟期	T1	T2	延迟序列
肝血管瘤	清晰的低密度影	外周边缘强化	向心性增强	低信号	高信号	向心性增强
局灶性结节性增生	边界清晰低/等密度	均匀强化	瘢痕摄取增加	低/等信号	等信号,瘢痕信号可能增强	钆贝葡胺造影剂滞留增强
肝腺瘤	等密度;可有脂肪、出血或坏死	均匀强化	可能高密度强化延长	混合信号,也可高信号	混合信号,也可高信号	无钆贝葡胺造影剂滞留增强

状 FNH 或血管瘤患者非手术治疗的安全性[2]。平均随访 32 个月,87% 患者其肿瘤大小完全稳定,无肿瘤破裂发生。图 44-1 是作者对疑似肝良性肿瘤患者基本处理方法的流程图。

当确定手术切除时,可考虑各种的切除方法,包括开腹或腹腔镜切除或剜除术;不能排除恶性肿瘤时,切除范围应包含肿瘤周边部分正常肝实质。当肿瘤需要切除、且位于肝的深部时,剜除一般是不可行的;对于良性肿瘤剜除通常是合适的,亦为肝血管瘤等肿瘤首选治疗方法[10]。腹腔镜切除术适用于良性肿瘤患者,有回顾性研究验证了腹腔镜肝亚段、肝段与肝叶切除术的安全性[11-12]。

血管瘤

流行病学与病因学

血管瘤是肝中最常见的良性肿瘤,尸检显示发病

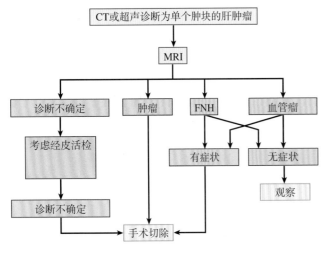

图 44-1 推测为孤立肝良性肿瘤患者的诊断流程图

率高达 7%[13];其发病机制不明,肝血管瘤可与其他器官血管瘤相关联,并且在肝内可能是多发的[14]。最新数据表明,男、女肝血管瘤的发生率无差异,肝血管瘤生长中性激素并无作用[15-16]。MSKCC 的最新研究发现,115 例肝血管瘤患者中有 35% 为男性[10]。最近一项病例对照研究发现,肝血管瘤的发生与生育史或使用口服避孕药史之间并无明确关联[15]。

病理学

典型海绵状血管瘤呈红蓝色、柔软、海绵状团块,测量直径通常为 1 ~ 2 cm。当病变超过 4 cm 时,称为巨大血管瘤。在组织学上,病变边界清晰、无囊壁包裹,大的、海绵状血管腔部分或完全充血,并由较小结缔组织间质分开,间质组织量是可变的,并且一些病变可表现大面积坏死与纤维化。血栓形成较常见,病变内可有营养不良性钙化。

血管瘤与周围肝实质之间微观界面已由前人较好地描述,并且可以影响血管瘤摘除的难易程度[17-18]。Zimmermann 描述 4 种不同的肿瘤 - 肝实质分界模式:①以相对无血管的包膜样纤维薄片为特征的纤维分界面;②无包膜样界面、肝实质与血管瘤成分相互交错为特征的交指样界面;③血管瘤体对肝实质相对压缩为特征的挤压界面;④以高度不规则边缘与众多实质病灶于扩张血管之间穿插的为特征的不规则或海绵状界面[18]。大血管瘤中纤维分界面最为常见,而这些膜状无血管分界有利于手术剜除肝血管瘤。

诊断

虽然海绵状血管瘤可通过活检确诊,但经皮活检有出血风险,并且最理想的诊断准确率并不高,所以应谨慎施行活检。MSKCC 最新研究中,55 例接受肝

血管瘤切除患者仅 8 例（15%）行术前穿刺活检[10]，13 例血管瘤患者的诊断仅 3 例（23%）是活检确诊。

血管瘤通常是依赖于高质量 CT 与 MRI 诊断的。CT 平扫显示界限清楚的、可有钙化或中央区瘢痕的低密度肿块；增强 CT（包含动脉期与门静脉期）通常表现为肿块周边结节状强化（图 44-2）[19-20]。在包含 50 个肝血管瘤的 38 例患者研究中，有 5 项诊断肝血管瘤的 CT 具体标准：①平扫为低密度灶；②早期边缘对比增强；③从边缘向中间逐渐出现偏心状显影；④完全显影之前有至少 3 分钟的延迟期；⑤最终显示等密度影。在此项研究中，50 个病变中有 38 个（76%）显示出上述所有 5 项标准，有标准 4 和 5 再加上任何其他 2 项标准则可确诊[20]。

临床疑似血管瘤，但不能确诊时应行磁共振成像。肝血管瘤与周围肝组织 T1 加权成像与 T2 加权成像高信号相比，通常表现出低信号。钆增强模式与增强扫描成像类似。磁共振成像可检测微小增强，较 CT 更为敏感；最新研究表明 MRI 诊断肝血管瘤准确度高达 96%[4,21]。其他影像学检查亦可用于诊断肝血管瘤，但一般不具有特征性。由于 CT 与 MRI 准确性较高，^{99m}Tc 标记红细胞扫描并非为必要的检查；然而，在 CT、MRI 不能确诊的情况下，此检查可能有帮助，而且肯定是优于超声波甚至活检[22]。正电子发射断层扫描（PET）亦已用于肝与外周血管瘤的诊断[10,23]，现有有限数据表明肝血管瘤摄取 ^{18}F- 脱氧葡萄糖（FDG）不敏感，表明 PET 可从代谢活跃度鉴别肝血管瘤与恶性肿瘤。

治疗

大多数肝血管瘤患者应非手术处理，其自然病史通常是稳定的。罕有患者因肝血管瘤引起临床症状，或报道发生自发破裂。引用的文献中仅 30 份报道肝血管瘤发生腹腔内自发破裂[24]。肝血管瘤的单纯大小不应作为切除的标准，因为最近报告表明，即使瘤体较大仍行非手术处理是安全的[2,25]。在最近荷兰的一项研究中，49 例肝血管瘤患者 38 例进行非手术随访，此项研究中非手术处理的瘤体平均直径为 6 cm、中位随访时间为 52 个月，随访期间无患者出现并发症或与肝血管瘤相关的症状[25]。

有严重症状、不能完全排除恶性肿瘤以及有进展性并发症等 3 项标准是我们行肝血管瘤切除术的指征。手术切除是否可缓解症状仍存在争议，Bismuth 治疗小组报道 14 例血管瘤患者 7 例（50%）接受缓解症状的治疗，但治疗后症状仍然存在，促使他们建议不要施行切除治疗[26]；但是，应指出的是，14 例血管瘤患者有 6 例行栓塞或肝动脉结扎而非手术切除；在症状仍持续的 7 位患者中，有 5 例为栓塞或结扎组。MSKCC 和其他数据表明，75% ~ 96% 精心挑选接受切除或剜除术的患者术后症状缓解[9-10,14,27-28]；但至关重要的是，仔细选择患者。必须评估其他胰胆管与上消化道（GI）症状的原因，且应将症状仔细地与肝血管瘤大小、性质相匹配。病变大小似乎与症状有关联，MSKCC 肝血管瘤患者为缓解症状而行切除术病灶中位直径为 14 cm。我们的经验是血管瘤小于 4 cm 几乎是完全无症状的，且肝右叶症状性肝血管瘤较左叶大[10]。

肝血管瘤手术切除的另一指征是肿瘤相关并发症的发生、发展。如上所述，腹腔内出血较为罕见，一旦发生则是一种危及生命的紧急并发症，需要联合血管造影、栓塞及手术治疗；瘤体内出血是肝血管瘤的一种并发症，通常认为与症状的发生相关，虽然这种并发症对患者并无生命危险，但症状发生往往可让我们诊断出该病，并最终进行手术评估。Kasabach-Merritt 综合征是肝大血管瘤的另一种并发症，特点是血小板减少和消耗性凝血障碍性疾病[30]，其病理生理学机制认为是血小板在血管瘤体内滞留、导致激活凝血级联反应。对这种情况最适当的处理目前尚存在争议，推荐的治疗包括免疫抑制剂、放疗、手术切除，甚至肝移植[29,30]。

当有必要手术时，无论是切除还是剜除术均是可行的[10,27,31]。MSKCC 的一项最新研究中，接受手术治疗 52 例血管瘤患者，有 31 例（60%）施行剜除术[10]。我们相信，剜除术既可减少手术时间，又能减少失血。最近一项对 52 例血管瘤患者施行手术治疗分析

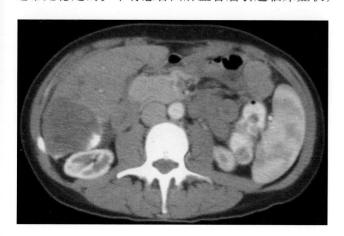

图 44-2　右半肝血管瘤动脉期 CT 表现，注意外周结节样强化

显示，剜除术术后并发症较低、而输血率相似[31]。肝血管瘤的良性性质，以及瘤体与周围肝实质之间通常有纤维分界，所以适合施行剜除术。

　　关于肝血管瘤剜除术的技术，已于前文详细描述[10,32]。一般来说，通过 Pringle 手法控制入肝血流；找到肿瘤同侧肝动脉，并向近侧解剖游离，以取适当水平肝动脉。对于右半肝或左半肝较大病灶，同侧动脉结扎可使肿瘤有所缩小；较小病灶不需结扎动脉，可适当地结扎远端分支阻断血供。一旦动脉血流被控制，可从血管瘤边缘数毫米处，施行一小范围肝切除术。分开肝实质后，进入瘤体与正常肝实质间的界面即压缩鞘，鞘内轻柔地分离是可行的，遇到小血管或小胆管可很容易地夹闭或结扎。

局灶性结节性增生

流行病学与病因学

　　局灶性结节性增生（FNH）表现为肝内良性肝细胞结节，但组织学正常[33]，FNH 是第二位常见的肝脏良性肿瘤，典型表现为孤立性病变，往往是偶然发现的。其常见于年轻女性，女性与男性比为 8∶1，确诊时患者平均年龄为 35 岁[34]。

　　FNH 的发病机制仍不清楚，认为是血管损伤或畸形所造成的一种反应性过程。FNH 特征性表现是中央纤维瘢痕有较大动脉，但缺乏门静脉结构。有学者推测，这种异常血管解剖可能导致慢性灌注不良与周围肝细胞继发增生[35]。该病存在的争论是其自然史是否与口服避孕药有关[36-37]。当代数据表明，无论是病变发生、大小以及数量均不受口服避孕药影响。对216 例 FNH 患者进行分析，使用口服避孕药与妊娠并未促进病变生长[38]；在随访过程中，仅 4 例病灶（2%）有所增大，而妊娠的 12 例患者中无 1 例出现FNH 增大或因 FNH 引起的并发症。

病理学

　　FNH 大体上呈现一个边界不连续的块，具有小叶和丰富间隔；肿块周围一层薄包膜包绕，无坏死或出血。FNH 的特征是中央瘢痕，可有超过 1 个以上的中央瘢痕，而瘢痕内往往有明显扩张血管；这些扩张血管代表这种病变特征性的大中央动脉。

　　从技术上讲，FNH 并非肿瘤性病变过程，而是一种增生。FNH 可分为典型与非典型两种类型。典型或经典 FNH 的特点是一个中央星状纤维状区域，包含异常动脉但非门静脉以及近乎正常的肝细胞构成的结节与轻度增生的胆管[37]，这些胆管一般位于肝细胞与纤维区域交界处；非典型 FNH 虽然组织学分类为FNH，但未表现出典型 FNH 的经典特征，如可能缺乏中央瘢痕区，或可能有一包含门静脉在内的中心血管区域，这些不典型病灶可进一步分为三个亚型：①毛细血管扩张型；②不典型细胞型；③混合性增生型或腺瘤样增生型[34,37]。

诊断

　　FNH 不需要外科手术切除，因此，区分 FNH 与其他富血管性病变如肝细胞腺瘤、肝细胞癌和各种转移性病变非常关键。放射学检查是目前的主要诊断方法，但在放射学诊断不明确情况下有必要行经皮穿刺活检。

　　可用性增加与最新所采用造影剂与图像检测技术的改进，提高了 CT 对 FNH 诊断的使用率与准确率。典型 FNH 平扫显示为边界清楚低密度病灶，动脉期病灶内由于中央瘢痕异常病灶均匀强化而表现为均匀高密度影。这类似于血管瘤，但 FNH 整个病灶内均匀强化、而非从外周开始强化；门静脉期病灶呈等信号，中央瘢痕区由于造影剂逐渐扩散至纤维瘢痕而表现出密度增强[39]。

　　目前，FNH 诊断最敏感的检查是钆增强剂 MRI，

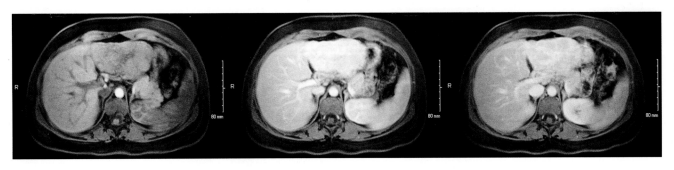

图 44-3　较大左外侧段局灶性结节性增生 MRI 表现。注意病变区造影剂逐渐消退，延迟期中央瘢痕强化

有报道称敏感性与特异性分别约为 75 与 98%[6,37,40]。一般来说，在 T1 加权相 FNH 是低信号，在 T2 加权相中为稍高信号；类似于 CT，FNH 呈现活跃、与钆增强剂均匀强化。在随后阶段，中央瘢痕强化，甚至可能较吸收造影剂病变还要高（图 44-3）。其他具有组织特异性的对比剂最近也在评估[37]，这类药物具有 Kupffer 细胞与肝细胞特异性，可进一步提高 MRI 对 FNH 的识别能力。

当影像学检查不能完全诊断时，大多数情况下可经皮穿刺活检[37]。在一项研究中，有 58% 的 FNH 患者是通过经皮穿刺活检确诊，原因是通过影像学检查并未明确诊断[41]。典型 FNH 可通过组织芯活检确诊，组织学可见良性肝细胞、明显的动脉血供、门静脉缺如以及外周胆管增生。

治疗

当确诊 FNH 后，绝大多数患者可以行非手术治疗。FNH 非肿瘤性病变，亦非癌前病变；如上所述，这类病变生长并不常见、与使用口服避孕药或妊娠并无明显的关联[38]，因此，切除不应作为阻止肿块增大与破裂的预防性措施。偶尔患者有与 FNH 相关的症状[9,42]，经过认真诊断评估，一些高度选择的病例可行切除；FNH 适合行亚肝段切除，可考虑施行微创手术。

肝细胞腺瘤

流行病学与病因学

与 FNH 一样，肝细胞腺瘤也主要发生于年轻女性；然而，与 FNH 不同的是，肝细胞腺瘤是一个肿瘤性病变，与口服避孕药（OCPs）、1 型糖原贮积病和糖尿病明显相关[43]。在 OCPs 问世之前，较少有肝腺瘤的报道，并且服用 OCPs 女性发生肝腺瘤的概率是未服用女性的 4 倍[43]；发展为肝细胞腺瘤风险与 OCPs 使用时间成正比，服用 OCPs 超过 9 年患者发展为肝细胞腺瘤风险是一般人群的 25 倍。肝细胞腺瘤并发症发生亦与服用 OCPs 相关，一项对 237 例患者的回顾性分析发现服用 OCPs 患者较未服用 OCPs 患者更易发生较大的肿瘤（97% > 5 cm vs. 75% > 5 cm），亦更容易出现肿瘤破裂或出血（65% vs. 25%）[44]。

绝大多数肝细胞腺瘤可有相应临床症状，其并发症与肿瘤生长；破裂腹腔内出血以及恶变等相关。破裂出血与腹腔内出血风险可高达 30% ～ 50%[45-46]；

对 54 例肝细胞腺瘤患者进行回顾性分析发现，21 例（39%）出现肿瘤或腹腔出血后确诊，仅 4 例（7%）患者是偶然发现并确诊[47]。最近一项包含 124 例肝细胞腺瘤患者的多中心回顾性分析研究发现，肿瘤破裂 31 例（25%），破裂风险与肿瘤大小、最近有无服用 OCPs 或激素替代治疗（6 个月内）等相关；未破裂腺瘤平均瘤体大小为 7.2 cm，而发生破裂腺瘤平均大小为 10.5 cm[48]；当发生出血时，60% 患者可观察到腹腔内出血。肝细胞腺瘤应视为是一种癌前病变，有报道称通过对患者进行连续性影像学检查研究，表明肝癌发展与之前肝细胞腺瘤相关[45-46,49]；在这些研究中，血清中的甲胎蛋白（AFP）水平增加认为是恶性转化的指标[45-46,49]。在上述多中心分析中，124 例肝细胞腺瘤患者有 5 例（4%）检测到恶性肿瘤[48]。

病理学

约 75% 肝细胞腺瘤病例为孤立病灶，多发性肝腺瘤多见于糖原贮积病或肝腺瘤病患者；腺瘤大小由 1 cm 至超过 20 cm，大体上腺瘤因颜色较浅容易与正常肝组织区分。与 FNH 不同，肉眼检查到的出血较为常见；显微镜下肝腺瘤是由类似于正常肝细胞细胞索组成，实际上，区别肝腺瘤与正常肝组织较为困难。然而，肝腺瘤细胞较正常肝细胞大，并可能含有大量糖原与脂质[50]；肝腺瘤内无胆管，此为活检中关键组织学特征有助于鉴别正常肝细胞与 FNH。肝腺瘤体内肝细胞由血窦分开，血窦代表着瘤体动脉血供，如同 FNH 通常缺乏门静脉血供。肝腺瘤的特征性表现是几乎无纤维结缔组织支撑，一般亦无肿瘤包膜。

诊断

在肝细胞腺瘤诊断评估中最重要的是排除 FNH，原因是其治疗完全不同。肝细胞腺瘤通常因右上腹部症状行超声检查而首次发现[50]，超声检查时肝腺瘤常因其高脂肪含量而显示高回声；其他表现有因肿瘤内出血引起明显的异质性，或由于出血、坏死引起的钙化。

多期 CT 诊断肝腺瘤较超声准确率高[51]，CT 平扫可发现肝腺瘤典型的脂肪或出血区，多表现为边界清楚的低或等密度病灶、陈旧性出血与坏死区表现为不连续低密度影。由于较大外周供血血管，动脉期显示可能有一定程度周边强化；然而，约 80% 患者显示为快速均匀增强[50]。与 FNH 不同，肝腺瘤由于有动静脉分流造影剂增强通常不持续性存在（图 44-4）。

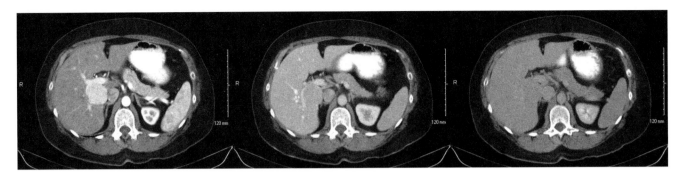

图 44-4　右半肝腺瘤的 CT 表现。注意动脉期可见快速均匀增强，延迟期可见快速消退

据报道，MRI 检查较 CT 更具多变性[50,52-53]。腺瘤于 T1 加权相可呈高信号、等信号及低信号[52-53]，由于脂肪、出血与坏死导致信号强度、异质性较为常见；在 T2 加权相亦报道过不一致性，但相对正常肝脏组织多数肝腺瘤 T2 加权相呈高信号[53]。钆增强动态磁共振成像可用于显示早期动脉增强；由于肝腺瘤缺乏 Kupffer 细胞，在 T2 加权相 Kupffer 细胞特异性药物可降低信号强度[53]。

如通过全面的影像学评估仍不能确诊，则应考虑行经皮穿刺活检，尤其是在不能完全排除 FNH 时。已证明经皮穿刺、活检诊断肝细胞腺瘤最为准确[43]。如前所述，病灶内胆管缺失是鉴别 FNH 与肝细胞腺瘤的关键点。

治疗

在一般情况下，任何大小肝细胞腺瘤患者均应接受手术治疗，以防止肿瘤生长、破裂以及恶变。有学者建议即刻停用 OCP，并进行影像评估随访以评估退化的证据[9]；这种方法对经过挑选的患者的处理是合理的，但必须强调的是，是否好转不可预测，已报道有停药后肝腺瘤仍有持续增长、破裂与恶变[43-45]。

其他良性肿瘤

结节性再生性增生

结节性再生性增生是一种与慢性肝病相关的罕见病变，约 50% 患者有肝硬化与门静脉高压[54]；在影像学检查病变类似于 FNH，然而，门静脉期造影剂显示近于完全流出，使病变几乎察觉不到[36]。鉴于这种罕见特性，对其自然病史知之甚少，但肿瘤生长和破裂较罕见；经皮活检可确诊，应予以非手术治疗。

肝炎性紫癜

肝炎性紫癜是一种罕见疾病，组织学上表现为多发的、较小、充满血液的肝窦。常发生于免疫功能低下移植受者、艾滋病患者、长期皮质激素治疗等患者[55-56]。影像学表现为全肝弥漫性低密度影，CT 与 MRI 早期阶段通常显示较为典型强化、延迟期显示为由中央向周边发展的增强[57]。已有肝炎性紫癜破裂及腹腔内出血的报道[58-59]，血管造影栓塞是病灶出血的最佳治疗方法；由于此病为一可识别原因引起的肝弥漫性病变，最终应针对特定病因治疗。

胆管腺瘤

胆管腺瘤是一种良性病变，表现为边界清楚的白色被膜下病变，大小从数毫米至最大 1 ~ 2 cm，通常是手术时偶然发现并诊断。病理上表现为，分化好胆管结构，周围包裹着纤维间质。胆管腺瘤通常无典型临床症状，似乎是完全良性的病变[60-61]。

肝的恶性肿瘤

前言

肝的恶性肿瘤可以起源于肝细胞、胆管上皮细胞及肝内内皮细胞。最常见的原发肝恶性肿瘤是肝细胞癌（HCC），也是世界范围内最常见的实体器官癌；肝恶性肿瘤是一组诊断与治疗均具有较大挑战的疾病，虽然手术可以治愈，但大多数肝细胞癌发现时已属晚期而无法彻底切除。

在过去的二十多年间，肝恶性肿瘤的诊断与治疗取得相当大的进步；影像学增强检查可早期发现肿瘤并获得准确分期，与手术切除相关的发病率大大降低、大范围并且合理的切除使短期与远期效果均得以提高。影像学技术的进步及对疾病生物学更深的认识，使其更好地指导现代外科治疗；此外，如放疗、消融技术等新型姑息治疗方法，突破了肿瘤根除与治疗的限制。

肝细胞癌

肝细胞癌治疗面临着三个方面挑战。第一，HCC通常与肝硬化相关，限制治疗方案的选择，并使治疗的并发症发生率增加；第二，早期肝癌通常无临床症状，但有比较严重血管或胆管扩张的倾向，因此其发现时多属晚期，无较有效的治疗方法；第三，肝癌对传统细胞毒性化疗药物不敏感，限制了非手术治疗方案的选择。

流行病学与病因学

每年有近 500 000 新发肝癌病例确诊（表44-3）[62]。肝癌发病率随年龄增长而增加，男性较女性高 4 ~ 8 倍；肝细胞癌与慢性肝损伤明显有关，因此，其地理分布是病毒性肝炎分布的反映。乙型肝炎病毒（HBV）感染与肝细胞癌病因学之间的关联已公认，一项标志性研究分析台湾 22 707 例男性受试

表 44-3 与肝癌发生发展相关的因素

病毒感染	乙型肝炎病毒
	丙型肝炎病毒
肝硬化	酒精性肝硬化
	自身免疫性肝炎
	原发性胆汁性肝硬化
环境因素	黄曲霉毒素
	亚硝基化物
	吡咯里西啶类生物碱
	胶质二氧化钍
代谢紊乱	α1- 抗胰蛋白酶缺乏
	瓜氨酸血症
	家族性胆汁性肝硬化
	半乳糖血症
	血色素沉着症
	遗传性酪氨酸血症
	迟发性皮肤卟啉病
	1 型和 3 型糖原贮积病
	Wilson 病

者乙肝病毒感染与肝癌的关系，其中 15.2% 例通过血清 HBsAg 检测诊断为慢性乙肝病毒携带者，证明乙肝病毒感染与肝癌这一关系的存在；对 116 例肝癌进行平均 7 年随访，其中 113 例患者 HBsAg 阳性，此项研究表明，肝细胞癌发生并非仅仅有乙肝病毒感染史，而是与慢性乙肝病毒携带者有关，已证明乙肝病毒感染者较未感染乙肝病毒者患肝细胞癌的相关风险高 200 倍[63]。

丙型肝炎病毒（HCV）亦与肝细胞癌的发生相关。在日本、意大利、西班牙发现高达 76% 肝癌患者 HCV 抗体阳性[64]，美国 36% 患者[65]发现 HCV抗体。与乙肝相关肝癌不同，丙型肝炎病毒相关肝癌不一定有基础肝病，罕有在肝硬化基础上发生；此外，慢性丙型肝炎病毒携带者肝癌发病率估计每年高达 5%，而乙肝病毒携带者每年为 0.5%[66]。

化学致癌物亦与肝癌相关。亚硝酸盐、碳氢化合物、化学溶剂、有机氯农药与多氯联苯、初级金属等均与肝癌的发生发展相关[67]。胶体二氧化钍于 20 世纪 30 年代作为造影剂，可产生高水平 α 、 β 、与 γ 辐射，已证实可引起血管肉瘤、胆管癌以及肝癌。所有与肝癌发展相关化学物质中，酒精的作用最为重要；酒精滥用除可导致喉癌、口腔癌与食管癌外，亦可导致肝癌。酒精一般认为通过引起肝硬化，或与其他致病因素如乙型肝炎、丙型肝炎、肝致癌原以及烟草[68-73]等相互作用共同导致肝癌，而非直接影响肝细胞。

真菌黄曲霉和寄生曲霉产生的黄曲霉毒素也与肝癌相关。这些真菌生长于谷物、花生与其他食品，是热带地区最常见食品腐败原因；其产生的黄曲霉毒素命名为 B_1 、 B_2 、 G_1 、 G_2 ，其中黄曲霉毒素 B_1 的肝毒性最强，长期暴露于这些毒素可促进肝癌的发生[74]。

一些先天因素亦可能引发肝癌。遗传性疾病如血色病、Wilson 病、遗传性酪氨酸血症、1 型糖原贮积病、间歇性和迟发性皮肤型肝卟啉症、家族性结肠息肉病、共济失调性毛细血管扩张症、家族性胆汁性肝硬化、胆道闭锁、先天性肝纤维化、多发性神经纤维瘤、内脏转位、胎儿酒精综合征、α- 抗胰蛋白酶缺乏症以及 Budd-Chiari 综合征[75]均与肝癌的高发病率相关。总之，上述疾病最终导致肝癌的条件和统一病因是慢性肝损伤与炎症。

病理学

肝细胞癌组织学分级分为高分化、中分化以及低分化，分化较好的类型，活检时可能难以与再生结节

相区分；肝癌可切除性与远期预后显著相关，三种不同的生长模式是（图 44-5）：外生型是由一小的血管茎将肿瘤连至正常肝，即使肿瘤较大时仍为这样。鉴于此种解剖结构，肿瘤较容易切除，有功能的肝实质损失最小。推挤型一般边界清楚，常覆有纤维囊，通常不侵及正常脉管系统，亦不侵犯大血管；即使瘤体较大时，往往亦可以手术切除。浸润型有一个模糊肿瘤 - 肝连接面，即使肿瘤相对较小亦有一个较大程度血管浸润与侵犯。由于界面模糊，浸润型肝癌切除要达到切缘阴性，有时手术较为复杂。上述三种不同生长模式的放射学特有 X 线表现与术前 HCC 分类合成能力等增强了大体病理分类方案的实用性[76]。

病理学一个重要决定涉及 HCC 纤维板层型肝癌变异型的独特外观与临床行为（表 44-4）。大体病理

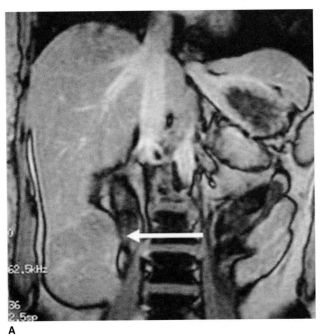

A

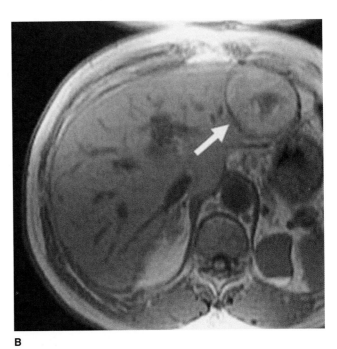

B

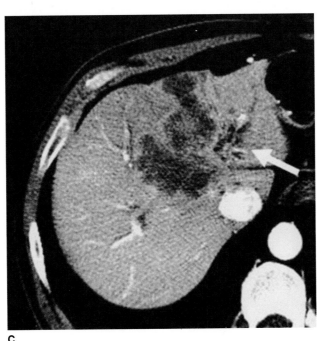

C

图 44-5　原发性肝癌生长模式。A．外生型：磁共振显示肿块（箭头）由一茎连于肝右叶；B．推挤型：肿瘤通常被覆包膜，界限清楚（箭头）；C．浸润 / 侵犯型：肿瘤呈弥漫性浸润全肝左叶的 2/3，注意左胆管扩张（箭头）

表 44-4　标准 HCC 与纤维板层型肝癌的比较

特征	HCC	纤维板层型肝癌
男：女	4：1 至 8：1	1：01
平均年龄	55	25
肿瘤形态学	浸润性	边界清楚
手术可切除性	< 25%	50% ~ 75%
肝硬化	90%	5%
AFP 升高	80%	5%
乙肝病毒阳性	65%	5%

学与影像学检查，可见纤维板层型肝癌一般边界清楚，常有包膜，并包含一个中央纤维化区域，有时使纤维板层型肝癌与 FNH 难以鉴别；这种变型一般发生于无潜在肝硬化年轻患者[70]，AFP 在 HCC 患者中通常升高，而纤维板层型肝癌则不升高。其他血清标志物，包括神经降压素、维生素 B_{12} 结合蛋白，往往在纤维板层肝癌升高[78]。肝癌纤维板层变异型与典型 HCC 相比较，可有较长的生存期，可能原因是无基础肝硬化肿瘤，自然界限清楚，并有较多可选择的治疗方案[79]。

临床表现

实际上，HCC 虽然通常生长缓慢，但大多数肝癌病例有临床症状已为晚期，并且不再有适合治愈的潜在治疗。由于肝相对隐藏于右侧肋软骨下，可触及的肿瘤已发展至较大程度；此外，肝功能强大的储备能力可掩盖局限肿瘤实质导致的任何一些较小的损害。小肝癌通常无临床症状，通过体检筛查[80-82]或由其他疾病行腹部影像学检查时偶然发现。

其结果是，大多数肝癌患者由于瘤体较大而出现局部症状，通常可有右上腹部隐痛，有时放射至肩部；肝大是常见的伴随症状，由于肿瘤通常伴随肝硬化，故肝的边缘往往硬且不规则的。约 25% 的患者中，可闻及肝区血管杂音[83]；恶性肿瘤的一般症状，包括厌食、恶心、嗜睡、体重减轻等在肝癌中亦较常见。最常见临床表现为右上腹疼痛、可触及肿块以及体重减轻等[84-86]。较大肿瘤的中心坏死可引起发热，肝癌偶尔可出现不明原因的发热。对于大多数患者肝细胞癌的临床表现也是其潜在肝硬化的最早临床表现。在一项人群研究中，90% 患者最终发现肝硬化，约低于 10% 患者首次评估肝癌时依据病史与临床检查而发现有慢性基础肝病[85]。

肝功能失代偿是肝癌的另一常见表现，患者常由于肝衰竭，如腹水、黄疸或肝性脑病等而就医；先前代偿期肝硬化患者，急性肝功能失代偿通常是功能性肝组织被肿瘤组织替代的结果。肝癌有较大的血管浸润与血管内生长倾向，肝衰竭可为继发于血管内肿瘤血栓的门静脉阻塞的结果[87-89]。肝衰竭的一个罕见病因是肿瘤与癌栓直接侵袭、阻塞肝静脉与下腔静脉，造成 Budd-Chiari 综合征的结果。约 10% 病例可发生消化道出血，通常使肝癌患者的临床过程更为复杂[89]；约一半病例为食管静脉曲张破裂出血，其原因是单纯肝硬化或肝硬化、肿瘤栓塞引起的门静脉高压。食管静脉曲张出血患者预后极差，平均生存期仅为数周[88]；在一项研究中发现近 1/4 肝癌患者死于大出血[87]。胃肠道出血亦可发生于其他原因，如良性消化性溃疡或消化道肿瘤直接浸润等[89]。肝癌最具戏剧性的表现是肿瘤破裂，其为 2% ~ 5% HCC 患者的首发事件（图 44-6）；肿瘤破裂症状包括腹痛、肿胀，体征有腹胀、肌紧张、反跳痛与肠梗阻，患者亦常有血流动力学不稳定或明显的低血容量性休克征象，通过影像学检查、手术或腹腔穿刺发现有肿瘤与腹腔出血而确诊[90-94]。

多达一半肝癌患者首先表现为肝功能不全所致的黄疸[84,95-97]；罕见情况下（少于 10% 黄疸患者）的黄疸是由于腔外或腔内肿瘤或肿瘤引起的胆道出血导致的胆道梗阻[84,98-102]。临床评估肝癌患者黄疸时，应正确鉴别是肝细胞性肝衰竭还是胆管梗阻引起的黄疸是极为重要的；前者通常提示患者不适合任何治疗方案，而后者经治疗后通常可有效地缓解与治愈的可能[99,101,103-107]。

极为罕见的病例（< 5%）是肿瘤产生的激素或免疫作用的引起的类肿瘤综合征[108]，最主要的是低血糖、红细胞增多症、高钙血症、高胆固醇血症等，迟发性皮肤卟啉病、男性化与女性化综合征、类癌综合征、肥大性骨关节病、甲状腺功能亢进症、骨质疏松症亦可能发生[109-111]。

诊断

对于疑似肝癌患者，诊断调查的目的是：①验证诊断；②评估疾病范围；③评估肝功能储备。

验证诊断　肝癌通常可结合病史、体格检查、影像学以及实验室等无创性手段进行诊断。当患者肝有

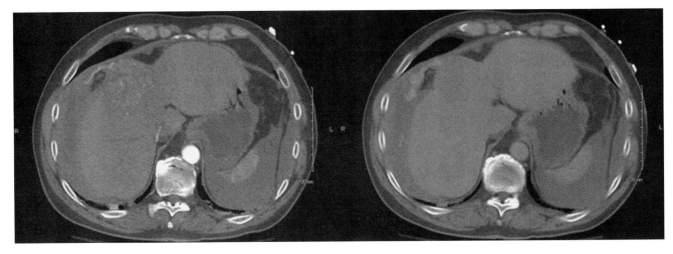

图 44-6　肝癌破裂的 CT 出现。注意可见早期动脉期有造影剂急性外渗、延迟期可见血池

与肝癌 CT 或 MRI 特点相一致的检查、血清 AFP 大于 500 ng/dl 时，确诊肝癌毋庸置疑；结合上述方法综合考虑，即可给出诊断与治疗方案，而不需要行组织学诊断。若存在肝硬化或肝炎感染（如血液检测发现 HBsAg 与 HCV）可进一步明确诊断。

超声或 CT 检查发现有占位性病变患者，但 AFP 值尚未达到诊断水平，此时行经皮穿刺活检价值一直存在争论。毫无疑问的是，针穿活检可以诊断肝癌，但活检造成的医源性并发症并非罕见，可能发生出血或肿瘤破裂，肿瘤亦可通过穿刺活检通道发生种植转移 [112]。对确定性高的、可切除 HCC 的患者，我们通常行手术探查，而不行穿刺活检。实际上，在这种临床情况下，非肿瘤性肝组织学表现可能对手术方案有更大的影响；如有进展期肝硬化可妨碍安全切除，我们将对癌旁肝组织进行活检评估。

当依靠 AFP 值尚不能确诊时，不宜行手术治疗的患者（因此不可接受根治性治疗）可以进行肝穿活检，这类患者可能适合姑息性治疗。对于这类病例，与穿刺活检标本的显微组织学相比，细针穿刺细胞学检查已证实有着更高比例的正确诊断（86% vs. 66%）[113]。不接受姑息性治疗的患者并不需要一个明确的诊断，而对这类患者来说，活检并非必要。

疾病范围评估　疾病范围评估必须解决的问题有：①该疾病是否局限于肝；②肝内肿瘤是否适合手术切除。肝癌转移最常见的部位有肺、腹膜、肾上腺与骨，因此须行胸片检查。腹部、骨盆 CT 或 MRI 断层成像，应仔细观察腹膜、肾上腺。多数中心认为肝切除术前须行骨扫描，因骨转移疼痛患者当然应行骨

扫描。肝外转移的存在严重影响预后，原因是其阻止可切除性患者原本选择的肝切除术。

CT 检查可确定肝的病变范围。在肝癌评估中采用断层成像技术对肿瘤数量与分布进行分析，并确定血管侵犯的影像学证据。基于可行 CT 三期增强成像检查（平扫、动脉期和门静脉期），肝癌一般均为富血供，然而一些肿瘤可能在增强扫描时与周围肝实质呈等密度，而一些肿瘤则可能仅于平扫期才可发现。肝癌具有较强的血管浸润与扩散倾向，但门静脉、肝静脉或下腔静脉癌栓等并不常见，因此应仔细寻找血管浸润的证据，因为治疗与预后可因上述检查结果而发生显著的改变，如 CT 不能证实血管浸润，则有施行超声多普勒或磁共振检查的指征。

在一些中心，肝血管造影是诊断肝细胞癌的标准组成部分 [114-115]；甚至有学者主张常规采用注射碘油造影，以进一步明确病肝的进展程度 [116]，这种脂质由于其粒子直径而优先滞留于肝癌内。毫无疑问，血管造影的方法对检测肿瘤高度敏感；然而，与螺旋 CT 或磁共振相比，这种有创性诊断方式获益率较低。对于可疑的、但传统断层成像未发现的小肿瘤，此时可选择采用血管造影诊断（如，AFP 极高患者在 CT 仅发现极小的病灶）。

肝储备功能测定　各种肝功能试验，单独或联合应用以预测肝切除术和肝癌其他治疗的风险，已被吹捧极为有用。肝功能中各种血清学的单一指标提示围术期有价值的预测因子，包括血清胆红素、血清丙氨酸氨基转移酶（ALT）[118]，胆红素升高一倍以上被认为是肝切除术的禁忌证 [119]；有学者将血小板计数

少于 50 000 或凝血酶原时间延长大于 4 秒作为肝切除术的相对禁忌证[119]。大多数学者并不仅仅依赖于单一参数，而是综合临床与生化指标衡量肝切除和其他肝导向治疗的安全性；临床上最有用的评估系统是Child-Turcotte-Pugh（Child）分级，其基于血清胆红素、凝血、血清白蛋白、腹水和肝性脑病存在与否以及营养状况等肝功能评估计分系统（表 44-5）[120-121]。功能良好代偿的肝硬化为 Child 分级 A 级，代偿期肝硬化为 B 级，肝硬化失代偿期是 C 级；通常肝部分切除术仅适用于 Child 分级 A 级与最佳状态的 B 级患者[122]，而 C 级患者建议仅提供支持性处理，原因是即使是非手术消融等方法，肝动脉栓塞患者与手术相关的死亡率达 1/3[123]。

许多复杂的动态方法用于试图定量评估肝功能。研究人员采用完全由肝清除的染料，如四溴磺酚钠或吲哚菁绿来评估肝功能，半乳糖清除率与 [14]C 氨基比林清除率亦被用于评估肝的代谢能力；临床实践中最常用的测定方法是吲哚菁绿 15 分钟滞留量[124]、[14]C 氨基比林呼吸试验[125]，但其效用仍存在争议[126]。我们常规并不对肝癌患者采用上述检测，发现临床Child-Pugh 分级足以对患者进行分类，以选择最佳治疗方案。

我们偶尔采用相对简单的方法以预测围术期的预后，如肝静脉楔压，通过腔静脉插入一根静脉导管进入肝静脉，直接测定肝静脉压力；用球囊闭塞肝静脉，可以确定肝静脉楔压反映的即是门静脉压力，这些措施已经用于将 Child 分级 B 级患者切除术后可有较好效果与可能具有重大并发症患者分开，有良好的效果[127]。

可能的治愈性治疗方法

肝癌的治疗方法可分为切除、消融、放疗、全身化疗、免疫治疗与支持治疗等，手术切除是唯一可能治愈的方法。我们将开始讨论手术，尤其是强调最新进展，以及肝部分切除术、全肝切除术或肝移植之间的比较。

肝部分切除术 肝部分切除是肝癌根治性手术中最常见的方案（表 44-6）。肝具有显著的再生能力，能够恢复原先体积大小的器官。有肝硬化的肝，甚至切除 2/3 有功能肝实质，亦可预期达到恢复正常[128]。在美国，近一半肝癌患者无肝硬化[129]；大多数的大型治疗中心手术死亡率低于 5%，且广泛切除的治疗方法具有低风险、长期生存与可治愈的优点。肝部分切除术 5 年生存率接近 40%（图 44-7）[126-130]，对于无肝硬化患者，肝部分切除术是一较安全的手术，是治疗肝癌的首选方法。

与之相反的是，大多数肝癌病例均与肝硬化相关；肝硬化大幅度增加肝部分切除术的危险性，术中因素是风险增加的部分原因。由于患者通常有较硬的肝实质，且有静脉曲张，难以操作、容易出血；此外，患者还有血小板减少与凝血障碍，进一步加剧出血的风险。术后肝可能不会完全再生，最终导致肝衰竭；术后门静脉高压症的加剧，可能导致腹水、食管静脉曲张破裂出血。因此，这类患者手术切除同时增加其并发症发生率与死亡率是可以理解的。即使有肝功能代偿良好的肝硬化患者，我们仍无意切除超过 20% ～ 25% 有功能的肝实质[126,136-139]。直至目

表 44-5	Child-Turcotte-Pugh 肝硬化分级系统		
标准	1 分	2 分	3 分
总胆红素（mg/dl）	< 2.0	2.0 ～ 2.9	> 2.9
INR	< 1.7	1.7 ～ 2.3	> 2.3
白蛋白（g/dl）	> 3.5	2.8 ～ 3.4	< 2.8
腹水	无	轻度	中重度
脑病	无	轻度（1 ～ 2 级）	中重度（3 ～ 4 级）

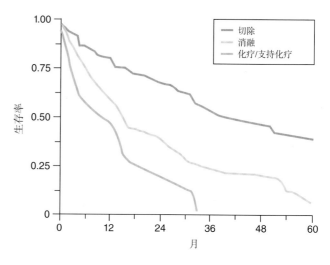

图 44-7　MSKCC 154 例肝细胞癌患者行肝部分切除术后生存曲线（经许可引自 Fong Y，et al. An analysis of 412 cases of hepatocellular carcinoma at a Western center. *Ann Surg*. 1999；229[6]:792.）

表 44-6　HCC 肝切除术预后

作者 / 年	病例数	手术死亡率	1 年生存率	5 年生存率	10 年生存率	注
Okuda et al/1984 [269]	98	NR	62%	-	-	-
Nagao et al/1987 [142]	94	19%	58%	20%		
Kanematsu et al/1988 [270]	107	NR	83%	26%		
Yamanaka et al/1990 [271]	295	NR	76%	31%	-	-
Ringe et al/1991 [272]	131	NR	68%	54%		
Sasaki et al/1992 [273]	186	NR	-	44%	-	肝硬化
	57	NR	-	68%	-	无肝硬化
Nagasue et al/1993 [134]	229	7%	80%	26%	19%	
Takenaka et al/1994 [274]	229	1%	89%	76%	-	< 70 岁
	39	5%	87%	52%	0	> 70 岁
Suenaga et al/1994 [275]	134	NR	100%	68%	-	
Bismuth et al/1995 [276]	68	NR	74%	40%	26%	无肝硬化
Lai et al/1995 [277]	343	5%	60%	24%		1987—1991
Vauthey et al/1995 [130]	106	6%	-	41%		
Takenaka et al/1996 [278]	280	2%	88%	50%	-	-
Fong et al/1999 [129]	154	5%	80%	39%		67% 肝硬化
Poon RT et al/2001 [279]	230	NR	-	37%		-
Belghiti et al/2002 [280]	328	6%	81%	37%	13%	50% 肝硬化
Esnaola et al/2003 [281]	586	5%		36%	14%	47% 肝硬化
Ng et al/2005 [282]	404	2%	88%	58%	-	HCC < 5 cm
	380	3%	74%	39%	-	HCC > 5 cm
Cho et al/2008 [135]	184	5%		38%	-	35% 肝硬化

NR，未报道

前，其至在死亡率较低的中心，肝硬化患者行肝部分切除术后，死亡率达 10% 或更高 [134,140-144]；亦说明一些学者对此病的虚无主义观点，并阐述采用全肝切除与肝移植治疗本病的兴趣。尽管如此，肝硬化患者在这一时期施行手术治疗后，5 年生存率约为 30% [137-141]。在过去的 10 年间，一系列数据证明肝硬化患者施行肝部分切除术安全性不断地提高。由于恰当的患者选择、手术技术与围术期支持技术的提升，大多数大型中心治疗肝细胞癌的死亡率已降至

5% 以下 [129,131-132,135]。

手术患者的选择主要取决于肝功能。如上所述，临床最常用的手术患者的选择标准是 Child-Turcotte-Pugh 评分。较少有外科医生愿意为肝硬化 Child 分级 C 级的患者施行肝切除术。大多数外科医生仅考虑对肝功能分级 A 级和状态较好 B 级患者施行肝切除手术。

在手术过程中，提高围术期的预后包括愿意在切除时使用血流阻断及愿意接受非解剖性切除。肝切除

术中通过夹闭肝胃韧带暂时阻断肝动脉与门静脉，对减少无肝硬化患者肝切除术中出血是一个较为有效的技术[145]。先前由于担心肝硬化患者不能耐受短暂性肝实质缺血，医生一直不愿意对肝硬化患者术中使用血流阻断技术（Pringle 法）。最新研究表明，不愿使用此技术在很大程度上是无根据的，而肝硬化患者可耐受超过 30 min Pringle 法血流阻断[146-147]。手术技术最重要的改变是愿意使用非解剖、有限的肝切除术。对于无肝硬化患者，大多数大型中心在肝癌切除术中坚持行肝段解剖性切除；相对于楔形与非解剖切除，半肝切除、部分切除、肝段切除是首选，原因是这种限制性切除更容易达到切缘阴性[148]。但对于肝硬化患者，小范围肝切除可减少术后肝衰竭的机会是可以接受的。在大多数中心，一般施行最小范围的肝切除，可以彻底切除所有肉眼所见肿瘤。

由于手术安全性有所提高，肝癌治疗经验的积累等使远期效果中有机会分析影响预后的各种因素；曾经被认为是手术禁忌证的多种因素，未被数据证实。现在已明确，即使是多发病灶亦不能完全排除手术切除治疗的可能性[132,134-135,138]。胆管内肿瘤及梗阻性黄疸，也有可能术后长期存活；因此，对具有肝癌与黄疸的患者，准确鉴别黄疸原因是胆道梗阻还是肝功能不全是非常重要的。邻近器官的直接侵犯，如肝癌侵犯膈肌，亦不再是手术切除的绝对禁忌证[149-150]。

预后特别差的是有大血管被肿瘤侵犯的患者（图 44-8）。即使癌栓可以通过肝切除与取栓治疗，但肿瘤播散的风险仍非常高[151]；如下腔静脉与门静脉主干有癌栓，肝切除联合静脉癌栓切除术并不一定能达到长期存活。

一些针对术后风险分层的分期系统提出，对不同患者进行分级[152-158]。MSKCC 最新经验分析了 184 例行肝部分切除术治疗的肝癌患者，其术后平均生存期为 54 个月；影响预后的因素包括患者年龄、手术失血、镜下切缘状态、是否存在卫星病灶、是否有血管侵犯、肿瘤大小以及 AFP 水平等。我们开发诺模图，与传统的分期相比，能够允许更准确地预测有无肿瘤复发和总体生存情况（图 44-9）[135]。

新辅助治疗　多个研究组均试图于手术切除前，给予局部或全身治疗治疗肝癌。这些新辅助治疗的理论基础是：①较大原发性肿瘤可充分地缩小，以便于更安全地切除；②可减少或根除局部和全身微小病灶，以改善长期预后。为实现上述目标，可采用的方

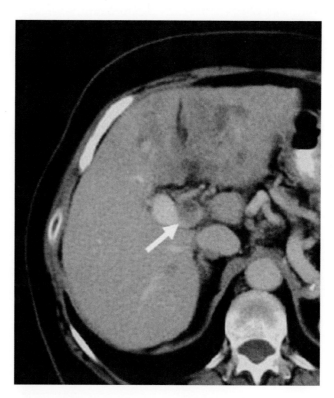

图 44-8　肝细胞癌血管侵犯。肿瘤有血管内蔓延倾向，注意门静脉癌栓（箭头）

法有经导管肝动脉化疗栓塞[159-160]、联合化疗（阿霉素、氟尿嘧啶）与放疗（2100 cGy）、结合肝动脉结扎术、肝动脉灌注化疗、放射免疫治疗及局部放疗[161]、经肝动脉钇-90 微球治疗等[162-163]。

法国的一项研究中对 49 例患者术前给予碘油/多柔比星肝动脉化疗栓塞（TACE），结果是有 42% 患者获得肿瘤降期，50% 患者出现全肿瘤坏死，5 例不可切除患者转变为可切除。这是提高生存率的一个趋势，经观察证实对新辅助治疗 TACE 部分或完全反应的患者，较无反应或不接受单纯切除患者表明术前治疗有反应可提高患者的接受手术率[164]。另一项评估是术前应用免疫乳剂，39 例患者给予新辅助治疗，使用免疫原性化脓性链球菌制剂 OK-432 经动脉免疫乳剂栓塞治疗与新辅助治疗的比较，可以观察到前者有肿瘤坏死增加，术后 2、3 年无病生存率分别是 85%、51%，TACE 患者为 56%、47%[165]。对 91 例肝癌患者随机分析，单纯切除术与新辅助化疗栓塞或免疫治疗后行手术治疗的比较，单纯切除术患者总体生存期为 18 个月，而新辅助化疗后行手术治疗总体生存期为 36.3 个月[166]。虽然上述策略是有希望突破的，但其所包含患者数量相对较少，使用新辅助治疗

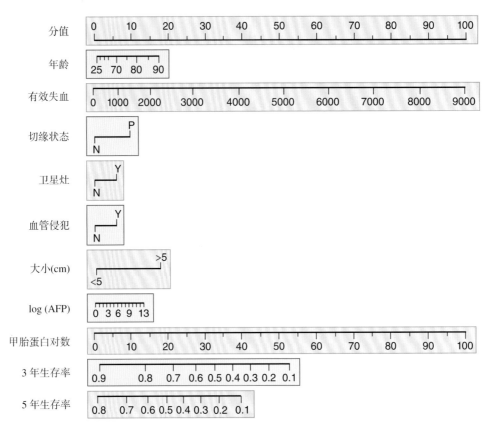

图 44-9　肝癌切除术后总生存率的预测图。每个病人数值均在变量轴上，并绘制一条线，以确定每个变量所接收的数量。在"总点"轴的数字总和以下画一条线，以获得 3 年和 5 年生存的可能性（经许可引自 Cho CS, Gonen M, Shia J, et al. A novel prognostic nomogram is more accurate than conventional staging systems for predicting survival after resection of hepatocellular carcinoma. *J Am Coll Surg*. 2008；206[2]:288.）

仍处于探索研究阶段。

提高切除术后效果，且已被更广泛采用的另一种新型新辅助治疗策略是选择性门静脉栓塞（PVE）；栓塞供应肿瘤所在肝门静脉，可导致对侧叶代偿性肥大。单中心分析已明确，术前行 PVE 的患者术后并发症发病率和死亡率得以改善，对肿瘤预后无影响[167-169]。

辅助治疗　约 1/3 肝癌患者有望于肝部分切除术后无瘤生存；而大多数复发患者表明，在肝切除术时有微小残留灶[170-171]，这激发我们积极探索针对微小残留灶积极地给予辅助治疗的兴趣。

一项包含 61 例手术切除肝癌患者的中国研究中，将患者随机分为未进一步治疗组或术后给予碘油和顺铂联合表柔比星肝灌注治疗组；有意义的是，接受辅助治疗患者似乎有较高肝外复发率与更坏结果[172]。另一项包含 57 例手术切除肝癌的研究，患者随机分为肝动脉灌注及全身应表柔比星与未行进一步治疗两组，

两组在总体生存率和无瘤生存率并无明显差异[173]。

虽然 TACE 广泛用于不可切除肝癌的治疗，但随机对照研究不支持在辅助治疗中采用此方案。有三项研究表明，经肝动脉化疗栓塞治疗患者的生存期更差[174-176]。肝细胞癌术后辅助治疗阳性对照试验研究，第一个涉及维 A 酸类衍生物 Polyprenoic 酸的使用，已证明可抑制啮齿类动物肝癌的发生[177]。一项随机研究将肝癌患者分为根治性切除或无水乙醇注射 Polyprenoic 酸或安慰剂后，接受安慰剂肝癌患者新发癌灶的概率显著高于前者。在美国，这种化合物当前尚不可用，但这些数据鼓舞肝癌辅助治疗方面进一步研究其他维 A 酸类衍生物，对有肝癌发生高风险患者行化学预防。另一积极的辅助治疗是经动脉注射 131I 碘油栓塞，该化合物对小肝癌表现出显著的活性，但使用剂量问题限制不可切除患者的使用。在一项前瞻性随机对照研究中，21 例患者于肝切除术后 6 周内经动脉注射 50 mCi 的 131I 碘油，与 22 例未接受辅助治疗患者进行比较，治疗组 3 年生存率为 85%，而对

照组为 46%[178]。这些发现有待更大的多中心研究证实长期生存率的改善，验证其他中心实施栓塞治疗的可行性。

直至最近，已证明无对肝癌有效的全身化疗方案；然而，一项大型前瞻性多中心随机试验，涉及 602 例确诊晚期不可切除肝癌患者，使用多激酶抑制剂索拉非尼具有一定生存优势[179]；分别与安慰剂对照中位生存期与影像学进展时间，索拉非尼组分别为 10.7 个月、5.5 个月，而安慰剂组则分别为 7.9 个月、2.8 个月，索拉非尼对已接受手术切除肝癌患者是否获益目前仍在研究中。

全肝切除与肝移植　理论上全肝切除与肝移植是肝癌最具有吸引力的治疗方法（表 44-7），此方法可为患者提供尽可能多的好处，将可能含有引起新发肿瘤形成的微小转移灶的病灶与肿瘤组织切除。肝癌肝移植的早期经验令人失望，一些研究表明较大的肿瘤、多发肿瘤、存在微观和（或）大体血管侵犯患者预后不良[180-183]。实际上，早期比较分析并未确定移植预后较手术切除有改善。一项具有里程碑意义的研究，确定移植对高度选择的小肿瘤患者获得移植后 85% 的 3 年生存率[184]；这项工作激发所谓的"米兰标准"。（单个肿瘤最大尺寸 ≤ 5 cm，或者，不超过 3 个肿瘤每个肿瘤最大尺寸 ≤ 3 cm）的引入，目前此标准已由器官共享联合网络（UNOS）采用作为一种选择适合肝癌肝移植受者的制度。这些定义标准、新辅助局部治疗如 TACE 联合经皮消融为手段的降期治疗，使得患者适合接受肝移植的标准方面积累不少经验[185-187]。

对肝癌患者试图比较肝部分切除与肝移植很困难，因为这两个治疗方式选择的患者人群有根本性差异；接受肝部分切除术患者一般肝功能良好，并可能有体积巨大的肿瘤[188-190]。小肝癌患者行肝部分切除

表 44-7　HCC 肝移植术后的结果

作者 / 年	病例数	手术死亡率	1 年生存率	3 年生存率	5 年生存率
O'Grady et al/1988[283]	50	23%	40%	-	-
Ringe et al/1989[284]	52	15%	-	37%	-
Yokoyama et al/1990[182]	80	13%	64%	45%	45%
Iwatsuki et al/1991[285]	71	NR	-	-	20%
Pichlmayr et al/1992[286]	87	24%	-	-	-
Bismuth et al/1993[123]	60	5%	-	49%	-
Selby et al/1995[181]	105	NR	66%	39%	36%
Pichlmayr et al/1995[287]	36	18%	57%	31%	27%
Schwartz et al/1995[288]	57	0	72%	57%	-
Mazzaferro et al/1996[184]	48	5%	72%	57%	-
Llovet et al/1998[184]	58	14%	84%	74%	74%
Hemming et al/2001[291]	112	13%	78%	63%	57%
Yao et al/2001[291]	70	NR	91%	-	72%
Duffly et al/2007[292]	467	NR	82%	65%	52%
Sotiropoulos et al/2007[293]	100	14%	76%	-	60%
Marelli et al/2008[294]	100	16%	74%	62%	45%
Onaca et al/2009[295]	587	NR	85%	74%	68%
Halazun et al/2009[296]	150	3%	85%	68%	60%

NR，未报道

术亦取得较好的效果，对于肿瘤小于 5 cm 的患者，5 年生存率为 45% ~ 57%[129,191-192]。由于移植器官短缺与成本的原因，肝部分切除术应视为无肝硬化或肝硬化 Child 分级 A 级患者的首选治疗方法。实际上，符合米兰标准的肝功能代偿期肝癌患者接受肝部分切除术后的生存率，可与相同条件接受肝移植患者相媲美[193]；而对于严重肝功能不全患者，肝移植是较好的选择，且可能是唯一可行的选择。

姑息治疗 大多数肝癌患者是不能进行根治性手术治疗的，由于潜在基础肝病，往往使患者无法行肝部分切除术，而大部分患者亦已超出公认的肝移植标准；如病灶完整、或主要局限于肝，行肿瘤局部消融治疗（包括无水乙醇注射、射频消融术、冷冻治疗）和栓塞可以局部控制疾病。比较栓塞治疗对症状控制的两组随机试验证实姑息性栓塞化疗对提高生存率有显著获益[194-195]，非随机研究表明在选择合适患者的情况下，使用射频消融亦可获得类似的生存收益[196]。如前所述，对不可切除的肝癌患者给予索拉非尼治疗，亦可提高其生存获益[179]。

肝内胆管细胞癌

流行病学与病因学

胆管癌较为罕见，美国每年确诊的病例约 4 000 例[197]。胆管癌可能发生于胆管树的任何部位，一般分为远端、近端与肝内型；其为一种老年性疾病，大多数患者诊断年龄超过 65 岁、70 ~ 80 岁为发病高峰[198]。如果未进行治疗干预，胆管癌患者可很快死亡，大部分于一年之内死亡；死亡原因通常是肝衰竭或胆道感染[197,199-200]。长期生存率依赖于手术治疗效果；事实上证明，如肿瘤切除完整，胆管树任何部位的肿瘤均不影响生存率[201]。然而，远端胆管癌更可能治愈性切除，表明远端胆管癌预后相对较好。

慢性胆管炎相关的胆管癌发生率不断升高，包括原发性硬化性胆管炎、胆总管囊肿、慢性胆道感染等。

原发性硬化性胆管炎 在西方国家，与胆管癌发生相关最常见的疾病是原发性硬化性胆管炎（PSC）；其为一种自身免疫性疾病，以胆管管周围组织的炎症为病变特征，晚期病例的病变特点是肝内、外胆管的多发狭窄[185-187]。大多数（70% ~ 80%）PSC 患者与炎性肠病相关，通常是溃疡性结肠炎[85]。一项对 PSC 患者的纵向研究中，每 5 年约有 8% 患者出现临床明显的胆管癌[185]；实际上，对 PSC 患者尸检或切除标本中，隐匿癌的发生率高达 30% ~ 40%[202-203]。PSC 患者发生的胆管癌往往多发、易复发，通常不适合肝部分切除术治疗，肝移植是唯一有效的治疗方法；对这类患者，不仅考虑多发癌的可能性，亦基于潜在炎性疾病引起低于标准的肝功能不全的考虑[204-205]。

胆总管囊肿或 Caroli 病 先天性胆管疾病患者发生胆管癌的危险性较正常人群明显增加[206-207]。恶变原因一般认为与囊性扩张区慢性炎症、细菌污染有关[206,208-210]。先天性胆总管囊肿早期切除可明显降低癌变的风险[206,208]，未行胆总管囊肿切除或曾行支架治疗的成年患者，有 15% ~ 20% 发现患有胆管癌[206,208]。

化脓性胆管肝炎与其他肝感染 在亚洲，肝慢性感染可导致患者发生胆管癌。慢性门静脉菌血症与门静脉炎导致的化脓性胆管肝炎或原发性胆管肝炎，常可引起肝内胆管胆色素结石形成，将导致胆色素结石，肝内胆管结石病引起胆管炎发作与胆管狭窄形成[211-212]。未发生脓毒症患者，估计有 10% 的风险发展为胆管癌[212]。在东南亚，胆道寄生虫（华支睾吸虫、肝吸虫）亦与胆管癌的风险增加相关[213]；这些地区每 100 000 人有 87 人罹患胆管癌[213]。

环境毒素 一些放射性和化学致癌物质，包括钍、氡、亚硝胺、二噁英、石棉等，亦与胆管癌的发生相关。

病理与分型

胆管癌可发生于胆管树的任何部位。约 10% 胆管癌病例发生于肝内胆管[214-217]，肝外胆管癌亦较常见、可发生于从肝管至壶腹部整个肝外胆管，有学者将肝外胆管癌分为近端（肝门）、中段、远端胆管癌。我们认同分为肝内胆管癌、肝门部胆管癌、远端胆管癌的观点，而不认同胆管中段癌[218]。美国每年有 1 000 ~ 2 000 例患者诊断为周围型或肝内胆管细胞癌[219]，其临床表现与肝细胞癌类似，最常见症状为上腹部尤其右上腹疼痛以及体重减轻[214,219]。实际上，我们遇到的困难是如何区分周围型胆管癌与肝细胞癌或未知来源的转移性肝癌。71% 肝门胆管癌患者可出现黄疸，而周围型胆管癌患者仅 24% 出现黄疸[219]。由于肿瘤早期阶段通常无临床症状，大多数患者出现症状时已为晚期；在 CT 或 MRI 检查，周围型胆管细胞癌常与原发性肝细胞癌或未知来源的转移性肝癌相混淆。与胆囊无关的孤立病灶、无肝硬化、无其他原发肿瘤、血清 AFP 值正常等情况下应高度疑似胆管癌。肝内转移与肿瘤沿胆管生长的经常发生，使其更难以与远处转移肿瘤相区分。

肝外胆管癌分为肝门部胆管癌和远端胆管癌，目的是为更好地制订手术方案。靠近胆囊管与胆总管汇合部的肿瘤，通常需实施肝部分切除术，以完全切除肿瘤，此类型胆管癌占 40%～60%、包括肝门胆管癌或称之为"Klatskin 瘤"[200-201,218-221]；胆囊管远端的胆管癌，通常需施行胰十二指肠切除术以彻底切除肿瘤。不足 10% 患者可出现多发或弥漫性侵犯胆管系统[222]。

周围型胆管细胞癌淋巴结转移较常见，对肝门部淋巴结评估可提供有价值的预后信息[223-224]。肝内或周围型胆管细胞癌的（原发性）肿瘤、（淋巴）结、（远处）转移（TNM）分期系统与肝细胞癌相同。

治疗

肝部分切除术　只要有可能，手术切除是治疗的首选。一组 42 例肝内胆管癌患者，其生存率与 70 例肝门胆管癌患者无差异[225]；平均生存期为 12 个月、无患者生存期超过 42 个月以上。其他报道有较好的结果，一组超过 10 年周期包含 20 例手术治疗的周围型胆管癌患者，平均生存期为 21 个月[214]；4 例患者存活 3 年以上，1 例患者术后存活 5 年。我们 32 例手术切除的周围型胆管癌报告中，平均生存期为 59 个月、实际 5 年生存率为 42%；血管侵犯与肝内卫星病灶是生存恶化的预测因子（$P < 0.05$）[214]。最近 MSKCC 的经验，经外科治疗 82 例肝内胆管癌患者，平均疾病特异性生存期为 36 个月；相比之下，不适合肝部分切除术的患者，平均疾病特异性生存期仅为 9 个月。遗憾的是，经 MSKCC 评估，仅 1/3 肝内胆管癌患者最终可切除病灶；多变量分析提示多发肿瘤、肿瘤大于或等于 5 cm、淋巴结转移等预示术后生存较差[224]。

全肝切除与肝移植　从历史来看，胆管癌肝移植治疗效果一直不理想。在 1991 年全世界不同中心

109 例肝内、肝外胆管癌患者肝移植术后实际 5 年生存率为 17%。在此项研究中，肝门胆管癌与周围型胆管癌肿瘤复发率无显著差异[226]。最近，选择适当的肝门胆管癌患者于新辅助放化疗后接受肝移植的结果令人鼓舞[227-228]。Mayo Clinic 采用外放疗、5-FU 化疗增敏、卡培他滨化疗方案，然后进行剖腹诊断肿瘤分期手术，对无肝门淋巴结或远处转移、不可切除的肝门胆管癌或继发于原发性硬化性胆管炎的肝门胆管癌患者，给予肝移植治疗[229-230]；完成治疗后，患者 5 年生存率达 82%，远远优于 26 例于同一机构行常规手术切除的肝门部胆管癌患者的 5 年生存率者的 21%；这一有前途的治疗方案是否可用于周围型胆管细胞癌的患者仍然未知。

化疗　治疗本病的化疗或放疗数据并不理想。5-氟尿嘧啶（5-FU）的反应率及以 5-FU 为基础全身化疗方案，普遍认为效果较差[231]。给予周围型胆管细胞癌患者进行初始全肝照射方案，分为 7 次、剂量为 2100 cGy，并联合阿霉素、顺铂、^{131}I 抗癌胚抗原（CEA）抗体，获得 5% 完全缓解率与 46% 部分缓解率。从确诊开始计算平均生存期为 14 个月，从治疗开始计算生存期为 10 个月，但无患者从确诊开始计算存活超过 2 年[232]。最近一项 II 期临床试验调查，给予不可切除肝内胆管癌或肝癌患者肝动脉注入氟尿苷和地塞米松，其对放疗的有效率为 47.1%，2 年生存率为 67%，表明肝靶向化疗对不可切除肝内胆管癌患者是一种较为缓和的治疗方案[233]。

其他原发性肝恶性肿瘤

肝母细胞瘤

肝母细胞瘤影响大约 1/100 000 的儿童，是儿童最常见的原发性肝恶性肿瘤[234-235]。确诊通常是在 3 岁以前，男性居多，男女比例约为 2∶1。患者常出现腹部胀大[234-235]，超过 75% 患者可有血清甲胎蛋白升高，CT 扫描提示血管团、通常（50% 的患者）有钙化斑[236]。总体长期生存率在 15% 与 37% 之间[236-239]。因不可切除及肿瘤表现出非整倍体与间变性特征者，预后较差[237,240-241]。

50%～65% 儿童肝母细胞瘤可完整切除，治愈率在 30%～70% 之间，与可否完整切除相关[240-241]。与成人原发性肝肿瘤不同，化疗可能对绝大多数肝

母细胞瘤患儿有效。术前化疗已部分成功地用于不可切除肿瘤向可切除性转换[242-243]。辅助化疗亦用于肝母细胞瘤术后治疗。一项 24 例肝母细胞瘤研究中有 20% 于手术切除加长春新碱、阿霉素、5-FU与环磷酰胺辅助治疗后，8 ～ 42 个月均无复发[244]。放疗已用于不可切除肝母细胞瘤，但其效用尚未得到证实[242,245]。原位肝移植适用于不可切除肝母细胞瘤的儿童以及经术前化疗后肿瘤仍不可切除者。对不可切除肝母细胞瘤患者，18 例接受肝移植，肿瘤复发 6例，但 5 例存活超过 2 年，实际生存率约为 50%[226]。

血管肉瘤

　　肝恶性间质瘤亦称为血管肉瘤。美国每年约有 25 例确诊为血管肉瘤[246]，发病高峰在 60 ～ 80 岁之间，85% 的病例为男性[247]。症状与其他肝肿瘤类似，最常见的包括腹痛、腹胀（通常是由于肝大、肝功能衰竭）、恶心、厌食、呕吐、黄疸等。其与暴露于胶质二氧化钍、砷以及氯乙烯等相关。

　　血管肉瘤是侵袭性肿瘤，肝部分切除可使患者长期生存，但多数病人为晚期不能完整切除。约 1/2 患者远处转移表现为首发症状，大多数患者于确诊 6 月内死亡。即使可切除肿瘤，较少有患者于完整切除术后生存超过 1 ～ 3 年，原因为发生远处转移。放疗与化疗或两者同时使用的效果均令人失望[247]；原位肝移植治疗血管肉瘤效果亦较差，据报道 14 例血管肉瘤或上皮样肉瘤行肝移植后，有 9 例原疾病复发，2 年生存率为 15%，无患者于肝移植后生存超过 28 个月[226]。

　　肝偶尔为横纹肌肉瘤的原发部位[248]，在儿童较成人更常见，在诊断肝原发性平滑肌肉瘤前，应首先排除原发于胃肠道或子宫的转移性肿瘤。手术切除是原发性肝肉瘤的首选治疗[248]，不可切除的患者通常预示着预后不良。肝未分化肉瘤极为罕见，通常发生于 6 ～ 15 岁儿童[249-250]；大多数肝未分化肉瘤在诊断时已是晚期而无法切除，放、化疗一般无效，患者迅速死亡[250]。

上皮样血管内皮瘤

　　上皮样血管内皮瘤是血管内皮细胞来源的另一种恶性软组织肿瘤[246,248,251]。Ⅷ因子免疫组化染色可鉴别血管内皮瘤与其他非血管性肿瘤。与良性婴儿型血管内皮瘤相比，成人患者则为恶性和高侵袭性病变。发病平均年龄为 50 岁，痛苦的患者通常出现非特异

性主诉，包括疼痛和腹部包块等；相反，血管肉瘤女性占多数（63%）[248]。氯乙烯暴露亦为上皮样血管内皮瘤的病因之一[251]。

　　可切除上皮样血管内皮瘤，倡导根治性手术[246]；遗憾的是，这类肿瘤几乎是弥漫与多发的，因此不大可能施行肝部分切除达到彻底地治愈。当怀疑此病而不能确诊时，可经皮穿刺活检；术中冰冻切片检查通常无帮助，原因确诊通常需要特殊免疫组化检查。血管内皮细胞瘤患者应考虑全肝切除与肝移植。一组接受原位肝移植的上皮样血管内皮瘤患者，21 例患者中 7 例复发[226]，2 年生存率为 82%，5 年生存率为 43%。

肝切除术中的技术问题

　　在过去的 20 年间，肝切除术围术期的预后有明显改善。目前在规模较大中心的手术，死亡率不足 5%，且往往低至 2% ～ 3%[129,232-234]。最近 MSKCC 一项超过 1 800 例、超过 10 年时间的肝切除术研究中，失血、需要输血以及肝切除术后住院时间均得以明显改善[254]；无任何单一因素可完全降低并发症发生率与死亡率；更好地选择病人、肝胆外科的专业化、麻醉技术的进步以及手术技术优化等均有助于预后的改善。

　　对肝段解剖更深入地了解，使肝解剖性切除逐渐增加；更重要的是，保留更多肝实质的肝段切除术亦不断增加。MSKCC 研究发现，可切除的肝段数是预后的强力预测因子；减少术中出血量，是肝切除术后并发症发生率与死亡率的独立预测因子[234-255]。随着肝段切除数量的增加，术后并发症与死亡率亦近于直线上升（图 44-10）。我们观察到过去 10 年间肝段切除术在开展比例显著地增加，导致多个段切除比例下降，这两个因素与死亡率降低、围术期整体改善密切相关。

　　上述数据及其他类似研究表明，旨在保留肝实质前提下完整切除肿瘤的措施对手术并发症和死亡率有显著的影响。对选择适当的患者，保留肝实质肝段切除术亦可达到与扩大肝切除相同获益，并且风险较小；肝段切除术可以完整但未广泛切除，因有较大的灵活性而适用于病灶范围大或肝储备功能差等限制肝切除范围患者病灶的切除。此外，肝段解剖性切除术已证明对失血、肿瘤清除等方面优于非解剖性楔形切除术[256-258]。

　　对于肝大部切除，我们通常先控制入肝血流；在肝切除术中，我们已描述不同入肝血流的控制技术[259]。20 世纪 50 年代，在分离肝实质之前先肝门

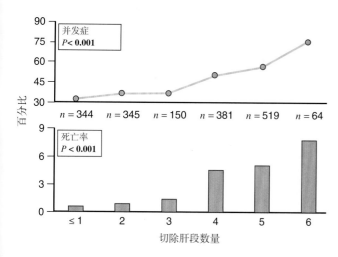

图 44-10 肝段切除数量与围术期并发症、死亡率的关系（经许可引自：Jarnagin WR, Gonen M, Fong Y, et al. Improvement in perioperative outcome after hepatic resection: analysis of 1803 consecutive cases over the past decade. *Ann Surg.* 2002；236[4]:402.）

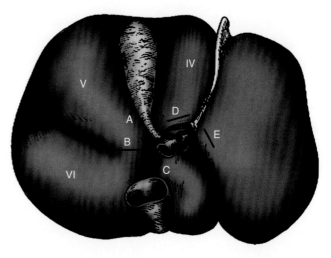

图 44-11 肝切除时肝蒂阻断位置。A 和 C. 右肝切除术；A 和 B. 右前叶切除；B 和 C. 右后叶切除；D 和 E. 左肝切除术

游离与横断技术已成为一种普遍做法[260]，此技术包括单独游离与肝门区结扎患侧肝动脉、门静脉；目前肝外技术仍然常用，使用吻合器和缝扎入肝血流[261-262]。一学者注意到，肝外血流阻断耗时并可能意外损伤变异血管或胆管[257]。

Couinaud 和 Launois 首先报道肝内血流控制技术[259,263-264]，此技术基于对肝门解剖学结构的观察，在肝门处形成一肝蒂，包含 Glisson 鞘一同进入肝实质；因此，在肝内，肝动脉、门静脉与胆管结构均包含于一非常结实的、形成良好的鞘（蒂）内，可在肝内整块分离与切断。肝外无同样形成良好的鞘，因此，肝外肝门结构需要单独分离与结扎。肝蒂结扎技术尤其适合肿瘤位于右侧、远离肝门、需要行右半肝切除术病例；肿瘤近肝门时，肝蒂结扎可能阻碍切除范围，因此不合适。扩大左半肝切除，可使用肝蒂结扎，但通常于肝外进行；由于肝左叶入肝管道较长，允许相对容易地于肝外解剖。

半肝切除时肝内肝蒂结扎已有两种不同方法的报道[263-264]，这两种方法的不同之处是抵达肝蒂与随后肝实质、肝蒂分离的方向；在后入路（或切除法），切除侧肝门前、后切除肝（图 44-11），用血管钳或其他工具分离 Glisson 鞘、在分离肝实质前用血管吻合器横断肝蒂（图 44-12）。在前入路（或横断法），在 Pringle 技术阻断下分离肝实质，开始沿主肝裂进行的、直至肝蒂，一旦确定肝蒂，于肝内将肝蒂分离并切断。不管方法，两种技术均可以不需肝外肝门的

解剖。

不管采用何种方法，右半肝切除的肝蒂结扎技术要求首先将右肝与下腔静脉分开。一开始即结扎切断引流尾状叶的最低位肝后静脉是必不可少的，如未行结扎，可能在分离肝蒂时撕裂[265]。待肝游离完成，遂行胆囊切除、降低肝门板。于肝门前方切开肝、延伸至胆囊窝右侧；于肝门后方尾状叶行第二个平行切口，继续分离肝实质，用手指或血管钳用带子或血管带环绕肝蒂，在牵拉下，左右肝蒂可以拽起，在确定分离与夹闭适当后，用 Endo GIA (Covidien, Mansfield,

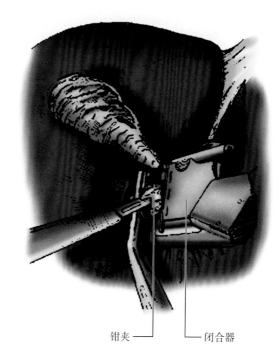

钳夹　　闭合器

图 44-12 右肝蒂分离后，机械吻合器的放置

MA）或 TA 吻合器（Ethicon Surgical，Cincinnati，OH）离断肝蒂[257]。此技术亦于开始游离主肝蒂使得不同肝段肝蒂游离后继续离断肝实质而施行肝段切除术。

待入肝血管阻断完成后即行肝静脉出肝血流的阻断，此操作可能需要再次肝实质切开后或于肝外实施。一般情况下，我们更倾向于在肝外阻断出肝血流，除较大肿瘤、位于肝静脉与下腔静脉汇合处，此时肝血管隔离可能更为合适当。在几乎所有的情况下，满意的中心静脉压控制、肝及大静脉的仔细解剖等可以于肝外阻断血液流出道。

入肝血流与出肝血流阻断后，可采取多种技术或设备离断肝实质。我们偏好用血管钳压榨肝实质的方法显露胆管与血管，然后分别结扎与离断。在过去10 年间，已有多种离断肝实质设备使用的描述如超声剥离器、水刀、超声刀、闭合器等，以及更新的射频电凝仪用于肝实质离断。关于上述设备的大多数报告均为描述性的，少有数据支持对于术中失血量一项技术优于另一项[32,257,266-268]。在肝硬化与明显脂肪变性的背景下，肝实质压碎技术可能并不理想，原因是肝组织易破裂、小血管或胆管结构更易撕裂，在这些情况下，非压碎器械如超声刀的使用，同时凝固与切断管道可能更为有益。

参考文献

1. Karhunen PJ. Benign hepatic tumours and tumour like conditions in men. *J Clin Pathol.* 1986;39(2):183–188.
2. Weimann A, Ringe B, Klempnauer J, et al. Benign liver tumors: differential diagnosis and indications for surgery. *World J Surg.* 1997;21(9):983–990.
3. Whitney WS, Herffkens RJ, Jeffrey RB, et al. Dynamic breath-hold multiplanar spoiled gradient-recalled MR imaging with gadolinium enhancement for differentiating hepatic hemangiomas from malignancies at 1.5 T. *Radiology.* 1993;189(3):863–870.
4. Mitchell DG, Saini S, Weinreb J, et al. Hepatic metastases and cavernous hemangiomas: distinction with standard- and triple-dose gadoteridol-enhanced MR imaging. *Radiology.* 1994;193(1):49–57.
5. Soyer P, Gueye C, Somveille E, et al. MR diagnosis of hepatic metastases from neuroendocrine tumors versus hemangiomas: relative merits of dynamic gadolinium chelate-enhanced gradient-recalled echo and unenhanced spin-echo images. *AJR Am J Roentgenol.* 1995;165(6):1407–1413.
6. Grazioli L, Morana G, Kirchin MA, et al. Accurate differentiation of focal nodular hyperplasia from hepatic adenoma at gadobenate dimeglumine-enhanced MR imaging: a prospective study. *Radiology.* 2005;236(1):166–177.
7. Abdelli N, Bouche O, Thiefin G, et al. Subcutaneous seeding on the tract of percutaneous cytologic puncture with a fine needle of a hepatic metastasis from colonic adenocarcinoma. *Gastroenterol Clin Biol.* 1994;18(6–7):652–656.
8. Vergara V, Garripoli A, Marucci MM, et al. Colon cancer seeding after percutaneous fine needle aspiration of liver metastasis. *J Hepatol.* 1993;18(3):276–278.
9. Charny CK, Jarnagin WR, Schwartz LH, et al. Management of 155 patients with benign liver tumours. *Br J Surg.* 2001;88(6):808–813.
10. Yoon SS, Charny CK, Fong Y, et al. Diagnosis, management, and outcomes of 115 patients with hepatic hemangioma. *J Am Coll Surg.* 2003;197(3):392–402.
11. Descottes B, Glineur D, Lachachi F, et al. Laparoscopic liver resection of benign liver tumors. *Surg Endosc.* 2003;17(1):23–30.
12. Rogula T, Gagner M. Current status of the laparoscopic approach to liver resection. *J Long Term Eff Med Implants.* 2004;14(1):23–31.
13. Ishak KG, Rabin L. Benign tumors of the liver. *Med Clin North Am.* 1975;59(4):995–1013.
14. Metry DW, Hawrot A, Altman C, et al. Association of solitary, segmental hemangiomas of the skin with visceral hemangiomatosis. *Arch Dermatol.* 2004;140(5):591–596.
15. Gemer O, Moscovici O, Ben Horin CL, et al. Oral contraceptives and liver hemangioma: a case-control study. *Acta Obstet Gynecol Scand.* 2004;83(12):1199–1201.
16. Reddy KR, Kligerman S, Levi J, et al. Benign and solid tumors of the liver: relationship to sex, age, size of tumors, and outcome. *Am Surg.* 2001;67(2):173–178.
17. Zimmermann A, Baer HU. Fibrous tumor-liver interface in large hepatic neoplasms: its significance for tumor resection and enucleation. *Liver Transpl Surg.* 1996;2(3):192–199.
18. Zimmermann A. Tumors of the liver: pathological aspects. In: Blumgart LH, Fong Y, eds. *Surgery of the Liver and Biliary Tract.* 3rd ed. New York, NY: W.B. Saunders Co.;2003;1343–1396.
19. Quinn SF, Benjamin GG. Hepatic cavernous hemangiomas: simple diagnostic sign with dynamic bolus CT. *Radiology.* 1992;182(2):545–548.
20. Ashida C, Fishman EK, Zerhouni EA, et al. Computed tomography of hepatic cavernous hemangioma. *J Comput Assist Tomogr.* 1987;11(3):455–460.
21. Itai Y, Ohtomo K, Furui S, et al. Noninvasive diagnosis of small cavernous hemangioma of the liver: advantage of MRI. *AJR Am J Roentgenol.* 1985;145(6):1195–1199.
22. Tsai CC, Yen TC, Tzen KY. The value of Tc-99m red blood cell SPECT in differentiating giant cavernous hemangioma of the liver from other liver solid masses. *Clin Nucl Med.* 2002;27(8):578–581.
23. Hatayama K, Watanabe H, Ahmed AR, et al. Evaluation of hemangioma by positron emission tomography: role in a multimodality approach. *J Comput Assist Tomogr.* 2003;27(1):70–77.
24. Cappellani A, Zanghi A, Di Vita M, et al. Spontaneous rupture of a giant hemangioma of the liver. *Ann Ital Chir.* 2000;71(3):379–383.
25. Terkivatan T, Vrijland WW, Den Hoed PT, et al. Size of lesion is not a criterion for resection during management of giant liver haemangioma. *Br J Surg.* 2002;89(10):1240–1244.
26. Farges O, Daradkeh S, Bismuth H. Cavernous hemangiomas of the liver: are there any indications for resection? *World J Surg.* 1995;19(1):19–24.
27. Kammula US, Buell JF, Labow DM, et al. Surgical management of benign tumors of the liver. *Int J Gastrointest Cancer.* 2001;30(3):141–146.
28. Fioole B, Kokke M, Van Hillegersberg R, et al. Adequate symptom relief justifies hepatic resection for benign disease. *BMC Surg.* 2005;5(1):7.
29. Hall GW. Kasabach-Merritt syndrome: pathogenesis and management. *Br J Haematol* 2001;112(4):851–862.
30. Hochwald SN, Blumgart LH. Giant hepatic hemangioma with Kasabach-Merritt syndrome: is the appropriate treatment enucleation or liver transplantation? *HPB Surg.* 2000;11(6):413–419.
31. Lerner SM, Hiatt JR, Salamandra J, et al. Giant cavernous liver hemangiomas: effect of operative approach on outcome. *Arch Surg.* 2004;139(8):818–821.
32. Baer HU, Dennison AR, Mouton W, et al. Enucleation of giant hemangiomas of the liver. Technical and pathologic aspects of a neglected procedure. *Ann Surg.* 1992;216(6):673–676.
33. Terminology of nodular hepatocellular lesions. International Working Party. *Hepatology.* 1995;22(3):983–993.
34. Nguyen BN, Flejou JF, Terris B, et al. Focal nodular hyperplasia of the liver: a comprehensive pathologic study of 305 lesions and recognition of new histologic forms. *Am J Surg Pathol.* 1999;23(12):1441–1454.
35. Bioulac-Sage P, Balabaud C, Wanless IR. Diagnosis of focal nodular hyperplasia: not so easy. *Am J Surg Pathol.* 2001;25(10):1322–1325.
36. Gibbs JF, Litwin AM, Kahlenberg MS. Contemporary management of benign liver tumors. *Surg Clin North Am.* 2004;84(2):463–480.
37. Hussain SM, Terkivatan T, Zondervan PE, et al. Focal nodular hyperplasia: findings at state-of-the-art MR imaging, US, CT, and pathologic analysis. *Radiographics.* 2004;24(1):3–17.
38. Mathieu D, Kobeiter H, Cherqui D, et al. Oral contraceptive intake in women with focal nodular hyperplasia of the liver. *Lancet.* 1998;352(9141):1679–1680.

39. Mortele KJ, Praet M, Van Vlierberghe H, et al. CT and MR imaging findings in focal nodular hyperplasia of the liver: radiologic-pathologic correlation. *AJR Am J Roentgenol*. 2000;175(3):687–692.

40. Mortele KJ, Praet M, Van Vlierberghe H, et al. Focal nodular hyperplasia of the liver: detection and characterization with plain and dynamic-enhanced MRI. *Abdom Imaging*. 2002;27(6):700–707.

41. Fabre A, Audet P, Vilgrain V, et al. Histologic scoring of liver biopsy in focal nodular hyperplasia with atypical presentation. *Hepatology*. 2002;35(2):414–420.

42. Herman P, Pugliese V, Machado MA, et al. Hepatic adenoma and focal nodular hyperplasia: differential diagnosis and treatment. *World J Surg*. 2000;24(3):372–376.

43. Shortell CK, Schwartz SI. Hepatic adenoma and focal nodular hyperplasia. *Surg Gynecol Obstet*. 1991;173(5):426–431.

44. Klatskin G. Hepatic tumors: possible relationship to use of oral contraceptives. *Gastroenterology*. 1977;73(2):386–394.

45. Gyorffy EJ, Bredfeldt JE, Black WC. Transformation of hepatic cell adenoma to hepatocellular carcinoma due to oral contraceptive use. *Ann Intern Med*. 1989;110(6):489–490.

46. Foster JH, Berman MM. The malignant transformation of liver cell adenomas. *Arch Surg*. 1994;129(7):712–717.

47. Foster JH. Primary benign solid tumors of the liver. *Am J Surg*. 1977;133(4):536–541.

48. Deneve JL, Pawlik TM, Cunningham S, et al. Liver cell adenoma: a multicenter analysis of risk factors for rupture and malignancy. *Ann Surg Oncol*. 2009;16(3):640–648.

49. Gordon SC, Reddy KR, Livingstone AS, et al. Resolution of a contraceptive-steroid-induced hepatic adenoma with subsequent evolution into hepatocellular carcinoma. *Ann Intern Med*. 1986;105(4):547–549.

50. Grazioli L, Federle MP, Brancatelli G, et al. Hepatic adenomas: imaging and pathologic findings. *Radiographics*. 2001;21(4):877–892.

51. Ichikawa T, Federle MP, Grazioli L, et al. Hepatocellular adenoma: multiphasic CT and histopathologic findings in 25 patients. *Radiology*. 2000;214(3):861–868.

52. Gabata T, Matsui O, Kadoya M, et al. MR imaging of hepatic adenoma. *AJR Am J Roentgenol*. 1990;155(5):1009–1011.

53. Arrive L, Flejou JF, Vilgrain V, et al. Hepatic adenoma: MR findings in 51 pathologically proved lesions. *Radiology*. 1994;193(2):507–512.

54. Trenschel GM, Schubert A, Dries V, et al. Nodular regenerative hyperplasia of the liver: case report of a 13-year-old girl and review of the literature. *Pediatr Radiol*. 2000;30(1):64–68.

55. Ishak KG. Hepatic lesions caused by anabolic and contraceptive steroids. *Semin Liver Dis*. 1981;1(2):116–128.

56. Relman DA, Falkow S, LeBoit PE, et al. The organism causing bacillary angiomatosis, peliosis hepatis, and fever and bacteremia in immunocompromised patients. *N Engl J Med*. 1991;324(21):1514.

57. Ferrozzi F, Tognini G, Zuccoli G, et al. Peliosis hepatis with pseudotumoral and hemorrhagic evolution: CT and MR findings. *Abdom Imaging*. 2001;26(2):197–199.

58. Wang SY, Ruggles S, Vade A, et al. Hepatic rupture caused by peliosis hepatis. *J Pediatr Surg*. 2001;36(9):1456–1459.

59. Omori H, Asahi H, Irinoda T, et al. Peliosis hepatis during postpartum period: successful embolization of hepatic artery. *J Gastroenterol*. 2004;39(2):168–171.

60. Cho CS, Fong Y. Biliary tract tumors. In: Yeo C, ed. *Shackleford's Surgery of the Alimentary Tract*. 6th ed. Philadelphia, PA: W.B. Saunders, Co.;2007:1519–1536.

61. Zimmerman A. Tumors of the bile duct: pathologic aspects. In: Blumgart LH, Fong Y, eds. *Surgery of the Liver and Biliary Tract*. 3rd ed. New York, NY: W.B. Saunders, Co.;2003:953–976.

62. Colombo M. Malignant neoplasms of the liver. In: Schiff L, Schiff ER, eds. *Diseases of the Liver*. 9th ed. Philadelphia, PA: J.B. Lippincott Co.; 1993:1377–1404.

63. Beasley RP, Hwang LY. Epidemiology of hepatocellular carcinoma. In: Vyas GH, Dienstag JL, Hoofnagle JH, eds. *Viral Hepatitis and Liver Disease*. New York, NY: Grune & Stratton; 1984:209–224.

64. Simonetti RG. Prevalence of antibodies to hepatitis C virus in hepatocellular carcinoma. *Lancet*. 1989;2(8675):1338.

65. Hasan F, Jeffers LJ, DeMedina M, et al. Hepatitis C-associated hepatocellular carcinoma. *Hepatology*. 1990;12(3 pt 1):589–591.

66. Di Bisceglie AM. Hepatitis C and hepatocellular carcinoma. *Semin Liver Dis*. 1995;15(1):64–69.

67. Forman D. Ames, the Ames test and the causes of cancer. *Br Med J*. 1991;303(6800):428–429.

68. Austin H, Delzell E, Grufferman S, et al. A case-control study of hepatocellular carcinoma and the hepatitis B virus, cigarette smoking and alcohol consumption. *Cancer Research*. 1986;46(2):962–966.

69. Naccarato R, Farinati F. Hepatocellular carcinoma, alcohol and cirrhosis: facts and hypothesis. *Dig Dis Sci*. 1991;36(8):1137–1142.

70. Nalpas B, Pol S, Theopot V, et al. Hepatocellular carcinoma in alcoholics. *Alcohol*. 1995;12(2):117–120.

71. Saunder J, Latt W. Epidemiology of alcoholic liver disease. *Bailleres Clin Gastroenterol*. 1993;7(3):555–579.

72. Schiff ER. Hepatitis C and alcohol. *Hepatology*. 1997;26(3 suppl 1):S39–S42.

73. Trichopoulos D, Day NE, Kaklamani E, et al. Hepatitis B virus, tobacco smoking and ethanol consumption in the etiology of hepatocellular carcinoma. *Int J Cancer*. 1987;39(1):45–49.

74. Yu SZ. Primary prevention of hepatocellular carcinoma. *J Gastroenterol Hepatol*. 1995;10(6):674–682.

75. Leong ASY, Liew CT. Epidemiology, risk factors, etiology, premalignant lesions and carcinogenesis. In: Leong ASY, Liew CT, Lau JWY, Johnson PJ, eds. *Hepatocellular Carcinoma, Diagnosis, Investigation and Management*. London, UK: Arnold; 1999:1–17.

76. Woodall CE, Scoggins CR, Loehle J, et al. Hepatic imaging characteristics predict overall survival in hepatocellular carcinoma. *Ann Surg Oncol*. 2007;14(10):2824–2830.

77. Stipa F, Yoon SS, Liau KH, et al. Outcome of patients with fibrolamellar hepatocellular carcinoma. *Cancer*. 2006;106(6):1331–1338.

78. Collier NA, Bloom SR, Hodgson HJF, et al. Neurotensin secretion by fibrolamellar carcinoma of the liver. *Lancet*. 1984;1(8376):538–540.

79. Craig JR. Fibrolamellar carcinoma: clinical and pathological features. In: Okuda K, Tabor E, eds. *Liver Cancer*. New York, NY: Churchill Livingstone; 1999:255–262.

80. Heyward W, Lanier A, McMahon B, et al. Early detection of primary hepatocellular carcinoma. *J Am Med Assoc*. 1985;254(21):791–794.

81. Johnson PJ, Leung N, Cheng P, et al. "Hepatoma-specific" alphafetoprotein may permit preclinical diagnosis of malignant change in patients with chronic liver disease. *Br J Cancer*. 1997;75(2):236–240.

82. Lok AS, Lai CL. alpha-Fetoprotein monitoring in Chinese patients with chronic hepatitis B virus infection: role in early detection of hepatocellular carcinoma. *Hepatology*. 1989;9(1):110–115.

83. Sherman H, Hardison J. The importance of a coexistent hepatic rub and bruit. *JAMA*. 1979;241(14):1495.

84. Ihde DC, Sherlock P, Winawer SJ, et al. Clinical manifestations of hepatoma. A review of 6 years experience at a cancer hospital. *Am J Med*. 1974;56(1):83–91.

85. Lai CL, Wu PC, Chan GC, et al. Clinical features of hepatocellular carcinoma: review of 211 patients in Hong Kong. *Cancer*. 1981;47(11):2746–2755.

86. Shiu W, Dewar G, Leung N, et al. Hepatocellular carcinoma in Hong Kong: clinical study on 340 cases. *Oncology*. 1990;47(3):241–245.

87. Ho J, Wu PC, Kung TM. An autopsy study of hepatocellular carcinoma in Hong Kong. *Pathology*. 1981;13(3):409–415.

88. Ng WD, Chan YT, Ho KK, Kong CK. Injection sclerotherapy for bleeding esophageal varices in cirrhotic patients with hepatocellular carcinoma. *Gastrointest Endosc*. 1989;35(1):69–70.

89. Yeo W, Sung JY, Ward SC, et al. A prospective study of upper gastrointestinal haemorrhage in patients with hepatocellular carcinoma. *Digestive Disease Sciences*. 1995;40(12):2516–2520.

90. Dewar GA, Griffin SM, Ku KW, et al. Management of bleeding liver tumours in Hong Kong. *Br J Surg*. 1991;78(4):463–466.

91. Chearanai O, Plengvanit U, Asavanichi C, et al. Spontaneous rupture of primary hepatoma: report of 63 cases with particular reference to the pathogenesis and rationale treatment by hepatic artery ligation. *Cancer*. 1983;51(8):1532–1536.

92. Chen MF, Hwang TL, Jeng LB, et al. Surgical treatment for spontaneous rupture of hepatocellular carcinoma. *Surg Gynecol Obstet*. 1988;167(2):99–102.

93. Kew MC, Dos Santos HA, Sherlock S. Diagnosis of primary liver cancer of the liver. *Br Med J*. 1971;4(5784):408–411.

94. Nagasue N, Inokuchi K. Spontaneous and traumatic rupture of hepatoma. *Br J Surg*. 1979;66(4):248–250.

95. Edmondson HA, Steiner PE. Primary carcinoma of the liver: a study of 100 cases among 48,900 necropsies. *Cancer*. 1954;7(3):462–503.

96. Kappel DA, Miller DR. Primary hepatic carcinoma. A review of thirty-seven patients. *Am J Surg.* 1972;124(6):798–802.

97. Kew MC, Geddes EW. Hepatocellular carcinoma in rural southern African Blacks. *Medicine.* 1982;61(2):98–108.

98. Kojiro M, Kawabata K, Kawano Y, et al. Hepatocellular carcinoma presenting as intrabile duct tumor growth. A clinicopathologic study of 24 cases. *Cancer.* 1982;49(10):2144–2147.

99. Lai EC, Ng IO, Ng MM, et al. Long-term results of resection for large hepatocellular carcinoma: a multivariate analysis of clinicopathological features. *Hepatology.* 1990;11(5):815–818.

100. Lau WY, Leung KL, Leung TW, et al. Obstructive jaundice secondary to hepatocellular carcinoma. *Surg Oncol.* 1995;4(6):303–308.

101. Lee NW, Wong KP, Siu KF, Wong J. Cholangiography in hepatocellular carcinoma with obstructive jaundice. *Clinical Radiology.* 1984;35(119):123.

102. Okuda K. Clinical aspects of hepatocellular carcinoma—analysis of 134 cases. In: Okuda K, Peters F, eds. *Hepatocellular Carcinoma.* New York, NY: Wiley; 1976:387–436.

103. Roslyn JJ, Kuchenbecker S, Longmire WP, et al. Floating tumor debris. A cause of intermittent biliary obstruction. *Arch Surg.* 1984;119(11):1312–1315.

104. Afroudakis A, Bhuta SM, Ranganath KA, et al. Obstructive jaundice caused by hepatocellular carcinoma. Report of three cases. *Digestive Diseases.* 1978;23(7):609–617.

105. Lau WY, Leow CK, Li AKC. A logical approach to hepatocellular carcinoma presenting with jaundice. *Ann Surg.* 1997;225(3):281–285.

106. van Sonnenberg E, Ferucci J. Bile duct obstruction in hepatocellular carcinoma (hepatoma)—clinical and cholangiographical characteristics. Report of 6 cases and review of the literature. *Radiology.* 1979;130(1):7–13.

107. Wu CS, Wu SS, Chen PC, et al. Cholangiography of icteric type hepatoma. *Am J Gastroenterol.* 1994;89(5):774–777.

108. Kew MC, Dusheiko GM. Paraneoplastic manifestations of hepatocellular carcinoma. In: Berk PD, Chalmers TC, eds. *Frontiers Liver and Disease.* New York, NY: Thieme-Stratton; 1981:305–319.

109. Helzberg JH, McPhee MS, Zarling EJ, Lukert BP. Hepatocellular carcinoma: an unusual course with hyperthyroidism and inappropriate thyroid-stimulating hormone production. *Gastroenterology.* 1985;88(1 pt 1):181–184.

110. McFrazean AJS, Yeung RRT. Further observations on hypoglycaemia in hepatocellular carcinoma. *Am J Med.* 1969;47(2):220–235.

111. Shapiro E, Bell GI, Polonsky K, et al. Tumor hypoglycemia: relationship to high molecular weight insulin-like growth factor II. *J Clin Invest.* 1990;85(5):1672–1679.

112. Lau JWY, Leow CK. Surgical management (including liver transplantation). In: Leong ASY, Leiw CT, Lau JWY, Johnson PJ, eds. *Hepatocellular Carcinoma. Diagnosis, Investigation and Management.* London, UK: Arnold; 1999:147–172.

113. Caturelli E, Bisceglia M, Fusilli S, et al. Cytological versus microhistological diagnosis of hepatocellular carcinoma: comparative accuracies in the same fine-needle biopsy specimen. *Dig Dis Sci.* 1996;41(12):2326–2331.

114. Voyles CR, Bowley NJ, Allison DJ, et al. Carcinoma of the proximal extrahepatic biliary tree radiologic assessment and therapeutic alternatives. *Ann Surg.* 1983;197(2):188–194.

115. Williamson BW, Blumgart LH, Mckellar NJ. Management of tumors of the liver. Combined use of arteriography and venography in the assessment of respectability, especially in hilar tumours. *Am J Surg.* 1980;139(2):210–215.

116. Lau WY, Arnold M, Leung NW, et al. Hepatic intraarterial lipiodol ultrasound guided biopsy in the management of hepatocellular carcinoma. *Surg Oncol.* 1993;2(2):119–124.

117. Hasegawa H, Yamazaki S, Makuuchi M, et al. Hepatectomies pour hepatocarcinome sur goie cirrhotique: schemes desionnels et principes de reanimation peri-operatoir. Experience de 204 cas. *Journal de Chirurgie.* 1987;124(8–9):425–431.

118. Noun R, Jagot P, Farges O, et al. High preoperative serum alanine transferase levels: effect on the risk of liver resection in child grade A cirrhotic patients. *World J Surg.* 1997;21(4):390–395.

119. Lau WY, Lai EC. Hepatocellular carcinoma-current management and recent advances. *Hepatobiliary Pancreat Dis Int.* 2008;7(3):237–257.

120. Child CG, Turcotte JG. Surgery and portal hypertension. In: Child CG, ed. *The liver and portal hypertension.* Philadelphia, PA: W.B. Saunders; 1964:50–62.

121. Pugh RN, Murray-Lyon IM, Dawson JL, et al. Transection of the oesoph-agus for bleeding oesophageal varices. *Br J Surg.* 1973;60(8):646–649.

122. Franco D, Borgonovo G. Liver resection in cirrhosis of the liver. In: Blumgart LH, Fong Y, eds. *Surgery of the Liver and Biliary Tract.* 3rd ed. New York, NY: W.B. Saunders, Co.; 2003:1725–1742.

123. Bismuth H, Chiche L, Adam R, et al. Liver resection versus transplantation for hepatocellular carcinoma in cirrhotic patients. *Ann Surg.* 1993;218(2):145–151.

124. Hemming AW, Scudamore CH, Shackleton CR, et al. Indocyanine green clearance as a predictor of successful hepatic resection in cirrhotic patients. *Am J Surg.* 1992;163(5):515–518.

125. Gill RA, Goodman MW, Golfus GR, et al. Aminopyrine breath test predicts surgical risk for patients with liver disease. *Ann Surg.* 1983;198(6):701–704.

126. Takenaka K, Kanematsu T, Fukuzawa K, et al. Can hepatic failure after surgery for hepatocellular carcinoma in cirrhotic patients be prevented? *World J Surg.* 1990;14(1):123–127.

127. Bruix J, Castells A, Bosch J, et al. Surgical resection of hepatocellular carcinoma in cirrhotic patients: prognostic value of preoperative portal pressure. *Gastroenterology.* 1996;111(4):1018–1022.

128. Bismuth H, Houssin D, Mazmanian G. Postoperative liver insufficiency: prevention and management. *World J Surg.* 1983;7(4):505–510.

129. Fong Y, Sun RL, Jarnagin W, Blumgart LH. An analysis of 412 cases of hepatocellular carcinoma at a Western center. *Ann Surg.* 1999; 229(6):790–799.

130. Vauthey JN, Klimstra D, Blumgart LH. A simplified staging system for hepatocellular carcinomas. *Gastroenterology.* 1995;108(2):617–618.

131. Nathan H, Schulick RD, Choti MA, et al. Predictors of survival after resection of early hepatocellular carcinoma. *Ann Surg.* 2009;249(5):799–805.

132. Cha C, Fong Y, Jarnagin WR, et al. Predictors and patterns of recurrence after resection of hepatocellular carcinoma. *J Am Coll Surg.* 2003; 197(5):753–758.

133. Tsuzuki T, Sugioika A, Ueda M, et al. Hepatic resection for hepatocellular carcinoma. *Surgery.* 1990;107(5):511–520.

134. Nagasue N, Kohno H, Chang YC, et al. Liver resection for hepatocellular carcinoma. Results of 229 consecutive patients during 11 years. *Ann Surg.* 1993;217(4):375–384.

135. Cho CS, Gonen M, Shia J, et al. A novel prognostic nomogram is more accurate than conventional staging systems for predicting survival after resection of hepatocellular carcinoma. *J Am Coll Surg.* 2008;206(2):281–291.

136. Nagasue N, Yukaya H, Ogawa Y, et al. Human liver regeneration after major hepatic resection. A study of normal liver and livers with chronic hepatitis and cirrhosis. *Ann Surg.* 1987;206(1):30–39.

137. Vauthey JN, Klimstra D, Franceschi D, et al. Factors affecting long-term outcome after hepatic resection for hepatocellular carcinoma. *Am J Surg.* 1995;169(January):28–35.

138. Ho MC, Huang GT, Tsang YM, et al. Liver resection improves the survival of patients with multiple hepatocellular carcinomas. *Ann Surg Oncol.* 2009;16(4):848–855.

139. Tanabe G, Sakamoto M, Akazawa K, et al. Intraoperative risk factors associated with hepatic resection. *Br J Surg.* 1995;82(9):1262–1265.

140. Kanematsu T, Takenaka K, Matsumata T, et al. Limited hepatic resection effective for selected cirrhotic patients with primary liver cancer. *Ann Surg.* 1984;199(1):51–56.

141. The Liver Study Group of Japan. Primary liver cancer in Japan. *Cancer.* 1980;45(10):2663–2669.

142. Nagao T, Goto S, Kawano N, et al. Hepatic resection for hepatocellular carcinoma: clinical features and long-term prognosis. *Ann Surg.* 1987;205(1):33–40.

143. Capussotti L, Borgonovo G, Bouzari H, et al. Results of major hepatectomy for large primary liver cancer in patients with cirrhosis. *Br J Surg.* 1994;81(3):427–431.

144. Fuster J, Garcia-Valdecasas JC, Grande L, et al. Hepatocellular carcinoma and cirrhosis—results of surgical treatment in a European series. *Ann Surg.* 1996;223(3):297–302.

145. Melendez JA, Arslan V, Fischer ME, et al. Perioperative outcomes of major hepatic resections under low central venous pressure anesthesia: blood loss, blood transfusion, and the risk of postoperative renal dysfunction. *J Am Coll Surg.* 1998;187(6):620–625.

146. Kim YI, Nakashima K, Tada I, et al. Prolonged normothermic ischaemia of human cirrhotic liver during hepatectomy: a preliminary report. *Br J Surg.* 1993;80(12):1566–1570.

147. Man K, Fan ST, Ng IO, et al. Prospective evaluation of Pringle maneuver in hepatectomy for liver tumors by a randomized study. *Ann Surg.* 1997;226(6):704–711.

148. DeMatteo RP, Palese C, Jarnagin WJ, et al. Segmental resection is superior to wedge resection for colorectal liver metastases. *J Gastrointest Surg.* 2000;4(2):178–184.

149. Lau WY, Leung KL, Leung TW, et al. Resection of hepatocellular carcinoma with diaphragmatic invasion. *Surg Oncol.* 1995;82(2):264–266.

150. Sitzmann JV, Abrams R. Improved survival for hepatocellular cancer with combination surgery and multimodality treatment. *Ann Surg.* 1993;217(2):149–154.

151. Yamanaka N, Okamoto E, Fujihara S, et al. Do the tumor cells of hepatocellular carcinomas dislodge into the portal venous system during hepatic resection? *Cancer.* 1992;70(9):2263–2267.

152. Farinati F, Rinaldi M, Gianni S, et al. How should patients with hepatocellular carcinoma be staged? Validation of a new prognostic system. *Cancer.* 2000;89(11):2266–2273.

153. Zhao WH, Ma ZM, Zhou XR, et al. Prediction of recurrence and prognosis in patients with hepatocellular carcinoma after resection by use of CLIP score. *World J Gastroenterol.* 2002;8(2):237–242.

154. Bruix J, Llovet JM. Prognostic assessment and evaluation of the benefits of treatment. *J Clin Gastroenterol.* 2002;35(5 suppl 2):S138–S142.

155. Levy I, Sherman M, The Liver Cancer Study Group of the University of Toronto. Staging of hepatocellular carcinoma: assessment of the CLIP, Okuda, and Child-Pugh staging systems in a cohort of 257 patients in Toronto. *Gut.* 2002;50(6):881–885.

156. Rabe C, Lenz M, Schmitz V, et al. An independent evaluation of modern prognostic scores in a central European cohort of 120 patients with hepatocellular carcinoma. *Eur J Gastroenterol Hepatol.* 2003;15(12):1305–1315.

157. Ramacciato G, Mercantini P, Cautero N, et al. Prognostic evaluation of the new American Joint Committee on Cancer/International Union Against Cancer staging system for hepatocellular carcinoma: analysis of 112 cirrhotic patients resected for hepatocellular carcinoma. *Ann Surg Oncol.* 2005;12(4):289–297.

158. Marrero JA, Fontana RJ, Barrat A, et al. Prognosis of hepatocellular carcinoma: comparison of 7 staging systems in an American cohort. *Hepatology.* 2005;41(4):707–716.

159. Fan J, Tang ZY, Yu YQ, et al. Improved survival with resection after transcatheter arterial chemoembolization (TACE) for unresectable hepatocellular carcinoma. *Dig Surg.* 1998;15(6):674–678.

160. Harada T, Matsuo K, Inoue T. Is preoperative hepatic arterial chemoembolization safe and effective for hepatocellular carcinoma? *Ann Surg.* 1996;224(1):4–9.

161. Tang ZY, Yu YQ, Zhou XD, et al. Treatment of unresectable primary liver cancer: with reference to cytoreduction and sequential resection. *World J Surg.* 1995;19(1):47–52.

162. Lau WY, Ho S, Leung TW, et al. Selective internal radiation therapy for nonresectable hepatocellular carcinoma with intraarterial infusion of 90 yttrium microspheres. *Int J Radiat Oncol Biol Phys.* 1998;40(3):583–592.

163. Riaz A, Kulik L, Lewandowski RJ, et al. Radiologic-pathologic correlation of hepatocellular carcinoma treated with internal radiation using yttrium-90 microspheres. *Hepatology.* 2009;49(4):1185–1193.

164. Majno PE, Adam R, Bismuth H, et al. Influence of preoperative transarterial lipiodol chemoembolization on resection and transplantation for hepatocellular carcinoma in patients with cirrhosis. *Ann Surg.* 1997;226(6):688–701.

165. Yoshida T, Sakon M, Umeshita K, et al. Appraisal of transarterial immunoembolization for hepatocellular carcinoma: a clinicopathologic study. *J Clin Gastroenterol.* 2001;32(1):59–65.

166. Lygidakis NJ, Tsiliakos S. Multidisciplinary management of hepatocellular carcinoma. *Hepatogastroenterology.* 1996 Nov;43(12):1611–1619

167. Borzutzky CA, Turbiner EH. The predictive value of hepatic artery perfusion scintigraphy. *J Nucl Med.* 1985;26(10):1153–1156.

168. Palavecino M, Chun YS, Madoff DC, et al. Major hepatic resection for hepatocellular carcinoma with or without portal vein embolization: perioperative outcome and survival. *Surgery.* 2009;145(4):399–405.

169. Seo DD, Lee HC, Jang MK, et al. Preoperative portal vein embolization and surgical resection in patients with hepatocellular carcinoma and small future liver remnant volume: comparison with transarterial chemoembolization. *Ann Surg Oncol.* 2007;14(12):3501–3509.

170. Okuda K, Ohtsuki T, Obata H, et al. Natural history of hepatocellular carcinoma and prognosis in relation to treatment. *Cancer.* 1985;56(4):918–928.

171. Friedman M. Primary hepatocellular cancer: present results and future prospects. *Int J Radiat Biol Phys.* 1983;9(12):1841–1850.

172. Lai EC, Choi TK, Tong SW, et al. Treatment of unresectable hepatocellular carcinoma: results of a randomised controlled trial. *World J Surg.* 1986;10(3):501–509.

173. Carr BI, Zajko A, Bron K, et al. Phase II study of Spherex (degradable starch microspheres) injected into the hepatic artery in conjunction with doxorubicin and cisplatin in the treatment of advanced-stage hepatocellular carcinoma: interim analysis. *Semin Oncol.* 1997;24(2 suppl 6):S6.

174. Izumi R, Shimizu K, Iyobe T, et al. Postoperative adjuvant arterial infusion of lipiodol containing anticancer drugs in patients with hepatocellular carcinoma. *Hepatology.* 1994;20(2):295–301.

175. Lai EC, Lo CM, Fan ST, et al. Postoperative adjuvant chemotherapy after curative resection of hepatocellular carcinoma: a randomized controlled trial. *Arch Surg.* 1998;133(2):183–188.

176. Wu CC, Ho YZ, Ho WL, et al. Preoperative transcatheter arterial chemoembolization for resectable large hepatocellular carcinoma. A reappraisal. *Br J Surg.* 1995;82(1):122–126.

177. Muto Y, Moriwaki H, Ninomiya M, et al. Prevention of second primary tumors by an acyclic retinoid, polyprenoic acid, in patients with hepatocellular carcinoma. *N Engl J Med.* 1996;334(24):1561–1567.

178. Lau WY, Leung TW, Ho SK, et al. Adjuvant intra-arterial iodine-131-labelled lipiodol for resectable hepatocellular carcinoma: a prospective randomized trial. *Lancet.* 1999;353(9155):797–801.

179. Llovet JM, Ricci S, Mazzaferro V, et al. Sorafenib in advanced hepatocellular carcinoma. *N Engl J Med.* 2008;359(4):378–390.

180. Ringe B, Hanack U, Schulze FP. Liver transplantation for tumors. In: Blumgart LH, Fong Y, eds. *Surgery of the Liver and Biliary Tract.* 3rd ed. New York, NY: W.B. Saunders, Co.; 2003:2097–2106.

181. Selby R, Kadry Z, Carr B, et al. Liver transplantation for hepatocellular carcinoma. *World J Surg.* 1995;19(1):53–58.

182. Yokoyama I, Todo S, Iwatsuki S, Starzl TE. Liver transplantation in the treatment of primary liver cancer. *Hepatogastroenterology.* 1990;37(2):188–193.

183. Haug CE, Jenkins RL, Rohrer RJ, et al. Liver transplantation for primary hepatic cancer. *Transplantation.* 1992;53(2):376–382.

184. Mazzaferro V, Regalia E, Doci R, et al. Liver transplantation for the treatment of small hepatocellular carcinomas in patients with cirrhosis. *N Engl J Med.* 1996;334(11):693–699.

185. Graziadei IW, Sandmueller H, Waldenberger P, et al. Chemoembolization followed by liver transplantation for hepatocellular carcinoma impedes tumor progression while on the waiting list and leads to excellent outcome. *Liver Transpl.* 2003;9(6):557–563.

186. Millonig G, Graziadei IW, Freund MC, et al. Response to preoperative chemoembolization correlates with outcome after liver transplantation in patients with hepatocellular carcinoma. *Liver Transpl.* 2007;13(2):272–279.

187. Yao FY, Kerland RK Jr, Hirose R, et al. Excellent outcome following down-staging of hepatocellular carcinoma prior to liver transplantation: an intention-to-treat analysis. *Hepatology.* 2008;48(3):819–827.

188. Yang LY, Fang F, Ou DP, et al. Solitary large hepatocellular carcinoma: a specific subtype of hepatocellular carcinoma with good outcome after hepatic resection. *Ann Surg.* 2009;249(1):118–123.

189. Liau KH, Ruo L, Shia J, et al. Outcome of partial hepatectomy for large (>10 cm) hepatocellular carcinoma. *Cancer.* 2005;104(9):1948–1955.

190. Pawlik TM, Poon RT, Abdalla EK, et al. Critical appraisal of the clinical and pathologic predictors of survival after resection of large hepatocellular carcinoma. *Arch Surg.* 2005;140(5):450–457.

191. Livraghi T, Bolondi L, Buscarini L, et al. No treatment, resection and ethanol injection in hepatocellular carcinoma: a retrospective analysis of survival in 391 patients with cirrhosis. Italian Cooperative HCC Study Group. *J Hepatol.* 1995;22(5):522–526.

192. Nonami T, Harada A, Kurokawa T, et al. Hepatic resection for hepatocellular carcinoma. *Am J Surg.* 1997;173(4):288–291.

193. Cha CH, Ruo L, Fong Y, et al. Resection of hepatocellular carcinoma in patients otherwise eligible for liver transplantation. *Ann Surg.* 2003;238(3):315–321.

194. Lo CM, Ngan H, Tso WK, et al. Randomized controlled trial of transarterial lipiodol chemoembolization for unresectable hepatocellular carcinoma. *Hepatology.* 2002;35(5):1164–1171.

195. Llovet JM, Real MI, Montana X, et al. Arterial embolisation or chemoembolisation versus symptomatic treatment in patients with unresectable hepatocellular carcinoma: a randomized controlled trial. *Lancet.* 2002;359(9319):1734–1739.

196. Chok KS, Ng KK, Poon RT, et al. Comparable survival in patients

with unresectable hepatocellular carcinoma treated by radiofrequency ablation or transarterial chemoembolization. *Arch Surg.* 2006;141(12):1231–1236.

197. Kuwayti K, Baggenstoss AH, Stauffer MH, Priestly JI. Carcinoma of the major intrahepatic and extrahepatic bile ducts exclusive of the papilla of Vater. *Surg Gynecol Obstet.* 1957;104(3):357–366.

198. Carriaga MT, Henson DE. Liver, gallbladder, extrahepatic bile ducts, and pancreas. *Cancer.* 1995;75(suppl 1):S171–S190.

199. Okuda K, Kubo Y, Okazaki N, et al. Clinical aspects of intrahepatic bile duct carcinoma including hilar carcinoma. A study of 57 autopsy proven cases. *Cancer.* 1977;39(1):232–246.

200. Burke EC, Jarnagin WR, Hochwald SN, et al. Hilar Cholangiocarcinoma: patterns of spread, the importance of hepatic resection for curative operation, and a presurgical clinical staging system. *Ann Surg.* 1998;228(3):385–394.

201. Nagorney DM, Donohue JH, Farnell MB, et al. Outcomes after curative resections of cholangiocarcinoma. *Arch Surg.* 1993;128(8):871–879.

202. Broome U, Olsson R, Loof L, et al. Natural history and prognostic factors in 305 Swedish patients with primary sclerosing cholangitis. *Gut.* 1996;38(4):610–615.

203. Pitt HA, Nakeeb A, Abrams RA, et al. Perihilar cholangiocarcinoma. Postoperative radiotherapy does not improve survival. *Ann Surg.* 1995;221(6):788–798.

204. LaRusso NF, Shneider BL, Black D, et al. Primary sclerosing cholangitis: summary of a workshop. *Hepatology.* 2006;44(3):746–764.

205. Cho CS, Dayton MT, Thompson JS, et al. Proctocolectomy-ileal pouch-anal anastomosis for ulcerative colitis after liver transplantation for primary sclerosing cholangitis: a multi-institutional analysis. *J Gastrointest Surg.* 2008;12(7):1221–1226.

206. Vogt DP. Current management of cholangiocarcinoma. *Oncology.* 1988;2(6):37–44, 54.

207. Hewitt PM, Krige JE, Bornman PC, et al. Choledochal cyst in pregnancy; a therapeutic dilemma. *J Am Coll Surg.* 1995;181(3):237–240.

208. Becker CD, Glattli A, Maibach R, et al. Percutaneous palliation of malignant obstructive jaundice with the Wallstent endoprosthesis: follow-up and reintervention in patients with hilar and non-hilar obstruction. *J Vasc Inter Radiol.* 1993;4(5):597–604.

209. Jeng KS, Ohta I, Yang FS, et al. Coexisting sharp ductal angulation with intrahepatic biliary strictures in right hepatolithiasis. *Arch Surg.* 1994;129(10):1097–1102.

210. Tanaka K, Ikoma A, Hamada N, et al. Biliary tract cancer accompanied by anomalous junction of pancreaticobiliary ductal system in adults. *Am J Surg.* 1998;175(3):218–220.

211. Chu KM, Lo CM, Liu CL, Fan ST. Malignancy associated with hepatolithiasis. *Hepato-Gastroenterology.* 1997;44(14):352–357.

212. Kubo S, Kinoshita H, Hirohashi K, Hamba H. Hepatolithiasis associated with cholangiocarcinoma. *World J Surg.* 1995;19(4):637–641.

213. Watanapa P. Cholangiocarcinoma in patients with opisthorchiasis. *Br J Surg.* 1996;83(8):1062–1064.

214. Harrison LE, Fong Y, Klimstra DS, et al. Surgical treatment of 32 patients with peripheral intrahepatic cholangiocarcinoma. *Br J Surg.* 1998;85(8):1068–1070.

215. Berdah SV, Delpero JR, Garcia S, et al. A western surgical experience of peripheral cholangiocarcinoma. *Br J Surg.* 1996;83(11):1517–1521.

216. Chu KM, Lai EC, al-Hadeedi SY, et al. Intrahepatic cholangiocarcinoma. *World J Surg.* 1997;21(3):301–306.

217. Severini A, Bellomi M, Cozzi G, et al. Lymphomatous involvement of intrahepatic and extrahepatic biliary ducts. PTC and ERCP findings. *Acta Radiol Diagn.* 1981;22(2):159–163.

218. Nakeeb A, Pitt HA, Sohn TA, et al. Cholangiocarcinoma: a spectrum of intrahepatic perihilar, and distal tumors. *Ann Surg.* 1996;224(4):463–475.

219. Chen MF, Jan YY, Wang CS, et al. Clinical experience in 20 hepatic resections for peripheral cholangiocarcinoma. *Cancer.* 1989;64(11):2226–2232.

220. Tompkins RK, Thomas D, Wile A, Longmire WP. Prognostic factors in bile duct carcinoma. Analysis of 96 cases. *Ann Surg.* 1981;194(4):447–457.

221. Fong Y, Blumgart LH, Lin E, et al. Outcome of treatment for distal bile duct cancer. *Br J Surg.* 1996;83(12):1712–1715.

222. Saunders K, Longmire W, Jr., Tompkins R, et al. Diffuse bile duct tumors: guidelines for management. *Am Surg.* 1991;57(12):816–820.

223. Tamandi D, Kaczirek K, Gruenberger B, et al. Lymph node ratio after curative surgery for intrahepatic cholangiocarcinoma. *Br J Surg.* 2009;96(8):919–925.

224. Endo I, Gonen M, Yopp AC, et al. Intrahepatic cholangiocarcinoma: rising frequency, improved survival, and determinants of outcome after resection. *Ann Surg.* 2008; 248(1):84–96.

225. Altaee MY, Johnson PJ, Farrant JM, Williams R. Etiologic and clinical characteristics of peripheral and hilar cholangiocarcinoma. *Cancer.* 1991;68(9):2051–2055.

226. Penn I. Hepatic transplantation for primary and metastatic cancers of the liver. *Surgery.* 1991;110(4):726–735.

227. Sudan D, DeRoover A, Cinnakotla S, et al. Radiochemotherapy and transplantation allow long-term survival for nonresectable hilar cholangiocarcinoma. *Am J Transplant.* 2002;2(8):774–779.

228. DeVreede I, Steers JL, Burch PA, et al. Prolonged disease-free survival after orthotopic liver transplantation plus adjuvant chemoirradiation for cholangiocarcinoma. *Liver Transpl.* 2000;6(3):317–319.

229. Rea DJ, Heimbach JK, Rosen CB. Liver transplantation with neoadjuvant chemoradiation is more effective than resection for hilar cholangiocarcinoma. *Ann Surg.* 2005;242(3):451–458.

230. Rosen CB, Heimbach JK, Gores GJ. Surgery for cholangiocarcinoma: the role of liver transplantation. *HPB.* 2008;10(3):186–189.

231. Todoroki T. Chemotherapy for bile duct carcinoma in the light of adjuvant chemotherapy to surgery. *Hepatogastroenterology.* 2000; 47(33):644–649.

232. Stillwagon GB, Order SE, Haulk T, et al. Variable low dose rate irradiation (131I-anti-CEA) and integrated low dose chemotherapy in the treatment of nonresectable primary intrahepatic cholangiocarcinoma. *Int J Radiat Oncol Biol Phys.* 1991;21(6):1601–1605.

233. Jarnagin WR, Schwartz LH, Gultekin DH, et al. Regional chemotherapy for unresectable primary liver cancer: results of a phase II clinical trial and assessment of DCE-MRI as a biomarker of survival. *Ann Oncol.* 2009;20(9):1589–1595.

234. Halpern E, Kun LE, Constine LS, et al. *Pediatric Radiation Oncology.* New York, NY: Raven Press; 1989:280.

235. Stocker JT, Ishak KG. Hepatoblastoma. In: Okuda K, Ihak KG, eds. *Neoplasms of the Liver.* New York, NY: Springer-Verlag; 1987.

236. Lack EE, Neave C, Vawter GF. Hepatoblastoma. A clinical and pathologic study of 54 cases. *Am J Surg Pathol.* 1982;6(8):693–705.

237. Mahour GH, Wogu GU, Siegel SE, Isaacs H. Improved survival in infants and children with primary malignant liver tumors. *Am J Surg.* 1983;146(2):236–240.

238. Weinberg AG, Finegold MJ. Primary hepatic tumors of childhood. *Hum Pathol.* 1983;14(6):512–537.

239. Schmidt D, Harms D, Lang W. Primary malignant tumors in childhood. *Virchows Archiv A Pathol Anat Histopathol.* 1985;407(4):387–405.

240. Stevens WR, Johnson CD, Stephens DH, Nagorney DM. Fibrolamellar hepatocellular carcinoma: stage at presentation and results of aggressive surgical management. *AJR Am J Roentgenol.* 1995;164:1153.

241. Hata Y, Ishizu H, Ohmori K, et al. Flow cytometric analysis of the nuclear DNA content of hepatoblastoma. *Cancer.* 1991;68(12):2566–2570.

242. Filler RM, Ehrlich PF, Greenberg ML, Babyn PS. Preoperative chemotherapy in hepatoblastoma. *Surgery.* 1991;110(4):591–596.

243. Ninane J, Perilongo G, Stalens JP, et al. Effectiveness and toxicity of cisplatin and doxorubicin (PLADO) in childhood hepatoblastoma and hepatocellular carcinoma: a SIOP pilot study. *J Med Ped Oncol.* 1991;19(3):199–203.

244. Evans AE, Land VJ, Newton WA, et al. Combination chemotherapy (vincristine, adriamycin, cyclophosphamide, and 5-fluorouracil) in the treatment of children with malignant hepatoma. *Cancer.* 1982;50(5):821–826.

245. Habrand JL, Pritchard J. Role of radiotherapy in hepatoblastoma and hepatocellular carcinoma in children and adolescents: results of a survey conducted by the SIOP Liver Tumour Study Group. *J Med Ped Oncol.* 1991;19(3):208.

246. Weiss SW, Enzinger FM. Epithelioid hemangioendothelioma: a vascular tumor often mistaken for a carcinoma. *Cancer.* 1982;50(5):970–981.

247. Mark L, Delorme F, Creech JL, et al. Clincial and morphological features of hepatic angiosarcoma in vinyl chloride workers. *Cancer.* 1976;37(1):149–163.

248. Ishak KG, Sesterhenn IA, Goodman ZD, et al. Epithelioid hemangioendothelioma of the liver: a clinicopathologic and follow-up study of 32 cases. *Hum Pathol.* 1984;15(9):839–852.

249. Leuschner I, Schmidt D, Harms D. Undifferentiated sarcoma of the liver in childhood: morphology, flow cytometry, and literature review. *Hum Pathol.* 1990;21(1):68–76.

250. Stocker JT, Ishak KG. Undifferentiated (embryonal) sarcoma of the liver: report of 31 cases. *Cancer.* 1978;42(1):336–348.
251. Shin MS, Carpenter JT, Jr., Ho KJ. Epithelioid hemangioendothelioma: CT manifestations and possible linkage to vinyl chloride exposure. *J Comput Assist Tomogr.* 1991 May;15(3):505–507.
252. Scheele J, Stang R, Altendorf-Hofmann A, Paul M. Resection of colorectal liver metastases. *World J Surg.* 1995;19:59–71.
253. Gayowski TJ, Iwatsuki S., Madariaga JR, et al. Experience in hepatic resection for metastatic colorectal cancer: analysis of clinical and pathologic risk factors. *Surgery.* 1994;116:703–711.
254. Jarnagin WR, Gonen M, Fong Y, et al. Improvement in perioperative outcome after hepatic resection: analysis of 1,803 consecutive cases over the past decade. *Ann Surg.* 2002;236(4):397–406.
255. Gold JS, Are C, Kornprat P, et al. Increased use of parenchymal-sparing surgery for bilateral liver metastases from colorectal cancer is associated with improved mortality without change in oncologic outcome: trends in treatment over time in 440 patients. *Ann Surg.* 2008;247(1):109–117.
256. Billingsley KG, Jarnagin WR, Fong Y, Blumgart LH. Segment-oriented hepatic resection in the management of malignant neoplasms of the liver. *J Am Coll Surg.* 1998;187(5):471–481.
257. DeMatteo RP, Fong Y, Jarnagin WR, Blumgart LH. Recent advances in hepatic resection. *Semin Surg Oncol.* 2000;19(2):200–207.
258. DeMatteo RP, Palese C, Jarnagin WR, et al. Anatomic segmental hepatic resection is superior to wedge resection as an oncologic operation for colorectal liver metastases. *J Gastrointest Surg.* 2000;4(2):178–184.
259. Couinaud CM. A simplified method for controlled left hepatectomy. *Surgery.* 1985;97(3):358–361.
260. Foster JH. History of liver surgery. *Arch Surg.* 1991;126(3):381–387.
261. McEntee GP, Nagorney DM. Use of vascular staplers in major hepatic resections. *Br J Surg.* 1991;78(1):40–41.
262. Fong Y, Blumgart LH. Useful stapling techniques in liver surgery. *J Am Coll Surg.* 1997;185(1):93–100.
263. Launois B, Jamieson GG. The importance of Glisson's capsule and its sheath in the intrahepatic approach to resection of the liver. *Surg Gynecol Obstet.* 1992;174(1):7–10.
264. Launois B, Jamieson GG. The posterior intrahepatic approach for hepatectomy or removal of segments of the liver. *Surg Gynecol Obstet.* 1992;174(2):155–158.
265. Blumgart LH, Jarnagin W, Fong Y. Liver resction for benign disease and for liver and biliary tumors. In: Blumgart LH, Fong Y, eds. *Surgery of the Liver and Biliary Tract.* 3rd ed. New York, NY: W.B. Saunders, Co.; 2003:1639–1714.
266. Yamamoto J, Kosuge T, Shimada K, et al. Repeat liver resection for recurrent colorectal liver metastases. *Am J Surg.* 1999;178(4):275–281.
267. Hodgson WJ, Morgan J, Byrne D, et al. Hepatic resections for primary and metastatic tumors using the ultrasonic surgical dissector. *Am J Surg.* 1992;163(2):246–250.
268. Rau HG, Buttler ER, Baretton G, et al. Jet-cutting supported by high frequency current: new technique for hepatic surgery. *World J Surg.* 1997;21(3):254–259.
269. Okuda K, Obata H, Nakajima Y, et al. Prognosis of primary hepatocellular carcinoma. *Hepatology.* 1984;4(1 suppl):3S–6S.
270. Kanematsu T, Matsumata T, Takenaka K, et al. Clinical management of recurrent hepatocellular carcinoma after primary resection. *Br J Surg.* 1988;75(3):203–206.
271. Yamanaka N, Okamoto E, Toyosaka A, et al. Prognostic factors after hepatectomy for hepatocellular carcinoma. A univariate and multivariate analysis. *Cancer.* 1990;65(5):1104–1110.
272. Ringe B, Pichlmayr R, Wittekind C, Tusch G. Surgical treatment of hepatocellular carcinoma: experience with liver resection and transplantation in 198 patients. *World J Surg.* 1991;15(2):270–285.
273. Sasaki Y, Imaoka S, Masutani S, et al. Influence of coexisting cirrhosis on long-term prognosis after surgery in patients with hepatocellular carcinoma. *Surgery.* 1992;112(3):515–521.
274. Takenaka K, Shimada M, Higahi H, et al. Liver resection for hepatocellular carcinoma in the elderly. *Arch Surg.* 1994;129(8):846–850.
275. Suenaga M, Sugiura H, Kokuba Y, et al. Repeated hepatic resection for recurrent hepatocellular carcinoma in eighteen cases. *Surgery.* 1994;115(4):452–457.
276. Bismuth H, Chiche L, Castaing D. Surgical treatment of hepatocellular carcinomas in noncirrhotic liver: experience with 68 liver resections. *World J Surg.* 1995;19(1):35–41.
277. Lai EC, Fan ST, Lo CM, et al. Hepatic resection for hepatocellular carcinoma. An audit of 343 patients. *Ann Surg.* 1995;221(3):291–298.
278. Takenaka K, Kawahara N, Yamamoto K, et al. Results of 280 liver resections for hepatocellular carcinoma. *Arch Surg.* 1996;131(1):71–76.
279. Poon RT, Ng IO, Fan ST, et al. Clinicopathologic features of long-term survivors and disease-free survivors after resection of hepatocellular carcinoma: a study of a prospective cohort. *J Clin Oncol.* 2001;19(12):3037–3044.
280. Belghiti J, Regimbeau JM, Durand F, et al. Resection of hepatocellular carcinoma: a European experience on 328 cases. *Hepatogastroenterology.* 2002;49(43):41–46.
281. Esnaola N, Mirza N, Lauwers GY, et al. Comparison of clinicopathologic characteristics and outcomes after resection in patients with hepatocellular carcinoma treated in the United States, France, and Japan. *Ann Surg.* 2003;238(5):711–719.
282. Ng KK, Vauthey JN, Pawlik TM, et al. Is hepatic resection for large or multinodular hepatocellular carcinoma justified? Results from a multi-institutional database. *Ann Surg Oncol.* 2005;12(5):364–373.
283. O'Grady JG, Polson RJ, Rolles K, et al. Liver transplantation for malignant disease. *Ann Surg.* 1988;207(4):373–379.
284. Ringe B, Wittekind C, Bechstein WO, et al. The role of liver transplantation in hepatobiliary malignancy: a retrospective analysis of 95 patients with particular regard to tumor stage and recurrence. *Ann Surg.* 1989;209(1):88–98.
285. Iwatsuki S, Starzl TE, Sheahan DG, et al. Hepatic resection versus transplantation for hepatocellular carcinoma. *Ann Surg.* 1991;214(3):221–229.
286. Pichlmayr R, Weimann A, Steinhoff G, Ringe B. Liver transplantation for hepatocellular carcinoma: clinical results and future aspects. *Cancer Chemother Pharmacol.* 1992;21(suppl 1):S157–S161.
287. Pichlmayr R, Weimann A, Oldhafer KJ, et al. Role of liver transplantation in the treatment of unresectable liver cancer. *World J Surg.* 1995;19(6):807–813.
288. Schwartz ME, Sung M, Mor E, et al. A multidisciplinary approach to hepatocellular carcinoma in patients with cirrhosis. *J Am Coll Surg.* 1995;180(5):596–603.
289. Llovet JM, Bruix J, Fuster J, et al. Liver transplantation for small hepatocellular carcinoma: the tumor-node-metastasis classification does not have prognostic power. *Hepatology.* 1998;27(6):1572–1577.
290. Hemming AW, Cattral MS, Reed AI, et al. Liver transplantation for hepatocellular carcinoma. *Ann Surg.* 2001;233(5):652–659.
291. Yao FY, Ferrell L, Mass NM, et al. Liver transplantation for hepatocellular carcinoma: expansion of the tumor size limits does not adversely impact survival. *Hepatology.* 2001;33(6):1394–1403.
292. Duffy JP, Vardanian A, Benjamin E, et al. Liver transplantation criteria for hepatocellular carcinoma should be expanded: a 22-year experience with 467 patients at UCLA. *Ann Surg.* 2007;246(3):502–509.
293. Sotiropoulos GC, Lang H, Nadalin S, et al. Liver transplantation for hepatocellular carcinoma: University Hospital Essen experience and metaanalysis of prognostic factors. *J Am Coll Surg.* 2007;205(5):661–675.
294. Marelli L, Grasso A, Plequezuelo M, et al. Tumour size and differentiation in predicting recurrence of hepatocellular carcinoma after liver transplantation: external validation of a new prognostic score. *Ann Surg Oncol.* 2008;15(12):3503–3511.
295. Onaca N, David GL, Jennings LW, et al. Improved results of transplantation for hepatocellular carcinoma: a report from the international registry of hepatic tumors in liver transplantation. *Liver Transpl.* 2009;15(6):574–580.
296. Halazun KJ, Hardy MA, Rana AA, et al. Negative impact of neutrophil-lymphocyte ratio on outcome after liver transplantation for hepatocellular carcinoma. *Ann Surg.* 2009;150(1):141–151.

结直肠癌肝转移：切除、PUMPS 和消融

Micheal A. Choti

（金中奎 译）

45

概述

在美国，结直肠癌（cholorectal cancer，CRC）是确诊癌中第 3 位的恶性肿瘤[1]。虽然加强了对结直肠癌的筛查与预防，2010 年，超过 140 000 例新发结直肠癌病例被诊断出来，约占确诊癌的 10%。在过去的 20 年里结直肠癌的死亡率显著改善，但仍有约 40% 的病人最终死于这种疾病[1-2]；在进展期病例中，有约一半病人出现肝转移，远远超过其他器官转移。尤其值得注意的是美国每年有近 30 000 例病人，约占 20% ~ 40% 的转移性结直肠癌病例仅表现为肝转移或复发[3-4]。

虽无随机试验支持，一个非对照研究表明肝转移瘤完全切除的病人与未接受手术的病人相比显著地改善了生存率。影像学、手术技术和全身化疗的进步使接受肝转移瘤切除的病人的远期疗效稳定地提高，5 年总生存率超过 50%；此外，其他局部治疗包括消融、动脉灌注化疗等为结直肠癌肝转移病人预后的改善提供了希望的方向。在此，对与结直肠癌肝转移病人相关的外科治疗重要临床课题进行概述。

肝转移病人的术前评估

肝转移病人应基于可供选择的治疗方法进行相应的评估与分期。对于不考虑进一步治疗、由于并发症或者选择不治疗等的病人，不应进行大量、详细的评估；对于全身化疗能治愈的病人，应侧重有利于监测所有部位治疗反应性的评估；对于有可能针对肝脏局部治疗的病人，尤其是大多数无症状肝转移病人排除肝外疾病至关重要。

计算机断层扫描（computed tomography，CT）是常用评估病人肝外疾病的影像学方法，腹部 CT 可用于评估腹腔内疾病，胸部 CT 鉴别肺部转移非常敏感，能检测 95% 直径大于 1 cm 的病灶[5-7]；较为矛盾的是，在肝转移病人术前胸部 X 线检查正常也强烈推荐胸部 CT 检查[6]。CT 对于腹腔或盆腔的肝外转移检出率低，据报道，敏感性为 22% ~ 41%[8-9]。磁共振成像（magnetic resonance imaging，MRI）对于肝外转移的检测有益，此外，对于未确诊的肝病变的诊断也可提供有价值的证据[8]，一些学者认为高质量 CT 造影检查已经足够、而另外一些学者认为 MRI 术前分期更为敏感[10]。

全身正电子发射断层扫描（positron emissiontomography，PET）是为评估转移部位提供较多信息的影像学方法，与断层扫描成像不同，PET 能提供与代谢相关的功能性信息。目前已开发了多种发射正电子的放射学药物，但 ^{18}F- 脱氧葡萄糖（FDG）PET 在肿瘤学中广泛应用[11]。静脉注射时，^{18}F-FDG 被转移活性细胞摄取与积聚，恶性组织的较高摄取率可见信号增高，被相对较低信号的无代谢活性正常组织包绕。

FDG-PET 成功用来评估包括结直肠癌、肺癌和乳腺癌等多种恶性肿瘤的分期[12]，据报道，PET 的敏感性高达 92% ~ 100%、特异性达 85% ~ 100%[13]。对于拟行切除的结直肠癌肝转移病人，术前行 FDG-PET 排除肝外转移较有价值[14-15]，新近研究报道，检测到肝外转移病灶而改变治疗方法的病人达 25%[15-16]。因此，国家综合癌症网络（National Comprehensive Cancer Network，NCCN）推荐 FDG-PET 作为 CRC 肝转移病人拟行外科治疗前的常规评估项目[6]。

当考虑结直肠癌肝转移局部治疗时，仔细评估肝内病变以及确定转移病灶与肝内大血管的相对位置至

关重要。两叶多处转移和侵及肝门或腹腔淋巴结转移等应排除切除治疗，较少见的病例术前认为可以切除的病人由于未能诊断的肝病而在术中发现不能切除。高质量对比增强断层成像可在术前提供详细的肝脏病变信息，此外，先进影像后处理技术如 3-D 重建、容积重建和数字减影血管造影更能显示转移病灶与重要结构的相对关系和确定可切除性。

术前评估的目的是筛选可切除的病人和排除术中才确定不能切除的病人来避免不必要的开腹探查，一项来自约翰·霍普金斯的报道，非治疗性开腹探查从1990 年的 15% 降至近年的约 5%[17]。

术中评估：术中超声和腹腔镜

在手术切除前，进行腹腔和肝的疾病的术中探查和评估是非常重要的，如果术者的手能够到达，应检查和触摸包括腹膜和盆腔的腹腔以排除肝外转移或局部复发；应特别重视肝门和门静脉区域淋巴结，门静脉周围淋巴结转移预示长期预后不良[18,20]，这也是肿瘤播散的征象，多数情况下排除根治性切除的可能。

然后对肝进行双手和双指触诊，绝大多数 CRC肝转移病例触诊时转移瘤比周围肝组织坚硬；一些纤维化或脂肪肝、术前接受化疗的病人无法触及较小的转移病灶，一些病例尤其是一些对化疗反应良好的病人包膜下凹陷或凹坑是肝表面下小转移灶的征象。

术中超声（intraoperation ultrasonography，IOUS）是目前检测隐性肝转移灶最为敏感的检查，即使在高质量术前影像学检查时代 IOUS 的敏感性也优于其他影像学检查[21-22]。IOUS 检测额外的肝的病变受包括术前影像学检查的质量和时机、相关的肝脏疾病和肿瘤回声等多种因素影响[22-24]，van Vledder 等对1998—2009 年 213 例 CRC 肝转移病人手术探查的一项研究表明，10% 的病人 IOUS 可独立检测出额外的转移灶，多发转移灶（> 3）、已知为低回声病灶者检出率较高[22]（图 45-1）；此外，还发现遗漏的等回声病变与早期肝内高复发率相关。

随着隐性转移灶检出率的提高，多发、无法切除的转移灶的病人可免于不必要的肝切除。IOUS 通过检出和切除、消融隐性残留病灶等提高了生存率，此外，通过 IOUS 的仔细检查肝血管结构与肝转移灶的相对关系可保证足够切缘的安全肝切除[25-27]。

在多种胃肠道恶性肿瘤开腹前，对肝和腹腔评估的腹腔镜探查已经广泛应用[28-30]，腹腔镜探查可用于

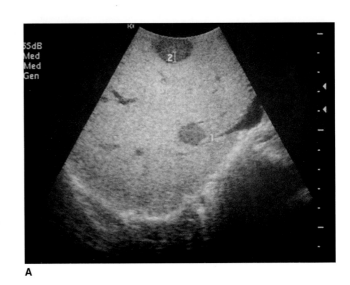

A

术中超声额外转移病灶检出率（百分比）

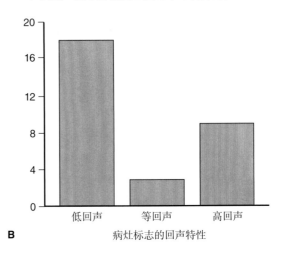

B　病灶标志的回声特性

图 45-1　结直肠癌肝转移术中超声评估。A. 术中检查转移灶声像图；B. 确诊病灶不同回声特性的 IOUS 的敏感性（van Vledder MG，Pawlik TM，Munireddy S，Hamper U，de Jong MC，Choti MA. Factors determining the sensitivity of intraoperative ultrasonography in detecting colorectal liver metastases in modern era. *Ann Surg Oncol*.2010 Oct；17[10]:2756-2763.）

鉴别不可切除病人的额外肝病变从而减少施行不必要的完全开腹探查。新近完善的腹腔镜超声装置——术中肝的超声检查弥补了腹腔镜直视下评估的不足[29-31]。对潜在可切除结直肠癌肝转移进行腹腔镜分期存在矛盾并且较少应用。由于获益较少，结直肠癌的非治疗性开腹率比其他胃肠道癌肿低；但也有学者继续推荐腹腔镜探查，尤其是在高风险病人[32-33]。一项对潜在可能切除 103 例病例的序贯评估研究发现，腹腔镜探查26 例不可切除病例中的 14 例，其中 10 例避免了不

必要的开腹探查 [33]。尽管有这些令人乐观的原始报告，但对于孤立的肝转移瘤手术探查前的腹腔镜检查结果仍需要检验。

手术切除

对于局限于肝内的结直肠肝转移瘤经手术切除可获得最为有效的治疗。基于对功能肝段解剖肝的结构的精确了解和手术技巧、术后监护的进步，能够施行较低并发症及死亡率的肝大部切除术，手术的目标是完全去除所有转移病灶。我们对考虑施行肝切除的病人着重以下问题：①如何选择可切除的病人？②推荐何种手术技巧？③远期疗效和预后影响因素是什么？④如何扩大原本认为不可切除病例施行肝切除治疗效果？⑤施行肝切除病人辅助或新辅助化疗的作用如何？

手术切除病人的选择

在过去的 10 年中，结直肠癌肝转移的手术指征发生了巨大改变，以前的观点是超过 3 或 4 个转移病灶、肝门淋巴结肿大和病灶距离下腔静脉或肝静脉 1 cm 以内不推荐肝切除，新近的研究显示，一些在肝切除术后能够获得长期生存的临床病理类型的结直肠肝转移病人不应被排除在手术治疗之外 [34-37]，尤其是要求病灶较小 [38-40] 和保证足够的切缘等不再认为是限制切除的指征 [41-42]；较为类似的是，邻近解剖结构病灶继续增大和原发结直肠癌局部或区域复发也不再是切除的禁忌证。越来越多的研究表明，肝外或门静脉周围淋巴转移降低病人的生存率，这些部位联合肝转移灶的完全切除也可获得长期生存 [18,43-47]。

越来越多的数据表明，以往的基于转移病灶特征（如肿瘤数目、大小等）的手术切除原则已经转变为基于肝转移病灶的大体和镜下完全切除（R0）的新的手术切除原则。目前结直肠癌肝转移切除的指征为：①所有病灶均能完全切除；②至少保留两个相邻肝段；③能够保留足够的出、入肝血流和胆汁通道；④切除术后残留的肝脏体积能够维持肝功能。

剩余的健康、有功能非肿瘤组织肝脏是限制肝切除和影响切除术后预后的一个重要因素。接受肝转移瘤切除病人中肝硬化较为罕见，但随着术前化疗的长时间应用引起明显的脂肪变、脂肪性肝炎和肝窦扩张，这些病理改变增加了术后并发症的发生。评估残留肝功能对是否能行肝切除非常重要，应用功能

性 Child-Pugh 和终末期肝病评分模型（model for end-stage liver disease，MELD）对肝功能不全程度的分期可能有益 [48]。低血小板血症可用于评估门静脉高压症的严重程度；吲哚氰绿潴留率测定可评估肝储备功能 [49]，这个试验在一些中心得到应用，但在多数病例中没有得到大范围采用。影像学技术在一些病例中也可用于评估肝硬化的严重程度，CT 扫描或 MRI 能显示肝体积缩小或由于严重肝硬化而肝轮廓改变，门静脉出现侧支、脾大或腹水预示着进展期肝病。

安全的残留肝体积大小与肝实质的状态有关，健康肝残留体积大于总体积的 20% ~ 25% 足以维持正常肝功能 [50-51]，而肝硬化时需要较大的残留体积（> 40%）才能避免术后肝衰竭，CT 或 MRI 可准确、重复地检查术前以及将残留的肝体积 [52]。在一些计划肝大部切除的病人中，关注的重点是剩余肝体积不足，对这类病人可采用同侧门静脉栓塞（portal vein embolization，PVE）来诱导对侧肝增生 [51]，PVE 能够增加将残留肝体积。但是，至今无证据显示 PVE 与非 PVE 相比能够改善预后，特别是对于肝硬化病人；在一些可能不安全施行肝切除的病人，选择性应用 PVE 可能最终能够施行较大的肝切除。

此外，肿瘤和肝的相关因素、病人的并发症等均需要考虑，与美国麻醉学会评分（American Society of Aneshesiology，ASA）为 1 的病人相比，高 ASA 评分病人的并发症和死亡率明显增高 [48,53]，高 ASA 评分反映潜在的心脏疾病、肾功能不全和其他疾病并预示这类病人处于术后并发症的高风险状态。

肝切除技术

结直肠癌或其他疾病的肝转移瘤是否能去除，肝切除能达到的目标是去除保证有足够的切缘包括转移灶在内的肝脏和维持足够的肝功能之间的平衡。依据去除肝段的数目，肝大部切除可分为左和右肝切除（或半肝切除）或扩大肝切除 [54]，全部或部分的肝尾状叶可以随肝大部一起切除，也可单独切除。当施行肝大部切除时即将切除肝的血管结构可在分离肝实质前在肝外结扎；在肝门可以安全地结扎相应的肝蒂，也可以在肝内肝蒂或分别解剖出门静脉和肝动脉后结扎 [55-56]。肝外选择性结扎入肝血流可以显示将要切除肝的分界线。

肝局部切除包括非解剖性边缘切除或肝段切除，肝边缘切除不需要分离供应去除部分肝的血管。当施行结直肠癌肝转移的肝边缘切除时，须注意保证足够

切缘，尤其是避免切缘阳性或接近切缘[56]。肝段切除是解剖性肝切除，可以是位于一个半肝或两个半肝的单个肝段或相邻肝段（两个肝段、肝叶切除）切除；与肝大部切除相比，肝段切除既可保证足够的无瘤切缘又可保留足够肝实质的优点。IOUS显示拟切除肝段的肝内解剖性标志，并在肝实质内结扎血管结构；肝切除时暂时入肝血流阻断（pringle maneuver）有助减少出血。

分离肝实质的技术有多种[26,57-60]，传统的方法是用手或钳夹法钝性分离肝实质，在肝内结扎或夹闭血管和胆管；其他分离技术有碎裂肝实质的超吸刀或肝脏解剖盐水喷射仪，较新的仪器是盐水射频能量增强平台，可在断离前或断离同时使肝实质凝固坏死止血的装置[58-59]；其他还有切除平面肝实质热预凝完全止血装置等[60]。外科闭合器的应用使肝切除变得较为容易[61]，除易于肝外血管蒂分离外，血管闭合器还可以在肝实质内分开较大的肝蒂。没有任何一种方法是公认最好的，选择何种技术由外科专家的经验决定。

结直肠癌肝转移瘤切除的效果

近年来，结直肠癌肝转移瘤切除的围术期死亡率明显降低，最近的系列报道约为1%[62-68]。过去的数十年中，熟练的外科医师施行约一半的肝大部切除术，死亡率低于3%[62,64-65]；推荐在较大的肝病中心和由经验丰富而不是偶尔开展此技术的外科医师施行肝大部切除术。马里兰州一项对肝切除短期效果的分析结果显示，医院开展病例的数量与围术期死亡率之间有明确的联系[65]，对606例病人进行分析，在大宗病例医院（年均超过15例肝切除）的院内死亡率是1.5%，而年均开展少于8例肝切除医院院内死亡

率为9.6%；虽然手术死亡率是罕见的，但据报道有15%～30%的病人有明显的并发症[64,67,69-70]；与肝切除相关的并发症包括出血、肝周脓肿、胆漏和（或）瘘、胸腔积液和肝衰竭。

在过去10年里结直肠部肝转移治愈性肝切除的长期生存率明显提高，较早的系列报道5年生存率是25%～40%[69,71-72]，而当代的系列报道5年生存率超过50%[62,73-75]。新近大宗、多中心数据表明长期预后有改善趋势[63,68,76-77]（表45-1）。

影响结直肠癌肝转移瘤切除预后的因素

虽然手术切除可延长生存时间并使一些病人可能治愈，但绝大多数最后发展为复发性疾病。基于这个原因，一些作者试图鉴别影响病人的选择因素并最终改善切除后的长期预后[78-79]。

原发肿瘤的病理学特性与肝切除术后的长期预后相关，一些系列报道认为淋巴是否转移和原发肿瘤的组织学分级与肝切除术预后不良相关[62-63,72]，多数系列报道认为肝转移瘤的特点如数目、大小和转移的位置与预后相关[62-63,73,75]。Fong等报道通过多元分析发现肝转移瘤的数目、大小以及术前癌胚抗原（carcinoembryonic antigen，CEA）和无瘤间期等与生存率之间分别独立相关[33]。尽管数据显示转移瘤数目增加预示着预后不良，一些切除4个或更多的转移瘤选择的病人仍有长期生存病例，目前的数据不足确定多少个转移瘤预示预后不良[78]。

手术技术因素也对预后存在影响，一些外科医师可以控制的因素特别有意义。手术切缘组织学阳性与长期生存率不良和局部高复发率相关[41,62,80]，阴性手术切缘的理想宽度还存在着争议，一些研究者报道距

表 45-1　结直肠癌肝转移瘤治愈性肝切除术后短期和长期预后的系列大宗病例报道

作者 （出版年份）	病例数	死亡率	并发症	无瘤5年生存率	5年总生存率
Nordlinger 等（1976）[76]	1568	2%	23%	15%	28%
Fong 等（1999）[63]	1001	3%	31%	—	37%
Malik 等（2007）[68]	700	3%	30%	31%	45%
de Jong 等（2009）[77]	1669	—	—	30%	47%
House 等（2010）[75]	1600	2%	44%	27%～33%	37%～51%

切缘 1 cm 或更大可改善生存率[72]，而也有研究者认为只要切缘阴性就没有差异[41,81]；在最近的报道中，一些人已经向镜下切缘阴性者发起挑战，尤其是术前接受化疗的病人[42]。肝切除的类型（边缘肝切除、肝段切除或半肝切除）和断离肝实质的技术并不影响长期的复发率和切缘的状态[62-63,75]。

合并结直肠肝外转移的肝切除

即使是局限和可切除的肝外转移已被认为是结直肠癌转移瘤肝切除术后预后较差的相关因素，以前多认为是手术禁忌证[63,71]；但外科并发症发生率的降低和全身化疗的进展使多数专家推荐如有可能包括肝外转移时仍可切除[45,47]，延伸至邻近组织和局部区域的复发不是真正的肝外转移，并且如可完全切除时不应认为是手术禁忌证；与此对比的是，合并肝外转移时，施行肝切除在一定程度上还存在争议。肺转移是第二位的转移瘤发生部位，占结直肠癌转移的 20%，有 5% ~ 10% 的病人同时有肝和肺转移。以前多个研究报道了局限于肺的转移瘤切除后有利于长期生存[84-85]；最近一些中心报道了肝、肺联合切除术后 5 年生存率超过 30%，同步和异时的转移对预后的影响不明显，一些研究报道了同时和同步转移病人之间的生存率无明显差异[86]，多个肺转移瘤（＞ 3）具有明显较高的转移特异性死亡风险。

触摸到"从转移处转移"的外周淋巴结与预后不良相关，目前多数专家认为这种淋巴结侵犯是肝切除的绝对禁忌证[87]；最新的研究报道这种淋巴结转移的一些病人仍可从肝切除中获益[18,47,88-89]。

15% ~ 20% 进展期结直肠癌病人发生腹膜播散转移，而肝转移病人发生腹膜播散转移并不常见；虽然腹膜播散转移是不良预后的恶性征兆，一些中心有减瘤和腹腔灌注化疗的成功报道[90]。一些专家推荐肝、腹膜转移瘤联合手术切除[91]，但是同时发生腹膜转移仍应是肝切除的禁忌证。

Elias 等[92]报道，结直肠癌转移瘤肝切除和治愈性肝外包括肺、淋巴结和腹膜转移瘤同时切除的 5 年生存率达 29%。与单个转移瘤相比，腹膜或肝外多发转移瘤的生存率较差，多个研究显示仅肺转移的预后比肝肺转移瘤联合切除预后更好[82-83]。

一些术前因素是有指导意义的，这些因素不应用来排除考虑手术切除的病人。有单个或多个负性预后因素的病人仍能从结直肠癌转移瘤肝切除中获益，但是肝外播散性转移、门静脉周围淋巴结可能转移或原发肿瘤局部区域不可控制复发等是治愈性肝切除的禁忌证。如能安全地完全切除局限于肝的转移瘤，且使其边缘阴性时，推荐手术切除。

结直肠癌转移瘤肝切除术后全身化疗的作用

奥沙利铂或伊立替康加上 5-FU 和四氢叶酸（leucovofin，LV）或卡培他滨联合化疗方案反应率超过 40%[93-95]，附加应用内皮和血管内皮生长途径的靶向生物制剂可改善肝转移瘤的治疗反应和提高生存率[96-97]；这些化疗方案令人印象深刻的效果促使了其与肝切除的联合应用。

化疗与肝转移瘤切除的最佳整合是一个重要且争议的课题，一方面大量随机对照试验显示术后辅助化疗对局部区域结肠癌有益，而针对化疗联合治愈性肝转移瘤切除的研究还较少。明确的整合化疗应包括：①切除术后辅助化疗；②切除原发肿瘤的病人的新辅助化疗或围术期化疗；③促不可切除原发肿瘤转变为可切除的术前化疗。

术后辅助化疗

辅助化疗能提高早期结直肠癌无瘤生存期和总生存率[99-100]，对于Ⅲ期病人以 5-FU 为主的辅助化疗可使单纯手术治疗的复发风险降低 40%，死亡风险降低 30%[99]，FOLOX 方案（奥沙利铂加 5-FU/ LV 静脉输注）能显著提高无瘤生存[98]。辅助化疗对可能治愈性切除的肝转移瘤（Ⅳ期，无其他转移）的作用还不清楚，由于这类病人总复发率较高，虽然肝切除术后化疗是否能改善生存率的研究很少，但理论上，辅助化疗的作用是明确的。两个欧洲随机试验由于病人获益较慢而在早期结束了，包括 278 例接受原发肿瘤和 4 个以上肝或肺转移瘤完全切除术再接受 6 个疗程 5-FU/LV 静脉推注或仅手术治疗病人的荟萃分析，与仅手术相比接受化疗者 5 年无瘤生存率有改善趋势，但结果无统计学意义。Portier 等报道了法国 173 例随机接受术后 6 个月 5-FU/LV 静脉推注或 R0 手术切除的病人[102]，接受化疗组病人 5 年无瘤生存率为 34%，而仅手术组为 27%（OR 0.66，P=0.028），化疗组总的 5 年生存率有提高趋势（51% vs. 仅手术组 41%），但仍未有统计学意义。以上试验均为当时的标准方案——5-FU/LV 静脉推注，更为有效的术后以奥沙利铂为主的方案如 FOLFOX 和生物治疗的获益率还未能确定。

基于部分肝内高复发率和肝内局部化疗可能提高较高的药物浓度的考虑，肝内灌注化疗也被推荐为肝切除术后辅助化疗的方案。一些研究检验了与观察或全身应用 5-FU/LV 静脉推注方案相比，经肝动脉灌注（hepatic artery infusion，HAI）应用 5-FU 或氟尿苷同时有或无全身化疗的辅助化疗的作用[103]。两个较少病例的试验显示 HAI 比全身化疗更为有效[103]，虽然观察到了这些试验和 II 期临床试验有效性的改善，但仍缺乏与较新的、更为有效的全身方案随机试验[104]；此外，药物的毒性和置入损伤技术、维护肝动脉化疗泵等限制其临床应用。最近一项全美协作试验由于募集更多病人失败而早期结束，肝转移瘤区域性灌注化疗的辅助化疗的作用仍排斥在临床试验之外。

肝转移瘤切除前化疗

对可切除的肝转移瘤病人术前应用化疗有明显的争议。一些研究者认为术前化疗有效（表 45-2）：首先，术前化疗可为一些进展期转移疾病提供时间，避免不必要的手术；其次，确定大体转移瘤预后因子的反应性[105-108]和基于反应性调整术后治疗方案；最后，新辅助化疗可保证较小的切除范围和增加 R0 的切除率。治愈性切除阴性切缘非常重要，与未接受新辅助化疗相比术前全身化疗降低了切缘的阳性率[42]。

理论上，肝转移瘤即刻切除病人术前化疗也存在一些缺点（表 45-2）。一些学者认为首先进行手术切除可避免病人失去手术机会，如果新辅助治疗失败可能使病人处于不可切除的状态，这种情况虽然罕见，

但多个系列报道有小于 10% 的复发率；此外，如果发现早期进展等预后不良的征象，这类病人可能不会被施行积极的手术治疗[106]。术前化疗的另一个缺点是化疗相关肝损害的风险，可能增加手术并发症[109-112]，可见血管窦扩张和肝细胞脂肪改变（脂肪变性或脂肪性肝炎）两种镜下表现，短期化疗的肝毒性较为局限。

新辅助化疗另一潜在缺点是观察到一些转移瘤的影像学完全反应，在 van Vledder 等的一项研究发现 23% 接受术前化疗的病人至少一个转移灶消失[113]。影像学消失在较小的转移灶、多发转移灶和接受较长时间化疗病人中较为常见（图 45-2），有约一半病人在手术时发现，但当时不能确诊，故多数未接受治疗；这些转移瘤所在部位多数复发，Benoist 等报道影像学完全部位 82% 存在残留转移病灶[114]。如果肝转移瘤较小当施行肝切除，外科医生可能不能发现病灶，术前化疗使这类病人遭受不利影响。

欧洲癌症治疗研究组织（European Orgnization for Research and Treatment of Cancer，EORTC）40 983 资助的术前化疗对肝切除影响的随机、多中心试验[115]，364 例 1~4 个结直肠癌肝转移（中位数为 1）随机接受 6 个疗程 FOLFOX 手术前或手术前化疗、或仅手术治疗两组，随机组 3 年无瘤生存率差异随机病人为 7.3%（P=0.058）、适合病人组为 8.1%（P=0.041）而成功切除病人为 9.2%（P=0.025）。治疗组术前死亡率无差异，而接受新辅助化疗病人术后包括胆漏、

⊖ **表 45-2** 结直肠癌转移瘤首次肝切除病人术前新辅助化疗	
潜在的优点	潜在的缺点
1. 为明确其他部位转移提供时间	1. 未切除时肿瘤可能发展
2. 为隐性微转移提供早期治疗	2. 分裂的方案可能有不利影响
3. 检验化疗的反应性，利于治定术后化疗方案	3. 化疗相关肝毒性
4. 治疗反应良好可减小切除范围	4. 可能增加术后并发症
6. 化疗反应是预后因子	6. 化疗的反应性可能妨碍发现所有的转移灶

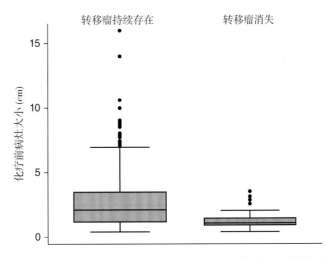

图 45-2 化疗后影像学检查完全反应和影像学可见转移瘤化疗前大小的比较（van VledderMG，de Jong MC，Pawlik TM，Schulick RD，Diaz LA，Choti MA.Disappearing colorectal liver metastases after chemotherapy: shouldwe be concerned? J Gastrointest Surg. 2010 Nov；14[11]:1691–1700.）

腹腔感染等并发症明显增高（25% vs. 16%）。这些发现支持了肝切除病人化疗的作用，但与Ⅲ期病人相比，化疗的获益较小。由于总生存率不佳，术前 FOLFOX 化疗是否有利于治愈或延迟复发的作用仍不清楚；另外，该试验并非为检验术前与术后化疗的价值，所以不能肯定回答治愈性肝切除化疗的最佳顺序这个重要问题。

将不可切除转移瘤转变到可切除的术前化疗

现代全身化疗方案能够使原本不可切除的转移瘤转变为可切除的远景正在实现。包括 FOLFOX 和 FOLFIRI 方案的联合化疗能够获得近 50% 的影像学检查反应率[97,116]，更积极的方案（如 FOLFXIRI）加上靶向治疗更能提高反应率[117-119]。

化疗反应的肿瘤体积缩小能够去除所有原始位置的残留组织，位于大血管边缘的肝转移瘤补救性化疗是理想的候选病人（图 45-3）。据估计，目前有近 1/4 的肝转移瘤病人可以切除，并由于肿瘤体积缩小，从原本不可切除转变为可切除[120-121]。

化疗后原本不可能切除的转移瘤行肝切除后与即刻切除肝转移瘤的结果是相同的，在一项原本不可切除病人随后切除的报道中，5 年、10 年总生存率分别为 33% 和 23%[120]。最近的一项研究中，仅限于肝的不可切除病人随机接受 FOLFOX 或 FOLRIRI 联合西妥昔单抗治疗，总切除率达 34%，并且两组有可比性。

肿瘤体积缩小和切除的策略需要更进一步细化，我们仍不了解病人最佳的转变疗程是多少，例如除已

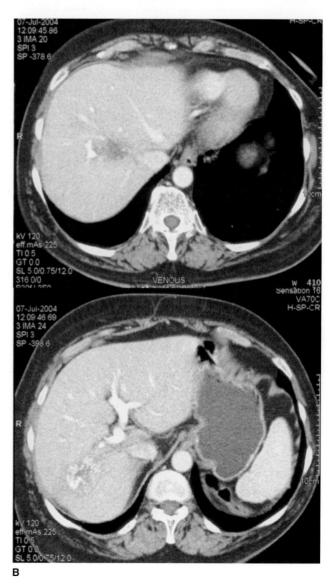

图 45-3　结直肠癌肝转移的 CT 所见。A. 肝内大块不可切除转移瘤；B. 术前全身化疗（FOLFOX+ 贝伐珠单抗）反应良好转变为可切除状态

经存在的肿瘤部位外所有部位是否应切除还不清楚；此外，在这类病人中消融的作用也不清楚。术前化疗的时程也不确定，例如是病人达到可切除程度还是最大的反应程度？鉴别所有最初部位影像学可见的残留病灶对预防复发切除是有益的；同样，影像完全反应的病灶如何处理也不清楚，这类病人是同时手术切除还是有影像学证据再切除？

消融治疗

虽然手术切除为肝转移瘤提供最有可能的治愈效果，但由于多种原因，很多病人不适合手术切除。新的局部消融方法的发展使越来越多的病人适合这种局部、可能治愈的治疗。转移瘤的消融的早期经验来自肝冷冻手术，冷冻外科是采用零度以下液氮探针在肝内对局部冷冻、消融破坏病灶，超声监测冷冻治疗过程。最近，射频消融（radiofrequency ablation，RFA）是与冷冻同样的方法，可用来治疗肝肿瘤；RFA 是在影像学指导下将探针插入肿瘤内部用电流加热造成间质热破坏，可以在腹腔镜下、经皮或开腹施行。在 RFA 治疗结直肠癌肝转移多个研究的同时，新的消融方法的应用也在增加，包括微波消融、非热不可逆电穿孔等。这些方法可能是有前途的，但需要大规模对照报道来确定其在肝结直肠转移瘤治疗中的作用。

当施行结直肠转移瘤消融尤其是采用 RFA 时，需要详细计划目标病灶达到完全坏死的毁损区域[123]。在一些病例中，采用足够大的可扩张的多电极 RFA 探针从肿瘤中心张开，单次应用即可完全消融病灶；如果病灶较大，采用多次重叠法也可消融病灶[124]。肿瘤大小和位置可排除治愈性消融的效果，肿瘤直径大小 3 cm 与局部复发相关[125]；同样，肿瘤靠近大血管如下腔静脉很难获得消融的长期肿瘤控制的效果。

手术消融时，超声探头检测出目标肿瘤时在超声引导下将 RFA 探针插入（图 45-4）。理想的电极插入轨迹是平行于换能器平面，此时探针的全部路径均可见。热消融的监测有多种方法，一些 RFA 装置能通过探针尖端的热敏电阻来测量组织温度；另外，在治疗过程中组织阻抗和电流也可监测。超声也可监测消融的区域，典型表现是治疗组织中局部微气泡形成的组织的高回声。

应用声像模式来评估 RFA 效果的最佳方法还未确定。RFA 治疗后残留的活性肿瘤组织可用对比增强 CT 或 MRI 来评估，与其他消融方法一样，即使肿瘤完全毁损，低密度灶有时或存在数月至数年，这种影

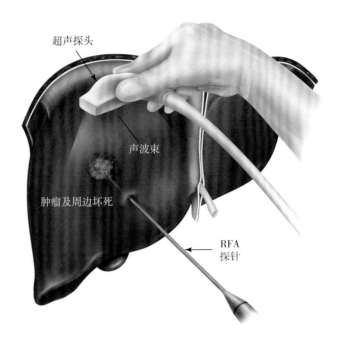

超声探头

声波束

肿瘤及周边坏死

RFA 探针

图 45-4 IOUS 引导下射频消融手术操作

像学表现难以解释。多数病例局部复发的特征性表现是在连续扫描时发现病灶增大或增强检查新的区域出现病灶。如果 FDG-PET 在消融后炎症反应减退后特别是 3 个月后有聚集对评估术后复发是有价值的[127]。

与肝切除术后长期效果稳定不同，结直肠癌肝转移瘤消融获益的证据是有限的和不一致的[123]。目前没有关于结直肠癌肝转移瘤消融治疗随机对照试验的结果发表，数据多来自单个回顾性和前瞻性研究。

文献报道的 RFA 术后局部复发率由低于 10% 到高达 40% ~ 50%[73,123,128-129]，生存率的获益也是矛盾的；一些研究报道，5 年生存率低于 20%，而也有报道达到或高于 40%[123]。另外，一些研究试图比较手术切除与消融的预后，多数显示 RFA 与无瘤生存率和总生存率较差相关。必须意识到在回顾性比较中，在两个队列中重要的预后和治疗相关变量是不同的。美国临床肿瘤学会（American Society of Clinical Oncology，ASCO）关于结直肠癌肝转移瘤 RFA 的一篇综述中，作者承认缺乏高质量的证据，强调推进更多临床试验来确定应用 RFA 治疗结直肠癌肝转移瘤的效果[123]。

肝动脉灌注区域化疗

由于无法在无全身毒性的情况下将高浓度的药物带到肿瘤细胞，限制了全身化疗对肝转移的治疗，这为区域化疗提供了合理性。正常肝的血流来

自肝动脉和门静脉，肉眼所见的肝肿瘤的血流多来自肝动脉[130]。通过肝动脉导入高剂量的药物来提高暴露的肝肿瘤、相应肝实质和全身的药物浓度以期改善治疗指数[131]。5-FU 的活性代谢物氟尿苷（fluorodeoxyuridine，FUDR）由于首过效应，可迅速在肝内代谢，是最常用的区域性化疗药物[132]。

由于 HAI 治疗的效果的证据总结较早，一些过去随机试验对比了不可切除肝转移瘤连续 HAI 化疗和全身化疗的结果[133-135]，多数报道了与全身化疗相比治疗反应提高，但生存率并未获益，部分原因是无足够的样本数、交叉研究设计或全身化疗未能足够应用等。

Kerr 等 2003 年报道了欧洲 209 例 5-FU 全身化疗与 HAI 对比的随机试验[136]，虽然这个研究的技术和设计受到批评，但两个治疗组的总生存率的中位数无差异。在另一个随机、多中心试验中 Kemeny 等报道与全身应用 5-FU/LV 组（24%）相比，HAI 灌注 FUDRT 和地塞米松组（47%）的反应率更高，并且 HAI 组总生存率提高（24.4% vs. 20%，P=0.003）[103]。与辅助化疗中 HAI 一样，比较区域灌注化疗与流行的全身化疗联合应用存在有限的低水平证据，即使全身治疗后肿瘤进展 HAI 仍有较高的反应率；胆管毒性、种植转移和维护肝动脉化疗泵困难等限制了其除了有限的、有经验的中心外大规模应用。

小结

结直肠癌肝转移瘤的外科治疗被证实为日益安全，有效地应用频繁和更积极的局部治疗，为获得安全、完全切除，所有确诊病灶的切除术术前和术中评估至关重要。目前的技术包括术前化疗、分期切除、术前门静脉栓塞和消融策略等，提高了肝切除的可能性，术前化疗在初次切除病例的最佳治疗中起重要作用，但化疗和手术的顺序仍不确定。

在不久的将来，我们期望看到肝转移瘤局部治疗的广泛应用，特别是全身化疗的改进。微创方法切除包括腹腔镜肝切除、非摘除技术等的应用将越来越多。但冷冻治疗或不完全局部治疗的作用仍未确定，完全地、治愈性目的治疗必须提倡。

参考文献

1. Jemal A, Siegel R, Xu J, Ward E. Cancer statistics. *CA Cancer J Clin.* 2010 Sep–Oct;60(5):277–300.
2. Edwards BK, Howe HL, Ries LA, et al. Annual report to the nation on the status of cancer, 1973–1999, featuring implications of age and aging on U.S. cancer burden. *Cancer.* 2002 May 15;94(10):2766–2792.
3. Ohlsson B, Palsson B. Follow-up after colorectal cancer surgery. *Acta Oncol.* 2003;42(8):816–826.
4. Weiss L, Grundmann E, Torhorst J, et al. Haematogenous metastatic patterns in colonic carcinoma: an analysis of 1541 necropsies. *J Pathol.* 1986 Nov;150(3):195–203.
5. Kang MC, Kang CH, Lee HJ, Goo JM, Kim YT, Kim JH. Accuracy of 16-channel multi-detector row chest computed tomography with thin sections in the detection of metastatic pulmonary nodules. *Eur J Cardiothorac Surg.* 2008 Mar;33(3):473–479.
6. Engstrom PF, Arnoletti JP, Benson AB, 3rd, et al. NCCN Clinical Practice Guidelines in Oncology: colon cancer. *J Natl Compr Canc Netw.* 2009 Sep;7(8):778–831.
7. Engstrom PF, Arnoletti JP, Benson AB, 3rd, et al. NCCN Clinical Practice Guidelines in Oncology: rectal cancer. *J Natl Compr Canc Netw.* 2009 Sep;7(8):838–881.
8. Dobos N, Rubesin SE. Radiologic imaging modalities in the diagnosis and management of colorectal cancer. *Hematol Oncol Clin North Am.* 2002 Aug;16(4):875–895.
9. Gonzalez-Moreno S, Gonzalez-Bayon L, Ortega-Perez G, Gonzalez-Hernando C. Imaging of peritoneal carcinomatosis. *Cancer J.* 2009 May–Jun;15(3):184–189.
10. Niekel MC, Bipat S, Stoker J. Diagnostic imaging of colorectal liver metastases with CT, MR imaging, FDG PET, and/or FDG PET/CT: a meta-analysis of prospective studies including patients who have not previously undergone treatment. *Radiology.* 2010 Dec;257(3):674–684.
11. Patel CN, Goldstone AR, Chowdhury FU, Scarsbrook AF. FDG PET/CT in oncology: "raising the bar". *Clin Radiol.* 2010 Jul;65(7):522–535.
12. Poeppel TD, Krause BJ, Heusner TA, Boy C, Bockisch A, Antoch G. PET/CT for the staging and follow-up of patients with malignancies. *Eur J Radiol.* 2009 Jun;70(3):382–392.
13. Floriani I, Torri V, Rulli E, et al. Performance of imaging modalities in diagnosis of liver metastases from colorectal cancer: a systematic review and meta-analysis. *J Magn Reson Imaging.* 2010;31(1):19–31.
14. Joyce DL, Wahl RL, Patel PV, Schulick RD, Gearhart SL, Choti MA. Preoperative positron emission tomography to evaluate potentially resectable hepatic colorectal metastases. *Arch Surg.* 2006 Dec;141(12):1220–1226; discussion 1227.
15. Selzner M, Hany TF, Wildbrett P, McCormack L, Kadry Z, Clavien PA. Does the novel PET/CT imaging modality impact on the treatment of patients with metastatic colorectal cancer of the liver? *Ann Surg.* 2004 Dec;240(6):1027–1034; discussion 1035–1026.
16. Wiering B, Krabbe PF, Jager GJ, Oyen WJ, Ruers TJ. The impact of fluor-18-deoxyglucose-positron emission tomography in the management of colorectal liver metastases. *Cancer.* 2005 Dec 15;104(12):2658–2670.
17. Pawlik TM, Assumpcao L, Vossen JA, et al. Trends in nontherapeutic laparotomy rates in patients undergoing surgical therapy for hepatic colorectal metastases. *Ann Surg Oncol.* 2009 Feb;16(2):371–378.
18. Jaeck D. The significance of hepatic pedicle lymph nodes metastases in surgical management of colorectal liver metastases and of other liver malignancies. *Ann Surg Oncol.* 2003 Nov;10(9):1007–1011.
19. Grobmyer SR, Wang L, Gonen M, et al. Perihepatic lymph node assessment in patients undergoing partial hepatectomy for malignancy. *Ann Surg.* 2006 Aug;244(2):260–264.
20. Laurent C, Sa Cunha A, Rullier E, Smith D, Rullier A, Saric J. Impact of microscopic hepatic lymph node involvement on survival after resection of colorectal liver metastasis. *J Am Coll Surg.* 2004 Jun;198(6):884–891.
21. Wildi SM, Gubler C, Hany T, et al. Intraoperative sonography in patients with colorectal cancer and resectable liver metastases on preoperative FDG-PET-CT. *J Clin Ultrasound.* 2008 Jan;36(1):20–26.
22. van Vledder MG, Pawlik TM, Munireddy S, Hamper U, de Jong MC, Choti MA. Factors determining the sensitivity of intraoperative ultrasonography in detecting colorectal liver metastases in the modern era. *Ann Surg Oncol.* 2010 Oct;17(10):2756–2763.
23. van Vledder MG, Torbenson MS, Pawlik TM, et al. The effect of steatosis on echogenicity of colorectal liver metastases on intraoperative ultrasonography. *Arch Surg.* 2010 Jul;145(7):661–667.
24. Choti MA, Kaloma F, de Oliveira ML, et al. Patient variability in intraoperative ultrasonographic characteristics of colorectal liver metastases. *Arch Surg.* 2008 Jan;143(1):29–34; discussion 35.

25. Torzilli G, Del Fabbro D, Palmisano A, et al. Surgical strategy for liver tumors located at the hepato-caval confluence. *Ann Ital Chir.* 2006 Jul–Aug;77(4):323–328.

26. Poon RT. Recent advances in techniques of liver resection. *Surg Technol Int.* 2004;13:71–77.

27. Patel NA, Roh MS. Utility of intraoperative liver ultrasound. *Surg Clin North Am.* 2004 Apr;84(2):513–524.

28. Hur H, Lee HH, Jung H, Song KY, Jeon HM, Park CH. Predicting factors of unexpected peritoneal seeding in locally advanced gastric cancer: indications for staging laparoscopy. *J Surg Oncol.* 2010 Dec 1;102(7):753–757.

29. Muntean V, Mihailov A, Iancu C, et al. Staging laparoscopy in gastric cancer. Accuracy and impact on therapy. *J Gastrointestin Liver Dis.* 2009 Jun;18(2):189–195.

30. Hariharan D, Constantinides VA, Froeling FE, Tekkis PP, Kocher HM. The role of laparoscopy and laparoscopic ultrasound in the preoperative staging of pancreatico-biliary cancers—a meta-analysis. *Eur J Surg Oncol.* 2010 Oct;36(10):941–948.

31. Samee A, Moorthy K, Jaipersad T, et al. Evaluation of the role of laparoscopic ultrasonography in the staging of oesophagogastric cancers. *Surg Endosc.* 2009 Sep;23(9):2061–2065.

32. Pilkington SA, Rees M, Peppercorn D, John TG. Laparoscopic staging in selected patients with colorectal liver metastases as a prelude to liver resection. *HPB (Oxford).* 2007;9(1):58–63.

33. Jarnagin WR, Conlon K, Bodniewicz J, et al. A clinical scoring system predicts the yield of diagnostic laparoscopy in patients with potentially resectable hepatic colorectal metastases. *Cancer.* 2001 Mar 15;91(6):1121–1128.

34. Charnsangavej C, Clary B, Fong Y, Grothey A, Pawlik TM, Choti MA. Selection of patients for resection of hepatic colorectal metastases: expert consensus statement. *Ann Surg Oncol.* 2006 Oct;13(10):1261–1268.

35. Pawlik TM, Choti MA. Shifting from clinical to biologic indicators of prognosis after resection of hepatic colorectal metastases. *Curr Oncol Rep.* 2007 May;9(3):193–201.

36. Pawlik TM, Schulick RD, Choti MA. Expanding criteria for resectability of colorectal liver metastases. *Oncologist.* 2008 Jan;13(1):51–64.

37. Lupinacci R, Penna C, Nordlinger B. Hepatectomy for resectable colorectal cancer metastases—indicators of prognosis, definition of resectability, techniques and outcomes. *Surg Oncol Clin N Am.* 2007 Jul;16(3):493–506, vii–viii.

38. Altendorf-Hofmann A, Scheele J. A critical review of the major indicators of prognosis after resection of hepatic metastases from colorectal carcinoma. *Surg Oncol Clin N Am.* 2003 Jan;12(1):165–192, xi.

39. Kokudo N, Imamura H, Sugawara Y, et al. Surgery for multiple hepatic colorectal metastases. *J Hepatobiliary Pancreat Surg.* 2004;11(2):84–91.

40. Weber SM, Jarnagin WR, DeMatteo RP, Blumgart LH, Fong Y. Survival after resection of multiple hepatic metastases. *Ann Surg Oncol.* 2000 Oct;7(9):643–650.

41. Pawlik TM, Scoggins CR, Zorzi D, et al. Effect of surgical margin status on survival and site of recurrence after hepatic resection for colorectal metastases. *Ann Surg.* 2005 May;241(5):715–722, discussion 722–714.

42. de Haas RJ, Wicherts DA, Flores E, Azoulay D, Castaing D, Adam R. R1 resection by necessity for colorectal liver metastases: is it still a contraindication to surgery? *Ann Surg.* 2008 Oct;248(4):626–637.

43. Elias DM, Ouellet JF. Incidence, distribution, and significance of hilar lymph node metastases in hepatic colorectal metastases. *Surg Oncol Clin N Am.* 2003 Jan;12(1):221–229.

44. Byam J, Reuter NP, Woodall CE, Scoggins CR, McMasters KM, Martin RC. Should hepatic metastatic colorectal cancer patients with extrahepatic disease undergo liver resection/ablation? *Ann Surg Oncol.* 2009 Nov;16(11):3064–3069.

45. Carpizo DR, Are C, Jarnagin W, et al. Liver resection for metastatic colorectal cancer in patients with concurrent extrahepatic disease: results in 127 patients treated at a single center. *Ann Surg Oncol.* 2009 Aug;16(8):2138–2146.

46. de Haas RJ, Wicherts DA, Adam R. Resection of colorectal liver metastases with extrahepatic disease. *Dig Surg.* 2008;25(6):461–466.

47. Elias D, Liberale G, Vernerey D, et al. Hepatic and extrahepatic colorectal metastases: when resectable, their localization does not matter, but their total number has a prognostic effect. *Ann Surg Oncol.* 2005 Nov;12(11):900–909.

48. Schroeder RA, Marroquin CE, Bute BP, Khuri S, Henderson WG, Kuo PC. Predictive indices of morbidity and mortality after liver resection.

Ann Surg. 2006 Mar;243(3):373–379.

49. Komori H, Beppu T, Baba Y, et al. Histological liver injury and surgical outcome after FOLFOX followed by a hepatectomy for colorectal liver metastases in Japanese patients. *Int J Clin Oncol.* 2010 Jun;15(3):263–270.

50. Kishi Y, Abdalla EK, Chun YS, et al. Three hundred and one consecutive extended right hepatectomies: evaluation of outcome based on systematic liver volumetry. *Ann Surg.* 2009 Aug 27;145(1):9–19.

51. Abulkhir A, Limongelli P, Healey AJ, et al. Preoperative portal vein embolization for major liver resection: a meta-analysis. *Ann Surg.* 2008 Jan;247(1):49–57.

52. Vauthey JN, Chaoui A, Do KA, et al. Standardized measurement of the future liver remnant prior to extended liver resection: methodology and clinical associations. *Surgery.* 2000 May;127(5):512–519.

53. Aloia TA, Fahy BN, Fischer CP, et al. Predicting poor outcome following hepatectomy: analysis of 2313 hepatectomies in the NSQIP database. *HPB (Oxford).* 2009 Sep;11(6):510–515.

54. Celinski SA, Gamblin TC. Hepatic resection nomenclature and techniques. *Surg Clin North Am.* 2010 Aug;90(4):737–748.

55. Couinaud CM. A simplified method for controlled left hepatectomy. *Surgery.* 1985 Mar;97(3):358–361.

56. DeMatteo RP, Palese C, Jarnagin WR, Sun RL, Blumgart LH, Fong Y. Anatomic segmental hepatic resection is superior to wedge resection as an oncologic operation for colorectal liver metastases. *J Gastrointest Surg.* 2000 Mar–Apr;4(2):178–184.

57. Pamecha V, Gurusamy KS, Sharma D, Davidson BR. Techniques for liver parenchymal transection: a meta-analysis of randomized controlled trials. *HPB (Oxford).* 2009 Jun;11(4):275–281.

58. Sugo H, Mikami Y, Matsumoto F, et al. Hepatic resection using the harmonic scalpel. *Surg Today.* 2000;30(10):959–962.

59. Geller DA, Tsung A, Maheshwari V, Rutstein LA, Fung JJ, Marsh JW. Hepatic resection in 170 patients using saline-cooled radiofrequency coagulation. *HPB (Oxford).* 2005;7(3):208–213.

60. Pai M, Jiao LR, Khorsandi S, Canelo R, Spalding DR, Habib NA. Liver resection with bipolar radiofrequency device: Habib 4X. *HPB (Oxford).* 2008;10(4):256–260.

61. Schemmer P, Friess H, Hinz U, et al. Stapler hepatectomy is a safe dissection technique: analysis of 300 patients. *World J Surg.* 2006 Mar;30(3):419–430.

62. Choti MA, Sitzmann JV, Tiburi MF, et al. Trends in long-term survival following liver resection for hepatic colorectal metastases. *Ann Surg.* 2002 Jun;235(6):759–766.

63. Fong Y, Fortner J, Sun RL, Brennan MF, Blumgart LH. Clinical score for predicting recurrence after hepatic resection for metastatic colorectal cancer: analysis of 1001 consecutive cases. *Ann Surg.* 1999 Sep;230(3):309–318; discussion 318–321.

64. Vauthey JN, Pawlik TM, Abdalla EK, et al. Is extended hepatectomy for hepatobiliary malignancy justified? *Ann Surg.* 2004 May;239(5):722–730; discussion 730–722.

65. Choti MA, Bowman HM, Pitt HA, et al. Should hepatic resections be performed at high-volume referral centers? *J Gastrointest Surg.* 1998 Jan–Feb;2(1):11–20.

66. de Liguori Carino N, van Leeuwen BL, Ghaneh P, Wu A, Audisio RA, Poston GJ. Liver resection for colorectal liver metastases in older patients. *Crit Rev Oncol Hematol.* 2008 Sep;67(3):273–278.

67. Farid SG, Aldouri A, Morris-Stiff G, et al. Correlation between postoperative infective complications and long-term outcomes after hepatic resection for colorectal metastasis. *Ann Surg.* 2010 Jan;251(1):91–100.

68. Malik HZ, Prasad KR, Halazun KJ, et al. Preoperative prognostic score for predicting survival after hepatic resection for colorectal liver metastases. *Ann Surg.* 2007 Nov;246(5):806–814.

69. Rosen CB, Nagorney DM, Taswell HF, et al. Perioperative blood transfusion and determinants of survival after liver resection for metastatic colorectal carcinoma. *Ann Surg.* 1992 Oct;216(4):493–504; discussion 504–495.

70. Adam R, Frilling A, Elias D, et al. Liver resection of colorectal metastases in elderly patients. *Br J Surg.* 2010 Mar;97(3):366–376.

71. Scheele J, Stangl R, Altendorf-Hofmann A. Hepatic metastases from colorectal carcinoma: impact of surgical resection on the natural history. *Br J Surg.* 1990 Nov;77(11):1241–1246.

72. Hughes KS, Rosenstein RB, Songhorabodi S, et al. Resection of the liver for colorectal carcinoma metastases. A multi-institutional study of long-term survivors. *Dis Colon Rectum.* 1988 Jan;31(1):1–4.

73. Abdalla EK, Vauthey JN, Ellis LM, et al. Recurrence and outcomes following hepatic resection, radiofrequency ablation, and combined

resection/ablation for colorectal liver metastases. *Ann Surg.* 2004 Jun;239(6):818–825; discussion 825–817.

74. de Haas RJ, Wicherts DA, Salloum C, et al. Long-term outcomes after hepatic resection for colorectal metastases in young patients. *Cancer.* 2010 Feb 1;116(3):647–658.

75. House MG, Ito H, Gonen M, et al. Survival after hepatic resection for metastatic colorectal cancer: trends in outcomes for 1,600 patients during two decades at a single institution. *J Am Coll Surg.* 2010 May;210(5):744–752, 752–745.

76. Nordlinger B, Guiguet M, Vaillant JC, et al. Surgical resection of colorectal carcinoma metastases to the liver. A prognostic scoring system to improve case selection, based on 1568 patients. Association Francaise de Chirurgie. *Cancer.* 1996 Apr 1;77(7):1254–1262.

77. de Jong MC, Pulitano C, Ribero D, et al. Rates and patterns of recurrence following curative intent surgery for colorectal liver metastasis: an international multi-institutional analysis of 1669 patients. *Ann Surg.* 2009 Sep;250(3):440–448.

78. Bilchik AJ, Poston G, Adam R, Choti MA. Prognostic variables for resection of colorectal cancer hepatic metastases: an evolving paradigm. *J Clin Oncol.* 2008 Nov 20;26(33):5320–5321.

79. Gayowski TJ, Iwatsuki S, Madariaga JR, et al. Experience in hepatic resection for metastatic colorectal cancer: analysis of clinical and pathologic risk factors. *Surgery.* 1994 Oct;116(4):703–710; discussion 710–701.

80. Are C, Gonen M, Zazzali K, et al. The impact of margins on outcome after hepatic resection for colorectal metastasis. *Ann Surg.* 2007 Aug; 246(2):295–300.

81. Nuzzo G, Giuliante F, Ardito F, et al. Influence of surgical margin on type of recurrence after liver resection for colorectal metastases: a single-center experience. *Surgery.* 2008 Mar;143(3):384–393.

82. Inoue M, Ohta M, Iuchi K, et al. Benefits of surgery for patients with pulmonary metastases from colorectal carcinoma. *Ann Thorac Surg.* 2004 Jul;78(1):238–244.

83. Sakamoto T, Tsubota N, Iwanaga K, Yuki T, Matsuoka H, Yoshimura M. Pulmonary resection for metastases from colorectal cancer. *Chest.* 2001 Apr;119(4):1069–1072.

84. Headrick JR, Miller DL, Nagorney DM, et al. Surgical treatment of hepatic and pulmonary metastases from colon cancer. *Ann Thorac Surg.* 2001 Mar;71(3):975–979; discussion 979–980.

85. Neeff H, Horth W, Makowiec F, et al. Outcome after resection of hepatic and pulmonary metastases of colorectal cancer. *J Gastrointest Surg.* 2009 Oct;13(10):1813–1820.

86. Mineo TC, Ambrogi V, Tonini G, et al. Long-term results after resection of simultaneous and sequential lung and liver metastases from colorectal carcinoma. *J Am Coll Surg.* 2003 Sep;197(3):386–391.

87. Iwatsuki S, Dvorchik I, Madariaga JR, et al. Hepatic resection for metastatic colorectal adenocarcinoma: a proposal of a prognostic scoring system. *J Am Coll Surg.* 1999 Sep;189(3):291–299.

88. Viana EF, Herman P, Siqueira SC, et al. Lymphadenectomy in colorectal cancer liver metastases resection: incidence of hilar lymph nodes micrometastasis. *J Surg Oncol.* 2009 Dec 1;100(7):534–537.

89. Bennett JJ, Schmidt CR, Klimstra DS, et al. Perihepatic lymph node micrometastases impact outcome after partial hepatectomy for colorectal metastases. *Ann Surg Oncol.* 2008 Apr;15(4):1130–1136.

90. Yan TD, Morris DL. Cytoreductive surgery and perioperative intraperitoneal chemotherapy for isolated colorectal peritoneal carcinomatosis: experimental therapy or standard of care? *Ann Surg.* 2008 Nov;248(5):829–835.

91. Chua TC, Yan TD, Zhao J, Morris DL. Peritoneal carcinomatosis and liver metastases from colorectal cancer treated with cytoreductive surgery perioperative intraperitoneal chemotherapy and liver resection. *Eur J Surg Oncol.* 2009 Dec;35(12):1299–1305.

92. Elias D, Ouellet JF, Bellon N, Pignon JP, Pocard M, Lasser P. Extrahepatic disease does not contraindicate hepatectomy for colorectal liver metastases. *Br J Surg.* 2003 May;90(5):567–574.

93. de Gramont A, Figer A, Seymour M, et al. Leucovorin and fluorouracil with or without oxaliplatin as first-line treatment in advanced colorectal cancer. *J Clin Oncol.* 2000 Aug;18(16):2938–2947.

94. Cunningham D, Pyrhonen S, James RD, et al. Randomised trial of irinotecan plus supportive care versus supportive care alone after fluorouracil failure for patients with metastatic colorectal cancer. *Lancet.* 1998 Oct 31;352(9138):1413–1418.

95. Douillard JY, Cunningham D, Roth AD, et al. Irinotecan combined with fluorouracil compared with fluorouracil alone as first-line treatment for metastatic colorectal cancer: a multicentre randomised trial. *Lancet.* 2000 Mar 25;355(9209):1041–1047.

96. Hurwitz H, Fehrenbacher L, Novotny W, et al. Bevacizumab plus irinotecan, fluorouracil, and leucovorin for metastatic colorectal cancer. *N Engl J Med.* 2004 Jun 3;350(23):2335–2342.

97. Van Cutsem E, Kohne CH, Hitre E, et al. Cetuximab and chemotherapy as initial treatment for metastatic colorectal cancer. *N Engl J Med.* 2009 Apr 2;360(14):1408–1417.

98. Andre T, Boni C, Navarro M, et al. Improved overall survival with oxaliplatin, fluorouracil, and leucovorin as adjuvant treatment in stage II or III colon cancer in the MOSAIC trial. *J Clin Oncol.* 2009 Jul 1;27(19):3109–3116.

99. O'Connell MJ, Laurie JA, Kahn M, et al. Prospectively randomized trial of postoperative adjuvant chemotherapy in patients with high-risk colon cancer. *J Clin Oncol.* 1998 Jan;16(1):295–300.

100. Goldberg RM, Sargent DJ, Morton RF, et al. A randomized controlled trial of fluorouracil plus leucovorin, irinotecan, and oxaliplatin combinations in patients with previously untreated metastatic colorectal cancer. *J Clin Oncol.* 2004 Jan 1;22(1):23–30.

101. Mitry E, Fields AL, Bleiberg H, et al. Adjuvant chemotherapy after potentially curative resection of metastases from colorectal cancer: a pooled analysis of two randomized trials. *J Clin Oncol.* 2008 Oct 20; 26(30):4906–4911.

102. Portier G, Elias D, Bouche O, et al. Multicenter randomized trial of adjuvant fluorouracil and folinic acid compared with surgery alone after resection of colorectal liver metastases: FFCD ACHBTH AURC 9002 trial. *J Clin Oncol.* 2006 Nov 1;24(31):4976–4982.

103. Kemeny NE, Niedzwiecki D, Hollis DR, et al. Hepatic arterial infusion versus systemic therapy for hepatic metastases from colorectal cancer: a randomized trial of efficacy, quality of life, and molecular markers (CALGB 9481). *J Clin Oncol.* 2006 Mar 20;24(9):1395–1403.

104. Kemeny N, Capanu M, D'Angelica M, et al. Phase I trial of adjuvant hepatic arterial infusion (HAI) with floxuridine (FUDR) and dexamethasone plus systemic oxaliplatin, 5-fluorouracil and leucovorin in patients with resected liver metastases from colorectal cancer. *Ann Oncol.* 2009 Jul;20(7):1236–1241.

105. Allen PJ, Kemeny N, Jarnagin W, DeMatteo R, Blumgart L, Fong Y. Importance of response to neoadjuvant chemotherapy in patients undergoing resection of synchronous colorectal liver metastases. *J Gastrointest Surg.* 2003 Jan;7(1):109–115; discussion 116–107.

106. Adam R, Pascal G, Castaing D, et al. Tumor progression while on chemotherapy: a contraindication to liver resection for multiple colorectal metastases? *Ann Surg.* 2004 Dec;240(6):1052–1061; discussion 1061–1054.

107. Chun YS, Vauthey JN, Boonsirikamchai P, et al. Association of computed tomography morphologic criteria with pathologic response and survival in patients treated with bevacizumab for colorectal liver metastases. *JAMA.* 2009 Dec 2;302(21):2338–2344.

108. Blazer DG, 3rd, Kishi Y, Maru DM, et al. Pathologic response to preoperative chemotherapy: a new outcome end point after resection of hepatic colorectal metastases. *J Clin Oncol.* 2008 Nov 20;26(33):5344–5351.

109. Tamandl D, Klinger M, Eipeldauer S, et al. Sinusoidal obstruction syndrome impairs long-term outcome of colorectal liver metastases treated with resection after neoadjuvant chemotherapy. *Ann Surg Oncol.* 2011 Feb;18(2):421–430.

110. Pawlik TM, Olino K, Gleisner AL, Torbenson M, Schulick R, Choti MA. Preoperative chemotherapy for colorectal liver metastases: impact on hepatic histology and postoperative outcome. *J Gastrointest Surg.* 2007 Jul;11(7):860–868.

111. Zorzi D, Laurent A, Pawlik TM, Lauwers GY, Vauthey JN, Abdalla EK. Chemotherapy-associated hepatotoxicity and surgery for colorectal liver metastases. *Br J Surg.* 2007 Mar;94(3):274–286.

112. Fernandez FG, Ritter J, Goodwin JW, Linehan DC, Hawkins WG, Strasberg SM. Effect of steatohepatitis associated with irinotecan or oxaliplatin pretreatment on resectability of hepatic colorectal metastases. *J Am Coll Surg.* 2005 Jun;200(6):845–853.

113. van Vledder MG, de Jong MC, Pawlik TM, Schulick RD, Diaz LA, Choti MA. Disappearing colorectal liver metastases after chemotherapy: should we be concerned? *J Gastrointest Surg.* 2010 Nov;14(11):1691–1700.

114. Benoist S, Brouquet A, Penna C, et al. Complete response of colorectal liver metastases after chemotherapy: does it mean cure? *J Clin Oncol.* 2006 Aug 20;24(24):3939–3945.

115. Nordlinger B, Sorbye H, Glimelius B, et al. Perioperative chemotherapy with FOLFOX4 and surgery versus surgery alone for resectable liver metastases from colorectal cancer (EORTC Intergroup trial 40983): a randomised controlled trial. *Lancet.* 2008 Mar 22;371(9617): 1007–1016.

116. Tournigand C, Andre T, Achille E, et al. FOLFIRI followed by FOLF-OX6 or the reverse sequence in advanced colorectal cancer: a randomized GERCOR study. *J Clin Oncol.* 2004 Jan 15;22(2):229–237.

117. Kopetz S, Hoff PM, Morris JS, et al. Phase II trial of infusional fluorouracil, irinotecan, and bevacizumab for metastatic colorectal cancer: efficacy and circulating angiogenic biomarkers associated with therapeutic resistance. *J Clin Oncol.* 2010 Jan 20;28(3):453–459.

118. Tabernero J, Van Cutsem E, Diaz-Rubio E, et al. Phase II trial of cetuximab in combination with fluorouracil, leucovorin, and oxaliplatin in the first-line treatment of metastatic colorectal cancer. *J Clin Oncol.* 2007 Nov 20;25(33):5225–5232.

119. Masi G, Loupakis F, Pollina L, et al. Long-term outcome of initially unresectable metastatic colorectal cancer patients treated with 5-fluorouracil/leucovorin, oxaliplatin, and irinotecan (FOLFOXIRI) followed by radical surgery of metastases. *Ann Surg.* 2009 Mar;249(3):420–425.

120. Adam R, Delvart V, Pascal G, et al. Rescue surgery for unresectable colorectal liver metastases downstaged by chemotherapy: a model to predict long-term survival. *Ann Surg.* 2004 Oct;240(4):644–657; discussion 657–648.

121. Folprecht G, Grothey A, Alberts S, Raab HR, Kohne CH. Neoadjuvant treatment of unresectable colorectal liver metastases: correlation between tumour response and resection rates. *Ann Oncol.* 2005 Aug;16(8):1311–1319.

122. Folprecht G, Gruenberger T, Bechstein WO, et al. Tumour response and secondary resectability of colorectal liver metastases following neoadjuvant chemotherapy with cetuximab: the CELIM randomised phase 2 trial. *Lancet Oncol.* 2010 Jan;11(1):38–47.

123. Wong SL, Mangu PB, Choti MA, et al. American Society of Clinical Oncology 2009 clinical evidence review on radiofrequency ablation of hepatic metastases from colorectal cancer. *J Clin Oncol.* 2010 Jan 20;28(3):493–508.

124. Gillams AR, Lees WR. Radiofrequency ablation of colorectal liver metastases. *Abdom Imaging.* 2005 Jul–Aug;30(4):419–426.

125. van Duijnhoven FH, Jansen MC, Junggeburt JM, et al. Factors influencing the local failure rate of radiofrequency ablation of colorectal liver metastases. *Ann Surg Oncol.* 2006 May;13(5):651–658.

126. Schraml C, Clasen S, Schwenzer NF, et al. Diagnostic performance of contrast-enhanced computed tomography in the immediate assessment of radiofrequency ablation success in colorectal liver metastases. *Abdom Imaging.* 2008 Nov–Dec;33(6):643–651.

127. Kuehl H, Antoch G, Stergar H, et al. Comparison of FDG-PET, PET/CT and MRI for follow-up of colorectal liver metastases treated with radiofrequency ablation: initial results. *Eur J Radiol.* 2008 Aug;67(2):362–371.

128. Gleisner AL, Choti MA, Assumpcao L, Nathan H, Schulick RD, Pawlik TM. Colorectal liver metastases: recurrence and survival following hepatic resection, radiofrequency ablation, and combined resection-radiofrequency ablation. *Arch Surg.* 2008 Dec;143(12):1204–1212.

129. Ruers TJ, Joosten JJ, Wiering B, et al. Comparison between local ablative therapy and chemotherapy for non-resectable colorectal liver metastases: a prospective study. *Ann Surg Oncol.* 2007 Mar;14(3):1161–1169.

130. Ackerman NB, Hodgson WB. Vascular patterns of liver tumors and their consequences for different therapeutic approaches. *Recent Results Cancer Res.* 1986;100:248–255.

131. Ensminger WD, Gyves JW. Clinical pharmacology of hepatic arterial chemotherapy. *Semin Oncol.* 1983 Jun;10(2):176–182.

132. Kemeny NE. Regional chemotherapy of colorectal cancer. *Eur J Cancer.* 1995 Jul–Aug;31A(7–8):1271–1276.

133. Kemeny N, Daly J, Reichman B, Geller N, Botet J, Oderman P. Intrahepatic or systemic infusion of fluorodeoxyuridine in patients with liver metastases from colorectal carcinoma. A randomized trial. *Ann Intern Med.* 1987 Oct;107(4):459–465.

134. Chang AE, Schneider PD, Sugarbaker PH, Simpson C, Culnane M, Steinberg SM. A prospective randomized trial of regional versus systemic continuous 5-fluorodeoxyuridine chemotherapy in the treatment of colorectal liver metastases. *Ann Surg.* 1987 Dec;206(6):685–693.

135. Hohn DC, Stagg RJ, Friedman MA, et al. A randomized trial of continuous intravenous versus hepatic intraarterial floxuridine in patients with colorectal cancer metastatic to the liver: the Northern California Oncology Group trial. *J Clin Oncol.* 1989 Nov;7(11):1646–1654.

136. Kerr DJ, McArdle CS, Ledermann J, et al. Intrahepatic arterial versus intravenous fluorouracil and folinic acid for colorectal cancer liver metastases: a multicentre randomised trial. *Lancet.* 2003 Feb 1; 361(9355):368–373.

肝外科展望

Steven A. Curley

（金中奎 译）

对肝外科治疗的关注与经验在过去的20年里急剧扩展，实施肝相关手术的医生人群亦大大增加；这些变化与扩展极大地激发了肝段解剖与肝动脉变异的描述与认识，一个关键的例子是Couinaud基于肝的段血管解剖关系，将肝分为8段（图46A-1）。

有多数不同类型的复杂的手术方法和安全性的提升，使肝的手术更为普遍。失血最小化的相关方法与技巧降低了与大量输血有关的并发症的发生率。肝胆外科医师与其他专业外科医师更具有特质性，每个医生均有其肝切除更拿手的手术技巧。多种安全切肝技术是基于医疗器械厂商为获取更多的利益而开发出最小化失血离断肝实质新型器械，现代肝胆外科医生基于达到安全最大化与改善患者预后的考虑而于手术室中摆放大量医疗器械已非罕见。

肝是人体具有双重血供——门静脉、肝动脉的例外器官，已知肝手术时阻断门静脉与肝动脉，减少肝损伤与选择性肝切除时的失血已近百年；随着对这些阻断技术的深入理解，阻断入肝血流即使是肝硬化患者也可安全地实施，更进一步的间断性入肝血流阻断伴随短暂再灌注技术的实施可增加总阻断时间、减少失血和降低肝缺血损伤的风险。

肝脓肿与肝囊性疾病

虽然抗生素可选择范围已经扩大，但与20世纪一样，化脓性肝脓肿仍是今天常见的疾病；总之，化脓性肝脓肿的抗生素治疗更加困难，并因过去数十年抗生素不加区别地应用而变得更为复杂。随着更多侵入性和更激进的良、恶性胰、胆管疾病的治疗，医源性肝脓肿的发生上升；胆管梗阻患者内镜下胰胆管造影内支架置入或经皮外支架管置入等增加了化脓性肝

脓肿发生的可能性。更有甚者，免疫抑制患者如恶性肿瘤接受细胞毒药物治疗增加发生肝脓肿的风险。肝脓肿的治疗措施是继续抗生素治疗与需要时放射下经皮介入抽吸或引流；当然，对于复杂或多发脓肿，外科引流仍偶尔起作用。

阿米巴肝脓肿是世界范围内常见的疾病，不应忘记还有曾到高风险地区或从流行地区移民到美国这部分患者，尤其是美国南部、西南部和西部地区，阿米巴肝脓肿的诊断应有肝脓肿的影像证据和病史、高风险人群等。治疗通常需要穿刺或经皮引流。

肝包虫病或肝包虫囊肿也是世界范围内极为流行的疾病。对肝囊肿病人的鉴别诊断极为重要，原因是穿刺和囊内容物溢出可导致过敏反应和腹腔内头节的播散。诊断时应考虑有高危险地区生活的个人史，再者可能发生免疫抑制患者。较小肝包虫囊肿可采取苯

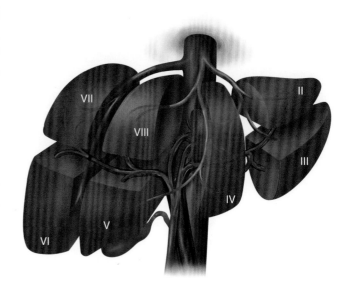

图46A-1 Couinaud 命名的肝分段

咪唑类药物治疗，但是罕有单独药物治疗成功者；对于较大肝包虫囊肿，可小心地经皮穿刺抽吸所有囊内容物，随后于囊腔内注射杀灭剂。外科治疗肝包虫囊肿仍起重要作用，可切除囊肿区域肝或防止囊内容物外溢，同时囊液完全引流。

单纯肝囊肿的诊断通常是由其他原因行上腹超声或轴位 CT 检查所发现的。在恶性肿瘤疾病患者由肝胆外科医生行肿瘤分期时尤其常见；常被提出的问题是肿瘤医生担心其是否为转移性疾病。影像检查发现的无症状单纯肝囊肿不需要治疗，极个别巨大囊肿病例造成疼痛或邻近结构的压迫，如囊肿与胆管无交通可行开腹或腹腔镜囊肿开窗术。对于有症状单纯肝囊肿首选腹腔镜手术，原因是其恢复快、无复发症状缓解率超过 95%；如囊肿与胆管交通应考虑为胆管囊腺瘤或囊腺癌。大多数囊性肿瘤是良性的，良性或恶性肿瘤性囊肿的完整切除手术必须保证防止局部复发。如囊肿抽吸显示为胆汁或黏液则提示为囊腺瘤或囊腺癌。

肝的良性与恶性肿瘤

与无症状单纯肝囊肿相似，肝实性良性肿瘤通常是肝胆外科医生经皮超声或轴位影像学技术发现的单个或多发实性病变。几乎每 5 例接受肝影像学检查的人中有 1 例可发现为海绵状血管瘤、肝细胞腺瘤和局灶性结节性增生，而对于每个个体来说，发现 2 种以上肝良性肿瘤并不常见；与无症状单纯肝囊肿一样，肝血管瘤与局灶性结节性增生通常仅为影像学检查发现且多无症状，一些例外的情况下，较大或有症状的病变有开腹或腹腔镜切除的指征。顺便说一句，早期腹腔镜手术绝大部分不需要规则切除实性良性肝肿瘤。在一个区域的腹腔镜技术易切除肝良性实性或囊性肿瘤，如为无症状性病变并非手术指征。随时间而增大的肝腺瘤与两种潜在的灾难性预后——病变破裂、腹腔内出血或转化为恶性肝细胞癌（HCC）相关，女性患者脱离避孕药或其他雌激素替代治疗可使肝腺瘤缩小，但多数肝胆外科医生认为病变大于 4 ~ 5 cm 时应手术切除治疗。

HCC 是世界范围内最常见的实性肿瘤之一，据估计全世界每年新诊断为致死性恶性肿瘤 HCC 的患者有 500 000 ~ 1 000 000 人；多数 HCC 病例伴有肝损伤或确诊为肝硬化，慢性肝损伤一些是由于环境或遗传因素所致，但多数致病原因是慢性乙型肝炎、慢性丙型肝炎和酗酒。合并肝硬化限制了肝胆外科医

生的作用，即使是早期患者；外科手术仍为 HCC 治疗的金标准，但只有少数患者适合于手术治疗。治疗方法有纳入肝移植适应证标准的患者可行肝移植，如解剖性或非解剖性肝切除术后肝储备功能足够者可行切除，病变较小且肝硬化较严重不能切除者可行热消融。如 Cho 与 Fong 章节中所述，HCC 切除术后 5 年生存率为 20% ~ 75%，符合选择原则的患者肝移植术后 5 年生存率为 45% ~ 75%。

遗憾的是，在可看到大量 HCC 患者的大多数大的治疗中心，仅不足 10% 患者适合手术治疗，排除手术适应证的原因有进展期疾病或转移性疾病、肿瘤侵及大血管、供体缺乏、严重肝硬化不允许手术治疗等。不适合手术患者有几种局部或全身性治疗方法，不能手术患者生存较少超过 2 年，生存 5 年的概率更低。世界范围内，所有 HCC 的总体死亡率超过 94%，对 HCC 患者的早期诊断与筛选是非常值得的；但在发达国家与发展中国家，由于病例增多而出现这种筛选的经济效益比的问题。同样，HCC 的预防更为关键，乙肝疫苗在慢性乙型肝炎高流行地区的广泛使用对肝癌的发生产生一定的影响；目前无丙型肝炎疫苗，且在世界范围内丙型肝炎病毒取代乙型肝炎病毒成为 HCC 更常见的病因。教育与预防起重要作用，对这种致命性疾病的治疗也是较为明确的。当前口服药物索拉非尼——一种多靶位点酪氨酸激酶抑制剂已成为晚期和不可切除肝癌患者的一种标准治疗，但应用索拉非尼仅能延长生存期平均不超过 3 个月，因此需要寻找与开发更为有效的治疗药物。

胆管癌可源肝外胆管、肝内胆管或胆囊，如同 HCC，胆管癌完整地切除可为患者提供长期较好的生存机会。对于肝外胆管癌和胆囊癌，鉴别胆管肿瘤与重要血管、淋巴和肝结构的关系对最佳切除至关重要；一个极好的例子是肝门胆管癌侵及尾状叶的小胆管如未行尾状叶切除可导致手术失败。推荐胆囊癌与胆管癌的淋巴清扫，且对肿瘤分期非常重要。辅助治疗明显改善患者的长期预后并不明确，但一些小规模研究显示全身化疗或放化疗可改善疾病的局部控制并可能改善中位无瘤生存期。胆管癌患者通常并无肝硬化或伴有慢性肝损伤的风险因素，这部分人群耐受大块肝切除的概率更大；有关手术的文献认为胆管癌手术时可切除大块肝脏尤其是胆囊癌或肝门胆管癌患者，作者的逻辑与本中心的经验数据显示扩大肝切除仅适用于肿瘤阴性切除的完全切除手术。如前所强调，肝门胆管癌切除范围须包括尾状叶切除，但切除

肝后其余肝组织必须是正常的，无肿瘤残留。

结直肠癌肝转移瘤：切除、化疗泵和消融

HCC 是慢性乙型肝炎和丙型肝炎高发地区肝恶性肿瘤肝切除或外科治疗最为常见的病因，而多数西方国家结直肠癌肝转移瘤是肝胆外科医生主要的原发病。20 世纪 80 年代后期，对肿瘤登记处的数据回顾性分析报告指出结直肠癌肝转移瘤切除可获得长期无瘤生存和总体生存率。当然由于无随机、前瞻性、临床对照研究比较手术与非手术肝转移瘤，外科与肿瘤内科群体均认为对于结直肠癌肝转移瘤合适病例应行手术治疗。与胆管癌相同，结直肠癌肝转移瘤具有相对正常的肝功能，这就是说过去的十年间肥胖和饮食过量或大量、长期新辅助化疗的医源性肝脏炎性病变等所致的脂肪性肝炎可增加肝大部切除并发症风险甚至与肝功能衰竭相关的死亡率。如果患者肝切除技术上可行，且术后留有足够功能的肝体积，多数肝胆外科医生更愿意直接行肝切除；而其他学者则推崇采用短期新辅助治疗来评估肿瘤对潜在有效的全身用药的生物反应性，最终肝胆外科医生对接受大量全身治疗的结直肠癌肝转移瘤患者施行手术。目前已认识到，最初明显不能切除的患者经全身治疗并有引人注目的反应而成为可切除的候选者，并获得超过 35% 的术后 5 年生存率。正在进行的国际临床试验对理解结直肠癌肝转移瘤新辅助和术后辅助治疗的价值非常重要，应鼓励外科医生与患者纳入这类试验，为 IV 期结直肠癌提供最佳多学科治疗的必要资料。

早期回顾性研究显示，约 1/3 外科手术患者获得 5 年总体生存，最近的研究中，改善病例选择、常规用术中超声检测术前影像学检查未能发现的较小病变与提高手术技巧等，获得了几乎超过 60% 的 5 年生存率；此外，即使较小的无瘤边缘仍与患者的预后改善相关，所以如肿瘤邻近门静脉主要分支或肝静脉应行积极地手术治疗。选择性采用术前门静脉栓塞（PVE）可诱导术后残肝代偿性肥大而更安全地肝大部切除，PVE 后肝很快发生代偿性肥大、多数患者可于 PVE 术后 4 ~ 6 周施行手术。我们与其他学者对适当病例更积极地采用降期肝切除，施行伴或不伴 PVE 的二期肝切除术可使 1/3 患者获得长期生存。认识到讨论的积极外科治疗的合理性与理智性非常重要，原因是不可切除结直肠癌肝转移瘤在积极地化疗

后 5 年生存率为 5% 或更低；在高个案量医学中心手术死亡率不足 3%。

如前提及，术中超声对肝胆外科医生施行结直肠癌或其他肝实性肿瘤切除非常重要。虽然轴位影像学检查有所改善，但仍然发现术前影像学检查有 10% 的患者未能检测出较小肿瘤，而于手术切除时发现，这些病变可在拟切除区域或对侧肝需边缘切除、降期切除或同时性热消融等。作者常规画出肝内主要门静脉和肝静脉结构，这样对非脂肪性或非硬化性肝脏可安全地使用直线型血管切割闭合器；亦使用超声分离装置联合射频止血系统可安全地施行相对无血的断肝术。应审慎地使用入肝血流阻断术，多数患者应用血管闭合器和其他断肝技术时并不需要阻断入肝血流。作者并不认为任何一种特殊技术更具优势，并坚信所有的外科医生应熟练掌握安全可用的断肝器械、并对其使用方便和结果可靠。

2000 年以前，在美国，对 IV 期结直肠癌主动全身化疗的资料匮乏。从 1980 年至 1990 年，外科置入肝动脉化疗泵用于治疗局限于肝内的 IV 期不可切除结直肠癌患者，遗憾的是，区域化疗仅增加部分反应率而对长期预后改善并无帮助；此外，HAI 灌注化疗还有独特的毒性反应，如化学性肝炎与胆管硬化。有公布的试验支持辅助化疗的 HAI 可降低肝切除术后局部复发的可能性，但并未为学术界普遍接受；目前 HAI 治疗仅限于全美个别中心施行，且认为仅是临床试验的一部分。

肿瘤消融技术在不断地发展，射频消融（RFA）用于不可切除 HCC 与结肠和其他类型实性肿瘤的肝转移瘤的治疗。在作者的理念中，将结直肠癌可切除患者随机分为切除组与射频消融组并不恰当，受过良好训练的肝胆外科医生施行肝切除的并发症发生率与死亡率较低，而即使精细地采用肿瘤热毁损技术如 RFA、激光肿瘤消融和微波肿瘤消融等仍有低至 5%、高至 20% 患者肿瘤未完全毁损。尽管如此，热消融仍允许用于不可切除的患者，并从中学习如何将其用于适当的患者。当肿瘤大于 4 cm 或病变邻近大血管时，肿瘤不完全毁损的发生率高；而肿瘤位于肝门时，不应采用热毁损治疗，除非是建立特殊环境与胆管系统内灌注冷液体，防止胆管损伤。一些极端的技术上可行的病例可由经验丰富的执业者作为临床试验的一部分而开展，作者更常规的做法是当施行左或右肝切除或扩大左或右肝切除时，对侧较小的病变同时采用 RFA 治疗；热消融的范围须包含部分正常肝实

质而必须确保联合切除与消融后有足够的肝体积。

小结

　　外科医生须了解和应用手术治疗局限性肝感染的时机，相似的问题应适用于影像学检查发现的一些肝良性肿瘤；通常并不需要手术治疗的病变，尤其是肝腺瘤应严密随访评估，出现症状或较大的病变可通过腹腔镜或开腹手术切除治疗。对于局限于肝内的原发性或转移性肝实性肿瘤，手术治疗仍继续占有重要地位；对一些患者，外科手术仍是金标准，并可获得长期无瘤生存、总体生存率的极佳机会。我们必须继续引领新辅助和多学科辅助途径的原发性与转移性肝恶性肿瘤评估，以试图进一步改善患者的预后。

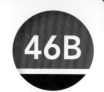

肝外科展望

Richard S. Swanson

（金中奎 译）

结直肠癌肝转移的切除

本书第 45 章专门描述了结直肠癌（CRC）肝转移瘤的术前评估、患者选择、整合化疗和切除的预后，下面将对切除技术进行评论。

多数肝切除采取右侧肋缘下切口身向剑突下正中线垂直延长，患者更喜欢的屋顶或"人"字形切口极少需要采用。检查与触诊排除肝外转移与肝内病变评估，关于此点，术中超声（IOUS）可确定所有结节的大小与位置，IOUS 有助于达到阴性切缘的最大化计划性切除。如无切除禁忌证，可施行适当的切除范围，根据需要移除的肝段进行切除，图 46B-1 是 Couinaud 分段示意图。

肝段切除的命名总结于表 46B-1，右半肝切除是最常见的肝大部切除，其具体手术细节描述如下。

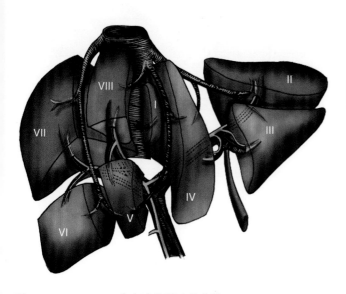

图 46B-1　Couinaud 命名法的肝功能分段

右半肝切除术

分离右三角韧带与右冠状韧带的前后叶将肝右侧部分游离，显露肝进入下腔静脉（IVC）的属支并结扎，有助于显露并防止撕裂。至此，将关注焦点转移至肝十二指肠韧带的肝门分离。

去除胆囊并循迹胆管入肝，鉴别肝动脉和分离肝右动脉（RHA），其通常位于肝管前方，偶尔在肝管后方；RHA 结扎、切断，仔细保护肝动脉主干与肝左动脉。分离右肝管并将肝管向前提起显露门静脉（图 46B-2），小心显露门静脉左与门静脉右支（RPV）分叉处并用血管带环绕 RPV，优先选用缝线或血管闭合器结扎与切断 RPV；至此，入肝血流阻断、肝缺血平面显示，此时最大化控制出肝血流是合理的。

另一种替代控制入肝血流的替代方法是于肝内分离结扎右肝蒂，可切开 4 段，与 6 段肝包膜伸入手指环绕肝蒂。IOUS 可监测此操作，用血管闭合器控制入肝血流。肝向左前方翻转，肝至 IVC 的小静脉结

● 表 46B-1　肝切除的定义	
定义	去除 Couinaud 分段
右半肝切除术	Ⅴ，Ⅵ，Ⅶ，Ⅷ
左半肝切除术	Ⅱ，Ⅲ，Ⅳ
右三叶切除术 （肝右叶切除术）	Ⅳ，Ⅴ，Ⅵ，Ⅶ，Ⅷ
左三叶切除术	Ⅱ，Ⅲ，Ⅳ，Ⅴ，Ⅷ
左外侧叶肝切除术 （肝左叶切除术）	Ⅱ，Ⅲ

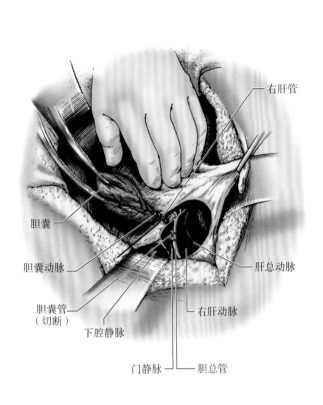

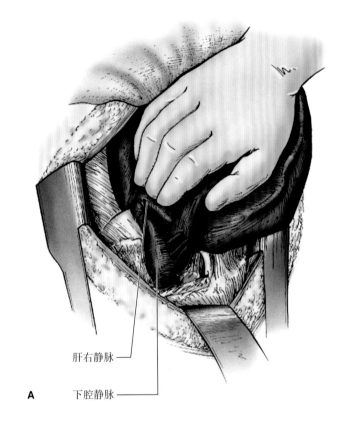

A

图 46B-2 肝十二指肠韧带分离

扎、切断，由于静脉较短此操作需要用缝线结扎。外
科医生应逐渐从尾侧向头侧确保血管的结扎，这些静
脉通常有 4 对。宽大组织纤维带从 IVC 延伸至肝尾
侧、肝右静脉（RHV），组织中可有小静脉，其可紧
靠 IVC；亦可能有较大的副 RHV 或紧靠组织，此带
需要分离并显露出 RHV（图 46B-3）。

　　通常采用仔细地锐性与钝性分离 RHV 肝外段，
以便其可用血管钳或血管闭合器分开，钉高 2.5 mm
血管闭合器离断效果好；钳夹和 Prolene 缝合偶尔滑
脱或撕裂静脉引起严重大出血。控制入肝与出肝血流
后，切开肝实质约 1 cm；如中心静脉压（CVP）低，
血流入胸可达到最小化。为最小化断肝时低 CVP 空
气栓塞的风险，患者应维持 Trendelenberg 体位。有
几种断肝技术，标准的技术是"手指分离法"、用示
指与拇指离断肝实质而将血管与胆管留于原处；结扎
或夹闭血管与胆管并快速离断肝（图 46B-4）；手指
分离法的变异技术是用 Kelly 血管钳、闭合剪或金属
吸引器等。此方法的关键之处是手术团队的默契协作，
一名医生分离的同时另一医生结扎血管而使手术快速

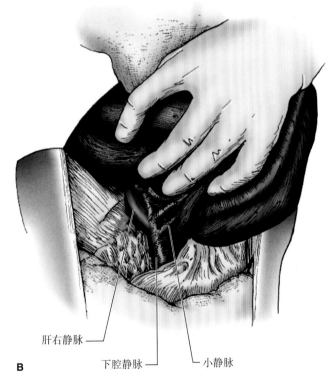

B

图 46B-3 肝后分离可控制肝静脉

进行；操作时采用肝门间断阻断术（夹闭入肝血流
10 ~ 15 min，放开 2 ~ 5 min）可达最小化出血，可

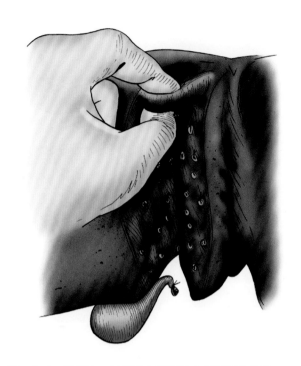

图 46B-4　指捏法。于肝后上肝实质内解剖肝右静脉

重复阻断直至肝分离，无脂肪性肝炎的正常肝可耐受 45 min 的热缺血。

其他设计用以分离肝实质的装置包括超声剥离器、水刀、射频止血系统、双极血管闭合系统和超声刀等，每种器械均有其优势；一些学者用以仔细、慢慢地完全分离肝实质，缝扎、结扎或夹闭血管或胆管，而其他学者用以分离肝实质部分，当进入肝实质深部切缘无问题而改用手法分离法技术完成分离。为加快深部肝实质分离，多数外科医生采用血管闭合器，血管闭合器可高效地控制血管和分离肝实质。右肝断肝采用 15 血管闭合钉匣，肝实质的离断可于 10 min 内完成而不需用 Pringle 手法；闭合器如使用不当可撕裂血管，坚硬的闭合器刀片亦应正确引出，引出时应无阻力。针对使用闭合器的明确争论是其费用，如厂商降低闭合器价格、多数外科医生更愿意使用多重血管闭合器断肝。如两个经验丰富的外科医生配合用手指分离法断肝，费用较低，且可基本无失血，如肝外科医生与一不熟练的住院医生用手指分离法断肝，时间与失血将是较大的。射频切除装置（如 Habib）用刀或双极电凝装置去除肝组织，此装置的问题有两个：① 费用——一个 RF 切除装置与 30 个或更多血管闭合器钉匣相当；② 小于 5 mm 的血管可切断，但较大的血管可从电极孔处出血。RF 切除装置对于外周不规则肝切除与左外侧叶肝切除非常高效。理论上，射频消融（RFA）可治疗切缘镜下肿瘤细胞，首例 RF 切除装置腹腔镜肝切除由布莱根和妇女医院施行（BWH）[1]，但 BWH 目前多数肝切除采用血管闭合器与手指分离法的变异方法施行。

上述手术可能通过完全腹腔镜或手助方法施行 [2-3]，腹腔镜肝切除时有多种方法离断肝实质，通过手助装置较好地使用血管闭合器。开腹肝切除时使用血管闭合器的理由是腹腔镜使用习惯了血管闭合器断肝。气腹的腹内压力压闭小血管的出血，这种令人讨厌的出血可用氩气、表面胶或必要时缝合止血；使用氩气凝血时应小心，其不像二氧化碳那样快速弥散而易形成氩气静脉栓塞。如顾及可能发生胆漏时可于右上腹放置引流管数天。

患者可于 4 ~ 5 天后出院。如果可能，应避免输血，因为肝切除时输血可降低术后生存率。

左半肝切除术

左半肝切除术实质上是右半肝切除的镜像。分离肝门控制入肝血液（图 46B-5），如需肝尾状叶切除应将其从 IVC 上游离并便于从肝左静脉（LHV）上游离，血管闭合器可用于离断肝左静脉；替代方法先分离肝实质而 LHV 于肝实质内结扎（图 46B-6）。

结直肠癌肝转移瘤化疗泵治疗

通过股动脉插管的肝动脉直接化疗已应用超过 30 年，20 世纪 70 年代，一全自控置入泵的开发允许通过置于肝动脉与胃十二指肠动脉连接处的导管行连续动脉灌注化疗。HAI 化疗的理论基础是观察 CRC 肝转移瘤多是动脉供血，而非门静脉供血 [4]；再者，HAI 使用的药物氟脱氧尿苷超过 95% 是肝首过摄取、而 5-FU 肝首过摄取不足 50% [5]；HAI FUDR 的主要不同是其浓度是全身应用 5-FU 的 100 ~ 400 倍。

20 世纪 80 年代的随时研究评估 HAI FUDR 与全身应用 5-FU 显示出 HAI FUDR 的反应率达 30% ~ 50%，但未得出生存率获益的结论 [5-10]，这种治疗方法的实用价值仍存在争论。文献清楚地显示熟练外科医师发生 HAI 严重并发症发生率低，HAI 的并发症有化疗泵功能发生故障、化疗盒问题、导管闭塞或移位和动脉并发症（出血、血栓形成或灌注问题）[10]。目前认为 HAI 化疗适应证有两个：① 肝内不可切除 CRC 肝转移瘤；② CRC 肝转移瘤术辅助

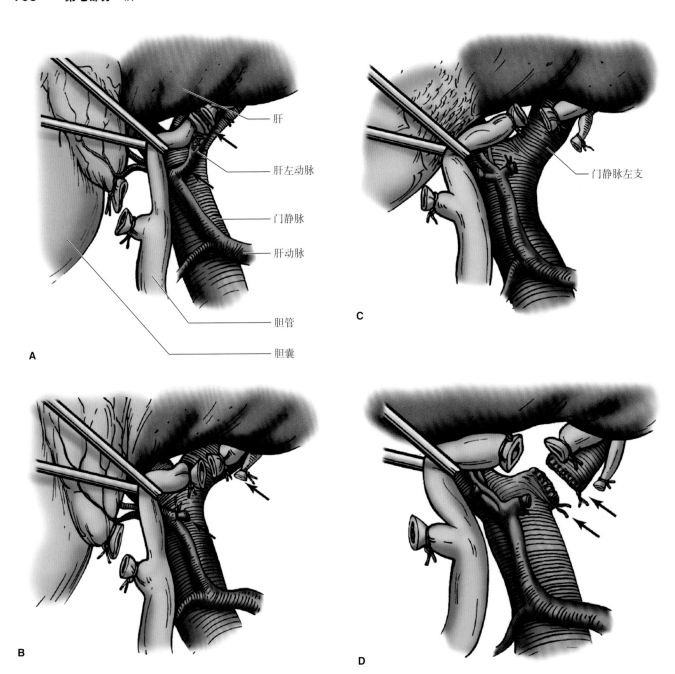

图 46B-5 左半肝切除术的肝门分离。A. 分离胆囊管与左肝管；B. 分离肝左动脉；C. 显露门静脉左支；D. 分离门静脉左支

化疗。2 个指征均存在争议，20 世纪 90 年代，HAI FUDR 对比 5-FU 全身化疗多中心试验，非确定性随机研究显示 HAI 化疗获益；HAI 化疗组较全身 5-FU 组有 3 个月长生存期的优势[11]，但此试验由于以下原因而受肿瘤内科学家质疑：①化疗置入生存期优势太短而无争论；②新型全身化疗药物较此方案全身化疗生存期更长等。单中心随机对照试验显示肝切除术后 HAI 化疗与未 HAI 化疗相比 2 年时生存率有优势[12]，但此试验由于 HAI 组无显著性长期生存率优势而受到批评。目前，HAI 化疗未广泛使用主要是因为多数

肿瘤学家不能方便地处理化疗泵且他们感觉全身化疗已足够。

化疗泵置入时需要将导管从胃十二指肠动脉插入、其尖端接近与肝动脉的连接处，化疗泵置于腹壁皮下；为避免化学性胆囊炎应切除胆囊，肝动脉潜在的分支应予以阻断，以避免化疗性十二指肠炎或胃炎。

结直肠癌肝转移瘤消融术

RFA 是一种肿瘤原位蛋白降解与热凝固而毁损的

图中标注文字：肝、肝左动脉、门静脉、肝动脉、胆管、胆囊、门静脉左支

治疗，从 1900 年早期即用来治疗肿瘤。1908 年 Beer 通过膀胱镜采用 RF 凝固治疗膀胱肿瘤，Cushing 于 1926 年采用 RF 治疗颅内肿瘤，1990 年两个小组分别独立地通过超声引导下采用 RFA 治疗肝肿瘤。RFA 用 10 kHz 和 900 kHz 交流电，靠近电极的组织由于 RF 能量产生的热量而死亡，电极并不产生热量但传导 RF 能量引起组织的机械性摩擦而导致热消融[13]。

CRC 肝转移瘤的最佳治疗是切除，当①并发症不能手术切除；②因解剖因素不能切除时，RFA 作为切除的替代治疗。后者指征主要有 2 个，首先多个分散的转移瘤位于不同肝段而切除术残肝体积不足，此时采用 RFA 更为合理；其次，半肝多个病变行同侧肝切除而对侧肝脏深部病变不能切除，对侧肝病变采用 RFA 更为合适。

RFA 可在 CT 或超声引导下施行，亦可于手术室在开腹或腹腔镜超声引导下施行。RFA 相关的并发症在一项大宗综述和一项单中心研究中分别为 7% 和 2.4%[14-15]，报道的操作相关死亡率是 0.5%（1931 例患者 10 例死亡）[14]。与经皮 RFA 相比，开腹 RFA 并发症发生率率更高，包括脓肿、胆汁瘤、胆管损伤、腹水和疼痛[16-17]。

有学者宣称 RFA 治疗孤立 CRC 肝转移瘤与不常发生的局部复发有关。M.D. Anderson 小组最近检验这个议题，经过中位时间为 31 个月的随访发现孤立肝转移瘤 RFA 治疗的局部复发率为 37%，而切除的局部复发率为 5%（$P=0.0001$）[18]；较小肿瘤——直径小于 3 cm 的肿瘤亚组 RFA 局部复发率为 31%，切除组为 3%。很明显，CRC 肝转移瘤采用 RFA 的效果不等同于肝切除，RFA 应是研究性的，或最好是次级、第二选择治疗。

原发性肝良性与恶性肿瘤

Cho 与 Fong 恰如其分地声明影像学方法应该可以鉴别肝血管瘤、局灶性结节性增生（FNH）、腺瘤与癌，当诊断肿瘤良性或恶性困难时[19-23]，应考虑活检；当然，一些学者指出，肝活检不精确、有出血和可能发生播散等并发症，当试图鉴别不需要切除的不典型 FNH 与腺瘤时，基于肝活检并无足够的准确性和出血性并发症风险是特别有关系的。

局灶性结节性增生

FNH 是肝第二位最常见的实性肿瘤或最常见的无血管良性肿瘤，其可能是由于局部血流改变的多克隆增生性反应[24]。罕见的情况下，切除是诊断或治疗疼痛的需要，但疼痛通常起源并非 FNH，因此，应务必寻找其他原因；如疼痛源于 FNH，其通常较大，但较小的 FNH 亦可引起疼痛。

肝腺瘤

肝细胞腺瘤（HCAs）典型地发生于服用避孕药（OCPs）的年轻女性，早期处理是停用 OCP 可使肿瘤缩小，亦为确定诊断与治疗的手段。通常，所有大于 5 cm 或有症状的腺瘤应予以切除，但是由于腺瘤的自然史并不清楚，这种处理方法产生不能有效回答一些问题，这些问题包括：

- 如停用 OCP 后腺瘤缩小至 5 cm，能安全地仅仅观察而已吗？可能的情况是，小于 5 cm 的腺瘤可能出血或转化为恶性肝细胞瘤（HCCs）[25]。

- 较小的腺瘤可于怀孕期引起问题吗？可能不。Dokmak 等报道 11 例患者怀孕后并未出现问题[26]。但小于 5 cm 的腺瘤可能出血和转化[25]，妊娠与刺激腺生长的雌激素显著增高相关。在妊娠期间用超声监测较小的腺瘤怀孕患者可能是合理的。

- 肝腺瘤病（定义为多达 10 个以上）需要肝移植吗？文献对此议题的回答并不明确。Mayo Clinic 对腺瘤病的定义是超过 3 个，推荐小于 3 cm 的腺瘤观察，而大于 5 cm 腺瘤切除[27]。其他学者报道腺瘤病选择肝移植[28]。

- 较小的腺瘤能经皮 RFA 治疗吗？文献并无足够的信息回答此问题。

再生结节

一些肿瘤不需要治疗，但由于 CRC 肝转移瘤切除给予化疗时而产生临床问题。Wicherts 等发现 22% 的再生结节接受 6 个疗程含奥沙利铂的化疗，鉴别此类肿瘤与其他病变成为一个问题，且这些肿瘤与术后肝并发症发生率相关（50% vs. 29%）[29]。

肝细胞癌

HCC 的最佳治疗是手术切除，但是由于 HCC 通常有肝硬化而使切除变得困难。如 Cho 和 Fong 所强调的，术前资料确定是否轻微肝硬化能耐受切除。对于适合病例，术前门静脉栓塞（PVE）显示慢性损伤的肝是否有能力生长，如 PVE 术后 4～6 周，残余肝并不生长，肝切除可能不能耐受，此时这个策略推测是最佳的。

排于切除之后，RFA 是第二选择 HCC 的治疗方法。理想的 HCC 切除为有阴性的切缘，但由于出血和肝功能的考虑，达到此目的有困难。为使出血最小化和理论上最佳的肿瘤控制，并基于肝功能的考虑，应用 RFA 于肿瘤边缘产生一烧蚀平面有其合理性，理论上可杀灭切缘的肿瘤细胞，减少切除时的出血。

肝脓肿和肝囊性疾病

第 43 章专门讨论了肝脓肿与肝囊性疾病，基于腹腔镜的进展，肝囊性疾病的治疗亦显著地变化了。巨大肝囊肿有典型的疼痛症状，由于多数肝囊肿并不引起疼痛，故寻找疼痛病因是合理的。如疼痛是由于巨大肝囊肿引起，运用 MRI 和 MRCP 检查囊肿内层，与胆管树任何可能的交通是合理的；如囊肿内层无结节，与胆管树无明显地交通，随后腹腔镜下穿刺抽吸囊内容物并切除突出的囊肿壁行冰冻活检分析，在等待活检结果期间，残留的囊肿内层应仔细检查，如果有关联组织应活检。如冰冻提示单纯性肝囊肿，残存的内层可行电灼以防止复发。如冰冻提示为囊腺瘤，囊肿残存的上皮应予以去除，可防止囊腺癌的发生。我们已选择性采用这种方法虽然无长期大系列研究显示此策略的有效性。如冰冻提示囊腺癌，应通过开腹或腹腔镜施行正规的肝切除，并达切缘阴性。

参考文献

1. Clancy TE, Swanson RS. Laparoscopic radiofrequency-assisted liver resection (LRR): a report of two cases. *Digestive Disease and Sciences.* 2005;50:2259–2262.
2. Gigot JF, Glineur D, Azagra JS, et al. Laparoscopic liver resection for malignant liver tumors: preliminary results of a multicenter European study. *Ann Surg.* 2002;236:90–97.
3. Buell J, Koffron A, Thomas M, Rudich S, Abecassis M, Woodle E. Laparoscopic liver resection. *J Am Coll Surg.* 2005;200:472–480.
4. Ridge JA, Bading JR, Gelbard AS, et al. Perfusion of colorectal hepatic metastases: relative distribution of flow from the hepatic artery and portal vein. *Cancer.* 1987;59:1547.
5. Ensminger WD, Rosowsky A, Raso V, et al. A clinical-pharmacological evaluation of hepatic arterial infusions of 5-fluoro-2'-deoxyuridine and 5-fluorouracil. *Cancer Res.* 1978;38:3784–3789.
6. Chang AE, Schneider PD, Sugarbaker PH, et al. A prospective randomized trial of regional versus systemic continuous fluorodeoxyuridine chemotherapy in the treatment of colorectal liver metastases. *Ann Surg.* 1987;206:685–693.
7. Hohn DC, Stagg RJ, Friedman MA, et al. A randomized trial of continuous intravenous versus hepatic intraarterial floxuridine in patients with colorectal cancer metastatic to the liver: the Northern California oncology group trial. *J Clin Oncol.* 1989;7:1646–1654.
8. Kemeny N, Daly J, Reichman B, et al. Intrahepatic or systemic infusion of fluorodeoxyuridine in patients with liver metastases from colorectal carcinoma. *Ann Intern Med.* 1987;107:459–465.
9. Martin JK, O'Connell MJ, Wieand HS, et al. Intra-arterial floxuridine vs systemic fluorouracil for hepatic metastases from colorectal cancer. *Arch Surg.* 1990;125:1022–1027.
10. Allen PJ, Nissan A, Picon AI, et al. Technical complications and durability of hepatic artery infusion pumps for unresectable colorectal liver metastases: an institutional experience of 544 consecutive cases. *J Am Coll Surg.* 2005;201:57–65.
11. Kemeny NE, Niedzwiecki D, Hollis DR, et al. Hepatic arterial infusion versus systemic therapy for hepatic metastases from colorectal cancer: a randomized trial of efficacy, quality of life, and molecular markers (CALGB 9481). *J Clin Oncology.* 2006;24:1395–1403.
12. Kemeny N, Huang Y, Cohen AM, et al. Hepatic arterial infusion of chemotherapy after resection of hepatic metastases from colorectal cancer. *N Engl J Med.* 1999;228:756–762.
13. Decadt B, Siriwardena AK. Radiofrequency ablation of liver tumors: systematic review. *Lancet Oncol.* 2004;5:550–560.
14. Mulier S, Mulier P, Ni Y, et al. Complications of radiofrequency coagulation of liver tumours. *Br J Surg.* 2002;89:1206–1222.
15. Curley SA, Francesco I, Delrio P, et al. Radiofrequency ablation of unresectable primary and metastatic hepatic malignancies. *Ann Surg.* 1999;230:1–7.
16. Scudamore CH, Shung IL, Patterson EJ, et al. Radiofrequency ablation followed by resection of malignant liver tumors. *Am J Surg.* 1999;177:411–417.
17. Abdalla EK, Vauthey JN, Ellis LM, et al. Recurrence and outcomes following hepatic resection, radiofrequency ablation, and combined resection/ablation for colorectal liver metastases. *Ann Surg.* 2004;239:818–825.
18. Aloia TA, Vauthey J-N, Loyer EM, et al. Solitary colorectal liver metastasis: resection determines outcome. In press. *Arch Surg.* 2006;141:460–466.
19. Adam R, Akpinar E, Johann M, et al. Place of cryosurgery in the treatment of malignant liver tumors. *Ann Surg.* 1997;225:39–50.
20. Onik G, Rubinsky B, Zemel R, et al. Ultrasound-guided hepatic cryosurgery in the treatment of colorectal metastatic colon carcinoma. Preliminary results. *Cancer.* 1991;67:901–907.
21. Weaver ML, Atkinson D, Zemel R. Hepatic cryosurgery in treating colorectal metastases. *Cancer.* 1995;76:210–214.
22. Seifert JK, Morris DL. Prognostic factors after cryotherapy for hepatic metastases from colorectal cancer. *Ann Surg.* 1998;228:201–208.
23. Yan TD, Padang R, Morris DL. Longterm results and prognostic indicators after cryotherapy and hepatic arterial chemotherapy with or without resection for colorectal liver metastases in 224 patients: Longterm survival can be achieved in patients with multiple bilateral liver metastases. *J Am Coll Surg.* 2006;202:100–111.
24. Maillette de Buy, Weinniger L, Terpstra V, Beurs V. *Digestive Surgery.* 2010;27:24–31.
25. Foster J, Berman M. The malignant transformation of liver cell adenomas. *Arch Surg.* 1994;129:712–717.
26. Dokmak S, Paradis V, Vilgrain V, et al. A single-center surgical experience of 122 patients with single and multiple hepatocellular adenomas. *Gastroenterology.* 2009;137:1698–1705.
27. Ribeiro A, Burgart LJ, Nagorney DM, Gores GJ. Management of liver adenomatosis: results with a conservative surgical approach. *Liver Transplantation and Surgery.* 1998;4:388–398.
28. Chiche L, Dao J, Salame E. Liver adenomatosis: reappraisal, diagnosis, and surgical management: eight new cases and a review of the literature. *Ann Surg.* 2000;231:74–81
29. Wicherts DA, de Haas RJ, Sebagh M, et al. Regenerative nodular hyperplasia related to chemotherapy. *Ann Surg Oncology.* 2011;18:659–669.

门静脉高压症

J.Michael Henderson

（金中奎 译）

门静脉高压症是门静脉压力超过 10 mmHg 时的表现，本章着重于病因、评估和门静脉高压患者的治疗选择。当强调外科手术时，这类患者需要多学科途径和外科治疗，不可避免地受到审视。其主要临床表现重点关注于曲张静脉破裂出血、腹水、终末期肝病和肝肺综合征；无论是门静脉高压症是偶然发现或上述任何之一的临床表现，均需要全面评估。在美国，常见的病因是肝硬化，其他病因如肝前性门静脉高压或脾静脉血栓形成或其他肝实质疾病如血吸虫病或肝纤维亦应予考虑。由于预后于原发病有关因此确定病因非常重要，全面地评估是曲张静脉出血、腹水或终末期肝病为初始表现的基石，本章重点关注于多学科诊治治疗门静脉高压症患者中的作用。

历史

门静脉高压症由希腊所发现[1-2]，由莎士比亚于其《吹牛骑士》剧中表现，并在历史上起重要作用。直至 20 世纪 80 年代，由外科医生促进门静脉高压症治疗的评估。Nicolai Eck 一名俄罗斯军队医生于 1883 年开展了门腔端侧吻合的动物实验，伟大的俄罗斯生理学家 Pavlov 进行了门静脉转流有害的试验，描述肝衰竭食物的毒性作用（脑病）；法国外科医生 Vidal 据信于 1903 年施行首例人门体分流手术；Morison 和 Talma 对门静脉高压患者施行诸如脾转位网膜固定手术，但由于未认识到肝硬化是门静脉高压的病因而预后较差。

20 世纪 40 年代，Whipple 与纽约 Columbia 长老会团队开创了门静脉降压的新时代[3]，在其后的 40 年间又出现多种限制性门静脉分流减压，Draponas 的肠腔分流[4]、Warren 与 Inochuchi 的选择性曲张静脉

减压[5-6]和 Sarfeh 的部分分流等[7]。这个时代可看到多个随机对照试验证实分流的效果。

内镜治疗是曲张静脉出血又一巨大进展，首例操作是由外科医生用硬质食管镜施行的[8]。20 世纪 80 年代，三位外科医生——Johnston、Terbanche[9]和 Paquet[10]将硬化疗法由硬质镜改为软镜治疗；另一外科医生 Steigmann[11]将引入曲张静脉内镜圈套结扎治疗。

过去的 30 年间的新进展是由非外科医生的贡献，随着对疾病病理生理的更深理解和肝病评估水平的提高，药物治疗的引入、介入放射分流和肝移植时代的到来推动了此时期的巨大进步。Lebrec 与其同事于 20 世纪 80 年代引入 β-受体阻断药来降低门静脉高压[12]，药物治疗已成为初始降低曲张静脉出血风险的基础治疗和再出血患者的一线治疗。经颈内静脉肝内分腔分流术（TIPS）是 Rösch 的创举[13]，放射专家更安全地置入分流较外科医生有更低的并发症发生率与死亡率。

两位外科医生 Starzl[14]与 Calne[15]从 20 世纪 60 年代至 80 年代在肝病领域开展了革命性的持续研究工作，使肝移植从实验进入临床，肝移植不仅仅是治疗终末期肝病和门静脉高压，也同时打开了更深入的研究之门。

围绕门静脉高压症的历史，本章讨论的多种探索与治疗选项是已存在的。

病理生理学

门静脉高压症的病理生理学已于过去的 20 年在动物模型中序贯的内脏与全身循环的改变完全阐明，这些事件的结果如下：

• 门脉血流阻塞引起门静脉高压。

• 内脏血管床反应。

（a）初期血管收缩反应增加与血管舒张反应降低增加肝内抵抗。

（b）继而血管收缩反应占优势，增加内脏血液。

• 门静脉循环与体循环之间侧支形成。

• 与全身高动力循环状态一致血浆容量增加。

内脏血管反应引起胃肠道血流流增加，表现为多部位侧支形成：如脐部、腹膜后、痔核形成和食管胃底部。

全身血流动力学改变的结果是心输出量 10 ～ 15 L/min、收缩压 100 ～ 110 的变化和全身血管低抵抗等，这些变化对液体复苏和患者处理时有显著地管理涵义，内科医生处理时的重要之处是了解这些病理生理改变和其对患者护理的影响。

并发症

门静脉高压症的主要并发症如下：

• 静脉曲张破裂出血

• 腹水

• 终末期肝病

• 肝肺综合征

本章将着重于病因学、评估方法、特殊治疗和每种并发症的总治疗策略。门静脉高压症的一个重要鉴别是进展期肝病标志的腹水、肝性脑病与可能发生于正常肝（门静脉血栓形成）或肝硬化早期的静脉曲张破裂出血，意味着应针对广泛的曲张静脉破裂出血的治疗选择，而非专注于腹水和脑病。

病因学

图 47-1 示门静脉高压症的广泛病因[18]。在美国与欧洲，约 90% 门静脉高压症患者病因是肝硬化，小部分是门静脉血栓形成（PVT）或肝纤维化；后者的鉴别较重要，原因是其肝功能正常和较好的预后。在世界范围内，血吸虫病是门静脉高压症的重要病因、主要发生于中东、远东与南美；特征性表现为肝门末端小静脉纤维化、无肝炎，患者的肝功能正常。

肝硬化覆盖多种病因，酒精性肝病和肝炎是最常见的病因；还有其他包括胆汁淤积性肝病如原发性胆汁性肝硬化（PBC）与原发性硬化性胆管炎（PSC）等，代谢性疾病如血色素沉着症、Wilson 病、α1- 抗胰蛋白酶缺乏症等疾病。无论何种肝硬化病因，全面评估疾病的活动性与分期是初始评估的重要部分，不同病因有其各自的自然史对制订治疗计划非常重要。

评估

门静脉高压症患者评估有以下内容，对已有症状

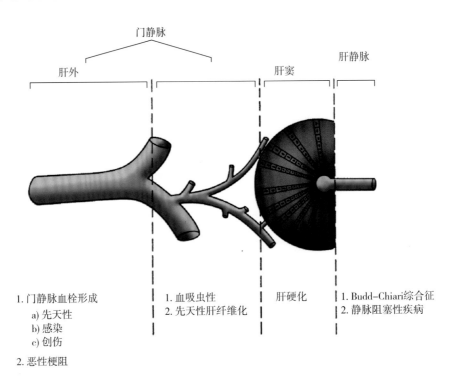

图 47-1　门静脉高压症的梗阻部位。美国与欧洲多数患者是继发于肝硬化肝窦阻塞，还有一些其他病因也必须考虑

者均应评估：

- 肝病评估
- 门静脉循环评估
- 上消化道内镜

肝的评估主要基于临床表现与实验室检查，黄疸、腹水、脑病和营养不良等意味着患者为终末期肝病；也有些曲张静脉破裂出血患者并无上述表现，且肝功能良好。实验室检查增加客观性指标，最有价值的指标是血清胆红素、白蛋白、凝血酶原时间和肌酐。肝病严重程度的两个主要评分系统是 Child-Pugh 评分（表 47-1）和终末期肝病评分（MELD）（公式 47-1）。特异性血清学标志对确定肝炎或其他代谢性疾病如抗线粒体抗体、铁、α-1 抗胰蛋白酶或血浆铜蓝蛋白等；此外，应对所有患者检测甲胎蛋白（AFP）筛选肝肿瘤。

通常表现为血管曲张的门静脉高压患者，病因可寻；如临床与实验室检查不符合，即有影像检查与肝活检的指征。肝功能定量检测如吲哚氰绿清除率、半乳糖清除量与利多卡因代谢试验（MEGX 形成）被一些学者推崇，但未证实临床有效。

初始超声检查可显示肝的总体形态和可能发现局灶性病变提示为肝细胞瘤，增强对比 CT 扫描或 MRI 可用于形态学评估；肝活检对于潜在的肝硬化、个别局灶病变可确诊，并能鉴别肝细胞癌与再生结节，后者肝硬化活检时应包括未病变部位与部分局灶病变。

血管解剖学通过不断升级的复杂性的影像学评估，这种复杂性取决于所需的管理信息[21-23]。多普勒

超声可评估肝动脉、门静脉与肝静脉，且几乎所有患者均需要此评估；可确定血管直径、流向、流速和门静脉、肝静脉的波形等标准内容。门静脉支流——肠系膜上静脉与脾静脉、较大的侧支如冠状静脉与脐静脉亦可容易地检测。临床需要的最重要信息是了解门静脉的通畅度（或血栓），肝动脉通畅、走行与阻力指数等亦可由多普勒超声评估。

另一复杂的水平对肝循环评估可通过 CT 扫描或 MRI 进行，这两种方法均可 CT 或 MR 血管成像（MRA）。高速扫描探头、新型造影剂与数据重建软件的快速进步等可有效地显示复杂的肝动脉与静脉的解剖，这些方法的综合运用可改善活体供肝与肝切除的术前计划。

最后，血管成像对原来方法作用不明显的直接压力测定与阐明方面仍起重要作用，门静脉压力通过肝静脉楔压和自由肝静脉压与肝静脉压力梯度的差异（HVPG）而间接测定[24]；操作是通过肺循环 Swan-Ganz 导管球囊同类技术测定，正常 HVPG 是 6 ~ 8 mmHg，肝硬化时压力超过 10 mmHg。检测对药物治疗反应的 HVPG 测定的吸引力又重新燃起，直接门静脉压力测定也可通过经颈内静脉、经肝途径完成，此方法适用于紧急状态尤其是联合施行 TIPS 情况下，但不可重新测定。

上消化道内镜可用于评估曲张静脉，所有肝硬化患者均应行上消化道内镜检查，此推荐基于以下流行病学研究：

- 30% 肝硬化患者有门静脉高压症。
- 30% 门静脉高压症患者将于 2 年内发生曲张静脉出血。
- 肝硬化患者进展为静脉曲张率为 8%/ 年。

内镜检查聚焦于有无曲张静脉、直径、范围、扭曲，红色征表现，具有红色征表现较大曲张静脉处于出血的高风险状态。肝硬化与上消化道出血患者，内镜有诊断与套扎治疗作用。急性静脉曲张破裂出血患者稳定以后应评估曲张的范围，日本[25]与意大利[26]提出并为学界公认的曲张静脉分级系统。最后还应评估胃黏膜是否有充血与铺路石样的门静脉高压性胃病表现[27]，亦可见胃曲张静脉，孤立的胃曲张静脉较与食管曲张静脉相连的胃曲张静脉问题更为严重。

表 47-1 Child-Pugh 评分

指标	1 分	2 分	3 分
血清胆红素（mg/dl）	< 2	2 ~ 3	< 3
白蛋白（g/dl）	> 3.5	2.8 ~ 3.5	< 2.8
凝血酶原时间（↑ S）	1 ~ 3	4 ~ 6	> 6
腹水	无	轻微	中等
脑病	无	1 ~ 2	3 ~ 4

分级：A，5 ~ 6 分
B，7 ~ 9 分
C，10 ~ 15 分

公式 47-1

MELD 评分

分值 $=0.957 \times \log$ 肌酐值（mg/dl）$+ 0.378 \times \log$ 胆红素（mg/dl）$+ 1.120 \log INR$

曲张静脉破裂出血处理

图 47-2 是多学科团队处理曲张静脉破裂出血的

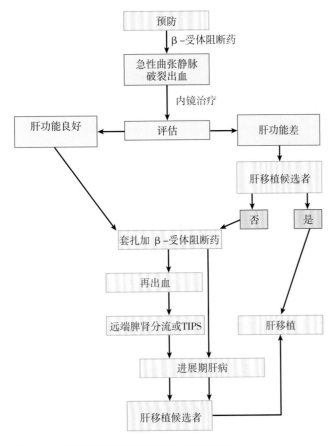

图 47-2　曲张静脉破裂出血患者处理流程图

流程图，其可能由于不同中心拥有专家而所变化；团队应有曲张静脉破裂出血的预设与逐步处理方案，此流程亦是对患者更深入讨论的基础。

曲张静脉破裂出血可行以下治疗：

- 药物
- 内镜治疗
- 减压分流——放射介入或手术
- 血管离断术
- 肝移植

药物治疗是预防初始出血、急性曲张静脉破裂出血处理和预防再出血的一线治疗。

非心血管选择性 β 受体阻断药 [普萘洛尔（盐酸心得安）或纳多洛尔] 由 Lebec 与其同事于 20 世纪 80 年代应用，并显示出降低门静脉压力效果[12]。中重度曲张静脉患者应于其首次出血前应用上述药物之一；并非所有患者均耐受 β 受体阻断药或反应良好，依从性差或脱服率约为 20%。治疗目标是 HVPG 降低超过 20% 或低于 12 mmHg，如能达到，则患者将不会出血[29]。

普萘洛尔与纳多洛尔是预防再出血的基本治疗，有相同注意事项耐药性、反应率和治疗目标。其他多种药物亦正在评估如长效硝酸盐、血清素拮抗剂与钙离子通道阻断药，所有这些药物并未显示与 β 受体阻断药相同的效果，一些联合应用研究中获益并减少了副作用[29-30]。

急性曲张静脉破裂出血的药物治疗的初始治疗是血管加压素，目前多为特利加压素、生长抑素或其他类似物所取代，这些药物可有效地降低急性曲张静脉破裂出血患者的门静脉压力。

内镜治疗

食管曲张静脉破裂出血目前的标准治疗是内镜套扎[11]，但大部分由于副作用少、曲张静脉硬化快、易于实施的内镜硬化治疗所取代。多环套扎器安置于内镜头端、对曲张静脉柱以螺旋型施形 6 ~ 8 个橡胶圈套扎；曲张血管吸入套扎器末端、橡胶圈击发并套扎于基底部，5 ~ 7 天后曲张静脉硬化并少有裂伤、橡胶圈脱落，从而降低再发出血率。内镜套扎术用于治疗急性曲张静脉破裂出血且静脉出血明确患者，套扎操作通常是 2 ~ 3 个阶段，1 个月至 6 周后再试图行胃食管连接处曲张静脉硬化；偶尔，内镜下注射硬化剂有助于无法套扎较小的曲张静脉完全硬化。

多数前瞻性、随机对照试验证实内镜套扎较硬化治疗有较好地出血控制率、较低的并发症发生率，但试验未显示二者之间死亡率的显著性差别[31]。

从实用角度，急性曲张静脉破裂出血应有内镜下控制出血操作、应用橡胶圈套扎硬化辅以非心血管选择性 β 受体阻断药长期治疗，此为一线治疗。

降压分流

过去 20 年间，曲张静脉破裂出血降压分流这部分治疗发生了巨大变化。降压治疗被认为是二线治疗，适用于药物与内镜套扎治疗后再出血和"高风险"曲张静脉。目前极少数限定患者可施行手术分流，需要分流患者通常采用放射下支架置入——TIPS。

外科分流大部分已成为历史，分为三种术式：完全分流、部分分流与选择性分流。

完全分流

图 47-3 与 47-4 示完全分流[32-33]，两种不同的生理类型。图 47-3 示经典的端侧门静脉分流，于近肝门处分离门静脉将内脏端与下腔静脉行端侧吻合，可

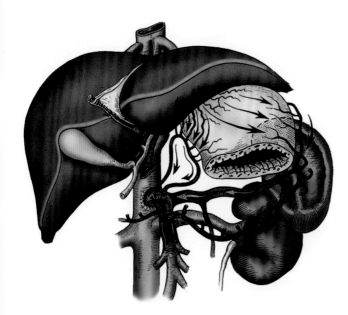

图 47-3 端侧门腔分流，此分流减少曲张静脉与内脏血流，硬化肝的肝窦仍维持高压力

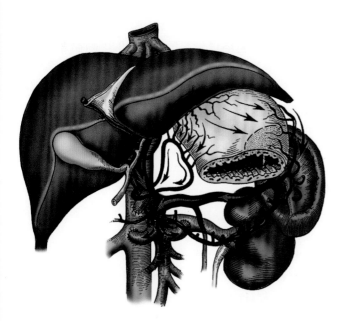

图 47-4 门体侧侧分流。图示门腔、肠腔和肠肾分流，门静脉起阻塞肝窦的流出道，降低肝、曲张静脉与内脏血流的作用

将内脏门静脉压减压但仍留下高压的阻塞肝窦；此外，其未缓解腹水但可控制曲张静脉破裂出血。

图 47-4 显示第二类完全分流，其为静脉直接吻合的侧侧吻合或于静脉间置移植物分流，或其他转位分流如肠腔或肠肾分流；分流时要求血管直径最小为 10 mm、通常是 12 ～ 15 mm，可达到经典完全分流的全减压效果。病理生理学上与端侧门腔分流不同的是保留完整的门静脉上端作为高压阻塞的肝窦减压的

流出道，因此，除控制曲张静脉破裂出血外，亦可控制腹水。

这些完全分流（直径大小 10 mm）转流全部门静脉血液，主要的争议是对肝功能的影响。门静脉全转流综合征严重程度、对肝功能的影响和诱发肝性脑病的数据存在矛盾，基础肝病的严重程度是分流加速肝衰竭的主要影响因素。

门腔侧侧分流技术方面相对简捷，右侧入路通常是右侧肋缘长切口，可较容易地显露门静脉和肠系膜上静脉，从肝十二指肠韧带右侧可游离足够长的门静脉、从肝脏下缘显露下腔静脉至右肾静脉水平，至此可允许行直接的门静脉吻合。当肝尾状叶较大时，可行段切除或间置移植物。这些血管通常为移植外科医生所熟悉，但仅少数有指征的患者适合此手术。

目前完全门体分流的唯一指征是急性 Budd-Chiari 综合征，其肝窦内充血需要采用侧侧完全分流降低门静脉压力[34]。

部分分流

部分分流是将侧侧吻合口直径减少至 8 mm。Sarfeh 与其同事于 20 世纪 80 年代于门静脉与下腔静脉之间间置直径 8 mm 聚四氟乙烯（PTFE）移植物，此口径可控制超过 90% 的曲张静脉破裂出血并维持 80% 患者的门静脉灌注[7]；此口径分流曾经与 TIPS 进行过随机对照试验[35-36]。与门腔侧侧分流外科手术相似，采用长 2 ～ 3 cm 的 PTFE 移植物，两端均为斜面，可扩大吻合口。

选择性分流

选择性分流最常见的远端脾肾分流（DSRS）（图 47-5）[5]。此技术将脾留于原位，游离脾静脉至肠系膜上静脉汇合处，吻合脾静脉与左肾静脉；可选择性降低胃食管曲张静脉压力，维持 Child A 级与 B+ 级患者的内脏与门静脉高压与向肝血流，其控制出血率达 94%，90% 患者有较好的向肝血流。超过 90% 非酒精性肝病患者可维持长期门静脉血流，但约 50% 酒精性肝病患者可有门静脉丧失，手术后脑病的总体发生率为 15%[37-41]。

DSRS 切口采用左侧肋缘下斜切口，通过小网膜囊显露胰腺、将胃结肠网膜至胃短血管从结肠脾曲上游离，然后将胰腺沿前缘向右侧游离显露肠系膜左侧全长；确认脾静脉，将从胰腺后分离足够长度允许无扭转状态下达左肾静脉。手术时需阻断门静脉与分流

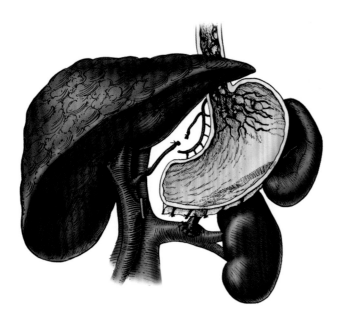

图 47-5   远端脾肾分流（DSRS）曲张静脉通过脾至左肾静脉降压，内脏血管床维持的门静脉高压，保证门静脉前向血流

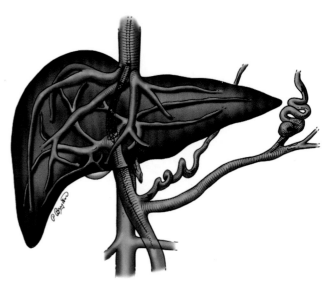

图 47-6   经颈内静脉肝内门体分流术（TIPS）。侧侧吻合对血流动力学的影响有赖于分流直径

间其他侧支通路，尤其是胃冠状静脉。

所有手术后处理需注意以下细节：24 h 监测确保患者血流动力学稳定与无术后早期出血，限制性静脉输液与钠离子有助于减少腹水，对预防感染、营养支持和监测肝功能非常重要，患者出院前需影像学证实分流通畅。

经颈内静脉肝内门体分流术

过去的 20 年，TIPS 技术日臻成熟，目前广泛用于门静脉高压症曲张静脉破裂出血与腹水患者的减压治疗[42-44]，是对这类患者多学科团队处理的重要组成部分。图 47-6 显示 TIPS 的原则，TIPS 的技术途径是直接穿刺颈内静脉（IJV），通过右心房将导管导入一支肝静脉——通常是肝右静脉——随后穿刺肝实质进入门静脉，导管引入门静脉并测压；门静脉穿刺可于超声确定位置，扩张肝实质内通道后置入直径 10 ～ 12 mm 自膨金属支架。再次测压，目标是门静脉与右心房压力梯度是小于 10 mmHg。此技术的成功率较高（＞ 90%），手术并发症及死亡率低（＜ 10%），患者的住院时间通常为 1 ～ 2 天，采用多普勒超声可明确分流的通畅性。

TIPS 的主要问题是再狭窄与血栓形成发生率，需要严密监测，当监测到发生时需要扩张和（或）分流扩充；覆膜 TIPS 支架能降低血栓形成与狭窄率。多普勒超声可明确通畅性，但被证实诊断狭窄不敏

感，而诊断需要直接测量压力梯度。非覆膜支架再介入的成功率高达 40% ～ 80%，而覆膜支架的成功率降至 20%[45]。目前已发表的 TIPS 再出血率约 20% 上下，试验中覆膜支架再出血率降至 13%[45]。大多数中心已成文标准随访方案，召回患者重复多普勒超声检查。新发脑病发生率为 30% 左右，多数患者脑病用乳果糖和（或）轻度限制蛋白质摄入即可相对容易地控制。

断流手术

断流手术是通过阻止流入曲张血管而解决曲张静脉破裂出血的问题，手术操作包括脾切除、胃与食管血管断流和可能的食管横断（图 47-7）[46]。手术的效果似有赖于手术本身的彻底性，日本学者 Sugiura[46] 与埃及学者 Hassab 推行了此术式，并在这两个国家获得较好的效果。断流式式的优势是维持门静脉高压的肝硬化门静脉血流，原创者手术控制曲张静脉破裂出血率达 90%[47]，但在欧洲与美国再出血率较高（～ 30%）[48]；结果可能与患者不适合其他手术和手术断流不彻底有关。墨西哥学者 Orozco 与其同事最新的断流术结果是仅 10% 的再出血率[49]。

技术上回顾，Sugiura 初始手术采用的是胸腹联合途径或一期或二期手术，最近多数外科医生采用单纯经腹手术断流。标准断流术包括脾切除，但 Orozco 与其同事发表的数据显示脾切除并非必要。全胃大弯、至少远端 7 cm 食管和上 2/3 胃小弯均应行血管离断。努力达到保留迷走神经和血管离断，当手术完成

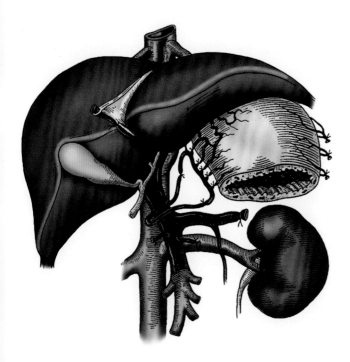

图 47-7　曲张静脉破裂出血胃食管断流术。手术包括脾切除、胃和食管血管离断和食管横断

时有出现近端胃迷走神经切断术断面；由于多数这类患者在手术前接受过硬化或套扎治疗而食管增厚，大多不需要困难地横断食管。

当患者存在广泛的门静脉与脾静脉血栓形成，而无其他可选择的术式或介入治疗时，断流术非常有用，彻底地断流可减少这类患者出血的风险而成为断流术的主要指征。

术后处理需关注患者由于仍存在门静脉高压而发生腹水的风险。每 6 周行内镜检查随访有助于明确残留的曲张静脉，同时可行内镜治疗或明确断流术的彻底性。

总体上，断流术出血率降低至不足 20%，脑病发生率亦较低。

肝移植

当前门静脉高压症患者最常见采用的手术方式是肝移植[50-52]，也是进展期肝病和后续门静脉高压症患者治疗方式的主要进展。存在的主要问题有患者选择、移植时机、扩大供体池和预后。

过去 20 年，患者选择变化较大，移植的指征是终末期肝病，但需要肝病专家界定并进入名单。曲张静脉破裂出血并非终末期肝病指标，但其他临床表现如腹水和脑病是终末期肝病的临床指标。患者的选择亦应参考其他指标，如并发症和酒精、其他化学药物

依赖的心理学上是否适合移植。随着肝细胞癌的发生率增高，尤其是在丙型肝炎患者人群中，改变了肝移植的适应证选择。器官共享网（UNOS）建立了标准移植受者名单，并随每个移植中心考虑地区性经验总结的建议而使适应证适应性变化。

肝移植的时机是由原发疾病所决定的，获得器官的优先顺序的基础是 MELD 评分病危患者优先得到尸体器官是基于胆红素、凝血酶原时间和血清肌酐等指标，这些客观指征而非日常管理患者的医生的主观判断决定移植时机。供体池由于公众意识到需要器官捐赠的上升而增大，"扩大供者"公认的概念是正常器官与活体供者器官移植，这些变化直接影响到供体、器官分配系统与优先、每个中心本身对其患者的理念与优先等改变，并继续改变门静脉高压症中肝移植的作用。

肝移植的预后继续改善，将器官分配给病危患者可能导致较差的预后并非事实；尽管移植给病情较重患者、移植边缘器官等，但住院期间死亡率低于 10%，这为器官保存的进步与肝移植随访处理所证实。肝移植预后的期望值是低于 10% 的住院死亡率，1 年生存率超过 80%，5 年生存率超过 60% ~ 65%。

肝移植技术聚焦于全肝、肝段、活体、腔静脉保留、血管重建替代方法与胆管重建的改进等方面，此外，这些技术的进步本身扩大了掌握相应技术与本章前面描述的手术技巧的外科医生人群。

门静脉高压症患者肝移植的长期随访处理同样是一个发展的领域。免疫抑制的改进、感染预防与治疗、患者移植相关恶性肿瘤风险监测、移植术后长期健康维持是正在进行的评估与改善的领域。Child 分级 C 级、曲张静脉破裂出血、进展期肝病患者净结果在好转，并可获得预期的长期生存，这类患者 15 ~ 20 年前长期生存率为 15% ~ 20%。

处理策略

曲张静脉破裂出血

可采用的适当治疗策略已经描述过。

- 预防
- 急性曲张静脉破裂出血
- 预防再出血

预防

所有中或重度曲张静脉患者服用 β 受体阻断药

以降低初发出血的风险，β 受体阻断药治疗可减少 18% ~ 20% 甚至 30% 的出血风险，多重随机对照试验证实了这种作用。肝硬化患者应行内镜筛选来评估曲张程度，并适时予以治疗 [29-30]。

预防性内镜治疗仅适用于不耐受 β 受体阻断药的重度曲张静脉的治疗 [53]，初始曲张静脉破裂出血非外科手术或介入分流的指征 [30]。

急性曲张静脉破裂出血

过去数十年间，曲张静脉破裂出血需要多种治疗方案，其预后亦明显改善 [54]。更为重要的是，患者的总体处理为特异性处理，气道保护、恰当的液体复苏、充分的监测与预防性给予抗生素是此类患者的标准处理方案。出血时，输血、应用凝血类血液制品须于复苏的目标下仔细地监测采用，静脉应用奥曲肽（50 μg/h）药物治疗可降低门静脉压力和疑似曲张静脉破裂出血的初始治疗；早期内镜检查具有诊断与及时套扎治疗的双重作用 [55]，内镜套扎于直视下发现曲张血管并吸入内镜头端。偶尔情况下患者不适合内镜治疗，此时采用气囊填塞控制出血。可仅膨胀胃囊，然后轻轻地将胃囊拉至胃底可作为控制出血的补救方法；如仍未能控制出血，可膨胀食管囊压力至 40 mmHg。放置气囊堵塞后须于 24 h 内更进一步再干预，此时通常是急诊 TIPS 治疗的指征。

急性曲张静脉破裂出血不足 10% 的患者需行 TIPS [42]，急诊 TIPS 如手术室患者的处理方式相同，气道保护、严密地监测与适当地输液与复苏治疗等；当放射专家精力集中于 TIPS 分流适当减压的技术时，患者的全体处理团队须确保其他治疗完成。

急性曲张静脉破裂出血发生时有显著的高死亡率风险，死亡最常见的原因是原发肝功能失代偿。大出血需入 ICU 监护，一旦情况稳定，患者可转送至普通病房。早期评估与内镜随访，并对患者及时选择性套扎。

预防再出血

预防再出血的一线治疗是曲张静脉套扎和同时应用 β 受体阻断药治疗，而不论何种原发疾病 [29-30]。急性曲张静脉破裂出血发生后的 3 ~ 4 天首先套扎治疗并尽可能多套扎阻断远端食管曲张静脉柱，后续再行 1 或 2 次套扎，可尽可能阻断曲张静脉；开始 β 受体阻断药治疗并降低心率约 20%，并计划长期服用。

此时，总体病人医疗护理需强制性全面评估 [56-57]；了解肝病的病因、严重程度、可能的病史和发现门静脉高压症的其他并发症须于此阶段完成，数个可能出现的病案如下：

- 风险承受能力高的病人——Child A 级或 MELD 低于 10 分的患者。曲张静脉破裂出血患者肝功能仍似 Child A 级和 MELD 评分低于 10 的患者，可能肝病有较好的代偿；这类患者应采用一线治疗，但如再出血或套扎阻断曲张静脉失败，将是 TIPS 或 DSRS 降压的候选者。

- 风险承受能力不定的患者——Child B 级或 MELD 10 ~ 16。绝大多数患者于曲张静脉破裂出血后、肝功能实验室检查异常、可能发生腹水和肝病非预期进程归于此类。处理方面，患者肝功能改善为 Child A 级、维持 Child B 级或进入终末期疾病阶段等，其基本治疗是内镜套扎、β 受体阻断药；后续治疗基于肝病的进程。

- 终末期疾病——Child C 级或 MELD 大于 16 患者。如初始评估显示为 Child C 级肝硬化与患者经常规治疗无明显改善，需考虑全面移植评估。出血发作的严重程度对患者是否可回归代偿水平或继发于急性出血发作的继续恶化起重要作用。

一些病例中可发生一线治疗失败，主要原因有：①患者有更多的急性曲张静脉破裂出血；②患者有不需输血的少量出血；或③患者曲张静脉阻断失败与仍有较大曲张静脉的风险因素。具有以上情况的患者有进展期肝病，是肝移植的候选者，并可能需要 TIPS 桥接治疗。肝病代偿良好患者（Child A 级）上述任一情况于 DSRS 或 TIPS 后均可使曲张静脉减压。

两随机对照试验评价 TIPS 与手术分流减压，Rosemurgy 与其同事研究 TIPS 与 8mm 直径 H 型门腔分流的相对获益 [36]，在其 132 例 "所有参与者" 研究中，50% 人群为 Child C 级患者；显示手术分流组较 TIPS 组有更低的再出血率和显著的需要移植率，但两组的生存率无显著性差异。

对 5 个医学中心 140 例 Child A 级和 B 级一线治疗失败患者随机试验比较了 DSRS 与 TIPS 的效果 [58]，数据显示再出血率无显著差异（DSRS 组 5.5% vs. TIPS 组 10.5%），各组 50% 的患者 5 年内至少有 1 次脑病发作。而首次脑病发作时间无显著差异，二组生存率无显著差异，但与 DSRS 组只有 11% 而相比 TIPS 组再干预率显著增高（$P < 0.001$）达 82%，TIPS 组总血栓形成率显著高。但研究未使用覆

膜支架，而其当时由美国国立卫生研究院（NIH）资助的试验可以获得覆膜支架。通过严密监测，TIPS 组与 DSRS 组相比可获得较低再出血率的极佳结果，试验中患者经济 - 效益比分析显示 Child A 级患者 TIPS 较 DSRS 有更好的经济 - 效益比[59]。

腹水

腹水的治疗主要是药物加上饮食限盐和利尿（螺内酯与呋塞米）治疗[61]。当腹水变为顽固性腹水时采用如下方案——大容量穿刺术或 TIPS，但通常是肝移植的桥接治疗。如前所述顽固性腹水是终末期肝病最主要的临床体征，4 个随机试验显示 TIPS 较大容量穿刺术更为有益和控制腹水，但 4 个研究中 2 个仅有生存率获益[62-65]。

其他外科方法如全门体侧侧吻合分流与腹腔静脉分流亦可用以治疗腹水。目前，门腔侧侧分流（> 10 mm）的唯一指征是急性 Budd-Chiari 综合征，手术不仅可缓解腹水、降低肝窦压，还可阻止中央小叶肝细胞坏死并使肝恢复；使急性 Budd-Chiari 综合征患者取得与 TIPS 相同的效果。

2010 年，腹腔静脉分流极少采用，因为治疗顽固性腹水的大容量穿刺术、TIPS 和肝移植等替代治疗效果更为满意。腹腔静脉分流有压力激活或患者控制活瓣泵两种方式，于 20 世纪 70 年代进入临床使用，并被证明短期内效果较好，但由于并发症而基本上弃用。半年内有半数发生阻塞、再回输腹水激发播散性血管内凝血、感染是此类易感人群显著地风险[66]；顽固性腹水患者的并发症有脐疝部位漏，但可通过反复腹水穿刺和（或）TIPS 较好地处理。

外科医生在治疗腹水中的作用由于肝移植治疗顽固性腹水极佳效果而受到限制，问题是移植的候选者与可获得性。

肝肺综合征

一些肝病与门静脉高压症患者同时有肺功能不全现象已被观察了一个多世纪，但仅仅是过去 20 年间才对两种明显地肺血管疾病有更好地理解[67-68]。当有肺血管舒张和低氧血症时发生肝肺综合征（HPS），而有肺血管收缩和肺动脉压增高时发生门肺高压症（PPH），这两种综合征的主要特征列于表 47-2。

肝功能不全与门静脉高压症的相对作用在这些综合征是不同的，HPS 可发生于无严重门静脉高压症与一些确诊为肝前性或窦后阻塞的患者。PPH 可发生于一定程度肝功能不全而相对轻微门静脉高压症的患者。

HPS 或 PPH 最常见的表现是呼吸急促[69-72]。HPS 通常有直立呼吸困难加重、发绀与杵状指，肝硬化患者应行此综合征的评估；虽然 PPH 可有呼吸困难，但通常是无症状的，二者鉴别非常重要，原因是治疗方法不同。

HPS 是通过气泡造影超声心动图对处于房间有低氧血症（$PO_2 < 70mmHg$）的患者进行诊断的[73]。左心室静脉注射微气泡延迟显影为阳性，患者存在 HPS。HPS 患者需要吸氧治疗，但只有肝移植是有效地治疗。

PPH 的诊断需有肺动脉压升高来证实[74]，超声心动图可筛选右心压力升高[75]；但是当估计压力等于或大于 40 mmHg 时应通过右心置管直接压力测定。平均肺动脉压大于 25 mmHg 而毛细血管楔压低于 15 mmHg 能确诊肺动脉高压。达到 35 mmHg 的中度肺动脉高压并非不能肝移植，而是可接受的移植候选者，但压力超过 35 mmHg 时需要积极评估与治疗；肺动脉压大于 50 mmHg 是肝移植的绝对禁忌证[76]。肺动脉大于 35 mmHg 的患者应接受药物治疗，并于 3 个月后再评估[77]；治疗反应良好的患者可成为肝移植候选者。

多学科小组

本章内容牵涉处理门静脉高压症并发症的多个专业的专家，包括以下专家：

肝病专家，位于诊断与直接治疗多种临床表现的前线。

内镜专家，在曲张静脉破裂出血患者治疗与第一线治疗中起重要作用，内镜套扎需经验丰富的专家。

影像与介入放射专家，对这类患者诊断、直接活检和操作（TIPS）等方面扮演重要角色。

表 47-2 肝肺综合征		
曲张静脉	肝肺综合征	门肺高压症
患病率	8% ~ 20% 肝硬化患者	2% ~ 12% 肝硬化患者
肺血管改变	血管舒张	血管收缩
作用因素	肝功能不全，门静脉高压症	门静脉高压症
移植地位	治愈	禁忌

外科专家，肝移植中的关键角色，对一些顽固性曲张静脉破裂有出血风险，需分流的患者亦起较大作用。

病理专家，在肝病的准确诊断与疾病严重程度分级方面起重要作用。

重症监护专家与麻醉专家，是门静脉高压症急性事件与术后处理中的关键团队成员，门静脉高压的不同病理生理对 ICU 与手术室人员是一个挑战。

肾病专家、心脏病专家和肺病专家，均对这类患者的治疗起重要作用，在大的医学中心，多学科小组均包括了解门静脉高压症病理生理改变的所有专家。

最后，谁来协调？在一个如上所述的复杂多学科小组中，通常由临床医生或协调者召集各学科专家，可确认的是协调者是一个可使患者导入复杂领域处理轨道的人。

参考文献

1. Reuben A, Groszmann RJ. Portal hypertension: a history. In: Sanyal AJ, Shah VH, eds. *Portal Hypertension: Pathobiology, evaluation, and treatment.* Totowa, NJ: Humana Press; 2005:3–14.
2. Donovan AJ, Covey PC. Early history of the portacaval shunt in humans. *Surg Gyn Obstet.* 1978;147:423–430.
3. Whipple AO. The problem of portal hypertension in relation to the hepatosplenopathies. *Ann Surg.* 1945;122:449–456.
4. Drapanas T. Interposition mesocaval shunt for treatment of portal hypertension. *Ann Surg.* 1972;176:435–448.
5. Warren WD, Zeppa R, Fomon JJ. Selective trans-splenic decompression of gastroesophageal varices by distal splenorenal shunt. *Ann Surg.* 1967; 166:437–455.
6. Inokuchi K. A selective portacaval shunt. *Lancet.* 1968;ii:51–52.
7. Sarfeh IJ, Rypins EB, Mason GR. A systematic appraisal of portocaval H-graft diameters. Clinical and hemodynamic perspectives. *Ann Surg.* 1986;204:356–363.
8. Johnston GW, Rogers HW. A review of 15 years experience in the use of sclerotherapy in the control of acute hemorrhage from esophageal varices. *Br J Surg.* 1973;60:797.
9. Terblanche J, Northover JMA, Bornmann PC et al. A prospective controlled trial of sclerotherapy in the long term management of patients after esophageal variceal bleeding. *Surg Gynecol Obstet.* 1979;148:323–333.
10. Paquet KJ, Oberhammerk E. Sclerotherapy of bleeding esophageal varices by means of endoscopy. *Endoscopy.* 1978;10:7–12.
11. Steigmann GV, Goff JS, Sunn JH, et al. Endoscopic variceal ligation: an alternative to sclerotherapy. *Gastrointest Endoscopy.* 1989;35:431–434.
12. Lebrie D, Novel O, Corbic M, et al. Propanolol: a medical treatment for portal hypertension? *Lancet.* 1980;2:180–182.
13. Rösch J, Hanafee W, Snow H, et al. Transjugular intrahepatic portacaval shunt. An experimental work. *Am J Surg.* 1971;121:588–592.
14. Starzl TE, Groth CG, Brettschneider L, et al. Orthotopic homostransplantation of the human liver. *Ann Surg.* 1968;168:392–415.
15. Calne RY, Williams R. Liver transplantation in man. Observations on techniques and organization in 5 cases. *Br Med J.* 1968;4:535–550.
16. Bosch J, Pizcueta P, Fen F, et al. Pathophysiology of portal hypertension. *Gastroenterol Clin North Am.* 1992;21:1–14.
17. Groszmann RJ. Hyperdynamic circulation of liver disease forty years later: pathophysiology and clinical consequences. *Hepatology.* 1994;20:1359–1363.
18. Benhamou JP, Valla D. Intrahepatic portal hypertension. In: Bircher J, Benhamou JP, McIntyre N, Rizzatto M, Rodes J, eds. *Clinical Hepatology.* Oxford, UK: Oxford Univ Press; 1999:661–669.
19. Pugh RN, Murray-Lyon IM, Dawson JL, et al. Transection of the esophagus for bleeding esophageal variceal. *Br J Surg.* 1973;60:646–649.
20. Kamath PS, Wiesner RH, Malinchoc M, et al. A model to predict survival in patients with end-stage liver disease. *Hepatology.* 2001;33:464–470.
21. Burns P, Taylor K, Biel AT. Doppler flowmetry and portal hypertension. *Gastroenterology.* 1987;92:824–826.
22. Oliver TW, Sones PH. Hepatic angiography: portal hypertension. In: Bernardino ME, Sones PH, eds. *Hepatic Radiology.* New York, NY: Macmillan;1984:243–275.
23. Bolondi L, Gatta A, Groszmann RJ, et al. Imaging techniques and hemodynamic measurements in portal hypertension. Baveno II consensus statement. In: DeFrancis R, ed. *Baveno II Consensus Workshop.* Oxford, UK: Blackwell Science;1996:67.
24. Groszmann RJ, Wangcharatrawee S. The hepatic venous pressure gradient: anything worth doing should be done right. *Hepatology.* 2004;39:280–282.
25. Beppu K, Mokuchi K Kayanagi N, et al. Prediction of variceal hemorrhage by esophageal endoscopy. *Gastrointest Endoscopy.* 1981;27:213–218.
26. The North Italian Endoscopic Club for the Study and Treatment of Esophageal Varices. Prediction of the first variceal hemorrhage in patients with cirrhosis of the liver and esophageal varices. *N Engl J Med.* 1988;319:983–989.
27. Stewart C, Sanyal A. Grading portal gastropathy: a validation of a gastropathy scoring system. *Am J Gastroenterol.* 2003;98:1758–1765.
28. Hashizume M, Kitano S, Yamaga H, et al. Endoscopic classification and natural history of gastric varices: a long-term follow-up study in 568 portal hypertension patients. *Hepatology.* 1992;16:1343–1349.
29. D'Amico G, Pagliano L, Bosch J. Pharmacologic treatment of portal hypertension: an evidence based approached. *Semin Liver Dis.* 1999; 19:475–505.
30. D'Amico G, Criscuoli V, Fili D, Pagliano L. Meta-analysis of trials for variceal bleeding. *Hepatology.* 2002;36:1023–1024.
31. Laine L, Cook D. Endoscopic ligation compared with sclerotherapy for treatment of esophageal variceal bleeding. *Ann Int Med.* 1995; 123: 280–287.
32. Orloff MJ, Orloff MS, Orloff SL, et al. Three decades of experience with emergency portacaval shunt for acutely bleeding esophageal varices in 400 unselected patients with cirrhosis of the liver. *J Am Coll Surg.* 1995;180:257–272.
33. Stipa S, Balducci G, Ziparo V, et al. Total shunting and elective management of variceal bleeding. *World J Surg.* 1994;18:200–204.
34. Henderson JM, Warren WD, Millikan WJ Jr, et al. Surgical options, hematologic evaluation, and pathologic changes in Budd-Chiari syndrome. *Am J Surg.* 1990;159:41–48; discussion 48–50.
35. Collins CJ, Ong MJ, Rypins EB, et al. Partial portacaval shunt for variceal hemorrhage: longitudinal analysis of effectiveness. *Arch Surg.* 1986;204:356–363.
36. Rosemrugy AS, Serofini FM, Zweibal BR, et al. TIPS versus small diameter prosthetic H-graft protacaval shunt: extended follow-up of an expanded randomized prospective trial. *J Gastrointest Surg.* 2000;4:589–597.
37. Spina GP, Henderson JM, Rikkers LF, et al. Distal spleno-renal shunts versus endoscopic sclerotherapy in the prevention of variceal rebleeding. A meta-analysis of 4 randomized clinical trials. *J Hepatol.* 1992;16:338–345.
38. Henderson JM, Nagle A, Curtas S, et al. Surgical shunts and TIPS for variceal decompression in the 1990's. *Surgery.* 2000;128:540–547.
39. Jenkins RL, Gedaly R, Pomposelli JJ, et al. Distal spleno-renal shunt: role, indications, and utility in the era of liver transplantation. *Arch Surg.* 1999;134:416–420.
40. Orozco H, Mercado MA, Garcia JG, et al. Selective shunts for portal hypertension current role of a 21 year experience. *Liver Transplant Surg.* 1997;3:475–480.
41. Rikkers LF, Jin G, Langnas AN, et al. Shunt surgery during the era of liver transplantation. *Ann Surg.* 1997;226:51–57.
42. Boyer TD, Haskal ZJ. The role of transjugular intrahepatic portosystemic shunt in the management of portal hypertension. *Hepatology.* 2005;41:386–400.
43. Papatheodoridis GV, Goulis J, Leandro G, et al. Transjugular intrahepatic portosystemic shunt compared with endoscopic treatment for prevention of variceal rebleeding: a meta-analysis. *Hepatology.* 1999;30:612–622.
44. Burroughs AK, Vangoli M. Transjugular intrahepatic portosystemic shunt versus endoscopic therapy: randomized trials for secondary prophylaxis of variceal bleeding. An updated meta-analysis. *Scand J Gastroenterol.* 2002;37:249–252.
45. Bureau C, Garcia-Pagan JC, Otal P, et al. Improved clinical outcome using polytetrafluoroethylene-coated stents for TIPS: results of a randomized study. *Gastroenterology.* 2004;126:469–475.
46. Sugiura M, Futagawa S. Esophageal transaction with paraesophagogastric devascularizations (the Sugiura procedure) in the treatment of esophageal

varices. *World J Surg.* 1984;8:673–679.

47. Idezuki Y, Kokudo N, Sanjo K, et al. Sugiura procedure for management of variceal bleeding in Japan. *World J Surg.* 1994;18:216–221.

48. Dagenais M, Langer B, Taylor BR, et al. Experience with radical esophagogastric devascularization procedures (Sugiura) for variceal bleeding outside Japan. *World J Surg.* 1994;18:222–228.

49. Orozco H, Mercado MA, Takahashi T, et al. Elective treatment of bleeding varices with the Sugiura operation over 10 years. *Am J Surg.* 1992; 13:585–589.

50. Henderson JM. Liver transplantation for portal hypertension. *Gastroenterol Clin North Am.* 1992;21:197.

51. Ringe B, Lang H, Tusch G, et al. role of liver transplantation in management of esophageal variceal hemorrhage. *World J Surg.* 1994;18:233.

52. Abu-Elmagd K, Iwatsuki S. Portal hypertension: role of liver transplantation. In: Cameron J, ed. *Current Surgical Therapy,* 7th ed. St. Louis, MO: Mosby; 2001:406–413.

53. Imperiale TF, Chalasani N. A meta-analysis of endoscopic variceal ligation for primary prophylaxis of esophageal variceal bleeding. *Hepatology.* 2001;33:802–807.

54. Chalasani N, Kahi C, Francois F, et al. Improved patient survival after acute variceal bleeding: a multi-center, cohort study. *Am J Gastroenterol.* 2003;98:653–659.

55. Banarus R, Albillos A, Rincon D, et al. Endoscopic treatment versus endoscopic plus pharmacologic treatment for acute variceal bleeding: a meta-analysis. *Hepatology.* 2002;35:609–615.

56. Zoli M, Merkel C, Magalotti D, et al. Natural history of cirrhotic patients with small esophageal varices: a prospective study. *Am J Gastroenterol.* 2000;95:503–508.

57. Defranchis R. Evaluation and follow-up of patients with cirrhosis and esophageal varices. *J Hepatol.* 2003;38:361–363.

58. Henderson JM, Boyer TD, Kutner MH, the DIVERT Study Group. Distal splenorenal shunt versus transjugular intrahepatic portal systemic shunt for variceal bleeding: a randomized trial. *Gastroenterology.* 2006;130:1643–1651.

59. Boyer TD, Henderson, JM, Heerey AM, et al. Cost of preventing variceal rebleeding with transjugular intrahepatic portal systemic shunt and distal splenorenal shunt. *J Hepatology.* 2008;48:407–414.

60. Bureau C, Garcia-Pagan JC, Otal P, et al. Improved clinical outcome using polytetrafluoroethylene-coated stents for TIPS: results of a randomized study. *Gastroenterology.* 2004;126:469–475.

61. Moore KP, Wang F, Gines P, et al. The management of ascites: report on the consensus conference of the International Ascites Club. *Hepatology.* 2003;38:258–266.

62. Lebrec D, Giuily N, Hadenque A, et al. Transjugular intrahepatic portosystemic shunt: comparison with paracentesis in patients with cirrhosis and refractory ascites. A randomized trial. *J Hepatol.* 1996;25:135–144.

63. Rossle M, Oclis A, Gulberg V, et al. A comparison of paracentesis and transjugular intrahepatic portosystemic shunting in patients with ascites. *N Engl J Med.* 2000;342:1701–1707.

64. Sanyal A, Gennings G, Reddy KR, et al. A randomized controlled study of TIPS versus larger volume paracentesis in the treatment of refractory ascites. *Gastroenterology.* 2003;124:634–643.

65. Gines P, Uriz J, Calahorra B, et al. TIPS versus repeated paracentesis plus intravenous albumin for refractory ascites in cirrhosis: a randomized trial. *Gastroenerology.* 2002;123:1839–1847.

66. Gines P, Arroyo V, Vargas V, et al. Paracentesis with intravenous infusion of albumin as compared with peritoneovenous shunting in cirrhosis with refractory ascites. *N Engl J Med.* 1991;325:829–834.

67. Fallon MB, Abrams GA. Pulmonary dysfunction in chronic liver disease. *Hepatology.* 2000;32:859–865.

68. Krowka MJ. Hepatopulmonary syndromes. *Gut.* 2000;40:1–4.

69. Swanson KL, Krowka MJ. Pulmonary complications associated with portal hypertension. In: Sanyal AJ, Shah VH, eds. *Portal Hypertension.* Totowa, MJ: Humana Press; 2005:455–468.

70. Moller S, Hillingso J, Christensen E, et al. Arterial hypoxemia in cirrhosis: fact or fiction? *Gut.* 1998;42:868–874.

71. Vachiery F, Moreau R, Hadengue A, et al. Hypoxemia in patients with cirrhosis: relationship with liver failure and hemodynamic alterations. *J Hepatol.* 1997;27:492–495.

72. Krowka MJ, Dickson E, Cortese D. Hepatopulmonary syndrome: clinical observations and lack of therapeutic response to somatostatin analogue. *Chest.* 1993;104:515–521.

73. Abrams GA, Nanda NC, Dubrovsky EV, et al. Use of macroaggregated albumin lung perfusion scan to diagnose hepatopulmonary syndrome: a new approach. *Gastroenterology.* 1998;114:305–310.

74. Castro M, Krowka MJ, Schroeder DR, et al. Frequency and clinical complications of increased pulmonary artery pressures in liver transplantation. *Mayo Clin Proc.* 1996;71:543–551.

75. Kim WR, Krowka MJ, Plevak DJ, et al. Accuracy of Doppler echocardiography in the assessment of pulmonary hypertension in liver transplant candidates. *Liver Transpl.* 2000;6:453–458.

76. Krowka MJ, Plevak DJ, Findlay JY, et al. Pulmonary hemodynamics and perioperative cardiopulmonary-related mortality in patients with portopulmonary hypertension undergoing liver transplantation. *Liver Transpl.* 2000;6:443–450.

77. Krowka MJ, Frantz RP, McGoon MD, et al. Improvement in pulmonary hemodynamics during intravenous epoprostenol (prostacyclin): study of 15 patients with moderate to severe portopulmonary hypertension. *Hepatology.* 1999;30:641–648.

胆囊与胆管

胆囊炎和胆石症

Edward D.Auyang • Nathaniel J.Soper

（张西波 译）

48

历史与背景

胆囊切除术是最常见的外科手术之一，在美国，每年有超过 60 万的患者接受胆囊切除术。在 1882 年，第一例开腹胆囊切除术由 Carl Langenbuch 完成，直到 20 世纪 90 年代初，该术式一直是胆囊疾病的主要治疗方法[1]。1985 年，第一例经内镜胆囊切除术由德国伯布林根的 Erich Mühe 完成。此后不久，法国和美国的先驱使用 CCD 摄像机组装一套可使整个外科团队看到手术视野的腹腔镜设备，并且用这套设备完成胆囊切除术。此后，腹腔镜胆囊切除术在全世界被采用，后来公认为是治疗胆石病的金标准[2-5]。1992 年，美国国立卫生研究院（NIH）共识发展会议指出：腹腔镜胆囊切除术对于大多数有症状的胆结石患者是一种安全有效的治疗方法[6]。目前据估计，有超过 80% 胆囊切除术使用腹腔镜方式完成。

腹腔镜与开腹胆囊切除术相比，其优势显著，包括肠功能早期恢复、减轻术后疼痛、良好美容效果、住院时间短、早期恢复活动和降低总体成本等[7-11]。对于胆囊疾病的治疗，腹腔镜切除技术容易掌握，使其得以广泛地推广[12-14]。

胆囊切除术的适应证

胆囊切除术有多个适应证，其中最常见的是胆石病（表 48-1）。有症状胆石症的诊断是通过胆结石的影像学资料作出，通常使用腹部超声，结合胆囊疾病引起的症状作出判断。胆绞痛是典型的剧烈而间断的右上腹部或上腹部疼痛，并向后背部放射；通常于餐后或者睡眠中发作，餐后腹痛大多与进食高脂性食物有关。一旦患者发生过胆绞痛，超过 80% 可能还会出现类似发作或产生并发症，并发症有胆囊管出口梗阻导致的急性胆囊炎、胆结石排入胆总管后引起胆管炎或胰腺炎。

无症状胆囊结石患者有不足 20% 可能进展为有症状。对大多数患者来说，预防性手术风险大于其潜在益处[15-16]。无症状胆囊结石患者施行预防性胆囊切除术在某些情况下可能是合理的，例如镰状细胞贫血病、开腹减肥手术、长期胃肠外营养或者实体器官移植后接受免疫抑制治疗等患者。镰状细胞贫血病患者

⬤ **表 48-1　腹腔镜胆囊切除术的适应证**

有症状的胆石病
　　胆绞痛
　　急性胆囊炎
胆总管结石
　　胆源性胰腺炎
　　胆管炎或梗阻性黄疸
无症状的胆石病
　　镰状细胞贫血病
　　全胃肠外营养
　　慢性免疫抑制
　　无法立即获得医疗保健设施（例如，传教士、军人、和平队护卫队成员、救援人员）
　　因为其他适应证进行手术时附带施行胆囊切除术
非结石性胆囊炎
胆囊运动障碍
胆囊息肉直径大于 10 mm
瓷化胆囊

通常有肝、血管闭塞的危险，难以与急性胆囊炎鉴别[17]；对于减肥手术患者，在快速减肥过程中胆结石发展速度显著增加，约有 30% 的发生率[18-19]。施行减肥手术同时摘除胆囊，可相对容易降低与胆结石相关的发病率，此方法已被多数减肥外科医生采用，但不适用于腹腔镜减肥手术，因为对于病态肥胖患者附加腹腔镜胆囊切除术，其潜在并发症发生率高于胆结石引起的相关并发症[20-22]；器官移植患者，令人担忧的是，免疫抑制可能掩盖炎症症状和体征，直至暴发性感染发生[23]，有文献建议行强制性筛查和移植前胆道疾病治疗，移植术后 6 个月进行预防性胆囊切除术，对所有无症状胆囊结石患者进行预期治疗[24-27]。预防性腹腔镜胆囊切除术的其他潜在适应证还包括较长时期内无法获得现代医疗保健设施者，例如传教士、军事人员和由于其他原因接受腹部手术的患者。对于糖尿病患者，曾提议行预防性胆囊切除术，目前无证据支持此学说，有良好证据支持对于有症状病人早期施行胆囊切除术；糖尿病患者一旦出现症状，通常会更频繁地发生急性胆囊炎，且承受较少的并发症。

对于无胆囊结石但是有典型胆道症状患者，即非结石性胆囊炎、胆囊运动障碍（GBD），亦可考虑施行胆囊切除术[10]。胆囊运动障碍通常是排除性诊断，1994 年罗马会议制定确认胆囊运动障碍的诊断标准：①无胆囊结石、胆泥或胆囊结晶；②持续静脉注射胆囊收缩素（CCK）30 min 后，用肝亚氨基二乙酸（HIDA）法扫描测得的异常排空分数（EF）< 40%；③接受胆囊切除术后 12 个月不出现复发性疼痛。

胆囊切除术的其他适应证包括胆囊息肉和瓷化胆囊，胆囊息肉一般是偶然发现的，正常人群中发病率大约为 5%，在亚洲人群中发病率较高[29]。直径小于 10 mm 息肉较少恶变，可通过放射学手段定期随访。50 岁以上并且息肉直径大于 10 mm 的患者恶变的可能性较高，建议行胆囊切除术[29-30]。瓷化胆囊有发展成胆囊癌的风险，早期研究估计胆囊癌的发病率是 12% ~ 60%，但最近研究表明总体风险低于 7%[31]。尽管如此，影像学证实为瓷化胆囊者，亦建议行胆囊切除术。

诊断

胆道疾病患者实验室血清学检查包括总胆红素、碱性磷酸酶、转氨酶、淀粉酶、脂肪酶和全血细胞计数（CBC），肝功能相关指标增高提示可能有胆道梗阻，淀粉酶和脂肪酶升高提示可能有胰腺炎，如果肝和胰腺相关酶同时升高，须排除胆源性胰腺炎的可能。

对于一个有典型胆绞痛的患者，施行腹腔镜胆囊切除术前，须有腹部超声提示胆囊结石的影像诊断学资料。超声可提示结石大小和数量、胆囊壁厚度、胆囊周围有无积液、胆总管（CBD）直径和胆管系统的其他情况。其他非胆源性疾病如肝损伤或变性、胰腺肿块或肾肿瘤亦可被诊断。尽管有典型的胆道症状，而当超声检查阴性、CCK 刺激后经 HIDA 法扫描测得较低的胆囊排空分数、有或无疼痛出现，均提示胆囊运动障碍[28]。假如胆结石患者无典型症状，然而，进一步的检查包括上消化道造影或胃镜检查、计算机断层扫描或心肺功能的评价，可排除明显的非胆源性疾病。

腹腔镜胆囊切除术的禁忌证

在过去的 20 年里，随着微创手术器械和技能的提高，腹腔镜胆囊切除术的绝对和相对禁忌证已经减少（表 48-2）。绝对禁忌证包括不能耐受全身麻醉或剖腹探查术、难治性凝血功能障碍、伴随血流动力学改变的弥漫性腹膜炎、胆管炎以及可能治愈的胆囊癌等，对伴随血流动力学改变的弥漫性腹膜炎患者施行腹腔镜胆囊切除的外科手术是不适合的，因为病因不明确、缺乏安全性 / 并且气腹可能导致血管破裂等。标准的开腹手术可迅速明确病因并更及时准确地处理，怀疑胆囊恶性肿瘤通过标准开腹手术可更好地处理，原因是开腹手术可观察切除是否彻底、同时避免胆囊穿孔（腹腔镜胆囊切除术有 20% ~ 30% 的发生

⬤ **表 48-2 腹腔镜胆囊切除术禁忌证**

绝对禁忌证
    不能耐受全身麻醉
    难治性凝血功能障碍
    怀疑胆囊癌
相对禁忌证
    有上腹部手术史
    胆管炎
    弥漫性腹膜炎
    肝硬化和（或）门静脉高压症
    慢性阻塞性肺疾病
    胆囊肠瘘
    病态肥胖
    妊娠

率）致腹腔内播散的可能性。

　　相对禁忌证主要由术者的理念和经验决定，主要包括既往上腹部手术史形成的广泛粘连、肝硬化、门脉高压症、严重的心肺疾病、病态肥胖和妊娠。对大多数患者来说，如果判定腹腔镜胆囊切除术比较危险，则应果断中转开腹，对病人来说利大于弊。

　　妊娠是腹腔镜胆囊切除术的一个有争议的相对禁忌证，因为持续 CO_2 气腹是否会影响胎儿尚属未知。妊娠期间，腹腔镜胆囊切除术可安全地施行，但需要非常慎重[29]。一般限于妊娠中期胎儿器官完全成型、子宫底大小和高度不影响手术视野之前，可考虑施行腹腔镜胆囊切除术。第一个腹壁戳孔位置以及其他戳孔位置尽量选于腹部右上象限，以避免损伤妊娠子宫；气腹压力应限制于 12 mmHg 以下，以避免呼吸窘迫及下腔静脉回流减少。此外，应当密切监测呼气末 CO_2，防止由于产妇过度通气产生的酸中毒。当需要观察胆管树成像时，腹腔镜超声可替代胆管造影，以减少胎儿遭受放射性损伤。最后，有经验妇产科医生围术期指导亦是必要的，可以进行围术期胎心监测。

　　以往经验表明，急性胆囊炎是腹腔镜胆囊切除术相对禁忌证。最近研究表明，在胆囊有急性炎症情况下可施行腹腔镜胆囊切除术，但应由经验丰富的腹腔镜外科医生完成。较为明显的是，急性胆囊炎的腹腔镜手术中转开腹率较高，特别是急性胆囊炎发作 72 小时后中转开腹率更高。如术中明确有严重的粘连和炎症，应毫不犹豫地选择中转开腹。急性胆囊炎行胆囊切除术时机是一个长期争论的话题，基于数个前瞻性研究得出结论，早期手术干预具有经济性、社会和医疗利益性，因此有经验的腹腔镜外科医生对于急性胆囊炎患者早期施行腹腔镜胆囊切除术是首选方法[32-36]。作者的做法是在确定急性胆囊炎诊断后立即施行腹腔镜胆囊切除术，对于急性发作 72 小时后的患者，如患者无其他腹腔镜手术禁忌证，可尝试施行腹腔镜胆囊切除术。如果患者有明显并发症，应该继续给予抗生素抗感染治疗和经皮胆囊穿刺置管引流，于 6 ～ 8 周后再施行腹腔镜胆囊切除术。外科医生须具备安全施行腹腔镜手术的能力，基于先前大量的研究显示，需要中转开腹时应及时中转开腹。虽然微创技术已然出现，但开腹胆囊切除术仍是在任何情况下都需要考虑的手术方法。尤其在无合适施行腹腔镜技术设备时或外科医生未接受充分的技术培训时。

　　除相对禁忌证之外，如经皮胆囊穿刺引流更安全，无论是腹腔镜手术还是开腹手术均应尽量避免施行。胆囊造瘘术仅适用于有绝对禁忌证患者，包括明显的呼吸衰竭不能耐受全身麻醉、近期有明显并发症如心肌梗死（MI）发作。

手术技术

解剖学

　　仅 30% 个体有典型解剖学胆管树，亦即每个个体均有特异性。与任何其他手术一样，对正常解剖和常见变异的了解是外科手术成功的关键，胆囊管可成锐角汇入胆总管，亦可与胆总管并行数厘米后汇合，或汇入右肝管、先天性缺失等，胆囊动脉通常发自肝右动脉、但须明确地观察到胆囊动脉进入胆囊壁。偶尔肝右动脉可于胆囊表面走行，出现较短的胆囊动脉；此外，还可有胆囊后动脉，如观察不仔细，很容易误伤。胆总管始于胆囊管和肝总管的连接处，并向下进入 Vater 壶腹，其正常直径小于 6 mm，老年患者和胆道梗阻患者其直径可较粗。

　　明确胆囊三角结构亦较重要，其由胆囊管、肝总管及肝的脏面三者构成三角形区域组成。胆囊三角亦称 Calot 三角；边界包括胆囊管、胆囊动脉和胆囊壁。解剖异常是胆道损伤一个公认的危险因素，施行腹腔镜胆囊切除术时，右肝管异常是最常见的问题。最危险的解剖异常是胆囊管汇入低位异常的右肝管，像这样的解剖异常导致的损伤少有报道，原因是像这种异常肝管的闭塞可能无临床症状，甚至无法识别这种损伤（图 48-1）。

患者准备

　　和其他腹部手术一样，患者于术前禁食至少 8 小时，无重大并发症患者通常可门诊手术，外科医生决定预防性抗生素的使用，有证据表明，大多数患者围术期感染的风险较低[37]。在手术时，双下肢使用抗栓袜和连续加压装置避免由于体位原因导致的下肢淤血。气管内麻醉诱导后，一般可放置经口胃管减压胃。腹部应剃去毛发，在标准的无菌区内应予以特别地护理，清除肚脐污垢。

腹腔镜胆囊切除术

手术室设置

　　大多数外科医生使用两个视频显示器，分别置于手术台两侧，方便主刀医生和助手观察。在美国一

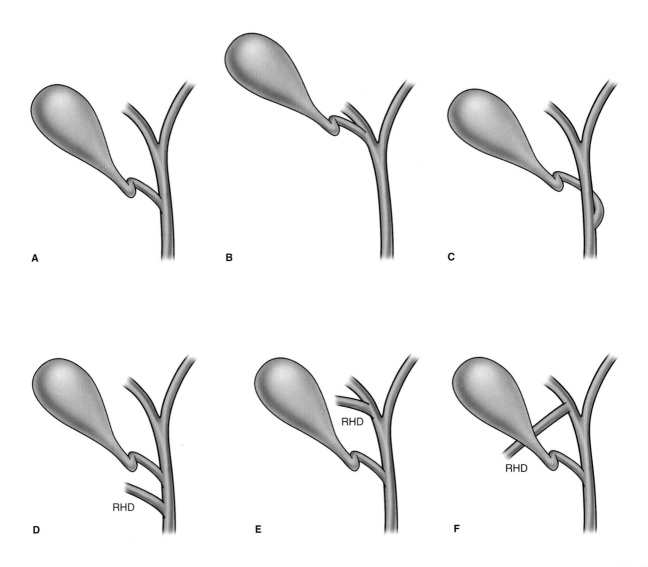

图 48-1　胆道解剖变异。A. 正常解剖；B. 胆囊管汇入右肝管；C. 胆囊管从前或后螺旋汇入胆总管；D，E，F. 常见副右肝管变异（RHD）

般是主刀医生站在患者左侧，第一助手站在患者右侧（图 48-2），如还有腹腔镜扶镜助手，站于主刀医生的左侧。在法国是患者腿外展，外科医生站立于患者两腿之间。

气腹

为了便于外科医生观察以及在腹腔内进行操作，需通过气腹在腹腔内制造一个工作空间。CO_2 具有不可燃性和在腹腔内被迅速吸收的优点，经常被采用；但是，对于有严重心肺疾病的患者可导致高碳酸血症[38]。首先选用进入腹腔位置为肚脐附近的腹中线，根据外科医生的习惯，脐上或脐下切口可垂直，水平，或曲线方向。气腹可通过闭合技术或者开放技术建立；在闭合技术中，CO_2 是通过气腹针吹入腹腔，随后替换为一个腹腔镜套管进气，气腹针需盲穿进入腹腔。在开放技术中，腹腔镜套管是直视下通过小切口插入腹腔，在确保安全之后建立气腹，两种方法各有优劣。施行腹腔镜胆囊切除术的外科医生均应学习和有选择性地使用，根据患者体质和既往手术史决定使用何种方法。

套管位置和显露

根据外科医生习惯，通过脐部套管用 5 或 10 mm 腹腔镜插入腹腔，直视下探查腹腔。使用 30° 或 45° 角腹腔镜较 0° 镜更具优势，因为角度镜可获得相同术野的多个视图。患者体位成 30° 头高脚低位，同时将手术床向左转动 15°，可使结肠和十二指肠远离肝下缘。仔细观察镰状韧带、肝左右叶是否

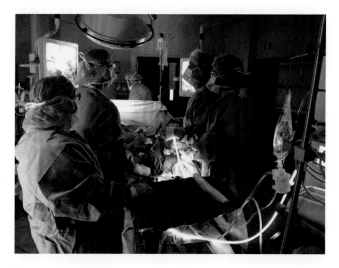

图 48-2　手术室设置

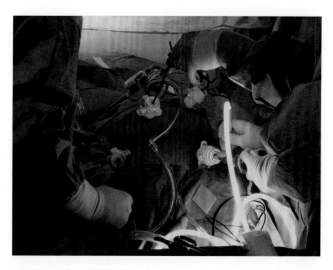

图 48-3　端口的位置

有异常，胆囊通常突出于肝表面。两个肋缘下的小套管可在直视下放置，第一个 5 mm 套管置于右腋中线第十二肋骨和髂嵴间，第二个 5 mm 套管置于锁骨中线右肋下区插入腹腔，抓钳通过此二端口进入控制胆囊，助手侧抓钳用来固定胆囊底和抬高肝。第四个操作套管于腹中线插入腹腔（图 48-3），通常于剑突下大约 5 cm 进入腹腔，其确切位置和角度根据胆囊位置以及肝左内叶段大小确定。插入解剖钳并朝向胆囊颈部，应注意的是，腹腔镜的方向大体上平行于胆囊底抬高时的胆囊管。通过其他三个端口置入的器械与该平面成直角，主刀医生使用解剖钳抓起分离胆囊底部紧密连接部分的浆膜皱褶，助手重新使用弹簧或棘轮装置锁定抓住该皱褶，可将胆囊底部横向或向头侧方向推动，活动整个肝右叶。

　　上述固定显露动作较为复杂，尤其是在肝硬化或因脂肪浸润所致的肝肥厚脆弱的情况下。对于粘连较轻的患者，向头侧推动胆囊底部可显露整个胆囊、胆囊管和肝门。然而，大多数病人胆囊与大网膜、结肠肝曲和（或）十二指肠之间有粘连，粘连通常是无血管的，可用解剖钳将附着于胆囊壁上的粘连组织轻轻地剥离，应注意避免损伤周围组织器官。电刀使用可能意外损伤不易直视的胆总管或者近端十二指肠。显露好胆囊三角后，主刀医生左手把持钝抓钳，通过锁骨中线套管置入后抓住并牵拉胆囊颈部。

分离

　　抓钳抓住固定胆囊后，横向牵引胆囊使胆囊管与胆总管分离开（图 48-4）。用精细解剖钳（Maryland）分离附着于胆囊的纤维样组织，从一明确结构开始

分离，例如胆囊，而非先分离未知区域，以避免损伤深部结构，例如胆总管或肝动脉。最先开始分离约 4 ~ 5 cm 的近端胆囊颈部，然后解剖远端，自上而下逐渐分离。最初分离的目的是将胆囊从胆囊床上游离下来，从其下面窗口可看到肝表面结构；充分显露胆囊三角，通过向下方和横向缩回胆囊体，同时向上、向内侧继续牵拉胆囊底，使成梯形结构。淋巴结通常位于胆囊动脉浅面，偶尔需使用低功率电凝止血，可简单地将淋巴结清掉。为显露胆囊三角背面，胆囊体向上、向内侧方向牵拉，角度镜并结合牵拉回缩技术，可较好地观察胆囊三角的两侧。分离清楚胆囊三角结构后，可初步确定胆囊体和近端胆囊管起始部的结合处，腹膜束、淋巴和神经血管组织与胆囊管分离开，并从周围组织分离下来。弯解剖钳对分离胆囊管后方区域和骨骼化胆囊管是较有帮助的，另外，电凝钩可分离和显露管道组织，但用于解剖胆囊管和胆总管的连接处则无必要，并且有潜在的危险。胆囊动脉应用类似钝性分离方法从周围组织中分离出来，如果胆囊动脉走行于胆囊管前面，在接近胆囊管之前，可能需要把胆囊动脉分离出来并结扎。胆囊颈部从肝床上解剖游离下来，留下一大窗口，于其基底部可看到肝实质。应当看到有两个结构，而且只有两个结构（胆囊管和胆囊动脉）穿过窗口。此为分离和切断任何管状结构前公认的"重要安全观"[38]，需要重申的是，除明确有胆囊管和胆囊动脉，无任何其他结构。推广认识此"重要安全观"对于减少腹腔镜胆囊切除术中胆管损伤是一重要的步骤（图 48-5）[38]。

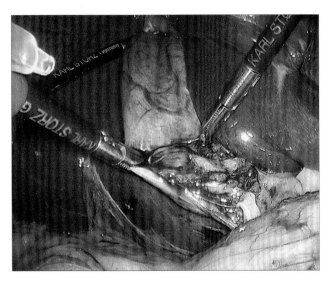

图 48-4 牵拉胆囊

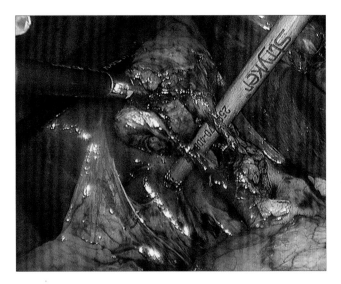

图 48-5 重要安全观

胆总管结石的术中评估

解剖分离完近端胆囊管之后，应考虑胆总管内是否有结石或者有关胆道解剖变异的问题，可通过术中胆管造影（IOC）或腹腔镜超声（LUS）来实现。不管用何种方法，需要于胆囊管移行处用夹子夹闭，防止后续操作中结石迁移到胆囊管或胆总管。如行术中胆管造影，可切开胆囊管前外侧壁，解剖钳朝胆囊方向轻轻压迫胆囊管，从而使结石远离胆总管和解剖区域。通过一个 5 mm 的有垫圈的空芯金属管置入 4F 或 5F 的导管，垫圈可防止二氧化碳泄漏。造影导管插入胆囊管，用夹子轻轻夹住固定导管。如导引管有抓爪，可将导管固定于胆囊管；另外，尖端带气囊导管也可用以固定。胆管造影可通过实时透视来（动态）或注入水溶性造影剂 5 ml 和 10 ml 抓取两个标准 X 线片（静态），观察以下情况：①胆囊管长度和与胆总管汇合的位置；②胆总管直径；③胆总管管腔是否有充盈缺损处；④造影器排入十二指肠是否流畅；⑤肝内和肝外胆管树解剖学成像。移除胆管造影用导管后，双重结扎胆囊管后切断，注意避免损伤胆总管。使用每个夹子时均需注意夹子的后爪，以避免损伤周围结构。尤其是注意不要夹到胆总管，如胆囊管较粗或较脆，适合用缝线打结来代替夹子，无论用手动打结还是预制的活结扣均可以。

通过术中超声来评估胆总管可替代胆总管造影，有研究[39-40]显示对评估胆总管结石方面，开腹胆囊切除术中超声检查比术中胆管造影检查更准确（97% ~ 99% vs. 89% ~ 94%）[41-43]。然而，很少有外科医生通过术中超声来评估胆总管结石，近来多个医学中心于腹腔镜胆囊切除术中使用腹腔镜超声，并且日益普及[43-47]。相较经腹超声，腹腔镜超声检查探头具有更高的分辨率，对于有经验的医生来说，诊断胆总管结石腹腔镜超声和胆道造影具有同样的准确性，但腹腔镜超声施行更方便、快捷[48]。最近 209 例腹腔镜胆囊切除术患者前瞻性多中心试验中，腹腔镜超声的操作时间（7±3 min）显著低于胆管造影操作时间（13±6 min）[48]。研究表明，腹腔镜超声对检测结石更敏感，胆管造影对肝内解剖和胆道系统解剖异常成像方面更好；作者认为两种胆管成像方法是互补的。尽管有这些可喜数据，但在腹腔镜胆囊切除术中，仍还需更多的临床经验明确腹腔镜超声检测胆总管结石的适应证[49-50]。

胆囊切除术

胆囊管由施夹器夹住并用剪刀剪断，于胆囊管近端置两枚夹子，一个夹子置于胆囊侧（图 48-6）。对于较粗和较脆的胆囊管，优先选择使用预制的圈套结扎远端胆囊管。这样胆囊管被分离开，将胆囊动脉从周围组织中解剖出，并且有足够的空间置上三个夹子。主刀医生须确定此结构确实是胆囊动脉，而不是走行于胆囊颈部的右肝动脉、副肝右肝动脉或迷走右肝动脉。分离出适当长度的胆囊动脉后，于近端和远端夹闭并剪断（图 48-7）。分离不能使用电灼，原因是电流可传送到邻近夹子随后导致坏死和出血。

检查胆囊管和胆囊动脉结扎是否可靠，确保无胆

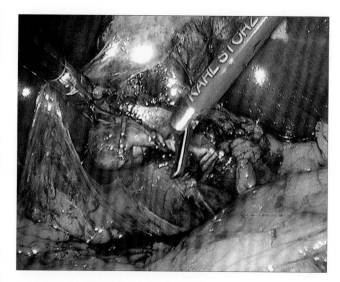

图 48-6 夹闭胆囊管

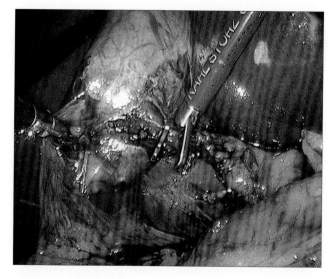

图 48-7 夹闭胆囊动脉

汁漏和出血,夹子安全地放置并夹闭整个管腔而未影响邻近组织。用吸引冲洗导管清除解剖分离过程中出现的所有组织碎片和血渍。把胆囊从肝床上分离后,电凝小血管和淋巴管。钳夹胆囊底并保持向头侧牵引,向前上方牵拉胆囊颈部,交替向内侧和外侧牵拉显露和放置连接胆囊与于张力下形成的组织。用电刀或者电钩电凝或者分离组织,间断的钝性分离有便于显露正确的组织层次(图 48-8)。

继续从胆囊底部解剖分离胆囊窝,以最大的牵拉力逐步向头侧移动锁骨中线钳,解剖分离胆囊直到有很薄的组织连接,在完全分离胆囊前,再次检查肝床和肝门并止血和有无胆漏。小的出血点可电凝止血,右上腹用生理盐水反复冲洗,观察无残留出血或胆漏,最后切断胆囊与肝的最后连接,再次检查肝缘并

止血。

完成胆囊切除术后,须从腹腔取出胆囊,胆囊于腹腔取出穿过腹壁前,需放置于一密封袋里(图 48-9)。如胆囊已穿孔或者标本较大,建议用密封袋。如胆囊内石头较小,胆囊可从剑突下套管口取出,通常胆囊可较容易地从脐周套管口取出,因为筋膜上无肌肉层。此外,如结石较大、较多需要延长切口处的筋膜,选择脐周切口较剑下切口术后疼痛较轻,且较为美观。腹腔镜可从脐周转移到上腹剑突下,大抓钳从脐端口置入抓住胆囊体。钳子、套管和胆囊颈部一起从脐端口拉出,胆囊颈部穿出前腹壁,可清楚地看到胆囊体在腹腔内。如无结石和胆汁所致的胆囊肿胀,轻柔地牵引即可将胆囊取出。多数情况下,需

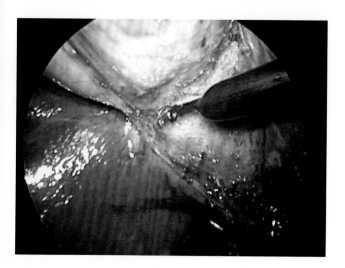

图 48-8 从肝上解剖分离胆囊

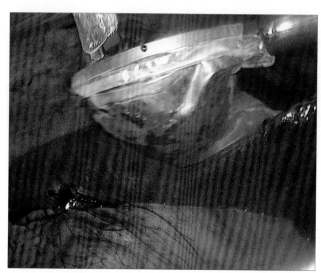

图 48-9 将胆囊置入密封袋

将吸引器从胆囊颈部置入胆囊内吸引胆汁和小结石。取石钳亦可置入胆囊内取石，必要时还可粉碎结石。如结石较大或者胆囊壁厚，偶尔需行筋膜切开延长切口。

为术后镇痛，每个切口均行丁哌卡因阻滞，脐切口筋膜用一根或者两根大可吸收缝线间断或者八字缝合，剑下筋膜可不缝合，此处不大可能发生腹壁内疝，原因是套管以斜角度置入腹腔，并且其位置在镰状韧带前方。剑下和脐周切口皮肤用可吸收缝线行皮内缝合，5 mm 皮肤切口可用可吸收缝线、胶粘带或皮封胶关闭。胃管可于出手术室前拔除，患者转送至麻醉复苏室。病人一旦可独立活动，即允许下床，超过 90% 患者可于 24 小时内出院。术前选择合适的患者可于术后 6 小时内安全出院[45]。术后 1 周患者来院复查评估，可拆除缝线。此时，95% 患者能恢复日常工作，并且大多数患者于就诊后立即恢复正常工作。

优势和缺点

腹腔镜胆囊切除术相对于其他疗法有很多优势（表 48-3），不同于非切除技术，腹腔镜胆囊切除术去除病变胆囊连同胆囊内结石。腹腔镜胆囊切除术相对于传统的开腹胆囊切除术，术后疼痛和肠梗阻减少；腹部切口小，恢复快，可迅速恢复重体力劳动。小切口比传统开腹手术大切口更美观。患者在术后当天或者转天即可出院，数天后即可充分活动[7,11]。相比于传统开腹手术，上述因素使腹腔镜胆囊切除术总成本下降[8]。

但是，腹腔镜胆囊切除术亦有潜在的缺点。相对于非切除治疗胆结石，患者必须接受全身麻醉的风险和中转开腹可能。二维目图像有局限限制，无三维深度知觉。应用腹腔镜技术控制大出血比开腹手术

表 48-3 腹腔镜胆囊切除术相比于开腹胆囊切除术的优点和缺点	
优点	缺点
痛苦少	缺乏深度知觉
小切口	粘连 / 炎症时受限制
外表美观	更难控制出血
住院时间短	触觉辨别降低（触觉）
早期恢复全部活动	潜在的 CO_2 气腹并发症
总成本降低	胆管损伤略有增加

更难。使用腹腔镜器械相对于开腹手术的直接手指触摸，更难辨别组织结构。CO_2 创建的气腹可能会产生很多风险，包括下腔静脉回流减少和全身性高碳酸血症和酸中毒。

特别注意事项

中转开腹手术

对于腹腔镜胆囊切除术，外科医生不应认为中转开腹手术是并发症，而是完善的临床判断，因此如解剖不清、出现并发症或者较难进行正常操作时，应毫不犹豫中转开腹手术。一些并发症如大出血或者胆管重度损伤，需开腹手术才可更清楚地处理；炎症、粘连或者解剖异常、解剖结构不清晰，开腹手术可使用手的触诊和有触觉感的附加工具来手术。胆管肠内瘘虽较罕见，开腹手术处理更为合理。疑似胆囊癌并可切除时建议选择开腹手术。最后，不能通过腹腔镜和内镜（如曾行毕 Ⅱ 吻合术，先前做内镜 ERCP 失败或者缺乏有经验的内镜医生）取出的胆总管结石，应当毫不犹豫地中转开腹。

开腹胆囊切除术

自从 100 多年前 Langenbuch 创立开腹胆囊切除术以来，手术技术无太大的改变。可通过正中、旁正中或者右肋缘下切口来完成，大多数外科医生更喜欢右肋缘下（Kocher）切口。胆囊和肝十二指肠韧带的充分显露是安全施行胆囊切除术的关键。开腹棉垫可暂时垫于肝顶与膈肌之间，用拉钩牵拉使肝十二指肠韧带及其结构显露清楚。结肠肝曲向下推送同时将肝左内叶段向上牵拉，当遇到一个较大肿胀胆囊时，先减压再切除胆囊可能更方便。对于胆囊和内脏、网膜间的粘连，可以用锐性或电灼方法分离。

精细地解剖、正确地识别胆囊管汇入胆总管的走行以及胆囊动脉是必不可少的，此操作可显著地降低胆管损伤的发生率。大多数有经验的外科医生从肝床上分离胆囊之前，喜欢先识别重要的结构。胆囊底部和体部用弯夹夹起，胆囊底部向前向上牵拉，胆囊体部向下、侧方牵拉，显露出胆囊三角的结构。肝十二指肠韧带的尾反回缩拉伸和显露肝门，使覆盖于胆囊管和胆囊动脉上腹膜保持张力，此操作可通过牵开器完成，虽然第一助手左手也可有效地牵开十二指肠。主刀医生可将左手伸入 Winslow 孔，触诊胆总管内是否有结石。急性炎症或者慢性瘢痕时先不要接近胆囊

体部，多数外科医生宁愿先解剖胆囊底（先胆囊底或者逆行切除技术），随后是胆囊管和血管，此时胆囊已从肝上分离下来。小心结扎胆囊管较重要，不但可防止胆漏，而且可减少胆管损伤和狭窄的可能性。胆囊管与胆总管连接处附近的结扎一直认为是开腹胆囊切除术的重要环节。腹腔镜胆囊切除术的经验表明，胆囊管残端的长度不是一个关键因素，可能也不会导致胆囊切除术后综合征，胆囊切除术后的疼痛临床上不易明确病因。胆囊动脉应分离、固定并且从邻近的胆囊表面分离下来，随后把连接胆囊的腹膜和胆囊与肝脏之间的细隙组织分离，可以减少出血。术中胆管造影与否由医生决定。

在整个过程中，应注意防止胆汁外溢，尽量避免胆汁进入腹腔。冲洗不是必需的环节，仅在识别有无胆漏或者处理可能发生的胆漏时，才选择冲洗。常见的陷阱与术野暴露不清、重症感染、出血和解剖变异有关系，可能导致肝门结构损伤，包括胆总管、肝动脉或者其分支。胆囊动脉较短时，须仔细辨认肝右动脉。同样胆囊管较短时，须仔细解剖和靠近胆囊侧高位结扎胆囊管，以避免损伤胆总管。事实上，在面对胆囊重度炎症无法辨别正常的组织间隙时，施行胆囊次全切术是最安全的，在原位留下一部分胆囊壁（清除所有石头后），缝合结扎胆囊管起始部黏膜。如无意间穿破胆囊，可用二次夹或者荷包缝合阻止胆汁和石头溢出。关闭腹部切口前，检查是否有出血和胆漏。重新检查肝门部结构，尤其要注意观察胆囊管残端，肝下区域用温生理盐水冲洗并吸净冲洗液，切口通常缝合一层或者两层，皮肤可用缝线或者皮钉关闭。

急性胆囊炎

急性胆囊炎可通过腹腔镜胆囊切除术成功地治疗。早期阶段施行手术可见炎症、水肿、壁厚和高张力高的胆囊。用把持钳抓住胆囊壁，为保持有足够的牵引力，必要时可用一个大号针头抽吸胆囊内容物或者抽吸冲洗以降低胆囊压力。如炎症仅限于胆囊，腹腔镜胆囊切除术通常在技术上是可行的。如炎症扩散到肝门，操作时须小心谨慎。通常附着于胆囊管和动脉较薄、微小的组织可明显增厚、水肿，用钝性分离技术难以分开这些结构。管壁亦可能水肿，从而使其外径类似胆囊颈部和胆总管。如解剖不清，在剪切和分割组织之前可行胆管造影。在术前，急性炎症持续数天或数周，胆囊周围组织平面可被厚厚的、木质样

组织掩盖，难以分离开来。如亚急性炎症期尝试腹腔镜技术失败时，外科医生需要中转开腹。选择腹腔镜和评估右上腹情况并无坏处的，转换为开腹手术的决定是判断的问题，是基于现有的解剖、具体情况和外科医生经验以及有无能力采用微创技术完成手术的信心。

有学者报道在急性炎症情况下[51]，亦可成功地施行腹腔镜胆囊切除术，但是与择期腹腔镜胆囊切除术相比具有较高的中转开腹率[52-57]。Lo 与其同事的前瞻性研究报道，急性胆囊炎患者早期施行腹腔镜胆囊切除术（5 天内）、有较长的手术时间和术后住院时间，但相对于延迟腹腔镜胆囊切除术（最初保守治疗，3 ~ 4 个月后接受腹腔镜胆囊切除术），早期腹腔镜胆囊切除术优点是减少总住院天数、从 15 天减降至 7 天。另一个对 105 例患者的前瞻性随机对照研究中显示，早期腹腔镜胆囊切除术（确诊急性胆囊炎后 24 小时内手术）相比于延迟腹腔镜胆囊切除术（6 ~ 8 周后），在中转开腹率（早期 21%vs. 延迟 24%）、术后镇痛药需求或术后并发症上无太大差异；早期手术组手术时间较长（123 min vs. 107 min；P=0.04），但总住院时间比较短（8 天 vs.12 天；P=0.001）[57]。Rattner 与其同事回顾性分析 20 例急性胆囊炎试图用腹腔镜胆囊切除术患者，观察总结成功与否的影响因素[54]。其中 20 例中有 7 例（35%）患者改为开腹胆囊切除术，成功施行腹腔镜胆囊切除术患者从入院到手术间隔时间是 0.6 天，而需要改为开腹胆囊切除术患者中间间隔时间是 5 天。相比于成功实施腹腔镜胆囊切除术的患者，改变术式的患者一般具有较高的白细胞计数（WBC）、碱性磷酸酶水平以及急性生理和慢性健康评估 Ⅱ（APACHE Ⅱ）评分。超声检查有胆囊张力大、壁厚和周围积液与腹腔镜胆囊切除术的成功与否无关联。更新的研究证实，腹腔镜胆囊切除术治疗急性胆囊炎和开腹手术相比是等效的或是更好地选择[58-59]。在对两组前瞻性随机对照的研究中，Johansson 与其同事的报道显示，腹腔镜胆囊切除术和开腹胆囊切除术两组相比较，术后并发症和疼痛方面无差异[55]。在 2000—2005 年间近 100 万来自全国医院出院患者的调查研究中，Csikescz 与其同事报道显示，腹腔镜胆囊切除术治疗急性胆囊炎具有较低的中转开腹率（9.5%），与开腹胆囊切除术比较、有较低的发病率（16% vs. 36%）和较低的死亡率（0.4% vs. 3%）[56]。由此得出结论，在确诊急性胆囊炎诊断后，应立即施行腹腔镜胆囊切除术，延迟手术可导致炎症加剧和新生血管增多，从而增加腹腔镜

胆囊切除术的技术难度。

术中胆囊穿孔

胆囊穿孔可造成胆汁或石头漏入腹腔，但通常不需要中转开腹。穿孔可继发于把持钳子的牵拉或者是从肝床上切除胆囊时的电灼伤。根据作者经验，几乎有 1/3 的患者在术中有胆汁或结石的漏出 [5]。术中胆漏患者并未出现感染率增加、住院时间延长以及术后功能障碍，亦未出现不利的长期并发症 [60]（对 250 例腹腔镜胆囊切除术后的患者平均随访了 41 个月）。有和无胆漏患者之间的唯一差别是胆漏患者手术时间延长约 10 min，原因是需要花时间清理手术视野。当确实发生穿孔时，应完全吸净漏出的胆汁并反复冲洗。胆囊的穿孔处最好用抓钳、缝线结扎或者圈套器的办法封闭。结石可推送回胆囊或取出。胆汁溢出后，用此方法处理，不会导致不利的近期和远期并发症。胆固醇结石溢出造成的感染风险较小，然而，胆色素结石通常包含有存活的细菌，如留在腹腔内，可能潜在的导致继发感染性并发症 [61-62]。残余结石的长期并发症，无论是腹腔内脓肿还是切口内脓肿的形成，均尚未有前瞻性的研究，但最近的病例报告和一系列的外科病例文献明确残余结石导致远期感染并发症的潜在风险 [63-66]。这些并发症发生率较低，在面对结石漏出时不需要中转开腹，但还是应该警惕胆囊穿孔，仔细搜索漏出的结石，反复的冲洗直至干净，对于较大和易碎的结石建议使用取物袋 [67]。

并发症

腹腔镜胆囊切除术

大多数腹腔镜胆囊切除术的并发症与开腹胆囊切除术的并发症相似的（表 48-4）。包括出血、胆管损伤、胆漏、残余结石、胰腺炎、伤口感染和切口疝等，其他潜在并发症与气腹相关（气体栓塞、迷走神经反应、室性心律失常或高碳酸血症与酸中毒）或与套管相关（腹壁、腹内器官或大血管的损伤）。一次性套管防护罩并不能够保护肠道或大血管免于损伤，尤其是既往有腹部手术史者。尽管使用套管针，插入时应尽量避开朝向脊柱和大血管的方向，术者另只手保持套管制动，以防止无意中套管插入过深。初始套管置入，尤其是盲穿时，可能造成肠管、膀胱、主动脉、髂动脉或下腔静脉等的医源性损伤 [68-69]，当怀疑套管针损伤大血管时，必须立即中转开腹而无需取下

表 48-4   腹腔镜胆囊切除术并发症

出血
胆管损伤
胆漏
残余结石
胰腺炎
伤口感染
切口疝
与气腹相关的
　　二氧化碳栓塞
　　血管迷走神经反射
　　心律失常
　　血碳酸过多性酸中毒（呼吸性酸中毒）
与套管针相关的
　　腹壁出血、水肿
　　内脏损伤
　　血管损伤

套管针，直至所涉及血管被分离出来。与此相反，如小口径气腹针进入内脏或血管中，手术一般情况下可以继续进行，于术后密切监测并发症出现的迹象。

腹腔镜套管针亦可划破腹壁血管，取出套管之前，使用腹腔镜对每个套管腹膜区进行观察，如发现明显出血，通常可用电灼、Foley 导尿管术中填塞或者在套管插入点的两侧贯穿缝合。

根据外科医生的经验，最严重的并发症发生于学习腹腔镜的早期。例如，对 8839 例腹腔镜胆囊切除术的多变量回归分析中，其中有 15 例胆管损伤，与不良预后相关的唯一显著因素是外科医生的经验 [70]。回归模型预测，外科医生第一例腹腔镜胆囊切除有 1.7% 的概率发生胆管损伤，第 50 例腹腔镜胆囊切除术发生胆管损伤的概率为 0.17%。

在所有潜在的并发症中，胆管损伤最受关注，在本文中其他地方最后被讨论。大量报道证实开腹胆囊切除术重大胆管损伤发生率约 0.2%，然而腹腔镜胆囊切除术胆管损伤发生率是 0.4% 或更高 [34]。这些损伤可引起严重的并发症，住院时间延长，产生高额的住院费用，最终可能还要打官司 [70-71]。除医生的经验和解剖结构异常，较多报道提及慢性炎症形成的瘢痕样组织、出血导致的术野模糊或者肝门区脂肪容易导致胆管损伤 [38,70-72]。最常见的胆管损伤是把胆总管或者右肝管误认为是胆囊管夹闭、切断。大多数外科医生把这种错误认识归因于对胆囊牵拉的方向错误，亦即拉动胆总管和胆囊管成一个走向，从而使其看起来是一个管道。其他的误认为是胆囊管的因素是较短的

胆囊管、大结石卡在 Hartmann 袋（牵拉和显示胆囊管困难），或者急慢性炎症所致的胆囊体黏附于胆总管上。对这些潜在的误认意识以及技术的不断提高，是尽可能预防胆管损伤的最佳办法。如果发生部分胆管损伤，于术中即已发现，应立即予以修复，尽可能用 T 管去完成。胆管完全横断损伤较罕见，并且胆管端端吻合修复是一个具有挑战性的技术，可能需要有经验的肝胆外科医生协助。当胆管损伤于术后发现时，放射科医师、内镜医师和外科医生的相互协调、优化管理是很有必要的[40]。为修复损伤的胆管，应该毫不犹豫地寻求有经验的外科医生的帮助。

开腹胆囊切除术

开腹胆囊切除术的经验已非常丰富，此技术已被跨越数代的外科医生在全世界的每一个国家开展。随着时间的推移，该操作被证明是安全有效的，在收集到的来自美国和全世界各地 10 个不同机构从 1946 年至 1973 年间的胆囊切除术患者约 20 000 例的统计中，总死亡率为 1.6%。这个数字和美国大学单中心研究得出的死亡率 1.7% 相当，该中心研究总结从 1932 年至 1979 年间因胆道结石行手术治疗的超过 12 000 例患者，施行择期胆囊切除术的手术死亡率为 0.1%。最近，对美国一般人群的研究检查结果显示：12 个月期间在两种状态下所有开腹胆囊切除术的总死亡率为 0.17%[73]，发病率为 14.7%，其中包括所有报道的并发症，也包括一些较小的问题，如电解质失衡、肺不张、尿潴留以及可发生于任何外科手术的并发症。在这项研究中，发病率和死亡率均与年龄和病情有关。也许在开腹或腹腔镜胆囊切除术中出现的最严重的并发症就是胆管损伤。在许多文献报道中包括大量的一般人群的研究中均表明，开腹胆囊切除术胆管损伤率在 0.1% ~ 0.2% 之间；类似的发病率和死亡率的数据也被其他大机构所报道。这些数据证实，开腹胆囊切除术是一种非常安全的操作技术，其有较低的发病率和死亡率。在择期手术中，开腹胆囊切除术在全世界很多医院均施行，入院当天做手术的患者，住院 2 ~ 4 天后即可出院。

胆囊切除术的新技术

腹腔镜胆囊切除术的问世对原来因为胆囊疾病需要行开腹胆囊切除术的患者带来了福音。然而运用腹腔镜手术施行胆囊切除术，对医生来说门槛较高，围术期和术中所达到的结果亦不尽相同。有些外科领域的研究正在去探索一种简化程序的方法，尽量减少医源性损伤。

单孔腹腔镜手术

单孔腹腔镜手术是近年发展起来的腹腔镜外科技术，涉及把所有手术器械和设备通过单一切口置入腹腔，切口通常选择于脐周[74-76]。单孔腹腔镜胆囊切除术相对于传统腹腔镜胆囊切除术的优点是减少腹部切口数量、从 3 或 4 个减少到了 1 个，将有更少的围术期疼痛和切口并发症。从技术角度来看，单孔手术使所有的器械与光路一起置入手术视野，三角测量和牵引或对抗牵引变得更加困难，但新器械的开发研究能够克服这些限制。目前施行此技术还无一个确定性标准，并且术后效果也是刚刚出现，还需要时间去随访。

经自然腔道内镜手术

经自然腔道内镜手术（NOTES）是一种旨在减少并最终消除所有腹部切口的研究方法，通过自然腔道途径进入腹腔，包括经口或胃、阴道和肛门或结肠。通过消除腹部切口，可能会有更小的痛苦、更少的并发症和降低与腹部切口相关的并发症发病率[77-81]。优点是减少切口疝、伤口感染、术后疼痛，有美容效果等。鉴于目前的技术状况和适用仪器的缺乏，在全世界仅少量的医生纯经自然腔道内镜手术完成胆囊切除术[82-84]。经自然腔道内镜手术混合操作，其中腹腔镜器械与自然腔道端口装置一起使用，已经被大量地运用。虽然仅是于一些相对较少的专业中心进行。这些操作技术结果已陆续报道，但是还无评价经自然腔道内镜手术优势的大型数据结果。

结论

胆囊切除术仍是美国和世界上最常见的手术之一，腹腔镜胆囊切除术是治疗胆囊结石和胆囊疾病的标准。腹腔镜胆囊切除术比开腹胆囊切除术有更多的优势，包括减少疼痛、住院时间短、恢复快和切口并发症少、改善美容效果等，但是，偶尔会有解剖或生理因素阻碍或妨碍施行微创手术，且需要改为开腹手术，此点反映出良好的临床判断，而不应视为并发症。此外，目前尚有一些研究正在进行，旨在探索施行胆囊切除术的新方法，可能较传统腹腔镜胆囊切除术带来更多的益处。

参考文献

1. Beal JM. Historical perspective of gallstone disease. *Surg Gynecol Obstet*. 1984;158:181–189.
2. Schoenfield I, Lachin J. The Steering Committee TNCGSG. Chenodiol (chenodeoxycholic acid) for dissolution of gallstones: the national cooperative gallstone study. *Ann Intern Med*. 1981;95:257–282.
3. Schoenfield I, Berci G, Carnovale R, et al. The effect of ursodiol on the efficacy and safety of extracorporeal shockwave lithotripsy of gallstones. *N Engl J Med*. 1990;323:1239–1245.
4. Soper NJ, Stockmann PT, Dunnegan DL, et al. Laparoscopic cholecystectomy: the new 'gold standard'? *Arch Surg*. 1992;127S:917–921.
5. Soper NJ, Brunt LM, Kerbl K. Laparoscopic general surgery. *N Engl J Med*. 1994;330:409–419.
6. Conference, NC. Gallstones and laparoscopic cholecystectomy. *JAMA*. 1992;269:1018–1024.
7. Barkun JS, Barkun AN, Sampalis JS, et al. Randomized controlled trial of laparoscopic versus mini-cholecystectomy. *Lancet*. 1992;340:1116–1119.
8. Bass EB, Pitt HA, Lillemoe KD. Cost-effectiveness of laparoscopic cholecystectomy versus open cholecystectomy. *Am J Surg*. 1993;165:466–471.
9. McMahon A, Russell I, Baxter J, et al. Laparoscopic versus minilaparoscopic cholecystectomy: a randomized trial. *Lancet*. 1994;343:135–138.
10. Soper NJ. Laparoscopic cholecystectomy. *Curr Probl Surg*. 1991;28:585–655.
11. Soper NJ, Barteau J, Clayman R, et al. Laparoscopic versus standard open cholecystectomy: comparison of early results. *Surg Gynecol Obstet*. 1992;174:114–118.
12. Escarce J, Chen W, Schwartz J. Falling cholecystectomy thresholds since the introduction of laparoscopic cholecystectomy. *JAMA*. 1995;273: 1581–1585.
13. Nenner R, Imperato P, Rosenberg C, et al. Increased cholecystectomy rates among medicare patients after the introduction of laparoscopic cholecystectomy. *J Community Health*. 1994;19:409–415.
14. Legorreta A, Silber J, Constantino G, et al. Increased cholecystectomy rate after introduction of laparoscopic cholecystectomy. *JAMA*. 1993;270:1429–1432.
15. Ransohoff D, Gracie W. Treatment of gallstones. *Ann Intern Med*. 1993;119:606–619.
16. Ransohoff D, Gracie W, Wolfenson L, et al. Prophylactic cholecystectomy or expectant management for silent gallstones: a decision analysis to assess survival. *Ann Intern Med*. 1983;99:199–204.
17. Tagge E, Othersen HJ, Jackson S, et al. Impact of laparoscopic cholecystectomy on the management of cholelithiasis in children with sickle cell disease. *J Pediatr Surg*. 1994;29:209–212.
18. Fobi M, Lee H, Igwe D, et al. Prophylactic cholecystectomy with gastric bypass operation: incidence of gallbladder disease. *Obes Surg*. 2002;12:350–353.
19. Sugerman HJ, Brwer W, Shiffman M, et al. A multicenter, placebo-controlled, randomized double-blind, prospective trail of prophylactic ursodiol for the prevention of gallstone formation following gastric-bypass-induced rapid weight loss. *Am J Surg*. 1995;169: 91–97.
20. Hamad G, Ikramuddin S, Gourash W, et al. Elective cholecystectomy during laparoscopic Roux-En-Y gastric bypass: is it worth the wait? *Obes Surg*. 2003;13:76–81.
21. Villegas L, Schneider B, Provost D, et al. Is routine cholecystectomy required during laparoscopic gastric bypass? *Obes Surg*. 2004;14:60–66.
22. Liem R, Niloff P. Prophylactic cholecystectomy with open gastric bypass operation. *Obes Surg*. 2004;14:763–765.
23. Hull D, Bartus S, Perdrizet G, et al. Management of cholelithiasis in heart and lung transplant patients: with review of laparoscopic cholecystectomy. *Conn Med*. 1994;58:643–647.
24. Fendrick A, Gleeson S, Cabana M, et al. Asymptomatic gallstones revisited. Is there a role for laparoscopic cholecystectomy? *Arch Fam Med*. 1993;2:959–968.
25. Giradet R, Rosenbloom P, Deweese B, et al. Significance of asymptomatic biliary tract disease in heart transplantation recipients. *J Heart Transplant*. 1989;8:391–399.
26. Boline G, Clifford R, Yang H, et al. Cholecystectomy in the potential heart transplant patient. *J Heart Lung Transplant*. 1991;10:269–274.
27. Steck T, Castanfo-Nordin M, Keshavarzian A. Prevalence and management of cholelithiasis in heart transplant patients. *J Heart Lung Transplant*. 1991;10:1024–1032.
28. Drossman DA, Dumitrascu DL. Rome III: new standard for functional gastrointestinal disorders. *J Gastrointestin Liver Dis*. 2006;15(3):237–241.
29. Myers RP, Shaffer EA, Beck PL. Gallbladder polyps: epidemiology, natural history, and management. *Can J Gastroenterol*. 2002;16(3):187–194.
30. Ito H, Hann LE, D'Angelica M, et al. Polypoid lesions of the gallbladder: diagnosis and followup. *J Am Coll Surg*. 2009;208(4):570–575.
31. Stephen AE, Berger DL. Carcinoma in the porcelain gallbladder: a relationship revisited. *Surgery*. 2001;129:699–703.
32. Johansson, M, Thune A, Blomqvist A, Nelvin L, Lundell L. Management of acute cholecystitis in the laparoscopic era: results of a prospective randomized clinical trial. *J Gastrointest Surg*. 2003;7:642–645.
33. Kolla SB, Aggarwal S, Kumar A, et al. Early versus delayed laparscopic cholecystectomy for acute cholecystitis. *Surg Endosc*. 2004;18:1323–1327.
34. Lau H, Lo CY, Patil NG, Yuen WK. Early versus delayed-interval laparoscopic cholecystectomy for acute cholecystitis. *Surg Endosc*. 2006;20:82–87.
35. Teoh AYB, Chong CN, Wong J, et al. Routine early laparoscopic cholecystectomy for acute cholecystitis after conclusion of a randomized controlled trial. *Br J Surg*. 2007; 94: 1128–1132.
36. Macafee DAL, Humes DJ, Bouliotis G, Beckingham IJ, Wynes DK, Lobo DN. Prospective randomized trial using cost-utility analysis of early versus delayed laparoscopic cholecystectomy for acute gallbladder disease. *Br J Surg*. 2009; 96: 1031–1040.
37. Choudhary A, Bechtold ML, Puli SR, Othman MO, Roy PK. Role of prophylactic antibiotics in laparoscopic cholecystectomy: a meta-analysis. *J Gastrointest Surg*. 2008;12:1848–1853.
38. Soper NJ. Effect of nonbiliary problems on laparoscopic cholecystectomy. *Am J Surg*. 1993;165:522–526.
39. Soper N, Hunter J, Petrie R. Laparoscopic cholecystectomy during pregnancy. *Surg Endo*. 1992;6:115–117.
40. Strasberg S, Hertl N, Soper N. An analysis of the problem of biliary injury during laparoscopic cholecystectomy. *J Am Coll Surg*. 1995;180:101–125.
41. Machi J, Sigel B, Zaren A, et al. Operative ultrasonography during hepatobiliary and pancreatic surgery. *World J Surg*. 1993;17:640–646.
42. Machi J, Sigel B, Zaren A, et al. Technique of ultrasound examination during laparoscopic cholecystectomy. *Surg Endo*. 1993;7:545–549.
43. Orda R, Sayfan J, Levy Y. Routine laparoscopic ultrasonography in biliary surgery. *Surg Endo*. 1994;8:1239–1242.
44. Jakimowicz J. Review: intraoperative ultrasonography during minimal access surgery. *J R Coll Surg Edinb*. 1993;38:231–238.
45. John T, Banting S, Pye S, et al. Preliminary experience with intracorporeal laparoscopic ultrasonography using a sector scanning probe. A prospective comparison with intraoperative cholangiography in the detection of choledocholithiasis. *Surg Endo*. 1994;8:1176–1180.
46. McIntyre R, Stiegmann G, Peralman N. Update on laparoscopic ultrasonography. *Endosc Surg Allied Technol*. 1994;2:149–152.
47. Steigmann G, McIntyre R, Pearlman N. Laparoscopic intracorporeal ultrasound. An alternative to cholangiography? *Surg Endo*. 1994;8:167–171.
48. Steigmann G, Soper N, Filipi C, et al. Laparoscopic ultrasonography as compared with static or dynamic cholangiography at laparoscopic cholecystectomy. *Surg Endo*. 1995;9:1269–1273.
49. Soper NJ. The utility of ultrasonography for screening the common bile duct during laparoscopic cholecystectomy. *J Laparoendosc Adv Surg Tech*. 1997;7:271–276.
50. Wu J, Dunnegan D, Soper NJ. The utility of intracorporeal ultrasonography for screening of the bile duct during laparoscopic cholecystectomy. *J Gastrointest Surg*. 1998;2:50–59.
51. Curet MJ, Contreras M, Weber DM, et al. Laparoscopic cholecystectomy. *Surg Endo*. 2002;16(3):453–457.
52. Cooperman A. Laparoscopic cholecystectomy for severe acute, embedded, and gangrenous cholecystitis. *J Laparoendosc Surg*. 1990;1:37–40.
53. Hermann R. Surgery for acute and chronic cholecystitis. *Surg Clin North Am*. 1990;70:1263–1275.
54. Rattner D, Ferguson C, Warshaw A. Factors associated with successful laparoscopic cholecystectomy for acute cholecystitis. *Ann Surg*. 1993;217:233–236.
55. Johansson M, Thune A, Nelvin L, Stiernstam M, Westman B, Lundell L. Randomized clinical trial of open versus laparoscopic cholecystectomy in the treatment of acute cholecystitis. *Br J Surg*. 2005;92:44–49.
56. Csikesz N, Ricciardi R, Tseng JF, Shah SA. Current status of surgical management of acute cholecystitis in the United States. *World J Surg*. 2008;32:2230–2236.
57. Reddick E, Olsen D, Spaw A, et al. Safe performance of difficult laparoscopic cholecystectomies. *Am J Surg*. 1991;161:377–381.
58. Unger S, Edelman D, Scott J, et al. Laparoscopic treatment of acute cholecystitis. *Surg Laparosc Endo*. 1991;1:14–16.

59. Lai PBS, Kwong KH, Leung KL, et al. Randomized trial of early versus delayed laparoscopic cholecystectomy for acute cholecystitis. *Br J Surg*. 1998;85:764–767.

60. Jones D, Dunnegan D, Soper NJ. The influence of intraoperative gallbladder perforation on long-term outcome after laparoscopic cholecystectomy. *Surg Endo*. 1995;9:977–980.

61. Deziel D, Millikan K, Economou S, et al. Complications of laparoscopic cholecystectomy: a national survey of 4,292 hospitals and an analysis of 77,604 cases. *Am J Surg*. 1993;165:9–14.

62. Carlin CB, Kent RB, Laws HL. Spilled gallstones—complications of abdominal wall abscesses. *Surg Endo*. 1995;9:341–343.

63. Horton M, Florence MG. Unusual abscess patterns following dropped gallstones during laparoscopic cholecystectomy. *Am J Surg*. 1998; 175:375–379.

64. Parra-Davila E, Munshi IA, Armstrong JH, et al. Retroperitoneal abscess as a complication of retained gallstones following laparoscopic cholecystectomy. *J Laparoendosc Adv Surg Tech*. 1998;8:89–93.

65. Shopen E. Abdominal abscess from gallstones spilled at laparoscopic cholecystectomy. *Surg Endo*. 1995;9:344–347.

66. Zamir G, Lyass S, Pertsemlidis D, et al. The fate of the dropped gallstones during laparoscopic cholecystectomy. *Surg Endo*. 1999;13:68–70.

67. Berci G, Sackier JM. Laparoscopic cholecystectomy and laparoscopic choledopen cholecystectomyholithotomy. In: Blumgart LH, ed. *Surgery of the Liver and Biliary Tract*. Edinburgh, UK: Churchill Livingstone; 1994:633–662.

68. Hanney RM, All KM, Cregan PC, et al. Major vascular injury and laparoscopy. *Aust N Z J Surg*. 1995;65:533–535.

69. Cogliandolo A, Monganaro T, Saitta FP, et al. Blind versus open approach to laparoscopic cholecystectomy: a randomized study. *Surg Laparosc Endo*. 1998;8:353–355.

70. Davidoff A, Pappas T, Murray E, et al. Mechanisms of major biliary injury during laparoscopic cholecystectomy. *Ann Surg*. 1992;215:196–202.

71. Moosa A, Easter D, vanSonnenberg E, et al. Laparoscopic injuries to the bile duct. *Ann Surg*. 1992;215:203–208.

72. Adams DB, Borowicz MR, Wootton FTI, et al. Bile duct complications after laparoscopic cholecystectomy. *Surg Endo*. 1993;7:79–83.

73. Kane R, Luie N, Borbas C, et al. The outcomes of elective laparoscopic and open cholecystectomy. *J Am Coll Surg*. 1995;180:136–145.

74. Podolsky ER, Rottman SJ, Poblete H, King SA, Curcillo PG. Single port access (SPA) cholecystectomy: a completely transumbilical approach. *J Laparoendnosc Adv Surg Tech A*. 2009;19:219–222.

75. Nguyen NT, Reavis KM, Hinojosa MW, Smith BR, Wilson SE. Laparoscopic transumbilical cholecystectomy without visible abdominal scars. *J Gastrointest Surg*. 2009;13:1125–1128.

76. Hodgett SE, Hernandez JM, Morton CA, Ross SB, Albrink M, Rosemurgy AS. Laparoendoscopic single site (LESS) cholecystectomy. *J Gastrointest Surg*. 2009;13:188–192.

77. Marescaux J, Dallemagne B, Perretta S, Wattiez A, Mutter D, Coumaros D. Surgery without scars: report of transluminal cholecystectomy in a human being. *Arch Surg*. 2007;142:823–826.

78. Zorron R, Filgueiras M, Maggioni LC, Pombo L, Lopes Carvalho G, Lacerda Oliveira A. NOTES transvaginal cholecystectomy: report of the first case. *Surg Innov*. 2007;14:279–283.

79. Gumbs AA, Fowler D, Milone L, et al. Transvaginal natural orifice translumenal endoscopic surgery cholecystectomy: early evolution of the technique. *Ann Surg*. 2009;249:908–912.

80. Auyang ED, Hungness ES, Vaziri K, Martin JA, Soper NJ. Human NOTES cholecystectomy: transgastric hybrid technique. *J Gastrointest Surg*. 2009;13:1149–1150.

81. Horgan S, Mintz Y, Jacobsen GR, et al. Video: NOTES: transvaginal cholecystectomy with assisting articulating instruments. *Surg Endosc*. 2009; 23:1900.

82. Ramos AC, Murakami A, Galvao Neto M, et al. NOTES transvaginal video-assisted cholecystectomy: first series. *Endoscopy*. 2008;40:572–575.

83. Zornig C, Mofid H, Siemssen L, et al. Transvaginal NOTES hybrid cholecystectomy: feasibility results in 68 cases with mid-term follow-up. *Endoscopy*. 2009;41:391–394.

84. Noguera J, Dolz C, Cuadrado A, Olea J, Vilella A, Morales R. Hybrid transvaginal cholecystectomy, NOTES, and minilaparoscopy: analysis of a prospective clinical series. *Surg Endosc*. 2009;23:876–881.

胆总管结石和胆管炎

Antonio di Carlo • David W.McFadden

（张西波 译）

49

先进的内镜和腹腔镜技术极方便地被外科医生采用，选择最适当的方法成功地治疗胆总管结石和胆管炎变得更具挑战性。尽管如此，大量的研究建议，针对每个患者临床病情的不同，量身制订治疗方案，以期获得最高的成功率。在本章节中，试图使读者更好地了解胆总管（CBD）结石及胆管炎的诊断与治疗方法，以便于具体情况具体分析、制订治疗方案和取得更高的治疗成功率。

胆总管结石

分类和流行病学

在西方国家中，美国胆囊结石的发病率约为15%，每年有70万患者接受胆囊切除术，年医疗费用约65亿美元（占美国医疗保健费用的1.3%），相比之下，慢性肝病和肝硬化为16亿美元、慢性丙型肝炎8亿美元、胰腺疾病22亿美元[1]。胆总管结石（肝总管汇合处下游）占胆石病患者的10%～15%，其发病率随着年龄而增加、90岁以上的老年人发病率超过80%[2]。西方国家胆总管结石通常源于胆囊结石，结石通过胆囊管迁移至胆总管。在这些继发性胆管结石中，75%为胆固醇结石、25%为黑色素结石。胆固醇结石的形成与胆固醇饱和度、胆汁淤积和成核因子有关。与胆固醇胆石相关的行为因素包括营养、肥胖、减肥和身体活动，相关的生物学因素包括年龄增长、女性和产次、血脂水平，美国原住民、智利、西班牙裔等[1]。黑色素结石的形成与溶血性疾病、肝硬化、回肠切除、长时间禁食/全肠外营养有关[2]。

另一方面，形成于胆管内的原发性胆管结石，通常是棕色色素类结石；与继发性胆总管结石相比较，这类结石具有较低的胆固醇含量和较高的胆红素含量。不同于继发性胆总管结石，原发性胆管结石与胆汁淤积和细菌有关[3]。实际上在棕色色素类结石的发病机制中，胆汁感染似乎是结石形成的始动因素[4]。此外，通过电子显微镜可在棕色色素类结石中发现细菌，而未于黑色色素类结石中发现。亚洲人群中原发性胆总管结石更为常见，通常与此人群中的原发性肝内胆管结石有关[1]。肝内胆管结石通常是胆红素钙和混合性结石，与肝外胆管结石色素结石相比较，含有更多的胆固醇和更少的胆红素；肝内胆管结石发病机制似与胆汁感染、胆汁淤积、低蛋白低脂肪饮食和营养不良、寄生虫感染有关。蛔虫和华支睾吸虫在肝内胆管结石形成中的作用存在争议，虽然这些寄生虫在许多地区均被发现，但原发性肝内胆管结石主要分布于东南亚地区；因此，除寄生虫感染外，其他因素亦在结石的形成中发挥作用。

临床表现与自然史

无症状胆管结石可在疑似胆结石患者诊断中偶然发现。实际上，术中发现的胆总管结石有5%是术前检查未发现的，仅是于胆管树成像中被发现。对615例60岁以上死亡患者的尸检研究中，发现1%有胆管结石[2]。胆总管结石患者可发现胆绞痛、胆管梗阻、胆红素尿（或茶色尿）、皮肤瘙痒、白陶土样大便和黄疸，但胆道梗阻通常为不完全性梗阻；可能还有恶心和呕吐、间歇性或持续性上腹或右上腹疼痛[5]。可能并发急性胆源性胰腺炎、胆管炎或少数情况下出现肝脓肿而使病程复杂化。感染患者可出现背部疼痛、发热、低血压和精神状态变化，提示有胆管炎或者胆管炎在加重，无明显胆管炎症状时亦能确认。

胆总管结石由一层处于静止的细菌组成的细菌生物膜所覆盖，成为一个密闭的环境；当结石导致胆管梗阻时，上皮细胞释放的细胞因子激活细菌成为浮游、有互力的细菌[1]。因此，胆管梗阻继发结石通常伴有细菌性脓毒症；脓毒症较少发生于无胆总管结石的恶性梗阻。

大多数结石可在数小时内自主的排入十二指肠，长时间胆道梗阻可导致胆汁性肝硬化和门脉高压症。胆总管结石引起胆汁性肝硬化的平均时间约为 5 年，取决于梗阻的程度[1]。但是，即使有肝硬化，梗阻亦应被解除，因为门静脉高压症和继发性胆汁性肝硬化有可能逆转。

胆总管结石患者体检可无明显异常，或有黄疸、巩膜黄染、无腹膜刺激征的右上腹部压痛；早期阶段的体检可能与胆囊炎患者大不相同，严重压痛提示急性胆源性胰腺炎，而发热、低血压、意识模糊提示可能有胆管炎[6]。

血液检查显示血清碱性磷酸酶、γ-谷氨酰转肽酶和胆红素升高、谷草转氨酶和谷丙转氨酶轻度升高，而有胆管炎时上述指标异常升高。虽然症状发作时，70% ～ 90% 患者胆红素和转氨酶水平增高，但几乎所有患者均有碱性磷酸酶和 γ-谷氨酰转肽酶的升高[6]，高淀粉酶和脂肪酶提示可能有胰腺炎、胆管炎；胰腺炎或伴有急性胆囊炎时，常出现白细胞增高。值得注意的是，胆管结石患者实验室检查指标可能恢复正常，而不应停止疑有胆管结石患者的进一步的检查评估[7]。

评价与处理

胆总管结石的评价与治疗需要考虑 3 种临床情况：胆囊切除术前、胆囊切除术中或者有时于胆囊切除术后发现胆管结石。

术前

胆总管结石的诊断不能仅通过病史、体格检查和实验室检查而确定。然而，胆管结石和胆囊结石之间症状区分通常较为困难。年龄增长、发热、胆管炎和胰腺炎均是胆管结石的危险因素，而血清胆红素、天冬氨酸转氨酶或碱性磷酸酶亦为独立的阳性指标[1,8]。

腹部超声检查是评估胆管疾病的传统方法，可较为准确的识别急性结石性胆囊炎和直径 > 2 mm 结石。据报道，敏感性和特异性分别为 48% ～ 100% 和 64% ～ 100%[9]；然而，腹部超声诊断胆总管结石的准确率仅为 50%，在 30% ～ 90% 之间变化[6,10]。Gross 与其同事对超声在胆管结石筛选试验中的作用做了前

瞻性评价[11]，即将接受 ERCP 患者均行右上腹部超声检查、评估肝内外胆管直径和是否存在胆管结石；调查结果与 ERCP、经皮肝穿刺胆管造影（PTC）或手术进行比较，超声在诊断（敏感性 25%）或者是排除胆管结石（73% 阴性结果）方面准确性不高。

Costi 与其同事研究胆囊结石的数量、大小对于预测无症状胆管结石的价值[12]，连续分析 300 例接受腹腔镜胆囊切除术（LC）患者超声数据：患者分为两组，一组具有多个小结石（< 5 mm）或大小不等的结石（≤ 5 mm 和 > 5 mm），另一组仅有大结石（> 5 mm），95% 患者经手术证实结石大小的分类。然而，多个小结石或大小不等结石是产生无症状胆管结石的危险因素（9.5%），相比之下仅有大结石组危险性较低（2.5%）。在另一项研究中，超声对于怀疑胆总管结石患者的检查中阳性预测值（PPV）为 69%、阴性预测值（NPV）为 78%[13]；与此相比，血清转氨酶预测值分别为 68% 和 93%，相较于血清转氨酶和（或）淀粉酶水平的增高，超声检查证据明确为胆总管扩张（> 7 mm）是胆总管结石的最佳预测[14]。然而，值得注意的是，近一半的胆总管结石患者超声检查未发现胆管扩张，因此，阴性的研究价值有限[15]。

为更准确预测胆管结石，一些研究者结合临床、实验室检查和超声的风险因素综合判断[1,16-17]，通过多因素 Logistic 回归分析，通过超声发现胆总管扩张与存在结石、胆管炎的临床证据、天冬氨酸转氨酶和胆红素升高相结合，胆管结石的可能性达 99%[17]。在所有 4 个研究中均未提及，胆囊结石同时合并胆总管结石的概率仅为 7%[17]。遗憾的是，多数患者仅具有上述检查中的个别项，根据这些标准判断胆管结石的存在与否较为困难。而且，超声的敏感性部分取决于操作者的水平或者肠道气体，使所得结果不符[18]。

1968 年，ERCP 开始用作胆胰疾病的诊断工具[19]。5 年后，随着内镜括约肌切开术的发展，ERCP 变为一种治疗方法[20]。目前，美国每年有超过 150 000 例患者接受内镜胆管括约肌切开术；除术中检查之外，ERCP 一直是诊断胆总管结石的参考标准[18]。Frey 与其同事于 1982 年报道 ERCP 的特异性和敏感性[21]，在对 72 例患者 ERCP 与胆管切开探查或胆囊管造影比较发现，ERCP 敏感性为 90%，特异性为 98%，准确性为 96%。有意义的是，对于多发小结石患者，ERCP 检查到施行手术的间隔非常重要，原因是较小的结石更易从胆囊排入胆总管，并从胆总管排到十二指肠，如 ERCP 和手术的间隔时间较长，产生不良后

果的概率增大。随着技术的不断改进和影像设备的不断更新，ERCP 肯定会不断完善。

随着诊断胆管结石能力的提高，ERCP 具有于诊断同时提供治疗的优势（图 49-1 和 49-2），亦即确诊胆管结石后，可同时行内镜括约肌切开取石术；如未发现结石，在临床适宜情况下可收集胆汁、检测是否有微结石[18]。使用括约肌切开术、球囊导管扩张或者取石网篮取石等方法，ERCP 取石成功率达80%～90%[20,22]；机械、电子、激光或者较大结石的体外震波碎石等辅助措施，取石成功率可提高至95%以上。

括约肌切开术是用括约肌切开刀将乳头和括约肌切开，使得胆总管远端扩大，切开刀是一尖端具有暴露烧灼线材的 Teflon 导管组成的装置。胆总管十二指肠壁内段长度决定切开长度；球囊扩张成形术是替代括约肌切开术的保留括约肌方法，采用直径 6 mm 或8 mm 高压球囊扩张乳头。括约肌成形术与括约肌切开术相比有一缺点，括约肌成形术限制乳头状扩张的大小。据报道，球囊扩张取石的失败率是22%，31%需机械碎石[22]；此外，导致胰腺炎的发病率是括约肌切开术的 19 倍以上[23]。在另一方面，最近评估括约肌成形术的研究发现，63 例患者中仅 1 例发生重症胰腺炎，取石成功率为84%[24]。

一旦括约肌切开，多数结石可用取石网篮或球囊导管取出，取石网篮比球囊有更大牵拉力，因此对较大的结石（＞1 cm）建议采用。球囊导管闭塞扩张后胆管管腔，因此对去除小结石和碎石较为有用，导管内亦可插入导丝、可用于肝内胆管结石。以下 3 种情况可能导致取石困难：结石大于 1.5 cm、结石位置靠近狭窄段、复杂的多发结石，此种情况下的替代方法有机械碎石、电或激光碎石和体外冲击波碎石。曾经应用辛酸甘油单酯和甲基叔丁基醚（MTBE）通过鼻胆管管或 T 管溶解胆管结石，目前此方法多已废弃，原因是有并发症发生率高、效果差、溶石技术上有难度[22]。

对于粉碎较大的胆管结石或者结石大小与出口通道直径之间相差较大者，机械碎石是最常用和最简单的方法[25]。使用大而坚固的网篮捕获结石，用手摇曲柄对金属丝施加压力传至金属护套，进而粉碎结石。Reimann 与其同事 1982 年首先报道此项技术，从那时起，设计上进行了许多改进，使其更为实用[26-27]。对于非常大的结石，需要重复应用以进一步粉碎结石、从而可被取出。据报道，此技术清除胆管结石的成功率在80%～90%之间[28-30]。对 162 例患者机械碎石的一项回顾性研究发现，直径小于 1 cm 的结石，胆管清除干净的可能性超过 90%，直径大于 2.8 cm结石，胆管清除干净的可能性为 68%[31]。Garg 与其同事最近对一组 87 例患者的研究数据显示，需机械

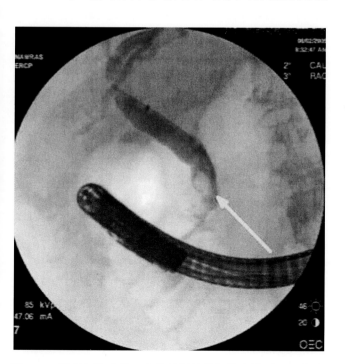

图 49-1　胆囊切除术前，内镜逆行性胰胆管造影（ERCP）与胆总管远端（CBD）结石

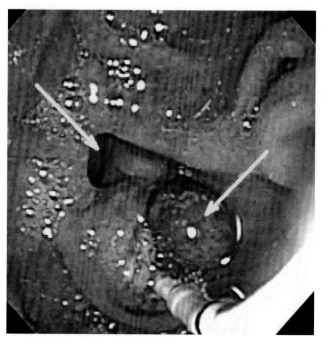

图 49-2　内镜逆行性胰胆管造影（ERCP）和胆总管（CBD）取石

碎石的结石直径超过 1.5 cm 时，胆管清除干净的可能性为 87%[32]；分析各种相对于碎石成功或失败的预测因素，包括结石的大小和数量、结石嵌顿、血清胆红素、胆管炎和胆管直径等，认为结石嵌顿是影响机械碎石和随后是否清除干净的唯一重要因素。结石成分可影响取石的成功与否，如东方患者胆管炎中发现的软结石，虽然较大但容易粉碎，甚至用取石网篮即可成功[25]。然而，钙化结石坚硬且难以机械击碎。

当机械碎石失败时，胆管内震波碎石可经十二指肠器械通道置入胆道镜插入到胆管内完成。随后将一个灵活碎石探头通过胆道镜工作通道插入胆管内，碎石探头尖端冲击波由电能（液电碎石术）或光能（激光碎石术）产生[22]，在胆道镜引导下脉冲发射到结石表面，直至形成大小所需的碎片。胆管内冲击波治疗的主要风险是误导冲击波产生的胆管损伤，为避免此并发症需要胆道镜引导，新型设备在探针尖端有一散射光传感器，当检测到组织时，激光脉冲即自动中断。胆管内震波碎石的成本高且需两名有经验的内镜医师进行操作，这两项便将此技术限制在了数个较大的医疗中心中开展[22]，液电和激光碎石术成功率为 80% ~ 95%[33]。最近 Arya 与其同事的报道评价 94 例接受液电碎石术患者，其中位于狭窄胆管以上大结石 81 例和中等大小结石 13 例[34]；96% 患者结石成功粉碎、其中有 2 例结石较硬和定位困难而粉碎失败，76% 患者需要一个疗程、14% 需要两个疗程、10% 需要接受 3 个或更多的疗程。并发症包括胆管炎和（或）黄疸 13 例，胆道出血 1 例，轻度 ERCP 术后胰腺炎 1 例、胆漏和心动过缓各 1 例，无死亡病例报道，并且最终取石成功率为 90%。

在美国不允许使用体外超声波碎石术（ESWL）治疗胆管结石；而欧洲和日本，ESWL 对有重大并发症和用标准内镜取石技术取石困难的胆管结石治疗已经普及，此技术的缺点是需多次治疗才可达到完全碎石[22]，多个来自不同国家关于 ESWL 碎石的相关报道[33,35-41]，德国 Shackman 与其同事回顾研究 313 例内镜下机械碎石失败后而接受高能体外震波碎石术病例[35]，结石定位由透视（99%）或超声实现，90% 患者胆管获得完全清除，80% 患者于冲击波治疗后需用内镜取出结石碎片，10% 患者可自主排出；结石大小和数量、肝内或肝外结石位置或有无胆管狭窄，不影响最终取石结果，并发 4 例胆管炎和 1 例急性胆囊炎等罕见不良结果。相反，瑞士的一项研究发现，54 例复杂胆管结石患者接受体外冲击波碎石治疗，肝内

胆管结石位置与治疗失败有较大关系[37]。有意义的是，研究发现 95% 接受治疗患者出现血尿；一项采用 ESWL 与激光冲击波碎石治疗评估胆管结石的随机前瞻性研究中，激光治疗粉碎结石更迅速且疗程短，从而降低治疗成本[39]。日本 Yasuda 与其同事，提出无内镜括约肌切开的 ESWL 治疗胆总管结石[42]，52 例患者接受内镜插入鼻胆管，随后体外治疗，67% 患者无需另外治疗可达到碎片与结石的完全清除，25% 患者碎片未被能清除而需借助于内镜取石，体外冲击波对于小而漂浮结石的治疗效果较好。

大球囊扩张技术取石，除了震波碎石远端胆管可采用大球囊扩张术取出其他方法失败的困难胆管结石[43]；一项回顾性分析中，58 例经标准括约肌切开术和标准网篮或球囊取石术失败患者，采用直径 10 ~ 20 mm 的球囊（食管型）进行扩张，随后用标准网篮或球囊取石。患者随机分为两组：18 例锥形远端胆管（组 1）和 40 例方形、桶形和（或）大（> 15 mm）结石（组 2），组 1 中 89% 和组 2 中 95% 患者结石被成功地取出，每组均有 2 例单独球囊扩张后不能取出，需要机械碎石取出。组 1 和组 2 的并发症发生率分别为 33% 和 7.5%，包括轻型胰腺炎（2 例）、轻度胆管炎（2 例）和出血（5 例）。尽管组中存在 12 例轻度、3 例中度出血患者，但均未采用外科手术治疗。有意义的是，所有患者均出现高淀粉酶血症，无穿孔病例。大球囊扩张提供处理困难胆管结石的一种替代方法，但需要进一步的研究明确其与其他碎石术相比较的价值。

对于复杂胆管结石的治疗可能需要多种处理方法相结合或者多次使用同一种治疗方法，才可成功地取净胆管结石。在这些情况中，部分结石嵌顿可能导致胆汁淤积和胆管炎。随着覆盖革兰氏阴性菌和革兰氏阳性菌的广谱抗生素的应用，无论是通过胆管引流还是通过胆管支架行胆道减压，这些姑息措施为后续明确治疗均存在重要意义[22,25]，虽然胆管减压后可降低血清胆红素水平，且术后胆管炎发生率与无胆管结石接近。有意义的是，留置于大结石部位的支架患者中高达 30% 可出现结石的自然破碎，如随后的 ERCP 中所提及[25]；其可能是继发于结石与支架间的摩擦运动，或改善胆汁流量的溶解的结果。此外，给予支架置入者口服熊去氧胆酸，据报道，采取组合方法，10 例中 9 例患者结石全部排出；与此相比，仅使用胆道支架者，40 例患者均未达到无石状态[44]。对于较大、无法粉碎的结石且外科干预风险高的患者，虽然支架

的长期置入是一个非常常规的治疗方法，还是应当慎用。一项对 58 例高龄患者长期的随访研究中，23 例内镜取石失败接受永久性支架治疗患者，40% 患者共出现 34 种并发症，其中最常见的是胆管炎[45]；中位随访时间 36 个月，44 例患者死亡，其中 9 例死因为胆管原因。Hui 与其同事前瞻性评估 36 例复杂胆管结石高危患者[46]，其中 19 例行支架置入术治疗，17 例采用液电碎石术完全取净结石，液电碎石组复发急性胆管炎的精确发生率为 8%，支架组为 63%；支架组精确死亡率明显高于液电碎石组，分别为 74% 和 41%。

ERCP 是已发展多年的相对安全的内镜诊断和治疗工具，但其有明确、潜在严重的和与之相关危及生命的并发症。不同的研究中报道并发症发生率有较大差异，可能部分与研究设计有关，其中回顾性研究报道较低。此外，并发症发生率可能与患者的不同组合而不同，部分可能受到并发症定义的影响[19]。诊断性 ERCP 死亡率约为 0.2%，治疗性 ERCP 死亡率增加一倍，达到 0.5%[18-19]；心肺并发症是导致死亡的主要原因，包括心律失常、肺换气不足和吸气困难，可能与术前即存在或应用镇静和镇痛药物有关。其他重大并发症包括穿孔（0.3% ～ 0.6%）、括约肌切开术引起的出血（0.8% ～ 2%）、胆囊炎（0.2% ～ 0.5%）、和胆管炎（1%）等。最近的一项 meta 分析显示，预防性使用抗生素对减少 ERCP 的感染性并发症并无益处；此外，另一项研究未能显示远端胆管结石或胆管狭窄患者接受抗生素预防后胆管炎发生率降低[19]。

胰腺炎是 ERCP 术后最常见的并发症，ERCP 诱发胰腺炎的共识定义是新发或腹痛恶化、术后 24 小时内血清淀粉酶大于正常值上限的 3 倍、至少需要住院 2 天。血清胰腺酶水平短暂升高常见，基于对 ERCP 术后胰腺炎的共识定义，预计其发生率通常是 1% ～ 7%。相关危险因素包括既往 ERCP 术后胰腺炎病史、胆管不扩张、胆红素正常、年轻、女性和疑似 Oddi 括约肌功能障碍等。实际上，胆红素正常和 Oddi 括约肌功能障碍女性发生胰腺炎的风险是 18%，与之相比，对于低危患者风险是 1.1%[19,47]。此外，1/5 患者 ERCP 术后胰腺炎较严重，需住院超过 10 天以上和（或）胰腺坏死、假性囊肿、需行外科治疗或经皮穿刺引流的脓肿形成，甚至死亡等。出现并发症的患者是最不可能从 ERCP 中获益者，因此，降低 ERCP 术后胰腺炎最有效的方法是避免不必要的 ERCP。

药物预防胰腺炎以试图减少 ERCP 术后并发症[19]，荟萃分析表明，生长抑素和加贝酯可降低胰腺炎的发生率，但多中心随机对照试验均未显示其效果超过安慰剂；另一方面，两个前瞻性对照试验发现，有抗炎活性的白介素 -10（IL-10）的结果不相一致。非离子造影剂应并未降低胰腺炎的发病率。两个安慰剂对照试验中，舌下含服和透皮吸收硝酸甘油（GTN）可降低 ERCP 术后胰腺炎，可能是通过降低 Oddi 括约肌压力而实现的。然而，由于硝酸盐的降压作用而使其应用受到限制。

胰管支架可降低疑似 Oddi 括约肌功能障碍患者括约肌切开术后胆源性胰腺炎的发病率。在一项为胆管取石而行大乳头球囊扩张支架置入的病例对照评估中，降低术后高淀粉酶血症并未使胰腺炎发生率降低。

基于临床、实验室检查和超声标准诊断的胆管结石，多达 70% 患者行 ERCP 时未发现胆管结石[17,48-49]；鉴于此，可能有大量患者遭受非必需 ERCP 检查，并承受 ERCP 的风险和费用。决定患者施行 ERCP 或者手术前，有多种方法可用以准确判断胆管结石的存在，其中最重要的是磁共振胰胆管成像（MRCP）、超声内镜（EUS）以及计算机断层扫描（CT）。

可疑胆管结石常规 CT 检查诊断结石的灵敏性为 76% ～ 90%，而非增强螺旋 CT 显示出具有 88% 敏感性、97% 特异性和 94% 准确性[18]。以 ERCP 作为参考标准相比，无胆道造影剂 CT 与 ERCP 的一致性较差（敏感性 65%，特异性 84%），口服胆道造影剂敏感性和特异性均较好（敏感性和特异性均超过 90%）[50]。在其他研究中，静脉注射（Ⅳ）胆道造影剂 CT 检查有 71% ～ 85% 敏感性和 88% ～ 95% 特异性[50]。Patel 与其同事报道非增强螺旋 CT 和超声内镜参考标准之间的对比，发现两者对胆总管结石患者胆管扩张检测的敏感性和特异性均为 83%[51]，但 CT 识别胆管结石，仅有 22% 敏感性和 83% 特异性。

自从十多年前 MRCP 出现后，其对胆总管结石检测与排除具有重大意义，敏感性和特异性接近 ERCP，已成为 ERCP 诊断胆总管结石的替代方法[18]。T2 加权序列胆管表现为较高信号强度的明亮结构，而不需使用造影剂、仪器仪表、或电离辐射；胆总管结石表现为低信号强度的充盈缺损，周围包被胆汁。随着硬件和软件技术的不断改进，MRCP 可于 20 秒一次屏气中获得完整的胆道成像，可使四级肝内胆管和小结石可视化显影。甚至在无胆管扩张的情况下，小于 2 mm 的结石亦可检测出[18]。一项对 97 例患者用 MRCP 诊断结石的敏感性研究中发现，结石直径 11 ～ 27 mm

的敏感性为 100%，结石直径为 6 ～ 10 mm 的敏感性为 89%，结石直径为 3 ～ 5 mm 的敏感性为 71%[47]。此项研究中，MRCP 的敏感性是 91% 的，相比之下 ERCP 敏感性为 100%，二者均有 100% 的特异性。早期研究的报道 MRCP 诊断胆总管结石的敏感性为 81% ～ 92%，特异性为 91% ～ 100%，运用先进技术最新研究发现敏感性为 90 ～ 100% 特异性为 92 ～ 100%[18]。Ke 与其同事的前瞻性分析研究中，采用 MRCP 和 ERCP 评价 267 例疑似有胆管结石的患者[52]，MRCP 的敏感性为 100%，特异性为 96%，净现值为 100%。Kejriwal 与其同事回顾性检查疑似胆总管结石行 MRCP 的胆石症患者[53]，MRCP 检查阴性而认为是临床无胆结石，在其胆结石治疗后不需再入院治疗。MRCP 诊断胆总管结石，74% 患者（81 位患者中有 60 位）阴性，漏诊 2 例，结果导致 95% 阳性预测值和 97% 净现值。鉴于 MRCP 出色的排除胆总管结石能力，阴性结果可避免不必要的诊断性 ERCP。Demertines 与其同事发现，基于实验室检查有高、中度风险疑似胆总管结石患者，行 MRCP 检查可使 52% 和 80% 患者避免 ERCP[54]。

MRCP 局限性是其分辨率低于 ERCP，其不能检测小结石和结晶。幽闭恐惧症患者影响 MRCP 检查的使用，为顺利开展 MRCP 检查，病人需要镇静、甚至全身麻醉，开放磁共振成像（MRI）可缓解此问题。肥胖可能降低图像质量，而病态肥胖，心脏起搏器和动脉瘤等患者不能行 MRCP 检查[18]。相反，当不能插入十二指肠乳头和胆管系统不透明时 ERCP 检查受到限制；不同内镜医师之间 ERCP 失败率差别较大，为 5% ～ 20%[18]。胃肠道解剖结构的变化，如毕 II 式胃空肠吻合术后，ERCP 无法进入壶腹，此时 MRCP 检查胆管系统结石是一种敏感性和特异性的方法，即为无创性的 ERCP、且避免 ERCP 的风险和局限性。如有阳性 MRCP 结果可考虑行侵入性的治疗方法。

评估胆管结石另一个敏感方法是 EUS，其对胆管结石诊断准确率为 95%[55]。EUS 使用高频率超声（7.5 和 12 MHz），具有小于 1 mm 的分辨率，使其成为用于肝外胆管最好的成像技术。一些研究发现，EUS 评估结石的敏感性和特异性与 ERCP 相当，有学者认为 ERCP 效果好，另外的学者认为 EUS 更好[50]。与 ERCP 相比，EUS 是半侵入性检查，几乎无手术相关的并发症和可忽略不计的失败率。实际上，多个包括超过 1 000 例系列研究均未发现并发症[55]。Buscarini

与其同事的一项前瞻性研究中，对 485 例临床、实验室检查和超声、CT 检查疑似胆总管结石患者行 EUS[55]；阳性 EUS 结果通过手术或 ERCP 证实，阴性结果由临床随访至少 6 个月确认。463 例患者 EUS 结果验证如下：237 例真阳性，216 例真阴性；2 例假阳性，4 例假阴性，4 例未完成 EUS（敏感性 98%，特异性 99%，阳性预测值 99%，阴性预测值 98%，准确性 97%），研究中无并发症发生。EUS 提供高于 MRCP 的分辨率，可更好地检测小结石，能识别胆管结石以及微结石，并且可检测 ERCP 未发现的病理改变。疑似胆管结石患者行侵入性诊断或治疗之前给予 EUS 检查，将降低手术相关的并发症发生率。ERCP 结合 EUS 与单纯 ERCP 的费用对比分析亦支持 EUS 作为术前的检查手段[55]。

对于不适合、解剖原因不可能或者不能成功行 ERCP 者，胆管造影和非手术治疗的替代方法是经皮肝穿刺胆道造影（PTC），然后通过肝穿刺通道取石。将穿刺针通过皮肤穿刺进入肝内胆管，行胆道造影，随后插入导丝，导管沿导丝经胆管外引流管进入到胆道系统。丹麦于 20 世纪 70 年代介绍此方法，多年来多有改进并增加多种治疗方法[56]。其评估肝内胆管结石或近端胆管疾病尤有价值。在诊断胆管结石后，多种治疗方法均可通过经皮途径完成。1981 年，Fernstrom 与其同事报道采用经皮肝穿刺技术取出一枚 8 mm 的胆管结石[57]。1990 年，Stokes 与其同事，在波士顿报道一组对 53 例有外科禁忌证和 ERCP 失败的患者[58]，通过经皮肝穿刺通道插入改进的取石网篮，将结石整体或粉碎成碎片后推入十二指肠。对 30 例患者用辛酸甘油单酯或甲基叔丁基醚以缩小结石或者清除碎片，发病率和死亡率分别为 12% 和 4%，成功率为 93%。肝穿刺胆道镜碎石可通过 PTCD 和扩张的肝内通道完成，其成功率为 90% ～ 100%，并发症发生率为 5% ～ 8%[59]。一组 12 例胆管结石患者，采用 PTC 与激光或液电碎石相结合的方法，所有患者结石碎片均成功推入十二指肠[60]。另一组 13 例患者，采用肝穿刺通道（12 例）或 T 管窦道的经皮胆道镜激光碎石术[61]，92% 结石碎片成功取出，而且所有患者完全清除取石均是可能的；但有 11 例患者需要增加括约肌切开术（通过 ERCP 或顺行法透视监控）或支架置入术，2 例患者出血，占严重并发症的 15%。日本最近报道一组胆总管结石患者采用经皮肝穿刺乳头球囊扩张术[62]，5 例使用此方法，将所有胆管结石均推入十二指肠内，无并发症或死亡。Ponchon 与其同事报道经皮胆道镜取石 75 例患者，48 例使用的肝穿刺通道、27 例患者使用 T 管窦道[63]，69 例患者胆管结石完全清除（92%）。

胆总管取石后胆囊切除术的价值　通过非手术方法取出胆管结石后，年轻患者通常被建议施行胆囊切除术，以降低将来胆囊炎及反复胆绞痛的风险，随访中发现，多达 24% 内镜乳头切开术患者平均于 14 个月后需施行胆囊切除术[64]。有学者认为，乳头括约肌切开术导致胆囊淤滞、细菌过度生长和胆汁酸的增加，可能于 10 ～ 20 年内增加胆囊癌发生的风险[2]。另一方面，对有胆总管结石而胆囊正常的患者，Dhiman 与其同事研究胆囊排空和成石性胆汁的变化发现[65]，括约肌切开术可显著地减少胆囊胆汁淤滞，促进胆囊排空和通过延长成核时间而减少胆汁的成石性。同时，有大量证据支持高危或老年患者取出胆管结石后，建议保留胆囊[66-75]。一项对 191 例 ERCP 后保留胆囊原位者（平均年龄 76 岁）的研究中，仅 10 例患者（5%）需后续切除胆囊[69]，26% 患者（49 例）于随访期内因非胆源性因素死亡。Kwon 与其同事对 146 例内镜下胆总管结石取出后未行择期胆囊切除术患者随访 3 个月，观察是否能找到预测后续胆囊相关症状和需要胆囊切除术的因素[71]；59 名患者有胆石症，87 例无胆囊结石。平均随访 24 个月，7 例患者（5%）接受胆囊切除术，平均于 ERCP 后 18 个月接受手术，手术原因为急性胆囊炎（4 例）、胆绞痛（2 例）、急性胰腺炎（1 例），9 例患者（6%）死亡，死亡原因与胆道疾病无关。有意义的是，Cox 回归分析显示，后续胆囊切除与否与年龄、性别、胆囊结石有无、胆囊结石数量或潜在疾病无关。Kullman 与其同事通过 42 个月中位观察时间发现，ERCP 取石后保留胆囊的 118 例患者中，11%（13 例）患者需行胆囊切除术[72]，49 例（42%）患者于 ERCP 后随访期 2 ～ 87 个月内死亡。在另一项 33 例 ERCP 取石保留胆囊的老年患者平均随访 42 个月的研究中，3%（1 例）患者因急性胆囊炎接受胆囊切除术、6%（2 例）患者有轻度右上腹痛、91% 患者无症状[73]，在研究过程中 30% 患者因非胆源性原因死亡。对于复杂胆总管结石患者，德国学者研究体外冲击波碎石后胆囊状态对患者预后的影响[70]，120 例平均年龄 68 岁（28 ～ 86 岁）患者随访 3 ～ 9 年（平均 4 年），37 例患者保留胆囊，27 例患者于 ESWL 后施行胆囊切除术，56 例患者于诊断胆总管结石前已切除胆囊；在随访期间，30%（36 例）患者有胆道症状。然而，三组之间，症状的发生率无显著性差异。反复发作胆总管结石重复行 ERCP 者 28 例，虽未达到统计学意义（*P*=0.077），但复发结石多发生于胆囊切除术组。基于多个研究支持胆总管结石取石后保留胆囊，对高风险或老年患者根据需要预防性施行胆囊切除术、较胆管结石非治疗目的的预防性切除术更为合理。

术中

当患者进入手术室行胆囊切除术时，或于术前研究证实有胆总管结石（例如，ERCP、MRCP 或 EUS），或通过临床表现、实验室检查或经腹超声疑似胆总管结石，或确信有胆总管结石。手术时术中胆道造影（IOC）是最常用的证实胆管结石的方法；在 1930 年，Mirizzi 在开腹胆道手术中首先使用 IOC[76]。随着腹腔镜胆囊切除术作为有症状胆囊结石治疗方法的普遍接受，腹腔镜 IOC 已发展成为非常有用的评估胆道系统的技术，通过多种方法将导管插入胆囊管、注射造影剂完成胆管造影[78]。14 号静脉导管穿过经锁骨套管穿过腹壁[77]，插管成功率在 75% ～ 100% 之间；标准方法是采用更快、更详细并允许与外科医生实时互动的透视技术[77-78]，据报道，其敏感性、特异性、PPV、NPV 和准确性分别为 80% ～ 90%、76% ～ 97%、67% ～ 90%、90% ～ 98%、95%，与开腹 IOC 的价值相媲美[76]。在最近一项较大的 IOC 研究中发现，假阳性率为 0.8%（4209 例患者中有 34 例）。

尽管有 10% ～ 15% 接受腹腔镜胆囊切除术遗留胆总管结石的患者，但是否需要常规 IOC 是一个存在争议的问题[79]。在一项大的 Medline 文献综述中，Metcalfe 与其同事对 8 个腹腔镜胆囊切除术试验的研究中发现胆总管结石发生率为 4%，其中对术前无可疑胆总管结石 4209 例患者例行 IOC 检查[78]；这一发现与以前的评论是一致的。另一方面，在 5179 例无可疑胆总管结石术中未行 IOC 检查患者中，32（0.6%）例患者因为残留胆管结石而出现症状。通过数据推断，似乎是腹腔镜胆囊切除术时发现有无症状胆管结石的占 4%，其中有 15% 可因残留结石而进展为有症状的胆管结石。换句话说，167 例患者术中接受 IOC 检查，是为检测一个术前虽无结石证据支持，但可能会出现症状的胆总管结石。这将导致八个不必要的胆道探查或 ERCP[78]。术前无症状结石，可能是结石大小能够自发进入十二指肠，而未出现症状。

术中超声（IOUS）是手术时评估胆道系统的无创方法。在 20 世纪 80 年代中期，在开腹胆囊切除术中，IOUS 首先被引入；腹腔镜 IOUS 在 90 年代中期投入使用[76]。腹腔镜 IOUS 的最近经验表明，是一个非常敏感的检测胆总管结石的方法，在评估胆道系统方面于 IOC 大致相当。更具优势的是，不会导致胆管的潜在损伤、不会因空气进入胆道造成假阳性，而 IOC 可能会因为造影导管产生损伤[78]。然而，腹腔镜超声的使用有其限制性，如设备的可用性和成本、使用者所需的专业知识和经验、需要学习与腹腔镜超声使用相关的更多的知识等。

手术时一旦确定有胆总管结石，有几种治疗选择。根据术中情况和专业知识，选择包括开腹或腹腔镜胆管探查术或者胆囊切除术后的非手术技术如 ERCP 或 PTC。在开始根除胆管结石治疗之前，值得关注的是，胆囊切除术时存在隐性胆管结石的患者仅有 15% 残余结石可引起症状[78]。胆总管结石病的自然病程受到 Collins 与其同事的一项前瞻性研究的重新审视[82]，997 例接受腹腔镜胆囊切除术患者术中尝试行胆道造影术，其中 962 例患者成功；术后通过术中留置胆囊管上的导管行胆道造影，胆道造影阳性有结石的患者于 48 小时、72 小时和 6 周被重新研究；962 例患者中，46 例（4.6%）患者至少有一处充盈缺损，但 48 小时后 12 例胆道造影结果正常，从而得出 26% 的假阳性率；在 6 周时，另外胆道造影正常的 12 例患者，得出 26% 胆管结石的自主排石率，这种自主排石是无法通过结石数量、大小、胆管直径而预测。所有术后需要 ERCP 的患者（22 例）中仅有 2% 可持续检测到有胆管结石；因此，仅基于 IOC 结果的治疗方案，将导致有阳性结果的 52% 患者接受不必要的治疗。

1890 年，瑞士外科医生 Ludwig Courvoisier 首次完成胆总管探查术，他切开胆总管并且取出结石[77,83]。在腹腔镜胆囊切除术开展之前，患者术中发现有胆总管结石，接受开腹胆管探查取石，取石成功率超过 90%。ERCP 用于术后残余结石或不能耐受全身麻醉的患者。在开腹胆囊切除术时，于胆总管纵轴切开，以防损害供应胆管血运的血管。通过胆管开口使用 Fogarty 气球、生理盐水冲洗、取石钳或勺放入胆道等方法清除胆管结石；胆道镜在清除残余结石或随后胆道系统的评估时胆道镜非常有用，以确保无其他胆管病变。此外，网篮可通过胆道镜工作通道进入术野范围，直视下取石。虽然胆管探查术在开腹胆囊切除术时代常用于胆管结石的治疗，但在目前微创外科手术中较少使用。最近一组胆囊切除术因为胆管结石接受腹腔镜胆管探查（LCBDE）的 326 例患者中，仅 5 例患者中转开腹，并且只有 2 例开腹胆管探查取石[77]。

1882 年，Langenbuch 完成首例开腹胆囊切除术百余年后，腹腔镜胆囊切除术被引入，并很快成为胆囊炎和有症状胆结石治疗的金标准[77,83]。在腹腔镜胆囊切除术发展最初数年，LCBDE 应用并不频繁，其他信赖度高的胆管取石替代方法广泛应用[77]。随着腹腔镜技术经验增多和单次手术微创取石的需求，LCBDE 的使用得到有经验胆道外科医生的更大的认可。随着技术的发展，数以千计的成功 LCBDE 文献被报道，胆管取石成功率在 80% ～ 90% 之间，与开腹胆管探查结果相当[76]。并发症发病率为 8% ～ 10%，典型的并发症有恶心、呕吐、肠梗阻、肺不张、静脉炎、尿潴留和感染、胆漏、T 管移位、腹腔积液、肺栓塞和心肌梗死，报道的死亡率为 0 ～ 2%。

Petelin 对 LCBDE 技术做了很好的描述[76-77]，胆管造影后可经胆囊管或胆总管切口进入胆管。经胆囊管途径的成功率为 5% ～ 98%，取决于患者自身情况；用这种方法时，胆囊向右侧膈肌方向被牵拉，需要的话，可用导线机械或气动扩张器扩张胆囊管。经胆总管途径适用于直径大于 6 mm 的结石、肝内胆管结石、胆囊管直径小于 4 mm 和胆囊管开口于后面或远端者。使用经胆总管途径时，用剪刀或手术刀在胆总管前表面切开，切开大小限制为 1 cm 或者相当于最大结石的尺寸。

待胆管切开后，可于透视或者胆道镜引导下，使用各种技术行胆总管切开取石，虽然单独显示器可用于胆道镜，视频混合器将腹腔镜与胆道镜图像置于同一屏幕较有帮助。直径 3 mm 的胆道镜甚至可通过胆囊管进入胆管。胆总管取石首先从冲洗开始，冲出直径小于 3 mm 小结石和胆泥。静脉注射 1 ～ 2 mg 胰高血糖素可使 Oddi 括约肌松弛，便于冲洗胆道系统。Fogarty 型气囊（4F）可插入胆总管，通过撤出膨胀的球囊逆行提取结石。亦可用 Dormia 篮直接插入胆囊管或胆总管或通过胆道镜操作口捕获结石。术中液电或激光碎石术适用于较大结石或嵌顿结石，且其他方法不适合时；然而，需谨慎避免不正确地应用碎石设备所导致的胆管损伤。

如胆总管切开术是通过 LCBDE 完成的，为便于后续评估胆管系统，需于切开处放置 T 管，减压引流未清除干净的胆管或者为胆管复发结石的取石。亦可用 4-0 或 5-0 可吸收线腹腔镜下缝合代替闭合胆总管切口。最近一项研究显示，一期缝合患者住院时间比

T 管引流住院时间短（5 天 vs. 9 天）[84]、胆漏或腹膜炎发生率并未因一期缝合而增加[77]。亦可进一步避免 T 管并发症，如移位、菌血症、引流管断裂、胆漏以及移除 T 管时引起腹膜炎的可能。另一种替代 T 管方法是将支架以顺行方式放入胆总管，类似于 ERCP 的放置支架[85]；还有一种替代 T 管的方法是经胆囊管放置改良的输尿管导管，在关闭胆总管切口后，将尿管从腹部引出[86]。一项接受改良导管放置 30 例患者的研究中，无导管相关并发症出现，且可于中位数 5 天去除导管、与之相比 T 管需要 29 天才能被去除。

如 LCBDE 不成功，可经胆囊管导管经插入以解压胆道系统，并可用于术后胆管造影。如导管进一步向前进入十二指肠，术后行 ERCP 时，可有助于胆管插管[76]。除对腹腔镜清除结石不彻底的再次取石有帮助外，转换为开腹探查方法时也可给外科医生提供帮助。

有多种替代腹腔镜或开腹胆管探查的方法。在胆囊切除术的时候，可通过金属导丝引导放置经胆囊管支架，并顺行通过 Oddi 括约肌作为初始治疗[87]，既可胆道减压，亦可术后通过 ERCP 和括约肌切开取出支架。另一种选择术中内镜逆行胰胆管造影术（IO-ERCP），使用与单纯胆囊切除术和单纯内镜逆行性胰胆管造影相同的麻醉即可完成操作[88-90]。瑞典学者 Enochsson 与其同事发表的一项研究，有 592 例患者于腹腔镜胆囊切除术接受 IOC[90]，3/4 患接受 IO-ERCP、胆总管插管成功率为 100%。术中需要外科医生和内镜医生协同操作，用细导丝插入 IOC 导管并且经 Oddi 括约肌进入到十二指肠。胆管清除率为 94%，2 例残余结石患者放置支架。与腹腔镜胆囊切除术相比，IO-ERCP 患者手术时间延长 1.5 小时，但住院时间未显著延长，目前无术后胰腺炎病例。法国学者 Meyer 与其同事报道，60 例确诊或疑似胆总管结石患者接受腹腔镜胆囊切除术和 IO-ERCP 治疗[89]；腹腔镜胆囊切除术平均手术时间为 60 min（范围 40～90 min），为施行 IO-ERCP，全身麻醉仅延长 40 min（范围 30～60 min，包括建立内镜设备所需的时间）。2 例患者未行十二指肠乳头插管、其中 1 例通过术后 ERCP 施行、第 2 例患者小结石自主排石，1 例患者继发胆总管多发结石，于 IO-ERCP 后立即施行开腹手术。最终患者胆管结石清除率达 100%。使用 IO-ERCP 还是术后 ERCP 存在争论，前者可发现影响术后 ERCP 插管失败的解剖异常（如十二指肠憩室），外科医生可于同一麻醉状态下转换为开腹胆

管探查术[88]。如选择使用 IO-ERCP，于施行 ERCP 前先行胆囊切除术很重要，原因是可避免胃镜检查所致的小肠扩张干扰胆囊的显露。此外，在胆囊切除术时经胆囊管 IOC，如胆管造影未发现结石，勿行不必要的 ERCP。

术后

胆囊切除术后发现有胆总管结石患者一般通过 ERCP 治疗[77]（图 49-3）。无创成像技术如超声和 MRI 与术前应用是不同的。如于术中放置 T 型管（或其他经腹引流导管），术后可通过胆管造影确定胆管结石有无。不可行或未成功行 ERCP 时，其他非手术方法亦可使用。带有 T 管患者，可于透视下，使用经皮器械通过 T 管窦道进入胆管而去除结石。一项 25 例患者的报道中，23 例成功经 T 管窦道取净胆管残余结石[91]。胆道镜通过 T 管窦道插入取出结石，有时需要通过激光或液电碎石[63]。本章前面描述的经皮肝穿刺的方法亦可采用。可能需要不同方法的组合和重复技术才可取净结石。通过非手术方法或者外科手术探查均不能清除胆管结石的情况较罕见，可能需要外科引流术。

外科胆道引流术

多种情况下需要考虑胆道外科引流方法，如多发

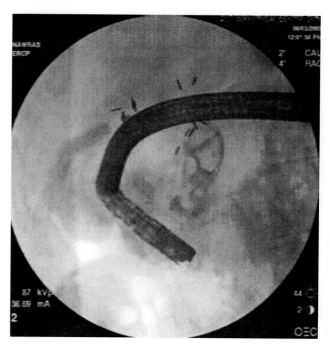

图 49-3　胆囊切除术后多发残余结石，内镜逆行性胰胆管造影术（ERCP）所见

结石、不能完全清除的结石、远端胆管嵌顿结石、胆总管明显扩张、肿瘤或狭窄所致的远端胆管梗阻以及胆道探查术后复发结石。外科手术引流术式有经十二指肠括约肌成形术、胆总管十二指肠吻合术和胆肠吻合术（CDJ）。

经十二指肠括约肌成形术（transduodenal sphincteroplasty，TDS）治疗胆总管结石嵌顿于 Vater 壶腹、十二指肠乳头狭窄、无胆管扩张的多发结石非常有价值[92-94]。Kocher 切口游离十二指肠，通过 Fogarty 导管穿过胆总管进入十二指肠定位乳头，于十二指肠乳头位置相对应位置纵向切开十二指肠，于乳头 4 点位置可发现胰管入口。以 0.2 g/kg 剂量、超过 1 min 时间静脉注射促胰液素，可有助于识别胰管开口。用可吸收缝线置于壶腹的两侧，括约肌成形术从 11 点位置开始，边切边缝扩大切口；切口足够宽相当于胆道扩张器大小，最后壶腹缝线置于顶端以防止十二指肠瘘。十二指肠切口行横向缝合，以防止十二指肠狭窄，并放置引流管防止十二指肠瘘。

法国学者 Suter 与其同事的回顾性研究中，78 例患者接受 TDS，其中 26 例为急诊手术[94]；47 例（60%）有黄疸，15 例（19%）有胰腺炎，12（15%）例术前有胆管炎；死亡 3 例，其中肺栓塞 1 例，肺脓毒症 1 例，术前坏死性胰腺炎并发多器官衰竭综合征 1 例；30 例（38%）出现并发症，20 例与手术有关（包括 4 例出血但未输血；17 例高淀粉酶血症，其中 1 例临床诊断为胰腺炎，1 例十二指肠瘘经保守治疗痊愈），无与 TDS 直接相关的死亡。在 Meyhoff 过去的综述中，TDS 术后死亡率为 10%、其中 4 例发展为致死性胰腺炎[92]。

胆总管十二指肠吻合术（choledochoduodenostomy，CDD）最早于 1888 年在欧洲由 Riedel 完成[95]，不幸的是，患者死于远端胆总管残余结石继发的吻合口破裂。首例成功的手术于 1891 年由 Sprengel 完成，CDD 适合于复发结石需要反复取石、嵌顿或大结石、胆泥、壶腹部狭窄等，远侧胆管狭窄合并胆总管结石漏斗综合征是 CDD 的最经典指征之一[95]。在这种情况下产生的胆总管结石大多数是由于胆汁淤积造成的原发性胆管结石，如不解决狭窄，仅手术清除结石，只是暂时缓解梗阻症状。

CDD 可于择期手术或急诊手术完成，如发生胆管炎时；通常采用侧侧吻合的方法，而端侧吻合亦可选择。在评估 CDD 的可行性时，CBD 的直径大于 1.2 cm 至关重要，以允许足够大造口以确保胆管引流良好引流和避免狭窄。吻合口应选择于胆管最远端，以减少所谓的盲端综合征[95]。打开腹壁后，将十二指肠以 Kocher 切口广泛切开，达到允许无张力吻合，沿胆总管远端前面完全解剖；于接近胆管处的十二指肠沿长轴行纵向切口、垂直于胆总管。沿胆总管长轴并尽可能靠近十二指肠切开，切口长度 2 cm 以防止狭窄。施行胆总管探查和清除胆管结石后，用可吸收缝线行侧侧单层吻合，并于可能发生吻合口瘘处放置引流管。

与 CDD 相关的发病率和死亡率分别为 23% 和 3%[95]，死亡的最常见原因是发生内科并发症，如肺栓塞、心肌梗死（MI）或心力衰竭；CDD 的特殊手术并发症，最常见的是胆管炎和盲端综合征。

在一项最大的长期随访研究中，胆管炎的发病率为 0～6%[95]。胆管炎曾一度认为是由于十二指肠内容物反流入胆道引起，目前认为是由吻合口狭窄所致。宽大的吻合口可使十二指肠和胆道内容物出入通畅，可避免胆汁淤积和结石形成。盲端综合征是由于食物和残渣堆积于吻合口与 Vater 乳头之间，导致大、小胆管污染而产生复发性胆管炎，甚至继发胆汁性肝硬化[95]。残渣在胆管盲段的积累可导致吻合口破裂或胆管炎，有学者认为是由于吻合口狭窄造成的。为避免此问题，建立至少 14 mm 吻合口，并且吻合口靠近十二指肠非常重要。吻合口通畅是防止胆管炎和盲端综合征最重要的因素[96]。CDD 的其他并发症包括伤口感染、吻合口瘘和腹腔内脓肿；长期研究显示，70%～80% 患者术后 5 年内无症状[95]。一项对胆总管探查后行 CDD 术后 19 年以上 126 例患者的回顾性研究，Deutsch 与其同事报道死亡率为 4%，死亡病例均发生于 70 岁以上患者[97]；并发症包括伤口感染 18 例（14%）、引流管观察到引流超过两周的胆漏 4 例（3%）；经过 19 年的随访，97 例患者（94%）无症状。

Rameriz 与其同事报道采用 CDD 和经十二指肠括约肌切开术治疗胆总管结石的 10 年治疗经验[98]，591 例胆总管结石行胆总管切开探查术患者，240（40.6%）例放置 T 管一期缝合，126 例（21.3%）沿着 TDS 放置 T 管一期缝合，216 例（36.5%）行 CDD，9（1.5%）例同时行 CDD 和 TDS；胆管直径大于 12 mm 患者行 CDD，如结石嵌顿于乳头和（或）乳头狭窄时，则施行 TDS。行 CDD 患者出现的并发症有 6 例腹腔脓肿，3 例胆瘘；行 TDS 患者出现的并发症有 4 例脓肿，2 例急性胰腺炎发作，两组之间死亡率无差异，平均后随访 5.6 年后，CDD 组 71.5%

和 TDS 组 75.2% 患者无症状。其他需要指出的症状有消化不良、胆绞痛和胆管炎发作，并且有 9 例患者因为残余结石再次手术，其中 6 例来源于 CDD 组，3 例来源于 TDS 组。同一作者先前的报道，行 CDD 出现症状患者经过内镜检查发现，发生消化不良的患者吻合口无狭窄，而 27% 胆绞痛患者有吻合口狭窄或盲端综合征，所有胆管炎患者均有吻合口狭窄和残余结石[99]。另一方面，Baker 与其同事对 190 例行 CDD 和 56 例行 TDS 患者，术后超过 10 年以上进行死亡率比较，发现两组总死亡率约为 5%[93]；CDD 和 TDS 组发病率分别为 11.6%、21.4%，平均随访 4.5 年，CDD 组 6 例（3.3%）出现盲端综合征、胆管炎或两者同时出现，TDS 组 3 例患者（5.7%）发生胆管炎。在同一作者另一报道中指出，CDD 组 22% 患者和 TDS 组 3% 患者出现血清碱性磷酸酶水平升高，但影像学研究表明，CDD 吻合口比 TDS 造口容易进入空气和钡剂[100]。有意义的是，两组中无论是生化学指标还是影像学表现均与长期出现症状无关。

胆肠吻合（choledochojejunostomy，CDJ）是替代 CDD 的术式，使用空肠袢式或 Roux-en-Y 完成。如使用空肠袢，应附加空肠 - 空肠侧侧吻合（Braunn 吻合）分流肠内容物，防止其反流入胆道；Roux-en-Y 通常于结肠后用 60 cm 的空肠输入袢，以防止肠液反流和继发性胆管炎。两种吻合，均用精细可吸收缝线构建端侧 CDJ；如剩余胆管足够长吻合口可放置 T 管减压；如剩余胆管较短，可使用支架减压。如其他外科手术引流方法，于吻合口旁放置引流管，以防止可能发生的吻合口漏。

Gouma 与其同事报道 43 例胆总管结石于复杂胆管树清除后行 Roux-en-Y CDJ 的经验[101]，无死亡病例、仅有一个主要并发症；此外，98% 患者长期效果良好、无胆道梗阻或感染迹象。法国一组病例研究中，采用 CDD 和 CDJ 两种方法治疗胆总管结石的比较[102]：130 例患者中 64 例接受 CDD，66 例接受 CDJ，发病率或死亡率两组之间无明显差异；对 120 例（58 例 CDD 和 62 例 CDJ）患者平均随访 29 个月，107 例无症状，13 例（6 例 CDD 和 7 例 CDJ）经受疑似胆管炎的胆道症状，8 例发生于术后第 1 年，5 例发生于术后第 2 年。在 CDD 组中，胆管炎继发于盲端综合征（3 例）、吻合口狭窄（1 例）或不明原因（2 例），吻合口狭窄（3 例）、残余肝内胆管结石（1 例）、不明原因（3 例）疑似 CDJ 组发生胆管炎的原因。作者认为，在相似结果下优先选择 CDD，其较

CCJ 操作更容易和更快捷，如未来有需要时，可较方便地行内镜干预治疗。但是，两个术式的选择，通常由解剖学和保证吻合无张力的可行性所决定[103]。

施行胆道吻合的一个争议是胆道支架的使用。早期研究指出，支架有胆管减压和降低胆漏风险的作用、术后影像学评估胆管树、减少早期愈合期间吻合口纤维化狭窄[104]。Pitt 与其同事指出，吻合口置入支架 1 个月以上较少于 1 个月或者不置入者，临床效果更好[105]。其他学者亦发现使用支架的良好效果[106-107]。然而，Bismuth 与其同事发现，123 例良性胆道疾病患者 86% 接受无支架置入的肝管空肠吻合术后，亦获得良好的结果[108]。Pellegrini 与其同事发现，支架置入术后 1 个月以上的效果与无支架并无不同[109]。支架引起的争论是导致炎症反应，并易诱发狭窄。DiFronzo 与其同事发现，97 例未使用支架患者，其中包括 CDD（77%）、CDJ（8%）、肝管十二指肠吻合术（1%）、肝管空肠吻合术（13%），仅 1 例患者出现吻合口瘘，于 1 周内自愈[104]；平均随访 13 个月未发生狭窄。Tocchi 与其同事的一项为期 15 年 84 例良性胆道狭窄患者行无支架置入手术的研究，手术方式包括肝管空肠吻合术（48 例）、CDJ（34 例）、肝内胆管空肠吻合术（8 例）[110]；83% 患者获得优秀或良好的效果，10 例患者出现吻合口狭窄、其中 6 例发生于 5 年之内，4 例分别发生于术后第 62、75、85 和 96 个月。多因素分析，仅术后并发症与 CBD 扩张程度证明是显著的独立预测因子；胆管扩张小于 15 mm 时，60% 患者预后较差。虽无统计学意义，但值得注意的是，CDJ 患者和肝管空肠吻合术患者有更高的并发症和再吻合发生率，作者改变其术式，如研究期间发生于低位狭窄而改为更高位吻合。研究中，仅 2.3% 患者发生消化性溃疡，此数值并未高于正常人群，亦未发生其他学者所见的胆汁反流入十二指肠的相关症状。

腹腔镜空肠 Roux-en-Y CDJ 和 CDD 术式已有报道。Jeyapalam 与同事报道 6 例行腹腔镜胆总管十二指肠吻合术（LCDD）患者[111]，1 例患者死于并发症，其余患者肝功能均恢复正常，术后平均住院时间为 6 天。Tang 与其同事对 12 例复发化脓性胆管炎患者施行 LCDD[112]，所有病例均采用腹腔镜手术，平均手术时间 6 小时、术后平均住院时间 7.5 天；平均随访时间为 38 个月，1 例患者术后发生胆漏并保守治疗治愈，无胆管炎或盲端综合征病例。Han 与其同事对良性疾病实施腹腔镜空肠 Roux-en-Y CDJ 亦取得类似

的结果[113]，6 例手术患者中，1 例发生黑便但自愈，是唯一的术后并发症；27 个月随访中，所有患者均无症状。尽管机器人辅助外科手术不断发展，但将其应用于胆管手术经验仍然有限；迄今为止的文献仅包括 2 个独立病例报告，一例报告是机器人辅助胆总管探查术[114]、另一例报告是机器人腹腔内 Roux 祥 CDJ 吻合[115]。随着经验的积累与技术的提高，微创外科引流手术的应用有可能变得越来越广泛。

总结

过去的 100 年间，胆总管结石的评估与治疗有较大的变化，随着新的微创技术出现，外科医师正在寻找多种治疗方法与途径，以便能够更成功地治疗胆总管结石。胆管结石的评估与诊断涉及单一检查和简单的实验室检查，或采用 MRCP、ERCP 和 IOC 评估胆管树。治疗上可采用内镜、经皮途径、开腹或腹腔镜，基于目前已有的多种可选治疗方法，对个别患者选择合适的治疗方法将是较为困难的抉择。通常情况下，最好的方法是外科医生最擅长的术式，或当地专家可保证非常安全的术式。然而，有时最安全的处理方法是将患者转送至有多种治疗方法可选择的医疗中心从而为患者施行量体定制的治疗。

图 49-4 和 49-5 显示笔者机构对术前和术中怀疑胆总管结石治疗流程（在胆囊切除术中）。

胆管炎

胆管炎是胆结石引起的急性、致命性并发症，是胆管梗阻以及胆管系统细菌感染的后果。保守治疗失败而不接受胆管引流的患者死亡率接近 100%[116]。早期诊断和治疗是成功的关键。

病理生理学

正常胆汁是无菌的，当胆管树受到损害，如结石、狭窄或内镜置管时，胆汁可培养出细菌[117]。Oddi 括约肌和胆汁有抑菌功能，而胆汁流是维持无菌的重要因素。胆管梗阻导致抗菌防御力降低，使细菌侵入胆道。虽然感染途径尚不清楚，从十二指肠上行或血源性认为是可能的途径[116]。一旦发生细菌定植，淤积可导致细菌呈指数增殖；梗阻导致胆道压力

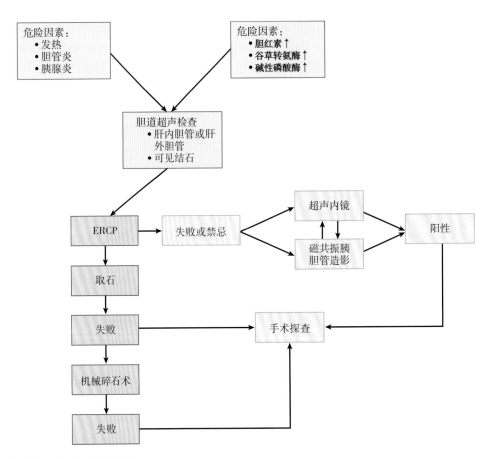

图 49-4 术前疑似胆总管结石的治疗程序

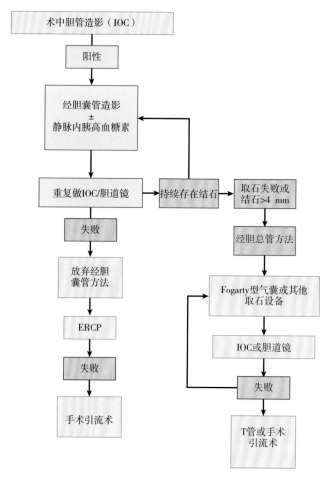

图 49-5 术中疑似胆总管结石的治疗程序（胆囊切除术中）

增高，细菌及其产物如内毒素进入体循环，导致败血症性胆管炎[117]。

部分梗阻患者较完全梗阻患者有更大概率发生胆管炎，胆管结石较肿瘤梗阻更易引起胆管炎。在美国，继发性胆总管结石是胆道感染最常见的原因；原发性胆管结石是东方胆管肝炎流行地区常见地方病，如中国香港、南亚[116]。胆管炎其他原因包括壶腹周围肿瘤阻塞、肝门肿瘤转移或胰周淋巴结、良性狭窄、原发性硬化性胆管炎等；胆管介入治疗可导致术后胆管炎、胆道出血和寄生虫与先天性胆管畸形引起胆管炎较罕见。

大肠埃希菌、链球菌、克雷白杆菌和肠杆菌是在胆管炎细菌培养中最常见的致病菌。假单胞菌和皮肤及口腔菌群与胆道介入治疗有关，而厌氧菌最常见于胆道手术后的老年人[116]。

临床表现及诊断

发热、右上腹疼痛和黄疸的 Charcot 三联症出现于 50% ～ 70% 的胆管炎患者中，而出现发热、腹痛和黄疸的患者分别为 90%、70% 和 60%；低血压（20%）和精神状态改变（30%）在脓毒症患者中可以出现，如与 Charcot 三联症同时存在则称为 Reynold 五联症。腹膜炎较罕见，但 65% 患者可有右上腹压痛[116]。实验室和影像学研究对于区分胆管炎与其他疾病如急性胆囊炎、肝脓肿和胰腺炎是至关重要的。血清碱性磷酸酶、γ-谷氨酰转肽酶和胆红素升高较为典型，转氨酶可轻度升高，高达 30% 的患者可出现高淀粉酶血症。胆总管结石影像学检查前述已有讨论，对有胆管炎迹象患者，使用最广泛的影像检查超声和 CT 扫描；超声对急性胆囊炎及鉴别胆结石方面具有较高的准确性，但其诊断胆总管结石能力仅为 50%（30% ～ 90%）[6,10]。胆管结石可通过胆管扩张推断，无胆管扩张的正常超声检查并不能排除胆总管结石或胆管炎[15,116]。CT 可更好地确定胆管梗阻的水平，对疑似胆管结石诊断的准确性达 94%[18]。MRCP 诊断胆管结石的敏感性与特异性接近 ERCP，显示胆管解剖方面较有价值；但在急性胆管炎诊断中有其局限性。ERCP 可精确地显示胆管梗阻的原因，且可同时给予治疗性干预[116]。尽管如此，鉴于 ERCP 已知的危及生命的并发症和其他无创成像技术的可用性，ERCP 不应仅用于急性胆管炎的诊断工具[116]。

治疗

胆管炎患者病情可于短时间内变得极度危重，早期、快速的治疗可挽救生命。应刻不容缓地给予支持治疗，包括液体复苏、纠正电解质紊乱和凝血功能障碍以及使用镇痛药[118]；经验性使用广谱抗生素，给予血培养检查，有条件时行胆汁培养及药敏。氨基糖苷类和氨苄西林有革兰氏阴性菌耐药和肾毒性，不作为理想的治疗方案。比较新的治疗方案包括联合应用广谱头孢菌素与甲硝唑和氨苄西林、氟喹诺酮类单独给药或与甲硝唑联合给药，脲基类青霉素单独给药或与甲硝唑联合应用[116]。对老年和胆管介入治疗患者覆盖厌氧菌更为重要。抗生素通常应用 7 ～ 10 天，即使于治疗中期施行了胆管减压。在 Lent 与其同事的回顾性研究中评估行胆管引流术且炎症迹象消退后，继续使用抗生素的必要性[117]；对胆管炎成功接受 ERCP 治疗 80 例患者进行研究并随访 6 个月，41 例患者接受抗生素治疗 3 天或更少，19 例患者接受 4 ～ 5 天抗生素治疗，20 例患者接受 5 天以上的抗生素治疗，三组匹配良好，三组之间复发胆管炎概率（24%）无显著性差异。作者认为，当胆管引流完成良好且发热已消退时，持续给予抗生素 3 天足以治疗胆管炎。

胆管引流是治疗急性胆管炎的关键[117]，其时机和途径取决于对抗生素的反应、阻塞的原因和并发症而不同[118]。胆管脓毒症于多数保守治疗患者中均可涉及，通过无创性成像技术（CT 或 MRI）详细了解胆道解剖从而确定梗阻原因水平；10% ~ 15% 的患者给予支持措施及抗生素治疗 24 小时内效果欠佳，需紧急胆管减压[117]。胆管减压失败者将不可避免地发生肝脓肿[117]，保守治疗失败而未行胆管引流治疗的患者死亡率接近 100%[119]。

解除胆管梗阻的措施有内镜、经皮肝穿刺和外科引流。ERCP 的成功率达 90% ~ 98%，急性胆管炎时，ERCP 清除胆道优于其他方法，尤其是对于胆总管结石引起的急性胆管炎[116,118]。一项对 83 例急性胆管炎患者接受内镜或手术减压的随机研究中，内镜组死亡率为 10%，外科手术组死亡率为 30%[116]；两组急性胆管炎患者的研究中，65 例接受内镜引流患者与 40 例接受传统手术治疗患者进行对比，手术组患者死亡 5 例，内镜组无死亡病例[120]。与经皮引流相比，ERCP 具有较低的并发症发生率、住院时间短和较高的成功率[116]。Sugiyama 与其同事发现，内镜引流对急性胆管炎老年患者（年龄 80 或以上）有较低的并发症发生率（16.7%）和死亡率（5.6%），较手术（分别为 87.5% 和 25%）或经皮引流（分别为 36.4% 和 9.1%）均低[121]。

有多种内镜治疗方法可供选择，括约肌切开取石放置鼻胆管引流或胆道支架等。对抗生素治疗有效的患者，首选括约肌切开术治疗，引流管适用于持续性脓毒症和多发大结石的患者[118]；对危重或凝血功能障碍患者，须注意可能发生与乳头括约肌切开术相关的出血和手术时间延长。

比较鼻胆管与胆管支架治疗急性胆管炎的随机研究发现，二者效果相同，但支架更舒适、避免意外脱落的风险[116]。经皮肝穿刺引流适用于未找到乳头或 ERCP 失败和可疑肝门部胆管癌、肝内胆管结石和节段性胆管炎患者[116,118]，成功率达 90%；但比内镜方法有更高的并发症发生率（30% ~ 80%）和死亡率（55% ~ 15%），如同 ERCP，操作前须纠正凝血障碍。

虽然已使用近百年，急性胆管炎开腹手术治疗的死亡率仍高达 40%[116]。当施行急诊手术时，应仅限于胆总管切开、减压和 T 管置入，紧急状况下接受其他方法胆管引流术的患者，手术可提供潜在疾病的确切治疗，于初始抢救性治疗后择期手术可降低死亡率。

胆石症患者胆总管取石清除后是否行胆囊切除术已于胆总管结石章节讨论，为防止可能的胆管并发症，有学者主张对急性胆管炎初始治疗后行胆囊切除术。非随机回顾性研究中，胆总管结石患者后续出现胆管问题的概率为 4% ~ 12%[116]。Boerma 与其同事的研究中，随机分配为胆总管清除后，"等待观望"组 47% 患者出现胆道症状，而内镜治疗 6 周内行胆囊切除术组仅 2% 患者出现胆道症状[122]；"等待观望"组 37% 患者最终需行胆囊切除术。Targarona 与其同事随机研究 98 例有胆道症状的老年（平均年龄 80 岁）患者，一组患者接受开腹胆囊切除术联合术中胆道造影及（如有必要）胆道探查（48 例），另一组单独接受内镜括约肌切开术（50 例）[123]；外科手术组和内镜组相比较，直接并发症发生率（23% 和 16%）和死亡率（4% 和 6%）无显著性差异。平均随访 17 个月，手术组有 3 例患者出现胆道症状、无 1 例需再次手术，内镜组有 10 例患者出现胆道症状，7 例需要相应的胆道手术。总之，上述研究表明，急性胆管炎患者胆管清除彻底后，如能耐受手术，应择期行胆囊切除术；相反，在亚洲病人中，胆管结石可能来源于肝内胆管结石，胆囊切除术不能防止将来可能出现的胆道并发症[116]。

肝内胆管结石

肝内胆管结石是胆道系统的原发性疾病，手术治疗方面比其他大多数良性胆管疾病更困难[124-125]，其定义是肝总管汇合处近端胆管结石，不管胆囊或胆总管是否有结石。西方国家中相对发生率约 1%，而中国台湾地区、韩国和中国大陆报道的发病率分别为 20%、18% 和 40%[126]。原本肝内胆管结石仅于东南亚国家或地区较常见，称为东方人胆管肝炎和香港病，随着亚洲人广泛移民至美国导致美国出现越来越多的此类疾病[124,127]；此外，北美的经验亦包括相当数量的高加索人种和拉美裔，这种日益增长的发病率可能归因于不同的病因，如原发性硬化性胆管炎、胆总管囊肿和医源性胆管狭窄。

原发性肝胆结石发病机制已于前面章节讨论，涉及胆汁感染、胆汁淤积、低蛋白、低脂肪饮食和营养不良以及寄生虫感染[1]；棕色色素结石（胆红素钙）是最常见的结石类型，胆固醇结石是最常见的其他类型结石。肝内胆管结石可引起反复发作的化脓性胆管炎及脓毒症、合并肝实质感染和肝脓肿、阻塞胆管以及随后的肝实质破坏和受累肝叶的萎缩[125,127-128]，疾病的自然病程最终导致胆汁性肝硬化、门静脉高压症和肝衰竭，约 10% 患者可能并发胆管癌[124-125,129]。

确定肝内胆管结石的诊断方法有超声、CT、MRI和直接（内镜或经皮）造影[18,125,130-131]，特征性表现有胆管扩张、肝内外胆管结石、节段性狭窄和肝叶或肝段萎缩等的不同组合；在急性发作期，可出现实质或胆管的对比增强、脓肿形成或胆管梗阻[125]。

肝内胆管结石的处理较为困难，结果远远不能令人满意。治疗原则集中于脓肿减压、去除结石以及处理复发和潜在的恶性肿瘤进展。超过 2/3 患者需多次手术，10% 患者最终因为肝衰竭而需要肝移植[124]。初始的胆管减压通常采用内镜或经皮肝穿刺引流[128]，确定性治疗的目的是完全清除所有胆管结石、消除肝内或肝外狭窄部位的胆汁淤积。

如结石和狭窄均位于单个肝段或肝叶，通常推荐行肝切除术[124,128,132-135]。有意义的是，病变似乎更易发生于肝左叶。对于有肝实质萎缩和肝内胆管狭窄可能伴随胆管癌的患者，手术切除尤其重要[124]。即使施行肝切除，仍有大量患者复发；Kim 与其同事研究44 例肝内胆管结石肝切除术患者，将患者分为肝内胆管狭窄组和无狭窄组两组[136]。中位随访 65 个月，残留或复发结石的发生率狭窄组和无狭窄组分别为36% 和 11%；狭窄组后期胆管炎发生率（54%）高于无狭窄组（6%）、肝衰竭发生率分别为 50% 和 31%；狭窄组 46% 患者有肝内狭窄复发，而无狭窄组无 1例复发，2/3 狭窄复发位于原发部位；因此，肝切除术中包括狭窄胆管的重要性是研究的重点。

然而，可施行切除患者的数量因弥漫、多发肝内胆管结石而受到限制[132]。如结石主要位于肝外胆管或 I 级胆管，且肝内胆管仅有小结石，有可能通过使用内镜治疗而治愈；如结石或狭窄位于 II 级胆管或以上，手术和经皮肝穿刺胆道镜碎石的完整结石清除率分别为 84% ～ 100% 和 72% ～ 92%[124]；但结石复发率较高，达 33% ～ 40%。先前曾用肝管空肠吻合术防止胆肠反流和减少肝内胆管碎片和结石的淤塞，而目前其应用存在争议且一些学者反对，认为肝内胆管结石患者接受肝管空肠吻合术，会增加胆道并发症的发生率[124]。但是，为肝肠吻合术的 Roux 袢增加皮肤造口而为进入胆管系统创造通路，对处理将来可能出现的并发症有所裨益[137]。更吸引人的替代造口是构建 Hutson 袢，把胆肠吻合的空肠袢固定于腹壁上，并用钉或金属环标记，将来可较为容易地通过经皮途径进入胆道系统。我们相信，此方法对每一位接受手术的患者均应予以考虑。

随着胆道镜和放射介入治疗的问世，经皮胆道镜治疗肝内胆管结石方法已较成熟[138]。结石可在胆道镜的引导下，通过篮钳或碎石取出，并可扩张狭窄。来自中国香港的研究中，79 例肝内胆管结石患者接受经皮肝穿刺胆道镜治疗[138]，成功率为 76.8%，并发症发生率为 21.5%；术后 1/3 患者在 3 ～ 5 年内发生胆管炎。另一项研究发现复发性结石通常发生在胆管狭窄的情况下，解决狭窄是治疗的关键[139]。经皮肝穿刺胆道镜碎石的研究报道胆管清除率达 100%，平均需要两个疗程，并发症发生率为 6.7%[132]；随访1 ～ 127 个月（平均 75 个月），出现 1 例复发病例并且再次接受胆道镜治疗。有学者采用经皮腔内电液碎石治疗肝内胆管结石，在一组 53 例患者研究中发现，完全清除结石者达 92%，平均随访 5 年期间，9% 患者有复发性胆管梗阻症状[140]。Han 与其同事描述腹腔镜治疗肝内胆管结石[129]，纤维胆道镜通过胆总管切口进入胆道并取石，12 例患者的平均手术时间为288 min，仅 1 例患者出现残余结石，采用经皮胆道镜通过 T 管窦道取出残余结石；随访 10 ～ 45 个月，未发现胆管炎或复发性结石。

最近北美研究经验描述 42 例从 1986 年到 2005年多伦多大学患者治疗的经验[133]，对 17 例（46%）合并肝叶萎缩或结石局限单个肝叶患者施行手术，接受手术的患者很少需要再次手术，胆管癌发生率为12%，其中包括初次确诊患者。

目前，肝内胆管结石的发展进程仍未完全清楚，其有可能继续挑战医生。随着大量胆管病理学和新技术应用的经验与教训，我们预期此类患者未来可能有更好的治疗结果。

参考文献

1. Ko CW, Lee SP. Epidemiology and natural history of common bile duct stones and prediction of disease. *Gastrointest Endosc*. 2002;56:S165–S169.
2. Tierney S, Pitt HA. Choledocholithiasis and cholangitis. In: Bell RH, Rikkers LF, Mulholland MW, eds. *Digestive Tract Surgery: A Text and Atlas*. Philadelphia, PA: Lippincott-Raven; 1996:407–431.
3. Kaufman HS, Magnuson TH, Lillemoe KD, et al. The role of bacteria in gallbladder and common duct stone formation. *Ann Surg*. 1989;209:584–592.
4. Cetta F. Bile infection documented as initial event in the pathogenesis of brown pigment biliary stones. *Hepatology*. 1986;6:482–489.
5. Faust TW, Reddy KR. Postoperative jaundice. *Clin Liver Dis*. 2004; 8(1):151–166.

6. Eisen GM, Dominitz JA, Faigel DO, et al. An annotated algorithm for the evaluation of choledocholithiasis. *Gastrointest Endosc.* 2001;53:864–866.

7. Goldman DE, Gholson CF. Choledocholithiasis in patients with normal serum liver enzymes. *Dig Dis Sci.* 1995; 40:1065–1068.

8. Abboud PA, Malet PF, Berlin JA, et al. Predictors of common bile duct stones prior to cholecystectomy: a metaanalysis. *Gastrointest Endosc.* 1996; 44:450–455.

9. Yusoff IF, Barkun JS, Barkun AN. Diagnosis and management of cholecystitis and cholangitis. *Gastroenterol Clin North Am.* 2003;32:1145–1168.

10. Kohut M, Nowak A, Marek T, et al. Evaluation of probability of bile duct stone presence by using of non-invasive procedures. *Pol Arch Med Wewn.* 2003;110:691–702.

11. Gross BH, Harter LP, Gore RM, et al. Ultrasonic evaluation of common bile duct stones: prospective comparison with endoscopic retrograde cholangiopancreatography. *Radiology.* 1983;146:471–474.

12. Costi R, Sarli L, Caruso G, et al. Preoperative ultrasonographic assessment of the number and size of gallbladder stones: is it a useful predictor of asymptomatic choledochal lithiasis? *J Ultrasound Med.* 2002;21:971–976.

13. Tham TC, Collins JS, Watson RG, et al. Diagnosis of common bile duct stones by intravenous cholangiography: prediction by ultrasound and liver function tests compared with endoscopic retrograde cholangiography. *Gastrointest Endosc.* 1996;44:158–163.

14. Contractor QQ, Boujemla M, Contractor TQ, el-Essawy OM. Abnormal common bile duct sonography: the best predictor of choledocholithiasis before laparoscopic cholecystectomy. *J Clin Gastroenterol.* 1997;25:429–432.

15. Hunt DR. Common bile duct stones in non-dilated bile ducts? An ultrasound study. *Australas Radiol.* 1996;40:221–222.

16. Sarli L, Costi R, Gobbi S, et al. Scoring system to predict asymptomatic choledocholithiasis before laparoscopic cholecystectomy: a matched case-control study. *Surg Endosc.* 2003;17:1396–1403.

17. Alponat A, Kum CK, Rajnakova A, et al. Predictive factors for synchronous common bile duct stones in patients with cholelithiasis. *Surg Endosc.* 1997;11:928–932.

18. Fulcher AS. MRCP and ERCP in the diagnosis of common bile duct stones. *Gastrointest Endosc.* 2002;56:S178–S182.

19. Mallery JS, Baron TH, Dominitz JA, et al, Standards of Practice Committee, American Society for Gastrointestinal Endoscopy. Complications of ERCP. *Gastrointest Endosc.* 2003;57:633–638.

20. Carr-Locke DL. Therapeutic role of ERCP in the management of suspected common bile duct stones. *Gastrointest Endosc.* 2002;56:S170–S174.

21. Frey CF, Burbige EJ, Meinke WB, et al. Endoscopic retrograde cholangiopancreatography. *Am J Surg.* 1982;144:109–114.

22. Binmoeller KF, Schafer TW. Endoscopic management of bile duct stones. *J Clin Gastroenterol.* 2001;32:106–118.

23. Disario JA, Freeman ML, Bjorkman DJ, et al. Endoscopic balloon dilation compared with sphincterotomy for extraction of bile duct stones. *Gastroenterology.* 2004;127:1291–1299.

24. Watanabe H, Hiraishi H, Koitabashi A, et al. Endoscopic papillary balloon dilation for treatment of common bile duct stones. *Hepatogastroenterology.* 2004;51:652–657.

25. Leung JW, Tu R. Mechanical lithotripsy for large bile duct stones. *Gastrointest Endosc.* 2004;59:688–690.

26. Riemann JF, Seuberth K, Demling L. Mechanical lithotripsy of common bile duct stones. *Gastrointest Endosc.* 1985;31:207–210.

27. Riemann JF, Seuberth K, Demling L. Clinical application of a new mechanical lithotripter for smashing common bile duct stones. *Endoscopy.* 1982;14:226–230.

28. Hintze RE, Adler A, Veltzke W. Outcome of mechanical lithotripsy of bile duct stones in an unselected series of 704 patients. *Hepatogastroenterology.* 1996;43:473–476.

29. Leung JW, Neuhaus H, Chopita N. Mechanical lithotripsy in the common bile duct. *Endoscopy.* 2001;33:800–804.

30. Chung SC, Leung JW, Leong HT, Li AK. Mechanical lithotripsy of large common bile duct stones using a basket. *Br J Surg.* 1991;78:1448–1450.

31. Cipolletta L, Costamagna G, Bianco MA, et al. Endoscopic mechanical lithotripsy of difficult common bile duct stones. *Br J Surg.* 1997;84:1407–1409.

32. Garg PK, Tandon RK, Ahuja V, et al. Predictors of unsuccessful mechanical lithotripsy and endoscopic clearance of large bile duct stones. *Gastrointest Endosc.* 2004; 59:601–605.

33. Hochberger J, Tex S, Maiss J, Hahn EG. Management of difficult common bile duct stones. *Gastrointest Endosc Clin North Am.* 2003;13: 623–634.

34. Arya N, Nelles SE, Haber GB, et al. Electrohydraulic lithotripsy in 111 patients: a safe and effective therapy for difficult bile duct stones. *Am J Gastroenterol.* 2004;99:2330–2334.

35. Sackmann M, Holl J, Sauter GH, et al. Extracorporeal shock wave lithotripsy for clearance of bile duct stones resistant to endoscopic extraction. *Gastrointest Endosc.* 2001;53:27–32.

36. Neuhaus H, Zillinger C, Born P, et al. Randomized study of intracorporeal laser lithotripsy versus extracorporeal shock-wave lithotripsy for difficult bile duct stones. *Gastrointest Endosc.* 1998;47:327–334.

37. Meyenberger C, Meierhofer U, Michel-Harder C, et al. Long-term follow-up after treatment of common bile duct stones by extracorporeal shock-wave lithotripsy. *Endoscopy.* 1996;28:411–417.

38. Gilchrist AM, Harter LP, Thomas WE. Extracorporeal shockwave lithotripsy for common bile duct stones. *Br J Surg.* 1997;84:29–32.

39. Jakobs R, Adamek HE, Maier M, et al. Fluoroscopically guided laser lithotripsy versus extracorporeal shock wave lithotripsy for retained bile duct stones: a prospective, randomised study. *Gut.* 1997;40:678–682.

40. Ragheb S, Choong CK, Gowland S, et al. Extracorporeal shock wave lithotripsy for difficult common bile duct stones: initial New Zealand experience. *N Z Med J.* 2000;113:377–378.

41. Mora J, Aguilera V, Sala T, et al. Endoscopic treatment combined with extracorporeal shock wave lithotripsy of difficult bile duct stones. *Gastroenterol Hepatol.* 2002;25:585–588.

42. Yasuda I, Tomita E. Extracorporeal shockwave lithotripsy of common bile duct stones without preliminary endoscopic sphincterotomy. *Scand J Gastroenterol.* 1996;31:934–939.

43. Ersoz G, Tekesin O, Ozutemiz AO, Gunsar F. Biliary sphincterotomy plus dilation with a large balloon for bile duct stones that are difficult to extract. *Gastrointest Endosc.* 2003;57:156–159.

44. Johnson GK, Geenen JE, Venu RP, et al. Treatment of non-extractable common bile duct stones with combination of ursodeoxycholic acid plus endoprostheses. *Gastrointest Endosc.* 1993;39:528–531.

45. Bergman JJ, Rauws EA, Tijssen JG, et al. Biliary endoprostheses in elderly patients with endoscopically irretrievable common bile duct stones: report on 117 patients. *Gastrointest Endosc.* 1995;42:195–201.

46. Hui CK, Lai KC, Ng M, et al. Retained common bile duct stones: a comparison between biliary stenting and complete clearance of stones by electrohydraulic lithotripsy. *Aliment Pharmacol Ther.* 2003;17:289–296.

47. Cohen S, Bacon BR, Berlin JA, et al. National Institutes of Health State-of-the-Science Conference Statement: ERCP for diagnosis and therapy, January 14–16, 2002. *Gastrointest Endosc.* 2002;56:803–809.

48. Lakatos L, Mester G, Reti G, et al. Selection criteria for preoperative endoscopic retrograde cholangiopancreatography before laparoscopic cholecystectomy and endoscopic treatment of bile duct stones: results of a retrospective, single center study between 1996–2002. *World J Gastroenterol.* 2004;10:3495–3499.

49. Tham TC, Lichtenstein DR, Vandervoort J, et al. Role of endoscopic retrograde cholangiopancreatography for suspected choledocholithiasis in patients undergoing laparoscopic cholecystectomy. *Gastrointest Endosc.* 1998;47:50–56.

50. Mark DH, Flamm CR, Aronson N. Evidence-based assessment of diagnostic modalities for common bile duct stones. *Gastrointest Endosc.* 2002;56:S190–S194.

51. Patel P, Khodadadian E, Barawi M, et al. Noncontrast helical computed tomography versus endoscopic ultrasound for suspected choledocholithiasis and common bile duct dilation: a prospective blind comparison. *Gastrointest Endosc.* 2002;56(4):101.

52. Ke ZW, Zheng CZ, Li JH, et al. Prospective evaluation of magnetic resonance cholangiography in patients with suspected common bile duct stones before laparoscopic cholecystectomy. *Hepatobiliary Pancreat Dis Int.* 2003;2:576–580.

53. Kejriwal R, Liang J, Anderson G, Hill A. Magnetic resonance imaging of the common bile duct to exclude choledocholithiasis. *ANZ J Surg.* 2004;74:619–621.

54. Demartines N, Eisner L, Schnabel K, et al. Evaluation of magnetic resonance cholangiography in the management of bile duct stones. *Arch Surg.* 2000;135:148–152.

55. Buscarini E, Tansini P, Vallisa D, et al. EUS for suspected choledocholithiasis: do benefits outweigh costs? A prospective, controlled study. *Gastrointest Endosc.* 2003;57:510–518.

56. Buscharth F, Kruse A. Direct cholangiography and biliary drainage. *Scand J Gastroenterol.* 1996;216:59–72.

57. Fernstrom I, Delin NA, Sundblad R. Percutaneous transhepatic extraction of common bile duct stones. *Surg Gynecol Obstet.* 1981;153:405–407.

58. Stokes KR, Clouse ME. Biliary duct stones: percutaneous transhepatic removal. *Cardiovasc Intervent Radiol.* 1990;13:240–244.

59. Petrtyl J, Bruha R. Transhepatic cholangioscopy in the treatment of choledocholithiasis. *Cas Lek Cesk.* 2003;142:603–605.

60. Maier M, Kohler B, Riemann JF, et al. Percutaneous transhepatic cholangioscopy (PTCS): an important supplement in diagnosis and therapy of biliary tract diseases (indications, technique and results). *Zeitschrift Gastroenterol.* 1995;33:435–439.

61. Brambs HJ, Duda SH, Claussen CD, et al. Treatment of bile duct stones: value of laser lithotripsy delivered via percutaneous endoscopy. *Eur Radiat.* 1996;6:734–740.

62. Nagashima I, Takada T, Okinaga K, et al. Percutaneous transhepatic papillary balloon dilatation as a therapeutic option for choledocholithiasis. *J Hepatobiliary Pancreat Surg.* 2004;11:252–254.

63. Ponchon T, Genin G, Valette P, et al. Methods, indications, and results of percutaneous choledochoscopy: a series of 161 procedures. *Ann Surg.* 1996;223:26–36.

64. Surick BG, Ghazi A. Endoscopic papillotomy while the gallbladder is in situ. *Am Surg.* 1992;58:657–660.

65. Dhiman RK, Phanish MK, Chawla YK, Dilawari JB. Gallbladder motility and lithogenicity of bile in patients with choledocholithiasis after endoscopic sphincterotomy. *J Hepatol.* 1997;26:1300–1305.

66. Reimann, JF, Gierth K, Lux G, Alterndorf A. Retained cholelithiasis: a risk factor after endoscopic papillotomy? *Zeitschrift Gastroenterol.* 1984; 22:188–193.

67. Saraswat VA, Kapur BM, Vashisht S, Tandon RK. Duodenoscopic sphincterotomy for common bile duct stones in patients with gallbladder in situ. *Intern Surg.* 1991;76:142–145.

68. Lamont DD, Passi RB. Fate of the gallbladder with cholelithiasis after endoscopic sphincterotomy for choledocholithiasis. *Can J Surg.* 1989;32:15–18.

69. Hill J, Martin DF, Tweedle DE. Risks of leaving the gallbladder in situ after endoscopic sphincterotomy for bile duct stones. *Br J Surg.* 1991;78:554–557.

70. Adamek HE, Kudis V, Riemann JF, et al. Impact of gallbladder status on the outcome in patients with retained bile duct stones treated with extracorporeal shockwave lithotripsy. *Endoscopy.* 2002;34:624–627.

71. Kwon SK, Lee BS, Park SM, et al. Is cholecystectomy necessary after ERCP for bile duct stones in patients with gallbladder in situ? *Korean J Intern Med.* 2001;16:254–259.

72. Kullman E, Borch K, Dahlin LG, Liedberg G. Long-term follow-up of patients with gallbladder in situ after endoscopic sphincterotomy for choledocholithiasis. *Eur J Surg.* 1991;157:131–135.

73. Moreira Vicente VF, Merono GE, Garcia PA, et al. Choledocholithiasis in non-cholecystectomized patients: Endoscopic sphincterotomy and afterwards . . . cholecystectomy? *Rev Espanola Enfermed Aparato Dig.* 1989;76:215–221.

74. Boytchev I, Pelletier G, Buffet C, et al. Late biliary complications after endoscopic sphincterotomy for common bile duct stones in patients older than 65 years of age with gallbladder in situ. *Gastroenterol Clin Biologique.* 2000;24:995–1000.

75. Schreurs WH, Vles WJ, Stuifbergen WH, Oostvogel HJ. Endoscopic management of common bile duct stones leaving the gallbladder in situ: a cohort study with longterm follow-up. *Dig Surg.* 2004;21:60–64; discussion 65.

76. Petelin JB. Surgical management of common bile duct stones. *Gastrointest Endosc.* 2002;56:S183–S189.

77. Petelin JB. Laparoscopic common bile duct exploration. *Surg Endosc.* 2003;17:1705–1715.

78. Metcalfe MS, Ong T, Bruening MH, et al. Is laparoscopic intraoperative cholangiogram a matter of routine? *Am J Surg.* 2004;187:475–481.

79. Ellison EC. What's new in general surgery: gastrointestinal conditions. *J Am Coll Surg.* 2005;199:409–417.

80. Catheline JM, Turner R, Rizk N, et al. Evaluation of the biliary tree during laparoscopic cholecystectomy: laparoscopic ultrasound versus intraoperative cholangiography: a prospective study of 150 cases. *Surg Laparosc Endosc.* 1998;8:85–91.

81. Falcone RA Jr, Fegelman EJ, Nussbaum MS, et al. A prospective comparison of laparoscopic ultrasound vs intraoperative cholangiogram during laparoscopic cholecystectomy. *Surg Endosc.* 1999;13:784–788.

82. Collins C, Maguire D, Ireland A, et al. A prospective study of common bile duct calculi in patients undergoing laparoscopic cholecystectomy: natural history of choledocholithiasis revisited. *Ann Surg.*

2004;239:28–33.

83. Tai CK, Tang CN, Ha JP, et al. Laparoscopic exploration of common bile duct in difficult choledocholithiasis. *Surg Endosc.* 2004;18:910–914.

84. Ha JP, Tang CN, Siu WT, et al. Primary closure versus Ttube drainage after laparoscopic choledochotomy for common bile duct stones. *Hepatogastroenterology.* 2004;51:1605–1608.

85. Isla AM, Griniatsos J, Karvounis E, Arbuckle JD. Advantages of laparoscopic stented choledochorrhaphy over T-tube placement. *Br J Surg.* 2004;91:862–866.

86. Wei Q, Hu HJ, Cai XY, et al. Biliary drainage after laparoscopic choledochotomy. *World J Gastroenterol.* 2004;10:3175–3178.

87. Martin CJ, Cox MR, Vaccaro L. Laparoscopic transcystic bile duct stenting in the management of common bile duct stones. *ANZ J Surg.* 2002;72:258–264.

88. Williams GL, Vellacott KD. Selective operative cholangiography and perioperative endoscopic retrograde cholangiopancreatography (ERCP) during laparoscopic cholecystectomy: a viable option for choledocholithiasis. *Surg Endosc.* 2002;16:465–467.

89. Meyer C, Le JV, Rohr S, et al. Management of common bile duct stones in a single operation combining laparoscopic cholecystectomy and peroperative endoscopic sphincterotomy. *J Hepatobil Pancreat Surg.* 2002;9:196–200.

90. Enochsson L, Lindberg B, Swahn F, Arnelo U. Intraoperative endoscopic retrograde cholangiopancreatography (ERCP) to remove common bile duct stones during routine laparoscopic cholecystectomy does not prolong hospitalization: a 2-year experience. *Surg Endosc.* 2004;18:367–371.

91. Becker C. Percutaneous removal of residual calculi of the bile ducts by T-drainage tract. *Bildgebung.* 1992;59:179–182.

92. Meyhoff HH. Sphincterotomy treatment for biliary tract stones: a retrospective review. *Acta Chir Scand.* 1975;141:645–648.

93. Baker AR, Neoptolemos JP, Leese T, Fossard DP. Choledochoduodenostomy, transduodenal sphincteroplasty and sphincterotomy for calculi of the common bile duct. *Surg Gynecol Obstet.* 1987;164:245–251.

94. Suter M, Jayet C, Richard A, Gillet M. Current status of surgical transduodenal papillotomy. *Helv Chir Acta.* 1994;60:671–678.

95. de Aretxabala X, Bahamondes JC. Choledochoduodenostomy for common bile duct stones. *World J Surg.* 1998;22:1171–1174.

96. de Aretxabala X, Bahamondes JC. Choledochoduodenostomy for common bile duct stones. *World J Surg.* 1998;22(11):1171–1174.

97. Deutsch AA, Nudelman I, Gutman H, Reiss R. Choledochoduodenostomy an important surgical tool in the management of common bile duct stones: a review of 126 cases. *Eur J Surg.* 1991;157:531–533.

98. Ramirez P, Parrilla P, Bueno FS, et al. Choledochoduodenostomy and sphincterotomy in the treatment of choledocholithiasis. *Br J Surg.* 1994; 81:121–123.

99. Parrilla P, Ramirez P, Sanchez Bueno F, et al. Long-term results of choledochoduodenostomy in the treatment of choledocholithiasis: assessment of 225 cases. *Br J Surg.* 1991;78(4):470–472.

100. Baker AR, Neoptolemos JP, Leese T, et al. Long-term follow-up of patients with side-to-side choledochoduodenostomy and transduodenal sphincteroplasty. *Ann R Coll Surg Engl.* 1987;69(6):253–257.

101. Gouma DJ, Konsten J, Soeters PB, et al. Long-term follow-up after choledochojejunostomy for bile duct stones with complex clearance of the bile duct. *Br J Surg.* 1989;76:451–453.

102. Panis Y, Fagniez PL, Brisset D, et al. Long-term results of choledochoduodenostomy versus choledochojejunostomy for choledocholithiasis. The French Association for Surgical Research. *Surg Gynecol Obstet.* 1993;177:33–37.

103. Tocchi A, Costa G, Lepre L, et al. The long-term outcome of hepaticojejunostomy in the treatment of benign bile duct strictures. *Ann Surg.* 1996;224:162–167.

104. DiFronzo LA, Egrari S, O'Connell TX. Safety and durability of single-layer, stentless, biliary-enteric anastomosis. *Am Surg.* 1998;64:917–920.

105. Pitt HA, Miyamoto T, Parapatis SK, et al. Factors influencing outcome in patients with postoperative biliary strictures. *Am J Surg.* 1982;144:14–21.

106. Braasch JW, Bolton JS, Rossi RL. A technique of biliary tract reconstruction with complete follow-up in 44 consecutive cases. *Ann Surg.* 1981;194:634–638.

107. Cameron JL, Gayler BW, Zuidema GD. The use of silastic transhepatic stents in benign and malignant biliary strictures. *Ann Surg.* 1978; 188:552–561.

108. Bismuth H, Franco D, Corlette MB, Hepp J. Long-term results of roux-en-Y hepaticojejunostomy. *Surg Gynecol Obstet.* 1978;146:161–167.

109. Pellegrini CA, Thomas MJ, Way LW. Recurrent biliary stricture: patterns of

recurrence and outcome of surgical therapy. *Am J Surg*. 1984;147:175–179.

110. Tocchi A, Costa G, Lepre L, et al. The long-term outcome of hepatico-jejunostomy in the treatment of benign bile duct strictures. *Ann Surg*. 1996;224:162–167.

111. Jeyapalan M, Almeida JA, Michaelson RL, Franklin ME Jr. Laparoscopic choledochoduodenostomy: review of a 4-year experience with an uncommon problem. *Surg Laparosc Endosc Percutan Tech*. 2002;12:148–153.

112. Tang CN, Siu WT, Ha JP, Li MK. Laparoscopic choledochoduodenostomy: an effective drainage procedure for recurrent pyogenic cholangitis. *Surg Endosc*. 2003;17:1590–1594.

113. Han HS, Yi NJ. Laparoscopic roux-en-Y choledochojejunostomy for benign biliary disease. *Surg Laparosc Endosc Percutan Tech*. 2004;14:80–84.

114. Jayaraman S, Davies W, Schlachta CM. Robot-assisted minimally invasice common bile duct exploration: a Canadian first. *Can J Surg*. 2008 Aug;51(4):E93–E94.

115. Kohn GP, Overby DW, Martinie JB. Robotic choledochojejunostomy with intracorporeal Roux limb construction. *Int J Med Robot*. 2008 Sep;4(3):263–267.

116. Yusoff IF, Barkun JS, Barkun AN. Diagnosis and management of cholecystitis and cholangitis. *Gastroenterol Clin North Am*. 2003;32:1145–1168.

117. van Lent AU, Bartelsman JF, Tytgat GN, et al. Duration of antibiotic therapy for cholangitis after successful endoscopic drainage of the biliary tract. *Gastrointest Endosc*. 2002;55:518–522.

118. Bornman PC, van Beljon JI, Krige JE. Management of cholangitis. *J Hepatobil Pancreat Surg*. 2003;10:406–414.

119. Yusoff IF, Barkun JS, Barkun AN. Diagnosis and management of cholecystitis and cholangitis. *Gastroenterol Clin North Am*. 2003; 32: 1145–1168.

120. Anselmi M, Salgado J, Arancibia A, Alliu C. Acute cholangitis caused by choledocholithiasis: traditional surgery or endoscopic biliary drainage. *Rev Med Chili*. 2001;129:757–762.

121. Sugiyama M, Atomi Y. Treatment of acute cholangitis due to choledocholithiasis in elderly and younger patients. *Arch Surg*. 1997;132:1129–1133.

122. Boerma D, Rauws EA, Keulemans YC, et al. Wait-and-see policy or laparoscopic cholecystectomy after endoscopic sphincterotomy for bile-duct stones: a randomised trial. *Lancet*. 2002;360:761–765.

123. Targarona EM, Ayuso RM, Bordas JM, et al. Randomised trial of endoscopic sphincterotomy with gallbladder left in situ versus open surgery for common bile duct calculi in high-risk patients. *Lancet*. 1996;347:926–929.

124. Kusano T, Isa TT, Muto Y, et al. Long-term results of hepaticojejunostomy for hepatolithiasis. *Am Surg*. 2001;67:442–446.

125. Chan FL, Chan JK, Leong LL. Modern imaging in the evaluation of hepatolithiasis. *Hepatogastroenterology*. 1997;44:358–369.

126. Pausawasdi A, Watanapa P. Hepatolithiasis: epidemiology and classification. *Hepatogastroenterology*. 1997;44:314–316.

127. Kim MH, Sekijima J, Lee SP. Primary intrahepatic stones. *Am J Gastroenterol*. 1995;90:540–548.

128. Neuhaus H. Intrahepatic stones: the percutaneous approach. *Can J Gastroenterol*. 1999;13:467–472.

129. Han HS, Yi NJ. Laparoscopic treatment of intrahepatic duct stone. *Surg Laparosc Endosc Percutan Tech*. 2004;14:157–162.

130. di Carlo I, Sauvanet A, Belghiti J. Intrahepatic lithiasis: a Western experience. *Surg Today*. 2000;30:319–322.

131. Krige JE, Beckingham IJ, Terblanche J. Ductal dilatation and stenting for residual hepatolithiasis. *Gut*. 1999;44:581–582.

132. Maetani I, Ishiguro J, Ogawa S, et al. Percutaneous choledochoscopic treatment of intrahepatic stones, including management of associated biliary stenoses. *Endoscopy*. 1999;31:456–459.

133. Al-Sukhni W, Gallinger S, Pratzer A, et al. Recurrent pyogenic cholangitis with hepatolithiasis: the role of surgical therapy in North America. *J Gastrointest Surg*. 2008 Mar;12(3):496–503.

134. Uchiyama K, Kawai M, Ueno M, et al. Reducing residual and recurrent stones by hepatectomy for hepatolithiasis. *J Gastrointest Surg*. 2007 May;11(5):626–630.

135. Lee TY, Chen YL, Chang HC, Chan CP, Kuo SJ. Outcomes of hepatectomy for hepatolithiasis. *World J Surg*. 2007 Mar;31(3):479–482.

136. Kim KH, Sung CK, Park BG, et al. Clinical significance of intrahepatic biliary stricture in efficacy of hepatic resection for intrahepatic stones. *J Hepatobil Pancreat Surg*. 1998;5:303–308.

137. Saing H, Chan KL, Mya GH, et al. Cutaneous stoma in the roux limb of hepaticojejunostomy (hepaticocutaneous jejunostomy): useful access for intrahepatic stone extraction. *J Pediatr Surg*. 1996;31:247–250.

138. Cheung MT, Wai SH, Kwok PC. Percutaneous transhepatic choledochoscopic removal of intrahepatic stones. *Br J Surg*. 2003;90:1409–1415.

139. Yoshida J, Chijiiwa K, Shimizu S, et al. Hepatolithiasis: outcome of cholangioscopic lithotomy and dilation of bile duct stricture. *Surgery*. 1998;123:421–426.

140. Bonnel D, Liguory C, Lefebvre JF, Cornud F. Percutaneous treatment of intrahepatic lithiasis. *Gastroenterol Clin Biol*. 2001;25:581–588.

50

胆管囊肿和良性胆管狭窄

Purvi Y.Parikh • Keith D.Lillemoe

（张西波 译）

肝内或肝外胆管良性病变范围可从局灶性或弥漫性扩张（胆总管囊肿）到胆道的梗阻性狭窄。以前，胆管囊肿被认为是儿童疾病，然而现在越来越多地被发现在成年人当中。在美国，良性胆道狭窄最常见于胆囊切除术后的损伤，也可由多种炎症性疾病影响胆道而发生。这两种情况对外科医生均是重大的临床挑战，正确的评估和处理对预防严重的临床后遗症至关重要。

胆管囊肿

胆管囊肿是局灶性或弥漫性胆管扩张，也是除胆道闭锁以外最常见的先天性胆道系统畸形。胆管囊肿可以单个或多个囊肿的形式出现于肝外或肝内胆管，囊肿可使患者易患复发性胆管炎或胰腺炎、胆总管结石、继发性胆汁性肝硬化、胆管狭窄以及恶性肿瘤。

世界范围内胆管囊肿发病率差异较大，胆总管囊肿最常见于亚洲国家，据估计发病率为 1/13 000，而日本曾报道发病率甚至高达 1/1000；在西方国家，胆总管囊肿发病率较低，据报道在出生存活的婴儿中，发生率在 1/150 000 至 1/2 000 000 之间 [1]。胆管囊肿更多见于女性，女性胆管囊肿的发病率是男性的 4 倍。大约 60% 患者于 10 岁之前发病，25% 发生于成人 [2]。个别病例报道发生于家族内胆管囊肿，但通常并不认为胆管囊肿是遗传性疾病。

分类

在 1723 年，Vater 首先描述了胆管囊肿疾病的解剖，1959 年 Alonso-Lej 把胆管囊肿分为三种类型 [3]。Todani 与其同事于 1977 年修订了分类系统，分为五种类型的囊肿 [4]，至今仍在使用（表 50-1）。基于胆管

造影表现的基础上，曾提出一种类似的分类方法 [5]。Todani 的进一步分类反映是否存在胰胆管合流异常，然而，这种修订方法并未被广泛接受 [6]。

传统上，Ⅰ 型是最经典和最常见的胆总管囊肿类型：A. 囊性的（图 50-1A）；B. 球囊状的；或 C. 肝外胆管树的梭形扩张。Ⅱ 型囊肿是胆总管单纯憩室，通常是位于肝外胆管、十二指肠上方的球囊状结构（图 50-1B）。有数例报道中提及的混合型，即 Ⅰ 型的囊性扩张和 Ⅱ 型憩室相结合的类型，但非常罕见。Ⅲ 型囊肿，也被称为胆管囊肿，是一段胆管的囊性扩张（图 50-1C）。Manning 与其同事描述了十二指肠内胆管囊肿的两种解剖变异类型 [7]，最常见的变异类型

表 50-1	Alonso-Lej/Todani 先天性胆总管囊肿分类修订
Ⅰ 型	典型囊肿类型特征为胆总管囊性扩张，通常包括所有胆管囊肿的 50%～80%，分为 Ⅰ A（囊），Ⅰ B（梭形）和 Ⅰ C（囊状）
Ⅰ、Ⅱ 混合型	肝外胆管梭形扩张与胆总管中部单独的憩室相连，胆囊管汇入憩室，占总数 < 1%
Ⅱ 型	肝外胆管单纯憩室，占所有囊肿的 2%～3%，囊肿位于十二指肠近端
Ⅲ 型	肝外胆管的十二指肠壁内段囊型扩张，也被称为胆总管囊肿，约小于 10%
Ⅳ 型	包括肝内和肝外胆管的多发囊肿，细分为 Ⅳ a 型（肝内和肝外囊肿）和 Ⅳ b 型（多发的肝外胆管囊肿而无肝内囊肿）；Ⅳ A 型是胆总管囊肿的第二常见的类型，占 30%～40%，Ⅳ B 型 < 5%
Ⅴ 型	孤立的肝内胆管囊性疾病，又称 Caroli 病；与门静脉周围纤维化或肝硬化有关；可累及多叶或局限于单叶，少于 10%

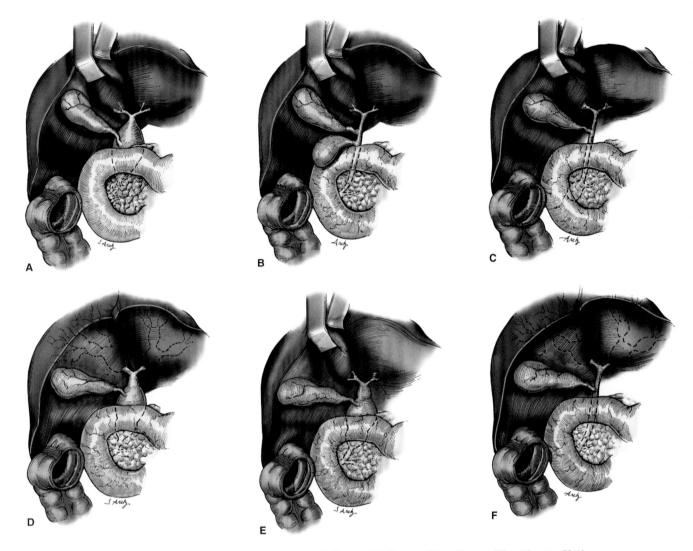

图 50-1　胆总管囊肿的 Todani 分类插图。A. ⅠA 型；B. Ⅱ型；C. Ⅲ型；D. ⅣA 型；E. ⅣB 型；F. Ⅴ型

是胆总管和主胰管分别进入胆管囊肿内；第二种类型是十二指肠内胆总管囊肿是远离 Vater 壶腹水平胆总管的憩室、同时胰管于通常位置进入胆总管末端。肝内和肝外胆管的多发扩张称为Ⅳ型囊肿，又分为Ⅳa型和Ⅳb型；Ⅳa型表现为梭形肝外和肝内囊肿（图50-1D），Ⅳb型表现为多发肝外囊肿（图50-1E）。Ⅴ型囊肿，亦称为Caroli病，指局限于整个肝或单独的肝叶中的囊肿，通常为左侧肝叶（图50-1F）[2-3]；此病可能与门静脉周围纤维化及肝硬化相关，而门静脉周围纤维化及肝硬化可导致肝脾大及门静脉高压。

　　虽然Todani于1977年的分类系统是最为广泛接受的，但并非无争议。有学者认为"胆管囊肿"应仅指Ⅰ型和Ⅳ型囊肿（包括90%以上的胆管囊肿）[8]，建议是基于目前对发病机制、治疗、恶性肿瘤风险和自然病程等研究提出的，Ⅰ型和Ⅳ型囊肿与Ⅱ、Ⅲ或

Ⅴ型囊肿实质上有较大的差别。印第安纳大学最近的一篇文章质疑胆管囊肿是否是真正胆总管囊肿，研究者回顾146例先天性胆总管囊肿患者，确定28例为胆管囊肿，并提出先天性胆总管囊肿分类不应包括胆管囊肿，因为胆管囊肿无论从年龄、性别、表现、胰管的解剖和治疗方法上均不相同[9]。

发病机制

　　胆管囊肿的病因尚未明确。然而在文献中有报道称为获得性囊肿，大多数是先天性的。可能有多种机制参与胆管囊肿的形成，并有一些相关的学说。

　　胆管囊肿在亚洲地区的高发病率提示可能为遗传或环境因素的作用。第一个学说主要与肝内胆管囊性扩张症（Caroli病）和胆管板畸形生长缺陷有关，这一缺陷可能是偶发的或遗传性的，家庭当中既有常染

色体隐性遗传方式，也有罕见的常染色体显性遗传方式。胆管板是肝内肝祖细胞的生长过程，即肝前体细胞与门静脉的间充质细胞重组形成成熟的胆管。有缺陷的胆管板在胚胎形成过程中重组导致胆管上皮细胞的炎症和溃疡，形成更大的胆管。这些胆管最终以点状、叶状或多叶状分布，形成分段性扩张[10]。

第二种学说指出，胎儿期或者新生儿期的胆管梗阻或扩张促进胆管囊肿的形成。梗阻可能继发于狭窄、蹼状物或 Oddi 括约肌功能障碍。远端胆道梗阻时胰液反流进入胆道，产生慢性炎症，胆道压力增加导致胆管扩张[11]。在动物模型中，新生动物中的胆管结扎可导致囊肿形成，相比之下，成年动物的胆管结扎造成胆囊扩张[12]；除此之外，也有一些胆总管下端先天性蹼状物和胎儿期胆总管远端形成胆管囊肿的病例报道[13]。

第三种学说，也是最为广泛接受的学说，指出胆管囊肿的形成与胰胆管合流异常有关[14]。胆胰管合流异常的定义为：胰管及胆管在解剖学上的异常，即胰管与胆管不在十二指肠壁内汇合，而在十二指肠壁外汇合，同时失去各自括约肌功能的一种先天性畸形，其特征为有一个很长的共同通道；存在这种异常的患者平均有 1.86 cm 的共同通道，与之相比，正常结构长度为 0.46 cm[15]。文献已有报道，胰胆管合流异常在胆总管囊肿患者中占 57% ~ 96%（图 50-2）[16]。

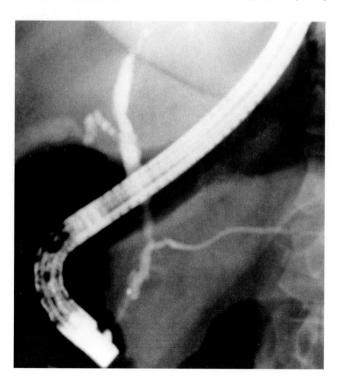

图 50-2　胰胆管合流异常

胰胆管合流异常也被认为是胆管囊肿进展成胆管癌和胆囊癌的重要危险因素[17]。一些研究者推测出胰胆管合流异常的胚胎学病因，他们假设胰胆管合流异常的发生发展是由于胰胆管合流处向十二指肠壁移动受到了牵制[18]。

由于胰、胆管的共同通道较长，胰胆管合流异常的患者胰液反流进入胆道可能增多，且胰胆管连接处位于 Oddi 括约肌外，因此不能阻止胆汁和胰液的混合[19]；混合液体有滞留在胆管或胆囊的可能，导致反复的炎症、蛋白水解酶激活、理论上的胆管上皮损伤、胆汁成分改变及胆管扩张。这些因素的共同作用可能导致胆总管囊肿或胆囊发展成为恶性肿瘤。在胰胆管合流异常的患者中，Oddi 括约肌压力升高，可能导致反流增加[20-21]。

病理学检查胆管囊肿有不同的镜下特征，表现为从正常胆管黏膜到恶性上皮肿瘤不等。在儿童中，经典的组织学特征是伴发急性或慢性炎症的厚纤维囊壁；在成人中常见的结果是炎症、糜烂、黏液腺稀疏和化生[1,22]。Ⅲ型囊肿常以十二指肠黏膜为界，虽然有时也以胆管上皮为界[22]。恶性肿瘤最常见于后囊壁[23]。

临床表现

胆管囊肿的临床表现多种多样。胆管囊肿经典的三联症是女性儿童伴有黄疸、腹痛和右上腹部肿块，但在早期的临床表现中仅有少数儿童才出现三联症。婴儿通常表现为结合胆红素的升高（80%）、生长发育不良或者腹部肿块（30%），随着年龄的增长、腹部肿块的症状越来越少见，在成年人中非常罕见。成人最常见的症状是腹痛和反复发作的胆管炎[24]，腹痛症状类似于结石性胆囊炎，并且许多患者的囊肿内或胆囊内确实有结石；大约 38% 的成年患者在诊断胆总管囊肿前已因右上腹部的疼痛而行胆囊切除术，而这种右上腹部的疼痛常被诊断为是胆囊疾病[25]。正如间歇性黄疸和复发性胆管炎、胰腺炎（30%）亦较常见，尤其Ⅲ型患者（胆管囊肿）[1,9,26]。胆管囊肿患者罕见的临床表现有腹腔内破裂和侵及邻近血管的出血。

诊断

对胆管囊肿的诊断需要持有高度的怀疑态度。除胆管扩张患者鉴别诊断中考虑到胆管囊肿外，Ⅰ型囊肿诊断亦较模糊；慢性或急性胆管梗阻患者有可能伴发类似于Ⅰ型囊肿的胆管扩张。与Ⅰ型囊肿相反，梗阻性损伤常导致碱性磷酸酶和胆红素的升高，且治疗之后胆管扩张可改善。胰胆管合流异常的出现可能有助于鉴别诊断 I 型囊肿和胆管梗阻。

　　超声检查是最常用的一线影像检查，约翰·霍普金斯系列研究中有93%的儿童患者、72%的成年患者使用超声检查[25]。尽管超声检查是胎儿、儿童的推荐标准检查，但对于成人患者，由于鉴别诊断范围更广，CT扫描可更为精确地诊断。CT扫描时需要重点关注的因素包括通过评估肝胆、胰腺的解剖学特征（图50-3），评估胆管恶性肿瘤、转移性疾病和血管包绕的可能性。

　　影像学检查疑似胆管囊肿，需要了解胰管、肝内胆管和肝外胆管的解剖学特点；磁共振胰胆管成

像技术（MRCP）是诊断胆管囊肿的无创性检查，随着 MRCP 技术发展，大多数外科医生认为 MRCP 是诊断和制订手术方案所必需的唯一影像学技术[27]。Park 与其同事回顾研究了72例接受 MRCP 和内镜下逆行性胰胆管造影术（ERCP）的成人患者，发现与 ERCP 比较，对于诊断 IV b 和 V 型囊肿时 MRCP 具有100%的准确性。

　　胆管造影曾被认为是诊断胆管囊肿的金标准，目前主要用于置入支架以缓解黄疸或胆管炎，或用于获得细胞学证据。胆管造影可显示囊肿扩张的区域、是否存在结石并排除胆管完全性梗阻（图50-4），亦可显示胰胆管合流异常是否存在。对于成人和较大的儿童通常应用经皮肝胆管造影术（PTC）或 ERCP；对于年龄较小的儿童，因为施行 ERCP 涉及全麻、导致胰腺炎、胆管近端易发生异常而不能很好地确定其解剖结构等因素，ERCP 不是理想的诊断工具；因此，儿童更常应用术中胆管造影术。随着 MRCP 应用经验的增多，儿童患者越来越多地使用 MRCP，其精确性不逊于内窥镜检查；但是，对于 I 型或 IV 型囊肿延伸至肝分叉处的患者，PTC 可对整个胆管系统有较出色的成像，并且如置入1～2个经肝胆管的引流管有

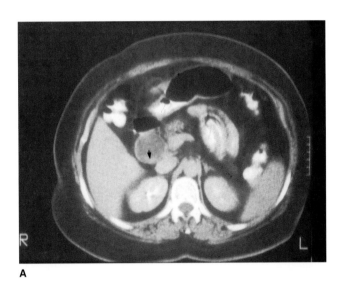

A

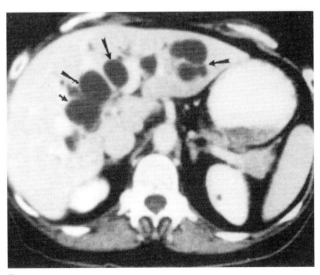

B

图 50-3　A．I 型胆管囊肿的 CT 扫描表现（箭头显示囊肿内的污泥）B．CT 扫描显示在肝左、右叶的多发低密度结构（箭头），与 IV A 型胆管囊肿一致。

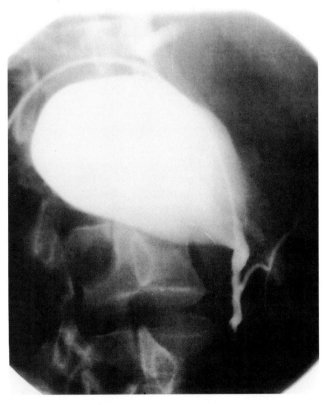

图 50-4　经皮右肝管胆道造影。可见大的 I 型胆管囊肿。注意异常的胆胰管连接

助于行胆管全切术或重造术（图 50-5）。为了降低胰胆管合流异常和较长共同通道患者胰腺炎发作的高风险，行 PTC 时，避免放置经壶腹的支架是非常重要的。

处理

胆管囊肿一旦确诊，并且术前影像学检查明确胆管解剖结构的异常，须考虑一些重要的临床情况。患者出现胰腺炎或者胆管炎时，在胆管囊肿确定手术前须支持治疗。由于胆管囊肿内胆泥或结石和胰胆管合流异常高的发生率，这类患者胰腺炎的风险较高；此外，ERCP 行壶腹部支架置入时也存在发生胰腺炎的风险。

对于胆管囊肿患者需要重视的另外一个重要并发症是恶性肿瘤。与胆管囊肿相关最常见的恶性肿瘤是胆总管癌，虽然也有其他恶性肿瘤的病例报道，包括胆囊癌、腺癌以及胆管肉瘤。胆管囊肿并发胆总管癌的发生率因患者年龄和囊肿类型的不同而不同。胆总管癌的终生风险高达 26%，更为重要的是恶性肿瘤的发生率随着年龄增长而升高；二十多岁成人并发恶性肿瘤的风险仅为 2.3%，30 多岁或者 40 多岁胆管囊肿患者并发恶性肿瘤的发生率增高至 14.6%[8,12,22,28]。据

报道，未治疗的高龄患者并发胆总管癌的发生率高达 75%[29]。Ⅰ型和Ⅳ型胆管囊肿并发癌症的风险较高，然而Ⅱ型和Ⅲ型囊肿患者并发癌症较罕见。在Ⅲ型囊肿当中，癌症的风险仅局限于输送胆汁的胆总管，而非十二指肠上皮细胞。

历史上儿童胆总管囊肿通常的治疗方法是将囊肿留在原位而仅行囊肿 - 肠旁路术，保留于原位的囊肿仍然存在发展成恶性肿瘤的风险[29]。Caroli 病也存在胆管癌变风险（约 7%）；然而，大多数 Caroli 病患者在发展成为恶性肿瘤前，都会出现肝功能减退或胆管炎。在约翰·斯霍普金斯系列研究中，92 名胆管囊肿患者中有 8 名患者在手术时或手术后续随访过程中诊断出癌症。除去Ⅱ型和Ⅲ型以外的其他任何一种囊肿都有癌变的可能。囊肿完全切除的患者在经过平均随访十年后均未出现癌变。但是，与正常人群相比，该人群患上恶性肿瘤的风险仍然较高[25]；恶性肿瘤可能是由于存在未完全切除掉的囊肿，且多出现在吻合口或是在胰腺的残留囊肿中[29]。

推测胆管囊肿癌变的原因包括：胆汁淤积、胰液回流与胆汁混合、二重感染或者炎症等[29-30]。胆管囊肿发展为胆管癌的患者大多患有胰胆管合流异常[17]；大量病理学证据表明，胰胆管合流异常患者癌变的过程是：增生 - 不典型增生 - 癌变。然而，确切的路径仍需进一步阐明，胰胆管合流异常患者体内的增生细胞表达细胞增生标记物增高，包括环氧合酶 -2、血管上皮细胞生长因子[31]。在分子水平上，增生细胞有较高的概率出现 K-ras 基因突变（13% ～ 63%）[32-33]；而不典型增生细胞通常出现微卫星不稳定性（60%）[34]；癌性病变常常伴有细胞周期蛋白 D1 的过表达[35] 和 p53 基因突变[36]。对患有胰胆管合流异常或胆管囊肿的患者，推荐行预防性胆囊切除手术。

除切除术后的癌变风险外，胆道重建后最常见的长期并发症是术后吻合口处的胆道狭窄（约 25%）[37]。因此，长期的随访应包括检查患者吻合口是否有狭窄。如果出现血清中碱性磷酸酶显著升高的情况，则需进一步检查和治疗，从而防止由术后胆道狭窄引起的长期并发症。

遗憾的是，目前筛查胆管囊肿中恶性肿瘤的手段还不完善，因此绝大多数的患者并不能够获得理想的治疗效果。经胆道超声检查和囊肿壁细胞学刷检显示出检测恶性肿瘤的潜力。对于胆管囊肿不适宜或者拒绝进行胆道重建术者的患者可接受创伤更小的干预治疗方案，从而改善由胆囊结石或沉淀物引起的症状，

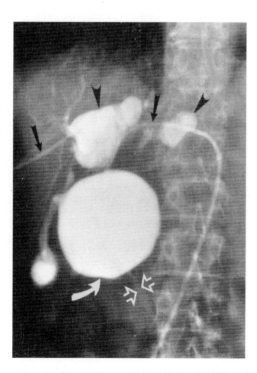

图 50-5　Ⅳ A 型胆管囊肿，放置的双侧经皮胆道引流管（箭头），有广泛的肝内胆管扩张（箭头）和一个巨大的肝外胆管囊肿（弯箭头），注意胆管引流管出囊肿进入十二指肠（开箭头）

如胆囊切除术或是内镜治疗。

手术处理

历史上，胆管囊肿治疗是通过囊肿 - 肠吻合来进行胆 - 肠引流的；当人们认识到胆 - 肠引流术后平均 10 年内胆管癌和胆囊癌的风险增高之后治疗方案从囊肿 - 吻合改成囊肿全切术[29]。胆管囊肿手术完全切除后较权威的证据显示可使恶性肿瘤的发生率从 16% 降低到 1%[25,29]，目前治疗的主要目标是通过手术切除防止囊肿的恶变。对于新诊断的成人胆管囊肿患者，需要考虑存在癌症的可能性。

胆管囊肿的手术治疗首先要对患者进行详细探查，经正中切口进入腹部，进腹后首先应寻找可能的转移灶，待排除转移灶后，囊肿的治疗包括胆囊切除术、囊肿全切术。如果可能，应彻底切除囊肿的残留。由于可能存在严重纤维化，完全切除囊肿在技术上具有挑战性。待胆囊切除术和胆管囊肿切除术完成后，重建胆道。Roux-en-Y 肝管空肠吻合术是至今为止最广泛应用的技术，重建胆道的其他标准方法还包括肝管 - 空肠吻合术或肝管 - 十二指肠吻合术。

理论上由于恢复生理性胆汁流，曾有学者推荐间置肠移植物作为胆管囊肿治疗的选择之一。曾有文献报道儿童患者胆管与十二指肠间置空肠或间置阑尾，由于存在间置移植物狭窄和扭曲而使桥接功能丧失的问题，这些技术的价值存在疑问[38]。

对于 I 型、II 型囊肿，已有腹腔镜成功囊肿切除和胆管重建的报道，尤其是儿童患者，成功地进行了切除术和胆道的重建[39]。最近对 35 名接受过腹腔镜胆管囊肿切除成年患者的回顾研究显示，死亡率为 0，中转开腹率为 8.5%，并发症发生率为 14.8%，表明腹腔镜切除胆管囊肿安全、可行且具有一定的优势[40]。但是，对于外科医生而言，采用腹腔镜或开腹方式手术治疗，取决于外科医师的偏好及技术水平，值得注意的是，不应因采用腹腔镜而使手术不彻底。

I 型囊肿　I 型囊肿的手术方法是完全囊肿切除、Roux-en-Y 肝管空肠吻合术，手术技巧包括结肠肝曲游离和大的 Kocher 切口、使十二指肠后壁囊肿远端显露（图 50-6A），待囊肿显露后，起于胆管囊肿中部的胆囊从肝床上游离（图 50-6B）；最后手术重点是胆管囊肿的远端部分（图 50-6C），I B 型（梭形囊肿）囊肿易延伸至胰腺背侧胆总管的末端。手术确保不损伤胰管或胰胆管共同通道的情况下切除囊肿胰腺部分；除非证实为恶性肿瘤，否则要避免切除胰

头。环吊囊肿远端部分并于进入胰腺处横行切断，然后牵向头侧，可有助于切除后壁并识别门静脉、肝动脉。如术前已放置经肝支架管，可使切除过程更为容易。近端游离至肝门处胆管，然后于肝管汇合处或延伸入左、右肝管更近端处切除囊肿（图 50-6E）。肉眼观察切除的囊肿是否有恶性的可能，将标本进行快速冰冻病理检查。如手术切缘发现恶性肿瘤，切除更近端或远端行胰十二指肠切除术扩大切除范围，保证切缘阴性并清扫淋巴结。

于肝管分叉处行单个吻合或多处肝管分别单独 Roux-en-Y 肝管空肠吻合术方式重建胆管通路（图 50-6F），最佳的 Roux-en-Y 空肠袢小肠长度是 60 cm，于标准的结肠后行 Roux-en-Y 肝管空肠端侧吻合术，一般使用可吸收缝线单层缝合（图 50-6G 和图 50-6H）。

II 型囊肿　II 型胆管囊肿推荐手术方法是囊肿完全切除术。当囊肿显露后，置或不置 T 管的横向缝合胆总管壁缺口。横向缝合可减少胆总管变窄或发生狭窄的可能性；行囊肿切除术时同时切除胆囊。近年来，腹腔镜已经成功应用于 II 型囊肿的切除。

III 型囊肿　此类囊肿不常见且恶变可能性较低，与其他类型的囊肿相比较手术切除的报道较少见。囊肿主要治疗方式是内镜下去顶术和胆总管括约肌切开术[9,41]。当胆总管括约肌切开术难以进行或疑似恶变的情况下，可以考虑外科手术干预，这种情况较少见。

胆管囊肿手术治疗是通过横行切开十二指肠第二或第三段完全切除完全切除囊肿。于十二指肠切开前行切除胆囊，通过横向切开的胆囊管将 Fogarty 导管插入十二指肠找到壶腹的位置；壶腹解剖位置也可通过大 Kocher 切口和术中超声进行较好的定位。为防止损伤胰管，必须确定胆总管和胰管的位置。十二指肠切开后，胰管内插入硅胶管以有助于十二指肠内胆管囊肿的切除。切除囊肿后，实施括约肌切开术，通过用可吸收缝线间断缝合，将十二指肠黏膜分别缝合至胆管黏膜和胰管黏膜。于胰管内置入 5 号或 8 号的 F 管，用单层可吸收缝线缝合固定作为临时支架，从而防止急性胰腺炎的发生，横行缝合十二指肠；除非考虑恶性肿瘤，极少行 Whipple 术。

IV 型囊肿　IV a 型和 IV b 型囊肿的治疗方法与 I 型囊肿类似，需要行胆囊切除术、肝外囊肿切除术和胆肠吻合术。然而，手术步骤要比 I 型复杂，而且由于肝外和肝内的多发囊肿，行完全切除术通常是不可能的；此外，这类患者极有可能需要于近胆管分叉处重建肝管，并涉及单独吻合肝管的胆管重建。当一个

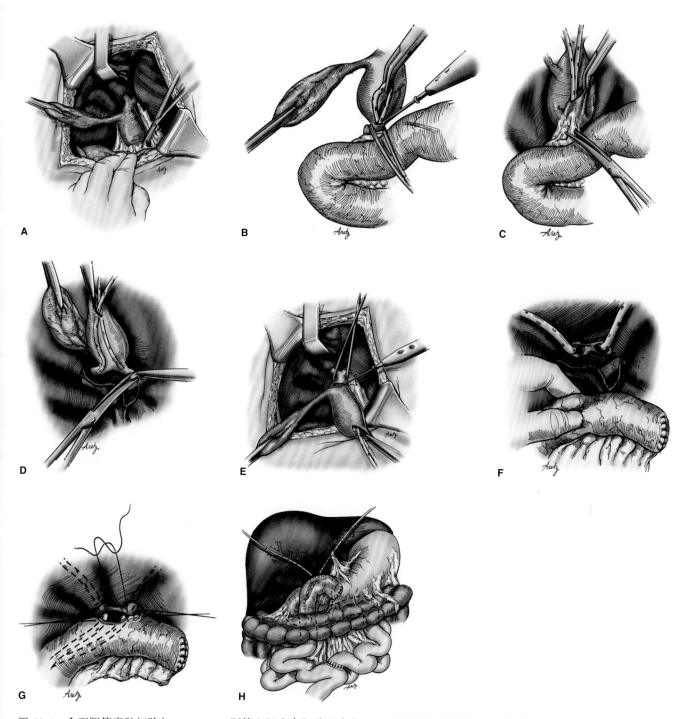

图 50-6　Ⅰ型胆管囊肿切除与 Roux-en-Y 肝管空肠吻合胆道重建术，A．探查囊肿和胆囊。B．胆囊切除术和切除前的远端胆管囊肿。C．囊肿的鉴别，分离包绕并切开。D．解剖后的尾端牵向头侧。E．继续解剖直至显露正常肝管。F．横切囊肿，并从正常胆管上切除。G．完全切除,Roux-en-Y 肝管空肠吻合胆道重建，如果左右肝管分叉受累，进行左、右肝管空肠吻合胆道重建术。H．在左右肝管分叉处施行单层的肝管空肠吻合术

肝叶有明显的肝内囊肿时，推荐切除此肝叶；多数情况下，对于双叶的囊肿、囊肿部位更易发生恶变，对于这种情况的长期管理存在争议。Ⅳa 型肝内病变和 Caroli 病更易诱发继发性胆汁性肝硬化、肝萎缩和门脉高压，如无肝实质硬化，也无恶变的相关证据，即使存在结石或狭窄，仍需要保留此段肝实质。如为单侧的或节段肝硬化，则需切除累及的肝实质。经肝胆管支架有助于Ⅳ型患者的治疗，尤其是囊肿延伸入肝内胆管的Ⅳ a 型患者；支架可有助于减压从而缓解慢性炎症、亦可防止胆汁淤积、胆结石、胆管炎、肝硬

化等长期并发症的发生，并用于监测恶变。

当囊肿恶性病变时应该遵循肿瘤学治疗原则。如无恶性病变，并且能保护未受累的肝实质血供，可切除受累胆管、邻近肝实质和淋巴结。极少情况下可能需行肝和胰腺大范围切除；如有转移性疾病存在，可行姑息性胆管支架治疗。

V型囊肿 V型胆管囊肿（Caroli病）是比较难治疗的类型，并且相关的指南推荐亦不十分明确。目前推荐治疗是保守治疗为主，即用引流、取石、抗生素以及利胆药物等方法治疗感染并发症。虽然Caroli病可能是弥漫性的也可是分叶的，但通常局限于单叶，尤其是在左侧。类似IVa型囊肿，若肝硬化仅涉及单侧或者肝段，可切除涉及V型囊肿的肝实质，可降低复发性胆总管炎、胰腺炎和胆汁淤积的发生率，减少对进一步有创性治疗的需求。双叶Caroli病是一个比较棘手的问题。利胆药物和抗生素的应用可改善胆汁流，亦可降低胆管结石、胆泥和胆管炎的发生率。有研究提示，在无肝硬化和恶性肿瘤的情况下，用双侧经肝硅胶支架进行Roux-en-Y肝管空肠吻合术可改善胆道引流。手术置入的支架可保留6～12个月，保留时间的长短取决于肝内结石和狭窄的程度。术后复发性胆管炎或者复发结石的患者需要无限期的经肝支架。患有Caroli病、进行性肝病和肝硬化的患者应考虑肝移植，但对于肝移植的时机存在争论。由于Caroli病患者同时可能患有多囊肾，肝-肾联合移植可能有较好的治疗效果。

手术结果

早期术后并发症包括胰腺炎、吻合口瘘、胆管炎和伤口感染。大部分研究显示发病率为9%～41%，死亡率为0～3.3%[9,25,40]，术后平均住院天数为7～12天，腹腔镜治疗患者住院天数可能稍短，但手术时间较长。晚期术后并发症包括肝内胆管狭窄和结石的形成、吻合口狭窄、恶性肿瘤、肝硬化和肝内脓肿形成。

然而，良性胆管囊肿切除胆管重建术后的长期治疗效果通常较为理想，尤其是I型囊肿，胆管狭窄的发生率很低。越靠近近端的囊肿越难以治疗，尤其是患有严重的肝内结石和肝损伤的患者。IVa型的患者继发于肝内囊性疾病，形成肝内结石和狭窄的风险很高。由Tsuchida与其同事开展研究中，检查了103名患者，并平均随访12.5年，40%合并肝内胆管扩张IVa型囊肿患者进展为胆管狭窄，几乎所有均最终出现胆管炎[42]。相反，经肝大直径硅胶支架的治疗成功

率为90%，且无胆管炎复发[43]。患者仍有患长期并发症的风险，如胆管炎、术后胆管狭窄、肝内结石、胰腺炎或恶性肿瘤。

结论

胆管囊肿并不常见，主要是在儿童中发生，但成人中的发生率越来越高，尤其是在西方国家。目前，成年人胆管囊肿的诊断基于断层成像和胆总管造影术，主要是CT和MRCP。未治疗的胆管囊肿可能会导致恶变。多数的胆管囊肿病例可通过胆囊切除术、囊肿切除术和胆-肠重建术得到有效的治疗，患者远期存在癌症、胆管炎、肝内结石和术后胆管狭窄等并发症的风险。

良性胆管狭窄

良性的胆管狭窄包括有胆管梗阻共同特征和多种不同临床特征。尽管医疗技术的进步极大改善治疗效果，胆管狭窄仍是重大的临床挑战。许多狭窄源于医源性损伤，通常发生于原本健康、可生存多年的年轻患者；不适当地处理可导致包括胆管炎、门脉高压、胆汁性肝硬化和终末期肝病等致命性并发症，正确的诊断和治疗对于预防上述并发症十分必要。

良性的胆管狭窄可影响肝内或肝外胆管，或者同时受累，且可为单发的或者多发。良性胆管狭窄的病因有很多（表50-2）。绝大多数狭窄发生于胆囊切除术中的胆管损伤；然而，上腹部其他手术亦可能损伤胆管，尤其是涉及肝、胰腺和胃/十二指肠的治疗。炎性疾病如胰腺炎、胆石病和原发性硬化性胆管炎等均是产生良性胆管狭窄的重要原因。

术后胆管狭窄

20世纪90年代，腹腔镜胆囊切除术的问世和广泛应用导致胆管损伤和相关胆管狭窄的发生率明显地升高。术后的胆管损伤表现包括早期胆漏、或数月至数年后由胆管狭窄引起的黄疸或胆管炎，正确的治疗始于对胆管解剖的划分，随之是修复。经皮经肝或者内镜途径进行非手术球囊扩张术对于胆-肠连续性完整的患者较适用。但是，手术依然是良性狭窄的主要治疗方法。

发生率

多数胆管损伤和狭窄发生于曾行右上腹部接受过

表 50-2　良性胆管狭窄的病因

先天性狭窄
 胆道闭锁
术后狭窄
 腹腔镜胆囊切除术
 开腹胆囊切除术
 胆总管探查术
 其他手术导致的损伤
  胃大部切除术
  肝切除术
  门腔静脉分流术
  胆肠吻合口狭窄
  胰腺手术
  肝移植
 钝器或穿透性创伤
 内镜或经皮胆管插管
由于炎症和其他情况所致的狭窄
 原发性硬化性胆管炎
 慢性胰腺炎
 胆结石和胆总管结石
 胆管肝炎和其他寄生虫病
 Oddi 括约肌狭窄
 十二指肠球部溃疡
 肉芽肿性淋巴结炎
 继发性硬化性胆管炎
  药物毒性
  艾滋病毒感染性胆管病
  肝移植排斥反应
  骨髓移植中 移植物抗宿主疾病
  组织细胞增生症 X
  先天性胆道畸形
  胆道肥大细胞疾病

手术的患者。在美国，每年大约有超过 750 000 例患者接受胆囊切除术，术后胆管狭窄和损伤超过 90% 是由于其所致。由于还有较多病例并未报道，损伤的准确发生率并不清楚，但是大量研究试图了解胆囊切除术相关胆管损伤的发生率与发病机制。在开腹进行胆囊切除术时代，有持续的报道显示，每 1000 例病例中 1 ~ 3 例会发生主要胆管损伤。Roslyn 与其同事证实超过 42 000 例开腹胆囊切除术患者中主要胆管损伤的发生率为 0.2%[44]。Strasberg 与其同事，发表的回顾性文献显示，从 1980 年起接受开放性胆囊切除术 25 000 多名患者中，主要胆管损伤的发生率为 0.3%[45]。与之相反的是，Strasberg 与其同事回顾 1991—1993 年间接受腹腔镜胆囊切除术近 125 000 名患者文献数据显示，有 0.85% 的患者发生胆管损伤，

0.52% 患者发生主要胆管的损伤。来自多中心、多项大型研究评估腹腔镜胆囊切除术发生主要胆管损伤的发生率为 0.4% ~ 1.3%[46-49]。因此，似乎腹腔镜胆囊切除术相关的胆管损伤的发生率是开腹胆囊切除术的 2 ~ 3 倍。

20 世纪 90 年代早期，许多学者将腹腔镜胆囊切除术相关的胆管损伤的发生率升高的原因归结于新技术相关的"学习曲线"，并且设想随着时间的推移，腹腔镜胆囊切除术相关的胆管损伤的发生率可能下降。不幸的是，此设想并不正确，胆管损伤的发生率似乎稳定于一个水平，而此水平仍高于前腹腔镜年代。一项包含 1000 多例来自美国军事研究院[46] 和新西兰[50] 与意大利[48] 全国性的调查研究显示，尽管手术治疗已经越过学习曲线，但胆管损伤的发生率并未显著地改善。腹腔镜胆囊切除术技术与技巧的根本性提高才有可能降低胆管损伤目前水平的发生率。

发病机制

胆囊切除术时胆管损伤风险的升高与多种因素相关，其中有些因素与病理、解剖变异，和（或）腹腔镜特有的技术问题有关。发生多数损伤最常见原因为技术性失误或者解剖上的误判。腹腔镜胆囊切除"经典"的胆管损伤有将胆总管或者将变异右侧肝段肝管误认为是胆囊管（图 50-7）。

病理性因素　多个患者因素与胆管损伤相关。急性胆囊炎患者肝门和 Calot 三角可有严重的炎症，增加腹腔镜手术的难度。复杂胆石症患者较慢性胆囊炎、症状性胆囊炎或者胆绞痛患者有更高的损伤风险。Fletcher 与其同事报道急性胆囊炎、胆管炎和胆源性胰腺炎等复杂病例与胆管损伤发生率的增高有关[47]，与其他疾病腹腔镜胆囊切除术相比胆管损伤的发生率分别为 1.7% 和 0.6%，此类中转开腹的概率也高于普通腹腔镜胆囊切除术患者（29% 和 8%）。

解剖变异　解剖变异亦较易导致胆管损伤。先天性短胆囊管或者结石嵌顿引起的胆囊管缩短可能导致误判胆总管，从而引起损伤或横断；其他高风险先天性解剖异常包括胆囊和胆总管之间存在较长的共同管壁或者胆囊管汇入右肝管、胆囊管几乎于左右肝管汇合处高位汇入肝总管或与肝总管平行，几乎于胰腺水平汇入胆总管等，肥胖、慢性炎症、手术区域脂肪多、暴露不足、过少或过多放置夹子、不恰当的电灼以及手术区域出血等情况时，胆管损伤的风险增高。

技术因素　腹腔镜胆囊切除术相关的一些技术

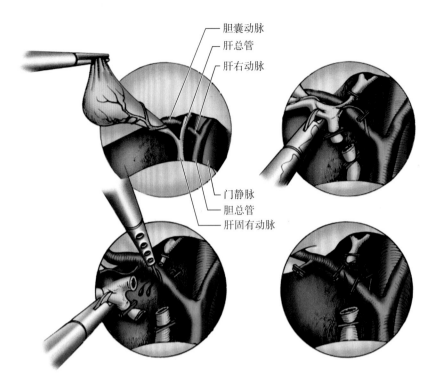

胆囊动脉
肝总管
肝右动脉
门静脉
胆总管
肝固有动脉

图 50-7 典型的腹腔镜胆管损伤。胆总管与胆囊管混淆导致胆总管被夹住与切断。大多数情况下，肝总管不会被夹住，而有可能出现剪刀或烧灼损伤（Reproduced, with permission, from Davidoff AM, Pappas TN, Murray EA, et al. Mechanisms of major biliary injury during laparoscopic cholecystectomy. Ann Surg. 1992;215:196.）

因素使其容易发生胆管损伤。首先，腹腔镜的视野有限，仅可显示术野二维图像。典型的腹腔镜损伤发生于胆囊管和胆总管位于相同水平线时，导致夹住并切断胆总管；胆囊壶腹过度牵向头侧与胆囊管和胆总管平齐，可导致误认和损伤。由于手术时是向头侧分离，因此容易导致未识别肝总管而横断，导致术后胆漏。亦可能损伤肝右动脉，导致过量出血。据估计，在大中心出现的主要肝管损伤中，典型胆管损伤发生率超过 75%；典型腹腔镜损伤通常也包括一段胆管切除，损伤的近端位置较高通常或接近肝管分叉处。

此外，发生胆管损伤与外科医生认知水平有关。利用人为误差因素与认知科学技术的一份报告研究 252 例腹腔镜胆囊切除术胆管损伤患者，发现 97% 的损伤是由于视觉错觉或不充分的视觉暴露导致的[51]；同组研究发现，关于外科医生为什么总认识不到腹腔镜胆囊切除术时的胆管损伤，其主要解释是确认偏差，即倾向于寻求线索，从而确定主观理念并排除否定该理念的线索[52]。然而认知因素对于理解与胆管损伤相关的心理问题来说是较为重要的，外科医生须有正确的纠正理念，从而将损伤的概率最小化；这些纠正理念包括解剖学知识、损伤典型机制、适当怀疑理念和逻辑思维[53]。

术中胆管造影对于防止胆管损伤方面的作用存在争议，系列研究报道的结果并不一致。澳大利亚的大量研究证实有保护作用[47]，然而来自退伍军人管理局医院的回顾性研究显示，接受胆管造影术胆管损伤患者更常见（0.7% vs. 0.2%）[45]。来自医疗保险赔付数据库中的临床信息和美国医学协会医生数据库中，外科医生的数据最近被用于研究术中胆管造影对主要胆管损伤发生率的影响，发现术中不施行胆管造影，胆管损伤发生率显著升高[54]；在此项研究中，外科医生术中行常规胆管造影发生胆管损伤的比例低于不行胆管造影者，并且当外科医生术中未行胆管造影术，这种低比例将不存在。不论术中胆管造影是否能真正预防胆管损伤，至少能够较早地发现损伤，从而将潜在的胆管损伤发生率和相关并发症发生率降到最低（图 50-8）。最好的防止和减少胆管损伤的方法，除使用胆管造影术外，还应包括仔细地显露、分离，充分识别 Calot 三角的结构[44]。

腹腔镜胆囊切除术的操作技巧，定义为"安全术野"，是有助于防止误判和损伤主要胆管的纠错机制[55]。这种方法中，待完成 Calot 三角的脂肪和纤维组织清除后，仅两种结构和胆囊末端连接；一旦胆囊管和胆囊动脉以及附着于肝上胆囊最下端已经显露，

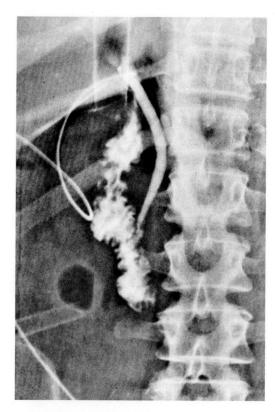

图 50-8　腹腔镜胆囊切除术术中胆道造影，胆管造影显示胆总管损伤（胆总管被夹闭，使得近端胆管未显影）。相比之下，远端胆管及十二指肠显影正常

获得这个安全术野，可实施夹闭和切断已确认胆囊管和动脉；未能获得安全术野将提示中转开腹或可能胆管造影。

生理因素　胆管狭窄的形成涉及几个生理过程。胆管周围组织的过度解剖引起的胆管缺血在术后形成吻合口狭窄起重要作用。研究发现胆管的血液供应主要有三部分：输入动脉、边缘动脉和胆管网状静脉丛。输入动脉是肝动脉的分支或少数来自肠系膜上动脉或其他上腹部的动脉；边缘动脉沿胆管上并且平行于其长轴，解剖学上边缘动脉是胆总管的主要动脉，主要位于 3 点和 9 点的位置，也最容易在胆囊切除术中因不必要的解剖而受到损伤或离断，更常见原因的是胆管吻合过程中被过度的"骨骼化"。

胆管损伤可出现致密的纤维化和疤痕。在犬模型中，结扎胆管导致了即刻和持续的胆管内压升高，并伴有胆管直径增粗和小管膜内局部高浓度胆盐的形成[56]；胆管结扎 1 个月后，胆管壁增厚，黏膜皱襞减少，随着上皮组织的变性，表面微绒毛消失；于结扎两周后行病理染色，显示胶原蛋白合成和脯氨酸羟化酶活性增加。最近，一个胆管损伤的动物模型证

实，损伤的胆管组织以过度愈合的方式生长，提示肌成纤维细胞是瘢痕挛缩和胆管狭窄的最主要原因[57]；尤其是有胆漏存在时，周围组织炎症反应可增加纤维化，使问题更加复杂。

其他手术操作引起的胆管损伤和狭窄通常较少见。在胆囊切除术后，胆总管探查是下一步最有可能导致狭窄的操作，通常发生于胆总管切开部位或结石嵌顿的部位。胆肠吻合术可能并发术后狭窄，尤其操作涉及胆肠吻合术或肝肠吻合术时，如胰十二指肠切除术后重建、胆管肿瘤切除术以及胆管囊肿切除术后。导致术后狭窄最常见的非胆道手术有胃切除术和肝切除术，胃大部切除术相关损伤通常发生于十二指肠幽门部和近端十二指肠切除术时，因为此时可能涉及十二指肠残端的闭合或构建 Billroth Ⅰ 胃十二指肠吻合；肝切除时损伤经常发生于肝门部解剖时，胆管损伤和狭窄亦与肝移植、胰腺手术和穿孔或钝性损伤等有关。最后，初次修复后复发胆管狭窄并不少见，但多发生于初次修复的十年之后（图 50-9）[58]。

分类

胆管狭窄和损伤的复杂性和性质是多种多样的，处理的难易、手术的风险和胆管损伤的预后 很大程度上取决于损伤的位置和类型。腹腔镜胆囊切除术相关的损伤通常较复杂，位于或接近于肝管分叉处，并且可能有一至多个肝管分支损伤。胆管的轻微损伤包括胆管的撕裂伤、夹闭完好的胆管、电灼伤或胆囊管

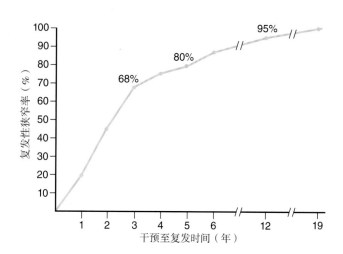

图 50-9　复发性狭窄的累计百分比显示从初次修复到下一次修复的时间间隔（Adapted, with permission, from Pitt HA, Miyamoto T, Parapatis SK et al. Factors infl uencing outcome in patients with postoperative biliary strictures. *Am J Surg* 1982；144:14–21.）

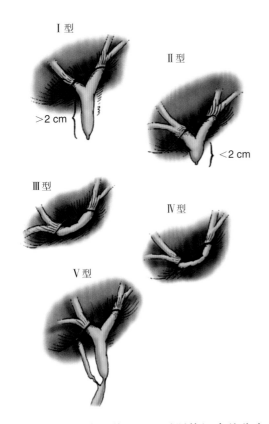

Ⅰ型

Ⅱ型

>2 cm

<2 cm

Ⅲ型

Ⅳ型

Ⅴ型

图 50-10 Bismuth 分类系统。基于对肝管汇合处狭窄程度的胆管狭窄的分类方法，Ⅲ～Ⅴ型通常被认为是复杂损伤（Reproduced，with permission，from Bismuth H. Postoperative strictures of the biliary tract. In: Blumgart LH, ed. *The Biliary Tract. Clinical Surgery International Series*，Vol. 5. Edinburgh, Scotland: Churchill Livingstone；1983:209–218.）

撕脱伤等。

有多种分类系统或者主要胆管狭窄已经被提出，其中由 Bismuth 描述的传统分类法（图 50-10）对主要的损伤进行了分类，这种分类法基于胆管树的梗阻水平，包括肝管汇合和伴或不伴肝管狭窄的右肝管畸形[59]；此分类法的缺点是无法对部分狭窄、孤立的右肝管狭窄或胆囊管漏进行分类。Strasberg 分类系统可以对所有类型的损伤进行分类，且被广泛地应用于腹腔镜胆囊切除术相关的胆管损伤[55]（表 50-3）。

临床表现

遗憾的是，多数患者胆管损伤于腹腔镜胆囊切除术时未被发现。在开腹胆囊切除术后，第一周仅有10% 疑诊为胆管损伤，几乎 70% 于术后 6 个月内被诊断[58]。然而随着外科医师认识和警觉性的不断提高，现已能及时发现腹腔镜胆囊切除术后胆管损伤。

大型的系列回顾性研究表明，仅有少于 1/3 主要胆管损伤于腹腔镜胆囊切除术被发现[60-61]。胆道损伤

表 50-3　胆管损伤与狭窄的 Strasberg 分类系统

A 类：与胆道系统相连的小胆管损伤，包括胆囊管漏

B 类：继发梗阻的胆管损伤

C 类：继发胆漏的胆管损伤

D 类：肝外胆管的侧方损伤

E_1 类：狭窄距分叉远端 > 2 cm

E_2 类：狭窄距分叉远端 < 2 cm

E_3 类：狭窄在分叉处

E_4 类：狭窄累及左、右胆管，管道不连续

E_5 类：所有胆管完全闭塞

的术中可能征象有持续和意外的胆漏、不典型解剖或解剖中发现的二级胆管，如仔细检查切除的胆囊标本和胆囊管正常解剖结构，一些胆管损伤可被发现。术中胆管造影亦可于胆囊切除术时诊断胆管损伤，早期发现早期修复，将损伤降到最低（图 50-8）。

术后早期胆管损伤患者的临床表现取决于损伤的类型。多数情况下，损伤与不可控制的胆漏进入腹腔有关；然而其他情况与胆管完全结扎有关，完全结扎可导致不伴胆管炎的梗阻性黄疸。严重胆漏患者通常于术后第 1 周出现腹痛、腹胀、恶心、呕吐、发热或者其他脓毒症症状。如患者切口部位或者术中放置的引流管引流出胆汁，需要及时进行检查。如漏出的胆汁排入腹腔，可导致胆汁性腹水，引起化学性腹膜炎，或者胆汁淤积形成胆汁瘤（图 50-11）；或感染出现肝下或膈下脓肿，肝下脓肿患者表现为低热和局限

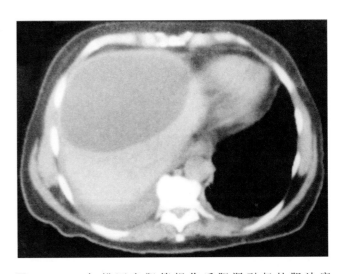

图 50-11 CT 扫描证实胆管损伤后胆漏引起的胆汁瘤（Reprinted，with permission，from Lillemoe KD，Pitt HA，Cameron JL. Postoperative bile duct strictures. *Surg Clin North Am*. 1990；70:1362.）

性腹痛。由于腹腔镜胆囊切除术后较少有明显的腹部症状，对有上述症状的患者应进行适当的评估，防止延误发现胆漏，从而防止进展为脓毒症；如未及时发现和治疗胆漏，后果是致命性脓毒症和多器官功能衰竭。Johns Hopkins 医院最近对 200 名胆管损伤患者的研究中，其中转入此三级医疗中心治疗的 3 例患者死亡，死亡原因为继发于延误治疗或治疗不足引起的脓毒症并发症[62]。

胆管狭窄亦可能发生于初次手术后的数月至数年。狭窄进展缓慢的患者可有不典型的腹部症状、黄疸、瘙痒、胆管炎或肝功能检查异常，除此之外，单独右肝管损伤患者可表现为不明原因的发热、疼痛或者全身不适，胆管炎的发作较温和，且对抗生素敏感。不常见的无疼痛性黄疸容易与恶性狭窄混淆。

体格检查的结果通常无特异性。胆汁性腹膜炎患者表现为腹胀 / 腹痛，合并脓肿患者可有局部压痛。如果患者有黄疸，可因瘙痒而有多处抓痕。慢性胆道梗阻的患者可有肝大的表现，门静脉损伤或严重肝细胞损伤会导致门静脉高压，并可能出现脾大。

诊断

由于损伤引起的胆漏一般无胆道梗阻，并且由腹腔吸收一部分胆汁而导致胆红素水平正常或者略有升高，术后胆漏或胆管炎患者可出现白细胞计数升高、发热或偶尔发生脓毒症。术后胆管狭窄通常可有典型胆汁淤积的生化指标，特别是，肝功能检测通常碱性磷酸酶升高和肝转氨酶（谷丙和谷草转氨酶）正常或轻度升高、血清胆红素水平升高通常在 2 ~ 6 mg/dl 之间；在极少数情况下，长期梗阻患者晚期将出现肝硬化、血清白蛋白减少和肝合成功能障碍引起凝血异常。

胆管狭窄和损伤的确定性诊断有赖于放射学成像。超声和腹部 CT 扫描均有助于发现术后早期的胆汁性腹水和胆汁瘤，以及梗阻引起的胆管扩张。超声在评估胆管狭窄程度方面价值不高，或者胆道树减压之后超声检查无帮助；腹部 CT 扫描是最佳的一线检查，可显示扩张的胆道系统或腹腔内积液、腹水，可直接行进一步的检查，应行动脉期扫描评估可能伴有的血管损伤。锝 HIDA（肝胆亚氨基二乙酸）核素扫描可证实胆漏的存在，且具有无创性，但对于损伤部位的敏感性较差。MRCP 是一种有效的无创性检查，可证实胆漏或梗阻以及准确判断胆道解剖和损伤的性质（图 50-12）。经窦管 X 线照相术可通过术中置入的引流管注射水溶性造影剂，可明确胆道解剖

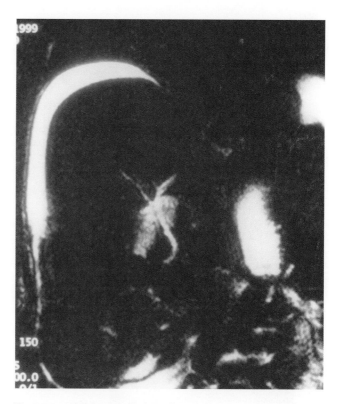

图 50-12　磁共振胰胆管造影（MRCP）显示了与腹腔镜胆囊切除术后胆囊管漏有关的胆管解剖，可见有一个完整的胆道系统及肝下区域造影剂的外渗

和胆漏的来源。

胆管造影目前仍然是评估胆管树的金标准。内镜逆行胆管造影术（ERC）通过胆管树远端插管，但仅适用于胆管完整的患者，如仅部分损伤或端 - 端修复后。ERC 可用于疑似胆囊管漏（图 50-13A）或肝床胆管漏（Luschka 胆管）患者，对于这些情况，通过内镜置管术可有效地控制胆漏。大多数主要胆管损伤是胆管完全横断，通过逆行内镜胆管造影检查可发现一个被误用夹子（多个）夹闭的正常胆管远端（图 50-13B）；因此，ERC 既不能明确胆汁渗漏位置亦不能明确重建所需要的近端胆管解剖，此时，经皮经肝胆管造影（PTC）可明确近端胆道解剖和损伤的位置（图 50-14）。除解剖学描述外，PTC 还可同时放置经皮胆道引流导管，在胆管树减压的同时也可治疗胆管炎，控制胆漏。经皮胆管引流管于手术修复时可引导解剖分离，识别横断之胆管，而其往往较高地回缩至肝门内；最后，于胆肠连续性存在的情况下，便于行经皮导管球囊扩张。

近些年来，有越来越多的报道伴重要血管损伤的主要胆管损伤。腹腔镜胆囊切除术中"典型"的胆管损伤是将胆总管常误认为胆囊管，由于右肝动脉从

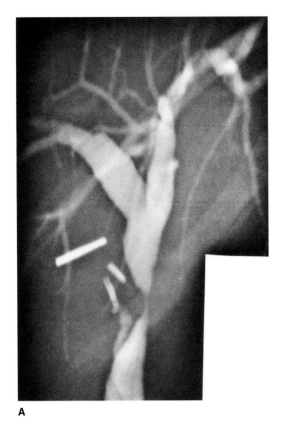
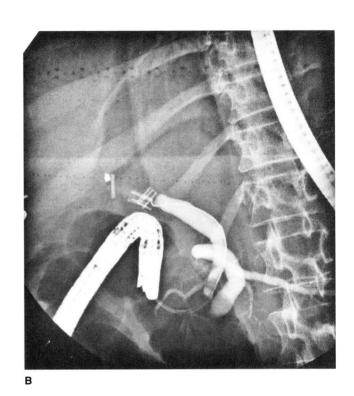

图 50-13　A.ERC 证实有胆囊管漏；B.ERC 显示腹腔镜胆囊切除术后胆总管完全横断的患者，多个夹子横穿在胆总管上，近端胆管无显影

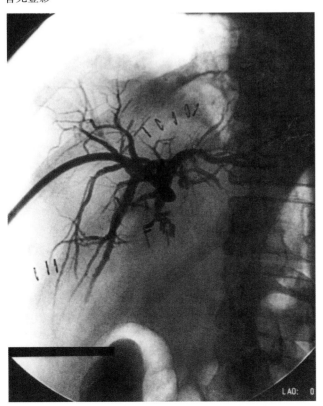

图 50-14　经皮肝穿刺胆管造影显示肝总管完全的横断，注意在断点附近的手术夹

肝总管的上方或下方进入，从而出现包括右肝动脉的损伤。虽然此损伤可于术中导致出血，但经常未引起重视从而导致动脉闭塞或者少见的肝动脉假性动脉瘤。Stewart 等对胆管和右肝动脉合并损伤的大型研究[63]，显示有 7 例假性动脉瘤，77 例右肝动脉闭塞，主要胆管损伤时肝动脉右支被破坏的比例为 12% ～ 39%[64]。然而，动脉损伤似乎并不影响早期或晚期的治疗效果[63,65]。由于腹腔镜胆囊切除术时胆管损伤期间可伴有血管损伤，尤其是发生大出血的情况时，需要行 CT 扫描和动静脉期扫描或动脉造影。有学者认为如有动脉损伤发生，为降低后期发生狭窄的风险，应延期重建胆道[55]。患者于胆囊切除术后延误治疗时，胆管和血管复合损伤通常导致肝段或肝叶的萎缩，意味着需要施行肝切除术而非胆管重建。

术前处理

临床表现出现的时间通常是术后胆道狭窄、损伤的患者术前处理的主要决定因素。术后早期，胆管损伤相关的胆漏可有腹内感染导致的脓毒症，或胆漏引起的化学性腹膜炎导致的全身性炎症反应。脓毒症的治疗和控制需要静脉滴注广谱抗生素、经皮胆道引流和经皮或少数通过手术进行胆汁瘤引流；待脓毒症得到控制，勿急于胆管损伤的外科重建。多数胆瘘可以通过近端胆道减压和外引流得到很好的控制，炎症控制和临床症状改善后，可嘱患者出院，数周后重新行全身检查以及肝区炎症的消散情况。

需要强调的是，尽管较多外科医师认为疑似胆漏就应紧急施行再次手术，但探查确认发生胆漏时，应尽量避免尝试修复；探查结果通常显示与胆漏相关的严重炎症和减压的胆管回缩至肝门，此时明确损伤和进行修复实际上并不可能。相反，应先行紧急探查，通过术前胆道造影来明确胆道解剖、用经皮支架控制胆漏，由于腹腔内胆汁可经皮引流或被腹腔吸收，一般不需早期手术干预。使用经皮胆管引流管有助于延期胆管重建，可获得更好的手术效果，尤其是疑似并发肝动脉损伤的情况下。

初次手术后发生胆管狭窄患者可有胆管炎的症状，需紧急行胆管造影和胆道减压。采用何种技术取决于修复前损伤的类型，如胆管树完整，可采用内镜放置支架引流；如之前施行肝管空肠吻合术，经肝胆管引流对于诊断是有必要的。静脉注射抗生素和胆管引流均有助于控制脓毒症，无胆管炎的黄疸患者需行ERC 或 PTC，明确解剖结构。对于术后早期出现症状的患者，ERC 不能完全显示近端胆管的解剖，此时可选择 PTC。对于无胆管炎的黄疸患者术前胆道减压并不能够改善治疗效果。

手术处理

手术修复术后胆管狭窄的目的是重建使胆汁从胆管树流入胃肠道长期、可靠的通路，手术失败可有积液或脓肿的胆漏、伴有结石或胆泥狭窄复发、潜在的胆管炎或者胆汁性肝硬化等并发症。为达上述目的，完美的手术是无张力、黏膜对黏膜无损伤地修复胆管；理想的情况下，外科医生应该寻求通过不牺牲组织来保持长度。修复手术类型有胆管端端吻合术、Roux-en-Y 肝管空肠吻合术或胆总管十二指肠吻合术。理想的手术操作取决于临床出现症状的时间、患者整体临床状况和损伤水平及类型。

初次手术时确认的损伤　如手术时发现胆管损伤，此时，外科医师需考虑本人胆管重建手术的技术能力，并且需要考虑寻求更有经验外科医师的建议和帮助。研究显示，有经验的外科医师同时中转开腹手术修复可降低死亡率、缩短病程和降低费用[62]。尝试修复的失败与胆管长度不足和病情困难恶化有关，如

外科医师不足于修复损伤并且未得到有力的帮助时，应放置引流管、控制任何可能发生的胆漏，并将患者转移到三级专科医疗中心。

当外科医师怀疑有损伤或者解剖变异时，务必通过术中胆管造影和（或）仔细分离，明确是否存在损伤或解剖变异，从而避免不必要的损伤和破坏胆管血供。为准确地识别解剖和损伤，中转开腹胆囊切除术是有必要的。胆管造影显示大片肝实质正常显影，可以结扎直径小于 3 mm，不与主要胆管相通的节段或附属胆管。直径 ≥ 4 mm 的胆管或者当胆管造影图像显示引流肝段或肝叶引流时，需要手术修复胆管，因为其可能引流多个肝段或整个肝叶。

对于肝总管或胆总管有大损伤患者需要立即术中修复。修复类型取决于损伤胆管的残端和有活性末端间的距离。如涉及小于胆管 180° 胆总管的横切口，可以先置 T 型管后，用可吸收缝线间断缝合关闭切口（图 50-15）；涉及大于胆管 180° 胆总管横切口或损伤长度小于 1 cm 的完全横断通常采用放置 T 管的端端吻合术，另行胆总管切口使 T 管从吻合口上方或下方引出。当损伤靠近分叉处或当损伤胆管有张力时，应避免早期胆管重建术而行择期手术胆管重建。Kocher 切口可使将十二指肠从腹膜后游离出来，有助

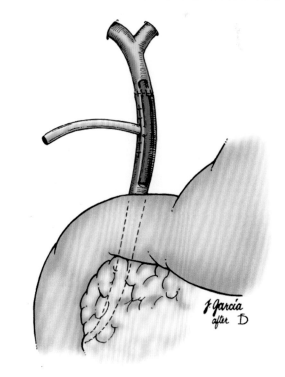

图 50-15　放置 T 管的胆管系统一期端端吻合修复，一般来说，此技术适用于胆管的部分横断，并且无较长的胆管损伤。注意 T 管勿置于损伤部位

于减轻修复术中的胆管张力。至少一项研究中报道，一期端端吻合术后复发狭窄的发生率为100%[66]。但其他研究显示一期吻合可获得较好的结果，如果发生狭窄，建议选择内镜下球囊扩张[67]。

胆管横切位置较高或者胆管长度缺损明显时，一期无张力胆管吻合术无法修复；此时，需要用胆 - 肠吻合术进行重建，其中最典型吻合术是肝管空肠Roux-en-Y吻合术，确保其无张力的修复。在这种情况下，需要缝合远端胆管，清创近端损伤组织，然后将胆 - 肠端侧吻合到Roux-en-Y空肠支；放置经肝硅胶胆管支架防止可能的吻合漏，亦可便于术后胆管造影。任何情况下均需在吻合口处放置引流管，以便于较好地控制术后可能的各种渗漏。

术后早期确认的损伤 术中未识别的胆管损伤有可能于术后前几天被发现，表现为伤口处的胆汁流出、胆汁性腹膜炎或进行性黄疸。腹腔镜胆囊切除术后延迟发现胆管损伤的早期处理取决于损伤的性质、临床表现特征和出现时间。择期修复应于患者临床状况达到最佳，且准确地识别胆管系统解剖后施行。对于存在胆漏的患者于修复前先要控制胆漏和脓毒症，采用经皮胆管引流术控制胆漏、脓毒症和持续性腹膜炎等措施后，确定性修复通常能获得较好地重建效果；如于胆管减压前行紧急早期剖腹探查术，此时，胆汁溢出和严重的炎症可使术野变得模糊、难以识别胆管，从而增加手术难度。最后，患者于择期修复胆管前应纠正液体和电解质平衡、贫血及营养不良等稳定临床症状，修复重建的理想时机是充分控制胆漏后的6～8周。

对于胆囊切除术后数周至数月内发生胆管狭窄的患者，胆管系统的识别是有必要的。患有胆管狭窄或胆管炎的患者，需应用广谱抗生素直至脓毒症得到控制，然后置入经皮经肝导管行胆道减压。

胆管狭窄的确定性治疗 手术治疗胆管狭窄的目的是使胆汁顺利流入近端胃肠道，并防止胆泥和结石形成、胆管炎、胆道的重建以及肝硬化的发生。修复类型应取决于以下因素：既往修复史、狭窄或损伤的位置、医生经验及偏好。手术时必须明确胆管解剖，显露正常的胆管近端；一定要避免过度解剖和破坏胆管血运，以无张力黏膜对黏膜技术行胆 - 肠吻合术。

除少数例外，首选肝管胆管空肠吻合至Roux-en-Y空肠支。由于已缺损相当长度的胆管并存在相应的纤维化，切除狭窄或损伤区域后行端端吻合术并不是一个较好的方法。胆管长度的显著丢失是行胆总管十二指肠吻合术的严格禁忌证，因为此时不可能以无张力的方式进行吻合，并且发生胆漏时，也会出现相关的十二指肠瘘。

重建细节取决于狭窄独有的解剖特征。对于发生于 > 2 cm 的正常肝总管的狭窄（Bismuth Ⅰ），仅需简单的端侧胆肠吻合术即可；对于 < 2 cm 的正常肝总管的狭窄（Bismuth Ⅱ）或者狭窄涉及肝管交叉但左右肝管仍相通者（Bismuth Ⅲ），需要降低肝门板并沿左肝管切开延长分叉，从而便于行胆 - 肠吻合术。左右肝管彻底分离的狭窄（Bismuth IV 和 Ⅴ），需行左右两侧的胆 - 肠吻合术。当于肝实质外未发现胆管时，可使用术中超声定位Ⅱ级、Ⅲ级胆管，通常需要楔形切除一部分肝，直至有充足的胆管显露，便于进行胆 - 肠吻合术。

对于肝胆外科医生来说，使用经皮胆管支架的胆管择期重建依然是个有争议的话题。适当地放置支架有助于手术时的清晰解剖，尤其是狭窄位于近端时。胆管重建后将支架放于原位有助于术后胆管造影和防止术后早期吻合口漏。多数外科医师提倡延长术后内引流支架放置的时间，目的是减少纤维化和吻合口狭窄的风险；同时，随访时可行胆管造影，及时发现吻合口狭窄，必要时可行球囊扩张。

图50-16描述了经肝胆管支架Roux-en-Y肝管空肠吻合的胆管重建术。仔细解剖肝门并分离十二指肠或结肠肝曲、胆囊窝、肝下间隙及肝被膜间粘连。高位横断患者术前放置的经皮胆管支架有助于术中解剖和识别胆管；当患者胆管完整但有狭窄的时候，分离狭窄部分最远端，并切除狭窄段胆管行冰冻切片病理检查，然后缝合狭窄的远端；切除不超过5 mm的近端导管，显示出正常的环状胆管后实施吻合术。仔细解剖对避免损伤胆管血供是非常重要的，如术前置入的经皮经肝导管从近端伸来，通常需换成软硅胶支架。硅胶支架尺寸为12～22F，其中导管长度的40%散布有多个侧孔。通过经皮经肝导管放置一导丝，使用Seldinger技术将逐渐扩大的导管穿在导丝上，从而扩张至硅胶支架直径。将硅胶支架侧孔延伸超过吻合口远端，近端仍在肝实质内，硅胶支架无侧孔部分经过肝实质并从上腹前腹壁穿出。游离长约60 cm的小肠段作Roux-en-Y空肠支，通常使用4-0或5-0可吸收缝合线行标准的端侧Roux-en-Y肝管空肠吻合术或胆管空肠吻合术。

术后时期，硅胶支架延伸到外部引流。术后4～5天行胆管造影术（图50-17）。如果胆道得到充

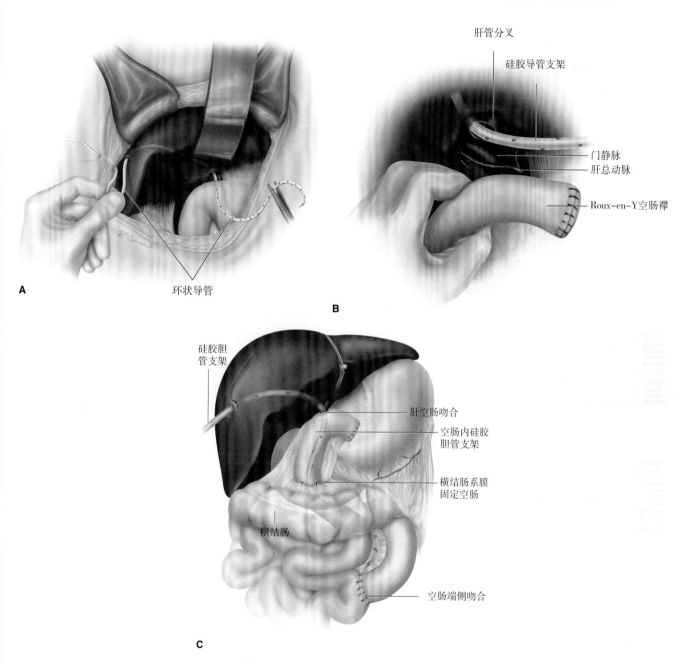

图 50-16　Roux-en-Y 肝管空肠吻合胆道重建术。A. 经肝环状导管修复左右肝管汇合部的肝总管狭窄，狭窄段已切除，远端胆管结扎。胆肠吻合可环状导管上进行，或者说环状导管能够替代经肝硅胶支架。B. 显示胆道系统内的经肝硅胶支架，及准备行肝管空肠吻合的 Roux-en-Y 空肠支。C. 完整修复后显示硅胶支架穿过肝和肝管空肠吻合术，Roux-en-Y 空肠支已经从结肠后上提到肝门位置（Reproduced，with permission，from Cameron JL，ed. *Atlas of Surgery*，Vol. I. Hamilton，Ontario，Canada：BC Decker；1990:43，53，57.）

分的减压并且没有胆漏，支架可以继续放在内部，可撤掉吻合口周围的引流。

　　术后经吻合口支架的放置时间取决于患者的个体情况、临床情况和外科医师的偏好，长期支架需要间隔 2 ～ 3 个月进行替换。支架拔除时间需根据胆管测压流量研究数据，给出有关吻合口的充足客观数据，或者通过对吻合口以上支架的临床试验去判断拔出

时间 [68]。

　　另一种肝管空肠吻合术供选择的方法是于胆管上行前纵切口并且做一个长的侧侧吻合。通常，此方法适用于因肝板已分离、左肝管肝外部分位置降低时（Hepp-Couinaud 方法），尤其适用于在分叉处或略低于分叉处的损伤。但是右肝管不适合这种方法，因为右肝管的肝外部分较短，有时右肝管的末端可用此方

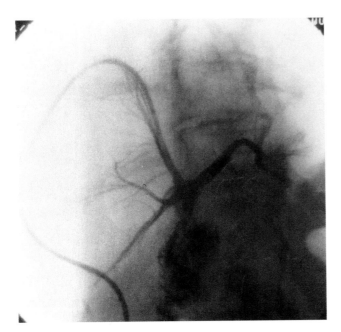

图 50-17　肝管空肠吻合术后通过经皮硅胶胆道支架进行术后胆管造影，图像显示没有吻合口瘘迹象

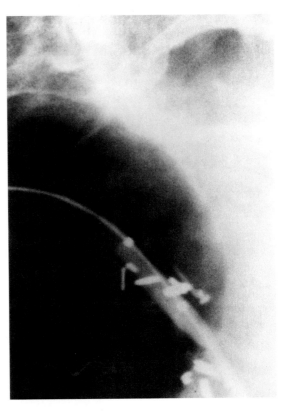

图 50-18　使用血管成形球囊导管采用经皮球囊扩张术后胆管狭窄，胆管造影显示胆管中段狭窄

法。然而，游离左肝管的解剖结构，可于冠状面上帮助引导发现肝内右肝管，并可通过去除肝组织进一步暴露；通过打开 3 段、4 段部分组织或者胆囊窝可更好地暴露。最后，如需要更好地暴露，可切除 4b 段或 5 段从而打开上肝门，此技术可避免术后支架的置入。

非手术治疗　介入放射学和内镜是部分筛选患者处理胆管狭窄、损伤的非手术治疗技术。常用的非手术治疗方法是放射下经皮支架介入和球囊扩张术，但仅适用于胆肠连续性完整的患者。给予镇静药物后，于透视引导下进入近端胆管，应用导丝越过狭窄段（图 50-18）。血管成形球囊导管可用于扩张狭窄达到目标直径，其依据狭窄位置和正常胆管直径来确定；扩张之后，越过狭窄部位放置经肝胆道支架，是为了后续胆管造影、重复扩张以及胆管愈合时管腔的维护。20% 患者出现球囊扩张并发症，包括胆管炎、胆道出血和胆漏。经皮治疗通常需要多次扩张。

经皮球囊扩张术治疗胆管狭窄效果较为有限。一项对 1979—1987 年间 43 位术后胆管狭窄患者的回顾性对比研究将经皮球囊扩张术与手术修复进行了比较[69]。其中 25 例患者接受手术修复和术后支架，20 名患者接受经皮球囊扩张和经肝穿刺支架术（平均：四次扩张），3 名患者同时接受手术修复和球囊扩张术；手术和球囊扩张成功结果分别为 89% 和 52%，结果似与前腹腔镜胆囊切除术时代的其他系列研究相媲美[70-73]。然而，大部分研究的随访均少于 3 年，遂不足以成为长期疗效的最终结论。

Misra 与其同事报道了 51 例患者经腹腔镜胆囊切除术后胆管狭窄接受经皮球囊扩张治疗[74]，平均 76 个月的随访，无需进一步支架等辅助介入治疗而完全康复者为 58%，2 例患者又行支架和经皮球囊扩张术、其余患者行手术重建；除 1 例外其余所有患者（占 98%）均有良好的长期治疗效果，这些结果表明对于特定的患者经皮球囊扩张术可取得长期有效的结果。

内镜下球囊扩张术应用有其局限性，技术上仅适用于一期胆管狭窄修复或胆总管十二指肠吻合术患者。首先行 ERC，随后施行内镜括约肌切开术；在导丝引导下越过狭窄段后行连续的球囊扩张，通常于扩张后狭窄处放置一个或多个内支架。然而，与支架置入相关的并发症包括胆管炎、胰腺炎、支架阻塞、支架移位、松动和导管穿孔，报道其发病率在 9% ～ 70% 之间[75-77]。

重复造影和重复扩张的周期是每隔 3 ～ 6 个月，大多数内镜医师主张随访和重新评估狭窄，并需要对支架阻塞和更换的风险进行权衡，有关避免梗阻而更换支架的时机尚有较多争论。Bergman 与其同事认为，在 3 个月间隔内未更换支架，可出现 70% 的再梗阻率并导致黄疸或胆管炎[77]。与此相反，De Masi 与其同事描述和建议保留支架于原处，直至患者出现症状[78]。

此外，支架的梗阻率也因支架类型的不同而有所不同。对于恶性梗阻患者来说，金属支架比塑料支架提供较长的通畅效果，但对于良性狭窄患者的适应性有限。金属支架不能常规更换或去除，一些研究证实其长期随访中出现高梗阻率[79-81]新型带膜金属支架是一个合适的替代选择，其可于治疗完成后替换或去除[82]。

虽然未明确的研究阐述支架应于体内保留多长时间，但绝大多数研究证实大口径支架（≥ 10F）置于体内 2 ～ 6 个月可取得良好的治疗效果[76-77,83]。内镜治疗良性胆管狭窄长期研究的报道较少。其中荷兰医生 Davids 与其同事将内镜治疗与手术重建治疗进行比较[75]，66 例包含球囊扩张和内支架治疗的患者，其中每隔 3 个月更换一次内支架；35 例患者行 Roux-en-Y 肝管空肠吻合术外科修复，手术结果为优秀或良好的有 29 例（82%）、初次手术后平均 40 个月内发展为复发性狭窄的有 6 例（17%）。相比之下，内镜下支架置入术出现 81% 的优秀或良好的结果，于支架去除后平均 3 个月内有 18% 的患者出现狭窄复发。在其他几个关于去除支架复发狭窄的研究中报道，平均 29 ～ 108 个月内狭窄复发的发生率为 0 ～ 20%[76-77,83]。

手术结果

胆管损伤和狭窄修复与重大并发症发病率和死亡率相关。随着医疗技术的进展和经验的提高，手术死亡率明显下降。最近 Johns Hopkins 医院治疗的连续 200 名接受手术修复狭窄患者围术期死亡率仅为 1.7%[62]，高龄、并发症和主要胆道感染史等是与手术死亡率的相关因素，潜在的肝病是与手术死亡率和发病率相关的最重要因素，晚期胆汁性肝硬化和门静脉高压症死亡率接近 30%。值得庆幸的是，在现代，这样的晚期疾病很少见。

一份医疗保险赔付的最新数据分析研究显示，791 例主要胆管损伤超过 8 年的高龄患者死亡率，与手术修复有关的围术期死亡率为 2.7%[84]。此外，研究表明胆管损伤患者的经过校正的死亡风险率明显高于无胆管损伤者。这类风险随着患者年龄和并发症的增加而增高，并且随着外科医师经验的增加而减少；如修复和导致损伤是同一外科医师，随访期校正死亡风险率将高达 11%。此研究提供了有力的证据支持，

即由三级医疗中心有经验的肝胆外科医师治疗的主要胆管损伤患者，将会改善其生存率。

大多数情况下，术后发病率在 20% ～ 40% 之间。非特异性胆道手术的并发症包括出血、感染和全身麻醉相关的风险，胆道修复特异性并发症包括吻合口瘘、胆管炎以及与原有肝病相关的肝功能不全。吻合口漏通常可通过非手术方法治疗，尤其是经吻合口放置支架。经皮经肝胆道支架术亦有其特定的并发症，包括肝穿刺点的胆漏、胆道出血以及支架阻塞引起的胆管炎。

对于 200 例患者接受外科手术胆管重建的疗效分析显示，总术后并发症发生率为 43%[62]。常见的并发症有伤口感染（8%）、胆管炎（6%）、支架相关的轻微并发症（6%）和腹腔内脓肿 / 胆汁瘤（3%），术后胆管造影显示 4.6% 患者发生吻合口漏、10.3% 患者于肝膈顶支架出口部位胆汁外渗，这些并发症均行保守治疗，如新的胆管支架置入术或者 2.3% 患者需要更换支架；术后经皮穿刺脓肿 / 胆汁瘤引流术 9 例（5.1%），无再次手术的患者。尽管发病率相对较高，平均住院时间与其他报道相似（8±4.6 天）。

当胆管损伤合并血管损伤时，围术期的并发症较为复杂[65,85-86]。Schmidt 与其同事的报告指出[87]，修复时伴有不可控制的感染、并发肝动脉损伤以及损伤程度等是主要胆道并发症发展的独立影响因子。

胆管狭窄修复的最终目的是不出现进一步症状的成功修复，包括黄疸、胆管炎和肝功能变差。开腹胆囊切除术后胆管损伤手术修复的良好远期效果已经得到报道，有 80% ～ 90% 取得成功的结果（表 50-4）[69,75,88-94]。腹腔镜时代的早期报告和观察，与此前报道中的开腹胆囊切除术修复相比，稍有逊色。Stewart 和 Way[66] 回顾 112 次接受胆管修复的 85 例患者，明确提出影响腹腔镜胆囊切除术胆管损伤修复成功与否的四个因素：①术前胆道造影结果；②外科手术修复的选择；③外科手术修复的细节；④外科医师修复经验。术前无胆道造影患者 96% 的手术不成功，在胆道造影数据不完整的患者中，仅有 31% 的手术成功率；有完整胆道造影数据患者手术成功率为 84%。胆管完全横断并且接受一期端端吻合修复、T 管引流的患者，仅 1 例失败的病例；相反，肝管空肠 Roux-en-Y 吻合修复成功率为 63%。由原腹腔镜外科医师施行的一期修复成功率仅有 17%，由同一外科医师的重复性尝试修复从未成功。最后，三级医疗中心胆道外科医师初次修复成功率为 94%。

表 50-4 术后胆管狭窄手术修复的结果				
参考文献	年份	患者数量	成功率（%）	随访（月）
Walsh et al[95]	2007	144	89	67
Lillemoe et al[94]	2000	156	91	58
Tocchi et al[88]	1996	84	83	108
McDonald et al[89]	1995	72	87	< 60
Chapman et al[90]	1995	104	76	86
Davids et al[75]	1993	35	83	50
Pitt et al[69]	1989	25	88	57
Innes et al[91]	1988	22	95	72
Genest et al[92]	1986	105	82	60
Pellegrini et al[93]	1984	60	78	102

表 50-5 腹腔镜胆囊切除术胆管损伤的手术修复			
参考文献	患者数量	Bismuth 分型 3 ~ 5（%）	成功率（%）
Lillemoe et al[94]	118	63	94
Walsh et al[97]	34	80	91
Bauer et al[98]	32	24	83
Mirza et al[99]	52	53	92
Nealon and Urrutia[100]	23	26	100

在 20 世纪 90 年代，Lillemoe 与其同事对胆道损伤和狭窄修复术后远期疗效进行了一系列研究[94]。共有 156 例患者接受外科手术重建，术后平均随访 57.5 个月（范围 11 ~ 119 个月，中位数 54.7 个月）。首次手术包括腹腔镜胆囊切除术 118 例（76%）、开腹胆囊切除术 27 例（17%）、开腹胆囊切除加胆管探查术 4 例（3%）以及其他腹部手术或创伤 7 例（4%）。其中 60 例患者（41%）于转诊前尝试修复、还有 8 例（5.5%）患者于转诊前尝试多次修复，156 例手术修复的患者中 142 例患者于最终评估时完成治疗，总体成功率为 91%。即使转诊前可能已修复难度更高和更复杂的损伤，但腹腔镜胆囊切除术患者相关狭窄和损伤修复较其他手术后修复成功率高（94% vs. 80%；$P < 0.05$）。有 13 例患者手术重建失败，10 例患者取得了成功的结果、其中 1 例经过外科修复、9 例通过经皮球囊扩张术包括二次干预治疗的总体成功率为 98%，仅有 3 例患者需要长期胆道支架以预防胆道梗阻症状或胆管炎。来自其他肝胆中心的大宗病例研究结果与此研究结果类似[96-99]。表 50-5 概述了来自其他系列研究的腹腔镜胆囊切除术胆道损伤后的手术修复结果[94,97-100]。

手术修复对生活质量的影响

尽管腹腔镜胆囊切除术中胆管损伤的外科治疗总体成功率较高，但仍可出现一种现象，即在成功修复患者的胆管损伤后，其生活质量会有一定影响。一些新近报道中提及腹腔镜胆囊切除术后胆道损伤者的生活质量问题，得出不同的结果[101-104]。其中两项

研究使用健康状况问卷（SF-36）调查腹腔镜胆囊切除术后胆管损伤患者的生活质量，发现患者于随后大约 5 年的随访中身体和精神生活质量均有下降[101,104]。SF-36 研究发现，腹腔镜胆管损伤随后接受胆道重建术患者生活质量与相匹配的对照组及正常人于所有 8 个生活质量领域表现出相同结果[103]。Melton 与其同事[102] 对 54 位腹腔镜胆囊切除术后胆管损伤成功接受修复患者的生活质量进行评估，并将结果与腹腔镜胆囊切除术无并发症患者和健康对照组进行比较，使用标准的生活质量评价方法评估与生活健康质量相关的生理、心理和社会领域问题，外科手术修复后的患者总体生活质量评分与对照组进行比较；与对照组相比，仅在心理方面胆管损伤修复后的患者的分数较差，而胆管损伤后追求法律诉讼患者与不考虑法律诉讼患者相比在所有领域的生活质量评分均明显差（$P < 0.01$）。

结论

术后胆管狭窄和重大损伤依然是相当大的手术挑战，正确的诊断检查、临床选择和明确的治疗方案等措施使得绝大多数患者能获得满意的疗效。长期随访显示手术重建的成功率超过 90%，在当前时代治疗主要胆管损伤和狭窄的金标准仍然是手术重建；对于治疗胆肠有连续性的特定患者，经皮或内镜球囊扩张治疗可能是一个适当的选择，长期随访的成功率大约为 50%。

胆管狭窄的炎症因素

胆管狭窄可能与引起胆管纤维化的多种病变相关。在美国，炎症所致的胆管狭窄仅为少数，且由炎症引起的胆管狭窄对诊断和治疗均是重大挑战。慢性胰腺炎引起的狭窄、胆道结石病、Oddi 括约肌狭窄与

消化性溃疡病通常可通过胆总管十二指肠吻合术或无需长期放置支架的肝管空肠 Roux-en-Y 吻合术治疗。其他偶发原因的良性胆管狭窄的处理取决于病因、自然病程以及疾病的严重程度。

慢性胰腺炎

慢性胰腺炎是胆管狭窄较少见的原因，占良性胆管狭窄不足 10%。发生急性胰腺炎时，炎症及水肿通常伴有短暂的远端胆总管部分梗阻；慢性胰腺炎由于炎症和胰腺实质纤维化可导致远端胆管梗阻，慢性胰腺炎狭窄通常涉及胆总管的全部胰内段，导致近端的胆管扩张。

慢性胰腺炎胆管狭窄最常见的病因是酗酒，狭窄通常见于胰腺钙化、糖尿病或吸收不良等晚期疾病的患者中。由于未对慢性胰腺炎患者常规行胆道造影，胆总管狭窄的确切发病率还不清楚；一些临床回顾试验研究中，与慢性胰腺炎相关的胆总管狭窄发生率约为 5%，波动范围在 3% ~ 29% 之间[105-106]。

慢性胰腺炎胆总管狭窄临床表现多种多样。一方面，患者可能无症状仅肝功能检测结果异常；血清碱性磷酸酶是敏感的肝功能检测指标，超过 80% 的病例升高。患者亦可能出现伴有或不伴有黄疸的腹痛，较为重要的是，难以将胆道狭窄腹痛与慢性胰腺炎腹痛鉴别。对于胆管狭窄引起疼痛的患者，如不能正确地诊断和治疗，可能误诊为慢性胰腺炎而接受不适当和不成功的手术治疗。慢性胰腺炎出现黄疸患者可能存在诊断困难，须考虑潜在的壶腹周围恶性肿瘤可能性[107]。

慢性胰腺炎胆道狭窄可通过胆管造影得到有效的评估，MRCP 是无创性评估的首选方法。ERCP 和PTC 对描述解剖结构更为有效，胆管炎或重度黄疸时可同时实施胆道减压。ERCP 是首选的诊断方法，可显示胰腺导管解剖结构包括可能出现的畸形，且于外科治疗方面价值较大。慢性胰腺炎胆管狭窄最常见的造影图像特征较长（通常为 2 ~ 4 cm）、平滑且远端胆总管逐渐变细（图 50-19）。

慢性胰腺炎胆管狭窄普遍接受的手术适应证是胆管炎、黄疸或明显的疼痛，但对于血清碱性磷酸酶升高而无症状患者是否行胆道减压，目前尚不明确；此时，较多外科医师主张施行胆道旁路手术，因为在由慢性胰腺炎引起的、长期存在显著胆道梗阻患者肝活检检查，可观察到早期胆汁性肝硬化的表现[108-109]。

胆总管十二指肠吻合术或胆管空肠 Rouxen-Y 吻

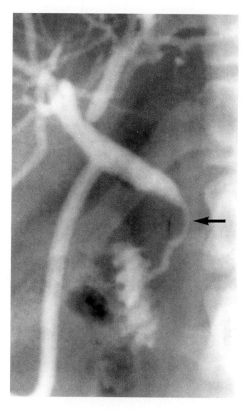

图 50-19　慢性胰腺炎胆管狭窄涉及胆总管整个胰内段，导致近端胆管扩张（Reprinted, with permission, from Lillemoe KD. Biliary injuries and strictures and sclerosing cholangitis. In: Mul- holland MW, Lillemoe KD, Doherty GM, Maier RV, Upchurch GR, Jr, eds. *Greenfield's Surgery: Scientific Principles and Practice*. 4th ed. Philadelphia, PA: Lippincott Williams & Wilkins；2006:1013.）

合术胆管旁路手术是治疗由慢性胰腺炎引起的胆管狭窄的最佳方法。胆总管十二指肠吻合术优于胆管空肠 Roux-en-Y 吻合术，前者潜在优势包括胆汁更加近似原解剖结构地流入十二指肠，技术简单，且未减少构建 Roux-en-Y 空肠支的小肠长度。胰十二指肠切除术方法仅适用于影像学检查或临床特点不能排除壶腹周围恶性肿瘤的患者，或者有近端胰管疾病引起的显著疼痛患者。外科手术治疗胰腺炎远端胆管狭窄的长期和短期效果通常均较为理想[100,110]。

对于慢性胰腺炎胆总管狭窄的处理，考虑到狭窄的长度，不建议采取经十二指肠括约肌切开术或者内镜括约肌切开术。然而缺乏长期随访，一系列研究报道内镜球囊扩张治疗慢性胰腺炎引起的远端胆管狭窄后，随访大约 2 年其成功率为 60%[111-112]。由此来看，大多数情况下，通过多年的随访可以预计其良性进程时内镜球囊扩张将是最好的处理方式。

胆石病

伴有周期性反复发作胆囊炎的长期胆石病可导致胆囊逐步纤维化、萎缩，胆囊腔可并排依附于肝总管产生炎症并且导致胆管狭窄，通常称为 Mirizzi 综合征，此进程通常有两种类别：Ⅰ型 Mirizzi 综合征通常发生于机械性压迫导管或者肝总管炎性狭窄时，Ⅱ型则是由于肝管中结石的侵蚀造成的胆囊胆总管瘘。

Mirizzi 综合征通常表现为黄疸或周期性的胆管炎。多数情况下，这些表现存在于慢性胆囊疾病症状中。在与急性胆囊炎相关的 Mirizzi 综合征的治疗中，胆囊切除术中的解剖需谨慎以避免胆管受损伤；Mirizzi 综合征可使胆囊三角结构变模糊，行腹腔镜胆囊切除术较为困难，通常需要转换开腹手术。因此若考虑存在 Mirizzi 综合征，应行术中胆管造影。

如无必要行紧急胆囊切除术，可应用 ERC 和 PTC 帮助了解解剖结构。值得注意的是，Mirizzi 综合征难以鉴别胆囊癌或胆管癌所致的狭窄[113]，ERC 有助于获得此类患者的组织切片检查。

胆管结石所致狭窄的规范化处理根据病情的严重程度而不同。对胆管炎症但未出现瘘的患者（Ⅰ型），通常采用胆囊切除术；胆囊切除术中去除病变结石且炎症控制后，肝总管往往能恢复到正常状态。然而，需要注意的是，在解剖分离的过程中，务必避免造成肝总管损伤。少数情况下，当急症情况得到解决后的数月至数年后可出现明显的狭窄；此时，适当术式是肝管空肠 Roux-en-Y 吻合术。如存在胆囊胆总管瘘（Ⅱ型），建议采用部分胆囊切除术，并且胆囊壁补片修补胆管并放置 T 管引流。

除 Mirizzi 综合征外，胆总管结石病较少造成胆总管狭窄。胆总管结石病狭窄的发病机制被认为是首先结石病造成远端胆管上皮侵蚀，产生炎症，随后出现纤维化和狭窄。

由于胆总管逐渐变细的锥形解剖结构特点，几乎所有的结石都滞留在胆总管胰内段，这些滞留结石难以通过内镜或经十二指肠上段胆总管探查方法去除。实际上，胆总管探查取石往往需要取石钳、取石匙和导管，过度的术中操作可使远端胆管变脆、导致额外的创伤。取出结石后，用软橡胶导管测量远端胆管的尺寸，检查是否存在狭窄。通常不能明确狭窄，直至术后行 T 管造影才可发现；当术后发现狭窄且炎症得到控制后，一般于 4 ～ 6 周后行狭窄的修复。远端胆管狭窄的修复采用胆管空肠 Roux-en-Y 吻合术或胆总管十二指肠吻合术。胆总管十二指肠吻合术适用于有大的、扩张的（直径＞ 2 cm）近端胆管，而且具有技术容易和疗效优异的特点。

复发性化脓性胆管炎和其他寄生虫病

复发性化脓性胆管炎，亦称为东方肝胆管炎，流行于东南亚。复发性化脓性胆管炎较少发生于西方国家，但随着亚洲移民的迁徙，发生率也越来越高。大多数情况下是由于胆道的寄生虫感染（蛔虫或华支睾吸虫），感染导致胆汁淤积、细菌过度繁殖、炎症、胆泥和棕色素（胆红素钙）结石的形成。患者通常有多发肝内外结石和狭窄，以及复发性胆管炎。虽然狭窄可发生于整个胆道，但最常见于主肝管，而且左肝管发病率和严重程度均大于右肝管。患者的典型特征是年轻、较瘦亚洲人种，且存在胆管炎反复发作。胆管炎的严重程度范围可从亚临床慢性疾病到危及生命的急性化脓胆管炎。

影像学诊断方法包括 CT 扫描、MRCP、ERC 和 PTC。超声检测胆管狭窄的可靠性较差，而超声对胆道梗阻、胆道结石、产气菌感染形成的胆道积气以及肝脓肿的诊断较敏感，胆管结石超声特点是后方伴声影。CT 扫描有利于了解肝的解剖结构和许多晚期疾病的肝实质情况，有助于指导肝切除。MRCP 是明确胆道解剖并发现狭窄和结石存在的首选无创性检查方法。此外，在处理急性胆管炎时，ERCP 和 PTC 也可提供胆道减压（图 50-20）。

复发性化脓性胆管炎后续治疗目的是通过胆道重建来治疗胆道狭窄从而改善胆汁引流。ERCP 或 PTC 对急性胆管炎胆道系统可行暂时性减压，在进一步治疗前，病人需要数周时间实现临床病情的好转。可尝试通过经皮或内镜操作技术取石和扩张狭窄的胆道，但这些干预措施只暂时有效，最终需要考虑手术治疗。

标准的手术治疗方法包括 Roux-en-Y 肝管空肠吻合术，通常需要放置经肝穿刺支架。随之尝试完全清除肝内胆管结石，包括使用胆道镜。初始治疗结束后，支架对于后续胆管造影和进一步清除结石较有价值。后续处理的另一种选择是通过放射线标记物，将 Roux-en-Y 空肠支盲端缝合至腹壁腹膜表面，创建一个肠道门户用于进一步探查胆管和吻合口。若广泛纤维化或肝脓肿病变局限于肝的一部分，可以考虑肝切除术。

寄生虫引起的胆管狭窄病因有包虫病，包虫病感染的胆道狭窄主要与厚壁包囊压迫胆管有关。由于发

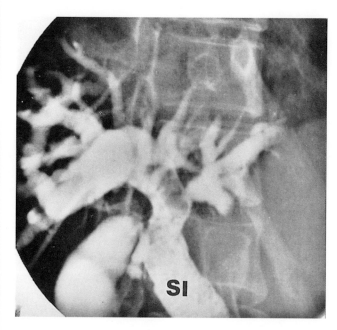

图 50-20 胆管炎伴弥漫性胆管扩张患者的胆道造影，胆道系统充满胆泥（SL）和结石（Reprinted，with permission，from Lillemoe KD. Biliary injuries and strictures and sclerosing cholangitis. In: Mulholland MW，Lillemoe KD，Doherty GM，Maier RV，Upchurch GR，Jr，eds. *Greenfield's Surgery: Scientific Principles and Practice*. 4th ed. Philadelphia，PA: Lippincott Williams & Wilkins；2006:1014.）

病率较低，长期内窥镜支架治疗已成为包虫病所致胆管狭窄患者的首选治疗方法[114,11]；在原来的修复或内镜治疗失败的情况下，可考虑手术治疗。包虫病肝和胆道疾病的外科治疗均与较高的术后胆管狭窄发生率有关，因此需要长期的临床监测。

Oddi 括约肌狭窄

也称为乳头炎，Oddi 括约肌狭窄是胆总管出口良性梗阻。乳头炎通常与炎症、纤维化或 Oddi 括约肌肥大有关。Oddi 括约肌狭窄患者很容易出现：①乳头纤维化和狭窄导致胆总管梗阻；②复发性胰腺炎；③反复发作的右上腹部疼痛且无黄疸或胰腺炎。常见首发症状是黄疸或胆管炎，有时表现为壶腹部的嵌顿结石。

乳头炎的病因尚不清楚。大多数情况下认为是多发小结石或胆泥从胆总管通过壶腹通道所致的创伤，从而导致炎症、纤维化和狭窄的形成。然而，还有其他病人不是由于胆结石导致的乳头狭窄。这些情况下的原因目前还不太清楚，潜在诱因包括原发性括约肌功能障碍和先天性异常。

处理措施包括正确的影像学诊断和治疗性的括约

肌切开术。MRCP、PTC 或 ERCP 等胆管造影技术是诊断影像学的主体。治疗性的括约肌切开术连同胆囊切除术可通过内镜或手术完成。既往胆囊切除术患者的首选方法是内镜下括约肌切开术。

原发性硬化性胆管炎

原发性硬化性胆管炎（PSC）是以进行性、慢性胆汁淤积过程为特征的特发性疾病，可导致弥漫性炎症、硬化以及肝内和肝外胆管系统闭塞，随后出现胆汁性肝硬化。PSC 诊断是由胆道造影确诊，可发现多处狭窄和扩张。

PSC 具有多变的疾病进程，但可进展为胆道梗阻，继发肝硬化、门静脉高压静脉曲张出血或肝功能衰竭。最后，PSC 是胆管癌发展的高危险因素。对于主要在肝外和（或）肝门处病变，有症状且无肝硬化患者，外科治疗包括肝分叉处的切除并长期留置经肝穿刺支架。最后，肝移植是严重肝内狭窄或晚期肝硬化的治疗选择。

发病机制

PSC 的病因仍然未知，已提出各种因果关系理论。在一些大型基于人群的研究中发现，炎症性肠病特别是溃疡性结肠炎，占 PSC 患者的 30% ~ 90%[116,11]，与炎症性肠病的紧密关联表明 PSC 为一种自身免疫过程。然而，其他机制也可在发病机制中发挥作用，因为仅少数溃疡性结肠炎患者同时患有 PSC[116]。虽然溃疡性结肠炎和 PSC 可发生在同一个体，但这两种疾病可发生于不同时间；例如，PSC 可于溃疡性结肠炎行结肠切除术数年后发生。除溃疡性结肠炎患者较易发生外，PSC 亦与多灶性纤维化综合征同时出现，包括腹膜后、纵隔和（或）输尿管周围纤维化、Riedel 甲状腺炎或眼眶假瘤。

由于 PSC 与炎症性肠病间的关联，一些学者推测，来源于大肠或小肠不断增加的细菌感染源传播到门静脉循环会导致慢性或复发性胆管炎，小肠细菌过度生长的动物模型有类似于 PSC 的胆管特征支持此观点[118]。尽管一些研究已经表明 PSC 患者门静脉菌血症有所增加，而其他研究还未证实这一发现[119-120]。

PSC 免疫学原因的相关证据包括其与高丙种球蛋白血症（30%）和 IgM 增加（50%）的关联。PSC 患者也可具有自身抗体，其抗体滴度与自身免疫性肝炎相关联；尤其是抗平滑肌抗体和抗核抗体的存在约占

75%[121]，其他自身抗体通常与包括细胞质和细胞核中性粒细胞抗原（PANCA）相关疾病有关。自身抗体PANCA通常于患有PSC而无溃疡性结肠炎的患者中被发现，但在单独患有溃疡性结肠炎的患者中则不常见[122]。

个体的遗传因素有易患PSC的倾向，包括HLAB8、-DR3和-Drw52a人群的发病率增加。HLA-B8和HLA-DR3单倍型与其他自身免疫性疾病有关，包括乳糜泻、重症肌无力和糖尿病。MICA（MHC Ⅰ类相关分子）的特异性突变亦与PSC患者密切相关（与对照组比较为58% vs.22%）[123]。

与PSC相比，继发性硬化性胆管炎有类似的临床特点，但后者具有明确的病因。继发性硬化性胆管炎诱发因素包括与获得性免疫缺陷综合征、先天性胆道异常、继发于肝内动脉灌注5-氟尿嘧啶的缺血性胆管疾病、肝移植排斥反应、骨髓移植后的移植物抗宿主病、胶原血管病、组织细胞增生症X、结节病和胆管肥大细胞等相关的感染性胆道疾病，输注5-氟尿嘧啶引起的弥漫性狭窄患者应立即停止输液、并于某些情况下应行经皮经肝胆道引流，如有持续性胆道梗阻的证据就行手术治疗。获得性免疫缺陷综合征胆道疾病的发病机制被认为与病毒和相关的巨细胞病毒感染有关，未有报道这种情况的手术治疗相关经验。

临床表现

原发性硬化性胆管炎年轻男性易患率高。约70%的患者为男性，发病的平均年龄为40岁。典型的临床表现包括肝功能异常的无症状患者，或者出现间歇性黄疸的患者，其他常见症状可有右上象限疼痛、体重减轻、发热、瘙痒和乏力等，而非疾病名字表述，少数患者可出现急性胆管炎，且血培养较少出现阳性，大约10%的患者在确诊时可出现上述症状；然而，无症状的患者也可能处于疾病的晚期。

诊断

实验室检查通常显示出胆汁淤积征象。患者的碱性磷酸酶升高，在急性发作期胆红素也会升高。疾病早期，患者白蛋白水平可正常。诊断通常需要胆道造影检查，例如MRCP或ERCP。典型影像学检查显示胆管多发性狭窄及扩张，称为肝内外胆管的"串珠样改变"（图50-21）。需要干预的情况下可选择内镜治疗，此时PTC可能较为困难，因为通过PTC方法对PSC相关的不扩张及纤维化的胆管进行插管在技术上

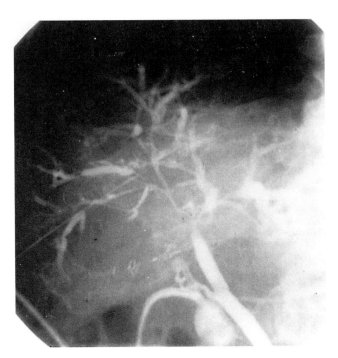

图50-21　原发性硬化性胆管炎胆道造影表现，肝内胆管多发不规则狭窄和扩张（串珠）（Reprinted, with permission, from Lillemoe KD. Biliary injuries and strictures and sclerosing cholangitis. In: Mulholland MW, Lillemoe KD, Doherty GM, Maier RV, Upchurch GR, Jr, eds. *Greenfield's Surgery: Scientific Principles and Practice.* 4th ed. Philadelphia, PA: Lippincott Williams & Wilkins；2006:1011.）

具有难度。在诊断性的胆道造影时，组织细胞学检查可有助于鉴别良恶性狭窄。

处理

PSC处理的重要治疗目标包括阻止或逆转疾病的进程、设法应对疾病的进展和控制症状，遗憾的是，无有效的药物延缓PSC的进展。可通过胆管造影、肝活检和细胞学刷检来密切监测疾病的进展和恶性肿瘤或胆汁性肝硬化的发展。

大多数药物治疗的目的是缓解症状，或者针对胆管炎进行抗生素治疗。糖皮质激素、甲氨蝶呤、硫唑嘌呤、6-巯基嘌呤、他克莫司或环孢素等免疫抑制剂并未表现出对疾病进展的疗效或生存率的提高，熊去氧胆酸（UDCA）可改善肝功能检查结果和临床症状。然而一项具有前瞻性、随机、UCDA安慰剂对照试验并未证实UDCA的长期临床疗效[124]。数个小型研究证实高剂量UDCA可延缓疾病进展和改善生存期[125-126]。目前，大规模的高剂量UDCA前瞻性试验仍在进行中。

肝外胆管为主的狭窄（位置较高，局部区域狭

窄）占 PSC 患者的大约 20%，此类患者可通过内镜下扩张治疗处理、可放置或不放置支架，需行组织细胞学检查排除胆管癌。一些回顾性报道证实内镜疗法有利于减轻症状、改善肝功能检查结果[127]，并且可延缓疾病发展[128]。然而，内镜的疗效并不能持久，大多数患者需要定期重复扩张。患者于扩张术时是否应置入支架尚不明确。支架置入术的短期效果与单独采用扩张治疗的效果相似[129]，目前无这两种方法长期疗效的比较结果。

使用经肝穿刺支架的胆道外科重建手术对于主要为肝外和（或）肝门部疾病的非肝硬化患者有较好的长期疗效[130-131]。Ahrendt 与其同事[131] 报告 146 例 PSC 患者用胆道重建或非手术治疗胆道扩张治疗数据，非肝硬化性 PSC 患者与非手术疗法相比手术治疗存活时间显著延长，并且患者需要进一步肝移植的时间也显著延长（图 50-22）。

PSC 自然病程通常是渐进的。无论何种治疗方法，通常于确诊后存活期中位数为 12 年[132-133]，确诊时即有症状的患者生存期较差[133]；PSC 患者 5 年后患胆管癌的概率是 10% ～ 15%，10 年后上升到 30%。

肝移植对于 PSC 和终末期肝病患者有较好的疗效，5 年生存率和保持移植物有功能率分别占 85% 和 72%[134]。硬化性胆管炎患者在病情进一步恶化前应考虑肝移植，肝移植的主要指征有持续的胆红素升高、严重乏力导致生活质量下降、瘙痒严重、肌肉萎缩或细菌性胆管炎。移植前的胆道手术并不影响移植后的短期疗效和生存期。

术前即确诊胆管癌的患者预后不良，这类患者不适合移植治疗；另一方面，移植术中病理学偶然发现的小（＜ 1 cm）胆管癌似乎并不预示着预后不良。

因 PSC 行移植术的患者相比因其他原发病接受移植术的患者，术后胆道狭窄的风险更大；移植术后大约有 10% 的患者复发 PSC，但通常进程缓慢[134]。

小结

PSC 目前无有效的药物治疗。对于主要发生在肝外和（或）肝门病变的非肝硬化患者，采用肝管分叉切除术联合长期经肝穿刺支架术，可延缓疾病进展，甚至避免肝移植，手术操作并不影响将来可能行肝移植的效果，肝移植适用于严重肝内胆管狭窄或晚期肝硬化患者。

参考文献

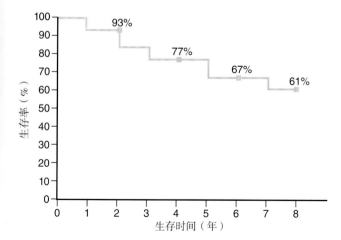

图 50-22　31 例因非肝硬化性 PSC 接受肝分叉切除和长期放置经肝穿刺支架患者的生存率（Reprinted，with permission，from Lillemoe KD，Pitt HA，Cameron JL. Primary sclerosing cholangitis. *Surg Clin North Am*. 1990；70:1397.）

1. Lipsett PA, Pitt HA, Colombani PM, et al. Choledochal cyst disease. A changing pattern of presentation. *Ann Surg*. 1994;220:644–652.
2. Locke JE, Lipsett PA. Cystic disorders of the bile ducts. In: Cameron JL, ed. *Cameron Current Surgical Therapy*. 9th ed. Philadelphia, PA: Mosby Elsevier; 2008.
3. Alonso-Lej F, Rever W, Pessagno DJ. Congenital choledochal cyst, with a report of 2, and an analysis of 94 cases. *Int Abstr Surg*. 1959;108:1–30.
4. Todani T, Watanabe Y, Narusue M, et al. Congenital bile duct cysts: classification, operative procedures, and review of thirty-seven cases including cancer arising from choledochal cyst. *Am J Surg*. 1977;134:263–269.
5. Savader SJ, Benenati JF, Venbrux AC, et al. Choledochal cysts: classification and cholangiographic appearance. *Am J Roentgenol*. 1991;156:327–331.
6. Todani T, Watanabe Y, Toki A, et al. Classification of congenital biliary cystic disease: special reference to type Ic and IVA cysts with primary ductal stricture. *J Hepatobiliary Pancreat Surg*. 2003;10:340–344.
7. Manning PB, Polley TZ, Oldham KT. Choledochocele: an unusual form of choledochal cyst. *Pediatr Surg Int*. 1990;5:22.
8. Visser BC, Suh I, Way LW, et al. Congenital choledochal cysts in adults. *Arch Surg*. 2004;139:855–860.
9. Ziegler KM, Pitt HA, Zyromski NJ, et al. Choledochocele: are they choledochal cysts? *Ann Surg*. 2010;252(4):683–690.
10. Millwala F, Segev Dl, Thuluvath PJ. Caroli's disease and outcomes after liver transplantation. *Liver Transpl*. 2008;14:11–17.
11. Ponce J, Garrigues V, Sala T, et al. Endoscopic biliary manometry in patients with suspected sphincter of Oddi dysfunction and in patients with cystic dilatation of the bile ducts. *Dig Dis Sci*. 1989;34(3):367–371.
12. Spitz L. Experimental production of cystic dilatation of the common bile duct in neonatal lambs. *J Pediatr Surg*. 1977;12:39–42
13. De Vries JS, De Vries S, Aronson DC, et al. Choledochal cysts: age of presentation, symptoms, and late complications related to Todani's classification. *J Pediatr Surg*. 2002;37:1568–1573.
14. Babbitt DP, Starshak RJ, Clemett AR. Choledochal cyst: a concept of etiology. *Am J Roentgenol Radium Ther Nucl Med*. 1973;119:57–62.
15. Dowdy GS, Jr, Brown WG. Surgical anatomy of the pancreatobiliary ductal system: observations. *Arch Surg*. 1962;84:229–246.
16. Metcalfe MS, Wesmyss-Holden SA, Maddern GJ. Management dilemmas with choledochal cysts. *Arch Surg*. 2003;138:333–339.
17. Song HK, Kim MH, Myung SJ, et al. Choledochal cyst associated with the anomalous union of pancreaticobiliary duct (AUPBD) has a more grave clinical course than choledochal cyst alone. *Korean J Intern Med*. 1999;14:1–8.
18. Ando H, Kaneko K, Ito F, et al. Embryogenesis of pancreaticobiliary

maljunction inferred from development of duodenal atresia. *J Hepatobiliary Pancreat Surg*. 1999;6: 50–54.

19. Kato T, Hebiguchi T, Matsuda K, et al. Action of pancreatic juice on the bile duct: pathogenesis of congenital choledochal cyst. *J Pediatr Surg*. 1981;16:146–151.

20. Iwai N, Tokiwa K, Tsuto T, Yanagihara J, Takahashi T. Biliary manometry in choledochal cyst with abnormal choledochopancreatico ductal junction. *J Pediatr Surg*. 1986;21:873–876.

21. Craig AG, Chen LD, Saccone GT, et al. Sphincter of Oddi dysfunction associated with choledochal cyst. *J Gastroenterol Hepatol*. 2001;16:230–234.

22. Nicholl M, Pitt HA, Wolfe P, et al. Choledochal cysts in western adults: complexities compared to children. *J Gastroint Surg*. 2004; 8:245–252.

23. Weyant MJ, Maluccio MA, Bertagnolli MM, et al. Choledochal cysts in adults: a report of two cases and review of the literature. *Am J Gastroenterol* 1998;93:2580–2583

24. Jesudason SR, Jesudason MR, Mukha RP, et al. Management of adult choledochal cysts—a 15-year experience. *HPB (Oxford)*. 2006;8:299–305.

25. Edil BH, Cameron JL, Reddy S, et al. choledochal cyst disease in children and adults: a 30-year single-institution experience. *J Am Coll Surg*. 2008;206:1000–1005.

26. Swisher SG, Cates JA, Hunt KK, et al. Pancreatitis associated with adult choledochal cysts. *Pancreas*. 1994;9:633–637.

27. Park DH, Kim MH, Lee SK, et al. Can MRCP replace the diagnostic role of ERCP for patients with choledochal cyst? *Gastrointest Endosc*. 2005; 62: 360–366.

28. Edil BH, Olino K, Cameron JL. The current management of choledochal cysts. *Adv Surg*. 2009;43:221–232.

29. Todani T, Watanabe Y, Toki A, et al. Carcinoma related to choledochal cysts with internal drainage operations. *Surg Gynecol Obstet*. 1987;164:61–64.

30. Funabiki T, Sugiue K, Matsubara T, et al. Bile acids and biliary carcinoma in pancreaticobiliary maljunction. *Keio J Med*. 1991;40:118–122.

31. Tsuchida A, Nagakawa Y, Kasuya K, et al. Immunohistochemical analysis of cyclooxygenase-2 and vascular endothelial growth factor in pancreaticobiliary maljunction. *Oncol Rep*. 2003;10:339–343.

32. Iwase T, Nakazawa S, Yamao K, et al. Ras gene point mutations in gallbladder lesions associated with anomalous connection of pancreatobiliary ducts. *Hepatogastroenterology*. 1997;44:1457–1462.

33. Tanno S, Obara T, Fujii T, et al. Proliferative potential and K-ras mutation in epithelial hyperplasia of the gall-bladder in patients with anomalous pancreaticobiliary ductal union. *Cancer*. 1998;83:267–275.

34. Nagai M, Kawarada Y, Watanabe M, et al. Analysis of microsatellite instability, TGF-beta type II receptor gene mutations and hMSH2 and hMLH1 allele losses in pancreaticobiliary maljunction-associated biliary tract tumors. *Anticancer Res*. 1999;19:1765–1768.

35. Itoi T, Shinohara Y, Takeda K, et al. Nuclear cyclin D1 overexpression is a critical event associated with cell proliferation and invasive growth in gallbladder carcinogenesis. *J Gastroenterol*. 2000;35:142–149.

36. Matsubara T, Sakurai Y, Zhi LZ, et al. K-ras and p53 gene mutations in noncancerous biliary lesions of patients with pancreaticobiliary maljunction. *J Hepatobiliary Pancreat Surg*. 2002;9:312–321.

37. Rothlin MA, Lopfe M, Schlumpf R, et al. Long-term results of hepaticojejunostomy for benign lesions of the bile ducts. *Am J Surg*. 1998;175:22–26.

38. Delarue A, Chappuis JP, Esposito C, et al. Is the appendix graft suitable for routine biliary surgery in children? *J Pediatr Surg*. 2000;35:1312–1316.

39. Thanh LN, Hien PD, Dung LA, et al. Laparoscopic repair for choledochal cyst: lessons learned from 190 cases. *J Pedia Surg*. 2010; 45: 540–544.

40. Palanivelu C, Rangarajan M, Parthasaranthi R, et al. Laparoscopic management of choledochal cysts: technique and outcomes—a retrospective study of 35 patients from a tertiary center. *J Am Coll Surg*. 2008;207:839–846.

41. Martin RF, Biber BP, Bosco JJ, et al. Symptomatic choledochoceles in adults endoscopic retrograde cholangiopancreatography recognition and management. *Arch Surg*. 1992;127:536–539.

42. Tsuchida Y, Takahashi A, Suzuki N, et al. Development of intrahepatic biliary stones after excision of choledochal cysts. *J Pediatr Surg*. 2002; 37:165–167.

43. Pitt HA, Venbrux AC, Coleman J, et al. Intrahepatic stones. The transhepatic team approach. *Ann Surg* 1994;219:527–535.

44. Roslyn JJ, Binns GS, Hughes EF, et al. Open cholecystectomy. A contemporary analysis of 42,474 patients. *Ann Surg*. 1993;218:129–137.

45. Strasberg SM, Hertl M, Soper NJ. An analysis of the problem of biliary injury during laparoscopic cholecystectomy. *J Am Coll Surg*. 1995;

180:101–125.

46. Wherry DC, Marohn MR, Malanoski MP, et al. An external audit of laparoscopic cholecystectomy in the steady state performed in medical treatment facilities of the Department of Defense. *Ann Surg*. 1996;224:145–154.

47. Fletcher DR, Hobbs MS, Tan P, et al. Complications of cholecystectomy: risks of the laparoscopic approach and protective effects of operative cholangiography: a population-based study. *Ann Surg*. 1999;229:449–457.

48. Nuzzo G, Giuliante F, Giovanni I, et al. Bile duct Injury during laparoscopic cholecystectomy. Results of an Italian national survey on 56591 cholecystectomies. *Arch Surg*. 2005;140:986–992.

49. Hall JG, Pappas TN. Current management of biliary strictures. *J Gastrointest Surg*. 2004;8:1098.

50. Windsor JA, Pong J. Laparoscopic biliary injury: more than a learning curve problem. *Aust N Z J Surg*. 1998;68:186–189.

51. Way LW, Stewart L, Gantert W, et al. Causes and prevention of laparoscopic bile duct injuries: analysis of 252 cases from a human factors and cognitive psychology perspective. *Ann Surg*. 2003;237:460–469.

52. Stewart L, Way LW. Cues associated with laparoscopic cholecystectomy bile duct injuries: confirmation bias may inhibit early diagnosis. *J Gastrointest Surg*. (In press)

53. Lillemoe KD. To err is human, but should we expect more from a surgeon? *Ann Surg* 2003;237:470–471.

54. Flum DR, Dellinger EP, Cheadle A, et al. Intraoperative cholangiography and risk of common bile duct injury during cholecystectomy. *JAMA*. 2003;289:1639–1644.

55. Strasberg SM, Hertl M, Soper NJ. An analysis of the problem of biliary injury during laparoscopic cholecystectomy. *J Am Coll Surg*. 1995;180:101.

56. Carlson E, Zukoski CF, Campbell J, et al. Morphologic, biophysical, and biochemical consequences of ligation of the common biliary duct in the dog. *Am J Pathol*. 1997;86:301–320.

57. Xu J, Geng ZM, Ma QY. Microstructural and ultrastructural changes in the healing process of bile duct trauma. *Hepatobiliary Pancreat Dis Int*. 2003;2:295–299.

58. Pitt HA, Miyamoto T, Parapatis SK, et al. Factors influencing outcome in patients with postoperative biliary strictures. *Am J Surg*. 1982; 144:14–21.

59. Bismuth H. Postoperative strictures of the biliary tract. In: Blumgart L, ed. *The Biliary Tract: Clinical Surgery International Series*. Edinburgh, Scotland: Churchill Livingstone; 1983:209–218.

60. Lillemoe KD, Martin SA, Cameron JL, et al. Major bile duct injuries during laparoscopic cholecystectomy: follow-up after combined surgical and radiologic management. *Ann Surg*. 1997;225:459–471.

61. Davidoff AM, Pappas TN, Murray EA, et al. Mechanisms of major bile duct injury during laparoscopic cholecystectomy. *Ann Surg*. 1992; 215:196–202.

62. Sicklick JK, Camp MS, Lillemoe KD, et al. Surgical management of bile duct injuries sustained during laparoscopic cholecystectomy: perioperative results in 200 patients. *Ann Surg*. 2005;241:786–792; discussion 793–795.

63. Stewart L, Robinson TN, Lee CM, et al. Right hepatic artery injury associated with laparoscopic bile duct injury: incidence, mechanism, and consequences. *J Gastrointest. Surg* 2004;8:523–30.

64. Wudel LJ, Wright JK, Pinson CW, et al. Bile duct injury following laparoscopic cholecystectomy: a cause for continued concern. *Am Surg*. 2001;67:557–563.

65. Alves A, Farges O, Nicolet J, et al. Incidence and consequence of an hepatic artery injury in patients with postcholecystectomy bile duct strictures. *Ann Surg*. 2003;238:93–96.

66. Stewart L, Way LW. Bile duct injuries during laparoscopic cholecystectomy. Factors that influence the results of treatment. *Arch Surg*. 1995; 130:1123–1128.

67. De Reuver PR, Busch OR, Rauws EA, Lameris JS, van Gulik TM, Gouma DJ. Long-term results of a primary end-to-end anastomosis in peroperative detected bile duct injury. *J Gastrointest Surg*. 2007;11:296–302.

68. Savader SJ, Cameron JL, Lillemoe KD, et al. The biliary manometric perfusion test and clinical trial—long-term predictive value of success after treatment of bile duct strictures: ten-year experience. *J Vasc Intervent Radiol*. 1998;9:976–985.

69. Pitt HA, Kaufman SL, Coleman J, et al. Benign postoperative biliary strictures. Operate or dilate? *Ann Surg*. 1989;210:417–425.

70. Moore AV, Jr, Illescas FF, Mills SR, et al. Percutaneous dilation of benign

biliary strictures. *Radiology*. 1987;163:625–628.

71. Mueller PR, vanSonnenberg E, Ferrucci JT, et al. Biliary stricture dilatation: multicenter review of clinical management in 73 patients. *Radiology*. 1986;160:17–22.

72. Vogel SB, Howard RJ, Caridi J, et al. Evaluation of percutaneous transhepatic balloon dilatation of benign biliary strictures in high-risk patients. *Am J Surg*. 1985;149:73–79.

73. Williams HJ Jr, Bender CE, May GR. Benign postoperative biliary strictures: dilation with fluoroscopic guidance. *Radiology*. 1987;163: 629–634.

74. Misra S, Melton GB, Geschwind JF, et al. Percutaneous management of bile duct strictures and injuries associated with laparoscopic cholecystectomy: a decade of experience. *J Am Coll Surg*. 2004;198:218–226.

75. Davids PH, Tanka AK, Rauws EA, et al. Benign biliary strictures. Surgery or endoscopy? *Ann Surg*. 1993;217:237–243.

76. Smith MT, Sherman S, Lehman GA. Endoscopic management of benign strictures of the biliary tree. *Endoscopy*. 1995;27:253–266.

77. Bergman JJ, Burgemeister L, Bruno MJ, et al. Long-term follow-up after biliary stent placement for postoperative bile duct stenosis. *Gastrointest Endosc*. 2001;54:154–161.

78. De Masi E, Fiori E, Lamazza A, et al. Endoscopy in the treatment of benign biliary strictures. *Ital J Gastroenterol Hepatol*. 1998;30:91–95.

79. Bonnel DH, Liguory CL, Lefebvre JF, et al. Placement of metallic stents for treatment of postoperative biliary strictures: long-term outcome in 25 patients. *Am J Roentgenol*. 1997;169:1517–1522.

80. Hausegger KA, Kugler C, Uggowitzer M, et al. Benign biliary obstruction: is treatment with the Wallstent advisable? *Radiology*. 1996;200:437–441.

81. Maccioni F, Rossi M, Salvatori FM, et al. Metallic stents in benign biliary strictures: three-year follow-up. *Cardiovasc Intervent Radiol*. 1992; 15:360–366.

82. Siriwardana HP, Siriwardena AK. Systematic appraisal of the role of metallic endobiliary stents in the treatment of benign bile duct strictures. *Ann Surg*. 2005; 224: 10–20.

83. Costamagna G, Pandolfi M, Mutignani M, et al. Long-term results of endoscopic management of postoperative bile duct strictures with increasing numbers of stents. *Gastrointest Endosc*. 2001;54:162–168.

84. Flum DR, Cheadle A, Prela C, et al. Bile duct injury during cholecystectomy and survival in Medicare beneficiaries. *JAMA*. 2003; 290:2168–2173.

85. Schmidt SC, Settmacher U, Langrehr JM, et al. Management and outcome of patients with combined bile duct and hepatic arterial injuries after laparoscopic cholecystectomy. *Surgery*. 2004;135:613–618.

86. Stewart L, Robinson TN, Lee CM, et al. Right hepatic artery injury associated with laparoscopic bile duct injury: incidence, mechanism, and consequences. *J Gastrointest Surg*. 2004;8:523–530.

87. Schmidt SC, Langrehr JM, Hintze RE, Neuhaus P. Long-term results and risk factors influencing outcome of major bile duct injuries following cholecystectomy. *Br J Surg*. 2005;92:76–82.

88. Tocchi A, Costa G, Lepre L, et al. The long-term outcome of hepaticojejunostomy in the treatment of benign bile duct strictures. *Ann Surg*. 1996;224:162–167.

89. McDonald ML, Farnell MB, Nagorney DM, et al. Benign biliary strictures: repair and outcome with a contemporary approach. *Surgery*. 1995;118:582–590.

90. Chapman WC, Halevy A, Blumgart LH, et al. Postcholecystectomy bile duct strictures. Management and outcome in 130 patients. *Arch Surg*. 1995;130:597–602.

91. Innes JT, Ferrara JJ, Carey LC. Biliary reconstruction without transanastomotic stent. *Am Surg*. 1988;54:27–30.

92. Genest JF, Nanos E, Grundfest-Broniatowski S, et al. Benign biliary strictures: an analytic review (1970 to 1984). *Surgery*. 1986;99:409–413.

93. Pellegrini CA, Thomas MJ, Way LW. Recurrent biliary stricture. Patterns of recurrence and outcome of surgical therapy. *Am J Surg*. 1984;147:175–180.

94. Lillemoe KD, Melton GB, Cameron JL, et al. Postoperative bile duct strictures: management and outcome in the 1990s. *Ann Surg*. 2000;232: 430–441.

95. Walsh RM, Henderson JM, Voglt DP, et al. Long-term outcome of biliary reconstruction for bile duct injuries from laparoscopic cholecystectomies. *Surgery*. 2007;142:450.

96. Murr MM, Gigot JI, Nagorney DM, et al. Long-term results for biliary reconstruction after laparoscopic bile duct injuries. *Arch Surg*. 1999;134:604.

97. Walsh RM, Henderson JM, Vogt DP, et al. Trends in bile duct injuries from laparoscopic cholecystectomy. *J Gastrointest Surg*. 1998;2:458–462.

98. Bauer TW, Morris JB, Lowenstein A, et al. The consequences of a major bile duct injury during laparoscopic cholecystectomy. *J Gastrointest Surg*. 1998;2:61–66.

99. Mirza DF, Narsimhan KL, Ferraz Neto BH, et al. Bile duct injury following laparoscopic cholecystectomy: referral pattern and management. *Br J Surg*. 1997;84:786–790.

100. Nealon WH, Urrutia F. Long-term follow-up after bilioenteric anastomosis for benign bile duct stricture. *Ann Surg*. 1996;223:639–645.

101. Boerma D, Rauws EA, Keulemans YC, et al. Impaired quality of life 5 years after bile duct injury during laparoscopic cholecystectomy: a prospective analysis. *Ann Surg*. 2001;234:750–757.

102. Melton GB, Lillemoe KD, Cameron JL, et al. Major bile duct injuries associated with laparoscopic cholecystectomy: effect of surgical repair on quality of life. *Ann Surg*. 2002;235:888–895.

103. Sarmiento JM, Farnell MB, Nagorney DM, et al. Quality-of-life assessment of surgical reconstruction after laparoscopic cholecystectomy-induced bile duct injuries: what happens at 5 years and beyond? *Arch Surg*. 2004;139:483–488.

104. Moore DE, Feurer ID, Holzman MD, et al. Long-term detrimental effect of bile duct injury on health-related quality of life. *Arch Surg*. 2004;139:476–481.

105. Stahl TJ, Allen MO, Ansel HJ, et al. Partial biliary obstruction caused by chronic pancreatitis. An appraisal of indications for surgical biliary drainage. *Ann Surg*. 1988;207:26–32.

106. Vijungco JD, Prinz RA. Management of biliary and duodenal complications of chronic pancreatitis. *World J Surg*. 2003;27:1258–1270.

107. Nealon WH, Matin S. Analysis of surgical success in preventing recurrent acute exacerbations in chronic pancreatitis. *Ann Surg* 2001;233:793–800.

108. Warshaw AL, Schapiro RH, Ferrucci JT, Jr, et al. Persistent obstructive jaundice, cholangitis, and biliary cirrhosis due to common bile duct stenosis in chronic pancreatitis. *Gastroenterology*. 1976;70:562–566.

109. Afroudakis A, Kaplowitz N. Liver histopathology in chronic common bile duct stenosis due to chronic alcoholic pancreatitis. *Hepatology*. 1981; 1:65–72.

110. Escudero-Fabre A, Escallon A, Jr, Sack J, et al. Choledochoduodenostomy. Analysis of 71 cases followed for 5 to 15 years. *Ann Surg*. 1991;213: 635–642.

111. Vitale GC, Reed DN, Jr, Nguyen CT, et al. Endoscopic treatment of distal bile duct stricture from chronic pancreatitis. *Surg Endosc*. 2000;14:227–231.

112. Pozsar J, Sahin P, Laszlo F, et al. Medium-term results of endoscopic treatment of common bile duct strictures in chronic calcifying pancreatitis with increasing numbers of stents. *J Clin Gastroenterol*. 2004;38:118–123.

113. Principe A, Ercolani G, Bassi F, et al. Diagnostic dilemmas in biliary strictures mimicking cholangiocarcinoma. *Hepatogastroenterology*. 2003;50:1246–1249.

114. Eickhoff A, Schilling D, Benz CA, et al. Endoscopic stenting for postoperative biliary strictures due to hepatic hydatid disease: effectiveness and long-term outcome. *J Clin Gastroenterol*. 2003;37:74–78.

115. Saritas U, Parlak E, Akoglu M, et al. Effectiveness of endoscopic treatment modalities in complicated hepatic hydatid disease after surgical intervention. *Endoscopy*. 2001;33:858–863.

116. Olsson R, Danielsson A, Jarnerot G, et al. Prevalence of primary sclerosing cholangitis in patients with ulcerative colitis. *Gastroenterology*. 1991;100:1319–1323.

117. Bambha K, Kim WR, Talwalkar J, et al. Incidence, clinical spectrum, and outcomes of primary sclerosing cholangitis in a United States community. *Gastroenterology*. 2003;125:1364–1369.

118. Lichtman SN, Keku J, Schwab JH, et al. Hepatic injury associated with small bowel bacterial overgrowth in rats is prevented by metronidazole and tetracycline. *Gastroenterology*. 1991;100:513–519.

119. Palmer KR, Duerden BI, Holdsworth CD. Bacteriological and endotoxin studies in cases of ulcerative colitis submitted to surgery. *Gut*. 1980;21:851–854.

120. Vinnik IE, Kern F, Jr, Struthers JE, Jr, et al. Experimental chronic portal vein bacteremia. *Proc Soc Exp Biol Med*. 1964;115:311–314.

121. Angulo P, Peter JB, Gershwin ME, et al. Serum autoantibodies in patients with primary sclerosing cholangitis. *J Hepatol*. 2000;32:182–187.

122. Lo SK, Chapman RW, Cheeseman P, et al. Antineutrophil antibody: a test for autoimmune primary sclerosing cholangitis in childhood? *Gut*. 1993;34:199–202.

123. Norris S, Kondeatis E, Collins R, et al. Mapping MHC-encoded susceptibility and resistance in primary sclerosing cholangitis: the role of MICA polymorphism. *Gastroenterology*. 2001;120:1475–1482.

124. Lindor KD. Ursodiol for primary sclerosing cholangitis. Mayo Primary

Sclerosing Cholangitis-Ursodeoxycholic Acid Study Group. *N Engl J Med.* 1997;336:691–695.

125. Harnois DM, Angulo P, Jorgensen RA. High-dose ursodeoxycholic acid as a therapy for patients with primary sclerosing cholangitis. *Am J Gastroenterol.* 2001;96:1558–1562.

126. Mitchell SA, Bansi DS, Hunt N, et al. A preliminary trial of high-dose ursodeoxycholic acid in primary sclerosing cholangitis. *Gastroenterology.* 2001;121:900–907.

127. Baluyut AR, Sherman S, Lehman GA, et al. Impact of endoscopic therapy on the survival of patients with primary sclerosing cholangitis. *Gastrointest Endosc.* 2001;53:308–312.

128. Stiehl A, Rudolph G, Kloters-Plachky P, et al. Development of dominant bile duct stenoses in patients with primary sclerosing cholangitis treated with ursodeoxycholic acid: outcome after endoscopic treatment. *J Hepatol.* 2002;36:151–156.

129. Kaya M, Petersen BT, Angulo P, et al. Balloon dilation compared to stenting of dominant strictures in primary sclerosing cholangitis. *Am J Gastroenterol.* 2001;96:1059–1066.

130. Cameron JL, Pitt HA, Zinner MJ, et al. Resection of hepatic duct bifurcation and transhepatic stenting for sclerosing cholangitis. *Ann Surg.* 1998;207:614–622.

131. Ahrendt SA, Pitt HA, Kalloo AN, et al. Primary sclerosing cholangitis: resect, dilate, or transplant? *Ann Surg.* 1998;227:412–423.

132. Farrant JM, Hayllar KM, Wilkinson ML, et al. Natural history and prognostic variables in primary sclerosing cholangitis. *Gastroenterology.* 1991;100:1710–1717.

133. Broome U, Olsson R, Loof L, et al. Natural history and prognostic factors in 305 Swedish patients with primary sclerosing cholangitis. *Gut.* 1996;38:610–615.

134. Goss JA, Shackleton CR, Farmer DG, et al. Orthotopic liver transplantation for primary sclerosing cholangitis. A 12-year single center experience. *Ann Surg.* 1997;225:472–481.

51

胆囊和胆管癌

Edward E. Whang • Mark Duxbury • Flavio G. Rocha • Michael J. Zinner

（张大鹏 译）

概述

　　本章着重阐述胆道肿瘤，包括胆囊癌和肝内、外胆管癌。鉴于胆囊癌与胆管癌从流行病学、临床表现和外科治疗手段均不同，因此两种肿瘤分别叙述。

胆囊癌

流行病学

　　在美国，胆囊癌年发病 6 500 例，在消化道系统的恶性肿瘤中排在第 5 位 [1]。发病率随年龄增加，女性是男性的 2 ～ 6 倍。在世界范围内，南美洲的西部（例如，智利和秘鲁）、北美印第安人、墨西哥美国人和印度北部发病率最高（男性 7.5/1 000 000，女性 23/1 000 000）[2]。最明显的胆囊癌发生的高危因素是与胆结石相关的慢性炎症（表 51-1）。虽然仅 0.5% ～ 3% 的胆石症患者将发生胆囊癌，但 70% ～ 90% 确诊为胆囊癌的患者有胆结石 [2-4]；此外，伴随着胆囊炎的胆囊癌发病率还具有地域性分布的特点。其他增加胆囊癌发生的因素，包括瓷胆囊（据报告，伴有瓷胆囊的患者 12.5% ～ 60% 发生胆囊癌）[2-4]、胆囊腺瘤性息肉（相反，胆固醇性、炎性息肉与腺肌瘤不认为是风险因素）、慢性伤寒杆菌感染、接触致癌物质（例如，风险的增加已被报道见于暴露于镭射线的矿工）和胰胆管合流异常（APBDJ）。在胆胰管合流异常情况下，胆总管（CBDs）和胰管在异常的近端点汇合，形成一个长的共同管道，造成 Oddi 括约肌压力增高，胰腺的外分泌液反流至胆道。在亚洲国家中，APBDJ 是最常见的增加胆道癌发生的因素，尤其是胆囊癌 [5]。与不伴有 APBDJ 的胆囊癌患者相比，伴有 APBDJ 的患者出现的胆囊癌趋于年轻化，女性患者占多数的程度较轻，并且与胆囊炎相关性较低。

发病机制和病理

　　胆结石相关的胆囊黏膜的慢性炎症被假设是大多数胆囊癌病例中，导致的胆囊恶变的主要因素；胆囊癌从不典型增生、原位癌（CIS）、然后向浸润性癌发展过程已被描述，与这种进展相关的分子变化亦在研究中：K-ras 突变似乎比较少见，而 $p53$ 基因突变普遍存在而通常增高的表达于进展早期出现 [2]。患者 APBDJ 引起胆囊癌具有不同的发病机制有关。这些癌症普遍存在 K-ras 基因突变，并且后期出现 $p53$ 基因突变 [2]。此外，APBDJ 患者癌前病变性上皮增生的发生率较高，胆囊黏膜呈现乳头状或绒毛状组织学变化。

　　80% 的原发性胆囊癌为腺癌；其他组织学类型包括小细胞癌、鳞状细胞癌、淋巴瘤和肉瘤，胆囊癌根据形态学分类为浸润型、结节型、乳头状或混合型。乳头状癌通常向囊腔内生长，较少侵入肝或转移至淋巴结，预后较好。浸润型或结节型肿瘤更多呈弥漫性生长，较难从影像学上辨识的，肿瘤通常诊断时可能已侵入肝或有淋巴结转移。

　　现在有数种胆囊癌的分期。1976 年提出的 Nevin 分期具有历史意义；当今主要应用肿瘤、淋巴结和转

⬤ 表 51-1　胆囊癌发生的危险因素
胆石病
瓷胆囊
胆囊腺瘤性息肉
慢性伤寒沙门菌感染
致癌物质（如放射线）
胆胰管合流异常（APBDJ）

移的（TNM）分期系统（表 51-2）。2010 年出版了美国癌症联合委员会（AJCC）第 7 版分期系统，包含对胆囊癌的第 6 版分期的重要修改[6]。N 分期现在包括 N1[转移至胆囊管、CBD、肝动脉、和（或）门静脉淋巴结] 和 N2[转移至主动脉周围、腔静脉周围、肠系膜上动脉、和（或）腹腔动脉旁淋巴结]。分期修订更好地反映患者的预后，如不能切除局部肿瘤 T4 现在分类为 IV 期，而 T4N0 期第 6 版列为 III 期。M0 肿瘤合并淋巴结转移列为 III B 期（N1 淋巴结转移）或 IV B 期（N2 淋巴结转移），而此期肿瘤在第 6 版被定为 II B 期或 III 期。

临床表现及诊断

疾病未达进展期，患者可无症状或有不典型症状，如腹痛、食欲缺乏、恶心、呕吐，这些症状可能不能与胆囊炎和胆石症症状进行区分。进展期疾病的患者可出现体重减轻，梗阻性黄疸（由于肿瘤浸润到胆管或肝转移），和十二指肠梗阻。进展期疾病的体征包括腹部可扪及肿块、肝大、腹水。

如有梗阻性黄疸，实验室检查可提示证据；否则，实验室检查对诊断胆囊癌没有帮助。肿瘤标志物癌胚抗原（CEA）或 CA19-9 可升高；然而，它们在对个体患者的临床决策中缺乏足够的敏感性或特异性。

患者被怀疑胆石或胆囊相关性问题时通常采用腹部超声检查（US）。超声下提示胆囊癌的指标包括胆囊壁增厚或者钙化，胆囊肿物直径大于 1 cm，失去正常的胆囊床与肝的界面（图 51-1）。相对于经腹超声检查，内镜超声检查（EUS）对肿物侵犯胆囊壁深度和区域性淋巴结肿大能够更准确地评价。对患者选择性应用 EUS 有助于鉴别非肿瘤性胆囊肿块（例如，胆固醇假性息肉）或肿瘤。此外，在需要组织学诊断的患者当中，EUS 导向下穿刺活检是一种有效的技术手段。

疑似胆囊癌的患者应进行计算机断层扫描（CT）检查。胆囊癌的影像包括一个突出的肿物进入胆囊腔内，或完全占据胆囊腔，和胆囊壁局灶性或弥漫性增厚（图 51-2）。CT 扫描还提供关于远处转移是否存

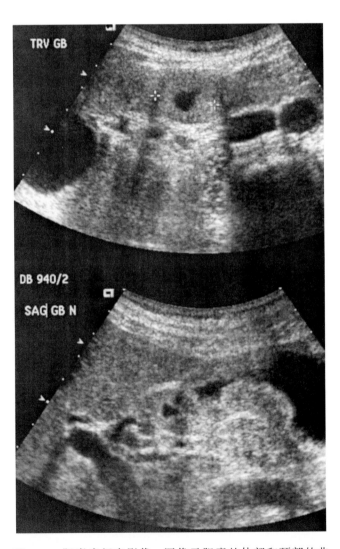

图 51-1　胆囊癌超声影像。图像示胆囊的体部和颈部的非对称壁增厚（Used with permission from Dr. Steven E. Seltzer, Department of Radiology, Brigham & Women's Hospital；www.brighamrad.harvard.edu）

表 51-2　胆囊癌 TNM 分期：美国癌症联合委员会，第 7 版			
0 期	Tis	N0	M0
I 期	T1	N0	M0
II 期	T2	N0	M0
III A 期	T3	N0	M0
III B 期	T1 ～ 3	N1	M0
IV A 期	T4	N0 ～ 1	M0
IV B 期	Any T	N2	M0
	Any T	Any N	M1

Tis，原位癌；T1，癌症侵入固有层和（或）肌层；T1a 期，肿瘤侵及黏膜固有层；T1B，肿瘤侵及肌层；T2，肿瘤侵及肌层周围结缔组织，但未超过浆膜层或进入肝；T3，癌症穿透浆膜和（或）直接侵入肝和（或）其他一个相邻器官或结构；T4，癌症侵及门静脉或肝动脉或侵入 2 个以上肝外器官或结构；N0，无区域淋巴结转移；N1，转移到沿胆囊管、CBD、肝动脉和（或）门静脉淋巴结；N2，转移至主动脉周围、腔静脉周围、肠系膜上动脉和（或）腹腔动脉旁淋巴结；M0，无远处转移；M1，远处转移

在，区域淋巴结是否受累，以及肝和肝门局部浸润的情况。

MRI 与 MRCP 可提供更多对局部浸润的信息，尤其是对肝门的浸润。如 CT 检查结果不能明确诊断，可选择此项检查；同样，内镜下或经皮胆道造影并非常规检查，主要用于梗阻性黄疸姑息性治疗或术前管理。

手术治疗

手术切除是胆囊癌肯定、唯一有效的治疗方法。对于有并发症不能耐受手术或影像学证明有不可切除病变（如有转移性病灶）时，经皮或内镜活检可得到进一步诊断；而对于拟行手术患者，禁忌术前活检，原因是胆囊癌有针道转移的潜能。

以下面根据疾病分期的手术切除的建议范围议。具体技术问题随后讨论。

0 和 I 期

对于原位癌（Tis）和 T1a 期（肿瘤侵犯固有层，但未侵犯肌层）病变，一些回顾性研究提示大多数病例仅行胆囊切除已足够，此期病例大多是良性疾病切除胆囊，而术后病理诊断为恶性。患者如术前怀疑为此期胆囊癌，应行影像学分期，切除的胆囊标本应仔细检查，以确保切缘阴性。如患者影像学检查未发现胆囊癌的残留或转移，并且术后病理发现胆囊管切缘阳性，则应行再次手术，切除胆管、淋巴结清扫及胆

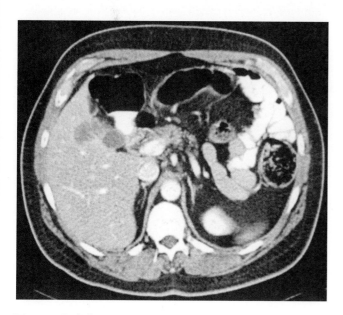

图 51-2　胆囊癌的 CT 影像。图像显示一个 3.5 cm×4 cm 病变起自胆囊底部，侵入肝第 5 段

管空肠吻合。如术后影像学检查阴性和病理检查切缘阴性，不需针对胆囊癌进行附加治疗，亦可获得较好预后，并且再行扩大切除并无改善。

对 T1b 期（肿瘤侵及肌层，但未侵犯肌层周围相邻组织）治疗存在争议。先前文献显示，该期胆囊癌行根治性切除 5 年生存率 87.5%、仅行胆囊切除五年生存率为 61.3%[8]，因此，近期文献明确建议对于 T1b 期胆囊癌行根治性手术（见 II 期根治性手术）与单纯胆囊切除相比，将改善患者预后[8]。因此，治疗 T1b 期胆囊癌与 T2 期的策略相同。

II 期

如患者因良性疾病行胆囊切除，术后病理诊断为 T2 期（肿瘤侵犯到胆囊肌层周围组织）胆囊癌，则应重新分期（如前述），如无手术禁忌证，则应行根治性手术。单纯胆囊切除常常从黏膜下层切离，因此，可能于胆囊窝留下阳性切缘。的确，这类患者再次手术时，发现肿瘤残留为 40% ～ 76%[9-12]。并且，此期患者再次手术发现淋巴结转移为 28% ～ 63%[9-12]。上述发现为行肝切除与淋巴结清扫提供合理性。尽管是回顾性研究但亦为 T2 患者行根治性切除改善预后提供可信证据[9-12]。鉴于胆囊癌有切口种植倾向，再次手术时应切除切口部位，包括腹腔镜打孔部位；然而，切除腹腔镜打孔部位较困难（第一次手术时打孔轨迹难于根治性手术时确认），且此操作的价值亦未被证实。

如患者术前怀疑 T2 期胆囊癌（胆囊切除手术前），应进行分期，如无禁忌证，行根治性切除时需要切除胆囊及胆囊床至少 2 cm 肝组织，还需行肝十二指肠韧带淋巴结清扫。虽然再次手术时采用胆囊床周围肝组织非解剖性切除或第一次手术时连同胆囊的整块切除，但解剖性切除肝 4b 段加 5 段术中出血可能更少。

III 期

对部分 III 期胆囊癌患者施行扩大切除手术逐渐得到认可。此期包括 T3[胆囊癌侵及胆囊浆膜或直接侵犯肝和（或）一个相邻器官] 和 T1 ～ 3 病变合并淋巴结转移。

T3 期病变患者需仔细制订个体化治疗方案。一些患者有肝侵犯，切除 4a 段、5 段肝即可；然而，胆囊床位于左右肝交界处通常需要三肝切除，相邻的器官如结肠肝区通常亦需一并切除。一些对 T3 期患

者施行扩大根治手术的中心所获得的长期生存率为15% ~ 63%[9-12]。

Ⅳ期

Ⅳa期（侵犯门静脉主干、侵犯肝总动脉、多个肝外器官受累）和Ⅳb期[N2和（或）远处转移]是不可切除肿瘤。有报道称施行超根治手术，合并门静脉主干和（或）肝总动脉切除，但手术有较高的死亡率与并发症发生率，同时似未能改善预后。

无证据支持胆囊切除减瘤术预防随后的胆囊炎发作；我们亦不推荐。

手术技巧

患者疑似可切除性胆囊癌，作者先行腹腔镜探查。如肿瘤未扩散，中转开腹手术；由于有胆囊穿孔与肿瘤破溃的风险，反对疑似胆囊癌患者行腹腔镜胆囊切除术。作者亦推荐，对良性病施行胆囊切除时，术中疑似胆囊癌，应尽早中转开腹。

采用肋缘下斜切口，可较容易地于需要时延伸至双侧肋缘下切口。彻底探查确定有无腹腔转移，尤其是肝与腹膜；如未发现转移，单纯胆囊切除并行术中冰冻病理检查，如确定为T1b、T2或T3期病变，需行下述的根治性手术。

如冰冻切片检查，诊断不明确（即胆囊癌的存在不能被确认）、根治性手术应推迟。对因胆囊实性肿块而疑似胆囊癌患者获得病变的活检组织，如冰冻切片检查证实为胆囊癌，将进行同时切除相邻肝的整块切除术；鉴于冰冻切片检查难以确定肿瘤的侵犯深度，作者认为病变至少为T2期或者更晚。

进行根治性手术前，需行Kocher切口游离十二指肠与胰头，对胰头后、腹腔干、肠系膜上和主动脉旁淋巴结进行冰冻活检，如淋巴结阳性，认为是N2期病变，放弃根治性手术。

如无N2淋巴结转移，即可施行根治性手术，从十二指肠上缘到肝门部，骨骼化CBD与肝总管、肝动脉和门静脉；在切除过程中，淋巴结连同周围纤维脂肪组织向胆囊方向清扫，作为标本一并切除。在清扫过程中，评价门脉系统受累情况。对进展期肿瘤，作者不行血管切除。

相反，如肿瘤侵犯胆道可一并切除胆管。胆总管切除使肝十二指肠淋巴结清扫更加方便。胆总管于十二指肠上缘钳夹切断，远端用不可吸收线间断缝合关闭；同时，肝总管于左右分叉处切断。胆汁中含有

肿瘤细胞，术中应尽量减少胆汁外漏。

连同胆囊及其相邻肝组织一并切除（已切除胆囊病例仅单纯切除肝组织）。如CBD未切断，于胆囊管汇入胆总管处切断；同时，胆囊动脉于其起始部切断。对于T2期胆囊癌，无论是非解剖性楔形切除胆囊床临近约2 cm的肝组织，或解剖性切除4a段和5段肝均是可行的（图51-3）。肝被膜用电凝标记切除平面，肝切除平面周围重叠缝合以止血及牵拉。采用标准方法切割肝实质（通常用电凝和氩气凝固相混合），到达肝切缘基底部需格外小心、避免损伤肝右动脉，其通常横出于胆囊窝下方。

如合并切除胆总管，用60 cm小肠祥行肝胆管空肠Roux-y吻合；吻合采用单层5-0可吸收缝线。

辅助治疗

胆囊癌术后常用放化疗。外照射或术中单独放疗或结合5-氟尿嘧啶（5-Fu）治疗均减少局部复发率，但对长期生存的作用仍不确定，缺乏评估这些方法的前瞻性随机研究。

姑息治疗

姑息治疗的目的是缓解疼痛、治疗胆道梗阻（如皮肤瘙痒、胆管炎）与肠梗阻，如诊断为不可切除的胆囊癌、预期的生存时间有限（数周至数月），建议行内镜下或经皮胆道支架而非外科搭桥手术缓解胆道梗阻的症状（图51-4、图52-5）。胆道支架将于胆管癌的姑息治疗章节详述。

姑息性放疗、区域动脉灌注化疗、全身化疗与放化疗均于晚期胆囊癌中得到应用。ABC-02研究结果近期发布[13]，在这个多中心Ⅲ期临床试验数据中，患者为局部进展期或转移性胆道癌（其中~ 36%为胆囊癌），研究表明吉西他滨联合顺铂的化疗较吉西他滨单独化疗提高总体与无进展生存期。因此，吉西他滨和顺铂组合化疗代表当前进展期胆道癌，包括胆囊癌的标准治疗方案[14]。

预后

国家癌症数据库的数据支持传统虚无主义的观点与胆囊癌有关[15]。在这些以人口为基础的数据中，T1N0、T2N0、T3N0（或淋巴结阳性）的病例中，5年生存率分别为39%、15%、5%。

然而，当代外科领域认为，采用外科手术治疗胆囊癌可大幅度提高治疗结果[16]。在这些报道

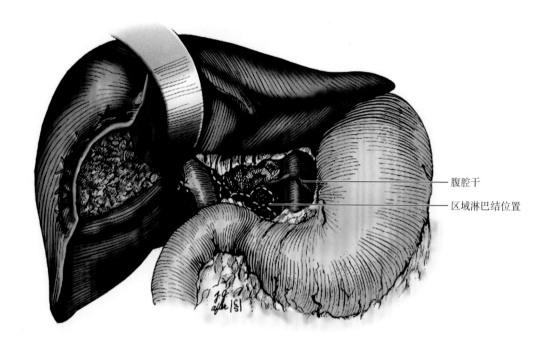

图 51-3　胆囊癌根治性切除。此图描述根治性胆囊切除后的手术区域。阴影线表示淋巴结清扫区域

中，T1 期胆囊癌可获得 85% ~ 100% 的 5 年生存率；根治性切除 T2、T3、T4 期病变，亦可分别获得 80% ~ 90%、15% ~ 63%、2% ~ 25% 的 5 年生存率。根治性切除淋巴结阳性的病变，5 年生存率可达 60%，虽然亦有报道，但淋巴结阳性患者的生存时间均未超过 2 年 [9-12]。

报道的胆囊癌根治手术并发症发生率与死亡率分别为 5% ~ 54% 与 0 ~ 21%；总体上，高并发症发生率和死亡率发生在扩大切除病例。

对不可切除胆道癌的最好结果是 ABC-02 试验报道的 [13]。吉西他滨 + 顺铂组合的中位生存时间为 11.7 个月，而单独吉西他滨组的中位生存时间为 8.1 个月 [13]。

胆管癌

流行病学

在本章讨论中，胆管细胞癌（cholangiocarcinoma）与胆管癌（bile duct cancer）互换使用，即指起源于肝内和肝外胆管的肿瘤，不包括 Vater 壶腹与胆囊。

美国每年大约有 6 000 例新发胆管癌患者 [1]。大多数患者诊断时年龄在 50 ~ 70 岁之间。不同于女性发病为主的胆囊癌，胆管癌男性略多于女性。

虽然大多数胆管癌患者无明确的致病因素，但有一些因素的确增加罹患胆管癌的风险（表 51-3）。西

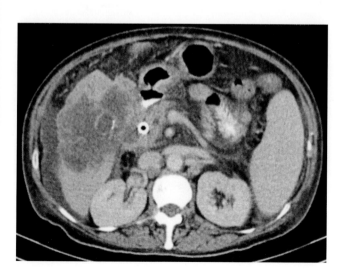

图 51-4　CT 显示进展期胆囊癌 影像显示伴有广泛肝浸润的进展期胆囊癌，放置胆道支架缓解胆道梗阻

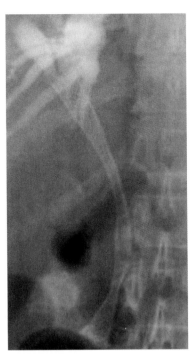

图 51-5 胆囊癌姑息治疗腹平片显示进展期胆囊癌患者放置覆膜支架姑息性治疗梗阻性黄疸

方国家，原发性硬化性胆管癌（PCS）是最重要的影响因素；的确，在西方约 30% 胆管癌患者合并硬化性胆管炎。在 PCS 患者中，生命期内约 10% ~ 15% 发生胆管癌，每年胆管癌的发病率约为 0.6% ~ 1.5%[17]；并且，与总体患者相比，PCS 患者发生胆管癌年龄较轻，在 30 ~ 50 岁之间。

在亚洲，麝猫后睾吸虫与华支睾吸虫的肝吸虫感染以及胆管结石是胆管癌最重要的影响因素，其他的影响因素包括胆管囊肿、Caroli 病和放射造影剂胶质二氧化钍的暴露等。已报道称，在汽车、橡胶、化学、木材精加工产业的工人与丙型肝炎病毒感染患者中，胆管癌发病率增加。两种遗传性疾病（Lynch 综合征 Ⅱ 型和胆道多发性乳头状瘤病）有增加胆管癌的风险。

发病机制和病理

胆管上皮恶变过程，如同胃肠道的其他区域，被假设为出现相关联的逐步积累基因异常。胆管癌涉及的突变和异常的癌基因（例如，*K-ras*，*c-myc*，*c-neu*，*c-erbB-2* 和 *c-met*）和抑癌基因（如 *p53*）已有相关报道；这些基因异常的生物学和临床意义仍有待明确[17]。

90% 以上的胆管癌是腺癌。其他癌症类型包括鳞状细胞癌、小细胞癌和肉瘤；胆管腺癌可分为硬化

型、结节型或乳头型（类似于胆囊腺癌分类方案）。硬化性（硬癌）肿瘤，占胆管癌 80% 以上，有着严重的结缔组织增生性反应，通常是高浸润性、手术可切除率低。结节型肿瘤从外观上有环形收缩病变，手术切除率亦较低。乳头型肿瘤罕见，表现为突出于胆管腔里的膨大的肿瘤，通常在疾病早期即引起症状性梗阻性黄疸，因此较硬化型和结节型肿瘤具有更高的手术切除率。

胆管癌根据解剖学位置划分为三组：①肝内或周围型胆管癌（占 10%）；②肝门部胆管癌（占 65%）；③远端胆管癌（占 25%）。肝门部胆管和十二指肠后的远端胆管移行部位的胆管，侵及肝胆管分叉部胆管癌又称为 Klatskin 肿瘤。对肝门部胆管癌的进一步解剖学分类最初由 Bismuth 提出[18]，对手术计划非常有价值（表 51-4）。

2010 年出版的 JCC 分期系统第 7 版，包含对肝内胆管癌（表 51-5）、肝门胆管癌（表 51-6）和远端胆管癌（表 51-7）独立的分期系统[6]。AJCC 第 7 版的分期与 AJCC 第 6 版分期有显著不同，第 6 版中肝内胆管细胞癌与肝细胞癌采用相同分期，所有的肝外胆管癌采用一个分期系统。

 表 51-3 胆管癌的高危因素

原发性硬化性胆管炎
肝吸虫感染（麝猫后睾吸虫与华支睾吸虫）
先天性胆总管囊肿
Carolis 病
肝内胆管结石
化学品（例如，胶质二氧化钍和二噁英）
丙型肝炎
Lynch 综合征 Ⅱ
胆管腺瘤和胆道多发性乳头状瘤病

表 51-4 根据解剖部位的肝门部胆管癌分类

Ⅰ 型：	肿瘤位于左、右肝胆管汇合部以下肝管
Ⅱ 型：	肿瘤达到左右肝管汇合部
Ⅲ a 型 / Ⅲ b 型：	肿瘤累及肝总管，同时分别累及右肝管或左肝管
Ⅳ 型：	肿瘤是多中心的或侵及汇合部和左右双侧肝管

⬤ 表 51-5　肝内胆管癌 TNM 分期：美国癌症联合委员会，第 7 版

0 期	Tis	N0	M0
Ⅰ 期	T1	N0	M0
Ⅱ 期	T2	N0	M0
Ⅲ 期	T3	N0	M0
Ⅳ A 期	T4	N0	M0
	任何 T	N1	M0
Ⅳ B 期	任何 T	任何 N	M1

Tis，原位癌；T1，孤立性肿瘤无血管侵犯；T2a，孤立性肿瘤有血管侵犯；T2b，多发肿瘤，有或无血管侵犯；T3，肿瘤穿透脏层腹膜，或直接侵犯局部肝外结构；T4，肿瘤浸润胆管周围；N0，无区域淋巴结转移；N1，区域淋巴结转移 [右肝（5 ～ 8 段）区域淋巴结转移包括肝门、十二指肠周围、胰周淋巴结，左肝（2 ～ 4 段）区域淋巴结包括肝门及肝胃淋巴结]；转移到腹腔干和（或）腹主动脉和下腔静脉淋巴结认为是远处转移；M0，无远处转移；M1，远处转移存在

⬤ 表 51-7　远端胆管癌 TNM 分期：美国癌症联合委员会，第 7 版

0 期	Tis	N0	M0
Ⅰ A 期	T1	N0	M0
Ⅰ B 期	T2	N0	M0
Ⅱ A 期	T3	N0	M0
Ⅱ B 期	T1 ～ 3	N1	M0
Ⅲ 期	T4	任何 N	M0
Ⅳ 期	任何 T	任何 N	M1

Tis，原位癌；T1，肿瘤局限于胆管；T2，肿瘤超出胆管壁；T3，肿瘤侵及胆囊、胰腺、十二指肠、或其他相邻器官而未侵犯腹腔干或肠系膜上动脉；T4，癌症侵及腹腔干或肠系膜上动脉；N0，无区域淋巴结转移；N1，区域淋巴结淋巴结转移（区域淋巴结包括 CBD 周围、肝动脉、胰十二指肠前后部、肠系膜上静脉周围和肠系膜上动脉右侧壁）；M0，无远处转移；M1，远处转移

临床表现与诊断

肝内胆管癌表现为非特异性症状，如腹痛、厌食、体重减轻与乏力，另外的表现可能为偶然影像学检查发现肝内肿物。肝外胆管癌最常见的表现是无痛性黄疸与其他胆道梗阻表现，如灰白色大便、尿色深、瘙痒也普遍存在；腹痛、疲劳、全身乏力、体重减轻等可发生于进展期患者中。进展期胆管癌的体征有右上腹压痛、肝大、可扪及胆囊，如未曾行胆管引流，胆管炎亦较少出现。

具有相同临床表现的鉴别诊断包括原发性和转移

⬤ 表 51-6　肝门胆管癌 TNM 分期：美国癌症联合委员会，第 7 版

0 期	Tis	N0	M0
Ⅰ 期	T1	N0	M0
Ⅱ 期	T2a ～ b	N0	M0
Ⅲ A 期	T3	N0	M0
Ⅲ B 期	T1 ～ 3	N1	M0
Ⅳ A 期	T4	N0 ～ 1	M0
Ⅳ B 期	任何 T	N2	M0
	任何 T	任何 N	M1

Tis，原位癌；T1，肿瘤局限于胆管，与延伸至肌层或纤维组织；T2a，肿瘤侵出胆管壁周围的脂肪组织；T2b，肿瘤侵及邻近肝实质；T3，肿瘤侵及门静脉或肝动脉的一侧分支；T4，肿瘤侵及门静脉主干或其双侧分支或肝总动脉，或一侧胆管二级分支合并对侧门静脉或肝动脉侵犯；N0，无区域淋巴结转移；N1，区域淋巴结转移（包括沿着胆囊管、CBD、肝动脉和门静脉）；N2，转移到腹主动脉旁、腔静脉旁、肠系膜上动脉和（或）腹腔动脉旁淋巴结；M0，无远处转移；M1，远处转移

性肝胆、胰腺肿瘤，以及良性胆道狭窄如 PSC、胆总管结石、Mirizzi 综合征和术后良性狭窄等。

肝内胆管癌患者，实验室检查通常显示 ALP 增高，但胆红素水平正常。肝外胆管癌患者实验室检查结果通常是和梗阻性黄疸存在相一致。肿瘤标志物（如 CEA、CA19-9 和 CEA 与 CA19-9 组合）可用于PSC 患者监测；然而，其灵敏度与特异性较低，不适用于筛查或诊断一般人群。

经腹超声检查可显示扩张胆管树，在无结石的情况下表明可能有胆道或胰管恶性肿瘤，提示应行增强螺旋 CT 扫描。肝内胆管癌 CT 扫描结果显示肝内肿块伴或不伴周围扩张的胆管（图 51-6）。肝门部胆管癌，原发肿瘤可能于影像上看不到；以下表现提示存在肿瘤：肝内胆管（常为双侧）扩张、胆囊正常或萎缩（如近端胆管梗阻部位在胆囊管胆管汇合以上）、正常口径远端 CBD、与正常胰腺等征象。远端胆管癌影像表现包括肝内、肝外胆管和胆囊胀大，伴或不伴胰腺头部肿物。除可提供原发性病灶信息外，CT扫描还为分期和治疗计划提供有价值的必要的信息，包括是否存在局部血管侵犯、区域淋巴结肿大、远处转移与肝萎缩等。单侧胆道出现梗阻通常导致同侧肝脏萎缩而对侧肝大（萎缩肥大复合征），缺乏萎缩肥大复合征提示有肿瘤包绕血管。

对于适合手术的患者，术前评估的重要目标是确定近端与远端肿瘤范围。如 CT 扫描未能较好地描述

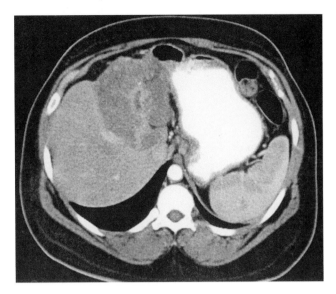

图 51-6　肝内胆管癌 CT 扫描显示肝内胆管癌主要涉及肝左叶

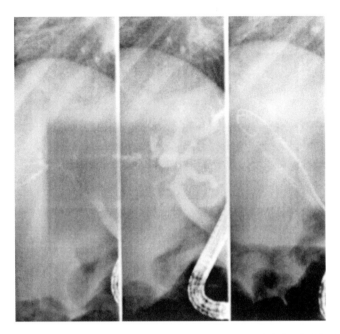

图 51-7　肝门部胆管癌的 ERCP 显示 Klastskin 肿瘤的肝总管汇合部狭窄

肿瘤（通常用于可切除的肝门周围胆管癌的情况下），附加的影像检查对外科治疗规划有帮助。在大多数中心，远端肿瘤是通过内镜下逆行胰胆管造影（ERCP，图 51-7）进行评估，而肝内与肝门部肿瘤最好应用经皮肝穿刺胆道造影（PTC）。

最近，人们越来越多地应用 MRCP 诊断胆管癌。不同于传统造影，MRCP 无创，不需造影剂注入胆道。有报道认为，应用 MRCP 诊断胆管癌，可提供相当于 CT 和传统胆道造影相叠加的信息[19]。基于这些原因，在一些中心 MRCP 已取代传统的造影进行对疑似胆管癌患者进行评估。

其他的研究尚未达成共识。应用正电子发射断层扫描（PET）评估胆管癌研究仍在进行，但尚未建立标准。如拟行手术患者，病理活检并非必需；对于不能手术的患者，需要通过内镜或经皮肝穿刺活检。

在面对 PSC 患者时将出现一个特殊挑战，20%～50% 的 PSC 患者可发生良性胆道狭窄；这种明显狭窄的胆道造影检查无法与胆管癌相鉴别。此时，行 ERCP 的细胞学刷检是常用于诊断胆管癌的方法；然而，这种方式的灵敏度（40%～80%）较低[20]。目前更为精确的诊断 PSC 患者伴胆道狭窄的胆管癌诊断方法是超声内镜细针穿刺（EUS-FNA，敏感性和特异性接近 80% 和 100%）[21]。对于以黄疸为主要表现疑似胆管癌患者、细胞学刷检结果模棱两可或阴性时，EUS-FNA 检查非常有必要。

外科治疗

如同胆囊癌一样，手术是唯一可以治愈胆管癌的治疗手段。因此，所有疑似患者均应进行手术探查，除非有手术禁忌证。禁忌证包括：①威胁手术安全的主要并发症，包括肝硬化；②转移性疾病；③侵入门静脉主干或肝动脉近端分叉部；④侵袭双侧门静脉和（或）肝动脉分支；⑤双侧肝管受累（双侧二级分支受累）；⑥单侧胆管和（或）血管受累，对侧肝叶萎缩。术前是否应用胆道支架存在争议。回顾性研究以及最近的多中心随机对照研究表明，壶腹周围癌患者术前胆道支架增加围术期并发症发生率，尤其是感染性并发症。因此，不推荐对远端胆管癌常规置入胆管支架。的确，对于因梗阻性黄疸需延迟手术（如需接受辅助治疗）的患者置入胆管支架是恰当的。然而，不适用于肝门部胆管癌患者，原因是患者术前放置胆管支架与直接手术的相关性不清楚。有学者认为，术前放置支架对术中判断肿瘤扩展的范围造成困难。根据作者经验，手术前较短时间内，经皮左和右胆管双侧放置环型导管，极大地方便肝门部胆管癌的切除。此方法稍后详述。

外科技术

肝内胆管癌的切除应用标准的肝切除技术，远端胆管癌应用胰十二指肠切除术。手术方式将于其他章节详述。以下对肝门部胆管癌手术技术进行详述。

首先应用腹腔镜对术前影像学无法发现的腹腔播散性病变进行探查。有报道称，25%～30% 行腹腔镜探查的胆管癌患者发现不可切除性疾病[23]。如腹腔镜未发现肿瘤转移，中转开腹手术，采用上腹正中切口或右侧肋缘下斜切后口（此切口可于必要时向左侧延伸），进行彻底的远处转移的探查。肿大淋巴结应予以活检并行冰冻病理检查。如 N2（腹主动脉旁、腔静脉旁、肠系膜上动脉和（或）腹腔干淋巴结，淋巴结出现转移，则是根治性手术的禁忌证。

然后，于肝方叶（4 段）基底部、胆囊窝与脐静脉裂（图 51-8）之间，通过切开肝包膜降低肝门板；此操作有利于肝门部的检查，在此位置触诊肿瘤并试图评估其近端与远端的范围。

然后，开始从周围组织中游离肝外胆道。游离胆囊，于十二指肠后环形解剖胆管，并于此处横断胆总管，远端胆管残端应用不吸收单股缝线缝合关闭。将肝外胆道从远端向近端解剖，与周围血管分离（图 51-9）。此步骤中，将胆囊、远端胆管以及术前放置的 Ring 导管（一起提拉可以方便握持）向头侧和前方提拉。胆管及周围软组织中的淋巴结从门静脉和肝

动脉周围整块切除。待完成此步，才可绝对排除肿瘤的血管浸润。

解剖分离最困难的一步通常在肝管分叉处——Klatskin 肿瘤部位。左，右肝管放置血管吊带可使解剖更为容易，同时给予必要的牵引。因为左肝管在肝（4 段）下方走行，其走行距离较右侧长，因此更容易解剖，通常在解剖右侧肝管前，先解剖左肝管，在解剖右肝管先放置血管吊带；作者发现术前放置的 Ring 导管在此步手术时非常有利于鉴别左右肝管，横断肿瘤的近端胆道完成手术切除（图 51-10）。图 51-11 所示切除 Klatskin 肿瘤后手术野，可见骨骼化肝十二指肠韧带。近端与远端胆管切缘行冰冻切片病理检查，以达到镜下阴性切缘（R0 切除）。

Klatskin 肿瘤切除后，将 60 cm 长空肠袢从结肠后提到肝门与左右胆管行空肠 Roux-en-Y 吻合。小的二级或三级胆管亦要进行重建与吻合。在吻合前，将 Ring 导管换成柔软的硅胶导管（通常为 14-18Fr）（图 51-12）。更换导管时采用如下步骤：用硅胶导管与

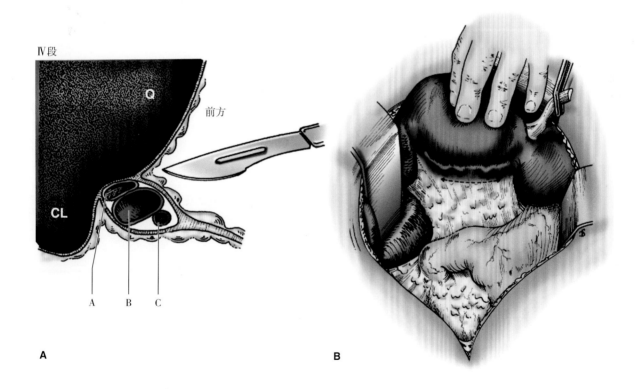

图 51-8　降低肝门板。该图示显示肝方叶（Q）和肝尾状叶（CL）与肝蒂 [描述胆管（A）、门静脉（B）和肝动脉（C）穿过肝门板区域的矢状面]，手术刀示降低肝门板前的切入

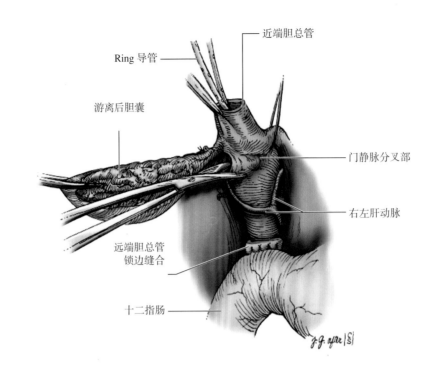

图 51-9 切除肝门部胆管癌图示肝外胆管自门静脉前方解剖，自远端胆管横断处向头侧解剖

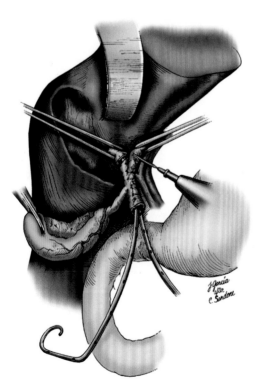

Ring 导管（Ring 导管突出于胆管切除端以外的部分）套在一起，采用十字缝合将两导管缝合在一起。Ring 导管向近侧牵拉，导管进入肝并从肝表面拔出，把硅胶管一并拉出；然后去掉 Ring 导管。如果术前未放置 Ring 导管，可采取如下方法放置硅胶导管：应用 Randall 取石钳自胆管断端伸进肝内，自肝表面穿出，

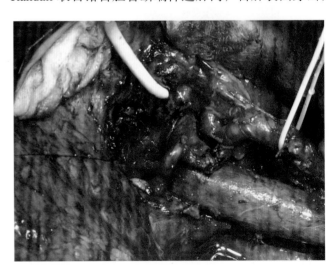

图 51-10 近端胆管横断术。图示对肝门部胆管癌左、右肝管的近端横断

图 51-11 术中照片显示 Klatskin 肿瘤切除后骨骼化的肝十二指肠韧带，肝总动脉放置血管吊带

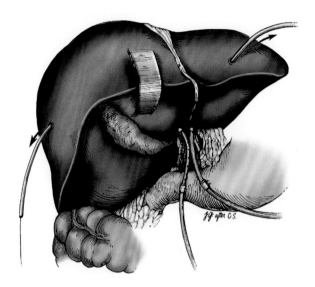

图 51-12　胆道支架的更换。完成切除后，将 Ring 导管更换为硅胶导管，文中详述

将硅胶导管与取石钳间断固定，回拉取石钳，将硅胶导管带入肝内。这种替代方法可将导管放置于左右肝胆管。

肝肠吻合采用单层 5-0 可吸收单股缝线间断缝合（图 51-13）。后壁吻合先缝合、不打结，待后壁缝合完成后一并打结。然后于 Roux 肠袢远端用电刀电灼两个孔，将硅胶导管置入空肠；然后缝合吻合口前壁，完成肝肠吻合（图 51-14）。

然后将肠袢与肝表面、结肠系膜缝合。作者于硅

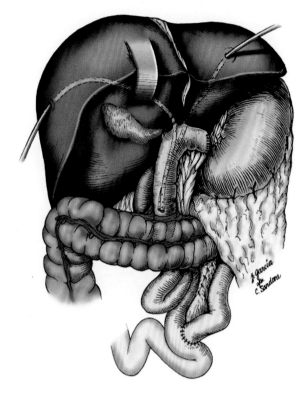

图 51-14　完成重建。此图描述完成双侧胆肠吻合后的术野

胶导管穿出肝的表面位置放置不透光钉夹，作为永久的标志物，放射影像下可看到肝表面和硅胶导管标志之间的关系。

近来越来越多的研究报道更积极的手术办法，包括在选择病例中常规采用肝切除和门静脉切除。合并肝切除可使 III 期患者更大限度地获得 R0 切除（图 51-15）。由于 Bismuth II 和 III 期患者常常侵犯尾状叶，有学者建议常规切除肝尾状叶。虽然一些中心报道采用积极的手术获得较高的 5 年生存率，但扩大手术应在围术期发病率和死亡率控制在较低的情况下才可采用；此外，一些中心报道，术前应用门静脉栓塞，诱发肝叶肥大，从而扩大的患者肝切除的极限，以减少术后肝功能不全的风险。

最后，肝移植已应用于治疗肝内胆管癌与肝门部胆管癌。然而，50% 以上患者肿瘤复发，5 年生存率仅为 22%。长期存活已有报道，患者大多为偶然发现的较小的周边型胆管癌。对于胆管癌患者，选择性、分期新辅助治疗加肝移植已经开始研究，并取得有前途的初步结果[24]。此种形式的治疗不应于研究协议范围以外采用。

辅助治疗

基于回顾性研究基础上，辅助化疗、放疗或放化

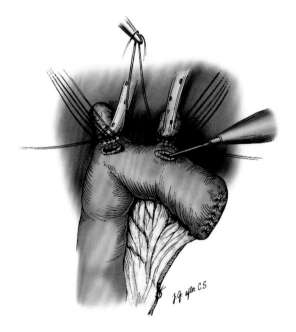

图 51-13　双侧肝肠吻合。双侧肝肠吻合的建立首先完成吻合口后壁的缝合

标本

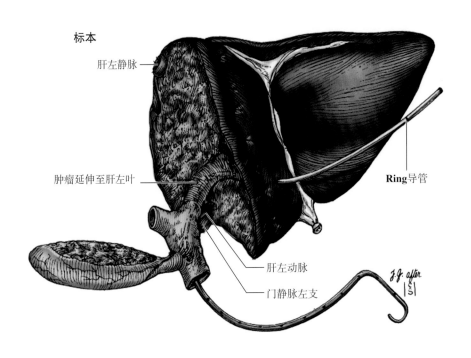

肝左静脉

肿瘤延伸至肝左叶

Ring导管

肝左动脉

门静脉左支

图 51-15　扩大肝门部胆管癌切除。此图描绘肝外胆管连同肝左叶整块切除的标本

疗被普遍采用；但是，前瞻性随机临床试验所产生的明确疗效数据仍然缺乏。类似的，新辅助治疗亦需进一步研究，虽然有传闻称进展期胆管癌患者对新辅助化疗有足够敏感性，可提高阴性切缘的切除率。

姑息治疗

　　姑息治疗的主要目的是缓解胆道梗阻症状。内镜下或经皮穿刺胆管支架较旁路手术治疗的并发症发生率更低，除非患者于探查手术中发现不可切除病变，或非手术支架不能完成的情况下。内镜下胆管支架均应用于胆道远端梗阻，胆道近端梗阻内镜下治疗困难，通常需要经皮穿刺引流。

　　Bismuth Ⅰ型患者通常一支胆管支架即可达到引流效果。而对于 Bismuth Ⅱ、Ⅲ或Ⅳ型患者，往往需要 2 支以上的支架才可引流整个肝胆道系统和控制梗阻相关性胆管炎。然而，前瞻性、随机对照试验研究中，肝门部胆管癌患者单侧胆管引流可充分缓解梗阻性黄疸；患者随机接受双侧胆道支架反而有较高的并发症发生率（胆管炎），而未获益[25]。因此双侧支架

置入的方法应个性化。

　　金属支架较塑料（聚乙烯）支架更易提供持久的胆道减压作用（平均支架通畅 8～12 个月 vs. 4.8 个月），因此恶性胆道梗阻通常首选金属支架。塑料支架应每 3～6 个月更换，以防止因支架阻塞而导致的胆管炎；塑料支架适合于估计存活持续时间小于 3 个月（例如，患者广泛性转移）患者。

　　患者在腹腔镜探查过程中发现肿瘤，传统上推荐同时行腹腔镜胆囊切除术，以防止胆道支架引起胆囊管阻塞所诱发的急性胆囊炎。这种情况下的胆囊切除术意义未经证实，因此应仅在安全地切除胆囊的情况下施行。支架置入术应于术后通过经皮或内镜下进行。

　　患者在接受开腹探查手术过程中，如发现不可切除肿瘤，应行胆道转流手术，回顾性资料表明，手术姑息性治疗效果较内镜下和经皮穿刺支架置入术更持久。伴有远端胆道不可切除性肿瘤患者，可行胆囊空肠或胆管空肠内引流术。不可切除的肝门部胆管癌的姑息性治疗包括：①减瘤手术和肝胆管空肠 Roux-en-Y 吻合术，术中放置经肝的硅胶导管（如前述）；

②利用 4 或 5 段肝胆管进行肝胆管空肠 Roux-en-Y 吻合术。3 段或 5 段胆管，在以右肝或左肝为主的肝门部胆管癌的病变时，亦可分别用于内引流术。3 段肝管可沿镰状韧带向下至左肝脐裂的凹槽寻找（图 51-16），5 段肝胆管定位困难，无明确的外部解剖标志，通常需要切开肝实质寻找。术中超声（IQUS）可使手术便于寻找胆管。在一侧肝萎缩或发现肝实质功能受限的情况下，尽量避免同侧胆道转流手术。

外照射和通过导管的近距离放射治疗可能有助于缓解疼痛和胆道减压；然而，关于辐射对生存时间影响的数据是相互矛盾的。

最近公布的 ABC-02 试验的结果（在前面章节已讨论）表明吉西他滨加顺铂组合可用于晚期胆管癌的患者[13]。在纳入此多中心 III 期临床研究的病例中，60% 是进展期或转移性胆管癌。吉西他滨与顺铂联合用药组与单纯吉西他滨用药组相比，无论总体生存时间和无进展生存时间均有所延长。

最后，光动力疗法（PDT），例如在内镜下应用光激活光敏剂，导致局部细胞死亡，已取得有前景的结果。在一个前瞻性随机对照试验中，19 例进展期胆管癌患者随机分为单纯支架组和支架后光动力治疗组（PDT）。实验提前被终止，原因是发现随机接受 PDT 治疗组患者，除改善胆道引流和生存质量外，有显著延长的生存时间（493 天 vs. 98 天，中位存活）[26]。另一个小的前瞻性随机研究亦显示 PDT 辅助治疗可延长生存时间[27]。进一步的研究正在进行中。

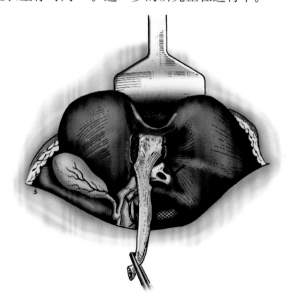

图 51-16　3 段转流手术。此图描绘识别 3 段肝胆管（箭头），与空肠 Roux-en-Y 吻合，可用于以由右侧为主的进展期肝门部胆管癌引起的梗阻性黄疸的姑息性治疗

预后

不足 50% 确诊为肝门部胆管癌的患者能行根治性切除手术。关于肿瘤的 5 年生存率报道差别较大，5 年生存率从 8% 至 50% 以上。总体上，达到最高生存率的一系列数据中，R0 切除病例所占比例高。在含有最高的 R0 切除率（> 75% 病例达到 R0 切除）的数据中，通常是由对胆管癌患者更广泛的合并肝切除的机构所报道[19]。应该记住，在相同的系列数据中亦伴随着最高的围术期死亡率（在部分情况下达 10%）。

据报道，肝内胆管癌切缘阴性根治性切除术后 3 年生存率为 22% ～ 66%。大多数报道称，远端胆管癌患者行胰十二指肠切除术后，5 年生存率为 15% ～ 25%。有报道，淋巴结阴性的患者，术后 5 年生存率达 54%。

不能手术切除的胆管癌患者最佳治疗结果是由 ABC-02 试验研究报道的[13]。吉西他滨加顺铂组合治疗组总体中位生存时间为 11.7 个月，而单独应用吉西他滨组为 8.1 个月[13]。

参考文献

1. Jemal A, Siegal R, Ward E, et al. Cancer statistics, 2009. *CA Cancer J Clin*. 2009;59:225.
2. Wistuba II, Gazdar AF. Gallbladder cancer: lessons from a rare tumour. *Nature Rev Cancer*. 2004;4:695.
3. Misra S, Chaturvedi A, Misra NC, et al. Carcinoma of the gallbladder. *Lancet Oncol*. 2003;4:167.
4. Pandey M, Shukla VK. Lifestyle, parity, menstrual and reproductive factors and risk of gallbladder cancer. *Eur J Cancer Prev*. 2003;12:269.
5. Elnemr A, Ohta T, Kayahara M, et al. Anomalous pancreaticobiliary ductal junction without bile duct dilatation in gallbladder cancer. *Hepato-gastroenterology*. 2001;48:382.
6. AJCC (American Joint Committee on Cancer), Edge SB, Byrd DB, Compton CC, et al, eds. *Cancer Staging Manual*. 7th ed. New York, NY: Springer-Verlag; 2010:201.
7. Wakai T, Shirai Y, Yokoyama N, et al. Early gallbladder carcinoma does not warrant radical resection. *Br J Surg*. 2001;88:675.
8. Abramson MA, Pandhdaripade P, Ruan D, et al. Radical resection for T1b gallbladder cancer: a decision analysis. *HPB (Oxford)*. 2009;8:656.
9. Bartlett DL, Fong Y, Fortner JG, et al. Long-term results after resection for gallbladder cancer. Implications for staging and management. *Ann Surg*. 1996;224:639.
10. Ito H, Matros E, Brooks DC, et al. Treatment outcomes associated with surgery for gallbladder cancer: a 20-year experience. *J Gastrointest Surg*. 2004;8:183.
11. Fong Y, Jarnagin W, Blumgart LH. Gallbladder cancer: comparison of patients presenting initially for definitive operation with those presenting after prior noncurative intervention. *Ann Surg*. 2000;232:557.
12. Chijiiwa K, Noshiro H, Nakano K, et al. Role of surgery for gallbladder carcinoma with special reference to lymph node metastasis and staging using Western and Japanese classification systems. *World J Surg*. 2000;24:1271.
13. Valle J, Wasan H, Palmer DH, et al. Cisplatin plus gemcitabine versus gemcitabine for biliary tract cancer. *N Engl J Med*. 2010;362:1273.
14. Wolpin B, Mayer RJ. A step forward in the treatment of advanced biliary tract cancer. *N Engl J Med*. 2010;263:1335.
15. Donohue JH, Stewart AK, Menck HR. The National Cancer Data Base report on carcinoma of the gallbladder, 1989-1995. *Cancer*. 1998; 83:2618.

16. Dixon E, Vollmer C, Sahajpal A, et al. An aggressive surgical approach leads to improved survival in patients with gallbladder cancer. *Ann Surg.* 2005;241:385.

17. Lazaridis KN, Gores GJ. Cholangiocarcinoma. *Gastroenterology.* 2005; 128:1655.

18. Bismuth H, Nakache R, Diamond T. Management strategies in resection for hilar cholangiocarcinoma. *Ann Surg.* 1992;215:31.

19. Clary B, Jarnigan W, Pitt H, et al. Hilar cholangiocarcinoma. *J Gastrointest Surg.* 2004;8:298.

20. Charatcharoenwitthaya P, Enders FB, Halling KC, et al. Utility of serum tumor markers, imaging, and biliary cytology for detecting cholangiocarcinoma in primary sclerosing cholangitis. *Hepatology.* 2008;48:1106.

21. DeWitt J, Misra VL, Leblanc JK, et al. EUS-guided FNA of proximal biliary strictures after negative ERcP brush cytology results. *Gastrointest Endosc.* 2006;64:325.

22. van der Gagg NA, Rauws EAJ, van Eijck CHJ, et al. Preoperative biliary drainage for cancer of the head of the pancreas. *N Engl J Med.* 2010;362:129.

23. Weber SM, DeMatteo RP, Fong Y, et al. Staging laparoscopy in patients with extrahepatic biliary carcinoma. Analysis of 100 patients. *Ann Surg.* 2002;235:392.

24. Rea DJ, Heimbach JKJ, Rosen CB. Liver transplantation with neoadjuvant chemoradiation is more effective than resection for hilar cholangiocarcinoma. *Ann Surg.* 2005;242;451.

25. De Palma GD, Galloro G, Siciliano S, et al. Unilateral versus bilateral endoscopic hepatic duct drainage in patients with malignant hilar biliary obstruction: results of a prospective, randomized, and controlled study. *Gastrointest Endosc.* 2001;53:547.

26. Ortner M, Caca K, Berr F, et al. Successful photodynamic therapy for nonresectable cholangiocarcinoma: a randomized prospective study. *Gastroenterology.* 2003;125:1355.

27. Zoepf T, Jakobs R, Arnold JC, et al. Palliation of nonresectable bile duct cancer: improved survival after photodynamic therapy. *Am J Gastroenterol.* 2005;100:2426.

腹腔镜胆道手术

Jin S. Yoo • Theodore N. Pappas

（金中奎 译）

52

前言

当前最常见的胆道手术是腹腔镜胆囊切除术，并使业内产生了对胆囊切除术中处理遇到的胆总管（CBD）结石的兴趣；手术中成功地处理 CBD 结石可使患者避免接受清除结石的再次或更加侵入性的操作，如逆行胰胆管造影（ERCP）或腹腔胆管探查术。更深层次的是，一次手术具有更高的经济效益比。其他胆道手术包括胆管切除与重建需要技术性更强的普通外科医生施行。随着技术与手术技巧的提升使得传统的复杂的开腹胆道手术可尝试通过腹腔镜施行。本章聚焦于胆道疾病的微创治疗，CBD 结石的鉴别、处理与胆管转流手术；高技术要求的胆道手术亦将涉及，但这类手术由于其内在的困难和内镜医生较外科治疗更为有效等原因未获腹腔镜专业外科医生普遍开展而未能广泛推广。此外，这类技术的知识与应用在无高级内镜医生的地区与肝胆外科专业化中心是重要的治疗手段。

腹腔镜胆总管评估

胆石症患者中高达 10% 合并胆总管结石，大多数这类病人结石小于 4 mm 并通常可排入十二指肠而无临床后果[1]；然而，大于 3 ~ 4 mm 的结石由于可引起胰腺炎和（或）胆管炎等严重并发症而需要去除。有结石表现时的标准评估是胆管造影与 ERCP，约 90% 患者可通过胆囊管造影完成；总体上术中胆管造影（IOC）检测结石的敏感率达 87%，特异性超过 95%[2]。如开腹胆囊切除时代，腹腔镜胆囊切除 IOC 应用存在一些矛盾，有学者支持常规采用 IOC：①确定胆囊切除时胆管解剖以便减少胆管损伤；②检测腹腔镜胆囊切除患者中 5% ~ 10% 的无症状胆总管结石；反对者

认为：①延长手术时间；②假阳性率导致不必要的操作（~ 50% 术中偶然发现的结石并不需要干预）[3-4]。目前文献报道施行常规或选择性 IOC 两者之间在主要以及较小胆管损伤并无差异[2,5-7]，此外，不得不开展大量常规 IOC 与选择性 IOC 比较检测忽略的 CBD 损伤或 CBD 结石残留大小方面的显著性，基于此考虑，诊断具有明显临床症状而术中并未疑似诊断的胆管结石费用代价经计算达 50 0000 美元[7]；因此，我们推荐外科医生应权衡常规与选择性 IOC 的正反两面并指导临床实践。对所有腹腔镜胆囊切除术中均行 IOC 的学者，必须试图施行并从其操作中获益；而行选择性 IOC 学者应预先确定施行个案 IOC 的原则（表 52-1）。

腹腔镜胆管造影

市售已有多种胆管造影导管与设备可便于 IOC，

表 52-1　胆管造影的指征

术前指征

有胆源性胰腺炎、胆管炎或黄疸的临床表现

放射学检查有 CBD 结石风险（多发小结石）

放射学检查提示 CBD 结石

胆囊管扩张

胆总管直径 > 8 mm

有 CBD 结石放射学证据

碱性磷酸酶升高（> 2 倍正常值上限）与总胆红素升高（> 3 mg/dl）

术中指征

解剖不确定

胆囊多发小结石

胆囊管扩张

术中常规采用 IOC 预防或早期发现 CBD 损伤

任何类型都可以用于下面描述的过程：

1. 待确认胆囊管后，近端尽可能靠近胆囊管夹闭，用腹腔镜剪刀于夹子远侧横行切开胆囊管。

2. 通过右上腹任一套管孔用胆管造影导管鞘或胆管造影钳将胆管造影导管插入。造影导管通过胆囊管入，用一枚夹固定或造影钳固定（图 52-1）。

3. 待导管插到位置，移动造影设备；导管连接三通管，以便再连接生理盐水（NS）和造影剂注射器。将导管充满 NS 并确保导管尖端正确位于 CBD 内以及注射器内气泡已被排空（原因是胆管造影时 CBD 内气泡与结石相似）。

4. 造影时应用等渗造影剂，我们将 50% 造影剂溶液与等量 NS 混合以便以最小化造影剂暴露便能得到足够的研究。

5. 患者置于轻度 Trendelenberg 体位从而使肝胆管与远端胆管不透明。

6. 如需获得动态显像可采用 X 线透视，如非如此可采用常规静态 X 线机拍片。

7. 待准备完成，注射造影剂同时拍片或透视。正确的方法应包括如下方面：①左右肝管充满造影剂；②远端 CBD 充满造影剂并排入十二指肠；③仔细评估 CBD 充盈缺损以便提示 CBD 结石。如注射造影剂时胰管不透明（和可见），应避免胰管内压力过大，降低胰腺炎的风险。

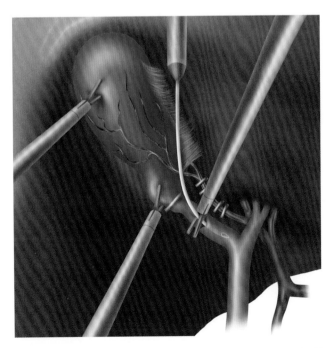

图 52-1　胆囊管部分切开，引导导管插入不用造影钳时，抓持钳引导导管并用一枚金属夹固定

腹腔镜超声

术中超声（IOUS）常用于肝切除时病变定位以及其他与肝或门静脉的邻近关系，已有多种腹腔镜超声探头成功地用于腹腔镜肝切除术[8-9]；其用于 CBD 评估的资料有限，但前瞻性试验显示诊断 CBD 结石 IOUS 的敏感性和特异性可与 IOC 相媲美[10]。技术上包括采用频率 7.5 ~ 10 MHz 的线阵换能器，沿胆囊管与肝十二指肠韧带至 CBD 末端采集图像[11-12]。IOUS 潜在的优势是与更侵入性方法相比价格不贵、非侵入性和检查所需时间短；劣势是需要设备、远端 CBD 可视性困难和对操作者依赖性强等。对于经验丰富者 IOUS 是腹腔镜胆囊切除术中 IOC 的替代方法（亦见于第 49 章）。

胆总管结石腹腔镜处理

胆总管结石的定义是 CBD 内存在结石，最常见的梗阻部位是胆管最狭窄的乳头部分。多个术前实验室检查与放射学检查、术中发现预示着存在胆总管结石（表 52-2）。CBD 结石处理按照以下情况有所不同：①结石是术前或是术中发现；②施行腹腔镜或开腹 CBD 探查手术医生经验；③执业医院 ERCP 的可用性（图 52-2）。

通常诊断为 CBD 结石患者于胆囊切除前有结石症状——表现为黄疸、胆管炎和（或）胰腺炎等，其处理因所在医院外科医生施行腹腔镜 CBD 探查能力和是否能开展 ERCP 而有所不同。治疗策略是：施行开腹或腹腔镜 CBD 探查，尤其是患者不适于转诊时；转诊到至少是可开展 ERCP 的机构。相反，如医院外科医生可施行腹腔镜 CBD 探查和开展 ERCP，则表明治疗措施充足（图 52-2A）。

ERCP 报道的 CBD 结石清除率达 90% ~ 95%，但随区域性专家与内镜医生的经验有所不同。结石

表 52-2　胆总管结石术前 ERCP 的指征

临床疑似 CBD 结石和：
- 胆囊管和（或）CBD 较细（使腹腔镜经胆囊管探查困难）
- 高龄患者
- 高手术风险
- 内镜医生经验有限（如 ERCP 失败，需要 CBD 探查手术）
- 施行腹腔镜 CBD 结石治疗外科医生经验有限
- 患者有强烈的不开腹手术意愿

大小是限制因素，当结石直径大于或等于 2 cm 时则需要于去除前碎石；由于自发性结石的提出增加胰腺炎、结石嵌顿和（或）胆管炎的风险而需行乳头肌切开术，腹腔镜清除胆管结石成功率为 70% ~ 90%。清除方法的选择取决于以下因素：①有 ERCP 和结石取出高成功率经验丰富的内镜专家；②具有腹腔镜和胆道镜等医疗设备；③有 CBD 外科手术经验的专家；④患者的一般情况等。表 52-2 列举了选择性术

前 ERCP 的建议策略。

与术前诊断的胆总管结石相比，手术时，CBD 结石通常是 IOC 后偶然发现的，这类患者术前影像学检查和肝功能检查正常，其处理策略相对不复杂（图 52-2B）。在一项研究中仅有半数术中 IOC 阳性患者需要术后 ERCP[3] 治疗，IOC 有明显的假阳性率，即使确实存在 CBD 结石而其直径小于 5 mm，则有机会自发地排出。结石大于 5 mm 的患者应于术后行 ERCP 去除；如选择观察较小的结石，当患者出现症状和（或）肝功能检测升高时应行 ERCP[4,13-15]。

无胆道镜的经胆囊管腹腔镜探查

当 IOC 发现 CBD 结石时，处理有多种方法可采用。如胆管较细且为单个、结石直径小于 5 mm，CBD 造影导管未拔除时试行简单的方法，静脉注射 1 ~ 2 mg 胰高血糖素后用盐水冲洗胆管通常可成功清除结石（图 52-3）；较大或多发结石需采用其他方法清除。无胆道镜经胆囊管探查首先予以描述，可同

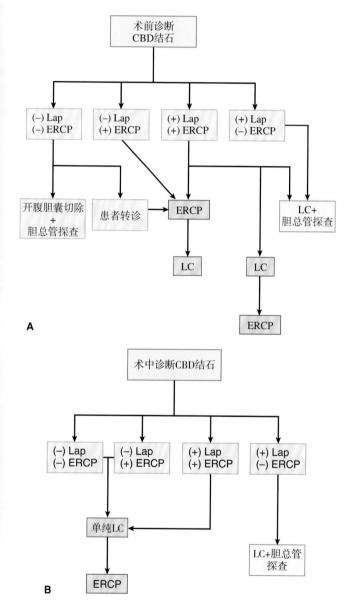

图 52-2　CBD 结石诊断与处理流程图（A）术前和（B）腹腔镜胆囊切除术中。(+) Lap，外科医生可施行腹腔镜 CBD 探查；(－) Lap，外科医生不会施行腹腔镜 CBD 探查；(+) ERCP，所在医院可开展 ERCP；(－) ERCP，所在医院未开展 ERCP；LC，腹腔镜胆囊切除术；OC，开腹胆囊切除术；CBDE，CBD 探查

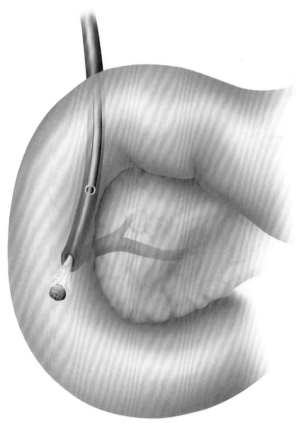

图 52-3　盐水冲洗驱使结石从乳头排出冲洗时亦可辅助静脉注射胰高血糖素，可通过胆囊管或 CBD（如行胆总管切开时）插入胆管造影导管或红橡胶尿管冲洗

时联用球囊或取石网篮技术。

球囊技术

低压球囊导管可通过经皮穿刺胆管造影鞘引入胆囊管再进入 CBD，4F Forgarty 球囊导管极为有效并能适合置于腹壁的 12 ～ 14F 导管鞘[16]。一旦导管尖端位于十二指肠，通过放射学检查纠正导管尖端位置以避免直接扩张乳头时破裂，膨胀球囊并轻柔地拉回使十二指肠随导管运动。停止牵拉并将球囊放空，将导管撤回约 1 cm，再充盈，继续牵拉直至胆囊管处可见球囊，偶尔小结石或碎屑可通过此方法取出（图 52-4）。

另一种方法是球囊扩张乳头 /Oddi 括约肌，一些系列研究的结果显示这种方法是一种在普通胆总管探查术中无需更复杂操作的未行胆管切开的辅助手段。此方法需在导丝引导下，用 6 mm 球囊导管扩张，可于腹腔镜胆囊切除术时右侧肋下套管容易地完成或于右肋下增加套管；在放射监视下操作，证实导丝位于 CBD 和远端尖端并进入十二指肠腔。球囊导管沿

导丝置入通过乳头进入十二指肠，用稀释的造影剂膨胀导管；膨胀的球囊导管位于乳头，不能从十二指肠拉入胆管。球囊导管上的不透 X 线标志有助于指导导管放空而越过 Oddi 括约肌，然后轻轻地膨胀，但球囊膨胀不能大于 CBD 的直径；保持膨胀数分钟再放空，然后用温盐水经胆囊管灌洗、完成胆管造影。通常并不需要放置引流管，壶腹部操作有可能引起胰腺炎、术后应牢记在心；胰腺炎的发生率低于 10% 除非暴力撕裂括约肌时。同时切除胆囊时总操作时间通常低于 2 h，据报道胆管结石清除成功率达 85% ～ 93%[17-18]。

网篮技术

结石回收篮可通过 12 ～ 14F 导管鞘插入，可为螺旋型（Dormia- 型）或直型（Segura- 型）网篮。一些学者推崇带有软线性探条尖端的网篮以避免胆管损伤，但与非线性网篮相比导管损伤无差异[19]，更为重要的是应用网篮时应极其小心。网篮可有或无放射监视下进行操作，当采用放射监视下施行时通过已放置的胆管造影导管将胆管内充满造影剂并确定结石位置；然后经导管鞘将网篮插入胆管，用钳子控制。网

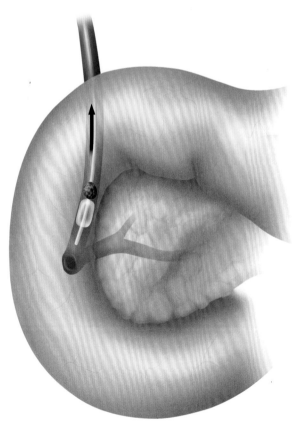

图 52-4　经胆囊管或胆总管应用球囊取出结石。球囊充盈不宜大于 CBD 直径

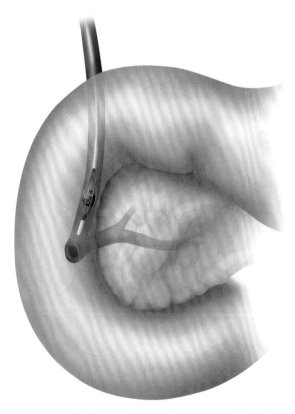

图 52-5　网篮取出结石偶尔用网篮挤碎结石，多数情况下用冲洗与球囊清除胆管

篮与结石位置用放射监视（图 52-5）。此技术有两个缺点：①手术团队放射暴露；②患者上方 C 形臂放射监视下网篮操作困难。鉴于这些缺点，多数学者更喜欢使用非放射监视技术[20]。为完成操作，一些因素应先了解：首先，外科医生知道胆管造影时确定的胆囊管长度与走行；再者，网篮需有长度刻度以便于了解导管尖端的位置；最后，外科医生须控制网篮把手并知道何时打开、关闭或部分关闭等提示抓住结石。将网篮置入远端胆管时，撤回时通过关闭。可重复操作多次，一个重要并发症是网篮插入胆管过深抓住乳头；需小心操作，因较易发生胰腺炎或胆管穿孔。

有胆道镜的经胆囊管腹腔镜探查

如果有胆道镜可则于直视下施行 CBD 探查。在插入胆道镜前，须处理准备胆囊管，此操作可于胆管造影后行腹腔镜同时进行。为容易、安全地通过胆道镜，胆囊管须足够大[16,20-21]；而当胆囊管较细小时，试行扩张是有益的。胆囊管可安全地扩张至 4 mm，但由于有撕裂的风险，不宜超过 8 mm[20]，可通过机械锥形扩张器或球囊扩张胆囊管；尽管食道气囊扩张术更为昂贵，但由于施加于胆管的放射状扩张力较逐级机械扩张的剪切力更为安全等原因使其安全性更高。尖端球囊导管通过 0.035 亲水导丝并扩张至 6 mm（Cook，Boomington，印第安纳）。在胆囊管较短、足够粗，能容许胆道镜通过情况下，可用弯齿钳插入扩张胆管；如胆囊管、CBD 连接处扩张撕裂，则需行开腹修复。一旦胆囊管扩张完成，在已在位的亲水导丝引导下插入胆道镜并尽可能靠近胆囊管；另一种方法是无导丝引导引入胆道镜（图 52-6）。由于胆道镜易损坏，用无损伤钳仔细操作胆道镜极为重要。胆道镜可于导丝引导下前进或用无损伤抓持钳辅助下自由地进出胆囊管；接近 CBD 最为困难的部分是引导胆道镜通过胆囊管，在此情况下，可牵引胆囊并尽可能拉直胆囊管与胆道镜的角度。胆道镜经胆囊管进入 CBD 直视下前行，首先抵达胆管远端、通过工作孔用网篮移除可见的结石，一旦结石进入网篮将胆道镜与网篮一同经胆囊管取出。

行胆管造影以明确胆总管与肝管完全清除。鉴于胆囊管被扩张，最好是用线结扎而不是金属夹夹闭。由于胆囊管呈 90° 汇入 CBD，检查胆管近端几乎不可能；当然也极少需要探查近端，腹腔镜外科医师可

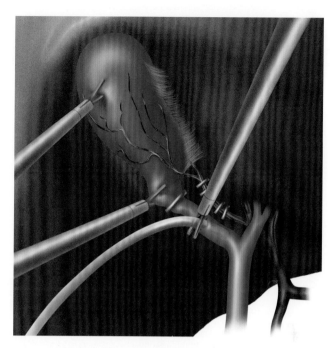

图 52-6 纤维胆道镜经右上腹的导管鞘引入并尽可能靠近胆囊管，胆道镜可自行或用 0.035 英寸 C（英寸 ≈ 2.54 cm）导丝引导下插入，用无损伤钳小心操作；通过工作孔直视下用网篮或球囊取出结石，为便于直视观察加压盐水冲洗可膨胀胆总管与清除漂浮碎片

通过直行胆总管切开途径清除胆管。

腹腔镜胆管切开术

大多数病例可经胆囊管途径清除胆管结石，亦有些病例并不能成功施行。胆囊管腔不能扩张足够适应胆道镜或胆囊管汇入 CBD 前长、扭曲等情况下外科医生可选择术后 ERCP 或行开腹、腹腔镜经胆管探查术，下面描述腹腔镜途径。作者不推荐 CBD 较细（< 6 mm）时施行此术式，经胆管途径允许外科医生用较大胆道镜行胆管近、远端探查，直接排出结石；胆总管切开需放置 T 管，有术后取潜在结石的优势。

将胆囊留于原位便于向头侧牵拉并保持胆总管张力，短、前侧胆管切口。重要的是避免胆管环周游离与沿胆管长轴切开，防止不经意地胆管血供损害及随后的缺血狭窄，以直角将胆道镜引入 CBD、在盐水冲洗压力下前行，CBD 较好地扩张并使结石或狭窄可见；胆道镜向近端前行用前述网篮或球囊技术去除结石。

经胆总管切口完成 CBD 探查后，推荐采用 T 管的胆总管缝合；基于胆管直径选择合适管径的 T 管，通常是 12 ～ 14F T 管。T 管的放置有赖于外科医生的偏好，T 管修成薄片更易插入；插入腹膜后注意 T

管长臂与短臂方向，再插入胆管。T 管进入腹腔及插入胆管应循平滑曲线，标准套管位置通常足以完成操作，而应另外穿刺引出 T 管。T 管完全进入腹腔后，其短臂用抓持器抓持插入 CBD；沿长臂缝合胆总管切口，用可吸收缝线从头侧向尾侧间断、完成体内缝

合（图 52-7）。T 管从 CBD 侧方，遵循上述原则于腹部适当位置引出体外。推荐胆管造影确保 T 管位置正确；置入肝下闭式引流管，当 T 管周围无胆汁漏时去除引流管。

腹腔镜胆管切除与重建

　　腹腔镜胆管切开与重建由于即使开腹时亦存在技术挑战而并未广泛开展；此外，可采用诸如内镜放置支架或经皮经肝胆管引流等替代方法治疗胆管梗阻。尽管如此，经验丰富的腔镜外科医生可成功施行腹腔镜胆管空肠吻合、胆总管十二指肠吻合、肝管空肠吻合和胆管囊肿切除术[22-27]。外科胆管转流缓解恶性梗阻性黄疸需权衡并发症与微创、开腹的关系，微创术后疼痛较轻、恢复快，但有全麻与手术应激的固有风险。考虑此因素，内镜放置支架尤其姑息治疗时更有价值；内镜技术如支架与括约肌切开术成功处理恶性胆管梗阻已被证实[28]，但支架阻塞后黄疸再发与胆管炎或支架移位需要更换支架增加并发症、费用；新型自膨式金属支架发生梗阻的概率较小[29]。虽然如此，对于年轻、身体状况者可能增加生存率（＞6 m）或内镜无法完成的患者最好采用外科胆道转流。而对于良性疾病，由于不能保持支架长期通畅，故内镜并非适应证，而应治疗良性疾病，此时外科转流是更为有效的选择。

　　人们对腹腔镜技术的追求使得其在复杂胆管手术中的应用得以扩大，重要的是，应牢记胆管转流患者的选择并未随腹腔镜方法而有所改变。实际上，技术上的考虑经常受限而患者的选择较宽；更进一步，显示其应用不当或需要中断转为开腹手术等的基本腹腔镜原则应牢记在心。需要强调的是标准的、公认的手术操作，不应明显地不改进而使其适宜施行腹腔镜手术，如腹腔镜技术不能安全地完成应中转开腹手术。

腹腔镜胆囊空肠吻合术

　　腹腔镜胆囊空肠吻合术是胆管梗阻安全、有效的姑息治疗术式[1]，可于标准腹腔镜下于 45～60 min 内相对容易地完成[1,30]。曾有腹部手术与小肠粘连时，需行粘连松解确保吻合时小肠袢无张力与扭转；应注意与其他胆肠转流相比胆囊空肠吻合术后胆管炎发生更为频繁[31]，尽管有此局限，对于适合的患者仍值得采用。

　　所有患者不论术中或术前都应通过 ERCP 行胆管

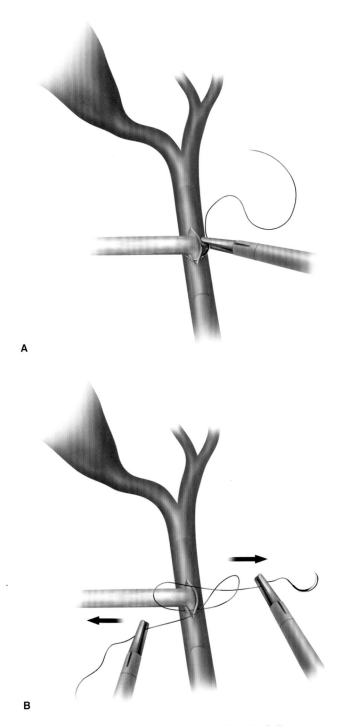

A

B

图 52-7　经胆总管途径 CBD 探查后 T 管固定 薇荞/Polysorb 或 Maxon/PDS 缝线固定 T 管，3 周内拔除 T 管薇荞/Polysorb 缝线是较好的选择

造影证实胆囊管与胆囊肝管汇合处通畅，此步骤极为重要，因为胆囊管或胆囊肝管汇合处梗阻可导致手术失败。肿瘤侵及距胆囊肝管汇合处 1 cm 是胆囊空肠吻合术的禁忌证。表 52-3 列举了腹腔镜胆囊空肠吻合术的相对与绝对禁忌证。作者单位的 218 例患者的回顾性分析显示仅 20% 患者通过更深入的检测而成为腹腔镜胆囊空肠吻合术的候选者[22,32]，此术式仅适合少数患者。由于其相对容易、无姑息开腹手术相关的并发症等成为仔细选择患者有价值的手术方式。

患者取仰卧位、气管内插管诱导全麻。图 52-8 示套管位置。

1. 如术前未行 ERCP，需术中证实胆囊管通畅，可通过抓持胆囊、用穿刺针减压至胆囊排空过半，然后放射监视下注入造影剂；如胆囊管阻塞或胆囊肝管汇合处由于肿瘤浸润出现狭窄等情况下，不宜开始此操作。

2. 下一步用无损伤钳抓取距 Treiz 韧带 30 ~ 40 cm 处合适的小肠祥，于结肠牵至右上腹平行靠近胆囊底（图 52-9A）；有时胆囊体部或移位，使与小肠排列困难，此情况下，构建吻合可通过右上腹腹壁缝合针引入 3-0 尼龙线而方便缝合。从腹腔内抓持穿刺针防止隐匿内脏损伤，穿过胆囊与空肠对系膜侧再将针穿出体外固定；此缝有助于肠与胆囊订合的操作。

3. 通过右上腹 11 mm 套管置入电钩分别于小肠与胆囊切口（图 52-9B），开口应尽量小，通过抓持钳扩大允许腹腔镜闭合器无困难地插入；证实进入腔内并可看到黏膜。

4. 从左侧套管夹持空肠切口，一旦左侧抓持器放置到位，在闭合器击发前不要移除。我们用 Endo

表 52-3 腹腔镜胆囊空肠吻合术的禁忌证

绝对禁忌证
曾行胆囊切除术
胆囊管阻塞
胆囊肝管汇合征阻塞
肝门恶性肿瘤
肿瘤侵及近胆囊肝管汇合处 1 cm

相对禁忌证
曾行胆道手术
肿瘤侵及胆囊肝管汇合处近 2 cm
慢性炎症或胆囊炎症
肿瘤侵及小肠
小肠多处粘连

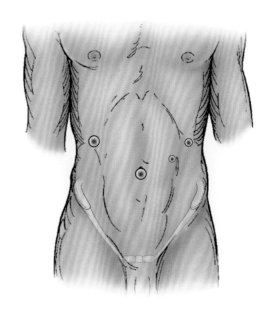

图 52-8 腹腔镜胆囊空肠吻合术套管位置 Hasson 技术（经脐）或 Veress 气腹针技术（左上腹）途径，2 枚 5 mm 套管置于左半腹，1 枚 11 mm 置于右上腹

GIA-30 2.5 mm 腹腔镜闭合器（Covidien，Norwalk，CT）吻合。闭合器从右上腹 12 mm 套管置入，一侧插入胆囊切口、将小肠切口拉入另一侧（低位）；小心闭合，确保无小肠系膜或相邻近结构圈入，击发后移除（图 52-9C）。

5. 用抓持器打开吻合，检查闭合线的完整性与止血（图 52-9D），可用金属夹止血。

6. 横行闭合小肠胆囊吻合的吻合口部位，注意不要使胆囊空肠吻合口狭窄，通常需要至少 2 个 EndoGIA 连续击发。

7. 最后去除加强缝线，检查吻合口；无必要放置引流管。

亦可采用手工吻合，但手术时间通常明显延长，而通畅性与并发症发生率并无显著差异[26,32]。因此，我们更倾向于快速地闭合器吻合。另一种变异方法是闭合器吻合小肠与胆囊，用 3-0 可吸收线于体内连续缝合空肠胆囊切口；此方法在闭合器吻合不能防止新吻合口狭窄时极为有用。还有用 Roux-en-Y 重建而非祥式重建。

腹腔镜胆总管十二指肠吻合与肝空肠吻合术

开腹胆道转流的金标准是胆总管十二指肠吻合或极为普遍的 Roux-en-Y 肝空肠吻合。如前所述，多数患者不适用胆囊空肠吻合术；为增加适合腹腔镜胆道转流患者的数量，成功开展了腹腔镜胆总管十二指

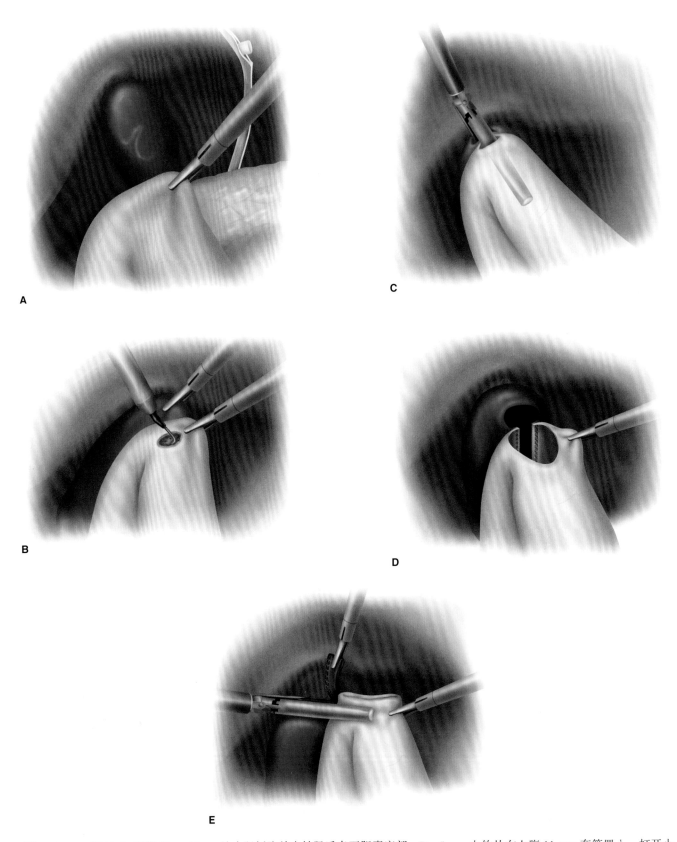

A

B

C

D

E

图 52-9 A. 距 Treiz 韧带 30 ~ 40 cm 处小肠抓取并由结肠后牵至胆囊底部。B. 5 mm 电钩从右上腹 11 mm 套管置入，打开小肠对系膜缘长约 5 mm。C. 从右上腹 11 mm 套管入内镜闭合器，分别外将两翼插入小肠与胆囊内，闭合并击发。D. 仔细检查吻合口完整性、止血。E. 横行闭合残留缺损并注意勿使吻合口狭窄

肠吻合与肝空肠吻合术。这两种术式较胆囊空肠吻合术具有更好的长期通畅性而更适应于良性疾病如胆总管结石病、炎性狭窄或医源性胆管损伤等处理；并且认为这两种术式是更高水平的腹腔镜操作，需要较长的手术时间，经验丰富的微创外科医生的平均中位时间是 300 min，而开腹中位手术时间是 180 min[26,33-35]；外科技术的进步帮助外科医生减少手术时间。Lapra-TY（Ethicon）、Surgitie（Covidien）与 Endo-Stitch（Covidien）等有利于体内缝合，动物实验模型中暂时性腔内支架吻合（TESA）技术帮助构建吻合[27,35]。基本原则是相同的，一些变异方法被成功地腹腔镜操作所采用：如胆总管横行切开而非传统沿长轴切开用于腹腔镜胆总管十二指肠吻合中，在横行胆总管切开时，小心避免损伤胆总管侧壁、内侧壁血供。胆总管十二指肠吻合时，Kocher 切口后沿十二指肠长轴切开用 4-0 聚羟基乙酸缝线行侧侧吻合（图 52-10）。个别中心开展 Roux-en-Y 肝空肠吻合术并有一定数量成功病例的报道[33-35]。一项 14 例患者接受腹腔镜肝空肠吻合的系列中，中位手术时间是 129 min；但中位住院时间是 9 天[36]。需要更深入地研究确定这些复杂胆道转流术式的价值。

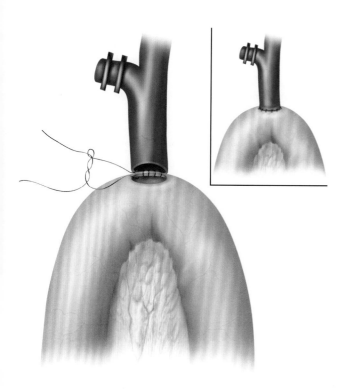

图 52-10　腹腔镜胆总管十二指肠吻合由体内打结技术采用 4-0 可吸收缝线间断缝合构建

腹腔镜胆总管囊肿切除术

胆总管囊肿是肝内和（或）肝外胆管扩张的先天性疾病，此病在美国罕见（发病率 1 ：（100 000 至 2 000 000 活产），但在亚洲更为流行；病因未知，多数患者于出生后数年诊断，但亦无任何症状直至成年才得以诊断。常见的症状与体征是右上腹疼痛与包块、黄疸和（或）胆管炎，终生进展为胆管癌与诊断时已有癌变的风险为 9% ~ 28%。有 5 种类型，其治疗基于解剖的不同而变化（表 52-4）。I 型最常见，可切除病变胆管，行 Roux-en-Y 肝空肠吻合重建，长期效果好；切除 CBD 并未消除恶变风险，原因是整个胆管树均处于风险之中。一些肝胆外科医生仅留近侧（肝侧）小的扩张胆管鞘，易于肝空肠吻合的缝合；由于绝大多数患者是儿童，随之激起此领域微创术式的兴趣。术后疼痛轻、恢复快而减少其学校与其他重要活动的缺席时间，还有美容的需求。

迄今为止，腹腔镜胆总管囊肿切除及重建仅为个案报道或儿童人群中的系列研究[37-40]；数量最大的是 9 例儿童系列报道，肝空肠吻合是体外完成的[39]。在 12 例成功系列研究中，平均手术时间是 228 min，平均住院时间是 5.8 d；此外，研究者的报道无死亡与吻合口并发症[41]。腹腔镜引导下切除扩大的胆管与胆囊（如果有），端侧胆肠吻合的构建可通过连续缝合完成，空肠空肠吻合通过圆型或直线型闭合器完成。

腹腔镜手术治疗胆总管囊肿的优势是术野放大，潜在的优势是疼痛轻、恢复快，但手术时间长、先进腹腔镜设备花费大、缺乏远期效果的数据是最大缺点。目前，腹腔镜治疗胆总管囊肿仅在微创肝胆外科专业化中心开展，需要更多研究与可用手术器械的精化来对付此术式的缺点。

结论

微创外科的不断进步与其快速发展，使微创外科医生去除结石的成功率超过 90%；遗憾的是，目前仍有多数外科医生不采用腹腔镜途径治疗 CBD，主要是花费较大（几乎翻倍）。但是，由于腹腔镜在外科领域越来越普遍，花费可由腹腔镜手术的早期恢复而转移。当前，肝胆外科医生通常让胃肠病医生施行 ERCP，而并没有迫使肝胆外科医生提高手术技巧治疗胆管良性病变。然而，腹腔镜治疗胆总管结石病是外科医生有力的武器且为更复杂胆道手术的跳板。

⬤ **表 52-4　胆总管囊肿的分型与手术治疗**

分型	描述	手术治疗
I	肝外胆管树扩张（胆总管囊肿）；最常见的类型（50% ~ 85%）	肝外胆管切除，Roux-en-Y 肝空肠吻合
II	肝外胆管树单纯憩室（十二指肠上 CBD 憩室）	憩室切除，置 T 管后缝合缺损
III	肝外胆管树十二指肠壁内扩张（胆管囊肿）	经十二指肠切除与括约肌切开
IV a	肝内与肝外胆管树扩张；第二常见类型	肝外胆管切除与肝空肠 Roux-en-Y 吻合；肝内部分不予处理，除非出现临床症状（如仅侵及右或左半肝可行肝部分切除术）
IV b	肝外胆管树多发扩张	
V	肝内胆管囊肿（Caroli 病）	右或左肝切除（如仅侵及右或左半肝）；肝移植（如侵及两侧）

　　腹腔镜胆管重建是可行的，但需要较长的手术时间，更高级的腹腔镜技巧以及较为丰富的肝胆外科手术经验。虽然如此，通过仔细地病例选择与极低中转开腹手术率，腹腔镜可完成一些胆管重建与切除手术。对于慎重选择的病例，胆囊空肠吻合可提供满意的胆管转流，并且可通过微创技术容易地完成。需要更深入地研究以准确评估长期通畅率与更为复杂的腹腔镜胆管肠重建术的应用价值。

参考文献

1. Pappas TN, Chekan EG, Eubanks S. *Atlas of Laparoscopic Surgery*. 3rd ed. Philadelphia, PA: Current Medicine Group; 2007.
2. Metcalfe MS, et al. Is laparoscopic intraoperative cholangiogram a matter of routine? *Am J Surg*. 2004;187(4):475–481.
3. Collins C, et al. A prospective study of common bile duct calculi in patients undergoing laparoscopic cholecystectomy: natural history of choledocholithiasis revisited. *Ann Surg*. 2004;239(1):28–33.
4. Nickkholgh A, Soltaniyekta S, Kalbasi H. Routine versus selective intraoperative cholangiography during laparoscopic cholecystectomy: a survey of 2,130 patients undergoing laparoscopic cholecystectomy. *Surg Endosc*. 2006;20(6):868–874.
5. The Southern Surgeons Club. A prospective analysis of 1518 laparoscopic cholecystectomies. *N Engl J Med*. 1991;324(16):1073–1078.
6. Dorazio RA. Selective operative cholangiography in laparoscopic cholecystectomy. *Am Surg*. 1995;61(10):911–913.
7. Rhodes M, et al. Randomised trial of laparoscopic exploration of common bile duct versus postoperative endoscopic retrograde cholangiography for common bile duct stones. *Lancet*. 1998;351(9097):159–161.
8. Lai EC, et al. The evolving influence of laparoscopy and laparoscopic ultrasonography on patients with hepatocellular carcinoma. *Am J Surg*. 2008;196(5):736–740.
9. Santambrogio R, et al. Impact of intraoperative ultrasonography in laparoscopic liver surgery. *Surg Endosc*. 2007;21(2):181–188.
10. Urbach DR, et al. Cost-effective management of common bile duct stones: a decision analysis of the use of endoscopic retrograde cholangiopancreatography (ERCP), intraoperative cholangiography, and laparoscopic bile duct exploration. *Surg Endosc*. 2001;15(1):4–13.
11. Barkun JS, et al, Cholecystectomy without operative cholangiography. Implications for common bile duct injury and retained common bile duct stones. *Ann Surg*. 1993;218(3):371–377; discussion 377–379.
12. Sugiyama M, Atomi Y. Endoscopic ultrasonography for diagnosing choledocholithiasis: a prospective comparative study with ultrasonography and computed tomography. *Gastrointest Endosc*. 1997;45(2):143–146.
13. Ammori BJ, et al. Routine vs "on demand" postoperative ERCP for small bile duct calculi detected at intraoperative cholangiography. Clinical evaluation and cost analysis. *Surg Endosc*; 2000;14(12):1123–1126.
14. Vezakis A, et al. Intraoperative cholangiography during laparoscopic cholecystectomy. *Surg Endosc*. 2000;14(12):1118–1122.
15. Erickson RA, Carlson B. The role of endoscopic retrograde cholangiopancreatography in patients with laparoscopic cholecystectomies. *Gastroenterology*. 1995;109(1):252–263.
16. Phillips EH, et al. Laparoscopic trans-cystic-duct common-bile-duct exploration. *Surg Endosc*. 1994;8(12):1389–1393; discussion 1393–1394.
17. Appel S, Krebs H, Fern D. Techniques for laparoscopic cholangiography and removal of common duct stones. *Surg Endosc*. 1992;6(3):134–137.
18. Tse F, Barkun JS, Barkun AN. The elective evaluation of patients with suspected choledocholithiasis undergoing laparoscopic cholecystectomy. *Gastrointest Endosc*. 2004;60(3):437–448.
19. Petelin JB. Laparoscopic approach to common duct pathology. *Am J Surg*.1993;165(4):487–491.
20. Fletcher DR. Common bile duct calculi at laparoscopic cholecystectomy: a technique for management. *Aust N Z J Surg*. 1993;63(9):710–714.
21. Lezoche E, et al. Laparoscopic treatment of gallbladder and common bile duct stones: a prospective study. *World J Surg*. 1996;20(5):535–541; discussion 542.
22. Chekan EG, et al. Laparoscopic biliary and enteric bypass. *Semin Surg Oncol*. 1999;16(4):313–320.
23. Fitzgibbons RJ, Jr., Gardner GC. Laparoscopic surgery and the common bile duct. *World J Surg*. 2001;25(10):1317–1324.
24. Gentileschi P, Kini S, Gagner M. Palliative laparoscopic hepatico- and gastrojejunostomy for advanced pancreatic cancer. *JSLS*. 2002;6(4):331–338.
25. Jeyapalan M, et al. Laparoscopic choledochoduodenostomy: review of a 4-year experience with an uncommon problem. *Surg Laparosc Endosc Percutan Tech*. 2002;12(3):148–153.
26. O'Rourke RW, et al. Laparoscopic biliary reconstruction. *Am J Surg*. 2004;187(5):621–624.
27. Schob OM, et al. Laparoscopic Roux-en-Y choledochojejunostomy. *Am J Surg*. 1997;173(4):312–319.
28. Giorgio PD, Luca LD. Comparison of treatment outcomes between biliary plastic stent placements with and without endoscopic sphincterotomy for inoperable malignant common bile duct obstruction. *World J Gastroenterol*. 2004;10(8):1212–1214.
29. Isayama H, et al. A prospective randomised study of "covered" versus "uncovered" diamond stents for the management of distal malignant biliary obstruction. *Gut*. 2004;53(5):729–734.
30. Raj PK, Mahoney P, Linderman C. Laparoscopic cholecystojejunostomy: a technical application in unresectable biliary obstruction. *J Laparoendosc Adv Surg Tech A*. 1997;7(1):47–52.
31. Potts JR, 3rd, Broughan TA, Hermann RE. Palliative operations for pancreatic carcinoma. *Am J Surg*. 1990;159(1):72–77; discussion 77–78.
32. Tarnasky PR, et al. Cystic duct patency in malignant obstructive jaundice. An ERCP-based study relevant to the role of laparoscopic cholecystojejunostomy. *Ann Surg*. 1995;221(3):265–271.
33. Ali AS, Ammori BJ. Concomitant laparoscopic gastric and biliary bypass and bilateral thoracoscopic splanchnotomy: the full package of minimally invasive palliation for pancreatic cancer. *Surg Endosc*. 2003;17(12):2028–2031.
34. Date RS, Siriwardena AK. Laparoscopic biliary bypass and current management algorithms for the palliation of malignant obstructive jaundice. *Ann Surg Oncol*. 2004;11(9):815–817.

35. Zucker KA. *Surgical Laparoscopy*. 2nd ed. Philadelphia, PA: Lippincott Williams & Wilkins; 2001.

36. Rothlin MA, Schob O, Weber M. Laparoscopic gastro- and hepaticojejunostomy for palliation of pancreatic cancer: a case controlled study. *Surg Endosc*. 1999;13(11):1065–1069.

37. Chokshi NK, et al. Laparoscopic choledochal cyst excision: lessons learned in our experience. *J Laparoendosc Adv Surg Tech A*. 2009;19(1): 87–91.

38. Liu DC, et al. Laparoscopic excision of a rare type II choledochal cyst: case report and review of the literature. *J Pediatr Surg*. 2000;35(7): 1117–1119.

39. Liu SL, et al. Laparoscopic excision of choledochal cyst and Roux-en-Y hepaticojejunostomy in symptomatic neonates. *J Pediatr Surg*. 2009; 44(3):508–511.

40. Tan HL, Shankar KR, Ford WD. Laparoscopic resection of type I choledochal cyst. *Surg Endosc*. 2003;17(9):1495.

41. Jang JY, et al. Totally laparoscopic management of choledochal cysts using a four-hole method. *Surg Endosc*. 2006;20(11):1762–1765.

胆道外科展望

Douglas W. Hanto

（金中奎 译）

腹腔镜胆囊切除术与胆管损伤

毫无疑问，腹腔镜手术对普通外科手术治疗胆石症与胆囊炎有着巨大影响，超过 80% 的胆囊切除是由腹腔镜完成的、腹腔镜胆囊切除术是最常见的普通外科手术。虽然腹腔镜胆囊切除术使胆囊疾病外科治疗更为常见，术后疼痛以及住院时间均得以减少，还有早期恢复肠功能与完成活动、降低医疗费用，但并未减少胆总管（CBD）损伤的发生率。引用最新的数据，腹腔镜胆囊切除术后胆管损伤估计发生率为 0.4% ~ 1.3%，而开腹胆囊切除为 0.2%，且有更明显的发病率与高诉讼风险[1-2]；更令人奇怪的是仅有不超过 15% 的外科医生将此类患者转诊至肝胆亚专业外科医生处进行治疗[3]。胆管损伤的风险被认为于外科医生职业生涯的早期阶段较高，首例手术发生率为 1.7%，而 50 例时发生率为 0.17%[4]；但亦有其他研究显示外科医生开展更多手术后未降低风险[2,5]。

胆管树的解剖变异普遍，降低胆管损伤，发生率的方法有常规胆管造影、鉴别 Calot 三角边界与识别"安全视窗"等[6]，Auyang 与 Soper 对上述原则进行适当地强调[1]；但作者实践中对住院医生强调"待在胆囊上，待在胆囊上，待在这该死的胆囊上"是避免 CBD 与肝右动脉损伤更为有效的方法；可防止 CBD 横断，还可防止将胆囊窝从粘连于中间肝门上分离时的低位右肝管或右前肝管的损伤。当急性胆囊炎或其他异常上述操作不易完成时，应考虑中转开腹切除；这些原则在开腹胆囊切除术中同样正确，晚期中转经常与胆管损伤相关。胆囊管漏、CBD 横断或夹闭（完全或部分）或肝总管更为常见的损伤，我们越来越多地发现右肝管或右前肝管损伤，且由于未与总肝管相连而导致内镜逆行胰胆管造影（ERCP）未发现而漏诊[7]；仅通过经皮经肝胆管造影（PTC）或肝下引流有胆汁与高度疑似线索时才得以确诊。

胆总管结石

由于多数疑诊胆总管结石病患者于术前接受 ERCP 治疗，所以有大量经验或轻松行腹腔镜 CBD 探查与取石的腹腔镜外科医生数量较少；此外，Yoo 与 Pappas 指出[8]，ERCP 的 CBD 结石清除率为 90% ~ 95%，而腹腔镜成功率为 70% ~ 90%。di Carlo 与 McFadden 指出有多种辅助手段用于内镜下取出或破碎结石，包括取石网篮、机械碎石与利用胆道镜胆管内震波碎石等；上述方法的选择基于专家经验与患者特殊状况。

然而，考虑到 ERCP 的并发症，尤其是胰腺炎与胆管炎、相对较高的 ERCP 阴性率等因素，具有高特异性与敏感性的非侵入性检查如磁共振胰胆管成像（MRCP）或内镜超声（EUS）于术前鉴别胆总管结石病非常重要[9]；MRCP 或 EUS 阳性患者适当地采用腹腔镜 CBD 探查或 ERCP，阴性 ERCP 数量将减少。ERCP 或术中胆管造影仍是诊断的金标准与临床高度怀疑但 MRCP 或 EUS 阴性的指征。PTC 可用于解剖学考虑无法施行 ERCP 者。

胆囊切除术后发现结石患者通常采用 ERCP 治疗；如内镜不能评估 CBD 则行 PTC 或手术探查。需行外科引流手术如 Roux-en-Y 肝管空肠吻合治疗复发性 CBD 结石已被其他非侵入性取石技术所取代。由于梗阻、胆管炎和吻合口狭窄的高发生率，应避免行胆总管十二指肠吻合术。肝内胆管结石与狭窄的最佳处理是外科切除以排除恶性肿瘤以及保证较低的结石复发率[10]。

胆总管囊肿

Parikh 与 Lillemoe[2] 强调 I 和 II 型胆总管囊肿与胆管癌的关系，囊肿完整切除、Roux-en-Y 肝空肠吻合重建的重要性。II 型、III 型（胆总管囊肿）了解较少，但成人仍常发生黄疸、胆管炎或胰腺炎，这两种类型也应行切除。胆管囊肿一项重要诊断工具是胆管细胞学，但作者并未描述肿瘤相关抗原 CA19-9 的潜在筛选价值[11]，但其在原发性硬化性胆管炎患者中极有价值，此种疾病具有极高的风险发展为胆管癌；原位荧光杂交（FISH）细胞学检测是一种新型筛选工具，可更为清晰地发现早期胆管癌[12]。作者指出单叶 Caroli 病（V 型）由于有胆管癌的风险应行肝切除，还应当指出的是，儿童及一些 I 型或 IV 型胆总管囊肿可同时行囊肿切除与肝叶切除。

在作者讨论的腹腔镜胆囊切除术胆漏时，指出亚氨基二乙酸（HIDA）胆道扫描鉴别胆漏来源的敏感性不足，但疑似胆管损伤患者 HIDA 扫描有助于判断患者是否应行 ERCP 或 PTC；如放射性核素未进入十二指肠，ERCP 是更为合适的诊断；如放射性核素未进入十二指肠，由于 ERCP 仅能显示梗阻、夹闭或横断等情况，此时行 PTC 可能更为恰当。如 PTC 或 ERCP 不能显示胆汁漏来源时，肝下引流管造影、胆汁瘤放置引流等对诊断胆漏来源的作用不能过于强调；引流管造影可显示出与 CBD 不通的右后胆管横断。最后，作者强调待引流 6～8w 后再行修复。作者的实践是行 Roux-en-Y 肝空肠吻合术前上引流（PTC）与下引流（CT 或超声引导下引流）2W，时间已足以缓解炎症反应与安全地修复；将经肝导管放置 3 个月，于 5 d、1 m 和 3 m 行胆管造影检查。

作者对采取 Roux-en-Y 肝肠吻合术一期治疗胆管狭窄的原发性化脓性胆管炎的处理存在不同看法，但是，当可采用经皮穿刺或内镜治疗，如高复发风险的引流治疗与单叶疾病的治愈性肝切除是可选择的治疗措施[10]。

胆囊癌与胆管癌

Whang 等[13] 指出胆囊癌的肿瘤、淋巴结、转移（TNM）分期的重要性，N1[胆囊管、CBD、肝动脉和（或）门静脉淋巴结转移] 或 N2[腹主动脉周围、腔静脉、肠系膜上和（或）腹腔动脉淋巴结转移] 转移患者与局部不可切除 T4 肿瘤患者反映在生存率数据上的差异。偶然发现的胆囊侵及肌层并不常见，需

行胆囊窝（V 段）切除、肝门淋巴结清扫，如胆囊管切缘阳性可能需要 CBD 切除、Roux-en-Y 肝空肠吻合术。

在论及肿瘤标志物时，作者指出，CA19-9 的敏感性与特异性不足以用于普通人群的筛选或诊断；其在一定程度上正确，对进展为胆管癌高风险患者如原发性硬化性胆管炎（PSC），CA19-9 尤其是联合 ERCP、EUS 与细胞学或新型 FISH 分析等方法发现证据时[12]。遗憾的是，胆管癌影像学鉴别可切除与不可切除肿瘤的可靠性与胰腺癌相比不足，经常低估疾病分期，这是切除率低的原因。术前经皮经肝放置导管有助于确定左右肝管侵犯的长度，指导外科医生肝切除时保证对侧肝管切缘阴性（> 75% 肝门胆管癌切除包括同时肝切除）[14]。

腹腔镜操作

Yoo 与 Pappas 讨论常规与选择性术中胆管造影的争议，并建议对于需要去除的明显 CBD 结石（多数小结石可自行排出）无经济效益比与是否可防止胆管损伤存在矛盾。我选择性采用，如解剖异常或迷惑，或有临床指征 [例如肝功能（LFTs）检测升高或术前影像学提示胆总管结石] 行术中胆管造影。关于腹腔镜操作的综述列举了多种外科医生与患者胆道疾病的选择，但指出其中一些方法需要更高级训练与最优化患者处理的技巧；这些高级操作如 Roux-en-Y 肝管空肠吻合术仍需较长的手术时间，且仅极少数病人获益，但随着时间的推移，外科医生、技术与设备均会完善。

参考文献

1. Auyang ED, Soper NJ. Cholecystitis and cholelithiasis. In: Zinner MJ, Ashley SW, eds. *Maingot's Abdominal Operations.* 12th ed. New York, NY: McGraw-Hill; 2011 (in press).
2. Parikh PY, Lillemoe KD. Choledochal cyst and benign biliary strictures. In: Zinner MJ, Ashley SW, eds. *Maingot's Abdominal Operations.* 12th ed. New York, NY: McGraw-Hill; 2011 (in press).
3. Archer SB, Brown DW, Smith CD, Branus GD, Hunter JG. Bile duct injury during laparoscopic cholecystectomy: results of a national survey. *Ann Surg.* 2001;234:549–558; discussion 558–559.
4. Moore MJ, Bennett CL. The learning curve for laparoscopic cholecystectomy. The Southern Surgeons Club. *Am J Surg.* 1995;170:55–59.
5. Wherry DC, Marohn MR, Malanoski MP, Hetz SP, Rich NM. An external audit of laparoscopic cholecystectomy in the steady state performed in medical treatment facilities of the Department of Defense. *Ann Surg.* 1996;224:145–154.
6. Strasberg SM, Hertl M, Soper NJ. An analysis of the problem of biliary injury during laparoscopic cholecystectomy. *J Am Coll Surg.* 1995;180:101–125.
7. Lillemoe, KD, Petrofski JA, Choti MA, Venbrux AC, Cameron JL. Isolated right segmental hepatic duct injury: a diagnostic and therapeutic challenge. *J Gastrointest Surg.* 2000;4:168–177.

8. Yoo JS, Pappas TN. Laparoscopic biliary procedures. In: Zinner MJ, Ashley SW, eds. *Maingot's Abdominal Operations.* 12th ed. New York, NY: McGraw-Hill; 2011 (in press).

9. di Carlo A, McFadden DW. Choledocholithiasis and cholangitis. In: Zinner MJ, Ashley SW, eds. *Maingot's Abdominal Operations.* 12th ed. New York, NY: McGraw-Hill; 2011 (in press).

10. Sakpal SV, Babel N, Chamberlain RS. Surgical management of hepatolithiasis. *HPB.* 2009;11:194–202.

11. Patel AH, Harnois DM, Klee GG, LaRusso NF, Gores GJ. The utility of CA19-9 in the diagnosis of cholangiocarcinoma in patients without primary sclerosing cholangitis. *Am J Gastroenterol.* 2000;95:204–207.

12. Bangarulingam SY, Bjornsson E, Enders F, et al. Long-term outcomes of positive fluorescence in situ hybridization tests in primary sclerosing cholangitis. *Hepatology.* 2010;51:174–180.

13. Whang EE, Duxbury M, Rocha FG, Zinner MJ. Cancer of the gallbladder and bile ducts. In: Zinner MJ, Ashley SW, eds. *Maingot's Abdominal Operations.* 12th ed. New York, NY: McGraw-Hill; 2011 (in press).

14. Ito F, Cho CS, Rikkers LF, Weber SM. Hilar cholangiocarcinoma: current management. *Ann Surg.* 2009;250:210–218.

15. Yoo JS, Pappas TN. Laparoscopic biliary procedures. In: Zinner MJ, Ashley SW, eds. *Maingot's Abdominal Operations.* 12th ed. New York, NY: McGraw-Hill; 2011 (in press).

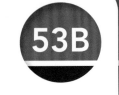

胆道疾病展望

Steven M. Strasberg

（金中奎 译）

此章胆道疾病的展望是本书优秀胆道疾病章节的补充，聚焦的是作者相信需要强调与我们缺乏信息的领域；可以理解的是，后者经常是矛盾的。

胆囊切除与胆管损伤

胆管损伤仍是一个严重问题，严重损伤通常是由于将 CBD 误判为胆囊管造成的。遗憾的是，优良更新的流行病学数据缺乏，胆管损伤的真正发病率未知，基于可检索的数据，此问题仍是很严重的。

"安全关键视窗"的合理性

安全关键视窗（CVS）技术是随着模拟开腹胆囊切除术中鉴别胆管技术发展而来的 [1-2]。此方法中，胆囊管与胆囊动脉在分离肝胆囊管三角时先行推定出，然后通过胆囊在胆囊板平面自由的移动、仅有两枚柄状结构而证实；CVS 的合理性是这种方法的复制，将胆囊从胆囊床上完全去除可能导致器官的扭曲。为获得 Calot 三角的 CVS，须清除脂肪与纤维组织，显露出 2 个而且只能是 2 个结构进入胆囊，从胆囊底游离至胆囊管平面下 1/3 处可使分离明显地进入胆囊管平面；如有任何胆囊的疑问应远离此平面。CVS 技术不是分离方法，而是鉴别方法；鉴别更像手术团队手术进展前，外科医生停下操作指出 CVS 的"休闲期"。一些已发表的文献现在支持这种胆管鉴别方法，但 1 级证据由于是比较每种仅发生率为 0.1% ~ 0.4% 的方法，如对其行随机对照试验，患者人数须超过 4 000 例，而这可能永远无法获得。当胆囊漏斗样结构这样的鉴别方法不可靠时，胆管造影可更多地采用；胆管造影可有效地减少胆管损伤的发生率以及降低大损伤的程度，但其预防迷走胆管损伤的价值较低。

胆囊切除术文化性

作者从阅读大量手术记录得出的结论，胆管损伤是强行坚持做胆囊切除的后果，最常见的情况是急性重症胆囊炎和（或）慢性胆囊炎。虽然循证医学证据得出结论，急性胆囊炎并未增加胆管损伤的发生率，但可入组研究的急性胆囊炎患者数量较小遂可能忽略掉显著的差异性 [3]。胆结石是良性疾病，且胆囊切除术时手术操作并不困难，一些严重损伤发生于当外科医生不能在 Calot 三角内前行时首先游离胆囊底中转开腹之后；一些困难的胆囊切除术应以胆囊造口或胆囊部分切除术安全地终止，将胆囊留于胆囊管平面。模仿航空工业的安全策略的教诲："安全第一的文化"，应予以鼓励 [4]。

胆血管损伤

多数胆管损伤伴有血管损伤 [5]。因此，患者表现出严重胆管损伤时需评估血管。超过 90% 的动脉损伤是肝右动脉损伤，可导致胆管缺血并使损伤延伸至更高水平的胆管树；右半肝慢性斑片状梗死可发生于少数患者。胆管损伤的早期修复面临着胆血管损伤（VBI）的风险，即吻合是在缺血的胆管上；延迟修复允许胆管"树枝枯萎"至血管化水平。"极度 VBI"涉及门静脉主干与肝动脉，通常导致肝快速梗死。

胆总管结石病

社区外科医生经常面对的问题是胆囊切除术时的胆管探查。腹腔镜胆管探查已在微创外科中心（MIS）得以较好地发展，并取得如同内镜（ERCP）

治疗此类问题时所获得的较好的效果。但是，从住院医师培训项目中，毕业的住院医师的经验是平均少于 5 例腹腔镜胆管探查，在全美社区医院，可看到 ERCP 已成为胆总管结石病主要的治疗方法。

胆总管囊肿

此种罕见疾病有严重的知识代沟。胆总管囊肿与癌的发生相关，但真实发生率未知，部分原因是无较好的人群为基础的研究来寻找无症状囊肿以确定其自然史。因为正常人群无症状囊肿的流行率未知，目前偶然诊断的患者推荐接受切除手术；此策略是当前的标准处理，但已受适当筛选项目的质疑。此外，诊断为胆管囊肿患者胆管直径的界限仍未确定。

胆囊癌

此病有两种表现形式，早期易于切除阶段（1 期、2 期）经常表现为胆囊结石的胆绞痛；胆囊癌经典的临床表现是可触及的肿块、体重减轻、黄疸，通常与无法切除的 3 期、4 期肿瘤相关。外科医生须意识到胆石症可能存在早期胆囊癌的征象，可于术前怀疑胆囊癌并避免不适当的手术；这些征象有：胆囊壁增厚而无急性胆囊炎病史与临床表现，胆囊壁偏心性增厚或胆囊结石偏心性移位等[6]；胆囊息肉可能是恶性的或癌前病变，当息肉为单发、直径大于 1 cm 时癌变风险升高；瓷化胆囊增加癌变风险，但胆囊壁不完全钙化者无此风险。当疑诊恶性时，是开腹切除的指征，原因是可无夹持胆囊的操作；后者的风险是可造成胆囊穿孔甚至是微穿孔，癌细胞漏出。腹腔镜胆囊切除术保守的胆囊穿孔率达 20%，个案与小样本系列研究提示腹腔镜胆囊切除术治疗胆囊癌是安全的，但其报道阴性结果较少而使病例选择存在偏倚。

胆管癌

由于未知的原因西方国家肝内胆管癌的发生率上升是无疑的。日本胆管癌大体分型与较早的美国分型相似且较为有用：肿瘤形成型（MF 型——先前的结节型），胆管周围增殖型（PI 型——先前的硬化型），胆管增殖型（IG 型——先前的息肉型）。三种类型中任一肿瘤可发生于 3 个解剖区域——肝内、肝门或低位胆管。PI 型是典型的沿胆管壁浸润较长、超出可触及肿块，与切除后镜下切缘高阳性率相关；不常见的 IG 型预后较好。诊断由于难以到达胆管而变得困难，但新近观察仪器技术的进步如 Spyglass 技术与荧光原位杂交（FISH）检测标本，提高了术前诊断的概率。然而，恶性肿瘤难以与炎性假瘤鉴别。日本对此病研究有更多的经验，其偏好术前经皮胆管插管，但由于插管通道的高复发率而使其蒙上阴影[7]；此是作者避开术前经皮经肝穿刺胆管造影（PTC）的原因。如对肝门 CCA 行 ERCP 病变侧支架，优点是可导致对侧肥大；为达到此可能，ERCP 应避免用于黄疸的评估，对于疑似肝门 CCA 患者代以螺旋 CT 检查，并转诊至肝胆胰（HPB）中心由多学科小组评估与诊断、分期。如肝门 CCA 需行半肝切除术，可栓塞拟切除侧门静脉，当保留侧肝功能不全时，患者无正常肝功能可依靠。因此，残肝体积应由正常肝功能肝切除的 25% 水平增加至 40% 或更多。

参考文献

1. Strasberg SM, Hertl M, Soper NJ. An analysis of the problem of biliary injury during laparoscopic cholecystectomy. *J Am Coll Surg*. 1995; 180:101–125.
2. Strasberg SM, Brunt LM. Rationale and use of the critical view of safety in laparoscopic cholecystectomy. *J Am Coll Surg*. 2010;211:132–138.
3. Gurusamy KS, Samraj K, Fusai G, Davidson BR. Early versus delayed laparoscopic cholecystectomy for biliary colic. *Cochrane Database of Systematic Reviews*. 2008;4.
4. Strasberg SM. Biliary injury in laparoscopic surgery: part 2. Changing the culture of cholecystectomy. *J Am Coll Surg*. 2005;201:604–611.
5. Strasberg SM, Helton WS. An analytical review of vasculobiliary injury in laparoscopic and open cholecystectomy. *HPB*. 2011;13:1–14.
6. Wibbenmeyer LA, Sharafuddin MJ, Wolverson MK, Heiberg EV, Wade TP, Shields JB. Sonographic diagnosis of unsuspected gallbladder cancer: imaging findings in comparison with benign gallbladder conditions. *Am J Roentgenol*. 1995;165:1169–1174.
7. Takahashi Y, Nagino M, Nishio H, Ebata T, Igami T, Nimura Y. Percutaneous transhepatic biliary drainage catheter tract recurrence in cholangiocarcinoma. *Brit J Surg*. 2010;97:1860–1866.

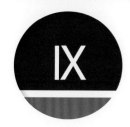

胰　腺

急性胰腺炎的治疗

54

Thomas E. Clancy • Stanley W. Ashley

（崔云峰 译）

前言

急性胰腺炎包括的疾病范围广泛，从轻度自限性症状到伴有多器官衰竭、高死亡率的暴发性疾病过程。在美国，每年将近有 185 000 人罹患急性胰腺炎，绝大多数病人为轻型急性胰腺炎，以轻微的胰腺实质水肿、不伴器官功能衰竭且恢复良好为特点[1]。然而，少数病程可进展成广泛胰腺坏死、全身炎症反应综合征（SIRS）、多器官衰竭，临床恶化迅速，甚至死亡[2-3]。急性胰腺炎的总体死亡率是 2% ~ 10%，主要与 10% ~ 30% 的患者出现以胰腺及胰周坏死为特征的重型胰腺炎有关。

鉴于胰腺炎疾病的范围广泛，胰腺炎患者的治疗必须高度个体化。轻型急性胰腺炎患者一般给予液体复苏及支持治疗，如果条件允许，应寻找病因并进行治疗，从本质上说手术治疗对于轻型急性胰腺炎是不必要的。相反，重症胰腺炎和坏死性胰腺炎可能需要在重症监护室给予全面的非手术治疗及营养支持治疗；有时可行手术清创以清理胰腺感染组织，以及对局部并发症行手术治疗。近年来，外科治疗胰腺炎的确切指征已有所发展：从过去对所有存在胰腺坏死患者实行早期清创治疗，到目前绝大多数胰腺外科医师采取更保守的择期和延迟胰腺清创治疗[4-5]。本章节将回顾现代急性胰腺炎的治疗方法，并探讨重视评估疾病的严重程度、营养供给的时间及途径、预防性抗生素的作用、外科手术的指征及时机、胰腺坏死组织清创的方法以及内镜微创治疗技术在胰腺炎治疗中的作用等。

病因

急性胰腺炎的发病因素多种多样，有些比较少见，甚至尚未完全清楚（表 54-1）。胰蛋白酶原在腺泡内激活后再激活其他胰酶，被认为是胰腺炎的主要发病机制。此外，缺血 - 再灌注损伤被认为是疾病进展的关键。胰腺炎中的局部炎症反应与氧自由基和细胞因子包括白细胞介素 IL-1、IL-6、IL-8、肿瘤坏死因子 - α（TNF-α）、血小板活化因子等释放有关，这些介质在局部炎症反应转化为全身性炎症的过程中起重要作用。

约 80% 的病例与胆石病和长期酗酒有关，这两个因素的相对性取决于研究人群中酗酒的流行率。在引起胰腺炎的机械因素中，胆石病是最常见的，绝大多数的非酒精性急性胰腺炎均可检查出有胆结石，若是胆结石持续存在，36% ~ 63% 的患者将发展为复发性急性胰腺炎。将近 1% 的患者因行内镜逆行胰胆管造影而出现胰腺炎；一些代谢过程也与胰腺炎有关，尤其是酗酒。1% ~ 10% 的饮酒患者症状和体征通常于酗酒 10 年后或者大量摄入酒精时才被发现，两者的关联机制尚不明确，但是可能与胰腺外分泌功能和胰管结石有关。药物与胰腺炎的发生有关，特别是糖皮质激素类药物、噻嗪类利尿剂、雌激素、硫唑嘌呤、呋塞米等；此外，约有 10% 的病例无法明确病因，一些学者认为隐性胆微石症可能是特发性急性胰腺炎的病因[6]。

诊断、分期和严重程度

早期诊断和对疾病严重程度准确分期对胰腺炎早期评估和治疗起重要作用。胰腺炎不仅要与其他相似疾病鉴别，而且须将病人分层，以发现严重病例并给予适当的治疗。遗憾的是，尽管对胰腺炎的病理生理有了更加深入的研究，但近年来胰腺炎的诊断工

表 54-1　急性胰腺炎病因

代谢因素

饮酒

高脂蛋白血症

高钙血症

药物

遗传因素

蝎毒

机械因素

胆石病

手术史

胰腺分裂

外伤史

逆行胰造影

胰管梗阻：胰腺肿瘤、蛔虫感染

胰腺导管出血

十二指肠梗阻

血管因素

手术史（心肺转流术）

结节性多动脉炎

动脉粥样硬化栓塞

感染

流行性腮腺炎

柯萨奇病毒 B

巨细胞病毒

隐球菌

具仍未改变。胰腺炎的临床症状和体征，如上腹部疼痛、后背部疼痛、呕吐、发热、心动过速以及白细胞增高，均是非特异性的。在重症胰腺炎和出血性胰腺炎中可以见到脐周、季肋区出现淤斑（Cullen 征、Grey-Turner 征），但这些不常见临床体征并不是胰腺炎的特殊征象，任何可引起腹膜后出血的疾病均可有 Cullen 征和 Grey-Turner 征。因此，胰腺炎的诊断依赖于高水平的临床警觉性，且诊断还需依赖血浆胰酶浓度的升高。淀粉酶和脂肪酶于疾病发作的前 24 h 升高并达到顶峰，淀粉酶的血浆半衰期较短，而脂肪酶水平可能有更高的敏感性，尤其是在早期就诊及监测不及时（超过 24 h）的情况下[7]。淀粉酶水平升高对胰腺炎来说既不具有特殊性[8] 也不具有敏感性，因为一些急性胰腺炎病例中淀粉酶水平可正常[9]。相比淀粉酶和脂肪酶，其他胰酶在诊断方面并未显示出任何优势。值得注意的是，胰腺消化酶在血浆中的浓度起仅起诊断作用，并不能预测预后，其绝对浓度与疾病严重程度无直接关系。淀粉酶和脂肪酶轻度升高与轻度胰腺炎有关的看法是错误的。实际上，淀粉酶和脂肪酶仅轻度升高也可能与重度胰腺炎有关。

在疾病的进程中尽早诊断出重症胰腺炎至关重要，以便尽早应用目标导向治疗。然而，疾病严重程度仍然缺乏统一的、客观的、可重复性的并普遍接受的评估标准[10]。疾病早期表现为相对非特异性的症状，所以诊断较为复杂；而重症胰腺炎可能会以一种看似无害的方式突然出现暴发性败血症样综合征，坏死性胰腺炎与轻度水肿性胰腺炎相比，最初的症状和体征也仅仅是程度不同。同样，重型胰腺炎和轻型胰腺炎可有相同的病因。尽管大量实验研究试图辨别水肿型胰腺炎和坏死性胰腺炎发病机制的不同，但仍无可用的临床模型能成功预测病人是否可能向重症胰腺炎进展。

临床评分系统

利用多种临床变量预测急性胰腺炎患者预后的临床评分系统对胰腺炎进行评分，如 Ranson 评分[13]（表 54-2）和 Glasgow 评分[14]，利用人口统计学以及实验室参数分别对患者入院和随后 48 h 内进行评估，阳性指标将用以预测胰腺炎随后的发病率及死亡率。例如，在 20 世纪 70 年代的 Ranson 评分系统中，若出现 5 或 6 个阳性体征时，病人 40% 可能死亡，且病人有 50% 的可能性会延长在重症监护室（ICU）的治疗时间；然而当出现 7 或 8 个阳性体征时，病人 100% 死亡。尽管这些评分系统可相对准确地预测疾病的严重程度，但是需要在入院后 48 h 全面评估。此外，尽管高的评分暗示预后不佳，但是自 20 年前前引用此系统，至今未能充分的重新评估并反映重症治

 表 54-2　Ranon 评分系统——急性胰腺炎主要并发症或死亡风险相关的早期预测指标

入院时：

1. 年龄 > 55 岁

2. 白细胞数 > 16×10⁹/L

3. 血糖 > 11.2 mmol/L

4. 血清 LDH > 350 IU/L

5. 血清 AST > 250 U/L

入院后 48 h 内：

1. 红细胞压积下降 > 10%

2. BUN 升高 > 1.79 mmol/L

3. 血清钙 < 2 mmol/L

4. 动脉血 PO₂ < 8 kPa

5. 碱缺乏 > 4 mmol/L

6. 估计体液净增 > 600 ml

疗的重大改进[15]。

APACHE Ⅱ 评分系统是另一种生理评分系统，以量化多个生理变量的异常程度为基准来评估疾病的严重程度。尽管未专门应用于胰腺炎，且使用上存在一定难度，但 APACHE Ⅱ 评分系统在发病 24 h 评估的准确性和其他评分系统 48 h 评估相一致，目前被认为是评估胰腺炎严重程度的最佳评分系统[10]。根据异常程度来监测和评估的 12 个生理变量为：体温、平均动脉压、心率、呼吸率、动脉氧分压、动脉血 pH、血清 Na$^+$、血清 K$^+$、血清肌酐、血细胞比容、白细胞计数和 Glasgow 昏迷量表。评分是由测量异常的生理值决定的，而且年龄增长和慢性器官衰竭可进一步增加评分。与其他评分系统不同的是，APACHE Ⅱ 评分可在疾病发展过程中不断地重新计算。APACHE Ⅱ 评分不仅在入院诊断时有重要作用，而且对于后续治疗后亦有重要意义，如胰腺清创术[16]。新型 APACHE Ⅲ 评分系统增加了 5 种生理变量以提高评分的准确性，但对于区别轻度胰腺炎和重度胰腺炎方面并不比 APACHE 评分系统更有价值[17]。最近将 APACHE Ⅱ 系统改进为 APACHE-O 评分系统，增加对肥胖的慢性评估以提高预测的准确性，其阳性预测率达到 74%。所有版本的评分系统并不适用于大多数病人，而更加适用于临床危重病人。

严重程度指标

在实验室及临床研究中均将许多指标作为可评估胰腺炎预后的指标进行研究。无一例外，这些均未得到广泛的临床应用。Banks[19] 和其他学者[20] 发现急性胰腺炎患者血液浓缩不仅预示胰腺坏死，也提示可出现器官衰竭。C 反应蛋白（CRP）可用来评估疾病的严重性，并且随着病情的加重而增高。然而，基于 C 反应蛋白水平轨迹，仅对于胰腺炎发作的 48 h 后确定疾病严重性有价值[21]。其他炎症介质如 IL-8、IL-6 有望成为重症的早期指标，但其可用性有待进一步的临床验证[22]。其他炎症标志物，包括 TNF-α 可溶性受体、多形核中性粒细胞（PMN）弹性蛋白酶、血清降钙素原、可溶性 IL-2 受体和可溶性 E- 选择素，均显示出潜在可行性，但有待可重复性检测以及在作为预后指标使用前的临床验证[23]。

胰蛋白酶原激活肽（TAP）可能是在急性胰腺炎中决定预后的另一项较为有价值的指标。胰蛋白酶原被活化为胰蛋白酶时释放 TAP，并认为血清和尿液

中 TAP 水平与胰腺炎严重程度相关。然而，尿液中 TAP 浓度较低，并且可迅速从血浆中清除出去。最新数据显示 TAP 的临床应用指日可待。许多学者报道，尿液中 TAP 升高对重症急性胰腺炎有高度敏感性和特异性[24-25]。最新研究表明，应用血清 TAP 诊断重症急性胰腺炎的敏感性和特异性分别为 70%、78%[26]。

越来越多地共识认为器官衰竭是重症急性胰腺炎最重要的预后指标。血浆 D- 二聚体被认为是将发生器官功能衰竭的替代指标，其敏感性和特异性分别为 90%、89%[28]。然而需要进一步确认其价值，在胰腺炎治疗过程中早期识别病人的器官衰竭，并行干预治疗以控制疾病的严重程度。

造影剂增强 CT

在急性胰腺炎中，CT 扫描判有助于判断疾病的严重程度。CT 影像可见胰腺肿大伴胰周脂肪层的减少、低密度区和胰周积液（图 54-1）。Balthazar 评分系统和其他评分系统整合各种 CT 表现，比如胰腺炎症、胰周积液，并将影像表现与胰腺炎的发病率和死亡率与联系起来[29]。增强 CT 在判断胰腺坏死方面更有优势。正常 CT 基线值为 30～50HU，静脉注射造影剂后活体胰腺 CT 值增强超过 50HU；坏死胰腺组织不出现增强表现（图 54-2）。诊断坏死胰腺炎的标准较多，包括超过 30% 胰腺实质或大于 3 cm 胰腺组

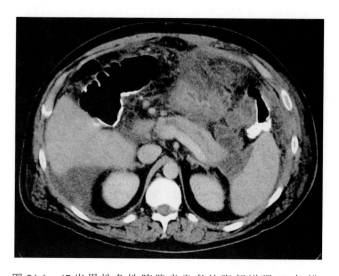

图 54-1　47 岁男性急性胰腺炎患者的腹部增强 CT 扫描。可见胰腺组织脂肪受累，在胰尾部有一接近 4cm×4cm 液体积聚。静脉期胰腺实质增强，可见未强化的胰腺坏死（Reproduced with permission from Clancy TE, Benoit EP, Ashley SW. Current management of acute pancreatitis. *J Gastrointest Surg.* 2005；Mar；9（3）：440-452.)

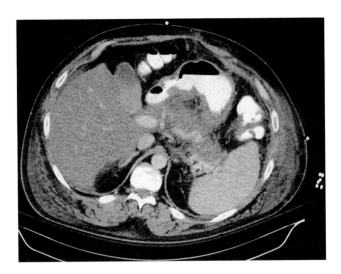

图 54-2　同一 47 岁男性急性胰腺炎第二期患者腹部增强 CT，扫描发现与胰腺炎相符的胰周脂肪受累。最明显的是近乎全胰腺无增强，诊断为胰腺坏死（Reproduced with permission from Clancy TE, Benoit EP, Ashley SW. Current management of acute pancreatitis. *J Gastrointest Surg.* 2005；Mar；9（3）：440-452.）

织无增强。随着胰腺非增强范围增大以及与非增强相关并发症的发现，胰腺坏死诊断的敏感性和特异性亦增加[30]。对于中度肾功能损害或造影剂过敏的患者，磁共振成像（MRI）是一种替代检查。与增强 CT 相比，对于诊断重症急性胰腺炎，MRI 更具敏感性和特异性；然而，目前 MRI 并不适用于重症患者。

对于在急性胰腺炎中应用 CT 扫描的时机与适应证更多地依靠临床判断，而非指导标准，并且目前无普遍接受的标准建议。早期 CT 扫描通常不能诊断胰腺坏死，直至临床症状出现后的 2～3 天，坏死区域边界更加明显后才能诊断为胰腺坏死。因此，不推荐于胰腺炎发作早期的 24 h 内应用 CT，诊断坏死或预测胰腺炎的严重性。基于少量实验表明静脉增强可加重早期胰腺炎的坏死，故有学者反对在急性胰腺炎诊断中广泛地使用 CT 扫描；然而，目前还缺乏支持这一现象的人类临床实验证据。胰腺炎确诊四天后增强 CT 扫描识别胰腺坏死的敏感性接近 100%[10]，因此，对于有临床及生化特征的急性胰腺炎患者，且保守治疗数日未见明显改善者，建议行口服及静脉增强腹部 CT 扫描。随访扫描可获得临床恶化的各种征象。

CT 扫描有助于早期诊断胰腺坏死感染。对于无菌性胰腺坏死采取非手术治疗趋势不断增加，而感染仍是介入治疗的绝对适应证[1]。遗憾的是，胰腺感染坏死的准确诊断较难做到，仅根据临床和实验室检查不能区分感染性和无菌性胰腺坏死，因为二者均可出

现器官衰竭、明显的白细胞升高和发热。气肿性胰腺炎，即胰腺实质内充满气体，是感染的诊断依据，但极为罕见（图 54-3）；影像引导下穿刺坏死胰腺，可高度准确地诊断感染坏死性胰腺炎（图 54-4）。CT 引导下的胰腺穿刺通常适用于明确的胰腺坏死而临床症状未改善或恶化的患者；病人须口服造影剂使胃肠（GI）道显影并且避免胃肠道菌群从内脏孔道种植于胰腺坏死组织。

据报道，细针穿刺对识别感染的敏感性和特异性分别达 96.2%、99.4%，阳性预测值 99.5%，而阴性预测值为 95.3%[34]。非增强 CT 引导下对胰腺区穿刺获取引流液样本，行需氧、厌氧、真菌培养，对绝大多数感染坏死性胰腺炎患者来说，革兰氏染色阳性即

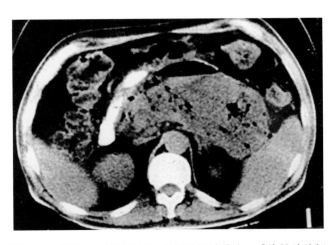

图 54-3　增强 CT 扫面显示的是气肿性胰腺炎，感染性胰腺坏死的特殊表现。手术清创术的指征，无需额外确认胰腺感染

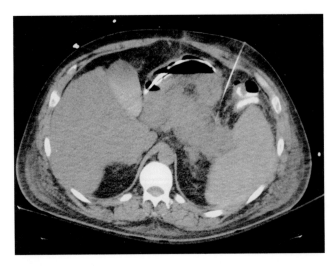

图 54-4　CT 引导下的胰尾部经皮细针穿刺。穿刺部位在早期在增强 CT 下已确认为坏死部位，如图 54-2 显示。革兰氏染色及培养阴性表明是无菌性坏死性胰腺炎

可诊断，而无需等待确定的培养结果。在大多数情况下，胰腺穿刺为革兰氏杆菌感染的，后来均证实有感染，正因此，有助于快速地做出判断。

　　胰腺坏死患者于任何临床阶段均可出现感染。当被证实有坏死至出现感染的时间间隔不同，出现症状后的 3 周感染可能性增加。一项研究表明 49% 病人于发作后 14 天出现感染，而不到 15% 病人于 35 天后被诊断为感染 [34]。感染也可能出现于疾病后期，即使已进行了穿刺引流。因此，反复行 CT 引导下穿刺直至临床症状改善，这一措施对无菌性胰腺坏死是有必要的。在笔者机构中进行的一系列细针穿刺均证明存在病原体感染，第一次穿刺的 30 个病人中有 17 个为阳性（57%），7 例（23%）需要第二次穿刺，6 例（20%）需要 3 次或更多的穿刺以确诊感染 [35]。

急性胰腺炎的分类

　　急性胰腺炎最常见的分类系统是在 1992 年跨学科研讨会上制订的。亚特兰大分类系统定义了急性胰腺炎及其严重程度、器官衰竭和局部并发症，并试图制订统一标准评估急性胰腺炎的严重性和并发症（表54-3）。此分类系统是实现对急性胰腺炎进行统一描述的重要一步，有助于规范临床护理、辅助临床研究。然而，最近随着对胰腺炎病理生理理解的增加、影像技术的改进和微创技术的发展，已将注意力集中于分类的潜在缺点。近期对 1993 年以来所有关于急性胰腺炎临床文献进行回顾分析发现，过半数研究中均交替使用严重性和器官衰竭两个标准 [36]。因此，分类方案的不断修订旨在促进临床医生以及多学科机构之间建立一个更加精准的交流系统，尤其是对有关疾病的严重程度、胰周聚集液和其他组织的描述评价 [37]。

治疗原则

复苏及监护

　　急性胰腺炎患者需要有针对疾病严重程度的治疗方案，然而急性胰腺炎的非手术治疗日趋规范 [3,38,40]。积极的液体复苏至关重要，主要是补充血管外或"第三间隙"的液体丢失，这可能需要相当大的液体量。通常要求静脉输液的速度超过 200 ml/h，以恢复和维持血管内容量；这种程度的液体复苏可避免全身并发症尤其是急性肾功能不全。此外，最新研究表明，不充分的液体复苏是胰腺进一步损伤的高风险因素。Banks 与其他学者指出，积极的液体复苏对

表 54-3　急性胰腺炎国际研讨会提出的定义（1992年，亚特兰大研讨会 [31]a）	
急性胰腺炎	胰腺的急性炎症过程，包括累及局部组织或远隔器官
重症急性胰腺炎	合并器官衰竭和（或）局部并发症，如坏死，脓肿或假性囊肿
急性液体积聚	发生在急性胰腺炎进程的早期，位于或接近胰腺，通常无肉芽组织或纤维组织的囊壁；多种细菌滋生；发生在 30% ~ 50% 重症急性胰腺炎；大多数急性积液自行消失，但有些进一步发展为假性囊肿或脓肿
胰腺坏死	胰腺实质弥漫性或局灶性活性丧失，通常与胰周脂肪坏死有关，经增强 CT 扫描确诊
急性假性囊肿	由纤维或肉芽组织包裹胰液形成的囊肿，其由于胰腺炎、胰腺损伤或慢性胰腺炎产生，急性胰腺炎发病后的 4 周或更久之后形成
胰腺脓肿	腹腔内局限积聚的脓液通常仅次于胰腺或胰周，含有较少或无胰腺坏死，其是由于急性胰腺炎或胰腺损伤造成

a 不鼓励使用蜂窝织炎、感染性假性囊肿、出血性胰腺炎与持续性急性胰腺炎等术语

于阻止胰腺坏死的进展并非必要，但未进行充分液体复苏的胰腺炎患者发生胰腺坏死的风险更大 [41]。密切监测呼吸、心功能和肾功能对发现和治疗血容量不足引起的并发症非常重要，监测严密程度取决于疾病的严重程度。所有患者均需密切地评估包括应用 Foley 尿管在内的液体平衡，监测呼吸和电解质紊乱亦非常重要；严重患者均需转入重症监护室，进行持续血压监测和血氧饱和度的监测，静脉给予止疼药通常是必不可少的。以前认为应用鼻胃管可减少对胰腺的刺激，但并无临床资料证明应用鼻胃管的有益之处，其常规使用应予摒弃。对于急性胰腺炎中麻痹性肠梗阻较为常见，在此情况下可使用鼻胃管防止呕吐及吸入性肺炎。

营养支持

　　从历史上看，肠内营养被限制用于急性胰腺炎以促进"胰腺休息"；一般认为肠内营养通过刺激胰腺外分泌功能和蛋白水解酶的释放，可加重原有的炎症进程。在轻型胰腺炎中，短时间未经口进食是可接受的，

疼痛缓解后的数天可耐受全经口饮食。但限制营养的摄入对危重患者可造成严重后果，炎症应激可增加基础代谢率，导致分解代谢增强和负氮平衡[42]。对于重症急性胰腺炎患者，病程长、高分解代谢状态和肠梗阻等情况下，通常应用肠外营养作为营养支持[43]。

然而，最新数据显示严格限制肠内营养并无必要；越来越多的证据表明，对于重症胰腺炎患者，肠内营养是安全、可行的，甚至可满足患者要求[44]。肠内营养的优势是可避免全静脉营养（TPN）的高花费和导管相关并发症；此外，维持肠黏膜完整性、避免肠道屏障功能和肠道通透性改变，这些均是TPN所不能达到的[45]。1997年一项小规模的随机试验，选取38位重症胰腺炎患者，分别给予全静脉营养和鼻饲饮食[46]，发现肠内营养患者的败血症、并发症显著减少。而McClave等人[47]用类似方法随机研究了30位患者，肠内营养是有减少并发症的趋势；此研究发现肠内营养显著优点是成本较低，TPN花费是其4倍。此外，Windsor等人[48]发现，随机分为肠内营养组的患者CRP、APACHE Ⅱ评分有明显改善。最近，中国一项更大规模的研究随机将96例重症胰腺炎病人分为TPN组与鼻饲组，监测包括CRP、IL-6等炎症介质，肠内营养组指标均早期降低，同样，APACHE Ⅱ评分亦降低；此外，从尿内毒素水平推断出黏膜通透性得到改善。其他学者认为，附加乳酸菌制剂的肠内营养制剂对于胰腺炎患者，可有效地降低感染性并发症发生率[50]。

最近一篇系统性回顾文献认为并没有足够的数据支持急性胰腺炎患者首选肠内营养更具优势[51]；然而，随着研究的进行证明了肠内营养的安全性与可行性。例如，在一项前瞻性随机对照研究的Meta分析中，比较急性胰腺炎的肠内与肠外营养，Marik和Zaloga得出这样的结论：急性胰腺炎患者首选肠内营养，可显著降低感染发生率和减少住院时间[52]。对于重症胰腺炎应用TPN仍有价值，尤其是对于长期肠梗阻病例。然而，对于疾病早期不能经口进食的患者来说，将空肠营养作为早期肠内营养的方式更为有价值。值得注意的是，对于重症急性胰腺炎患者，目前无随机研究明确开始营养支持最佳的时间[53]。

较多的研究评估了胰腺炎肠内营养应用鼻空肠营养的价值，而其他学者已研究了鼻胃管营养的作用。Eatock等人随机抽取49名置入鼻胃管或鼻空肠营养管重症胰腺炎患者[54]，两组在疼痛、CRP水平或临床预后方面均无差异，结果显示鼻胃管给予肠内营养

比经鼻空肠营养管更简单、价廉和易行。Kumar等人[55]随机抽取31位患者行鼻胃管和鼻空肠营养的比较研究亦发现结果无区别，类似结果最近被Eckerwall等人[56]的证明，其进行的随机试验发现早期给予鼻胃管营养更有利于实施，并且可更好地控制血糖。多数急性胰腺炎患者出现胃排空延迟，对于此类患者常规行鼻胃管营养相对受限；如若能耐受，对于急性胰腺炎患者通过鼻胃管给予肠内营养是个合理的选择。

ERCP 的作用

如上所述，由胆囊结石所致的胆总管结石是急性胰腺炎的一个主要病因，亦是大多数急性胰腺炎患者第一位的病因；因此，ERCP已成为诊断和治疗急性胰腺炎潜在手段。是否选择ERCP作为治疗急性胰腺炎患者的原则，主要在于是否存在阻塞性胆总管结石的证据，对于存在胆道梗阻或胆总管结石的急性胆石性胰腺炎的病例，ERCP的作用很明确；相比之下，对于无胆管梗阻证据时的急性胆石性胰腺炎，是否早期实施ERCP和切开术的价值不甚明了。Neoptolemos等[57]和Fan等[58]分别进行了研究，将急性胰腺炎患者随机分为早期ERCP和未ERCP组，均证明在死亡率未明显增加的情况下，早期ERCP能显著降低发病率；但是，研究亦指出由于队列中已知存在胆道梗阻、胆管炎的患者，导致观察组亦可能从介入治疗中获益。最近Folsch等[59]进行的一项多中心随机研究中，排除了存在胆道脓毒症或胆道梗阻的患者，发现早期ERCP增加了并发症和死亡的发生率，因此认为对无进行性胆管梗阻患者实施早期ERCP是有害的。虽然诊断手段和治疗方法不断发展，但是大多数外科医师和胃肠专家均表示不推荐对无胆管梗阻或胆管炎的急性胰腺炎患者实施ERCP。

MRCP是除ERCP之外的另一种检查方法，可减少术后胰腺炎发生的风险。虽然MRCP不能清除胆管结石，但其作为一种诊断工具，可使ERCP选择性地应用于存在胆管结石的病人[60]。MRI检查对病情危重的患者存在风险，包括扫描时间较长、仪器可兼容的非金属材质的通气和静脉输液设备的应用，MRI限制用于重症监护处理外的患者。随着技术的进步，MRI和MRCP将有望在诊断胰腺炎和胆道梗阻中发挥更加重要的作用。

预防性使用抗生素

近年对重症坏死性胰腺炎患者预防性使用抗生

素出现了戏剧性的变化，趋势是避免预防性使用，仅对于明确感染时应用抗生素治疗。多数重症胰腺炎患者预防性使用抗生素，以避免局部或全身性感染并发症；大面积胰腺坏死局部感染通常增加，并且这一趋势在发病后至少前 3 周最为明显[61]。在一项研究中发现，24% 手术治疗的胰腺坏死患者第 1 周已发生感染，而于第 3 周行手术探查时，71% 患者存在感染[62]。感染的主要菌群是需氧和厌氧 GI 菌，可为单菌，也可为多种细菌所致。一项包括 1100 例病例的研究中，收集的标本发现优势菌群为大肠杆菌（35%）、肺炎克雷白杆菌（24%）、肠球菌（24%）、链球菌（14%）和假单胞杆菌（11%）[63]。胰腺感染和病死率之间的关系使得对坏死性胰腺炎患者针对肠道细菌全身预防性使用广谱抗生素变得合理。出于此目的使用的广谱抗生素被证明可改变胰腺感染的菌群，并且可造成产生耐药菌及真菌感染[64-65]，所以对坏死性胰腺炎早期使用抗生素以预防感染值得探讨并需要临床评估[66-67]。

一些动物实验证明在胰腺炎早期使用抗生素是有益的[66]，但并未在人类试验中得到证明。早期临床研究中提出的预防性使用抗生素对坏死性胰腺炎并无益处，可能是由于研究中包含感染风险低或胰腺对抗生素的渗透性较差的患者。健康胰腺组织抗生素透过血胰屏障与预防和治疗胰腺坏死组织感染效果之间的确切关系尚不清楚，但是，对于多种抗生素在胰腺组织中渗透能力的研究仍在不遗余力地进行中[68]，这类研究将影响预防性抗生素治疗的使用。

一些已发表的随机对照试验，对评估坏死性胰腺炎中预防性使用全身抗生素的作用作出了相矛盾的推荐，Pederzoli 等[69]对 74 名坏死性胰腺炎患者随机分为全身使用亚胺培南组和未使用抗生素组，使用亚胺培南组的胰腺感染降低（12% vs. 30%），而在多器官衰竭、需要手术或总病死率等方面并无显著性差别，抗生素治疗对坏死程度较轻胰腺炎治疗中尤为有效；相比于对照组的 29%，胰腺坏死少于 50% 的患者使用亚胺培南后无并发败血症。但 Sainio 等[70]的研究显示，预防性使用抗生素并发症的发生和病死率均有所下降，而局部感染的发生并无改变。在随机使用头孢呋辛的酒精性坏死性胰腺炎患者中并发感染、手术和病死率均有下降，但病死率的显著下降。与治疗组、对照组的局部感染发生并无关系。此研究由于在对照组大量使用抗生素而受到争议。另一项包含 26 例患者的小型研究发现 CT 确诊的胰腺坏死患者中，静脉使用氧氟沙星和甲硝唑病死率无显著性改善趋势。

2004 年，Isenmann 等[72]发表的一项包含 114 名急性重症胰腺炎患者的前瞻性随机双盲试验显示，使用环丙沙星和甲硝唑的患者在病死率或胰腺感染坏死的进程上无任何不同，使抗生素对于急性胰腺炎作用的争议浪潮再次被掀起。但此研究由于未限制于 CT 确诊的胰腺坏死患者中而受批评，并且对照组中抗生素使用的跨度大，数据的相互矛盾，设计中研究的准确性和异质性差，尝试应用多元分析克服可用实验数据的局限性等方面有所欠缺。在一项荟萃分析中[73]，早期使用广谱抗生素的重症胰腺炎患者与病死率降低存在联系；第二项荟萃分析对坏死性胰腺炎进行随机、对照和非双盲预防性使用抗生素的试验，使用亚胺培南、头孢呋辛或氧氟沙星可使局部感染下降趋势不明显，使用抗生素患者的败血症和总病死率出现明显地下降，作者支持对所有急性坏死性胰腺炎患者使用抗生素[74]。

尽管在院内诊疗中存在多种方案，但过去十年中已达成共识：对于坏死性胰腺炎应早期使用抗生素，尤其是存在器官衰竭或全身性败血症征象的患者[75]。真菌或耐药细菌双重感染的风险已经明确[76]，认为与预防性使用抗生素疗程有关。胰腺炎确诊后前 3 周胰腺感染发生率增加[61]，但最佳的抗生素使用疗程并未确定；一般推荐疗程是 1 ~ 4 周、大多数学者将治疗疗程限制为 14 天[5]。胰腺坏死合并真菌感染时，病死率极大上升，因此一些学者主张对于所有接受抗生素治疗的坏死性胰腺炎患者预防性使用抗真菌药物[65]。对急性重症胰腺炎患者的随机研究中，预防性使用抗真菌药，如大蒜素和氟康唑被证实可以降低真菌感染的发生[71]。鉴于氟康唑的毒副作用较低，预防性使用抗真菌药物对于坏死性胰腺炎患者的抗生素治疗具有辅助意义。

最近，即 2007 年，对急性重症胰腺炎患者预防性使用抗生素趋势再次改变。一项对急性胰腺炎患者的前瞻性、随机试验[78]证明早期使用亚胺培南与感染性并发症下降有关，但并未证明对需要介入治疗或是病死率存在影响。在一项可能是目前为止最明确的研究中，Dellinger 等[79]对 100 例确诊为坏死性胰腺炎患者，采用随机、前瞻性、多中心、双盲、安慰剂对照的研究方法，证明使用美罗培南并未对胰腺或是胰周感染、介入治疗率或病死率有影响。一项更新的随机对照试验荟萃分析[80]也表明预防性使用抗生素未降低病死率，也未使胰腺坏死感染降低或使手术介入治疗发生率的降低。基于以上数据，外科医师和胰腺病专家近年来的治疗共识又有所改变，普遍的观点是对于预防坏死性胰腺炎的措施中，不能单独地预防性使用抗生素。虽然学者们均支持此观点，但在实际治疗中，多数患者在转送前于其他治疗机构治疗时出现脓毒症而需要使用广谱抗生素治疗。笔者在所有的病例中，均于无证据存在感染前尝试停止抗生素的使用。

鉴于坏死性胰腺炎的感染途径主要是来源于 GI 的正常菌群，一些学者主张使用肠道净化剂减少肠道细菌负荷，并阻止胰腺感染。有限的实验室证据的确支持在实验性胰腺炎中使用肠道净化可降低病死率[81]，而仅有一例选择性使用肠道净化的临床病例报道；Luiten 等[82] 对急性重症胰腺炎患者经口和经直肠给予非吸收性抗生素进行一项随机试验，治疗组中病死率有所下降，主要表现在晚期病死率和革兰氏阴性细菌胰腺感染率下降；但此研究中，患者亦接受短期静脉注射抗生素治疗，可能使实验结果有所混淆。有关使用肠道净化剂有利的决定性证据还有待更进一步的研究。

外科治疗——指征与时机

就大多数急性胰腺炎患者而言，病程仅限于实质水肿而无坏死，这些患者需要手术治疗的指征非常有限；而可能的干预是明确胰腺炎病因或其并发症，建议对疑似胆总管结石患者行手术或内镜治疗，以防止复发性胆源性胰腺炎；急性胰腺炎后期并发症如胰腺假性囊肿等也较少需要延期手术治疗。对于重症胰腺炎患者，手术治疗可能是其治疗方案的主要组成部分，有 10% ~ 30% 的胰腺炎患者进展为严重，胰腺及胰周坏死具有较高的发病率和死亡率[2]。近年来，急性坏死性胰腺炎手术治疗的适应证不断拓展，及时的胰腺清创术是治疗胰腺感染坏死公认的标准，将于后面讨论；而对于无菌性坏死性胰腺炎的外科治疗近年来趋于采用保守处理。

某些情况下，危重患者可能需要紧急手术来治疗胰腺炎无关的疾病。例如，疑似内脏穿孔等外科急症，在这些情况下诊断性剖腹探查手术是可行的。保守治疗的病人由于后续出现的其他腹腔内的病理情况，如腹腔间隔室综合征时需要手术探查。对其他重症的胰腺炎或胰腺坏死患者，有 3 个需要外科干预的指征（表 54-4）。第一，明确的胰腺感染，是无可争议的；第二，是否（和何时）对严重的无菌性坏死行探查手术存在争议；第三，延迟干预症状性机化坏

表 54-4 坏死性胰腺炎手术治疗的适应证
• 诊断不明确
• 与坏死性胰腺炎无关的腹内急症，如内脏穿孔
• FNA 确诊感染坏死或 CT 发现肠腔外气体
• 严重无菌性坏死
• 症状性机化的胰腺坏死

FNA，细针抽吸组织检查

死，愈发成为行引流术或清创术的有效指征。

感染性胰腺坏死

大多数急性胰腺炎患者死于感染性胰腺坏死。如果未予干预，死亡率几乎达 100%，而予以适当的外科治疗其死亡率可达到胰腺无菌性坏死的死亡率，即低于 15%[4,35,83]。少数感染性胰腺坏死的患者可存在影像学证据，如气肿性胰腺炎或胰腺实质内气体（图 54-3）。在大多数病人，CT 引导下经皮 FNA 可明确诊断为感染。如前所述，严重的无菌性坏死和感染性胰腺坏死均有明显的白细胞增高和发热，使二者的临床鉴别极为困难；重型胰腺炎、器官衰竭或治疗 2 周后临床无明显改善的患者应评估是否存在坏死感染的可能。

严重的无菌性胰腺坏死

以往，胰腺坏死被认为是进行开放性胰腺清创术的指征；这种治疗于 1991 年开始受到质疑，Bradley 和 Allen 发表了一项包含 11 个无菌胰腺坏死患者保守治疗的小系列研究[62]。但此概念的提出亦遇到阻力，一些学者认为所有胰腺坏死患者均将受益于清创。Bradley 和 Allen 的研究发表后不久，Rattner 等表明：无论是否与感染相关的坏死胰腺行早期清创均是有益的[84]。随着保守治疗和细针穿刺胰腺坏死组织应用经验的积累，临床医生愈发倾向于对稳定的患者实施保守治疗方案，无菌坏死性胰腺炎患者的手术适应证不断缩小。现有较多关于感染以外的胰腺清创标准的文献报道[85-86]。CT 检查提示超过 50% 胰腺坏死可行手术清除，但用于手术指征仍不够充分[86]；其他指标更不具有可预测性[87]。无论胰腺是否感染，关于积极手术的报道仍在继续[83,88]，但大多数中心对无菌坏死性胰腺炎更多地采取保守的治疗方案。

两大系列研究已经分析无菌性胰腺坏死清创的结果，并证明了其有效性。一组来自 Bern[4] 的在严格保

密协议下的前瞻性研究了 86 例坏死性胰腺炎，群组死亡率是 10%，仅一个病人在无明确感染的情况下行手术治疗。而来自 Brigham and Women's 医院的一个回顾性研究，分析 99 名 CT 证实胰腺坏死的患者（图 54-5）[35]，6 例病人因其他原因需手术或因严重基础疾病需特殊治疗被排除；其余 93 例患者，59 例无感染实施保守治疗，其中 7 例死亡（11%）；34 例患者接受开放或经皮治疗坏死感染，死亡率为 12%。35 例患者无足够的感染证据行 FNA，此 35 例患者恢复相对迅速，尽管其入院时 APACHE Ⅱ 评分类似于需要进一步干预。总之，上述研究表明，保守治疗方案可以应用于大多数坏死性胰腺炎患者，并取得较好的预后。此外，前瞻性识别哪类病人可从积极的治疗方案中获益较为困难；随机对照试验可能是彻底解决此争议唯一的方式，尽管少数患者可能会影响得出有意义的结论。手术治疗是否适用于这类病人，实施手术干预的确切时机仍是一个有争议的问题。

对病情稳定的患者保守治疗方案被广泛地接受，一些关于这部分假定的无菌性胰腺坏死的患者是否能从外科手术中获益的争论还在继续；特别令人关注的是病情加重且不适于扩大医疗管理的患者。一些建议指出下列临床标准作为无感染清创获益的指征：大于 50% 胰腺坏死、器官衰竭、全身炎症反应、对治疗的反应以及无法解除的或新的全身性炎症。然而，迄今

为止，尽管有这些预后和结果指征，尤其是脏器功能衰竭，预示着重症无菌坏死性胰腺炎患者可能从手术清创受益的可靠标记物存在，其结果仍难以捉摸。脏器功能衰竭与预后密切相关，在许多研究中引起的死亡率高达 30% ~ 60%。Rocha 等 [89] 最近证明坏死性胰腺炎中的器官衰竭与死亡率直接相关，死亡率的升高与衰竭器官、系统的数量有直接关系。虽然器官衰竭或许是坏死性胰腺炎预后的最显著指标，但是，这在外科决策中并未证明有明确意义。

在关于无菌坏死性重症患者和临床恶化的早期行清创手术，当务之急是需要参考与围术期死亡率相关的手术干预时机有用的临床资料。Mier 等 [90] 列出并研究证实：相比于延迟干预，早期外科清创具有较高的围术期死亡率。对于病情恶化、脏器功能衰竭的危重病人在病程早期采取急诊胰腺清创手术，围术期死亡率极高。

关于无菌性胰腺坏死清创手术的进一步考虑涉及胰腺感染的时间依赖性。CT 引导的 FNA 诊断胰腺坏死感染是诊断胰腺坏死感染较为常用和普遍采用的工具。数据表明其敏感性、特异性以及阳性和阴性预测值据报道达 95%[34]。由于胰腺感染是随时间变化的进程，需要重复活检以排除隐匿性感染，并确保为真正的胰腺无菌性坏死[35]。

胰腺感染仍是胰腺清创的主要指征，而对于重症胰腺炎的外科干预仍存在争议。严重的无菌性坏死需

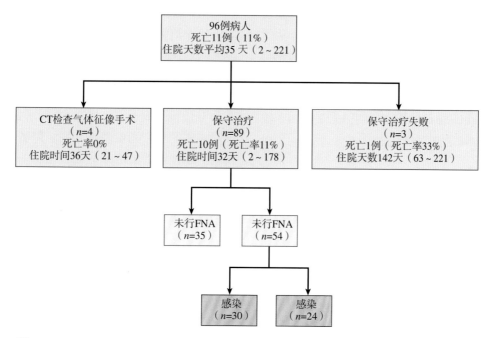

图 54-5　Ashley 等 [35] 采用的坏死性胰腺炎的治疗策略（Reproduced from *Annals of Surgery* with permission.）

要行胰腺清创的适应证包括：①充分地复苏后败血症或脏器功能衰竭征象持续存在，但至少于发病 2 周后更为合适；②经过保守治疗后早期稳定后又出现临床症状恶化的患者；以及③临床高度疑似感染但 FNA 未确诊，或不能施行 FNA，或认为 FNA 不可靠者。实际上，上述适应证仅适用于少数患者。

机化的胰腺坏死

无菌性胰腺坏死初期的非手术治疗被大多数学者接受，但有学者强调如患者临床未改善，仍需手术治疗。胰腺坏死患者在非手术治疗期间，可出现持续性疼痛、全身乏力和不能进食等症状，Warshaw 将此现象描述为"持续性不适"[91]；与胰腺的晚期疾病进程的相关病理变化被 Baron 等 [92] 描述为"机化的胰腺坏死"，是成熟炎症组织形成与健康胰腺、胰周组织明显分界的过程，此情况是否为胰腺无菌性坏死急性期手术适应证和手术时机均未被明确界定。

一些非随机研究表明延期清创较早期清创预后更好 [83,90]，且于胰腺坏死进程的中后期形成的分界更有利于外科清创。Brigham and Women's 医院在 99 例胰腺坏死系列报道中，5 例患者平均于发病 29 天（23 ~ 34）天后接受手术；本组大约 1/5 病人 CT 引导下的 FNA 结果为阴性 [35]，所有患者均行清创手术，其中 2 例发现炎症进程成熟，可于清创后行囊肿胃引流术。所有患者均恢复良好，并在手术后平均27（8 ~ 146）天痊愈出院；对于本组手术的最佳时机尚不清楚，Fernandez-del Castillo 等 [83] 指出，发病后超过 4 周手术未见额外获益。延期处理是保守治疗的一个重要部分，对于大多数病例无菌性坏死病例可非手术处理，如非必要，应尽可能延期手术。

上文讨论的急性胰腺炎治疗原则概述于图 54-6。对于需要手术干预的患者，经皮穿刺引流常被用于辅助或替代开放手术的治疗方法。

外科治疗——手术方法

急性胰腺炎外科治疗的重点是针对胰腺炎病因或并发症。去除病因的手术通常仅限于清除结石的干预，从而消除胆源性胰腺炎。对于胆源性胰腺炎患者，建议胰腺炎症消退后行胆囊切除术。一些医疗机构普遍的处理是于术前内镜检查胆总管（CBD），如ERCP 发现结石，无论是否行内镜乳头切开术，均应尝试内镜下取石。在无内镜检查和明确胆管系统的情况下，胆囊切除应与术中胆管造影相结合，以明确是否需要行胆总管探查。

胰腺炎的长期并发症，如假性囊肿和狭窄也需要关注。急性或亚急性期治疗的主要难点是坏死性胰腺炎的手术治疗，对于处于坏死胰腺边缘的外科处理方法于下文介绍，尤其应注意胰腺清创和围清创期的治疗，以及微创技术的使用。

切除

胰腺切除术治疗急性胰腺炎仅有历史价值，目前并不推荐。一些学者于 20 世纪 60 和 70 年代建议胰腺部分或全部切除，其理论是基于残余胰腺仍是持续性炎症的来源 [93-95]。其中一系列的报道手术死亡率高达 60% [95]，但其他学者也报告了相对可接受的死亡率，研究中并未采用传统成像和分期系统。此外，在急性炎症进程的高度血管化的器官分离存在着灾难性后果，并且对多数坏死性胰腺炎患者来说切除手术是过度治疗。通常毗邻坏死组织的是正常组织，术中区分健康胰腺组织与坏死组织较为困难。例如，即使胰腺表面上已经完全坏死，而主胰管周围的中央胰腺通常是存活的，并且于急性炎症消退后此部分胰腺组织的内分泌和外分泌功能非常重要 [96]。切除手术将不可避免地造成存活的、有功能的胰腺实质的丧失。因此无论是否有或无胰腺坏死，胰腺炎的解剖性切除无实用性，并有可能带来极大风险。

胰腺清创

胰腺清创及清创后处理基于两个原则：首先，通过彻底地探查、去除积聚的固体、液体碎片，最大范围地去除失活、坏死组织；其次，确保清除清创术后的局部持续性炎症和感染炎性介质的产生。文献推荐多种开放性坏死性胰腺炎的清创术式 [83,88,97,98]，虽然不同术式的清创角度基本相同，但清创后处理却大不相同。已报道的清创术后通常使用的是闭式引流、开放式填充引流或闭式冲洗引流和术后灌洗三种方法，多个研究报道的死亡率和并发症发生率，以及术后治疗策略列举于表 54-5；研究报道中的发病率和死亡率差异较大，不同研究间难以比较的原因是缺乏疾病的严重程度或手术治疗的标准。

研究间比较更为复杂化的是早期文献中相对缺乏标准的定义，较多的胰腺坏死可能被误认为是"胰腺脓肿"。过去的十年间，描述急性胰腺炎局部并发症定义越来越精准；如前所述，1992 年亚特兰大急性胰

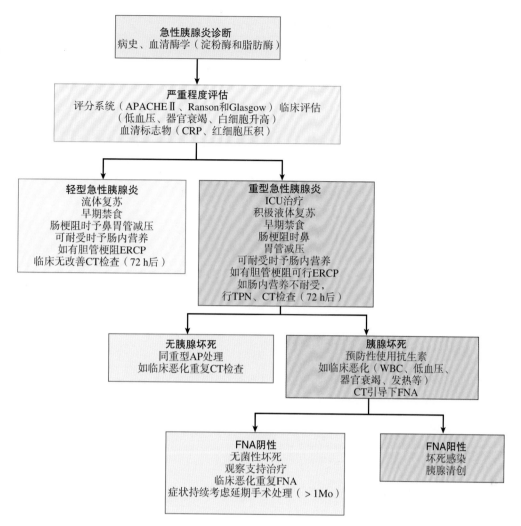

图 54-6　急性胰腺炎处理流程 [Reproduced with permission from Clancy TE, Benoit EP, Ashley SW. Current management of acute pancreatitis. *J Gastrointest Surg*. 2005；Mar；9（3）：440-452.]

腺炎国际研讨会上提出的定义（表 54-3）已证明，在不同比较研究间的数据和治疗适应证标准化方面较为有用。但是亚特兰大标准最近才得以应用，而且未得到普遍推广。由于缺乏标准化和其他前述困难，文献并未推荐清创及清创后治疗的统一技术；无普遍接受的方法、无随机前瞻性充分比较的技术，使得清创术后的治疗方案更应个体化，并且每种方法均具有特定情况下的使用价值。

清创技术

　　于外科清创术之前，须行准确地影像学检查。最主要的是确定坏死或液体积聚的部位，以便引导手术探查。行静脉注射造影剂 CT 增强对于确定胰腺或胰周组织是否需要引流是必不可少的。采用双侧肋缘下或正中切口，可对胰床进行探查（图 54-7）；通过胃

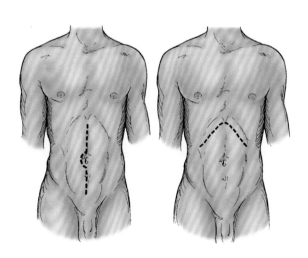

图 54-7　开放胰腺清创的手术途径。正中切口和双侧肋缘下切口都是可行的

表 54-5　已出版的胰腺清创、清创术后闭合式充填或开放式充填或闭式大量灌洗，术后死亡率、再次手术率、消化道瘘和出血系列文章

作者	病例数	死亡率	再手术率	消化道瘘	出血
闭合式充填引流					
Fernandez[83]（1998）	64	6.2%	17%	16%	1%
Hwang[117]（1995）	31	48%	—	3%	19%
Teerenhovi[118]（1989）	12	17%	25%	—	—
Pemberton[103]（1986）	64	44%	—	14%	31%
Warshaw[99]（1985）	45	24%	16%	26%	—
Aranha[100]（1982）	20	30%	40%	20%	—
开放引流					
Hwang[117]（1995）	40	15%	100%	10%	18%
Fugger[119]（1995）	72	25%	100%	26%	18%
Bradley[102]（1993）	71	14%	100%	5%	5%
Orlando[120]（1993）	15	20%	100%	26%	26%
Sarr[98]（1991）	24	17%	100%	35%	26%
Garcia[121]（1988）	49	27%	100%	40%	—
Wertheimer[104]（1986）	10	20%	100%	40%	20%
Pemberton[103]（1986）	17	18%	100%	31%	29%
闭式灌洗					
Branum[88]（1998）	50	12%	48%	16%	—
Hwang[117]（1995）	15	33%	—	7%	13%
Pederzoli[122]（1990）	191	10.5%	18%	—	—
Beger[97]（1991）	95	8.4%	27%	12%	5%
Villazon[123]（1991）	18	22%	—（平均 2.6 次手术 / 每例）	33%	6%
Nicholson[124]（1988）	11	27%	9%	9%	9%
Teerenhovi[118]（1989）	11	36%	64%	—	—
Larvin[125]（1989）	14	21%	—	43%	

结肠韧带或横结肠系膜抵达胰床和网膜囊。有学者大力推崇经左侧横结肠系膜途径进入小网膜囊，此方法可避免进入由于炎症解剖模糊的胃和横结肠间组织平面（图 54-8）。如胃和结肠间解剖平面被炎症闭塞，通过此方法还可避免胃、结肠的意外损伤。结肠中血管通常在坏死性胰腺炎时形成血栓，其对于经结肠系膜途径仍是一个潜在的解剖障碍，由于结肠可由侧支血管保障血液供应，阻断后可不影响结肠血供；经结肠系膜途径的另外一个优点是于清创术后可在相应位置放置引流管。其他学者提倡经胃结肠韧带途径进入

小网膜囊（图 54-9），主要是考虑结肠系膜下区域通常不被胰周炎症和感染波及，而且经结肠系膜显露可发现腹部其他部位是否受到炎症的波及[88]。

胰腺清创术主要使用手指解剖，其操作简单，易于完成。疏松坏死组织和坚固活体组织间最好用触诊鉴别；坏死组织较容易从周围组织中分离，不需要大范围的解剖。彻底清创是必需的，但应避免过度分离炎性组织，操作不当可引起出血；因此，清创术应仅局限于看得到的、较容易同周围结构分离的坏死组织。所有体液以及坏死组织均送细菌室，进行需氧和

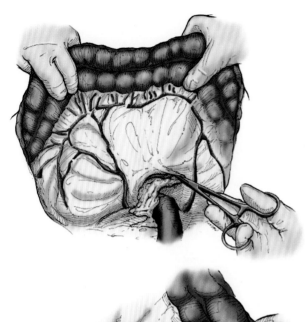

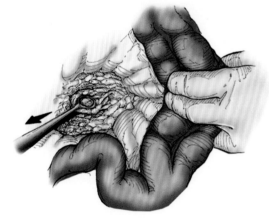

图 54-8　小网膜囊经结肠系膜的方法。通过横结肠系膜接近坏死的胰腺，其位于结肠中动脉左侧

厌氧培养。腹膜后炎性组织弥漫性渗血并不少见，可行腔隙填塞止血。术中大血管，如脾动脉或脾静脉破裂出血，需要缝合结扎；在炎症组织内精确地控制血管也是较为困难的，这种情况下发生的出血，需要长时间的人工压迫和多种缝合方法止血。

在清创过程中炎性肿块显露时，需要延长腹部解剖切口至充分地显露所有坏死组织。应对所有坏死灶进行全方位地探查和识别，对于胰头坏死者可通过右侧横结肠系膜或十二指肠第二和第三段后途径扩大显露范围，松解结肠肝曲和脾曲可使显露范围增大；坏死组织的彻底暴露，需要打开双侧结肠旁沟、肾旁间隙、后腹膜进入骨盆或小网膜囊。

清创与闭式引流

一些学者展示了采用清创和闭式引流获得的较好治疗结果[83,89]，支持者认为胰腺坏死组织残余是决定后续再次探查必要性的最重要因素，胰腺坏死组织

残余和再次手术均有与之相关的发病率和死亡率。基于此原因，初次手术时彻底清创是关键因素，可避免后续再次探查的可能。与开放填塞法不同的是，此方法仅需于第一次手术中努力完成彻底的清创、引流积液、清除所有除非紧密地附着于重要结构的坏死组织，并且术前影像学检查显示的侵及区域均应打开，并将其彻底清除。

清创后进行缓慢地灌洗（图 54-10）。可用闭式引流或者用纱布填充的 Penrose 引流管引流清创后残留的腔，所有引流管均通过腹部另行戳孔引出体外。可选择置于肠内营养管或引流管（通过胃造口术和空肠造口术），引流管可于术后 6 ~ 10 天拔除，旨在尽可能地使腔隙消失；如同时使用 Penrose 和闭式引流管，在引流量足够时移除闭式引流管。

在一些情况下，首次探查不可能彻底清创。如血流动力学不稳定或凝血功能障碍不允许进一步清创时，则可用纱布垫、放置引流管充填无效腔后暂时关闭；在 24 ~ 48 h 内再次手术，并附加其他手术，如胃造口术或空肠造口术。

据报道，清创和闭式引流的死亡率高达 40%。复发性胰腺感染是公认的手术并发症，早期的报道复发率达 30% ~ 40%[100]。但是近期系列报道显示出较好的结果，死亡率为 6.2%[83]；此研究的结果显示约 17% 患者需额外的手术，其中大部分患者伴有持续性感染胰腺坏死；此外，20% 患者需术后在影像学引导引流残留液体或连续积聚的液体，总体而言，69% 患者仅需一次手术[83]。手术成功率和复发率据报道与首次手术中时彻底地清创以及大范围清除坏死组织有关。

胰腺坏死开放式引流 - 袋形缝合术

如前所述，胰腺表面足够地清创术后一个明确的并发症是复发性胰腺脓毒症。大部分坏死碎片可较容易地与周围组织中分离，而边缘组织并不容易被清除。据推测，胰腺坏死是一个持续过程，并且在首次清创后坏死组织继续分离，可产生不能从坏死区域引流清除大颗粒物质。此外，术后从坏死和炎性组织中持续地漏出活化的胰酶渗入腹膜后组织，与坏死组织持续出现有关，坏死物质与化学炎症混合物偶尔不能用简单地由清创和引流术清除。基于此原因，一些学者提倡一种开放填塞法，或是"袋形缝合术"，此方法有利于复发性胰腺坏死组织的清除[101]。

手术入路采取左肋缘下切口，易于必要时增加显

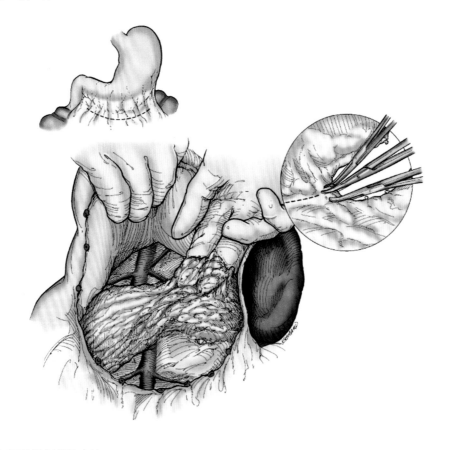

图 54-9　小网膜囊经胃结肠韧带的方法

露而延展到双侧肋缘下切口。也可采用横切口，恰好位于大网膜横向开口的上方，便于进行开放填塞。提倡通过胃结肠韧带进入小网膜囊的开放填塞法，可产生通向胰床的直接通道，为进一步充填做准备的。利用手指钝性分离法行胰腺清创术，术中需要大范围地显露腹膜后坏死组织。然而，与计划性闭式充填不同，此方式不需要于首次手术时移除所有坏死组织；更确切地说，仅清除易于钝性分离的坏死组织；利用多次探查和钝性分离清创彻底清除所有的坏死组织，确保减少出血。

　　清创术后，用不粘纱布覆盖胃、结肠，防止换药时健康组织的撕脱；由此可形成一个锥形或圆柱形的胰腺基底部。剖腹手术垫或其他纱布直接置于此区域，一些学者建议将填充物预浸含碘溶液；有学者将胃结肠韧带缝合于皮肤，可使基底部形成倒锥形结构，此结构由在皮肤水平分开的胃结肠韧带和胰床上的胃结肠韧带构成。但是，在急性炎症时，此腔隙并不明确，并且通常亦无必要缝合于皮肤上。不要试图关闭筋膜和皮肤的缺损，偶尔可用少量腹膜外尼龙缝线加强缝合，缝线打结不宜过紧，以阻止内脏脱出；由此

可产生一个充填的开放性通道。另外一些学者利用单独的腹膜后切口，将填充物放置其中，然后关闭腹部切口。此方法为进一步的清创术提供了次级通道。

　　计划性再次探查需在手术室进行，两次清创术的间隔是 2～3 天。当腹膜后肉芽组织形成后，可于 ICU 病房中应用轻度镇静和（或）镇痛进行日常换药。大部分坏死组织可于首次清创时被清除，而大量的坏死组织可能需要 4～5 次清创才可完全清除[102]。袋形缝合术完成清创后，腹壁切口可通过二次愈合，或延迟一期愈合而自愈。在个别情况下，开放充填可以和延迟一期愈合相结合，通过灌洗管对脓腔连续性闭式灌洗以达到愈合目的。术后数周，无胰瘘的情况下导管可逐渐拔出。

清创术后小网膜囊持续闭式灌洗术

　　经过首次胰腺清创术后，不可避免地依然残存有少量的坏死组织；另外，腹膜后持续存在污秽的胰酶、炎症介质将产生持续性全身炎症反应和脓毒症，因而建议清除残存坏死组织、细菌和生物活性物质而降低持续性炎症反应。

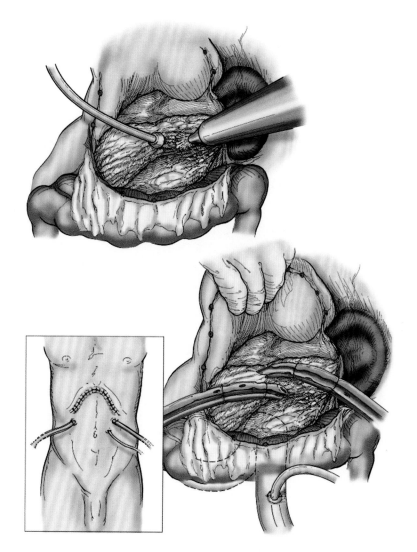

图 54-10　胰床的灌注和引流。引流管用于闭式引流，也可于术后用生理盐水灌洗；开放填塞技术中，胰床用无菌绷带填充

有学者主张利用开放式充填和计划性重复手术以达到彻底清创的目的，亦有报告提倡术后持续大容量灌洗小网膜囊亦可达到此目的 [96]；即使首次施行的是激进、不虑及后果的清创术也应将其作为彻底冲洗胰床的第一步。

Beger 等描述的清创术和持续性闭式灌洗术的步骤 [97]，利用此技术，可施行标准的胰腺清创术。插入 2～5 根大双腔引流管以利于术后灌洗；放置引流后，缝合胃结肠韧带，于小网膜囊形成一密闭空间，用高渗无钾透析液以约 2 L/h 对小网膜囊进行持续灌洗，也可用生理盐水取代高渗无钾透析液 [96]。Branum 等 [88] 描述于一次或多次清创术后，置入多腔深引流管便于术后灌洗，持续灌洗至引流液中无颗粒物质；逐渐减少引流管，并最终拔除。

Beger 等报道，此术式总死亡率为 10.6%、胰腺坏死感染者死亡率达 15%。这些学者和其他学者均认为，与闭式引流术相比术后持续灌洗术后胰腺感染率下降，与开放充填引流和反复清创术相比，其术后并发症如切口疝和胃肠道瘘较少。

胰腺清创术术式比较

如前所述，各种胰腺清创术及清创后护理的优势已于文献中讨论。但目前为止，针对于哪种手术方式适用于哪些患者，并没有严格的标准，而且前瞻性研究中也未得出最佳的清创方式。一系列病例报道表明，胰腺坏死的患者或者重症急性胰腺炎患者，于胰腺清创术后，或行闭式引流、开放式引流和再次清创术或术后持续灌洗（表 54-5）。从表中可发现，术后并发症和死亡率在不同的研究中结果不同。由于某些原因，这些不同的研究之间难以进行比较。由于不同医院手术处理的标准不同，术前疾病严重程度难以规范化；早期研究并未采用目前公认的疾病严重程度分级，并且通过术前研究发现通常并未记录胰腺感染。目前针对胰腺清创术的各种术式未进行前瞻性、随机性方式进行比较研究。

一项单中心小样本回顾性分析研究比较了 86 例急性胰腺炎患者于清创术和闭式引流、清创术加开放充填引流、清创术加持续闭式引流术的手术结果，患者术前的 Ranson 评分相似，闭式引流术死亡率明显较高达 48.4%，开放充填引流死亡率小于 15%，各组间并发症无明显差异。然而，由于未记录胰腺坏死和手术时间，上述结果适用于目前处理的观点是不确定的。

有文献提出使用清创术和闭式引流术时，复发性胰源性脓毒症的发生率、再手术率较高[88]。Bradley 引用的文献显示脓毒症复发再次探查术患者达 30% ~ 40%[102]。一篇大型研究的综述表明，闭式引流术术后死亡的患者，大多数是由于持续性或复发性感染之故[55]；这些数据已被用于比较重复的胰腺清创术、开放填塞法或持续的术后胰腺灌洗术等三种术式哪种效果较好。Massachusetts 总医院的经验闭式引流术死亡率为 6.2%，对比任何一种胰腺坏死清创术的死亡率，前者死亡率最低[83]。

Bradley 报道开放充填塞引流的死亡率为 14%[102]；考虑到闭式引流术或大容量灌洗有超过 30% ~ 40% 患者需要再次手术，因而提出了施行可控的、计划性再次探查手术而达到彻底地清创术的观点；其他学者认为，开放充填引流尤其适用于大块状胰腺组织坏死患者[103]。然而，开放充填引流术后发病率较高。据 Bradley 报道，运用开放充填技术患者有 23% 出现切口疝[102]。虽然切口疝于其他系列中未出现广泛报道，但亦有报道称疝发生率达 80%[104]。数个关于开放充填法的报道表明，胃肠道瘘发病率有一定程度的增加，而一篇简短的综述指出此并发症并非普遍；然而，与其他并发症一样，在不同的系列研究中胃肠道瘘的确切定义并不明确。在不同的系列研究中，住院时间长短一般未显示，有学者建议开放充填术后应适当延长住院时间[105]。

对于胰腺坏死的手术方式，目前倾向于延期手术治疗，因为坏死组织可随时间的推移，不断地与活体组织分离[92]。一些研究者认为，延期探查和清创术的方法，有利于闭式引流，而不需要充填或术后灌

洗。前面提及的 2001 年进行的系列研究中 99 例胰腺坏死患者，于 Brigham and Women 医院进行保守手术治疗，仅对有感染或引起持续性全身性疾病的无菌性胰腺坏死患者施行手术。在这一系列中，Ashley 等人指出，大多数患者应使用闭式引流[35]。从疾病发作到手术平均时间为 27 天，31 例患者（86%）实施的清创术和闭式引流术，1 例接受术后冲洗，4 例接受开放充填引流加计划性再次探查，19 例患者（34%）出现并发症，其中 9% 的并发症为胰或肠瘘，15% 的并发症为内外分泌功能不全；进行闭式引流患者仅 4 例（13%）需要再次手术探查，原因是持续性不适和不彻底地清创等问题。作者始终认为每种手术均有其适用范围，当必须早期手术时，用开放充填或灌洗处理进行性组织坏死是必要的；如果延期手术，可采用适当的术式如清创术并闭式引流，有时甚至可应用内引流。

微创方法

近年来，尽管开放性胰腺清创术后死亡率有所下降，但有数据表明其死亡率仍达 15%，尤其是伴有器官衰竭的患者死亡率可能超过 75%[106]。开放性手术通常与术后早期恶化相关，需要给予患者强化的生理支持。鉴于高发病率、器官衰竭及死亡率均与传统的开放性胰腺清创有关，一些研究者建议微创外科手术可成功的用于胰腺坏死。避免开放性清创术理论上可最大限度地减少激发全身炎症反应、减少呼吸系统和伤口并发症。

近年来，微创技术用于坏死性胰腺炎的报道日益增加[107]，如经皮、内镜和腹腔镜技术均被报道。传统认为固态胰腺碎片不可经皮引流充分排空，但较小规模的研究表明经皮穿刺置管引流术成功治疗感染性胰腺坏死。在著作或文献中有数个经皮治疗感染性胰腺坏死的成功案例[108-110]；Freeny 等[108] 对 34 名感染性胰腺坏死的患者给予规范化的经皮引流术治疗，成功治愈了 16 名患者，此操作平均需要插入四根导管灌洗 85 天，其中 9 例患者并非仅使用经皮介入治疗，而是最终采用延期开放性手术干预。加上 52% 患者需择期或急诊手术，总体上约 75% 患者需要手术干预[106]。这种情况表明经皮引流术可能仅延迟手术操作、防止于病情最严重阶段使用剖腹探查术。感染性胰腺坏死的经皮引流的概念可能延迟早期干预的需要，允许疾病到机化阶段手术治疗，此观念具有吸引力，但需要进一步验证。最近 Rocha 等人[89] 的一项研究中 28 例坏死性胰腺炎患者使用经皮引流的治疗

方式，应用导管引流的患者总体死亡率无明显改善。综上所述，经皮置管引流术对于坏死性胰腺炎治疗的作用仍不确定。

过去存在一个不成文的胰腺坏死的治疗原则是胰床需要外引流，认为在坏死胰腺的感染环境中坏死组织、胰酶、细菌、炎症因子最好能引流于体外。内引流的概念，即炎症组织和液体被直接引流到胃肠道，仅于最近才被认为是可行的。基于这种考虑，一些研究者建议使用内镜治疗胰腺坏死，并于最近总结出一些病例的结果[111]：44 例胰腺坏死的患者，有可疑或明确的感染，或有机化性坏死顽固性症状，如恶心、疼痛或早期饱腹感，经过内镜透壁引流成功 31 例（72%），有 9 例（29%）复发而且 16 例（37%）出现并发症。胰腺中央坏死的透壁引流比胰周坏死更易成功，这是由于坏死区接近胃壁；随后的分析显示，收集液固体碎片的大于 1 cm 时不适于内镜引流[112]。此外，60% 引流成功的患者 2 年后可再发更多的积液。

Seifert 等人[113] 阐述了经胃开窗腹膜后内镜的方法。内镜直视下进入腹膜后积液区并达到较好地引流。较少有病人使用此方法，且需要大量研究验证。此技术不通常用于感染性胰腺坏死的治疗；值得注意的是存在这种可能性：无菌性腹膜后积液经胃肠道引流时积液可能很快被胃肠道菌群所污染。内镜干预后未充分引流可造成复杂的但不会危及生命的积液。

多种微创手术技术已被用于治疗胰腺坏死。一种包含多种变化方法技术称为"电视辅助腹膜后清创法"。Gambiez 等人[115] 建议通过背侧腰背部切口经腹膜后途径使用 23 cm 的内镜探查和引流胰周区域；钝性分离移除坏死的胰周组织，并留置引流管进行灌洗。笔者采用此技术，每间隔 5 天重复进行清创，直至坏死碎片完全清除，一般平均重复 5 次。此技术可避免腹腔污染，但胰腺坏死组织的去除受到腹膜后探查直径的限制。在 Gambiez 等人[115] 发表系列报道中，仅 2 例持续性积液患者施行后续的开腹手术；20 例感染性胰腺坏死患者总死亡率为 10%，与之前对照相比有所降低。

Carter 等人[116] 所阐述的经皮坏死组织清除术及窦道内镜也是微创清除坏死胰腺的方式。简单地说，应用经皮肾镜直视下观察腹膜后结构，在 CT 引导下用 8F 猪尾导管进入位于脾下极和脾曲之间的胰腺囊腔；如果右侧坏死，则通过大网膜前侧到十二指肠。于手术室内透视引导下进入囊腔，导管连续扩张，先手动然后用球囊扩张器，直至可通过 34F 鞘。一人操作肾镜进入囊腔，用于灌洗、抽吸并逐渐清除坏死碎片，失活组织较易辨认，通过轻轻牵引去除碎片。通过同一通道置入大引流管以便于术后引流和（或）灌洗，每 7～10 天有计划地重复操作一次，直至囊腔清除干净。窦道内镜采用类似的方法检查、清除、引流初始开放性清创术后的残留积液。上述技术可实现胰床的充分清创、引流和（或）灌洗。Carter 等人[116] 在一项仅有 10 例患者的初步研究中报道的死亡率为 20%，但术后器官功能不全降到最低，并且大多数患者于重症监护室外进行术后处理。

微创技术无疑可降低与开放性胰腺清创术相关的全身性脓毒症和器官功能障碍的严重程度，操作过程中的主要风险是固体坏死物清创和胰床引流不充分。无随机研究比较微创技术与传统开放性清创技术，此外，已报道的小样本的研究、回顾性的报告以及不同的并发症和选择标准等难以进行比较。目前，开放性清创术仍是手术治疗胰腺坏死的"金标准"。但是作为治疗方法更倾向于非手术，在未来治疗胰腺坏死方面，微创和经皮技术可能发挥更大的作用。

小结

近年来，轻型胰腺炎的治疗变化不大，重症胰腺炎治疗的进展已显著地降低了发病率和死亡率。应用评分系统和连续 CT 扫描改变了对重症胰腺炎的认识，有利于对特定患者采用早期目标导向性治疗。对重症患者进行及时复苏和侵入性监测已成为标准，胰腺坏死时预防性应用抗生素和影像引导下 FNA 诊断感染均有更深入的认识。感染性胰腺坏死需要积极干预理念未变化，大多数无菌性胰腺坏死患者的早期保守治疗理念已被广泛地接受。虽然不可能准确、前瞻性地鉴别具有持续全身性疾病或生命力较弱的无菌性坏死患者，但最终可能需要延期清创术。对于需要清创的患者，开放性手术技术仍然是治疗的"金标准"；未来，微创技术有望成为开放性治疗的辅助技术，尤其是作为便于清理机化性胰腺坏死组织延期手术。

参考文献

1. Banks PA. Acute pancreatitis: medical and surgical management. *Am J Gastroenterol.* 1994 Aug;89(8 suppl):S78–S85.
2. Beger HG, Rau B, Mayer J, Pralle U. Natural course of acute pancreatitis. *World J Surg.* 1997 Feb;21(2):130–135.
3. Yousaf M, McCallion K, Diamond T. Management of severe acute

pancreatitis. *Br J Surg.* 2003 Apr;90(4):407–420.

4. Buchler MW, Gloor B, Muller CA, Friess H, Seiler CA, Uhl W. Acute necrotizing pancreatitis: treatment strategy according to the status of infection. *Ann Surg.* 2000 Nov;232(5):619–626.

5. Clancy TE, Ashley SW. Current management of necrotizing pancreatitis. *Adv Surg.* 2002;36:103–121.

6. Sakorafas GH, Tsiotou AG. Etiology and pathogenesis of acute pancreatitis: current concepts. *J Clin Gastroenterol.* 2000 Jun;30(4):343–356.

7. Kazmierczak SC, Catrou PG, Van Lente F. Diagnostic accuracy of pancreatic enzymes evaluated by use of multivariate data analysis. *Clin Chem.* 1993 Sep;39(9):1960–1965.

8. Sternby B, O'Brien JF, Zinsmeister AR, DiMagno EP. What is the best biochemical test to diagnose acute pancreatitis? A prospective clinical study. *Mayo Clin Proc.* 1996 Dec;71(12):1138–1144.

9. Clavien PA, Robert J, Meyer P, et al. Acute pancreatitis and normoamylasemia. Not an uncommon combination. *Ann Surg.* 1989 Nov;210(5):614–620.

10. Dervenis C, Johnson CD, Bassi C, et al. Diagnosis, objective assessment of severity, and management of acute pancreatitis. Santorini consensus conference. *Int J Pancreatol.* 1999 Jun;25(3):195–210.

11. Baron TH, Morgan DE. Acute necrotizing pancreatitis. *N Engl J Med.* 1999 May 6;340(18):1412–1417.

12. Lerch MM, Hernandez CA, Adler G. Acute pancreatitis. *N Engl J Med.* 1994 Oct 6;331(14):948–949.

13. Ranson JH, Rifkind KM, Roses DF, Fink SD, Eng K, Spencer FC. Prognostic signs and the role of operative management in acute pancreatitis. *Surg Gynecol Obstet.* 1974 Jul;139(1):69–81.

14. Blamey SL, Imrie CW, O'Neill J, Gilmour WH, Carter DC. Prognostic factors in acute pancreatitis. *Gut.* 1984 Dec;25(12):1340–1346.

15. Eachempati SR, Hydo LJ, Barie PS. Severity scoring for prognostication in patients with severe acute pancreatitis: comparative analysis of the Ranson score and the APACHE III score. *Arch Surg.* 2002 Jun;137(6):730–736.

16. Connor S, Ghaneh P, Raraty M, et al. Increasing age and APACHE II scores are the main determinants of outcome from pancreatic necrosectomy. *Br J Surg.* 2003 Dec;90(12):1542–1548.

17. Williams M, Simms HH. Prognostic usefulness of scoring systems in critically ill patients with severe acute pancreatitis. *Crit Care Med.* 1999 May;27(5):901–907.

18. Triester SL, Kowdley KV. Prognostic factors in acute pancreatitis. *J Clin Gastroenterol.* 2002 Feb;34(2):167–176.

19. Brown A, Orav J, Banks PA. Hemoconcentration is an early marker for organ failure and necrotizing pancreatitis. *Pancreas.* 2000 May;20(4):367–372.

20. Lankisch PG, Mahlke R, Blum T, et al. Hemoconcentration: an early marker of severe and/or necrotizing pancreatitis? A critical appraisal. *Am J Gastroenterol.* 2001 Jul;96(7):2081–2085.

21. de Beaux AC, Goldie AS, Ross JA, Carter DC, Fearon KC. Serum concentrations of inflammatory mediators related to organ failure in patients with acute pancreatitis. *Br J Surg.* 1996 Mar;83(3):349–353.

22. Pezzilli R, Billi P, Miniero R, et al. Serum interleukin-6, interleukin-8, and beta 2-microglobulin in early assessment of severity of acute pancreatitis. Comparison with serum C-reactive protein. *Dig Dis Sci.* 1995 Nov;40(11):2341–2348.

23. Kylanpaa-Back ML, Takala A, Kemppainen EA, et al. Procalcitonin, soluble interleukin-2 receptor, and soluble E-selectin in predicting the severity of acute pancreatitis. *Crit Care Med.* 2001 Jan;29(1):63–69.

24. Tenner S, Fernandez-del Castillo C, Warshaw A, et al. Urinary trypsinogen activation peptide (TAP) predicts severity in patients with acute pancreatitis. *Int J Pancreatol.* 1997 Apr;21(2):105–110.

25. Neoptolemos JP, Kemppainen EA, Mayer JM, et al. Early prediction of severity in acute pancreatitis by urinary trypsinogen activation peptide: a multicentre study. *Lancet.* 2000 Jun 3;355(9219):1955–1960.

26. Kemppainen E, Mayer J, Puolakkainen P, Raraty M, Slavin J, Neoptolemos JP. Plasma trypsinogen activation peptide in patients with acute pancreatitis. *Br J Surg.* 2001 May;88(5):679–680.

27. Mofidi R, Duff MD, Wegmore SJ, et al. Association between early systemic inflammatory response, severity of multiorgan dysfunction and death in acute pancreatitis. *Br J Surg.* 2006;93(6):738–744.

28. Radenkovik D, Bajec D, Ivancevic N, et al. D-Dimer in acute pancreatitis. A new approach for an early assessment of organ failure. *Pancreas.* 2009;38(6):655–660.

29. Balthazar EJ, Ranson JH, Naidich DP, Megibow AJ, Caccavale R, Cooper MM. Acute pancreatitis: prognostic value of CT. *Radiology.* 1985 Sep;156(3):767–772.

30. Balthazar EJ, Robinson DL, Megibow AJ, Ranson JH. Acute pancreatitis: value of CT in establishing prognosis. *Radiology.* 1990 Feb;174(2):331–336.

31. Bradley EL, 3rd. A clinically based classification system for acute pancreatitis. Summary of the International Symposium on Acute Pancreatitis, Atlanta, GA, September 11 through 13, 1992. *Arch Surg.* 1993 May;128(5):586–590.

32. Arvanitakis M, Delhaye M, De Maertelaere V, et al. Computed tomography and magnetic resonance imaging in the assessment of acute pancreatitis. *Gastroenterology.* 2004 Mar;126(3):715–723.

33. Schmidt J, Hotz HG, Foitzik T, et al. Intravenous contrast medium aggravates the impairment of pancreatic microcirculation in necrotizing pancreatitis in the rat. *Ann Surg.* 1995 Mar;221(3):257–264.

34. Banks PA, Gerzof SG, Langevin RE, Silverman SG, Sica GT, Hughes MD. CT-guided aspiration of suspected pancreatic infection: bacteriology and clinical outcome. *Int J Pancreatol.* 1995 Dec; 18(3):265–270.

35. Ashley SW, Perez A, Pierce EA, et al. Necrotizing pancreatitis: contemporary analysis of 99 consecutive cases. *Ann Surg.* 2001 Oct;234(4):572–579; discussion 579–580.

36. Bollen TL, van Santvoort HC, Besselink MG et al. The Atlanta Classification of acute pancreatitis revisited. *Br J Surg.* 2008;95(1):6–21.

37. Vege SS, Gardner TB, Chari ST, et al. Low mortality and high morbidity in severe acute pancreatitis without organ failure: a case for revising the Atlanta classification to include moderately severe acute pancreatitis. *Am J Gastroenterol.* 2009;104(3):710–715.

38. Toouli J, Brooke-Smith M, Bassi C, et al. Guidelines for the management of acute pancreatitis. *J Gastroenterol Hepatol.* 2002 Feb;17(suppl):S15–S39.

39. Uhl W, Warshaw A, Imrie C, et al. IAP Guidelines for the Surgical Management of Acute Pancreatitis. *Pancreatology.* 2002;2(6):565–573.

40. Tenner S, Banks PA. Acute pancreatitis: nonsurgical management. *World J Surg.* 1997 Feb;21(2):143–148.

41. Brown A, Baillargeon JD, Hughes MD, Banks PA. Can fluid resuscitation prevent pancreatic necrosis in severe acute pancreatitis? *Pancreatology.* 2002;2(2):104–107.

42. O'Keefe SJ, McClave SA. Feeding the injured pancreas. *Gastroenterology.* 2005;129:1129–1130.

43. Goodgame JT, Fischer JE. Parenteral nutrition in the treatment of acute pancreatitis: effect on complications and mortality. *Ann Surg.* 1977 Nov;186(5):651–658.

44. Lobo DN, Memon MA, Allison SP, Rowlands BJ. Evolution of nutritional support in acute pancreatitis. *Br J Surg.* 2000 Jun;87(6):695–707.

45. Buchman AL, Moukarzel AA, Bhuta S, et al. Parenteral nutrition is associated with intestinal morphologic and functional changes in humans. *JPEN J Parenter Enteral Nutr.* 1995 Nov–Dec;19(6):453–460.

46. Kalfarentzos F, Kehagias J, Mead N, Kokkinis K, Gogos CA. Enteral nutrition is superior to parenteral nutrition in severe acute pancreatitis: results of a randomized prospective trial. *Br J Surg.* 1997 Dec;84(12):1665–1669.

47. McClave SA, Greene LM, Snider HL, et al. Comparison of the safety of early enteral vs parenteral nutrition in mild acute pancreatitis. *JPEN J Parenter Enteral Nutr.* 1997 Jan–Feb;21(1):14–20.

48. Windsor AC, Kanwar S, Li AG, et al. Compared with parenteral nutrition, enteral feeding attenuates the acute phase response and improves disease severity in acute pancreatitis. *Gut.* 1998 Mar;42(3):431–435.

49. Zhao G, Wang CY, Wang F, Xiong JX. Clinical study on nutrition support in patients with severe acute pancreatitis. *World J Gastroenterol.* 2003 Sep;9(9):2105–2108.

50. Olah A, Belagyi T, Issekutz A, Gamal ME, Bengmark S. Randomized clinical trial of specific lactobacillus and fibre supplement to early enteral nutrition in patients with acute pancreatitis. *Br J Surg.* 2002 Sep;89(9):1103–1107.

51. Al-Omran M, Groof A, Wilke D. Enteral versus parenteral nutrition for acute pancreatitis. *Cochrane Database Syst Rev.* 2003;(1):CD002837.

52. Marik PE, Zaloga GP. Meta-analysis of parenteral nutrition versus enteral nutrition in patients with acute pancreatitis. *BMJ.* 2004;328:1407.

53. Ioannidis O, Lavrentieva A, Botsios D. Nutrition support in acute pancreatitis. *Journal of the Pancreas.* 2008;9(4):375–390.

54. Eatock FC, Chong P, Menezes N, et al. A randomized study of early nasogastric versus nasojejunal feedings in severe acute pancreatitis. *Am J Gastroenterol.* 2005;100:432–439.

55. Kumar A, Singh N, Prakash S, et al. Early enteral nutrition in severe acute pancreatitis: a prospective randomized controlled trial comparing nasojejunal and nasogastric routes. *J Clin Gastroenterol.* 2006;40:431–434.

56. Eckerwall GE, Axelsson JB, Andersson RG. Early nasogastric feeding in predicted severe acute pancreatitis: a clinical, randomized study. *Ann*

Surg. 2006;244:959–965.

57. Neoptolemos JP, Carr-Locke DL, London NJ, Bailey IA, James D, Fossard DP. Controlled trial of urgent endoscopic retrograde cholangiopancreatography and endoscopic sphincterotomy versus conservative treatment for acute pancreatitis due to gallstones. *Lancet.* 1988 Oct 29;2(8618):979–983.

58. Fan ST, Lai EC, Mok FP, Lo CM, Zheng SS, Wong J. Early treatment of acute biliary pancreatitis by endoscopic papillotomy. *N Engl J Med.* 1993 Jan 28;328(4):228–232.

59. Folsch UR, Nitsche R, Ludtke R, Hilgers RA, Creutzfeldt W. Early ERCP and papillotomy compared with conservative treatment for acute biliary pancreatitis. The German Study Group on Acute Biliary Pancreatitis. *N Engl J Med.* 1997 Jan 23;336(4):237–242.

60. Varghese JC, Farrell MA, Courtney G, Osborne H, Murray FE, Lee MJ. Role of MR cholangiopancreatography in patients with failed or inadequate ERCP. *AJR Am J Roentgenol.* 1999 Dec;173(6):1527–1533.

61. Rau B, Uhl W, Buchler MW, Beger HG. Surgical treatment of infected necrosis. *World J Surg.* 1997 Feb;21(2):155–161.

62. Bradley EL, 3rd, Allen K. A prospective longitudinal study of observation versus surgical intervention in the management of necrotizing pancreatitis. *Am J Surg.* 1991 Jan;161(1):19–24; discussion 24–15.

63. Lumsden A, Bradley EL, 3rd. Secondary pancreatic infections. *Surg Gynecol Obstet.* 1990 May;170(5):459–467.

64. Bassi C, Falconi M, Talamini G, et al. Controlled clinical trial of pefloxacin versus imipenem in severe acute pancreatitis. *Gastroenterology.* 1998 Dec;115(6):1513–1517.

65. Grewe M, Tsiotos GG, Luque de-Leon E, Sarr MG. Fungal infection in acute necrotizing pancreatitis. *J Am Coll Surg.* 1999 Apr;188(4):408–414.

66. Ratschko M, Fenner T, Lankisch PG. The role of antibiotic prophylaxis in the treatment of acute pancreatitis. *Gastroenterol Clin North Am.* 1999 Sep;28(3):641–659, ix–x.

67. Bassi C, Larvin M, Villatoro E. Antibiotic therapy for prophylaxis against infection of pancreatic necrosis in acute pancreatitis. *Cochrane Database Syst Rev.* 2003;(4):CD002941.

68. Buchler M, Malfertheiner P, Friess H, et al. Human pancreatic tissue concentration of bactericidal antibiotics. *Gastroenterology.* 1992 Dec;103(6):1902–1908.

69. Pederzoli P, Bassi C, Vesentini S, Campedelli A. A randomized multicenter clinical trial of antibiotic prophylaxis of septic complications in acute necrotizing pancreatitis with imipenem. *Surg Gynecol Obstet.* 1993 May;176(5):480–483.

70. Sainio V, Kemppainen E, Puolakkainen P, et al. Early antibiotic treatment in acute necrotising pancreatitis. *Lancet.* 1995 Sep 9;346(8976):663–667.

71. Schwarz M, Isenmann R, Meyer H, Beger HG. Antibiotic use in necrotizing pancreatitis. Results of a controlled study. *Dtsch Med Wochenschr.* 1997 Mar 21;122(12):356–361.

72. Isenmann R, Runzi M, Kron M, et al. Prophylactic antibiotic treatment in patients with predicted severe acute pancreatitis: a placebo-controlled, double-blind trial. *Gastroenterology.* 2004 Apr;126(4):997–1004.

73. Golub R, Siddiqi F, Pohl D. Role of antibiotics in acute pancreatitis: a meta-analysis. *J Gastrointest Surg.* 1998 Nov–Dec;2(6):496–503.

74. Sharma VK, Howden CW. Prophylactic antibiotic administration reduces sepsis and mortality in acute necrotizing pancreatitis: a meta-analysis. *Pancreas.* 2001 Jan;22(1):28–31.

75. Powell JJ, Campbell E, Johnson CD, Siriwardena AK. Survey of antibiotic prophylaxis in acute pancreatitis in the UK and Ireland. *Br J Surg.* 1999 Mar;86(3):320–322.

76. Gloor B, Muller CA, Worni M, et al. Pancreatic infection in severe pancreatitis: the role of fungus and multiresistant organisms. *Arch Surg.* 2001 May;136(5):592–596.

77. He YM, Lv XS, Ai ZL, et al. Prevention and therapy of fungal infection in severe acute pancreatitis: a prospective clinical study. *World J Gastroenterol.* 2003 Nov;9(11):2619–2621.

78. Rokke O, Harbitz TB, Liljedal J, et al. Early treatment of severe pancreatitis with imipenem: a prospective randomized clinical trial. *Scand J Gastroenterol.* 2007;42:771–776.

79. Dellinger EP, Runzi M, Kron M, et al. Early antibiotic treatment for severe acute necrotizing pancreatitis: a randomized, double-blind placebo-controlled study. *Ann Surg.* 2007;245:674–683.

80. Jafri S, Mahid SS, Idstein SR, et al. Antibiotic prophylaxis is not protective in severe acute pancreatitis: a systematic review and meta-analysis. *Am J Surg.* 2009;197:806–813.

81. Lange JF, van Gool J, Tytgat GN. The protective effect of a reduction in intestinal flora on mortality of acute haemorrhagic pancreatitis in the rat.

Hepatogastroenterology. 1987 Feb;34(1):28–30.

82. Luiten EJ, Hop WC, Lange JF, Bruining HA. Controlled clinical trial of selective decontamination for the treatment of severe acute pancreatitis. *Ann Surg.* 1995 Jul;222(1):57–65.

83. Fernandez-del Castillo C, Rattner DW, Makary MA, Mostafavi A, McGrath D, Warshaw AL. Debridement and closed packing for the treatment of necrotizing pancreatitis. *Ann Surg.* 1998 Nov;228(5):676–684.

84. Rattner DW, Legermate DA, Lee MJ, Mueller PR, Warshaw AL. Early surgical debridement of symptomatic pancreatic necrosis is beneficial irrespective of infection. *Am J Surg.* 1992 Jan;163(1):105–109; discussion 109–110.

85. McFadden DW, Reber HA. Indications for surgery in severe acute pancreatitis. *Int J Pancreatol.* 1994 Apr;15(2):83–90.

86. Rau B, Pralle U, Uhl W, Schoenberg MH, Beger HG. Management of sterile necrosis in instances of severe acute pancreatitis. *J Am Coll Surg.* 1995 Oct;181(4):279–288.

87. Ashley SW. Sterile pancreatic necrosis: is operation necessary? *J Am Coll Surg.* 1995 Oct;181(4):363–364.

88. Branum G, Galloway J, Hirchowitz W, Fendley M, Hunter J. Pancreatic necrosis: results of necrosectomy, packing, and ultimate closure over drains. *Ann Surg.* 1998 Jun;227(6):870–877.

89. Rocha FG, Benoit E, Zinner MJ, et al. Impact of radiologic intervention on mortality in necrotizing pancreatitis: the role of organ failure. *Arch Surg.* 2009;144(3):261–265.

90. Mier J, Leon EL, Castillo A, Robledo F, Blanco R. Early versus late necrosectomy in severe necrotizing pancreatitis. *Am J Surg.* 1997 Feb; 173(2):71–75.

91. Warshaw AL. Pancreatic necrosis: to debride or not to debride-that is the question. *Ann Surg.* 2000 Nov;232(5):627–629.

92. Baron TH, Morgan DE, Vickers SM, Lazenby AJ. Organized pancreatic necrosis: endoscopic, radiologic, and pathologic features of a distinct clinical entity. *Pancreas.* 1999 Jul;19(1):105–108.

93. Watts GT. Total pancreatectomy for fulminant pancreatitis. *Lancet.* 1963 Aug 24;13:384.

94. Norton L, Eiseman B. Near total pancreatectomy for hemorrhagic pancreatitis. *Am J Surg.* 1974 Feb;127(2):191–195.

95. Alexandre JH, Guerrieri MT. Role of total pancreatectomy in the treatment of necrotizing pancreatitis. *World J Surg.* 1981 May;5(3):369–377.

96. Beger HG, Isenmann R. Surgical management of necrotizing pancreatitis. *Surg Clin North Am.* 1999 Aug;79(4):783–800, ix.

97. Beger HG. Operative management of necrotizing pancreatitis—necrosectomy and continuous closed postoperative lavage of the lesser sac. *Hepatogastroenterology.* 1991 Apr;38(2):129–133.

98. Sarr MG, Nagorney DM, Mucha P, Jr., Farnell MB, Johnson CD. Acute necrotizing pancreatitis: management by planned, staged pancreatic necrosectomy/debridement and delayed primary wound closure over drains. *Br J Surg.* 1991 May;78(5):576–581.

99. Warshaw AL, Jin GL. Improved survival in 45 patients with pancreatic abscess. *Ann Surg.* 1985 Oct;202(4):408–417.

100. Aranha GV, Prinz RA, Greenlee HB. Pancreatic abscess: an unresolved surgical problem. *Am J Surg.* 1982 Nov;144(5):534–538.

101. Davidson ED, Bradley EL, 3rd. "Marsupialization" in the treatment of pancreatic abscess. *Surgery.* 1981 Feb;89(2):252–256.

102. Bradley EL, 3rd. A fifteen year experience with open drainage for infected pancreatic necrosis. *Surg Gynecol Obstet.* 1993 Sep;177(3):215–222.

103. Pemberton JH, Nagorney DM, Becker JM, Ilstrup D, Dozois RR, Remine WH. Controlled open lesser sac drainage for pancreatic abscess. *Ann Surg.* 1986 Jun;203(6):600–604.

104. Wertheimer MD, Norris CS. Surgical management of necrotizing pancreatitis. *Arch Surg.* 1986 Apr;121(4):484–487.

105. Becker JM, Pemberton JH, DiMagno EP, Ilstrup DM, McIlrath DC, Dozois RR. Prognostic factors in pancreatic abscess. *Surgery.* 1984 Sep; 96(3):455–461.

106. Carter R. Management of infected necrosis secondary to acute pancreatitis: a balanced role for minimal access techniques. *Pancreatology.* 2003; 3(2):133–138.

107. Bradley EL, Howard TJ, van Sonnenberg E, Fotoohi M. Intervention in necrotizing pancreatitis: an evidence-based review of surgical and percutaneous alternatives. *J Gastrointest Surg.* 2008;12:634–639.

108. Freeny PC, Hauptmann E, Althaus SJ, Traverso LW, Sinanan M. Percutaneous CT-guided catheter drainage of infected acute necrotizing pancreatitis: techniques and results. *AJR Am J Roentgenol.* 1998 Apr;170(4):969–975.

109. Echenique AM, Sleeman D, Yrizarry J, et al. Percutaneous catheter-

directed debridement of infected pancreatic necrosis: results in 20 patients. *J Vasc Interv Radiol.* 1998 Jul–Aug;9(4):565–571.

110. Endlicher E, Volk M, Feuerbach S, Scholmerich J, Schaffler A, Messmann H. Long-term follow-up of patients with necrotizing pancreatitis treated by percutaneous necrosectomy. *Hepatogastroenterology.* 2003 Nov–Dec;50(54):2225–2228.

111. Baron TH, Harewood GC, Morgan DE, Yates MR. Outcome differences after endoscopic drainage of pancreatic necrosis, acute pancreatic pseudocysts, and chronic pancreatic pseudocysts. *Gastrointest Endosc.* 2002 Jul;56(1):7–17.

112. Morgan DE, Baron TH, Smith JK, Robbin ML, Kenney PJ. Pancreatic fluid collections prior to intervention: evaluation with MR imaging compared with CT and US. *Radiology.* 1997 Jun;203(3):773–778.

113. Seifert H, Wehrmann T, Schmitt T, Zeuzem S, Caspary WF. Retroperitoneal endoscopic debridement for infected peripancreatic necrosis. *Lancet.* 2000 Aug 19;356(9230):653–655.

114. Kozarek RA. Endotherapy for organized pancreatic necrosis: perspective on skunk-poking. *Gastroenterology.* 1996 Sep;111(3):820–823.

115. Gambiez LP, Denimal FA, Porte HL, Saudemont A, Chambon JP, Quandalle PA. Retroperitoneal approach and endoscopic management of peripancreatic necrosis collections. *Arch Surg.* 1998 Jan;133(1):66–72.

116. Carter CR, McKay CJ, Imrie CW. Percutaneous necrosectomy and sinus tract endoscopy in the management of infected pancreatic necrosis: an initial experience. *Ann Surg.* 2000 Aug;232(2):175–180.

117. Hwang TL, Chiu CT, Chen HM, et al. Surgical results for severe acute pancreatitis—comparison of the different surgical procedures. *Hepatogastroenterology.* 1995 Nov–Dec;42(6):1026–1029.

118. Teerenhovi O, Nordback I, Eskola J. High volume lesser sac lavage in acute necrotizing pancreatitis. *Br J Surg.* 1989 Apr;76(4):370–373.

119. Fugger R, Gotzinger P, Sautner T, et al. Necrosectomy and laparostomy—a combined therapeutic concept in acute necrotising pancreatitis. *Eur J Surg.* 1995 Feb;161(2):103–107.

120. Orlando R, 3rd, Welch JP, Akbari CM, Bloom GP, Macaulay WP. Techniques and complications of open packing of infected pancreatic necrosis. *Surg Gynecol Obstet.* 1993 Jul;177(1):65–71.

121. Garcia-Sabrido JL, Tallado JM, Christou NV, Polo JR, Valdecantos E. Treatment of severe intra-abdominal sepsis and/or necrotic foci by an "open-abdomen" approach. Zipper and zipper-mesh techniques. *Arch Surg.* 1988 Feb;123(2):152–156.

122. Pederzoli P, Bassi C, Vesentini S, et al. Retroperitoneal and peritoneal drainage and lavage in the treatment of severe necrotizing pancreatitis. *Surg Gynecol Obstet.* 1990 Mar;170(3):197–203.

123. Villazon A, Villazon O, Terrazas F, Rana R. Retroperitoneal drainage in the management of the septic phase of severe acute pancreatitis. *World J Surg.* 1991 Jan–Feb;15(1):103–107; discussion 107–108.

124. Nicholson ML, Mortensen NJ, Espiner HJ. Pancreatic abscess: results of prolonged irrigation of the pancreatic bed after surgery. *Br J Surg.* 1988 Jan;75(1):89–91.

125. Larvin M, Chalmers AG, Robinson PJ, McMahon MJ. Debridement and closed cavity irrigation for the treatment of pancreatic necrosis. *Br J Surg.* 1989 May;76(5):465–471.

急性胰腺炎并发症（包括假性囊肿）

55

John A. Windsor • Benjamin P. T. Loveday

（崔云峰 译）

概述

急性胰腺炎患者能够痊愈是人们所希望的，目前其死亡率小于 10%，体现了目前对急性胰腺炎并发症的治疗与重症监护措施的改进[1]。1/3 急性胰腺炎患者可出现并发症，其中 1/4 患者死于并发症；并发症可是局部的、区域性的或全身性的，许多区域性与全身性并发症发生与重症急性胰腺炎有关。急性胰腺炎严重程度最重要的决定因素是局部感染性并发症、多器官功能障碍[2]，这些区域性与全身性并发症是明确严重程度四分法的基础（表 55-1）[3]。本章将重点讨论急性胰腺炎并发症的诊断与治疗措施。

局部并发症

重症急性胰腺炎与胰腺内、胰周液体积聚与组织坏死有关[4]。1992 年，亚特兰大会议将急性胰腺炎局部并发症定义为胰腺坏死、胰腺假性囊肿、胰腺脓

表 55-1	急性胰腺炎严重度四型分级及定义		
严重类别	局部并发症		全身并发症
轻度	无（胰周）胰腺并发症	和	无器官衰竭
中度[a]	无菌（胰周）胰腺并发症	或	短暂性器官衰竭
重度[a]	感染（胰周）胰腺并发症	或	持续性器官衰竭
危重度	感染（胰周）胰腺并发症	和	持续性器官衰竭

注：严重度[a]分级是依据局部或全身并发症的最严重程度分级的。例如，无菌性胰腺坏死，不伴有器官衰竭的为中度；无菌性胰腺坏死，伴有持续性器官衰竭的为中度

Reproduced from Petrov MS, Windsor JA. Classifi cation of the severity of acute pancreatitis: how many categories make sense? Am J Gastroenterol. 2010，105：74-76.

肿，然而现已证明这些术语的定义模糊不清，已引入新的术语试图反映疾病的病理生理学与形态学的现代观点[5-6]。在修订后的亚特兰大分类中，发病后小于 4 周液体积聚称为急性液体积聚或坏死胰腺或胰周液体积集[7]；随着病程发展，病变形态发生变化，尤其是周围组织因含酶液体反应形成囊壁，4 周后行 CT 扫描可较好地观察到这种变化，这种病变传统上认为是胰腺假性囊肿，但现在认为其内容物贯穿于从完全固态到完全液体的整个连续过程[8]；当液体积聚进展与胰腺坏死有关时，修订后亚特兰大分类称为"包裹性坏死"（WON），除内容物变化（从固态到液体）外，局部并发症亦可是无菌或感染的，后者具有明显的预后意义。

急性液体积聚

描述

急性液体积聚无固态成分或囊壁，典型地存在于相邻胰腺的筋膜平面（如肾前筋膜）[7]；30%～50% 病例可发生液体积聚[9-10]，积液是炎症分泌物和（或）富含酶胰腺分泌物的混合物，后者通常由周边小导管侧支破裂引起，虽然其可能与实质坏死相关，但其存在不一定表明坏死或明显的胰管破裂。胰腺液体可流经多个地方，均可形成腹膜后与纵隔胰周液体积聚、胰性腹水或胸腔积液，最常见的延伸途径是小网膜囊、胰头后，腰大肌左、右结肠后，亦可延伸至小肠系膜与凸出于横向结肠系膜。

诊断

急性液体积聚是急性胰腺炎常见的特征，通常于发病后 48～72 h 内形成；造影剂增强 CT（CECT）、

磁共振成像（MRI）、超声内镜（EUS）均可用于确诊、鉴别急性液体积聚与其他局部并发症（图 55-1）。

处 理

急性液体积聚通常是无菌的，可自行消退[9-10]；唯一重要的是其可能成为胰腺假性囊肿的前体。如为球形或卵形且边缘锐利，意味着漏液产生了一定的压力，而有可能持续较长时间。胰腺周围与内部大量液体积聚液更可能来源于破裂的主胰管，可持续存在数周或体积持续增大。

急性液体积聚较少有症状，一般不需积极治疗。外科手术或介入干预，通常增加无菌积聚液发生感染的危险。无症状液体积聚仅需临床观察即可，只有存在感染时有必要引流；现未明确是否需要如利尿剂等药物治疗，持续性腹腔灌洗不改变疾病的过程，不应该作为常规治疗。

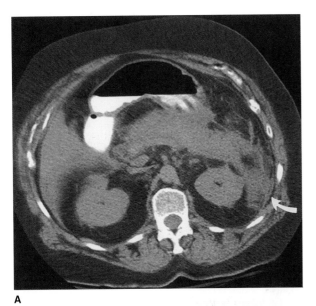

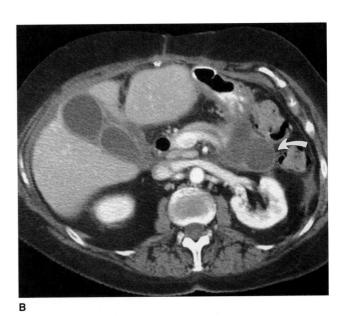

图 55-1　从急性液体积聚到胰腺假性囊肿的进展。A．非增强 CT 扫描显示水肿型胰腺与不明确的，急性液体积聚包绕胰腺尾部（箭头），胰周炎症性改变，急性胰腺炎表现。B．1 个月后，进行对比增强 CT 扫，病灶内出现呈双叶囊性肿块，有隔膜，位于胰体和尾部的间隔（箭头）。胰周炎症改变明显下降。C．2 年后，进行 CT 扫描，病变表现为单房，一个明显的薄壁低衰减积液（箭头）。这是一种典型的炎症后假性囊肿表现（Reproduced from Kim Y H et al. Imaging diagnosis of cystic pancreatic lesions：pseudocyst versus nonpseudocyst. *Radiographics*. 2005，May-Jun，25（3）：671-685.）

罕见的主胰管损伤导致的胰漏，可通过内镜治疗或手术干预治疗。内镜治疗采用经括约肌胰管支架，即经 Oddi 括约肌（以减少胰管压力与促进引流）至液体积聚区，可通过破裂的胰管（直接引流积聚液）或穿过破裂的胰管（将积聚液重新定向引流到十二指肠并支撑胰管降低管腔狭窄危险）。手术方法是胰腺远端切除或积聚液 Roux-en-Y 空肠吻合内引流术，后者仅可用于积聚液囊壁成熟后（见下文）。

如急性胰腺炎患者出现呼吸功能受损或供氧不足，应考虑行胸腔积液引流。胰腺内瘘引起慢性胸腔积液通常采用胸管、鼻空肠管饲与生长抑素治疗，胸腔积液持续或复发则需要鉴别是否为胰漏并确定采用 Roux-en-Y 空肠引流还是胰腺远端切除术。

坏死后胰腺和胰周液体积聚

描述

坏死后积聚液包含固态与液体成分，前几周不会被纤维囊包裹；这些病变由坏死固体液化而来，但也可包含相关胰管破裂的胰腺分泌液，随着时间的推移坏死组织发生液化而形成液体积聚。随着病变的逐渐成熟，形成无上皮细胞内衬的壁包绕积聚液，被称为 WON。坏死后积聚液通常无菌，但感染可能随之而来；感染液体积聚液或带有少量相关液体的固态坏死感染区，不能称为胰腺脓肿，此与胰腺脓肿原始定义不同，后者原始定义为脓液积聚液，通常靠近胰腺，较少或未出现胰腺坏死[4]。

诊断

发病第一周后，坏死后液体积聚可由 CECT、MRI 与 EUS 诊断；CT 扫描发现腔外气体（图 55-2）可确定为感染，一般确定诊断需于影像引导下细针穿刺（FNA）行革兰氏染色与培养。ERCP 可确定是否胰管与病变相通，但因其有引入感染的危险而较少采用。

处理

坏死积聚液的处理与胰腺坏死相同，详细描述见下文。

假性囊肿

假性囊肿是界限明确的液体积聚而无相关组织的坏死，多于发病后 4 周出现[7]。在原亚特兰大分类中，假性囊肿定义为由纤维组织壁包绕的胰液集聚，

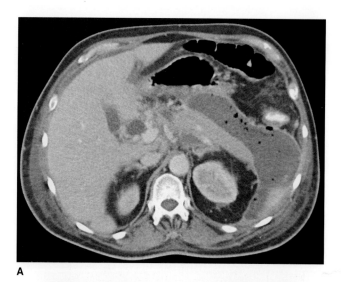

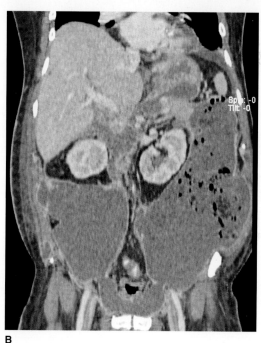

图 55-2　CT 扫描从横断面与冠状面显示积聚液内含气体的感染性胰腺坏死

并未提及是否包含固态成分；在临床实践中，病变是不包含坏死物液体积聚，其成熟时（＞ 4 周）最好称为假性囊肿，或包含坏死物坏死后积聚，其成熟时（＞ 4 周）最好称为 WON。

假性囊肿的前体是急性液体积聚，其与后者的鉴别是具有确定无上皮层内衬的囊壁（包膜）（图 55-3）；与胰腺囊性肿瘤的鉴别是后者具有特征性的上皮，但是，这并非绝对区别，原因是囊性肿瘤可能有不连续上皮细胞层（可能是压迫性萎缩）而慢性假性囊肿可有部分上皮化现象（可能由于与主胰管相

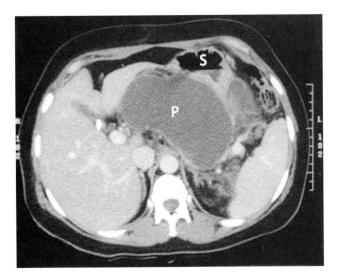

图 55-3　CT 扫描胰腺假性囊肿位于小网膜囊。P，假性囊肿；S，胃

通）。少于 20% 病例，不仅有一个假性囊肿；急性胰腺假性囊肿多紧贴胰腺，尤其是位于小网膜囊（图 55-3），亦可位于骨盆、阴囊、纵隔或胸腔。对于急性胰腺炎严重程度的 Balthazar CT 分级包含液体积聚范围与数目。

发病机制与分类

　　胰腺假性囊肿是由胰管破裂引起的，可由急性胰腺炎（10% ～ 15% 病例）、创伤或慢性胰腺炎的导管阻塞（20% ～ 40% 病例）[13-14] 造成；富含酶分泌液外漏引起腹膜、腹膜后组织与相邻组织的浆膜出现明显炎症反应，其结果为液体由肉芽组织与纤维组织包裹，随时间推移而逐渐成熟。如胰管与胰腺假性囊肿交通持续存在，假性囊肿体积可继续扩大，有时直径可达 20 ～ 30 cm。假性囊肿内容通常是较清亮的水性液体，如伴有出血，可包含血凝块而并变为黄色；在感染的情况下，囊肿将含有脓液；如液体积聚是由胰腺坏死发展而来，其包含固态组织，不应称为假性囊肿，而是包裹性坏死（WON）。

　　钝性外伤性假性囊肿易发生于胰颈、胰体前端，是由于横跨脊柱的胰管受伤所致；慢性胰腺炎假性囊肿被认为继发于胰管梗阻，囊肿通常位于纤维化腺体内，有时难以与胰腺残留囊肿鉴别，后者形成于胰管渐进性扩张，且有上皮细胞层。

　　1991 年 D'Egidio 提出胰腺假性囊肿的分类，该分类包括的关键性特征已于前面讨论（表 55-2）[15]。Ⅰ 型假性囊肿继发于急性胰腺炎单次发作，胰管解剖正常，罕有与胰管相通；Ⅱ 型假性囊肿继发于急性或慢性胰腺炎发作，胰管不狭窄，通常与假性囊肿交通；Ⅲ 型假性囊肿继发于慢性胰腺炎，有胰管狭窄且与假性囊肿交通。

并发症

　　随着现代影像学检查的应用，无症状假性囊肿的诊断比例升高，由于在出现并发症之前基于症状而诊断出胰腺假性囊肿，使发生并发症的风险降低；约 10% 病例可出现并发症，假性囊肿主要有 4 个并发症，即感染、破裂或内瘘、出血与压迫 [16]。

　　假性囊肿最初是无菌的，但高达 25% 的病例可发生感染 [16-17]；感染性假性囊肿出现败血症症状是引流的指征，可通过经皮穿刺引流，但有持续性胰外瘘的风险，或可选择内引流至胃或小肠。

　　假性囊肿破裂可侵蚀邻近胃肠道，可消退或形成囊肿肠瘘或胰管胸膜 / 支气管瘘；而其相交通的结构并非位于两层上皮结构内，术语称其为瘘并不完全准确。囊肿破裂至消化道可引起明显地出血，这是警戒出血，囊肿破裂至腹膜导致胰性腹水、急性腹痛与肌强直（化学性腹膜炎）等典型症状。

　　胰腺假性囊肿可引起致命性出血，有多种引起出血的重要原因：出血可发生继发于囊肿肠瘘引起的肠黏膜糜烂，患者表现为呕血、黑便；更严重的是直接侵蚀大内脏血管，如脾、胃十二指肠与中结肠血管等，胰酶（尤其是对弹性蛋白酶）作用于血管壁可导致血管壁变薄，形成动脉瘤和假性动脉瘤（图 55-4），

表 55-2　胰腺假性囊肿 D'Egidio 分类和主要治疗方案

	背景	胰管	导管 - 假性囊肿交通	主要治疗
Ⅰ 型	急性坏死后胰腺炎	正常	无	经皮引流
Ⅱ 型	急、慢性胰腺炎	不正常（无狭窄）	50：50	内引流或切除
Ⅲ 型	慢性胰腺炎	不正常（狭窄）	有	胰管减压内引流

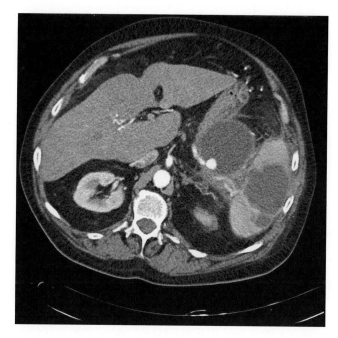

图 55-4　对比 CT 扫描显示胰腺假性囊肿，其内侧有并发脾动脉假性动脉瘤

此情况有较高的死亡率（~ 20%）[18]；局部感染增加出血风险，如时间与病情允许，可行急诊选择性内脏血管造影检查明确出血部位，并尝试栓塞出血点（图55-5 A，B）。否则，需实施急诊手术包括缝合出血血管及假性囊肿内或外引流。有时可切除假性囊肿，可有效地预防再出血。

较大的囊肿可产生压迫效应，从而产生早饱感（胃）、部分或完全性肠梗阻（十二指肠、胃出口，食管胃交界部，而小或大肠罕见）、胆汁淤积（胆管）和静脉血栓形成（门静脉、肠系膜上静脉、脾静脉），导致门静脉或区域性门静脉高压症与静脉曲张；当囊肿大于 6 cm 时压迫效应明显[16]。

诊断

患者治疗后一周后仍不能恢复，或经初步改善症状又出现等情况下应疑诊胰腺假性囊肿。大多数有症状的胰腺假性囊肿患者表现为上腹不适或疼痛，可表现为食欲缺乏、早饱、恶心、轻度发热、背痛并可触及肿块等，脓毒症症状通常并不明显。约一半患者血清淀粉酶水平不能恢复正常或轻度升高（2 ~ 4 倍正常值），或者出现再次升高。然而，在假性囊肿形成早期阶段即可从影像学检查发现而此时症状还未出现，为诊断可提供一些预警。

临床疑似胰腺假性囊肿时可采用 CECT 扫描或MRI 扫描，影像学显示为一圆形、低密度、胰腺内或与其相邻液体充填结构（诊断与治疗流程见图 55-6）。超声检查（US）检测胰腺假性囊肿效果极佳，其局限性受操作者技术熟练程度、患者体质与囊肿前方肠积气等影响；超声检查优点是可较好地确定积液中的固体组织范围，多用以引导 FNA。EUS 可鉴别胰腺

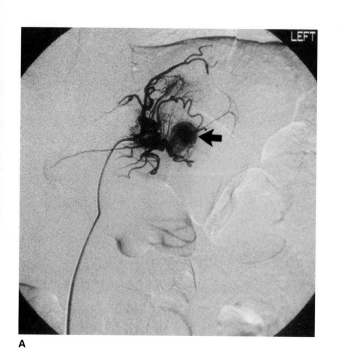

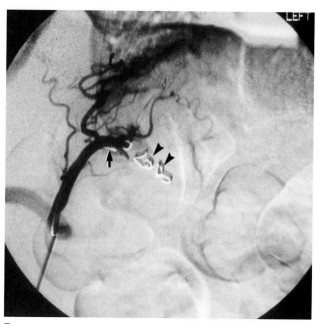

图 55-5　选择性肠系膜血管造影显示与胃左动脉假性动脉瘤（A）与栓塞术（B）

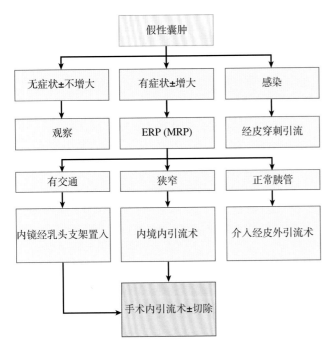

图 55-6　胰腺假性囊肿评估与治疗流程。ERP，内镜逆行胰管造影；MRP，磁共振胰造影

假性囊肿和胰腺囊性肿瘤，由于其对囊内部分隔的描述较 CT 好；然而与超声相比，CT 扫描诊断胰腺假性囊肿准确性近 100%，由于不依赖于操作员技术水平，是设计治疗的重要参考检查。CT 检查可呈现囊肿关键性特征（大小、形状、壁厚与内容物），胰腺性质（坏死存在与程度、胰管直径、包括萎缩与钙化慢性胰腺炎特征），与周围器官的关系等（图 55-3），可决定计划内引流手术的可行性。三期螺旋 CT 扫描可显示区域动脉（为寻找假性肿瘤形成）与静脉（为寻找血栓形成、海绵状改变与静脉曲张形成等）。最近，磁共振成像可较好地确定病变的形态学特征，尤其是可发现病变的固态成分。

ERCP 并非胰腺假性囊肿常规诊断检查的一部分。患者有症状的情况下，可用以治疗，并有利于制定进一步的治疗方案。ERCP 优点是具有诊断与治疗作用；但对于急性胰腺炎存在加重胰腺炎、穿孔、出血以及感染等风险，故最好于 48 小时内完成引流。90% 胰腺假性囊肿患者存在胰管异常现象，ERCP 诊断的独特之处在于，可准确地显示出主胰管与囊肿间的交通情况，而有超过 60% 患者存在此情况。如主胰管与囊肿交通，是胰腺假性囊肿外引流术的相对禁忌证[20]。ERCP 对主胰管进行分类，可协助选择适当的治疗方法，进行分类时需注意胰管狭窄、通畅与梗阻等情况[21]。磁共振胰胆管造影（MRCP）代替

ERCP，可评估胰腺与胆管形态；在一些中心 MRCP 已经取代 ERCP 诊断作用，其优势是无创的同时，诊断准确率与 ERCP 相似，但无治疗作用[22]。

通常，临床上对胰腺假性囊肿并发症诊断相对简单。胰腺假性囊肿破裂进入腹腔，与急性腹痛与腹膜炎体征相似；相反，胰腺假性囊肿自发减压至相邻器官，通常症状可得以缓解。胰腺假性囊肿感染通常合并脓毒症，可行影像学引导下的细针穿刺，再行革兰氏染色和细菌培养而得以证实。出血通常可增加腹痛与晕厥、心动过速、低血压等的可能性，亦可出现血红蛋白浓度的下降。

胰腺囊性肿瘤罕见，可误诊为胰腺假性囊肿。由于其缺乏急性胰腺炎病史，并且癌胚抗原（CEA）、糖类抗原 CA19-9 升高和（或）内部分隔的存在，则可证实诊断。如采用 EUS，可鉴别微泡特征的浆液性病变或大囊性黏液性病变的分隔、壁结节、片状回声与钙化，还可实现采集分析囊腔内液体。胰腺假性囊肿通常有囊液淀粉酶升高，一般 > 5000 U ／ ml，而无肿瘤标志物，但这并非确定诊断所必需[23]。

处理

胰腺假性囊肿的自然史难以预测，通常可于 6 周发生自行消退；直径大于 6 cm，并于第一个月内继续生长的假性囊肿更容易引起并发症。单一囊肿的大小对疾病预测性较小，原因是即使较大的囊肿亦可消退；主胰管远端狭窄、主胰管与囊肿近端交通预示着囊肿将持续存在。虽然并无直接关系，但较大的假性囊肿更易引起不适与疼痛。

胰腺假性囊肿治疗的两个主要目的是缓解症状与治疗并发症，在无症状或囊肿扩大的情况下，保守治疗通常较为合理；对所有存在超过 4 ～ 6 周的胰腺假性囊肿均需治疗的传统思维不再合理[24]。对特定患者胰腺假性囊肿是否需要积极干预的决定较为困难，在囊壁形成的过程中，发生自行消退的可能与引起并发症的风险同时存在，胰腺假性囊肿并发症是传统的治疗指征，而目前的观点侧重于预防并发症。在多数中心，仅单独治疗未自行消退的胰腺假性囊肿观点并不太常见；无症状但扩大、超过 6 周的胰腺假性囊肿通常应接受治疗。印度一项关于胰腺假性囊肿自然史的研究表明，直径小于 7.5 cm 无症状且无内部碎片的假性囊肿，可于平均 5 个月时自行消退[25]；现代的一些系列研究中认为需要治疗的胰腺假性囊肿平均直径为 9 cm[26-27]。在治疗趋向保守的同时，胰腺

假性囊肿的治疗方法开始增多，包括开放手术、腹腔镜、内镜与放射学等方法。

关于胰腺假性囊肿的治疗有两个重要原则。首先，胰腺囊性肿瘤不能被视为胰腺假性囊肿；其次，当下游有不能缓解的胰管阻塞情况下，不能选择胰腺假性囊肿外引流以防胰瘘的发生。治疗方法（表 55-3）取决于囊肿本身、胰管解剖、患者的健康情况等，专家的技术水平与经验亦同样重要。

以下是考虑最合适的治疗方法时重要的胰腺假性囊肿总体特征：

●囊壁厚度，通常与假性囊肿承受力相关；这点非常重要，因为囊肿手术引流要求其能承受缝合或钉合。6 周后，集聚液可被纤维囊壁完全隔开 [28]。

●胰腺假性囊肿位置。如假性囊肿位于胃或十二指肠旁，治疗选择与囊肿位于腹膜后，并由肠袢所覆盖的情况是不同的。

●假性囊肿内容物。囊肿内有血液提示应先行假性动脉瘤栓塞，脓液需要内、外引流，固态坏死成分意味着病变性质为 WON，需要行坏死组织清除术。

●假性囊肿数目。如存在多个囊肿，不可行微创治疗；有症状的多个囊肿，不推荐保守治疗。

●囊肿病因。慢加急胰腺炎产生的损伤，与急性胰腺炎的首次发作产生的损伤，两种情况所需要的治疗方法不同。

●主胰管解剖与破裂程度。在假性囊肿的治疗上，胰腺与胰管需要分开考虑；胰腺有适合其自身的治疗方式，尤其是有胆管狭窄、扩张或需要切除术的局部疾病时。

开放性手术治疗　没有单纯一项术式可适用于所有假性囊肿的治疗，决定治疗方式的最重要的因素是当地专家的经验 [29]。原则上，引流术较切除术更为合适，理由是引流术可保护胰腺功能、操作简便、死亡率较低，虽然有多种选择以及微创治疗方法，值得强调的是假性囊肿更可靠与有效的术式是开放手术中的内引流术（表 55-3），内引流术并发症发生率与死亡率均仅为外引流术的一半。

对于 D'Egidio Ⅱ 型假性囊肿的治疗，内引流或切除是最好的方法，尤其是存在胰管破裂或狭窄的情况下。当囊肿壁成熟时内引流是最好的手术选择，其复发率低于 5%、死亡率低于 2%，囊肿可引流至胃、十二指肠或空肠，术式的选择取决于囊肿位置及其同上述器官的关系。当假性囊肿黏附于胃后壁并向内浸润时，胰腺假性囊肿胃吻合术是一绝佳选择（图 55-7）。先行纵向胃前壁造口，然后行胃后壁及其下方囊肿壁（直径 > 2 cm）碟形切除；对所有病例标本均行冰冻切片以排除胰腺囊性肿瘤。碟形切除后缝合切口边缘，以减少出血风险。虽然假性囊肿较为明显，但切开前仍需用细针穿刺的确认假性囊肿位置。囊肿胃吻合口应足够大，便于经胃清除囊腔内坏死组织；清创术后，用腹腔镜确认囊腔内碎片是否清理干净。胰腺假性囊肿胃吻合术缺点是其并非一个简单的开口，有时还可成为凹槽，当囊肿较大时可于此处积聚胃内食物残渣。如腹腔内粘连不重、手术入路允许，Roux-en-Y 囊肿空肠吻合引流术是内引流的最佳方法（图 55-8），尤其是适合以下情况假性囊肿的引流：胰体胰尾假性囊肿、与胃不相连或突出于左结肠旁沟假性囊肿。

慢性胰腺炎合并胰管扩张患者可考虑胰空肠侧侧吻合的假性囊肿内引流术，可在不增加手术风险的情况下而提高疗效，Roux 肠袢盲端应朝向胰尾，这样可于引流胰头的同时使用同样肠袢引流胆管。

胰腺远端切除术亦有一定价值，尤其是在需要保留胰头的情况下。内镜逆行胰管造影有助于确定切除范围，如无胰管梗阻其复发率与胰瘘发生率较低；选择性结扎胰管在一定程度上可以降低胰瘘的发生率。

胰腺假性囊肿外引流术有一定局限性，但适用

表 55-3　胰腺假性囊肿的治疗措施	
治疗方法	举例
开放性手术	囊肿胃吻合引流术
	囊肿十二指肠吻合引流术
	Roux-en-Y 型吻合术
	远端胰切除术 ± 脾切除术
	外引流
腹腔镜方法	囊肿胃吻合引流术
	囊肿十二指肠吻合引流术
	Roux-en-Y 型吻合术
	远端胰切除术 ± 脾切除术
	外引流
放射方法	经皮引流
	经皮经胃引流
内镜	经十二指肠乳头胰管支架
	经胃支架
	经十二指肠支架

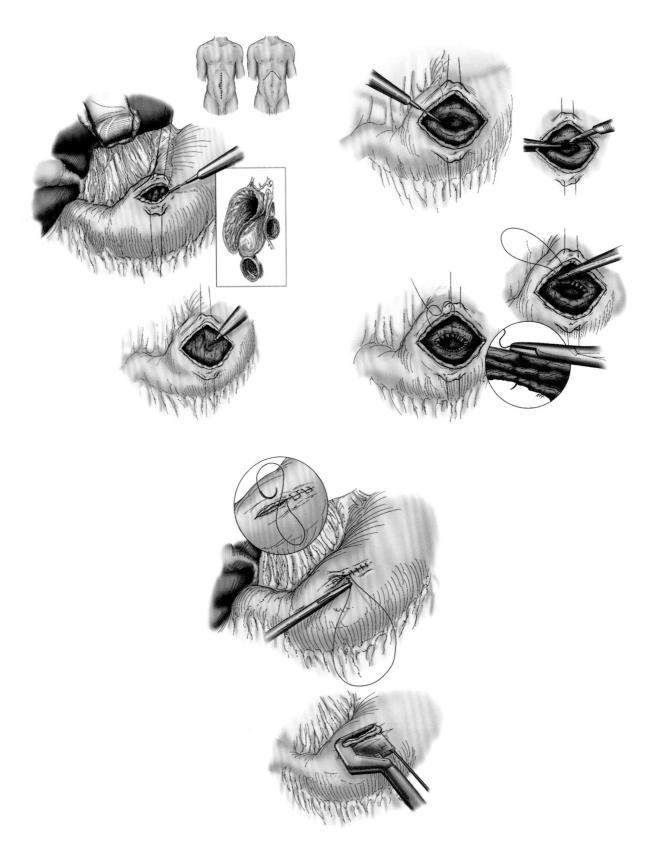

图 55-7　经胃后壁胰腺假性囊肿引流（囊肿胃内吻合引流术）

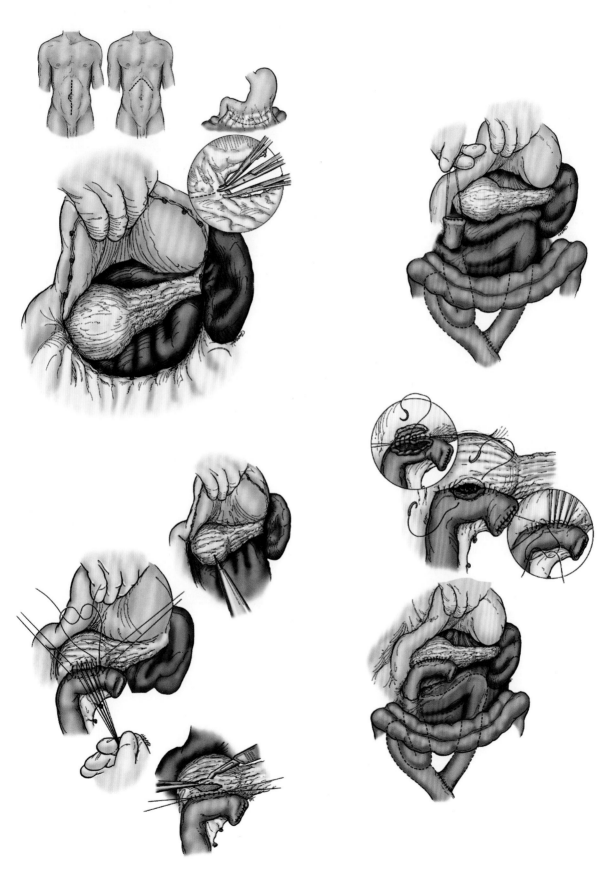

图 55-8　胰腺假性囊肿空肠内引流术（Roux-en-Y 型吻合术）

于危重患者，亦可以实现可控的外瘘为手术目标。其他腹腔镜下外引流术的罕见指征为控制未成熟囊肿破裂、一些活动性出血点的出血性囊肿等；胰外瘘可通过早期经十二指肠乳头支架放置、联合应用长效生长抑素类似物而痊愈。

放射学治疗　20 世纪 80 年代首次描述了影像学引导下囊肿经皮直接穿刺引流术[30-33]，此技术现已广泛运用，并发症发生率为 10% ~ 30%，虽然并发症的发生率较高，但可于囊壁未成熟时采用此技术。经皮穿刺引流最适于 D'Egidio Ⅰ型假性囊肿，此型无潜在的胰管异常，且无胰管与囊肿交通。急性胰腺炎时导管引流并无益处，原因是导管尺寸较小并不足以引出坏死与黏稠物质。慢性胰腺炎时胰管下游梗阻可导致复发率增高，伴或不伴沿导管的胰外瘘的出现；简单地说，对于不复杂假性囊肿，经皮穿刺引流通常较为成功，但并非必要，原因是这类患者症状极少，并发症发生率最低，最易自行消散。

经皮经胃途径穿刺引流于较大程度上解决胰外瘘的问题（图 55-9A，B）[34]。经皮经胃假性囊肿引流术的初期需经胃外引流，3 天后夹闭，内化 2 周后，于内镜建立内引流，特别是可采用双猪尾巴管。内镜亦可应用于后续导管的移除。一项匹配良好、基于人口的调查研究表明：14 914 例患者中，经皮穿刺引流术患者为 8121 例、开放手术引流患者 6409 例，结果显示前者住院时间较长及死亡率是后者的 2 倍（5.9% vs. 2.8%）[35]。目前经皮囊肿引流的使用受到一定限制，原因是可能存在一些潜在的医学问题或囊肿并发症。

内镜治疗　在过去的十年间，假性囊肿内镜治疗的应用越来越广泛。内镜经十二指肠乳头技术包括 Oddi 括约肌支架置入，以降低胰管内压力；胰管与假性囊肿有明显交通时，亦可通过胰管，将支架置入囊肿内。亦可采用内镜下置管引流，应用时需鉴别假性囊肿引起膨出进入胃还是十二指肠；通常采用电凝针刀进入囊肿，先行内镜超声检查可确定解剖位置而确保更高的准确性与安全性，且多普勒效应可避开较大血管。插入多根猪尾巴支架，可通过球囊导管扩张通道、内镜置入囊腔直视并采集囊内容物与囊壁组织活检，取出组织用以排除囊性肿瘤。

内镜治疗方法仍在不断地发展，有报道称经验丰富的内镜医生治疗的成功率高达 90%；但前提是，这些报道通常是针对精心挑选的患者而言的。内引流操作不当可引起穿孔、腹膜炎、感染等风险，所以需谨慎使用。与此同时，内镜引流亦不太可靠，原因是需

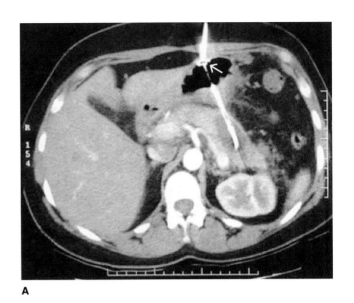

A

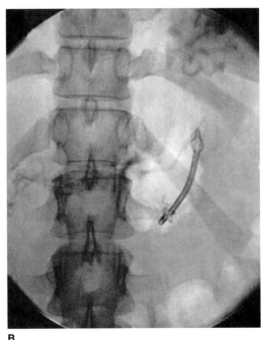

B

图 55-9　A．CT 扫描显示胰腺假性囊肿经皮经胃引流术；B．X 线平片显示双 Malecot 型支架囊肿胃内引流术（Used with permission from John Chen，MD.）

要获取较大的组织样本，以排除胰腺囊性肿瘤，这样就增加出血的风险。但是如最初是于 EUS 引导下穿刺，出血风险可明显地降低。多种并发症与导管堵塞、脱落以及随后脓毒症相关，真正的并发症发生率可能较报道高出 20%。

微创手术　所有开放手术均可用腹腔镜替代[36]。腔内腹腔镜手术是通过腹壁与胃壁放置套管。胰腺假性囊肿胃吻合术可采用闭合器或缝合完成。此术式的最新改进是迷你腹腔镜胰腺假性囊肿胃吻合术，采用

直径为 2 mm 腔内腹腔镜，通过插入软式内镜扩大视野，与此同时，亦可用其寻找囊腔。

可采用类似于经皮肾切开取石术的经皮导管通道球囊扩张术对患者进行治疗，而且多种情况下此方法是可行性的。值得思考的是，起初的影像学治疗尝试往往以分辨率低而宣告失败。肾镜插入套管后可行假性囊肿清创、机化胰腺坏死组织及感染坏死物的切除等操作，可重复操作，并允许置入一软大口径软管外引流。

假性囊肿治疗总结　胰腺假性囊肿治疗方式的选择取决于多种因素，包括囊肿大小、数目、位置、主胰管是否堵塞或与假性囊肿交通等，以及是否存在假性囊肿并发症（表 55-2）。随着治疗方法与设备的改进，以及专家专业知识的更新，有必要制订一套合理的治疗策略，应用于临床诊疗与病例选择（图 55-6）。在临床实践中，Ⅰ 型假性囊肿通常予以保守处理；如假性囊肿患者出现症状或感染，应考虑经皮引流。Ⅱ型假性囊肿最好行内引流，尤其在胰管与囊肿交通时，可应用内镜、腹腔镜及影像学治疗等临床新技术[37]。Ⅲ 型假性囊肿应考虑引流的同时行胰管减压并缓解胰管狭窄。

胰腺坏死

胰腺坏死可能包括胰腺实质和（或）胰周组织，侵袭性胰腺炎坏死组织与水肿性胰腺炎是不同的[7]。随着时间推移固态坏死逐渐液化，并由囊壁包绕，时间超过 4 周时称为 WON。文献中对包绕的部分固态与液体的描述术语有所不同，如有机化坏死、坏死瘤、胰腺坏死片。组织坏死范围并不固定且随疾病在 1 ～ 2 周的进展而变化，坏死过程延及范围广泛，可涉及腹膜后脂肪、小肠和大肠肠系膜、结肠后与肾周间隔；坏死通常可持续数周至数月，从临床观点看，坏死的发生是急性胰腺炎病程中最重要的事件，这是由于随后的局部和全身性并发症均与其相关。

流行病学

急性胰腺炎的发病率有明显的区域性差异，已报道的发病率从 5 ～ 80/100 000 不等[38-39]；急性胰腺炎患者发展为胰腺坏死比例为 20%，而其中 25% ～ 70% 将发展为感染性坏死[40-41]。当坏死更广泛（> 30% 腺体）时，感染的风险更高[42]；此外，感染风险亦随时间增加，发病第 1 周末为 24%，第 2 周末为 36%，第 3 周末达 71%[43]。现已发表的系列研

究中结果最好的水肿性胰腺炎总体死亡率为 1% 或更低，无菌坏死为 5%，而感染坏死达 10% ～ 25%[44]。

发病机制

发展为胰腺坏死患者中，70% 的患者 48 h 内出现腹痛症状、96 h 内所有患者均出现腹痛现象[43]。胰腺腺泡细胞内与小叶间质蛋白水解酶过早活化导致胰腺组织大片坏死，大量白细胞聚集与激活；一系列因素促成胰微循环衰竭，组织学表现为胰内血管淤滞和（或）血栓形成。胰腺微循环衰竭导致局部缺血，酶与炎症损伤，并导致坏死性胰腺炎的全部综合征。第一周左右即所谓的早期或血管活性期，促炎介质的释放导致肺、心血管、肾功能不全的发生；早期全身炎症反应与多器官功能障碍的出现是胰腺感染的证据。全身症状作为感染性胰腺坏死的后果在败血症期或疾病晚期出现，大多数患者发生于病程的 3 ～ 4 周。

轻型水肿性胰腺炎的胰腺表面可有点状脂肪坏死并由于水肿而增大、坚硬[45]，通常无出血或实质坏死。坏死性胰腺炎早期，胰周脂肪组织有明显坏死，但腺体实质可能影响较小；表面通常显示出明显的不均匀性，与脂肪坏死区皂化混合的浅表出血区，亦可在大网膜、肠系膜、腹膜后间隙或腹部其他区域有弥漫性坏死区。在胰腺实质内，可能有与小叶间坏死脂肪相关的少量出血灶，而在更严重的情况下，小叶亦可受影响，形成大面积坏死；严重情况下，胰管或其分支可能出现坏死，导致胰酶明显外渗。不同患者实质坏死分布可大不相同，部分患者仅有腺体部分坏死（胰头或胰尾），而一些患者可能出现绝大部分腺体融合性坏死。

组织病理学检查可发现胰周脂肪大面积坏死、胰腺内沿坏死实质组织的间质水肿；小叶间脂肪组织首先出现坏死，脂肪组织越多可能越严重。通常仅小叶大部分或全部坏死时才影响胰岛。坏死区周围有粒细胞和巨噬细胞浸润。

轻型水肿型胰腺炎通常不进展为坏死性胰腺炎，这就意味着发病后短期内的病理生理变化是确定疾病进程的决定性因素[45]。水肿通常于数天内消退，而脂肪坏死消退却是多变的，其取决于病变大小与位置。直径小于 1 cm、位于胰腺表面的坏死灶通常通过巨噬细胞吞噬坏死物质，可完全消退，而这些区域可能随后被纤维组织所取代；直径 2 ～ 4 cm 较大的坏死灶，经过巨噬细胞缓慢吞噬坏死物质而分隔出来，病灶逐渐液化；直径大于 5 cm 大坏死病灶不能自行消

退，巨噬细胞含丰富含铁血黄素，于发病后 10 ～ 20 天巨噬细胞与其他免疫细胞形成一薄层肉芽组织，20 ～ 30 天后成为一个纤维囊，厚度逐渐增加[46]。较小的病变内容物随时间推移缓慢液化或机化。病灶内可能含高浓度胰酶，这意味着病灶与胰管交通。当病灶仅为一薄层肉芽组织（4 ～ 20 天）时，细菌易进入坏死部位。随时间推移坏死区缓慢消退，并由纤维组织（坏死纤维化过程）替代。

感染性坏死的微生物学

认为细菌通过以下途径感染坏死胰腺：①血行；②经十二指肠乳头反流至胰管；③肠内细菌及毒素易位，通过肠系膜淋巴管经胸导管进入体循环，亦有可能通过肠和胰腺之间淋巴管直接进入胰腺；④细菌通过破裂胰管逆流进入坏死实质；⑤经腹腔播散。

感染性胰腺坏死的细菌培养，约 1/3 患者结果为多重菌群，2/3 患者为单一菌群；革兰氏阴性需氧菌是最常见微生物（如大肠杆菌、假单胞菌、变形杆菌及克雷白杆菌），其次是革兰氏阳性菌（如肠球菌、金黄色葡萄球菌），厌氧菌培养阳性率仅 5% 左右，可能反映厌氧菌培养的局限性。也可出现真菌结果，但预防性使用抗生素后较为常见。感染坏死培养的细菌谱证实肠道细菌占主导地位，表明细菌易位是感染胰腺坏死发病机制的一个重要因素[41]。在急性胰腺炎晚期，胰腺坏死最有可能被感染，从入院至感染的中位时间为 26 天。

预测与诊断

并无特定症状或体征可预示胰腺坏死。胰腺坏死患者可有如下表现：非特异性腹痛、腹胀、腹痛拒按与低热、心动过速等，疼痛严重程度、血液淀粉酶水平与急性胰腺炎严重程度并不相关。严重疾病晚期患者通常发展为多器官功能障碍。腹膜后坏死经典皮肤表现有脐周皮肤淤斑（Cullen 征）、两侧胁腹皮肤灰蓝色（Grey-Turne 征）与腹股沟区青紫（Fox 征）等，上述体征罕见且直至发病后第二或第三周才出现；胰腺坏死的诊断更需要的是临床敏锐性。

关于预测急性胰腺炎严重程度与胰腺坏死存在的研究仍未达精准水平。评分系统，如 Ranson、Glascow、APACHE Ⅱ 或"床旁急性胰腺炎严重度评分"（BISAP）等，通常用于严重程度分层，但衍生的分数由于高假阳性率、高假阴性率而不准确[53]。预测病情严重与胰腺坏死可能性大的患者需行影像学检

查确认坏死的存在与程度，胰腺坏死程度习惯分类为小于胰腺 30%、30% ～ 50% 与大于 50%[54]。动态对比增强 CT（CECT）是诊断胰腺坏死与其他局部并发症的金标准（图 55-2），但通常不能用于观察急性胰腺炎发病后第一个 48 ～ 72 h 胰腺的状态[55-57]；经过约 72h 可致胰腺灌注不足，而此前影像学检查可能低估坏死程度与最终疾病严重度[57]。CECT 可通过 Balthazar[12,55] 提出 CT 严重指数参与疾病严重程度评分。

现有的指南推荐 CECT 的指征是持续器官衰竭、败血症征象或入院后 6 ～ 10 天恶化的患者[55]，现已发现 CT 检查用的造影剂可能加重胰腺坏死和（或）加重已有肾衰竭[55-56,58-60]。胰腺坏死程度的诊断已发展出一系列替代方式，包括磁共振成像（MRI）、回声增强超声（EEU），这两种方法与 CECT 在诊断与确定胰腺坏死的程度方面同样准确[61-62]。在临床实践中，应用 CECT 诊断并确定胰腺坏死程度的指征是预测重症急性胰腺炎（通常第 2 周），如患者初始复苏后仍不能缓解和（或）当 CRP 超过诊断阈值（见下文）等情况。诊断急性胰腺炎严重度分级的 CT 严重指数（CTSI）是依据 CECT 扫描所见胰腺周围变化与胰腺坏死而决定的[12]。认识 CECT 局限性非常重要，假性囊肿与 WON 难以区分；由 MR 与 EUS 成像，可更好地鉴别病变内固态成分，可用于诊断不确定的胰腺坏死。

胰腺坏死缺乏特异性标记物，已有多种血清预测因子被提出。理想的预测或预后指标应具有简单、低廉、可重复、有效、可行、特异性高等特点，标记物的讨论超出本节范围，同更为有价值的 CT 扫描相比，达到上述标准有以下指标，且已于临床常规实践中发挥重要作用。

C 反应蛋白（CRP）是应用最广泛的胰腺坏死预测因子，可用于监测疾病的进展，其检测坏死准确率为 85%，但需于发病 3 ～ 4 天才可达到诊断水平。阈值大小取决于检测分析与所采用的研究习惯，常用的阈值是大于 120 mg/L[63]。其他预后指标包括较 CRP 峰值出现早一天的 IL-6（阈值 > 14 pg/ml），峰值出现较早且反映早期中性粒细胞活化与脱颗粒的中性粒细胞弹性蛋白酶（阈值 > 120 μg/L）以及磷脂酶 A2 Ⅱ 型（阈值 > 15 U/L）等无一证明优于 CRP。尿胰蛋白酶原激活肽亦被提出作为坏死预测因子，但仅为假设[64]；有提议将降钙素原作为感染坏死的敏感与特异性标记物，但其还不是常规检测的一部分[41-43]。

确定急性胰腺炎严重度的重要之处是需要早

启动重症监护治疗措施，并将患者转诊至三级医疗单位。对于预防性使用抗生素起初有相当大的争论[65-67]，其可增加侵入性真菌血症、死亡率与形成多重耐药菌的风险[68-69]；目前的共识是不常规预防性使用抗生素[56]。

感染坏死的诊断非常重要，通常认为其是干预的指征。产气微生物如产气荚膜梭菌早期入侵较为罕见，可直接应用 CT 扫描诊断该型感染[70]。更为常见的病情进展迅速或入院 2～3 周后再次恶化，通常应高度疑诊胰腺感染。CRP 显著升高亦预示着胰腺感染，CT 扫描通常显示存在胰腺坏死区域的边缘信号增强，如果组织内存在气体则证实为感染，称之为"气泡"征（图 55-2），但此现象仅见于少数病例。

感染性坏死最好诊断方法是影像（CT 或超声）引导下细针穿刺（FNA）进行革兰氏染色与细菌培养[55-56]。英国指南推荐胰腺坏死区域超过 30% 与持续存在症状，以及坏死区域较小而临床疑似感染坏死的所有患者，均应行影像引导下 FNA。关于此建议目前存在相当大的争议，一些权威人士建议除症状明显与病情再次恶化外，患者还应有疑似感染坏死的血清标志物上升（如 CRP、降钙素原）等。临床实践中一项最困难的决定就是进行干预。

FNA 有引起继发感染的潜在风险[72]。但临床实践指南一直坚持其建议，认为 FNA 是感染坏死确诊的金标准[1,4,8,15,46,56,73-79]。应用 FNA 早期诊断感染坏死的合理之处是可及时应用抗生素与侵入性干预治疗感染。过去 20 多年，这成为降低感染坏死的发生率与死亡率较为流行方法[80]。最近，基于尽可能推迟手术干预时间、完全避免采用放射学引流等观点，围绕 FNA 的争议被重启。具有临床指征（对抗生素与重症监护治疗无反应）的患者需要手术治疗，但不会因为无 FNA 证实感染而不行手术治疗[71]；总之，最好将 FNA 作为胰腺坏死诊疗的辅助措施，只应用于临床高度怀疑感染和已确认感染并最终需要手术干预的患者。

干预指征

胰腺坏死患者干预治疗的指征不断变化，如多个中心已不再认为感染胰腺坏死是需要干预治疗的绝对适应证。但通过 FNA 培养阳性确诊的感染坏死，仍是需要干预治疗的最佳适应证，尤其是在重症监护治疗过程的病情恶化患者；接受影像学引流的患者，引流失败和（或）感染性坏死引起持续脓毒症亦是干预

治疗的明确适应证。不管感染状态如何，任何坏死过程中出现大量出血或肠穿孔（如十二指肠或横结肠）等罕见病例亦是手术干预的指征。无感染征象时，手术干预的指征较为局限；对有胰腺无菌坏死患者，其即使获得最大程度支持治疗，病情仍恶化和有存在明确坏死区域需要引流与清创的患者，应考虑予以手术治疗[81-82]。手术罕见指征包括"恢复不良"（"fail to thrive"）患者，但其一直存在争议；虽然绝大多数无菌性坏死患者不应接受手术治疗，但有些患者可能明确为无菌性坏死、有腹部症状与发病后超过 4 周仍不耐受经口营养等状态时则需要手术干预治疗。

干预时机

以往胰腺坏死的手术干预是于发病后第一周实施。早期手术提倡去除坏死组织、聚焦感染并终止炎症进程。现在我们认识到炎症瀑布反应并不容易终止，并且手术创伤可加重炎症反应。早期由于坏死组织不成熟、界限不清且与有活力组织不易分离等因素，此时手术较困难并危险，导致出血的风险较大；此外，早期手术可能导致无菌性坏死发生感染。由于死亡率高达 65%，早期手术干预趋势引起质疑[73]。近年来，外科干预时间逐渐推后，现代观念认为干预时机于发病后越晚越好（最好是 4 周）。当坏死进程停止，有活力组织和坏死组织间界限清晰且感染坏死组织已机化并被囊壁包裹[1,56,73]；如患者情况稳定，干预时间可推迟，可减少不必要的活性组织清除，降低出血与胰腺功能不全的风险。

一旦坏死感染确诊，目前普遍的做法是经皮导管引流感染液[83]，此方法有助于改善患者总体临床症状或阻止衰弱。干预方式与时间由多种因素所决定，包括患者情况与并发症、当地医疗水平、病变部位与复杂性等；重复性手术干预两种主要方式，"计划性干预"和"按需性干预"，前者指根据计划时间施行重复手术（如每 2 天），后者指根据患者临床指征需要，如一般状况未改善或继发性恶化等施行重复性手术[82]。

干预类型

干预措施多样，选择适当的干预措施要考虑多方面因素，特别是针对局部并发症，这包括解剖位置、感染状况与目标病变复杂性、患者生理状态、特殊患者的并发症、本专业专家能力等，当前指南中无 1 级证据指导干预类型的选择[84]。关于干预类型存在两大

观点，一些学者认为开放手术引流与坏死组织清除术仍是治疗感染胰腺坏死金标准，保留低侵袭性干预治疗继发并发症，包括经皮及内镜引流术后残留液体并发症。治疗降阶梯与升阶梯相比，提倡开始使用微创介入治疗（例如，经皮或内镜引流）与仅对患者治疗无效时才采用开放手术技术。PANTER试验采用随机对照法观察这两种策略[85]，证实与开放性坏死组织清创术相比，微创方法降低严重并发症或死亡复合终点率、死亡率并未降低，但升阶梯组患者较少发生新发多器官功能衰竭；另一重要发现是1/3患者计划施行开放性手术最后仅行单纯放射学经皮引流治疗。

　　有必要规范对于侵入性干预措施的描述，便于临床医生之间的交流、技术比较与临床对照试验；干预措施可根据病变可视化方法、抵达病变的解剖路径与介入目的等三方面进行分类[86]。

　　可视化可能的方法包括开放手术：采用皮肤切口显露手术部位；内镜手术：采用内镜将手术部位可视化（如胃镜、腹腔镜、经皮肾镜）；放射学手术：采用CT、超声与透视将手术部位可视化；杂交手术：采用内镜与放射学技术相结合的方法。

　　干预治疗所采取的入路途径包括由进入体内外部路径（皮肤或外部自然口）及进入病灶内部途径所组成，内部途径可能需要穿过胃肠壁、腹膜、成后腹膜。

　　治疗的总体目标是清除坏死区、炎症感染组织、积聚液以及富含酶渗出液，然而，达到上述目标的方法各不相同，一些操作相对其他方法更为激进；因此，帮助坏死碎片引流坏无效腔灌洗术、促进引流死组织碎裂、坏死组织清创术、胰腺剔除或切除术等个性化干预可能较单纯引流术更为有效，干预的总体目标是控制脓毒症与保存活性胰腺组织。引流是将坏死液体或固态物引流至体外或体内胃肠道，灌洗是指用灌洗液冲走固态坏死物质、促进体内或体外引流，碎裂是利用仪器或化学方法破碎固态坏死物质、促进引流，清创术通常称为"坏死组织清除术"包括取出或切除固态坏死物质（典型的钝性剥离术），可包括或不包括术后灌洗，清创术可能涉及去除全部或部分坏死组织，而不切除正常组织。仅于胰腺剔除或切除术，清除坏死组织时刻意切除正常组织，但此方式已不再推荐。

干预总原则

　　图55-10是临床医师面临感染坏死患者的处理流

程。干预的一般原则是去除所有感染、坏死组织与积聚液、保留有活力组织、避免术中出血等。为确认致病微生物与抗生素合理化治疗，感染坏死组织与积聚液应行细菌培养。术前CECT确定的所有积液须再次确定、打开后排出，坏死组织清创术采用钝性分离，用示指或仪器小心剥离、灌洗；松散附着坏死组织应予以去除，如发病后推迟手术时间，手术变得更为容易。采用全面清除方法，如翻转横、升、降结肠后检查腹膜后间隙，有助于识别并移除所有坏死组织；如计划多种手术操作，则首先行坏死组织清除术使组织尽可能地显露，此时可完成的清创术最彻底。最初清创术的彻底性是确定是否需要后续再手术的最重要因素[87]；而完全清创术已受到质疑，理由是不完全清创术在充分引流与灌洗条件下亦可满足治疗需要[88]。

　　为防止大出血，术中应避免锐性分离。黏附坏死组织原位保留，待周围组织剥离松动后再行处理，在空腔中桥梁样丝状物可能是血管，不应撕脱，此点非常重要，因为腹膜后炎症血管出血难以控制，需加压包扎。

　　清创术术后需要大量灌洗冲走坏死碎片、炎性渗出液与残留细菌，可用小型水分离装置灌洗，术后可采用间断或连续灌洗（图55-11）[89-90]。最常用的灌洗液是生理盐水与腹膜透析液，目前无证据支持任何

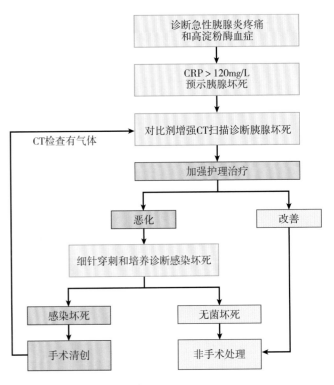

图55-10　感染坏死处理流程

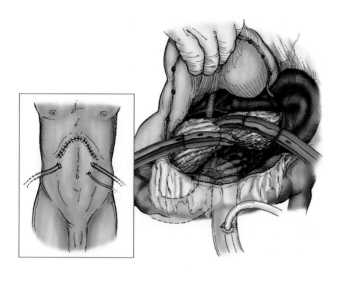

图 55-11　坏死组织清除术后胰周大引流与营养管置入空肠造口术

特定液体类型或灌流量。

　　手术的选择取决于坏死区位置及范围、坏死物质成熟度、感染状态、患者状况、器官衰竭程度以及术者偏好与经验[41]。表 55-4 中列举多种不同术式，其中一些是过去采用的术式。干预是复杂的，充满发生危及生命的并发症的可能，应仅由转诊中心经验丰富的外科医师施行。

 表 55-4　治疗胰腺坏死的开放手术和微创手术

开放手术

　　胰切除术

　　坏死组织清除术 + 宽管引流术

　　坏死组织清除术 + 再次开腹探查术（阶段性探查）

　　坏死组织清除术 + 引流 + 再次开腹探查术

　　坏死组织清除术 + 腹腔镜探查 ± 开放性填塞

　　坏死组织清除术 + 引流 + 闭式连续灌洗

微创手术

　　腹腔镜坏死组织清除术

　　腹腔镜腔内坏死组织清除术

　　腹腔镜辅助经皮引流术

　　腹腔镜经胃坏死组织清除术

　　经皮坏死组织清除术和窦道内镜

　　MRI：影像学辅助坏死组织清除术

　　经腰部腹膜外腹膜后镜检查

　　电视：辅助腹膜后清除术

开放外科手术

　　随着微创手术治疗感染性胰腺坏死经验的积累，开放手术治疗的角色逐渐减轻[85]。有 3 种开放性坏死组织清创的手术方法：①开放或封闭填塞的开放坏死组织清除术；②连续闭式灌洗的开放坏死组织清除术；③计划性开放手术。所有坏死组织清除术入路相似，不同之处是针对感染液体、碎片与组织引出体外不同出口路线的选择；最好通过双侧肋缘下切口进入腹部，可较好地抵达胰腺体尾部，如同时实施后续操作则腹腔污染更少。离断胃结肠网膜（图 55-12）或肝胃网膜，经小网膜囊显露胰腺；提拉横结肠可显露胰体尾部，经横结肠系膜可达小网膜囊（图 55-13）。胰腺与胃或横结肠有炎症粘连，手术暴露应更加小心。将横结肠肝曲、脾曲向下牵拉较为有用，可较容易显露手术部位与减少继发于引流侵蚀的结肠瘘发生率；当处理胰头时，应向中间游离十二指肠才可抵达胰头。

　　封闭填塞开胞坏死组织清除术　目的是采用单次手术彻底清除坏死与感染组织、避免再次手术或后续引流[82]。打开坏死腔，抽吸出积聚液体、清除所有坏死区。一些中心采用纱布填塞、另行切口将 Penrose 引流管引出体外，但在临床实践中有引流管类型、数量的不同变化。Penrose 引流管技术目的是填充囊腔与增加囊内压而非助于外引流本身，一般安放 2～12 条引流管。另一硅胶引流管（如 Jackson-Pratt 引流管）置于胰腺区域与小网膜囊内引流，这种技术常规要求一期关腹。从术后 5～7 天开始隔天移除一根填塞的 Penrsoe 引流管，硅胶引流管最后移除。填塞技术是控制出血的现有的最好方法，但有增加肠瘘的风险。

　　开放填塞开腹坏死组织清除术　与封闭填塞不同，开放填塞清除术后不缝合腹膜而包裹腹部[91]。有一种替代方式是用 20 cm 肋腹部侧切口代替腹部前切口[92]；据报道，开放填塞技术可导致瘘、出血、切口疝，且死亡率升高[93]。然而，应该注意的是，无前瞻性试验对照开放填塞与其他技术。

　　开腹坏死组织清除术持续闭式灌洗　此技术为清除术后给予连续灌洗以清除感染坏死碎片、胰周渗液、外渗胰腺外分泌液[82,86]。引流管，通常每侧两根，尖端置于胰头与胰尾，升、降结肠后面；放置双腔引流管（20～24 F），其中一根为灌洗液流入管、另一根引流液流出管。大硅胶管（28～32 F）可引流较大的坏死组织碎片。关腹时，缝合胃结肠和十二指肠结肠韧带形成一封闭胰周间隔；术后每天持续

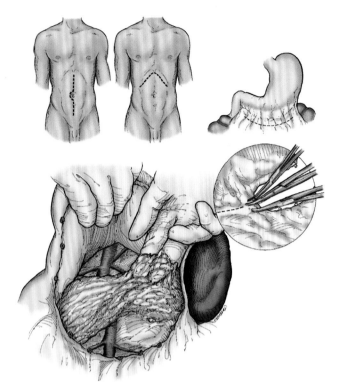

图 55-12　经小网膜囊坏死组织清除术

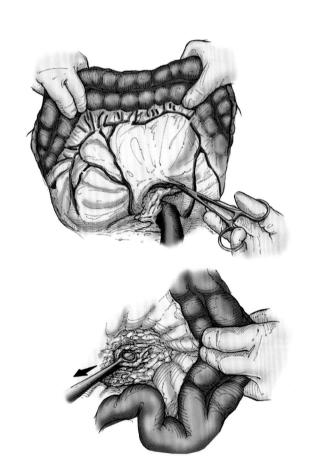

图 55-13　经横结肠系膜坏死组织清除术

灌洗 1 ～ 10 L 灌洗液，直至引流液清亮、患者临床与化验检查参数改善[82,94]。目前无相关研究证实最佳灌洗液、引流管最佳数量或管径以及灌洗持续时间等问题。

计划性开放坏死组织清除术　此方法的原则较清创术更保守，尤其是当坏死仍未完全分隔成有意重复施行手术直至不再需要清除术的患者[82]。术后，填塞胰床，其上方放置引流管。用拉链或补片缝合筋膜，关闭腹壁；此方法较容易地重复入腹并有助于防止伤口回缩，每 48 h 进行一次手术直至无坏死组织需进一步清除。部分患者一期缝合较困难，可通过再次手术愈合。此操作的改进是增加腹腔内真空封闭（负压 50 ～ 75 mmHg）促进胰床肉芽组织生长[95]。

内镜技术　1996 年，Gagner 首次描述采用腹腔镜清除坏死性胰腺炎内镜治疗[96]，过去 10 年间，胰腺坏死组织内镜清除术已广泛应用，包括结肠下腹腔镜、经胃腹腔镜、手助腹腔镜、腹膜后腹腔镜、经胃软式内镜、经皮内镜胃造瘘术、腹膜后肾镜等[97-103]；依据所使用的内镜类型可分为：腹腔镜、经皮肾镜、软式内镜[104]。有些内镜操作不使用放射学方法，而是采用透视或超声内镜杂交手术。

腹腔镜技术　大多数腹腔镜技术是开放手术的微创变种，一般采用前或侧方入路。Gagner 腹腔镜坏死物清除术的原始文稿描述记载了 2 例前入路（经胃后结肠后和经胃）与 1 例侧方入路[96]。经胃后、结肠后入路腹腔镜经脐部呈 30°角穿刺后注入 CO_2，根据坏死组织位置置入另一通道。于胰床坏死组织处放置较大引流管并拟行连续灌洗。经胃入路是将胃前后壁切开，使用腔内套管保持尖端于胃内，从胃后壁开始清创术；也可以经十二指肠清除胰头坏死组织。虽然可于胃前壁切口放置引流管，但胃内不应保留引流管。对腹膜后途径，患者取左（或右侧）卧位取一小段胁腹部切口，分开三层腹壁肌肉、插入套管；曾入 0°腹腔镜，注入 CO_2，建立抵达胰腺的通道。经胃后结肠后途径抵达胰腺，一旦确定坏死组织后即可实施坏死组织清除术。

上述技术随后不断改进。侧方途径的电视辅助腹膜后清除术（VARD）是应用最为广泛的腹腔镜技术之一[101,105]，其不同于开放坏死组织清除术，可较好地清除所有感染或坏死组织，目的是更好地促进经皮引流。在此技术中，首次提出影像学引流术；操作实施过程中，需于引流口左侧切开一 4 ～ 5 cm 切口，手指能够探查或确认坏死腔，吸出液体或疏松坏死组织碎片，经切口插入 2 枚套管（10 ～ 12 mm）。用湿纱垫与布巾密封切口，注入 CO_2 建立气腹；用水分离技术与 10 mm 腹腔镜钳清除坏死组织，另行前外侧切口置入 10F 红橡胶引流管由原皮肤切口置入 2 枚 Penrose 引流管。造口袋覆盖侧方切口与 Penrose 引流管，经红橡胶引流管以 200 ml/h 连续灌洗，持续 5 天或者直至引流清亮。

许多文章已较好地阐述了腹腔镜前侧途径的变种。除经胃后、结肠后与经胃途径外，亦可采用经结肠系膜途径；术中将横结肠提起，显露小网膜囊内的胰腺病变[98]，可使用腹腔镜超声检查确定病变位置，于结肠中血管左侧打开横结肠系膜。于胰床放置 2 枚或更多引流管以备术后灌洗；前侧途径亦可使用手助装置（手助腹腔镜手术——HALS）[100]。

肾镜技术 肾镜技术利用温热液扩张坏死腔并保持术野清晰。肾镜坏死组织清除术由率先应用此方法的医疗单位命名为"经皮坏死组织清除术"[106]，其原理与开放坏死物清除术相同——坏死组织清创、建立持续术后灌洗——降低患者生理应激。经皮坏死组织清创术仅于经皮穿刺途径可抵达坏死区域时才可采用，当有肠缺血、内脏穿孔或术前大出血时禁忌采用此方法[82]。第一步是于 CT 引导下插入引流导管至胰腺病变处，引流的首选路径是脾下极与结肠脾曲之

间；偶尔采用经胃结肠韧带（十二指肠前）的路径清除右侧坏死组织。患者进入手术室后，取左（或如为右侧坏死则右侧）卧位，扩张引流管通道，达可插入一 34F Amplatz 鞘，通过鞘管将肾镜引入腹腔，用灌洗清除碎片与化脓性流体（图 55-14）；坏死组织清除后，将 1 枚 32F 软引流管留置于腹腔，另一额外导管用于术后连续灌洗；需于 2 ～ 10 天后重复操作[82,107]。

软式内镜技术 通过胃、十二指肠壁、十二指肠乳头等经口软式内镜技术，作者认为这些是经自然孔道内镜手术（NOTES）[108]。对于软式内镜治疗胰腺坏死的最初描述是灌洗引流，而未使用医疗器械清创[109]。随后一些侵袭性操作引入，如使用网篮、圈套器、血管钳、吸引器等[110-111]。ERCP 可用于诊断胰管与囊腔是否交通、胰管狭窄、胰管破裂并通过十二指肠乳头置入支架减压；于胃后壁最大突出部位穿刺进入胰腺病变处，可先行 EUS 定位有助于确定正常的穿刺部位，避免损伤血管；透视检查时注入造影剂可确定囊腔范围。可用膨胀气球将胃穿刺孔扩张至 20 mm，于腔内置入 7F 鼻囊引流管（灌洗）与 10F 猪尾管（引流）用于灌洗与引流。用内镜器械（如取石网篮或息肉圈套器）清除坏死组织，在坏死组织清除过程中于坏死无效腔内置入一直视内镜可更好地观察坏死组织；通常需要多次操作清除腔内坏死组织。

现已有对其他经皮肤切口的软式内镜技术的阐述。先用肾镜行经皮坏死组织清除术后，再使软式内镜进行清创（窦道内镜）[106]；类似技术还有经腰部切口开放坏死组织清除术，随后用软式内镜进入囊腔行坏死组织清除术[112]。一般需要多次清创术，通常达 8 ～ 10 次。由于坏死组织清除术内镜入路较多，并

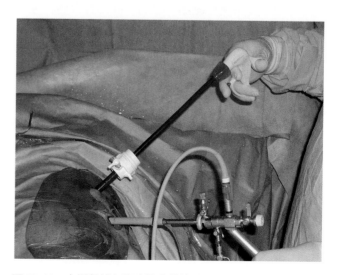

图 55-14 应用肾镜与腹腔镜套管辅助的经皮坏死组织清除术

且目前缺乏各种方法的正规对照，使得推荐最佳内镜入路较为困难。坏死组织清除术的内镜技术选择受培训、经验与所具有设备的影响，另外亦受目标病变的部位、复杂性以及患者的临床状况影响。

目前首个关于治疗感染胰腺坏死的两种不同微创方法的随机对照试验（PENGUIN）已发表，此项研究证实，内镜经胃坏死组织清除术优于 VARD[112]；经胃手术有更低的预期复合终点发生率 [新发多器官衰竭、腹腔出血、肠外瘘和（或）胰腺瘘] 或死亡率，新发多器官衰竭发生率下降与操作过程炎症反应减轻及胰腺瘘发生率下降相关。

放射学技术　由于固态胰腺坏死通常伴有液体成分（坏死后胰腺或胰周液体积聚），认为传统放射学技术是有价值的，尤其是在决定待脓毒症控制后再行延期坏死组织切除术的情况下[113]。超声、荧光透视法与 CT 可指导放射介入专家进入胰腺病变部位，放射学方法可明确坏死程度与成分、可视化操作设备位置、判断操作治疗的有效性等；通过放射学技术还可明确是否需要留置引流管（用或不用灌洗）还是行清创术。

放射学引流技术　影像学引导下经皮导管引流术可用于胰腺坏死的最初治疗，亦可用于术后液体、坏死组织残留的二线治疗，或作为患者临床状况稳定、病变成熟后延迟治疗的保障[83]。大多数残余物集中于网膜囊、肾旁间隙和其他腹膜后隙[114]。可选择的内镜入路较多，但多是经腹膜后间隙或经腹膜[83]，而透壁性入路（如经胃、经十二指肠，经肝）较少，但亦曾有描述；虽然经胃入路感染风险较小，但随时间推移可因胃蠕动而致导管移位。经肝入路理论上出血的风险较大，但是对于胰腺损伤患者，此方法相对安全。尽量不要采用经结肠、小肠、脾、肾入路，原因是出血与感染风险均较大。避开腹膜腔的腹膜后入路是较好的选择，其腹腔污染较小，可避免腹膜炎的发生[114]。

选择适当的导管确保充分引流、最大化通畅，典型的导管有多个侧孔，最小直径为 12 ~ 14F（4.0 ~ 4.7 mm）[83]，通常需同时用多个导管，尤其是病变较大或复杂者。灌洗可减少病变内消化酶与炎症介质浓度、去除固态坏死组织[115]，还可保证导管通畅。理论上认为，灌洗可能通过感染液体泄漏至无菌腔内或是通过增加腔道内压力使细菌移位至周边组织而导致感染播散；然而，这并非临床重点关注的问题，因为急性胰腺炎于 4 ~ 6 周可在坏死部位形成纤维囊，起到分隔作用[28]。

引流操作的有效性受目标病变内容物的限制，单纯固态病变难以经放射学引流得以控制。近一半采用经皮引流成功治疗胰腺坏死患者不需要手术干预[116-117]；手术干预的指征是经皮导管引流术后仍有持续性全身或局部感染坏死征象、引流通畅但生理状态恶化、持续性腹痛、全身炎性反应综合征缓解后仍不能耐受经口摄食等情况[116]。

放射学清创术　在一些专业医疗中心，放射学技术被应用于坏死胰腺清创；此方法与先前描述的经皮引流术类似，但是在清除过程中使用圈套器、网篮、吸引等方法去除坏死组织[89,118-119]；在尝试取出前，应用导丝将坏死组织分割成小块[89]。对于疏松坏死组织，可应用灌洗术冲出。

预后

坏死性胰腺炎患者预后取决于坏死程度与感染发作，与感染胰腺坏死相关的总体死亡率为 25%[44]，而无菌坏死死亡率较低（< 5%），大多数死亡原因是多器官衰竭[121]。

胰腺脓肿

亚特兰大会议定义的胰腺脓肿是局限于腹腔内的化脓性集合物，其中含有少量或不含胰腺坏死物质[4]，此术语有不同形式的表达，包括急性感染性积液或胰腺假性囊肿、感染坏死引起的感染性积液等。由于其混乱性，已修改后亚特兰大分类所摒弃。在医疗单位或出版物仍使用，对于病变处理指导原则中与对感染 WON 相同：消除感染组织和（或）液体。

区域并发症

血管并发症

静脉血栓形成

静脉血栓形成是急性胰腺炎的一种罕见并发症，通常发生于发病后数周内；病因是多因素的，肿胀胰腺和（或）积液的外在压迫是重要原因，其他因素包括血液高凝状态、血液浓缩等。脾静脉血栓形成后果是伴不适症状的脾大并可能出现脾亢，区域性门静脉高压可导致胃底静脉曲张出血。由于胰腺炎引起的脾静脉血栓所致胃静脉曲张出血风险较低（5% 由 CT 发现、18% 内镜检查发现静脉曲张），不建议常规施行脾切除[122]。门静脉血栓呈隐匿性发生，通常于消化道出血发生后发现，急性肠系膜上静脉血栓形成可致肠静脉性缺血与梗死；增强 CT 扫描有助于静脉血栓形成的诊断，可能显示黏膜增强受损、血管壁水肿，但最常见的是静脉内充盈缺损。静脉血栓形成的初步治疗目标是通过引流和（或）清创术减少静脉外源性压迫；由于有出血风险，急性抗凝的作用存在争议。如血栓形成发生于疾病晚期，抗凝治疗风险降低；对于急性胰腺炎所致的血栓，溶栓治疗与手术取栓并无作用，未抗栓治疗与 25% 急性静脉血栓复发率和 30% 死亡率相关，最低复发率（3% ~ 5%）与抗凝治疗联合手术相关。

出血

出血通常与重症急性胰腺炎相关，但不必然；亦可由胰腺假性囊肿相关的假性动脉瘤引起。胰腺邻近最受影响的动脉是脾动脉（30% ~ 50%），其次是胃十二指肠动脉（10% ~ 15%），胰十二指肠上、下动脉（10%），其他动脉较少涉及。

发病机制　胰腺坏死与胰管损伤导致激活的蛋白水解酶积累（如弹性蛋白酶），减弱血管壁张力、促动脉瘤样扩张，存在感染时此过程进展加速；动脉瘤破裂是一种假性动脉瘤，是与血管腔相通的血管外血肿。

诊断　患者通常表现为低血容量休克，或不明原因血红蛋白浓度下降；出血可能发生于胰腺假性囊肿内并填塞囊腔，而无出血的明显证据，极为罕见的诊断见于假性囊肿患者出现腹部血管杂音。

选择性肠系膜血管造影是诊断假性动脉瘤最好的方法（图 55-5A，B），虽然通常 CT 扫描动脉期亦可发现假性动脉瘤；血管造影可确定假性动脉瘤位置与所在血管的关系，由于大多数患者需要手术治疗，血管造影可提供有效的影像学指导。

治疗　胰腺或胰周出血是最可怕且危及生命的胰腺炎并发症。假性动脉瘤处理通常是采取手术治疗；然而，多数介入放射学专家报道称血管栓塞效果良好。治疗方法取决于患者的血流动力学稳定性，如患者贫血但血流动力学稳定、可考虑经动脉导管假性动脉瘤栓塞（图 55-5A，B）；如需后续手术，则可于更好条件下实施以减少大出血风险。栓塞成功率依赖操作者，在技术领先的医疗中心栓塞治疗成功率接近 90%；其失败原因是无法行选择性出血血管插管或栓塞材料置放部位不佳等，弥漫性出血、胰头出血以及清除术后出血更易出现上述失败。不足 40% 患者出

血复发，但总体死亡率低于 20%。

如出血需要紧急剖腹手术，此时难以行术前血管栓塞；抢救生命的手术可能涉及控制（假性囊肿内部或外部）活动性出血血管和（或）胰腺切除。胰腺炎急性期动脉性出血手术治疗死亡率范围为 28% ~ 56%、胰头出血死亡率更高，大出血手术治疗死亡率通常超过 50%。

肠道并发症

麻痹性肠梗阻

接近发炎胰腺的肠道通常出现节段性、自限性麻痹性肠梗阻，可影响十二指肠、近端空肠或横结肠；引起肠梗阻另一因素可能是继发于全身性低血压的反射性血管收缩的内脏相对缺血。肠梗阻 X 线平片表现是典型的 "哨兵袢征" 和 "结肠截断征" 的征象。

肠缺血与坏死

急性胰腺炎中亚临床黏膜缺血较为常见，尤其是疾病早期阶段，是对低血容量和反射性内脏血管收缩的反应。肠缺血可能伴有腹腔室隔综合征，非选择性收缩，需要早期与持续肠内营养，肠全层坏死罕见，可能与炎症过程邻近部位静脉和（或）动脉血栓形成有关，结肠中血管与横结肠是最为危险的结构与器官。

肠梗阻

急性胰腺炎罕有机械性肠梗阻，更多的是晚期出现炎性狭窄，且较少需要手术治疗。

胆汁淤积

约 20% 急性胰腺炎患者可有生化与临床黄疸，通常发于住院期间。轻度胆汁淤积更为常见，常归因于胆管周围水肿与胆管炎；长期胃肠外营养可导致肝功能异常；肝外胆管梗阻通常是由于胆总管结石或囊肿、胰腺脓肿压迫所致。

全身并发症

全身炎症反应综合征

急性胰腺炎常发生全身炎症反应综合征（SIRS），包含炎症状态标志（如心动过速、呼吸急促、低血压、低灌注、少尿、白细胞增多或白细胞减少、发热或体温过低以及需要大量输液），但无终末器官损害、

可识别性菌血症、或需要药物支持；SIRS 不同于脓毒症（病原体明确）与感染性休克（相关性低血压），SIRS 最多被视为强烈炎症反应与低灌注的结果。

SIRS 无单独的触发因素；相反，其代表整个机体针对各种不同挑战的反应。SIRS 的始动理论包括免疫失调理论（促炎和抗炎反应之间不平衡）[123]、肠道启动理论（肠灌注减少损害肠黏膜屏障与肠免疫屏障，进而内生菌及其产物移位进入全身循环）[124]；最近认为肠黏膜是低灌注激活炎症介质的另一来源，监测胃黏膜内 pH（张力测量法）可将急性胰腺炎死亡风险分层[125]。

SIRS 是由已明确的引起促炎性状态的细胞因子所介导，关于其完整描述超出本章范围。多数急性胰腺炎患者，SIRS 进一步进展为多器官功能障碍综合征（MODS）及可能的终末器官损伤；偶尔，患者可能死于暴发性或早期重症急性胰腺炎，通常患者于疾病开始即出现呼吸与肾衰竭，是患者早期死亡的原因。30% ~ 40% 坏死性胰腺炎患者入院时已发生器官功能衰竭，通常预示着预后较差、入住 ICU 时间增加，其死亡率可增加 4 倍[43]。早期积极地容量复苏在减轻 SIRS 中起重要作用[125]。

多器官功能障碍综合征

在重型急性胰腺炎发生 MODS 较为常见，其定义为重症患者器官功能状态的改变、须进行干预维持机体平衡[126]。多数早期器官衰竭的患者对支持治疗反应迅速，一般可有简单的结局；如这类患者病情于 48 小时内改善，称为短暂器官功能不全。最近证实，入院第一周内器官衰竭是一个动态过程，早期器官衰竭进展所致的死亡率超过 50%；对初期危重治疗的反应是预后的一个重要决定因素（图 55-15）[127]。

急性胰腺炎器官功能障碍的发生顺序未确定，初始为肺功能不全与肾功能损害，往往进展为是循环衰竭，然后是代谢功能障碍与肝功能衰竭。

已对入院时多个器官衰竭早期潜在预测因子进行了研究，结合联用抗炎因子 IL-10（全身性炎症早期标志物）与血清钙（器官功能障碍早期标志物），可高度精确合理地预测入院时的 MODS[128]。

MODS 评分系统可分为一般生理危重评分、急性生理和慢性健康评分（APACHE）、简化急性生理学评分（SAPS）、死亡概率模型（MPM）、描述功能障碍器官评分（MODS 评分）等，由 Bernard 与其同事开发用以描述 MODS 患者临床预后的脓毒症相关器

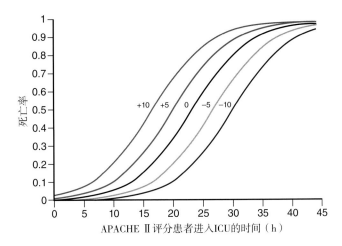

图 55-15　急性胰腺炎严重程度（APACHE Ⅱ 评分）于最初 48 h 重症监护处理与预测死亡率改变之间的关系（Reproduced from Flint R，Windsor JA. The physiological response to intensive care：a clinically relevant predictor in severe acute pancreatitis. *Arch Surg.* 2004；139：438-443，copyright © 2004 American Medical Association. All rights reserved.）

官衰竭评估（SOFA 评分）与储备器官功能障碍系统（LODS），使用顺序量表（分级评分）将特定器官功能障碍评分分类为器官功能衰竭（是或否）或障碍。总评分可量化任一器官严重程度和器官障碍总体严重程度；总评分基于观察用于构建原始评分系统多个观察患者死亡率的研究，可用于预测死亡率的可能性。

目前仍无最优的评分系统；评分系统不会告诉医生特定器官功能障碍何时是可逆或不可逆的；实际上，对受累器官与功能障碍持续时间的简单计分可将死亡率分层，三个或以上器官功能障碍至少一周，依据年龄该范围在 60% 与 98% 之间。

呼吸系统并发症

可由多种原因引起呼吸障碍，包括肺不张、胸腔积液、肺炎、纵隔假性囊肿或脓肿、和（或）成人呼吸窘迫综合征（ARDS）。急性胰腺炎 2 天内出现呼吸急促、轻度呼吸性碱中毒与轻度低氧血症较为常见，这些临床特征通常可通过镇痛、吸氧和肺部物理疗法纠正，胸腔积液可能需要胸腔引流。呼吸衰竭时，即使给予高流量面罩吸氧，动脉 PO_2 仍低于 60 mmHg，这类患者应考虑机械通气。对低潮气量 ARDS 患者，推荐肺保护通气策略[129]；ARDS 可发生于入院数天内或感染性坏死与败血症进展之后，活化胰酶、血管活性溶酶体酶，尤其是磷脂酶 2（破坏表面活性剂）的释放可诱发 ARDS。肺实质的损伤主要源于肺中活化中性粒细胞的氧化损伤。

肾并发症

肾功能损害通常源于血容量不足（肾衰竭）与急性胰腺炎介质的直接肾毒性。肾素 - 血管紧张素系统激活导致肾脏灌注减少，表现为少尿（＜30 ml/h）或无尿与血清肌酐、尿素浓度升高。应首先给予晶体液静脉输注（高达 10 L/24h），然后，考虑应用利尿剂（呋塞米 20 ～ 200 mg/24h）与多巴胺输注 [4 μ g/（kg·min）]，进一步恶化患者将需要持续性血液滤过和（或）血液透析。

心血管并发症

心血管并发症包括心律失常、心包积液、心肌收缩力受损、外周血管阻力降低、渗透率增加等，液体从第三间隙损失导致低血容量于第一个 12 h 内最常见，在重型急性胰腺炎损失可达 30%。应关注此问题，于前 24 ～ 48 h 给予积极静脉内液体治疗。循环衰竭 [平均动脉压（MAP）＜70 mmHg] 需要快速、积极地液体复苏或减少强心支持。SIRS 的特点是外周血管阻力降低，因此要优先使用去甲肾上腺素增加血管张力与血压 [剂量 0.05 ～ 0.2 μ g/（kg·min）]；肾上腺 [剂量 0.05 ～ 0.2 μ g/（kg·min）] 亦可用于支持心输出量。遗憾的是，这类正性肌力药物可同时使内脏血管收缩。

如患者感染坏死符合严重脓毒症标准，应按现有脓毒症指南处理 [130]。虽然并未被广泛采用，但有证据表明可使用重组人激活蛋白 C 与小剂量糖皮质激素治疗血管 加压药依赖性休克 [131-132]。有证据表明，虽然严格控制血糖与低血糖相关，可能增加死亡率，但对于严重脓毒症患者来说，血糖控制是非常重要的 [133-134]。

代谢并发症

低血钙症是最常见的代谢紊乱，通常发生于第 1 周。低血清白蛋白可使低钙血症恶化，因此，应以离子钙为基础进行置换。以下因素可能导致低钙：首先，脂肪坏死区皂化时钙被隔离；此外，还有可能是钙调节激素变化（如降钙素、甲状旁腺素、胰高血糖素）所致。低镁血症可抑制甲状旁腺激素导致低钙血症。

高血糖是一种常见表现，不需要治疗即可纠正。其本身是一个预后不佳的标志。高血糖有三个因素：应激引起皮质醇与儿茶酚胺、胰高血糖素升高，而最重要可能因素是胰岛素缺乏，可反映胰岛细胞的坏死。如非胰岛素依赖型糖尿病，多达一半的坏死性胰腺炎患者发生葡萄糖不耐受。

弥散性血管内凝血并不常见，但急性胰腺炎患者血液高凝倾向是公认的；其他罕见的并发症包括皮下脂肪坏死与多发关节炎，这在胰腺腺泡细胞癌患者中也可以出现，现认为这是由于血清脂肪酶增加。严重急性胰腺炎患者中亦有报道骨溶解和横纹肌溶解症。

蛋白质热量营养不良是急性胰腺炎的一种并发症，尤其是重症胰腺炎和相关的感染坏死；这类患者静息能量消耗显著升高，并已证明全肠外营养无法扭转对机体蛋白质的高分解代谢状态（图 55-16）[136]。重症胰腺炎患者营养支持的重要性与方法已于第 54 章讨论。

脑病

胰性脑病是急性胰腺炎一种罕见并发症。临床特点包括局灶性神经系统体征以及急性期痴呆。此情况随时间波动，将其描述为缓解和复发的周期性进展。虽然其确切机制并不清楚，但于尸检脑脊液中检测出淀粉酶；大脑 MRI 检查可能有价值，斑片状白质异常信号与多发性硬化中所见斑块类似，反映尸检病例中

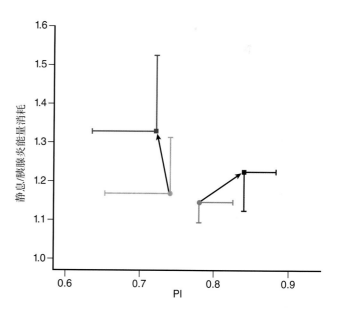

图 55-16　合并或无脓毒症症状和（或）近期手术的急性胰腺炎患者全肠外营养蛋白指数（PI）0 天（圆）和 14 天（方）的变化。PI 用于测量或预测总体内蛋白，表示为 mean ± SE（Reproduced from Chandrasegaram MD, Plank LD, Windsor JA. The impact of total parenteral nutrition on the body composition of patients with acute pancreatitis. *JPEN J Parenter Enter Nutr*. 2005；29：65-73. Reprinted by permission of SAGE Publications.）

可发现的脑白质病变。治疗以支持为主，对有可疑或异常神经系统症状患者，营养不良、剧烈呕吐或吸收不良征象患者均应给予静脉注射硫胺素以避免与未诊断 Wernicke 脑病相关的潜在并发症发生率与死亡率。

结论

急性胰腺炎多种多样的并发症对临床治疗提出了巨大的挑战，需要强调的是重症胰腺炎患者的治疗中心应能够提供多学科的专业知识，包括重症监护、外科手术、内镜、放射科、感染科疾病、营养学等。急性胰腺炎领域研究的两个主要目标是防止感染胰腺坏死与减少多器官功能障碍的发生率与严重程度。与此同时，临床医生处理急性胰腺炎患者时需要保持警惕，以发生局部、区域与全身并发症，并且应精通熟悉处理局部并发症的最新进展。值得注意的是，处理单纯囊肿采用更为保守的方法，仔细审慎地使用经皮引流术治疗感染性局部并发症；随着微创技术的发异，需要时可改变生理储备有限的患者预后。

参考文献

1. UK guidelines for the management of acute pancreatitis. *Gut.* 2005; 54(suppl 3):iii1–9.
2. Petrov MS, Shanbhag S, Chakraborty M, Phillips AR, Windsor JA. Organ failure and infection of pancreatic necrosis as determinants of mortality in patients with acute pancreatitis. *Gastroenterology.* 2010;139:813–820.
3. Petrov MS, Windsor JA. Classification of the severity of acute pancreatitis: how many categories make sense? *Am J Gastroenterol.* 2010;105:74–76.
4. Bradley EL, 3rd. A clinically based classification system for acute pancreatitis. Summary of the International Symposium on Acute Pancreatitis, Atlanta, GA, September 11 through 13, 1992. *Arch Surg.* 1993;128:586–590.
5. Bollen TL, Besselink MG, van Santvoort HC, Gooszen HG, van Leeuwen MS. Toward an update of the Atlanta classification on acute pancreatitis: review of new and abandoned terms. *Pancreas.* 2007;35:107–113.
6. Bollen TL, van Santvoort HC, Besselink MG, et al. The Atlanta Classification of acute pancreatitis revisited. *Br J Surg.* 2008;95:6–21.
7. Acute Pancreatitis Classification Working Group. Revision of the Atlanta Classification of Acute Pancreatitis. http://www.pancreasclub.com/resources/AtlantaClassification.pdf (Accessed 18 April 2009), 2008.
8. Forsmark CE, Baillie J. AGA Institute technical review on acute pancreatitis. *Gastroenterology.* 2007;132:2022–2044.
9. Bradley EL, Gonzalez AC, Clements JL, Jr. Acute pancreatic pseudocysts: incidence and implications. *Ann Surg.* 1976;184:734–737.
10. Siegelman SS, Copeland BE, Saba GP, Cameron JL, Sanders RC, Zerhouni EA. CT of fluid collections associated with pancreatitis. *AJR Am J Roentgenol.* 1980;134:1121–1132.
11. Platell C, Cooper D, Hall JC. A meta-analysis of peritoneal lavage for acute pancreatitis. *J Gastroenterol Hepatol.* 2001;16:689–693.
12. Balthazar EJ. Acute pancreatitis: assessment of severity with clinical and CT evaluation. *Radiology.* 2002;223:603–613.
13. Bradley EL, Clements JL, Jr., Gonzalez AC. The natural history of pancreatic pseudocysts: a unified concept of management. *Am J Surg.* 1979;137:135–141.
14. Grace PA, Williamson RC. Modern management of pancreatic pseudocysts. *Br J Surg.* 1993;80:573–581.
15. D'Egidio A, Schein M. Pancreatic pseudocysts: a proposed classification and its management implications. *Br J Surg.* 1991;78:981–984.
16. Rau BM, Beger HG. Surgical management of pseudocysts after acute pancreatitis. In: Beger HG, Matsuno S, Cameron JL, Rau BM, Sunamura M, Schulick RD, eds. *Diseases of the Pancreas.* Springer Berlin Heidelberg; 2008:259–270.
17. Barthet M, Lamblin G, Gasmi M, Vitton V, Desjeux A, Grimaud JC. Clinical usefulness of a treatment algorithm for pancreatic pseudocysts. *Gastrointest Endosc.* 2008;67:245–252.
18. Balachandra S, Siriwardena AK. Systematic appraisal of the management of the major vascular complications of pancreatitis. *Am J Surg.* 2005;190:489–495.
19. Sedlack R, Affi A, Vazquez-Sequeiros E, Norton ID, Clain JE, Wiersema MJ. Utility of EUS in the evaluation of cystic pancreatic lesions. *Gastrointest Endosc.* 2002;56:543–547.
20. Ahearne PM, Baillie JM, Cotton PB, Baker ME, Meyers WC, Pappas TN. An endoscopic retrograde cholangiopancreatography (ERCP)-based algorithm for the management of pancreatic pseudocysts. *Am J Surg.* 1992;163:111–115; discussion 115–116.
21. Nealon WH, Walser E. Main pancreatic ductal anatomy can direct choice of modality for treating pancreatic pseudocysts (surgery versus percutaneous drainage). *Ann Surg.* 2002;235:751–758.
22. Fayad LM, Kowalski T, Mitchell DG. MR cholangiopancreatography: evaluation of common pancreatic diseases. *Radiol Clin North Am.* 2003;41:97–114.
23. Brugge WR, Lauwers GY, Sahani D, Fernandez-del Castillo C, Warshaw AL. Cystic neoplasms of the pancreas. *N Engl J Med.* 2004;351:121–126.
24. Andren-Sandberg A, Dervenis C. Pancreatic pseudocysts in the 21st century. Part I: classification, pathophysiology, anatomic considerations and treatment. *JOP.* 2004;5:8–24.
25. Mehta R, Suvarna D, Sadasivan S, et al. Natural course of asymptomatic pancreatic pseudocyst: a prospective study. *Indian J Gastroenterol.* 2004;23:140–142.
26. Johnson MD, Walsh RM, Henderson JM, et al. Surgical versus nonsurgical management of pancreatic pseudocysts. *J Clin Gastroenterol.* 2009; 43:586–590.
27. Varadarajulu S, Lopes TL, Wilcox CM, Drelichman ER, Kilgore ML, Christein JD. EUS versus surgical cyst-gastrostomy for management of pancreatic pseudocysts. *Gastrointest Endosc.* 2008;68:649–655.
28. Kloppel G. Acute pancreatitis. *Semin Diagn Pathol.* 2004;21:221–226.
29. Andersson B, Andren-Sandberg A, Andersson R. Survey of the management of pancreatic pseudocysts in Sweden. *Scand J Gastroenterol.* 2009;44:1252–1258.
30. Gerzof SG, Johnson WC, Robbins AH, Spechler SJ, Nabseth DC. Percutaneous drainage of infected pancreatic pseudocysts. *Arch Surg.* 1984; 119:888–893.
31. MacErlean DP, Bryan PJ, Murphy JJ. Pancreatic pseudocyst: management by ultrasonically guided aspiration. *Gastrointest Radiol.* 1980;5:255–257.
32. Karlson KB, Martin EC, Fankuchen EI, Mattern RF, Schultz RW, Casarella WJ. Percutaneous drainage of pancreatic pseudocysts and abscesses. *Radiology.* 1982;142:619–624.
33. Kuligowska E, Olsen WL. Pancreatic pseudocysts drained through a percutaneous transgastric approach. *Radiology.* 1985;154:79–82.
34. Davies RP, Cox MR, Wilson TG, Bowyer RC, Padbury RT, Toouli J. Percutaneous cystogastrostomy with a new catheter for drainage of pancreatic pseudocysts and fluid collections. *Cardiovasc Intervent Radiol.* 1996;19:128–131.
35. Morton JM, Brown A, Galanko JA, Norton JA, Grimm IS, Behrns KE. A national comparison of surgical versus percutaneous drainage of pancreatic pseudocysts: 1997–2001. *J Gastrointest Surg.* 2005;9:15–20; discussion 20–21.
36. Kellogg TA, Horvath KD. Minimal-access approaches to complications of acute pancreatitis and benign neoplasms of the pancreas. *Surg Endosc.* 2003;17:1692–1704.
37. Bhattacharya D, Ammori BJ. Minimally invasive approaches to the management of pancreatic pseudocysts: review of the literature. *Surg Laparosc Endosc Percutan Tech.* 2003;13:141–148.
38. Go V. Etiology and epidemiology of pancreatitis in the United States. In: Bradley E, ed. *Acute Pancreatitis: Diagnosis and Therapy.* New York, NY: Raven Press; 1994:235–247.
39. Goldacre MJ, Roberts SE. Hospital admission for acute pancreatitis in an English population, 1963–1998: database study of incidence and mortality. *BMJ.* 2004;328:1466–1469.
40. Beger HG, Rau B, Mayer J, Pralle U. Natural course of acute pancreatitis. *World J Surg.* 1997;21:130–135.
41. Buchler MW, Gloor B, Muller CA, Friess H, Seiler CA, Uhl W. Acute

necrotizing pancreatitis: treatment strategy according to the status of infection. *Ann Surg.* 2000;232:619–626.

42. Besselink MG, van Santvoort HC, Boermeester MA, et al. Timing and impact of infections in acute pancreatitis. *Br J Surg.* 2009;96:267–273.

43. Beger HG, Rau B, Isenmann R. Natural history of necrotizing pancreatitis. *Pancreatology.* 2003;3:93–101.

44. Rau BM. Outcome determinants in acute pancreatitis. *The American Journal of Surgery.* 2007;194:S39–S44.

45. Kloppel G. Pathomorphology of acute pancreatitis. *Ann Ital Chir.* 1995;66:149–154.

46. Trapnell J. Management of the complications of acute pancreatitis. *Ann R Coll Surg Engl.* 1971;49:361–372.

47. Kloppel G, Maillet B. Chronic pancreatitis: evolution of the disease. *Hepatogastroenterology.* 1991;38:408–412.

48. Kloppel G, Maillet B. The morphological basis for the evolution of acute pancreatitis into chronic pancreatitis. *Virchows Arch A Pathol Anat Histopathol.* 1992;420:1–4.

49. Kloppel G, Maillet B. Pathology of acute and chronic pancreatitis. *Pancreas.* 1993;8:659–670.

50. Rau B, Uhl W, Buchler MW, Beger HG. Surgical treatment of infected necrosis. *World J Surg.* 1997;21:155–161.

51. Beger HG, Bittner R, Block S, Buchler M. Bacterial contamination of pancreatic necrosis. A prospective clinical study. *Gastroenterology.* 1986;91:433–438.

52. Gloor B, Muller CA, Worni M, et al. Pancreatic infection in severe pancreatitis: the role of fungus and multiresistant organisms. *Arch Surg.* 2001;136:592–596.

53. Papachristou GI, Muddana V, Yadav D, et al. Comparison of BISAP, Ranson's, APACHE-II, and CTSI scores in predicting organ failure, complications, and mortality in acute pancreatitis. *Am J Gastroenterol.* 2009.

54. Balthazar EJ. Staging of acute pancreatitis. *Radiol Clin North Am.* 2002;40:1199–1209.

55. UK working party on acute pancreatitis. UK guidelines for the management of acute pancreatitis. *Gut.* 2005;54:III1–III9.

56. Banks PA, Freeman ML. Practice guidelines in acute pancreatitis. *Am J Gastroenterol.* 2006;101:2379–2400.

57. Messiou C, Chalmers A. Imaging in acute pancreatitis. *Imaging.* 2004; 16:314–322.

58. Uhl W WA, Imrie C, Bassi C. IAP guidelines for the surgical management of acute pancreatitis. *Pancreatology.* 2002;2:565–573.

59. Tsuji Y, Yamamoto H, Yazumi S, Watanabe Y, Matsueda K, Chiba T. Perfusion computerized tomography can predict pancreatic necrosis in early stages of severe acute pancreatitis. *Clin Gastroenterol Hepatol.* 2007;5:1484–1492.

60. Charbonney E, Nathens AB. Severe acute pancreatitis: a review. *Surg Infect (Larchmt).* 2008;9:573–578.

61. Rickes S, Uhle C, Kahl S, et al. Echo enhanced ultrasound: a new valid initial imaging approach for severe acute pancreatitis. *Gut.* 2006; 55:74–78.

62. Lopez A, de la Cueva L, Martinez MJ, et al. Usefulness of technetium-99m hexamethylpropylene amine oxime-labeled leukocyte scintigraphy to detect pancreatic necrosis in patients with acute pancreatitis. Prospective comparison with Ranson, Glasgow and APACHE-II scores and serum C-reactive protein. *Pancreatology.* 2007;7:470–478.

63. Wilson C, Heads A, Shenkin A, Imrie CW. C-reactive protein, antiproteases and complement factors as objective markers of severity in acute pancreatitis. *Br J Surg.* 1989;76:177–181.

64. Windsor JA. Search for prognostic markers for acute pancreatitis. *Lancet.* 2000;355:1924–1925.

65. Xu T, Cai Q. Prophylactic antibiotic treatment in acute necrotizing pancreatitis: Results from a meta-analysis. *Scandinavian Journal of Gastroenterology.* 2008;43:1249–1258.

66. Petrov MS. Meta-analyses on the prophylactic use of antibiotics in acute pancreatitis: many are called but few are chosen. *Am J Gastroenterol.* 2008;103:1837–1838.

67. Jafri NS, Mahid SS, Idstein SR, Hornung CA, Galandiuk S. Antibiotic prophylaxis is not protective in severe acute pancreatitis: a systematic review and meta-analysis. *The American Journal of Surgery.* 2009;197:806–813.

68. Isenmann R, Schwarz M, Rau B, Trautmann M, Schober W, Beger HG. Characteristics of infection with Candida species in patients with necrotizing pancreatitis. *World J Surg.* 2002;26:372–376.

69. Connor S, Alexakis N, Neal T, et al. Fungal infection but not type of bacterial infection is associated with a high mortality in primary and secondary infected pancreatic necrosis. *Dig Surg.* 2004;21:297–304.

70. De Silva NM, Windsor JA. Clostridium perfringens infection of pancreatic necrosis: absolute indication for early surgical intervention. *ANZ Journal of Surgery.* 2006;76:757–759.

71. Pappas TN. Con: computerized tomographic aspiration of infected pancreatic necrosis: the opinion against its routine use. *Am J Gastroenterol.* 2005;100:2373–2374.

72. Hartwig W, Carter EA, Jimenez RE, et al. Neutrophil metabolic activity but not neutrophil sequestration reflects the development of pancreatitis-associated lung injury. Crit Care Med. 2002;30:2075–2082.

73. Uhl W, Warshaw A, Imrie C, et al. IAP guidelines for the surgical management of acute pancreatitis. *Pancreatology.* 2002;2:565–573.

74. Nathens AB, Curtis JR, Beale RJ, et al. Management of the critically ill patient with severe acute pancreatitis. Crit Care Med. 2004;32: 2524–2536.

75. French Consensus Conference on Acute Pancreatitis: Conclusions and Recommendations. Paris, France, 25–26 January 2001. *Eur J Gastroenterol Hepatol.* 2001;13(suppl 4):S1–S13.

76. Toouli J, Brooke-Smith M, Bassi C, et al. Guidelines for the management of acute pancreatitis. *J Gastroenterol Hepatol.* 2002;17(suppl):S15–S39.

77. Pancreatic Disease Group, Chinese Society of Gastroenterology, Chinese Medical Association. Consensus on the diagnosis and treatment of acute pancreatitis. *Chin J Dig Dis.* 2005;6(1):47–51.

78. Jacobson BC, Baron TH, Adler DG, et al. ASGE guideline: the role of endoscopy in the diagnosis and the management of cystic lesions and inflammatory fluid collections of the pancreas. *Gastrointest Endosc.* 2005;61:363–370.

79. Uomo G, Pezzilli R, Cavallini G. Management of acute pancreatitis in clinical practice. ProInf–A.I.S.P. Study Group. Progetto Informatizzato Pancreatite Acuta—Associazione Italiana Studio Pancreas. *Ital J Gastroenterol Hepatol.* 1999;31:635–642.

80. Banks PA. Pro: computerized tomographic fine needle aspiration (CT-FNA) is valuable in the management of infected pancreatic necrosis. *Am J Gastroenterol.* 2005;100:2371–2372.

81. Rau B, Pralle U, Uhl W, Schoenberg MH, Beger HG. Management of sterile necrosis in instances of severe acute pancreatitis. *J Am Coll Surg.* 1995;181:279–288.

82. Uhl W, Strobel O, Buchler M, et al. Necrosectomy. *Atlas of Upper Gastrointestinal and Hepato-Pancreato-Biliary Surgery.* 2007:893–915.

83. Segal D, Mortele KJ, Banks PA, Silverman SG. Acute necrotizing pancreatitis: role of CT-guided percutaneous catheter drainage. *Abdom Imaging.* 2007;32:351–361.

84. Loveday BP, Mittal A, Phillips A, Windsor JA. Minimally invasive management of pancreatic abscess, pseudocyst, and necrosis: a systematic review of current guidelines. *World J Surg.* 2008;32:2383–2394.

85. van Santvoort HC, Besselink MG, Bakker OJ, et al. A step-up approach or open necrosectomy for necrotizing pancreatitis. *N Engl J Med..* 2010; 362(16):1491–1502.

86. Loveday BP, Petrov MS, Connor S, et al. A comprehensive classification of invasive procedures for treating the local complications of acute pancreatitis based on visualization, route, and purpose. *Pancreatology.* 2011;11(4):406–413.

87. Fernandez-del Castillo C, Rattner DW, Makary MA, Mostafavi A, McGrath D, Warshaw AL. Debridement and closed packing for the treatment of necrotizing pancreatitis. *Ann Surg.* 1998;228:676–684.

88. Connor S, Raraty MG, Neoptolemos JP, et al. Does infected pancreatic necrosis require immediate or emergency debridement? *Pancreas.* 2006;33:128–134.

89. Echenique AM, Sleeman D, Yrizarry J, et al. Percutaneous catheter-directed debridement of infected pancreatic necrosis: results in 20 patients. *J Vasc Interv Radiol.* 1998;9:565–571.

90. Beger HG, Buchler M, Bittner R, Block S, Nevalainen T, Roscher R. Necrosectomy and postoperative local lavage in necrotizing pancreatitis. *Br J Surg.* 1988;75:207–212.

91. Götzinger P. Necrosectomy and redressing. *Diseases of the Pancreas.* 2008:225–230.

92. Nakasaki H, Tajima T, Fujii K, Makuuchi H. A surgical treatment of infected pancreatic necrosis: retroperitoneal laparotomy. *Dig Surg.* 1999;16:506–511.

93. Heinrich S, Schafer M, Rousson V, Clavien PA. Evidence-based treatment of acute pancreatitis: a look at established paradigms. *Ann Surg.* 2006;243:154–168.

94. Beger HG, Buchler M, Bittner R, Block S, Nevalainen T, Roscher R. Necrosectomy and postoperative local lavage in necrotizing pancreatitis. *British Journal of Surgery.* 1988; 75:207–212.

95. Olejnik J, Vokurka J, Vician M, Olejnik J, Vokurka J, Vician M. Acute

necrotizing pancreatitis: intra-abdominal vacuum sealing after necrosectomy. *Hepatogastroenterology.* 2008;55:315–318.

96. Gagner M. Laparoscopic treatment of acute necrotizing pancreatitis. *Semin Laparosc Surg.* 1996;3:21–28.

97. Connor S, Raraty MG, Howes N, et al. Surgery in the treatment of acute pancreatitis—minimal access pancreatic necrosectomy. *Scand J Surg.* 2005; 94:135–142.

98. Cuschieri SA, Jakimowicz JJ, Stultiens G. Laparoscopic infracolic approach for complications of acute pancreatitis. *Semin Laparosc Surg.* 1998;5:189–194.

99. Ammori BJ. Laparoscopic transgastric pancreatic necrosectomy for infected pancreatic necrosis. *Surg Endosc.* 2002;16:1362.

100. Parekh D. Laparoscopic-assisted pancreatic necrosectomy: a new surgical option for treatment of severe necrotizing pancreatitis. *Arch Surg.* 2006;141:895–902; discussion 902–903.

101. Horvath KD, Kao LS, Wherry KL, Pellegrini CA, Sinanan MN. A technique for laparoscopic-assisted percutaneous drainage of infected pancreatic necrosis and pancreatic abscess. *Surg Endosc.* 2001;15:1221–1225.

102. Charnley RM, Lochan R, Gray H, O'Sullivan CB, Scott J, Oppong KE. Endoscopic necrosectomy as primary therapy in the management of infected pancreatic necrosis. *Endoscopy.* 2006;38:925–928.

103. Baron TH, Morgan DE. Endoscopic transgastric irrigation tube placement via PEG for debridement of organized pancreatic necrosis. *Gastrointest Endosc.* 1999;50:574–577.

104. Windsor JA. Minimally invasive pancreatic necrosectomy. *Br J Surg.* 2007;94:132–133.

105. Horvath KD, Kao LS, Ali A, Wherry KL, Pellegrini CA, Sinanan MN. Laparoscopic assisted percutaneous drainage of infected pancreatic necrosis. *Surg Endosc.* 2001;15:677–682.

106. Carter CR, McKay CJ, Imrie CW. Percutaneous necrosectomy and sinus tract endoscopy in the management of infected pancreatic necrosis: an initial experience. *Ann Surg.* 2000;232:175–180.

107. Carter R, Wysocki AP. Infected necrosis—minimally invasive necrosectomy. *Diseases of the Pancreas.* 2008;241:248.

108. Friedland S, Kaltenbach T, Sugimoto M, Soetikno R. Endoscopic necrosectomy of organized pancreatic necrosis: a currently practiced NOTES procedure. *J Hepatobiliary Pancreat Surg.* 2009;16:266–269.

109. Baron TH, Thaggard WG, Morgan DE, Stanley RJ. Endoscopic therapy for organized pancreatic necrosis. *Gastroenterology.* 1996;111:755–764.

110. Seewald S, Groth S, Omar S, et al. Aggressive endoscopic therapy for pancreatic necrosis and pancreatic abscess: a new safe and effective treatment algorithm (videos). *Gastrointest Endosc.* 2005;62:92–100.

111. Seifert H, Wehrmann T, Schmitt T, Zeuzem S, Caspary WF. Retroperitoneal endoscopic debridement for infected peripancreatic necrosis. *Lancet.* 2000;356:653–655.

112. Castellanos G, Pinero A, Serrano A, Parrilla P. Infected pancreatic necrosis: translumbar approach and management with retroperitoneoscopy. *Arch Surg.* 2002;137:1060–1063; discussion 1063.

113. Loveday B, Rossaak J, Mittal A, Phillips A, Windsor J. Trends in minimally invasive intervention for necrotizing pancreatitis: a survey of Australian and New Zealand surgeons. *ANZ Journal Surgery.,* 2011;81:56–64.

114. Ferrucci JT, 3rd, Mueller PR. Interventional approach to pancreatic fluid collections. *Radiol Clin North Am.* 2003;41:1217–1226, vii.

115. Becker V, Huber W, Meining A, et al. Infected necrosis in severe pancreatitis—combined nonsurgical multi-drainage with directed transabdominal high-volume lavage in critically ill patients. *Pancreatology.* 2009; 9:280–286.

116. Mortele KJ, Girshman J, Szejnfeld D, et al. CT-guided percutaneous catheter drainage of acute necrotizing pancreatitis: clinical experience and observations in patients with sterile and infected necrosis. *AJR Am J Roentgenol.* 2009;192:110–116.

117. van Baal MC, van Santvoort HC, Bollen TL, Bakker OJ, Besselink MG, Gooszen HG for the Dutch Pancreatitis Study Group. Systematic review of percutaneous catheter drainage as primary treatment for necrotizing pancreatitis. *British Journal of Surgery.* 2011;98:18–27.

118. Shonnard KM, McCarter DL, Lyon RD. Percutaneous debridement of infected pancreatic necrosis with nitinol snares. *J Vasc Interv Radiol.* 1997;8:279–282.

119. Zorger N, Hamer OW, Feuerbach S, Borisch I. Percutaneous treatment of a patient with infected necrotizing pancreatitis. *Nat Clin Pract Gastroenterol Hepatol.* 2005;2:54–57; quiz 58.

120. Gloor B, Muller CA, Worni M, Martignoni ME, Uhl W, Buchler MW. Late mortality in patients with severe acute pancreatitis. *Br J Surg.* 2001;88:975–979.

121. Carnovale A, Rabitti PG, Manes G, Esposito P, Pacelli L, Uomo G. Mortality in acute pancreatitis: is it an early or a late event? *JOP.* 2005;6:438–444.

122. Heider TR, Azeem S, Galanko JA, Behrns KE. The natural history of pancreatitis-induced splenic vein thrombosis. *Ann Surg.* 2004;239:876–880; discussion 880–882.

123. Bone RC. Immunologic dissonance: a continuing evolution in our understanding of the systemic inflammatory response syndrome (SIRS) and the multiple organ dysfunction syndrome (MODS). *Ann Intern Med.* 1996;125:680–687.

124. Moore EE, Moore FA, Franciose RJ, Kim FJ, Biffl WL, Banerjee A. The postischemic gut serves as a priming bed for circulating neutrophils that provoke multiple organ failure. *J Trauma.* 1994;37:881–887.

125. Rivers E, Nguyen B, Havstad S, et al. Early goal-directed therapy in the treatment of severe sepsis and septic shock. *N Engl J Med.* 2001;345: 1368–1377.

126. Bone RC, Balk RA, Cerra FB, et al. Definitions for sepsis and organ failure and guidelines for the use of innovative therapies in sepsis. The ACCP/SCCM Consensus Conference Committee. American College of Chest Physicians/Society of Critical Care Medicine. *Chest.* 1992;101: 1644–1655.

127. Flint R, Windsor JA. Early physiological response to intensive care as a clinically relevant approach to predicting the outcome in severe acute pancreatitis. *Arch Surg.* 2004;139:438–443.

128. Mentula P, Kylanpaa ML, Kemppainen E, et al. Early prediction of organ failure by combined markers in patients with acute pancreatitis. *Br J Surg.* 2005;92:68–75.

129. The acute respiratory distress syndrome network. Ventilation with lower tidal volumes as compared with traditional tidal volumes for acute lung injury and the acute respiratory distress syndrome. *N Engl J Med.* 2000;342:1301–1308.

130. Dellinger RP, Carlet JM, Masur H, et al. Surviving Sepsis Campaign guidelines for management of severe sepsis and septic shock. *Crit Care Med.* 2004;32:858–873.

131. Annane D, Bellissant E, Bollaert PE, et al. Corticosteroids in the treatment of severe sepsis and septic shock in adults: a systematic review. *JAMA.* 2009;301:2362–2375.

132. Bernard GR, Vincent JL, Laterre PF, et al. Efficacy and safety of recombinant human activated protein C for severe sepsis. *N Engl J Med.* 2001;344: 699–709.

133. The Nice-Sugar Study Investigators. Intensive versus conventional glucose control in critically ill patients. *N Engl J Med.* 2009;360: 1283–1297.

134. Wiener RS, Wiener DC, Larson RJ. Benefits and risks of tight glucose control in critically ill adults: a meta-analysis. *JAMA.* 2008;300: 933–944.

135. Chandrasegaram MD, Plank LD, Windsor JA. The impact of parenteral nutrition on the body composition of patients with acute pancreatitis. *JPEN J Parenter Enteral Nutr.* 2005;29:65–73.

56

慢性胰腺炎

Baker S. Marshall • Matthews B. Jeffrey

（崔云峰 译）

前言

　　慢性胰腺炎是由于各种原因所致的以不可逆地形态改变、永久性功能丧失为特征的胰腺外分泌炎症、纤维化疾病，近数十年来，慢性胰腺炎的发病率增加了近 4 倍，其原因可能是慢性胰腺炎定义的延展以及较早期患者的纳入。慢性胰腺炎的自然病史未知，罹患此病患者，通常表现为持续性或反复性疼痛发作、并伴有进行性胰腺外分泌功能障碍；症状亦可能由于延及邻近器官和血管结构所致，在疾病晚期，可出现胰腺内分泌功能障碍。慢性胰腺炎的治疗须根据具体解剖和病理情况，考虑到地区性专家对疾病诊断和治疗意见的不同，并缺乏存在高质量的手术和治疗临床效果资料等事实，制订出个体化治疗方案。最佳治疗方式为多学科的融合，包括外科手术，内镜和放射学专业经验，还应包括营养、内分泌、止痛处理和心理支持等措施。

定义和危险因素

　　胰腺炎是一种自身消化性疾病，源于胰腺中酶原的不适当活化。急性胰腺炎和慢性胰腺炎术语通常被用于暂时性区分单次发作性疾病与伴胰腺功能进行性丧失相关的持续性疾病。实际上，胰腺炎是更多的不同临床疾病的集合，远非两个简单词语可描述的。许多国际性会议的召开仅为得出一个统一一术语，而且此术语可表达在出急性和慢性胰腺炎中出现的一系列形态改变。

　　根据 1988 年 Marseille-Rome（马赛 - 罗马）分类，急性胰腺炎的定义是包括由胰腺水肿、坏死和出血以及胰周积液、坏死和假性囊肿等可能可逆的胰腺病变引起的一系列单次或反复腹痛发作。慢性胰腺炎是各种原因所致的反复或持续性发作的腹痛伴进行性、不可逆性外分泌胰腺实质和胰岛的炎性破坏。但实际上，基于组织学检查区分急性和慢性胰腺炎较罕见，并且目前未有不可逆性胰腺形态改变定义的共识 [1]。众所周知，某些形式的慢性胰腺炎可于无疼痛的情况下发生。

　　马赛 - 罗马分类将慢性胰腺炎进一步分为数个形态学亚型，不同的亚型可共存于同一个患者身上。慢性阻塞性胰腺炎是以外分泌腺的萎缩为特征，并和肿瘤、假性囊肿或者之前急性胰腺炎瘢痕引起的导管狭窄相关。慢性钙化性胰腺炎的特征是出现导管内钙化和蛋白栓，通常与萎缩、导管狭窄以及急性炎症或假性囊肿位置相关。慢性炎性胰腺炎是由致密的单核炎性细胞浸润而成。残余囊肿和假性囊肿可见钙化和梗阻亚型，可能发生感染。纤维化可于无症状的情况下发生。

　　慢性胰腺炎缺乏统一、单一的发病机制。特异性因素或环节引起胰腺炎的确切机制仍不太清楚。自从 1946 年 Comfort 引入慢性胰腺炎这个定义，酒精过量摄入被认为与慢性胰腺炎相关 [2]。但是对于酒精和慢性胰腺炎之间的确切关系仍知之甚少，动物实验中酒精过量摄入本身并不会引起胰腺炎；对于人类来说，无明显酒精摄入情况下仍有慢性胰腺炎的发生，实际上，仅有不足 5% 酗酒者发展为胰腺疾病 [3-4]。急性和慢性胰腺炎具有相同的危险因素，包括暴露于酒精以外的其他毒性成分，并且急性胰腺炎有可能演进为慢性胰腺炎。然而，反复发作的急性胰腺炎并不一定导致慢性胰腺炎的发生，慢性胰腺炎也可不出现急性发作。与酒精一样，大多数人暴露于与胰腺炎有关的其他毒性物质时，并不发展为慢性胰腺炎。

　　鉴于上述原因，疾病的危险因素，而非针对慢性胰腺炎病因或原因更适于对疾病进行分类，尤其是在给患者做治疗决策时。慢性胰腺炎远非"醉汉"病，其可归因于遗传、环境、解剖、免疫和其他鲜为人知的易感因素等，介导疾病病理变化的启动和持续。Whitcomb[4] 提出了 TIGAR-O 系统（表 56-1），此系统是一个涵盖与疾病相关的各种危险因素的结构框架，逻辑上分类如下：中毒性或代谢性、特发性、遗传性、自身免疫性、急性复发性和梗阻性。TIGAR-O 系统表明，慢性胰腺炎不是一种病因或者单一共同表现的单一疾病；相反，存在多种病原学的危险因素，而导致的一系列的病理和功能紊乱、临床特征和自然病程。

中毒或代谢性

55% ～ 80% 的慢性胰腺炎患者于诊断前有多年饮酒史，酒精饮用量、持续时间和慢性胰腺炎间的关系已被反复证明，危险阈值是，大概每天 4 杯、每杯 50 g[5]。据推测，一些因素如胆胰分泌流的改变、导管堵塞以及腺泡细胞的直接毒性作用等是胰腺的损伤机制。有饮酒史的慢性胰腺炎与胰腺钙化和导管结石

 表 56-1 慢性胰腺炎危险因素的 TIGAR-O 分类

中毒 / 代谢性
　酒精
　烟草
　高钙血症（甲状旁腺功能减退）
　饮食 / 营养方面（热带性）
　高脂血症
　慢性肾衰竭（尿毒症）
特发性
遗传性
　PRSS1，*PRSS2*
　SPINK1
　CFTR
　糜蛋白酶 C
自身免疫性
反复发作和重症急性胰腺炎
梗阻性 / 机械性
　胰腺分裂
　Oddi 括约肌功能不全
　环状胰腺
　胰管的恶性梗阻
　原发性胰管结石
　胆总管囊肿

Modified and updated from Etemad B，Whitcomb DC. Chronic pancreatitis：diagnosis, classification, and new genetic developments. Gastroenterology.2001；120（3）：682-707.

形成有关，但这些机制缺乏令人信服的实验支持，这些假设并非相互独立。其他一些毒性物质如烟草也认为是胰腺炎的危险因素，并且其已被证明是独立于饮酒因素之外能够增加慢性胰腺炎风险的危险因素[6]。一些引起急性胰腺炎的药物可能在慢性胰腺炎的发生中并不起作用；同样，引起急性胰腺炎的高钙血症（如甲状旁腺功能亢进）、各种高脂血症（如高甘油三酯血症）与慢性胰腺炎无关。好发于部分发展中地区儿童的所谓热带性胰腺炎，可能是由于食用有毒物质或不明原因的微量营养素缺乏所致。

特发性

20% 的慢性胰腺炎患者无明显的临床危险因素。推测许多特发性病例将最终被证实，根本不存可以解释疾病过程明确的遗传和分子紊乱学说。近年来，许多先前认为的特发性反复发作的急慢性胰腺炎被发现携带有与囊性纤维化相关的基因突变、多态性或剪接变体。现有证据也表明，与氧化应激、外源性代谢有关的基因多态性可能更普遍地存在于特发性胰腺炎患者中[7]。因此，预示将发展为慢性胰腺炎倾向的新的遗传相关性已被人们意识到，真正的特发性疾病的患者比例可能会因此减少。

遗传性

1952 年首次提出了遗传性胰腺炎，其特征为早期发病的慢性胰腺炎患者，表现为家族聚集性，而无其他危险因素[8]。至少一半的遗传性胰腺炎家族携带有阳离子胰蛋白酶原基因（*PRSS1*）种系突变[3-4,9]，精氨酸 - 组氨酸（*R122H*）的替换是最常见的缺陷。遗传性胰腺炎是常染色体显性遗传，具有较高的外显性。阳离子胰蛋白酶原产生于胰腺腺泡细胞，在十二指肠肠肽酶作用下裂解为胰蛋白酶。胰蛋白酶是一种能够水解食物中蛋白质的蛋白酶，并对其他胰酶原（包括胰蛋白酶原本身）的初始激活和后续蛋白质水解灭活中发挥重要作用。与胰腺炎相关 *PRSS1* 突变基因编码的胰蛋白酶通常较稳定，并能增强自溶性、诱发胰蛋白酶于胰腺实质内过早和持续性活化[10]。亦有报道称，一些遗传性胰腺炎患者中存在有如阳离子胰蛋白酶原基因（*PRSS2*）或钙敏感受体（CASR）的基因突变，在许多遗传性胰腺炎家族中被报道，但尚未被证实[11]。其他与遗传性或特发性慢性胰腺炎相关的基因无疑会于数年后出现。举个例子，最近编码胰蛋白酶降解酶糜蛋白酶 C 基因的失活性突变已于德国

的一个队列研究中得以证实 [12]。

另一种与胰腺病理相关的遗传性疾病是囊性纤维化（CF），囊性纤维化是一种和囊性纤维化跨膜传导调节因子（CFTR）突变相关的疾病 [9,13-15]。CFTR是一种与水、氯化物以及胃肠道和呼吸系统等上皮细胞分泌的碳酸氢盐有关的氯离子通道。在胰腺中，CFTR 存在于腺泡中心和近端小叶导管细胞中 [16]。超过 90% 的囊性纤维化患者表现为胰腺功能障碍，重症胰腺纤维化较常见，而在急性胰腺炎中较罕见 [17]。然而值得注意的是，特发性、复发性急慢性胰腺炎患者的囊性纤维化功能性检测，如汗液中氯化物的含量检测出现轻微的异常，这些患者隐藏有 8 倍以上的与囊性纤维化有关的单个等位基因突变。复发性、急慢性胰腺炎患者较容易发现和囊性纤维化典型肺外表现不相关的其他类型 CFTR 基因突变、多态性、剪接变异体。CFTR 基因为不完全外显的常染色体隐性遗传，因此有家族史的囊性纤维化或胰腺疾病通常不表现为与 CFTR 相关的胰腺炎。CFTR 相关胰腺炎的发病机制和胰液黏度、低流量、低碳酸氢盐有关，可导致导管淤积，并产生高浓度的酶可提高分支酶活化潜力。

其他基因的突变和多态性也可能对慢性胰腺炎的易感性有一定影响。Kazal Ⅰ型胰丝氨酸蛋白酶抑制剂（SPINK1）是一种天然的蛋白酶抑制剂，与胰蛋白酶原共同包裹在酶原颗粒中。SPINK1 可以结合，也可抑制激活的胰蛋白酶，因此其作为一个"缓冲对"可抵抗早期不当地胰蛋白酶原激活。值得注意的是，N34S-SPINK1 基因的突变增加了急慢性胰腺炎复发风险，尤其是携带两个突变等位基因的风险更大 [3-4,9]。单个 SPINK1 等位基因突变增加了与饮酒相关的胰腺炎、热带胰腺炎的风险。

自身免疫性

慢性自身免疫性胰腺炎（AIP），又称淋巴浆细胞性硬化性胰腺炎，其特征是弥漫性淋巴结肿大、CD4或 CD8+ 淋巴细胞和 IgG4+ 浆细胞浸润 [3-4,18-19]。超过 90% 患者体内发现相同的循环抗体，这种循环抗体在胰腺腺泡细胞中高表达，其多肽序列与幽门螺杆菌的一种蛋白有关，受感染患者可出现 AIP 样的自身免疫紊乱 [20]，但确切的免疫学病因仍不明确。导管炎性浸润严重而不是腺泡区，因此有学者推测源于导管的自身抗原。值得注意的是可观察到弥漫性导管狭窄而非扩张。起初 AIP 主要发生于年轻患者，而对于老年患者，已逐渐意识到 AIP 是引起胆道梗阻、炎性假瘤的

病因 [21]。据报道多数 AIP 患者较少有腹痛，此点与急性胰腺炎发作前期表现不同。约 2/3 患者血清 IgG4水平升高，而大约 20% 存在其他自身免疫性疾病如克罗恩病、溃疡性结肠炎、干燥综合征、原发性胆汁性肝硬化和原发性硬化性胆管炎等 [18,21]。

复发和重型急性胰腺炎

反复发作或一次严重发作的急性胰腺炎可导致慢性胰腺炎，但对此变化过程了解甚少。伴有坏死先前发作的患者发展为慢性疾病的风险较高。在许多情况下，急性胰腺炎发展为慢性可能是由于胰腺导管瘢痕、持续激活胰腺星状细胞和引起痛觉过敏的神经可塑性等引起的。

梗阻性胰腺炎

创伤性导管狭窄或与囊肿、神经内分泌肿瘤、胰腺癌等肿瘤相关的梗阻等的胰腺病理改变与慢性胰腺炎相一致，通常大多数患者并无症状。慢性胰腺炎与胰腺导管系统异常解剖变异也相关，最为明显的是胰腺分裂，据推测，背侧胰管和小乳头胰液受阻后，可诱发复发性急慢性胰腺炎。关于慢性胰腺炎证据多是间接的，存在一定的偏颇 [22]，但胰腺分裂是明确的遗

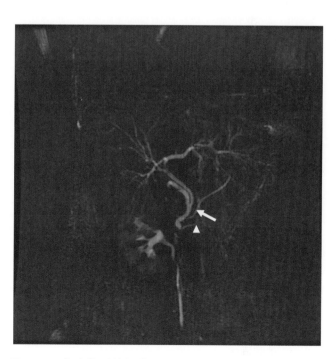

图 56-1 胰腺分裂并携带和胰腺炎相关 CF 突变基因的 41岁女性患者，伴复发性急慢性胰腺炎。磁共振胰胆管造影（MRCP）显示胰腺导管的背侧（箭头处）和腹侧（三角标记处）不交通

传危险因素（图 56-1）。一些慢性胰腺炎病例归因于 Oddi 括约肌功能不全，但缺乏证实其中联系的确切的证据。

腹痛的病理与机制

慢性胰腺炎发病机制研究进展缓慢，原因是缺乏可充分展现人类疾病特征的实验模型[23]。现有证据表明，一些概念性框架对治疗慢性胰腺炎患者有一定指导意义。急性胰腺炎发病机制传统理论包括中毒-代谢或氧化应激假说和导管阻塞假说，在这些假说中，正常腺泡细胞产生和释放的酶原被毒素或氧化应激物破坏；导管梗阻假说提出导管内栓子和结石的梗阻破坏腺泡细胞完整性（通常见于酒精性胰腺炎和热带性胰腺炎）。在某些情况下尤其是自身免疫性疾病，胰腺炎开始于导管上皮细胞而非始于腺泡细胞，由针对导管上皮的未知自身抗原激发。最近，探讨胰腺纤维化的机制成为焦点，即描述急性胰腺炎向慢性胰腺炎演变的重要组织学特征。前哨急性胰腺炎事件（SAPE）是一个有吸引力的假说，假说中 SAPE 可促进胰腺的纤维化[23]，假说提出急性胰腺炎释放的局部炎性细胞因子激活巨噬细胞浸润腺体和通常处于静止状态的固有胰腺星状细胞、肌成纤维细胞；在随后愈合阶段，抗炎介质［尤其是抗炎细胞因子如肿瘤生长因子（TGF-β）］促星状细胞、巨噬细胞产生和沉积纤维化基质蛋白。轻度自限性胰腺炎，胰腺实质可恢复到正常状态；但是严重情况下，尤其是有明显的组织坏死时，损伤不能完全恢复。SAPE 的后期，胰腺局部环境因为持续性抗炎和促成纤维化细胞存在而产生永久性改变；持续性中毒-代谢、氧化或机械应力等因素不断地激活成纤维细胞，随之便出现胰腺反复炎症和纤维化的循环。

慢性胰腺炎最为常见症状疼痛的机制复杂，而且也让人难以理解[23]。有假说认为腹痛可能是由于胰管或腺体包膜受到过度牵拉所致，此假说得到手术或内镜引流慢性胰腺炎合并胰管扩张时疼痛得到缓解而支持、对某些特定患者手术切除也取得疼痛的成功缓解。另一假说作为补充，认为疼痛可能为反复炎症刺激、腹膜后感觉神经损伤而引起的一系列神经病变[23-25]。近来有证据表明，在慢性炎症损害的背根神经节存在神经可塑性，瞬时感受器电位香草酸受体 1（TRPV1）通过胰蛋白酶等[26] 蛋白水解酶上调痛觉感受器的过度表达支持此理论。

临床表现

与急性胰腺炎相同，慢性胰腺炎疼痛部位多位于左上腹或上腹部，通常可放射至后背部；疼痛方式多样，有些反复、中度到重度疼痛，且于两次疼痛过程中可有一段相对或完全静止期。但也有另外一些患者表现持续性疼痛，并可导致严重失能和慢性残疾。急性加重期，进食可加重疼痛，并伴有频繁的恶心和呕吐。

由于摄入量减少和外分泌不足所致的蛋白质和脂肪吸收不良，通常可有体重下降和营养不良。外分泌不足患者通常表现为明显的典型脂肪泻（油腻、黏液、油性，并伴有恶臭的大量腹泻），症状也可能被麻醉相关性便秘所掩盖。

典型的内分泌不足发生于疾病晚期，通常于外分泌不足后出现，并且在 90% 的胰腺实质纤维化前并不发生。糖尿病患者多见于酒精相关性慢性钙化性胰腺炎，80% 患者在严重外分泌功能不全的 10 年内出现内分泌不足[27]。目前尚不清楚的是，直至疾病晚期，仍有少量的胰岛细胞存在。组织学上，在外分泌组织广泛纤维化区域可有胰岛（图 56-2）。慢性胰腺炎相关性糖尿病与 Langerhans 胰岛内所有类型细胞或无差异破坏有关，控制血糖负调节作用较 1 型、2 型糖尿病更不稳定。对非酒精性慢性胰腺炎自然病程的了解更少，但与之相关的糖尿病风险较低[27]。与无基因突变患者相比基因突变者内分泌和外分泌功能不全，发生相对较晚，并且发生率低[28]。

有时慢性胰腺炎的初始表现与胰腺外并发症相关，如假性囊肿压迫所致的肠道或胆道梗阻、血液进入胰管（血性胰液）或假性动脉瘤破入假性囊肿或脾-肠系膜静脉血栓形成而致的胃肠道出血。

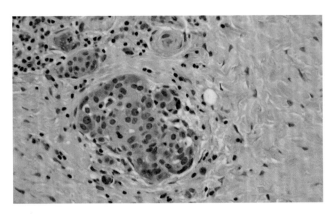

图 56-2 慢性胰腺炎的组织病理学显示外分泌实质纤维化有胰岛（Used with permission from Dr. Jerrold Turner）

诊断

　　诊断通常是以适当的临床病史为依据，并由影像学检查证实；实验室检查价值有限。急性腹痛可伴有短暂的血淀粉酶或者尿淀粉酶升高，但在腺泡细胞大量破坏的情况下，上述检测指标也可正常；肝功能检测尤其是血清胆红素、碱性磷酸酶升高，提示胆道梗阻的存在。

　　慢性胰腺炎诊断通常通过影像学检查而证实，常用的影像学检查为计算机断层扫描（CT）。CT 检查发现基于疾病的形态学类型、病程、并发症等改变。疾病早期，胰管或实质变化相对轻微，随着疾病的进展，结构可发生显著的不可逆的进行性改变。与中毒 - 代谢或遗传等危险因素相关的慢性胰腺炎，以及特发性慢性胰腺炎可有局灶性或散在的器官钙化；可表现为急性炎性改变或胰头区域致密钙化扩大（图 56-3）；在欧洲人群中所谓的"胰头炎性肿块"，较美国人群更为常见[29]。影像学可见与狭窄相关的节段性或弥漫性胰管扩张、假性囊肿，十二指肠梗阻、胆道梗阻等胰外并发症以及脾 - 肠系膜静脉血栓形成（图 56-4）。自身免疫性胰腺炎中，偶可出现肿块，几乎无钙化且胰腺弥漫性肿大[18]。慢性梗阻性胰腺炎，近端胰管狭窄致远端胰管扩张、腺泡实质萎缩。CT 虽可证实慢性胰腺炎的疑似诊断，但不能为治疗方案提供更完善的信息。

　　CT 胰管成像是制订胰腺炎治疗计划必要的补充。ERCP 一直是众多胰管显像的金标准，并可可提供内镜治疗方案如括约肌切开术、支架置入术（图 56-5）。

MRCP 无创并可提供与 ERCP 媲美的影像检查结果，附加应用促胰液素可使胰管显示更清晰，并可用以评估胰腺外分泌功能（图 56-6）[30]。胰管解剖异常如胰腺分裂可较容易地用 ERCP 或 MRCP 检出，存在明显局灶性胰管狭窄时可行内镜支架置入术或外科引流术。考虑到胰腺实质和胰管受侵的存在，MR 成像可整合各种信息，对于胰腺多部位和复杂结构的病变的

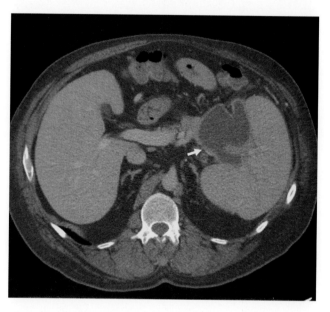

图 56-4　轴位断层腹部 CT 显示侵及脾门与脾静脉受压（箭头）的酒精性慢性胰腺炎的假性囊肿

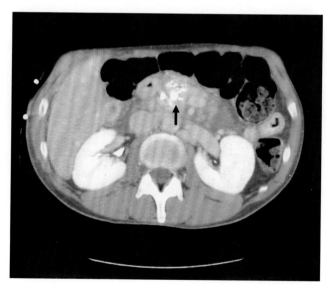

图 56-3　腹部 CT 断层显示，酒精性慢性胰腺炎患者胰头部出现扩大及致密钙化（箭头处）

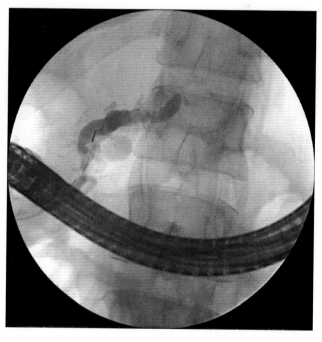

图 56-5　ERCP 显示慢性胰腺炎典型的诊断学特征，明显的主胰管扩张、管腔内充盈缺损（结石）、分支胰管杵状扩张及部分胰管狭窄

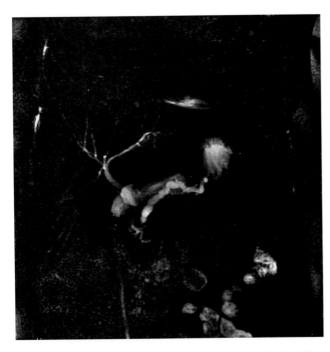

图 56-6　促胰液素刺激 MRCP 显示，胰腺分裂和慢性胰腺炎与背侧胰管狭窄相关的胰液阻塞弥漫性主胰管扩张

诊断时 MR 成像更有价值。

对于晚期慢性胰腺炎出现典型的临床症状，明显的影像学异常如胰管狭窄、扩张、胰腺钙化时，诊断并不困难；而对于早期疾病诊断是存在一定挑战性的。1983 剑桥会议，基于主副胰管 CT 和胰管成像特征将慢性胰腺炎分为以下类型：可疑、轻度异常、中度异常、重度异常（表 56-2）[1,31-32]。多年来证明剑桥共识是可靠的，但有一些可疑慢性胰腺炎的患者，其影像学检查为阴性，可能是功能性腹痛而非胰腺疾病[33]；而另外一些患者可能是处于慢性胰腺炎的早期。1995 年和 2001 年日本胰腺学会诊断标准委员会达成共识，基于影像和诊断的不断变化，致力于向所谓的"微小病变"发起挑战。

超声内镜（EUS）对于评估可疑胰腺肿块和胰腺囊性病变更有价值[34]。EUS 对晚期慢性胰腺炎价值不大，但更适用于影像学未能明确诊断的早期及微小病变阶段[3,35-37]；EUS 较 ERCP 或 MRCP 对早期慢性胰腺炎的实质纤维化和微小导管病变诊断更敏感。有学者提出 EUS 慢性胰腺炎 11 种不同的胰腺实质和胰管超声诊断标准（表 56-3）[38]，但未达成慢性胰腺炎的诊断系统分级和异常阈值的确诊标准。基于此原因，EUS 对于早期慢性胰腺炎的诊断价值有待商榷。在疑似自身免疫性胰腺炎中，EUS 价值较高；肿块型慢性胰腺炎可于 EUS 引导下穿刺活检，发现特征性淋巴浆细胞浸润可排除恶性病变[39]，进而避免外科手术。

从临床角度来看，胰腺外分泌功能障碍的功能性试验对于患者临床表现通常已较明显时，仍有价值。脂肪泻、餐后胀气、热量摄入足够但体重进行性下降等症状均提示外分泌不足。粪便脂肪定量或人粪便弹性蛋白酶（FE-1）测定可证实诊断，并用于监测酶制剂补充和手术治疗效果[40]。遗憾的是，上述检查仅对临床明确患者更为可靠；而对于症状轻微的患者，诊断标准缺乏准确性，故相关外分泌不足的诊断需依据客观情况而定。

空腹血糖或糖化血红蛋白（HGA 1C）升高提示胰性糖尿病。口服葡萄糖耐量试验或精氨酸耐量试验等可有助于在胰腺切除前对胰腺内分泌不足患者进行

表 56-2　剑桥大学根据内镜逆行胰胆管造影的分类对慢性胰腺炎进行的分类

胰腺炎等级	主胰管外观	侧分支胰管的外观
正常	正常	正常
可疑	正常	异常分支 < 3 个
轻度	正常	异常分支 > 3 个
中度	异常	异常分支 > 3 个
显著	异常及以下任一种： 局限性扩张 > 10 mm 狭窄 导管充盈缺损 胰腺钙化 CT 显示累及邻近器官 胰管扩张或不规则严重	异常分支 > 3 个

Modified from Sarner M，Cotton PB. Classifi cation of pancreatitis. *Gut*.1984；25（7）：756-759.

表 56-3　慢性胰腺炎的内镜超声标准

实质标准	导管标准
高回声病灶	主胰管扩张
高回声线	胰管不规则
腺体分叶	胰管边缘高回声
囊肿	侧分支扩张
	结石

Modifi ed from Pungpapong S，Wallace MB，Woodward TA，Noh KW，Raimondo M. Accuracy of endoscopic ultrasonography and magnetic resonance cholangiopancreatography for the diagnosis of chronic pancreatitis：a prospective comparison study. *J Clin Gastroenterol* . 2007；41（1）：88-93.

功能评价，并决定是否可行自身胰岛移植。

对于疑似自身免疫性胰腺炎患者，建议测定血清免疫球蛋白水平，尤其是 IgG4。自身免疫性疾病其他标志物如类风湿因子、抗核抗体、C 反应蛋白（CRP）或红细胞沉降率，虽然特异性差，但亦可作为辅助诊断指标 [19]。

对疑似特发性或遗传性胰腺炎患者进行基因检测的价值仍存在争议 [41]。对有胰腺炎家族史患者行 PRSS1 突变基因检测是有必要的，因为遗传性胰腺炎通常为常染色体显性遗传，发展为胰腺癌风险较高；吸烟进一步增加了这种风险。但是，无 PRSS1 突变遗传性胰腺炎患者亦可能有同样罹患胰腺癌的风险，并且无证据表明，影像学筛查可提高胰腺癌早期诊断率或改善预后。个别情况下，CFTR 或 SPINK1 基因突变的检测是有价值的；比如，特发性胰腺炎患者可通过对其疾病的"解释"解除思想负担。但是，如在治疗中未出现和突变基因相关特定功能缺陷时，基因检测的临床价值还有待考证。

药物治疗

去除潜在的致病物质如酒精可减轻疾病发作的强度或频率，避免高脂肪食物和吸烟也有一定的作用；当患者长时间不能进食，可通过鼻空肠或鼻胃管等肠内途径或肠外途径对患者进行营养支持，可最大限度地减少对胰腺的刺激。胰酶替代治疗可用于脂肪泻和外分泌功能不全的其他症状，此种情况下，肠溶制剂是最为有效的治疗方法 [42]。各种制剂中的脂肪酶、蛋白酶和淀粉酶含量不同，胰酶替代疗法应通过其疗效来测定 [42-43]；患者须仔细地遵从膳食相关酶摄入量的医嘱，以期达到配比优化之目的。

在某些特定情况下，药物治疗可改变慢性胰腺炎恶化的强度或频率。如，早期、小胰管或有微小病变患者应用大剂量无包膜酶制剂有一定治疗价值 [42]。十二指肠活化酶可减轻胆囊收缩素对胰腺的刺激，无包膜酶制剂可被胃酸破坏而降低疗效、需要对酶制剂加以保护；曾有试验试图利用肠溶制剂延缓酶制剂成分的释放，并未显示有任何作用 [42-43]。多个随机试验表明，一项包含五种成分抗氧化方案可降低疼痛发作的频率与强度 [44]。IgG4 水平升高或组织活检证实的自身免疫性胰腺炎患者，可进行疗程 8 周的逐渐减量糖皮质激素的治疗 [21]。

慢性胰腺炎患者就医的主要原因是持续或频繁疼痛。疼痛，相对于其他症状而言更难以治疗，并且严重影响患者的整体生活质量。而一些患者，于疾病末期疼痛强度可能会减弱；如果出现这种情况，疾病自然病程高度变化、可能需要数年。然而随访观察的保守治疗方案较难被患者接受。治疗疼痛的药物从非甾类抗炎药起步，如需要更高效药物时，丙氧芬或曲马多可于应用更激进药物治疗前使用。长效麻醉剂辅以短效麻醉剂，可较短效药物单独使用更为有效；遗憾的是，麻醉剂可产生药物成瘾。心理咨询等心理支持是慢性疼痛患者的长期、必要的治疗之一，长效生长抑素类似物的治疗结果各异。偶尔，三环类抗抑郁药或者加巴喷丁可能有效。据说有应用输液泵鞘内注射麻醉剂的方法取得了成功 [45]。

药物治疗、解剖学不适合内镜或外科手术治疗的患者可考虑施行神经松解术。常用的方法是放射或内镜引导下腹腔神经丛阻滞，开始时是将甾类药物和局麻药注入腹腔神经节，如症状暂时缓解随后采用注入纯酒精行永久性神经松解术。慢性胰腺炎腹腔神经丛阻滞效果喜忧参半，仅一些特定的患者症状得到暂时改善，但一般不超过 6 个月 [36,46]。胸腔镜下内脏大神经切断术目前也在使用，但与其他神经松解术类似，较难获得疾病的永久性缓解 [47]。

阻塞性、炎症性慢性胰腺炎患者可考虑内镜治疗，一些小样本回顾性研究报道使用胰管结石碎石术及胰管支架置入术治疗，并于个别患者如结石大小、结石靠近内镜工作端、胰管无狭窄等时可达到技术上治疗的成功。然而，随着时间的推移内镜治疗对于疼痛改善和降低发作频率的治疗效果通常不足 50%。通常有必要进行多重方法相结合的治疗，但狭窄和结石复发仍频繁发生，这部分患者上述治疗失败后通常需要手术治疗（图 56-7）[48-49]。如长时间于胰管内放置支架，可加重炎症性导管狭窄；但多数系列报道称，胰管支架移除后，个别患者可获得疼痛的长期缓解。如患者无手术禁忌证，适合内镜治疗的患者也同样适合手术治疗；最近两个随机试验比较手术治疗和内镜支架置入术（表 56-4），手术治疗在缓解疼痛、生活质量、随时间变化以及其他方面等更具长期优势 [50-51]。

慢性胰腺炎的外科治疗

慢性胰腺炎的外科治疗通常适用于有症状而难以用药物治疗和其他方法治疗的患者。90% 以上的患者主要的手术指征是疼痛；有时，为缓解胆道或胃肠道

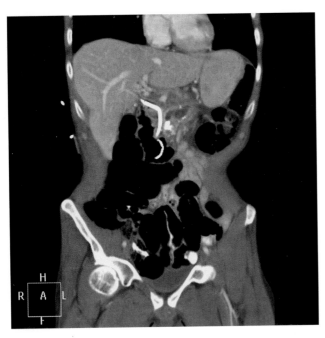

图 56-7   慢性钙化性胰腺炎患者胆道内支架冠状位 CT 图像，在尝试内镜胰管结石清除术失败后，患者接受了胰十二指肠切除术

梗阻、症状性假性囊肿内引流或是出现血管并发症如继发于脾静脉血栓形成的胃静脉曲张出血等而行手术治疗。

过去数十年间的国际协作胰腺手术不断地发展，包括胰管引流、胰腺切除或是切除和引流相结合等。手术方式的选择取决于胰腺大体解剖，较多患者病理学改变主要位于胰头部位，并通常认为胰头部病变是慢性胰腺炎的"起搏器"，尤其是胰头部位严重炎症性肿块时。而其他患者表现为主胰管或分支胰管出现大范围狭窄和扩张，偶尔病变仅位于胰体或胰尾。胰腺手术技术要求较高，并且术后发病率和死亡率风险亦较高；虽然对于某些患者手术效果令人满意，但是在 5 年的随访中，仅 85% 患者可达到疼痛持续缓解。另外，手术治疗应个性化，经常遇到的临床和解剖情况亦应纳入手术治疗的考虑范畴。

大胰管病变

慢性胰腺炎大胰管病变特点是主胰管扩张，直径达 7 ~ 8 mm。胰管扩张通常沿胰腺延伸，可有一个或多个部位胰管狭窄。多数患者影像学结果显示主胰管或次级胰管内出现明显钙沉积形成的结石。

Puestow 所描述的弥漫性胰管扩张肠内引流术式，通过胰管减压达到缓解疼痛的目的。起初，Puestow 手术包括胰体和胰颈处扩张的胰管纵向切开去顶，并切除胰尾[52]；然后行纵向长节段胰腺空肠吻合建立内引流。1960 年，在 Partington 和 Rochelle 的报道提出淘汰远端胰腺切除术改良术式。目前采用的胰空肠侧侧吻合术是改良 Puestow 术或 Partington-Rochelle 手术[53]，用以治疗以弥漫性主胰管扩张、无明显胆道梗阻及胰头肿块等特征的疾病。

胰管空肠侧侧吻合术—技术

腹部正中线或上腹部横切口可为该术式提供良好的术野暴露。切口邻近腹膜部分至十二指肠第二部的外侧缘，横向延伸并松解右半结肠肝曲。用电刀切开十二指肠后部和侧方腹膜后部分，用 Kocher 手法游离十二指肠和胰头后部；向下切开、从横结肠系膜根部游离十二指肠第三部，暴露胰腺、幽门至肠系膜上血管处的十二指肠前部。暴露出胰体和胰尾前面，以便找到通往小网膜囊的入口，分离大网膜或横结肠和结肠系膜血管水平部分，进入小网膜囊。下一步，肝总动脉发出的胃十二指肠动脉（GDA）之十二指肠上动脉穿过胰头，缝扎胰头上、下部分血管，防止胰头部切口和切开的主胰管术中出血及胰空肠吻合术后出血。然后仔细检查胰腺前部，明确主胰管扩张、无可疑肿块或胰头炎性改变。直接检查和触诊胰腺前部通常可发现扩张的胰管，亦可通过细针和小注射器穿刺证实。亦可行术中超声定位胰管，通常无必应用术中超声。用电刀切开全程胰管，切开胰管从胰颈延伸至胃十二指肠动脉贯穿胰头并尽可能沿着胰尾延伸，以

表 56-4   主胰管扩张行内镜支架置入术及手术治疗的随机比较

作者	年份	手术方式	病例数			疼痛长期缓解的百分比（%）		
			内镜支架置入	手术	平均随访时间	内镜支架置入	手术	P 值
Dite[50]	2003	切除及引流	36	36	5 年	61.4	85.9	0.002
Cahen[51]	2007	胰管空肠侧侧吻合术	19	20	2 年	32.0	75.0	0.007

便将所有扩张胰管去掉。准备 40 ~ 50 cm 空肠祥行 Roux-en-Y 胰肠吻合。用线性胃肠闭合器于肠系膜空肠血管弓尖端分离近端空肠，并确保空肠祥血供，距 Treitz 韧带 20 ~ 30 cm 处切断近端空肠。采用间断垂直褥式内翻缝合，用 3-0 的丝线将远端的钉合线内翻打结，但不切断，然后用蚊式钳牵引，便于随后的胰肠吻合定位。手工或直线缝合器行肠肠吻合，重建肠道连续性，输入祥肠管长约 60 cm。将 Roux 肠祥通过结肠中结肠血管左或右侧的横结肠系膜引至胰管开口处。纵行切开空肠长度与胰管开口相符，胰空肠吻合用可吸收缝线（如 4-0 双臂聚葡糖酸酯或聚对二氧环己酮缝线）连续手工缝合，亦可根据外科医生的偏好选择缝合方式，用不吸收缝线间断缝合的方式加强缝合空肠浆膜与胰腺组织（图 56-8）。吻合完成后，胰肠吻合和肠肠吻合口间距保证至少 40 cm，以防止肠道内容物反流至吻合口。

胰空肠侧侧吻合术 - 结果

适应证选择恰当的患者于 Partington-Rochelle 手术后可获得较好的效果。大多数情况下，75% ~ 80% 主胰管弥漫性扩张（> 7 mm）、无明显炎性肿块患者，其术后 5 ~ 10 年的随访中疼痛持续缓解 [52,54-57]。与其他胰腺手术相比，该手术围术期并发症低、未切除胰腺实质内外分泌功能维持于术前水平。胰管空肠侧侧吻合术失败的原因多为患者选择不当（低估胰头存在明显纤维化）或进行性纤维并出现神经性疼痛。

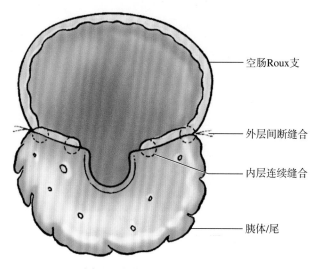

胰和空肠矢状面

空肠 Roux 支

外层间断缝合

内层连续缝合

胰体/尾

图 56-8　胰穿肠侧侧吻合横断面（applies to Puestow, Frey, or Izbicki procedures）

胰头肿块为主的慢性胰腺炎

对于无弥漫性主胰管扩张患者胰管空肠侧侧吻合术的应用价值有限。有多组报道认为如胰头、胰体或者胰尾存在复杂的炎性改变，单纯引流术的治疗效果不佳，可较快出现疼痛复发以及进展性胰腺外分泌功能障碍。对于胰头炎性肿块、广泛钙化或结石患者，单纯切除或切除加引流杂交手术效果可能更好。目前应用较多的 4 种术式有胰十二指肠切除术（伴或不伴保留幽门 Whipple 手术），3 种保留十二指肠的胰头切除术（DPPHR）如 Beger 手术、Berne 手术和 Frey 手术。

多组随机试验募集以胰头病变为主的患者对上述不同手术方式的结果进行比较，研究中未显示哪种术式明显优于其他术式（表 56-5），比较结果间无差异，参与试验的患者数量少，用以评价结果指标变化大且不完善 [58-61]。因此，胰腺病专家对一些临床状况采用何种术式为最佳选择并无共识。近年来，欧洲外科医师倾向于 DPPHR、而美国外科医师倾向于胰十二指肠切除术。最近进行的一项对于美国胰腺协会会员外科医师调查，共 59 名外科医师参与调查，其中 34 名外科医师曾施行 DPPHR，仅 23 名医生继续常规施行 DPPHR [62]。

尽管缺乏数据支持选用何种术式更具有优越性，作者认为胰头为主的病变每种术式都具有其适用性。较为客观的方法是利用术前轴位成像和胰管成像指导术式选择。对于胰头肿块为主、主胰管扩张、无胆管扩张者 Frey 手术（局部保留十二指肠的胰头切除术及扩大胰空肠侧侧吻合）是较佳的选择；主胰管无扩张、胆管无梗阻胰头肿块患者更适合经 Beger 术式演变的 Berne 手术（保留十二指肠的胰头切除术且不向胰尾延伸的扩大胰管空肠侧侧吻合术）。胆道梗阻或影像学检查疑似为恶性病变患者应行胰十二指肠切除术，而非 DPPHR。

胰十二指肠切除术——技术

胰十二指肠切除术开始主要着重于判断其病理情况是否允许安全切除。通常需要彻底地腹部检查以排除转移癌，然后快速暴露胰颈上方和下方，以便手术者安全地游离与胰头有关的肝动脉、肠系膜上静脉、肠系膜上动脉。切口可采用腹部正中切口或双侧肋缘下切口，首先仔细地检查并触诊腹膜和肝，可疑病变需行冰冻切片活检。胰腺炎发作之前产生的小区域脂肪坏死或纤维化很容易被误认为代谢沉积物。横

表 56-5 关于胰头病变为主的手术方式长期随访的随机比较

作者	年份	术式比较	病例数			围术期发病率（%）			术式 A vs. 术式 B
			术式 A	术式 B	随访	术式 A	术式 B	P 值	QOL 差异
Buchler[58]	2008	DPPHR[a]（A）vs.PPPD[b]（B）	40	40	14y	35	37	0.05	无
Izbicki[67]	2005	LR-LPJ[c]（A）vs.DPPHR[a]（B）	36	38	9y	22.0	32.0	0.05	无
Izbicki[68]	2008	LR-LPJ[c]（A）vs.PPPD[b]（B）	31	30	7y	17.0	53.0	0.05	无
Buchler[59]	2008	Berne（A）vs.PPHR[a]（B）	35	35	2y	21.0	20.0	0.05	无

[a]DPPHR，保留十二指肠胰头切除术
[b]DPPD，保留幽门十二指肠切除术
[c]LR-LPJ，局部胰头切除及纵向胰空肠吻合术（Frey 手术）
QOL，生活质量

结肠系膜的根部应仔细检查以明确是否存在缩短、炎症累及、未知的肿瘤侵犯的依据，如果前两种情况发生，预示着邻近肠系膜上血管的解剖较困难或危险。移动结肠肝曲，利用电刀，沿用 Kocher 手法游离腹膜后部分，然后分离胃结肠网膜进入小网膜囊，参照上一节中的描述。如果触及到胰头肿块，即可以确定在肠系膜上静脉（SMV）前部到胰颈后部这个解剖平面，不受胰腺颈下缘肠系膜上静脉的影响。然后应注意十二指肠上部。进行胆囊切除术，在胆囊管残端水平，分离胆总管（CBD），然后剥离门静脉。小心地从门静脉的外表面游离出胆管，并用血管吊带临时固定。肝总动脉通常在门静脉前面，用血管吊带仔细地分离并将加以保护。横切面上，仔细检查 Winslow 孔处肝胃韧带游离部分并触诊，以防有附属物或副肝右动脉出现，如果有副肝右动脉，在随的分离中，应将其隔离并予以保护。分离发自肝总动脉的胃十二指肠动脉，并用血管吊带暂时牵引。暂时阻断胃十二指肠动脉后应确认肝固有动脉内血流情况，确认血管解剖，确保肝总动脉或腹腔干无动脉粥样硬化性斑块狭窄。从门静脉前方解剖平面开始分离，如无不可切除的胰腺癌证据时，胰头可移除，此时不需过度关注潜在损伤会影响到小肠和肝脏的血液供应。

至此，技术上可确保胰头的切除（图 56-9）。在两把止血钳间将胃十二指肠动脉切断，断端分别结扎或缝扎。分离胆管至胆囊管汇入处，用小动脉夹控制胆汁流。分离胃右动脉，并缝合结扎。

标准的胰十二指肠切除术，是在胃网膜左、右动脉分界靠近胃大弯处切断大网膜；于胃小弯切迹水平

切断小网膜，仔细地固定胃左动脉降支。用双排钉直线型胃肠闭合器切断胃，用丝线褥式内翻缝合将胃小弯侧钉合线内翻。保留幽门胰十二指肠切除术于幽门环远端约 2 cm 处用闭合器切断十二指肠。移出 Treitz 韧带时电凝止血、注意避免损伤肠系膜下静脉，于距 Trietz 韧带远端约 15 cm 处用直线型胃肠闭合器切断近端空肠。空肠远端钉合线部分采取间断垂直褥式内翻缝合，空肠襻左侧部分可预留稍长，便于在重建时牵引与维持位置。接近空肠肠系膜边缘处，对较短的肠系膜 - 空肠近端血管进行分离，用不可吸收细线、

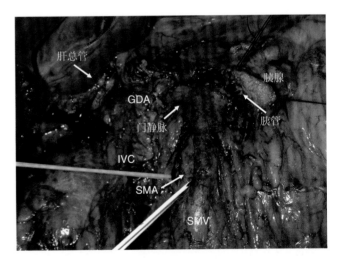

图 56-9 胰十二指肠切除术并腹膜后淋巴结清扫术。注意结扎的胃十二指肠动脉（GDA）、门静脉、下腔静脉（IVC）、肠系膜上动脉（SMA）和肠系膜上静脉（SMV）和胰腺断面的主胰管（Reproduced From，Ahmad SA，Wray C，Rilo HL，et al. Chronic pancreatitis：recent advances and ongoing challenges. *Curr Probl Surg.* 2006；43（3）：127-238.）

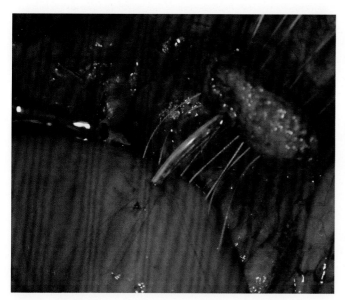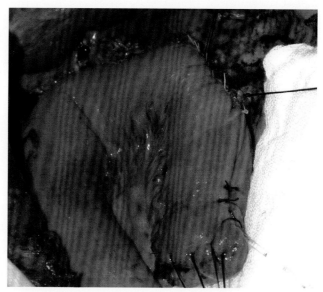

图 56-10　胰肠吻合术。左图，利用（5F）小儿喂饲管，用可吸收细线行胰管 - 黏膜褥式吻合。右图吻合完成后吻合口支架通过空肠和腹壁外置引出，行胰液转流（Reproduced from Ahmad SA，Wray C，Rilo HL，et al. Chronic pancreatitis：recent advances and ongoing challenges. *Curr Probl Surg.* 2006；43（3）：127-238.）

血管夹或者电外科血管闭合系统结扎。继续分离近端十二指肠空肠部，通过肠系膜上血管后将近端空肠拖入结肠上区。于胰颈部和肠系膜上静脉或门静脉间钝性分离该间隙，用不可吸收线于拟切断胰颈部两侧缝扎上、下胰腺血管弓，电刀切断胰颈部。轻柔地牵拉胰头，将其与肠系膜上静脉或者门静脉侧右侧壁稍牵离，以有助于暴露钩突部分的小静脉属支，谨慎结扎或缝扎血管支。第一空肠静脉支较大，解剖过程中较易损伤。分离肠系膜上动脉（SMA）钩突支、然后于两血管钳间将其切断，注意保护肠系膜上动脉的完整性。去除标本，并行病理检查。

　　重建消化道的第一步为胰肠吻合（图 56-10）。依据外科医师的偏好于结肠中动脉左侧或右侧通过横结肠系膜裂孔将空肠提至上方，临床上有多种胰肠吻合技术，常用方法是于胰腺被膜后侧和对系膜缘空肠浆肌层间用不吸收缝线间断缝合；用电刀在主胰管对应位置切开空肠。将胰管与空肠全层用可吸收单丝细缝线行四到八针间断缝合，以确保胰管与空肠黏膜缝合。用不吸收缝线间断缝合胰腺被膜和空肠祥对肠系膜缘。胰管黏膜吻合术也可利用 5F 小儿喂饲管，用 Witzel 式缝合，将喂饲管于空肠祥引出腹腔。距胰肠吻合口约 15 cm 处行胆肠吻合术。于空肠祥对肠系膜缘切开与胆管口径相当或略大切口，胆肠吻合术用单层可吸收单缝线行胆管 - 空肠黏膜间断缝合；或在胆管扩张的情况下，用可吸收缝线连续缝合。将胰胆

管空肠支固定于横结肠系膜，关闭可能导致内疝的裂隙；Treitz 韧带处腹膜后间隙亦需关闭。于结肠前行胃空肠吻合术重建胃肠连续性，确保横结肠系膜关闭时远端空肠祥足够长以防止输入祥成角。Hofmeister 吻合较为常用，胃断端胃小弯半内翻缝合，用胃大弯半行胃空肠吻合；空肠输入祥对胃小弯、输出祥对胃大弯，行双层吻合、外层用不可吸收缝线间断垂直褥式内翻缝合，内层用可吸收缝线行连续全层水平褥式内翻缝合。用生理盐水或稀释的抗生素溶液冲洗腹腔，然后缝合腹壁切口。不需行闭式负压腹腔引流。

Beger 手术 - 技术

　　1972 年，Begers 首次报道了保留十二指肠的胰头切除术。手术操作不断演变，其前提是良性病变不适宜行根治性胰十二指肠切除术，保留十二指肠胰头切除可避免胰十二指肠切除术相关的并发症，如胰岛素依赖型糖尿病、胃排空延迟等[63]。采用腹部正中切口或双侧肋缘下切口。如胰十二指肠手术起始部分先分离、切断胃结肠韧带，将横结肠与胰头、十二指肠部游离，行广泛 Kocher 手法处理。切除胆囊后，分离、切断胃十二指肠动脉，然后于胰颈与肠系膜上静脉或门静脉间建立一个通道，于门静脉前切断胰颈，用手将胰头从腹膜后旋转使胰腺断端正对切口。将 Baker 探子从胆囊管置入胆总管，并用手触摸胰头部胆总管。然后用电刀小心地切除胰头部，留下附着

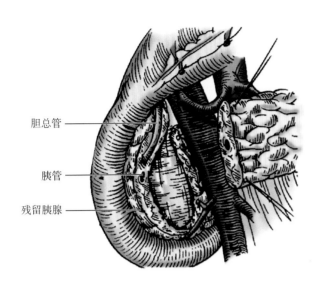

胆总管

胰管

残留胰腺

图 56-11 Beger 手术中，移出胰头后胰颈横断面的解剖图

于十二指肠的胰腺边缘，并确保边缘内胆管的完整性（图 56-11）。标本移交病理科行冰冻切片检查，以确认有无恶性肿瘤。行双侧 Roux-en-Y 胰空肠吻合术重建胰肠引流（图 56-12）。Roux 空肠袢通过横结肠系膜进入结肠上区，步骤如胰空肠侧侧吻合术中描述。按照经典的胰十二指肠切除术，在胰颈边缘进行双层手工胰管 - 黏膜吻合术，不同之处是靠近空肠的肠系膜缘吻合。然后将空肠袢提起，将对肠系膜缘正对切口。行第二个长的胰肠吻合术，打开空肠袢对系膜缘

使其正对第一个胰颈部胰肠吻合口，两个吻合口间维持适当距离，相当于近端胰腺边缘全长。然后用不吸收缝线行单层间断缝合，沿空肠纵切口缝合固定胰腺边缘。如前所述，空肠 - 空肠吻合术的方式重建肠道连续性。冲洗腹腔后，关腹。不需行闭式负压引流。

Beger 手术与胰十二指肠切除术的比较—结果

最近，Beger 对其治疗胰头炎性肿块的慢性胰腺炎的 30 年 DPPHR 手术疗效的回顾性分析显示，围术期并发症发病率和死亡率是可接受的、胰腺疼痛明显改善。连续 603 例病例中胰瘘发生率为 3.3%，胃延迟排空发生率为 1.5%，围术期死亡率为 0.7%。随访后期结果表明，91.3% 患者随访时间中位时间 5.7 年，在此期间疼痛缓解[64]。有两项关于 DPPHR 和保留幽门的胰十二指肠切除术（PPPD）效果随机对照试验，最近 Buchler 与其同事报道长期疗效的研究引人注目，其研究中对 40 例以胰头病变为主的慢性胰腺炎胰头肿块病例随机性采用 PPPD 或 DPPHR。初期文章报道 6 个月的结果，DPPHR 术在以下方面有统计学意义，疼痛（术后 6 个月无疼痛 DPPHR 术患者为 75%，而 PPPD 为 40%）、体重增加（DPPHR 患者体重平均增加 4.1 kg，PPPD 患者为 1.9 kg）[65]，住院天数、围术期并发症发生率、围术期死亡率差异等亦有统计学意义。最近这项研究的作者报道了长期结果，随访时间中位时间 7 年，DPPHR 早期优势不明显，每组患

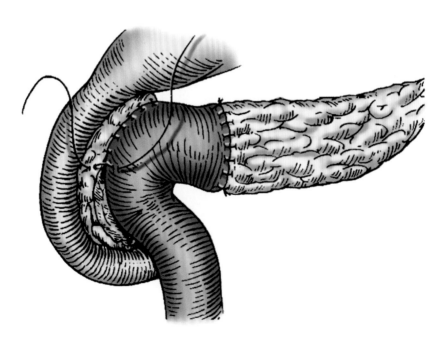

图 56-12 Beger 术重建后解剖图

者均表现出相同的健康相关的生活质量评分、患者疼痛评分以及内分泌和外分泌功能不全比例等结果。另一组为期 12 个月、包含 40 例患者的随机对照组研究表明，DPPHR 相对于 PPPD 手术而言，对患者疼痛缓解率统计学相同、而综合评价健康相关的生活质量评分方面有较小地统计学意义上的优势[58]。

Frey 手术 - 技术

Beger 认为该手术的缺点在于未关注与胰体、尾可能共存的疾病（不论是伴分支胰管中断的胰腺弥漫性纤维化，还是与引起远端主胰管扩张的狭窄）。Beger 手术晚期失败的原因在于胰体尾引流不畅，为了克服这个问题，并在很大程度上避免内分泌和外分泌功能不全，Beger 一位早期导师先驱性提出近全胰切除术，Frey 与其同事提出的手术结合 DPPHR 和胰体尾切除或引流的杂交手术（即局部胰头切除及纵向胰空肠侧侧吻合术或 LR-LPJ）（图 56-13）。此手术中，并未于胰颈后侧建立通道；代替前述的显露胰腺全长、结扎胃十二指肠动脉、切除胆囊，将 Baker 探子置入胆囊管，通过触摸探子识别经过胰头部的胆管。挖出胰头至门静脉平面，注意保留十二指肠边缘的胆管周围胰腺组织。从此腔隙用电刀沿胰体尾长轴行广泛地胰管切开，如胰尾部胰管无扩张，胰体尾可如胰头部一样比较容易挖除（图 56-14）。用覆盖全

部腔隙的胰空肠侧侧吻合术完成胰肠引流，通常采用 Roux-en-Y 空肠袢与胰腺被膜行单层或双层缝合。

Frey 手术对比 Beger 手术 - 结果

包括小样本随机试验在内的多个报告中，LR-LPJ 效果与 Beger DPPHR 结果相似，术后死亡率低于 1%，并发症发生率为 19% ~ 32%[60,66]；长达 9 年的随访显示，75% 的患者疼痛缓解、术后疼痛评分及术后内分泌和外分泌功能不全发生率变化相同。一项小样本前瞻性随机对照试验比较 LR-LPJ 和 PPPD，平均随访时间为 2 年；PPPD 组术后并发症发生率为 53%，明显高于 LR-LPJ 组的 17%。尽管两种术式疼痛症状改变相似，但是 LR-LPJ 组患者综合评价健康相关的生活质量评分有较好的统计学意义[67]。2008 年发表的长期随访结果、平均随访时间为 7 年，在随访期间疼痛改善、健康相关的生活质量评分或内分泌外分泌不足发生率差异无统计学意义[68]。

Berne 手术 - 技术与结果

近年来 Beger DPPHR 更进一步的改良为 Berne 术，本术式保留 FreyLR-LPJ 术技术上安全的优势，避免挖出胰颈部直达门静脉水平。此手术与 Beger DPPHR 同样不行胰空肠侧侧吻合。触诊胰头肿块的前表面，然后用电刀将其挖出；于此位置将 Roux 袢

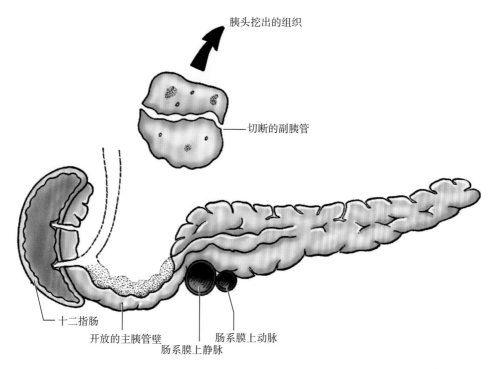

图 56-13 Frey 手术胰头挖出后胰腺横断面图

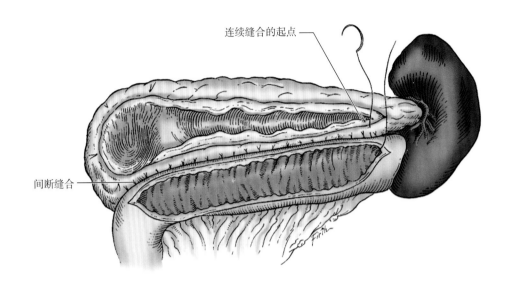

连续缝合的起点

间断缝合

图 56-14　胰空肠吻合术（Frey 手术）

缝合于残余胰腺边缘。一项关于 Berne 改良手术和标准 Beger DPPHR 手术的随机对照试验显示两项手术的效果相当[59]。

小胰管病变或弥漫性硬化症

多数情况下，随着疾病的进展胰腺可能出现无明显胰管梗阻的局灶病变和无肿块病变，而可能表现为如下形态特征的病变：弥漫性钙化、伴有胰腺实质萎缩的弥漫性纤维化，或两种病变同时存在，也可单独存在。这些病例中残存胰腺较少，对于行内镜或手术干预无明确目的，对此种疾病形态表现患者的治疗存在特别地挑战。对于表现为难治性疼痛综合征的患者，直至近期才出现几种不够完善地手术治疗方案，包括全胰切除或近全胰切除术（传统意义上避免此种手术，原因是术后内分泌和外分泌功能不全的高发病率）；自体胰岛移植可减轻全胰切除术后出现的糖尿病，小胰管病变另一种选择是施行由 Izbicki 提出的 V 形或楔形胰腺切除术[69]。

全胰切除术自体胰岛移植术 - 技术

全胰切除术手术操作如下：整块切除包括胰头、胰体和胰尾，更常用的手术方式先行富含胰岛的左侧胰腺切除，分离制备标本中胰岛细胞，再行胰头切除术（胰十二指肠切除术中）。利用酶和机械方法从周围腺泡组织和纤维组织中分离出胰岛。依据胰岛分离装置和制备效率可于同一麻醉时和术后（通常是同一天）在放射引导下，向门脉系统输注胰岛悬液[70]。简单地说，切除下的胰腺在器官保存液（如威斯康星大学溶液）中降温至 4℃，然后从胰腺颈部横断胰腺，并行胰管插管；然后用纯化胶原蛋白消化酶冷溶液灌注胰管系统，切碎腺体，于 37℃小消化室内物理震荡，直至腺泡组织和内分泌组织分离。通过冷葡萄糖梯度的密度梯度离心法分离部分纯化腺泡碎片。清洗胰岛，并将其悬浮于富含白蛋白移植介质中培养。通过直接灌注、超声引导下放置经皮肝介入门体分流导管或直接手术进行门静脉插管，将胰岛细胞输入门静脉循环。

自体胰岛移植 - 结果

1977 年，Minnesota 大学施行第一例自体胰岛移植，自此之后，Minnesota、Miami、Cincinnati、Leicester 以及其他新兴机构报道了数百例。综合起来，这些研究机构的结果表明，对于高度选择的病例中，大约 50% ~ 60% 的患者在未使用麻醉剂的情况下实现疼痛完全缓解，但随访 1 年后发现疼痛再发率明显增加。40% ~ 50% 的患者早期实现了胰岛素不依赖，但 10 年随访中出现胰岛功能的逐步下降。经过全胰切除术并自体胰岛移植后的生活质量评估报告表明，较无胰岛移植的全胰切除术、非手术的疼痛治疗等手术方式更为有效果，但通过选择适当匹配对照组的研究支持此手术的证据比较缺乏。全胰切除术伴自体胰岛移植花费较大，且需要技术卓越的专家。学者们对胰岛移植的适应证存在争议，除少数机构开展，该手术的总体安全性和有效性未得到充分地验证。胰岛的长期生存能力及对周围肝实质的不利影响，有学者存在疑问。胰岛移植后肝组织病理分析结果表明，移植的胰岛细胞通常通过肝窦迁移并停留于肝实质。值得注意的是，移植的胰岛细胞周围肝脏表现出一定程度纤维化。对于接受自体胰岛移植的患者，目前无报道发现存在慢性肝纤维化或肝硬化，但学者们仍对此较为关注。必须强调的是，接受自体胰岛移植之后，仅极少数患者可达到完全的长期非胰岛素依赖，约半数的患者有持续性或复发性的疼痛，甚至是曾接受全胰切除术的患者 [72]。目前，支持全胰切除术并自体胰岛移植最有力的证据是，适用于对遗传性胰腺炎患者，这类患者如不施行手术，长期下去有发展为胰腺癌的风险。较传统的外科手术，如切除或引流亦同样适用于这类病人，所以治疗决策应该高度个性化（图 56-15）。

Izbicki 手术 - 技术和结果

由 Izbicki 与其同事提出全胰切除术 - 伴或不伴胰岛移植的替代手术，采用 V 形纵向胰腺切除，该手术疼痛缓解率较小，但是保留了患者的胰岛功能，

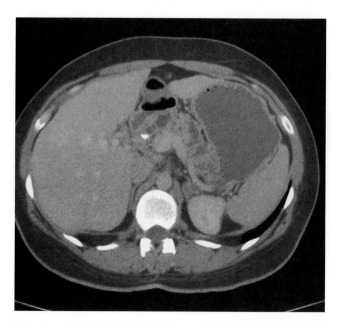

图 56-15　与胰蛋白酶原基因（PRSS1）突变有关遗传性慢性胰腺炎。胰头上有一个明显的钙化灶，主胰管可见弥漫性扩张。胰十二指肠切除术是一种合适的手术方式；全胰切除术并自体胰岛移植能消除与遗传性胰腺炎相关的胰腺癌的观点存在争议

适用于小胰管的病变和弥漫性纤维化患者。手术过程主要沿着主胰管行程，从胰头、经胰体和胰尾挖除整个胰腺。用 Roux-en-Y 胰空肠侧侧吻合术建立胰肠引流，类似于 Puestow 和 Frey 手术。尽管患者群并不匹配，但 Izbicki 手术短期效果比 Minnesota、Cincinnati 报道的自体移植效果更好。

结论

慢性胰腺炎是一种反复发作的炎性疾病，导致不同程度的胰腺实质破坏和纤维化改变，临床表现通常包括腹痛、内分泌和外分泌功能障碍。虽然近年来的基础和临床研究已经确定一些可发展为慢性胰腺炎的危险因素，如基因突变、免疫情况、环境毒素和解剖异常，这些可单独或者共同作用，但关于慢性胰腺炎的发病机制，目前仍缺乏一个简单而统一的模型。胰腺形态的病理变化可随着接受治疗的患者的变化而变化。随着时间的推移，无数的内镜介入治疗和手术方式不断发展，并且已经应用于疾病的治疗。无论是内镜还是外科手术，对技术均有一定要求，二者亦承担着较高的并发症风险。大量的回顾性研究中，缺乏对于特定患者适合何种方法的一系列证据，亦缺乏针对于干预措施有效性的大样本资料的高水平证据。鉴于以上原因，慢性胰腺炎往往需要医生具备多种经验并于多学科协作下进行个体化治疗，而这种个体化治疗是集专家、药物、内镜和手术治疗为一体的。

参考文献

1. Sarles H, Adler G, Dani R, et al. Classifications of pancreatitis and definition of pancreatic diseases. *Digestion*. 1989;43(4):234–236.
2. Gambill EE, Comfort MW, Baggenstoss AH. Chronic relapsing pancreatitis, an analysis of 27 cases associated with disease of the biliary tract. *Gastroenterology*. 1948;11(1):1–33.
3. Conwell DL, Banks PA. Chronic pancreatitis. *Curr Opin Gastroenterol*. 2008;24(5):586–590.
4. Etemad B, Whitcomb DC. Chronic pancreatitis: diagnosis, classification, and new genetic developments. *Gastroenterology*. 2001;120(3):682–707.
5. Irving HM, Samokhvalov AV, Rehm J. Alcohol as a risk factor for pancreatitis. A systematic review and meta-analysis. *JOP*. 2009;10(4):387–392.
6. Tolstrup JS, Kristiansen L, Becker U, Gronbaek M. Smoking and risk of acute and chronic pancreatitis among women and men: a population-based cohort study. *Arch Intern Med*. 2009;169(6):603–609.
7. Rahman SH, Nanny C, Ibrahim K, et al. Genetic polymorphisms of GSTT1, GSTM1, GSTP1, MnSOD, and catalase in nonhereditary chronic pancreatitis: evidence of xenobiotic stress and impaired antioxidant capacity. *Dig Dis Sci*. 2005;50(7):1376–1383.
8. Comfort MW, Steinberg AG. Pedigree of a family with hereditary chronic relapsing pancreatitis. *Gastroenterology*. 1952;21(1):54–63.
9. Tzetis M, Kaliakatsos M, Fotoulaki M, et al. Contribution of the CFTR gene, the pancreatic secretory trypsin inhibitor gene (SPINK1) and the cationic trypsinogen gene (PRSS1) to the etiology of recurrent pancreatitis. *Clin Genet*. 2007;71(5):451–457.

10. Felderbauer P, Stricker I, Schnekenburger J, et al. Histopathological features of patients with chronic pancreatitis due to mutations in the PRSS1 gene: evaluation of BRAF and KRAS2 mutations. *Digestion*. 2008; 78(1):60–65.

11. Weiss FU, Sahin-Toth M. Variations in trypsinogen expression may influence the protective effect of the p.G191R PRSS2 variant in chronic pancreatitis. *Gut*. 2009;58(6):749–750.

12. Rosendahl J, Witt H, Szmola R, et al. Chymotrypsin C (CTRC) variants that diminish activity or secretion are associated with chronic pancreatitis. *Nat Genet*. 2008;40(1):78–82. PMCID: 2650829.

13. Thrower E, Husain S, Gorelick F. Molecular basis for pancreatitis. *Curr Opin Gastroenterol*. 2008;24(5):580–585.

14. Sharer N, Schwarz M, Malone G, et al. Mutations of the cystic fibrosis gene in patients with chronic pancreatitis. *N Engl J Med*. 1998; 339(10):645–652.

15. Cohn JA, Friedman KJ, Noone PG, Knowles MR, Silverman LM, Jowell PS. Relation between mutations of the cystic fibrosis gene and idiopathic pancreatitis. *N Engl J Med*. 1998;339(10):653–658.

16. Marino CR, Matovcik LM, Gorelick FS, Cohn JA. Localization of the cystic fibrosis transmembrane conductance regulator in pancreas. *J Clin Invest*. 1991;88(2):712–6. PMCID: 295422.

17. Ahmed N, Corey M, Forstner G, et al. Molecular consequences of cystic fibrosis transmembrane regulator (CFTR) gene mutations in the exocrine pancreas. *Gut*. 2003;52(8):1159–1164. PMCID: 1773762.

18. Chang WI, Kim BJ, Lee JK, et al. The clinical and radiological characteristics of focal mass-forming autoimmune pancreatitis: comparison with chronic pancreatitis and pancreatic cancer. *Pancreas*. 2009;38(4):401–408.

19. Finkelberg DL, Sahani D, Deshpande V, Brugge WR. Autoimmune pancreatitis. *N Engl J Med*. 2006;355(25):2670–2676.

20. Frulloni L, Lunardi C, Simone R, et al. Identification of a novel antibody associated with autoimmune pancreatitis. *N Engl J Med*. 2009;361(22): 2135–2142.

21. Manfredi R, Graziani R, Cicero C, et al. Autoimmune pancreatitis: CT patterns and their changes after steroid treatment. *Radiology*. 2008; 247(2):435–443.

22. Klein SD, Affronti JP. Pancreas divisum, an evidence-based review: part I, pathophysiology. *Gastrointest Endosc*. 2004;60(3):419–425.

23. Anaparthy R, Pasricha PJ. Pain and chronic pancreatitis: is it the plumbing or the wiring? *Curr Gastroenterol Rep*. 2008;10(2):101–106.

24. Ceyhan GO, Bergmann F, Kadihasanoglu M, et al. Pancreatic neuropathy and neuropathic pain—a comprehensive pathomorphological study of 546 cases. *Gastroenterology*. 2009;136(1):177–186 e1.

25. Drewes AM, Gratkowski M, Sami SA, Dimcevski G, Funch-Jensen P, Arendt-Nielsen L. Is the pain in chronic pancreatitis of neuropathic origin? Support from EEG studies during experimental pain. *World J Gastroenterol*. 2008;14(25):4020–4027.

26. Hoogerwerf WA, Shenoy M, Winston JH, Xiao SY, He Z, Pasricha PJ. Trypsin mediates nociception via the proteinase-activated receptor 2: a potentially novel role in pancreatic pain. *Gastroenterology*. 2004; 127(3):883–891.

27. Ammann RW, Buehler H, Muench R, Freiburghaus AW, Siegenthaler W. Differences in the natural history of idiopathic (nonalcoholic) and alcoholic chronic pancreatitis. A comparative long-term study of 287 patients. *Pancreas*. 1987;2(4):368–377.

28. Frulloni L, Scattolini C, Graziani R, et al. Clinical and radiological outcome of patients suffering from chronic pancreatitis associated with gene mutations. *Pancreas*. 2008;37(4):371–376.

29. Keck T, Marjanovic G, Fernandez-del Castillo C, et al. The inflammatory pancreatic head mass: significant differences in the anatomic pathology of German and American patients with chronic pancreatitis determine very different surgical strategies. *Ann Surg*. 2009;249(1): 105–110.

30. Schlaudraff E, Wagner HJ, Klose KJ, Heverhagen JT. Prospective evaluation of the diagnostic accuracy of secretin-enhanced magnetic resonance cholangiopancreaticography in suspected chronic pancreatitis. *Magn Reson Imaging*. 2008;26(10):1367–1373.

31. Sarles H, Bernard JP, Johnson C. Pathogenesis and epidemiology of chronic pancreatitis. *Annu Rev Med*. 1989;40:453–468.

32. Sarner M, Cotton PB. Classification of pancreatitis. *Gut*. 1984;25(7): 756–759.

33. Clouse RE, Mayer EA, Aziz Q, et al. Functional abdominal pain syndrome. *Gastroenterology*. 2006;130(5):1492–1497.

34. Papanikolaou IS, Adler A, Neumann U, Neuhaus P, Rosch T. Endoscopic ultrasound in pancreatic disease—its influence on surgical decision-making. An update 2008. *Pancreatology*. 2009;9(1–2):55–65.

35. Morris-Stiff G, Al-Allak A, Frost B, Lewis WG, Puntis MC, Roberts A. Does endoscopic ultrasound have anything to offer in the diagnosis of idiopathic acute pancreatitis? *JOP*. 2009;10(2):143–146.

36. Kowalczyk LM, Draganov PV. Endoscopic therapy for chronic pancreatitis: technical success, clinical outcomes, and complications. *Curr Gastroenterol Rep*. 2009;11(2):111–118.

37. Wiersema MJ, Hawes RH, Lehman GA, Kochman ML, Sherman S, Kopecky KK. Prospective evaluation of endoscopic ultrasonography and endoscopic retrograde cholangiopancreatography in patients with chronic abdominal pain of suspected pancreatic origin. *Endoscopy*. 1993;25(9):555–564.

38. Pungpapong S, Wallace MB, Woodward TA, Noh KW, Raimondo M. Accuracy of endoscopic ultrasonography and magnetic resonance cholangiopancreatography for the diagnosis of chronic pancreatitis: a prospective comparison study. *J Clin Gastroenterol*. 2007;41(1):88–93.

39. Hoki N, Mizuno N, Sawaki A, et al. Diagnosis of autoimmune pancreatitis using endoscopic ultrasonography. *J Gastroenterol*. 2009;44(2): 154–159.

40. Tran TC, van't Hof G, Kazemier G, et al. Pancreatic fibrosis correlates with exocrine pancreatic insufficiency after pancreatoduodenectomy. *Dig Surg*. 2008;25(4):311–318.

41. Whitcomb DC. Value of genetic testing in the management of pancreatitis. *Gut*. 2004;53(11):1710–1717. PMCID: 1774302.

42. Winstead NS, Wilcox CM. Clinical trials of pancreatic enzyme replacement for painful chronic pancreatitis—a review. *Pancreatology*. 2009;9(4): 344–350.

43. Andersen DK. Mechanisms and emerging treatments of the metabolic complications of chronic pancreatitis. *Pancreas*. 2007;35(1):1–15.

44. Bhardwaj P, Garg PK, Maulik SK, Saraya A, Tandon RK, Acharya SK. A randomized controlled trial of antioxidant supplementation for pain relief in patients with chronic pancreatitis. *Gastroenterology*. 2009;136(1):149–159 e2.

45. Kongkam P, Wagner DL, Sherman S, et al. Intrathecal narcotic infusion pumps for intractable pain of chronic pancreatitis: a pilot series. *Am J Gastroenterol*. 2009;104(5):1249–1255.

46. Gress F, Schmitt C, Sherman S, Ciaccia D, Ikenberry S, Lehman G. Endoscopic ultrasound-guided celiac plexus block for managing abdominal pain associated with chronic pancreatitis: a prospective single center experience. *Am J Gastroenterol*. 2001;96(2):409–416.

47. Buscher HC, Schipper EE, Wilder-Smith OH, Jansen JB, van Goor H. Limited effect of thoracoscopic splanchnicectomy in the treatment of severe chronic pancreatitis pain: a prospective long-term analysis of 75 cases. *Surgery*. 2008;143(6):715–722.

48. Deviere J, Bell RH, Jr., Beger HG, Traverso LW. Treatment of chronic pancreatitis with endotherapy or surgery: critical review of randomized control trials. *J Gastrointest Surg*. 2008;12(4):640–644.

49. Evans KA, Clark CW, Vogel SB, Behrns KE. Surgical management of failed endoscopic treatment of pancreatic disease. *J Gastrointest Surg*. 2008; 12(11):1924–1929.

50. Dite P, Ruzicka M, Zboril V, Novotny I. A prospective, randomized trial comparing endoscopic and surgical therapy for chronic pancreatitis.[see comment]. *Endoscopy*. 2003;35(7):553–558.

51. Cahen DL, Gouma DJ, Nio Y, et al. Endoscopic versus surgical drainage of the pancreatic duct in chronic pancreatitis. [reprint in Ned Tijdschr Geneeskd. 2007 Nov 24;151(47):2624–2630; PMID: 18161265]. *N Engl J Med*. 2007;356(7):676–684.

52. Puestow P. Chronic pancreatitis. Technique and results of longitudinal pancreaticojejunostomy. *Bull Soc Int Chir*. 1965;24:244–272.

53. Partington PF, Rochelle RE. Modified Puestow procedure for retrograde drainage of the pancreatic duct. *Ann Surg*. 1960;152:1037–1043.

54. Prinz RA, Kaufman BH, Folk FA, Greenlee HB. Pancreaticojejunostomy for chronic pancreatitis. Two- to 21-year follow-up. *Arch Surg*. 1978; 113(4):520–525.

55. Prinz RA, Greenlee HB. Pancreatic duct drainage in chronic pancreatitis. *Hepatogastroenterology*. 1990;37(3):295–300.

56. Prinz RA, Greenlee HB. Pancreatic duct drainage in 100 patients with chronic pancreatitis. *Ann Surg*. 1981;194(3):313–320.

57. Greenlee HB, Prinz RA, Aranha GV. Long-term results of side-to-side pancreaticojejunostomy. *World J Surg*. 1990;14(1):70–76.

58. Muller MW, Friess H, Martin DJ, Hinz U, Dahmen R, Buchler MW. Long-term follow-up of a randomized clinical trial comparing Beger with pylorus-preserving Whipple procedure for chronic pancreatitis. *Br J Surg*. 2008;95(3):350–356.

59. Koninger J, Seiler CM, Sauerland S, et al. Duodenum-preserving pancreatic head resection—a randomized controlled trial comparing the original Beger procedure with the Berne modification (ISRCTN No. 50638764). *Surgery*. 2008;143(4):490–498.

60. Frey CF, Mayer KL. Comparison of local resection of the head of the pancreas combined with longitudinal pancreaticojejunostomy (Frey procedure) and duodenum-preserving resection of the pancreatic head (Beger procedure). *World J Surg*. 2003;27(11):1217–1230.

61. Bachmann K, Mann O, Izbicki JR, Strate T. Chronic pancreatitis—a surgeon's view. *Med Sci Monit*. 2008;14(11):RA198–205.

62. Varghese TK, Bell RH, Jr. Duodenum-preserving head resection for chronic pancreatitis: an institutional experience and national survey of usage. [erratum appears in *Surgery*. 2008 Feb;143(2):301]. *Surgery*. 2007;142(4):588–593; discussion 93 e1–3.

63. Beger HG, Krautzberger W, Bittner R, Buchler M, Limmer J. Duodenum-preserving resection of the head of the pancreas in patients with severe chronic pancreatitis. *Surgery*. 1985;97(4):467–473.

64. Ozawa F, Friess H, Kondo Y, Shrikhande SV, Buchler MW. Duodenum-preserving pancreatic head resection (DPPHR) in chronic pancreatitis: its rationale and results. *J Hepatobiliary Pancreat Surg*. 2000;7(5):456–465.

65. Buchler MW, Friess H, Muller MW, Wheatley AM, Beger HG. Randomized trial of duodenum-preserving pancreatic head resection versus pylorus-preserving Whipple in chronic pancreatitis. *Am J Surg*. 1995;169(1):65–69; discussion 9–70.

66. Ho HS, Frey CF. The Frey procedure: local resection of pancreatic head combined with lateral pancreaticojejunostomy. *Arch Surg*. 2001;136(12):1353–1358.

67. Strate T, Taherpour Z, Bloechle C, et al. Long-term follow-up of a randomized trial comparing the Beger and Frey procedures for patients suffering from chronic pancreatitis. *Ann Surg*. 2005;241(4):591–598.

68. Strate T, Bachmann K, Busch P, et al. Resection vs drainage in treatment of chronic pancreatitis: long-term results of a randomized trial.[see comment]. *Gastroenterology*. 2008;134(5):1406–1411.

69. Izbicki JR, Bloechle C, Broering DC, Kuechler T, Broelsch CE. Longitudinal V-shaped excision of the ventral pancreas for small duct disease in severe chronic pancreatitis: prospective evaluation of a new surgical procedure. *Ann Surg*. 1998;227(2):213–219. PMCID: 1191238.

70. Ahmed SA, Wray C, Rilo HL, et al. Chronic pancreatitis: recent advances and ongoing challenges. *Curr Probl Surg*. 2006;43(3):127–238.

71. Blondet JJ, Carlson AM, Kobayashi T, et al. The role of total pancreatectomy and islet autotransplantation for chronic pancreatitis. *Surg Clin North Am*. 2007;87(6):1477–1501.

72. Ahmad SA, Lowy AM, Wray CJ, et al. Factors associated with insulin and narcotic independence after islet autotransplantation in patients with severe chronic pancreatitis. *J Am Coll Surg*. 2005;201(5):680–687.

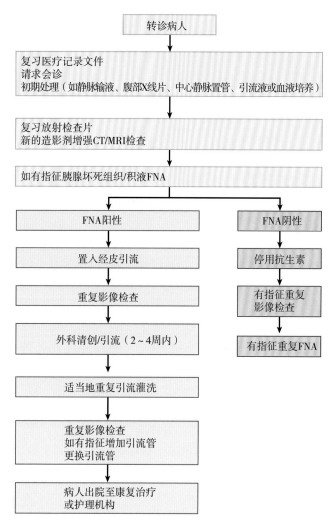

重症胰腺炎患者的治疗

57

Timothy R. Donahue • Howard A. Reber

（崔云峰 译）

前言

在前面的章节中，学者们对重症胰腺炎患者病理生理机制及不同的诊断及治疗方法进行概括性回顾。这些综述是广泛的，尤其是对于多种治疗及外科介入技术的介绍。对复杂患者的努力简化治疗过程中，作者通过总结单中心25年的治疗经验，得出一套高效的处理措施，取得重症急性胰腺炎治疗的现有报道中最低并发症发生率和死亡率的最佳结果[1]。

表现及早期评估

目前共识是重症急性胰腺炎应尽早转至可提供多学科联合治疗的经验丰富的三级大型医疗中心治疗，然而，实际工作中，重症患者多于病情持续恶化或更多的是经治医师因患者病情无改善情绪沮丧后才考虑转诊，多被延误数周或者更长时间。是否手术治疗是个问题。并且，患者往往至少是数周后才表现为重症疾病，转诊后已出现一个或多器官功能衰竭或需要呼吸机支持、肾衰竭，已使用抗生素或在初诊机构已于放射介入下置于一枚或多枚腹腔引流管。这类患者的处理将于后面的讨论中列出（图57-1）。

前24～48小时

患者入院后，安置于ICU病房。给予连续性静脉液体复苏及建立中心监测。对首诊医院的医疗记录进行复习，邀请相关科室会诊（例如：心脏病、肾病、胃肠病专家），放射学专家对院外影像学检查再读。此时，还需要重复进行影像检查评估患者情况。

评估胰腺实质及周围组织是否有炎症、坏死、液化或感染，胰腺高分辨率CT是最好的诊断方法，需要对胰腺精确适时地静脉注射造影剂增强胰腺实质及周围组织及血管的CT检查。通过注射造影剂获得"胰腺动脉期"2～3 mm的图像及"静脉期"5 mm的图像，不需要口服造影剂。在胰腺期，胰腺实质及

图57-1 急性重症胰腺炎病人的治疗概述

腹腔干、肠系膜上动脉分布区域强化，而静脉期肠系膜上、门及脾静脉分布区域造影剂排空。胰腺动脉期未强化的胰腺实质则为坏死、如有气泡则高度怀疑胰腺及胰腺周围组织感染（经皮穿刺诊断）。气体征象表明细菌生长及繁殖。大量胰腺坏疽或者感染的证据对于患者病程严重程度判断以及治疗决策的制定有指导意义。如果患者碘过敏，可行静脉注射钆对比剂MRI 或者 MRCP 检查对胰腺及其周围组织可获得相同的满意效果。

重症胰腺炎患者细胞因子大量释放可致毛细血管渗漏及大量液体渗出至第三间隙、血容量不足及肾前性肾功能不全，然而，作者主张如血肌酐小于1.5 mg/dl 仍可行 CT 增强扫描。所有患者均应保持充分水化，将造影剂肾病的发病率降到最低；痰易净（N- 乙酰半胱氨酸）亦可作为辅助治疗。如肾衰竭严重，则可用静脉注射钆造影剂的 MRI 代替 CT 增强扫描；如肾小球滤过率小于 30 ml/（min·1.73 m²）既不可用碘对比剂也不可用钆造影剂。钆可引起患者伴有严重肾衰竭的中毒性皮肤坏死，此时行可不使用造影剂的高分辨 CT 检查，但限制了对胰腺实质坏死及胰腺周围组织炎症的诊断。

作者尽量避免预防性应用抗生素，原因是可引起细菌耐药或真菌二重感染，并且会混淆细针穿刺的治疗结果。对于转诊来的已置入经皮引流管、使用抗生素的患者，继续使用抗生素但根据转诊前和转诊后获得的细菌培养结果（血、腹水、FNA）调整用药。如无高分辨率影像学证据或者 FNA 结果，停用抗生素。严格限制应用抗真菌药物，仅对有培养真菌感染证据或药敏指导抗生素治疗仍有不明原因白细胞升高患者使用。

待病人充分复苏、稳定后，可对所有相关的检查进行评估，胰腺实质及积液 FNA 几乎适用于所有患者。所有转诊来已有经皮穿刺引流患者均需要接受重新 FNA，对于影像学检查疑似患者（例如胰腺实质未增强）、有临床体征（如发热、白细胞计数升高）的患者亦应接受 FNA。无引流管的患者的行 FNA 检查时，特别要求放射科医生在抽取后不留置引流管，原因是留置引流管可引起无菌性液体积聚和（或）坏死组织感染。FNA 获得的液体应行革兰氏染色、厌氧菌及需氧菌培养、真菌培养，如革兰氏染色或培养结果表明液体积聚和（或）胰腺坏死组织感染，此时行经皮穿刺引流是恰当的。当出现前面谈及的高分辨率影像学证据（如气泡）时，患者应于住院后的 1 ～ 2 天内的首次操作时行经皮穿刺引流术。引流液需要行细菌培养。

经皮穿刺引流彻底解决感染的情况罕见（见下文）。相反，其主要作用是延迟手术干预直至病人全身状况得到改善和（或）提供目标、治疗路线以引导腹腔镜引流。充分经皮穿刺引流后，患者脓毒症情况可获得显著改善；此外，时间的延迟可使坏死物、液体积聚机化并可获得明确分界，最小化随后的清创和引流过程。如转诊的病人已行经皮穿刺引流，作者通常更换为较大的引流管（如直径为 28 ～ 30F 红橡胶管），因为已置入的猪尾管太小而不能有效地引流；作者通常亦要求介入放射专家对未能充分引流的部位行经皮穿刺引流。

常常于治疗的第一周左右，与患者及其家属详细讨论疾病的严重性、恢复可能性、住院治疗和康复可能的时间（在某些情况下需要 1 年或更长时间）。有些患者可出现严重的抑郁，整体治疗时需要心理医生的参与，需要更早知道即将进行什么治疗。

确定性引流

对象和时间

虽然已有前述的经皮穿刺技术，但仍有大多数胰腺坏死感染患者最终在医院时受益于确定性的手术引流，包括胰腺坏死和（或）液体积聚感染并对置管引流有反应、但其感染过程仍在继续患者，外科手术一般于转入后 2 ～ 4 周进行。确定性手术不应延迟数周或寄希望于此组患者可能免除手术治疗，少数影像学或培养证据感染、脓毒症对经皮穿刺引流与复苏治疗反应不佳的患者，可能需要尽早采取手术治疗。

另一组病人病情虽非危重，但急性胰腺炎发作数星期至数月后病情未获改善，最终也需手术治疗；CT 扫描中发现为隔离的无菌性胰腺坏死，患者通常存在梗阻症状（如不能忍受经口进食）或泛发性腹痛；一些医生更易对此组患者（有液体积聚、无感染、持续的症状）采取经皮或内镜引导下引流术而非手术治疗，如液体清亮、无颗粒样物质，上述操作可能有效，但如有坏死组织不宜行内镜或经皮引流技术，颗粒物质可堵塞引流管导致感染意外发生、整体状况恶化。尽管缺乏感染的证据，但此组病人仍应首选行开放式外科清创术及引流。

如何做？

目前已有闭式腹腔镜和开腹经腹技术治疗的经

验，大多数患者更倾向于采用后者。此两种技术的原理相同，包括：①彻底引流和清除胰腺及胰周的感染或坏死组织；和②放置大内径引流以及术后持续灌洗。

开放手术采用腹部正中切口或双侧肋缘下切口。正中切口通常适用于较瘦和（或）胰周积液可能积聚于下腹部的患者，且较肋下切口术后疼痛轻。但是，肋缘下切口可较好地显露小网膜囊的侧方。分别用 0 或 #1 聚二氧环己酮（PDS）可吸收缝合线连续或间断缝合，将前、后筋膜层拉近可减少疝的可能。用订皮器将切口皮肤边缘松松拉近并用 Kerlix 敷料卷堵塞其间，以减少伤口感染的概率。

进入腹膜腔后，可通过胃结肠韧带或是横结肠系膜进入小网膜囊；如韧带受其后的炎性包块侵及，则横结肠升高，可通过结肠系膜膨起发现包块的位置。可用 16G 或 18G 针吸引来确定进入肠系膜的位置；或如果部位明确，可用电刀直接切开，将结扎系膜尽可能地打开以避免结肠、血管损伤。待建立窗口并进入腔内后，用环钳对胰腺坏死感染进行清创；如遇到明显出血，意味着此区域组织是有生机的，此时不需要更多地清创。堵塞渗血区域，对其他区域进行清创；待渗血停止后，再次检查此区域，偶尔需要缝扎止动脉或静脉性出血。如仅对坏死物质清创，出血通常是不明显的问题；许多血管存在血栓形成，采用单股缝线（例如聚丙烯）缝合而非可能成为感染病灶的丝线。大量腹腔冲洗有助于清理掉腹腔中的碎片，所有感染坏死胰腺及胰周组织均应清创，应于手术室中获到影像学检查以确定清创完成。

清创完成后，采用一个或多个封闭式负压连续引流（Axiom）置于清创区域。尽量不要将引流管置于结肠上方，以防止腐蚀进入肠腔。通过横结肠系膜，而非胃结肠韧带使引流管更容易接近小网膜囊。Axiom 有三个单独的腔，中间大腔管可与低压连续壁吸引相连，两侧小腔管可用以：①生理盐水持续冲洗；②保持"贮槽"与空气相通。作者未缝闭引流管周围的胃结肠韧带和（或）横结肠系膜，其他学者建议尽量使小网膜囊感染局限。

如果计划行腹腔镜引流，可于手术前先行经皮穿刺引流，沿引流管进入小网膜囊内液体积聚和坏死胰腺。感染坏死胰腺清创可用无损伤钳施行，Axiom 引流与前面描述的开放式方法相同，引流可从前腹壁套管口引出体外。

如果确诊为胆源性胰腺炎，在安全地情况下更倾向于手术开始切除胆囊，这个决定亦取决于肝门部感染与否。胆囊窝肝床通常可有出血，可用氩离子凝固止血。手术方法（例如，腹腔镜与开腹）不影响胆囊切除与否的决定。

采用上述处理的策略获得的与其他学者曾经报道相一致较好的并发症发生率、死亡率 [1]，30 天围术期总体死亡率低于 10%，其多数是由于长期脓毒症伴多重耐药菌和（或）合并其他并发症所致；此外，再手术率不足 5%，25% ~ 30% 患者出现反复积液、但可通过介入经皮放置引流管解决，几乎所有患者均从医院康复出院或转到有经验的护理机构康复。

术后管理

所有病人即使不需要术前的严密监护也应转入重症监护室，因为很多人都要经受手术所致的短暂菌血症和脓毒症期；如前面讨论，这些患者均需要积极的液体复苏和严密地监测（如中心静脉压等）。

各 Axiom 引流管均应用 0.9% 无菌生理盐水以 100 ml/h 的速度持续冲洗，用低负压吸引的真空设置持续吸引；以此速率冲洗持续至少 24 小时，直至引流液颗粒减少、白细胞计数恢复正常、脓毒症得以消除；然后将冲洗速度减半，直至引流液可依靠重力排出（如 100 ml、50 ml、25 ml），此过程通常需要 1 ~ 2 周。于此期间，通常每周行增强 CT 扫描或者临床检测（如白细胞计数增高等）；于可重力引流后、术后置管至少 2 周后于影像学监测下更换为大口径红色橡皮管（直径 28 ~ 30F）。于停止持续冲洗后，亦应每天用 20 ~ 30 ml 无菌盐水冲洗 3 ~ 4 次以保持引流管通畅，引流管连接引流袋。

同时，尽可能早地对患者进行肠内营养。一般术后第 1 周肠功能恢复应行肠内营养，由于胰腺炎急性发作、血清前白蛋白水平低于 103 mg/dl，营养经常接近于耗竭，术前通常全部依赖肠外营养，需要持续至营养补足（白蛋白 > 3 mg/dl）通常是出院时或更晚。

作者通常不于手术清创术时常规置营养管（如胃造瘘术或空肠造瘘术），相反，仅留置鼻胃管；如有必要，可于术后放置 Dobhoff 营养管。作者发现经鼻营养管已足够，外科营养管存在潜在风险，应避免使用；如可发生漏、造瘘管引起肠梗阻尤其是气囊过于膨胀情况下。此外，在术后前数周持续性腹腔冲洗可出现导管周围漏，使治疗更为复杂。另外，多数患者可于术后数天自行进食。

出院后病人每 1 ~ 2 周复查直至病情稳定，对于仍留置引流管、持续性冲洗的病人，在无胰瘘证据时，每次就诊时可将引流管从已形成的窦道中拔出数英寸，通常4~6周后引流管可拔除。如存在胰瘘，必须保留引流管至瘘闭合或者手术闭合瘘口。大多数病人瘘修补术应于手术清创后至少9~12周施行。

结论

急性坏死性胰腺炎患者通常无论是在急性发作时还是出院后均难以处理，这类患者住院时间一般较长（数月），并且需入住重症监护病房且接受多次侵入性治疗，重大医疗措施的决策需要考虑多个方面；在治疗过程中，临床医生应牢记，绝大多数患者可能完全康复或急性发作缓解后获得较高的生存质量[2-3]，患者与家庭成员亦需不断地提醒与鼓励。

参考文献

1. Fernandez-del Castillo C, Rattner DW, Makary MA, et al. Debridement and closed packing for the treatment of necrotizing pancreatitis. *Ann Surg.* 1998;228(5):676–684.
2. Broome AH, Eisen GM, Harland RC, et al. Quality of life after treatment for pancreatitis. *Ann Surg.* 1996;223(6):665–670; discussion 670–672.
3. Kriwanek S, Armbruster C, Dittrich K, et al. Long-term outcome after open treatment of severe intra-abdominal infection and pancreatic necrosis. *Arch Surg.* 1998;133(2):140–144.

58

胰腺囊性病变

Warren R. Maley • Charles J. Yeo

（张　晖译）

前言

胰腺囊性肿瘤和其他囊性病变，包括主胰管及其分支胰管病变所引起的"囊状病变"于腹部影像学的断层上统称为胰腺囊肿。其发生率随着年龄增加而增高，一项尸检研究显示，1/4 的老年患者于死亡前有胰腺囊肿病变[1]；随着 CT 及磁共振检查应用的普及，定义为胰腺囊性病变发现率逐渐增加、早期无症状胰腺囊性病变数量亦在增加[2-3]。有些囊性病变为恶性或恶性潜能，而有些囊性病变明显为良性、并且不需要继续监测。良性囊肿或者原位癌切除术后可获得良好的预后，而与囊性病变相关的浸润性癌切除后的预后优于胰腺导管癌切除后的预后。因此对于这部分病人，需要更慎重地诊断和治疗以保证预后。

胰腺囊性病变的理想诊断须考虑已存在或者远期恶变风险的囊性病变的切除，同时亦需排除良性病变或者不需切除病变的个体化风险，以减小与手术治疗相关的可能的术后死亡率及并发症发生率。CT、磁共振、超声内镜的进展和对囊性病变病理的认识等有助于深化上述处理原则；病史及患者信息如年龄、性别、有无症状、胰腺内肿瘤位置、断层影像学大体形态、超声内镜下细针抽吸（EUS-FNA）囊性分析等，均于诊断、手术治疗中起重要作用。一项运用马科夫建模的决策分析提示，关注总体生存率而不考虑患者的生活质量，大于 2 cm 的分支胰管囊性病变手术效果最佳[6]；而当关注保证生活质量患者时，大于 3 cm 是手术治疗的标准，高龄患者除外。

胰腺假性囊肿（或者胰腺炎后伴有急性液体积聚）是最常见的非肿瘤囊肿，急性或慢性胰腺炎的病史有助于诊断[7]。先天囊肿较为罕见，包括基因相关

疾病，如常染色体显性多囊病等[8]、囊肿纤维化[9]、VHL 病[10-11]；淋巴上皮囊肿是更为罕见的胰腺的被覆鳞状上皮良性病变[12]。

浆液性肿瘤（SCN）、黏液性囊性肿瘤（MCN）以及胰腺导管内乳头状黏液性肿瘤（IPMN）三种肿瘤占胰腺囊肿的 90%，SCN 罕有发展为恶性。诊断无疑的 SCN 不需要手术治疗，即有临床症状亦无手术指征。黏液胰腺肿瘤可分成自然病史不同的两种类型，MCN 中内皮下卵巢型基质的发现，对于 IPMN 和 MCN 的鉴别诊断有很大的帮助[13]。最新的国际胰腺病学协会的专家共识[14]对于胰腺囊性肿瘤病人的治疗和预后有参考价值。考虑到癌前病变且能耐受手术风险的 MCN，手术是首选治疗，对于一些恶性风险较低的分支胰管型 IPMN，因其恶变风险低于胰腺手术切除的死亡率而保守治疗[6]。胰腺实体假乳头样肿瘤（可包含囊性成分）是仅发生于年轻女性的较为罕见疾病，手术切除原发肿瘤可获得良好的预后。

病理分型

在过去的 20 年，随着对 MCN 恶性潜能和大量良性 SCN 的对比，以及对 IPMN 发病机制及生物学行为认识的增加，对胰腺囊性肿瘤的精确病理描述已经取得显著的进展。目前的病理分型基于 2000 年 WHO 发表的国际肿瘤分型（表 58-1）[15]。然而，这些肿瘤的诊断标准及组织模式可能在将来的版本中再度调整，目前的分型，主要是从预后与治疗角度对肿瘤进行分层。本文主要详述三种最常见的囊肿：SCN、MCN、IPMN。

表 58-1   胰腺囊肿病变的病理学分型（WHO 国际肿瘤分型 2000 年版）

浆液性肿瘤（SCN）
　　微小囊性腺瘤
　　少囊性腺瘤
黏液性囊性肿瘤（MCN）
　　黏液性囊腺瘤
　　交界性黏液性囊肿
　　黏液性囊腺癌
　　　非浸润性（原位癌）
　　　浸润性
胰腺导管内乳头状黏液性肿瘤（IPMN）
　　腺瘤 / 低级别异型增生
　　交界性肿瘤 / 中级别异型增生
　　原位癌
　　浸润性癌

浆液性囊肿

　　SCN，以前指的是浆液性囊腺瘤、富糖原腺瘤或者小囊腺瘤等，通常是良性肿瘤；影像学和临床特点等的准确描述可有助于这些病变的鉴别并支持和帮助非手术治疗（如观察）。

病理学特征

　　大多数 SCN 是多囊性或所谓的微囊性腺瘤，其特征是边界清楚、充满浆液的多个蜂窝样结构的软组织块。大的囊泡排列于囊肿的外周，小的囊泡形成小腔、伴或不伴钙化中央聚集的星状瘢痕；其特征可于 CT 或者 MRI 检查较易发现（图 58-1）。小部分 SCN（＜ 10%）少囊性腺瘤，表现为一个或以上的优势囊泡、而非多个相连的微囊，此非典型 SCN 影像学表现较难与 MCN、IPMN、假性囊肿和其他囊性病变鉴别。

　　除大体差别以外，小囊性或少囊性腺瘤均由富含糖原、Schiff 嗜酸染色阳性的圆形核和透明细胞质的立方上皮细胞组成（图 58-2）。囊肿内液体为浆液性、不含黏液成分、低癌胚抗原（＜ 5 ng/ml）等，囊液抽取可提供诊断信息，SCN 的细胞学诊断目前应用率不足 50%，但是阳性时敏感性较高。

　　SCN 恶性潜能很低，经验丰富的中心对其按良性病变处理，对诊断明确的典型 SCN 是否需要手术切除还存在争议，但有临床症状或肿瘤逐渐增长者除外。浆液性囊腺癌的发生率极低，文献中报道确诊的

病例不超过 25 例[16]；目前为止，最大的单中心经验是约翰·霍普金斯大学的 Galanis 与其同事报道 158 例 SCN 仅 1 例有浆液性囊腺癌表现，而另 1 例"局部侵袭性肿瘤"手术切除后 13 年发现转移灶[17]，158 例手术切除的 SCN 中有 2 例观察到侵袭性肿瘤。如有远处转移证据需要考虑罕见的浆液性囊腺癌的诊断，组织学上原发部位和胰外病变可与良性 SCN 鉴别，血管、神经浸润以及胃十二指肠侵犯，并不是诊断恶性 SCN 的必要条件[17,19]。

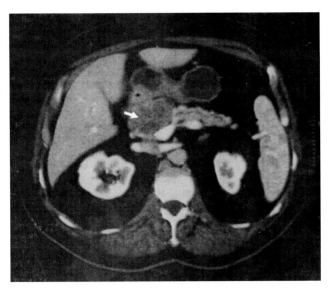
图 58-1   75 岁男性患者，肾结石检查时意外的发现：CT 显示胰头、颈部囊性肿瘤（小箭头所示），后行 PPPD 术、无术后并发症，病理显示为 6 cm 大无恶性证据的良性浆液性囊性肿瘤

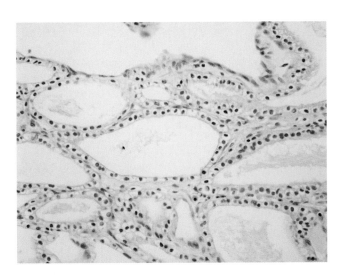
图 58-2   胰腺典型 SCN 显微照相的特征性表现有微囊内被覆单层立方上皮细胞、均匀一致的圆性核结构、透明细胞质。囊腔内包含浆液性囊液和少量细胞碎片

临床表现

SCN 多发生于 60 岁女性，男性患者年龄往往偏大。Bassi 与其同事总结 100 例 SCNs 患者，87 例为女性、平均年龄 52 岁[20]；男性患者 13 例，平均年龄 54 岁[20]。麻省总医院的另一项研究显示，75% SCN 患者为女性，出现症状时女性通常较男性年龄小（60 vs. 67 岁，$P=0.018$）[21]。约翰·霍普金斯大学 Galanis 研究与该结果相似，女性占 75%，显然在性别上无年龄差异[17]。

25% ～ 75% SCN 患者主要临床表现为腹痛[17,20-21]，14% ～ 22% 表现为体重减轻[17,20]，少数病人（10%）表现为腹部肿物或腹胀。侵袭性病变的典型的临床表现，如黄疸（6%）或者胰腺炎等，并不常见[17]。7% ～ 10% 的患者因上消化道压迫可出现恶心、呕吐等症状[20]。虽然 Le Borgne 与其同事观察 170 例患者腺体的大概分布（38% 位于头部，41% 位于体部，20% 位于尾部）[22]，习惯上认为 SCN 多发生于胰体尾部。令人惊奇的是，位于胰头较大的 SCN 不引起胆管或十二指肠梗阻，肿瘤生长缓慢、瘤体质软、并且缺乏浸润性行为。罕有的是发生于年老年患者的较大肿瘤，可有明显的腹胀症状，偶尔出现胃十二指肠梗阻、黄疸。

与胰腺 SCN 明显相关的一个临床疾病是 VHL 综合征，这种遗传多系统肿瘤综合征患者中 17% ～ 56% 可发生单纯性胰腺囊肿或者 SCN[23]。*VHL* 肿瘤抑制基因位于染色体 3p25，Vortmeyer 等 10 例散发性 SCN 患者中 7 例 3p25 缺失，认为 *VHL* 基因在 SCN 肿瘤形成中的作用，即使这些病人并无 VHL 综合征[24]。

诊断

如前所述，SCN 有典型的影像学表现（如图 58-1、58-3 所示），大多数表现为大量分界清的小囊性孤立性肿块，1/3 病例有中央、星型钙化瘢痕[22,25]。SCN 也可表现为少囊性或者单房性病变，而与其他胰腺囊性病变鉴别困难。Lee 与其同事报道了病理证实的 SCN 的 CT 诊断准确性[26]，放射学特征仅 36% 的单房性 SCN 修正诊断，而蜂窝状的或者多囊性 SCN 诊断率分别为 81% 和 88%（$P=0.005$），在其研究中 SCN 的 CT 诊断准确率为 71%。在 164 例经手术证实胰腺囊性病变患者中，28 例为 SCN，Shah 等认为预示为 SCN 诊断的 CT 表现有微囊表现（22/28，78%）、分叶样外观（25/28，89%）以及中央瘢痕（9/28，32%）[27]。

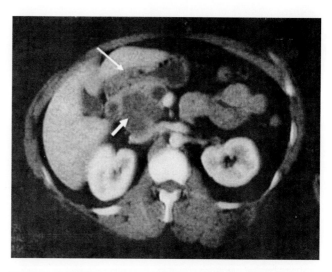

图 58-3　患者女性，47 岁，因腹痛发现胰头部的囊性病变（宽短箭头），肿块紧邻近端十二指肠和幽门部（细长箭头），需行经典胰十二指肠切除术完全切除肿瘤，术后病理显示为良性浆液性囊性肿瘤

通过 logistic 逐步回归分析，仅微囊样表现对 SCN 的诊断有意义（$P=0.0001$）。Bassi 与其同事[20] 的研究中，磁共振诊断符合率要高于 CT，CT 诊断准确率为 54%，不准确率为 34%，12% 未作出诊断，而磁共振分别为 74%、26%、0。

影像学诊断的局限性还需其他分析来弥补，常用的是 EUS-FNA 抽取囊肿液细胞学检查及生化检查。EUS-FNA 的风险及并发症相对较低，研究发现明显出血率低于 1%、囊内出血率达 6%[28]，囊内细菌接种感染率低于 1%[29]，胰腺炎发生率为 1% ～ 2%[30]。抽取的囊液中通常罕有细胞成分，可包含有针刺穿过胃部和肠黏膜时的柱状肠上皮细胞和黏蛋白，这可能混淆 SCN 的细胞学诊断。M.D. 安德森癌症中心的 Huang 等发现，21 例患者中仅 7 例可用细胞学独立诊断 SCN[31]；胞浆内糖原检测可增强 SCN 诊断的依据。Pausawasdi 等对最近的 317 例进行了 EUS 的胰腺囊肿患者的 10 年回顾性研究发现，无症状的小于 3 cm 的 SCN 患者在 28 个月内，肿瘤发展一致的稳定[32]。这个结果被其他超声内镜、影像学监测研究（通常使用 MRI 以避免放射暴露）所认同。

囊液分析可作为提高 EUS-FNA 准确率的一种辅助诊断（非细胞学）。由于缺乏与胰管的交通，SCN 囊液特征为低黏度、低淀粉酶含量[33]。CEA 水平低于 5 ng/ml，与其他胰腺囊性病变相鉴别其敏感性为 54% ～ 100%、特异性为 77% ～ 86%[34-35]，囊液 CA19-9 低于 37 U/L 和 CEA 低于 5 ng/ml 可排除

MCN 或 IPMN。

　　Allen 等最近报道采用开发的针对胰腺癌生物标记平板的囊液分析[35]，采用这种技术，能将三种胰腺囊肿（SCN，MCN 和 IPMN）的囊液内的蛋白表达的评估错误率降到 27%。而仅限于区分 SCN 与 IPMN 错误率仅为 8%，而单用 CEA 的错误率达 14%。蛋白质表达分析的最大作用在于鉴别胰头囊性病变，原因是绝大部分 MCN 发生于胰体尾部。但此方法昂贵，而对于提高诊断准确性改善较小。当具有代表性的影像学诊断足够令人信服时，单独 EUS 诊断是无必要的，但 EUS-FNA 能进一步明确诊断，尤其是对少囊性和单房性的 SCNs。

治疗

　　对于无症状的 SCN 病人随访观察是恰当的。当对于 SCN 已做出明确诊断后越来越多的患者可行连续性影像学随访（表 58-2），无需经典的病理学诊断。Bassi 与其同事随访 32 例 SCN 患者，中位随访时间 69 个月，未发现任何肿瘤恶变或者瘤体增大[20]。瘤体快速增大可能是恶变的表现，也是出现临床症状的可能。麻省总医院 Tseng 与其同事一份报告显示，大

于或等于 4 cm 的肿瘤与较小直径的 SCN 相比生长率较快（1.98 cm/y vs. 0.12 cm/y，P=0.0002）[21]；小于 4 cm 的肿瘤与大于或等于 4 cm 肿瘤相比不易出现临床症状（22% vs. 72%，P < 0.001）。这些学者建议即使无症状的大于或等于 4 cm 肿瘤也应手术切除。

　　如 SCN 的诊断不明确，手术方式可以遵照恶性或者潜在恶性胰腺肿瘤的切除原则（图 58-4）。标准术式包括包含囊性病变在内的胰体尾的远端胰腺切除或右侧病变的胰十二指肠切除术，上述术式可避免术后病理诊断为恶性肿瘤而手术切除范围不够大的风险。然而，如 SCN 术前诊断明确，或术中病理检查明确诊断（并非常规施行）可考虑非根治性切除。即使存在明显的胰瘘风险，SCN 摘除术技术上是可行的[36-37]。对于胰颈部 SCN 可行中段胰腺切除、远端胰胃吻合或 Roux-en-Y 胰肠吻合[38]。脾门易于分离的胰尾小囊性病变可行保留脾脏的远端胰腺切除；胰头病变最好采用 PPPD 而非更改为摘除术。对胰腺正常的病例，由于胰瘘的风险较高，行胰肠吻合时需更加小心；尽管目前保留十二指肠的胰头切除还未得到广泛应用，对此术式的热情较高[39]。SCN 完全切除且术后病理证实的患者，无需要连续的影像学随访。对

⊖ 表 58-2　SCN、MCN、IPMN 的特征及治疗

囊肿类型	特征表现	治疗[a]
浆液性囊肿（SCN）	●女性多于男性 ●孤立或多囊性 ●单层立方上皮细胞 ●囊液 CEA、淀粉酶较低 ●恶性罕见	●有症状 — 手术切除 ●大小稳定和无症状 — 监测 ●直径增大 — 考虑切除
黏液性囊肿（MCN）	●女性远多于男性 ●孤立或单房 ●高柱状上皮 ●内皮下卵巢样基质 ●囊液 CEA 高和 AMY 低 ●恶性潜能（腺瘤至癌演变）	●有症状 — 手术切除 ●无症状和大于 3 cm — 切除 ●无症状和小于 3 cm — 患者教育后监测或切除
胰腺导管内乳头状黏液性肿瘤（IPMN）	●性别分布无差异 ●患者年龄高于 SCN，MCN ●主胰管病变的胰腺炎发生率高于分支胰管变异型 ●高柱状上皮细胞合并不同程度异型增生 ●囊液 CEA 和 AMY 高 ●恶性潜能（腺瘤至癌演变）	●主胰管型 — 切除，术中胰管镜和对残存胰腺仔细检同时发生的肿瘤性病变 ●分支胰管型 　a. 有症状、≥ 3 cm、壁结节、细胞学阳性、快速生长、主胰管扩张或者年轻健康（小于 55 岁），手术切除 　b. 无症状、小于 3 cm、无壁结节、细胞学阴性、大小稳定、主胰管正常或高龄（大于 75 岁），观察随访。

注：[a] 手术指征必须综合考虑患者的健康状况、年龄、基础疾病、肿瘤位置和其他相关因素。此表根据 Jefferson Pancreas，Biliary and Related Cancer Center 的研究进行总结

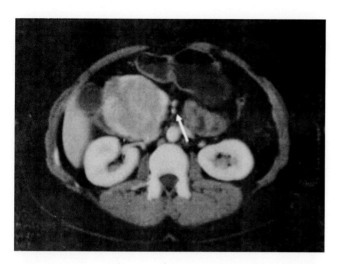

图 58-4 腹部 CT 显示，胰头部的较大实性肿物，扩展至肠系膜动静脉根部（箭头所示）。由于肿瘤表现为实性，所以考虑恶性可能。术中探查发现肿物呈局限性，与周围组织容易分离，行 PPPD 术，术后病理回报为 7 cm 浆液性囊肿

于未能切除的 SCN 应进行适当随访，自发现肿瘤起 2 年内，每 6 个月行 CT 或者 MRI 检查，此后每年行一次影像学检查较为合理[40]。

黏液性囊肿（MCN）

胰腺囊肿的诊断和疾病管理的进展主要关注于明显病理特征对 MCN 与其他囊性病变的鉴别诊断[41-42]。MCN 具有癌前和恶性病变行为，与 SCN 的良性病变对比鲜明。

与 SCN 一样，MCN 的诊断亦面临着挑战，但是由于二者临床性不同，其处理也存在很大不同。

MCN 占胰腺囊性肿瘤的 15% ～ 30%，目前 MCN 的分型已被详尽阐述[2,40,43]。1996 年 IPMN 的诊断标准发布之前，MCU 的临床分型已被提出。与其他囊性病变相比 MCN 的流行特点更加明显，原因是 IPMN 归为"黏液性肿瘤"。

病理特征

典型的 MCN 为球形、厚壁、隔膜样或单房囊肿，有产黏蛋白高柱状上皮伴有内皮下卵巢基质、细胞形态为含有稀疏的细胞质、狭长核的致密梭形细胞（图 58-5）。基质通常表达孕激素受体，几乎不表达雌激素受体，超过 60% 表达人绒毛膜促性腺素（HCG）[44]。WHO 和美国陆军病理学研究中心（AFIP）认为卵巢基质是 MCN 的诊断必要条件[41-42]。仙台共识指南亦指出卵巢样基质是诊断 MCN 的必备标准，

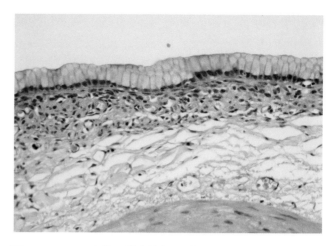

图 58-5 MCN 显著区别为均匀一致柱状上皮细胞（顶部）和其下卵巢基质（底部）

并且认为有助于是防止 IPMN 和 MCN 错误分型[14]。鉴于 MCN 与卵巢黏液性囊腺瘤在组织和免疫组化特点相似，推测 MCN 是胰腺内卵巢源性（或卵巢干细胞）来源的肿瘤。

MCN 表现为腺瘤 - 腺癌的连续特征，根据异型性的程度分为黏液性囊腺瘤、交界性病变、原位癌或侵袭性囊腺癌。被覆上皮非典型改变可为散落、稀疏，突然转变为正常黏膜等；MCN 分类依据高级别异型性，需要对全部病变行病理学检查[46-47]。MCN 内的侵袭性癌可为管状或导管样，也可能是破骨细胞样巨细胞的未分化癌[48]、腺鳞癌[49]、绒毛膜癌或高级别肉瘤[50]；MCN 中胶样癌极为罕见，而在 IPMN 中常见。

临床表现

鉴于必须有卵巢样基质存在，目前诊断的 MCN 患者几乎全部为女性[44-45,51-56]；此点以及通常缺乏和胰管交通是与 IPMN 相区分的独特表现。Crippa 与其同事通过 Verona 大学与麻省总医院的一项联合报告回顾性分析了 163 例符合 WHO 的诊断标准的 MCN 患者[55]，95%（155）患者是围绝经期女性；8 例为男性，且平均年龄大于女性（63 岁 vs. 44 岁，P=0.011）。胰体内肿瘤位置几乎都位于胰体尾部（97%），仅 5 例位于胰头部。回顾关于 MCN 的文献，研究者注意到依据标本中卵巢样基质的有无是诊断 MCN 的必要条件，Goh 等分析这些文献，发现卵巢基质在 MCN 中呈强阳性表达。99.7% 患者为女性，平均年龄为 47 岁（18 ～ 95 岁），95% 的肿瘤位于胰颈部左侧[57]；与此对比，此病理诊断标准出现之前，

MCN 患者通常为老年患者、男性居多，病变位于胰头频率超过 30%。

　　腹痛或肢部不适是最常见的症状，超过 70%[52-54]。9%～13% 患者曾有急性胰腺炎病史，与 IPMN 相比要少[4,52,55]。具有浸润性癌的 MCN 比非浸润型的肿瘤晚 11 年，表现这些肿瘤内进展至明显恶性需要较长时间[55]。

诊断

　　MCN 的大体形态具有一些明显的特征，影像学检查或术中较容易发现，通常为有分隔的囊肿、不规厚壁，此点于 CT、MRI 或者超声检查中很容易发现；囊腔中通常可见来源于上皮的乳头状突起，尤其见于薄层轴位 CT 或者内镜超声检查。少数 MCN 囊壁出现钙化，高度提示恶性肿瘤可能[58]；MCN 亦可表现为单房大囊肿，似胰腺假囊肿（图 58-6），区别之处在于 MCN 囊壁外无炎性改变、无胰腺炎病史，此二者为胰腺炎假性囊肿最常见的特点[7]。MRI、MRCP 可看到囊肿与胰管交通，是 MCN 与假性囊肿、IPMN 的鉴别要点，虽然亦存在 MCN 与胰管交通的罕见病例。

　　和 SCN 相似，决定 MCN 治疗方案的关键是明确病变是否为黏液性囊肿。MCN 囊液可含有较高水平 CEA 以及低水平淀粉酶；胰腺囊肿联合研究显示，MCN 囊液 CEA 水平高于 192 ng/ml 更有助于区分黏液性和非黏液性囊病变[25]。CEA 检测准确度（88/111，79%）高于 EUS 形态学或细胞学检查（P < 0.05）。没有一项联合检测能有如此高的准确度。CEA 水平高于 800 ng/ml 诊断 MCN 特异性为 98%，但敏感度仅为 48%[59]。Khalid 等研究者利用对囊液 DNA 分析诊断黏液性和恶性囊肿[60]，发现黏液性囊肿 K-ras 基因突变呈高度特异性（96%），但敏感度为 45%；考虑到病例选择偏倚，此研究高估了 DNA 分析诊断黏液性囊肿的价值[61]。影像学检查不能明显区分 SCN 和 MCN 且 CEA 水平不足以作出诊断时，K-ras 基因突变可提供辅助诊断信息。

治疗

　　Goh 与其同事综合这些文献，发现 10 项研究中的 MCN 都有明确的卵巢基质出现。344 例患者有 40 例浸润性癌、仅 1 例手术切除时小于 4.5 cm[57]。Crippa 与其同事认为与良性肿瘤相比，包含原位癌与浸润性癌的病变通常较大（中位直径 80 mm vs. 45 mm，P=0.0001），囊内结节多于乳头状突起（64.3% vs. 4.4%，P=0.0001），病理证实为癌的病变直径均大于 4 cm，或者术前影像学检查已发现结节。直径小于 3 cm 无症状、不伴有结节的 MCN 严密随访观察是更为合理的处理（图 58-2）。但是，Sawhney 与其同事通过因果分析提出质疑：单纯基于仙台共识标准[14] 的病变大小并不能做出对胰腺囊肿恶性有效预测[62]，认为之前的共识应谨慎使用，需联合囊肿大小和主胰管扩张大于 3 mm 等做出更为准确的诊断。

　　MCN 活检不能用来诊断病变恶性，原因是囊内浸润性组织分散和取材错误可导致活检结果出现阴性。由于 MCN 具有明显的恶变率和进展为恶性的潜能，有症状、大于 3 cm 和有结节或乳头的肿瘤均应手术切除。与 SCN 相同，肿瘤剜除对于适合的 MCN 病例是最有效方式[36-37,63]，但如 MCN 有侵袭病变时可能出现切缘不足的风险，而 SCN 切除术中无此风险；因此，单纯 MCN 剜除仅适用于小于 3 cm、胰腺外围、术中冰冻切片证实的高选择病例。同样，胰颈体部（中央胰腺切除）或胰尾部（保留脾的远端胰腺切除）胰腺区段切除应谨慎用于无侵袭性征象的选择病例。较大肿瘤（如浸润癌特征的 MCN）的高龄患者应行包含淋巴结清扫的规范胰腺切除。胰头部肿瘤应行胰十二指肠切除术，左侧胰腺肿瘤应行远端胰腺脾的整块切除。扩大淋巴结清扫不能明显改善胰腺导管癌患者局部表现或生存率，其对于胰腺囊性肿瘤治疗无明确的作用[64-65]。

　　良性或者非浸润性 MCN 的 5 年生存率达 100%，

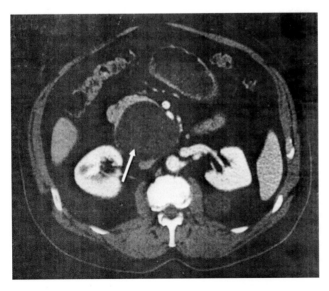

图 58-6   69 岁健康男性患者，常规体检触及腹部肿块，CT 检查为均一肿块、初步诊断为胰腺假性囊肿。行 PPPD 术，术后病理回报为 8.5 cm 的良性无恶变黏液性囊肿

而侵袭性黏液性囊腺癌则降为50% ~ 60%[55]（图58-7）。未完全切除的非侵袭性MCN可出现远期复发（永久性），并且失去治愈时机。

侵袭性黏液性囊腺癌辅助治疗研究较少并证明不能获益。一例个案报道描述新辅助放化疗和CEA监测治疗，但示未行前瞻性临床试验[66]。一些大宗病例研究中心准备借治疗胰腺导管腺癌的经验[67]对浸润性黏液性囊腺癌开展辅助治疗，无数据支持放疗的实用性。对于切除的侵袭性MCN患者，术后2年内应每6个月行磁共振检查，之后每年行1次检查更为合理[36]；非侵袭性MCN患者术后无需辅助治疗和连续影像学随访。

胰腺导管内乳头状黏液性肿瘤（IPMN）

之前认为IPMN病变多种多样，被认为是黏液性胰管扩张、导管内乳头状瘤病、或者导管内腺瘤或腺癌、导管内黏液分泌性肿瘤和导管内乳头黏液瘤。这种新病变最早的报道是Ohashi和Maruyama 1982年发表于日本文献[68]。描述了4例特点为与主胰管相

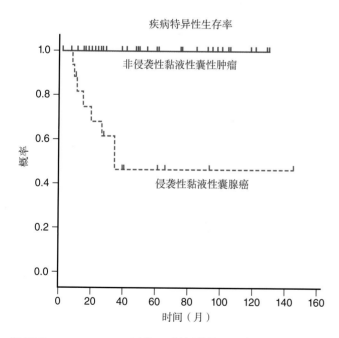

图58-7 Johns Hopkins医院61例侵袭性和非侵袭性MCN患者Kaplan-Meier生存曲线，两者的生存曲线有统计学差异（$P < 0.005$，log-rank检验）。侵袭性MCN 5年生存率约为50%（Reproduced，with permission，from Wilentz RE, et al. Pathologic examination accurately predicts prognosis in mucinous cystic neoplasms of the pancreas. *Am J Surg Pathol.* 1999；23：1320-1327.）

通、来源于并充满胰管系统大量黏液的恶性肿瘤；作者注意到与其他典型胰管侵袭性癌相比此类病人存活时间较长。后来多个学者连续报道完善了IPMN特征，这些初步观察准确地描述了经典的病例。

1996年，WHO正式将IPMN描述为一种具有明显特征的病变，并提出病理诊断标准[41]，主要特征是产生黏液的高柱状上皮细胞、主胰管或其分支胰管囊性变（图58-8）。最新修订的诊断标准依据不典型性改变的程度对非侵袭性IPMN分层，并且明确区分非侵袭性IPMN和浸润性癌。

病理特征

IPMN的组织学特征为胰管内黏液细胞增生形成乳头状和分泌的黏液引起胰管扩张（图58-9），囊肿一般是局部的、多中心的罕有侵及整个胰管系统。增生的黏液细胞可涉及主胰管（主胰管型）、局限于分支胰管（分支胰管型）、或者两种类型并存，3种不同大体类型的IPMN均可存在[69]。多数分支胰管型IPMN表现为面向基底核的苍白黏液高柱状细胞呈乳头状排列，此类型在主胰管型IPMN非乳头区域亦较常见、与胃黏膜相似，可有分散、MUC2染色的杯状细胞，此类型称为胃小凹型。多数主胰管型IPMN与结肠绒毛状腺瘤相似、有小肠分化的分子学特征，细胞均表达CDX2和MUC2[70]，此类型归类于绒毛-小肠型，乳头MUC5AC阳性。这些IPMN起源的癌为典型的胶样癌（图58-10），表达CDX2和MUC2、但不表达MUC1。小部分IPMN较为复杂，被覆有不表达CDX2和MUC2的立方细胞，这种类型称为胰胆型。大体上侵袭胰胆的癌通常为管状，结构上类似导管腺癌；侵袭性部分表达MUC1，不表达MUC2，通常于胃小凹型旁边可见绒毛-小肠型和胰胆型，但在同一IPMN中同时识别为绒毛-小肠型和胰胆型两种类型并不常见。

IPMN属于一种癌前病变，致癌作用和结肠癌的癌前病变相似[71]。IPMN腺瘤具有分泌黏液的高柱状上皮细胞高度分化特征（低级别异型增生），此病变通常少或无异型性增生。交界性IPMN（中级别异型增生）表现为中度上皮异型增生、失去极性、细胞核形态改变和假乳头形成（图58-11）。原位癌IPMN有重度异型改变，有乳头或微乳头，重度异型的病变失去分泌黏液的能力。IPMN组织学与胰腺导管内上皮瘤（PanIN）相似，和PanIN一样胰管内病变可显示为不同程度细胞异型性和恶变转化。IPMN的鉴别特

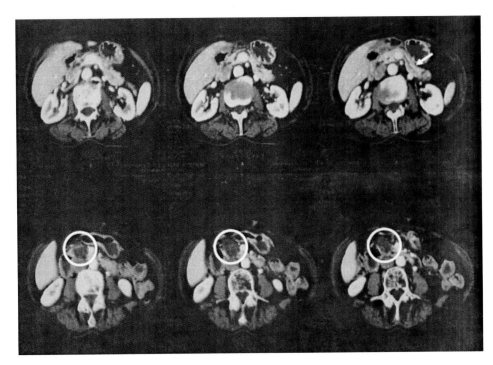

图 58-8　患者女性，80 岁，症状为腹部疼痛。行 PPPD 术，术后病理回报为 3.5 cm 的胰头部 IPMN，伴有一微小原位癌。腹部 CT 显示了 IPMN 的特征性病变，胰腺右侧多发性囊性肿块（圆圈所示），合并轻、中度胰管扩张（箭头所示）

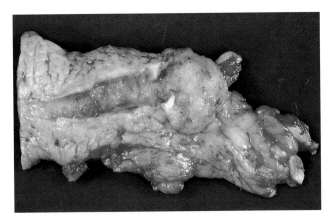

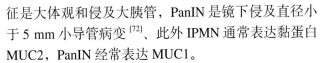

图 58-9　IPMN 的原位癌远端胰腺切除标本。可以看到肿块与扩张的主胰管的关系

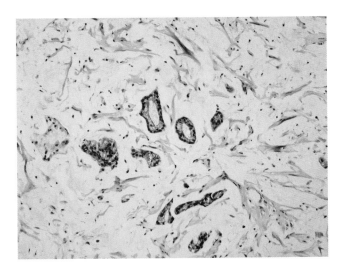

图 58-10　IPMN 胶样癌显微摄影，可见癌肿内大非蜂窝状特征和富含黏液

征是大体观和侵及大胰管，PanIN 是镜下侵及直径小于 5 mm 小导管病变 [72]、此外 IPMN 通常表达黏蛋白 MUC2，PanIN 经常表达 MUC1。

　　IPMN 具有对临床表现和病理学行为有较大影响的明显分子事件，与 PanIN 的导管内腺癌有较大区别。Iacobuzio-Donahue 与其同事描述了 79 例 IPMN 导管中抑癌基因 Dpc4 的完整正常表达 [73]，与此相反，胰腺癌中 Dpc4 未活化相对更特异，而其于侵袭

性和非侵袭性 IPMN 中均持续表达，证明病变起源与和 PanIN 导管内腺癌不尽相同。IPMN 亦有低水平 K-ras 和 p53 突变，而此突变在导管腺癌中通常较为常见 [74]。Fritz 与其同事最近报道与导管腺癌相比，高级别异型或侵袭性 IPMN 染色体 5q、6q、11q 的丢失较高 [75]，这些数据表明，IPMN 是一独特的胰腺肿瘤，

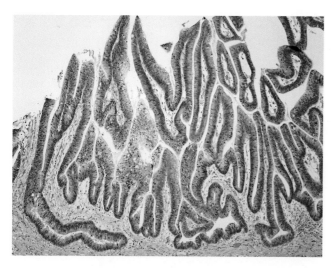

图 58-11　交界性 IPMN 特点的显微摄影，乳头突起被覆高柱状细胞、的上皮中度异型增生和多种细胞核形态的特征性改变

发病机制与 PanIN- 导管腺癌完全不同。

临床表现

IPMN 的生物学行为根据胰管系统内分布的病变分类一致。主胰管型和主胰管合并分支胰管型 IPMN 更易出现临床症状，而断层影像学检查更易发现严格分支胰管型囊性肿瘤通常无症状 [76]。主胰管型 IPMN 通常更易合并胰腺炎，可能的原因是分泌的黏液阻塞壶腹部。Salvia 与其同事报道的麻省总医院和 Verona 大学的一项联合研究显示，140 例主胰管型 IPMN 患者 23% 患有急性胰腺炎 [77]。

IPMN 的性别差异不大，一些研究中发现中年男性患者居多；IPMN 患者年龄往往偏大，平均年龄为 65 岁，相比之下，MCN 主要为围绝经期患者。与 MCN 类似，IPMN 往往年龄越大，恶性可能性越大，可能与腺瘤 - 癌的转变需较长时间有关。主胰管型 IPMN 的恶性可能性更大，值得注意的是，恶性 IPMN 更易出现导管腺癌典型的梗阻性黄疸和体重减轻等临床表现 [5,57]。

IPMN 出现胰管腺癌症状预示着腺体同时或异时发生了癌。多个研究证明胰腺各个部位均可发生侵袭性导管腺癌、而与近 10% IPMN 的囊性肿瘤位置明显不同 [40,78-79]。Ingkakul 与其同事最近通过多元变量分析发现，糖尿病恶化 [OR 15.73（95% CI：4.40 ~ 56.25）；P < 0.001]、CA19-9 水平异常 [（OR 3.70（95% CI：1.19 ~ 11.48）；P=0.024] 是 IPMN 恶变为导管腺癌的独立因素 [79]。纪念 Sloan-Kettering 癌症中心 Allen 等通过旨在寻求胰腺囊性病变手术切除

的研究中 [40]，无症状、小于 2.5 cm、无分隔或实性成分的囊性肿瘤经过长时间随访，369 例中 28 例最初采取保守治疗，直至肿瘤增大才行手术切除；28 例中 11 例（38%）最后确诊为恶性；其中 3 例为囊性神经内分泌肿瘤、8 例为导管腺癌。进一步回顾分析 8 例导管腺癌，发现癌肿位于最初发现的囊肿邻近位置；此研究表明，观察胰腺囊肿需要顾及到整个胰腺。另外，IPMN 胰腺外恶性肿瘤的发生率亦增高，比如 IPMN 病人中表现出 Barrett 黏膜和胃腺癌的特征性改变。

诊断

以前 CT 扫描（包括其所有新技术以及多探头）是胰腺影像检查首要方法，但是随着 MRI 的应用，尤其是 MRCP 可用于更彻底地鉴别 IPMN。IPMN 特征性表现为主胰管或者分支胰管扩张的囊性肿块、囊内可见息肉状突起（壁结节），近一半 IPMN 位于胰头，亦可见于胰腺其他任何部位或者弥漫性分布于整个胰腺。目前 MRCP 是最合适的检查方法，不仅能分辨出息肉突起、发现胰管系统与囊肿交通、并可评估胰管扩张程度 [82]。由于 MRCP 的无创性、不需要镇静药物、无 ERCP 胰腺炎和穿孔的风险，MRCP 已大部分代替 ERCP。

随着对无症状和观察的分支型胰管 IPMN 的重视，研究影像学试图寻找切除术后病理证实的侵袭性癌术前影像学检查的特征。恶性所表现出的影像学特征，包括囊肿大小（直径≥ 30 mm、40 mm、50 mm）、主胰管型 IPMN，主胰管扩张≥ 10 mm 或 15 mm、乳头扩张、壁结节（大小等于 3 mm、5 mm 或 10 mm）、胆总管扩张≥ 15 mm、实性肿物、病变部位胰腺周围异常减弱 [82-90]。意大利 Verona 的 Salvia 与其同事注意到对 121 例分支胰管型 IPMN 随访（最大囊肿的中位直径为 1.7 cm）超过 40 个月 [91]，均未行手术治疗，全部存活，且无明显症状。因此，对于分支胰管型 IPMN 患者保守治疗的作用是明确的且无需另外的担忧。

EUS 可以提供 IPMN 手术治疗或者保守治疗选择的信息。Ohno 等发现，EUS 发现乳头状壁结节或结节呈现浸润性成分时预测的敏感度为 60%，特异性为 93%，准确度为 76% [92]。若无其他证据证明为恶性的分支胰管型 IPMN，EUS-FNA 可作为是否手术的重要参考。Marie 与其同事发现，IPMN 囊性组织中联合检测 CEA 水平低于 200 ng/ml 和 CA 724 高于 40 U/ml

时有 96% 的阴性恶性预测价值 [93]。

治疗

日本胰腺学会从其 98 个会员的 1379 例 IPMN 的多中心、回顾性研究发现良性 IPMN 的病理特征 [腺瘤（伴有低级别异型增生）交界性病变（中级别异型增生）；n=564]，而与包含有明确腺癌的肿瘤相比具有明显地不同（n=445）[85]。与非癌组患者相比，腺癌患者年龄更大（67 岁 vs. 65 岁，P=0.0002）、多有症状（49% vs. 35%，P < 0.0001）；与分支胰管型相比，癌更易发生于主胰管型或混合型 IPMN（发生率分别为 60%，65%，和 30%，P < 0.001）；术前影像学及术后病理均诊断为腺癌病变与良性囊肿相比，壁结节发生率（63% 和 28%）、大小分别为 12 mm 和 5 mm（P 值均小于 0.0001），伴有癌肿的分支胰管型 IPMN 的瘤体平均大小大于不伴有癌肿的分支胰管型 IPMN（35 mm vs. 28 mm，P < 0.0001）。

基于早期的报告数据，国际胰腺病学联盟 2004 年于日本仙台会议达成共识。于 2006 年出版指南，成为 IPMN 疾病治疗和管理的基准 [14]。指南建议主胰管型 IPMN 和主胰管扩张 ≥ 10 mm、有壁结节或细胞学检查阳性的混合型，以及可接受的生存期望患者均建议手术切除，所有有症状 IPMN 应行预防切除。建议是基于有症状或主胰管型 IPMN 存在癌变的风险而提出。直径 < 30 mm、无壁结节或者主胰管扩张的分支型 IPMN，认为是低度潜在恶性，可行仔细观察及随访。随访发现出现临床症状、囊肿增大超过 30 mm、FNA 细胞学检测阳性或出现、出现或壁结节增大、主胰管扩张 ≥ 6 mm，均应考虑预防性手术治疗。

仙台会议指南发布后，随后许多文献验证指南的准确性，尤其是对无症状分支而观察的胰管型 IPMN。Pelaez-Luna 与其同事分析 147 例分支胰管型 IPMN，其中 66 例诊断后即行手术治疗，81 例经长时间随访（其中 11 例于随访期间行手术治疗）[94]，符合仙台共识手术标准切除患者中有 15%（9/61）术后病理诊断为癌，而 16 例未达成共识指征而切除者无 1 例为恶性肿瘤（P=0.1）。预测为癌而切除的单个指南指征的敏感性、特异性、阳性预测值、阴性预测值分别为 100%、23%、14% 和 100%。

多个研究表明，壁结节是发展为癌的风险预测因子，而进行性胰管扩张的预测价值存在争议。Schmidt 与其同事鉴别了 103 例分支胰管型 IPMN[95]，20 例恶性病变的平均大小为 2.0 cm ± 0.1 cm，而非恶性者为 2.2 cm ± 0.1 cm，认为单纯的肿瘤大小并非肿瘤恶性的充分预测因子；多变量分析发现，仅壁结节、非典型病理等可以预测恶性可能。Tanno 等前瞻性研究了经 CT、MRI 或 EUS 证实的 82 例分支胰管型 IPMN 的平坦性病变 [96]，11%（9/82）平均随访 59 个月表现出囊性病变逐渐增大，从中筛选出 6 例定期随访、3 例行手术切除，术后发现 2 例为腺瘤、1 例为交界性 IPMN，4 例（5%）平均随访 105 个月出现壁结节、全部手术切除，有 3 例为腺瘤、第 4 例为原位癌；82 例中的 69 例（84%）平均随访 57 个月，扩张的分支胰管并未发现变化。

日本九州大学最近试图确定囊肿大小是否能预示着分支胰管型 IPMN 恶性潜能 [97]，从其 10 年内壁结节分支胰管型 IPMN 的 170 例患者中研究，73 例手术切除：26 例病人 < 30 mm、47 例肿瘤直径 > 30 mm，所有非侵袭性（n=5）和非侵袭性（n=1）恶性的 IPMN 大于或等于 30 mm。在另一个类似报道中，Salvia 等随访了 89 例直径 ≤ 3.5 cm 的分支胰管型 IPMN 患者，中位随访时间为 32 个月 [98]。5 例（5.6%）表现为囊性病变直径增大，但切除术后标本病理检查未诊断为癌。很明显，长期随访需要确定不符合仙台共识手术治疗指征的患者是否有明确的恶变证据；可能的预期是增加了解和随访中出现的仙台共识的准确性问题。

大多数研究，尤其是对 IPMN 的前瞻性研究，均证明小于 30 mm 的扁平分支胰管型 IPMN 发展成为恶性肿瘤的可能性较低。高危因素（囊壁结节、主胰管扩张或细胞学检查阳性）对于最终发现恶性肿瘤有指导意义。EUS 和细胞学标本检测一样，是发现壁结节的重要辅助手段；一些学者坚持认为任何囊性病变均需定期行 EUS 随访。作者倾向于应用 MRI 或 MRCP 连续监测较小的分支胰管型 IPMN（< 3 cm），因其为无创手段（对于 EUS 而言），且可避免辐射（对于 CT 而言）。

考虑到侵袭性成分的 IPMN 手术后有良好的预后。因此，需要尽可能地早期发现 IPMN 的恶性倾向（图 58-12）。Schnelldorfer 与其同事发现，非侵袭性 IPMN 行胰腺切除的术后生存时间与队列匹配的导管腺癌切除术后的生存时间大致相同（中位生存时间，32 个月 vs. 21 个月；5 年生存率 31% vs. 24%；P=0.26）[99]。其他研究表明，无淋巴结转移的非侵袭性 IPMN 的生存率非常好，而有淋巴结转移侵袭性 IPMN 的生存率与有淋巴结转移胰腺导管腺癌的生存率大致相同[5]，虽然侵袭性癌的生存率较差，但手术依然是最好治疗。Swartz 等最近报道，对浸润性 IPMN 行辅助放化疗使侵袭性 IPMN 获得较大的治疗调整，而使胰十二指肠切除术的相对风险降低57% 的死亡率[100]，此研究对存在淋巴结远处转移或者可从手术获益的患者非常有意义。

仙台共识指南使手术切除怀疑恶性病变的 IPMN

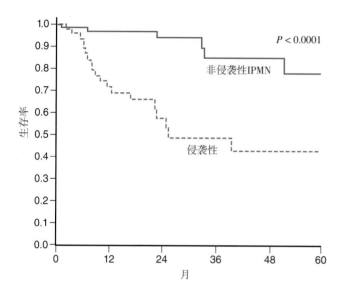

图 58-12　Johns Hopkins 医院的 84 例非侵袭性和侵袭性 IPMN 患者术后 Kaplan-Meier 生存曲线（1987-2003），非浸润性 IPMN 患者生存率更高（$P < 0.0001$）（From Sohn TA, et al. Intraductal papillary mucinous neoplasms of the pancreas: an updated experience. *Ann Surg*.2004；239：788-797.）

治疗发挥出优势。目标性胰腺切除，胰十二指肠切除术或者远端胰腺加脾整块切除，由于遵循肿瘤手术原则被广泛推崇。许多肿瘤中心都推荐行胰腺切缘冰冻检查，以保证二次切除可以完全清除微小的胰腺切缘恶性病变，有时甚至需要行全胰腺切除以保证切缘阴性。由于跳跃性病变切缘阴性并不意味着残存胰腺无肿瘤的存在。日本东京 Nara 等分析连续 130 例手术切除 IPMN 的边缘组织冰冻病理检查[101]，大部分病例最初的边缘冰冻病理未发现肿瘤，而 29 例附加胰腺切除者则有"阳性"发现（12 例低级别或中度异型增生，10 例高级别异型增生，1 例发现漂浮癌细胞，6 例为侵袭性癌），大部分复发患者因需要切除胰腺切缘的远处转移肿瘤（腹膜、肝和淋巴结）而再次手术，对此类患者再次手术切除冰冻活检阳性的真正价值产生了疑问。以彻底清除所有异型增生上皮为目的的全胰切除术甚至预防性全胰切除术，其实施原则尚存争议，值得注意的是，Sohn 与其同事对 84 例非侵袭性 IPMN 分析发现，7 例于胰腺残端发现肿瘤复发；所以，即使手术切缘阴性，亦不能放弃对胰腺残端的长期观察随访，最好每年行一次磁共振或者 MRCP 检查。

少见的胰腺囊性肿瘤

实性假乳头状肿瘤（实性和乳头状肿瘤）

　　此类罕见的胰腺肿瘤具有以下特征，女男比为

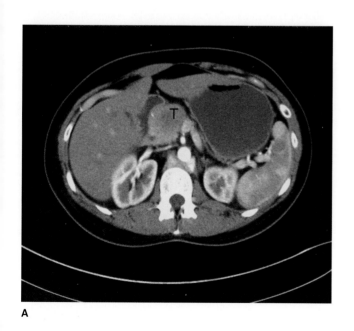

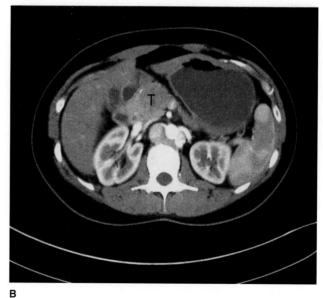

图 58-13　患者女性，29 岁，腹部 CT 下可见胰腺右侧实性和乳头状肿物。A. 肿物位于十二指肠圈（T）；B. 肿瘤压迫（T）使肠系膜上静脉（SMV）变形，行 PPPD，包括切除近端胰腺，将肿瘤从 SMV、门静脉上分离，未切除静脉

10：1，多发生于 20 岁或 30 岁（平均年龄 22 岁，年龄范围为 2 ～ 85 岁）。临床表现常为腹痛或触及腹部肿物，瘤体可较大、回顾研究的平均数值为 6.1 cm（0.5 ～ 34.5 cm）[102]。CT 下肿瘤呈界限清晰、出血或坏死的低密度病灶（图 58-13），肿瘤通常于胰腺各个部位发生。大部分肿瘤有 β- 链蛋白突变、表达雌激素受体和半乳糖凝集素 -3 染色的 β 亚型[103]。虽然大部分肿瘤为良性，但一些病变认为为低度恶性，伴有周边组织局部浸润或者远处转移（大概为 15% ～ 20%）。外科手术是治疗原发和远处转移灶的首要选择，完整切除肿瘤后的 5 年生存率超过 96%。

囊性神经内分泌肿瘤

神经内分泌肿瘤表现为部分或完全囊性成分的情况较少见。胰腺囊肿合作研究发现，341 例囊性肿瘤中仅诊断 5 例。EUS-FNA 组织免疫组化染色发现内分泌标志物可以确诊[106]。麻省总医院对 30 年 170 例胰腺神经内分泌肿瘤 手术患者进行回顾性分析发现，29 例确诊囊性神经内分泌囊肿[107]，10 例（34%）囊性病变为单纯囊肿，19 例（66%）为部分囊肿。与实性神经内分泌肿瘤相比，囊性神经内分泌肿瘤通常较大（49 mm vs. 23.5 mm，P < 0.05）、更易出现症状（73% vs. 45%，P < 0.05），大多数无功能（80% vs. 50%，P < 0.05），而远处转移、侵袭性、生存率（5 年 87% vs. 77%，P=0.38）与实性神经内分泌肿瘤相同。因此，这类病变切除后有较好的预后，对于适当的病例应采取积极的治疗和与实性神经内分泌肿瘤一样的手术技术。

囊性腺泡细胞肿瘤

胰腺腺泡细胞癌属于罕见肿瘤，最近登记的文献和多中心连续研究已对此疾病有较清晰的认识[108-109]。男女比例为 2：1，男性多发，虽然大部分病人为进展期，但阶段特异性生存率优于胰腺导管腺癌[108]。腺泡细胞囊肿偶尔表现为胰管内乳头样突起、乳头样囊肿生长和出现疑似 IPMN 的囊性成分。绝大多数此类肿瘤（可达 40%）同时伴内分泌功能[109]。导管内生长腺泡细胞肿瘤与典型腺泡细胞癌相比，临床表现更明显，更易堵塞胰腺管引起胰腺炎。胰蛋白酶或糜蛋白酶免疫组化染色发现，嗜酸性颗粒细胞胞质可对此病作出诊断。

胰管囊性变性导管腺癌

虽不是真正的独立病变，但胰腺导管腺癌表现为囊性病的特征，因此所有囊性病变至少应考虑可能为胰腺导管腺癌，直至其他诊断明确。Fernandez-del Castillo 与其同事对有症状、偶然发现胰腺囊肿的回顾比较，发现 9% 有症状的病变和 2% 偶然发现的病变合并有胰腺导管腺癌[43]，至少 8% 患者因腺癌肿块堵塞胰管造成潴留性囊肿[110]。

参考文献

1. Kimura W, et al. Analysis of small cystic lesions of the pancreas. *Int J Pancreatol*. 1995;18:197–206.
2. Spinelli KS, et al. Cystic pancreatic neoplasms: observe or operate. *Ann Surg*. 2004;239:651–657.
3. Allen PJ, et al. A selective approach to the resection of cystic lesions of the pancreas. *Ann Surg*. 2006;244:572–582.
4. Wada K, et al. Outcomes following resection of invasive and noninvasive papillary mucinous neoplasms of the pancreas. *Am J Surg*. 2005;189:632–636.
5. Sohn TA, et al. Intraductal papillary mucinous neoplasms of the pancreas: an updated experience. *Ann Surg*. 2004;239:788–797.
6. Weinberg BM, et al. Asymptomatic pancreatic cystic neoplasms: maximizing survival and quality of life using Markov-based clinical nomograms. *Gastroenterology*. 2010;138:531–540.
7. Cannon JW, et al. Diagnosis and management of pancreatic pseudocysts: what is the evidence? *J Am Coll Surg*. 2009;209:385–393.
8. Mosetti MA, et al. Autosomal dominant polycystic kidney disease: MR imaging evaluation using current techniques. *J Magn Reson Imaging*. 2003;18:210–215.
9. Berrocal T, et al. Pancreatic cystosis in children and young adults with cystic fibrosis: sonographic, CT and MRI findings. *AJR Am J Roentgenol*. 2005;184:1305–1309.
10. Delman KA, et al. Abdominal visceral lesions in von Hippel-Lindau disease: incidence and clinical behavior of pancreatic and adrenal lesions at a single center. *World J Surg*. 2006;30:665–669.
11. Hough DM, et al. Pancreatic lesions in von Hippel-Lindau disease: prevalence, clinical significance and CT findings. *AJR Am J Roentgenol*. 1994;162:1091–1094.
12. Capitanich P, et al. Lymphoepithelial cysts of the pancreas: case report and review of the literature. *J Gastrointest Surg*. 2004;8:342–345.
13. Kloppel G, et al. Histological typing of tumors of the exocrine pancreas. In: *World Health Organization. International Histologic Classification of Tumors*. Berlin, Heidelberg, New York: Springer;1996.
14. Tanaka M, et al. International consensus guidelines for management of intraductal papillary mucinous neoplasms and mucinous cystic neoplasms of the pancreas. *Pancreatology*. 2006;6:17–32.
15. Aaltonen LA, et al. Pathology and genetics of tumours of the digestive system. In: *World Health Organization Classification of Tumours*. Lyon, Oxford, England: IARC Press, Oxford University Press (distributor); 2000:314.
16. Friebe V, et al. Serous cystadenocarcinoma of the pancreas: management of a rare entity. *Pancreas*. 2005;31:182–187.
17. Galanis C, et al. Resected serous cystic neoplasms of the pancreas: a review of 158 patients with recommendations for treatment. *J Gastrointest Surg*. 2007;11:820–826.
18. George DH, et al. Serous cystadenocarcinoma of the pancreas: a new entity? *Am J Surg Pathol*. 1989;13:61–66.
19. Hruban RH, et al. Atlas of tumor pathology. *Tumors of the Pancreas*. 4th ed. Washington, DC: American Institute of Pathology; 2006.
20. Bassi C, et al. Management of 100 consecutive cases of pancreatic serous cystadenoma: wait for symptoms and see at imaging or vice versa? *World J Surg*. 2003;27:319–323.
21. Tseng JF, et al. Serous cystadenoma of the pancreas: tumor growth rates and recommendations for treatment. *Ann Surg*. 2005;242:413–419.
22. Le Borgne, J et al. Cystadenomas and cystadenocarcinomas of the pancreas:

multiinstitutional retrospective study of 398 cases. French Surgical Association. *Ann Surg.* 1999;230:152–161.

23. Lonser RR, et al. von Hippel-Lindau disease. *Lancet.* 2003;361:2059–2067.

24. Vortmeyer AO, et al. Allelic deletion and mutation of the von Hippel-Lindau (VHL) tumor suppressor gene in pancreatic microcystic adenomas. *Am J Path.* 1997;151:951–956.

25. Brugge WR, et al. Diagnosis of pancreatic cystic neoplasms: a report of the cooperative pancreatic cyst study. *Gastroenterology.* 2004;126:1330–1336.

26. Lee SE, et al. The morphological classification of a serous cystic tumor (SCT) of the pancreas and evaluation of the preoperative diagnostic accuracy of computed tomography. *Ann Surg Oncol.* 2008;15:2089–2095.

27. Shah AA, et al. Predictive value of multi-detector computed tomography for accurate diagnosis of serous cystadenoma: radiologic-pathologic correlation. *World J Gastroenterol.* 2009;15:2739–2747.

28. Shah JN, et al. Minimizing complications of endoscopic ultrasound and EUS-guided fine needle aspiration. *Gastrointest Endosc Clin N Am.* 2007;17:129–143.

29. Jacobson BC, et al. ASGE guideline: the role of endoscopy in the diagnosis and management of cystic lesions and inflammatory fluid collections of the pancreas. *Gastrointest Endosc.* 2005;61:363–370.

30. Lee LS, et al. EUS-guided fine needle aspiration of pancreatic cysts: a retrospective analysis of complications and their predictors. *Clin Gastroenterol Hepatol.* 2005;3:231–236.

31. Huang P, et al. Fine-needle aspiration of pancreatic serous cystadenoma: cytologic features and diagnostic pitfalls. *Cancer Cytopathol.* 2006;108:239–249.

32. Pausawasdi N, et al. Long-term follow-up of patients with incidentally discovered pancreatic cystic neoplasms evaluated by endoscopic ultrasound. *Surgery.* 2010;147:13–20.

33. Hammel P, et al. Preoperative cyst fluid analysis is useful for the differential diagnosis of cystic lesions of the pancreas. *Gastroenterology.* 1995;108:1230–1235.

34. Fossard JL, et al. Performance of endosonography-guided fine needle aspiration and biopsy in the diagnosis of pancreatic cystic lesions. *Am J Gastroenterol.* 2003;98:1516–1524.

35. Allen PJ, et al. Pancreatic cyst fluid protein expression profiling for discriminating between serous cystadenoma and intraductal papillary mucinous neoplasm. *Ann Surg.* 2009;250:754–760.

36. Talamini M, et al. Cystadenomas of the pancreas: is enucleation an adequate operation? *Ann Surg.* 1998;227:896–903.

37. Ge C, et al. Enucleation of pancreatic cystadenomas. *J Gastrointest Surg.* 2010;14:141–147.

38. Shikano T, et al. Middle pancareatectomy: safety and long-term results. *Surgery.* 2010;147:21–29.

39. Berger, et al. Duodenum-preserving total pancreatic head resection for cystic neoplastic lesions in the head of the pancreas. *J Hepatobiliary Pancreat Surg.* 2008;15:149–156.

40. Allen PJ, et al. A selective approach to the resection of cystic lesions of the pancreas: results from 539 consecutive patients. *Ann Surg.* 2006;244:572–582.

41. Kloppel G, et al. Histological typing of tumours of the exocrine pancreas. In: World Health Organization Histological Classification of Tumours. 2nd ed. Berlin, Germany: Springer-Verlag; 1996.

42. Solcia E, et al. Tumors of the pancreas. In: Rosai J, Sorbin L, eds. *Atlas of Tumor Pathology.* 3rd ed. Washington, DC: Armed Forces Institute of Pathology; 1997:131–144.

43. Fernandez-del Castillo C, et al. Incidental pancreatic cysts: clinicopathologic characteristics and comparison with symptomatic patients. *Arch Surg.* 2003;138:427–430.

44. Izumo A, et al. Mucinous cystic tumors of the pancreas: immunohistochemical assessment of the "ovarian-type stroma." *Oncol Rep.* 2003;10:515–525.

45. Zamboni G, et al. Mucinous cystic tumors of the pancreas: clinicopathologic features, prognosis, and relationship to other mucinous cystic tumors. *Am J Surg Pathol.* 1999;23:410–422.

46. Wilentz RE, et al. Mucinous cystic neoplasms of the pancreas. *Semin Diagn Pathol.* 2000;17:31–43.

47. Sarr MC, et al. Clinical and pathological correlation of 84 mucinous cystic neoplasms of the pancreas: can one reliably differentiate benign from malignant (or premalignant) neoplasms? Ann Surg. 2000;231:205–212.

48. Sarnaik AA, et al. Osteoclast-like giant cell tumor of the pancreas associated with a mucinous cystadenocarcinoma. *Surgery.* 2003;133:700–701.

49. Campman SC, et al. Adenosquamous carcinoma arising in a mucinous cystadenoma of the pancreas. *J Surg Oncol.* 1997;64:159–162.

50. van den Berg W, et al. Pancreatic mucinous cystic neoplasms with sarcomatous stroma: molecular evidence for monoclonal origin with subsequent divergence of the epithelial and sarcomatous components. *Mod Pathol.* 2000;13:86–91.

51. Khalifeh I, et al. Villous-intestinal differentiation and progression to colloid carcinoma, characteristic of a major subset of IPMNs, are not features of mucinous cystic neoplasms. *Mod Pathol.* 2005;18:281A.

52. Thompson LD, et al. Mucinous cystic neoplasm (mucinous cystadenocarcinoma of low-grade malignant potential) of the pancreas: a clinicopathologic study of 130 cases. *Am J Surg Pathol.* 1999;23:1–16.

53. Kosmahl M, et al. Cystic neoplasms of the pancreas and tumor-like lesions with cystic features: a review of 418 cases and a classification proposal. *Virchows Arch.* 2004;445:168–178.

54. Reddy RP, et al. Pancreatic mucinous cystic neoplasm defined by ovarian stroma: demographics, clinical features, and prevalence of cancer. *Clin Gastroenterol Hepatol.* 2004;2:1026–1031.

55. Crippa S, et al. Mucinous cystic neoplasm of the pancreas is not an aggressive entity: lessons from 163 resected patients. *Ann Surg.* 2008;247:571–579.

56. Crippa S, et al. Mucin producing neoplasms of the pancreas: an analysis of distinguishing clinical and epidemiologic characteristics. *Clin Gastroenterol Hepatol.* 2010; 8;213–219.

57. Goh B, et al. A review of mucinous cystic neoplasms of the pancreas defined by ovarian-type stroma: clinicopathological features of 344 patients. *World J Surg.* 2006;30:2236–2245.

58. Warshaw AL, et al. Cystic tumors of the pancreas: new clinical, radiologic and pathologic obsevations in 67 patients. *Ann Surg.* 1990;212:432–443.

59. van der Waaij LA, et al. Cyst fluid analysis in the differential diagnosis of pancreatic cystic lesions: a pooled analysis. *Gastrointest Endosc.* 2005;62:383–389.

60. Khalid A, et al. Pancreatic cyst fluid DNA analysis in evaluating pancreatic cysts: a report of the PANDA study. *Gastrointest Endosc.* 2009;69:1095–1102.

61. Anderson MA, et al. PANDA cyst-fluid analysis: eats, shoots and leaves? *Gastrointest Endosc.* 2009;69:1103–1105.

62. Sawhney MS, et al. International consensus guidelines for surgical resection of mucinous neoplasms cannot be applied to all cystic lesions of the pancreas. *Clin Gastroenterol Hepatol.* 2009;7:1373–1376.

63. Kiely JM, et al. Cystic pancreatic neoplasms: enucleate or resect? *J Gastrointest Surg.* 2003;7:890–897.

64. Yeo CJ, et al. Pancreaticoduodenectomy with or without distal gastrectomy and extended retroperitoneal lymphadenectomy for periampullary adenocarcinoma, part 2: randomized controlled trial evaluating survival morbidity and mortality. *Ann Surg.* 2002;236:355–366.

65. Yeo CJ, et al. Pancreaticoduodenectomy with or without extended retroperitoneal lymphadenectomy for periampullary adenocarcinoma: comparison of morbidity and mortality and short-term outcome. Ann Surg. 1999;229:613–622.

66. Wood D, et al. Cystadenocarcinoma of the pancreas: neo-adjuvant therapy and CEA monitoring. *J Surg Oncol.* 1990;43:56–60.

67. Neoptolemos JP, et al. A randomized trial of chemoradiotherapy and chemotherapy after resection of pancreatic cancer. *N Engl J Med.* 2004; 350:1200–1210.

68. Ohashi K, et al. Four cases of mucin-producing cancer of the pancreas on specific findings of the papilla of Vater. *Prog Dig Endoscopy.* 1982;20:348–351.

69. Basturk O, et al. Pancreatic cysts: pathologic classification, differential diagnosis, and clinical implications. *Arch Pathol Lab Med.* 2009;133:423–438.

70. Adsay NV, et al. Pathologically and biologically distinct types of epithelium in intraductal papillary mucinous neoplasms: delineation of an "intestinal" pathway of carcinogenesis in the pancreas. *Am J Surg Pathol.* 2004;28:839–848.

71. Kloppel G, et al. Pathology and genetics of tumours of the digestive system. *World Health Organization Classification of Tumours.* Lyon, France: IARC Press; 2000.

72. Hruban RH, et al. An illustrated consensus on the classification of pancreatic intraepithelial neoplasia and intraductal papillary mucinous neoplasms. *Am J Surg Pathol.* 2004;28:977–987.

73. Iacobuzio-Donahue CA, et al. DPC-4 protein is expressed in virtually all human intraductal papillary mucinous neoplasms of the pancreas: comparison with conventional ductal adenocarcinomas. *Am J Pathol.* 2000;157:755–761.

74. Adsay NV, et al. Intraductal papillary mucinous neoplasms of the pancreas: pathology and molecular genetics. *J Gastrointest Surg.* 2002; 6:656–659.

75. Fritz S, et al. Global genomic analysis of intraductal papillary mucinous neoplasms of the pancreas reveals significant molecular differences compared to ductal adenocarcinoma. *Ann Surg.* 2009;249: 440–447.

76. Bournet B, et al. Clinical fate of branch duct and mixed forms of intraductal papillary mucinous neoplasia of the pancreas. *J Gastro Hepatol.* 2009;24:1211–1217.

77. Salvia R, et al. Main-duct intraductal papillary mucinous neoplasms of the pancreas: clinical predictors of malignancy and long-term survival following resection. *Ann Surg.* 2004;239:678–685.

78. Tanno S, et al. Pancreatic ductal adenocarcinomas in long-term follow-up patients with branch duct intraductal papillary mucinous neoplasms. *Pancreas.* 2010;39:36–40.

79. Ingkakul T, et al. Predictors of the presence of concomitant invasive ductal carcinoma in intraductal papillary mucinous neoplasm of the pancreas. *Ann Surg.* 2010;251:70–75.

80. Ishida M, et al. Synchronous and metachronous extrapancreatic malignant neoplasms in patients with intraductal papillary-mucinous neoplasm of the pancreas. *Pancreatology.* 2008;8:577–582.

81. Reid-Lombardo KM, et al. Frequency of extrapancreatic neoplasms in intraductal papillary mucinous neoplasm of the pancreas: implications for management. *Ann Surg.* 2010;251:64–69.

82. Irie H, et al. MR cholangiopancreatographic differentiation of benign and malignant intraductal mucin-producing tumors of the pancreas. *AJR Am J Roentgenol.* 2000;174:1403–1408.

83. Sugiyama M, et al. Two types of mucin-producing cystic tumors of the pancreas: diagnosis and treatment. *Surgery.* 1997;122:617–625.

84. Sugiyama M, Atomi Y. Intraductal papillary mucinous tumors of the pancreas: imaging studies and treatment strategies. Ann Surg. 1998; 228:685–691.

85. Suzuki Y, et al. Cystic neoplasm of the pancreas: a Japanese multiinstitutional study of intraductal papillary mucinous tumor and mucinous cystic tumor. *Pancreas.* 2004;28:241–246.

86. Traverso WL, et al. Intraductal neoplasm of the pancreas. *Am J Surg.* 1998;175:426–432.

87. Yamaguchi K, et al. Mucin-hypersecreting tumors of the panceas: assessing the grade of malignancy preoperatively. *Am J Surg.* 1996; 171:427–431.

88. Sugiyama M, et al. Predictive factors for malignancy in intraductal papillary-mucinous tumors of the pancreas. Br J Surg. 2003;90: 1244–1249.

89. Taouli B, et al. Intraductal papillary mucinous tumors of the pancreas: helical CT with histopathologic correlation. *Radiology.* 2000;217: 757–764.

90. Kubo H, et al. Intraductal papillary-mucinous tumors of the pancreas: differential diagnosis between benign and malignant tumors by endoscopic ultrasonography. *Am J Gastroenterol.* 2001;96:1429–1434.

91. Salvia R, et al. Intraductal papillary mucinous neoplasms of the pancreas with multifocal involvement of branch ducts. *Amer J Surg.* 2009; 198: 704–714.

92. Ohno E, et al. Intraductal papillary mucinous neoplasms of the pancreas: differentiation of malignant and benign tumors by endoscopic ultrasonography finding of mural nodules. *Ann Surg.* 2009 Oct 24: [Epub ahead of print]

93. Marie F, et al. Intraductal papillary mucinous neoplasms of the pancreas: performance of pancreatic fluid analysis for positive diagnosis and the prediction of malignancy. *Am J Gastroenterol.* 2008;103:2871–2877.

94. Pelaez-Luna M, et al. Do consensus indications for resection in branch duct Intraductal papillary mucinous neoplasm predict malignancy? A study of 147 patients. *Am J Gastroenterol.* 2007;102:1759–1764.

95. Schmidt CM, et al. Intraductal papillary mucinous neoplasms: predictors of malignancy and invasive pathology. *Ann Surg.* 2007;246:644–654.

96. Tanno S, et al. Natural history of branch duct Intraductal papillary mucinous neoplasms of the pancreas without mural nodules: long-term follow-up results. *Gut.* 2008;57:339–343.

97. Sadakari Y, et al. Cyst size indicates malignant transformation in branch duct intraductal papillary mucinous neoplasms of the pancreas without mural nodules. *Pancreas.* 2009 Sept 10:[Epub ahead of print]

98. Salvia R, et al. Branch-duct intraductal papillary mucinous neoplasms of the pancreas: to operate or not to operate? *Gut.* 2007;56:1086–1090.

99. Schnelldorfer T, et al. Experience with 208 resections for intraductal papillary mucinous neoplasms of the pancreas. *Arch Surg.* 2008;143:639–646.

100. Swartz MJ, et al. Adjuvant chemoradiotherapy after pancreatic resection for invasive carcinoma associated with intraductal papillary mucinous neoplasms of the pancreas. *Int J Radiat Oncol Biol Phys.* 2009 July 31: [Epub ahead of print]

101. Nara S, et al. Clinical significance of frozen section analysis during resection of intraductal papillary mucinous neoplasm: should a positive pancreatic margin for adenoma or borderline lesion be resected additionally? *J Am Coll Surg.* 2009; 209:614–621.

102. Papavramidis T, Papavramidis S. Solid pseudopapillary tumors of the pancreas: review of 718 patients reported in English literature. *J Am Coll Surg.* 2005;200:965–972.

103. Geers C, et al. Solid and pseudopapillary tumor of the pancreas: review and new insights into pathogenesis. *Am J Surg Pathol.* 2006:1243–1249.

104. Zinner MJ, et al. Solid and pseudopapillary epithelial neoplasms of the pancreas. *Surgery.* 1990;108:475–480.

105. Yang F, et al. Solid and pseudopapillary tumor of the pancreas: a case series of 26 consecutive patients. *Am J Surg.* 2009;198:210–215.

106. Charfi S, et al. Cystic pancreatic endocrine tumors: an endoscopic ultrasound-guided fine-needle aspiration biopsy study with histologic correlation. *Cancer Cytopathol.* 2009;117:203–210.

107. Bordeianou L, et al. Cystic pancreatic endocrine neoplasms: a distinct tumor type? *J Am Coll Surg.* 2008;206:1154–158.

108. Schmidt CM, et al. Acinar cell carcinoma of the pancreas in the United States: prognostic factors and comparison to ductal adenocarcinoma. *J Gastrointest Surg.* 2008;12:2078–2086.

109. Toll AD, et al. Acinar cell carcinoma with a prominent intraductal growth pattern: case report with review of the literature. *Int J Surg Pathol.* 2009 July 7: [Epub ahead of print]

110. Itai Y, et al. Pancreatic cysts caused by carcinoma of the pancreas: a pitfall in the diagnosis of pancreatic carcinoma. *J Comput Assist Tomogr.* 1982; 6:772–776.

胰腺和壶腹周围癌

59

Christopher L. Wolfgang • Richard D. Schulick • John L. Cameron

（张大鹏 译）

　　壶腹周围癌是一组在壶腹部区域所发生的恶性肿瘤。主要包括胰头、Vater 壶腹、远端胆管癌（胆管细胞癌）以及十二指肠腺癌，较为少见的还有发生于壶腹周围的胰腺腺泡细胞癌或胰腺内分泌肿瘤；壶腹周围癌通常作为一组疾病来讨论，原因是其临床表现、处理及手术治疗极为相似。此外，由于胰头癌和胰体尾部癌自然病程相同，二者差异主要是手术切除的术式不同，通常将胰腺癌一起讨论。

　　1898 年 Halsted 首次成功行壶腹部肿瘤切除，其描述了一例伴有梗阻性黄疸的患者，切除壶腹部肿瘤，并将胰管、胆管与十二指肠吻合[1]。20 世纪早期，壶腹周围癌均采取与 Halsted 报道相似的方式经十二指肠治疗手段。Codivilla 被认为是首个施行壶腹周围癌整块切除的胰头十二指肠术的学者，但患者术后早期死亡[2]。1909年，德国医生 Kausch 首次成功地完成分期胰十二指肠切除术[3]。1914 年，Hirschel 报道首次成功进行了一期胰十二指肠切除术[4]。然而，直至 1935 年，Whipple 与其同事报道 3 例成功的二期胰头和十二指肠整块切除术[5]，胰十二指肠切除术才逐渐推广。在接下来的 10 年中，该术式进行较多修改和技术革新，其中包括美国的 Trimble于 1941 年首次报道的一期胰十二指肠切除术。尽管有技术上的进步，但由于手术并发症和死亡率高以及壶腹周围癌预后差，20 世纪 80 年代以前，此术式并不经常施行。

　　目前，多数转诊中心已常规施行胰十二指肠切除术治疗壶腹周围癌、围术期死亡率约为 2%，此外，过去 20 年间对壶腹周围癌发病机制、生物学、和分期等方面取得了显著的进展。

发病率

　　壶腹周围癌是世界范围的重大公众健康问题。在美国，胰腺癌是第 4 位肿瘤死亡原因；2009 年，据统计，美国约有 35 240 人死于胰腺癌，而 159 390 人死于肺癌、49 920 人死于大肠癌以及 40 610 死于乳腺癌[6]。从 20 世纪 30 年代到 70 年代中期，胰腺癌的发病率大幅上升，此时间段内几乎翻了一番；自 1973年以来，胰腺癌在美国的发病率一直保持稳定，约为（8 ～ 9）/100 000。西欧的发病率与美国相同，在过去 30 年间也相对稳定；欧洲胰腺癌是第 6 位癌症死亡的原因。日本过去 30 年胰腺癌发病率显著增加，但整体发病率仍低于西方。世界范围内，中东地区和印度的发病率最低。全世界每年约有 20 余万人死于胰腺癌[7]。

　　壶腹周围癌的发病率随年龄增加而增加，绝大多数患者年龄在 60 岁以上，男性略多，在美国非裔美国人男性总发病率最高。

病理

　　胰腺及壶腹周围癌最常见的病理类型是腺癌，肿瘤是从各自的上皮层起源，在基质结构的背景下形成无序的腺体结构。回顾大宗病例医疗中心的胰十二指肠切除的标本表明，40% ～ 60% 为胰头腺癌，10% ～ 20% 为 Vater 壶腹腺癌，10% 是远端胆管腺癌以及 5% ～ 10% 是十二指肠腺癌。由于是切除标本的数据，加之非胰腺壶腹周围癌切除率更高，因此，胰腺癌可能占到总体壶腹周围癌的 90% 以上[8-9]。鉴于胰管与远端胆管，Vater 壶腹以及壶腹周围十二指肠非常接近，因此有时很难确定肿瘤起源。其他肉瘤，包括胃肠（GI）间质瘤、纤维肉瘤、平滑肌肉瘤、血管外皮细胞瘤以及组织细胞瘤亦可发生于壶腹周围区域；同样，淋巴瘤可发生于此区域，与典型腺癌相比其边界不清晰。最后,壶腹周围区域亦是其他原发肿瘤的转移灶,包括肾、乳腺、肺、黑色素瘤、胃、结肠和生殖细胞等原发癌。不管病变是否在胰腺内的部位,导管腺癌是最常见的恶性病理类型;然而,超过2/3的胰腺癌起源于胰头、胰颈和钩突。其他罕见组织类型有腺泡癌、鳞状上皮癌、胰腺内分泌肿瘤(胰岛细胞瘤)或者非上皮来源的肿瘤。胰腺内分泌肿瘤可为良性或恶性的、可产生激素而有功能,从而产生临床表现。胰腺囊性肿瘤可由胰腺外分泌腺发生,可分为良性浆液性囊腺瘤、恶性潜能黏液性囊腺瘤以及导管内乳头状黏液性肿瘤(IPMNs)。

环境危险因素

已明确的胰腺癌危险因素较少。吸烟和遗传易感性是胰腺癌的危险因素,但仅于5%~10%的病例中显现;慢性胰腺炎、2型糖尿病和肥胖与胰腺癌相关,但均为较弱的危险因素。其他可能的风险因素包括:缺乏体力活动、农药污染和高碳水化合物/糖的摄入,胆囊切除术、胆石症、饮用咖啡和酒精与胰腺癌的发生有偶发的联系,但可能不是真正的危险因素。

大量证据表明吸烟与胰腺癌相关,多项动物实验证明烟草烟雾和亚硝胺有致胰腺癌的作用。尸检研究揭示,吸烟者胰腺导管上皮细胞增生的发生率增高,并伴有不典型的核型。数项前瞻性研究已经证实,吸烟者死于胰腺癌的风险增加2~16倍[10]。多个研究证实,吸烟的量与持续时间与胰腺癌发生之间存在着剂量——反应关系。

在评价膳食因素与癌症关系资料中,有一些数据是相互矛盾的[10-12]。胰腺癌似与总热量摄入的增加有关,同样与增加摄入碳水化合物、胆固醇、肉、盐、脱水食品、油炸食品、精制糖和亚硝胺有关;脂肪、胡萝卜素和咖啡是否增加胰腺癌的风险未经证实,膳食纤维、维生素C、水果、蔬菜和未烹制食物可能具有保护作用,可用压力和微波烹饪。

酒精、咖啡和放射线并未显示为胰腺癌发生的明显危险因素。对不同年龄、性别、吸烟、饮酒量以及社会经济阶层进行对照,3项欧洲病例对照研究未证实咖啡增加胰腺癌的风险[10],否定了先前关于饮用咖啡与胰腺癌有关的报道[13-14]。电离辐射与对其他组织影响相比,似乎并无导致胰腺癌的倾向,广岛和长崎爆炸的幸存者未显示出胰腺癌发病率增加的趋势[15-16]。

一直认为慢性胰腺炎与胰腺癌相关[10,17-19],但难以说明慢性胰腺炎究竟是胰腺癌的致病因素,还是胰腺癌的隐性临床表现。针对2型糖尿病与胰腺癌的相关性设计多种研究[20-21],同样,难以判断糖尿病是否为胰腺癌早期症状或者是胰腺癌真正致病因素。

远端胆管癌、壶腹部癌和十二指肠癌均较胰腺癌少见,且未能描述其危险因素,但均多见于老年人,发病高峰在60~80岁之间。胆总管远端癌相关的身体因素除高龄外,还有炎性肠疾病、硬化性胆管炎、胆总管囊肿、肝内胆管或胆总管结石的明确因素。

遗传风险因素

在壶腹周围癌中,遗传风险因素研究最多的是胰腺癌。估计大约10%的胰腺癌具有遗传因素。大多数的遗传性综合征是众所周知的,但相对罕见,前文描述的其他类型肿瘤的遗传综合征,包括遗传性非息肉病性结直肠癌(HNPCC)、BRCA2基因突变相关的家族性乳腺癌、Peutz-Jeghers综合征、共济失调-毛细血管扩张症综合征、家族非典型多痣黑色素瘤综合征(FAMMM)和遗传性胰腺炎。胰腺癌在一些家族中高发且与任何已知的遗传综合征无关联,此现象愈发明显。约翰·霍普金斯医院正在对所谓的家族性胰腺癌进行研究,已积累符合条件家庭的大量数据。国家家族胰腺肿瘤登记处(NFPTR),家族成员的一级亲属成员中有两个或多个患胰腺癌时,其罹患胰腺癌的风险增加16倍。此增加的风险可归因于遗传基础或环境暴露,但有确凿证据表明该家族胰腺癌聚集有一定的遗传基础[22]。

患者有遗传性息肉病综合征、HNPCC、Peutz-Jeghers综合征、家族性腺瘤息肉病和Gardner综合征时,十二指肠和壶腹部癌发生率增加。

基因变异

如同所有的癌症,壶腹周围癌症是基因变异的疾病。在过去的十年间,对理解癌症背后的遗传学已有巨大进步。高通量DNA测序的发展,基因表达和基因组学领域的研究对此认知的发展产生巨大的推动力。人类基因组全部序列已于最近为公众所用(International Human Genome Sequencing Consortium, 2004年)[23-24],并通过更多的努力,现如今人们已理解个体与群体间的正常遗传变异(International HapMap Consortium, 2007)[25]。此信息为全球范围内评价基因变异与特定癌症发生的相关性创造了条件。

在壶腹周围癌中，胰腺癌是应用这方面知识进行研究最好的例子[26]。约翰·霍普金斯医院一组研究在 100 例胰腺癌患者中提取遗传物质，测定"胰腺癌基因组"。有意义的是，胰腺癌平均有 48 个基因变异。包括基因突变、缺失和扩增，发生于 12 种细胞信号传导通路中，这些通路对细胞的生长和分化起着重要的作用。大多数这些突变已确定与胰腺癌相关，同时，一些新的突变亦被发现。在此项研究中，胰腺癌人群每个突变基因的发生频率与以往研究所示的单个基因突变频率是一致的。例如，胰腺癌基因组计划中最常见的变异基因包括 K-ras 基因、p53、p16 和 DPC4，与 Rozenblum 与其同事的研究结果一致，其分析 42 例胰腺癌患者，发现均有（100%）原癌基因 K-ras 基因突变，以及 82%、76%、53% 分别在肿瘤抑制基因 p16 基因、p53 基因与 DPC4 中存在突变[27]。

其他壶腹周围癌的遗传学特征不明显，可能是由于其发病率较胰腺癌少见。有意义的是，一些其他类型壶腹周围癌相关基因变异已知信息较为有限，但与胰腺癌基因突变存在相似性和显著差异。例如，40% ~ 60% 的壶腹癌患者有 p53 或 p16 的变异，与胰腺癌是类似的[28]。与此相反，壶腹腺癌中 50% 以上伴有活化的 K-ras 突变和 APC 基因，这些在胰腺癌中作用较小的基因突变而在壶腹癌中却常常出现。

诊断及术前评估

壶腹周围癌的诊断基于临床表现、实验室检查及影像学检查，其中最关键的是可切除性的判断。可切除性的判定依据患者总体健康状况、无肿瘤远处转移，以及治愈性切除前肿瘤局部关系来确定的。虽然在某些情况下术前可获得组织学诊断，但不应因试图获得恶性肿瘤的组织学证实而推迟治疗。在不可切除肿瘤的患者中，通常开始姑息性治疗前需要组织学诊断。

临床表现

壶腹周围癌患者病程早期通常临床症状不典型，直至病程后期患者才可出现明显的症状，所表现的症状往往与肿瘤的位置相关。近胆管的病变更易出现梗阻性黄疸，而胰腺体尾部病变可能出现疼痛。2/3 至 3/4 胰腺癌患者可出现典型的梗阻性黄疸症状：黄疸、皮肤瘙痒、无胆色大便和茶色尿。与公众教育相反的是，胰腺癌患者通常有疼痛，仅为临床症状的一部分。虽然于疾病的早期也可有疼痛，通常定位不明确、但可牵涉上腹部、腹部或背部；疾病的后期，可发展为严重的疼痛通常放射至后背。患者亦可表现出一些不典型症状，包括厌食、乏力、倦怠以及体重减轻。恶心和呕吐可能预示着十二指肠受累而导致的胃排空障碍，是局部晚期病变的征兆。

患者也可表现出轻微的征象，如常规实验室筛查中发现肝功能异常、新发糖尿病或贫血（肿瘤侵蚀十二指肠造成胃肠道失血所致）。患者亦可因胰管梗阻出现急性胰腺炎，因此，老年患者出现急性胰腺炎而无饮酒史或胆囊结石病史时，应行胰腺壶腹周围癌筛查。

远端胆总管癌患者较胰腺癌患者更易出现梗阻性黄疸，原因是肿瘤较小时即可造成胆管梗阻。胰腺体尾癌患者的主诉更有可能为体重减轻和腹部疼痛，而非黄疸；胰体尾肿瘤可以生长至较大时才产生明显的症状，确诊时已通常为进展期病变，预后较差。

体格检查时可发现巩膜黄染、黄疸、肝大、触及胆囊（Courvoisier 征）和瘙痒和抓搔造成的皮肤抓痕征。进展期疾病症状包括恶病质、可扪及肝脏肿块、可扪及左锁骨上窝的转移性疾病（Virchow 结节）、在脐周围区域扪及转移性结节（Mary Joseph 结节）、直肠指诊扪及前方骨盆转移性病变（直肠周围结节性架板样肿块，Blumershelf）。

梗阻性黄疸患者可出现血清胆红素和碱性磷酸酶水平升高，多为轻度至中度转氨酶升高。长期胆道梗阻可导致凝血功能障碍和凝血酶原时间延长，原因是维生素 K 的吸收减少和内源性凝血因子作用减低。目前无更精确的胰腺癌早期诊断血清标志物，常用的标志物是糖类抗原 19-9（CA19-9），其于 75% 的胰腺癌患者中升高；不足之处是，CA19-9 水平可于胰腺、肝脏和胆管良性疾病中可升高，敏感性、特异性均不足以应用于人群筛查。有时可用以衡量对治疗的反应性或肿瘤标志物原发性升高患者中监测肿瘤复发。

大约 90% 胰腺癌病例有 K-ras 原癌基因突变，因此有学者试图从十二指肠液、胰液和大便中来检测这一突变[29-31]，但未显示出临床应用中的价值，该检测可能于疾病早期阶段有其必要性。

影像学研究

用于疑似壶腹周围肿瘤患者主要影像学检查有右上腹（RUQ）超声、CT、含或不含 MRCP 的 MRI、EUS、ERCP 以及 PTC，正电子发射断层扫描（PET）

对胰腺与其他壶腹周围癌诊断价值尚不明确。过去10年间，有由侵入性影像学检查（ERCP 和 PTC）向无创影像学检查转化的趋势。尤其是外科医生，更愿基于临床表现和影像学检查确定对黄疸患者采取手术治疗。

RUQ 超声检查通常是初步检查，且对于发现胆结石、胆道扩张以及是否为急性胆囊炎引起的右上腹疼痛较为敏感。通常可全天进行，在急诊广泛使用。除胆结石、胆管扩张和胆囊周围积液外，还可发现肝转移、胰腺肿物、胰周和肝门淋巴结肿大以及腹水。但对胰腺肿物诊断的准确率并不高，RUQ 超声未发现胰腺肿物并不能排除假阴性结果。

在患者疑似胰腺癌或壶腹周围肿瘤时，检查的"主力"手段是多层螺旋 CT，可能为最有效的单一诊断和分期检查手段（图 59-1）[32]。如其他检查手段提示胰腺肿块，通常需要接受螺旋 CT 检查，其可提供胰头与周围结构更加完整和准确的图像。CT 在很大程度上已取代超声作为初始诊断中的检查方式。螺旋CT 检查胰腺癌较胆总管远端癌、壶腹癌或十二指肠癌更加清晰，可提供相邻结构如门静脉、肠系膜、脾静脉以及肠系膜上动脉（SMA）和腹腔干与肿瘤的重要信息。利用多层螺旋 CT 扫描的薄层图像进行静脉期和动脉期的三维（3D）重建，可以更好地显示血管与肿物（图 59-2）之间的关系，亦可显示壶腹周围淋巴结和腹膜后相关结构。此外，如果病灶转移至肝或腹膜腔时，CT 可提供有关远处转移病变的情况。腹水的出现通常是预后不佳的征兆。

当影像学检查发现肝内、肝外胆管扩张，但 CT 未发现肿块病变时，此时胆管造影有助于诊断。随着MRI 技术的发展，此技术在肝胆成像中起越来越大的作用（图 59-3）。超快自旋回波 MRI 也十分敏感，但有一些限制因素：运动伪影、肠管显影不足、分辨率受损和过长时间扫描患者的不适感[32]。目前 MRCP已用于胰胆管成像，其优点是完全无创（图 59-4）；缺点是无去除胆道结石、放置支架缓解胆道或胰体尾的淤滞和感染的治疗作用。亦可用造影剂钆和磁共振血管造影（MRA）的功能来完成血管结构的成像。影像检查可提供下列信息：肿瘤的大小和范围（MRI）、胰胆管内的解剖结构（MRCP）以及附近血管的状况（MRA）。通过单一的、无创的过程，得到的扫描结果可以提供肿瘤的大小和范围、胆道和胰腺导管的解剖和血管受累情况。

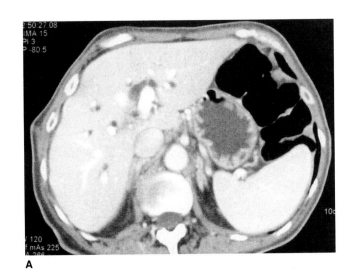

A

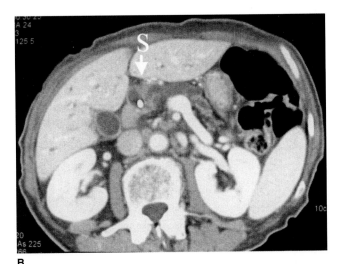

B

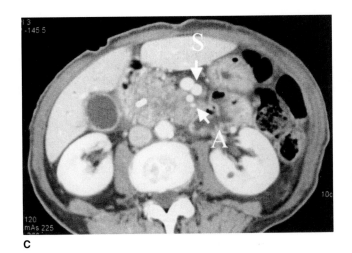

C

图 59-1 胰腺癌伴有梗阻性黄疸的患者的 CT 扫描。A. 肝内胆管扩张；B. 胆总管扩张和胰管扩张的"双管征"，胆总管内支架（S）；C. 胰腺癌肿块中间有支架穿过（箭头）。肠系膜上动脉（SMA）（A）与肿瘤相邻

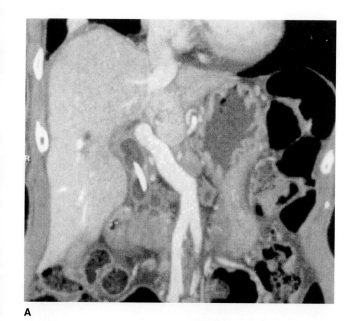

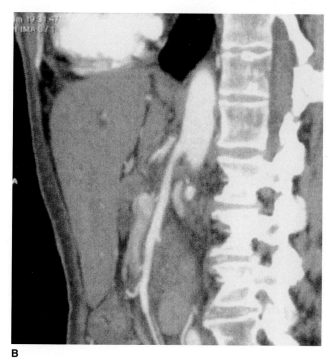

图 59-2　如图 59-1 同一患者 3D 血管重建。A. 未侵犯门静脉和肠系膜上静脉；B. 未侵犯肠系膜上动脉（SMA）

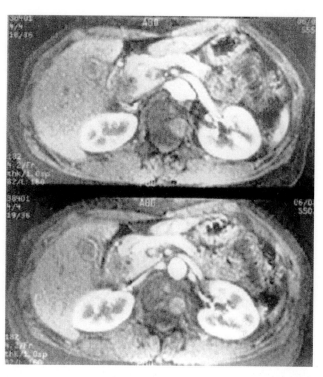

图 59-3　钆对比 T1 加权 MR 像。在胰头出现低密度肿物（From Yeo CJ，et al. Pancreatic cancer. Curr Probl Surg. 1999；Feb；36（2）：59-152.）

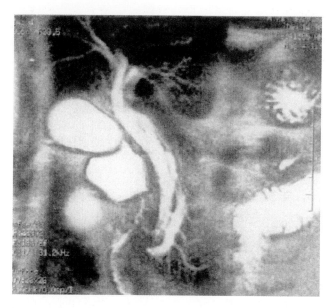

图 59-4　梗阻性黄疸患者的单次自旋回波 MR 胆胰管成像。胆总管和胰管扩张。在壶腹周围区域出现明显的低信号的肿瘤（From Yeo CJ，et al.Pancreatic cancer. Curr Probl Surg. 1999；Feb；36（2）：59-152.）

有时需要用 ERCP 强化胰腺癌的诊断。典型表现为长、不规则胰管狭窄、远端胰管扩张或胰管和远端胆管于胰管膝部水平截断，形成"双管征"提示病变存在（图 59-5）。与 CT 和 MRI 成像能力相比较，诊断性 ERCP 较少有指导治疗的价值。但多数外科诊所就诊患者均接受过 ERCP。ERCP 内镜下放置支架可降低胆道的压力，有助于缓解患者的胆道梗阻和胆

管炎。在 CT 或 MRI 检查未发现肿瘤证据的情况下，ERCP 应用于胰管梗阻最有价值。在这种情况下，需要鉴别胰腺癌和慢性胰腺炎。大量饮酒后出现的腹痛、主胰管多灶性狭窄以及病情较急等更符合胰腺

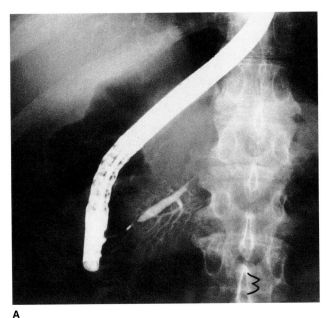

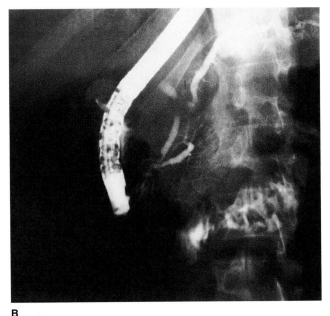

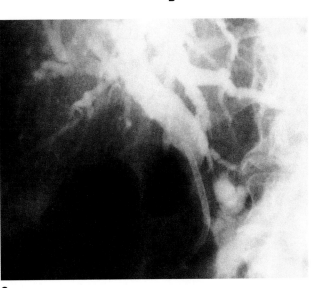

图 59-5　A. 胰腺癌患者继发于肿瘤造成主胰管突然中断，内镜逆行胆胰管造影（ERCP）影像。B. 胰腺癌患者主胰管及胆总管均梗阻的 ERCP 影像。C. 内镜下放置支架后的胆胰管造影（From Lillemoe KD. Current management of pancreatic carcinoma. Ann Surg. 1995；Feb；221（2）：133-148.）

炎，而老年患者、胰管突然中断且疼痛不明显等更符合胰腺癌的诊断。

　　PTC 为另一种有创检查手段，用以描述胆道的解剖结构，尤其是梗阻水平近端胆道（图 59-6）。检查时可经皮胆道穿刺置管胆管引流（PBD）缓解胆管炎。PTC 缺点有出血、胆道出血和患者不适感，以及胰管无显影等。对于壶腹周围癌，ERCP 较 PTC 或 PBD 更为常用。

　　PET 在壶腹周围癌的术前分期作用愈发增强。

PET 理论上的优点是可区分良性和恶性病变，并有报告称 PET 可以对 CT 扫描隐匿的、病因不明的无痛性黄疸患者进行胰腺癌鉴别 [33-34]。然而，PET 用途有局限性，原因是大部分患者无需考虑 PET 结果，而基于临床疑诊恶性肿瘤接受手术切除。PET 在临床中主要用于鉴别胰腺癌患者是否发生转移。有研究报道，对于确定转移的病灶，PET 较单独 CT 更敏感 [33-34]。尽管 PET 可发现肝外的转移病灶，但尚未确定其相对于其他手段更有功效。

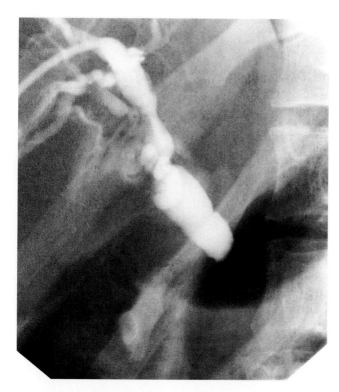

图 59-6　经皮肝穿刺胆道造影（PTC）的患者表现出完全扩张的肝内胆管，在胆总管的膝部形成完全性梗阻（From Lillemoe KD. Current management of pancreatic carcinoma. Ann Surg. 1995；Feb；221（2）：133-148.）

上消化道内镜对壶腹癌及十二指肠癌的检查可通过内镜直接观察到病变而具有较高价值。如发现病变，可直接获取组织，进行组织学诊断。此外，EUS 可于十二指肠镜检查过程中进行，超声探头可接近十二指肠、壶腹、胰头和胰腺钩突，可将超声探头置于胃内来检查胰腺体尾部病变；对于疑似病变可同时行 PNA，有助于组织学诊断。

组织学诊断

大多数情况下胰腺癌的根治性切除手术术前并不需要有组织学诊断。临床表现为黄疸和体重减轻，伴有胰腺肿物或远端胆管狭窄者应考虑为恶性肿瘤，除非患者有明确的禁忌证，否则可通过 EUS 引导进行活检，或在少数情况下经皮穿刺活检的方法协助明确诊断；但当针吸活检结果未发现癌细胞时亦不能排除恶性肿瘤的可能，疑似为胰腺肿瘤患者在手术风险不高的情况下，不能因为活检阴性而改变手术探查。然而亦存在活检阴性但患有恶性肿瘤的例外情况，在患者接受新辅助治疗之前，需有组织学诊断。此外，不能明确腺癌诊断时，可能需要组织学诊断。神经内分

泌癌、淋巴瘤、囊性病变甚至非肿瘤性病变可能 CT 影像不能发现明显区别，此时，EUS 引导下 FNA 可提供组织学诊断而改变治疗方案。

正如前面章节中所述，FNA 可于 EUS 同时完成，而且更有价值的是获取组织学诊断。EUS 操作比较安全，并发症较罕见，包括瘘、胰腺炎、出血、脓肿、肿瘤种植和死亡。

壶腹癌和十二指肠癌组织学诊断相对简单，可较容易地通过内镜完成。由于其位置方便获得大而深的组织活检，可更好地满足取样。然而，良性绒毛状腺瘤组织学发现，无论伴或不伴有发育不良，均不能排除恶性肿瘤。胆总管远端病变可通过 ERCP 或 PTC 进行刷检或活检来获得组织学诊断，其通常难以于术前确定组织学诊断，诊断的假阴性率接近 50%。

术前胆道减压

壶腹周围癌的常见临床特征是黄疸，可产生严重的瘙痒症、脂溶性维生素 K 的吸收减少导致凝血功能障碍、很少情况下可伴有胆管炎，这些情况通常于术前通过 PTC/BD 或 ERCP 行胆管减压处理。但是，与肝切除手术中术前黄疸明显增高与术后患者的并发症发生率和死亡率相关的情况相比较，壶腹周围癌的手术切除病例中并未表现出这一趋势。这样的结果表明，伴有黄疸的壶腹周围癌患者并不绝对要求手术前进行胆道减压。然而，许多因素又使术前胆道减压变得普遍并被广泛接受。这些情况包括：病人接受新辅助治疗、转送到专科医疗中心和大宗病例诊治中心需要等待手术时间。

大多数研究已经证明，术前胆道减压仅增加壶腹周围癌患者术后伤口感染的发生率[35-36]。关于此问题，最大的研究样本来自约翰·霍普金斯医院[36]在其对 567 例患者的分析中，术前胆道减压仅增加患者伤口感染的风险、死亡率在支架组和非支架组是一致的。在 M.D. 安德森癌症中心的另一项 300 例患者的大样本量研究中，得出相似的结果[35]。

术前分期

对胰腺癌及其他壶腹周围癌术前分期目的是确定患者个体化的最佳治疗方案。诊断和分期之间有较大的重叠，造影剂增强薄层多层螺旋 CT 对诊断和分期有较大的价值，其对检测超过 1 cm 的肝转移灶具有高度敏感性，但不能鉴别小于 1 cm 的病灶。CT 扫描不能高度准确地评估腹膜后淋巴结转移、无腹水的癌

扩散或存在大的转移病灶[32]。通常于术前分期前行胸部CT扫描（强化或非强化），但其性价比经常受到质疑，因此多数医生倾向于使用简单的胸片检查。然而，当患者术后给予化疗或姑息性治疗时，胸部CT分期通常是必需的；胰腺癌或其他壶腹周围癌无腹腔播散迹象时，单独转移至肺部较为罕见。

CT扫描三维重建亦可提高可切除病变的判断，因其能够描述脉管受侵的情况。一项研究表明，140例术前三维CT诊断具有手术可切除性的壶腹周围肿瘤，随后确定115例（82%）为壶腹周围癌[37]，其余25例患者为良性疾病。在壶腹周围癌患者中，93%患者通过三维CT可准确描绘局部肿瘤，包括胰腺和胰周组织的侵犯程度；预测肠系膜上血管肿瘤浸润准确率为95%，术前3D-CT准确预测98%壶腹周围癌患者的可切除性和86%壶腹周围癌患者的切除范围。对于胰腺癌患者（n=85），术前三维CT对手术切除率和切除范围的判断准确率分别为79%和73%。利用3D-CT来预测包括胰腺癌的壶腹周围癌切缘阴性的可切除性，依赖于增强扫描时判断局部肿瘤边界范围和解剖性描述肠系膜血管受侵的程度。门静脉或肠系膜上静脉肿瘤侵犯超出一定距离时，不适于切除后重建，和（或）包绕肠系膜上动脉、腹腔干或肝动脉时，无论是否造成阻塞，均是不可切除的征象。

EUS有时亦用于壶腹周围癌分期，尤其是FNA诊断对手术的决定至关重要（图59-7）。其对于评估原发病灶的大小准确性较高，但依赖于更多信息以充分评估血管受累的准确性。EUS对操作者主观判断依赖性较高，且对于交界性肿瘤可能夸大血管受累的情况。此外，应用EUS较难预测淋巴结受累或肝转移，除非病变非常明显。

使用腹腔镜进行壶腹周围癌切除前分期的方法，在各个医疗中心使用情况差异较大。其应用的差异与术前对肿瘤播散情况或小的肝转移诊断的可信程度相关。常规使用腹腔镜的支持者认为，腹腔镜可以降低仅为发现转移性不可切除肿瘤而接受开腹探查的患者的并发症发生率和死亡率。他们认为，如不能接受潜在治愈性切除手术的患者，最好给予其非手术的姑息性治疗[38]。大多数反对常规应用腹腔镜的意见认为，目前断层成像可准确诊断患者腹腔转移，因此不需要增加费用进行腹腔镜检查。而且他们认为，多达20%不能切除患者将继发十二指肠梗阻，将需要手术介入[39]。加之认为化学性内脏神经切除术较为有益。大多数大宗病例医疗中心肝胆胰外科医生有选择地使

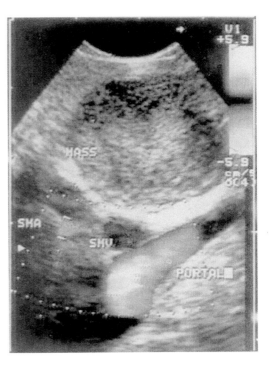

图59-7 线性排列内镜的超声内镜（EUS）图像展示胰头部肿块，肠系膜上动脉（SMA）、肠系膜上静脉（SMV）或门静脉（PORTAL）无血管侵犯（From Yeo CJ, et al. Pancreatic cancer. *Curr Probl Surg*. 1999；Feb；36（2）：59-152.）

用腹腔镜分期检查[40]，对于胰体癌和胰腺钩突部癌患者，发现病变不能切除的可能性更大。这些病变通常在诊断时体积更大、肿瘤更为晚期，因其不易引起梗阻性黄疸。与胰腺癌相比，十二指肠癌、壶腹部癌和远端胆总管癌发现不可切除肿瘤的比例相对较低。

临床病理分期

胰腺外分泌癌、远端胆管癌、壶腹部癌及十二指肠癌根据美国癌症联合委员会（AJCC）分期系统进行分期，以肿瘤大小和范围（T分期）、淋巴结受累（N分期）和是否存在远处转移（M分期）为基准。根据这些标准，患者可为不同的分期，将指导患者的预后和治疗。胆总管远端癌应用AJCC肝外胆管癌指南，壶腹癌使用AJCC的Vater壶腹癌指南，十二指肠癌使用AJCC小肠癌指南。

壶腹周围癌切除

胰十二指肠切除术技巧（Whipple手术）

胰十二指肠手术可采用从剑突到脐下长数厘米的腹部正中切口，亦可采用双侧肋缘下切口，使用机械

拉钩装置可增加显露效果。

　　胰十二指肠切除术的第一部分是评估肿瘤的范围和手术可切除性。腹腔镜分期手术的优缺点已于上节进行了讨论。开腹探查肝，评定是否存在术前影像学检查未能发现的转移病灶。探查腹腔干淋巴结是否受累，切除区域内肿瘤侵及的淋巴结并非手术禁忌，原因是胰周淋巴结受累者有时亦可获得长期的生存。仔细检查壁层和脏层腹膜表面、网膜、Treitz 韧带、整个小肠和大肠，判断是否有转移性病灶的存在。行大 Kocher 切口将十二指肠和胰头从腹膜后掀起至中线，可看到 SMA 自腹主动脉发出（图 59-8）。游离胆囊并解剖胆囊管至肝总管和胆总管交汇处，评估肝门是否受侵。肝动脉和肝固有动脉也应加以评估，以确定是否有肿瘤累及。

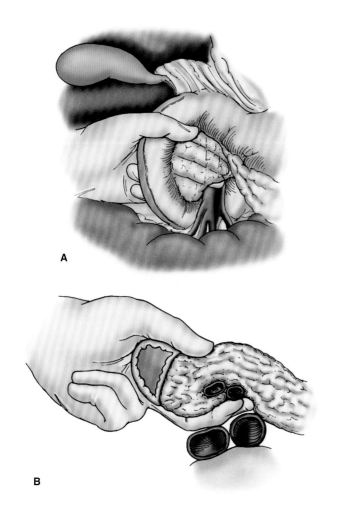

图 59-8　钩突途径，胰头、肠系膜上动脉（SMA）用拇指和示指触诊，可使得外科医生能够确定肿瘤是否已扩展到钩突而侵犯 SMA（From Crist DW，Cameron JL. The current status of the Whipple operation for periampullary carcinoma. *Adv Surg*. 1992；25：21.）

　　如果术中评估发现肿瘤未侵及切缘，手术切除可按标准方式进行。如果评估有证据显示肿瘤局部可能不可切除，应该修改标准的胰十二指肠切除手术程序。应先施行手术最简单和最安全的部分，而相对困难的操作稍后进行。先易后难的操作方法可使最初认为无法切除的肿瘤，通过耐心的处理而完成手术切除。

　　手术早期沿胆囊管汇入胆总管的水平离断远端肝总管。对于靠近此区域的胆总管远端癌或胰腺癌，断端肝总管可能更靠近肝门。胆管离断后远端收缩，于离断平面显示出门静脉（PV），向下延伸至十二指肠第二部分和胰腺颈部。在此步操作中，需仔细评估门静脉的结构，注意发自 SMA 的副肝右动脉；如发现存在副肝右动脉，应解剖并保护血管避免损伤。如患者出现一个副右肝动脉和固有的肝右动脉，而副右动脉被肿瘤侵及，可切断此血管而无不良后果。然后确定胃十二指肠动脉并小心钳夹，预防损伤。通过操作确认肝动脉未单独由 SMA 逆行供血（出现腹腔干狭窄或闭塞时）。经典 Whipple 手术可切除 30% ～ 40% 的远端胃，并需要离断胃右动脉和胃网膜右动脉；使用线性缝合器完成胃切除术。在保留幽门的胰十二指肠切除手术中，近端胃肠道于幽门远端 2 ～ 3 cm 处用线性缝合器离断；通常可保留胃右动脉，为更好游离十二指肠进行重建，亦可离断胃右动脉。经典的胃肠道远端离断位置位于屈氏韧带远端 20 cm 离断空肠。仔细钳夹和结扎空肠系膜血管，向空肠起始部游离空肠系膜，以避免出血。一旦近端空肠从其肠系膜离断，可将空肠袢从肠系膜血管根部左侧移至右侧。

　　可以通过对十二指肠第三段进行大 Kocher 切口来识别穿入胰颈部背侧的肠系膜上静脉（SMV）。SMV 可通过穿行十二指肠第三部分前方的位置来确定。于此位置，通过解剖血管周围疏松脂肪结缔组织来识别 SMV。通过分离胃网膜静脉至其汇入 SMV 的前表面，可继续向 SMV 头侧解剖。通常，静脉牵开器牵拉胰腺的颈部下缘可有利于暴露（图 59-9）。直视下分离 SMV 前间隙。在此平面，除胃网膜静脉，通常没有其他静脉在 SMV 的前表面汇入（图 59-10）。该步骤需仔细操作，注意避免意外损伤在胰腺颈部后面汇入 SMV 的脾静脉。从上下两个方向至 PV 和 SMV 前方的血管通道建立后，用 Penrose 引流管环绕到胰腺颈部。

　　在胰腺残留端的上下缘预置缝合线，以减少该部位胰动脉出血。再次确认 PV 和 SMV 与胰颈间的游离平面，切断胰腺颈部。上提至预置的 Penrose 引流

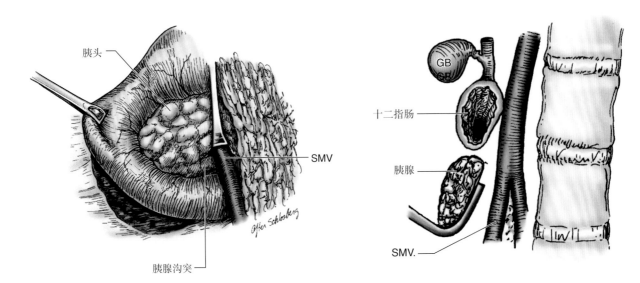

图59-9 如沿十二指肠第三部分行大 Kocher 切口,十二指肠前方经行过程遇到的第一个结构是肠系膜上静脉(SMV)。可以快速地进行清晰的解剖,并可于直视下分离其在胰腺后面(插入)的平面,并从胰腺上方解剖门静脉,可与下方解剖平面汇合

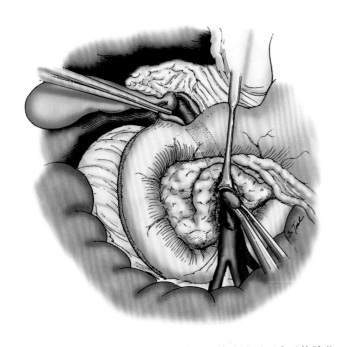

图59-10 从上方和下方解剖,由于通常在该平面内无静脉分支,肠系膜上静脉和门静脉与胰腺的颈部分离平面应限于血管前表面(From Crist DW, Cameron JL. The current status of the Whipple operation for periampullary carcinoma. *Adv Surg*. 1992; 25: 21.)

管,这样在离断过程中可保护胰颈后面的大血管以避免损伤。有学者认为需确认胰腺残端的血运,并建议不用电凝离断胰腺[41],离断时注意主胰管位置,以便完成下一步的重建。

标本仍通过胰腺钩突与胰腺相连接。将钩突从

PV、SMV 和 SMA 分离,此操作需要连续钳夹、分离、结扎门静脉和肠系膜上血管的小分支(图59-11)。沿上述结构清扫此区域所有胰腺组织和淋巴组织。操作务必小心,勿损伤肠系膜上动脉和静脉,但也要完全除去邻近血管结构的胰腺组织和淋巴结。离断上述区域后取出标本,并将胰颈部切缘、钩突切缘和肝总管切缘为病理医生进行标记。为了加快分析这些切缘的冰冻切片,在整体标本还未切除前,可更早对肝总管切缘和胰颈部切缘进行采样和送检。

胰十二指肠切除后有多种重建方式。最常用的重建方式:首先吻合胰腺,其次吻合胆道,然后进行十二指肠或胃的吻合。围绕胰腺和胆道重建的问题与争议在多篇专门阐述这些问题的文章中进行了概述。

最常见的重建方法是将空肠断端自结肠后上提,与胰腺断端进行胰肠吻合,接着进行肝肠吻合术,随后十二指肠空肠吻合(图59-12B,C)。胰腺的重建是三个吻合中最容易出问题的,与该手术的大部分术后并发症相关。

关于空肠用于重建,有中心赞成独立的 Roux-en-Y 重建胰腺。胰肠吻合的最佳方式、胰管对黏膜吻合的重要性以及是否采用胰管支架一直存在争议。典型的胰肠吻合方式为胰管与空肠黏膜吻合或包埋式吻合。无论使用何种技术,近端空肠残端均需通过结肠中动脉右侧横结肠系膜缺损提到结肠上区。胰管-黏膜吻合术采用端-侧吻合的方式,其中,外层用 3-0 丝线间断缝合,横行缝合胰腺,贯穿胰腺

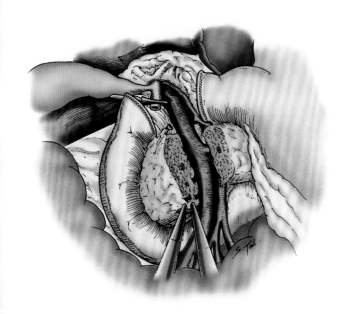

图 59-11　将门静脉和肠系膜上静脉从胰腺钩突解剖下来，血管与钩突间的小分支应仔细结扎切断（From Crist DW, Cameron JL.The current status of the Whipple operation for periampullary carcinoma. *Adv Surg.* 1992；25：21.)

被膜，与对侧空肠浆肌层缝合。在空肠壁打一小孔，使用 5-0 或 4-0 Maxon 线（SatureDirect, Mettawa, IL），进行胰管黏膜吻合时要对胰管和整个空肠壁进行全层间断缝合。有些外科医生喜欢于吻合口放一个

6 cm 的支架，支架直径从 5 或 8F（French）的儿科鼻饲管裁剪下来的，用可吸收缝线原位缝合固定，如 4-0Vicryl（Ethicon, Somerville, NJ）。通常支架数周后脱落并肠道排出。

胰腺空肠的端 - 端或端 - 侧包埋吻合亦是经典的吻合方法。胰腺残端应沿胰腺全周游离 2 ～ 3 cm，以允许进行最佳吻合。通常要吻合两层。外层采用丝线间断缝合胰腺被膜层和空肠的浆肌层。内层采用 3-0 可吸收缝线连续缝合（或间断可吸收缝合线），胰腺端缝合要穿过胰腺被膜和胰腺实质，空肠侧缝合空肠切端全层。如有可能，内层缝合应对胰管缝合数针，使胰管处于张开状态。吻合完成后，可较好地将胰腺颈部断端包埋入空肠腔。

如采用胰腺胃吻合，可采用近似胰腺空肠包埋吻合的方法，将胰腺残端包埋于胃后壁（图 59-12A）。在一项前瞻性随机试验研究中比较了胰腺胃吻合和胰腺空肠吻合两种吻合方法，胰瘘发生率无显著性差异[42]。

胆道的吻合通常采用在胰肠吻合的远处进行胆道与空肠的端 - 侧吻合。采用可吸收线进行单层间断吻合。如果患者术前有经皮肝穿刺支架，则可把支架留于原位，跨越吻合口。

术前胆道支架置入术仍存在争议。支架置入术应

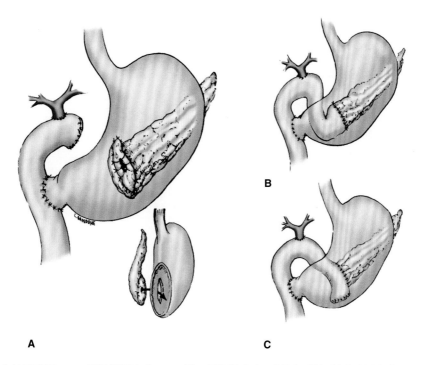

A

B

C

图 59-12　A．胰腺胃吻合的示意图；B．胰肠端端吻合；C．端 - 侧胰肠吻合。插图：详细说明胃胃吻合时胃后壁造口的位置（From Yeo CJ, Cameron JL, Maher MM, et al. A prospective randomized trial of pancreaticogastrostomy versus pancreaticojejunostomy after pancreaticoduodenectomy. *Ann Surg.* 1995；222：580.)

选择性地使用在阻塞性黄疸而需要长时间延迟根治性手术的患者中，以及比较罕见的情况如患者合并原发性化脓性胆管炎。应该根据各自医疗中心的经验来选择经内镜或经皮穿刺放置胆道支架。

保留幽门的胰十二指肠手术中第三个吻合为十二指肠空肠吻合，或在患者施行了经典胰十二指肠切除术时，切除远端胃进行胃空肠吻合。这个吻合位于空肠肝肠吻合远端下游 10 ～ 15 cm，空肠穿过结肠系膜的近端完成。重建完成后，在胆肠和胰肠吻合口附近放置闭式引流。有些中心倾向于不放置闭式引流管，取而代之的是如术后有证据表明腹腔积液，则在放射引导下介入穿刺引流。

胰十二指肠切除术的术后管理包括患者禁止经口进食 1 天或 2 天，后可进流食，再在患者耐受的情况下过渡到固体。手术当天到术后第一天早晨，应用鼻胃管进行胃减压，除非减压量非常大，通常于第二天早晨拔除鼻胃管。病人在正常饮食后，可考虑拔除胰腺吻合口周围的引流管。引流管拔除前常规检查引流液淀粉酶，以判断是否有胰瘘。

胰体或胰尾癌的远端胰腺切除术

在胰体尾癌患者中，腹腔镜分期往往使患者受益。如发现转移性病灶，远端胰腺切除手术不能让患者获益。合并脾切除的胰体尾切除术优点是取得更广泛的切除范围，去除胰尾尖端和脾门周围的淋巴结和淋巴管，并避免了在脾实质中繁琐地解剖脾动脉和脾静脉。主要缺点是增加了脾切除术后败血症的发病率。出于这种原因，术前或术后恢复后，要给予患者针对肺炎链球菌、脑膜炎嗜血杆菌以及流感嗜血杆菌的疫苗。

胰体尾脾切除术的切口可以通过剑突至脐以下数厘米的正中切口进行暴露，也可应用双侧肋缘下切口。应用机械拉钩可以得到更好的暴露。在患者身下脾的部位放置手术垫可以增加暴露，尤其对体型较宽大的患者。

探查后，从横结肠一侧用电刀打开胃结肠韧带无血管的平面，进入小网膜囊。进一步游离胃，向脾门前方打开大网膜，以及分离胃短血管。分离脾上极。一旦胃被充分游离，会连同大网膜一同回缩，广泛的暴露胰腺前表面。在这时候应当注意肿瘤的大体位置。使用电刀沿胰腺的下缘切开腹膜。小心操作，

以避免损伤肠系膜下静脉（IMV），多数情况肠系膜下静脉在胰体后方汇入脾静脉，少数情况下直接汇入 SMV。

脾动脉在止于脾之前向胰腺上缘发出多个分支，通过其自腹腔干发出的位置来识别，并被血管盘带环绕。实验性夹闭脾动脉确认肝动脉的血运正常后，离断脾动脉。脾动脉残端应用不吸收线缝扎。脾向脊柱内侧牵拉，用电灼刀切开腹膜反折，通过先前游离的胰腺下缘腹膜切口，向上游离胰腺。使用电刀或钝性分离将脾和胰尾部从后腹膜游离。解剖左肾上腺及左肾 Gerota 筋膜时必须谨慎且要保持在其前面。一旦到达 IMV 进入脾静脉的汇合部，通常可以从胰腺实质分离出脾静脉，在汇合部远处离断脾静脉。如果病变位置是在胰腺的体部，可能有必要在靠近 SMV-PV 汇合部离断脾静脉。横断胰腺可使用手术刀、电刀、直线吻合器或超声刀。多达 25% 的患者术后发生胰瘘。研究显示，术中直接结扎胰管和围术期使用奥曲肽可减少术后的胰瘘发生率。如未应用直线吻合器横断胰腺，残端需要用吸收缝合线缝合两层。术中放置引流，以便术后发现及控制胰瘘。

胰腺体部的肿瘤可能是手术处理最困难的病变。由于病变所在位置，常常扩展超出胰腺本身，而导致腹腔干、肝动脉和脾动脉自腹腔干的起始部受累。略向右侧和后部生长的肿瘤将涉及 PV 或 SMV 的内侧壁，也可侵犯到脾静脉 PV-SMV 汇合部。在这些患者中，施行远端胰腺切除术具有相当大的复杂性。确定这些患者手术的可切除性需要依据腹腔干受累的程度。因此，解剖应该开始于肝总动脉且朝腹腔干向进行。如可确保阴性的切缘，肿瘤是可切除的；如 PV-SMV 受累可能需要进行整块切除和重建 PV 以实现阴性切缘。

姑息手术

通过术前准确的分期，壶腹周围癌可切除率可达到 80%[37,43-46]。剖腹探查手术时（有时是腹腔镜探查术），发现不可切除病变须作出决定是否施行姑息手术；姑息手术指征为无广泛转移、预期生存时间较长患者。需要权衡姑息手术未增加的潜在并发症发生率和死亡率与永久性肝肠吻合和（或）胃空肠吻合之间的风险（图 59-13）。此外，化学性内脏神经切除术可于姑息手术同时施行以缓解疼痛（图 59-14）。

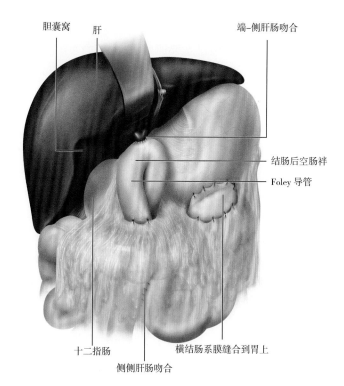

图 59-13 一种姑息性手术后解剖示意图。结肠后胆道与空肠袢的端 - 侧肝肠吻合，横结肠系膜下空肠空肠侧 - 侧吻合，形成胆肠分流。图中亦显示结肠后胃空肠吻合（From Cameron JL. Atlas of Surgery，Vol 1. Toronto，Canada：B.C. Decker；1990：427，Image V.）

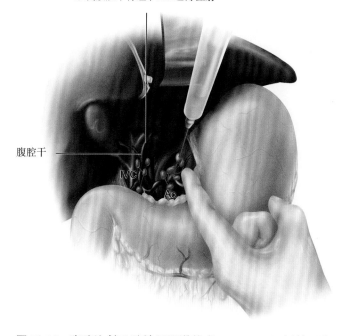

图 59-14　腹腔注射乙醇神经阻滞技术。20 ml 50％酒精于腹主动脉（AO）两侧，发出腹腔干的水平注射。IVC，下腔静脉（From Lillemoe KD，et al. Chemical splanchnicectomy in patients with unresectable pancreatic cancer. A prospective randomized trial. Ann Surg. 1993；May；217（5）：447-455.）

梗阻性黄疸的姑息手术

　　最常用缓解梗阻性黄疸的式式为胆管空肠吻合术，应摒弃施行胆囊空肠吻合术；亦应避免仅施行梗阻上段胆管 T 管引流，原因是可导致大量胆汁外漏，进而导致严重电解质紊乱，因胆囊管近端与邻近壶腹周围癌，胆管空肠吻合较胆囊空肠吻合可更持久地缓解梗阻性黄疸[47-48]。于胆囊切除术后行胆管空肠端 - 侧吻合，可应用空肠 Roux 肠袢或空肠袢附加输入和输出端空肠 Braun 吻合。仅有 4% 不能根治切除壶腹周围癌患者行手术姑息术后至死亡前再次出现黄疸[44]。目前有更多的尝试采用微创技术通常是腹腔镜下胆囊空肠吻合或胆管空肠吻合来施行姑息性手术，微创技术可避免患者大的切口而顺利完成手术。

十二指肠梗阻姑息性手术

　　壶腹周围癌可阻塞十二指肠腔，从而引起胃排空受阻。大多数未广泛播散壶腹周围癌患者，可通过手术或内镜从姑息性治疗中获益。而关于未出现胃排空障碍、进行探查手术的患者预防性胃空肠吻合术的作用存在争议，较大的争议是有多少比例的患者在疾病过程中可能出现胃排空障碍而需要手术治疗。一系列研究中此数字出乎意料的低（3%）[49]，而其他研究中此数据接近 20%[50]。约翰·霍普金斯医院一项前瞻性随机对照研究中，87 例不能手术切除的壶腹周围癌患者、无胃排空障碍征象，随机分为结肠后胃空肠吻合组和无转流手术组[51]；预防性胃空肠吻合术组于患者生存期间未出现胃排空障碍，而未转流手术组 19% 患者出现胃排空障碍并需要治疗。此项研究中，胃空肠吻合术组的确增加了手术时间，但未增加手术并发症发生率、死亡率或住院时间。胃空肠吻合通常采用 Treitz 韧带远端空肠袢，采取顺蠕动的方式于结肠后（结肠中血管左侧）施行；胃吻合部位选择胃后壁较低的位置。勿行迷走神经切断术，原因是可造成胃排空延迟，减少患者预期寿命以及减少胃酸的分泌。

疼痛的化学性内脏神经切除术

　　20 世纪 60 年代首次引入术中化学性内脏切除术，用来缓解不能手术切除的胰腺癌所致的疼痛[52]。在一项前瞻性随机试验研究中，将 137 例无法切除胰腺癌患者分为术中化学性内脏神经切除术组与安慰剂组[51]，方法是于主动脉两侧、腹腔神经丛水平，用脊椎穿刺针头注射 20 ml 50% 的乙醇或生理盐水；两组间并发症发生率、死亡率和住院时间无差异，接受乙醇注射组患者术后 2、4、6 个月的疼痛评分均较低。即使术前无疼痛患者亦从内脏神经切除术中获益，其与对照组相比，疼痛似乎出现较晚、并且随着疾病发展所表现出的疼痛评分亦较低。

非手术姑息治疗

仅 15%～20% 的胰腺癌患者可行治愈性手术切除，而大多数患者在出现临床表现已经成为播散性疾病或局部晚期疾病。胆总管远端癌、壶腹部癌和十二指肠癌更有可能切除；而对于大多数患者，任何侵入性干预的主要目的是减轻症状。如前一节所述，姑息治疗的三个主要问题是阻塞性黄疸、胃排空障碍和疼痛。

梗阻性黄疸非手术姑息性治疗

非手术胆汁引流可经皮穿刺或内镜两个途径实现（图 59-15）。经皮经肝途径在梗阻性黄疸时通常患者肝内胆管成扩张状态，内镜引流的优点是无体外引流管。一项随机研究中比较 70 例患者内镜与经皮支架置入术，在成功率、整体并发症发生率和手术相关的

死亡率方面，内镜组显著低[53]。内镜胆管支架可以是塑料的或金属的，塑料支架通常用于暂时性引流、支架有不同的直径和长度，由于内镜通道直径的限制，通常可放置最大塑料支架为 12F；直径相对较小的支架可导致频繁阻塞，需要定期更换支架。为改善支架的阻塞率，目前已有自膨扩张金属支架，支架放置后直径可达 30F。随机对照临床研究比较 10 或 11.5F 塑料支架与 30F 金属支架，置入后金属支架具有更长的通畅率（6.2～9.1 个月 vs. 4.2～4.6 个月），而与之相关的是胆管炎发生率低、支架更换率较低、住院时间较短[54-55]。金属支架最终失败的原因是支架末端肿瘤生长或者通过空隙生长进入支架。聚氨酯覆膜支架目前已开发生产并使用，有更好的通畅度和引流效果。金属支架的缺点在于价格昂贵，一般用于预期寿命超过 6 个月患者。值得注意的是，金属支架的放置并不妨碍随后的切除手术；手术时可较容易地切开胆管并移除支架。

十二指肠梗阻的非手术姑息治疗

直至最近发现不适合转流手术的十二指肠梗阻患者可采用胃造瘘术。随着自膨金属支架的发展，肠道支架对胃排空障碍患者提供了另外一种治疗方法。胃十二指肠支架成功率为 80%～90%，并且大多数患

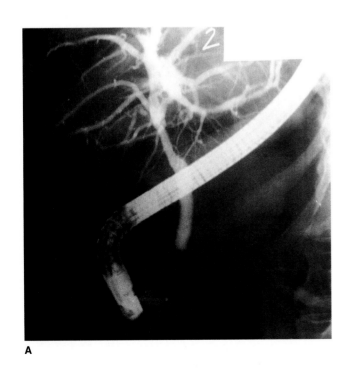

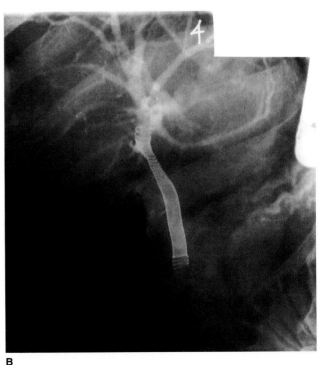

图 59-15　A. 内镜逆行胆胰管造影（ERCP）显示由于胰腺癌造成的远端胆管梗阻；B. ERCP 显示原位金属扩张支架

者可缓解梗阻[56-57]。

疼痛的非手术姑息治疗

除阿片类和非甾类抗炎药，针对壶腹周围癌患者疼痛的姑息性非手术治疗方法得到发展，包括超声或 CT 引导下腹腔神经丛阻滞和体外照射。多项随机对照临床研究比较经皮腹腔神经丛阻滞与标准口服止痛药患者，证明前组患者大多数疼痛显著减轻，而且减少麻醉药的使用[58-59]。

胰十二指肠切除术和远端胰腺切除术后并发症

在专业化胰腺手术中心，胰十二指肠切除术后死亡率在 2% ~ 3% 之间；虽然手术死亡率较低，但手术后并发症发生率较高。在一组数据中，连续 650 例胰十二指肠切除术患者死亡率为 1.4%，并发症发生率 41%[60]；三种最常见的并发症中，胃排空延迟占 19%，胰瘘占 14%，伤口感染占 10%。胃排空障碍无生命危险、通常是自限的，但可造成住院时间延长，住院费用增加。患者通常需要肠外营养支持和鼻胃管减压，直至症状缓解。红霉素为胃动素激动剂，可改善胰十二指肠切除术后胃排空，有时可予以应用[61]。胰十二指肠术后胰瘘并不少见；胰瘘发生率的报道变化较大，取决于对胰瘘的定义。通常认为，术后 7 天富含淀粉酶的引流液超过 50 ml/d，即认为存在胰瘘。大多数患者胰瘘通过保守治疗而愈合，大多数中心均于术中在胰腺吻合口附近放置封闭引流，以防止潜在的胰瘘；而也有些中心并不于术中放置引流，而是在术后患者出现胰瘘相关症状时通过放射介入技术放置引流。如果病人相对无症状，且进食条件下引流量少于 200 ml/d，可考虑让患者出院，于门诊进行引流管护理。在大多数情况下，胰瘘将数周内改善并停止；如病人有症状或胰瘘量较大（> 200 ml/d），考虑给患者应用 NPO（禁食）并给予肠外营养。

胰腺体尾癌需要施行胰体尾切除术。尽管手术较胰十二指肠切除术切除的器官少，但亦存在潜在的显著并发症发病率。在一组 704 例各种原因胰腺远端切除术的资料中手术相关的死亡率低于 1%[62]，并发症发生率却高达 33%；12% 患者伴随有临床显著的术后胰瘘，其他并发症包括腹腔内脓肿（5%）、小肠梗阻（5%）和新发糖尿病（7%）。远端胰腺切除术后肠瘘的处理与胰十二指肠切除术后胰瘘相同。

壶腹周围癌切除术后的长期生存

壶腹周围腺癌起源于同一部位，但长期生存时间差异较大。对 242 例可切除壶腹周围腺癌患者的连续资料中，149（62%）例为胰腺癌，46（19%）例为壶腹癌，30（12%）例为远端胆管癌症，17（7%）例为十二指肠癌，实际 5 年生存者有 58 例[63]；肿瘤特异性的 5 年存活率，胰腺癌仅 15%，而壶腹癌、远端胆管癌和十二指肠癌生存率较好，分别为 39%、27% 和 59%（图 59-16、59-17 和 59-18）。与未生存 5 年的患者相比，5 年仍存活者组织良好分化率、切缘阴性率和淋巴结阴性率的百分比较显著。

有研究报道壶腹周围癌患者个体化生存和预后特征。壶腹周围癌中最致命的是胰腺腺癌，对 1423 例胰十二指肠切除术后的胰腺癌患者中，中位生存期为 18 个月，5 年生存率为 18%[64]。在此队列研究中，影响的生存因素包括肿瘤大小——超过 3 cm[危险比（HR）1.6；$P < 0.001$]、阳性切缘（HR1.6；$P < 0.001$）、组织学分级（HR1.6；$P < 0.001$）、以及区域淋巴结转移（HR1.3；$P=0.05$）等。而另一组 127 例壶腹癌切除后的患者 5 年生存率达 36%[65]，多变量分析显示，仅肿瘤浸润深度和淋巴结状态是影响生存的预测指标。

越来越多的证据表明肿瘤抑制基因、癌基因和 DNA 错配修复基因的突变亦影响胰腺癌的预后。胰腺肿瘤伴有 $p53$ 基因突变的患者预后较差[66]；此外，发现胰腺癌患者肿瘤抑制基因突变的数量与死亡风险

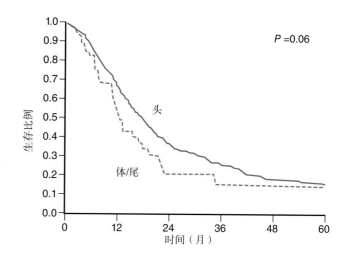

图 59-16　约翰·霍普金斯医院 616 例胰腺癌切除后患者的生存曲线（From Sohn TA，et al. Resected adenocarcinoma of the pancreas-616 patients：results，outcomes，and prognostic indicators. J Gastrointest Surg. 2000；Nov-Dec；4（6）：567-579.）

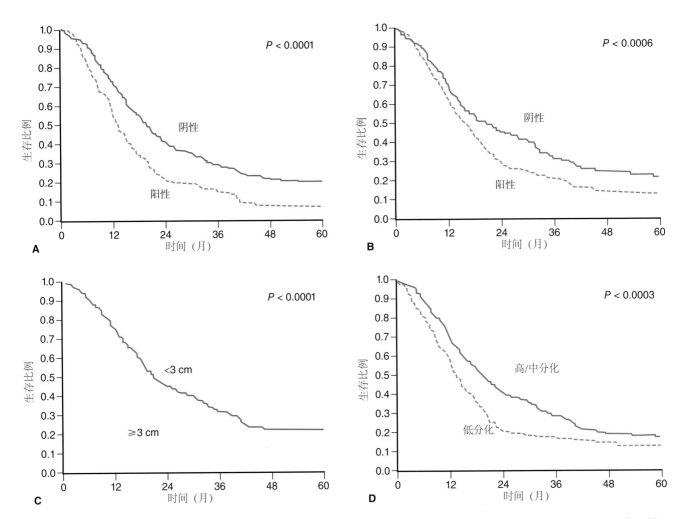

图 59-17　患者间生存曲线的比较。A. 切缘阴性（*n*=442）相比切缘阳性（*n*=184）；B. 淋巴结阴性（*n*=166）相比淋巴结阳性（*n*=441）；C. 肿瘤直径 < 3 cm（*n*=268），相比肿瘤直径 > 3 cm（*n*=325）；以及 D. 高 / 中度分化（*n*=380），相比低分化（*n*=216）（From Sohn TA，et al. Resected adenocarcinoma of the pancreas-616 patients：results，outcomes，and prognostic indicators. J Gastrointest Surg. 2000；Nov-Dec；4（6）：567-579.）

相关 [27]。与此相反，具有 DNA 错配修复基因突变的患者似乎预后更好，在 HNPCC 患者中亦有一致的表现 [67]。

有证据显示，医院施行胰腺切除术的手术量与胰腺癌手术患者围术期死亡率、住院天数、住院费用及长期治疗效果相关 [68-71]。研究似乎表明，胰十二指肠切除术和复杂的胰腺手术患者治疗的区域化，可影响的治疗的成本和结果。

辅助治疗

壶腹周围癌症有较多的辅助治疗方案，方案根据癌症的类型不同而有所变化，通常为一些特殊类型的癌症而个体化。治疗的多样性在很大程度上是由于无证明显著优于其他的公认方案。实际上，最好的辅

助治疗与单纯手术相比，也仅仅是适度有益。此领域悬而未决的问题包括：放化疗与单纯化疗的相对有效性、放疗分隔和剂量以及最佳的全身治疗等。因目前的化疗相对无效，改善此类患者治疗效果下个飞跃可能是更有效的全身治疗的发展。

关于壶腹周围癌辅助治疗的最佳研究是几项业内已完成关于胰腺癌的前瞻性研究。1985 年，胃肠道肿瘤研究小组（GITSG）研究结果发表 [72]，一项前瞻性随机对照试验（对照）中，实验组胰腺癌患者分程放疗（4000 cGy，20 次，超过 6 周），并且在 200 cGy 每序列的放射治疗的前 3 天，每天静脉内推注 5 氟尿嘧啶（5-FU）500 mg/m² 。此外，接受辅助治疗的患者每周接受 5-FU 达 2 年。在这个试验中，接受辅助治疗患者有较好的中位生存时间和整体存活率。

现已证明，多药联合的 5-FU 化疗方案可与放疗

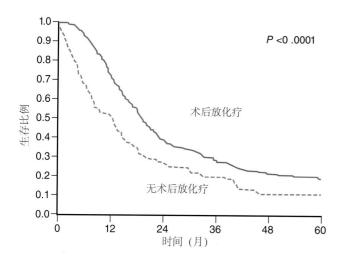

图 59-18 生存曲线，接受术后放化疗 (*n*=333) 和未接受手术后放化疗 (*n*=119) 的比较 (From Sohn TA，et al.Resected adenocarcinoma of the pancreas-616 patients：results，outcomes，and prognostic indicators. J Gastrointest Surg. 2000；Nov-Dec；4 (6)：567-579.)。

结合使用。弗吉尼亚梅森诊所联合应用 5-FU、顺铂、α 干扰素和放射疗法，显示了辅助治疗的显著作用[73]。连续输注 5-FU 具有改善结直肠肿瘤的功效，现亦用于胰腺癌患者治疗的研究探索[74]。放射治疗肿瘤学小组（RTOG）97-04 进行应用吉西他滨替代 5-FU 作为非放射治疗的组分，进行辅助治疗的研究（现已关闭授权）。这项对比研究是基于观察转移性胰腺癌治疗中，吉西他滨在统计学上产生了优于 5-FU 的存活结果。很可能在未来能够看到更多吉西他滨联合放疗的研究结果。欧洲胰腺癌研究小组（ESPAC-1）进行一项随机对照试验，将其中符合条件的 541 例胰腺癌患者随机分为辅助放化疗组（每日 20Gy，分 10 次，时间 2 周以上，1 ~ 3 天和 15 ~ 17 天静脉给予 5-FU），化疗组（静脉给予 5-FU 和亚叶酸，每个月 5 天，连续 6 个月），即为两者合并组或观察组。研究表明，辅助放化疗组并未显示出生存获益，但在观察中辅助化疗组显示出潜在的生存获益（中位生存时间为 19.7 个月 vs. 14.0 个月）[75]。

最新关于胰腺癌辅助治疗的前瞻性随机试验也来自欧洲[76]，CONKO-001 试验未评估基于 ESPAC-1 试验结果的放化疗效果，仅比较单纯化疗和观察组。使用吉西他滨姑息性治疗在临床上获益，因此在该实验中被选为单剂化疗药物。这项试验表明，在 368 例患者队列研究中，吉西他滨增加中位无瘤生存期，由 6.9 个月到 13.4 个月。虽然存在差异，但未改善整体中位生存期：治疗组 22.1 个月和观察组 20.2 个月。

辅助放化疗在治疗远端胆管癌、壶腹部癌和十二指肠癌中的作用，与胰腺癌相比尚不明确。原因是这些疾病与胰腺癌相比相对罕见。该群体患者通常采用以 5-FU 为基础的化疗或放化疗。并未单独对这类壶腹周围癌进行大的前瞻性研究，一些回顾性研究表明，放化疗在某些情况下有一定获益。例如，Krishnan 等回顾性分析 96 例切除后壶腹癌患者，显示接受放化疗患者在生存率上与观察组相比有提高的趋势。这项研究与其他的关于该问题的回顾性研究相似，都忽略了患者选择偏倚的可能性，即"健康"患者倾向于接受辅助治疗。

新辅助治疗

新辅助疗法有几种理论上的优势。可更加及时地对手术切除具有较高风险的患者给予化疗或放化疗，具有缩小肿瘤的潜力、理论上可缩小局部病变的范围。在新辅助治疗过程中出现播散性疾病的患者，不太可能从首选手术切除方案中受益，避免了手术时间的投入、发病率和潜在的手术切除死亡率。新辅助治疗可能有助于更好选择可能从手术切除中受益的患者。

最近一项来自杜克大学的报道指出，193 例活检证实为胰腺癌患者完成新辅助放化疗和 70 例患者接受手术切除[78]。确切治疗方案多种多样，但 183 例（95%）接受 5-FU 为基础的化疗同时接受每日外照射，放射治疗计划总剂量为 4500 cGy，每次 180 cGy，时间超过 5 周，针对肿瘤追加 540 cGy。10 例（5%）接受吉西他滨化疗，每天 2 次的外照射放疗，规划总剂量为 3000 cGy，每次 150 cGy，时间 3 周以上。6% 的患者发生完全组织学应答。切除肿瘤病灶缩小的患者以及肿瘤标本有显著肿瘤坏死的患者，具有显著更佳的生存时间。

M.D. Anderson 癌症中心最近总结新辅助放化疗对可切除胰腺癌的治疗经验[79]，自 1988 年以来，在该机构已经完成四项新辅助治疗的研究，研究中将 CT 作为肿瘤可切除的相同判定标准，统一的胰十二指肠切除手术技术，以及标准化手术标本病理评估体系。所有符合条件的患者均进行胰腺的活检以证实腺头癌。试验中前两项使用 5-FU 作为化疗治疗药物，第三项使用紫杉醇，第四项使用吉西他滨。所有四个新辅助治疗试验均采用放疗化疗的方式（表 59-1）。

表 59-1　MD Anderson 癌症中心可切除胰腺癌术前放化疗的近期临床试验总结 [79]

作者 （时间）	N	方案	住院 治疗率（%）	手术 切除率（%）	部分 响应率（%）	中位 生存期（月）
Evans（1992）	28	5-FU 50.4Gy	32	61	41	18
Pisters（1998）	35	5-FU 30Gy	9	57	20	25
Pisters（2002）	35	紫杉醇 30Gy	11	57	21	19
Wolff（2002）	86	吉西他滨 30Gy	43	74	58	36

5-FU，5- 氟尿嘧啶（From Raut et al. Neoadjuvant therapy for resectable pancreatic cancer. *Surg Oncol Clin N Am.* 2004；Oct；13（4）：639-661.）

胰腺癌新药

最近新的药物已经开发，目标靶向针对一些胰腺癌已知的分子或遗传缺陷。无数的药物，包括经典化疗药物和生物制剂，均处于研发过程的各个阶段。本节中将对数个在早期临床试验中的生物制剂进行阐述，包括免疫治疗药、血管生成抑制剂、K-ras 基因的抑制剂和表皮生长因子受体（EGFR）家庭的抑制剂。

免疫治疗

免疫为基础的治疗包括利用免疫系统的细胞和体液成分，治疗策略是基于细胞成分聚集和激活 T 细胞，识别肿瘤的特殊抗原。应用单克隆方法，将抗体设计成具有靶向性、与肿瘤特异性抗原结合，可以通过直接裂解杀死肿瘤细胞或递呈给共轭细胞毒性剂，杀伤肿瘤细胞。上述两种方法均有其吸引人的魅力，有如下几个原因：第一，免疫疗法作用机制与化学疗法或放射疗法不同，并且不易与患者的先前治疗产生交叉耐药；第二，通过基因重组各自的受体，B 细胞和 T 细胞免疫系统能够识别多样化的潜在的肿瘤抗原。基于 T 细胞被成功激活的机制，以及对肿瘤逃避免疫识别的机制的认识，推动发展了新的组合方法。此外，随着基因表达分析最近的进展，已经能识别新的胰腺癌的标靶，其中包括候选肿瘤抗原可作为 T 细胞和抗体的标靶。这些进步使利用免疫系统识别并破坏胰腺癌成为可能。

在一项手术切除胰腺癌患者的 I 期临床试验中，14 例患者接受诱导分泌粒细胞 - 巨噬细胞集落刺激因子的异体肿瘤细胞疫苗治疗，未遇到剂量限制性毒性反应 [80]，这种疫苗可以诱导剂量依赖性全身抗肿瘤免疫，通过增加的疫苗接种后的迟发型超敏反应对抗自体肿瘤。并且三个长期存活者疫苗接种后的反应最强，此项治疗策略目前正于约翰·霍普金斯医院做 II 期临床试验评价。

血管生成抑制剂

贝伐单抗是针对血管内皮生长因子（VEGF）的重组人源化单克隆抗体，目前已在进行贝伐单抗联合吉西他滨的 II 期临床 [81]；共有 52 例进展期或局部进展期胰腺癌患者接受吉西他滨联合贝伐单抗治疗，11 例（21%）证实有部分反应，77% 患者存活 6 个月以上，中位生存期 8.8 个月。此结果促进启动一个明确的 III 期临床研究，该项目在癌症和白血病研究小组 B 组（CALGB80303）的主持下进行。这项试验的最终结果仍在进行中。

K-ras 基因抑制剂

K-ras 基因活性突变几乎存在于所有的胰腺癌之中。K-ras 基因需要法尼基化才能激活。此反应是由法尼基转移酶介导，且现已开发出此酶的抑制剂作为潜在的抗癌治疗。其中抑制剂之一 Tipifarnib 已在胰腺癌中进行研究。在 Tipifarnib 单剂的 II 期临床研究中，20 例胰腺癌晚期患者中进行测试，无客观的反应，中位生存少于 5 个月 [82]。在一项更大的随机 III 期研究中，比较 Tipifarnib 组合吉西他滨和吉西他滨联合安慰剂治疗的 680 例进展期胰腺癌 [83]，并未发现结果的改善。

表皮生长因子受体家族

表皮生长因子受体（EGFR）家族的受体癌症中经常出现异常，与肿瘤生长、侵袭和转移的过程相关联。表皮生长因子受体的抑制剂属于两种宽类别的药物，包括针对细胞外受体的单克隆抗体和细胞内 TK 域的小分子抑制剂。在胰腺癌中进行的研究主要是测试这些药物与吉西他滨的组合的疗效。

大约 20% 的胰腺癌 Her-2 阳性，并且临床前期研究已表明，应用赫赛汀（曲妥珠单抗）抑制 Her-2 信号传导，在胰腺癌模型中有抗肿瘤的作用。在一项二期临床研究中，评估了 Her-2 的受体靶向的单克隆抗体、曲妥珠单抗与吉西他滨组合治疗胰腺癌患者的疗效 [84]。34 例 HER-2 阳性的胰腺癌患者接受吉西他滨和曲妥珠单抗治疗，16% 的患者筛查 Her-2 阳性；两例（6%）具有部分反应，中位生存时间和一年存活率分别为 7 个月，19%。

两种小分子 EGFR 抑制剂：EKB-569 和厄洛替尼，已专门在胰腺癌模型中进行研究。已对厄洛替尼联合吉西他滨进行治疗局部进展期和进展期胰腺癌的 III 期临床试验 [85]。由加拿大国家癌症研究所进行的随机研究中，569 例不能切除的胰腺癌患者，不预先检测 EGFR 表达状态，接受吉西他滨联合厄洛替尼或安慰剂的组合治疗。加厄洛替尼的吉西他滨治疗组获得显著的统计学生存改善（HR，0.81；95%，可信区间，0.67 ~ 0.97；$P=0.025$），中位生存期的改善从 5.9 到 6.4 个月。附加厄洛替尼治疗组 1 年生存率改善从 17% 升至 24%。疾病无进展的生存期在吉西他滨 / 厄洛替尼组也得到了显著的改善（HR，0.76；$P=0.003$）。与其他 EGFR 抑制剂相似，除了获得更好的生存，药物容易诱发皮疹。这项研究使应用厄洛替尼结合吉西他滨治疗不能切除的胰腺癌，得到认同。

结论

胰腺和其他壶腹周围癌是临床中的巨大挑战。虽然传统上该疾病的患者预后较差，适当的分期和病人的选择已改善部分治疗结果。如有可能，应考虑手术根治性切除，因为这是患者能长期存活的唯一机会。手术应于可为患者提供恰当治疗的医疗中心、由经验丰富的外科医生完成，以减少发病率和死亡率。许多研究进展初露端倪，有可能改善这类疾病患者的生存和健康。

参考文献

1. Halsted WS. Contributions to the surgery of the bile passages, especially of the common bile duct. *Boston Med Surg J.* 1899;141:645–654.
2. Sauve L. Des pancreatectomies et specialement de la pancreatectomie cephalique. *Rev Chir.* 1908;37:335–385.
3. Kausch W. Das carcinoma der papilla duodeni und seine radikale entfeining. *Beitr Z Clinc Chir.* 1912;78:439–486.
4. Hirschel G. Die resection des duodenums mit der papille wegen karzinoims. *Munchen Med Wochenschr.* 1914;61:1728–1730.
5. Whipple AO, Parsons WB, Mullins CR. Treatment of carcinoma of the ampulla of Vater. *Ann Surg.* 1935;102:763–779.
6. American Cancer Society. *Cancer Facts and Figures 2009.* Atlanta, GA: American Cancer Society; 2009.
7. Michaud DS. Epidemiology of pancreas cancer. *Minerva Chir.* 2004; 59:99–111.
8. Yeo CJ. The Whipple procedure in the 1990s. *Adv Surg.* 1999;32:271–303.
9. Bettschart V, Rahman MQ, Engelken FJ, et al. Presentation, treatment and outcome in patients with ampullary tumours. *Br J Surg.* 2004;91(12):1600–1607.
10. Gold EB, Goldin SB. Epidemiology of and risk factors for pancreatic cancer. *Surg Oncol Clin N Am.* 1998;7:67.
11. Gold EB. Epidemiology of and risk factors for pancreatic cancer. *Surg Clin North Am.* 1995;75:819.
12. Howe GR, Burch JD. Nutrition and pancreatic cancer. *Cancer Causes Control.* 1996;7:69.
13. MacMahon B, Yen S, Trichopoulos D, et al. Coffee and cancer of the pancreas. *N Engl J Med.* 1981;304:630.
14. Hseih C-C, MacMahon B, Yen S, et al. Coffee and pancreatic cancer (chapter 2). *N Engl J Med.* 1986;315:587.
15. Angevine DM, Jablon S. Late radiation effects of neoplasia and other diseases in Japan. *Ann N Y Acad Sci.* 1964;114:823.
16. Thompson DE, Mabuchi K, Ron E, et al. Cancer incidence in atomic bomb survivors. Part II: solid tumors, 1958–1987. *Radiat Res.* 1994;137:S17.
17. Bansal P, Sonnenberg A. Pancreatitis is a risk factor for pancreatic cancer. *Gastroenterology.* 1995;109:247.
18. Fernandez E, LaVecchia C, Porta M, et al. Pancreatitis and the risk of pancreatic cancer. *Pancreas.* 1995;11:185.
19. Chow H-W, Gridley G, Nyren O, et al. Risk of pancreatic cancer following diabetes mellitus: a nationwide cohort study in Sweden. *J Natl Cancer Inst.* 1995;87:930.
20. LaVecchia C, Negri E, D'Avanzo B, et al. Medical history, diet and pancreatic cancer. *Oncology.* 1990;47:463.
21. Hruban RH, Peterson GM, Ha PK, Kern SE. Genetics of pancreatic cancer: from genes to families. *Surg Oncol Clin N Am.* 1998;7:1.
22. Lowenfels AB, Maisonneuve P, Cavallini G, et al. Pancreatitis and the risk of pancreatic cancer: International Pancreatitis Study Group. *N Engl J Med.* 1993;328:1433.
23. International Human Genome Consortium. Finishing the euchromatic sequence of the human genome. *Nature.* 2004;409:860.
24. Venter J, Adams M, Myers E, et al. The sequence of the human genome. *Science.* 2001;291:1304.
25. International HapMap Consortium. A second generation human haplotype of over 3.1 million SNPs. *Nature.* 2007;449:851.
26. Jones S, Zhang, X, Parsons DW, et al. Core signaling pathways in human pancreatic cancer revealed by global genomic analysis. *Science.* 2008;321:1801.
27. Rozenblum E, Schutte M, Goggins M, et al. Tumor-suppressive pathways in pancreatic carcinoma. *Cancer Res.* 1997;57:1731.
28. Esposito I, Friess H, Büchler MW. Carcinogenesis of cancer of the papilla and ampulla: pathophysiological facts and molecular biological mechanisms. *Langenbecks Arch Surg.* 2001 Apr;386(3):163–171.
29. Wilentz RE, Chung CH, Sturm PDJ, et al. K-ras mutations in duodenal fluid of patients with pancreas carcinoma. *Cancer.* 1998;82:96.
30. Berthelemy P, Bouisson, M, Escourrou J, et al. Identification of k-ras mutations in pancreatic juice early in the diagnosis of pancreatic cancer. *Ann Intern Med.* 1995;123:188.
31. Caldas C, Hahn SA, Hruban RH, et al. Detection of k-ras mutations in the stool of patients with pancreatic adenocarcinoma and pancreatic ductal mucinous cell hyperplasia. *Cancer Res.* 1994;54:3568.
32. Bluemke DA, Fishman EK. CT and MR evaluation of pancreatic cancer. *Surg Oncol Clin N Am.* 1998;7:103.
33. Diederichs CG, Staib L, Vogel J, et al. Values and limitations of 18F-fluorodeoxyglucose-positron-emission tomography with preoperative evaluation of patients with pancreatic masses. *Pancreas.* 2000;20:109.
34. Rose DM, Delbeke D, Beauchamp RD, et al. 18Fluorodeoxyglucose-positron emission tomography in the management of patients with suspected pancreatic cancer. *Ann Surg.* 1999;229:729.
35. Pisters PW, Hudec WA, Hess KR, et al. Effect of preoperative biliary decompression on pancreaticoduodenectomy-associated morbidity in 300 consecutive patients. *Ann Surg.* 2001;234(1):47.
36. Sohn TA, Yeo CJ, Cameron JL, et al. Preoperative biliary stents in patients undergoing pancreaticoduodenectomy: increased risk of postoperative complications? *J Gastrointest Surg.* 2000;4:258.

37. House MG, Yeo CJ, Cameron JL, et al. Predicting resectability of periampullary cancer with three-dimensional computed tomography. *J Gastrointest Surg.* 2004;8(3):280–288.

38. Conlon KC, Dougherty E, Klimstra DS, et al: The value of minimal access surgery in the staging of patients with potentially resectable peripancreatic malignancy. *Ann Surg.* 1996;223:134.

39. Lillemoe KD. Palliative therapy for pancreatic cancer. *Surg Oncol Clin N Am.* 1998;7:199.

40. Vollmer CM, Drebin JA, Middleton WD, et al. Utility of staging laparoscopy in subsets of peripancreatic and biliary malignancies. *Ann Surg.* 2002;235(1):1–7.

41. Strasberg SM, Drebin JA, Mokadam NA, et al. Prospective trial of a blood supply-based technique of pancreaticojejunostomy: effect on anastomotic failure in the Whipple procedure. *J Am Coll Surg.* 2002;194(6):746–758.

42. Yeo CJ, Cameron JL, Maher MM, et al. A prospective randomized trial of pancreaticogastrostomy versus pancreaticojejunostomy after pancreaticoduodenectomy. *Ann Surg.* 1995;222(4):580–588.

43. Warshaw AL, Gu Z-Y, Wittenberg J, et al. Preoperative staging and assessment of resectability of pancreatic cancer. *Arch Surg* 1990;125:230.

44. Sohn TA, Lillemoe KD, Cameron JL, et al. Surgical palliation of unresectable periampullary adenocarcinoma in the 1990s. *J Am Coll Surg.* 1999;188:658.

45. Sohn TA, Lillemoe KD, Cameron JL, et al. Reexploration for periampullary carcinoma: resectability, perioperative results, pathology and long-term outcome. *Ann Surg.* 1999;229:393.

46. Awad SS, Colletti L, Mullholland M, et al. Multimodality staging optimizes resectability in patients with pancreatic and ampullary cancer. *Am Surg.* 1997;63:534.

47. Sarr MG, Cameron JL. Surgical management of unresectable carcinoma of the pancreas. *Surgery.* 1982;91:123.

48. Watanapa P, Williamson RCN. Surgical palliation for pancreatic cancer. Developments during the past two decades. *Br J Surg.* 1992;79:8.

49. Espat NJ, Brennan MF, Conlon KC. Patients with laparoscopically staged unresectable pancreatic adenocarcinoma do not require subsequent surgical biliary or gastric bypass. *J Am Coll Surg.* 1999;188(6):649–655.

50. Lillemoe KD, Cameron JL, Hardacre JM, et al. Is prophylactic gastrojejunostomy indicated for unresectable periampullary cancer? A prospective randomized trial. *Ann Surg.* 1999;230(3):322–328.

51. Lillemoe KD, Cameron JL, Kaufman HS, et al. Chemical splanchnicectomy in patients with unresectable pancreatic cancer. A prospective randomized trial. *Ann Surg.* 1993;217(5):447–455.

52. Lillemoe KD, Sauter PK, Pitt HA, et al. Current status of surgical palliation of periampullary carcinoma. *Surg Gynecol Obstet.* 1993;176:1.

53. Speer AG, Cotton PB, Russell RC, et al. Randomized trial of endoscopic versus percutaneous stent insertion in malignant obstructive jaundice. *Lancet.* 1987;2:57–62.

54. Knyrim K, Wagner HJ, Bethge N, et al. A controlled trial of an expansile metal stent for palliation of esophageal obstruction due to inoperable cancer. *N Engl J Med.* 1993;329(18):1302–1307.

55. Davids PH, Groen AK, Rauws EA, et al. Randomised trial of self-expanding metal stents versus polyethylene stents for distal malignant biliary obstruction. *Lancet.* 1992;340(8834–8835):1488–1492.

56. Kaw M, Singh S, Gagneja H. Clinical outcome of simultaneous self-expandable metal stents for palliation of malignant biliary and duodenal obstruction. *Surg Endosc.* 2003;17(3):457–461.

57. Maetani I, Tada T, Ukita T, et al. Comparison of duodenal stent placement with surgical gastrojejunostomy for palliation in patients with duodenal obstructions caused by pancreaticobiliary malignancies. *Endoscopy.* 2004;36(1):73–78.

58. Polati E, Finco G, Gottin L, et al. Prospective randomized double-blind trial of neurolytic coeliac plexus block in patients with pancreatic cancer. *Br J Surg.* 1998;85(2):199–201.

59. Bakkevold KE, Kambestad B. Palliation of pancreatic cancer. A prospective multicentre study. *Eur J Surg Oncol.* 1995;21(2):176–182.

60. Yeo C, Cameron JL, Sohn TA, et al. Six hundred fifty consecutive pancreaticoduodenectomies in the 1990s: pathology, complications, outcomes. *Ann Surg.* 1997:248–260.

61. Yeo CJ, Barry MK, Sauter PK, et al. Erythromycin accelerates gastric emptying following pancreaticoduodenectomy: a prospective, randomized placebo controlled trial. *Ann Surg.* 1993;218:229.

62. Nathan H, Cameron JL, Goodwin CR, et al. Risk factors for pancreatic leak after distal pancreatectomy. *Ann Surg.* 2009 Aug;250(2):277–281.

63. Yeo CJ, Sohn TA, Cameron JL, et al. Periampullary adenocarcinoma: analysis of 5-year survivors. *Ann Surg.* 1998;227:821–831.

64. Winter JM, Cameron JL, Campbell KA, et al. 1423 pancreaticoduodenectomies for pancreatic cancer: a single-institution experience. *J Gastrointest Surg.* 2006 Nov;10(9):1199–1210; discussion 1210–1211.

65. Qiao QL, Zhao YG, Ye ML, et al. Carcinoma of the ampulla of Vater: factors influencing long-term survival of 127 patients with resection. *World J Surg.* 2007;31(1):137–143; discussion 144–146.

66. DiGuiseppe JA, Yeo CJ, Hruban RH. Molecular biology and the diagnosis and treatment of adenocarcinoma of the pancreas. *Adv Anat Pathol.* 1996;3:139.

67. Goggins M, Offerhaus GJA, Hilgers W, et al. Pancreatic adenocarcinomas with DNA replication errors (RER+) are associated with wild-type k-ras and characteristic histopathology: poor differentiation, a syncytial growth pattern, and pushing borders suggest RER+. *Am J Pathol.* 1998;152:1501.

68. Gordon TA, Burleyson GP, Tielsch JM, et al. The effects of regionalization on cost and outcome for one general high-risk surgical procedure. *Ann Surg.* 1995;221:43.

69. Sosa JA, Bowman HM, Bass EB, et al. Importance of hospital volume in the overall management of pancreatic cancer. *Ann Surg.* 1998;228:429.

70. Lieberman MD, Kilburn H, Lindsey M, Brennan MF. Relation of perioperative deaths to hospital volume among patients undergoing pancreatic resection for malignancy. *Ann Surg.* 1995;222:638.

71. Birkmeyer JD, Warshaw AL, Finlayson SRG, et al. Relationship between hospital volume and late survival after pancreaticoduodenectomy. *Surgery.* 1999;126:178.

72. Kalser MH, Ellenberg SS. Pancreatic cancer-adjuvant combined radiation and chemotherapy following curative resection. *Arch Surg.* 1985;120: 899–903.

73. Picozzi VJ, Kozarek RA, Traverso LW. Interferon-based adjuvant chemoradiation therapy after pancreaticoduodenectomy for pancreatic adenocarcinoma. *Am J Surg.* 2003;185(5):476–480.

74. Abrams RA, Sohn TA, Zahurak ML, et al. A multivariate model for identifying risk of early death after pancreaticoduodenectomy and adjuvant therapy for periampullary adenocarcinoma: importance for understanding post treatment outcomes. *Int J Radiat Oncol Biol Phys.* 2002;54(2S):100–101.

75. Neoptolemos JP, Dunn JA, Stocken DD, et al. European Study Group for Pancreatic Cancer. Adjuvant chemoradiotherapy and chemotherapy in resectable pancreatic cancer: a randomised controlled trial. *Lancet.* 2001;358(9293):1576–1585.

76. Oettle H, Post S, Neuhaus P, et al. Adjuvant chemotherapy with gemcitabine vs observation in patients undergoing curative-intent resection of pancreatic cancer: a randomized controlled trial. *JAMA.* 2007 Jan 17: 297(3):267–277.

77. Krishnan S, Rana V, Evans DB, et al. Role of adjuvant chemoradiation therapy in adenocarcinomas of the ampulla of Vater. *Int J Radiat Oncol Biol Phys.* 20081;70(3):735–743.

78. White RR, Xie HB, Gottfried MR, et al. Significance of histological response to preoperative chemoradiotherapy for pancreatic cancer. *Ann Surg Oncol.* 2005;12(3):214–221.

79. Raut CP, Evans DB, Crane CH, et al. Neoadjuvant therapy for resectable pancreatic cancer. *Surg Oncol Clin N Am.* 2004;13:639–661.

80. Jaffee EM, Hruban RH, Biedrzycki B, et al. Novel allogeneic granulocyte-macrophage colony-stimulating factor-secreting tumor vaccine for pancreatic cancer: a phase I trial of safety and immune activation. *J Clin Oncol.* 2001;19(1):145–156.

81. Kindler HL, Friberg G, Singh DA, et al. Phase II trial of bevacizumab plus gemcitabine in patients with advanced pancreatic cancer. *J Clin Oncol* 2005;23;8033.

82. Cohen SJ, Ho L, Ranganathan S, et al. Phase II and pharmacodynamic study of the farnesyltransferase inhibitor R115777 as initial therapy in patients with metastatic pancreatic adenocarcinoma. *J Clin Oncol.* 2003;21:1301.

83. Van Cutsem E, Karasek P, Oettle H, et al. Phase III trial comparing gemcitabine + R115777 (Zarnestra) versus gemcitabine + placebo in advanced pancreatic cancer (PC) [abstr]. *Proc Am Soc Clin Oncol.* 2002;21:130a.

84. Safran H, Iannitti D, Ramanathan R, et al. Herceptin and gemcitabine for metastatic pancreatic cancers that overexpress HER-2/neu. *Cancer Invest.* 2004;22:706.

85. Moore MJ, Goldstein D, Hamm J, et al; National Cancer Institute of Canada Clinical Trials Group. Erlotinib plus gemcitabine compared to gemcitabine alone in patients with advanced pancreatic cancer. a phase III trial of the National Cancer Institute of Canada Clinical Trials Group [abstr]. *Proc Am Soc Clin Oncol.* 2005;24:1.

60

胰腺内分泌肿瘤

Taylor S. Riall • B. Mark Evers

（张　晖　译）

前言

　　胰腺内分泌肿瘤是非常罕见的疾病，每年的发病率大约为5/1 000 000[1]。可分为"功能性"（如果肿瘤产生的症状与激素生产过剩有关）或者"无功能性"，胰腺内分泌肿瘤的发病是由活跃的胃肠激素分泌导致的特有综合征以及相关的生理紊乱；肿瘤可为散发亦可能与遗传性疾病有关联。胰腺内分泌肿瘤诊断通常通过是发现与临床症状相符的异常高血液激素水平的生化检验来确定的，但即便确诊，由于是治疗关键的定位问题而使治疗较为困难。良性与恶性神经内分泌肿瘤组织学上相似，表现为正常胰岛细胞。如存在局部侵袭或远处转移可诊断为恶性，其功能状态可由特定激素产物的免疫组化检查确定。

　　手术切除是主要的治疗方法，也是胰腺内分泌肿瘤唯一的治愈性选择。与胰腺外分泌肿瘤不同，手术切除可为病变局限患者提供一个治愈机会；外科切除甚至对转移肿瘤的治疗亦发挥着重要作用，可切除大部分病灶并减少激素过剩引起的衰弱性症状。本章回顾了胰腺内分泌肿瘤的临床症状、诊断工具和治疗方法。

胰腺内分泌病理学、解剖学和生理学

　　胰岛细胞是由胺前体摄取和脱羧（APUD）细胞的一部分，约占不到2%腺体。每个胰岛平均包含超过3000个细胞，由四种类型的细胞组成（表60-1）：分泌胰高血糖素的α（A）细胞、分泌胰岛素和淀粉素β（B）细胞、分泌生长激素抑制素δ（D）细胞、分泌血管活性肠肽（VIP）D$_2$细胞以及分泌胰多肽（PP）的F细胞。B细胞位于胰岛中心，组成约70%胰岛细胞团，F细胞和A细胞位于胰岛外围，分别构

表 60-1　胰腺内分泌肿瘤：内分泌细胞类型、激素产生、临床症状和胰腺内细胞的分布

细胞类型	产生激素	内分泌肿瘤/综合征	胰腺内细胞分布
α（A）	胰高血糖素	胰高血糖素瘤	均匀连续分布
β（B）	胰岛素	胰岛瘤	体/尾部
δ（D）	生长抑素	生长抑素瘤	均匀连续分布
F	PP	胰多肽瘤	钩突
D2	VIP	舒血管肠肽瘤/WDHA	均匀连续分布
G	胃泌素	促胃液瘤/ZES	不存在/在正常状态中分泌

PP，胰多肽；VIP，血管活性肠肽；WDHA，水样腹泻，低钾血症和胃酸缺乏症；ZES，卓-艾综合征

成15%和10%的胰岛细胞团，D细胞均匀分布在整个胰岛中，构成剩下5%胰岛细胞团（图60-1）[2]，胰腺非疾病状态并无胃泌素（G细胞）分泌。

　　胰腺内内分泌细胞类型分布并不均匀。α细胞主要集中在胰体部和胰尾部，F细胞主要集中在钩突部，而B和D细胞均匀分布在整个胰腺中。其分布特点与临床表现具有相关性，因为不同胰腺部分的切除术将有不同的内分泌结果。分泌激素的胰岛细胞血供丰富。

组织学

　　胰腺神经内分泌肿瘤认为是起源于导管上皮细胞的多潜能细胞[3]，正常胰岛构成如图60-2A所示。良性和恶性神经内分泌肿瘤的组织学结构类似，是正常胰岛细胞聚集巢（图60-2B）。神经内分泌细胞系的鉴别由银染色阳性细胞质染色法确定；此外，许多神

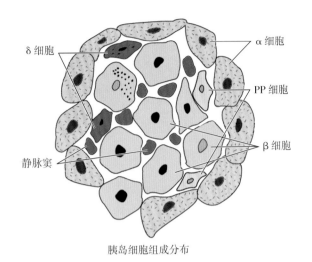

胰岛细胞组成分布

图 60-1　描述了胰岛细胞的组成和其在胰岛内的典型位置（即 α 细胞在边缘和 β 细胞在中央地区）。β 细胞质内的点描述了通常在含有胰岛素的颗粒内看见的强染色。δ 和 PP 细胞在胰腺胰岛内分泌细胞中只占了一小部分。丰富的血液通过胰岛内丰富的静脉血窦来供给

经内分泌肿瘤染色阳性物质为嗜铬粒蛋白突触囊泡蛋白（图 60-2C）。细胞模式可为固体、腺泡或小梁，但具体模式与生物行为并无相关性。恶性肿瘤是通过局部侵犯或远处转移来定义的，功能状态则由特定激素产物的免疫组化来加以定义（图 60-2D）。

历史

1908 年，Nichols 首次描述由胰岛组织组成的胰腺腺瘤，数年后，Mayo 首先意识到高胰岛素血症和胰岛细胞瘤之间的关系。随后，由 Whipple 和 Frantz 于 1935 年描述了 Whipple 三联症（低血糖症状、低血糖和注射葡萄糖症状缓解，表 60-2）[5]；在接下来的 25 年里，与胰岛细胞肿瘤相关的附属综合征被认识和报道。1942 年，Becker 等描述一例患有严重皮炎、贫血和糖尿病的胰岛细胞肿瘤患者[6]；在 1966 年后的 20 年中，McGarva 等确定了 Becker 描述的综合征

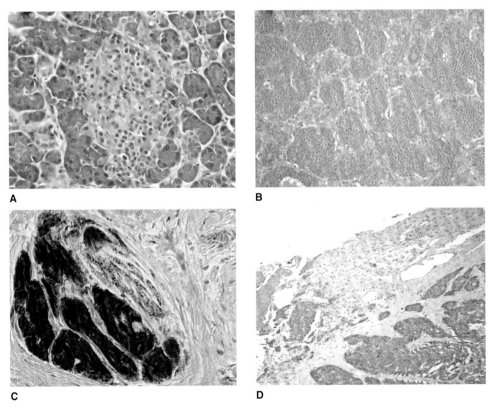

图 60-2　A.HE 染色的正常胰岛。内分泌细胞排列是不规则的，周围含有丰富的毛细血管。胰岛细胞被腺泡细胞群所包围。在这个图中没有观察到胰腺导管细胞。B. 胰腺内分泌肿瘤的 HE 染色，注意聚集的正常胰岛细胞有丝分裂很少。C. 胰腺内分泌肿瘤病理学的嗜铬粒蛋白的染色阳性，是神经内分泌肿瘤的标记物。嗜铬粒蛋白染色是细胞质并且呈褐色。D. 胰腺内分泌肿瘤的胃泌素阳性染色，对胃泌素瘤具有诊断意义。同时胞质染色（A and B used，with permission，from Christine Iacobuzio-Donahue，MD，PhD，Johns Hopkins Medical Institutions，Baltimore，MD；C and D used，with permission，from Richard W. Goodgame，MD，University of Texas Medical Branch，Galveston，TX.）

Whipple 三联症：

- 低血糖的症状

- 低（< 45 mg%）血糖

- 注射葡萄糖后，症状缓解

三联症出现的患者在禁食 12 小时到 37%，禁食 24 小时到 73%

的病因，即胰腺胰高血糖素分泌细胞恶性肿瘤[7]。Zollinger 和 Ellison 在 1955 年描述严重消化性溃疡疾病、胃酸分泌过多和非 β 胰岛细胞肿瘤综合征[8]，后来发现胰岛细胞瘤胃泌激素产生过多是引起该综合征的原因，现称为卓 - 艾综合征（ZES）。Priest 和 Alexander 于 1957 年首次描述水样腹泻、低钾血症与胰岛细胞肿瘤相关[9]；1958 年，Verner 和 Morrison 描述两例死于顽固性水样腹泻和低钾血的患者，其与胰岛细胞肿瘤的联系[10]，随后患有此类综合征和胰岛细胞瘤患者发现循环中高水平 VIP，此综合征亦被明确定义[11]。最初，缺乏敏感的放射免疫技术，限制了对这些综合征的认识与诊断；Yalow 和 Berson 在 1956 年通过对微摩尔级浓度的循环多肽的检测，开发并改进了这些技术[12]。伴功能性综合征的胰岛细胞肿瘤分布如图 60-3 所示。

遗传学

　　虽然大部分的胰腺内分泌肿瘤都是散发的，但亦有一些可能与遗传综合征有关。神经内分泌肿瘤的发生途径不同于胰腺腺癌，无 *k-ras*、*p53*、*myc*、*fos*、*jun*、*src* 和视网膜母细胞瘤基因的突变；转录静默被认为在神经内分泌肿瘤发生中发挥重要作用。超过 90% 的胃泌素瘤和无功能性神经内分泌肿瘤具有纯合子缺失或 5ʹCpG 岛甲基化静默[13]，染色体 11q 杂合子缺失（LOH）在功能性胰腺内分泌肿瘤中常见，而染色体 6q LOH 与非功能性肿瘤发生相关[14]；1/3 散发胰腺内分泌肿瘤患者被证实存在染色体 3p 等位基因缺失，等位基因缺失与恶性临床疾病相关[15]。

　　与胰腺内分泌肿瘤相关的最常见的遗传综合征是 1 型多发性内分泌肿瘤（MEN1，Werner 综合征），30% ～ 80% MEN1 患者可发生胰腺内分泌肿瘤，表现为甲状旁腺增生和垂体腺瘤，但 MEN1 患者与肿瘤相关的死亡原因通常与转移性胰腺内分泌癌有关；是由 11q13 染色体肿瘤抑制基因，即 MENIN 基因突变或等位基因缺失引起的，为常染色体显性遗传。基因突变或等位基因缺失可导致肿瘤抑制功能丧失并使患者易患甲状旁腺、垂体和胰腺内分泌组织的肿瘤。MEN1 胰腺内分泌肿瘤的患者通常较年轻（30 ～ 40 岁），罹患有恶性疾病，并与散发肿瘤相比，为多中心性疾病；约 50% MEN1 神经内分泌肿瘤患者有转移性疾病[16]。胃泌素瘤是发生于 MEN1 患者中最常见的功能性胰腺内分泌肿瘤（功能性 MEN1 肿瘤的 54%）。

　　PPomas（与功能性综合征无关联）是 MEN1 胰岛细胞瘤患者中最常见的胰岛肿瘤，超过 80% MEN1 病例可观察到。

　　MEN1 患者和胰腺内分泌肿瘤患者的治疗需识别胰瘤的相关性，并进行阶段治疗。疑似 MEN1 患者应行胃泌素、胰岛素 / 胰岛素原、PP、胰高血糖素，嗜铬粒蛋白 A（大多数胰腺内分泌肿瘤的肿瘤标记物）的生物检测。如存在甲状旁腺功能亢进应首先进行治疗，纠正高钙血症，从而改善胃泌素瘤的治疗结果。MEN1 患者中，胃泌素瘤更有可能发生在十二指肠，而且可能需要更加多样的、复杂的管理[16,18-20]；相反，治疗和 MEN1 有关的胰岛瘤或舒血管肠肽瘤在本质上与散发肿瘤是相同的。

诊断

胰岛素瘤

　　胰岛素瘤的年发病率为 1/1 0000 000，占所有胰岛细胞瘤的 60%（图 60-3）。此疾病无性别或种族区

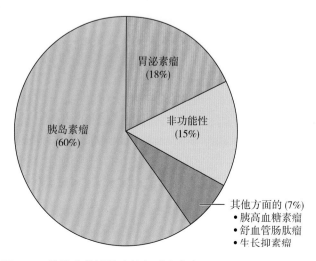

图 60-3　胰腺内分泌肿瘤的相对发病率

（饼图内容：胃泌素瘤（18%）、非功能性（15%）、其他方面的（7%）·胰高血糖素瘤·舒血管肠肽瘤·生长抑素瘤、胰岛素瘤（60%））

别，平均发病年龄是 45 岁。虽然 β 细胞主要分布在胰体部和尾部，但仍有 97% 胰岛素瘤平均分布在胰头部、体部和尾部；其余 3% 胰岛瘤位于十二指肠、脾门或胃结肠韧带。胰岛素瘤通常较小，平均大小为1.0 ～ 1.5 cm。其组织排列非常紧密、结实，为多血管性的黄褐色结节；由于其有丰富的血管供应，胰腺内分泌肿瘤于对比增强 CT 或 MRI 检查时，与胰腺周围组织相比具有高密度性[21]。约 90% 的胰岛素瘤为良性，组织学表现为正常胰岛细胞的集群、无典型的胰岛解剖学形态、胰岛素染色阳性，大多数是单发病变。然而，10% 的病例为多中心病灶，医生应意识到，4% ～ 7% 的胰岛素瘤患者可能患有 MEN1。

胰岛素原即胰岛素前体肽，通过胰岛素瘤分泌；与正常的 β 细胞类似，胰岛素原在高尔基复合体中裂解成 c - 肽并释放至血液中，作为功能胰岛素和相关的 c- 肽分解产物。然而，胰岛素瘤细胞不会响应正常的调节通路，导致肿瘤过多产生胰岛素原，血液循环中高水平胰岛素可造成复杂和潜在低血糖风险，进而导致神经性低血糖症状，包括头痛、嗜睡、头晕、复视、出汗、心悸、焦虑、饥饿、遗忘，甚至痉挛发作。症状通常发生于清晨饮食或运动后，原因是交感神经系统对低血糖的反应以及儿茶酚胺和胰高血糖素释放所导致的。如肝糖原分解也受到刺激，症状可部分缓解，从而通过反馈抑制增加血糖水平，减少儿茶酚胺释放。胰岛素瘤患者通常超重，可通过少食多餐控制症状。慢性低血糖影响深远，甚至出现永久性精神表现，包括冷漠、感觉器官失常、行为改变、癫痫和昏迷。

实验室检查通常可确定胰岛素瘤的诊断。患者可出现 Whipple 三联症：血糖水平较低（＜ 50 mg/dl）、低血糖症状、治疗低血糖可缓解症状（Whipple 三联症）（表 60-2）。监测禁食 72 小时可得出胰岛素瘤的诊断，禁食监测有两个原因：第一是防止危及生命的低血糖症，第二是排除应用外源胰岛素的人为低血糖可能性。如怀疑是否有注射胰岛素导致血糖过低的可能，应检测 C - 肽水平确认胰岛素的内源性来源[22]。亦需检查尿液，如磺酰脲类水平增加，则表明暗中服用了降血糖药。

95% 患者禁食 72 小时后发生低血糖（男性 ＜ 50 mg/dl 或女性 ＜ 40 mg/dl），75% 患者于禁食 24 小时内即达到低血糖程度（图 60-4）。发生低血糖胰岛素水平大于 7 μU/ml，高度提示胰岛素瘤可能；然而，此胰岛素水平亦可见于由其他原因所致的高胰

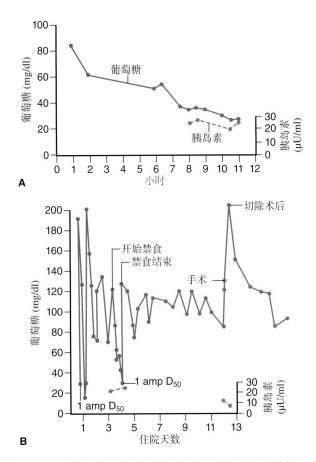

图 60-4　A．胰岛素瘤患者空腹同时行血糖和胰岛素检测，血糖下降，而胰岛素不变、显示为相对高胰岛素血症。B．胰岛素瘤患者定期血糖测定，第一次为自发性下降，病人昏迷状态、给予 50% 葡萄糖复苏；第二次，术后病人禁食、血糖达 200 后逐渐下降，维持在 90 ～ 120。lamp D₅₀，50% 葡萄糖溶液

岛素血症患者。评估胰岛素 / 血糖比亦有帮助，高于 0.3 时提示发生胰岛素瘤。由于胰岛素抵抗，比率为 0.3 时亦有可能为肥胖症，但患者不应有低血糖[23]。测量血液循环中胰岛素原水平可以和总胰岛素比较，如肿瘤为恶性，胰岛素原可占总胰岛素的 40%，而胰岛素原水平大于总胰岛素 24% 则提示胰岛素瘤。C- 肽水平大于 1.2 μg/ml，且葡萄糖水平小于 40 mg/dl 亦疑似胰岛素瘤。

其他两种罕见的临床症状难与胰岛素瘤鉴别：胰岛细胞增殖症和非胰岛素瘤胰源性低血糖综合征（NIPH）。由于胰岛细胞增生，胰岛细胞增殖症由于胰岛增生可产生神经性低血糖症状，但无胰腺肿瘤[24]。NIPH 患者有高胰岛素水平和低血糖症；然而，即使禁食 72 小时亦罕有出现 Whipple 三联症。NIPH 可有胰岛细胞肥大，但无肿瘤病灶[25]。与其他神经内分泌肿瘤不同，胰岛素瘤可与 MEN1 综合征有关。诊断时应考虑此因素，特别是因其可能导致手术方法不同[26]。

很少需要用激发实验来证实胰岛瘤的诊断。必要时，可通过葡萄糖酸钙或甲苯磺丁脲刺激胰岛素释放，并于严格的、可监控的环境中连续测量胰岛素和血糖水平。由于葡萄糖是脑细胞唯一的能量来源，所以务必谨慎，否则可发生严重的低血糖和永久性神经损伤。

胃泌素瘤

胃泌素瘤是第二位最常见的功能性胰腺内分泌肿瘤，发生率为 1/250 万[27]。平均诊断年龄是 50 岁，在男性较为常见（60%）。胃泌素通常是由位于胃窦黏膜 G 细胞合成，胃泌素瘤患者由于胃泌激素分泌过多产生 ZES（严重消化性溃疡，高胃泌素血症）。胃泌素瘤对于正常的刺激，如胃内氨基酸、多肽或胃膨胀，并不反应性分泌胃泌素，亦不受正常反馈机制的控制，尤其值得一提的是，胃泌素瘤不受胃内 pH 值的抑制，但可被促胰液素所刺激（而不是抑制）。

超过 60% 的胃泌素瘤是恶性的，与其他胰腺内分泌肿瘤相同，恶性诊断的定义是淋巴结或远处转移存在。肝是最常见的转移部位，胰周淋巴结转移亦较常见；70% ~ 80% 恶性胃泌素瘤患者于诊断时已发生肝或淋巴结转移，转移亦可涉及肺部或骨。90% 胃泌素瘤位于胃泌素瘤三角区中，边界为胆囊管与十二指肠第二、第三部连接处连线，以及胰颈体部连接处连线（图 60-5）。

ZES 病人诊断需要着重考虑 MEN1，20%ZES 患者有与 MEN 相关的疾病，此类患者应测试甲状旁腺功能是否亢进，如存在应先行治疗，其原因是甲亢可使胃泌素瘤的治疗变得复杂。

ZES 的经典诊断是患者出现严重的消化性溃疡症状，且用标准治疗方法难以治愈或位置不典型者。90%ZES 患者有消化性溃疡，大部分溃疡位于十二指肠球部，且十二指肠远端或近端空肠同时伴有溃疡；7% 的患者有空肠溃疡穿孔。患者可有上腹部疼痛和（或）胃肠道出血（黑便或便血）、体重下降、恶心和呕吐等症状，胃食管反流的症状亦较常见。高酸使十二指肠 pH 下降并抑制胰酶活性，导致腹泻，但可通过鼻胃管缓解。内镜检查可发现多发性溃疡、胃部大褶皱、十二指肠或近端空肠黏膜水肿或空肠运动亢进。患者如有溃疡疾病和腹泻、消化性溃疡疾病家族史、非典型或多发性溃疡、降酸手术或 H₂ 阻断药或质子泵抑制剂（PPI）治疗后溃疡复发，则应疑诊为 ZES。

实验室检测胃泌激素水平可诊断 ZES。其他亦

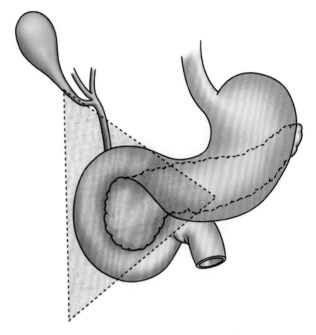

图 60-5　胃泌素瘤三角区 - 胃泌素瘤的 90% 位于此三角解剖区（From Stabile BE, Morrow DJ, Passaro E. The gastrinoma triangle：operative implications. *Am J Surg*. 1984；147；26，with permission from Elsevier.）。

可导致高胃泌素血症（表 60-3 的疾病可分为两大类：高胃酸分泌和低胃酸分泌的高胃泌素血症。诊断 ZES 之前应排除其他诊断。明确胃酸分泌（胃低 pH）非常重要，因为低酸分泌或胃酸缺乏症亦可导致胃泌激素水平升高。未使用抑酸药物或者行降酸手术的情况下，如胃 pH 值大于 3，几乎可以排除 ZES 是导致高胃泌素血症的潜在原因。于停用 H₂ 受体阻断药前 1 周或质子泵抑制剂停药前 3 周检测胃泌激素水平；如疑似胃酸缺乏症，可测量胃酸分泌。ZES 患者基础胃酸分泌量通常大于 15 mEq/h，不会出现胃酸缺乏症。

排除 ZES 时应完成三次正常空腹血清胃泌激素测定。胃泌素瘤患者空腹血清胃泌激素水平通常为 200 ~ 1000 pg/ml，正常水平为 100 ~ 150 pg/ml。如胃出口梗阻或产酸抑制患者胃泌激素水平大于 1000 pg/ml，

表 60-3　高胃泌素血症的原因

高胃酸分泌	低胃酸分泌
胃泌素瘤	H₂ 受体拮抗剂治疗
胃出口梗阻	质子泵抑制剂治疗
G 细胞增生	降酸手术
保留胃窦	萎缩性胃炎
	恶性贫血
	肾衰竭

可诊断为 ZES。在可疑的情况下，刺激促胰液素试验亦可明确诊断：通过静脉注射输入 2 IU/kg 的胰泌素，需于注射前及此后 30 分钟内每隔 3 ~ 5 分钟检测血清，当胃泌激素水平升高超过 200 pg/ml 或大于 50% 基线水平即可诊断。

血管活性肠肽瘤

VIP 通常存在于脑、胃窦 G 细胞、肾上腺髓质、肠黏膜、胰腺神经细胞、胰腺 D2 细胞的短肽，胰腺血管活性肠肽瘤起源于 D2 细胞，其释放高水平的 VIP 产生 Verner-Morrison 综合征，亦称为 WDHA 综合征（明显症状的首字母缩写：水样腹泻、低钾血症和胃酸缺乏症）或胰源性霍乱。总体来说，此类肿瘤极其罕见，发生率为 1/100 万 [29-30]。超过 2/3 肿瘤为恶性，且超过 70% 的病人于出现症状时已有转移 [31]；90% 病变发生于胰腺，另 10% 则发生在结肠、支气管、肝、肾上腺、交感神经节。胰腺病变通常为孤立病灶、75% 病变被发现位于胰体或尾部。病变逐渐增大，通常于直径大于 3 cm 时得以诊断；诊断时年龄呈双峰分布，大多数患者于中年诊断，小部分（~ 10%）于 10 岁前诊断，VIP 水平升高的年轻患者通常患有神经节细胞瘤、恶性神经节瘤或神经母细胞瘤，而非胰腺肿瘤。近 10% 血管活性肠肽瘤患者合并有 MEN1。

VIP 的超生理水平导致 Verner-Morrison 综合征的相关症状。VIP 是一种 28- 氨基酸多肽，与促胰液素结构相似；通常作为神经递质，半衰期小于 1 分钟、活性较低、且于非血管活性肠肽瘤患者中对肉类无反应。VIP 作用于肠上皮细胞，激活腺苷酸环化酶，增加结肠细胞内环腺苷酸（cAMP）水平，其对分泌过多的液体进入肠腔起刺激作用，导致水样腹泻；腹泻进一步加剧 cAMP 抑制钠的重吸收，并刺激氯化物分泌，引起的液体增加和电解质转移到肠腔。大量、水样等渗分泌性腹泻是最常见的症状，量可超过 3 L/d。

水样腹泻的鉴别诊断表如 60-4 所示。粪便量少于 700 g/d 可能不是由 VIPoma 引起。分泌样腹泻不受食物影响，不能通过鼻胃管缓解症状，是与 ZES 引起腹泻的区别之处。液状粪便的外观呈"淡茶"状，缺乏血液、脂肪或炎性细胞，可进一步区分感染性、炎症和吸收不良的腹泻。体重减轻、腹部绞痛、脱水、电解质紊乱和代谢性酸中毒（液体和碳酸氢钠丢失导致）较常见。低钾血症可丢失超过 400 mEq 的钾，并可导致心律失常，甚至猝死。近 75% 的患者有胃

表 60-4 慢性腹泻的鉴别诊断	
分泌性腹泻	**渗透性腹泻**
细菌毒素	渗透性泻药滥用
非渗透性泻药滥用	碳水化合物吸收不良
回肠胆汁酸吸收不良	脂肪泻
赘生物	Mg^{2+} 摄入
结肠癌	PO_4^{3-} 摄入
结肠绒毛状腺瘤	SO_4^{2-} 摄入
肠道淋巴瘤	Olean 摄入
胃泌素瘤	三氯蔗糖摄入
血管活性肠肽瘤	
生长抑素瘤	
类癌综合征	
肥大细胞增多症	
甲状腺髓样癌	
药物和毒物	
迷走神经切断后腹泻	
甲状腺功能亢进	
Addison 疾病	
流行分泌性腹泻	
特发性分泌性腹泻	
炎症性肠病	
憩室炎	
肠缺血	

酸过少或胃酸缺乏症，并且镁和磷水平降低。严重的电解质异常和与 Verner-Morrison 综合征相关的脱水，需于在手术前纠正。

通过测量 VIP 血清水平可确定血管活性肠肽瘤的诊断，通常大于 150 pg/ml 且与分泌性腹泻相关。VIP 水平应于禁食整夜后测定。血管活性肠肽瘤通常可产生额外的 GI 肽，包括 PP 素、降钙素、神经降压肽、胃泌素、抑胃肽、血清素、胰高血糖素、胰岛素、生长抑素、生长激素释放激素和组氨酸 - 蛋氨酸肽。

胰高血糖素瘤

胰高血糖素瘤极其罕见，发病率约为 1/20 000 000；女性发病率约为男性的 2 ~ 3 倍，通常较其他多数胰腺内分泌肿瘤大，诊断时平均大小为 5 ~ 10 cm。人们认为胰高血糖素瘤起源于肿瘤性 α 细胞，α 细胞产生胰高血糖素以维持葡萄糖水平稳定。胰高血糖素瘤几乎均起源于胰腺，65% ~ 75% 病变位于体或尾部。恶性胰高血糖素瘤发生率超过 50%，亦是由局部淋巴结或肝转移定义。80% 恶性胰高血糖素瘤患者于诊断时即伴有肝转移。大多数胰高血糖素瘤是散发的，但

有 5% ～ 17% 患者与 MEN1 有关联；正如其他神经内分泌肿瘤一样，MEN1 相关胰高血糖素瘤患者通常较年轻并可于早期诊断。

胰高血糖素瘤综合征是一种罕见的综合征，其经典描述为"4Ds"：糖尿病、皮炎、深静脉血栓形成和抑郁症；也可出现严重的分解代谢状态，如体重减少、脂肪和蛋白质储存的消耗以及相关的维生素缺乏[34-35]。胰高血糖素作用于肝，有刺激葡萄糖释放、肝糖原分解、糖原异生和生酮的作用；还可抑制糖酵解和脂肪生成。这种分解代谢状态导致高血糖、消耗氨基酸循环池及快速储存。76% ～ 94% 的胰高血糖素瘤患者可发展成糖尿病，38% 患者于初期表现为血糖升高；血氨基酸过少和正常细胞性贫血亦较常见。

与胰高血糖素瘤相关的典型皮疹为游走性红斑（图 60-6）[36]。约 2/3 病人可出现此体征，并且通常可于其他综合征前出现；病因是由于严重的氨基酸缺乏，亦可能为微量元素缺失和营养不良。游走性红斑初期是一种红色斑块，出现于皱褶部位，之后呈放射性散开，于躯干、四肢或面部呈匍行性状态。大泡形成并脱落，留下坚硬的坏死区域，并被皮肤细菌或真菌反复感染。2 ～ 3 周间先从中心区域愈合，遗留色素沉着。随着潜在胰高血糖素瘤的治疗，皮疹通常可自愈。通过测量胰高血糖素水平可明确胰高血糖素瘤的诊断：

空腹状态下的胰高血糖素水平大于 50 pmol/L 可确诊。

生长抑素瘤

生长抑素瘤极其罕见，文献报道病例少于 100；肿瘤通常较大（85% > 2 cm），且为单发，诊断年龄多是 50 ～ 60 岁。肿瘤部位超过 60% 是胰腺（通常为胰头部），其余部位为十二指肠或其他小肠。大多数诊断时已为肝或淋巴结转移的恶性肿瘤[37]；生长抑素瘤罕见与 MEN1 无关联，但与 I 型神经纤维瘤病（von Recklinghausen 病）[38] 和嗜铬细胞瘤有关。

生长激素抑制素通常由胰腺 δ 细胞产生，通过旁分泌作用抑制胰高血糖素、胰岛素、VIP、胃泌素、胰泌素、胃动素和来自胰岛细胞 PP 素、胰酶介导的胆囊收缩素（CCK）的释放，抑制胰酶和激素分泌可导致脂肪泻、糖尿病、吸收不良以及减少胆囊排空而继发的胆石病[39]。

由于症状无特异性，生长抑素瘤罕有于术前确诊；疑似生长抑素瘤时，测定空腹生长抑素，其水平大于 14 mol/L 而得以诊断[40]。

非功能性神经内分泌肿瘤

20% 的胰腺内分泌肿瘤是非功能性的，定义为内分泌起源的、无特定激素综合征的胰腺肿瘤。PP 素、神经降压素和降钙素分泌型肿瘤亦归类于非功能性神经内分泌肿瘤：激素产物几乎无生物学后果，且罕有引起症状[41]。非功能性肿瘤通常由切除疑似胰腺外分泌肿瘤行组织检查而确诊，少部分于查体时发现非特异性胃肠不适而诊断。显微镜检查时，非功能性肿瘤不显示与其对应区域功能的差异，肿瘤的内分泌起源通常由嗜铬粒蛋白或突触小泡蛋白的免疫染色阳性来鉴定。

2/3 非功能性胰腺内分泌肿瘤为恶性，60% ～ 80% 恶性肿瘤于诊断时已发生远处转移。肿瘤于最初发现时通常大于其功能对应区域（4 ～ 5 cm vs. 1 ～ 2 cm）。由于压迫相邻组织，患者可有腹痛和黄疸，这与胰头部的 PPomas 相同。

其他胰腺内分泌肿瘤

产生其他激素的胰腺内分泌肿瘤也有报道，但是极其罕见。胰腺内分泌肿瘤案例报告中的分泌胃泌素释放因子（GPF）、降钙素、肠高血糖素、CCK、抑胃肽、促黄体生成素、神经降压肽或胃促生长激素均已被描述。

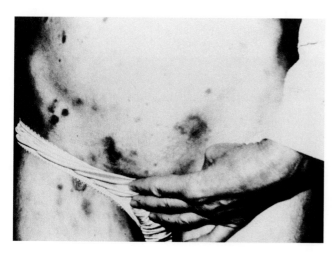

图 60-6 胰高血糖素瘤相关的典型皮疹。显示 42 岁女性的游走性皮肤炎，症状持续 16 年。皮疹扩散至全身，皮疹中心已愈合（Used, with permission, from Hugo Villar, from Beauchamp RD, Thompson JC, Endocrine tumors of the pancreas. In: Zinner MJ, Schwartz SI, Ellis H, eds. *Maingot's Abdominal Operations.* 10th ed. Appleton &Lange/McGraw-Hill；1997：1961-1976.)

成像和定位

形态

一旦功能性胰腺内分泌肿瘤得以诊断，定位的第一步是 CT 或 MRI 横断面成像。在一项单中心研究发现，50% 的功能性胰岛细胞瘤小于 1.3 cm[42]；双期 CT 检查对功能性胰岛细胞瘤定位敏感性达 71%～82%[43]，敏感性与肿瘤大小有直接关系，较小的胰岛瘤、胃泌素瘤难以定位。因此，对小病灶而言，薄层（1 mm 切面）、多期 CT 成像等 CT 检查技术可提高 CT 灵敏性[21,43]。动脉期病灶富血供是识别与区分其他类型胰腺肿瘤的关键（图 60-7A）[21]，静脉期病灶不强化（图 60-7B）；此外，口服水对比剂有助于识别小的十二指肠胃泌素瘤[21]。

MRI 具有显示正常胰腺实质与胰腺小内分泌肿瘤的对比能力，使其成为一种高效的定位检查手段；胰腺内分泌肿瘤 T1 加权像显示为低信号，T2 加权像显示为高信号，如同 CT，瘤体大小与敏感性存在直接关系。在一项大系列胰岛瘤研究中，所有大于 3 cm 的病变应用增强 MRI 均可鉴别，大小为 1～2 cm 者 50% 病变可鉴别，小于 1 cm 病变无法识别[44]，MRI 检测胰腺内分泌肿瘤总体敏感性为 85%[45]。绝大多数非胰岛瘤或非胃泌素瘤的胰腺内分泌肿瘤可于断面检查时发现。

多数胰腺内分泌肿瘤均过表达生长激素抑制素 2 型受体，100% 胃泌素瘤、67% 胰岛瘤表达生长激素抑制素受体，胰腺腺癌则不表达[46]；生长抑素受体也于部分胰高血糖素瘤和非功能性内分泌肿瘤中表达。生长激素抑制素类似物（[111]In-DTPA-D-Phe1 奥曲肽）可用于生长激素抑制素受体扫描显影（SRS），CT/MRI 检查无明显肿瘤证据、含生长抑素受体的胰腺内分泌肿瘤中 SRS 可有效地辅助定位。除去胰岛素瘤，SRS 对所有胰腺内分泌肿瘤的敏感性达 80%，同位素扫描总体敏感性达 80%～100%，而胃泌素瘤则超过 90%；此技术亦可用于检测非胰岛瘤内分泌肿瘤是否有肝转移（图 60-8）。虽然 SRS 具有高敏感性，但显示肿瘤确切位置较差，仅显示邻近数厘米范围；更精确的定位可通过 CT、MRI 扫描或其他技术来确定。

如 CT 或 MRI 无法定位胰腺内分泌肿瘤，可行内镜超声（EUS）；与 CT 或 MRI 相比，EUS 可检测小于 3 cm 肿瘤，其对肿瘤的总体敏感性达 93%[47-48]。即使是较小的胰腺和胃肠道内胰岛素瘤 EUS 亦可显著提高术前定位能力，敏感性、诊断准确率分别达 81%、78%（图 60-9）[49]。对于其他方法未能发现的胰腺内胃泌素瘤 EUS 亦可提供定位（灵敏度接近 90%），但其检测十二指肠肿瘤的能力仍较差（＜50%）。EUS 还可用于行肿瘤细针穿刺活检做病理诊断（FNA）（图 60-10），对非功能性且无典型 CT 表现的胰腺内分泌肿瘤较有价值。鉴于胰腺内分泌肿瘤相对于胰腺腺癌的预后良好，术前的细针穿刺病理检查有助于制订一个更积极的手术方案。

CT、MRI、SRS 或 EUS 无法确认较小的胰岛素

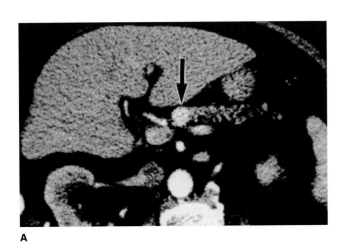
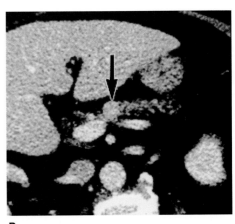

图 60-7 一个患有低血糖和 1.2 cm 胰岛瘤的 83 岁危重的老人。病人接受了远端胰腺切除术，因为缺乏足够的胰腺桥接组织，所以未能剜除肿瘤。A. 增强动脉期 CT 图像可见胰腺轴向胰颈小体积、均匀、高密度肿块（箭头所指）。B. 在与 A 同一水平的增强静脉期，胰腺轴向 CT 图像肿块密度明显低于动脉期（箭头所指）（From Sheth S，Hruban RK，Fishman EK. Helical CT of islet cell tumors of the pancreas：typical and atypical manifestations. *AJR Am J Roentgenol*. 2002 Sep；179（3）：726，with permission from the American Journal of Roentgenology）

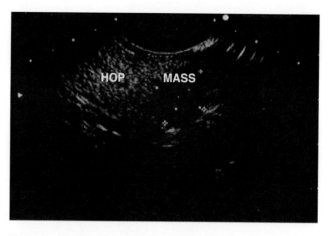

图 60-9　胰颈部胰岛瘤患者经胃内镜超声（EUS）。肿块（MASS）邻近胰头（HOP），并表现与相对于周围胰腺组织的低回声（Used，with permission，from Richard W. Goodgame，MD，University of Texas Medical Branch，Galveston，TX）

瘤和胃泌素瘤时，血管造影有价值。血管造影可检测出约 70% 大于 5 mm 的胰岛素瘤（图 60-11），胰岛素瘤表现为富血管相符的富血供特点。如标准放射显影技术不成功，可应用选择性门静脉取样检测胰岛素或胃泌激素水平进行胰腺区域（头部、体部或尾部）定位，并有助于制定手术方案（图 60-11）。激发试验，又称动脉刺激静脉采血（ASVS），通过钙或分泌素注入腹腔干和肠系膜上动脉，同时静脉采血测量激素水平，增加肿瘤定位的可能性；ASVS 敏感性超过90%（图 60-12）[50-51]。

　　如术前不能定位肿瘤，术中超声结合整个胰腺、十二指肠仔细触诊及探查，能够确认大多数肿瘤。有

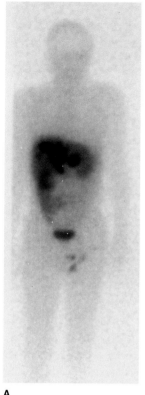

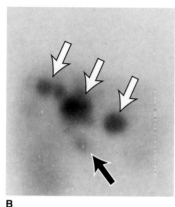

A

B

图 60-8　转移性胃泌素瘤病人的生长抑素受体扫描图像。A. 注射奥曲肽 24 小时后全身扫描显示了肝脏转移性肿瘤和胰腺头部原发肿瘤。B. 原发胰腺、肝转移癌细节。白色箭头表示肝转移。黑色箭头表示胰腺的原发性肿瘤（From Thmpson JC. Endocrine pancreas. In：Townsend CM，Jr，Beauchamp RD，Evers BM，Mattox KL，eds. *Sabiston Textbook of Surgery：The Biological Basis of Modern Surgical Practice*. 17th ed. Philadelphia，PA：Elsevier Saunders；2004：1001-1022，Copyright Elsevier 2004.）

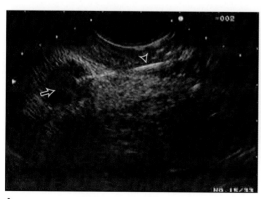

A

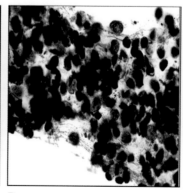

B

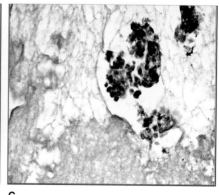

C

图 60-10　A. 内镜超声（EUS）引导下细针穿刺（FNA）图像 / 胰腺内分泌肿瘤活检。超声引导下，针（箭头）穿刺进入低回声块（箭头所指）。B. FNA 细胞学的显示均匀、类浆细胞外观与胰腺内分泌肿瘤的外观完全一致。C. 突触小泡蛋白的免疫染色阳性，即 FNA 标本中的胰腺内分泌肿瘤标记物。突触小泡蛋白染色为棕色

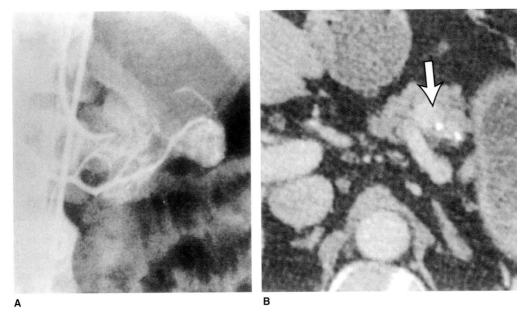

图 60-11 胰岛瘤定位展示。A. 动脉造影显示为胰岛素瘤。选择性地注入胰背动脉精确地显示出肿瘤。B. 胰岛瘤三期增强 CT。胰体肿块（箭头）显示早期和持续性增强、门静脉期流空；值得注意的是，增强 CT 中肿瘤与正常胰腺间最大差别发生于胰腺期（如图所示）(A from Edis AJ，McIlrath DC，Van Heerden JA，et al.Insulinoma—current diagnosis and surgical management. Curr Probl Surg. 1976；13：1-45，with permission from Elsevier；B from Ros PR，Mortelé KJ. Imaging features of pancreatic neoplasms. JBR-BTR. 2001；84：239-249，with permission.)

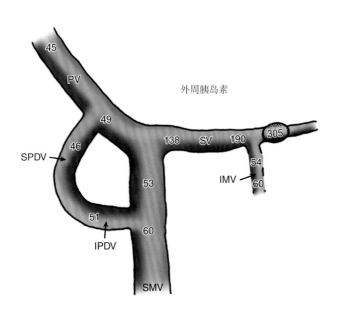

图 60-12 经肝选择性门静脉及其属支采血检测胰岛素示意图。远端脾静脉血胰岛素水平明显升高（阴影圈）。术中超声和胰腺触诊未能发现胰岛瘤。基于门静脉采血胰岛素浓度梯度而行远端胰腺切除术，术后病理证实存在 1 cm 大小胰岛素瘤。IMV，肠系膜下静脉；IPDV，胰十二指肠下静脉；PV，门静脉；SMV，肠系膜上静脉；SPDV，胰十二指肠上静脉；SV，脾静脉。胰岛素单位为 mμ/mL (From Norton JA，Shawker TH，Doppman JL，et al. Localization and surgical treatment of occult insulinomas. *Ann Surg.*1990；212（5）：615-620)

效地术中胰腺超声需将胰腺完全游离。由于十二指肠胃泌素瘤较小，所有技术在术前均难以定义。

定位方法

　　胰岛素瘤的定位方法如图 60-13 所示。胰岛素瘤完成生化诊断后，应行 CT 或 MRI 检查。如肿瘤局限，应行切除术；如不确定，应行 EUS 检查。如肿瘤仍未能定位，应行有或无刺激物的血管造影。如上述所有措施均为阴性，则应行探查和术中超声。

　　生物化学检查确诊的 ZES（图 60-14）患者，流程的第一步应包括 CT 和 SRS，原因是几乎所有胃泌素瘤均表达生长激素抑素受体。如无法定位，应行 EUS 和（或）MRI 评估胰腺较小病变；如仍未实现定位，下一步应行有或无刺激的血管造影。如上述技术均未发现，则应行手术探查，可于明确定位的同时治疗肿瘤。术中超声及经十二指肠腔内内镜有助于定位十二指肠壁内较小胃泌素瘤。如果肿瘤定位仍不确定或疑似 MEN1 导致的多灶性肿瘤，还应常规行十二指肠切开。十二指肠切开术可发现 25% ~ 30% 于术前影像检查未能发现的肿瘤，因此应常规行经十二指肠腔内内镜和十二指肠切开术 [52]。

　　VIP 瘤、胰高血糖素瘤和生长抑素瘤通常较大，

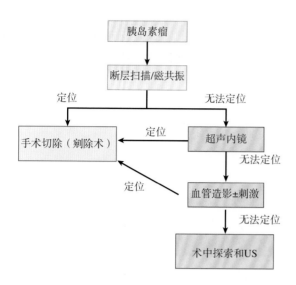

图 60-13　胰岛瘤的定位，内镜超声检查（EUS）

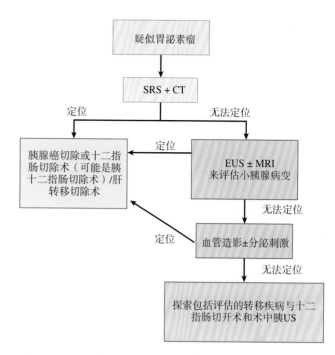

图 60-14　胃泌素瘤的定位

且易于定位。通常可由 CT 扫描定位，如 CT 未显示，则应行 SRS。大多数非功能性神经内分泌肿瘤于出现上腹痛或黄疸的症状时，行 CT 检查而诊断，其与胰腺腺癌的鉴别在于高密度、动脉期强化（图 60-15）；基于肿瘤的大小，标准的 CT 或 MRI 定位非功能性胰腺内分泌肿瘤的敏感性接近 100%。

治疗

胰岛瘤

　　手术切除是胰腺内分泌肿瘤主要治疗方法且是治愈的唯一选择。定位后，对于大部分较小、良性、孤立的胰岛素瘤的外科切除是治愈性。术前注射二氮嗪，减少 beta 细胞释放胰岛素 [通常为 3 mg/（kg·d），分为 2 次或 3 次] 对防止严重低血糖发作至关重要。极少情况下，其他药物如维拉帕米、糖皮质激素、生长激素可用于维持正常血糖水平。围术期尤其是禁食患者，须给予葡萄糖输液。

　　外科手术须包括仔细检查肝和区域淋巴结转移的证据。打开胃结肠韧带，进入小网膜囊可显露胰腺。如行全胰探查通常需要完整的 Kocher 操作并游离胰尾，完成游离后，于直视下进行检查及触诊胰腺，亦可应用术中超声。肿瘤通常为孤立、有包膜、红褐色相结合（图60-16），一旦明确，应与术前的定位研究（图 60-17）。超过 90% 胰岛素瘤为良性，应尽可能保留有功能的胰腺而首选肿瘤剜除术 [53]。图 60-16 所示肿瘤表浅，易于发现并成功剜除。当肿瘤距离主胰管距离小于 2 mm 时，不应行肿瘤剜除术。在所有的肿瘤剜除

术中，均应仔细分离以避免进入主胰管。对于毗邻主胰管的肿瘤或巨大肿瘤来说，远端胰腺切除术、中央胰腺切除术或胰十二指肠切除术可能是必要的。较多外科医生提倡于临近肿瘤摘除的位置置入硅胶管以控制术后发生的各种胰瘘。

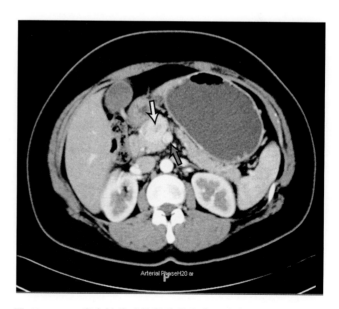

图 60-15　41 岁女性非功能性胰腺内分泌肿瘤的 CT 图像。注意胰头部约 3.5 cm 大小的高密度肿块（灰色箭头）。肿块毗邻肠系膜上静脉（白色箭头），但在肠系膜上静脉与肿块间有一良性组织平面。病人实施单纯的胰十二指肠切除术（Used, with permission, from Christopher L. Wolfgang, MD, PhD, Johns Hopkins Medical Institutions, Baltimore, MD）。

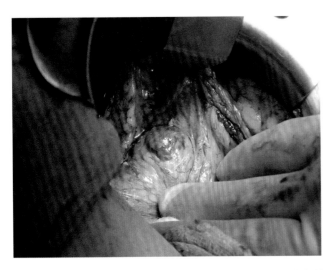

图 60-16　术中照片显示位于胰尾部孤立的胰岛素瘤。肿瘤单发，有包膜且呈红褐色（Used，with permission，from Sharon Weber，MD，University of Wisconsin，Madison，WI）

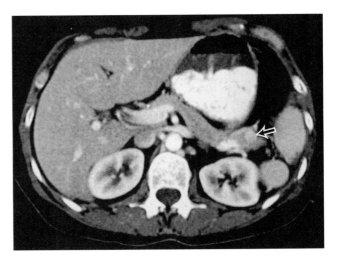

图 60-17　发现肿瘤后，肿块与术前 CT 所见相关。CT 显示的胰尾高密度肿块与术中所见一致（箭头所指）。肿块成功剜除（Used，with permission，from Sharon Weber，MD，University of Wisconsin，Madison，WI.）

　　胰腺内分泌肿瘤腹腔镜切除越发普及，尤其是对胰岛素瘤来说，简单的剜除术已足够[54-55]。对于位于胰体或尾部较小的恶性肿瘤为保证切缘足够，可进行腹腔镜远端胰腺切除术[56]。依赖于术前定位技术的改善，腹腔镜切除的患者群体亦随之扩大；而针对恶性肿瘤的更广泛的胰腺切除，最好进行开放手术。

　　极少情况下，肿瘤于术前或术中均未能定位，不推荐盲目施行胰腺任何部位的切除术。当不能确定存在肿瘤时，应行胰尾组织活检的评估胰岛细胞增生症。

　　良性胰岛素瘤的完整切除可实现正常的预期寿命，而典型的较大型（~ 6 cm）、伴有 MEN1 或多灶性病变的恶性胰岛瘤需要更大切除范围，可能需联合胰腺部分切除术（远端胰腺切除术或胰十二指肠切除术）和胰腺多病灶的剜除术[20,26]。通常情况下，全胰腺切除术不适用于治疗胰岛素瘤。胰岛素瘤完整切除通常可缓解低血糖，但因为残余的非功能性病灶，肿瘤切除可获得 95% 的生化治愈率[57]。

　　对于转移性胰岛素瘤患者来说，完整切除、奥曲肽控制症状和全身化疗是较为适当的治疗方案。对于不可手术切除的患者，新研发的生长抑素类似物（兰瑞肽）单次注射后生物活性可维持 2 周，与奥曲肽控制症状效果相同，而后者须每天注射 3 次[58]。即便发生转移，切除后中期生存率仍接近 5 年；链佐星（含或不含 5- 氟尿嘧啶）可提高已发生转移胰腺内分泌肿瘤的生存率。

胃泌素瘤

　　术前影像学检查为胃泌素瘤的手术治疗提供可能，包括治愈性切除成为减轻症状所行的姑息性减瘤术。手术的目标是双重的：潜在治愈性切除原发性肿瘤并防止疾病进展为恶性。是否为恶性是决定生存率的首要因素。

　　同胰岛素瘤一样，应完整游离胰腺，以便进行彻底地触诊和术中超声检查。术中先仔细检查胃泌素瘤三角区（图 60-5）以确认肿瘤的位置，应用 Kocher 手法，常规使用术中超声来识别胰腺微小病变或肝转移灶。行十二指肠术中内镜检查后，可于十二指肠第二段前壁或外侧壁行约 3 cm 切口，手指行全十二指肠触诊，通常可发现小于 1 cm 的胃泌素瘤[52]。

　　体积较小、包膜完整的肿瘤可行剜除术去除病灶，较大、无包膜、位于胰腺深层的病变需行胰腺节段切除，包括远端胰腺切除术或胰十二指肠切除术。胰十二指肠切除术可提高 MEN1 患者的无瘤生存期，这是因为局部切除术后复发多是位于十二指肠内[16,27,58]。5% ~ 8% 的病例中，外科医生无法于术中定位胃泌素瘤[59]；在这种情况下，盲目的胰腺切除术并不可取。应详细检查胰周、十二指肠周围及肝周淋巴结，完整切除阳性淋巴结也可增加无瘤生存期。

　　遗憾的是，超过半数的胃泌素瘤患者于诊断时已发生转移。对于这类患者治疗的重点要症状控制（即减少胃酸生产）。PPIs 的发展减少了 ZES 患者与胃酸相关症状而进行手术干预的需求，PPIs 可有效地减少胃酸分泌，以往由于外科手术优于药物治疗，而现如今已较少采用。开始剂量为每天 40 ~ 80 mg。90% 以上患者的症状得以控制，然而此后可能需要更大的剂量。药物疗效可通过测量基础胃酸产量（BAO）来评估，PPI 浓度应维持 BAO 不超过 10 mEq/h（如病人曾进行抑酸治疗则应 < 5 mEq/h）。奥曲肽可减少胃泌素释放，控制胃酸分泌，但无联合应用 PPI 则罕有效果。

在 ZES 的治疗历史中，保留下来为数不多的方案是全胃切除术，原因是长期的高胃泌素血症可导致胃类癌的发生。MEN1 和 ZES 患者胃类癌发生率不足 10%，较少需要行胃切除术。胃切除术适用于无法耐受 PPIs 且不能通过其他方式达到控制胃酸分泌的患者。全胃切除术可治愈过量胃酸分泌的所有症状，但是对已发生转移的患者生存期提高无明显效果。

胃泌素瘤患者生存期的最佳预测因子为肝转移，而淋巴结转移并不能较好地预测。广泛转移患者 5 年生存率不足 50%，而无转移患者 5 年生存率达 90%；完整切除所有原发和转移灶可减轻症状并延长生存时间。Norton 与其同事研究发现，58% 患者胃泌素瘤切除后，胃泌激素水平正常；无肝转移患者 5 年生存率近 100%。无同时性肝转移但随后出现肝转移患者 5 年生存率接近 100%，10 年生存率为 80%；而伴同时性肝转移患者 5 年存活率仅约 45%（图 60-18）。目前推荐采取积极的手术治疗，理由是已知有残余病灶的患者存活时间高达 20 余年。肝转移病灶化疗栓塞术或射频消融术可有效地降低肝内肿瘤负荷，细胞毒素类化疗可用于治疗转移性疾病患者，但无生存受益的证据。

VIP 瘤、细胞瘤、生长抑素瘤和非功能性内分泌肿瘤

VIP 瘤和胰高血糖素瘤的外科治疗需要特殊的术前准备。VIP 瘤的治疗始于术前积极恢复水、电解质和酸碱平衡紊乱。术前应用奥曲肽可减少腹泻量，并促进补充液体和电解质。如经奥曲肽治疗后仍出现腹泻，应用糖皮质激素可有所帮助。

对胰高血糖素瘤患者来说，治疗旨在应用药物治疗改善体重减轻、低体重患者的营养状况。通常需要于补充基本热量之外额外补充肠内营养，并需要联合应用大剂量奥曲肽（多达 1000 μg/d）逆转分解代谢状态。于住院治疗早期即行预防血栓栓塞治疗，以防止围术期深静脉血栓和肺栓塞的形成引起患者死亡。可能需要静脉输入氨基酸以缓解症状和改善皮炎。

对于 VIP 瘤、胰高血糖素瘤、生长抑素瘤和非功

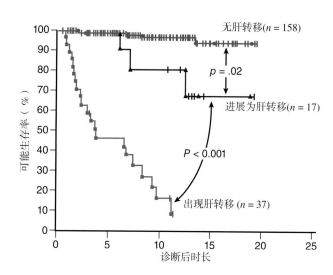

图 60-18　肝转移于首次评估时存在或生存胃泌素瘤患者发生肝转移病灶的影响。疾病特异性生存率如图所示。158 名患者无肝转移，6 名于随访中死亡，4/17 出现肝转移的患者死亡、23/37 最初有肝转移的患者在随访期间死亡（Modified from Yu F, Venzon DJ, Serrano J, et al. Prospective study of the clinical course, prognostic factors and survival in patients with long-standing Zollinger-Ellison syndrome. *J Clin Oncol.* 1999；17：615-30）

能性胰腺内分泌肿瘤的切除，完整切除是治愈的唯一机会。由于这类肿瘤通常具有侵袭性，单纯剜除术并不适宜，推荐部分胰腺切除术。遗憾的是，频繁出现同时性转移不可能施行完整切除。复发和转移灶的姑息性切除对控制症状可能有益；然而，几乎不能改善总生存率。在一篇回顾性文献中，86% VIP 瘤可切除，但 23% 患者于诊断 / 术后 12 ～ 52 个月死亡[29]。针对转移性病灶的其他治疗方法无对照研究，包括肝动脉栓塞术、射频消融术、肝移植、放射性疗法、化学疗法、冷冻疗法，无证据表明辅助化疗有效。

如无转移，胰高血糖素瘤患者切除后的 5 年生存率接近 85%；而转移者 5 年生存率约为 60%[34]。与其他胰腺内分泌肿瘤相比，达卡巴嗪是唯一的有效治疗胰高血糖素瘤的药物，并且已经有多个完全缓解病例的报道[60]。

对生长抑素瘤和非功能性胰岛细胞肿瘤患者来说，手术切除仍是最主要的治疗方法。并不需要行特殊的术前准备。恶性肿瘤的高复发意味着治愈性胰腺切除术，如胰十二指肠切除术或远端胰腺切除术（不是摘除术）是可行的；即使有肝转移的患者，胰腺切除术仍可消除与肿瘤大小相关的症状并提高生存率。非功能性胰腺内分泌肿瘤的总 5 年生存率大约是 50%[42]。

结论

胰腺内分泌肿瘤的处理需要深入地了解这类肿瘤的生物学行为，以及外科干防预潜在治愈性和对缓解症状的重要作用。虽然现代成像技术可于术前确诊大多数肿瘤，但对于这类肿瘤的定位诊断依然存在挑战。MEN1 相关的神经内分泌肿瘤通常更具侵袭性，并为多灶性的肿瘤，因此需要进行不同的手术途径和术前评估。肿瘤切除为治愈提供了绝佳的机会，尤其对胰岛素瘤患者而言。切除广泛转移病灶可有助于激素相关症状减轻，并且可提供良好的长期生存机会。只有外科医生有资格治疗胰腺内分泌肿瘤，这是由于切除肿瘤，包括复发肿瘤，仍是控制激素产生过多引起衰弱症状的最有效的方法。

参考文献

1. Jemal A, Siegel R, Ward E, et al. Cancer statistics, 2009. *CA Cancer J Clin.* 2009;59(4):225–249.
2. Kleinman R, Gingerich R, Wong H, et al. Use of the Fab fragment for immunoneutralization of somatostatin in the isolated perfused human pancreas. *Am J Surg.* 1994;167(1):114–119.
3. Pour PM, Schmied B. The link between exocrine pancreatic cancer and the endocrine pancreas. *Int J Pancreatol.* 1999;25(2):77–87.
4. Kloppel G, Heitz PU. Pancreatic endocrine tumors. *Pathol Res Pract.* 1988;183(2):155–168.
5. Whipple AO, Frantz VK. Adenoma of islet cells with hyperinsulinism: a review. *Ann Surg.* 1935;101(6):1299–1335.
6. Becker S, Kahn D, Rothman S. Cutaneous manifestations of internal malignant tumors. *Arch Dermatol Syphilis.* 1942;45:1069.
7. McGarvan M, Unger R, Recant L, et al. A glucagon-secreting alpha-cell carcinoma of the pancreas. *N Engl J Med.* 1966;1966(274):1408–1413.
8. Zollinger RM, Ellison EH. Primary peptic ulcerations of the jejunum associated with islet cell tumors of the pancreas. *Ann Surg.* 1955;142(4):709–723; discussion, 724–728.
9. Priest WM, Alexander MK. Isletcell tumour of the pancreas with peptic ulceration, diarrhoea, and hypokalaemia. *Lancet.* 1957;273(7006):1145–1147.
10. Verner JV, Morrison AB. Islet cell tumor and a syndrome of refractory watery diarrhea and hypokalemia. *Am J Med.* 1958;25(3):374–380.
11. Bloom SR, Polak JM, Pearse AG. Vasoactive intestinal peptide and watery-diarrhoea syndrome. *Lancet.* 1973;2(7819):14–16.
12. Yalow RS, Berson SA. Some applications of isotope dilution techniques. *Am J Roentgenol Radium Ther Nucl Med.* 1956;75(6):1059–1067.
13. Muscarella P, Melvin WS, Fisher WE, et al. Genetic alterations in gastrinomas and nonfunctioning pancreatic neuroendocrine tumors: an analysis of p16/MTS1 tumor suppressor gene inactivation. *Cancer Res.* 1998;58(2):237–240.
14. Rigaud G, Missiaglia E, Moore PS, et al. High resolution allelotype of nonfunctional pancreatic endocrine tumors: identification of two molecular subgroups with clinical implications. *Cancer Res.* 2001;61(1):285–292.
15. Chung DC, Smith AP, Louis DN, et al. A novel pancreatic endocrine tumor suppressor gene locus on chromosome 3p with clinical prognostic implications. *J Clin Invest.* 1997;100(2):404–410.
16. Gibril F, Schumann M, Pace A, Jensen RT. Multiple endocrine neoplasia type 1 and Zollinger-Ellison syndrome: a prospective study of 107 cases and comparison with 1009 cases from the literature. *Medicine (Baltimore).* 2004;83(1):43–83.
17. Norton JA, Cornelius MJ, Doppman JL, et al. Effect of parathyroidectomy in patients with hyperparathyroidism, Zollinger-Ellison syndrome, and multiple endocrine neoplasia type I: a prospective study. *Surgery.* 1987;102(6):958–966.
18. Thompson JC, Hirose FM, Lemmi CA, Davidson WD. Zollinger-Ellison syndrome in a patient with multiple carcinoid-islet cell tumors of the duodenum. *Am J Surg.* 1968;115(2):177–184.
19. Doherty GM. Multiple endocrine neoplasia type 1: duodenopancreatic tumors. *Surg Oncol.* 2003;12(2):135–143.
20. Tonelli F, Fratini G, Falchetti A, et al. Surgery for gastroenteropancreatic tumours in multiple endocrine neoplasia type 1: review and personal experience. *J Intern Med.* 2005;257(1):38–49.
21. Sheth S, Hruban RK, Fishman EK. Helical CT of islet cell tumors of the pancreas: typical and atypical manifestations. *AJR Am J Roentgenol.* 2002;179(3):725–730.
22. Grunberger G, Weiner JL, Silverman R, et al. Factitious hypoglycemia due to surreptitious administration of insulin. Diagnosis, treatment, and long-term follow-up. *Ann Intern Med.* 1988;108(2):252–257.
23. Wiesli P, Brandle M, Pfammatter T, et al. Insulin determination by specific and unspecific immunoassays in patients with insulinoma evaluated by the arterial stimulation and venous sampling test. *Eur J Endocrinol.* 2004;151(1):123–126.
24. Kaczirek K, Niederle B. Nesidioblastosis: an old term and a new understanding. *World J Surg.* 2004;28(12):1227–1230.
25. Christesen HB, Brusgaard K, Beck Nielsen H, Brock Jacobsen B. Non-insulinoma persistent hyperinsulinaemic hypoglycaemia caused by an activating glucokinase mutation: hypoglycaemia unawareness and attacks. *Clin Endocrinol (Oxf).* 2008;68(5):747–755.
26. Demeure MJ, Klonoff DC, Karam JH, et al. Insulinomas associated with multiple endocrine neoplasia type I: the need for a different surgical approach. *Surgery.* 1991;110(6):998–1004; discussion 1004–1005.
27. Norton JA, Jensen RT. Current surgical management of Zollinger-Ellison syndrome (ZES) in patients without multiple endocrine neoplasia-type 1 (MEN1). *Surg Oncol.* 2003;12(2):145–151.
28. Thompson JC, Reeder DD, Villar HV, Fender HR. Natural history and experience with diagnosis and treatment of the Zollinger-Ellison syndrome. *Surg Gynecol Obstet.* 1975;140(5):721–739.
29. Ghaferi AA, Chojnacki KA, Long WD, et al. Pancreatic VIPomas: subject review and one institutional experience. *J Gastrointest Surg.* 2008;12(2):382–393.
30. Friesen SR. Update on the diagnosis and treatment of rare neuroendocrine tumors. *Surg Clin North Am.* 1987;67(2):379–393.
31. Mekhjian HS, O'Dorisio TM. VIPoma syndrome. *Semin Oncol.* 1987;14(3):282–291.
32. Perry RR, Vinik AI. Clinical review 72: diagnosis and management of functioning islet cell tumors. *J Clin Endocrinol Metab.* 1995;80(8):2273–2278.
33. Boden G. Glucagonomas and insulinomas. *Gastroenterol Clin North Am.* 1989;18(4):831–845.
34. Stacpoole PW. The glucagonoma syndrome: clinical features, diagnosis, and treatment. *Endocr Rev.* 1981;2(3):347–361.
35. Wermers RA, Fatourechi V, Wynne AG, et al. The glucagonoma syndrome. Clinical and pathologic features in 21 patients. *Medicine (Baltimore).* 1996;75(2):53–63.
36. Kahan RS, Perez-Figaredo RA, Neimanis A. Necrolytic migratory erythema. Distinctive dermatosis of the glucagonoma syndrome. *Arch Dermatol.* 1977;113(6):792–797.
37. Harris GJ, Tio F, Cruz AB, Jr. Somatostatinoma: a case report and review of the literature. *J Surg Oncol.* 1987;36(1):8–16.
38. Takai A, Setoyama T, Miyamoto S. Pancreatic somatostatinoma with von Recklinghausen's disease. *Clin Gastroenterol Hepatol.* 2009;7(5):A28.
39. Krejs GJ, Orci L, Conlon JM, et al. Somatostatinoma syndrome. Biochemical, morphologic and clinical features. *N Engl J Med.* 1979;301(6):285–292.
40. Norton JA. Somatostatinoma and rare pancreatic endocrine tumours. In: Clarke OH, Duh QY eds. *Textbook of Endocrine Surgery.* Philadelphia, PA: WB Saunders; 1997.
41. Bordi C, Azzoni C, D'Adda T, Pizzi S. Pancreatic polypeptide-related tumors. *Peptides.* 2002;23(2):339–348.
42. Phan GQ, Yeo CJ, Hruban RH, et al. Surgical experience with pancreatic and peripancreatic neuroendocrine tumors: review of 125 patients. *J Gastrointest Surg.* 1998;2(5):473–482.
43. Van Hoe L, Gryspeerdt S, Marchal G, et al. Helical CT for the preoperative localization of islet cell tumors of the pancreas: value of arterial and parenchymal phase images. *AJR Am J Roentgenol.* 1995;165(6):1437–1439.
44. Boukhman MP, Karam JM, Shaver J, et al. Localization of insulinomas. *Arch Surg.* 1999;134(8):818–822; discussion 822–823.
45. Thoeni RF, Mueller-Lisse UG, Chan R, et al. Detection of small, functional islet cell tumors in the pancreas: selection of MR imaging sequences for

optimal sensitivity. *Radiology.* 2000;214(2):483–490.

46. Krenning EP, Kwekkeboom DJ, Oei HY, et al. Somatostatin-receptor scintigraphy in gastroenteropancreatic tumors. An overview of European results. *Ann N Y Acad Sci.* 1994;733:416–424.

47. Muller MF, Meyenberger C, Bertschinger P, et al. Pancreatic tumors: evaluation with endoscopic US, CT, and MR imaging. *Radiology.* 1994; 190(3):745–751.

48. Proye C, Malvaux P, Pattou F, et al. Noninvasive imaging of insulinomas and gastrinomas with endoscopic ultrasonography and somatostatin receptor scintigraphy. *Surgery.* 1998;124(6):1134–1143; discussion 1143–1144.

49. Varas Lorenzo MJ, Miquel Collell JM, Maluenda Colomer MD, et al. Preoperative detection of gastrointestinal neuroendocrine tumors using endoscopic ultrasonography. *Rev Esp Enferm Dig.* 2006;98(11): 828–836.

50. Jackson JE. Angiography and arterial stimulation venous sampling in the localization of pancreatic neuroendocrine tumours. *Best Pract Res Clin Endocrinol Metab.* 2005;19(2):229–239.

51. Frucht H, Howard JM, Slaff JI, et al. Secretin and calcium provocative tests in the Zollinger-Ellison syndrome. A prospective study. *Ann Intern Med.* 1989;111(9):713–722.

52. Sugg SL, Norton JA, Fraker DL, et al. A prospective study of intraoperative methods to diagnose and resect duodenal gastrinomas. *Ann Surg.* 1993;218(2):138–144.

53. Service FJ, McMahon MM, O'Brien PC, Ballard DJ. Functioning insulinoma—incidence, recurrence, and long-term survival of patients: a 60-year study. *Mayo Clin Proc.* 1991;66(7):711–719.

54. Assalia A, Gagner M. Laparoscopic pancreatic surgery for islet cell tumors of the pancreas. *World J Surg.* 2004;28(12):1239–1247.

55. Lo CY, Chan WF, Lo CM, et al. Surgical treatment of pancreatic insulinomas in the era of laparoscopy. *Surg Endosc.* 2004;18(2):297–302.

56. Kooby DA, Gillespie T, Bentrem D, et al. Left-sided pancreatectomy: a multicenter comparison of laparoscopic and open approaches. *Ann Surg.* 2008;248(3):438–446.

57. Doherty GM, Doppman JL, Shawker TH, et al. Results of a prospective strategy to diagnose, localize, and resect insulinomas. *Surgery.* 1991;110(6): 989–996; discussion 996–997.

58. Simonenko VB, Dulin PA, Makanin MA. [Somatostatin analogues in treatment of gastrointestinal and pancreatic neuroendocrine tumors]. *Klin Med (Mosk).* 2006;84(4):4–8.

59. Norton JA, Doppman JL, Jensen RT. Curative resection in Zollinger-Ellison syndrome. Results of a 10-year prospective study. *Ann Surg.* 1992;215(1):8–18.

60. Marynick SP, Fagadau WR, Duncan LA. Malignant glucagonoma syndrome: response to chemotherapy. *Ann Intern Med.* 1980;93(3):453–454.

胰腺肿瘤展望

Douglas B. Evans

（张大鹏 译）

　　Wolfgang 医生、Schulick 医生与 Cameron 医生著写了极为全面的壶腹周围癌尤其是胰头部癌评估与治疗的篇章。来自 Johns Hopkins 医院的多学科工作组对胰腺癌的生物学、临床治疗做出巨大贡献。正如我们所知，在过去二三十年，Cameron 医生实践了如何通过手术治疗胰腺癌患者，以达到最佳效果。更为重要的是，在对胰腺癌的分子生物学的理解，以及术前通过影像准确定位胰腺和壶腹周围区域两个方面均取得巨大进步。CT 和 MRI 的进步，实现了对肿瘤与血管关系精确的评估，精确的评估体系对于治疗前分期和胰十二指肠切除术的实施至关重要，尤其是判断是否需要合并血管切除重建时。尽管像作者这样经验丰富的医生可于手术中判断可切除性，但术前准确的影像评估能将肿瘤分为可切除、交界性可切除或局部晚期，从而将患者适当地分流并获得最佳的治疗流程（优先手术或新辅助治疗后手术）；同时还可判定患者由首诊科室诊疗或进入多学科临床试验组，或是转诊至大宗病例医疗中心。事实上，于大宗病例医疗中心（大宗病例外科医生）的治疗，患者局部疾病得以改善，需要对患者进行精确的影像分期（CT 成像），必要时，为将患者安全地转诊至专业治疗中心而放置胆管支架。超声内镜（EUS）引导下的针吸活检（FNA）有助于肿瘤的明确诊断，从而允许肿瘤内科会诊和多学科的护理。

　　值得庆幸的是，在过去的 10 年，胰腺癌 CT 分期的发展取得共识。为便于从解剖学明确可切除、交界性可切除和局部晚期疾病，得克萨斯大学 M.D. Anderson 癌症中心的 Varadhachary 与其同事提出客观的标准，基于 CT 资料，将交界性可切除胰腺癌从可切除和局部晚期胰腺癌中分离出来[1]。Varadhachary 标准认为静脉受肿瘤浸润和包裹（无闭塞），而无肿瘤扩展至腹腔干或肠系膜上（SMA）的动脉，是可以行手术切除的。此概念被新辅助治疗的临床研究所发展，不支持需要血管切除和重建患者首选手术治疗。Varadhachary 标准还设想肠系膜上静脉－门脉（SMPV）的切除重建的技术的可行性，认为真正决定切缘状态（R 状态）的是肿瘤－动脉（腹腔干、肝动脉、SMA）的关系（表 61A-1）。2008 年，Katz 与其同事报道了 160 例交界性可切除肿瘤（参考 Varadhachary 标准），并介绍了交界性可切除肿瘤的三个亚型，通常称为 Katz 类型 A、B、C[2]。A 型是指 Varadhachary 标准的交界性可切除肿瘤；B 型是指交界性可切除肿瘤疑似胰外转移，包括 CT 检查疑似而未确诊转移患者。有学者将癌抗原 19-9（CA19-9）异常增高患者列入此型（血胆红素正常时 CA19-9 检测尤为重要）；C 型是指交界性可切除肿瘤患者处于边缘体力状态或已有严重的并发症，需进一步评估排除立即手术。根据此定义，C 型患者是高胆红素血症引起的厌食和乏力等可逆性临床状态。Katz 与其同事提供可靠的数据支持对交界性可切除肿瘤患者诱导化疗（其次是放化疗）；同样重要的是，我们从临床角度发现其将交界性可切除肿瘤在以下几方面进行了界定：解剖学（局部肿瘤解剖）、肿瘤学 / 生物学（可能为疾病晚期而影像未完全发现）、生理学（边缘体力状态）。

　　推荐手术优先的外科医师对局部可切除胰腺癌，如 CT 标准显示局部可切除立即行手术治疗，此标准相较于 M.D. Anderson 标准，显得具有局限性。美国肝胰胆协会 - 美国肿瘤外科协会 - 消化外科学会（AHPBA-SSO-SSAT）共识小组认为可切除肿瘤（区别于交界性可切除）包括肿瘤无证据（CT）甚至无门静脉汇合处点状接触或变形，同时未扩展至肠系膜

● 表 61A-1　Varadhachary 和 Katz 胰头与钩突肿瘤的 CT 分期

临床分期	AJCC 分期	肿瘤与血管关系 CT 表现			
		SMA	腹腔干	CHA	SMV-PV
可切除 ª（符合四项）	Ⅰ／Ⅱ	正常组织平面	正常组织平面	正常组织平面	特例（肿瘤浸润或包裹血管）
交界性切除（符合四项中的一项）	Ⅲ	浸润	浸润	浸润或节段性包裹	节段性闭塞、可血管重建
局部晚期（符合四项中的一项）	Ⅳ	包裹	包裹	广泛包裹、不能血管重建	广泛闭塞、不能血管重建

注：AJCC，美国癌症联合会；CHA，肝总动脉；SMV-PV，肠系膜上静脉、门静脉汇合处
定义：浸润，血管周围的 ≤ 180° 或 ≤ 50%；包裹，血管周径 > 180° 或 > 50%
ª 推定必要时有 SMV、PV 或 SMV-PV 汇合处切除、重建的技术能力

上动脉[3]。目前手术优先共识扩大的策略下，越来越多的学者赞同制定相对严格的"可切除性"标准。在无新辅助治疗情况下，可切除肿瘤标准是肿瘤未扩展至邻近动脉（SMA、腹腔干、肝动脉）以及肿瘤未导致 SMPV（门静脉系统）汇合处的侧方移位、变形或狭窄，此类患者如不能获得适当临床试验情况下，可直接施行手术[3]；与此相反，如为 AHPBA-SSO-SSAT 共识小组所定义的交界性肿瘤，手术前应接受诱导治疗。

当前对交界性可切除肿瘤手术前如何治疗最佳未有定论。特别是动脉点状浸润的肿瘤，给予多种系统诱导治疗，包括放化疗前至少 2 个月的化疗[2]。新的临床试验以及非协议治疗，包括证明有效的转移性病例的研究，如，吉西他滨加白蛋白结合紫杉醇（Abraxane）或 FOLFIRINOX（5-FU、四氢叶酸、依立替康和奥沙利铂）[4-5]方案。但诱导全身治疗的持续时间、放疗开始时间与剂量，最优术后全身治疗等仍不确定。较多的最新文章介绍了关于应用新辅助治疗作为可切除和交界性可切除肿瘤治疗程序组成部分的经验，单独使用化疗的经验相对未经检验，明确关注肿瘤局部复发的风险。第一个针对可切除胰腺癌新辅助治疗的全国性研究 [美国外科医师学会临床肿瘤学组 Z5041（ACOSOG Z5041）] 并未包括放射治疗；局部复发率是主要治疗意义的重要结点。

胰十二指肠切除术中最重要的技术性问题是肠系膜上动脉的分离[6]。一般情况下，完全游离 SMPV 汇合处左侧后可方便地显露肠系膜上动脉；分离钩突时需小心 SMV 空肠支，并最终显露 SMA。目前关于胰

十二指肠切除术后局部复发（有或无综合治疗）的病理生理学认识是 SMA 自主神经鞘的镜下浸润，胰腺癌具有嗜神经性，可能是造成易局部复发的原因。由于目前全身治疗较为有效，局部肿瘤复发成为治疗失败的主要原因。作者无意与 Wolfgang 医生探讨胰十二指肠切除术技术上的问题，无疑 Johns Hopkins 医院胰十二指肠切除技术比世界任何其他机构都好。医学生、住院医生，甚至是经验丰富的外科医生仔细阅读本章也可大大地获益。

本书第 58 章，Maley 医生和 Yeo 医生同样全面深刻地讨论了胰腺囊性肿瘤，讨论主要集中于浆液性囊腺瘤、黏液性囊性肿瘤（MCN）和导管内乳头状黏液性肿瘤（IPMN）。浆液性囊腺瘤组织学证实其有趣的肿瘤生物学特性，如前所述，普遍认为浆液性囊腺瘤不具有转移远处器官或区域淋巴结的生物学能力，但可局部侵犯、侵蚀相邻的肠管（十二指肠、横结肠、胃），偶尔压迫脾静脉（导致左侧门静脉高压症）或者肠系膜上静脉和（或）门静脉（导致肝外门脉高压）。更为重要的是，浆液性囊腺瘤（微囊）于高质量 CT 成像即可诊断，其具有特征性的影像学表现（除非浆液性囊腺瘤是大囊性）而无需内镜超声。当患者需行 EUS 确诊浆液性囊腺瘤，如与 EUS 诊断不一致或与 CT 或 MRI 检查有差异，建议行 FNA 检查。正如作者所述，浆液性囊腺瘤特征是囊液 CEA 水平通常检测不到或非常低（＜ 5 ng/ml）。从 2011 年开始，浆液性囊腺瘤诊断一般不困难；但是，另一挑战是何时手术介入。随着患者年龄和手术风险（医疗并发症）的增加，无症状患者手术获益可能较低。

反之，相对较容易理解的是完全健康的 60 岁病人、浆液性囊腺瘤 5 ~ 6 cm 者建议手术[7]；但是，对一个 75 岁病人，有同样大小的胰腺肿瘤，有一个或两个冠状动脉支架和相对久坐的生活方式，施行手术可能不是正确的选择。作者在实践中，试图仔细地权衡无症状患者手术的风险与获益[8]；此外，对于小于 4 ~ 5 cm 的浆液性囊腺瘤，通常采取观察一段时间，如肿瘤仍然生长，再进行手术治疗。作者的基本理念是避免手术相关的死亡率和并发症发生率，尤其是无症状患者浆液性囊腺瘤肿瘤组织学提示不具有远处转移的风险。

　　MCN 前面章节已进行相当完备的讨论，正如 Maley 医生和 Yeo 医生所强调的，对 MCN 的诊断需明确其卵巢间质特征，MCN 大小与潜在恶性间的关系，虽未像 IPMN 一样明确，但可将 3 cm 大小作为标准。例如，无实性成分或壁结节、不超过 3 cm 的黏液性肿瘤、影像学符合 MCN，通常可安全地观察。对进展期和伴有并发症的患者推荐仅行观察。很明显，有时鉴别女性患者 MCN 与单灶分支胰管型 IPMN 较为困难。更为重要的是，如作者所提及，MCN 多发生于胰体尾，而胰头或钩突部极为罕见，在实践中，如于胰头或钩突发现 MCN 实际是 IPMN。仍有争议的是，对于低度恶性潜能 MCN 的手术方式。如，一位 50 岁健康女性、胰体部疑似 3 cm 的 MCN，EUS-FNA 穿刺囊液为黏液性液体，CT 或内镜超声未提示实性成分或壁结节，考虑患者年轻与肿瘤大小，推荐其手术治疗；由于为癌前病变，并不推荐对此年龄患者进行观察，如其血清水平 CA19-9 亦正常，就进一步支持肿瘤目前无侵袭性成分。此时另一个不得不面对的问题是患者是应行胰腺中段切除术、胰体尾切除术（保脾或不保脾）还是肿瘤剜除术。对无癌患者，需要更加小心注意保护胰岛细胞，以避免中长期胰岛素依赖型糖尿病并发症（变为胰岛素依赖的生活方式）；对此类病人，作者选择胰腺中段切除、远端胰腺行胰肠吻合、近端胰腺切面缝合小肠浆膜片，以期尽量降低吻合口瘘的风险、保留胰岛细胞、确保病灶切缘阴性的完全切除；作者对黏液性（癌前）肿瘤的常规实践中未采取剜除术处理。

　　仙台标准已广泛地应用于疑似 IPMN 尤其是分支型病人的处理的临床实践中[9]，正如作者所强调的，参考仙台指南可能使轻度高风险（为浸润性腺癌）人群接受手术。对于低危患者至少观察一段时间，直至囊肿变大或 CT 特征性表现（提示实性成分）才考虑

手术。此处理策略旨在避免对极少进展为浸润癌的小囊性肿瘤患者行手术治疗，以及与之相关的死亡率及并发症发生率的风险。在作者实践中剜除术罕有开展，原因是可行肿瘤剜除术（风险极低）的囊性肿物并不适宜行手术治疗。然而，断层影像学检查使用越来越多，使更多的患者诊断出胰腺囊性肿瘤，对体积较小的分支胰管型 IPMN 的年轻患者行肿瘤剜除或内镜下酒精消融术此类"较小"手术是否合理？接受肿瘤剜除术或消融治疗患者肿瘤部位进展为浸润性癌的风险是否接近零？在全国性学术会议上经常讨论此问题，作者亦对一合作组临床试验的成果存有疑问。

　　值得庆幸的是，即使 IPMN 患者需要手术治疗，而施行全胰腺切除的可能性极小。如行右侧或左侧胰腺切除时，作者通常行胰腺断面冰冻切片检查；作者团队与其他团队的经验表明，无必要追求低度不典型增生切缘（PanIN-1）而扩大胰腺的切除范围[10]。值得注意的是，多数中心仅有经验一般的病理医生对胰腺断面冰冻切片进行专业诊断；此外，外科医生应注意避免 IPMN 手术时基于胰腺断面的病理评估而切除过多的正常胰腺实质。另一项手术中的技术性挑战是涉及胰腺颈部的 IPMN，是应该切除右侧还是左侧腺体？此情况下，作者通常分为靠近胰头部的右侧肿瘤和胰腺颈部肿瘤。在施行扩大远端胰腺切除前（此时胰腺中段切除不是首选）行切缘的冰冻切片检查；需行扩大远端胰腺切除明确近端切缘为阴性，尤其是施行扩大胰十二指肠切除术治疗的病人需保留部分胰岛细胞。总体上说，保留胰岛细胞团可改善术后血糖控制，但是仍不可避免地需要应用胰岛素。最后，需要注意的是接受手术治疗的 IPMN 患者需要长期随访（相对于 MCN 手术的患者）；作者常规于术后 2 ~ 4 个月行 MRI 检查，随后一年再次检查，如残留胰腺无异常，改为 12 ~ 24 个月复查一次，同时也取决于肿瘤组织类型、患者的年龄与身体状况。

　　正如 Riall 和 Evers 所述，胰腺内分泌肿瘤通常是低或中级别胰岛起源肿瘤，称为胰腺内分泌肿瘤、胰岛细胞癌和胰腺类癌，目前首选的叫法是胰腺神经内分泌肿瘤或 pNETs[11]。这类肿瘤的生物学行为通常独特而有趣，如，为什么疾病是散发的？为何非转移性胰岛素瘤几乎从未发生远处复发且较少局部复发（局部复发是继发于肿瘤不完整的剜除除）？转移性胰岛素瘤非常罕见，发现的转移亦是诊断时的同时性转移，并未发现异时性转移患者。相反，无功能性 pNETs 伴有多发性神经内分泌肿瘤Ⅰ型（MEN1）的

患者有转移的风险，取决于肿瘤的大小；原发性肿瘤小于 2.5 cm，较少有肝转移[12]。如果权衡长期胰岛素依赖与远处转移的风险，对于病灶大小为 1.0 ~ 1.5 cm 的无功能性 pNETs 年轻 MEN1 患者可选择观察。为什么 Zollinger-Ellison 综合征原发性肿瘤部位在胰腺或十二指肠，而产生的生物学行为不同呢？是什么决定了肿瘤的生长部位呢？同样的问题是为何十二指肠胃泌素瘤较小，通常小于 1 cm，较少发生肝转移；而位于胰腺的胃泌素瘤，通常发生于胰头和钩突（胃泌素瘤三角）以及 3 cm 以上肿瘤通常有肝转移。与十二指肠胃泌素瘤生物学行为相似的十二指肠类癌亦较少发生同时性或异时性肝转移，虽然淋巴结转移较为常见[13]。实际上，功能和无功能性 pNETs 具有不同转移潜能的生物学解释是有待积极地探索的领域。最近研究表明胰腺胃泌素瘤表达十二指肠同源盒结构 1 基因（Pdx1），而十二指肠胃泌素表达音猬因子，足见两种肿瘤的分子起源不同。

当评估高胃泌素血症的患者时，应注意非常重要的一点：高胃泌素血症的主要原因是壁细胞功能异常，从而导致胃酸缺乏和恶性贫血。患者胃酸产生缺乏可与 Zollinger-Ellison 相鉴别。在门诊，用鼻胃管吸取部分胃液行 pH 检测即可明确诊断。通常可见到由于使用质子泵抑制剂或壁细胞功能缺乏，患者血清胃泌素水平升高。胰腺或十二指肠分泌型肿瘤很少造成高胃泌素血症。至关重要的是，与 pNETs 手术原则一致，胃泌素瘤患者手术亦应注重行区域淋巴结清扫术。功能性或无功能性 pNETs 几乎相同，可出现局部淋巴结复发，而无肝、骨、肺的转移，细致地清扫淋巴结是手术非常重要的部分。

胰岛素瘤患者通常在血糖低于 2.22 ~ 2.52 mmol/L 时，血清胰岛素水平大于 3 μIU/mL（通常 > 6 μIU/mL）、胰岛素血糖值比为 0.3，反映胰岛素在低血糖时的不正常分泌。于禁食后静脉注射 1 mg 胰高血糖素后仔细观察可得出高胰岛素血症的诊断结论；对于明确胰岛素瘤诊断至关重要的是要使患者血糖下降至低于 45 mg/dl（此时病人通常可出现症状），并观察给予胰高血糖素后患者症状缓解情况。静脉胰高血糖素可升高血糖大约 20 mg/dl，胰高血糖素逆转低血糖血进一步证实低血糖血症是由胰岛素介导的。与仅发生于十二指肠和胰头钩突的胃泌素瘤相比，胰岛素瘤可发生于胰腺的各个位置，但不会发生于十二指肠。当无 MEN1 时，绝大多数胰岛素瘤是单发的。如前所述，如诊断胰岛素瘤时无转移，可推测良性胰岛素瘤不会

发生异时性转移。然而，如胰岛素瘤剜除不完全，可发生局部的复发，并可于首次手术数年后复发。良性胰岛细胞瘤剜除术时，多采用双极电凝，务必小心避免肿瘤包膜破损。双极电凝的优点是手术视野干燥，可辨识肿瘤包膜与正常胰腺实质的界限。胰腺组织血供丰富，因此保持手术野的清洁与干燥异常重要。恰当地肿瘤剜除技术比决定采取开腹或腹腔镜手术更为重要，因为一旦出现胰痿，是否有腹部切口已无足轻重。施行肿瘤剜除术时，肿瘤与胰管的解剖关系须于术前影像检查中确认，如有必要，可行术中超声进一步确认。如施行较大的肿瘤剜除术或损伤胰管时，应行 Roux-en-Y 空肠祥行胰肠吻合；胰腺缺损较大时，亦应采用 Roux-肠祥胰肠吻合内引流。

关于 MEN1，所有高危的患者均应行基因检测。除 MEN1 外，pNETs 的发生可与结节性硬化症、神经纤维瘤病和 von Hippel-Lindau（vHL）综合征相关。如前所述，MEN1 患者伴有无功能性 pNETs 时，是否出现肝转移与肿瘤大小相关。权衡发生胰岛素依赖型糖尿病与异时性肝转移风险是一项艰巨的挑战。作者在实践中，MEN1 相关的无功能性 pNETs 手术时机由肿瘤的家族生物学行为（转移和继发于转移性 pNET 死亡率）、患者的年龄、肿瘤大小所决定。如有转移性神经内分泌癌家族史患者，pNET 大于 1 cm 时开始考虑手术，而 pNET 达 1.5 ~ 2.0 cm 时，反对继续观察并采取手术治疗。Norman Thompson 医生是第一个推荐对 MEN1 的患者施行部分胰腺切除术的医生[15]，其描述了远端胰腺次全切除联合胰头钩突肿瘤剜除术，通常还包含清扫局部淋巴结。Thompson 手术旨在预防异时性肝转移，同时保留部分胰岛细胞功能，希望足以预防胰岛素依赖性糖尿病。当患者发生侵袭性 MEN1 合并 pNETs 时，通常需要行全胰腺切除，以期望预防第一次手术后残余胰腺发生异时性肝转移。然而，有学者寄希望于第一次手术后多年不需要再行全胰切除术，以避免术后长期的胰岛素依赖，届时将较少发生 1 型糖尿病长期并发症。由于 MEN1 相关的 pNETs 自然病程需数十年随访才可明确，对此类病人的处理仍有较多方面需要学习。

重要的是，过去的 10 年间对 pNETs 生物学行为的理解和其对靶向治疗的潜在反应有所突破。酪氨酸激酶抑制剂，如舒尼替尼和西罗莫司哺乳动物靶标（mTOR）抑制剂依维莫司已在转移性 pNETs 患者中显示作用，刺激业内对这种疾病转化医学和新的治疗措施的兴趣[16-17]。多数无功能性 pNETs 患者，在胰

腺切除后发生异时性转移，但通常是一定程度的无痛性疾病。大多数患者接受奥曲肽治疗，病情可维持稳定[18]。对这种低度转移性胰腺神经内分泌癌的理想处理需要多学科参与，包括肿瘤内科医生、介入放射科医生及外科医生；肝切除、全身治疗（包括奥曲肽）以及消融治疗，包括经动脉和经皮，均可延长生存时间，提高患者的生活质量。

最后，作者在实践中较少对不能完整切除的无功能性 pNET 采取手术治疗。然而，对于直视下确定的转移性疾病或较大、交界性可切除的原发性肿瘤，通常常采用新辅助治疗[细胞毒性药物和（或）生物治疗]。对同时性肝转移患者，无论是否新辅助治疗，均可采用一期或分期手术。与胰腺外分泌肿瘤不同，通常可切除神经内分泌肿瘤的转移灶；处理原发性肿瘤的同时切除肝转移灶，通常先切除胰腺肿瘤，如切除顺利，再将肝病变全部或部分一期切除；如切除胰腺原发肿瘤手术过大，肝转移灶可考虑二期切除。可以想象，一期完成胰腺手术和肝手术是相对复杂的。当肝转移较严重时，第一次手术时评估剩余肝量，如剩余肝量不足，可于第一次手术时行门静脉栓塞，待二次手术时扩大肝切除，当然，这是假设患者其他器官非常健康、在合理的年龄阶段且无并发症等。的确，即便对曾经认为不能手术的患者，将来新的全身治疗与手术技术的进步相结合，可提高 pNETs 患者的手术疗效。

参考文献

1. Varadhachary GR, Tamm EP, Abbruzzese JL, et al. Borderline resectable pancreatic cancer: definitions, management, and role of preoperative therapy. *Ann Surg Oncol.* 2006;13:1035–1046.
2. Katz MHG, Pisters PWT, Evans DB, et al. Borderline resectable pancreatic cancer: the importance of this emerging stage of disease. *J Am Coll Surg.* 2008;206(5):833–846; discussion 846–848.
3. Callery, MP, Chang KJ, Fishman EK, Talamonti MS, Traverso LW, Linehan DC. Pretreatment assessment of resectable and borderline resectable pancreatic cancer: expert consensus statement. *Ann Surg Oncol.* 2009;16:1727–1733.
4. Von Hoff DD, Ramanathan R, Borad M, et al. SPARC correlation with response to gemcitabine (G) plus nab-paclitaxel (nab-P) in patients with advanced metastatic pancreatic cancer: a phase I/II study [abstr 4525]. *J Clin Oncol.* 2009;27 (suppl):15s.
5. Conroy T, Desseigne F, Ychou M, et al; FNCLCC-FFCD PRODIGE Group. Randomized phase III trial comparing FOLFIRINOX (F: 5FU/leucovorin [LV], irinotecan [I], and oxaliplatin [O]) versus gemcitabine (G) as first-line treatment for metastatic pancreatic adenocarcinoma (MPA): Preplanned interim analysis results of the PRODIGE 4/ACCORD 11 trial [abstr 4010]. *J Clin Oncol.* 2010;28 (suppl):15s.
6. Raut CP, Tseng JF, Sun CC, et al. Impact of resection status on pattern of failure and survival after pancreaticoduodenectomy for pancreatic adenocarcinoma. *Ann Surg.* 2007;246(1):52–60.
7. Tseng JF, Warshaw AL, Sahani DV, et al. Serous cystadenoma of the pancreas: tumor growth rates and recommendations for treatment. *Ann Surg.* 2005;242:413–419.
8. Katz MHG, Mortenson M, Wang H, et al. Diagnosis and management of cystic neoplasms of the pancreas: an evidence-based approach. *J Am Coll Surg.* 2008;207(1):106–120.
9. Tanaka M, Chari S, Adsay V, et al; International Association of Pancreatology. International consensus guidelines for management of intraductal papillary mucinous neoplasms and mucinous cystic neoplasms of the pancreas. *Pancreatology.* 2006;6:17–32.
10. Raut CP, Cleary KR, Staerkel GA, et al. Intraductal papillary mucinous neoplasms of the pancreas: effect of invasion and pancreatic margin status on recurrence and survival. *Ann Surg Oncol.* 2006;4:582–594.
11. Yao JC, Rindi G, Evans DB. Pancreatic neuroendocrine tumors. In DeVita VT, Lawrence TS, Rosenberg SA, eds. *Cancer, Principles and Practice of Oncology.* 9th ed. Philadelphia, PA: Lippincott Williams & Wilkins; 2011:1489–1502.
12. Kouvaraki MA, Shapiro SE, Cote GJ, et al. Management of pancreatic endocrine tumors in multiple endocrine neoplasia type 1. *World J Surg.* 2006; 30(5):643–653.
13. Mullen JT, Wang H, Yao JC, et al. Carcinoid tumors of the duodenum. *Surgery.* 2005;138:971–978.
14. Fendrich V, Ramerth R, Waldmann J, et al. Sonic hedgehog and pancreatic-duodenal homeobox 1 expression distinguish between duodenal and pancreatic gastrinomas. *Endocr Relat Cancer.* 2009 Jun;16(2):613–622. [Epub 2009 Feb 24]
15. Gauger PG, Thompson NW. Early surgical intervention and strategy in patients with multiple endocrine neoplasia type 1. *Best Pract Res Clin Endocrinol Metab.* 2001;15:213–223.
16. Raymond E, Dahan L, Raoul JL, et al. Sunitinib malate for the treatment of pancreatic neuroendocrine tumors. *N Engl J Med.* 2011 Feb 10;364(6):501–513.
17. Yao JC, Shah MH, Ito T, et al; RAD001 in Advanced Neuroendocrine Tumors, Third Trial (RADIANT-3) Study Group. Everolimus for advanced pancreatic neuroendocrine tumors. *N Engl J Med.* 2011 Feb 10; 364(6):514–523.
18. Rinke A, Müller HH, Schade-Brittinger C, et al; PROMID Study Group. Placebo-controlled, double-blind, prospective, randomized study on the effect of octreotide LAR in the control of tumor growth in patients with metastatic neuroendocrine midgut tumors: a report from the PROMID Study Group. *J Clin Oncol.* 2009 Oct 1;27(28):4656–4663. [Epub 2009 Aug 24]

胰腺外分泌肿瘤手术展望

Andrew L. Warshaw

（张大鹏 译）

过去 40 年，胰腺肿瘤生物学、疾病诊治以及手术治疗质量和安全性等方面取得显著的进步。一些可归因于更好的手术技术，但更多的是影像学的发展、非手术干预措施、如内镜逆行胰胆管造影（ERCP）、支架置入术、经皮或内镜下穿刺活检等。对于大多数病例，术前可得以诊断、确定肿瘤的大小以及手术时间、手术过程均可于手术前制订好，甚至可代替术中探查。

胰十二指肠切除术已成为相当安全的手术（死亡率为 2% ~ 5%，大宗病例医疗中心术后平均住院天数 8 天），大多数患者可实施手术而无需活检证明恶性，原因是错过肿瘤的风险超过错误地对良性疾病实施手术的风险。根治性手术亦同样适合于壶腹部肿瘤，因为活检阴性的绒毛状腺瘤中，有 50% 以上为癌，结论就是阴性活检结果不应阻止对显著恶性潜能的病变进行切除。

目前的方法存在较大缺点，即无可靠的胰腺癌筛选试验，即使发明一个 99% 准确度的设备，仍可能无法检测出渴望发现的早期病变，当前最好的计算机断层扫描（CT）或内镜超声（EUS）仍无法"看到"小于 1 cm 的肿物（而此大小的胰腺癌多数已扩散）。

多层对比增强血管 -CT 有助于胰腺癌分期，同时可较好地评估肠系膜、腹腔干和肝血管，但仍有 10% 检查认为是可切除肿瘤漏诊肝和腹膜转移[1]；而另外 10% 患者术前使用腹腔镜可确诊腹膜是否播散，而腹膜播散可严重影响预后[2]。

目前已有共识，如可较早施行手术，无必要术前放置胆道支架；除非患者因瘙痒不适、不能即刻胆道减压或者计划行新辅助治疗时较为有价值。在最近的随机研究中，术前胆道支架是否增加手术后外科部位感染并未得到证实[3]。新辅助疗法是否获益值得商榷，无论是在肠系膜血管受侵的交界性可切除肿瘤的降期还是在延长患者生存期上[4]。M.D. Anderson 的研究小组认为，25% 胰腺癌患者短期内必定发生转移，而新辅助放化疗可限制这部分患者疾病的进展；并且可使术后拒绝或不愿意接受辅助治疗的患者接受治疗，提高患者生存率，亦可降低切缘阳性发生率。然而，因为有相对多无效的化疗药物的应用，新辅助治疗的最终结果的优越性不能令人信服。与此相反，欧洲流行研究显示新辅助化疗加放疗与美国的大数据资料相比，可使可切除胰腺癌患者的生存显著获益[5]。

多数研究显示，大宗病例的外科医生或者医院，不仅有较低的术后并发症发生率，而且可有较长的生存期。新的数据显示，较好的外科技术提高切缘的阴性率[6]，更好的医院设施给予患者围术期支持，均起到一定作用。为保证充分的腹膜后切缘，需对肠系膜动脉骨骼化、切除动脉鞘周围神经丛（胰腺癌沿着神经周围通道播散），以减少切缘的阳性率，原因是 75% 胰腺癌术后病理显示有神经侵犯[7]。术中放疗理论上对潜在切缘阳性病例有益，但令人失望的是并未延长生存期[8]。

在第 60 章所述的胰十二指肠切除技术是普遍接受术式。但未关注使用越来越多的腹腔镜技术，目前腹腔镜远端胰腺切除已经普及，将来亦可能广泛应用于胰十二指肠切除术[9]；同时，亦未对切除幽门胃窦、胃空肠吻合的经典 Whipple 手术和十二指肠空肠吻合的保留幽门胰十二指肠切除术给予偏袒的结论。除非近端十二指肠或肠腔直接受到癌症侵犯，似乎两种术式并不存在生存期和治愈率的明显差异，虽然有可能是淋巴结清扫范围相对较差（扩大淋巴结清扫术并未证明可获益）[10]。

最近一项荟萃分析显示，保留幽门的与经典胰十二指肠切除术围术期指标无显著性差异，除切除胃窦手术出血量多275 ml和手术时间延长72分钟外[11]，研究者还发现保留幽门术式并未增加胃排空延迟的发生率。而来自马萨诸塞州总医院的经验，切除胃窦术式最多延长15分钟手术时间用于游离和Hofmeister内翻缝合闭合器切断的胃切缘，而且保留幽门术式术后有1/3患者出现5～7天胃瘫（红霉素无效）；作者的经验是采取不保留幽门的术式，其观点是可选择或不选择保留幽门。

虽然扩大腹膜后淋巴结清扫术并未在临床中显示作用，但血管切除、至少门静脉和肠系膜静脉切除，正被学术界接受[12]。肠系膜上动脉或腹腔动脉受肿瘤侵犯，预示着癌细胞已沿着腹膜后淋巴管和神经扩散，超出手术切除达到控制切缘和转移已不可能。而肿瘤黏附或侵犯静脉时，切除静脉以获得安全阴性切缘，5年生存率与不合并静脉切除病例相媲美；肿瘤黏附还是侵犯静脉在切除前难以判断，静脉切除重建的允许范围、采用替代血管或者游离肠系膜完成血管端端吻合，主要取决于外科医生的技术水平。

胰肠吻合口瘘所致的胰瘘或腹腔液体积聚是胰十二指肠切除术最常见并发症，通常可导致死亡。胰肠吻合破裂常见于胰腺柔软、无纤维化胰腺等使胰腺组织缝合不良，因此，胰腺囊性肿物、神经内分泌肿瘤、胆管癌和十二指肠癌行胰十二指肠切除术，术后胰瘘发生率较胰腺癌更高，原因是胰腺癌造成胰管阻塞和腺体硬化。作者5年Whipple手术（75/581）胰瘘发生率为13%[13]，39%瘘可通过封闭式引流而治愈，治愈后引流管（作者常规使用）可拔除；61%为高流量胰瘘且合并脓肿或出血而需要治疗，7例患者死亡（瘘患者中的9%）其中6例是血管侵蚀和发生假性动脉瘤。引流管前哨出血必须予以足够重视，其提示需即刻血管造影以评估受累血管是否需要栓塞或支架治疗。

可能所有大宗病例的胰腺外科工作中均可看到随着大规模其他目的的断层扫描检查中，发现胰腺囊性肿瘤的数量不断地增加。30年前，假性囊肿认为是胰腺最常见的囊性病变；目前囊性肿物更加常见，大部分无症状而偶然发现。在2009年，胰腺囊性肿瘤占我们胰十二指肠切除术的1/4，现已成为我们工作中最常见的胰腺肿瘤。胰腺外科医生面临的挑战是如何评估与观察相关风险和干预治疗的风险。

目前更多的关注集中于利用CT、MRI、EUS、FNA等方法鉴别SCA、MCN、主胰管型和分支胰管型IPMN、囊性神经内分泌肿瘤以及少见的实体肿瘤等。FNA除行细胞学检测外，还可检测囊液CEA水平；CEA增高可能提示为家族性黏液性肿瘤，但不能预测良恶性[14]。此项检查的特异性和敏感性均不超过70%，CEA增高可排除为良性的浆液性囊腺瘤。

从实际角度出发，应建立指南用以临床和形态学标准不确定的假性囊肿。一些方法可简单鉴别：如囊肿产生症状（疼痛、黄疸、胰腺炎）或囊肿随时间增大，表现可能需要切除；如主胰管扩张，主胰管IPMN至少60%可能性为原位癌，须行切除。如囊性肿瘤发现有壁结节或实性成分，恶性的风险较大而不应忽视。仙台共识[15]提供了可靠的指南，并得以反复验证，并加入肿瘤大小的因素。虽然有一些例外的病例，但总体来说，黏液性囊肿（MCN或分支胰管型IPMN）小于3 cm其恶性风险即使是原位癌亦非常低。因此对较小的无症状囊肿、无壁结节或实性成分可观察其生长或改变，优先选择MRI/MRCP，每一年或两年检查一次；这类疾病中多数是分支胰管型IPMN，30%以上为多发。如为单发囊肿，符合指南标准时应区段切除，异时性小囊肿可暂不手术而观察其生长和变化。

学界逐渐认同，较小而偶然发现的胰腺囊性病变多年之内并未生长或发展成癌，然而有5%（我们的经验是8/159[16]）由于未能确定非肿瘤囊肿而施行手术。另一方面，黏液性肿瘤，如MCN或IPMN，可能进展为浸润性、不可治愈的腺癌，因此需及时决定手术的必要性，即使对良性病施行了手术，亦需预防不可治愈性疾病的发生。囊性腺癌在侵犯和转移前是可以治愈的，即使出现侵犯，大多数亦可治愈。至少在作者的经验中，IPMN淋巴结转移较少见，MCN未见报道有淋巴结转移[17]。基于此，针对病灶的区段性或其他不典型胰腺切除已经足够。肿瘤局部切除，包括保留十二指肠胰头切除（其本质是扩大的剜除术）是可以接受的，但需要将肿瘤连同足够的周围胰腺组织一并切除，获得确切的阴性切缘。评估胰管的切缘尤其是主胰管型IPMN，需要有经验的病理医生通过冰冻活检鉴别黏液性增生（可接受）和肿瘤（不可接受）。

通常采用MRI/MRCP对残留囊肿进行监测，间隔不小于1～2年。作者未发现浆液性或黏液性肿瘤的复发，因此建议对这部分患者术后可不监测。对于癌肿切除后或任何主胰管型IPMN由于可能发生转移、复发，或残留胰腺新发主胰管病变而需要术后监测；此外，IPMN 患者易罹患其他消化道肿瘤，尤其是结肠和胃。

参考文献

1. Jiminez RE, Warshaw AL, Rattner DW, Willett CG, McGrath D, Fernandez-del Castillo F. Impact of laparoscopic staging in the treatment of pancreatic cancer. *Arch Surg.* 2000;135:409–415.
2. Kelly KJ, Wong J, Glady R, et al. Prognostic impact of RT-PCR-based detection of peritoneal micrometastases in patients with pancreatic cancer undergoing curative resection. *Ann Surg Oncol.* 2009;16:3333–3339.
3. van der Gaag NA, Rauws EAJ, van Eijck CHJ, et al. Preoperative biliary drainage for cancer of the head of the pancreas. *N Engl J Med.* 2010;362:129–137.
4. Lowy AM. Neoadjuvant therapy for pancreatic cancer. *J Gastrointest Surg.* 2008;12:1600–1608.
5. McDade TP, Hill JS, Simons JP, et al. A national propensity-adjusted analysis of adjuvant radiotherapy in the treatment of resected pancreatic adenocarcinoma. *Cancer.* 2010;116(13):3257–3266.
6. Bilimoria KY, Talamonti MS, Sener SF, et al. Effect of hospital volume on margin status after pancreaticoduodenectomy for cancer. *J Am Coll Surg.* 2008;207:510–519.
7. Esposito I, Kleeff J, Bergmann F, et al. Most pancreatic cancer resections are R1 resections. *Ann Surg Oncol.* 2008;15:1651–1660.
8. Showalter TN, Rao AS, Anne PR, et al. Does intraoperative radiation therapy improve local tumor control in patients undergoing pancreaticoduodenectomy for pancreatic adenocarcinoma? A propensity score analysis. *Ann Surg Oncol.* 2009;16:2116–2122.
9. Kendrick ML, Cusati D. Total laparoscopic pancreaticoduodenectomy. *Arch Surg.* 2010;145(1):19–23.
10. Farnell MB, Aranha GV, Nimura Y, Michelassi F. The role of extended lymphadenectomy for adenocarcinoma of the head of the pancreas: strength of the evidence. *J Gastrointest Surg.* 2008;12:651–656.
11. Karanicolas PJ, Davies E, Kunz R, et al. The pylorus: take it or leave it? Systematic review and meta-analysis of pylorus-preserving versus standard Whipple pancreaticoduodenectomy for pancreatic or periampullary cancer. *Ann Surg Oncol.* 2007;14(6):1825–1834.
12. Chua TC, Saxena A. Extended pancreatectomy with vascular resection for pancreatic cancer: a systematic review. *J Gastrointest Surg.* 2010;14(9):1442–1452.
13. Veillette G, Dominguez I, Ferrone C, et al. Implications and management of pancreatic fistulas following pancreaticoduodenectomy. *Arch Surg.* 2008;143(5):476–481.
14. Nagula S, Kennedy T, Schattner MA, et al. Evaluation of cyst fluid CEA analysis in the diagnosis of mucinous cysts of the pancreas. *J Gastrointest Surg.* 2010;14(12):1997–2003.
15. Tanaka M, Chari S, Adsay V, et al. International consensus guidelines for management of intraductal papillary mucinous neoplasms and mucinous cystic neoplasms of the pancreas. *Pancreatology.* 2006;6:17–32.
16. Correa-Gallego C, Ferrone CR, Thayer SP, Wargo JA, Warshaw AL, Fernandez-del Castillo C. Incidental pancreatic cysts: do we really know what we are watching? *Pancreatology.* 2010;10:144–150.
17. Crippa S, Fernandez-del Castillo C, Salvia R, et al. Mucin-producing neoplasms of the pancreas: an analysis of distinguishing clinical and epidemiologic characteristics. *Clin Gastroenterol Hepatol.* 2010;8:213–219.

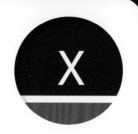

脾与肾上腺

脾

Ali Tavakkoli

（金中奎 译）

62

背景

脾被 Galen 认为是"神秘器官"，被 Aristotle 认为是非必需的以及被 Pliny 认为是可能阻碍赛跑者速度的器官[1]。在许多社会里，脾被认为与心情有关，脾这个词来源于希腊文，通常与英语中心脏这个词相当。"好脾气"意味着"好心"或"富有同情心"，与此相对比，脾与抑郁典型相关，在 19 世纪，心情不好的英国女人被说成是脾的折磨或脾抑郁。虽然过去了一个世纪，脾的功能越来越清楚，但神秘因素仍然笼罩着这个器官。

外科医生对脾怀有爱 - 憎心情，外科医生对脾的经验经常于急诊处理生命体征不稳病人和脾是明确的出血来源时获得。当处理选择性病例时，脾切除手术指征复杂性的增加而使手术的作用陷于困惑。尽管存在较多缺点对于多数外科医生来说脾手术仍是充满挑战和令人记忆深刻的诱人手术。

本章我们把重点放在脾切除术和腹腔镜探查之前先回顾一下与脾疾病相关的解剖、生理病理知识。

相关解剖

大体解剖

脾是由 8 mm 大胚胎左侧生殖腺原基的胃背系膜的间质分化而来，其最终迁移至左上腹。

健康成人脾的重量为 150 g（75 ~ 250 g），其重量受性别、年龄和种族的影响[2]。位于左上腹后侧第 9、第 10、第 11 肋骨深面，长轴与第 10 肋骨一致，超声影像检查 13 cm 被认为是正常大小的上限。其上侧凸面和外侧面紧邻左侧膈肌下面，内侧凹面形态是由胃、胰腺、肾和结肠脾曲形成的压迹形成的（图 62-1）。

脾由几个悬韧带固定，当施行脾切除时需要分离这些韧带使其完全游离；这些韧带是胃脾韧带、脾结肠韧带和脾肾韧带（图 62-2 和 62-3），胃脾韧带内有从脾门到胃大弯的胃短血管，除门静脉高压症和骨髓增生性疾病外均需要保证韧带的无血管化。胰尾接近脾门，最近 CT 影像分析显示胰尾与脾门间的距离是 3.4±1.5 cm，至少也有 1 cm；为减少手术时胰尾的损伤在脾切除时外科医生保证距脾门 1 cm 以内结扎[3]。

副脾通常是明显、独立的脾组织，据报道，14% ~ 30% 的人存在副脾，血液疾病病人的发现率较高；副脾的位置发现频率由高到低分别是脾门、胰尾、大网膜和胃脾韧带（图 62-4A），副脾也可出现于女性的盆腔、骶前区、左侧卵巢毗邻区或与左侧睾丸并置的阴囊区域（图 62-4B）。副脾的大小变化较大，如果不仔细检查可能不易发现（图 62-5）。

脾下垂（游走脾）是指起自肠系膜的脾蒂悬吊脾于罕见位置，表现为无症状包块或间断性出现症状或由于脾扭转所致的急腹症；如果出现缺血应考虑脾切除，其他情况下应行脾固定。

脾血液供应

脾动脉通常起自腹腔干，是三支动脉中最长的一支；脾动脉的大部分血液供应来自脾动脉，也可由发自胃网膜动脉的胃短动脉供应部分血液。脾动脉走行扭曲，分布于每个脾段。Michels 研究发现脾动脉分为两个类型：

分散型：70% 病人是这种类型，脾动脉主干较短、分为较长的数支进入脾内，供应 75% 的脾内侧部分（图 62-6A）。

主干型：30% 的病人是此类型，脾动脉主干较长、近脾门处分为数支进入脾内，仅供应脾内侧的 30%（图 62-6B）。

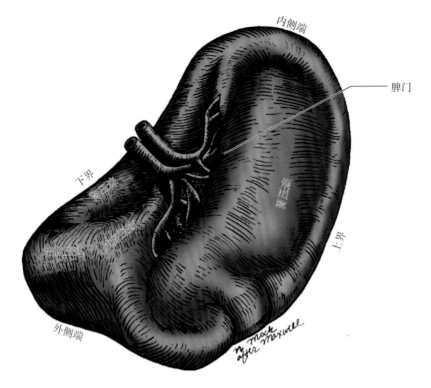

图 62-1　脾的大体解剖

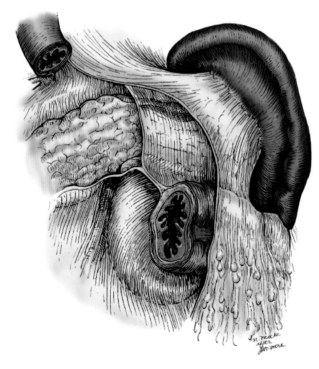

图 62-2　脾解剖显示出脾门区域复杂的腹膜反射

每个解剖变异都带来手术的挑战，判断动脉供应类型有助于外科医生制订手术计划。脾动脉发出的胰腺支（胰大动脉）值得注意，脾动脉栓塞后阻断这个

分支可导致胰腺炎，这个问题将在后文讨论。

脾静脉是主要的静脉回流，接纳肠系膜下静脉血流与肠系膜上静脉汇合形成门静脉。

组织学

脾由 1～2 mm 厚囊腔、脾髓凹陷包绕的正常脾小梁组成，近 25% 的脾实质（图 62-7）是由"白髓"组成的有免疫功能的器官，其余 75% 由"红髓"组成吞噬来自红细胞的不溶颗粒，这两个区域由窄的边缘带分开。

白髓位于中央由中央动脉环绕，由生发中心的淋巴滤泡和动脉周围淋巴鞘富含淋巴细胞、巨噬细胞的网状系统。白髓外围是包含起自中央动脉和外周笔毛动脉的终末动脉的边缘带，边缘带也包含淋巴细胞和红细胞（red blood cells，RBCs）；局部产生的免疫球蛋白进入边缘带，并逐渐汇入血流。

生理学

脾每分钟接受 300 ml 血液供应，占心输出量的 5%，脾包含 30～40 ml 的血液。虽然脾并非生命必需器官，但在血液分布的调节中起重要作用。血液进入脾后分成两股血流，快（闭合）血液循环直接从小动

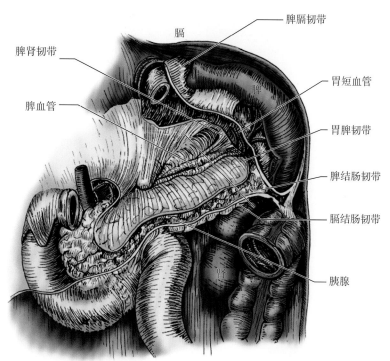

脾膈韧带

膈

脾肾韧带

脾

脾血管

胃短血管

胃脾韧带

脾结肠韧带

膈结肠韧带

胰腺

图 62-3 脾韧带

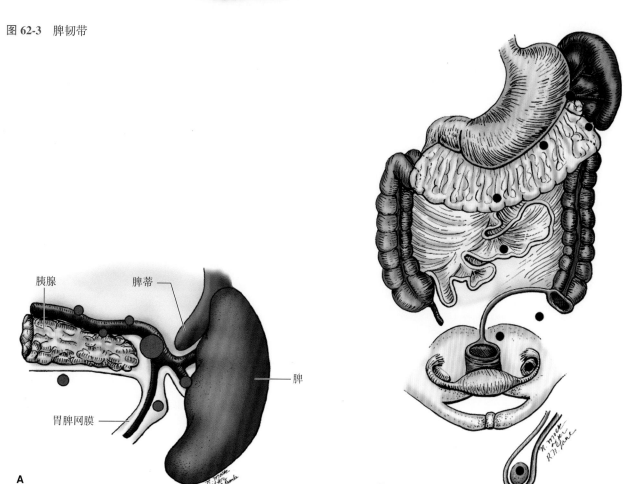

胰腺

脾蒂

脾

胃脾网膜

A

B

图 62-4 A．副脾常见的部位。副脾也可出现于左侧卵巢、沿左侧输尿管走行左侧睾丸和小网膜囊和大网膜。B．副脾的位置，注意骶前和输尿管旁副脾

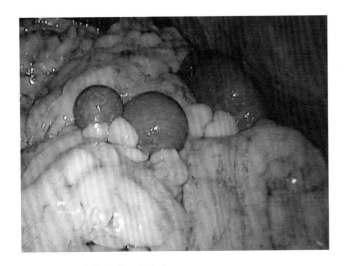

图 62-5 近脾大网膜 2 个小脾

脉、小静脉提取血液或慢（开放）循环从脾髓提取血液，绝大多数（90%）的血流是慢（开放）型，将循环细胞和红细胞暴露于红髓的脾巨噬细胞（图 62-7）。

脾功能通常分为以下几种：

红细胞质量控制和缺陷红细胞去除：通过点蚀和剔除实现。点蚀是指去除来自红细胞的硬化结构如 Heinz 小体（变性的细胞内血红蛋白）、Howell-Jolly 小体和血铁黄素颗粒，这个过程涉及从变型细胞中去

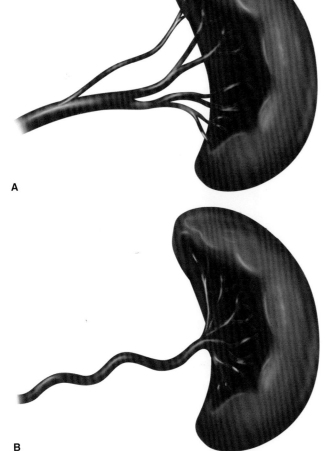

图 62-6 脾动脉的不同类型：A. 分散型：脾动脉主干较短，分支较长进入脾内，供应脾内侧面的 70%。B. 主干型：脾动脉主干较长，分支较少

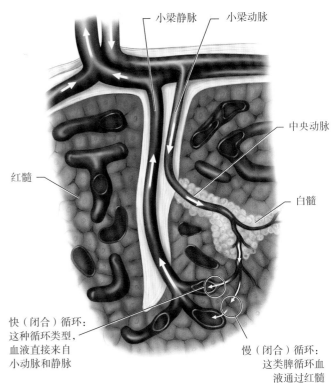

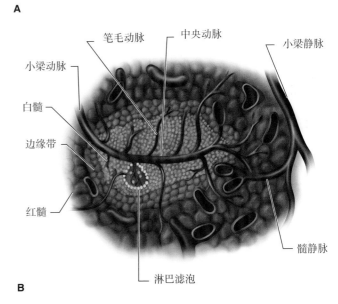

图 62-7 脾小室和两种不同类型循环的模式图

除不变形的细胞内物质，变形的胞浆物质可通过脾窦进入血液循环而吞噬坚硬的小体。脾切除术后血液涂片可见有 Howell-Jolly 和 Pappenheimer 小体（铁质沉着颗粒）为特征性的循环红细胞。剔除是应用脾的自身能力去除衰老或不正常的红细胞。在红细胞 120 天的生命周期内，红细胞至少有 2 天是在脾内。正常情况下当红细胞接近 120 天生命周期时，红细胞失去了渗透平衡性和细胞膜的完整性并最终失去变形能力，当细胞失去变型能力后被巨噬细胞吞噬。脾并不是破坏红细胞的唯一部位，脾切除术后红细胞的生存并无差异。每天约 20 ml RBCs 被从血液中去除。

储血功能： 健康状态下，脾是血小板的储藏库而不是血细胞的。正常情况下有约 1/3 的血小板在脾里储藏，储藏的血小板能自由地与循环中的血小板交换，寿命约为 10 天。脾大时，大量的血小板（80%）被扣留在脾而加速了脾破坏的速度，导致血小板减少。脾储存血小板的作用也解释了脾切除术后血小板上升的原因。

中性粒细胞的半衰期是 6 小时，85% 的中性粒细胞随机迁移至组织或 24 小时内被破坏。虽然正常情况下，脾破坏中性粒细胞并未量化，在脾功能亢进状态会放大这种作用而导致粒细胞减少。这种增强作用由于脾增大和粒细胞加速扣留或由于脾去除变化的粒细胞的作用增强导致免疫性中性粒细胞减少症。

造血功能： 胎儿时期脾有重要的造血功能，在子宫内 7 个月时停止造血。即使骨髓造血不能满足生理需要（髓外造血）的病理状态下，健康成人也不会再造血。

过滤功能： 脾实质内驻留的巨噬细胞对捕获血液中的细胞和非细胞物质包括荚膜细菌如肺炎链球菌并破坏，此功能解释了脾切除术后荚膜细菌的感染风险增加。

白髓抗体合成： 除吞噬抗体包被细胞外，脾脏的免疫功能还包括抗体合成 [尤其是免疫球蛋白 M（IgM）]、产生淋巴细胞、促吞噬肽、调理素、备解素和干扰素等，外源性抗原在白髓中过滤并呈递给淋巴细胞，上演免疫球蛋白反应并导致抗体的释放。

脾损伤和破裂

病因

脾实质或包膜断裂的原因包括穿刺伤、非穿刺伤或钝性损伤、手术（医源性）损伤和罕见的自发性脾破裂等。

自发性脾破裂是个别疾病罕见但严重的并发症，一篇对 800 例自发性脾破裂的综述中明确了 6 种主要的病因：肿瘤（30.3%）、感染（27.3%）、炎症（20.0%）、药物和治疗相关（9.2%）、机械因素（6.8%）和正常脾（6.4%）等，绝大多数病人接受了脾切除，总死亡率为 12%[5]。

腹部手术特别是结肠切除时医源性脾损伤已有很多报道（图 62-8）。Mayo clinic 统计 14 年间将近 14 000 例结肠切除手术中需要脾切除或脾修复的脾损伤的风险是 0.4%。多数脾损伤发生在游离脾曲时，其中 10% 的病例未行脾曲游离损伤可能是结肠张力较大；其中 50% 病例试图修复，但绝大多数最终需要脾切除。意外脾切除有较高的 30 天并发症发生率（34%）和死亡率（15%）[6]；其他结直肠癌手术时的意外脾切除与非脾切除的同期研究显示预后较差，同时也表明脾损伤对这类病人的长期预后产生不良影响[7]。结肠镜检术后脾破裂的也有报道，但这种不良事件的发生率极低，约为 0.001%[8]。

创伤性脾损伤是最常见的脾破裂的原因，其处理将在下文讨论。由于穿刺或子弹引起的穿刺伤，刺穿伤的轨迹可通过前腹壁、后腹壁、侧面或经胸膜腔、膈肌的胸腔所致，也可能为孤立的脾损伤或包括胃、左肾、左肾上腺、结肠、胰腺、肠系膜根部等的并行损伤；非穿刺或钝性创伤增加了脾损伤的病因。

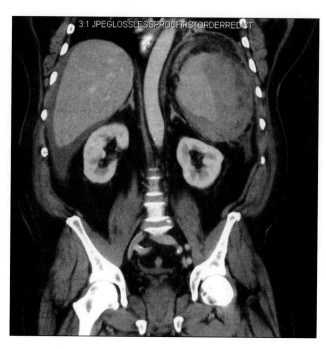

图 62-8　胃转流手术术中脾损伤脾巨大血肿，病人血流动力学稳定，未对血肿进一步处理

诊断研究

红细胞压积连续下降预示着腹腔内持续出血，白细胞（white blood cell，WBC）计数水平通常高于 15 000/mm³；腹部平片可见肋骨骨折、左侧膈肌上升、脾轮廓增大、胃中部移位、结肠脾曲与腹膜外脂肪垫间距扩大等，腹部超声和 CT 可为脾损伤的程度提供更为特异的信息，CT 是诊断的金标准。脾损伤的放射性分类已经制定并有助于医生鉴别非手术治疗的病例（表 62-1）。

治疗

穿刺伤和血流动力学不稳定的钝性损伤伴腹腔积血或腹膜炎病人需要开腹探查并可能需要脾切除治疗。

1678 年，南非开普敦 Nicolaus Matthias 为腹侧面外伤脾突出病人在施行首例外伤全脾切除术，而创伤性部分脾切除术开展更早。1590 年，Franciscus Rosetti 报道首例成功脾部分切除术。随着对脾功能的了解加深和脾切除术后病人感染风险增加对创伤时保脾的研究重新兴起，1962 年，Campos Christo 首先报道现代意义上因创伤而成功的脾部分切除[9]。如出血停止可试行保脾治疗，超过 1/3 的脾能够保留，当发生腹内其他器官损伤如胰腺损伤脾不必切除。

观察到脾损伤能够自愈也促使脾外伤治疗保守，避免手术治疗；儿童外伤病人抢救脾和免疫功能的保

脾治疗被广泛接受，而对于成人血流动力学稳定的腹部钝性损伤所致的脾外伤的保守治疗直到最近才被接受。随着影像学包括螺旋 CT 的发展，对脾外伤更精确和及时的分级更能指导治疗（表 62-1）。

相应地应对脾外伤严密的观察和红细胞压积连续监测，保守治疗的成功率依赖于外伤的严重程度，据报道脾损伤分级 I 级的成功率超过 95%，Ⅱ 级超过 90%，Ⅲ 级超过 80%。虽然Ⅳ级、Ⅴ级需要手术治疗，对一些Ⅳ级病人采用非手术治疗的创伤中心越来越多；最近一篇关于新英格兰地区脾损伤的非手术治疗的综述报道非手术治疗成功率Ⅳ级病人仅为 40%，Ⅴ级仅为 26%[10]。

为降低非手术治疗失败率而正在尝试寻找脾创伤后延迟出血和非手术治疗失败的风险识别因素，有 CT 扫描造影剂外渗、假性动脉瘤和动脉瘘[11]，这类 CT 表现、血流动力学稳定的病人可尝试血管造影栓塞，以提高脾保守治疗的成功率。

血管造影栓塞挽救脾的成功率为 90% ~ 95%，这是其应用明显增加的原因[12]；脾栓塞本身的风险是脾脓肿、脾梗死和明显腹痛等并发症。

虽然也有非手术治疗会有导致输血增加的问题，但在最近的文献在高级别损伤的非手术处理中并未关注。Pachter 和同事们报道 102 例脾损伤 85% 的病人未输血非手术治疗成功，实际上比脾切除组需要更少输血[13]。

脾局部疾病

脾动脉瘤

1770 年，Baussier 首先描述了脾动脉瘤，1930 年 St. Leger Brockman 报道了第一例成功的脾动脉瘤手术。感染性脾动脉瘤也可以见到，但绝大多数是特发性动脉瘤。脾动脉是最常见的内脏动脉瘤，仅次于腹主动脉瘤的第二位腹腔内动脉瘤，尸检发现率为 0.02% ~ 0.16%，女性较多（4 : 1）。在一些特定病人中脾动脉瘤发生率增高，如肝硬化和门静脉高压症；实际上，据报道等待肝移植的病人脾动脉瘤的发生率为 14%，可能导致移植术后大出血[14]；有胰腺炎病史的病人也可形成脾动脉瘤，胰腺炎病人在有无明确出血来源的胃肠道（gastrointestinal，GI）出血时应怀疑脾动脉瘤。

Mayo clinic 对 217 例脾动脉瘤的一项综述中，诊断出的平均年龄是 62 岁，79% 的病人是女性；超过

⊖ **表 62-1　脾损伤分级**

I 级	非扩大的包膜下血肿 < 10% 脾表面积 不出血的包膜裂伤深度 < 1 cm
Ⅱ 级	非扩大的包膜下血肿 1% ~ 50% 脾表面积 非扩大脾实质内血肿直径 < 5 cm 包膜撕裂或实质裂伤深度 1 ~ 3 cm、无小梁血管损伤
Ⅲ 级	包膜下或脾实质内血肿扩大 包膜下血肿出血或包膜下血肿 > 50% 脾表面积 实质内血肿直径 > 5 cm 实质裂伤深度 > 3 cm 或小梁血管损伤
Ⅳ 级	实质内血肿破裂活动性出血 裂伤涉及脾段或脾门血管导致大块脾脏去血管化（> 25% 脾体积）
Ⅴ 级	脾碎裂或撕脱 脾门裂伤全脾无血管化

From Cogbill TH, Moore EE, et al. Nonoperative management of blunt splenic trauma: a multicenter experience. *J Trauma*. 1989；29：1312.

90% 的病人无症状，仅 5% 的病人表现为破裂、且动脉瘤大小超过 3.1 cm。男性中 10% 发生破裂、女性破裂的发生率为 3%，而且主要是因为男性瘤体较大。非破裂瘤体大小平均是 2.2 cm，动脉瘤破裂的最小直径是 2.2 cm[15]。

妊娠妇女发生脾动脉瘤破裂的风险较高，有动脉瘤直径小于 2 cm 发生破裂的报道；破裂与孕妇和胎儿的死亡率相关分别为 22% 和 15%[16]，69% 的破裂发生于妊娠晚期[17]。

无症状病人的诊断多源于 CT 扫描，极少情况下腹部平片发现钙化而偶然发现（图 62-9）。

动脉瘤破裂表现为突发急性腹痛，12.5% 有暂时出血停止的前哨出血。破裂可发生于结肠、胃和小肠，最常见的是腹腔内破裂。未妊娠妇女脾动脉瘤破裂通常局限于小网膜囊，死亡率低于 5%。

有症状脾动脉瘤推荐外科手术切除，对无症状动脉瘤选择性修复的指征未确定。通常认为超过 2 cm 无症状的动脉瘤如果病人手术风险较小应去除[15]。由于怀孕期间小于 2 cm 的动脉瘤多数发生破裂，所以孕妇一旦发现动脉瘤无论大小均应考虑切除[16]；妊娠晚期发生破裂的风险最高，切除应在妊娠晚期前施行。

病变靠近脾门可行瘤体切除和脾动脉端端吻合或近端、远端结扎及所供应脾段切除[18]。脾动脉主干中心结扎不会造成脾缺血，所以近端结扎的处理方式是可行的。

远端病变通常需要涉及脾动脉的腹腔镜脾切除（图 62-10）。

尽管脾动脉瘤血管腔内技术已取得显著的进步，

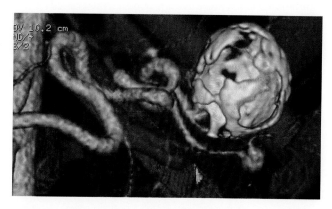

图 62-10 部分栓塞性巨大脾动脉瘤和更远端较小动脉瘤 3D CT 重建，两个血管均行腹腔镜脾切除术

但其成功率低于 90%；血管腔内技术的缺点有治疗失败、术后疼痛和脓肿形成、胰大动脉阻断所致的胰腺炎[19]。

囊肿

脾囊肿通常分为原发或继发囊肿（假性囊肿），一些脾肿瘤也可有巨大的囊性成分将在后文单独讨论（图 62-11）。原发囊肿壁有上皮细胞，可能是非寄生虫性或寄生虫性（包虫病）囊肿。

寄生虫性脾囊肿

在世界范围内、棘球蚴感染（肝包虫病）是脾囊肿最常见的病因，细粒棘球蚴是最常见的致病病原，常导致有生发内层（内囊）和薄的外层（外囊）被纤维囊包绕的巨大单房囊肿。与非寄生虫性囊肿不同，充满正压的液体，也可包含有子囊和感染性头节。包虫性囊肿通常无症状除非囊肿大到一定程度出现张力或继发感染、破裂。

血清学检测替代了旧的诊断包虫皮内试验，提供更可靠的诊断特异性和敏感性；超声、CT 和 MRI 等影像学检查可见囊肿有分隔和包含子囊。

由于没有有效的药物治疗，故只能行脾切除治疗，应小心避免囊内容物破碎溢出。手术中可用 3% 的氯化钠缓慢注入灭活囊内容物；如果术中切除发生腹腔溢出可能发生过敏性低血压，需要肾上腺素治疗休克。由于惧怕囊液溢出和过敏反应，腹腔镜和经皮治疗脾包虫病未被广泛接受[20]。

非寄生虫性囊肿

非寄生虫性脾囊肿包括单纯囊肿、表皮样囊肿和皮样囊肿，根据囊肿是否覆盖间皮、移行上皮或表皮

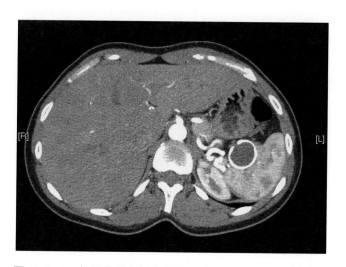

图 62-9 CT 扫描发现有钙化血管壁的巨大脾动脉瘤，腹部平片也可发现钙化壁

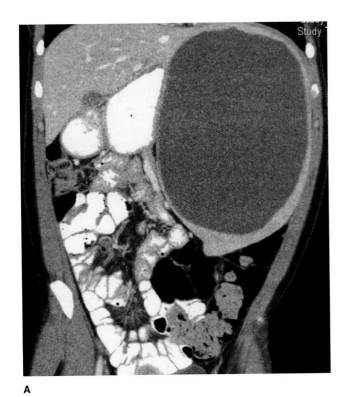

A

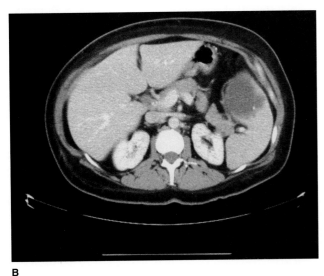

B

图 62-11　A.巨大脾囊肿 CT 所见；B.巨大脾囊肿有分隔和钙化，术后病理证实为 8 cm 的淋巴管瘤

样细胞层而有多种分类，也可为肿瘤性、创伤性或退行性囊肿[21]。先天性单纯囊肿内覆来源于脾发育过程腹膜间皮细胞内陷的扁平或立方细胞，这类病变通常较小和无症状，不需要切除；当囊肿增大、出现症状时于腹腔镜或开腹下行全脾或脾部分切除术。

有 10% 的囊肿由鳞状上皮细胞覆盖、但罕见，这类囊肿通常是巨大圆形单房病变，充满黄色或褐色混浊液体。囊肿稠密，诊断依赖于显微镜下见复层鳞

状上皮而确诊，需要多层切片检查来明确病理。

儿童或年轻成人 70% 的囊肿是表皮样囊肿，其中 2/3 的病人是女性。儿童病人是否出现症状与囊肿大小有关、与假性囊肿表现相同，对囊肿巨大或出现症状推荐腹腔镜或开腹脾切除或脾部分切除。

脾真性表皮囊肿极为罕见，仅有 10 例病例的病理特征有毛囊和汗腺等皮肤附属物的鳞状上皮，行脾切除治疗。

仅从影像学检查不能区别这些囊肿，出现症状、通常大小为 5 cm 的囊肿鉴别诊断需要切除和病理分析；通常较小的无症状囊肿可以观察而不需手术切除。

继发囊肿

在西方国家，70% ~ 80% 的脾囊肿是无上皮覆盖的囊肿，通常是创伤所引起的脾被膜下或脾实质内血肿吸收的结果。超过 80% 的囊肿是单房、囊肿壁致密和光滑的，病理检查囊肿壁由无上皮细胞的纤维组织组成。

假性囊肿经常发生于妇女、儿童和年轻成人，1/3 的病人无症状、其他可有放射至左肩部或胸部的左上腹疼痛，推压胃的症状发生较少。超声、CT、MRI 和磁共振血管造影等能明确囊肿的性质。脾切除是受肯定的治疗手段，越来越多的囊肿处理采用腹腔镜下囊肿去顶和引流；这种方法简单但复发率达 20% ~ 40%，有可能时，可推荐囊肿缝闭或去被膜，术后复发率较低[23-24]。

脾脓肿

由于脾有较强的抗感染和细菌的能力脾脓肿罕见，在镰刀细胞贫血发病率较高的热带经常有此病例，与脾实质血管栓塞和脾梗死叠加相关。

西方世界脾脓肿的主要风险是静脉药物滥用、人类免疫缺陷病毒病、其他血液播散疾病（心内膜炎）、脾创伤和其他传染性疾病。心内膜炎占脾脓肿病因的 5%，通常表现与其他相同的脾多发脓肿，是凶险性脓毒症的一部分[25]。

感染包括葡萄球菌、沙门菌、大肠杆菌、奇异变形杆菌、链球 D、克雷白杆菌、消化链球菌、拟杆菌、梭杆菌属、梭菌属、白念珠菌和分支杆菌等多种细菌。

症状通常无特异性诸如乏力、体重减轻、左上腹疼痛和发热，多数病人白细胞升高，超声、CT 或磁共振检查可确诊脾脓肿。治疗方法包括应用广谱抗生

素和经皮穿刺引流,如果治疗失败需要腹腔镜或开腹脾切除。多数病人有多发脓肿,脾脓肿是全身凶险脓毒症的一部分,抗生素治疗应持续至引流或经皮导管去除后。脾多发脓肿需要脾切除。

脾肿瘤

　　脾肿物通常在出现症状或其他疾病影像学检查时偶然发现(图62-12),一些肿物可能包含巨大囊性成分(图62-11B);由于影像学检查不能确诊,对这类肿物的处理较为困难,通常对其进行连续随访,如果顾虑较重可考虑脾切除。一组44例的随访,半数出现症状进行手术治疗,其中75%的病变是良性,其余为恶性[26]。另一组28例病人的相似研究示恶性诊断显著升高达72%,这其中25%的病人有淋巴增生性疾病病史[27]。低并发症发生率的细针穿刺鉴别脾肿物资料不断增加[28],据报道其敏感性和特异性分别为94%和79%[29]。

良性肿瘤

　　脾良性肿瘤通常起源于脾的淋巴或血管成分,脾常见的原发肿瘤是血管瘤[30],病变可为单发或多发。

　　脾血管可为边界清楚到无规则的血管增生,性质多为海绵状;潜在恶性转化为血管肉瘤未知,但可能较低并与巨大血管瘤相关;病人通常表现为脾大和CT多发低密度病灶[31]。在认为是良性脾窦岸细胞血管瘤治愈性切除时,也有淋巴瘤、其他内脏器官恶性肿瘤和确诊的恶性窦岸细胞血管内皮瘤复发相关的报道,脾切除并确保严密的观察[32]。

　　脾淋巴管瘤是由畸形的淋巴管组织(图62-11B),

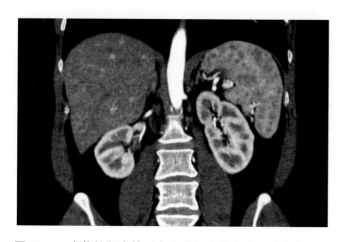

图62-12　症状性胆囊结石右上腹超声检查发现脾多发肿物CT进一步检查所见,PET扫描阴性,病人不愿接受脾切除或经皮穿刺活检而常规影像随访,病变无变化且无症状

镜下内皮覆盖的腔内充满淋巴和血液成份;病变可是局部或多发、较小或巨大的囊性肿物,也可是脾内弥漫病变并致脾大,超声、CT或MR检查脾内水样密度囊性病变可确诊。淋巴瘤可于脾内孤立出现也可多脏器侵及而预后不良,症状与囊肿大小和病变本身有关。对有症状脾囊肿可行脾切除,较小的有症状囊肿可行脾部分切除。

　　脾其他良性病变不常见,脾炎性假瘤是有炎性细胞和紊乱梭形细胞混合而成的特征性反应病变[33],这种肿物多是偶然发现、通常无症状,可能有发热、乏力、体重减轻等全身反应等症状。炎性假瘤实质上是炎性浸润,出现类恶性淋巴增生性疾病表现。脾错构瘤是由被脾窦内皮和紊乱的间质覆盖的不规则血管沟构成,尸检脾错构瘤的发生率为0.024%~0.13%。紫癜并不是真正的肿瘤性病变,是无内皮覆盖的充满血液的、局灶性、片状或弥漫性脾囊性病变;紫癜可能是甾体类的、口服避孕药、免疫抑制药物、结核、肾病和恶性肿瘤的反应。其他良性脾肿瘤如血管平滑肌瘤、脂肪瘤、血管外皮细胞瘤和纤维瘤罕见。

原发性恶性肿瘤

　　脾原发非淋巴性恶性肿瘤极为罕见,包括血管肉瘤、恶性纤维组织细胞瘤和浆细胞瘤等。血管肉瘤是最常见的脾恶性肿瘤,临床表现为腹痛、左上腹部肿物和全身症状,经常发生转移;有自发破裂的报道,与极差的预后相关,可有脾大、脾功能亢进,CT检查可见中心坏死的脾病变。初步治疗是脾切除,术后可应用以顺铂为主的化疗。即使没有破裂,脾血管肉瘤的预后也较差,最新研究报道1、3、5年生存率分别为60%、40%、40%[34]。

转移瘤

　　临床上非血液系恶性肿瘤的脾转移瘤罕见,通常是全身播散的表现。德国肿瘤数据库的一篇综述中报道仅有0.002%恶性肿瘤发生脾转移瘤,孤立的脾转移瘤极为罕见[35]。由于缺乏脾转移瘤的临床证据,据报道脾转移瘤死亡的证据较高,其准确的流行率还存在争论,较早的文献报道高达34%,而现代的报道约3%[36]。

　　虽然对孤立的病变经皮穿刺活检可确诊,但PET可证实恶性肿瘤的诊断(图62-13)[28]。

血液系统疾病

1887 年一位声名卓著的妇产科医师 Thomas Spencer Wells 爵士为遗传性球形红细胞增多症病人施行治疗性脾切除，1911 年 Micheli 施行首例治疗免疫性溶血性贫血的脾切除，6 年后 Scholffer 在医学生 Kaznelson 的建议下为特发性血小板减少性紫癜病人施行脾切除[9]。目前，脾切除治疗血液系统疾病随着腹腔镜脾切除的增加而增多，与开腹脾切除相比降低了并发症发生率。

贫血

脾切除是特殊病例的贫血的指征，能够从脾切除中获得疗效的主要贫血分类如下：

- 红细胞膜异常：遗传性椭圆形红细胞增多症和球形红细胞增多症。

- 酶缺乏：丙酮酸激酶缺乏症

- 血红蛋白病：地中海贫血和镰刀细胞贫血

- AIHA

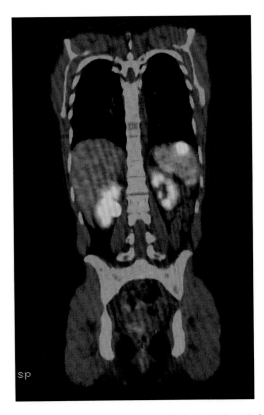

图 62-13　CT 发现脾病变、PET 扫描病变活跃，后来接受脾切除获得病理证实

遗传性球形红细胞增多症

遗传缺陷或红细胞骨架成分缺乏引起的溶血性疾病，是罕见的常染色体显性遗传散发疾病。在北美和欧洲北部，遗传性球形红细胞增多症是最常见的家族性慢性溶血性贫血的病因，如包括中度渗透脆性病例其发病率为 1/10 000 新生儿中 1～5 个或更高[37]。

红细胞膜成分 [膜收缩蛋白、联接蛋白、3 带和（或）蛋白 4-2] 缺陷使红细胞的结构脆弱和形态学改变，使红细胞更易破坏。脾在遗传性球形红细胞增多症的病理生理中起关键作用，是溶血的主要部位。红细胞膜改变的结果导致过多的红细胞在脾髓内扣留并溶解，从脾第一通路逃离的细胞对扣留和后续各个通路的破裂更敏感，红细胞也表现出渗透脆性增加。

明显的临床特征有贫血、黄疸和脾大，严重程度从正常血红蛋白水平的无症状"携带者"到血红蛋白低于 6 g/dl 的严重遗传性球形红细胞增多症，疾病的严重程度与红细胞细胞骨架蛋白缺乏的程度、尤其是膜收缩蛋白缺乏相关。黄疸与贫血的严重程度平行，多不严重，与红细胞的破坏增加、大量的胆色素不能被肝清除相关。近 30% 的病例是轻度黄疸、接近正常水平的血红蛋白和胆红素和网织红细胞增多；高达 63% 的遗传性球形红细胞增多症病人有胆石症，不满 10 岁的儿童罕见，胆囊结石是胆色素性的，是这类病人主要的手术指征。脾轻度至中度增大，单纯的脾大不是手术指征；遗传性球形红细胞增多症病人在急性感染时脾体积增大。贫血和黄疸的周期性恶化经常发生于感染、情绪压力、疲劳或寒冷长时间暴露。

脾切除在降低遗传性球形红细胞增多症溶血时是有效的，溶血性贫血时推荐行脾切除，治疗失败不常见，经常反映副脾的遗漏，应用放射性胶体肝 - 脾扫描可以鉴别[38]；首选腹腔镜脾切除，其术后并发症低、疼痛轻。对较小儿童严重脾切除术后脓毒症的风险增加，脾切除时最好大于 5 岁；5 岁前的遗传性球形红细胞增多症的脾切除只适用于严重输血依赖并大于 3 岁病例[39]，有机构报道对于较小儿童基于免疫功能的考虑行脾部分切除治疗遗传性球形红细胞增多症[40-41]。无胆石症儿童在脾切除时不需要切除胆囊，Sandler 和同事对限于小于 18 岁病人的综述中表明脾切除术后经平均超过 15 年的随访中无胆石症发生[42]。

对于轻度病例脾切除的指征存在更多争议。应用决策分析，建议年龄小于 39 岁无症状的胆囊结石病人能从预防性胆囊切除和脾切除中获益；对于有症状的胆石症病人，接受联合切除与单纯胆囊切除相比获得较高生活质量一直到 52 岁[43]。

遗传性椭圆性红细胞增多症

遗传性椭圆形红细胞增多症是一组外周血涂片含有异形红细胞，通常有狭长形、卵圆形、椭圆形红细胞，多数是常染色体显性遗传病。绝大多数病人无症状或轻度的溶血性贫血，尽管在血涂片中有显著的外形异常，但这个缺陷并不显著缩短红细胞的寿命周期。溶血通过有家族特征，椭圆形红细胞增多症基因是纯合子与其他方式修饰时发生严重的溶血。

绝大多数遗传性椭圆形红细胞增多症病人是高加索人，体征和症状与溶血的严重程度相关，偶尔感染引起急性溶血。临床上不能与遗传性球形红细胞增多症鉴别，出现症状的病人据报道有胆囊结石和慢性腿部溃疡，可触及脾增大。血涂片能确立诊断。

病人出现症状是腹腔镜脾切除术的指征，去除脾后虽然 RBCs 大体上无异常改变，但有持续地减少溶血和纠正贫血的疗效。遗传性椭圆形红细胞增多症相关的胆石症需要治疗。

丙酮酸激酶缺乏症

丙酸酸激酶缺乏症是最常见的引起慢性溶血性贫血的 RBC 酶缺乏疾病，是常染色体隐性疾病、发病率远较葡萄糖 -6- 磷酸酶缺乏症（glucose-6-phosphatase deficiency，G6PD）低；G6PD 罕有引起溶血，丙酸酸激酶缺乏症是更为常见贫血的原因。

临床表现可有需要输血的贫血或代偿性慢性溶血，脾大较常见。脾切除对输血依赖病人效果明显，可减少或甚至不需要输血；对于儿童病人需要评估脾切除，由于手术的免疫抑制作用，应将手术推迟到 3 岁以后。

地中海贫血

地中海贫血是先天性显性遗传疾病，贫血是血红蛋白合成缺陷的结果。地中海贫血是男性最常见的单基因疾病，也被称为 Cooley 贫血、幼红细胞贫血和靶细胞贫血等。由缺乏合成成人血红蛋白相应的球蛋白链而将地中海贫血分为 α、β、γ 三种类型，缺乏的后果是产生的球蛋白链不平衡形成不典型的血红蛋白并形成细胞内沉淀物（Heinz 小体）促成未成熟的红细胞破裂。血红蛋白缺乏红细胞体积小、细胞膜薄和对渗透溶解有独特的抵抗力[44]。

在美国多数病人是 β 型地中海贫血，β 链的合成率减少导致血红蛋白 A 减少，已确定有超过 200 个基因突变导致地中海贫血[45]，特征性表现是 Hb-F 的持续存在和 Hb-A 的减少。疾病的分级从轻型杂合子地中海贫血到重型纯合子地中海贫血，后者表现为慢性贫血、黄疸和脾大。

重型纯合子地中海贫血经常于生命的第一年出现症状，除贫血和苍白外还有智力、身体发育缓慢、头部增大，也可有难治性腿部溃疡，并发感染尤其常见；一些病人可有与脾梗死相关的反复出现的左上腹疼痛；可发生心脏扩张，进展期可有皮下水肿和浆膜腔渗出。经常并发感染，在严重病例可导致死亡；感染可能与再生危象有关。据报道有 24% 的病例有胆胆囊结石。

治疗仅针对有症状病人、重型地中海贫血或媒介物，这些病人需要定期输血。多数重型地中海贫血儿童适应低血红蛋白水平，血红蛋白低于 10 g/dl 时才需要输血。由于溶血处于高水平，病人发生铁沉着的风险较高，需要用铁螯合剂治疗。适合的病例可考虑干细胞移植[44]。

虽然脾切除并不能影响原有的血液疾病，但可消除或减少病人血液循环中正常红细胞的破坏速度，从而减少输血。一项对 49 例病人的研究，每年输血由 12U 洗涤红细胞减少为术后 4U[46]。一般来说，脾切除最好的结果是从表现为脾大、过度红细胞脾隔离症的较大儿童和年轻成人得出，小于 5 岁的儿童应避免行脾切除[44]；偶尔脾切除是因为脾大相关的肿块症状或由于脾梗死所致的反复发生的腹痛。

镰刀形细胞病

1910 年报道的首例镰状细胞贫血是非洲裔美国人中流行的遗传性溶血性贫血，其特征是出现新月形红细胞，由于缺乏变形性被扣留于脾脏内。此病中正常的血红蛋白 A 被血红蛋白 S 取代，在低氧状态下细胞内血红蛋白 S 分子结晶拉长和扭曲。镰刀形细胞增加了血黏度和循环淤滞并形成恶性循环。近 9% 的非洲裔美国人有镰刀形细胞特性，但绝大多数病人无症状；0.3% ~ 1.3% 的非洲裔美国人被观察到有镰状细胞贫血。血管闭塞影响血流，病人可有骨或关节疼痛、骨髓炎、阴茎异常勃起、神经症状或皮肤溃疡，由于内脏血管淤滞引起的腹痛和痛性痉挛较为常见。

此病经常影响的是脾，发生迅速的镰刀变使脾小室的快和慢血流被阻断，后果是发生一系列的微梗死并逐渐导致"自体脾切除"。多数成人病人最终仅有脾纤维膜残留，75% 的自体脾切除发生于脾大之前；自发梗死时可出现钙化（图 62-14）。此功能性无脾可由检测到血涂片中出现 Howell-Jolly 小体而确定，也可由脾无 ^{99} 锝（technetium-99m，^{99m}Tc）摄取确诊。由于脾滤过和抗体产生减弱，病人处于荚膜微生物如肺炎链球菌感染的风险之中。罕见的脾血管血栓形成可导致脾大的脾脓肿、脾疼痛和峰形热，可试行经皮穿刺但最终可能需要脾切除。

多数镰刀形细胞贫血仅姑息性治疗是可行的，充分的水化和部分换血疗法可补救危象。多中心随机研究显示羟基脲在治疗成人镰刀状细胞病的作用，可减少疼痛危象的发作频率、住院时间和输血[47]，虽然潜在的作用机理并不清楚其起效是由于增加了血红蛋白 F 水平。羟基脲因此被推荐用于每年发生 3 次或以上危象的病人的治疗和在年轻病人中应用的评估[48]，其他诱导血红蛋白 F 产生的药物和干细胞移植目前也在研究中。

镰刀细胞贫血有两种状态，脾是病理红细胞库、脾切除可能起作用。第一种情形是在儿童时代或青春期形成慢性脾功能亢进、表现为红细胞生存率降低、白细胞减少和血小板减少，这类病人由于某种原因自体脾切除失败，在这种罕见的状态脾切除可纠正白细胞减少和血小板减少、提升红细胞的生存率和减少输血[49]；第二异常被命名为急性脾隔离危象，表现为伴贫血恶化和过度低血压的突发脾大；通常发生于生命头 5 年的纯合子儿童，肺炎链球菌感染也可能参与其中，输注洗涤红细胞可有效治疗急性脾隔离，如果有

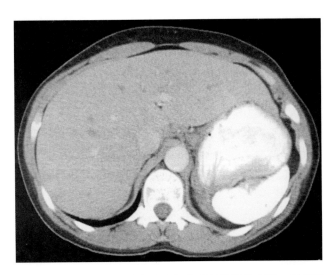

图 62-14　镰刀状细胞病病人脾钙化引起持续性疼痛，脾切除后疼痛缓解

复发的倾向，可考虑脾切除。

免疫性溶血性贫血

1908 年，Chauffard 和 Troisier 首先描述了一些急性溶血性贫血病人的血清中有自体溶血素的免疫性溶血性贫血，3 年后 Micheli 施行了成功的脾切除，促进应用脾切除治疗血液系统疾病。

免疫性溶血性贫血（immune hemolytic anemia，IHA）是免疫球蛋白 G（immunoglobulin G，IgG）和（或）IgM 抗体与红细胞表面抗原结合促进红细胞破坏，发生于补体和网状内皮系统。IHA 可分为自身免疫、异体免疫性或药物诱导三类。自身免疫性溶血性贫血仅发生于异基因红细胞暴露如输血、妊娠或移植，无抗自体红细胞的抗体反应。输血后急性溶血的估计发生率为 0.0003% ~ 0.0008%，延迟性反应发生率为 0.05% ~ 0.07%[50]。药物诱导 IHA 于药物诱导产生识别内在红细胞抗原或红细胞结合药物的抗体后发生，α- 甲基多巴、大剂量青霉素、第 2 和第 3 代头孢菌素等可引起药物诱导 IHA。药物诱导 IHA 可于停用可疑药物后消失，但可能需要应用皮质类固醇治疗，并且恢复时间较长。

自身免疫性溶血性贫血（autoimmune hemolytic anemia，AIHA）的发病率是每年 1/100 000，流行率是 17/100 000，是涉及 IgG 或 IgM 的抗体介导性反应。以 IgG 介导的疾病为例，抗体结合于红细胞、被网状内皮系统的巨噬细胞和其他吞噬细胞的 Fc 受体识别而吞噬；与 IgG 抗体相比，IgM 抗体活化补体的经典途径并导致血管内溶血。此外，IgM 结合的红细胞也可发生血管外溶血，尤其是在肝内。

温抗体和冷抗体已有报道，温抗体的最佳反应温度是 98.6°F（37℃）、引起绝大多数的 AIHA；继发温抗体 AIHA 也有报道，值得注意的是淋巴增生性疾病如慢性淋巴性白血病（chronic lymphocytic leukemia，CLL）。温抗体 AIHA 的临床表现变化较大包括与贫血有关的不明确的全身症状，诸如虚弱、倦怠等；另外，还可有发热、腹痛、咳嗽和出血。症状随溶血的严重程度不同，可有轻度黄疸，约有半数的病人有脾大，25% 患有胆石症；疾病的早期由于骨髓未反应，可出现网织细胞减少，也可见网织红细胞增多和平均红细胞体积（mean cell volume，MCV）增大；轻中度高间接胆红素血症和 LDH 升高，血小板通常正常，但 AIHA 偶与特发性血小板减少性紫癜同时发生（Evan's syndrome）。超过 95% 的温抗体 AIHA 直

接抗球蛋白试验（Coombs test）阳性，表明体内抗体或补体系统结合于红细胞表面抗原。

治疗受溶血严重程度的影响，一类治疗是应用皮质类固醇激素，快速反应泼尼松维持 3 周治疗是常态。如果获得满意反应，类固醇逐渐减量避免复发。约 80% 的病人对类固醇部分或完全的反应，但有 15% ~ 20% 病人需要大剂量（> 15 mg/d）泼尼松维持数月。无反应而需要大剂量类固醇维持的病人可考虑二线治疗，如脾切除或利妥昔单抗；脾切除短期疗效较好，40% ~ 60% 的病人完全缓解，对于复发的病人经常需要较少的类固醇进一步治疗。总体来说，决定病人是否行脾切除应当个体化和依据病人和血液病医生详细的讨论 [51]。

与此不同的是冷凝素综合征的治疗经常是不见效的，原发性冷凝素综合征病人仅仅表现为轻度贫血，对避免冷暴露反应积极，补充叶酸也可能有效；与温抗体 AIHA 相比皮质类固醇多无效，其他免疫抑制药物如苯丁酸氮芥和环磷酰胺有效。血浆置换短期效果好但需要同时应用免疫抑制治疗减少冷凝素的产生，脾切除治疗冷凝素综合征无效。

阵发性冷性血红蛋白尿是一种不常见的 AIHA 类型，通常是自限性和仅需要支持治疗；多数病例于儿童病毒感染后发生。对严重贫血儿童可给予皮质类固醇，但并不经常有效。

紫癜

免疫性（特发性）血小板减少性紫癜

免疫性血小板减少性紫癜（immune thrombocytopenic purpura，ITP）是最常见的血液病脾切除的指征，此病是血液循环中抗血小板抗体通常是 IgG 破坏血小板的获得性疾病，抗体针对 GPIIb/IIIa 蛋白，在脾内抗体包被的血小板通过 Fc 端受体结合于抗原递呈细胞导致血小板破坏，提纯此抗体几乎不可能且对治疗措施无帮助。诊断标准是血小板计数低于 100 000/mm³，且无明显的诱发或潜在的病因，包括药物。

脾是抗血小板抗体产生的源地和通过巨噬细胞诱导的吞噬作用破坏血小板 - 血小板抗体复合物的主要部位。

发病率男女比例为 1 : 3，有近 1/3 的病人没有出血和血小板大于 30 000/mm³ 是偶然诊断的。多数表现为淤点或淤斑，可有牙龈出血、阴道出血、轻度的胃肠道出血和血尿等出血并发症，当血小板低于

10 000/mm³ 时，2% ~ 4% 的病人可发生中枢神经系统出血。出血死亡的风险很低，据估计成人患者的风险是 0.02% ~ 0.04 例 [52]。脾大小正常、血小板计数为零，明显的血小板减少症与出血时间延长有关；除非 ITP 同时发生 AIHA，通常如无明显的贫血或白细胞减少。ITP 通常与其他免疫疾病如系统性红斑狼疮相关，病情检查应包括血涂片和人类免疫缺陷病毒、丙型肝炎病毒和成人幽门螺杆菌检测 [53]。如果确定感染病因学，针对治疗根本病因的治疗而不是血小板计数本身；清除幽门螺杆菌可以使血小板计数迅速、持续地改善 [54-55]。骨髓穿刺见正常及高级巨核细胞可确诊 ITP。

儿童 ITP 通常是自限性的且罕有需要外科治疗，成人时通常是低自发缓解率（9%）的持久性疾病，需要药物和可能手术治疗 [56]，药物的目的是单纯升高血小板计数到正安全水平而非治愈。皮质类固醇是一线的药物，为避免长期应用所带来的副作用，最长疗程是 4 周；大约 40% 的病人对类固醇治疗有反应，但一旦减量或停药，超过 50% 的病人复发，大剂量类固醇方案作为一线治疗可提高疗效。类固醇无反应者可静脉注射免疫球蛋白（immunoglobulin，Ig）和抗 -Rh（D）可短暂、快速地升高血小板，可用于低血小板计数的紧急情况或病人准备手术时。

二线治疗的指征是持续性血小板减低（> 30 000/mm³）或出血，二线治疗的目标是获得长期和持续的疗效。目前的二线治疗包括利妥昔单抗或脾切除，研究显示在长期缓解方面脾切除效果更优（利妥昔单抗 40% vs. 脾切除 80% ~ 90%），对于手术风险较高或不愿手术的病人的利妥昔单抗可作为首选的二线治疗。

80% 的病人脾切除可获得长期较好的疗效，其中有近 70% 病人获得完全缓解 [58]；多数病人术后 7 天内血小板计数上升到超过 100 000/mm³，极少数在数月内逐渐达到正常水平。对类固醇治疗 6 周未反应、类固醇减量复发、对药物治疗有反应但不能耐受其副作用或发生颅内出血或严重胃肠道出血、对加强治疗无反应等病人应行脾切除。

约 15% 的病人脾切除无效，临床医生对预测这些病人的预后怀有极大兴趣。虽然有对 IVIg 或类固醇有反应是对手术有反应的预测因子的报道，但预测价值较低 [53]。

铟标记血小板扫描可能是最敏感的预测因子但目前仅用作研究，扫描显示脾血小板破坏时，反应率为 90%，改善了目前的临床模式，但作用是极微的。

由于脾大小正常，腹腔镜脾切除更适合治疗ITP。比较腹腔镜与开腹脾切除治疗ITP病从的回顾性研究表明术后疼痛较轻、镇痛药物应用更少和住院时间更短[59]；腹腔内副脾的确定和切除是脾切除成功治疗ITP的关键。

血栓性血小板减少性紫癜 - 溶血性血尿综合征

虽然血栓性血小板减少性紫癜（thrombotic thrombocytopenic purpura，TTP）和溶血性血尿综合征（hemolytic uremic syndrome，HUS）原本被认为是不同的疾病，但是有共同的病理生理过程。在TTP中，神经系症状占优势；而HUS中，肾并发症是主要症状。TTP-HUS被认为是微血管溶血性贫血、血小板减少症、发热、神经功能紊乱和肾功能不全的五联症，大部分是特发性的疾病。TTP-HUS也可见于与骨髓移植、丝裂霉素、环孢素、青霉素和其他治疗药物有关的治疗中，TTP-HUS是影响微动脉和毛细血管、少量小静脉的微血管病变。血小板微栓子可引起部分血管闭塞并叠加，内皮增生、内膜下玻璃样变性，继而红细胞在通过狭窄血管通道时发生破坏，在外周血涂片发现异常形态红细胞（盔形细胞，裂细胞）。血小板显著地被扣押在脾内的结果是血小板减少（< 20 000/mm³），可以发现在发病的数小时内血小板显著地减少。可见出血点、罕见情况下可见鼻出血、视网膜出血、胃肠道和泌尿生殖系出血以及失血性休克，更常见的是由于本病血栓形成的特性，严重血小板减少症不发生出血。其他临床表现包括发热、全身不适和流感样症状、头痛、精神状态改变、局灶性神经功能缺失、血尿和肾衰竭，神经系统改变比较严重，如昏迷，需要急诊治疗。

血浆置换治疗TTP的出现使以往为致死性疾病的TTP的生存率极大地改善，达90%以上。每天治疗直至溶血病变稳定和血小板减少、神经系并发症减退，血浆交换然后逐渐减少。顽固性疾病（10% ~ 20%）的治疗应用免疫抑制药物，包括类固醇、利妥昔单抗或环孢素等。脾切除通常不推荐用于顽固性病例或多次血浆置换复发的病人[60]，一些经筛选的病人脾切除后可获得70%的缓解率[61]。

血液肿瘤和淋巴瘤

对这类恶性肿瘤早期分类简单分为淋巴瘤和白血病，在过去的10年中，随着免疫表形分型和细胞遗传学的引入而极大地改变，许多肿瘤亚型原来认为是相同再细分为不同处理和预后的组。2008年，世界卫生组织（World Health Organizaiton，WHO）定向造血干细胞和淋巴样恶性肿瘤对这些疾病提供了分类框架，包含超过65个不同类型的肿瘤，详细的分类描述本章不涉及。通常这些肿瘤分为三种[62]：

髓系肿瘤　来源于形成红细胞、粒细胞（中性粒细胞、嗜碱性粒细胞、嗜酸性粒细胞）、巨核细胞的骨髓祖细胞，这种肿瘤的一个例子是慢性髓性白血病，与BCR-ABL融合基因相关。

淋巴组织肿瘤　来源于形成T和B淋巴细胞的细胞。这类肿瘤在骨髓中占优势和侵及血液时被称为白血病，表现为肿块时称为淋巴瘤。然而在新的分类方法中，用我们的新知识来更多地关注于细胞的来源，而这些新知识是关于肿瘤发生和淋巴瘤表现以及转变为白血病和白血病可表现为肿块的。仅基于细胞类型的分类方法不能为肿瘤的临床行为提供资料。更进一步增加了淋巴瘤临床分型：不活跃型（未治疗存活数年）、侵袭型（未治疗存活数月）、高度侵袭型（未治疗存活数周）和预后良好为特征的Hodgkin淋巴瘤。

组织细胞 / 树突状细胞肿瘤　来源于树突状细胞和巨噬细胞的抗原呈递细胞。

过去数年中外科治疗的指征随着对疾病的了解和其他治疗方法的增多而变化，下面对可能脾切除的指征简短概述。

髓系肿瘤

此病通常分为三类，急性髓细胞样白血病（手术无效）、骨髓增生异常综合征和骨髓增殖性疾病。

骨髓增生异常综合征　是一组与无效造血相关的疾病，有转化为急性白血病的风险，这类病无脾切除或手术的指征。

骨髓增殖性疾病　是一个或多个髓系细胞的增生，使一个或多个外周血成分的数目升高。通常与引起酪氨酸激酶增加和生长因子依赖骨髓成分增生的突变相关，包括慢性粒细胞性白血病中BCR-ABL融合基因突变，此类中其他疾病包括真性红细胞增多症、特发性血小板增多和慢性白血病，表现为有症状的脾大和贫血。

实验室标志是外周血涂片发现红细胞碎片和多个泪珠样和狭窄的不成熟细胞，白细胞计数50 000/mm³，也可达极高水平；外周血涂片可见未成熟髓样细胞。

1/3 病人可有血小板减少症，1/4 病人白细胞计数超过百万时可有血小板增多。

虽然脾切除并不改变此病的进程，但在输血量增加和控制贫血、白细胞减少、血小板减少或症状性脾大方面具有指导意义；以前骨髓增殖性疾病的巨脾与脾正常大小的其他血液系疾病相比脾切除相关的并发症的发生率较高，最近的系列研究改变了这种情况。手助腹腔镜切除技术已成功用于治疗巨脾。

淋巴组织肿瘤

曾经开腹诊断肿瘤分期手术用来确定 I 期、II 期 Hodgkin 淋巴瘤膈下病变腹腔侵及范围的主要手段和确定最佳治疗的关键措施，局限于膈上的病变可采用放射治疗，其他部位可放疗和化疗。影像技术的进步如螺旋 CT、^{18} 氟脱氧葡萄糖 PET 可不需要手术取材而提高侵及脾和腹腔淋巴结的检出率，随着治疗模式的进一步改变，联合治疗的优势超越了大范围放疗，手术分期和霍奇金淋巴瘤的脾切除已开展较少；必需手术分期时，腹腔镜技术脾切除、分期是可行的，与无适当病理分期而开腹手术相比并发症较低 [63]。霍奇金淋巴瘤的腹腔镜分期采用脾切除的外侧途径，然后将病人置于仰卧位完成肝边缘活检、应用超声刀或血管闭合器、经皮针芯肝活检和门静脉旁、腹主动脉旁、腹腔干旁淋巴结活检，腹主动脉旁取材应采用侧方途径，每个取材的淋巴结均放置金属夹。

非霍奇金淋巴瘤是脾最常见的恶性肿瘤，也是现代脾切除最常见的指征，30% ~ 40% 的病人侵及脾，通常是其他部位播散的结果 [63]；少于 2% 的非霍奇金淋巴瘤病人可发生仅局限脾的原发性脾淋巴瘤 [64]。

淋巴增生性疾病脾切除的指征

随着这些疾病新的分类以及临床表现和治疗的变化，脾切除的决定需要血液病医生和肿瘤学医生的密切合作和讨论，通常脾切除的指征如下：

• 症状性脾大：腹部发胀、疼痛、早饱和全身症状；

• 治疗引起血细胞减少的脾功能亢进；

• 脾为唯一或主要的病变部位的治疗或组织学诊断。

• 肿块症状或血细胞减少的继发脾功能亢进是脾切除的指征，多数病人出现有益的中性粒细胞减少和血小板减少改善血液学反应。

血红蛋白低于 10 或血小板计数少于 50 000/mm^3 的进展期 CLL 病人，脾切除与仅接受化疗相比不仅能改善血液学参数，也能提高生存率 [65]。

慢性粒细胞性白血病脾切除的有利之处还不清楚，手术不能改变疾病的进程，但对于慎重选择的病人可改善血小板减少症；这个病人人群的手术死亡率高达 9%，强调了病人选择的重要性 [66]。

脾边缘带淋巴瘤表现为脾大，无淋巴结肿大（脾门除外）和不同程度骨髓侵及的边缘带淋巴瘤为罕见类型，此病通常被认为与在某些情况下起致瘤作用的丙型肝炎病毒感染有关；脾切除对此病有治疗作用，不适合手术的病人利妥昔单抗可作为治疗的选择。

毛细胞白血病是无痛的 B 细胞淋巴增生性疾病，于 1923 年由 Ewald 首先发现，占成人白血病的 2% ~ 3%；典型表现有血细胞减少、循环毛细胞和脾大。应用嘌呤类似物化疗或 α- 干扰素治疗，症状性脾大、严重血小板减少症、脾破裂或对化疗无反应是脾切除的指征，近 50% 的病人在脾切除后血液指标恢复正常和 90% 病人至少有一项血液指标改善 [67]。

脾切除和其他疾病

脾切除能显著改善脾大、中性粒细胞减少症和关节痛为特征的 Felty 综合征的中性粒细胞减少症，脾切除是严重或复发性感染、增加输血量或严重的血小板病减少症预留治疗手段，但并不能减轻关节痛，发生的腿部溃疡通常可以愈合。

继发于脾静脉血栓形成的门静脉高压症，脾切除能缓解门静脉高压与其并发症。

症状性脾大或 Gaucher 病或结节病继发严重脾功能亢进也是脾切除指征，但脾切除也不能改变这些疾病的进程（图 62-15）。

脾切除

首例有记录的脾切除是 1549 年 Adrian Zacarelli 为一位 24 岁脾大的那不勒斯妇女施行，在以后的几个世纪里试图开展一些脾切除，但多数死亡。1908 年对所有公开报道病例的综述，总例数不超过 50 例、手术死亡率接近 90%。在过去的 100 年，尤其是 20 世纪前几十年，手术技巧的提高和对脾解剖的了解显著降低了手术死亡率和并发症的发生率；到 20 个世纪 70 年代，死亡率已降至 10%，多数择期系列报道的死亡率低于 1%。

开腹脾切除是外伤性脾损伤和急诊时标准的治

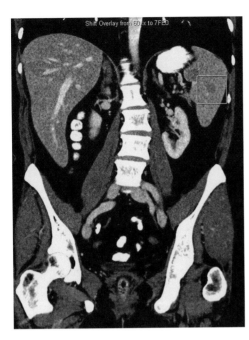

图 62-15 卵巢癌病史病人发现脾肿物（白方框），CT 引导下活检无明确结论，施行脾切除术后病理诊断为结节病，无肺部侵犯的证据

疗，可快速控制出血和便于评估其他器官的损伤，虽然一些创伤中心有腹腔镜成功处理脾损伤的报道，但腹腔镜技术多用于择期手术病例[68]。

腹腔镜脾切除的诸多优点解释了其应用增多的原因，与开腹脾切除相比有术后疼痛轻、减少住院时间、恢复日常活动快、美容、降低医疗费用等优势[69]，作者在医院的经验呼应了这些发现。一项对超过 262 例（184 例开腹和 78 例腹腔镜脾切除）病例的回顾分析，腹腔镜脾切除住院时间短、并发症少和术中出血少等；这些资料使腹腔镜脾切除成为择期脾切除的金标准，这也在多个腹腔镜脾切除应用率很高的机构中得到反映，Cleveland Clinic 报道腹腔镜脾切除率由 1994 年的 17% 升至 1998 年的 75%。采用腹腔镜技术

还有显著的变化，并有改进的余地。

术前准备和疫苗接种

脾有助于免疫系统进行细胞过滤、抗体和调理素的产生和细菌吞噬清除，无脾或脾功能低下病人对肺炎链球菌和疟疾尤其易感。肝可弥补脾免疫功能的缺失，但需要补体系统未受损和高滴度抗体。

脾切除术后暴发性脓毒症（overwheoming postsplenectomy sepsis，OPSS）在成人外伤和非血液系疾病脾切除术后罕见，但儿童多见；小的儿童尤其是小于 2 岁由于免疫系统未成熟而处于高风险。成人 OPSS 的发生率是 0.9%，小于 16 岁儿童发生率为 4.4%，并发的死亡率风险分别是 0.8%、2.2%[71]；也有死亡率高达 50% ~ 70% 的报道。血液系疾病或免疫抑制所致的网状内皮系统功能不全增加发生脓毒症的可能性，这种风险伴随病人终生，脾切除术后 5 年的发生率近 42%。

降低 OPSS 风险的措施有接种疫苗、预防性应用抗生素、病人教育、应用抗生素，更为重要的是外科尽可能抢救脾[72]。

疫苗接种

病人应接种重组多价肺炎链球菌（OPSS 最常见的病因）、B 型流感嗜血杆菌和脑膜炎奈瑟菌疫苗，虽然推荐常规接种疫苗但关于推荐的确切疫苗类型和加强剂量存在明显的国际差异[73]，表 62-2 总结了常用的推荐。我们按照美国疾病控制中心（US Center for Disease Control and Prevention，CDC）的推荐方案于术前进行 3 种疫苗接种。

疫苗应在计划脾切除前 2 周接种，急诊脾切除术后免疫的指导方案较少，回顾性研究显示脾切除术后 14 天接种多价肺炎链球菌疫苗能产生多种常见血清型

表 62-2　美国和英国脾切除术后免疫推荐方案

	肺炎链球菌疫苗接种建议	脑膜球菌疫苗接种建议	B 型流感嗜血杆菌疫苗接种建议
CDC 免疫接种咨询委员会	23- 价肺炎链球菌多糖疫苗每 5 年再接种一次	年龄在 11 ~ 55 岁：4 价脑膜炎球菌疫苗；替代方案是脑膜炎多糖疫苗 年龄 > 55 岁：脑膜炎多糖疫苗	无禁忌
英国血液学标准委员会	23- 价肺炎链球菌多糖疫苗 5 年后再接种一次	脑膜炎奈瑟菌 C 疫苗不再接种	如果以前未接种，则推荐接种

CDC，Centers for Disease Control and Prevention.
From Mourtzoukou EG，Pappas G，Peppas ME. Vaccination of asplenic or hyposplenic adults. *Br J Surg*. 2008；95：273-280.

的高滴度抗体；其他资料质疑上述发现，最新的文献报道疫苗接种率低达 26%，一些中心推荐出院前接种疫苗确保病人确实接种和提高脾切除术后的接种率 [75]。

日常预防性抗生素

由于缺乏对耐药微生物繁殖的针对性，日常预防性抗生素应用的积极性较低；此领域存在争论，有证据显示此方法降低儿童 OPSS 有效率，儿童直至 5 岁、青少年脾切除术后 2 ~ 3 年日常预防性抗生素应用似乎是合理的；英国指南推荐预防时间更长，直至 16 岁。由于成人 OPSS 发生率较低，不推荐日常预防性抗生素应用。

病人教育和抢救性抗生素

脾切除术后感染早期诊断非常关键，接种并不意味着有免疫力，在免疫功能不全个体中仅 70% 肺炎链球菌疫苗接种有保护作用 [72]；此外，其他肺炎链球菌、非 B 型流感嗜血杆菌、脑膜炎球菌和其他细菌也可引起暴发性感染。脑膜炎（尤其是儿童）、肺炎常见，初始症状是发热、肌痛、呕吐、头痛和腹痛等，如果对脾切除术后脓毒症认识不足而不能鉴别，很快进展为感染性休克、弥散性血管内凝血和器官衰竭。无脾或脾功能低下病人应该被告知有上述症状立刻寻求紧急医学处理，一些医生推崇病人手头备些处方抗生素；出现发热时病人应服用首剂抗生素然后寻求紧急医学评估，阿莫西林 - 克拉维酸或左氧氟沙星是合理的药物选择。

腹腔镜脾切除术

1991 年，Delartie 和 Maiguier 首先开展了腹腔镜脾切除，当时中转率较高，一些外科医生反对常规应用腹腔镜脾切除；随着腹腔镜技术经验的积累和器械、设备的改进，腹腔镜脾切除术成为择期脾切除术的首选 [76]。腹腔镜途径中需要破坏脾的解剖从较小的戳孔中一点一点地取出，很多医生关注碎脾术可能影响对脾的病理分析，通常在不干扰病理分析的情况下将脾大块取出。多数病人是择期脾切除，脾的大小可能有限；据报道，随着脾大增加，需要术前测量脾长轴的最大值。正常脾的大小与性别、年龄和种族有关，表 62-3 是用来术前评估的常用分类。手术后测量脾的重量来检测脾增大的程度。

虽然仰卧位脾长度的测量与大体脾体积和脾大的

62-3	基于 CT 长轴测量和切除后重量脾大的程度	
	脾的长度（cm）	脾的重量（g）
正常脾	上限 13	< 300
轻度脾大	> 13 ~ 15	300 ~ 500
中度脾大	16 ~ 20	500 ~ 1000
重度脾大	> 20	> 1000

程度有较好的相关性，而右侧卧位脾长度测量与脾体积相关性更强 [77]；一些学者认为脾体积（比长度本身）是对评估脾大的程度和预测腹腔镜手术困难更为可靠的指标，CT 技术的进步使体积测量更易实施。虽然上述测量技术和实际验证广泛应用，脾的长度仍是测量脾大程度更为常用的方法。

腹腔镜脾切除的病人选择

禁止腹腔镜脾切除难度的上限还不清楚，一些学者建议应用临床体检标准、除外脾延伸到脐右侧病例 [78]；多数外科医生应用脾的长度作为预测难度的标准并认为脾大小超过 20cm 是腹腔镜脾切除的禁忌证，随着研究的深入显示出在这组病人腹腔镜技术可行性存在认识的局限性 [79]。一些研究证实严重脾大（> 1000g）与正常体积相比腹腔镜脾切除相关的风险上升，包括手术时间延长（203 min vs. 157 min 和 170 min vs. 102 min）、出血量增加（600 ml vs. 125 ml）、高中转率（41% vs. 3% 和 18% vs. 5%）、术后住院时间增加（4 d vs. 2 d 和 5 d vs. 3 d）和术后并发症发生率（56% vs 6%）等。上述研究的结论是严重脾大不是腹腔镜的禁忌证，但需要对中转开腹的时机有一清醒的认识。除切除时的挑战外，将脾置入标本袋也存在难度；腹腔内破裂和其后的脾植入的风险也是外科医生不愿对脾大实施腹腔镜脾切除的原因。有作者和其团队将脾置入长达 27 cm 巨大标本袋中成功完成完全腹腔镜脾切除术。总体上说作者对术前未行栓塞、脾小于 25 cm 病例成功施行腹腔镜脾切除术，中转率低和预后良好。脾较大时施行腹腔镜手术无疑增加了手术时间和并发症，较多的医生推崇巨脾时实施手助腹腔镜手术（hand-assisted laparoscopic surgery，HALS），此技术将在本章后面描述。

术前脾动脉栓塞

早期全脾动脉栓塞的经验是令人气馁的且并

发症较多，脾动脉部分栓塞（partial splenic artery embolization，SAE）曾用来治疗选择性脾创伤（见前文）病例。SAE 也用于降低血液供应和巨脾体积的术前介入治疗，为腹腔镜技术作准备。通常用微弹簧圈和（或）吸收性明胶海绵栓塞脾动脉。

共识是如果脾长度小于 20 cm SAE 对腹腔镜脾切除无益[81]，对较大脾术前 SAE 的好处存在争议。虽然一些研究显示术前 SAE 能减少大脾术中出血，并报道了中转率、术后并发症的发生率或住院时间等有明显差异[82]，需要考虑可能减少中等量失血与潜在风险和操作的附加因素之间的平衡，表 62-4 列举了 20% 已报道病例的风险。一些专家强调关注脾切除时钉匣越过栓塞用的线圈闭合器时钉匣工作不良，通常情况下，SAE 的应用很少。

腹腔镜脾切除的入路

最初腹腔镜脾切除的尝试是前方入路，病人置于截石位、5 个套管，外侧入路的极大优势（后文详细描述）使前方入路被放弃，目前外侧入路是首选的技术。外侧入路最初用于肾上腺切除，在手术中利用脾的重量和重力获得良好的暴露；此外，与传统的前方入路相比外侧入路还有利于分离上部胃短血管和脾上极。

外侧入路手术操作

病人体位和房间设置

图 62-16 示外侧入路操作的最佳房间设置和病人体位。监视器位置是病人两侧、手术台的头端，病人先仰卧位诱导全麻、插尿管和行胃肠减压；然后将病人体位调整至右侧卧位，病人背部与手术台的最佳体位是 60°，此角度较全右侧卧位的有利之处是在必要开腹时易调整体位。病人背后放置支持卷，固定病人位置防止调整手术台时移动。腋窝放置腋窝卷、左臂放在升高的扶手上并固定，左腿伸直、右腿下放垫并屈曲 60°。于脐水平将手术台反折使肋骨

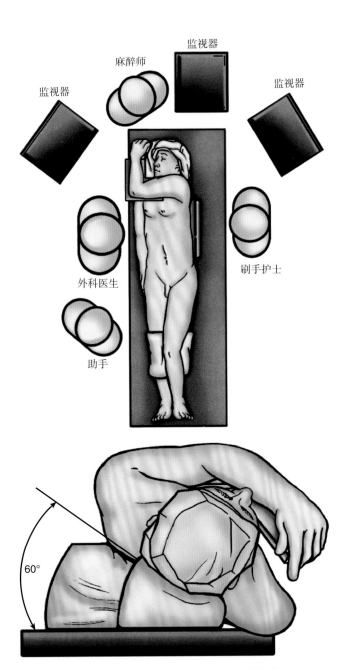

图 62-16　房间设置和腹腔镜脾切除病人的最佳体位

与髂后上棘维持最大距离。消毒范围上下是从乳头到耻骨联合水平，前后是右腋中线至左肩胛骨尖，手术台左倾使腹部平坦利于套管置入，摆体位的最后是反 Trendlenburg 体位方便左上腹脾的观察。

能量装置如超声解剖剪（Harmonic，Ethicon Endosurgery，Cincinnati，OH）非常有用并为作者采用，常规准备开腹脾切除器械备紧急中转用。

套管位置

我们经常运用 4 套管技术，最近对一些正常大

表 62-4　脾动脉栓塞（SAE）的风险

穿刺部位血肿和假性动脉瘤
栓塞术后综合征：疼痛、发热、肠梗阻和胸腔积液
胰腺炎
脾脓肿或破裂
腹膜炎

小和不需要另外的辅助器械即可良好暴露脾血管病例采用 3 套管技术。腹腔镜脾切除有多种套管放置可能性，套管置入视病人解剖而个体化。图 62-17 显示我们经常采用的 3- 套管或 4- 套管技术，如病人解剖许可，外侧套管可省略；图 62-17B 是 3- 套管技术的另一入路的示例。左锁骨中线肋缘下气腹针进腹，在脾较大和占据大部分左上腹的情况下我们采用开腹技术置入摄像头套管；应用二氧化碳建立气腹、维持压力达 15 mmHg。摄像头套管经过腹直肌、避开上腹部血管置于中线的左侧，10 mm 30°腹腔镜进入腹腔，其他套管在摄像头进入腹腔和脾完全显露的直视下置入，套管置入应视病人而个体化。摄像头套管和其他两个操作套管应呈三角形以保证不影响操作，第四个套管应据手术进程的需要于接近腋前线的外侧置入。最初我们运用 12 mm 摄像头套管和两个 5 mm 套管，12 mm 套管不仅可供摄像头使用也可供闭合器使用。

分离

手术开始后先探查腹腔来鉴别副脾，血液病治疗如 ITP 对脾切除反应不佳的 12% ～ 20% 病人存在副脾；脾门、胃脾韧带、胃结肠韧带、大网膜、肠系膜和骶前间隙是副脾可能存在的部位，其中脾门是最常见的部位（图 62-4）；上述部位在分离时均应考虑。从结肠脾曲包括肾结肠韧带开始分离，充分暴露脾下极、胃结肠韧带和脾结肠韧带（图 62-18A）。用分离器举起脾下极，离断脾结肠和膈结肠韧带；一旦脾下

极游离，注意外下侧脾韧带，用超声刀从脾下极上方分离直至分离困难（图 62-18B）；仅离断这些韧带的下半部分，避免外侧全部移动至关重要，因其可致脾内侧下降影响胃短血管的离断。

下一步注意结扎离断胃短血管（图 62-18C）。首先从无血管区进入胃结肠韧带，一旦进入小网膜囊确定胃短血管并结扎，由下至上结扎胃短血管；超声刀有助于快速分离此区域，用此技术能确实凝固胃短血管。术者游离胃脾韧带时用非惯用手和助手牵拉和反牵拉，4- 套管技术助手另外一只手将脾推向左上方；处理胃短血管前分离很关键，可避免以后操作中难以控制的出血。多数头侧血管难以识别、可能紧邻左侧膈肌脚，胃体旋转有助于显露这些血管并确保结扎完全（图 62-18D）。所有胃短血管结扎后，术者用内镜闭合器分离离断脾蒂时助手和术者分别用钝性解剖器举升脾（图 62-18E），为避免胰尾损伤靠近脾门 1 cm 处离断脾蒂；为避免部分离断血管，闭合器必须包含整个脾蒂，如果不能包含完整脾蒂，分离脾门直至闭合器完全跨过脾蒂。我们常用的是 60 mm × 2.5 mm 闭合器，当脾门血管相对靠近多用 45 mm × 2.5 mm 闭合器；小型闭合器（2.0 mm）止血效果更好，但宽度较短（45 mm）不适合所有病例。我们常改用 5 mm 套管并引入 5 mm 腹腔镜，将 12 mm 套管留给闭合器；另外的方法是采用两 12 mm 套管，一个引入摄像头、另一个留给闭合器。

脾移出

5 mm 套管继续余下的操作，去除 12 mm 套管并扩大，从无套管皮肤切口直接置入 15 mm 内镜袋，将脾放入袋中并将之从戳孔提出，此方法可密封戳孔、使气腹再膨胀。检查脾床、止血，尤其应注意脾蒂和胃短血管；排除其他器官特别是胰尾的医源性损伤。用手指将脾碎裂成块并用环钳取出直至全部标本袋从腹腔中取出。此步骤中注意确保环钳不撕破标本袋和不经意地从标本袋底部抓取腹内组织可能导致未被发现的并发症如小肠裂开和结肠损伤。如此前讨论，碎脾较大的脾块有助于正确的病理分析。

在严重脾大的情况下将脾置入标本袋中是一挑战，超过 20 cm 的脾我们采用较大的标本袋（Lahey 袋）和运用"穿裤子"技术（脾置入左上腹，将标本袋提向脾，与穿短裤 / 裤子相同），或"脱套头衫"技术（脾置入中腹部，标本袋置于脾上极向下拉向脾脏，与穿脱套头衫相同）。

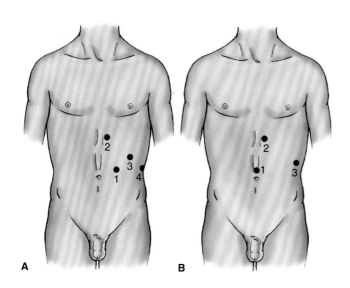

图 62-17　腹腔镜脾切除术套管的放置。A．推荐套管的位置，套管 1 是 12 mm，可供腹腔镜及闭合器进出，其余套管是 5mm；3- 套管技术时，套管 4 省略。B．替代的套管置入技术

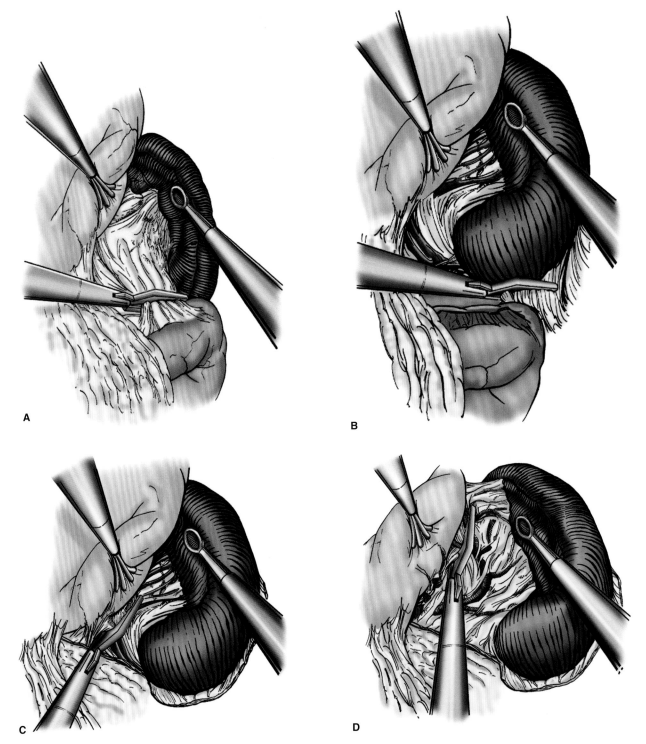

图 62-18　腹腔镜脾切除的步骤。A. 用超声刀离断脾结肠韧带使脾下极游离；B. 游离脾外侧韧带，保留脾膈韧带上方以后游离，防止脾内侧下降；C. 用超声刀离断胃短血管；D. 胃体放置助于血管显露，注意胃短血管通常很短

　　移出脾后将套管重新置入，再次检查腹腔，如有必要则冲洗腹腔。如果采用开放方式置入摄像头必须缝合筋膜，所有侧方 12 mm 或小的套管戳孔不需要缝合筋膜，取出碎脾的切口由于置入标本袋和取出脾时扩大应用可吸收线缝合，皮肤切口也可用可吸收线缝合。于脾窝放置引流管，尽管放置引流管有增加术后感染的风险的可能；我们通常不放置引流，除非脾脏较大和担心胰尾损伤。如放置引流，待病人进食后应检测引流液淀粉酶和脂肪酶；如化验结果正常拔除引流管。如病人有胰漏的证据，引流保留到引流量连

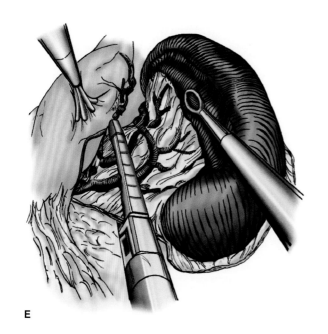

E

图 62-18 续　腹腔镜脾切除的步骤。E. 用内镜闭合器离断脾门

续 2 天小于 10 ml 再拔除。

手助腹腔镜手术

手助腹腔镜脾切除术提供不同于传统腹腔镜脾切除的选择，手助技术使外科医生重新获得传统腹腔镜技术缺失的深度觉和触觉；此外，还有利于暴露和对标本的操作，这对于困难病例如脾大尤其重要，另一个优势是在脾大于 25 cm 破碎困难时方便取出标本。手助装置切口可选择不同位置，如中线脐上或 Pfannenstiel 切口。手助装置在术后手进出腹腔时维持气腹非常重要，已有多种手助装置商用，通常是非惯用手进入腹腔帮助手术[83]。

HALS 在脾手术中的价值存在广泛争议，一系列病例认为脾大时与开腹相比，HALS 可能有优势，包括术后疼痛轻和住院时间短等[84]。此技术在游离脾时可允许轻轻牵拉和触摸判断脾动脉的准确位置；正常大小脾切除时手助装置与传统腹腔镜技术相比无优势。

单孔脾切除

最近几年针对腹腔镜手术更微创的探索的顶峰是单孔手术的兴趣，此方法也称为单孔腹腔镜（laparoscopic single site, LESS）手术，是从脐部小的切口（通常 ≤ 2.5 cm）置入几个套管或单个多通道套管。LESS 脾切报道的成功率达 75%，其余病例转为标准腹腔镜手术[85]。这些早期的报道清楚地显示

LESS 脾切除的可行性，尽管其除美容外的优势并不明确，需要在未来的数年进行更深入的研究来回答。

术后处理

一些外科医生推崇术后胃管减压防止胃短血管出血，我们未发现其必要性；手术夜里饮清水可促进术后第一天进食。术前单剂量抗生素已经足够，术后不需应用；术后当夜将控制性镇痛（patient-controlled analgesia，PCA）转变为次晨口服止痛药，除非病人有持续性凝血问题或低血小板计数，我们应用非类固醇抗炎药物治疗术后疼痛。通常于术后次晨化验病人全血细胞计数，术后 1 或 2 天出院。

对胃的操作可能引起术后早期的早饱，6 ~ 8 周后可缓解。告知病人节制高冲击或震动式运动 2 周，以便脾窝表面能够不受干扰的愈合。

并发症

腹腔镜脾切除术并发症的发生率总体上是 10% ~ 15%，择期病例死亡率低于 1%；血液系恶性肿瘤和脾大脾切除并发症发生率较高和报道达 9% 死亡率。腹腔镜与开腹脾切除术中并发症罕见的膈肌穿孔，可能与游离脾上极的热损伤有关，强调在操作中良好技术和显露的重要性[86]。

特别是血小板减少症或骨髓增生性疾病应密切观察术后早期出血，此类病人血液系统异常是出血的原因，早期探查是安全的，亦可引流血肿、降低膈下脓肿的发生率；另一种方法是血管造影栓塞，由于最常见的出血部位是胃短血管，介入治疗较为困难。

左下叶肺不张和胸腔积液是另一个并发症，脾切除术后经常发生，但大多数研究未证明。

少见的病例血小板计数升高到较高水平，超过 $200 \times 10^5/mm^3$；当血小板计数超过 $100 \times 10^5/mm^3$ 需要应用抑制血小板聚集的药物，如阿司匹林。

延续至门静脉和肠系膜上静脉的脾静脉血栓形成是腹腔镜脾切除术后常发生的并发症（图 62-19），其病因还不清楚，可能与腹腔镜手术中门静脉血液减少或气腹后高凝状态有关。最近文献对脾门静脉血栓形成（splenoportal vein thrombosis，SPVT）回顾综述示症状性血栓形成的总体发生率是 3.3%，开腹与腹腔镜技术相似[97]。作者回顾性研究了包括无症状性 SPVT，总体发生率上升至 12.3%，不同技术差异较大。开腹脾切除术后 SPVT 发生率是 8.3%，腹腔镜脾切除术后发生率上升到 23%。腹腔镜脾切除术后

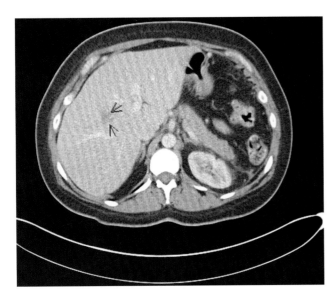

图 62-19 腹腔镜脾切除术后脾门静脉血栓形成（SPVT），血栓较小，侵及门静脉肝内分支，此病例为门静脉右支右前叶支栓子。病人无症状，早期观察；3 周后影像学复查，栓子持续存在，接受抗凝治疗 3 个月。

SPVT 发生率升高的一些风险因素已被证实，列举于表 62-5。有意义的是创伤性脾切除不是 SPVT 的明显风险因子。

由于 2/3 的病人是无症状的血栓形成，这就产生了更大的争议，即腹腔镜脾切除术后病人是否要影像学监测（US 或 CT）去发现 SPVT。影像学方面，CT 敏感性高于 US，但 CT 使病人暴露于更多的射线，有学者认为术后 7 天行 US 监测血栓形成是最佳方案[88]，但其他作者并不将这样的影像学作为标准和常规监测。

对症状性病例推荐充分的抗凝，无症状的病例则不明了了。延及肠系膜上静脉的血栓形成是尽早抗凝的指征，连续影像学检查证实的脾静脉孤立血栓形成在无抗凝治疗情况下发生了溶解[89]。

症状性胰尾损伤的并发症发生率达 10%，绝大多数病例是自限性的高淀粉酶血症和疼痛，但也有严重病例进展为胰液积聚需要引流。

脾切除术后肺炎链球菌或人流感相关的暴发性脓

毒症的发生率升高是一个既成事实，在免疫缺陷病人或骨髓增殖性疾病更常见。适当的接种和如前所述的早期诊断可降低发生的风险。

开腹脾切除

开腹手术最常用于创伤和脾损伤，择期治疗严重脾大也有价值（图 62-20）。

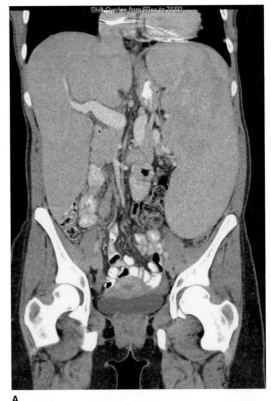

A

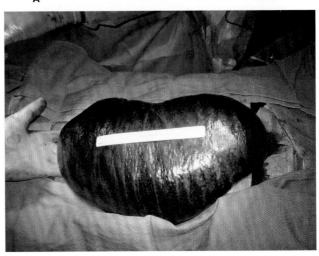

B

图 62-20 A．脾测量 27 cm，腹腔镜成功切除；B．脾测量超过 30 cm，直接施行开腹切除

表 62-5 腹腔镜脾切除术后脾门静脉血栓形成的危险因素

淋巴瘤
淋巴增生性疾病
溶血性贫血
脾大（> 650 g）
脾静脉直径 > 8 mm

根据疾病的特性和外科医生的个人偏好采用不同的切口，正中切口通常用于创伤损伤，可快速达到、暴露脾和其他可能损伤的内脏；也可采用左侧肋缘下切口，由于胸腹联合切口并发症已经大大减少了。

开腹脾切除技术通常从脾内侧游离，最后从完全分离的脾动、静脉的脾蒂上分开；此技术先分离脾外侧和脾上极向中线游离，包括上方的脾膈韧带和脾下极的脾结肠韧带、脾肾韧带（图 62-21）；结扎或闭夹胃短血管注意勿损伤胃壁（图 62-22），也可用超声刀离断血管。

小心分离脾内侧和脾蒂的血管，避免胰尾位置变化的胰腺损伤，Federoff 三钳法整块钳夹脾蒂（图 62-23）、双重结扎近端；有学者推崇脾动、静脉分别结扎。也可用直线性血管闭合器离断血管，如无胰腺损伤不必放置引流。

脾大的择期病例，一些学者由进入小网膜囊开始，于胰腺上缘找到脾血管，在脾切除前结扎离断（图 62-24），有助于减少手术时脾包膜损伤的大出血。

保留脾手术

保留脾组织和功能的手术取决于计划性切除或创伤脾损伤的程度，由于脾抗荚膜细菌和 OPSS 少，但在真正危险时起关键作用，故此手术采用得越来越多。

脾缝合术

如脾切除时离断脾周韧带，将脾完全游离仔细检查，小的裂伤可通过挤压和应用氧化纤维素、微粒胶原、凝血酶或纤维胶等止血药物。脾包膜和实质的明显破裂通常用可吸收缝线贯穿缝合包膜和实质，由于切割组织少水平褥式缝合更具优势；缝合时可用止血纱布。如损伤位于脾上极或下极可切除，创面边缘水平褥式缝合（图 62-15），用网膜填塞缺损或填塞覆盖

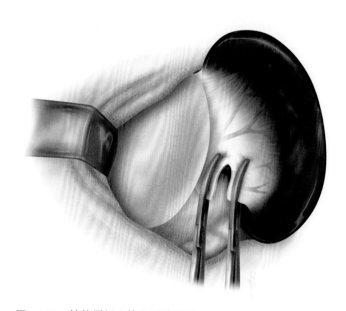

图 62-22 结扎胃短血管和胃脾网膜

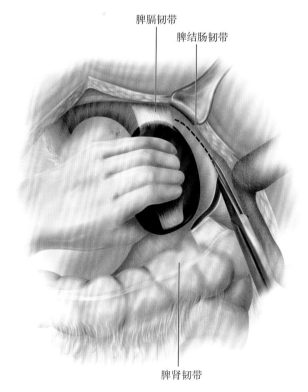

图 62-21 开腹手术时脾周韧带的分离

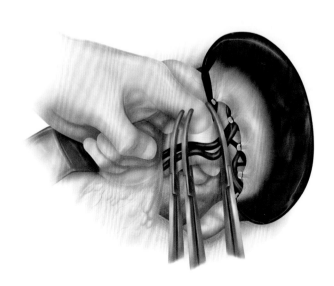

图 62-23 Federoff 三钳法分离脾门部

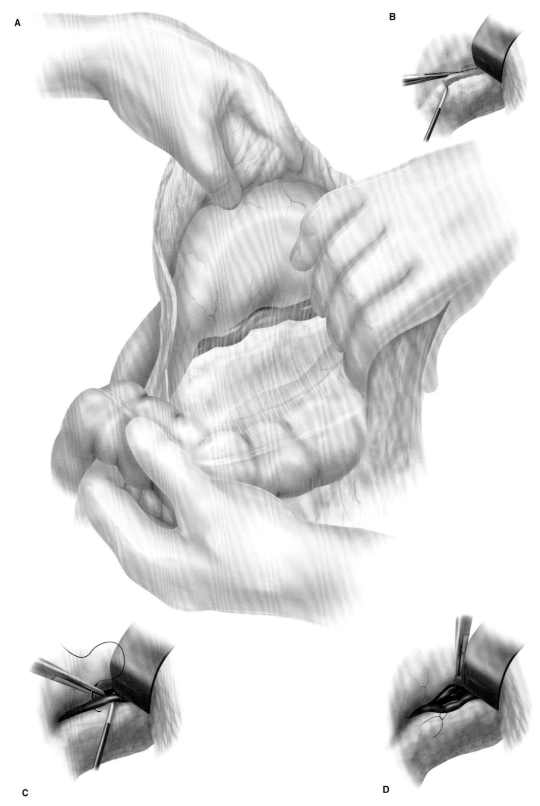

图 62-24 严重脾大时，进入小网膜找到脾血管，通常于胰腺上缘先找到脾动脉，小心分离血管、近端双重结扎远端单次结扎，然后剥离和移除脾

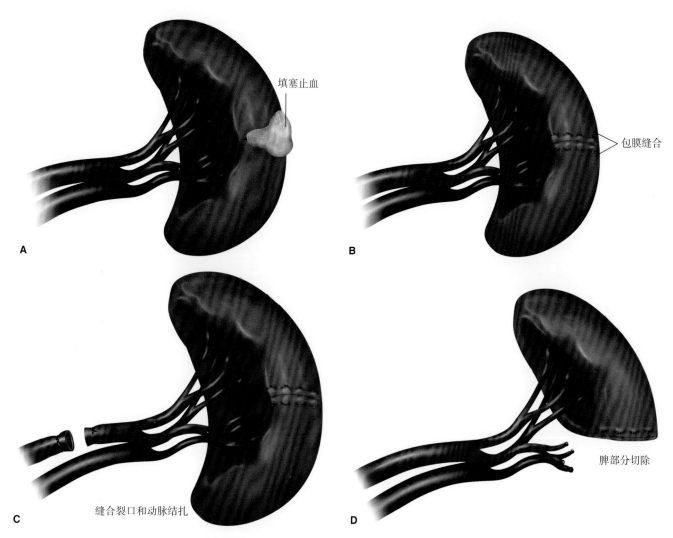

填塞止血

包膜缝合

A

B

C

缝合裂口和动脉结扎

D

脾部分切除

图 62-25 脾损伤保脾手术，基于脾损伤的程度采用不同手术方式

损伤部位。循环相对稳定的损伤病人脾缝合术已被非手术治疗取代，需要时可附加血管造影栓塞。

脾部分切除术

选择性脾部分切除用于脾局限性病变和治疗一些全身疾病，如 Gaucher 病或球形细胞增多症，手术与标准腹腔镜脾切除术相似。切除脾下极时，分离结扎胃网膜供应脾下极血管支，出现缺血界面，运用电凝分开脾包膜，然后继续分离脾实质直至相应的脾段完全分离。位于脾下极的肿瘤病人可采用射频产生的热量施行脾部分切除的新技术[91]。

参考文献

1. Andrales G, Gadacz TR. The Spleen. In: Zinner MJ, Ashley SW, eds. *Maingot's Abdominal Operations*. 11th ed. New York, NY: McGraw-Hill; 2007:1075–1098.

2. Mustapha Z, Tahir A, Tukur M, Bukar M, Lee WK. Sonographic determination of normal spleen size in an adult African population. *Eur J Radiol*. 2010;75:e133–e135.

3. Saber AA, Helbling B, Khaghany K, Nirmit G, Pimental R, McLeod MK. Safety zone for splenic hilar control during splenectomy: a computed tomography scan mapping of the tail of the pancreas in relation to the splenic hilum. *Am Surg*. 2007;73:890–894.

4. Fiquet-Francois C, Belouadah M, Ludot H, et al. Wandering spleen in children: multicenter retrospective study. *J Pediatr Surg*. 2010;45:1519–1524.

5. Renzulli P, Hostettler A, Schoepfer AM, Gloor B, Candinas D. Systematic review of atraumatic splenic rupture. *Br J Surg*. 2009;96:1114–1121.

6. Holubar SD, Wang JK, Wolff BG, et al. Splenic salvage after intraoperative splenic injury during colectomy. *Arch Surg*. 2009;144:1040–1045.

7. Wakeman CJ, Dobbs BR, Frizelle FA, et al. The impact of splenectomy on outcome after resection for colorectal cancer: a multicenter, nested, paired cohort study. *Dis Colon Rectum*. 2008;51:213–217.

8. Kamath AS, Iqbal CW, Sarr MG, et al. Colonoscopic splenic injuries: incidence and management. *J Gastrointest Surg*. 2009;13:2136–2140.

9. Andrales G, Gadacz TR. The Spleen. In: Ashley SW, Zinner MJ, eds. *Maingot's Abdominal Operations*. 11th ed. New York, NY: McGraw-Hill; 2007:1075–1098.

10. Velmahos GC, Zacharias N, Emhoff TA, et al. Management of the most severely injured spleen: a multicenter study of the Research Consortium of New England Centers for Trauma (ReCONECT). *Arch Surg*. 2010;145:456–460.

11. van der Vlies CH, Saltzherr TP, Wilde JC, van Delden OM, de Haan RJ, Goslings JC. The failure rate of nonoperative management in children with splenic or liver injury with contrast blush on computed tomography: a systematic review. *J Pediatr Surg.* 2010;45:1044–1049.

12. Sabe AA, Claridge JA, Rosenblum DI, Lie K, Malangoni MA. The effects of splenic artery embolization on nonoperative management of blunt splenic injury: a 16-year experience. *J Trauma.* 2009;67:565–572; discussion 71–72.

13. Pachter HL, Guth AA, Hofstetter SR, Spencer FC. Changing patterns in the management of splenic trauma: the impact of nonoperative management. *Ann Surg.* 1998;227:708–717; discussion 17–19.

14. Moon DB, Lee SG, Hwang S, et al. Characteristics and management of splenic artery aneurysms in adult living donor liver transplant recipients. *Liver Transpl.* 2009;15:1535–1541.

15. Abbas MA, Stone WM, Fowl RJ, et al. Splenic artery aneurysms: two decades experience at Mayo clinic. *Ann Vasc Surg.* 2002;16:442–9.

16. Ha JF, Phillips M, Faulkner K. Splenic artery aneurysm rupture in pregnancy. *Eur J Obstet Gynecol Reprod Biol.* 2009;146:133–137.

17. Macfarlane JR, Thorbjarnarson B. Rupture of splenic artery aneurysm during pregnancy. *Am J Obstet Gynecol.* 1966;95:1025–1037.

18. Pulli R, Innocenti AA, Barbanti E, et al. Early and long-term results of surgical treatment of splenic artery aneurysms. *Am J Surg.* 2001;182: 520–523.

19. Loffroy R, Guiu B, Cercueil JP, et al. Transcatheter arterial embolization of splenic artery aneurysms and pseudoaneurysms: short- and long-term results. *Ann Vasc Surg.* 2008;22:618–626.

20. Yaghan R, Heis H, Bani-Hani K, et al. Is fear of anaphylactic shock discouraging surgeons from more widely adopting percutaneous and laparoscopic techniques in the treatment of liver hydatid cyst? *Am J Surg.* 2004;187: 533–537.

21. Morgenstern L. Nonparasitic splenic cysts: pathogenesis, classification, and treatment. J Am Coll Surg 2002;194:306–314.

22. Flood TA, Veinot JP. Splenic cysts and microcysts. *Pathology.* 2009; 41:602–604.

23. Palanivelu C, Rangarajan M, Madankumar MV, John SJ. Laparoscopic internal marsupializaton for large nonparasitic splenic cysts: effective organ-preserving technique. *World J Surg.* 2008;32:20–25.

24. Chin EH, Shapiro R, Hazzan D, Katz LB, Salky B. A ten-year experience with laparoscopic treatment of splenic cysts. *JSLS.* 2007;11:20–23.

25. Robinson SL, Saxe JM, Lucas CE, Arbulu A, Ledgerwood AM, Lucas WF. Splenic abscess associated with endocarditis. *Surgery.* 1992;112:781–786; discussion 6–7.

26. Chen LW, Chien RN, Yen CL, Chang LC. Splenic tumour: a clinicopathological study. *Int J Clin Pract.* 2004;58:924–927.

27. Makrin V, Avital S, White I, Sagie B, Szold A. Laparoscopic splenectomy for solitary splenic tumors. *Surg Endosc.* 2008;22:2009–2012.

28. Cavanna L, Lazzaro A, Vallisa D, Civardi G, Artioli F. Role of image-guided fine-needle aspiration biopsy in the management of patients with splenic metastasis. *World J Surg Oncol.* 2007;5:13.

29. Friedlander MA, Wei XJ, Iyengar P, Moreira AL. Diagnostic pitfalls in fine needle aspiration biopsy of the spleen. *Diagn Cytopathol.* 2008;36:69–75.

30. Willcox TM, Speer RW, Schlinkert RT, Sarr MG. Hemangioma of the spleen: presentation, diagnosis, and management. *J Gastrointest Surg.* 2000;4:611–613.

31. Levy AD, Abbott RM, Abbondanzo SL. Littoral cell angioma of the spleen: CT features with clinicopathologic comparison. *Radiology.* 2004; 230:485–490.

32. Dascalescu CM, Wendum D, Gorin NC. Littoral-cell angioma as a cause of splenomegaly. *N Engl J Med.* 2001;345:772–773.

33. Krishnan J, Frizzera G. Two splenic lesions in need of clarification: hamartoma and inflammatory pseudotumor. *Semin Diagn Pathol.* 2003; 20:94–104.

34. Hsu JT, Chen HM, Lin CY, et al. Primary angiosarcoma of the spleen. *J Surg Oncol.* 2005;92:312–316.

35. Sauer J, Sobolewski K, Dommisch K. Splenic metastases—not a frequent problem, but an underestimate location of metastases: epidemiology and course. *J Cancer Res Clin Oncol.* 2009;135:667–671.

36. Schon CA, Gorg C, Ramaswamy A, Barth PJ. Splenic metastases in a large unselected autopsy series. *Pathol Res Pract.* 2006;202:351–356.

37. Gulbis B, Eleftheriou A, Angastiniotis M, et al. Epidemiology of rare anaemias in Europe. *Adv Exp Med Biol.* 2010;686:375–396.

38. Gallagher PG. The red blood cell membrane and its disorders: hereditary spherocytosis, elliptocytosis and related disorders. In: Kaushansky K, Lichtman MA, Beutler E, Kipps TJ, Seligsohn U, Prachal JT, eds. *Williams Hematology.* 8th ed. New York, NY: McGraw-Hill; 2010:617–647.

39. Bolton-Maggs PH, Stevens RF, Dodd NJ, Lamont G, Tittensor P, King MJ. Guidelines for the diagnosis and management of hereditary spherocytosis. *Br J Haematol.* 2004;126:455–474.

40. Hollingsworth CL, Rice HE. Hereditary spherocytosis and partial splenectomy in children: review of surgical technique and the role of imaging. *Pediatr Radiol.* 2010;40:1177–1183.

41. Slater BJ, Chan FP, Davis K, Dutta S. Institutional experience with laparoscopic partial splenectomy for hereditary spherocytosis. *J Pediatr Surg.* 2010;45:1682–1686.

42. Sandler A, Winkel G, Kimura K, Soper R. The role of prophylactic cholecystectomy during splenectomy in children with hereditary spherocytosis. *J Pediatr Surg.* 1999;34:1077–1078.

43. Marchetti M, Quaglini S, Barosi G. Prophylactic splenectomy and cholecystectomy in mild hereditary spherocytosis: analyzing the decision in different clinical scenarios. *J Intern Med.* 1998;244:217–226.

44. Weatherall DJ. The thalassemias: disorders of globin synthesis. In: Kaushansky K, Lichtman MA, Beutler E, Kipps TJ, Seligsohn U, Prachal JT, eds. *Williams Hematology.* 8th ed. New York, NY: McGraw-Hill; 2010:675–708.

45. Cao A, Galanello R. Beta-thalassemia. *Genet Med.* 2010;12:61–76.

46. Patle NM, Tantia O, Sasmal PK, Khanna S, Sen B. Laparoscopic splenectomy in patients of beta thalassemia: our experience. *J Minim Access Surg.* 2010;6:70–75.

47. Charache S, Terrin ML, Moore RD, et al. Effect of hydroxyurea on the frequency of painful crises in sickle cell anemia. Investigators of the Multicenter Study of Hydroxyurea in Sickle Cell Anemia. *N Engl J Med.* 1995;332:1317–1322.

48. Natarajan K, Townes TM, Kutlar A. Diorders of hemoglobin Structure: sickle cell anemia and related abnormalities. In: Kaushansky K, Lichtman MA, Beutler E, et al, eds. *Williams Hematology.* 8th ed. New York, NY: McGraw-Hill; 2010: 709–742.

49. Haricharan RN, Roberts JM, Morgan TL, et al. Splenectomy reduces packed red cell transfusion requirement in children with sickle cell disease. *J Pediatr Surg.* 2008;43:1052–1056.

50. Gehrs BC, Friedberg RC. Autoimmune hemolytic anemia. *Am J Hematol.* 2002;69:258–271.

51. Lechner K, Jager U. How I treat autoimmune hemolytic anemias in adults. *Blood.* 2010;116:1831–1838.

52. Cohen YC, Djulbegovic B, Shamai-Lubovitz O, Mozes B. The bleeding risk and natural history of idiopathic thrombocytopenic purpura in patients with persistent low platelet counts. *Arch Intern Med.* 2000;160:1630–1638.

53. Provan D, Stasi R, Newland AC, et al. International consensus report on the investigation and management of primary immune thrombocytopenia. *Blood.* 2010;115:168–186.

54. Kikuchi T, Kobayashi T, Yamashita T, Ohashi K, Sakamaki H, Akiyama H. Eight-year follow-up of patients with immune thrombocytopenic purpura related to *H. pylori* infection. *Platelets.* 2011;22(1):59–62. [Epub 2010 Oct 13]

55. Stasi R, Sarpatwari A, Segal JB, et al. Effects of eradication of Helicobacter pylori infection in patients with immune thrombocytopenic purpura: a systematic review. *Blood.* 2009;113:1231–1240.

56. Stasi R, Stipa E, Masi M, et al. Long-term observation of 208 adults with chronic idiopathic thrombocytopenic purpura. *Am J Med.* 1995;98: 436–442.

57. Diz-Kucukkaya R, Chen J, Geddis A, Lopez JA. Thrombocytopenia. In: Kaushansky K, Lichtman MA, Beutler E, Kipps TJ, Seligsohn U, Prachal JT, eds. *Williams Hematology.* 8th ed. New York, NY: McGraw-Hill; 2010:1891–1928.

58. Kojouri K, Vesely SK, Terrell DR, George JN. Splenectomy for adult patients with idiopathic thrombocytopenic purpura: a systematic review to assess long-term platelet count responses, prediction of response, and surgical complications. *Blood.* 2004;104:2623–2634.

59. Cordera F, Long KH, Nagorney DM, et al. Open versus laparoscopic splenectomy for idiopathic thrombocytopenic purpura: clinical and economic analysis. *Surgery.* 2003;134:45–52.

60. Bell WR, Braine HG, Ness PM, Kickler TS. Improved survival in thrombotic thrombocytopenic purpura-hemolytic uremic syndrome. Clinical experience in 108 patients. *N Engl J Med.* 1991;325:398–403.

61. Kappers-Klunne MC, Wijermans P, Fijnheer R, et al. Splenectomy for the treatment of thrombotic thrombocytopenic purpura. *Br J Haematol.* 2005;130:768–776.

62. Freedman AS, Friedberg JW, Aster JC. Classification of the hematopoietic neoplasms. In: *Septermber 2010.* Online 18.3 ed. UpToDate; 2010.

63. Walsh RM, Heniford BT. Role of laparoscopy for Hodgkin's and non-Hodgkin's lymphoma. *Semin Surg Oncol.* 1999;16:284–292.

64. Isaacson PG. Primary splenic lymphoma. *Cancer Surv.* 1997;30:193–212.

65. Cusack JC, Jr, Seymour JF, Lerner S, Keating MJ, Pollock RE. Role of splenectomy in chronic lymphocytic leukemia. *J Am Coll Surg.* 1997; 185:237–243.

66. Mesa RA, Elliott MA, Tefferi A. Splenectomy in chronic myeloid leukemia and myelofibrosis with myeloid metaplasia. *Blood Rev.* 2000;14:121–129.

67. Sigal D, Saven A. Hairy cell leukemias and related dirorders. In: Kaushansky K, Lichtman MA, Beutler E, Kipps TJ, Seligsohn U, Prachal JT, eds. *Williams Hematology.* 8th ed. New York, NY: McGraw-Hill; 2010: 1483–1492.

68. Carobbi A, Romagnani F, Antonelli G, Bianchini M. Laparoscopic splenectomy for severe blunt trauma: initial experience of ten consecutive cases with a fast hemostatic technique. *Surg Endosc.* 2010;24:1325–1330.

69. Winslow ER, Brunt LM. Perioperative outcomes of laparoscopic versus open splenectomy: a meta-analysis with an emphasis on complications. *Surgery.* 2003;134:647–653; discussion 54–55.

70. Brodsky JA, Brody FJ, Walsh RM, Malm JA, Ponsky JL. Laparoscopic splenectomy. *Surg Endosc.* 2002;16:851–854.

71. Holdsworth RJ, Irving AD, Cuschieri A. Postsplenectomy sepsis and its mortality rate: actual versus perceived risks. *Br J Surg.* 1991;78:1031–1038.

72. Brigden ML, Pattullo AL. Prevention and management of overwhelming postsplenectomy infection—an update. *Crit Care Med.* 1999;27:836–842.

73. Mourtzoukou EG, Pappas G, Peppas G, Falagas ME. Vaccination of asplenic or hyposplenic adults. *Br J Surg.* 2008;95:273–280.

74. Shatz DV, Schinsky MF, Pais LB, Romero-Steiner S, Kirton OC, Carlone GM. Immune responses of splenectomized trauma patients to the 23-valent pneumococcal polysaccharide vaccine at 1 versus 7 versus 14 days after splenectomy. *J Trauma.* 1998;44:760–765; discussion 5–6.

75. Grace RF, Mednick RE, Neufeld EJ. Compliance with immunizations in splenectomized individuals with hereditary spherocytosis. *Pediatr Blood Cancer.* 2009;52:865–867.

76. Greenberg CC, Tavakkolizadeh A, Brooks DC. Laparoscopic splenectomy. In: Zinner MJ, Ashley SW, eds. *Maingot's Abdominal Operations.* New York, NY: McGraw-Hill; 2007:1183–1190.

77. Lamb PM, Lund A, Kanagasabay RR, Martin A, Webb JA, Reznek RH. Spleen size: how well do linear ultrasound measurements correlate with three-dimensional CT volume assessments? *Br J Radiol.* 2002;75:573–577.

78. Pattenden CJ, Mann CD, Metcalfe MS, Dyer M, Lloyd DM. Laparo-scopic splenectomy: a personal series of 140 consecutive cases. *Ann R Coll Surg Engl.* 2010;92:398–402.

79. Targarona EM, Espert JJ, Balague C, Piulachs J, Artigas V, Trias M. Splenomegaly should not be considered a contraindication for laparo-scopic splenectomy. *Ann Surg.* 1998;228:35–39.

80. Patel AG, Parker JE, Wallwork B, et al. Massive splenomegaly is associated with significant morbidity after laparoscopic splenectomy. *Ann Surg.* 2003;238:235–240.

81. Poulin EC, Mamazza J, Schlachta CM. Splenic artery embolization before laparoscopic splenectomy. An update. *Surg Endosc.* 1998;12:870–875.

82. Naoum JJ, Silberfein EJ, Zhou W, et al. Concomitant intraoperative splenic artery embolization and laparoscopic splenectomy versus laparoscopic splenectomy: comparison of treatment outcome. *Am J Surg.* 2007;193: 713–718.

83. Targarona EM, Gracia E, Rodriguez M, et al. Hand-assisted laparoscopic surgery. *Arch Surg.* 2003;138:133–141; discussion 41.

84. Barbaros U, Dinccag A, Sumer A, et al. Prospective randomized comparison of clinical results between hand-assisted laparoscopic and open splenectomies. *Surg Endosc.* 2010;24:25–32.

85. Targarona EM, Pallares JL, Balague C, et al. Single incision approach for splenic diseases: a preliminary report on a series of 8 cases. *Surg Endosc.* 2010;24:2236–2240.

86. Targarona EM, Espert JJ, Bombuy E, et al. Complications of laparoscopic splenectomy. *Arch Surg.* 2000;135:1137–1140.

87. Krauth MT, Lechner K, Neugebauer EA, Pabinger I. The postoperative splenic/portal vein thrombosis after splenectomy and its prevention—an unresolved issue. *Haematologica.* 2008;93:1227–1232.

88. Tran T, Demyttenaere SV, Polyhronopoulos G, et al. Recommended timing for surveillance ultrasonography to diagnose portal splenic vein thrombosis after laparoscopic splenectomy. *Surg Endosc.* 2010;24: 1670–1678.

89. Ikeda M, Sekimoto M, Takiguchi S, et al. High incidence of thrombosis of the portal venous system after laparoscopic splenectomy: a prospective study with contrast-enhanced CT scan. *Ann Surg.* 2005;241:208–216.

90. Chand B, Walsh RM, Ponsky J, Brody F. Pancreatic complications following laparoscopic splenectomy. *Surg Endosc.* 2001;15:1273–1276.

91. Habib NA, Spalding D, Navarra G, Nicholls J. How we do a bloodless partial splenectomy. *Am J Surg.* 2003;186:164–166.

肾上腺切除术

Matthew A. Nehs • Atul A. Gawande
• Francis D. Moore，Jr • Daniel T. Ruan

（谢 炎 译）

63

前言：肾上腺的解剖和生理

肾上腺腺体为成对的腹膜后器官，位于肾上内侧、平第 12 肋，腺体分为外层皮质和内层髓质、来源于不同胚层的结构具有各自不同的功能和组织学特征。皮质源于外胚层，分为束状带、球状带和网状带，可分别产生三种不同的皮质类固醇激素：盐皮质激素、糖皮质激素和性激素；髓质源于神经嵴细胞，由节后神经元组成，与交感神经系统相连，可分泌肾上腺素、去甲肾上腺素和多巴胺，以响应交感神经的刺激。

肾上腺动脉来源于膈下动脉、腹主动脉和肾动脉，虽然存在解剖学差异，但大多数的动脉是由腺体内侧和下侧进入；此外尚有少数动脉经由腺体上方、后方和外侧方进入，这些动脉一般较小，可行电灼操作。与之相反，肾上腺静脉少有解剖差异，通常为一支，较粗大，需结扎处理；右侧肾上腺静脉通常较短，直接汇入下腔静脉。左侧肾上腺静脉较长，汇入左肾静脉或膈下静脉，其中左膈下静脉可以进行结扎处理，结扎后无明显不良后果。肾上腺腺体由大量脂肪组织包裹，与后方膈肌相连。周围脂肪可影响视野，干扰对肾上腺肿瘤的鉴别。左侧肾上腺肿瘤可与脾、胰尾、肝、肾或肾门相邻，右侧则可与肝和下腔静脉相邻；侵袭性肾上腺肿瘤可向周围组织浸润。

手术适应证

醛固酮瘤

醛固酮瘤为肾上腺皮质肿瘤，可自主分泌醛固酮。醛固酮增多症最早由 Jerome Conn 于 1955 年提出，其特征为高血压和低血钾[1]。在实施肾上腺切除

术前需使用醛固酮拮抗剂和钾剂以控制症状，同时行生化检查以确认是否存在醛固酮瘤自主性高分泌状态。最好采用盐负荷试验，收集 24 小时尿液，检测尿中醛固酮、钠和肌酐含量。试验前需停用数周醛固酮拮抗剂。虽然原发性醛固酮增多症有多种不同类型，但有手术指征仅为单侧肾上腺腺瘤和肾上腺腺体增生。鉴于醛固酮瘤几乎均为良性病变，对外周性肿瘤可行保留皮质的结节切除术，但术后出现持续性醛固酮增高症的风险较高。

由于无功能良性肾上腺肿瘤常与醛固酮增高症的发病率相关，因此对于年龄大于 40 岁的患者可选择性静脉取样，以确认发病倾向；对于拟行肾上腺切除术的患者，虽然多数医生认为单侧病变的年轻患者，仅需行 CT[2] 和 MRI 检查，但仍提倡将选择性静脉取样列为常规项目。最新研究发现，若术前仅行 CT 检查，将有 50% 原发性高功能醛固酮瘤患者不能获得满意的治疗[3]。

术后醛固酮水平恢复正常、低钾血症纠正，提示手术治愈。少数情况下，对侧肾上腺的慢性抑制可导致高钾血症的发生。若醛固酮瘤瘤体完全切除，患者血钾水平可降至正常，多数高血压亦得到改善。成功的手术之后发生持续性血压过高，通常是由于潜在性原发性高血压导致的。

嗜铬细胞瘤

嗜铬细胞瘤为少见神经内分泌肿瘤，来源于肾上腺髓质的嗜铬细胞。多数嗜铬细胞瘤为散在、单侧发病，但基因综合征如 2 型多发性内分泌瘤病（MEN-2）和 von Hippel-Lindau 病（VHL），可增加双侧发病的风险。嗜铬细胞瘤可产生大量儿茶酚胺，如肾上腺素、去甲肾上腺素和多巴胺，引起典型的发

作性头痛、心悸和多汗等临床症状；无功能嗜铬细胞瘤较罕见。拟行嗜铬细胞瘤切除术前应使用 α 受体阻断药（如酚苄明、多沙唑嗪），建议在门诊行盐负荷试验。逐步提高 α 受体阻断药用量直至最大耐受剂量，应注意避免发生体位性低血压。若患者存在持续性快速性心律失常，应加入使用 β 受体阻断药。目前，对嗜铬细胞瘤切除术最佳术前准备时间仍存在争议，作者的经验是于术前 1～2 周开始给予 α 受体阻断药，并行盐负荷试验。

1926 年，瑞士 César Roux 成功实施首例嗜铬细胞瘤切除手术，此后不久美国 Charles Mayo 亦成功实施。为减少儿茶酚胺的释放，术中应轻柔地处理组织并尽量避免压迫瘤体。挤压瘤体、夹闭肾上腺静脉均可引起明显地血流动力学改变，因此，术者与麻醉医生需要充分协调沟通是手术成功的关键。由于挤压瘤体可引起儿茶酚胺的大量释放，多数医生建议手术早期显露肾上腺静脉并夹闭。游离完肾上腺静脉后，抓取静脉的肿瘤侧，以避免血管回缩。然而，部分学者认为结扎肾上腺静脉可引起瘤内静脉压升高而增加出血风险[4]。由于结扎后常发生血压下降，所以无论是早期或晚期结扎，术者和麻醉医生之间均应保持良好沟通。

无恶性病变时，通常首选内镜下肾上腺切除术[5]。一项针对嗜铬细胞瘤的腹腔镜手术与开放式手术的随机对照试验表明，两组间无明显血流动力学差异，但腹腔镜手术时间更短且术中出血较少[6]。腹腔镜切除术或腹膜后径路腔镜切除术常为较小、非侵袭性肿瘤的首选术式，一旦出现肿瘤整体切除困难，均应考虑转为开腹手术。腔镜切除术中，若发现有包膜破裂倾向，应立即转为开腹。

肾上腺皮质醇腺瘤

肾上腺皮质醇腺瘤可于腹部影像学检查时或患者出现 Cushing 综合征的症状和体征时偶然发现。20 世纪 30 年代早期，Harvey Cushing 最早对皮质醇增多症的临床病例进行描述，特征包括向心性肥胖、满月脸、脆性皮肤、抑郁和腹部皮纹等。肿瘤可自主分泌皮质类固醇，且不依赖于促肾上腺皮质激素（ACTH），可增加心血管并发症的风险，使患者死亡率增高。

由于肾上腺皮质癌（ACCs）亦通常分泌皮质类固醇，因此术前应仔细检查评估，寻找恶性肿瘤迹象，如局部浸润、区域淋巴结肿大、远处转移和增长

迅速等。瘤体小、边界清，通常提示良性肾上腺皮质醇腺瘤。瘤体越大，肾上腺皮质癌的可能性越高，故于瘤体超过 6 cm 的患者应考虑开腹手术[7-9]。

由于患者对侧肾上腺功能可能被抑制，肾上腺切除术后，应预防性使用氢化可的松，以避免发生肾上腺功能不全。类固醇用量根据患者症状进行调整，并可与血清皮质醇浓度和 ACTH 一同监测。肾上腺皮质醇腺瘤患者常因库欣综合征而肥胖，增加腹腔镜手术的难度。患者术中通常因套管孔周围皮肤扩张而漏气，为此套管切口应尽量小，以避免因漏气而影响手术视野。Cushing 综合征患者发生术后感染的风险较高，应预防性使用抗生素。

肾上腺囊肿

单纯性囊性病变偶有发生，一般不主张手术治疗，除非存在囊壁有实性成分。复杂性囊肿并有局部浸润时应开腹手术。有症状较大囊肿或有破裂倾向者，可行腹腔镜囊肿切除术或囊壁开窗腹腔引流。

肾上腺髓质脂肪瘤

通常被偶然发现，易与脂肪肉瘤相混淆，可通过穿刺活检鉴别诊断，后者存在典型骨髓成分。良性病变患者通常因压迫症状而需手术治疗。

肾上腺皮质癌

肾上腺皮质癌是一种罕见的侵袭性肿瘤，来源于肾上腺皮质。60% 成年患者存在皮质醇或性激素的自主高分泌。虽然强调肾上腺皮质癌的彻底手术切除，但通常由于存在局部浸润而难以完全切除，因此对于局部浸润性肿瘤不宜行内镜切除术。初步报告表明，针对肾上腺皮质癌，腹腔镜切除术相比开腹手术的术后复发率高[8]。因此多数学者认为，恶性原发性肾上腺癌是腹腔镜切除术的绝对禁忌。近期，一些团队对此表示质疑，并报道多例腹腔镜肾上腺癌切除术的成功案例[9-10]。

尽管对此尚存争议，但若患者术前影像学检查提示存在局部浸润，不提倡行微创切除。术中如发现因肿瘤扩展而导致肾上腺与周围组织间的广泛粘连，提示为恶性，应立即中转开腹手术。

肾上腺偶发瘤

肾上腺偶发瘤因其腹部影像学检查的征象受到临床关注，其临床意义是有恶性可能。无功能、较小的

偶发肿瘤（＜4 cm）通常为良性，无需切除[11]。但有必要行生化检查排除嗜铬细胞瘤、醛固酮瘤和皮质醇增多症。较大病灶（＞4 cm）恶性可能性较高，应考虑开腹切除。尽管存在争议，但亦有腹腔镜成功切除直径超过 4 cm 偶发瘤的个案报道[2]。针对偶发瘤正式决策分析结果显示，若手术并发症发生率低于 3%，则认为腹腔镜切除术的疗效理想，这对于有经验的外科医生来说较容易做到；但若瘤体直径超过 5 cm，发生术后肿瘤高分泌、肿瘤增长或恶变概率将超过 7.5%[12]。

副神经节瘤

副神经节瘤为神经内分泌肿瘤，组织学上与嗜铬细胞瘤相似，易发生于腹部、胸部和头部的异位肾上腺内。大多数为散发，表现为无痛性肿块，或因儿茶酚胺的释放而表现为嗜铬细胞瘤样症状。现已有腹腔镜成功切除的案例报道[13-15]。术式的选择取决于肿瘤的位置、大小以及术者的经验。

转移性肿瘤

针对肾上腺转移瘤的切除存在争议，近年来外科治疗地位亦因微创切除术的出现而发生改变，同时外科治疗仍有减少复发的巨大优势。虽然目前尚无前瞻性研究显示肾上腺切除术可提高生存率，但仍有较多继发性肿瘤经腹腔镜安全切除的案例报道，如肺癌、肾细胞癌[16]、结肠癌和黑色素瘤[17-18]。腹腔镜手术与开腹手术肿瘤复发率和生存率基本无差异，但前者可显著降低术后并发症的发生率[19]。此外，针对有症状继发肿瘤可行姑息性腹腔镜切除术。由于难以既保证完全切除又避免囊肿破裂，应避免对有影像学证据的肿瘤局部浸润患者施行腹腔镜转移瘤切除术。

肾上腺内镜切除术

自从 1992 年首例腹腔镜肾上腺切除术报道以来，手术经验随着内镜技术的发展而显著地提高[20]。大多数小于 6 cm 的肾上腺肿瘤可行腹腔镜切除。经后腹膜径路腔镜切除术可避免进入腹腔和制造气腹，需从后方进入腹膜后间隙，仅部分患者作为首选。肾上腺肿瘤患者的术式选择，需要进行多方面的考虑。

腹腔镜的优势

对于大多数行腹腔镜肾上腺切除术患者来说，分离肌肉时的小切口、低出血量以及腹壁微创伤意味着更少的疼痛和更快的康复；腔镜手术的中位住院时间一般少于 3 天，而开腹手术则为 7 天或更久[21]。此外，腔镜手术还可减少术后并发症发生，如导管相关性尿路感染、肺炎和深静脉血栓。

有学者则认为随着连续硬膜外麻醉的应用、早期活动以及手术技术的发展，大切口手术技术已得到显著的提高。但是，开放式手术不仅切口大，并发症亦相对较多：如肋下切口可能导致腹直肌长期功能受限、正中切口可能导致肠梗阻且易发生腹外疝、胸腹联合切口可能导致疼痛及肌肉去神经支配综合征，而腹腔镜手术，这些远期并发症几乎可完全避免。

腹腔镜手术治疗自主性肾上腺腺瘤而发生 Cushing 综合征并失去行为能力的患者的优势较大。该疾病患者肌肉组织减少、抗感染能力降低，以至在接受开放肾上腺切除手术后完全不能活动，对于皮质醇增多症患者，开放式手术术后增加切口裂开和感染的风险。

腹腔镜手术还特别适用于 Conn 综合征和单侧外周性肾上腺腺瘤患者，施行经腹腔镜行单纯肿瘤结节切除术，术后 24 小时内即可出院，数日内可恢复工作。

单孔腹腔镜肾上腺切除在技术上是可行的，仅需行一长为 2 cm 切口，即可通过腹腔到达肾上腺部位，而不需要 3 或 4 孔的常规操作[22]。但目前单孔腹腔镜手术经验有限，需要更多的研究以确定患者的选择标准。

腹腔镜的劣势

腹腔镜手术并非适用于所有患者，其禁忌证包括严重的慢性阻塞性肺疾病（COPD）（因不能耐受 CO_2 气腹）、无法纠正的凝血功能障碍、腹腔致密粘连、广泛转移性疾病。可疑恶性病变者，术中通常无法看清肾上腺腺体，腹腔镜手术难以确保肾上腺包膜完整并连同周围脂肪一并切除，并且一旦发生肿瘤包膜破裂、癌细胞溢出，则可影响患者的预后。

腹腔镜手术不适用于 ACTH 依赖性 Cushing 综合征而需行双侧肾上腺切除的患者，此类患者在 ACTH 增高的同时通常伴有肾上腺皮质细胞外溢，术后存在发生类似于脾自动再植入的肾上腺再植风险。作者曾遭遇一例这种情况。彻底切除肾上腺组织可避免这种风险，但如无腹腔镜配合、不牵拉肾上腺，则难以完成，且肾上腺腺体组织通常较脆弱，操作时易发生肾上腺破裂。

此外，腹腔镜还受限于病态肥胖，这类患者肾上腺通常被周围脂肪遮盖。可通过 CT 检查评估周围脂肪量，有过量脂肪时应放弃选择腹腔镜手术，即使患者处于最佳体位并可使用更长的操作器械，手术也可能异常困难。虽然超声可提供肾上腺的准确定位，但如果肾上腺静脉位于不能进行牵拉操作的脂肪组织中，此时肾上腺难以轻易安全地切除。

理论上来说，使用手辅助孔可能部分地解决上述问题，但目前并未证实。如果使用足够大的切口，允许手或前臂进入即能达到解决问题的效果，但就伤口远期并发症和近期疼痛而言，也将丧失腹腔镜手术的优势。

最后，须牢记腹腔镜有 5% 中转开腹率。应根据患者的实际情况，充分权衡中转的利和弊。此外，对于相当一部分患者来说，腹腔镜手术创伤和开放式手术是相当的，无任何优势可言。一系列报道表明，部分可耐受开放式手术患者术后基本无并发症发生，相反亦有部分患者甚至不能耐受并发症少且住院时间短的腹腔镜手术都不能耐受[23]。目前的资料尚不能有效地预测微创技术对哪些病人来说是无益的。

视野显露与手术技巧

一般注意事项

以下的一般性建议可使腹腔镜肾上腺切除术更加顺利。第一，任何出血均可影响手术视野，所以剥离动作应足够地轻柔，每一步组织分离均应伴随止血操作。第二，术中用水冲洗模糊的血液可使其更难以吸净，血水聚集使分离床更加模糊不清。第三，直接抽吸血液易引起手术视野塌陷，导致需要对组织牵拉进行复杂地调整。较小的神经外科敷料或 Kitner 小棉卷是去除血液和控制小出血的最佳方法。此外，应考虑使用具有止血功能的仪器设备，如超声刀或双极电凝。第四，对于臀部较宽的患者，如选择常用的外侧孔，则可出现操作困难。各孔间的距离应超过 7 cm，以避免器械拥挤影响操作。因此，患者体位和布孔位点的具体细节不是一成不变的，亦不应委派别的医生进行。最后，肾上腺直接抓取和牵拉操作，容易引起肾上腺破裂和出血，故应策略性地保留肾上腺周围脂肪，通过抓取脂肪对肾上腺进行牵拉，亦可从下方将肾上腺托起后再操作。结扎后的肾上腺静脉近腺体侧，亦可作为抓取和牵拉的部位。此外，用抓手抓取一块 Kitner 棉卷可提供温和而有效的牵引。

体位

对于任何腹腔镜肾上腺切除手术来说，患者体位和术野显露均是成功的关键。外侧入路径路中，侧卧位可使腹腔脏器因重力下移，有利于肾上腺腺体显露（图 63-1）。这对于肥胖患者可能比较有用，由于身体前缘紧贴床边，可将腹部血管翳直接挂于上面。手术台折叠，使患者肋缘与髂嵴中点与折叠处间隙对齐，可获得最佳的显露，托起肾剩余部分还可进一步增加显露。对于中老年患者和脊柱疾病患者，折叠手术台时应小心操作。患者应固定于手术台，腋下放置垫卷，所有受压部位均应妥善保护。

仪器

选择合适的手术器械可显著地增加视野显露，更有利于分离操作。将高分辨率摄像头和显示器连接到 30° 的腹腔镜上，可提供最佳的手术视野。扇形牵拉器可提供较好的显露，且不易损伤肝和脾。其他重要器械还包括钝性分离器、内镜施夹钳、腹腔镜袋、Kitner 绵及电钩等，超声刀（爱惜康）或 LigaSure 血管闭合系统（Valleylab）等腔镜设备亦非常有用，可

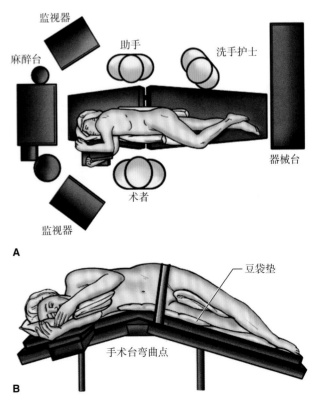

图 63-1　经外侧径路行左肾上腺腹腔镜切除术的最佳体位。将腹中部置于手术台折叠间隙正上方，便于躯干的延伸，减少由于髂嵴引起的仪器移动。同时应避免挤压前腹壁

减少手术时间。

右侧腹腔镜肾上腺切除术

　　患者取左侧卧位，沿肋骨下缘自剑突至腋中线标记 4 个打孔点（图 63-2）。使用气腹针或直接分离肌肉进入腹膜腔。建立气腹后，直视下继续设置其他的孔点，将扇形牵拉器置于最内侧的套管中，摄像头置于稍外侧套管。图 63-3 显示进入腹腔后右上象限的初始示意图。结肠肝曲可因重力从其附着物上松离，并向下内侧牵引。先用扇形牵拉器向内侧牵开肝右叶，再使用电钩切开右三角韧带。因肾上腺附近后腹膜未被肝覆盖，所以此过程中可向上方和前方牵开肝右叶（图 63-4）。经过上述操作，大多数的肾、肾上腺周围脂肪以及下腔静脉可被显露。

　　用电钩从上外侧界开始解剖分离肾上腺周围脂肪。向后方暴露膈肌，并沿肾上腺周围脂肪上边界，向内侧方向进行解剖分离（图 63-5）。该区域通常有

一些小的动脉，可用电灼、血管夹或止血装置处理。到达肾上腺周围脂肪上内侧、接近下腔静脉时，使用钝性抓取器进行操作。处理完肾上腺周围脂肪上内侧角，便开始于下腔静脉和周围脂肪之间向尾侧方向进行解剖分离（图 63-6）。肾上腺静脉通常位于肾上腺周围脂肪内侧边上 1/3 处，呈近似直角汇入下腔静脉。使用血管夹或血管切开闭合器处理肾上腺静脉后，可明显地打开该解剖平面（图 63-7）。有些术者

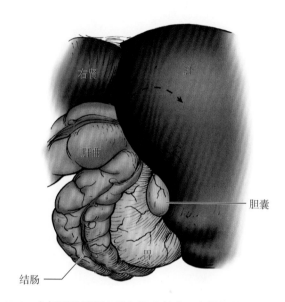

图 63-3　右侧腹腔镜肾上腺切除术的右上象限初始示意图。箭头表示牵引肝的方向

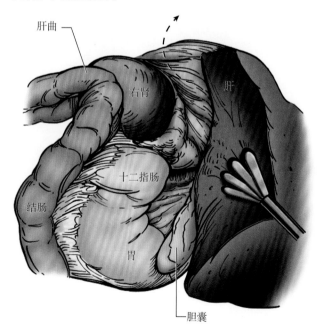

图 63-4　右侧腹腔镜肾上腺切除术中经上腹部孔牵开肝的示意图。右肝与膈肌间附着已分离。虚线表示从膈肌游离右侧肝叶所需的腹膜切口

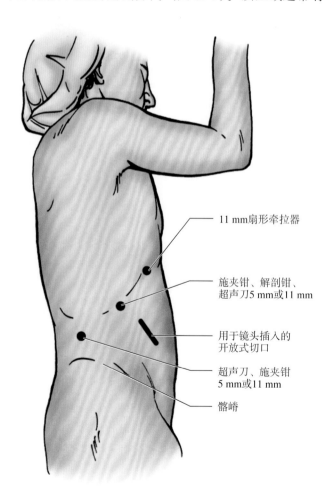

11 mm 扇形牵拉器

施夹钳、解剖钳、超声刀 5 mm 或 11 mm

用于镜头插入的开放式切口

超声刀、施夹钳 5 mm 或 11 mm

髂嵴

图 63-2　右侧腹腔镜肾上腺切除术的套管孔设置。如图所示，通过直视下经最内侧孔进入腹腔

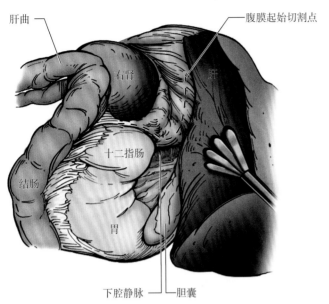

图 63-5 右侧腹腔镜肾上腺切除术中已完成右侧肾上腺的初步解剖游离。牵拉肝并显露肾上腺，虚线表示游离肾上腺所需的腹膜切口

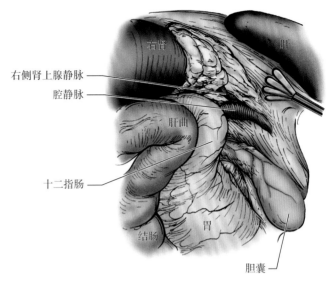

图 36-7 右侧腹腔镜肾上腺切除术中，解剖并暴露肾上腺静脉。图中肾上腺静脉的长度是被放大显示的

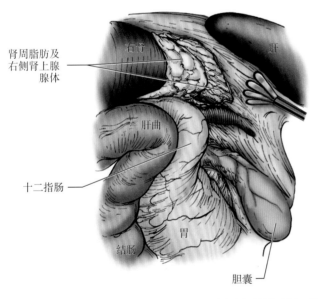

图 36-6 右侧腹腔镜肾上腺切除术中，解剖游离并暴露肾上腺腺体

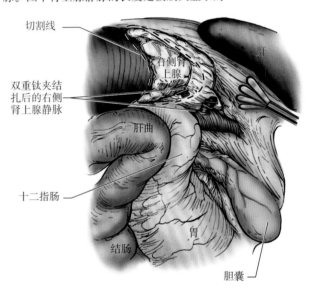

图 36-8 右侧腹腔镜肾上腺切除术中，使用夹子离断肾上腺静脉后所示。虚线表示完成肾上腺切除的切割线。建议在肾上腺下方牵引肾上腺静脉的断端。图中右侧肾上腺静脉为放大显示

的后方与侧方附着物，可用 Ligasure 或超声刀进行分离。膈肌表面的所有纤维脂肪及淋巴组织均应清除干净。附着物完全分离后，将腺体装入内镜袋后取出。如果可能，可将袋口外置，切碎标本后，直接通过腔镜孔取出，否则，则需要扩大筋膜和皮肤切口。

习惯使用 LigaSure 血管闭合系统代替血管夹或血管切开闭合器处理肾上腺静脉（图 63-8）。

此时可抓取标本侧肾上腺静脉并牵拉。该解剖部位下内侧边界处仍需仔细钝性分离，应注意避免损伤肾门血管。随后，沿着肾上表面进行横向解剖，避免误扎肾上极可能存在的动脉分支。一旦完成肾上腺周围脂肪下边界与肾脏之间的解剖分离，则仅剩下肾上腺腺体后方和侧方附着组织。使用钝性抓取器向前方牵拉肾上腺腺体，应注意避免破坏肾上腺包膜。尚存

左侧腹腔镜肾上腺切除术

步骤与右侧肾上腺切除术基本相同，仅有少许差异。患者取右侧卧位，在剑突与腋后线之间沿肋下缘标记 3 或 4 个孔点位置（图 63-9）。由于脾受重力

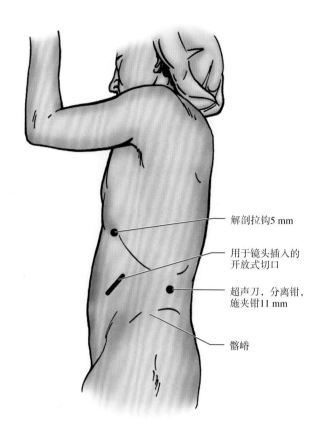

图 63-9 左侧腹腔镜肾上腺切除术中取右侧卧位时的孔点分布图。图中内侧切口用于最初进入腹腔。通常不需要第四个套管孔

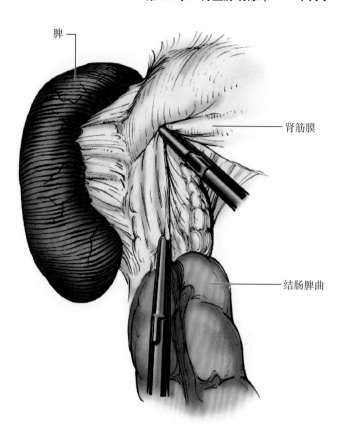

图 63-10 左侧腹腔镜肾上腺切除术示意图，图为分离肾表面腹膜和从左膈逐步分离脾的过程

牵引，一般不需要布置第 4 个孔。进入腹腔建立气腹后，可见结肠脾曲下移（图 63-10）。使用电钩从膈肌上游离左侧肝与脾。向内侧游离脾并显露出后腹膜，随后左侧肾、肾上腺周围脂肪及胰尾常可显露。于肾上腺上边界和脾之间，自上外侧角，向内侧方向进行解剖（图 63-11）。应注意脾的血管非常接近该解剖平面。解剖至上内侧角，通常可显露胰尾和膈下静脉，胰尾外观与肾上腺腺体相似。沿内侧边向下方继续解剖。左侧肾上腺静脉常位于解剖区域的左内侧。完成肾上腺静脉结扎后，继续在肾上腺腺体和肾脏之间，沿下边界进行解剖分离（图 63-12）。使用与右侧肾上腺切除术相似的方法，将肾上腺后方和侧方，连接于肾表面和膈肌的附着组织——分离，在肾上腺肿瘤时应连同周围脂肪一并完整切除。

腹膜后腹腔镜肾上腺切除术

腹膜后腹腔镜肾上腺切除术是从后路径直接进入腹膜后间隙，而未进入腹膜腔，因此不是真正意义上的腹腔镜手术。与腹腔镜肾上腺切除术不同的是，腹

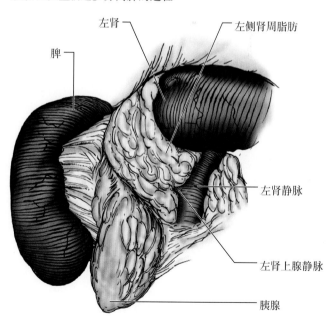

图 63-11 左侧腹腔镜肾上腺切除术示意图。脾已被部分游离并随重力向右侧牵引。已完成胰腺后方与左侧肾上腺前表面之间的分离。暴露并游离出左肾上腺静脉

膜后腹腔镜术式不需要对周围器官游离（如肝、脾、结肠）。此外，术者可通过同一体位对双侧肾上腺进

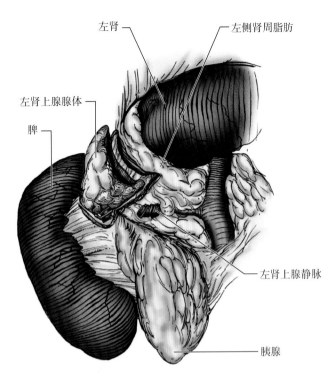

左肾
左侧肾周脂肪
左肾上腺腺体
脾
左肾上腺静脉
胰腺

图 63-12 左侧腹腔镜肾上腺切除术示意图。脾已完全游离。肾上腺静脉已于血管夹间切断。虚线表示切割线

行操作，极大地降低双侧肾上腺切除术的手术时间。腹膜后腹腔镜肾上腺切除术适用于曾行腔镜手术而腹腔粘连的患者，尤其适用于是无局部浸润征象、位于肾门上方的较小病变。

先对患者施行气管插管，取仰卧位并布置所有管路；随后将患者翻转成俯卧位，臀部、膝部弯曲，此体位需要于患者胸、臀部之间放置护垫，面部、手臂及膝盖亦需行足够填充，腹部垂于两侧护垫之间。

于第 12 肋向尾侧作一小横切口，锐性分离解剖皮下组织与深筋膜。切口长度为 1.5 cm 左右，以容纳术者示指。通过示指指检确定切口已通过深筋膜，并可借以触诊光滑的肋骨下缘。在腋中线附近，于同一头尾平面，通过第 1 个切口的示指引导，行一长约 5 mm 的横切口。然后，再于同一头尾平面，于脊柱旁肌肉外侧，继续用示指引导行第 3 个类似的 5 mm 切口。最内侧套管孔应置于最低位肋骨下方 3 ~ 4 cm。

此后，将 12 mm 充气套管置于中间的切口中并保证密封，腹压维持在 20 ~ 30 mmHg 范围。将 30° 10 mm 镜头置于其中，并保持与顶部呈一定角度。通过最外侧套管，用钝性抓取器对肾筋膜进行解剖分离。清除内侧和外侧套管附近组织，建立与后方肾和肾上腺腺体之间的间隙，此时于内侧部常可见脊柱旁肌肉。经钝性解剖操作，腹膜内面可暴露于外侧

部。于解剖平面以下（前侧），经过仔细的钝性分离，可暴露肾。

沿肾上边界，自外向内进行分离，从肾上腺周围脂肪中分离出肾上极。分离过程中，肾上腺可逐步显露。于右侧可见下腔静脉，位于肾上腺周围脂肪下内侧边的前内侧方向。肾上腺静脉通常位于前方，一般难以显露。使用 LigaSure 断离肾上腺静脉，夹闭或不夹闭均可。肾上腺静脉标本侧可用作牵拉，以便行下一步上方和后方的分离。肾上腺周围脂肪与肾上腺之间，附着于腺体前方和上方的周围组织可用 LigaSure 或电凝离断。与腹腔镜肾上腺切除术相同，较小的肾上腺动脉可用电钩电凝或止血装置处理，一般无须夹闭。腹膜上较小的孔洞一般不会引起不良后果，因此无需修补。移除肾上腺时，无需剪碎标本或扩大切口。封闭中间套管切口的深筋膜时，使用不可吸收缝线行单纯缝合即可，一般较少发生切口疝。

并发症

对有经验的外科医生而言，腹腔镜肾上腺切除术是安全有效的，但仍存在潜在的并发症。最常见并发症有出血（5.9%）、切口感染（1.5%）、心脏并发症（0.8%）、实质脏器损伤（0.7%）以及肺部并发症（0.6%）[24]。

术中风险主要与肾上腺腺体位置较深、临近大血管及其他脏器有关。因此，微创肾上腺切除术与开放式手术有相同的解剖风险，即大血管损伤（下腔静脉、脾血管、肾血管）、脾损伤、肝损伤及结肠损伤。亦有极少的误断肝门、肝动脉、输尿管及肾动脉的案例报道[25]。

除置入套管的创伤外，气腹本身的风险较小。由于需要在横膈的后表面进行肾上腺的解剖操作，因此有发生同侧气胸的可能。小的气胸无需处理，较大的气胸可行胸腔闭式引流。气腹可影响静脉回流，尤其是嗜铬细胞瘤切除时，大量儿茶酚胺释放使其危险性更高，此风险可通过术前或术中水化来降低。此外，腹腔镜肾上腺切除术可损伤脾和肝，套管误伤、抓取或牵拉时的包膜撕裂伤以及血管损伤亦有发生。

腹腔镜肾上腺切除术最危及生命的并发症是血管损伤，常因术野受限和未行触诊确认而导致。右侧肾静脉斜行于解剖平面的下部，易与肾上腺静脉相混淆。虽然腹腔镜下右侧肾上腺静脉通常显露较好，但仍存在一些上下、左右平面上的位置变异。若发现静

脉直径明显小于标准内镜夹长度，应疑为肾上腺静脉；若静脉直径明显大于内镜夹或与斑状暗黄色的肾上腺腺体无明显连接时，则疑为肾静脉，未确认之前不可贸然断离。

行左侧肾上腺切除术时可见胰腺尾部，其小叶与肾上腺外观相似，但胰腺为明显的灰白色，肾上腺则为明亮的深黄色，且肾上腺颗粒比胰腺小叶更细。肾动脉上极可节段性分布于肾上腺下部的深面。以肾上腺命名的动脉均细小，直径约 0.5 mm，解剖过程中通常不可见。而对于可分辨的动脉则需小心处理。发生任何大血管损伤应立即中转为开放手术。腹膜后腹腔镜肾上腺切除术与腹腔镜切除术相比，患者可耐受更高的气腹压力，且血流动力学更稳定。术中高碳酸血症可通过减低气腹压力和提高患者换气而缓解。腹膜后腹腔镜肾上腺切除术后可发生一过性皮下气肿和肋下神经功能不全。

开放式肾上腺切除术

开放肾上腺切除术可通过多种方式进行，取决于肿瘤特征、患者体型及手术医生的经验。对于不适合行腹腔镜手术的较大肿瘤和有局部浸润的病例，可行开放式切除。一些腔镜手术不成功、发生大血管损伤或内脏损伤的病例亦应中转为开放手术。肾上腺腺体开放式手术的主要方法如下。

前路手术

前路手术可提供极佳的显露，可达双侧肾上腺腺体，且可对嗜铬细胞瘤的异位病灶进行处理。患者取仰卧位，腹部正中切口或双侧肋骨下缘切口均能获得良好的显露。右侧入路时，向下推结肠肝曲，向上牵开肝，使用 Kocher 手法显露腹膜后间隙；辨识出肾筋膜并切断。一旦显露出肾上腺腺体，则游离腺体的侧方、上方，结扎并离断肾上腺静脉。右侧肾上腺腺体与下腔静脉非常接近，术者分离和结扎右肾上腺静脉时应特别小心。前路手术显露左侧肾上腺腺体时，可将胃、脾、结肠脾曲以及胰腺向内侧、中线方向翻转。左肾上腺静脉汇入左肾静脉或左膈下静脉，其他解剖结构与右侧相似。

后路手术

后路手术尤其适用于曾有过腹部手术史的肾上腺疾病患者。由于患者腹腔通常严重粘连，导致暴露困难。术中患者取俯卧位，自旁正中线向外侧作弧形切口。切开皮肤与皮下组织，使用电刀于背阔肌起始部附近分离，后锯肌亦采用相同方法。移除第 12 肋以增加显露，向上牵拉第 11 肋和胸膜可显露深层肾筋膜。切断肾筋膜后，可暴露肾上腺腺体和肾。此后，结扎分离肾上腺上部血管，分离腺体上表面。完成腺体游离后，找到肾上腺静脉，结扎后断离。移除腺体后，逐层关闭切口。

胸腹联合手术

虽然胸腹联合切口创伤较大，但对于较大的肿瘤，能够显著增加显露、有利于肿瘤的完全切除。患者取前外侧卧位，旋转手术台以增加显露；取第 8、9 肋之间进行解剖操作，可使肾上腺腺体、肾窝及周围组织获得良好显露。其他解剖操作如前。此外，若进入胸膜腔，则需留置胸腔引流管，术后行胸部 X 线检查以排除气胸。

总结

为达到肾上腺肿瘤安全而有效地切除，手术团队通常面临解剖学和生理学双重挑战。术前准备至关重要，需要考虑肿瘤大小、影像学一致性以及不同类型肿瘤分泌的特殊激素产物。针对良性肾上腺肿瘤，微创切除是安全有效的，并发症少且住院时间短。随着技术的发展和研究的深入，肾上腺微创手术适应证已扩展至针对恶性病变的姑息性切除和治疗性切除。然而，对于较大的恶性病变，开放式手术依然十分重要。

参考文献

1. Conn JW, Louis LH. Primary aldosteronism: a new clinical entity. *Trans Assoc Am Physicians*. 1955;68:215–231; discussion, 213–231.
2. Guerrieri M, De Sanctis A, Crosta F, et al. Adrenal incidentaloma: surgical update. *J Endocrinol Invest*. 2007;30:200–204.
3. Mathur A, Kemp CD, Dutta U, et al. Consequences of adrenal venous sampling in primary hyperaldosteronism and predictors of unilateral adrenal disease. *J Am Coll Surg*. 2010;211:384–390.
4. Vassiliou MC, Laycock WS. Laparoscopic adrenalectomy for pheochromocytoma: take the vein last? *Surg Endosc*. 2009;23:965–968.
5. Meyer-Rochow GY, Soon PS, Delbridge LW, et al. Outcomes of minimally invasive surgery for phaeochromocytoma. *ANZ J Surg*. 2009;79:367–370.
6. Tiberio GA, Baiocchi GL, Arru L, et al. Prospective randomized comparison of laparoscopic versus open adrenalectomy for sporadic pheochromocytoma. *Surg Endosc*. 2008;22:1435–1439.
7. Soon PS, Yeh MW, Delbridge LW, et al. Laparoscopic surgery is safe for large adrenal lesions. *Eur J Surg Oncol*. 2008;34:67–70.
8. Gonzalez RJ, Shapiro S, Sarlis N, et al. Laparoscopic resection of adrenal cortical carcinoma: a cautionary note. *Surgery*. 2005;138:1078–1085; discussion 1076–1085.

9. McCauley LR, Nguyen MM. Laparoscopic radical adrenalectomy for cancer: long-term outcomes. *Curr Opin Urol.* 2008;18:134–138.

10. Eto M, Hamaguchi M, Harano M, Yokomizo A, Tatsugami K, Naito S. Laparoscopic adrenalectomy for malignant tumors. *Int J Urol.* 2008;15:295–298.

11. Kuruba R, Gallagher SF. Current management of adrenal tumors. *Curr Opin Oncol.* 2008;20:34–46.

12. Brunaud L, Kebebew E, Sebag F, Zarnegar R, Clark OH, Duh QY. Observation or laparoscopic adrenalectomy for adrenal incidentaloma? A surgical decision analysis. *Med Sci Monit.* 2006;12:CR355–362.

13. Noda E, Ishikawa T, Maeda K, et al. Laparoscopic resection of periadrenal paraganglioma: a report of 2 cases. *Surg Laparosc Endosc Percutan Tech.* 2008;18:310–314.

14. Draaisma WA, van Hillegersberg R, Borel Rinkes IH, Custers M, Broeders IA. Robot-assisted laparoscopic resection of a large paraganglioma: a case report. *Surg Laparosc Endosc Percutan Tech.* 2006;16:362–365.

15. Thapar PM, Dalvi AN, Kamble RS, Vijaykumar V, Shah NS, Menon PS. Laparoscopic transmesocolic excision of paraganglioma in the organ of Zuckerkandl. *J Laparoendosc Adv Surg Tech A.* 2006;16:620–622.

16. Bonnet S, Gaujoux S, Leconte M, Thillois JM, Tissier F, Dousset B. Laparoscopic adrenalectomy for metachronous metastasis from renal cell carcinoma. *World J Surg.* 2008;32:1809–1814.

17. Castillo OA, Vitagliano G, Kerkebe M, Parma P, Pinto I, Diaz M. Laparoscopic adrenalectomy for suspected metastasis of adrenal glands: our experience. *Urology.* 2007;69:637–641.

18. Marangos IP, Kazaryan AM, Rosseland AR, et al. Should we use laparoscopic adrenalectomy for metastases? Scandinavian multicenter study. *J Surg Oncol.* 2009;100:43–47.

19. Strong VE, D'Angelica M, Tang L, et al. Laparoscopic adrenalectomy for isolated adrenal metastasis [see comment]. *Ann Surg Oncol.* 2007;14:3392–3400.

20. Gagner M, Lacroix A, Bolte E. Laparoscopic adrenalectomy in Cushing's syndrome and pheochromocytoma. *New Engl J Med.* 1992;327:1033.

21. Assalia A, Gagner M. Laparoscopic adrenalectomy. *Br J Surg.* 2004; 91:1259–1274.

22. Tunca F, Senyurek YG, Terzioglu T, et al. Single-incision laparoscopic adrenalectomy. *Surg Laparosc Endosc Percutan Tech.* 2010;20:291–294.

23. Barreca M, Presenti L, Renzi C, et al. Expectations and outcomes when moving from open to laparoscopic adrenalectomy: multivariate analysis. *World J Surg.* 2003;27:223–228.

24. Brunt LM. The positive impact of laparoscopic adrenalectomy on complications of adrenal surgery. *Surg Endosc.* 2002;16:252–257.

25. Tessier DJ, Iglesias R, Chapman WC, et al. Previously unreported high-grade complications of adrenalectomy. *Surg Endosc.* 2009;23:97–102.